HANDBUCH DER NEUROLOGIE

HERAUSGEGEBEN

VON

O. BUMKE UND O. FOERSTER

MÜNCHEN BRESLAU

DRITTER BAND

ALLGEMEINE NEUROLOGIE III

ALLGEMEINE SYMPTOMATOLOGIE
EINSCHL. UNTERSUCHUNGSMETHODEN I

QUERGESTREIFTE MUSKULATUR
RÜCKENMARKSNERVEN · SENSIBILITÄT
ELEKTRODIAGNOSTIK

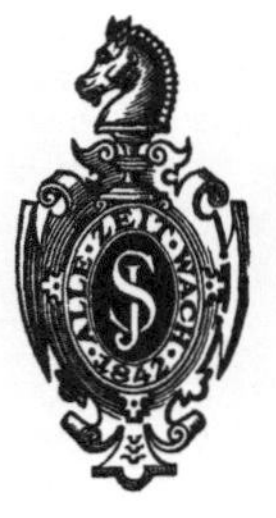

BERLIN
VERLAG VON JULIUS SPRINGER
1937

QUERGESTREIFTE MUSKULATUR · RÜCKENMARKS-NERVEN · SENSIBILITÄT ELEKTRODIAGNOSTIK

BEARBEITET VON

H. ALTENBURGER · O. FOERSTER · F. KRAMER
V. v. WEIZSÄCKER

MIT 851 ABBILDUNGEN

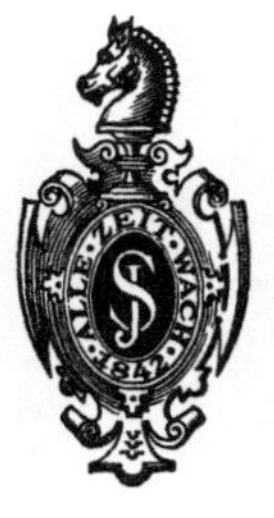

BERLIN
VERLAG VON JULIUS SPRINGER
1937

ISBN 978-3-642-47100-1 ISBN 978-3-642-47342-5 (eBook)
DOI 10.1007/978-3-642-47342-5

Inhaltsverzeichnis.

Spezielle Physiologie und spezielle funktionelle Pathologie der quergestreiften Muskeln.

Von O. **Foerster**-Breslau.

Mit 518 Abbildungen.

I. Einleitung.

Die *spezielle Muskelphysiologie* ist die Lehre von der speziellen Wirkungsweise der einzelnen quergestreiften Muskeln unseres Körpers.

Unsere diesbezüglichen Kenntnisse sind allerdings bisher noch recht lückenhaft. Eine alle Muskeln umfassende spezielle Muskelphysiologie besitzen wir bisher nicht. Die wichtigste Grundlage für eine solche, nämlich die Kenntnis von der Wirkungsweise eines bestimmten Muskels, wenn er für sich allein auf das Skeletsystem wirkt und alle anderen Kräfte ausgeschaltet sind, das Skeletsystem frei beweglich gedacht ist, ein besonderes Punctum fixum und ein besonderes Punctum mobile nicht besteht, ist bisher nur für einige wenige Muskeln unseres Körpers von O. Fischer geschaffen worden. Seine Untersuchungen über den Brachialis internus, über den Triceps caput laterale et mediale, über den Deltoideus, über den Iliakus, über den Vastus cruris, über den kurzen Kopf des Biceps femoris als Repräsentanten eingelenkiger Muskeln und über den Biceps brachii, den Psoas major, den Rectus femoris, den langen Kopf des Biceps femoris, Semitendinosus, Semimembranosus und Grazilis als Repräsentanten mehrgelenkiger Muskeln können in dieser Beziehung als Vorbild dienen. Soweit wir durch die Untersuchungen Fischers über diese „unbedingte", durch keine akzessorischen Faktoren komplizierte, Wirkungsweise einzelner Muskeln orientiert worden sind, werde ich seine Ergebnisse bei der Darstellung der Wirkungsweise der einzelnen Muskeln jeweils mitteilen. Wir dürfen aber auf der anderen Seite nicht verkennen, daß es für uns mindestens ebenso wichtig ist die Wirkungsweise jedes einzelnen Muskels unter denjenigen Bedingungen kennen zu lernen, welche nun einmal im lebenden Organismus vorhanden sind. Im täglichen Leben greifen gleichzeitig zahlreiche unter einer gewissen Spannung stehende Muskeln an demselben Skeletteil an, wie der Muskel, dessen Wirkungsweise zur Erörterung steht; im täglichen Leben wirkt vor allem die Schwerkraft auf die einzelnen Skeletabschnitte unseres Körpers ein; das eine Mal ist der proximale Skeletteil eines Gelenkes, über das ein bestimmter Muskel hinwegzieht, fixiert, der distale Skeletteil mobil, das andere Mal ist umgekehrt der distale Skeletteil durch bestimmte Kräfte festgestellt, während der proximale Skeletabschnitt seine Bewegungsfreiheit bewahrt hat. Ferner ist zu berücksichtigen, daß jede Extremität ein aus vielen miteinander artikulierenden Gliedern bestehendes Kettensystem bildet, innerhalb dessen sich die einzelnen Glieder einander mehr oder weniger in ihren Bewegungen gegenseitig beeinflussen, und zwar ganz verschieden beeinflussen, je nachdem ob äußere Kräfte an dem distalen Abschnitt des Systems angreifen oder nicht, ob solche äußeren Kräfte am proximalen und distalen Segment des Systems gleichzeitig wirken oder nicht, ob Muskelkräfte gleichzeitig am proximalen, irgend einem intermediären oder am distalen Gliede der Kette wirken oder nicht. Die Wirkungsweise eines einzelnen Muskels ändert sich unter diesen verschiedenen äußeren und inneren Bedingungen oft grundlegend, sie hängt von den jeweils auf das Skeletsystem gleichzeitig einwirkenden äußeren und inneren Kräften ab. *Wenn wir also von der Wirkungsweise eines bestimmten Muskels sprechen, ist es unbedingt erforderlich zu wissen, unter welchen äußeren und inneren Bedingungen der betreffende Muskel die geschilderte Wirkung hervorbringt.*

Wenn wir von den vorerwähnten Untersuchungen Fischers über die unbedingte Wirkung einer Anzahl von Muskeln absehen, so verfügen wir in der Hauptsache über zwei Methoden, durch welche wir die Wirkungsweise der einzelnen Muskeln kennen lernen können. Erstens beobachten wir nach dem Vorgange Duchennes den Bewegungseffekt, welcher bei der *elektrischen Reizung* eines bestimmten Muskels eintritt. Die isolierte percutane faradische Reizung eines einzelnen Muskels oder nur eines bestimmten Abschnittes dieses Muskels ist an sehr vielen quergestreiften Muskeln unseres Körpers schon unter normalen Verhältnissen möglich und viele tiefergelegene Muskeln werden ihr bei Lähmung und Schwund der oberflächlichen Muskeln, zugänglich. Da wo zahlreiche Muskeln in unmittelbarer Nachbarschaft zueinander liegen und unter normalen Verhältnissen die isolierte Reizung des einzelnen Muskels auf Schwierigkeiten stößt, können wir in Fällen, in denen die Nachbarmuskeln gelähmt sind, recht gut einwandfreie Beobachtungen über die Wirkungsweise des nicht gelähmten Muskels durch dessen faradische Reizung anstellen. Ich habe ferner bei zahlreichen Operationen die motorischen Nervenäste der verschiedensten Muskeln isoliert mit dem faradischen Strom reizen und dadurch ganz isolierte Kontraktionen einzelner Muskeln erzielen und die eintretenden Bewegungseffekte beobachten können.

Der zweite Weg, auf dem wir über die Wirkungsweise der einzelnen Muskeln Aufschluß erhalten, ist der, daß wir die Veränderung in der Ruhelage unserer Glieder sowie den Ablauf einer willkürlichen Bewegung, an deren Zustandekommen mehrere Muskeln beteiligt sind, studieren, *wenn von den kooperierenden Muskeln einer oder mehrere gelähmt sind.* Wir lernen dadurch die Wirkungsweise der erhaltenen Muskeln direkt im Positiv, die der gelähmten indirekt im Negativ, kennen. Gar nicht selten ist von den zahlreichen, an einer bestimmten Bewegung beteiligten Muskeln überhaupt nur ein einziger erhalten, und wir erlangen dadurch ein direktes Bild von der Wirkungsweise gerade dieses Muskels, natürlich nur unter bestimmten, aber bekannten Bedingungen.

Diese beiden klinischen Methoden sind, von den eingangs erwähnten Untersuchungen O. Fischers abgesehen, vorerst die einzigen, durch welche wir zuverlässige Auskunft über die tatsächliche Wirkungsweise der einzelnen Muskeln erlangen können. Die Untersuchung der Wirkungsweise der einzelnen Muskeln am Kadaver durch Zug an den Sehnen oder an künstlichen Modellen durch Herstellung von elastischen, die Muskeln nachahmenden Zügen, hat sicher ursprünglich äußerst klärend gewirkt; aber von den im Leben vorhandenen Bedingungen bleiben bei dieser Prüfungsmethode doch zahlreiche unberücksichtigt. Naturgemäß muß aber unser Bestreben dahin gehen, die am Kadaver feststellbaren mit den am Lebenden beobachteten Bewegungseffekten in Einklang zu bringen und die Ursachen eventuell vorhandener Differenzen möglichst aufzuklären.

Eine weitere Methode, welche uns über die Beteiligung der einzelnen Muskeln an dem Zustandekommen der verschiedenen statischen oder kinetischen Aufgaben, welche den quergestreiften Muskeln zufallen, Aufschluß verschaffen kann, ist die Methode der *Ableitung der Aktionsströme.* Auf diesem Wege läßt sich direkt aufzeigen, welche Muskeln bei der Ausführung einer bestimmten

Bewegung innerviert werden. In dieser Beziehung haben wir besonders durch die Untersuchungen WACHHOLDERS und ALTENBURGERS eine wertvolle Bereicherung unserer Kenntnisse erlangt.

Die an dem Zustandekommen der statischen und kinetischen Leistungen beteiligten quergestreiften Muskeln erfüllen diese Aufgaben vornehmlich dadurch, daß sie sich infolge der ihnen vom Zentralnervensystem zugehenden Innervationsimpulse kontrahieren oder eine erhöhte Spannung entwickeln. Aber an dem Zustandekommen dieser statischen und kinetischen Leistungen wirken auch zahlreiche andere Kräfte neben der durch die Innervation hervorgerufenen Kontraktion oder Spannung der Muskeln mit. Vielfach kann eine Bewegung, die unter bestimmten Bedingungen nur durch die Kontraktion bestimmter Muskeln gelingt, unter anderen Bedingungen auch durch ganz andere Kräfte, z. B. durch die Schwerkraft, zustande gebracht werden. Ferner ist zu berücksichtigen, daß auch der seines motorischen Nerven völlig beraubte *„deefferentierte“* Muskel noch Eigenschaften besitzt, die zum Zustandekommen statischer und kinetischer Aufgaben sehr wohl beitragen können. Und schließlich ist darauf hinzuweisen, daß eine bestimmte Bewegung eines bestimmten Skeletabschnittes in einem bestimmten Gelenk, die wir gemeinhin der Kontraktion bestimmter Muskeln zuschreiben, unter bestimmten Bedingungen auch durch die Kontraktion von Muskeln zustande kommen kann, welche gar nicht über das betreffende Gelenk hinwegziehen. Die Kenntnis aller dieser Kräfte, welche das Zustandekommen einer bestimmten Bewegung unter bestimmten Bedingungen auch dann noch ermöglichen, wenn die Muskeln, welche über dasjenige Gelenk hinwegziehen, in dem die Bewegung vor sich geht, ganz gelähmt sind, hat eine große praktische Bedeutung da wo es gilt, zu entscheiden, ob ein Muskel oder eine Muskelgruppe total deefferentiert ist oder nicht, besonders da wo die Beurteilung der Wiederkehr der Leitung eines Nerven zur Diskussion steht. Ihre Unkenntnis birgt schwerwiegende Fehlerquellen in sich und läßt bei oberflächlicher Betrachtung einen Muskel bereits als wieder innerviert erscheinen, während in Wahrheit der beobachtete Bewegungseffekt gar nicht auf eine durch Innervation bedingte Kontraktion des Muskels, sondern auf ganz andere mechanische Faktoren zurückzuführen ist.

Ich gebe im folgenden zunächst einen kurzen Überblick über diejenigen Kräfte, welche auch bei völliger Deefferentierung einer bestimmten Muskelgruppe eine Bewegung im Sinne des Zuges der letzteren zustande zu bringen vermögen.

1. Eine Bewegung im Sinne der Zugkraft einer gelähmten Muskelgruppe kann durch die Schwerkraft hervorgebracht werden. Es ist genugsam bekannt, daß bei einer Lähmung des Triceps brachii die Streckung des vorher gebeugten Vorderarms allein durch die Wirkung der Schwerkraft in vollem Umfange ausgeführt werden kann, wenn der Oberarm zur Seite des Körpers herabhängt. Die Bewegung kann durch mehr oder weniger rasche Erschlaffung der Beugemuskeln langsam oder schnell ausgeführt und kann auch in jeder Phase der Bewegung zum Stillstand gebracht werden. Ebenso kann trotz Lähmung aller Adductoren des Oberarms der erhobene Arm allein durch die Wirkung der Schwerkraft gesenkt werden, das erhobene Bein kann in Rückenlage trotz Lähmung aller Hüftgelenkstrecker wieder auf die Unterlage gesenkt werden; trotz völliger Lähmung der Kniebeuger beugt sich der Unterschenkel, wenn der in Rückenlage befindliche Kranke den Oberschenkel gegen das Becken beugt. Trotz völliger Lähmung des Quadriceps verharrt das Knie beim Stehen in Streckstellung, wenn die Disposition der einzelnen Segmente der unteren Extremität und des Rumpfes eine solche ist, daß die Schwerlinie vor die Kniegelenkachse fällt. Trotz völliger Lähmung aller Strecker des Hüftgelenks und der Wirbelsäule bleibt der Rumpf beim Stehen aufgerichtet, sofern die Schwerlinie hinter der Hüftgelenklinie vorbeiläuft, während der Oberkörper naturgemäß sofort vornüber fällt, sobald sein Schwerpunkt auch nur eine Spur vor dieselbe rückt. Kranke mit einer Lähmung des Quadriceps oder der Rumpfstrecker sind daher ängstlich bestrebt, daß beim Stehen und Gehen die Schwerlinie stets vor das Kniegelenk bzw. hinter die Verbindungslinie beider Hüftgelenke fällt.

Zur Prüfung der Leistungsfähigkeit einer Muskelgruppe ist es also erforderlich, die Lage der Glieder so zu wählen, daß die Schwerkraft nicht im Sinne der Zugkraft der zu prüfenden Muskeln wirkt. Entweder muß jegliche Wirkung der Schwerkraft ausgeschaltet werden, also die Bewegung um eine streng perpendikuläre Achse ausgeführt werden, oder der zu prüfende Muskel muß die Schwere zu überwinden haben, was natürlich eine Anforderung höheren Grades bedeutet. Die peinlichste Berücksichtigung dieser Forderung ist deshalb geboten, weil aus ihrer Vernachlässigung oft ganz unvermerkt eine Fehlerquelle erwächst. Bei völliger Lähmung einer bestimmten Muskelgruppe bringt der Kranke bei der ihm gestellten Aufgabe, das Glied zu bewegen, ganz instinktiv die einzelnen Segmente der betroffenen Extremität, ja sogar des ganzen Körpers in eine solche Lage, daß die Schwerkraft an dem zu bewegenden Gliede doch im Sinne des Zuges der gelähmten Muskelgruppe zur Geltung kommen kann. Bei einer Lähmung der Handstrecker muß, um bei der Prüfung der Leistungsfähigkeit der letzteren die Schwerkraft auszuschalten, bei aufrechter Körperhaltung der Oberarm vertikal zur Seite des Rumpfes herabhängen, der Vorderarm gegen den Oberarm rechtwinklig gebeugt sein und die Hand eine Mittelstellung zwischen voller Supination und Pronation einnehmen. Wenn der Kranke versucht, aus dieser Ausgangsstellung heraus die Hand zu extendieren, so dreht er unwillkürlich die Hand in Supination, wozu er mittels des Biceps brachii meist ohne weiteres imstande ist. Dabei sinkt, wenn die Supination eine vollständige ist, die Hand der Schwere folgend in Streckstellung (vgl. Abb. 1). Reicht die der Hand durch den Biceps brachii erteilte Supinationsstellung noch nicht aus, um die Wirkung der Schwere im Sinne der Handstreckung genügend zur Geltung zu bringen, so bringt der Kranke den Oberarm unter geringer Vorwärtsbewegung in maximale Adduktion, weil dadurch die Hand in eine Lage im Raum gelangt, bei welcher die Schwere besser als vorher im Sinne der Streckung wirken kann. Gelangt er durch diese Hilfsbewegungen noch nicht zum Ziele, so wird der Oberkörper nach der Seite geneigt, weil dadurch diejenige räumliche Orientierung der Hand erreicht wird, bei welcher die Schwerkraft am stärksten auf die Hand im Sinne der Streckung einwirkt (vgl. Abb. 2a und b).

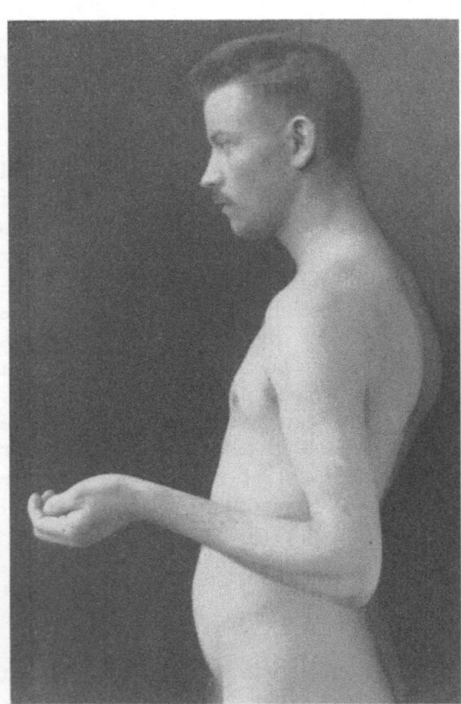

Abb. 1. Durch Supination der Hand hervorgerufene Wirkung der Schwere auf die Hand im Sinne der Streckung bei totaler Radialislähmung.

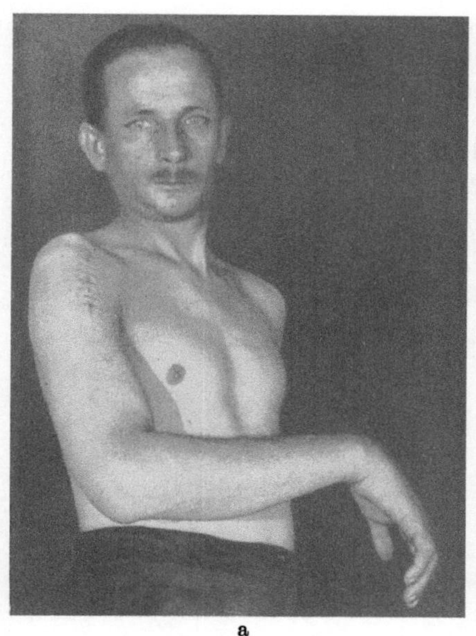

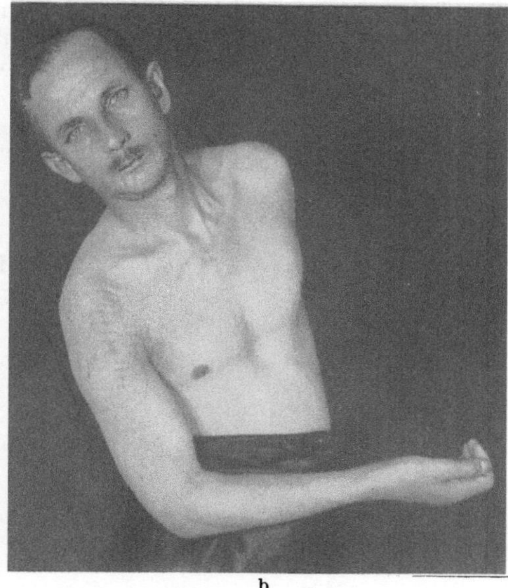

Abb. 2 a und b. **Radialislähmung** (a). Die Streckwirkung der Schwere auf die Hand wird durch Supination, Adduktion des Arms und Rumpfneigung erzielt (b).

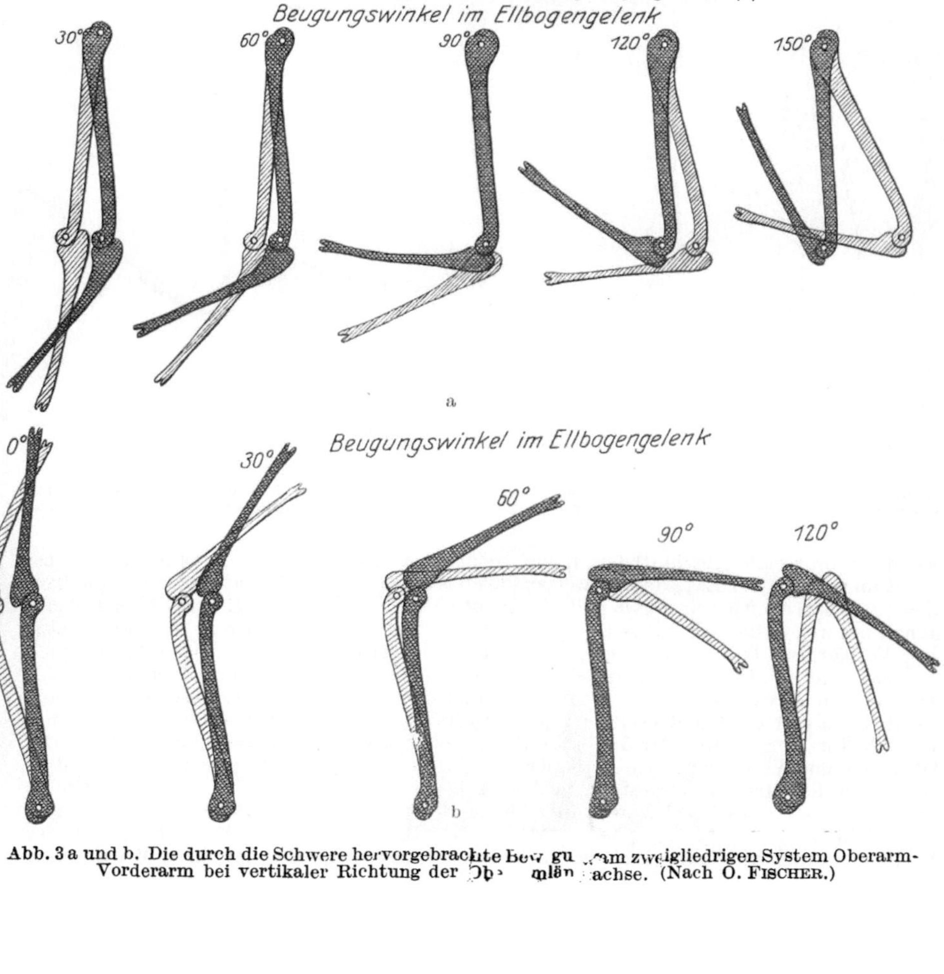

Abb. 3 a und b. Die durch die Schwere hervorgebrachte Bewegungen am zweigliedrigen System Oberarm-Vorderarm bei vertikaler Richtung der Oberarmlängsachse. (Nach O. FISCHER.)

Die Beispiele ließen sich beliebig vermehren; es genügt aber, daß auf diese Ersatzmöglichkeit hingewiesen wird, damit sie bei der Beurteilung der Frage, ob ein gelähmter Muskel noch oder bereits wieder innerviert wird, berücksichtigt wird.

Die Wirkung, welche die Schwerkraft an einem bestimmten Abschnitt unseres Körpers, z. B. an einem bestimmten Segmente einer Extremität hervorbringt, ist leicht zu übersehen,

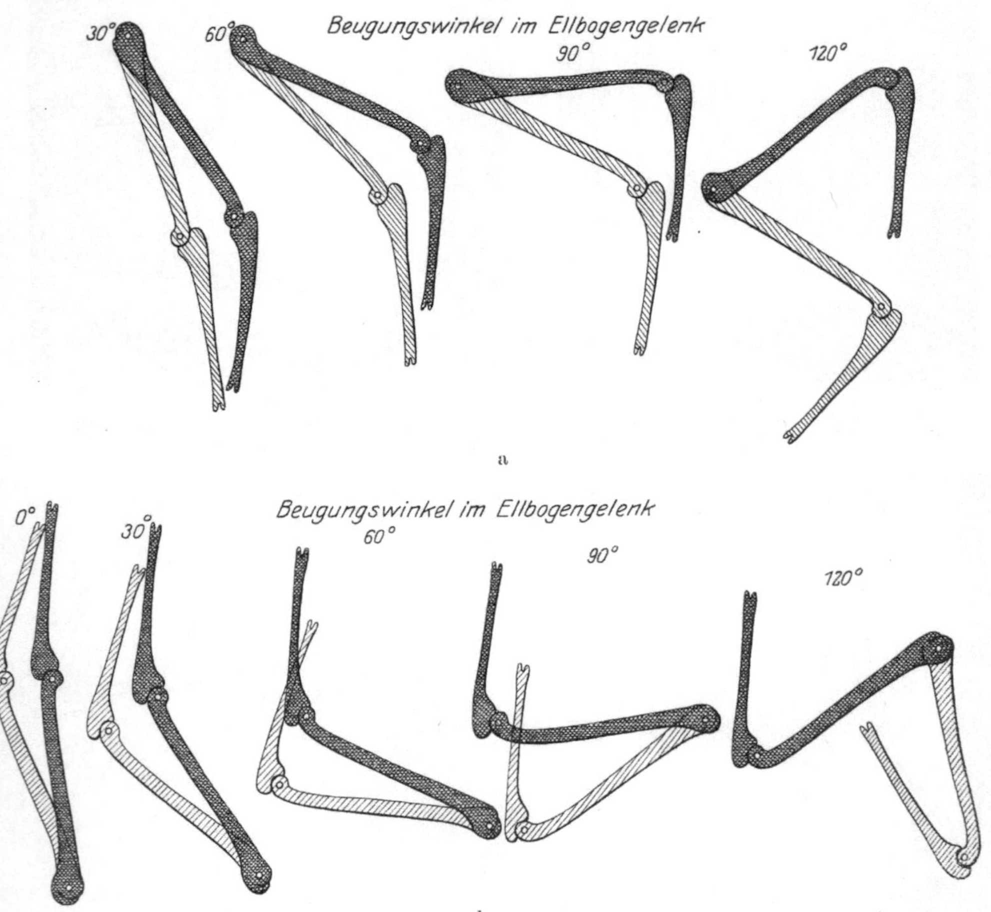

Abb. 4 a und b. Wirkung der durch die Schwere am zweigliedrigen System Oberarm-Vorderarm hervorgebrachten Bewegung bei vertikaler Richtung der Unterarmlängsachse. (Nach O. Fischer.)

wenn der proximale Abschnitt fest fixiert gedacht ist. Für die Beurteilung genügt hierbei die Kenntnis von der Lage des Schwerpunktes des der Schwere allein ausgesetzt zu denkenden Körperabschnittes einerseits und die Kenntnis von der Lage und Richtung der Gelenkachse, um welche die Schwerkraft das betreffende Glied zu drehen bestrebt ist, andererseits. Die Verhältnisse ändern sich aber, sobald auch der proximale Gliedabschnitt beweglich gedacht wird. O. Fischer hat diese äußerst komplizierten Verhältnisse näher untersucht. Die Bewegung, welche hierbei die Schwere an jedem der beiden Gliedabschnitte hervorzurufen bestrebt ist, hängt von der gegenseitigen Winkelstellung derselben zueinander ab. In Abb. 3 ist der Anfang, der durch die Schwere hervorgebrachten Gelenkbewegungen des Oberarms und Vorderarms bei vertikaler Stellung des ersteren und verschiedenen Winkelstellungen des letzteren dargestellt, in Abb. 4 dasselbe bei vertikaler Richtung der Unterarmlängsachse. Man beachte, wie in Abb. 3a der Oberarm trotz seiner vertikalen Ausgangsstellung, in welcher also, bei oberflächlicher Betrachtung eine Abweichung von der Vertikalen durch die Schwerkraft gar nicht erwartet werden sollte, bei einem Beugewinkel im Ellbogen von 30 und 60° nach vorne, bei einem Beugewinkel von 120 und 150° nach hinten ausschlägt. Noch überraschender erscheint in Abb. 4b die der Schwere entgegengerichtete Beugebewegung des Vorderarms gegen den Oberarm bei der Winkelstellung von 120°. In Abb. 5 sind Haltungen des Armes wiedergegeben, in denen die Schwere nur Drehung im Ellbogengelenk bzw. nur solche im Schultergelenk hervorbringt und in Abb. 6

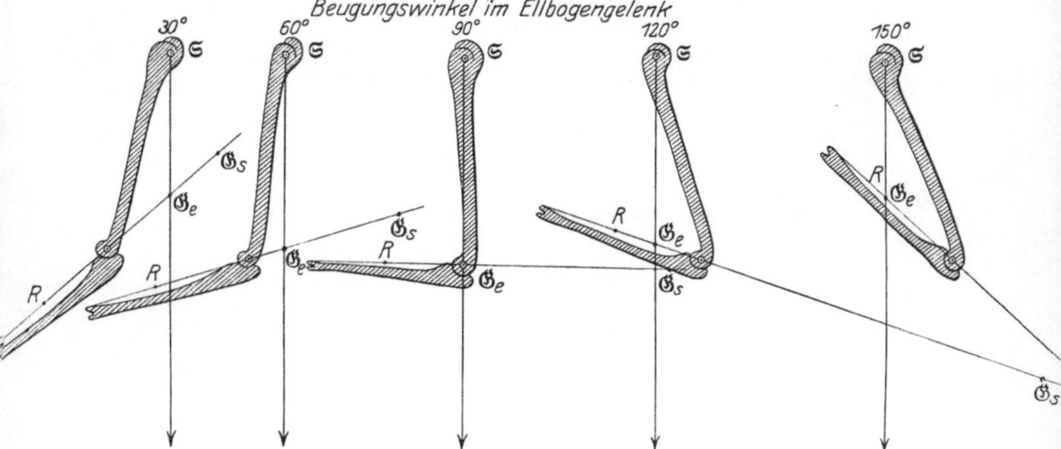

Abb. 5a. Haltungen des Arms, in denen die Schwere nur Drehung im Ellbogengelenk hervorbringt.

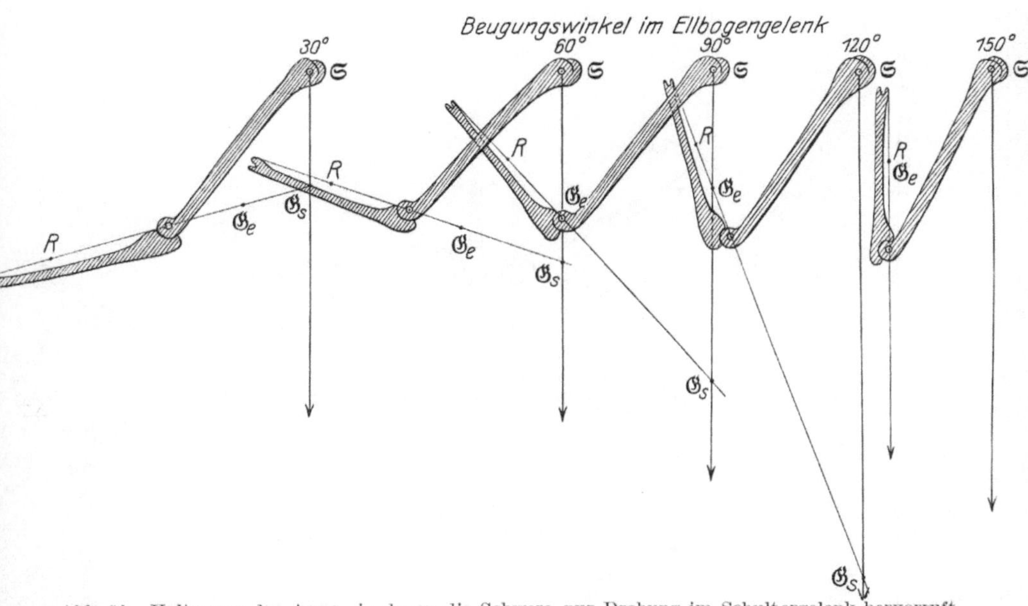

Abb. 5b. Haltungen des Arms, in denen die Schwere nur Drehung im Schultergelenk hervorruft.

einige Haltungen des Armes, in denen die Schwere an beiden Gelenken das gleiche Drehungsverhältnis hervorbringt. O. Fischer hat dann des weiteren noch untersucht, in welchen Stellungen ein einzelner Muskel imstande ist, der Schwere am zweigliedrigen System Gleichgewicht zu halten; in Abb. 7 sind Stellungen des Armes, in denen ein eingelenkiger Beuge- oder Streckmuskel des Oberarms, also z. B. die vordere oder hintere Partie des Deltoideus, in Abb. 8 solche, in denen ein eingelenkiger Beuge- oder Streckmuskel des Vorderarms, also z. B. der Brachialis internus oder der Triceps cap. med. et laterale der Schwere Gleichgewicht zu halten vermag, dargestellt. Abb. 9 enthält die entsprechenden Daten für einen mehrgelenkigen Muskel, den langen Kopf des Biceps brachii

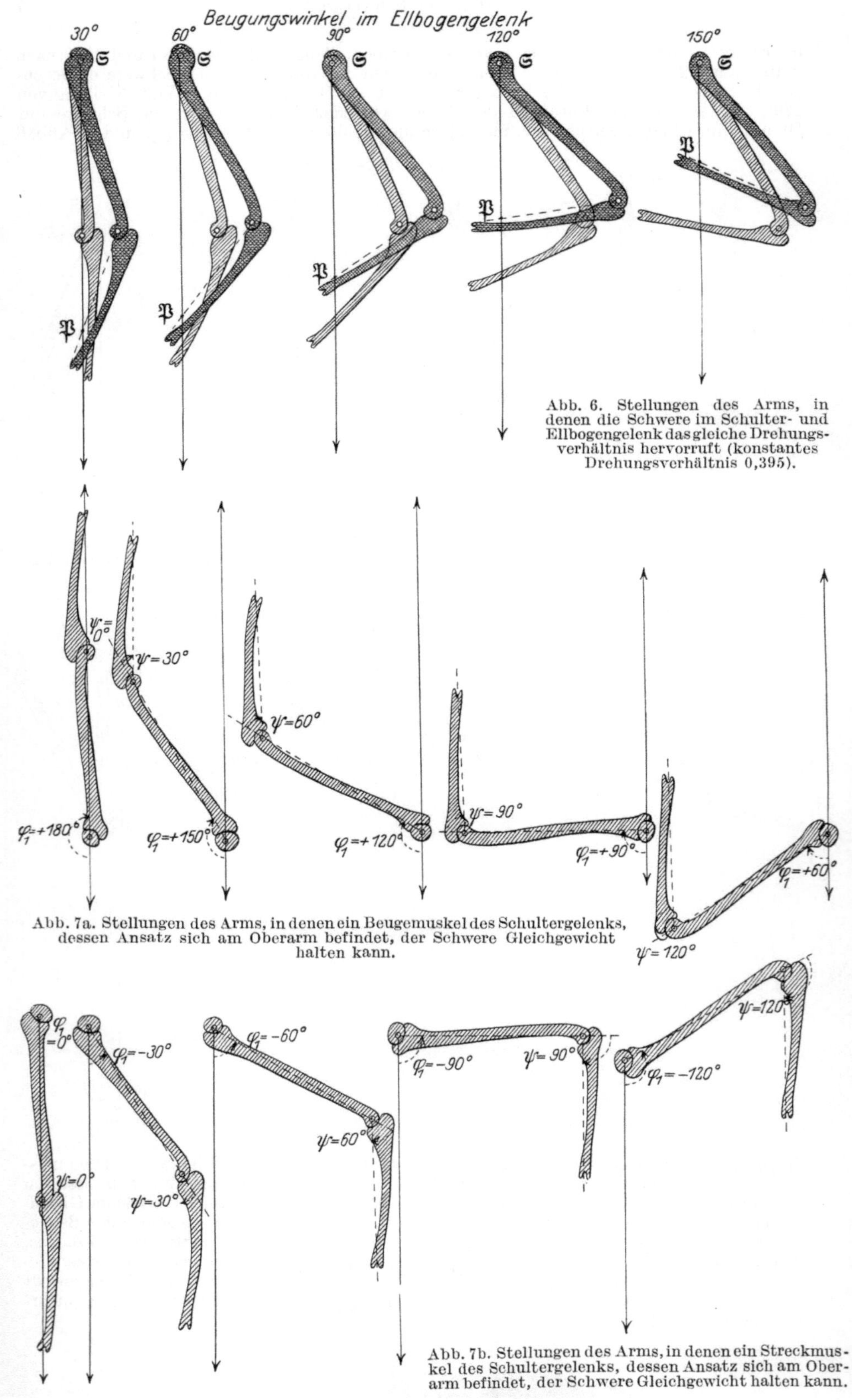

Abb. 6. Stellungen des Arms, in denen die Schwere im Schulter- und Ellbogengelenk das gleiche Drehungsverhältnis hervorruft (konstantes Drehungsverhältnis 0,395).

Abb. 7a. Stellungen des Arms, in denen ein Beugemuskel des Schultergelenks, dessen Ansatz sich am Oberarm befindet, der Schwere Gleichgewicht halten kann.

Abb. 7b. Stellungen des Arms, in denen ein Streckmuskel des Schultergelenks, dessen Ansatz sich am Oberarm befindet, der Schwere Gleichgewicht halten kann.

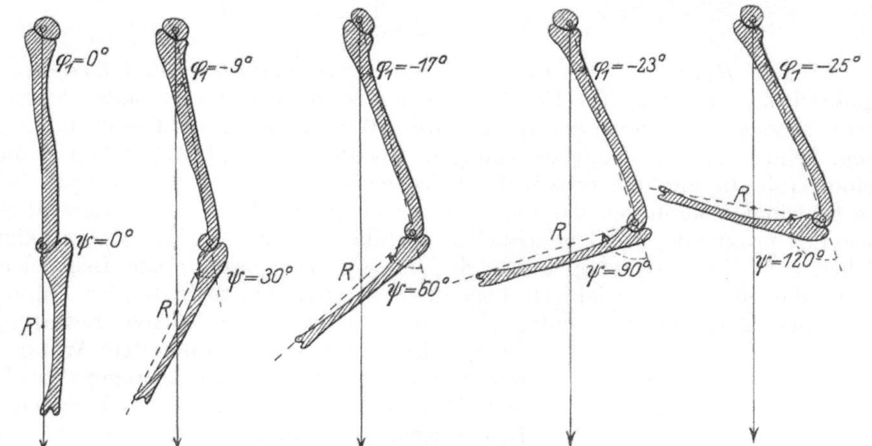

Abb. 8 a. Stellungen des Arms, in denen ein eingelenkiger Beugemuskel des Ellbogengelenks der Schwere Gleichgewicht hält.

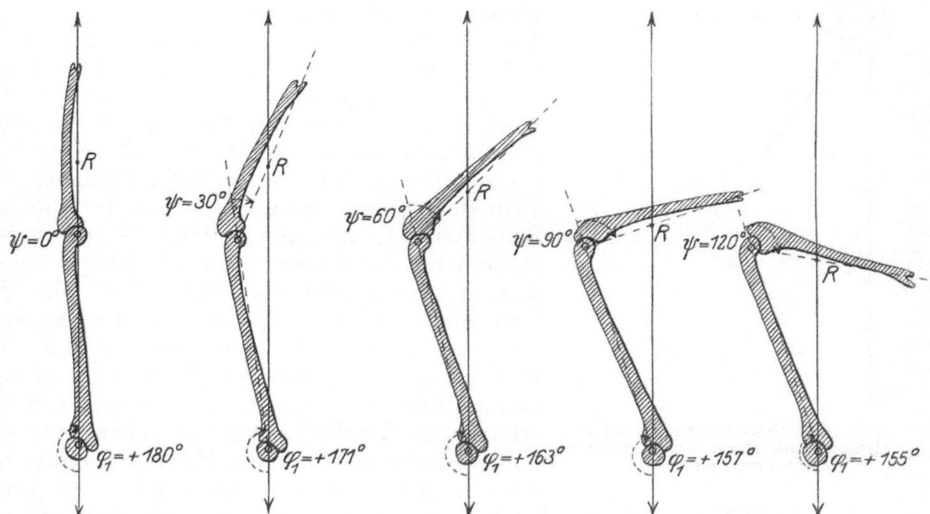

Abb. 8 b. Stellungen des Arms, in denen ein eingelenkiger Streckmuskel des Ellbogengelenks der Schwere Gleichgewicht halten kann.

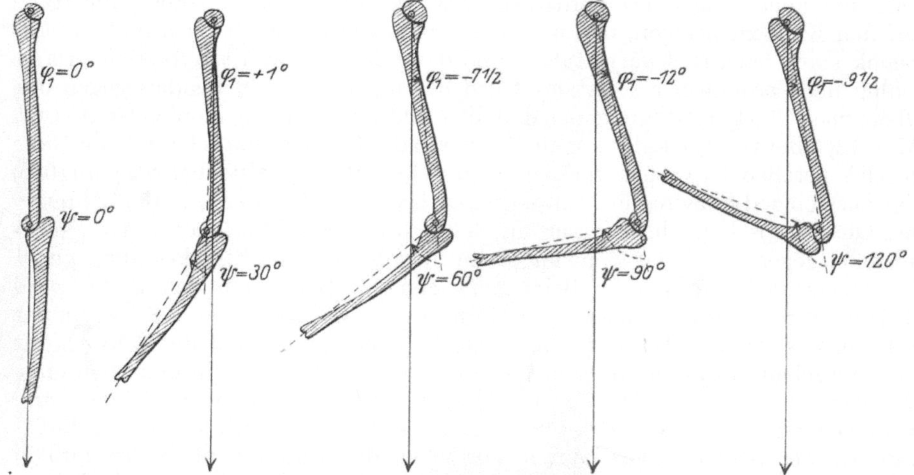

Abb. 9. Stellungen des Arms, in denen der lange Kopf des Biceps brachii der Schwere Gleichgewicht halten kann.

2. *Eine Bewegung im Sinne des Zuges einer gelähmten Muskelgruppe wird dadurch bewirkt, daß dem Gliede durch aktive Bewegung proximaler Skeletteile eine passive Beschleunigung erteilt wird.* Wir sprechen in diesem Falle von sog. Pendel- oder Schleuderbewegungen. Wenn ein mehrgliedriges Pendel durch eine Kraft die auf sein proximales Glied einwirkt, in Bewegung versetzt wird, so schwingt bekanntlich das distale Glied nicht mit derselben Geschwindigkeit wie das proximale, sondern schneller, es führt seinerseits gegen das proximale Glied eine Eigenbewegung aus (vgl. Abb. 10). Das bekannteste Beispiel sind wohl die oft sehr ausgiebigen Pendelbewegungen, die trotz totaler Lähmung aller den Oberarm erhebenden Muskeln durch repetierte aktive Bewegungen des Schultergürtels und Rumpfes dem Arm erteilt werden können. Durch geschickt abgepaßtes Vor- und Rückstoßen der Schulter und synchrone Bewegungen des Rumpfes wird der Oberarm im Scapulohumeralgelenk gegen die Scapula in Schwingung versetzt; mit jedem Schulterstoß nimmt die Exkursionsbreite des Armes zu. Der Vorgang erinnert lebhaft an die Prozedur, durch welche eine schwere Glocke durch Ziehen am Glockenseil sukzessive in Schwingung versetzt wird, wobei jeder erneute Zug der Schwingungsphase genau angepaßt wird. Ich habe einen Fall beobachtet, der an einer völligen Lähmung des Deltoideus, Supra- und Infraspinatus, Teres minor, Subscapularis, Latissimus dorsi, Teres major, Pectoralis major, Coraco-brachialis, Biceps brachii und Triceps brachii cap. long., also aller das Scapulohumeralgelenk überbrückenden Muskeln litt. Der Kranke war imstande, auf die eben beschriebene Weise seinen Arm in derartig ausgiebige Pendelbewegungen zu versetzen, daß derselbe bis zur Vertikalen emporgeschleudert wurde und, dadurch, daß auf der Höhe der Bewegung der Rumpf extrem nach hinten übergelegt wurde und so der Schwerpunkt des Armes hinter das Schultergelenk fiel, in erhobener Stellung gehalten wurde (vgl. Abb. 11). Ein anderer Kranker, der an einer völligen Lähmung aller Beuger des Vorderarms litt, war gleichwohl imstande, die Hand auf den Kopf zu bringen, dadurch, daß er zunächst den Oberarm im Schultergelenk stark nach rückwärts führte und dann den Arm kräftig vorstieß. Dabei schlug der Vorderarm als distales Glied des mehrgliedrigen Pendels gegen den Oberarm so stark in Beugung aus, daß die Handfläche auf den Kopf gelangte (vgl. Abb. 12). Bei völliger Lähmung der Flexoren des Oberschenkels kann beim Gang durch Vorstoßen der vorher stark zurückgestellten Beckenhälfte dem Schwungbein eine ausgiebige Bewegung im Hüftgelenk nach vorne erteilt werden. Bei Lähmung des Quadriceps kann beim Gang durch Vorstoß des Oberschenkels der Unterschenkel gegen Ende der Schwungphase in vollkommene Streckstellung gegen den Oberschenkel gelangen. Beim Aufsetzen des Beines auf den Boden wird alsdann durch Vornüberneigen des Rumpfes im Hüftgelenk der Schwerpunkt des Körpers vor die Achse des Kniegelenks gebracht, so daß die Schwerkraft am Kniegelenk im Sinne der Kniestreckung wirkt und das Bein nun auch ohne Quadricepswirkung als Stützbein fungieren kann. In ähnlicher Weise kann beim Gang gelegentlich trotz totaler Lähmung der Dorsalflexoren des Fußes während der Schwungphase durch Vorstoßen des Unterschenkels der Fuß in

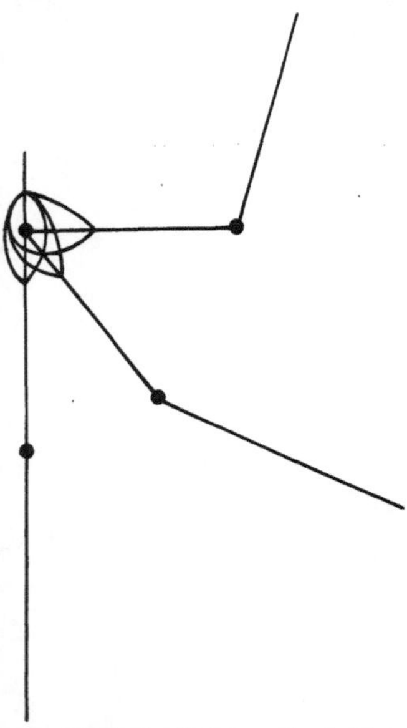

Abb. 10. Mehrgliedriges Pendel im Grundgelenk durch eine Kraft in Bewegung versetzt.

ausgiebige Dorsalflexion geführt werden. Es sei hier daran erinnert, daß bekanntlich die Gebrüder WEBER die gesamte Bewegung des Unterschenkels und Fußes während der Schwungphase als eine rein durch die Schwerkraft bedingte Pendelbewegung auffaßten, eine Theorie, die allerdings in dieser Fassung den Tatsachen nicht entspricht. Das Zustandekommen aller der hier beschriebenen Pendel- und Schleuderbewegungen setzt voraus, daß das Gelenk, in welchem die betreffende Bewegung sich vollzieht, möglichst frei spielt und daß vor allem die der gelähmten Muskelgruppe antagonistisch wirkenden Muskeln frei von jeder Kontraktur sind und daß die Kranken die Fähigkeit besitzen diese Muskeln möglichst vollkommen zu erschlaffen. Diese Fähigkeit ist bekanntlich individuell recht verschieden entwickelt, und so erklärt sich, warum die hier geschilderten Pendel- und Schleuderbewegungen bei manchen

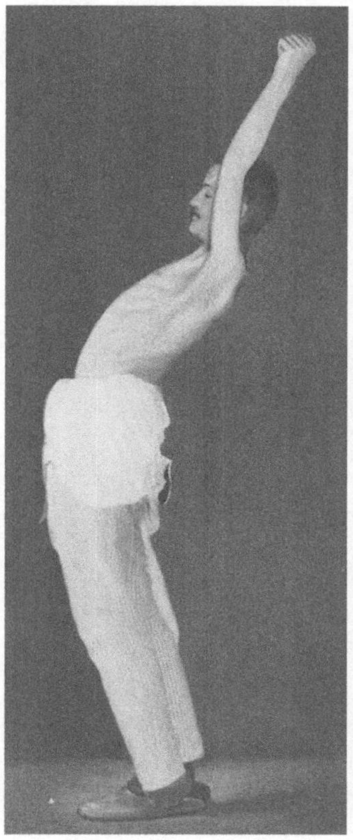

Abb. 11. Totale Lähmung aller Muskeln des Scapulohumeralgelenks. Der Arm wird durch Stoßbewegungen des Schultergürtels und Rumpfes in Bewegung versetzt und bis zur Vertikalen emporgeschleudert.

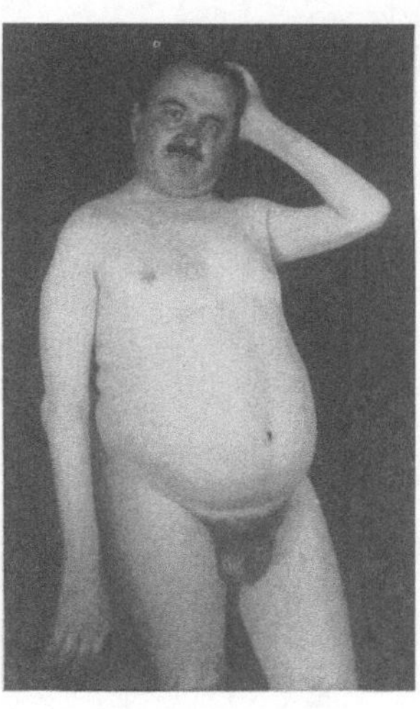

Abb. 12. Totale Lähmung aller Muskeln des Ellbogengelenks. Der Vorderarm wird durch kräftigen Vorstoß des Oberarms in Beugung geführt, so daß die Hand auf den Kopf gelangt.

Kranken praktisch kaum oder gar nicht zur Geltung kommen, während sie bei anderen eine so weitgehende Ersatzmöglichkeit bei der Lähmung einer bestimmten Muskelgruppe bilden.

3. *Eine Bewegung im Sinne einer gelähmten Muskelgruppe kann durch reine Muskelelastizität zustande kommen.* Auch der völlig deefferentierte Muskel besitzt eine ausgiebige Elastizität, d. h. die Eigenschaft, sich nach vorangehender Dehnung wieder zusammenzuziehen, sobald die dehnende Kraft nicht mehr wirkt. Sehr häufig kann man beobachten, daß, wenn eine Bewegung im Sinne des Zuges einer gelähmten Muskelgruppe ausgeführt werden soll, zunächst die antagonistische Muskelgruppe kräftig kontrahiert wird und dadurch die gelähmte Muskelgruppe gedehnt wird. Dadurch daß nun die kontrahierten Antagonisten plötzlich wieder erschlafft werden, zieht sich der gelähmte Muskel infolge seiner Elastizität wieder zusammen und es kommt zu einer Bewegung des Gliedes in

entsprechendem Sinne. So kommt es bei totaler Lähmung der Handstrecker dadurch zu einer gewissen Exkursion der Hand im Sinne der Streckung, daß die vorher willkürlich kontrahierten Handflexoren plötzlich wieder erschlafft werden und infolgedessen die Elastizität der durch die vorangehende Flexion der Hand gedehnten Streckmuskeln zur Wirkung kommen kann. Am deutlichsten tritt die Streckung zutage, wenn die Hand in Mittelstellung zwischen Pro- und Supination gehalten wird; aber sie kommt nicht selten sogar an der in Pronation herabhängenden Hand zustande, wobei also die Elastizität der Strecker sogar die Schwere überwindet. Die Größe der auf diese Weise zustande kommenden Streckexkursion ist individuell recht verschieden. Wenn aber manche Autoren behaupten, die Hand könne bei plötzlicher Erschlaffung der vorher kontrahierten Beuger rein durch elastische Zusammenziehung der gelähmten Strecker der

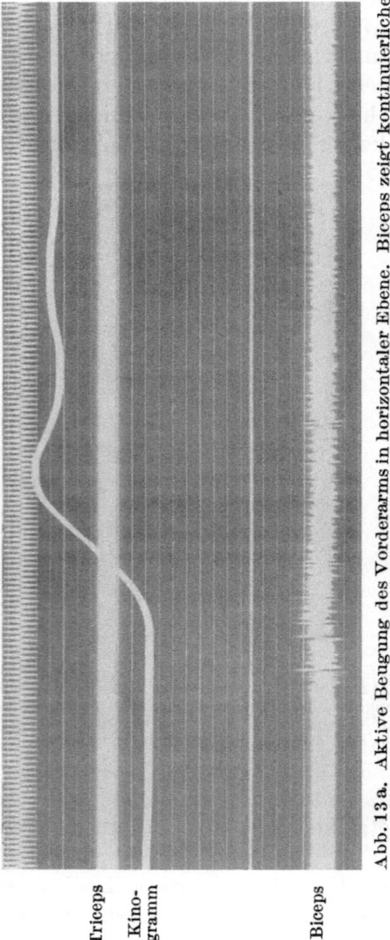

Abb. 13a. Aktive Beugung des Vorderarms in horizontaler Ebene. Biceps zeigt kontinuierliche Aktionsstromfolge. Kinogramm schlägt nach oben aus = Beugung des Vorderarms.

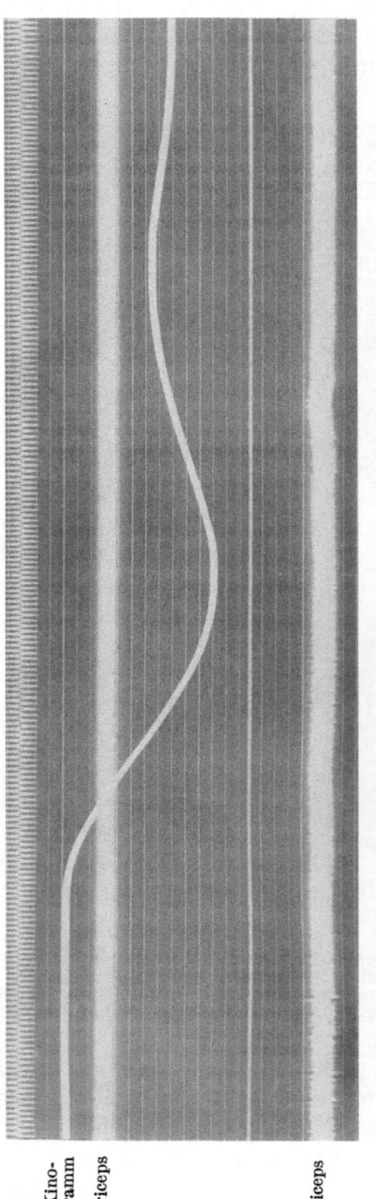

Abb. 13b. Bei Erschlaffung des Biceps wird der Vorderarm durch das elastische Kontraktionsbestreben des vorher gedehnten Triceps in Streckung gezogen. Keine Aktionsströme im Triceps. Kinogramm schlägt nach unten aus = Streckung des Vorderarms.

Abb. 13a und b. Vorderarmstreckung trotz völliger Deefferentierung des Triceps brachii durch das elastische Kontraktionsbestreben des vorher gedehnten Triceps.

Schwere entgegen bis in die gerade Verlängerung des Vorderarms gebracht werden, so muß das doch als eine Ausnahme bezeichnet werden. Nur wenn eine Schrumpfung der Streckmuskeln der Hand besteht oder ihre Sehnen mit der Umgebung verwachsen sind und die Hand dadurch in Streckstellung fixiert wird, die Handflexoren aber noch imstande sind den Widerstand durch kräftige Kontraktion zu überwinden, so schnellt die Hand im Moment der plötzlichen Erschlaffung der Beuger wieder in die vorangehende Streckstellung zurück.

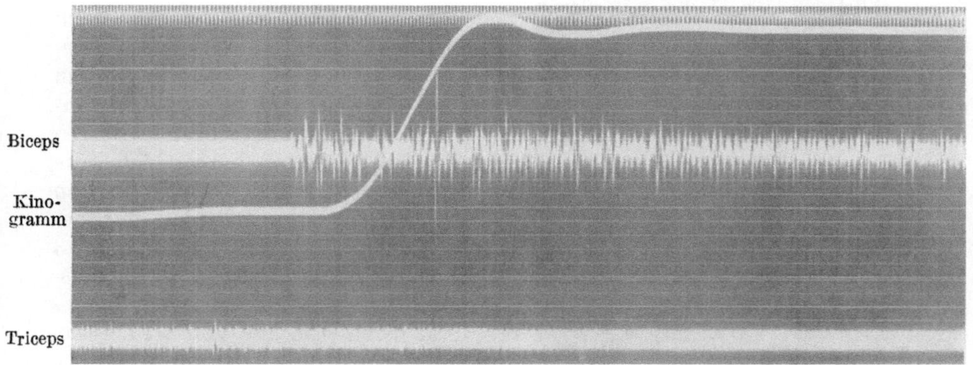

Abb. 14 a. Aktive Beugung des Vorderarms in horizontaler Ebene.

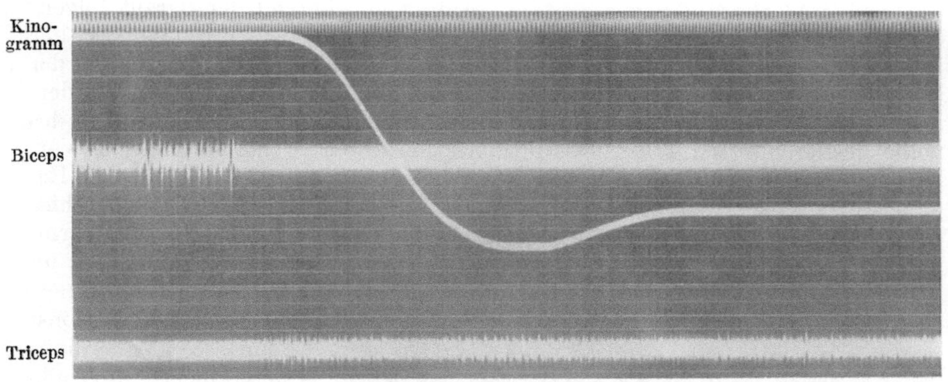

Abb. 14 b. Streckung des Vorderarms. Triceps zeigt kontinuierliche Aktionsstromfolge niederer Amplitude.

Abb. 14 a und b. Vorderarmstreckung bei beginnender Reneurotisation des Triceps brachii nach Naht des N. radialis.

Bei totaler Lähmung der Extensores digitorum communis et proprii beobachten wir sehr oft eine leichte Streckbewegung der Finger im Grundgelenk infolge willkürlicher Erschlaffung der vorher kontrahierten Fingerbeuger, bei totaler Lähmung der langen Fingerflexoren nicht selten eine leichte Flexionsbewegung der Finger infolge Erschlaffung der vorher kontrahierten Fingerstrecker, bei totaler Peroneuslähmung eine geringe Dorsalflexion des Fußes und der Zehen durch Erschlaffung der vorher kontrahierten Plantarflexoren des Fußes und der Zehen. Ich möchte schließlich noch darauf hinweisen, daß bei Lähmung eines Abducens nicht selten das durch Kontraktion des Rectus internus nach innen gedrehte Auge im Moment der Erschlaffung des Rectus internus rein durch den elastischen Zug des Rectus externus bis zur Mittellage zurückkehrt.

Am Auge ist das Ausmaß der Exkursion durch den elastischen Zug eines gelähmten Muskels besonders groß.

Es ist im Einzelfalle oft sehr schwer zu entscheiden, ob eine bestimmte Bewegung ausschließlich durch das elastische Kontraktionsbestreben eines total deefferentierten Muskels bewirkt wird, oder ob die Muskelkontraktion auf einer wenn auch nur schwachen Innervation beruht. Die Entscheidung darüber ist von großer praktischer Bedeutung, wenn es festzustellen gilt, ob die zustande kommende Bewegung der Ausdruck einer beginnenden Regeneration nach anfänglicher totaler Nervenunterbrechung ist oder lediglich der auch dem völlig deefferentierten Muskel innewohnenden Elastizität zuzuschreiben ist. In solchen zweifelhaften Fällen bietet die Ableitung der Aktionsströme von den agierenden Muskeln während der Bewegung ein sicheres Kriterium. Abb. 13 zeigt das Kinogramm und die Aktionsstrombilder des Triceps und Biceps brachii in einem Falle von totaler Deefferentierung des Triceps, Abb. 13a während der von dem Kranken ausgeführten Beugung des Vorderarms, Abb. 13b während der darauf folgenden Vorderarmstreckung. In der ersten Phase der Vorderarmbeugung ist der Biceps Sitz zahlreicher Aktionsströme, aber während der zweiten Phase der Vorderarmstreckung ist der Triceps völlig stromlos, ein Beweis, daß die Vorderarmstreckung ausschließlich auf dem elastischen Kontraktionsbestreben des völlig deefferentierten Triceps beruht. Abb. 14a und b zeigt die gleichen Verhältnisse in einem Falle, in welchem der Triceps bereits im Beginn der Reneurotisation steht; hier tritt bei der Vorderarmstreckung (Abb. 14b) im Triceps eine kontinuierliche Serie von Aktionsströmen von allerdings sehr geringer Amplitude auf.

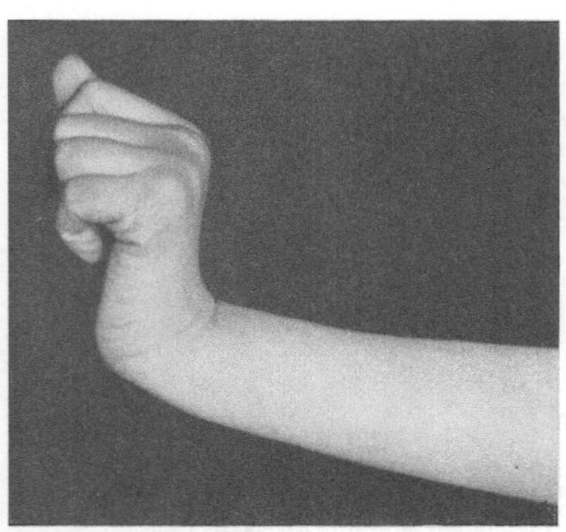

Abb. 15. Totale Deefferentierung aller Fingerflexoren. Ausgiebige Fingerbeugung infolge des Dehnungswiderstandes der durch die aktive Handstreckung gedehnten langen Fingerflexoren.

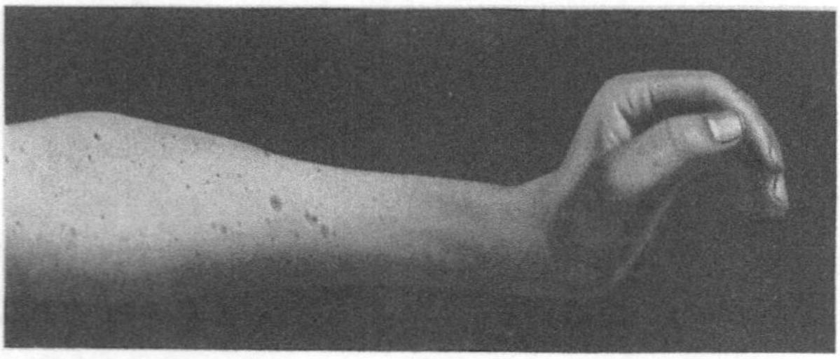

Abb. 16. Totale Lähmung aller Fingerflexoren. Fingerbeugung durch aktive Handstreckung infolge des Dehnungswiderstandes der langen Fingerflexoren.

4. *Zu einer Bewegungsexkursion im Sinne des Zuges eines gelähmten Muskels kann es dadurch kommen, daß auch der völlig deefferentierte Muskel der Entfernung seiner Insertionspunkte Widerstand entgegensetzt.* Dieser Dehnungswiderstand des deefferentierten Muskels vermag bei mehrgelenkigen Muskeln mehr oder weniger ausgiebige lokomotorische Effekte hervorzubringen. So kommt es bei totaler Lähmung der Fingerbeuger nicht selten infolge kräftiger aktiver Handstreckung zu einer mehr oder weniger ausgiebigen Flexionsbewegung der Finger, weil die Fingerflexoren durch die Handstreckung gedehnt werden, sich aber der Entfernung ihrer Insertionspunkte widersetzen und dadurch die Finger in Flexion ziehen (Abb. 15 und 16). Der Grad der auf diese Weise

zustande kommenden Fingerbeugung ist individuell allerdings außerordentlich verschieden. Gelegentlich kommt es sogar vor, daß die Fingerkuppen dabei mit der Hohlhand in Kontakt kommen (Abb. 15). Daß diese Fingerbeugung in der Regel ganz kraftlos ist, braucht nicht besonders erwähnt zu werden. Wenn aber die Fingerbeuger durch Schrumpfungsprozesse retrahiert sind, so ist der Widerstand, den sie der Entfernung ihrer Insertionspunkte entgegensetzen, ein viel beträchtlicherer und die Finger werden unter diesen Umständen bei der aktiven

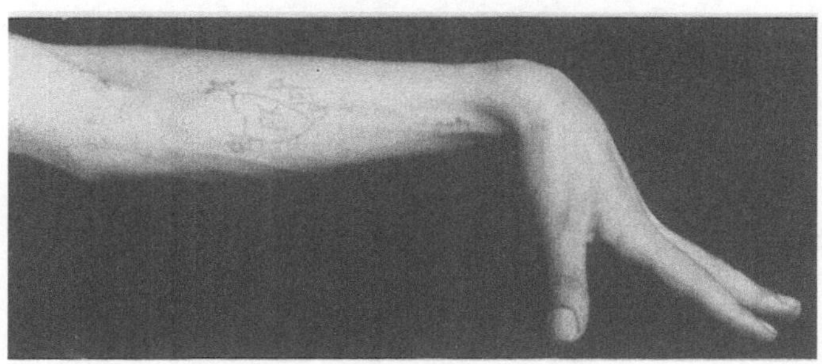

Abb. 17. Totale Lähmung aller Fingerstrecker. Ausgiebige Streckung der Finger infolge des Dehnungswiderstandes des Extensor dig. comm., welcher durch die ausgiebige aktive Handbeugung wachgerufen wird.

Handstreckung mit großer Gewalt in die Hohlhand eingeschlagen, so daß sogar ein Gegenstand, der zwischen die Handfläche und die Finger verbracht ist, von den Fingern umklammert und festgehalten wird.

Infolge des Widerstandes, den der deefferentierte Muskel seiner Dehnung entgegensetzt, kann es bei totaler Lähmung der Extensores digitorum communis et proprii zu einer Streckbewegung der Grundphalangen der Finger kommen (Abb. 17), wenn die Hand aktiv kräftig gebeugt wird. Durch die Flexion der Hand werden die Insertionspunkte der Extensores digitorum entfernt und dieser Dehnung widersetzen sich die Fingerstrecker. Befinden sich letztere im Zustande der Retraktion, so können die Grundphalangen bei der Beugung des Handgelenkes sogar nicht unbeträchtlich überstreckt werden.

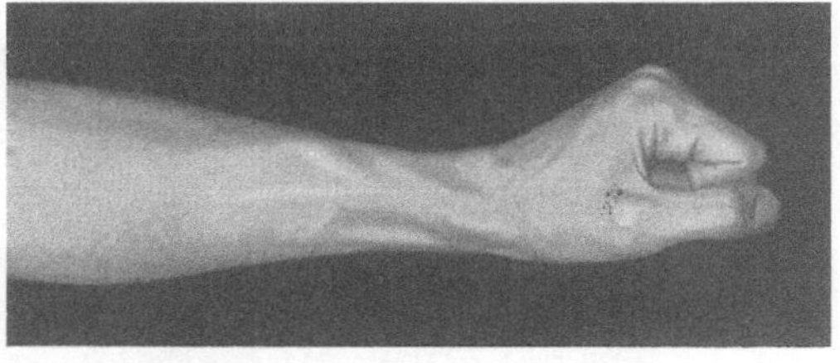

Abb. 18. Totale Lähmung aller Handstrecker. Ausgiebige Handstreckung beim aktiven Faustschluß infolge des Dehnungswiderstandes der langen Fingerextensoren, welcher durch die Flexion der Finger wachgerufen wird.

Der Widerstand, welchen die Extensores digitorum communis et proprii ihrer Verlängerung entgegensetzen, kann aber auch umgekehrt zu einer Streckbewegung der Hand führen, wenn die Finger aktiv zur Faust eingeschlagen, die Fingerextensoren also gedehnt werden. Man beobachtet diese Streckung der Hand beim aktiven Faustschluß bei totaler Radialislähmung gar nicht so selten. Der Grad der Streckbewegung der Hand ist hierbei allerdings sehr verschieden groß; umfängliche Grade kann die Handstreckung annehmen, wenn die Fingerextensoren sich im Zustande der Retraktion befinden (Abb. 18). Man hat für das Zustandekommen der Handstreckung beim Faustschluß bei der totalen Radialislähmung alle möglichen Erklärungen herangezogen. Die Hauptursache liegt jedenfalls in dem Widerstande, den die Fingerextensoren ihrer Dehnung entgegensetzen. Wir werden aber weiter unten noch einen anderen

Faktor kennen lernen, der ebenfalls, trotz bestehender totaler Lähmung der Handstrecker, auf eine Streckbewegung der Hand hinzuwirken imstande ist.

Abb. 19 zeigt eine Kranke mit völliger Lähmung des Triceps brachii. Bei der passiven Erhebung des Oberarms (zu einer aktiven Erhebung desselben

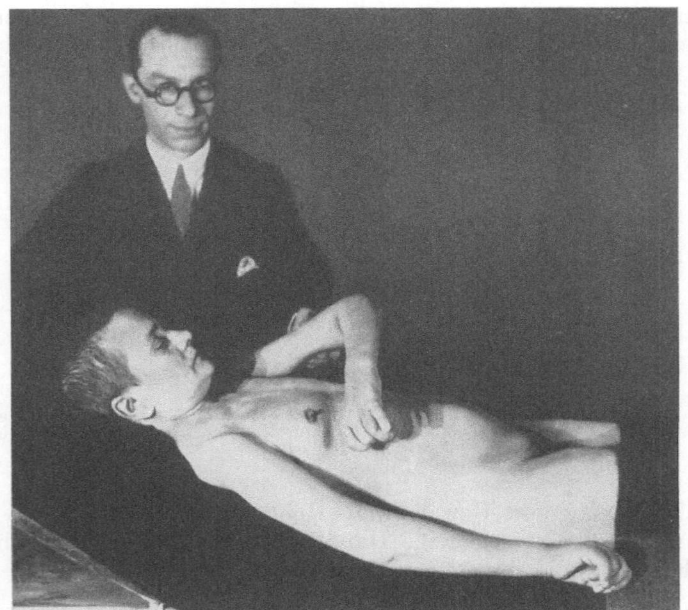

Abb. 19a.

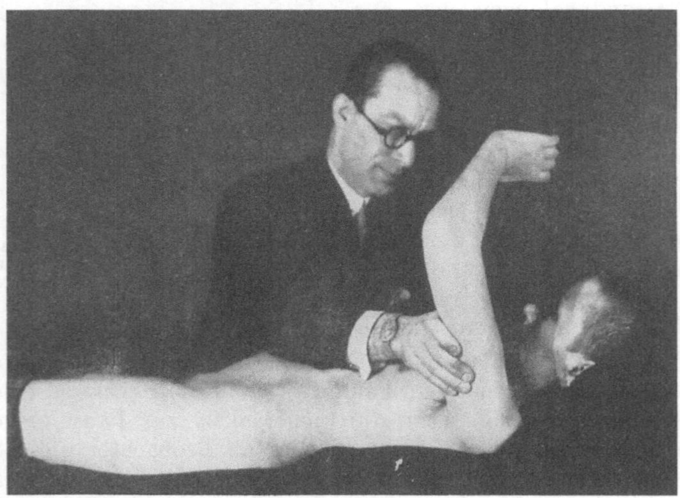

Abb. 19b.

war die Kranke wegen völliger Lähmung aller Muskeln des Scapulohumeralgelenkes nicht fähig), wird der Vorderarm der Schwere entgegen in Streckung gegen den Oberarm gezogen ausschließlich durch den Widerstand, welchen der lange Kopf des völlig deefferentierten Triceps brachii der Entfernung seiner

Insertionspunkte entgegenstellt. Der lange Kopf des Triceps ist ein zweigelenkiger Muskel, welcher über das Cubital- und Scapulohumeralgelenk hinwegzieht, und der durch die passive Erhebung des Armes eine Entfernung seiner Insertionspunkte erfährt.

Bei Lähmung des Quadriceps kann man feststellen, daß bei dem Versuch den Unterschenkel zu strecken, das Becken gegen den Oberschenkel gestreckt wird; dadurch wird der von der Spina anterior inferior entspringende Rectus femoris gedehnt und dadurch kann es zu einer gewissen Streckexkursion des Unterschenkels kommen. Bei Lähmung der Wadenmuskeln bewirkt die aktive Kniestreckung eine Dehnung der von den Femurkondylen entspringenden Köpfe des Gastrocnemius und damit Streckung des Fußes. Bei der Lähmung

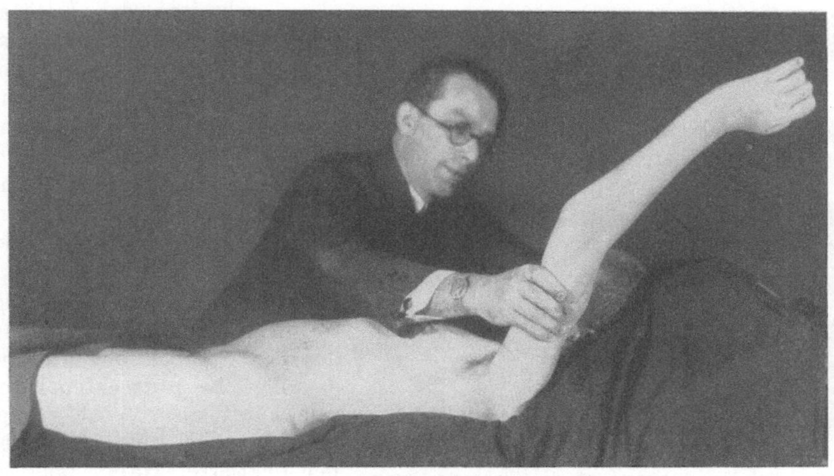

Abb. 19c.

Abb. 19a—c. Totale Lähmung des Triceps brachii. Streckung des Vorderarms bei passiver Erhebung des Oberarms infolge des Dehnungswiderstandes des Triceps cap. longum. a Ausgangsstellung, b und c zunehmende Vorderarmstreckung bei der Erhebung des Oberarms.

der Extensores digitorum pedis führt aktive Plantarflexion des Fußes zu einer Streckung der Grundphalange der Zehen, bei Lähmung der Flexores digitorum pedis aktive Dorsalflexion des Fußes zu einer Beugebewegung der Zehen.

Es kommt also bei der Lähmung fast jeder mehrgelenkigen Muskelgruppe zu einer jeweils typischen Mitbewegung, durch welche die Insertionspunkte des gelähmten Muskels voneinander entfernt werden. Dieser Dehnung widersetzt sich der gelähmte Muskel und dadurch kann es zu einer Bewegungsexkursion in seiner Zugrichtung kommen. Die entsprechenden Bewegungen sind allerdings fast stets sehr kraftlos und können durch den geringsten äußeren Widerstand überwunden werden; nur im Falle der Retraktion des gelähmten Muskels kann das Glied mit großer Gewalt in die betreffende Stellung gezogen werden und selbst gegen starken Widerstand darin fixiert gehalten werden.

Dieselben typischen Mitbewegungen werden auch dann beobachtet, wenn keine vollkommene Lähmung, sondern nur eine Parese einer bestimmten Muskelgruppe besteht. Wir sehen, daß bei einer Schwäche der Fingerflexoren, bei der Aufgabe die Finger in die Hohlhand einzuschlagen, die Hand maximal gestreckt wird. Bei einer Parese der Extensores digitorum communis et proprii wird bei der Aufgabe die Finger auszustrecken die Hand so stark als möglich flektiert, bei einer Parese der Flexoren des Unterschenkels (Biceps, Semitendinosus und Semimembranosus) wird bei der Aufgabe den Unterschenkel zu beugen der Oberschenkel kräftig flektiert usw. Der Grund dieser Mitbewegungen ist der, daß nach einem der wichtigsten Prinzipien der allgemeinen Muskelmechanik *die Kraftentfaltung eines Muskels bei seiner Zusammenziehung um so größer ist, je mehr er vor der Kontraktion gedehnt ist, d. h. je weiter seine Insertionspunkte entfernt sind und daß umgekehrt die Kraftentfaltung um so geringer ist, je mehr die Insertionspunkte des Muskels von vornherein angenähert sind.* Bekanntlich nimmt die Verkürzungskraft des Muskels mit dem Fortschreiten der Kontraktion sehr schnell ab. Kranke mit einer einigermaßen beträchtlichen Parese einer Muskelgruppe sind gar nicht imstande, die dieser zufallende Bewegung auszuführen, wenn die Insertionspunkte des Muskels stark angenähert sind, während sie die betreffende Bewegung bei maximaler Entfernung der Insertionspunkte leidlich auszuführen vermögen. Bei einer Parese des Flexor digitorum sublimis et profundus und des Flexor pollicis longus können die Finger bei gestrecktem Handgelenk oft noch recht gut gebeugt werden, aber nicht mehr bei flektierter Hand, oder die Flexion der Mittel- und Endphalange gelingt noch bei stark extendierter Grundphalange, aber nicht bei flektiertem Fingergrundgelenk. Bei einer Parese der Extensores digitorum communis et proprii kann die Grundphalanx oft recht gut gestreckt werden, wenn die Hand flektiert wird, während die Streckung bei extendiertem Handgelenk unmöglich oder unvollkommen ist. Es ist eine bekannte Tatsache, daß nach der Naht des Nervus radialis in einem bestimmten Stadium der Restitution die völlige Extension der Finger bei gleichzeitig extendiertem Handgelenk nicht gelingt (Abb. 20a), während die Finger bei flektierter Hand mit großer Kraft vollkommen gestreckt werden können (Abb. 20b). Erst nach vollkommener Restitution gelingt die Fingerstreckung auch bei gleichzeitiger Extension der Hand (Abb. 20c). Bei einer Lähmung des Sartorius und Grazilis und einer Parese des Biceps, Semitendinosus und Semimembranosus kann die Unterschenkelbeugung leidlich ausgeführt werden, wenn gleichzeitig der Oberschenkel gebeugt wird, aber sie gelingt gar nicht

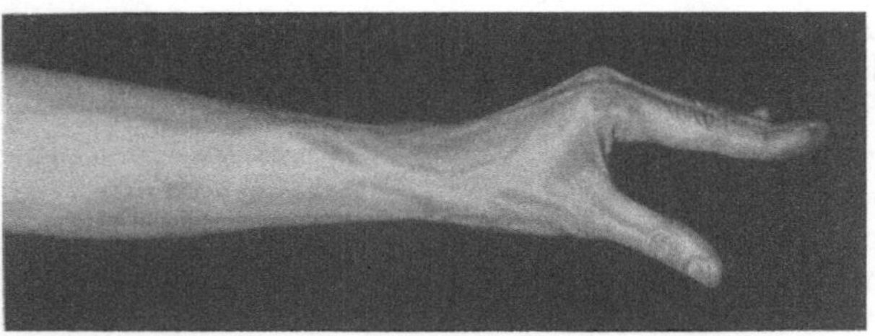

Abb. 20a. Parese der langen Fingerstrecker, unvollkommene Reneurotisation des Extensor dig. com. nach Radialisnaht. Bei Handstreckung ist die Fingerstreckung unvollkommen. Daumen wird noch nicht mitgestreckt.

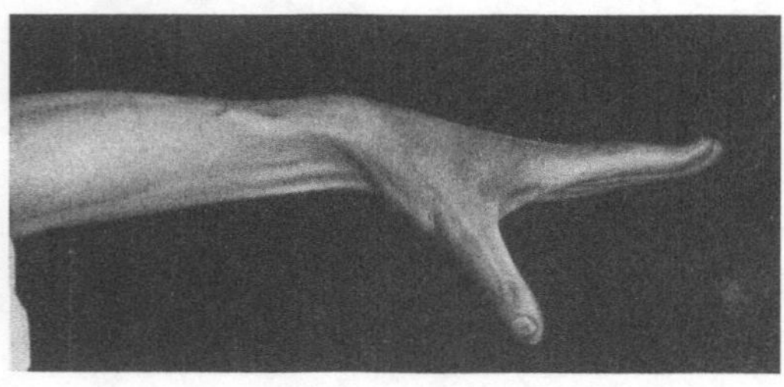

Abb. 20b. Bei Handbeugung ist die Fingerstreckung vollkommen. Daumen wird noch nicht mitgestreckt.

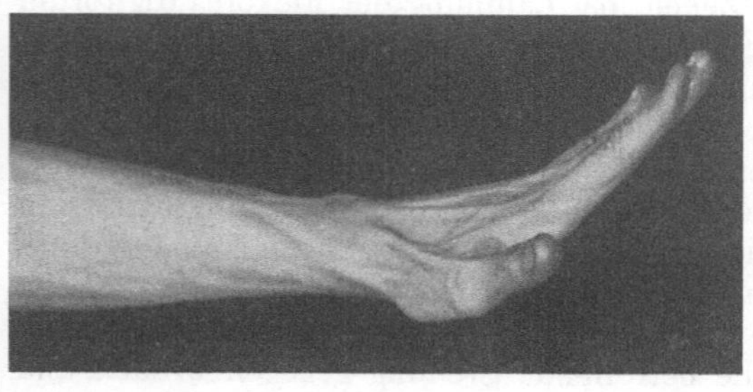

Abb. 20c. Vollkommene Reneurotisation des Extensor dig. com. Vollkommene Fingerstreckung bei gleichzeitiger Handstreckung. Daumen wird vollkommen mitgestreckt.

oder nur sehr unvollkommen, wenn der letztere in Extension fixiert gehalten wird (Abb. 21a und b). Umgekehrt kann manchmal trotz völliger Lähmung des Biceps, Semitendinosus und Semimembranosus die Unterschenkelbeugung durch den Sartorius und Grazilis bei gestrecktem Oberschenkel noch leidlich

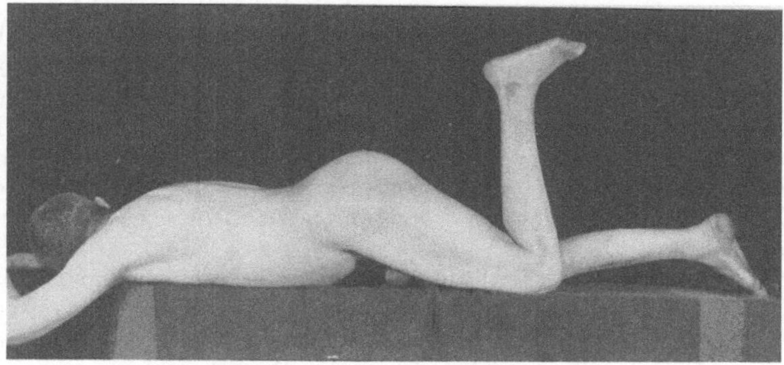

Abb. 21a. Lähmung des Sartorius und Grazilis. Hochgradige Parese des Biceps, Semitendinosus und Semimembranosos. Trotzdem ausgiebige Beugung des Unterschenkels bei concomitierender Hüftbeugung.

ausgeführt werden, während sie bei stark flektiertem Hüftgelenk völlig kraftlos ist; denn bei extendiertem Oberschenkel werden die Insertionspunkte des Sartorius und Grazilis voneinander entfernt, bei flektiertem Oberschenkel angenähert. Bei einer starken Parese des Gastrocnemius kann der Fuß bei

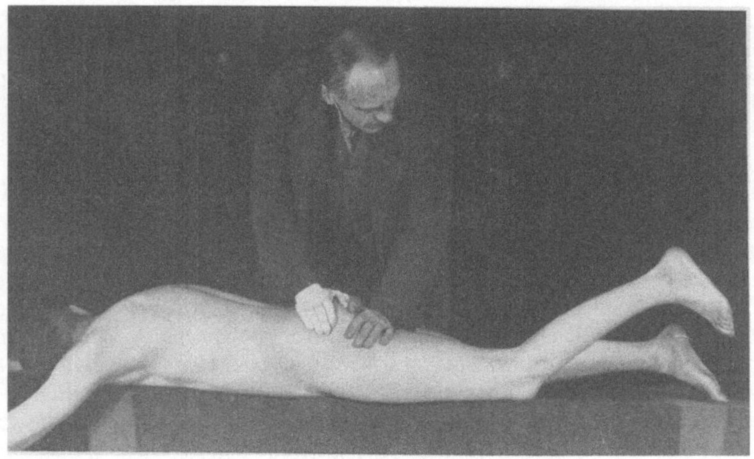

Abb. 21b. Bei Fixierung des Oberschenkels in Streckstellung bleibt die Flexion des Unterschenkels ganz gering.

gleichzeitig gestrecktem Knie noch leidlich plantarflektiert werden, bei flektiertem Knie gelingt dies nicht. Bei hochgradiger Schwäche des Quadriceps kann der Unterschenkel bei Flexionsstellung der Hüfte nicht gestreckt werden, wohl aber bei Extensionsstellung, weil bei letzterer der Rectus femoris gedehnt ist.

Dieses Prinzip, die Kraftentfaltung einer Muskelgruppe durch möglichste Entfernung ihrer Insertionspunkte zu erhöhen, kommt nun nicht nur bei mehrgelenkigen Muskeln, sondern auch bei eingelenkigen Muskeln zur Anwendung. So wird z. B. bei einer Parese der Adductoren des Oberarmes (Pectoralis major,

Teres major, Latissimus dorsi) die Scapula durch den Trapezius stark gegen die Wirbelsäule adduziert und durch den Rhomboideus so gedreht, daß der Angulus inferior möglichst nahe an die Wirbelsäule heranrückt; dadurch wird der Teres major, der vom Angulus inferior scapulae entspringt und zum Teil auch der Latissimus dorsi, der ebenfalls wenigstens mit einer Zacke vom unteren Schulterblattwinkel seinen Ursprung nimmt, gedehnt und durch diese Dehnung wird die Kraftentfaltung der beiden Muskeln während der Kontraktion erhöht. Wenn bei einer Parese des Ileopsoas und der übrigen Flexoren des Hüftgelenkes der Oberschenkel beim Gange nach vorne geführt werden soll, so wird nicht nur die Lendenwirbelsäule maximal gestreckt, wodurch der mehrgelenkige Psoas major gedehnt wird, sondern es wird auch das Becken kräftig gegen das vordere Stützbein gestreckt, wodurch gleichzeitig die Insertionspunkte des eingelenkigen Iliakus des hinteren vorzuführenden Beines voneinander entfernt werden.

Wir beobachten nicht selten, daß ein paretischer Muskel einen lokomotorischen Effekt nur in einer Gelenkstellung aufbringt, in welcher seine Insertionspunkte ad maximum voneinander entfernt sind, daß hingegen kein Bewegungseffekt erzielt wird in Gelenkstellungen, bei denen die Muskelinsertionspunkte stark angenähert sind. Bei einer Parese des Biceps und Brachialis internus gelingt z. B. eine Flexion des Vorderarmes noch, wenn sich der Unterarm in einer möglichst gestreckten Ausgangsstellung befindet; wenn er sich aber von Anfang an bereits in einer stärkeren Beugestellung gegen den Oberarm befindet, so ist eine weitere Beugung nicht möglich, weil die Insertionspunkte des Muskels bereits zu stark angenähert sind. Bei einer Parese des Triceps brachii kann der zuvor in starke Beugestellung verbrachte Vorderarm manchmal noch leidlich, hingegen der der völligen Streckstellung nahe Arm nicht weiter gestreckt werden. Bei einer Parese des Quadriceps femoris kann der in maximaler Flexion befindliche Unterschenkel oft noch extendiert werden, während bei geringerer Beugestellung eine Streckung nicht gelingt. Der vorausgehende Dehnungsgrad des Muskels ist also von beträchtlicher Bedeutung für die durch die willkürliche Innervation erreichbare Kraftleistung des Muskels. Allerdings wird dieser die Kraftentfaltung des Muskels begünstigende Einfluß der Entfernung der Insertionspunkte nicht selten dadurch wieder beträchtlich verringert, daß infolge der bei starker Dehnung des Muskels vorhandenen Gelenkstellung die auf die Drehung im Gelenk wirklich entfallende Resultante der Muskelkontraktion geringer ist als bei Annäherung der Insertionspunkte des Muskels.

Die Bedeutung des Dehnungsgrades des Muskels für die bei der Kontraktion auftretende Kraftentfaltung spielt bereits unter normalen Verhältnissen eine große Rolle. *Ein großer Teil der oben beschriebenen zweckmäßigen Mitbewegungen, welche bei der Parese eines Muskels beobachtet werden und dazu dienen durch Entfernung der Insertionspunkte die Kraftleistung des geschwächten Muskels zu erhöhen, stellt nur eine besonders starke Akzentuierung derjenigen Mitbewegungen, welche auch schon in der Norm eine bestimmte Bewegung zu begleiten pflegen, dar.* So erfolgt beim willkürlichen Faustschluß auch in der Norm in der Regel eine Handstreckung, bei der Faustöffnung, d. h. dem Ausstrecken der Finger, eine Flexion der Hand. Jeder kann sich ohne weiteres an sich selbst überzeugen, wie schwach der Faustschluß ist, sobald wir gleichzeitig die Hand beugen, und wie viel schwächer die Fingerstreckung ausfällt, wenn wir gleichzeitig die Hand extendieren. Die Beugung der Mittel- und Endphalange der Finger ist am kräftigsten bei voll extendierter Hand und extendierter Grundphalange, schon bei gleichzeitiger Beugung der letzteren vermindert sich die Kraft des Flexor digitorum sublimis et profundus merkbar. Bei völlig flektiertem Handgelenk und völlig flektierter Grundphalange kann ich persönlich z. B. die Endphalange meines Zeigefingers nur unvollkommen beugen, der geringste Gegenzug genügt jedenfalls, um sie aus ihrer Beugestellung herauszubringen.

Wenn wir in Bauchlage den Unterschenkel gegen den Oberschenkel beugen, so gelingt dies normaliter ohne jede Mitbeugung des Oberschenkels ohne Mühe. Wenn aber die Unterschenkelbeugung gegen starken äußeren Widerstand ausgeführt werden soll, so gelingt sie nur unter gleichzeitiger Flexion des Oberschenkels, weil erst durch letztere die wichtigsten Beugemuskeln des Unterschenkels, Biceps, Semitendinosus, Semimembranosus, in den für eine maximale Kraftentfaltung erforderlichen Dehnungszustand versetzt werden. Haycraft hat darauf hingewiesen, daß ein Mann im Stehen ein Kind auf der Ferse des gebeugten Unterschenkels reiten lassen könne, wenn er den Rumpf horizontal auf einen Tisch vornüber beugt, aber dazu ganz außerstande ist, sobald der Oberkörper aufgerichtet ist. In diesen Zusammenhang gehört auch die relative Insuffizienz des Zwerchfells beim Pneumothorax. Das Diaphragma zeigt hierbei auf der kranken Seite beim Inspirium keine oder nur eine ungenügende und fruchtlose Kontraktion. Das kann nur daher rühren, daß infolge des Pneumothorax die Druckdifferenz zwischen Abdomen und Pleurahöhle ausgeglichen ist und infolgedessen das Zwerchfell durch den abdominellen Druck nicht mehr kuppelförmig in die Pleurahöhle emporgewölbt wird; es fehlt ihm die für eine effektvolle Kontraktion erforderliche Ausgangsdehnung. Wenn beim Gange das hintere Bein zum Schwungbein wird, so wird normaliter diese Bewegung durch eine Beugung des Unterschenkels gegen den in Streckstellung befindlichen Oberschenkel eingeleitet. In dieser Stellung kommen für die Beugung des Unterschenkels in erster Linie der Sartorius und Grazilis in Betracht, die sowohl auf das Knie- wie auf das Hüftgelenk im Sinne der Beugung einwirken, sich also zu Beginn der Schwungphase des Beines im Zustande größter Dehnung befinden, während Biceps, Semitendinosus und Semimembranosus infolge der mit der Streckstellung des Oberschenkels und Knies verbundenen Annäherung ihrer Insertionspunkte dazu zunächst weniger geeignet sind. L. Mann hat nachgewiesen, daß tatsächlich Sartorius und Grazilis die Flexion des Unterschenkels während dieser Phase des Ganges einleiten. Kranke mit einer vollkommenen Lähmung des Nervus ischiadicus, bei denen Biceps, Semitendinosus und Semimembranosus völlig gelähmt sind, zeigen dementsprechend keine nennenswerte Behinderung der Beugung des Unterschenkels zu Beginn der Schwungphase.

Ein anderes markantes Beispiel der Bedeutung des Dehnungsgrades der Muskeln für ihre Kraftleistung bietet das Stützbein beim Treppensteigen. Wenn das Knie des auf die nächsthöhere Stufe aufgesetzten Beines unter der Wirkung des Quadriceps gestreckt wird, so werden dadurch die Insertionspunkte des Gastrocnemius voneinander entfernt und dadurch wird letzterer für die gleichzeitig mit der Kniestreckung erfolgende Streckung des Fußes (Plantarflexion) besonders instand gesetzt; ferner werden durch die Kniestreckung auch Biceps, Semitendinosus und Semimembranosus gedehnt und dadurch besser dazu befähigt, als Strecker des Hüftgelenkes wirksam zu werden.

Das Gesetz, daß durch die Entfernung der Insertionspunkte eines Muskels dessen Kraftentfaltung wesentlich erhöht, ja vielfach überhaupt erst ermöglicht wird, spielt also sowohl unter normalen wie unter pathologischen Verhältnissen eine sehr große Rolle. Es beherrscht die Zusammenarbeit der Muskeln unseres Körpers zu bestimmten Leistungen in hohem Grade. Die zweckmäßige Zusammenarbeit unserer Muskeln zum Zwecke der Durchführung bestimmter statischer oder kinetischer Aufgaben bezeichnen wir als Koordination. In erster Linie ist es das Nervensystem, dem die Aufgabe zufällt, allen Muskeln, welche an dem Zustandekommen einer statischen oder lokomotorischen Aufgabe, mag diese eine einfache oder komplizierte, zusammengesetzte, sein, beteiligt sind, genau denjenigen Innervationsgrad zukommen zu lassen, welcher erforderlich ist, damit jeder Muskel die in jedem Augenblicke gerade erforderliche Spannungsgröße besitzt. Die Koordination ist in erster

Linie eine Leistung des Nervensystems. Es darf aber nicht übersehen werden, daß auch der völlig deefferentierte Muskel, einerseits infolge des Widerstandes, den er der Entfernung seiner Insertionspunkte entgegensetzt, und andererseits infolge seiner Elastizität, d. h. der Fähigkeit, nach vorausgegangener Dehnung sich wieder zusammenzuziehen, noch in gewissem, allerdings beschränktem Maße in den Dienst der Koordination treten kann. Bei aktiver Handstreckung werden, wie schon erwähnt, die Finger noch gebeugt, selbst wenn die Fingerflexoren völlig deefferentiert sind, bei aktiver Handbeugung werden die Finger noch gestreckt, selbst wenn die Fingerextensoren ihre Verbindung mit dem Nervensystem total verloren haben. In diesem Sinne kann man also von einer rein muskulären Koordination sprechen. Man darf aber diesen Faktor nicht überschätzen. BABINSKI hat versucht, die bei Quertrennung des Rückenmarks auftretende Reflexbeugesynergie der Beine, die darin besteht, daß durch einen das Bein treffenden sensiblen Reiz die Beuger des Oberschenkels, Unterschenkels und Fußes gleichzeitig in Kontraktion versetzt werden und das Bein in Hüfte, Knie und Fußgelenk ausgiebig gebeugt wird, ausschließlich auf muskelmechanische Verhältnisse zurückzuführen. Er nimmt an, daß der afferente Reiz nur die motorischen Vorderhornzellen der Flexores femoris treffe und daß diese auf efferentem Wege die Beugemuskeln des Oberschenkels zur Kontraktion veranlassen. Durch die Oberschenkelbeugung werden nach seiner Auffassung die Beuger des Knies, Biceps, Semitendinosus und Semimembranosus gedehnt, sie widersetzen sich dieser Dehnung und dadurch komme es zu einer Kniebeugung, ohne daß die Flexores genu eines Impulses vom Zentralnervensystem her bedürften. Durch die Kniebeugung hinwiederum werden die Insertionspunkte des Gastrocnemius angenähert, dadurch falle die vorher vom letzteren Muskel auf den Fuß im Sinne der Plantarflexion ausgeübte Wirkung fort und infolge des rein elastischen Kontraktionsbestrebens der Dorsalflexoren begebe sich der Fuß in Dorsalflexion. BABINSKI führt als Beweis für diese seine Auffassung den Umstand an, daß es selbst an der Leiche gelinge, durch passive Oberschenkelbeugung eine anschließende Kniebeugung und Dorsalflexion des Fußes hervorzurufen. Für die Kniebeugung trifft dies in gewissem Grade sicher zu, dagegen habe ich eine irgendwie nennenswerte Dorsalflexion des Fußes als Folge der Entspannung des Gastrocnemius an der Leiche, sofern keine Totenstarre vorhanden war, niemals auftreten sehen. Aber hiervon abgesehen, kann natürlich keine Rede davon sein, daß die Beugereflexsynergie des Beines bei Transversalläsionen des Markes allein durch rein mechanische Faktoren, wie sie BABINSKI annimmt, zustande kommt. Sowohl die Flexores genu wie die Dorsalflexoren des Fußes erhalten dabei zusammen mit den Flexoren der Hüfte kräftige motorische Impulse vom Rückenmark her.

Ganz ähnliche Erörterungen hat in neuester Zeit v. BAEYER über die muskuläre Koordination angestellt, ohne übrigens auf die vorangehenden Ausführungen BABINSKIS und anderer Bezug zu nehmen. Allerdings faßt von BAEYER den Begriff der muskulären Koordination etwas anders als BABINSKI, insofern, als er ausdrücklich darauf hinweist, daß die mehrgelenkigen Muskeln ihre Transmissionswirkung nur dann entfalten sollen, wenn sie ihren normalen Tonus besitzen, und dieselbe in viel höherem Grade entfalten, wenn ihr Tonus pathologisch erhöht ist, wie es bei spastischen Zuständen der Fall ist. Damit wird aber die rein muskuläre Koordination v. BAEYERS schon in Abhängigkeit vom Nervensystem gebracht; denn sowohl der normale Tonus wie der pathologisch erhöhte Tonus sind Leistungen des Nervensystems.

Die Verhältnisse liegen so, daß zweifellos auch der deefferentierte Muskel infolge seiner Elastizität und infolge des Widerstandes, den er seiner Dehnung entgegensetzt, in den Dienst der Koordination treten kann, daß aber dieser Anteil hinter den dem Muskel vom Nervensystem zugehenden Innervationsimpulsen ganz im Hintergrunde bleibt.

5. Eine Bewegung im Sinne des Zuges eines gelähmten Muskels kann durch Kontraktion eines Muskels, der gar nicht über das gleiche Gelenk wie der gelähmte Agonist, sondern über das nächstbenachbarte Gelenk hinwegzieht, zustande kommen. O. FISCHER hat in mehreren grundlegenden Arbeiten bewiesen, daß jeder eingelenkige Muskel auch auf Gelenke wirkt, über die er gar nicht hinwegzieht. So beugt z. B. der Brachialis internus nicht nur den Vorderarm gegen den Oberarm, sondern er erteilt auch dem Oberarm im Schultergelenk eine Bewegung nach rückwärts (Abb. 22a). Der mediale und laterale Kopf des Triceps brachii strecken nicht nur den Vorderarm im Ellbogen gegen den Oberarm, sondern sie bewegen auch den Oberarm im Schultergelenk nach vorne oben (Abb. 22b). Diese Bewegungsexkursion im Nachbargelenk ist zwangsläufig, sie hängt in keiner Weise von der Lage der Insertionspunkte und dem Spannungsgrade des Muskels ab; einer bestimmten Winkelstellung in dem einen Gelenk entspricht stets eine bestimmte Winkelstellung in dem anderen. Dagegen hängt das gegenseitige Verhältnis von Unterarm- und Oberarmbewegung in hohem Maße von der Verteilung der Masse ab. Wird der Unterarm stark belastet, so nimmt der Exkursionswinkel im Schultergelenk erheblich zu. Während z. B. bei fehlender Belastung bei einer Beugung des Vorderarmes von 150° der Oberarm

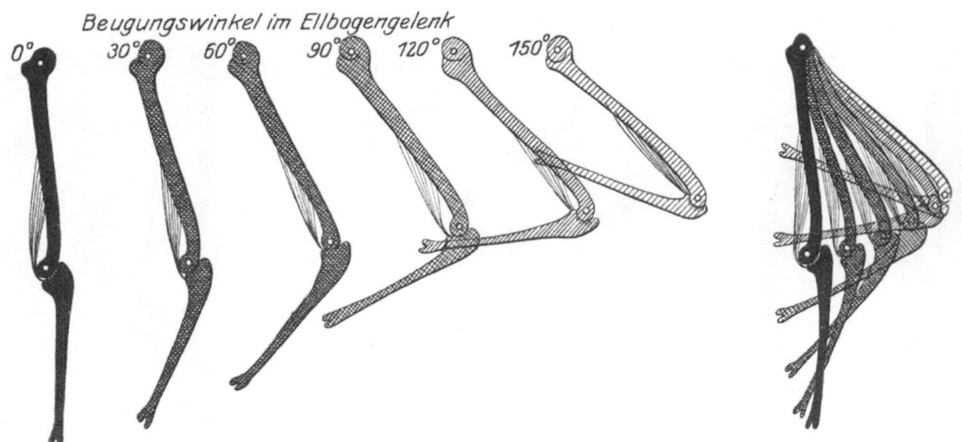

Abb. 22a. Wirkung des eingelenkigen Ellbogenbeugers Brachialis internus auf Oberarm und Vorderarm bei freier Beweglichkeit beider Gelenke, unter der Voraussetzung, daß keine andere Kraft als die Muskelkontraktion des Brachialis auf das System Oberarm-Vorderarm einwirkt. (Nach O. FISCHER.)

nur etwa 45° ausschlägt, beträgt bei einer Belastung der Hand mit 15 kg bei dem gleichen Beugewinkel des Vorderarms (150°), die Exkursion des Oberarms 90° (Abb. 23a). Dieselben Verhältnisse gelten für die Wirkung des Ellbogerstreckers in umgekehrter Richtung (Abb. 23b).

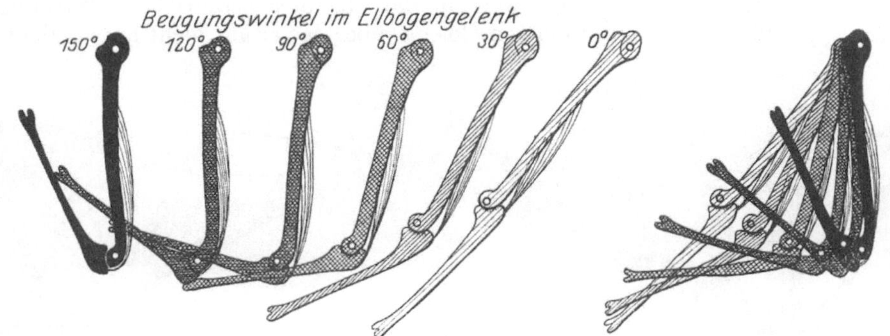

Abb. 22b. Wirkung des eingelenkigen Ellbogenstreckers (Triceps cap. lat. et mediale) auf Oberarm und Vorderarm bei freier Beweglichkeit beider Gelenke. Außer der Kontraktion des Triceps wirkt keine andere Kraft auf das Gliedersystem ein. (Nach O. FISCHER.)

O. FISCHER konnte zeigen, daß die von ihm zunächst nur am Modell dargestellte und untersuchte Einwirkung eines Muskels auf das Nachbargelenk auch am lebenden Menschen tatsächlich besteht, und er konnte vor allem nachweisen, daß es sich hier um ein Gesetz von allgemeiner Gültigkeit handelt. Demnach strecken der Vastus medialis und lateralis nicht nur das Knie, sondern sie strecken auch die Hüfte, der kurze Kopf des Biceps femoris beugt nicht nur das Knie, sondern auch den Oberschenkel, der Tibialis anticus wirkt auf das Fußgelenk im Sinne der Dorsalflexion, auf das Knie im Sinne der Beugung, umgekehrt wirkt der Soleus auf den Fuß plantarflektierend, auf das Knie streckend, die

Interossei manus wirken auf die Grundphalange der Finger beugend, auf die Hand streckend ein. Umgekehrt wirken Muskeln, welche über ein proximales Gelenk hinwegziehen, auch auf das distale Gelenk, über das sie nicht hinwegziehen. Die vordere Portion des Deltoideus bewirkt Bewegung des Humerus

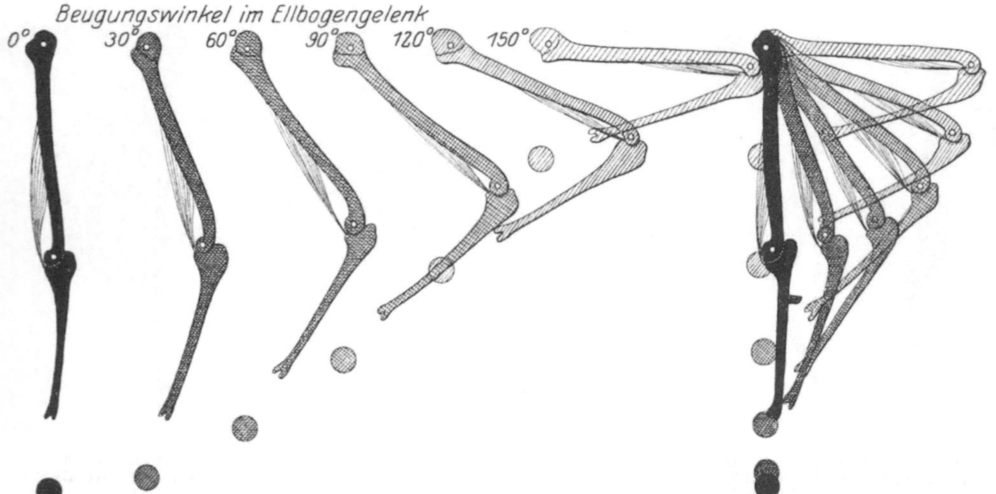

Abb. 23a. Wirkung des Brachialis internus auf Oberarm und Vorderarm bei Belastung des distalen Punktes des Gliedersystems mit 15 kg.

nach vorne und Streckung im Ellbogen (Abb. 24), die hintere Deltaportion Bewegung des Oberarms nach hinten und Flexion des Vorderarms, der Iliakus beugt nicht nur den Oberschenkel, sondern auch das Knie.

Es muß aber hervorgehoben werden, daß die hier beschriebene Wirkung eines eingelenkigen Muskels an einem Gelenk, über das er gar nicht hinwegzieht,

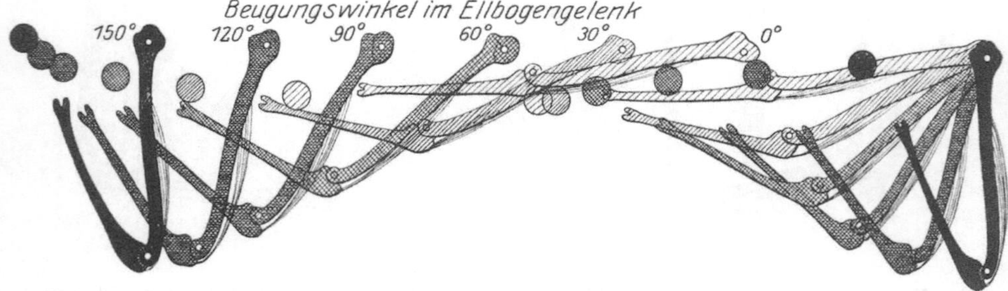

Abb. 23b. Wirkung des Triceps cap. lat. et mediale auf Oberarm und Vorderarm bei Belastung der Hand mit 15 kg.

in der geschilderten Weise nur dann zur Geltung kommt, wenn nur die Kontraktion des eingelenkigen Muskels und keine anderen Kräfte auf das Skeletsystems wirken, insbesondere auch die Schwerkraft ausgeschaltet ist. Sobald die letztere mit einwirkt, ändern sich die Verhältnisse sofort. Abb. 25 zeigt einen Kranken mit einer völligen Lähmung aller über das Scapulohumeralgelenk hinwegziehenden Muskeln (Deltoideus, Supraspinatus, Infraspinatus, Teres minor, Teres major, Latissimus, Pectoralis major, Subscapularis, Biceps, Coracobrachialis, Triceps c. l.). Man sieht wie bei der durch die Kontraktion des Brachialis erfolgenden Beugung des Vorderarms der Oberarm im Scapulohumeralgelenk nach rückwärts bewegt wird (Abb. 25a). Der Grad dieser Rückwärtsbewegung nimmt zu, wenn die Hand belastet wird, und zwar um so mehr, je stärker die Belastung ist (Abb. 25b und c). Die Rückwärtsbewegung des Oberarms kann hier nur durch die Kontraktion der Vorderarmbeuger (Brachialis internus und Sup. long.) hervorgebracht worden sein, da alle das Scapulohumeralgelenk überbrückenden Muskeln lahmgelegt waren. Es darf aber nicht übersehen werden, daß hier natürlich auch die Schwerkraft gleichzeitig in das Spiel der Kräfte eingreift, indem sie den Schwerpunkt des Gliedersystems unter den Aufhängepunkt einzustellen trachtet. Sie vermindert den aus der Wirkung der Vorderarmbeuger resultierenden Ausschlag des Oberarms nach hinten, wovon man sich leicht durch einen Vergleich der Abb. 25a mit der Abb. 22a und der Abb. 25c mit der Abb. 23a überzeugen kann. In Abb. 22a und 23a ist bei einem Beugewinkel des Vorderarms von 120° der Oberarm erheblich weiter nach hinten gerichtet, als in der Abb. 25a und c, welche annähernd den gleichen Beugewinkel von 120° im Ellbogen aufweisen. Wenn der in Abb. 25 abgebildete Kranke den

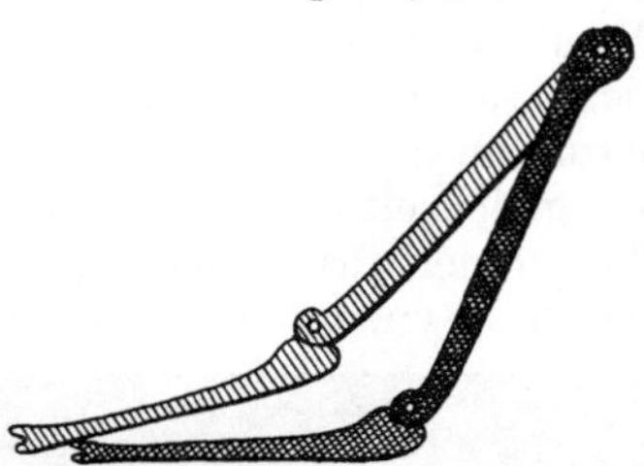

Abb. 24. Wirkung der vorderen Portion des Deltoideus auf das System Oberarm-Vorderarm: Flexio humeri, Extensio antebrachii.

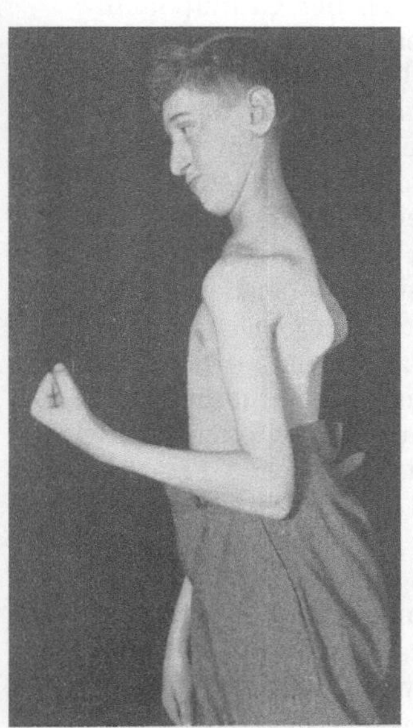

a

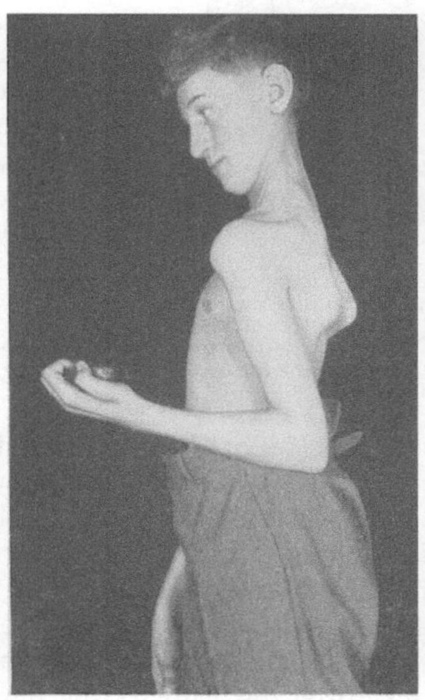

b

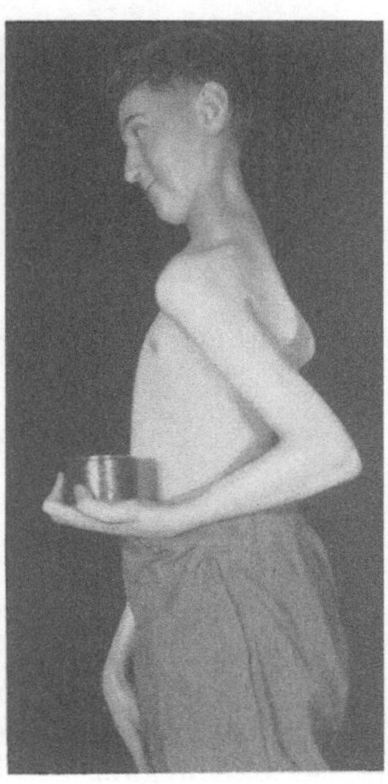

c

Abb. 25a—c. Streckwirkung des Brachialis internus auf den Oberarm bei Beugung des Vorderarms unter gleichzeitiger Wirkung der Schwere auf das System Oberarm-Vorderarm. Alle das Scapulohumeralgelenk überbrückenden Muskeln sind total gelähmt. a bei unbelasteter Hand, b bei Belastung mit 2 kg, c bei Belastung mit 5 kg.

Vorderarm streckte, so gelangte der Oberarm bei der gleichen Versuchsanordnung, wenn der Arm belastet war, überhaupt nicht über die Vertikallinie nach vorne hinaus, wohl aber erfolgte eine Vorwärtsbewegung des Oberarms um etwa 30°, wenn die Hand unbelastet war und die Streckung des Vorderarms mit großer Vehemenz erfolgte, aber der Arm sank natürlich gleich darauf, der Schwere folgend, wieder in die Vertikalstellung zurück. In anderen Fällen mit totaler Lähmung der Oberarmheber habe ich bei energischer Streckung des vorher gebeugten Vorderarms sogar noch einen größeren Ausschlag des Oberarms nach vorn beobachtet.

Ein anderes instruktives Beispiel für die Einwirkung einer Muskelgruppe auf ein Gelenk, über welches dieselbe gar nicht hinwegzieht, ist das folgende. Wenn ein Gesunder die Finger isoliert im Grundgelenk beugt, so tritt dabei nicht selten gleichzeitig eine Streckbewegung der Hand ein. Diese letztere beruht in der Hauptsache auf einer aktiven Kontraktion der Extensores carpi; die gleichzeitige Innervation der Fingerbeuger, zu denen die Interossei als Beuger der Grundphalangen gehören, und der Handstrecker ist eine sehr fest gefügte Synergie unseres Organismus, die durch zahlreiche nervöse Koordinationsmechanismen vermittelt und gesichert wird. Um diese festgefügte Synergie zu durchbrechen, bedarf es sogar einer ganz besonders darauf gerichteten Willensleistung; man muß zusammen mit der Fingerbeugung eine Handbeugung direkt intendieren. Jedenfalls darf die Handstreckung, welche bei der willkürlichen Flexion der Grundphalangen normaliter eintritt, nicht ohne weiteres als der Ausdruck der Einwirkung der Interossei auf das Handgelenk angesehen werden. Anders steht es aber mit der Handstreckung, welche wir bei elektrischer Reizung der Interossei bzw. des Nervus ulnaris am Os pisiforme bei Leuten, die imstande sind, ihre Gelenke möglichst locker zu halten, beobachten können. Besonders kommt die Handstreckung dann zustande, wenn die Schwere ausgeschaltet ist, die Hand also in Mittelstellung zwischen Pro- und Supination mit der radialen Kante aufwärts gehalten wird. Noch beweiskräftiger sind Fälle von totaler Radialislähmung. Wenn es hierbei, sei es bei willkürlicher Beugung der Grundphalangen, sei es bei faradischer Reizung des Nervus ulnaris am Os pisiforme zu einer Streckbewegung der Hand kommt (vgl. Abb. 26), so kann diese nicht auf einer Kontraktion der Handstrecker, sondern nur auf einer Wirkung der Interossei auf das Handgelenk beruhen. Sehr deutlich tritt die Streckbewegung der Hand durch die Einwirkung der Interossei auf das Handgelenk in solchen Fällen zutage, bei denen wegen totaler Radialislähmung die PERTHESsche Operation ausgeführt worden ist, d. h. die Hand durch Tenodese am Vorderarm aufgehängt ist. Wenn der Kranke die Finger willkürlich im Grundgelenk beugt, geht die Hand in ausgiebige Streckstellung.

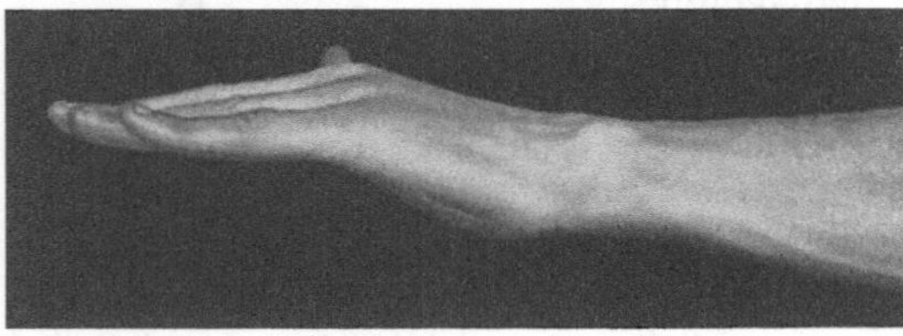

a

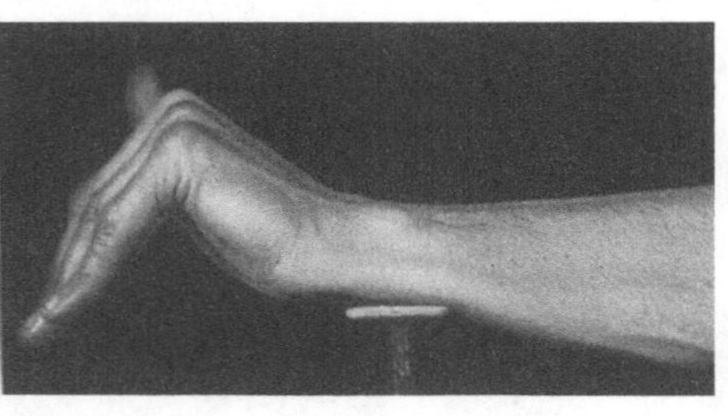

b

Abb. 26a u. b. Handstreckung durch Wirkung der Interossei bei völliger Lähmung der Handstrecker. a Ausgangsstellung; die Hand ist durch Tenodese am Vorderarm aufgehängt. b Handstreckung durch Kontraktion der Interossei (faradische Reizung des N. ulnaris am Os pisiforme).

Sehr viel verwickelter liegen die Verhältnisse bei der Handstreckung, welche man trotz totaler Radialisunterbrechung manchmal beobachtet, wenn die Kranken die Finger in allen Gelenken beugen, also den vollen Faustschluß ausführen. Eines hierbei wirksamen Faktors, des Widerstandes der retrahierten Extensores digitorum communis et proprii, ist weiter oben bereits gedacht worden. Aber die Streckbewegung der Hand kann, wenn auch selten, selbst dann beobachtet werden, wenn eine Retraktion der Fingerstrecker gar nicht vorliegt. Der Grad dieser Streckbewegung ist allerdings individuell recht verschieden, er erreicht manchmal nahezu die gerade Verlängerung des Vorderarms. Wenn diese Handstreckung für gewöhnlich nicht hervortritt, so liegt das in erster Linie daran, daß die langen Fingerbeuger ihrerseits eine beugende Wirkung auf das Handgelenk ausüben. Es wirken also, wie wir sehen, beim Faustschluß zwei Faktoren in entgegengesetztem Sinne, die Kontraktion der Interossei, die ja beim vollen Faustschluß eine sehr kräftige ist, wirkt auf das Handgelenk extendierend, die Kontraktion der langen Fingerflexoren wirkt auf die Hand im Sinne der Flexion. Möglicherweise beruht bei der Radialislähmung das Auftreten der Handstreckung beim Faustschluß in dem einen, ihr Ausbleiben in dem anderen Fall darauf, daß in dem einen Falle die Wirkung der Interossei, im anderen Falle die der langen Fingerflexoren überwiegt. Völlig aufgeklärt erscheint mir allerdings damit der Mechanismus der gelegentlich zu beobachtenden Handstreckung beim Faustschluß bei der totalen Radialislähmung noch nicht. Das Gros der Fälle läßt die Handstreckung überhaupt vermissen. Im Gegenteil ist die beim Faustschluß eintretende starke Flexion der Hand gerade eine der am meisten störenden Folgen der Radialislähmung, weil durch sie der Faustschluß so sehr an Kraft verliert.

6. Eine Bewegung im Sinne des Zuges einer gelähmten Muskelgruppe kann durch sog. Bewegungsführung zustande kommen. Die einzelnen Abschnitte der oberen und unteren Extremität bilden zusammen ein System aneinandergekoppelter Glieder. Innerhalb des Systems beeinflußt die Bewegung eines Gliedes die anderen Glieder, sobald diese letzteren nicht durch besondere Kräfte stillgestellt sind. Die Wirkung eines an einem Gliede des Systems angreifenden Muskels überträgt sich in ganz bestimmter Weise auch auf die andern Glieder der Kette. Es ist eine seit langem bekannte Tatsache, daß Kranke mit einer Lähmung des Quadriceps, die in sitzender Stellung außerstande sind, den Unterschenkel auch nur eine Spur gegen den Oberschenkel zu strecken, oder in Rückenlage das in Knie und Hüfte gebeugte und mit der Ferse der Unterlage aufruhende Bein auszustrecken (Abb. 27a), sofort eine kräftige Streckung des Beines auszuführen vermögen, sobald die Ferse von der Unterlage künstlich abgehoben gehalten wird, und distalwärts ausweichen kann (Abb. 27b). Die Streckbewegung des Beines kommt hierbei durch die Kontraktion des Hüftstreckers zustande. Der Glutaeus maximus ist bestrebt, den Oberschenkel im Hüftgelenk der Unterlage zuzudrehen. Diese Drehtendenz kommt an der Ferse teils in Form eines vertikal gerichteten Druckes der Ferse auf ihre Unterstützungsfläche, teils in Form einer Verschiebung der Ferse in distaler Richtung zum Ausdruck. Der Glutaeus maximus wirkt hierbei jedenfalls auch auf das Knie im Sinne der Extension. Bedingung für das Zustandekommen der Streckbewegung im Kniegelenk ist, daß die Ferse distalwärts ausweichen kann. Man ist unwillkürlich immer wieder überrascht, mit welcher erheblichen Kraft die Streckung des Beines bei der geschilderten Versuchsanordnung ausgeführt werden kann und der Uneingeweihte ahnt nicht, daß hinter dieser Kraftleistung eine totale Quadricepslähmung versteckt sein kann. Die vom Glutaeus maximus auf den Oberschenkel ausgeübte Drehtendenz wird um so stärker als Druck auf den Unterstützungspunkt der Ferse wirken, je mehr der Winkel, den der Unterschenkel mit der Horizontalen bildet, dem Rechten nahe kommt, und um so mehr zu einer Verschiebung der Ferse in distaler Richtung führen, je spitzer der Winkel ist. Vor allem aber hängt das Zustandekommen der Beinstreckung von dem Grade des Widerstandes ab, den das Ausweichen der Ferse in distaler Richtung an der Gleitfläche findet. Ruht die Ferse der Unterlage auf und ist sie der Möglichkeit distalwärts auszuweichen beraubt (Abb. 27a), so erschöpft sich die Wirkung der Kontraktion des Glutaeus maximus, einerlei wie groß der Winkel zwischen Oberschenkel und Unterschenkel ist, ausschließlich in einem starken Druck der Ferse auf die Unterlage. Wird bei aufruhender Ferse dem Ausweichen derselben nach distalwärts ein bestimmter Widerstand geleistet, so kommt es zur Streckbewegung des Beines dann, wenn dieser kleiner ist als die auf das distalwärts gerichtete Ausweichen der Ferse entfallende Komponente der durch die Kontraktion des Glutaeus maximus entfalteten Kraft; ist der Widerstand größer, so kommt die Streckbewegung nicht zustande. Darum können solche Kranke mit Quadricepslähmung das Bein häufig noch ausstrecken, wenn die Ferse auf einer ganz glatten Unterlage aufruht, sind aber nicht mehr dazu imstande, sobald die Unterlage uneben ist und der Gleitbewegung der Ferse stärkere Widerstände entgegenstehen.

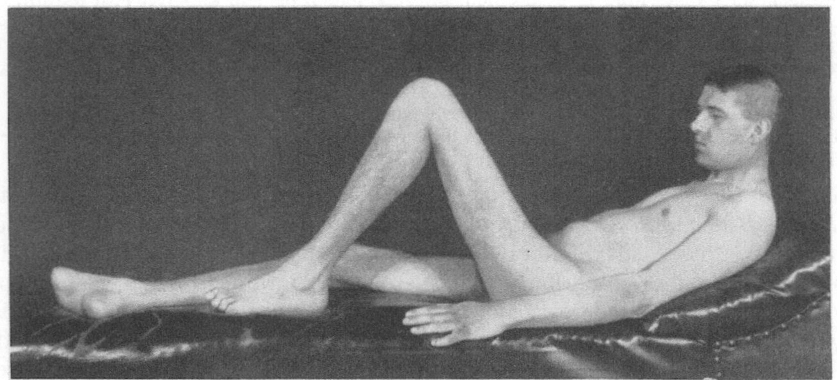

Abb. 27a. Totale Lähmung des Quadriceps. Unfähigkeit, das in Hüfte und Knie gebeugte Bein auf der Unterlage auszustrecken.

Ein anderes Beispiel einer solchen geführten Bewegung bietet der M. soleus. Wenn wir mit angelegten Fußsohlen, ein Bein hinter das andere gestellt, dastehen (Abb. 28a) und nun den Fuß des hinteren Beines durch kräftige Kontraktion des Soleus plantarflektieren, also die Ferse vom Boden abwickeln, so führt dies, wenn

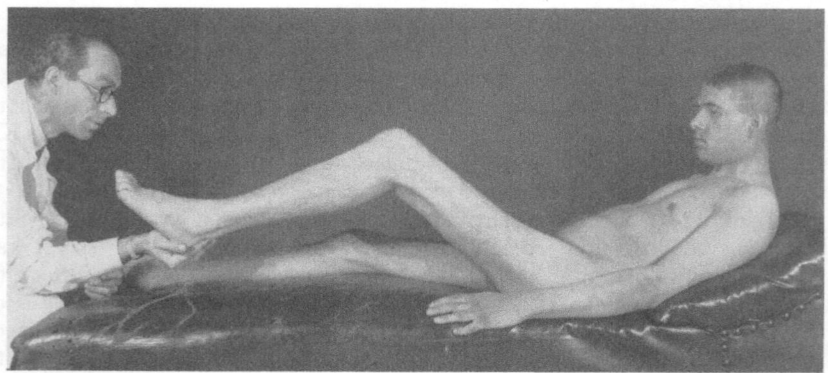

Abb. 27b. Kräftige Streckung des Beines in Hüft- und Kniegelenk trotz Lähmung des Quadriceps unter der Wirkung des Glutaeus maximus bei unterstützter Ferse (geführte Bewegung).

am hinteren Bein das Knie durch Quadricepsspannung und das Hüftgelenk durch Spannung des Glutaeus maximus festgestellt ist, zu einer Verschiebung des Oberkörpers nach vorne oben (Abb. 28b), vorausgesetzt, daß nicht am vorderen Bein Muskelkräfte walten, welche sich dieser Verschiebung widersetzten. Hingegen führt das Abwickeln der Ferse des hinteren Fußes durch Kontraktion des Soleus zu einer ausgiebigen Flexion des Knies und des Oberschenkels dieses hinteren Beines, wenn das Knie und das Hüftgelenk des letzteren nicht durch Quadriceps oder Glutaeusspannung festgestellt sind, und ein Ausweichen des Schwerpunktes des Körpers nach vorne oben durch Muskelkräfte des vorderen Beines verhindert wird (Abb. 28c). Der Soleus bewirkt also in dem letzten Falle Flexion des Knies und des Hüftgelenkes. Es ließen sich noch zahlreiche andere Beispiele derartiger Bewegungen anführen. Wir werden auf sie noch mehrfach zurückkommen. Besondere Aufmerksamkeit hat denselben von Baeyer geschenkt, der auch den Ausdruck „geführte Bewegung“ vorgeschlagen hat. Wie aber bereits im Kapitel II des 2. Bandes dieses Handbuches von Mair betont worden ist, darf hierbei nicht übersehen werden, daß es sich bei

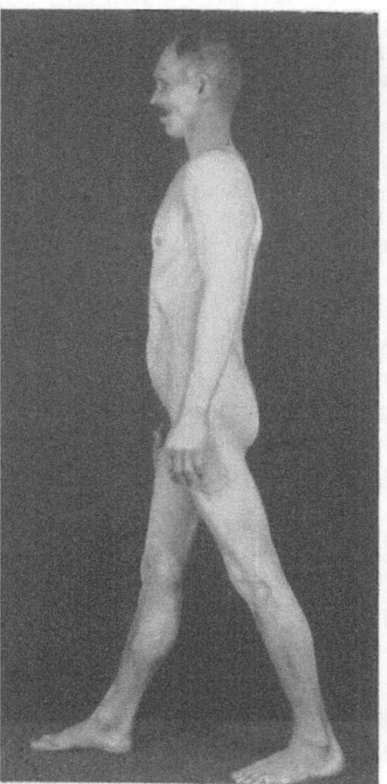

a

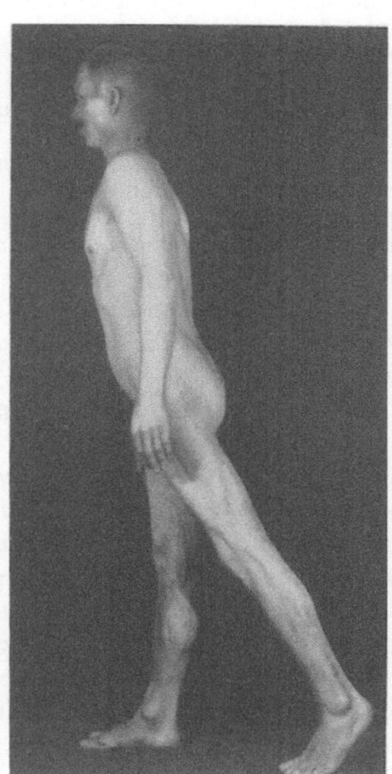

b

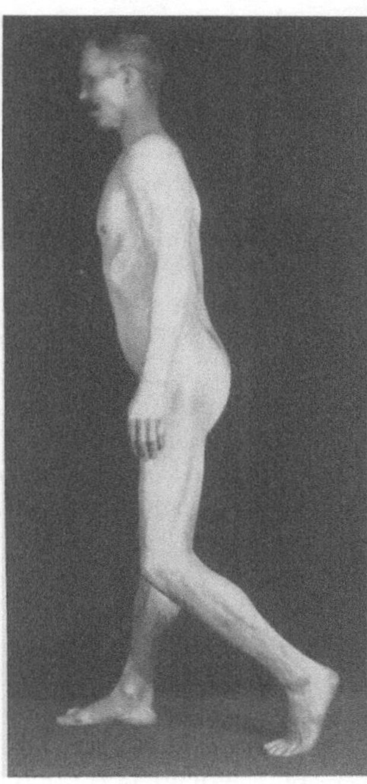

c

Abb. 28 a—c. Geführte Bewegung des Unterschenkels und Oberschenkels durch Wirkung der Plantarflexoren des Fußes. a Ausgangsstellung. b Knie- und Hüftgelenk des hinteren Beins durch Spannung ihrer Strecker festgestellt. Der ganze Körper wird durch die Kontraktion der Plantarflexoren nach vorn geschoben. c Knie- und Hüftgelenk des hinteren Beins vollkommen locker. Beugung des Knies und der Hüfte durch Plantarflexion des Fußes.

diesen von den verschiedenen akzessorischen Faktoren abhängenden Verschiedenheiten des Effektes der Kontraktion eines Muskels auf die einzelnen Abschnitte der Gliederkette nicht um die alleinige Wirkung der Kontraktion dieses Muskels handelt, sondern daß hier ein Zusammenspiel zahlreicher Kräfte vorliegt.

II. Die Muskeln des Schultergürtels.

A. Die Wirkungsweise der einzelnen Muskeln des Schultergürtels und die Folgen der Lähmung der einzelnen Muskeln.

Die folgende Darstellung der Wirkungsweise der einzelnen Muskeln des Schultergürtels gilt zunächst unter der Voraussetzung, daß der Oberkörper sich in vertikaler Lage befindet, daß der Arm in vertikaler Stellung lose zur Seite des Rumpfes herabhängt, daß keiner der Teile des Skeletsystems — Clavicula, Scapula, Humerus, Antibrachium, Manus, Digiti — durch andere äußere Kräfte als die Schwere beeinflußt und nicht durch die Kontraktion bestimmter Muskeln fixiert wird, daß aber alle am Schultergürtel inserierenden Muskeln ihre normale Ruhespannung besitzen. Da wo einzelne dieser Bedingungen sich ändern, wird dies jedesmal besonders hervorgehoben werden.

1. Trapezius.

(Spino-bulbärer Accessoriuskern, Vorderhornsegmente C_1—C_4. Accessorius spinalis; akzessorische Äste aus dem oberen Cervicalplexus zumeist in den Nn. supraclaviculares verlaufend.)

Der Trapezius wird zweckmäßigerweise in drei Portionen eingeteilt. Die *obere Portion* entspringt von der Protuberantia occipitalis externa und den oberen Abschnitten des Lig. nuchae und inseriert an der Clavicula; ihre Fasern verlaufen schräg von oben innen nach unten außen (Pars descendens). Die *mittlere Portion* entspringt von den unteren Abschnitten des Lig. nuchae sowie von den Dornfortsätzen der oberen Brustwirbel; sie inseriert an der Pars acromialis der Clavicula und dem Akromion; ihre Fasern verlaufen mehr oder weniger horizontal von innen nach außen (Pars transversa). Die *untere Portion* entspringt von den mittleren und unteren Brustwirbeldornen und inseriert mit einem Fascienblatt von unten her an der Spina scapulae und dem anstoßenden Abschnitt des Margo vertebralis scapulae; ihre Fasern verlaufen mehr oder weniger steil von unten innen nach oben außen (Pars ascendens).

Sämtliche Abschnitte des Trapezius sind der direkten percutanen faradischen Reizung sehr gut zugängig. Vom N. accessorius aus kann der gesamte Muskel in toto in Kontraktion versetzt werden. Wenn man die einzelnen Abschnitte des Trapezius durch den faradischen Strom zur Kontraktion bringt, so werden folgende Effekte beobachtet.

Sämtliche Abschnitte des Trapezius adduzieren den Schultergürtel. Am stärksten ausgesprochen ist die adduzierende Wirkung der *mittleren Portion des Trapezius. Sie wirkt rein adduktorisch*, während die *obere Portion* gleichzeitig *hebend, die untere Portion* gleichzeitig *senkend* auf den Schultergürtel wirkt. Die adduzierende Wirkung *sämtlicher* Portionen des Trapezius muß besonders hervorgehoben werden, weil Duchenne in seiner Physiologie der Bewegungen eine solche nur der unteren und mittleren Portion, aber nicht der oberen zuspricht. Tatsächlich ist die adduktorische Wirkung der mittleren Portion weitaus am größten und die der obersten am geringsten; aber ganz abgesprochen kann eine solche der oberen Portion auf keinen Fall werden.

Die adduzierende Wirkung des Trapezius auf den Schultergürtel dokumentiert sich in erster Linie dadurch, daß sich das Schlüsselbein bei der Kontraktion des Muskels um die vertikale Achse des Sternoclaviculargelenkes so dreht, daß das akromiale Ende nach hinten rückt. Die Ruhestellung der Clavivula variiert unter normalen Verhältnissen individuell nicht unbeträchtlich, je nach dem Grade der Spannung mit der die adduktorischen Muskelkräfte schon in der Ruhe auf den Schultergürtel einwirken. Als mittlere normale Ruhelage des Schlüsselbeins kann man nach Toldt und R. Fick diejenige bezeichnen, bei welcher die Verbindungslinie des sternalen und akromialen Endes des Schlüsselbeins um etwa 35^0 von der frontalen Ebene nach hinten abweicht. Aber auch an der mit dem Schlüsselbein verbundenen Scapula kommt die adduzierende Wirkung des Trapezius zum Ausdruck. Normalerweise steht der Margo vertebralis scapulae 4—7 cm von der Dornfortsatzlinie der Wirbelsäule entfernt und er verläuft zu derselben in annähernd paralleler Richtung.

Je nach dem Grade der Spannung, welche die auf den Schultergürtel einwirkenden Muskeln schon in der Ruhe entfalten, steht bei verschiedenen Individuen der Margo vertebralis der Dornfortsatzlinie etwas näher oder ferner und er kann einen leichten Schrägstand aufweisen, indem bald der untere Winkel der Wirbelsäule etwas näher steht als der obere innere Winkel (Überwiegen des Rhomboideus), bald umgekehrt der untere Winkel etwas ferner steht als der obere innere (Überwiegen des unteren Trapezius und Serratus).

Die adduzierende Wirkung aller Trapeziusportionen gibt sich an der Scapula dadurch zu erkennen, daß der Margo vertebralis der Dornfortsatzlinie näher rückt. Dabei macht sich eine Drehbewegung des Schulterblattes im Akromioclaviculargelenk um die sagittale Achse bemerkbar. Bei der Kontraktion der oberen Portion dreht sich die Scapula so, daß sich der Margo vertebralis schräg von oben innen nach unten außen richtet; der Angulus inferior rückt also relativ weniger an die Dornfortsatzlinie heran als der Angulus superior. Diese Drehung der Scapula um die sagittale Achse des Akromioclaviculargelenkes ist aber nicht eine Folge der direkten Einwirkung der oberen Trapeziusportion auf dieses Gelenk, entsprechend ihrer Insertion an der Clavicula, sondern sie kommt dadurch zustande, daß durch die Adduktion und Hebung, welche die obere Portion des Trapezius dem Schultergürtel erteilt, der Serratus anticus und der untere Trapezius gedehnt werden und diese die Dehnung mit einer Drehung der Scapula in dem erwähnten Sinne beantworten. Ist der Serratus und der untere Trapezius gelähmt, so unterbleibt bei der Kontraktion der oberen Portion des Trapezius die erwähnte Drehung der Scapula ganz oder fast ganz.

Sie ist auch beträchtlich reduziert, wenn der Serratus nicht deefferentiert, wohl aber deafferentiert ist, z. B. bei Durchtrennung der hinteren Cervicalwurzeln, bei Tabes cervicalis, überhaupt bei allen Affektionen des Nervensystems, die mit einer Aufhebung oder Abschwächung des Dehnungsreflexes der Muskeln einhergehen. Umgekehrt ist die Drehung der Scapula bei der Kontraktion der oberen Portion des Trapezius infolge der Dehnung des Serratus vermehrt bei allen Affektionen des Nervensystems, die mit einer Erhöhung des Dehnungsreflexes der Muskeln gepaart sind, also besonders beim Pyramidenbahnsyndrom und beim Pallidumsyndrom.

Dieselbe Drehung im Akromioclaviculargelenk um die sagittale Achse mit Schrägstellung des Margo vertebralis von oben innen nach unten außen erfährt die Scapula auch unter der Kontraktion der unteren Portion des Trapezius. Hierbei ist aber die Drehbewegung der Scapula zum großen Teil die Folge einer direkten Einwirkung des Muskels auf das Akromioclaviculargelenk, entsprechend der Insertion des genannten Muskelabschnittes fernab vom Akromioclaviculargelenk. Demgemäß bleibt im Falle der Lähmung des Serratus anticus die Drehbewegung der Scapula bei der Kontraktion der unteren Trapeziusportion bestehen. Sehr stark tritt die Drehung der Scapula bei der Kontraktion der unteren Trapeziusportion hervor, wenn der Rhomboideus, der in entgegengesetztem Sinne dreht, gelähmt ist. Im Gegensatz zu der oberen und der unteren Portion des Cucullaris dreht die mittlere Portion des Muskels das Schulterblatt im Akromioclaviculargelenk um die sagittale Achse unter normalen Verhältnissen gar nicht, obwohl auch bei der Kontraktion dieses Abschnittes des Trapezius das Schulterblatt in toto der Wirbelsäule stark genähert, der Serratus also gedehnt wird.

Wohl aber tritt der Einfluß des gedehnten Serratus bei solchen Affektionen des Nervensystems hervor, welche mit einer Erhöhung des Dehnungswiderstandes der Muskeln einhergehen. Sowohl beim Pyramidenbahnsyndrom wie beim Pallidumsyndrom kommt es bei der durch den faradischen Strom hervorgerufenen Kontraktion des mittleren Trapezius nicht selten zu einem gewissen Schrägstand des Margo vertebralis scapulae von oben innen nach unten außen.

Die adduzierende Wirkung der einzelnen Portionen des Trapezius auf den Schultergürtel kommt also in eindeutiger Form nur am akromialen Ende der Clavicula bzw. am Akromion selbst zum Ausdruck. Dieses rückt nach hinten. Während aber die Scapula in toto bei der Kontraktion aller Abschnitte des Muskels zwar auch der Dornfortsatzlinie näher tritt, begibt sich der Margo vertebralis bei Kontraktion der unteren und oberen Portion in eine schiefe Stellung, von oben innen nach unten außen, bei Kontraktion der mittleren Portion hingegen behält er seine Vertikalstellung annähernd bei.

Während, wie schon oben erwähnt, die mittlere Portion des Trapezius rein adduktorisch auf den Schultergürtel wirkt, wird durch die Kontraktion der *oberen Portion das akromiale Ende des Schlüsselbeines und mit ihm die Scapula in toto erhoben, hingegen durch Zusammenziehung der unteren Portion gesenkt.* Die Exkursion bei der Erhebung infolge der Kontraktion der oberen Portion ist, von der Ruhelage des Schultergürtels aus gerechnet, wesentlich größer als die Exkursion bei der Senkung infolge der Kontraktion der unteren Portion. Normaliter steht das akromiale Ende des Schlüsselbeins meist etwas höher wie das sternale Ende. Der Angulus inferior der Scapula steht etwa in der Höhe des 7. Brustwirbeldorns. DUCHENNE schreibt der claviculären Portion des Trapezius nur eine geringe hebende Funktion auf dem Schulterstumpf zu, im Gegensatz zur akromialen Portion. Ich kann ihm darin nicht zustimmen.

Die hebende Wirkung der oberen Portion des Trapezius tritt am stärksten hervor, wenn die senkenden Muskelkräfte (Pectoralis sternocostalis, Latissimus, Pectoralis minor, Subclavius, Trapezius untere Portion) alle oder teilweise ausfallen, oder wenn diese Muskeln deafferentiert sind (Tabes cervicalis; Durchschneidung der hinteren Cervicalwurzeln), aber auch bei allen Affektionen des Zentralnervensystems, die mit einer Minderung des Dehnungsreflexes der Muskeln einhergehen (Cerebellarläsionen, atonisch-astatische Cerebrallähmung, Chorea). Umgekehrt ist sie bei spastischen Zuständen, die mit Erhöhung des Dehnungsreflexes gepaart sind, manchmal auffallend gering, sowohl beim Pyramidenbahnsyndrom wie beim Pallidumsyndrom.

Außer der adduzierenden und hebenden bzw. senkenden Wirkung auf den Schultergürtel erzeugen die einzelnen Abschnitte des Cucullaris auch eine *Rotation des Schlüsselbeins um seine Längsachse,* wobei durch die obersten Abschnitte des Muskels der vordere Rand der Clavicula nach abwärts, durch die untere und mittlere Portion des Muskels hingegen aufwärts gedreht wird. Wichtig ist schließlich noch, daß die mittlere und untere Portion des Muskels bei ihrer Kontraktion auch eine Einwirkung auf die vertikale und die frontale Achse des Akromioclaviculargelenkes ausüben und *den Margo vertebralis und den Angulus inferior* der *Scapula an den Thorax anpressen.* Ob diese Funktion auch der oberen Portion zukommt, kann ich nicht entscheiden.

Die obere Portion des Trapezius übt außer ihrer Wirkung auf den Schulterstumpf auch noch eine solche auf den *Kopf* aus. Sie streckt den Kopf und neigt ihn nach ihrer Seite, nähert also das Ohr der Schulter, gleichzeitig dreht sie das Gesicht nicht unbeträchtlich nach der Gegenseite. Durch die Neigung des Kopfes nach der gleichen Seite wird die Einwirkung der oberen Portion des Trapezius auf den Schulterstumpf verringert. Wird der Kopf künstlich stillgestellt oder gar nach der Gegenseite geneigt gehalten, so ist die hebende Wirkung der oberen Trapeziusportion auf den Schulterstumpf wesentlich größer.

Wenn sich der Trapezius in allen seinen Abschnitten gleichzeitig kontrahiert, wie es bei faradischer Reizung des N. accessorius der Fall ist, so rückt vor allem das akromiale Ende des Schlüsselbeines nach hinten und der Margo vertebralis der Scapula nähert sich der Dornfortsatzlinie, dabei richtet er sich etwas von oben innen nach unten außen, und er wird kräftig an den Thorax gepreßt. Außerdem erhebt sich das akromiale Ende des Schlüsselbeins und die Clavicula dreht sich mit ihrem vorderen Rande aufwärts. Es überwiegen also bei der Kontraktion des gesamten Trapezius die hebende obere Portion des Muskels über die senkende untere, und von den die Clavicula um ihre Längsachse drehenden Abschnitten die untere und mittlere über die obere Portion. Außerdem setzen sich die die Scapula im Akromiaclaviculargelenk um die sagittale Achse direkt oder indirekt drehenden Muskelkräfte durch.

Wir wollen nunmehr die *Folgezustände des Ausfalls des Muskels* ins Auge fassen. Der Trapezius hat einen wichtigen Anteil an der Erhaltung der normalen Ruhelage des Schultergürtels. Bei aufrechter Haltung des Oberkörpers und frei herabhängendem Arm trachtet die Schwere der Extremität danach, den Schultergürtel nach vorne zu ziehen. In demselben Sinne, d. h. pronierend wirken, wie wir sehen werden, der Levator scapulae, der Serratus anticus, der Pectoralis minor, der Pectoralis major sternocostalis und der Subclavius. Allen diesen Kräften muß der Trapezius im Verein mit den übrigen adduktorischen Muskelkräften (Rhomboideus, Latissimus dorsi) das Gegengewicht halten. Der Trapezius ist von diesen adduktorischen Muskelkräften der weitaus wichtigste Muskel. Ist er gelähmt, *so rückt das akromiale Ende der Clavikel nach vorne,* der Winkel, welchen die Längsachse des Schlüsselbeins mit der Frontalebene bildet, verkleinert sich, die normaliter von vorne innen nach hinten außen gerichtete Längsachse des Schlüsselbeins stellt sich mehr oder weniger in die Frontalebene ein. *Gleichzeitig entfernt sich der Margo vertebralis der Scapula mehr oder weniger beträchtlich von der Dornfortsatzlinie der Wirbelsäule* (Abb. 29).

Die Schwere des Arms ist aber auch bestrebt, den Schultergürtel zu senken. In demselben Sinne wie die Schwere wirken die untere Portion des Trapezius der Pectoralis minor, der Latissimus dorsi, die sterno-costale Portion des Pectoralis major und der Subclavius. Normaliter wirken aber diesen senkenden Kräften die am Schultergürtel angreifenden hebenden Muskelkräfte, besonders die *obere Portion des Trapezius,* der Levator scapulae, der Rhomboideus und der Serratus anticus, entgegen. Unter diesen hebenden Muskeln spielt wieder die obere Portion des Trapezius die wichtigste Rolle für die Erhaltung der normalen Ruhelage des Schultergürtels. Infolge ihres Ausfalls sinkt das akromiale Ende des Schlüsselbeins, das normaliter meist etwas höher steht als das sternale Ende, herab (Abb. 30) und gleichzeitig mit dem Schlüsselbein senkt sich die Scapula (Abb. 29).

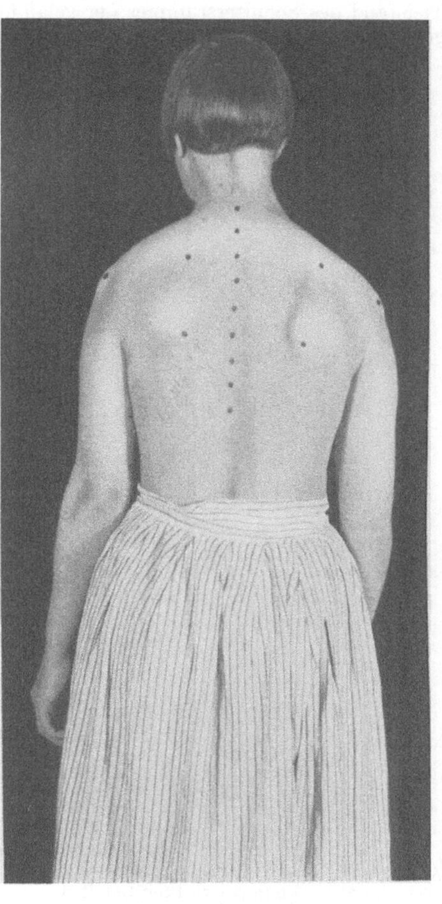

Abb. 29. Rechtsseitige Trapeziuslähmung. Ruhelage des Schultergürtels. Margo vertebralis von der Dornfortsatzlinie weiter entfernt als links und schräg von oben außen nach unten innen gestellt. Angulus inferior steht etwas vom Thorax ab. Rechtes Akromion steht etwas tiefer als das linke.

Der Grad der Senkung des akromialen Endes der Clavicula infolge Ausfalls der oberen Portion des Cucullaris variiert allerdings von Fall zu Fall beträchtlich. Mollier hat den Standpunkt vertreten, daß die Höhenstellung des akromialen Endes des Schlüsselbeins in der Ruhe so gut wie gar nicht durch Muskelkräfte, sondern mehr oder weniger gänzlich durch die Bandverbindungen des Schlüsselbeins mit dem Sternum bestimmt werde, daß also bei Lähmung aller den Schulterstumpf hebenden Muskeln das akromiale Ende nicht tiefer trete. Wenn trotzdem bei einseitiger Lähmung des Cucullaris nicht selten ein Tieferstehen des Schulterstumpfes auf der gelähmten Seite beobachtet werde, so soll dies nach Mollier auf einen Schiefstand des Sternums zurückzuführen sein, durch den die Schulter der gesunden Seite um ebensoviel gehoben wie die der gelähmten Seite gesenkt werde; zum Sternum selbst aber sollen beide Claviculae ihre ursprüngliche Stellung bewahren. Dieser Auffassung kann ich nicht beipflichten. Denn erstens beobachten wir bei einseitiger Lähmung des Cucullaris ein Tieferstehen des Schulterstumpfes auch ohne jeden Schiefstand des Sternums, vor allem aber sinkt bei doppelseitiger Lähmung der die Schulter hebenden Muskeln das Schlüsselbein mit seinem akromialen Ende auf beiden Seiten in gleichem, nicht unbeträchtlichem Grade unter die Horizontalebene herab (vgl. Abb. 56, S. 56 und Abb. 85, S. 91).

Inwieweit der Ausfall der oberen Portion des Cucullaris in einem Tiefertreten des akromialen Endes des Schlüsselbeins zum Ausdruck kommt, das hängt allerdings in hohem Maße davon ab, inwieweit vorher bei dem betreffenden Individuum in der Ruhe das akromiale Ende des Schlüsselbeins durch Muskelkräfte erhoben gehalten wurde. Steht z. B. bei einem Individuum das akromiale Ende der Clavicula unter der Einwirkung der hebenden Muskeln besonders hoch, beträchtlich höher als das sternale Ende (konstitutioneller Schulterhochstand), so kommt der Ausfall der oberen Portion des Cucullaris in einem beträchtlichen Tiefstand des Schulterstumpfes der gelähmten Seite im Vergleich zu dem Stande auf der gesunden Seite zum Ausdruck. Steht aber schon in der Ruhe das akromiale Ende besonders tief, so wird sich der Ausfall des Trapezius kaum in einem weiteren Tiefertreten desselben bemerkbar machen, besonders wenn die Bandverbindungen des Schlüsselbeins stark entwickelt sind.

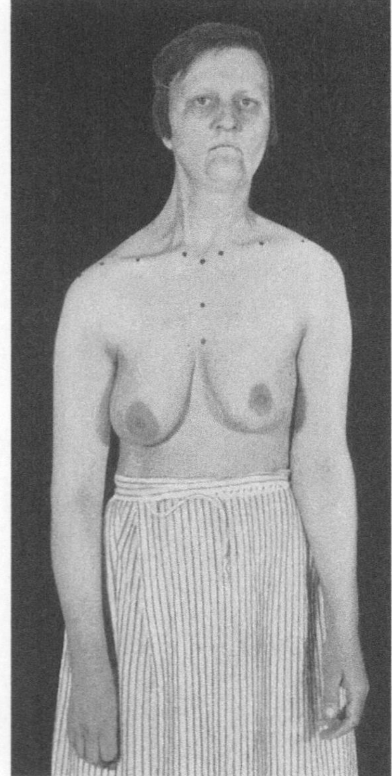

Abb. 30. Rechtsseitige Trapeziuslähmung. Das akromiale Ende der rechten Clavikel steht tiefer als linkerseits.

Ganz vermißt habe ich bisher eine leichte Deviation nach abwärts in keinem einzigen Falle von Cucullarislähmung.

Der Ausfall der unteren Portion des Trapezius, welche den Schulterstumpf senkt, kommt bei der Trapeziuslähmung in der veränderten Ruhelage des Schultergürtels nicht zum Ausdruck. Beherrscht wird letztere durch den Ausfall der adduktorischen und elevatorischen Komponenten des Muskels.

Der Deviation des akromialen Endes des Schlüsselbeins nach vorne und abwärts geht beim Trapeziusausfall, wie schon erwähnt, eine Entfernung der Scapula von der Dornfortsatzlinie der Wirbelsäule nach außen und ein Tiefertreten der Scapula parallel. *Außerdem erfährt aber die Scapula eine Drehung im Akromioclaviculargelenk um die sagittale Achse, so daß der Margo vertebralis schräg von oben außen nach unten innen gerichtet wird* (Abb. 29). *Gleichzeitig entfernt sich der Margo vertebralis etwas vom Thorax nach hinten, besonders kommt dieses am Angulus inferior zum Ausdruck*; die Scapula wird also im Akromioclaviculargelenk auch etwas um die vertikale und um die frontale Achse gedreht, mit ihrem Margo vertebralis bzw. ihrem Angulus inferior *vom Thorax abgehebelt.* Die abnorme Drehung der Scapula um die sagittale Achse des Akromioclaviculargelenkes, welche in dem Schiefstande des Margo vertebralis von oben außen nach unten innen zum Ausdruck kommt, ist erstens darauf zurückzuführen, daß aus der Reihe der Kräfte, welche die Scapula im Akromioclaviculargelenke so zu drehen trachten, daß der Margo vertebralis schräg von oben innen nach unten außen gerichtet wird (unterer und oberer Trapezius, Serratus, Teres major, Pectoralis minor usw., vgl. S. 89), der obere und der untere Trapezius ausscheiden, so daß die Kräfte, welche die Scapula in entgegengesetztem Sinne zu drehen trachten (Schwerkraft, Levator scapulae, Rhomboideus usw., siehe S. 89), die Oberhand erlangen. Die Verschiebung des Kräfteverhältnisses zu ungunsten der ersten Gruppe wird aber noch dadurch vergrößert, daß durch das Herabsinken und Vorrücken des Schulterstumpfes infolge des Ausfalls des Trapezius die Insertionspunkte des Serratus einander genähert werden, so daß dieser Muskel füglich viel weniger auf das Akromioclaviculargelenk einzuwirken vermag als bei normaler Einstellung des Schultergürtels; das gleiche gilt für den Pectoralis minor. Und drittens wird umgekehrt die Verschiebung des Kräfteverhältnisses zugunsten der zweiten Gruppe vergrößert dadurch, daß infolge des Herabsinkens und Vorrückens des Schulterstumpfes der Rhomboideus gedehnt wird, womit dessen Einfluß auf das Akromioclaviculargelenk wächst. Die abnorme Drehung der Scapula um die vertikale und die frontale Achse des Akromioclaviculargelenkes, welche in der Entfernung des Margo vertebralis und insbesondere des Angulus inferior vom Thorax zum Ausdruck kommt, ist einesteils die Folge des Ausfalls der mittleren und unteren Portion des Trapezius, welche beide zu den Muskelkräften gehören, welche den Margo vertebralis und den Angulus inferior an den Thorax anpressen (Trapezius, Rhomboideus, Serratus, Subscapularis usw., s. S. 90 und 91) und welche schon in der Ruhe in einem ständigen Kampfe gegen die „abhebelnden" Kräfte stehen (Schwerkraft, Pectoralis major, Pectoralis minor, Latissimus usw., s. S. 90 und 91). In Betracht kommt außerdem, daß durch das Herabsinken und Vorrücken des Schulterstumpfes der die Scapula an den Thorax anpressende Einfluß des Serratus infolge der Annäherung seiner Insertionspunkte Einbuße erleidet, der Einfluß des abhebelnden Latissimus hingegen verstärkt wird. Andererseits wird durch das Vorrücken des Schulterstumpfes der Einfluß des anpressenden Rhomboideus verstärkt, der des abhebelnden Pectoralis major und minor verringert. Die Verschiebung des Kräfteverhältnisses durch den Ausfall des Trapezius ist also mit Bezug auf die vertikale und frontale Achse des Akromioclaviculargelenkes keine so beträchtliche wie in bezug auf die sagittale Achse und dementsprechend ist auch das flügelförmige Abstehen des Margo vertebralis und des Angulus inferior vom Thorax bei der Trapeziuslähmung in der Regel nicht so ausgesprochen wie der Schrägstand des Margo von oben außen nach unten innen.

Zusammenfassend können wir also sagen, daß die Veränderung der Ruhelage des Schultergürtels beim Ausfall des Trapezius in einem Vorrücken und Tiefertreten des akromialen Endes des Schlüsselbeins, in einer Entfernung der Scapula von der Wirbelsäule, in einem Tiefertreten derselben, in einem Schiefstand des Margo vertebralis der Scapula von oben außen nach unten innen, sowie in einer leichten Entfernung des Margo vertebralis und Angulus inferior vom Thorax zum Ausdruck kommt.

Die Störungen in der willkürlichen Beweglichkeit der Schulter beim Ausfalle des Trapezius sind folgende: Der Trapezius ist der wichtigste, aber nicht der einzige *Adductor* des Schultergürtels; außer ihm ziehen auch noch der Rhomboideus und der Latissimus dorsi die Schulter zurück. Infolgedessen ist bei alleinigem Ausfall des Trapezius die *willkürliche Adduktion der Schulter nicht ganz aufgehoben,* aber sie ist *stets eingeschränkt,* das akromiale Ende der Clavicula tritt bei der willkürlichen Adduktion auf der gelähmten Seite beträchtlich weniger weit nach hinten und der Margo vertebralis der Scapula nähert sich der Dornfortsatzlinie der Wirbelsäule merklich weniger als auf der gesunden Seite (Abb. 31). Während sich unter normalen Verhältnissen bei der willkürlichen Adduktion der Schulter der Margo vertebralis in annähernd vertikaler Stellung der Dornfortsatzlinie nähert, nimmt der bei der Trapeziuslähmung bereits in der Ruhe vorhandene Schrägstand des Margo vertebralis der Scapula von oben außen nach unten innen meist noch etwas zu. Andererseits verschwindet das in der Ruhe vorhandene leichte Abstehen des Margo vertebralis und des Angulus inferior vom Thorax bei der willkürlichen Adduktion der Schultern. Die Zunahme der Schrägstellung des Margo vertebralis der Scapula bei der willkürlichen Adduktion der Schultern ist die Folge der Wirkung des

Rhomboideus, der außer seiner adduktorischen Einwirkung auf den Schulterstumpf, vor allem die Scapula im Akromioclaviculargelenk um die sagittale Achse so dreht, daß sich der Margo vertebralis schräg von oben außen nach unten innen richtet und gleichzeitig die Scapula an den Thorax anpreßt. Trotz dieser Drehung der Scapula, bei welcher also der Angulus inferior der Wirbelsäule

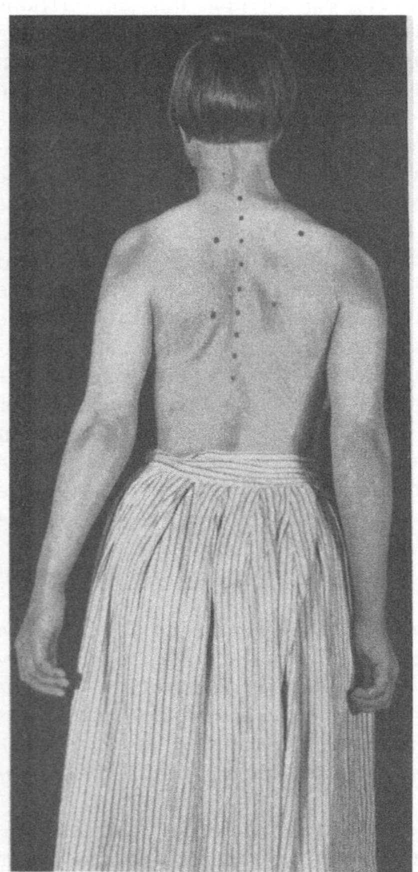

Abb. 31. Rechtsseitige Trapeziuslähmung. Willkürliche *Schulteradduktion*. Margo vertebralis bleibt rechts weiter von der Dornfortsatzlinie der Wirbelsäule entfernt als links. Rechter Margo vertebralis schräg von oben außen nach unten innen gerichtet (Rhomboideuswirkung). Das in der Ruhe vorhandene flügelförmige Abstehen des Margo vert. vom Thorax verschwindet.

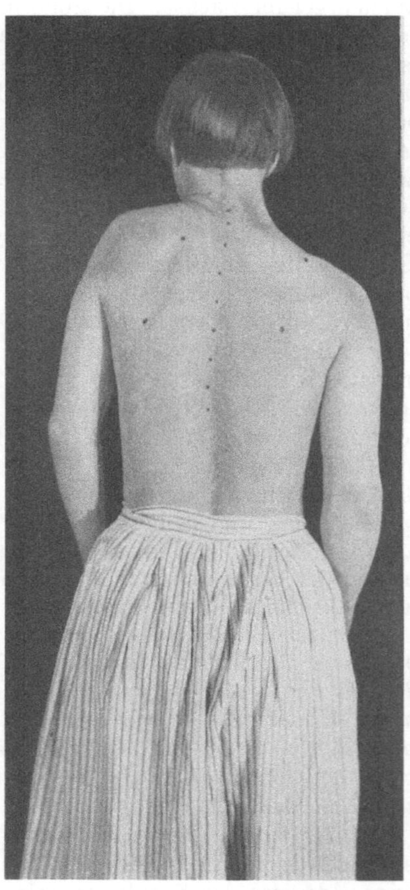

Abb. 32. Rechtsseitige Trapeziuslähmung. Willkürliche *Schulterhebung*. Rechte Schulter bleibt zurück. Wulst des Levator scapulae springt stark vor. Schrägstand des Margo vertebralis scapulae von oben außen nach unten innen (Wirkung des Rhomboideus und Levator scapulae).

mehr genähert wird als der Angulus superior, bleibt ersterer doch weiter von der Dornfortsatzlinie der Wirbelsäule entfernt als auf der gesunden Seite.

Wie zu erwarten, ist auch die *willkürliche Erhebung* der Schulter bei der Trapeziuslähmung stark *beeinträchtigt* (Abb. 32). Außer der oberen Portion des Trapezius wirken auf den Schulterstumpf Levator scapulae, Serratus anticus, Rhomboideus, obere Portion des Pectoralis major und in geringem Grade auch Omohyoideus, Sternocleidomastoideus, Sternohyoideus, Sternothyreoideus und die Scaleni im Sinne der Hebung ein. Normaliter pflegt sich bei der Erhebung der Schulter gerade nach oben unter der Wirkung des Serratus und infolge der Dehnung, der die untere Trapeziusportion unterliegt, gegen Ende der

Bewegung der Margo vertebralis der Scapula etwas schräg von oben innen nach unten außen einzustellen (Abb. 32 linke Seite). Fällt der Trapezius aus, so ist die Erhebung des Schulterstumpfes zwar noch in einem individuell wechselnden Grade möglich, aber das akromiale Ende der Clavicula und mit ihm die Scapula werden dabei durch den Levator scapulae und Serratus anticus nach vorne gezogen, bzw. sie bewegen sich in der vorgerückten Lage, in der sie sich schon in der Ruhe befinden, aufwärts. Eine *Erhebung der Schulter ohne Vorführung derselben ist beim Ausfall des Trapezius* in nennenswertem Umfange *nicht möglich*. Wird die Erhebung unter möglichster Vermeidung der gleichzeitigen Vorführung der Schulter angestrebt, so müssen Levator scapulae und Serratus in den Hintergrund treten und dem Rhomboideus die Vorhand überlassen; dabei ist aber entsprechend der viel geringeren Hebekraft des Rhomboideus die Hebung des akromialen Endes der Clavicula und der Scapula eine viel geringere und der Schiefstand des Margo vertebralis bleibt mindestens der gleiche wie in der Ruhe, meist nimmt er sogar noch etwas zu. Auch bei der willkürlichen Erhebung werden ebenso wie bei der Adduktion der Schulter der Margo vertebralis und der Angulus inferior der Scapula durch den Rhomboideus und Serratus kräftig an den Thorax gepreßt; der bei der Trapeziuslähmung in der Ruhe vorhandene, allerdings nur geringe flügelförmige Abstand der Scapula vom Thorax verschwindet bei der willkürlichen Erhebung ebenso wie bei der willkürlichen Adduktion in der Regel ganz.

Die *willkürliche Senkung* der Schulter zeigt bei der Trapeziuslähmung *keine erkennbare Einschränkung,* wenn die Bewegung ohne äußeren Widerstand in der Richtung der Schwerkraft geschieht. Unter diesen Verhältnissen wirkt schon in der Norm die Schwere in erster Linie als bewegendes Agens, unterstützt wird sie durch die die Schulter senkenden Muskelkräfte, unterer Trapezius, Latissimus dorsi, Pectoralis major sternocostalis, Pectoralis minor und Subclavius. Bei der Trapeziuslähmung wird der Ausfall der unteren Portion des Muskels durch die anderen noch zur Verfügung stehenden senkenden Kräfte so völlig gedeckt, daß in der Exkursionsbreite der Senkung des Schulterstumpfes kein Manko zu verzeichnen ist, wenn kein besonderer Widerstand entgegensteht. Sehr deutlich tritt aber der Ausfall des unteren Trapezius zutage, wenn die die Schulter senkenden Kräfte im Kampfe gegen aufwärts treibende Kräfte stehen. Das ist z. B. der Fall, wenn die Senkung der Schulter gegen einen am Oberarm oder Ellbogen angreifenden Widerstand vorgenommen werden soll. Hierbei macht sich entweder eine beträchtliche Krafteinbuße bemerkbar oder der Widerstand wird überhaupt nicht überwunden und die Schulter weicht nach oben aus. Letzteres kann man beim sog. Armstreckstütz am Barren oder Reck feststellen. Hierbei weicht die Schulter unter der nach oben drängenden Kraft, mit welcher die Streckung des Armes auf die Schulter einwirkt, auf der Seite der Trapeziuslähmung nach oben aus.

Der Ausfall des Trapezius spielt auch eine wichtige Rolle bei den willkürlichen Bewegungen des Oberarms. Bei fast allen Bewegungen des Humerus im Scapulohumeralgelenk führt der Schultergürtel normaliter eine jeweils bestimmte Ergänzungsbewegung aus (vgl. S. 98—111). Diese Ergänzungsbewegungen des Schultergürtels bestehen darin, daß erstens die Cavitas glenoidalis möglichst in die Ebene eingestellt wird, in welcher der Oberarm bewegt werden soll, und zweitens, daß das Schulterblatt im Akromioclaviculargelenk eine der Armbewegung gleichsinnige Bewegung ausführt, bei der die Cavitas glenoidalis sozusagen der Armbewegung folgt. Wird der Arm nach *vorn erhoben,* so muß die Cavitas glenoidalis möglichst nach vorne gerichtet werden, was durch Verlagerung des akromialen Endes des Schlüsselbeins und der Scapula nach vorne geschieht; diese Einstellbewegung wird in erster Linie durch den oberen Serratus vollbracht. Außerdem wird aber mit dem Fortschreiten der Oberarmexkursion die Scapula im Akromioclaviculargelenk um die sagittale Achse desselben so gedreht, daß ihr Angulus inferior nach vorne außen oben rückt, der Margo vertebralis sich also von oben hinten innen nach unten vorne außen richtet. Diese Ergänzungsbewegung vollbringt in erster Linie der untere Serratus. Der Serratus erfüllt aber zugleich noch eine dritte Aufgabe, er hält

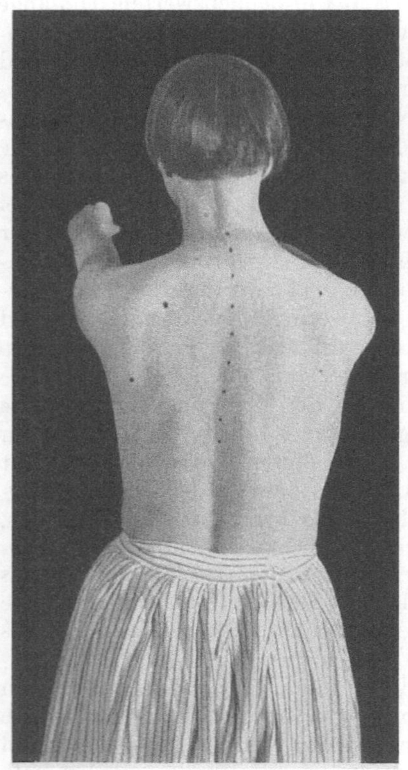

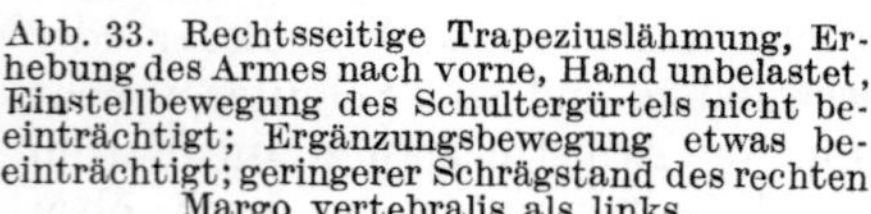

Abb. 33. Rechtsseitige Trapeziuslähmung, Erhebung des Armes nach vorne, Hand unbelastet, Einstellbewegung des Schultergürtels nicht beeinträchtigt; Ergänzungsbewegung etwas beeinträchtigt; geringerer Schrägstand des rechten Margo vertebralis als links.

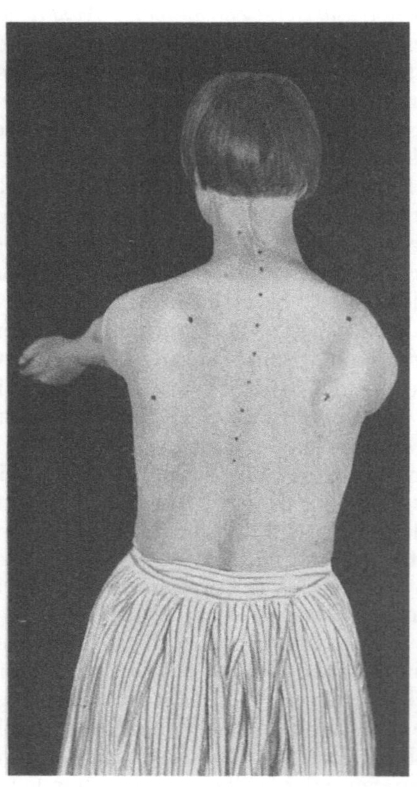

Abb. 34. Rechtsseitige Trapeziuslähmung, willkürliche Erhebung des Armes nach vorne, Hand belastet, mangelhafte Ergänzungsbewegung des rechten Schulterblattes; Margo vertebralis von oben außen nach unten innen gerichtet und vom Thorax abgehebelt.

den Margo vertebralis der Scapula an den Thorax angepreßt, was besonders deshalb wichtig ist, weil die bei der Erhebung des Armes nach vorne hauptsächlich tätige vordere Portion des Deltoideus das Schulterblatt um die vertikale und frontale Achse des Akromioclaviculargelenkes entgegengesetzt zu drehen und den Margo vertebralis und den Angulus inferior vom Thorax abzuhebeln trachtet. Normalerweise fühlt man aber bei der Erhebung des Armes nach vorne auch den unteren und oft sogar den mittleren Trapezius deutlich angespannt. Die untere Portion unterstützt den Serratus in seiner drehenden Wirkung auf die Scapula, und die mittlere und untere Portion pressen den Margo vertebralis und Angulus inferior an den Thorax an, unterstützen also auch darin den Serratus in seinem Kampfe gegen die abhebelnde Wirkung der vorderen Portion des Deltoideus. Endlich drittens sorgen die mittlere und untere Trapeziusportion dafür, daß der Schulterstumpf unter der Wirkung des Serratus nicht allzuweit nach vorne rückt, wodurch die Insertionspunkte des Serratus abnorm genähert und dadurch in ihrer drehenden und anpressenden Wirkung auf die Scapula beeinträchtigt werden würden; sie unterstützen also auch hierdurch wieder indirekt den Serratus. Trotz dieser normaliter zweifellos vorhandenen Kooperation des Trapezius bei der Erhebung des Armes nach vorne ist letztere bei der Lähmung des Trapezius nicht nennenswert beeinträchtigt, so lange die Hand nicht belastet ist (Abb. 33). Sobald dies aber der Fall ist, so hebelt sich der Margo vertebralis deutlich vom Thorax ab und seine normaliter erfolgende Schrägstellung von oben innen nach unten außen schlägt in das Gegenteil um (Abb. 34), weil der Serratus der gegendrehenden Wirkung der vorderen Deltoideusportion allein ohne Mithilfe des Trapezius nicht genügend Widerstand zu leisten vermag.

Viel schwerer macht sich der Ausfall des Trapezius bei der Erhebung des Armes in frontaler Ebene gerade nach außen bemerkbar. Die für die seitliche Erhebung des Armes erforderliche Einstellung der Cavitas glenoidalis nach außen fällt dem Trapezius zu, welcher das akromiale Ende der Clavicula und die Scapula so weit zurückführt, daß die scapulohumorale Gelenkfläche nach außen sieht. Im weiteren Verlauf der Bewegung wird die Scapula im Akromioclaviculargelenk durch den Serratus ähnlich wie bei der Erhebung nach vorne so gedreht, daß der Angulus inferior nach außen rückt; der Margo vertebralis wird also auch wieder etwas schräg von oben innen nach unten außen gerichtet. Der Serratus erfüllt dabei auch wieder noch die besondere Aufgabe, daß er den Margo vertebralis und Angulus inferior an den Thorax angepreßt hält, was um so wichtiger ist, als der mittlere Deltoideus dieselben vom Thorax abzuhebeln trachtet. Der Trapezius unterstützt mit seiner unteren Portion den Serratus in bezug auf die Drehung der Scapula um die sagittale Achse des Akromioclaviculargelenkes und die mittlere und untere Portion unterstützen den Serratus in seinem Kampfe gegen die abhebelnde Wirkung des Deltoideus auf die Scapula, helfen also den Margo vertebralis an den Thorax anpressen. Fällt der Trapezius aus (Abb. 35), so fällt die für die seitliche Erhebung des Armes erforderliche Einstellung der Cavitas glenoidalis, welche durch den Trapezius normaliter geleistet wird, fort, die Cavitas glenoidalis bleibt nach vorne außen gerichtet. Die außer dem Trapezius noch zur Verfügung stehenden adduktorischen Muskelkräfte, der Rhomboideus und der Latissimus dorsi sind zum Ersatz des Trapezius wenig geeignet; das gilt besonders für den Latissimus, da er den Arm senkt. Aber auch der Rhomboideus entfaltet eine ungünstige Nebenwirkung. Wird der Schultergürtel durch den Rhomboideus adduziert, so wird, wie Abb. 35 deutlich zeigt, der Margo vertebralis nicht wie normaliter schräg von oben innen nach unten außen, sondern gerade entgegengesetzt gerichtet. *Bei dieser Stellung der Scapula kann der Arm aber nicht bis zur Horizontalen abduziert werden*; der Exkursionsumfang, welchen das Scapulohumeralgelenk in dieser Stellung zuläßt, ist erschöpft, ehe der Oberarm die Horizontale erreicht hat. Das Beispiel lehrt besonders deutlich, welch wichtige Bedeutung die Ergänzungsbewegungen des Schultergürtels für die Bewegungen des Oberarmes haben.

Die *maximale Erhebung des Armes nach oben* kann schon in der Norm nicht allein durch die Exkursion des Humerus in Scapulohumeralgelenk und die Drehung der Scapula im Akromialgelenk bestritten werden, sondern es *muß,* sobald die Bewegung die Horizontalebene nach oben überschreitet, eine Bewegung des Schlüsselbeins im sternalen Gelenke, eine Rückwärtsbewegung und Erhebung des akromialen Endes der Clavicula sowie eine Rotation der Clavicula um ihre Längsachse mit Aufwärtsdrehung des vorderen Randes hinzutreten. Aber selbst bei völliger Ausnützung aller drei Gelenke, des scapulohumeralen, akromioclavicularen und sternoclavicularen Gelenkes, erreicht der im Ellbogen gestreckte Arm in der Regel auch in der Norm noch nicht ganz die Vertikale. Dazu bedarf es noch einer Neigung des Rumpfes nach der Gegenseite. Die Bewegung im Scapulohumeralgelenk geschieht wieder in erster Linie durch den Deltoideus und Supraspinatus, die Drehung der Scapula im Akromioclaviculargelenk vornehmlich durch den Serratus, die Adduktion des Schultergürtels leistet der gesamte Trapezius, die Erhebung desselben dessen obere Portion; die untere Portion unterstützt ferner die durch den Serratus hervorgebrachte Drehung der Scapula um die sagittale Achse des

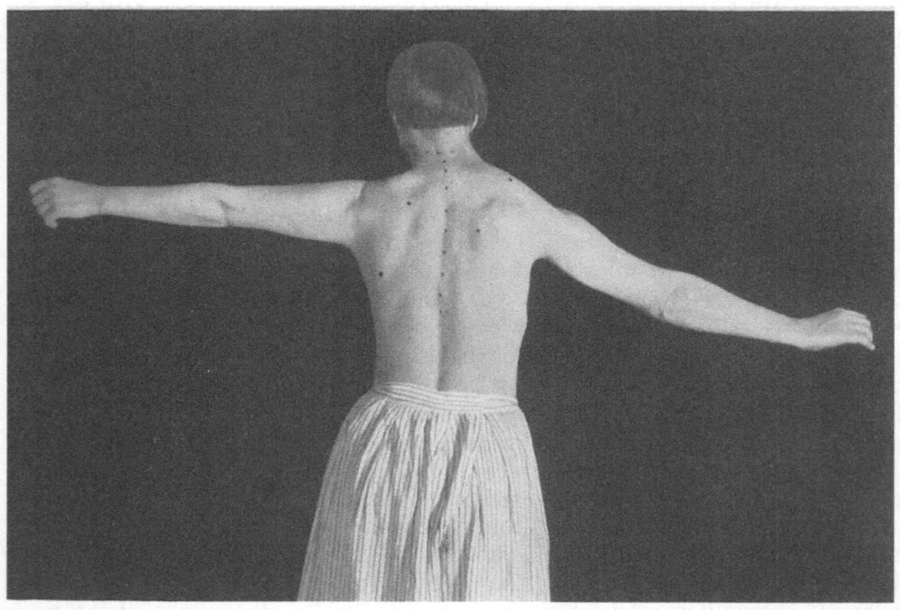

Abb. 35. Rechtsseitige Trapeziuslähmung, willkürliche Abduktion des Armes, Fehlen der Einstellbewegung des Schultergürtels, Schrägstand des Margo vertebralis von oben außen nach unten innen.

Akromioclaviculargelenkes nach vorne außen, außerdem bewirkt sie im Verein mit der mittleren Portion in erster Linie die oben erwähnte Rotation der Clavicula um die Längsachse mit Aufwärtsdrehung des vorderen Randes. Fällt der Trapezius aus, so fehlt einmal diese Rotation des Schlüsselbeins um die Längsachse fast ganz. Von allen auf das Schlüsselbein einwirkenden Muskeln vermag überhaupt nur noch der untere Serratus eine derartige Drehbewegung auszuführen, aber diese ist unzureichend. Ferner bleiben bei der Trapeziuslähmung das akromiale Ende des Schlüsselbeins und die Scapula nach vorn eingestellt, die Adduktion der Schulter, welche normaliter bei der maximalen Erhebung des Oberarmes von einem bestimmten Punkte ab eintritt, bleibt aus. Der Rhomboideus, der an sich adduzierend wirkt, ist zum Ersatz des Trapezius für die *maximale Erhebung* des Armes ungeeignet, weil er die Scapula im Akromioclaviculargelenk im entgegengesetzten Sinne wie der Serratus dreht, die scapulohumerale Gelenkfläche also abwärts wendet. Der Latissimus dorsi kann als Adductor der Schulter ebensowenig einspringen, weil er den Oberarm im Scapulohumeralgelenk senkt. Der Ausfall der adduzierenden Wirkung des Trapezius bleibt also ungedeckt. Die bei der maximalen Erhebung des Armes normaliter erfolgende Erhebung des akromialen Endes der Clavicula und der Scapula kann bei der Trapeziuslähmung an sich noch durch den Levator scapulae zustande gebracht werden. Aber diese Erhebung ist mit Vorwärtsbewegung der Schulter gepaart, die sofort wieder ein Minus an Gesamtexkursion bewirkt. Das Ausbleiben der Adduktion und Elevation des akromialen Endes des Schlüsselbeines und der Scapula bei der Trapeziuslähmung ist besonders dadurch verhängnisvoll, daß der für die Bewegung der Scapula

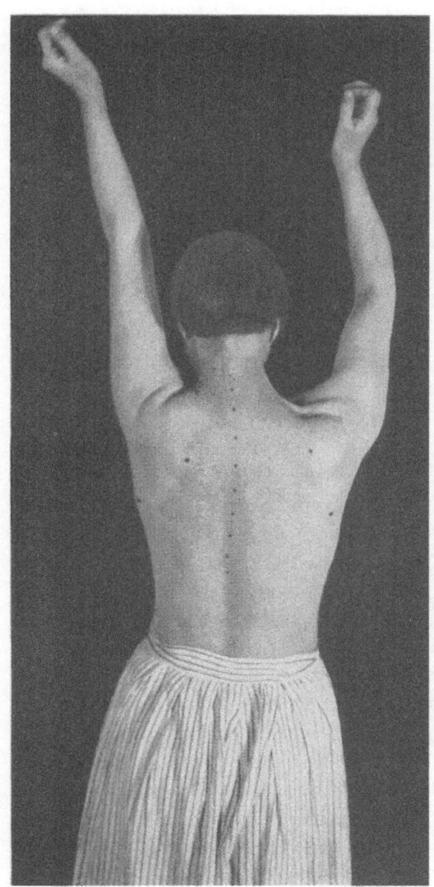

Abb. 36. Rechtsseitige Trapeziuslähmung, willkürliche maximale Erhebung des Armes, mangelhafte Ergänzungsbewegung des Schultergürtels, vor allem fehlt die Rückführung des akromialen Endes der Clavicula. Einschränkung des Gesamtbewegungsumfanges.

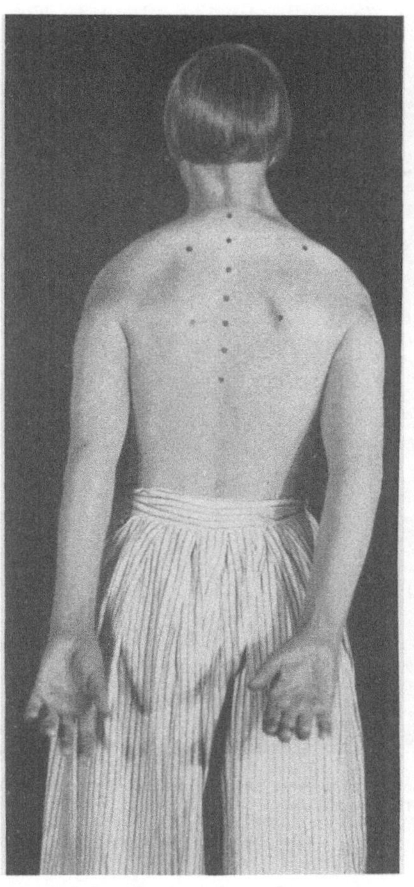

Abb. 37. Rechtsseitige Trapeziuslähmung, willkürliche Bewegung des Armes nach hinten, mangelhafte Einstellbewegung des rechten Schultergürtels, Margo vertebralis unter Rhomboideuswirkung schräg von oben außen nach unten innen gerichtet. Levator scapulae springt stark vor.

ja in erster Linie in Betracht kommende Serratus infolge der starken Annäherung seiner Insertionspunkte in den Zustand relativer Insuffizienz versetzt und infolgedessen der Scapula gar nicht die erforderliche maximale Drehung erteilen kann. Die Folge aller dieser durch den Trapeziusausfall direkt oder indirekt bedingten Faktoren ist die, daß die maximale Erhebung des Armes bei der Trapeziuslähmung eingeschränkt ist (Abb. 36).

Das wesentliche Manko, welches aus dem Ausfall des Trapezius bei der maximalen Erhebung des Armes resultiert, besteht aber nicht in der Einschränkung der Bewegungsexkursion an sich. Diese ist in der Regel gar nicht einmal so beträchtlich. Aber dieses Maximum von Erhebung kann bei der

Trapeziuslähmung nur durch eine Erhebung des Armes nach *vorne* oben erreicht werden. Die Erhebung in frontaler Ebene gelingt, wie bereits dargelegt wurde, nicht einmal ganz bis zur Horizontalen. Will der Kranke die Erhebung des Armes darüber hinaus überhaupt fortsetzen, so ist er gezwungen, die Frontalebene zu verlassen und den Arm nach vorne zu bewegen; anders gelingt eine Weitererhebung überhaupt nicht.

Bei *der willkürlichen Bewegung des Armes gerade nach hinten* ist schon normaliter eine vollkommene adäquate Einstellung der Fossa glenoidalis nach hinten nicht möglich; eine derartige Einstellung läßt der Schultergürtel nicht zu. Die Einstellbewegung beschränkt sich auf eine größtmögliche Adduktion der Scapula, bei welcher die Fossa glenoidalis gerade nach außen sieht. Die bei der Bewegung des Armes nach hinten auftretende Ergänzungsbewegung des Schultergürtels im engeren Sinne besteht hauptsächlich in einer Drehung der Scapula um die *frontale* Achse des Akromioclaviculargelenkes, derart, daß der Angulus inferior nach hinten, der obere Rand der Scapula nach vorne rückt, und in einer Drehung des Schlüsselbeines im sternalen Gelenke um die Längsachse mit dem vorderen Rande nach abwärts. Damit aber die Scapula die angegebene Drehung um die frontale Achse überhaupt eingehen kann, muß der Schultergürtel in toto gehoben werden, wobei die Scapula mit ihrem oberen Rande über die Wölbung, welche die obere Thoraxkuppel bildet, nach obenvorne hingleiten kann.

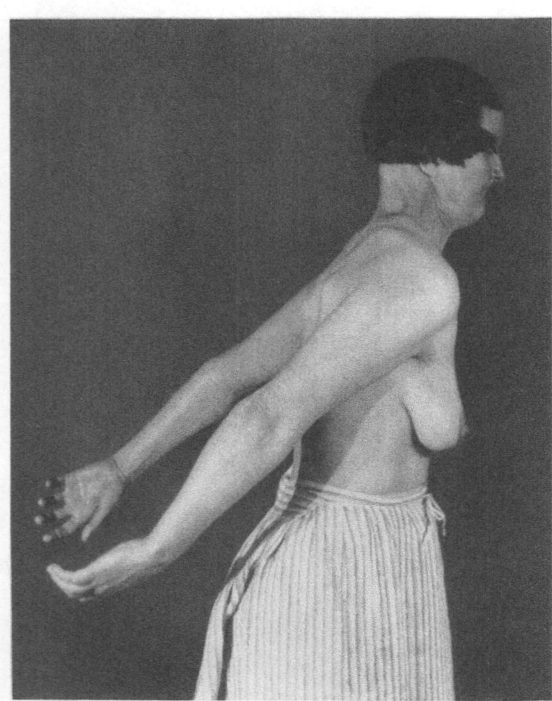

Abb. 38. Rechtsseitige Trapeziuslähmung, willkürliche Bewegung des Armes nach hinten. Verstärkte Ergänzungsbewegung des Schultergürtels durch Levator scapulae und Pectoralis minor.

Die bei der Erhebung des Armes nach hinten stattfindende Einstellung des Schultergürtels in Adduktion erfolgt durch den mittleren Trapezius, Rhomboideus und Latissimus, die Ergänzungsbewegung im engeren Sinne durch den oberen Trapezius, Levator scapulae und Pectoralis minor. Fällt der Trapezius aus (Abb. 37), so bleibt die Adduktion des akromialen Endes des Schlüsselbeines und der Scapula unvollkommen. Latissimus und Rhomboideus kontrahieren sich zwar kräftig, der Margo vertebralis richtet sich dabei von oben außen nach unten innen, aber die Gesamtadduktion des Schultergürtels bleibt auf der gelähmten Seite zurück, genau so, wie dies schon für die willkürliche Adduktion der Schulter beschrieben worden ist. Infolgedessen ist bei der Trapeziuslähmung die Exkursion des Armes nach hinten auf der gelähmten Seite zumeist eingeschränkt. Durch eine verstärkte Ergänzungsbewegung des Schultergürtels, bei der die Scapula förmlich auf die obere Thoraxkuppel herauf rutscht (Abb. 38), kann das Defizit einigermaßen ausgeglichen werden. Man sieht in Abb. 37 und 38 sehr deutlich, wie stark der Levator scapulae, welcher das Schulterblatt nach vorne oben zieht, angespannt ist. Man sieht ferner, daß der Angulus inferior der Scapula nach hinten vorspringt, infolge der energischen Mitwirkung des Pectoralis minor.

Bei *der willkürlichen Rotation des Armes nach außen* wird normaliter die Bewegung des Humerus im Scapulohumeralgelenk ebenfalls von einer starken

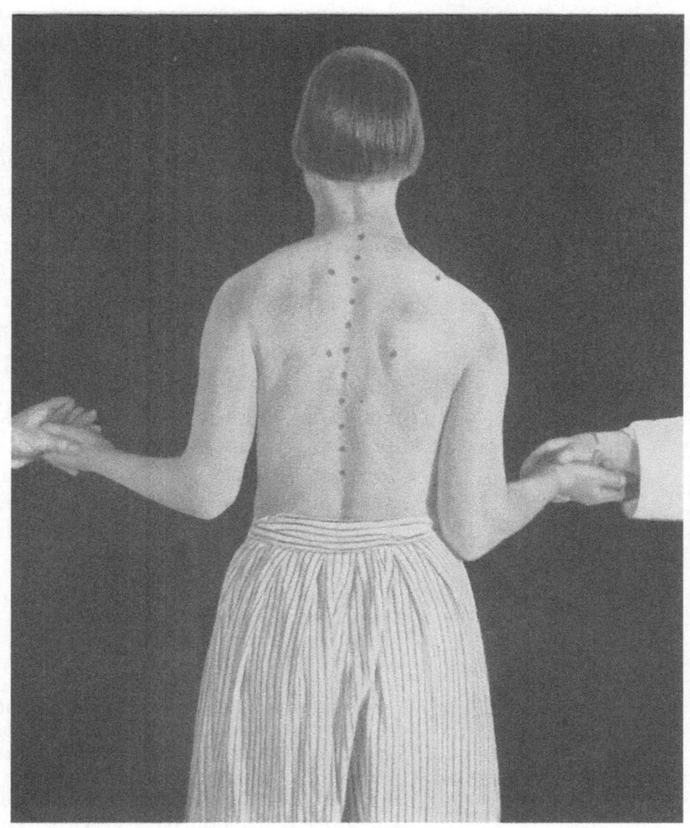

Abb. 39. Rechtsseitige Trapeziuslähmung, willkürliche Außenrotation des Armes, mangelhafte Einstellbewegung des Schultergürtels. Schrägstellung des Margo vertebr. scap. Beschränkung des Gesamtumfanges.

Adduktion des Schultergürtels begleitet. Auch hierbei sind die mittlere und untere Trapeziusportion, der Rhomboideus und der Latissimus tätig. Fällt der Trapezius aus (Abb. 39), so bleibt die Adduktion des Schultergürtels unvollkommen und sie wird wieder durch den Schiefstand des Margo vertebralis der Scapula infolge der Wirkung des Rhomboideus charakterisiert. Die Exkursionsgröße der Bewegung ist infolge der mangelnden Einstellung der Cavitas glenoidalis vermindert, Rhomboideus und Latissimus vermögen allein in dieser Hinsicht den Trapezius nicht zu ersetzen.

An der Rotation des Armes nach innen, bei der der Schultergürtel nach vorne geführt werden muß, ist der Trapezius unbeteiligt. Seine Lähmung hat daher auf den Ablauf dieser Bewegung keinen nachweisbar nachteiligen Einfluß.

Fassen wir die am stärksten hervortretenden Störungen der willkürlichen Beweglichkeit bei der totalen Lähmung des Trapezius kurz zusammen, so können wir sagen, daß vor allem die willkürliche Erhebung und die willkürliche Adduktion der Schulter beeinträchtigt sind; das akromiale Ende des Schlüsselbeines wird nicht genügend erhoben und nicht genügend zurückgeführt; die Scapula wird nicht genügend gehoben und der Wirbelsäule nicht genügend genähert; außerdem tritt unter der Wirkung des Rhomboideus besonders bei der Adduktion eine beträchtliche Schiefstellung des Margo vertebralis von oben außen nach unten innen ein. Ferner gelingt die Erhebung des Armes in rein seitlicher Richtung bis zur Horizontalen nicht, weil die für diese Bewegung erforderliche Einstellung der Cavitas glenoidalis durch Adduktion des Schultergürtels fehlt. Auch die maximale Erhebung des Armes nach oben und die Auswärtsrotation des Armes sind eingeschränkt, erstere besonders infolge des Fehlens der erforderlichen Adduktion und Hebung des Schultergürtels, letztere infolge der mangelnden Adduktion des Gürtels.

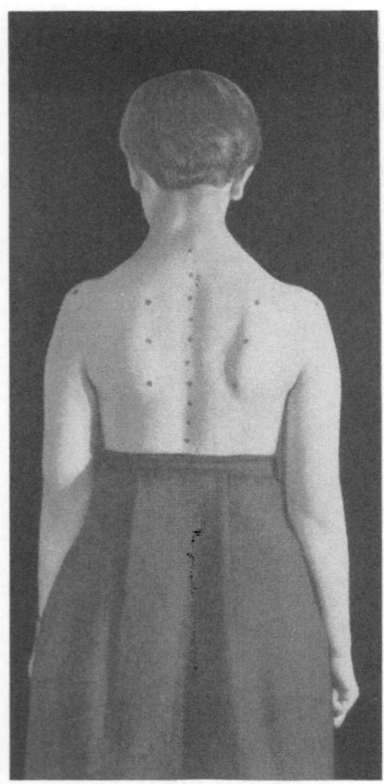

Abb. 40. Rechtsseitige Unterbrechung des N. accessorius, nur mittlere und untere Trapeziusportion gelähmt, obere Portion durch die oberen Spinalnerven genügend versorgt. Fehlen des Schultertiefstandes, kein nennenswertes Vorrücken des Schultergürtels, aber Schrägstand des Margo vertebralis.

Die isolierte totale Lähmung des M. trapezius ist ein relativ seltenes Vorkommnis. Die obere Portion des Muskels wird nicht nur vom Accessorius, sondern auch von den oberen Cervicalnerven innerviert, während die mittlere und untere Portion ausschließlich dem N. accessorius unterstellt sind.

Den totalen Ausfall des Trapezius habe ich in mehreren Fällen studieren können, in denen ich wegen schwerem Torticollis spasticus den Accessorius und die vom oberen Cervicalgeflecht in den Trapezius eintretenden Nervenäste reseziert, den gesamten Muskel also total deefferentiert habe. In manchen Fällen von Myopathie kommt es zu einem vollständigen Schwunde des gesamten Trapezius; doch zeigt in der Mehrzahl der Fälle, die mit diesem Leiden behaftet sind, die obere Portion eine große Widerstandskraft gegen den Zerstörungsprozeß. Die Folgen der reinen Accessoriusunterbrechung hatte ich sehr oft Gelegenheit zu studieren in Fällen, in denen der Nerv wegen Torticollis spasticus reseziert wurde oder in denen er als Neurotisator bei Facialislähmung verwandt wurde. Isolierte Lähmung des Accessorius kommt relativ oft auch auf traumatischer Basis oder infolge von Kompression der Nerven durch Tumoren, besonders Lymphdrüsen vor.

Bei alleiniger Unterbrechung des N. accessorius besteht nur eine völlige Lähmung der unteren und mittleren Portion, während die obere Portion infolge ihrer Doppelinnervation fast stets eine gewisse Leistungsfähigkeit bewahrt. Diese letztere kommt in der Hauptsache der willkürlichen Erhebung der Schulter zugute, aber eine Einschränkung und Einbuße an grober Kraft zeigt auch diese Bewegung fast immer. Da die obere Portion des Trapezius auch adduktorisch wirkt, so ist auch die willkürliche Adduktion der Schulter bei reiner Accessoriusdurchtrennung nicht so schwer geschädigt wie bei totaler Trapeziuslähmung, aber es kommt dabei meist zu einer gleichzeitigen Erhebung der Schulter unter dem Einflusse der oberen Trapeziusportion. Doch kann der

Latissimus dorsi diese Hebung verhindern, so daß eine reine Adduktion zustande kommt. Die Veränderungen, welche die Ruhelage des Schultergürtels bei der reinen Accessoriusunterbrechung zeigt, schwanken individuell nicht unbeträchtlich. In manchen Fällen fand ich ein beträchtliches Vorrücken des akromialen Endes des Schlüsselbeines und beträchtliche Entfernung des Margo vertebralis der Scapula von der Dornfortsatzlinie der Wirbelsäule, in anderen Fällen sind diese Haltungsanomalien sehr gering. Der Margo vertebralis zeigt aber fast immer deutlichen Schrägstand (Abb. 40). Ähnliche Unterschiede bestehen bezüglich des Grades, in welchem die willkürlichen Bewegungen des Armes durch die Lähmung der mittleren und unteren Portion bei Erhaltensein der oberen Portion des Muskels geschädigt werden. Am wenigsten ist die Erhebung nach vorne beeinträchtigt, viel deutlicher tritt der Mangel an Einstellung der Cavitas glenoidalis bei der rein seitlichen Armhebung zutage. Bei dieser Aufgabe kann der mittlere und untere Trapezius selbst durch eine fein abgestufte Kooperation der oberen Trapeziusportion und des Rhomboideus nur sehr schwer ersetzt werden. Ich habe aber in einigen Fällen von Accessoriusdurchtrennung auch in dieser Beziehung keinen nennenswerten Defekt feststellen können.

Man hat vielfach versucht, die Folgen der Lähmung des Cucullaris operativ zu korrigieren. In Fällen von traumatischer Quertrennung des N. accessorius ist die Nervennaht von Katzenstein, Lehmann u. a. ausgeführt worden. Ich selbst sah nach einer Neurolyse des N. accessorius, die ich wegen totaler Lähmung des Nerven nach einer Schußverletzung ausgeführt habe, im Laufe von mehreren Monaten eine volle Wiederherstellung der Funktionen des Trapezius und Sternocleidomastoideus eintreten. Die direkte Implantation des durchtrennten N. accessorius in die obere Portion des Trapezius wurde von Hacker vorgenommen. Derselbe hat auch versucht, eine Reneurotisation des gelähmten Trapezius durch die Methode des sogenannten Muskelanschlusses nach Gersuny zu erzielen, indem er den angefrischten Levator scapulae in die gleichfalls angefrischte obere Portion des Trapezius einnähte. Mit Recht hat aber schon Erlacher betont, daß das danach beobachtete Resultat einfach als mechanische Folge der Muskelüberpflanzung aufgefaßt werden kann. Solche Muskelüberpflanzungen auf den gelähmten Trapezius sind mehrfach ausgeführt worden. Katzenstein hat als Kraftspender für die obere und mittlere Portion Teile des Trapezius der gesunden Seite und für die untere Portion Teile des gleichseitigen Latissimus dorsi verwandt, Perthes benützte den Levator scapulae, den er vom Angulus sup. int. abtrennte und nahe dem Akromion fixierte. An Stelle von Muskelüberpflanzungen sind auch starre bzw. halbstarre Fixationsmethoden zur Anwendung gekommen. Rothschild hat den oberen inneren Schulterblattwinkel durch einen kräftigen frei transplantierten Fascienzügel mit den Dornfortsätzen der unteren Hals- und oberen Brustwirbelsäule verbunden, Lehmann hat in ähnlicher Weise einen festen Fascienzügel durch ein Loch des Angulus sup. int. der Scapula hindurchgeführt, denselben an den Dornfortsatz des 6. Brustwirbels angenäht und dadurch die Scapula in Adduktionsstellung fixiert. Ähnlich sind Szubinski und Schmieden vorgegangen. Gaupp hat einen Stützapparat zur Bekämpfung der Folgen der Trapeziuslähmung angegeben; derselbe besteht aus einem Beckengurt, einer von diesem am Rücken entlang vertikal aufsteigenden Stahlschiene, Thoraxplatten und anknöpfbaren Schulterriemen, durch welche der Schultergürtel in erhobener und adduzierter Position fixiert wird.

Keines der zum Ausgleich der Trapeziuslähmung empfohlenen Ersatzverfahren ist als ideal zu bezeichnen. Am wichtigsten erscheint mir bei der Trapeziuslähmung die Bekämpfung des Schulter*tief*standes, weil dieser dem Kranken durch die permanente Dehnung, welcher das cervico-brachiale Nervengeflecht unterliegt, im Laufe der Zeit häufig sehr heftige Schmerzen verursacht. Darum erscheint die Fixierung des Schultergürtels in erhobener Stellung durchaus rationell. Die starre Fixierung in Adduktion hat den Nachteil, daß sie die Erhebung des Armes nach vorne beeinträchtigt, während sie für die rein seitliche Erhebung des Armes nützlich ist. Aber für die meisten Verrichtungen der oberen Extremität ist erstere, die Erhebung des Armes nach vorne, wichtiger als letztere.

2. Rhomboideus.

[C_4, C_5; N. dorsalis scapulae.]

Der *Rhomboideus* entspringt von dem untersten Abschnitt des Lig. nuchae und von den Dornen des 7. Halswirbels und der vier obersten Brustwirbel. Seine Fasern ziehen schräg nach abwärts und inserieren am Margo vertebralis der Scapula. Normaliter wird der Muskel fast ganz vom Trapezius bedeckt. Nur die unterste äußerste Ecke desselben liegt in dem dreieckigen Felde zwischen dem lateralen Rande der unteren Trapeziusportion, dem medialen Rande der Scapula und dem oberen Rande des Latissimus dorsi, direkt unter der Haut zutage.

Der Rhomboideus ist in der Norm der elektrischen Reizung nicht zugänglich, wohl aber, sobald der gesamte Trapezius oder dessen mittlere und untere Portion gelähmt und atrophiert sind. Unter diesen Umständen kann man bei der elektrischen Reizung des Muskels feststellen, daß er das akromiale Ende des

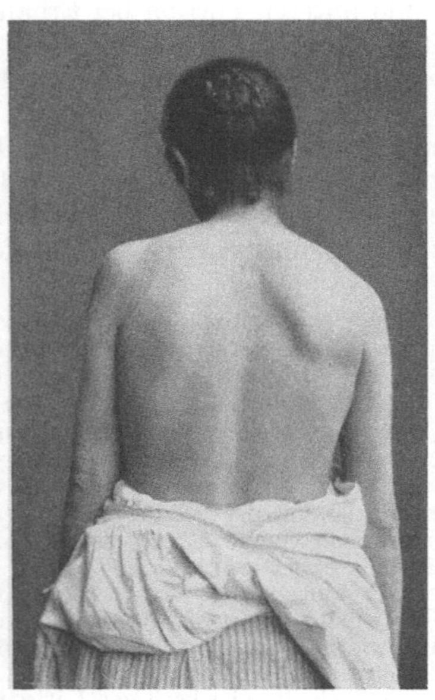

Abb. 41.

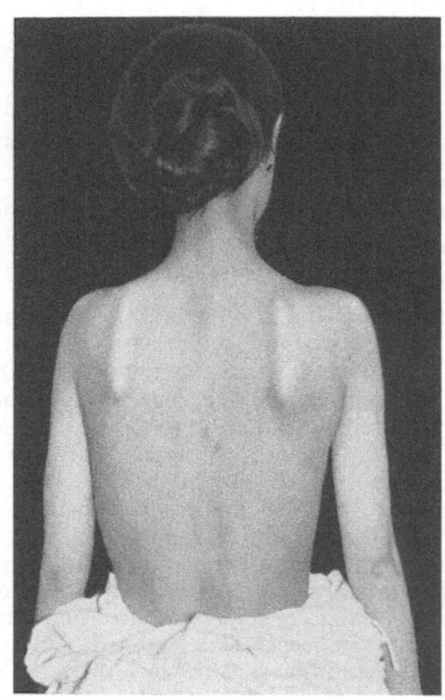

Abb. 42.

Abb. 41. Rhomboideuslähmung rechts, Ruhelage des Schultergürtels, Angulus inferior scapulae steht vom Thorax ab.

Abb. 42. Bilaterale Rhomboideuslähmung, Ruhelage des Schultergürtels; Entfernung des Margo vertebralis von der Dornfortsatzlinie, besonders links, abnorm groß. Flügelförmiger Abstand des Margo vertebralis vom Thorax beiderseits.

Schlüsselbeines und mit ihm die Scapula etwas nach hinten und etwas nach oben führt und dabei die Clavicula etwas um ihre Längsachse mit dem vorderen Rande abwärts dreht. Er ist also ein Adductor und Heber des Schultergürtels, aber nur ein schwacher. Viel ausgiebiger wirkt der Rhomboideus auf das akromiale Gelenk ein, und zwar dreht er die Scapula vornehmlich um die sagittale Achse des Akromioclaviculargelenkes so, daß sich der Margo vertebralis schräg von oben außen nach unten innen einstellt, seine Wirkung ist also in dieser Beziehung der des Serratus und der unteren Portion des Trapezius entgegengerichtet. Gleichzeitig preßt der Rhomboideus den Margo vertebralis und den Angulus inferior an den Thorax an; in dieser Hinsicht stimmt also seine Wirkung mit der des Serratus und Trapezius überein. Die drehende Wirkung des Rhomboideus auf die Scapula um die sagittale Achse des Akromioclaviculargelenkes tritt besonders stark hervor, wenn der Trapezius und Serratus gleichzeitig gelähmt sind.

Dasselbe sah ich in Fällen von Tabes cervicalis, in denen der Trapezius gelähmt und total atrophiert, der Rhomboideus also der direkten faradischen Reizung gut zugängig war. Die besonders starke Drehwirkung des Rhomboideus auf die sagittale Achse des Akromioclaviculargelenkes bei der Tabes cervicalis beruht auf dem fehlenden Dehnungsreflex des

Serratus und Teres major. Umgekehrt sah ich in mehreren Fällen von spastischer Armlähmung infolge von Verletzung des obersten Halsmarkes, bei denen der Trapezius durch Zerstörung seiner motorischen Kernsäule gelähmt war, der Rhomboideus also auch wieder ohne weiteres durch den faradischen Strom zur Kontraktion gebracht werden konnte, daß hierbei der Margo vertebralis der Scapula eine geringere Schrägstellung von oben außen nach unten innen einnahm, infolge des gesteigerten Dehnungsreflexes des Serratus und Teres major. Die Annäherung der Scapula an die Wirbelsäule und die Erhebung des Schultergürtels fehlten wegen des erhöhten Dehnungswiderstandes der Schulterpronatoren (Serratus, Pectoralis minor, Pectoralis major sternocostalis, Subclavius) und der Schultersenker (Latissimus Pectoralis sterno costalis) in diesen Fällen so gut wie ganz.

Isolierte Lähmung des Rhomboideus habe ich mehrfach bei traumatisch bedingter Durchtrennung des N. dorsalis scapulae beobachtet, bei denen der von demselben Nerven innervierte Levator scapulae offenbar infolge seiner akzessorischen Innervation durch kurze Plexusäste nur sehr wenig geschädigt war. Wiederholt sah ich isolierte Lähmung des Rhomboideus auf dem Boden toxischer oder infektiöser Neuritis. Sodann ist hervorzuheben, daß der Rhomboideus nicht selten bei der Myopathie als erster und einziger Muskel des Schultergürtels von der Atrophie und Lähmung ergriffen wird.

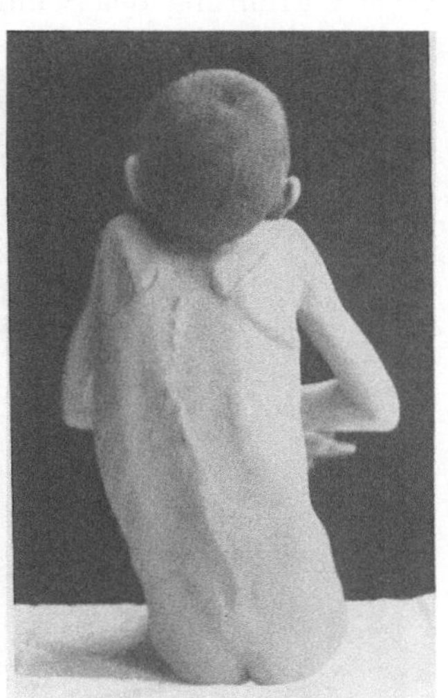

Abb. 43. Bilaterale Rhomboideuslähmung, willkürliche Schulterhebung, dabei abnorme Schrägstellung des Margo vertebralis scapulae von oben innen nach unten außen.

Ist der *Rhomboideus gelähmt*, so fällt in erster Linie auf, daß in der *Ruhe* der *Margo vertebralis* und *besonders der Angulus inferior etwas* vom *Thorax abstehen* (Abb. 41 und 42). Ferner steht bisweilen der Margo vertebralis weiter von der Dornfortsatzlinie entfernt als in der Norm, der Schulterstumpf ist etwas weiter nach vorne gerückt, aber diese Deviation ist in der Regel nicht so ausgesprochen wie beim Ausfall des Trapezius und übrigens keineswegs immer vorhanden. In dem durch Abb. 42 repräsentierten Falle von doppelseitiger Rhomboideuslähmung ist der Margo vertebralis besonders links von der Dornfortsatzlinie abnorm weit entfernt. Man sollte schließlich bei dem Ausfall des Rhomboideus auch eine Schiefstellung des Margo vertebralis von oben außen nach unten innen, entsprechend dem überwiegenden Zuge des Serratus, des unteren Trapezius und der anderen in gleichem Sinne wirkenden Muskeln erwarten. Duchenne gibt auch tatsächlich an, daß bei der Rhomboideuslähmung der Angulus inferior nach außen rücke. Die gleiche Angabe macht R. Fick. Ich habe einen derartigen Schiefstand des Margo bei reiner Rhomboideuslähmung nie beobachtet. So lange die anderen im gleichen Sinne wie der Rhomboideus auf die Scapula einwirkenden Muskeln intakt sind, vermögen diese offenbar, soweit die Ruhelage des Schulterblattes mit Bezug auf die sagittale Achse des Akromioclaviculargelenkes in Betracht kommt, dem Serratus und dessen Genossen ein volles Pari zu bieten, um so mehr, als ja die Schwerkraft in gleichem Sinne wie der Rhomboideus auf das Schulterblatt einwirkt.

Schwer erklärbar erscheint eine Angabe Jorns, nach welcher bei der Rhomboideuslähmung das Schulterblatt auf der gelähmten Seite höher stehen soll als auf der gesunden Seite. T. Cohn glaubt unter Bezugnahme auf den Jornschen Fall, daß der Rhomboideus nicht nur, wie allgemein (?) angenommen werde, eine unterstützende, sondern eine wesentliche Rolle bei der aktiven Schulter*senkung* spiele und er meint, daß vielleicht auch dem bei Geburtslähmungen beobachteten Schulterhochstande eine Rhomboideuslähmung zu grunde liege.

In sehr charakteristischer Form gibt sich die *Rhomboideuslähmung bei der willkürlichen Erhebung der Schultern* zu erkennen. Ich habe bei der Besprechung der Funktionen des Trapezius darauf hingewiesen, daß sich bei der Kontraktion der oberen Portion des Trapezius die Scapula im Akromioclaviculargelenk um die sagittale Achse so dreht, daß sich der Margo vertebralis schräg von oben innen nach unten außen einstellt. Dieser Schiefstand ist die Folge der durch die Hebung des Schulterstumpfes bedingten Dehnung des unteren Trapezius und der unteren Serratusportion. Normaliter tritt bei der Erhebung der Schultern gerade nach oben, ohne gleichzeitige Vorführung der Schulter, dieser Schiefstand nicht auf, jedenfalls nicht zu Anfang der Bewegung, weil sich gleichzeitig mit der oberen Trapeziusportion der Rhomboideus kontrahiert, der die Scapula in entgegengesetztem Sinne wie die obere Trapeziusportion zu drehen bestrebt ist. Die Folge der synergischen Kontraktion des oberen Trapezius und des Rhomboideus ist die, daß normaliter der Margo vertebralis der Scapula bei der Erhebung der Schulter in annähernd vertikaler Richtung verharrt. Fällt aber der Rhomboideus aus, so wird der Scapula unter der Wirkung des oberen Trapezius eine abnorm starke Drehung mit Schiefstellung des Margo vertebralis von oben innen nach unten außen erteilt (vgl. Abb. 43). Der Levator scapulae, der ja auch zu den Hebern der Schulter zählt, vermag diese Schiefstellung nicht zu verhindern.

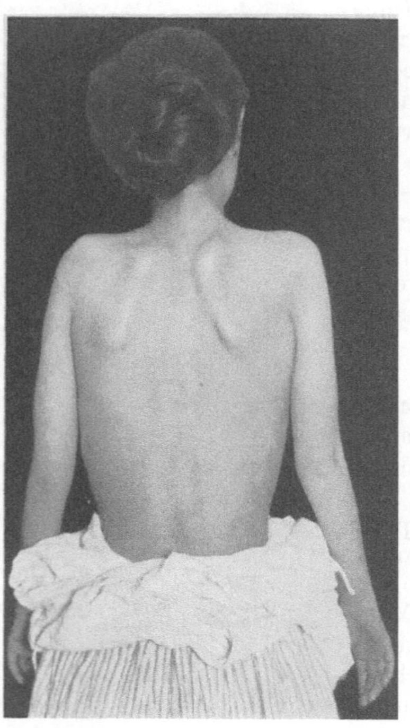

Abb. 44. Bilaterale Rhomboideuslähmung (vgl. Abb. 42). Willkürliche Schulteradduktion, dabei abnorme Schrägstellung des Margo vertebralis scapulae von oben innen nach unten außen.

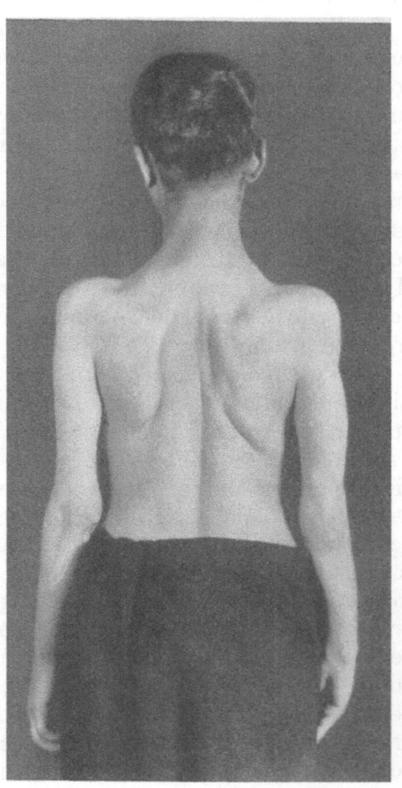

Abb. 45. Rechtsseitige Rhomboideuslähmung, Schulteradduktion. Margo vertebralis scapulae stellt sich schräg von oben innen nach unten außen.

Eine ähnliche *Schiefstellung des Margo vertebralis der Scapula tritt bei der Rhomboideuslähmung während der willkürlichen Adduktion der Schulter ein*

(Abb. 44 und 45): Die mittlere Portion des Trapezius wirkt zwar rein adduktorisch auf die Scapula, ohne derselben eine Drehung um die vertikale Achse des Akromioclaviculargelenkes zu erteilen. Diese Partie des Muskels ist aber für eine ausgiebige Adduktion allein zu schwach. Werden die Schultern energisch zurückgeführt, so kontrahiert sich der gesamte Trapezius und dadurch wird die Scapula im Akromioclaviculargelenk so um die sagittale Achse gedreht, daß sich der Margo vertebralis scapulae schräg von oben innen nach unten außen richtet. Der Angulus superior internus nähert sich dabei der Dornfortsatzlinie ausgiebig, der Angulus inferior bleibt weiter von ihr entfernt.

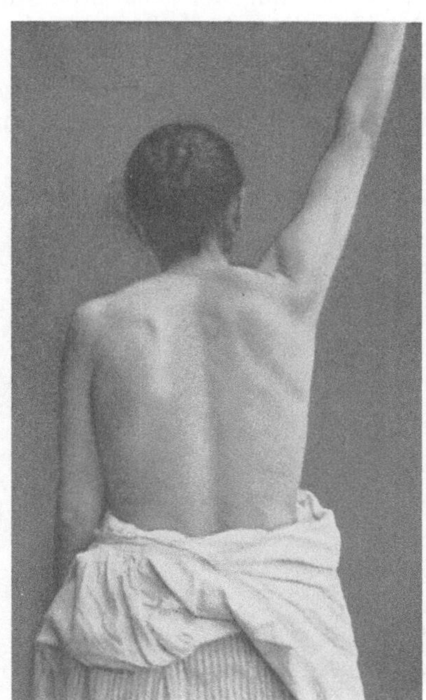

Abb. 46. Rechtsseitige Rhomboideuslähmung (vgl. Abb. 41). Willkürliche Erhebung des Armes, die in der Reihe vorhandene Haltungsanomalie des Schulterblattes gleicht sich aus.

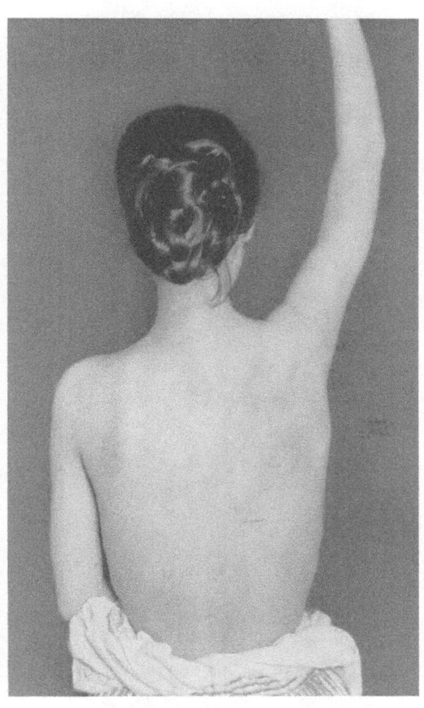

Abb. 47. Rechtsseitige Rhomboideuslähmung. Die in der Ruhe vorhandene Haltungsanomalie der rechten Scapula (vgl. Abb. 42) gleicht sich bei der Erhebung des rechten Armes völlig aus.

Die *willkürliche Senkung* der Schulter ist bei der Rhomboideuslähmung niemals eingeschränkt; die oben bereits erwähnte Vermutung T. Cohns, daß der Rhomboideus zu den Senkern des Schultergürtels zähle, halte ich nur für bedingt richtig. Bei der Senkung der Schulter rückt im Falle der Rhomboideuslähmung der bei der Erhebung von oben innen nach unten außen gerichtete Margo vertebralis der Scapula wieder mehr oder weniger in die Stellung zurück, welche er in der Ruhe einnimmt. Er bleibt unter der Wirkung der unteren Trapeziusportion und des Pectoralis minor zunächst noch etwas schräge nach unten außen eingestellt, nimmt aber mit der vollen Erschlaffung der Muskeln zuletzt wieder annähernd die Geradestellung ein, die er in der vollen Ruhe aufweist. Wird die Schultersenkung gegen Widerstand ausgeführt, so tritt die Schrägstellung des Margo vertebralis infolge der energischen Kontraktion der unteren Trapeziusportion und des Pectoralis minor sehr viel deutlicher hervor als bei der Senkung der Schulter ohne Widerstand.

Bei der *willkürlichen Erhebung des Armes nach vorne oben* oder *gerade nach der Seite* macht sich ein störender Einfluß seitens des gelähmten Rhomboideus nicht geltend. Es ist charakteristisch, daß bei diesen Bewegungen das in der Ruhe vorhandene leichte Abstehen des Margo vertebralis und Angulus inferior unter der energischen Kontraktion des Serratus und Trapezius vollkommen verschwindet (vgl. Abb. 46 und 47). Ferner fällt manchmal auf, daß bei der maximalen Erhebung des Armes die Scapula unter der Wirkung des Serratus und des unteren Trapezius eine ganz abnorm starke Drehung um die sagittale Achse des Akromioclaviculargelenkes erfährt, der Margo vertebralis nimmt fast eine Horizontalstellung ein (Abb. 48). Dies rührt daher, daß der Rhomboideus der drehenden Wirkung der genannten Muskeln infolge seines Ausfalles gar keinen Widerstand mehr entgegenstellt. Dagegen fällt bei *der Senkung des erhobenen Armes* der Rhomboideusausfall stark in die

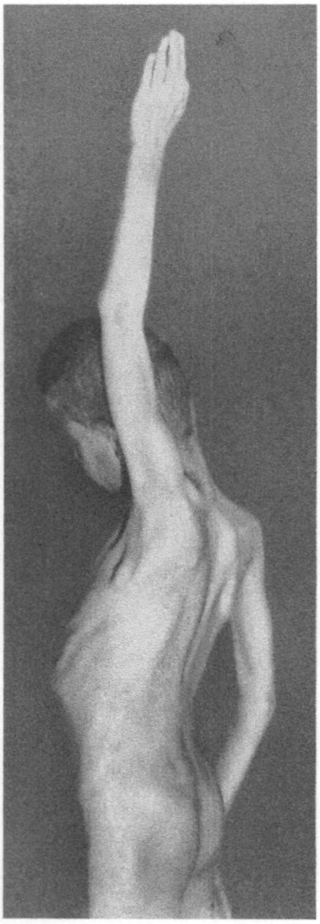

Abb. 48. Rhomboideuslähmung (vgl. Abb. 43). Willkürliche Armhebung. Abnorm starke Drehung der Scapula um die sagittale Achse des Akromioclaviculargelenkes infolge ungebremster Serratuswirkung.

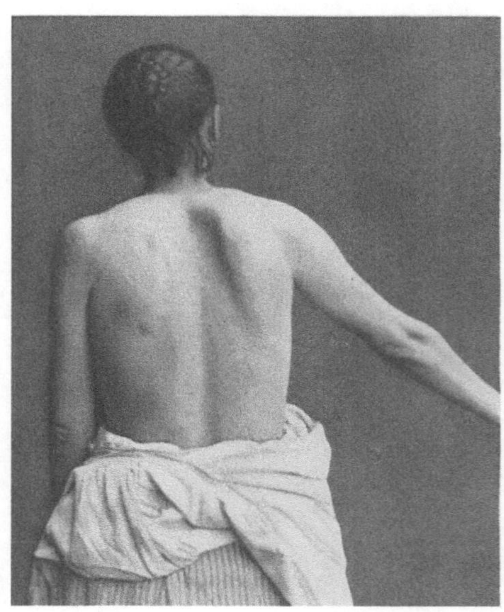

Abb. 49. Rhomboideuslähmung (vgl. Abb. 41 und 46). Willkürliche Armsenkung, mangelhafte Rückdrehung der Scapula, Abhebelung des Margo vertebralis scapulae vom Thorax.

Waagschale. Normaliter führt bei dieser Bewegung das Schulterblatt die entgegengesetzte Bewegung wie bei der Erhebung aus, der Margo vertebralis dreht sich aus der Schrägstellung von oben innen nach unten außen in die Geradstellung zurück. An dieser Rückdrehung der Scapula ist der Rhomboideus in erster Linie beteiligt. Fällt er aus, so folgt das Schulterblatt bei der Armsenkung der Bewegung des Humerus nur unvollkommen, der Margo vertebralis bleibt mehr oder weniger stark von oben innen nach unten außen eingestellt und wird durch den Deltoideus, der ja auch bei der Senkung des Armes zunächst kontrahiert bleibt und nur sukzessive erschlafft, vom Thorax abgehebelt (vgl. Abb. 49 und 50). Besonders stark tritt das Ausbleiben der Rückdrehung der Scapula und der Schrägstand des Margo vertebralis von oben innen nach unten außen hervor, wenn die Armsenkung gegen Widerstand ausgeführt wird (Abb. 51).

Hierbei wird besonders durch die Kontraktion des Teres major, welcher bei der Adduktion des Armes gegen Widerstand energisch mitzuwirken hat, der Angulus inferior stark nach außen gezogen.

Bei der willkürlichen *Bewegung des Armes nach hinten* wird, wie bereits früher erwähnt, normaliter der Schultergürtel adduziert; bei dieser Einstellbewegung des Schultergürtels wirken der mittlere und untere Trapezius und der Rhomboideus zusammen. Fällt letzterer aus, so wird die Scapula durch den unteren Trapezius und den durch die starke Adduktion der Schulter gedehnten Serratus um die sagittale Achse des Akromioclaviculargelenkes abnorm stark mit dem

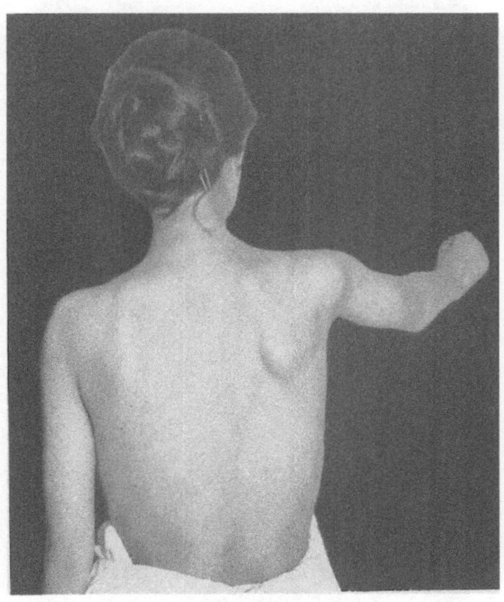

Abb. 50. Rhomboideuslähmung, willkürliche Armsenkung, mangelhafte Rückdrehung der Scapula, Abhebelung des Margo vertebralis vom Thorax. (Vgl. Abb. 47.)

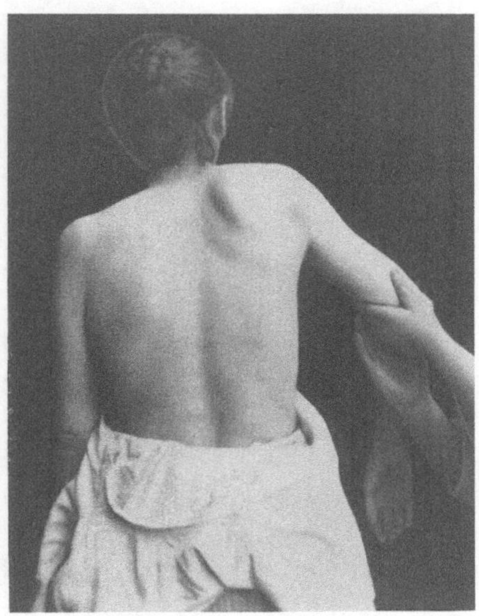

Abb. 51. Rhomboideuslähmung (vgl. Abb. 41, 46, 49). Willkürliche Adduktion des Armes gegen Widerstand, Fehlen der Rückdrehung der Scapula, Abhebelung des Margo vertebralis vom Thorax.

Angulus inferior nach außen gedreht. Genau dasselbe tritt bei der *Rotation des Armes nach außen* ein. Dagegen fällt der Ausfall des Rhomboideus bei der Rotation des Armes nach innen nicht störend in die Waagschale.

Fassen wir die wichtigsten *charakteristischen Kennzeichen der Rhomboideuslähmung* zusammen, so können wir sagen, daß in der *Ruhe der Margo vertebralis und der Angulus inferior etwas vom Thorax abstehen*; manchmal ist der Margo auch etwas weiter als in der Norm von der Dornfortsatzlinie der Wirbelsäule entfernt. Das *flügelförmige Abstehen der Scapula in der Ruhe verschwindet aber bei der Erhebung der Schulter und besonders bei der Erhebung des Armes vollkommen, tritt dagegen bei der Senkung des Armes sofort wieder stark zutage. Sowohl bei der Erhebung der Schulter gerade nach oben, als auch bei der Adduktion der Schulter sowie bei der Bewegung des Armes nach hinten und bei der Außenrotation des Armes tritt bei der Rhomboideuslähmung ein pathologischer Schiefstand des Margo vertebralis der Scapula von oben innen nach unten außen auf. Am stärksten ist dieser Schiefstand bei der Adduktion des Armes gegen Widerstand ausgesprochen.*

Der Rhomboideus gehört zu den Muskeln, welche sich nach der Nervennaht bzw. Neurolyse relativ rasch restituieren. Ich konnte das in mehreren Fällen von Läsion des Plexus cervicalis feststellen, in denen der Rhomboideus zunächst total gelähmt war. Der

Rhomboideus erhält seine motorischen Nervenfasern aus dem 4. und 5. Cervicalsegment. Die aus dem 4. Cervicalsegment stammenden Fasern treten durch eine Anastomose vom 4. Cervicalnerven zum 5. in den letzteren ein und aus diesem letzteren, distal vom Zutritt der ersteren, geht dann in der Regel der N. dorsalis scapulae hervor; seltener entspringt der Nerv nach der Vereinigung des 5. und 6. Cervicalnerven zum oberen Primärstrang aus dem letzteren. Nach der Naht der die Rhomboideusfasern führenden Plexuswurzeln oder nach der inneren Neurolyse derselben stellte sich die Funktion des vorher gelähmten Rhomboideus in den Fällen, in denen ich den postoperativen Verlauf verfolgen konnte, stets relativ

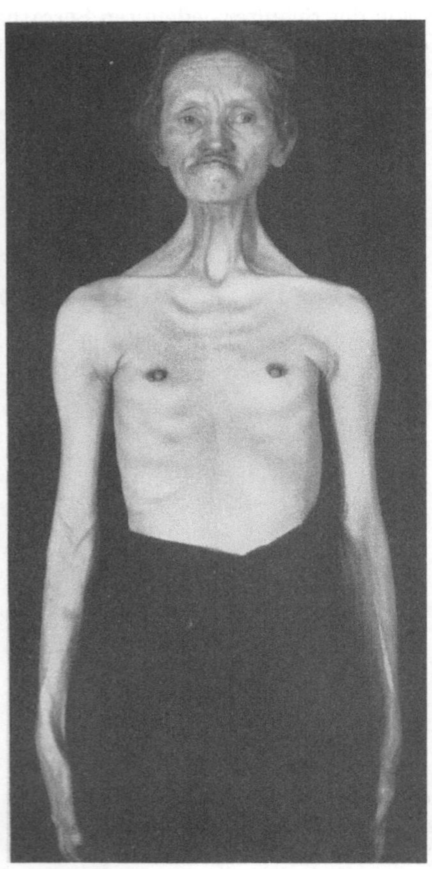

Abb. 52. Lähmung aller Muskeln des Schultergürtels mit Ausnahme des Levator scapulae und Teres major. Relativ geringer Schultertiefstand in der Ruhe.

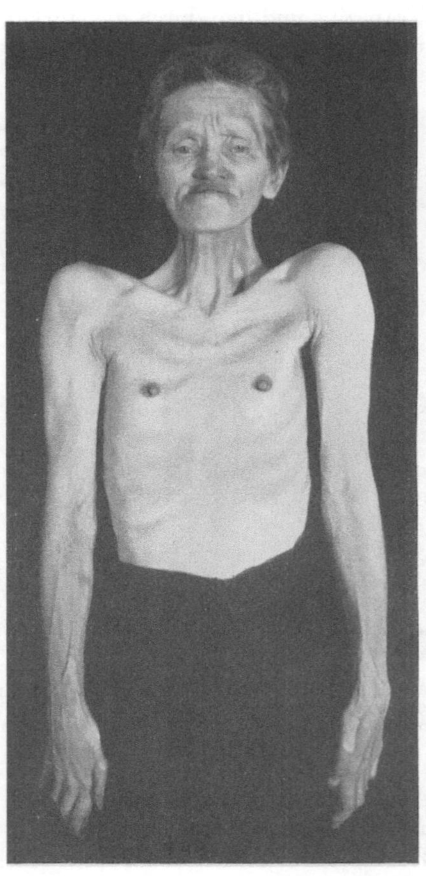

Abb. 53. Isolierte Wirkung des Levator scapulae bei der Schulterhebung (Lähmung aller anderen Schulterheber). Der Schulterstumpf wird bei der Hebung stark nach vorne gezogen.

bald wieder her. Eine isolierte Naht des durchtrennten N. dorsalis scapulae habe ich bisher niemals vorgenommen.

Die aus der Lähmung des Rhomboideus resultierende Motilitätsstörung ist im übrigen keine so schwerwiegende, daß der Ersatz des gelähmten Muskels durch Muskelüberpflanzungen oder andere Ersatzoperationen indiziert erscheinen könnte. Ein Versuch nach dieser Richtung ist auch bisher nicht gemacht worden.

3. Levator scapulae.

(C_3, C_4, C_5; N. dorsalis scapulae; kurze direkte Äste aus dem 3. und 4. Cervicalnerven.)

Der *Levator scapulae* entspringt von den hinteren Zacken der Querfortsätze der vier oberen Halswirbel und zieht schräg nach unten und außen zur Scapula, woselbst er am oberen inneren Winkel inseriert.

Der Levator scapulae ist der direkten percutanen faradischen Reizung schon in der Norm zugängig. Sein Reizpunkt liegt zwischen dem äußeren Rande des Splenius capitis, dem hinteren Rande des Sternocleidomastoideus und dem oberen Rande des Trapezius. Wesentlich günstiger als in der Norm liegen die Verhältnisse für die Erzielung einer kräftigen isolierten Kontraktion

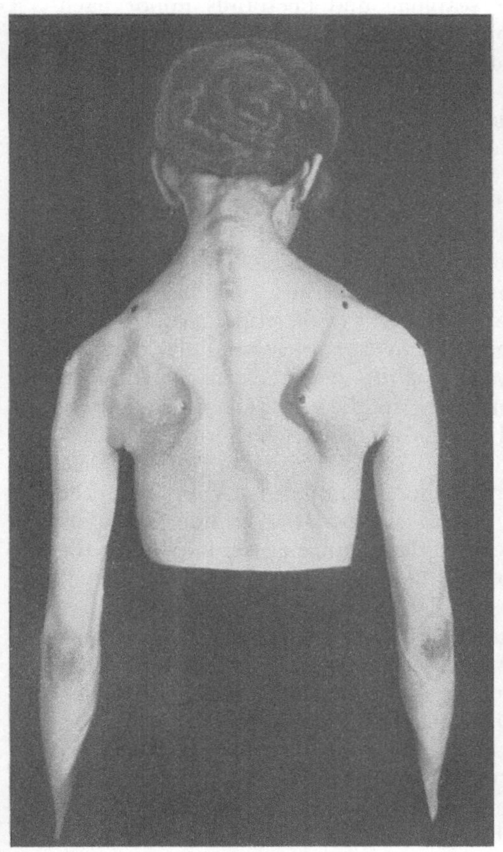

Abb. 54.

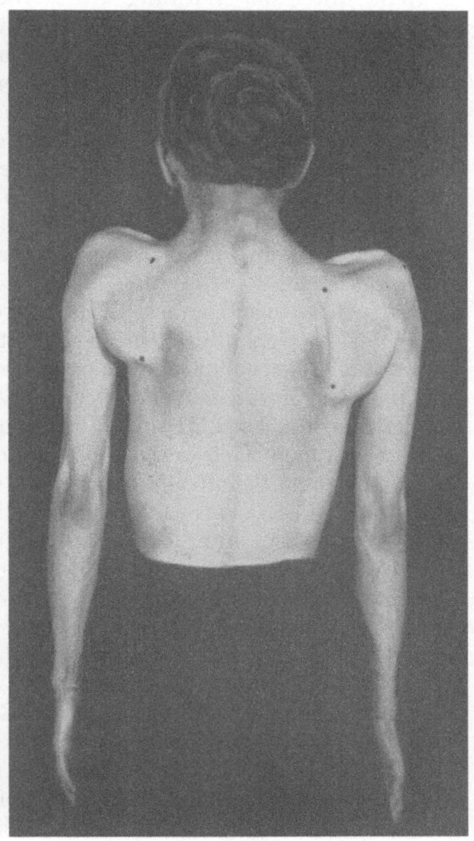

Abb. 55.

Abb. 54. Lähmung aller auf den Schultergürtel einwirkender Muskeln mit Ausnahme des Levator scapulae und Teres major. Ruhelage des Schultergürtels, Schrägstand des Margo vertebralis scapulae.

Abb. 55. Isolierte Wirkung des Levator scapulae, willkürliche Schulterhebung bei Lähmung aller anderen Schulterheber. Schultergürtel wird stark nach vorn geführt; der Margo vertebralis der Scapulae wird aus seiner Schrägstellung, welche er in der Ruhe einnimmt (vgl. Abb. 54), durch Teres major gerade gerichtet.

des Muskels durch den faradischen Strom, wenn der Trapezius gelähmt und atrophiert ist.

Der *Levator scapulae* bewirkt bei seiner Kontraktion eine ausgiebige *Erhebung des Schultergürtels.* Gleichzeitig wird der letztere *nach vorne geführt*; dabei wird die Clavicula so um ihre Längsachse gedreht, daß sich der vordere Rand nach abwärts senkt. Auf das Akromioclaviculargelenk wirkt der Levator in ähnlichem Sinne ein wie der Rhomboideus, der Margo vertebralis nimmt einen leichten Schiefstand von oben außen nach unten innen ein; jedoch ist diese Wirkung lange nicht so ausgesprochen wie unter der Kontraktion des Rhomboideus und unter verschiedenen Bedingungen, über die weiter unten berichtet werden wird, fehlt sie ganz und kehrt sich sogar in das Gegenteil um. R. FICK gibt an, daß der Levator scapulae das akromiale Ende der Clavicula nach oben und *hinten* führe, also ebenso wie die obere Portion des Trapezius wirke. Dem kann ich nicht zustimmen.

Der Levator scapulae übt auch einen Einfluß auf die frontale Achse des Akromioclaviculargelenkes aus. Wir haben bereits bei Besprechung der Trapeziuslähmung darauf hingewiesen, daß bei der Rückwärtsbewegung des Armes die Scapula unter der Wirkung des Levator scapulae und Pectoralis minor nach vorne oben zu über die obere Thoraxkuppel hingleitet. Auf diese Drehung der Scapula um die frontale Achse des Akromioclaviculargelenkes bei der Kontraktion des Levator scapulae haben besonders MOLLIER und R. FICK hingewiesen. Abb. 52—55 stellen einen Fall dar, in dem alle Schulterheber, mit Ausnahme des Levator scapulae, der sehr kräftig entwickelt war, völlig gelähmt waren. Die ausgiebige willkürliche Erhebung der Schulter, welche in den Abb. 53 und 55 dargestellt ist, geschieht ausschließlich durch den Levator scapulae; denn die für die Schulterhebung außer den Hauptheberen noch in Betracht kommenden Hilfsmuskeln, der Sternocleidomastoideus, Sternothyreoideus, Sternohyoideus und Omohyoideus waren auch gelähmt. Man sieht in den Abb. 53 und 55 sehr deutlich, wie bei der Erhebung der Schulter gleichzeitig das akromiale Ende der Clavicula durch die Kontraktion des Levators, dessen Wulst deutlich unter der Haut vorspringt, nach *vorne geführt wird.* Besonders hervorzuheben ist, daß der Margo vertebralis der Scapula der in diesem Falle in der Ruhe infolge der totalen Lähmung aller anderen Muskeln des Schultergürtels stark von oben außen nach unten innen gerichtet ist (Abb. 54), bei der willkürlichen Erhebung der Schulter eine völlige Gradstellung annimmt (Abb. 55). Die Einwirkung des Levator scapulae auf die sagittale Achse des Akromioclaviculargelenkes ist also unter den hier vorliegenden Bedingungen offenbar durch die Mitwirkung des Teres major (vgl. S. 80) eine andere als normaliter.

Eine isolierte Lähmung des Levator scapulae habe ich niemals beobachtet und es ist auch in der Literatur kein solcher Fall bekannt geworden. Ich vermag daher die charakteristischen Kennzeichen der isolierten Levatorlähmung nicht anzugeben. Daß der Levator scapulae an der Aufrechterhaltung der normalen Höhenlage des Schultergürtels in der Ruhe mitbeteiligt ist, geht daraus hervor, daß das akromiale Ende der Clavicula bei Ausfall der übrigen Heber des Schultergürtels (Trapezius, Rhomboideus, Serratus, Pectoralis major clavicularis) und alleiniger Integrität des Levator bei weitem nicht so stark herabsinkt (Abb. 52), wie bei Lähmung der genannten Muskeln einschließlich des Levator scapulae (vgl. Abb. 56, S. 56).

4. Serratus anticus.

[C_5, C_6, C_7 (C_8); N. thoracicus longus; manchmal akzessorische Innervation der oberen Portion durch N. dorsalis scapulae.]

Der Serratus anticus entspringt mit seinen Ursprungszacken von der 1. bis 9. Rippe, die alle nach der Basis scapulae zu konvergieren, woselbst der Muskel seine Insertion findet. Man unterscheidet in der Regel drei mehr oder weniger selbständige Portionen des Serratus, eine *obere Portion,* welche von der 1. und 2. Rippe entspringt, ihre Fasern verlaufen konvergierend in annähernd horizontaler Richtung zum Angulus superior internus der Scapula. Die *mittlere Portion* entspringt von der 2., 3. und 4. Rippe; ihre Bündel divergieren sehr stark und inserieren entlang der Basis scapulae fast in deren gesamter Längenausdehnung. Die *untere Portion* entspringt von der 5. bis 9. Rippe, ihre Fasern verlaufen stark konvergierend nach oben hinten und inserieren sämtlich am Angulus inferior der Scapula. Die untere Portion ist die weitaus stärkste, während die mittlere manchmal nur schwach entwickelt ist.

Vom Serratus ist der percutanen faradischen Reizung unter normalen Verhältnissen nur der an der seitlichen Thoraxwand zwischen dem Wulst des Pectoralis major und Latissimus dorsi gelegene Abschnitt zugängig. Wenn aber

Pectoralis major, Pectoralis minor, Latissimus dorsi und Teres major gelähmt und atrophiert sind, gelangt man mit der Elektrode auch an die anderen Abschnitte des Serratus heran. In toto läßt sich der Muskel durch die elektrische Reizung des operativ freigelegten N. thoracicus longus zur Kontraktion bringen.

Der Serratus anticus wirkt sowohl auf das Sternoclaviculargelenk als auch auf das Akromioclaviculargelenk ein. Er führt einerseits das akromiale Ende des Schlüsselbeines und die Scapula nach *vorne* und etwas nach oben, andererseits wird die Scapula im Akromioclaviculargelenk so gedreht, daß sich der *Margo vertebralis schräg von oben hinten innen nach unten vorne außen richtet, gleichzeitig werden der Margo vertebralis und der Angulus inferior energisch an den Thorax angepreßt.*

Die obere Portion des Muskels wirkt vornehmlich auf das sternale Gelenk ein, sie führt das akromiale Ende des Schlüsselbeines und mit diesem die Scapula nach vorne. Umgekehrt wirkt die untere Portion viel stärker auf das akromiale als auf das sternale Gelenk; sie bewirkt in erster Linie die Drehung der Scapula um die sagittale, vertikale und frontale Achse des Akromioclaviculargelenkes; ihre Einwirkung auf das sternale Gelenk kommt in einer Hebung des akromialen Endes des Schlüsselbeines zum Ausdruck. Die mittlere Portion wirkt ziemlich gleichmäßig auf beide Gelenke, sie führt die Schulter nach vorne und dreht die Scapula im Akromioclaviculargelenk in demselben Sinne wie die untere, aber in viel geringerem Grade wie diese. Die Angabe R. Ficks, daß die untersten Zacken des Serratus das akromiale Ende des Schlüsselbeines nach oben und *hinten* führen, finden in den Ergebnissen der faradischen Reizung keine Bestätigung, und die Angabe desselben Autors, daß die obersten Zacken des Serratus das akromiale Ende des Schlüsselbeines nach vorne und *unten* führen, hat m. E. nur dann Gültigkeit, wenn der Schultergürtel sich in einer sehr stark erhobenen Ausgangsstellung befindet. Die untere Portion des Serratus ist in bezug auf die sagittale Achse des Akromioclaviculargelenkes der direkte Antagonist des Rhomboideus, die obere hat annähernd die entgegengesetzte Wirkung wie der mittlere Trapezius in bezug auf die vertikale Achse des Sternoclaviculargelenkes.

Die drehende Wirkung des Serratus auf die Scapula im Akromioclaviculargelenk tritt bei Lähmung des Rhomboideus besonders stark in Erscheinung. Abb. 48, S. 50, veranschaulicht das außerordentlich deutlich, indem infolge des Fehlens der bremsenden Wirkung seitens des gelähmten Rhomboideus der Margo vertebralis der Scapula bei der Erhebung des Armes, an welcher der Serratus ja beteiligt ist, ganz abnorm stark von oben hinten innen nach unten vorne außen, nahezu horizontal, eingestellt wird.

Der Serratus ist also ein Heber und Pronator des Schultergürtels und der wichtigste Dreher des Schulterblattes nach vorne.

Die Abb. 56 stellt einen Fall dar, in dem alle den Schultergürtel bewegenden Muskeln (Trapezius, Rhomboideus, Levator scapulae, Pectoralis minor, Pectoralis major, Subclavius, Latissimus dorsi, Sternocleidomastoideus, Sternohyoideus, Sternothyreoideus, Omohyoideus, Deltoideus, Supraspinatus, Infraspinatus, Teres minor, Teres major und Subscapularis völlig gelähmt waren und linkerseits *nur der Serratus erhalten war*. Die Abb. 56 zeigt, daß der Schultertiefstand links etwas weniger ausgesprochen ist als rechterseits. Der Kranke kann mittels seines erhaltenen linken Serratus die Schulter noch ausgiebig erheben (Abb. 57), dabei rückt das akromiale Ende der Clavicula nach vorne. Ebenso ist das willkürliche Vorführen der Schulter stets mit Erhebung gepaart. Die Abb. 57 b zeigt die für die Serratuswirkung charakteristische Drehung der Scapula mit dem Angulus inferior nach vorne außen bei der Vorführung bzw. Erhebung der Schulter. Genau derselbe Bewegungseffekt auf dem Schultergürtel trat bei der faradischen Reizung des Serratus ein, die in diesem Falle infolge der Lähmung aller anderen Schultergürtelmuskeln besonders gut gelang.

Die isolierte *Lähmung* des *Serratus anticus* ist ein sehr häufiges Vorkommnis; in der überwiegenden Mehrzahl der Fälle ist sie durch eine traumatische Schädigung des N. thoracicus longus bedingt. An zweiter Stelle stehen die toxischen und infektiösen Neuritiden des Nerven. Auch angeborene Defekte des Serratus sind beobachtet worden.

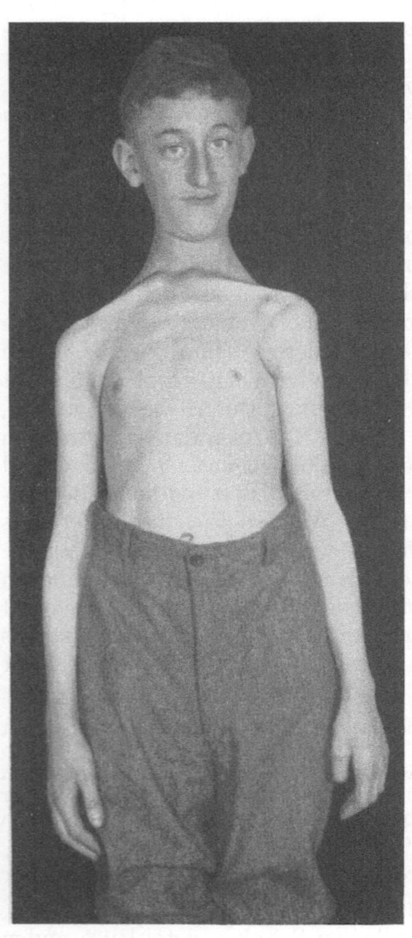

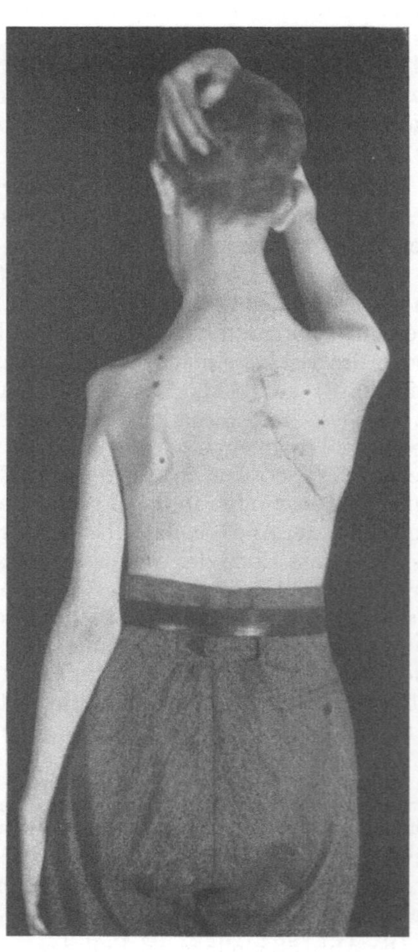

a b

Abb. 56 a und b. Totale Lähmung aller Muskeln des Schultergürtels, rechts nur Deltoideus, linkerseits nur Serratus anticus erhalten; hochgradiger Schultertiefstand in der Ruhe, links etwas weniger ausgesprochen als rechts, da linker Serratus erhalten. b Derselbe Kranke von hinten. (Vgl. Abb. 89 und 90, S. 101—103.)

Über die *Veränderungen in der Ruhelage* des Schultergürtels bei der *Serratuslähmung* herrscht in der Literatur ein auffallender Mangel an Übereinstimmung unter den verschiedenen Autoren. Aus dem oben über die Funktion des Muskels Mitgeteilten geht hervor, daß derselbe das akromiale Ende der Clavicula und die Scapula nach vorne führt und hebt. Fällt der Serratus aus, so überwiegt der Zug der Muskeln, welche den Schulterstumpf rückwärts ziehen (Trapezius, Rhomboideus, Latissimus) und die Folge ist die, daß das akromiale Ende des Schlüsselbeines auf der gelähmten Seite etwas weiter zurücksteht als auf der gesunden Seite. An der Scapula kommt diese Deviation des Schultergürtels nach hinten dadurch zum Ausdruck, daß der Margo vertebralis der Dornfortsatzlinie näher steht als in der Norm (vgl. Abb. 58, 59, 60, 61 und 62). Der Grad der Annäherung der Scapula an die Wirbelsäule schwankt individuell nicht unerheblich. Weniger konstant ist beim Ausfall des Serratus in der Ruhe ein geringer Grad von Tiefstand des akromialen Endes des Schlüsselbeines zu beobachten (Abb. 61). Das Ausscheiden des Serratus aus der Reihe der Kräfte, welche den Schulterstumpf

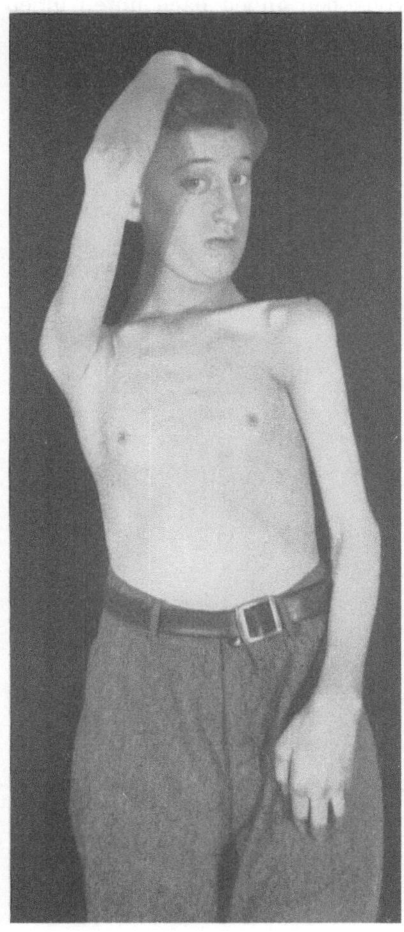

a

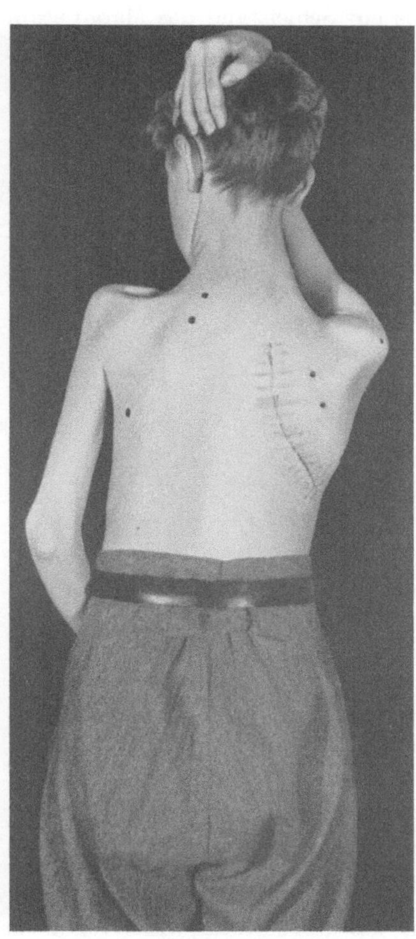

b

Abb. 57 a und b. Totale Lähmung aller Muskeln des Schultergürtels, rechts nur Deltoideus, links nur Serratus anticus erhalten (vgl. Abb. 56). a Willkürliche Schulterhebung links; Schulter rückt dabei nach vorne. b Derselbe Kranke von hinten, Drehung der Scapula um die sagittale Achse des Akromioclaviculargelenkes unter der Serratuswirkung bei der willkürlichen Schulterhebung links.

heben, kommt in einer entsprechenden Änderung in der Ruhelage des Schultergürtels nicht prägnant zum Ausdruck, wenn die anderen Heber, besonders der obere Trapezius und der Levator scapulae erhalten sind. Deutlicher tritt der Tiefstand des Akromions hervor, wenn man den Kranken die Schulter einige Male hin- und herbewegen läßt und die Einstellung beobachtet, welche der Schultergürtel unmittelbar danach einnimmt.

Die Scapula unterliegt, abgesehen von ihrer mit der veränderten Stellung der Clavicula verbundenen Verschiebung in toto, bei der Serratuslähmung noch einer weiteren Stellungsänderung infolge der Verschiebung des Verhältnisses der Kräfte, welche auf das Akromioclaviculargelenk einwirken. Der

Serratus dreht die Scapula im letzteren Gelenke so um die sagittale Achse, daß sich der Margo vertebralis schräg von oben innen nach unten außen einstellt, also entgegengesetzt wie der Rhomboideus, der Levator scapulae, der vordere und mittlere Deltoideus, der Supraspinatus und die Schwerkraft (vgl. S. 89). Fällt der Serratus aus, so überwiegt der Zug der den Margo vertebralis von oben außen nach unten innen richtenden Kräfte und es resultiert daraus ein Schiefstand des Margo scapulae von oben außen nach unten innen (Abb. 61). Aber auch diese Änderung in der Ruhelage des Schultergürtels wechselt von Individuum zu Individuum (vgl. Abb. 58—62). In demselben

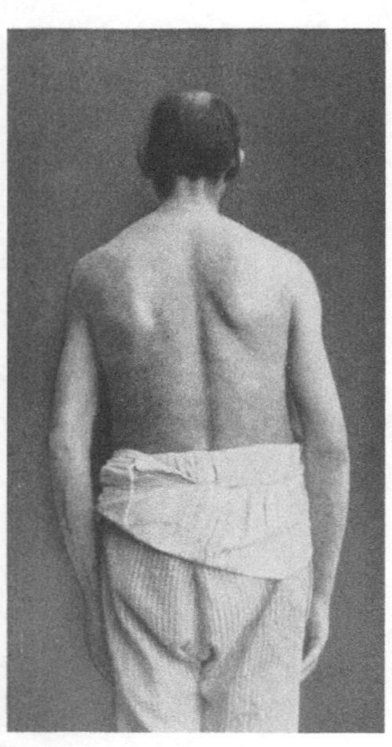

Abb. 58. Rechtsseitige Serratuslähmung, Ruhelage des Schultergürtels, Margo vertebralis scapulae steht rechterseits der Dornfortsatzlinie näher als links, geringes flügelförmiges Abstehen des Schulterblattes vom Thorax.

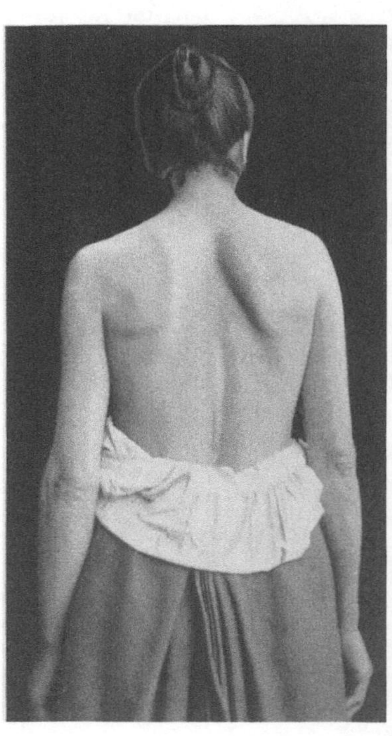

Abb. 59. Rechtsseitige Serratuslähmung, Ruhelage des Schultergürtels, Margo vertebralis steht rechterseits der Dornfortsatzlinie etwas näher als links, starkes flügelförmiges Abstehen des Schulterblattes vom Thorax.

Sinne wie der Serratus wirkt vor allem die untere Trapeziusportion, der Teres major und der Pectoralis minor. Diese dem Serratus gleichsinnigen Muskelkräfte können offenbar ohne Mithilfe des Serratus die normale Ruhelage der Scapula, soweit die Drehung um die sagittale Achse des Akromioclaviculargelenkes in Betracht kommt, mehr oder weniger vollkommen erhalten. Hingegen erscheint der Serratus für die Erhaltung der normalen Ruhelage des Schulterblattes unentbehrlich, soweit die Drehung um die vertikale und frontale Achse des Akromioclaviculargelenkes in Betracht kommt. Der Serratus gehört zu den Muskeln, welche den Margo vertebralis und den Angulus inferior an den Thorax angepreßt erhalten. Fällt er aus, so werden der Margo und der Angulus inferior vom Brustkasten abgehebelt. Diese Difformität (vgl. Abb. 58 bis 62) fehlt nach meinen Erfahrungen bei der Serratuslähmung höchst selten. Sie ist allerdings oft nicht stärker ausgesprochen als beim Ausfall des Trapezius oder des Rhomboideus, manchmal sogar geringer, nicht selten aber auch stärker.

Was die aus der *Serratuslähmung* resultierenden Störungen in der *willkürlichen Beweglichkeit der Schultern* anlangt, so erweist sich relativ am schwersten die *Bewegung* der *Schulter nach vorne* beeinträchtigt. Außer dem Serratus führen hauptsächlich der Levator scapulae, der Pectoralis minor, der Pectoralis major sternocostalis und der Subclavius das akromiale Ende des Schlüsselbeines nach vorne. Fällt der Serratus aus, so kann die Schulter zwar noch nach vorne geführt werden, aber die Kraft, mit der dies geschieht, ist erheblich reduziert. Weniger störend macht sich der Ausfall des Serratus bei *der Erhebung der Schulter* bemerkbar. Oberer Trapezius, Levator scapulae, oberer Pectoralis, Rhomboideus und die anderen an der Schulterhebung beteiligten Muskeln reichen zu einer vollen Hebung aus. Aber dabei stellt sich der Margo vertebralis der Scapula unter der durch den Serratus nicht mehr gebändigten Wirkung des Levator

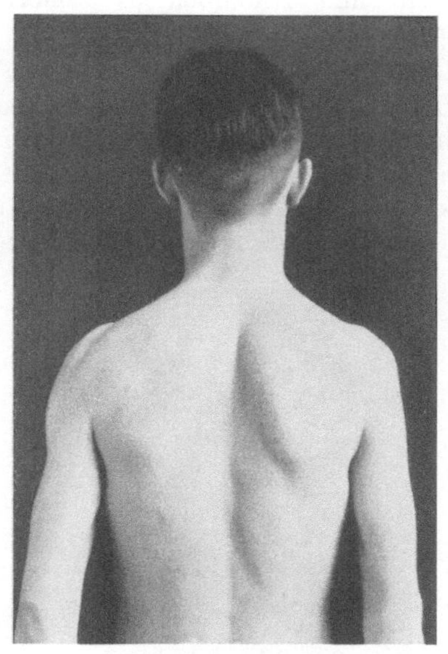

Abb. 60. Rechtsseitige Serratuslähmung, rechter Margo vertebralis scapulae steht der Dornfortsatzlinie näher als links. Flügelförmiges Abstehen des Schulterblattes vom Thorax.

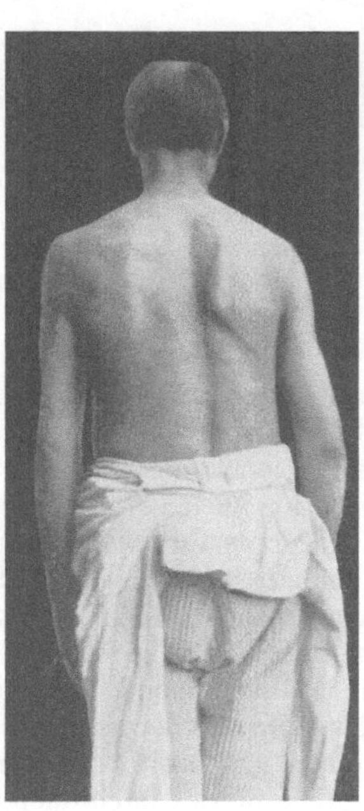

Abb. 61. Rechtsseitige Serratuslähmung, Ruhelage des Schultergürtels. Margo vertebralis steht rechts der Dornfortsatzlinie näher als links und ist etwas schräg von oben außen nach unten innen gerichtet. Akromion steht rechts etwas tiefer als links.

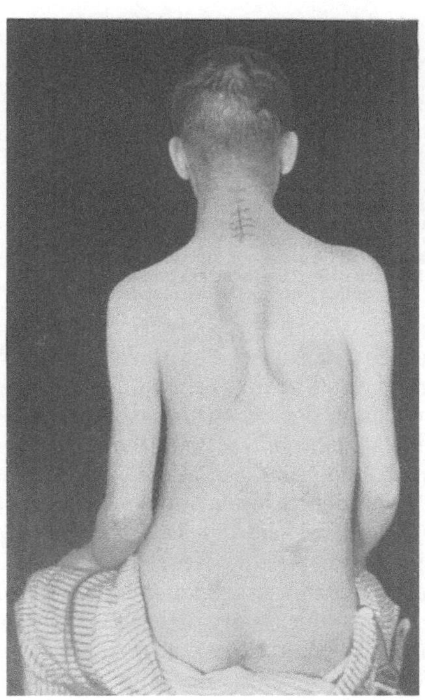

Abb. 62. Rechtsseitige Serratuslähmung, Ruhelage des Schultergürtels. Geringfügige Haltungsanomalie. Margo vertebralis scapulae steht der Dornfortsatzlinie rechts etwas näher als links und ist leicht von oben außen nach unten innen gerichtet.

scapulae und Rhomboideus abnorm stark von oben außen nach unten innen ein.

In *äußerst charakteristischer Weise gibt sich die Serratuslähmung bei der Erhebung des Armes zu erkennen.* Ich habe bereits bei der Besprechung der Trapeziuslähmung darauf hingewiesen, daß bei den Bewegungen des Armes nach vorne, nach der Seite und nach hinten der Schultergürtel allemal eine bestimmte *Einstell-* und *Ergänzungsbewegung* auszuführen hat. Bei der Bewegung des Armes nach vorne muß die Cavitas glenoidalis möglichst nach vorne *eingestellt*

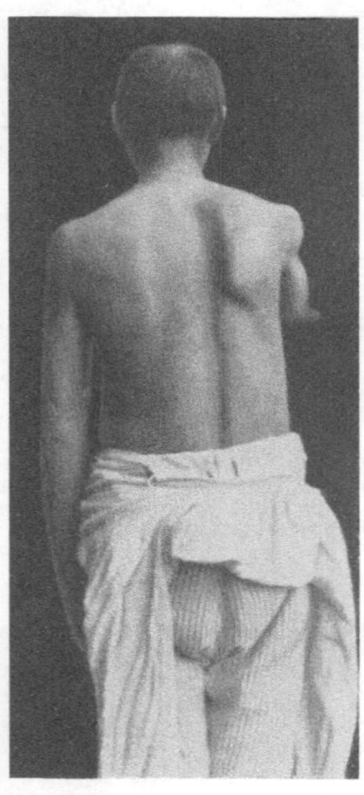

Abb. 63. Rechtsseitige Serratuslähmung, willkürliche Erhebung des Armes nach vorne, Fehlen der Einstellbewegung des Schultergürtels nach vorne und der Ergänzungsbewegung der Scapula. Margo vertebralis bleibt perpendikulär gerichtet. Oberarmerhebung nach vorne gelingt bis zur Horizontalen.

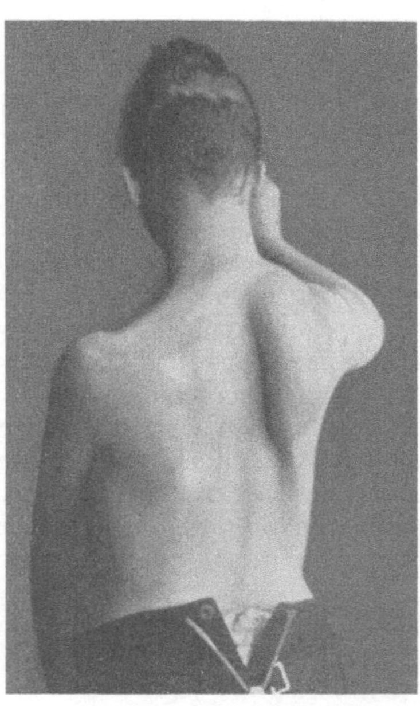

Abb. 64. Rechtsseitige Serratuslähmung, willkürliche Erhebung des Armes nach vorne, Fehlen der Einstellbewegung und Ergänzungsbewegung des Schultergürtels. Margo vertebralis bleibt der Dornfortsatzlinie nahe und derselben parallel, also vertikal und hebelt sich stark vom Thorax ab. Oberarmerhebung gelingt nicht über die Horizontale hinaus.

werden; das geschieht durch Vorführen des akromialen Endes des Schlüsselbeines, und zwar vornehmlich durch die obere Serratusportion. Des weiteren muß dann der Serratus, insbesondere seine untere Portion, die Scapula im Akromioclaviculargelenk so drehen, daß der Angulus inferior nach vorne außen oben rückt, und er hat vor allem auch die Aufgabe, den Margo vertebralis und Angulus inferior der Scapula an den Thorax angepreßt zu halten und die abhebelnde Wirkung, welche der Deltoideus auf das Schulterblatt auszuüben trachtet, zu verhindern. Fällt der Serratus aus, so *fehlt* erstens die entsprechende *Einstellung* der Cavitas glenoidalis nach vorne oder sie ist ungenügend. Der Levator scapulae, der zwar auch das akromiale Ende des Schlüsselbeines nach vorne führt, ist zum Ersatz ungeeignet, weil er die Scapula gleichzeitig in einem der Gesamtbewegung entgegengerichtetem Sinne (Angulus inferior nach oben innen) dreht. Der Pectoralis minor und der Subclavius wirken auf die Vorführung des akromialen Endes des Schlüsselbeines nur sehr schwach ein. Der Pectoralis major sternocostalis ist für die Einstellung der Cavitas glenoidalis ganz ungeeignet, weil er infolge seiner adduzierenden Wirkung auf den Humerus dessen

Erhebung verhindert. Die Folge des totalen Ausfalls des Serratus ist also die, daß bei der Erhebung des Armes nach vorne das akromiale Ende des Schlüsselbeines nicht wie in der Norm nach vorne rückt, sondern an der Stelle verharrt, an der es sich in der Ruhe befindet (Abb. 63, 64). Auch die die Bewegung des Humerus im Scapulohumeralgelenk begleitende *Ergänzungsbewegung* der Scapula mit dem Angulus inferior nach vorne außen oben wird normaliter größtenteils vom Serratus, in Sonderheit von der unteren Portion bestritten. Ist der Serratus gelähmt, so bleibt diese Drehbewegung der Scapula ganz oder fast ganz aus. Der Margo vertebralis verharrt in annähernd vertikaler Richtung. Die Abb. 63, 64 und 65 bringen das sehr anschaulich zum Ausdruck. Den Ausfall des Serratus kann aber die untere Trapeziusportion bis zu einem gewissen Grade, wohl aber niemals vollkommen decken. Der Serratusausfall gibt sich bei der Erhebung des Armes nach vorne ferner dadurch zu erkennen, daß die Scapula mit ihrem Margo vertebralis und Angulus inferior durch die Wirkung des Deltoideus vom Thorax abgehebelt wird. Auch das tritt in den Abb. 63, 64 und 65 deutlich hervor. Diesem flügelförmigen Abstehen der Scapula vom Brustkasten bei der Erhebung des Armes nach vorne vermag der mittlere und untere Trapezius wenigstens bis zu einem gewissen Grade zu steuern. Dieses Einspringen der mittleren und unteren Portion des Trapezius für den gelähmten Serratus bedeutet aber eine weitere Zunahme der schon in der Ruhe vorhandenen abnormen Adduktionsstellung der Scapula. Trotz dieser Störungen erreicht der Arm bei der Erhebung nach vorne fast stets die Horinzontale. Zahlreiche Kranke mit totaler Serratuslähmung vermögen aber den Arm nach vorn oben nicht über die Horizontalebene hinaus zu erheben. Wird die Hand belastet, so gelangen sie nicht einmal bis zu dieser Höhe. Die Exkursion, welche der Deltoideus und seine Genossen dem Humerus in Scapulohumeralgelenk zu erteilen vermögen, geht, wie wir sehen werden, in der Regel nicht viel über 90° heraus. Manchen Kranken gelingt es aber trotz ihrer Serratuslähmung den Arm über die Horizontale nach oben zu führen (vgl. Abb. 66 und 67). Das gelingt aber nur unter stärkster Anspannung des gesamten Trapezius. Zum großen Teil hängt dies Vermögen wohl auch damit zusammen, daß in solchen Fällen das Scapulohumeralgelenk eine größere Exkursion als 90° zuläßt. Denn von der normaliter erfolgenden Drehung der Scapula mit ihrem Margo vertebralis nach vorne außen oben ist in den Abb. 66 und 67, in denen der Arm mehr oder weniger beträchtlich über die Horizontale erhoben wird, keine Spur zu bemerken, man erkennt aber deutlich, daß sich der Humerus gegen die Scapula um mehr als einen rechten Winkel bewegt hat.

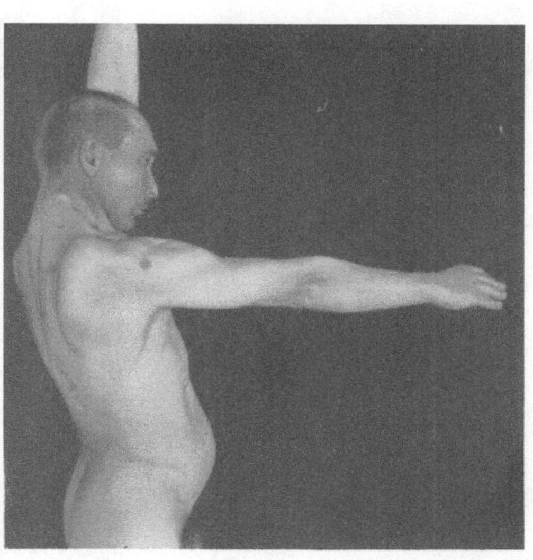

Abb. 65. Rechtsseitige Serratuslähmung, Erhebung des Armes nach vorne, Fehlen der Ergänzungsbewegung des Schulterblattes, Margo vertebralis scapulae bleibt vertikal gestellt und dreht sich vom Thorax ab.

Bei der *Erhebung des Armes gerade nach der Seite in der Frontalebene* erfolgt normaliter die Einstellung der Cavitas glenoidalis durch den mittleren und unteren Trapezius. Das akromiale Ende der Clavicula und die Scapula werden adduziert. Dies findet auch beim Serratusausfall statt, wie Abb. 68 deutlich zeigt. Die Drehung der Scapula mit ihrem Angulus inferior nach außen, welche normaliter die Bewegung des Humerus im Scapulahumeralgelenk begleitet, fehlt aber beim Serratusausfall bei der rein seitlichen Abduktion ebenso wie bei der Erhebung des Armes nach vorne. Auch das geht aus der Betrachtung der Abb. 68 klar hervor. Dagegen ist das flügelförmige Abstehen der Scapula

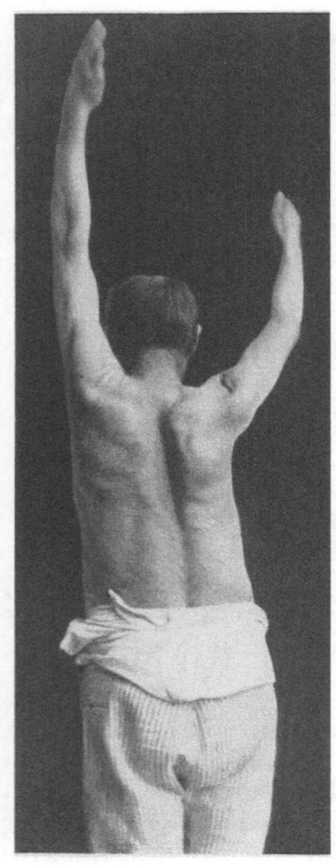

Abb. 66.

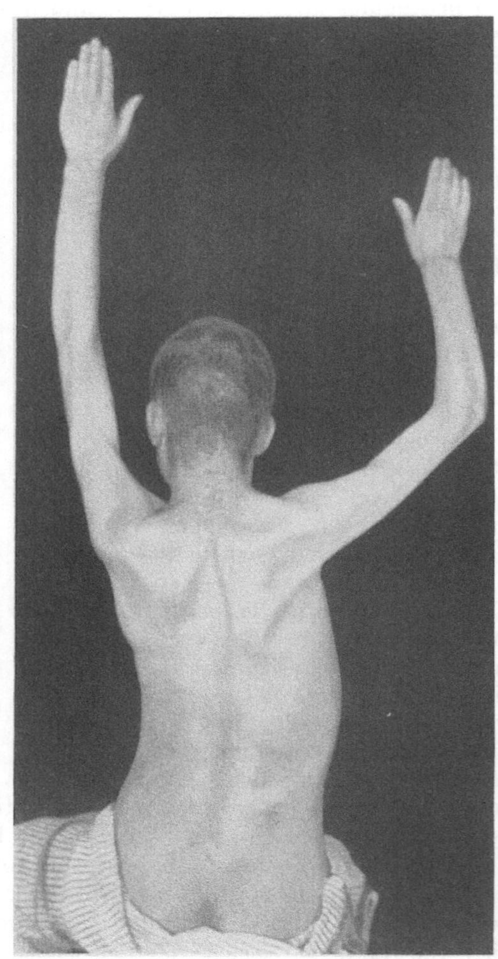

Abb. 67.

Abb. 66. Rechtsseitige Serratuslähmung, maximale Erhebung des rechten Armes, dieselbe gelingt trotz Fehlens der Ergänzungsbewegung der Scapula über die Horizontale hinaus, infolge größerer Exkursionsbreite des Humerus im Scapulohumeralgelenk als 90°.

Abb. 67. Rechtsseitige Serratuslähmung, Erhebung des rechten Armes gelingt etwas über die Horizontale, trotz Fehlens der Ergänzungsbewegung der Scapula.

vom Thorax bei der Bewegung des Armes in der Frontalebene viel weniger stark ausgeprägt wie bei der Bewegung nach vorne, wie ein Vergleich der Abb. 68 mit den Abb. 63 und 64 ohne weiteres zeigt. Der mittlere und untere Trapezius vermögen bei dieser Bewegung den Margo vertebralis und Angulus inferior viel fester angepreßt zu halten als bei der Bewegung nach vorne, weil die mittlere Portion des Deltoideus, welche bei der rein seitlichen Abduktion des Armes vornehmlich in Aktion tritt, die Scapula um die vertikale und frontale Achse des Akromioclaviculargelenkes viel weniger zu drehen trachtet als die bei der Bewegung nach vorne vornehmlich in Tätigkeit befindliche vordere Deltaportion.

Bei der Bewegung des Armes nach hinten und bei der Außenrotation des Armes stört der Serratusausfall wenig. Das einzige, was dabei einigermaßen auffällt, ist, daß die Scapula unter der Wirkung des Rhomboideus, der ja an der Einstellung des Schultergürtels wesentlich beteiligt ist, so gedreht wird, daß der Margo vertebralis eine Vermehrung seines manchmal bereits in der Ruhe vorhandenen Schiefstandes von oben außen nach unten innen erfährt, weil der Serratus die Rhomboideuswirkung nicht mehr zu bremsen vermag (vgl. Abb. 69). Das in der Ruhe vorhandene flügelförmige Abstehen kann bei der Außenrotation des Armes abnehmen.

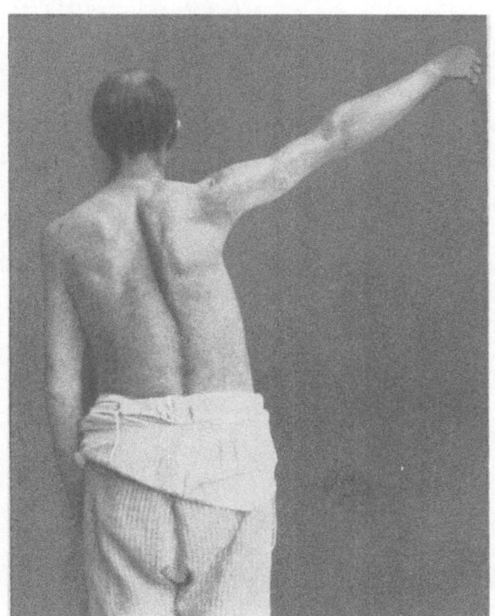

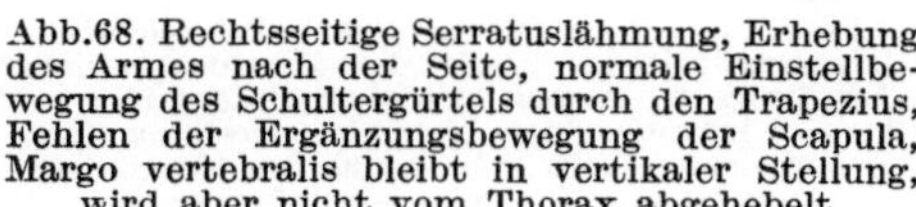
Abb.68. Rechtsseitige Serratuslähmung, Erhebung des Armes nach der Seite, normale Einstellbewegung des Schultergürtels durch den Trapezius, Fehlen der Ergänzungsbewegung der Scapula, Margo vertebralis bleibt in vertikaler Stellung, wird aber nicht vom Thorax abgehebelt.

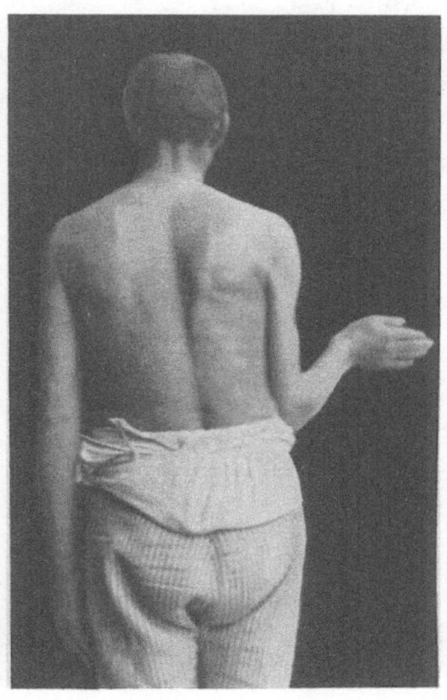

Abb. 69. Rechtsseitige Serratuslähmung, willkürliche Außenrotation des Armes, der Margo vertebralis scapulae wird durch den Rhomboideus infolge des Ausfalls des antagonistischen Serratuszuges schräg von oben außen nach unten innen gerichtet.

Bei der Innenrotation des Armes spielt der Ausfall des Serratus eine nicht unbeträchtliche Rolle. Normaliter ist hierbei besonders die obere Portion des Serratus an der Ergänzungsbewegung des Schultergürtels wesentlich beteiligt, sie führt das akromiale Ende der Clavicula und damit die Scapula nach vorne. Diese für die normale Innenrotation des Armes erforderliche Ergänzungsbewegung des Schultergürtels bleibt bei der Serratuslähmung ganz oder fast ganz aus. Wenn das akromiale Ende des Schlüsselbeines durch den Levator scapulae nach vorne gezogen wird, so hebt sich dabei die Schulter. Der Pectoralis major sternocostalis und der Pectoralis minor, die ihrerseits den Schultergürtel zu pronieren vermögen, vermehren das flügelförmige Abtreten der Scapula vom Thorax. Alles in allem bleibt jedenfalls die Innenrotation des Armes bei der Serratuslähmung auf der gelähmten Seite unausgiebiger als auf der gesunden Seite.

Fassen wir die wichtigsten Kennzeichen der totalen Serratuslähmung kurz zusammen, so können wir sagen, daß in der Ruhe das akromiale Ende der Clavicula etwas mehr nach hinten, manchmal auch eine Spur tiefer steht als normaliter, daß der Margo vertebralis im ganzen der Dornfortsatzlinie näher steht und nicht selten einen leichten Schiefstand von oben außen nach unten innen erkennen läßt. Der Margo vertebralis und der Angulus inferior stehen mehr oder weniger flügelförmig vom Thorax ab. Von den willkürlichen Bewegungen der Schulter ist in stärkerem Grade nur die Bewegung nach vorne beeinträchtigt; bei dieser Bewegung tritt unter der Wirkung des Levator scapulae eine Erhebung des Schulterstumpfes und ein Schiefstand des Margo vertebralis der Scapula von oben außen nach unten innen zutage. Am stärksten fällt die Serratuslähmung bei der Erhebung des Armes nach vorne oben in die Waagschale. Hierbei fehlt das Vorrücken des akromialen Endes

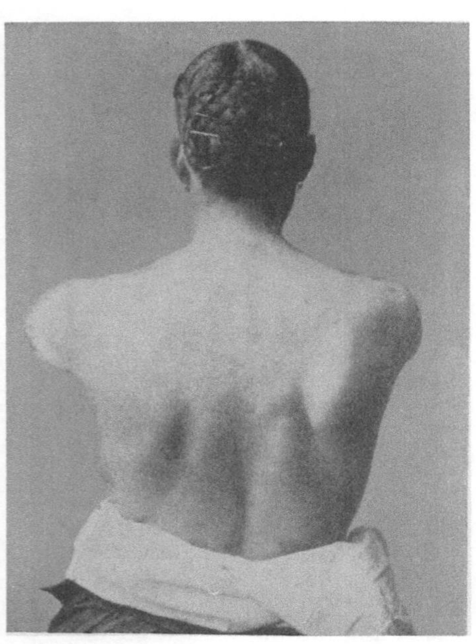

Abb. 70a. Rechtsseitige partielle Serratuslähmung mit Integrität der Portio superior. Erhebung der Arme nach vorne, richtige Einstellbewegung des Schultergürtels nach vorne, aber Fehlen der Drehbewegung der Scapula, Abhebelung des Margo vertebralis vom Thorax. (Nach MOLLIER.)

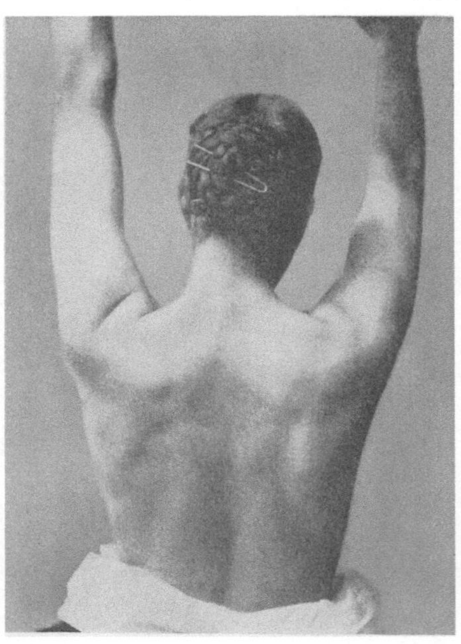

Abb. 70b. Rechtsseitige partielle Serratuslähmung mit Integrität der Portio superior. Erhebung des Armes nach oben gelingt in weitem Umfange, ungenügende Drehung der Scapula, aber kein Abhebelung des Margo vertebralis vom Thorax. (Nach MOLLIER.)

des Schlüsselbeins nach vorne und damit die richtige Einstellung der Cavitas glenoidalis. Die Drehung der Scapula im Akromioclaviculargelenk mit dem Angulus inferior nach vorne außen oben bleibt aus, der Margo vertebralis und der Angulus inferior der Scapula werden vom Thorax abgehebelt. Die Maximalerhebung des Armes zeigt stets eine merkliche Einschränkung der Exkursion. Bei der Erhebung des Armes in rein seitlicher Richtung wird der Schultergürtel durch die Kontraktion der unteren und mittleren Trapeziusportion richtig eingestellt, es fehlt aber die Drehung der Scapula mit dem Angulus inferior nach außen. Dagegen werden bei dieser Bewegung der Margo vertebralis und der Angulus inferior der Scapula durch den Trapezius besser an den Thorax angepreßt als bei der Bewegung nach vorne oben.

Die *obere Portion* des Serratus wird gelegentlich nicht nur vom *N. thoracicus longus* innerviert, sondern erhält auch Äste vom *N. dorsalis scapulae.* Außerdem verlassen die Zweige des N. thoracicus longus, welche die obere Portion versorgen, den Stamm sehr bald nach seinem Durchtritt durch den Scalenus medius. Sie bleiben bei etwas distaler gelegenen Verletzungen des N. thoracicus longus verschont. Wenn die soeben erwähnte Doppelversorgung der oberen

Portion des Serratus anticus vorliegt, so ist trotz totaler Unterbrechung des N. thoracicus longus der Seratus nicht ganz gelähmt. Seine obere Portion bleibt mehr oder weniger funktionsfähig. Dasselbe ist trotz Fehlens der Doppelversorgung der Fall, wenn der N. thoracicus longus distal vom Abgang der Äste für die obere Portion des Muskels durchtrennt ist. Die Funktionstüchtigkeit der oberen Portion gibt sich dadurch zu erkennen, daß in der Ruhe das akromiale Ende der Clavicula auf der Seite der Lähmung nicht stärker zurück und der Margo vertebralis der Dornfortsatzlinie der Wirbelsäule nicht näher steht als auf der gesunden Seite. Dagegen kann der Margo vertebralis einen leichten Schiefstand von oben außen nach unten innen aufweisen und der Angulus inferior etwas vom Thorax abstehen, weil der Gradstand des Margo in erster Linie von der Integrität der unteren Serratusportion abhängt. Desgleichen ist es besonders die untere Portion des Serratus, welche dazu beiträgt, den Margo vertebralis und Angulus inferior an den Thorax angepreßt zu halten. Ferner ist bei der mehr oder weniger vollen Integrität der oberen Serratusportion die aktive Vorwärtsbewegung der Schulter nicht oder nicht nennenswert beeinträchtigt. Das gibt sich besonders auch bei der Erhebung des Armes nach vorne zu erkennen. Der Schultergürtel wird hierbei durch die obere Serratusportion ausreichend nach vorne gebracht, die Cavitas glenoidalis wird also richtig eingestellt (vgl. Abb. 70a und 71). Aber während der Erhebung des Armes fehlt die der unteren Serratusportion zufallende Drehung der Scapula um die sagittale Achse des Akromioclaviculargelenkes mit dem Angulus inferior nach vorne außen so gut wie ganz und auch das flügelförmige Abstehen der Scapula tritt deutlich hervor. Allerdings kann infolge der Vorführung des Schultergürtels durch die obere Serratusportion der untere Trapezius stärker auf die sagittale Achse des Akromioclaviculargelenkes einwirken als bei totaler Serratuslähmung. Aus diesen Gründen gelingt auch die maximale Erhebung des Armes in größerem Umfange als bei totalem Ausfall des Serratus (Abb. 70b).

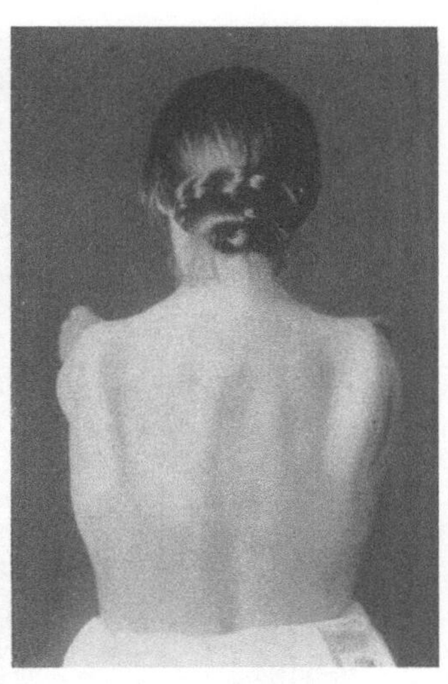

Abb. 71. Doppelseitige Lähmung des Serratus mit Integrität der oberen Portion. Bei der Erhebung der Arme nach vorne wird der Schultergürtel nach vorne eingestellt, es fehlt aber die Drehung der Scapula um die sagittale Achse des Akromioclaviculargelenkes, so daß der Margo vertebralis seinen Vertikalstand bewahrt.

Die Serratuslähmung ist in ihren Folgen so schwerwiegend, daß es begreiflich ist, daß da, wo es sich um eine spontan irreparable Lähmung handelt, die verschiedensten operativen Maßnahmen ins Feld geführt worden sind. Bei traumatischen Läsionen des N. thoracicus longus habe ich wiederholt die Nervennaht oder Neurolyse mit gutem Erfolge ausgeführt (vgl. Abb. 72 und 73).

Da, wo eine Reneurotisation des Serratus nicht möglich ist, kommen orthopädische Ersatzoperationen in Betracht. Solche sind von Samter, Gerulamos, Enderlen, Katzenstein, Wittek, Serra, Coenen u. a. empfohlen worden. Am rationellsten erscheint die Methode von Samter, welcher den Pectoralis major. an seiner Insertion vom Humerus ablöst und die Sehne am Angulus inferior der Scapula fixiert. Ähnlich sind Gerulamos, Enderlen, Wittek, Serra und Coenen vorgegangen.

Katzenstein hat den Ursprung des Rhomboideus und den des Trapezius im Bereiche des 3.—10. Brustwirbels von den Wirbeldornen abgetrennt, den abgelösten Rand nach unten und möglichst weit nach lateral verzogen und am Periost der 7.—9. Rippe sowie am Latissimus dorsi angenäht. Dadurch verliert das Schulterblatt die abnorme Adduktionsstellung, welche es bei der Serratuslähmung in der Ruhe einnimmt. Ob aber der Erfolg, welcher in dem Katzensteinschen Falle auch in bezug auf die willkürliche Beweglichkeit der Scapula angegeben wird, der veränderten Verlaufsrichtung des Rhomboideus und Trapezius zugeschrieben werden darf, erscheint mir nicht bewiesen, da Katzenstein außerdem noch den Pectoralis major auf die Scapula überpflanzt hat. Es erscheint mir auch nicht zweckmäßig, bei der Serratuslähmung einen größeren Teil des Trapezius von seinem Ursprung abzutrennen und ihn dadurch seiner adduktorischen Einwirkung auf das Schulterblatt zu berauben. Denn es darf nicht übersehen werden, daß die adduktorische Wirkung des Trapezius bei der Erhebung des Armes nach der Seite von größter Bedeutung ist und daß andererseits bei der Erhebung des Armes nach vorne gerade die untere Portion des Trapezius den Ausfall des Serratus in nicht unbeträchtlichem Maße zu decken vermag.

Starre bzw. halbstarre Fixation des Schulterblattes an die Rippen und die Wirbelsäule

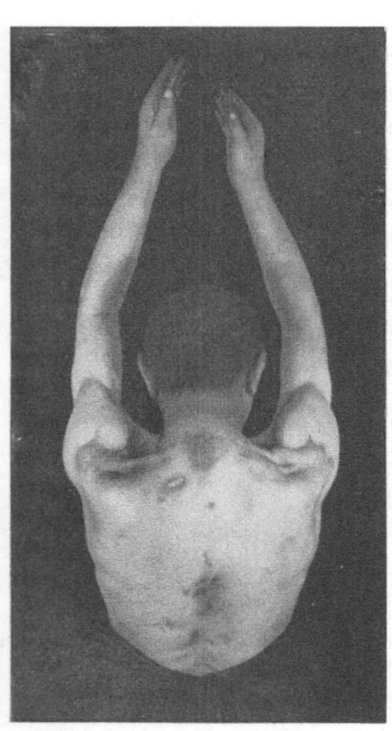

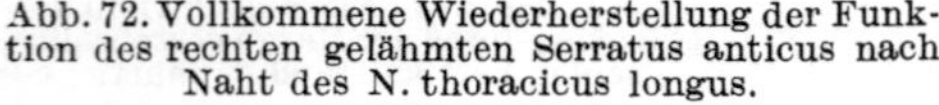

Abb. 72. Vollkommene Wiederherstellung der Funktion des rechten gelähmten Serratus anticus nach Naht des N. thoracicus longus.

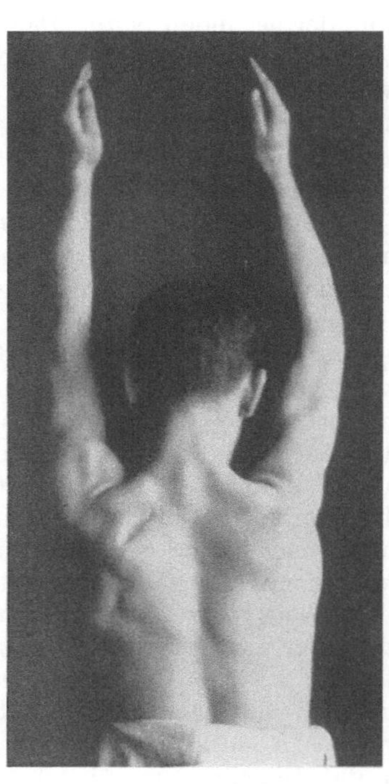

Abb. 73. Wiederherstellung der Funktion des linken Serratus nach Naht des N. thoracicus longus.

mittels Drahtschlingen, Seidenbändern oder Fascienzügeln oder Fixation beider Schulterblätter gegeneinander durch starke Seidenbänder sind von Eiselsberg, Rey, Lange, Matthieu, Willich, Zahradniczek, Nové-Josserand und Rendu u. a. ausgeführt worden. Ein sehr gutes Resultat erzielte besonders Rey in seinem Falle.

5. Pectoralis minor.

[C_6, C_7, C_8; Nn. thoracici anteriores.]

Der Pectoralis minor entspringt in der Regel mit drei Ursprungszacken von der 3., 4. und 5. Rippe und zieht nach oben und etwas lateralwärts zum Proc. coracoideus scapulae empor, an dem er inseriert.

Der Pectoralis minor ist unter normalen Verhältnissen der percutanen faradischen Reizung nicht zugängig, da er ganz vom Pectoralis major bedeckt ist, wohl aber, wenn letzterer gelähmt und atrophiert ist.

Der Pectoralis minor bringt bei seiner Kontraktion weder im Sternoclaviculargelenk noch im Akromioclaviculargelenk beträchtliche Exkursionen hervor. Auf das sternale Gelenk wirkt er in der Weise ein, daß sich das *akromiale Ende der Clavicula etwas senkt und etwas nach vorne bewegt.* Außerdem dreht er das Schlüsselbein etwas mit seinem vorderen Rande nach abwärts. Auf das akromiale Gelenk wirkt er erstens auf die sagittale Achse in der Weise, daß der Angulus inferior der Scapula etwas nach außen rückt, und auf die frontale Achse so, daß der untere Schulterblattwinkel etwas vom Thorax nach hinten abgehebelt wird. Der Pectoralis minor gehört also einerseits zu den Muskeln, welche den *Schultergürtel* nach *vorne führen* und *senken* und zweitens zu den Muskeln, welche die Scapula im Akromioclaviculargelenk so um die sagittale Achse drehen, daß der Angulus inferior nach außen rückt (Serratusgruppe). Seine Sonderstellung innerhalb dieser letzteren Gruppe gibt er durch die anders gerichtete Einwirkung auf die frontale Achse des Gelenkes zu erkennen. Der Angulus inferior wird nicht wie durch den Serratus, den Trapezius u. a. an den Thorax angepreßt, sondern von ihm entfernt. In dieser Beziehung hat er die gleiche Wirkung wie z. B. der Coraco brachialis, der Biceps brachii u. a.

Was die Folgen des isolierten Ausfalles des Pectoralis minor anlangt, so bemerke ich, daß ich diesen Muskel sehr oft bei Operationen am Plexus brachialis von seiner Insertionsstelle am Proc. coracoideus abgetrennt habe, eine Maßnahme, die notwendig ist, um genügenden Zugang zum Plexus zu erlangen, und ich habe dann den Muskel nicht wieder an seiner ursprünglichen Insertionsstelle fixiert, sondern in den ja ebenfalls durchtrennten, aber zum Schlusse durch Muskelnähte wieder vereinigten Pectoralis major mitaufgenommen. Ich habe nach dieser Ausschaltung des Pectoralis minor niemals den geringsten Einfluß auf die Ruhelage des Schultergürtels oder auf den Ablauf der willkürlichen Schulterbewegungen oder der die Bewegungen des Armes ergänzenden Bewegungen des Schultergürtels feststellen können. Inwieweit der Pectoralis minor zusammen mit anderen Muskeln an der Erhaltung der Ruhelage des Schultergürtels, an der willkürlichen Vorwärtsbewegung und der willkürlichen Senkung der Schulter, oder schließlich an den Einstell- und Ergänzungsbewegungen des Schultergürtels bei den Bewegungen der oberen Extremität überhaupt beteiligt ist, wird später im Zusammenhang erörtert werden.

6. Pectoralis major.

[C_5, C_6, C_7, C_8, Th_1; Nn. thoracici anteriores, gelegentlich auch N. axillaris für die Portio clavicularis.]

Der *Pectoralis major* zerfällt in zwei, gar nicht selten schon äußerlich erkennbar, getrennte Abschnitte, die obere, von der medialen Hälfte des Schlüsselbeins entspringende und schräg nach außen und abwärts zur Spina tuberculi majoris hinziehende *Portio clavicularis* und die vom Sternum, der 4. und 5. Rippe und der Rectusscheide entspringende untere *Portio sternocostalis*. Vom physiologischen Standpunkte aus erscheint es aber zweckmäßig, mit der claviculären Portion auch noch die vom Manubrium sterni entspringenden Fasern zu einer Einheit, der Portio manubrio-clavicularis, zusammenzufassen, weil alle diese Muskelbündel schräg von oben innen nach unten außen verlaufen. Innerhalb der vom Corpus sterni und den Rippen entspringenden Portio sternocostalis verlaufen die oberen Fasern in horizontaler, die unteren in schräger Richtung von unten innen nach oben außen.

Der Pectoralis major ist der percutanen faradischen Reizung in allen seinen Teilen schon in der Norm ohne weiteres zugänglich.

Es wird in diesem Kapitel nur die Wirkung besprochen werden, welche der Pectoralis major auf den Schultergürtel ausübt. Seine Einwirkung auf den Humerus wird im Kapitel III erörtert werden. Hängt der Oberarm in vertikaler Stellung zur Seite des Rumpfes lose herab, so ruft die Zusammenziehung *der oberen (clavicularen und manubrialen) Portion des Pectoralis major,* während der Oberarm schräg nach vorne medial bewegt, und gleichzeitig nach innen rotiert wird, eine *Erhebung der Schulter* hervor. *Das akromiale Ende der Clavicula steigt nach oben,* mit der Clavicula steigt die Scapula. Letztere erfährt aber außerdem noch eine Drehung um die vertikale Achse des Akromioclaviculargelenkes, so daß sich der Margo vertebralis von der Thoraxwand etwas nach hinten abdreht, aber der Dornfortsatzlinie annähernd parallel bleibt.

Die Einwirkung des *oberen* Pectoralis major auf die Schulter im Sinne der Erhebung ist für die vom Manubrium sterni entspringende und schräg nach abwärts zum Humerus hinziehende Portion aus der Verlaufsrichtung ihrer Fasern ohne weiteres verständlich. Der Humerus wird in toto kopfwärts gezogen und dieser Bewegung folgt der ganze Schultergürtel. Die Drehbewegung der Scapula um die vertikale Achse des Akromioclaviculargelenkes kommt dadurch zustande, daß der Humerus im Scapulahumeralgelenk nach innen rotiert wird und er dabei die Scapula mitnimmt.

Genau dieselbe Bewegung wie bei der Kontraktion der manubrialen Portion des Pectoralis major führt der Schulterstumpf aber auch bei der isolierten Kontraktion der *claviculären* Portion aus. Auch hierbei steigt das akromiale Ende der Clavicula der Schwere entgegen empor und die Scapula dreht sich um die vertikale Achse des Akromioclaviculargelenkes, so daß sich der Margo vertebralis vom Thorax entfernt.

Wir stehen angesichts der unter der Kontraktion der claviculären Portion des Pectoralis major erfolgenden Erhebung des akromialen Endes des Schlüsselbeines vor der zunächst überraschenden Tatsache, daß der eine der beiden Skeletteile, an welchen der Muskel inseriert, die Clavicula, eine der Kontraktionsrichtung des Muskels entgegengesetzte Bewegung ausführt. Man muß sich aber vergegenwärtigen, daß in dem hier vorliegenden Falle nicht ein Punctum fixum und ein Punctum mobile vorhanden ist, sondern daß beide Skeletteile, Clavicula und Humerus, einschließlich der zwischen beide eingeschalteten Scapula, frei beweglich sind. Wir können die Erhebung des akromialen Schlüsselbeinendes unserem Verständnis näher bringen, wenn wir uns Humerus und Clavicula als Schenkel eines Winkels vorstellen; der eine Schenkel, die Clavicula, steht horizontal, der andere Schenkel, der Humerus, vertikal; zwischen beiden Schenkeln ist der Muskel ausgespannt. Zieht sich dieser letztere zusammen, so muß sich der Winkel zwischen ihnen verkleinern; da der Humerus in Adduktion rückt, muß die Clavicula steigen. Sobald die Bewegung des Humerus verhindert wird, bleibt die Bewegung des Schlüsselbeines aus.

Die hebende Wirkung der oberen Portion des Pectoralis major auf die Schulter hat zuerst Duchenne erkannt. Duchenne gibt an, daß sich der Schulterstumpf gleichzeitig nach vorne bewege und diese Angabe ist von den späteren Autoren ohne weiteres übernommen worden. Zwar tritt unter der innenrotierenden Wirkung der Pectoralis major das Tuberculum majus stark nach vorne und erscheint besonders bei mageren Leuten, vollends bei Atrophie des Deltoideus als deutlich halbkugelförmiger Vorsprung an der Vorderseite des Schulterstumpfes; die Scapula dreht sich wie angegeben um die vertikale Achse des Akromioclaviculargelenkes so, daß sich der Margo vertebralis etwas vom Thorax entfernt; dabei nimmt aber die Entfernung des Margo von der Dornfortsatzlinie der Wirbelsäule nicht zu. Von einer Vorführung des Schulterstumpfes durch die obere Portion des Pectoralis major schlechthin kann man meines Erachtens nicht reden.

Die untere Portion des Pectoralis major, die Portio sternocostalis, welche die vom Corpus sterni, von den Rippen und von der Bauchaponeurose entspringenden und zum Humerus teils horizontal, teils schräg *aufwärts* ziehenden Teile des Muskels umfaßt, adduziert den Humerus und rotiert ihn nach innen, ebenso wie die obere Portion; aber auf den Schulterstumpf übt sie eine entgegengesetzte Wirkung aus; *sie senkt denselben und führt ihn nach vorne*; die Scapula rotiert dabei um die vertikale Achse des Akromioclaviculargelenkes, so daß sich der Margo vertebralis vom Thorax abhebelt; dabei entfernt er sich von der Dornfortsatzlinie der Wirbelsäule, was mit der Vorwärtsbewegung des ganzen Schultergürtels zusammenhängt.

Wir können also zusammenfassend sagen, daß die *obere Portion des Pectoralis major* (Portio clavicularis, Portio manubrialis) *die Schulter hebt, die Portio sternocostalis dagegen die Schulter senkt und nach vorne führt.*

Lähmung der Portio clavicularis bei Integrität der Portio sternocostalis kommt gar nicht selten bei isolierter Unterbrechung der fünften bzw. des fünften und sechsten Cervicalnerven zur Beobachtung. Die Portio sternocostalis wird von C_7, C_8 und Th_1 so ausgiebig versorgt, daß sie bei Durchtrennung von $C_5 + C_6$ keine greifbare Parese aufweist. Aber in allen diesen Fällen sind auch andere auf den Schultergürtel einwirkende Muskeln in stärkerem oder geringerem Grade mitgeschädigt. Einen völlig isolierten Ausfall der Portio clavicularis habe ich nur einmal gesehen, und zwar doppelseitig; es handelte sich um einen kongenitalen Muskeldefekt. In diesem Falle von Lähmung der Portio clavicularis war eine charakteristische Veränderung in der Ruhelage des Schultergürtels nicht vorhanden. Das Ausscheiden der Portio clavicularis aus der Reihe der die Schulter hebenden Muskelkräfte ist für die Ruhelage des Schultergürtels bedeutungslos. Auch die willkürliche Erhebung der Schulter leidet nicht, sie kann noch durch die obere Portion des Trapezius, den Levator scapulae, Rhomboideus, Serratus und die anderen noch zur Verfügung stehenden Hilfsheber mit großer Kraft durchgeführt werden.

Völlige Lähmung des Pectoralis major sternocostalis bei Integrität der Portio clavicularis habe ich bei Plexuslähmungen, die den fünften Cervicalnerven verschonten, in einzelnen Fällen von spinaler progressiver Muskelatrophie, von Poliomyelitis und in einem Falle von extraduralem Tumor des Halsmarkes mit Verschonung der fünften Cervicalwurzel beobachtet. In allen diesen Fällen waren aber auch noch andere Muskeln, welche in demselben Sinne wie die untere Portion des Pectoralis major wirken, mitgelähmt. Es lassen sich daher aus diesen Fällen keine Schlüsse über die Folgen des isolierten Ausfalls des Pectoralis major sternocostalis für die Erhaltung der Ruhelage des Schultergürtels und den Ablauf der willkürlichen Senkung und Vorführung der Schulter ziehen.

Isolierten Ausfall des gesamten Pectoralis major habe ich einige Male beobachtet. Es handelte sich um Fälle von kongenitalem Defekt des Muskels bzw. um eine traumatische Läsion der Nn. thoracici anteriores. Dabei fiel nur der Ausfall der unteren, die Schulter senkenden, Portion merkbar in die Waagschale. Der Schulterstumpf stand auf der Seite der Lähmung etwas höher als auf der gesunden Seite trotz der Integrität der übrigen, den Schultergürtel senkenden Muskeln (Latissimus, untere Trapeziusportion, Subclavius). Die Behauptung T. Cohns, daß bei Ausfall des Pectoralis major pathologischer Schulterhochstand nicht vorkomme, hat also keine uneingeschränkte Geltung. Die aktive Senkung der Schulter zeigte, wenn sie gegen Widerstand erfolgte, eine gewisse Einbuße an Kraft. Eine Einschränkung der Vorführung des Schultergürtels war aber nicht festzustellen.

Auf die Bedeutung der oberen Portion des Pectoralis major für die Erhebung der Schulter und die der unteren Portion des Muskels für die Senkung und Pronation des Schultergürtels werden wir später bei der zusammenfassenden Darstellung dieser Bewegungen noch zurückkommen.

7. Latissimus dorsi.

[C_6, C_7, C_8; N. thoracodorsalis.]

Der Latissimus dorsi entspringt von den Dornfortsätzen der 5—7 unteren Brustwirbel, dem oberflächlichen Blatt der Fascia lumbodorsalis bis zur Sacralregion herab, und vom hinteren medialen Teile der Crista iliaca. Dazu kommen noch Ursprungszacken von den drei unteren Rippen. Die Muskelfasern verlaufen konvergierend nach lateral aufwärts und inserieren an der Spina tuberculi minoris humeri. Einige der oberen Bündel inserieren am unteren Scapulawinkel.

Der Latissimus dorsi ist normaliter der percutanen faradischen Reizung ohne weiteres zugängig.

Wenn der Arm lose zur Seite des Rumpfes herabhängt, so adduziert der Latissimus dorsi denselben, führt ihn etwas nach hinten und rotiert ihn nach innen. *Gleichzeitig adduziert er die Schulter und zieht dieselbe herab.*

Bei der Kontraktion des oberen Abschnittes des Latissimus führt die Schulter eine fast reine Adduktion aus. Das akromiale Ende der Clavicula bewegt sich nach hinten, der Margo vertebralis der Scapula nähert sich der Dornfortsatzlinie der Wirbelsäule in annähernd paralleler Richtung. Die Exkursion des Schultergürtels im Sinne der Adduktion ist aber eine beschränkte, und mit der Wirkung des Trapezius auch nicht annähernd zu vergleichen. Während der Annäherung der Scapula an die Dornfortsatzlinie der Wirbelsäule tritt meist eine leichte Rotation derselben um die vertikale Achse des Akromioclaviculargelenkes auf, wobei sich der Margo vertebralis etwas vom Thorax nach hinten entfernt. Deutlicher tritt diese Drehung der Scapula um die vertikale Achse unter der Kontraktion des Latissimus hervor, wenn eine Lähmung des Trapezius und Rhomboideus, also derjenigen Muskeln, welchen die besondere Aufgabe zufällt, den Margo vertebralis der Scapula bei der Adduktion des Schultergürtels an den Thorax angepreßt zu halten, besteht.

Die *unteren Abschnitte des Latissimus dorsi senken den Schulterstumpf*, das akromiale Ende des Schlüsselbeins bewegt sich nach abwärts und gleichzeitig etwas nach hinten, die Scapula erfährt eine Senkung und geringe Adduktion in toto, wobei wieder ihr Margo vertebralis der Dornfortsatzlinie der Wirbelsäule parallel bleibt, sich aber etwas nach hinten zu vom Thorax entfernt. Die Wirkung des Latissimus auf den Schultergürtel im Sinne der Senkung ist eine sehr kräftige, im Gegensatz zu der relativ geringen adduktorreichen Kraft des Muskels. Wie gering die adduktorische Wirkung des Latissimus auf den Schultergürtel ist, geht daraus hervor, daß wenn die anderen Adduktoren der Schulter, Trapezius und Rhomboideus, gelähmt sind und nur der Latissimus erhalten ist, die Schulter in der Ruhe ebensoweit nach vorne steht, wie wenn auch noch der Latissimus mitgelähmt ist und daß die Exkursion des Schultergürtels bei der willkürlichen Adduktion unter der alleinigen Wirkung des Latissimus nur eine recht beschränkte ist.

Die Bewegung des Schultergürtels kommt bei der Wirkung des Latissimus ebenso wie bei der des Pectoralis major fast ausschließlich durch Vermittlung des Humerus zustande. Letzterer wird durch den Latissimus kräftig gegen den Thorax angepreßt, etwas nach hinten geführt und nach abwärts gezogen, die Scapula und das Schlüsselbein folgen der Bewegung des Oberarms. Daraus resultiert die Bewegung des Schultergürtels im Sinne der Adduktion und der Senkung. Es muß aber hervorgehoben werden, daß der Latissimus eine, wenn auch nur geringe direkte Einwirkung auf dem Schultergürtel dadurch besitzt, daß er mit einem Teil seiner Bündel am Angulus inferior und dem unteren Abschnitte des Margo vertebralis der Scapula inseriert, so daß eine direkte Einwirkung auf die Scapula und durch deren Vermittlung auch auf die Clavicula zustande kommen kann.

Isolierten Ausfall des *Latissimus dorsi* habe ich mehrfach beobachtet, und zwar in Fällen, in denen ich den N. thoracodorsalis als Neurotisator für den gelähmten N. axillaris verwandt habe. Diese Fälle zeigten trotz des völligen Ausfalls des Latissimus keine faßbare Veränderung in der Ruhelage des Schultergürtels, also weder eine abnorme Abweichung des Schultergürtels nach vorne, noch einen pathologischen Hochstand der Schulter. Ich habe auch niemals beobachtet, daß beim isolierten Ausfall des Latissimus der untere Winkel der Scapula vom Thorax abstünde, wie es T. Cohn angibt. Die Fälle von isolierter Latissimuslähmung zeigen auch keine greifbare Einschränkung der willkürlichen Adduktion der Schulter. Die Angabe Duchennes, daß beim Ausfall des Latissimus die Adduktion der Schulter zwar noch möglich, aber unter der kombinierten Wirkung des Trapezius und Rhomboideus stets mit einer gleichzeitigen, ermüdenden und ungraziösen Erhebung gepaart sei, kann ich auch nicht bestätigen. Duchenne überschätzt die adduktorische Kraft des Latissimus, er übersieht, daß die mittlere Portion des Trapezius die Schulter adduziert, ohne sie zu erheben und die untere sie sogar unter gleichzeitiger Senkung adduziert, und daß beide ohne gleichzeitige Kontraktion der oberen Portion tätig sein können. Er übersieht ferner, daß an der Adduktion der Schulter der Rhomboideus kräftigen Anteil nimmt, und daß er vollkommen imstande ist, die Drehung der Scapula um die sagittale Achse des Akromioclaviculargelenkes mit dem Angulus inferior nach außen, welche der untere Trapezius bei alleiniger Wirkung hervorbringen würde, zu verhindern. Die Schulter kann also beim Ausfall des Latissimus noch ausgiebigst und mit großer Kraft und ohne Schrägstellung des Margo vertebralis der Scapula adduziert oder auch gleichzeitig adduziert und gesenkt werden.

Duchenne überschätzt nicht nur die Bedeutung des Latissimus für die Adduktion der Schulter im allgemeinen, sondern auch für die sog. stramme militärische Körperhaltung im besonderen, welche in gleichzeitiger Senkung und Adduktion der Schultern, Streckung der Wirbelsäule und Anpressung der Arme an den Rumpf und leichter Rückwärtsbewegung derselben besteht. Abgesehen von der energischen Senkung und Einziehung der Schultern durch den Trapezius und Rhomboideus sah ich bei den ihres Latissimus dorsi beraubten Individuen infolge der Integrität des Erector trunci auch eine ebenso kräftige Streckung der Wirbelsäule auf der gelähmten Seite wie auf der gesunden, wenn sie eine stramme militärische Haltung annahmen. Auch der Arm wurde auf der Seite der Lähmung durch die noch vorhandenen Adductoren des Humerus (Pectoralis major, Teres major) kräftig an den Rumpf angedrückt gehalten und durch die hintere Portion des Deltoideus leicht nach hinten geführt.

Wenn auch, wie schon oben erwähnt, bei der Lähmung des Latissimus dorsi kein pathologischer Schulterhochstand in der Ruhe zu verzeichnen ist, weil die noch zur Verfügung stehenden senkenden Kräfte (Schwere, unterer Trapezius, Pectoralis minor, Pectoralis major sternocostalis, Subclavius) über die hebenden Kräfte die Oberhand behalten, so macht sich doch der Ausfall des Latissimus störend bemerkbar, wenn es gilt, den Schulterstumpf gegen großen Widerstand abwärts zu ziehen oder gegen aufwärts drängende Kräfte fixiert zu halten. Am deutlichsten tritt das beim Armstreckstütz am Barren hervor, bei dem infolge des Fehlens der senkenden Komponente des Latissimus die Schulter deutlich nach oben ausweicht.

8. Subclavius.

[$C_5(C_6)$; N. subclavius (N. phrenicus).]

Der *Subclavius* entspringt von der Oberfläche der ersten Rippe an der dem Rippenknorpel nahegelegenen Tuberositas subclavia und zieht schräg lateralwärts zur akromialen Hälfte des Schlüsselbeins, woselbst er an deren Unterfläche inseriert.

Der Subclavius wird der faradischen Reizung erst zugängig, wenn der Pectoralis major gelähmt und atrophiert ist.

Der Subclavius *senkt* bei seiner Kontraktion das Schlüsselbein etwas und *führt es etwas nach vorne,* vor allem trägt er wesentlich zur Erhaltung des Gelenkschlusses des Sternoclaviculargelenkes bei, indem er den Clavicelkopf gegen die Brustbeinpfanne preßt. Der Subclavius steht in seiner Entwicklung in einer gewissen Wechselbeziehung zum Pectoralis minor. Fehlt letzterer, so weist der erstere eine beträchtliche Hypertrophie auf (Merkel). Isolierte Lähmung des Subclavius ist bisher nicht beobachtet. Es ist nicht anzunehmen, daß sein Ausfall irgendeine Änderung in der Ruhelage des Schultergürtels oder im Ablauf der willkürlichen Bewegungen des Schultergürtels zur Folge hat.

9. Sternocleidomastoideus.

[Spinaler Accessoriuskern, C_1, C_2, C_3; N. accessorius spinalis, akzessorische Äste aus dem oberen Cervicalplexus (N. occipitalis minor, Auricularis magnus, Cutaneus colli).]

Der *Sternocleidomastoideus* entspringt vom Proc. mastoideus, zieht schräg nach abwärts und medialwärts und inseriert mit zwei Köpfen an der Incisura jugularis sterni und dem Schlüsselbein in unmittelbarer Nachbarschaft des Sternoclaviculargelenkes.

Der Sternocleidomastoideus ist der percutanen faradischen Reizung unter normalen Verhältnissen ohne weiteres zugängig.

Wenn der Sternocleidomastoideus in Kontraktion versetzt wird, so wird der Kopf nach der gleichen Seite geneigt, so daß sich das Ohr der Schulter nähert und das Gesicht wird nach der kontralateralen Seite gedreht; *gleichzeitig wird das akromiale Ende des Schlüsselbeins und mit diesem die Scapula in toto etwas erhoben* und auch eine Spur nach hinten gezogen. Der Sternocleidomastoideus gehört also zu den *Hebern* des Schultergürtels. Die rückwärts führende Wirkung des Muskels auf den Schultergürtel ist so gering, daß sie praktisch vernachlässigt werden kann. Aber auch die Hebung, welche er dem Schultergürtel erteilt, ist nur von sehr geringer Exkursion und Kraft. Der Sternocleidomastoideus kann höchstens zu den sog. Hilfshebern gerechnet werden. Seine Einwirkung auf den Schultergürtel wird etwas verstärkt, wenn der Kopf verhindert wird, sich nach der gleichen Seite zu neigen, sei es, daß er passiv fixiert wird, sei es, daß gleichzeitig beide Sternocleidomastoidei in Kontraktion versetzt werden, wobei der Kopf ohne Neigung und ohne Drehung eine Streckbewegung ausführt.

R. FICK gibt an, daß nur der laterale Teil des Cleidomastoideus für die Erhebung und Rückwärtsbewegung der Schulter in Betracht komme, während die medialsten auf der entgegengesetzten Seite der Achse des Sternoclaviculargelenkes inserierenden Bündel, den Schulterstumpf senken und nach vorne führen sollen. Die sternale Portion des Muskels kommt für die Erhebung des Schultergürtels höchstens insofern in Betracht, als sie das Sternum in toto und damit auch das Schlüsselbein etwas zu heben vermag. Einen irgendwie in die Waagschale fallenden Einfluß hat die isolierte Lähmung des Sternocleidomastoideus weder auf die Ruhelage des Schultergürtels, noch auf den Ablauf der willkürlichen Bewegungen desselben.

10. Omohyoideus.

[C_1 — C_2; Ansa hypoglossi.]

Der Omohyoideus entspringt vom Zungenbein, zieht schräg nach außen und abwärts zur Scapula und inseriert am oberen Rande derselben nach innen vom Angulus superior. Er besteht aus zwei Bäuchen, welche in der Mitte des Verlaufes des Muskels durch die Zwischensehne in Verbindung sind.

Der Omohyoideus ist der isolierten faradischen Reizung in einwandsfreier Weise nur zugängig, wenn er operativ freigelegt ist, wozu ich anläßlich zahlreicher Operationen am supraclaviculären Abschnitte des Plexus cervicalis oder am cervicalen Grenzstrang des Sympathicus sehr oft Gelegenheit hatte.

Der Omohyoideus ist, wenn er kräftig entwickelt ist, bei fixiertem Zungenbein ein, wenn auch nur sehr schwacher, *Heber des Schultergürtels.* Er wirkt auf das sternale Gelenk ein, das akromiale Ende des Schlüsselbeins steigt bei seiner Kontraktion und mit ihm die Scapula etwas empor, letztere erfährt dabei keine nennenswerte Drehung um eine der Achsen des akromialen Gelenkes. Die Lähmung des Omohyoideus hat nicht den geringsten Einfluß auf die Ruhelage des Schultergürtels oder auf den Ablauf der willkürlichen Bewegungen desselben.

11. Sternohyoideus, Sternothyreoideus, Musculi scaleni.

Diese Muskeln wirken nur indirekt auf den Schulterstumpf, insofern als sie den Thorax in toto etwas zu erheben vermögen und dadurch auch dem Schultergürtel eine ganz geringe Exkursion nach oben erteilen können. Diese

Muskeln sind ebenso wie der Omohyoideus und der Sternocleidomastoideus an der geringen Exkursion der Schulter im Sinne der Erhebung, welche man bei totaler Lähmung der Hauptheber (oberer Trapezius, Levator scapulae, Rhomboideus Serratus, Pectoralis major clavicularis) manchmal beobachten kann, beteiligt. Wir können sie den letzteren eigentlichen Hebern gegenüber als die Hilfsheber bezeichnen.

Für die Wirkung des Sternohyoideus und Sternothyreoideus auf das Sternum und damit auf den Schultergürtel ist es Voraussetzung, daß der Schildknorpel und das Zungenbein nach oben zu durch Muskelkräfte fixiert sind, ebenso wie die Scaleni nur dann den Brustkorb etwas zu erheben vermögen, wenn die Halswirbelsäule festgestellt ist. Die Lähmung des Sternohyoideus und Sternothyreoideus hat ebensowenig wie die des Omohyoideus und Sternocleidomastoideus irgendeinen Einfluß auf die Ruhelage des Schultergürtels oder den Ablauf der willkürlichen Erhebung des Schultergürtels, so lange die eigentlichen Hauptheber erhalten sind.

12. Deltoideus.

[C_5, C_6; oberer Primärstrang, Fasciculus posterior, N. axillaris (akzessorische Innervation der vorderen Portion durch Nn. thoracici anteriores).]

Der Deltoideus entspringt vom lateralen Drittel der Clavicula, vom Akromion und von der Spina scapulae. Seine Bündel konvergieren zur Endsehne, welche an der Tuberositas deltoidea humeri inseriert. Man unterscheidet drei Portionen, welche je nach der Lage, welche sie zur Längsachse des Humerus haben, als vordere, als mittlere oder seitliche, und als hintere bezeichnet werden.

Alle Teile des Deltoideus sind in der Norm der percutanen faradischen Reizung sehr gut zugängig.

Der Deltoideus bewirkt bei lose herabhängenden Arm nicht nur eine Exkursion des Humerus im Scapulohumeralgelenk, sondern auch eine Bewegung des Schultergürtels. Die Clavicula ist allerdings an diesen Bewegungen nur in ganz geringem Umfange beteiligt. Um so augenfälliger sind die Exkursionen der Scapula im Akromioclaviculargelenk.

Bei der Kontraktion der *vorderen Portion* des Deltoideus erfährt die Scapula vornehmlich eine Drehung um die vertikale und um die frontale, weniger um die sagittale Achse des Akromioclaviculargelenkes; der Margo vertebralis hebelt sich vom Brustkasten ab, der Angulus inferior mehr als der Angulus superior internus, gleichzeitig tritt aber auch ein leichter Schiefstand des Margo vertebralis von oben außen nach unten innen ein.

Bei der Zusammenziehung der *mittleren Portion* erfährt die Scapula vornehmlich eine Drehung um die sagittale Achse derart, daß der Margo vertebralis schief von oben außen nach unten innen gerichtet wird; daneben fehlen aber auch Exkursionen um die beiden anderen Achsen nicht ganz, die in demselben Sinne erfolgen wie bei der Kontraktion der vorderen Partie des Deltoideus.

Bei der Kontraktion der *hinteren Portion* des Deltoideus dreht sich die Scapula vornehmlich um die beiden horizontalen Achsen, und zwar so, daß der Angulus inferior nach vorne rückt, der Margo vertebralis aber nicht vom Thorax abgehebelt, sondern im Gegenteil gegen denselben angedrückt wird.

Die bei der isolierten Kontraktion der vorderen und mittleren oder hinteren Portion des Deltoideus eintretenden Exkursionen der Scapula sind von großer

Bedeutung bei den Bewegungen des Armes nach vorne, nach der Seite oder nach hinten. Sie liegen nicht im Sinne der Gesamtbewegung, sind derselben vielmehr entgegengerichtet und müssen in der Norm durch andere, an der Scapula angreifende Muskeln, vornehmlich den Trapezius, Rhomboideus, Serratus, Teres major und Pectoralis minor verhindert bzw. in eine der Richtung der Deltoideuswirkung entgegengesetzte Drehbewegung verkehrt werden. Diese durch den Trapezius, Rhomboideus, Serratus, Pectoralis minor und Teres major im Kampfe gegen die zweckwidrigen Drehtendenzen des Deltoideus durchzufechtenden statischen und kinetischen Leistungen stellen im wesentlichen die sog. Ergänzungsbewegungen der Scapula bei den Bewegungen des Armes dar. Sie sind bereits bei der Darstellung der Wirkungsweise des Trapezius und des Serratus gewürdigt worden. Sind die genannten Muskeln des Schultergürtels gelähmt, so treten die zweckwidrigen Bewegungen der Scapula bei der Erhebung des Armes nach vorne oder nach der Seite unter der Kontraktion des Deltoideus sofort zutage. Die beschriebenen Drehtendenzen des Deltoideus sind so stark, daß schon der Ausfall des Trapezius oder des Serratus allein genügt, um sie bei der Erhebung des Armes nach vorne oder nach der Seite manifest werden zu lassen (vgl. Abb. 34, 35 und 63—66). In erheblich stärkerem Grade machen sich aber diese für die Armbewegung zweckwidrigen Drehtendenzen des Deltoideus bemerkbar, wenn Trapezius und Rhomboideus oder Trapezius und Serratus, oder alle drei zusammen oder außerdem auch noch Pectoralis minor und Teres major gelähmt sind. Abb. 74 und 75 geben einen anschaulichen Begriff von dem Ausmaße der zweckwidrigen Bewegung der Scapula bei der willkürlichen Erhebung des Armes, wenn alle Muskeln des Schultergürtels gelähmt sind, der Deltoideus aber erhalten ist. Die Fehldrehung, welche die Scapula unter der alleinigen Kontraktion des Deltoideus hierbei erfährt, ist so groß, daß der Oberarm die Horizontale bei weitem nicht erreicht, obwohl der Humerus im Scapulahumeralgelenk eine Exkursion von 90° und darüber ausführt (vgl. auch Abb. 91 u. 92, S. 104).

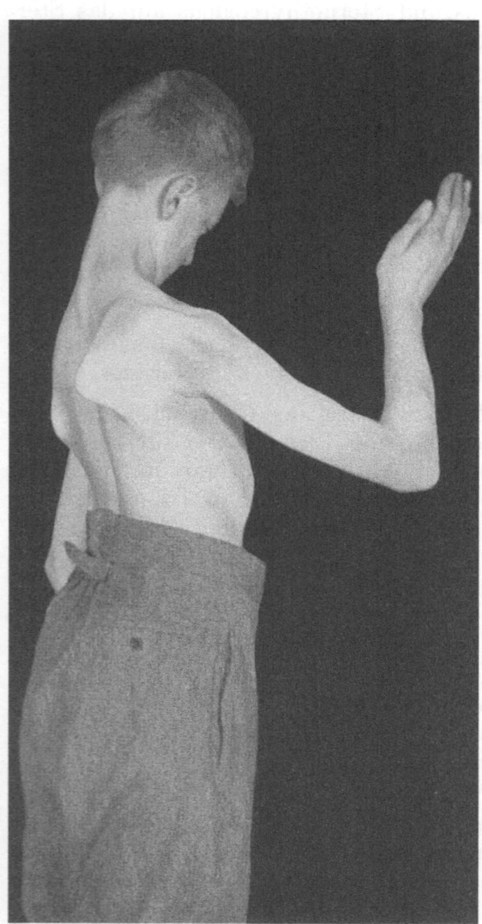

Abb. 74. Totale Lähmung aller Muskeln des Schultergürtels mit alleiniger Integrität des Deltoideus und Biceps, willkürliche Erhebung des Armes, dabei Rückdrehung der Scapula unter der Kontraktion des Deltoideus.

Die beschriebenen fehlerhaften Exkursionen der Scapula unter der Einwirkung der vorderen oder mittleren Portion des Deltoideus treten bei der Lähmung des Trapezius, Rhomboideus, Serratus, Pectoralis minor und Teres major nicht nur bei der willkürlichen

Erhebung des Armes nach vorne oder nach der Seite hervor, sondern sie sind auch bei der durch den faradischen Strom hervorgerufenen Kontraktion des Muskels in diesen Fällen viel ausgiebiger als in der Norm. Die Einwirkung der vorderen und mittleren Portion des Deltoideus auf die Scapula bei der faradischen Reizung des Muskels ist auch in Fällen von Deafferentierung der Muskeln des Schultergürtels (Durchschneidung der hinteren Cervical- und der hinteren oberen Thorakalwurzeln, Tabes cervicalis) sowie bei anderen Erkrankungen des Nervensystems, welche mit einer Herabsetzung des Dehnungsreflexes der Muskeln einhergehen, stärker ausgesprochen als unter normalen Verhältnissen. Umgekehrt tritt sie beim Pyramidenbahn- und Pallidumsyndrom, bei welchen die Dehnungsreflexe stark erhöht sind, schwächer hervor als normaliter.

Die beschriebenen Drehtendenzen des Deltoideus auf die Scapula treten aber nicht nur bei der Kontraktion des Muskels bei der Erhebung des Armes

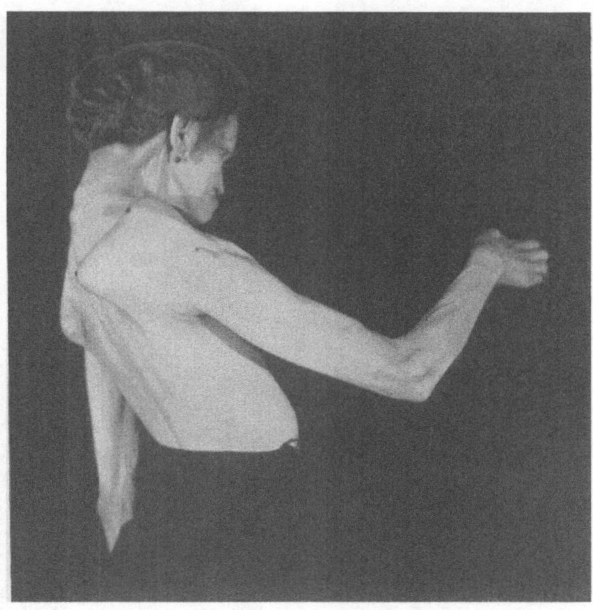

Abb. 75. Totale Lähmung aller Muskeln des Schultergürtels mit Ausnahme des Deltoideus und Biceps. Willkürliche Erhebung des Armes, dabei Rückdrehung der Scapula unter der Kontraktion des Deltoideus.

nach vorne oder nach der Seite auf, sondern sie sind auch schon in der Ruhe vorhanden, wenn der Arm lose zur Seite des in aufrechter Lage befindlichen Rumpfes herabhängt. Wenn die vorhin angeführten Muskeln des Schultergürtels, Trapezius, Rhomboideus und Serratus gleichzeitig gelähmt sind, so nimmt in der Ruhe der Margo vertebralis der Scapula eine ausgesprochene Schrägstellung von oben außen nach unten innen ein, er steht nach hinten vom Thorax flügelförmig ab und dieses Abstehen ist am Angulus inferior noch stärker ausgesprochen als am oberen inneren Winkel (Abb. 54, S. 53 und Abb. 76, S. 76). Die Scapula hat im Vergleich zu ihrer normalen Ruhestellung eine Drehung um alle drei Achsen des Akromioclaviculargelenkes erfahren. Die Kräfte, welche sie in diese abnorme Stellung führen, sind die Schwere, der Latissimus, der Pectoralis major et minor, der Coracobrachialis, der Biceps brachii, der Supraspinatus, Infraspinatus und Teres minor, vor allem aber der *Deltoideus.* In dem Falle der Abb. 54, S. 53, sind außer Trapezius, Serratus und Rhomboideus auch Latissimus, Pectoralis major et minor, Supraspinatus, Infraspinatus, Teres minor vollkommen gelähmt, der Deltoideus ist aber erhalten und kräftig entwickelt; im Falle der Abb. 76 sind alle Muskeln des Schultergürtels mit Ausnahme des Biceps und *Deltoideus* gelähmt. Wenn aber zur Lähmung der oben genannten Muskeln des Schultergürtels auch noch eine solche des Deltoideus hinzutritt, so ist die abnorme Stellung der Scapula in bezug auf die drei Achsen des Akromioclaviculargelenkes erheblich weniger ausgesprochen oder überhaupt nicht vorhanden (Abb. 77).

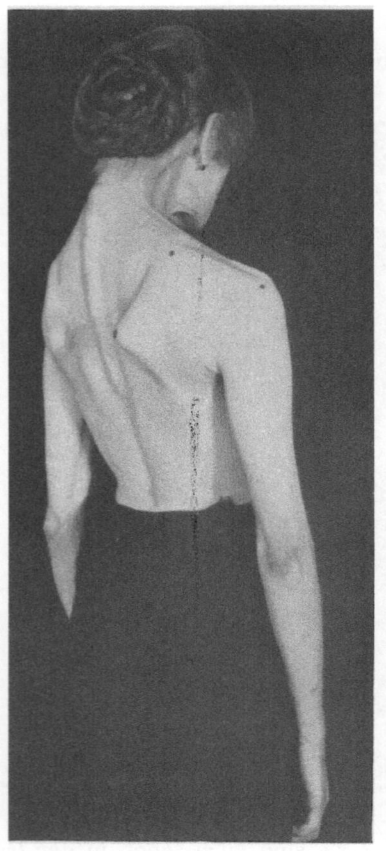

a

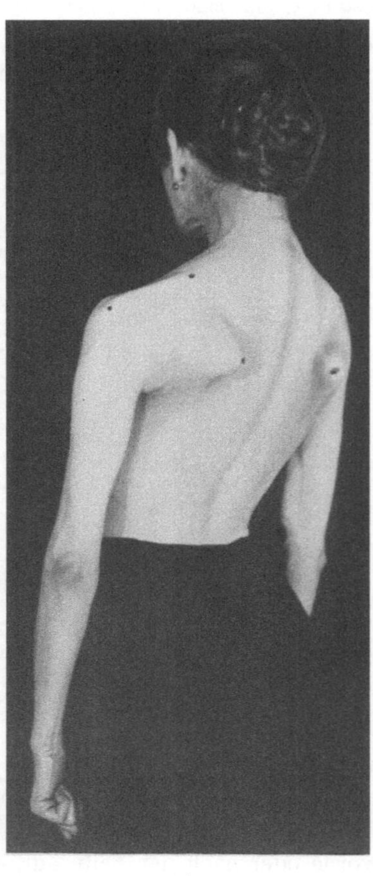

b

Abb. 76a und b. Lähmung aller Muskeln des Schultergürtels mit Ausnahme des Deltoideus und Biceps. Ruhelage des Schultergürtels, Haltungsanomalie des Schulterblattes mit Bezug auf alle drei Achsen des Akromioclaviculargelenkes.

Die isolierte Lähmung des Deltoideus hat auf die Ruhelage der Scapula mit Bezug auf die drei Achsen des Akromioclaviculargelenkes keinen erkennbaren störenden Einfluß. Dagegen ist in sehr vielen Fällen von Deltalähmung ein abnormer Schulterhochstand, allerdings nur geringen Grades, feststellbar (Abb. 78 und 79). Ich kann mir diesen nur so erklären, daß der zwischen Humerus einerseits und zwischen Clavicula, Akromion und Spina scapulae andererseits ausgespannte Muskel die Tendenz hat, seine beiden Insertionspunkte einander zu nähern, d. h. den Schultergürtel herab-, den Humerus heraufzuziehen. Fällt diese, auf Senkung des Schultergürtels hinzielende Muskelspannung aus dem Konzern der Kräfte, welche die Ruhelage des Schultergürtels bestimmen, aus, so steigt der Schultergürtel etwas empor.

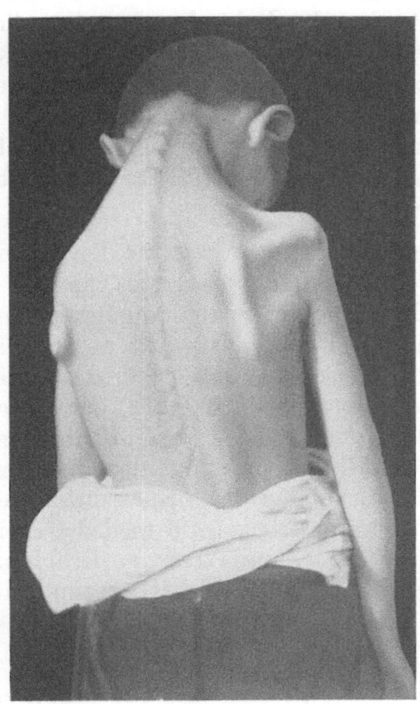

Abb. 77.

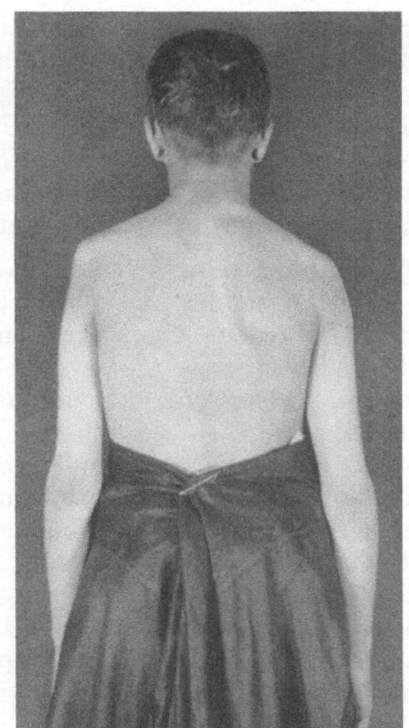

Abb. 78.

Abb. 77. Totale Lähmung aller Muskeln des Schultergürtels einschließlich des Deltoideus. Ruhelage des Schultergürtels, Margo vertebralis weit von der Dornfortsatzlinie entfernt, aber keine Schiefstellung der Scapula. Margo vertebralis und Angulus inferior nicht nennenswert vom Thorax abgehebelt. Kopf nach vornüber gefallen infolge Lähmung der Strecker.

Abb. 78. Lähmung des linken Deltoideus. Linke Schulter steht höher als rechte.

Abb. 79. Linksseitige Deltalähmung. Linke Schulter steht etwas höher als rechte.

13. Supraspinatus.

[C_4, C_5; oberer Primärstrang, N. suprascapularis.]

Der *Supraspinatus* entspringt von der Scapula im Bereiche der Fossa supraspinata und zieht unter dem Lig. coraco-humerale zum Humerus, woselbst er an der oberen Facette des Tuberculum majus inseriert.

Der Supraspinatus ist unter normalen Verhältnissen der isolierten percutanen faradischen Reizung nicht zugängig, da er vom Trapezius vollkommen bedeckt ist. Wenn letzterer gelähmt und atrophiert ist, läßt sich aber der Supraspinatus sehr gut isoliert in Kontraktion versetzen.

Der Supraspinatus bewirkt bei lose herabhängendem Arm eine Bewegung des Humerus im Scapulahumeralgelenk

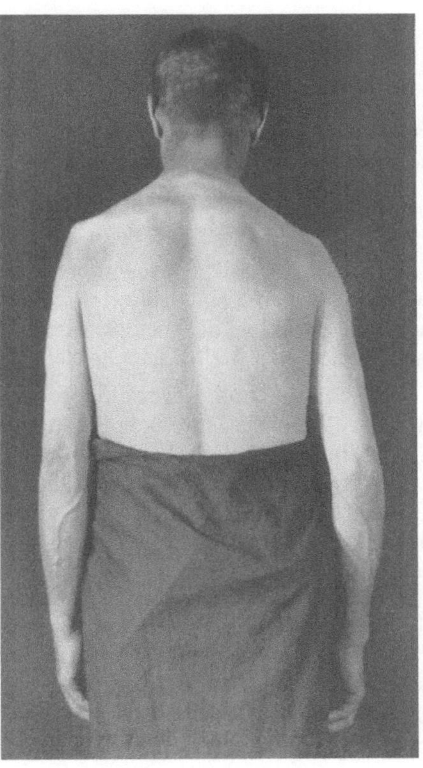

Abb. 79.

nach vorne außen. Dabei erteilt er der Scapula eine ähnliche, wenn auch geringere Drehbewegung wie die mittlere Portion des Deltoideus, vornehmlich um die sagittale Achse des Akromioclaviculargelenkes so, daß der Angulus inferior nach oben innen rückt, der Margo vertebralis also schräg von oben außen nach unten innen gerichtet wird. Deutliche Exkursionen um die anderen Achsen konnte ich bei der isolierten Kontraktion des Supraspinatus nicht beobachten. R. FICK gibt allerdings an, daß der Angulus inferior durch den Supraspinatus vom Thorax abgehebelt werde.

Für den Supraspinatus gelten ganz analoge Erwägungen wie für den Deltoideus. Er gehört zu den Muskeln, welche bei der Erhebung des Armes zusammen mit dem Deltoideus die Exkursion des Humerus im Scapulahumeralgelenk bewirken. Ebenso wie die mittlere Portion des Deltoideus wirkt er auf das Akromioclaviculargelenk der Scapula in der Weise ein, daß er letztere vornehmlich um die sagittale Achse so zu drehen bestrebt ist, daß sich der Margo vertebralis schräg von oben außen nach unten innen richtet. Er ruft also eine im Hinblick auf die Gesamtbewegung zweckwidrige Bewegung des Schulterblattes hervor. Diese wird normaliter bei der Erhebung des Armes durch den Serratus und Trapezius und deren Synergisten unterdrückt und in das Gegenteil, in die zweckmäßige Ergänzungsbewegung der Scapula bei der Erhebung des Armes umgewandelt. Bei der Lähmung des Serratus und Trapezius tritt unter der Kontraktion des Supraspinatus die zweckwidrige Fehldrehung der Scapula sofort zutage.

Trotz dieser also zweifellos vorhandenen Drehtendenz des Supraspinatus hat seine Lähmung keinen Einfluß auf die normale Ruhleage des Schulterblattes, ebensowenig wie die des Deltoideus.

14. Infraspinatus und Teres minor.

[C_4, C_5, C_6; oberer Primärstrang, N. suprascapularis, N. axillaris.]

Der *Infraspinatus* entspringt aus der Fossa infraspinata der Scapula. Seine Fasern ziehen nach oben außen konvergierend zur mittleren Facette des Tuberculum majus humeri. Der *Teres minor* entspringt oberhalb des Angulus inferior vom Corpus scapulae und zieht als schmaler, parallelfaseriger Muskelbauch schräg nach oben außen zur unteren Facette des Tuberculum majus humeri hin.

Infraspinatus und *Teres minor* können schon in der Norm durch percutane faradische Reizung in isolierte Kontraktion versetzt werden. Weit besser gelingt die Reizung der beiden Muskeln bei Lähmung und Atrophie der hinteren Portion des Deltoideus, welche beide Muskeln großenteils bedeckt.

Infraspinatus und Teres minor drehen einerseits bei lose herabhängendem Arm den Humerus im Scapulahumeralgelenk nach außen, andererseits die Scapula um die vertikale Achse des Akromioclaviculargelenkes so, daß sich der Margo vertebralis etwas vom Thorax nach hinten entfernt, aber es ist auch eine leichte Drehung der Scapula um die sagittale Achse bemerkbar, so zwar, daß der Angulus inferior nach außen rückt. In dieser letzteren Beziehung gleicht die Wirkung der beiden Muskeln also der des Teres major und ist der des Supraspinatus entgegengerichtet. R. FICK schreibt dem Infraspinatus schließlich noch eine Drehbewegung um die frontale Achse zu, durch welche der Angulus inferior sich von der hinteren Brustwand entferne. Ich habe diese Exkursion um die frontale Achse bei der Kontraktion des Infraspinatus nicht beobachtet.

Der Infraspinatus und Teres minor sind die wichtigsten Außenrotatoren des Humerus. Wie aus dem soeben Mitgeteilten ersichtlich ist, ruft ihre

Kontraktion gleichzeitig Drehungen der Scapula um die vertikale und sagittale Achse des Akromioclaviculargelenkes hervor, welche für die Gesamtbewegung, die Außenrotation des Armes, als zweckwidrig bezeichnet werden müssen. Diese letzteren werden aber bei der willkürlichen Außenrotation des Armes durch die gleichzeitig in Aktion tretende untere und mittlere Portion des Trapezius und den Rhomboideus verhindert. Diese sorgen dafür, daß der Margo vertebralis an den Thorax angepreßt wird und der Rhomboideus verhütet die durch die isolierte Wirkung des Infraspinatus und Teres minor bewirkte Drehung der Scapula um die sagittale Achse des Akromioclaviculargelenkes, er erhält den Vertikalstand des Margo vertebralis. Sind Trapezius und Rhomboideus gelähmt, so wird unter der Wirkung des Infraspinatus und Teres minor der Margo vertebralis bei der Außenrotation des Armes vom Thorax abgehebelt, verstärkt wird diese zweckwidrige Fehldrehung der Scapula um die vertikale Achse des Akromioclaviculargelenkes noch durch den Latissimus dorsi, welcher an Stelle des gelähmten Trapezius und Rhomboideus den Schultergürtel bei der Außenrotation in Adduktion zu bringen sucht. Ferner wird bei der Lähmung des Trapezius und Rhomboideus der Margo vertebralis der Scapula bei der Außenrotation des Armes durch den Infraspinatus und Teres minor schräg von oben innen nach unten außen eingestellt.

Beim Ausfall des Infraspinatus und Teres minor ist keine Veränderung der Ruhelage des Schultergürtels vorhanden. Von manchen Autoren ist angegeben worden, daß bei der Supracapularislähmung die Schulter auf der Seite der Lähmung tiefer stünde und das Schulterblatt von der Wirbelsäule mehr entfernt sei als auf der gesunden Seite. Ich habe das bei reiner Suprascapularislähmung niemals gesehen und wüßte auch keine Erklärung dafür zu geben.

15. Teres major.

[C_6, C_7; Fasciculus posterior, Nn. subscapulares.]

Der *Teres major* entspringt von der Rückfläche der Scapula im Bereich des Angulus inferior. Er zieht als parallelfaseriger Muskel schräg nach oben außen und inseriert in gemeinschaftlicher Sehne mit dem Latissimus dorsi an der Spina tuberculi minoris humeri.

Der *Teres major* ist in der Norm der isolierten percutanen faradischen Reizung zugängig. Wegen seiner Nachbarschaft mit dem Teres minor einerseits und dem Latissimus dorsi andererseits kann man die Wirkung des Muskels besser als in der Norm in Fällen von Lähmung des N. axillaris bzw. des Latissimus studieren.

Der Teres major bewirkt bei seiner Kontraktion eine *ausgiebige Drehung der Scapula um die sagittale Achse des Akromioclaviculargelenkes, der Angulus inferior rückt deutlich nach außen.* Am stärksten tritt diese Scapulabewegung hervor, wenn der Oberarm in abduzierter Stellung fixiert gehalten wird. Sie fehlt aber nicht, wenn der Oberarm freies Spiel hat und unter der Kontraktion des Teres major adduziert wird. Duchenne gibt an, daß der Muskel den Schulterstumpf um 2—3 cm erhebe und daß diese Bewegung sogar mit großer Kraft geschehe. Auch Frohse und Fraenkel vertreten die Ansicht, daß, wenn der Oberarm fixiert gehalten wird, der Teres major den unteren Winkel der Scapula dem Humerus annähere und gleichzeitig die Scapula auf dem Caput humeri nach oben gleiten lasse. Mit dieser Verschiebung der Scapula nach oben soll eine Erhebung des ganzen Schulterstumpfes, also auch des akromialen Endes der Clavicula verbunden sein. Ich habe niemals bei der Reizung des Teres major eine nennenswerte Erhebung des Akromions oder der Pars acromialis der Clavicula beobachtet, und wenn eine solche wirklich angedeutet war, so war von einer kraftvollen Erhebung der Schulter, von der Duchenne spricht, keine Rede. Zu den eigentlichen Erhebern des Schultergürtels kann jedenfalls der Teres major meines Erachtens nicht gerechnet werden.

Abb. 80 gibt eine anschauliche Darstellung von der Wirkung des Teres major auf den Schultergürtel. Bei der willkürlichen Adduktion der Oberarme, welche durch den von allen Adductoren des Humerus allein erhaltenen Teres major noch sehr kräftig gelingt und welche entsprechend der Tereswirkung mit einer geringen Rückwärtsführung des Humerus verbunden ist (vgl. S. 146), wird der Angulus inferior der Scapula gegen den Humerus angezogen, so daß sich der Margo vertebralis scapulae aus der Schrägstellung, welche er in der Ruhe einnimmt (vgl. Abb. 54, S. 53) nahezu vertikal einstellt. Dabei erfahren in der Tat die Schultern eine leichte Erhebung. Ob aber diese auf die Wirkung des Teres major zurückzuführen ist, ist zweifelhaft, da in dem betreffenden Falle auch der Levator scapulae erhalten war (vgl. Abb. 55, S. 53).

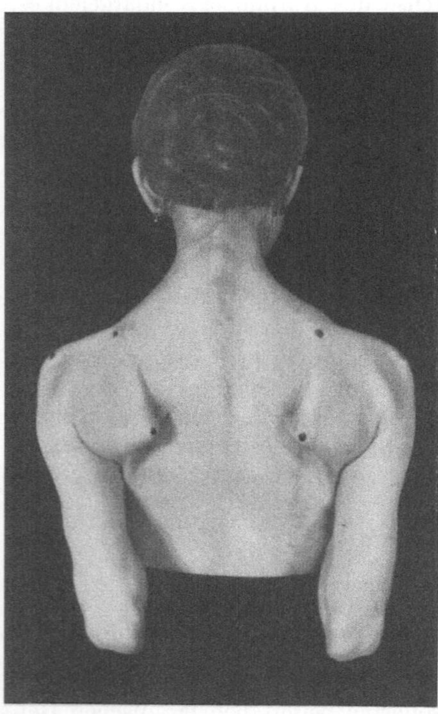

Abb. 80. Lähmung aller Muskeln des Schultergürtels mit Ausnahme des Teres major und Levator scapulae, willkürliche Oberarmadduktion, dabei infolge der Tereswirkung starke Adduktion des Humerus mit gleichzeitiger geringer Rückwärtsführung desselben. Der Margo vertebralis scapulae stellt sich aus der Schrägstellung, welche er in der Ruhe einnimmt (vgl. Abb. 54, S. 53), unter der Wirkung des Teres major nahezu vertikal.

Die drehende Einwirkung des Teres major auf die sagittale Achse der Scapula ist bei der faradischen Reizung des Muskels besonders ausgesprochen, wenn der Rhomboideus, welcher der Antagonist des Teres major mit Bezug auf die sagittale Achse des Akromioclaviculargelenkes ist, gelähmt ist. In Fällen von spastischer Armlähmung, in denen eine Adduktionskontraktur des Armes besteht, der Dehnungsreflex des Teres major also beträchtlich erhöht ist, macht sich bei der passiven Abduktion des Armes die drehende Wirkung des Teres major auf die Scapula stärker als in der Norm bemerkbar; der Angulus inferior rückt auffallend stark nach außen, der Margo vertebralis der Scapula stellt sich sehr schräg von oben innen nach unten außen ein; der Rhomboideus vermag dies nicht zu verhindern.

Die Wirkung des Teres major auf die sagittale Achse des Akromioclaviculargelenkes spielt eine besondere Rolle bei der willkürlichen Senkung des Armes gegen Widerstand, bei welcher der Teres major als einer der Adductoren des Oberarmes in energische Aktion tritt. Hierbei trachtet er den Angulus inferior der Scapula nach außen zu ziehen, er sucht also der Scapula eine Bewegung aufzuzwingen, welche für die Gesamtbewegung unzweckmäßig ist, und welche die erforderliche Rückdrehung der Scapula aus der Schrägstellung, welche sie bei der Erhebung eingenommen hat, in die Vertikalstellung, welche sie am Schlusse der Senkung des Armes einzunehmen hat, verhindert. Normaliter wird diese unter der Kontraktion des Teres major eintretende zweckwidrige Drehung der Scapula durch den Rhomboideus, welcher in erster Linie für eine ausgiebige Rückdrehung des Schulterblattes bei der Armsenkung zu sorgen hat, überwunden. Fällt aber der Rhomboideus aus, so tritt allemal bei der Senkung des Armes gegen Widerstand unter der Kontraktion des Teres major eine starke Schrägstellung des Margo vertebralis der Scapula von oben innen nach unten außen ein, die Rückdrehung der Scapula bleibt aus. Umgekehrt sehen wir, daß bei einer Parese des Teres major der Rhomboideus den Margo vertebralis der Scapula in stärkste Schrägstellung von oben außen nach unten innen stellt, wenn der Arm gegen Widerstand gesenkt werden soll. Diese Drehung der Scapula um die sagittale Achse des Akromioclaviculargelenkes ist für die Leistungsfähigkeit des Teres major besonders deshalb so zweckmäßig, weil dadurch die Insertionspunkte des Teres möglichst weit voneinander entfernt werden und dadurch eine gewisse Kraftentfaltung des paretischen Muskels ermöglicht wird.

Der isolierte Ausfall des Teres major hat auf die normale Ruhelage des Schultergürtels keinen Einfluß.

16. Subscapularis.

[C_6, C_7, C_8; Fasciculus posterior, Nn. subscapulares, akzessorische Innervation der untersten Portion durch N. axillaris.]

Der *M. subscapularis* entspringt von der Vorderfläche des Schulterblattes; seine Fasern konvergieren nach oben außen und inserieren mit einer breiten Endsehne am Tuberculum minus humeri.

Der *Subscapularis* ist normaliter der percutanen elektrischen Reizung nicht isoliert zugängig. Ich habe bei Operationen am Plexus brachialis die Nervenäste des Subscapularis sehr oft elektrisch gereizt und auf diese Weise eine isolierte Kontraktion des Muskels erzielt. Ist vorher der Arm in Außendrehung gebracht, so rotiert er unter der Kontraktion des Subscapularis nach innen; dabei erfolgt eine geringe Drehung der Scapula um die vertikale Achse des Akromioclaviculargelenkes, so daß sich der Margo vertebralis gegen den Thorax anpreßt; ferner erfolgt besonders unter dem Einfluß der untersten Portion des Muskels, welche einen besonderen Nervenast erhält, eine Drehung der Scapula auch um die sagittale Achse, so daß der Angulus inferior etwas nach außen rückt.

Die Einwirkung des Subscapularis auf die Scapula in dem beschriebenen Sinne tritt besonders dann sehr ausgesprochen hervor, wenn der Dehnungsreflex des Subscapularis beträchtlich erhöht ist, wie es beim Pyramidenbahnsyndrom der Fall ist. Wird hierbei der Arm passiv nach außen rotiert, der Subscapularis also gedehnt, so wird infolge des erhöhten Widerstandes des Muskels der Angulus inferior der Scapula nach außen gezogen.

Ich habe in keinem Fall von Lähmung des Subscapularis eine Abweichung der Scapula von ihrer normalen Ruhelage beobachtet. Wohl aber kann bei der gemeinschaftlichen Lähmung des Subscapularis und Teres major der Margo vertebralis der Scapula einen leichten Schrägstand von oben außen nach unten innen aufweisen.

Bei der willkürlichen Innenrotation des zur Seite des Rumpfes herabhängenden Armes, bei welcher der Humerus durch den Subscapularis im Scapulohumeralgelenk einwärts gedreht wird, führt normaliter der Schultergürtel eine Ergänzungsbewegung aus, er rückt nach vorne. Dabei dreht sich die Scapula etwas um die sagittale Achse des Akromioclaviculargelenkes mit dem Angulus inferior nach vorne außen. Diese Bewegung des ganzen Schultergürtels nach vorne und die Drehung der Scapula im besonderen wird hauptsächlich durch den Serratus bestritten. Aber aus den soeben über die Wirkungsweise des Subscapularis gemachten Angaben geht hervor, daß er schon seinerseits der Scapula eine zweckmäßige Mitbewegung um die sagittale Achse erteilt. Außerdem preßt er den Margo vertebralis des Schulterblattes an den Thorax an. Infolgedessen sehen wir, daß bei der Serratuslähmung bei der Innenrotation des Armes zwar die Einstellbewegung des Schultergürtels nach vorne unvollkommen ist, daß aber die Scapula selbst eine leichte Drehung um die sagittale Achse des Akromioclaviculargelenkes mit dem Angulus inferior nach außen vorne ausführt und daß der Margo vertebralis lange nicht so stark vom Thorax abgehebelt wird als bei der Erhebung des Armes nach vorne oben. Im Gegenteil nimmt das bei der Serratuslähmung ja bereits in der Ruhe vorhandene flügelförmige Abstehen der Scapula bei der Innenrotation des Armes unter der Wirkung des Subscapularis etwas ab. Ganz verschwindet es wohl nie, weil bei der Einstellung des Schultergürtels nach vorne infolge des Serratusausfalles der Pectoralis major sternocostalis stärker in Aktion treten muß und weil er den Margo vertebralis der Scapula nach hinten vom Thorax abdreht.

17. Coracobrachialis.

[C_6, C_7, (C_8); Fasciculus lateralis, N. musculocutaneus (N. medianus).]

Der *Coracobrachialis* entspringt vom Processus coracoideus der Scapula und zieht als dünner zylindrischer Muskelbauch nach abwärts; er inseriert an der Innenseite des Humerus, etwa in der Mitte desselben.

Der *Coracobrachialis* ist zwar unter normalen Verhältnissen der percutanen faradischen Reizung zugängig. Aber wegen der engen nachbarschaftlichen Beziehungen des Muskels zum kürzeren Bicepskopf bleibt der Reizeffekt normaliter kaum je auf den Coracobrachialis beschränkt. Weit günstiger liegen die Bedingungen für eine isoliert percutane faradische Reizung des letzteren, wenn der Biceps und der Pectoralis major gelähmt sind. Bei Unterbrechung des 5. und 6. Cervicalnerven besteht manchmal partielle Integrität des Coracobrachialis, während Deltoideus, Biceps brachii, Brachialis internus und Pectoralis major clavicularis gelähmt sind. Isolierte Reizung des Nervenastes des Coracobrachialis habe ich ferner sehr oft bei Operationen am Plexus brachialis vorgenommen. Eine Einwirkung des Muskels auf die Scapula, an deren Proc. coracoideus der Coracobrachialis ja inseriert, tritt besonders dann zutage, wenn der Humerus fixiert gehalten wird. Unter diesen Umständen dreht er die Scapula etwas um die frontale Achse des Akromioclaviculargelenkes so, daß sich der Angulus inferior etwas vom Thorax nach hinten entfernt. Exkursionen um die beiden anderen Achsen des Gelenkes habe ich nicht sicher feststellen können.

Die Lähmung des Coracobrachialis, die ich zwar nicht isoliert beobachtet habe, die aber im Verein mit der des Biceps und Brachialis internus zum Bilde der vollständigen Musculocutaneuslähmung gehört, ruft keine Veränderung in der Ruhelage der Scapula hervor. Ebensowenig läßt sich bei der Lähmung des Muskels eine Störung im Ablauf der willkürlichen Schulterbewegungen oder der Ergänzungsbewegungen des Schultergürtels bei den Bewegungen des Armes feststellen.

18. Biceps brachii.

[C_5, C_6; oberer Primärstrang, Fasciculus lateralis, N. musculo cutaneus (N. medianus).]

Der lange Kopf des Biceps brachii entspringt mit seiner Ursprungssehne vom Tubercul. supraglenoidale der Scapula; sie zieht im Sulcus intertubercularis abwärts und geht alsdann in ihren Muskelbauch über. Der kurze Kopf entspringt vom Proc. coracoideus der Scapula. Beide Köpfe vereinigen sich zum gemeinsamen Muskelbauch, der mit seiner Endsehne am Capitulum radii inseriert, außerdem aber den Lacertus fibrosus abgibt, der schräg medialwärts in die Fascie des Vorderarms ausläuft.

Beide Köpfe des Biceps brachii sind unter normalen Verhältnissen der isolierten percutanen faradischen Reizung ohne Schwierigkeit zugängig.

Reizt man den Biceps brachii mit dem faradischen Strom und läßt man der Beugung des Vorderarmes freien Spielraum, so gewahrt man an der Scapula in der Regel keinerlei Exkursion. Leistet man aber der Beugung des Vorderarmes Widerstand, so kann man feststellen, daß sowohl der kurze wie der lange Bicepskopf auf die Scapula in demselben Sinne wie der Coracobrachialis wirken, d. h. also eine leichte Drehung um die frontale Achse des Akromioclaviculargelenkes bewirken, durch welche sich der Angulus inferior etwas nach hinten vom Thorax entfernt. Mehrfach ließ sich auch feststellen, daß der kurze Kopf des Biceps das Schulterblatt auch etwas um die sagittale Achse zu drehen bestrebt ist.

Wenn also auch ein gewisser Einfluß des Biceps brachii auf das Akromioclaviculargelenk festzustellen ist, so hat doch andererseits der isolierte Ausfall des Biceps brachii mit und ohne gleichzeitige Lähmung des Coracobrachialis keine Veränderung der Ruhelage der Scapula und keine faßbare Störung im Ablauf der willkürlichen Schulterbewegungen oder der Ergänzungsbewegungen des Schultergürtels bei den Bewegungen des Armes im Gefolge.

19. Triceps caput longum.

[C_7, C_8, Th_1; Fasciculus posterior, N. radialis.]

Der *lange Kopf des Triceps* entspringt von dem Tuberculum infraglenoidale der Scapula und zieht als breiter Muskelbauch nach abwärts, um mit den beiden anderen Köpfen zu verschmelzen. Die Insertion der Tricepssehne findet am Olecranon statt.

Der *lange Kopf des Triceps* ist der isolierten percutanen faradischen Reizung ohne weiteres zugängig.

Ich habe bisher weder unter normalen Verhältnissen noch bei Lähmungszuständen im Bereich des Schultergürtels bei der Kontraktion des langen Tricepskopfes irgendeinen bestimmten Bewegungseffekt am Schultergürtel beobachten können.

Nach R. Fick soll der lange Kopf des Triceps das Schulterblatt so drehen, daß der Angulus inferior nach vorne außen rückt, also ähnlich wie der Serratus wirken. Ich habe mich davon nicht überzeugen können.

Nachdem wir die Wirkungsweise der einzelnen auf den Schultergürtel einwirkenden Muskeln und die Folgen des isolierten Ausfalles jedes einzelnen Muskels, soweit dieselben bekannt sind, beschrieben haben, soll nunmehr die Kooperation der Muskeln bei bestimmten Aufgaben ins Auge gefaßt werden, und zwar soll 1. besprochen werden, welche Muskeln an der Erhaltung der normalen Ruhelage des Schultergürtels beteiligt sind und welche Veränderungen die Ruhelage erfährt, wenn einer oder mehrere der beteiligten Muskeln gelähmt sind; 2. sollen die Zusammenarbeit der Muskeln bei den verschiedenen willkürlichen Bewegungen der Schulter und bei den Ergänzungsbewegungen, welche der Schultergürtel bei den Bewegungen des Armes ausführt, und die Störungen im Ablauf dieser Bewegungen, bei Lähmung eines oder mehrerer der kooperierenden Muskeln, dargelegt werden.

B. Die Ruhelage des Schultergürtels und seine Haltungsanomalien bei Lähmung der Muskeln des Schultergürtels.

Es ist bereits bei Besprechung der Funktionen des Trapezius S. 30 auseinandergesetzt worden, daß die normale Ruhelage des Schultergürtels dadurch charakterisiert wird, daß das akromiale Ende der Clavicula mehr zurücksteht als das sternale, die Längsachse des Schlüsselbeines bildet mit der Frontalebene einen individuell variabeln, nach hinten abweichenden Winkel von etwa 35°. Ferner steht das akromiale Ende der Clavicula normaliter etwas höher als das sternale Ende, aber auch in dieser Beziehung bestehen nicht unbeträchtliche individuelle Differenzen. Meist ist relativer Hochstand mit relativem Rückstand und relativer Tiefstand mit relativem Vorstehen des akromialen Endes des Schlüsselbeines gepaart. Im ersteren Falle erscheint der Hals lang, im letzteren kurz. Die Scapula nimmt in der Ruhe eine Lage ein, bei der ihr Margo vertebralis etwa 4—6 cm von der Dornfortsatzlinie entfernt ist. Der Angulus inferior liegt etwa in der Höhe der 7. und 8. Rippe (Abb. 81). In der Regel verläuft der Margo vertebralis der Dornfortsatzlinie annähernd parallel; bei manchen Individuen weist er einen leichten Schrägstand von oben außen nach unten innen auf, in der Regel dann, wenn der Schulterstumpf relativ tiefsteht und das akromiale Ende der Clavicula relativ weit nach vorne gerückt ist. Umgekehrt kann aber auch der Margo vertebralis etwas von oben innen nach vorne außen gerichtet sein, was meist mit relativem Hochstand des Schulterstumpfes gepaart ist. Der Margo vertebralis liegt in der Ruhe dem Thorax an, selten zeigt die Scapula eine Drehung um die vertikale Achse des Akromioclaviculargelenkes, so daß der Margo vertebralis etwas vom Thorax absteht und die Haut unmittelbar medial von ihm eine Rinne bildet. Etwas häufiger dagegen beobachtet man in der Ruhe ein leichtes Abstehen des Angulus inferior vom Thorax infolge einer Drehung des Schulterblattes um die frontale Achse. Ich habe diese letztere Deviation relativ oft mit einem leichten Schrägstand des Margo von oben innen nach unten außen gepaart angetroffen. Die Schulterblätter bilden in der Norm mit der Frontalebene einen Winkel von annähernd 30°, doch ist auch die Größe dieses Winkels individuellen Schwankungen unterworfen, je nachdem, ob die Scapula der Dornfortsatzlinie der Wirbelsäule näher oder ferner steht; im ersteren Falle ist der Winkel kleiner, im letzteren größer als 30°.

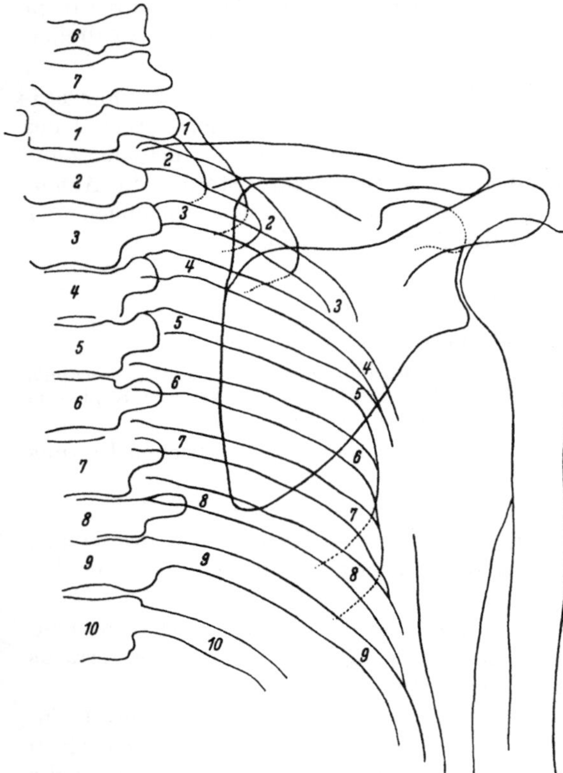

Abb. 81. Stellung der Scapula zur Wirbelsäule in der Ruhe. (Nach R. Fick.)

Die normale Ruhelage des Schultergürtels, die also schon in der Norm innerhalb gewisser Grenzen schwankende individuelle Differenzen aufweist, ist das Resultat zahlreicher gleichzeitig auf das Schlüsselbein und die Scapula einwirkender Kräfte, in der Hauptsache der Schwerkraft einerseits und der Spannung zahlreicher Muskeln andererseits.

Die *Schwerkraft* ist beim aufrechten Sitzen oder Stehen und frei herabhängender oberer Extremität bestrebt, *den Schultergürtel nach vorne abwärts zu führen.* Das akromiale Ende der Clavicula sinkt an der frischen Leiche nach unten und vorne und diese Deviation nimmt noch beträchtlich zu, wenn alle Muskeln, welche den Schultergürtel mit dem Rumpfe verbinden, durchschnitten werden (R. FICK). Mit dem Schlüsselbein weicht unter der alleinigen Wirkung der Schwere das Schulterblatt in toto nach vorne unten aus. Das akromiale Ende der Clavicula würde, nach der Durchtrennung aller Muskeln, welche den Schultergürtel mit dem Rumpfe verbinden, noch weiter nach vorne unten sinken, wenn sich dem nicht das Lig. interclaviculare und das Lig. sternoclaviculare, der untere Pfannenrand des Gelenkes und der Knorpel der ersten Rippe widersetzen würden (R. FICK).

Die Schwerkraft senkt aber nicht nur das Schlüsselbein und die Scapula in toto, sondern sie ist auch bestrebt, letztere um die drei Achsen des Akromioclaviculargelenkes zu drehen, so zwar, daß sich der Margo vertebralis schräg von oben außen nach unten innen einstellt (sagittale Achse), daß er sich vom Thorax entfernt (vertikale Achse) und daß der Angulus inferior mehr vom Thorax abgehebelt wird als der Angulus internus superior (frontale Achse). Der Einfluß der Schwerkraft auf das Schulterblatt darf aber, soweit es sich um die angeführten Drehbewegungen im Akromioclaviculargelenk handelt, nicht überschätzt werden, denn an der Leiche treten die erwähnten Stellungsänderungen des Schulterblattes zwar hervor, besonders die Drehung um die frontale Achse, aber sie sind lange nicht so ausgesprochen, wie wir sie unter bestimmten Verhältnissen beim Lebenden beobachten, wenn bestimmte Muskeln, welche die Scapula im entgegengesetzten Sinne wie die Schwere zu drehen bestrebt sind, gelähmt sind, hingegen die in gleichem Sinne wie die Schwerkraft wirkenden Muskeln, besonders der Deltoideus, erhalten sind.

Was die an dem Schultergürtel inserierenden Muskeln anlangt, so wirken auf denselben *hebend* folgende Muskeln ein: *Obere Portion des Trapezius, Levator scapulae, Rhomboideus, Serratus anticus* (hauptsächlich die untere Portion), *Pectoralis major (Portio clavicularis et manubrialis)*, ferner, aber nur in sehr bescheidenem Maße, *Omohyoideus, Sternocleidomastoideus, Sternohyoideus, Sternothyreoideus* und die *Scaleni*.

Der für die Erhaltung der normalen Ruhelage des Schultergürtels wichtigste Muskel, soweit es sich darum handelt, den senkenden Kräften, also vornehmlich der Schwere, entgegenzuwirken, ist *die obere Portion des Trapezius*; fällt sie aus, so steht die Schulter in der Ruhe auf der gelähmten Seite tiefer als auf der gesunden Seite (Abb. 30, S. 34), bei doppelseitiger Lähmung beiderseits tiefer, als es der normalen Ruhelage entspricht. Am klarsten zum Ausdrucke kommt dies am Tiefstande des akromialen Endes der Clavicula bzw. am Akromion. Am Angulus inferior der Scapula sind die Verhältnisse wegen des bei der Trapeziuslähmung gleichzeitig auftretenden Schiefstandes des Margo vertebralis etwas verschoben, aber der abnorme Tiefstand der Scapula in toto ist doch in der Majorität der Fälle auch am Angulus inferior gut erkennbar (Abb. 29, S. 33). Das Tiefertreten des Schulterstumpfes bei Ausfall des Trapezius, besonders bei doppelseitiger Lähmung des Muskels widerlegt die Ansicht MOLLIERs, daß an der Erhaltung der normalen Ruhelage des Schultergürtels, soweit der normale Höhenstand in Betracht kommt, Muskelkräfte überhaupt nicht beteiligt seien und daß, wenn bei Ausfall des Trapezius ein Tieferstehen des akromialen Endes des Schlüsselbeines beobachtet werde, dies nur auf eine Verdrehung des Sternums zurückzuführen sei.

Der Trapezius ist der einzige Muskel, bei dessen isoliertem Ausfall ein Tiefersinken des akromialen Endes der Clavicula und der Scapula in toto in der Ruhe *konstant* beobachtet wird. Isolierten Ausfall des Levator scapulae habe ich noch nie beobachtet, vermag also nicht anzugeben, ob derselbe mit einem Schultertiefstand einhergeht. Beim isolierten Ausfall des Rhomboideus besteht kein abnormer Tiefstand des akromialen Endes der Clavicula oder des Akromions. Dagegen steht beim isolierten Ausfall des Serratus manchmal der Schulterstumpf auf der gelähmten Seite etwas tiefer als auf der gesunden Seite (Abb. 61, S. 59). In anderen Fällen fehlt diese Stellungsanomalie bei der Serratuslähmung, sie tritt aber zutage, wenn man den Kranken die Schulter einige Male nach verschiedenen Richtungen hin- und herbewegen läßt; danach pflegt dann zunächst ein leichter Tiefstand des Schulterstumpfes aufzutreten, der aber nach einiger Zeit, wenn die einzelnen auf den Schultergürtel wirkenden Kräfte wieder vollkommen ins Gleichgewicht gekommen sind, wieder verschwindet. Bei Lähmung der claviculären Portion des Pectoralis major habe ich nie die geringste Differenz im Höhenstande des Schultergürtels zwischen der gesunden und der gelähmten Seite beobachtet. Die Wirkung der noch übrigen fünf, auf den Schulterstumpf im Sinne der Hebung einwirkenden Muskeln, ist an sich so schwach, daß ihr Ausfall nicht die geringste faßbare Anomalie in der Ruhelage des Schultergürtels im Gefolge hat. Der weitaus wichtigste Muskel, welcher den Kräften, die den Schulterstumpf zu senken bestrebt sind, entgegenwirkt und den normalen Höhenstand der Schulter erhält, ist, wie gesagt, die obere Portion des Trapezius. Wenn nun aber auch beim alleinigen Ausfall eines der anderen Muskeln kein greifbares oder höchstens ein sehr geringes Tiefertreten der Schulter beobachtet wird, so sind diese Muskeln doch an der Erhaltung der normalen Höhenstellung des Schultergürtels keineswegs unbeteiligt. Das geht daraus hervor, daß, wenn zur Lähmung des Trapezius noch eine solche anderer Muskeln, die an der Erhebung der Schulter beteiligt sind, hinzutritt, der Schulterstumpf wesentlich tiefer herabsinkt als bei der alleinigen Lähmung des Trapezius. Abb. 56, S. 56 stellt einen Fall von Lähmung des Trapezius, Levator scapulae, Rhomboideus, Pectoralis major, Omohyoideus, Sternocleidomastoideus, Sternohyoideus, Sternothyreoideus und der Scaleni infolge einer Poliomyelitis des oberen Halsmarkes dar. Links ist nur der Serratus anticus erhalten, rechts dagegen ist auch er gelähmt. Man sieht, wie das akromiale Ende der Clavicula beiderseits stark unter die Horizontalebene herabgesunken ist, wie die Clavicula in der Articulatio sternoclavicularis förmlich subluxiert erscheint, offenbar infolge sekundärer Erschlaffung des Lig. interclaviculare und Lig. sternoclaviculare. Linkerseits, wo der Serratus erhalten ist, steht der Schulterstumpf nicht ganz so tief wie auf der rechten Seite, auf welcher der Serratus gleichfalls gelähmt ist. Das lehrt, daß der Serratus allein doch in gewissem, wenn auch geringem Grade den senkenden Kräften auch in der Ruhe noch einen Widerstand bietet. Das gilt in noch höherem Grade für den Levator scapulae. Abb. 52 und 54, S. 52 und 53 stellen einen Fall dar, in dem alle Muskeln, welche die Schulter heben (Trapezius, Rhomboideus, Serratus, Pectoralis major (Portio clavicularis et manubrialis) gelähmt waren und nur der Levator scapulae erhalten war. In diesem Falle ist der Tiefstand der Schulter viel weniger ausgesprochen als in dem vorhin erwähnten Falle (Abb. 56, S. 56), in dem rechts tatsächlich alle Heber fehlten, während links wenigstens der Serratus erhalten war. Bei der kombinierten Lähmung des Trapezius und Rhomboideus ist der pathologische Schultertiefstand nicht nennenswert größer als bei isolierter Trapeziuslähmung. Der Rhomboideus scheint also keinen allzu großen Einfluß auf die Erhaltung des normalen Höhenstandes des Schultergürtels zu besitzen.

Im Sinne der *Adduktion* wirken auf den Schultergürtel folgende Muskeln ein: Der *Trapezius*, der *Rhomboideus* und der *Latissimus dorsi*. Alle diese Muskeln führen das akromiale Ende der Clavicula nach hinten und nähern den Margo vertebralis der Scapula der Dornfortsatzlinie der Wirbelsäule mehr oder weniger beträchtlich. Von den adduzierenden Muskeln ist für die Erhaltung der Ruhelage des Schultergürtels, soweit es sich darum handelt, den nach vorne führenden Kräften, also vornehmlich der Schwerkraft, entgegenzuwirken, weitaus der wichtigste wieder der Trapezius, besonders seine mittlere, und nächst ihr die untere Portion, an letzter Stelle die obere Portion. Fällt der Trapezius aus, so rückt das akromiale Ende der Clavicula nach vorne und der Margo vertebralis der Scapula entfernt sich von der Dornfortsatzlinie der Wirbelsäule (Abb. 29, S. 33). Das Vorrücken des Schultergürtels in der Ruhe ist bei

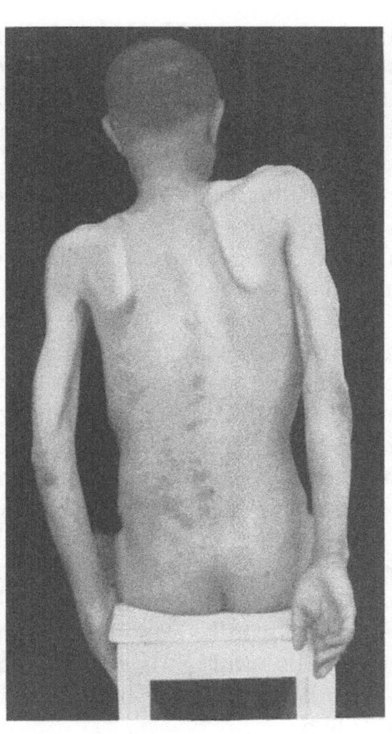

Abb. 82. Lähmung des Trapezius und Rhomboideus, Latissimus erhalten. Links Ruhelage des Schultergürtels, Scapula von der Dornfortsatzlinie entfernt, Margo vertebralis vom Thorax abgehebelt, kein Schrägstand desselben. Rechts willkürliche Rückwärtsbewegung des Armes, mangelhafte Einstellbewegung des Schultergürtels, Einschränkung der Bewegungsexkursion des Armes.

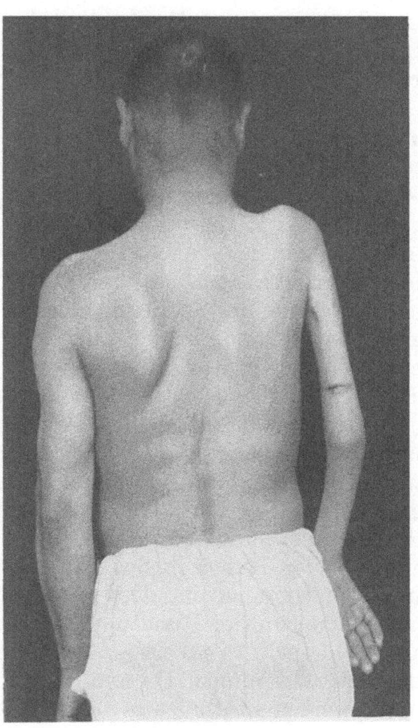

Abb. 83. Rechtsseitige Plexuslähmung, Trapezius und Serratus erhalten, Pectorales, Latissimus, Rhomboideus, Levator scapulae usw. gelähmt. Ruhelage des Schultergürtels, Margo vertebralis von der Dornfortsatzlinie weit entfernt, kein Schrägstand desselben, da Deltoideus gelähmt; abnormer Schulterhochstand.

der Lähmung der unteren und mittleren Portion des Trapezius mit relativer oder absoluter Integrität der oberen Portion manchmal nahezu ebenso ausgesprochen wie bei der totalen Lähmung des Muskels, in anderen Fällen ist es gering. Bei isoliertem Ausfall des Rhomboideus zeigt das akromiale Ende der Clavicula manchmal keine Spur von Deviation nach vorne und auch der Margo vertebralis der Scapula keine Zunahme der Entfernung von der Dornfortsatzlinie der Wirbelsäule; in anderen Fällen hingegen gibt sich der Rhomboideusausfall in einem ziemlich beträchtlichen Vorrücken des Schultergürtels zu erkennen (Abb. 42, S. 46). Der isolierte Ausfall des Latissimus dorsi hat nach meinen Erfahrungen keine merkliche Änderung der Ruhelage des Schultergürtels zur Folge. Trotzdem leisten auch Rhomboideus und Latissimus den Kräften, welche den Schulterstumpf nach vorne zu führen bestrebt sind, in der Ruhe ein gewisses Gegengewicht; denn bei Lähmung des Trapezius und Rhomboideus oder des Trapezius, Rhomboideus und Latissimus rückt das akromiale Ende der Clavicula noch mehr nach vorne und der Margo vertebralis der Scapula entfernt sich noch mehr von der Dornfortsatzlinie als bei alleiniger Trapeziuslähmung. Abb. 82 läßt das deutlich erkennen. Aber auch der kombinierte Ausfall des Rhomboideus und Latissimus kann trotz der Integrität des Trapezius ein beträchtliches Vorwärtsrücken des Schultergürtels im Gefolge haben. Abb. 83 stellt einen Fall von Lähmung des Plexus brachialis dar, in welchem Rhomboideus und Latissimus gelähmt, Trapezius und Serratus anticus aber erhalten waren. Die Integrität des letzteren ist offenbar die Ursache dafür, daß der Schulterstumpf in der Ruhe ungewöhnlich stark nach vorne gerückt ist.

Nach vorne wird der Schulterstumpf durch folgende Muskeln geführt: *Serratus (besonders obere Portion), Levator scapulae, Pectoralis minor, Pectoralis major (Portio sternocostalis), Subclavius.* Diese Muskeln sind an der Ruhelage des Schultergürtels insofern beteiligt, als sie die Wirkung der Schwerkraft, die ja in erster Linie bestrebt ist, das sternale Ende der Clavicula und mit ihm die Scapula in toto nach vorne zu führen, unterstützen und den adduktorischen Muskelkräften entgegenwirken. Beim Ausfall des Serratus steht das akromiale Ende des Schlüsselbeines in der Ruhe auf der gelähmten Seite etwas weiter zurück und die Scapula der Dornfortsatzlinie der Wirbelsäule näher steht als in der Norm (Abb. 58—62, S. 58 und 59). Ob eine derartige Lageänderung des Gürtels auch bei der isolierten Lähmung des Levator scapulae eintritt, vermag ich nicht zu sagen, da eine isolierte Lähmung dieses Muskels bisher noch nicht beobachtet ist. Beim isolierten Ausfall des Pectoralis major ist kein pathologischer Adduktionsstand des Schultergürtels vorhanden. Auch der gemeinschaftliche Ausfall des Pectoralis minor, des Pectoralis major (Portio sternocostalis) und Subclavius hat keine konstante und charakteristische Änderung der Ruhelage des Schultergürtels im Gefolge und wenn alle diese Muskeln zusammen mit dem Serratus gelähmt sind, steht das akromiale Ende der Clavicula in der Ruhe nicht weiter zurück und ist die Scapula der Wirbelsäule nicht mehr genähert als bei alleinigem Serratusausfall. Das spricht dafür, daß Pectoralis minor, Pectoralis major sternocostalis und Subclavius keinen nennenswerten Einfluß auf die Ruhelage des Schultergürtels in bezug auf die vertikale Achse des Sternoclaviculargelenkes haben.

Senkend auf den Schultergürtel wirken: die *untere Portion des Trapezius, Pectoralis minor, Pectoralis major sternocostalis, Latissimus dorsi, Subclavius* und *Deltoideus.* Weder die isolierte Lähmung des Trapezius, noch die des Pectoralis minor, noch die des Latissimus dorsi hat ein Überwiegen der hebenden Muskeln und dementsprechend abnormen Hochstand des Schultergürtels zur Folge. Bei isoliertem, congenitalem Defekt des Pectoralis major sah ich leichten Schulterhochstand auf der Seite der Lähmung. Daß bei isolierter Lähmung des Deltoideus die Schulter der gelähmten Seite (Abb. 78 und 79, S. 77) etwas höher steht, ist bereits früher erwähnt worden. Der gemeinschaftliche Ausfall des Pectoralis minor, Pectoralis major, Subclavius, Latissimus dorsi und Deltoideus führt zu einem mehr oder weniger beträchtlichen abnormen Hochstand der Schulter. Ich habe das bei totaler Lähmung des Plexus brachialis oft beobachtet. Obwohl in diesen Fällen die senkende Kraft der Schwere fortbesteht, rückt doch die Schulter unter dem Zuge der erhaltenen Heber nach oben. Das zeigt Abb. 84 sehr deutlich. In dem abgebildeten Falle waren außer sämtlichen Armmuskeln von den Senkern der Schulter Pectoralis minor et major, Latissimus dorsi und Subclavius gelähmt, hingegen die untere Portion des Trapezius erhalten. Der Fall lehrt also zunächst, daß die Integrität der unteren Portion des Trapezius, die doch auch die Schulter senkt, nicht genügt, den hebenden Muskelkräften Pari zu bieten. Aus der Tatsache, daß in dem dargestellten Falle auch eine nicht unbeträchtliche Zahl von Schulterhebern gelähmt war (Levator scapulae, Rhomboideus, Pectoralis major, Portio clavicularis et manubrialis) geht aber ferner hervor, welche hervorragende Rolle der oberen Portion des Trapezius im Spiele der Kräfte, aus denen die normale Lage des Schultergürtels resultiert, zukommt, indem sie in dem abgebildeten Falle im Verein mit dem erhaltenen Serratus und dem Sternocleidomastoideus, Omohyoideus, Sternothyreoideus, Sternohyoideus (die letztgenannten vier Muskeln sind ja nur sehr schwache Heber) der senkenden Wirkung der Schwere nicht nur das Gleichgewicht zu halten vermag, sondern infolge des Ausfalls der wichtigsten Sekundanten der Schwere (des Latissimus, Pectoralis major sternocostalis, Pectoralis minor, Subclavius) sogar einen pathologischen Schulterhochstand herbeiführt. Denselben abnormen Hochstand habe ich auch dann beobachtet, wenn auch der Serratus an der Lähmung partizipierte, also von den Hebern eigentlich nur der Trapezius erhalten war.

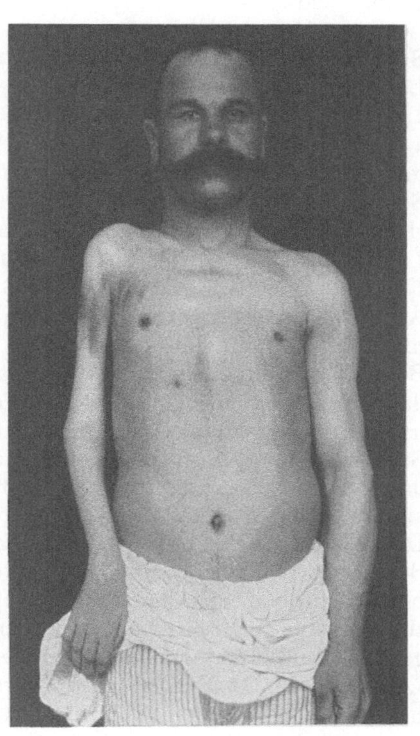

Abb, 84. Rechtsseitige totale Plexuslähmung, Trapezius und Serratus erhalten, Pectorales, Latissimus, Rhomboideus, Levator scapulae usw. gelähmt. Ruhelage des Schultergürtels, abnormer Schulterhochstand.

Von den Muskeln, welche die Scapula im Akromioclaviculargelenk bewegen, drehen Levator scapulae, Rhomboideus, die vordere und die mittlere Portion des Deltoideus, und *der Supraspinatus* die Scapula *um die sagittale Achse so,* daß sich der Margo vertebralis schräg *von oben außen nach unten innen* einstellt. Der *obere* und der *untere Trapezius,* der *Serratus,* besonders dessen untere Portion, der *Teres major,* der *Pectoralis minor,* die *hintere Portion* des *Deltoideus,* die *unterste Portion des Subscapularis,* der *Infraspinatus* und *der Teres minor* drehen die Scapula umgekehrt so, daß der Margo vertebralis *schräg von oben innen nach unten außen* gerichtet wird. Die erstere Gruppe wirkt also in demselben Sinne wie die Schwere, die letztere Gruppe der Schwere entgegen. Der Ausfall eines oder mehrerer Muskeln der ersteren Gruppe ruft keine oder höchstens eine sehr geringe Veränderung des normalen Geradstandes des Margo vertebralis hervor, weil offenbar die Schwere allein den Muskeln der anderen Gruppe ein annähernd volles Gegengewicht bietet. DUCHENNE gibt zwar an, daß bei der Rhomboideuslähmung der Angulus inferior der Scapula in der Ruhe etwas nach außen rücke. Ich habe das nie beobachtet, so lange der Levator scapulae intakt war. Bei Lähmung des Deltoideus (vordere und hintere Portion) oder des Supraspinatus, oder beider Muskeln zusammen, habe ich niemals eine markante Änderung in der Stellung der Scapula in bezug auf die sagittale Achse des Akromioclaviculargelenkes beobachtet. Diese Muskeln sind für die Aufrechterhaltung des normalen Geradstandes der Scapula in der Ruhe völlig entbehrlich. Wie groß aber das Bestreben der vorderen und mittleren Portion des Deltoideus und des Supraspinatus, den Margo vertebralis der Scapula schräg von oben außen nach unten innen zu richten, schon in der Ruhe ist, erkennen wir, wenn die in entgegengesetzter Richtung wirkenden Muskelkräfte, Trapezius (obere und untere Portion), Serratus usw. ausfallen. Da die Muskeln dieser zweiten Gruppe der Schwere entgegenzuwirken haben, macht sich ihr Ausfall viel stärker bemerkbar als der der Rhomboideusgruppe. Schon der isolierte Ausfall des Trapezius hat ausgesprochenen Schrägstand des Margo von oben außen nach unten innen zur Folge (Abb. 29, S. 33). Diese Haltungsanomalie kommt auf das Konto der Lähmung der oberen und unteren Portion. Weniger ausgesprochen als bei der Trapeziuslähmung ist im allgemeinen der pathologische Schrägstand des Margo vertebralis der Scapula in der Ruhe bei der isolierten Serratuslähmung, er kann hierbei sogar ganz fehlen (Abb. 58, 59, 60, S. 58 und 59), manchmal ist er vorhanden (Abb. 61, 62, S. 59). Bei gleichzeitiger Lähmung des Subscapularis und Teres major habe ich wiederholt einen geringen abnormen Schrägstand der Scapula von oben außen nach unten innen beobachtet. Bei Lähmung der hinteren Portion des Deltoideus, des Infraspinatus und Teres minor habe ich aber niemals einen pathologischen Schiefstand des Schulterblattes feststellen können. Besonders stark ausgesprochen ist der Schiefstand des Margo vertebralis von oben außen nach unten innen bei gleichzeitiger Lähmung des Trapezius und Serratus. Die Abb. 76, S. 76 und 85, bringen die Einstellung, welche dabei auftritt, deutlich zur Anschauung. In dem in der Abb. 76 dargestellten Falle waren alle Muskeln des Schultergürtels mit Ausnahme des vorderen und mittleren Deltoideus, des Supraspinatus und des Biceps brachii gelähmt. Der Schrägstand des Margo vertebralis scapulae ist daher ausgesprochener als in dem Fall der Abb. 85, in welchem nur Trapezius und Serratus gelähmt sind. Es ist für den aus der gleichzeitigen Trapezius- und Serratuslähmung resultierenden Schiefstand der Scapula ziemlich belanglos, ob dabei Levator scapulae und Rhomboideus intakt oder gelähmt sind. Ganz anders steht es in dieser Beziehung um die vordere und mittlere Portion des Deltoideus und den Supraspinatus. Zwar tritt beim Ausfall des Deltoideus und Supraspinatus, wie schon erwähnt, kein abnormer Schiefstand des Margo vertebralis von oben innen nach unten außen in der Ruhe zutage. Trapezius, Serratus und die anderen gleichsinnig wirkenden Muskeln verhindern einen solchen ganz. Wenn aber zur Lähmung des Trapezius und Serratus auch noch eine Lähmung des Deltoideus und Supraspinatus hinzutritt, so verschwindet der bei gemeinschaftlicher Lähmung des Trapezius und Serratus allemal so stark ausgesprochene Schrägstand der Scapula in der Ruhe mehr oder weniger vollkommen. Die Abb. 77, S. 77 ist dafür ein Beispiel. Das mehr oder weniger völlige Ausbleiben des Scapulaschrägstandes bei gleichzeitiger Lähmung des Trapezius, Serratus, Deltoideus und Supraspinatus lehrt, daß das Gewicht der oberen Extremität in der Ruhe nur dann den Margo vertebralis der Scapula in stärkerem Grade schräg von oben außen nach unten innen zu richten vermag, wenn die das Scapulahumeralgelenk überbrückenden Muskeln, der Deltoideus (vordere und mittlere Portion) und der Supraspinatus ihre normale Spannung bewahrt haben.

Von den *Muskeln*, welche die Scapula um *die vertikale Achse des Akromioclaviculargelenkes bewegen*, drehen die *mittlere und untere Portion des Trapezius, Levator scapulae, Rhomboideus, Serratus, die hintere Portion des Deltoideus* und der *Subscapularis* die Scapula so, daß sich der Margo vertebralis dem Thorax nähert, sie *pressen denselben an den Thorax an*; in umgekehrtem Sinne wirken *Pectoralis major, Latissimus dorsi, Deltoideus (besonders die vordere,* aber *auch die mittlere Portion), Infraspinatus* und *Teres minor*. Die letztere Gruppe wirkt also in demselben Sinne wie die Schwerkraft, die erstere Gruppe der Schwere entgegen.

Von den Muskeln der ersteren Gruppe sind besonders Trapezius, Rhomboideus und Serratus an der Erhaltung der normalen Stellung der Scapula in der

Ruhe beteiligt. Der Ausfall irgendeines dieser drei Muskeln genügt in der Regel, um ein mehr oder weniger ausgesprochenes flügelförmiges Abstehen des Margo vertebralis vom Thorax in der Ruhe herbeizuführen (Abb. 29, S. 33, Abb. 41 und 42, S. 46, Abb. 58—62, S. 58 und 59). Beim Ausfall der hinteren Portion des Deltoideus oder des Subscapularis oder bei gleichzeitiger Lähmung beider kommt dies nicht zustande. Viel stärker als bei der isolierten Lähmung einer der drei erstgenannten Muskeln, Trapezius, Rhomboideus oder Serratus, ist das flügelförmige Abstehen der Scapula in der Ruhe, wenn Trapezius und Serratus oder Trapezius und Rhomboideus oder gar alle drei Muskeln gleichzeitig gelähmt sind. In solchen Fällen springt der Margo vertebralis stark unter der Haut vor und medial von ihm bildet die Haut eine tiefe Rinne. Die Abb. 82, S. 87 stellt einen Fall von Lähmung des Trapezius und Rhomboideus dar; auf der linken Seite ist der flügelförmige Abstand der Scapula vom Thorax in der Ruhe deutlich erkennbar; Abb. 85, S. 91 stellt einen Fall von kombinierter Trapezius-Serratuslähmung und Abb. 76, S. 76 einen Fall von Lähmungen mehr oder weniger aller Muskeln des Schultergürtels dar. Es ist nun wieder höchst bemerkenswert, daß das bei der kombinierten Trapezius-Serratus-Rhomboideuslähmung so stark ausgesprochene flügelförmige Abstehen der Scapula vom Thorax viel geringer ist oder nahezu ganz fehlt, wenn zur Lähmung der drei genannten Muskeln noch eine Lähmung der vorderen und mittleren Portion des Deltoideus hinzutritt. Abb. 77, S. 77 veranschaulicht das sehr deutlich. Das beweist wieder, daß die Schwere der oberen Extremität an sich der Scapula in der Ruhe nur eine geringe Drehung um die vertikale Achse des Akromioclaviculargelenkes aufzwingt oder jedenfalls dazu der normalen Spannung des Deltoideus bedarf.

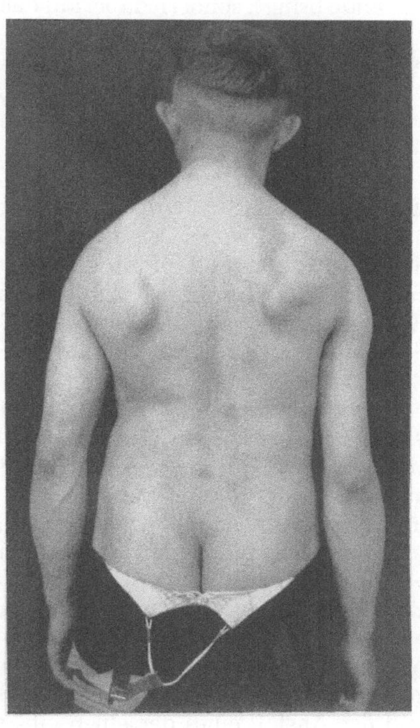

Abb. 85. Doppelseitige Lähmung des Trapezius und Serratus. Schultertiefstand und Vorstand. Margo vertebralis schräg von oben außen nach unten innen gerichtet. Teres major, Pectoralis minor, Subscapularis, Infraspinatus, Teres minor und Deltoideus erhalten.

Um die *frontale* Achse des Akromioclaviculargelenkes wird die Scapula vom *Trapezius, Rhomboideus, Levator scapulae, Serratus* und der *hinteren* Portion des *Deltoideus* so gedreht, daß der Angulus inferior sich der hinteren Thoraxwand nähert, also an sie angepreßt wird, in entgegengesetztem Sinne wirken der *Pectoralis minor*, der *Coracobrachialis*, der *Biceps brachii*, vor allem aber die *vordere* und auch die *mittlere Portion* des *Deltoideus*. Beim Ausfall des Trapezius oder des Rhomboideus oder des Serratus steht allemal der Angulus inferior in der Ruhe etwas vom Thorax ab. Besonders bei der Rhomboideuslähmung ist dies manchmal recht deutlich (Abb. 41, S. 46). Wie die Verhältnisse bei der isolierten Lähmung des Levator scapulae liegen, vermag ich nicht zu sagen, da ich eine solche nie beobachtet habe. Beim Ausfall der hinteren Portion des Deltoideus ist kein Abstand des Angulus inferior vom Thorax in der Ruhe bemerkbar. Besonders stark ausgesprochen ist das Abstehen des unteren Scapularwinkels vom Brustkasten bei der kombinierten Lähmung des Trapezius und Rhomboideus oder des Trapezius und Serratus oder des Trapezius, Serratus und Rhomboideus (vgl. Abb. 76, S. 76). Tritt aber zur kombinierten Lähmung dieser Muskeln noch eine Lähmung des Deltoideus hinzu, so ist das Abstehen des Angulus inferior vom Thorax wenig markant oder fehlt fast ganz, wieder ein Beweis, daß die Schwerkraft allein die Drehung der Scapula um die frontale Achse des Akromioclaviculargelenkes allein nicht zustande bringt, sondern dabei auf den Deltoideus angewiesen ist (Abb. 77, S. 77).

C. Die willkürlichen Bewegungen der Schulter und ihre Störungen bei Lähmung der Muskeln des Schultergürtels.

1. Die willkürliche Erhebung der Schulter.

Bei der geraden Erhebung der Schulter steigt normaliter das akromiale Ende der Clavicula empor, das Schulterblatt erfährt eine Totalverschiebung nach aufwärts, wobei der Margo vertebralis den Abstand von der Dornfortsatzlinie der Wirbelsäule, den er in der Ruhe hat, annähernd bewahrt, und auch zunächst der Dornfortsatzlinie parallel gerichtet bleibt; erst bei maximaler Erhebung und vollends, wenn die Erhebung der Schulter mit einer Vorwärtsbewegung verbunden ist, nimmt der Margo vertebralis der Scapula eine leichte Schrägstellung von oben innen nach unten außen ein.

Als *Erheber des Schultergürtels* wirken: 1. *oberer Trapezius*, 2. *Levator scapulae*, 3. *Rhomboideus*, 4. *Serratus anticus* (besonders die untere Portion), 5. *Pectoralis major (Portio clavicularis et manubrialis)*, 6. Omohyoideus, 7. Sternocleidomastoideus, 8. Sternothyreoideus, 9. Sternohyoideus und 10. die Scaleni. Die fünf letzten sind nur sehr schwache Heber und stehen in ihrer Kraftentfaltung sehr erheblich hinter den fünf ersten zurück. Jeder der fünf sog. Hauptheber, oberer Trapezius, Levator scapulae, Rhomboideus, Serratus anticus und Pectoralis major clavicularis übt für sich allein außer der hebenden Wirkung auf den Schulterstumpf noch besondere Nebenwirkungen auf das Schlüsselbein und die Scapula aus. Die gerade Erhebung der Schulter, wie sie vorhin geschildert worden ist, resultiert aus der synergischen Wirkung aller fünf Muskeln und der Ausfall eines derselben gibt sich in einer bestimmten charakteristischen Störung im Ablauf der Schultererhebung zu erkennen.

Die *obere Portion des Trapezius* hebt den Schultergürtel und führt denselben gleichzeitig nach rückwärts; außerdem richtet sie den Margo vertebralis der Scapula schräg von oben außen nach unten innen. Der *Levator scapulae* hebt das akromiale Ende des Schlüsselbeines und die Scapula und zieht sie gleichzeitig nach vorne, außerdem dreht er die Scapula so im Akromioclaviculargelenk, daß der untere Winkel nach oben innen rückt. Der *Rhomboideus* hebt die Schulter nur wenig; gleichzeitig adduziert er dieselbe etwas; vor allem dreht er aber die Scapula im Akromioclaviculargelenk so um die sagittale Achse, daß der Margo vertebralis schräg von oben außen nach unten innen gerichtet wird. Der *Serratus* bewirkt gleichfalls nur eine geringe Erhebung des akromialen Endes der Clavicula; dabei wird dasselbe gleichzeitig nach vorne geführt, und die Scapula wird im Akromioclaviculargelenk so gedreht, daß der Angulus inferior stark nach vorne außen rückt. Die klavikuläre und manubriale Portion des *Pectoralis major* erhebt die Schulter, dabei dreht sich der Margo vertebralis der Scapula vom Thorax ab und gleichzeitig wird der Oberarm adduziert.

Fällt der *Trapezius* aus, so ist die Exkursion der Schulterhebung fast immer mehr oder weniger eingeschränkt, aber keineswegs aufgehoben; das akromiale Ende der Clavicula bewegt sich dabei unter der Wirkung des Levator scapulae und des Serratus nach vorne und die Scapula dreht sich unter der Wirkung des

Levator und Rhomboideus mit ihrem unteren Winkel medialwärts (s. Abb. 32, S. 36). Wie sich die Schulterhebung bei isoliertem Ausfall des *Levator scapulae* gestaltet, vermag ich nicht anzugeben. Bei alleinigem Ausfall des *Rhomboideus* ist die Schulterhebung in vollem Umfange und mit großer Kraft möglich. Es fällt aber dabei auf, daß das Schulterblatt mit seinem unteren Winkel beträchtlich nach außen gedreht wird (Abb. 43, S. 47). Der Ausfall des *Serratus* allein hat auf die gerade Erhebung der Schulter keinen sehr störenden Einfluß. Die Schulter kann in vollem Umfange erhoben werden und die Bewegung geschieht mit großer Kraft. Der Margo vertebralis der Scapula wird dabei durch den überwiegenden Einfluß des Levator und Rhomboideus etwas von oben außen nach unten innen gerichtet. Besonders schwer leidet bei der Serratuslähmung die Erhebung der Schultern nach *vorne oben,* weil bei dieser Bewegung der obere Trapezius wegen seiner adduktorischen Komponente wenig wirken kann und offenbar die Kraft des Levator scapulae nicht allein ausreicht. Der Angabe DUCHENNEs, daß der Serratus für eine kraftvolle Erhebung der Schulter nach vorne oben entbehrlich sei, und daß diese Bewegung durch den Levator und Pectoralis major allein mit größter Kraft ausgeführt werden könne, vermag ich nicht beizupflichten. Der alleinige Ausfall der *oberen Portion des Pectoralis major* hat auf die Erhebung der Schulter keinen greifbaren Einfluß. Ich kann die Angabe DUCHENNEs, daß bei der Lähmung des Pectoralis major die Erhebung der Schulter nach *vorne* oben schwere Einbuße erleide, nicht bestätigen. Solange Levator und Serratus mit dem Trapezius zusammenwirken, vollzieht sich diese Bewegung ungestört. Der alleinige Ausfall der übrigen für die Erhebung der Schulter noch in Betracht kommenden oben genannten Hilfsmuskeln, Omohyoideus, Sternocleidomastoideus, Sternohyoideus, Sternothyreoideus und der Scaleni, beeinträchtigt an sich die Schultererhebung in keiner greifbaren Weise.

Fallen Trapezius und Rhomboideus gleichzeitig aus, so stehen für die Erhebung der Schulter noch Levator scapulae, Serratus, Pectoralis major clavicularis et manubrialis und die fünf schwachen Hilfsmuskeln (Omohyoideus usw.) zur Verfügung. Die Schulter rückt dabei unter der Wirkung des Serratus und Levator scapulae stark nach vorne (Abb. 86). Bei gleichzeitiger Lähmung des Trapezius, Levator scapulae und Rhomboideus wird die Schulter nur noch durch den Serratus, die obere Portion des Pectoralis major und die übrigen Hilfsmuskeln gehoben. Die Bewegung ist aber dann recht unvollkommen; der Schulterstumpf rückt unter der Wirkung des Serratus stark nach vorne, und der untere Schulterblattwinkel bewegt sich stark nach außen, der Oberarm wird gleichzeitig adduziert (Pectoralis major). Besonderes Interesse erheischen die Fälle, in welchen nur einer der fünf Hauptheber der Schulter, Trapezius, Levator scapulae, Rhomboideus, Serratus oder Pectoralis major erhalten ist. Wenn nur der Trapezius intakt ist, so kann die Schulter noch immer sehr ausgiebig gehoben werden. Sie rückt dabei in Adduktion und der Margo vertebralis nimmt infolge der Dehnung der unteren Trapeziusportion eine leichte Schrägstellung von oben innen nach unten außen ein. Ist nur der Levator scapulae erhalten, so ist ebenfalls die Erhebung der Schulter noch in großem Umfange möglich, das akromiale Ende der Clavicula rückt aber dabei stark nach vorne. Die Scapula begibt sich aus der starken Schiefstellung, die sie in der Ruhe einnimmt, in annähernd gerade Position, so daß der Margo vertebralis vertikal gerichtet wird (Abb. 52—55, S. 52 und 53). Isolierte Integrität des Rhomboideus habe ich bisher nicht beobachtet. Es ist anzunehmen, daß hierbei das Ausmaß der Erhebung der Schulter nur gering sein dürfte und daß sich der Margo vertebralis schräg von oben außen nach unten innen richtet. Wie sich die Schultererhebung unter der alleinigen Wirkung des *Serratus* gestaltet, ist in Abb. 56 und 57, S. 57 dargestellt. Die Exkursion nach oben ist keine vollkommene, aber immerhin recht ausgiebig, wenn man die Ausgangsstellung berücksichtigt; sie ist von einer Vorwärtsbewegung begleitet, der Angulus inferior der Scapula rückt nach außen vorne. Wenn nur der *Pectoralis major* erhalten ist, so ist, wie Abb. 87 zeigt, auch noch eine leidliche Erhebung der Schulter möglich. Sie erfolgt, wie man sieht, unter starker Adduktion und Innenrotation der Oberarme. Der Margo vertebralis der Scapula entfernt sich dabei vom Thorax.

Sind alle fünf Hauptheber, Trapezius, Levator, Rhomboideus, Serratus und Pectoralis major (Portio clavicularis et manubrialis) gelähmt, so kommen für

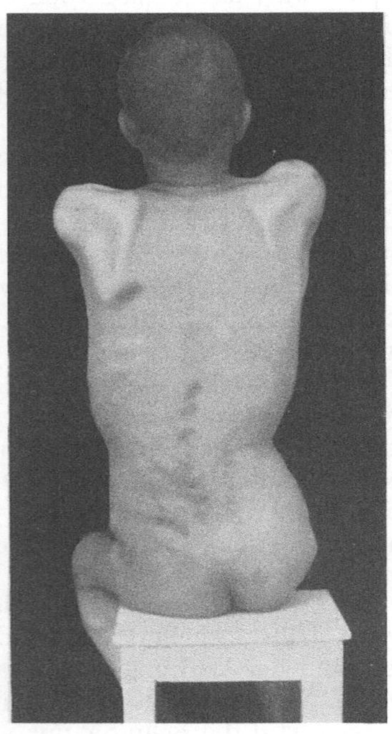

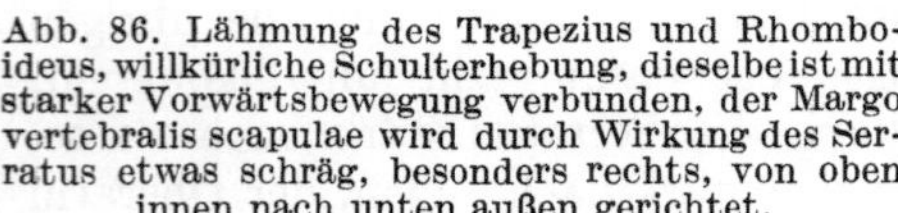

Abb. 86. Lähmung des Trapezius und Rhomboideus, willkürliche Schulterhebung, dieselbe ist mit starker Vorwärtsbewegung verbunden, der Margo vertebralis scapulae wird durch Wirkung des Serratus etwas schräg, besonders rechts, von oben innen nach unten außen gerichtet.

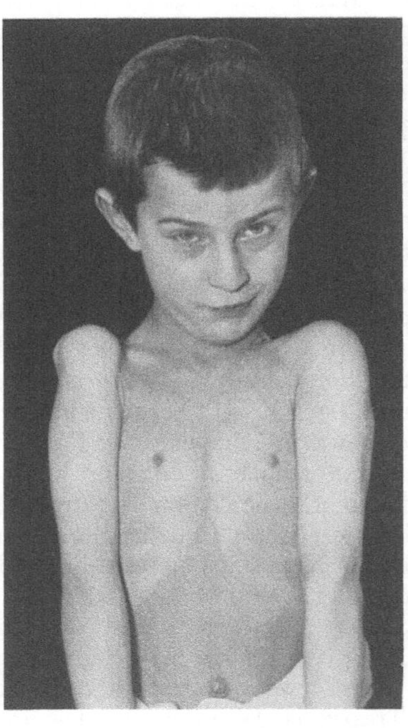

Abb. 87. Lähmung aller Muskeln des Schultergürtels mit Ausnahme des Pectoralis major, willkürliche Schulterhebung, dieselbe ist mit starker Vorwärtsbewegung verbunden, gleichzeitig starke Innenrotation des Oberarmes durch Pectoraliswirkung.

die Schultererhebung nur noch die Hilfsmuskeln, Omohyoideus, Sternocleidomastoideus, Sternohyoideus, Sternothyreoideus und die Skaleni in Betracht. Die Bewegung ist alsdann in ihrer Exkursion *sehr gering* und sehr kraftlos.

Im Anschluß hieran sei noch erwähnt, daß eine Aufwärtsbewegung der Schulter auch durch sog. Bewegungsführung zustande kommen kann. Bildet die Hand das Punctum fixum der oberen Extremität und befindet sich letztere in einer gebeugten Ausgangsstellung, so wird durch eine nunmehr einsetzende Streckung des Ellbogens, also durch den Triceps brachii, die Schulter aufwärts gedrängt, vorausgesetzt, daß die die Schulter senkenden Kräfte ein Ausweichen nach oben gestatten. Wenn wir beim Sitzen in einem Armsessel die Hände auf die seitlichen Armstützen legen und nun den Ellbogen strecken, so werden bei lockeren Schultern die letzteren aufwärts gedrängt, bei nach abwärts fixierten Schultern wird dagegen der ganze Körper vom Sitz empor gestemmt. Wollen wir am Barren aus dem Armbeugestütz in den Armstreckstütz übergehen, so müssen die Schultern kräftig nach abwärts fixiert gehalten werden, andernfalls werden sie durch die Streckung des Ellbogens aufwärts gedrängt.

2. Die willkürliche Senkung der Schulter.

Als Senker der Schulter wirken bei aufrechter Körperhaltung außer der Schwerkraft *1.* die *untere Portion des Trapezius, 2. Pectoralis minor, 3. Pectoralis major sternocostalis, 4. Latissimus dorsi, 5. Subclavius.* Jeder dieser Muskeln übt außer seiner senkenden Wirkung auf den Schultergürtel noch eine Sonderwirkung auf das Schlüsselbein und die Scapula aus.

Die *untere Portion des Trapezius* führt das akromiale Ende der Clavicula nach hinten, adduziert also die Schulter, dreht den unteren Winkel der Scapula nach vorne außen und preßt den Margo vertebralis dem Thorax an. Der *Pectoralis minor* führt das akromiale Ende des Schlüsselbeins etwas nach vorn und dreht den unteren Schulterblattwinkel etwas nach außen und hebelt ihn aber gleichzeitig etwas nach hinten vom Thorax ab. Der *Subclavius* senkt das akromiale Ende des Schlüsselbeins etwas und führt es gleichzeitig etwas nach vorne. Der *Latissimus dorsi* senkt die Schulter sehr kräftig, adduziert sie gleichzeitig und neigt die Wirbelsäule etwas nach der gleichen Seite. Der Oberarm wird dabei adduziert und nach innen rotiert. Die *Portio sternocostalis des Pectoralis major* senkt die Schulter und führt sie nach vorne, die Scapula wird um die vertikale Achse des Akromioclaviculargelenkes so gedreht, daß sich der Margo vertebralis vom Thorax entfernt; der Oberarm wird adduziert und nach innen rotiert.

Da die Senkung der Schulter durch die Schwerkraft allein in vollem Umfang zustande gebracht werden kann, macht sich der Ausfall der senkenden Muskeln bei vertikaler Rumpfstellung zunächst nicht bemerkbar. Nur wenn es infolge des Ausfalls der senkenden Muskeln zu einem pathologischen Schulterhochstand in der Ruhe gekommen ist und die hebenden Muskeln infolge ihrer dauernden Verkürzung in Retraktion geraten sind, vermag die Schwere allein keine oder keine genügende Senkung des Schultergürtels zustande zu bringen. Das ist z. B. der Fall bei pathologischem Schulterhochstand infolge Lähmung aller vom Plexus cervico-brachialis versorgten Muskeln (Abb. 83 u. 84, S. 87 u. 89) in denen die obere Portion des Trapezius im Laufe der Zeit eine nicht unbeträchtliche Retraktion erfährt. Um ein Urteil über die Funktionstüchtigkeit der den Schultergürtel senkenden Muskeln zu erlangen, ist es erforderlich, die willkürliche Schultersenkung gegen äußere aufwärts treibende Kräfte vornehmen zu lassen, also z. B. die Senkung der Schulter gegen einen am Arm angreifenden Widerstand, oder beim Übergang vom Armbeugestütz in den Armstreckstütz am Barren zu beobachten. Hierbei gibt sich die Lähmung des unteren Trapezius, oder des Pectoralis major sternocostalis oder des Latissimus dorsi, vollends die kombinierte Lähmung des Pectoralis und Latissimus deutlich dadurch zu erkennen, daß die Senkung gegen den äußeren Widerstand nicht oder ungenügend zustande kommt bzw. dadurch, daß die Schulter den aufwärtsdrängenden Kräften nachgibt und nach oben ausweicht. Im einzelnen ist dazu folgendes zu bemerken. Beim Ausfall des Trapezius, dessen untere Portion für die Senkung des Schultergürtels in Betracht kommt, wird, abgesehen davon, daß das akromiale Ende der Clavicula und die Scapula mehr oder weniger stark nach oben und vorne ausweichen, der Margo vertebralis und der Angulus inferior vom Thorax abgehebelt, da die untere Trapeziusportion den Kräften, welche den Margo vertebralis und den Angulus inferior vom Thorax abzudrehen trachten (Pectoralis minor, Pectoralis major sternocostalis) nicht mehr das Gleichgewicht zu halten vermag. Beim gleichzeitigen Ausfall des Pectoralis major und minor und Subclavius rückt der Schultergürtel infolge der adduktorischen Komponente des unteren Trapezius und des Latissimus nach oben und *hinten* und der Margo vertebralis nimmt unter der Wirkung des Trapezius eine Schrägstellung von oben innen nach unten außen ein, bleibt aber dem

Thorax angepreßt. Ist nur der Latissimus gelähmt, so kommt es zu einer annähernd reinen Parallelverschiebung des Schultergürtels nach oben; einer gleichzeitigen Verschiebung nach vorne widersetzt sich der untere Trapezius mit genügender Stärke. Sind, wie dies bei totaler Plexuslähmung der Fall ist, Pectoralis minor, Pectoralis major sternocostalis, Subclavius und Latissimus gleichzeitig gelähmt, so kann die Schulter gegen Widerstand durch den unteren Trapezius nur noch unvollkommen gesenkt werden, es kommt dabei zu einer Adduktion des Schultergürtels und der Margo vertebralis richtet sich von oben innen nach unten außen; dieser Schrägstand nimmt noch zu, wenn die aufwärtstreibenden Kräfte die Oberhand gewinnen und die Schulter nach oben ausweicht, weil hierdurch der untere Trapezius gedehnt wird und er infolgedessen stärker auf das Akromioclaviculargelenk einwirkt.

3. Die willkürliche Adduktion der Schulter.

Bei der willkürlichen Adduktion der Schulter bewegt sich das akromiale Ende der Clavicula nach hinten, die Scapula erfährt eine annähernd reine Parallelverschiebung, so daß der Margo vertebralis dicht an die Dornfortsatzlinie der Wirbelsäule heranrückt.

Adductoren des Schultergürtels sind folgende Muskeln. *1. Trapezius, 2. Rhomboideus, 3. Latissimus dorsi.* Jeder derselben hat wieder seine besonderen Nebenwirkungen auf das Schlüsselbein und das Schulterblatt.

Sämtliche Portionen des *Trapezius* führen das akromiale Ende der Clavicula nach hinten und nähern die Scapula der Wirbelsäule, dabei entfaltet die obere Portion des Muskels gleichzeitig eine hebende, die untere Portion eine senkende Komponente auf den Schultergürtel. Rein adduktorisch wirkt nur die mittlere Portion des Muskels. Die obere und die untere Portion drehen den unteren Winkel der Scapula nach außen und die mittlere und untere Portion pressen den spinalen Rand der Scapula gegen den Thorax an. Der *Rhomboideus* führt das akromiale Ende des Schlüsselbeines etwas nach hinten, wobei er vor allem den unteren Winkel der Scapula stark nach innen oben dreht und ebenso wie der Trapezius den spinalen Rand der Scapula gegen den Torax anpreßt. Gleichzeitig hebt er den Schultergürtel etwas. Der *Latissimus dorsi* wirkt auf den Schultergürtel adduktorisch und senkend, wobei der Oberarm adduziert und die Wirbelsäule nach der gleichen Seite geneigt wird.

Bei Ausfall des *Trapezius* kann die Schulter noch durch den Rhomboideus und Latissimus adduziert werden, dabei nimmt aber der schon in der Ruhe vorhandene Schrägstand des Margo vertebralis von oben außen nach unten innen noch zu (Rhomboideuswirkung) (Abb. 31, S. 36). Die energische Mitwirkung des Latissimus gibt sich manchmal in einer gleichzeitigen leichten Schultersenkung, vor allem aber in einer kräftigen Adduktion und leichten Rückwärtsbewegung des Armes zu erkennen. Wenn nur die mittlere und untere Trapeziusportion gelähmt, die obere aber erhalten ist, was bei reiner Accessoriusunterbrechung der Fall ist, so wird die Schulter bei der willkürlichen Adduktion durch die Wirkung der oberen Trapeziusportion erhoben; die senkende Wirkung des Latissimus vermag sich der letzteren gegenüber nicht durchzusetzen. Fehlt der *Rhomboideus,* so geht die Adduktion der Schulter mit einer Drehung des unteren Scapulawinkels nach vorne außen einher (Abb. 44 und 45, S. 48). Diese ist teilweise das Resultat der Wirkung des Trapezius, sie wird aber besonders dadurch noch gesteigert, daß bei starker Adduktion des Schulterblattes der Serratus eine Dehnung erfährt und dabei den unteren Scapulawinkel stark nach vorne außen zieht, wenn sein Antagonist, der *Rhomboideus,* dieser drehenden Wirkung nicht mehr entgegenwirkt. In der Tat ist bei gleichzeitiger Lähmung des Rhomboideus und Serratus die Auswärtsbewegung des unteren Scapulawinkels bei der Adduktion der Schulter viel weniger ausgesprochen. Der alleinige Ausfall des Latissimus bei Erhaltensein des Trapezius und Rhomboideus hat nach meiner Erfahrung für gewöhnlich keinen Einfluß auf die willkürliche Schulteradduktion. Höchstens hebt sich die Schulter, wenn die Adduktion gegen großen Widerstand erfolgt unter dem Einfluß der oberen Trapeziusportion etwas nach oben. Sind Trapezius und Rhomboideus gleichzeitig gelähmt, so ist die Adduktion des Schultergürtels sehr unvollkommen. Der Latissimus ist keineswegs der kräftige Adductor der Schulter, für den ihn Duchenne gehalten hat. Unter der alleinigen Wirkung des Latissimus wird der Schulterstumpf bei der Adduktion gleichzeitig etwas gesenkt, außerdem wird der Arm durch den Latissimus energisch adduziert und etwas nach hinten geführt.

Bei gleichzeitiger Lähmung des Rhomboideus und Latissimus, welche ich bei totaler Plexuslähmung mehrfach beobachtet habe, steht für die Adduktion der Schulter noch der Trapezius zur Verfügung. Dabei tritt einmal die für den isolierten Rhomboideusausfall charakteristische Schrägstellung des Margo vertebralis von oben innen nach unten außen hervor, außerdem erhebt sich, wenigstens bei der energischen Schulteradduktion die Schulter unter der Wirkung der oberen Trapeziusportion.

4. Die willkürliche Bewegung der Schulter nach vorne.

Bei der willkürlichen Bewegung der Schulter nach vorne bewegt sich das akromiale Ende der Clavicula nach vorn, der Margo vertebralis der Scapula entfernt sich von der Dornfortsatzlinie der Wirbelsäule, bleibt derselben aber zunächst im wesentlichen parallel, also vertikal gerichtet; erst gegen Ende der Bewegung kommt es zu einer mehr oder weniger ausgesprochenen Schrägstellung des Margo von oben innen nach unten außen. Der Schultergürtel wird durch folgende Muskeln nach vorne geführt: *1. Serratus* (besonders obere Portion), *2. Levator scapulae, 3. Pectoralis major sternocostalis, 4. Pectoralis minor, 5. Subclavius.*

Jeder dieser Muskeln hat seine besonderen Nebenwirkungen auf das Schlüsselbein bzw. die Scapula. Der *Serratus* erhebt durch seine untere Portion gleichzeitig das akromiale Ende der Clavicula, vor allem aber führt er den Angulus inferior der Scapula nach vorne außen, wobei der spinale Rand der Scapula kräftig gegen den Thorax angedrückt wird. Der *Levator scapulae* erhebt gleichzeitig den Schultergürtel und erteilt dem Margo vertebralis der Scapula eine leichte Schrägstellung von oben außen nach unten innen. Der *Pectoralis minor* senkt den Schultergürtel etwas, wobei er den Angulus inferior der Scapulae etwas nach außen dreht und vom Thorax abhebelt. Der *Pectoralis major sternocostalis* senkt die Schulter und dreht den Margo vertebralis der Scapula vom Thorax ab. Der *Subclavius* führt das akromiale Ende der Clavicula nur wenig nach vorne und zieht es gleichzeitig etwas herab.

Bei Ausfall des *Serratus* ist die Vorwärtsbewegung der Schulter an sich noch sehr gut möglich, aber unter dem überwiegenden Einfluß des Levator wird die Schulter gehoben; der Margo vertebralis der Scapula wird durch den Pectoralis minor und den Pectoralis major sternocostalis etwas vom Thorax abgedreht; der Angulus inferior weicht etwas nach hinten aus (spezielle Wirkung des Pectoralis minor). Wie sich die Vorwärtsbewegung der Schulter beim isolierten Ausfall des Levator scapulae gestaltet, ist nicht bekannt; es ist anzunehmen, daß die drehende Wirkung des Serratus auf den unteren Scapulawinkel abnorm stark hervortritt, besonders wenn gleichzeitig auch der Rhomboideus ausfällt. Beim Ausfall des Pectoralis minor, Pectoralis major und

Subclavius habe ich keine Störung bei der Vorwärtsbewegung des Schultergürtels beobachtet. Ich fand bei alleiniger Integrität des Levator und Serratus nicht einmal eine nennenswerte Einbuße an grober Kraft, wenn die Bewegung gegen Widerstand ausgeführt werden sollte. Aber wenn umgekehrt Serratus und Levator scapulae fehlen, so kann das Vorführen der Schulter zwar noch durch den Pectoralis minor et major und Subclavius zustande gebracht werden. Aber ich kann nicht finden, daß diese Bewegung auch nur annähernd die Kraft besitzt, die ihr Duchenne auf Grund seiner elektrophysiologischen Untersuchungen zuschreibt. Wenn von den Muskeln, welche die Schulter nach vorn führen, nur der Levator scapulae erhalten ist, so ist die Bewegung mit ausgesprochener Hebung vergesellschaftet (vgl. Abb. 52—55, S. 52 und 53). Ist nur der Serratus erhalten, so erfolgt ebenfalls gleichzeitig eine Erhebung und der Margo vertebralis scapulae erfährt die für die Serratuswirkung charakteristische Schrägstellung von oben innen nach unten außen (Abb. 56 und 57, S. 56 und 57).

D. Die Einstell- und Ergänzungsbewegungen des Schultergürtels bei den Armbewegungen und ihre Störungen bei Lähmung der Muskeln des Schultergürtels.

Bei der Besprechung der Leistungen der einzelnen auf den Schultergürtel einwirkenden Muskeln ist bereits mehrfach auf die Bedeutung hingewiesen worden, welche diesen Muskeln für das Zustandekommen der Bewegungen der oberen Extremität zukommt. Die Bewegungen des Oberarms vollziehen sich nicht ausschließlich im Scapulohumeralgelenk, sondern zu der Exkursion des Humerus in letzterem Gelenke tritt bei jeder Armbewegung, mag sie nach vorne, nach der Seite, nach hinten ausgeführt werden oder mag der Arm gesenkt werden, oder mag er um seine Längsachse nach innen bzw. nach außen rotiert werden, eine ganz bestimmte *ergänzende Bewegung* des Schultergürtels hinzu, durch welche die Bewegung des Armes erst ihr größtmögliches Maß erreicht. Man hat früher, besonders auf Grund der Anschauungen, Duchennes, welcher die Bedeutung dieser Ergänzungsbewegungen des Schultergürtels zuerst erkannt hat, geglaubt, daß die ergänzenden Bewegungen des Schultergürtels erst von einem bestimmten Grade der Armbewegung ab, d. h. nachdem dieser sich zunächst ausschließlich im Scapulohumeralgelenk bewegt hat, hinzutreten und dadurch nun erst die volle Exkursion des Armes herbeiführen. Neuere Untersuchungen, besonders von Mollier, Steinhausen, R. Fick und Stookey, haben aber gelehrt, daß der Schultergürtel von Anfang an an der Bewegung beteiligt ist. Und zwar handelt es sich erstens um die sog. *Einstellbewegungen,* durch welche die Fossa glenoidalis der Scapula in eine für die Richtung der jeweiligen Armbewegung möglichst günstige Stellung gebracht wird, und zweitens um die *Ergänzungsbewegungen des Schultergürtels* s. str., durch welche die Scapula und zum Teil auch die Clavicula in einem der jeweiligen Exkursion des Humerus gleichgerichteten Sinne bewegt werden, so daß die scapulare Gelenkfläche dem Oberarm sozusagen folgt. In vollem Lichte erscheint die Bedeutung der auf den Schultergürtel wirkenden Muskeln für die Bewegungen der oberen Extremität aber erst, wenn wir uns vor Augen halten, daß die Muskeln, welche die Exkursion des Humerus im Scapulohumeralgelenk bewirken, für sich allein bestrebt sind, der Scapula Bewegungsexkursionen aufzuzwingen, welche der geforderten Armbewegung entgegengerichtet und für den Ablauf der Gesamtbewegung höchst unzweckmäßig sind.

Damit kein Mißverständnis aufkommt, sei aber ausdrücklich betont, daß selbstverständlich Armbewegungen auch durch die alleinige Wirkung der das Scapulohumeralgelenk überbrückenden Muskeln möglich sind und eine beträchtliche Exkursion aufweisen können. Aber der volle Umfang der Armbewegung wird bei Lähmung der auf den Schultergürtel einwirkenden Muskeln kaum je erreicht, und die Kraftentfaltung der Armbewegung erleidet auch schon bei der Lähmung eines einzelnen Schultergürtelmuskels häufig eine mehr oder weniger beträchtliche Einbuße.

1. Die Bewegung des Armes nach vorne.

Wie auf S. 30 bereits ausgeführt, befinden sich bei der normalen Ruhelage des Schultergürtels die Schulterblätter in einer Schrägstellung, sie bilden etwa einen Winkel von 30° mit der Frontàlebene. Die scapulohumerale Gelenkfläche sieht also schräg nach vorne außen. Bei der Bewegung des Armes nach vorne kommt es zunächst darauf an, daß die scapulohumerale Gelenkfläche möglichst zweckmäßig, d. h. also nach vorne zu eingestellt wird; dies geschieht durch Drehung des akromialen Endes der Clavicula und damit der Scapula nach vorne. Diese Einstellung der Cavitas glenoidalis besorgt in der Hauptsache der *obere Serratus,* allenfalls wird er unterstützt vom *Pectoralis minor* und *Subclavius.* Im Verlaufe der Armhebung wird dann die Scapula im Akromioclaviculargelenk so gedreht, daß der Angulus inferior nach vorne außen oben rückt, der Margo vertebralis sich also schräg von hinten oben innen nach vorne unten außen einstellt. Diese Ergänzungsbewegung s. str. vollbringt in der Hauptsache der *untere Serratus,* unterstützt wird er darin vom *unteren Trapezius* und wohl etwas auch vom Pectoralis minor und Teres major. Der Serratus erfüllt aber vor allem auch die Aufgabe, daß er die entgegengerichteten Bewegungsexkursionen, welche die bei der Erhebung des Armes nach vorne in Kontraktion befindliche vordere Deltoideusportion und der Supraspinatus der Scapula aufzuzwingen trachten, verhindert. Unter der alleinigen Kontraktion des vorderen Deltoideus und Supraspinatus wird die Scapula um die vertikale Achse des Akromioclaviculargelenkes so gedreht, daß sich der Margo vertebralis vom Thorax entfernt, aber gleichzeitig auch etwas um die sagittale und die frontale Achse so bewegt, daß sich der Margo vertebralis schräg von oben außen nach unten innen einstellt und sich der Angulus inferior nach hinten vom Thorax entfernt. Diese Gegenbewegungen des Schulterblattes verhindert der Serratus, er hält den Margo vertebralis und den Angulus inferior an den Thorax angepreßt; die Bewegung der Scapula um die sagittale Achse verkehrt er sogar, wie schon gesagt, in das Gegenteil, indem er den unteren Winkel nach vorne außen oben führt. Sekundiert wird dem Serratus in seiner die Scapula an den Thorax anpressenden Wirkung ebenso wie in der Drehung der Scapula um die sagittale Achse des Akromioclaviculargelenkes durch den unteren Trapezius, mit Bezug auf letztere wohl auch durch den Teres major und den Pectoralis minor; der letztere kommt allerdings für die Fixierung der Scapula an der Rückseite des Thorax nicht in Betracht, weil er den Angulus inferior vom Thorax abzuhebeln trachtet.

Normaliter ist nun aber bei der Erhebung des Armes nach vorne außer dem unteren Trapezius auch noch die *mittlere Portion des Trapezius* mittätig. Ihre Aufgabe ist vornehmlich die, dafür zu sorgen, daß unter der Kontraktion des oberen Serratus, welcher die Einstellung der Cavitas glenoidalis bewirkt, der Schultergürtel nicht zu weit nach vorne rückt und dadurch die Insertionspunkte des unteren Serratus nicht zu stark angenähert werden, wodurch der Muskel in seiner Einwirkung auf die Scapula beeinträchtigt werden würde. Die mittlere Portion des Trapezius wird hierin von der unteren Trapeziusportion unterstützt, andererseits sorgt auch die mittlere Trapeziusportion mit dafür, daß der Margo vertebralis und der Angulus inferior durch den Deltoideus und Supraspinatus nicht vom Thorax abgehebelt werden.

Es sind also bei der Erhebung des Armes, abgesehen von den den Humerus im Scapulohumeralgelenk bewegenden Muskeln *(vordere Deltoideusportion und Supraspinatus)* aus der Gruppe der Muskeln des Schultergürtels hauptsächlich *Serratus, unterer und mittlerer Trapezius,* in geringerem Grade Teres major, *Pectoralis minor* und *Subclavius* synergistisch tätig.

Die Folgen der Lähmung der einzelnen, bei der Erhebung des Armes gerade nach vorne mitwirkenden Muskeln des Schultergürtels für den Ablauf, die Exkursionsgröße und die Kraftentfaltung der Armbewegung sind bereits bei der Darstellung der Lähmung der einzelnen Schultergürtelmuskeln eingehend geschildert worden. Um Wiederholungen zu vermeiden, sei hier nur auf die Abb. **33**, **34**, S. **38** und Abb. **63**, **64**, S. **60** verwiesen. Bei gleichzeitiger Lähmung des Serratus und Trapezius ist die Erhebung des Armes nach vorne auf das Schwerste geschädigt. Während diese Bewegung beim isolierten Ausfall des Trapezius nur wenig beeinträchtigt ist und eigentlich markante Störungen nur bei Belastung der Hand auftreten und während auch bei der isolierten Serratuslähmung die Erhebung des unbelasteten Armes bis zur Horizontalen eigentlich immer vollkommen gelingt, ist dies bei gleichzeitiger Lähmung des Serratus und Trapezius nicht mehr der Fall. Für die Einstellung der Cavitas glenoidalis nach vorne liegen allerdings die Bedingungen bei der kombinierten Trapezius-Serratuslähmung eher etwas günstiger als bei der alleinigen Serratuslähmung, insofern als der Schultergürtel infolge des Trapeziusausfalles schon in der Ruhe stark nach vorne gerückt ist, wodurch die Cavitas glenoidalis in zweckentsprechender Weise eingestellt ist. Aber die eigentliche Ergänzungsbewegung s. str. der Scapula, welche bei der isolierten Serratuslähmung noch teilweise durch den unteren Trapezius und vollends bei der isolierten Trapeziuslähmung durch den Serratus selbst recht gut geleistet werden kann, fällt bei der kombinierten Trapezius-Serratuslähmung ganz aus, die Scapula wird durch die Kontraktion des vorderen Deltoideus um die verschiedenen Achsen des Akromioclaviculargelenkes so gedreht, daß sich der Margo vertebralis noch schiefer von oben außen nach unten innen einstellt, als dies schon in der Ruhe der Fall ist, und daß sich der Margo vertebralis und der Angulus inferior noch stärker vom Brustkasten entfernen. Vollends ist das der Fall, wenn auch noch die anderen Hilfsmuskeln der Serratusgruppe, Pectoralis minor und Teres major, ausfallen (Abb. 74 und 75, S. 74 und 75). Nicht ganz so ausgesprochen ist die Fehldrehung der Scapula, wenn von den Hilfsmuskeln des Serratus der Teres major erhalten ist (Abb. 88).

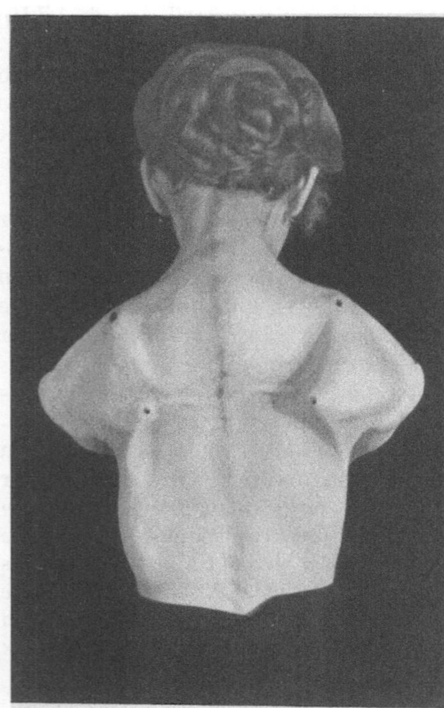

Abb. 88. Lähmung aller Muskeln des Schultergürtels mit Ausnahme von Levator scapulae und Teres major; willkürliche Erhebung der Arme nach vorne, Rückdrehung der Scapula unter der Kontraktion der Elevatoren des Oberarmes. Die Fehldrehung der Scapula ist infolge der Integrität des Teres major nicht ganz so ausgesprochen wie in Abb. 74 und 75, S. 74 und 75.

Die Folge des gleichzeitigen Ausfalles des Trapezius und Serratus ist da, wo nennenswerte Kräfte für die Ergänzungsbewegung der Scapula und für die Verhinderung der durch die Kontraktion des Deltoideus und Supraspinatus hervorgerufenen Gegenbewegung des Schulterblattes nicht zur Verfügung stehen, die, daß die Erhebung des Armes nach vorne die Horizontale bei weitem nicht erreicht. Bringt man bei der gleichzeitigen Lähmung des Trapezius und Serratus oder bei Lähmung aller Muskeln des Schultergürtels (Abb. 56, S. 56,

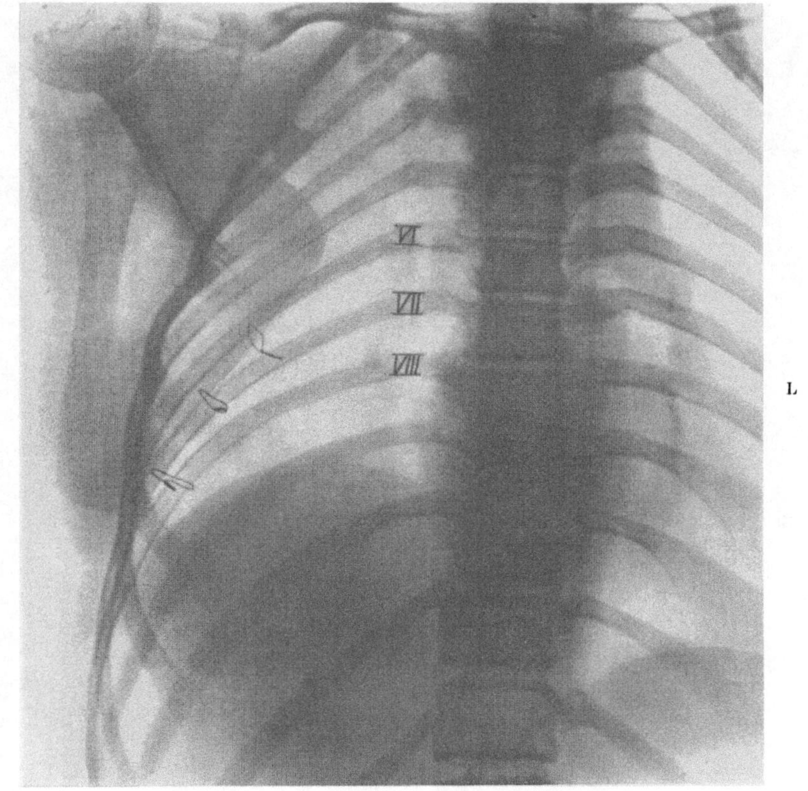

Abb. 89. Fixierung der Scapula an den Rippen durch Silberdrähte in der Stellung, welche sie normaliter bei der maximalen Erhebung des Armes einnimmt bei totaler Lähmung der Muskeln des Schultergürtels (vgl. Abb. 56, S. 56 und Abb. 74, S. 74). Zu beachten ist die rechtsseitige Zwerchfellähmung.

Abb. 74, S. 74) künstlich die Scapula in die Endstellung, welche sie bei der Erhebung des Armes nach vorne einnimmt, und fixiert sie hier durch Drahtnähte an den Rippen, so gelingt die Erhebung des Armes nach vorne bis zur Horizontalen spielend, ja beträchtlich darüber hinaus (vgl. Abb. 89 und 90a—c).

2. Die Erhebung des Armes gerade nach der Seite.

Bei der Erhebung des Armes in frontaler Ebene gerade nach der Seite kommt es darauf an, daß die scapulohumerale Gelenkfläche möglichst nach außen eingestellt wird. Dieses geschieht durch Adduktion des Schultergürtels, das akromiale Ende der Clavicula bewegt sich nach hinten und die Scapula nähert sich der Wirbelsäule. Diese Einstellung der Fossa glenoidalis besorgt der Trapezius, besonders dessen mittlere, zum Teil auch die untere Portion. Im Verlaufe der Armbewegung wird die Scapula im Akromioclaviculargelenk so um die sagittale Achse gedreht, daß der Angulus inferior nach außen oben rückt, der Margo vertebralis sich also schräg von oben innen nach unten außen einstellt. Diese Ergänzungsbewegung s. str. des Schulterblattes wird durch den unteren Serratus vollbracht, unterstützt wird derselbe durch den unteren Trapezius. Der obere Serratus ist bei der Erhebung des Armes in rein seitlicher

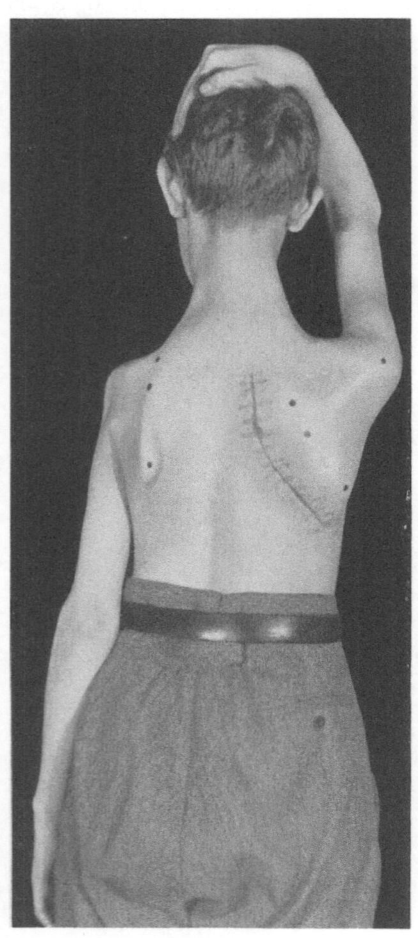

Abb. 90 a.

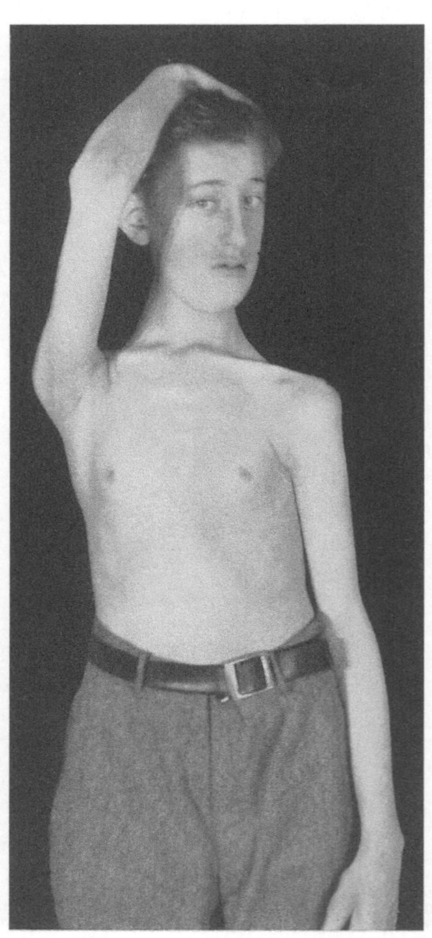

Abb. 90 b.

Abb. 90 a—c. Lähmung aller Muskeln des Schultergürtels (vgl. Abb. 56 und 64). Fixierung der rechten Scapula durch Silberdrähte an den Rippen in der für die Oberarmerhebung erforderlichen Stellung (Abb. 89); dadurch erlangt die Erhebung des Armes unter der Deltoideuswirkung fast volles Ausmaß.

Richtung unbeteiligt, er würde dem Schultergürtel eine für diese Bewegung unzweckmäßige Einstellung nach vorne erteilen. Die Bewegung des Humerus im Scapulohumeralgelenk wird bei der seitlichen Erhebung des Armes in der Hauptsache durch die mittlere Portion des Deltoideus zustande gebracht. Diese letztere erteilt für sich allein der Scapula eine für die Armbewegung zweckwidrige Drehung um die sagittale Achse des Akromioclaviculargelenkes so, daß sich der Margo vertebralis schräg von oben außen nach unten innen richtet; außerdem aber dreht sie die Scapula auch um die vertikale und die frontale Achse, so daß sich der Margo vertebralis vom Thorax wegdreht und der Angulus inferior sich nach hinten vom Brustkasten entfernt. Diese zweckwidrigen

Exkursionen der Scapula werden durch den Serratus und den mittleren und unteren Trapezius verhindert. Der Pectoralis minor kommt hierfür bei der rein seitlichen Bewegung des Armes nicht nennenswert in Betracht, weil er dem Schultergürtel eine unzweckmäßige Einstellung nach vorne erteilen würde, abgesehen davon, daß er die dem Angulus inferior durch den Deltoideus aufgezwungene Exkursion nach hinten, die Fehldrehung um die frontale Achse des Akromioclaviculargelenkes verstärken würde. Dagegen dürfte wieder der Teres major den Serratus etwas unterstützen. Es wirken also bei der rein seitlichen Erhebung des Armes in der Hauptsache der mittlere Deltoideus, der mittlere und untere Trapezius und der Serratus zusammen. Im Gegensatz zu der Bewegung des Armes gerade nach vorne, für welche der Trapezius im Vergleich zum Serratus weniger wichtig ist, ist umgekehrt für die rein seitliche Abduktion des Armes der Trapezius unentbehrlich, weil kein anderer Muskel der Cavitas glenoidalis die erforderliche Einstellung zu erteilen vermag, die Mitwirkung des Serratus kann hingegen eher vermißt werden, weil die Ergänzungsbewegung s. str. der Scapula in gewissem Grade auch vom unteren Trapezius bestritten werden kann. Im einzelnen sind die Folgen des isolierten Ausfalls des Trapezius bzw. des Serratus für die reine seitliche Erhebung des Armes bereits bei der Besprechung der Trapezius- und der Serratuslähmung genau beschrieben worden (vgl. Abb. 35, S. 40 bzw. Abb. 68, S. 63). Sehr schwer macht sich wieder der gleichzeitige Ausfall des Trapezius und Serratus bei der Seitwärtsbewegung des Armes bemerkbar. Die erforderliche Einstellung der Cavitas glenoidalis, das ist die Adduktion des Schultergürtels, ist ebenso wie bei der isolierten Trapeziuslähmung unmöglich. Der Rhomboideus kommt nicht in Betracht, weil er der Scapula eine zweckwidrige Drehung um die sagittale Achse des Akromioclaviculargelenkes erteilt (Margo vertebralis schräg von oben außen nach unten innen), die Cavitas glenoidalis also schräg nach *unten* wenden würde. Der Latissimus dorsi ist, abgesehen davon, daß er überhaupt nur eine geringe adduktorische Einwirkung auf den Schultergürtel ausübt, besonders deshalb ungeeignet, weil er dem mittleren Deltoideus zu stark entgegenarbeitet, indem er den Oberarm adduziert, also senkt. Für die Ergänzungsbewegung der Scapula kommt bei der kombinierten Trapezius-Serratuslähmung bis zu einem gewissen Grade der Teres major in Betracht, insofern er an dem durch den mittleren Deltoideus zur Seite bewegten Arm ein Punctum fixum findet und daher den unteren Scapulawinkel nach außen ziehen kann. Allzu stark darf seine Mitwirkung aber nicht werden, weil er sonst den Oberarm adduzieren würde.

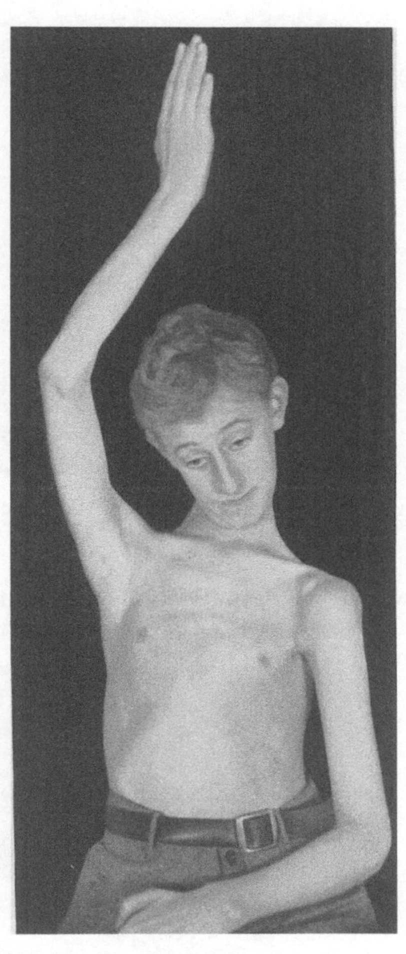

Abb. 90 c. Derselbe Kranke wie in Abb. 90 a und b bei der Erhebung des Armes.

In der Hauptsache erschöpft sich wohl seine Mitwirkung darin, daß er die zweckwidrige Drehung um die sagittale Achse des Akromioclaviculargelenkes,

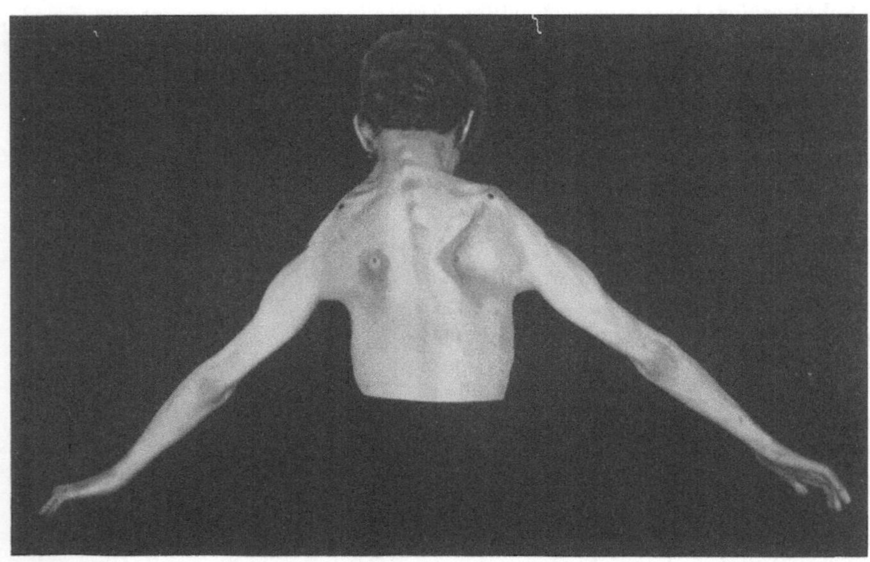

Abb. 91. Lähmung aller Muskeln des Schultergürtels mit Ausnahme des Deltoideus; willkürliche Erhebung des Armes gerade nach der Seite. Starke Rückdrehung der Scapula durch die mittlere Portion des Deltoideus (vgl. Abb. 75 u. 76, S. 75 und 76).

welche der Scapula durch die Kontraktion des Deltoideus aufgezwungen wird, etwas moderiert. Im übrigen steht aber zur Verhütung der durch die isolierte

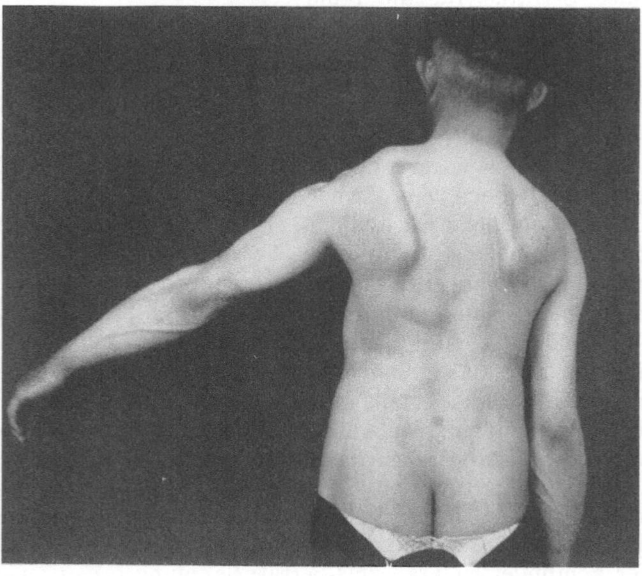

Abb. 92. Lähmung des Trapezius und Serratus. Armhebung nach der Seite (vgl. Abb. 85, S. 91).

Deltoideuskontraktion hervorgerufenen unzweckmäßigen Exkursion der Scapula bei der totalen Lähmung des Trapezius und Serratus keine Muskel zur Verfügung.

Die Folge ist, daß der bei dieser kombinierten Lähmung bereits in der Ruhe stark ausgesprochene Schiefstand der Scapula und das flügelförmige Abstehen derselben vom Thorax bei der rein seitlichen Erhebung des Armes noch zunehmen. Der Kranke ist bei dieser Bewegung sozusagen allein auf den Deltoideus, auf die Exkursion des Humerus im Scapula-Humeralgelenk angewiesen; infolgedessen bleibt die Bewegung weit hinter der Horizontalebene zurück (Abb. 91 und 92).

3. Die maximale Erhebung des Armes nach oben.

Die maximale Erhebung des Armes nach oben kann schon in der Norm nicht allein durch die Exkursion des Humerus im Scapulahumeralgelenk und die ergänzende Drehung der Scapula im Akromioclaviculargelenk bestritten werden, sondern es muß noch eine weitere Ergänzungsbewegung seitens der Clavicula im sternalen Gelenke in Gestalt einer Adduktion, Erhebung und einer Rotation der Clavicula um ihre Längsachse mit Aufwärtsdrehung des vorderen Randes hinzutreten. Aber selbst bei voller Ausnützung aller drei Gelenke, des scapulohumeralen, des akromioclavicularen und des sternoclavicularen Gelenkes erreicht der im Ellbogen gestreckte und ad maximum erhobene Arm bei den meisten Menschen noch nicht ganz die Vertikale. Dazu bedarf es noch einer Neigung des Rumpfes.

Die Bewegung im scapulohumeralen Gelenke geschieht in der Hauptsache durch den Deltoideus und Supraspinatus, die Drehung der Scapula durch den Serratus und unteren Trapezius, die eventuell unterstützt werden durch den Pectoralis minor, die Adduktion der Clavicula leistet der gesamte Trapezius, die Erhebung derselben, dessen obere Portion, die Rotation der Clavicula um ihre Längsachse, die mittlere und untere Portion des Trapezius und der untere Serratus. Die Adduktion und Erhebung des Schultergürtels durch den Trapezius ist, abgesehen von der damit direkt verbundenen Vergrößerung der gesamten Bewegungsexkursion der oberen Extremität, besonders deshalb für die maximale Erhebung der letzteren so bedeutungsvoll, weil durch sie die Insertionspunkte des Serratus möglichst entfernt gehalten werden und dieser dadurch vor der mit der Annäherung seiner Insertionspunkte verbundenen relativen Insuffizienz geschützt wird. Daß durch den Serratus sowie durch den mittleren und unteren Trapezius und teils auch durch den Pectoralis minor die Gegenexkursion, welche Deltoideus und Supraspinatus der Scapula aufzuzwingen bestrebt sind, verhindert und sogar in ihr Gegenteil verkehrt werden, braucht wohl nicht noch einmal ausführlich betont zu werden.

Es sind also bei der maximalen Erhebung des Armes nach oben dieselben Schultergürtelmuskeln tätig wie bei der Erhebung gerade nach vorne bis zur Horizontalen, der Unterschied liegt, abgesehen von einer verstärkten Wirkung aller beteiligten Muskeln, im wesentlichen in der ausgiebigen Kooperation des gesamten Trapezius.

Die Folgen der isolierten Trapeziuslähmung und der isolierten Serratuslähmung für den Ablauf, die Exkursionsgröße und die Kraftentfaltung der maximalen Erhebung der oberen Extremität sind bereits auf S. 41, Abb. 36 und auf S. 62, Abb. 66 und 67 eingehend geschildert worden. Wie schon erwähnt, gelingt bei der gleichzeitigen Lähmung des Trapezius und Serratus die Erhebung des Armes nicht einmal bis zur Horizontalen. Wenn man aber bei der kombinierten Trapezius-Serratuslähmung die Scapula in der Stellung, welche sie gegen Ende der maximalen Erhebung des Armes normaliter einnimmt, künstlich an den Rippen durch Drahtnähte fixiert (Abb. 89, S. 101), so gelingt die Erhebung des Armes zu beträchtlicher Höhe (vgl. Abb. 90, S. 102 und 103).

4. Die Bewegung des Armes nach hinten.

Bei der Bewegung des Armes nach hinten wird der Humerus durch die hintere Portion des Deltoideus und den langen Tricepskopf im Scapulohumeralgelenk nach hinten bewegt. Eine Einstellung der scapularen Gelenkfläche nach hinten ist unmöglich, die Einstellbewegung des Schultergürtels beschränkt sich auf eine maximale Adduktion desselben, wobei die Fossa glenoidalis wie bei der rein seitlichen Erhebung des Armes annähernd nach außen gerichtet ist. Diese Einstellbewegung besorgt vor allem der mittlere und untere Trapezius, unterstützt durch den Rhomboideus und Latissimus dorsi. Die *Ergänzungsbewegung* des Schultergürtels im engeren Sinne besteht bei der Erhebung des Armes nach hinten in der Hauptsache darin, daß die Scapula um die frontale Achse des Akromioclaviculargelenkes so gedreht wird, daß der Angulus inferior nach hinten, der obere Rand der Scapula aber nach vorne rückt, und darin, daß das Schlüsselbein um die Längsachse mit dem vorderen Rande nach abwärts gedreht wird. Damit aber die Scapula die angegebene Bewegung überhaupt ausführen kann, muß der Schultergürtel in toto gehoben werden, wobei die Scapula mit ihrem oberen Rande über die Wölbung, welche die obere Thoraxkuppel bildet, nach oben vorne hingleiten kann. Diese Ergänzungsbewegung kommt durch den oberen Trapezius, Levator scapulae und Pectoralis minor zustande. Beim Ausfall des Trapezius sehen wir, daß bei der Bewegung des Armes nach hinten Rhomboideus und Latissimus energisch bestrebt sind, den Schultergürtel möglichst zu adduzieren. Das gelingt allerdings nur unvollkommen. Unter der Rhomboideuswirkung richtet sich der Margo vertebralis der Scapula schräg von oben außen nach unten innen (Abb. 37, S. 41). Vor allem aber sieht man (Abb. 38, S. 42), daß unter der Wirkung des Levator scapulae die Scapula förmlich auf die obere Thoraxkuppel heraufgezogen wird und daß unter der Wirkung des Pectoralis minor der Angulus inferior stark nach hinten hervortritt. Durch diese verstärkten Ergänzungsbewegungen des Schultergürtels im engeren Sinne wird die mangelhafte Einstellung der Scapula weitgehend ausgeglichen. Aber etwas bleibt der Arm doch hinter der Exkursion des gesunden Armes zurück.

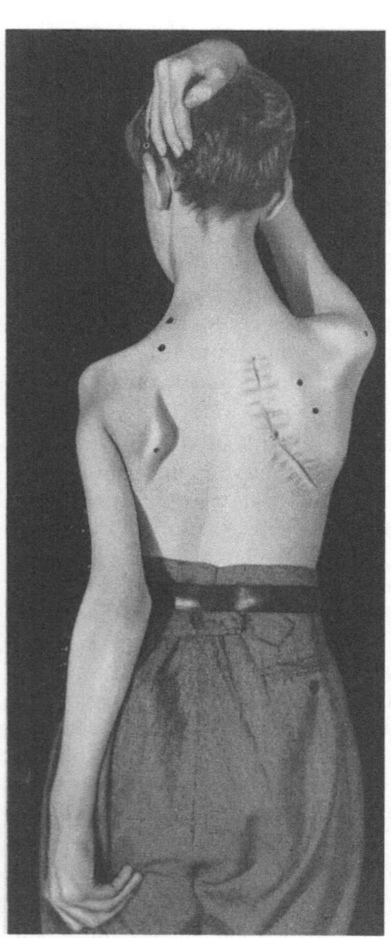

Abb. 93. Lähmung aller Muskeln des Schultergürtels mit Ausnahme des Serratus links. Willkürliche Rückwärtsbewegung des Armes, durch Triceps cap. longum; fehlende Einstellbewegung und Ergänzungsbewegung des Schultergürtels.

Bei der isolierten Lähmung des Rhomboideus wird der Schultergürtel durch den Trapezius und Latissimus in genügende Adduktion eingestellt. Dabei richtet sich der Margo vertebralis der Scapula schräg von oben innen nach unten außen. Die Exkursion des Armes nach hinten ist nicht nennenswert eingeschränkt. Der isolierte Ausfall des Latissimus hat keinen faßbaren Einfluß auf die Einstellung des Schultergürtels und die Exkursionsgröße der Bewegung bei der Erhebung des Armes nach hinten.

Recht ungenügend bleibt die Einstellung des Schultergürtels bei der gleichzeitigen Lähmung des Trapezius und Rhomboideus; der Latissimus allein vermag dieselbe in einem auch nur annähernd zweckentsprechenden Grade nicht zu leisten; die Exkursionsgröße der Bewegung des Armes ist daher beträchtlich reduziert. Der Margo vertebralis der Scapula, welcher schon in der Ruhe vom Thorax absteht, entfernt sich unter der Wirkung des Latissimus noch mehr vom Brustkasten (Abb. 82, S. 87).

Vollends fehlt jegliche Einstellung des Schultergürtels bei der gleichzeitigen Lähmung des Trapezius, Rhomboideus und Latissimus und jegliche Ergänzungsbewegung des Schultergürtels bei Lähmung des Levator, Trapezius und Pectoralis minor (s. Abb. 93).

5. Die Senkung des Armes von oben nach unten.

Wir betrachten zunächst, wie sich die Verhältnisse gestalten, wenn der nach oben erhobene Arm langsam, ohne äußeren Widerstand wieder gesenkt wird. Hierbei wirkt in erster Linie die *Schwerkraft* als bewegendes Agens. Damit die Bewegung langsam vor sich geht, muß der *vordere* oder der *mittlere Deltoideus*, je nachdem ob die Senkung in der Sagittalebene oder der Frontalebene vor sich geht, ein bestimmtes Maß von Gegenspannung entwickeln, die sukzessive abnimmt, je mehr der Arm sich der Seite des Rumpfes nähert. Der Schultergürtel, welcher bei der Erhebung des Armes nach vorne eingestellt worden war, rückt bei der Senkung des Armes wieder in seine Ausgangsstellung zurück, insbesondere vollführt die Scapula, welche bei der Erhebung des Armes sich um die sagittale Achse des Akromioclaviculargelenkes so gedreht hatte, daß der Margo vertebralis schräg von oben innen nach unten außen gerichtet wurde, jetzt bei der Senkung eine Drehung in entgegengerichtetem Sinne zur ursprünglichen Ruhelage zurück. Diese Rückdrehung der Scapula um die sagittale Achse des Akromioclaviculargelenkes bringt vor allem der *Rhomboideus* zustande, während der Schultergürtel als Ganzes aus der Einstellung nach vorne, welche er bei der Erhebung des Armes eingenommen hatte, in die Ausgangsruhelage in erster Linie durch den *mittleren* und *unteren* Trapezius, den *Rhomboideus* und den *Latissimus dorsi* zurückgeführt wird. Rhomboideus und Trapezius erfüllen bei der Rückkehr der Scapula zur Ruhelage noch die besondere Aufgabe, daß sie die unzweckmäßigen Exkursionen um die vertikale und frontale Achse des Akromioclaviculargelenkes, welche der Deltoideus der Scapula aufzuzwingen trachtet, verhindern, sie halten den Margo vertebralis und den Angulus inferior bei der Senkung des Armes an den Thorax angepreßt. Die durch den Deltoideus bewirkte Drehung um die sagittale Achse des Akromioclaviculargelenkes liegt bei der Senkung des Armes im Sinne der Gesamtbewegung, sie braucht also nicht verhindert zu werden. Es muß nur verhütet werden, daß sie nicht zu groß ausfällt, daß der Margo vertebralis nicht über die Vertikalstellung hinaus in eine Schiefstellung von oben außen nach unten innen gerät, und das hat hauptsächlich der untere Trapezius zu verhindern, wobei ihm der *untere Serratus* und der *Teres major* sekundieren. Erfolgt die *Senkung* des erhobenen Armes *gegen Widerstand,* so ändern sich die Verhältnisse insofern, als die Schwere als bewegendes Agens nicht ausreicht und der Deltoideus außer Tätigkeit bleibt; an seiner Stelle treten die Adductoren des Humerus, der *Pectoralis major,* der *Latissimus dorsi* und der *Teres major* als Hauptagonisten in Aktion. Von diesen Muskeln sind Pectoralis major und Latissimus dorsi bestrebt, den Margo vertebralis vom Thorax abzudrehen, der Teres major trachtet den Angulus inferior der Scapula nach außen zu ziehen. Besonders letzterem gegenüber muß bei der Senkung des Armes gegen Widerstand der *Rhomboideus* energisch in Aktion treten, wie er andererseits zusammen mit dem Trapezius die Abdrehung des Margo vertebralis vom Thorax durch den Latissimus und Pectoralis zu verhüten hat. Die Rückführung des Schultergürtels in die Ruhelage geschieht wie bei der Senkung des Armes ohne Widerstand, so auch bei der Senkung gegen Widerstand durch den *Trapezius, Rhomboideus* und *Latissimus.*

Fällt der *Trapezius* aus, so wird bei der Senkung des Armes ohne Widerstand

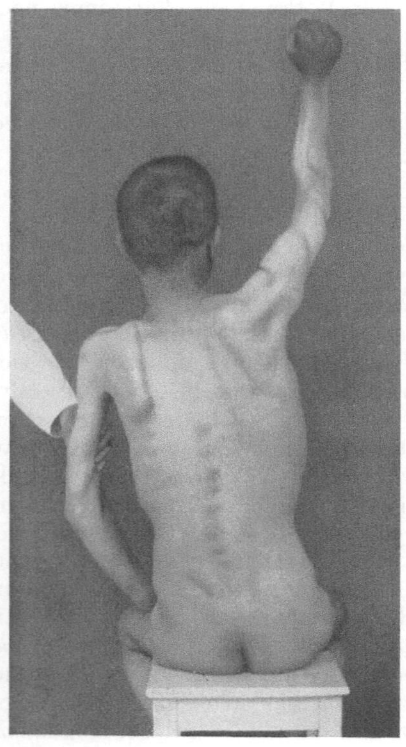

Abb. 94.

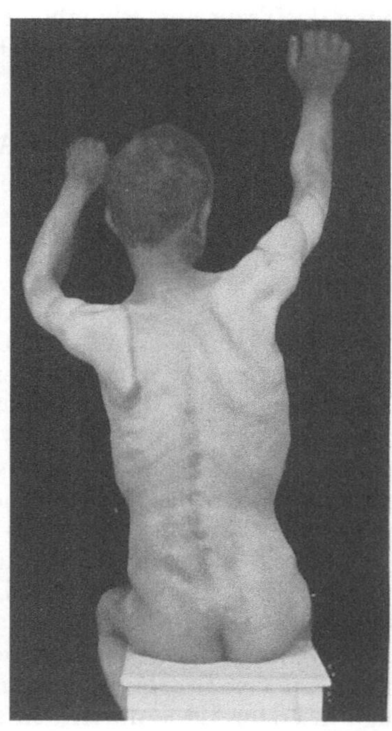

Abb. 95.

Abb. 94. Lähmung des Trapezius und Rhomboideus, rechts willkürliche Armhebung, gelingt etwa in demselben Umfange wie bei isoliertem Trapeziusausfall. Links Armsenkung gegen Widerstand, fehlende Rückdrehung des Schultergürtels, Margo vertebralis wird durch Pectoralis major und Latissimus stark vom Thorax abgehebelt.

Abb. 95. Lähmung des Trapezius und Rhomboideus, rechts willkürliche Armhebung gelingt in demselben Umfange wie bei isoliertem Trapeziusausfall, links Senkung des erhobenen Armes, fehlende Rückdrehung des Schultergürtels.

zwar die Rückdrehung der Scapula um die sagittale Achse des Akromioclaviculargelenkes durch den Rhomboideus vollzogen, er führt im Verein mit der gleichgerichteten Wirkung des Deltoideus den Margo vertebralis sogar über die Vertikale hinaus in eine Schrägstellung von oben außen nach unten innen, weil der untere Trapezius, der diese übermäßige Rückdrehung zu verhindern hat, ausfällt. Die Rückführung des ganzen Schultergürtels in die normale Ruhelage bleibt aber bei der Trapeziuslähmung ungenügend, der Schultergürtel wird zwar durch den Rhomboideus und Latissimus etwas adduziert, aber in die normale Ruhelage gelangt er nicht. Der Ausfall des Trapezius gibt sich bei der Senkung des Armes schließlich noch in einem Abstehen des Margo vertebralis und des Angulus inferior der Scapula vom Thorax zu erkennen. Wird die Senkung des Armes gegen Widerstand ausgeführt, so bereitet bei der Trapeziuslähmung die Rückführung des ganzen Schultergürtels noch größere Schwierigkeiten als bei der Senkung ohne Widerstand, da Rhomboideus und Latissimus die an sich unvollkommene Schulteradductoren sind, gegen den äußeren Widerstand nicht aufzukommen vermögen, und der Margo vertebralis hebelt sich noch stärker vom Thorax ab als bei der Senkung ohne Widerstand, da Latissimus und Pectoralis bei der Senkung gegen Widerstand in kräftige Aktion zu treten haben.

Bei der Lähmung des *Rhomboideus* fehlt bei der Senkung des Armes gegen äußeren Widerstand vor allem die Rückdrehung der Scapula um die sagittale Achse des Akromioclaviculargelenkes, welche der Rhomboideus zu leisten hat, ganz, im Gegenteil wird der Angulus inferior durch den Teres major stark nach außen gezogen, und der Schrägstand des Margo vertebralis von oben innen nach unten außen nimmt gegenüber der Stellung, welche er bei erhobenem Arme einnimmt, noch zu (Abb. 51, S. 51). Aber auch bei der Senkung des Armes ohne äußeren Widerstand ist die Rückdrehung der Scapula bei der Rhomboideuslähmung unvollkommen, und der Margo vertebralis bewahrt zunächst wenigstens einen abnormen Schiefstand von oben innen nach unten außen (Abb. 49 und 50, S. 50 und 51); außerdem entfernt sich der Margo vertebralis und speziell der untere Winkel vom Thorax, da der Trapezius allein die abdrehende Wirkung des Deltoideus nicht hintanzuhalten vermag.

Sehr erschwert ist die Rückführung des Schultergürtels und die Rückdrehung der Scapula zur Ausgangslage bei der Senkung des erhobenen Armes bei gleichzeitiger Lähmung des *Trapezius* und *Rhomboideus* (Abb. 94 und 95). Hier fehlt die Rückführung des Schultergürtels so gut wie ganz, der Latissimus allein ist dazu nur in ganz geringem Umfange imstande. Erfolgt die Senkung des Armes gegen Widerstand, so dreht sich der Margo vertebralis unter der Wirkung des Pectoralis major und Latissimus dorsi stärker vom Thorax ab als bei isolierter Trapezius- oder isolierter Rhomboideuslähmung.

Recht lehrreich sind die Verhältnisse bei der gleichzeitigen Lähmung des Trapezius, Rhomboideus und Serratus; der Arm kann hierbei, wie ausgeführt, nicht bis zur Horizontalen erhoben werden; der Margo vertebralis des Schulterblattes nimmt dabei einen starken Schiefstand von oben außen nach unten innen ein, er steht vom Thorax ab, der Angulus inferior mehr als der Angulus superior. Erfolgt die Senkung des Armes ohne äußeren Widerstand, so bleibt, so lange der Deltoideus angespannt ist, diese Fehlstellung der Scapula in bezug auf alle drei Achsen annähernd die gleiche. Erfolgt aber die Senkung des Armes gegen Widerstand, so wird unter der Wirkung des Teres major der Angulus inferior nach außen gezogen; der bei der Erhebung des Armes so stark in die Erscheinung getretene pathologische Schrägstand des Margo vertebralis nimmt also ab. Ist der Teres major auch mitgelähmt, so bleibt diese Einwirkung auf den Margo vertebralis aus.

6. Die Rotation des Armes nach außen.

Die Rotation des Armes nach außen läßt sich am besten prüfen, wenn der Oberarm der Seite des Rumpfes anliegt und der Vorderarm im Ellbogen rechtwinklig gebeugt ist. Die Exkursion des Humerus im Scapulohumeralgelenk erfolgt durch den Infraspinatus und Teres minor. Die Ergänzungsbewegung des Schultergürtels besteht in einer ausgiebigen Adduktion des Schultergürtels durch den mittleren und unteren Trapezius, den Rhomboideus und den Latissimus.

Rhomboideus und Trapezius haben noch die besondere Aufgabe zu erfüllen, die Abdrehung des Margo vertebralis der Scapula vom Thorax durch den Infraspinatus und Teres minor und durch den Latissimus zu verhüten, und der Rhomboideus hat schließlich noch dafür zu sorgen, daß der Angulus inferior nicht durch den Infraspinatus und Teres minor nach außen gezogen wird.

Fällt der Trapezius aus, so ist die adduktorische Ergänzungsbewegung des Schulterstumpfes sehr reduziert, was eine Einengung der Exkursion der Gesamtbewegung bedeutet. Rhomboideus und Latissimus können den Trapeziusausfall nur zum geringen Teile wettmachen. Außerdem stellt sich unter der Wirkung des Rhomboideus der Margo vertebralis schräg von oben außen nach unten innen ein und der Margo vertebralis wird durch den Infraspinatus, Teres minor und Latissimus vom Thorax abgedreht (Abb. 39, S. 43).

Fehlt der Rhomboideus, so ist zwar die Ergänzungsbewegung des Schultergürtels durch den Trapezius und Latissimus genügend, aber der Margo vertebralis erfährt durch den unteren Trapezius, den Infraspinatus und Teres minor eine Schrägrichtung von oben innen nach unten außen und er wird außerdem durch die beiden letztgenannten Muskeln und den Latissimus vom Thorax abgedreht.

Alleiniger Ausfall des Latissimus hat keine greifbaren Folgen. Bei gleichzeitiger Lähmung des Trapezius und Rhomboideus fehlt die adduktorische Ergänzungsbewegung des Schultergürtels so gut wie ganz. Der Latissimus allein vermag eine solche in nennenswertem Maße nicht zustande zu bringen. Die Exkursionsgröße der Gesamtbewegung ist daher beträchtlich reduziert. Der Margo vertebralis wird durch den Infraspinatus, Teres minor und Latissimus vom Thorax abgedreht und der Angulus inferior wird durch die ersten beiden Muskeln nach außen gezogen.

Tritt zur Lähmung des Trapezius und Rhomboideus noch die des Latissimus hinzu, so ändert sich das Bild kaum, ein weiterer Beweis dafür, daß die adduktorische Einwirkung des Latissimus auf den Schulterstumpf keine sehr beträchtliche ist.

7. Die Rotation des Armes nach innen.

Im Sinne der Einwärtsdrehung wirken auf den Humerus Subscapularis, Pectoralis major, Latissimus und Teres major. Die Ergänzungsbewegung des Schultergürtels besteht in einer Vorwärtsbewegung des akromialen Endes der Clavicula; der Clavicula folgt die Scapula; dabei erfährt die Scapula eine Drehung um die sagittale Achse des Akromioclaviculargelenkes so, daß der Angulus inferior nach vorne außen rückt. Diese Einstell- und Ergänzungsbewegung des Schultergürtels wird hauptsächlich durch den Serratus vollbracht. An der Vorwärtsbewegung des Schultergürtels sind außer ihm auch noch Levator scapulae, Pectoralis minor, Pectoralis major sternocostalis und Subclavius beteiligt; die Drehung der Scapula um die sagittale Achse des Akromioclaviculargelenkes mit dem Angulus inferior nach vorne außen geschieht außer durch den Serratus in geringem Grade auch durch den Pectoralis minor. Der Serratus erfüllt aber noch die besondere Aufgabe, der den Margo vertebralis vom Thorax abdrehenden Wirkung des Pectoralis major und Latissimus entgegenzuwirken und den Margo an den Thorax angepreßt zu halten. Unterstützt wird er darin sowohl wie in der Bewegung der Scapula um die sagittale Achse (Angulus inferior nach vorne außen) durch den Subscapularis selbst.

Fällt der Serratus aus, so fehlt die Vorwärtsbewegung des Schultergürtels nicht ganz. Sie wird noch durch den Levator scapulae, Pectoralis minor, Pectoralis major sternocostalis und Subclavius vollzogen. Die Exkursionsgröße der Gesamtbewegung ist beim Serratusausfall nicht nennenswert eingeschränkt. Es kommt aber dabei unter der überwiegenden Wirkung des Levator scapulae zu einer Erhebung der Schulter. Bei dieser Vorwärtsbewegung des Schultergürtels in toto ist die Drehung der Scapula um die sagittale Achse des Akromioclaviculargelenkes mit dem Angulus inferior nach vorne außen zwar gegenüber der Norm vermindert, aber infolge der gleichgerichteten Wirkung des Subscapularis, Teres major und des Pectoralis minor ist auch sie nicht ganz aufgehoben. Der Subscapularis ist auch trotz des Ausfalls des Serratus noch imstande zu verhüten, daß unter der Wirkung des Pectoralis major und Latissimus eine nennenswerte Abdrehung des Margo vertebralis vom Thorax zustande kommt.

Die Lähmung der übrigen an der Ergänzungsbewegung des Schultergürtels beteiligten Muskeln Levator scapulae, Pectoralis minor, Pectoralis major sternocostalis, Subclavius, Teres major hat keinen greifbaren Einfluß auf die Ergänzungsbewegung; dasselbe gilt von der kombinierten Lähmung des Pectoralis minor, Pectoralis major sternocostalis und Subclavius. Serratus und Subscapularis zusammen vermögen allein die Gesamtbewegung in ausgiebigem Maße zustande zu bringen.

III. Die Muskeln des Scapulohumeralgelenkes.

A. Die Wirkungsweise der einzelnen Muskeln des Scapulohumeralgelenkes und die Folgen ihrer Lähmung.

1. Deltoideus.

[(C_4), C_5, C_6; oberer Primärstrang, Fasciculus posterior, N. axillaris; manchmal akzessorische Innervation der vorderen Portion durch N. thoracicus anterior].

Der Deltoideus entspringt in einer winklig gebogenen Ursprungslinie vom lateralen Drittel der Clavicula, von dem ganzen freien Umfange des Acromions und von der Spina scapulae; an letzterer reicht der Ursprung bis zur Tuberositas spinae hin, läßt aber das Trigonum basale spinae scapulae frei. Von dieser Ursprungslinie aus konvergieren die Muskelbündel nach der Tuberositas deltoidea humeri zu, woselbst der Muskel mittels seiner Endsehne inseriert. Man unterscheidet am Deltoideus drei Portionen, die *vordere* Portio clavicularis, die *mittlere* Portio acromialis und die *hintere* Portio spinalis.

Alle drei Abschnitte des Deltoideus sind unter normalen Verhältnissen der isolierten perkutanen faradischen Reizung sehr gut zugänglich. Der *Deltoideus* ist, wie es vor allem die klassischen Untersuchungen Duchennes gelehrt haben, in physiologischer Hinsicht in drei Portionen zu gliedern, in die *vordere, mittlere* und *hintere* Portion. Über die Einwirkung der drei Abschnitte des Deltoideus auf den Schultergürtel ist in vorigem Kapitel berichtet worden, hier steht die Einwirkung derselben auf den Humerus zur Erörterung.

Die *vordere Portion des Deltoideus* bewirkt bei ihrer Kontraktion an dem in vertikaler Stellung zur Seite des Rumpfes herabhängenden Oberarm eine Erhebung des letzteren im Scapulohumeralgelenk nach *vorn oben* (Flexio humeri), die *mittlere* eine Erhebung des Humerus *nach der Seite* (Abductio humeri), die *hintere* eine Bewegung nach *hinten* (Extensio humeri).

Befindet sich der Humerus in einer anderen Ausgangsstellung, ist er z. B. gegen den Rumpf um 90^0 bis zur Horizontalen nach der Seite zu erhoben, so wird er durch die Kontraktion der vorderen Portion aus der Frontalebene in die Sagittalebene nach vorne geführt; er verharrt dabei auch ohne passive Stütze in der Horizontalebene. Von derselben Ausgangsstellung aus wird er durch die Kontraktion der hinteren Portion aus der Frontalebene nach hinten in die Sagittalebene geführt, dabei aber beträchtlich unter die Horizontalebene gesenkt. Ist der Oberarm gerade nach vorne bis zur Horizontalen erhoben, so wird er durch die Kontraktion der mittleren Portion innerhalb der Horizontalebene aus der Sagittalebene in die Frontalebene und durch die Kontraktion der hinteren Portion innerhalb der Sagittalebene von vorn nach hinten geführt.

R. Fick schreibt der hinteren Portion des Deltoideus auch eine Wirkung im Sinne der Adduktion zu. Auch Veraguth spricht von einer adduzierenden Komponente des Deltoideus, ohne nähere Angabe darüber, welcher Teil des Muskels adduktorisch wirken soll, zu machen. Dazu muß ich bemerken, daß am vertikal herabhängenden Arm die hintere

Deltaportion allein, selbst bei maximalster Adduktionseinstellung des Schultergürtels, den Oberarm höchstens gerade nach hinten führt; zum Zustandekommen einer Bewegung des Armes über die Vertikale hinaus nach innen bedarf es der Mitwirkung des Latissimus dorsi oder Teres major. Den um 90^0 seitlich erhobenen, also abduzierten Arm führt die hintere Deltaportion allerdings aus der Abduktionsstellung in die Sagittalebene nach hinten, wobei der Arm gleichzeitig unter die Horizontale gesenkt wird, so daß man für diese Ausgangsstellung von einer adduktorischen Wirkung der hinteren Deltaportion reden kann. Ferner soll nach R. FICK die hintere Portion des Deltoideus den Arm in den meisten Stellungen desselben auswärts, die vordere Portion hingegen vorwiegend einwärts rotieren, während die mittlere Portion eine sehr geringe kreiselnde Tendenz entfalten soll. Auch VERAGUTH weist dem Deltoideus einwärts- und auswärtsrotierende Wirkungen zu. Ich habe mich von diesen Einwirkungen des Deltoideus auf den Humerus im Sinne der Kreiselung am Lebenden niemals so recht überzeugen können, sie können, wenn sie überhaupt bestehen, nicht groß sein und spielen praktisch meines Erachtens keine Rolle.

Stark umstritten ist die Frage, ob die vordere Portion des Deltoideus für sich allein imstande ist, den Oberarm genau in der Sagittalebene nach vorne zu erheben. MOLLIER negiert dies und meint, daß selbst die medialsten vordersten Bündel den Humerus immer nur etwas nach vorn auswärts zu führen vermögen; für eine Elevation gerade nach vorne in der Sagittalebene sei die Mitwirkung der clavicularen Portion des Pectoralis major unbedingt erforderlich. Demgegenüber hatte DUCHENNE gelehrt, daß die vordersten innersten Bündel des Deltoideus den Oberarm sogar nach vorn medial führen. Es ist wohl ohne weiteres klar, daß die Richtung, welche der Oberarm unter der Kontraktion der vorderen Portion des Deltoideus einschlägt, sehr stark von der Stellung der Scapula abhängt. Bei fast frontal stehender Scapula vermögen allerdings selbst die vordersten medialen Bündel des Deltoideus den Humerus nur nach vorn außen zu bewegen, dagegen vermögen sie ihn bei weit vorgeführtem Schultergürtel gerade nach vorne zu erheben. Jedenfalls ist — eine entsprechende Einstellung der Scapula vorausgesetzt — zu einer Erhebung des Oberarms gerade nach vorne in der Sagittalebene der Pectoralis major völlig entbehrlich, diese Bewegung kann allein von der vorderen Portion des Deltoideus bestritten werden. Wenn aber der Serratus, welcher die Einstellung der Fossa glenoidalis der Scapula in erster Linie zu besorgen hat, gelähmt ist, so ist zur Erhebung des Armes gerade nach vorne in der Sagittalebene die Mitwirkung der claviculären Portion des Pectoralis major erforderlich, und diese ihre Mitwirkung bringt wegen ihrer adduktorischen Komponente auf den Humerus eine Einbuße des lokomotorischen Effektes der vorderen Deltoideusportion mit sich.

Was den Umfang der Exkursion des Oberarmes im Scapulohumeralgelenk unter der Kontraktion der verschiedenen Abschnitte des Deltoideus anlangt, so gibt DUCHENNE an, daß das Maximum des Effektes der Kontraktion des Deltoideus eine Erhebung des Humerus bis zur Horizontalen sei. Dieses Maximum soll nach DUCHENNE von den vordersten Bündeln des Muskels geleistet werden; wenn man die Elektroden über die Muskelbündel des Deltoideus von vorn nach hinten verschiebt, so nehme die Erhebung des Humerus gradweise ab; bei der isolierten Kontraktion der hintersten Bündel betrage die Erhebung des Oberarmes nach hinten kaum 45^0. Wir können den Grad der Exkursion des Oberarmes im Scapulohumeralgelenk nach dem Winkel bemessen, welchen der Humerus mit dem Margo vertebralis der Scapula bildet. In der Norm steht in der Ruhe der Margo vertebralis der Scapula der Dornfortsatzlinie der Wirbelsäule annähernd parallel, der Humerus hängt annähernd vertikal zur Seite des Thorax herab. Unter der isolierten Kontraktion der vorderen Portion des Deltoideus erhebt sich der Humerus unter normalen Verhältnissen tatsächlich, wie DUCHENNE richtig angibt, etwa bis zur Horizontalen nach vorn oben. Gleichzeitig erfährt aber, wie bereits früher dargelegt wurde, durch eben diese Kontraktion der vorderen Portion des Deltoideus die Scapula eine Bewegung im

Akromioclaviculargelenk, teils um die vertikale Achse, derart daß sich der Margo vertebralis vom Thorax entfernt, die Scapula also aus ihrer Ruhestellung, in der sie mit der Frontalebene des Körpers einen Winkel von annähernd 30° bildet, in eine mehr sagittal gerichtete Ebene eingestellt wird; teils auch eine Drehung um die frontale Achse des Akromioclaviculargelenkes, durch welche der Angulus inferior sich vom Thorax nach hinten entfernt, der Margo vertebralis also schräg von oben vorne nach unten hinten gerichtet wird, und schließlich auch eine geringe Drehung um die sagittale Achse, durch welche der Margo vertebralis schräg von oben außen nach unten innen gerichtet wird. Wenn wir diese im Sinne der Armerhebung als negativ anzusehenden Drehungen der Scapula berücksichtigen, so übersteigt die Exkursion des Humerus im Scapulohumeralgelenk unter der alleinigen Kontraktion der vorderen Portion des Deltoideus sogar den Winkel von 90°. Daß die im Sinne der Armerhebung als negativ anzusehenden Drehtendenzen der vorderen Deltoideusportion auf die Scapula normaliter durch die Kooperation bestimmter Muskeln des Schultergürtels verhindert werden, ist im vorigen Kapitel eingehend geschildert worden. Wenn diese Muskeln, insbesondere Trapezius und Serratus, gelähmt sind und der Deltoideus allein voll funktionsfähig ist, so bleibt, wie die Abb. 74 und 75, S. 74 und 75 deutlich lehren, der Humerus bei der willkürlichen Erhebung nach vorne weit unter der Horizontalebene, obwohl er im Scapulohumeralgelenk, wie die Abbildungen zeigen, eine Exkursion von 90° oder sogar etwas darüber aufweist. Das Manquo ist, wie deutlich ersichtlich, auf das Konto der starken negativen Rückdrehung der Scapula zu setzen.

Der größtmögliche Umfang der Bewegung, welche *die mittlere Portion* des Deltoideus dem Humerus im Scapulohumeralgelenk zu erteilen vermag, beträgt ebenfalls ungefähr 90°; gar nicht selten ist die Exkursionsbreite etwas größer, manchmal aber auch etwas geringer. In der Regel erreicht der Arm in der Norm, wenn die mittlere Portion des Deltoideus isoliert zur Kontraktion gebracht wird, die Horizontale nicht ganz; aber der Oberarm bildet gleichwohl mit dem Margo vertebralis der Scapula einen rechten Winkel. Das Zurückbleiben des Humerus unter der Horizontalebene ist wieder auf die negative Drehung, welche die Scapula unter der Kontraktion der mittleren Portion des Deltoideus hauptsächlich um die sagittale Achse des Akromioclaviculargelenkes erfährt, zurückzuführen. Besonders demonstrativ sind in dieser Hinsicht wieder die Fälle, in welchen diejenigen Muskeln des Schultergürtels, welche die negative Drehung, die die Scapula unter der Kontraktion der mittleren Deltaportion erfährt, zu verhindern haben (Serratus, Trapezius, Pectoralis minor und Teres major), gelähmt sind. In Abb. 91 und 92, S. 104, welche Fälle darstellen, mit Lähmung dieser Muskeln, beträgt der Winkel zwischen Humerus und Margo vertebralis der Scapula bei der Kontraktion der mittleren Portion des Deltoideus gerade 90°; die seitliche Erhebung des Armes bleibt aber um mindestens 45° unter der Horizontalen zurück, weil die Scapula eine sehr starke negative Drehung um die sagittale Achse des Akromioclaviculargelenkes erfährt.

Der Umfang der Bewegung des Humerus im Scapulohumeralgelenk unter der Kontraktion der *hinteren Portion* des Deltoideus beträgt etwa 45°. Das bedeutet aber nicht, daß der Oberarm unter der alleinigen Kontraktion der hinteren Deltoideusportion tatsächlich um 45° gegen die Vertikale nach hinten ausschlägt, wie es Duchenne angegeben hat; denn die Scapula erfährt unter der isolierten Kontraktion der hinteren Deltaportion eine mehr oder weniger hochgradige Drehung um die frontale Achse des Akromioclaviculargelenkes, durch welche der Angulus inferior nach vorne rückt, so daß der Ausschlag des Oberarms nach hinten, gemessen an der Abweichung von der Vertikalen, bei den meisten Individuen unter 45° bleibt. Wenn trotzdem bei den meisten Individuen der Oberarm bei der willkürlichen Bewegung desselben nach hinten 45°, ja selbst 60° und mehr erreicht, so ist das auf die konkomitierende Einstellbewegung der Scapula und die Ergänzungsbewegung des Schultergürtels zurückzuführen. Wenn der Trapezius und der Rhomboideus gelähmt sind, so fallen diese Einstell- und Ergänzungsbewegungen des Schultergürtels fast ganz aus, die Scapula verharrt bei der Bewegung des Armes nach hinten in der pronierten Stellung, welche sie infolge der Lähmung der beiden genannten Muskeln schon in der Ruhe einnimmt; die Folge ist, daß sich die Bewegung des Humerus in einer Ebene vollzieht, welche von der erweiterten Scapulaebene sehr beträchtlich abweicht, in einer Ebene, in welcher die Bewegungsmöglichkeit des Humerus im Scapulohumeralgelenk nach hinten sehr erheblich reduziert ist. Abb. 82, S. 87 zeigt, wie gering der Bewegungsausschlag des Armes nach hinten bei der gleichzeitigen Lähmung des Trapezius und Rhomboideus ist.

Über die Spielbreite des Scapulohumeralgelenkes liegen eine Reihe von Untersuchungen an der Leiche von STRASSER, von BRAUNE und FISCHER, von SCHIINO, besonders aber von R. FICK vor. Nach diesen Untersuchungen ist die Exkursionsmöglichkeit des Humerus im Scapulohumeralgelenk am größten in der erweiterten Scapularebene selbst bzw. in Ebenen, die von dieser nicht allzuweit abweichen. Unter der Voraussetzung, daß das Schulterblatt in der Stellung, welche es normaliter in der Ruhe einnimmt, wobei es mit der Frontalebene des Körpers einen Winkel von etwa 30° bildet, fixiert ist, beträgt die größtmögliche Bewegungsexkursion des Humerus innerhalb dieser Ebene, d. h. also nach vorne außen oben, nach den neuesten Untersuchungen R. FICKs 101°, gerade nach vorne innerhalb der Sagittalebene des Körpers, die also um 60° von der Scapularebene abweicht, 94°, gerade nach der Seite innerhalb der Frontalebene des Körpers, die also von der Scapularebene 30° nach hinten abweicht, 96°. R. FICK beobachtete aber einen Fall, in dem der Bewegungsumfang innerhalb der Frontalebene des Körpers ausnahmsweise fast 140° betrug. Gerade nach hinten innerhalb der Sagittalebene des Körpers, die von der Scapularebene 60° nach hinten abweicht, soll nach R. FICK die Rückwärtsbewegung des Humerus gegen die in ihrer Ruhelage fixierte Scapula nur noch 36° betragen. Aus der erheblichen Minderung der Spielbreite des Scapulohumeralgelenkes, sobald die Bewegung des Humerus sich in Ebenen vollzieht, die von der Scapularebene wesentlich abweichen, resultiert die große Bedeutung der Einstellbewegung des Schultergürtels bei den Bewegungen des Armes nach vorne, nach der Seite und nach hinten. Erst durch die jeweils entsprechende Einstellung der Scapula wird das größtmögliche Ausmaß der Armbewegung erzielt. Aus der Unmöglichkeit, die Scapula so einzustellen, daß die Fossa glenoidalis nach hinten sieht, resultiert die bereits in der Norm vorhandene, beträchtlich geringere Exkursionsmöglichkeit der Bewegung des Oberarms nach hinten im Vergleich zu der Spielbreite der Bewegung des Armes nach vorne oder nach der Seite.

Die Bewegung des Humerus im Scapulohumeralgelenk nach vorne soll nach R. FICK ihre Grenzen in der Spannung der hinteren Kapselpartien, des hinteren Teils des Lig. coracohumerale, des M. teres minor, infraspinatus und supraspinatus finden. Von einem Anstoßen des kleinen Armhöckers oder des Kopfes des Humerus am Proc. coracoideus als Ursache der Bewegungshemmung nach vorne, wie sie z. B. noch FROHSE und FRAENKEL angeben, soll nach R. FICK keine Rede sein. Die Bewegungsexkursion nach hinten soll in der Anspannung der vorderen und oberen Kapselpartien, des vorderen Teiles des Lig. coraco-humerale sowie des M. supraspinatus und M. subscapularis, die Bewegungsexkursion nach der Seite dagegen in dem Anstoßen des großen Armhöckers an den oberen Pfannenrand ihre Grenzen finden. Es darf aber nicht übersehen werden, daß bei der Bewegung des Humerus nach vorne oder nach der Seite die Antagonisten der jeweiligen Bewegung, besonders die Adductoren des Humerus, Pectoralis major, Latissimus dorsi, Teres major, Subscapularis, Infraspinatus und Teres minor, gedehnt werden, und daß die Muskeln sich intra vitam, kraft ihres Dehnungsreflexes, dieser Dehnung widersetzen und dadurch die Exkursion der Bewegung einschränken. Schon an der Leiche macht sich ein gewisser Widerstand dieser Muskeln bemerkbar, der Bewegungsspielraum erfährt nach Durchschneidung aller das Scapulohumeralgelenk überbrückenden Muskeln nach R. FICK einen Zuwachs von 4—12°. Am bedeutendsten ist der Zuwachs bei der Bewegung nach vorne. Der Einfluß, welchen die Dehnung der Adductoren, richtiger gesagt ihr Dehnungsreflex, im Leben auf die Spielbreite der Bewegungen des Oberarmes im Scapulohumeralgelenk ausübt, erhellt am besten daraus, daß bei peripherer oder nuclearer Lähmung der Adductoren des Humerus die Exkursionsbreite der Bewegung des letzteren im Scapulohumeralgelenk unter Umständen ganz erheblich über 90° hinausgeht. Das lehrt der bereits mehrfach erwähnte, in der Abb. 74, S. 74 dargestellte Fall sehr deutlich. Hier bestand außer einer Lähmung aller Muskeln des Schultergürtels auch eine Lähmung aller Adductoren des Scapulohumeralgelenkes (Pectoralis major, Latissimus, Teres major, Subscapularis, Teres minor und Infraspinatus). Der Deltoideus war erhalten. Die Abb. 74, S. 74 zeigt, daß der Kranke den Arm nach vorne zunächst nicht einmal bis zur Horizontalen erheben konnte, weil unter der Kontraktion des Deltoideus die Scapula eine enorme Rückdrehung im Akromioclaviculargelenk erfuhr. Nachdem das Schulterblatt annähernd in derjenigen Stellung, welche es normaliter bei der größtmöglichen Erhebung des Armes einnimmt, operativ durch Drahtschlingen am Thorax fixiert worden war, konnte der Arm gleichwohl bis zur Seite des Rumpfes gesenkt werden, und von dieser Ausgangsstellung aus vermochte der Kranke, der vorher außerstande gewesen war, die Hand an den Mund zu bringen, den Arm allein mittels seines Deltoideus im Scapulohumeralgelenk hoch über die Horizontale hinaus zu erheben (vgl. Abb. 89 und 90, S. 101—103), so daß die Hand spielend auf den Kopf gelegt werden konnte (vgl. Abb. 90). Der Umfang der Exkursion des Humerus im Scapulohumeralgelenk beträgt hier infolge der Lähmung aller Adductoren etwa 150°. Die Bedeutung des Dehnungswiderstandes der Adductoren für das Ausmaß der Bewegung des Oberarmes im Scapulohumeralgelenk nach vorne oder nach der Seite ist so groß, daß ich mich bei peripherer oder nuclearer Lähmung des Deltoideus zum Zwecke der Heteroreneurotisation des Muskels mit Vorliebe des N. thoraco-dorsalis, des unteren N. subscapularis oder eines Teiles der Nn. thoracici anteriores als Neurotisatoren bediene. Dadurch werden die Adductoren des Humerus, Latissimus, Teres major, der untere Abschnitt des Subscapularis und der Pectoralis major ganz bzw. partiell deefferentiert, ihr Dehnungsreflex wird also ausgeschaltet bzw. stark herabgesetzt, und es hat sich gezeigt, daß dadurch der Bewegungsumfang des Humerus im Scapulohumeralgelenk nach der erfolgten Reneurotisation des Deltoideus größer ist als bei der Verwendung anderer Neurotisatoren, etwa des Medianus, Ulnaris oder Radialis, welche keine Deefferentierung der Adductoren des Humerus bewirkt.

Bei den spastischen Armlähmungen bei Erkrankung der Pyramidenbahn bildet der gesteigerte Dehnungsreflex des Pectoralis major, Latissimus, Teres major und Subscapularis eine der wichtigsten Ursachen für die Behinderung der Erhebung des Armes. Wir bedienen uns zur Ausschaltung desselben auch wieder in erster Linie der partiellen Deefferentierung dieser Muskeln (vgl. Bd. 6, S. 184ff.)

Duchenne hat angegeben, daß die Exkursion des Humerus im Scapulohumeralgelenk bei der Bewegung nach vorne oben größer ist, wenn der Humerus sich in außenrotierter Stellung befindet, als wenn er innenrotiert ist, und sehr viele Autoren geben an, daß mit der Erhebung des Armes ad maximum zwangsmäßig eine Auswärtskreiselung verbunden sei. Diese Angabe ist, wie R. Fick sehr richtig hervorhebt, falsch. Bei der Maximalerhebung des Oberarms ist der Epicondylus lateralis des Humerus nach hinten gerichtet, der Oberarm befindet sich also in einer, allerdings nicht ganz vollständigen Innenrotationsstellung. Man kann sich selbst sehr leicht davon überzeugen, daß, wenn man den Arm in vollkommen auswärtsrotierter Stellung nach vorne oben erhebt, die Bewegung bereits etwas oberhalb der Horizontalebene ihre Grenze erreicht, und daß eine weitere Erhebung nur unter gleichzeitiger Innenrotation möglich ist. Erzwingt man, nachdem man den Arm in nahezu vollkommener Innenrotation ad maximum erhoben hat, wobei der Epicondylus externus gerade nach hinten gerichtet ist, eine Außenrotation des Oberarms, so führt dies zwangsmäßig zu einer Senkung des letzteren. Allerdings tritt auch, wenn man dem maximal erhobenen, mit dem Epicondylus externus gerade nach hinten gerichteten Arm den letzten Grad der noch möglichen Innenrotation aufzwingt, ebenfalls eine leichte Senkung des Armes ein. Die höchste Erhebung ist also auch nicht mit maximaler Innenrotation vereinbar.

R. Fick legt die mit der Maximalerhebung automatisch verbundene Innenrotation des Humerus im wesentlichen einer Bänderverdrehung zur Last. Meines Erachtens wird sie, ehe der Bänderapparat in Aktion tritt, bereits durch den Dehnungswiderstand der Adductoren des Humerus (Latissimus, Pectoralis major, Teres major und Subscapularis) zustande gebracht, welche alle gleichzeitig eine Innenrotation des Humerus bewirken, also bei innenrotierter Stellung des Humerus eine Entspannung erfahren. Wenn diese Muskeln gelähmt sind oder ihre Nerven operativ durchtrennt werden (zum Zwecke der Beseitigung ihres Dehnungswiderstandes oder der Reneurotisation des gelähmten Deltoideus), so wird dem Arme bei der Erheburg nach vorne keine Innenrotation mehr aufgezwungen. Zum geringen Teil ist an der Tatsache, daß normaliter der Oberarm in innenrotierter Stellung höher erhoben werden kann als in außenrotierter Stellung, auch der Umstand mit schuld, daß einer der Elevatoren des Humerus, der Supraspinatus, gleichzeitig Außenrotator desselben ist. Die Maximalerhebung des Armes gelingt nur, wenn alle beteiligten Agonisten ad maximum tätig sind, und dazu sind sie nur imstande, wenn sie unter optimalen Bedingungen arbeiten; der Supraspinatus aber erlangt erst durch die Dehnung, welche er durch die Innenrotation des Humerus erfährt, das Optimum für seine elevatorische Kraftentfaltung.

Der Umstand, daß die maximale Erhebung des Armes nicht mit einer maximalen Innenrotation vereinbar ist, ist in dem Dehnungswiderstand des Infraspinatus und Teres minor begründet, welche außer ihrer außenrotatorischen auch eine gewisse adduktorische Komponente besitzen, also auf der Höhe der Erhebung eine Dehnung erfahren, die bei gleichzeitiger voller Innenrotation am stärksten ausfällt. Daß tatsächlich der Dehnungsreflex des Infraspinatus und Teres minor das wichtigste Hindernis für eine vollkommene Innenrotation bei maximaler Erhebung des Armes ist, geht daraus hervor, daß bei nuclearer oder peripherer Lähmung der Außenrotatoren die maximale Erhebung des Armes nach oben in vollkommen innenrotierter Stellung gelingt.

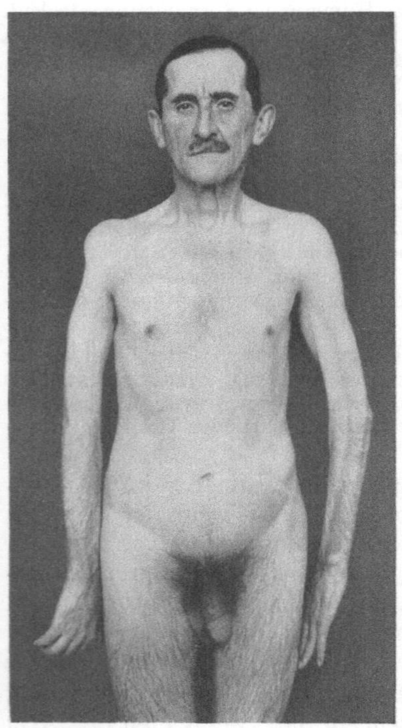

Abb. 96. Rechtsseitige Deltoideuslähmung. Starke Atrophie des Muskels.

Duchenne hat ebenso wie für die vordere Portion des Deltoideus auch für die mittlere Portion des Muskels gelehrt, daß dieselbe bei außenrotierter Stellung des Humerus eine größere Exkursionsbreite der Bewegung besitze als bei innenrotierter Stellung. R. Fick vertritt denselben Standpunkt, indem er sagt, daß bei der seitlichen Abduktion des Oberarms über die Horizontale hinaus derselbe so gedreht werde, daß der Epicondylus lateralis nach hinten, der Epicondylus medialis nach vorne gerichtet werde, der Arm sich also in Außenrotation begebe. Der Zuwachs, den der Abduktionsumfang des Armes durch die Auswärtskreiselung, die ihrerseits etwa 25° ausmacht, erfährt, beträgt nach R. Fick am Hautmuskelpräparat etwa 10°. Ohnsorge macht sogar die Angabe, daß bei rein seitlicher Hebung des Armes in der Frontalebene bis zur Senkrechten der Oberarm um etwa 130° (?) auswärts rotiert werde und daß die aktive Armabduktion nur bis etwa 135° möglich sei, wenn der Oberarm seine Ausgangsrotationsstellung beibehalte bzw. an der Außenrotation verhindert werde. Ohnsorge nimmt an, daß durch die Außenrotation der Humeruskopf instand gesetzt werde, eine rückläufige Bewegung gegen die Fossa glenoidalis auszuführen und daß erst dadurch der Zuwachs an Abduktion herbeigeführt werde. Die Angaben Ohnsorges treffen für meinen eigenen Arm bestimmt nicht zu; ich vermag denselben in der Frontalebene seitlich ebenso hoch zu erheben, wenn er in innenrotierter Stellung verharrt, als wenn er auswärts rotiert ist (vgl. S. 137).

Wir kommen nunmehr zur Besprechung der *Folgen der Lähmung des Deltoideus.* Bei jeder längere Zeit bestehenden Deltalähmung fällt infolge der starken

Atrophie des Muskels auf den ersten Blick das Fehlen der normalen Wölbung des Schulterstumpfes auf. Das Tuberculum majus et minus springen ebenso wie der Proc. coracoideus unter der Haut vor; das gleiche gilt vom Akromion und von der akromialen Partie des Schlüsselbeins (vgl. Abb. 96 und 97). Der laterale Rand der Pars clavicularis des Pectoralis major zeichnet sich, wenn der Muskel angespannt ist, bei isolierter Deltalähmung scharf ab.

In der Ruhe hängt unter normalen Verhältnissen beim aufrecht stehenden Menschen der Arm annähernd vertikal zur Seite des Rumpfes herab, seine Vorderfläche ist etwas nach einwärts gerichtet, d. h. die Epikondylenlinie verläuft

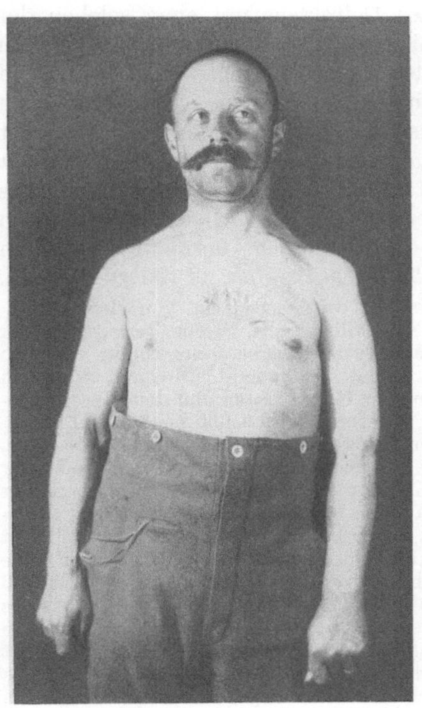

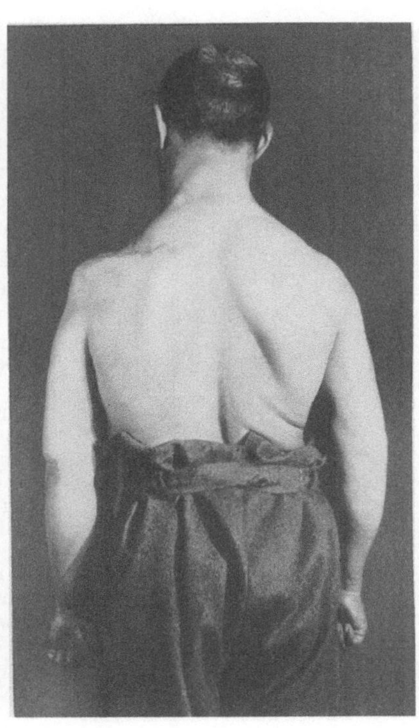

a b

Abb. 97 a und b. Lähmung des Deltoideus, Supraspinatus und Infraspinatus. Starke Atrophie dieser Muskeln. Diastase zwischen Humeruskopf und Akromion.

nicht genau frontal, sondern der Epicondylus lateralis ist etwas nach vorneaußen, der Epicondylus medialis etwas nach hinten innen gerichtet. Die Epikondylenlinie bildet mit der Sagittalebene des Körpers etwa einen Winkel von 80^0 (R. Fick). Bei der Deltoideuslähmung behält der Humerus diese Lage bei. Er weicht innerhalb der Sagittalebene weder nach vorne noch nach hinten von der Vertikalstellung ab, was verständlich ist, da der Ausfall der vorderen Portion, des wichtigsten Flexors des Oberarms, durch den Ausfall der hinteren Portion, des wichtigsten Extensors des Oberarms, gleichsam wettgemacht wird. Aber auch innerhalb der Frontalebene erfährt der Humerus keine nennenswerte Deviation im Sinne einer vermehrten Adduktionsstellung. Der Ausfall der mittleren Portion, des wichtigsten Abductors des Oberarms, kann deshalb zu keiner beträchtlichen Lageveränderung in der Richtung des Zuges der Adductoren führen, weil der Rumpf eine weitere Exkursion im Sinne der Adduktion nicht zuläßt. Immerhin ist ein geringer Unterschied in der Stellung des

Humerus bei der Deltoideuslähmung beim Vergleich der gelähmten und der gesunden Seite in vielen Fällen unverkennbar (Abb. 96 und Abb. 123 und 124, S. 134). Sehr ausgesprochen ist der Unterschied, wenn eine nucleare oder periphere Deltoideuslähmung mit einer spastischen Kontraktur der Adductoren verbunden ist (Abb. 98). Bei länger bestehenden, mit hochgradiger Atrophie einhergehenden Lähmungen des Deltoideus erfährt der Humerus manchmal unter dem Gewicht der oberen Extremität eine Verschiebung in toto nach abwärts; der Kopf gleitet an der Pfanne abwärts. Je länger die Lähmung besteht, um so größer wird die Diastase zwischen Oberarmkopf und Schulterdach. Stärker ausgesprochen ist letztere, wenn die Lähmung des Deltoideus mit einer solchen der Supraspinatus kombiniert ist (Abb. 97). In den Fällen von Lähmung des Deltoideus, in denen für gewöhnlich keine Diastase zwischen Humeruskopf und Akromion besteht, tritt sie zutage, wenn der herabhängende Arm mit einem starken Gewicht belastet wird. Daraus geht hervor, daß der Deltoideus zu den Kräften gehört, welche normaliter den Arm in der Pfanne nach oben zu fixiert erhalten.

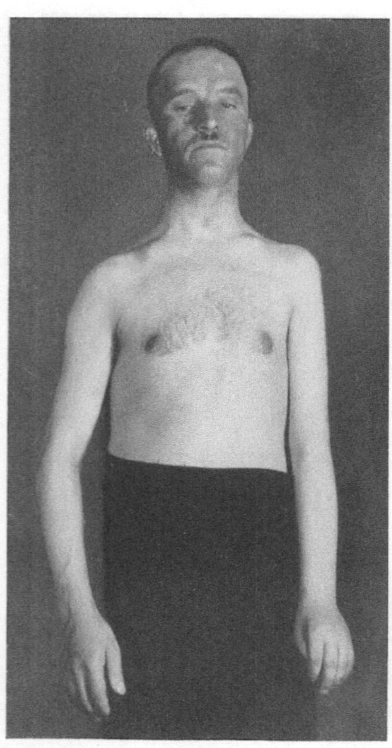

Abb. 98. Linksseitige nucleare Lähmung des Deltoideus, Supraspinatus, Infraspinatus, Teres minor, Biceps, Brachialis, Brachioradialis, Supinator brevis; spastische Lähmung der Adductoren des Humerus, des Triceps brachii und der Muskeln der Hand und der Finger bei traumatischer Halsmarkläsion. Maximale Adduktionsstellung des Oberarmes und Streckstellung des Vorderarmes.

Unterstützt wird er darin von dem Supraspinatus, Coracobrachialis, Biceps, Triceps, von der Portio clavicularis des Pectoralis major, von dem auf dem Gelenk lastenden Luftdruck, von dem oberen Teil der Gelenkkapsel und dem Lig. coracohumerale. Letzteres wird schon bei vertikal herabhängendem Oberarm gespannt, noch mehr aber, wenn der Oberarm in Adduktion gebracht oder der Angulus inferior scapulae dem Oberarm genähert wird. Da diese letzte Bewegung besonders durch den Teres major bewirkt wird, wirkt dieser indirekt mit darauf hin, daß der Oberarmkopf an der Pfanne nicht nach abwärts gleitet. Einen ähnlichen Einfluß haben natürlich überhaupt alle Muskeln, welche den unteren Schulterblattwinkel gegen den Humerus anziehen (Teres minor, Subscapularis). Umgekehrt werden die oberen Teile der Gelenkkapsel und das Lig. coraco-humerale entspannt, wenn der Oberarm in Abduktion geführt oder wenn der Angulus inferior der Scapula vom Oberarm entfernt wird. Die Kräfte, mit denen der Deltoideus und seine Bundesgenossen um die Fixierung des Oberarmkopfes in der Pfanne im Kampf stehen und welche den Kopf an der Pfanne nach abwärts zu ziehen trachten, sind vor allem die Schwere des Armes selbst, der Latissimus dorsi und die Portio costalis des Pectoralis major. Da aber, wie soeben ausgeführt, bei der Adduktion des Oberarmes eine Anspannung des oberen Kapselteils und des Lig. coraco-humerale erfolgt, so wird durch letztere der abwärts gerichtete Zug des Latissimus und Pectoralis teilweise annulliert, wenn die Spannungsentwicklung des Pectoralis major und Latissimus zu einer Adduktionsbewegung führt, während diese Muskeln dann, wenn der Adduktionsbewegung künstlich Widerstand geleistet wird, den Kopf des Humerus tatsächlich nach abwärts subluxieren.

So gering im großen ganzen die Folgen der Lähmung des Deltoideus in bezug auf die Ruhelage des Armes sind, so *folgenschwer ist die Lähmung für die Bewegungen des Armes*. Wir haben gesehen, daß die vordere Portion des Deltoideus den Humerus im Scapulohumeralgelenk nach vorne erhebt. Ist der Muskel gelähmt, so ist in der Mehrzahl der Fälle diese Bewegung nach vorne sehr stark reduziert. Wir werden später sehen, daß an der Bewegung des Humerus im

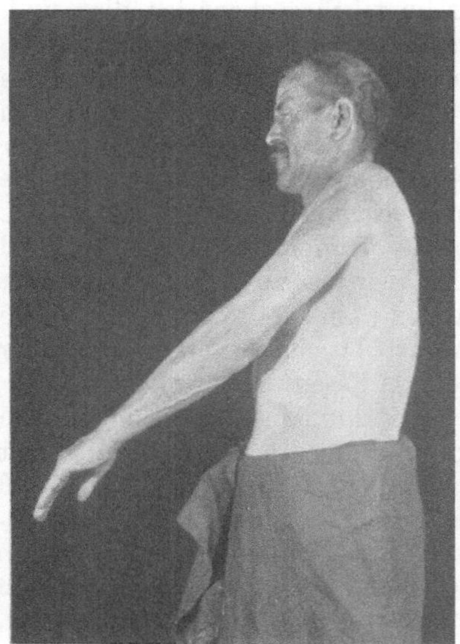

Abb. 99. Linksseitige Deltoideuslähmung. Erhebung des Armes nach vorne. Exkursion des Oberarmes im Scapulohumeralgelenk fast völlig aufgehoben. Die geringe Bewegung des Armes nach vorne kommt fast ausschließlich durch die Ergänzungsbewegung des Schultergürtels zustande.

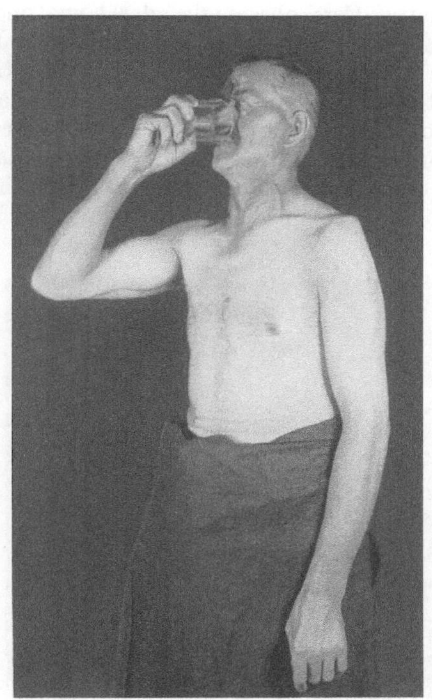

Abb. 100 a.

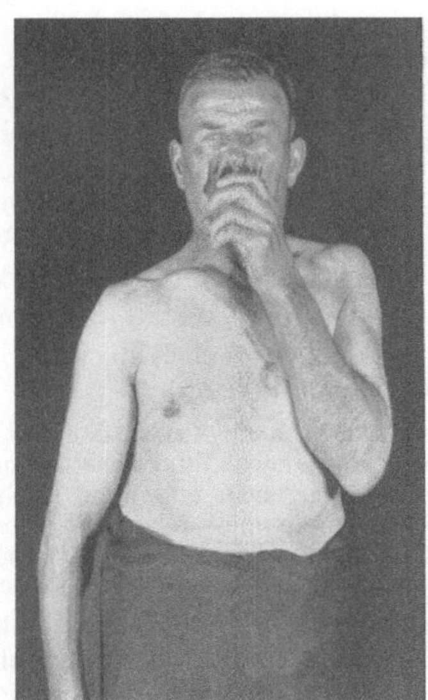

Abb. 100 b.

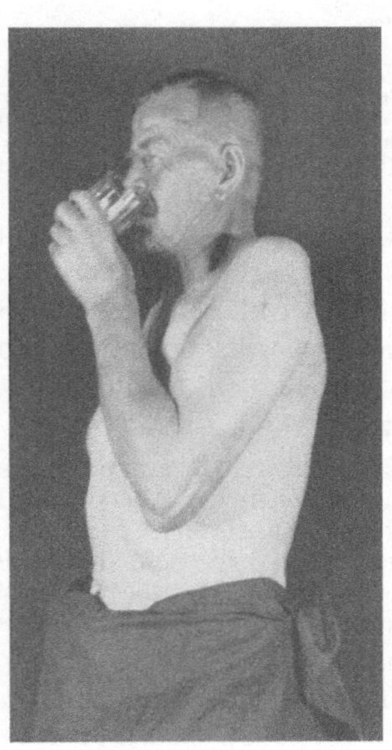

Abb. 100 c.

Abb. 100 a—c. Linksseitige Deltoideuslähmung. Bewegung des Armes beim Führen des Glases zum Munde. a Gesunde rechte Seite. b und c gelähmte Seite. Die Exkursion des Humerus im Scapulohumeralgelenk fehlt fast vollkommen. Abb. 100 c zeigt besonders die verstärkte Ergänzungsbewegung des Schultergürtels.

Schultergelenk nach vorne allerdings auch noch andere Muskeln, der Supraspinatus, Coracobrachialis, der lange und der kurze Bicepskopf beteiligt sind. Auch dem Pectoralis major wird diese Funktion von vielen Autoren zugeschrieben. Wir werden auf den Anteil, den diese Hilfsmuskeln der vorderen Portion des Deltoideus an der Erhebung des Armes nach vorne nehmen können, im einzelnen noch zurückkommen. Hier sei nur hervorgehoben, daß dieser Anteil in der Mehrzahl der Fälle sehr gering ist, und daß die Erhebung des Armes nach vorne bei der Deltalähmung in der Regel nur in ganz geringem Umfange gelingt (vgl. Abb. 99). Bei gleichzeitiger maximaler Flexion des Vorderarmes kann die Hand allenfalls bis zum Munde geführt werden (Abb. 100) oder den Nacken (Abb. 101) gerade erreichen; aber die zum Essen und Trinken erforderliche Exkursion des Humerus im Scapulohumeralgelenk wird nicht aufgebracht, geschweige denn daß die Hand auf den Kopf gelegt werden könnte. Auch das Ergreifen von Gegenständen, welche sich vor dem Kranken befinden, eine Bewegung, welche sich aus einer Erhebung des Oberarms nach vorne und einer Streckung des Vorderarms gegen den Oberarm zusammensetzt, ist wegen des Ausfalls der ersteren Komponente sehr erschwert. Nur in einzelnen Fällen kann der Deltoideusausfall durch die anderen Elevatoren des Humerus, besonders den Supraspinatus, bis zu einem gewissen Grade ersetzt werden. Das hatte schon DUCHENNE, welcher die Folgen der Deltalähmung sehr genau geschildert hat, richtig erkannt und ist seitdem durch zahlreiche Autoren bestätigt worden. In solchen Fällen kann manchmal der Arm sogar erheblich *über die Horizontale erhoben* werden (Abb. 122, S. 131), er weicht dabei aber nach *außen* ab. In manchen Fällen sind auch der Coracobrachialis und die beiden Bicepsköpfe imstande, den Ausfall der vorderen Deltaportion bis zu einem gewissen Grade zu decken (vgl. Abb. 133, S. 152), aber unter ihrer Kontraktion ist der Ausschlag nur gering.

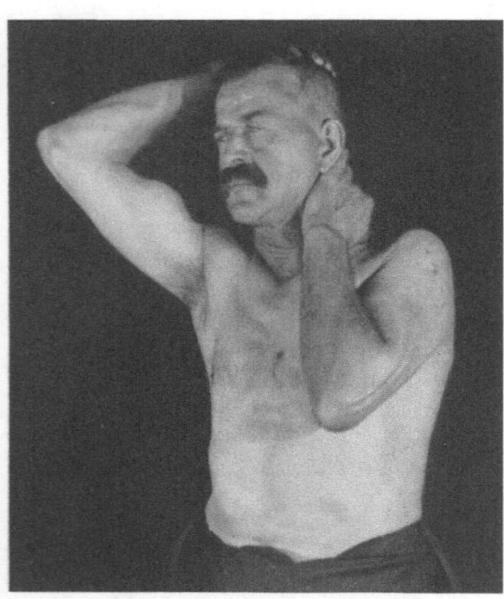

Abb. 101. Linksseitige Deltoideuslähmung. Infolge der fast völlig fehlenden Exkursion des Humerus im Scapulohumeralgelenk kann die Hand mit Mühe an den Hals gebracht werden, aber nicht auf den Kopf gelegt werden (vgl. den gesunden rechten Arm).

Einzelne Autoren (BORCHARDT, KREDEL, RANSCHBURG) haben Axillarislähmungen beschrieben, bei denen der Ausfall des Deltoideus überhaupt keine Funktionsstörungen im Gefolge gehabt haben soll. Ich habe derartiges niemals gesehen, und wenn solche Fälle wirklich existieren sollten, so stellen sie sicher eine große Seltenheit dar und vermögen die Tatsache, daß in der überwiegenden Mehrzahl der Fälle von Deltalähmung die Erhebung des Armes nach vorne auf das Schwerste behindert ist, nicht aus der Welt zu schaffen.

Ebenso stark wie die Erhebung des Humerus nach vorne ist bei der Lähmung des Deltoideus die *seitliche Erhebung* desselben (Abduktion) eingeschränkt (vgl. Abb. 102, 103, 104). Für diese Bewegung stehen außer der mittleren Portion des Deltoideus nur noch der Supraspinatus und der lange Bicepskopf zur Verfügung, die aber beide gleichzeitig eine Exkursion nach vorne bewirken. Daß der erstere der genannten Hilfsmuskeln unter Umständen eine beträchtliche Erhebung des Armes nach vorne außen oben, weit über die Horizontalebene hinaus, zustande bringt, ist bereits erwähnt worden. Zu einer rein seitlichen

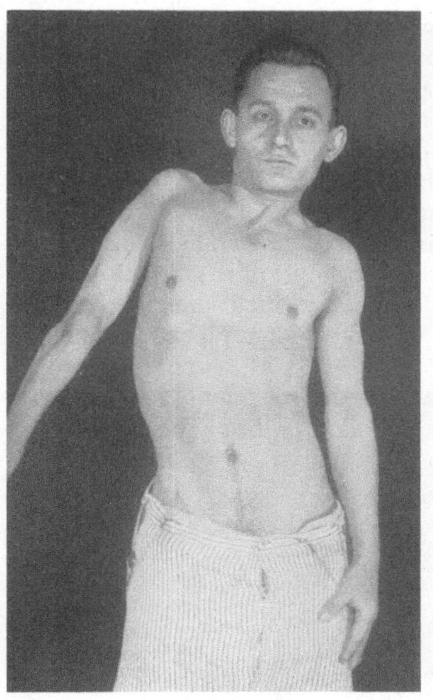

a

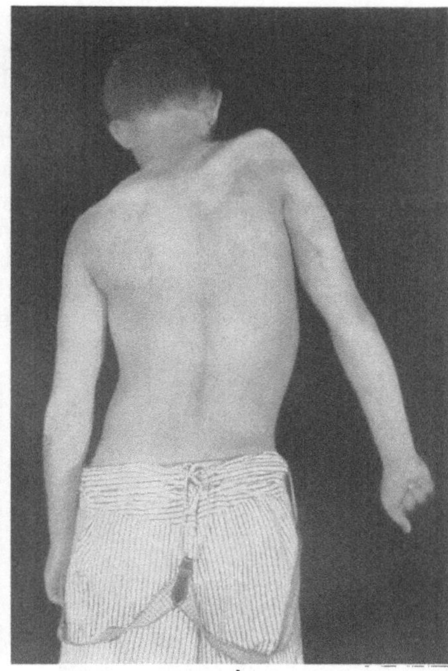

b

Abb. 102 a und b. Rechtsseitige Deltoideuslähmung. Willkürliche Abduktion des Armes. Fast völlig aufgehobene Exkursion des Humerus im Scapulohumeralgelenk. Starke Akzentuierung der Ergänzungsbewegung des Schultergürtels in Gestalt von Erhebung desselben und Drehung der Scapula um die sagittale Achse des Akromioclaviculargelenkes.

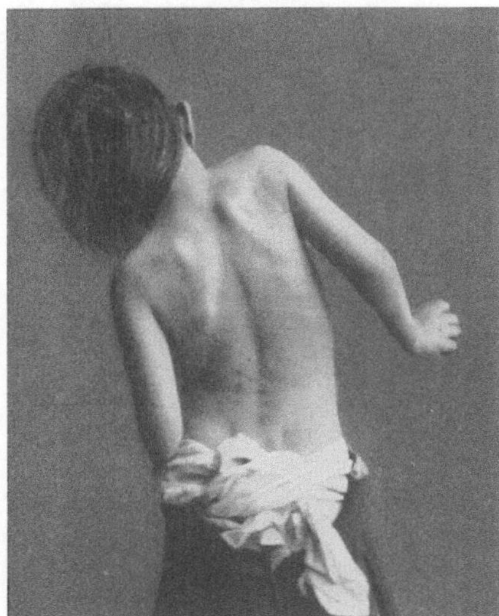

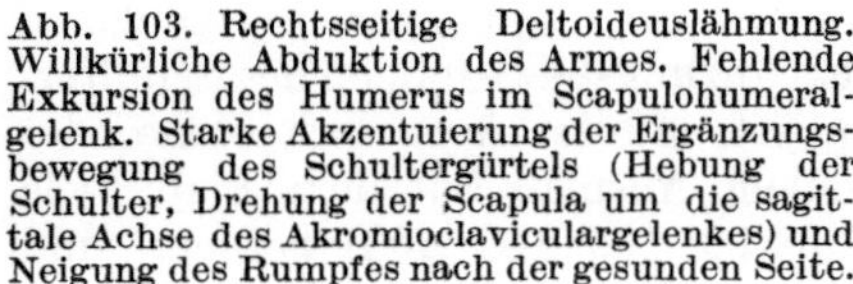

Abb. 103. Rechtsseitige Deltoideuslähmung. Willkürliche Abduktion des Armes. Fehlende Exkursion des Humerus im Scapulohumeralgelenk. Starke Akzentuierung der Ergänzungsbewegung des Schultergürtels (Hebung der Schulter, Drehung der Scapula um die sagittale Achse des Akromioclaviculargelenkes) und Neigung des Rumpfes nach der gesunden Seite.

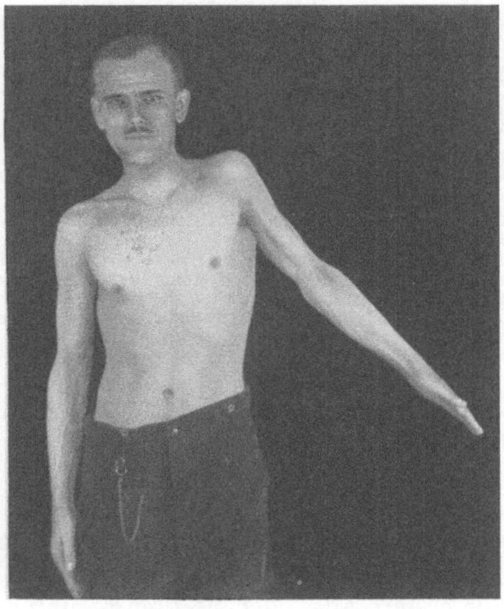

Abb. 104. Linksseitige Deltoideuslähmung. Willkürliche Abduktion des Oberarmes. Geringe Exkursion des Humerus im Scapulohumeralgelenk durch Biceps brachii und gleichzeitige Kontraktion des Triceps brachii. Akzentuierung der Ergänzungsbewegung des Schultergürtels, leichte Rumpfneigung nach der gesunden Seite.

Bewegung des Humerus im Scapulohumeralgelenk ist er aber nicht befähigt. Wenn außer dem Deltoideus auch der Supraspinatus gelähmt ist, kann manchmal der Biceps cap. long. noch eine geringe Abduktion zustande bringen. Diese ist aber entsprechend der flektierenden Komponente des Biceps mit einer gleichzeitigen Flexion des Oberarms verbunden, d. h. der Arm wird nicht gerade zur Seite, sondern nach außen und vorne erhoben (Abb. 134, S. 152). Eine rein seitliche Erhebung ohne gleichzeitige Bewegung nach vorne vermag der Biceps nur dann zu leisten, wenn gleichzeitig der lange Tricepskopf mit in Aktion tritt, dieser kann die flektierende Komponente des Biceps annullieren, ohne die abduktorische Komponente zu schmälern; gleichzeitig verhindert er die Beugung des Vorderarms (Abb. 104).

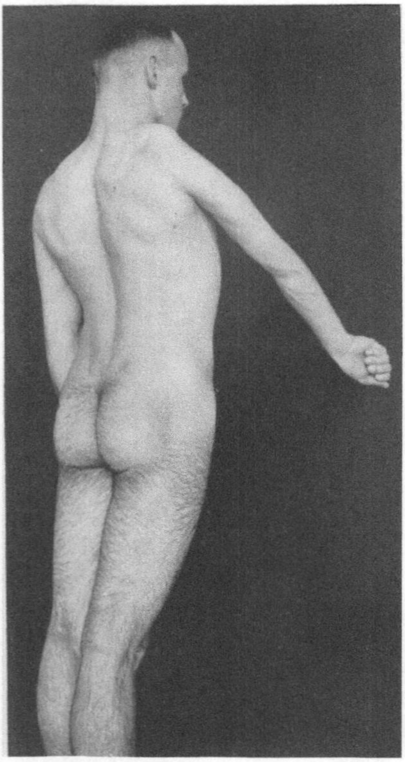

Abb. 105. Rechtsseitige Deltoideuslähmung. Hebung des Armes nach vorne. Fehlende Exkursion des Humerus im Scapulohumeralgelenk. Starke Akzentuierung der Ergänzungsbewegung des Schultergürtels, Hebung und Vorführung der Schulter und ausgiebige Drehung der Scapula um die sagittale Achse des Akromioclaviculargelenkes.

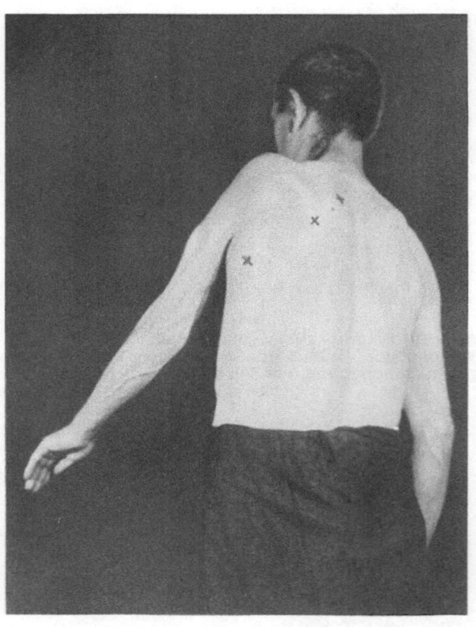

Abb. 106. Linksseitige Deltoideuslähmung. Hebung des Armes nach vorne. Fehlende Exkursion des Humerus im Scapulohumeralgelenk. Starke Akzentuierung der Ergänzungsbewegung des Schultergürtels, Hebung und Vorführung der Schulter, ausgiebige Drehung der Scapula um die sagittale Achse des Akromioclaviculargelenkes.

Wir haben bereits im vorigen Abschnitt ausführlich dargelegt, daß sich die Bewegung der oberen Extremität nach vorne und nach der Seite in der Norm aus einer Bewegung des Humerus im Scapulohumeralgelenk und einer Ergänzungsbewegung des Schultergürtels zusammensetzt. Bei der Deltalähmung fällt erstere aus, oder sie kommt unter der Wirkung der Hilfsmuskeln des Deltoideus in einem individuell wechselnden, meist aber nur sehr bescheidenen Umfange zustande. Dagegen erscheinen die Ergänzungsbewegungen des Schultergürtels allemal, wenn der Deltoideus gelähmt ist und der Arm nach vorne oder nach der Seite gehoben werden soll, in vollem Ausmaß auf dem Plan. Die Schulter wird ausgiebig nach oben (vgl. Abb. 99, 100, 102, 103) gezogen und bei dem Versuch, den Arm nach vorne zu heben, gleichzeitig auch nach vorne geführt (Abb. 105, 106, 107), und ferner wird die Scapula um die sagittale Achse des Akromioclaviculargelenkes maximal so gedreht, daß sich der Margo vertebralis sehr schräg von oben innen nach unten außen (Abb. 102b, 103, 105, 106, 107) einstellt. Das Ausmaß dieser Ergänzungsbewegungen des Schultergürtels ist mindestens so groß wie bei der maximalen Erhebung des Armes unter normalen Verhältnissen und steht jedenfalls in auffallendem Gegensatz zu der geringfügigen Exkursion des Humerus selbst. Diese starke Akzentuierung der Ergänzungsbewegungen des Schultergürtels liegt vollkommen im Sinne der geforderten Erhebung der oberen Extremität; denn letztere setzt sich in jedem Falle aus der Exkursion des Humerus im Scapulohumeralgelenk, der Exkursion der Scapula im Akromioclaviculargelenk und der Exkursion der Clavicula im Sternoclaviculargelenk zusammen. Jede dieser 3 Exkursionen hat ihren Anteil am Gesamteffekt und wenn eine Komponente, wie in unserem Falle die Exkursion im Scapulohumeralgelenk ausfällt, kann durch Steigerung der anderen Komponenten wenigstens ein Teil des Gesamteffektes erreicht werden. Im Dienste der Erreichung des Endeffektes, d. h. der Bewegung des Armes in einer bestimmten Ebene, liegen auch die Hilfsbewegungen des Rumpfes. Bei dem Versuch, den Arm seitlich zu abduzieren wird bei der Deltoideuslähmung der Rumpf nicht selten mehr oder weniger stark nach der Gegenseite geneigt (Abb. 102, 103), bei dem Versuch, den Arm gerade nach vorne zu heben, wird der Rumpf manchmal nach hinten übergelegt.

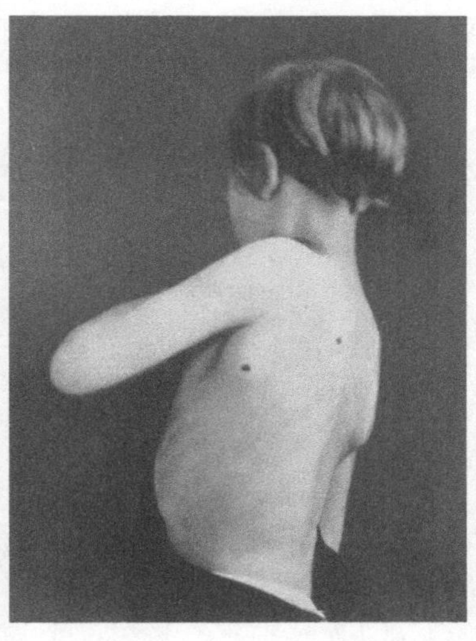

Abb. 107. Linksseitige Deltoideuslähmung. Vorführung des Armes. Fehlende Exkursion des Humerus im Scapulohumeralgelenk. Starke Akzentuierung der Ergänzungsbewegung des Schultergürtels, Hebung und Vorführung der Schulter, starke Drehung der Scapula um die sagittale Achse des Akromioclaviculargelenkes.

Auf der großen Bedeutung, welche dem Schultergürtel an dem Zustandekommen der Bewegungen des Armes zukommt, beruht der Erfolg der Arthrodese des Schultergelenkes bei der Deltoideuslähmung. Wird der Humerus in einer Mittelstellung zwischen rein seitlicher Erhebung des Oberarmes und gerader Erhebung nach vorne durch Arthrodese im Scapulohumeralgelenk so fixiert, daß der Margo vertebralis der Scapula mit dem Humerus einen Winkel von etwa 45^0 bildet, so kann der Arm durch die Ergänzungsbewegungen des Schlüsselbeines und der Scapula bis zur Horizontalen, eventuell noch darüber hinaus, erhoben werden; und das genügt für die meisten praktischen Verrichtungen der oberen Extremität, insbesondere für Essen und Trinken. Das durch die Arthrodese bedingte Abstehen des Humerus vom Thorax in der Ruhe kann durch eine entsprechende Rückdrehung der Scapula im Akromioclaviculargelenk und durch möglichste Senkung des akromialen Endes der Clavicula zum großen Teil ausgeglichen werden.

Die starke Betonung der Ergänzungsbewegungen des Schultergürtels bildet geradezu ein Charakteristicum der organisch bedingten peripheren oder nuclearen Lähmung des Deltoideus; sie ist von differentialdiagnostischer Bedeutung gegenüber der hysterischen Deltalähmung (vgl. Abb. 108), bei welcher ich die kompensatorische Schulterbewegungen in der Regel vermißt habe.

Während bei der Lähmung des Deltoideus der Ausfall der vorderen und der mittleren Portion des Muskels durch andere in gleicher Richtung wirkende Hilfsmuskeln in der Regel gar nicht oder nur ganz ungenügend ersetzt werden kann, fällt der Ausfall der *hinteren* Portion des Deltoideus, welche den Oberarm im Scapulohumeralgelenk rückwärts führt, meist viel weniger stark in die

Waagschale. DUCHENNE hat angegeben, daß die Kranken, deren Deltoideus gelähmt ist, infolge des Ausfalls der hinteren Portion die Hand mit großer Schwierigkeit in die Hosentasche stecken und sie nicht an die Rückseite des Rumpfes bringen können um an derselben Dienste zu leisten, wie etwa das Anknöpfen der Hosenträger, oder die Reinigung der Analgegend. Nach DUCHENNE ist es einzig die hintere Portion des Deltoideus, welche den Namen „Ani scalptor" verdient. Die Muskeln, welche den Oberarm im Scapulohumeralgelenk nach rückwärts führen, sind außer der hinteren Portion des Deltoideus, der Latissimus dorsi, Teres major und der lange Kopf des Triceps brachii. Die beiden ersteren Latissimus

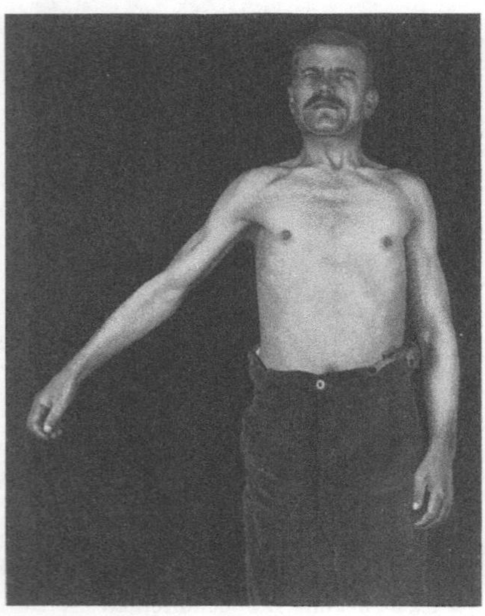

Abb. 108.

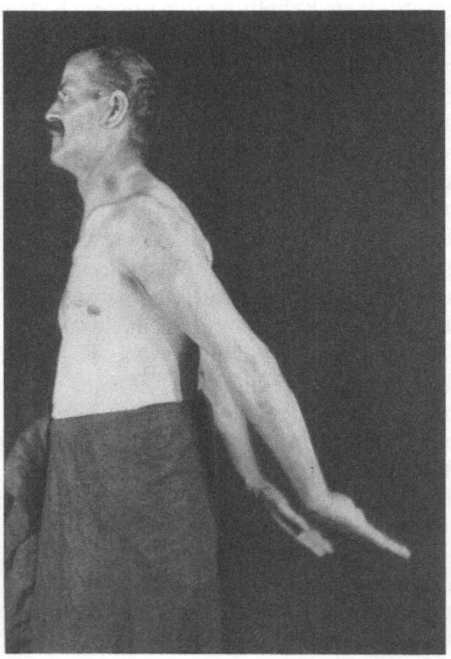

Abb. 109.

Abb. 108. Hysterische Armlähmung. Abduktion des Armes. Exkursion stark eingeschränkt. Ergänzungsbewegungen des Schultergürtels werden nicht verstärkt.

Abb. 109. Linksseitige Deltoideuslähmung. Rückwärtsführung des Armes nach hinten. Weitgehende Deckung des Ausfalles der hinteren Portion des Deltoideus durch Triceps caput longum. Starke Akzentuierung der Ergänzungsbewegung der Scapula, starke Drehung derselben um die frontale Achse des Akromioclaviculargelenkes, der Angulus inferior steht stark nach hinten vor.

und Teres major, adduzieren in erster Linie den Oberarm, die Exkursion, welche sie demselben nach hinten zu erteilen vermögen, ist minimal und reicht nicht dazu aus, daß die Hand an die Rückseite des Rumpfes gebracht werden kann. Der Name Ani scalptor ist in der Tat diesen beiden Muskeln ganz zu Unrecht beigelegt worden. Dagegen vermag in zahlreichen Fällen der lange Tricepskopf den Oberarm beträchtlich nach hinten zu führen, so weit, daß der Verlust der hinteren Portion des Deltoideus kaum in die Waagschale fällt (vgl. Abb. 109). In anderen Fällen allerdings ist trotz der Integrität des Triceps die Exkursion des Humerus nach hinten bei Lähmung der hinteren Deltaportion nur äußerst gering und für diese Fälle hat die DUCHENNEsche Darstellung der Folgezustände des Ausfalls der hinteren Deltaportion volle Gültigkeit. Warum in einzelnen Fällen der Triceps die hintere Deltaportion so weitgehend zu ersetzen vermag, hingegen in anderen Fällen wenig oder gar nicht, entzieht sich vorläufig unserer Kenntnis.

Gerade wie bei der Lähmung der vorderen und der mittleren Portion des Deltoideus treten auch bei der Lähmung der hinteren Portion des Muskels die Ergänzungsbewegungen des Schultergürtels, welche normaliter die Exkursion des Humerus im Scapulohumeralgelenk bei der Bewegung des Armes nach hinten begleiten, besonders stark in den Vordergrund. Auf S. 106 ist ausgeführt worden, daß die Bewegung des Oberarms nach hinten von einer kräftigen Rückwärtsbewegung des akromialen Endes des Schlüsselbeins und einer

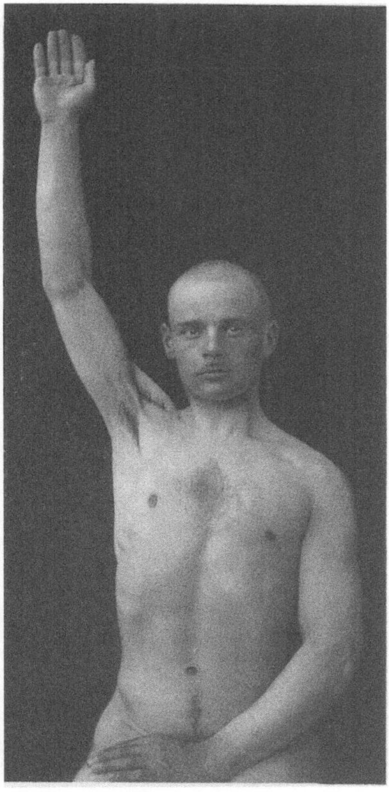

Abb. 110.

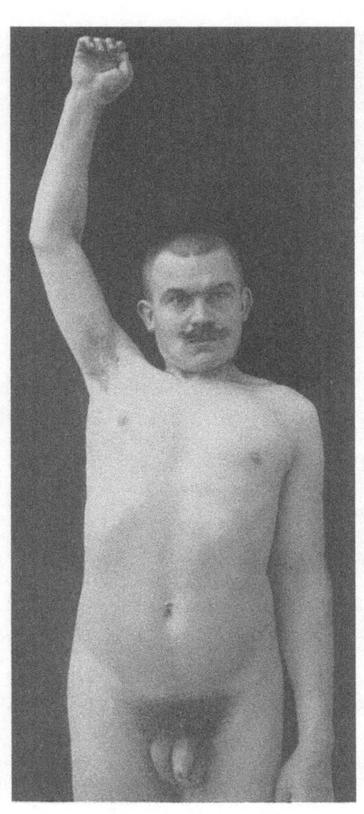

Abb. 111.

Abb. 110. Naht der Axillaris mit vollkommener Wiederherstellung der Funktion des Deltoideus.

Abb. 111. Gute Wiederherstellung der Funktion des Deltoideus in einem Falle von Läsion des Fasc. post. und Fasc. lateralis. Naht des Axillarisanteiles des Fasc. post.; Neurolyse des Radialisanteiles, Naht des Fasc. lateralis.

starken Annäherung des Margo vertebralis der Scapula an die Dornfortsatzlinie der Wirbellinie begleitet ist; gleichzeitig wird das Schlüsselbein um seine Längsachse mit dem vorderen Rande nach abwärts gedreht und die Scapula erfährt eine Drehung um die frontale Achse des Akromioclaviculargelenkes derart, daß der Angulus superior internus nach vorne, der Angulus inferior nach hinten tritt. Diese Bewegung ist nur bei gleichzeitiger Erhebung der Scapula möglich weil erst dadurch diese letztere mit ihrem oberen Rande gleichsam über die obere Thoraxpartie hinüber gleiten kann. Diese Ergänzungsbewegungen des Schlüsselbeines und Schulterblattes treten bei der Deltalähmung bei dem Versuch, den Arm nach hinten zu führen, stärker hervor als normaliter (Abb. 109), um so stärker, je geringer die Exkursion des Humerus im Scapulohumeralgelenk selbst ist, je weniger die Hilfsmuskeln der hinteren Deltaportion deren Ausfall auszugleichen vermögen.

Die Deltoideuslähmung gibt sich auch in einer Bewegungsstörung des Armes beim Gang zu erkennen. Bekanntlich ist beim normalen menschlichen Gange die Vorwärtsbewegung eines Beines während der Schwungphase desselben von einer Vorwärtsbewegung des contralateralen und einer Rückwärtsbewegung des homolateralen Armes im Scapulohumeralgelenk begleitet. Diese Mitbewegungen des Armes beim Gange beruhen in der Hauptsache auf einer aktiven Kontraktion der vorderen bzw. der hinteren Portion des Deltoideus und sind keineswegs, wie das von vielen Autoren angenommen wurde, einfache

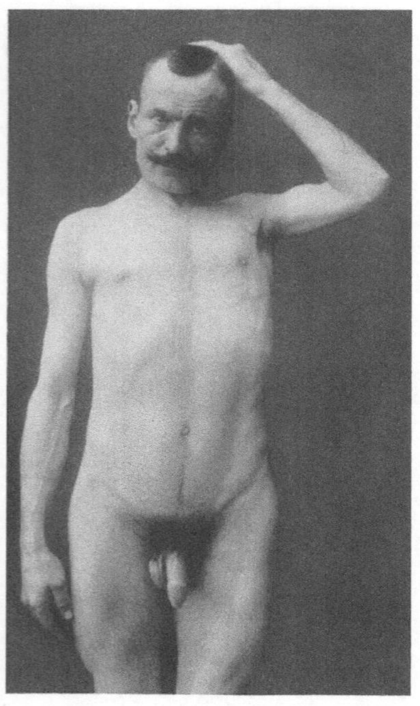

Abb. 112. Wiederherstellung der Funktion des Deltoideus nach Naht des Fasciculis posterior.

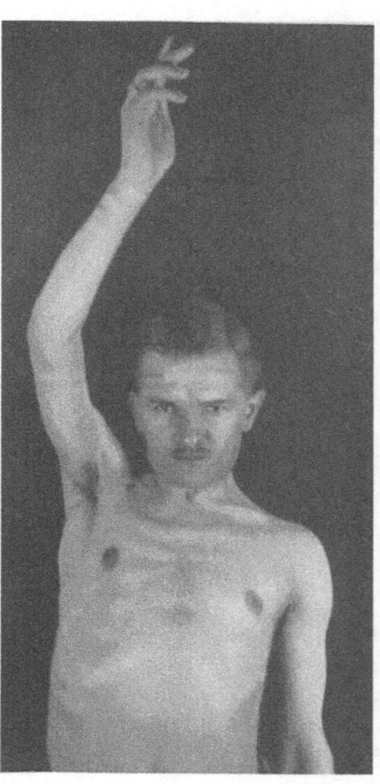

Abb. 113. Innere Neurolyse des oberen Primärstranges. Gute Wiederherstellung des Deltoideus.

Pendelbewegungen, die unter dem Einfluß der Schwerkraft an dem in horizontaler Vorwärtsbewegung befindlichen Rumpfe entstehen.

R. Fick weist auf die interessante Tatsache hin, daß bei Leuten, die mit stramm militärisch zurückgezogenen Schultern marschieren, die Arme fast sagittal von vorne nach hinten und vice versa pendeln, hingegen bei Leuten mit schlaffer Haltung, deren Schultern nach vorne gesunken sind, z. B. bei den ermüdet von einer Übung heimkehrenden Soldaten oder bei altersschwachen Personen, sich fast quer vor dem Leib hin und her bewegen.

Schon Duchenne hatte erkannt, daß die Mitbewegung der Arme beim Gange auf alternierender Kontraktion der vorderen und hinteren Portion des Deltoideus beruhen. Daher sehen wir, daß bei Lähmung des Deltoideus der entsprechende Oberarm keine Mitbewegungen beim Gehen ausführt, sondern ruhig zur Seite des Rumpfes herabhängt. Dafür tritt nicht selten eine Flexion des Unterarmes gegen den Oberarm zutage, welche die Vorwärtsbewegung des Oberarms ersetzt; in der anderen Gangphase streckt sich der Unterarm wieder.

Da die Lähmung des Deltoideus die praktischen Verrichtungen der oberen Extremität auf das Schwerste stört, ist die Behebung derselben oder ihr möglichster Ausgleich ein dringendes Postulat der Heilkunde. Handelt es sich um eine traumatisch bedingte Leitungsunterbrechung des N. axillaris, so ist die Naht oder die Neurolyse des Nerven der zunächst einzuschlagende Weg. Abb. 110 zeigt die vollkommene Wiederherstellung der Leistungsfähigkeit des Deltoideus nach einer Naht des N. axillaris. Abb. 111—114 führen die Resultate der Nervennaht bzw. Neurolyse in Fällen von Schußverletzungen des Plexus brachialis vor Augen; teils handelte es sich um Unterbrechung der 5. und 6. cervicalen Plexuswurzel, teils um solche des Fasciculus posterior.

Liegen die Verhältnisse so, daß eine Homoreneurotisation des Deltoideus nicht möglich ist, sei es das eine Naht nicht durchführbar ist oder daß die

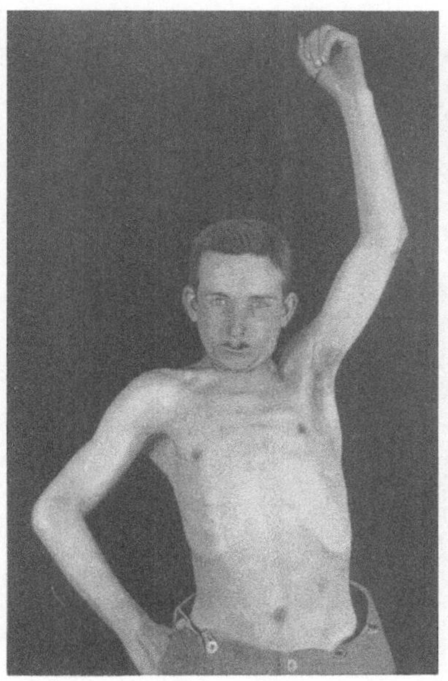

Abb. 114. Gute Wiederherstellung der Funktion des Deltoideus bei traumatischer Läsion der 5. und 6. cervicalen Plexuswurzel; Naht von C_5, innere Neurolyse von C_6.

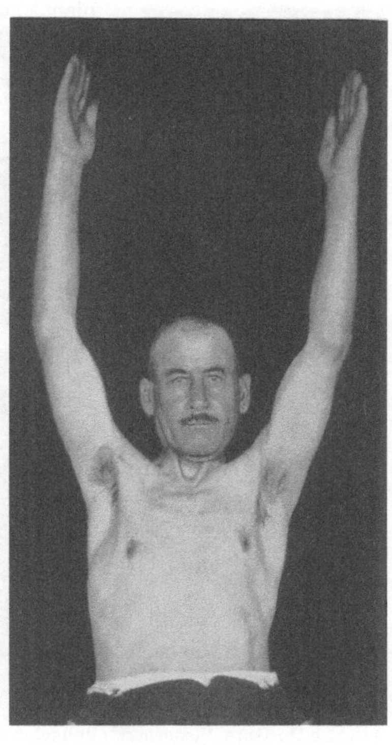

Abb. 115. Gute Wiederherstellung der Funktion des rechten Deltoideus durch Heteroreneurotisation des rechten Axillaris durch N. subscapularis inferior und N. thoracodorsalis.

Vorderhornkernsäule des Deltoideus zerstört ist (Poliomyelitis), so ist die Heteroreneurotisation des Muskels durch Kopulation des peripheren Abschnittes des N. axillaris mit dem zentralen Abschnitte eines intakten Nachbarnerven zu erstreben. Als Neurotisatoren eignen sich nach meinen Erfahrungen am besten der N. thoraco-dorsalis, welcher den Latissimus dorsi versorgt, der N. subscapularis inferior, welcher den Teres major und den unteren Abschnitt des M. subscapularis innerviert und der zur Portio clavicularis des Pectoralis major hinziehende obere N. thoracicus anterior. Die aus der Durchtrennung der genannten Nerven resultierende Lähmung des Latissimus, Teres major bzw. der Portio clavicularis des Pectoralis major bedingt keine praktisch schwer in die Waagschale fallenden Ausfallserscheinungen. Vielmehr erweist sich die Ausschaltung der genannten Adductoren des Humerus, der Antagonisten des Deltoideus, für die Leistungsfähigkeit des reneurotisierten Deltoideus, wie bereits auf S. 115 ausgeführt, als höchst zweckmäßig. Die Abb. 115, 116, 117 stellen die Resultate dar, welche ich in Fällen von nuclearer, zumeist poliomyelitischer

Lähmung des Deltoideus mit dieser Methode erzielt habe. Wenn die genannten Nerven für die Neurotisation des N. axillaris nicht in Betracht kommen, weil sie selbst oder ihre spinalen Kerne geschädigt sind, erscheint die seitliche Inoculation des peripheren Abschnittes des durchtrennten N. axillaris in den an seiner lateralen Circumferenz bis etwa zu einem Drittel des Querschnittes eingekerbten N. medianus besonders empfehlenswert. Abb. 118 zeigt wie gut auch mit dieser Methode die Heteroreneurotisation des Deltoideus gelingt.

Man hat auch abgespaltene Teile des N. radialis, medianus oder ulnaris zur Reneurotisation des Axillaris verwandt. Auch der 6. Cervicalnerv ist als Neurotisator des 5. verwandt worden. Befriedigende Resultate sind von zahlreichen Autoren mitgeteilt worden (WARREN LOW, TUBBEN, GALEAZZI, VULPIUS, STOFFEL, SPITZY u. a.).

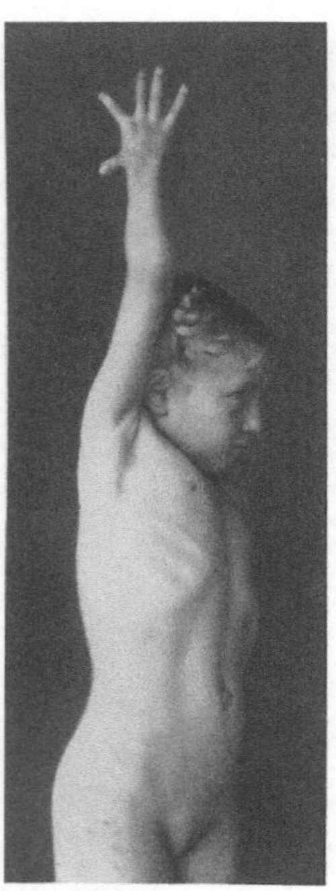

a

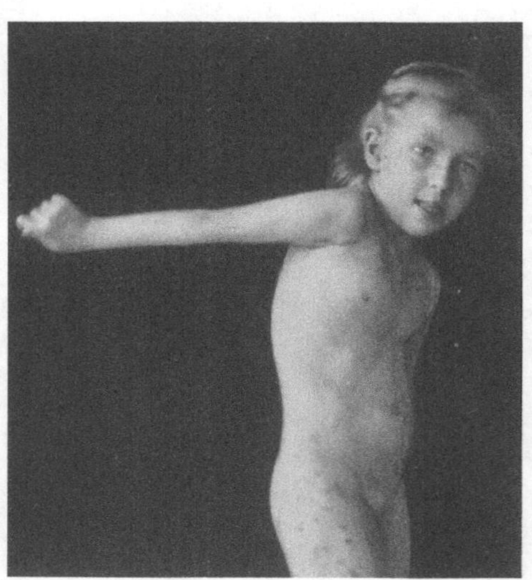

b

Abb. 116 a und b. Gute Wiederherstellung der Funktion des Deltoideus bei Poliomyelitis durch Heteroreneurotisation des Axillaris durch N. thoracodorsalis, N. subscapularis inferior und N. thoracicus anterior superior. a Erhebung des Armes nach oben, dabei vollkommene Außenrotation des Humerus, Olecranon weist nach vorne, Palma manus nach hinten; b Erhebung des Armes nach hinten; zu beachten ist die sehr ausgiebige Exkursion infolge partieller Deefferentierung der Adductoren.

In den Fällen, in denen eine Reneurotisation des N. axillaris, sei es auf dem Wege der Homoreneurotisation, sei es auf dem der Heteroneurotisation, nicht möglich ist, weil keine intakten Nerven zur Verfügung stehen, oder in denen eine Reneurotisation aussichtslos erscheint, weil der Deltoideus selbst infolge sehr langen Bestehens der Lähmung einer zu starken Atrophie verfallen ist, hat man versucht, die Funktion des Deltoideus durch Muskelüberpflanzung oder andere orthopädische Ausgleichsmethoden zu ersetzen. Muskelüberpflanzungen sind von zahlreichen Autoren mit wechselndem Erfolge ausgeführt worden. Überpflanzt wurden vorzugsweise der Trapezius oder der Pectoralis major. Abb. 119 stellt das von HILDEBRANDT empfohlene Verfahren dar. Nach meinen eigenen Erfahrungen leistet die Muskelüberpflanzung, ob man nun den Trapezius oder den Pectoralis major oder alle beide oder auch noch den Sternocleido-mastoideus verwendet, herzlich wenig. Ich habe noch nie ein wirklich befriedigendes Resultat mit ihr erzielt. Die Mehrzahl der Orthopäden steht denn auch heute auf dem Standpunkte, daß die Muskelüberpflanzungen zum Ersatz des Deltoideus, wenn überhaupt, so nur bei Kindern in Betracht kommen.

Ein geistreiches Verfahren hat SPITZY angegeben. Er osteotomiert den Humerushals dicht oberhalb der Insertion des Pectoralis major und dreht den unteren Teil

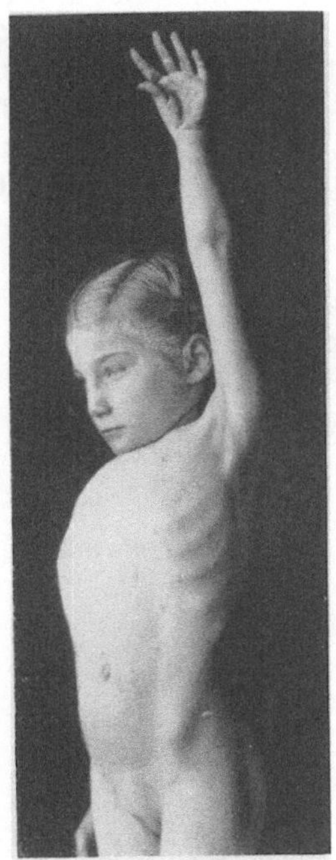

Abb. 117.

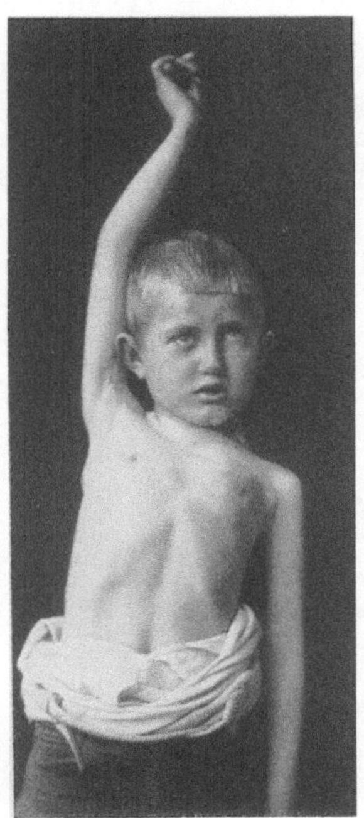

Abb. 118.

Abb. 117. Gute Wiederherstellung der Funktion des Deltoideus bei Poliomyelitis nach Heteroreneurotisation des Axillaris durch N. thoracodorsalis und N. subscapularis (Kopulationsmethode).

Abb. 118. Gute Wiederherstellung der Funktion des Deltoideus bei Poliomyelitis durch Heteroreneurotisation des Axillaris, Inokulation des distalen Abschnittes des durchtrennten N. axillaris in den lateralen Abschnitt des angefrischten N. medianus.

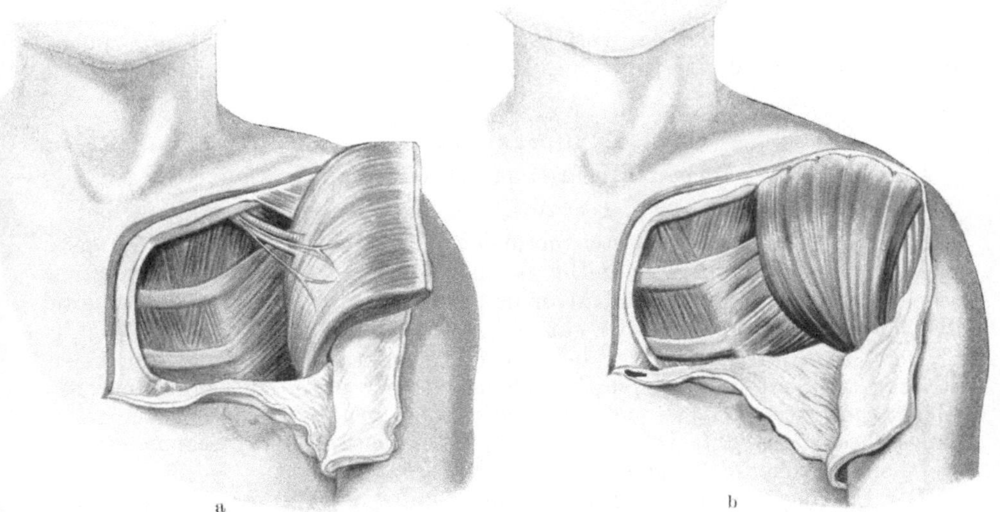

Abb. 119 a und b. Ersatz des gelähmten M. deltoideus durch Pectoralis major. (Nach HILDEBRANDT.)

des Humerus um 90° auswärts; dadurch wird die Insertion des Pectoralis major nach außen und etwas nach hinten verlagert und die obere Portion des Pectoralis bewirkt nunmehr bei ihrer Kontraktion eine Erhebung des Armes. Abb. 120 stellt einen auf diese Weise behandelten Patienten Spitzys dar. In neuerer Zeit wurden die Muskelüberpflanzungen mehr und mehr durch die Arthrodese des Scapulohumeralgelenkes verdrängt (Abb. 121). Die theoretische Begründung der Methode ist bereits auf S. 123 erörtert worden. Eine selbstverständliche Voraussetzung für ihren Erfolg ist die Integrität der in Betracht kommenden Muskeln des Schultergürtels, des Trapezius und Serratus, sowie eine feste Verbindung zwischen Scapula und Humerus. Bezüglich technischer Einzelheiten des Verfahrens verweise ich auf die ausgezeichnete Monographie von Weil (Erg. Chir. 1931).

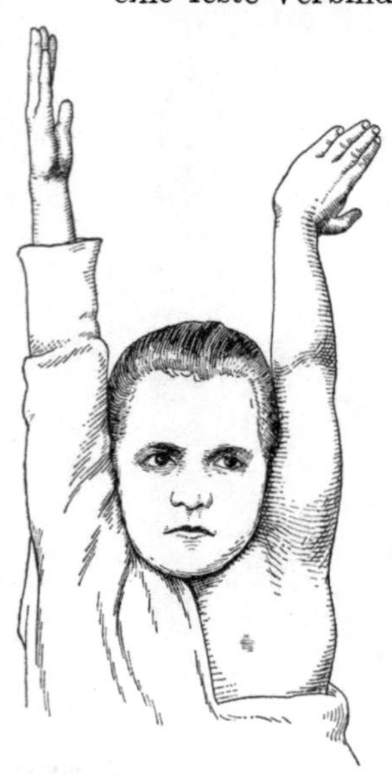

Abb. 120. Ersatz des gelähmten Deltoideus durch Pectoralis major. (Nach Spitzy.) Osteotomie des Humerus oberhalb der Spina tuberculi minoris und Rotation des Humerusschaftes gegen den Kopf um 90°.

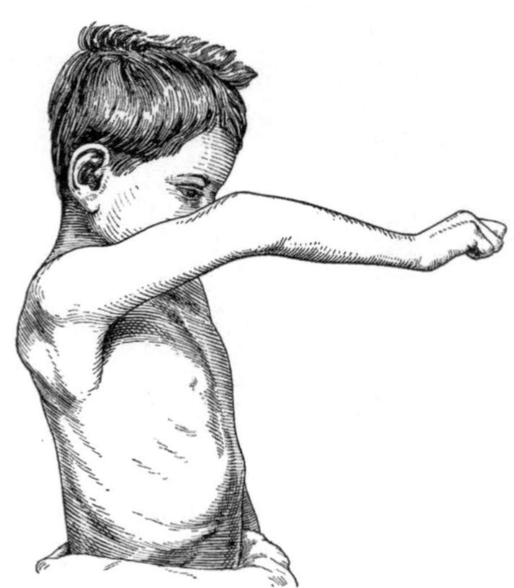

Abb. 121. Arthrodese des Scapulohumeralgelenkes bei Deltoideuslähmung. (Nach Vulpius.) Zu beachten ist die starke Ergänzungsbewegung des Schultergürtels.

2. Supraspinatus.

[C_4, C_5; oberer Primärstrang, N. suprascapularis.]

Ursprung und Insertion des Supraspinatus, sind bereits früher S. 77 angegeben worden.

Der Supraspinatus ist unter normalen Verhältnissen der isolierten percutanen faradischen Reizung nicht zugängig, da er gänzlich vom Trapezius bedeckt ist. Bei Lähmung und Atrophie des letzteren gelingt aber die isolierte Reizung des Supraspinatus sehr gut.

Der *Supraspinatus* bewirkt bei seiner Kontraktion an dem in vertikaler Stellung zur Seite des Rumpfes herabhängenden Oberarm eine Erhebung desselben *nach vorne außen* und gleichzeitig eine *Rotation* desselben um seine Längsachse nach *außen*. Die Bewegungen, die er gleichzeitig der Scapula erteilt, sind bereits früher S. 78 geschildert worden.

Der Umfang der Erhebung des Humerus unter der alleinigen Wirkung des Supraspinatus nach vorne außen ist in der Mehrzahl der Fälle ein beschränkter. Es gibt aber, wie bereits früher S. 120 erwähnt, einzelne Fälle von vollständiger Deltoideuslähmung, in denen der Supraspinatus imstande ist, dem

Oberarm eine mehr oder weniger weit über die Horizontale hinausgehende Exkursion nach vorne außen oben zu erteilen (Abb. 122).

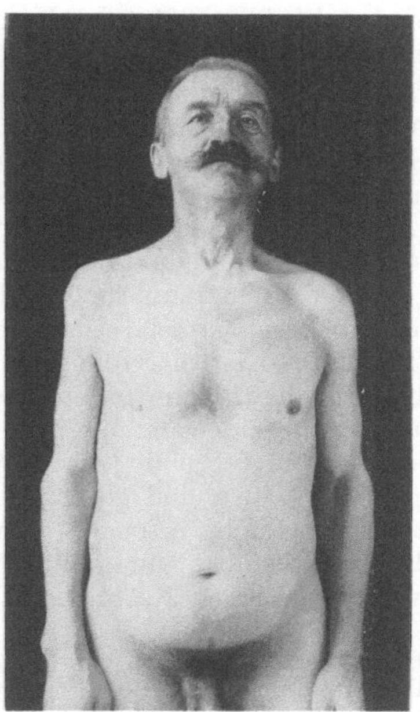

Abb. 122 a. Totale Lähmung des r. Deltoideus. Starke Atrophie des Muskels. Geringfügiger Schulterhochstand. Auffallend gute Leistungsfähigkeit des Supraspinatus (vgl. Abb. 122 b und c).

In der Mehrzahl der Fälle von Deltoideuslähmung kann aber, wie früher ausführlich dargelegt wurde, selbst bei maximaler Kontraktion des Supraspinatus der Arm nur in sehr geringem Umfang erhoben werden. Im Gegensatz zu der vorderen Portion des Deltoideus ist der Supraspinatus zu einer Bewegung des Humerus gerade nach vorn in der Sagittalebene des Körpers, selbst bei maximaler Einstellung des Schultergürtels nach vorne, nicht fähig. Er bedürfte hierzu der Mithilfe der Portio clavicularis des Pectoralis major, welche sich aber infolge ihrer adduktorischen Wirkung auf den Humerus der Erhebung desselben widersetzen, und damit den elevatorischen Effekt der Kontraktion des Supraspinatus empfindlich beeinträchtigen würde. Ebenso wenig ist der Supraspinatus zu einer rein seitlichen Abduktion des Humerus fähig, er bedürfte dazu, wenn die hintere Portion des Deltoideus ausfällt, der Mitwirkung des Teres major oder Latissimus oder Triceps, welche aber alle drei ihrerseits den Humerus adduzieren und die elevatorische Wirkung des Supraspinatus also erheblich einschränken. Woran es liegt, daß in den meisten Fällen von Deltalähmung die Exkursion des Oberarms bei der Erhebung trotz energischer Kontraktion des Supraspinatus so gering bleibt, hingegen in einzelnen Fällen

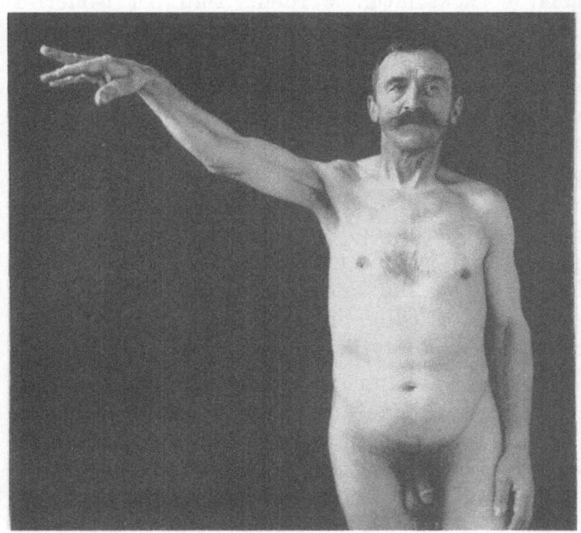

b

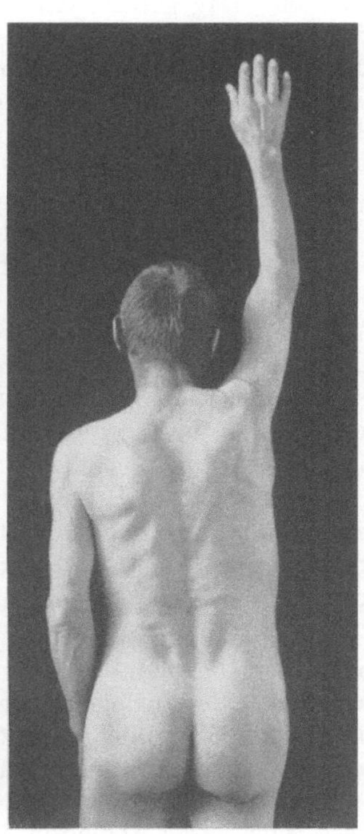

c

Abb. 122 b und c. Auffallend gute Leistungsfähigkeit des Supraspinatus bei totaler Lähmung des Deltoideus. Arm kann bis zur Vertikalen erhoben werden (122 c). Die Erhebung ist aber nur unter gleichzeitiger Abduktion des Armes möglich (122 b).

einen solch überraschenden Umfang anzunehmen vermag, wie z. B. in Abb. 122, entzieht sich vorläufig unserer Kenntnis.

Dem Supraspinatus fällt bei der Erhebung des Armes eine ganz spezielle Aufgabe zu. Während bei der Erhebung des Armes gerade nach vorne der Schulterkopf in der Norm mit der Fossa glenoidalis des Scapulohumeralgelenkes in vollem Kontakt bleibt, gleitet er bei der Erhebung in seitlicher Richtung (Abduktion) schon normaliter von oben nach unten an der Pfanne entlang und bei starker Abduktion ist nur noch die obere Kopfhälfte mit der eigentlichen Gelenkgrube in Berührung, während die untere Kopfhälfte in Berührung mit dem unteren Kapselabschnitt tritt und diesen in die Achselhöhle vordrängt (R. Fick). Hierbei erfüllt nun der Supraspinatus die wichtige Funktion, den Kopf in der Pfanne festzuhalten und ein weiteres Abgleiten desselben nach abwärts über den unteren Pfannenrand hinweg zu verhindern. Er steht dabei im Kampfe gegen diejenigen Muskeln, welche bei der Erhebung des Armes gedehnt werden und gleichzeitig den Kopf an der Pfanne nach abwärts zu ziehen trachten, besonders den Latissimus dorsi und die Portio costalis des Pectoralis major. Unterstützt wird der Supraspinatus im Kampfe gegen diese abwärtsziehenden Kräfte besonders durch den Coracobrachialis.

Darüber, daß der Supraspinatus, wie weiter oben erwähnt, zu den *Auswärtsrollern* des Humerus gehört, kann meines Erachtens kein Zweifel bestehen. Merkwürdigerweise hatte Duchenne ihn zu den Einwärtsrollern gerechnet und seitdem ist ihm diese Rolle von den meisten Autoren immer wieder zugeschrieben worden. Nur bei R. Fick finde ich die richtige Angabe, daß der Muskel den Humerus im wesentlichen nach auswärts dreht.

Eine isolierte Lähmung des M. supraspinatus habe ich bisher nicht beobachtet, und solche sind auch in der Literatur nicht bekannt gegeben worden. Infolgedessen können wir die Folgen des isolierten Ausfalles dieses Muskels nicht angeben. Dagegen ist der *isolierte Ausfall* des *N. suprascapularis*, welcher den M. Supraspinatus und Infraspinatus versorgt, wiederholt beobachtet worden. Die in diesen Fällen schon in der Ruhe vorhandene abnorme Einwärtsrollung des Oberarms und die Beschränkung der willkürlichen Außenrotation des Humerus ist sowohl auf dem Ausfalle des Supraspinatus als besonders auf den des Infraspinatus zurückzuführen und wird bei der Besprechung der Funktion dieses letzteren alsbald eingehend berücksichtigt werden. Daß bei isolierter Lähmung des N. suprascapularis der Humeruskopf in der Ruhe, an der Gelenkpfanne abwärts gleitend, tiefer stünde als in der Norm, habe ich niemals beobachtet. Ich habe auch im Gegensatz zur isolierten Deltalähmung nicht gefunden, daß durch starke Gewichtsbelastung des herabhängenden Armes eine Diastase zwischen Akromion und Humeruskopf aufgetreten wäre. Wohl aber ist bei gleichzeitiger Lähmung des Deltoideus und Supraspinatus, wenn diese längere Zeit besteht und eine starke Atrophie der gelähmten Muskeln vorhanden ist, die Diastase zwischen Humeruskopf und Akromion, infolge des Herabgleitens des Humeruskopfes an der Pfanne größer als bei isolierter Deltoideuslähmung und das läßt den Schluß zu, daß der Supraspinatus den Muskelkräften zuzuzählen ist, welche normaliter schon in der Ruhe den Humeruskopf in der Gelenkpfanne nach oben zu fixiert halten (Abb. 97, S. 117).

Wenn der Supraspinatus gelähmt ist, so gleitet der Humeruskopf bei der *seitlichen Erhebung* des Armes in der Frontalebene und auch in solchen Ebenen, welche von letzter etwas nach vorne zu abweichen, an der Pfanne nach abwärts und es kann zu einer förmlichen Subluxation des Humeruskopfes nach abwärts kommen. Steinhausen hat diese bereits von Duchenne gemachte Beobachtung zwar bestritten; ich kann sie aber auf Grund meiner eigenen Erfahrung bestätigen. Das Abgleiten des Kopfes tritt besonders deutlich hervor, wenn die Erhebung des Armes die Horizontale überschreitet. Man beobachtet in diesen

Fällen, worauf zuerst BERNHARDT und dann T. COHN erneut aufmerksam gemacht hat, daß, wenn die Erhebung des Armes etwa bis zur Horizontalebene gelangt ist, ein Stillstand in der Bewegung eintritt und daß es zur Fortsetzung eines „Ruckes" bedarf. Dieser sog. Ruck entspricht der Intervention derjenigen Muskeln, welche dieselbe Funktion besitzen wie der Supraspinatus, d. h. den Humeruskopf während der Elevation des Armes in der Pfanne nach oben zu fixieren, insonderheit des Coracobrachialis.

3. Infraspinatus und Teres minor.

[C_5, C_6; oberer Primärstrang, N. suprascapularis (Infraspinatus), oberer Primärstrang, Fascic. post., N. axillaris (Teres minor), manchmal akzessorische Innervation des Infraspinatus durch N. axillaris, des Teres minor durch N. suprascapularis.]

Betreffs Ursprung und Insertion des Infraspinatus und Teres minor vgl. S. 78.

Der *Infraspinatus* und *Teres minor* sind zwar schon normaliter in dem zwischen Trapezius, Deltoideus, Teres major und Latissimus gelegenen Bezirke der percutanen faradischen Reizung zugängig. In fast voller Ausdehnung gelingt ihre Reizung, wenn die hintere Deltaportion gelähmt und atrophiert ist.

Unter der Kontraktion des *Infraspinatus* und *Teres minor* führt der Humerus eine *Rotation* nach *außen* aus. Der Effekt bleibt der gleiche, einerlei, ob der Arm vertikal zur Seite des Rumpfes herabhängt oder ob er nach vorne, nach der Seite oder nach hinten erhoben ist. Der untere Abschnitt des Infraspinatus und der Teres minor wirken auch *adduktorisch* auf den Humerus, aber dieser Effekt tritt erst einigermaßen deutlich zutage, wenn der Arm vorher abduziert war.

Infraspinatus und Teres minor sind die wichtigsten *Außenrotatoren* des Humerus. Sie übertreffen in dieser Beziehung den Supraspinatus beträchtlich. Über den Umfang der Außenrotation des Humerus kann man sich am besten orientieren, wenn der Vorderarm gegen den Oberarm rechtwinklig gebeugt ist; alsdann beschreibt die Hand bei den Rotationsbewegungen des Oberarms Teile eines Kreisbogens. Doch gibt auch die Richtung der Verbindungslinie der beiden Humerusepikondylen genügende Auskunft über den Grad der Rotationsstellung.

Den Kreiselungsspielraum des Scapulohumeralgelenkes fand STRASSER an der Leiche in den meisten Lagen 90°, in den Grenzlagen kleiner; R. FICKs frühere Messungen an der Leiche ergaben etwas über 100°, am Lebenden etwas über 90° in fast allen Stellungen, 110° bei seitlicher Abduktion bis zur Horizontalen. In seiner neuesten Arbeit gibt aber R. FICK etwas höhere Werte für den Kreiselungsumfang des Humerus im Scapulohumeralgelenk an. In der Scapularebene beträgt er am vertikal herabhängenden Arm 120° (65° Auswärtskreiselung, 55° Einwärtskreiselung) an dem bis zur Horizontalen erhobenen Arm 110° (85° Auswärtskreiselung, 25° Einwärtskreiselung), an dem bis 60° erhobenen Arm 160° (95° Auswärtskreiselung, 65° Einwärtskreiselung). An dem vertikal zur Seite des Rumpfes herabhängenden Oberarm beträgt der Kreiselungsumfang meines eigenen Scapulohumeralgelenkes 120°; bei maximaler Innenrotationsstellung ist der Epicondylus lateralis nach vorne, der Epicondylus medialis nach hinten gerichtet, der Vorderarm liegt bei rechtwinkliger Beugung gegen den Oberarm in der Frontalebene unmittelbar vor dem Rumpfe diesem an und die Hand weist gerade nach der Gegenseite, bei maximaler Außenrotationsstellung des Humerus verläuft die Verbindungslinie der Epicondylen schräg von innen vorne nach hinten außen, der rechtwinklig gegen den Oberarm gebeugte Vorderarm weist nach vorne außen. Auch am gerade nach vorne oben bis zur Horizontalebene erhobenen Oberarm beträgt der Kreiselungsumfang meines Scapulohumeralgelenkes annähernd 120°, ebenso an dem nach hinten geführten Arm. Der Kreiselungsumfang meines seitlich abduzierten, d. h. also in der Frontalebene bis zur Horizontalen um 90° erhobenen Oberarms beträgt sogar 150°; bei maximaler Außenrotation weist der rechtwinklig gegen den Oberarm gebeugte Vorderarm gerade aufwärts, bei maximaler Innenrotation schräg nach vorne abwärts. Sehr gering ist dagegen der Kreiselungsumfang des maximal erhobenen Armes.

Die Außenrotation des Humerus findet im Leben ihre Grenze hauptsächlich in der Gegenspannung des M. subscapularis und des Lig. ceracohumerale, die dabei um den Schulterkopf förmlich aufgewickelt werden, ferner in der Gegenspannung der anderen Innenrotatoren, des Teres major, Latissimus und Pectoralis major. Auch die Bicepssehne wirkt nach R. FICK als Hemmungsband für die Auswärtskreiselung, indem sie durch die Außenrotation in die Bicepsrinne fest hineingezogen wird.

Schon an der Leiche übt der Dehnungswiderstand der das Scapulohumeralgelenk überbrückenden Muskeln einen erheblichen Einfluß auf den Kreiselungsumfang des Humerus aus. Nach Durchtrennung aller Muskeln fand R. FICK den Kreiselungsumfang des vertikal

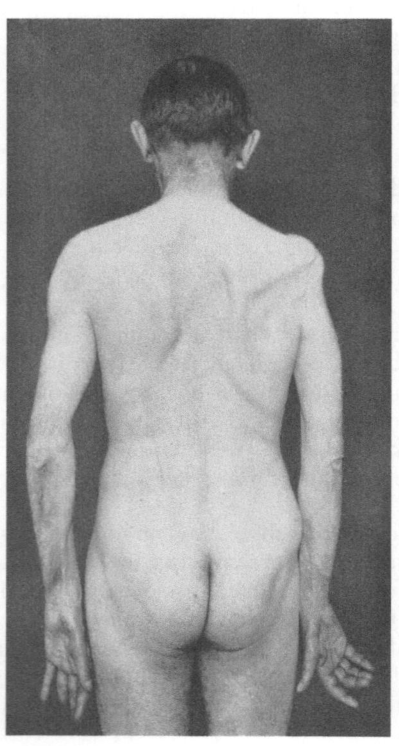

Abb. 123.

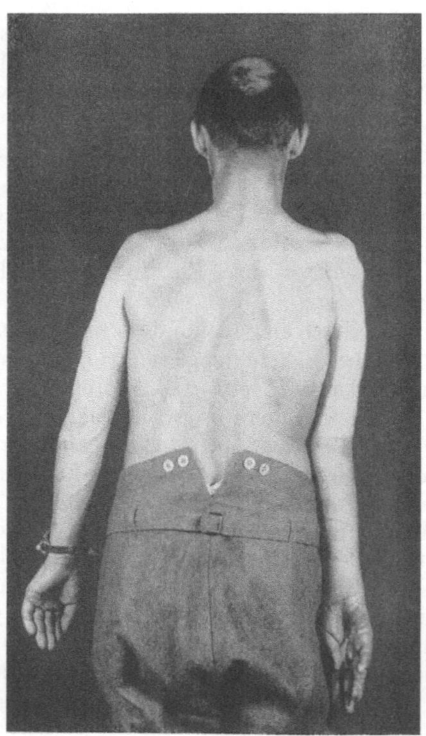

Abb. 124.

Abb. 123. Rechtsseitige Lähmung und hochgradige Atrophie des Supraspinatus, Infraspinatus und Deltoideus, Spina scapulae und Akromion sowie Humeruskopf markieren sich scharf unter der Haut.

Abb. 124. Rechtsseitige Lähmung und Atrophie des Supraspinatus, Infraspinatus und Deltoideus. Spina scapulae und Humeruskopf markieren sich deutlich unter der Haut.

herabhängenden Armes innerhalb der Scapularebene 150° (90° Auswärtskreiselung, 60° Einwärtskreiselung), also 30° mehr als am Muskelpräparat, an dem um 90° erhobenen Arme betrug der Umfang 140° (110° Auswärtsrollung, 30° Einwärtsrollung), also auch wieder 30° mehr als am Muskelpräparat. Im lebenden Organismus kommt noch der Dehnungsreflex der Muskeln hinzu. Wenn dieser fehlt, bei Deefferentierung (Lähmung der Rotatoren des Humerus) oder Deafferentierung (Durchschneidung der hinteren Wurzeln, Tabes cervicalis) ist der Kreiselungsumfang größer als unter normalen Verhältnissen, in Zuständen mit erhöhtem Dehnungsreflex, beim Pyramidenbahn- oder Pallidumsyndrom, ist er reduziert.

Der alleinige *Ausfall* des *Teres minor*, welcher vom N. axillaris versorgt wird, hat keine erkennbare Folge auf die Ruhestellung des Humerus in bezug auf die Rotationsachse. Auch das Ausmaß der willkürlichen Außenrotation des Armes ist nicht nachweislich geschmälert. Dagegen beobachten wir bei Unterbrechung des N. suprascapularis, also bei Lähmung des Supraspinatus und Infraspinatus, abgesehen von der für diese Fälle charakteristischen, aus der Atrophie der Muskeln resultierenden Einsenkung der Fossa supra- und infraspinata, welche bei gleichzeitiger Atrophie des Trapezius und Deltoideus besonders deutlich zutage tritt (vgl. Abb. 123, 124), meist eine beträchtliche Abweichung des Oberarms von seiner normalen Ruhestellung. Während normaliter an dem vertikal herabhängenden Arm die Verbindungslinie der Humerusepicondylen nur wenig von der Frontalebene nach vorne abweicht, so daß der Epicondylus externus nicht gerade nach außen, sondern auch etwas nach vorne, der Epicondylus internus nicht gerade nach innen, sondern gleichzeitig etwas nach hinten weist, ist bei

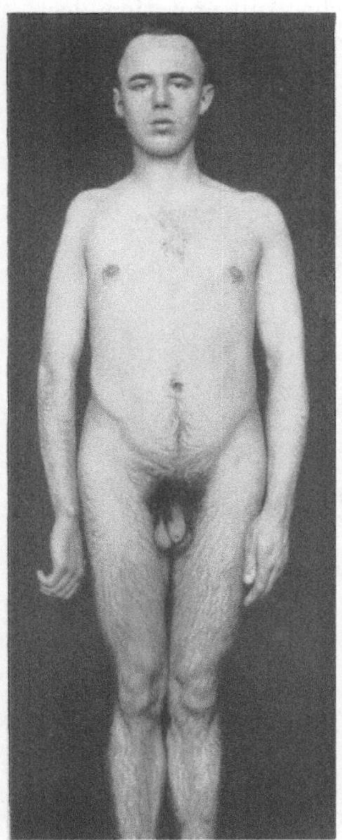

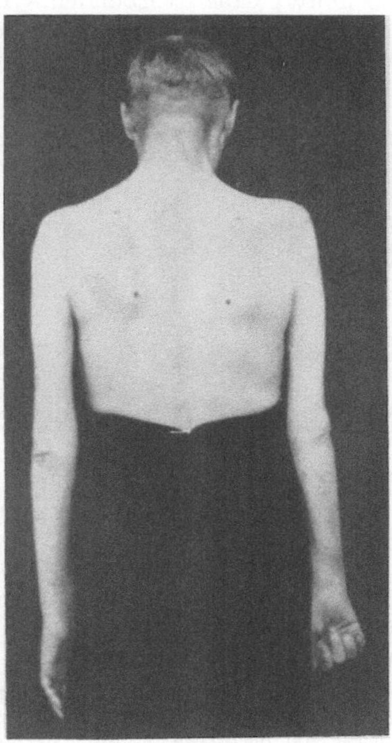

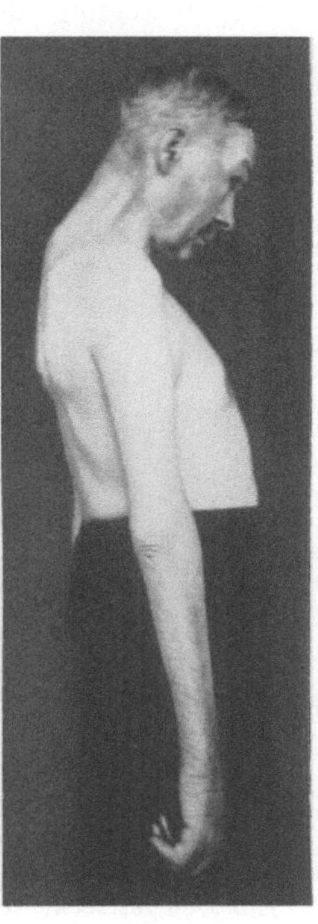

Abb. 125. Abb. 126a. Abb. 126b.

Abb. 125. Lähmung des rechten Supraspinatus und Infraspinatus und Deltoideus. Innenrotationsstellung des Humerus in der Ruhe, Olecranon weist nach außen. Palma manus weist nach außen.

Abb. 126a und b. Lähmung des rechten Supraspinatus und Infraspinatus. Innenrotationsstellung des Humerus, Olecranon weist nach außen, Palma manus nach hinten. — Lähmung aller Beuger des Vorderarmes, Vorderarm nimmt eine vollkommene Streckstellung zum Oberarm ein.

Unterbrechung des N. suprascapularis, infolge des Ausfalles des Supra- und Infraspinatus und des dadurch bedingten Überwiegens der Innenrotatoren die Epicondylenlinie in der Ruhe nicht wie in der Norm annähernd von innen nach außen, sondern von *vorne* nach *hinten* gerichtet, und das Olecranon sieht gerade nach außen (vgl. Abb. 125 und 126). Am gerade zur Seite des Rumpfes herabhängenden Arm kommt die abnorme Innenrotationsstellung des Humerus in der Stellung der Hand nicht eindeutig zum Ausdruck. Der Unterschied in der Stellung der Hand hängt davon ab, ob diese letztere ihrerseits gegen den Oberarm proniert oder supiniert ist. Wenn zur Lähmung des Supra- und Infraspinatus auch noch eine Lähmung des Teres minor hinzutritt, also alle Außenrotatoren ausfallen, so ist Stellung des Humerus in der Ruhe keine wesentlich andere als bei isolierter Lähmung des N. suprascapularis (Abb. 127 und 128).

Die *willkürliche Außenrotation* des Humerus ist bei der Unterbrechung des N. suprascapularis, also beim Ausfall des Supra- und Infraspinatus erheblich eingeschränkt. Ganz aufgehoben ist sie nicht, dank der Integrität des vom Axillaris versorgten Teres minor. Wenn dieser letztere sehr kräftig entwickelt ist, so kann der Umfang der Außenrotation auffallend groß sein. Stets ist dabei aber die Kraft der Bewegung erheblich reduziert. Alle gegenteiligen Angaben in der Literatur, unter anderen auch die T. Cohns, halte ich nicht für richtig. Wie bereits früher ausgeführt wurde, ist die willkürliche Außenrotation des vertikal herabhängenden Oberarms mit einer bestimmten Einstell- und Ergänzungsbewegung des Schultergürtels verbunden. Das akroniale Ende der Clavicula tritt nach hinten und die Scapula nähert sich der Wirbelsäule. Diese Ergänzungsbewegung des Schultergürtels kommt bei der Lähmung der Außenrotatoren des Humerus allemal in vollem Umfange zustande, wenn eine

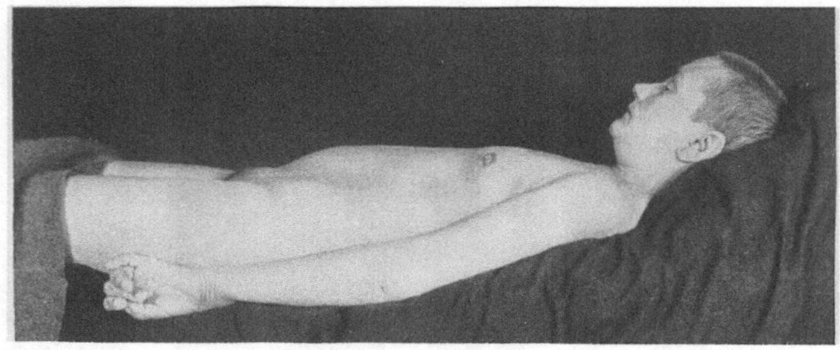

Abb. 127. Lähmung aller Außenrotatoren, Supraspinatus, Infraspinatus und Teres minor. Innenrotationsstellung des Humerus, Olecranon weist nach außen. Hand in vollkommener Pronation, da auch die Supinatoren der Hand völlig gelähmt sind.

Auswärtsrollung des herabhängenden Armes intendiert wird. Je geringer der Rest, der noch möglichen Außenrotation des Humerus im Scapulohumueralgelenk ist, um so energischer ist die Kontraktion der Muskeln des Schultergürtels, des Trapezius und Rhomboideus.

Der Ausfall der Außenrotatoren des Humerus ist von großer Bedeutung auf die Exkursionsbreite der Auswärtsrollung der gesamten oberen Extremität. Wenn der Arm im Ellbogen gestreckt ist, so setzt sich die Auswärtsrollung der gesamten Extremität, aus einer Außenrotation des Humerus und einer Supination der Hand zusammen. Der Gesamtumfang der Außenrollung beträgt an dem gerade nach vorne bis zur Horizontalen erhobenen Arm etwa 270°, davon entfallen etwa 120° auf die Exkursion im Scapulatumeralgelenk, 150° auf die Supination der Hand. Wenn alle Außenrotatoren des Oberarms gelähmt sind, kann der vorgeführte Arm nicht soweit auswärts gedreht werden, daß die Handfläche wie in der Norm gerade aufwärts sieht, sondern trotz maximaler Supination der Hand sieht die Vola manus nur nach medial.

Durch den Ausfall der Außenrotatoren des Humerus werden eine ganze Anzahl praktischer Vorrichtungen der oberen Extremität schwer beeinträchtigt, bzw. unmöglich gemacht. Schon Duchenne hat besonders auf die Störungen, die beim Schreiben infolge der Lähmung der Außenrotatoren auftreten, aufmerksam gemacht. Normaliter führt beim Schreiben mit der rechten Hand, in dem Maße als diese von links nach rechts herüberrückt, der Oberarm eine Rotation nach außen aus. Diese Bewegung fällt bei Lähmung der Auswärtsroller, Supraspinatus, Infraspinatus und Teres minor ganz aus, bei alleiniger Lähmung der beiden ersteren und Integrität des letzteren ist sie sehr erschwert und unvollkommen. Dadurch wird das Schreiben sehr behindert. Damit die Hand von links nach rechts vorrückt, muß an die Stelle der Außenrotation eine vermehrte Abduktion des Oberarmes treten; dadurch werden die Schriftstriche von links nach rechts zunehmend steiler, was der Kranke durch eine vermehrte Streckung der Hand auszugleichen sucht. Bemerkenswerterweise macht sich die Störung besonders bei solchen Kranken bemerkbar, deren Handschrift durch eine schräge Strichführung ausgezeichnet ist, während sie für solche Kranke, die eine steile Schrift haben oder deren Grundstriche gar invers von links oben nach rechts unten gerichtet sind, nur wenig in die Waagschale fällt.

Auch beim Nähen treten bei der Lähmung der Außenrotatoren sehr charakteristische Störungen zutage, worauf auch schon DUCHENNE hingewiesen hatte. Bei dieser Vorrichtung ist normaliter das Fortführen der Nadel vom Objekt, besonders wenn in weiten, lang ausholenden Zügen genäht wird, mit einer Außenrollung des Oberarmes verbunden. Diese kann im Falle der Lähmung der Außenrotatoren, ähnlich wie beim Schreiben, wieder nur durch eine Abduktion des Humerus ersetzt werden, aber die Verrichtung verliert dadurch an Schwung und die Kranken ermüden rasch.

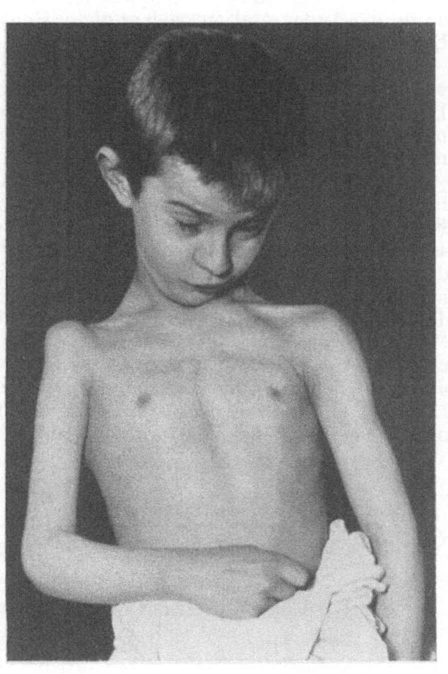

Abb. 128. Völlige Lähmung aller Außenrotatoren des Humerus (Supraspinatus, Infraspinatus und Teres minor) sowie des Deltoideus und der Kopfstrecker. Oberarm nach innen rotiert. Kopf nach vorne gesunken. (Vgl. Abb. 134, S. 152.)

Schwer gestört sind bei der Lähmung der Außenrotatoren alle die Verrichtungen der oberen Extremität, bei denen die Hand zum Munde (Essen, Trinken) oder auf den Kopf (Aufsetzen und Abnehmen des Hutes, Kämmen der Haare) oder gar an den Hinterkopf oder Nacken (Ordnen der Haare daselbst, Kratzen des Hinterkopfes oder Nackens) geführt werden muß. Allen diesen Verrichtungen liegt eine Flexion des Vorderarms und eine mehr oder weniger ausgesprochene Erhebung des Oberarms nach vorne außen oder eine Abduktion gerade nach der Seite zugrunde, und diese Erhebung des Oberarms ist immer mit einer mehr oder weniger ausgesprochenen Außenrotation des Humerus vergesellschaftet, die am stärksten bei den Verrichtungen am Hinterkopf und Nacken ausfällt. Bei völliger Lähmung der Außenrotatoren kann die Hand zwar noch durch verstärkte Erhebung des Oberarms bis an den Mund gebracht werden, aber auf den Kopf oder gar an den Hinterkopf oder Nacken gelangt sie bei völliger Lähmung der Außenrotatoren überhaupt nicht.

Die von OHNSORGE als Folge der Lähmung der Außenrotatoren beschriebene erhebliche Reduktion des Bewegungsumfanges bei der seitlichen Erhebung des Armes in der Frontalebene habe ich nicht feststellen können, intakte Funktion des Deltoideus vorausgesetzt. OHNSORGE überschätzt meines Erachtens die Rolle, welche die Außenrotatoren bei der rein seitlichen Abduktion des Armes spielen, erheblich. Wie schon weiter oben S. 116 erwähnt wurde, gibt er an, daß ohne ihre Mitwirkung die Armabduktion von der vertikalen Ausgangsstellung aus nur um etwa 135° möglich sein soll. In dem von OHNSORGE beschriebenen Falle handelt es sich aber nicht um eine reine Suprascapularislähmung, sondern um einen Bruch der Scapula mit Abknickung der Fragmente gegeneinander; derselbe ist daher meines Erachtens wenig verwertbar.

Für die *Therapie* der Lähmung der Außenrotatoren des Humerus sind dieselben Gesichtspunkte wie für die Deltoideuslähmung maßgebend. Bei Unterbrechung des N. suprascapularis oder des oberen Primärstranges des Plexus brachialis, aus welchem der N. suprascapularis entspringt, oder des 4., 5. und 6. Cervicalnerven, welche die Bahnen für den Supraspinatus, Infraspinatus und Teres minor führen, ist, wenn möglich, die Homoreneurotisation der gelähmten Muskeln durch die Nervennaht oder die Neurolyse anzustreben. Ich habe in zahlreichen Fällen traumatischer Plexuslähmungen durch Naht oder innere Neurolyse eine volle Wiederherstellung der Funktion der Außenrotatoren erzielt. Dieselbe erfolgte sogar entsprechend der relativen Kürze der von den auswachsenden Nervenfasern zu durchwachsenden Wegstrecke, in kurzer Zeit. Da wo eine Autoreneurotisation des Supraspinatus, Infraspinatus und Teres major ausgeschlossen ist, kommt die Heteroreneurotisation unter Verwendung des N. thoracodorsalis oder eines der Nn. subscapulares in Betracht. Die Verwendung dieser Nerven bietet den Vorteil, daß dadurch die Innenrotatoren des Humerus (Latissimus, Subscapularis, Teres major) partiell deefferentiert werden und dadurch der Außenrotation nach erfolgter Reneurotisation der Auswärtsroller einen geringeren Dehnungswiderstand entgegensetzen.

Für die Fälle, in denen eine Reneurotisation der Außenrotatoren nicht möglich ist, weil kein Neurotisator zur Verfügung steht, oder wenn sie aussichtslos erscheint, weil die Lähmung zu lange besteht und die Atrophie zu weit fortgeschritten ist, ist von Vulpius und Helbing die Raffung der Sehnen und Muskelbäuche des Infraspinatus und Teres minor, und des hinteren Kapselabschnittes empfohlen worden.

Sehr wichtig ist bei dem Ausgleich der Lähmung der Außenrotatoren, welche Methode im einzelnen auch zur Anwendung kommen mag, die Beseitigung der zumeist vorhandenen Kontraktur der Innenrotatoren des Humerus. Der Hauptinculpand ist dabei der Subscapularis, welcher sehr schnell und rasch einer Schrumpfungskontraktur verfällt, wenn diese nicht von vornherein durch entsprechende Lagerung und Schienung der Extremität in Außenrotation verhindert wird. Außerdem kommt es sehr schnell zur Schrumpfung der Kapsel und des Lig. coracohumerale. Gelingt es nicht, durch systematische passive Mobilisationsübungen die Innenrotationskontraktur wieder zu beseitigen, so gehe ich operativ auf die Insertion des M. subscapularis am Tuberculum minus ein und schiebe diese unter möglichster Außenrotation des Oberarms von Periost nach medialwärts ab. Die von Helbing empfohlene definitive Ablösung des Pectoralisansatzes halte ich für unzweckmäßig, sie wird auch von Vulpius abgelehnt.

4. Subscapularis.

[C_5, C_6, C_7, C_8; oberer, mittlerer, unterer Primärstrang, Fasciculus posterior, Nn. subscapulares (akzessorische Innervation der untersten Portion durch N. axillaris).]

Über Ursprung und Insertion des Subscapularis siehe S. 81.

Der *Subscapularis* ist normaliter der percutanen faradischen Reizung wegen seiner versteckten Lage überhaupt nicht zugängig. Man kann ihn aber bei Plexusoperationen durch direkte faradische Reizung der Nn. subscapulares isoliert zur Kontraktion bringen.

Unter der Kontraktion des Subscapularis erfährt der Oberarm eine kräftige *Innenrotation*. Die untere Portion des Muskels wirkt gleichzeitig *adduzierend* auf den Humerus, wenn derselbe sich in Abduktionsstellung befindet.

R. Fick gibt an, daß der Subscapularis mit seiner oberen Portion flektierend und mit der unteren Portion extendierend auf den Oberarm einwirke. Auch Veraguth spricht von einer flektierenden, abduzierenden und extendierenden Wirkung des Muskels.

Über den Umfang der Innenkreiselungsmöglichkeit des Humerus im Scapulohumeralgelenk ist bereits weiter oben (S. 133 und 134) bei Besprechung der Funktionen des Infraspinatus und Teres minor berichtet worden.

Die Innenrotation des Humerus findet in allen Lagen desselben ihre Grenzen, ehe es zu einem Anstoßen des Tuberculum minus am vorderen Pfannenrande kommt, in der Gegenspannung des Infraspinatus und Teres minor.

Sind diese Muskeln gelähmt, so kann der Arm weiter einwärts rotiert werden als in der Norm. Dasselbe wird bei Zuständen von Aufhebung oder starker Herabsetzung des Dehnungsreflexes der Muskeln beobachtet (Durchschneidung der hinteren Wurzeln, Tabes cervicalis). Umgekehrt ist bei spastischen Armlähmungen infolge des erhöhten Dehnungswiderstandes des Subscapularis die Spielbreite der passiven Außenrotation eingeschränkt.

Der Subscapularis ist weitaus der wichtigste Innenrotator des Humerus. Außer ihm wirken einwärtsrollend auf den Oberarm der Pectoralis major, der Latissimus dorsi und der Teres major, die alle in erster Linie Adductoren des

Oberarms sind. Die Vorzugsstellung des M. subscapularis unter den Innenrotatoren beruht darauf, daß er den Humerus fast in jeder Lage einwärts rotiert, ohne ihm, von der extremen Elevationsstellung des Arms abgesehen, eine nennenswerte andere Bewegung aufzuzwingen; jedenfalls ist in allen Mittellagen seine adduktorische Wirkung auf dem Humerus gering im Verhältnis zu der der anderen Innenrotatoren, Pectoralis major, Latissimus und Teres major. Für die Innenrollung des erhobenen Oberarmes kommt daher fast nur der Subscapularis in Betracht. Wenn Pectoralis major, Latissimus und Teres major gelähmt, der Subscapularis aber erhalten ist, kann der Arm noch in allen Stellungen in vollem Ausmaße und mit erstaunlicher Kraft einwärts rotiert werden. Ist aber der Subscapularis gelähmt, so steht der Oberarm bereits in der Ruhe vollkommen nach außen rotiert, die Verbindungslinie der Humerusepicondylen verläuft schräg von vorne innen nach hinten außen (Abb. 129). Der vertikal zur Seite des Rumpfes herabhängende Arm kann allerdings durch den Pectoralis major, Latissimus und Teres major noch ausgiebig einwärts gerollt werden, dagegen kann der bis zur Horizontalen erhobene Arm nicht mehr nach innen rotiert werden, ohne daß gleichzeitig der Arm beträchtlich gesenkt wird.

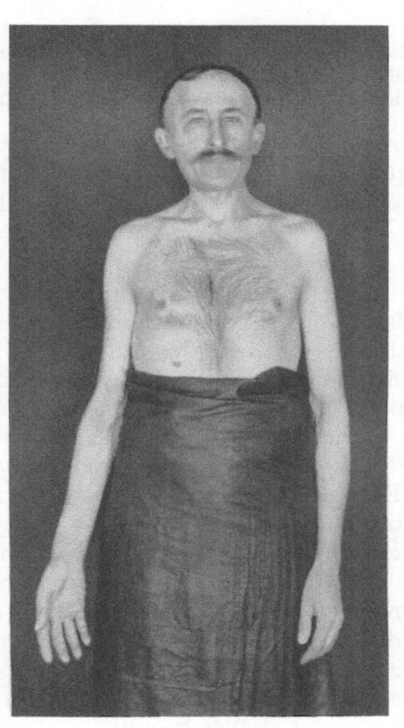

Abb. 129. Rechtsseitige Lähmung des Subscapularis. Außenrotationsstellung des Oberarmes in der Ruhe. Palma manus weist nach vorne.

Die Einwärtsrollung der gesamten oberen Extremität beträgt normaliter an dem bis zur Horizontalen gerade nach vorn erhobenen Arm etwa 270°; davon entfallen 120° auf die Exkursion im Scapulohumoralgelenk, 150° auf die Pronation der Hand. Bei Lähmung des Subscapularis weist, trotz maximaler Ausnützung der Pronationsmöglichkeit der Hand, letztere an dem gerade nach vorn erhobenen Arm nicht wie in der Norm gerade nach außen, sondern nur nach abwärts, an dem seitlich abduzierten Arm nicht nach hinten, sondern nur nach abwärts. Infolge dieses Ausfalls der Innenrotation des abduzierten Oberarms ist z. B. beim Schwimmen die beim Rückwärtsführen der gestreckten Arme erfolgende maximale Einwärtsrollung der gesamten Extremität, durch welche die Palma manus nach hinten gerichtet wird und den Körper vorwärts drückt, so beschränkt, daß nur die ulnare Kante der Hand gegen die Wassermasse drückt.

Sehr störend macht sich der Ausfall der Innenrotation an dem nach hinten erhobenen Arme bei der Subscapularislähmung bemerkbar. Die Kranken können ihre Hand nur schwer an den Rücken bringen, um dasselbst bestimmte Verrichtungen, wie das An- und Abknöpfen der Hosenträger, zu vollbringen. Der gegen den Oberarm flektierte Vorderarm und mit ihm die Hand weisen infolge des Subscapularisausfalles nicht wie in der Norm nach einwärts, sondern nach vorwärts. Die Regio ani wird allenfalls noch erreicht, weil dazu ein viel geringerer Grad von Extension des Humerus erforderlich, als wenn die Hand höher gelegene Abschnitte des Rückens erreichen soll; und bei solch geringer Streckstellung des Oberarms können Latissimus dorsi und Teres major ihre innenrotierende Wirkung entfalten, ohne ihre senkende Komponente der kräftig kontrahierten hinteren Portion des Deltoideus gegenüber durchzusetzen.

Die Nn. subscapulares, welche den M. subscapularis versorgen, entspringen aus dem Fasciculus posterior. In diesen gelangen die motorischen Bahnen des Muskels aus allen drei Primärsträngen des Plexus brachialis durch die drei hinteren Sekundärstränge, welche sich zum Fasciculus posterior vereinigen. In die drei Primärstränge des Plexus gelangen die Subscapularisbahnen aus der 6., 7. und 8. Cervicalwurzel, manchmal auch aus der 5. Cervicalis und der 1. Thoracalis. Der Subscapularis gehört zu den Muskeln, welche sich nach der Naht oder Neurolyse der Plexuswurzeln und Stränge, welche ihre Bahnen führen, mit am ehesten von allen dem Plexus unterstellten Muskeln restituiert. Ich habe das nach zahlreichen Operationen an den genannten Strängen des Plexus brachialis immer wieder festgestellt. Zu einer Heteroreneurotisation des Muskels hatte ich bisher nie Gelegenheit. In Betracht kämen als Neurotisatoren vor allem der N. thoracodorsalis, einer der Nn. thoracici anteriores, eventuell auch Teile des Radialis oder Medianus. Da wo eine Reneurotisation nicht in Betracht kommt kann man versuchen, die Subscapularisfunktion durch Muskelüberpflanzungen zu ersetzen. Am geeignetsten erscheint hierzu der Pectoralis minor, der vom Proc. coracoideus abgelöst und auf das Tuberculum minus aufgenäht wird.

5. Pectoralis major.

[C_5, C_6, C_7, C_8, Th_1; oberer, mittlerer, unterer Primärstrang, Nn. thoracici anteriores, manchmal akzessorische Innervation der Clavicularportion durch N. axillaris.]

Über Ursprung und Insertion des Pectoralis major siehe S. 67.

Alle Teile des *Pectoralis major* sind bereits in der Norm der percutanen faradischen Reizung sehr gut zugängig. Ebenso wie in bezug auf die Einwirkungen des Pectoralis major auf den Schultergürtel müssen wir denselben auch hinsichtlich seiner Wirkungen auf den Oberarm in zwei getrennte Abschnitte, die Portio clavicularis und die Portio sternocostalis zerlegen.

Die *Portio clavicularis* führt bei ihrer Kontraktion den vertikal zur Seite des Rumpfes herabhängenden *Oberarm* etwas nach vorne medial, so daß der Ellbogen etwa gerade vor dem Rippenbogen zu stehen kommt, dabei wird der Arm *gegen den Thorax angepreßt* und nach *innen rotiert*; der *Kopf* des Humerus wird *an der Pfanne* entlang nach *oben* gezogen.

Befindet sich der Arm in einer anderen Ausgangsstellung, ist er z. B. gerade nach vorne oder nach der Seite oder nach hinten erhoben, so wird er durch die Kontraktion der Portio clavicularis selbst gegen beträchtlichem Widerstand gegen den Thorax *angezogen* und dabei nach *innen rotiert.* Er gelangt dabei allemal in dieselbe Endstellung, in welcher der Ellbogen gerade vor dem Rippenibogen zu stehen kommt.

Zahlreiche Autoren rechnen die Portio clavicularis des Pectoralis major zu den Elevatoren des Humerus und betonen, daß sie die vordere Portion des Deltoideus weitgehend ersetzen könne. Am eingehendsten hat sich mit dieser Frage STOOKEY beschäftigt. Er meint zwar, daß der Muskel an der Erhebung des Armes nach vorne oben während des größeren Teiles dieser Bewegung nicht beteiligt sei, wenn aber die Elevation des Armes die Winkelgröße von 115° überschreitet, so wirke er bei der weiteren Erhebung als Elevator mit.

STOOKEY weist dabei auf die vergleichend-anatomisch interessante Tatsache hin, daß die claviculäre Portion des Pectoralis major nur dem Menschen und den anthropoiden Affen zukommt, während alle anderen Primaten nur die sternale und costale Portion dieses Muskels besitzen; dafür reicht aber bei ihnen die claviculare Portion des Deltoideus mit ihren Ursprungsfasern an dem Schlüsselbein sehr weit medial.

Der vertikal zur Seite des Rumpfes herabhängende Oberarm wird durch die claviculäre Portion des Pectoralis major höchstens soweit nach vorne geführt, daß der Ellbogen gerade vor den Rippenbogen zu stehen kommt; einen größeren Ausschlag nach vorne habe ich niemals, weder unter der lokalen faradischen Reizung des Muskels noch bei willkürlicher Innervation desselben, wenn alle anderen Elevatoren des Humerus gelähmt waren, beobachtet. DUCHENNE hat meines Erachtens vollkommen recht, wenn er sagt, daß die obere Portion des Pectoralis major den Ellbogen sozusagen an dem Thorax festnagelt, indem sie ihn schief nach vorne innen führt. Kranke, welche der Elevatoren des Humerus (Deltoideus, Supraspinatus, Coracobrachialis, Biceps) beraubt sind, aber noch über ihren Pectoralis major verfügen, sind nicht einmal imstande, die Hand auf die gegenüberliegende Schulter zu legen oder die Arme vor dem Rumpfe so zu überkreuzen, daß der gelähmte Arm die Oberhand hat. Leistungen, die man seit altersher allein dem Pectoralis major zugeschrieben hat. Ich kann auch nicht zugeben, daß die obere Portion des Pectoralis major auf den Humerus im Sinne der Elevation einwirkt, wenn dieser eine andere Ausgangsstellung hat als die Vertikalstellung zur Seite des Rumpfes. DUCHENNE hat angegeben, daß, wenn der Arm zur Zeit der Kontraktion der oberen Portion des Pectoralis major in senkrechter Erhebung steht, er durch jene, unter Annäherung an die Mittellinie nur bis zur Horizontalen gesenkt werde, oder daß er, wenn er seitlich bis zur Horizontalebene abduziert ist, *innerhalb* der letzteren nach vorne innen bis zur Mittellinie herumgeführt werde. Aus der Darstellung DUCHENNEs geht nicht klar hervor, ob er sich diese Wirkungen der oberen Pectoralisportion unabhängig von der Mitwirkung des Deltoideus vorstellt oder nicht. Jedenfalls kann keine Rede davon sein, daß die obere Portion des Pectoralis major, während sie den Arm von der maximalen Erhebung als Ausgangsstellung bis zur Horizontalen senkt, ihn innerhalb dieser fixiert halten kann, oder daß *sie* ihn, während sie ihn innerhalb der Horizontalebene von der Seite nach vorne herumführt, selbständig in der Horizontalebene zu erhalten vermöge. Dazu bedarf es immer der Mitwirkung des Deltoideus. Aber auch in höheren Graden der Elevation des Armes, wie STOOKEY angibt, bei Winkelgraden, welche 115^0 überschreiten, vermag die obere Portion des Pectoralis major allein den Arm nicht erhoben zu halten oder an der weiteren Erhebung mitzuwirken. Richtig ist, daß in denjenigen Fällen von totaler Lähmung des Deltoideus, in welchen der Supraspinatus letzteren weitgehend zu ersetzen vermag und der Arm erheblich über die Horizontale hinaus nach oben erhoben werden kann, während der Erhebung des Armes außer dem Supraspinatus auch die obere Portion des Pectoralis major kontrahiert ist. Die Mitwirkung der letzteren trägt aber nichts zur Elevation des Humerus bei, sondern sie dient nur dazu, die abduzierende Komponente des Supraspinatus einigermaßen auszugleichen und den Humerus möglichst der Sagittalebene zu nähern. Dieser Mitwirkung sind aber enge Grenzen gezogen; sobald dieselbe zu stark wird, wird der Arm infolge der adductorischen Einwirkung des oberen Pectoralis wieder gesenkt. In den Fällen, in welchen die elevatorische Wirkung des Supraspinatus auf den Humerus nur gering ist, bleibt die Mitwirkung der oberen Portion des Pectoralis major ganz aus, weil deren senkende Wirkung auf den Humerus die an sich geringe elevatorische Wirkung des Supraspinatus nur stören würde. Man kann, wenn man will, die obere Portion des Pectoralis major zu den Flexoren des Humerus rechnen, wenn man unter Flexion die Bewegung des letzteren im Scapulohumeralgelenke vom Punkte der größten Extension aus nach vorne zu versteht. Denn die obere Portion des Pectoralis führt den nach hinten erhobenen, extendierten Oberarm wieder nach vorne in die Frontalebene, sogar etwas über diese nach vorne hinaus. Aber als Elevation kann diese Bewegung nicht bezeichnet werden, vielmehr wird durch sie der vorher vom Rumpfe weggerichtete Arm an diesen wieder herangeführt, adduziert, der nach hinten erhobene Arm wird gesenkt.

Daß die obere Portion des Pectoralis major im Gegensatz zur vorderen Deltaportion keine elevatorische Wirkung auf den Humerus entfaltet, liegt offenbar daran, daß sie nicht wie letztere kappenartig über den Humeruskopf hinweg gespannt ist, sondern einfach schräg vom Schlüsselbein nach außen abwärts zur Spina tuberculi majoris hinzieht. Außerdem liegt die Insertion des Deltoideus am Humerus weiter außen als die Insertion des Pectoralis major. Wenn man bei totaler Deltalähmung die Portio clavicularis des Pectoralis von der Spina tuberculi majoris ablöst, kappenförmig über den Humeruskopf nach hinten hinweggeführt und alsdann möglichst an dem hinteren Rande der Tuberositas deltoidea annäht, so ist sie imstande, dem Humerus eine gewisse Exkursion im Sinne der Elevation nach vorne außen zu erteilen. Aber nach meinen Erfahrungen ist der Effekt kein sehr ausgiebiger. Besser soll das Resultat sein, wenn man nach dem Vorgang von HILDEBRAND den gesamten Pectoralis major von der Clavicula vom Sternum und den Rippen abtrennt, unter Schonung der in ihn eintretenden Nerven und Gefäße um 80^0 dreht, über den Deltoideus nach außen verlagert und an der Insertionslinie des letzteren an der Clavicula und am Akromion annäht (vgl. Abb. 119, S. 129). Diese Methode scheitert nur zumeist daran, daß die Nn. thoracici anteriores zu kurz sind und die Verlagerung des Muskels bis zur Ursprungslinie des Deltoideus nicht gestatten, wenn anders sie nicht überdehnt oder zerrissen werden sollen. Aber die Tatsache, daß die Überpflanzung in einzelnen Fällen mit gutem Erfolg ausgeführt worden ist, und der Humerus nach vorne bis zur Horizontalen erhoben werden konnte, ist besonders deshalb von Bedeutung, weil sie zeigt, welche erhebliche Umgestaltung Ursprung und Verlauf der oberen Portion des Pectoralis erfahren müssen, damit der Muskel zu einem brauchbaren Elevator des Humerus wird. SPITZY hat, von der Auffassung ausgehend, daß die Unfähigkeit des Pectoralis den Arm zu erheben im Gegensatz zum Deltoideus darauf beruhe, daß die Insertion des ersteren nicht weit genug nach hinten liege, bei Deltoideuslähmung den Oberarm oberhalb der Insertion des Pectoralis major osteotomiert und das untere Ende um 90^0 nach außen gedreht. Danach konnte der Arm bis zur Vertikalen erhoben werden (vgl. Abb. 120, S. 130). Auch daraus geht hervor, daß es einer tiefgreifenden Umgestaltung in bezug auf die Insertion des Pectoralis am Humerus bedarf, damit er auf letzteren im Sinne der Elevation einwirken kann.

Normaliter ist die Portio clavicularis der Pectoralis also kein Elevator des Humerus, sondern im Gegenteil ein Senker, *Adductor*. Trotzdem wirkt in der Norm die obere Portion der Pectoralis bei der Erhebung des Armes gerade nach vorne oben in der Regel und vollends bei der Erhebung nach vorne *innen* oben mit. Sie spielt aber hierbei nicht die Rolle eines Agonisten der Bewegung, sondern die eines kollateralen Synergisten, welchem die Aufgabe zufällt den Arm in der Bewegungsebene fixiert zu erhalten. Zwar ist bei richtiger Einstellung des Schultergürtels nach vorne, die vordere Portion des Deltoideus für sich allein imstande, den Humerus innerhalb der Sagittalebene gerade nach vorne zu erheben. Sobald aber die Einstellung der Scapularebene nach vorne zu ungenügend ist, z. B. bei Lähmung des Serratus, ist die Mitwirkung der oberen Pectoralisportion erforderlich, um den Humerus in die Sagittalebene zu führen und in derselben zu erhalten, weil die vordere Deltaportion unter diesen Umständen den Humerus nur nach vorne außen zu führen vermag. Aber selbst eine optimale Einstellung des Schultergürtels vorausgesetzt, vermag normaliter die vordere Deltaportion allein den Humerus nicht nach vorne *medial* zu erheben. Dazu bedarf es der Mitwirkung der Portio clavicularis des Pectoralis major. Da nun diese eine senkende Wirkung auf den Humerus ausübt, wird die elevatorische Kraft des vorderen Deltoideus bei der Erhebung des Armes nach vorne innen früher erschöpft als wenn sie ohne gleichzeitige Kontraktion des Pectoralis tätig ist. Die Erhebung des Armes nach oben innen gelingt schon normaliter bekanntlich viel weniger weit als die Erhebung *gerade* nach vorne oben; der Hauptgrund für diese Bewegungsbeschränkung ist neben der geringeren Spielbreite des Gelenkes in dieser von der Scapularebene abweichenden Bewegungsrichtung die senkende Komponente der Einwirkung des oberen Pectoralis major auf den Oberarm. Ebenso wie zur Erhebung des Armes nach vorne innen neben der vorderen Deltaportion die obere Pectoralisportion unentbehrlich ist, wirkt letztere natürlich auch mit, wenn der abduzierte Arm innerhalb der Horizontalen von außen nach vorne geführt werden soll. Allerdings kann der in der Frontalebene bis zur Horizontalen erhobene Arm innerhalb der letzteren allein durch die vordere Deltoideusportion aus der Frontalbene bis in die Sagittalebene nach vorne geführt werden, aber darüber hinaus nach innen bedarf es der Mitwirkung der oberen Pectoralisportion.

Die Portio sternocostalis des Pectoralis major preßt bei ihrer Kontraktion den vertikal herabhängenden Humerus *fest gegen den Thorax* an, ohne ihm die leichte Exkursion nach vorne zu erteilen, welche er unter der Wirkung der oberen Portion erfährt. Die Kraft, mit welcher der Humerus durch die Portio sternocostalis adduziert wird, ist erheblich größer als die der Portio clavicularis. Der Kopf des Humerus wird durch die Portio sternocostalis an der Fossa glenoidalis nach *abwärts* gezogen. Wie die Portio clavicularis so wirkt auch die Portio sternocostalis auf den Humerus einwärtsrotierend. Auf den gerade nach vorne bis zur Horizontalen erhobenen oder gerade nach der Seite abduzierten, oder bis zur Vertikalen elevierten, oder nach hinten erhobenen Arm wirkt die untere Pectoralisportion annähernd in der gleichen Weise wie die obere Portion; sie führt den Arm von oben nach unten, von außen nach innen, von hinten bis zur Vertikalen nach vorne, unter gleichzeitiger Innenrotation und Herabziehen des Kopfes an der Pfanne.

Die volle Exkursionsbreite des Scapulohumeralgelenkes im Sinne der Adduktion des Humerus läßt sich am vertikal herabhängenden Arm nicht ausnützen, weil der Oberarm bereits an den Rumpf anstößt, ehe die Spielbreite des Gelenkes erschöpft ist. Aber der bis zur Horizontalebene erhobene Arm kann innerhalb der letzteren erheblich über die Sagittalebene hinaus, noch um 45^0 und mehr nach innen geführt werden. Hart vor der Brust können die Arme noch fast ebensoweit überkreuzt werden als in der Horizontalebene. Dagegen gelingt dies in Ebenen, welche die Horizontale nach oben zu überschreiten, schlechter, um so weniger, je höher der Arm erhoben ist. Auch hinter dem Rücken können die Arme bekanntlich überkreuzt werden, also über die Sagittalebene hinaus adduziert werden, aber auch hier gilt dasselbe, wie bei der Erhebung nach vorne; je höher der Arm nach hinten zu erhoben ist, um so geringer ist die Adduktionsmöglichkeit. Ihre Grenzen findet die Adduktion des Humerus in allen Lagen, in denen ihr der Rumpf nicht im Wege steht, in der Anspannung des Supraspinatus, der mittleren Portion des Deltoideus, des oberen Kapseldaches und des Lig. coracohumerale. Daß der Arm in Ebenen, welche die Horizontale nach oben überschreiten, aktiv weniger weit adduziert werden kann als in der Horizontalebene oder in tieferen Ebenen hat seinen Grund hauptsächlich darin, daß die Kontraktion des Pectoralis einen bestimmten Grad nicht überschreiten darf, wenn sie nicht wegen ihrer senkenden Wirkung auf den Humerus die hebende Wirkung der Elevatoren aufheben soll. Passiv kann der über die Horizontale erhobene Arm weiter adduziert werden als aktiv. Die beschränkte Adduktionsmöglichkeit des über die Horizontale nach oben erhobenen Armes hat aber ihren Grund zum Teil auch in der Beteiligung des Schultergürtels an der Adduktion des Armes. Bei der Überkreuzung der Arme vor der Brust oder in der Horizontalebene wird nicht nur der Humerus im Scapulohumeralgelenk nach innen geführt, sondern der Schultergürtel wird gleichzeitig nach vorne geführt, die Clavicula wird um die vertikale Achse des Sternoclavivulargelenkes mit dem acromialen Ende nach vorne geführt, der Clavicula folgt die Scapula. An dem Gesamtausschlag des Armes ist sowohl die Ergänzungsbewegung des Schultergürtels wie die Bewegung des Humerus im Scapulohumeralgelenk beteiligt. Nun ist, aber wie bereits früher ausgeführt worden ist, die aktive Erhebung des Armes über die Horizontale nach *oben* mit einer Rückwärtsbewegung des akromialen Endes der Clavicula verbunden; dadurch erleidet naturgemäß die Adduktionsmöglichkeit des Armes eine merkliche Einbuße.

Isolierte Lähmung des Pectoralis major kommt vornehmlich bei kongenitaler Aplasie des Muskels vor. Nur einmal sah ich eine isolierte traumatische Durchtrennung aller Nn. thoracici anteriores. Lähmung der oberen Partien des Pectoralis bei Integrität der unteren oder das gegenteilige Verhalten ist bei umschriebenen Plexusläsionen kein seltenes Vorkommnis.

Die *Lähmung des Pectoralis major* gibt sich, besonders wenn sie mit starker Atrophie einhergeht, auf den ersten Blick in einer charakteristischen Konfigurationsänderung der vorderen Brustwand zu erkennen. Letztere fällt unmittelbar unterhalb der Clavicula tief ein, die oberen und mittleren Rippen und die entsprechenden Intercostalräume zeichnen sich unmittelbar unter der Haut deutlich ab, der innere Rand des Deltoideus markiert sich scharf, der Subclavius und der Pectoralis minor sind, wenn sie nicht in die Lähmung einbezogen sind, der Inspektion und Palpation deutlich zugänglich und vom Serratus anticus sind die sonst vom Pectoralis major bedeckten mittleren und oberen Zacken gut zu erkennen. Die normaliter durch den Pectoraliswulst gebildete charakteristische Kulisse der vorderen Achselfalte ist verschwunden, und von vorne her ist der Eingang in die Tiefe der Achselhöhle frei.

Die *Ruhelage* des *Armes* läßt bei der Lähmung des Pectoralis major keine nennenswerte Abweichungen von der Norm erkennen. Weder besteht eine vermehrte Abduktionsstellung des Humerus noch eine vermehrte Außenrotationsstellung, sofern die übrigen Abductoren und Innenrotatoren des Oberarms (Latissimus, Teres major, Subscapularis) erhalten sind.

Die *willkürliche Senkung* des erhobenen Armes zeigt trotz des Ausfalls des Pectoralis major nicht die geringste Störung, sofern die Bewegung nicht gegen Widerstand erfolgt. Bei der Senkung des erhobenen Armes ohne Widerstand fällt ja der Schwerkraft die führende Rolle zu und die Elevatoren des Armes können, als Antagonisten, durch adäquate Gegenspannung der Bewegung jede gewünschte Geschwindigkeit verleihen und dieselbe an jedem beliebigen Punkte zum Stehen bringen. Sobald aber der erhobene Arm gegen Widerstand gesenkt werden soll, müssen die Adductoren in Tätigkeit treten. Beim Ausfall des Pectoralis major stehen aber im Latissimus dorsi und Teres major noch zwei so kräftige Adductoren zur Verfügung, daß der Widerstand schon recht bedeutend sein muß, um nicht von ihnen überwunden zu werden. Alle Leistungen allerdings die einen sehr großen Kraftaufwand seitens der Adductoren erfordern, wie das Hochziehen einer Last durch ein über eine Rolle geführtes Tau oder durch einen Flaschenzug, das Rudern, das Schwimmen, bei dem die zur Seite des Körpers abduzierten Arme nach vorne abwärts gedrückt werden müssen, um dem Körper einen erneuten Auftrieb zu erteilen, das Führen eines kräftigen Hiebes mit dem Säbel oder der Axt von oben nach unten, hängen von der Mitwirkung des Pectoralis major ab und gelingen bei dessen Lähmung gar nicht oder unvollkommen.

Trotz völligen Ausfalls des Pectoralis major kann der in der Frontalebene seitlich bis zur Horizontalen erhobene Arm innerhalb der letzteren noch allein durch die vordere Portion des Deltoideus bis in die Sagittalebene nach vorn herumgeführt werden. Aber darüber hinaus nach innen gelingt die Bewegung bei der Lähmung des Pectoralis major nicht; die bis zur Horizontalen erhobenen Arme können nach vorne nicht überkreuzt werden. Zwar wird bei dem Versuch der Schultergürtel ad maximum proniert, nach vorn geführt, die vordere Deltaportion bringt den Arm dabei aber nur bis in die Sagittalebene, aber nicht soweit nach medial, daß eine Überkreuzung der gestreckten Arme stattfinden könnte. Wohl aber gelingt die Überkreuzung der Arme in tieferen Ebenen, also direkt vor der Brust (Abb. 130), worauf besonders DUCHENNE hingewiesen hat. In diesen tieferen Ebenen können Latissimus und Teres major ihre adductorische Wirkung zur Geltung bringen. Desgleichen können die Kranken mit völliger Lähmung des Pectoralis major, worauf auch wieder DUCHENNE zuerst aufmerksam gemacht hat, die Hand der gelähmten Seite noch auf die kontralaterale Schulter legen, sofern die vordere Deltaportion und die Flexoren des Vorderarmes intakt sind. Bei dieser Bewegung braucht nämlich der Humerus während er nach vorne erhoben wird, die Sagittalebene nach innen nicht zu überschreiten. Aber die Rückseite der kontralateralen Schulter kann kein Kranker, dessen Pectoralis gelähmt ist, mit der Hand erreichen; dazu ist ein Grad von Adduktion des erhobenen Armes erforderlich, den nur der Pectoralis major aufbringt. Für die Überkreuzung der Arme nach vorne in der Horizontalebene sowie für die Führung der Hand an die Rückseite der kontralateralen Schulter ist die obere Portion des Pectoralis major unentbehrlich.

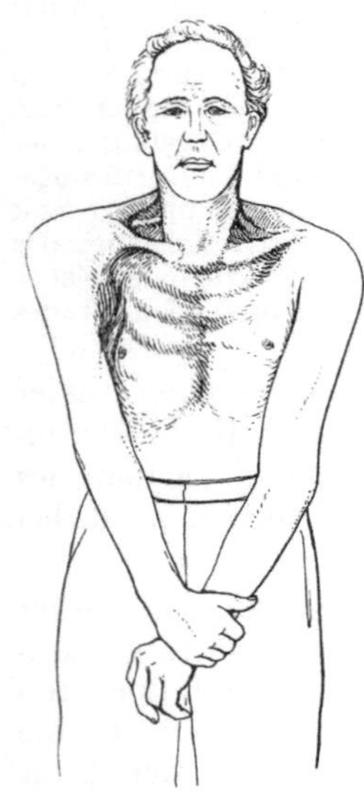

Abb. 130. Doppelseitiger Verlust des Pectoralis major. Überkreuzen der Arme unmittelbar vor dem Rumpf möglich. (Nach DUCHENNE.)

Der Ausfall des Pectoralis major hat trotz der innenrotierenden Wirkung, die er auf dem Humerus ausübt, keinen praktisch in die Waagschale fallenden Einfluß auf die willkürliche Innenrotation des Armes, so lange der Subscapularis erhalten ist. Ebensowenig hat die isolierte Lähmung des Pectoralis major, dessen costale Portion, wie oben erwähnt, den Humeruskopf an der Pfanne abwärts zieht, ein Überwiegen der Muskelkräfte, welche den Kopf in der Pfanne nach oben zu verschieben, also etwa ein Aufwärtsrutschen des Kopfes bei der seitlichen Erhebung des Armes, zur Folge. Ein solches wird ja schon dadurch, daß das Schultergelenk vom Akromion überdacht ist, unmöglich gemacht.

Der Pectoralis major gehört zu denjenigen Muskeln, welche sich bei traumatischen Läsionen nach der Naht bzw. der Neurolyse der Plexusstränge, von welchen die Nn. thoracici anteriores entspringen, auffallend früh restituieren. Das hängt mit der kurzen Wegstrecke zusammen, welche die auswachsenden Fasern bis zu ihrem Erfolgsorgan zurückzulegen haben.

Da, wo eine Reneurotisation des Pectoralis major nicht möglich ist, andererseits sein Ausfall für den Kranken praktisch in die Waagschale fällt, eignet sich für den Ersatz eigentlich nur der Pectoralis minor, sofern derselbe intakt ist. Die obere Insertion derselben wird vom Proc. coracoideus abgetrennt und an die Sehne des Pectoralis major angenäht.

6. Latissimus dorsi.

[C_6, C_7, C_8; Fasciculus posterior, N. thoraco dorsalis (gelegentlich N. axillaris oder N. radialis).]

Über Ursprung und Insertion des Latissimus siehe S. 69.

Der *Latissimus dorsi* ist der percutanen faradischen Reizung in seiner gesamten Ausdehnung sehr gut zugängig.

Der *Latissimus dorsi* führt den vertikal zur Seite des Rumpfes herabhängenden Arm etwas nach *hinten* und *innen*, wobei er ihn *an den Thorax anpreßt*; gleichzeitig *rotiert* er den Oberarm um seine Längsachse *einwärts*, und schließlich *zieht* er den *Humeruskopf* an der *Pfanne* entlang nach *abwärts*.

Befindet sich der Arm in einer anderen Ausgangsstellung, ist er z. B. nach vorne oder nach der Seite oder nach hinten erhoben, so wird er durch die Kontraktion des Latissimus an den Thorax herangezogen, der nach vorne erhobene Arm wird also nach hinten abwärts, der nach der Seite zu abduzierte Arm wird nach unten innen, der nach hinten erhobene Arm wird nach vorne abwärts, gegen den Rumpfe zu, bewegt und gegen diesen angepreßt; dabei erreicht der Oberarm zum Schluß stets dieselbe Endstellung, er liegt dem Rumpfe an, ist aber etwas nach hinten und medial gestellt. Die Rollung des Armes um die Längsachse nach innen ist bei allen diesen verschiedenen Ausgangsstellungen die gleiche wie am vertikal zur Seite des Rumpfes herabhängenden Arm. Desgleichen wird der Humeruskopf in allen Stellungen des Oberarmes an der Pfanne abwärts gezogen.

Ebenso wie man die Portio clavicularis des Pectoralis major vielfach irrtümlich zu den Elevatoren des Humerus gerechnet hat, schreiben viele Autoren dem Latissimus dorsi die Funktion zu, den Oberarm nach hinten erheben zu können. VERAGUTH führt z. B. den Latissimus unter den Extensoren des Humerus an erster Stelle an und auch R. FICK bezeichnet ihn als ausgesprochenen Rückheber.

Tatsächlich ist aber die Exkursion, welche der Latissimus bei seiner Kontraktion dem Oberarm nach hinten zu erteilt, nur äußerst gering. Sie reicht nicht dazu aus, um die Hand an die Rückseite des Rumpfes zu bringen, um daselbst Dienste zu verrichten, wie die Hosenträger anzuknöpfen, den Rücken zu kratzen, den Anus zu reinigen usw. Zu allen diesen Leistungen ist eine Erhebung des Armes nach hinten in einem Grade erforderlich, welchen der Latissimus dorsi nicht aufzubringen vermag, sondern welcher nur von der hinteren Portion des Deltoideus und vom langen Tricepskopf geleistet werden kann. Wohl aber wirkt bei allen Verrichtungen an der Rückseite des Rumpfes, bei welchen der Oberarm gleichzeitig nach hinten und innen geführt werden muß, der Latissimus dorsi mit, indem er den durch die hintere Portion des Deltoideus nach hinten gerichteten Arm *adduziert*. Er teilt sich in diese Aufgabe mit dem Teres major. So ist er beim Überkreuzen der Arme hinter dem Rücken wesentlich beteiligt, ebenso dann, wenn die Hand an der Rückseite des Rumpfes entlang zur kontralateralen Seite des letzteren zu gelangen trachtet.

Wenn der *Latissimus gelähmt* und atrophiert ist, treten die 8.—12. Rippe an der Rückseite und Außenseite des Thorax, medial von dem scharf vorspringenden lateralen Rande des Erector trunci und nur teilweise von dem dünnen Serratus posticus inferior bedeckt, zutage. Die Ursprungszacken des Obliquus abdominis von der 10.—12. Rippe, welche normaliter mit denen des Latissimus alternieren, zeichnen sich scharf unter der Haut ab. Die durch den Latissimuswulst gebildete charakteristische Kulisse der hinteren Achselfalte ist verschwunden, in ihr markiert sich nur noch der untere Rand des Teres major, unterhalb von diesem liegt die von der 6.—9. Rippe entspringende und zum unteren Scapulawinkel konvergierende untere Portion des Serratus anticus als mehr oder weniger kompaktes Bündel direkt unter der Haut.

Auf die *Ruhelage* des *Oberarmes* hat der Latissimusausfall keinen Einfluß. Weder ist der Humerus bei aufrechter Körperhaltung mehr abduziert als in der Norm, noch ist er abnorm nach außen rotiert. Die Schwere der oberen Extremität verhindert, daß die Abductoren des Humerus ein Übergewicht erlangen. Ebenso verhindert die Schwere sowie die Spannung der übrigen Innenrotatoren (Subscapularis, Pectoralis major, Teres major), daß die Außenrotatoren die Oberhand gewinnen.

Auch die *willkürliche Adduktion* des Oberarmes kann trotz des Ausfalles des Latissimus dorsi noch mit großer Kraft selbst gegen erheblichen Widerstand ausgeführt werden, wenn der Pectoralis major und der Teres major erhalten sind. Sogar die Adduktion des durch die hintere Portion des Deltoideus nach hinten geführten Armes kann bei der Latissimuslähmung durch den Teres major noch recht gut geleistet werden, die Arme können hinter dem Rücken gekreuzt werden, die Hand kann an der Rückseite des Rumpfes entlang bis an die kontralaterale Seite des letzteren geführt werden, die Kranken sind imstande die Hosenträger anzuknöpfen, den Anus zu reinigen u. a. m. Der Latissimusausfall hat also keine direkt erkennbaren nachteiligen Folgen für die Verrichtungen der oberen Extremität.

Auch die willkürliche Innenrotation des Humerus erscheint bei der Latissimuslähmung nicht beeinträchtigt, wenn der Subscapularis, der Teres major und der Pectoralis major intakt sind.

Im allgemeinen fällt die isolierte Lähmung des Latissimus dorsi praktisch so wenig in die Waagschale, daß keine besonderen Maßnahmen zu ihrem Ausgleich erforderlich erscheinen. Bei den von mir ausgeführten Nervennähten und Neurolysen im Bereiche des Plexus brachialis bei traumatischen Läsionen, die mit Lähmung des Latissimus einhergingen, hat sich in der Regel die Funktion des Muskels relativ rasch wiederhergestellt. Da, wo eine Reneurotisation nicht möglich ist, dürften auch keine besonderen Ersatzoperationen in Form von Muskelüberpflanzungen indiziert erscheinen. Der Muskel gehört zu denjenigen, welche wir als am ehesten entbehrlich ansehen dürfen, und seinen Nerven (N. thoracodorsalis) verwende ich daher mit besonderer Vorliebe zur Reneurotisation anderer Muskeln, z. B. des Deltoideus, Biceps oder Brachialis internus.

7. Teres major.

[C_6, C_7; Fasciculus posterior, N. subscapularis inferior (gelegentlich N. axillaris).]

Über Ursprung und Insertion des Teres major siehe S. 79.

Der *Teres major* ist bereits unter normalen Verhältnissen der isolierten percutanen faradischen Reizung zugängig. Wegen seiner Nachbarschaft mit dem Teres minor einerseits und dem Latissimus andererseits gelingt die isolierte Reizung des Teres major besonders bei Lähmung des Axillaris bzw. des N. thoraco dorsalis in einwandsfreierer Weise als unter normalen Verhältnissen.

Unter der Kontraktion des *Teres major* wird der vertikal zur Seite des Rumpfes herabhängende Oberarm am Thorax entlang etwas nach *hinten* und *medialwärts* geführt (vgl. Abb. 80, S. 80). In diesem Punkte gleicht die Wirkung des Teres major fast vollkommen der des Latissimus dorsi. Auch darin besteht Übereinstimmung zwischen beiden Muskeln, daß der Teres major ebenso wie der Latissimus den Oberarm nach *innen rotiert.*

Befindet sich der Oberarm in einer anderen Ausgangsstellung, ist er nach vorne erhoben oder nach der Seite abduziert oder nach hinten vom Rumpfe weggerichtet, so wird er durch die Kontraktion des Teres major immer in dieselbe Endstellung an den Thorax herangeführt, wobei er sich etwas nach hinten innen stellt.

R. FICK zählt den Teres major mit zu den Extensoren des Humerus und vertritt den Standpunkt, daß er seinen Namen Ani tersor oder Ani scalptor ganz zu Recht trüge. Aber schon DUCHENNE hatte erkannt, daß der Teres major ebensowenig wie der Latissimus imstande ist, dem Oberarm denjenigen Grad von Rückwärtsbewegung zu erteilen, welcher zu den verschiedenen Verrichtungen der Hand an der Rückseite des Rumpfes erforderlich ist; auf der Höhe der Wirkung des Teres major befindet sich der Oberarm noch so hart am Thorax, daß es unmöglich ist, die Hand an die Rückseite des Rumpfes gelangen zu lassen. Der zu den einzelnen Verrichtungen der Hand an der Rückseite des Rumpfes erforderliche Grad von Rückwärtsbewegung des Oberarms wird nur durch die Kontraktion der hinteren Portion des Deltoideus oder des langen Tricepskopfes aufgebracht.

DUCHENNE betont, daß die adduktorische Kraft des Teres major nur gering sei. Richtig ist, daß bei der isolierten Kontraktion des Muskels die Anziehung des Humerus gegen den Rumpf mit relativ geringer Kraft erfolgt; das hat seinen Grund darin, daß gleichzeitig der untere Schulterblattwinkel nach außen gegen den Humerus zu gezogen wird und dadurch die Insertionspunkte des Teres so stark angenähert werden, daß eine größere Kraftentfaltung nicht zustande kommt. Der Teres major ist in dieser Beziehung auf die Mitwirkung des Rhomboideus und zum Teil auch des Trapezius angewiesen. Ersterer dreht die Scapula um die sagittale Achse des Akromioclaviculargelenkes in entgegengesetzter Richtung wie der Teres major (vgl. S. 46 und S. 51). Durch die Mitwirkung des Rhomboideus werden die Insertionspunkte des Teres major voneinander entfernt und dadurch wird dessen Kraftleistung erheblich erhöht. Verstärkt wird der Effekt noch, wenn durch den Trapezius die ganze Scapula gegen die Wirbelsäule zu angezogen und festgehalten wird. Ist der Rhomboideus gelähmt, so ist die Kraftentfaltung des Teres major qua adduction in der Tat nur gering. Aber bei Integrität des Rhomboideus wird er durch die Mithilfe des letzteren zu einer äußerst kräftigen Adduktion befähigt. In diesem Punkte kann ich der gegenteiligen Ansicht DUCHENNEs nicht ganz folgen, welcher sagt, daß bei Lähmung des Latissimus dorsi und Pectoralis major die Anziehung des Armes nur noch mit sehr geringer Kraft möglich sei. Gewiß, herabgesetzt ist die Adduktionskraft des Armes naturgemäß, wenn die beiden stärksten Adductoren, Pectoralis major und Latissimus, fehlen. Aber andererseits bin ich überrascht gewesen, welche Kraftleistung bei der Lähmung der beiden genannten Muskeln der Teres major allein im Verein mit dem Rhomboideus und Trapezius, aufzubringen vermochte. Allerdings stellt sich dabei der Margo vertebralis der Scapula sehr schräge von oben außen nach unten innen ein, um so schräger, je größer der zu überwindende Widerstand ist. Diese Schrägstellung des Margo vertebralis der Scapula habe ich aber auch in Fällen von Parese oder Lähmung des Teres major bei voller Integrität des Pectoralis major und Latissimus eintreten sehen, wenn die Kranken den Arm gegen Widerstand an den Rumpf anziehen sollten, woraus hervorgeht, daß normaliter der Teres major bei jeder energischen Adduktion des Armes gegen Widerstand mitwirkt. Durch die Drehung der Scapula im Sinne der Rhomboideuswirkung sucht der Organismus beim Ausfall oder bei der Schwäche des Teres major den letzteren auf dem Wege der größtmöglichen Entfernung seiner Insertionspunkte in den Stand zu versetzen, wenigstens noch etwas zur Erfüllung der Aufgabe beizutragen.

Der Teres major ist bei allen Verrichtungen der Hand an der Rückseite des Rumpfes, welche mit einer Adduktion des rückwärts geführten Armes einhergehen, mit im Spiele, so beim Überkreuzen der Arme auf dem Rücken, oder wenn die Hand an der Rückseite des Rumpfes entlang bis zur kontralateralen Seite geführt werden soll. Alle diese Verrichtungen gelingen beim totalen Ausfall des Latissimus unter der alleinigen Wirkung des Teres major fast ebensogut wie in der Norm, natürlich unter der Voraussetzung der Integrität des Deltoideus bzw. des langen Tricepskopfes und sofern der Bewegung kein zu großer Widerstand entgegengesetzt wird.

Auf die *Ruhelage* des *Humerus* hat der *Ausfall* des *Teres major* keinen erkennbaren Einfluß; weder ist der Arm weiter vom Thorax entfernt, noch stärker nach außen rotiert als in der Norm. Auch die willkürliche Adduktion des Oberarmes gegen Widerstand zeigt keine merkbare Einbuße an Kraft, sofern Pectoralis major und Latissimus, die Hauptadductoren des Armes, erhalten sind.

Die Arme können bei der Lähmung des Teres major hinter dem Rücken ebenso gut überkreuzt werden wie in der Norm, sofern nur der Latissimus intakt ist. Die Hand gelangt unter den gleichen Bedingungen an der Rückseite des Rumpfes entlang ohne Mühe bis zur kontralateralen Seite desselben; die Hosenträger können unbehindert an- und abgeknöpft werden, die Tersio ani bereitet keine Schwierigkeiten.

Dagegen führt die Lähmung des Teres major zu einer Störung beim Tragen einer schweren Last am herabhängenden Arm.

Ich habe bereits früher (S. 118) ausgeführt, daß die Kräfte, welche den Humeruskopf in der Fossa glenoidalis nach oben zu fixiert halten, nicht nur in der Spannung bestimmter Muskeln (Deltoideus, Supraspinatus, Portio clavicularis des Pectoralis major, Coracobrachialis, Triceps caput longum) zu suchen sind, sondern daß der Kopf zum guten Teil auch durch den Luftdruck und durch die oberen Teile der Gelenkkapsel und das Ligamentum coraco-humerale festgehalten wird. Der obere Kapselabschnitt und das Ligamentum coraco-humerale werden um so stärker angespannt, je stärker der Arm adduziert oder der untere Scapulawinkel an den Humerus angezogen wird, während sie durch die Abduktion des Oberarmes erschlafft werden. Der Teres major bewirkt bei seiner Kontraktion eine Adduktion des Humerus und Annäherung des unteren Scapulawinkels an den Oberarm, er vermehrt also die Spannung des oberen Gelenkkapselabschnittes und des Ligamentum coraco-humerale, trägt also zur Fixierung des Kopfes in der Pfanne nach oben zu nicht unwesentlich bei.

Man kann in der Norm feststellen, daß, wenn man ein schweres Gewicht am herabhängenden Arm mit der Hand hält, der untere Scapulawinkel kräftig nach außen gegen den Humerus zu gezogen wird. *Diese Bewegung kommt durch den Teres major zustande.* Ist er gelähmt, so reichen bei einer starken Belastung des Armes die Muskelkräfte, welche den Oberarmkopf in der Pfanne festhalten, nicht aus, die Kapsel und das Lig. coracohumerale werden mit beansprucht; da sie aber nicht wie in der Norm durch die Mitwirkung des Teres major in genügende Spannung versetzt werden, gleitet der Kopf doch etwas an der Pfanne abwärts und das führt früher oder später zu starken Schmerzen im Schultergelenk.

8. Coracobrachialis.

[C_6, C_7, (C_8); Fasciculus lateralis, N. musculo-cutaneus, selten N. medianus.]

Über Ursprung und Insertion des Coracobrachialis siehe S. 82.

Der Coracobrachialis ist zwar schon unter normalen Verhältnissen der percutanen faradischen Reizung zugängig. Es ist aber äußerst schwierig den Reiz auf den Muskel zu beschränken wegen der engen Nachbarschaft desselben zum kurzen Bicepskopf. Am besten gelingt die isolierte Reizung bei Lähmung und Atrophie des Deltoideus und Biceps, weil er dann in beträchtlicher Ausdehnung unmittelbar unter der Haut freiliegt. Sehr oft habe ich den Coracobrachialis bei Plexusoperationen durch isolierte faradische Reizung seiner aus dem Musculo-cutaneus entspringenden Nervenäste in Kontraktion versetzt.

Der Coracobrachialis erteilt bei seiner Kontraktion dem Humerus eine ganz geringe Exkursion nach *vorne*, gleichzeitig bewegt er ihn etwas nach *innen*. Der Muskel ist also ein Flexor und Adductor des Humerus. Vor allem fixiert er den Humerus*kopf* in der Pfanne nach *oben* zu bzw. zieht er denselben wieder aufwärts, wenn er vorher nach abwärts gezogen war.

Die flektierende Wirkung des Coracobrachialis auf den Humerus ist nur sehr gering R. Fick rechnet ihn unter die Vorheber des Oberarms, desgleichen Veraguth. Aber die Exkursion, welche der Humerus unter seiner Kontraktion nach vorne zu erfährt, ist nicht größer als etwa die, welche bei der Kontraktion der Portio clavicularis des Pectoralis major beobachtet wird. Bei Lähmung des Deltoideus ist der Coracobrachialis ebensowenig wie die obere Pectoralisportion imstande, den Oberarm nennenswert nach vorne zu erheben. Auch die adduzierende Wirkung des Coracobrachialis ist nur sehr schwach.

Wohl die wichtigste Funktion des Coracobrachialis ist die Fixierung des Humeruskopfes im Scapulohumeralgelenke nach oben zu. Wir haben bereits mehrfach darauf hingewiesen, daß in der Ruhe zwei entgegengerichte Kräftegruppen auf dem Humerus wirken: die Schwere des Armes, die Ruhespannung der costalen Portion des Pectoralis major und des Latissimus dorsi sind bestrebt den Humeruskopf an der Pfanne nach abwärts zu ziehen; der Coracobrachialis, der lange Kopf des Triceps brachii, der Biceps brachii, der Deltoideus, der Supraspinatus und die Portio clavicularis des Pectoralis major ziehen ihn im Gegenteil aufwärts.

Daß indirekt auch der Teres major durch Anspannung des oberen Kapselabschnittes und des Lig. coracohumerale an der Fixierung des Kopfes in der Pfanne mitbeteiligt ist, haben wir bereits bei der Besprechung der Funktionen dieses Muskels erörtert.

Die Rolle, welche der Coracobrachialis in bezug auf die Fixation des Humeruskopfes in der Pfanne zu spielen hat, tritt bei der Erhebung des Armes besonders bei der rein seitlichen Abduktion und bei der Erhebung nach vorne außen in Erscheinung, während bei der Erhebung gerade nach vorne oben, in der Sagittalebene, der volle Kontakt zwischen Humeruskopf und Fossa glenoidalis an sich viel besser gewahrt bleibt. Der Deltoideus, welcher zwar in der Ruhe einen unverkennbaren Einfluß auf die Fixation des Oberarmkopfes in der Pfanne ausübt, verliert diese Eigenschaft, sobald er bei der Erhebung des Armes nach der Seite oder nach vorne außen in Kontraktion gerät. Der Humeruskopf disloziert sich bei alleiniger Deltoideuskontraktion nach abwärts in die Achselhöhle; die Aufgabe ihn hierbei in der Pfanne zu fixieren, fällt normaliter dem Supraspinatus und Coracobrachialis zu. Ich habe bereits bei der Besprechung der Funktionen des Supraspinatus darauf hingewiesen, daß bei Lähmung der letzteren der Coracobrachialis allein imstande ist das Abrutschen des Humeruskopfes an der Pfanne nach abwärts zu verhindern, oder wenn es zunächst infolge des Supraspinatusausfalles im Verlaufe der Bewegung eingetreten ist, nachträglich wieder rückgängig zu machen. In Fällen, in denen der Coracobrachialis gelähmt, der Supraspinatus aber erhalten ist, habe ich ein Abgleiten des Humeruskopfes an der Pfanne bei der rein seitlichen Abduktion des Humerus oder bei Bewegungen desselben nach außen oben in der Regel nicht beobachtet, der Supraspinatus genügte zumeist allein, um es zu verhindern. Nur bei sehr raschen und ausfahrenden Bewegungen tritt manchmal ein plötzlicher Stillstand ein, während dessen die Kranken einen Schmerz in der Achselhöhle verspüren, aber nach einer kurzen Pause kann dann die Bewegung fortgesetzt werden. Man kann sich in solchen Fällen durch Palpation in der Achselhöhle überzeugen, daß der Stillstand in der Bewegung durch eine Subluxation des Humeruskopfes nach abwärts bedingt wird, welche aber alsbald durch die Intervention des Supraspinatus reduziert wird.

Der Coracobrachialis ist nun aber nicht nur bei der Erhebung des Armes an der Fixation des Humeruskopfes in der Fossa glenoidalis mitbeteiligt, sondern er erfüllt diese Aufgabe auch bei der Senkung des Armes gegen Widerstand. Die hierbei in erster Linie in Aktion tretenden Muskeln, der Pectoralis major und der Latissimus dorsi haben beide die Eigenschaft den Humeruskopf an der Gelenkpfanne nach abwärts zu ziehen. Der Kopf des Humerus läuft bei der energischen Kontraktion des Pectoralis major und Latissimus besonders dann Gefahr an der Pfanne abwärts zu gleiten, wenn der Oberarm weit abduziert ist und der Adduktion ein so starker Widerstand entgegensteht, daß der Arm nur langsam oder gar nicht in Adduktion rücken kann. Diese subluxierende Tendenz des Pectoralis und Latissimus wird normaliter durch den Coracobrachialis und den langen Tricepskopf verhindert. Sind sie beide gelähmt, so tritt bei dem Versuche, den abduzierten Arm gegen Widerstand an den Rumpf anzuziehen, der Kopf des Humerus über den unteren Pfannenrand herüber und wölbt sich in breiter Ausdehnung gegen die Achselhöhle vor. Diese

Subluxation tritt nicht oder nur in geringen Maßen ein, wenn nur der lange Tricepskopf gelähmt ist und der Coracobrachialis erhalten ist, ein Hinweis, daß der letztere die Fixation des Kopfes in der Pfanne allein annähernd gewährleisten kann. Umgekehrt habe ich bei Ausfall des Coracobrachialis und Integrität des Triceps cap. longum das Abgleiten des Kopfes an der Pfanne bei der Senkung des Armes gegen Widerstand mehrfach beobachtet. Danach scheint der Coracobrachialis von den Muskeln, welche den Humerus bei der Adduktion des Armes in der Fossa glenoidalis fixieren, der wichtigste zu sein. DUCHENNE, welcher die fixierende Wirkung des Coracobrachialis und des langen Tricepskopfes auf das Caput humeri zuerst erkannt hat, schreibt die Hauptrolle dabei dem letzteren zu.

9. Biceps brachii.

[C_5, C_6; oberer Primärstrang, Fasciculus lateralis, N. musculocutaneus, manchmal N. medianus.]

Über Ursprung und Insertion des Biceps brachii siehe S. 82.

Wir verdanken O. FISCHER die wichtige Feststellung, daß der Biceps brachii, obwohl er auf der Vorderseite des Scapulohumeralgelenkes vor dem Humeruskopf nach abwärts zieht, also a priori zu den Beugern des Oberarmes zu rechnen ist, unter der Voraussetzung freier Beweglichkeit des Ellbogen- und Scapulohumeralgelenkes und unter Ausschluß aller anderen auf das System: Oberarm-Vorderarm einwirkenden Kräfte, neben der Beugung des Unterarmes eine *Streckung,* d. h. eine Rückwärtsbewegung des Oberarmes bewirkt. Dies gilt wenigstens für alle Beugestellungen des Vorderarmes zwischen 0^0 und $113{,}5^0$, während er bei Beugungsgraden des Ellbogens, die $113^1/_2{}^0$ überschreiten, auf den Oberarm leicht *beugend* wirkt, d. h. letzteren etwas nach vorne führt (vgl. Abb. 131). Die Streckwirkung auf das Schultergelenk ist am größten bei einer Beugestellung im Ellbogengelenk von 40^0. Wenn das Ellbogengelenk festgestellt ist, wirkt der Biceps brachii in jedem Falle, unabhängig von der Ausgangsstellung, von dem Grade der Beugestellung des Vorderarmes zum Oberarm, *beugend* auf letzteren ein.

Ich habe mich von der Richtigkeit der FISCHERschen Feststellungen mehrfach durch die direkte faradische Reizung der operativ freigelegten, in den Biceps eintretenden Äste des Musculocutaneus überzeugt. Am horizontal gehaltenen Arm bewirkt bei freier Beweglichkeit des Scapulo-humeral- und Ellbogengelenkes die Kontraktion des Biceps außer der Flexion des Vorderarmes eine allerdings nur geringe Extension (Rückwärtsbewegung) des Oberarmes, sofern der Beugewinkel des Ellbogengelenkes nicht zu stark ausgesprochen ist. Sobald der Vorderarm, einerlei in welcher Winkelstellung zum Oberarm, festgestellt ist, erfolgt naturgemäß stets eine Flexion des Oberarmes. Die Einwirkung des Biceps auf den Humerus im Sinne der Streckung oder Beugung wandelt sich in eine Adduktion bzw. Abduktion um, wenn der Oberarm maximal auswärtsrotiert ist. Von der Streckstellung des Vorderarmes als Ausgangsstellung an bis zu Beugewinkeln des Ellbogengelenkes, die beträchtlich über 90^0 hinausgehen, bewirkt der Biceps, wenigstens dessen langer Kopf, nach O. FISCHER eine Adduktion des Humerus, und erst bei extremen Beugestellungen des Vorderarmes wird der Biceps zu einem Abductor humeri, natürlich zunächst wieder nur unter der Voraussetzung vollkommen freier Beweglichkeit im Cubital- und Scapulohumeralgelenk und alleiniger Einwirkung der Spannung des Biceps auf das System: Oberarm-Vorderarm.

VON BAEYER hat die Wirkung des langen Bicepskopfes auf Oberarm und Vorderarm am mechanischen Modell studiert (Abb. 132). Danach soll der lange Bicepskopf anfangs abduzierend, dann stark adduzierend und bei extremen Beugewinkeln des Ellbogens wieder abduzierend wirken (vgl. Abb. 132). Die von v. BAEYER angenommene anfängliche abduzierende Wirkung des langen Bicepskopfes auf den Oberarm stimmt mit den FISCHERschen Darlegungen nicht überein. Aber die Bedingungen, welche den Untersuchungen FISCHERS und v. BAEYERS zugrunde liegen, sind nicht die gleichen, da bei ersteren die Schwerkraft ausgeschaltet ist, während bei letzteren der Oberarm vertikal herabhängt.

Die *flektierende Wirkung,* welche der *Biceps* bei festgestelltem Ellbogengelenk auf den Oberarm ausübt, ist *nur sehr gering*; gleichzeitig wirkt der lange

Bicepskopf etwas abduzierend, der kurze Kopf etwas adduzierend. Doch sind auch diese letzteren Wirkungen äußerst geringfügig.

R. Fick räumt dem Caput longum et breve bicipitis unter den Vorwärtshebern (Flexoren) des vertikal herabhängenden Oberarmes die zweite Stelle ein, hinter der Pars clavicularis des Deltoideus.

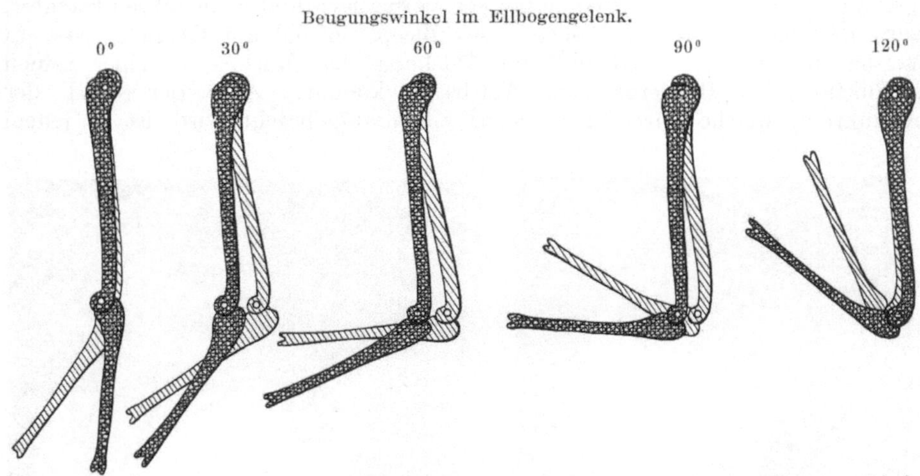

Abb. 131. Wirkung des langen Kopfes des Biceps brachii auf das System: Oberarm-Vorderarm, freie Beweglichkeit beider Glieder und keine Einwirkung anderer Kräfte vorausgesetzt, bei verschiedenen Graden von Beugestellung des Ellbogengelenkes. (Nach O. Fischer.)

Bei Lähmung des Deltoideus und Supraspinatus ist die willkürliche Vorführung des vertikal herabhängenden Armes in den meisten Fällen nur sehr gering. Die in Abb. 133 dargestellte Vorwärtsbewegung des Humerus stellt das Maximum an Exkursion dar, welches ich unter der Wirkung des Biceps

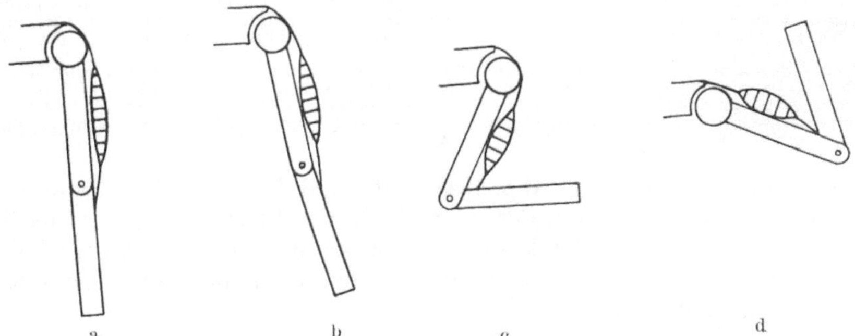

Abb. 132. Wirkung des langen Kopfes des Biceps brachii am mechanischen Modell. (Nach H. v. Baeyer.)

brachii (Caput breve et Caput longum) je beobachtet habe, wobei nicht zu übersehen ist, daß hierbei neben dem Biceps auch noch der Coracobrachialis mitwirkte.

Ähnlich steht es mit der *abduzierenden* Wirkung des *langen Biceps*kopfes, die auch nur als sehr gering angesehen werden kann.

Nach R. Fick soll der lange Bicepskopf ein sehr kräftiger Abductor des Humerus sein, gleichzeitig soll er den Oberarm nach einwärts rollen. Auf den bereits um 60° abduzierten Arm sollen beide Bicepsköpfe noch weiter abduzierend wirken, während auf den vertikal herabhängenden Arm, wie schon erwähnt, der kurze Kopf adduzierend wirken soll.

Kranke mit Lähmung des Deltoideus und Supraspinatus spannen bei dem Versuch, den Arm seitlich zu erheben, nicht selten den Biceps energisch an (vgl. Abb. 104, S. 121) und dabei erfährt der Oberarm eine geringe Exkursion im Sinne der Abduktion; der Vorderarm wird dabei durch gleichzeitige Kontraktion des Triceps in Streckstellung festgestellt. Durch die Mitwirkung des langen Tricepskopfes, welcher den Humerus von vorne nach hinten zu führen trachtet, wird die flektierende Komponente des Biceps sowohl am Oberarm wie am Vorderarm annulliert, so daß die Wirkung des Muskels in einer reinen Abduktion des Humerus zum Ausdruck kommt. Aber der Grad der Abduktion, welche durch den Biceps allein aufgebracht wird, ist in jedem

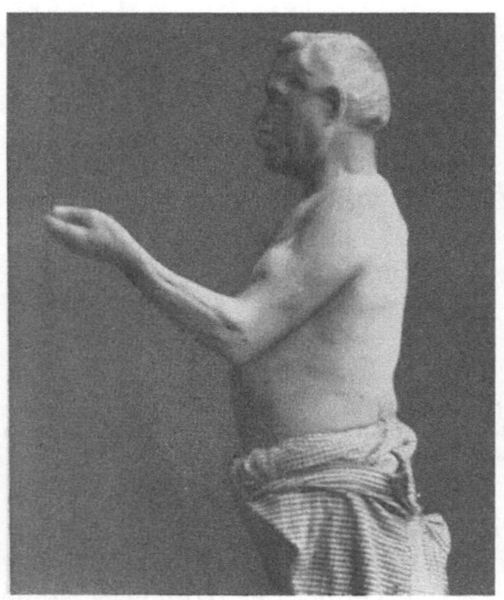

Abb. 133.

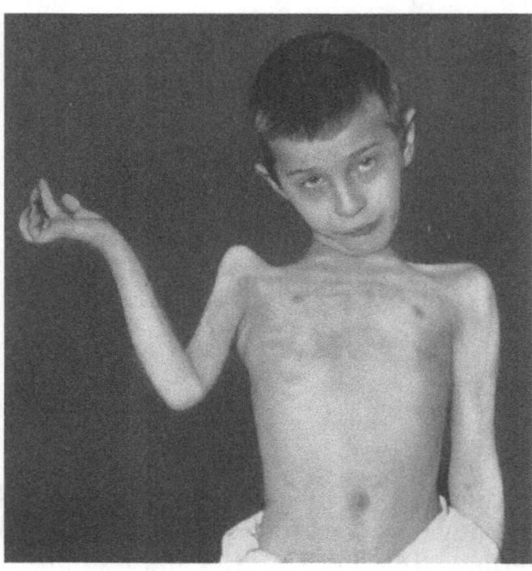

Abb. 134.

Abb. 133. Wirkung des Biceps brachii auf den Oberarm. Deltoideus und Supraspinatus gelähmt. Lähmung besteht erst kurze Zeit, so daß noch keine Atrophie vorhanden ist. Unter der Wirkung des Biceps wird der Vorderarm gebeugt und der Oberarm etwas nach vorne geführt.

Abb. 134. Wirkung des Biceps brachii auf den Oberarm bei Lähmung des Deltoideus, Supraspinatus, Coracobrachialis und Triceps. Bei dem Versuch, den Arm nach der Seite zu heben, wird unter der Wirkung des Biceps der Vorderarm gebeugt und der Oberarm, der durch den wieder restituierten Infraspinatus nach außen rotiert wird, abduziert. Gleichzeitig starke Erhebung des Schultergürtels.

Falle ein sehr bescheidener. Abb. 134 zeigt, daß bei völliger Lähmung des Deltoideus, Supraspinatus und Coracobrachialis der Biceps dem Humerus einen nur geringen Grad von Abduktion erteilen kann, der Oberarm wird dabei maximal nach außen rotiert, wozu der Kranke dank der Integrität des Infraspinatus imstande ist.

Beide Bicepsköpfe unterstützen den Coracobrachialis etwas bei der Fixation des Humeruskopfes in der Fossa glenoidalis nach oben zu. Doch ist diese Wirkung nicht annähernd so energisch wie die gleichgeartete des Coracobrachialis.

Die *Lähmung* des Biceps brachii hat weder für die Ruhelage des Oberarmes noch für die willkürliche Beweglichkeit des Oberarmes im Scapulo-humeralgelenk, sei es im Sinne der Flexion, sei es im Sinne der Ab- oder Adduktion, sei es im Sinne der Innenrotation irgendwelche erkennbaren Folgen. Ebensowenig läuft bei der Bicepslähmung der Humeruskopf Gefahr an der Pfanne abwärts zu gleiten, wenn der Arm nach der Seite oder nach vorne außen erhoben oder gegen Widerstand kräftig adduziert wird.

10. Triceps caput longum.

[C_7, C_8, Th_1; Fasciculus posterior, N. radialis.]

Der *lange Kopf* des *Triceps brachii* entspringt vom Tuberculum infraglenoidale scapulae und zieht an der Rückseite des Oberarmes nach abwärts; vermittels der Tricepssehne inseriert er am Olecranon.

Der *lange Tricepskopf* ist bereits normaliter der isolierten percutanen faradischen Reizung zugängig. Besonders gut läßt sich der lange Kopf isoliert in Kontraktion versetzen, wenn die anderen Tricepsköpfe gelähmt sind, was bei hochsitzenden Radialisunterbrechungen nicht selten vorkommt.

Über die Wirkung des langen Tricepskopfes auf den Humerus macht O. Fischer in den Arbeiten, welche er der Einwirkung des Biceps brachii auf den Humerus gewidmet hat, die Angabe, daß der lange Tricepskopf, freie Beweglichkeit des Scapulohumeral- und Cubitalgelenkes vorausgesetzt, in den meisten Beugestellungen des Vorderarmes auf den Oberarm *flektierend* wirkt, d. h. denselben nach vorne führt. Sobald aber die Streckbewegung des Vorderarmes durch Fixierung des Ellbogengelenkes in irgendeiner Winkelstellung ausgeschaltet wird, wirkt der lange Tricepskopf in allen Stellungen des Vorderarmes, streckend auf den Oberarm.

Bei der durch den faradischen Strom bewirkten isolierten Kontraktion des langen Tricepskopfes wird der vertikal zur Seite des Rumpfes herabhängende Oberarm *nach hinten geführt.* Gleichzeitig wird der *Humeruskopf* in der Fossa glenoidalis nach *oben* zu *fixiert,* bzw. wird er, wenn er vorher nach abwärts gezogen war, an der Pfanne wieder aufwärts gezogen. Wenn der Oberarm vom Rumpfe abduziert ist, so übt der lange Tricepskopf auch eine *geringe adduzierende* Wirkung auf den Humerus aus.

Die wichtigste der Funktionen des langen Tricepskopfes auf den Humerus ist die Rückwärtsbewegung des Oberarmes im Scapulohumeralgelenk. Ihr ist es zu danken, daß in manchen Fällen von totaler Lähmung des Deltoideus der Arm trotz des Ausfalles der hinteren Portion des letzteren doch recht ausgiebig nach hinten bewegt werden kann, so weit, daß die Verrichtungen der Hand an der Rückseite des Rumpfes nicht nennenswert gestört sind (vgl. Abb. 109, S. 124). In anderen Fällen von Deltalähmung ist allerdings der Ersatz der hinteren Deltaportion durch den langen Tricepskopf nur mangelhaft. Die Rückwärtsbewegung des Armes ist in diesen Fällen nur so gering, daß nicht einmal die Tersio ani ordentlich gelingt.

Die *adduzierende* Wirkung des langen Tricepskopfes auf den Humerus fand ich in allen Fällen nur äußerst *schwach.* R. Fick schätzt dieselbe recht hoch ein.

Die geringe adduktorische Komponente des Triceps caput longum geht meines Erachtens auch daraus hervor, daß, wenn Kranke mit Lähmung des Deltoideus und Supraspinatus durch Kontraktion des langen Bicepskopfes den Arm abduzieren, die hierbei stattfindende Kooporation des langen Tricepskopfes zwar die flektierende Wirkung des Biceps cap. longum aufhebt, aber dessen abduktorische Wirkung nicht durchkreuzt, vielmehr voll zur Geltung kommen läßt (vgl. Abb. 104, S. 121).

Nichtsdestoweniger wirkt der lange Tricepskopf bei der Adduktion des Armes gegen Widerstand mit, und zwar insofern, als er die Wirkung des Pectoralis major und Latissimus, welche für sich allein bei der Adduktion des Armes den Humeruskopf an der Pfanne nach abwärts zu ziehen trachten, annulliert und den Kopf in der Fossa glenoidalis festhält; er wird in dieser Aufgabe von dem Coracobrachialis energisch unterstützt. Für sich allein ist er allerdings zumeist nicht imstande, diese Fixation ausreichend zu leisten; denn ich habe bei Lähmung des Coracobrachialis und Integrität des Triceps wiederholt ein beträchtliches Abgleiten des Kopfes an der Pfanne nach abwärts bei der energischen Adduktion des Armes gegen Widerstand beobachtet. In anderen Fällen von Lähmung des Coracobrachialis war aber das Abgleiten nur gering; hier war also der lange Tricepskopf allein imstande, dem Pectoralis major und Latissimus einigermaßen Widerstand zu leisten und den Kopf in der Pfanne nach oben zu fixieren.

Die Lähmung des langen Tricepskopfes hat keine Folgen für die Ruhelage des Oberarmes; sie beeinträchtigt auch die willkürliche Rückwärtsbewegung des Armes nicht, so lange die hintere Portion des Deltoideus intakt funktioniert, und schließlich hat sie keine Verminderung der Kraftentwicklung bei der Adduktion des Armes gegen Widerstand im Gefolge, abgesehen von dem dabei gelegentlich erfolgenden geringen Abgleiten des Kopfes an der Pfanne nach abwärts.

11. Brachialis internus, Brachio radialis und Triceps caput laterale et mediale.

O. Fischer hat den Nachweis geführt, daß eingelenkige Muskeln nicht nur auf das Gelenk einwirken, über das sie hinwegziehen, sondern auch auf das nächsthöhere und nächsttiefere Gelenk (vgl. Kap. I, S. 23). So bewirkt, freie Beweglichkeit aller Gelenke und Ausschluß aller anderen Kräfte vorausgesetzt, der eingelenkige Brachialis internus bei seiner Kontraktion nicht nur eine Beugung des Vorderarmes, sondern gleichzeitig eine Rückwärtsbewegung (Streckung) des Oberarmes im Scapulohumeralgelenk (vgl. Abb. 22, S. 23). Dasselbe gilt für den Brachioradialis. Umgekehrt wirkt der laterale und der mediale Tricepskopf unter den oben angegebenen Bedingungen streckend auf den Vorderarm und beugend auf den Oberarm (vgl. Abb. 22b, S. 23). Sobald die Schwere oder andere Kräfte gleichzeitig auf das Gliedersystem einwirken, ändern sich die Verhältnisse. Praktisch spielt die Einwirkung der genannten eingelenkigen Muskeln des Cubitalgelenkes auf das Scapulohumeralgelenk besonders dann eine Rolle, wenn es sich um eine sog. geführte Bewegung handelt. So wird z. B. beim Übergang aus dem tiefen Beugearmstütz in den Streckstütz am Barren der anfangs stark nach hinten gerichtete Oberarm durch die Streckung des Ellbogengelenkes nach vorne geführt. Umgekehrt bewegt sich beim Übergang aus dem Streckstütz in den Beugestütz der Oberarm wieder nach hinten. Ähnlich liegen die Verhältnisse, wenn wir uns aus sitzender Stellung mit den Armen, die auf die seitlichen Armstützen eines Sessels gelegt sind, hochstemmen. Dabei wird in dem Maße, als der Ellbogen gestreckt wird, der Oberarm nach vorne geführt. Das Umgekehrte findet statt, wenn wir uns mit Hilfe der Arme wieder auf den Sessel niederlassen.

B. Die Ruhelage des Oberarmes und seine Haltungsanomalien bei Lähmung der Muskeln des Scapulohumoralgelenkes.

Beim aufrecht stehenden Menschen hängt in der Ruhe der Oberarm annähernd vertikal herab. Der Epicondylus internus steht dabei einige Zentimeter vom Rumpfe ab. Die Vorderfläche des Humerus sieht etwas nach einwärts, d. h. die Verbindungslinie des Epicondylus lateralis und medialis verläuft nicht genau frontal von außen nach innen, sondern etwas von außen vorne nach innen hinten. Der Oberarmkopf liegt bei dieser Stellung mit der unteren Hälfte seiner frontalen Krümmungsfläche der Pfanne an, die obere Hälfte liegt frei zwischen dem oberen Pfannenrand und dem großen Armhöcker der Kapsel an (vgl. Abb. 135). Von der horizontalen Krümmungsfläche des Schulterkopfes ist wegen der Schmalheit der Pfanne in dieser Richtung nur ein schmales Mittelstück mit der Fossa glenoidalis in Kontakt, der vordere und der hintere Abschnitt des Kopfes sind mit der Kapsel in Berührung (R. Fick).

Die Ruhelage des Oberarmes ist das Resultat der auf den Arm einwirkenden Schwerkraft einerseits und der Spannung zahlreicher Muskeln andererseits. Bei aufrechter Körperhaltung ist die Schwere bestrebt, indem sie den Schwerpunkt der oberen Extremität unter den Drehpunkt, das Scapulohumeralgelenk, zu führen trachtet, den Oberarm in die Vertikalstellung zu führen und den Kopf an der Pfanne nach abwärts zu ziehen. Außerdem trachtet sie danach den Humerus nach innen zu rotieren. Von den Muskeln des Scapulohumeralgelenkes wirken auf den in Vertikalstellung herabhängenden Oberarm im Sinne der *Flexion,* d. h. einer Bewegung nach vorne, die vordere *Portion des Deltoideus,* der *Supraspinatus* und in sehr geringem Maße *Coracobrachialis, Biceps* und die *obere Portion des Pectoralis major.* Im Sinne der *Abduktion,* d. h. der Bewegung vom Rumpfe nach der Seite wirken die *mittlere* Portion des *Deltoideus,* der *Supraspinatus* und in sehr geringem Grade der *lange Bicepskopf.* Im Sinne der *Extension,* d. h. der Bewegung nach hinten, wirken die *hintere Portion des Deltoideus* und der *lange Tricepskopf,* in geringem Grade der *Teres major* und *der Latissimus.* Im Sinne der *Adduktion,* d. h. der Anziehung des Armes gegen den Rumpf, wirken der *Pectoralis major,* der *Latissimus,* der *Teres major,* die untere Portion des *Subscapularis,* die untere Portion des *Infraspinatus* und der *Teres minor,* in sehr bescheidenem Grade auch der *Coracobrachialis,* der *kurze Bicepskopf* und der *lange Tricepskopf.* Im Sinne der *Auswärtsrollung* wirken *Infraspinatus, Teres minor* und *Supraspinatus,* im Sinne der *Einwärtsrollung Subscapularis, Pectoralis major, Latissimus* und *Teres major.* Den Kopf des Oberarmes *an der Pfanne nach abwärts* zu ziehen trachten der *Latissimus* und die *Portio costalis* des *Pectoralis major,* nach *aufwärts* zu ziehen der *Deltoideus, Supraspinatus, Coracobrachialis,* der *lange Tricepskopf,* der *Biceps* und die *obere Portion* des *Pectoralis major.* Der *Teres major* wirkt durch Anspannung des oberen Kapselabschnittes und des Lig. coraco-humerale indirekt auf die Fixierung des Kopfes in der Pfanne nach oben mit (vgl. S. 118 und 148).

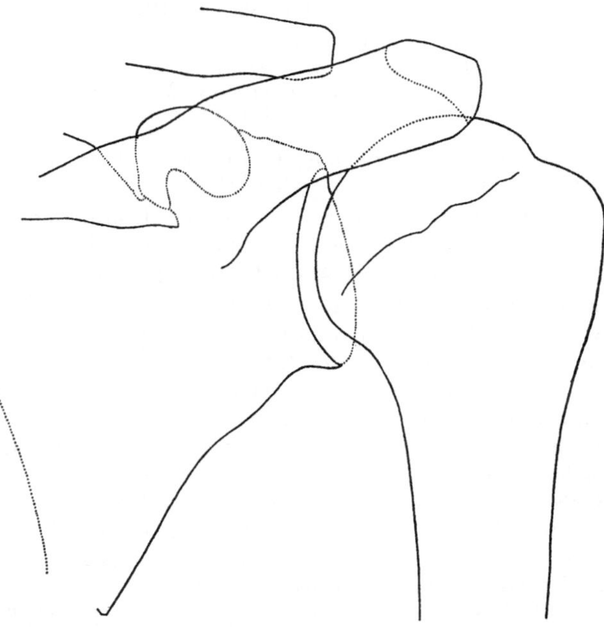

Abb. 135. Normales Schultergelenk. (Nach R. FICK.)

Bemerkenswerterweise erfährt nun die Ruhelage des Humerus in der Regel so gut wie gar keine Verschiebung innerhalb der Flexion-Extensionsebene, wenn eine oder mehrere der im Sinne der Extension oder Flexion wirkenden Muskeln gelähmt sind. Selbst wenn alle Flexoren des Scapulohumeralgelenkes gelähmt sind, verharrt der Humerus in der Ruhe in seiner Vertikalstellung er erfährt keine Abweichung im Sinne der Extension, selbst wenn noch extendierende Muskelkräfte zur Verfügung stehen. Ebensowenig entsteht eine Deviation nach vorne, wenn alle Extensoren gelähmt sind, aber noch flektierende Muskeln zur Verfügung stehen. Die Stellung des Humerus in der Ruhe innerhalb der Flexions-Extensionsebene wird vornehmlich durch die Schwerkraft bestimmt.

Etwas anders verhält es sich aber mit der Bedeutung der Abductoren und Adductoren für die Ruhelage des Humerus. Bei völliger Lähmung der wichtigsten Adductoren (Pectoralis major, Latissimus, Teres major, Subscapularis untere Portion) kommt es manchmal zu einer abnormen Abduktionsstellung des Humerus, natürlich unter der Voraussetzung, daß die Abductoren intakt sind. Bei Lähmung der Abduktoren ändert sich die Ruhelage des Oberarmes innerhalb der Abduktions-Adduktionsebene insofern, als der Oberarm dem Thorax eng anliegt (Abb. 96, S. 116, Abb. 98, S. 118).

Bei Lähmung der Abductoren des Humerus, also besonders bei der Lähmung des Deltoideus kommt es leicht zu einer Schrumpfungskontraktur der Adductoren, des Pectoralis major, Latissimus und Teres major, so daß der Oberarm, der ja aktiv nicht mehr in Abduktion geführt werden kann, auch passiv nicht mehr soweit wie in der Norm vom Rumpfe entfernt werden kann. Eine solche Schrumpfungskontraktur der Adductoren, zu welcher alsbald noch eine Schrumpfung der Gelenkkapsel hinzutritt, kann nur durch systematische passive maximale Dehnung vermieden werden.

Im Gegensatz zu der fast völligen Unabhängigkeit der Ruhelage des Humerus von den Störungen des Spannungsgleichgewichtes der Flexoren, Extensoren, Abductoren und Adductoren bei peripheren radikulären und nuclearen Lähmungen dieser Muskeln wird die *Rotationsstellung* des Humerus in hohem Grade von der Ruhespannung der Auswärtsroller und Einwärtsroller beeinflußt. Bei *Lähmung* aller *Auswärtsroller* (Infraspinatus, Teres minor, Supraspinatus) und Integrität des Subscapularis oder aller Innenrotatoren befindet sich der Humerus schon in der Ruhe in mehr oder weniger vollkommener Innenrotationsstellung, der Epicondylus internus ist nach hinten, der Epicondylus lateralis nach vorne gerichtet, das Olecranon weist nach außen (vgl. Abb. 123—127, S. 134—136); wenn der Vorderarm gegen den Oberarm gebeugt ist, weist er vor dem Rumpf vorbei nach der Gegenseite (Abb. 128, S. 137).

Sehr leicht kommt es bei Lähmung der Außenrotatoren zu einer Schrumpfungskontraktur der Innenrotatoren, insbesondere des Subscapularis, und zu einer Schrumpfung der Gelenkkapsel und des Lig. coraco-humerale, so daß der Arm nunmehr auch passiv nicht oder nur unvollkommen aus der pathologischen Innenrotationsstellung heraus nach außen gedreht werden kann.

Wenn von den Außenrotatoren nur der Teres minor gelähmt ist (Axillarislähmung), so hat das keinen Einfluß auf die normale Rotationsstellung des Humerus, sofern Supraspinatus und Infraspinatus intakt sind. Wenn aber diese beiden letzteren gelähmt sind (Suprascapularislähmung) und nur der Teres minor erhalten ist, so nimmt der Oberarm annähernd die gleiche pathologische Innenrotationsstellung ein wie bei Lähmung aller Außenrotatoren. Wie es sich verhält, wenn nur der Supraspinatus gelähmt, Infraspinatus und Teres minor aber erhalten sind, vermag ich, mangels geeigneten Beobachtungsmaterials, nicht zu sagen. In der Stellung der Hand kommt am herabhängenden, im Ellbogen gestreckten Arme der Grad der Rotation des Humerus nicht eindeutig zum Ausdruck. Steht die Hand in Mittelstellung zwischen extremer Pro- und Supination, so weist die Palma manus bei Ausfall aller Außenrotationen am herabhängenden Arm nach hinten, befindet sie sich aber in voller Pronation, so weist die Handfläche nach außen.

Wenn alle *Einwärtsroller*, Subscapularis, Pectoralis major, Latissimus und Teres major *gelähmt* sind, die Außenrotatoren aber erhalten sind, befindet sich der Humerus in der Ruhe in stärkster Außenrotation. Die Verbindungslinie der Epicondylen des Humerus verläuft alsdann von innen nach außen oder sogar von innen vorne nach außen hinten; bei rechtwinkliger Beugung des Voderarmes weist dieser gerade nach vorne oder nach vorne außen. Von den Innenrotatoren hat bei weitem den größten Einfluß auf die Ruhelage des Humerus der Subscapularis. Bei Lähmung des letzteren und Integrität des Pectoralis major, Latissimus und Teres major ist der Grad der pathologischen Außenrotationsstellung des Oberarmes in der Ruhe annähernd der gleiche wie bei der Lähmung aller Innenrotatoren. Wenn sich die Hand in voller Supination befindet, so weist bei Lähmung des Subscapularis die Handfläche gerade nach vorne (Abb. 129, S. 139). Umgekehrt ist bei Erhaltensein

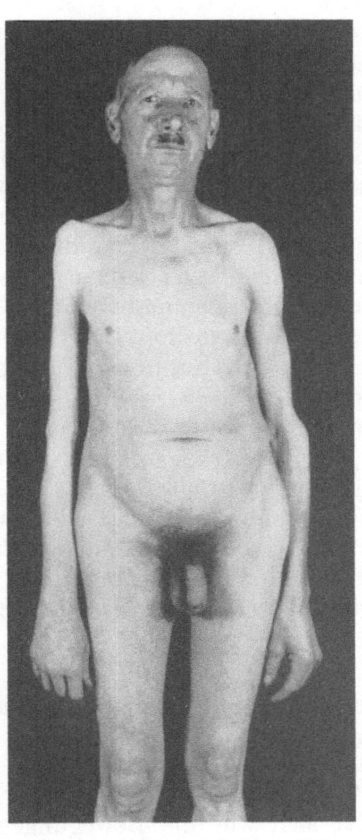

Abb. 136. Rechtsseitige totale Plexuslähmung. Lähmung aller Innen- und Außenrotatoren. Oberarm stellt sich unter der Wirkung der Schwerkraft in Innenrotaton.

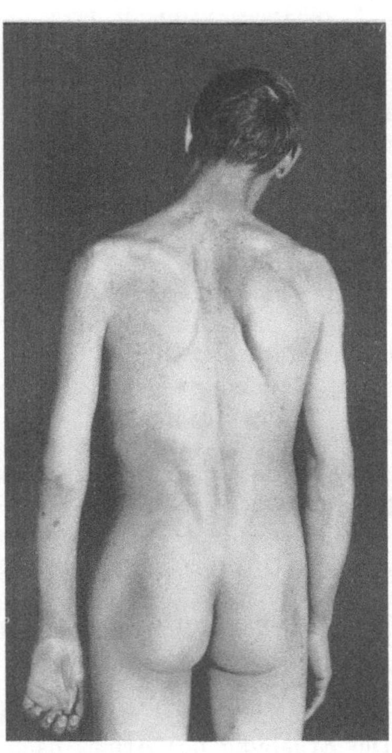

Abb. 137. Linksseitige totale Plexuslähmung. Lähmung aller Innen- und Außenrotatoren. Oberarm stellt sich unter der Wirkung der Schwerkraft in Innenrotation.

des Subscapularis und Lähmung des Pectoralis major, Latissimus dorsi und Teres major gar keine oder nur eine höchst geringe abnorme Drehung des Humerus im Sinne einer vermehrten Außenrotation zu verzeichnen. Und vollends hat die isolierte Lähmung des Pectoralis major oder die des Latissimus oder die des Teres major oder die kombinierte Lähmung der beiden letzteren keinen erkennbaren Einfluß auf die Ruhestellung des Oberarmes qua Rotation.

Wenn alle Innen- und Außenrotatoren gleichzeitig gelähmt sind, was bei totaler Plexuslähmung der Fall ist, so nimmt der Humerus in der Ruhe fast denselben Grad von Innenrotation ein wie bei Lähmung der Außenrotatoren und Integrität der Innenrotatoren. Das rührt daher, daß die Schwerkraft allein bestrebt ist den Humerus nach innen zu rotieren (Abb. 136 und 137).

Die Schwere des Armes ist, wie oben dargelegt, bestrebt, den Kopf an der Pfanne nach abwärts zu ziehen. In demselben Sinne wirken die Portio costalis des Pectoralis major und der Latissimus dorsi. Daß weder bei der isolierten Lähmung des Pectoralis noch bei der des Latissimus, noch bei der kombinierten Lähmung beider Muskeln ein Höhertreten des Kopfes an der Pfanne unter dem überwiegenden Zuge der aufwärts ziehenden Muskeln zu beobachten ist, ist nicht verwunderlich, da ein solches Aufwärtsgleiten des Kopfes an der Fossa glenoidalis durch das den Humeruskopf eng überdachende Akromion verhindert wird. Von den Muskeln, welche der Schwere und den abwärtsziehenden Muskeln entgegenwirken und den Humeruskopf in der Pfanne nach oben zu festhalten (Deltoideus, Supraspinatus, Coracobrachialis, Biceps, Triceps cap. longum, Portio clavicularis des Pectoralis major), ist für die Ruhelage des Armes der wichtigste der Deltoideus. Bei seiner Lähmung gleitet der Kopf an der Pfanne abwärts, es besteht bei länger bestehender Lähmung nicht selten schon in der Ruhe eine Diastase zwischen Akromion und Humeruskopf, und wenn sie nicht von vornherein vorhanden ist, tritt sie bei Belastung des Armes mit einem Gewicht hervor. Der isolierte Ausfall irgend eines der anderen, den Humeruskopf aufwärts ziehenden Muskeln hat in der Regel keinen Tiefstand des Kopfes an der Pfanne in der Ruhe im Gefolge, nicht einmal wenn der Arm stärker belastet wird. Aber die Diastase zwischen Humeruskopf und Akromion ist bei der kombinierten Lähmung des Deltoideus und Supraspinatus größer als bei der isolierten Deltalähmung und vollends größer, wenn gleichzeitig auch noch Coracobrachialis, Biceps, Triceps caput longum und der obere Pectoralis major ausfallen. Wenn der Teres major, der, wie früher dargelegt wurde, indirekt durch Anspannung der oberen Kapselpartie und des Lig. coracohumerale auf die Fixation des Kopfes in der Pfanne hinwirkt, gelähmt ist, so gibt sich das, bei starker Belastung der Hand, darin zu erkennen, daß der Angulus inferior nicht wie in der Norm gegen den Humerus zu angezogen wird und daß der Kopf an der Pfanne abwärts gleitet, was besonders schmerzhaft empfunden wird.

C. Die willkürlichen Bewegungen des Oberarmes und ihre Störungen bei Lähmung der Muskeln des Skapulohumoralgelenkes.

1. Die Erhebung des Armes nach vorne (Flexion).

Die Erhebung des Armes nach vorne setzt sich wie alle Bewegungen des Armes überhaupt aus einer Einstell- und Ergänzungsbewegung des Schultergürtels und einer Bewegung des Humerus im Scapulohumeralgelenk zusammen. Über die ersteren ist bereits früher berichtet worden (vgl. S. 98ff.). Hier stehen die letzteren zur Erörterung.

Auf den vertikal zur Seite des Rumpfes herabhängenden Oberarm wirken im Sinne der Bewegung nach vorne oben (Flexion) die *vordere Portion des Deltoideus*, der *Supraspinatus*, der *Coracobrachialis*, der *Biceps brachii* und die *obere Portion des Pectoralis major* ein.

Weitaus der *wichtigste Erheber nach vorne* oben ist die *vordere Portion des Deltoideus*, welche dem Humerus im Scapulohumeralgelenk eine Exkursion von 90° und darüber zu erteilen vermag und welche bei richtiger Einstellung des Schultergürtels auch den Humerus in der Sagittalebene, also gerade nach vorne zu erheben imstande ist; darüber hinaus nach vorne innen reicht allerdings ihr Wirkungsbereich nicht, sondern hierzu bedarf es der Mitwirkung der oberen Portion des den Arm medialwärts führenden Pectoralis major; die gleichzeitig senkende Wirkung des letzteren muß aber dabei durch gesteigerte Kraftentfaltung des vorderen Deltoideus überwunden werden. Bezüglich des auf die Erhebung des Armes in negativem Sinne wirkenden Kontraktionseffektes des vorderen Deltoideus auf die Scapula verweise ich auf S. 73—75.

Der *Supraspinatus* besitzt für sich allein eine individuell recht variable Flexionswirkung auf den Humerus, gleichzeitig abduziert er denselben, vermag also *nur* eine Erhebung nach vorne *außen* zu bewirken und er rotiert den Humerus gleichzeitig auch etwas nach außen. Sehr gering und praktisch kaum in die Waagschale fallend ist die flektierende Komponente des Coracobrachialis, des Biceps und der oberen Portion des Pectoralis major.

In der überwiegenden Mehrzahl der Fälle von Lähmung des Deltoideus ist die Erhebung des vertikal herabhängenden Armes nach vorne fast ganz aufgehoben (vgl. S. 119). Nur in einzelnen Fällen von totaler Lähmung des Delta vermag der Supraspinatus im Verein mit dem Coracobrachialis und Biceps den Arm in beträchtlichem Umfange nach vorne oben außen zu führen und gelegentlich kann diese Bewegung sogar die Horizontale nicht unerheblich überschreiten (Abb. 122, S. 131). Ist außer dem Deltoideus auch noch der Supraspinatus gelähmt und stehen nur Coracobrachialis, Biceps und obere Portion des Pectoralis major zur Verfügung, so ist die Erhebung des Armes nach vorne allemal auf ein sehr geringes Maß reduziert. Bei der Lähmung der Flexoren des Oberarmes erscheint bei dem Versuch den Oberarm nach vorne zu erheben, allemal die Ergänzungsbewegung des Schultergürtels in verstärktem Maße auf dem Plan: das akromiale Ende des Schlüsselbeines wird erhoben und nach vorne geführt, die Clavicula rotiert um ihre Längsachse mit dem vorderen Rande aufwärts, die Scapula folgt der Bewegung des Schlüsselbeines und rotiert besonders stark um die sagittale Achse des Akromioclaviculargelenkes mit dem Angulus inferior nach vorne außen (vgl. Abb. 105—107, S. 122 und 123). Der Ausfall des Supraspinatus, des Coracobrachialis, des Biceps und des oberen Pectoralis hat auf die Spielbreite der aktiven Erhebung des Armes nach vorne keinen erkennbaren Einfluß, sofern der Deltoideus intakt ist. Aber bei der Lähmung des Supraspinatus und gelegentlich auch bei der des Coracobrachialis läuft der Humeruskopf bei der Erhebung des Armes nach *vorne* und *außen* Gefahr an der Pfanne abwärts zu gleiten. Noch ausgesprochener ist diese Störung bei gleichzeitigem Ausfall des Supraspinatus und Coracobrachialis. Diese Muskeln sind also in bezug auf die Fixation des Kopfes in der Pfanne wichtige Synergisten des Deltoideus bei der Erhebung des Armes und in der Erfüllung dieser Aufgabe erschöpft sich auch im wesentlichen ihre Mitwirkung bei der Erhebung des Armes. Unterstützt werden sie in dieser Funktion noch vom Biceps und von der oberen Pectoralisportion, aber es besteht weder bei der Lähmung des Biceps noch bei der des oberen Pectoralis major eine irgendwie nennenswerte Gefahr des Abgleitens des Humeruskopfes an der Pfanne, sofern nur Supraspinatus und Coracobrachialis intakt sind. Bei der Erhebung des Armes *gerade* nach vorne tritt selbst bei der Lähmung des Supraspinatus und Coracobrachialis ein Abgleiten des Humerus an der Pfanne so gut wie nicht ein; bei dieser Einstellung des Humerus zur Scapula vermag der vordere Deltoideus den vollen Kontakt zwischen Kopf und Pfanne allein zu erhalten.

Wenn alle Flexoren des Humerus, Deltoideus, Supraspinatus, Coracobrachialis, Biceps und die obere Portion des Pectoralis major gelähmt sind, so kann eine Flexion des Oberarmes unter bestimmten Bedingungen noch durch den Triceps cap. lat. et med. zustande kommen, nach dem von O. Fischer aufgedeckten allgemein gültigen Prinzip, daß ein Muskel nicht nicht nur auf das Gelenk einwirkt, über welches er hinwegzieht, sondern auch auf das nächste proximale bzw. distale Gelenk (vgl. Kap. I, S. 22. Der laterale und mediale Tricepskopf ist nicht nur ein Strecker des Vorderarmes, sondern ebenso ein Flexor des Oberarmes.

Diese Wirkung der beiden Tricepsköpfe auf den Humerus tritt aber in voller Reinheit nur in Erscheinung, wenn gar keine anderen Kräfte, auch die Schwerkraft nicht, auf das System Oberarm-Vorderarm einwirken und vollkommen freie Beweglichkeit des Scapulohumeralgelenkes und des Ellbogengelenkes besteht. Aber die beiden Tricepsköpfe können auch selbst gegen die Schwere den vertikal herabhängenden Oberarm flektieren, wenn das Endglied des mehrgliedrigen Systems, welches die obere Extremität darstellt, festgestellt ist, während alle anderen frei beweglich sind (geführte Bewegung). Wenn wir vor einem feststehenden Tisch sitzen und bei vertikal herabhängendem Oberarm und rechtwinklig gebeugtem Vorderarm die Hände gegen den Rand des Tisches stemmen, so wird durch die Kontraktion des Triceps der Vorderarm gestreckt und der Oberarm flektiert, der Rumpf weicht nach hinten aus. Wenn aber der Tisch auf Rollen läuft und der Rumpf festgestellt ist, so wird durch die Kontraktion des Triceps der Vorderarm gestreckt, der Oberarm flektiert, die Hände und mit ihnen der Tisch weichen nach vorne aus, der Tisch wird nach vorne weggestoßen. Schließlich sei noch erwähnt, daß selbst bei Ausfall aller auf den Oberarm direkt wirkenden Muskelkräfte durch reine Pendel- und Schleuderbewegungen, welche dem Arm durch aktives Vor- und Rückwärtsstoßen des Schultergürtels und entsprechende Rumpfbewegungen erteilt werden können, der Oberarm gelegentlich ausgiebigst flektiert werden, ja bis zur Vertikalen emporgeschleudert werden kann (vgl. Kap. I, Abb. 11, S. 11).

Die Rolle der oberen Portion des Pectoralis major bei der Erhebung des Armes nach vorne kann dahin definiert werden, daß er als Adductor des Humerus dafür sorgt, daß der Humerus bei der Erhebung des Armes in der Sagittalebene gerade nach vorne nicht unter der Wirkung des Deltoideus und Supraspinatus nach außen abweicht; der obere Pectoralis wirkt also in der Hauptsache als kollateraler Synergist, als Garant für das Einhalten der Bewegungsebene, aber nicht als Elevator selbst. Auf der Außenseite des Scapulohumeralgelenkes spielt die mittlere Portion des Deltoideus die Rolle des kollateralen Synergisten. Unentbehrlich ist, wie schon erwähnt, der obere Pectoralis bei der Erhebung des Armes nach vorne innen, da selbst bei optimaler Einstellung des Schulterblattes die vordere Portion des Deltoideus den Humerus höchstens innerhalb der Sagittalebene erhebt, aber ihn nicht über die letztere hinaus noch *medial* führen kann. Auch wenn bei der Erhebung des Armes gerade nach vorne oben die Horizontale überschritten und doch die sagittale Bewegungsebene innegehalten werden soll, ist die Mitwirkung der oberen Pectoralisportion von Bedeutung, weil die Scapula durch die für die maximale Erhebung des Armes erforderliche Rückwärtsbewegung des Schlüsselbeines eine andere Einstellung erfährt, bei welcher der Deltoideus allein in der Regel nicht mehr imstande ist die sagittale Bewegungsebene zu wahren.

Bei der Erhebung des Armes nach vorne wirken die Extensoren des Humerus (die hintere Portion des Deltoideus und der lange Tricepskopf) und alle Adductoren des Humerus, der Pectoralis major, der Latissimus, der Teres major, der Subscapularis, Infraspinatus und Teres minor als Antagonisten. Dabei überwiegt der Einfluß des Pectoralis, Latissimus, Teres major und Subscapularis, welche alle gleichzeitig den Humerus nach innen rotieren. Die Folge des Dehnungswiderstandes dieser adduzierenden und innenrotierenden Antagonisten ist die, daß die maximale Erhebung des Oberarmes nach vorne oben auf der Höhe der Bewegung mit einem beträchtlichen Grade von Innenrotation des Oberarmes zwangsläufig verbunden ist, weil nur dadurch die durch die Erhebung des Armes gedehnten Antagonisten soweit entspannt werden, daß die maximale Erhebung gelingt. Sind die genannten innenrotierenden Adductoren gelähmt, so ist die maximale Erhebung des Armes nicht mehr wie in der Norm mit einer zwangsläufigen Innenrotation verkoppelt.

2. Die seitliche Erhebung des Armes (Abduktion).

Auch die Abduktion des Armes setzt sich, wie bereits mehrfach auseinandergesetzt wurde, aus einer Einstell- und Ergänzungsbewegung des Schultergürtels und der Bewegung des Humerus im Scapulohumeralgelenke zusammen. Über die ersteren ist früher (S. 101) ausführlich berichtet worden. Hier soll die Bewegung des Humerus im Scapulohumeralgelenk erörtert werden. Auf den vertikal zur Seite des Rumpfes herabhängenden Humerus wirken im Sinne der Seitwärtshebung (Abduktion) die *mittlere Portion des Deltoideus*, der *Supraspinatus* und der *Biceps*. Weitaus der wichtigste von diesen ist die mittlere Deltaportion, welche als reiner Abductor wirkt und dem Humerus eine Exkursion im Scapulohumeralgelenke von etwa 90° und darüber erteilt. Der Supraspinatus ist gleichzeitig Abductor, Flexor und Außenrotator des Humerus, er kann für sich allein also nur eine Erhebung des Armes nach außen vorne hervorbringen. Der Grad der Exkursion der unter seiner Kontraktion zustande kommenden Erhebung schwankt individuell beträchtlich (vgl. S. 131). Die Biceps ist ebenfalls gleichzeitig Abductor und Flexor humeri. Sein abduzierendes Drehungsmoment ist aber nur sehr gering. Als fast reiner Abductor wirkt der Biceps bei maximaler Außenrotation des Humerus (Abb. 134, S. 152).

Duchenne hat angegeben, daß bei völligem Fehlen der mittleren Portion des Deltoideus und Integrität der vorderen und hinteren Portion desselben, einer Dissoziation der Lähmung, welche bei der progressiven Myopathie häufig (?) vorkommen soll, die seitliche Erhebung des Armes allein unter dem Einfluß der vorderen und hinteren Deltaportion noch in gewissem Umfange möglich sein soll. Ich habe diese Angabe mangels geeigneten Beobachtungsmaterials auf ihre Richtigkeit nicht nachprüfen können.

Bei totaler Lähmung des gesamten Deltoideus ist die Abduktion des vertikal herabhängenden Armes in der Mehrzahl der Fälle praktisch aufgehoben oder auf ein Minimum reduziert. Nur in einzelnen Fällen vermag der Supraspinatus mit oder ohne die kooperative Mithilfe des Biceps den Arm über die Horizontale zu erheben, die Bewegung erfolgt aber dabei stets nach vorne außen. Eine rein seitliche Abduktion ist bei Deltalähmung nur in sehr geringem Umfange durch den Biceps möglich, wobei entweder der Oberarm stark nach außen rotiert wird (Abb. 134, S. 152) oder der lange Tricepskopf mit in Aktion treten muß, damit die flektierende Komponente des Biceps auf den Humerus ausgeschaltet wird (Abb. 104, S. 121). Der isolierte Ausfall des Biceps bleibt ohne erkennbare Folgen für die Seitenhebung des Armes. Auch beim Ausfall des Supraspinatus ist die Exkursion der Abduktion des Humerus nicht eingeschränkt, sofern der mittlere Deltoideus intakt ist. Aber der Supraspinatus hat ebenso wie bei der Erhebung des Armes nach vorne außen, so besonders bei der rein seitlichen Abduktion die Aufgabe zu erfüllen, den Kopf des Humerus in der Pfanne fixiert zu erhalten und sein Abgleiten nach unten zu verhüten. Unterstützt wird er darin vom Coracobrachialis und etwas auch vom Biceps und langen Tricepskopf. Bei alleiniger Lähmung des Supraspinatus und manchmal auch bei der des Coracobrachialis kommt es bei der Abduktion des Armes mehr oder weniger leicht zu einer Subluxation des Humeruskopfes nach unten, doch pflegt der eine von beiden Muskeln in der Regel den Schaden schnell wieder gut zu machen (vgl. S. 132 und S. 149). Nur bei gleichzeitiger Lähmung beider Muskeln bildet das Abgleiten des Kopfes an der Pfanne nach unten ein unliebsames Hindernis bei der seitlichen Erhebung des Armes; dieses Defizit kann auch durch den Biceps oder langen Tricepskopf nicht genügend gedeckt werden.

Bei der Lähmung des Deltoideus kommt es allemal, wenn der Arm der Schwere entgegen nach der Seite erhoben werden soll, zu einer Verstärkung der Ergänzungsbewegung des Schultergürtels. Das akromiale Ende des Schlüsselbeines wird erhoben und die Scapula rotiert um die sagittale Achse des Akromioclaviculargelenkes, so daß der Angulus inferior stark nach außen rückt (vgl. Abb. 102—104, S. 121).

Bei der rein seitlichen Erhebung des Armes wirken die vordere und die hintere Portion des Deltoideus als kollaterale Synergisten, sie sichern das Einhalten der Bewegungsebene. Als Antagonisten der Bewegung wirken die Adductoren des Humerus, der Pectoralis major, der Latissimus, der Teres major, der untere Subscapularis, der untere Infraspinatus und der Teres minor. Bezüglich des Einflusses der Wirkung der Antagonisten auf die Spielbreite der Bewegung und auf die Rotationsstellung des Armes bei der maximalen Erhebung gilt genau dasselbe für die rein seitliche Erhebung wie für die Erhebung nach vorne.

3. Die Erhebung des Armes nach hinten (Extension).

Über die Einstell- und Ergänzungsbewegung des Schultergürtels bei der Erhebung des Armes nach hinten verweise ich auf S. 106. Die Exkursion des Humerus im Scapulohumeralgelenke nach hinten kommt bei der Extension des vertikal zur Seite des Rumpfes herabhängenden Armes durch die Kontraktion *der hinteren Portion des Deltoideus* und des *langen Tricepskopfes* zustande. Der nach vorne erhobene Arm kann natürlich allein durch die Schwerkraft bis zur Vertikalen zurückgeführt werden und kann sogar unter dem Einfluß der ersteren über die letztere hinaus nach hinten pendelartig ausschlagen, wenn die vordere Portion des Deltoideus vollkommen erschlafft; der Oberarm stellt sich aber, wenn nur die Schwerkraft im Spiele ist, alsbald wieder in die Vertikalstellung ein. Der nach vorne erhobene Arm kann aber auch gegen äußeren Widerstand durch die Adductoren Pectoralis major, Latissimus und Teres major zur Vertikalen zurückgeführt und durch die beiden letzteren sogar eine Spur über die Vertikale hinaus nach hinten geführt werden. Aber der Exkursionsgrad nach hinten ist unter der Wirkung des Latissimus und Teres major so gering, daß nicht einmal der Vorderarm flektiert und die Hand an die Rückseite des Rumpfes gebracht werden kann. Das muß gegenüber der weit verbreiteten, aber irrigen Auffassung zahlreicher Autoren, welche den Latissimus dorsi und Teres major als kräftige Extensoren des Humerus bezeichnen, besonders hervorgehoben werden (vgl. S. 145 und 146). Die Extensio humeri im eigentlichen Sinne, d. h. die Erhebung des Armes von der vertikalen Ausgangsstellung aus nach hinten untersteht der hinteren Portion des Deltoideus und dem langen Tricepskopf. Ist die hintere Portion des Deltoideus gelähmt, so kann der lange Tricepskopf allein den Arm in manchen Fällen im Schultergelenk noch recht beträchtlich strecken (vgl. Abb. 109, S. 124); in anderen Fällen bleibt aber die Exkursion nur sehr gering. Sind beide Muskeln gelähmt, so ist die Extension des vertikal herabhängenden Armes nach hinten praktisch aufgehoben.

Bei der Lähmung der Extensoren des Humerus kommt es bei dem Versuche, den Oberarm nach hinten zu bewegen, allemal zu einer Verstärkung der Ergänzungsbewegung des Schultergürtels, das akromiale Ende des Schlüsselbeines wird erhoben, der Margo vertebralis der Scapula nähert sich der Wirbelsäule, das Schlüsselbein rotiert um die Längsachse mit dem vorderen Rande abwärts, die Scapula wird um die frontale Achse des Akromioclaviculargelenkes so gedreht, daß der Margo vertebralis von oben vorne nach unten hinten gerichtet wird (vgl. Abb. 109, S. 124).

Unter besonderen Bedingungen wirken auch der Brachialis internus (vgl. S. 23) und der Biceps brachii (vgl. S. 151), während sie den Vorderarm beugen, extendierend auf den Oberarm ein. Am reinsten tritt das in Erscheinung, wenn keine anderen Kräfte auf das System Oberarm-Vorderarm einwirken und Scapulohumeralgelenk und Cubitalgelenk frei beweglich sind, also bei horizontaler Lagerung des Körpers. Aber auch auf den vertikal herabhängenden Oberarm wirkt der Brachialis internus, während er den Vorderarm beugt, extendierend auf den Oberarm (vgl. Abb. 25, S. 25). Als Beispiel einer geführten Extension des Oberarmes sei das folgende erwähnt: Wenn wir vor einem feststehenden Tisch sitzen und sich der Oberarm in Vertikalstellung, der Vorderarm in rechtwinkliger Beugestellung befinden und die Hände die Tischkante umfassen, so wird durch die Kontraktion des Brachialis internus der Vorderarm gebeugt, der Oberarm extendiert und der Rumpf nach vorne übergezogen. Wenn aber der Tisch auf Rollen läuft und beweglich ist, und der Rumpf festgestellt ist, so wird durch die Kontraktion derselben Muskeln der Vorderarm flektiert, der Oberarm extendiert und der Tisch an den Rumpf herangezogen.

Als kollaterale Synergisten wirken bei der Extension des Oberarmes der mittlere Deltoideus auf der Außenseite des Gelenkes, die Adductoren Pectoralis major, Latissimus und Teres major auf der Innenseite. Bei der Erhebung des Armes nach hinten innen, also z. B. beim Überkreuzen der Arme auf der Rückseite des Rumpfes, ist die Mitwirkung des Teres major oder die des Latissimus dorsi unentbehrlich, weil die hintere Portion des Deltoideus und der lange Tricepskopf außerstande sind, selbst bei optimaler Einstellung des Schultergürtels dem Humerus eine Exkursion nach hinten innen zu erteilen. Jedenfalls ist bei gleichzeitiger Lähmung des Latissimus und Teres major eine Bewegung des Armes nach hinten innen unmöglich. Aber wohl gemerkt wird durch den Teres major und Latissimus der Arm nicht nach hinten geführt, das besorgen hinterer Deltoideus und langer Kopf des Triceps, erstere bewirken nur die Adduktion des nach hinten erhobenen Armes. Die Fixierung des Humeruskopfes in der Gelenkpfanne erfolgt bei der Extension des Oberarmes durch den langen Tricepskopf und den Coracobrachialis.

Als Antagonisten wirken bei der Extension der Oberarmes erstens die vordere Portion des Deltoideus, ferner der Pectoralis major, der Latissimus und der Teres major. Man sollte bei der relativ geringen Spielbreite der Extension des Humerus im Scapulohumeralgelenke kaum erwarten, daß diese auf den Dehnungswiderstand der genannten Adductoren zurückzuführen ist, sondern sollte vielmehr glauben, daß sie ihr vorzeitiges Ende in der Dehnung der vorderen Kapselabschnitte und der vorderen Teile des Lig. coracohumerale findet. Es muß aber hervorgehoben werden, daß bei peripherer oder nuclearer Lähmung des Pectoralis, Latissimus und Teres major die Spielbreite der Extensio humeri größer ist als normaliter. In dem in Abb. 116 b, S. 128 wiedergegebenen Falle von Deltalähmung, in dem zur Reneurotisation des Deltoideus der N. thoracodorsalis (Latissimus) der untere N. subscapularis (Teres major, Subscapularis) und einer der Nn. thoracici anteriores (Pectoralis major) verwandt wurden, ist die Spielbreite der unter der Kontraktion der hinteren Portion des reneurotisierten Deltoideus erfolgenden aktiven Extensio humeri auffallend groß, größer als auf der gesunden Seite und größer als unter normalen Bedingungen. Ich möchte also annehmen, daß intra vitam die Exkursion des Oberarmes bei der Bewegung nach hinten ihr Ende wenigstens teilweise in dem Widerstande der genannten Adductoren findet.

4. Die Senkung des erhobenen Armes (Adduktion).

Die Senkung des nach vorne oder nach der Seite oder nach hinten erhobenen Armes kann allein durch die Schwerkraft bewirkt werden. Dabei fällt den Antagonisten der Bewegung, den Flexoren oder den Abductoren oder den Extensoren die Aufgabe zu, durch adäquate Gegenspannung für das richtige Tempo und das jeweils geforderte Ausmaß der Bewegung zu sorgen. Sind diese Muskeln gelähmt, so fällt der passiv erhobene Arm mit der ganzen Gewalt seiner Schwere herab, sobald er durch keine andere Kraft daran verhindert wird.

Dagegen müssen, sobald die Senkung des Armes gegen Widerstand erfolgt, Muskelkräfte die Eigenschwere des Armes unterstützen. Hierbei wirken der *Pectoralis major*, der *Latissimus*, der *Teres major*, der *untere Abschnitt des Subscapularis* und des *Infraspinatus* und der *Teres minor* zusammen. Die obere Portion des Pectoralis zieht für sich allein den Arm so an den Rumpf an, daß der Humerus etwas schräg nach vorne medial gestellt wird und der Ellbogen hart vor den vorderen Teil des Rippenbogens zu stehen kommt, die untere Pectoralisportion preßt bei ihrer alleinigen Kontraktion den Arm direkt der Seite des Thorax an, der Latissimus und Teres major führen den Arm etwas nach hinten innen, so daß der Ellbogen hart an die Rückseite des Thorax zu stehen kommt. Subscapularis, Infraspinatus und Teres minor ziehen den Arm gerade an die Seite des Rumpfes heran.

Eine geringe adduktorische Komponente entfalten auch der lange Tricepskopf, der Coracobrachialis und der kurze Bicepskopf. Dieselbe ist aber so gering, daß sie praktisch vernachlässigt werden kann.

Bei der Senkung des nach vorne erhobenen Armes gegen Widerstand wirken natürlich auch die Extensoren des Humerus (die hintere Portion des Deltoideus und der lange Tricepskopf) und bei der Senkung des nach hinten erhobenen Armes die Flexoren des Humerus, insbesondere die vordere Portion des Deltoideus, kräftig mit.

Von den Adductoren des Armes sind der untere Pectoralis und der Latissimus dorsi bestrebt, den Kopf des Humerus an der Pfanne nach abwärts zu ziehen, besonders wenn die Bewegung auf energischen Widerstand stößt. Dieser abwärts ziehenden Tendenz wirken vor allem der Coracobrachialis, der lange Tricepskopf und der Teres major, in geringem Grade auch der Biceps entgegen.

Bei isoliertem Ausfall des Pectoralis major ist die Adduktion des Armes gegen Widerstand noch durch den Latissimus dorsi und Teres major mit großer Kraft möglich, wenn auch naturgemäß entsprechend dem beträchtlichen Volumen des Pectoralis major eine Reduktion an Kraft gegenüber der Norm stets unverkennbar ist. Weit geringer ist die Einbuße an adduktorischer Kraft, wenn nur der Latissimus oder nur der Teres major gelähmt ist. Sind Pectoralis major und Latissimus gelähmt, so ist der Teres major, unterstützt durch den unteren Subscapularis, Infraspinatus und Teres minor noch imstande den Arm ziemlich kräftig gegen Widerstand zu adduzieren; die Leistungsfähigkeit der genannten Muskeln wird durch die energische Mitwirkung des Rhomboideus, welcher den Margo vertebralis der Scapula schräg von oben außen nach unten innen einstellt, und durch den Trapezius, welcher den Margo vertebralis der Wirbelsäule nähert und festhält, ad maximum gesteigert. Sind aber Pectoralis major, Latissimus und Teres major gelähmt, so ist die Kraft der Adduktion des Humerus gegen Widerstand praktisch aufgehoben.

Die Mitwirkung des Coracobrachialis und Triceps caput longum bei der Adduktion besteht vor allem darin, daß sie die infolge des Zuges des Pectoralis major und Latissimus drohende Gefahr des Abgleitens des Kopfes an der Pfanne verhüten. Sind sie gelähmt, so erfährt der Humeruskopf bei der Adduktion des Armes gegen Widerstand unter dem Zuge des Pectoralis und Latissimus eine Subluxation nach abwärts.

Als Antagonisten wirken bei der Adduktion des Armes in der Frontalebene die Abductoren, in erster Linie die mittlere Portion des Deltoideus, nächst ihr der Supraspinatus und der lange Bicepskopf. Ihnen fällt, soferne die Senkung des Armes ohne Widerstand unter der Wirkung der Schwere erfolgt, die Aufgabe zu, die Bewegung nach Tempo und Ausmaß zu regulieren. Erfolgt aber die Adduktion gegen äußeren Widerstand, so ist die Mitwirkung der antagonistischen Abductoren nicht nur entbehrlich, sondern im Gegenteil unzweckmäßig und sie werden daher unter diesen Bedingungen normaliter auch gar nicht mitinnerviert. Die Lähmung der Abductoren hat auf die Exkursionsbreite der Adduktion innerhalb der Frontalebene keinen Einfluß, weil der Rumpf eine weitere Adduktion des Armes unmöglich macht, ehe die Spielbreite des Gelenkes erschöpft ist. Aber vor dem Rumpf und hinter dem Rumpf kann der Arm bei Lähmung der Abductoren manchmal weiter adduziert werden als normaliter, ein Beweis, daß in der Norm der Dehnungswiderstand der Abductoren für den Grad der größtmöglichen Adduktion mitbestimmend ist.

5. Die Bewegung des abduzierten Armes nach vorne und nach hinten.

Ist der Oberarm innerhalb der Frontalebene bis zur Horizontalen abduziert und soll er innerhalb der letzteren nach vorne geführt werden, so wirken dabei als Agonisten der Bewegung der vordere Deltoideus und die obere Portion des Pectoralis zusammen. Der Schultergürtel wird dabei aus der Adduktionsstellung nach vorne vorgeführt, proniert (S. 143). Der vordere Deltoideus sorgt infolge seiner elevatorischen Wirkung auf den Humerus gleichzeitig auch für das Einhalten der horizontalen Bewegungsebene. Er ist, eine genügende Einstellung des Schultergürtels nach vorne vorausgesetzt, für sich allein imstande den Arm aus der Frontalebene bis in die Sagittalebene nach vorne zu führen. Aber über die Sagittalebene hinaus medialwärts vermag er den Arm nicht zu führen; dazu ist die obere Portion des Pectoralis major unentbehrlich. Ist diese gelähmt, so ist der Kranke außerstande, die Arme innerhalb der Horizontalebene zu überkreuzen, oder den Oberarm so weit medialwärts zu führen, daß die Hand die Rückseite der kontralateralen Schulter erreicht.

Bei der Bewegung des Armes innerhalb der Horizontalebene von vorne *nach hinten* führt der Schultergürtel die entgegengesetzte Bewegung aus, wie bei der Bewegung des Armes von hinten nach vorne; er wird in die größtmögliche Adduktionsstellung geführt. Die Bewegung des Humerus im Scapulohumeralgelenk untersteht zunächst dem mittleren und dem hinteren Deltoideus und dem langen Tricepskopf. Der mittlere Deltoideus vermag aber den Arm innerhalb der Horizontalebene aus der Sagittalebene nur bis in die Frontalebene zu führen. Für die Weiterführung des Armes aus der Frontalebene nach hinten ist die hintere Portion des Deltoideus und das Caput longum tricipitis erforderlich, sie können den Arm etwa bis in die Sagittalebene nach hinten führen, darüber hinaus, also z. B. zur Überkreuzung der Arme hinter dem Rücken sind aber der Latissimus und Teres major unentbehrlich. Zu beachten ist, daß je weiter sich der Arm aus der Frontalebene nach hinten zu entfernt, er um so tiefer unter die Horizontale herunter sinkt. Das beruht in erster Linie darauf, daß der hintere Deltoideus und der lange Tricepskopf eine geringere elevatorische Komponente besitzen als der vordere und mittlere Deltoideus, ferner darauf, daß in der Sagittalebene und vollends in allen von ihr medialwärts gelegenen Ebenen, Latissimus und Teres major kräftig mitwirken müssen und ihre senkende Wirkung auf den Humerus zum Ausdruck bringen und schließlich darauf, daß in diesen Ebenen das Scapulohumeralgelenk überhaupt nur eine geringe Exkursion des Humerus nach hinten oben gestattet.

6. Die Auswärtsrotation des Armes.

Als Auswärtsroller des Armes fungieren der Supraspinatus, der Infraspinatus und der Teres minor. Der erstere ist gleichzeitig Flexor und Abductor des Humerus, die beiden letzteren sind gleichzeitig Adductoren. Bei Ausfall der beiden ersteren, vom N. suprascapularis versorgten Muskeln, ist der vom N. axillaris versorgte Teres minor allein noch bis zu einem gewissen Grade imstande, eine Außenrotation zu bewirken, aber die Exkursion der Bewegung ist entweder merklich eingeschränkt oder wenn sie in breiterem Umfange gelingt, entbehrt sie jeglicher Kraft. Andererseits hat der alleinige Ausfall des Teres minor bei Integrität des Supraspinatus und Infraspinatus keinen greifbaren Einfluß auf das Ausmaß und die Kraft der Auswärtsrollung. Als Antagonisten der Auswärtsrotation wirken der Subscapularis, der Pectoralis major der Latissimus dorsi und der Teres major. Da alle diese Muskeln gleichzeitig Adductoren des Oberarms sind, also bei der Erhebung des Arms gedehnt werden, so ergibt sich als Folge, daß der hoch erhobene Arm nur in geringem Umfange auswärtsrotiert werden kann. Sind aber die genannten Antagonisten gelähmt oder deafferentiert, so bildet die Erhebung des Armes kein Hindernis für eine gleichzeitige Außenrotation des Humerus.

7. Die Einwärtsrotation des Oberarmes.

Als Einwärtsroller des Humerus fungieren der Subscapularis, der Pectoralis major, der Latissimus dorsi und der Teres major. Der erstere ist abgesehen von der unteren Portion, welche gleichzeitig adduzierend wirkt, ein reiner Innenrotator, die anderen Muskeln sind in erster Linie Adductoren und gleichsam nur nebenamtlich Innenrotatoren. Ist der Subscapularis gelähmt, so ist die Innenrotation des vertikal herabhängenden Armes noch durch den Pectoralis major, Latissimus und Teres major in ziemlich weitem Umfange möglich; aber der nach vorne oder nach der Seite oder nach hinten erhobene Arm kann nicht mehr einwärts rotiert werden, es sei denn, daß er gleichzeitig gesenkt wird. Umgekehrt ist bei völliger Lähmung des Pectoralis major, Teres major und Latissimus und bei Integrität des Subscapularis die Innenrotation des Armes in vollem Ausmaß und mit großer Kraft möglich, einerlei ob der Arm vertikal zur Seite des Rumpfes herabhängt oder ob er nach vorne oder nach der Seite oder nach hinten erhoben ist.

Vergleicht man die Kraft, welche die verschiedenen Muskelgruppen des Oberarms bei größtmöglicher Innervation normaliter zu entfalten vermögen, so ergibt sich, daß die Kraft der Adductoren erheblich über die der Abductoren überwiegt, ebenso die der Innenrotatoren über die der Außenrotatoren, während Flexoren und Extensoren einander ungefähr gleichgestellt sind. R. Fick gibt als größtmögliche Arbeitsleistung der Muskeln des Scapulohumeralgelenkes für die *Flexoren* 12,16 kg/m, für die *Extensoren* 12,44 kg/m, für die *Adductoren* 12,01 kg/m, für die *Abductoren* 5,76 kg/m, für die *Innenrotatoren* 14,88 kg/m, für die *Außenrotatoren* 7,10 kg/m an.

IV. Die Muskeln des Cubitalgelenkes.

A. Die Wirkungsweise der einzelnen Muskeln des Cubitalgelenkes und die Folgen ihrer Lähmung.

1. Brachialis internus.

[C_5—C_6; oberer Primärstrang, Fasciculus lateralis, N. musculocutaneus, akzessorische Innervation durch N. medianus und N. radialis.]

Der *Brachialis internus* entspringt von der Vorderfläche des Humerus von der Höhe der Tuberositas deltoidea an abwärts bis in die Nähe des Ellbogengelenkes, vom Septum intermusculare mediale et laterale, sowie von der Endsehne des Deltoideus und dem Endstück des Coracobrachialis; er zieht an der Vorderfläche der Ellbeuge vorbei und inseriert an der Tuberositas ulnae.

Der *Brachialis internus* ist, obwohl er großenteils vom Biceps brachii und in seinem äußeren unteren Abschnitt vom Brachioradialis bedeckt ist, doch normaliter in gewissem Grade der percutanen faradischen Reizung zugängig, weil sein Bauch beiderseits etwas über den des Biceps seitlich herausragt. Ausgezeichnet gelingt die isolierte Reizung des Brachialis, wenn der ihn bedeckende Biceps gelähmt und atrophiert ist. Einer störenden Mitreizung des Brachioradialis und der Tricepsbäuche geht man bei der Radialislähmung aus dem Wege.

Der *Brachialis internus beugt* bei seiner Kontraktion den Vorderarm, und zwar ohne ihm eine andere Bewegung zu erteilen, wenn wir von einer geringen Abweichung des Vorderarms aus der Bewegungsebene nach der Radialseite zu absehen.

Diese Nebenwirkung ist dem Muskel hauptsächlich von Meyer zugeschrieben worden. Sie kann dadurch zustande kommen, daß das Cubitalgelenk kein ganz reines Scharniergelenk ist, sondern leichte sog. Seitenschwankungen des Vorderarms zuläßt, infolge deren die Längsachse der Ulna, d. h. die Verbindungslinie zwischen dem Mittelpunkt der Führungsleiste ihrer humeralen Gelenkfläche und dem ihrer distalen Köpfchenfläche, von der Längsachse des Oberarms während der Beugung nach außen oder innen abweicht.

Das stärkste Drehungsmoment bringt der Brachialis, wie BRAUNE und FISCHER gezeigt haben, bei einer Beugestellung des Vorderarms zwischen 100 und 110° hervor. Seine maximale Arbeitsmöglichkeit beträgt nach R. FICK 3,84 kg/m.

Der Brachialis internus hat im Gegensatz zu den anderen Beugern des Vorderarms keinen Einfluß auf die Vorderarmknochen im Sinne der Pronation oder Supination, und seine Beugekraft ist genau die gleiche, ob sich die Hand in Supinationsstellung, in Mittelstellung oder in Pronationsstellung befindet. Der Grad der Beugewirkung auf den Vorderarm ist auch von der Stellung des Oberarms völlig unabhängig.

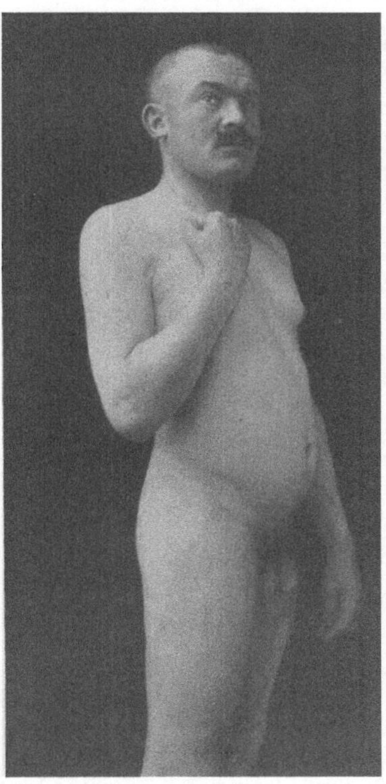

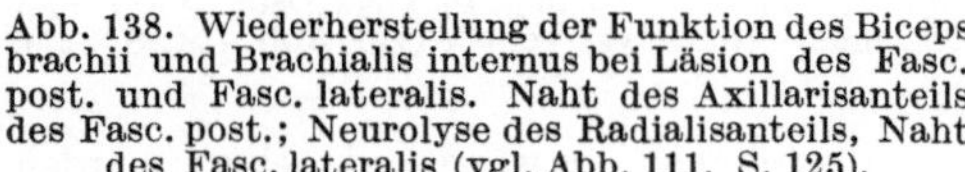

Abb. 138. Wiederherstellung der Funktion des Biceps brachii und Brachialis internus bei Läsion des Fasc. post. und Fasc. lateralis. Naht des Axillarisanteils des Fasc. post.; Neurolyse des Radialisanteils, Naht des Fasc. lateralis (vgl. Abb. 111, S. 125).

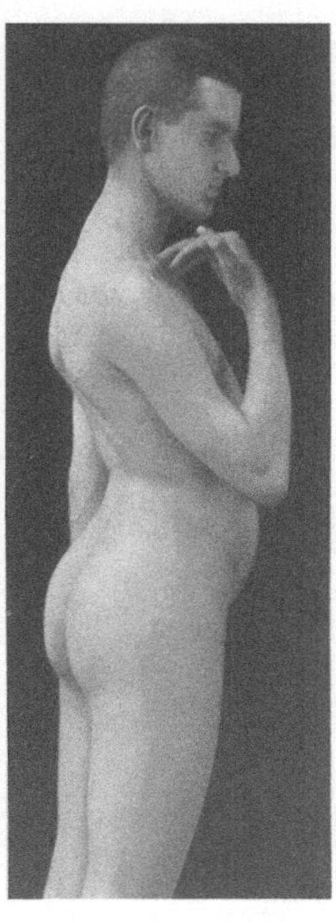

Abb. 139. Wiederherstellung der Funktion des Biceps und Brachialis internus bei Läsion des Fasciculus lateralis. Naht des Fasciculus lateralis und der medialen Medianuswurzel.

Isolierte Lähmung des Brachialis internus kommt erstens bei isolierter Durchtrennung seines aus dem Musculocutaneusstamm hervorgehenden Astes vor; die zwar oft vorhandene akzessorische Innervation des Muskels durch eine oder mehrere Äste des Radialis und durch den Ramus collateralis N. mediani spielt in der Mehrzahl der Fälle praktisch keine Rolle. Ferner beobachteten wir isolierte Lähmungen des Brachialis in solchen Fällen von totaler Musculocutaneusunterbrechung, in denen der Coracobrachialis und der Biceps abnormerweise ganz vom Medianus innerviert werden, ferner in solchen Fällen von partieller diffuser Schädigung des Musculocutaneus, in denen der Brachialis internus als der distalste und damit als der vulnerabelste der vom Musculocutaneus versorgten Muskeln allein gelähmt ist, und schließlich bei der Regeneration nach der Naht des Musculocutaneus, wenn die auswachsenden Neuriten zwar schon den Coracobrachialis und Biceps brachii, aber noch nicht den Brachialis internus erreicht haben.

In Fällen von *isoliertem Ausfall* der *Brachialis internus* ist eine Veränderung der Ruhelage des Vorderarms gegenüber der Norm nicht wahrzunehmen. Die willkürliche Beugung des Vorderarmes geschieht in vollem Umfange, wenn die anderen Flexores antibrachii erhalten sind, eine Herabsetzung der gesamten Beugekraft ist aber naturgemäß feststellbar.

Bei der Lähmung der Brachialis internus infolge von traumatischer Schädigung des N. musculocutaneus kommt in erster Linie die Naht oder die Neurolyse des Nerven in Betracht. Wie schon erwähnt, stellt sich der Brachialis internus von den vom Musculocutaneus versorgten Muskeln nach der Naht oder der Neurolyse des Nerven am spätesten wieder her. Dasselbe gilt von denjenigen Fällen, in welchen die Brachialislähmung Teilerscheinung einer Läsion des Fasciculus lateralis oder des oberen Primärstranges oder der 5. und 6. cervicalen Plexuswurzel ist. Ich habe aber gleichwohl in zahlreichen Fällen von Musculocutaneusnaht oder Naht des Fasc. lateralis oder des oberen Primärstranges oder der 5. und 6. cervicalen Plexuswurzel eine Reneurotisation auch des Brachialis internus beobachtet (vgl. Abb. 138—141). Zur Heteroreneurotisation des Muskels habe ich in Fällen von nuclearer Lähmung des Brachialis internus oder bei irreparabler Läsion der Plexusstränge oder des Musculocutaneus als Neurotisator den N. thoracicus anterior und den Ast des langen Tricepskopfes verwandt; dieselben wurden durch Kopulation mit dem durchtrennten Musculocutaneus verbunden (Abb. 144, S. 170).

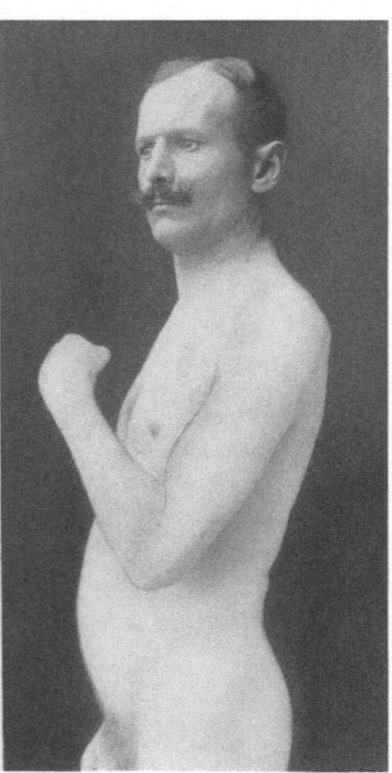

Abb. 140. Wiederherstellung der Funktion des Biceps und Brachialis internus bei traumatischer Läsion des Fasciculus lateralis. Naht des Fasciculus lateralis (vgl. Abb. 112, S. 126).

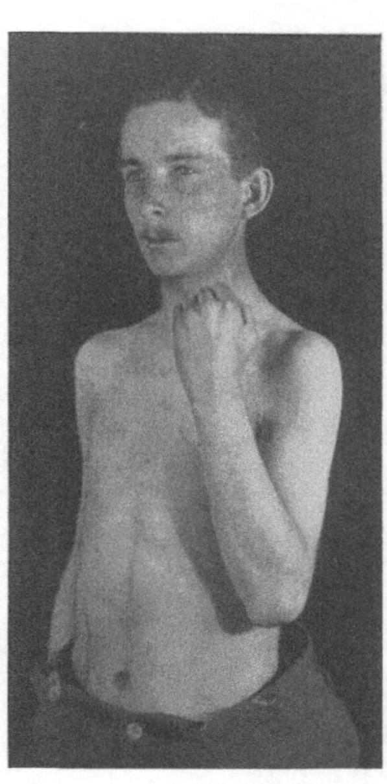

Abb. 141. Wiederherstellung der Funktion des Biceps und Brachialis internus bei traumatischer Läsion der 5. und 6. cervicalen Plexuswurzel. Naht von C_5, innere Neurolyse von C_6 (vgl. Abb. 114, S. 127).

2. Biceps brachii.

[C_5, C_6; oberer Primärstrang, Fasciculus lateralis, N. musculocutaneus, manchmal N. medianus.]

Der *Biceps brachii* entspringt, wie schon früher S. 82 erwähnt, mit zwei Köpfen von der Tuberositas supraglenoidalis der Scapula und vom Processus coracoideus. Manchmal existiert noch ein vom Humerus unmittelbar unter der Insertion des Coracobrachialis entspringender dritter Kopf. Die Insertion des Biceps am Vorderarm erfolgt bekanntlich durch die Bicepssehne und den Lacertus fibrosus; die erstere inseriert an der nach hinten medial gerichteten Tuberositas radii; sie legt sich bei Pronationsstellung des Vorderarms spiralig um den Hals des Radius herum und wickelt sich bei der Supination von diesem ab. Der Lacertus fibrosus zieht schräg nach medial abwärts über die Ellbeuge hinweg und geht in die Fascie des Vorderarms über.

Der *Biceps brachii* ist wegen seiner oberflächlichen Lage bereits in der Norm der percutanen faradischen Reizung sehr gut zugängig.

Der *Biceps brachii beugt* bei seiner Kontraktion den Vorderarm sehr kräftig. Nach Meyer soll er dabei im Gegensatz zum Brachialis internus dem Vorderarm eine geringe Neigung nach der Ulnarseite zu erteilen. Auf die Hand wirkt der Biceps supinierend. Man bezeichnet ihn daher mit Recht als *Flexor supinatorius*. Die stärkste Beugewirkung entfaltet der Biceps auf den Vorderarm, wenn der Oberarm gleichzeitig extendiert und die Hand proniert ist, weil bei dieser Stellung der Nachbargelenke die Insertionspunkte des Biceps am weitesten voneinander entfernt sind, der Muskel also die stärkste Ausgangsdehnung aufweist.

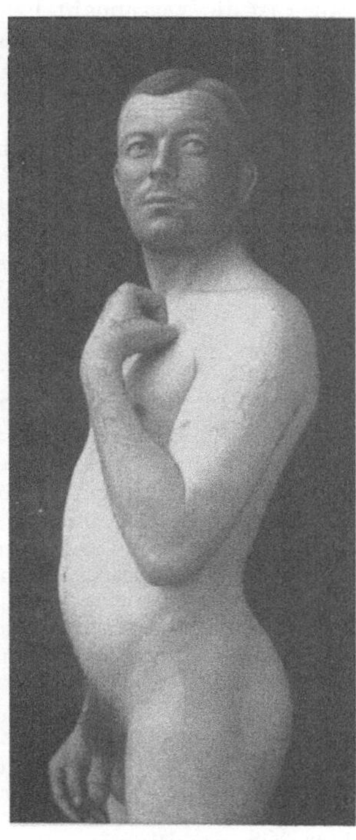

Abb. 142. Direkte Implantation des zentralen Endes des durchtrennten N. musculocutaneus in Biceps cap. long. et breve. Vorzügliche Wiederherstellung der Funktion des Biceps.

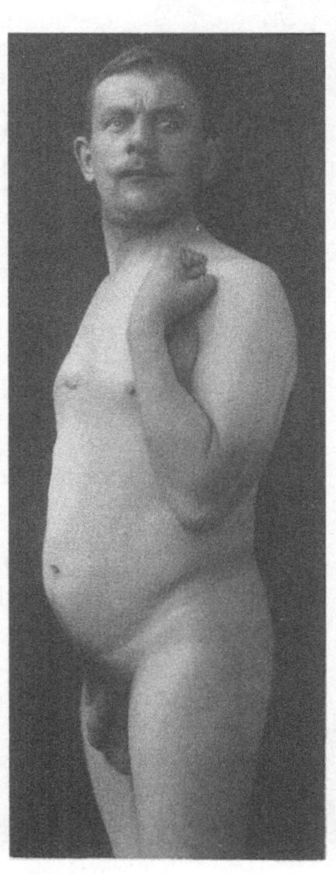

Abb. 143. Direkte Implantation des zentralen Endes des durchtrennten N. musculocutaneus in Biceps cap. long. et breve. Vorzügliche Restitution des Biceps.

Das größte Drehungsmoment bringt der Biceps, bei einem Beugewinkel des Vorderarms, der zwischen 90 und 100° liegt, hervor (Braune und Fischer). Die beiden Bicepsköpfe bilden zusammen den weitaus kräftigsten Beugemuskel des Vorderarms. Ihre maximale Arbeitsleistung beträgt nach R. Fick 4,85 kg/m.

Isolierte Lähmung des Biceps brachii beobachten wir, von den seltenen Fällen einer isolierten Durchtrennung der Äste des Musculocutaneus für den Biceps abgesehen, besonders in solchen Fällen von Totaltrennung des Musculocutaneus, in denen der Brachialis internus abnormerweise ganz vom Medianus und Radialis versorgt wird. In diesen Fällen ist ebensowenig wie bei isoliertem Ausfall des Brachialis internus eine Veränderung der Stellung des Vorderarms zum Oberarm in der Ruhe festzustellen. Die willkürliche Beugung des Vorderarms geschieht, wenn alle andere Flexoren intakt sind, noch in vollem Umfange, wenn auch eine erhebliche Einbuße an Kraft gegenüber der Norm unverkennbar ist.

Duchenne hat angegeben, daß Kranke, deren Biceps gelähmt war, die aber noch über den Brachialis internus und Brachioradialis verfügten, den Vorderarm noch mit großer

Kraft zu beugen imstande seien; wenn aber der Widerstand gegen die Beugung groß sei, wie beim Aufheben eines schweren Körpers von der Erde, so gleite der Kopf des Humerus an der Pfanne abwärts und das verursache heftige Schmerzen in der Achselhöhle. Ich halte diese Angabe DUCHENNEs nicht für richtig. Zwar gehört der Biceps zu den Muskeln welche den Humeruskopf im Scapulohumeralgelenk nach oben zu fixiert halten, aber er ist mit dieser Aufgabe keineswegs allein betraut; der wichtigste hierfür in Betracht kommende Muskel ist der Coracobrachialis und so lange dieser intakt ist, habe ich trotz Ausfalls des Biceps auch beim Beugen des Vorderarms gegen Widerstand kein Abgleiten des Kopfes an der Pfanne nach abwärts beobachtet.

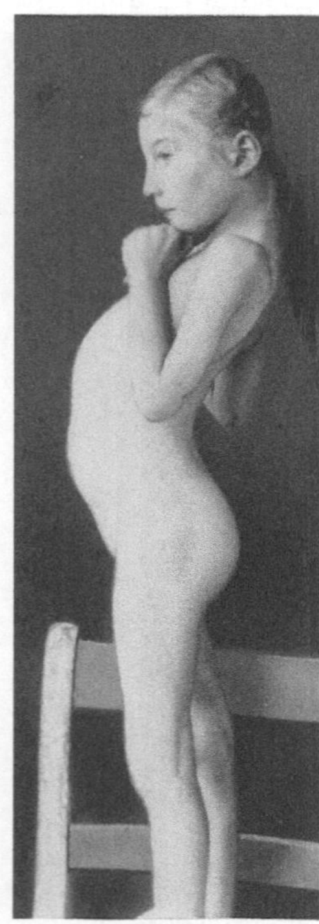

Abb. 144. Wiederherstellung der Funktion des Biceps und Brachialis internus bei Poliomyelitis durch Heteroreneurotisation des N. musculocutaneus durch N. thoracicus anterior und Ast des langen Tricepskopfes (vgl. Abb. 117, S. 129).

Bei anhaltender Lähmung des Biceps brachii infolge von traumatischer Schädigung des N. musculocutaneus oder der korrespondierenden Plexusstränge ist die Nervennaht bzw. die Neurolyse angezeigt. Nach der Naht des Musculocutaneus oder des Fasciculus lateralis oder des oberen Primärstranges oder der 5. und 6. cervicalen Plexuswurzel stellt sich die Funktion des Biceps vor der des Brachialis internus wieder her (vgl. Abb. 138—141), ziemlich bald hinter dem Coracobrachialis, der bei der Restitution des Musculocutaneusgebietes den Reigen eröffnet. In zwei Fällen von Musculocutaneuslähmung, in denen die Naht des Nerven unmöglich war, weil das periphere Ende total destruiert war, habe ich mit gutem Erfolg das zentrale Ende des Nerven direkt in den langen und kurzen Bicepskopf implantiert (vgl. Abb. 142, 143).

Zur Heteroreneurotisation des Biceps habe ich, wie bereits bei der Besprechung der Brachialislähmung erwähnt wurde, den N. thoracicus anterior und den Ast des langen Tricepskopfes verwandt (vgl. Abb. 144).

In Fällen, in denen eine Reneurotisation des Biceps auf keine Weise möglich ist, weil kein Neurotisator zur Verfügung steht, oder in denen sie aussichtslos erscheint, weil die Atrophie des Muskels zu stark vorgeschritten ist und die Lähmung zu lange besteht, kommt die Überpflanzung anderer Muskeln auf den Biceps in Betracht. Als Kraftspender sind der äußere Tricepskopf, der lange Tricepskopf oder der gesamte Triceps, ferner der Latissimus dorsi und der Pectoralis major verwandt worden. Der lange Tricepskopf und der Pectoralis major, besonders dessen claviculare Portion erscheinen ihrer Verlaufsrichtung nach weitaus am geeignetsten für den Ersatz des Biceps. Bei Verwendung des Pectoralis major ist es erforderlich, die von ihrer Insertion an der Spina tuberculi majoris abgetrennte Sehne der Portio clavicularis nicht einfach auf den morschen Muskelbauch des Biceps aufzunähen, sondern sie durch eine künstliche Sehne bis zur Bicepssehne zu verlängern. Dazu kann man entweder einen langen Zügel aus der Fascia lata oder noch besser nach dem Vorgang von LANGE Seidensehnen verwenden, welche zwischen dem langen und kurzen Bicepskopf entlang bis an die Bicepssehne herangeleitet und an dieser sowie vor allem auch an der Ulna befestigt werden. Außerdem empfiehlt es sich, daß man ein seidenes Führungsband vom Processus coracoideus schlingenförmig um den Pectoralis major herumführt, welches als Rolle dient und dadurch erst eine ausgiebige Beugewirkung auf den Vorderarm für die Dauer sicherstellt. Es ist auch empfohlen worden bei Lähmung des Biceps und Brachialis internus den Epicondylus internus mit den an ihm inserierenden Muskeln, Pronator teres, Flexor carpi radialis, Pulmaris longus und Flexor carpi ulnaris an einen etwa 5 cm höher gelegenen Punkt des Humerus zu verlagern. Dadurch soll die flektierende Wirkung, die diese Muskeln auf den Vorderarm normaliter nur im geringen Umfang besitzen, nicht unbeträchtlich vergrößert werden.

3. Brachioradialis.

[C_5, C_6; oberer Primärstrang, Fasciculus posterior, N. radialis.]

Der *Brachioradialis* entspringt von der Außenseite des Humerus, oberhalb des Epicondylus lateralis und vom Sept. intermusculare laterale, er zieht über die Ellbeuge abwärts und inseriert mit einer langen Sehne am Processus styloideus radii.

Der *Brachioradialis* ist der percutanen isolierten faradischen Reizung sehr gut zugängig. Für die Beurteilung seiner Wirkung sind besonders Fälle von Medianus und Musculocutaneuslähmung wertvoll, weil dabei die Gefahr der gleichzeitigen Kontraktion der Nachbarmuskeln, besonders des Brachialis internus und Pronator teres ausgeschaltet ist.

Der Brachioradialis *beugt* bei seiner Kontraktion den Vorderarm, gleichzeitig proniert er die Hand, wenn diese in Supination steht, so weit, daß sie die Mittelstellung zwischen Pro- und Supination einnimmt, so daß also am vertikal herabhängendem Oberarm die radiale Kante des Vorderarms aufwärts weist. Man bezeichnet den Brachioradialis daher auch als Flexor pronatorius. Nach MEYER erteilt der Brachioradialis dem Vorderarm während der Beugung eine geringe Neigung nach der Radialseite.

Der Brachioradialis steht unter den Beugern des Vorderarms an dritter Stelle. Seine maximale Arbeitsleistung beträgt bei Mittelstellung der Hand zwischen extremer Pro- und Supination nach R. FICK 2,21 kg/m. Nach BRAUNE und FISCHER besitzt der Muskel sogar von allen Vorderarmflexoren das stärkste Drehungsmoment, am größten ist dasselbe in einer Beugestellung des Vorderarms zwischen 100 und 110°.

Die gleichzeitig pronierende Wirkung des Brachioradialis wird von FROHSE und FRAENKEL entschieden in Abrede gestellt. Sie meinen, daß die bei der faradischen Reizung des Muskels von anderen Autoren beobachtete Pronation auf eine Mitreizung des Pronator teres zurückzuführen sei. Dieser Einwand ist unberechtigt, denn die Hand begibt sich unter der Kontraktion des Brachioradialis auch dann aus der Supinationsstellung in die Mittelstellung, wenn der Medianus unterbrochen ist und damit der Pronator teres gelähmt ist.

Die wichtigste Frage ist die, ob der Brachioradialis für sich allein, ohne die Mitwirkung des Brachialis internus und des Biceps, den Vorderarm zu beugen vermag. Nach BRAUNE und FISCHER soll der Muskel schon in der Ausgangsstellung, d. h. bei größtmöglicher Streckstellung des Ellbogengelenkes ein nicht unbeträchtliches Beuge-Drehungsmoment besitzen. Zahlreiche Autoren — ich nenne nur STOOKEY — haben aber behauptet, daß der Brachioradialis erst dann beugend auf den Vorderarm wirke, nachdem die Bewegung durch die anderen Beuger, Brachialis internus und Biceps, eingeleitet worden ist, daß er aber dann die letzteren während der weiteren Beugung kräftig unterstütze. Tatsächlich kann man in manchen Fällen von Totaltrennung des Musculocutaneus, in denen Biceps und Brachialis internus gelähmt sind, beobachten, daß am vertikal herabhängenden Oberarm der in voller Streckstellung befindliche Vorderarm zunächst überhaupt nicht gebeugt werden kann, trotz völliger Integrität des Brachioradialis. Erst wenn *passiv* der Vorderarm in eine leichte Beugestellung, deren Größe individuell schwankt, gebracht ist, gelingt den Kranken die *aktive* Beugung, die dann allerdings unter der Wirkung des Brachioradialis mit erstaunlicher Kraft vor sich geht. In anderen Fällen von totaler Musculocutaneuslähmung sind die Kranken aber sehr wohl imstande, den Vorderarm schon von der vollen Streckstellung aus aktiv zu beugen. Worauf dieses unterschiedliche Verhalten in bezug auf das Drehungsmoment des Brachioradialis in den Anfangsgraden der Beugeexkursion beruht, scheint bisher ungeklärt.

Wir haben oben betont, daß sich unter der alleinigen Kontraktion des Brachioradialis die Hand, während der Vorderarm gebeugt wird, in die Mittelstellung zwischen extremer Supination und Pronation begibt. Bei dieser Mittelstellung der Hand ist schon unter normalen Verhältnissen die kräftige Kontraktion des Brachioradialis bei der Beugung des Vorderarms am deutlichsten feststellbar, indem der Muskelbauch, besonders wenn die Beugung gegen Widerstand ausgeführt wird, prall unter der Haut in der Ellbeuge vorspringt und vollends gilt das für alle Fälle, in denen der Musculocutaneus unterbrochen und der Kranke bei der Beugung des Vorderarms im wesentlichen auf den

Brachioradialis angewiesen ist (vgl. Abb. 145). Veranlaßt man einen Kranken, dessen Musculocutaneus völlig gelähmt ist, den Vorderarm bei völlig supinierter Handstellung zu beugen und während der Beugung die Supinationsstellung beizubehalten, so kommt die Beugung manchmal überhaupt nicht zustande. Die Beugung des Vorderarms steht und fällt in diesen Fällen mit dem gleichzeitigen Übergang der Hand in die Mittelstellung zwischen Pronation und Supination. Aber das gilt nicht für alle Fälle. Ich habe auch Fälle von Totaltrennung der Musculocutaneus beobachtet, in denen der Vorderarm auch dann flektiert werden konnte, wenn die Supinationsstellung der Hand während der Beugung beibehalten wurde, aber die Exkursionsgröße der Beugebewegung und die Kraft derselben war dabei merklich geringer als wenn die Beugung in Mittelstellung der Hand vorgenommen wurde.

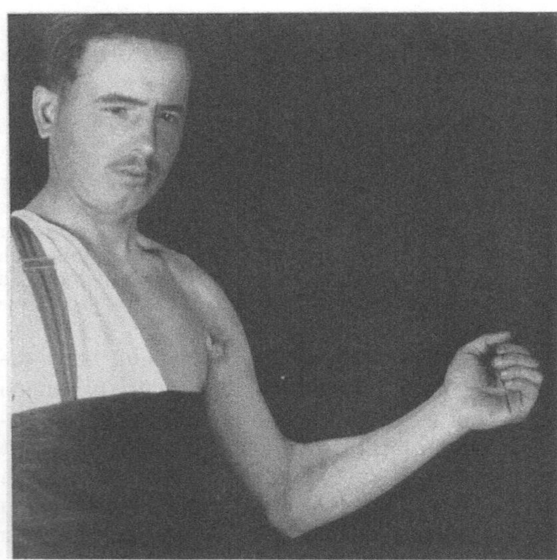

Abb. 145. Lähmung des N. musculocutaneus. Vorderarmbeugung durch Brachioradialis, dessen Wulst stark unter der Haut vorspringt. Hand begibt sich in Mittelstellung zwischen Pronation und Supination.

Bei der *Lähmung des Brachioradialis* habe ich niemals eine Abweichung der Stellung des Vorderarms zum Oberarm in der Ruhe beobachtet. Auch auf die willkürliche Beugung des Vorderarms hat das alleinige Ausscheiden des Brachioradialis aus dem Beugerkonzern keine anderen Folgen, als eine gewisse Reduktion der maximalen Kraftentfaltung der Beugergruppe. Was am meisten in die Augen springt, ist das Fehlen des Hervortretens des Muskelwulstes des Brachioradialis im Bereich der Ellbeuge bei der Beugung des Armes gegen Widerstand in Mittelstellung zwischen Supination und Pronation. Im übrigen kann aber die Beugung des Vorderarmes in Supinationsstellung, in Mittelstellung und in Pronationsstellung der Hand gleich gut ausgeführt werden, so lange Biceps, Brachialis internus und Pronator teres intakt sind. Letzterer überwindet ohne weiteres die supinierende Wirkung des Biceps und verstärkt, wenn er die Hand in extreme Pronation bringt dessen beugende Kraft sogar noch.

Isolierte Lähmung des Brachioradialis habe ich mehrmals bei isolierter Durchtrennung seines Nervenastes beobachtet; ferner einige Male nach der Naht des N. radialis, wenn die Unterbrechung im Bereiche des Abganges des Astes für den Brachioradialis gelegen war und aus bestimmten Gründen bei der Anlegung der Naht dieser Ast geopfert werden mußte. Hiernach blieb die Restitution der Brachioradialis aus, während alle anderen vom Radialis versorgten Muskeln sich wieder herstellten.

In allen Fällen von Naht des Radialis oberhalb des Abganges des Astes für den Brachioradialis regeneriert sich dieser letztere von allen vom Radialis versorgten Muskeln am frühesten, oder wenn die Leitungsunterbrechung ganz hoch liegt und auch der Triceps brachii in die Lähmung einbezogen ist, an zweiter Stelle, hinter dem Triceps. Letzteres gilt auch für alle Fälle von Naht des Fasciculus posterior bzw. der anderen Plexusstränge, welche die Bahnen des Brachioradialis führen.

4. Extensor carpi radialis longus.

[C_6, C_7; Fasciculus posterior, N. radialis.]

Der *Extensor carpi radialis longus* entspringt unterhalb des Ursprungs des Brachioradialis noch von der Außenseite des Humerus und vom Septum intermusculare laterale, sowie vom Epicondylus externus. Sein Muskelbauch zieht in der Hauptsache seitlich vom Ellbogengelenk, dabei aber doch etwas volarwärts vor diesem zum Vorderarm abwärts. Er inseriert an der Basis des 2. Metacarpalknochens.

Der *Extensor carpi radialis longus* ist der isolierten percutanen faradischen Reizung zugängig. Doch sind die Ergebnisse dieser Reizung wegen der engen Nachbarschaft besonders mit dem Brachioradialis gerade für die Beurteilung der Wirkung des Muskels auf das Cubitalgelenk mit Vorsicht zu verwerten. Hierfür kommt nur das Ergebnis der isolierten faradischen Reizung des operativ freigelegten Nervenastes des Muskels in Betracht, die ich wiederholt vorgenommen habe. Dabei konnte ich einige Male feststellen, daß der Vorderarm eine geringe *Beuge*exkursion gegen den Vorderarm ausführte. Konstant aber fand ich die Wirkung nicht.

Nach BRAUNE und FISCHER soll der Muskel erst dann eine beugende Wirkung entfalten, wenn der Arm vorher schon um etwa 20° gegen den Oberarm flektiert ist, während er in den der Streckstellung nahekommenden Winkelstellungen extendierend wirken soll. Demgegenüber behauptet R. FICK, daß der Extensor carpi radialis longus in allen Winkelstellungen, schon von der vollkommenen Streckstellung an, als kräftiger Beuger fungiere.

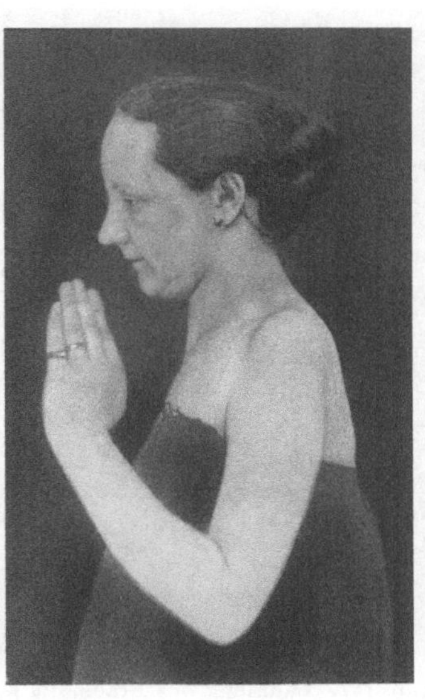

Abb. 146. Lähmung des Brachialis internus, Biceps und Brachioradialis. Beugung des Vorderarmes durch Extensor carpi radialis longus und Pronator teres.

Die Beugewirkung des Ext. carp. rad. long. auf dem Vorderarm darf aber nicht überschätzt werden. Wenn z. B. v. RECKLINGHAUSEN erklärt, daß der Ext. carp. rad. long. einen erheblichen beugenden Einfluß auf das Ellbogengelenk besitze und daß er derjenige Muskel sei, der gleichzeitig Hand und Ellbogen in der richtigen Lage festhalte, wenn wir einen in der Faust gefaßten Gegenstand, etwa einen am Henkel gefaßten Krug oder einen Speer vor uns hertragen, so kann darauf nur erwidert werden, daß bei derartigen Leistungen der Ext. carp. rad. long. ganz außerstande ist, den Vorderarm in der erforderlichen Beugestellung zu fixieren. In ganz vereinzelten Fällen, in denen die Hauptbeuger des Vorderarms, Brachialis internus, Biceps und Brachioradialis, gelähmt sind, kann allerdings der Vorderarm gegen den vertikal herabhängenden Oberarm noch etwas gebeugt werden und dabei hilft zweifellos der Ext. carp. rad. long. mit. Man sieht, wie in solchen Fällen (Abb. 146) die Hand unter der Wirkung des Ex. carp. rad. long. in Radialextension gerät. Aber erstens sind solche Fälle sehr selten und zweitens ist in jedem Falle der Umfang der Beugung gering und die *Kraftentfaltung* eine *minimale.* Außerdem ist nach den bisherigen Erfahrungen dabei der Ext. carp. rad. long. nicht allein im Spiele, sondern es sind auch die vom Epicond. internus entspringenden Muskeln, vor allem der Pronator teres dabei beteiligt. Einen Fall, in welchem von allen für die Beugung des Vorderarms überhaupt in Betracht kommenden Muskeln allein der Ext. carp. rad. long. erhalten und dabei noch eine willkürliche Beugung des Vorderarms möglich gewesen wäre, habe ich bisher niemals beobachtet.

5. Pronator teres.

[C_6, C_7; oberer und mittlerer Primärstrang, Fasciculus lateralis, laterale Medianuswurzel, N. medianus, manchmal akzessorische Innervation durch N. Musculocutaneus oder N. ulnaris.]

Der *Pronator teres* entspringt mit zwei Köpfen, mit dem *Caput humerale* von Epicondylus medialis humeri und zum Teil auch vom Septum intermusculare mediale sowie von dem Sehnenblatt, das ihn vom Flexor carpi radialis und Flexor dig. subl. trennt, und mit dem *Caput ulnare,* von der Vorderfläche der Ulnae unterhalb der Tuberositas ulnae. Beide Köpfe vereinigen sich, der gemeinsame Muskelbauch zieht schräg nach abwärts und auswärts und inseriert etwa in der Mitte des Unterarms an der Außenkante das Radius, dabei auf die Dorsalseite des Knochens übergreifend (Tuberositas pronatoria nach FROHSE und FRAENKEL).

Der *Pronator teres* ist in der Norm der percutanen isolierten faradischen Reizung sehr gut zugängig. Bemerkt muß werden, daß der Abgangspunkt des oberen Astes für den Pronator teres, der vornehmlich den oberen Teil des Caput humerale versorgt, vom N. medianus individuell nicht unerheblich schwankt. Am besten läßt sich die Wirkung des Pronator teres auf das Cubitalgelenk bei isolierter faradischer Reizung des operativ freigelegten Nervenastes für das Caput humerale studieren, die ich zahlreiche Male vornehmen konnte.

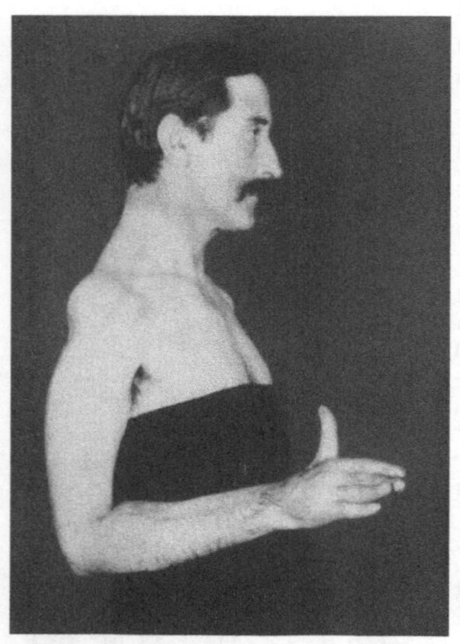

Abb. 147. Lähmung des Brachialis internus, Biceps und Brachioradialis. Beugung des Vorderarmes durch Pronator teres und Extensor carpi radialis longus.

Bei der Kontraktion des Pronator teres kommt es zu einer *Flexion* des *Vorderarmes.* Der Effekt der Kontraktion des Pronator teres stimmt mit der des Ext. carp. rad. long. weitgehend überein, insofern als die Beugeexkursion in der Regel nur sehr gering ist, und keineswegs bei allen Individuen auftritt.

Daß der Pronator teres eine flektierende Wirkung auf den Vorderarm ausübt, hatte schon DUCHENNE erkannt. Er schreibt: „Wenn zur Zeit, wo man den Pronator teres zur Kontraktion bringt, die Hand in Supination steht, und man der Pronation Widerstand bereitet, so beugt sich der Vorderarm mit ziemlich erheblicher Kraft gegen den Oberarm. Fährt man mit der Reizung fort, nachdem die Pronation der Hand schon ihr Maximum erreicht hat, so erfolgt auch eine Beugung des Vorderarmes, aber diese weist nur eine geringere Kraft auf."

Nach BRAUNE und FISCHER soll das Drehungsmoment des Pronator teres im Sinne der Beugung des Vorderarmes etwas geringer sein als das des Extensor carpi radialis longus, am stärksten soll es in einer Beugestellung von 100—110^0 sein. Nach R. FICK ist die maximale vom Pronator teres geleistete Arbeit sogar etwas größer als die maximale Arbeitsleistung des Extensor carp. rad. long.

In Praxi liegen die Verhältnisse so, wie es bereits bei Besprechung der Beugewirkung des Ext. carp. rad. long. auf den Vorderarm (S. 173) dargelegt wurde. In der überwiegenden Mehrzahl der Fälle, in welchen die Hauptbeuger des Vorderarmes, Brachialis, Biceps und Brachioradialis, gelähmt sind, ist die willkürliche Beugung des Vorderarmes ganz aufgehoben. Nur in vereinzelten Fällen gelingt eine aktive Beugung des Vorderarmes, entweder schon von der vollkommenen Streckstellung aus, oder nachdem man zunächst den Vorderarm passiv etwas gebeugt hat. An dieser Beugung ist, da wo sie gelingt, außer dem Ext. carp. rad. long. auch der Pronator teres erwiesenermaßen mitbeteiligt.

Man sieht und fühlt seine Kontraktion sehr gut, und man kann in diesen Fällen feststellen, daß sich die Hand während der Flexion des Vorderarmes in Pronation begibt (Abb. 147 und Abb. 146, S. 173). Ich habe nicht feststellen können, daß die Beugung des Vorderarmes auch nur spurenweise möglich gewesen wäre, wenn man den Übergang der Hand in die Pronation verhinderte. Die Angaben DUCHENNEs, daß die flektierende Wirkung des Pronator teres größer sein soll, wenn man die Hand in Supination festhält, als wenn man sie zunächst in Pronation wandern läßt, kann ich mit meinen eigenen Beobachtungen nicht in Einklang bringen. Ich habe auch bei der isolierten faradischen Reizung der freigelegten Äste des Pronator teres immer nur eine Beugung des Vorderarmes eintreten sehen, wenn die Hand in Mittelstellung oder vollkommener Pronationsstellung stand oder sich unter der Wirkung des Pronator teres in diese Stellung begab, aber niemals, wenn die Hand in Supinationsstellung festgehalten wurde.

Diese Tatsache erscheint allerdings zunächst auffällig, insofern als bei der Supinationsstellung der Hand die Insertionspunkte des Pronator teres weiter voneinander entfernt sind als bei Mittelstellung oder bei völliger Pronation und man eigentlich erwarten sollte, daß der Pronator teres im ersteren Falle wegen der größeren Anfangsdehnung mehr Kraft aufzubringen imstande sei als im letzteren Falle. Aber für die Wirkung eines Muskels ist nicht allein der Grad der Anfangsspannung maßgebend, sondern auch die jeweilige örtliche Beziehung der Verbindungslinie des distalen und proximalen Insertionspunktes des Muskels zur Gelenkachse. Diese örtlichen Beziehungen sind bei pronierter Handstellung andere als bei supinierter und bei ersterer offenbar für die Wirkung des Pronator teres auf das Cubitalgelenk im Sinne der Beugung günstiger als bei letzterer Einstellung der Hand.

Außer dem Pronator teres sollen nach R. FICK auch die anderen vom Epicondylus medialis entspringenden Vorderarmmuskeln, der *Flexor carpi radialis,* der *Palmaris longus* und der *Flexor digitorum sublimis* beugend auf das Cubitalgelenk einwirken. Ich habe zwar weder bei kräftiger percutaner faradischer Reizung der genannten Muskeln noch bei direkter Reizung ihrer operativ freigelegten Nervenäste jemals eine Vorderarmbeugung beobachten können. Und ich habe auch in jenen oben erwähnten Fällen von totaler Lähmung des Biceps, Brachialis internus und Brachioradialis, in denen eine aktive Flexion des Vorderarmes noch gelang, nicht feststellen können, daß an dieser Beugung außer dem Ext. carp. rad. long. und Pronator teres auch noch der Flexor carp. radialis, der Palmaris longus und der Flexor dig. sublimis beteiligt gewesen wären. Ich möchte aber an dieser Stelle nochmals erwähnen, daß die genannten vom Epicondylus internus humeri entspringenden Muskeln durch Verlagerung ihres Ursprungs auf eine weiter oben gelegene Stelle am Humerus in einigermaßen wirksame Beuger des Vorderarmes verwandelt werden können (vgl. S. 170).

6. Triceps brachii und Anconaeus.

[C_7, C_8, Th_1; Fasciculus posterior, N. radialis, manchmal akzessorische Innervation des Caput mediale durch N. ulnaris.]

Der *Triceps brachii* setzt sich aus vier Köpfen zusammen. Das *Caput longum* entspringt von der Tuberositas infraglenoidalis und zum Teil auch von der Endsehne des Latissimus; das *Caput laterale* hat seinen Ursprung an der Rückseite des Humerus, nach *außen* vom Sulcus spiralis des N. radialis, derselbe reicht vom Collum chirurgicum an weit herab bis etwas oberhalb vom Epicondylus lateralis nach abwärts; die Ursprungslinie wird etwa an der Grenze zwischen unterem und mittlerem Drittel durch den von der Rückseite des Humerus an die Außen-Vorderseite herumtretenden N. radialis unterbrochen. Das *Caput mediale* entspringt von der Rückseite des Humerus medial vom Sulcus spiralis; die Ursprungsfläche beginnt spitz etwa an der Grenze zwischen oberem und mittlerem Drittel des Humerus, verbreitert sich nach abwärts und reicht bis in die Nähe des Ellbogengelenkes nach abwärts; einen weiteren Zuwachs erhält der mediale Kopf durch Ursprungsbündel, welche von den Septa intermuscularia, besonders dem medialen stammen. Alle 3 Köpfe des Triceps vereinigen sich zu der starken Tricepssehne, welche am Olecranon inseriert, außerdem aber durch einen Lacertus fibrosus dorsalis mit der Fascie des Vorderarmes in Verbindung tritt (FROHSE und FRAENKEL). Der *Anconaeus* schließt sich auf der lateralen Seite an die untersten

Ursprungsbündel des Caput mediale tricipitis an; sein Ursprung liegt am Epicondylus lateralis, von hier strahlen seine Muskelbündel schräg divergierend nach medialwärts aus und inserieren an der Rückseite der Ulna unterhalb vom Olecranon.

Von den Köpfen des Triceps nehmen das Caput longum und Caput laterale eine oberflächliche Lage ein, so daß sie der percutanen isolierten faradischen Reizung gut zugängig sind. Das Caput mediale ist zwar großenteils von den beiden anderen Köpfen bedeckt, ragt aber auf der Medialseite im distalen Abschnitte des Oberarmes unter dem langen Kopfe hervor, woselbst es auch der isolierten elektrischen Reizung zugängig ist. Der Anconaeus hat seinen Reizpunkt etwas lateral von der Tricepssehne. Ein gemeinschaftlicher Reizpunkt für alle Tricepsköpfe, der so oft in den elektrodiagnostischen Tafeln angegeben wird, existiert m. E. nicht bzw. er ist identisch mit dem Reizpunkt des gesamten Radialisstammes hoch oben und innen am Oberarm unmittelbar am Ausgang der Achselhöhle. Eine einwandfrei isolierte Reizung der einzelnen Köpfe des Triceps gelingt nur bei direkter Reizung der operativ freigelegten Nervenäste selbst, wobei zu berücksichtigen ist, daß das Caput mediale zwei Äste erhält, einen für die mediale Portion (Ram. collateralis ulnaris) und einen für die lateralen Abschnitte, welcher gleichzeitig auch der Innervation des Anconaeus dient.

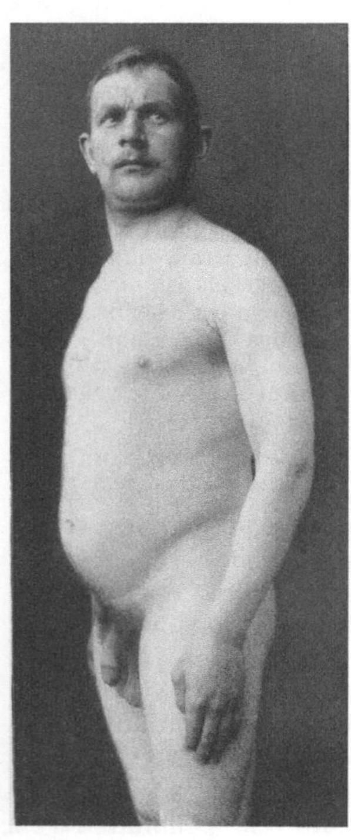

Abb. 148. Geringe Beugestellung des Vorderarmes gegen den Oberarm am herabhängenden Arm in der Ruhe.

Alle Köpfe des *Triceps* wirken *streckend* auf den Vorderarm ein. Der Anconaeus soll außerdem nach DUCHENNE und R. FICK noch eine leichte Neigung des Vorderarmes gegen die Längsachse des Oberarmes nach der Radialseite zu bewirken.

Was die Stärke der Streckwirkung der einzelnen Tricepsköpfe auf den Vorderarm anlangt, so ist der kräftigste der laterale Kopf, seine maximale Arbeitsleistung beträgt nach R. FICK 3,39 kg/m. Auf den lateralen Kopf folgt an zweiter Stelle der mediale Kopf, mit einer maximalen Arbeitsmöglichkeit von 2,66 kg/m. An dritter Stelle steht der lange Tricepskopf, dessen maximale Arbeitsmöglichkeit 2,42 kg/m beträgt. Während die Streckkraft des lateralen und des medialen Tricepskopfes ganz unabhängig von der Stellung des Oberarmes ist, bei herabhängendem Oberarm ebenso groß ist als bei hoch erhobenem Arm, wird die Streckkraft des langen Kopfes in hohem Maße von der Stellung des Oberarmes beeinflußt. DUCHENNE hatte schlechthin gelehrt, daß die Streckkraft des langen Tricepskopfes nur sehr schwach sei im Vergleich zu der des lateralen und des medialen Kopfes. Das gilt aber nur für den Fall, daß der Oberarm vertikal herabhängt; bei dieser Stellung des Oberarmes vermag in der Tat der lange Kopf den Vorderarm nur gegen geringen Widerstand zu extendieren. Man kann sich davon leicht in denjenigen Fällen von Radialislähmung überzeugen, in denen der Stamm des Nerven unterhalb des Astabganges für den langen Tricepskopf unterbrochen ist und dieser letztere allein erhalten ist. In diesen Fällen ist die Streckung des Vorderarmes am herabhängenden Oberarm in der Tat auffallend schwach. Man ist aber erstaunt, mit welcher Kraft der Vorderarm in derartigen Fällen extendiert wird, sobald der Oberarm maximal nach oben erhoben ist. Da der lange Tricepskopf von der Tuberositas infraglenoidalis der Scapula entspringt, so wird er durch die Elevation des Oberarmes gedehnt und durch diese Anfangsdehnung wird er zu einer ergiebigen Kraftleistung befähigt, wie umgekehrt die Extensio humeri durch den langen Tricepskopf bei gebeugtem Vorderarm viel kräftiger ist als bei Streckstellung des letzteren. Am geringsten ist die Streckkraft des langen Kopfes auf den Vorderarm bei extendierter Stellung des Oberarmes; in dieser gelingt die Streckung des Vorderarmes unter der alleinigen Wirkung des Caput longum tricipitis

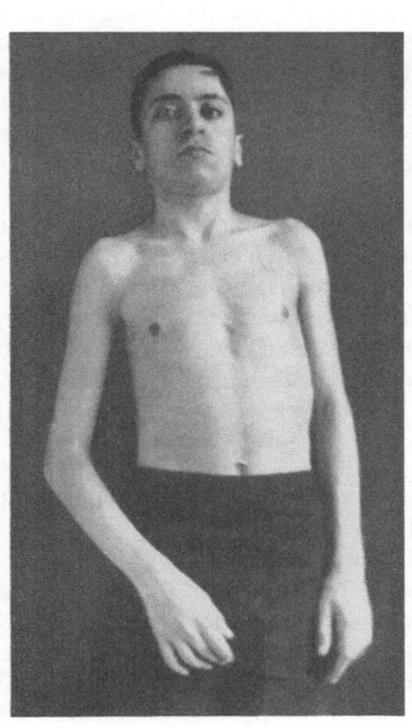

Abb. 149.

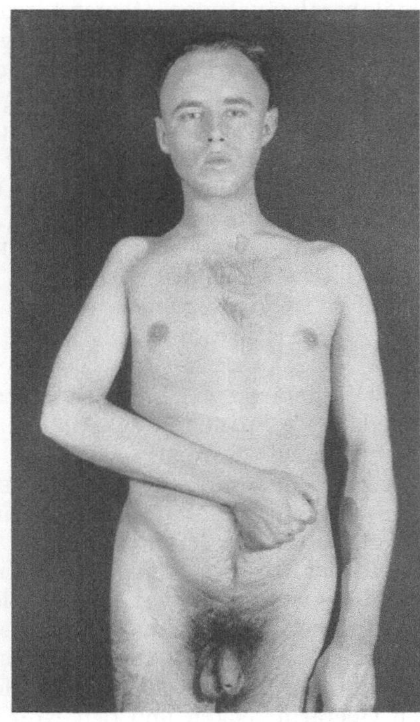

Abb. 150.

Abb. 149. Lähmung des Triceps brachii. Abnorme Beugestellung des Vorderarmes in der Ruhe.

Abb. 150. Lähmung des Triceps brachii. Abnorme Beugestellung des Vorderarmes. Gleichzeitig Lähmung der Außenrotatoren, daher Innenrotationsstellung des Vorderarmes. Mit der Wiederherstellung der Funktion des Triceps verschwand die Beugestellung des Vorderarmes (vgl. Abb. 125, S. 135).

überhaupt nicht in vollem Umfange. Die Streckkraft des Anconaeus quartus ist nur sehr gering. Seine maximale Arbeitsmöglichkeit beträgt nur 0,83 kg/m.

Wenn der *Triceps* brachii *gelähmt* ist, so hat das in manchen Fällen einen Einfluß auf die Stellung des Vorderarmes zum Oberarm in der Ruhe. Normaliter ist an dem zur Seite des Rumpfes herabhängenden Arm der Vorderarm nicht maximal gegen den Oberarm gestreckt, sondern er befindet sich in einer leichten Beugestellung (vgl. Abb. 148). Diese kommt dadurch zustande, daß die Beuger des Vorderarmes der im Sinne der Streckung wirkenden Schwerkraft einen gewissen Widerstand entgegensetzen. Wenn der Triceps brachii gelähmt ist, so ist manchmal der Grad der Beugestellung des Vorderarmes gegen den Oberarm beträchtlich vermehrt (vgl. Abb. 149, 150), was dafür spricht, daß normaliter die Ruhespannung der Strecker des Vorderarmes die Wirkung der Schwerkraft im Kampfe gegen die Spannung der Beuger unterstützt. Es kann in solchen Fällen sogar zu einer Schrumpfungskontraktur der Beuger kommen, so daß der

Vorderarm auch passiv nicht vollkommen extendiert werden kann. In vielen Fällen von totaler Lähmung des Triceps kommt es aber zu keiner Veränderung der Ruhelage des Vorderarmes, offenbar weil die Schwerkraft allein der Spannung der Beuger das erforderliche Pari bietet.

Die willkürliche Streckung des Vorderarmes ist trotz der totalen Lähmung des Triceps brachii in allen den Stellungen des Armes nicht behindert, in welchen die Schwerkraft auf den Vorderarm im Sinne der Streckung einwirkt, *sofern der Streckung kein Widerstand entgegensteht*. Der Vorderarm kann gegen den vertikal herabhängenden Oberarm trotz Ausfalls des Triceps in vollem Umfange und in jedem beliebigen Tempo gestreckt werden und die Bewegung kann an jedem beliebigen Punkte zum Stehen gebracht werden, sobald kein äußerer Widerstand entgegensteht. Als bewegende Kraft kommt hierbei die Schwerkraft in Betracht; Ausmaß und Tempo der Bewegung werden durch die adäquate Gegenspannung der Antagonisten, der Beuger des Vorderarmes, geregelt. Dagegen kann bei Lähmung des Triceps der Vorderarm nicht gegen den vertikal erhobenen Oberarm gestreckt werden.

Kranke mit einer völligen Lähmung des Triceps können einen vor ihnen auf dem Tische stehenden Gegenstand ungestört ergreifen oder einem anderen die Hand geben, Bewegungen, die sich, wie schon mehrfach erwähnt, aus einer Vorführung des Oberarmes und einer Streckung des Vorderarmes zusammensetzen. Die Schwere wirkt, während der Oberarm nach vorne bewegt wird, auf den Vorderarm im Sinne der Extension und letztere kann dem Grade nach durch adäquate Spannung der Antagonisten, der Beuger des Vorderarmes, vollkommen reguliert werden.

Dagegen sind, worauf schon Duchenne hingewiesen hat, Kranke mit einer völligen Lähmung des Triceps brachii nicht mehr imstande, den Hut zum Gruße vom Kopf zu lüften. Wenn die Hand zum Hute geführt ist und diesen erfaßt hat, steht der Oberarm annähernd horizontal, der Vorderarm ist aber über 90° gegen den Oberarm flektiert, so daß die Schwere im Sinne der Flexion auf ihn einwirkt. Die beim Lüften des Hutes normaliter erfolgende Streckung des Vorderarmes ist also auf die Kontraktion des Triceps angewiesen. Wenn der Kranke, dessen Triceps gelähmt ist, den Hut vom Kopfe lüften will, so muß er den Oberarm senken und den Kopf nach vorn beugen, bis die Schwere auf den Vorderarm im Sinne der Streckung einwirkt. Die Handlung verliert durch diese Umstellung den Charakter des Grußes, der Hut wird nicht vom Kopf emporgehoben, er gleitet von ihm hart vor dem Gesicht vorbei herunter.

Der Triceps brachii ist derjenige Muskel des Radialisgebietes, welcher sich nach der Naht oder Neurolyse des N. radialis oder des Fasciculus posterior oder der anderen die Bahnen des N. radialis führenden Teilstränge des Plexus stets an erster Stelle restituiert. Dabei fand ich, daß in der Regel der lange Kopf zuerst und die anderen Tricepsköpfe erst später reneurotisiert wurden.

Zum Ersatz des gelähmten Triceps ist wiederholt die hintere Portion des Deltoideus auf den Triceps überpflanzt worden. Auch der kurze Bicepskopf ist verwandt worden, der möglichst weit distal aus dem gemeinsamen Muskelbauch isoliert, an die Rückseite des Oberarmes geführt und an der Tricepssehne und am Olecranon fixiert wird. Auch Teile von beiden Bicepsköpfen sind in ähnlicher Weise überpflanzt worden. Lange löst bei Tricepslähmung Latissimus dorsi und Teres major an ihrem Ansatz am Humerus ab und verlängert sie durch eine 30 cm lange seidene Sehne, die durch den gelähmten Triceps hindurchgeführt und am Olecranon fixiert wird. Er erzielte auf diese Weise eine aktive Streckfähigkeit des Vorderarmes.

R. Fick gibt an, daß auch die vom lateralen Epicondylus entspringenden Streckmuskeln der Hand streckend auf das Ellbogengelenk wirken sollen. Den Extensor carpi rad. longus rechnet er allerdings zu den Beugern, er bestreitet sogar die von Braune und Fischer vertretene Ansicht, daß dieser Muskel bei geringem Beugewinkel des Ellbogens zwischen 0° und 20° streckend wirken soll, und meint, daß er in jeder Winkelstellung beugend wirke. Den vom Epicondylus lateralis entspringenden Extensor carpi rad. brevis rechnet Fick auch zu den Beugern. So verbleibt eigentlich nur noch der Extensor digitorum communis und der Extensor carpi ulnaris, die aber für die Streckung des Vorderarmes gegen den Oberarm nicht nennenswert in Anspruch genommen werden können.

Praktisch steht und fällt die aktive Streckung des Vorderarmes, soweit sie durch direkt über das Cubitalgelenk hinwegziehende Muskeln zustande kommt, mit der Integrität des Triceps brachii.

7. Deltoideus, Portio anterior et posterior.

Nach dem von O. Fischer dargelegten allgemein gültigen Prinzip (vgl. Einleitung S. 22f.) wirkt am mehrgliedrigen System jeder eingelenkige Muskel nicht nur auf das Gelenk, über welches er hinwegzieht, sondern auch auf das benachbarte proximale oder distale Gelenk. So bewirkt denn auch die vordere Portion des Deltoideus bei ihrer Kontraktion nicht nur eine Flexion des Humerus, sondern gleichzeitig auch eine Extension des Vorderarmes (vgl. Abb. 24, S. 25); die hintere Portion des Deltoideus ruft eine Extension des Humerus und eine gleichzeitige Flexion des Vorderarmes hervor. Diese Einwirkungen des Deltoideus auf den Vorderarm gelten aber nur unter der Bedingung, daß beide Gelenke vollkommen freien Spielraum haben und keine anderen Kräfte, auch die Schwerkraft, nicht, auf das Gliedersystem einwirken. Praktisch spielt diese Einwirkung des Deltoideus auf den Vorderarm eine gewisse Rolle bei geführten Bewegungen der oberen Extremität. Wenn wir mit der Hand des vertikal herabhängenden und im Ellbogen gebeugten Armes einen Trapezring umgreifen und nun den Oberarm durch die Kontraktion der vorderen Portion des Deltoideus nach vorne führen, so wird dabei der Vorderarm gestreckt, auch wenn der Triceps gelähmt ist, der Trapezring weicht nach vorne oben aus. Durch die Kontraktion der hinteren Deltaportion wird der Oberarm nach hinten geführt und gleichzeitig der Vorderarm gebeugt, die Trapezstange wird wieder in ihre Ausgangsstellung zurückgeführt.

B. Die Ruhestellung des Vorderarmes.

Bei aufrechter Körperhaltung bildet der Unterarm in der Ruhe normaliter nicht die gerade Verlängerung des zur Seite des Rumpfes herabhängenden Oberarmes, sondern er befindet sich *erstens* in einem leichten Grade von *Beugung* zum Oberarm (vgl. Abb. 148, S. 176). Diese Beugestellung in der Ruhe kommt dadurch zustande, daß die Beugemuskeln sich ihrer vollständigen Dehnung durch die auf den Vorderarm im Sinne der Streckung einwirkende Schwerkraft widersetzen. Die Schwerkraft wird ihrerseits durch den Triceps brachii unterstützt.

Zweitens weist normaliter die Längsachse des Unterarmes aber auch eine leichte Deviation gegen die Längsachse des Oberarmes nach der Radialseite zu auf. Man bezeichnet diese Abweichung als die sog. *physiologische Abduktionsstellung* des Vorderarmes. Die Anatomen nennen sie den *totalen radialen Cubitalwinkel* (R. Fick). Als Längsachse des Vorderarmes gilt dabei die Verbindungslinie zwischen dem Mittelpunkte der Führungsleiste der humeralen Gelenkfläche der Ulna und dem Mittelpunkte ihrer distalen Köpfchenfläche; als Längsachse des Oberarmes die Verbindungslinie des Krümmungsmittelpunktes der Gelenkfläche des Caput humeri mit der Rinne der Trochlea, in welcher die Führungsleiste der Gelenkfläche der Ulna gleitet. Am deutlichsten springt der radiale Cubitalwinkel in die Augen, wenn die Hand in Supination gestellt ist.

Der radiale Cubitalwinkel schwankt bei den verschiedenen Menschenrassen zwischen 154 und 180°, am größten wurde er von E. FISCHER beim Neandertalmenschen mit 177° und beim Spy. II-Menschen mit 180° gefunden. Im Mittel beträgt der Winkel 165°, d. h. der Vorderarm weicht um etwa 15° vom Oberarm nach außen ab. Beim weiblichen Geschlechte ist diese Abweichung etwas stärker ausgesprochen als beim männlichen Geschlecht.

Diese physiologische Abduktionsstellung des Vorderarmes beruht zunächst einfach darauf, daß die Längsachse des Oberarmes nicht rein senkrecht zu der Ellbogengelenkquerachse steht; diese letztere ist am herabhängenden Arm von oben außen nach unten innen gerichtet.

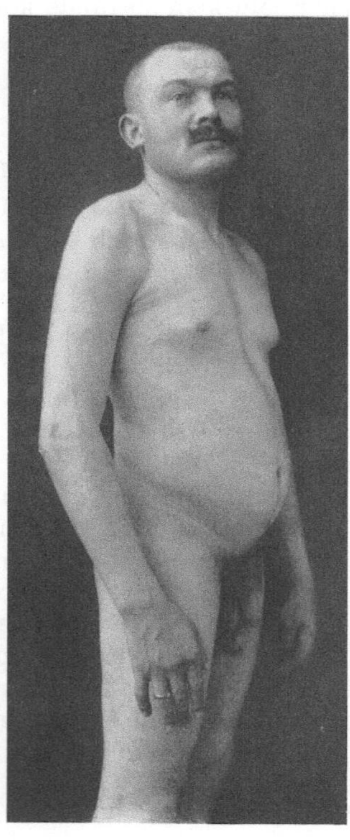

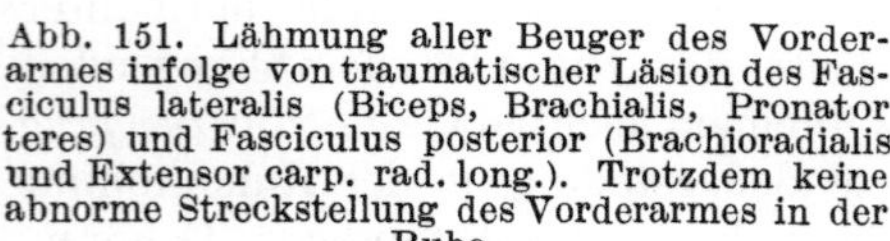

Abb. 151. Lähmung aller Beuger des Vorderarmes infolge von traumatischer Läsion des Fasciculus lateralis (Biceps, Brachialis, Pronator teres) und Fasciculus posterior (Brachioradialis und Extensor carp. rad. long.). Trotzdem keine abnorme Streckstellung des Vorderarmes in der Ruhe.

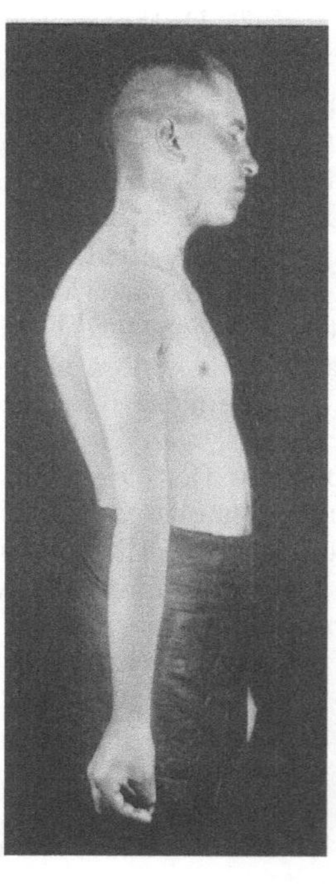

Abb. 152. Abnorme Streckstellung des Vorderarmes infolge von Lähmung aller Beuger (Biceps, Brachialis, Brachioradialis, Pronator teres) bei Integrität des Triceps. — Abnorme Supinationsstellung der Hand infolge Lähmung der Pronatoren (Pronator teres, Pronator quadratus, Flexor carpi radialis, Brachioradialis) bei Integrität des Supinator brevis.

Dazu kommt aber, daß das Ellbogengelenk bis zu einem gewissen Grade seitliche Schwankungen des Vorderarmes gegen den Oberarm zuläßt. Diese letzteren werden durch die am Ellbogengelenk wirkenden Muskeln hervorgerufen. Im Sinne der Radialneigung des Vorderarmes gegen den Oberarm wirken der Brachialis internus, der Brachioradialis und der Anconaeus quartus; in entgegengesetzter Richtung wirkt der Biceps.

Daß bei totaler Lähmung des Triceps brachii, d. h. also der Strecker des Vorderarmes, dieser letztere bisweilen eine abnorme Beugestellung einnimmt, ist bereits früher erwähnt worden (vgl. Abb. 149 und 150, S. 177). Das spricht dafür, daß die normale Ruhestellung des Oberarmes die Resultante der Schwerkraft und der Ruhespannung der Vorderarmstrecker einerseits und die der Beuger des Vorderarmes andererseits ist. Manchmal kommt es in solchen

Fällen sogar zu einer Schrumpfungskontraktur der Vorderarmbeuger. Besonders ausgesprochen fand ich diese in Fällen von sog. Myopathia retrahens mit totaler Atrophie des Triceps brachii. In vielen Fällen von totaler Lähmung des Triceps brachii fehlt aber die eben erwähnte pathologische Beugestellung des Vorderarmes, weil offenbar die Schwere allein die Gegenspannung der Vorderarmbeuger überwindet.

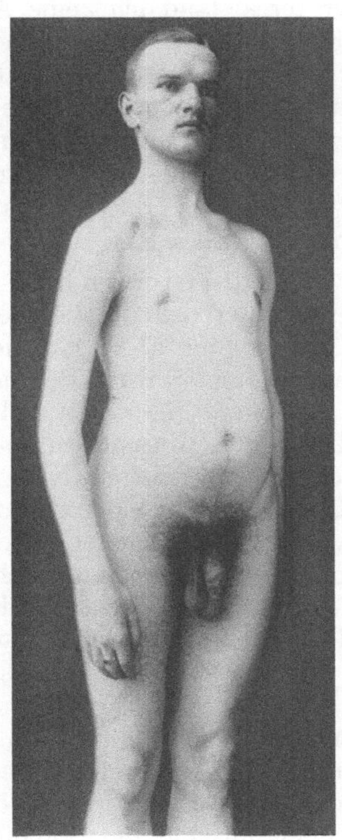

Abb. 153.

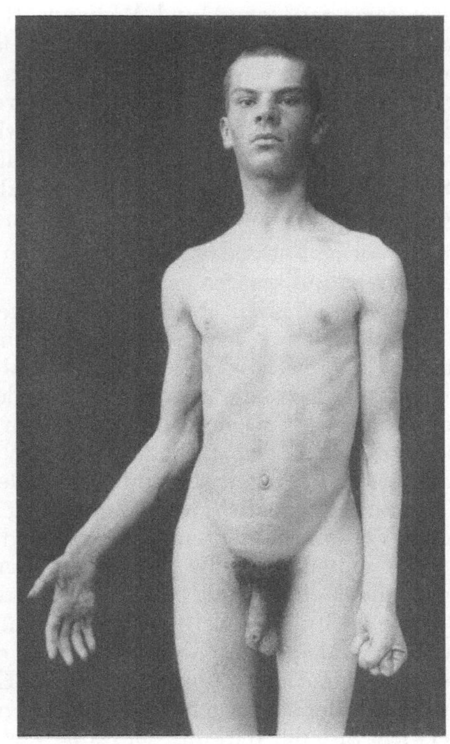

Abb. 154.

Abb. 153. Normale Beugestellung des rechten Vorderarmes trotz Lähmung des Biceps, Brachialis und Pronator teres. Integrität des Brachioradialis und Extensor carp. rad. longus.

Abb. 154. Cubitus valgus (Radialdeviation des Vorderarmes gegen den Oberarm) infolge reflektorischer Anspannung der Vorderarmbeuger bei unter starker Spannung stehender Medianus- und Ulnarisnaht.

Wenn alle *Beuger des Vorderarmes*, Brachialis internus, Biceps brachii, Brachioradialis, Extensor carpi rad. long. und Pronator teres *gelähmt* sind, so befindet sich der Arm in der Ruhe in der Regel in vollkommener Streckstellung (Abb. 126, S. 135 und Abb. 152). Ist der Triceps spastisch, so besteht eine ausgesprochene Streckkontraktur (Abb. 98, S. 118). Ich habe diese Haltungsanomalie bei Lähmung aller Beuger bisher nur in einem Falle vermißt (Abb. 151). Eine abnorme Streckstellung besteht in der Regel auch, wenn nur Biceps, Brachialis und Brachioradialis gelähmt, Pronator teres und Extensor carpi rad. long. aber erhalten sind (Abb. 156, S. 195).

Bei totaler Musculocutaneus-Lähmung, d. h. also bei Ausfall des Biceps und Brachialis internus und Integrität des Brachioradialis, Extensor carpi rad. long. und Pronator teres fand ich in der Regel keine erhebliche Abweichung des Vorderarmes von seiner Ruhelage, nicht einmal, wenn gleichzeitig auch der Pronator teres ausfiel (Abb. 153). Das lehrt, daß Brachioradialis und Extensor carpi rad. long. der streckenden Wirkung der Schwerkraft auf den Vorderarm einen genügenden Widerstand entgegenzusetzen vermögen. Andererseits ist bei Radialislähmung, bei welcher Brachioradialis und Extensor carpi rad. long. ausfallen, keine pathologische Stellung des Vorderarmes festzustellen, einerlei, ob der Triceps dabei erhalten oder mitgelähmt ist. Das lehrt, daß Biceps und Brachialis internus und Pronator teres vollkommen imstande sind, die Schwerkraft zu überwinden. Auch bei kombinierter Lähmung des Radialis (Extensor carpi rad. long.) und Medianus (Pronator teres) fand ich keine Abweichung des Vorderarmes von seiner Ruhelage, vollends nicht, wie ja bereits erwähnt, beim isolierten Ausfall irgendeines der Vorderarmflexoren. Aus alledem geht meines Erachtens hervor, daß von den Vorderarmbeugern Biceps, Brachialis internus und Brachioradialis die wichtigsten Muskeln sind, welche mit der Aufgabe der Erhaltung der normalen Ruhelage des Oberarmes betraut sind, daß aber unter Umständen der Brachioradialis, unterstützt vom Extensor carpi rad. long. allein imstande ist, der Schwerkraft ein genügendes Pari zu bieten.

Eine abnorme Radialdeviation des Vorderarmes gegen den Oberarm habe ich bei peripheren, radikulären oder nuclearen Lähmungen der das Cubitalgelenk überbrückenden Muskeln bisher nie beobachtet. Sie kommt aber gar nicht selten zustande, wenn sich die Beuger aus besonderen Gründen ihrer Dehnung reflektorisch energisch widersetzen. Ich habe das besonders in solchen Fällen beobachtet, in denen eine irritative Läsion des Medianus oder Musculo-cutaneus oder des Cutaneus antebrachii medialis im Bereiche des Oberarmes bestand, und besonders in Fällen, in denen der durchtrennte Medianus genäht war und die Adaptation der angefrischten Stümpfe des Nerven nur bei stärkerer Flexion des Vorderarmes möglich war. Zur Konsolidierung der Naht muß in solchen Fällen der Vorderarm mehrere Wochen in extremer Beugung stillgestellt werden. Wenn man nun danach die vorhandene Beugestellung des Vorderarmes durch systematische Mobilisierung sukzesive ausgleicht, so bemerkt man, daß sich die Beuger noch lange Zeit einer vollkommenen Streckung des Vorderarmes reflektorisch widersetzen. Je näher man der Streckstellung kommt, um so stärker tritt dabei der Cubitus valgus in Erscheinung; die gedehnten Beuger neigen den Vorderarm gegen den Oberarm nach der Radialseite zu (Abb. 154). Es überwiegt also die Wirkung der radialwärts neigenden Muskeln, des Brachialis internus und Brachioradialis über den ulnarwärts neigenden Biceps.

C. Die willkürlichen Bewegungen des Vorderarmes.

Der Bewegungsumfang des Ellbogengelenkes beträgt nach R. FICK beim Mann etwa 135°, beim Weibe 140°. Bei äußerster Beugung bilden Oberarm und Vorderarm beim Mann einen Winkel von etwa 40°, beim Weibe einen solchen von 35°, bei äußerster Streckung beim Manne einen Winkel von 175°, beim Weibe einen solchen von annähernd 180°. Es gibt aber auch Individuen, bei denen die äußerste Streckung über den gestreckten Winkel hinausgeht, das ist bei gracil gebauten Mädchen und besonders bei Kindern nicht allzu selten der Fall.

Die Beugung des Vorderarmes erreicht ihr Ende durch den Dehnungswiderstand der Streckmuskeln, bei sehr muskelstarken Individuen auch dadurch, daß die Muskelmassen an der Vorderseite des Oberarmes und Vorderarmes in der Ellbeuge gegeneinander gedrängt werden und nicht ausweichen können. Ferner spannen sich das hintere Kapselband und die hinteren Abschnitte der seitlichen Kapselbänder bei extremer Beugung an, und wenn alle diese Hindernisse der Beugung nicht vorher Einhalt geboten haben, erreicht diese ihr definitives Ende durch das Anstoßen des Proc. coronoideus der Ulna in der Fossa supraglenoidalis anterior. Doch dürften in der Norm, ehe dieses ossale Hemmnis als Sperrzahn wirkt, in der Regel die anderen Widerstände der Beugung schon vorher Einhalt geboten haben.

Die Streckung des Vorderarmes erreicht ihr Ende durch den Dehnungswiderstand der Beugemuskeln, durch die Anspannung der vorderen Kapselwand und der vorderen Abschnitte der Seitenbänder des Gelenkes und, wenn durch diese die Streckung noch nicht arretiert ist, wirkt das Olecranon dadurch, daß es in der Fossa supraglenoidalis posterior anstößt, als unüberwindlicher Sperrmechanismus. Daß bei Kindern und Frauen die Streckung in der Regel in etwas größerem Umfange gelingt als bei muskelstarken Männern, beruht in erster Linie auf dem geringeren Dehnungswiderstande der Beugemuskeln bei den ersteren. Bei den sog. *essentiellen Hypotonikern* ist die Überstreckbarkeit des Cubitalgelenkes eines der häufigsten Zeichen der bei ihnen vorhandenen allgemeinen Überdehnbarkeit der Muskeln und bei den sog. Schlangenmenschen ist diese in der Anlage vorhandene Überdehnbarkeit durch systematische Dehnungsübungen manchmal ins Ungeheuere gesteigert. Ob eine Überstreckbarkeit des Cubitalgelenkes möglich ist oder nicht, hängt unter allen Umständen von der Form des Olecranons ab. Ist dieses so konfiguriert, daß es mit seiner Spitze in der Fossa supraglenoidalis posterior anstößt, so überschreitet die Streckung des Vorderarmes den gestreckten Winkel nicht, einerlei wie sich der Dehnungsreflex der Beuger verhält; ist das Olecranon aber kurz und wenig gekrümmt, so ist eine Überstreckbarkeit möglich, sofern der Dehnungswiderstand der Beuger sich einer solchen nicht widersetzt.

Wie schon früher bemerkt, ist das Ellbogengelenk kein reines Scharniergelenk, sondern es läßt, wenn auch geringe, so doch deutlich erkennbare Seitenschwankungen sowohl nach der Radialseite wie nach der Ulnarseite zu.

Beugend auf den Vorderarm wirken *Brachialis internus, Biceps brachii, Brachioradialis, Extensor carpi rad. long.* und der *Pronator teres.*

Die Kraft der Vorderarmbeuger ist wesentlich größer als die der Strecker. Die maximale Arbeitsmöglichkeit aller Beuger zusammen ist am größten bei pronierter Handstellung; sie beträgt hier 14,66 kg/m, bei Supinationsstellung der Hand 13,96 kg/m, gegenüber 9,30 kg/m maximaler Arbeitsleistung seitens der Strecker (R. Fick).

Weitaus die wichtigsten Beuger sind der Brachialis internus und der Biceps. Schon der Brachioradialis, der an sich ein sehr kräftiger Beuger ist, vermag bei Lähmung der beiden ersteren nicht immer, die Beugung aus der vollkommenen Streckstellung des Vorderarmes heraus einzuleiten (vgl. S. 171) und vollends sind bei Lähmung des Brachialis, Biceps und Brachioradialis, die noch zur Verfügung stehenden Hilfsbeuger, Extensor carpi rad. long. und Pronator teres überhaupt nur selten imstande, eine willkürliche Beugung des Vorderarmes gegen die Schwere auszuführen (vgl. Abb. 146 u. 147, S. 173 u. 174).

Nun können allerdings unter bestimmten Umständen auch solche Muskeln auf den Vorderarm beugend wirken, welche gar nicht über das Ellbogengelenk hinwegziehen. Bei vollkommen freier Beweglichkeit des Scapulohumeralgelenkes und Cubitalgelenkes und bei Ausschaltung aller anderen Kräfte wirkt die Kontraktion der hinteren Portion des Deltoideus gleichzeitig extendierend auf den Humerus und flektierend auf den Vorderarm (vgl. S. 25 u. 179). Aber diese Flexionswirkung der hinteren Portion des Deltoideus kommt für die meisten praktischen Verrichtungen der oberen Extremität, bei denen eine Beugung des Vorderarmes mit im Spiele ist, nicht in Betracht. Wenn die Hauptflexoren des Armes, Brachialis internus, Biceps und Brachioradialis gelähmt sind, so kann die Hand nicht zum Munde geführt oder nicht auf den Kopf gebracht werden. Zwar wirkt auch die *Schwerkraft* unter bestimmten Bedingungen auf den Vorderarm im Sinne der Beugung ein. Wird z. B. bei einer vollkommenen Lähmung aller Beuger des Vorderarmes der einwärts rotierte Oberarm nach der Seite gehoben, so wirkt die Schwere auf den Vorderarm flektierend, sobald der Oberarm aber nach außen rotiert ist, so wirkt sie extendierend. Am vertikal erhobenen Oberarm wirkt die Schwere im Sinne der Flexion auf den Vorderarm ein. Aber diese flektierende Wirkung der Schwerkraft auf den Vorderarm kann für die meisten praktischen Verrichtungen des Armes gar nicht oder nur auf komplizierten Umwegen nutzbar gemacht werden. Soll bei einer totalen Lähmung aller Beuger des Vorderarmes die Hand auf den Kopf gelegt werden, so kann, volle Integrität der Muskeln des Scapulohumeralgelenkes vorausgesetzt, diese Aufgabe mit Hilfe der Schwerkraft nur dadurch erfüllt werden, daß der Kranke den Oberarm weit über die Horizontale emporhebt, bis die Schwere beugend auf ihn wirkt, wobei dann die Strecker durch adäquate Gegenspannung Ausmaß und Tempo der Beugebewegung regulieren.

Ganz selten kommt es vor, daß Kranke mit völliger Lähmung aller Vorderarmbeuger imstande sind, die Hand dadurch auf den Kopf zu bringen, daß sie sich der in Kap. I beschriebenen sog. *Schleuder-* oder *Pendelbewegungen* bedienen. Der Oberarm wird zunächst möglichst weit nach hinten geführt und dann mit einem kräftigen Ruck nach vorne vorgestoßen; dabei gerät der Vorderarm als distales Glied des mehrgliedrigen Pendels, Oberarm-Vorderarm, gegen den Oberarm in Beugung und diese Beugung kann so ausgiebig ausfallen, daß die Hand auf den Kopf gelangt (vgl. Abb. 12, S. 11).

Es muß aber hervorgehoben werden, daß diese Ausgleichsmanöver, die auf der Ausnutzung der Schwerkraft oder der Pendelbewegungen beruhen, in praxi bei völliger Lähmung aller Flexoren des Vorderarmes nur eine sehr geringe Rolle spielen und daß die meisten Kranken mit völliger Lähmung der Vorderarmbeuger zu den meisten praktischen Verrichtungen der oberen Extremität, welche mit einer Beugung des Vorderarmes einhergehen, wie zum Essen, zum Trinken, zum Aufsetzen des Hutes, zum Zuknöpfen der Hosen, der Jacke, zum Anknöpfen der Hosenträger an der Rückseite, zur Tersio ani usw. unfähig sind. Die Lähmung der Beuger des Vorderarmes ist, wie schon Duchenne betont hat, eine der folgenschwersten Lähmungen im Bereiche der oberen Extremität.

Als *Antagonisten* wirken bei der Beugung des Vorderarmes die Strecker, der Triceps brachii. Allerdings wird letzterer bei einfachen Beugebewegungen, welche gegen die Schwere erfolgen, in der Regel nicht mitinnerviert; Ausmaß und Tempo der Bewegung werden durch die der Schwerkraft genau angepaßte Spannungsentwicklung der Beuger allein reguliert. Nur bei sehr langsamen Bewegungen von ganz bestimmtem Umfang, also etwa bei Zielbewegungen, z. B. beim Führen der Zeigefingerspitze zur Nase, werden auch die Antagonisten besonders gegen Ende der Bewegung in der Regel mitinnerviert und bei Lähmung des Triceps verlieren solche Zielbewegungen leicht an Präzision; sie schießen, besonders gegen Ende der Bewegung, manchmal über das Ziel hinaus oder nehmen einen ausfahrenden Charakter an. Ich kann aber Duchenne nicht zustimmen, wenn er es als konstante unmittelbare Folge jeder Tricepslähmung bezeichnet, daß, wenn der Kranke die Hand an den Mund bringt, letztere ins Gesicht schlägt. Das habe ich bisher nur ein einziges Mal nach einer akuten Unterbrechung des N. radialis beobachtet und auch diese initiale Störung war bereits nach kurzer Zeit ganz ausgeglichen. Unerläßlich ist die Mitwirkung der antagonistischen Vorderarmstrecker bei der Beugung dann, wenn letztere durch die Schwere bewirkt wird, also bei der Beugung des Vorderarmes gegen den bis zur Vertikalen erhobenen Oberarm. Bei Lähmung des Triceps fällt der Vorderarm am erhobenen Oberarm in dem Momente, in dem die Schwere auf Beugung hinwirkt, schlaff herab; eine nach Umfang und Tempo regulierte Beugung des Vorderarmes ist unter diesen Umständen nicht mehr möglich.

Die *Streckung des Vorderarmes* wird durch die Kontraktion des *Triceps* brachii bewirkt. Ich verweise in dieser Hinsicht auf die S. 175 gemachten Ausführungen und verweise ferner nochmals darauf, daß trotz völliger Lähmung des Triceps die Streckung des Vorderarmes allein durch die Schwere bewirkt und durch die adäquate Gegenspannung der antagonistischen Flexoren nach Umfang und Tempo genauestens reguliert werden kann, wenn die Streckung des Vorderarmes gegen den Oberarm in solchen Stellungen erfolgt, in denen die Schwerkraft streckend auf den Vorderarm einwirkt. Im großen ganzen können wir dem Standpunkt DUCHENNES vollkommen beipflichten, wenn er sagt, daß die völlige Lähmung der Vorderarmstrecker praktisch viel weniger folgenschwer ist als die der Beuger.

Als *Antagonisten* wirken bei der *Streckung des Vorderarmes* die Flexoren desselben. Ihre Mitwirkung ist da unentbehrlich, wo die Streckung durch die Schwerkraft erfolgt und der Vorderarm fällt unter diesen Bedingungen schlaff herab, wenn die Beuger gelähmt sind. Erfolgt dagegen die Streckung des Vorderarmes gegen die Schwere, so ist die Mitwirkung der antagonistischen Beuger entbehrlich, wenn nicht die Bewegung nach Umfang und Tempo ganz besonders präzisiert sein soll.

V. Die Supinatoren und Pronatoren der Hand.

A. Die Wirkungsweise der einzelnen Muskeln und die Folgen ihrer Lähmung.

Wir müssen bei der Analyse der Umwendebewegungen der Hand die reine Pronation und Supination von den Bewegungen gleichen Namens, welche wir im täglichen Leben ausführen, unterscheden.

Die *reine Pronation* und *Supination* der Hand stellen Bewegungen dar, welche sich gleichzeitig im Radiohumeral- und den beiden Radioulnargelenken vollziehen. Dabei steht die Ulna vollkommen fest; der Teller des Radiusköpfchens dreht sich kreisförmig um seinen Mittelpunkt auf der Eminentia capitata humeri und das Radiusköpfchen dreht sich um seine eigene Längsachse und die des Radiushalses innerhalb der kleinen Gelenkpfanne des oberen Radioulnargelenkes, welche als Incisura radialis ulnae bezeichnet wird; abgesehen von dieser Rotation des oberen Radiusendes um sich selbst bleibt dieses aber an Ort und Stelle. Dagegen beschreibt das untere Radiusende innerhalb des unteren Radioulnargelenkes um das untere feststehende Ende der Ulna einen Kreisbogen von etwa 120—140° (vgl. Abb. 155). Bei voller Supination steht der Proc. styloideus radii lateral, bei voller Pronation medial, bei rechtwinkliger Vorderarmbeugung weist bei ersterer die Palma manus gerade aufwärts, bei letzterer nach innen und abwärts. Bei extremer reiner Supination stehen Radius und Ulna annähernd parallel zueinander, bei extremer Pronation kreuzen sie sich X-förmig.

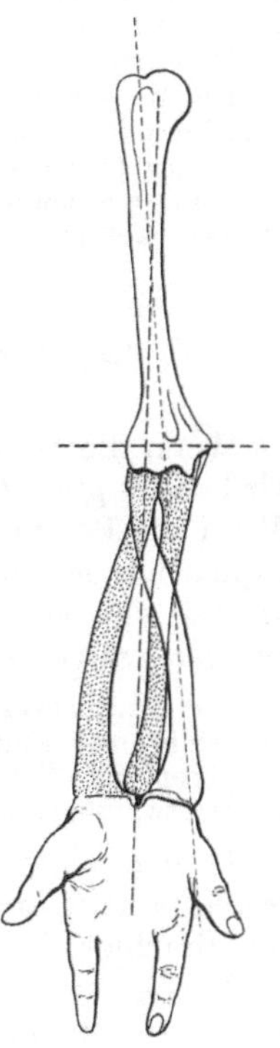

Abb. 155. Pronations- und Supinationsstellung der Hand, Speiche bei Pronation weiß, bei Supination punktiert. (Nach R. FICK.)

Im Gegensatz zu dieser reinen Supination und Pronation beruhen die Umwendebewegungen der Hand, welche wir im täglichen Leben ausführen, die sogenannte *freie Supination* und *Pronation*, auf recht verwickelten Bewegungsvorgängen. Bei der Pronation kreist nicht einfach das untere Radiusende um das untere Ende der feststehenden Ulna herum, sondern mit dem rotierenden Radius bewegt sich gleichzeitig die Ulna; auch ihr distales Ende beschreibt einen Kreisbogen. Diese Rotation der Ulna resultiert aus einer Streckung einer Seitenneigung und Rotation derselben im ulnohumeralen Gelenke während der ersten Hälfte der Pronationsbewegung, aus einer Beugung, Seitenneigung und Rotation in dem gleichen Gelenke während der zweiten Hälfte der Pronation. Bei der Supination beschreibt die Ulna genau die umgekehrten Bewegungen im Ulnohumeralgelenke wie bei der Pronation. Bei diesen freien Umwendebewegungen der Hand rotiert die Hand um ihre durch den Mittelfinger hindurchgehende Längsachse herum. Der Umfang dieser freien Supination-Pronationsbewegung beträgt beim Lebenden ungefähr 180°, er ist also wesentlich größer wie der der reinen Supination und Pronation. Bei voller freier Supination weist am rechtwinklig gebeugten Vorderarm die Palma manus aufwärts, bei voller Pronation abwärts. Wenn wir die freien Umwendebewegungen der Hand bei gestrecktem Vorderarm ausführen, so sind dieselben im täglichen Leben fast zwangsläufig mit einer Kreiselung des Oberarms verbunden, die Pronation der Hand mit einer Innenrotation des Humerus, die Supination der Hand mit einer Außenrotation des Humerus. Es bedarf ganz außergewöhnlicher Aufmerksamkeit und Anstrengung, um diese Mitbewegungen des Oberarms willkürlich zu unterdrücken. Die Einwärtskreiselung und Auswärtskreiselung der gesamten oberen Extremität bei gestrecktem Ellbogen setzt sich bekanntlich aus einer Rotation des Oberarms und einer

Umwendebewegung der Hand zusammen. Der Umfang der maximalen Auswärtskreiselung bzw. Einwärtskreiselung meines gestreckten rechten Armes beträgt an dem vertikal zur Seite des Rumpfes herabhängenden Arm und an dem bis zur Horizontalen nach vorne erhobenen Arm 280°, an dem seitlich bis zur Horizontalen erhobenen Arm 300°; davon entfallen auf die Rotation des Humerus 100 bzw. 120°, auf die Umwendebewegung der Hand 180°.

Will man den Umfang der Supination und Pronation der Hand unabhängig von den Mitkreiselungen des Oberarmes feststellen, so empfiehlt es sich, die Bewegung nicht bei Streckstellung des Vorderarmes, sondern bei rechtwinkliger Beugestellung ausführen zu lassen. Aber auch hierbei ist auf bestimmte Mitbewegungen des Oberarmes zu achten, welche sich schon in der Norm nur gar zu leicht mit einschleichen und ein falsches Urteil über den wahren Umfang der freien Supination und Pronation der Hand aufkommen lassen können. Wenn wir am vertikal herabhängenden Oberarm und rechtwinklig gebeugten Vorderarm die Hand pronieren, so vergesellschaftet sich diese Bewegung sehr leicht mit einer gewissen Abduktion des Humerus, umgekehrt erfolgt bei der Supination der Hand eine Adduktion der Humerus. Auch diese Mitbewegungen des Humerus sind so eng mit den Umwendebewegungen der Hand verkoppelt, daß wir dieselben nur durch besonders darauf gerichtete Aufmerksamkeit unterdrücken können. Um sie auszuschalten, empfiehlt es sich, den vertikal zur Seite des Rumpfes herabhängenden Oberarm fest gegen den Thorax anzupressen, wodurch jede Mitbewegung des Humerus bei der Pronation und Supination der Hand ausgeschaltet wird. Nur so erlangt man einen richtigen Einblick in den Umfang der freien Umwendebewegungen der Hand, soweit sich dieselben im Radiohumeral-, oberen und unteren Radioulnar- und im ulno-humeralen Gelenke abspielen.

Die Mitbewegungen des Humerus, sei es in Form der Abduktion oder Adduktion, sei es in Form der Rollungen, treten als Hilfsbewegungen besonders ausgiebig hervor bei Lähmung der Pronatoren oder Supinatoren. Hierbei erfolgen gleichzeitig zum Zwecke der Erzielung des jeweils postulierten Effektes nicht selten auch noch bestimmte Neigungen des Rumpfes nach der Seite.

1. Biceps brachii.

[C_5, C_6; oberer Primärstrang, Fasciculus lateralis, N. musculoculareus (manchmal N. medianus).]

Wenn die Hand in Pronation steht und der Biceps in Kontraktion versetzt wird, so *supiniert* er, während er den Vorderarm beugt, gleichzeitig die *Hand*. Wenn die Beugung des Vorderarmes verhindert wird, so tritt zwar auch eine Supination der Hand ein, aber diese ist, wie schon Duchenne erkannt hatte und wie es dann von A. E. Fick und R. Fick zahlenmäßig belegt worden ist, viel weniger kräftig als die Supination bei gleichzeitiger Beugung des Vorderarmes.

Nach A. E. Fick ist das Drehungsmoment des Biceps im Sinne der Supination am größten bei rechtwinkliger Beugestellung des Vorderarmes. Die maximale Arbeitsmöglichkeit des Biceps qua Supination beträgt nach R. Fick bei gestrecktem Vorderarm 0,62 kg/m, bei rechtwinkliger oder bei äußerster Beugestellung desselben 1,14 kg/m.

In demselben Sinne sprechen die klinischen Erfahrungen. Bei Lähmung des N. radialis, bei welcher die anderen Supinatoren der Hand (Supinator brevis und Brachioradialis gelähmt sind und nur der Biceps brachii für die Supination zur Verfügung steht, kann die Hand noch ausgiebig und mit beträchtlicher Kraft supiniert werden, wenn der Vorderarm rechtwinklig gebeugt ist oder wenn er sich während der Supination unter der Bicepswirkung in Beugung begibt; dagegen ist die Supination der Hand bei gestrecktem Vorderarm viel schwächer und weniger ausgiebig. Diese Tatsache der verminderten supinatorischen Leistungsfähigkeit des Biceps bei Streckstellung des Vorderarmes erscheint zunächst befremdlich; denn der Biceps besitzt bei Streckstellung des Vorderarmes infolge der Dehnung, welche er durch die Streckung erfährt, eine größere Ausgangsspannung als bei Beugestellung des Vorderarmes und man sollte daher annehmen, daß er bei ersterer auch kräftiger supinieren könne als bei letzterer. Die gegenteilige Tatsache wird aber sofort verständlich, wenn wir uns vergegenwärtigen, daß die Bicepssehne, welche bei der Pronation der Hand um das Radiusköpfchen aufgewickelt, bei der Supination aber von ihm abgewickelt wird, also einen richtigen Rollentrieb darstellt, bei gebeugter Vorderarmstellung einen fast senkrechten Verlauf zur Drehungsachse des Radiushalses hat, während sie bei Streckstellung des Vorderarmes sehr schräg zu derselben gerichtet ist. Gesteigert wird die supinierende Wirkung des Biceps auf die Hand in jedem Falle durch eine Extension des Oberarmes, weil dadurch der Biceps gedehnt wird, ohne daß die Endsehne eine Änderung ihre Lagebeziehung zum Radiushals erfährt.

Nach R. Fick ist der Biceps weitaus der kräftigste Supinator der Hand und dem Supinator brevis an Kraft wesentlich überlegen. Die Folgen des Ausfalls des Biceps brachii aus dem Konzern der Supinatoren sind aber keine sehr schwerwiegenden. Zwar weist die Ruhestellung der Hand manchmal aber, keineswegs immer, insofern eine Änderung gegenüber der Norm im Sinne einer vermehrten Pronation auf, als an dem zur Seite des Rumpfes herabhängenden Arm die Palma manus nicht medialwärts, sondern zum Teil nach hinten gerichtet ist. Eine Einschränkung des Bewegungsempfanges der Supination habe ich aber dabei niemals beobachtet und auch die praktischen Verrichtungen der Hand werden, soweit die Supination in Betracht kommt, durch den Ausfall des Biceps brachii nicht nennenswert geschädigt. Jedenfalls reicht die Kraft der anderen Supinatoren noch vollkommen aus, um ein Schloß aufzuschließen, einen Bohrer oder Korkenzieher einzubohren, Leistungen, welche bei der Lähmung des Supinator brevis keineswegs immer gelingen, sondern recht oft schwer geschädigt, ja manchmal ganz unmöglich sind. Auch diejenigen praktischen Verrichtungen unserer oberen Extremität, welchen eine Kombination von Beugung des Vorderarms und Supination der Hand zugrunde liegt, wie das Führen des Löffels zum Munde, das Halten der Hand vor den Mund beim Husten, das Verbringen der Handfläche auf den Scheitel, die Tersio ani, das Kratzen am Rücken u. a. gelingen trotz Ausfall des Biceps, sofern die anderen Vorderarmbeuger (Brachialis internus und Brachioradialis) und die anderen Supinatoren der Hand, insonderheit der Supinator brevis noch zur Verfügung stehen, ohne Mühe.

2. Supinator brevis.

[C_5, C_6; oberer Primärstrang, Fasciculus posterior, N. radialis.]

Der *Supinator brevis* entspringt in einer leicht bogenförmigen, von oben lateral nach unten medial gerichteten Ursprungslinie vom Epicondylus lateralis humeri, vom Lig. collaterale radiale der Gelenkkapsel des Cubitalgelenkes, vom Lig. annulare radii sowie vor allem von der Rückseite des oberen Ulnaabschnittes. Von dieser Ursprungslinie aus entspringend, legen sich die Muskelbündel des Supinators brevis, welche in der Hauptsache schräg nach unten und lateral verlaufen, in Form eines Halbzylinders um den proximalen Abschnitt des Radius herum, woselbst sie vorwiegend distal von der Tuberositas radii inserieren. Die Insertionslinie des Supinator schließt sich an die der Bicepssehne an der Tuberositas radii an, distal von dieser stößt sie mit der schräg verlaufenden Ursprungslinie des Caput radiale des Flexor dig. subl. zusammen. An der Außenseite des Radius findet sich an dieser Stelle die Insertion des Pronator teres und an der Dorsalseite die Ursprungsfläche des Abductor pollicis longus. Poarier hat diese Gegend als „vierge de toute insertion“ bezeichnet. Der Supinator brevis stellt ebenso wie die Bicepssehne einen richtigen Rollentrieb dar, er wird bei der Pronation um das obere Drittel des Radius herumgewickelt, während der Supination abgewickelt.

Der *Supinator brevis* ist unter normalen Verhältnissen der isolierten percutanen faradischen Reizung nicht leicht zugänglich. Sein Reizpunkt liegt etwas distal und lateral vom Olecranon. Sehr leicht gelingt die isolierte faradische Reizung des Supinators, wenn die ihn bedeckenden Muskeln an der Rückseite des Vorderarmes, Extensor carpi radialis longus et brevis, Extensor dig. communis und Extensor carpi ulnaris, gelähmt und atrophiert sind. In solchen Fällen liegt der Supinator an der Rückseite des Vorderarmes im Bereiche des oberen Drittels fast in seiner ganzen Ausdehnung frei.

Die angegebene Dissoziation der Lähmung innerhalb der Domäne des N. radialis ist ein relativ häufiges Vorkommnis bei Bleilähmungen, ferner bei Plexuslähmungen, bei welchen der 5. und 6. Cervicalnerv intakt geblieben, dagegen der 7. und 8. Cervical- und der 1. Thorakalnerv unterbrochen worden sind. Gelegentlich habe ich auch bei operativen Eingriffen am N. radialis den freigelegten Ast für den Supinator brevis isoliert gereizt.

Unter der isolierten Kontraktion des Supinator brevis wird die Hand *supiniert*. Der Muskel ist im Gegensatz zum Biceps brachii ein *reiner Supinator*. Seine supinatorische Einwirkung auf die Hand ist von der Stellung des Vorderarmes zum Oberarm völlig unabhängig, sie ist bei gestrecktem Vorderarm ebenso kräftig wie bei gebeugtem.

Zu erwähnen ist, daß die Supination der Hand bei der faradischen Reizung des Supinators ausgiebiger ist, wenn der N. medianus gelähmt ist und damit die Antagonisten des Supinators, Pronator teres et quadratus ausfallen. Umgekehrt ist bei spastischen Armlähmungen, welche mit einer Erhöhung der Dehnungsreflexe der Muskeln einhergehen, der supinatorische Effekt der faradischen Reizung des Supinator brevis oft auffallend gering.

Nach R. Fick soll der Supinator brevis dem Biceps wesentlich an Kraft nachstehen. Seine maximale Arbeitsmöglichkeit gibt Fick nur mit 0,33 kg/m an. Diese Angabe ist mit den klinischen Erfahrungen nicht recht in Einklang zu bringen. Denn wenn der Biceps gelähmt ist, der Supinator brevis aber erhalten ist, ist in der Regel nicht nur die Supination der Hand in vollem Ausmaße also im Umfang von 170—180^0 möglich, sondern sie geschieht auch mit erstaunlicher Kraft und jedenfalls mit größerer Kraft, als wenn umgekehrt der Biceps erhalten und der Supinator brevis gelähmt ist.

Isolierten Ausfall des Supinator brevis habe ich vereinzelte Male bei isolierter Durchtrennung seines Nervenastes beobachtet, ferner bei nuclearen Lähmungen im Bereiche des 5. und 6. Cervicalsegmentes, bei denen sowohl der Biceps wie der Brachioradialis erhalten war. Bei der vollständigen Radialislähmung betrifft die Lähmung außer dem Supinator brevis auch andere Muskeln, von denen der Brachioradialis allerdings, wie wir sehen werden, unter besonderen Bedingungen tatsächlich supinierend wirkt, während die anderen Muskeln des Radialisgebietes, denen von manchen Autoren supinatorische Eigenschaften zugeschrieben werden, der Ext. carp. rad. long., Abductor poll. long., Extensor pollic. long. et brevis und Extensor indicis proprius, nach unserer Auffassung diese Fähigkeit nicht besitzen. Jedenfalls sind in beiden Fällen, sowohl bei der isolierten Supinatorlähmung wie bei der völligen Radialislähmung die Folgen qua Supination die gleichen.

Bei der Lähmung des Supinators weist die Hand in der Regel eine Abweichung von ihrer normalen Ruhelage auf. Während normaliter die Palma manus am vertikal herabhängenden Arm annähernd genau medialwärts gerichtet ist, die Hand sich also in einer Mittelstellung zwischen vollkommener Pronation und Supination befindet, weist sie beim Ausfall des Supinator brevis recht oft nach hinten, da die pronatorischen Muskelkräfte die Oberhand erlangt haben. Die willkürliche Supination der Hand ist bei gebeugtem Vorderarm durch den Biceps allein noch möglich, aber in manchen Fällen wird bei Verrichtungen, welchen eine gleichzeitige Beugung des Vorderarms und Supination der Hand zugrunde liegt, z. B. beim Führen des Löffels zum Munde der erforderliche Supinationsgrad der Hand nicht erreicht; das gleiche Manko kann sich bemerkbar machen, wenn der Kranke die flache Hand auf den Scheitel oder auf die Schulter legen, sich am Rücken kratzen oder die Tersio ani besorgen soll. Alle diejenigen Verrichtungen, welche eine große Kraftentfaltung seitens der Supinatoren erheischen, wie das Einbohren eines Bohrers oder das Aufschließen eines schwergehenden Schlosses, gelingen überhaupt nicht mehr oder nur unvollkommen. Bei Streckstellung des Vorderarmes ist die Supination im Falle der Lähmung des Supinator brevis meist noch mehr beschränkt als bei gebeugtem Vorderarm, weil wie vorangehend bemerkt wurde, der Biceps bei gestrecktem Vorderarm seine supinatorische Wirkung auf die Hand viel weniger gut entfalten kann als bei gebeugtem Vorderarm.

Bei der Lähmung des Supinator brevis treten bei der willkürlichen Supination nicht selten bestimmte kompensatorische Bewegungen des Oberarmes und Rumpfes auf. Befindet sich der Vorderarm in rechtwinkliger Beugestellung gegen den Oberarm und soll die Hand supiniert werden, so wird, falls der Biceps allein die erforderliche Supination nicht aufbringt, der Oberarm adduziert und gleichzeitig wird der Rumpf nach der Seite der bewegten Hand zu geneigt; dadurch erlangt die Hand eine solche Stellung, daß die Schwere auf sie im Sinne der Supination einwirkt; letzteres wird dadurch noch erleichtert, daß die Hand, wenn dies möglich ist, energisch gegen den Vorderarm gestreckt wird. Befindet sich der Vorderarm in Streckstellung gegen den Oberarm, so wird bei dem Versuche, die Hand zu supinieren, der Oberarm maximal auswärts rotiert. Aber trotzdem bleibt die Auswärtskreiselung der gesamten Extremität erheblich beschränkt; es fehlen eben von den 270 bzw. 300°, welche die Auswärtsroller des Oberarmes und die Supinatoren der Hand normaliter gemeinsam aufzubringen vermögen, die 180°, welche die letzteren beisteuern müssen, wenn der Biceps bei gestreckter Vorderarmstellung gar nicht zu supinieren vermag. Die Palma manus weist daher bei der Lähmung des Supinator brevis auf der Höhe der Auswärtskreiselung der gesamten Extremität bei herabhängendem Arm nach hinten innen statt nach vorne, an dem nach vorne bis zur Horizontalen erhobenen Arme nach unten innen, statt nach oben. Das gilt aber, wie gesagt, nur für die Fälle, in denen der Biceps bei gestrecktem Ellbogen überhaupt nicht zu supinieren vermag.

Nicht selten kommt es bei der Lähmung des Supinator brevis infolge der dauernden Annäherung der Insertionspunkte der Pronatoren zu einer Schrumpfungskontraktur der letzteren, so daß die Hand auch passiv nicht in volle Supination gebracht werden kann.

Der Supinator brevis restituiert sich nach der Naht des N. radialis oder des Fasciculus posterior unter den vom N. radialis versorgten Muskeln nach dem Triceps, Brachioradialis und Extensor carpi radialis longus, aber in der Regel vor dem Extensor carpi radialis brevis. Das entspricht der Wegstrecke, welche die auswachsenden Nervenfasern bis zu ihren Erfolgsorganen zurückzulegen haben. Der Ast des Supinator brevis geht vom Radialisstamm zwar distaler ab als der Ast des Extensor carpi radialis brevis, tritt aber an einem proximaleren Punkte in den Muskel ein als letzterer, welcher einen relativ langen extramuskulären Verlauf hat. Nach der Naht des oberen Primärstranges oder der 5. und 6. Cervicalwurzel restituiert sich der Supinator brevis von allen gelähmten Muskeln (Supraspinatus, Infraspinatus, Teres minor, Deltoideus, Coracobrachialis, Biceps, Brachialis internus, Brachioradialis und Supinator brevis) als letzter, weil die bis zu ihm auswachsenden Neuriten die längste Wegstrecke zurückzulegen haben.

Die volle Wiederherstellung des Supinator brevis gehört bei jeder wohlgelungenen Radialisnaht zur Regel. Ich habe dieselbe auch in zwei Fällen von Radialisunterbrechung, in denen die Naht wegen allzu großer Diastase der Strümpfe nicht ausführbar war und der Defekt durch Autoplastik überbrückt wurde, beobachtet. In einem Falle, in dem eine isolierte Astäsion des Supinator brevis vorlag, habe ich die Naht dieses Astes mit gutem Erfolge ausgeführt. Zur Heteroneurotisation der vom N. radialis versorgten Muskeln ist von manchen Autoren der N. medianus verwandt worden; es ist aber nichts darüber bekannt, wie viel der Supinator brevis hiervon profitiert hat. Muskelüberpflanzungen zum Zweck des Ersatzes des gelähmten Supinator brevis sind von Lengfellner vorgeschlagen worden. Er hat als Kraftspender den Pronator teres oder Flexor carpi radialis oder Flexor carpi ulnaris verwandt. Bei Verwendung des Pronator wird der Ansatz des Muskels am Radius freigelegt und abgelöst, durch die Membrana interossea nach der Dorsalseite geführt und an der Dorsalseite des Radius wieder fixiert. Der Muskel wird auf diese Weise bei der Pronation um den Radius aufgewickelt und kann bei seiner Kontraktion unter Abwicklung seines Bauches vom Radius eine Supination zustande bringen. Wichtig ist in jedem Falle von Lähmung des Supinator brevis, einerlei ob man durch irgendeine operative Methode dieselbe zu beheben beabsichtigt oder durch konservative Methoden zum Ziele zu gelangen hofft, die Beseitigung einer eventuell vorhandenen Schrumpfungskontraktur der Pronatoren. Da wo diese durch unblutige Mobilisationsmethoden nicht gelingt, kommt die Ablösung oder Zurückschiebung der Insertionen des Pronator teres und Pronator quadratus vom Periost des Radius in Betracht. Lengfellner empfiehlt die Resektion der motorischen

Äste des Pronator teres — ein, wie mir scheint, etwas zu hoher Einsatz. In jedem frischen Falle von Radialislähmung muß durch entsprechende Lagerung der Hand in voller Supinationsstellung der Entwicklung einer Pronationskontraktur vorgebeugt werden.

3. Brachioradialis.

[C_5, C_6; oberer Primärstrang, Fasciculus posterior, N. radialis.]

Bezüglich des Ursprunges und der Insertion des Brachioradialis sowie seiner Zugänglichkeit für die faradische Reizung verweise ich auf die früheren Angaben S. 170.

Wenn sich die Hand zur Zeit der Kontraktion des Brachioradialis in Supination befindet, so führt dieselbe, während sich der Vorderarm gegen den vertikal gestellten Oberarm beugt, gleichzeitig eine Pronation aus. Diese Pronation ist aber keine vollständige, sondern die Hand begibt sich etwa in Mittelstellung zwischen voller Supination und Pronation. Der Bewegungsumfang im Sinne der Pronation beträgt, von der vollen Supinationsstellung aus gerechnet, etwa 90°, so daß auf der Höhe der Wirkung des Brachioradialis die Palma manus annähernd medialwärts gerichtet ist (vgl. Abb. 145, S. 172).

Die Kraft der pronatorischen Wirkung des Brachioradialis auf die Hand ist um so größer, je stärker die Beugestellung des Vorderarmes ist. Bei maximaler Beugestellung des Vorderarmes beträgt nach R. FICK die größte Arbeitsmöglichkeit des Muskels 0,28 kg/m, bei rechtwinklig gebeugtem Vorderarm 0,22 kg/m. Bei voller Streckstellung des Vorderarmes ist die pronatorische Wirkung sehr gering.

Befindet sich die Hand zur Zeit der Kontraktion des Brachioradialis in voller Pronationsstellung, so führt sie eine Bewegung im Sinne der *Supination* aus. Aus diesem Grunde mag der Muskel wohl seine frühere Bezeichnung Supinator longus erhalten haben. Auch hierbei wird die Hand wieder annähernd in die Mittellage zwischen Pronation und Supination geführt, in dieselbe Stellung, welche sie unter der Kontraktion des Muskels erreicht, wenn die Hand in supinierter Ausgangsstellung steht. Wir sehen also, daß der Brachioradialis je nach der Ausgangsstellung bald ein Pronator, bald ein Supinator ist; daß aber die Hand in keinem Falle die Endstellung erreicht. Wenn alle anderen Pronatoren (Pronator teres, Pronator quadratus, Flexor carpi radialis) gelähmt sind, und nur der Brachioradialis erhalten ist, was z. B. bei jeder Totaltrennung der Medianus der Fall, so ist die willkürliche Pronation der Hand bei voller Streckstellung des Vorderarmes aufgehoben, und nur bei gleichzeitiger Beugung des Vorderarmes gelingt sie durch den Brachioradialis bis zur Mittelstellung zwischen Pro- und Supination. Die Kraft, welche hierbei der Brachioradialis im Sinne der Pronation entfaltet, ist nicht unbeträchtlich. Die Kranken können auch durch Ausnützung der Schwerkraft die Pronationsbewegung vervollständigen. Nachdem sie nämlich die Hand mittels des Brachioradialis etwa bis zur Mittelstellung zwischen voller Supination und Pronation proniert haben, brauchen sie nur die Hand zu beugen; dann sinkt letztere durch ihr Eigengewicht in weitere Pronation. Sobald indessen diese über die Mittellage hinausgehende „zweite“ Hälfte der Pronation aktive Muskelkontraktion erheischt, ist der Medianusgelähmte verloren oder auf sehr komplizierte Hilfsmechanismen angewiesen; ein schwergehendes Schloß kann nicht zugeschlossen werden; oder wenn der Kranke aus einer Flasche Wasser in ein Glas eingießen soll, so muß er, um der Flasche die für das Ausfließen der Flüssigkeit erforderliche Neigung zu erteilen, den Oberarm sehr ausgiebig erheben und eventuell noch den Rumpf nach der Gegenseite neigen, bis die Öffnung der Flasche unter das Flüssigkeitsniveau zu liegen kommt. Selbstverständlich ist auch die pronatorische Rollung der Gesamtextremität bei gestrecktem Ellbogen um fast 90° eingeschränkt.

Andererseits besteht bei isolierter Lähmung des Brachioradialis und bei Integrität der anderen Pronatoren weder eine Haltungsanomalie der Hand in der Ruhe noch ist die willkürliche Pronation der Hand in ihrem Umfange eingeschränkt, weder bei Streckstellung noch bei Beugestellung des Vorderarmes. Die zweifellos vorhandene Herabsetzung der Gesamtkraft der Pronatoren, die bei der Lähmung des Brachioradialis besteht, spielt praktisch keine große Rolle. Die Kranken können ein selbst schwergehendes Schloß zuschließen, sie können den Aufgriff am Reck ordnungsgemäß ausführen, sie können beim Trinken dem Glase die zum Einlaufen der Flüssigkeit in die Mundhöhle erforderliche Neigung geben, die pronatoreiche Rollung der gesamten oberen Extremität ist nicht eingeschränkt.

R. FICK rechnet zu den Supinatoren der Hand auch den *Extensor carpi radialis longus, Abductor pollicis longus, Extensor pollicis longus et brevis* und *Extensor indicis proprius.* Er gibt aber selbst an, daß ihre supinatorische Kraft nur gering sei. Ich habe mich am Lebenden durch die faradische Reizung dieser Muskeln bzw. ihrer operativ freigelegten Nervenäste von ihrer supinatorischen Wirkung niemals überzeugen können.

Schon DUCHENNE hatte dem Abductor pollicis longus, Extensor pollicis longus et brevis ausdrücklich jede supinatorische Wirkung auf die Hand abgestritten. In allen Fällen von totaler Lähmung des Biceps brachii, Supinator brevis und Brachioradialis, die ich beobachtet habe, eine Konstellation, welche ja ein häufiges Vorkommnis bei der Unterbrechung des oberen Primärstranges des Plexus bzw. seiner Wurzeln darstellt, war die willkürliche Supination total aufgehoben. Die geringen Supinationsexkursionen, welche dabei manchmal beobachtet werden, sind meines Erachtens lediglich auf die Wirkung der Elastizität der deefferentierten Supinatoren zurückzuführen.

4. Pronator teres.

[C_6, C_7; oberer und mittlerer Primärstrang, Fasciculus lateralis, laterale Medianuswurzel, N. medianus (manchmal akzessorische Innervation durch Musculocutaneus oder Ulnaris).]

Über den Ursprung des Pronator teres siehe S. 174.

Der Muskelbauch verläuft schräg von oben medial nach unten lateral, und inseriert mit seiner Endsehne etwa in der Mitte des Unterarms an der Außenkante des Radius, dabei auf die Dorsalseite desselben übergreifend (Tuberositas pronatoria). Die Endsehne des Pronator teres wird bei der Supination der Hand um den Schaft des Radius spiralig herumgewickelt, während sie sich bei der Pronation wieder abwickelt. Der Pronator teres stellt also wie der Biceps und der Supinator brevis einen regelrechten Rollentrieb dar.

Der Pronator teres ist der faradischen Reizung ohne weiteres zugängig. Unter der Kontraktion des Pronator teres wird die Hand *proniert.* Der Umfang der Bewegung beträgt von der vollen Supinationsstellung aus etwa 180°. Die pronatorische Kraft des Muskels ist am größten bei rechtwinkliger Beugestellung des Vorderarmes, in dieser Stellung beträgt die größte Arbeitsmöglichkeit des Muskels 0,68 kg/m (R. FICK).

Etwas geringer ist die pronatorische Kraft des Pronator teres bei maximaler Flexion des Vorderarmes, die größtmögliche Arbeitsleistung beträgt hier nur 0,49 kg/m. Bei vollkommener Streckstellung des Vorderarmes erreicht das Arbeitsmaximum nur 0,32 kg/m (R. FICK).

Der Pronator teres ist gleichzeitig ein Beuger des Vorderarmes, seine Insertionspunkte werden also bei Streckung des Vorderarmes voneinander entfernt, bei Beugung einander angenähert; der Muskel wird durch die Vorderarmstreckung gespannt, durch die Beugung entspannt. Wenn trotzdem das pronatorische Moment des Pronator teres bei Streckstellung des Vorderarmes geringer ist als bei rechtwinkliger Beugestellung, so dürfte das wohl ähnlich wie beim Biceps brachii damit zusammenhängen, daß bei gestrecktem Vorderarm die Verbindungslinie des Ursprungs des Muskels am Epicondylus medialis und der Insertionsstelle am Radius eine ungünstigere Einstellung zur Längsachse des Radius hat als bei rechtwinkliger Beugestellung. Bei maximaler Beugestellung ist aber offenbar der Muskel so stark entspannt, daß die pronatorische Kraft trotz der günstigen Einstellung zur Radiuslängsachse wieder abnimmt.

Der Pronator teres ist weitaus der kräftigste unter allen Handpronatoren. Seine überragende Stellung geht besonders daraus hervor, daß, wenn alle anderen Pronatoren (Brachioradialis, Pronator quadratus, Flexor carpi radialis) gelähmt sind und nur der Pronator teres erhalten ist, die Hand keine Abweichung von der normalen Ruhelage im Sinne einer vermehrten Supination aufweist, und daß die willkürliche Pronation der Hand in vollem Ausmaße möglich ist. Der Kranke ist noch imstande, ein schwergehendes Schloß zuzuschließen, den Aufgriff am Reck ordnungsgemäß auszuführen und auch beim Trinken oder beim Eingießen dem Glase bzw. der Flasche die erforderliche Neigung zu erteilen. Inwieweit umgekehrt bei isoliertem Ausfall des Pronator teres alle diese Verrichtungen beeinträchtigt werden, vermag ich nicht zu sagen. Isolierten Ausfall dieses Muskels bei Integrität der anderen Pronatoren (Brachioradialis, Pronator quadratus, Flexor carpi radialis) habe ich bisher nicht beobachtet. Ich habe zwar recht oft bei spastischen Armlähmungen mit starker Pronationskontraktur den Pronator teres total deefferentiert. Aber in diesen Fällen verhindert die supranukleale Lähmung einen eindeutigen Einblick in den Leistungsausfall.

Der Pronator teres stellt sich nach der Naht des Medianus oder des Fasciculus lateralis von allen Muskeln des Medianusgebietes fast stets an erster Stelle wieder her. Das entspricht der Tatsache, daß die ihm zuwachsenden Neuriten die kürzeste Wegstrecke zurückzulegen haben. Die Fasern des Pronator teres sind auch von allen motorischen Fasern des N. medianus die resistentesten. Ich habe zahlreiche Fälle von Läsion des Medianusstammes oder des Fasciculus lateralis beobachtet, in denen keine völlige Leitungsunterbrechung vorlag und von allen vom Medianus innervierten Muskeln allein der Pronator teres intakt war, alle anderen Muskeln aber gelähmt waren. Die Integrität des Pronator teres beruhte in diesen Fällen nicht etwa auf einer Doppelversorgung des Muskels durch den Musculo cutaneus oder Ulnaris, sondern auf der größeren Resistenz seiner Nervenfasern der destruktiven Noxe gegenüber.

5. Pronator quadratus.

[C_8, Th_1; unterer Primärstrang, Fasciculus medialis, mediale Medianuswurzel, N. medianus (gelegentlich auch N. musculocutaneus oder N. ulnaris).]

Der *Pronator quadratus* spannt sich im Bereiche des unteren Viertels des Vorderarmes an der Volarseite annähernd quer von der Ulna zum Radius herüber aus; er inseriert am äußeren Rande der Speiche. Sein unterer Rand reicht bis an das untere Radioulnar-Gelenk heran.

Der *Pronator quadratus* liegt unter den Sehnen und Muskelbäuchen der Hand- und Fingerbeuger vollkommen versteckt. Der ihn versorgende Nervus interosseus volaris mediani tritt an seinem oberen Rande an die Dorsalseite des Muskels und von dieser her in letzteren ein. An der Dorsalseite des Vorderarmes im Bereiche des untersten Viertels gelingt daher auch die percutane faradische Reizung des Pronator quadratus schon normaliter relativ leicht, obwohl auch hier die Sehnen und zum Teil auch die Muskelbäuche der Hand- und Fingerstrecker im Wege stehen. Dies Hindernis verliert aber bei Lähmung des N. radialis vollkommen an Bedeutung. Bei jeder Radialislähmung gelingt die isolierte faradische Reizung des Pronator quadratus von der Dorsalseite aus ohne weiteres. Sehr kräftige isolierte Kontraktion des Pronator quadratus habe ich bei direkter Reizung seines operativ freigelegten Nerven erzielt. Bei Reizung der operativ freigelegten medialen Medianuswurzel erhält man stets eine ausgiebige Pronation der Hand, welche auf das Konto des Pronator quadratus zu setzen ist, während die Bahnen des Pronator teres und Flexor carpi radialis in der lateralen Medianuswurzel verlaufen.

Unter der Kontraktion des *Pronator quadratus* führt die Hand eine *Pronation* aus. Der Umfang dieser Bewegung ist nahezu ebenso groß wie bei der Kontraktion des Pronator teres, aber die Kraft, mit welcher die Pronation erfolgt, ist erheblich geringer als bei der Zusammenziehung des runden Rollers.

R. Fick berechnet die größtmögliche Arbeitsleistung des Quadratus auf 0,18 kg/m. Im Gegensatz zum Pronator teres ist der Quadratus ein reiner Pronator, seine Kraftentfaltung ist von der Stellung des Vorderarmes zum Oberarm völlig unabhängig.

Ich habe wiederholt Fälle von nuclearen Lähmungen oder Plexusläsionen beobachtet, in denen alle anderen Pronatoren (Pronator teres, Brachioradialis, Flexer carpi radialis) gelähmt waren und nur der Pronator quadratus erhalten war. In diesen Fällen konnte die Hand noch in fast vollem Umfange willkürlich proniert werden. Naturgemäß war aber die maximale Kraftentfaltung dabei gegenüber der Norm sehr reduziert. Immerhin konnten die Kranken noch ein Schloß zuschließen und beim Trinken dem Glase die erforderliche Neigung verleihen, um die Flüssigkeit in die Mundhöhle fließen zu lassen. Isolierte Lähmungen des Pronator quadratus sah ich bei Unterbrechung des N. interosseus volaris distal von dem Abgang der Äste zum Flexor dig. prof. und Flexor poll. long. Bei Unterbrechung des Medianus distal vom Abgang der Äste für den Pronator teres, Flexor carpi radialis, Palmaris longus und der oberen Äste des Flexor digit. sublimis, oder bei der isolierten Unterbrechung des N. interosseus volaris nahe an seinem Ursprung ist der Pronator quadratus zusammen mit dem Flexor dig. prof., Flexor pollic. long. und den Muskeln des Daumenballens gelähmt. Diese anderen Muskeln besitzen aber keinen Einfluß auf die Pronation der Hand, der Pronator quadratus ist unter diesen Umständen der einzige Pronator, welcher gelähmt ist. Ähnlich liegen die Verhältnisse bei Unterbrechung der medialen Medianuswurzel, des Fasciculus medialis, bei Kerndestruktionen im Bereiche des 8. Cervical- und 1. Thorakalsegmentes. In allen diesen Fällen war ein Einfluß des Ausfalls des Pronator quadratus auf die Ruhestellung der Hand nicht bemerkbar. Ebensowenig ließ sich eine Einbuße der willkürlichen Pronation in bezug auf Umfang oder Kraft der Bewegung feststellen.

Nach der Naht des Medianus wird der Pronator quadratus fast stets sehr spät neurotisiert, nach dem Flexor. dig. profundus und Flexor poll. longus, aber noch vor den Muskeln des Daumenballens. Seine späte Restitution entspricht der langen Wegstrecke, welche die auswachsenden Neuriten bis zum Erfolgsorgan zurückzulegen haben. Der Pronator quadratus gehört auch zu den Muskeln des Medianusgebietes, welche bei Stammläsionen des Medianus, bei denen keine vollständige Leitungsunterbrechung des Nerven vorliegt, besonders leiden; er kann hierbei allein mit den Muskeln des Daumenballens zusammen gelähmt sein, während Pronator teres, Flexor carpi rad., Palmaris longus, Flexor dig. subl., Flexor dig. prof. und Flexor poll. long. keine Lähmung aufweisen.

6. Flexor carpi radialis.

[(C_6), C_7, C_8; Fasciculus lateralis, laterale Medianuswurzel, N. medianus (manchmal akzessorische Innervation durch Musculo cutaneus).]

Der *Flexor carpi radialis* entspringt vom Epicondylus medialis humeri sowie von den Aponeurosen, welche ihn von den gemeinsam mit ihm vom Epicondylus internus entspringenden Muskeln, dem Pronator teres, Palmaris longus und Flexor dig. sublimis, trennen. Sein Muskelbauch zieht distalwärts, dabei etwas schräg lateralwärts. Die Endsehne inseriert an der Volarseite der Basis des zweiten Metacarpale.

Der *Flexor carpi radialis* ist der isolierten percutanen faradischen Reizung sehr gut zugängig. Zahlreiche Male habe ich den Muskel auch durch faradische Reizung seines operativ freigelegten Nervenastes in isolierte Kontraktion versetzt.

Unter der Kontraktion des Flexor carpi radialis beugt sich die Hand und begibt sich dabei gleichzeitig in *Pronation.* Letzteres hatte schon Duchenne erkannt. Frohse und Fraenkel erklären zwar, daß der von Duchenne behauptete pronatorische Einfluß des Flexor carpi radialis auf die Hand *„undenkbar“* sei, weil dazu eine Anheftung des Muskels am Radius gehöre und daß die bei faradischer Reizung des Flexor carpi radialis beobachtete Pronation wahrscheinlich auf eine Ausbreitung der Stromwirkung auf den Pronator teres zurückzuführen sei. Diese beiden Einwände sind unberechtigt. Der erste Einwand, der Muskel müsse, um pronieren zu können, am Radius angeheftet sein, übersieht, daß mehrgelenkige Muskeln an allen Gelenken, über die sie hinwegziehen, Drehungsmomente hervorrufen. Die Verlaufsrichtung des Flexor carpi radialis ist der des Pronator teres ähnlich, sie ist von oben medial nach unten lateral gerichtet und die Insertion des Flexor carpi radialis am zweiten Metacarpale liegt lateral vom unteren Radioulnargelenk. Es sind also die notwendigen mechanischen Voraussetzungen für eine pronatorische Wirkung des Flexor carpi radialis gegeben. Es kann meines Erachtens auch gar kein Zweifel darüber bestehen, daß die Hand unter der isolierten Kontraktion des Muskels, die ich wiederholt durch faradische Reizung des operativ freigelegten Nervenastes desselben hervorrufen konnte, tatsächlich proniert wird. Der Umfang der dabei auftretenden Pronationsbewegung beträgt von der vollen Supination aus allerdings nur etwa 60^0 oder etwas weniger. Der pronatorische Spielraum wird also bei weitem nicht ausgenützt. Umfang und Kraft der Pronation hängen bei der Kontraktion des Flexor carpi radialis von der Stellung des Vorderarmes zum Oberarm ab, bei maximaler Streckstellung des Ellbogens, bei welcher der Muskel ceteris paribus seine stärkste Spannung besitzt, beträgt nach R. Fick die größte Arbeitsmöglichkeit des Flexor carpi radialis qua Pronation 0,28 kg/m; bei rechtwinklig gebeugtem Vorderarm 0,24 kg/m, bei maximaler Beugestellung des Vorderarmes 0,22 kg/m. Die pronatorische Kraft des Muskels nimmt also mit dem Grade der Beugestellung des Vorderarmes sukzessive ab.

Ich habe bisher keinen Fall beobachtet, in dem von allen Handpronatoren einzig der Flexor carpi radialis erhalten gewesen war, bei Lähmung aller anderen (Pronator teres, Pronator quadratus, Brachioradialis), so daß ich nicht zu sagen vermag, bis zu welchem Grade unter seiner alleinigen Wirkung die willkürliche Handpronation noch möglich ist und diejenigen Verrichtungen unserer oberen Extremität, bei denen die Handpronation eine wesentliche Rolle spielt, noch gelingen.

Zu den Pronatoren der Hand rechnen R. Fick und v. Recklinghausen auch den Palmaris longus und bei bestimmten Gliedstellungen auch den Extensor carpi radialis longus. Ebenso wie Duchenne vermag auch ich weder dem Palmaris longus noch dem Extensor carpi rad. longus eine pronatorische Wirkung zuzuerkennen. Ich sah bei isolierter faradischer Reizung dieser Muskeln, welche Stellung dem Vorderarm oder der Hand auch gegeben wurde, niemals eine Pronationsbewegung der Hand, wenn sie also überhaupt eine pronatorische Eigenschaft besitzen, so kann diese nur minimal sein.

B. Die Ruhestellung der Hand in bezug auf die Längsachse.

Normalerweise nimmt die Hand am vertikal zur Seite des Rumpfes herabhängenden Arm etwa die Mittelstellung zwischen extremer Pronation und Supination ein. Die Palma manus weist annähernd nach innen, unter der Voraussetzung, daß auch der Oberarm die normale Mittellage zwischen extremer Außen- und Innenrotation einnimmt.

Die Einstellung der Hand in der Ruhe ist das Resultat der auf sie einwirkenden Kräfte, der Schwerkraft einerseits und der Ruhespannung der Pronatoren und Supinatoren andererseits. Die Schwere als solche ist am vertikal zur Seite des Rumpfes herabhängenden Arme bestrebt, die Hand in Pronation zu führen. Wenn alle Pronatoren und Supinatoren gelähmt sind, so weist die Handfläche, Mittelstellung des Oberarmes zwischen Außen- und Innenrotation vorausgesetzt, nach hinten.

Wenn die Supinatoren der Hand, Biceps und Supinator brevis, gelähmt, die Pronatoren aber erhalten sind, so ist die Ruhelage der Hand in der Regel annähernd die gleiche wie bei gleichzeitiger Lähmung aller Supinatoren und Pronatoren; die Palma manus weist bei Mittelstellung des Oberarmes zwischen Innen- und Außenrotation am vertikal herabhängenden Arm mehr oder weniger vollkommen nach hinten (Abb. 156). Der wichtigste supinatorische Muskel für die Erhaltung der Ruhelage der Hand ist der Supinator brevis. Wenn er gelähmt, der Biceps hingegen intakt ist, so besteht mit Bezug auf die Stellung der Hand kein nennenswerter Unterschied gegenüber den Verhältnissen bei totaler Lähmung aller Supinatoren, die Handfläche weist in der Ruhe nach hinten. Andererseits hat der isolierte Ausfall des Biceps bei Integrität des Supinator brevis gar keinen oder nur einen geringen Einfluß auf die Stellung der Hand in der Ruhe. Der Ausfall des Ext. carpi rad. long., Abductor pollic. long., Ext. poll. long. et brev. und des Ext. indic. propr. ist für die Stellung der Hand mit Bezug auf die Rotationsachse völlig belanglos, ein weiterer Hinweis darauf, daß diese Muskeln keine supinatorische Wirkung besitzen.

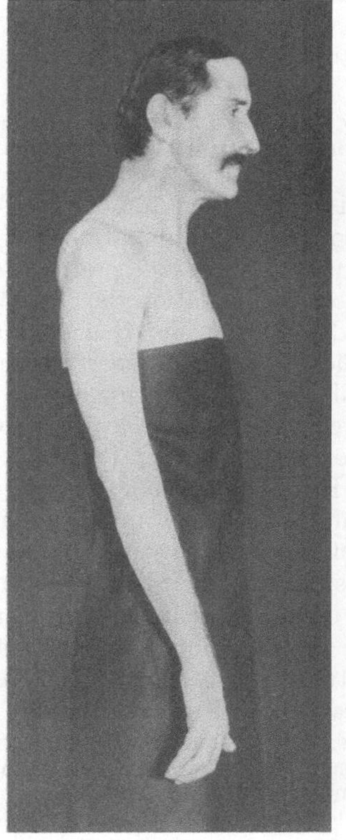

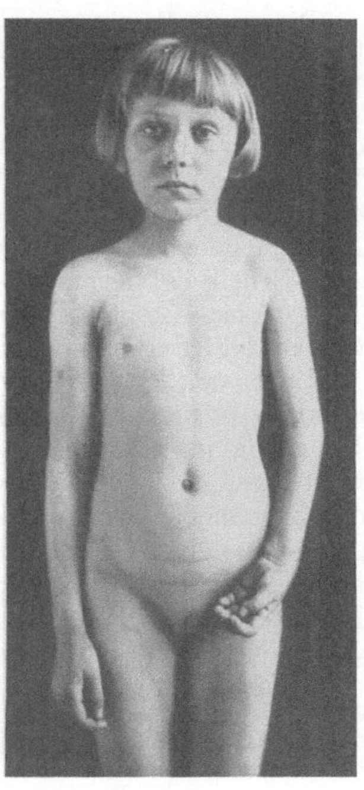

Abb. 156. Abb. 157.

Abb. 156. Lähmung des Biceps, Brachialis, Brachioradialis und Supinator, Integrität des Pronator teres und Extensor carp. rad. longus. Vollkommene Streckstellung des Vorderarmes in der Ruhe, Pronationsstellung der Hand.

Abb. 157. Supinationsstellung der Hand infolge von Lähmung aller Pronatoren (Pronator teres, Pronator quadratus, Flexor carpi radialis, Brachioradialis) bei traumatischer Plexusläsion. Integrität der Supinatoren.

Wenn umgekehrt alle Pronatoren (Pronator teres et quadratus, Flexor carpi radialis und Brachioradialis) gelähmt, die Supinatoren Biceps und Supinator brevis aber erhalten sind, so nimmt die Hand in der Ruhe eine mehr oder weniger ausgesprochene Supinationsstellung ein (vgl. Abb. 157). Wenn nur die vom Medianus versorgten Pronatoren ausfallen, ist aber diese Haltunsganomalie keineswegs konstant. Sie kann übrigens auch in Fällen, in denen alle Pronatoren gelähmt sind, fehlen oder höchstens angedeutet sein; die pronierende Wirkung der Schwerkraft reicht offenbar aus, um den Supinatoren ein genügendes Pari zu bieten. Über den Einfluß des isolierten Ausfalls des Pronator teres auf die Stellung der Hand in der Ruhe vermag ich nichts Sicheres anzugeben. Beim isolierten Ausfall des Pronator quadratus oder des Brachioradialis besteht keine Abweichung der Hand von der normalen Ruhestellung; eine solche ist auch bei der kombinierten Lähmung des Pronator teres und Flexor carpi radialis, die ich bei der Unterbrechung der lateralen Medianuswurzel wiederholt beobachtet habe, nicht vorhanden.

C. Die Umwendebewegungen der Hand.

Supinierend wirken Supinator brevis, Biceps und unter bestimmten Bedingungen, wenn die Hand vorher in maximaler Pronation steht, auch der Brachioradialis. Das supinierende Moment des Extensor carpi radialis longus, Abductor pollicis longus, Extensor pollicis longus et brevis und Extensor indicis proprius, welches von manchen Autoren angenommen wird, spielt praktisch keine Rolle.

Pronierend wirken Pronator teres, Brachioradialis, Pronator quadratus und Flexor carpi radialis.

Die von R. Fick nachgewiesene geringe pronierende Wirkung des Extensor carpi rad. longus bei Beugestellungen des Vorderarmes, die über 90° hinausgehen, kann praktisch vernachlässigt werden.

Der wichtigste *Supinator* ist der Supinator brevis. Wenn er erhalten ist, der Biceps aber gelähmt ist, so kann die Supination der Hand noch in vollem Umfange ausgeführt werden und die meisten praktischen Verrichtungen der oberen Extremität, bei denen eine Supination der Hand im Spiel ist, wie das Aufschließen eines Schlosses, das Führen der flachen Hand zum Munde oder zum Scheitel, oder an die Rückseite des Körpers gelingen uneingeschränkt. Andererseits ist ein großer Teil dieser Verrichtungen bei Ausfall des Supinator brevis und Integrität der anderen Supinatoren mehr oder weniger schwer gestört.

Unter den *Pronatoren* ist der wichtigste der Pronator teres. Wenn er allein erhalten ist und alle anderen Pronatoren gelähmt sind, so ist die willkürliche Pronation noch in vollem Umfange möglich und die meisten praktischen Verrichtungen der oberen Extremität, die mit einer Pronation einhergehen, wie das Zuschließen eines Schlosses, der Aufgriff am Reck, das Trinken, das Eingießen aus einer Flasche in ein Glas u. a. gelingen ohne nennenswerte Schwierigkeit. Bei alleiniger Integrität des Brachioradialis und Lähmung aller anderen Pronatoren sind diese Verrichtungen schwer gestört. Besser gelingen sie noch, wenn nur der Pronator quadratus zur Verfügung steht.

Als Antagonisten wirken bei der Supination die Pronatoren. Schon an der Leiche wird durch sie der Bewegungsumfang der Supination erheblich eingeschränkt, wie das besonders durch Braune nachgewiesen worden ist. In noch höherem Grade gilt das für den Lebenden, bei dem der Dehnungsreflex der Pronatoren hinzukommt. In Fällen von Lähmung der Pronatoren ist der Bewegungsumfang der Supination manchmal größer als in der Norm. Bei denjenigen Affektionen des Nervensystems, welche mit einer Erhöhung des Dehnungsreflexes der Muskeln gepaart sind (Pyramidenbahnsyndrom, Pallidumsyndrom) kann die Supinationsbreite erheblich eingeengt sein.

Gegenüber dem beschränkenden Einfluß der Pronatoren, insbesondere ihres Dehnungsreflexes, spielen die ligamentösen, artikulären und ossalen Einrichtungen eine untergeordnete Rolle. In Betracht kommt nach R. Fick der Bänderapparat des oberen und unteren Radioulnargelenkes, hingegen nicht die Membrana interossea. Beim Lebenden bedeuten nach R. Fick auch die Weichteile, welche bei den Umwendebewegungen der Hand zwischen die beiden sich kreuzenden Knochen eingezwängt werden, eine Erschwerung für die Supination. Insbesondere sind es der Ext. dig. V. pr. und der Ext. carp. ulnaris, die sich zwischen den hinteren Rand der Speichenpfanne und den Griffelfortsatz der Elle bei der Supination einklemmen.

Als Antagonisten bei der Pronation wirken die Supinatoren. Von den bei der Pronation zwischen die Elle und Speiche eingezwängten Weichteilen kommt nach R. Fick hauptsächlich der Flexor pollicis longus in Betracht, der gegen den Flexor dig. prof. angedrückt wird.

Über das Kräfteverhältnis von Supinatoren und Pronatoren macht R. Fick folgende Angaben: Die maximale Arbeitsmöglichkeit aller *Supinatoren* beträgt bei gestrecktem Unterarm 1,44 kg/m, bei gebeugtem Vorderarm 1,68 kg/m, die der *Pronatoren* bei den gleichen Armstellungen 0,89 kg/m bzw. 1,58 kg/m. Darnach erweisen sich die ersteren den letzteren überlegen.

VI. Die Muskeln des Handgelenkes.

A. Die Wirkungsweise der einzelnen Muskeln und die Folgen ihrer Lähmung.

Das Handgelenk stellt streng genommen nicht ein einzelnes Gelenk dar, sondern es setzt sich aus dem Gelenke zwischen der oberen Handwurzelreihe und dem Radius einerseits und den Gelenkverbindungen zwischen der unteren und der oberen Handwurzelreihe andererseits zusammen. Dazu kommen noch die Gelenkverbindungen der Handwurzelknochen untereinander innerhalb jeder Reihe hinzu. Alle diese Gelenke arbeiten in verwickelter Weise bei den verschiedenen Bewegungen der Hand zusammen. Für praktische Bedürfnisse genügt es, wenn wir den gesamten Gelenkkomplex als ein Gelenk betrachten. Dieses gestattet zweierlei Bewegungen, erstens solche um die radio-ulnare Querachse dorsal- und volarwärts, zweitens Bewegungen um die dorso-volarwärts verlaufende Vertikalachse ulnar- und radialwärts. Erstere bezeichnet man als Streckung bzw. Beugung, letztere als Seitenbewegungen, Ulnar- bzw. Radialabduktion. Von der Grundstellung aus, d. h. derjenigen Stellung, bei welcher nach R. Fick die Längsachse des dritten Metacarpale, die Längsachse des Os capitatum und die Längsachse des Vorderarmes in eine gerade Linie fallen bzw. einander parallel verlaufen, können sowohl reine Beuge-Streckbewegungen um die radioulnare Achse wie reine Seitenbewegungen um die dorso-volare Achse ausgeführt werden. Sobald aber eine Beuge-Streckbewegung mit einer Seitenbewegung kombiniert wird, also die Bewegungen ausgeführt werden, die man als Radialextension, Ulnarextension, Radialflexion und Ulnarflexion bezeichnet, kommt es gleichzeitig zwangsläufig zu einer Kreiselung des Carpus (Braune und Fischer). Bei jeder Radialextension wird die Hand so gekantet, daß der Handrücken etwas ulnarwärts sieht, bei jeder Ulnarextension weist das Dorsum manus etwas radialwärts, bei jeder Radialflexion dreht sich die Palma manus ulnarwärts, bei jeder Ulnarflexion radialwärts. Trotz dieser, mit jeder derartigen um eine Schrägachse erfolgenden Handbewegung zwangsläufig verkoppelten Kreiselung der Handwurzelknochen ist der Gesunde nicht imstande, isolierte Pro- und Supinationen der Hand im Handgelenke selbst auszuführen. Die Umwendebewegungen der Hand laufen, wie im vorigen Kapitel dargelegt wurde, ausschließlich in den Gelenken zwischen Humerus, Radius und Ulna ab.

Der Umfang der Handbewegungen um die radioulnare Achse beträgt im Durchschnitt etwa 140°. Wenn wir von der Grundstellung, bei welcher die Hand die gerade Verlängerung des Vorderarmes bildet, ausgehen, entfällt je die Hälfte dieses Gesamtbewegungsumfanges auf die Dorsal- bzw. Volarseite, d. h. sowohl die Handstreckung wie die Handbeugung besitzen von der Grundstellung aus einen Umfang von etwa 70°. Individuelle Unterschiede sind häufig.

Der Gesamtumfang der reinen Seitenneigungen beträgt etwa 45°, der auf die Ulnarabduktion entfallende Betrag ist größer als der der Radialabduktion.

1. Palmaris longus.

[C_8, Th_1; unterer Primärstrang, mediale Medianuswurzel, N. medianus (manchmal N. musculocutaneus).]

Der *Palmaris longus* entspringt gemeinsam mit dem Pronator teres, Flexor carpi radialis und Flexor carpi ulnaris vom Epicondylus humeri medialis. Sein Ursprung liegt zwischen den Ursprüngen der beiden letzteren. Außer vom Knochen bezieht der Muskel aber seine Ursprünge auch von den Fasciensepten, die sich zwischen ihn und die beiden Nachbarmuskeln einsenken. Der schmale spindelförmige Muskelbauch geht etwa in der Mitte des Vorderarmes in die meist dünne Sehne über, welche distal in die Palmarfascie einmündet. Der Palmaris longus weist bezüglich seines Volumens ungemein große individuelle Verschiedenheiten auf. Bekanntlich fehlt er manchmal ganz.

Der *Palmaris longus* ist der isolierten percutanen Reizung sehr gut zugängig. Sein Reizpunkt liegt an der Volarseite des Vorderarmes etwas distal von dem des Flexor carpi radialis, so wie es T. Cohn in den früheren Auflagen seiner Elektrodiagnostik richtig angegeben hat.

Ich kann die gegenteilige Angabe von Frohse und Fraenkel, nach welcher der Reizpunkt des Palmaris longus weiter proximal als der des Flexor carpi radialis liegen soll, nicht als allgemein gültig akzeptieren. Der Ast des Medianus für den Palmaris longus entspringt zwar oberhalb des Astes für den Flexor carpi radialis, in der Regel gemeinsam mit dem Aste für den oberen Bauch des Flexor dig. sublimis des Zeigefingers, nimmt aber einen relativ langen Verlauf und tritt erst erheblich weiter distal von der Dorsalseite her in den Palmaris longus ein.

Der *Palmaris longus* bewirkt, wenn wir von der Grundstellung ausgehen, bei seiner Kontraktion eine *reine Flexion* der Hand ohne ihr eine Seitenneigung zu erteilen. Wenn die Hand sich in einer anderen Ausgangsstellung befindet, z. B. in ulnarer oder radialer Abduktion, so wird sie durch den Palmaris longus, während sie gebeugt wird, gleichzeitig in die Mittelstellung zwischen Ulnar- und Radialabduktion zurückgeführt. Der Umfang der unter der alleinigen Kontraktion des Palmaris longus zustande kommenden Handbeugung bleibt hinter der maximalen Beugungsmöglichkeit zurück. Er schwankt naturgemäß mit der Entwicklungsstärke des Muskels. Ich hatte Gelegenheit einen Fall zu beobachten, in dem von allen Handbeugern allein der Palmaris longus erhalten war. Der Grad der willkürlichen Handbeugung betrug nur etwa 45° (vgl. Abb. 158). Die Beugekraft war gegenüber der Norm erheblich reduziert. Der Ausfall des Palmaris longus hat auf die Ruhelage der Hand und die willkürliche Beweglichkeit und Leistungsfähigkeit derselben keinerlei störenden Einfluß. Der Muskel fehlt ja manchmal überhaupt ganz. Wegen seiner Entbehrlichkeit eignet er sich besonders gut als Kraftspender zum Ersatz gelähmter Nachbarmuskeln, und seine Sehne kann für freie Sehnentransplantationen unbeschadet verwendet werden.

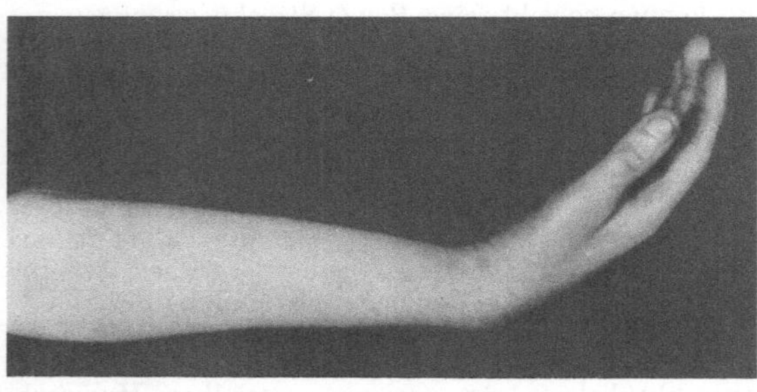

Abb. 158. Handbeugung durch alleinige Wirkung des Palmaris longus.

Der Palmaris longus gehört zu denjenigen Muskeln des Medianusgebietes, welche bei der Regeneration nach der Nervennaht oder auch bei der Spontanrestitution relativ früh reneurotisiert werden. Er steht in dieser Beziehung unter den vom Medianus versorgten Muskeln an dritter Stelle, hinter dem Pronator teres und Flexor carpi radialis, aber noch vor den Flexores digitorum. Seine Bahn gehört zu den relativ resistenten Fasern des Medianusstammes; bei diffusen Stammläsionen des Nerven ist der Palmaris longus nicht selten zusammen mit dem Pronator teres und Flexor carpi radialis allein von der Lähmung verschont, während die Flexores digitorum und die Daumenballenmuskulatur gelähmt sind. Aber seine Nervenbahnen besitzen andererseits nicht die gleiche Widerstandskraft gegen Schädlichkeiten wie die des Pronator teres und Flexor carpi radialis, welche sehr oft bei Läsionen des Medianus allein von der Lähmung verschont sind, während der Palmaris longus zusammen mit den anderen vom Medianus versorgten Muskeln gelähmt ist. Hinweisen möchte ich darauf, daß der Palmaris longus durch die mediale Medianuswurzel versorgt wird, im Gegensatz zum Pronator teres und Flexor carpi radialis, welche durch die laterale Medianuswurzel gespeist werden. Das Kerngebiet des Palmaris longus im Rückenmark liegt relativ tief (C_8, Th_1). Der Palmaris longus ist daher bei umschriebenen Läsionen dieser Segmente zusammen mit den Fingerflexoren gelähmt, während die anderen Handbeuger von der Lähmung verschont sind.

2. Flexor carpi radialis.

[(C_6) C_7, C_8; Fasciculus lateralis, laterale Medianuswurzel, N. medianus (manchmal N. musculocutaneus).]

Bezüglich Ursprungs und Insertion des Flexor carpi radialis siehe S. 193.

Der *Flexor carpi radialis* ist der percutanen isolierten faradischen Reizung sehr gut zugängig. Sein Reizpunkt liegt an der Volarseite des Vorderarmes distal von dem des Pronator teres aber etwas proximal von dem des Palmaris longus (vgl. S. 197). Bei zahlreichen Operationen habe ich den freigelegten Nervenast des Flexor carpi rad. direkt faradisch gereizt.

Unter der isolierten Kontraktion des *Flexor carpi radialis* wird die Hand *volarflektiert*. Der Umfang dieser Beugebewegung ist etwas größer als bei alleiniger

Wirkung des Palmaris longus. Er schwankte in mehreren von mir beobachteten Fällen, in denen von allen Handflexoren allein der Flexor carpi radialis erhalten war, zwischen 45 und 60° (Abb. 159a und b). Die Beugekraft des Flexor carpi radialis ist erheblich größer als die des Palmaris longus. Seine größte Arbeitsmöglichkeit bei der Handbeugung beträgt nach R. FICK 0,821 kg/m.

DUCHENNE gibt an, daß der Flexor carpi radialis die Hand beugt, ohne ihr eine Neigung nach der Radialseite zu erteilen. An anderer Stelle erwähnt er aber, daß, wenn man die bei der Kontraktion des Flexor carpi radialis eintretende Pronation der Hand verhindere und letztere in Supination festhalte, sich der radiale Rand der Hand mehr beuge als der ulnare, so daß die Palma manus nach der Ulnarseite sehe.

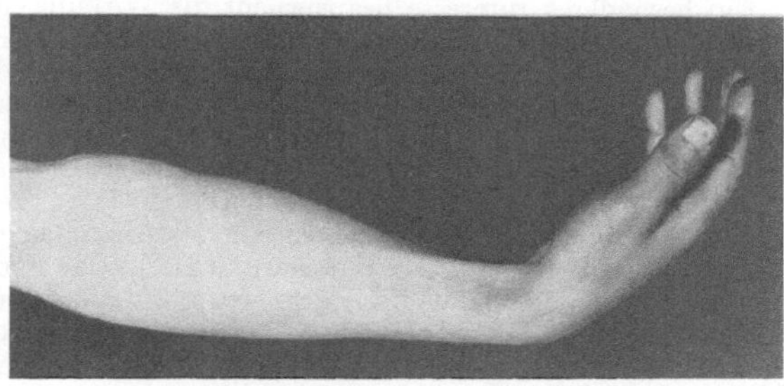

Abb. 159a. Handbeugung durch alleinige Wirkung des Flexor carpi radialis.

Gegen diese letztere Darstellung DUCHENNEs haben besonders FROHSE und FRAENKEL Stellung genommen. Sie behaupten, daß der Flexor carpi radialis die Hand *ulnarwärts* beuge. Man könne sich davon leicht an sich selbst wie an jedem geeigneten Modell überzeugen, indem bei der Ulnarflexion der Hand die Sehne des Flexor carpi radialis deutlich hervorspringe und dem palpierenden Finger energischen Widerstand entgegensetze, während sie bei der Radialflexion oder der Radialabduktion fast in der Tiefe verschwinde und von dem palpierenden Finger bequem hin- und hergeschoben werden könne.

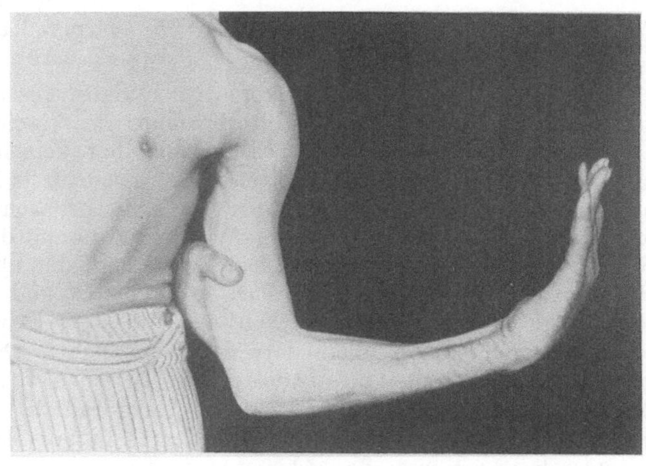

Abb. 159b. Handbeugung durch alleinige Wirkung des Flexor carpi radialis.

Die Angaben DUCHENNEs bedürfen meines Erachtens einer Ergänzung. Dagegen erscheinen mir die Angaben FROHSEs und FRAENKELs unhaltbar. Zweifellos wirkt der Flexor carpi radialis nicht nur auf die radioulnare Querachse des Handgelenkes, sondern auch auf die dorso-volare Achse, und zwar im Sinne der Radialabduktion. Er ist ein *Radialflexor*. Nun ist aber jede Radialflexion zwangsläufig mit einer Kantung der Hand, durch welche die Palma manus nach der Ulnarseite zu gerichtet wird, verbunden (vgl. S. 197). Diese Kantung (Kreiselung) hatte DUCHENNE richtig erkannt, aber die radialabduktorische Wirkung des Muskels hat er merkwürdigerweise übersehen bzw. bestritten. Die Kraft, mit welcher der Flexor carpi radialis die Hand nach der Radialseite neigt, ist übrigens nicht sehr groß. Nach R. FICK beträgt seine größte Arbeitsmöglichkeit bei der Radialabduktion nur 0,065 kg/m.

Nichtsdestoweniger kann kein Zweifel darüber bestehen, daß der Flexor carpi radialis bei jeder Radialabduktion der Hand in energischer Tätigkeit ist; er ist für eine kraftvolle *reine* Radialabduktion der Hand sogar kaum entbehrlich, weil er allein die extendierende Komponente des Ext. carpi rad. longus wirksam auszugleichen vermag. Davon wird alsbald noch die Rede sein.

Ein besonderes Interesse beansprucht die Wirkung des Flexor carpi radialis, wenn die Hand sich in extremer Ulnarflexion befindet. Wenn bei dieser Ausgangsstellung der Flexor carpi radialis in Kontraktion versetzt wird, so begibt sich die Hand zwar in Radialabduktion, aber der Grad der Flexion nimmt dabei ab, die Hand bewegt sich unter der Kontraktion des Flexor carpi radialis aus der extremen Beugestellung heraus im Sinne der Extension. Das rührt daher, daß wie bereits oben erwähnt wurde, der Flexor carpi radialis selbst bei maximaler Kontraktion die Hand nicht maximal zu beugen vermag, sondern daß etwa bei 60^{0} sein Beugemoment erschöpft ist. Man kann sich auch leicht an sich selbst davon überzeugen, daß wenn man die ad maximum flektierte und ulnarabduzierte Hand willkürlich radialwärts neigt, die Sehne des Flexor carpi radialis scharf vorspringt, und dabei die Hand aus der extremen Beugestellung heraus in eine etwas weniger gebeugte Stellung übergeht.

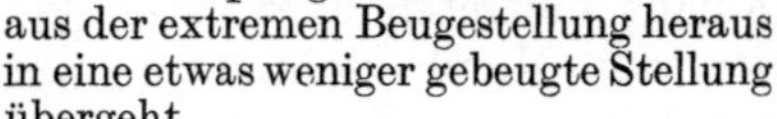

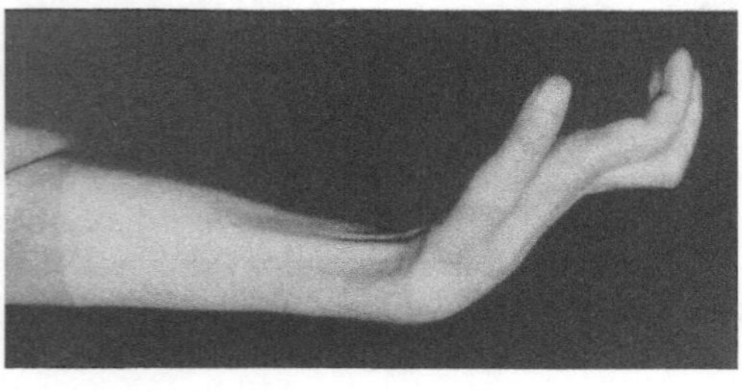

Abb. 160. Handbeugung durch gemeinsame Wirkung des Palmaris longus und Flexor carpi radialis.

Auch wenn der Flexor carpi radialis und der Palmaris longus erhalten sind, der Flexor carpi ulnaris aber gelähmt ist, erreicht die Hand nicht ihren größtmöglichen Flexionsgrad; die Beugung geht nicht wesentlich über den bei alleiniger Kontraktion des Flexor carp. rad. erzielbaren Umfang hinaus (Abb. 160).

Der isolierte *Ausfall* des Flexor carpi radialis, aus der Gruppe der Handbeuger, den ich wiederholt bei Unterbrechung des Fasciculus lateralis oder der lateralen Medianuswurzel beobachtet habe, hat keinen erkennbaren Einfluß auf die Ruhelage der Hand. Ich habe dabei jedenfalls keine abnorme Streckstellung oder eine Ulnarabduktion in der Ruhe beobachtet. Aber bei der willkürlichen Beugung der Hand gegen Widerstand nimmt diese eine Neigung nach der Ulnarseite zu an, weil der Flexor carpi rad. der ulnarneigenden Wirkung des Flexor carpi ulnaris kein Pari mehr bietet und der Abductor pollicis longus der in seiner neigenden Wirkung mit dem Flexor carpi radialis weitgehend übereinstimmt, allein dazu nicht ausreicht. Die Neigung der Hand nach der Radialseite in Mittelstellung zwischen Streckung und Beugung ist beim alleinigen Ausfall des Flexor carpi radialis noch möglich, da die streckende Komponente des Extensor carpi radialis longus durch eine entsprechende Spannung des Abductor pollicis longus und Palmaris longus ausgeschaltet werden kann. Sobald aber die Neigung der Hand nach der Radialseite gegen Widerstand ausgeführt wird, schlägt die streckende Wirkung des Ext. carp. rad. long. durch und statt der reinen Radialabduktion erfolgt eine Radialextension.

Der Flexor carpi radialis gehört zu den Muskeln des Medianusgebietes, deren Nervenbahnen eine relativ große Widerstandskraft den verschiedensten Schädlichkeiten gegenüber besitzen. In zahlreichen Fällen von Läsion des N. medianus sind er und der Pronator teres die beiden einzigen Muskeln, welche ihre Funktionstüchtigkeit bewahren, während alle anderen Muskeln des Medianusgebietes gelähmt sind. Bei der Regeneration nach der Naht des Medianus erfolgt die Restitution des Flexor carpi radialis in der Regel an zweiter Stelle, hinter dem Pronator teres, aber vor dem Palmaris longus. Zu erwähnen ist, daß die aus dem Plexus hervorgehenden Nervenbahnen des Flexor carpi radialis in Fascic. lateralis verlaufen und durch die laterale Medianuswurzel in den Medianus gelangen.

3. Flexor carpi ulnaris.

[C_8, Th_1; unterer Primärstrang, Fasciculus medialis, N. ulnaris, manchmal auch N. medianus (Ast des Palmaris longus).]

Der *Flexor carpi ulnaris* entspringt vom Epicondylus medialis humeri und im Anschluß daran nach abwärts vom Olecranon und der hinteren Kante der Ulna, außerdem aber auch von dem fibrösen Septum, das sich zwischen seinen Ursprung am Epicondylus medialis und den des benachbarten Palmaris longus einschiebt, sowie manchmal vom Lig. collaterale mediale. Der Muskelbauch zieht in gerader Richtung distalwärts. Seine Endsehne inseriert in der Hauptsache am Os pisiforme sowie an den beiden von letzterem entspringenden Ligamenten, dem Lig. pisohamatum und pisometacarpeum, strahlt aber außerdem noch in die benachbarten Ligamente, das Lig. carpi dorsale, das Lig. carpi volare und manchmal in Fortsetzung des Lig. pisometacarpeum bis an die Basis des 4. und 3. Metacarpale aus.

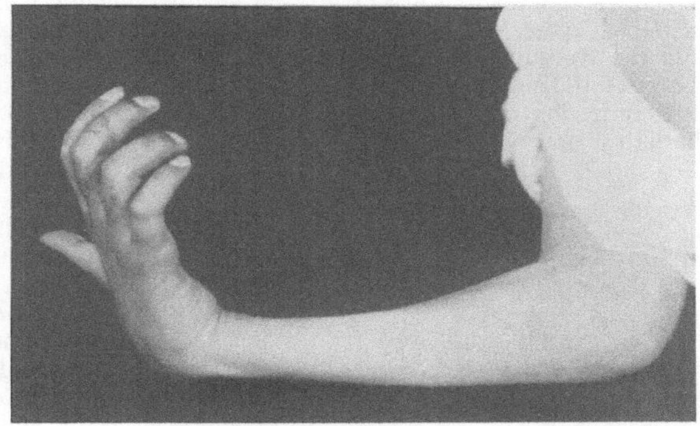

Abb. 161. Handbeugung unter alleiniger Wirkung des Flexor carpi ulnaris.

Der *Flexor carpi ulnaris* ist der isolierten percutanen faradischen Reizung gut zugängig. Zu erwähnen ist, daß der Muskel mehrere Zweige aus dem Ulnaris erhält, einen (selten zwei) oberen, welcher bereits oberhalb des Epicondylus medialis vom Stamm abzugehen pflegt, und einen wesentlich weiter distal aus dem Ulnaris hervorgehenden Ast. Ich habe bei zahlreichen Operationen diese Äste faradisch gereizt.

Unter der isolierten Kontraktion des Flexor carpi ulnaris wird die Hand *flektiert*, und zwar erteilt der Muskel ihr den größtmöglichen Beugungsgrad. Seine beugende Wirkung ist größer als die des Flexor carpi radialis und des Palmaris longus (Abb. 161). Während der Volarflexion wird die Hand gleichzeitig nach der *Ulnarseite zu geneigt*; dabei erfährt sie eine mit dieser Ulnarflexion zwangsläufig verbundene *Kantung* derart, daß die Palma manus nach der *Radialseite* zu sieht (Abb. 162). Wird während der Kontraktion des Flexor carpi ulnaris die Beugung der Hand künstlich verhindert, so beschränkt sich die Wirkung des Muskels auf eine reine Neigung der Hand nach der Ulnarseite, die in diesem Falle ohne Kantung einhergeht. Die größte Arbeitsmöglichkeit des Flexor carpi ulnaris bei der Flexion der Hand berechnet R. Fick auf 1,950 kg/m, bei der Neigung nach der Ulnarseite auf 0,700 kg/m.

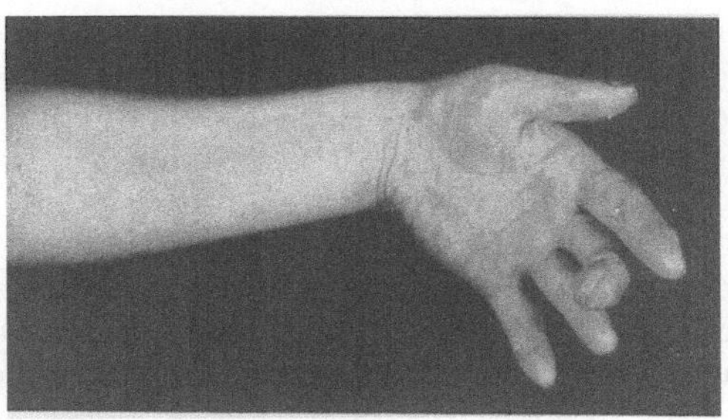

Abb. 162. Neigung der Hand nach der Ulnarseite während der Handbeugung unter der alleinigen Wirkung des Flexor carpi ulnaris.

Duchenne streitet dem Flexor carpi ulnaris die Fähigkeit ab, die Hand nach der ulnaren Seite zu neigen, er läßt nur eine leichte Kantung der Hand, bei der die Palmarfläche nach der Radialseite zu sieht, gelten. In diesen Angaben liegt, abgesehen davon, daß die erste Behauptung, der Flexor carpi ulnaris neige die Hand nicht nach der Ulnarseite, mit den Tatsachen nicht übereinstimmt und schon von R. Fick beanstandet worden ist, ein Widerspruch, denn eine Kantung der Hand ohne gleichzeitige Neigung ist unmöglich.

Auch v. Recklinghausen wendet sich gegen den Duchenneschen Irrtum, macht aber im Anschluß daran seinerseits Angaben über die Wirkung des Muskels, die ich nicht für richtig halte. Er behauptet nämlich, daß die zu Anfang der Beugung auftretende Neigung nach der Ulnarseite mit zunehmender Beugung mehr und mehr verschwinde, und daß das schließliche Ergebnis der Kontraktion des Muskels eine fast reine Beugestellung sei, während die Seitwärtsbewegung nur eine rasch vorübergehende Episode darstelle. Diese Darstellung deckt sich nicht mit meinen eigenen Beobachtungen. Ich habe einen wesentlichen Rückgang der Seitenneigung mit zunehmender Flexion niemals gesehen. v. Recklinghausen bestreitet die Möglichkeit einer einigermaßen ausgesprochenen Seitenneigung bei stärkeren Flexionsgraden der Hand. Ich finde im Gegenteil, daß die maximale Flexion der Hand überhaupt erst bei gleichzeitiger Ulnarseitenneigung erzielt wird, während die reine Flexion der Hand bereits eher ihr Ende erreicht.

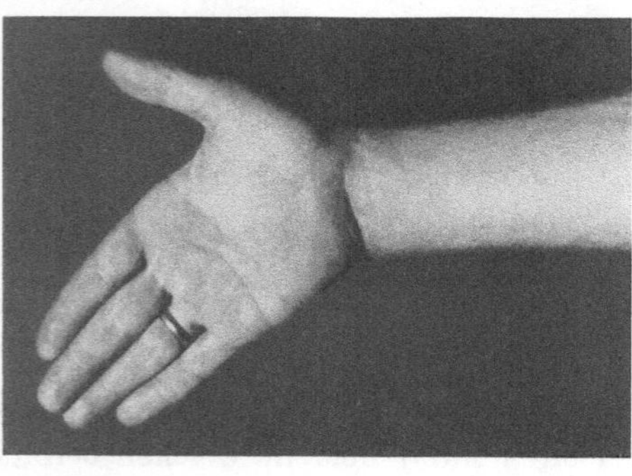

Abb. 163. Lähmung des Flexor carpi radialis und Palmaris longus, Integrität des Flexor carpi ulnaris. Hand wird bei der Faustöffnung unter der Wirkung des Flexor carpi ulnaris nach der Ulnarseite geneigt.

Auch die Angaben von Frohse und Fraenkel über die Wirkungen des Flexor carpi ulnaris können nicht unwidersprochen bleiben. Nach diesen Autoren sollen die hinteren schrägen Bündel des Muskels die Hand ulnarwärts und *dorsal*wärts, die vorderen senkrechten Bündel die Hand *radial*- und volarwärts, der gesamte Muskel die Hand einfach ulnarwärts abduzieren. Isolierte Kontraktion der vorderen senkrechten oder der hinteren schrägen Bündel des Flexor carpi ulnaris habe ich bisher niemals auslösen können, wodurch Fraenkel und Frohse dies vermochten, ist nicht zu ersehen. Daß die isolierte Kontraktion des gesamten Muskels eine reine Ulnarabduktion bewirke, steht aber mit den Tatsachen nicht in Einklang.

Ich habe zahlreiche Fälle beobachtet, in denen der Flexor carpi ulnaris von allen Handbeugern allein erhalten war. Sie zeigten alle übereinstimmend, daß der Muskel allein die Hand ad maximum flektiert und dabei nach der Ulnarseite neigt (vgl. Abb. 162). Bekanntlich stehen die Handbeuger, Flexor carpi radialis, Palmaris longus und Flexor carpi ulnaris bei der Faustöffnung in enger Kooperation mit den Fingerstreckern (vgl. S. 222). Wenn von den Handbeugern die beiden erstgenannten ausfallen und nur der Flexor carpi ulnaris erhalten ist, so erfährt die Hand während der Faustöffnung gar nicht selten eine mehr oder weniger ausgesprochene Neigung nach der Ulnarseite (Abb. 163).

Der *Ausfall* des Flexor carpi ulnaris, bei Integrität der anderen Handflexoren, eine Konstellation, die bei jeder hochsitzenden Unterbrechung des N. ulnaris vorliegt, hat auf die Ruhelage der Hand — darin gebe ich Duchenne recht — keinen greifbaren Einfluß. Die Hand erfährt keine abnorme Neigung nach der Radialseite. Für die willkürliche Beugung der Hand bedeutet sein Ausfall aber eine Einbuße, weil die anderen Beuger der Hand dieser den größtmöglichen Flexionsgrad nicht zu erteilen vermögen. Der Flexionsgrad bleibt beim Ausfall des Flexor carpi ulnaris eingeschränkt.

Die willkürliche *Neigung* der Hand nach der Ulnarseite in Mittelstellung zwischen Beugung und Streckung ist beim isolierten Ausfall des Flexor carpi ulnaris dank der stark ulnarneigenden Komponente des Ext. carpi ulnaris noch in beträchtlichem Umfang möglich, wenn die Bewegung ohne Widerstand erfolgt; Flexor carpi radialis und Abductor pollicis longus und Palmaris longus vermögen unter diesen Umständen der schon an sich nicht besonders großen Streckkomponente des Extensor carpi ulnaris ein genügendes Pari zu bieten, ohne dabei dem

Extensor carpi ulnaris gegenüber ihre radiale Komponente durchzusetzen. Sobald der Bewegung aber Widerstand entgegengestellt wird, weicht die Hand bei der Neigung nach der Ulnarseite unter dem überwiegenden *Zuge* des Extensor carpi ulnaris nach der Streckseite zu ab. Eine Neigung der Hand nach der Ulnarseite in gebeugter Handstellung ist beim Ausfall des Flexor carpi ulnaris so gut wie überhaupt nicht möglich. Die schwere Beeinträchtigung, welche daraus für den Gebrauch der Hand besonders beim Violinspielen erwächst, hatte schon DUCHENNE erkannt, der diese Störung ganz richtig beschreibt, obwohl er, wie oben angegeben, dem Flexor carpi ulnaris jede Wirkung im Sinne einer Neigung der Hand nach der Ulnarseite ausdrücklich abstreitet. Die Störung besteht darin, daß der Kleinfinger der linken Hand nicht mehr die höchst liegenden Partien der Saiten der Geige erreichen kann. Diese Leistung setzt eine maximale Flexion der Hand unter gleichzeitiger starker Neigung nach der Ulnarseite voraus, und kann nur durch den Flexor carpi ulnaris bestritten werden.

Der Flexor carpi ulnaris ist derjenige Muskel des Ulnarisgebietes, welcher sich bei der Regeneration stets zuerst restituiert. Das hängt mit der kurzen Wegstrecke zusammen, welche die auswachsenden Neuriten bis zum Erfolgsorgan zurückzulegen haben. Die Fasern des Flexor carpi ulnaris besitzen auch allen den N. ulnaris treffenden Schädlichkeiten gegenüber die größte Widerstandskraft. Oft ist der Muskel bei traumatischen oder toxisch-infektiös bedingten Schädigungen des N. ulnaris der einzige Muskel der Ulnarisdomäne, welcher nicht gelähmt ist. Zum Ersatz des Flexor carpi ulnaris eignet sich am besten, weil am ehesten entbehrlich, der Palmaris longus, vorausgesetzt, daß er kräftig genug entwickelt ist. Der Extensor carpi ulnaris erfüllt seinerseits zu wichtige Aufgaben, als daß er ohne weiteres für den Flexor ulnaris eingetauscht werden sollte.

4. Abductor pollicis longus.

[C_7, C_8; Fasciculus posterior, N. radialis.]

Der *Abductor pollicis longus* entspringt vornehmlich an der Rückseite des Radius, außerdem von der Membrana interossea und teilweise von der Ulna zwischen deren hinteren Kante und dem Margo interosseus. Der Muskelbauch verläuft, indem er sich in flacher Spirale um den Radius herumlegt, distal-radialwärts. Seine Sehne tritt gemeinsam mit der des Extensor pollicis brevis durch das am weitesten radial gelegene Sehnenfach des Lig. carpi dorsale hindurch, gelangt an die Volarseite des Radius und nimmt ihre Insertion an der Basis des ersten Metacarpale und zwar im Bereiche des radiovolaren Quadranten derselben, außerdem aber zieht fast regelmäßig ein Sehnenstreifen zum Abductor pollicis brevis, der seinerseits von dieser Sehne großenteils entspringt, so daß durch seine Vermittlung eine Verbindung des Abd. poll. long. mit der Grundphalange des Daumens hergestellt wird. Seltener ist eine partielle Insertion der Sehne des Abd. poll. long. am Os multangulum majus vorhanden.

Der *Abductor pollicis longus* ist in seinem proximalen Abschnitt vom Extensor digit. communis und Extensor carp. rad. brevis bedeckt. Im unteren Drittel des Vorderarms kommt aber sein Muskelbauch zwischen dem Extentor digit. communis und Extensor carpi rad. brevis an die Oberfläche. Hier ist er der percutanen isolierten faradischen Reizung zugängig. Der Abductor poll. longus wird von dem radialen der beiden Endäste des N. radialis versorgt, welcher gleichzeitig auch den Ext. poll. brevis innerviert. Wiederholt habe ich den *operativ* freigelegten Nervenast des Abductor pollicis longus direkt faradisch gereizt.

Der *Abductor pollicis longus* übt, abgesehen von der später zu besprechenden Wirkung auf den ersten Mittelhandknochen, auf die *Hand* eine Wirkung im Sinne der *Flexion* aus. Gleichzeitig erteilt er ihr eine leichte *Neigung* nach der *Radialseite*. Der Umfang der unter der Kontraktion des Abductor pollicis longus zustande kommenden Handbewegung wechselt erheblich von Fall zu Fall.

R. FICK gibt als größte Arbeitsmöglichkeit des Muskels für die Handbeugung nur 0,092 kg/m an; nach FICK ist er der schwächste von allen Handbeugern.

Wie sehr die *beugende* Wirkung des Abductor pollicis longus individuellen Schwankungen unterworfen ist, sehen wir am deutlichsten in den ja nicht seltenen Fällen, in denen der N. medianus und N. ulnaris gleichzeitig unterbrochen, also alle Handflexoren mit Ausnahme des Abductor pollicis longus total gelähmt sind. Unter diesen Umständen kann die Hand manchmal noch sehr ausgiebig gegen die Schwere flektiert werden (Abb. 164), in anderen Fällen hingegen gelingt die Handbeugung so gut wie gar nicht.

Diese auffallenden individuellen Unterschiede in der beugenden Wirkung des Abductor pollicis longus auf die Hand hängen offenbar mit den besonderen Insertionsverhältnissen des Muskels an Carpus, Metacarpale I und an der Daumengrundphalange zusammen. Die Anheftung an der Volarseite des Multangulum majus ist ganz inkonstant; wenn sie vorhanden ist, so ist eine ausgiebige Flexionswirkung des Muskels auf die Hand vollkommen verständlich. Aber auch ohne eine solche direkte Insertion der Sehne am Carpus müßte der Abd. poll. long. in jedem Falle flektierend auf die Hand wirken, wenn seine Sehne mit ihrer letzten maßgebenden Strecke volar von der radio-ulnaren Querachse des Handgelenkss verläuft. In dieser Beziehung bestehen aber zweifellos gewisse Unterschiede von Fall zu Fall. Manchmal liegt der distalste Sehnenabschnitt ganz an der Volarseite, in anderen Fällen aber zieht die Sehne über die Außenseite des ersten Carpometacarpalgelenkes hinweg und ihre Anheftung am ersten Metacarpalknochen erstreckt sich nicht bis an die Volarseite seiner Basis. Ferner darf nicht übersehen werden, daß das erste Metacarpale in seinem Carpometacarpalgelenk außerordentlich beweglich ist. Die Kontraktion des Abduct. long. wirkt daher zuerst und vornehmlich auf den Daumen und erst in zweiter Linie auf die Hand. Wird der Daumen in Adduktion festgestellt, so nimmt die Beugewirkung des Abductor longus auf die Hand sofort merklich zu. Da aber bei der Lähmung von Medianus und Ulnaris der Adductor pollicis auch gelähmt ist, können sich die Kranken dieses Hilfsmittel bei der willkürlichen Handbeugung nicht zunutze machen. Im übrigen besteht zwischen dem Abductor pollicis longus und dem Flexor carpi radialis in ihrer Wirkung auf die radio-ulnare Achse des Handgelenkes insofern eine weitgehende Übereinstimmung, als die Hand, wenn sie sich in maximaler Ulnarflexion als Ausgangsstellung befindet, durch den Abductor pollicis longus aus der extremen Beugestellung heraus in einen geringeren Grad von Beugestellung übergeführt wird und sich gleichzeitig aus der Ulnarabduktion in geringe Radialabduktion begibt. Bei extremer Beugestellung der Hand als Ausgangsstellung wirkt der Abductor pollicis longus also in den Anfangsgraden der Bewegung als Strecker auf die Hand. Es hängt das meines Erachtens und wie bereits bei Besprechung der analogen Wirkung des Flexor carpi radialis dargelegt wurde, damit zusammen, daß der Grad der größtmöglichen Handbeugung in Mittelstellung zwischen Ulnarabduktion und Radialabduktion und vollends in extremer Radialabduktion geringer ist als bei voller Ulnarabduktion. Es liegt das in der besonderen Gelenkkonfiguration des Handgelenkes begründet.

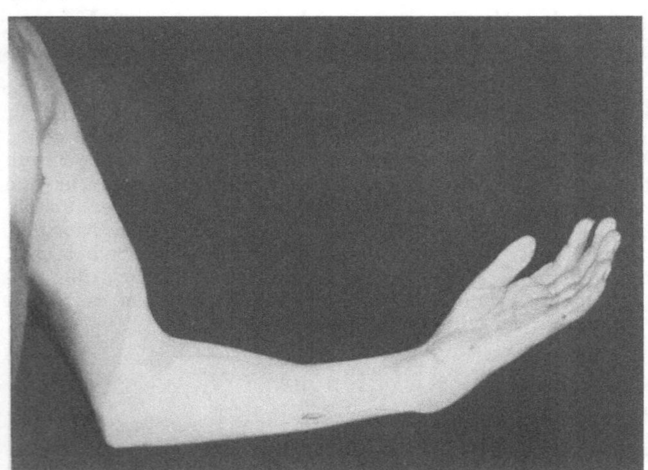

Abb. 164. Handbeugung durch alleinige Wirkung des Abductor pollicis longus bei Lähmung aller anderen Handbeuger.

Was die *neigende* Komponente des Abductor pollicis longus auf die Hand anlangt, so gibt R. Fick als größte Arbeitsmöglichkeit des Muskels bei dieser 0,386 kg/m an, während die des Flexor carpi radialis nur 0,065 kg/m betrage. Auch v. Recklinghausen hält den Abductor pollicis longus in erster Linie für einen Seitwärtsneiger der Hand und meint, daß er bei der Volarflexion im wesentlichen nur insofern mitwirke, als er die starke ulnare Komponente des Flexor carpi ulnaris auszugleichen habe.

Ich glaube, daß v. RECKLINGHAUSEN die flektierende Komponente des Abductor longus denn doch unterschätzt, und die neigende Komponente erheblich überschätzt. Daß die flektierende Komponente nicht unbeträchtlich sein kann, geht aus den oben erwähnten Fällen von kombinierter totaler Medianus-Ulnarislähmung, abgesehen davon, daß die willkürliche Handbeugung recht oft in beträchtlichem Umfange möglich ist, auch insofern hervor, als in diesen Fällen auch die reine Radialabduktion der Hand bis zu einem gewissen Grade gelingt. Da sowohl Flexor carpi radialis wie Palmaris longus in diesen Fällen gelähmt sind, ist es allein der Abductor poll. long., welcher durch seine flektierende Komponente der starken Streckkomponente des Ext. carpi rad. long. et brevis pari zu bieten vermag. Nur wenn die Radialabduktion gegen Widerstand erfolgt, reicht der Abd. poll. long. hierzu nicht mehr aus, sondern dann gerät die Hand sofort in extreme Streckstellung. Daß andererseits die neigende Komponente der Abductor pollicis longus nicht so groß ist wie v. RECKLINGHAUSEN angibt und daß sie der ulnaren Komponente des Flexor carpi ulnaris auch nicht im entferntesten standhält, geht daraus hervor, daß bei Lähmung des Flexor carpi radialis und Integrität des Abd. poll. long. die Hand bei jeder einigermaßen kraftvollen Handbeugung sofort in Ulnarflexion gerät, daß aber andererseits bei Lähmung des Abductor pollicis longus und Integrität des Flexor carpi radialis selbst bei stärkstem Widerstand eine Deviation der gebeugten Hand nach der Ulnarseite nicht eintritt.

Schwer verständlich erscheinen mir die Angaben, welche FROHSE und FRAENKEL über die Wirkung des Abductor longus machen. Nach ihnen soll derselbe nach vorheriger Volarflexion der Hand letztere in die Ebene der Vorderarmknochen bringen und dabei, bei gleichzeitiger Abduktion scheinbar die Supination unterstützen, bei vorheriger Dorsalflexion der Hand müsse aber die Kontraktion des Muskels die Hand wieder in die Normalstellung führen und unter gleichzeitiger Abduktion scheinbar die Pronation unterstützen.

Isolierte Lähmung des Abductor pollicis longus habe ich einige Male infolge isolierter Durchtrennung des radialen Endastes des N. radialis gesehen. In diesen Fällen war eine Abweichung des Hand von ihrer normalen Ruhehaltung nicht vorhanden, ebensowenig bestand eine Störung bei der willkürlichen Flexion der Hand oder bei der willkürlichen Radialabduktion. Wäre der Abductor pollicis longus der einzige Muskel, welcher bei der Volarflexion der starken ulnaren Komponente des Flexor carpi ulnaris Widerstand zu leisten vermag, wie v. RECKLINGHAUSEN annimmt, so müßte sich bei seinem Ausfall an Stelle der reinen Volarflexion der Hand eine Ulnarflexion einstellen. Das ist aber nicht der Fall. Vielmehr genügt der Flexor carpi radialis vollkommen, um die ulnare Komponente des Flexor carpi ulnaris auszugleichen. Desgleichen beweist die Integrität der reinen Radialabduktion der Hand bei isolierter Lähmung des Abductor pollicis longus, daß der Flexor carpi rad. unter allen Umständen allein imstande ist, die streckende Komponente des Extensor carpi radialis zu kompensieren. Selbst wenn die Radialabduktion gegen Widerstand ausgeführt wird, gelingt sie bei der isolierten Lähmung des Abductor pollicis longus ebenso gut, wie in der Norm, während bei Lähmung des Flexor carpi radialis und Integrität des Abductor longus, die Hand sofort in Streckung gerät, wenn sie gegen Widerstand radialwärts geneigt wird.

5. Flexor digitorum sublimis (C_7, C_8, Th_1); Flexor digitorum profundus, Flexor pollicis longus (C_8, Th_1).

[Fasciculus medialis, mediale Medianuswurzel, N. medianus und N. ulnaris, manchmal auch N. musculocutaneus.]

Der *Flexor digitorum sublimis* entspringt vom Epicondylus medialis, von der Ulna, und zwar durch Vermittlung einer Aponeurose, von der ulnaren und unteren Umrandung der Tuberositas, und schließlich auch von der Volarseite des Radius. Er ist bereits von seinen Ursprüngen an mehr oder weniger vollkommen in vier selbständige Bäuche für je einen der vier Finger gegliedert. Von diesen liegen die beiden Bäuche für den Mittel- und Ringfinger oberflächlich, die des Zeige- und Kleinfingers tiefer. Der Flexor sublimis indicis ist durch eine Zwischensehne in einen proximalen und distalen Bauch getrennt, von denen jeder einen gesonderten Nervenast aus dem Medianus erhält, der obere einen hoch entspringenden Ast, der gleichzeitig den Palmaris longus mitversorgt, der untere einen oder zwei weiter distal im unteren Drittel des Vorderarms aus dem Medianus hervorgehende Äste. Die anderen Bäuche des Flexor sublimis für den 3. bis 5. Finger erhalten einen gemeinsamen Ast, der den Nervenstamm in der Regel distal vom Abgang des Astes für das Caput ulnare des Pronator teres verläßt. Die vier Sehnen des Flexor sublimis durchsetzen den Hohlhandtunnel und inserieren, nachdem sie von den Sehnen des Flexor profundus durchbohrt sind, an der Volarseite der Mittelphalangen des Zeige-, Mittel-, Ring- und Kleinfingers.

Der *Flexor dig. profundus* entspringt nur von den beiden Vorderarmknochen, und zwar ganz vornehmlich von der Ulna. Er ist vom Flexor sublimis ganz bedeckt. Die aus ihm hervorgehenden vier Endsehnen durchsetzen ebenfalls den Hohlhandtunnel, bedeckt von den Sehnen des oberflächlichen Beugers. Sie inserieren, nachdem sie die Sehnen des Sublimis durchbohrt haben, an der Endphalange der Finger. An der Innervation des Flexor profundus beteiligen sich N. medianus und N. ulnaris in einer später noch eingehend zu schildernden Weise.

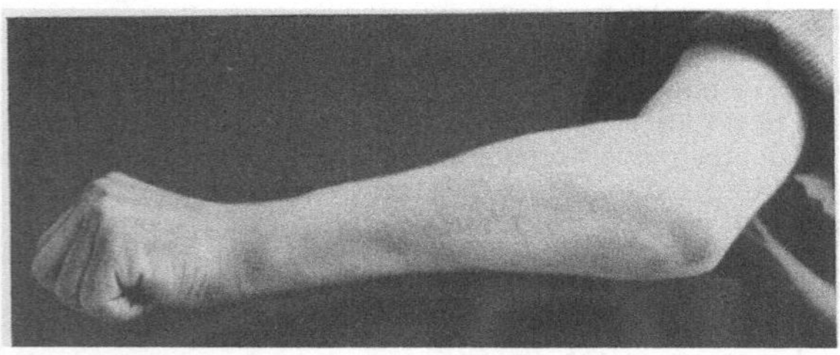

Abb. 165. Normaler Faustschluß. Gleichzeitige Fingerbeugung und Handstreckung.

Der *Flexor pollicis longus* entspringt vom Radius. Seine Endsehne tritt durch den Hohlhandtunnel hindurch und zieht zwischen den beiden Sesambeinen des Daumens an der Volarseite des letzteren entlang, um am Nagelglied des Pollex zu inserieren. Innerviert wird der Flex. poll. long. vom N. medianus.

Der *Flexor digit. sublimis* ist wegen seiner relativ oberflächlichen Lage der percutanen faradischen Reizung gut zugängig und zwar existieren für jeden der vier Finger gesonderte Reizpunkte für den Zeigefinger, entsprechend der gesonderte Innervation des oberen und unteren Bauches durch weit voneinander gelegene besondere Äste des Medianus, sogar zwei Reizpunkte, ein oberer und unterer. Besonders gut gelingt die Reizung des Flexor sublimis, wenn die ihn bedeckenden Muskeln gelähmt und atrophiert sind (z. B. bei der Unterbrechung der lateralen Medianuswurzel, bei welcher Pronator teres und Flexor carpi radialis gelähmt sind, der Flexor sublimis und profundus aber intakt sind).

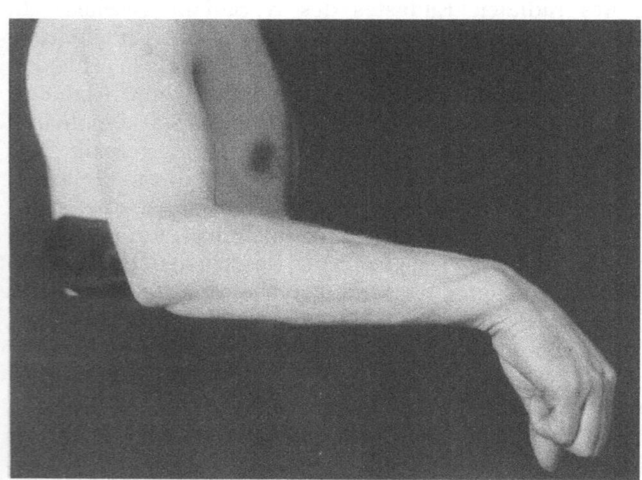

Abb. 166. Umklappen der Hand in Beugung infolge Lähmung der Extensores carpi (Radialislähmung) beim Faustschluß unter der Wirkung der Flexores digitorum.

Der *Flexor pollicis longus* ist ebenfalls einer isolierten percutanen faradischen Reizung zugängig. Sein Reizpunkt liegt aber weit distal und man trifft an ihm nur einen Teil des Muskels. Sehr viel besser gelingt die Reizung des Flexor pollicis longus bei der Radialislähmung, weil dann Brachioradialis und Extensor carpi rad. long. gelähmt sind und man sehr bequem von der Radialseite her an den Muskel herangelangt.

Vom *Flexor digit profundus* ist unter normalen Verhältnissen nur der vom Ulnaris versorgte Anteil, der Kopf des 5. und 4., evtl. auch der des 3. Fingers an der Dorso-ulnarseite des Vorderarms, distal vom Epicondylus internus humeri erregbar. Sehr kräftige isolierte Kontraktion des Flexor profundus erhält man aber, wenn der gesamte Flexor profundus vom Ulnaris versorgt wird und der Medianus unterbrochen ist. Dann liegt der Flexor profundus an der Volarseite des Vorderarms strombereit unter der Haut. Bei totaler Radialislähmung erzielt man von der Dorsalseite des Vorderarms eine kräftige gemeinschaftliche Kontraktion des Flexor digit. sublimis und profundus und Flexor pollicis longus.

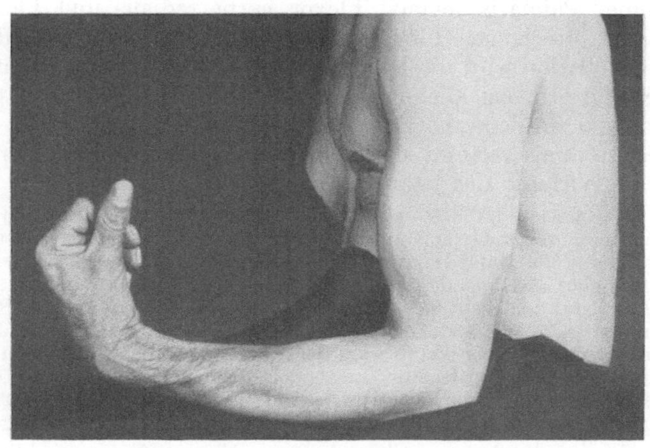

Abb. 167. Umklappen der Hand in Beugung beim Faustschluß unter der Wirkung der Flexores digitorum der Schwere entgegen bei Lähmung der Extensores carpi (Radialislähmung).

Flexor digitorum sublimis, Flexor digitorum profundus und *Flexor pollicis longus,* üben außer ihrer Wirkung auf die Phalangen der Finger, von welcher im nächsten Kapitel die Rede sein wird, auch auf die Hand eine starke *beugende* Wirkung aus.

R. Fick gibt die größte Arbeitsmöglichkeit des Flexor sublimis bei der Handbeugung mit 4,815 kg/m, die des Flexor digit. profundus mit 4,536 kg/m und die des Flexor pollicis longus mit 1,189 kg/m an. Die Flexionswirkung der langen Fingerbeuger auf das Handgelenk verliert erheblich an Kraft, wenn die Finger sich unter der Kontraktion des Muskels gleichzeitig beugen. Die Fingerflexoren werden dabei als mehrgelenkige Muskeln sehr schnell relativ insuffizient. Wenn die Finger in Streckstellung versteift oder ankylosiert sind, ist die Beugekraft der langen Fingerflexoren auf die Hand eine sehr große. Eine unmittelbare Vorstellung von der flektierenden Wirkung der langen Fingerflexoren auf die Hand erhält man bei jeder Radialislähmung. Normalerweise setzt sich der willkürliche Faustschluß bekanntlich aus einer gleichzeitigen Beugung der Finger in den Metacarpophalangeal- und Interphalangealgelenken einerseits und einer Streckung der Hand andererseits zusammen (Abb. 165). Bei der Lähmung des N. radialis bleibt infolge der Lähmung aller Extensores carpi die Handstreckung aus und die Hand klappt beim Faustschluß in Beugung um (Abb. 166). Diese Handbeugung tritt nicht nur ein, wenn die Schwere im Sinne der Beugung, sondern auch wenn sie streckend auf die Hand wirkt (Abb. 167), sie kommt also durch die Kontraktion der Fingerbeuger zustande. Daß die bei der Radialislähmung beim willkürlichen Faustschlusse erfolgende Flexion der Hand die direkte Folge der Kontraktion der langen Fingerflexoren und ihrer Beugewirkung auf die Hand ist, und nicht

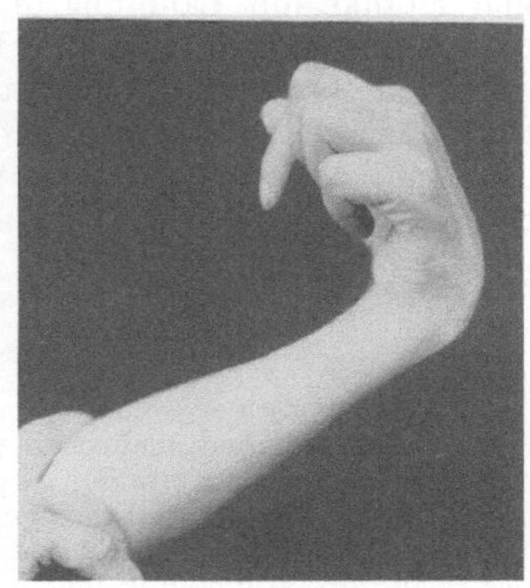

Abb. 168. Alleinige Integrität des Flexor digit. sublimis. Lähmung aller anderen Handbeuger und der Extensores carpi. Hand klappt beim Faustschluß der Schwere entgegen in Beugung um, unter der alleinigen Wirkung des Flexor dig. sublimis.

etwa auf einer Kontraktion der anderen Handbeuger (Palmaris longus, Flexor carpi radialis, Flexor carpi ulnaris usw.) beruht, ist schon darum sehr wahrscheinlich, weil beim Faustschluß die Handflexoren normaliter nicht mitinnerviert, sondern im Gegenteil erschlafft werden. Beweiskräftig sind solche Fälle, in denen außer den Handstreckern auch die Handbeuger im engeren Sinne, Palmaris longus, Flexor carpi radialis und Flexor carpi ulnaris gelähmt, die langen Fingerflexoren aber erhalten sind. Bei dieser Lähmungskonstellation wird die Hand beim willkürlichen Faustschluß genau so ausgiebig gebeugt wie bei alleiniger Radialislähmung. Abb. 168 stellt einen derartigen Fall dar, in dem alle Handstrecker und Handbeuger mit Ausnahme des Flexor dig. sublimis gelähmt sind. Die Handbeugung erfolgt hier durch die ausschließliche Wirkung des letzteren.

v. Recklinghausen betont, daß die langen Fingerflexoren außer ihrer beugenden auch eine neigende Komponente besitzen sollen, und zwar sollen Flexor dig. sublimis et profundus die Hand ulnarwärts, der Flexor pollicis longus aber radialwärts neigen. Bei faradischer Reizung des Flexor sublimis und Flexor profundus habe ich bisher eine solche Ulnarabduktion nicht sicher feststellen können, ebensowenig bei Reizung des Flexor pollicis longus eine Radialabduktion. Den einzigen Beleg, den ich für die Recklinghausensche Auffassung anführen kann, wäre der, daß in manchen Fällen von totaler Radialislähmung die Hand beim Faustschluß tatsächlich etwas nach der Ulnarseite abweicht. Das ist aber keineswegs immer der Fall. Die neigende Komponente der langen Fingerflexoren kann also nicht sehr groß sein und ist offenbar individuellen Schwankungen unterworfen.

Wenn die langen Fingerbeuger, Flexor digitor sublimis, Flexor digitorum profundus, Flexor pollicis longus gelähmt, die anderen Handflexoren aber erhalten sind, so hat das auf die Stellung der Hand in der Ruhe keinen erkennbaren Einfluß. Die willkürliche Volarflexion der Hand gelingt in vollem Ausmaß, aber das erreichbare Maximum an Kraft ist entsprechend der beträchtlichen Arbeit, welche die langen Fingerbeuger am Handgelenk im Sinne der Beugung zu verrichten befähigt sind, der Norm gegenüber reduziert. Dementsprechend sind Kranke mit Lähmung des Flexor dig. subl., Flexor dig. prof. und Flexor pollicis longus nicht imstande bei supinierter Hand einen sehr schweren Gegenstand auf ihrem Handteller zu halten, auch nicht, wenn die eigentlichen sog. Handflexoren Palmaris longus, Flexor carpi radialis und Flexor carpi ulnaris ganz intakt sind. Die Hand wird durch das auf ihr lastende Gewicht in die Streckstellung gedrückt und der Gegenstand rollt zu Boden.

6. Extensor carpi radialis longus.

[C_6, C_7; Fasciculus posterior, N. radialis.]

Der *Extensor carpi radialis longus* entspringt vom Epicondylus lateralis humeri und teilweise weiter proximal auch noch von der lateralen Kante des Humerusschaftes, teilweise weiter distal von dem fibrösen Septum intermusculare, das ihn vom Extensor carp. rad. brevis trennt. Der Muskelbauch entwickelt seine Sehne bereits sehr weit proximal, dieselbe tritt gemeinsam mit der Sehne des Ext. carpi rad. brev. durch das zweite Sehnenfach des Lig. carpi dorsale hindurch und inseriert an der Basis des zweiten Metacarpale.

Der Extensor carpi radialis longus ist wegen seiner oberflächlichen Lage der percutanen faradischen Reizung gut zugängig. Eine isolierte Kontraktion des Muskels erhält man, abgesehen von der direkten faradischen Reizung seines operativ freigelegten Nervenastes, besonders in den an sich nicht seltenen Fällen, in welchen der N. radialis unmittelbar unterhalb des Abganges des Astes für den Ext. carpi rad. long. unterbrochen ist, so daß alle vom Radialis versorgten Muskeln an der Dorsalseite des Vorderarms mit Ausnahme des Extensor carpi radialis longus gelähmt sind.

Der Extensor carpi radialis longus *streckt* bei seiner Kontraktion die Hand, gleichzeitig *neigt* er sie *nach* der *radialen Seite* und kantet sie dabei so, daß das Dorsum manus ulnarwärts sieht.

Die größte Arbeitsmöglichkeit des Muskels beträgt bei der Handstreckung nach R. Fick 1,068 kg/m, bei der Neigung nach der Radialseite 0,408 kg/m.

Wenn von allen Handstreckern nur der Extensor carpi radialis longus erhalten ist, kann die willkürliche Handstreckung noch in vollem Umfang ausgeführt werden, aber die Hand neigt sich dabei nach der radialen Seite und kantet sich mit der Dorsalfläche ulnarwärts. Die gleiche Fehlstellung der Hand tritt beim Faustschluß ein (Abb. 169, 170).

Isolierten *Ausfall* des Extensor carpi radialis longus habe ich bei isolierter Verletzung seines Astes beobachtet. Die Hand konnte dabei, wie es bereits Duchenne angegeben hat, in gerader Richtung gestreckt werden, ohne eine Neigung nach der Ulnarseite zu erfahren. Es gelingt dies durch die Tätigkeit

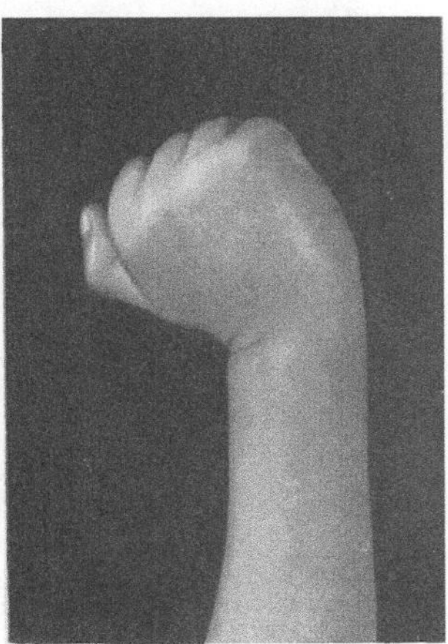

Abb. 169. Totaltrennung des Radialis unterhalb des Astes des Extensor carp. radialis longus. Deviation der Hand nach der Radialseite und Kantung nach der Ulnarseite bei der Handstreckung.

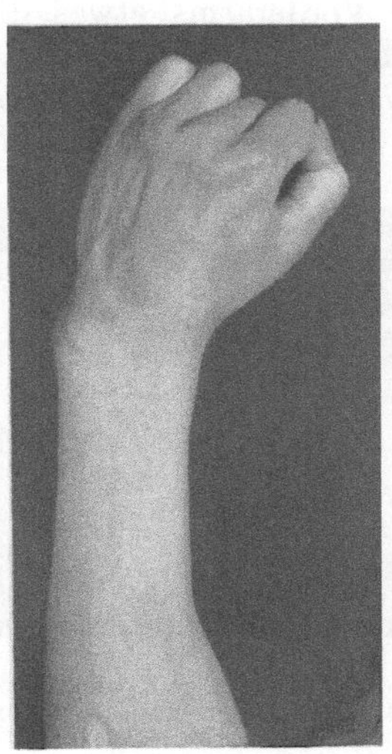

Abb. 170. Alleinige Integrität des Extensor carp. rad. longus. Neigung der Hand nach der Radialseite beim Faustschluß.

des Extensor carpi radialis brevis, dessen sehr geringe radialneigende Komponente durch geringe Spannungsentwicklung seitens des Extensor carpi ulnaris ohne weiteres ausgeglichen werden kann. Sobald aber die Streckung der Hand gegen Widerstand erfolgt oder der Faustschluß mit einiger Kraft vollzogen wird, bricht die starke neigende Wirkung des Extensor carpi ulnaris durch und die Hand weicht nach der Ulnarseite ab.

Die reine Radialabduktion der Hand kommt beim isolierten Ausfall des Ext. carpi rad. long. durch das Zusammenspiel des Extensor carpi radialis brevis, des Extensor pollicis brevis einerseits und des Abd. pollicis longus und des Flexor carpi radialis andererseits noch recht gut zustande. Nur bei stärkerem Widerstand setzt sich die flektierende Komponente der beiden letzteren durch und statt der reinen Radialabduktion kommt es zur Radialflexion.

Der Extensor carpi radialis longus restituiert sich nach der Naht des N. radialis sehr bald hinter dem Brachioradialis, vor dem Extensor carpi radialis brevis und Supinator brevis. Seine Bahnen innerhalb des Radialisstammes besitzen traumatischen und anderen Noxen gegenüber eine größere Resistenz als die Bahnen der distaler gelegenen Muskeln des Radialisgebietes. Bei inkompletten hochsitzenden Läsionen des N. radialis kann der Ext. carpi rad. longus zusammen mit dem Triceps und Brachioradialis erhalten sein, während alle distaler gelegenen Muskeln gelähmt sind.

7. Extensor carpi radialis brevis.

[C_7; Fasciculus posterior, N. radialis.]

Der *Extensor carpi radialis brevis* entspringt teils vom Epicondylus lateralis humeri, im Anschluß an die Ursprungsstelle des Ext. carpi rad. long., sowie von den Sehnenblättern, welche sich zwischen seinen Ursprung und die Ursprünge der Nachbarmuskeln, Extensor carpi radialis longus, Extensor digitorum communis und Supinator brevis einsenken. Die Sehne des Ext. carpi rad. brevis tritt gemeinsam mit der des Ext. carpi rad. long. durch das zweite Sehnenfach des Lig. carpi dorsale hindurch und inseriert am Metacarpale III, etwas distal von dessen Proc. styloides.

Der *Extensor carpi radialis brevis* ist der percutanen isolierten faradischen Reizung gut zugängig. Sein Reizpunkt liegt an der Streckseite des Vorderarms etwas distal vom Reizpunkte des Supinator.

Der *Ext. carpi rad. brevis streckt* bei seiner Kontraktion die Hand, ohne ihr eine nennenswerte Neigung nach der Radialseite zu erteilen. Darin gebe ich Duchenne vollkommen recht. R. Fick, v. Recklinghausen und zahlreiche andere Autoren rechnen den Ext. brevis zu den Radialneigern der Hand. Richtig ist, und das hat Duchenne allerdings übersehen, daß der Ext. carpi radialis brevis die Hand, wenn sie vorher nach der Ulnarseite geneigt ist, in die Mittelstellung zwischen Ulnar- und Radialneigung zurückführt. Aber über diese Mittelstellung hinaus — radialwärts vermag er die Hand entweder gar nicht oder nur in recht geringem Grade zu neigen.

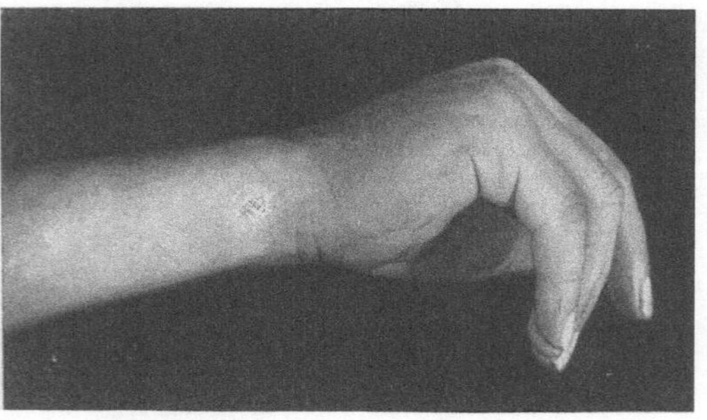

Abb. 171. Totaltrennung des Radialis unterhalb des Astes des Extensor carp. radialis brevis. Hand kann, wenn kein Widerstand entgegensteht, durch Extensor carp. rad. brevis gerade gestreckt werden. Lähmung des Extensor digit. communis, Extensor indicis et quinti proprius, Extensor pollicis longus, Extensor poll. brevis Abductor poll. long., Extensor carp. ulnaris.

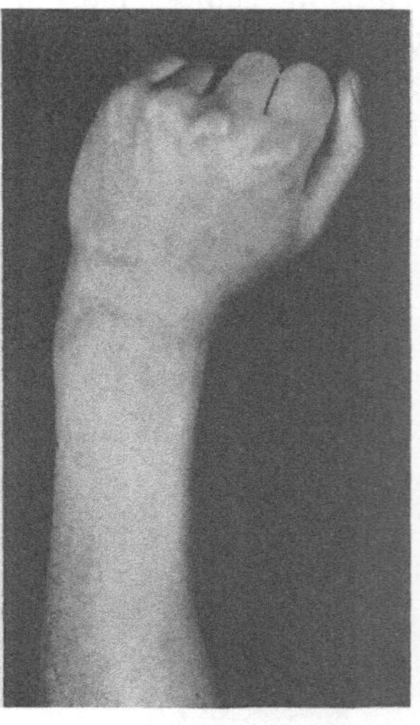

Abb. 172. Integrität des Extensor carpi rad. longus et brevis. Lähmung des Extensor c. ulnaris. Hand neigt sich beim kräftigen Faustschluß unter der Wirkung des Extensor carp. rad. longus radialwärts.

Die größte Arbeitsmöglichkeit des Extensor carpi radialis brevis bei der Handstreckung gibt R. Fick mit 0,888 kg/m, die bei der Seitenneigung mit 0,311 kg/m an.

Wenn von den Handstreckern nur der Extensor carpi radialis longus et brevis zur Verfügung stehen, kann die Hand unter der alleinigen Wirkung des Extensor carpi radialis brevis noch in gerader Richtung gestreckt werden, sie bewahrt dabei ihre Mittelstellung zwischen Ulnar- und Radialneigung vollkommen (Abb. 171).

Die Annahme v. Recklinghausens, daß dies nur dann möglich sei, wenn der Patient gelernt habe, gleichzeitig mit dem Ext. carpi rad. brevis auch den Flexor carpi ulnaris mit zu innervieren, weil nur auf diese Weise die Radialkomponente des Ext. rad. brevis annulliert werden könne, halte ich nicht für erwiesen. Nur wenn bei alleiniger Integrität des Extensor carpi radialis longus et brevis die Handstreckung mit größerer Kraft geschieht, wie beim energischen Faustschluß, begibt sich die Hand unter der überwiegenden Wirkung des Extensor carpi rad. longus in Radialextension (Abb. 172).

Der isolierte *Ausfall* des Extensor carpi radialis brevis hat auf die Ruhelage der Hand keinen Einfluß. Die willkürliche Streckung der Hand vollzieht sich unter der Kontraktion der anderen Handstrecker ebensogut wie in der Norm. Ich habe auch nicht beobachtet, daß es Schwierigkeiten bereitet hätte, die gestreckte Hand aus der Radialextension in die Ulnarextension überzuführen und vice versa, wie es DUCHENNE beschrieben hat. Der isolierte Ausfall des Ext. carpi rad. brevis ruft so geringfügige Störungen hervor, daß ich mich des Muskels in einem Falle als Kraftspenders bedient habe, in dem es galt die gelähmten Fingerflexoren durch Muskelüberpflanzung zu ersetzen. Ich habe seine Sehne zu diesem Zwecke durch das Spatium interosseum zwischen Radius und Ulna hindurchgeführt und mit den Sehnen der langen Fingerflexoren vernäht.

Der Extensor carpi radialis brevis restituiert sich nach der Naht des N. radialis später als der Ext. carpi rad. long. und in der Mehrzahl der Fälle sogar später als der Supinator brevis. Das rührt daher, daß sein Ast nicht unerheblich distaler in den Muskel eintritt als der Ast des Supinator in den letzteren. Bezüglich der Resistenz seiner Fasern innerhalb des Radialisstammes steht der Ext. carpi rad. brev. zusammen mit dem Supinator brevis in der Mitte zwischen Triceps, Brachioradialis und Ext. carpi rad. long. einerseits und dem Ext. dig. comm., Ext. indicis propr., Ext. carpi ulnaris und den Daumenextensoren andererseits. Es gibt einerseits Fälle von diffuser Läsion des Radialisstammes, in denen nur Triceps, Brachioradialis und Ext. carpi rad. long. erhalten, alle anderen Muskeln des Radialisgebietes aber gelähmt sind, andererseits Fälle, in denen außer den 3 oben genannten Muskeln auch noch Supinator brevis und Ext. carpi rad. brevis intakt sind und nur die Finger- und Daumenstrecker und der Ext. carpi ulnaris gelähmt sind.

8. Extensor carpi ulnaris.

[C_7, C_8; Fasciculus posterior, N. radialis.]

Der *Extensor carpi ulnaris* entspringt wie die vorangehenden Muskeln vom Epicondylus externus humeri, und zwar von dessen unterer Spitze, ferner vom Lacertus fibrosus tricipitis, und von dem Sehnenblatt, das sich zwischen seinen Ursprung und den des Nachbarmuskels, des Ext. dig. V propr. vom Epicondyl. lateralis in die Tiefe einsenkt. Der Muskelbauch zieht über die Rückseite des Vorderarms nach abwärts. Seine Endsehne tritt isoliert durch das am weitesten ulnar gelegene Sehnenfach des Lig. carpi dorsale hindurch und inseriert an der Tuberositas des Metacarpale V. Gelegentlich kommen außerdem sehnige Ausbreitungen vor, welche sich nach der Dorsalseite und der Volarseite des fünften Mittelhandknochens zu erstrecken.

Der *Extensor carpi ulnaris* ist der isolierten percutanen faradischen Reizung gut zugängig. Sein Reizpunkt liegt relativ weit distal, nach meiner Erfahrung in der Regel weiter distal als das im allgemeinen angegeben wird. Der Nervenast für den Ext. carpi ulnaris verläßt den Radialisstamm erst, nach dem der letztere den M. supinator bereits durchbohrt hat. Unmittelbar nach dem Durchtritt des Radialis durch den Canalis supinatorius gibt derselbe zunächst den Ast für den Ext. dig. com. ab und erst distal von diesem den Ast für den Ext. carpi ulnaris; manchmal entspringen die Äste für diese beiden Muskeln gemeinsam, der Anteil für den Ext. carpi ulnaris sondert sich dann aber sehr bald ab und nimmt einen relativ langen Verlauf abwärts, ehe er in den Muskel eintritt.

Von den dem Radialis unterstellten Muskeln verlaufen die Bahnen des Brachioradialis, Ext. carpi rad. long., Ext. carpi rad. brevis, Supinator brevis und Ext. dig. communis im oberen und mittleren Primärstrang des Plexus brachialis, dagegen die des Extensor carpi ulnaris, Ext. pollic. long. Ext. poll. brevis, Extensor indicis proprius, und Abductor pollicis longus im unteren Primärstrang. Bei Unterbrechung des oberen und mittleren Primärstranges des Plexus brachialis und Integrität des unteren Primärstranges resultiert eine dissoziierte Radialislähmung, derart, daß die erstgenannte Gruppe gelähmt, die letztgenannte Gruppe, und unter ihr der Extensor carpi ulnaris aber intakt ist. Dieselbe Dissoziation der Lähmung fand ich bei Unterbrechung der Teilstränge vom oberen und mittleren Primärstrang zum Fasciculus posterior und bei Integrität des Teilstranges des unteren Primärstranges zum Fasciculus posterior. Sie kommt gelegentlich auch bei isolierter Schädigung des lateralen Teiles des Fasciculus posterior selbst, ja bei umschriebener Schädigung der lateralen Hälfte des N. radialis in seinem obersten Abschnitte vor. Das liegt daran, daß gelegentlich die Bahnen des Extensor carpi ulnaris, Ext. indic. proprius und der Daumenextensoren innerhalb des Fasciculus posterior und des obersten Teiles des Radialisstammes eine Strecke lang gesondert von den Bahnen der anderen Muskeln des Radialisgebietes, in den medialen Abschnitten des Fasc. post. oder des N. radialis, verlaufen, ehe sie sich mit den Fasern der anderen Muskeln untermischen.

Die Wirkung, welche bei der durch den faradischen Strom hervorgerufenen Kontraktion des Extensor carpi ulnaris beobachtet wird, besteht in einer *Streckung* der Hand und in einer *Neigung* derselben nach der *Ulnarseite*; dabei kantet sich die Hand so, daß der Handrücken radialwärts sieht.

Der Grad der Streckung, welchen die Hand unter der isolierten Kontraktion des Ext. carpi ulnaris erreicht, steht in der Regel mehr oder weniger

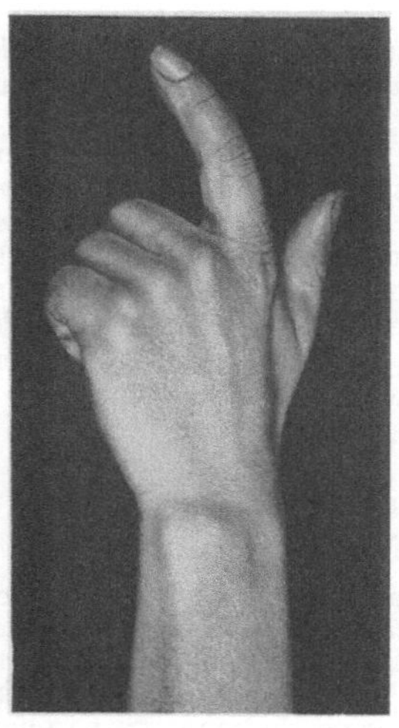

a

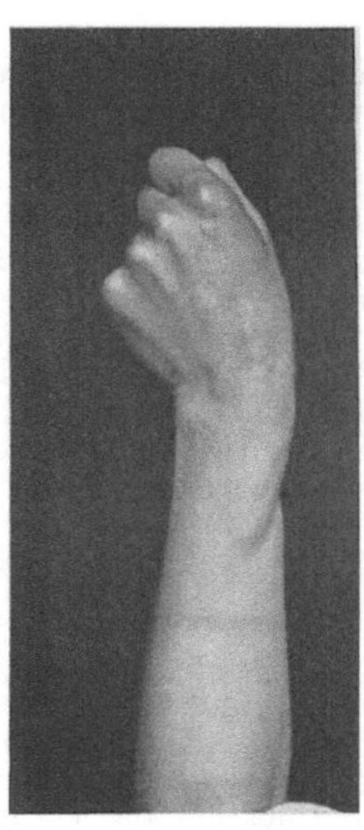

b

Abb. 173a u. b. Integrität des Extensor carpi ulnaris, Extensor indicis proprius, Extensor pollicis longus et brevis und Abductor pollicis longus, Lähmung der anderen Muskeln des Radialisgebietes. a Hand weicht in der Ruhe nach der Ulnarseite ab, b starke Ulnardeviation der Hand beim Faustschluß.

erheblich hinter demjenigen Streckgrade zurück, welchen die Hand unter der Kontraktion des Ext. carpi rad. longus oder des Ext. carpi rad. brevis erlangt. Bei manchen Individuen rückt die Hand aus der Beugestellung nur bis in die Mittelstellung zwischen Beugung und Streckung, in anderen Fällen ist der Streckumfang etwas größer. Das hängt mit der Art der Insertion der Sehne des Muskels am 5. Metacarpale zusammen, welche sich vorzugsweise an der Ulnarseite anheftet und von hier aus in individuell verschiedenem Grade nach dem Dorsum zu übergreift. Der Grad der Neigung der Hand nach der Ulnarseite ist bei der Kontraktion des Ext. carpi ulnaris allemal sehr beträchtlich. Der Ext. carpi ulnaris ist in höherem Grade Ulnarneiger als Strecker.

R. FICK gibt als größte Arbeitsmöglichkeit des Muskels bei der Streckung 1,113 kg/m bei der Neigung nach der Ulnarseite 1,060 kg/m an.

Es gibt, wie bereits weiter oben erwähnt, Fälle von dissoziierter Radialislähmung, in denen der Extensor carpi ulnaris, der Extensor pollicis longus und brevis, der Abductor pollicis longus und der Extensor indicis proprius erhalten, die anderen Muskeln des Radialgebietes aber gelähmt sind. Da die Streckwirkung der am Daumen bzw. Index inserierenden Muskeln auf die Hand minimal ist, können diese Fälle als eine brauchbare Unterlage für die Beurteilung der Wirkungsweise des Ext. carpi ulnaris auf die Hand dienen. Die Hand weist in diesen Fällen bereits in der Ruhe eine Abweichung von ihrer normalen Stellung auf, sie ist nach der ulnaren Seite geneigt, infolge des Ausfalles des Ext. carpi rad. long und brevis und des ungebremsten Einflusses des Ext. carpi ulnaris (Abb. 173a). Die Hand kann willkürlich gestreckt werden, gelangt aber nur bis in die Mittelstellung oder etwas darüber hinaus, dabei neigt sie sich mehr oder weniger stark nach der ulnaren Seite; eine Streckung in Mittelstellung ohne Seitenneigung ist ausgeschlossen. Beim Faustschluß wird die Hand gleichfalls nach der Ulnarseite geneigt (Abb. 173b).

Isolierten Ausfall des Extensor carpi ulnaris habe ich wiederholt bei der Regeneration des Radialis nach der Nervennaht beobachtet. Es kommt vor, daß er sich als letzter von allen vom N. radialis versorgten Muskeln restituiert, hinter den Daumenstreckern, ja daß er als einziger Muskel des Radialisgebietes gelähmt bleibt. Fälle in denen er zusammen mit dem Extensor pollicis longus und brevis und Extensor indicis proprius gelähmt blieb, während alle anderen vom N. radialis versorgten Muskeln sich wieder hergestellt hatten, waren keine Seltenheiten unter den vielen Hunderten von Schußverletzungen und anderen traumatischen Läsionen des Radialis, die ich beobachtet habe. Dieselbe Konstellation der Lähmung besteht auch bei der Unterbrechung des N. radialis unterhalb des Abganges des Astes für den Extensor dig. communis. In diesen Fällen, mag es sich um isolierte Lähmung des Ext. carpi ulnaris oder um kombinierten Ausfall des Ext. carpi ulnaris, Abductor poll. long., Ext. poll. longus und brevis. und Ext. indic. proprius handeln, weist die Hand bereits in der Ruhe eine Abweichung von der Normalhaltung auf, sie ist nach der Radialseite (Abb. 174) geneigt. Sie kann willkürlich noch ausgiebig gestreckt werden, und zwar in gerader Richtung, ohne eine Neigung nach der Radialseite zu erfahren, da der Ext. carpi rad. brevis erhalten ist. Sobald aber die Handstreckung gegen Widerstand erfolgt, oder wenn die Hand kräftig zur Faust geschlossen wird, neigt sie sich ausgiebig nach der Radialseite (Abb. 172, S. 210), die neigende Komponente des Ext. carpi rad. longus setzt sich hierbei durch, da ihr von dem gelähmten Ext. carpi ulnaris kein Pari geboten wird.

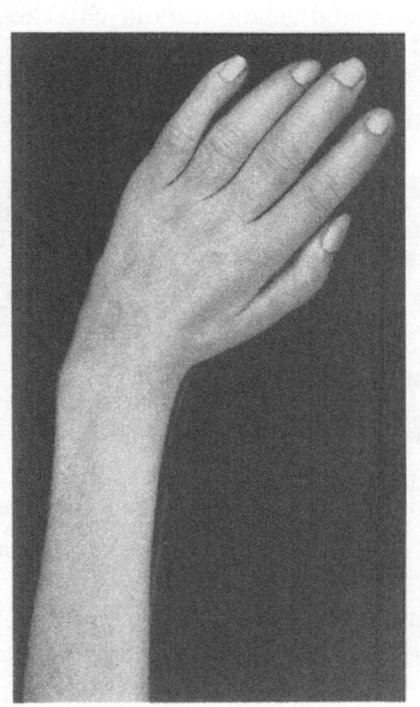

Abb. 174. Totaltrennung des Radialis unterhalb des Astes des Extensor digit. communis. Abweichen der Hand radialwärts infolge Lähmung des Extensor carp. ulnaris. Totale Lähmung der Daumenstrecker.

Duchenne hat angegeben, daß bei der Lähmung des Extensor carpi ulnaris die Neigung der Hand nach der Radialseite ganz besonders stark bei der Abspreizung des Daumens nach der Radialseite hervorträte. Diese Bewegung untersteht vornehmlich dem Extensor pollicis brevis und Abductor pollicis longus, die beide die Hand in der Tat nach der Radialseite neigen. Normaliter wird aber beim Abspreizen des Daumens diese Seitenneigung der Hand in erster Linie durch die Kooperation des ulnaren Handbeugers verhindert, der darin allerdings durch den Extensor carpi ulnaris unterstützt wird. Wenn der Flexor carpi ulnaris und Extensor carpi ulnaris gleichzeitig gelähmt sind, so setzt sich die radiale Komponente der beiden Daumenmuskeln sehr stark durch (Abb. 178, S. 217). Bei alleiniger Lähmung des Extensor carpi ulnaris habe ich eine Zunahme der bereits in der Ruhe vorhandenen Neigung der Hand nach der Radialseite beim Abspreizen des Daumens nicht beobachtet.

9. Extensor dig. communis und Ext. dig. V. proprius.

[(C_6) C_7, C_8; Fasciculis posterior, N. radialis.]

Der *Extensor digitorum communis* entspringt vom Epicondylus lateralis humeri sowie von den Septa intermuscularia, die sich zwischen ihm und dem Extensor carpi rad. brevis einerseits und dem Extensor carpi ulnaris andererseits einsenken. Aus dem am Ursprunge gemeinsamen Muskelbauch entwickeln sich vier Köpfe und vier Endsehnen, welche durch ein besonderes Sehnenfach des Lig. carpi dorsale hindurchtreten, dann divergieren und ihre Insertionen an der Streckseite des Zeige-, Mittel-, Ring- und Kleinfingers nehmen. Der *Ext. dig. quinti proprius* ist an seinen Ursprung mit dem Ext. communis eng verbunden, sondert sich dann aber als selbständiger Muskel ab. Seine Sehne tritt durch ein besonderes Sehnenfach, das ulnar von dem des Ext. com. gelegen ist, durch das Lig. carpi dorsale hindurch und gelangt an die Streckseite des Kleinfingers, welcher auf diese Weise zwei lange Streckmuskeln besitzt.

Der *Extensor dig. communis* ist wegen seiner oberflächlichen Lage der percutanen faradischen Reizung gut zugängig. Am einwandfreiesten konnte ich, abgesehen von der direkten faradischen Reizung des operativ freigelegten Nervenastes des Extensor dig. communis die Wirkung des letzteren in einem Falle von Poliomyelitis, studieren, in dem alle Extensores carpi, der Abductor pollicis longus, Extensor pollicis longus et brevis und Extensor indicis proprius gelähmt waren, der Extensor digitorum communis aber intakt war. In diesem Falle waren auch alle Hand- und Fingerbeuger gelähmt. Der Extensor digitorum communis war der einzige Muskel, welcher noch auf die Hand einwirken konnte.

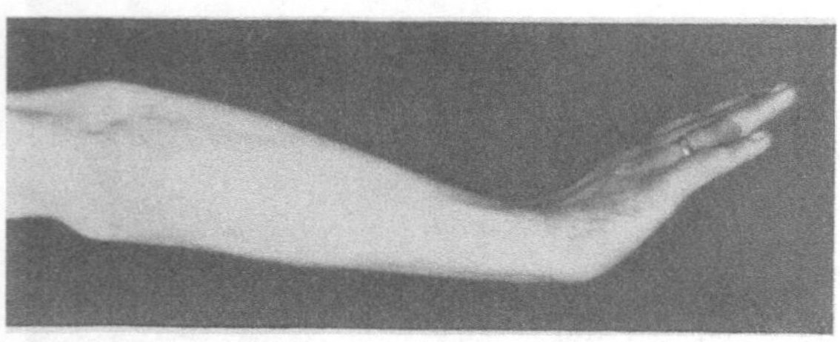

Abb. 175. Streckwirkung des Extensor digitorum communis auf die Hand bei der Faustöffnung infolge Lähmung der Handbeuger (Flexor carpi radialis, Palmaris longus und Flexor carpi ulnaris).

Unter der isolierten Kontraktion des *Extensor digitorum communis* strecken sich zunächst die Grundphalangen der Finger, daran schließt sich eine *Streckbewegung* der Hand an; diese variiert in ihrem Ausmaß von Fall zu Fall, fehlt aber in der Norm niemals ganz. Die Kraft der Streckwirkung des Extensor dig. communis auf die Hand ist erheblich größer, wenn die Fingerstreckung nicht zustande kommt. In Fällen von starrer Beugekontraktur der Finger wirkt sich die Kontraktion des Extensor digitorum in einer ausgiebigen Handstreckung aus. Daß die Streckwirkung des Muskels auf die Hand bei Streckstellung der Finger erheblich nachläßt, beruht darauf, daß durch letztere die Insertionspunkte des Muskels eine Annäherung erfahren und letzterer dadurch relativ insuffizient wird. Abgesehen von der Fingerstellung hängt aber der Grad der Streckwirkung des Extensor dig. communis auf die Hand von dem Widerstande, welchen die Flexoren der Hand der Streckbewegung der letzteren entgegenstellen, in hohem Maße ab. In Fällen, die mit pathologisch erhöhtem Dehnungsreflex der Muskeln einhergehen (Pyramidenbahnsyndrom, Pallidumsyndrom) ist es manchmal schwer, die Streckwirkung des Extensor digitorum communis auf die Hand überhaupt nachzuweisen; die Wirkung des Muskels erschöpft sich in der Streckung der Grundphalangen der Finger, die Wirkung auf die Hand kann sich gegen den erhöhten Dehnungswiderstand der Handflexoren nicht genügend durchsetzen. Umgekehrt tritt die Streckwirkung auf die Hand in allen Fällen, die mit einer Lähmung der Handbeuger oder einer Aufhebung des Dehnungsreflexes derselben gepaart sind (Hinterwurzeldurchschneidung, Tabes cervicalis), bei der faradischen Reizung des Extensor digitorum communis ausgiebiger hervor als in der Norm.

R. Fick hat die größte Arbeitsmöglichkeit des Extensor digitorum communis bei der Handstreckung auf 1,720 kg/m angegeben. Nach ihm ist der Muskel weitaus der kräftigste aller Handstrecker.

Schon Duchenne hatte die beträchtliche Streckwirkung des Extensor digitor. communis auf die Hand erkannt. Er weist darauf hin, daß, wenn die Handflexoren gelähmt sind, die Hand bei der willkürlichen Öffnung der Faust, bei welcher die Finger durch die Kontraktion des Extensor digitor. com. gestreckt werden, in abnorme Streckstellung gerät (Abb. 175), während sie in der Norm durch die mit den Fingerstreckern sich synergisch kontrahierenden Handflexoren daran verhindert wird. Davon wird später bei Besprechung der Folgen der Lähmung der Handflexoren noch ausführlich die Rede sein (vgl. S. 222).

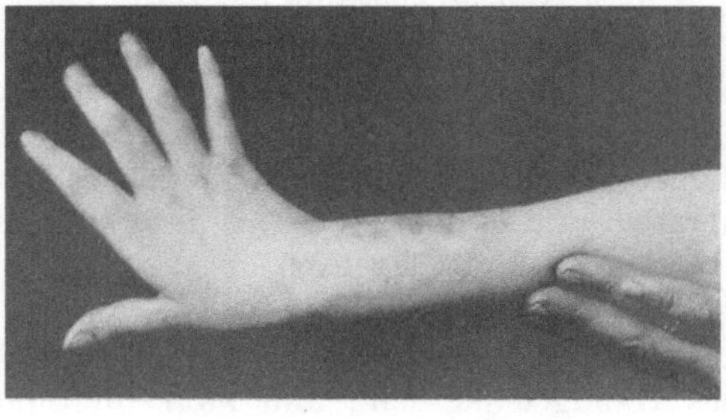

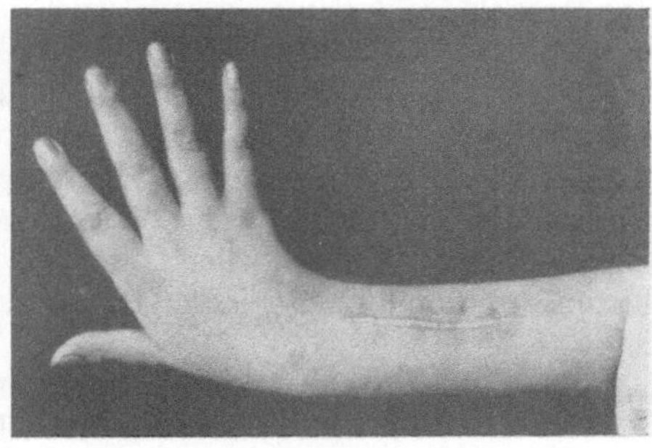

b

Abb. 176a und b. Alleinige Integrität des Extensor digitorum communis. Streckwirkung des Muskels auf die Hand bei gleichzeitiger Fingerstreckung (a), dabei Neigung der Hand nach der Ulnarseite (b). Lähmung sämtlicher Muskeln der Hand und der Finger mit Ausnahme des Extensor dig. communis bei Poliomyelitis. Überpflanzung der Sehne des Extensor dig. quinti auf die Fingerflexoren, Anschluß der Sehne des Extensor pollicis longus an Extensor dig. communis.

Wachholder hat mittels der Methode der Ableitung der Aktionsströme aus den agierenden Muskeln nachgewiesen, daß beim willkürlichen Faustschluß, bei dem gleichzeitig die Finger gebeugt werden und die Hand gestreckt wird, der Extensor dig. communis nicht nur mittätig ist, sondern sogar vor den anderen Handstreckern innerviert wird.

In dem oben erwähnten Falle von Poliomyelitis, in welchem von allen auf die Hand und die Finger einwirkenden Muskeln einzig der Extensor digitorum communis erhalten war, war die willkürliche Streckung der Hand über die gerade Verlängerung des Vorderarmes hinaus möglich und sie erfolgte auch mit beträchtlicher Kraft. Naturgemäß war sie mit einer gleichzeitigen Streckung der Finger verbunden (Abb. 176). In einem anderen Falle von Poliomyelitis, in welchem gleichfalls alle Extensores carpi gelähmt, dagegen Extensor dig. com. und Extensor pollicis long. erhalten waren, war gleichfalls eine ausgiebige Handstreckung möglich (Abb. 177).

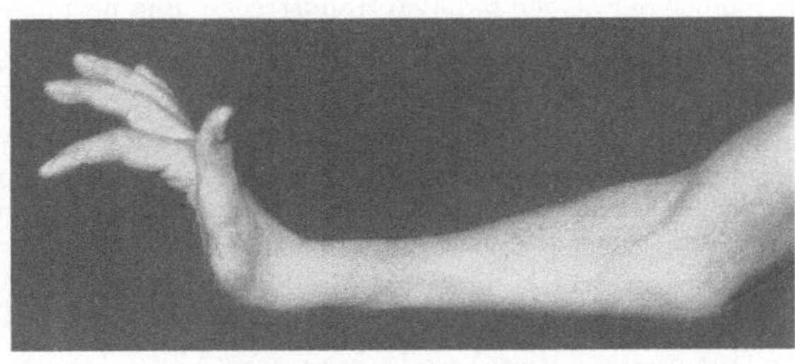

Abb. 177. Lähmung aller Muskeln der Hand und der Finger mit Ausnahme des Extensor digitorum communis und Extensor pollicis longus bei Poliomyelitis. Ausgiebige Handstreckung unter der Wirkung des Extensor dig. communis; infolge der ausgiebigen Handstreckung relative Insuffizienz des Muskels für die Fingerstreckung.

Die streckende Wirkung des Extensor digitor. communis auf die Hand ist so ausgesprochen, daß sie sich manchmal selbst bei völliger Defferentierung des Muskels durchsetzt, wenn letzterer gedehnt wird. Das kann man in manchen Fällen von Radialislähmung feststellen. Wenn die Kranken die Finger energisch flektieren, läßt der Grad der in der Ruhe vorhandenen Beugestellung der Hand nach, die Hand bewegt sich im Sinne der Streckung. Sehr viel ausgiebiger fällt diese Streckbewegung der Hand beim Faustschluß bei der totalen Radialislähmung dann aus, wenn der Extensor digitor. communis nicht nur gelähmt, sondern gleichzeitig fibrös entartet ist und dadurch seine Dehnbarkeit eingebüßt hat (vgl. Abb. 18, S. 15). Die willkürliche Fingerflexion wirkt auf den Extensor dig. com. dehnend, eine Dehnung läßt der Muskel aber unter diesen Umständen nicht zu und in dem Maße, als die Fingerbeugung erzwungen wird, muß sich die Hand um so viel strecken als die Finger sich in Beugung begeben.

Die Wirkung des Extensor dig. communis auf die Hand beschränkt sich nicht auf die Streckung derselben, der Muskel wirkt auch auf die dorso-volare Achse des Handgelenkes ein, und zwar im Sinne der *Neigung* nach der *Ulnarseite.* Diese tritt aber unter normalen Verhältnissen bei der faradischen Reizung des Muskels nicht immer deutlich in Erscheinung. In dem weiter oben erwähnten Falle, in welchem der Extensor dig. communis der einzige im Bereiche des Vorderarmes erhaltene Muskel war, neigte sich die Hand bei der Streckung stark nach der Ulnarseite (Abb. 176b). v. Recklinghausen meint, daß nur die Köpfe des Mittel-, Ring- und Kleinfingers des Ext. dig. com. ulnarabduzierend wirken, der des Index dagegen die Hand radialwärts neige. Ich kann nicht entscheiden, ob das tatsächlich zutrifft. Der Effekt der Gesamtkontraktion des Extensor communis ist jedenfalls eine Ulnarabduktion.

10. Extensor pollicis brevis, Extensor pollicis longus, Extensor indicis proprius.

[(C_7) C_8 (Th_1); Fasciculus posterior, N. radialis.]

Der *Extensor pollicis brevis* entspringt mit schmaler, schräg von oben ulnar, nach unten radial gerichteter Ursprungsfläche von der Ulna, Membrana interossea und dem Radius, unterhalb und ulnarwärts von der Ursprungsfläche des Abd. poll. long. Er verläuft in distaler Richtung gleichzeitig radialwärts, kreuzt die Sehnen des Ext. carpi rad. long. et brev. Seine Sehne tritt gemeinsam mit der des Abd. poll. long. durch das am weitesten radial gelegene Sehnenfach des Lig. carpi dorsale hindurch und inseriert an der Streckseite der Grundphalange des Daumens; manchmal reicht die Sehne bis an das Nagelglied nach vorne.

Der Ursprung des *Extensor pollicis longus* schließt sich an der Ulna eng an den des vorigen Muskels an und erstreckt sich nach abwärts auf die Membrana interossea. Der Muskelbauch zieht gerade nach abwärts; seine Sehne tritt durch ein besonderes Fach des Lig. carpi dorsale, das zwischen dem Fach der beiden radialen Handstrecker und dem des Extensor dig. com. gelegen ist, hindurch, nimmt darauf einen schräg radialwärts gerichteten Verlauf, überkreuzt die Sehnen der beiden radialen Handstrecker und begibt sich an die Dorsalseite des Daumens, woselbst sie an der Nagelphalange inseriert.

Der *Extensor indicis proprius* entspringt im Anschluß an den Ursprung des Ext. poll. long. mit sehr schmaler, aber relativ langer Ursprungsfläche von der Ulna und zu sehr geringem Teile von der Membrana interossea. Er zieht, bedeckt vom Extensor digitor. communis nach abwärts, seine Sehne tritt gemeinsam mit den Sehnen des letzteren durch das gleiche Sehnenfach des Lig. carpi dorsale hindurch an den Handrücken und zieht dann neben der Sehne des Ext. com. für den Index zur Streckseite des letzteren.

Von den drei genannten Muskeln liegt nur der Muskelbauch des Ext. pollicis brevis in einem gewissen Umfange frei unter der Haut, im unteren Abschnitt des Unterarmes distal und ulnar vom Abductor pollicis longus. Hier ist er bereits unter normalen Verhältnissen der percutanen faradischen Reizung zugängig. Extensor pollicis longus und Extensor indicis sind am Vorderarm so gut wie vollkommen vom Extensor dig. communis bedeckt. Ihr Muskelfleisch erstreckt sich aber weiter distalwärts als das des Extensor dig. communis, so daß man im distalsten Abschnitte des Vorderarmes durch faradische Reizung die beiden Muskeln tatsächlich einigermaßen isoliert zur Kontraktion bringen kann. Sehr viel besser gelingt die isolierte faradische Reizung aller drei Muskeln, wenn der Extensor dig. communis gelähmt und atrophiert ist. Am sichersten ist natürlich für die Beurteilung der Wirkung die isolierte direkte Reizung der operativ freigelegten Nervenäste der Muskeln. Der Extensor poll. brevis erhält seinen Ast von dem radialen Endast des N. radialis, der auch den Abductor poll. longus versorgt. Extensor pollicis longus und Extensor indicis proprius werden von dem ulnaren Endaste versorgt.

Besonders hinweisen möchte ich auf eine besondere Form der dissoziierten Radialislähmung, welche bei Unterbrechung des oberen und mittleren Primärstranges des Plexus und Integrität des unteren Primärstranges vorkommt. Hierbei sind Brachioradialis, Supinator, Ext. carpi rad. long., Ext. carpi rad. brev., Ext. dig. com. und Ext. dig. quinti proprius gelähmt, hingegen Ext. carpi ulnaris, Abductor pollicis longus, Extensor pollicis longus et brevis und Extensor indicis proprius intakt. Diese Fälle eignen sich besonders gut zum Studium der Wirkung der Kontraktion des Extensor poll. long. et brevis und Extensor indicis proprius. Der faradische Reiz läßt sich hierbei so lokalisieren, daß der Extensor carpi ulnaris und der Abductor pollicis longus nicht nennenswert von ihnen berührt werden.

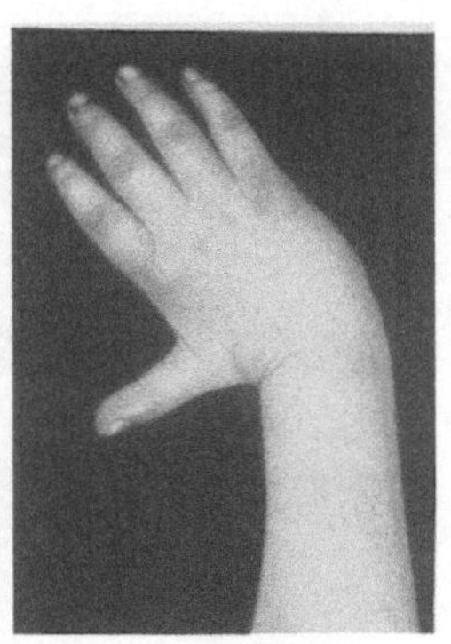

Abb. 178. Neigung der Hand nach der Radialseite unter der Wirkung des Extensor pollicis brevis infolge Lähmung des Extensor carpi ulnaris und Flexor carpi ulnaris bei der Öffnung der Faust unter Abspreizung des Daumens.

Der Effekt der durch den faradischen Reiz hervorgerufenen Kontraktion des Extensor pollicis longus und Extensor indicis proprius erschöpft sich fast ganz in der Einwirkung dieser Muskeln auf den Daumen und Zeigefinger; die Streckwirkung auf die Hand ist, wenn überhaupt vorhanden, äußerst gering.

Fick gibt die größte Arbeitsmöglichkeit des Ext. poll. longus und Ext. ind. propr. bei der Handstreckung mit 0,140 bzw. 0,456 kg/m an.

Eine Neigung der Hand nach der Radialseite, welche v. Recklinghausen diesen Muskeln zuspricht, habe ich nicht feststellen können, ebensowenig wie die von Duchenne angenommene Ulnarabduktion unter der Kontraktion des Extensor pollicis longus.

Dagegen übt der *Extensor pollicis brevis* eine deutliche *neigende Wirkung nach der Radialseite* zu aus. Diese hatte schon Duchenne gelehrt, während R. Fick den Muskel merkwürdigerweise nicht unter den Radialneigern anführt. Abgesehen davon, daß man sich bei percutaner Reizung des Extensor pollicis brevis von der Neigung der Hand nach der Radialseite leicht überzeugen kann, sieht man, wie es schon Duchenne beschrieben hat, in Fällen von Lähmung des Flexor und Extensor carpi ulnaris beim seitlichen Abspreizen des Daumens von den übrigen Fingern, eine Bewegung, welche in erster Linie durch die Kontraktion des Extensor pollicis brevis zustande kommt, eine Neigung der Hand nach der Ulnarseite eintreten (vgl. Abb. 178). Normaliter wird diese Neigung der Hand nach der Radialseite durch den Flexor und Ext. carpi ulnaris verhindert; sind diese gelähmt, so tritt die neigende Komponente des Extensor pollicis brevis ungezügelt hervor. Von einer Streckwirkung des Ext. poll. brevis auf die Hand habe ich mich nicht überzeugen können.

Der Extensor pollicis longus et brevis und der Extensor indicis proprius gehören zusammen mit dem Extensor carpi ulnaris zu denjenigen Muskeln des Radialisgebietes, welche sich bei der Regeneration zuletzt restituieren. Häufig bleiben sie alle oder einer von ihnen dauernd gelähmt. Ich habe in solchen Fällen niemals eine Abweichung der Hand von der Ruhelage, eine Beschränkung der willkürlichen Streckung der Hand oder der Neigung nach der Radialseite bemerkt.

11. Interossei.

[C_8, Th_1; unterer Primärstrang, Fasciculus medialis, N. ulnaris (N. medianus).]

Es ist bereits früher ausführlich dargelegt worden, daß nach einem allgemeingültigen Prinzip der Muskelmechanik eingelenkige Muskeln nicht nur auf das Gelenk einwirken, über das sie hinwegziehen, sondern auch auf das nächsthöhere oder nächsttiefere Gelenk. Wenn durch die Kontraktion der Interossei die Finger im Grundgelenk gebeugt werden, so wird gleichzeitig die Hand gestreckt. Dieser Effekt der Kontraktion der Interossei auf die Hand tritt uneingeschränkt nur hervor, wenn keine anderen Kräfte auf das System Vorderarm-Hand-Finger einwirken. Auf S. 26 sind die besonderen Umstände, unter denen die Streckwirkung der Interossei auf die Hand anschaulich zutage tritt, eingehend behandelt worden.

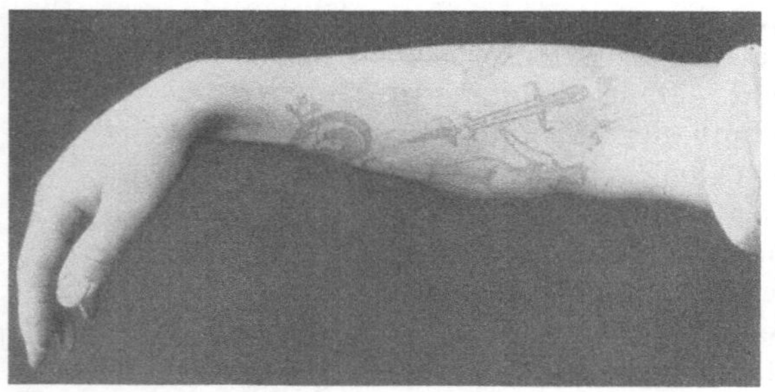

a

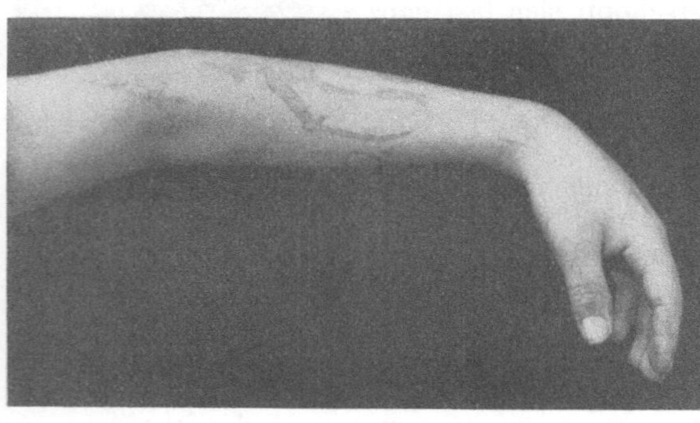

b

Abb. 179a und b. Doppelseitige Radialislähmung. Beiderseits „Fallhand".

B. Die Ruhelage der Hand.

An dem vertikal zur Seite des Rumpfes herabhängenden Arm befindet sich die Hand in der Ruhe normaliter annähernd in gerader Verlängerung des Vorderarmes also in Mittelstellung zwischen Beugung und Streckung und in Mittelstellung zwischen Neigung nach der Ulnarseite und nach der Radialseite. Diese Lage der Hand wird durch die Schwerkraft und die Ruhespannung der auf die Hand einwirkenden Muskeln bestimmt. Anders liegen die Verhältnisse, wenn der Arm nicht zur Seite des Rumpfes herabhängt, sondern vorgestreckt gehalten wird, wobei die Hand ihrerseits in Pronation, Supination oder Mittelstellung zwischen beiden sich befinden kann. Hierbei kommt den auf die Hand wirkenden Muskeln eine wesentlich größere Bedeutung für die Erhaltung der Stellung der Hand zum Vorderarm zu.

Beugend auf die Hand wirken: Palmaris longus, Flexor carpi radialis, Flexor carpi ulnaris, Abductor pollicis longus, Flexor dig. sublimis et profundus und Flexor pollicis longus; *streckend:* Extensor carpi radialis longus, Extensor carpi radialis brevis, Extensor carpi ulnaris und Extensor digitorum communis; die minimale Streckwirkung des Extensor pollicis longus und Extensor indicis proprius kann praktisch vernachlässigt werden. *Neigend* nach der *Radialseite* wirken: Flexor carpi radialis, Extensor carpi radialis longus, Abductor pollicis longus, Extensor pollicis brevis und in sehr geringem Grade auch Extensor carpi rad. brevis. *Neigend* nach der *Ulnarseite* wirken: Flexor carpi ulnaris, Extensor carpi ulnaris, Extensor digitorum communis und etwas wohl auch Flexor dig. sublimis et profundus.

Wenn alle *Flexoren* der Hand oder nur die wichtigsten von ihnen (Flexor carpi radialis, Palmaris longus, Flexor carpi ulnaris und die langen Fingerflexoren), wie es bei der Totaltrennung des Medianus und Ulnaris der Fall ist, *gelähmt* sind, so behält die Hand am vertikal herabhängendem Arme in vielen Fällen ihre normale Mittelstellung zwischen Beugung und Streckung bei; in anderen Fällen weist sie aber eine deutliche Abweichung nach der Streckseite auf. Der Ausfall der Beuger gibt sich aber allemal zu erkennen, wenn der Arm vorgestreckt wird und die Hand dabei supiniert ist. Dabei weicht die Hand unter der Wirkung der Schwere und dem Zuge der Extensoren beträchtlich nach der Streckseite zu ab. Bei Pronationsstellung tritt diese Abweichung nicht ein, weil hierbei die Schwere beugend wirkt. Nur für den Fall, daß eine sekundäre Schrumpfungskontraktur der Handstrecker eingetreten ist, behält die Hand auch bei Pronationsstellung der Schwere entgegen ihre Streckstellung bei. Ich hebe das hervor, weil v. Recklinghausen die Streckstellung der Hand auch in pronierter Lage als ein konstantes Zeichen jeder kombinierten Ulnaris-Medianuslähmung bezeichnet hat. Weder bei der reinen Medianuslähmung, bei welcher Palmaris longus, Flexor carpi radialis, Flexor dig. sublimis, Flexor pollicis longus und ein Teil des Flexor dig. profundus gelähmt sind, noch bei der Ulnarislähmung, bei welcher Flexor carpi ulnaris und der andere Teil des Flexor dig. profundus ausfallen, fand ich eine konstante sinnfällige Haltungsanomalie der Hand in der Ruhe, weder am vertikal herabhängenden Arm noch am vorgestreckten Arm bei supinierter Hand. Der isolierte Ausfall irgendeines einzelnen Handbeugers hat, soweit ich beobachten konnte, niemals eine Abweichung der Hand nach der Streckseite zur Folge.

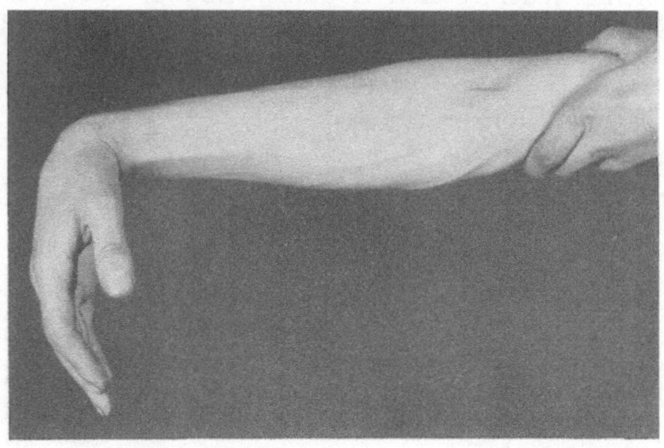

Abb. 180. Radialislähmung. „Fallhand." Kontraktur der Handbeuger.

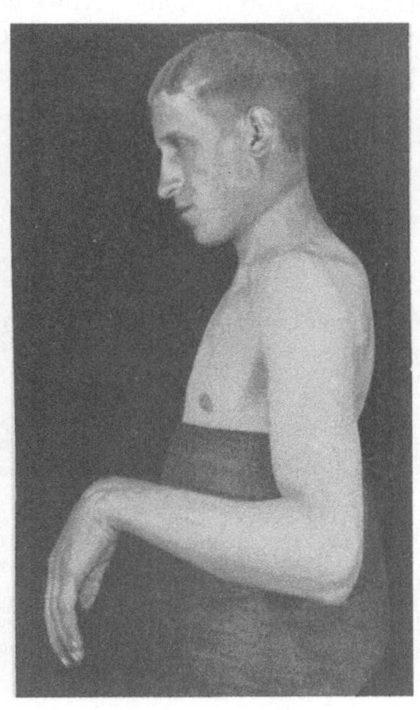

Abb. 181. Gewohnheitslähmung des linken N. radialis. Anfangs bestand totale E.R., gegenwärtig normales elektrisches Verhalten, keine Atrophie.

Wenn alle *Strecker* der Hand *gelähmt* sind, wie es bei jeder Radialislähmung oberhalb des Abganges des Astes des Ext. carpi rad. longus der Fall ist, so nimmt die Hand nicht selten schon am vertikal herabhängenden Arm eine abnorme Beugestellung ein; besonders ausgesprochen ist diese in den Fällen von Radialislähmung, welche mit einer Schrumpfungskontraktur der Hand- und Fingerflexoren einhergehen. An dem nach vorne vorgeführten Arm tritt aber der Ausfall der Handstrecker in jedem Falle sofort prägnant in Erscheinung, wenn sich die Hand in

Pronation befindet; die Hand sinkt hierbei der Schwere folgend gegen den Vorderarm herab (vgl. Abb. 179, 180, 181). Die „Fallhand“ ist das charakteristische Zeichen jeder totalen Radialislähmung. Die Abweichung der Hand nach der Volarseite verschwindet naturgemäß, sobald die Hand in Supination gebracht wird, weil dann die Schwere auf die Hand extendierend wirkt (vgl. Abb. 1, S. 4). Bestehen bleibt die Flexionsstellung der Hand hierbei nur dann, wenn eine ausgesprochene Schrumpfungskontraktur der Handflexoren vorliegt.

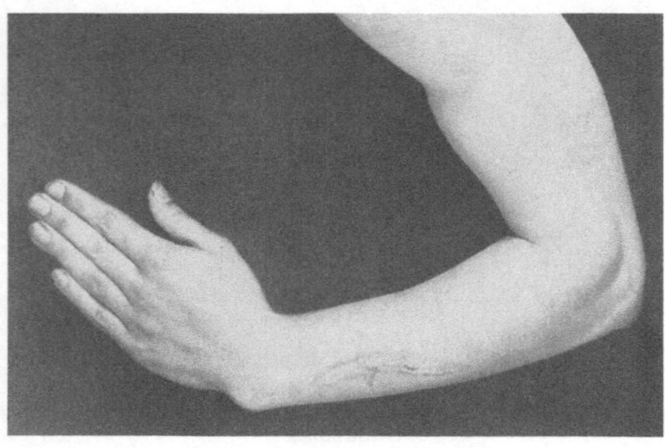

Abb. 182. Lähmung des Extensor carpi ulnaris und Flexor carpi ulnaris. Deviation der Hand nach der Radialseite.

Wenn nicht alle Handstrecker gelähmt sind, so ändert sich das Bild. Den stärksten Einfluß auf die Streckstellung der Hand haben Ext. carpi rad. longus und Ext. carpi rad. brevis. Wenn diese beiden Muskeln erhalten sind, so weist die Hand trotz Lähmung aller anderen Handextensoren keine Abweichung nach der Beugeseite zu auf, auch nicht am vorgestreckten Arm. Wiederholt fand ich sogar, daß bei alleiniger Integrität des Ext. carpi rad. longus die Hand keine Abweichung nach der Beugeseite zu aufwies, in anderen gleichartigen Fällen trat aber eine solche am vorgestreckten Arm bei pronierter Handstellung hervor. Wenn Extensor carpi rad. long. et brevis gelähmt, Extensor carpi ulnaris, Extensor dig. communis, Extensor poll. long., Extensor indicis proprius aber erhalten sind, so ist in der Regel eine Abweichung der Hand nach der Beugeseite zu unter den oben angegebenen Bedingungen zu beobachten. Solche Fälle weisen am vorgestreckten Arm den gleichen Grad von Fallhand auf, wie er bei totaler Radialislähmung besteht. Vollends ist das der Fall, wenn von den letztgenannten Handstreckern noch der eine oder andere, z. B. der Extensor dig. communis, gleichzeitig mit dem Extensor carpi rad. long. et brevis aus dem Streckerkonzern ausgeschieden ist.

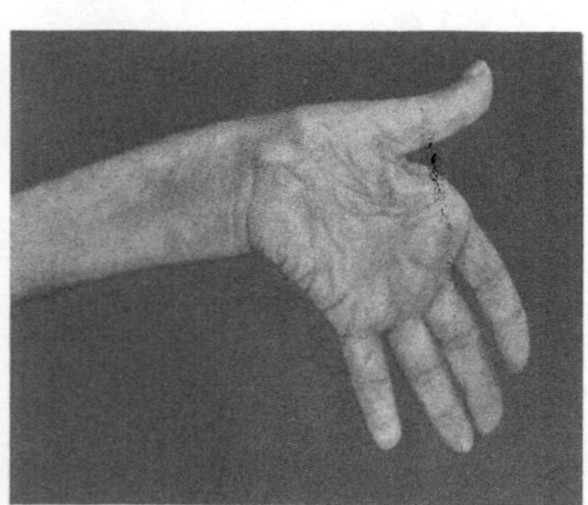

Abb. 183. Partielle Durchtrennung des Radialis in seinem obersten Abschnitte (laterale Hälfte). Gelähmt: Supinator long. et brevis, Extensor carpi radialis long. et brevis; intakt: Extensor dig. communis, Extensores proprii, Extensor carp. ulnaris. Abductor poll. long., Extensor poll. long. et brevis. Hand steht in starker Ulnardeviation.

Was den Einfluß der Muskeln, welche die Hand nach der *radialen* oder *ulnaren* Seite *neigen*, auf die Ruhelage der Hand anlangt, so finden wir bei dem Ausfall eines einzelnen Radial- oder Ulnarneigers keine konstante deutliche Abweichung der Hand nach der einen oder anderen Seite. Stärker tritt die Seitenabweichung der Hand hervor, wenn das Kräftegleichgewicht der neigenden Muskeln durch den Ausfall mehrerer gleichsinnig wirkender Muskeln gestört ist. Abb. 182 stellt einen Fall von Ausfall des Extensor carpi ulnaris und Flexor carpi ulnaris dar; die Hand erscheint regelrecht nach der radialen Seite zu subluxiert. Abb. 183 zeigt einen Fall von dissoziierter

Radialislähmung, in dem Extensor carpi radialis et brevis gelähmt, Extensor carpi ulnaris, Extensor dig. communis, die Extensores proprii, Abductor pollicis longus, Extensor pollicis longus et brevis aber erhalten waren. Die Hand nimmt eine ausgesprochene Deviation nach der Ulnarseite zu ein; offenbar spielt hierbei die ulnarneigende Wirkung des Extensor dig. communis neben der gleichgerichteten Wirkung des Extensor carpi ulnaris eine wesentliche Rolle.

v. RECKLINGHAUSEN hat darauf hingewiesen, daß bei vollkommener Radialislähmung die Hand in der Ruhe nicht nur eine ausgesprochene Beugestellung, sondern auch eine Abweichung nach der Ulnarseite zeige; er führt dieselbe auf die ungezügelte ulnare Komponente des Flexor carpi ulnaris und des Flexor digitorum zurück. Auch ich habe diese seitliche Deviation bei Radialisgelähmten manchmal beobachtet, konstant ist sie aber nicht. Bei der Medianuslähmung kommt einerseits die Radialkomponente des Flexor carpi radialis, andererseits die Ulnarkomponente des Flexor dig. sublimis und des vom Medianus versorgten Teiles des Flexor profundus in Wegfall; einen sichtbaren Einfluß auf die Ruhelage der Hand hat diese Verschiebung des Kräfteverhältnisses innerhalb des Seitenwenderkonzerns nicht. Bei der Ulnarislähmung fällt vor allem die ulnare Komponente des Flex. carpi ulnaris aus, dazu kommt noch der Verlust der gleichgerichteten Komponente des Ulnarisanteils des Flexor dig. profundus; aber auch dieser Ausfall führt zu keiner merkbaren Radialdeviation in der Ruhe. Auch bei gleichzeitiger Lähmung des Medianus und Ulnaris habe ich keine sinnfällige Seitenabweichung feststellen können.

C. Die Bewegungen der Hand.

1. Die Handbeugung.

Als *Beuger* der Hand fungieren: *Palmaris longus, Flexor carpi radialis, Flexor carpi ulnaris, Abductor pollicis longus, Flexor dig. sublimis et profundus* und *Flexor pollicis longus*. Von diesen Muskeln besitzen Flexor carpi rad. und Abductor poll. longus gleichzeitig eine seitenneigende radiale, Flexor carpi ulnaris und Flexor dig. sublimis et profundus eine neigende ulnare Komponente, während eine solche dem Palmaris longus und Flexor poll. longus in einem praktisch in die Waagschale fallenden Maße nicht zukommt.

Die stärkste beugende Komponente besitzt der Flexor carpi ulnaris (vgl. S. 201); weder der Palmaris longus (vgl. S. 198) noch der Flexor carpi rad. (vgl. S. 199), noch der Abductor pollicis longus (vgl. S. 204) vermögen für sich allein eine maximale Handbeugung zu Wege zu bringen. Die langen Fingerflexoren und der Flexor pollicis longus beugen die Hand ausgiebig, büßen aber einen beträchtlichen Teil ihrer beugenden Kraft ein, wenn sie gleichzeitig die Finger und den Daumen flektieren, während sie bei gestreckten Fingern eine sehr kräftige Beugewirkung am Handgelenk entfalten.

Von den Handgelenkbeugern sind am ehesten entbehrlich Palmaris longus, Abductor poll. longus und Flexor pollicis longus. Der Ausfall eines dieser drei Muskeln hinterläßt keine greifbaren Störungen mit Bezug auf die Handbeugung. Der isolierte Ausfall der langen Fingerbeuger vermindert zwar die maximale Kraftleistung bei der Handbeugung merklich, hat aber im übrigen keinen störenden Einfluß auf letztere. Der Umfang der willkürlichen Handbeugung ist jedenfalls nicht reduziert. Am schwerwiegendsten ist der isolierte Ausfall des Flexor carpi ulnaris insofern, als dann selbst bei Integrität aller anderen Flexoren der Hand letztere recht oft, nicht mehr in vollem Umfange gebeugt werden kann. Vor allem aber ist die für zahlreiche Verrichtungen der Hand unentbehrliche Ulnarflexion dabei ganz erheblich eingeschränkt (vgl. S. 203). Beim Ausfall des Flexor carpi radialis kann die Hand zwar noch in vollem

Umfange und mit großer Kraft gebeugt werden, aber sie neigt sich dabei, wenn die Bewegung gegen Widerstand geschieht, nach der Ulnarseite.

Bei der Medianuslähmung, bei welcher Flexor carpi rad., Palmaris longus, Flexor dig. subl., Flexor pollic. long. und der radiale Anteil des Flexor dig. profundus ausfällt, ist die Handbeugung zwar noch in vollem Umfange möglich, aber die Kraft ist beträchtlich vermindert und bei jeder einigermaßen ausgiebigen Handbeugung kommt es unter der Wirkung des Flexor carpi ulnaris zur Ulnarflexion; der Abductor pollicis longus vermag die ulnare Komponente des ersteren nicht zu paralysieren, was ich gegenüber der gegenteiligen Auffassung v. Recklinghausens hier nochmals hervorheben möchte. Bei der kombinierten Lähmung des Medianus und Ulnaris steht für die Handbeugung nur noch der Abductor pollicis longus zur Verfügung. Ich verweise in dieser Beziehung auf die bei Besprechung der Funktionen dieses Muskels gemachten Ausführungen (S. 203).

Daß bei totaler Lähmung aller Handbeuger die Hand noch durch die Schwere gebeugt werden kann, sobald sie am vorgestreckten Arm in Pronation steht, bedarf keiner besonderen Erwähnung. Kurz hinweisen möchte ich nur noch auf die Tatsache, daß auch bei völliger Lähmung aller Flexoren die Hand manchmal durch das rein elastische Kontraktionsbestreben der deefferentierten Beugemuskeln, selbst der Schwere entgegen, in Flexion gezogen werden kann, wenn sie vorher aktiv gestreckt worden war und nun die Extensoren plötzlich erschlafft werden. Der Umfang der hierbei erfolgenden Handbeugung ist aber nur recht gering und die Bewegung entbehrt jeglicher Kraft.

Den *Handbeugern* fällt in der Norm beim willkürlichen *Öffnen der Faust* eine für die Kraftleistung der Fingerstrecker äußerst wichtige Aufgabe zu: sie verhindern, daß sich die Hand unter der Wirkung des Extensor dig. communis in übermäßige Streckung begibt und daß dadurch die Insertionspunkte der Fingerstrecker eine unwillkommene Annäherung ihrer Insertionspunkte erfahren, wodurch ihre Kraftentfaltung vermindert werden würde. Diese Mitwirkung der Handbeuger bei der Öffnung der Faust fällt dem Palmaris longus, Flexor carpi radialis und Flexor carpi ulnaris zu. Wenn diese Muskeln gelähmt sind, so gerät die Hand bei der willkürlichen Öffnung der Faust unter der Kontraktion der Fingerextensoren, die streckend nicht nur auf die Finger, sondern auch auf die Hand wirken, in abnorme Streckstellung (Abb. 175—177, S. 214 und 215); dadurch wird die Hand aus der geraden Verlängerung des Vorderarmes beträchtlich abgelenkt, was für das Ergreifen eines Gegenstandes, eine Leistung, welche durch die Faustöffnung eingeleitet wird, recht störend ist; außerdem ist die Kraftentfaltung der Fingerstrecker an der übermäßig gestreckten Hand nur gering und bisweilen unvollkommen (Abb. 177, S. 215). Es ist eines der zahlreichen großen Verdienste Duchennes, auf diese Störung der Synergie der Faustöffnung bei Lähmung der Handbeuger hingewiesen zu haben. Die Störung tritt bei alleinigem Ausfall eines der drei genannten Handbeuger nicht hervor. Wenn aber, wie z. B. bei der Medianuslähmung, Flexor carpi radialis und Palmaris longus gleichzeitig gelähmt sind, der Flexor carpi ulnaris aber erhalten ist, so wird die Hand bei der Faustöffnung durch den letzteren an einer abnormen Streckung zwar verhindert, aber sie erfährt dabei unter der isolierten Wirkung des Flexor ulnaris eine abnorme Neigung nach der Ulnarseite (Abb. 163, S. 202), was für den Gebrauch der Hand beim Ergreifen von Gegenständen manchmal sehr störend ist.

2. Die Handstreckung.

Als *Strecker* der Hand fungieren: *Extensor carpi rad. long., Ext. carpi rad. brev., Ext. carpi ulnaris* und *Extensor dig. communis*. Die streckende Wirkung des *Ext. poll. longus* und *Ext. indicis proprius* kann praktisch unberücksichtigt bleiben. Alle diese Streckmuskeln sind dem N. radialis unterstellt. Wenn sie alle gelähmt sind, wie es bei jeder Totaltrennung des N. radialis der Fall ist, kann die Hand willkürlich nicht mehr gestreckt werden. Daß unter diesen Umständen eine Handstreckung bei supinierter Handstellung noch durch die Schwerkraft zustande gebracht werden kann, bedarf keines besonderen Hinweises (vgl. Abb. 1, S. 4 und Abb. 2, S. 5). Gar nicht selten sieht man bei totaler Radialislähmung, daß der Kranke, wenn er die gegen den Vorderarm herabhängende und in Pronation befindliche Hand strecken soll, den Vorderarm ausgiebig beugt (Abb. 184, 185). Wenn diese Vorderarmbeugung langsam erfolgt, so erfährt die Hand zwar keine Bewegung gegen den Vorderarm, aber eine Bewegung im Raume, welche in bezug auf ihre Richtung der geforderten Handbewegung entspricht. Derartige sog. „gleichgerichtete" Ersatzbewegungen anderer Körperabschnitte sehen wir bei Lähmungen der verschiedensten Muskelgruppen auftreten. In dem speziellen Falle der Radialislähmung kann nun aber durch die Vorderarmbeugung auch eine tatsächliche Streckbewegung der Hand gegen den Vorderarm zustande kommen, wenn die Vorderarmbeugung mit großer Schnelligkeit und Kraft ausgeführt wird. Vorderarm und Hand bilden unter diesen Umständen ein mehrgliederiges Pendel, dessen distaler Abschnitt, die Hand, gegen den proximalen Abschnitt, den Vorderarm, eine Eigenbewegung ausführt (vgl. Kap. I, S. 10). Die Hand wird bei der Beugung des Vorderarmes gegen letzteren gestreckt. Wenn ein einzelner Vorderarmbeugestoß nicht genügt, so führt der Kranke manchmal mehrere stoßartige Beuge- und Streckbewegungen des Vorderarmes hintereinander aus, und bei jedem Beugestoß sieht man, daß sich die Hand immer ausgiebiger gegen den Vorderarm streckt.

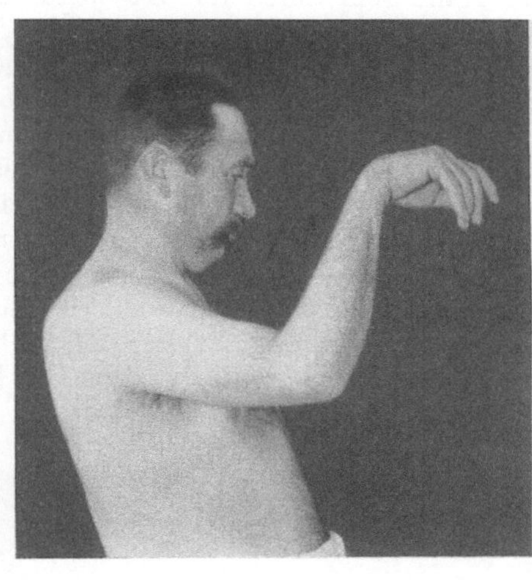

Abb. 184. Totale Lähmung der Handstrecker. Bei der Aufgabe, die Hand zu strecken, wird der Vorderarm stark gebeugt.

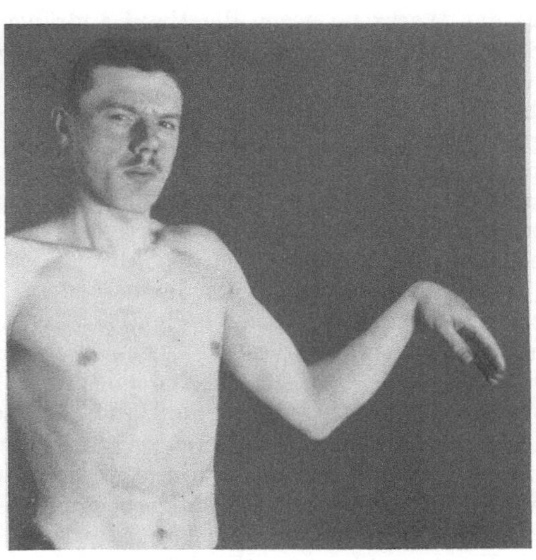

Abb. 185. Gewohnheitslähmung des Radialis. Unvermögen die Hand zu strecken. Bei der Aufgabe, die Hand zu strecken, ausgiebige Beugung des Vorderarms. Ursprünglich organisch bedingte Lähmung; dann Gewohnheitslähmung mit normaler elektrischer Erregbarkeit. Erfolglosigkeit jeglicher Psychotherapie.

Daß bei totaler Radialislähmung die Hand durch den Dehnungswiderstand des langen Fingerstreckers, besonders wenn dieser einer Schrumpfungskontraktur verfallen ist, bei der willkürlichen Flexion der Finger manchmal ausgiebig selbst gegen die Schwere gestreckt werden kann, ist bereits früher mehrfach erörtert worden (vgl. Abb. 18, S. 15). Daß ferner leichte Streckexkursionen der Hand rein durch die Elastizität der völlig deefferentierten Handstrecker zustande kommen können, wenn die Hand zunächst energisch gebeugt wird und gleich darauf die Beuger vollkommen erschlafft werden, ist ebenfalls bereits früher (S. 12) erwähnt worden. Schließlich sei noch darauf hingewiesen, daß unter bestimmten Umständen eine Handstreckung auch durch die Kontraktion der Interossei bewirkt werden kann, nicht nur infolge des Widerstandes, welchen der Extensor dig. communis der dabei eintretenden Entfernung seiner Insertionspunkte entgegenstellt, sondern auch unabhängig davon dadurch, daß jeder an einem mehrgliedrigen System tätige Muskel nicht nur auf das Gelenk wirkt, über das er hinwegzieht, sondern auch an den Nachbargelenken Drehungsmomente hervorbringt (vgl. S. 26, Abb. 26).

Weitaus die größte praktische Bedeutung besitzt für den Radialisgelähmten, welcher die Fähigkeit zur Handstreckung durch Kontraktion der Handstreckmuskeln eingebüßt hat, die Möglichkeit zur Handstreckung durch *passive Bewegungsführung*. v. RECKLINGHAUSEN macht mit Recht darauf aufmerksam, daß die Mehrzahl der Radialisgelähmten die meisten Werkzeuge, Hobel, Säge, Meißel, Feile, Schaufel und Hacke auffallend gut zu führen vermögen, indem sie das Werkzeug gegen die Hand andrängen lassen, so daß letztere passiv in Streckung geführt wird. Es ist das einer der Gründe, warum v. RECKLINGHAUSEN für den Ersatz der Radialislähmung den *beweglichen* Apparaten nachdrücklichst das Wort redet und fixierende Operationen beanstandet. v. RECKLINGHAUSEN gibt ausdrücklich an, daß er eigentlich nur eine handwerksartige Verrichtung kenne, die bei der Radialislähmung unmöglich sei, das ist die Führung des Hammers, für welche ein kräftiges aktives Strecken der Hand ein Haupterfordernis ist, dem aber ein sofortiges Erschlaffen der Strecker und eine Handbeugung folgen muß.

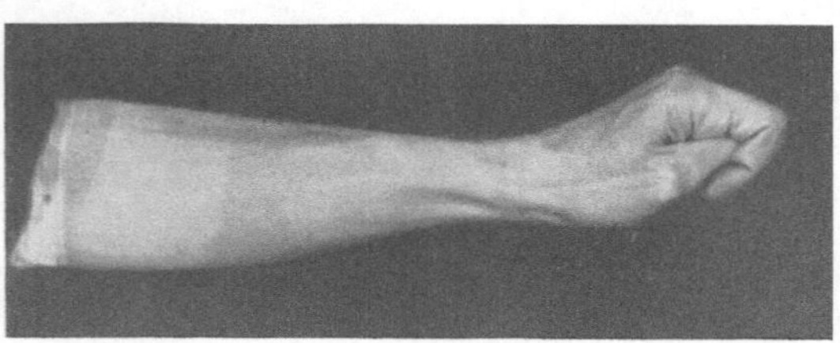

Abb. 186. Normaler Faustschluß. Gleichzeitige Handstreckung und Finger-Daumenbeugung.

Den *Handstreckern* fällt die besondere Aufgabe zu, der Hand beim *willkürlichen Faustschluß* eine wichtige Ergänzungsbewegung zu erteilen. Der normale Faustschluß besteht aus einer gleichzeitigen Fingerbeugung und Handstreckung (vgl. Abb. 165, S. 206 und Abb. 186). Durch die alleinige Kontraktion der Fingerbeuger wird die Hand gleichzeitig gebeugt, dadurch werden die Insertionspunkte der Fingerbeuger abnorm angenähert und ihre Kraftentfaltung wird erheblich vermindert. Ein jeder kann sich leicht an sich selbst überzeugen, wie schwach die Kraft der Fingerbeugung bei gebeugter Hand ist. Abgesehen von der Verminderung der Kraft des Faustschlusses ist die Beugestellung der zur Faust geschlossenen Hand für die meisten Verrichtungen unzweckmäßig. Die Streckung der Hand tritt normaliter nicht nur ein, wenn wir die Faust „*ballen*", d. h. alle Finger in die leere Hohlhand vollkommen einschlagen, sondern auch dann, wenn ein Gegenstand mit der ganzen Hand ergriffen wird, wobei sich die Finger und der opponierte Daumen unter Flexion um den Gegenstand herumlegen und ihn umklammern. v. RECKLINGHAUSEN unterscheidet noch eine besondere Abart des Faustschlusses, welche er als klemmenden Faustschluß bezeichnet, wobei der Gegenstand zwischen dem Daumenballen und den Mittelphalangen der 4 Finger eingespannt wird, wie es z. B. beim Gebrauch des Dynamometers zur

Messung der Kraft des Händedrucks der Fall ist. Auch hierbei wird die Hand energisch gestreckt. Die Handstreckung erfolgt aber sehr oft auch bei der feineren Greifbewegung der Finger, dem sog. Finger-Daumenspitzenschluß, den wir anwenden, wenn wir einen kleinen Gegenstand mit den Endgliedern des Zeigefingers und Daumens oder des Zeigefingers, Mittelfingers und Daumens erfassen und festhalten.

Wenn alle Handstrecker gelähmt sind, so wird die Hand beim Faustschluß unter der Wirkung der Flexores digitorum et pollicis gebeugt, sie klappt im Handgelenk um (Abb. 187 und Abb. 166, S. 206); dadurch verliert der Faustschluß erheblich an Kraft; gar nicht selten bleibt er überhaupt unvollkommen, die Fingerkuppen kommen mit der Palma manus gar nicht in Berührung. Daß dadurch die Verrichtungen der Hand auf das schwerste gestört werden, ist ja von jeder Radialislähmung her genugsam bekannt. Es steht dem Radialisgelähmten nur noch die sog. passive Faustschlußhilfe zur Verfügung. Daß die Kranken beim Hantieren mit Werkzeugen, dem Hobel, der Säge u. a. die Handstreckung dadurch bewerkstelligen, daß sie den mit den Fingern umschlossenen Gegenstand gegen die Handfläche andrängen lassen, wodurch die Hand passiv in Streckung gedrückt wird, ist bereits erwähnt worden. Daß hierbei aber keine Sicherheit besteht, vielmehr sehr leicht doch ein Umkippen der Hand auftritt, ist nur zu verständlich. Günstiger liegen die Verhältnisse, wenn die Kranken am herabhängenden Arm einen Eimer tragen oder mit den Händen die Reckstange umgreifen und in den Schwebehang gehen; unter diesen Umständen wirkt die Last des Eimers bzw. des Körpers am Handgelenk der flektierenden Wirkung der langen Fingerflexoren auf die Hand entgegen und stellt die Hand annähernd in die gerade Verlängerung zum Vorderarm ein. Bei derartigen Leistungen erweist sich daher der Faustschluß des Radialisgelähmten nicht nennenswert gestört. Daß in seltenen Fällen totaler Radialislähmung, in denen eine bindegewebige Retraktion des Extensor dig. communis besteht, die Hand beim Faustschluß infolge des starken Dehnungswiderstandes dieses Muskels in ausgiebige Streckung geführt wird, ist bereits mehrfach betont worden (vgl. S. 15).

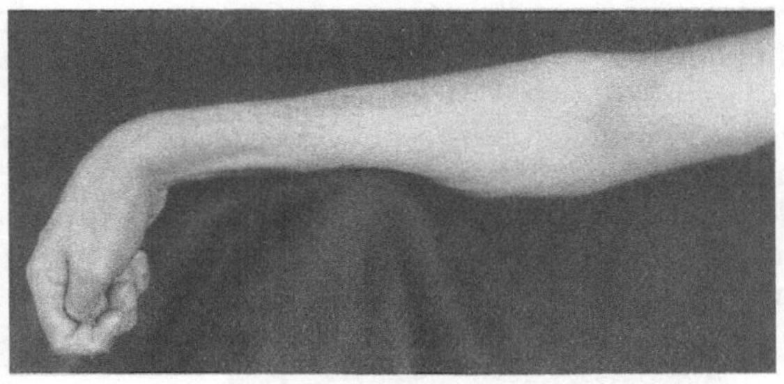

Abb. 187. Lähmung der Handstrecker. Umklappen der Hand in Flexion beim Faustschluß.

Von den Handstreckern neigt der Ext. carpi rad. longus die Hand nach der Radialseite, der Extensor carpi ulnaris und Extensor digitor communis neigen sie nach der Ulnarseite, der Extensor carpi radialis brevis streckt die Hand annähernd in gerader Richtung, ohne ihr eine nennenswerte Neigung nach der Seite zu erteilen. Die willkürliche Handstreckung ist noch möglich, wenn nur der Extensor carpi radialis longus erhalten ist, die Hand neigt sich dabei aber nach der Radialseite; auch beim Faustschluß streckt sich die Hand unter der alleinigen Wirkung des Extensor carpi rad. longus ausgiebig und auch hierbei neigt sie sich radialwärts (vgl. Abb. 169 und 170, S. 209). Wenn nur der Extensor carpi ulnaris (zusammen mit dem Extensor pollicis longus und Extensor indicis proprius) erhalten ist, ist die willkürliche Handstreckung in ihrem Umfange eingeschränkt und die Hand neigt sich stark nach der Ulnarseite (Abb. 229, S. 261); dasselbe gilt für den Faustschluß (vgl. Abb. 173b, S. 212). Bei letzterem klappt übrigens die Hand, wenn die Fingerbeugung mit großer

Kraft geschieht, leicht in Beugung um; die Streckkraft des Ext. carpi ulnaris reicht nicht immer aus, um der beugenden Wirkung der Fingerflexoren auf die Hand ein genügendes Pari zu bieten. Durch die infolge der ungezügelten Wirkung des Ext. carpi ulnaris beim Faustschluß auftretende Neigung der Hand nach der Ulnarseite wird die Gebrauchsfähigkeit der Hand bei vielen praktischen Verrichtungen schwer beeinträchtigt, z. B. beim Führen des Löffels oder Glases zum Munde, beim Aufsetzen des Hutes usw., der Gegenstand wird durch die Neigung der Hand nach der Ulnarseite vom Munde oder Kopfe abgedreht.

Auch bei alleiniger Integrität des Extensor dig. communis kann die Hand noch willkürlich gestreckt werden, sie neigt sich dabei nach der Ulnarseite (Abb. 175—177, S. 215). Ob der Extensor dig. com. allein imstande ist, das Umklappen der Hand beim Faustschluß zu verhüten, vermag ich nicht zu sagen, weil ich keinen Fall beobachtet habe, in dem er und die langen Fingerbeuger gleichzeitig erhalten, der Extensor carpi rad. longus et brevis und der Extensor carpi ulnaris aber gelähmt waren. Daß er dazu imstande ist, wenn er sich im Zustande der bindegewebigen Retraktion befindet, ist ja bereits mehrfach erörtert worden (S. 15).

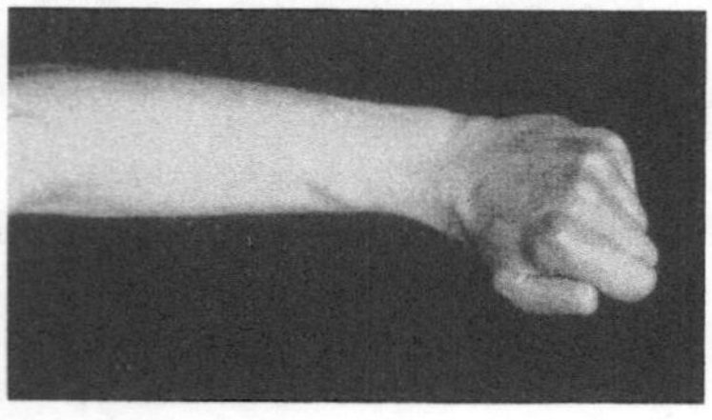

Abb. 188. Lähmung des Extensor carpi ulnaris, Integrität des Extensor carp. radialis longus et brevis. Hand neigt sich beim Faustschluß nach der Radialseite.

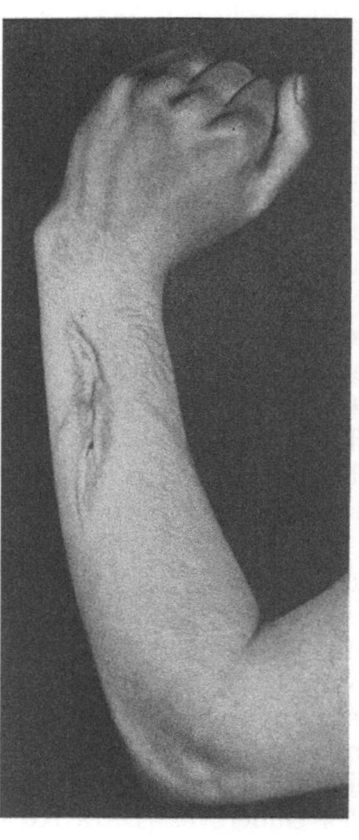

Abb. 189. Lähmung des Extensor carpi ulnaris und Flexor carpi ulnaris. Starke Radialdeviation der Hand beim Faustschluß.

Wenn der Extensor carpi radialis longus und brevis gleichzeitig erhalten sind, die anderen Handstrecker aber gelähmt sind, so kann die Hand noch durch die alleinige Tätigkeit des Extensor brevis gestreckt werden, ohne eine Neigung nach der Radialseite zu erfahren (Abb. 171, S. 210). Sobald aber der Streckung der geringste Widerstand entgegengestellt wird, neigt sich die Hand nach der Radialseite, die radialneigende Komponente des Extensor carpi radialis longus setzt sich dann durch, weil die ulnarneigende Gegenwirkung des Extensor carpi ulnaris fehlt. Auch beim Faustschluß neigt sich die Hand fast regelmäßig nach der Radialseite, wenn der Extensor carpi ulnaris ausfällt (vgl. Abb. 188 und Abb. 172, S. 210). Besonders stark fällt die Neigung der Hand nach der Radialseite beim Faustschluß aus, wenn zur Lähmung des Ext. carpi ulnaris noch eine solche des Flexor carpi ulnaris hinzutritt (Abb. 189). Wenn der Extensor carpi radialis brevis und Extensor carpi ulnaris erhalten sind, der Extensor carpi rad. longus aber gelähmt ist, so kann die Hand ebenfalls durch die alleinige Tätigkeit des Ext. carpi rad. brevis gestreckt werden, ohne eine Neigung nach der ulnaren Seite zu erfahren, letztere tritt aber sofort ein, wenn die Handstreckung gegen Widerstand erfolgt, und auch beim kräftigen Faustschluß tritt eine Neigung nach der Ulnarseite zu ein. Wenn Extensor carpi rad. longus et brevis und Extensor carpi ulnaris erhalten sind, Extensor dig. communis, Extensor pollicis longus und Extensor indicis proprius aber gelähmt sind, so hat das keinen irgendwie erkennbaren Einfluß auf die willkürliche Streckung der Hand oder ihre synergische Mitwirkung beim Faustschluß.

3. Die Ulnarneigung der Hand.

Als *Ulnarneiger* der Hand fungieren: Extensor carpi ulnaris, Extensor dig. communis, Flexor carpi ulnaris und Flexor dig. sublimis et profundus. Von diesen Muskeln besitzen die beiden ersten gleichzeitig eine streckende, die beiden letzteren eine beugende Komponente. Wenn die beiden ersteren gelähmt sind, wie es bei der totalen Radialislähmung der Fall ist, so kann die Hand noch durch die beiden anderen Muskeln nach der Ulnarseite geneigt werden, nur weicht sie dabei sofort in Beugung ab, wenn diese nicht künstlich verhindert wird. Wenn die Hand in Supination steht, also durch ihr Gewicht der beugenden Komponente des Flexor carpi ulnaris und Flexor dig. entgegenwirkt, kann der Radialisgelähmte eine rein seitliche Neigung der Hand nach der Ulnarseite in einem gewissen Umfange ausführen. Etwas anders liegen die Verhältnisse, wenn von den Muskeln des Radialisgebietes der Extensor carpi rad. brevis erhalten ist, während Ext. carpi ulnaris und Ext. dig. communis gelähmt sind, eine Dissoziation der Lähmung, welche in einem bestimmten Stadium der Regeneration nach der Naht des N. radialis vorkommt. Unter diesen Umständen vermag der Ext. carpi rad. brevis, der so gut wie gar keine Seitenkomponente besitzt, der flektierenden Wirkung des Flexor carpi ulnaris und des Flexor digitorum genügend entgegen zu wirken und die Neigung der Hand nach der Ulnarseite gelingt auffallend gut. Nur wenn die Bewegung gegen Widerstand ausgeführt wird, setzt sich die flektierende Komponente der beiden volaren Muskeln durch. Noch besser gelingt die reine ulnare Seitenneigung, wenn von den Muskeln des Radialisgebietes außer dem Ext. carpi rad. brevis auch noch der Ext. dig. communis erhalten ist und nur der Ext. carpi ulnaris ausfällt, eine Lähmungskonstellation, die gleichfalls bei der Restitution anfänglich totaler Radialislähmungen nicht selten vorkommt. Hierbei ist die reine Ulnarneigung überhaupt nicht eingeschränkt; aber auch hier kommt es, sobald die Bewegung gegen stärkeren Widerstand erfolgt, zu einem Abweichen der Hand nach der Beugeseite.

Bei der Unterbrechung des N. ulnaris fällt der eine der beiden Ulnarflexoren, der Flexor carpi ulnaris in der Regel ganz aus, vom Flexor digitorum dagegen nur der vom Ulnaris versorgte Anteil des Profundus. Die Verhältnisse liegen hier genau so, wie sie bereits bei der Besprechung der Folgezustände des Ausfalles des Flexor carpi ulnaris geschildert worden sind. Die reine Seitenneigung nach der Ulnarseite ist noch in breitem Umfange möglich; sobald aber Widerstand entgegengestellt wird, weicht die Hand nach der Streckseite ab. Dagegen gelingt die reine Neigung nach der Ulnarseite überhaupt nicht, wenn Medianus und Ulnaris gleichzeitig unterbrochen sind, also alle Ulnarneiger mit flektierender Komponente gelähmt sind. Dann setzt sich die Streckkomponente der dorsalen Ulnarneiger sofort durch, wenn sie nicht durch äußeren Widerstand oder durch die Schwere annulliert wird. Der Abductor pollic. long., der einzige unter diesen Umständen erhaltene Handbeuger, ist nicht imstande, die streckende Wirkung des Extensor carpi ulnaris und Extensor dig. communis auszugleichen. Ich kann v. Recklinghausen nicht beipflichten, wenn er sagt, daß bei der gleichzeitigen Ausschaltung des Medianus und Ulnaris die Seitenneigungen der Hand in durchaus befriedigender Weise gelängen.

Von den Ulnarneigern der Hand fällt dem Extensor carpi ulnaris und Flexor carpi ulnaris eine besondere Aufgabe bei der Faustöffnung zu. Bei der Faustöffnung werden nicht nur die Finger gestreckt, sondern es wird auch der *Daumen* extendiert und gleichzeitig *abduziert*. Diese Abduktion des Daumens kommt, wenn sie in der Ebene der anderen Metacarpalia erfolgt, hauptsächlich durch die Kontraktion des Extensor pollicis brevis zustande. Wenn sie aber, wie es beim Öffnen der Faust, welches dem Ergreifen eines größeren Gegenstandes vorausgeht, der Fall ist, unter Opposition des Daumens einhergeht, so ist außer dem Abductor pollicis brevis auch der Abductor pollicis longus als Öffner der Daumenbranche der Greifzange tätig. In jedem Falle sind bei der Öffnung der Faust am Daumen Muskeln tätig, welche die Hand nach der Radialisseite zu neigen trachten (Extensor pollicis brevis, Abductor pollicis longus). Der neigenden Wirkung dieser Muskeln widersetzen sich normaliter der Flexor carpi ulnaris und Extensor carpi ulnaris, sie halten die Hand in Mittelstellung zwischen Radial- und Ulnarneigung fest. Sind sie gelähmt, so erfährt die Hand bei der Daumenabduktion eine mehr oder weniger starke Neigung nach der Radialseite (Abb. 178, S. 217).

4. Die Radialneigung der Hand.

Als *Radialneiger* der Hand wirken: Extensor carpi rad. longus, Extensor pollicis brevis, Abductor pollicis longus und Flexor carpi radialis. Von diesen wirken der erstere gleichzeitig extendierend, der dritte und vierte flektierend, während der zweite im wesentlichen nur eine neigende Komponente besitzt. Am häufigsten kommt die gleichzeitige Lähmung der drei ersten Muskeln vor, sie besteht bei jeder totalen Unterbrechung des N. radialis. Die Hand kann dann zwar noch durch den Flexor carpi radialis nach der Radialseite geneigt werden, aber es setzt sich dabei sofort die beugende Komponente des Radialflexors durch, wenn sie nicht durch äußeren Widerstand ganz oder, wie es z. B. bei supinierter Stellung der Fall ist, durch die Schwere der Hand wenigstens teilweise unterdrückt wird. Wenn von den Muskeln des Radialisgebietes der Extensor carpi radialis longus erhalten ist, Abductor pollicis long. und Extensor pollicis brevis aber gelähmt sind, so beeinträchtigt das die Neigung der Hand nach der Radialseite in keinem nennenswerten Grade. Bei Unterbrechung des N. medianus fällt zwar von den Radialneigern der Flexor carpi radialis aus, es steht dann aber noch der reine Seitenneiger, der Extensor pollicis brevis, zur Verfügung, und Extensor carpi rad. long. und Abductor pollicis longus besitzen mit Bezug auf die radio-ulnare Achse des Handgelenkes einander entgegengesetzte Vorzeichen. Die reine Neigung nach der Radialseite gelingt daher noch recht gut, nur setzt sich auch hierbei, sobald die Bewegung gegen Widerstand ausgeführt wird, die Streckkomponente des Extensor carpi rad. long. durch, der Abductor pollicis long. ist nicht imstande, der bei kräftiger Kontraktion des langen radialen Handstreckers entfalteten Streckwirkung des letzteren genügend entgegenzuwirken.

Was das Kräfteverhältnis der vier am Handgelenk wirkenden Muskelgruppen, der Beuger, Strecker, Ulnar- und Radialneiger anlangt, so beträgt nach R. FICK die größtmögliche Arbeitsleistung der *Flexoren* 13,403 kg/m, der *Strecker* 5,385 kg/m, der *Ulnarabductoren* 1,670 kg/m, der *Radialabductoren* 2,054 kg/m.

D. Die Therapie der Handmuskellähmungen.

Bei der wichtigen Rolle, welche die Muskeln des Handgelenkes bei den Verrichtungen der Hand spielen, kommt den therapeutischen Methoden, die zur Beseitigung der Lähmung derselben dienen, eine besondere Bedeutung zu. Erfreulicherweise pflegen sich bei den traumatischen Läsionen des N. ulnaris, N. medianus und N. radialis sowohl die Handbeuger wie die Handstrecker nach der Nervennaht oder Neurolyse in der Mehrzahl der Fälle gut zu restituieren (Abb. 190). Nach der Ulnarisnaht stellt sich der Flexor carpi ulnaris stets als erster von allen Muskeln des Ulnarisgebietes wieder her und er erlangt auch

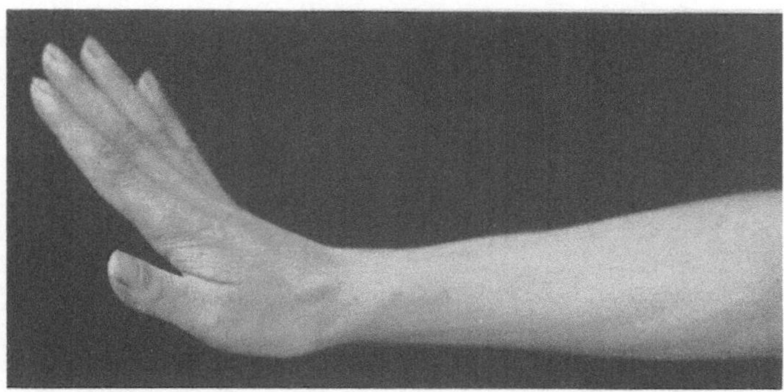

Abb. 190. Radialisnaht, volle Wiederherstellung aller Muskeln, zu beachten ist die volle Streckung der Finger und des Daumens bei extendierter Hand.

eine erhebliche Kraft relativ frühzeitig wieder. Im Gebiete des Medianus gehören Flexor carpi rad. und Palmaris longus ebenfalls zu den Muskeln, deren Leistungsfähigkeit sich relativ früh — bald nach dem Pronator teres — wiederherstellt. Von den dem Radialis unterstellten Muskeln besitzt, soweit die Muskeln des Handgelenkes in Betracht kommen, der Extensor carpi rad. long. die besten Chancen für eine völlige Funktionswiederherstellung, ihm folgt der Ext. carpi rad. brevis. Relativ am schlechtesten ist der Extensor carpi ulnaris gestellt, der, wie schon erwähnt, bei der Radialislähmung auch nach der Naht in zahlreichen Fällen nicht reneurotisiert wird, in jedem Falle aber später als die anderen Handstrecker an der Regeneration partizipiert. Trotzdem habe ich unter 109 von mir ausgeführten Radialisnähten in mehr als 50% auch die Wiederherstellung der Funktion des Extensor carpi ulnaris eintreten sehen. In mehreren Fällen von traumatischer Radialisunterbrechung, in denen wegen zu großer Diastase der Nervenstümpfe eine Naht unmöglich war und der Defekt durch freie Autoplastik gedeckt werden mußte, ist eine zum Teil ausgezeichnete Reneurotisation der Muskeln des Handgelenkes (vgl. Abb. 191) eingetreten. Eine Hetero-Reneurotisation der Handstrecker habe ich niemals vorgenommen. Über Erfolge hat besonders Spitzy berichtet, welcher den N. medianus als Neurotisator benützte.

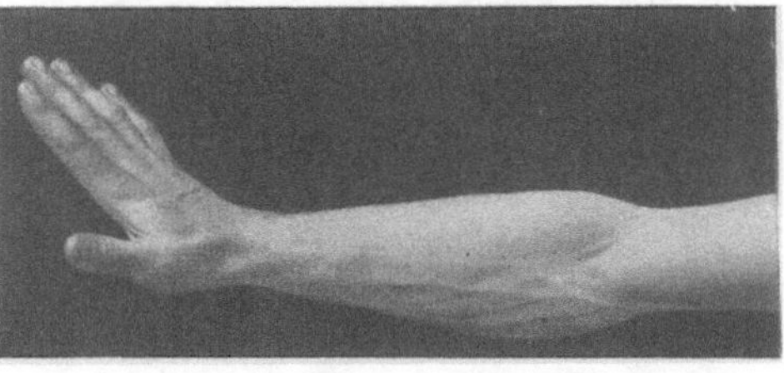

Abb. 191. Geheilte Radialislähmung nach autoplastischer Überbrückung eines großen Defektes des Nervenstammes, der eine Naht nicht zuließ.

In den Fällen, in welchen eine Homo-Reneurotisation der Muskeln des Radialisgebietes ausgeschlossen ist, sei es, daß eine Kernlähmung vorliegt oder die Radialisnaht infolge zu großen Defektes an technischen Schwierigkeiten scheitert, oder da, wo auch die Hetero-Reneurotisation infolge zu langen Bestehens der Lähmung nur sehr geringe Erfolgschancen besitzt, oder schließlich da, wo irgendeine Art der Reneurotisation bereits versucht worden, aber erfolglos geblieben ist, finden die orthopädischen Ersatzoperationen ihr Anwendungsgebiet. Die Methode der Wahl ist hier das zuerst von FRANKE 1898 angegebene und dann später besonders von PERTHES modifizierte Verfahren. Dasselbe besteht darin, daß die Hand durch Tenodese der Handstrecker gegen den Vorderarm fixiert wird. FRANKE hatte ursprünglich die Sehnen der drei Handstrecker,

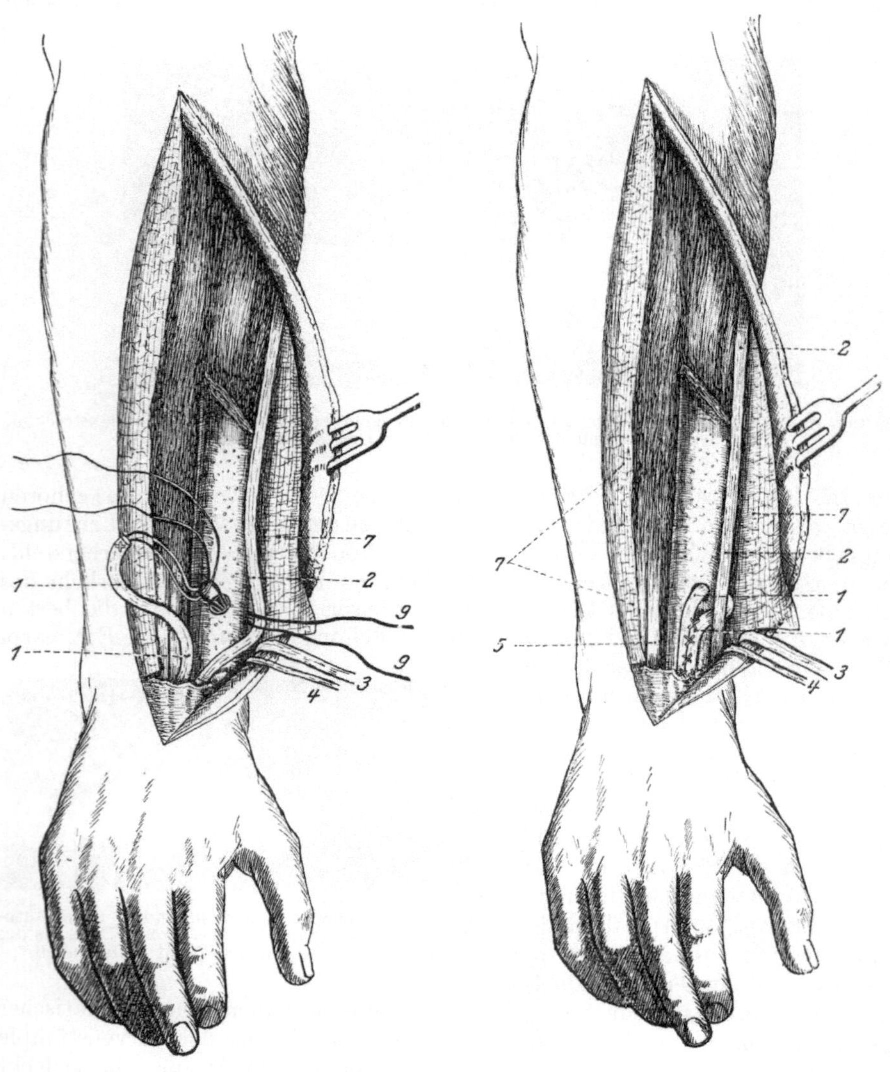

Abb. 192a. Abb. 192b.

Abb. 192a—c. Radialplastik nach PERTHES. *1* Extens. c. rad. brev.; *2* Ext. c. rad. long.; *3* Abductor pollicis longus; *4* Extensor pollicis brevis; *5* Extensor pollicis longus; *6* Extensor digitor. communis; *7* Fascie; *10* Flexor carpi ulnaris; *11* Flexor carpi radialis.

Extensor carpi rad. long. et brevis und Extensor carpi ulnaris nur durch starke Raffung verkürzt. PERTHES führt die hoch oben vom Muskelbauch abgetrennte Sehne des Extensor carpi radialis brevis durch einen durch den Radius gebohrten Tunnel hindurch und vernäht dann das durchgeführte freie Ende der Sehne schlingenartig mit dem distalen Sehnenabschnitt (Abb. 192a und b). Zur Sicherung der Fixierung werden eventuell noch die Sehnen des Extensor carpi rad. long. und Extensor carpi ulnaris auf dem Periost des Radius und der Ulna aufgenäht.

Die Hand wird auf diese Weise gegen den Vorderarm in leichter Streckstellung fixiert, PERTHES empfiehlt einen Winkel von etwa 20° Streckstellung. Vorwegnehmend sei hier bemerkt, daß der Extensor dig. communis und die Strecker des Daumens durch Überpflanzung der Sehnen des Flexor carpi radialis und Flexor carpi ulnaris ersetzt werden; letztere werden nach der PERTHESschen Originalmethode von ihrer distalen Insertion abgetrennt, um die radiale bzw. ulnare Seite des Vorderarmes herum auf die Dorsalseite geführt und daselbst supravaginal mit den Sehnen des Extensor dig. communis, Ext. pollicis long. et brevis und Abductor pollicis longus vernäht (Abb. 192c). Auf Einzelheiten werden wir später in dem Kapitel über die Funktionen der Finger- und Daumenmuskeln zurückkommen. Der Ersatz der Strecker der Finger und des Daumens durch die genannten Handbeuger muß aber deshalb bereits hier erwähnt werden, weil das auch zum Verständnis der durch diese Operation erzielbaren Wiederherstellung der *Hand*bewegungen erforderlich ist. Die PERTHESsche Methode ist teils in ihrer originalen Gestalt, teils mit gewissen Modifikationen von zahlreichen Autoren ausgeführt worden. Ich selbst habe sie zahlreiche Male, allerdings mit gewissen Modifikationen, angewandt und mit ihr recht erfreuliche Resultate erzielt. Ich will das an der Hand eines Falles von doppelseitiger totaler Radialislähmung darlegen. Abb. 193 zeigt die linke Hand vor der Plastik. Ich fixierte die Hand gegen den Vorderarm in einem nur geringen Streckwinkel in nahezu gerader Verlängerung gegen den Vorderarm. Abb. 194 zeigt die Stellung der rechten Hand und der Finger in der Ruhe nach der Plastik. Beim Faustschluß begibt sich die Hand in ausgiebige Streckung (vgl. Abb. 195 und 196) und dadurch erlangt der Faustschluß eine große Kraft. Diese Handstreckung kommt dadurch zustande, daß der auf die Dorsalseite geleitete und mit der Sehne des Extensor dig. communis in Verbindung gebrachte Flexor carpi ulnaris bei der von mir geübten Modifikation unter starker Spannung steht, beim Einschlagen der Finger in die Hohlhand also gedehnt wird und dadurch die Hand automatisch in Streckung führt, ähnlich wie wir es von dem völlig defferentierten, aber im

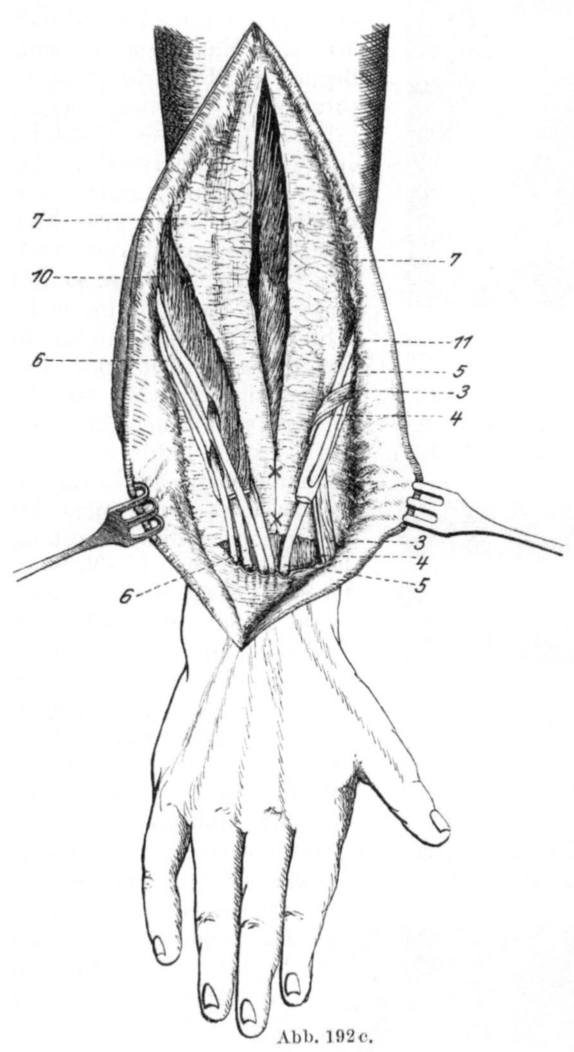

Abb. 192c.

Zustande der Retraktion befindlichen Extensor dig. communis kennengelernt haben (vgl. S. 15). Wie stark der unter starker Spannung auf den Extensor dig. communis überpflanzte Flexor carpi ulnaris infolge seiner Dehnung beim Faustschluß auf Streckung der Hand hinwirkt, geht daraus hervor, daß sich die Hand schon beim Beginn der Fingerbeugung in ausgiebige Streckung begibt (Abb. 197). Bei der Faustöffnung kehrt die Hand in die Ausgangsstellung zurück. Die Hand aber kann aus ihrer Ausgangsstellung heraus auch etwas gebeugt werden, so daß sie bei der Faustöffnung nicht in Streckung, sondern in leichte Beugung geht (Abb. 198). Besonders ausgesprochen war die Flexion der Hand durch den Palmaris longus bei der Faustöffnung in einem anderen Falle von Perthesplastik (Abb. 199). Erstens steht dafür noch der Palmaris longus zur Verfügung und zweitens wirkt auch der Flexor carpi radialis dadurch, daß ich ihn ausschließlich an der Sehne des Abductor pollicis longus anhefte und nicht, wie bei der PERTHESschen Originalmethode, gleichzeitig auch mit den Sehnen des Extensor pollicis longus und Extensor pollicis brevis in Verbindung bringe, auf die Hand im Sinne der Beugung. Bei dieser von mir geübten Modifikation sind Palmaris longus und Flexor carpi radialis zusammen imstande, die am Radius fixierte Sehne des Extensor carp. rad. brevis, welche ja eine gewisse elastische Nachgiebigkeit besitzt, zu dehnen und die Hand in eine leichte Beugestellung zu bringen. Wenn aber die Fixation der Hand in einer zu ausgiebigen Streckstellung erfolgt, ist natürlich eine Flexion der Hand ausgeschlossen. Der Kranke ist schließlich auch imstande, die Finger und die Hand gleichzeitig zu strecken dadurch, daß er den Flexor carpi ulnaris kontrahiert, den Palmaris longus aber erschlaffen läßt. Unter diesen Umständen wirkt der auf den Extensor dig. communis überpflanzte Flexor carpi

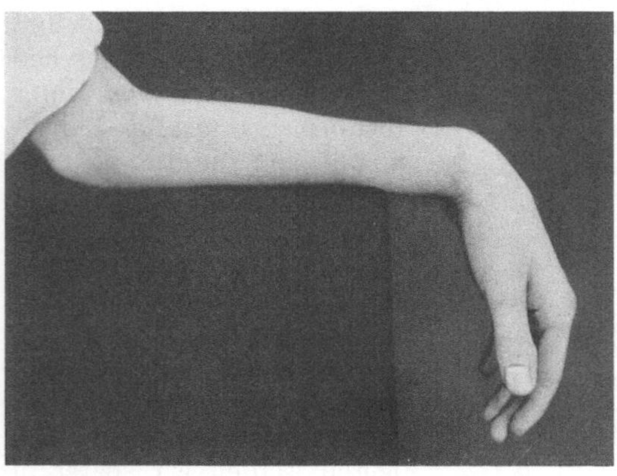

Abb. 193. Doppelseitige totale Radialislähmung, linke Hand in der Ruhe. Vor der Plastik.

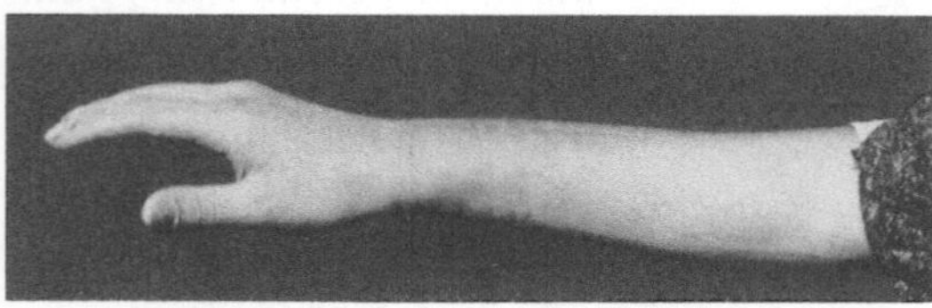

Abb. 194. Modifizierte Perthesplastik bei doppelseitiger Radialislähmung: Hand in ganz geringer Streckstellung durch Tenodese des Extensor carp. rad. brevis am Radius fixiert. Flexor carpi ulnaris auf Extensor dig. communis, Flexor carpi radialis auf Abductor pollicis long. überpflanzt. Extensor pollicis longus an Abductor longus angeschlossen. Ruhelage der Hand und der Finger.

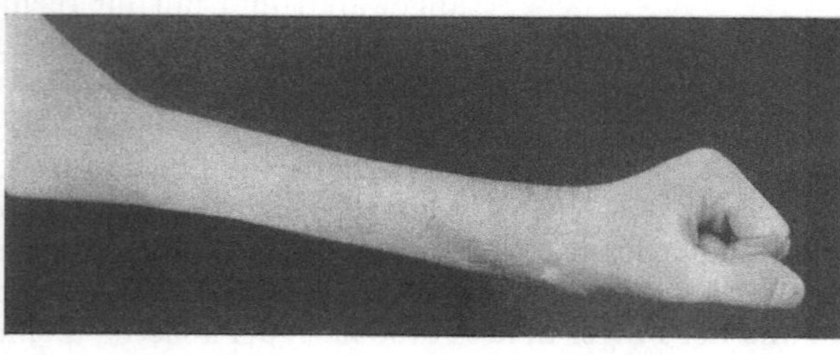

Abb. 195. Perthesplastik bei Radialislähmung (vgl. Abb. 194). Ausgiebige Handstreckung beim Faustschluß infolge starker Spannung des auf Extensor dig. com. überpflanzten Flexor carpi ulnaris.

ulnaris gleichzeitig auf die Finger und die Hand streckend (Abb. 200). Wie wichtig aber die Mitwirkung des Palmaris longus bei der Faustöffnung ist, geht daraus hervor, daß, wenn er dabei nicht mitinnerviert wird, sondern Hand und Finger der alleinigen Wirkung des auf den Extensor dig. communis überpflanzten Flexor carpi ulnaris überlassen werden, die Hand dabei so stark in Streckung gerät, daß der Muskel für die Fingerstreckung relativ insuffizient wird (Abb. 201). Die beugende Wirkung des Palmaris longus auf die Hand kann unter Umständen auch eine leichte Handbeugung beim Faustschluß herbeiführen. Das ist allerdings nur dann der Fall, wenn der Flexor carpi ulnaris unter relativ geringer Spannung auf den Extensor dig. communis überpflanzt ist (Abb. 202). In zwei Punkten ist allerdings die Leistungsfähigkeit der Hand nach der angegebenen Operation gegenüber der Norm beeinträchtigt. Erstens ist der Kranke außerstande, gleichzeitig Hand und Finger ausgiebig zu beugen und zweitens sind Seitenbewegungen der Hand so gut wie unmöglich. Aber daß ein so schwerer Defekt wie der der totalen Radialislähmung restlos durch eine Sehnenüberpflanzung und Tenodese ausgeglichen werden könne, hat wohl niemand bisher ernstlich erwartet. Ich halte in Anbetracht der guten Ergebnisse, welche von PERTHES, von zahlreichen anderen Autoren und auch von mir selbst mit der FRANKEschen Operation erzielt worden sind, die ablehnende Kritik, welche besonders v. RECKLINGHAUSEN an derselben geübt hat, nicht für berechtigt. Als schlimmsten Nachteil der Operation bezeichnet v. RECKLINGHAUSEN den Umstand, daß sie die Hand *immobilisiere*, und zwar in Überstreckung fixiere, und dadurch die Geschicklichkeit der Hand auf das Schwerste beeinträchtige. Bei den meisten Verrichtungen der Hand, insbesondere bei den Arbeiten mit der Fingerspitzenzange, werde das Handgelenk normalerweise mehr oder weniger stark gebeugt gehalten, so bei den Verrichtungen am eigenen Leibe, bei der Toilette, beim Anziehen, bei den Mahlzeiten und beim Zuknöpfen des Rockes. Normaliter würden nach v. RECKLINGHAUSEN durch die Beugung im Handgelenk die Fingerspitzen dem zu befingernden Gegenstand

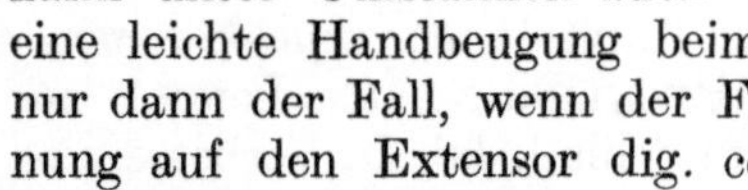

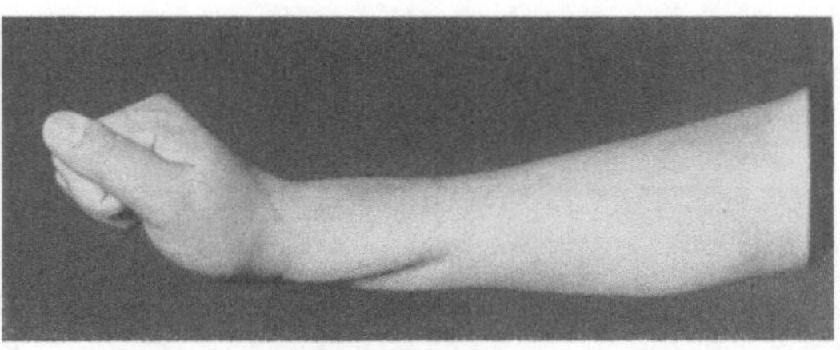

Abb. 196. Perthesplastik. Faustschluß. Hand wird dabei ausgiebig extendiert.

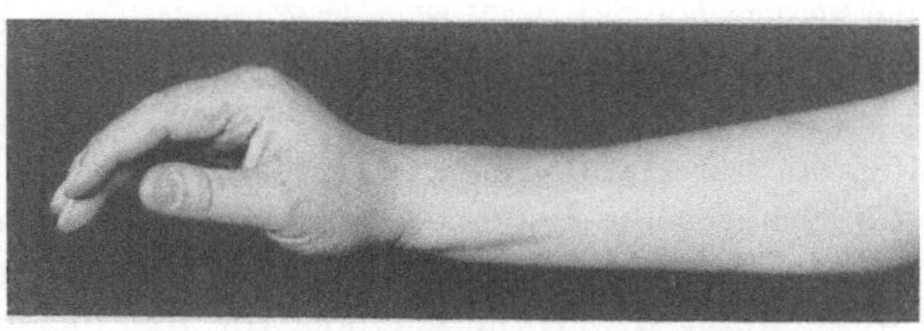

Abb. 197. Perthesplastik. Hand wird schon bei beginnender Fingerbeugung durch den Widerstand des Flexor carpi ulnaris in Streckung gezogen.

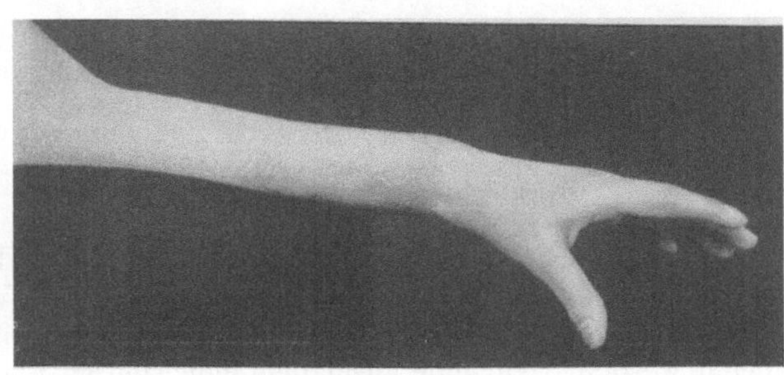

Abb. 198. Perthesplastik. Faustöffnung. Hand wird durch Palmaris longus und den auf Abductor pollicis longus überpflanzten Flexor carpi radialis leicht flektiert. Vollkommene Streckung der Phalangen des den anderen Fingern opponierten Daumens durch Anschluß der Sehne des Extensor pollicis longus an den Abductor longus.

entgegengebracht, infolge der durch die FRANKEsche Operation geschaffenen Überstreckung der Hand hingegen verhindert, an den Gegenstand heran zu kommen. Ferner wirke es sehr störend, daß, wenn der Operierte die Finger strecke, sich gleichzeitig auch die Hand strecke, wodurch alle Hantierungen sehr unsicher würden. Eine Handbeugung sei unmöglich; wenn der Kranke den Palmaris longus anspanne, führe die Hand keine Beugung, sondern eine Streckung aus, weil die drei Handbeuger, Flexor carpi rad., Palmaris longus und Flexor carpi ulnaris untereinander in einer festgefügten Synergie stünden, welche der Kranke nicht lösen könne. Auf einige andere Einwände, die v. RECKLINGHAUSEN außerdem noch erhebt, werden wir im nächsten Kapitel noch zurückkommen. v. RECKLINGHAUSEN kommt zu dem Schluß, daß die Verbesserungen, welche die Operation dem Patienten schaffe, die durch sie neu gesetzten Behinderungen nicht aufwögen und daß die Gebrauchsfähigkeit der Hand nicht vergrößert, sondern verringert würde. v. RECKLINGHAUSEN hat seine Bedenken aus einem Falle, der vorher von anderer Seite als Musterfall abgebildet und veröffentlicht worden sein soll, geschöpft. Daß die Beweglichkeit des Handgelenkes für die meisten Verrichtungen der Hand von größter Bedeutung ist, wird niemand bestreiten. Ich kann aber nicht zugeben, daß man bei der PERTHESschen Operation von einer starren Immobilisation der Hand reden kann. Die Hand steht nach gutgelungener Operation in der Ruhe in annähernd gerader Verlängerung des Vorderarmes, sie kann gegen den Vorderarm ausgiebig gestreckt werden, und zwar sowohl beim Faustschluß, der dadurch seine Kraft wieder erlangt, als auch unter gleichzeitiger Fingerstreckung; bei der Faustöffnung begibt sich die Hand wieder in die gerade Verlängerung des Vorderarmes, ähnlich wie in der Norm; sie kann auch isoliert ohne Mitstreckung der Finger etwas gebeugt werden. Nur eine ausgiebige gleichzeitige Flexion der Finger und der Hand gelingt nicht. Diese letztere Kombination findet aber auch bei den meisten wichtigen praktischen Verrichtungen der Hand normaliter so gut wie gar keine Verwendung. Die Angabe v. RECKLINGHAUSENs, daß bei den meisten praktischen Verrichtungen der Finger normaliter das Handgelenk mehr oder weniger stark gebeugt gehalten werde, ist m. E. in dieser allgemeinen Fassung nicht richtig, die Handstellung variiert je nach den Umständen ganz erheblich. Aber abgesehen davon sind die Vorwürfe, die v. RECKLINGHAUSEN gegen die Operation erhebt, nicht begründet, weil die Nachteile, die er ins Feld führt, bei gut durchgeführter und gut gelungener Operation zum großen Teil gar nicht eintreten.

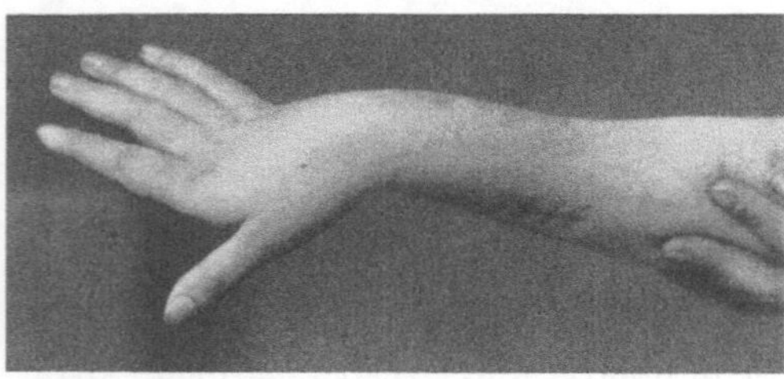

Abb. 199. Perthesplastik. Ausgesprochene Handbeugung durch Palmaris longus bei der Faustöffnung. Hand gegen Vorderarm in gerader Verlängerung tenodesiert. Flexor c. ulnaris unter geringerer Spannung auf Extensor dig. überpflanzt.

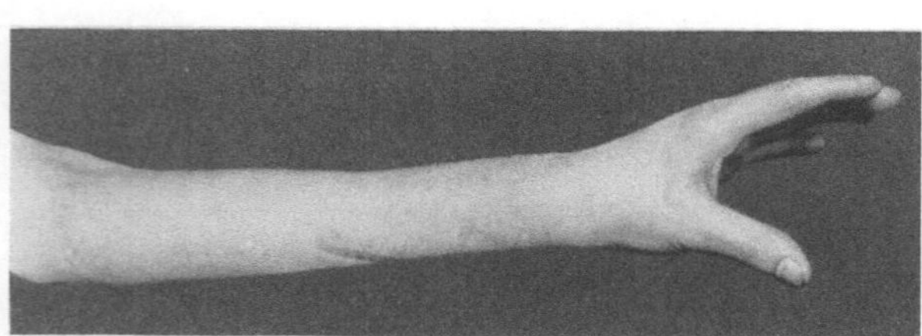

Abb. 200. Perthesplastik. Faustöffnung unter gleichzeitiger leichter Handstreckung.

Außer v. RECKLINGHAUSEN haben auch zahlreiche andere Autoren Bedenken gegen die FRANKE-PERTHESsche Operation erhoben. Den Stein des Anstoßes bildet im wesentlichen auch für sie die „starre“ Fixation der Hand durch die Tenodese. HOHMANN empfiehlt daher die Überpflanzung des Flexor carpi radialis auf den Extensor carpi radialis longus et brevis, Extensor pollicis brevis und Abductor pollicis longus und die des Flexor carpi ulnaris auf den Extensor digitor communis und Extensor pollicis longus. Für dieses Verfahren ist auch GAUGELE eingetreten. STOFFEL verpflanzt den Flexor carpi radialis auf den Extensor carpi radialis longus et brevis, den Flexor carpi ulnaris auf den Extensor digitorum communis und Extensor pollicis longus; als Kraftspender für den Abductor pollicis longus und Extensor pollicis brevis verwendet er den Flexor sublimis des Mittelfingers. SPITZY durchtrennt die Sehnen des Flexor sublimis an der Handwurzel, führt sie durch das Spatium interosseum hindurch und fixiert sie am Handrücken; auch einen der Handbeuger hat er in gleicher Weise für die Handstreckung nutzbar zu machen versucht. Auch BIESALSKI verpflanzt zum Ausgleich der Handstreckerlähmung die Sehnen des Flexor dig. sublimis oder des Flexor carpi ulnaris auf den Handrücken, wobei er den Weg durch die Scheide des Extensor carpi radialis longus et brevis nimmt. SCHANZ und SCHEFFLER beschrieben einen Fall von Überpflanzung des Flexor carpi radialis auf den Extensor carpi radialis, WEITZ empfiehlt die Transplantation des Flexor carpi radialis et ulnaris auf die Ansatzstellen des Extensor carpi radialis long. und Extensor carpi ulnaris. Die von SPITZY, BIESALSKI, SCHANZ, SCHEFFLER und WEITZ angegebenen Sehnenüberpflanzungen sind recht und gut, so lange es sich nur um die Wiederherstellung der Handstreckung handelt. Sie reichen aber naturgemäß nicht aus da, wo eine totale Radialislähmung vorliegt und außer den Handstreckern auch die Finger- und Daumenmuskeln berücksichtigt werden müssen.

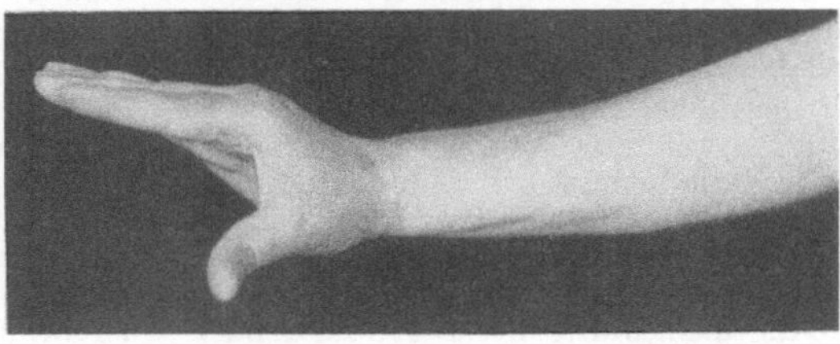

Abb. 201. Perthesplastik. Faustöffnung ohne Mitinnervation des Palmaris longus. Hand gerät unter der alleinigen Wirkung des auf den Extensor dig. communis überpflanzten Flexor carpi ulnaris in zu starke Streckung, daher relative Insuffizienz des Muskels für die Fingerstreckung.

Manche Autoren werfen der PERTHESschen Operation bzw. den ihr ähnlichen Methoden, die Hand durch Tenodese zu fixieren, gerade das Gegenteil der von v. RECKLINGHAUSEN geltend gemachten Bedenken vor, daß nämlich die Hand dadurch noch nicht starr genug fixiert werde bzw. daß die Fixation früher oder später wieder nachlasse und sie befürworten daher für alle Fälle, in welchen aus Mangel an geeigneten Kraftspendern bzw. da, wo das vorhandene Material zum Ersatz der Fingerstrecker und Daumenstrecker benötigt werde, die Fixation des Handgelenkes durch Arthrodese herbeizuführen (STEINDLER u. a.). Ich verweise diesbezüglich besonders auf die Ausführungen S. WEILS in seiner Monographie über die Arthrodese.

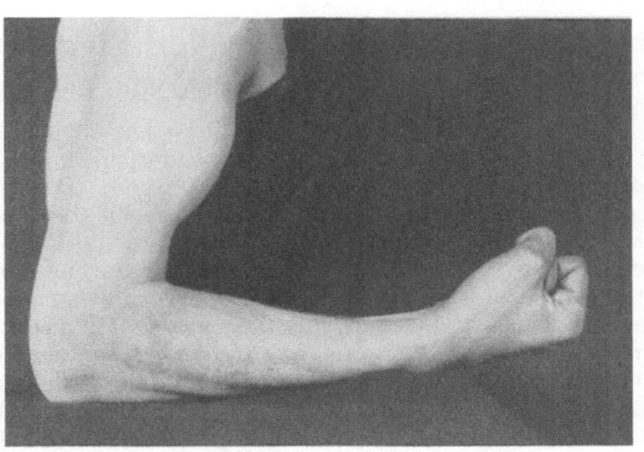

Abb. 202. Perthesplastik. Geringe Flexion der Hand beim Faustschluß durch gleichzeitige kräftige Kontraktion des Palmaris longus. Flexor carpi ulnaris unter geringerer Spannung auf Extensor dig. communis überpflanzt.

Bei sehr lange bestehender Radialislähmung kommt es manchmal zu recht erheblichen Schrumpfungskontrakturen der Hand- und Fingerbeuger. Nun wird allerdings die Beugekontraktur der Hand, wenn eine solche vorhanden ist, fast stets durch die Ablösung des Flexor carpi radialis und Flexor carpi ulnaris von ihrer Insertion, welche ja für den Ersatz der Finger- und Daumenstrecker erforderlich ist, vollkommen beseitigt. Sollten der Palmaris longus und die Flexores digitorum alsdann noch keine genügende Handstreckung erlauben, so kommt die plastische Verlängerung des Palmaris longus in Betracht. Die von v. BAEYER, ABERLE und SILFVERSKIÖLD empfohlene Ablösung des gemeinsamen Ursprungs der Handbeuger und des Flexor sublimis vom Epicondylus internus humeri und seine Verlagerung nach distalwärts halte ich für zu kompliziert.

Relativ einfach liegen die Verhältnisse, wenn nur einzelne der Handstrecker gelähmt sind, andere aber noch zur Verfügung stehen. In einem Falle, in dem der Extensor carpi radialis longus gelähmt, der Extensor carpi radialis brevis und der Extensor carpi ulnaris aber erhalten waren, habe ich die Sehne des Extensor carpi radialis brevis auf die Sehne des

Extensor carpi radialis longus überpflanzt mit dem Erfolg, daß die Hand beim Faustschluß nicht mehr nach der Ulnarseite geneigt wurde, was ja, wie früher erwähnt, für die praktischen Verrichtungen der Hand eine schwere Störung bedeutet. In einem anderen Falle, in welchem bei der Handstreckung die Neigung der Hand nach der Ulnarseite infolge der Lähmung des Extensor carpi radialis longus sehr ausgesprochen war, habe ich die Sehne des Extensor carpi uln. von ihrer Insertion abgelöst und auf den Extensor carpi rad. brevis überpflanzt.

Auf die recht komplizierte, aber höchst originelle Methode, welche HAMMESFAHR zum Ausgleich der Radialislähmung angegeben hat, werden wir im nächsten Kapitel eingehen, weil bei ihr der Ersatz der Finger- und Daumenstrecker im Vordergrunde steht.

Gegenüber den guten Resultaten, welche die FRANKE-PERTHESsche Operation besonders unter Anwendung gewisser Modifikationen bei der Radialislähmung zu verzeichnen hat, besitzen die Versuche, die Fallhand durch Raffung der Strecksehnen oder durch freie Transplantation von Fascienstreifen zu bekämpfen suchen, nur sekundäre Bedeutung. Dagegen verdienen die zahlreichen Bestrebungen, die Radialislähmung durch entsprechende *orthopädische Apparate* auszugleichen, volle Beachtung. Ich verweise den Leser diesbezüglich auf die meines Erachtens grundlegenden Ausführungen, welche VON RECKLINGHAUSEN dem Ausgleich der Radialislähmung in seinem Werke über Gliedermechanik und Lähmungsprothesen gewidmet hat. Jeder, der sich einer irreparablen Radialislähmung gegenübergestellt sieht, wird um ein gründliches Studium dieses Werkes nicht herumkommen; er wird aber auch für jeden Einzelfall die erwünschte Belehrung finden.

Der *Ersatz* der *gelähmten Handbeuger* ist praktisch bei weitem nicht so wichtig wie der Ersatz der Handstrecker. Bei Lähmung des Palmaris longus, Flexor carpi radialis und Flexor carpi ulnaris und Integrität der Flexoren der Finger ist es am besten, die Sehnen des Flexor sublimis des 3. und 4. Fingers auf die Sehnen des Flexor carpi radialis und Flexor carpi ulnaris aufzunähen. Dadurch wird die vorher sehr störende abnorme Streckung der Hand bei der Faustöffnung beseitigt. Den isolierten Ausfall des Flexor carpi ulnaris bekämpft man am leichtesten durch die Überpflanzung des Palmaris longus auf die Endsehne des ersteren. Bezüglich des Ausgleiches der Beugerlähmung durch orthopädische Apparate verweise ich wieder auf das Werk V. RECKLINGHAUSENS.

VII. Die Muskeln der Finger und des Daumens.

A. Einleitende Bemerkungen.

Um eine Vorstellung von den Bewegungsmöglichkeiten der Finger und des Daumens zu gewinnen, gehen wir am besten von derjenigen Stellung aus, welche die Finger und der Daumen in der Ruhe einzunehmen pflegen. Dabei befinden sich die Grundphalangen des 2.—4. Fingers in leichter Beugung gegen die Metacarpalknochen, die Mittelphalange ist leicht gegen die Grundphalange gebeugt, die Endphalange bildet annähernd die gerade Verlängerung der Mittelphalange oder ist nur minimal volarflektiert. Die Beugestellung ist am 5., 4. und 3. Finger stärker ausgesprochen als am Zeigefinger. Die Ruhestellung des Daumens ist dadurch charakterisiert, daß das 1. Metacarpale nicht in der Ebene der anderen Metacarpalia, sondern in einer etwas tieferen, einer mehr volar gelegenen Ebene steht. Außerdem steht der Daumen gegen die anderen Finger rotiert, derart, daß die Volarfläche der Daumenphalangen, die sich ihrerseits in ganz leichter Flexionsstellung befinden, nicht wie die der anderen Finger gerade nach abwärts weist — vorausgesetzt, daß die Handfläche nach abwärts gerichtet ist — sondern ulnarwärts und etwas abwärts weist, während der Nagel des Daumens nach außen und etwas nach oben gerichtet ist. Diese Ruhestellung des Daumens in *Semiopposition* ist für den Menschen charakteristisch.

Von dieser Ruhestellung aus können die Finger und der Daumen in den einzelnen Gelenken in folgender Weise bewegt werden.

Im *Metacarpophalangealgelenk* sind *erstens* Bewegungen um die radio-ulnare Achse dorsalwärts und volarwärts möglich; die Bewegung dorsalwärts wird *Streckung,* die Bewegung volarwärts *Beugung* genannt. Der größte Umfang der gesamten Streck-Beugebewegung beträgt durchschnittlich 110—120°. Er variiert nicht nur nicht unerheblich von Individuum zu Individuum, sondern er ist auch bei einem und demselben Individuum an den einzelnen Fingern nicht selten verschieden groß. Wenn wir die Stellung der Finger, in welcher die Grundphalangen die gerade Verlängerung der Metacarpalia bilden, als Nullstellung betrachten, so ist von dieser Stellung aus der Umfang der Volarflexion erheblich größer als der der Dorsalextension. Erstere gelingt bei beweglichen Fingern bis zum Winkel von 90° oder gar noch darüber hinaus, letztere umfaßt etwa 30°; doch gibt es auch Individuen, die zu einer wesentlich umfangreicheren Überstreckung der Grundphalangen fähig sind. Das Haupthemmnis für die Streckung der Grundphalange bildet, ehe das volare Kapselband der Exkursion Einhalt gebietet, der Dehnungswiderstand des Flexor digitorum sublimis et profundus; bei gebeugter Stellung der Mittel- und Endphalangen gelingt die Streckung der Grundphalange in erheblich weiterem Umfange als bei Streckstellung der Mittel- und Endphalange. Dagegen hängt der Streckumfang der Grundphalange der Finger von der Stellung der Hand nur in sehr geringem Grade ab, obwohl doch die langen Fingerbeuger über die Volarseite des Handgelenks ausgespannt sind. Man müßte eigentlich erwarten, daß bei volarflektierter Hand der Streckumfang der Fingergrundphalangen größer sei als bei dorsalflektierter Handstellung. Das ist aber in der Norm nicht oder nur in geringem Grade der Fall. Dagegen macht sich bei spastischen Armlähmungen, bei denen der Dehnungsreflex der langen Fingerbeuger erheblich erhöht ist, die Stellung der Hand auf den Umfang der Streckung der Grundphalangen der Finger meist sehr deutlich bemerkbar; die Grundphalangen der Finger sind unter diesen Umständen oft überhaupt nur bei maximal flektierter Hand in gerade Verlängerung der Metacarpalien zu bringen. Gegenüber dem Einfluß, den der Dehnungswiderstand der langen Fingerflexoren auf den Umfang der Streckbewegung der Grundphalangen ausübt, tritt der Einfluß des Widerstandes der eigentlichen Beuger der Grundphalangen, der Interossei, erheblich in den Hintergrund, obschon nicht zu verkennen ist, daß bei langjähriger Lähmung und Atrophie der Interossii manchmal auffallende Grade von Überstreckbarkeit der Grundphalangen der Finger beobachtet werden.

Die Volarflexion der Grundphalangen der Finger findet in dem Dehnungswiderstand des Extensor digitorum communis und der Extensores indicis et digiti quinti proprii nur ein geringes Hemmnis. Bei gestreckter Handstellung, bei welcher die Insertionspunkte der genannten Streckmuskeln der Grundphalangen der Finger angenähert sind, ist der Beugeumfang der Grundphalangen nicht nennenswert größer als bei volarflektierter Hand. Das wichtigste Hemmnis für die Volarflexion der Grundphalangen der Finger bilden neben dem dorsalen Kapselband vor allem die Seitenbänder der Metacarpophalangealgelenke, welche zu kurz sind, als daß sie über die volarwärts sich verbreiternde Köpfchengelenkfläche herübergleiten könnten.

Bekanntlich ist die Fähigkeit zu isolierter Beugung oder Streckung eines einzelnen Fingers im Grundgelenk bei vielen Menschen beeinträchtigt. Zum großen Teil liegt das wohl an der Unfähigkeit, nur den jeweiligen Beuge- oder Streckmuskel des betreffenden Fingers isoliert innervieren zu können; aber es spielen dabei auch mechanische Einrichtungen eine Rolle. Die isolierte maximale Beugung eines Fingers im Metacarpophalangealgelenke wird nach R. Fick zum Teil schon durch die Hautfalten, welche zwischen den einzelnen Fingern ausgespannt sind, zum anderen Teil durch die Verbindungen der Zwischenköpfchenbänder mit der Volarseite der Gelenkkapsel der Fingergrundgelenke erschwert. Die isolierte maximale Streckung der Grundphalange eines einzelnen Fingers soll durch die Sehnenbrücken zwischen den einzelnen Sehnen des Extensor digitorum communis in der Nähe der Metacarpalköpfchen behindert werden.

Die *zweite* Bewegung, zu der die Finger im *Metacarpophalangealgelenk* fähig sind, ist die Bewegung um die dorso-volare Achse des Gelenkes, die *Neigung* des Fingers gegen den zugehörigen Metacarpalknochen nach der ulnaren oder radialen Seite. In der Regel bezeichnet man diese Bewegung als *Spreizung*, wenn sich der 2., 4. und 5. Finger von dem seinerseits als Mittelachse der Hand stillstehenden Mittelfinger entfernen, als *Annäherung*, wenn sie sich ihm nähern. Der Umfang dieser Seitenbewegungen der Finger schwankt individuell beträchtlich. Am größten ist er am Index und Quintus (50—60^0), kleiner am Medius und Quartus. Der Umfang der möglichen Seitenbewegungen der Grundphalangen ist am größten, wenn sich letztere in gerader Verlängerung der Metacarpalknochen befinden; bei extremer Streckstellung der Grundphalangen sind die Seitenbewegungen nur wenig eingeschränkt, mit zunehmender Beugestellung nehmen sie aber beträchtlich an Umfang ab, und bei extremer Flexion der Grundphalangen ist eine Spreizung der Grundphalangen beim Lebenden so gut wie ausgeschlossen. Es gibt nur wenig Menschen, die dazu fähig sind. Der Grund hierfür liegt, wie dies R. Fick nachgewiesen hat, in der starken Anspannung, welche die Seitenbänder der Metacarpophalangealgelenke bei der extremen Flexion erfahren. Auch die Annäherungsbewegungen der Finger sind bei extremer Flexion der Grundphalangen am 3. und 4. Finger sehr stark eingeschränkt; dagegen kann die Grundphalange des Index selbst bei ausgiebiger Flexion noch merklich nach der Ulnarseite, die des Quintus nach der Radialseite geneigt werden, so daß viele Menschen die Spitze des Zeigefingers mit der des Kleinfingers noch in Berührung bringen bzw. die beiden Finger sogar überkreuzen können, wenn die Grundphalangen stark gebeugt sind.

Reine Seitenbewegungen der Finger allein um die radio-ulnare Achse des Metacarpophalangealgelenkes sind nur möglich, wenn die Grundphalangen die gerade Verlängerung der Metacarpalia bilden. Hingegen erfährt die Grundphalange bei jeder Neigung, in Beuge- oder Streckstellung, zwangsläufig eine Kreiselung um die Längsachse (Braune und Fischer), und zwar werden bei der Neigung nach der Ulnarseite die Finger supiniert, bei der Neigung nach der Radialseite proniert; im ersteren Falle dreht sich die Vola digiti etwas radialwärts, im letzteren Falle etwas ulnarwärts. Die Kreiselung erfolgt in gleichem Sinne, einerlei ob die Grundphalangen während der Neigung dorsalextendiert oder volarflektiert werden.

Zu isolierten reinen Rotationen der Grundphalangen sind die meisten Menschen aber nicht fähig; Kreiselungen treten immer nur zwangsläufig in Verbindung mit Seitenbewegungen der Grundphalangen bei kombinierten Bewegungen um die radio-ulnare und dorso-volare Achse des Metacarpophalangealgelenkes auf. Nach Braune und Fischer soll die zwangsläufige Verbindung von Seitenneigung und Rollung nach dem von den Bewegungen des Augapfels her bekannten Listingschen Gesetz erfolgen, nach Strasser soll ihr eine etwas andere Regel zugrunde liegen. Nach v. Recklinghausen soll es Individuen geben, welche eine Rollung des Fingers unabhängig von der Neigung und der Beugung bzw. Streckung auszuführen imstande sind; er meint, die Fähigkeit dazu sei in jedem Menschen angelegt, bei den meisten aber nicht eingeübt. Ich glaube, daß diese Fähigkeit nur zu den ganz seltenen Ausnahmen gehört. v. Recklinghausen gibt auch gar nicht an, durch welche kombinierte Muskeltätigkeit denn eigentlich diese isolierten Rollbewegungen zustande kommen können. Passiv sind reine Rollungen aber bei vielen Menschen möglich.

Im Gegensatz zu dem Bewegungsreichtum der Finger im Metacarpophalangealgelenk steht die Beschränkung, welche der *Mittel-* und *Endphalange* dadurch auferlegt ist, daß die *Interphalangealgelenke* der Finger reine Scharniergelenke sind. Sie gestatten nur Bewegungen um die radio-ulnare Querachse des Gelenkes, nur *Beugung* und *Streckung*. Die Spielbreite des Gelenkes zwischen Mittel- und Grundphalange schwankt individuell, sie beträgt durchschnittlich nach R. Fick 110—130°, die des Gelenkes zwischen End- und Mittelphalange 65° bis knapp 90°. Die maximale Streckbarkeit der Mittelphalange findet ihre Grenzen in dem Dehnungswiderstand der langen Fingerbeuger, vor allem des Flexor sublimis, bei dessen Lähmung die Mittelphalange manchmal erheblich über die gerade Verlängerung der Grundphalange hinaus gestreckt, wie man zu sagen pflegt, überstreckt werden kann, während normaliter die Streckung der Mittelphalange in der Regel nur soweit gelingt, daß Grund- und Mittelphalange einen gestreckten Winkel miteinander bilden. Doch gibt es auch Ausnahmen hiervon, auf die wir später noch zurückkommen werden. Die Hemmung bei der Streckung der Mittelphalange wird zum Teil auch durch die Anspannung der volaren Kapselwand, insbesondere der volaren Faserknorpelplatte bewirkt.

Die Volarflexion der Mittelphalange, welche bis zum Winkel von 110—130° möglich ist, findet ihre Grenze hauptsächlich in der Anspannung der dorsalen Streckaponeurose des ersten Interphalangealgelenkes, bei Leuten mit dicken Fingern aber auch durch Anstoßen der volaren Weichteile der Mittelphalange an die der Grundphalange.

Die Streckung der Endphalange gelingt im Gegensatz zu der der Mittelphalange schon in der Norm nicht selten über die gerade Verlängerung der Mittelphalange, also über den gestreckten Winkel hinaus. Das Haupthemmnis für eine weitere Streckung bildet der Dehnungswiderstand des Flexor digitorum profundus, die volare Kapselwand und deren Faserknorpelplatte. Der Umfang der Beugung der Endphalange schwankt individuell nicht unerheblich (65—90°), das Hemmnis für eine weitere Beugung der Endphalangen liegt ebenso wie bei den Mittelphalangen in der Anspannung der dorsalen Streckaponeurose des 2. Interphalangealgelenkes, bei fleischigen Fingern auch in den vorzeitig aneinander stoßenden Weichteilen. Seitenbewegungen sind in den Interphalangealgelenken normaliter fast stets unmöglich infolge der straffen Anspannung der Seitenbänder der Interphalangealgelenke. Passive Seitenbewegungen gelingen manchmal bei Kindern oder Erwachsenen mit schlaffer Entwicklung der Seitenbänder in geringem Umfange. Ebenso wie die Seitenbewegungen sind auch Drehbewegungen der Mittel- und Endphalange der Finger in den Interphalangealgelenken aktiv unmöglich.

Aus der Tatsache, daß jeder Finger aus drei Gliedern, der Grund-, Mittel- und Endphalange besteht, deren jede in ihrem Gelenke sowohl eine Beugung wie eine Streckung zuläßt, ergeben sich innerhalb eines Fingers nicht weniger als 8 verschiedene Stellungskombinationen der einzelnen Phalangen zueinander.

v. Recklinghausen hat diese 8 Möglichkeiten übersichtlich zusammengestellt (Abb. 203). Wir gehen aus von der *Ruhelage* des Fingers, bei welcher die Grundphalange etwas gegen den Mittelhandknochen, die Mittelphalange etwas gegen die Grundphalange gebeugt ist, während die Endphalange etwa die gerade Fortsetzung der Mittelphalange bildet oder höchstens minimal flektiert ist. Die erste Endstellungskombination ist die, bei welcher alle 3 Phalangen maximal gestreckt sind *(Streckstellung)*, die zweite die, bei welcher die Grundphalange gestreckt, Mittel- und Endphalange gebeugt sind *(Krallenstellung)*, die dritte die, bei welcher die Grundphalange gebeugt, Mittel- und Endphalange gestreckt sind. v. Recklinghausen bezeichnet diese letztere als *Schaufelstellung*, nicht nur wegen der äußeren Ähnlichkeit mit einer Schaufel, sondern auch deshalb, weil es diejenige Haltung der vier Finger ist, mit welcher wir schaufeln, so wenn die Kinder im Sande spielen, der Bäcker den Teig bewegt, wenn wir Brotkrümel, Geldstücke oder Würfel zu einem Haufen zusammenkehren. Die vierte Stellung ist die, bei welcher alle drei Phalangen gleichzeitig gebeugt sind, es ist die Stellung, welche die Finger beim Faustschluß annehmen. Während diese vier Stellungen ohne Mühe von jedem normalen Individuum hergestellt werden können, sind die folgenden vier keineswegs ohne weiteres aktiv zu realisieren. Allerdings sind eine ganze Anzahl Menschen imstande, die Stellung 5, welche in Streckung der Grundphalange, Beugung der Mittelphalange und Streckung der Endphalange besteht, und ebenso die Stellung 6, bei welcher die Grundphalange und Mittelphalange gebeugt und nur die Endphalange gestreckt ist, aktiv einzunehmen. Ich selbst vermag dies ohne jede Schwierigkeit. Dagegen stoßen die beiden letzten Stellungen 7 und 8, bei welchen die Endphalange gebeugt, die Mittelphalange gestreckt und die Grundphalange gestreckt oder gebeugt ist, bei den meisten Individuen auf unüberwindliche Schwierigkeiten. Sie können aktiv nur dann zustande gebracht werden, wenn die Streckstellung der Mittelphalange durch eine von außen wirkende Kraft festgehalten wird. Auf die ganz seltenen Fälle, in denen die beschriebenen Stellungen auch ohne diese Kunsthilfe aktiv wenigstens andeutungsweise realisiert werden können, kommen wir später noch zurück.

Eine gesonderte Betrachtung verlangen die Bewegungen des *Daumens*, besonders deshalb, weil das Carpometacarpalgelenk desselben im Gegensatz zu den entsprechenden Gelenken der anderen Finger, die gar keine oder nur sehr geringe Bewegungen gestatten, eine

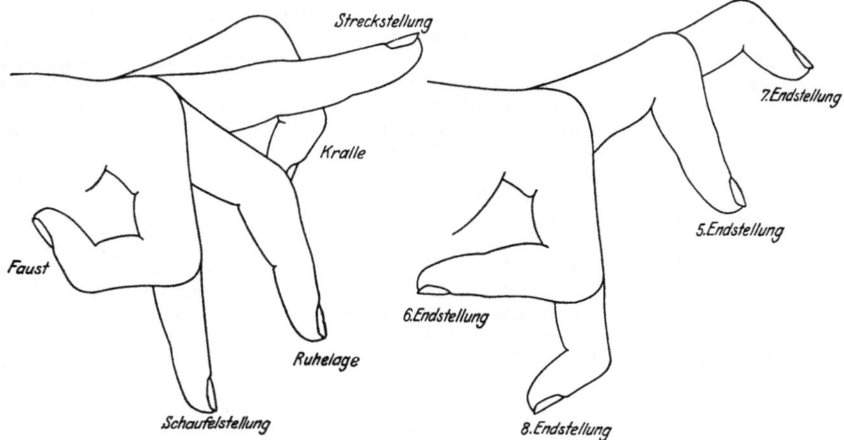

Abb. 203. Die verschiedenen Bewegungskombinationen der 3 Fingerphalangen. (Nach v. RECKLINGHAUSEN.)

Beweglichkeit von erheblicher Spielbreite besitzt. Das Carpometacarpalgelenk des Daumens ist ein Sattelgelenk; dasselbe gestattet vor allem Bewegungen um die beiden Hauptachsen, die radio-ulnare Achse (Beugung und Streckung) und um die dorsovolare Achse (Abduktion und Adduktion). Diese beiden Achsen stehen aber infolge der Wölbung, welche die Carpalknochen bilden, nicht wirklich in der radio-ulnaren bzw. dorso-volaren Ebene der Hand, sondern sie sind schräg gerichtet und weichen von den genannten Handebenen um etwa 45° ab (R. FICK).

Infolge der Schrägstellung der radio-ulnaren Hauptachse des ersten Metacarpophalangealgelenkes bewegt sich der Daumen nicht einfach volarwärts, wenn das erste Metacarpale um diese Achse flektiert wird, sondern er nähert sich gleichzeitig der Handmitte und umgekehrt entfernt er sich von letzterer, wenn das erste Metacarpale gestreckt wird. Der Bewegungsumfang der Beuge-Streckbewegung des ersten Metacarpale beträgt 45—60°. Bei der Streckbewegung rückt das Köpfchen des ersten Mittelhandknochens, der ja, wie oben erwähnt, in der Ruhe nicht in der Ebene der anderen Mittelhandknochen steht, sondern gegen diese volarflektiert ist, beinahe bis in die Höhe der Capitula der anderen 4 Metacarpalia. Das proximale Ende des ersten Metacarpalknochens bleibt dabei aber in der tieferen Ebene stehen, in der es sich infolge der Wölbung der Carpalknochen befindet. Bei der maximalen Flexion des ersten Mittelhandknochens im Carpometacarpalgelenk rückt das Köpfchen des ersteren vollkommen in die verlängerte dorso-volare Ebene des zweiten Mittelhandknochens, es steht auf der Höhe der Flexion volar vom Capitulum metacarpi secundi.

Infolge der schrägen Richtung, welche die dorso-volare Achse des Metacarpophalangealgelenkes des Daumens einnimmt, erfolgen auch die Bewegungen um diese Achse, die Neigungen des ersten Metacarpale nach der ulnaren bzw. radialen Seite, in einer Ebene, die schräg zur Handebene steht. Die Folge ist, daß bei der Neigung des ersten Metacarpale nach der ulnaren Seite, der Adduktion, das Capitulum des ersten Metacarpale mehr dorsalwärts, bei der Neigung nach der Radialseite mehr volarwärts rückt. Der Umfang dieser reinen Seitenneigungen des ersten Metacarpale beträgt nach R. FICK 35—40°.

Ebenso wie bei den Seitenneigungen der Grundphalangen des 2.—5. Fingers, die sich in Ebenen vollziehen, die von der geraden Verlängerung des entsprechenden Metacarpale abweichen, die Grundphalangen zwangsläufig eine Rotation um ihre Längsachse erfahren, unterliegt auch das erste Metacarpale bei allen Bewegungen, bei denen eine Beugung oder Streckung mit einer Seitenneigung kombiniert ist, einer Rotation um die Längsachse, und zwar wird auch hierbei, wie es schon für die vier Finger ausgeführt wurde, bei der Neigung des ersten Metacarpale nach der Ulnarseite der Daumen supiniert, während er bei der Neigung nach der Radialseite proniert wird, im ersteren Falle gleicht sich die Richtung der Volarfläche der Daumenphalangen, die in der Ruhestellung des Daumens schräg ulnarabwärts sieht, mehr der Richtung der Volarfläche der übrigen Finger an, im letzteren Falle wird die Vola pollicis umgekehrt der Volarfläche der übrigen Finger regelrecht gegenübergestellt.

Reine Kreiselbewegungen um die Längsachse des ersten Metacarpale, ohne gleichzeitige Bewegungen um die beiden Hauptachsen des Carpometacarpalgelenkes, vermögen wir willkürlich nicht auszuführen, doch sind sie passiv möglich.

Die Bewegungen der Daumenphalangen im Metacarpophalangeal- und im Interphalangealgelenk unterscheiden sich nicht wesentlich von den Bewegungen der anderen Finger in den entsprechenden Gelenken. Nur ist die Beugung der Grundphalange im allgemeinen nicht in demselben Umfang möglich wie an den anderen Fingern, in erster Linie wegen der besonders starken Entwicklung der dorsalen Kapselwand und wegen der kurzen Beschaffenheit der Seitenbänder, welche nicht über die Ränder der volarwärts sich verbreiternden Gelenkflächen hinübergleiten können. Vielfach ist auch die Streckung der Grundphalange des Daumens beschränkter als die an den anderen Fingern, doch bestehen in dieser Beziehung nicht unerhebliche individuelle Unterschiede. Ich selbst kann z. B. die Grundphalange meines Daumens beinahe bis zum rechten Winkel mit dem ersten Metacarpale extendieren, also wesentlich weiter als die Grundphalangen der anderen vier Finger. Ich hebe das besonders deshalb hervor, weil v. RECKLINGHAUSEN behauptet, daß eine Überstreckung im Metacarpophalangealgelenk des Daumens überhaupt nicht vorkomme. Den Umfang der Seitenbewegungen der Grundphalange des Daumens schätzt R. FICK nur sehr gering. Er meint, daß beim Lebenden überhaupt jede willkürliche seitliche Beweglichkeit des Daumengrundgliedes fehle. Das trifft aber nicht zu. Ich selbst bin zu nicht unerheblichen Seitenbewegungen der Grundphalange des Daumens fähig und habe sie auch bei vielen anderen Menschen angetroffen. Ebenso wie die Grundphalangen der anderen Finger bei der Neigung, welche mit Beuge- oder Streckbewegungen kombiniert ist, zwangsläufig eine Rotation um die Längsachse erfahren, kreiselt auch die Daumengrundphalange bei Seitenneigungen, welche sich in Stellungen vollziehen, die von der Grundstellung, in welcher die Grundphalange die gerade Verlängerung des Mittelhandknochens bildet, abweichen, zwangsläufig um die Längsachse; bei der Neigung nach der Radialseite wird der Daumen proniert, seine Volarfläche stellt sich der Vola der übrigen Finger noch mehr gegenüber, als dies schon in der Ruhestellung der Fall ist; bei der Neigung nach der Ulnarseite wird der Daumen supiniert, die Stellung seiner Volarfläche paßt sich der der übrigen Finger mehr an. Zu isolierten Kreiselungen der Grundphalange des Daumens sind wir aber ebensowenig wie an den anderen Fingern fähig.

Die Beugung der Endphalange des Daumens gelingt etwa bis zum Winkel von 90° mit der Grundphalange, doch bleibt der Beugeumfang bei vielen Individuen mehr oder weniger beträchtlich dahinter zurück. Die Streckung hingegen gelingt gar nicht selten bis über die gerade Verlängerung der Grundphalange hinaus.

Es ist erforderlich, einige kurze Bemerkungen über die Nomenklatur der Daumenbewegungen zu machen. Die Bezeichnung Beugung oder Streckung der Grund- und Endphalange sind eindeutig und geben zu Mißverständnissen keinen Anlaß.

Dasselbe gilt für die Bezeichnungen: Seitenneigung und Kreiselung der Grundphalange; nur ist bei der Anwendung dieser Bezeichnung streng darauf zu achten, daß sich die entsprechenden Bewegungen auch wirklich im Metacarpophalangealgelenk abspielen und daß sie nicht mit analogen Bewegungen des ersten Metacarpale im Carpometacarpalgelenk verwechselt werden.

Große Unstimmigkeit herrscht in der Anwendung des Begriffes: *Opposition* des Daumens. A. FICK hat darunter die reine Beugung um die radio-ulnare Trapezbeinachse im Sinne der Beugung verstanden und R. FICK hat dringend empfohlen, an der A. FICKschen Bezeichnungsweise festzuhalten. Im allgemeinen wird aber als Opposition eine komplizierte Bewegung des Daumens bezeichnet, die sich sowohl im Carpometacarpalgelenk als auch im Metacarpophalangealgelenk abspielt und durch welche die Volarfläche des Daumens der Volarfläche der anderen Finger direkt gegenübergestellt wird. Diese Opposition kommt dadurch zustande, daß das erste Metacarpale um die radio-ulnare Achse des Carpometacarpalgelenkes gebeugt, aber gleichzeitig auch nach der Radialseite geneigt wird und dabei eine Kreiselung im Sinne der Pronation erfährt. Durch diese Bewegung im Carpometacarpalgelenk wird aber die volle Opposition noch nicht erreicht. Dazu ist noch eine Bewegung im Metacarpophalangealgelenk notwendig, welche in einer Neigung der Grundphalange nach der Radialseite und einer pronatorischen Rollung derselben besteht.

Die Opposition des Daumenmetacarpale kann mit Streckstellung der beiden Phalangen oder mit Beugung derselben verbunden sein. Im übrigen ist, so sehr die Flexion des ersten Metacarpale einen integrierenden Bestandteil der Opposition bildet, letztere nicht an eine maximale Flexion des ersteren gebunden. Die Gegenüberstellung des Daumens gegen die anderen Finger kann eine vollständige sein, auch wenn die Flexion des ersten Metacarpale noch nicht ihren Maximalpunkt erreicht hat bzw. der maximal opponierte Daumen läßt noch eine weitere Flexion des ersten Metacarpale zu.

Als *Reposition* des Daumens bezeichnet R. Fick in Analogie zur Opposition einfach die Bewegung des ersten Metacarpale um die radio-ulnare Achse im Sinne der Streckung. Wenn man aber unter Reposition des Daumens diejenige Stellung versteht, bei welcher der Daumen möglichst in die gleiche Stellung wie die anderen Finger rückt, so beruht diese Rückstellung außer auf der Streckung des ersten Metacarpale auch noch auf einer Neigung desselben nach der Ulnarseite und einer supinatorischen Rollung; dazu kommt noch eine Neigung der Grundphalange nach der Ulnarseite und ebenfalls eine supinatorische Rollung derselben. Allerdings gelangt der Daumen selbst unter maximaler Ausnutzung der supinatorischen Rollmöglichkeit nicht ganz in die gleiche Stellung wie die anderen Finger, die Nagelfläche weist nicht gerade dorsalwärts, sondern immer noch etwas nach radialwärts.

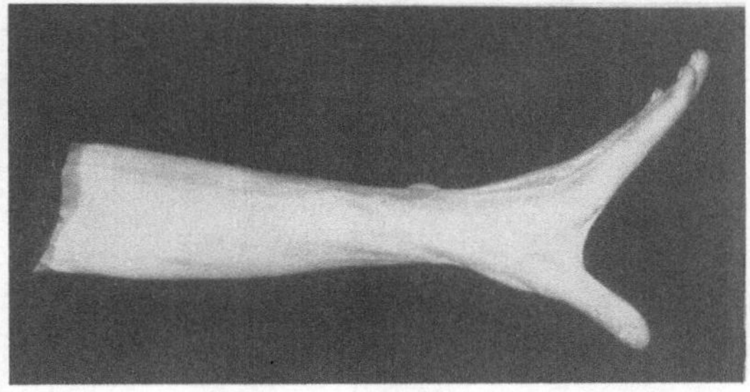

Abb. 204. Faustöffnung unter Opposition des Daumens.

Auch die Bezeichnungen *Adduktion* und *Abduktion* des Daumens bedürfen einer Klarstellung. Gewöhnlich versteht man unter Adduktion die Bewegung des gesamten Daumens gegen den Zeigefinger hin, die Bewegung von ihm weg bezeichnet man als Abduktion. Es kommt aber hierbei sehr darauf an, in welcher Ausgangsstellung sich der Daumen befindet, wie das erste Metacarpale zur Ebene der anderen Metacarpalia gestellt ist. Wenn der erste Mittelhandknochen möglichst extendiert ist, so vollzieht sich die Adduktion des Daumens gegen den Zeigefinger in der Hauptsache durch eine Neigung des ersten Metacarpale gegen das Trapezbein nach der Ulnarseite, gleichzeitig neigt sich die Grundphalange gegen das erste Metacarpale nach der Ulnarseite. Diese Adduktion des Daumens in Streckstellung ist mit einer supinatorischen Kreiselung des Daumens verbunden. Die Abduktion des Daumens in der gleichen Ausgangsstellung beruht im wesentlichen auf einer Neigung des gestreckten ersten Metacarpale gegen das Trapezbein nach der Radialseite und einer Neigung der Grundphalange nach der Radialseite. Wenn dagegen das erste Metacarpale von vorneherein vollkommen oder nahezu vollkommen flektiert ist, in der verlängerten dorso-volaren Ebene des zweiten Metacarpale steht und gleichzeitig maximal nach der Radialseite geneigt ist, und wenn gleichzeitig die Grundphalange so weit als möglich nach der Radialseite geneigt ist, so bedeutet auch diese Stellung eine maximale Abduktion des Daumens vom Zeigefinger. Diese Spreizbeugestellung ist aber dieselbe Stellung, die wir oben als Opposition bezeichnet haben. Wenn von dieser Stellung aus der Daumen innerhalb der verlängerten dorso-ulnaren Ebene des zweiten Mittelhandknochens an den Zeigefinger herangeführt wird, so geschieht dies durch Neigung des ersten Metacarpale gegen das Trapezbein nach der Ulnarseite, gleichzeitig neigt sich auch die Grundphalange gegen den ersten Mittelhandknochen nach derselben Seite.

Ein gänzlich anderer Mechanismus liegt aber der Annäherung des Daumens an die Handmitte zugrunde; diese beruht auf einer Flexion des Daumens um die radio-ulnare Achse des Carpometacarpalgelenkes, ist also mit derjenigen Bewegung identisch, welche R. Fick als Opposition bezeichnet.

Man vergleicht die *Hand* als *Greiforgan* vielfach mit einer *Zange*, deren Branchen geöffnet werden, damit der zu ergreifende Gegenstand Platz zwischen ihnen findet, und alsdann um den Gegenstand geschlossen werden, so daß derselbe von ihnen erfaßt und festgehalten wird. Finger und Daumen können auf recht verschiedene Weise die Greifzange formieren.

Wenn es sich um größere Objekte handelt, die ergriffen werden sollen, so nehmen der Daumen und alle vier Finger an der Zangenbildung teil, die eine Branche wird dann von den vier Fingern zusammen, die andere von dem Daumen gebildet.

Die Zangenöffnung erfolgt durch Streckung der vier Finger und Gegenüberstellung des Daumens gegen diese, wobei die Daumenphalangen gestreckt sind (Abb. 204, vgl. ferner Abb. 298, S. 306). Der Zangenschluß erfolgt durch Flexion der Finger einerseits und durch Flexion der Daumenphalangen andererseits (vgl. Abb. 327, S. 326). Die dem Ergreifen größerer Objekte dienende Öffnung der Daumen-Fingerzange steht in engster Beziehung zu derjenigen zusammengesetzten Bewegung, welche man als *Faustöffnung* bezeichnet, der Zangenschluß entspricht dem *Faustschluß*. Doch darf nicht übersehen werden, daß die Faustöffnung auch unter *Streckung* des ersten Metacarpale und der Daumenphalangen, also unter Reposition des Daumens vor sich gehen kann (Abb. 205). Letzteres ist aber nicht der natürliche Mechanismus, welcher der Öffnung der Greifzange entspricht, wie dies v. Recklinghausen irrtümlicherweise behauptet. Die Faust kann natürlich auch leer geschlossen werden, ohne daß ein Gegenstand dabei umschlossen wird; die Faust wird „geballt" (vgl. Abb. 165, S. 206, Abb. 186, S. 224).

Zum Erfassen kleinerer Objekte bedienen wir uns nur des Daumens einerseits und eines der vier Finger, in der Regel des Zeigefingers, oder auch zweier Finger, in der Regel des Zeige- und Mittelfingers andererseits. Das Objekt wird hierbei nur von den Endgliedern des Daumens und Fingers erfaßt. Die Branchen der Zange werden hierbei wieder von dem Daumen einerseits, aber nur von einem oder zweien der 4 Finger andererseits gebildet. Auch hierbei ist der Daumen dem anderen Finger gegenübergestellt. Die Zange wird geöffnet durch Streckung des Fingers und Streckung der Daumenphalangen; beim Zangenschluß werden die Spitzen des Daumens und des Fingers gegeneinandergeführt. Wir sprechen deshalb von der Daumen-Fingerspitzenzange und vom *Daumen-Fingerspitzenschluß*. Der Schluß der Zangenbranchen erfolgt in der Hauptsache durch Beugung des Fingers im Grundgelenk und Beugung des ersten Metacarpale im Carpometacarpalgelenk, gegebenenfalls auch noch durch Beugung der Grundphalange des Daumens.

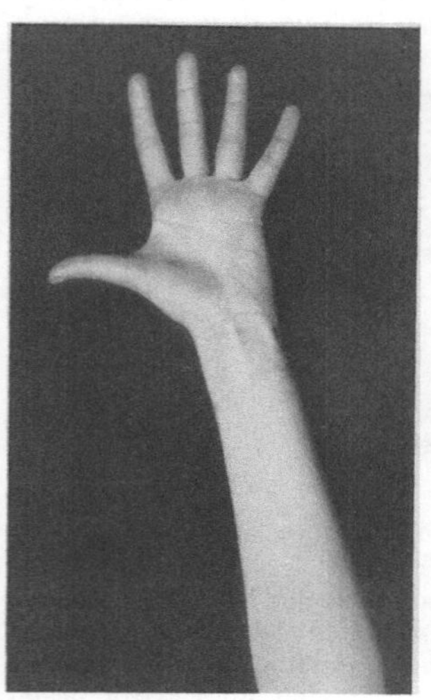

a

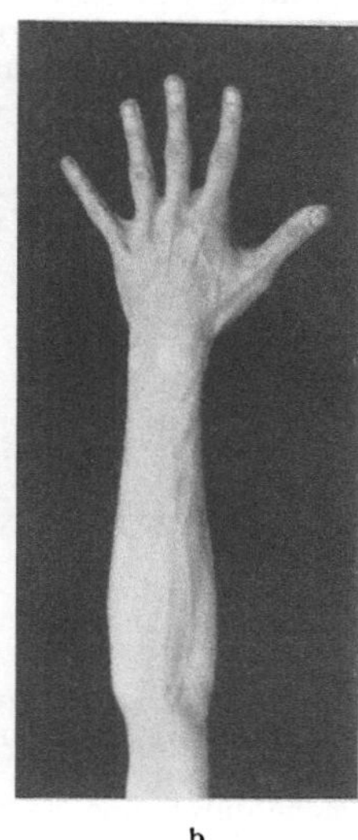

b

Abb. 205 a und b. Faustöffnung unter Reposition des Daumens.

Neben dem Faustschluß und dem Fingerspitzenschluß kommen noch zwei weitere Greifarten in Betracht, der *Fingerseitenschluß* und der *Daumen-Fingerseitenschluß*. Beim Fingerseitenschluß fungieren zwei benachbarte Finger, z. B. Zeige- und Mittelfinger, als Zangenbranchen, welche durch gegenseitige Adduktion geschlossen werden und den zwischen ihnen befindlichen Gegenstand, z. B. den Bleistift, festhalten. Der Hauptunterschied gegenüber dem Daumen-Fingerspitzenschluß liegt, abgesehen von der Nichtbeteiligung des Daumens, darin, daß der Gegenstand nicht zwischen den Volarseiten der Endphalangen, sondern zwischen den einander zugekehrten Seiten der beiden Finger ruht. Der Fingerseitenschluß wird nicht selten bei Daumenlähmung oder Fehlen des Daumens zum Fassen und Halten des Stiftes herangezogen.

Beim Daumen-Zeigefingerseitenschluß wird die Zange von Daumen und Zeigefinger gebildet, der Gegenstand wird zwischen der Volarseite der Phalangen des Daumens und der radialen Kante des gebeugten Zeigefingers, entweder der der Grundphalange oder der der Mittelphalange eingeklemmt. Dieses Greifmechanismusses bedienen wir uns besonders zum Fassen eines Blatt Papiers (Abb. 315, S. 318), einer Visitenkarte, eines Billets. Er wird vielfach auch bei Interosseuslähmung oder bei Lähmung der Muskeln des Daumenballens zum Ersatz für den verloren gegangenen oder unvollkommenen Daumen-Fingerspitzenschluß herangezogen. Der Daumen-Fingerseitenschluß spielt normaliter auch beim Halten der Feder oder des Bleistiftes eine Rolle, indem der Stift einerseits zwischen den Volarseiten der Endphalangen des Zeigefingers und Daumens, andererseits aber auch zwischen der radialen Kante der Endphalange des Mittelfingers und der Vola der Endphalange des Daumens ruht.

Wenn ein Gegenstand mittels der Daumen-Fingerspitzenzange erfaßt ist, so kann er, während er von den Zangenbranchen festgehalten wird, durch Verschiebung der Zangenbranchen bewegt werden. Wir unterscheiden dabei die *Vorwärtsführung* und die *Rückführung*. Wenn z. B. der Daumen-Zeigefingerspitzenschluß vollzogen ist, so erfolgt das Vorführen der Zangenbranchen (Abb. 206a, 207a) und damit des zwischen ihnen befindlichen

Objektes, etwa des Stiftes oder der Feder oder des Pinsels dadurch, daß die Grundphalange des Zeigefingers weiter flektiert wird, Mittel- und Endphalange aber gestreckt werden und daß gleichzeitig das erste Metacarpale gebeugt und die beiden Phalangen des Daumens gestreckt werden. Umgekehrt beruht die Rückführung (Abb. 206b, 207b) darauf, daß die Grundphalange des Fingers gestreckt, Mittel- und Endphalange aber gebeugt werden, und daß das erste Metacarpale gestreckt, Grund- und Endphalange des

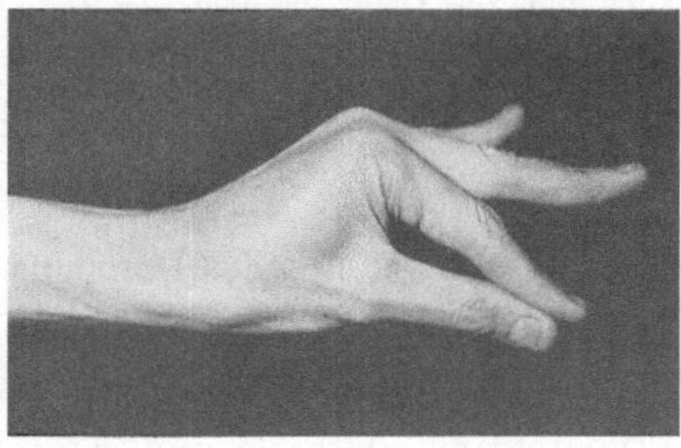

a

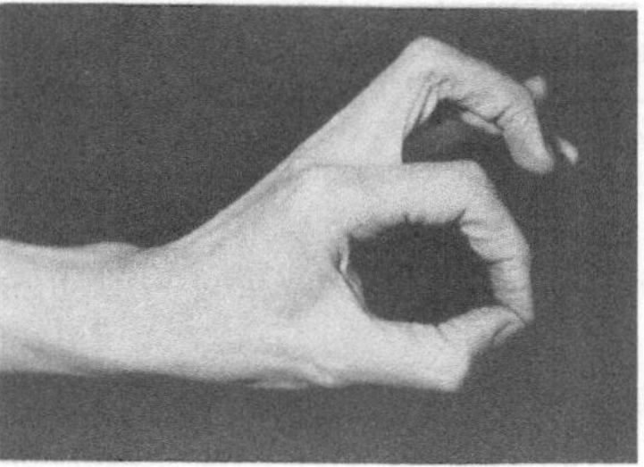

b

Abb. 206 a und b. Rückführung (a) und Vorführung (b) der geschlossenen Daumen-Fingerspitzenzange, von der Radialseite gesehen.

Daumens aber gebeugt werden. Am Ende der Vorwärtsführung der Daumen-Fingerspitzenzange bilden die Phalangen des Daumens und des jeweils beteiligten Fingers die Schenkel eines sehr spitzen Winkels (Abb. 206a), dessen Scheitel an dem Kontaktpunkt der beiden Endphalangen liegt, während auf der Höhe der Rückwärtsführung die Phalangen des Daumens und Fingers annähernd einen Kreis bilden (Abb. 206b).

Es ist ohne weiteres klar, daß der Daumen-Fingerspitzenschluß von vornherein sowohl in extremer Vorwärtsführung wie in extremer Rückwärtsführung wie in jeder

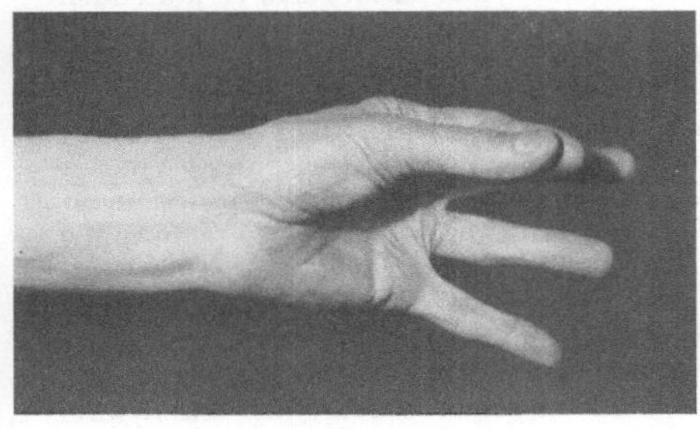

a

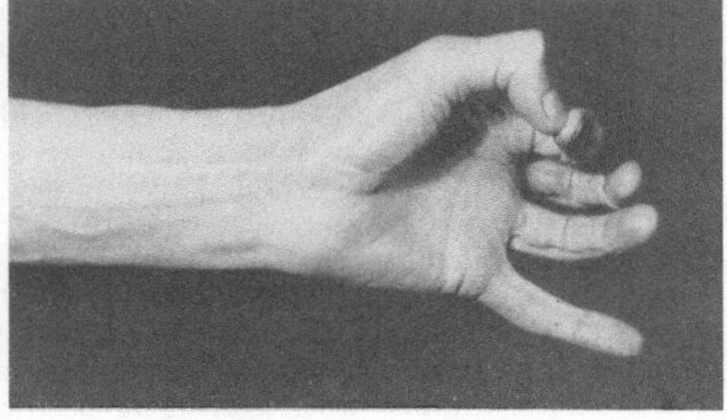

b

Abb. 207 a und b. Rückführung (a) und Vorführung (b) der geschlossenen Daumen-Fingerspitzenzange, von der Volarseite gesehen.

Intermediärstellung ausgeführt werden kann. Wir bedienen uns zum Erfassen kleinerer Gegenstände in der Regel einer Intermediärstellung.

Wenn der Daumen-Fingerspitzenschluß vollzogen ist, so kann aber auch eine der beiden Branchen gegen die andere feststehende Branche verschoben werden, sowohl der Finger gegen den feststehenden Daumen, wie umgekehrt der Daumen gegen den feststehenden Finger, und zwar ist sowohl eine Vorwärtsführung wie eine Rückwärtsführung möglich. Hierbei gleitet die Spitze des Fingers an der Volarseite des Daumens oder die Spitze des Daumens an der Volarseite des Fingers entlang. Auf diese Weise kann z. B. ein runder Gegenstand, der zwischen Daumen und Zeigefinger gehalten wird, hin- und hergerollt werden. Diese *Längswälzung* kann auch in der Weise vollzogen werden, daß Daumen und Finger sich gleichzeitig beteiligen, wobei der eine vorwärts-, der andere rückwärtsgeführt wird. Die Längswälzung spielt z. B. eine beträchtliche Rolle beim Knöpfen.

Die Spitzen der Daumen-Fingerzange können aber auch in querer Richtung gegeneinander verschoben werden. Besonders der Daumen ist zu einer solchen *Querführung* befähigt und kann dadurch einen Gegenstand, der zwischen Daumenendphalange und Fingerendphalange ruht, querwälzen. Auch dieser Mechanismus spielt besonders beim Knöpfen eine wichtige Rolle. Den klarsten Einblick in die *Querführung* des Daumens an den Endphalangen der Finger entlang erlangt man, wenn die vier Finger mit ihren Enden einander seitlich berühren, darauf der Daumen-Zeigefingerspitzenschluß vollzogen wird und nun die Endphalange des Daumens der Reihe nach an der Endphalange des Zeigefingers, Mittelfingers, Ringfingers bis zu der des Kleinfingers entlangstreicht und darauf umgekehrt von der Endphalange des Kleinfingers bis zu der des Zeigefingers zurückgleitet. Die Querführung des Daumens vom Zeigefinger nach dem Kleinfinger zu, also in ulnarer Richtung, beruht nicht allein, wie a priori angenommen werden könnte, auf einer zunehmenden Neigung des ersten Metacarpale und der Grundphalange des Daumens nach der Radialseite des letzteren, sondern auch auf einer zunehmenden Flexion des ersten Metacarpale und der Daumengrundphalange. Andererseits beruht die Querführung vom Kleinfinger nach dem Zeigefinger zu auf zunehmender Streckung der beiden genannten Daumenabschnitte, verbunden mit einer Ulnarneigung.

B. Die Wirkungsweise der einzelnen Muskeln der Finger und des Daumens und die Folgen ihrer Lähmung.

1. Flexor digitorum sublimis.

[C_7, C_8, Th_1; (mittlerer und) unterer Primärstrang, (laterale und) mediale Medianuswurzel, N. medianus (N. musculocutaneus, N. ulnaris).]

Über den Ursprung des Muskels und seine Gliederung in die vier Bäuche für den Zeige-, Mittel-, Ring- und Kleinfinger ist bereits früher berichtet worden (S. 205). Die vier Sehnen des Flexor sublimis treten durch den Hohlhandtunnel dorsal vom Lig. carpi transversum hindurch, gemeinsam mit den Profundussehnen in eine gemeinsame Scheide, den Saccus carpalis medialis, eingeschlossen. Von hier aus divergieren sie nach den Articulationes metacarpo-phalangeae des 2.—5. Fingers hin. Von der Articulatio metacarpo-phalangea an ist jede einzelne Sublimissehne gemeinsam mit der entsprechenden Profundussehne in eine besondere Sehnenscheide eingeschlossen, und wird durch diese fest gegen die Phalangen fixiert. Die Scheiden umkleiden die Sehnen bis zur Nagelphalange hin. Die Sublimissehne spaltet sich im Bereiche der Grundphalange in zwei Zipfel, zwischen denen die Profundussehne hindurchtritt. Die nunmehr seitlich von der Profundussehne distalwärts verlaufenden beiden Zipfel der Sublimissehne gehen bisweilen in der Höhe des ersten Interphalangealgelenkes eine teilweise Durchkreuzung miteinander, das sog. Chiasma tendinum Camperi, ein. Die Insertion der Sublimissehne findet an der Mittelphalange statt. Abgesehen davon, daß jede Sublimissehne durch ihre Scheide eng an die Grundphalange angeschmiegt gehalten wird, sind die beiden Zipfel der Sublimissehne noch durch besondere Vincula tendinum gegen die Grundphalange fixiert. Diese Vincula stellen allerdings nur mehr oder weniger zarte Membranen dar. Daß der Flexor digitorum sublimis der percutanen faradischen Reizung zugängig ist, ist bereits früher (S. 206) erörtert worden. Der Reizpunkt des Flexor sublimis des Mittelfingers liegt etwa in der Mitte des Vorderarmes, radial von dem des M. flex. carpi radialis, der des 4. Fingers etwas weiter oberhalb und mehr ulnarwärts; distal von diesem findet sich der Punkt für den Flexor subl. des Kleinfingers. Der Flexor sublimis des Zeigefingers besitzt entsprechend seiner Versorgung durch zwei Äste des Medianus einen ganz proximal gelegenen Reizpunkt, dicht unterhalb der Ellbeuge, und einen distalen im unteren Drittel des Vorderarmes. Die isolierte Reizung des Flexor sublimis gelingt besonders gut, wenn die ihn deckenden Muskeln, insbesonders Flexor carpi radialis und Pronator teres, gelähmt sind.

Unter der Kontraktion des Flexor dig. sublimis *beugt* sich die *Mittelphalange* gegen die *Grundphalange*, aber auch die Grundphalange erfährt eine Beugung gegen den Mittelhandknochen. Diese letztere beruht nicht nur darauf, daß die Sehne des Flexor sublimis volar über das Metacarpophalangealgelenk hinzieht, sondern auch darauf, daß die Scheide, in der die Sehne gleitet, innig mit der Grundphalange verwebt ist und daß die Sehne durch ihre Vincula tendinum direkt mit der Scheide und der Grundphalange in Verbindung steht. Wenn die Finger sich in gespreizter Stellung befinden, so erfahren sie, während sie sich unter der Zusammenziehung des Flexor sublimis beugen, gleichzeitig eine *Annäherung* aneinander.

Die beugende Wirkung des Flexor sublimis auf die Mittel- und Grundphalange ist um so kräftiger, je mehr die Insertionspunkte des Muskels voneinander entfernt sind, sie ist am größten bei extendierter Hand und, soweit die Wirkung auf die Mittelphalange in Betracht kommt, bei gleichzeitig extendierter Grundphalange. Man kann sich ohne weiteres an sich selbst überzeugen, wieviel schwächer die Flexion der Mittelphalange ausfällt, wenn die Hand und die Grundphalange in maximaler Flexion gehalten werden.

Die flektierende Wirkung des Flexor sublimis auf die Grundphalange tritt unter normalen Verhältnissen nur dann deutlich in Erscheinung, wenn die Hand gestreckt ist; bei maximal flektierter Hand bleibt sie, wenigstens bei der elektrischen Reizung des Muskels, in der Regel aus. Uneingeschränkt tritt der Einfluß auf die Grundphalange zutage, wenn die Mittelphalange im ersten Interphalangealgelenk in Streckstellung versteift ist.

R. Fick berechnet die größtmögliche Arbeitsleistung des Flexor digitorum sublimis am mittleren Fingergelenk auf 1,464 kg/m, am Fingergrundgelenk auf 2,074 kg/m.

Um eine richtige Vorstellung von der Leistungsfähigkeit des Flexor dig. sublimis zu gewinnen, ist es zweckmäßig, solche Fälle ins Auge zu fassen, in denen von allen Fingerbeugern nur der Flexor sublimis erhalten ist, dagegen Flexor profundus, Interossei und Lumbricales gelähmt sind.

Diese Bedingungen sind erfüllt, wenn der N. ulnaris und gleichzeitig der N. medianus unterhalb des Abganges der Äste für den Flexor sublimis, aber oberhalb des Abganges der Äste für den Flexor profundus und die Lumbricales unterbrochen ist. Der Flexor sublimis erhält mehrere Äste vom N. medianus, einen Ast für den oberen Bauch des Flexor subl. indicis, einen gemeinsamen Ast für den Flexor sublimis des Mittel-, Ring- und Kleinfingers und einen oder zwei erheblich weiter distal abgehende Äste für den unteren Bauch des Flexor sublimis indicis. Die beiden ersten Äste verlassen den Stamm proximal vom Abgang des N. interosseus volaris, welcher die Äste für den Flexor profundus liefert, proximal vom Aste für den distalen Bauch des Flexor sublimis indicis und von den Ästen für die Lumbricales. Bei einer Unterbrechung des Medianus unterhalb des Abganges der beiden oberen Sublimisäste, aber oberhalb des Abganges des N. interosseus volaris ist nicht nur die Funktion des Flexor sublimis des Mittel-, Ring- und Kleinfingers vollkommen erhalten, sondern zumeist auch die des Index so gut wie unberührt, da die Innervation des oberen Bauches des Flexor sublimis indicis offenbar für eine kräftige Kontraktion des Muskels und einen ausgiebigen lokomotorischen Effekt vollkommen ausreicht.

Zweitens können wir nach einer Naht des Medianus und Ulnaris, bei der anfangs alle Fingerflexoren gelähmt sind, in einem bestimmten Stadium der Regeneration gar nicht selten feststellen, daß von den Muskeln des Medianusgebietes die proximalen Muskeln, Pronator teres, Flexor carpi radialis, Palmaris longus und *Flexor digitorum sublimis* schon weitgehend reneurotisiert sind, während Flexor dig. prof., Flexor poll. long., Pronator quadratus, die Muskeln des Daumenballens und die Lumbricales aber noch völlig gelähmt sind, und daß ebenso von den Muskeln des Ulnarisgebietes Flexor profundus, Interossei und Lumbricales auch noch völlig gelähmt sind. Also auch unter diesen Umständen ist der Flexor dig. subl. der einzige zur Verfügung stehende Fingerbeuger.

Drittens kann es auch bei unvollständiger Leitungsunterbrechung des Medianus und Ulnaris vorkommen, daß von allen Fingerflexoren allein der Flexor sublimis seine Funktionstüchtigkeit bewahrt hat, alle anderen Fingerbeuger aber gelähmt sind, weil die Bahnen des ersteren innerhalb des Nervenstammes traumatischen und anderen Noxen gegenüber eine größere Resistenz besitzen als die Bahnen des Flexor profundus und der Lumbricales und Interossei.

Viertens kommt die alleinige Integrität des Flexor sublimis dann zur Beobachtung, wenn der gesamte Flexor profundus vom N. ulnaris versorgt wird und wenn der letztere durchtrennt ist. Auch bei spinalen Kernläsionen des 8. Cervical- und 1. Thorakalsegmentes besteht in der Regel eine völlige Lähmung des Flexor profundus, der Interossei und Lumbricales, während der zum Teil auch aus C_7 innervierte Flexor sublimis dabei manchmal eine auffallend gute Funktion bewahren kann.

In allen diesen Fällen können unter der alleinigen Kontraktion des Flexor sublimis die Mittelphalangen und die Grundphalangen der Finger noch vollkommen flektiert werden, während die Flexion der Endphalangen unmöglich ist. Die Abb. 208, 209 illustrieren, wie sich der Faustschluß unter solchen Umständen gestaltet. Bei der Lähmung des N. ulnaris fallen bekanntlich der Flexor profundus des 4. und 5. Fingers und die Interossei aus. Für die Beugung dieser beiden Finger steht einzig der Flexor sublimis zur Verfügung. Beim Faustschluß werden daher nur die Grund- und Mittelphalange des 4. und 5. Fingers gebeugt, die Endphalangen bleiben in Streckung (Abb. 210). Die Beugung der Grundphalange erfolgt aber in diesen Fällen unter der Wirkung des Flexor sublimis in der Regel nur dann, wenn die Hand energisch gestreckt wird. Wenn die Handstreckung nicht besonders nachdrücklich intendiert wird, oder gar absichtlich vermieden wird, so kommt es bei der willkürlichen Fingerbeugung nicht selten nur zu einer Flexion der Mittelphalange, während die Flexion der Grundphalange und Endphalange ausbleibt (vgl. Abb. 211, 212). Unter diesen Umständen kommt die flektierende Wirkung des Flexor sublimis auf die Grundphalange nur dann zur Geltung, wenn die Insertionspunkte des Muskels einen bestimmten Grad ihrer Annäherung nicht überschreiten. Doch kann in anderen Fällen auch selbst bei extremer Handbeugung die Flexion der Mittel- und Grundphalange recht ausgiebig ausfallen (vgl. Abb. 168, S. 207).

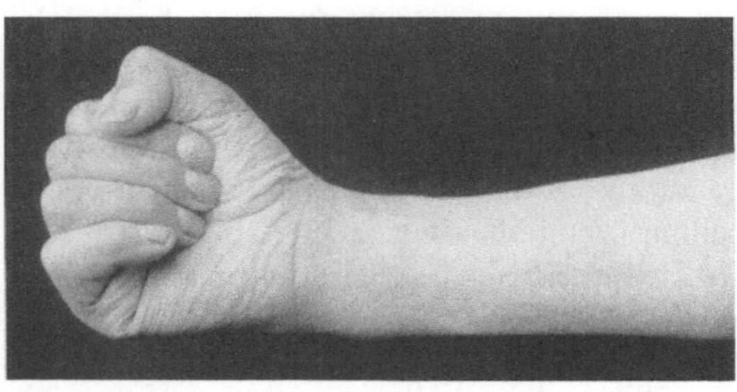

Abb. 208. Faustschluß unter alleiniger Wirkung des erhaltenen Flexor dig. sublimis bei Lähmung des Flexor dig. profundus der Interossei und Lumbricales. Flexor pollicis longus erhalten.

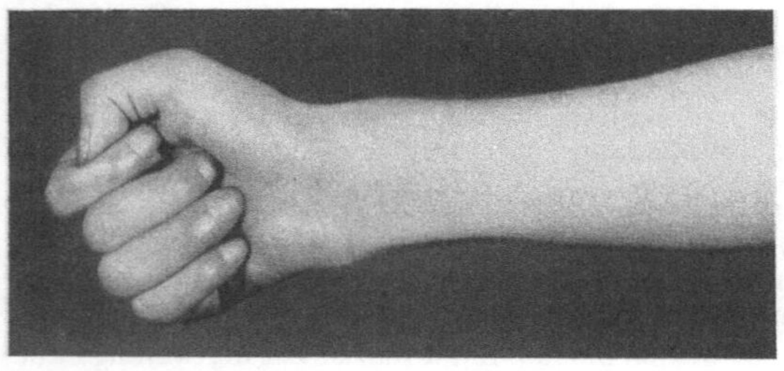

Abb. 209. Faustschluß unter alleiniger Wirkung des Flexor digit. sublimis. Lähmung des Flexor dig. profundus, der Interossei und Lumbricales. Flexor pollicis longus erhalten).

Bei der *Lähmung* des Flexor sublimis geht die Fähigkeit, die 2. Phalange isoliert gegen die Grundphalange ohne gleichzeitige Flexion der Endphalange zu beugen, wie sie in Abb. 213 dargestellt ist, verloren. Wir können das bei jeder Unterbrechung des N. medianus feststellen, der ja alle 4 Köpfe des Flexor sublimis innerviert, wenn wir von den seltenen Ausnahmen absehen, in denen der Muskel von Musculocutaneus oder Ulnaris versorgt wird. Dieser Verlust der isolierten Beugung der Mittelphalange ist eines der pathognomonischen Zeichen der Medianuslähmung.

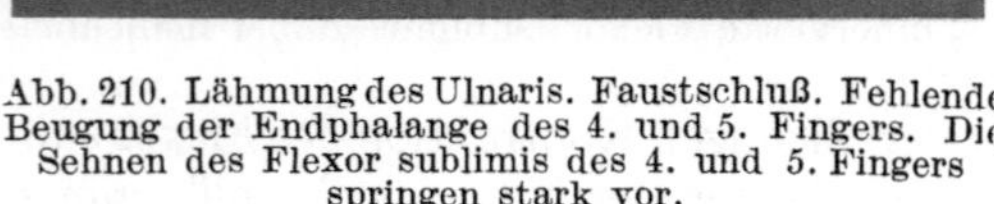

Abb. 210. Lähmung des Ulnaris. Faustschluß. Fehlende Beugung der Endphalange des 4. und 5. Fingers. Die Sehnen des Flexor sublimis des 4. und 5. Fingers springen stark vor.

Es muß aber bei der Bewertung dieses Symptoms natürlich berücksichtigt werden, daß nicht alle Individuen ohne weiteres imstande sind, ihre Mittelphalange isoliert, ohne gleichzeitige Mitbeugung der Endphalange, zu flektieren. Diese Fähigkeit setzt voraus, daß die betreffenden Individuen, die ja in der Regel simultan erfolgende Innervation des Flexor sublimis und profundus zu lösen und nur ersteren zu innervieren imstande sind.

Kurz hinweisen möchte ich auf die reflektorisch bedingten Kontrakturen des Flexor sublimis, wie sie besonders bei irritativen traumatischen Läsionen der Nn. volares digitorum beobachtet worden sind (Abb. 214).

Beim Ausfall des Flexor dig. sublimis ist dagegen die Beugung der Mittelphalange in Gemeinschaft mit der Endphalange bzw. die gleichzeitige Beugung aller Phalangen noch sehr wohl möglich, weil der Flexor profundus nicht

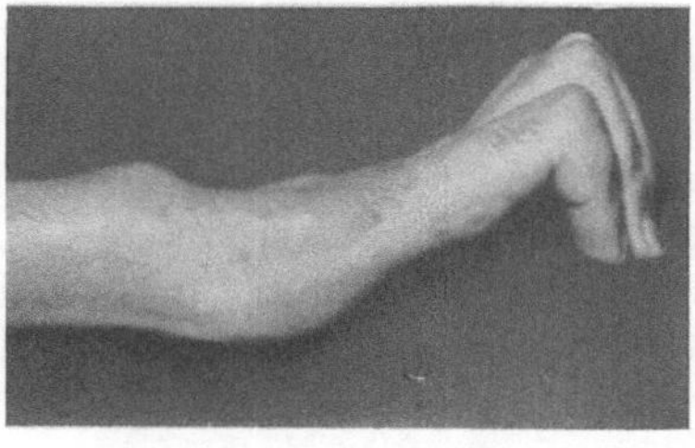

Abb. 211. Beugung der Finger unter alleiniger Wirkung des Flexor sublimis. Lähmung des Flexor profundus, der Interossei und Lumbricales. Beugung der Mittelphalangen, Fehlen der Beugung der Grundphalangen, da Hand nicht gestreckt wird. Totaltrennung des Medianus unterhalb des Hauptastes des Flexor sublimis, oberhalb des Ramus interosseus. Ulnaris gleichzeitig durchtrennt.

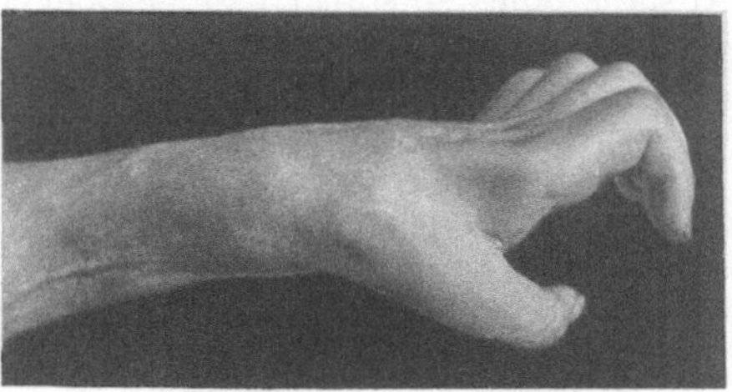

Abb. 212. Fingerbeugung unter alleiniger Wirkung des Flexor sublimis. Mittelphalange wird gebeugt. Grundphalange wird nicht gebeugt, da Hand nicht gestreckt wird. Dissoziierte Medianus-Ulnarislähmung. Flexor sublimis restituiert. Flexor profundus digit., Interossei und Lumbricales gelähmt. Am Daumen wird, da Flexor pollicis longus restituiert ist, auch die Endphalange gebeugt.

nur auf die Endphalange, sondern auch auf die Mittelphalange flektierend wirkt. Darum können auch bei der Medianuslähmung, bei der ja der Flexor profundus des 4. und 5. Fingers nicht gelähmt ist, an den letzten beiden

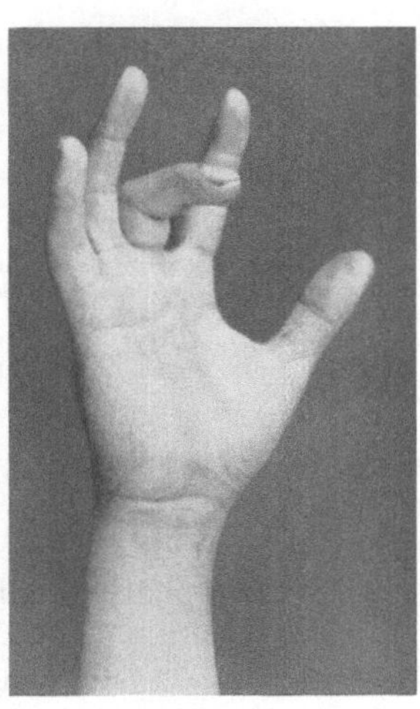

Abb. 213.

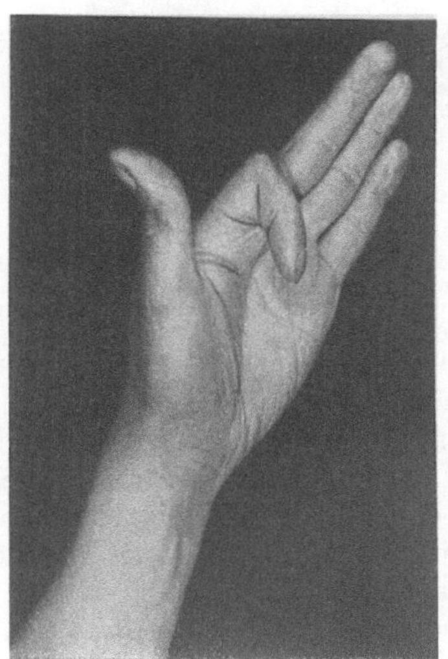

Abb. 214.

Abb. 213. Isolierte Flexion der Mittelphalange des Mittelfingers.

Abb. 214. Reflektorische Entspannungskontraktur des Flexor sublimis indicis infolge irritativer Läsion des N. dig. volar. propr. ulnaris des Zeigefingers.

Fingern alle 3 Phalangen beim Faustschluß noch vollkommen in die Hohlhand eingeschlagen werden. Am Mittelfinger ist die Beugung der Mittel- und Endphalange in der Regel beschränkt, weil sich der Medianus in die Innervation des Flexor prof. medii mit dem Ulnaris teilt. Am Zeigefinger aber bleibt jegliche Beugung der Mittel- und Endphalange aus; an letzterem unterliegt nur noch die Grundphalange einer Beugung, und zwar durch die Interossei

(Abb. 215 u. 216). Aber wenn auch bei der Lähmung des Flexor sublimis die Finger noch vollkommen in die Hohlhand eingeschlagen werden können, solange der Flexor dig. profundus und die Interossei erhalten sind, ist doch andererseits die Kraft, mit welcher der Faustschluß vollzogen wird, infolge des Ausfalls eines so starken Fingerbeugers, wie es der Flexor sublimis ist, naturgemäß beträchtlich herabgesetzt.

Dem Flexor sublimis fällt als dem Beuger der Mittelphalange auch die Aufgabe zu, die Streckung der Mittelphalange zu moderieren und eine Überstreckung derselben zu verhindern. Die Streckung der Mittelphalange findet an der Leiche ihre endgültige Grenzen erst an der Anspannung des volaren Kapselbandes und der volaren Faserknorpelplatte, aber beim Lebenden macht sich, ehe diese Grenze erreicht ist, der Dehnungswiderstand des Flexor sublimis bemerkbar; dieser verhindert es in der Regel, daß die Mittelphalange über die gerade Verlängerung der Grundphalange hinaus extendiert werden kann.

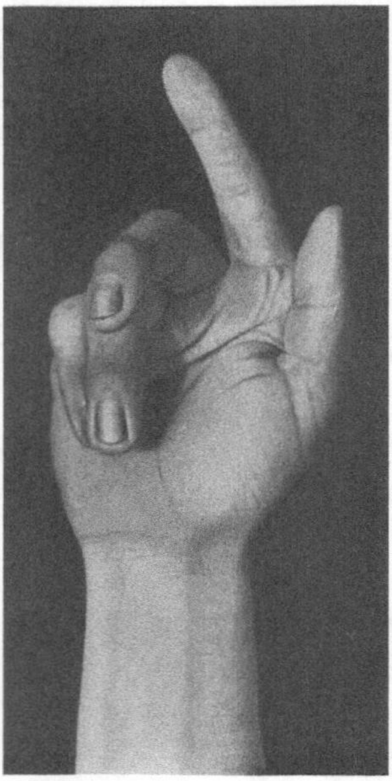

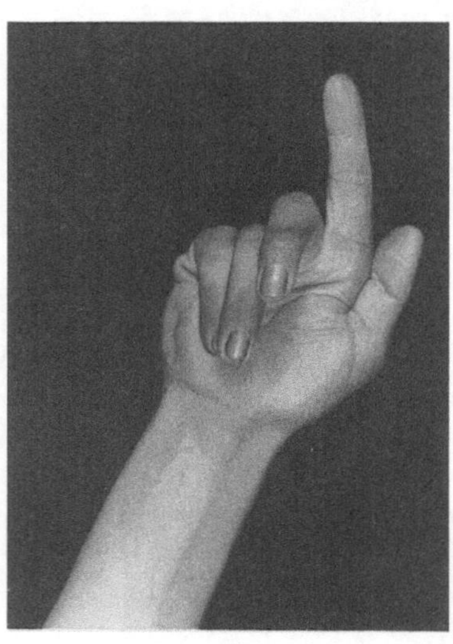

Abb. 215. Abb. 216.

Abb. 215. Medianuslähmung, Faustschluß. Lähmung des Flexor sublimis, Flexor pollicis longus, Flexor profundus indicis, partielle Integrität des Flexor profundus dig. tertii, volle Integrität des Flexor profundus dig. quarti et quinti.

Abb. 216. Medianuslähmung, Faustschluß. Lähmung des Flexor sublimis, Flexor poll. long., Flexor profundus indicis, partielle Integrität des Flexor profundus dig. tertii, volle Integrität des Flexor profundus dig. quarti et quinti.

Kinder sind allerdings relativ oft zu einer nicht unbeträchtlichen Überstreckung der Mittelphalange fähig. Auch bei manchen Erwachsenen ist dies der Fall, bei Frauen häufiger als bei Männern. Bei den sog. Schlangenmenschen, welche durch eine ganz besondere Spielbreite der verschiedensten Gelenke ihres Körpers ausgezeichnet sind, kommen manchmal ganz exuberante Grade von Überstreckbarkeit des Fingermittelgliedes vor, die häufig noch durch dahinziehende Bewegungsübungen künstlich gesteigert werden kann. Von denjenigen Erkrankungen des Nervensystems, bei welchen infolge der Aufhebung oder Herabminderung des Dehnungsreflexes der Muskeln nicht selten beträchtliche Grade von Überstreckbarkeit der Finger zur Beobachtung kommen, erwähne ich besonders die atonisch astatisch infantile Cerebrallähmung (Bd. 6, S. 342). Dagegen ist bei den spastischen Armlähmungen der Erwachsenen, die mit einer Erhöhung des Dehnungsreflexes der Fingerbeuger einhergehen, der Grad der Streckbarkeit der Finger manchmal beträchtlich eingeschränkt.

Bei peripherer oder nuclearer Lähmung des Flexor sublimis kann es zu einer Überstreckbarkeit der Mittelphalangen der Finger kommen. Vollends kommt diese nach der Ablösung der Sehnen des Flexor sublimis von der Mittelphalange, welche nicht selten zum Zwecke der Überpflanzung derselben auf andere gelähmte Muskeln vorgenommen wird, zustande. In der Regel bildet sich aber diese Überstreckbarkeit der Mittelphalange erst allmählich heraus. Anfangs ist der Bandapparat allein imstande, eine Überstreckung zu verhüten, allmählich aber gibt derselbe mehr und mehr nach, wenn der normaliter vorhandene Dehnungswiderstand des Flexor sublimis, welcher den Bandapparat vor Überdehnung schützt, in Wegfall gekommen ist. DUCHENNE gibt an, daß beim Ausfall des Flexor sublimis die Mittelphalange schon in der Ruhe eine Überstreckung gegen die Grundphalange aufweise (vgl. Abb. 217). Ich habe das auch wiederholt beobachtet, konstant ist aber diese Haltungsanomalie keineswegs. Dagegen tritt die Überstreckung sofort deutlich zutage, wenn eine streckende Kraft auf die Mittelphalange einwirkt, sei es, daß die Kranken ihre Finger willkürlich energisch strecken, sei es, daß sie dieselben mit der Volarseite gegen eine Unterlage andrücken wie beim Klavierspiel, sei es, daß sie einen kräftigen Daumenfingerspitzenschluß ausführen.

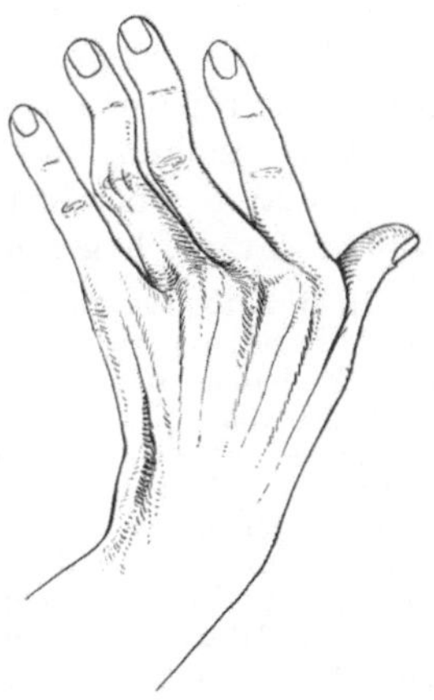

Abb. 217. Pathologische Überstreckung der Mittelphalange des Ring- und Mittelfingers in der Ruhe infolge von Lähmung des Flexor sublimis dieser beiden Finger. (Nach DUCHENNE.)

Der Flexor sublimis gehört zu den Muskeln des Medianusgebietes, welche nach der Naht des Nerven relativ früh und vollständig reneurotisiert werden. Die Regeneration macht gar nicht selten am Flexor sublimis halt und erstreckt sich nicht mehr auf den Flexor profundus und die weiter distal gelegenen Muskeln des Medianusgebietes. Wir werden darauf bei der Analyse der Krallenhand infolge von Lähmung der Interossei und Lumbricales zurückkommen. Über den Ersatz des Flexor sublimis durch Muskelüberpflanzung wird später im Zusammenhang mit dem Ersatze des Flexor profundus berichtet werden.

Trotz der großen funktionellen Bedeutung des Flexor sublimis gehört derselbe doch zu den relativ entbehrlichen Muskeln der oberen Extremität, sofern nur die anderen Fingerbeuger noch zur Verfügung stehen. Der Muskel ist daher auch wiederholt zur Sehnenüberpflanzung, zum Ersatze anderer gelähmter Muskeln als Kraftspender verwandt worden, so von SPITZY und BIESALSKI zum Ersatze der Handstrecker bei der Radialislähmung, von KRUKENBERG zum Ersatz der Muskeln des Daumenballens bei Medianuslähmung, und von NUSSBAUM zum Ersatz der gelähmten Interossei. Und so liegt denn auch bei isolierter Lähmung des Flexor digitorum sublimis, sofern nur die anderen Fingerbeuger erhalten sind, für gewöhnlich kein Anlaß vor, den Ausfall des Muskels durch eine Sehnenüberpflanzung zu ersetzen. In Betracht kämen hierfür in erster Linie der Palmaris longus oder der Flexor carpi radialis. SPITZY hat den Flexor carpi ulnaris verwandt.

2. Flexor digitorum profundus.

[C_8, Th_1; unterer Primärstrang, mediale Medianuswurzel, N. medianus, N. ulnaris (N. musculocutaneus).]

Der Ursprung des *Flexor digitorum profundus* ist bereits früher S. 206 beschrieben worden. Der Flexor digitorum profundus ist vollkommen vom Flexor sublimis bedeckt. Seine 4 Endsehnen durchsetzen den Hohlhandtunnel gemeinsam mit den Sehnen des Flexor sublimis, eingeschlossen in die beiden gemeinsame Sehnenscheide, den Saccus carpalis. Nach ihrem Durchtritt durch den Hohlhandtunnel divergieren die 4 Sehnen nach dem Zeige-, Mittel-, Ring- und Kleinfinger zu. In der Höhe der Metakarpophalangealgelenke wird jede Sehne gemeinsam mit der Sehne des entsprechenden Flexor sublimis von einer Sonderscheide eingekleidet und dadurch an die Volarseite der Phalangen angedrückt gehalten. Innerhalb der Scheide liegt die Profundussehne dorsal von der Sublimissehne. Im Bereich der Grundphalange tritt die Profundussehne durch die Bifurkation der Sublimissehne hindurch und zieht bis zur Endphalange hin, an deren Basis sie inseriert. Die Profundussehne ist aber auch durch bindegewebige gefäßhaltige Membranen, die sog. Vincula tendinum, mit der Grund- und Mittelphalange verbunden.

Die isolierte percutane elektrische Reizung des Flexor digitorum profundus gelingt normaliter am besten an der dorso-medialen Seite des Vorderarmes etwa 5—10 cm distal vom Epicondylus medialis. An dieser Stelle trifft man den Ast oder die beiden Äste des N. ulnaris für den Flexor profundus dig. quinti, quarti et tertii. Der Flexor profundus indicis, welcher durch den Ramus volaris interosseus des Medianus innerviert wird, ist normaliter für den elektrischen Strom nicht isoliert erreichbar. Wohl aber kann man den Flexor profundus in seiner Gesamtheit als auch seine einzelnen Köpfe sehr gut bei Lähmung des N. radialis von der Dorsalseite des Vorderarmes her zur Kontraktion bringen. Von der Volarseite aus gelingt dies besonders gut, wenn der Medianus unterbrochen ist und, wie es gelegentlich der Fall ist, der gesamte Flexor profundus vom Ulnaris versorgt wird; dabei sind die den Flexor profundus bedeckenden Muskeln Pronator teres, Flexor carpi radialis, Palmaris longus und Flexor digit. sublimis gelähmt und atrophisch. Wiederholt habe ich bei Operationen am N. medianus und N. ulnaris die freigelegten Äste des Flexor dig. profundus isoliert faradisch gereizt.

In die Innervation des Flexor digitorum profundus teilen sich normaliter Medianus und Ulnaris, und zwar ist das durchschnittliche Verhalten das, daß der Flexor prof. indicis dem Medianus, der Flexor profundus quinti et quarti den Ulnaris untersteht, und daß beide Nerven sich in die Versorgung des Flexor profundus tertii teilen. Es kommen aber erhebliche Abweichungen von dieser Regel vor. Alle 4 Köpfe können dem Ulnaris unterstellt sein, alle 4 aber auch dem Medianus; dabei besitzt allerdings in der Mehrzahl der Fälle der Medianus oder der Ulnaris wenigstens doch noch einigen Anteil an der Versorgung. Ferner kommt es vor, daß der 5., 4. und 3. ganz dem Ulnaris unterstehen und der Medianus sich auf die Versorgung des Flexor profundus indicis beschränkt. Umgekehrt kann aber auch der Ulnaris auf den Flexor profundus quinti et quarti beschränkt sein und Index und Medius ganz allein dem Medianus unterstehen. Aus diesen großen individuellen Verschiedenheiten resultiert das ungemein wechselvolle Verhalten der Beugefähigkeit der Finger bei der Unterbrechung des Medianus oder Ulnaris. Der Flexor profundus indicis und medii kann übrigens gelegentlich auch durch den Musculocutaneus versorgt werden.

Unter der Kontraktion des Flexor dig. profundus werden die *End-*, *Mittel-* und *Grundphalangen gebeugt*. Wenn die Finger sich in Spreizstellung befinden, so werden sie während der Beugung gleichzeitig gegeneinander *adduziert*. Obwohl die Sehne des Flexor profundus an der Nagelphalange inseriert, eröffnet doch bei der Kontraktion des Muskels fast immer die Beugung der Mittelphalange den Reigen und die der Endphalange schließt sich erst an die erstere an; darauf folgt dann die Beugung der Grundphalange. Auch wenn wir willkürlich eine Beugung des Fingerendgliedes intendieren, geht fast stets die Beugung des Mittelgliedes der des Endgliedes voraus. Wie bereits früher ausgeführt worden ist, sind überhaupt nur sehr wenige Menschen imstande, das Endglied eines der vier Finger isoliert ohne Mitbeugung der Mittelphalange zu flektieren, sofern nicht die Beugung der Mittelphalange durch eine entgegenwirkende Kraft verhindert wird. Wir besitzen keinen isolierten Strecker für die Mittelphalange, welcher die beugende Wirkung des Flexor profundus auf die Mittelphalange verhindern könnte, sondern die Streckmuskeln der Fingerphalangen wirken gleichmäßig auf die Mittel- und Endphalange. Wenn ganz vereinzelte Individuen die Fähigkeit besitzen, ihre Endphalange allein etwas zu beugen, so soll dies nach v. RECKLINGHAUSEN darauf beruhen, daß Mittel- und Endphalange von verschiedenen Strängen der Strecksehne versorgt werden und daß die lateralen zur Endphalange hinziehenden Sehnenstränge unter Umständen weniger angespannt sind, als der mittlere zur Mittelphalange gelangende Sehnenabschnitt. Der Flexor profundus stößt also unter diesen Umständen innerhalb der Strecksehne auf graduell differente Widerstände.

Für die Kraft, mit welcher der Flexor profundus auf die Phalangen beugend wirkt, gilt dasselbe wie für den Flexor sublimis, sie ist am größten, wenn sich die

Hand in extremer Streckstellung befindet. Bei flektierter Hand ist sie erheblich herabgesetzt. Wenn bei einer Radialislähmung die Finger zur Faust geschlossen werden und hierbei die normaliter den Faustschluß begleitende Handstreckung ausbleibt, so leidet bekanntlich die Kraft der langen Fingerbeuger, besonders die des Flexor dig. profundus, erheblich; die Beugung der letzten Phalange bleibt hierbei vielfach aus oder sie ist nur unvollkommen (Abb. 166, S. 206).

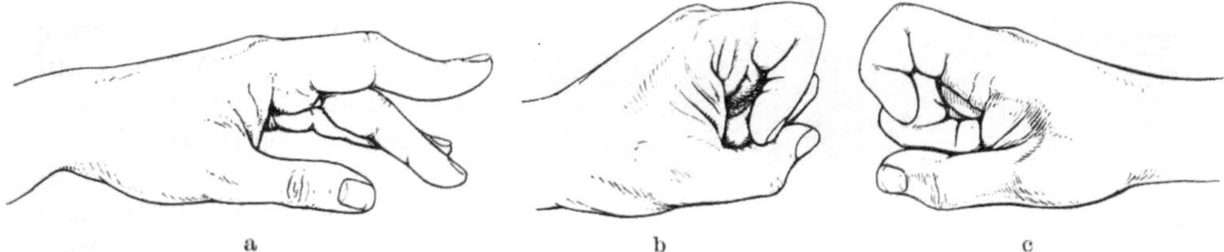

Abb. 218a—c. Durchtrennung der Zeigefingerstrecksehne am Dorsum des ersten Interphalangealgelenkes. a Mittelphalange kann nicht vollkommen gestreckt werden, Endphalange wird überstreckt. b Bei der Aufgabe das Endglied zu beugen begibt sich infolge der Durchtrennung der Strecksehne die Mittelphalange vorzeitig in starke Beugung, so daß die Beugung des Endgliedes ausbleibt. c Auf der gesunden Seite erfolgt Beugung des Endgliedes.

Die Kraftentfaltung des Flexor profundus auf die End- und Mittelphalange hängt aber naturgemäß auch von der Stellung der Grundphalange ab. Bei Streckstellung der letzteren können End- und Mittelphalange selbst dann noch kräftig gebeugt werden, wenn die Hand flektiert ist. Weitaus am kräftigsten ist die beugende Wirkung des Flexor profundus auf die End- und Mittelphalange, wenn gleichzeitig die Hand und die Grundphalange gestreckt sind. Auch die

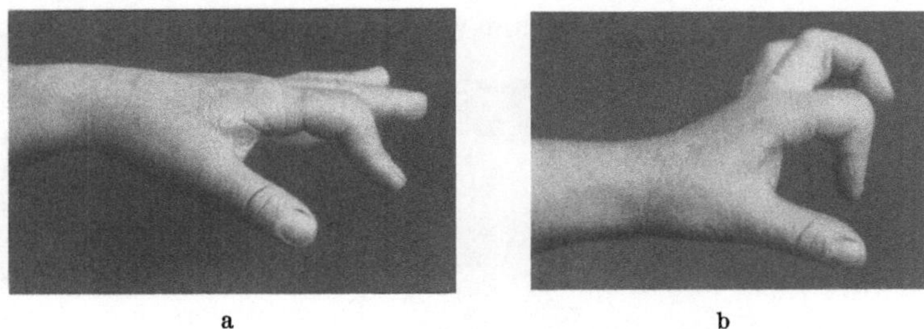

Abb. 219 a und b. Durchtrennung der Strecksehne des Zeigefingers am Dorsum des Mittelgelenkes. a Mittelphalange kann nicht gestreckt werden. b Endphalange wird nicht gebeugt, weil das Mittelglied unter der Wirkung des Flexor dig. profundus in vorzeitige abnorme Beugung rückt.

Stellung der Mittelphalange ist nicht ohne Einfluß auf das Ausmaß und die Kraft der Beugung der Endphalange. Wir haben oben darauf hingewiesen, daß sich bei der Kontraktion des Flexor profundus die Beugung der Endphalange fast immer erst an eine vorangehende Beugung der Mittelphalange anschließt. Wenn nun die Beugung der letzteren vorzeitig einen zu hohen Grad erreicht, so kann es vorkommen, daß die Flexion der Endphalange nur in sehr geringem Ausmaß zustande kommt, oder stark nachhinkt. Wenn z. B. die Streckaponeurose an der Dorsalseite des ersten Interphalangealgelenkes durchtrennt ist und damit der Extensor dig. com. und die Interossei ihre Streckwirkung auf die Mittelphalange eingebüßt haben, und der Kranke die Endphalange zu beugen versucht, so gerät unter der Kontraktion des Flexor profundus die Mittelphalange infolge des Fortfalles der Bremse an der Dorsalseite des Gelenkes in abnorm starke Beugung, wodurch die Insertionspunkte des Flexor profundus so stark angenähert werden, daß es zunächst zu keiner Beugung der Endphalange kommt (Abb. 218 u. 219). Wenn man aber die Beugung der Mittelphalange durch Gegendruck künstlich verhindert, so gelingt die Flexion des Endgliedes in demselben Umfang und mit derselben Kraft wie an den anderen Fingern. Der Kranke kann der vorzeitigen Annäherung der Insertionspunkte des Flexor profundus auch dadurch begegnen, daß er die Hand und die Grundphalange energisch streckt und dadurch gewinnt der Muskel sofort seine beugende Wirkung auf die Endphalange wieder.

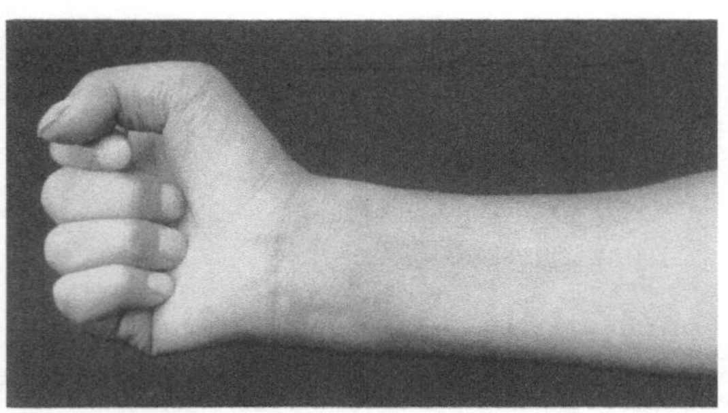

Abb. 220. Faustschluß unter alleiniger Wirkung des Flexor digitorum profundus; alle Phalangen werden flektiert. Lähmung des Flexor sublimis, Flexor pollicis longus, der Interossei und Lumbricales.

Über die beugende Wirkung des Flexor dig. profundus auf die Grundphalange gilt genau das gleiche, wie für den Flexor sublimis. Bei flektierter Hand, also bei erheblicher Annäherung der Insertionspunkte des Muskels, tritt vielfach die flektierende Wirkung auf die Grundphalange kaum oder gar nicht hervor, sondern sie wird erst dann deutlich, wenn die Hand gestreckt ist. In anderen Fällen ist selbst bei starker Handbeugung eine ausgiebige Wirkung auf alle Phalangen festzustellen.

R. FICK berechnet die größtmögliche Arbeitsleistung des Flexor digitorum profundus am Fingerendgelenk auf 0,603 kg/m, am mittleren Fingergelenk auf 1,443 kg/m und am Fingergrundgelenk auf 2,080 kg/m.

Ich habe wiederholt Fälle beobachtet, in denen von allen Fingerbeugern allein der Flexor dig. profundus erhalten war, während Flexor sublimis, Interossei und Lumbricales gelähmt waren. Diese Lähmungskonstellation liegt vor, wenn der Medianus und gleichzeitig der Ulnaris unterhalb des Abganges seiner Äste zum Flexor profundus unterbrochen ist und alle vier Köpfe des tiefen Fingerbeugers vom Ulnaris versorgt werden. Trotz der in diesen Fällen vorhandenen Lähmung des Flexor sublimis, der Interossei und Lumbricales, werden unter der alleinigen Kontraktion des Flexor profundus beim Faustschluß sämtliche Phalangen vollkommen in die Hohlhand eingeschlagen, so daß die Fingerkuppen mit der Palma manus in festen Kontakt kommen (Abb. 220 und 221). Die Kraft des Händedruckes bleibt dabei natürlich gegenüber der gesunden Seite herabgesetzt, aber andererseits doch überraschend groß.

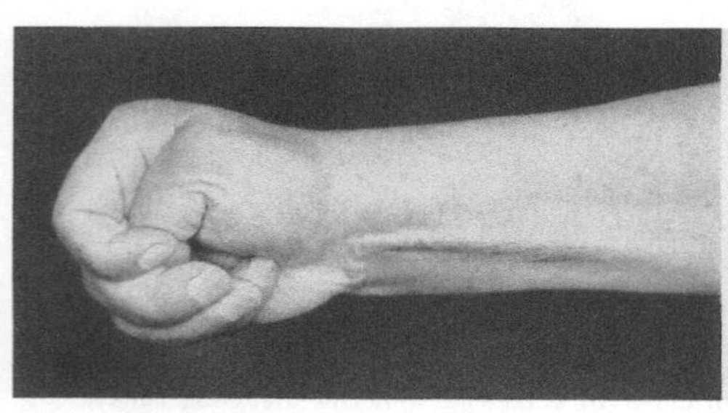

Abb. 221. Faustschluß unter alleiniger Wirkung des Flexor digitorum profundus. Alle Phalangen werden kräftig gebeugt. Flexor dig. sublimis, Interossei und Lumbricales gelähmt. Flexor pollicis longus erhalten.

Der Flexor dig. profundus ist der einzige Muskel, welcher uns für die Beugung des Fingerendgliedes zur Verfügung steht. Bei der *Lähmung* des Flexor dig. profundus kann daher die Endphalange nicht mehr gebeugt werden, während die Beugung der Mittel- und Grundphalange mittels des Flexor sublimis und der Interossei noch in vollem Umfange und mit respektabler Kraft gelingt. Dieses charakteristische Kennzeichen der Lähmung des Flexor dig. profundus, d. i. der Ausfall der Beugung der Endphalange, tritt fast bei jeder Unterbrechung des N. ulnaris am 5. und 4. Finger deutlich in Erscheinung, sobald die Faust geschlossen wird (Abb. 222 und Abb. 210, S. 246). Der Flexor profundus des Ring- und Kleinfingers untersteht in der Regel ausschließlich dem N. ulnaris, während der des Index in der Regel ganz und der des Medius wenigstens teilweise dem Medianus untersteht. Wenn auch der Flexor profundus des Mittelfingers ganz vom N. ulnaris versorgt wird, so fehlt bei Unterbrechung des letzteren die Beugung der Endphalange auch am Mittelfinger. Umgekehrt ist die Beugung der Endphalange bei der Ulnarisunterbrechung auch am 4. und 5. Finger erhalten, wenn der Flexor profundus ganz vom Medianus versorgt wird. Wie die Verhältnisse aber auch im einzelnen liegen mögen, so steht doch soviel fest, daß bei der Ulnarislähmung sich alle vier Finger neben dem Daumen am Faustschluß beteiligen. Die Behauptung v. Recklinghausens, daß die beiden ulnaren Finger des Ulnarisgelähmten im allgemeinen beim Faustschluß überhaupt nicht mitarbeiteten, daß die Faust desselben eine Drei-Finger-Faust sei, steht meines Erachtens mit den tatsächlichen Verhältnissen nicht im Einklang.

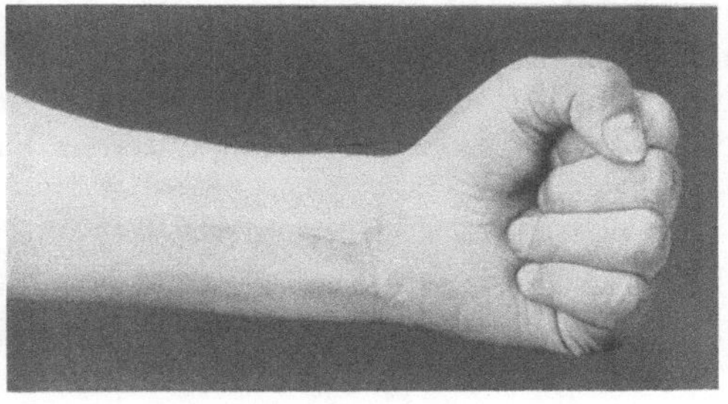

a

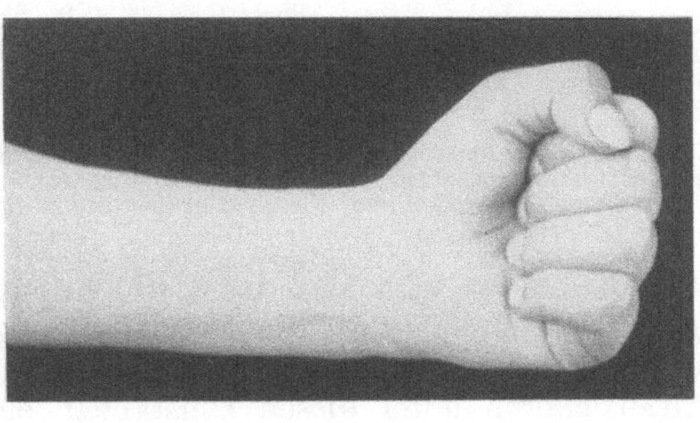

b

Abb. 222a und b. Lähmung des Flexor profundus dig. quinti et quarti infolge Ulnarisunterbrechung. a Fehlen der Beugung der Endphalange des 4. und 5. Fingers beim Faustschluß. b Restitution des Flexor profundus dig. quinti et quarti nach der Ulnarisnaht.

Ferner tritt das charakteristische Kennzeichen der Lähmung des Flexor profundus in Gestalt des Ausfalls der Beugung des Fingerendgliedes besonders deutlich in denjenigen Fällen von kombinierter Medianus- und Ulnarislähmung hervor, in welcher es, sei es spontan, sei es nach der Naht der Nerven bereits zu einer Reneurotisation des Flexor sublimis gekommen ist, während der Flexor profundus noch völlig gelähmt ist. Dann werden beim Faustschluß nur die Mittel- und Grundphalangen gebeugt, während die Endphalangen nicht flektiert werden (vgl. Abb. 208 und 209, S. 246). Das gleiche Verhalten wird dann beobachtet, wenn der Ulnaris oberhalb des Abganges seiner Äste für den Flexor profundus und gleichzeitig der Medianus unterhalb des Abganges des oberen Astes, des Flexor sublimis indicis und des Astes des Flexor sublimis des Mittel-, Ring- und Kleinfingers, aber oberhalb des Abgangs des Astes des Flexor profundus unterbrochen ist, so daß der Flexor sublimis intakt, der Flexor profundus aber ganz gelähmt ist. Auf diese Fälle ist ja bereits früher S. 245 Bezug genommen worden.

Die mit der Lähmung des Flexor profundus verbundene Unfähigkeit die letzte Phalange zu flektieren, gibt sich nicht nur beim Faustschluß zu erkennen, sondern auch beim Daumen-Fingerspitzenschluß, bei dem die Endphalange des Daumens mit der Endphalange des einen der vier Finger in Kontakt gebracht wird. Die Finger-Daumenzange kann dann nur noch durch Flexion der Grund- und Mittelphalange des betreffenden Fingers geschlossen werden, während die Endphalange gestreckt bleibt. Wir bedienen uns dieser Form des Daumen-Fingerspitzenschlusses unter gleichzeitiger Flexion der Fingerendphalange besonders beim Auflesen ganz kleiner Gegenstände, einer Stecknadel, eines Schrotkornes, vielfach auch beim Knöpfen, und diese Verrichtungen werden durch die Lähmung des Flexor profundus zum Teil empfindlich beeinträchtigt.

Es gibt aber auch Fälle, in denen trotz völliger Deefferentierung des Flexor dig. profundus, ja trotz völliger Lähmung aller Fingerbeuger überhaupt (Flexor dig. subl. et profund., Interossei, Lumbricales) die Finger dennoch in allen Phalangen gebeugt werden können, wenn die Kranken die Hand willkürlich energisch und ausgiebig strecken (vgl. Abb. 15 und 16, S. 14). Die Beugung der Finger, welche sogar soweit gehen kann, daß die Fingerkuppen mit der Palma manus in Kontakt kommen, beruht, wie bereits früher (Kap. I, S. 14) ausgeführt worden ist, darauf, daß auch der völlig deefferentierte Muskel noch die Eigenschaft besitzt, sich der Entfernung seiner Insertionspunkte mit einer gewissen Kraft zu widersetzen. Infolge dieses Dehnungswiderstandes des Muskels kann es dann, wenn es sich um mehrgelenkige Muskeln handelt, zu einer ausgiebigen Bewegung des distalen Skeletteiles — in unserem Falle sind dies die Finger — kommen, wenn der proximale Skeletteil — in unserem Falle ist das die Hand — ausgiebig

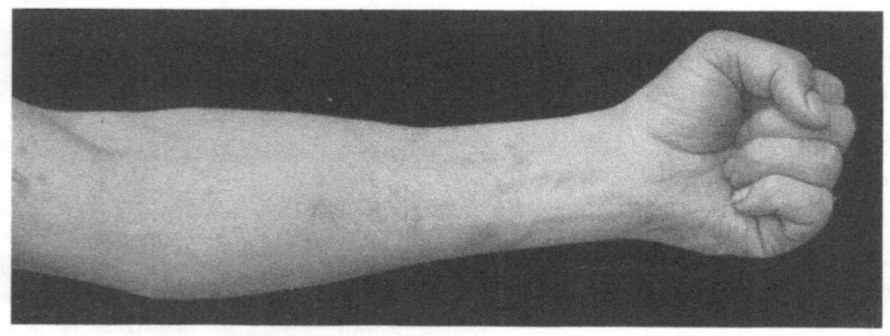

Abb. 223. Naht des Medianus und Ulnaris am Oberarm. Die Abbildung zeigt die Wiederherstellung des kräftigen Faustschlusses. Alle Phalangen werden ausgiebig gebeugt; volle Restitution des Flexor sublimis, Flexor dig. profundus und Flexor pollicis longus.

aktiv so bewegt wird, daß der deefferentierte Muskel einer Dehnung unterliegt; in unserem Falle ist es die Handstreckung, welche die Fingerflexoren dehnt. So überraschend auch der Grad des lokomotorischen Effektes, den die langen Fingerflexoren unter diesen Umständen entfalten, sein kann, so ist doch die Kraft, mit der die Finger hierbei in die Hohlhand eingeschlagen werden, nur sehr gering und sie reicht nicht aus um einen Gegenstand mit den Fingern umschlossen zu halten. Anders liegen aber in dieser Hinsicht die Verhältnisse, wenn die langen Fingerflexoren einer bindegewebigen Schrumpfung anheimgefallen sind. Dann werden die Finger in der Beugestellung, in welche sie durch die Handstreckung gezogen werden, durch den unnachgiebigen Strang, welchen die langen Fingerflexoren bilden, so fest fixiert, daß sie einen Gegenstand fest umklammert halten können.

Dem Flexor profundus fällt als dem einzigen Muskel, welcher die Beugung der Endphalange bewirkt, auch die Aufgabe zu, die Streckung der Endphalange zu moderieren und eine Überstreckung der Endphalange zu verhindern. Bei vielen Menschen kann allerdings auch schon unter normalen Verhältnissen das Fingerendglied über die gerade Verlängerung der Mittelphalange hinaus extendiert werden und manche Individuen, besonders Kinder, Frauen und vor allem Angehörige der Gruppe der sog. Schlangenmenschen, sind fähig, auch aktiv das Nagelglied mehr oder weniger weit gegen die Mittelphalange zurückzubiegen. Beim Ausfall des Flexor dig. profundus kommt es zu einer solchen abnormen Überstreckbarkeit des Endgliedes der Finger, sofern eine solche nicht schon vorher vorhanden war, in der Regel erst allmählich, in dem offenbar der volare Bandapparat des distalen Interphalangealgelenkes infolge des Wegfalles des Dehnungswiderstandes des Flexor profundus sukzessive mehr und mehr nachgibt. Die Überstreckbarkeit kann dann allerdings sehr beträchtliche

Grade erreichen. Sie tritt besonders in Erscheinung, wenn die Fingerbeeren gegen eine Unterlage gedrückt werden. DUCHENNE beschreibt eine Pianistin mit Lähmung des Flexor profundus, bei der sich die Endphalangen der Finger jedesmal stark zurückbogen, wenn sie mit den Fingerspitzen die Tasten anschlug. Besonders störend macht sich der Ausfall des Flexor profundus allemal dann bemerkbar, wenn die Endphalange des Daumens mit der Endphalange eines der Finger, Volarseite mit Volarseite, in Kontakt gebracht ist und nun die Fingerbeeren gegeneinander gedrückt werden, wie es beim Festhalten eines Gegenstandes zwischen den Endphalangen der Fall ist. Dabei kommt es zu einer Überbiegung der Fingerendphalange und der Daumen-Fingerzangenschluß ist kraftlos. Auch bei energischer Streckung der Fingerglieder kommt es bei der Lähmung des Flexor dig. profundus manchmal zu einer Überstreckung des Nagelgliedes. In der Ruhe tritt die Überstreckung keineswegs immer deutlich in Erscheinung. Sie kann aber manchmal sehr ausgesprochen sein und den Ausfall des Flexor profundus auf den ersten Blick verraten.

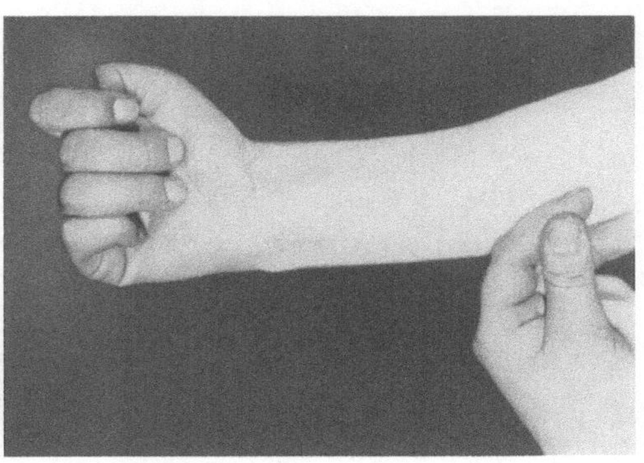

Abb. 224. Volle Wiederherstellung der Fingerbeuger nach Naht des Fasciculus lateralis et medialis.

Bei der Bedeutung, welche der Flexor profundus für die Verrichtungen der Hand besitzt, ist die Wiederherstellung seiner Funktion im Falle der Lähmung des Muskels ein dringendes Gebot. Nach der Naht des Medianus oder Ulnaris, aber auch bei spontan zustande kommender Restitution erfolgt die Reneurotisation des Flexor profundus fast stets erst nach der Reneurotisation des Pronator teres, Flexor carpi radialis, Palmaris longus und Flexor digitorum sublimis einerseits und der des Flexor carpi ulnaris andererseits. Ich habe aber doch unter rund 150 von mir ausgeführten Medianus- und Ulnarisnähten in mehr als 50% eine volle Wiederherstellung des Flexor profundus gesehen. Auch in zahlreichen Fällen von Plexusnaht hat sich der Flexor digit. sublimis et profundus sehr gut restituiert. Abb. 223 illustriert die volle Wiederherstellung des Flexor profundus aller Finger in einem Falle von Medianus und Ulnarisnaht, Abb. 224 in einem Falle von Naht des Fasciculus lateralis et medialis. Da wo mit einer Reneurotisation des Flexor profundus nicht gerechnet werden kann, ist die Wiederherstellung seiner Funktion auf dem Wege der Muskelüberpflanzung anzustreben. Als Kraftspender hat sich mir der Flexor carpi radialis am besten bewährt, doch habe ich auch den Extensor carpi radialis brevis, dessen Sehne durch die Membrana interossea hindurch auf die Volarseite des Vorderarms an die Sehnen der langen Fingerbeuger herangeführt wurde, und einmal auch den Brachioradialis mit befriedigendem Resultate verwendet. In allen Fällen waren gleichzeitig mit dem Flexor profundus auch der Flexor sublimis, die Interossei und Lumbricales, also alle Fingerflexoren gelähmt, und ich habe deshalb alle Sehnen des Flexor sublimis und profundus an die Sehne des Kraftspenders angeschlossen. Die Abb. 225 und 226, S. 256 illustrieren die mit dieser Methode erzielten Resultate. Der Faustschluß erlangte besonders in den Fällen, in welchem der Flexor carpi radialis als Kraftspender benutzt wurde — in einem Falle wurde die Operation sogar beiderseits ausgeführt —, eine sehr respektable Kraft. Natürlich war nach der Wiederherstellung der Beugung der Fingerphalangen infolge der gleichzeitigen Lähmung der Interossei und Lumbricales die Streckung der Mittel- und Endphalange bei der Fingerextension behindert. Es kam bei der Faustöffnung zu einer typischen Krallenstellung der Finger. Das ist um so bemerkenswerter, als vor der Sehnenplastik in sämtlichen Fällen die Fingerstrekkung infolge der Lähmung der langen Fingerflexoren in allen 3 Gelenken durch den Extensor dig. com. allein vollkommen gelang.

Bei isolierter Medianuslähmung hat HASS den Flexor carpi ulnaris zum Ersatz des Flexor profundus des Index und Mittelfingers verwendet. Einfacher ist es in einem solchen Falle, die Sehnen des tiefen Beugers des Index und Medius mit denen des Quartus und Quintus zu vereinigen, welche eventuell ihrerseits, wenn man auch den Flexor sublimis, der ja bei der Medianusunterbrechung auch gelähmt ist, ersetzen will, mit den untereinander vernähten Sehnen des Sublimis in Verbindung gebracht werden. Infolge dieser Verbindungen zieht der tiefe Beuger des 5. und 4. Fingers an allen tiefen und oberflächlichen Beugesehnen gleichmäßig und der volle Faustschluß ist möglich. VULPIUS und STOFFEL haben bei

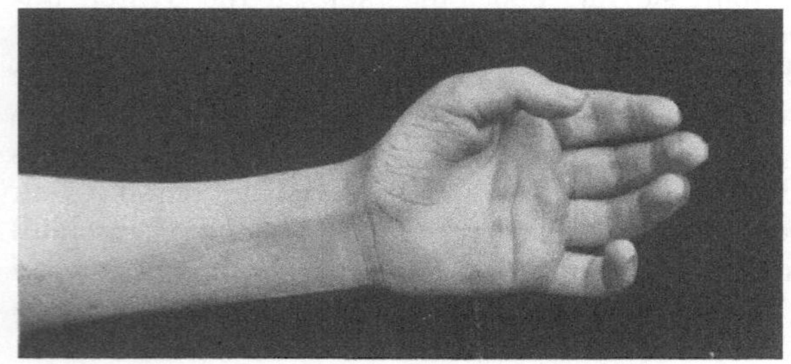

a

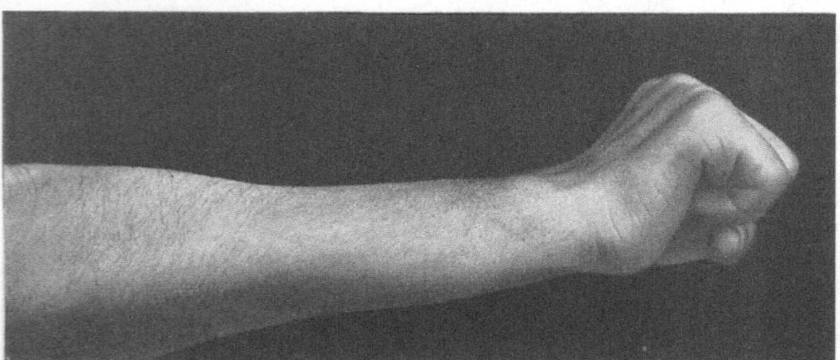

c

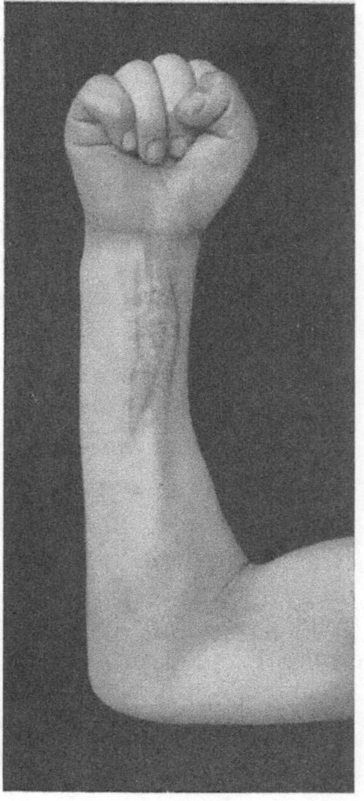

b

Abb. 225a—c. Ausgezeichnete Wiederherstellung der Beuger der Finger und des Daumens bei totaler Lähmung des Flexor dig. sublimis et profundus und Flexor poll. longus, sowie sämtlicher kleinen Handmuskeln durch Überpflanzung des Flexor carp. rad. auf die Sehnen der langen Fingerbeuger. Die Störung war doppelseitig vorhanden und wurde auf beiden Seiten durch die gleiche Plastik beseitigt. a Faustschluß vor der Überpflanzung; die geringe Beugung der Finger ist durch aktive Handstreckung bedingt. b Faustschluß nach der Überpflanzung rechts. c Faustschluß nach der Überpflanzung.

Lähmung aller Fingerflexoren den Flexor carpi ulnaris auf die Sehnen des oberflächlichen und tiefen Fingerbeugers verpflanzt. Gegen die Verwendung des Extensor carpi radialis brevis hat STEINDLER geltend gemacht, daß sie sich wegen der Gefahr der Verwachsung, welche mit dem Wege durch die Membrana interossea hindurch verbunden sei, verbiete. Ich gebe die Berechtigung dieses Bedenkens zu, habe aber gleichwohl in einem Falle mit der Überpflanzung des Extensor carpi radialis brevis zwischen Ulna und Radius hindurch auf die Sehnen der langen Fingerbeuger ein recht gutes Resultat erzielt.

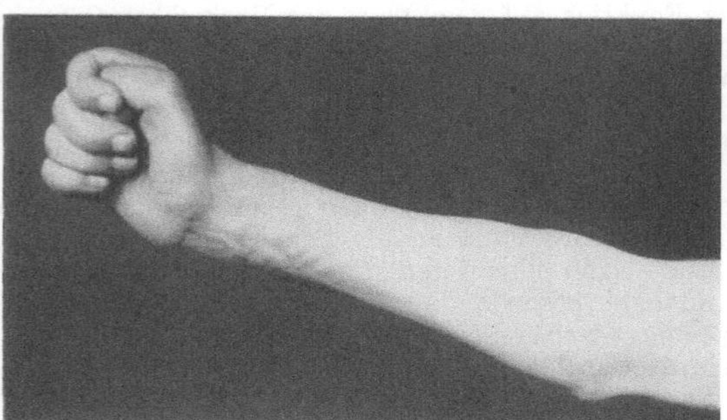

Abb. 226. Kräftiger Faustschluß bei totaler Lähmung aller Fingerflexoren durch Überpflanzung des Flexor carp. radialis auf die Sehnen des Flexor dig. sublimis, Flexor profundus und Flexor pollicis longus.

In manchen Fällen von totaler Lähmung aller Fingerbeuger empfiehlt sich die Versteifung eines oder mehrerer Finger durch Arthrodese nach LORENZ und SPITZY. Dieselbe ist dann am Platze, wenn ein Ersatz der Flexores digitorum durch Sehnenüberpflanzung mangels eines geeigneten Kraftspenders nicht möglich ist. Es wird dann der Zeigefinger oder auch der Mittelfinger in der Stellung total versteift, welche dieselben bei geschlossener Daumen-Finger-Spitzenzange in vorwärts geführter Stellung einnehmen. Unter der Voraussetzung, daß der Daumen seine Beweglichkeit bewahrt hat, kann alsdann wenigstens die Daumenbranche der Daumen-Finger-Zange mit der feststehenden Fingerzange in Kontakt gebracht werden. Unter Umständen läßt sich auch die Arthrodese aller 4 Finger in allen 3 Gelenken für das Ergreifen von Gegenständen nutzbar machen, sofern der Daumen noch über die genügende Beweglichkeit verfügt.

Über die Lähmungsprothesen, welche dem Ersatz der gelähmten Fingerflexoren dienen, verweise ich auf das Buch v. RECKLINGHAUSENS: „*Gliedermechanik* und *Lähmungsprothesen*", Berlin 1920, Bd. 2.

3. Extensor digitorum communis, Extensor indicis proprius, Extensor digiti quinti proprius.

[(C_6), C_7, C_8; Fasciculus posterior, N. radialis.]

Der *Extensor digitorum communis* entspringt vom Epicondylus lateralis humeri, sowie von der Aponeurosis intermuscularis, welche sich zwischen ihn und seinen radialen Nachbar, den Ext. carpi rad. brevis einsenkt. Der Extensor digiti quinti proprius ist in der Regel an seinem Ursprung mit dem Extensor dig. communis verschmolzen. Er entspringt außerdem von der Aponeurosis intermuscularis, welche sich zwischen ihn und dem ihm ulnar anliegenden Extensor carpi ulnaris einsenkt. Der *Extensor indicis proprius* hat seinen Ursprung weit distal an der Dorsalseite der Ulna, an der tiefen Fascie des Extensor carpi ulnaris und teilweise auch an der Membrana interossea. Er zieht, bedeckt vom Extensor dig. communis, schräg nach abwärts und außen. Aus dem Extensor dig. communis gehen vier Endsehnen hervor, welche gemeinsam mit der Sehne der Extensor indicis proprius durch das in der Mitte gelegene größte Sehnenfach des Lig. carpi dorsale hindurchtreten. Die Sehne des Ext. indicis proprius liegt dabei unter, d. h. volar von der Zeigefingersehne des Ext. dig. communis. Die Sehne des Ext. dig. quinti proprius tritt durch ein besonderes Sehnenfach des Lig. c. dorsale hindurch. Unmittelbar nach ihrem Durchtritt durch das Sehnenfach, innerhalb dessen alle vier Sehnen des Ext. dig. communis parallel nebeneinander liegen, divergieren dieselben nach dem Zeige-Mittel-Ring- und Kleinfinger zu. Die Sehne des Extensor indicis proprius verläuft neben der entsprechenden Communissehne, an deren ulnarer Seite, die Sehne des Extensor digiti quinti proprius zieht, räumlich von der korrespondierenden Communissehne getrennt, ulnarwärts von ihr zum Kleinfinger hin. Die vier Communissehnen stehen am Handrücken, besonders in der Nähe der Metacarpophalangealgelenke untereinander durch Sehnenjunkturen in Verbindung. Am Dorsum der Metacarpophalangealgelenke gehen die 4 Sehnen des Extensor communis und die beiden Sehnen der Extensores proprii in die sog. Streckaponeurose der Finger über; welche die unmittelbare Fortsetzung der Extensorsehnen bildet. Diese besitzt zunächst eine Verbindung mit der dorsalen Gelenkkapsel und distal davon bestehen wirkliche und, wie FRAENKEL und FROHSE mit Recht ausdrücklich betonen, nicht unbedeutende Verbindungen mit der Grundphalange. Das Vorhandensein dieser Sehneninsertion an der Grundphalange ist wohl zuerst von DUCHENNE näher beschrieben worden, dann von maßgebenden Anatomen, vor allem von POIRIER bestätigt worden, später aber vielfach nicht gebührend berücksichtigt worden. v. RECKLINGHAUSEN bestreitet ihre Existenz ausdrücklich. Es kann aber, wie ich mich an zahlreichen Präparaten überzeugt habe, kein Zweifel bestehen, daß solche Verbindungen zwischen Extensorsehne und Grundphalange vorhanden sind. Sie bestehen aber zumeist aus relativ lockeren Bindegewebssträngen, seltener handelt es sich um eine feste nahezu bis zum distalen Ende der Grundphalange hinreichende Verbindung. Unmittelbar distal von der Articulatio metacarpophalangea treten von jeder Seite an die Extensorensehne die aponeurotischen Endsehnen der Interossi und Lumbricales heran. Letztere verweben sich mit ersterer. Die Strecksehne selbst löst sich in 3 Teile auf, von denen der mittlere bis zur Basis der Mittelphalange reicht und hier inseriert, während die beiden seitlichen Stränge bis zur Basis der Endphalange ziehen und hier ihre Anheftung finden.

Der *Extensor digitorum communis* ist dank seiner oberflächlichen Lage bereits unter normalen Verhältnissen der percutanen elektrischen Reizung sehr gut zugängig. Sein Reizpunkt liegt an der Dorsalseite des Vorderarms. Es gelingt sogar nicht selten, die einzelnen Bäuche des Muskels für die einzelnen Finger mehr oder weniger isoliert zur Kontraktion zu bringen. Schwierigkeiten bereitet die getrennte Reizung des Extensor c. dig. quinti und des Extensor proprius dig. quinti. Der Extensor indicis proprius ist trotz seiner versteckten Lage gleichwohl bereits unter normalen Verhältnissen isoliert zu reizen, weil sein Muskelfleisch sich sehr weit distal heraberstreckt, und im distalen Viertel des Vorderarmes nur noch von den *Sehnen* des Extensor communis bedeckt wird. Wiederholt habe ich bei Operationen an der Dorsalseite des Vorderarms die Äste des Ext. communis und des Ext. indicis proprius direkt faradisch gereizt.

Wenn der *Extensor digitorum communis* in Kontraktion versetzt wird, während Hand und Finger gebeugt sind, so tritt zunächst eine *Streckung aller drei Fingerphalangen* ein; in dem Maße aber als die Hand unter der Wirkung des Extensor communis gleichfalls extendiert wird (vgl. S. 214), bleibt die *Streckung,* welche anfangs alle drei Phalangen betrifft, *nur* auf die *Grundphalange* beschränkt und im weiteren Verlauf *beugen* sich *Mittel-* und *Endphalange.* Zu der Streckung der Grundphalangen tritt auf der Höhe der Kontraktion des Ext. dig. communis noch eine *Spreizung der Finger* in der Weise, daß sich der Zeigefinger, Ring- und Kleinfinger vom Mittelfinger entfernen, der letztere aber keine Seitenbewegung ausführt.

Auch bei der Kontraktion des *Extensor indicis proprius* und des *Extensor digiti quinti proprius* werden zu Beginn alle drei Phalangen des Zeige- bzw. Kleinfingers gestreckt; auf der Höhe der Kontraktion wird aber nur die Grundphalange energisch gestreckt, während Mittel- und Endphalange, wie bei der Kontraktion des Communis, einer Beugung unterliegen. *Extensor quinti proprius* und communis stimmen in ihrer Wirkung auch darin überein, daß sie den Kleinfinger vom Mittelfinger *abspreizen.* Dagegen fehlt diese Übereinstimmung zwischen *Extensor indicis proprius* und communis; während der letztere, wie oben vermerkt wurde, den Zeigefinger vom Mittelfinger abspreizt, *führt* ihn der erstere, der proprius, an den Mittelfinger heran.

Der Extensor digitorum communis und die Extensores proprii sind in erster Linie *Strecker* der *Grundphalange.* Auf letztere wirken sie in jedem Falle sehr energisch ein. Allerdings hängt die Kraft dieser Streckwirkung auf die Grundphalange von der Stellung der Hand ab; bei flektierter Hand ist sie wesentlich größer als bei gestreckter Hand. Davon kann man sich ohne weiteres an sich selbst überzeugen. Der Grund liegt darin, daß bei Streckstellung der Hand die Insertionspunkte des Ext. dig. communis und der Extensores proprii angenähert, bei flektierter Hand aber voneinander entfernt sind. Der Ext. communis gehört zu den Muskeln, welche besonders rasch in relative Insuffizienz geraten. Besonders deutlich tritt die Abhängigkeit der Kraftentfaltung des Ext. dig. comm. auf die Grundphalange von der Handstellung bei paretischen Zuständen des Muskels zutage, indem dann die Streckung der Grundphalangen bei flektierter Hand oder auch bei Mittelstellung zwischen Beugung und Streckung vollkommen gelingt, aber unvollkommen bleibt, sobald der Kranke Hand und Finger gleichzeitig streckt. Dieses äußerst charakteristische Verhalten kann man nach jeder Radialisnaht in einem bestimmten Stadium der Regeneration, in welchem die Reneurotisation des Ext. dig. communis noch keine ganz vollkommene ist, feststellen (Abb. 227; vgl. auch Abb. 20, S. 18, Abb. 177, S. 215 und Abb. 201, S. 235). Wenn man bei spastischen Armlähmungen, die mit Beugekontraktur der Hand einhergehen, den Extensor dig. com. in Kontraktion versetzt, so kann sich unter Umständen die Streckwirkung des Muskels auf die Hand infolge des Widerstandes der Handflexoren nicht durchsetzen, dafür erfahren aber die Grundphalangen der Finger eine um so stärkere Rückbiegung.

Zweitens hängt die Streckwirkung des Extensor communis und der Extensores proprii auf die Grundphalange von der Stellung der Mittelphalange ab. Schon unter normalen Verhältnissen können wir die Grundphalange weiter strecken, wenn das Mittelglied des Fingers gebeugt ist, als wenn es gestreckt ist. Maßgebend für diesen Unterschied ist der Dehnungswiderstand des Flexor sublimis, dessen Insertionspunkte bei Beugung der Mittelphalange angenähert, bei Streckung derselben voneinander entfernt werden. Wenn der Flexor sublimis gelähmt ist oder sein Dehnungsreflex aufgehoben ist (Durchschneidung der hinteren Cervicalwurzeln, Tabes cervicalis), so gelingt die Streckung der Grundphalange bei Streckstellung der Mittelphalange in annähernd dem gleichen

Umfange wie bei Beugestellung derselben. Dementsprechend sehen wir auch bei paretischen Zuständen des Extensor digitor communis, daß die Grundphalange zwar bei gebeugter Mittelphalange ausgiebig gestreckt werden, aber bei gestrecktem Fingermittelglied nur sehr mangelhaft extendiert werden kann.

Wir haben gesehen, daß, wenn die Finger in gebeugter Ausgangsstellung stehen, sie unter der Kontraktion des Extensor dig. communis und der Extensores proprii zunächst in allen drei Gelenken gestreckt werden, daß aber dann, während die Streckung der Grundphalange fortschreitet, die Mittel- und Endphalange gebeugt werden. Das beruht darauf, daß die *Streckwirkung* des Extensor communis und der Extensores proprii *auf die Mittel- und Endphalange* nur eine *schwache* ist. Nach R. Fick beträgt die maximale Arbeitsleistung des Extensor communis an der Mittel- und Endphalange nur 0,287 bzw. 0,137 kg/m im Gegensatz zu einer Maximalleistung von 0,556 kg/m an der Grundphalange. Die Hauptstrecker der Mittel- und Endphalange sind die Interossei und Lumbricales. Bei der alleinigen Kontraktion des Extensor dig. communis werden durch die fortschreitende Streckung der Grundphalange und der Hand die langen Fingerflexoren gedehnt und sie widersetzen sich dieser Dehnung kraft ihres Dehnungsreflexes. Diesen Widerstand der langen Fingerflexoren vermag der Extensor communis mit seiner schwachen Wirkung auf die Mittel- und Endphalange nicht zu überwinden und darum werden letztere in Beugung gezogen. Die bei der Kontraktion des Extensor communis auftretende Beugung der Mittel- und Endglieder ist also nur eine indirekte Wirkung des Streckmuskels, sie hängt von dem wachgerufenen Dehnungswiderstand der langen Fingerbeuger ab. Wenn der Dehnungsreflex der Fingerbeuger erhöht ist, wie es bei spastischen Armlähmungen der Fall ist, so kommt es bei der Kontraktion des Extensor communis und der Extensores proprii überhaupt zu keiner Streckung des Mittel- und Endgliedes der Finger, sondern diese werden vom Anbeginn der Kontraktion an sofort in Beugung gezogen. Unter normalen Verhältnissen tritt der Umschlag der anfänglichen Streckung der Mittel- und Endphalange in die sekundäre Beugung viel später ein, wenn man bei der Kontraktion des Extensor digitorum die Streckung der Hand verhindert und nur die Streckwirkung auf die Grundphalange freiläßt, weil dabei naturgemäß der Dehnungswiderstand der langen Fingerflexoren erst später die Oberhand über die Streckwirkung des Extensors auf die Mittel- und Endphalange gewinnt als bei gleichzeitiger Streckung der Hand. Andererseits sehen wir, daß bei Lähmung der langen Fingerflexoren unter der Kontraktion des Extensor digit. communis und der Extensores proprii nicht nur die Grundphalange, sondern auch die Mittelphalange und Endphalange

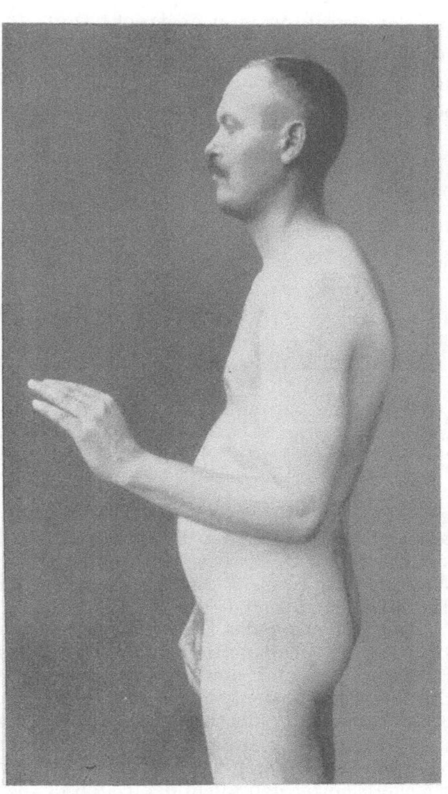

Abb. 227. Unvollkommene Wiederherstellung der Funktion des Extensor digit. communis. Fingerstreckung gelingt bei gleichzeitiger Handstreckung nicht vollkommen.

vollständig gestreckt werden und daß die Streckung der beiden letzteren selbst dann noch eine vollkommene bleibt, wenn die Grundphalange bereits die gerade Verlängerung der Mittelhandknochen dorsalwärts überschritten hat, Abb. 228 lehrt das zur Genüge. Es handelt sich um einen Fall, in welchem alle langen Fingerflexoren und die Interossei und Lumbricales total gelähmt waren und von allen die Finger bewegenden Muskeln nur der Extensor dig. communis und die Extensores proprii erhalten waren. Die Finger werden in allen drei Gliedern vollkommen gestreckt (vgl. auch Abb. 176, S. 215). Es muß aber hervorgehoben werden, daß die Kraft, mit welcher die Mittel- und Endphalange unter diesen Umständen gestreckt werden, keine sehr beträchtliche ist; es bedarf keines sehr großen Gegendruckes, um die Streckung zu verhindern, ein erneuter Beweis dafür, daß die Streckwirkung der Extensores communis et proprii auf das Mittel- und Endglied der Finger eben nur gering ist.

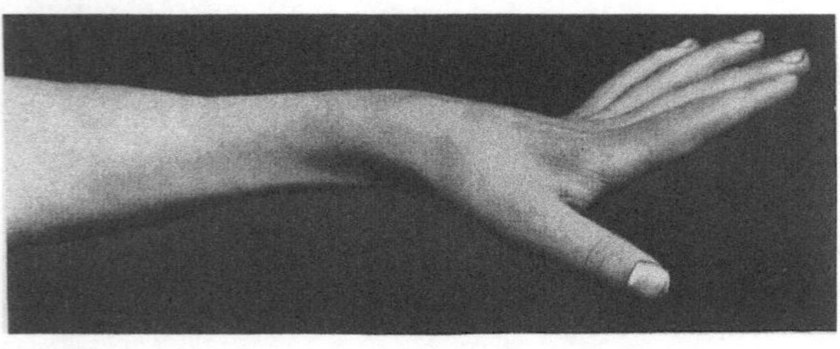

Abb. 228. Streckwirkung des Extensor digitorum communis auf alle drei Phalangen bei totaler Lähmung des Flexor sublimis et profundus digit. und Flexor pollicis longus und Lähmung der Interossei und Lumbricales.

Ähnlich liegen die Verhältnisse, wenn der Dehnungswiderstand der langen Fingerflexoren aus anderen Gründen aufgehoben ist. Nach Durchschneidung der hinteren Wurzeln (C_4—Th_3), bei fortgeschrittener Tabes cervicalis und bei der atonisch-astatatischen Cerebrallähmung, werden bei der isolierten Kontraktion des Extensor dig. communis oder der Extensores proprii die Mittel- und Endphalange meist ebenso ausgiebig gestreckt wie bei totaler Deefferentierung der langen Fingerflexoren, und es tritt auf der Höhe der Wirkung der Kontraktion des Streckers gar keine oder nur eine recht geringe Beugung des Mittel- und Endgliedes der Finger ein.

Die Bedeutung des Dehnungswiderstandes der langen Fingerflexoren für das Zustandekommen der Beugung der Mittel- und Endphalange der Finger bei der Kontraktion des Extensor communis und der Extensores proprii hat Duchenne zuerst richtig erkannt. Die meisten Autoren, welche sich mit dieser Frage beschäftigt haben, legen den Schwerpunkt auf die bei der Kontraktion des langen Fingerstreckers rasch eintretende relative Insuffizienz dieses Muskels. Dazu muß aber bemerkt werden, daß in einigen der von mir beobachteten Fälle, in welchen die langen Fingerbeuger gelähmt waren und von den Fingerstreckern einzig und allein der Extensor digitorum communis erhalten war, die Streckung der Mittel- und Endphalange auch bei gestreckter Grundphalange, ja bei gestreckter Hand sehr gut gelang. Die unvollkommene Streckung des Mittel- und Endgliedes bei der Kontraktion des Extensor communis in der Norm kann also nicht in der relativen Insuffizienz schlechthin, jedenfalls nicht in ihr ausschließlich gesucht werden.

Der Extensor digitorum communis und die Extensores proprii wirken vor allem deshalb auf die Grundphalange so stark und auf die Mittel- und Endphalange so schwach ein, weil sie an ersterer mit einem längeren Hebelarm angreifen als an den beiden letzteren. Eine gewisse Rolle spielen aber auch die Insertionsverhältnisse der Strecksehne an den drei Fingerphalangen. Die Strecksehne ist nämlich, wie oben ausführlich dargelegt wurde, an der Grundphalange durch bindegewebige Stränge angeheftet. Diese lassen zwar eine Verschiebung der Sehne in proximaler Richtung zu, aber der Zug, welcher bei der Kontraktion des Extensor dig. com. oder der Extensores proprii von der Strecksehne auf die Mittel- und Endphalange ausgeübt wird, wird doch durch diese zur Grundphalange ziehenden Vincula nicht unerheblich eingeschränkt, um so mehr, je inniger und fester diese Verbindungen sind. Wenn man diese Verbindungen der Strecksehne mit der Grundphalange löst, so daß erstere über letztere ganz unbehindert hingleiten kann, so ist beim Zuge an der Extensorsehne die Streckwirkung auf die Mittel- und Endphalange wesentlich ausgiebiger.

So geringfügig die Streckwirkung des Extensor digitorum communis und der Extensores proprii auf die Mittel- und Endphalange unter normalen Verhältnissen auch sein mag, so darf man sie doch andererseits nicht zu sehr unterschätzen oder ganz leugnen. In diesen Irrtum ist meines Erachtens DUCHENNE verfallen. Es darf nicht übersehen werden, daß bei der Kontraktion des Extensor communis und der Extensores proprii zu Anfang der Zusammenziehung eine Streckung der Mittel- und Endphalange eintritt, die erst sekundär von einer Beugung gefolgt wird, wenn der Dehnungswiderstand der langen Fingerflexoren wirksam wird, wie dies übrigens DUCHENNE selber vollkommen richtig erkannt hat. Dazu kommt, daß bei Lähmung der Interossei und Lumbricales, welche gemeinhin als „die Strecker" der Mittel- und Endphalange bezeichnet werden, die willkürliche Extension dieser beiden Phalangen zwar keine vollkommene ist, aber andererseits keineswegs ganz aufgehoben, sondern in breitem Umfange möglich ist, sofern nicht eine Retraktion der langen Fingerbeuger vorliegt. Und wenn zur Lähmung der Interossei und Lumbricales noch eine solche der langen Fingerbeuger hinzukommt, und damit der Widerstand, gegen welchen die langen Streckmuskeln sonst anzukämpfen haben, wegfällt, so ist, wie bereits dargelegt wurde, die Streckung der Mittel- und Endphalange sogar eine vollkommene.

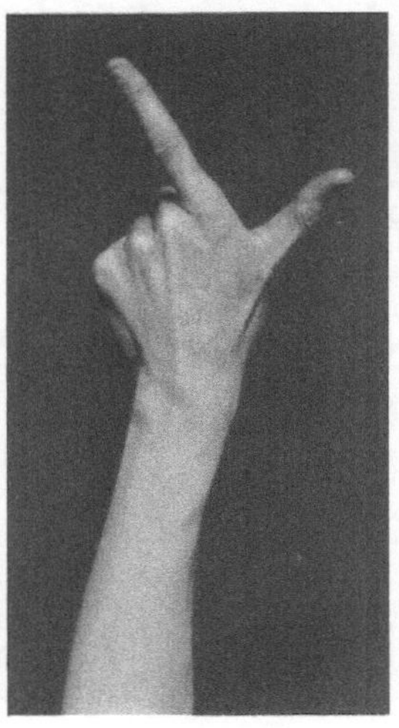

Abb. 229. Neigung des Zeigefingers nach der Ulnarseite unter der Wirkung des Extensor indicis proprius. Dissoziierte Radialislähmung: Integrität des Extensor indicis proprius, Extensor pollicis longus et brevis, Abductor pollicis longus, Extensor carpi ulnaris. Lähmung des Extensor dig. communis, Extensor carp. rad. longus et brevis, Supinator, Brachioradialis und Triceps.

Die *spreizende* Wirkung des Extensor dig. communis auf die Finger beruht darauf, daß die Finger, vom Mittelfinger abgesehen, in der Ruhe nicht die gerade Verlängerung der Längsachse der Metacarpalia bilden, sondern daß der Zeigefinger etwas nach der ulnaren Seite, der vierte und fünfte Finger etwas nach der Radialseite zu geneigt sind. Der Extensor dig. communis trachtet bei seiner Kontraktion die Grundphalange jedes einzelnen Fingers in die verlängerte Achse seines Mittelhandknochens einzustellen; das bedeutet, wenn wir von der Ruhestellung der Finger ausgehen, für den Zeigefinger, Ring- und Kleinfinger eine Entfernung vom Mittelfinger. Darüber hinaus geht aber die spreizende Wirkung des Extensor dig. communis nicht. Die Spreizung der Finger ist bei seiner Kontraktion keine maximale, vielmehr schlägt die Wirkung in das Gegenteil um, wenn die Finger vorher über die Längsachse der Metacarpalia hinaus nach der anderen Seite zu geneigt, also maximal gespreizt waren. Unter diesen Bedingungen wirkt der Extensor dig. communis adduzierend auf die Finger. Für den Mittelfinger gilt dasselbe, der ihm zugehörige Anteil des Extensor dig. communis stellt die Grundphalange wieder in die Längsachse der dritten Metacarpale ein, wenn erstere vorher nach der einen oder anderen Seite geneigt war. Für den *Extensor digiti quinti proprius* gilt dasselbe wie für den Kleinfingerkopf des Extensor communis. Dagegen wirkt der *Extensor indicis proprius* unter allen Umständen adduzierend auf die Grundphalange des Zeigefingers, d. h. neigend nach der Ulnarseite (Abb. 229). Das hängt wohl teils mit seinem schräg von oben-ulnar nach unten-radial gerichteten Verlaufe, vor allem aber damit zusammen, daß seine Sehne ulnarwärts von der Zeigefingersehne des Extensor communis verläuft und von der Ulnarseite her an die Streckaponeurose des Zeigefingers herantritt.

Recht eigenartige Angaben über die neigende Wirkung der 4 Köpfe des Extensor communis finden sich bei Frohse und Fraenkel. Danach sollen bei radialer Abduktion der Hand sämtliche Finger bei der Zusammenziehung des Extensor communis eine Neigung nach der Ulnarseite erfahren; bei Mittelstellung der Hand sollen Extensor indicis communis et proprius imstande sein, den Zeigefinger nach beiden Seiten zu bewegen, hingegen die Extensoren des Ring- und Kleinfingers diese beiden Finger an den Mittelfinger adduzieren; bei Ulnarabduktion der Hand sollen sämtliche Strecksehnen die Finger nach der Radialseite neigen. Diese Angaben fand ich weder durch die Ergebnisse der elektrischen Reizung noch durch die Beobachtungen, die ich unter pathologischen Verhältnissen machen konnte, bestätigt. Wenn die Interossei und Lumbricales, welche die Finger teils von der Mittelachse der Hand entfernen, teils ihr annähern, gelähmt sind, tritt nicht nur bei der elektrischen Reizung des Ext. dig. communis und des Extensor dig. quinti proprius die spreizende Wirkung auf die Finger hervor, sondern man kann feststellen, daß die willkürliche Streckung der Finger, welche in diesen Fällen allein durch den Extensor dig. communis zustande kommt, von einer zwangsläufigen Spreizung der Finger begleitet ist. Diese letztere tritt in der gleichen Weise auf, ganz einerlei, ob die Hand in Radialabduktion, Ulnaradduktion oder in gerader Verlängerung des Vorderarmes sich befindet; sie ist von der Handstellung völlig unabhängig. Die Spreizung der Finger ist wie gesagt unlösbar mit ihrer Streckung verkoppelt, erstere steht und fällt mit der letzteren. Nur die Entfernung des Zeigefingers von der Mittelachse der Hand können die Kranken manchmal unterdrücken und den Zeigefinger sogar an den Mittelfinger eng heran bringen, wenn sie den Ext. indicis proprius statt des Ext. indicis communis innervieren. Man kann nun in diesen Fällen von Lähmung der Interossei und Lumbricales allemal feststellen, daß die bei der Streckung der Finger eintretende Spreizung nicht das volle Ausmaß erreicht, sondern gerade soviel beträgt, als es der Einstellung jedes einzelnen Fingers in die Längsachse seines Metacarpalknochens entspricht. Wenn man passiv die Finger darüber hinaus in maximale Spreizstellung bringt, so werden sie durch den Extensor communis und Ext. dig. quinti proprius wieder soweit an die Mittelachse der Hand adduziert, daß jeder einzelne Finger die gerade Verlängerung seines Mittelhandknochens bildet.

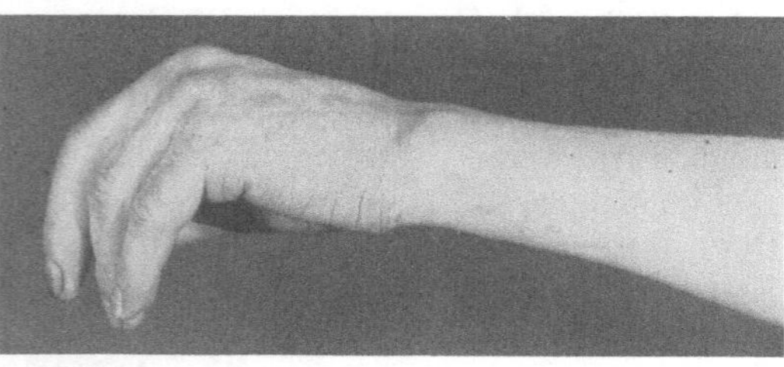

a

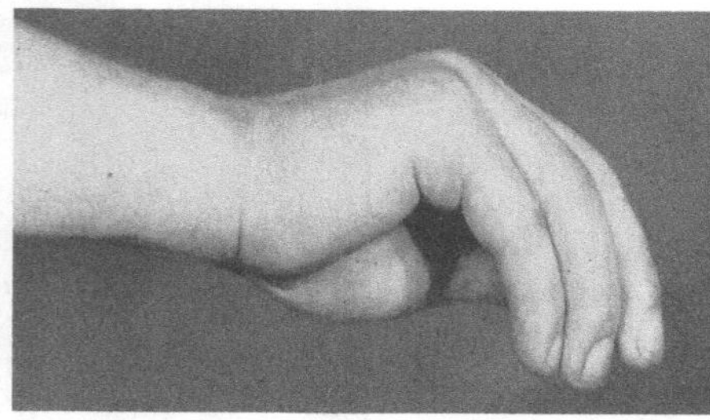

b

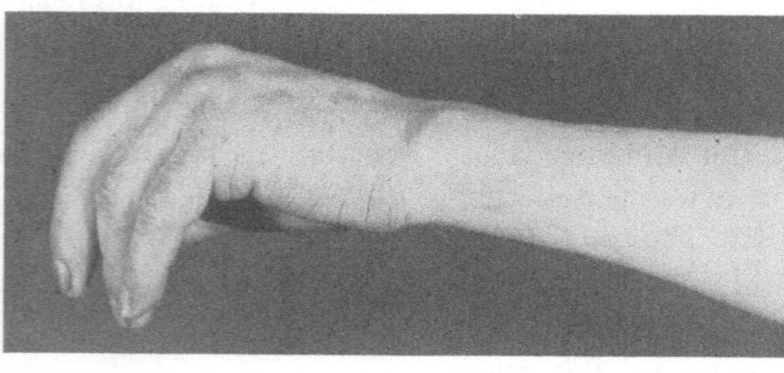

c

Abb. 230a—c. Haltungsanomalie der Finger bei doppelseitiger Lähmung des Extensor digit. communis. a und b Finger hängen der Schwere folgend gegen die Hand herab. c Bei aktiver Handstreckung nimmt der Grad der Beugestellung der Finger infolge der Dehnung der Fingerflexoren zu.

Die *neigende* Wirkung des *Extensor indicis proprius* nach der *Ulnarseite* springt besonders deutlich in die Augen in den Fällen, in welchen der Extensor dig. communis und der Extensor dig. quinti proprius gelähmt, der Extensor indicis proprius aber erhalten ist. Eine derartige Verteilung der Lähmung kommt bei bestimmten Plexusläsionen manchmal zur Beobachtung, wenn nämlich die aus dem oberen und mittleren Primärstrang zum Fasciculus posterior hinziehenden Teilstränge unterbrochen, der aus dem unteren Primärstrang stammende Teilstrang aber intakt ist. Auch bei Läsionen des Fasciculus posterior selbst und bei ganz hochsitzenden Radialisläsionen habe ich die gleiche Lähmungsdissoziation beobachtet, wenn das mediale Drittel des Fasciculus posterior oder des N. radialis von der Läsion nicht tangiert war. In diesen Fällen wird bei der Streckung der Finger nur der Index extendiert und er neigt sich dabei nach der Ulnarseite (vgl. Abb. 173a, S. 212 und Abb. 229, S. 261).

Bemerkenswert ist, daß dabei die Hand infolge der Integrität des Extensor carpi ulnaris und der Lähmung der Extensores carpi radiales long. et brevis gleichfalls nach der Ulnarseite geneigt wird. Die Angabe von FROHSE und FRAENKEL, daß bei dieser Handstellung sämtliche Fingerstrecksehnen, also auch die des Ext. ind. pr. den Zeigefinger nach der Radialseite neigen müßte, findet auch hier keine Bestätigung.

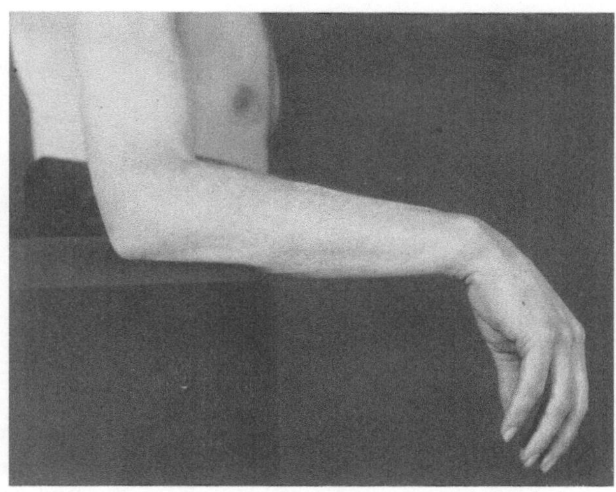

Abb. 231. Mäßige Beugestellung der Finger gegen die Hand bei totaler Radialislähmung mit Fallhand.

Wenn der *Extensor dig. communis* und die *Extensores proprii gelähmt* sind, so tritt eine charakteristische *Änderung in der Ruhelage* der Finger ein, die Grundphalangen, welche in der Norm nur wenig gegen die zugehörigen Metacarpalia gebeugt sind, rücken in mehr oder weniger ausgesprochene Beugestellung, die Finger hängen an der ausgestreckten Hand der Schwere folgend gegen die Mittelhand herab (vgl. Abb. 230). Wenn dagegen die Hand, wie es bei totaler Radialislähmung der Fall ist, ihrerseits gegen den Vorderarm herabhängt, so ist die Beugestellung der Grundphalangen weniger ausgesprochen (Abb. 231), ja gar nicht selten bilden die Finger die gerade Fortsetzung der Mittelhand (Abb. 232). Die von v. RECKLINGHAUSEN gegebene Darstellung, nach der bei totaler Radialislähmung die Finger ihrerseits gegen die herabhängende Hand in starker Beugestellung stehen sollen, gilt nur für die Fälle, in denen eine Retraktion der langen Fingerflexoren vorliegt (Abb. 233). Wenn die Hand herabhängt, werden dadurch der Extensor dig. communis und die Extensores proprii gedehnt. Dieser Dehnung widersetzen sie sich

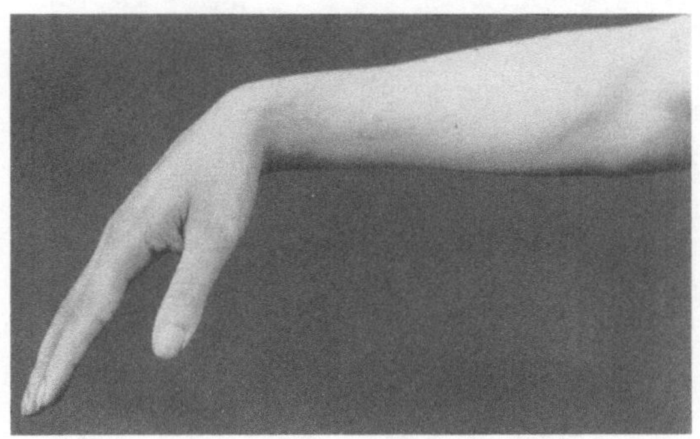

a

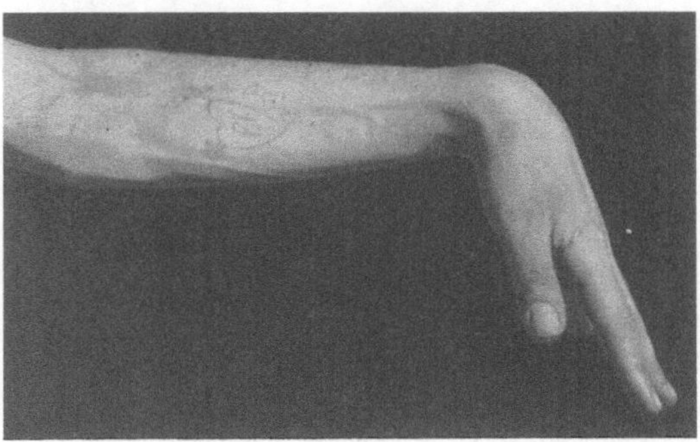

b

Abb. 232 a und b. Keine Beugestellung der Finger gegen die Hand bei totaler Radialislähmung mit Fallhand.

auch dann noch bis zu einem gewissen Grade, wenn sie völlig deefferentiert sind und dadurch werden die Grundphalangen an der Beugung verhindert. Sobald man aber die Hand passiv in Streckung bringt oder der Kranke, sofern dies möglich ist, die Hand aktiv streckt, nehmen die Grundphalangen sofort eine ausgesprochene Beugestellung gegen die Mittelhand ein.

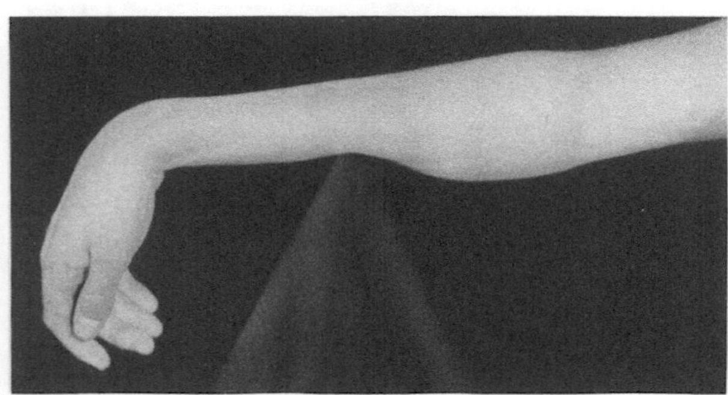

Abb. 233. Radialislähmung, Fallhand, Finger stehen infolge von Retraktion der langen Fingerbeuger in stärkerer Beugestellung als in Abb. 231 und 232.

Die *willkürliche Streckung* der Finger ist bei der Lähmung des Extensor communis und der Extensores proprii auf das Schwerste *beeinträchtigt*. Wir haben oben darauf hingewiesen, daß diese Muskeln in erster Linie Strecker der Grundphalange sind, daß aber ihre Streckwirkung auf die Mittel- und Endphalange nur gering ist. Für die Streckung der Grundphalange besitzen wir außer dem Extensor digitorum communis und den Extensores proprii überhaupt keinen anderen Muskel, während für die Streckung der Mittel- und Endphalange noch die Interossei und Lumbricales zur Verfügung stehen, welche in dieser Beziehung dem Extensor communis und den Extensores proprii sogar überlegen sind. Dementsprechend sehen wir, daß bei Lähmung des Extensor communis und der Extensores proprii die Grundphalangen nicht gestreckt werden können, während die Streckung der Mittel- und Endphalange noch vollkommen und mit großer Kraft gelingt. Diese Streckung des Mittel- und Endgliedes ist aber entsprechend der flektierenden Wirkung, welche die Interossei und Lumbricales auf die Grundphalange ausüben, mit einer Beugung der letzteren kombiniert (Abb. 234a u. b, 235). Daß diese Beugung der Grundphalange nur ganz geringfügig sei, wie v. Recklinghausen angibt, halte ich nicht für richtig.

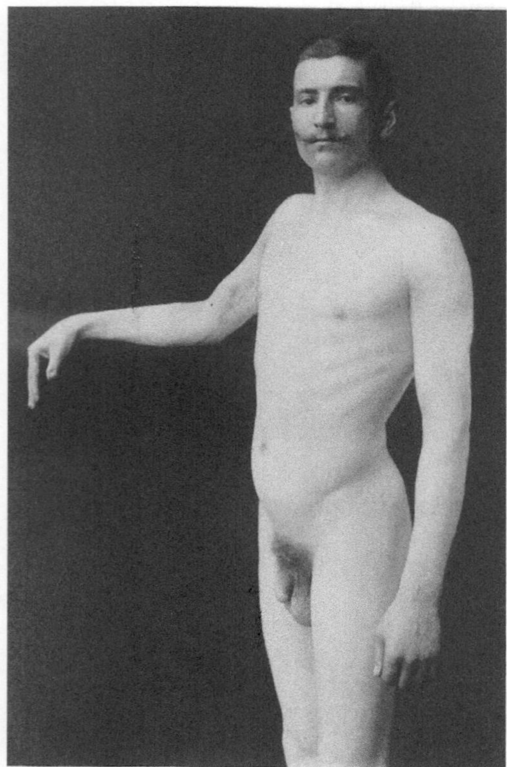

Abb. 234a. Totale Radialislähmung. Bei der Aufgabe, die Finger zu strecken, werden dieselben durch die Interossei in den Interphalangealgelenken gestreckt und gleichzeitig in den Metacarpophalangealgelenken gebeugt.

Am besten kann die erhaltene Streckfähigkeit der Mittel- und Endphalange bei Lähmung des Extensor dig. communis und der Extensores proprii nach dem Vorgange von Duchenne in der Weise demonstriert werden, daß man passiv die Grundphalange in Streckstellung bringt und in dieser Stellung unterstützt und nun die Mittel- und Endphalange ausstrecken läßt (Abb. 236). Ohne dieses Hilfsmittel soll die Streckung des Mittel- und Endgliedes nach DUCHENNE nicht gelingen. Er ist der Meinung, daß auch in der Norm die Streckung der Mittel- und Endphalange bei gebeugter Grundphalange nur unvollkommen gelinge. Diese Auffassung DUCHENNEs hat aber sicher nur beschränkte Gültigkeit. Es soll zugegeben werden, daß nicht alle Menschen die erforderliche Fingergeschicklichkeit besitzen, gleichzeitig ihre Grundphalangen zu beugen und die Mittel- und Endphalangen zu strecken, d. h. den Fingern die sog. *Schaufelstellung* zu geben (Abb. 234 a u. b, 235). Aber sehr viele Individuen können dies ohne weiteres und diejenigen, welche dazu nicht von vornherein imstande sind, lernen es sehr leicht. Und gerade bei der Lähmung des Extensor dig. communis und der Extensores proprii sehen wir, daß viele Kranke bei dem Versuch, die Finger zu strecken, ganz spontan die Mittel- und Endphalange mittels ihrer Interossei und Lumbricales extendieren, dabei aber naturgemäß die Grundphalange flektieren, wie es weiter oben beschrieben und abgebildet worden ist.

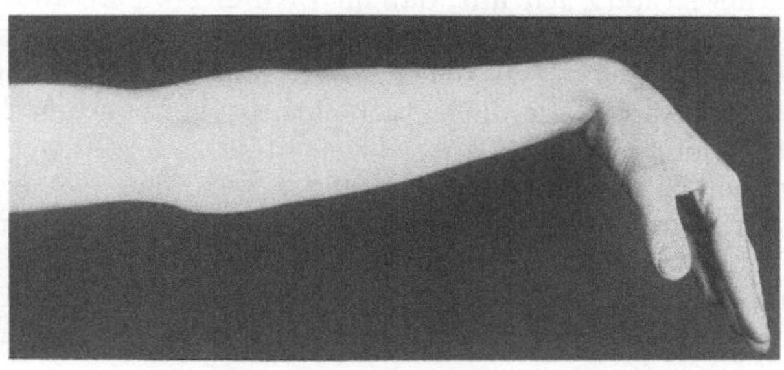

Abb. 234 b. Totale Radialislähmung. Bei der Aufgabe, die Finger zu strecken, werden die Finger in den Interphalangealgelenken gestreckt, gleichzeitig in den Metacarpophalangealgelenken gebeugt.

Dadurch, daß bei der Lähmung des Extensor digitorum communis und der Extensores proprii zwar die Mittel- und Endphalange gestreckt werden können, dieses aber nur unter gleichzeitiger Beugung der Grundphalange möglich ist, ist allerdings für diejenige praktische Verrichtung unserer Hand, für welche die Streckung der Finger in allen drei Gelenken von integrierender Bedeutung ist, nämlich die Faustöffnung, d. h. die Öffnung der Finger-Daumenzange beim Greifakt, nicht viel gewonnen. Denn gerade die Streckung der Grundphalangen der Finger ist für das Öffnen der Zange am wichtigsten, viel wichtiger als die Streckung der Mittel- und Endphalange. Nun steht aber erfreulicherweise bei der Lähmung des Extensor communis und der Extensores proprii unserem Organismus eine Ausgleichsmöglichkeit zur Verfügung, mittels deren er doch eine gewisse Streckung der Grundphalangen zustande bringen kann, das ist die möglichst ausgiebige *Flexion* der Hand. Schon normaliter wirken ja bei der Faustöffnung Handbeuger und Fingerstrecker zusammen. Die Aufgabe der ersteren besteht vor allem darin, zu verhindern, daß die Hand unter der Wirkung des Extensor dig. communis in übermäßige Streckstellung rückt und dadurch die Insertionspunkte des Fingerstreckers eine für seine Kraftentfaltung ungünstige Annäherung erfahren. Je stärker die Hand flektiert wird, um so größer ist die Kraftleistung des Extensor communis und der Extensores proprii.

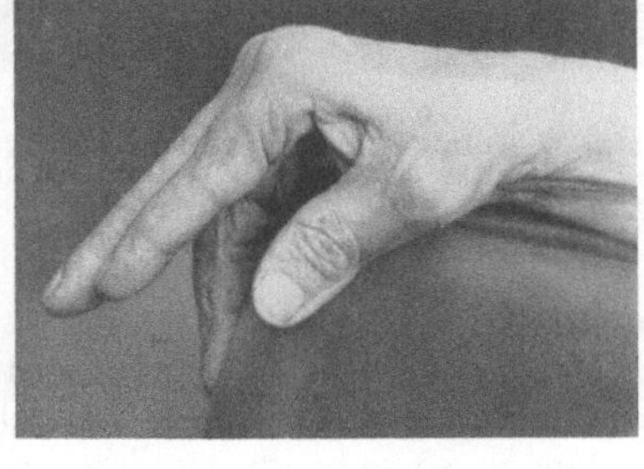

Abb. 235. Lähmung des Extensor digit. communis. Bei der Aufgabe, die Finger zu strecken, werden dieselben durch die Interossei in den Interphalangealgelenken gestreckt und in den Metacarpophalangealgelenken gebeugt.

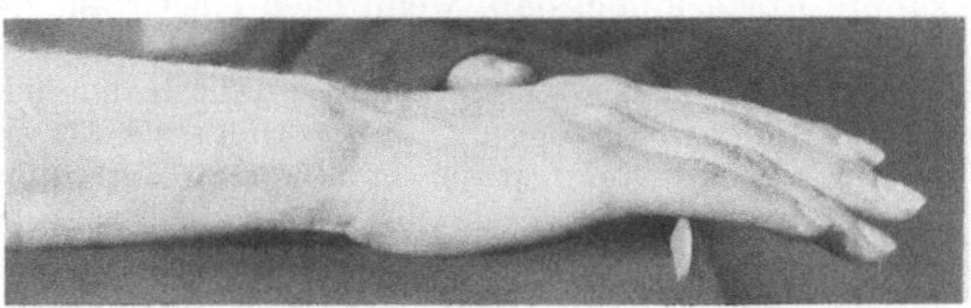

Abb. 236. Lähmung des Extensor digitorum communis. Streckung der Mittel- und Endphalangen der Finger bei passiver Stützung der Grundphalangen in Streckstellung.

In jedem Falle von Lähmung der Fingerstrecker sehen wir, daß bei dem Versuch, die Faust zu öffnen, von dem Kranken eine möglichst ausgiebige Flexion der Hand ausgeführt wird. Durch diese letztere werden die Fingerstrecker so stark gedehnt, daß ihr Dehnungswiderstand, den sie selbst bei völliger Deefferentierung noch besitzen, ausreicht, um die Grundphalangen wenigstens etwas in Streckung zu ziehen. Der Grad der Streckung, welcher dabei erreicht wird, schwankt allerdings beträchtlich; in manchen Fällen ist er sehr gering und genügt für eine ausgiebige Öffnung der Finger-Daumenzange nicht, in anderen Fällen geht die Streckung so weit, daß die Grundphalangen die gerade Verlängerung der Metacarpalia einnehmen, und in einzelnen, allerdings seltenen Fällen kommt es sogar zu einer Überstreckung der Grundphalangen (Kap. I, Abb. 17, S. 15 und Abb. 237). Maßgebend für diese Unterschiede ist in erster Linie der Grad des Dehnungswiderstandes des Extensor dig. communis und der Extensores proprii. Wenn diese sich im Zustande der bindegewebigen Retraktion befinden, so ist der Widerstand, den sie ihrer Dehnung entgegensetzen, so groß, daß sie die Grundphalangen in extreme Überstreckung ziehen können. Damit nun aber der Nutzen der Handbeugung für die Öffnung der Finger-Daumenzange möglichst vollkommen zur Geltung kommt, müssen unter diesen Umständen allerdings die Interossei und Lumbricales außer Spiel bleiben; denn durch deren Eingreifen würden zwar die Mittel- und Endphalangen gestreckt, aber die Grundphalangen so gebeugt werden, so daß dadurch der indirekte Streckeffekt der Handbeugung auf die Grundphalangen der Finger wieder mehr oder weniger annulliert werden würde. Ich betone das ausdrücklich, weil v. Recklinghausen in seiner Darstellung der Folgen der Radialislähmung die aus der Beugewirkung der Interossei auf die Grundphalangen erwachsende Beeinträchtigung der Finger-Daumenzangenöffnung meines Erachtens zu Unrecht unterschätzt.

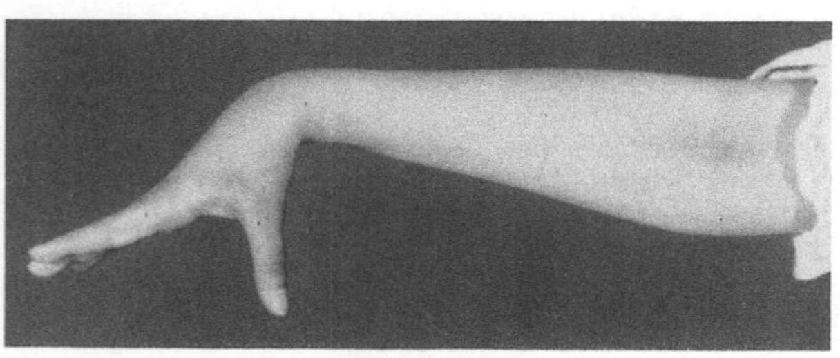

Abb. 237. Totale Lähmung des Extensor dig. communis. Hand wird bei der Faustöffnung maximal flektiert und durch die dadurch bedingte Dehnung des Extens. dig. com. werden die Finger in Streckung gezogen.

Die Flexion der Hand wird übrigens nicht nur bei vollkommener Lähmung des Extensor dig. communis und der Extensores proprii zum Ausgleich herangezogen, sondern auch allemal dann, wenn nur eine Parese der Extensores dig. communis et proprii vorliegt. Es ist eine bekannte Erscheinung, daß, wenn nach einer Naht des N. radialis die Reneurotisation des Extensor digitorum noch keine vollkommene ist, die Grundphalangen der Finger zunächst nur dann gestreckt werden können, wenn die Hand gleichzeitig flektiert wird oder höchstens bis zur geraden Verlängerung des Vorderarms extendiert wird (Abb. 20a, S. 18); sobald aber die Streckung der Hand höhere Grade annimmt, bleibt die Streckung der Finger unvollkommen (Abb. 20b, S. 18). Eine volle Wiederherstellung der Leistungsfähigkeit der Extensores digitorum nach der Naht des N. radialis kann erst dann anerkannt werden, wenn auch bei maximal extendierter Hand eine vollkommene Streckung der Grundphalangen der Finger gelingt (Abb. 20c, S. 18).

Es ist ohne weiteres klar, daß der Grad der Öffnung der Finger-Daumenzange beim Greifakt eine um so größere Spannbreite aufweisen muß, je größer der Gegenstand ist, welcher zwischen den Branchen der Zange Platz finden soll. Die Lähmung des Extensor dig. communis und der Extensores proprii beeinträchtigt daher den Kranken besonders dann, wenn ein dicker Gegenstand ergriffen werden soll, während das Erfassen kleiner Objekte mittels des Daumens und Zeigefingers oder des Daumens, Zeige- und Mittelfingers zumeist gelingt, weil hierfür keine weite Öffnung der Fingerzange, d. h. keine besonders ausgiebige

Streckung des Fingers im Grundgelenk erforderlich ist. Beim Ergreifen dicker Objekte helfen sich die Kranken, abgesehen von der starken Flexion der Hand, sehr oft noch dadurch, daß sie die unvollkommen gestreckten Finger mit ihrer Volarfläche an den Gegenstand anlegen und durch eine entsprechende Bewegung des Armes die Finger durch den Widerstand, den dieselben an dem Gegenstand finden, passiv in Streckung führen. Sie bedienen sich also eines ähnlichen Mechanismus wie beim Ausgleich der Lähmung der Handstrecker (vgl. S. 234). Hier wie dort haben wir es mit einer derjenigen Bewegungen zu tun, welche bereits in der Einleitung eingehend erörtert worden sind und als *geführte Bewegungen* bezeichnet wurden.

Der Ausfall des Extensor digitorum communis und der Extensores proprii stört nicht nur den Greifakt, insofern als er die genügende Öffnung der Fingerdaumenzange sehr oft unmöglich macht, sondern er stört auch den geordneten Ablauf einer bestimmten zusammengesetzten Bewegung der Fingerphalangen, welche zahlreichen praktischen Verrichtungen unserer Finger zugrunde liegt. Es handelt sich um die gleichzeitige Streckung der Grundphalange und Beugung der Mittel- und Endphalange. Diese Fingerphalangensynergie liegt der sog. „*Fingerkralle*“ zugrunde, die wir bilden, wenn wir mit dem Nagelglied kratzen. Sie spielt ferner besonders dann eine Rolle, wenn wir die Endphalange des Daumens mit der Endphalange eines Fingers in Berührung gebracht haben, d. h. den sog. „*Daumen-Fingerspitzenschluß*“ vollzogen haben, und einen Gegenstand zwischen den Fingerbeeren festhalten wollen, z. B. beim Zerreißen eines Blattes Papier oder einer Schnur. Die Synergie spielt aber überhaupt bei allen feineren Fingermanipulationen eine Rolle. Wenn wir den Bleistift oder die Feder zwischen den Spitzen des Daumens, Zeige- und Mittelfingers erfaßt haben und den Grundstrich führen, so wird dabei die Grundphalange des Zeige- und Mittelfingers gestreckt, die Mittel- und Endphalange desselben werden gebeugt (Abb. 206b, S. 243). Umgekehrt werden bei der Führung des Aufstrichs die Grundphalangen gebeugt, die Mittel- und Endphalangen aber gestreckt (Abb. 206a, S. 243). Erstere Bewegung bezeichnet man als die Rückführung des Fingers, letztere als die Vorführung (v. RECKLINGHAUSEN). Fingerrückführung und -vorführung spielen auch eine wichtige Rolle beim Knöpfen. Welche Bewegungen die einzelnen Teile des Daumens im Rahmen dieses Bewegungskomplexes, der Rückführung und Vorführung von Daumen und Finger ausführen, wird später erörtert werden. Wenn der Extensor digitorum communis und die Extensores proprii gelähmt sind, so ist die Bildung der Fingerkralle nicht mehr möglich. Der Finger-Daumenspitzenschluß kann an sich ungestört vollzogen werden (Abb. 238). Aber die Rückführung des Fingers stößt auf Schwierigkeiten. Allerdings muß berücksichtigt werden, daß, so lange die langen Fingerflexoren intakt sind, infolge des Kontaktes, welchen die Spitze des Daumens und des Fingers miteinander haben und behalten, die Flexion der End- und Mittelphalange an sich schon durch Bewegungsführung extendierend auf die Grundphalange wirkt. Darum ist auch der Kranke mit Lähmung des Extensor dig. communis und der Extensores proprii zur Führung des Grundstriches beim Schreiben oder Zeichnen oder Malen in gewissem

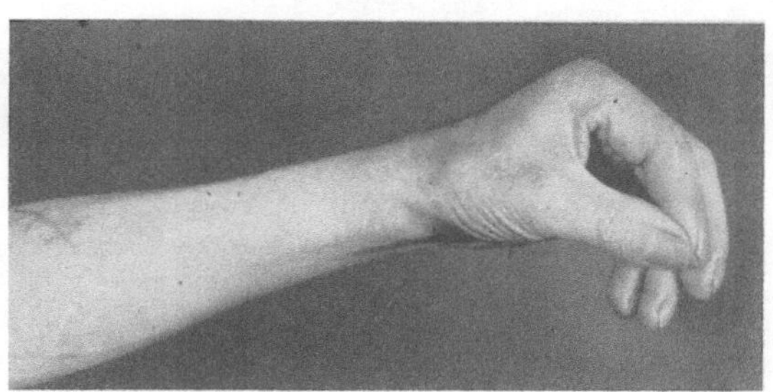

Abb. 238. Ungestörter Daumen-Zeigefingerspitzenschluß bei totaler Lähmung des Extensor dig. communis und Extensor indicis proprius.

Umfange noch fähig, wie dies besonders v. RECKLINGHAUSEN hervorhebt. Andererseits aber hat DUCHENNE vollkommen recht, wenn er betont, daß bei der Lähmung des Extensor dig. communis und der Extensores proprii die Führung des Grundstriches erheblich eingeschränkt ist, sofern sie allein durch das Spiel der Finger bestritten werden soll und nicht durch Exkursionen der Hand, des Voderarmes oder Oberarmes bewerkstelligt wird. Es darf bei der Beurteilung der Folgen des Ausfalls des Extensor communis und der Extensores proprii für das Zustandekommen so komplizierter Akte, wie des Schreibens, Zeichnens und Malens, nicht übersehen werden, daß sich an der Strichführung die Hand und die proximalen Gelenke des Armes in der Regel viel mehr beteiligen, als gemeinhin angenommen wird.

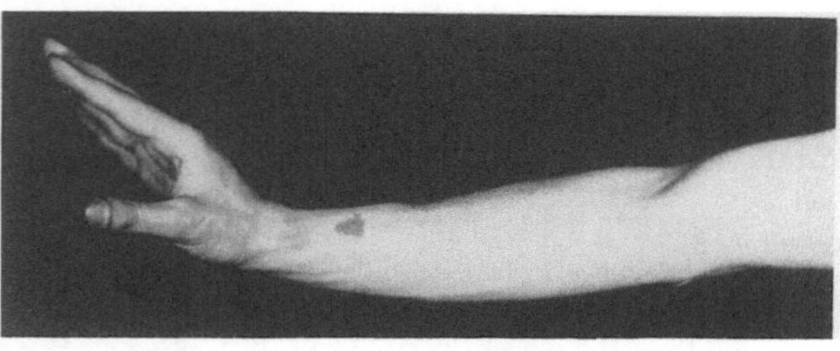

a

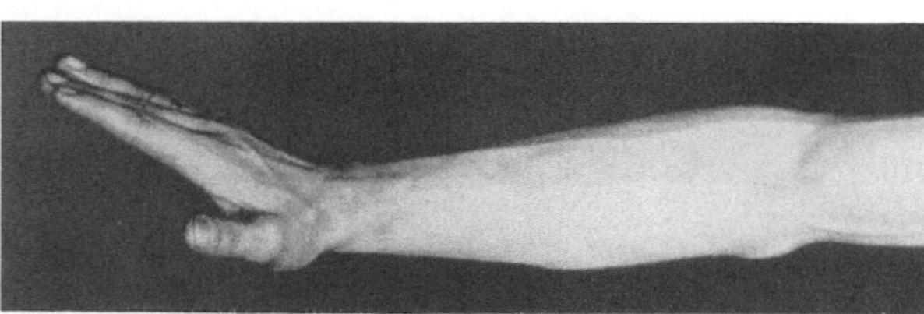

b

Abb. 239a und b. Wiederherstellung der Funktion des Extensor dig. communis durch autoplastische Überbrückung eines großen Defektes im Stamm des N. radialis durch Implantation entsprechender Segmente der Nn. cutanei antibrachii medialis et lateralis. a Fingerstreckung bei gleichzeitiger Handstreckung noch unvollkommen. b Fingerstreckung bei Handstreckung vollkommen.

Bei der Lähmung des Extensor digitorum communis ist auch die *Spreizung* der Finger erheblich beeinträchtigt. Es beruht das allerdings nicht darauf, daß die spreizende Wirkung des Extensor auf die Finger bei seiner Lähmung in Wegfall kommt. Stehen doch in den Interossei externi viel kräftigere Spreizer als der Extensor communis noch zur Verfügung. Die Störung des Spreizaktes hängt vielmehr mit der durch die Lähmung des Extensor digitorum bedingten Beugestellung der Fingergrundphalangen zusammen. Bei stark flektierter Grundphalange ist eine nennenswerte Spreizung aus mechanischen Gründen unmöglich. Sobald man die Beugestellung der Grundphalangen passiv ausgleicht und erhält, so gelingt die Spreizung in vollem Umfange. Wie schwer aber die Spreizung selbst dabei gefährdet ist, kann man ersehen, wenn man den Kranken die Handfläche bei gestreckten Fingern auf eine Unterlage, etwa die Tischplatte auflegen läßt und nun die Finger spreizen läßt. Dabei gelingt die Spreizung ganz unvollkommen, weil sich dabei die flektierende Wirkung der Interossei auf die Grundphalangen der Finger sofort durchsetzt und die Finger so stark gegen die Unterlage gepreßt werden, daß ein gut Teil des Spreizeffektes verloren geht.

Die Wiederherstellung der Leistungsfähigkeit des Extensor dig. communis und der Extensores proprii ist wegen der schweren Folge, die ihre Lähmung mit sich bringt, von größter Wichtigkeit. Nach der Naht des N. radialis stellt sich die Funktion des Extensor dig. communis in der Regel erst nach der des Extensor c. rad. longus, Extensor carpi radialis brevis und Supinator brevis wieder her, sie geht der des Extensor carpi ulnaris und der Daumenstrecker voraus. Der Extensor indicis proprius wird in der Regel erst später zusammen mit dem Extensor poll. longus et brevis reneurotisiert. Ich habe unter 109 von mir vorgenommenen Radialisnähten in über 50% eine volle Wiederherstellung der Funktion des Extensor dig. communis und der Extensores proprii eintreten sehen. Abb. 20c, S. 18 und Abb. 190, S. 229 stellen Fälle von vollkommener Restitution des Extensor dig. communis und der Extensores proprii nach Naht des Radialis dar. Zu beachten ist dabei die vollkommene Streckung der Finger bei gleichzeitiger Handstreckung. Schlechter sind die Resultate mit Bezug auf die Wiederherstellung der Fingerstrecker bei den Plexusnähten.

In 2 Fällen, in denen wegen eines zu großen Nervendefektes eine Naht des Radialis nicht möglich war und die Lücke durch autoplastische Interplantation sensibler Eigennerven überbrückt werden mußte, kam es zu einer vollkommenen Reneurotisation der Fingerstrecker und vollen Wiederherstellung ihrer Funktion (Abb. 191, S. 229 und Abb. 239.

In 2 Fällen von traumatischer Radialislähmung im Bereiche des Vorderarms habe ich die Reneurotisation des Extensor dig. communis dadurch erzielt, daß ich den zentralen Stumpf des gemeinsamen Astes des Ext. dig. communis, Ext. carpi ulnaris und Extensor dig. V. propr., welcher durchschossen war, in den Extensor dig. comm. direkt implantierte. Das Resultat war recht gut.

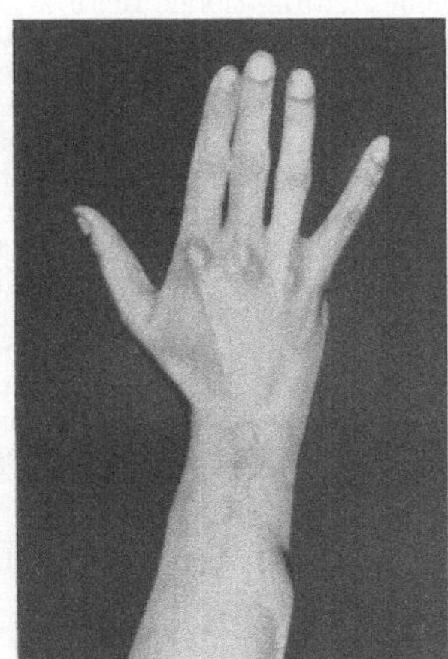

Abb. 240. Perthesplastik bei totaler Radialislähmung. Überpflanzung des Flexor carpi ulnaris auf Extensor dig. communis, des Flexor carpi radialis auf Extensor pollicis, longus et brevis. Ausgezeichnete Streckfähigkeit der Finger und des Daumens.

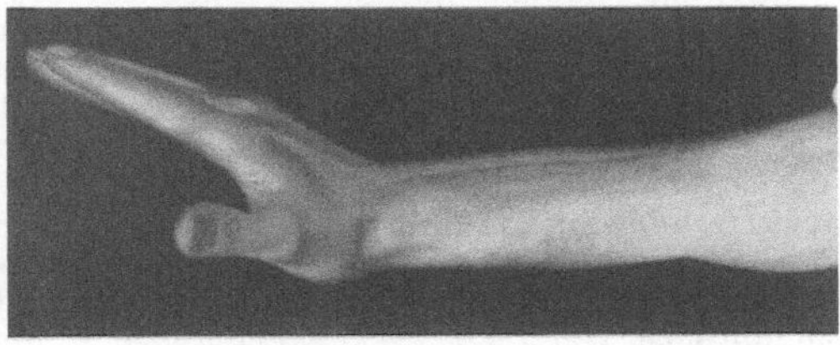

Abb. 241. Perthesplastik bei totaler Radialislähmung. Überpflanzung des Flexor carpi ulnaris auf Extensor digitorum communis, des Flexor carpi radialis auf Extensor pollicis longus et brevis. Ausgezeichnete Streckfähigkeit der Finger und des Daumens.

Auch eine Heteroreneurotisation des gelähmten Ext. dig. comm. ist bei Radialislähmung mehrfach durch Nervenauswechslung erstrebt worden (Spitzy, Lengfellner, Erlacher), wobei zumeist der Medianus als Neurotisator diente.

Es empfiehlt sich aber für den Fall, daß eine Reneurotisation der Fingerstrecker durch Naht des Nerven nicht möglich ist, von anderen Reneurotisationsmethoden Abstand zu nehmen und den Ersatz des gelähmten Fingerstreckers durch Muskelüberpflanzung vorzunehmen. Weitaus am besten hat sich bisher das Verfahren von Franke-Perthes bewährt (vgl. S. 231 und Abb. 192c, S. 231), bei welchem als Kraftspender der Flexor carpi ulnaris verwendet wird. Derselbe wird auf die Dorsalseite herumgeführt und auf die 4 Sehnen des Extensor dig. communis aufgenäht. Die von Perthes empfohlene Durchtrennung der 4 Sehnen und die Verflechtung ihrer distalen Abschnitte mit dem Kraftspender halte ich nicht für erforderlich. Wichtig erscheint mir, daß der Flexor carpi ulnaris unter *starker* Spannung vernäht wird. In den zahlreichen Fällen, welche ich in dieser Weise operiert habe, konnten die Finger weitgehend extendiert werden (Abb. 240 und Abb. 198—200, S. 233, 234); die Fingerstreckung gelang sogar bei gleichzeitiger Handstreckung in breitem Umfange (Abb. 241 und 242). Der Faustschluß vollzog sich ganz normal; interessanterweise wurde dabei die Hand ausgiebig gestreckt, infolge des Widerstandes, den der unter starker Spannung stehende Flexor carpi ulnaris der Dehnung, welcher er durch die Flexion der Finger ausgesetzt war, entgegenstellte. Die Kranken konnten auch ohne Schwierigkeit die Grundphalange strecken und gleichzeitig die Mittel- und Endphalange beugen, also die „Kralle“ bilden und die

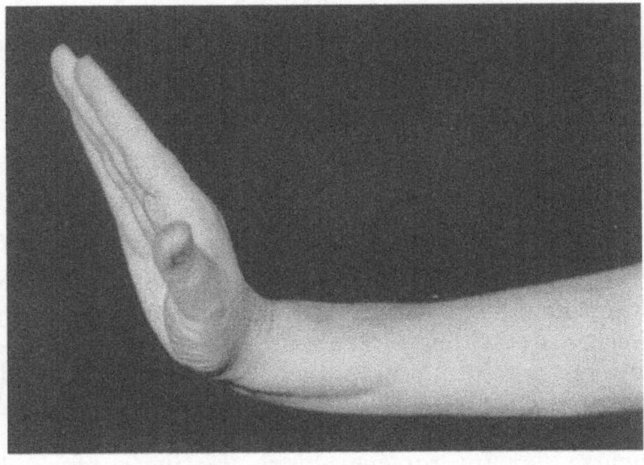

Abb. 242. Perthesplastik. Überpflanzung des Flexor carpi ulnaris auf Extensor dig. communis, des Flexor carpi radialis auf Extensor pollicis longus et brevis. Fingerstreckung selbst bei maximaler Handstreckung möglich.

Rückführung des Fingers nach vollzogenem Daumen-Fingerspitzenschluß korrekt ausführen. Einer meiner Fälle konnte nach der Operation seine Hand wieder ebensogut zum Klavierspiel benutzen wie vor dem Eintritt der Radialislähmung.

Wenn die Handstrecker nicht gelähmt sind, so kann man auch den Ext. carp. rad. long. oder brevis zum Ersatz des Extensor dig. com. verwenden (RAUMBUSCH). Ich habe damit in einem Falle einen sehr guten Erfolg erzielt. Es sind zahlreiche Modifikationen der FRANKE-PERTHESschen Operation angegeben worden. Die Mehrzahl der Autoren verwendet aber dabei gleichfalls den Flexor carpi ulnaris als Kraftspender für den Extensor dig. communis. HASS schließt dabei außer dem letzteren auch noch den Extensor pollicis longus an den Kraftspender an, während er den Flexor carpi radialis zum Ersatz für den Extensor pollicis brevis und Abductor pollicis longus verwendet. In der gleichen Weise verfährt, soweit es sich um Extensor dig. communis und Ext. poll. longus handelt, STILES, der im übrigen als Kraftspender für den Ext. poll. brevis und Abductor pollicis longus den Palmaris brevis und als Kraftspender für die gelähmten Handstrecker den Pronator teres verwendet.

Auch HOHMANN und STOFFEL überführen den Flexor carpi ulnaris gleichzeitig auf den Extensor dig. communis und Extensor pollicis longus; der Flexor carpi radialis dient ersterem als Kraftspender für die beiden Extensores carpi radiales, Extensor pollicis brevis und Abductor pollicis longus, während STOFFEL den Flexor carpi radialis zum Ersatz des Extensor carp. rad. brevis verwendet und den Extensor pollicis brevis und Abductor pollicis longus durch die stark entwicklte Sehne des Flexor sublimis des Mittelfingers ersetzt.

ANSART überpflanzt den Flexor carpi radialis auf den Extensor dig. communis, die Handstreckung sucht er durch Raffung der Sehnen der Extensores carpi und durch Überpflanzung des Flexor carpi ulnaris auf den Extensor carpi ulnaris zu erreichen.

Eine originelle aber recht komplizierte Methode des Ersatzes des Extensor digitorum communis ist von HAMMESFAHR empfohlen worden. Er trennt die Sehne des Extensor carpi radialis longus von ihrer Insertion am zweiten Metacarpale ab und vernäht dieses abgetrennte Ende mit den Sehnen des Extensor dig. communis. Darauf durchtrennt er die Sehne des Extensor carpi rad. longus so hoch oben als irgendmöglich, zieht sie hervor und führt sie unter der Sehne des Extensor carpi ulnaris hindurch und über dieser wieder hinweg nach dem unteren Drittel des Radius hin, woselbst sie fixiert wird. Die Anheftung erfolgt bei vollkommen supinierter Handstellung. Wenn jetzt der Kranke die Hand proniert, so wird auf die am Radius fixierte Sehne ein Zug ausgeübt, welcher sich auf die am anderen Ende dieser Sehne angehefteten Sehnen des Extensor digitor. communis überträgt und dadurch werden die Finger in Streckung gezogen.

Bezüglich des Ersatzes des Extensor digitorum communis durch Lähmungsprothesen verweise ich auf die grundlegenden Ausführungen v. RECKLINGHAUSENs, in denen alle Gesichtspunkte eingehend erörtert werden und die auch eine umfangreiche Übersicht über die von anderen Autoren empfohlenen Radialisschienen geben.

4. Interossei, Lumbricales, Abductor digiti quinti, Opponens digiti quinti, Flexor brevis digiti quinti.

[C_8, Th_1; unterer Primärstrang, Fasciculus medialis, mediale Medianuswurzel N. ulnaris-N. medianus].

Die *Interossei* entspringen in den Spatia interossea von den Metacarpalknochen. Man unterscheidet die volare Gruppe der *Interossei interni* von der dorsalen Gruppe der *Interossei externi*. Jede dieser Gruppen besteht aus 4 Muskeln. Der Interosseus volaris primus ist ein Teil des Adductor pollicis, er entspringt an der ulnaren Seite des ersten Metacarpale und inseriert an der Ulnarseite der Daumengrundphalange; der Interosseus volaris secundus entspringt von der Ulnarseite des zweiten Metacarpale und zieht zur Ulnarseite des Zeigefingers; der Interosseus volaris tertius entspringt vom radialen Rande des vierten Metacarpale und zieht zur Radialseite des 4. Fingers; der Interosseus volaris quartus entspringt von der Radialseite des fünften Metacarpale und inseriert an der Radialseite des 5. Fingers.

Die *Interossei dorsales* nehmen im Gegensatz zu den Interossei volares ihren Ursprung von je zwei benachbarten Metacarpalien, der Interosseus dorsalis primus vom Metacarpale I und II, der Interosseus dorsalis secundus vom Metacarpale II und III, der tertius vom Metacarpale III und IV, der quartus vom Metacarpale IV und V. Der Interosseus dorsalis primus zieht zur Radialseite des Zeigefingers, der secundus zur Radialseite des Mittelfingers, der tertius zur Ulnarseite desselben Fingers, der quartus zur Ulnarseite des 4. Fingers.

Jeder der Interossei volares und dorsales tritt von einer Seite her an einen Finger heran; jeder Finger mit Ausnahme des Kleinfingers erhält sowohl von der radialen wie von der ulnaren Seite her einen Interosseus, und zwar erhalten der Index und der Ringfinger je einen volaris und dorsalis, der Mittelfinger zwei dorsales, der Kleinfinger nur einen volaris von der Radialseite her; von der Ulnarseite treten an ihn der Abductor und Flexor brevis digiti quinti heran.

Die Insertion der Interossei an den Fingern ist eine doppelte; sie erfolgt erstens an der Grundphalange, und zwar seitlich an der Basis derselben da, wo das Lig. collaterale an dieser ansetzt, außerdem aber auch mit aponeurotischen Faserzügen, die teils an der Seite der Grundphalange direkt angeheftet sind (sog. Phalangealbündel BOUVIERS), teils dorsalwärts ausstrahlen, über die Sehne des Extensor communis hinwegziehen und sich mit den entsprechenden aponeurotischen Ausstrahlungen des auf der anderen Seite des Metacarpophalangealgelenkes herantretenden Partners vereinigen. Außer diesen Insertionen der Interossei an der Grundphalange, welche in ihren Einzelheiten individuellen Variationen unterworfen sind, geht die Endsehne jedes Interosseus direkt in die Strecksehne des Fingers über, wobei sie sich mit den beiderseitigen seitlichen Zipfeln derselben vereinigt, welche bis zur Endphalange hinziehen (vgl. S. 257).

Die Insertionsverhältnisse der Interossei an den einzelnen Fingerphalangen haben die bedeutendsten Anatomen mehrerer Jahrhunderte hindurch beschäftigt. DUCHENNE gibt in seiner „Physiologie der Bewegungen" einen sehr interessanten historischen Überblick über diese Frage. Mir erscheint die scharfe Kritik, welche FROHSE und FRAENKEL an dieser Darstellung DUCHENNES geübt haben, indem sie dieselbe als „gehässig" und „unerquicklich" bezeichnen und die Frage der Priorität aufwerfen, nicht berechtigt. Die Priorität, die Funktion der Interossei in ihrer gegensätzlichen Wirkung auf die Grundphalange einerseits und die Mittelphalange andererseits durch seine elektrophysiologische Methode klargestellt zu haben, kommt wohl zweifelsohne DUCHENNE zu. Ist es berechtigt, ihm einen Vorwurf zu machen, wenn er das Bestreben hat, die physiologische Wirkungsweise dieser Muskeln mit den anatomischen Tatsachen in Einklang zu bringen und dabei das so lange umstrittene Problem und die bis dato so widerspruchsvollen Angaben der Anatomen historisch beleuchtet?

Von den Muskeln des Hypothenar, *Abductor digiti quinti, Flexor brevis digiti quinti* und *Opponens digiti quinti* kann man die beiden ersten vom physiologischen Standpunkt als das Äquivalent eines Interosseus abductorius auffassen. Der *Abductor digiti quinti* entspringt vom Os pisiforme und dem anliegenden Bandapparat und inseriert wie die Interossei teils an der Außenseite der Basis der Grundphalange des 5. Fingers, teils geht seine Endsehne in die Strecksehne des Kleinfingers über. Der *Flexor brevis digiti quinti*, welcher häufig nur einen Teil des vorigen Muskels darstellt, entspringt am Rande des Hamulus ossis hamati und dem anstoßenden Teil des Lig. carpi transversum. Distal ist der Muskel wohl stets mit dem Abductor verschmolzen, mit dem zusammen er an der Außenseite der Basis der Grundphalange inseriert. Der *Opponens digiti quinti* entspringt vom Hamulus ossis hamati und inseriert am ulnaren Rande des 5. Metacarpale und teilweise auch an dessen volarer Fläche.

Die 4 *Lumbricales* entspringen von den 4 Sehnen des Flexor dig. profundus, der des Index und Medius in der Regel nur von einer Sehne, der des Annularis und Minimus in der Regel von den einander zugekehrten Seiten der 3. und 4. bzw. 4. und 5. Beugesehne. Der Ansatz der Lumbricales erfolgt an der Radialseite des 2. bis 5. Fingers, woselbst der Muskel mit einer dünnen Sehne in die Dorsalaponeurose übergeht.

Die Interossei und die Muskeln des Kleinfingerballens werden vom Ulnaris versorgt. Es kommt aber vor, daß der Medianus an ihrer Innervation Anteil hat, und zwar durch eine Anastomose, welche vom Ramus interosseus volaris des Medianus schräg nach abwärts zieht und in den Ulnarisstamm übergeht. Diese Anastomose kann Fasern für sämtliche Interossei und Hypothenarmuskeln führen, doch pflegt der Interosseus volaris digiti quinti nur selten von ihr gespeist zu werden. Inwieweit die in der Tiefe der Hohlhand so häufig vorhandene Anastomose zwischen Medianus und Ulnaris gegebenenfalls der Versorgung der Interossei dient, ist meines Wissens noch nicht klargestellt. Von den Lumbricales werden in der Regel der des Index und Medius, vom Medianus, der des Quartus und Quintus vom Ulnaris versorgt. Gar nicht selten besteht aber eine Doppelversorgung des Lumbricalis des 4. Fingers durch Medianus und Ulnaris, seltener gilt dies für den Lumbricalis des Kleinfingers. Ob auch andererseits der Ulnaris an der Versorgung der radialen Lumbricales teilhaben kann, ist mir bisher nicht bekannt.

Die *Interossei dorsales* sind in den einzelnen Spatia interossea von der Dorsalseite her der percutanen elektrischen Reizung gut zugängig. Ebensowenig bereitet die Reizung der Hypothenarmuskeln Schwierigkeiten. Die Reizung der Interossei volares gelingt von der Volarseite her am leichtesten noch an dem des 5. Fingers, doch habe ich sehr oft auch den des Ringfingers und Zeigefingers zur Kontraktion bringen können. Leichter ist die Reizung der Lumbricales indicis et medii von der Volarseite her im ersten bzw. zweiten Spatium interosseum, dagegen ist die Kontraktion der beiden ulnaren Lumbricales wohl immer mit einer solchen der entsprechenden Interossei volares verbunden.

Die *Wirkung* der *Interossei* und *Lumbricales* und des *Abductor* und *Flexor brevis digiti quinti* besteht in einer gleichzeitigen *Beugung* der *Grundphalange* und einer *Streckung* der *Mittel-* und *Endphalange*. Wenn die beiden Partner des an den einzelnen Finger von der ulnaren und radialen Seite her herantretenden Interosseus-Lumbricalispaares gleichzeitig sich kontrahieren, so erfolgt die Beugung der Grundphalange in gerader Richtung; wenn aber nur der Muskel einer Seite sich anspannt, so bewirkt er gleichzeitig eine *Seitenneigung* der Grundphalange.

Der Interosseus dorsalis primus neigt den Zeigefinger radialwärts und da diese Neigung unter gleichzeitiger Beugung der Grundphalange erfolgt, ist dieselbe zwangsläufig mit einer Kreiselung im Sinne der Pronation verbunden.

Der Interosseus dorsalis secundus neigt den Mittelfinger radialwärts und kreiselt ihn während der gleichzeitig erfolgenden Flexion der Grundphalange ebenfalls in pronatorischem Sinne.

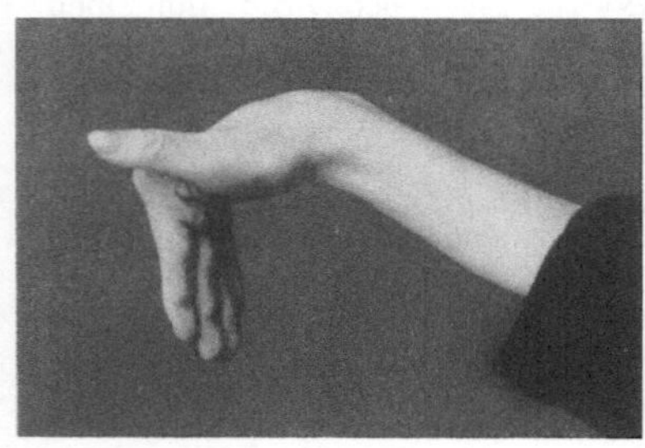

Abb. 243.

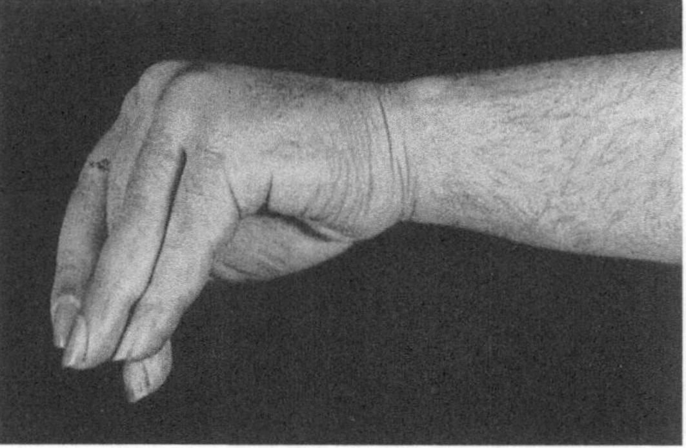

Abb. 244.

Abb. 243. Wirkung der Interossei auf die Fingerphalangen bei Lähmung aller anderen Fingerbeuger und Fingerstrecker und der Extensores carpi. Beugung der Grundphalange und Streckung der Mittel- und Endphalange bei der Aufgabe, die Finger zu beugen. Extensor pollicis longus erhalten.

Abb. 244. Wirkung der Interossei auf die Fingerphalangen bei Lähmung aller anderen Fingermuskeln. Bei der Aufgabe, die Finger zu beugen, erfolgt Flexion der Grundphalangen und Streckung der Mittel- und Endphalangen.

Der Interosseus dorsalis tertius neigt den Mittelfinger ulnarwärts und kreiselt ihn in supinatorischem Sinne.

Der Interosseus dorsalis quartus neigt den 4. Finger nach der Ulnarseite und kreiselt ihn im Sinne der Supination.

Der Abductor und Flexor brevis digiti quinti neigen den Kleinfinger nach der ulnaren Seite und supinieren denselben.

Der Interosseus volaris des Index neigt den Zeigefinger ulnarwärts und kreiselt supinierend.

Der Interosseus volaris digiti quarti neigt den 4. Finger radialwärts und kreiselt ihn im Sinne der Pronation.

Der Interosseus volaris digiti quinti neigt den Kleinfinger radialwärts und kreiselt ihn pronierend.

Der Lumbricalis primus neigt den Zeigefinger, der Lumbricalis secundus den Mittelfinger, der Lumbricalis tertius den 4. Finger, der Lumbricalis quartus den 5. Finger radialwärts und alle wirken kreiselnd im Sinne der Pronation.

Aus dieser Aufstellung ergibt sich, daß die *Interossei dorsales* einschließlich des Abductor und Flexor brevis quinti die Finger von der durch den Mittelfinger hindurchgehenden Mittelachse der Hand entfernen, die Finger *spreizen*, die Interossei *volares* dagegen die Finger dieser Mittelachse *nähern*.

Die *beugende Wirkung* der Interossei, Lumbricales und der Muskeln des Kleinfingerballens auf die Grundphalangen beruht teils darauf, daß diese Muskeln direkt an der Grundphalange inserieren; aber auch abgesehen davon ergibt sie sich aus der Verlaufsrichtung der sehnigen Aponeurose in bezug auf die radioulnare Achse des Metacarpophalangealgelenkes. Die Beugewirkung ist eine sehr kräftige, wovon man sich besonders in Fällen von Lähmung des Flexor dig. sublimis et profundus und Integrität der Interossei, Lumbricales und der Muskeln des Kleinfingerballens überzeugen kann (Abb. 243 und 244). Wenn man in solchen Fällen den Kranken die Finger in die Hohlhand einschlagen läßt, so wird nur die Grundphalange gebeugt, gleichzeitig erfolgt aber eine Streckung der Mittel- und Endphalange, eventuell kommt es sogar zu einer Überstreckung derselben.

Seit langem bekannt ist ja die Beugewirkung der Interossei auf die Grundphalangen bei gleichzeitiger Streckwirkung auf die Mittel- und Endphalangen, wie sie sich in der Pfötchenstellung der Finger im tetanischen Krampf präsentiert. Abb. 245

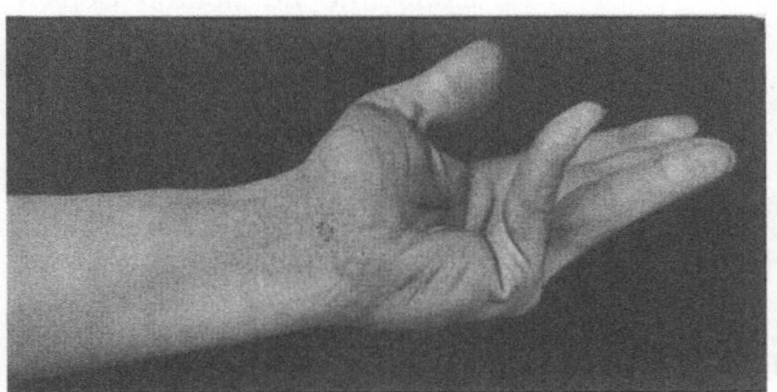

Abb. 245.

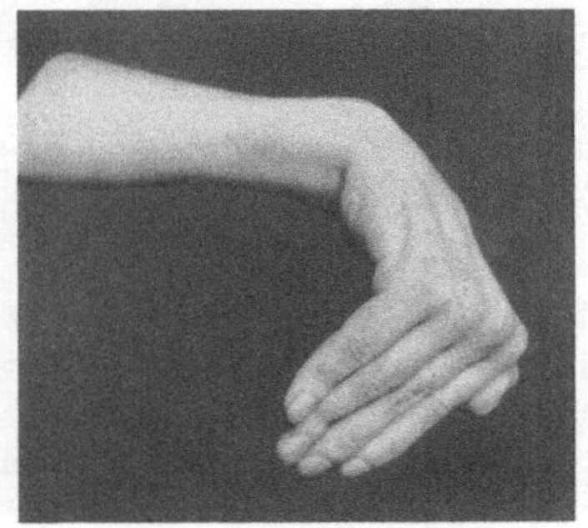

Abb. 246.

Abb. 245. Tonischer Krampf der Interossei und des Hypothenar bei irritativer Läsion des N. ulnaris (Knochensplitter in den Nerven gespickt).

Abb. 246. Einwirkung der Interossei auf die Fingerphalangen bei Lähmung aller anderen Fingerbeuger und Fingerstrecker: Streckung der Mittel- und Endphalangen und Beugung der Grundphalange bei der Aufgabe, die Finger zu strecken. Gleichzeitig besteht Lähmung der Handstrecker.

bringt dieselbe anschaulich zum Ausdruck in einem Falle von tonischem Krampf der Interossei und der Muskeln des Hypothenar infolge einer traumatischen irritativen Läsion des N. ulnaris, bei der ein Knochensplitter in den Nerven eingesprengt war.

Die *Streckwirkung* der Interossei, Lumbricales und der Muskeln des Kleinfingerballens auf die Mittel- und Endphalange beruht darauf, daß die Endsehne derselben von jeder Seite her an die an der Dorsalseite des Fingers über die beiden Interphalangealgelenke entlang ziehende Strecksehne des Extensor dig. com. herantritt und mit dieser innig verwebt ist. Die Interossei und Lumbricales ziehen also bei ihrer Kontraktion eigentlich nur an den beiden seitlichen Zipfeln der Sehne des Extensor digitorum communis; der letztere leiht den ersteren gleichsam seine Sehne, wie es Duchenne ausgedrückt hat.

Wenn die Strecksehne im Bereiche des Dorsums des 1. Interphalangealgelenkes durchtrennt ist, so vermögen die Interossei und Lumbricales die Mittelphalange nicht mehr zu strecken (Abb. 218a und 219a, S. 251), es wird nur noch das Endglied vollkommen extendiert.

Wie groß die streckende Wirkung der Interossei und Lumbricales auf die Mittel- und Grundphalange ist, erkennt man am besten in Fällen von Lähmung des Extensor dig. com. und der Extensores proprii. In diesen Fällen werden bei dem Versuch die Finger willkürlich zu extendieren Mittel- und Endphalange durch die Kontraktion der Interossei und Lumbricales ausgiebig gestreckt, gleichzeitig erfährt aber bei freiem Spiel der Grundphalange die letztere unter eben dieser Kontraktion der Interossei und Lumbricales eine ausgiebige Beugung (vgl. Abb. 246 und Abb. 234—235, S. 264—265).

Am anschaulichsten läßt sich die streckende Wirkung der Interossei und Lumbricales auf Mittel- und Endphalange bei Lähmung des Extensor communis und der Extensores proprii dann demonstrieren, wenn man die Grundphalange in Streckstellung passiv stützt und nun die Finger extendieren läßt (Abb. 236, S. 265).

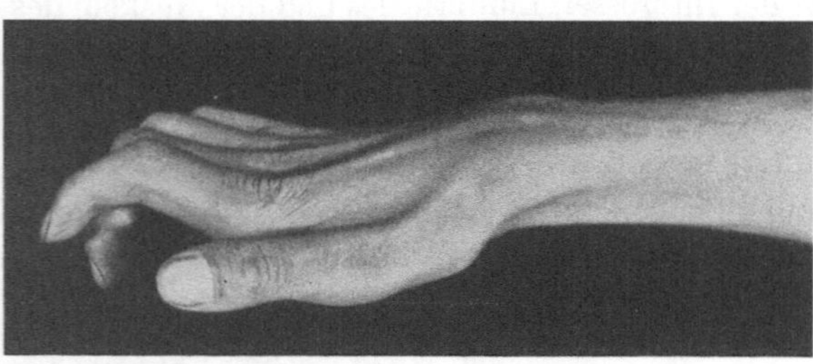

Abb. 247. Totaltrennung des Medianus und Ulnaris im distalen Teil des Vorderarmes, starke Ausprägung der Krallenhand (totale Lähmung aller Interossei und Lumbricales), Integrität des Flexor sublimis et profundus. Lähmung der Muskeln des Daumenballens, Streckstellung des ersten Metacarpale.

Die neigende Wirkung der Interossei und Lumbricales und der Muskeln des Kleinfingerballens auf die Finger hängt unmittelbar mit ihrer seitlichen Anheftung an dem proximalen Abschnitt der Grundphalangen und mit dem Verlauf ihrer Endsehne zu beiden Seiten der Grundphalange zusammen. Die bei gleichzeitiger Neigung und Beugung der Grundphalangen zwangsläufig eintretende Kreiselung des Fingers im Sinne der Pronation oder Supination liegt in der Konfiguration des Gelenk- und Bandapparates begründet (BRAUNE und FISCHER, R. FICK).

DUCHENNE bestreitet die neigende Wirkung der Lumbricales; nur für den Lumbricalis indicis gibt er eine geringe neigende Wirkung nach der Radialseite zu. Ich kann ihm darin nicht zustimmen; ich habe mich mehrfach bei Operationen im Bereiche des Handtellers, bei denen die Lumbricales direkt faradisch gereizt wurden, davon überzeugt, daß alle Lumbricales eine Neigung des jeweiligen Fingers nach der Radialseite bewirken. Auch F. KRAMER gibt an, daß er zwar bei elektrischer Reizung der Lumbricales gelegentlich eine Seitwärtsneigung der Finger beobachtet habe; andererseits sagt er, daß er bei Interosseuslähmung sich niemals von einer seitenneigenden Wirkung der Lumbricales habe überzeugen können. Wir werden darauf noch zurückkommen.

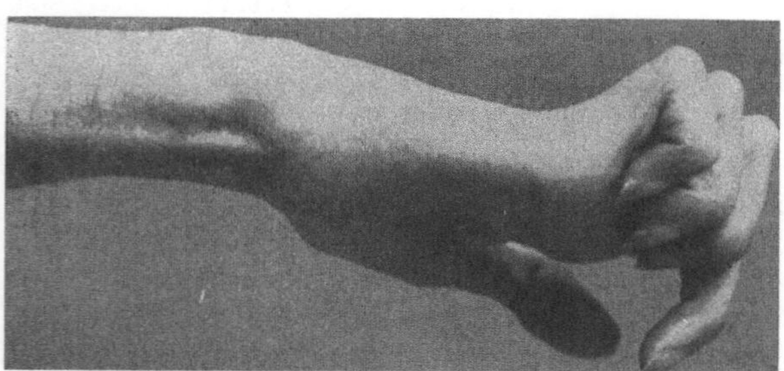

Abb. 248. Krallenstellung aller Fingerphalangen bei totaler Lähmung aller Interossei und Lumbricales. (Nach GEINITZ.)

Die Folgen der *Lähmung* der *Interossei* und *Lumbricales* und der *Muskeln* des *Kleinfingerballens* sind außerordentlich charakteristisch.

Zunächst ist ihr Ausfall schon auf die Stellung der Finger in der Ruhe von Einfluß. Wenn die Wirkung der Interossei und Lumbricales als der Beuger der Grundphalange und als Strecker der Mittel- und Endphalange ausfällt, so erlangen die anderen an der Gestaltung der Ruhelage der Finger beteiligten Muskelkräfte die Oberhand; das sind an den Grundphalangen die Strecker, Extensor dig. com. und die Extensores proprii, an den Mittel- und Endphalangen die Beuger, Flexor sublimis und profundus; die Grundphalangen geraten in abnorme Streckung, die Mittel- und Endphalangen in abnorme Beugung, die Finger nehmen die Gestalt einer Kralle an. Diese *Krallenstellung* der Finger tritt in ihrem vollen Umfang nur bei totalem Ausfall aller Interossei und Lumbricales hervor (Abb. 247 und 248). Bei der Unterbrechung des N. ulnaris sind die Interossei, Abductor und Flexor brevis digiti quinti, und in der Regel auch die

Lumbricales des 5. und 4. Fingers total gelähmt, während die Lumbricales des Zeige- und Mittelfingers, als dem Medianus unterstellt, intakt sind. Dabei zeigt sich nun in der Mehrzahl der Fälle, daß die Krallenstellung am Zeige- und Mittelfinger nur wenig ausgesprochen ist oder ganz fehlt und nur am 4. und

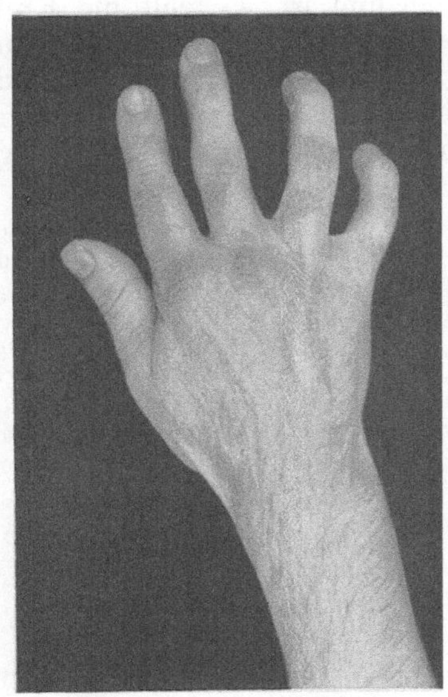

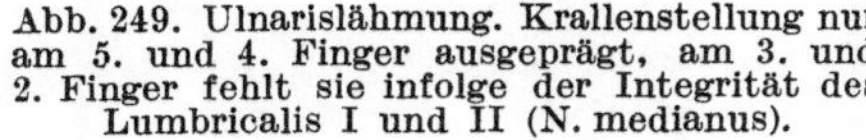

Abb. 249. Ulnarislähmung. Krallenstellung nur am 5. und 4. Finger ausgeprägt, am 3. und 2. Finger fehlt sie infolge der Integrität des Lumbricalis I und II (N. medianus).

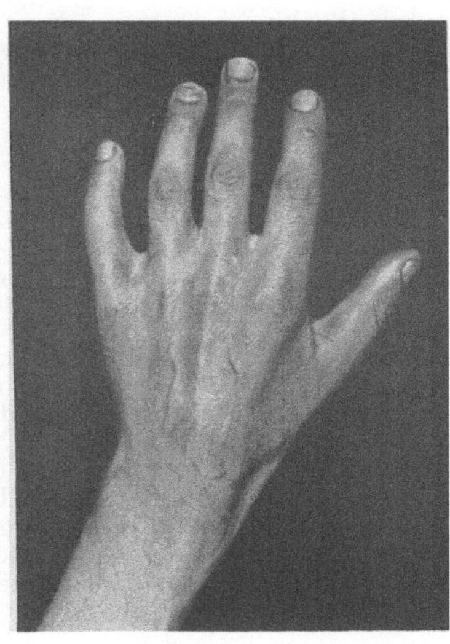

Abb. 250. Totaltrennung des Ulnaris. Geringe Ausprägung der Krallenstellung der Finger, besonders am Index und Medius.

5. Finger deutlich ausgeprägt ist (Abb. 249 und 250). Wenn auch der Lumbricalis des 4. Fingers vom Medianus versorgt wird, so ist die Krallenstellung auch am 4. Finger nur gering. Daraus geht hervor, daß die Lumbricales für sich allein ausreichen, um der streckenden Wirkung des Extensor communis und der Extensores proprii auf die Grundphalange und der beugenden Wirkung des Flexor sublimis und Flexor profundus auf die Mittel- und Endphalange wenigstens mit Bezug auf die Stellung der Fingerphalangen in der Ruhe ein gewisses Pari zu bieten. Immerhin ist auch bei reiner Ulnarislähmung manchmal die Krallenstellung auch am Medius und Index deutlich ausgeprägt. Wahrscheinlich unterstehen in diesen Fällen auch die Lumbricales des 2. und 3. Fingers ganz oder fast ganz dem N. ulnaris (Abb. 251). Andererseits tritt bei distaler Lähmung des N. medianus, bei welcher die Interossei intakt bleiben und nur die Lumbricales des Zeige- und Mittelfingers gelähmt sind, überhaupt keine Spur von Krallenstellung des Zeige- oder Mittelfingers ein, ein Hinweis, daß die Interossei ohne die Mitwirkung der Lumbricales vollauf genügen, um die Strecker der Grundphalange und die Beuger der Mittel- und Endphalange in Schach zu halten.

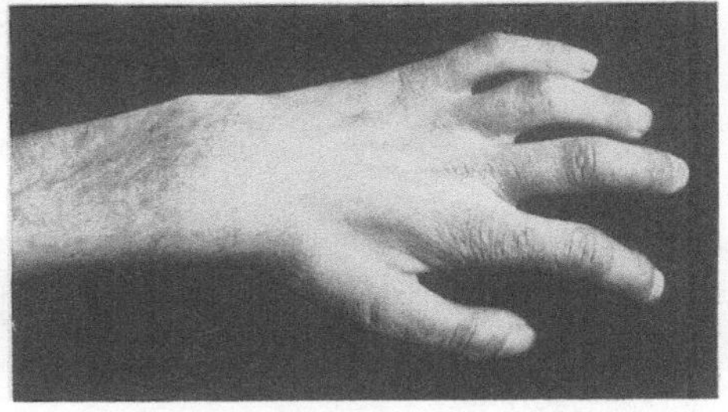

Abb. 251. Ulnarislähmung. Krallenstellung an allen Fingern vorhanden.

Die Beugestellung der Mittelphalange und Endphalange ist die Folge des Übergewichtes, welches Flexor sublimis und profundus erlangen, wenn die Strecker der Mittel- und Endphalange, die Interossei und Lumbricales, gelähmt sind. Wenn der Flexor profundus gleichzeitig gelähmt ist, so fehlt die Kraft, welche die Endphalange in Beugung zieht, das Nagelglied nimmt daher die Krallenstellung nicht an, nur die Mittelphalange weist eine abnorme Beugestellung auf (Abb. 252 und 253).

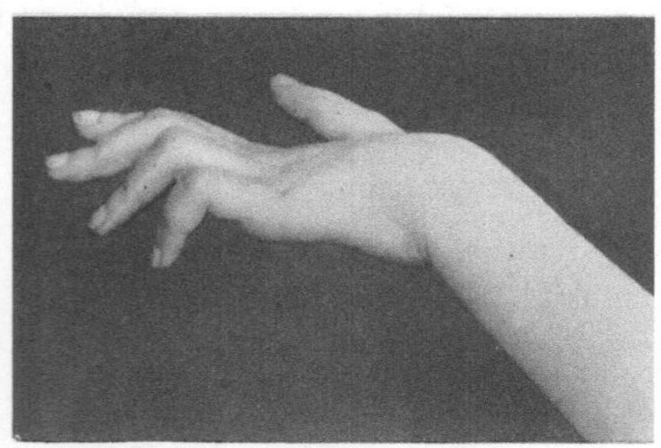

Abb. 252. Krallenstellung der Finger bei Lähmung der Interossei, Lumbricales und Flexor dig. profundus. Endphalange nicht gebeugt.

Am häufigsten treffen wir diese besondere Form der Fingerkralle — Streckung der Grundphalange, Beugung der Mittelphalange, fehlende Beugung der Endphalange —, welche v. Recklinghausen als *Knickfinger* bezeichnet, bei kombinierter dissoziierter Lähmung des Medianus und Ulnaris an, bei der die Interossei und Lumbricales und der Flexor profundus gelähmt sind, der Flexor sublimis aber intakt ist. Die näheren Umstände, unter denen diese besondere Verteilung der Lähmung vorkommt, sind bereits früher S. 245 näher geschildert worden. Dieselbe Dissoziation besteht auch bei der isolierten Unterbrechung des Ulnarisstammes im Bereich des Oberarmes, sie betrifft aber hierbei nur den 5. und 4. Finger, deren Flexor profundus vom Ulnaris versorgt wird. Darum zeigt bei derartigen Ulnarislähmungen die Kralle am 5. und 4. Finger die Form des Knickfingers; am Mittel- und Zeigefinger ist aber die typische Krallenstellung dank der vom Medianus versorgten Lumbricales dieser beiden Finger nur angedeutet oder sie fehlt ganz. Schließlich kommt die erwähnte Dissoziation — Lähmung der Interossei, Lumbricales, Hypothenarmuskeln und des Flexor profundus bei Integrität des Flexor sublimis — auch bei nuclearen Erkrankungen, bei Hämatomyelien, bei Syringomyelie, intramedullären Tumoren, spinaler progressiver Muskelatrophie und Poliomyelitis epidemica nicht selten zur Beobachtung, wenn die im Halsmark gesondert gelagerte und höher hinaufreichende Kernsäule des Flexor sublimis (C_7, C_8, Th_1) unbeschädigt ist und die in C_8 und Th_1 gelegenen Kerne der kurzen Handmuskeln und des Flexor profundus zerstört sind (Abb. 252). Bei allen diesen dissoziierten

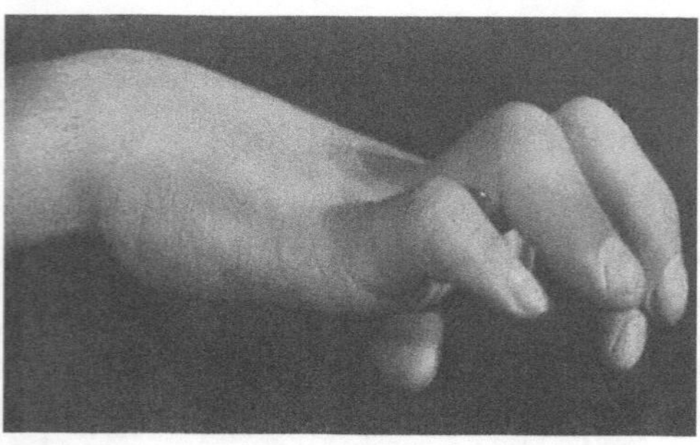

a

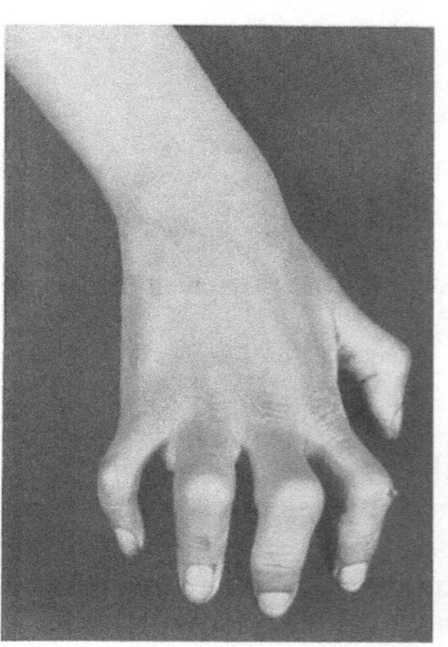

b

Abb. 253a und b. Krallenstellung der Finger bei Lähmung der Interossei und Lumbricales und Flexor digitorum profundus. Integrität des Flexor sublimis. Endphalange nicht gebeugt.

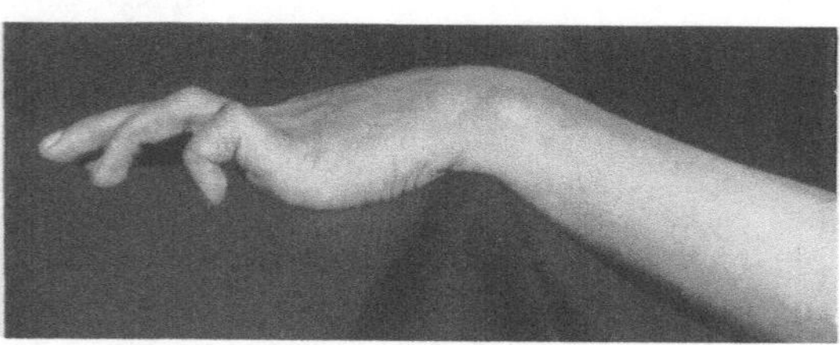

Abb. 254. Krallenstellung der Finger bei Lähmung der Interossei und Lumbricales. Am 5. und 4. Finger ist der Flexor profundus erhalten, dabei auch Endphalange in Beugestellung. Am 3. und 2. Finger Flexor profundus gelähmt, daher keine Beugestellung der Endphalange.

Lähmungen des Medianus-Ulnarisgebietes kann es übrigens vorkommen, daß an einzelnen Fingern der Flexor profundus erhalten, an anderen gelähmt ist, so daß dadurch die Gestalt der Kralle vom Finger zu Finger variiert (Abb. 254).

Um Mißverständnisse zu verhüten, welche eine Bemerkung v. RECKLINGHAUSENS, daß bei ganz peripher gelegenen Ulnarislähmungen, bei welchen nur die Interossei gelähmt sind, Knickfinger „fehlen", hervorrufen könnte, sei ausdrücklich bemerkt, daß unter diesen Umständen die typische Fingerkralle, Streckung der Grundphalange und Beugung der Mittel- und Endphalange vorhanden ist.

Wenn außer den Interossei, Lumbricales und Hypothenarmuskeln beide langen Fingerflexoren, Flexor sublimis et profundus, gelähmt sind, so besteht überhaupt keine Krallenstellung der Mittel- und Endphalangen. In solchen Fällen kommt es lediglich zu einer Überstreckung der Grundphalangen, wenn die Finger ausgestreckt gehalten werden. Der Extensor communis vermag, wie dies bereits früher eingehend dargelegt wurde, unter diesen Umständen auch die Mittel- und Endphalangen vollkommen zu strecken (Abb. 228, S. 260).

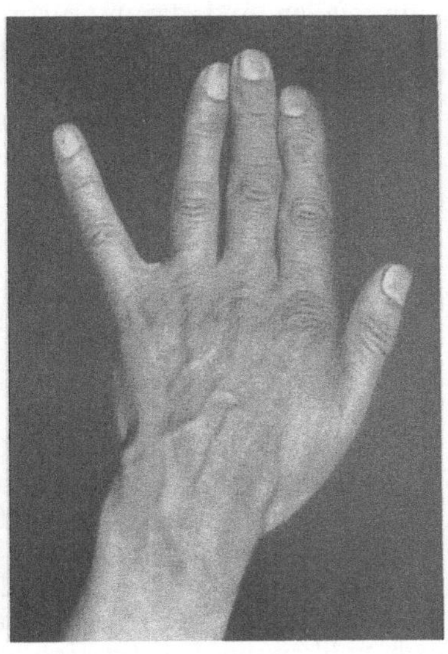

Abb. 255. Totaltrennung des Ulnaris, Integrität aller der normaliter der Domäne des Ulnaris unterstellten Muskeln infolge Innervation derselben durch den Medianus. Nur der Interosseus volaris tertius (Adductor dig. V) ist gelähmt. Kleinfinger steht abgespreizt, keine Krallenstellung.

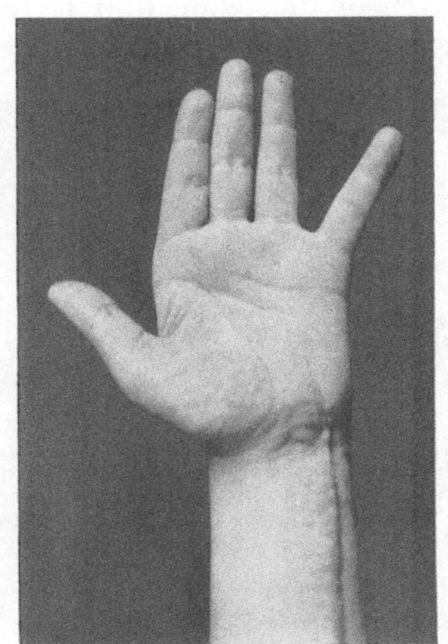

Abb. 256. Abduktionsstellung des Kleinfingers infolge Lähmung des Interosseus adductorius digiti quinti, welcher sich nach der Naht des N. ulnaris als einziger Muskel der Ulnarisdomäne nicht restituiert hat. Keine Krallenstellung des 5. Fingers.

Bei den Haltungsanomalien der Finger, welche aus der Lähmung der Interossei, Lumbricales und Hypothenarmuskeln resultieren, spielt auch die spreizende Wirkung des Extensor dig. communis auf die Grundphalangen eine Rolle. Da in den Interossei volares und in den ulnaren Lumbricales die wichtigsten adduktorischen Muskeln der Finger ausfallen, nehmen die Finger in der Ruhe nicht selten auch einen abnormen Grad von Spreizstellung an (Abb. 249—253, S. 275 und 276). Diese betrifft vorzugsweise den 5. und 4. Finger, während der Index in seinem Extensor proprius einen Extensor adductorius besitzt, welcher dem Extensor communis, welcher spreizend wirkt, in der Regel das Gleichgewicht hält. Besonderes Interesse kommt mit Bezug auf die Seitenneigung denjenigen Fällen von Ulnarislähmung zu, in welchen von allen Interossei nur der Interosseus volaris digiti quinti, der Adductor des Kleinfingers, gelähmt ist, sei es, daß im Falle der Totaltrennung des N. ulnaris alle andern Interossei vom Medianus versorgt werden, sei es, daß sich nach anfänglicher Lähmung aller Interossei die Funktion der letzteren bis auf die des Interosseus volaris quinti wiederhergestellt hat. Die Restitution dieses letzteren Muskels erfolgt bei der Ulnarislähmung sehr oft an letzter Stelle. In diesen Fällen weist der Kleinfinger eine abnorme Spreizstellung auf (Abb. 255 und 256). Dabei zeigt die Grundphalange keine abnorme Streckstellung und die Mittel- und Endphalange keine abnorme Beugestellung; die Krallenstellung des Fingers fehlt. Die Kraft der Muskeln des Kleinfingerballens reicht aus, um der entgegengerichteten streckenden Wirkung des Extensor dig. com. und Extensor dig. quinti propr. auf die Grundphalange und der beugenden Wirkung des Flexor sublimis et profundus auf die Mittel- und Endphalange des Kleinfingers ein vollkommenes Pari zu bieten; aber mit dem Interosseus volaris tertius ist der einzige auf den Kleinfinger im Sinne der Adduktion wirkende Muskel ausgefallen und darum rückt der Finger unter der spreizenden Wirkung der Muskeln des Kleinfingerballens, des Extensor dig. com. und Extensor dig. V propr. in Abduktion. Dieses Abstehen des Kleinfingers ist nicht selten eines der feinsten Kriterien einer Ulnarisschädigung, insofern als bei dieser die Interossei volares früher und nachhaltiger leiden als die Interossei dorsales, und unter den volaren Interossei ist der des Kleinfingers der allerempfindlichste.

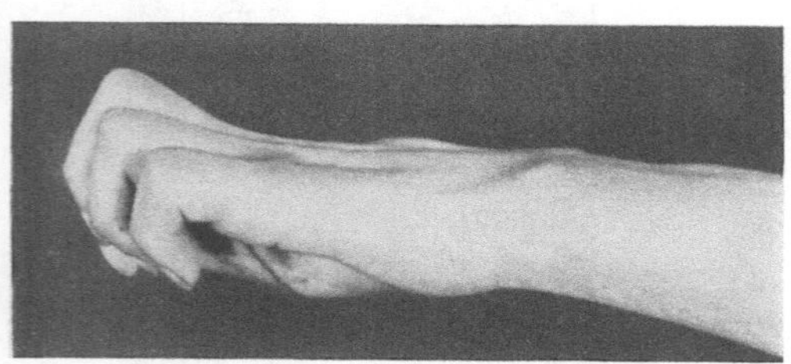

Abb. 257. Lähmung der Interossei und Lumbricales. Grundphalangen werden beim Faustschluß nicht gebeugt. Wegen des Fehlens der Handstreckung setzt sich die Beugewirkung des Flexor sublimis et profundus auf die Grundphalangen nicht durch.

Der Ausfall der Interossei, der Lumbricales und der Muskeln des Kleinfingerballens ist, da dieselben kräftige Beuger der Grundphalangen sind, nicht ohne Einfluß auf die *willkürliche Beugung* der Finger beim Faustschluß. Allerdings können in der Mehrzahl der Fälle von totaler Lähmung der Interossei und Lumbricales die Finger beim Faustschluß noch vollkommen in die Hohlhand eingeschlagen werden, weil, wie früher auseinandergesetzt wurde, Flexor sublimis et profundus auch auf die Grundphalangen beugend wirken (vgl. Abb. 208, 209, S. 246, Abb. 220, 221, S. 252), besonders wenn die Hand ausgiebig gestreckt wird. Das muß im Gegensatz zu der Darstellung Duchennes betont werden. Wenn die Handstreckung ungenügend ist, setzt sich allerdings die beugende Wirkung der langen Fingerflexoren auf die Grundphalangen nicht immer genügend durch und die Fingerkuppen erreichen beim Faustschluß die Hohlhand nur unvollkommen oder überhaupt nicht (Abb. 257). Ferner bleibt die Beugung der Grundphalange aus, wenn, was bei länger bestehender Lähmung der Interossei und Lumbricales nicht selten der Fall ist, der Extensor dig. com. einer Schrumpfungskontraktur anheimfällt (Abb. 258, 259). Sie kann dann selbst bei maximaler Handstreckung sogar ganz fehlen. Wenn außer den Interossei und Lumbricales auch noch der Flexor profundus gelähmt ist, so werden beim Faustschluß manchmal überhaupt nur die Mittelphalangen gebeugt, sofern die Hand nicht extrem gestreckt wird (Abb. 211 und 212, S. 247). Aber selbst in den Fällen, in welchen trotz der Lähmung der Interossei und Lumbricales durch die alleinige Wirkung des Flexor sublimis et profundus eine vollkommene Flexion der Grundphalange zustande kommt, ist diese letztere in jedem Falle weniger kräftig, die Grundphalangen können leichter durch einen künstlich gesetzten Widerstand an der Mitbeugung verhindert werden als unter normalen Verhältnissen.

v. Recklinghausen ist der Meinung, daß die Interossei und Lumbricales beim Faustschluß gar nicht oder jedenfalls nicht nennenswert mitwirkten. Ihre Beteiligung wäre, so argumentiert er, unzweckmäßig, weil ihre Mitwirkung zwar die Beugekraft am Grundgelenk etwas vermehren, dafür aber durch ihre Streckwirkung auf die Mittel- und

Endphalange die Beugung dieser beiden letzteren viel mehr beeinträchtigen würde, als der Nutzen mit Bezug auf das Grundgelenk ausmache. Aber abgesehen davon, daß Flexor subl. und profundus an Kraft die schwachen Interossei bei weitem überwiegen und die streckende Wirkung der letzteren auf die Mittel- und Endphalange spielend überwinden können, sagt v. RECKLINGHAUSEN selbst an anderer Stelle ausdrücklich, daß bei der Lähmung der Interossei und Lumbricales die Finger zwar vollkommen zur Faust geschlossen werden könnten, daß dies aber mit erheblich verminderter Kraft geschehe.

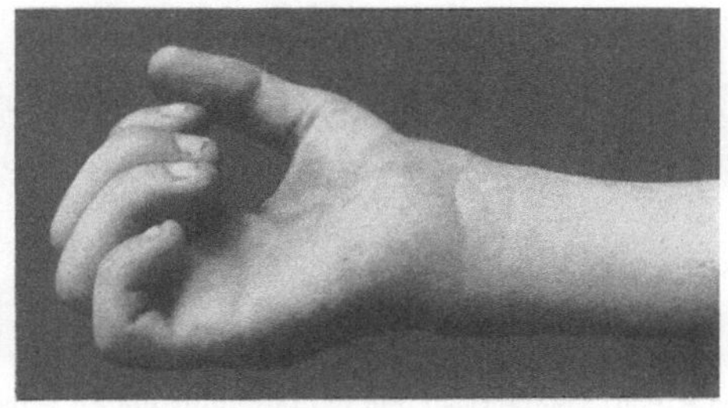

Abb. 258. Lähmung der Interossei und Lumbricales. Fehlen der Beugung der Grundphalangen der Finger beim Faustschluß trotz Handstreckung infolge Schrumpfungskontraktur des Extensor dig. communis.

Der *Ausfall* der *Streckwirkung* der Interossei und Lumbricales auf die Mittel- und Endphalange gibt sich im Falle der Lähmung dieser Muskeln, vor allem bei der willkürlichen Streckung der Finger, bei der Faustöffnung, zu erkennen. Es wäre allerdings verfehlt zu glauben, daß bei der Lähmung der Interossei und Lumbricales die Mittel- und Endphalange überhaupt nicht mehr gestreckt werden könnten. Wie früher ausgeführt, üben der Extensor dig. com. und die Extensores proprii eine Streckwirkung nicht nur auf die Grundphalangen, sondern auch auf die Mittelphalange aus, und dementsprechend erfolgt auch im Falle der Lähmung der Interossei und Lumbricales bei der Faustöffnung fast stets eine mehr oder weniger ausgiebige Streckung auch der Mittel- und Endphalangen. Nur ist dieselbe nicht vollkommen, weil dazu die Streckwirkung des Extensor dig. com. auf die Mittel- und Endphalange unter gewöhnlichen Verhältnissen eben nicht ausreicht. Es muß besonders hervorgehoben werden, daß bei der Lähmung der Interossei und Lumbricales während der Faustöffnung die Hand in der gleichen Weise flektiert wird (Abb. 260 und 261), wie bei der Lähmung oder Parese des Extensor dig. com. und der Extensores proprii (vgl. S. 266). Diese konkomitierende Handflexion dient im Falle der Lähmung der Interossei und Lumbricales dem Zwecke, die Kraft des Extensor dig. com. und damit auch seine Streckwirkung auf die Mittel- und Endphalangen zu erhöhen. Daß bei der Lähmung der Interossei und Lumbricales die Streckung der Mittel- und Endphalange bei der Faustöffnung keine vollständige ist, liegt an dem Dehnungswiderstande der langen Fingerflexoren, des Flexor sublimis et profundus. Ist der Flexor profundus auch gelähmt, fällt also dessen Dehungswiderstand fort, so reicht die Streckwirkung des Extensor dig. com. auf die Endphalange in der Regel vollkommen aus, um letztere vollständig zu strecken (Abb. 261), ja zu überstrecken und sind Flexor sublimis und Flexor profundus beide gleichzeitig mit den Interossei und Lumbricales gelähmt, so ist auch die Streckung der Mittel- und Endphalange eine vollkommene (Abb. 228, S. 260).

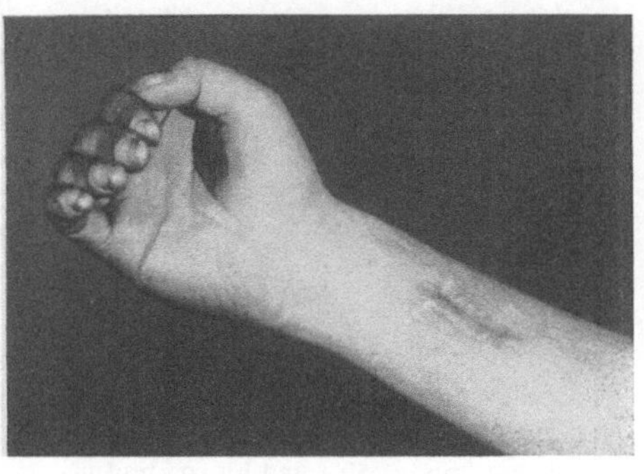

Abb. 259. Lähmung der Interossei und Lumbricales. Fehlende Beugung der Grundphalangen beim Faustschluß infolge Schrumpfungskontraktur des Extensor dig. communis.

Besonders lehrreich sind in dieser Beziehung Fälle von gleichzeitiger totaler Lähmung des Medianus und Ulnaris. So lange alle von diesen beiden Nerven versorgten Muskeln, insbesondere Flexor sublimis et profundus, Interossei und Lumbricales gelähmt sind, ist die Streckung der Mittel- und Endphalange bei der Faustöffnung eine vollkommene. Wenn es aber später, sei es infolge der Regeneration nach der Naht der beiden Nerven, sei es infolge von spontan erfolgender Regeneration, zu einer Reneurotisation des Flexor sublimis kommt, während der Flexor profundus und die Interossei und Lumbricales vorläufig noch gelähmt bleiben, so gelingt jetzt die Fingerstreckung schlechter als vorher, die Mittelphalange wird nicht mehr vollkommen extendiert. Wenn dann die Regeneration fortschreitet und auch der Flexor profundus reneurotisiert wird, so daß nur noch die Interossei und Lumbricales gelähmt bleiben, so bleibt bei der Fingerstreckung jetzt auch die Endphalange zurück.

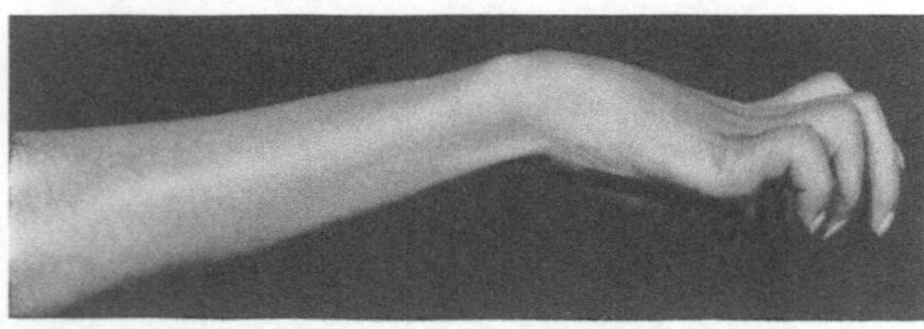

Abb. 260. Fingerstreckung bei Lähmung der Interossei und Lumbricales. Unvollkommene Streckung der Mittel- und Endphalange infolge Widerstandes des Flexor sublimis et profundus. Flexion der Hand.

Der Akt der Faustöffnung wird durch die Lähmung der Interossei und Lumbricales im allgemeinen viel weniger beeinträchtigt als durch den Ausfall des Extensor dig. com. und der Extensores proprii. Ein gewisser Grad von Beugestellung der Mittel- und Endphalange bedeutet bei ausgiebiger Streckung der Grundphalange für die Öffnung der Finger-Daumenzange keinen allzu großen Nachteil. Eine empfindliche Störung erwächst der Faustöffnung aus der Lähmung der Interossei und Lumbricales nur dann, wenn eine erhebliche Schrumpfungskontraktur der langen Fingerflexoren vorliegt. In diesem Falle werden die Mittel- und Endphalangen bei der Streckung der Grundphalange so stark flektiert, daß eine genügende Öffnung der Fingerbranche der Greifzange nicht zustande kommt.

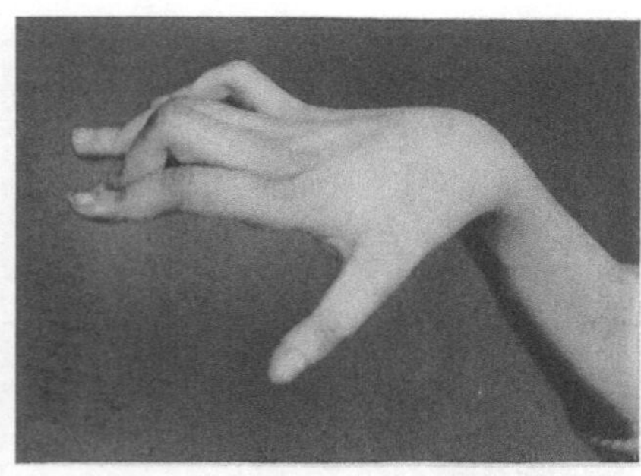

Abb. 261. Faustöffnung bei Lähmung der Interossei und Lumbricales und Flexor profundus. Nur die Mittelphalangen werden mangelhaft gestreckt infolge des Widerstandes des Flexor sublimis. Starke Beugung der Hand bei der Fingerstreckung.

Es braucht wohl kaum besonders hervorgehoben zu werden, daß bei der Lähmung der Interossei und Lumbricales die Kraft, mit welcher die Mittel- und Endphalange gestreckt werden, in jedem Falle erheblich reduziert ist. Man kann diese Krafteinbuße sehr anschaulich dadurch demonstrieren, daß man den Kranken auffordert, die Handlung auszuführen, die man als „Nasenstüber" bezeichnet. Bei dieser müssen die in Flexion gehaltenen Mittel- und Endphalange des Zeigefingers den Widerstand der gebeugten Endphalange des Daumens überwinden, was nur durch kräftige Innervation der Strecker der Mittel- und Endphalange gelingt. Hierzu sind die Interossei und Lumbricales unentbehrlich. Der Nasenstüber kann selbst bei geringer Schwäche derselben nicht ausgeführt werden (signe de la chiquenaude — ORZECHOWSKY).

Wenn die Interossei gelähmt, die Lumbricales aber erhalten sind, wie es bei der Unterbrechung des N. ulnaris für den Zeige- und Mittelfinger, manchmal auch für den Ringfinger der Fall ist, so fehlt, wie das bereits früher beschrieben wurde, am Zeige- und Mittelfinger die Krallenstellung in der Ruhe ganz oder fast ganz; aber auch bei willkürlicher Streckung der Finger werden die Mittel- und Endphalangen des Index und Medius oft auffallend gut extendiert, so daß auch hierbei keine Krallenstellung eintritt. Die Verhältnisse variieren allerdings von Fall zu Fall. Die Lumbricales reichen für die Streckung der Mittel- und Endphalange das eine Mal allein aus, das andere Mal nicht.

Die Interossei und Lumbricales sowie die Muskeln des Kleinfingerballens sind bei der *Spreizung* und *Annäherung* der Finger wesentlich beteiligt. Bei ihrer Lähmung können die Finger zwar noch durch den Extensor dig. communis und den Extensor dig. quinti proprius gespreizt werden; aber das geschieht unter maximaler Streckung der Grundphalangen und ferner erreicht die Spreizung nicht ihr größtmögliches Ausmaß. Auf die Grenzen, die dem Extensor dig. com. und Extensor dig. quinti proprius hinsichtlich seiner Spreizwirkung auf die Finger gesteckt sind, ist ja bereits früher hingewiesen worden. Man kann die Einschränkung, welcher die Finger bei der Lähmung der Interossei und Lumbricales in bezug auf die Spreizung unterliegen, besonders deutlich dadurch demonstrieren, daß man die Volarseiten der beiden Hände und ihrer Finger in Kontakt bringen läßt und den Kranken auffordert, die Finger ad maximum zu spreizen, dann sieht man, wie die Finger der gesunden Hand an denen der kranken Hand vorbeigleiten, der Zeigefinger radialwärts, der 4. und 5. Finger ulnarwärts und man kann an der Stellung der Finger direkt ablesen, um wie viel die Spreizung der Finger infolge der Lähmung der Interossei und Lumbricales eingeschränkt ist (Abb. 262).

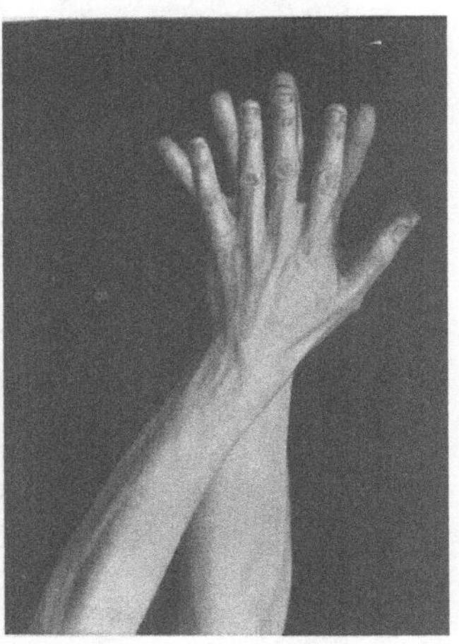

Abb. 262. Interosseuslähmung links. Finger werden links mangelhaft gespreizt. (Nach ORZECHOWSKI.)

Für die *Annäherung* der Finger stehen im Falle der Lähmung der Interossei und Lumbricales noch die langen Fingerflexoren, Flexor sublimis et profundus (vgl. S. 245 und 250) und, soweit der Zeigefinger in Betracht kommt, der Extensor indicis proprius zur Verfügung. Läßt man in einem Falle von Lähmung der Interossei und Lumbricales die Hand und die Finger mit der Volarseite auf eine flache Unterlage auflegen und die Finger abwechselnd spreizen und einander annähern, so bemerkt man, daß bei der Spreizung die Grundphalangen energisch gestreckt werden (Wirkung des Extensor dig. com.), daß aber bei der Annäherung die Finger flektiert werden (Wirkung des Flexor sublimis et profundus). Ohne eine solche Flexion der Finger kommt es überhaupt zu keiner Annäherung derselben. Nur der Zeigefinger ist dank dem Extensor indicis proprius noch zu einer Annäherung an den Mittelfinger befähigt, ohne daß es zu einer Flexion kommt; vielmehr erfolgt diese Adduktion des Zeigefingers unter Streckung seiner Grundphalange.

Wenn nur die Interossei gelähmt, die Lumbricales aber erhalten sind, was bei der Unterbrechung des N. ulnaris für den Zeigefinger und Mittelfinger, manchmal auch für den Ringfinger der Fall ist, so kann man manchmal feststellen, daß die betreffenden Finger noch mehr oder weniger ausgiebig nach der Radialseite geneigt werden können. Für den Index und Medius bedeutet das eine Abspreizung von der Handmitte, für den Annularis die Annäherung an dieselbe. Die Abspreizung des Zeige- und Mittelfingers kann dabei über das Maß hinausgehen, welches der Extensor dig. communis allein zu leisten vermag. Ich betone das, weil man, wie bereits erwähnt, den Lumbricales so gut wie jede seitenneigende Wirkung abgestritten hat und auch F. KRAMER sich bei Lähmung der Interossei niemals von einer solchen überzeugen konnte.

Die Interossei volares und die ulnaren Lumbricales, welche der Annäherung der anderen Finger an den Mittelfinger dienen, sind bei Schädigung des N. ulnaris besonders bedroht. Sie büßen ihre Funktion sehr oft früher und leichter ein als die die Finger spreizenden Interossei dorsales und die Muskeln des Kleinfingerballens und sie stellen sich auch bei der Regeneration nicht selten später wieder her als die dorsalen Interossei. Der Verlust der Fähigkeit, die gespreizten

Finger einander zu nähern, stellt eines der empfindlichsten Zeichen einer Schädigung des N. ulnaris dar. In diesen Fällen isolierter Lähmung der Interossei volares und der ulnaren Lumbricales fehlt, dank der Integrität der Interossei dorsales und der Muskeln des Kleinfingerballens die für den totalen Ausfall aller Interossei und Lumbricales charakteristische Krallenstellung der Finger ganz und auch die willkürliche Spreizung der Finger steht nach Umfang und Kraft nicht hinter den normalen Verhältnissen zurück, ebenso können in diesen Fällen auch die Mittel- und Endphalangen vollkommen und mit beträchtlicher

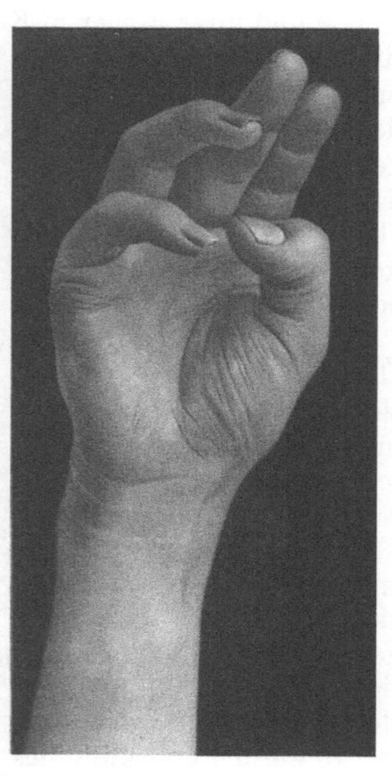

a

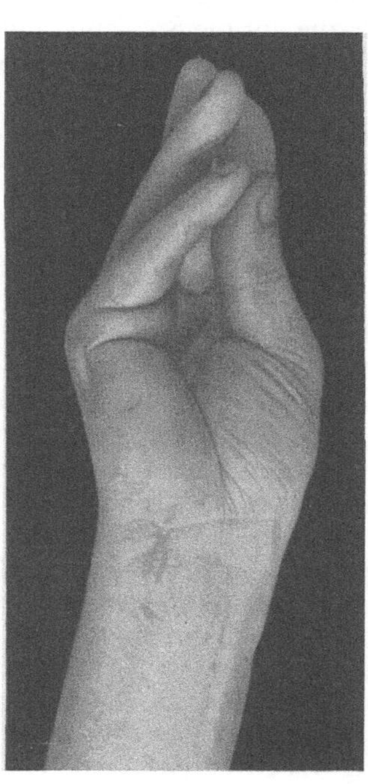

b

Abb. 263a und b. Lähmung der Interossei und Lumbricales bei Totaltrennung des N. ulnaris. a Daumen-Kleinfingerspitzenschluß wird durch Flexor dig. sublimis et profundus vollzogen (vgl. Abb. 249, S. 275). b Völlige Wiederherstellung der Interossei nach der Naht des Ulnaris.

Kraft gestreckt, die Grundphalangen mit großer Kraft gebeugt werden. Daß unter den Interossei volares der des 5. Fingers wiederum eine Sonderstellung einnimmt, so daß er und der zugehörige Lumbricalis als einzige von allen dem Ulnaris unterstellten Muskeln gelähmt sind, ist bereits erwähnt worden. In solchen Fällen steht der Kleinfinger in der Ruhe mehr oder weniger weit vom Ringfinger ab und kann nicht an die Mittelachse der Hand herangebracht werden (Abb. 255 und 256, S. 277).

Den Interossei und Lumbricales kommt wegen ihrer beugenden Wirkung auf die Grundphalange und ihrer Streckwirkung auf die Mittel- und Endphalange, ferner aber auch wegen ihrer neigenden und rollenden Wirkung auf die Grundphalange eine große Bedeutung für den *Daumen-Fingerspitzenschluß,* das Schließen der Daumen-Fingerspitzenzange zu. Wenn wir die Volarseite der Endphalange des opponierten Daumens der Reihe nach mit der Volarseite der Endphalange des Zeige-, Mittel-, Ring- und Kleinfingers in Kontakt bringen, so müssen dabei, soweit die Finger in Betracht kommen, in erster Linie die Grundphalangen gebeugt werden. Der jeweils erforderliche Grad dieser Beugung der Grundphalange hängt von der Stellung der Mittel- und Endphalange ab.

Wenn die Mittelphalange gleichzeitig mit der Grundphalange gebeugt wird, so genügt eine relativ geringfügige Beugung der Grundphalange; eine etwas umfänglichere Beugung der letzteren ist erforderlich, wenn sich außer ihr die Mittelphalange und Endphalange beugen, eine fast maximale Flexion des Grundgliedes wird aber erforderlich, wenn der Daumen-Fingerspitzenschluß unter Streckung der Mittel- und Endphalange ausgeführt wird.

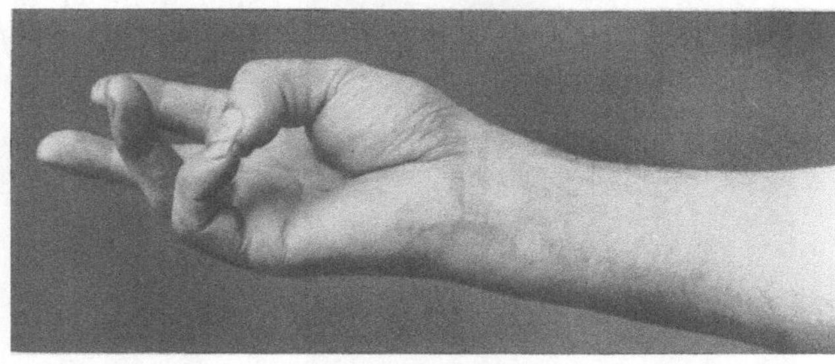

Abb. 264. Daumen-Kleinfingerspitzenschluß bei Ulnarislähmung durch Flexor sublimis et profundus.

Es ist ohne weiteres klar, daß diese besondere Form des Daumen-Fingerspitzenschlusses — Beugung der Grundphalange und Streckung der Mittel- und Endphalange — bei Lähmung der Interossei und Lumbricales nicht möglich ist. Wohl aber gelingt der Finger-Daumenspitzenschluß noch, wenn Grund- und Mittelphalange (Abb. 263, 264, 265) oder alle 3 Phalangen gleichzeitig durch den jeweiligen Flexor sublimis oder Flexor profundus gebeugt werden. Es muß aber hervorgehoben werden, daß bei dieser Art des Daumen-Fingerspitzenschlusses die Endphalange des Daumens die Endphalange des Kleinfingers, manchmal auch die des 4. Fingers nicht ganz erreicht, weil die zur Erzielung des Kontaktes erforderliche Neigung des Kleinfingers bzw. Ringfingers nach der Radialseite, welche der Interosseus volaris und der Lumbricalis des Kleinfingers bzw. Ringfingers in jedem Falle zu leisten haben, ausfällt. Um den Kontakt herzustellen wird daher das Endglied des Daumens maximal flektiert, aber auch dadurch gelangen die Endglieder von Daumen und Kleinfinger nicht immer ganz in Berührung.

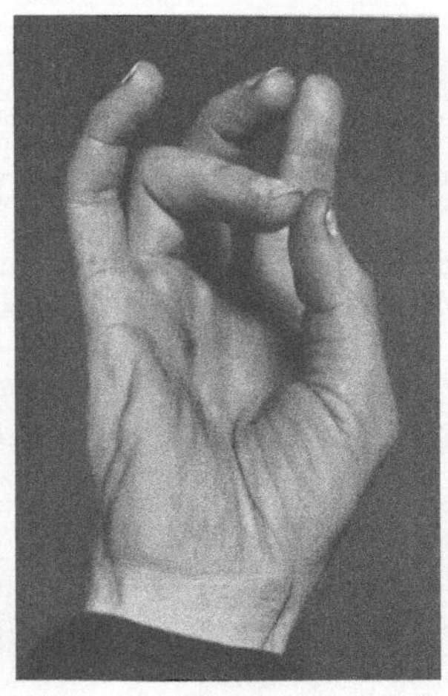

Abb. 265. Daumen-Ringfingerspitzenschluß bei Ulnarislähmung durch Flexor sublimis.

Wir werden später sehen, daß der Daumen-Fingerspitzenschluß auch bei der Lähmung der Daumenballenmuskulatur nur unter Flexion der Finger- und Daumenphalangen gelingt. Wenn wir also in einem bestimmten Falle sehen, daß der Daumen-Fingerspitzenschluß nur unter starker Beugung der Finger- und Daumenphalangen zustande gebracht werden kann, so ist es auf den ersten Blick nicht leicht zu entscheiden, ob dahinter eine Lähmung der Interossei und Lumbricales oder eine solche der Daumenballenmuskeln steckt. Die Entscheidung ist leicht zu erbringen dadurch, daß man passiv abwechselnd den Daumen und den anderen Finger in diejenige Stellung bringt, welche dieselbe normaliter einnehmen, wenn der Daumen-Fingerspitzenschluß mit gestreckter Mittel- und Endphalange vorgenommen wird, und nun jeweils den Finger an den Daumen oder vice versa den Daumen an den anderen Finger heranführen läßt. Abb. 266 zeigt, wie im Falle der Lähmung der Interossei und Lumbricales der Daumen mit der Spitze des ihm entgegengehaltenen Zeigefingers sehr gut in Kontakt gebracht werden kann, wodurch die Integrität der Daumenballenmuskulatur erwiesen ist, während umgekehrt die Zeigefingerspitze den passiv entgegengeführten Daumen nur unter Flexion der Mittel- und Endphalange erreicht.

Für die Ausführung des Daumen-Fingerspitzenschlusses unter Beugung der Grundphalange und Streckung der Mittel- und Endphalange reicht bei Lähmung der Interossei die Integrität der Lumbricales in der Regel nicht aus.

Bei Unterbrechung des Ulnaris, bei welcher der Index und Medius noch über ihren Lumbricalis verfügen, ist der Finger-Daumenspitzenschluß manchmal nur unter Beugung der Grund- und Mittelphalange oder aller 3 Phalangen möglich, und wenn er tatsächlich unter Beugung der Grundphalange und Streckung der

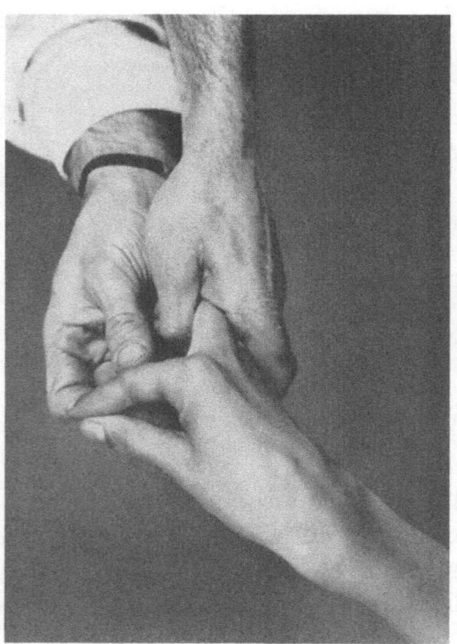

Abb. 266.

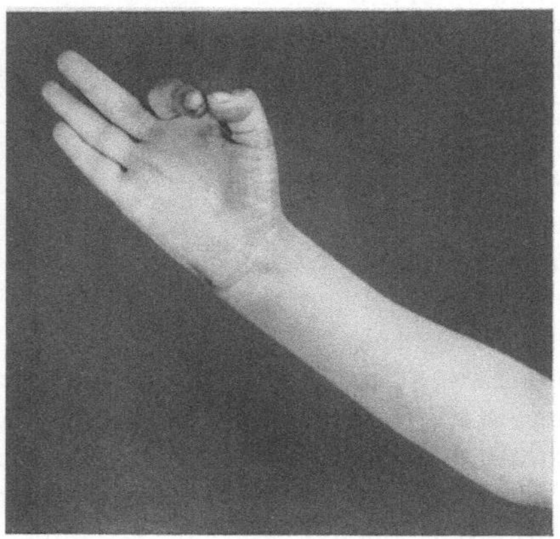

Abb. 267.

Abb. 266. Daumen-Zeigefingerspitzenschluß bei Lähmung der Interossei und Lumbricales in vorwärtsgeführter Stellung des Fingers. Der Zeigefinger ist passiv in die erforderliche Endstellung geführt.

Abb. 267. Ulnarislähmung. Integrität des Lumbricalis indicis. Daumen-Zeigefingerspitzenschluß kann unter Beugung der Grundphalange und Streckung der Mittel- und Endphalange gut vollzogen werden, aber beim Anpressen der Fingerpulpen gegeneinander setzt sich sofort der Flexor sublimis durch.

Mittel- und Endphalange zunächst gelingt, so tritt allemal sofort die Beugung der Mittel- und Endphalange auf, wenn die Kranken die Fingerbeeren aneinander pressen, weil dazu die langen Fingerflexoren mitbenötigt werden und die Lumbricales nicht ausreichen, um den letzteren gegenüber die Mittel- und Endphalange in Streckung zu erhalten (Abbildung 267). Dasselbe kann man bei jeder leichten Parese der Interossei feststellen. Die Bedeutung der Interossei und Lumbricales für das Pressen der Fingerflächen gegeneinander läßt sich auch in der Weise prüfen, daß man, wie es in Abb. 268 veranschaulicht ist, beide Hände mit ausgestreckten Fingern flach aneinanderlegen und die Fingerbeeren gegeneinander pressen läßt. In dem Momente, wo der Kranke die Finger gegeneinander zu drücken beginnt, beugt sich auf der Seite der Interosseusparese die Mittelphalange oder die Mittel- und Endphalange, während die Grundphalange überstreckt wird.

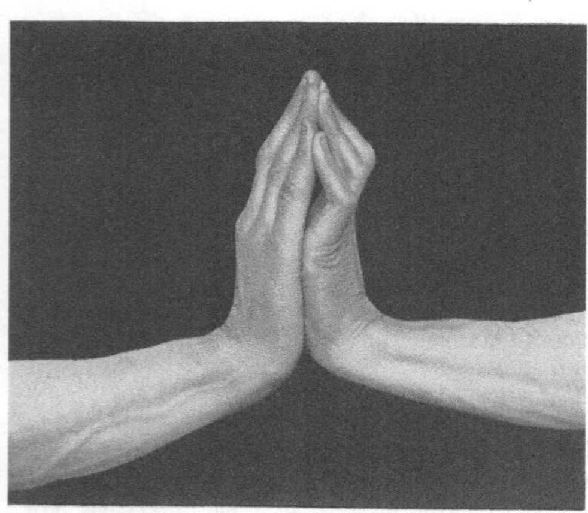

Abb. 268. Interosseuslähmung. Beim Anpressen der Volarseiten der Finger gegeneinander setzt sich der Flexor sublimis durch.

Die kombinierte Beugung der Grundphalange und Streckung der Mittel- und Endphalange spielt ferner eine besondere Rolle bei derjenigen Fingerbewegung, welche man als Vorführung bezeichnet und welche bei zahlreichen feinen Fingerverrichtungen, beim Schreiben, Zeichnen, Malen, Knöpfen usw. eine wichtige Komponente des Fingerspiels darstellt. Davon war bereits früher S. 243 die Rede. DUCHENNE hat wohl als erster darauf aufmerksam gemacht, daß diese Fingerphalangenvorführung der Ausführung des Aufstriches beim Schreiben, Malen und Zeichnen zugrunde liegt, während der Grundstrich, wie bereits früher erwähnt wurde, auf der umgekehrten Bewegungssynergie, Streckung der Grundphalange und Beugung der Mittel- und Endphalange basiert. Bei Lähmung der Interossei und Lumbricales ist die Führung des Aufstriches nur noch durch eine an die Stelle der Fingerbewegung tretende Ersatzbewegung der Hand bzw. des ganzen Armes möglich.

Die Wiederherstellung der Funktion der Interossei erfolgt zwar nach der Naht des N. ulnaris stets relativ spät; in nicht wenigen Fällen von Ulnarisnaht ist ihre Reneurotisation

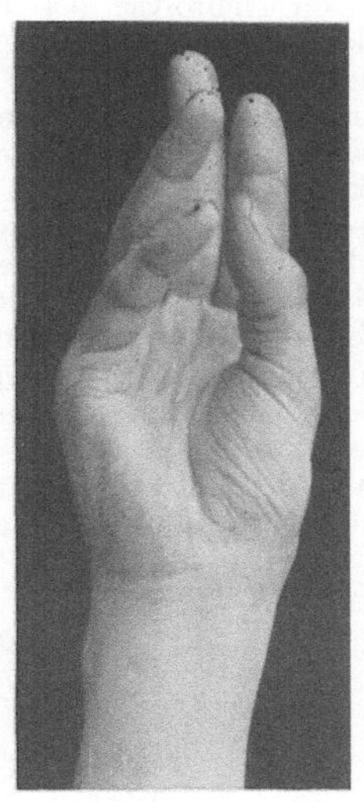

Abb. 269. Naht des Medianus und Ulnaris am Oberarm. Die Abbildung zeigt die gute Wiederherstellung der Muskeln des Daumenballens und der Interossei (normale Oppositionsbewegung des Daumens und Kleinfingers). Zu beachten ist die Neigung des im Grundgelenk gebeugten Kleinfingers nach der Radialseite bei Streckung der Mittel- und Endphalange.

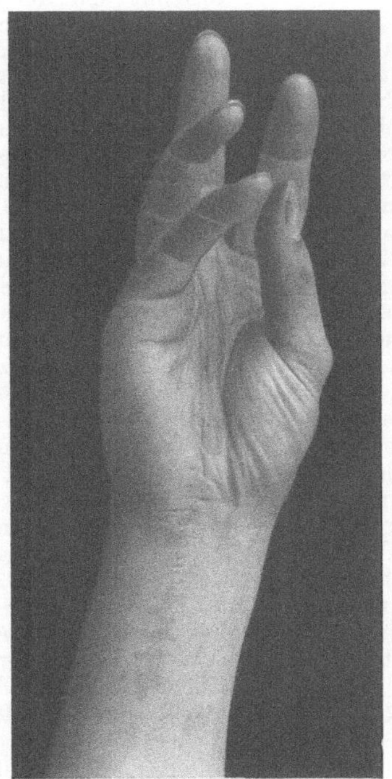

Abb. 270.

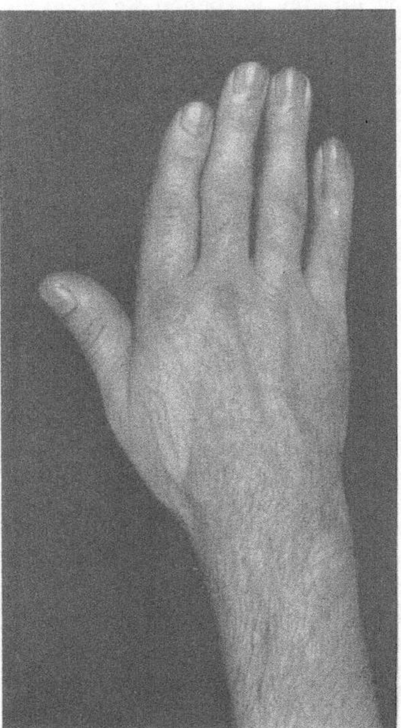

Abb. 271.

Abb. 270. Ulnarisnaht. Das Bild zeigt die gute Wiederherstellung des Daumen-Kleinfingerspitzenschlusses unter Beugung der Grundphalange und Streckung der Mittel- und Endphalange. Zu beachten ist die Neigung des Kleinfingers nach der Daumenseite.

Abb. 271. Naht des Ulnaris dicht oberhalb des Handgelenkes. Normale Fingerstellung nach der Naht (vgl. Abb. 249, S. 275, sowie Abb. 263, S. 282).

eine unvollkommene und oft bleibt sie überhaupt ganz aus. In den von mir vorgenommenen 70 Ulnarisnähten wurde nur in 50% der Fälle eine Wiederherstellung der Funktion der Interossei erzielt; besser sind die Erfolgschancen bei der Neurolyse; in 16 von 24 Fällen von Neurolyse des Ulnaris trat eine volle Heilung ein. Bei Plexusnähten habe ich niemals eine brauchbare Reneurotisation der Interossei und Lumbricales eintreten sehen. Die Abb. 269 und 270, sowie Abb. 263b, S. 282 zeigen die gute Restitution der Funktion der Interossei in Fällen von Ulnarisnaht; der Kleinfinger kann wieder vollkommen mit dem Daumen in Kontakt gebracht werden, und zwar unter Flexion der Grundphalange und Streckung der Mittel- und Endphalange, wobei der Kleinfinger ausreichend nach der Radialseite geneigt wird; das bedeutet, daß auch der Interosseus volaris des 5. Fingers, welcher sich nach der Ulnarisnaht in der Regel am schwersten wiederherstellt, seine volle Leistungsfähigkeit wieder erlangt hat. Die Abb. 271 zeigt, daß die vorher stark ausgesprochene Krallenstellung der Finger vollkommen verschwunden ist (vgl. Abb. 249, S. 275).

Eine Heteroreneurotisation der Interossei und der Muskeln des Kleinfingerballens habe ich bei Ulnarislähmung niemals eintreten sehen. Als Neurotisator habe ich dabei in den wenigen Fällen, in denen ich sie versucht habe, den N. medianus benutzt. Mir ist auch aus der Literatur kein Fall bekannt, in welchem eine erfolgreiche Heteroreneurotisation der Interossei durch Nervenauswechslung erzielt worden wäre.

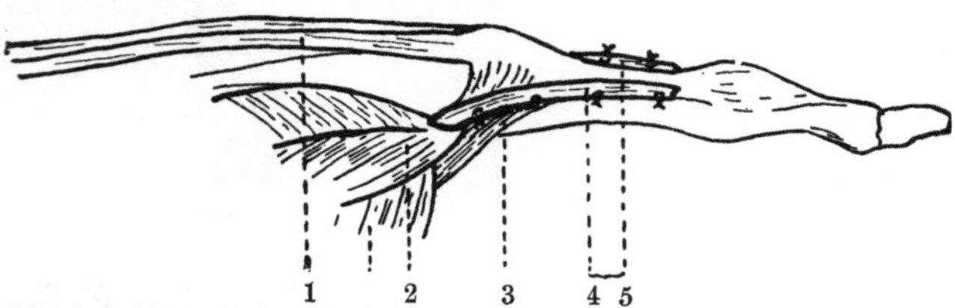

Abb. 272. Ersatz der Interossei durch den Flexor sublimis. 1 Sehne des Extensor digitor. communis; 2 M. interosseus; 3 Strecksehnenblatt des Interosseus; 4 und 5 die beiden überpflanzten Sehnenhälften des Flexor sublimis. (Nach Nussbaum.)

Für den Ersatz der gelähmten Interossei durch Sehnenüberpflanzung erscheint die Methode von Nussbaum am rationellsten. Nussbaum hat an der Leiche den Flexor sublimis als Kraftspender verwendet, indem er die Sehnen desselben von der Mittelphalange des Zeige-, Mittel-, Ring- und Kleinfingers abtrennt und die beiden Zipfel jeder Sehne, den einen auf der ulnaren, den anderen auf der radialen Seite nach der Dorsalseite herumführt und dort an die seitlichen Faszikel der Strecksehne des Extensor dig. com. bzw. an der Aponeurose der Interossei annäht (Abb. 272). Die Nussbaumsche Methode ist, nachdem sie bereits von Lehmann in einem leider nicht komplikationslos verlaufenden Falle versucht worden war, von Silfverskiöld mit gutem Erfolg ausgeführt worden. Silfverskiöld gibt an, daß in der Ruhe jegliche Krallenstellung fehlte, daß bei der Streckung der Finger auch Mittel- und Endphalange vollkommen extendiert wurden und daß der Patient imstande war, gleichzeitig die Grundphalange zu beugen und die Mittel- und Endphalange zu strecken. Während die Nussbaumsche Methode in gleicher Weise auf die Wiederherstellung der Beugung der Grundphalange und der Streckung der Mittel- und Endphalange Rücksicht nimmt, bezweckt ein von Müller angegebenes Verfahren nur die Wiederherstellung der Streckung der Mittel- und Endphalange. Müller trennt die sehnige Aponeurose der Interossei da, wo sie aus dem Muskelfleisch hervorgeht, von letzterem ab und schlägt die beiderseitigen Aponeurosenhälften nach der Dorsalseite herum und näht sie im Bereiche der Grundphalange an der Sehne des Extensor digitor communis fest. Wittek durchtrennt die Zeigefinger- und Kleinfingersehne des Extensor dig. communis in der Höhe der Grundphalange, spaltet dieselbe der Länge nach in zwei Teile und führt jede Hälfte an die Volarseite der Basis der Grundphalange, woselbst er sie an der Stelle des Überganges des Interosseusmuskels in die schräge Endaponeurose desselben einnäht. Die Sehne des Extensor communis des Mittel- und Ringfingers wird jede der Länge nach in drei Teile gespalten, die beiden seitlichen Teile werden in derselben Weise wie am Zeigefinger und Kleinfinger nach der Volarseite transplantiert; der mittlere Teil, welcher distal mit der Streckaponeurose in Verbindung bleibt, wird proximal quer durchtrennt und mit der Sehne des Extensor indicis proprius und Extensor digiti quinti proprius vernäht. Auf diese Weise wird der gesamte Musculus extensor communis mit der Funktion der Interossei betraut, die beiden Extensores proprii besorgen die Streckung der Grundphalangen sämtlicher Finger.

Fast ebenso wichtig wie der eigentliche Ersatz der Interossei selbst, durch Sehnenüberpflanzung, ist in vielen Fällen von Interosseuslähmung die Beseitigung einer vorhandenen Kontraktur des Flexor dig. sublimis et profundus. Dies geschieht, wenn die Kontraktur stark ausgesprochen ist, meines Erachtens am besten durch die von Vulpius angegebene Methode der partiellen Auslösung des Sehnenursprungs der Fingerflexoren aus den Muskelbäuchen und die Verlagerung desselben an einen distaleren Abschnitt des Bauches. Ferner kommen gegebenenfalls die von Henle angegebene Verkürzung von

Radius und Ulna durch Resektion eines Knochenstückes aus der Kontinuität der beiden Vorderarmknochen oder die von KLAPP angeratene Resektion einer Handwurzelreihe und die von STOFFEL empfohlene offene plastische Verlängerung der einzelnen Sehnen des Flexor sublimis und profundus in Betracht. Zur Beseitigung einer vorhandenen Schrumpfungskontraktur des Extensor dig. communis hat SPITZY die Durchtrennung der Sehnen desselben empfohlen, ein sicher sehr radikales Verfahren, das wohl besser durch die Auslösung der Sehnenursprünge aus den Muskelbäuchen nach VULPIUS oder gegebenenfalls durch die plastische Verlängerung der Kommunissehnen zu ersetzen wäre. Wenn das Hindernis in den geschrumpften Gelenkkapseln liegt, so empfiehlt sich besonders die Durchtrennung der Ligg. collateralia nach SCHEEDE mittels eines sehr feinen Tenotoms, das von der Dorsalseite her beiderseits seitlich von der Extensorsehne in den Gelenkspalt eingestochen wird. SPITZY hält besonders am Grundgelenk die Durchtrennung des dorsalen Teiles der Kapsel für wünschenswert.

In Fällen von Lähmung aller Fingermuskeln haben LORENZ und SPITZY die Arthrodese aller drei Gelenke an einzelnen Fingern, besonders am Zeigefinger und Mittelfinger ausgeführt, und zwar in der Endstellung, welche der Finger beim Daumen-Fingerspitzenschluß einnimmt. Die Daumen-Fingerzange besteht dann aus einem in Schlußstellung feststehenden Gliede, dem Finger, und einem beweglichen Gliede, dem Daumen, welches geöffnet und geschlossen werden kann. Bezüglich des Ersatzes der Interossei und Lumbricales durch Lähmungsprothesen verweise ich auf das bereits mehrfach zitierte Werk v. RECKLINGHAUSENS.

5. Flexor pollicis longus.

[C_8, Th_1; Fasciculus medialis, mediale Medianuswurzel, N. medianus (N. musculocutaneus).]

Der Flexor pollicis longus entspringt von der Volarfläche des Radius, unterhalb der Ansatzfläche des Supinator und oberhalb der des Pronator quadratus; sehr häufig geht ein akzessorischer Kopf aus der Tiefe des Flexor digitorum sublimis hervor. Die Endsehne tritt durch den Hohlhandtunnel hindurch, zieht in der Tiefe des Daumenballens zwischen den beiden Sesambeinen hindurch an der Volarseite der Phalangen entlang bis zur Nagelphalanx, woselbst sie inseriert. Die Sehne ist von einer Scheide umgeben, welche von der Nagelphalanx an bis über das Handgelenk proximalwärts emporreicht. Die Sehne ist durch sogenannte Vincula auch mit der Grundphalange des Daumens in Verbindung.

Der *Flexor pollicis longus* wird fast in seinem ganzen Verlauf von Brachioradialis und Flexor sublimis bedeckt. Im untersten Abschnitt des Vorderarmes wird sein Muskelfleisch zwischen der Sehne des Brachioradialis und Flexor carpi radialis oberflächlich, so daß hier der distale Teil des Muskels der percutanen faradischen Reizung zugängig ist. Besser gelingt die Reizung bei Lähmung des N. radialis, und zwar vom radialen Rande des Vorderarmes oder von der Dorsalseite aus.

Unter der Kontraktion des *Flexor* pollicis longus *beugt* sich die *Endphalange* des Daumens gegen die Grundphalange und die *Grundphalange* gegen das erste Metacarpale, außerdem wird das *erste Metacarpale* um die radio-ulnare Achse des Carpo-Metacarpalgelenkes *flektiert* und gleichzeitig um die dorso-volare Achse dieses Gelenkes nach der *Ulnarseite geneigt* und dabei etwas supinatorisch gekreiselt. Auf der Höhe der Wirkung des Muskels sind beide Phalangen maximal gebeugt und das erste Metacarpale ist entweder unmittelbar volar vor den zweiten Mittelhandknochen gerückt oder es liegt dessen radiovolarer Kante unmittelbar an. Doch soll nicht unerwähnt bleiben, daß der Grad der Flexion des ersten Metacarpale individuell schwankt.

DUCHENNE hat jede Wirkung des Flexor pollicis longus auf das erste Metacarpale in Abrede gestellt, die Beugewirkung auf die Grundphalange hält er für äußerst schwach. Er meint, daß der Muskel infolge der Kürze seiner Muskelbündel sich nicht genügend verkürzen könne, um eine Wirkung auf die beiden proximalen Gelenke auszuüben. R. FICK schreibt dem Flexor poll. longus eine Wirkung auf den ersten Mittelhandknochen im Sinne der Gegenstellung zu, wobei aber zu berücksichtigen ist, daß für FICK Gegenstellung des Daumens und Flexion im Carpometacarpalgelenk identisch sind. Er meint aber, daß der Muskel auf die Grundphalange, abgesehen von der Beugewirkung, auch pronierend wirke. Nur unter ganz bestimmten Voraussetzungen zutreffend ist die Angabe, welche STEINDLER über die Wirkung des Flexor pollicis macht; er sagt, daß der Muskel die Endphalange beuge und die Grundphalange strecke. Eine Streckung der Grundphalange bei gleichzeitiger Flexion des Nagelgliedes tritt unter der Wirkung des Flexor poll. longus aber nur durch Bewegungsführung ein, z. B. wenn beim Daumen-Fingerspitzenschluß die Endphalangen kräftig aneinandergedrückt werden und eine Lähmung des Flexor poll. brevis und Adductor pollicis besteht (vgl. S. 317, 319).

Von den Wirkungen des Flexor pollicis longus auf die einzelnen Abschnitte des Daumens können wir uns am besten überzeugen, wenn er allein erhalten ist, alle anderen auf den Daumen wirkenden Muskeln, insbesondere die Muskeln des Daumenballens, Adductor pollicis, Interosseus dorsalis primus und Abductor pollicis longus aber gelähmt sind. Die Abb. 273, 274, 275, 276 und 277 illustrieren die Wirkung des Muskels auf Endphalange, Mittelphalange und das

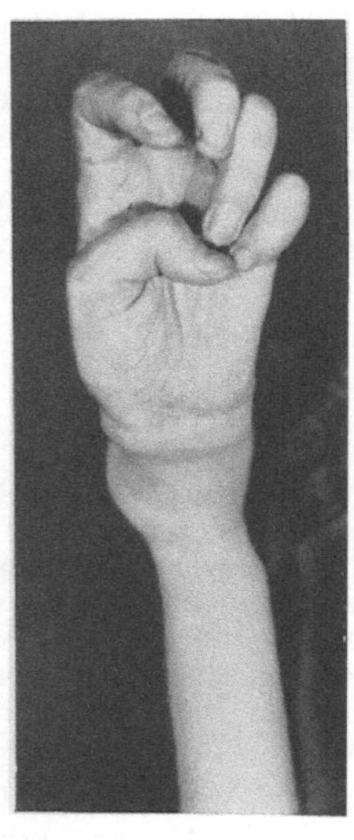

Abb. 273.

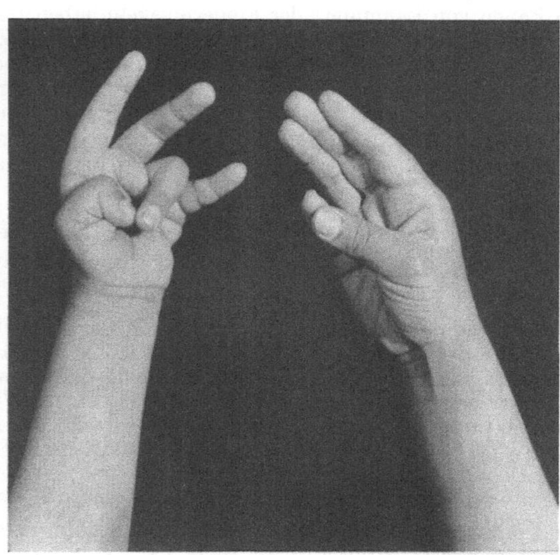

Abb. 274.

Abb. 273. Lähmung aller Daumenmuskeln mit Ausnahme des Flexor pollicis longus. Gleichzeitig Lähmung der Interossei und Lumbricales. Beim Daumen-Kleinfingerspitzenschluß Flexion und Adduktion des ersten Metacarpale und Flexion beider Daumenphalangen. Daumenspitze erreicht die Kleinfingerspitze.

Abb. 274. Wirkung des Flexor pollicis longus auf die drei Daumenabschnitte bei Lähmung der Muskeln des Daumenballens, des Abductor pollicis longus und Adductor pollicis linkerseits. Daumen-Fingerspitzenschluß. Daumenspitze erreicht nur den radialen Rand der Endphalange des 4. Fingers.

erste Metacarpale. Einerlei, ob der Kranke die Faust schließen oder nur den Daumen beugen oder den Daumen-Fingerspitzenschluß ausführen soll; allemal kommt es unter der Kontraktion des Flexor pollicis longus, der, seitens des Daumens, als einziger Muskel für diese Aufgaben zur Verfügung steht, zu den oben erwähnten Wirkungen auf die drei Abschnitte des Daumens, wobei nur der Beugegrad des ersten Mittelhandknochens individuelle Schwankungen verrät. Wiederholt habe ich hysterische *Kontrakturen* beobachtet, die mehr oder weniger ausschließlich den *Flexor pollicis longus* betrafen. Abb. 278 und 279 sind zwei derartige Beispiele. In Abb. 278 ist das erste Metacarpale maximal flektiert, in Abb. 279 hingegen gestreckt.

Es ist nicht recht verständlich, warum DUCHENNE dem Flexor pollicis longus jede Einwirkung auf das erste Metacarpale abstreitet und auch die Wirkung auf die Grundphalange so gering erachtet. Die Abbildung, welche er in Fig. 49 seiner „Physiologie der Bewegungen", S. 199, gibt und welche die Wirkung des Muskels beim Daumen-Fingerspitzenschluß veranschaulicht, gleicht in allen Einzelheiten den Abb. 273—275 vollkommen.

Die Beugewirkung des Flexor pollicis longus auf die beiden Daumenphalangen ist um so stärker, je mehr die Insertionspunkte des Muskels voneinander entfernt sind, am größten also bei extendierter Hand und bei Extensionsstellung des ersten Mittelhandknochens. Bei Lähmung des N. radialis, bei welcher die Hand und das erste Metacarpale stark flektiert sind, ist die Kraft, mit welcher die Daumenphalangen beim Faustschluß in die Hohlhand eingeschlagen werden, ebenso reduziert wie die des Flexor dig. sublimis und profundus auf die Phalangen des Zeige-, Mittel-, Ring- und Kleinfingers.

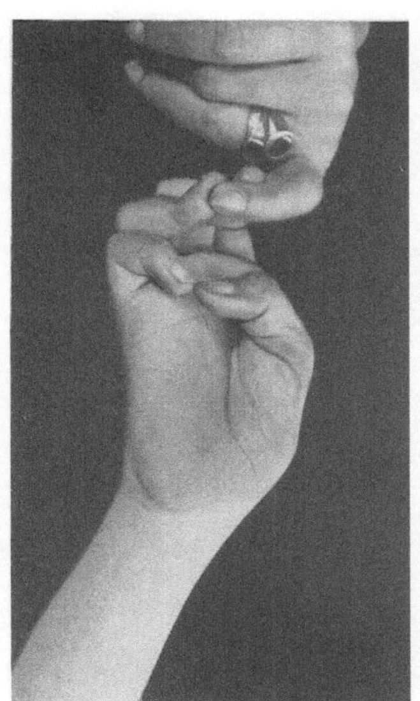

Abb. 275a.

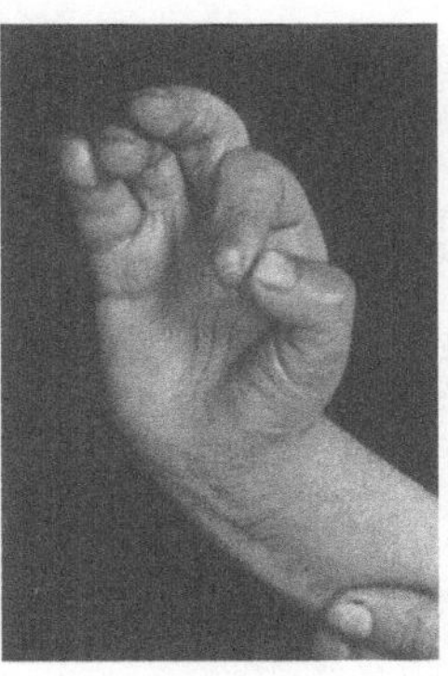

Abb. 275b.

Abb. 275a. Lähmung aller Daumenmuskeln mit alleiniger Integrität des Flexor pollicis longus. Lähmung der Interossei und Lumbricales. Beim Daumen-Kleinfingerspitzenschluß Beugung und Adduktion des ersten Metacarpale und Flexion der beiden Daumenphalangen. Daumenspitze erreicht die Kleinfingerspitze.

Abb. 275b. Lähmung aller Daumenmuskeln mit alleiniger Integrität des Flexor pollicis longus. Beim Daumen-Zeigefingerspitzenschluß Flexion der Daumenphalangen. Flexion des ersten Metacarpale nur gering.

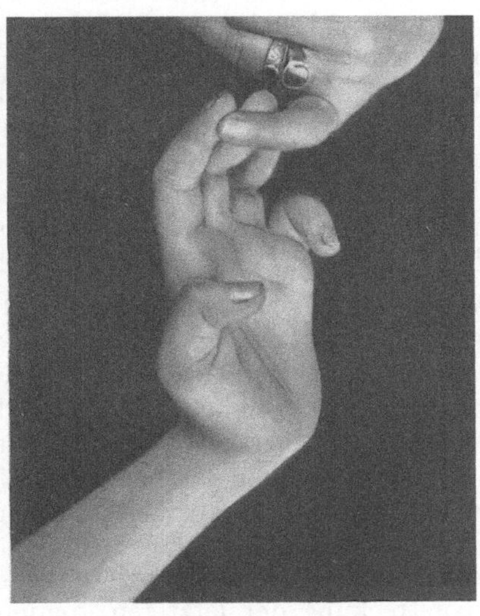

Abb. 276. Lähmung aller Daumenmuskeln mit alleiniger Integrität des Flexor pollicis longus. Beim Daumen-Kleinfingerspitzenschluß ausgiebige Flexion beider Daumenphalangen, erstes Metacarpale bleibt aber in fast vollkommener Streckstellung. Daumenspitze erreicht die Kleinfingerspitze nicht.

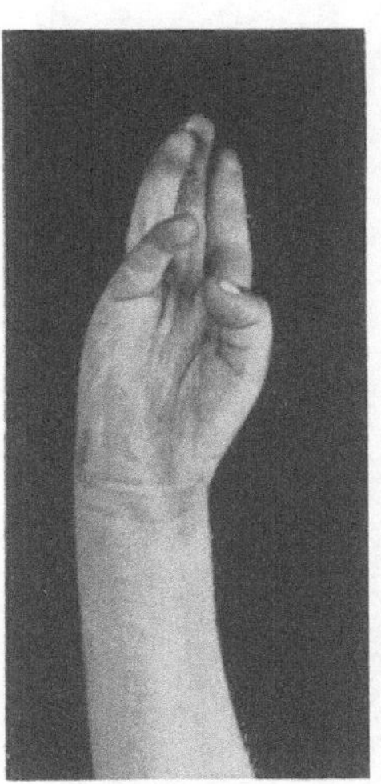

Abb. 277. Wirkung des Flexor pollicis longus bei Lähmung der Muskeln des Daumenballens und Adductor pollicis. Beim Daumen-Kleinfingerspitzenschluß Beugung der beiden Daumenphalangen, nur geringe Beugung des ersten Metacarpale.

Wie stark die beugende Wirkung des Flexor pollicis longus nicht nur auf die Endphalange, sondern auch auf die Grundphalange ist, kann man besonders in solchen Fällen erkennen, in denen die Strecker der Grundphalange gelähmt sind. Normaliter sind wir sehr wohl imstande, das Nagelglied

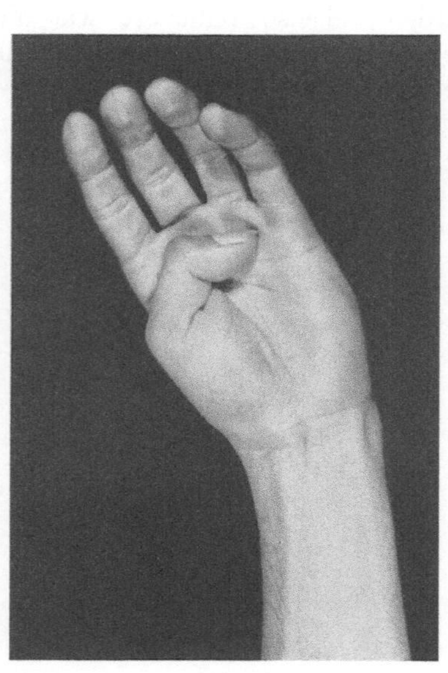

a

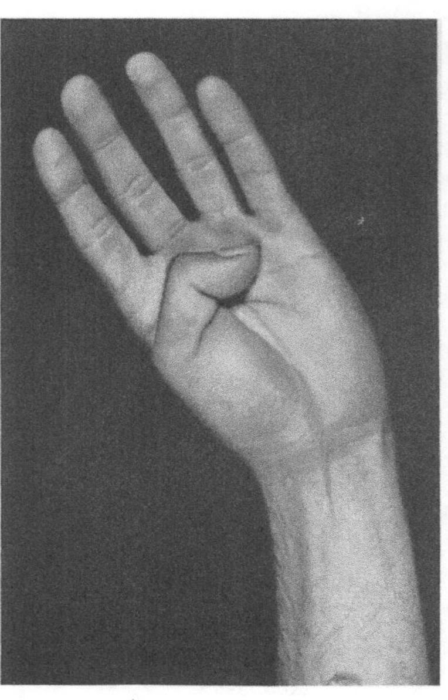

b

Abb. 278a und b. a Psychogene Kontraktur des Flexor pollicis longus. b Später feste Fixation durch Schrumpfungskontraktur.

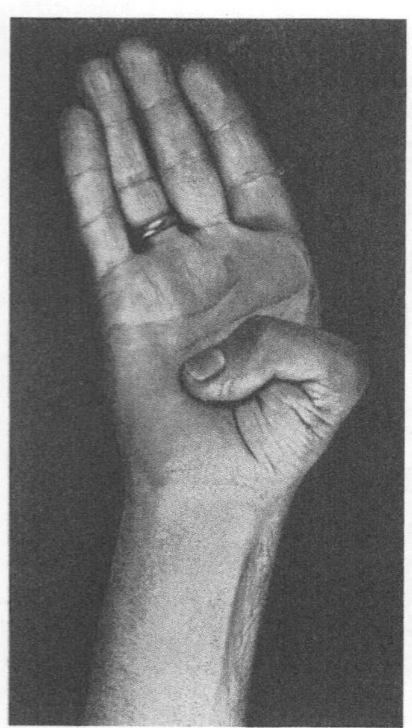

Abb. 279. Psychogene Kontraktur des Flexor pollicis longus.

des Daumens isoliert, d. h. ohne gleichzeitige Mitbeugung der Grundphalange zu flektieren; dazu muß aber die beugende Wirkung des Flexor pollicis longus auf die Grundphalange durch die gleichzeitige Kontraktion des Streckers der Grundphalange, des Extensor pollicis brevis, aufgehoben werden. Bei Lähmung des Extensor pollicis brevis (Radialislähmung) geht die Fähigkeit, das Daumenendglied isoliert zu beugen, verloren (vgl. S. 302).

Die *Lähmung* des Flexor pollicis longus gibt sich nicht selten bereits in der Ruhe darin zu erkennen, daß das Nagelglied des Daumens sich in vollkommener Streckstellung befindet, statt, wie es in der Norm in der Regel der Fall ist, leicht gegen die Grundphalange gebeugt zu sein. Im Laufe der Zeit kann es sogar unter dem fortwährenden Zuge des Extensor pollicis longus, des Streckers der Daumenendphalange, zu einer erheblichen Überstreckung der letzteren kommen. Eine besondere Bedeutung hat der Ausfall des Flexor pollicis longus für die Stellung der Endphalange des Daumens, wenn gleichzeitig die Muskeln des Daumenballens, der Adductor pollicis und der Interosseus dorsalis primus gelähmt sind. Wir werden später sehen, daß aus der Lähmung dieser kurzen Daumenmuskeln eine Haltungsanomalie entspringt, welche der aus der Lähmung der Interossei und Lumbricales resultierenden Krallenstellung der Finger analog ist und welche wir als *Daumenkralle* bezeichnen. Das wesentliche dieser Daumenkralle ist die Streckstellung des ersten Metacarpale und die Beugestellung der beiden Daumenphalangen, besonders der Endphalange. Die Beugestellung der letzteren kommt dadurch zustande, daß in den kurzen Daumenmuskeln Kräfte verlorengegangen sind,

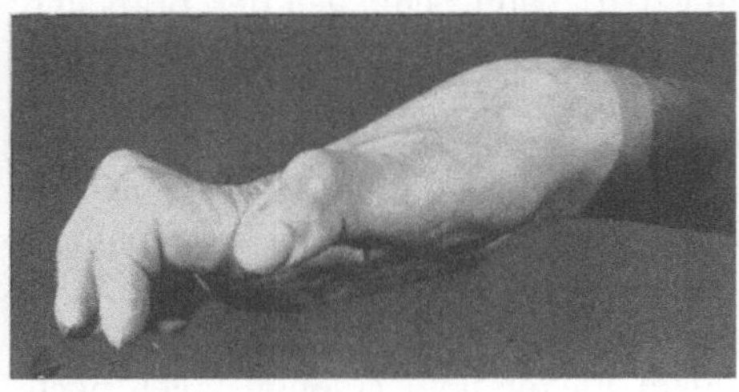

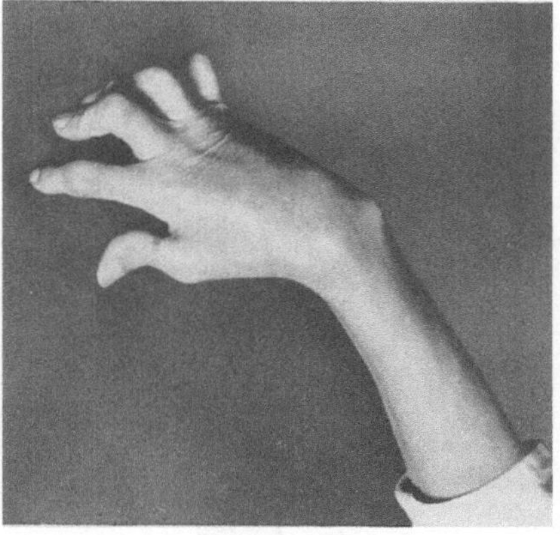

Abb. 280. Abb. 281.

Abb. 280. Daumen-Fingerkrallenstellung infolge von Lähmung der Daumenballenmuskeln, der Interossei und Lumbricales. Streckstellung der Grundphalangen der Finger und des ersten Metacarpale (Affenhand). Beugestellung der Endphalange des Daumens (Flexor poll. long. erhalten), der Mittelphalangen der Finger (Flexor sublimis erhalten), während die Endphalangen der Finger infolge Lähmung des Flexor profundus nicht gebeugt sind.

Abb. 281. Daumen-Fingerkralle bei Lähmung der Daumenballenmuskeln, der Interossei und Lumbricales, sowie des Flexor dig. profundus und Flexor pollicis longus. Endphalange des Daumens überstreckt, Endphalangen der Finger nicht gebeugt.

welche als Strecker des Nagelgliedes fungieren, und daß dadurch der Beuger des Endgliedes, der Flexor pollicis longus, die Oberhand erlangt hat (Abb. 280). Wenn aber zur Lähmung der kurzen Daumenmuskeln auch noch eine solche des Flexor pollicis longus hinzutritt, so fehlt die Kraft, welche das Endglied in Beugung zieht, und die Daumenendphalange zeigt keine abnorme Flexionsstellung, ja es kann sogar eine Überstreckung der Endphalange bestehen (Abb. 281).

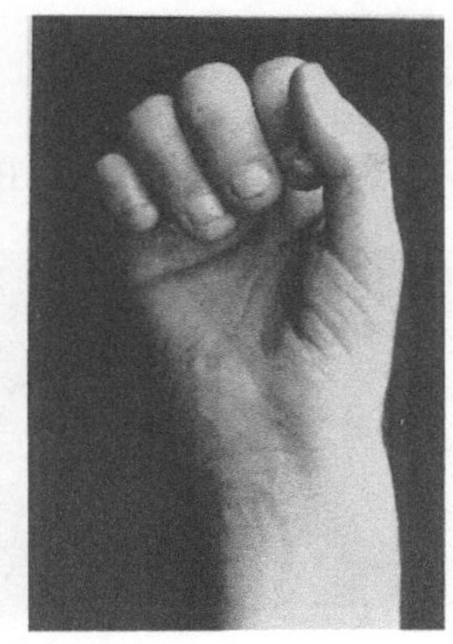

Abb. 282. Lähmung des Flexor pollicis longus. Beim Faustschluß bleibt die Flexion der Daumenphalangen aus.

Der Flexor pollicis longus ist der einzige Muskel, welcher für die Beugung des Daumennagelgliedes zur Verfügung steht, während für die Beugung der Grundphalange in den kurzen Daumenmuskeln noch sehr kräftige Beuger bereitgestellt sind. Diese letzteren bewirken aber gleichzeitig mit der Beugung der Grundphalange eine Streckung der Endphalange. Wenn der Flexor pollicis longus gelähmt ist, so kann das Endglied des Daumens überhaupt nicht mehr gebeugt werden, wohl aber noch die Grundphalange, aber nur unter gleichzeitiger Streckung der Nagelphalanx. Der Ausfall des Flexor pollicis longus stört daher den Greifakt. Beim Faustschluß bleibt die Daumenbeugung aus (Abb. 282). Wenn ein dicker Gegenstand erfaßt werden soll, so müssen sich die beiden Branchen der Daumen-Fingerzange unter Flexion der Phalangen um denselben schließen. An diesem Zangenschluß kann sich, bei Lähmung des Flexor pollicis longus, das Endglied des Daumens nicht mehr beteiligen. Ferner kann der Daumen-Fingerspitzenschluß nicht mehr unter Flexion des Daumenendgliedes, sondern nur noch unter Flexion der Grundphalange und Streckung der Nagelphalange des Daumens vollzogen werden. Bei dieser letzten Art des Daumen-Fingerspitzenschlusses macht sich der Ausfall des Flexor pollicis longus besonders dann sehr störend bemerkbar, wenn die Branchen der Daumen-Fingerspitzenzange fest gegeneinander gedrückt werden. Dabei kommt es zu einer unliebsamen Überstreckung des Daumenendgliedes, wodurch der feste Zangenschluß naturgemäß leidet. Dieselbe Störung tritt beim Schließen der Branchen einer Schere zutage, wenn das Daumenendglied und Fingerendglied die Scherenringe führen. DUCHENNE beschreibt die Rückbiegung des Daumenendgliedes beim Anschlagen desselben auf die Tasten des Klaviers als Folge der Lähmung des Flexor pollicis longus.

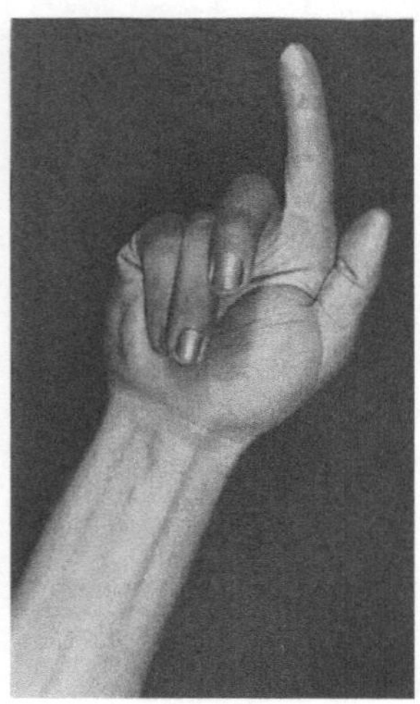

Abb. 283. Medianuslähmung. Fehlen der Mitwirkung des Flexor pollicis longus und Flexor indicis sublimis et profundus beim Faustschluß. Daumen wird durch Adductor pollicis an Index angepreßt. (Vgl. Abb. 215 u. 216 S. 248.)

Bei der totalen Lähmung des Medianus, bei welcher außer dem Flexor pollicis longus auch noch die Muskeln des Daumenballens gelähmt sind, wird beim Faustschluß die Endphalange gar nicht gebeugt, die Grundphalange wird durch den Adductor pollicis noch gebeugt, gleichzeitig aber wird der Daumen gegen den Zeigefinger angepreßt (Abb. 283).

In manchen Fällen von totaler Lähmung des Flexor pollicis longus kann allerdings doch eine mehr oder weniger umfangreiche Beugung der Daumenphalangen dadurch zustande kommen, daß die Hand energisch und ausgiebig gestreckt wird. Durch diese Handstreckung wird der Flexor pollicis longus gedehnt und infolge des Widerstandes, den auch der völlig deefferentierte Muskel seiner Dehnung noch entgegensetzt, werden die Daumenphalangen in Beugung gezogen (Abb. 284 und Abb. 16, S. 14). Diese Beugung ist aber völlig kraftlos und reicht beim Schließen der Daumen-Fingerzange nicht aus, um einen Gegenstand mit den Daumenphalangen umklammert zu halten. Nur wenn der Flexor pollicis longus sich im Zustande der bindegewebigen Schrumpfungskontraktur befindet, beugt sich die Daumenendphalange so stark, daß sie auch imstande ist, einen Gegenstand fest umklammert zu halten.

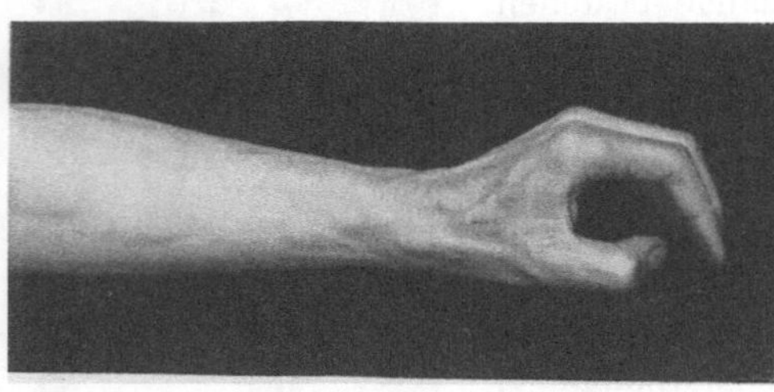

Abb. 284. Totale Lähmung der Finger- und Daumenbeuger. Finger- und Daumenphalangen werden durch kräftige Handstreckung passiv in Beugung gezogen.

Der Flexor pollicis longus wird bei der Regeneration nach der Naht des N. medianus in der Regel annähernd zu derselben Zeit reneurotisiert wie der Flexor dig. profundus; manchmal geht seine Reneurotisation der des letzteren Muskels zeitlich etwas voraus, manchmal erfolgt sie aber auch merklich später. Fast immer geht sie der des Pronator quadratus und der Muskeln des Daumenballens beträchtlich voraus. Abb. 223, S. 254 stellt einen Fall von Naht des Medianus und Ulnaris dar, in welchem eine gute Wiederherstellung der Leistungsfähigkeit des Flexor pollicis longus erzielt wurde. Auch in mehreren Fällen von Naht des Fasciculus medialis oder der medialen Medianuswurzel oder des unteren Primärstranges habe ich eine volle Reneurotisation des Flexor pollicis longus eintreten sehen (vgl. Abb. 224, S. 255). Das gleiche gilt für die meisten Fälle von Neurolyse des N. medianus. In mehreren Fällen von totaler Lähmung des Flexor dig. subl. et profundus und Flexor pollicis longus habe ich den Ersatz des letzteren in der bereits früher S. 255/256 beschriebenen Weise vorgenommen, indem die Sehne des Flexor pollicis longus mit den Sehnen des Flexor dig. profundus durch Naht vereint wurde und gemeinsam mit diesen und den ebenfalls unter sich vereinten Sehnen des Flexor subl. an die Sehne des Kraftspenders, des Flexor carpi radialis oder Extensor carpi radialis oder Supinator longus angeschlossen wurde. Abb. 225 und 226, S. 256 gibt über das erzielte Resultat Auskunft; die Kraft, mit welcher auch der Daumen beim Faustschluß gebeugt wurde, war in allen Fällen sehr beträchtlich. Bei einfacher Medianuslähmung empfiehlt es sich, wenn eine Neurotisation nicht in Betracht kommt, die Sehne des Flexor pollicis longus und des Flexor profundus indicis et medii mit den Sehnen des tiefen Beugers des Ring- und Kleinfingers zu verschmelzen; der vom Ulnaris versorgte Teil des Flexor profundus beugt alsdann sämtliche Finger und den Daumen. Ich ziehe diesen Weg der von HASS und STOFFEL empfohlenen Überpflanzung des Extensor carpi radialis longus auf den Flexor pollicis longus bzw. der von HOHMANN empfohlenen Überpflanzung des Palmaris longus (vorausgesetzt, daß er nicht mitgelähmt ist) auf den Flexor pollicis longus vor, obwohl durch diese letzteren Methoden die Möglichkeit einer isolierten Beugung des Daumens geschaffen wird. In zwei Fällen von Durchtrennung der Sehne des Flexor pollicis longus habe ich durch Interplantation eines aus der Sehne des Palmaris longus entnommenen Sehnenstückes eine gute Wiederherstellung der Funktion des Flexor pollicis longus erreicht.

6. Extensor pollicis longus.

[C_7, C_8; mittlerer und unterer Primärstrang, Fasciculus posterior, N. radialis.]

Der *Extensor pollicis longus* entspringt im mittleren Drittel der Ulna von der Dorsalseite derselben unterhalb des Ursprungs des Abductor pollicis longus und oberhalb desjenigen des Extensor indicis proprius; der Ursprung greift von der Ulna auf die Membrana interossea über, außerdem aber auch auf das Septum intermusculare, welches ihn vom Extensor carpi ulnaris trennt. Der Muskel zieht distalwärts und dabei etwas schräg radialwärts. Die Sehne tritt, von einer Scheide umhüllt, durch ein besonderes Fach des Lig. carpi dorsale hindurch, überkreuzt in schrägem Verlauf die Sehnen des Extensor carpi radialis longus et brevis und zieht an der ulnaren Seite des Dorsums des ersten Mittelhandknochens und der Grundphalange des Daumens bis zur Nagelphalange, woselbst sie inseriert.

Der *Extensor pollicis longus* ist wegen seiner unter dem Extensor digit. communis, Extensor dig. quinti proprius und Extensor carpi ulnaris versteckten Lage der percutanen faradischen Reizung normaliter in seiner vollen Ausdehnung nicht zugängig. Da aber sein Muskelfleisch weit an der Sehne herabreicht, so kann er im distalen Abschnitte des Vorderarmes durch die hier unbefleischten Sehnen des Extensor communis hindurch teilweise erreicht werden. Wesentlich besser gelingt die isolierte Reizung des Extensor pollicis longus, wenn der Extensor dig. communis gelähmt ist. Innerviert wird der Extensor pollicis longus durch den ulnaren der beiden Endäste des N. radialis gemeinsam mit dem Extensor indicis proprius.

Der *Extensor pollicis longus* bewegt bei seiner Kontraktion das *erste Metacarpale* um die radio-ulnare Achse des Carpometacarpalgelenkes im Sinne der *Streckung,* gleichzeitig *neigt* er den ersten Metacarpalknochen um die dorsovolare Achse des Carpometacarpalgelenkes nach der *Ulnarseite,* nähert denselben also dem zweiten Metacarpalknochen. Ferner *streckt* der Muskel sowohl die *Grundphalange* als auch die *Endphalange* des Daumens; die Grundphalange wird dabei gleichzeitig etwas nach der Ulnarseite geneigt, also dem Zeigefinger genähert. Der Daumen rückt also unter der Kontraktion des Extensor pollicis longus aus seiner Semioppositionsstellung, welche er in der Ruhe einnimmt, heraus in die Ebene der anderen Metacarpalia und Finger hinein; bei dieser als *Reposition* bezeichneten Bewegung erfährt er eine Supination, so daß auf der Höhe der Bewegung die Ebene des Daumennagels mit der Ebene der Fingernägel nur noch einen Winkel von etwa 45° bildet. Wenn man den Daumen willkürlich in diese Stellung bringt, so sieht man die Sehne des Extensor pollicis longus in ihrem schrägen, vom Lig. carpi dorsale zum Dorsum der Daumenphalangen hinziehenden Verlaufe scharf unter der Haut vorspringen, die ulnare Begrenzung der Tabatière bildend (Abb. 285 und Abb. 286).

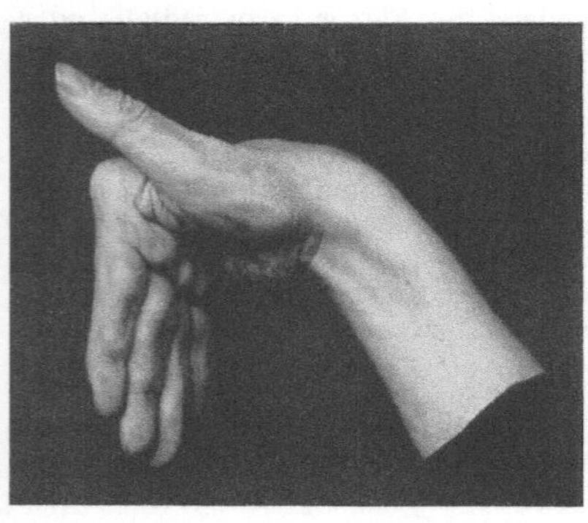

Abb. 285. Wirkung des Extensor pollicis longus auf die drei Daumenabschnitte. Der Extensor longus ist der einzige von allen Daumenmuskeln erhalten gebliebene.

Da der Extensor poll. longus das erste Metacarpale nicht nur um die radioulnare Achse des Carpometacarpalgelenkes bewegt, und zwar streckt, sondern gleichzeitig auch um die dorsoventrale Achse nach der Ulnarseite neigt, so ist, wenn wir uns die Schrägstellung des Carpometacarpalgelenkes des Daumens gegenüber der Ebene der Mittelhand vergegenwärtigen (vgl. S. 239), ohne weiteres verständlich, daß der Extensor pollicis longus das Capitulum des ersten Metacarpale auf einen höheren Punkt zu erheben vermag als ein Muskel, der den ersten Metacarpalknochen ausschließlich um die radioulnare Achse bewegt, wie es für den Extensor pollicis brevis gilt. Zum Verständnis der beträchtlichen Streckwirkung des Extensor poll. long. auf den ersten Mittelhandknochen im Vergleich zum Extensor pollicis brevis muß auch berücksichtigt werden, daß das Sehnenfach, durch welches die Sehne des Extensor longus hindurchtritt, auf der Höhe des Handrückens gelegen ist, während die Sehne des Extensor brevis durch das erheblich tiefer am radialen Rande der Handwurzel gelegene Fach hindurchtritt.

Die Wirkung des Extensor poll. long. auf das erste Metacarpale ist in ihrer Bedeutung zuerst von Duchenne vollkommen richtig gewürdigt worden. Frohse und Fraenkel fühlen sich von der Duchenneschen Darstellung „sonderbar berührt“ und führen gegen diese das Argument ins Feld, daß der Muskel doch gar nicht am ersten Mittelhandknochen ansetze. Es ist wohl nicht notwendig, demgegenüber zu betonen, daß ein Muskel an einem Skeletteil auch dann ein Drehungsmoment hervorrufen kann, wenn er an demselben gar nicht inseriert.

Die Wirkung des Extensor pollicis longus auf die drei Daumenabschnitte ist naturgemäß stärker bei flektierter als bei extendierter Hand. Abb. 285 gibt

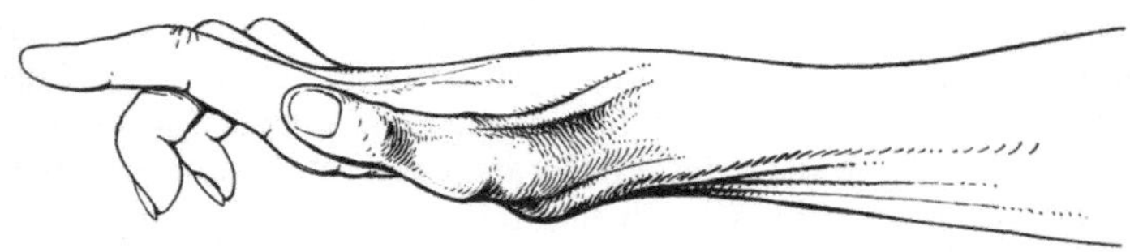

Abb. 286. Wirkung des Extensor pollicis longus auf die einzelnen Daumenabschnitte bei Lähmung des Extensor pollicis brevis. Die Sehnen des Extensor pollicis longus und Abductor pollicis longus springen stark vor. Das normaliter vorhandene Vorspringen der Sehne des Ext. poll. brevis fehlt.

ein anschauliches Bild von der Gesamtwirkung des Muskels auf die einzelnen Abschnitte des Daumens. Es handelt sich um einen Fall von Poliomyelitis mit Lähmung der Extensores carpi, des Extensor dig. communis und der Extensores proprii, des Extensor pollicis brevis und Abductor pollicis longus, während der Extensor pollicis longus intakt war. Wenn der Kranke die Finger und den Daumen strecken, also z. B. die Faust öffnen sollte, so wurde der Daumen in allen drei Gelenken maximal gestreckt; das erste Metacarpale wurde dabei so stark reponiert, daß die Spitze des Daumens weit über die Ebene der Mittelhand zu stehen kam; der Daumen wurde gleichzeitig an die Mittelhand angepreßt. Die Sehne des Extensor pollicis longus springt in der Abb. 285 unter der Haut vor. Die Finger werden infolge der Lähmung des Extensor communis und der Extensores proprii nur in den Interphalangealgelenken gestreckt im Grundgelenk aber gebeugt (Wirkung der Interossei); die Hand wird maximal flektiert zwecks Verstärkung der Wirkung des Extensor pollicis longus.

Auch Abb. 286 veranschaulicht die Wirkung des Extensor poll. longus sehr gut. Der Ext. poll. brevis ist gelähmt, im Gegensatz zu Abb. 285 ist aber der Extensor dig. communis erhalten.

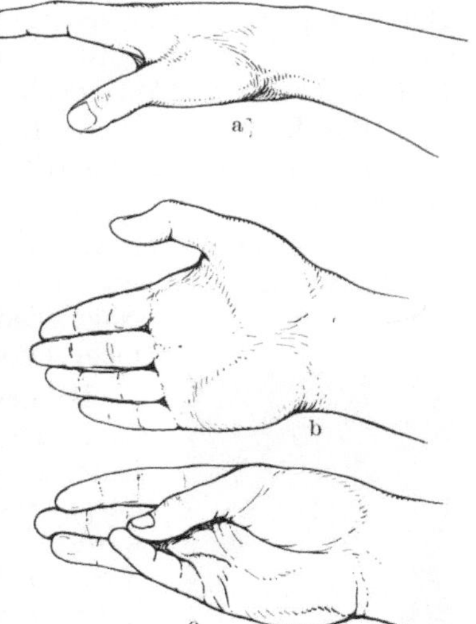

Abb. 287 a—c. Durchtrennung der Sehne des Extensor pollicis longus oberhalb des Lig. carpi dorsale. Erstes Metacarpale steht gegen die Ebene der anderen Metacarpalia etwas mehr flektiert als normaliter (a); Endphalange steht in Beugung gegen die Grundphalange (b). Beim Daumen-Fingerspitzenschluß wird die Endphalange durch Flexor pollicis brevis gestreckt (c).

Ich habe mehrere Fälle von *isolierter Lähmung* des Extensor pollicis longus bei Durchtrennung des ulnaren Endastes des Ramus profundus des N. radialis sowie mehrere Fälle von Durchtrennung der Sehne des Extensor pollicis longus beobachtet. Auch nach der Naht des Radialisstammes kommt es gar nicht selten vor, daß alle Muskeln des Radialisgebietes vollkommen wiederhergestellt sind und nur der Extensor pollicis longus gelähmt bleibt. In allen diesen Fällen waren die Folgen des Funktionsausfalls des Muskels annähernd die gleichen. In der Ruhe fiel auf, daß das erste Metacarpale tiefer steht, d. h. mehr volarflektiert ist als in der Norm infolge des Ausfalls der Streckwirkung, welche der Extensor pollicis longus auf den ersten Mittelhandknochen ausübt (Abb. 287a). Die Abweichung des letzteren nach der Volarseite zu ist allerdings bei der isolierten Lähmung des Extensor pollicis longus nicht so stark ausgesprochen wie bei der totalen Radialislähmung, bei der auch der Extensor pollicis brevis ausfällt, der gleichfalls als Strecker des ersten Metacarpalknochens fungiert (vgl. Abb. 288). Ferner steht bei der Lähmung des Extensor pollicis longus das erste Metacarpale in der Regel etwas weiter vom zweiten Metacarpalknochen

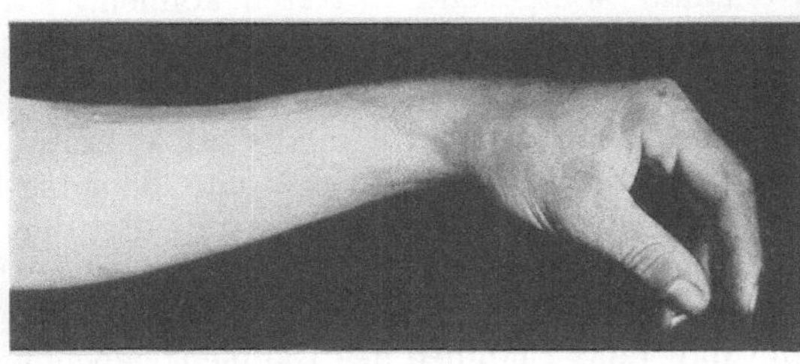

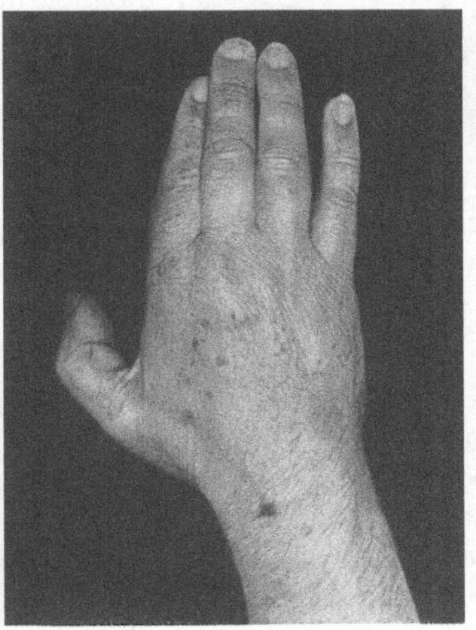

Abb. 288. 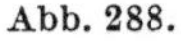 Abb. 289.

Abb. 288. Lähmung des Extensor pollicis longus et brevis. Erstes Metacarpale hängt vollkommen herab in Flexionsstellung.

Abb. 289. Totaltrennung des Astes des Radialis für Extensor pollicis longus und Extensor indicis proprius. Endphalange des Daumens flektiert. Daumen von der Handmitte abgespreizt durch Extensor pollicis brevis.

ab als in der Norm (vgl. Abb. 289) infolge des Ausfalls der adduktorischen Wirkung des Extensor poll. longus auf das erste Metacarpale. Die Grundphalange zeigt trotz des Fehlens der streckenden Wirkung, welche der Extensor pollicis longus auch auf sie ausübt, keine Abweichung von der normalen Ruhelage im Sinne einer vermehrten Beugung, offenbar weil die Streckwirkung, welche der Extensor pollicis brevis auf sie ausübt, genügt, um den beugenden Kräften Pari zu bieten. Dagegen weist die Endphalange eine ausgesprochene pathologische Beugestellung auf (Abb. 287 b, 289). Schon in der Norm steht ja das Nagelglied des Daumens in der Regel etwas gegen die Grundphalange flektiert, aber doch keineswegs so stark, wie es beim Ausfall des Extensor pollicis longus der Fall ist.

In manchen Fällen von Lähmung des Extensor pollicis longus kommt es im Laufe der Zeit zu einer Kontraktur des Flexor pollicis longus. Das Nagelglied kann in solchen Fällen auch passiv nicht mehr extendiert werden (Abb. 290).

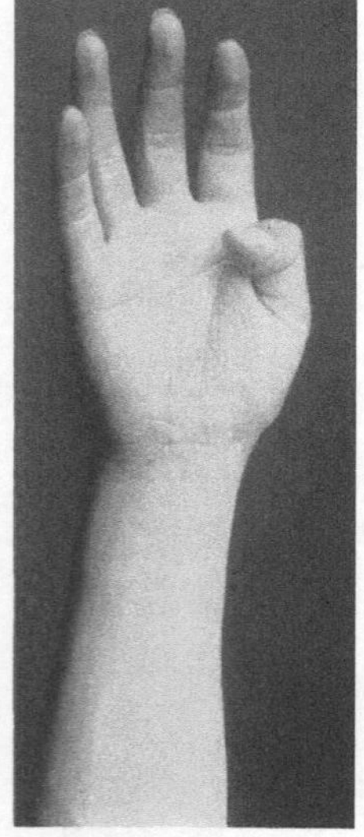

Abb. 290. Lähmung des Extensor pollicis longus. Kontraktur des Flexor pollicis longus.

Bei der isolierten Lähmung des Extensor pollicis longus kann das erste Metacarpale, dank der Integrität des Extensor pollicis brevis um die radioulnare Achse des Carpo-Metacarpalgelenkes noch vollkommen extendiert werden, aber selbst auf der Höhe der Wirkung des Extensor brevis erreicht das Capitulum des ersten Mittelhandknochens nicht denjenigen Höchststand, zu welchem es unter der Wirkung des Extensor longus infolge der Schrägstellung des Carpometacarpalgelenkes des Daumens und infolge der gleichzeitigen ulnarwärts neigenden Wirkung des Extensor longus auf das Metacarpale primum emporsteigt.

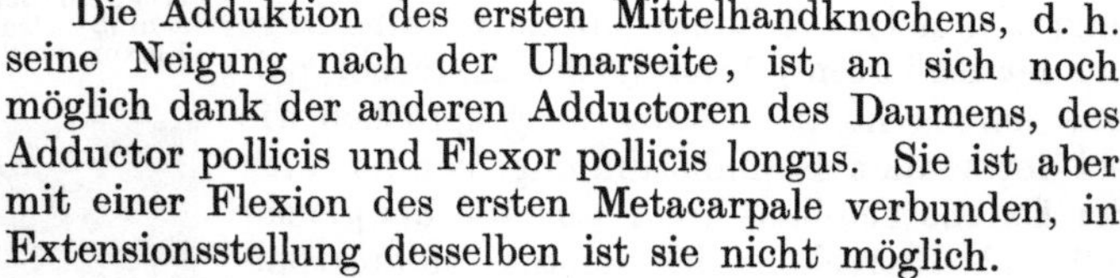

Die Adduktion des ersten Mittelhandknochens, d. h. seine Neigung nach der Ulnarseite, ist an sich noch möglich dank der anderen Adductoren des Daumens, des Adductor pollicis und Flexor pollicis longus. Sie ist aber mit einer Flexion des ersten Metacarpale verbunden, in Extensionsstellung desselben ist sie nicht möglich.

Auf die Streckung der Grundphalange des Daumens hat der Ausfall des Extensor pollicis longus keinen nennenswerten Einfluß, da sich in bezug auf diese Extensor longus und Extensor brevis in ihrer Wirkung vollkommen gleichen und einander weitgehend vertreten können.

Für die Streckung der Endphalange des Daumens stehen außer dem Extensor longus, der beide Phalangen gleichzeitig streckt, noch die kurzen Muskeln des Daumens, Flexor brevis und Adductor pollicis, zur Verfügung; diese letzteren bewirken aber gleichzeitig mit der Streckung des Nagelgliedes eine Beugung der Grundphalange, sowie auch eine Flexion des ersten Metacarpale. Bei der Lähmung des Extensor poll. longus kann daher das Endglied des Daumens bei Streckstellung der Grundphalange nicht mehr extendiert werden. Wenn der Kranke die Faust öffnet, so bleibt dabei das Endglied des Daumens gebeugt (Abb. 291 u. 292). Es ist dabei einerlei, ob bei der Faustöffnung der Daumen reponiert wird, d. h. das erste Metacarpale und die beiden Phalangen gestreckt werden, wie es z. B. beim Öffnen der Branchen einer Schere der Fall ist, oder ob die Finger-Daumengreifzange geöffnet wird, wobei der Daumen den anderen Fingern gegenübergestellt wird und seine beiden Phalangen gestreckt werden. In beiden Fällen bleibt die Streckung der Daumenendphalange aus. Besonders macht sich der Verlust des Extensor pollicis longus dann fühlbar, wenn die Finger-Daumenstreckung unter gleichzeitiger Handstreckung ausgeführt werden soll

(Abb. 291), weil dabei der Flexor pollicis longus gedehnt wird und dadurch das Daumenendglied stärker in Beugung gezogen wird als bei flektierter Hand. Aber selbst wenn die Hand nicht gestreckt wird, wie es ja beim Öffnen der Faust in der Regel der Fall ist, stört die Flexionsstellung des Daumenendgliedes den Greifakt sehr empfindlich, besonders wenn ein dickerer Gegenstand ergriffen werden soll und die Öffnung der Branchen der Daumen-Fingergreifzange eine erhebliche Spannweite aufweisen muß. Beim Gebrauch der Schere ist der Kranke zwecks Öffnung der Scherenbranchen auf den Extensor pollicis brevis als den Strecker der Grundphalangen angewiesen.

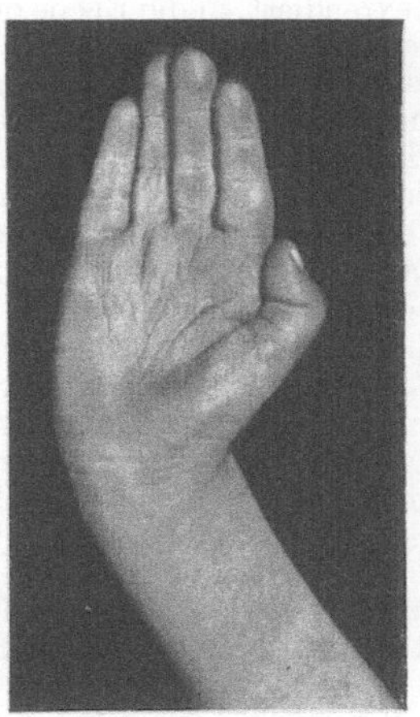

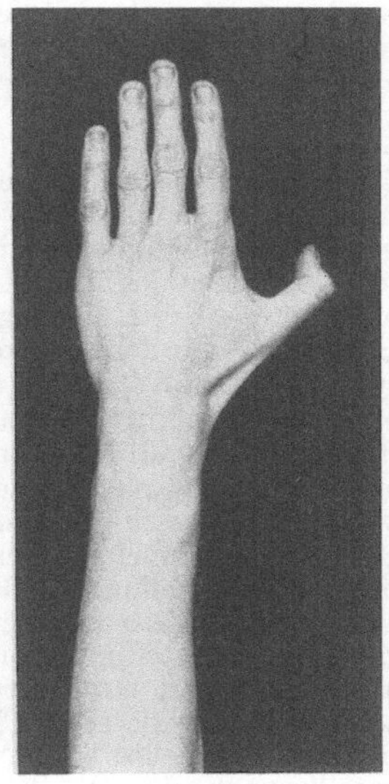

Abb. 291. Abb. 292.

Abb. 291. Lähmung des Extensor pollicis longus. Faustöffnung unter gleichzeitiger Handstreckung. Endphalange des Daumens wird nicht gestreckt. Erstes Metacarpale und Grundphalange werden durch Extensor pollicis brevis gestreckt.

Abb. 292. Durchtrennung der Sehne des Extensor pollicis longus am Dorsum des Interphalangealgelenkes. Bei der Faustöffnung wird die Endphalange nicht mitgestreckt. Sehnen des Extensor longus et brevis springen im Bereiche des ersten Metacarpale stark vor.

Dagegen kann bei Lähmung des Extensor pollicis longus die Endphalange vollkommen gestreckt werden, sobald die Grundphalange gleichzeitig gebeugt wird (Flexor pollicis brevis, Adductor pollicis). Daher kann der Daumen-Fingerspitzenschluß mit gestreckter Daumen-Endphalange und gebeugter Grundphalange anstandslos ausgeführt werden (Abb. 287c).

Ich habe in letzterer Hinsicht bisher nur eine Ausnahme beobachtet. Es handelt sich um einen Fall, in welchem die Sehne des Extensor poll. long. an der Dorsalseite der Basis der Grundphalange durchtrennt war. In diesem Falle war auch beim Daumen-Fingerspitzenschluß die Streckung des Nagelgliedes des Daumens unvollkommen (Abb. 293). Wie wir sehen werden, beruht die Streckwirkung des Adductor pollicis und Flexor pollicis brevis auf das Nagelglied des Daumens darauf, daß diese Muskeln durch eine sehnige Aponeurose mit der am Dorsum des ersten Metacarpale und der beiden Phalangen bis zum Nagelglied hinziehenden Sehne des Extensor poll. long. in Verbindung treten. Der Extensor poll. long. leiht dem Adductor poll. und Flexor pollicis brevis seine Sehne in derselben Weise wie der Extensor dig. com. seine Sehne den Interossei und Lumbricales leiht. In dem oben erwähnten Falle von Durchtrennung der Sehne des Extensor poll. long. an der Basis der Grundphalange konnte nun festgestellt werden, daß der distale Sehnenabschnitt sich weit nagelwärts zurückgezogen hatte und seine normale Spannung verloren hatte. Da Adductor pollicis und Flexor pollicis brevis bei ihrer Kontraktion mittels der an die Strecksehnen herantretenden aponeurotischen Sehnenstreifen an diesem distalen Sehnenabschnitt ziehen und nur mittels der am Nagelgliede inserierenden Sehne die Streckung desselben bewirken, so ist begreiflich, daß bei vollkommener Erschlaffung des distalen Sehnenabschnittes die Streckung der Endphalange ausblieb. In einem anderen von mir beobachteten Falle war die Sehne des Extensor poll. long. weiter proximal, im Bereich des Lig. carpi transversum, durchtrennt. In

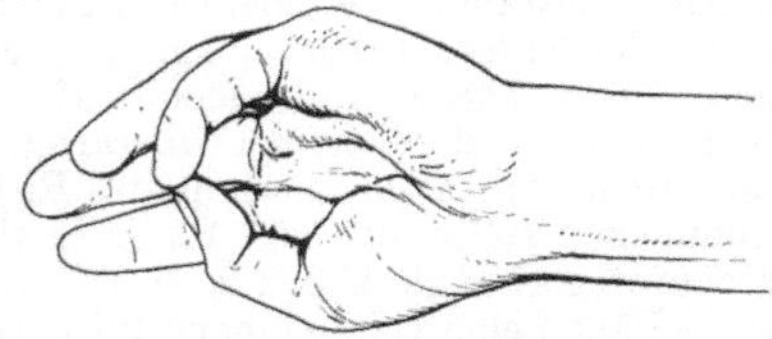

Abb. 293. Durchtrennung der Sehne des Extensor pollicis longus an der Dorsalseite des Metacarpophalangealgelenkes. Beim Daumen-Fingerspitzenschluß bleibt die Streckung des Endgliedes unvollkommen.

diesem Falle wurde das Nagelglied des Daumens beim Daumen-Fingerspitzenschluß vollkommen gestreckt (Abb. 287c). In diesem Falle hatte aber auch das am Nagelglied inserierende Endstück der Sehne des Extensor poll. long. seine Spannung nicht verloren, es war nicht distalwärts ausgewichen.

Der letzterwähnte Kranke war, abgesehen von den vorhin beschriebenen Störungen, welche aus dem Ausfall des Muskels resultieren, durch den Ausfall seines Extensor poll. long. noch in einer Hinsicht besonders schwer geschädigt, viel schwerer als die meisten anderen Individuen mit der gleichen Verletzung. Der betreffende Kranke war Artist, und zwar *Handgänger*. Bei der gymnastischen Leistung des Handganges muß der erste Mittelhandknochen dauernd maximal extendiert, in die Ebene der anderen Metacarpalia eingestellt gehalten und beide Daumenphalangen müssen maximal extendiert gehalten werden. Dadurch, daß durch den Verlust des Extensor pol. long. das erste Metacarpale dauernd gesenkt stand und nicht in die Ebene der anderen Metacarpalia hereingehoben werden konnte, ferner dadurch, daß das Endglied des Daumens dauernd flektiert war und bei extendierter Grundphalange nicht mehr gestreckt werden konnte, war die Ausübung des Handganges für den Kranken unmöglich geworden. Bemerkenswerterweise war die Sehnenruptur bei dem Kranken in der Ausübung des Berufes beim Laufen auf den Händen plötzlich eingetreten, bedingt durch eine der für den Handgang notwendigen kräftigen Kontraktionen des Extensor poll. long. In seiner zu den klassischen Werken der Medizin gehörigen Darstellung der Physiologie der Bewegungen, sagt DUCHENNE an einer Stelle, an welcher er von dem Unterschiede zwischen der Hand des Menschen und der des Affen handelt, Folgendes: „Nach meiner Meinung findet man die hauptsächlichsten unterscheidenden Merkmale in der Stellung des Daumens. Da nämlich beim Menschen während der Ruhe der Daumen in halber Opposition gehalten wird, so steht er infolge seiner Stellung zum Zeige- und Mittelfinger immer in Bereitschaft, entweder eine Feder, die seine Gedanken ausdrückt, oder das Instrument zu halten, mit dem er seine Wunder manueller Geschicklichkeit, die seine Phantasie geschaffen hat, ausführt. Die Stellung des Daumens in der Ruhe zeigt beim Menschen an, daß die Hand dazu bestimmt ist, seiner hohen Intelligenz zu dienen. Beim Affen dagegen erinnert die Hand im Ruhezustand daran, daß er die Bestimmung hat, auf vier Füßen zu laufen oder auf Bäumen zu klettern. Die kontinuierliche Streckstellung des ersten Mittelhandknochens, welche durch die überwiegende Tätigkeit des Extensor poll. long. entsteht, gestattet dem Affen, seine Hand ohne Anstrengung oder Ermüdung platt auf den Boden zu setzen. Wenn der Mensch dazu bestimmt wäre, auf den Händen zu laufen, so wäre sein Daumen ebenso gestellt worden wie beim Affen. Er müßte, um die Hand platt auf den Boden zu setzen, den Extensor poll. long. kraftvoll und kontinuierlich kontrahieren." Diese Worte DUCHENNES könnten geradezu für unseren Fall geschrieben worden sein.

Der Extensor pollicis longus gehört zu den Muskeln des Radialisgebietes, deren Funktion sich bei der Regeneration nach der Naht des N. radialis spät wiederherstellt; er steht in dieser Beziehung mit dem Extensor pollicis brevis und Extensor indicis proprius etwa auf einer Stufe. In zahlreichen von mir beobachteten Fällen von Radialisnaht war der Extensor poll. long. derjenige Muskel, welcher von allen dem Radialis unterstehenden Muskeln an letzter Stelle reneurotisiert wurde. Ebenso gehört der Extensor poll. long. zu denjenigen Muskeln, deren Nervenbahn bei der Einwirkung traumatischer oder toxischer Noxen auf den Nervenstamm, besonders leicht und frühzeitig leiden. Auch in dieser großen Vulnerabilität steht der Extensor poll. long. mit den anderen vorhin erwähnten Muskeln des Radialisgebietes annähernd auf einer Stufe. Ich habe Fälle von traumatischer Schädigung des N. radialis im Bereiche des Oberarms beobachtet, in denen der Extensor poll. long. einzig und allein von allen Muskeln des Radialisgebietes gelähmt war. In den von mir vorgenommenen 109 Fällen von Radialisnaht wurde der Extensor poll. long. in 56% der Fälle reneurotisiert (vgl. Abb. 20c, S. 18, Abb. 190, S. 229), in 31 Fällen von Neurolyse erfolgte in 24 Fällen eine vollkommene Wiederherstellung. Dagegen sah ich in keinem von 9 Fällen von Naht der dem Radialisgebiet entsprechenden Plexusstränge eine Reneurotisation des Extensor poll. long., wohl aber unter 13 Fällen von Neurolyse der entsprechenden Plexusstränge in 6 Fällen eine Wiederherstellung der Funktion des Muskels. Auch in einigen Fällen von autoplastischer Überbrückung eines großen Defektes in der Kontinuität des N. radialis kam es zu einer mehr oder weniger weitreichenden Reneurotisation des Extensor poll. long. (Abb. 191, S. 229, Abb. 239, S. 268).

Da, wo eine Naht des Radialis selbst nicht möglich ist oder zu keiner Reneurotisation des Extensor poll. long. geführt hat, ist der Muskel durch Sehnenüberpflanzung zu ersetzen. Bei der Radialislähmung wird in der Regel nach dem Vorgang von PERTHES der Flexor carpi radialis als gemeinsamer Kraftspender für den Extensor pollicis longus, Extensor pollicis brevis und Abductor pollicis longus verwandt (vgl. S. 231). Mir erscheint diese gleichzeitige Verknüpfung des Flexor carpi rad. mit allen drei Daumensehnen unzweckmäßig. Ich habe entweder nur die Sehnen des Extensor poll. long. und Extensor poll. brevis an den Kraftspender angeschlossen, und zwar die des brevis unter stärkerer Spannung als die des longus, oder ich habe den Kraftspender nur an die Sehne des Abductor longus angenäht und die Sehne des Extensor longus proximal vom Lig. carpi dorsale durchtrennt, das distale Ende aus dem Sehnenfach hervorgezogen und an die Sehne des Abductor longus angeheftet. Im ersteren Fall wird der Daumen durch den Kraftspender reponiert und die beiden Daumenphalangen werden gestreckt (Abb. 294 und Abb. 240—242, S. 269). Im zweiten Falle wird der Daumen den anderen Fingern gegenübergestellt und gleichzeitig werden die beiden Daumenphalangen gestreckt (Abb. 198—200, S. 233/234). Die erste Methode ist dann zu bevorzugen, wenn der Beruf des Kranken vornehmlich die Reposition des Daumens erheischt, z. B. bei Klavierspielern. Der Kranke, dessen Hand in Abb. 240, S. 269 und Abb. 294 abgebildet ist, konnte nach der Operation wieder ebensogut Klavier spielen wie früher. Die zweite Methode bezweckt in erster Linie die Wiederherstellung der Finger-Daumen-Greifzange mit Opposition des Daumens; sie ist unbedingt da zu empfehlen, wo die Kranken darauf angewiesen sind, größere Gegenstände ergreifen zu können (Maurer, Tischler usw.). Im ersteren Fall kann der Kranke die Finger-Daumenzange nicht so weit öffnen wie in der Norm, er ist dazu allein auf seine Daumenballenmuskeln angewiesen, im letzteren Falle wird auf die Fähigkeit zur Reposition des Daumens verzichtet.

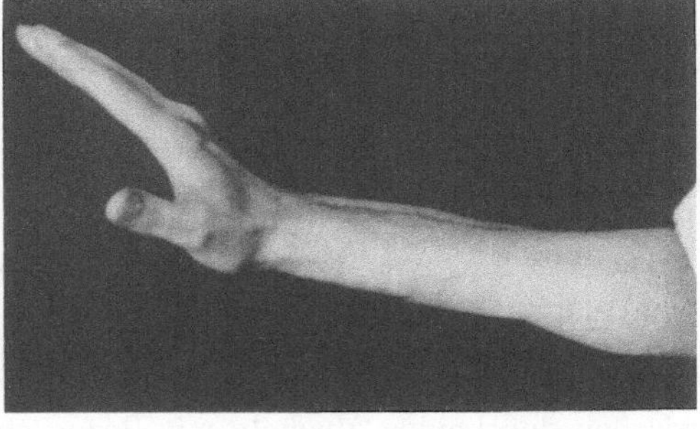

Abb. 294. Perthesplastik. Überpflanzung der Sehne des Flexor carpi radialis auf die Sehnen des Extensor pollicis longus et brevis. Daumen wird vollkommen reponiert, beide Phalangen werden gestreckt.

In einem von mir beobachteten Falle von Durchtrennung der Sehne des langen Daumenstreckers wurde durch die Naht der Sehne eine vollkommene Wiederherstellung der Funktionen des Muskels erzielt. In einem anderen Falle mußte, da das zentrale Ende der Sehne durch das Fach des Lig. carpi transversum proximalwärts entwichen war, der distale Sehnenabschnitt an die Sehne des Extensor pollicis brevis angeschlossen werden. Dadurch wurde zwar die Streckfähigkeit des Daumennagelgliedes erzielt, aber die für den Handgang so wichtige maximale Reposition des ersten Metacarpale wurde nicht erreicht.

Auch zahlreiche andere Autoren sind beim Ersatz der Daumenstrecker bei der Radialislähmung von der Perthesschen Regel, den Flexor carpi radialis gleichzeitig an die Sehnen aller drei Daumenmuskeln, Extensor pollicis longus, Extensor pollicis brevis und Abductor pollicis longus, anzuheften, abgewichen. Hohmann, Stoffel, Hass und Stiles gehen bei ihren in manchen Einzelheiten voneinander abweichenden Operationsplänen doch alle darin konform, daß sie den Extensor pollicis longus allein von den drei Daumenmuskeln, aber zusammen mit dem Extensor dig. communis an den Flexor carpi ulnaris anschließen.

Für die isolierte Lähmung des Extensor pollicis longus haben Biesalski und Mayer die Überpflanzung des Extensor indicis proprius auf die Sehne des Extensor pollicis longus durch Sehnenscheidenauswechslung vorgeschlagen. Denselben Vorschlag hatte ich bereits 1908 gemacht.

7. Extensor pollicis brevis.

(C_8, Th_1; unterer Primärstrang, Fasciculus posterior, N. radialis.)

Der *Extensor pollicis brevis* entspringt von der Membrana interossea und dem Radius in unmittelbarem Anschluß an den Ursprung des Abductor pollicis longus, mit dem er an seinem Ursprung gar nicht selten eng verschmolzen ist. Manchmal reicht der Ursprung bis an die Ulna heran, wo er dann zwischen den ulnaren Ursprüngen des Abductor longus und Extensor longus gelegen ist. Der Muskelbauch zieht, dem des Abductor longus eng angeschlossen, schräg radialwärts und abwärts, er kreuzt die Sehnen des Extensor carpi rad. long. et brevis und tritt gemeinsam mit der Sehne des Abductor longus durch das am weitesten radial gelegene Fach des Lig. carpi dorsale hindurch an das Dorsum des ersten Metakarpale, an welchem er bis zur Grundphalanx entlang zieht, an der er inseriert. Selten geht eine accessorische Sehne des Muskels bis zur Nagelphalanx. Hervorzuheben ist, daß das Fach des Lig. carpi dorsalis, durch welches die Sehne des Extensor pollicis brevis hindurchtritt, am radialen Rand des Gewölbes der Handwurzelknochen, von allen Sehnenfächern am weitesten volar gelegen ist. Die am Dorsum des ersten Mittelhandknochens entlang ziehende und unter der Haut vorspringende Sehne bildet die radiale Begrenzung der Tabatière.

Der *Extensor pollicis brevis* ist wegen seiner unter dem Extensor dig. communis und Ext. dig. quinti proprius versteckten Lage ebenso wie der Extensor poll. long. normaliter der isolierten percutanen faradischen Reizung schwer zugängig. Hinzu kommt, daß sein Muskelbauch dem Abductor longus eng angeschlossen liegt, zum Teil mit dem des letzteren sogar verschmolzen ist. Trotzdem gelingt es im distalen Abschnitte des Vorderarms, woselbst ein Teil des Muskelfleisches des Extensor pollicis brevis nur von den unbefleischten Sehnen des Extensor dig. communis bedeckt ist, den ersteren durch die Haut in isolierte Kontraktion zu versetzen ist. Weit besser gelingt dies bei Lähmung des Extensor dig. communis. Versorgt wird der Extensor poll. brevis durch den radialen Endast des N. radialis gemeinsam mit dem Abductor pollicis longus.

Der *Extensor pollicis brevis* wirkt auf das *erste Metacarpale,* in dem er dasselbe um die radioulnare Achse des Carpometacarpalgelenkes im Sinne der *Streckung* bewegt; gleichzeitig *extendiert* er die *Grundphalange,* während die Endphalange etwas gebeugt wird. Eine Streckung auf die Endphalange entfaltet der Extensor pollicis brevis nur dann, wenn seine Sehne bis zur Nagelphalanx reicht, was aber nur ausnahmsweise der Fall ist.

Die Wirkung des Extensor poll. brevis auf das erste Metacarpale ist die einer reinen Streckung. Dem Muskel fehlt die dem Extensor longus eigene Wirkung auf die dorso-volare Achse des Carpometacarpalgelenkes im Sinne der Neigung nach der Ulnarseite. Daraus ergibt sich erstens ein Unterschied zwischen den beiden Muskeln mit Bezug auf den Höchstpunkt, bis zu welchem das erste Metacarpale dorsalwärts erhoben wird. Unter der Wirkung des Extensor longus rückt das Capitulum des ersten Metacarpale infolge der Schrägstellung des Carpometacarpalgelenkes und infolge der gleichzeitigen Neigung nach der Ulnarseite, auf einen höheren Punkt als unter der Wirkung des Extensor brevis, welcher eine reine Streckung des ersten Metacarpale um die schräg gestellte radioulnare Achse des Carpometacarpalgelenkes bewirkt. Auf der Höhe der Wirkung des Extensor brevis steht das Capitulum metacarpi primi noch keineswegs in der Ebene der Mittelhand, sondern mehr oder weniger unterhalb. Aus der Schrägstellung des Carpometacarpalgelenkes des Daumens und der ausschließlichen Wirkung des Extensor brevis auf die radio-ulnare Gelenkachse ergibt sich ferner, daß sich das erste Metacarpale unter der Kontraktion des Muskels von der Handmitte entfernt; der Extensor brevis spreizt den Daumen von der Handmitte ab. DUCHENNE bezeichnet ihn daher als den eigentlichen Abductor des Daumens. Eine Kreiselung im Sinne der Supination, wie sie der Extensor pollicis longus entfaltet, geht dem Extensor brevis ab.

Die Streckwirkung auf die Grundphalange beruht auf der direkten Insertion der Sehne des Extensor pollicis brevis an der Daumengrundphalange. Der Grad dieser Streckung geht manchmal beträchtlich über die Verlängerung des ersten Metacarpale hinaus.

Die weiter oben erwähnte Beugung der Endphalange, welche unter der Kontraktion des Extensor pollicis brevis zustande kommt, wird dadurch hervorgerufen, daß der Flexor pollicis longus durch die Streckung des ersten Metacarpale und der Grundphalange gedehnt wird und er dieser Dehnung Widerstand entgegenstellt. Wenn der Flexor poll. longus gelähmt oder wenn sein Dehnungsreflex aufgehoben ist, (Tabes cervicalis, Hinterwurzeldurchschneidung), so bleibt die Beugung der Nagelphalange unter der isolierten Kontraktion des Extensor pollicis brevis entweder ganz aus oder sie ist höchstens angedeutet. Umgekehrt tritt sie bei spastischen Armlähmungen, bei denen der Dehnungsreflex der Muskeln beträchtlich erhöht ist, viel stärker als in der Norm zutage.

Abb. 292, S. 297 zeigt die Einwirkung des Extensor pollicis brevis auf das erste Metacarpale und die Daumenphalangen in einem Falle, in welchem die Sehne des Extensor pollicis longus zwischen Grund- und Endphalange durchtrennt ist. Man sieht, daß das erste Metacarpale um die radio-ulnare Achse des Carpometacarpalgelenkes vollkommen extendiert wird und sich dabei von der Handmitte entfernt, abgespreizt wird, man sieht die Streckung der Grundphalange und die sekundäre Beugung der Endphalange.

Bei Verletzung des radialen Endastes des N. radialis ist außer dem Extensor pollicis brevis gleichzeitig auch der Abductor pollicis longus gelähmt. Ganz isolierte Lähmung des Extensor brevis kann man in manchen Fällen von Radialisnaht beobachten, in denen die Regeneration bis zu allen anderen Muskeln des Radialisgebietes vorgedrungen ist und nur der Extensor pollicis brevis gelähmt bleibt. Das Kerngebiet des Extensor pollicis brevis ist innerhalb des Rückenmarks im 8. Cervical- und 1. Thorakalsegment gelegen. Wiederholt fand ich bei umschriebenen Vorderhornerkrankungen den Extensor pollicis brevis zusammen mit den kleinen Handmuskeln völlig gelähmt, während Extensor pollicis longus, Abductor pollicis longus und Flexor pollicis longus vollkommen intakt waren.

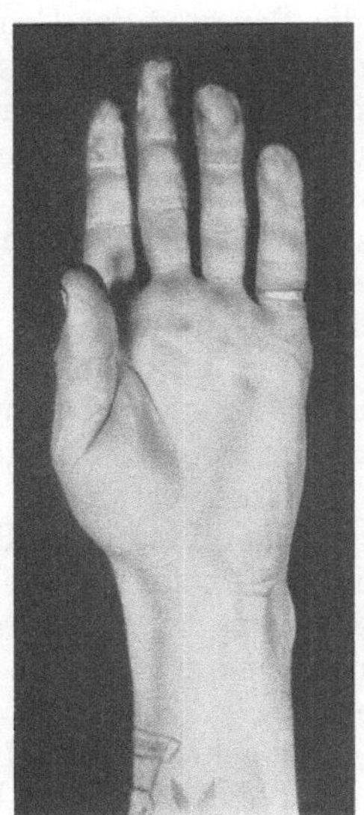

Abb. 295a.

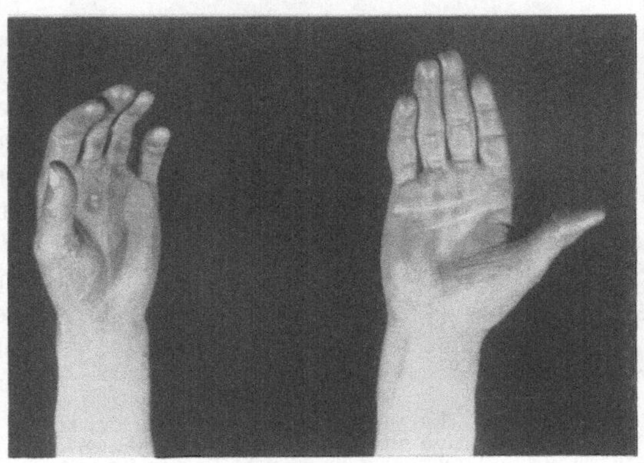

Abb. 295b.

Abb. 295a. Lähmung des Extensor pollicis brevis. Daumen steht der Handmitte etwas näher als in der Norm.

Abb. 295b. Linksseitige Lähmung des Extensor pollicis brevis. Daumen steht der Handmitte etwas näher als in der Norm und auch etwas mehr opponiert.

Bei der *Lähmung* des Extensor pollicis brevis steht der Daumen in der Ruhe der Handmitte etwas näher als in der Norm (Abb. 295a u. b). Auch die Grundphalange soll nach Duchenne eine vermehrte Beugestellung annehmen. Ich habe eine solche aber in den von mir beobachteten Fällen von isolierter Lähmung des Extensor pollicis brevis bisher nicht feststellen können.

In sehr charakteristischer Weise gibt sich die Lähmung des Extensor pollicis brevis bei der willkürlichen Reposition des Daumens zu erkennen. Für diese steht nur noch der Extensor longus zur Verfügung, unter dessen Wirkung zwar das erste Metacarpale maximal extendiert, aber gleichzeitig an die Mittelhand angepreßt wird; die reine Streckung des ersten Metacarpale um die radioulnare Gelenkachse ist nicht mehr möglich. Abb. 296, Abb. 285 und 286, S. 294 zeigen die während der Reposition des Daumens bei Lähmung des Extensor pollicis brevis unter der Wirkung des Extensor longus eintretende Bewegung der einzelnen Daumenabschnitte sehr deutlich, die Streckung und Adduktion des ersten

Metacarpale, die Streckung beider Daumenphalangen. Die Sehne des Extensor longus springt in Abb. 286 scharf unter der Haut vor, während das charakteristische Relief der Sehne des Extensor brevis, wie es sich normaliter präsentiert, vollkommen fehlt. Die Unfähigkeit, das erste Metacarpale gerade zu strecken, erschwert bei der Lähmung des Extensor pollicis brevis den Gebrauch der Schere außerordentlich; die Kranken müssen sich zum Öffnen der Scherenbranchen der Gegenüberstellung des Daumens, der Öffnung der Finger-Daumenzange unter Opposition des Daumens bedienen.

Während bei der Lähmung des Extensor pollicis brevis die gleichzeitige Streckung beider Daumenphalangen vollkommen gelingt (Extensor longus), und auch die Beugung der Grundphalange unter gleichzeitiger Streckung der Endphalange (Adductor pollicis und Flexor brevis) intakt ist, ist die Streckung der Grundphalange bei gleichzeitiger Beugung der Endphalange unmöglich, Extensor longus und Flexor longus, die an allen drei Daumengelenken einander antagonistisch wirken, vermögen die Bewegungskombination, Beugung der Endphalanx bei gleichzeitiger Streckung der Grundphalange nicht zustande zu bringen.

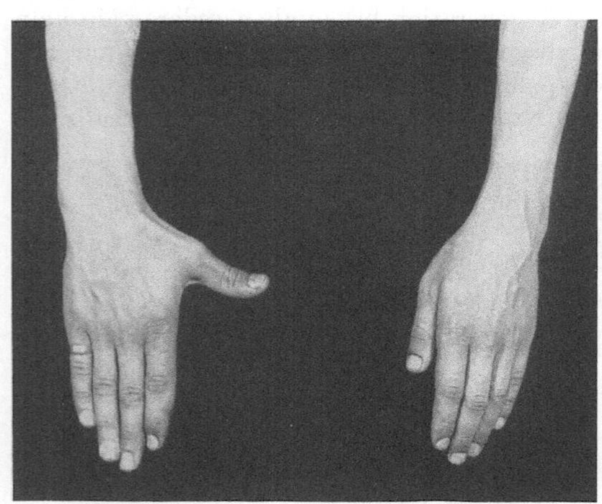

Abb. 296. Lähmung des Extensor pollicis brevis links, Faustöffnung unter Reposition und Abspreizung des Daumens, die rechterseits vollkommen gelingt, geht linkerseits mit Anpressung des Daumens an den Index einher.

Ebenso geht bei der Lähmung des Extensor pollicis brevis die Fähigkeit verloren, das Endglied des Daumens isoliert zu beugen. Zum Zustandekommen dieser Einzelbewegung muß erstens der Flexor pollicis longus in Kontraktion versetzt werden; da derselbe aber auch auf die Grundphalange beugend wirkt, muß der Extensor pollicis brevis mit in Aktion treten, um die Grundphalange an der Beugung zu verhindern. Ist der Extensor pollicis brevis gelähmt, so kommt es bei der Beugung der Endphalange allemal auch zu einer Beugung der Grundphalange.

Der Extensor pollicis brevis ist ferner an einer praktisch besonders wichtigen Bewegungssynergie des Daumens beteiligt, der sog. *Rückwärtsführung* des Daumens bei vollzogenem Daumen-Fingerspitzenschluß. Diese Bewegung besteht wie bereits früher auseinandergesetzt wurde, an dem jeweils beteiligten Finger in Streckung der Grundphalange und Beugung der Mittel- und Endphalange; am Daumen besteht sie in der Extension des ersten Metacarpale um die radioulnare Achse des Carpometacarpalgelenkes und einer Beugung der beiden Phalangen (vgl. Abb. 206 und 207, S. 243). Diese Bewegungskombination, welche bei zahlreichen Verrichtungen eine große Rolle spielt, z. B. beim Schreiben und Zeichnen der Führung des Grundstriches dient und beim Knöpfen und anderen Manipulationen von großer Bedeutung ist, ist bei Lähmung des Extensor pollicis brevis erschwert. Die Streckung des ersten Metacarpale kann allerdings im Rahmen der Rückwärtsführung der geschlossenen Daumen-Fingerspitzenzange, selbst bei völliger Lähmung des Extensor pollicis brevis noch rein passiv durch sog. Bewegungsführung zustande kommen, indem die gegen die Spitze des Daumens andrückende Spitze des anderen Fingers das erste Metacarpale in

Streckung führt; das gelingt aber nur, wenn der Flexor pollicis longus nur eine sehr geringe Spannung entwickelt; dadurch leidet die Festigkeit des Daumen-Fingerspitzenschlusses während der Rückwärtsführung der Zangenbranchen naturgemäß erheblich.

Nach der Naht des N. radialis pflegt der Extensor pollicis brevis von den dem Radialis unterstellten Muskeln mit am spätesten reneurotisiert zu werden. Manchmal bleibt er als einziger Muskel gelähmt. Doch kam es immerhin in über 50% der von mir ausgeführten Radialisnähte zu einer vollen Wiederherstellung auch dieses Muskels. Abb. 20c, S. 18 stellt einen derartigen Fall von Radialisnaht dar. Man sieht die angespannte Sehne deutlich unter der Haut anspringen. Auch nach autoplastischer Überbrückung eines großen Defektes des N. radialis sah ich volle Reneurotisation des Extensor pollicis brevis eintreten.

Für den Ersatz des Extensor pollicis brevis ist im Falle der irreparablen Nervenunterbrechung der Flexor carpi radialis heranzuziehen. Ich habe in den Fällen, in denen es besonders auf den Ersatz des Extensor pollicis brevis und Extensor pollicis longus ankam, die Sehnen dieser beiden Muskeln an den Kraftspender angeschlossen und dabei die Sehne des Extensor brevis unter stärkere Spannung gesetzt als die des Extensor longus. Das Resultat ist dann das, daß das erste Metacarpale in reine Streckung gezogen wird, sich dabei also von der Handmitte entfernt. Soweit das erste Metacarpale in Betracht kommt, überwiegt also der Zug des Extensor brevis. Andererseits reicht aber der Zug des Extensor longus, dessen ulnarneigende Wirkung auf den ersten Mittelhandknochen nicht zur Geltung kommt, doch aus, um die Endphalange vollkommen in Streckung zu ziehen (Abb. 240—242, S. 269; Abb. 294, S. 299). Die Streckung der Grundphalangen erfolgt durch beide Extensores pollicis. Ich habe bereits früher erwähnt, daß der Kranke, dessen Hand in Abb. 294 wiedergegeben ist, nach der geschilderten Sehnenplastik wieder sehr gut Klavier spielen konnte.

Der von PERTHES für die Radialislähmung gemachte Vorschlag, den Flexor carpi radialis gleichzeitig auf alle drei Daumenmuskeln, Extensor pollicis longus, Extensor pollicis brevis und Abductor pollicis longus zu überpflanzen, erscheint mir, wie schon früher bemerkt wurde, nicht praktisch. Auch zahlreiche andere Autoren haben eine differenzierte Versorgung der Daumenmuskeln empfohlen. HOHMANN schließt den Extensor pollicis brevis und Abductor pollicis longus gleichzeitig mit den Extensores carpi radiales an den Flexor carpi radialis an, den Extensor poll. longus und Extensor dig. communis an den Flexor carpi ulnaris. STOFFEL verwendet die Sehne des Flexor sublimis digiti medii als Kraftspender für Extensor pollicis brevis und Abductor pollicis longus, während er den Extensor pollicis longus und Extensor dig. communis an den Flexor carpi ulnaris anschließt. Genau so wie STOFFEL verfährt bezüglich des Extensor pollicis brevis und Abductor longus HASS. STILES verwendet als gemeinsamen Kraftspender für diese beiden Muskeln den Palmaris longus.

8. Abductor pollicis longus.

(C_7, C_8; Fasciculus posterior, N. radialis.)

Der *Abductor pollicis longus* entspringt von der Rückseite der Ulna distal vom Ursprung des Supinator, oberhalb des Ursprungs des Extensor pollicis brevis et longus. Von der Ulna greift der Ursprung auf die Membrana interossea und dann in relativ breiter Ausdehnung auf den Radius über. Der Muskelbauch verläuft schräg radialwärts, die Sehnen des Extensor carpi radialis longus et brevis überkreuzend. Die Sehne des Abductor longus tritt gemeinsam mit der des Extensor pollicis brevis durch das am radialen Rande der Handwurzel gelegene erste Sehnenfach des Lig. carpi dorsale hindurch. Sie findet ihre Insertion an der Basis des ersten Metacarpale, teils seitlich, teils volar; fast regelmäßig zieht ein Sehnenstreifen weiter distalwärts, welcher in das Muskelfleisch des Abductor pollicis brevis übergeht und diesem zum Teil als Ursprung dient.

Der *Abductor pollicis longus* ist in seinem oberen Teil vom Extensor dig. communis bedeckt. Die untere Hälfte tritt aber zwischen Extensor carpi rad. brevis und Extensor dig. communis an der Radialseite des Dorsum des Vorderarms zutage und ist hier der isolierten percutanen elektrischen Reizung zugängig. Die enge Nachbarschaft des Extensor pollicis brevis stört allerdings recht oft, spielt indessen dann, wenn letzterer gelähmt, der Abductor longus aber intakt ist, keine störende Rolle. In seiner ganzen Ausdehnung ist der Abductor pollicis longus der elektrischen Reizung zugängig, wenn der Extensor dig. communis und die Extensores carpi radiales gelähmt sind, was bei bestimmten Plexusläsionen vorkommt.

Innerviert wird der Abductor pollicis longus gemeinsam mit dem Extensor pollicis brevis durch den radialen Endast des N. radialis.

Unter der Kontraktion des *Abductor pollicis longus* erfährt das *erste Metacarpale* eine *Neigung* um die dorsovolare Achse des Carpometacarpalgelenkes nach der *Radialseite,* außerdem wird es um die radioulnare Achse des Gelenkes *flektiert* und dabei im Sinne der *Pronation gekreiselt.* Der Daumen wird also durch den Abductor pollicis longus gegen die anderen Finger in Opposition gestellt. Diese Wirkung tritt am deutlichsten in Erscheinung, wenn das erste Metacarpale vor der Kontraktion des Muskels in Streckstellung und Adduktion steht. Wenn sich dagegen das erste Metacarpale in maximaler Flexion befindet, so kann man feststellen, daß es unter der Kontraktion des Abductor pollicis longus etwas im Sinne der Extension bewegt wird.

Unter Berücksichtigung dieser Verschiedenheiten der Wirkung des Muskels auf die radioulnare Achse des Carpometacarpalgelenkes erklären sich meines Erachtens die einander widersprechenden Angaben R. Ficks, v. Recklinghausens und Duchennes über die Wirkung des Abductor pollicis longus. R. Fick rechnet denselben unter die Muskeln, welche der Reposition des Daumens dienen, womit die Bewegung des ersten Metacarpale um die radioulnare Achse des Carpometacarpalgelenkes im Sinne der Streckung gemeint ist; v. Recklinghausen sagt, daß der Abductor pollicis longus den ersten Mittelhandknochen nach der Radialisseite neige und *strecke,* und außerdem supiniere, während Duchenne angibt, daß der Abductor poll. longus den ersten Mittelhandknochen flektiert. Es kommt eben auf die Ausgangsstellung an. Es darf aber nicht verkannt werden, daß der Grad der Streckung, welche das erste Metacarpale unter der Kontraktion des Abductor longus ausführt, wenn es zuvor in maximale Flexion gebracht war, nur sehr gering ist und daß der Muskel zu einer ausgiebigen Reposition des ersten Metacarpale, wie es z. B. v. Recklinghausen behauptet, nicht fähig ist. Für unrichtig halte ich ferner die Angabe v. Recklinghausens, daß der Abductor pollicis longus den Daumen supiniere. Frohse und Fraenkel kommentieren die Angabe Duchennes, daß der Abductor pollicis longus den ersten Mittelhandknochen in Opposition führt, dahin, daß diese Wirkung nur durch die sehnige Konjugation des Abductor longus mit dem Abductor brevis zu erklären sei und daß letzterer neben der Abduktion des Daumens trotz seines Namens bei bestimmten Stellungen auch die Adduktion bewirken könne. Dazu ist zu bemerken, daß die Gegenstellung des Daumens gegen die anderen Finger durch den Abductor longus nicht allein durch die Fortsetzung seiner Sehne in das Muskelfleisch des Abductor brevis, sondern ebenso durch seine Insertion am ersten Metacarpale selbst zu erklären ist. Die Angabe Frohses und Fraenkels, daß die Opposition auf einer adduktorischen Wirkung des Abductor brevis beruhe, ist m. E. nur unter der Voraussetzung gültig, daß Adduktion mit Flexion des 1. Metacarpale gleichgesetzt wird (vgl. S. 241).

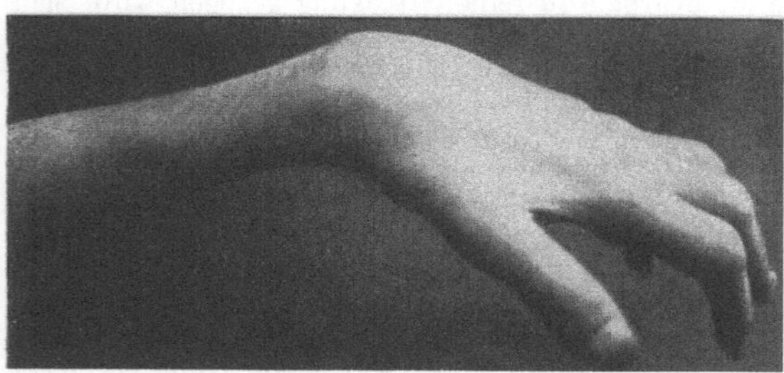

Abb. 297. Lähmung der Muskeln des Daumenballens. Relativ ausgiebige Opposition des Daumens durch Abductor pollicis longus bei der Faustöffnung. (Nach Geinitz.)

Davon, daß bei der Kontraktion des Abductor pollicis longus die Daumenphalangen gebeugt werden, wie dies Duchenne angibt, habe ich bei der elektrischen Reizung des Muskels nie das geringste gesehen. Es ist auch eine solche Wirkung, die ja nur indirekt durch Dehnung des Flexor longus bewirkt werden könnte, a priori kaum zu erwarten, da durch die Flexion, welche das erste Metacarpale unter der Kontraktion des Abductor longus eingeht, eine beträchtliche Annäherung der Insertionspunkte des Flexor longus zustande kommt, welche die geringe Dehnung, welche mit der Neigung des ersten Metacarpale nach der Radialisseite verbunden ist, mehr als ausgleicht. Ich konnte nicht einmal bei stark erhöhtem Dehnungsreflex des Flexor pollicis longus bei spastischer Armlähmung unter der isolierten Kontraktion des Abductor longus eine Flexion der Daumenphalangen beobachten.

Der *Abductor pollicis longus* ist infolge seiner Einwirkung auf das erste Metacarpale an der Herstellung der Finger-Daumengreifzange beteiligt, indem er zu der Gegenüberstellung der Daumenbranche der Zange gegen die Fingerbranche und durch seine radialneigende Komponente zur Öffnung der Zange beiträgt. Er steht hierbei in enger Korporation mit den Muskeln des Daumenballens, vor allem mit dem Abductor brevis und Opponens. Über die Leistungsfähigkeit des Abductor pollicis longus bei dieser Gegenstellung des Daumens gegen die anderen Finger erhalten wir den besten Einblick, wenn die Muskeln des Daumenballens gelähmt sind. In diesen Fällen zeigt sich, daß bei der Formierung der Greifzange das erste Metacarpale in einem individuell allerdings sehr wechselnden Grade flektiert nach der Radialseite geneigt und pronatorisch gekreiselt wird (Abb. 297). Aber abgesehen davon, daß die Exkursion des ersten Metacarpale nach beiden Richtungen hin ungenügend ist, fehlt die Einwirkung auf das Metacarpophalangealgelenk, es fehlt die Neigung der Grundphalange nach der Radialseite und deren pronatorische Kreiselung, welche nur durch den Abductor pollicis brevis geleistet werden können und welche erst die vollkommene Gegenstellung des Daumens gegen die anderen Finger herbeiführen. Die Spannweite der geöffneten Greifzange unter der alleinigen Wirkung des Abductor longus, bei Lähmung der Daumenballenmuskulatur, bleibt daher hinter der maximalen Spannweite der Norm allemal erheblich zurück und die Volarseite der Daumenphalange stellt sich der Volarseite der Finger noch lange nicht direkt gegenüber. Die Leistungsfähigkeit des Abductor longus variiert mit Bezug auf das Ausmaß, bis zu welchem die Daumenbranche sich von der Fingerbranche entfernt und ihr gegenübergestellt wird, bei der Lähmung der Daumenballenmuskeln nicht unerheblich von Fall zu Fall. Maßgebend für diese individuellen Unterschiede ist wohl die verschiedene Stärke der sehnigen Konjugation des Abductor longus mit dem Abductor brevis. Wenn ein kräftiger sehniger Fortsatz von der Sehne des Abductor longus tief in das Muskelfleisch des Abductor brevis eindringt, so vermag der Abductor longus einen Teil der Leistung des Abductor brevis selbst zu verrichten. Vollkommen kann das Defizit aber nie gedeckt werden, weil das Muskelfleisch des deefferentierten Abductor brevis zwar auch noch einen gewissen Widerstand gegen seine Dehnung entfaltet, aber natürlich einer unnachgiebigen Sehne nicht gleichkommt. Wir werden aber andererseits sogleich erfahren, daß umgekehrt auch der Ausfall des Abductor longus bei Integrität der Muskeln des Daumenballens auf die Öffnung der Daumenbranche der Daumen-Fingergreifzange von erheblichen nachteiligen Einfluß sein kann.

Isolierter *Ausfall* des Abductor pollicis longus ist eine große Seltenheit; sie kommt gelegentlich bei nicht ganz vollkommener Restitution nach Radialisnaht zur Beobachtung. Mehrfach habe ich kombinierte Lähmung des Abductor longus und Extensor brevis bei Unterbrechung des radialen Endastes des N. radialis beobachtet. Bei isolierter Lähmung des Abductor longus fand ich keine Abweichung des Daumens von seiner normalen Stellung in der Ruhe, insbesondere nicht die von Duchenne als Folge der isolierten Lähmung des Abductor pollicis longus beschriebene vermehrte Streckadduktionsstellung des ersten Metacarpale. Soweit es sich um die Erhaltung der Semioppositionsstellung des Daumens in der Ruhe handelt, vermögen offenbar die Muskeln des Daumenballens dem Extensor longus et brevis ein vollkommenes Gegengewicht zu bieten. In den Fällen von kombinierter Lähmung des Abductor longus und Extensor brevis wird die resultierende Haltungsanomalie in der Ruhe allein durch den Ausfall der extendierenden Wirkung des Extensor brevis auf das erste Metacarpale bestimmt, dasselbe ist der Handmitte etwas mehr angenähert als es der Norm entspricht (vgl. Abb. 295 a u. b, S. 301). Dagegen macht sich sowohl in den Fällen von isolierter Lähmung des Abductor pollicis longus wie in den Fällen von kombinierter Lähmung des Abductor longus und Extensor brevis wie auch bei Lähmung des Abductor longus, Extensor longus et brevis, der Ausfall des Abductor longus beim Greifakte bei der Öffnung der Finger-Daumengreifzange unter Opposition des Daumens manchmal recht störend bemerkbar. Obwohl hierbei die Muskeln des Daumenballens ungestört funktionieren, ist doch die Neigung des Daumens im Carpometacarpalgelenk nach der Radialseite für die Erzielung der normalen maximalen Spannbreite der geöffneten Finger-Daumenzange recht oft nicht ausreichend (Abb. 298). Der Grad der Störung wechselt allerdings von Fall zu Fall beträchtlich. In manchen Fällen kann trotz der Lähmung des Abductor pollicis longus durch die intakten Daumenballenmuskeln die Daumenbranche ebenso weit von der Fingerbranche entfernt werden, wie dies unter normalen Verhältnissen möglich ist (Abb. 299, 300).

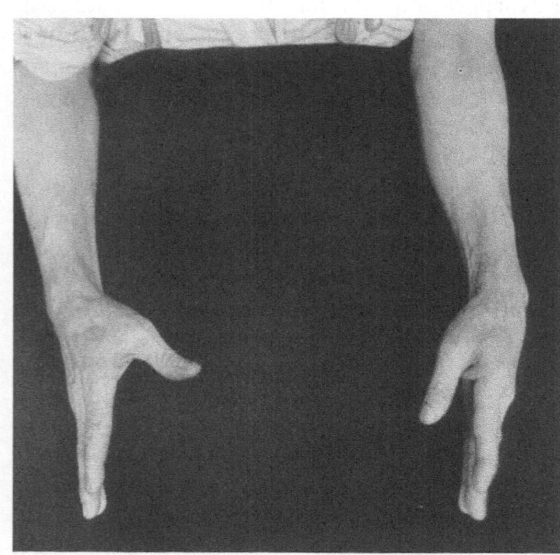

Abb. 298. Lähmung des linksseitigen Abductor pollicis longus und Extensor pollicis brevis. Trotz Integrität der Muskeln des Daumenballens ist die Gegenüberstellung der Daumenzange bei der Faustöffnung unvollkommen, besonders mit Bezug auf die Neigung des ersten Metacarpale nach der Radialseite.

Mit Rücksicht auf die Bedeutung des Abductor pollicis longus für die Öffnung der Finger-Daumengreifzange unter Opposition des Daumens lege ich bei der Radialislähmung in allen den Fällen, welche in ihrem Beruf auf das Ergreifen größerer Objekte angewiesen sind, bei Maurern, Tischlern und anderen, bei dem Ersatz der Daumenmuskeln den Schwerpunkt auf die Wiederherstellung des Abductor pollicis longus. Seine Sehne wird in erster Linie an den Kraftspender, den Flexor carpi radialis, angeschlossen. Damit die für die Zangenöffnung gleichwichtige Streckung der beiden Daumenphalangen nicht unter den Tisch fällt, wird, wie es früher S. 299 beschrieben wurde, die Sehne des Extensor pollicis longus weit proximal

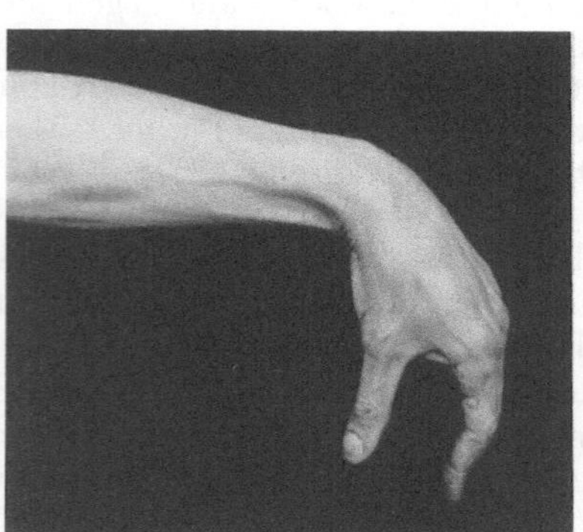

Abb. 299.

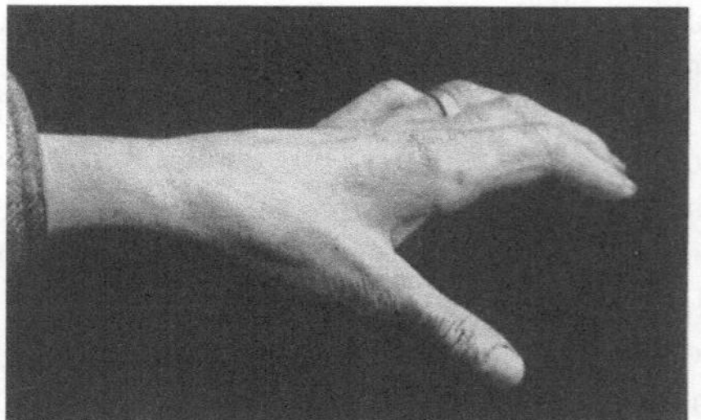

Abb. 300.

Abb. 299. Radialislähmung. Trotz Lähmung des Abductor longus ist die Opposition des Daumens und insbesondere die Neigung desselben nach der Radialseite durch die alleinige Wirkung der Muskeln des Daumenballens eine vollkommene.

Abb. 300. Lähmung des Abductor pollicis longus. Opposition und Radialneigung des Daumens gelingt bei der Faustöffnung durch die Daumenballenmuskulatur allein in vollem Grade.

durchtrennt, aus dem Sehnenfach im Lig. carpi dorsale hervorgezogen und an die Abductorsehne angeheftet. Dadurch wird die Sehne des Extensor longus der ihr normaliter eigenen extendierenden Wirkung auf den ersten Mittelhandknochen entkleidet, aber die Streckung der beiden Daumenphalangen bleibt gewährleistet (vgl. Abb. 198, 200, 201, S. 233—235). Da, wo der Beruf des Kranken eine geringere Spannbreite der geöffneten Daumen-Fingerzange zuläßt, habe ich bei der Überpflanzung des Flexor carpi radialis auf die Daumenmuskeln den Abductor longus bewußtermaßen vernachlässigt und den Schwerpunkt auf den Ersatz des Extensor brevis et longus gelegt (vgl. S. 299). Die von anderen Seiten gemachten Vorschläge für den Ersatz des Abductor pollicis longus sind bereits bei der Besprechung des Ersatzes des Extensor pollicis longus oder des Extensor pollicis brevis erwähnt worden.

Der Abductor pollicis longus pflegt sich nach der Naht des N. radialis in der Regel nach dem Extensor dig. communis, aber vor dem Extensor pollicis longus et brevis und Extensor indicis proprius wiederherzustellen. In zahlreichen Fällen macht die Regeneration hier halt, so daß von den Daumenmuskeln des Radialisgebietes nur der Abductor longus reneurotisiert wird. Ich habe aber auch Fälle beobachtet, in denen aus unerklärbaren Gründen der Abductor longus bei der Regeneration übersprungen wurde und schließlich als einziger Muskel des Radialisgebietes gelähmt blieb.

9. Abductor pollicis brevis, Flexor pollicis brevis, Opponens pollicis — Adductor pollicis.

[C_8, Th_1; unterer Primärstrang, Fasciculus medialis, mediale Medianuswurzel, N. medianus (N. ulnaris, N. musculo-cutaneus) — N. ulnaris.]

Der *Abductor pollicis brevis* ist der oberflächlichste der Muskeln des Daumenballens; er entspringt vom Lig. carpi transversum, vom Os naviculare und der in sein Muskelfleisch eindringenden Endsehne des Abductor pollicis longus. Seine Endsehne inseriert an der Außenseite der Grundphalange des Daumens, geht aber zum Teil auch in die Dorsalaponeurose des Daumens über.

Der *Flexor brevis* entspringt mit einem Caput superficiale vom Lig. carpi transversum und von der Tuberositas multanguli majoris und einem Caput profundum in der Tiefe des Hohlhandtunnels vom Lig. carpi radiatum. Zwischen beiden Köpfen tritt die Sehne des Flexor pollicis longus hindurch. Beide Köpfe vereinen sich distal und inserieren gemeinsam am radialen Sesambein des Daumens, die Endsehne strahlt in die Dorsalaponeurose des Daumens aus. Der Flexor brevis ist teilweise vom Abductor pollicis brevis bedeckt, im übrigen aber bildet er den frei unter der Haut liegenden ulnaren Teil des Daumenballens.

Der *Opponens pollicis* entspringt vom Lig. carpi transversum, vom Rande des Os naviculare an bis zum Hamulus ossei hamati, teilweise aber auch von der distalen Handwurzelreihe, besonders vom Os multangulum majus. Seine Fasern verlaufen in der Hauptsache quer und nur leicht distalwärts gerichtet nach außen und inserieren alle an der Außenseite der ersten Metacarpale. Der Opponens ist zum größten Teil vom Abductor pollicis brevis bedeckt; nur hart am radialen Rande des ersten Metacarpale liegt ein schmaler Bezirk des Opponens oberflächlich unter der Haut.

Der *Adductor pollicis* setzt sich aus zwei Teilen zusammen, dem Caput obliquum, welches von den Handwurzelknochen, speziell vom Os capitatum und den von diesem ausgehenden Bändern entspringt, und dem Caput transversum, welches vom zweiten und dritten Metacarpale seinen Ursprung nimmt. Ein besonderer Teil des Adductor ist der vom ersten Mittelhandknochen entspringende CUNNINGHAMsche Adductor, welcher auch als Interosseus volaris primus bezeichnet wird. Alle diese Teile konvergieren nach der Endsehne zu, welche am ulnaren Sesambein des Daumens und einer benachbarten Tuberosität an der Basis der Grundphalange inseriert und von der Ulnarseite her in die Dorsalaponeurose des Daumens übergeht. Zu erwähnen ist noch, daß auch der *Interosseus dorsalis primus* teilweise vom ersten Metacarpale entspringt und insofern auch eine Wirkung auf den beweglichen ersten Mittelhandknochen ausüben kann.

Abductor pollicis brevis, Opponens und Flexor brevis unterstehen in der Regel dem N. medianus, der Adductor dem N. ulnaris. Es kommen aber gar nicht selten auch Abweichungen vor, in der Weise, daß der Ulnaris einzelne, seltener alle, Muskeln des Daumenballens innerviert (Abb. 301 und 302). Am seltensten hat der Abductor brevis an dieser Versorgung durch den Ulnaris Anteil. Umgekehrt kann der Medianus den Adductor pollicis mit versorgen. Das Übergreifen des Ulnaris in die Sphäre des Medianus erfolgt durch die in der Tiefe der Hohlhand befindliche Anastomose zwischen dem Ramus profundus des N. ulnaris und dem Medianus. Abductor brevis, Flexor brevis und Opponens können gelegentlich durch eine vom Musculocutaneus zum Medianus hinziehende Anastomose versorgt werden. Der Medianus gewinnt Anteil an der Versorgung des Adductor pollicis durch die in der Mitte des Vorderarms aus dem Ramus interosseus volaris hervorgehende und schräg nach abwärts zum Ulnaris hinziehende Anastomose.

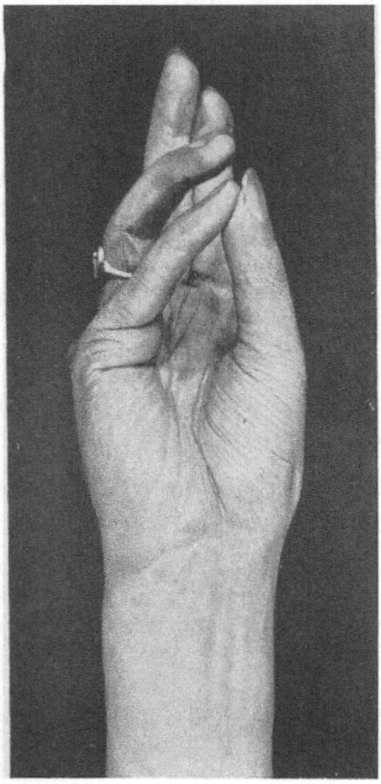

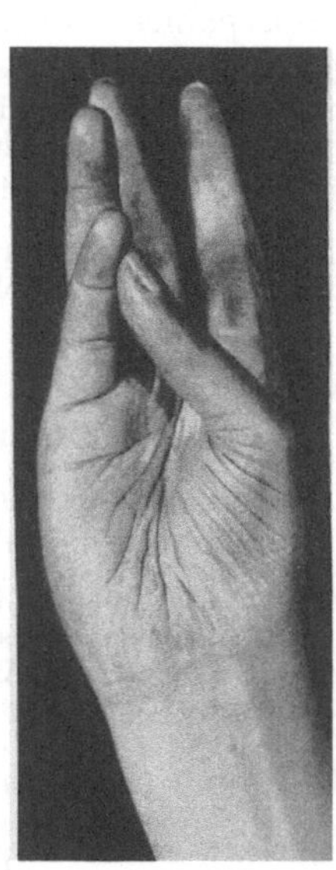

Abb. 301. Abb. 302.

Abb. 301. Innervation aller Muskeln des Damenballens in einem Falle von Totaltrennung des Medianus durch den Ulnaris. Die Opposition gelingt in vollem Ausmaße.

Abb. 302. Innervation aller Muskeln des Daumenballens bei Totaltrennung des Medianus durch den Ulnaris. Trotz der deutlich erkennbaren Atrophie des Abductor pollicis brevis und der in ihm nachweisbaren partiellen E.R. ist die Funktion dieses Muskels nur wenig beeinträchtigt.

Abductor brevis, Flexor brevis und Adductor sind der percutanen elektrischen Reizung gut zugängig. Der Oppenens kann in ganzer Ausdehnung nur bei Lähmung und Atrophie des Abductor brevis isoliert in Kontraktion versetzt werden. Derartige isolierte Lähmungen des Abductor brevis sind aber ein relativ häufiges Vorkommnis. Abgesehen von der soeben erwähnten Tatsache, daß dieser Muskel nicht allzu selten der einzige Muskel ist, welcher ausschließlich vom Medianus versorgt wird, so daß er bei Unterbrechung des letzteren allein gelähmt ist, kann man auch bei Schädigungen des N. medianus des öfteren feststellen, daß sich der Abductor brevis als letzter Muskel des Medianusgebietes restituiert und als einziger gelähmt bleibt. Ferner ist er der einzige monoradikulär innervierte Muskel der oberen Extremität. Bei isolierter Unterbrechung von Th_1 ist er total gelähmt, während alle anderen kurzen Daumenmuskeln, überhaupt alle kleine Handmuskeln, dank ihrer gleichzeitigen Innervation durch C_8, nicht gelähmt sind.

Unter der isolierten Wirkung des *Abductor pollicis brevis neigt* sich erstens der *erste Metacarpalknochen* um die dorso-volare Achse des Corpometacarpalgelenkes nach der *Radialseite,* gleichzeitig erfährt er eine *Flexion* um die radioulnare Achse und eine *pronatorische Kreiselung.* Zweitens wird die *Grundphalange* des Daumens im Metacarpophalangealgelenk nach der *Radialseite geneigt* und *pronatorisch gekreiselt,* aber nur wenig flektiert; die Endphalange wird gestreckt.

In bezug auf das erste Metacarpale gleicht die Wirkung des Abductor brevis der des Abductor longus. Darüber hinaus aber übt der Abductor brevis auch eine Wirkung auf die Grundphalange aus, indem er diese ebenfalls nach der Radialseite neigt und proniert. Durch diese gleichzeitige Wirkung auf den ersten Mittelhandknochen und die Daumengrundphalange ist der Abductor pollicis brevis derjenige Muskel, welcher bei der Öffnung der Finger-Daumenzange zu der maximalen Entfernung der Daumembranche von der Fingerbranche und zu der größtmöglichen Gegenüberstellung der Volarfläche des Daumens gegen die Vola der vier Finger wesentlich beiträgt. Daß er andererseits hierbei in vielen Fällen auf die Kooperation des Abductor longus angewiesen ist, ist bereits erwähnt worden und geht insbesondere daraus hervor, daß bei Lähmung des letzteren die Entfernung der Daumenbranche von der Fingerbranche beim Öffnen der Greifzange keineswegs immer in demselben vollen Umfange wie unter normalen Verhältnissen geleistet wird (vgl. Abb. 298, S. 306).

Die Streckwirkung des Abductor brevis auf die Endphalange ist nur eine geringe. Das geht am deutlichsten daraus hervor, daß bei Lähmung des Extensor pollicis longus bei der Öffnung der Finger-Daumenzange das Nagelglied durch den an der Abspreizung der Daumenbranche und der Gegenüberstellung derselben gegen die anderen Finger beteiligten Abductor brevis nicht selten nur unvollständig gestreckt wird. Um unter diesen Umständen die Endphalange vollständig zu extendieren, muß der Kranke den Flexor brevis heranziehen, das führt aber zu einer gleichzeitigen beträchtlichen Beugung der Grundphalange, wodurch die maximale Öffnung der Daumenbranche ebenso gestört wird, wie durch die unvollkommene Streckung der Endphalange; was durch die Intervention des Flexor brevis an Streckung des Endgliedes gewonnen wird, geht durch die Beugung der Grundphalange wieder verloren.

Die Beugewirkung des Abductor brevis auf die Grundphalange ist eine geringe; sie steht jedenfalls erheblich hinter der des Flexor brevis zurück. Das gilt übrigens, wenn auch in geringerem Grade, auch von der flektierenden Wirkung auf das erste Metacarpale. Beides erkennt man deutlich daraus, daß bei alleiniger Integrität des Abductor brevis also bei Lähmung des Flexor brevis und Opponens der Daumen bei gestrecktem Endglied nicht mit dem 4. und 5. Finger in Spitzenschluß gebracht werden kann. Wenn der Daumen den anderen Fingern gegenüber steht und er der Reihe nach mit dem Zeige-, Mittel-, Ring- und Kleinfinger den Spitzenschluß eingehen soll, ohne daß die Daumenendphalange gebeugt wird, so setzt das seitens des Daumens eine zunehmende Flexion des ersten Metacarpale vor allem aber eine solche der Grundphalange voraus. Der Abductor brevis bringt nun für sich allein nur denjenigen Grad von Flexion der Grundphalange des Daumens zustande, welcher für den Daumen-Zeigefinger und Daumen-Mittelfingerspitzenschluß erforderlich ist (Abb. 303b), aber nicht den beträchtlicheren Beugegrad, welcher für den Daumen-Ringfinger- oder gar Daumen-Kleinfingerspitzenschluß benötigt wird. Dazu bedarf es der Mitwirkung des Flexor brevis. Der Abductor brevis ist aber andererseits der einzige Daumenballenmuskel, welcher dem ersten Metacarpale und der Grundphalange des Daumens denjenigen Grad von Neigung nach der Radialseite zu erteilen vermag, welcher erforderlich ist für das Zustandekommen des Daumen-Fingerspitzenschlusses in vorgeführter Stellung, d. h. unter möglichst gebeugter Grundphalange und möglichster Streckung der Mittel- und Endphalange des jeweils beteiligten Fingers (Abb. 303a). Durch den Ausfall dieser Spezialleistung wird, wie wir alsbald sehen werden, die Lähmung des Abductor pollicis brevis charakterisiert.

Auch an dem Mechanismus, welcher der Führung des Aufstriches beim Schreiben, Zeichnen und Malen, überhaupt der Vorführung des Daumens und Fingers nach vollzogenem Daumen-Fingerspitzenschluß bei zahlreichen Manipulationen beim Knöpfen u. a., zugrunde liegt, ist, soweit der Daumen in Betracht kommt, der Abductor pollicis brevis entscheidend beteiligt. Während bei der Führung des Grundstriches, überhaupt bei jeder Rückführung der Daumen-Fingerspitzenzange, das erste Metacarpale unter der Wirkung des Ext. poll. brevis gestreckt und von der Handmitte entfernt wird und die beiden Daumenphalangen durch den Flexor pollicis longus gebeugt werden (Abb. 206b, 207b, S. 243), muß bei der Vorführung der erste Mittelhandknochen flektiert, zur Radialseite geneigt und proniert werden; ebenso muß die Grundphalange des Daumens sich nach der Radialseite neigen und pronatorisch kreiseln; beide Phalangen werden (Abb. 206a, 207a, S. 243) gestreckt. Der Abductor pollicis brevis ist der einzige Muskel welcher die für die Abwicklung der Vorführung erforderliche Seitenneigung und pronatorische Rollung der Grundphalange des Daumens aufzubringen vermag.

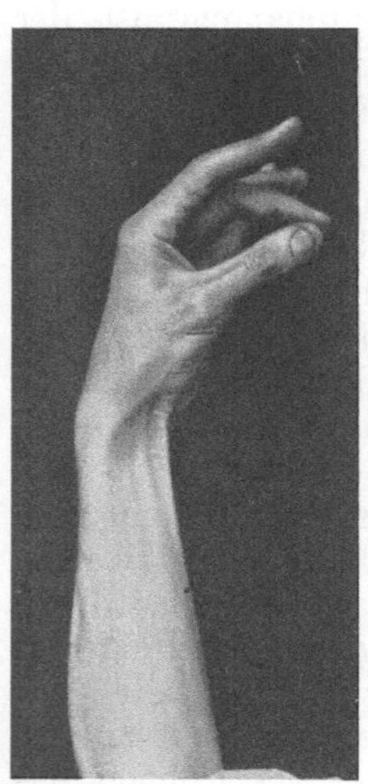

a

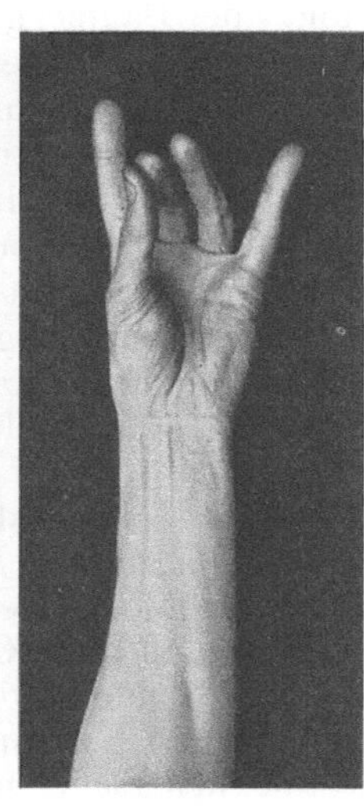

b

Abb. 303a und b. Maximum der Wirkung des Abductor pollicis brevis. Erstes Metacarpale wird flektiert und radialwärts geneigt (a). Flexion der Grundphalange ist sehr gering (b), so daß der Daumen beim Daumen-Fingerspitzenschluß in vorwärtsgeführter Stellung nur den Mittelfinger erreicht, aber nicht den 4. und 5. Finger.

Wohl unter allen Autoren herrscht Einigkeit darüber, daß der Abductor brevis den Daumen nach der Radialseite neigt. Nur FROHSE und FRAENKEL meinen, daß er unter besonderen Umständen auch adduzierend wirken und dadurch die Opposition herbeiführe. Zu dieser Angabe ist bereits weiter oben, S. 304, Stellung genommen worden. v. RECKLINGHAUSEN schreibt dem Abductor brevis nur eine radialwärts neigende Wirkung zu. Von der pronatorischen Kreiselung erwähnt er nichts; diese soll nach ihm vom Opponens und besonders vom Flexor brevis ausgeübt werden. Bei gegenübergestelltem Daumen soll der Abductor brevis auf das Carpometacarpal- und Metacarpophalangealgelenk streckend wirken. Diese letzte Angabe stimmt insoweit mit der von uns bereits weiter oben gemachten Angabe überein, daß die beugende Wirkung des Abductor brevis auf die Grundphalange nur eine geringe sei und daß auch das erste Metacarpale durch ihn nicht in maximale Flexion geführt wird. Ob aber der Abductor brevis diese beiden Daumenabschnitte, wenn sie vorher in maximale Flexion gebracht worden sind, nun im Sinne der Streckung beeinflußt, vermochte ich nicht zu entscheiden.

Der *Opponens pollicis* wirkt nur auf den ersten Mittelhandknochen, aber nicht auf die Daumenphalangen. Er *beugt* das erste *Metacarpale* um die radioulnare Achse des Carpometacarpalgelenkes und *kreiselt* es im Sinne der *Pronation*. Dagegen wirkt er fast gar nicht auf die dorsovolare Achse des Gelenkes ein. Seine geringe radialwärts gerichtete Komponente tritt nur dann einigermaßen in Erscheinung, wenn das erste Metacarpale vorher nach der Ulnarseite geneigt war.

Der Opponens unterscheidet sich also von dem Abductor brevi erstens durch die fehlende Einwirkung auf die Phalangen und zweitens durch die mangelnde Neigung des ersten Metacarpale nach der Radialseite. Daraus ergibt sich, daß der Opponens die vollständige Gegenüberstellung des Daumens gegen die anderen Finger nicht zu leisten vermag, und daß er in dieser Hinsicht hinter dem Abductor brevis zurücksteht. Abb. 304 u. 305 stellen die Wirkung des Opponens auf die einzelnen Daumenabschnitte dar, sie lehren, daß keinerlei Einwirkung auf die Daumenphalangen vorhanden ist, daß das erste Metacarpale zwar ausgiebig flektiert wird, und daß es auch ausgiebig pronatorisch gekreiselt wird, aber keine Neigung nach der Radialseite erfährt.

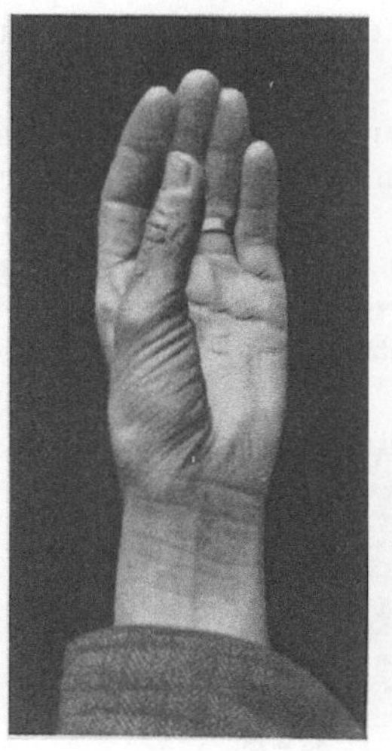

Abb. 304.

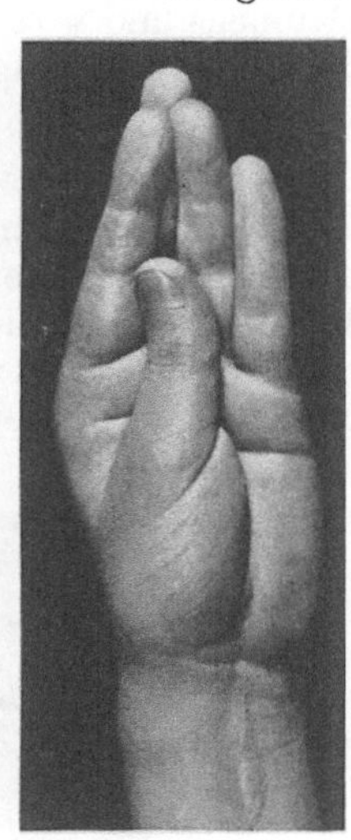

Abb. 305.

Abb. 304 und 305. Wirkung des Opponens pollicis (Abductor brevis und Flexor brevis gelähmt). Erstes Metacarpale wird flektiert und pronatorisch gekreiselt, aber nicht um die dorsovolare Achse des Carpometacarpalgelenkes radialwärts geneigt. Wirkung auf die Phalangen fehlt ganz.

Wenn ein Kranker, der von den Muskeln des Daumenballens nur über den Opponens verfügt, die Finger-Daumengreifzange formieren soll, so bleibt die Öffnung der Daumenbranche unvollkommen. Wenn er den Zeigefinger-Daumenspitzenschluß vollzieht, so muß der Zeigefinger, um mit der Daumenspitze in Kontakt zu gelangen, flektiert werden (Abb. 306). Mit der Spitze des Mittel-, Ring- und Kleinfingers kommt die Daumenspitze unter der Wirkung des Opponens überhaupt nur dann in Berührung, wenn

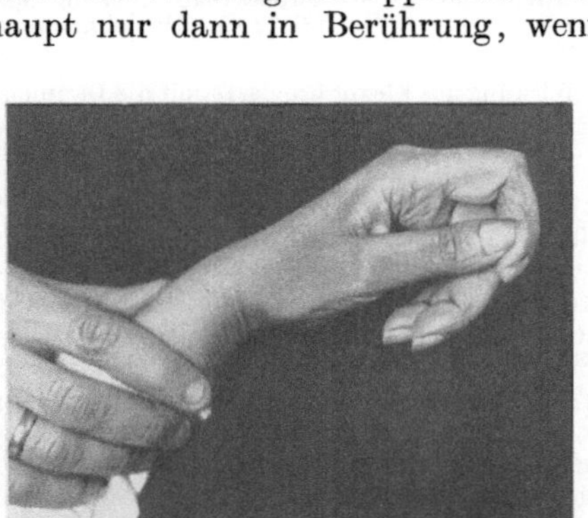

Abb. 306. Daumen-Zeigefingerspitzenschluß unter alleiniger Opponenswirkung. Erstes Metacarpale wird flektiert und pronatorisch gekreiselt, aber nicht radialwärts geneigt; daher muß der Zeigefinger gebeugt werden.

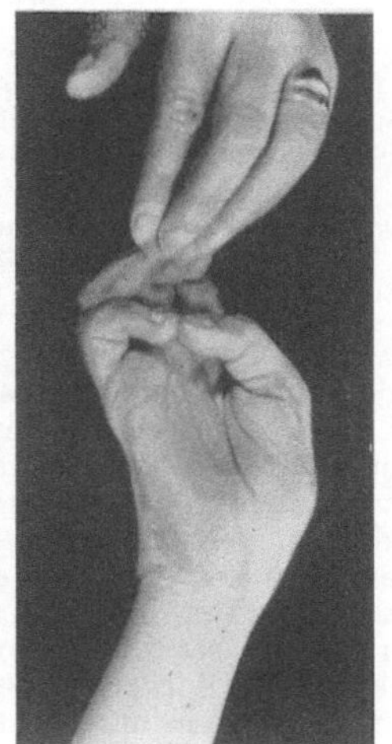

Abb. 307. Daumen-Kleinfingerspitzenschluß unter alleiniger Opponenswirkung. Daumenphalangen werden durch Flexor longus gebeugt, Kleinfingerphalangen durch Flexor sublimis.

beide Daumenphalangen und alle Phalangen des betreffenden Fingers flektiert werden (Abb. 307).

Der *Flexor pollicis brevis beugt* das *erste Metacarpale* um die radioulnare Achse des Carpometacarpalgelenkes, außerdem *beugt* er die *Grundphalange* des Daumens und *streckt* gleichzeitig die *Endphalange*; das erste Metacarpale erfährt dabei gar keine und die Grundphalange nur eine geringe Neigung nach der Radialseite.

Der Flexor brevis unterscheidet sich vom Opponens durch die Wirkung auf die Daumenphalangen, welche dem letzteren ganz abgeht. Der Unterschied dem Abductor brevis gegenüber liegt darin, daß der Flexor brevis das erste Metacarpale gar nicht und die Grundphalange nur wenig nach der Radialseite neigt, andererseits vermag er dem ersten Metacarpale und vor allem der Grundphalange einen viel stärkeren Grad von Flexion zu erteilen als der Abductor brevis und auch die Streckwirkung auf die Endphalange ist viel energischer.

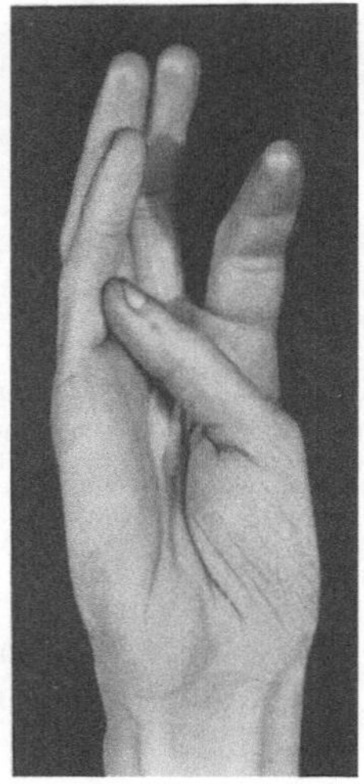

Abb. 308.

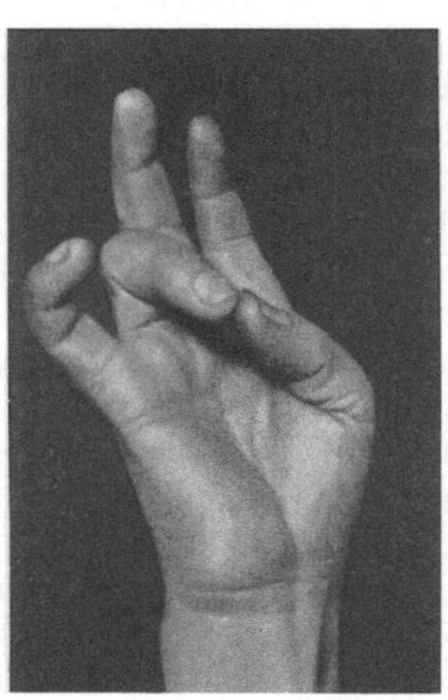

Abb. 309.

Abb. 308. Daumen-Fingerspitzenschluß in vorgeführter Stellung unter alleiniger Wirkung des Flexor brevis. Ausgiebige Flexion des ersten Metacarpale und der Grundphalange, ungenügende Radialneigung des Daumens, Pulpa des Daumens erreicht nur die Volarseite der Grundphalange des Kleinfingers.

Abb. 309. Daumen-Fingerspitzenschluß unter alleiniger Wirkung des Flexor brevis. Damit die Daumenspitze die Fingerspitze erreicht, muß der Finger gebeugt werden.

In bezug auf die verschiedengerichtete Wirkung, welche der Flexor pollicis brevis auf die Grund- und Endphalange des Daumens ausübt, gleicht der Flexor pollicis brevis den Interossei und Lumbricales, die gleichzeitig die Grundphalange der Finger beugen und die Mittel- und Endphalangen strecken. Die analoge Wirkung des Flexor pollicis brevis auf die Daumenphalangen beruht darauf, daß der Muskel nicht nur an der Volarseite der Basis der Grundphalange des Daumens, am inneren Sesambein, inseriert, sondern sich auch in die Aponeurose fortsetzt, welche sich an die Dorsalseite des Daumens begibt und hier von der Radialseite her an die bis zur Nagelphalanx hinziehende Sehne des Extensor pollicis longus herantritt. Der Extensor pollicis longus leiht dem Flexor pollicis brevis seine Sehne. Ich habe aber bereits früher (S. 297) darauf hingewiesen, daß das Endstück der Sehne des Extensor pollicis longus unter einer bestimmten Spannung stehen muß, damit der Zug des sich kontrahierenden Flexor pollicis brevis das Nagelglied des Daumens in vollkommene Streckung ziehen kann. Während bei Lähmung des Extensor pollicis longus das Endglied des Daumens vollkommen gestreckt wird, wenn durch den Flexor brevis die Grundphalange gebeugt wird, bleibt die Streckung des Nagelgliedes bei der Beugung der Grundphalange unvollkommen, wenn die Sehne des Extensor pollicis longus am Dorsum des Metacarpophalangealgelenkes durchtrennt ist und das Endstück der Sehne des Extensor longus so erschlafft ist, daß der Zug des sich kontrahierenden Flexor pollicis brevis nicht mehr imstande ist, das Nagelglied vollkommen zu strecken (Abb. 293, S. 297). Wenn hingegen die Sehne des Extensor longus weiter proximal, am Lig. carpi transversum, durchtrennt ist, so wird der Nagelphalanxabschnitt der Sehne nicht sonderlich erschlafft, weil die Sehne des Extensor pollicis longus während ihres Verlaufes am Dorsum des ersten Metacarpale mit dem Periost des letztern durch aponeurotische Züge verbunden ist. Der Zug des Flexor am Nagelgliedabschnitt der Sehne setzt sich unter diesen Umständen jedenfalls noch vollkommen durch und führt eine vollkommene Streckung der Endphalange herbei (Abb. 287c, S. 295).

Über die Leistungsfähigkeit des Flexor pollicis brevis erlangen wir Auskunft durch die Fälle, in welchem der Abductor pollicis brevis und der Opponens gelähmt sind, der Flexor pollicis brevis aber erhalten ist. Da der letztere zwar das erste Metacarpale ausgiebig beugt, andererseits aber nicht nach der Radialseite neigt und auch die Grundphalange nur wenig radialwärts neigt und nur sehr wenig kreiselt, so bleibt bei der Öffnung der Finger-Daumenzange sowohl die Entfernung der Daumenbranche von der Fingerbranche wie die Gesamtkreiselung des Daumens ungenügend. Immerhin ist die Entfernung der Daumenspitze von der Fingerbranche unter der Wirkung des Flexor brevis etwas größer als unter der Opponenswirkung, weil diesem ja jegliche Einwirkung auf die Daumenphalangen abgeht. Da aber andererseits unter der Wirkung des Flexor brevis die Grundphalange des Daumens ausgiebig gebeugt und die Endphalange gestreckt wird, erhält die Daumenbranche der Zange unter der Wirkung des Flexor brevis keine für das Ergreifen größerer Objekte geeignete Gestalt.

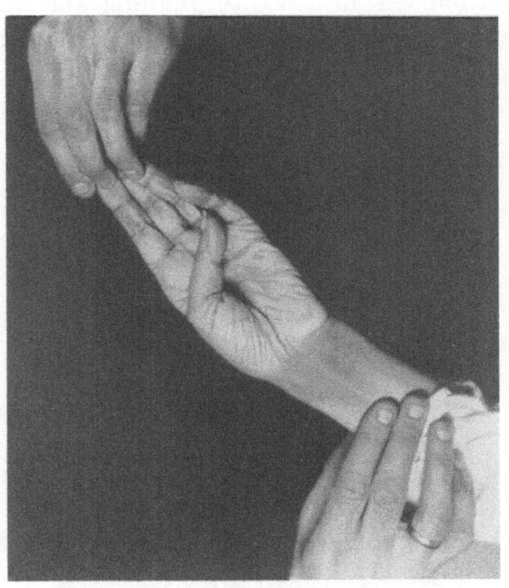

Abb. 310. Wirkung des Adductor pollicis bei Lähmung der Muskeln des Daumenballens. Flexion des ersten Metacarpale und der Grundphalange, Streckung der Endphalange. Keine pronatorische Kreiselung des Daumens. Daumenspitze erreicht nur den radialen Rand des Kleinfingers.

Wenn der Daumen-Fingerspitzenschluß in vorwärtsgeführter Stellung ausgeführt werden soll, so kann zwar die Endphalange des Daumens der Reihe nach mit der Volarseite der einzelnen anderen Finger bis zum Kleinfinger einschließlich in Kontakt gebracht werden, der Daumen wird dabei auch um so viel pronatorisch gekreiselt, daß die Vola des Daumens der Vola der anderen Finger einigermaßen gegenübersteht; aber wegen des fast gänzlichen Fehlens der Seitenneigung des ersten Metacarpale erreicht die Endphalange des Daumens nur die Volarseite der Grundphalange oder höchstens die Mittelphalange des anderen Fingers (Abb. 308), wenn dieser in den Interphalangealgelenken gestreckt bleibt. Damit Endphalange mit Endphalange in Berührung kommt, muß der andere Finger in sich gebeugt werden (Abb. 309).

Der *Adductor pollicis* beugt das *erste Metacarpale* um die radioulnare Achse des Carpometacarpalgelenkes und *neigt* dasselbe um die dorsovolare Achse nach der *Ulnarseite,* dabei kreiselt er den ersten Mittelhandknochen etwas im Sinne der *Supination*; ferner *beugt* er die *Grundphalange* und *streckt* gleichzeitig die *Endphalange*; die Grundphalange wird während der Beugung nach der Ulnarseite *geneigt* und *supinatoreich* gekreiselt.

Von der Wirkung des Adductor pollicis erlangt man ein klares Bild in Fällen, in denen die eigentlichen Muskeln des Daumenballens, Abductor brevis, Opponens und Flexor brevis gelähmt sind und nur der Adductor pollicis erhalten ist. Die Öffnung der Daumenbranche beim Greifakt ist unter diesen Umständen allein auf den Abductor longus angewiesen und in dem Ausmaß möglich als es dessen Wirkung jeweils entspricht. Wenn die Daumenendphalange mit der Endphalange einer der anderen Finger in Kontakt gebracht werden soll, so wird das erste Metacarpale durch den Adductor pollicis maximal flektiert, so daß es in die Ebene des zweiten Mittelhandknochens rückt (Abb. 310, 311, 312); gleichzeitig legt es sich hart an den zweiten Mittelhandknochen an, es wird gegen diesen angepreßt; die Grundphalange wird gebeugt, die Endphalange gestreckt. Der gesamte Daumen erfährt eine Kreiselung im Sinne der Supination. Die Endphalange des Daumens erreicht bei maximaler Wirkung des Adductor den 4. oder auch den 5. Finger. Aber wenn hierbei der Finger, mit dem das Endglied des Daumens in Kontakt gebracht werden soll, in den Interphalangealgelenken gestreckt bleibt, so erreicht das Nagelglied des Daumens nur die Grundphalange des anderen Fingers (Abb. 310). Soll die Endphalange des Daumens mit der Endphalange des anderen Fingers in Kontakt treten, so muß dieser letztere in sich gebeugt werden. Dabei kommt aber die Vola des Daumenendgliedes nur mit der Radialseite der Endphalange des anderen Fingers in Berührung (Abb. 311, 312).

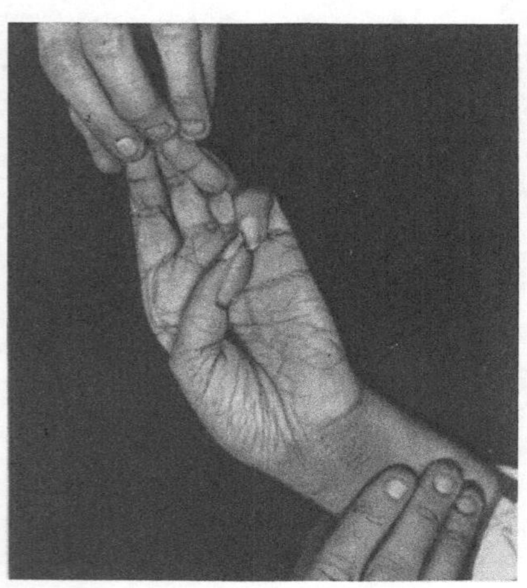

Abb. 311.

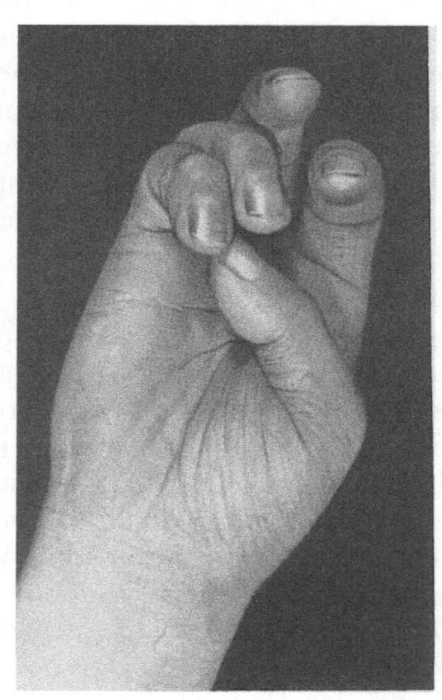

Abb. 312.

Abb. 311 und 312. Wirkung des Adductor pollicis bei Lähmung der Muskeln des Daumenballens. Daumen-Kleinfingerspitzenschluß. Daumenspitze erreicht nur den radialen Rand der Endphalange des Kleinfingers. Letzterer muß zu diesem Zweck gebeugt werden.

Adductor pollicis und Flexor brevis stimmen überein in ihrer starken Beugewirkung auf die Grundphalange und ihrer gleichzeitigen Streckwirkung auf die Endphalange. Der Unterschied in der Wirkung der beiden Muskeln liegt in der entgegengesetzten Neigung und Kreiselung des ersten Metacarpale und der Grundphalange; der Flexor brevis beugt das erste Metacarpale in gerader Richtung und neigt die Grundphalange etwas radialwärts und kreiselt pronatorisch, der Adductor neigt das erste Metacarpale und die Grundphalange ulnarwärts und kreiselt supinatorisch. Infolgedessen rückt das erste Metacarpale wie überhaupt der ganze Daumen unter der Wirkung des Flexor brevis etwas von der Volarfläche der Mittelhandknochen ab, unter der Wirkung des Adductor legt sich die Ulnarseite des Daumens der Palma manus fest an. Unter der Wirkung des Flexor brevis kommt die Volarseite der Endphalange des Daumens wenigstens einigermaßen mit der Volarseite der Fingerphalangen in Kontakt, unter der Wirkung des Adductor brevis wird nur der ulnare Rand der Endphalange des Daumens mit der Volarseite der anderen Finger bzw. die Daumenkuppe mit der Radialseite des anderen Fingers in Berührung gebracht.

Nachdem wir nunmehr die Wirkung der einzelnen Muskeln des Daumenballens, des Abductor brevis, Flexor brevis, Opponens und die des Adductor pollicis kennengelernt haben, wollen wir die Folgen des Ausfalls eines jeden einzelnen derselben beschrieben.

Die isolierte *Lähmung des Abductor pollicis brevis* ist keine Seltenheit (vgl. S. 308). Sie hat auf die Ruhestellung des Daumens nur einen geringen Einfluß. Der erste Mittelhandknochen ist in der Ruhe manchmal etwas mehr extendiert und mehr adduziert gegen das zweite Metacarpale als normaliter und der ganze Daumen ist etwas im Sinne der Supination rotiert, so daß der Nagel stärker dorsalwärts weist als in der Norm. Zumeist ist aber diese Stellungsanomalie, die im wesentlichen auf das Konto des nicht mehr genügend moderierten Zuges des Extensor pollicis longus und Adductor pollicis zu setzen ist, wenig auffällig. Um so schwerwiegender ist der Ausfall des Abductor pollicis brevis für die Bewegungen des Daumens.

Bei der Gegenüberstellung des Daumens gegen die anderen Finger, welche der Öffnung der Daumen-Fingerzange beim Greifakt entspricht, wird zwar das erste Metacarpale unter der Wirkung des Opponens und Flexor brevis flektiert und proniert und durch den Abductor longus flektiert, proniert und auch etwas nach der Radialseite geneigt, es fehlt aber die für die maximale Öffnung der Daumenbranche der Zange und die vollkommene Gegenüberstellung der Vola des Daumens gegen die Vola der anderen Finger erforderliche Seitenneigung der Grundphalange und deren pronatorische Kreiselung. Abductor longus und Opponens kommen für diese letztere überhaupt nicht in Betracht, und der Flexor brevis, welcher an sich die Grundphalange etwas radialwärts neigt und pronatorisch kreiselt, übt dabei gleichzeitig eine so starke Flexion auf die Grundphalange aus, daß dadurch die Daumenbranche eine für die Zangenöffnung ungeeignete Gestalt annimmt (vgl. S. 312). Der Abductor pollicis brevis ist also für eine maximale Öffnung der Daumen-Fingerzange und die vollkommene Gegenüberstellung des Daumens gegen die anderen Finger unentbehrlich.

Auch der Daumen-Fingerspitzenschluß ist bei der Lähmung des Abductor pollicis brevis beeinträchtigt, wenn der Kontakt in vorgeführter Stellung vorgenommen werden soll. Hierbei wird normaliter (Abb. 206a, 207a, S. 243) der Finger, welcher mit dem Daumen in Kontakt tritt, im Metacarpophalangealgelenk gebeugt, in den Interphalangealgelenken aber möglichst gestreckt (Wirkung der Interossei und Lumbricales). Damit die Vola des gestreckten Daumennagelgliedes, die Vola des Endgliedes des paktierenden Fingers erreicht, müssen das erste Metacarpale und die Grundphalange des Daumens maximal nach der Radialseite geneigt werden, und hierzu ist der Abductor brevis unentbehrlich (Abb. 206a, S. 243). Abductor longus, Opponens und Flexor brevis vermögen zusammen die Vola der Daumenendphalange nur mit der Volarseite der Grundphalangen oder Mittelphalangen der 4 Finger in Kontakt zu bringen (Abb. 313); dabei wird dank der pronatorisch kreiselnden Wirkung des Opponens und Flexor brevis der Daumen so ausgiebig rotiert, daß die Volarfläche seiner Endphalange der Volarfläche der Grund- oder Mittelphalange des anderen Fingers anliegt. Aber die Vola der Endphalange des Fingers wird nicht erreicht. Eine Berührung von Endphalange mit Endphalange wird beim Ausfall des Abductor brevis nur dadurch ermöglicht, daß der paktierende Finger in den Interphalangealgelenken gebeugt wird (Abb. 314).

In enger Beziehung zu der Störung des Daumen-Fingerspitzenschlusses bei Lähmung des Abductor pollicis brevis steht die Störung bei der sog. Vorwärtsführung der Finger-Daumenbranchen nach vollzogenem Spitzenschluß. Diese Bewegung, welche der Führung des Aufstriches beim Schreiben, Zeichnen und Malen zugrunde liegt und welche bei zahlreichen Manipulationen, beim Knöpfen u. a. eine Rolle spielt, besteht, soweit der Daumen dabei in Betracht kommt, in einer Flexion, Radialneigung und Pronation des ersten Metacarpale, einer Neigung der Grundphalange nach der Radialseite und einer Pronation derselben, sowie in einer Streckung der Endphalange. Wie ohne weiteres ersichtlich, ist hierfür der Abductor pollicis brevis unentbehrlich. Bei Lähmung des letzteren wird das erste Metacarpale zwar aus der extendierten Stellung, welche es bei der Rückwärtsführung der Branchen der Finger-Daumenspitzenzange einnimmt, bei der Vorwärtsführung durch den Abductor longus, Opponens und Flexor brevis flektiert und proniert, und die Grundphalange wird auch durch letzteren ein wenig radialwärts geneigt und pronatorisch gekreiselt, aber das reicht für eine ausgiebige Vorwärtsführung der Zangenbranchen nicht aus und damit überhaupt der Kontakt zwischen Daumen- und Fingerspitze gewahrt bleibt, muß der andere Fingerpartner in den Interphalangealgelenken gebeugt werden. Die Störung besteht kurz gesagt in einer beträchtlichen Einschränkung des Umfanges, in welchen die geschlossenen Daumen-Fingerspitzenzangenbranchen vorwärts geführt werden können, z. B. beim Zeichnen in einer Verkürzung der Länge des Aufstriches. Die beschriebenen für die Lähmung des Abductor pollicis brevis charakteristischen Störungen sind im wesentlichen die gleichen, wenn zu der Lähmung des Abductor brevis noch die Lähmung des Opponens hinzukommt und von den Daumenballenmuskeln nur der Flexor brevis erhalten ist (vgl. Abb. 309, S. 312).

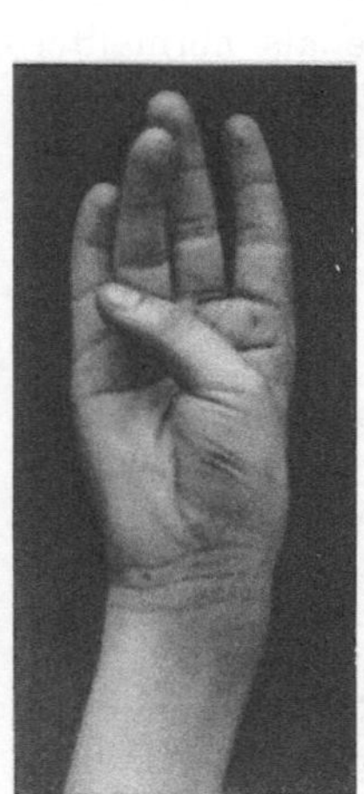

Abb. 313.

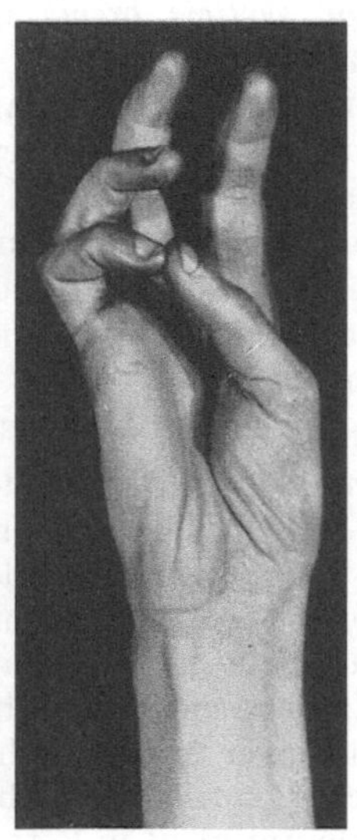

Abb. 314.

Abb. 313. Lähmung des Abductor pollicis brevis. Daumen-Fingerspitzenschluß in vorgeführter Stellung. Pulpa der Endphalange des Daumens erreicht nur die Volarseite der Mittelphalange des Kleinfingers. Innervation des Opponens und Flexor pollicis brevis durch den N. ulnaris in einem Falle von Totaltrennung des Medianus. Der Abductor pollicis brevis fällt vollkommen aus und zeigt totale E.R.

Abb. 314. Lähmung des Abductor pollicis brevis. Daumen-Kleinfingerspitzenschluß nur unter Beugung des Kleinfingers möglich.

Isolierten *Ausfall* des *Opponens pollicis* habe ich bisher nicht beobachtet, so daß ich nicht zu sagen vermag, welche Folgen seine Lähmung auf die Gegenstellung des Daumens bei der Formierung der Greifzange auf den Daumen-Fingerspitzenschluß und auf die Vorwärtsführung der Branchen der geschlossenen Daumen-Fingerspitzenzange beim Schreiben, Zeichnen und Malen und anderen Verrichtungen hat. Es ist aber a priori anzunehmen, daß zum Zustandekommen dieser Bewegungen die Kooperation des Abductor brevis und Flexor brevis im wesentlichen genügen dürfte.

Der *isolierte Ausfall des Flexor brevis* hat auf die Gegenüberstellung des Daumens gegen die anderen Finger bei der Formierung der Greifzange keinen störenden Einfluß. Der Daumen kann sogar, wenn außer dem Flexor brevis auch noch der Opponens gelähmt ist, allein durch den Abductor longus et brevis in die für die Formierung der Greifzange erforderliche Stellung geführt werden (vgl. S. 309). Auch der Daumen-Fingerspitzenschluß in vorwärtsgeführter Stellung gelingt bei der Lähmung des Flexor brevis noch vollkommen, wenn der Daumen mit dem Zeige- oder Mittelfinger in Berührung gebracht werden soll. Dagegen kann die Vola der Endphalange des Daumens nicht mehr mit der Vola der Endphalange des 4. oder 5. Fingers in Berührung gebracht werden, sofern der andere Finger im Grundgelenk gebeugt und in den Interphalangealgelenken gestreckt ist. Diese Unfähigkeit, in welcher das charakteristische Kennzeichen der Lähmung des Flexor brevis zu erblicken ist, beruht darauf, daß die Grundphalange des durch den Abductor brevis und Opponens an sich vollkommen opponierten Daumens nicht genügend gebeugt werden kann, weil hierzu der Abductor brevis nicht ausreicht, sondern der Flexor brevis erforderlich ist. Die Endphalange des Daumens kann bei der Lähmung des Flexor brevis mit der Endphalange des 4. oder 5. Fingers nur dadurch in Berührung gebracht werden, daß beide Daumenphalangen durch den Flexor longus gebeugt werden und gleichzeitig auch die End- und Mittelphalange des paktierenden Fingers, mindestens aber dessen Mittelphalange flektiert wird.

In engem Zusammenhange mit der geschilderten Störung beim Daumen-Fingerspitzenschluß steht bei der Lähmung des Flexor brevis die Beschränkung der Querführung der Daumenspitze von der radialen nach der ulnaren Seite zu. Wenn die Spitzen der vier Finger einander berühren und die gestreckte Daumenendphalange mit ihrer Volarseite die Volarseite der Endphalange der vier Finger, vom Zeigefinger an bis zum Kleinfinger hin bestreichen soll, so gelangt erstere bei Lähmung des Flexor brevis nur bis zum Mittelfinger; den Ringfinger und Kleinfinger erreicht sie nicht, weil dazu ein solcher Grad von Flexion des ersten Metacarpale und vor allem der Grundphalange erforderlich ist, wie ihn nur der Flexor brevis, aber nicht der Abductor brevis aufzubringen vermag. Die Vola der Endphalange der beiden letzten Finger kann der Daumen nur dadurch erreichen, daß der Flexor longus für den Flexor brevis einspringt und beide Daumenphalangen gebeugt werden; gleichzeitig müssen aber auch die Mittel- und Endphalangen des 4. und 5. Fingers, mindestens deren Mittelphalange, eine entsprechende Beugung eingehen.

Der Ausfall der beugenden Wirkung des Flexor brevis auf die Daumengrundphalange bewirkt aber auch eine erhebliche Störung in der Rückwärtslängswälzung des Daumens an der Volarseite des 4. oder 5. Fingers entlang. Wenn z. B. der Daumen-Kleinfingerspitzenschluß vollzogen ist und nun die gestreckte Endphalange des Daumens an der Volarseite des Kleinfingers entlang nach der Basis zu gleiten soll, so setzt das eine zunehmende Beugung der Grundphalange des Daumens voraus, bei welcher Flexor brevis und Adductor pollicis zusammenwirken. Wenn der Flexor brevis gelähmt ist, so erfolgt die Längswälzung des Daumens entweder nur noch durch die alleinige Wirkung des Adductor, wobei sich dessen adduzierende und supinatorische Komponente auf den Daumen durchsetzt und die Daumenendphalangen von der Vola digiti quint. auf die radiale Kante desselben abgleitet, oder sie erfolgt durch den Flexor pollicis longus, wobei die Endphalange während sie an der Volarseite des Kleinfingers entlang streicht, gebeugt wird.

Eine weitere Folge der Lähmung des Flexor pollicis brevis tritt dann in Erscheinung, wenn nach vollzogenem Daumen-Fingerspitzenschluß die Vola der Endphalange des Daumens und die Vola der Endphalange des paktierenden Fingers fest gegeneinander gedrückt werden sollen. Der Druck der hierbei seitens des Daumens gegen den anderen Finger ausgeübt wird, beruht auf einer Kooperation der Beuger der Grundphalange des Daumens, des Flexor brevis und Adductor pollicis, und des Flexor longus. Ist der Flexor brevis gelähmt, so wird die Grundphalange zwar noch durch den Adductor pollicis energisch gebeugt, dabei setzen sich aber dessen Nebenwirkungen durch, das erste Metacarpale wird gegen das zweite angepreßt und der Daumen erfährt eine Kreiselung im Sinne der Supination, rückt also aus seiner Oppositionsstellung heraus. Dieser Bewegung des Daumens muß sich der Zeigefinger oder Mittelfinger anpassen, in dem sich dessen Grundphalange in Streckung begibt, während Mittel- und Endphalange flektiert werden. Oder aber es gewinnt der Flexor pollicis longus die Oberhand; das Endglied des Daumens wird gebeugt, wobei die Grundphalange durch Bewegungsführung infolge des Gegendruckes des Zeigefingers in Streckstellung geraten kann.

Bei der Lähmung des *Adductor pollicis* weist die Stellung des Daumens manchmal schon in der Ruhe eine Abweichung von der Norm auf, in dem das erste Metacarpale und die Grundphalange mehr nach der Radialseite geneigt und im Sinne der Pronation rotiert sind als normaliter. Der Daumen steht in der Ruhe in verstärkter Oppositionsstellung. Diese Stellung nimmt der Daumen ein, da Abductor pollicis brevis, Opponens und Flexor pollicis brevis mit Bezug auf ihre abduzierende und pronierende Wirkung kein Gegengewicht mehr in dem antagonistisch wirkenden, ulnarwärts neigenden und supinierenden Adductor pollicis finden.

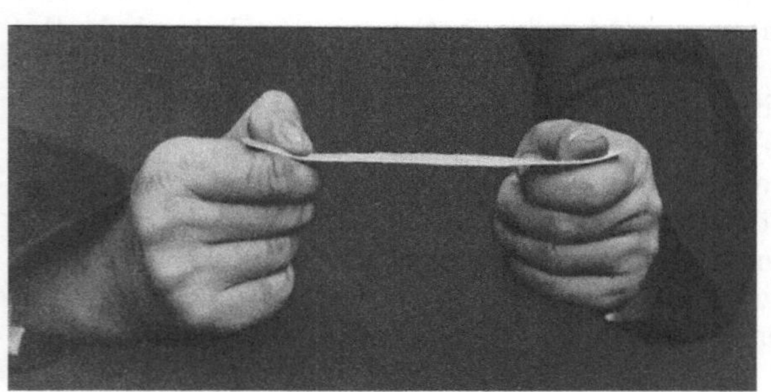

Abb. 315. Lähmung des Adductor pollicis rechts. FROMENTsches Zeichen.

Die *Anziehung* des ersten Metacarpale gegen das zweite ist bei der Lähmung des Adductor pollicis an sich noch sehr wohl möglich, und zwar erstens durch den Extensor pollicis longus, der das erste Metacarpale kräftig gegen das zweite anzieht, es dabei aber gleichzeitig streckt, d. h. in die radioulnare Ebene der anderen Metacarpalien erhebt und der gleichzeitig beide Daumenphalangen extendiert. Soll das erste Metacarpale in flektierter Stellung gegen das zweite angepreßt werden, so steht hierfür im Falle der Lähmung des Adductor pollicis nur noch der Flexor pollicis longus zur Verfügung, der den ersten Mittelhandknochen in die Ebene des zweiten führt und unmittelbar volar vor diesen stellt (Abb. 273 u. 274, S. 288); dabei werden beide Daumenphalangen gebeugt. Die Lähmung des Adductor pollicis kommt sehr anschaulich dann zum Ausdruck, wenn man ein Blatt Papier zwischen den gebeugten Fingern einerseits und dem Daumen andererseits halten und nun mit beiden Händen kräftig auseinander ziehen läßt, wie es in Abb. 315 veranschaulicht ist. Es handelt sich hierbei um eine besondere Greifart, welche v. RECKLINGHAUSEN als *Daumen-Fingerseitenschluß* bezeichnet. Das Wesentliche dabei ist, daß die Vola der Endphalange des Daumens gegen den radialen Rand des gebeugten Zeigefingers angepreßt wird (Abb. 315, linke Hand). Dies geschieht durch energische Flexion der Grundphalangen des Daumens bei gestreckter Endphalange. Normaliter sind an dieser Preßleistung des Daumens gegen den radialen Rand des Zeigefingers die Beuger der Grundphalange, Adductor pollicis und Flexor pollicis brevis, welche gleichzeitig die Endphalange strecken, außerdem aber auch der Flexor pollicis longus beteiligt, welcher das Endglied des Daumens gegen die Grundphalange fixiert zu halten hat und zu verhindern hat, daß es sich unter der Wirkung des

Adductor und Flexor brevis überstreckt. Bei der Aufgabe, das Blatt Papier durch den Daumen-Fingerseitenschluß festzuhalten und nun auseinander zu ziehen, preßt aber der Daumen nicht nur gegen den radialen Rand des Zeigefingers, sondern er wird auch gegen das zweite Metacarpale zu kräftig adduziert (Abb. 315, linke Hand). Auf dieser Adduktion des Daumens beruht wenigstens zum guten Teil der Zug, welcher auf das Blatt Papier ausgeübt werden soll, zum anderen Teil kommt letzterer naturgemäß durch Extension der Hand und Abduktion des Oberarmes zustande. Jedenfalls spielt der Adductor pollicis bei der Aufgabe eine wichtige Rolle. Wenn er gelähmt ist, so stehen für den Daumen-Fingerseitenschluß nur noch der Flexor brevis und der Flexor longus zur Verfügung. Unter der Wirkung des ersteren rückt aber der Daumen vom zweiten Metacarpalknochen ab (Abb. 315, rechte Hand) und unter der Wirkung des Flexor pollicis longus kommt es zu einer ausgesprochenen Flexion der Endphalange. Die Grundphalange begibt sich dabei in der Regel in Streckstellung, welche aber rein passiv durch Bewegungsführung infolge des Widerstandes, welchen das sich beugende Endglied des Daumens an dem Zeigefinger findet, zustande kommt. Die Flexion des Daumenendgliedes, welche unter der Wirkung des Flexor pollicis longus bei dem geschilderten Versuche auftritt, läuft unter dem Namen des Fromentschen Zeichens. Dasselbe ist ein häufiges Symptom jeder Ulnarislähmung.

In ganz ähnlicher Weise gibt sich der Ausfall des Adductor pollicis auch beim Daumen-Fingerspitzenschluß zu erkennen, wenn das Endglied des Daumens mit dem des paktierenden Fingers fest zusammengedrückt werden soll. Auch hierbei stehen normaliter seitens des Daumens die Flexoren der Grundphalange, Flexor brevis und Adductor, mit dem Flexor longus in enger Kooperation. Wenn der Adductor gelähmt ist, so muß der Flexor longus um so energischer einspringen und dabei kommt es zur Flexion der Endphalange und zu einer durch Bewegungsführung bedingten Streckung der Grundphalange. Wir sind derselben Störung bereits bei Besprechung der Folgen des Ausfalls des Flexor pollicis brevis begegnet (S. 318).

Der Ausfall des Adductor macht sich schließlich noch bei der Rückwärtslängswälzung des Daumens an der Volarseite des Zeigefingers oder Mittelfingers entlang störend bemerkbar. Wenn die gestreckte Endphalange des Daumens an der Volarseite des Zeigefingers von der Spitze desselben nach der Basis zu entlang gleiten soll, so erfolgt diese Bewegung unter ausgesprochener Adduction des ersten Metacarpale und supinatorischer Kreiselung des Daumens. Anders ist diese Bewegung überhaupt nicht möglich. Wenn der Adductor pollicis gelähmt ist, so kann diese Gleitbewegung der Daumenendphalange am Zeigefinger entlang nur unter Flexion der Endphalange durch den Flexor pollicis longus ausgeführt werden.

Dagegen kann die Querführung des Daumens an der Volarseite der Endphalangen der vier Finger entlang vom Kleinfinger an bis zum Zeigefinger hin, also radialwärts, bei Lähmung des Adductor pollicis noch vollkommen durch den Extensor pollicis longus geleistet werden.

Wenn *alle Muskeln des Daumenballens, Abductor brevis, Opponens und Flexor brevis* gleichzeitig gelähmt sind, wie es bei der Unterbrechung des Medianus der Fall ist, sofern alle 3 Muskeln diesem allein unterstellt sind, so steht der Daumen bereits in der Ruhe in abnormer Reposition, Adduction und Supination; insbesondere rückt das erste Metacarpale mehr oder weniger vollkommen in die Ebene der anderen Mittelhandknochen (Abb. 247, S. 274 und Abb. 280, S. 291). Die Ursache dieser als „*Affenhand*" bezeichneten Haltungsanomalie ist in dem durch die Muskeln des Daumenballens nicht mehr gebremsten Zuge des Extensor pollicis longus et brevis und des Adductor pollicis zu suchen.

Die streckende Wirkung der beiden Extensores pollicis überwiegt dabei über die flektierende des Adductor. Noch stärker als bei alleiniger Lähmung der Daumenballenmuskeln ist die Streckstellung des ersten Metacarpale, wenn gleichzeitig auch noch der Adductor pollicis ausfällt, weil dann auch noch dessen flektierende Komponente in Wegfall kommt. Diese Lähmungskonstellation besteht ja bei jeder gleichzeitigen Unterbrechung des N. medianus und ulnaris; sie ist ein häufiges Vorkommnis bei nuclearen Prozessen, besonders bei spinaler progressiver Muskelatrophie (Type Duchenne-Aran), bei Syringomyelie u. a. Eine besondere Besprechung erheischt die Stellung der beiden Phalangen, besonders die der Endphalange des Daumens bei der Affenhand. Während die Grundphalange in der Regel unter dem Zuge des Extensor longus et brevis in vermehrte Streckstellung rückt, weist die Endphalange in der Ruhe zumeist eine vermehrte Beugestellung auf. Diese kommt dadurch zustande, daß einerseits durch die abnorme Streckstellung des ersten Metacarpale der Flexor pollicis longus eine Dehnung erfährt, andererseits die Streckwirkung des Flexor brevis auf die Endphalange ausfällt. Besonders hochgradig ist die Beugestellung der Endphalange dann, wenn außer den Daumenballenmuskeln auch noch der Adductor pollicis gelähmt ist und damit der Konzern der Strecker der Endphalange eine weitere Einbuße erleidet. Die stärksten Grade von Beugestellung des Daumenendgliedes habe ich in Fällen beobachtet, in denen eine nucleare Lähmung der Muskeln des Daumenballens und des Adductor pollicis mit einer spastischen Parese des Flexor pollicis longus gepaart war (amyotrophische Lateralsklerose, Syringomyelie). In diesen Fällen war nicht nur die Endphalange, sondern auch die Grundphalange des Daumens maximal flektiert; Extensor pollicis longus et brevis vermochten dem stark erhöhten Dehnungsreflex des Flexor pollicis longus gegenüber ihren streckenden Einfluß auf die Daumenphalangen nicht zur Geltung zu bringen, es setzte sich nur ihre extendierende Wirkung auf das erste Metacarpale durch. Die Bedeutung des Flexor pollicis longus für das Zustandekommen der „*Daumenkralle*" ist der des Flexor digit. sublimis et profundus für die Krallenstellung der Finger bei Lähmung der Interossei und Lumbricales vollkommen analog. Dementsprechend sehen wir auch, daß da, wo zu einer Lähmung der Muskeln des Daumenballens noch eine solche des Flexor pollicis longus hinzutritt, die Beugestellung des Daumenendgliedes in der Ruhe völlig vermißt wird, ja daß sogar eine Überstreckung der Endphalange durch den Extensor pollicis longus zustande kommt (Abb. 281, S. 291), sofern nicht eine bindegewebige Schrumpfungskontraktur des Flexor longus vorliegt. Diese Lähmungskombination besteht bei jeder totalen Medianuslähmung, bei welcher dementsprechend die Daumenkralle, d. h. die Beugung der Endphalange vermißt wird. Wenn dagegen die Unterbrechung des Medianus distal vom Abgang der Äste für den Flexor pollicis longus gelegen ist oder wenn nach einer Naht der N. medianus der Flexor pollicis longus bereits reneurotisiert ist, der Regenerationsprozeß aber noch nicht bis zu den distalen Daumenballenmuskeln vorgedrungen ist, so besteht von Anfang an eine mehr oder weniger ausgesprochene Beugestellung des Daumenendgliedes oder sie tritt im Verlaufe der Regeneration in wachsendem Umfange zutage, nachdem sie anfangs, so lange die Lähmung noch nicht dissoziiert war, völlig gefehlt hatte. Nicht unerwähnt möchte ich lassen, daß ich in einem Falle von Tabes cervicalis, welcher mit einer nuclearen Lähmung der Muskeln des Daumenballens, des Adductor pollicis und der Interossei gepaart war, trotz völliger Integrität des Flexor pollicis longus jegliche Beugestellung der Endphalange des Daumens in der Ruhe vermißt habe; es fehlte eben infolge der Aufhebung des Dehnungsreflexes des Flexor pollicis longus der für die Beugestellung des Endgliedes des Daumens erforderliche Zug des langen Daumenbeugers.

Die Daumenkralle unterscheidet sich in einem Punkte ganz fundamental von der Fingerkralle. Während bei Lähmung der Interossei und Lumbricales die in der Ruhe oft nur relativ geringfügige Beugestellung der Mittel- und Endphalangen der Finger erheblich zunimmt, wenn der Kranke die Finger willkürlich streckt, sehen wir, daß bei der Lähmung der Muskeln des Daumenballens bei der willkürlichen Streckung des Daumens die in der Ruhe vorhandene Beugestellung des Daumenendgliedes verschwindet. Das beruht darauf, daß sich bei der willkürlichen Daumenstreckung die extendierende Wirkung des Extensor pollicis longus auf das Daumenendglied vollkommen durchsetzt, während dies in der Ruhe nicht der Fall ist. Der Unterschied zwischen dem Daumen und den vier anderen Fingern ist eben der, daß ersterer in dem Extensor pollicis longus einen selbständigen Strecker der Endphalange besitzt, welcher auch ohne die Intervention des Flexor brevis und Adductor eine vollkommene und kräftige Streckung des Endgliedes zustande bringt, während die Mittel- und Endphalange der vier anderen Finger für eine vollkommene Streckung der Mittel- und Endphalange der Hilfe der Interossei und Lumbricales nicht entraten können, wenigstens nicht, so lange die Streckung der Phalangen gegen den Dehnungswiderstand der langen Fingerflexoren zu kämpfen hat.

Für die Gegenüberstellung des Daumens gegen die anderen Finger, wie sie zur Formierung der Greifzange erforderlich ist, steht bei der Lähmung des Abductor brevis, Opponens und Flexor brevis nur noch der Abductor pollicis longus zur Verfügung. Es ist bereits früher (S. 304) auseinander gesetzt worden, daß unter der alleinigen Wirkung dieses Muskels die Öffnung der Daumenbranche der Greifzange eine ungenügende ist, daß aber in dieser Beziehung individuelle Unterschiede bestehen.

Für den Daumen-Fingerspitzenschluß steht bei Lähmung der Daumenballenmuskeln einerseits nur noch der Adductor pollicis zur Verfügung, durch den, wie früher eingehend geschildert worden ist (S. 313), das erste Metacarpale in die Ebene des zweiten gestellt und hart an denselben angepreßt wird, während die Grundphalange gebeugt und die Endphalange gestreckt wird; der Daumen erfährt dabei eine supinatorische Kreiselung. Die Daumenspitze erreicht unter der alleinigen Wirkung des Adductors nur den radialen Rand der Grundphalange des 4., allenfalls auch den des 5. Fingers. Soll die Endphalange des Daumens mit der Endphalange des anderen Fingers in Kontakt gebracht werden, so muß der letztere im Grundgelenk gestreckt und im Mittelgelenk oder im Mittel- und Endgelenk gebeugt werden. Dabei gelangt aber nur die Spitze des Daumens mit der Radialseite der Endphalange des anderen Fingers in Berührung.

Wir sehen also, daß sich die Kranken mit Lähmung aller Muskeln des Daumenballens bei der Ausführung des Daumen-Zeigefingerspitzenschlusses desselben Hilfsmechanismus bedienen, wie bei Lähmung der Interossei und Lumbricales. Wir haben bereits früher S. 283 auseinandergesetzt, daß wir zum Zwecke der Differentialdiagnose zwischen einer Lähmung der Interossei und Lumbricales und einer solchen der Muskeln des Daumenballens am einfachsten in der Weise vorgehen, daß wir abwechselnd den Daumen oder den betreffenden Finger, welcher den Spitzenschluß eingehen soll, passiv in diejenige Stellung führen, welche er normaliter beim Spitzenschluß in vorwärtsgeführter Stellung einnimmt, und nun abwechselnd den Finger mit dem Daumen oder den Daumen mit dem Finger in Kontakt bringen lassen. Bei Lähmung der Daumenballenmuskulatur erreicht der Daumen den passiv entgegengebrachten Finger nicht, wohl aber erreicht die Fingerspitze den passiv entgegengeführten Daumen.

Gelegentlich bedienen sich Kranke mit Lähmung der Daumenballenmuskeln bei der Ausführung des Daumen-Fingerspitzenschlusses von selber zum Zwecke der passiven Führung des Daumens in die erforderliche Stellung eines besonderen Kunstgriffes. Sie schlagen aktiv den Zeigefinger über die Dorsalseite des Daumens und drücken durch Flexion und Adduktion des Zeigefingers den Daumen auf den Kleinfinger zu (Abb. 316).

Für die Vorwärtsführung der Branchen der geschlossenen Daumen-Fingerspitzenzange stehen bei der Lähmung der Muskeln des Daumenballens nur noch der Abductor pollicis longus und, soweit es sich um die Streckung der beiden Phalangen handelt, der Extensor pollicis longus et brevis zur Verfügung. Die Vorwärtsführung ist aber unter der Wirkung dieser Muskeln nur sehr beschränkt.

Wenn außer den Muskeln des Daumenballens auch noch der Adductor pollicis gelähmt ist, so steht für den Daumen-Fingerspitzenschluß überhaupt nur noch

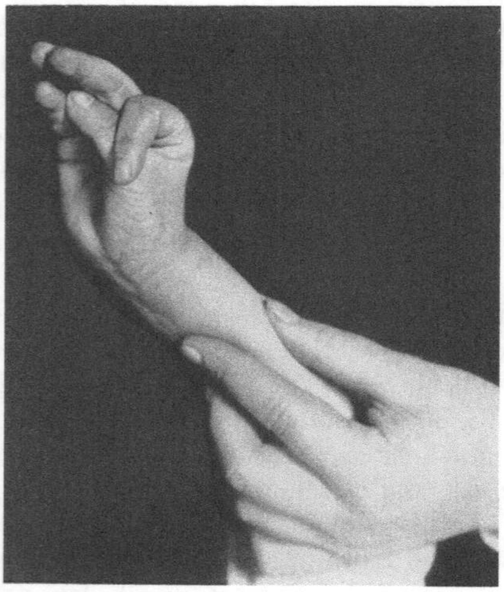

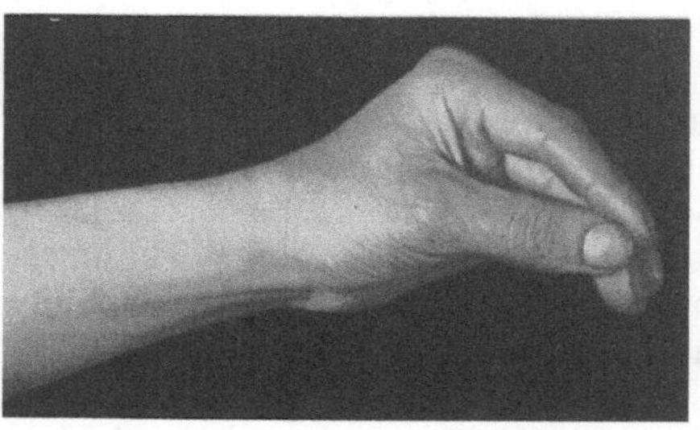

Abb. 316. Abb. 317.

Abb. 316. Lähmung aller Muskeln des Daumenballens. Beim Daumen-Kleinfingerspitzenschluß in vorwärts geführter Stellung wird der Daumen durch den dorsalwärts über den Daumen flektierten Zeigefinger gegen den Kleinfinger passiv hingedrückt.

Abb. 317. Medianusnaht am Oberarm. Die Abbildung zeigt die volle Wiederherstellung der Opposition des Daumens.

der Flexor pollicis longus zur Verfügung. Der Daumen-Fingerspitzenschluß kann unter diesen Umständen überhaupt nur noch durch ausgiebige Flexion seiner beiden Phalangen und der Phalangen des paktierenden Fingers hergestellt werden (Abb. 273—277, S. 288 und 289). Die Kuppe des Daumens erreicht aber hierbei keineswegs immer die Endphalange des 5. Fingers, manchmal sogar die des 4. Fingers nur mit größter Mühe.

Die Muskeln des Daumenballens, *Abductor pollicis brevis, Opponens, Flexor pollicis brevis,* und der *Adductor pollicis* gehören zu den Muskeln, welche sich bei der Regeneration nach der Naht des N. medianus bzw. des N. ulnaris am spätesten und schwersten restituieren und welche andererseits bei Schädigungen des Nervenstammes durch traumatische, toxische infektiöse und andere Noxen am frühesten und nachhaltigsten leiden. Dennoch ist ihre Reneurotisation nach der Naht des N. medianus oder ulnaris in vielen Fällen vollkommen. Ich habe unter 83 von mir ausgeführten Medianusnähten in 41% der Fälle eine vollkommene Wiederherstellung der Funktion der Muskeln des Daumenballens eintreten sehen, zum Teil allerdings erst nach mehreren Jahren. Abb. 317 und 269, S. 285 stellen nur zwei Beispiele dar. Die Bilder lehren, daß der Daumen-Fingerspitzenschluß vollkommen korrekt ausgeführt werden kann und daß dabei die Vorwärtsführung der Branchen der geschlossenen Zange gelingt, daß also auch die Funktion des Abductor pollicis brevis wiederhergestellt ist. Dadurch, daß der Spitzenschluß in vorwärtsgeführter Stellung auch mit dem kleinen Finger ausgeführt werden kann (Abb. 269, S. 285), geht hervor, daß auch der Flexor pollicis brevis voll funktionstüchtig ist. Ich habe sogar unter 11 Fällen von Plexusnaht, in denen die Muskeln des Daumenballens vollkommen gelähmt waren, in mehreren Fällen eine vollkommene

Restitution der gelähmten Daumenmuskeln beobachtet. Abb. 318, 319 und 320 stellen Belege dafür dar. In 33 Fällen von Neurolyse des Medianus kam es in 28 Fällen zu einer Wiederherstellung der Funktion der Muskeln des Daumenballens.

In 2 Fällen, in denen der Medianusstamm am distalen Rande des Ligamentum carpi transversum, da wo er die Äste zum Abductor pollicis brevis, Opponens und Flexor pollicis brevis abgibt, durchschossen war und diese Äste vernichtet waren, habe

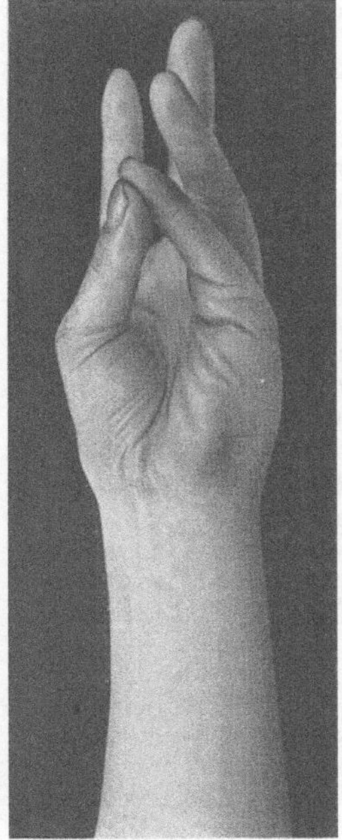

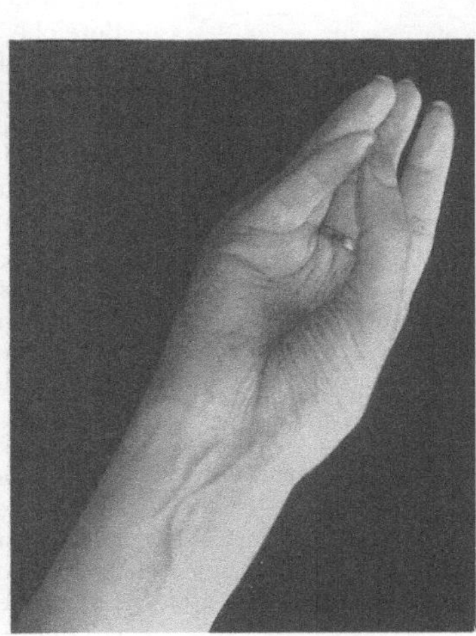

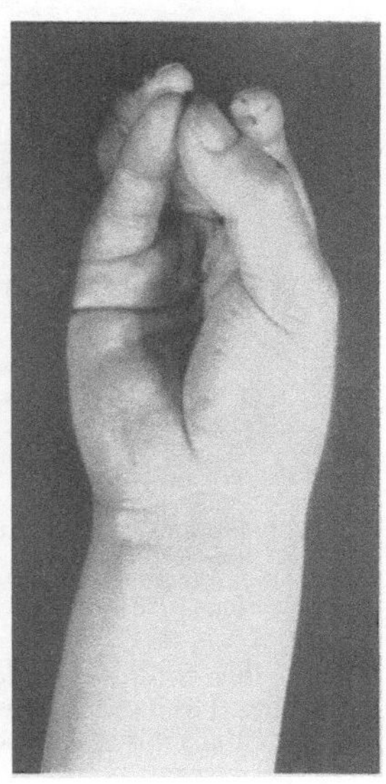

Abb. 318. Abb. 319. Abb. 320.

Abb. 318. Naht des Fasc. lateralis und des Medianusanteils des Fasc. medialis. Wiederherstellung der Opposition des Daumens.

Abb. 319. Wiederherstellung der Funktion der Daumenballenmuskeln nach Naht des Fasciculus lateralis und der medialen Medianuswurzel.

Abb. 320. Wiederherstellung der Funktion der Muskeln des Daumenballens nach Plexusnaht (unterer Primärstrang).

ich den radialen Teil des Nervenstammes, welcher an dieser Stelle die motorischen Bahnen für die genannten Muskeln enthält, auf 3—4 cm vom ulnaren Teil, der die sensiblen Bahnen

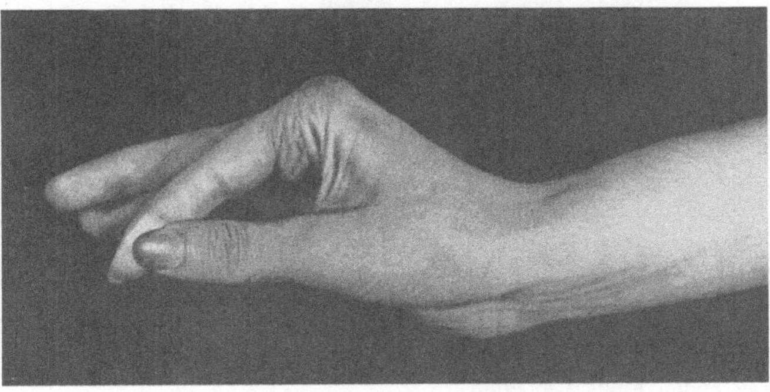

Abb. 321. Direkte Implantation des abgeschossenen Ramus muscularis des N. medianus in den Abductor pollicis brevis und Flexor pollicis brevis. Gute Wiederherstellung der Muskeln des Daumenballens.

führt, getrennt, ersteren in zwei Hälften gespalten und dieselben direkt in den Abductor pollicis brevis und Flexor pollicis implantiert. Das Resultat war in beiden Fällen ein gutes (vgl. Abb. 321).

Der *Adductor pollicis* restituiert sich bei der Ulnarisunterbrechung in jedem Falle zwar auch relativ spät, aber manchmal doch merklich vor den Interossei und Lumbricales. Ich habe seine Reneurotisation in 64 Fällen von Ulnarisnaht in 43,9% der Fälle gesehen, bei Naht des Ulnarisanteils des Plexus aber kein einziges Mal. Unter 24 Fällen von Neurolyse des Ulnaris trat in 16 Fällen vollkommene Wiederherstellung des Adductor pollicis ein, bei 6 Neurolysen im Bereiche des Plexus in 2 Fällen. In 12 Fällen von autoplastischer Überbrückung großer Defekte im Bereiche des Ulnarisstammes trat in 2 Fällen eine Reneurotisation des Adductor ein. In einem Falle, in dem der gelähmte N. ulnaris in den Medianus inokuliert wurde, kam es zu einer leidlichen Heteroreneurotisation des Adductor pollicis.

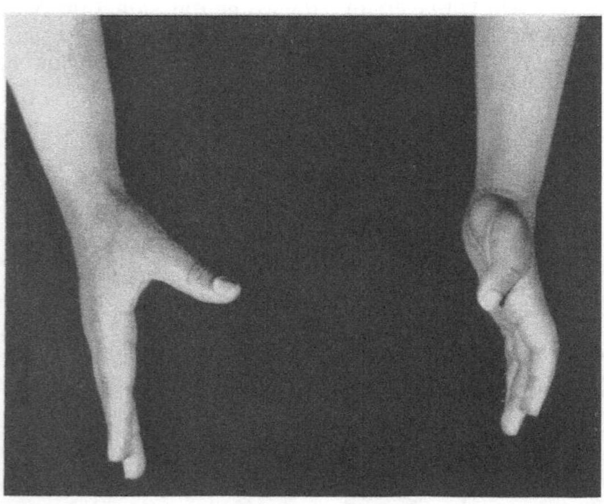

Abb. 322. Lähmung des Abductor pollicis longus und der Muskeln des Daumenballens linkerseits. Daumen an den 2. Mittelhandknochen angeklebt, kann bei der Öffnung der Daumen-Fingergreifzange nicht von ihm entfernt werden.

Große Schwierigkeiten bereitet der *Ersatz* der gelähmten Muskeln des Daumenballens durch *Muskel-* bzw. *Sehnenüberpflanzung* in Fällen, in denen mit einer Reneurotisation der Muskeln nicht gerechnet werden kann. Ich habe in einem Falle einen Teil des Flexor carpi ulnaris vom Erbsenbein abgetrennt und an das freie Ende des abgespaltenen Teiles ein frei transplantiertes Segment der Sehne des Palmaris longus angeheftet und dieses zwischen Abductor pollicis brevis und Flexor pollicis brevis versenkt und an der Stelle der Insertion des Abductor pollicis brevis an der Basis der Grundphalange angeheftet. STEINDLER empfiehlt, die Sehne des Flexor pollicis longus der Länge nach zu spalten und die radiale Hälfte um den radialen Rand der Grundphalange herum nach der Dorsalseite zu führen und hier am ulnaren Rande etwas distal vom Metacarpophalangealgelenk am Periost zu fixieren. Die Abbildungen, durch welche STEINDLER die damit erzielten Resultate illustriert, sind aber nicht sehr geeignet, den Beschauer von dem Nutzen der Methode zu überzeugen. SILFVERSKIÖLD, der mit den Resultaten der STEINDLERschen Operation unzufrieden ist, durchtrennt die ganze Sehne des Flexor longus in der Höhe des Metacarpophalangealgelenkes, führt den proximalen Sehnenstumpf unter dem Flexor brevis und Abductor brevis hindurch, an dem Rande des Opponens entlang bis an das radiale Sesambein heran. Die Sehne wird alsdann teils an dem letzteren, teils an dem benachbarten Teil des ersten Metacarpale fixiert.

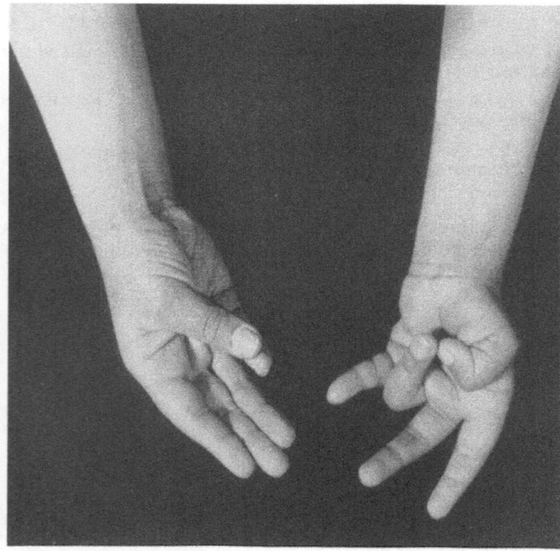

Abb. 323. Lähmung des Abductor pollicis longus und der Muskeln des Daumenballens linkerseits. Daumen-Fingerspitzenschluß nur durch Beugung des Daumens und des paktierenden Fingers möglich.

SILFVERSKIÖLD empfiehlt, auch den distalen Sehnenstumpf des Flexor longus an das radiale Sesambein anzunähen. Die Abbildung, welche der Arbeit SILFVERSKIÖLDs beigegeben ist, zeigt in der Tat, daß der Daumen-Fingerspitzenschluß in recht befriedigender Weise ausgeführt werden kann. Das einzige Manko scheint mir darin zu liegen, daß die Neigung der Grundphalange des Daumens nach der Radialseite keine ausreichende ist. Wahrscheinlich würde das Resultat in dieser Beziehung noch besser sein, wenn die Anheftung des proximalen Sehnenstumpfes nicht am lateralen Sesambein, sondern an der Insertionsstelle des Abductor pollicis brevis stattfindet. Besondere Bedeutung kommt bei der SILFVERSKIÖLDschen Methode meines Erachtens der gleichzeitigen Anheftung des distalen Sehnenstumpfes des Flexor pollicis longus am radialen Sesambein zu. Dadurch wird verhindert, daß beim Zusammenpressen der Endphalangen nach vollzogenem Finger-Daumenspitzenschluß eine Überstreckung der Daumenendphalange eintritt. KRUKENBERG hat die radiale Hälfte der gespaltenen Sehne des Flexor sublimis des Mittelfingers in ähnlicher Weise wie SILFVERSKIÖLD spiralig um das erste Metacarpale herumgeleitet und an der radialen Streckseite des ersten Metacarpale angeheftet. Bei dieser Methode bleibt aber die Bedeutung der Grundphalange für das Zustandekommen eines exakten Daumen-Fingerspitzenschlusses in vorwärtsgeführter Stellung unberücksichtigt. NEY durchtrennt den Extensor pollicis brevis und führt den distalen Sehnenabschnitt auf die Volarseite, unter dem Ligamentum carpi volare hindurch und heftet ihn an den Palmaris longus. BUNNEL verwendet eine der Sehnen des Flexor sublimis, die von ihrer Insertion an der Mittelphalange abgelöst wird und um den Hamulus ossis hamati herumgeführt wird; vor dem Abgleiten wird sie durch Bildung eines Vinculums geschützt. Die Sehne des Sublimis wird dann durch eine frei transplantierte Sehne verlängert und am Dorsum des ersten Metacarpale möglichst weit distal verankert.

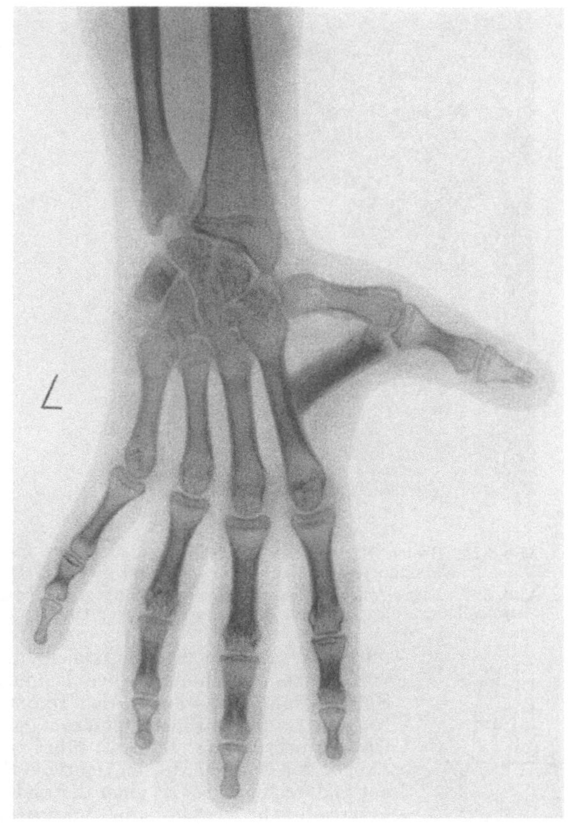

Abb. 324. Fixation des ersten Metacarpale durch einen zwischen ersten und zweiten Metacarpale implantierten Knochenspan aus der Tibia in Oppositionsstellung (vgl. Abb. 322 und 323).

Die Erfolge aller dieser Muskelüberpflanzungsmethoden sind zum mindesten zweifelhaft, zum Teil direkt unbefriedigend. Man hat deshalb zu starren Fixationsmethoden seine Zuflucht genommen. LORENZ und SPITZY fixieren das erste Metacarpale in Oppositionsstellung durch Arthrodese des Carpometacarpalgelenkes; unter Umständen fügt SPITZY noch die Osteotomie der Grundphalange unter Drehung des distalen Abschnittes um annähernd 90° hinzu. Dadurch wird erreicht, daß, wenn beim Daumen-Fingerspitzenschluß der Adductor pollicis die Grundphalange beugt und ulnarwärts neigt, die Volarseite der Daumenendphalange

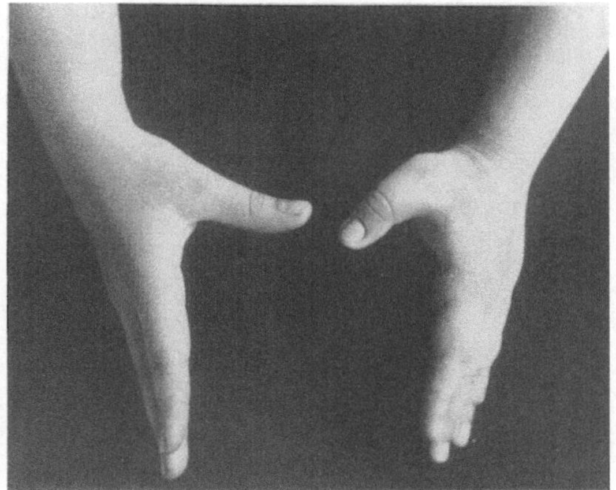

Abb. 325. Gute Spreizoppositionsstellung des linken Daumens nach Implantation eines Knochenspans zwischen erstem und zweitem Metacarpale (vgl. Abb. 324).

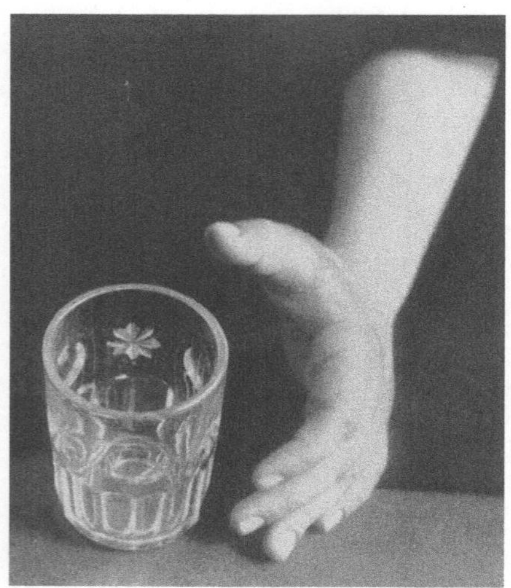

Abb. 326.

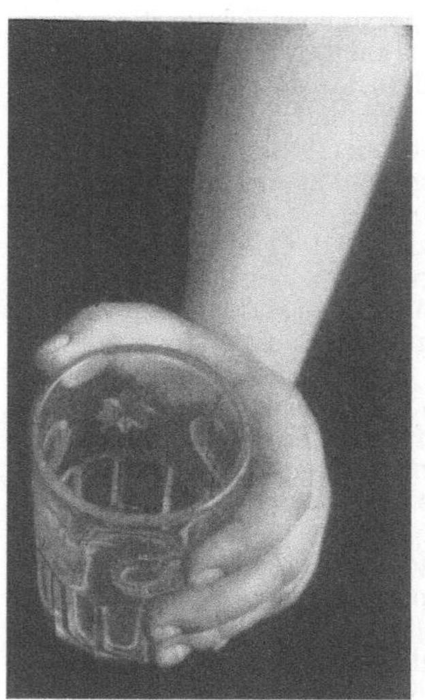

Abb. 327.

Abb. 326. Breite Öffnung der Daumenzange gegen die Fingerzange nach Implantation eines Knochenspans zwischen erstem und zweitem Metacarpale (vgl. Abb. 324).

Abb. 327. Ergreifen des Glases durch Flexion der Phalangen des Daumens gegen das in Oppositionsstellung gegen die anderen Finger fixierte erste Metacarpale (vgl. Abb. 324).

mit der Volarseite des partizipierenden Fingers in Kontakt kommt. Bei vollkommener Lähmung aller Daumenmuskeln versteifen LORENZ und SPITZY unter Umständen den Daumen in allen drei Gelenken in der für den Daumen-Fingerspitzenzangenschluß erforderlichen vorgeführten Oppositionsstellung. LORENZ führt aus, daß, wenn der eine Arm der Zange, der Daumen, in der richtigen Stellung vollkommen festgestellt ist, der andere Arm, das ist einer der anderen Finger, immer an den Daumen herangebracht werden kann. Voraussetzung ist natürlich, daß der Finger seine normale Beweglichkeit besitzt.

Ich selbst habe in einem Falle von totaler Lähmung aller Muskeln des Daumenballens, des Adductor pollicis und Abductor pollicis longus, in welchem das zweite Metacarpale direkt vor dem zweiten Mittelhandknochen stand und an diesem wie angeklebt war und keine Spur von ihm entfernt werden konnte (Abb. 322), so daß also die Daumenbrancheder Daumen-Fingerzange überhaupt nicht geöffnet werden konnte und infolgedessen kein größerer Gegenstand zwischen Daumen und Finger Platz fand und auch der Daumen-Fingerspitzenschluß nur durch den Flexor pollicis longus und den Flexor sublimis des praktierenden Fingers vollzogen werden konnte (Abb. 323), das erste Metacarpale in maximaler Oppositionsstellung, d. h. in Flexion, Neigung nach der Radialseite und Pronation, durch einen aus der Tibia entnommenen und zwischen erstes und zweites Metacarpale implantierten Knochenspan (Abb. 324) fixiert. Abb. 325 und 326 zeigt, daß beim Greifakt die Daumenbranche so weit geöffnet steht, daß ein Glas bequem zwischen dem Daumen und den anderen Fingern Platz findet. Durch Flexion der beiden Daumenphalangen einerseits und der anderen Finger andererseits kann das Glas umschlossen werden (Abb. 327). Der Daumen-Fingerspitzenschluß in vorwärtsgeführter Stellung konnte

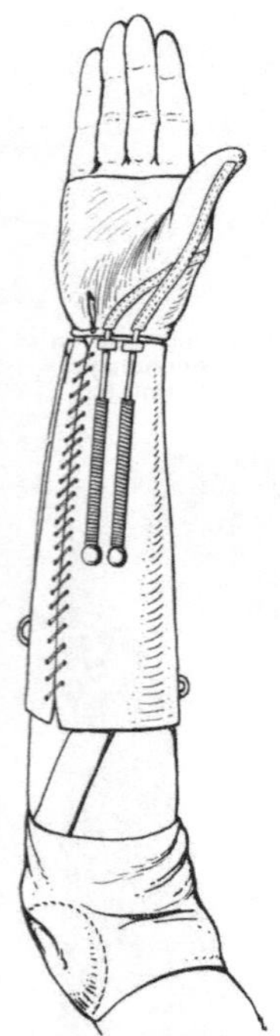

Abb. 328.

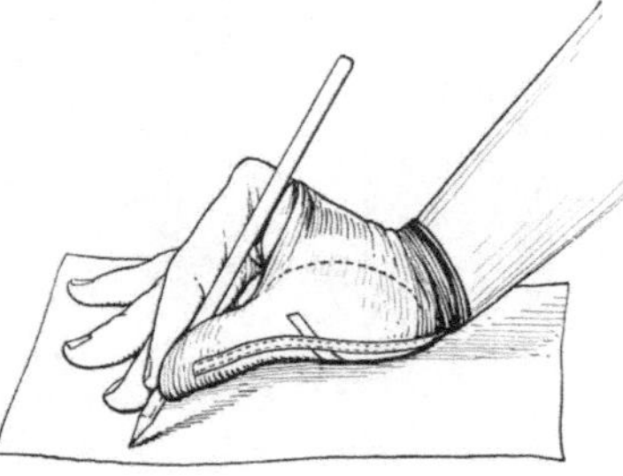

Abb. 329.

Abb. 328 und 329. Ersatz des Abductor pollicis brevis und Opponens durch Spiralfederzüge (Nach DUCHENNE.)

bei der Kranken durch diese Operation allerdings nicht wiederhergestellt werden, weil mit den Muskeln des Daumenballens gleichzeitig auch die Interossei und Lumbricales gelähmt waren. Die Kranke mußte, um die Endphalange ihres Daumens mit der Endphalange eines der anderen Finger in Berührung zu bringen, beide Daumenphalangen und alle Phalangen des anderen Fingers beugen. Das erzielte Resultat bedeutete aber in praktischer Beziehung für die Kranke einen großen Vorteil, da sie vorher unfähig gewesen war, überhaupt irgendeinen auch nur etwas größeren Gegenstand zu ergreifen.

Schließlich ist noch der Ersatz der gelähmten Muskeln des Daumenballens durch orthopädische Apparate zu erwähnen. Diesem Problem war schon DUCHENNE nähergetreten. Abb. 328 und 329 stellen den von ihm konstruierten Ersatzhandschuh dar. DUCHENNE hat geglaubt, den Abductor pollicis brevis und den Opponens durch je einen besonderen Spiralfederzug ersetzen zu müssen. Das ist aber meines Erachtens nicht nötig und übrigens auch, soweit es sich um den Abductor pollicis brevis handelt, von DUCHENNE nicht dem wirklichen Zuge des Muskels entsprechend durchgeführt worden. Abb. 330 stellt einen von mir zum Ersatz der Muskeln des Daumenballens konstruierten Apparat dar, bei dem durch einen einzigen Spiralfederzug der Daumen in die für den Daumen-Fingerspitzenschluß in vorwärtsgeführter Stellung erforderliche Oppositionsstellung gezogen wird. Der Unterschied meiner Apparatur von der DUCHENNEschen ist der, daß ich dem elastischen Federzug seine Insertion an der Außenseite der Grundphalange gebe, also die Verhältnisse in vivo möglichst genau nachzuahmen suche, während DUCHENNE den Abductor pollicis brevis durch einen über die Außenseite des ersten Mittelhandknochens, dann aber auf der Dorsalseite der beiden Daumenphalangen entlang verlaufenden Zug ersetzt. Durch eine ähnliche Apparatur haben auch FROMENT und WEHRLIN versucht, die Lähmung der Muskeln des Daumenballens auszugleichen.

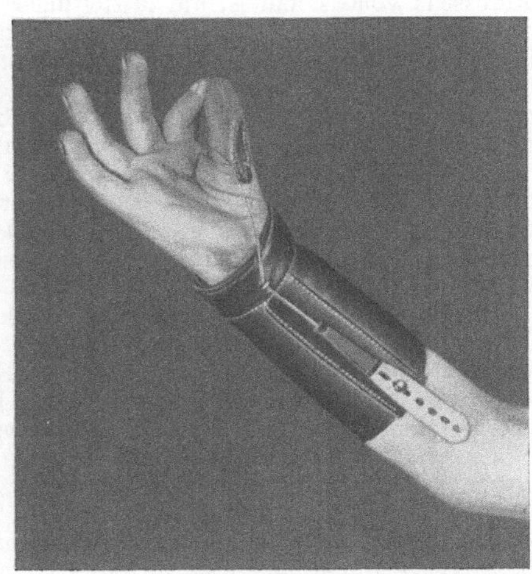

Abb. 330. Orthopädischer Apparat bei Medianuslähmung. Ersatz der Opponenten des Daumens durch Spiralfederzug.

C. Die Ruhelage der Finger und des Daumens.

In der Einleitung dieses Kapitels ist die Stellung, welche die Finger und der Daumen in der Ruhe einzunehmen pflegen, bereits geschildert worden: Die Grundphalangen der vier Finger sind gegen die entsprechenden Metacarpalien, etwas gebeugt, sie berühren dabei einander nicht vollkommen, indem die Grundphalange des Mittelfingers annähernd die Verlängerung ihres Metacarpalknochens bildet, die des Index aber etwas nach der Ulnarseite und die des Quartus und Quintus etwas nach der Radialseite geneigt sind. Die Mittelphalange ist leicht gegen die Grundphalange gebeugt, die Endphalange ist annähernd vollkommen gestreckt. Für den Daumen ist seine Semioppositionsstellung charakteristisch, welche in der Hauptsache dadurch bedingt wird, daß der erste Mittelhandknochen, der mit dem Trapezbein artikuliert, infolge der Wölbung, die die Handwurzelknochen bilden, in einer tieferen, mehr volaren, Ebene steht als die vier anderen Metacarpalia. Infolge dieser Wölbung der Handwurzelknochen ist der ganze Daumen gegen die anderen Finger rotiert derart, daß bei abwärts gekehrter Handfläche sein Dorsum nicht wie an den anderen Fingern gerade aufwärts, sondern radialwärts und etwas aufwärts, und die Volarfläche des Daumenphalangen nicht wie an den vier anderen Fingern abwärts, sondern ulnarwärts und etwas abwärts weist. Die Grundphalange des Daumens ist dabei etwas gegen das erste Metacarpale und die Endphalange etwas gegen die Grundphalange flektiert.

Diese normale Ruhelage der Finger und des Daumens ist das Resultat der Schwerkraft einerseits und der Spannung der auf die Finger und den Daumen einwirkenden Muskeln andererseits.

Auf die *Grundphalangen* der Finger wirken *beugend:* außer der Schwere — letztere unter der Voraussetzung, daß die Palma manus abwärts gerichtet ist — die Interossei, die Lumbricales und die Muskeln des Hypothenar, Flexor sublimis et profundus, *streckend:* Extensor digitorum communis und am Kleinfinger und Zeigefinger die Extensores proprii, *seitwärtsneigend* nach der *Radialseite:* am Zeigefinger der Interosseus externus indicis und Lumbricalis indicis, am Mittelfinger der Interosseus externus secundus und Lumbricalis medii, am 4. Finger der Interosseus volaris quarti und Lumbricalis quarti, am 5. Finger der Interosseus volaris quinti und Lumbricalis quinti, *neigend* nach der *Ulnarseite:* am Zeigefinger der Interosseus volaris indicis, am Mittelfinger der Interosseus dorsalis tertius, am 4. Finger der Interosseus dorsalis quartus und am 5. Finger die Muskeln des Hypothenar. Der Extensor digitorum communis stellt jede Grundphalange in die gerade Fortsetzung des zugehörigen Mittelhandknochens ein, wirkt also je nach der Ausgangsstellung ulnar- oder radialneigend, der Extensor indicis proprius neigt die Grundphalange ulnarwärts. Flexor sublimis et profundus nähern die Grundphalangen einander.

Auf die *Mittelphalange* wirken *beugend:* Flexor sublimis et profundus, *streckend:* die Interossei und Lumbricales sowie die Hypothenarmuskeln, Extensor digitorum communis, und die Extensores proprii, auf die *Endphalange beugend*: Flexor profundus, *streckend:* die Interossei, Lumbricales und Hypothenarmuskeln, sowie Extensor digitorum communis und die Extensores proprii.

Auf das *Metacarpale* des Daumens wirken *beugend:* Flexor pollicis brevis, Opponens, Abductor pollicis brevis, Adductor pollicis, Abductor pollicis longus und Flexor pollicis longus, *streckend:* Extensor pollicis longus, Extensor pollicis brevis, *radialwärts neigend* und *pronierend:* Abductor pollicis brevis und Abductor longus, in sehr geringem Grade auch der Opponens *ulnarwärts neigend* und *supinierend:* Extensor pollicis longus, Adductor pollicis und Flexor pollicis longus. Auf die *Grundphalange* des Daumens wirken *beugend:* Flexor pollicis brevis, Adductor und Flexor longus, in sehr geringem Grade auch Abductor brevis, *streckend:* Extensor longus et brevis, *radialneigend* und *pronierend:* Abductor brevis (eventuell auch Abductor longus durch Vermittlung des Abductor brevis) und Flexor brevis, *ulnarneigend* und *supinierend:* Extensor longus und Adductor. Auf die *Endphalange* wirken *beugend:* Flexor longus; *streckend:* Extensor longus, Flexor brevis, Adductor und in geringem Grade auch Abductor brevis.

Der Einfluß, den der Ausfall eines einzelnen Muskels auf die Stellung der Finger und des Daumens in der Ruhe ausübt, ist, soweit dies bekannt ist, bereits für jeden einzelnen Muskel bei der Besprechung seiner Funktionen und der Folgezustände des Ausfalls des betreffenden Muskels eingehend geschildert worden. Es ist auch bereits mehrfach auf die Folgen der gleichzeitigen Lähmung mehrerer Muskeln Bezug genommen worden, so daß hier nur das Wichtigste rekapituliert und nach der einen oder anderen Richtung ergänzt werden soll.

Bei Lähmung des Flexor sublimis nimmt die Mittelphalange in der Ruhe manchmal eine mehr oder weniger vollkommene Streckstellung ein; gelegentlich kommt es im Laufe der Zeit sogar zu einer Überstreckung (vgl. Abb. 217, S. 249). Doch fehlt in anderen Fällen von reiner Sublimislähmung jegliche Haltungsanomalie in der Ruhe. Das ist verständlich, wenn man sich vor Augen hält, daß auch der Flexor profundus eine beugende Wirkung auf End- und Mittelphalange ausübt. Bei Lähmung des Flexor profundus befindet sich die Endphalange in vollkommener Streckstellung, sofern nicht eine Schrumpfungskontraktur des tiefen Beugers vorliegt. Manchmal weist die Endphalange sogar eine mehr oder weniger erhebliche Überstreckung auf (vgl. S. 255). Bei gemeinsamer Lähmung des Flexor sublimis et profundus nehmen Mittel- und Endphalange in der Ruhe in der Regel eine mehr oder weniger vollkommene Streckstellung ein. Man kann das bei jeder Medianuslähmung besonders am Zeigefinger erkennen, der sowohl seines oberflächlichen wie seines tiefen Beugers beraubt ist, während der Flexor profundus der drei anderen Finger gar nicht oder nur partiell in die Lähmung einbezogen ist. Zur Überstreckung der Mittel- und Endphalange kommt es aber auch hierbei nur selten. Offenbar reicht der

Dehnungswiderstand, den auch die deefferentierten langen Fingerflexoren ja immer noch entfalten, dazu aus, um die Fingerphalangen vor einer Überstreckung zu schützen.

Bei Lähmung des Extensor communis und der Extensores proprii sinken die Grundphalangen der Finger der Schwere folgend herab, sofern die Palma manus abwärts weist, sie geraten in abnorme Flexion (Abb. 230, S. 262). Das tritt aber in der Regel nur dann deutlich in Erscheinung, wenn die Hand selbst nicht flektiert ist, sei es, daß die Handstrecker überhaupt nicht gelähmt sind, sei es, daß die Hand passiv in Streckstellung gebracht wird. Wenn die Handstrecker und der Extensor digit. communis und die Extensores proprii gleichzeitig gelähmt sind, wie es bei der totalen Radialislähmung der Fall ist, so werden die Insertionspunkte der Fingerstrecker durch die herabhängende Hand weit voneinander entfernt und es wird dadurch der Dehnungswiderstand, den sie selbst noch bei völliger Deefferentierung entfalten, unter Umständen so entfacht, daß die Grundphalangen gar nicht selten überhaupt keine oder höchstens nur eine der Norm gegenüber mäßig vermehrte Beugestellung aufweisen (Abb. 231 und 232, S. 263). Die Verhältnisse wechseln in dieser Hinsicht außerordentlich von Fall zu Fall. In Fällen von lange bestehender Radialislähmung kommt es allerdings allmählich recht oft zu einer Retraktion der Fingerbeuger, so daß die Finger mehr oder weniger vollkommen in die Hohlhand eingeschlagen sind, selbst an der herabhängenden Hand, vollends aber, wenn letztere gestreckt ist.

Abb. 246, S. 273 stellt einen Fall dar, in dem Flexor sublimis et profundus, Extensor dig. communis und die Extensores proprii gleichzeitig gelähmt, die Interossei und Lumbricales aber erhalten waren. In diesem Falle waren die Finger im Metacarpophalangealgelenk fast bis zum rechten Winkel gebeugt, Mittel- und Endphalange dagegen extrem gestreckt *(Schaufelstellung)*. Obwohl die Handstrecker gleichzeitig gelähmt waren und die Hand, der Schwere folgend, in extremer Flexion stand, war der Dehnungswiderstand des deefferentierten Extensor communis und der Extensores proprii auf die Stellung der Grundphalangen ohne Einfluß und nicht imstande, die beugende Wirkung der Interossei und Lumbricales auf diese abzuschwächen.

Wenn die Interossei und Lumbricales und die Muskeln des Kleinfingerballens, d. h. die Muskeln, welche gleichzeitig die Grundphalange beugen und die Mittel- und Endphalange strecken, gelähmt sind, so geraten die Grundphalangen unter dem Zuge des Extensor digitorum communis und der Extensores proprii in vermehrte Streckung, die Mittel- und Endphalange unter dem Zuge des Flexor digit. sublimis et profundus in abnorme Beugung (Abb. 247 bis 251, S. 274 und 275) *(Krallenstellung)*. Besteht neben der Lähmung der Interossei und Lumbricales auch eine solche des Extensor digitorum communis und der Extensores proprii, so fehlt naturgemäß nicht nur die abnorme Streckstellung der Grundphalangen, sondern diese geraten vielmehr unter der Wirkung der Schwere und der flektierenden Wirkung, welche Flexor sublimis et profundus auch auf die Grundphalange ausüben, zusammen mit den Mittel- und Endphalangen in starke Beugestellung (Abb. 331 und 332).

Wenn gleichzeitig mit den Interossei und Lumbricales der Flexor profundus gelähmt ist, der Flexor sublimis aber erhalten ist, so ändert sich die Form der Krallenstellung der Finger in der Weise, daß nur die Mittelphalange eine abnorme Beugestellung aufweist, während die Endphalange gestreckt bleibt (Abb. 252 und 253, S. 275 und 276) *(Knickfinger)*. Ist auch noch der Flexor sublimis mitgelähmt, so verharren Mittel- und Endphalange in Streckung. Die einzige Folge des Ausfalls der Interossei und Lumbricales ist in diesem Falle die vermehrte Streckung der Grundphalange.

Wenn die Interossei und die Muskeln des Kleinfingerballens gelähmt sind, die Lumbricales aber erhalten sind, was bei der Unterbrechung des N. ulnaris in der Regel wenigstens für den Zeige- und Mittelfinger gilt, so fehlt an diesen beiden Fingern die Krallenstellung ganz oder sie ist nur gerade angedeutet, während am 4. und 5. Finger, deren Lumbricales ja zumeist dem N. ulnaris unterstellt sind, die Krallenstellung deutlich hervortritt (Abb. 249—251, S. 275). Je nach der individuell variablen Innervation der Lumbricales durch den Medianus und Ulnaris wechselt das Bild in bezug auf die Krallenstellung der einzelnen Finger bei der Ulnarislähmung nicht unerheblich. Jedenfalls lehrt das Fehlen der Krallenstellung bei Integrität der Lumbricales, daß diese letzteren bei Lähmung der Interossei noch allein imstande sind, dem Extensor digitorum communis einerseits und dem Flexor sublimis et profundus andererseits, soweit die Ruhestellung der Finger in Betracht kommt, ein gewisses Gleichgewicht zu halten. Vollends fehlt die Krallenstellung der Finger ganz, wenn nur die Interossei volares gelähmt, die dorsales aber erhalten sind, was bei partieller Schädigung des N. ulnaris, bei unvollkommener Regeneration des Nerven und gelegentlich auch bei Übergreifen des Medianus in die Domäne der Ulnaris vorkommt.

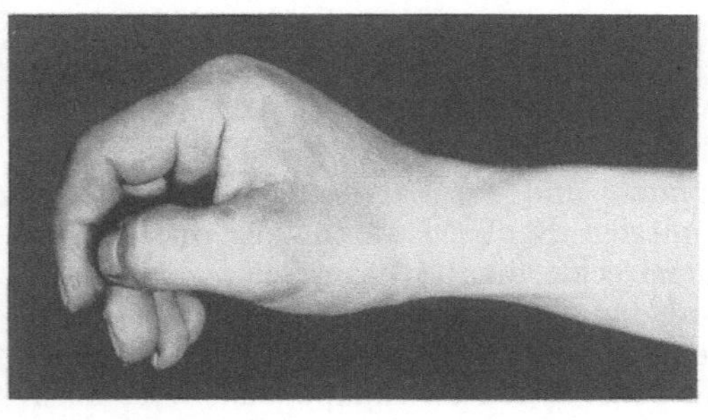

Abb. 331. Lähmung des Extensor dig. communis, Extensor pollicis longus et brevis, Extensor indicis proprius, Interossei, Lumbricales und Daumenballenmuskeln. Finger und Daumen in starker Beugestellung.

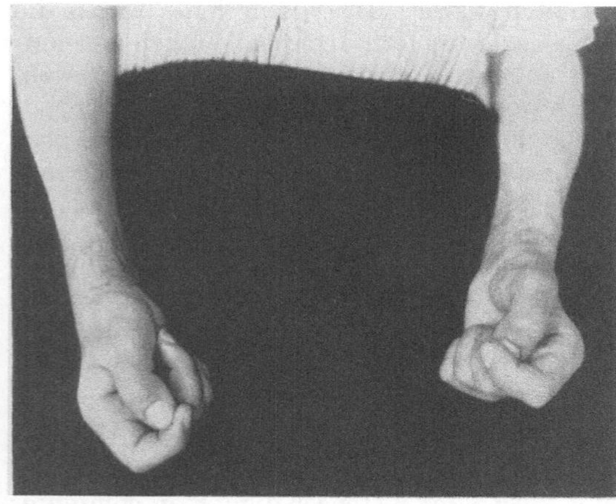

Abb. 332. Lähmung der Interossei und Lumbricales sowie des Extensor digit. und Extensor pollicis longus et brevis und der Daumenballenmuskeln. Ausgesprochene Beugestellung der Finger und des Daumens mit Kontraktur der Flexoren.

Eine Abweichung der Finger von ihrer Ruhelage nach der Radial- bzw. Ulnarseite kommt eigentlich nur bei der Lähmung der Interossei und Lumbricales vor. Die Grundphalangen der Finger rücken hierbei, während sie durch den Extensor digitorum communis in abnorme Streckstellung geraten, entsprechend der S. 261 ausführlich geschilderten Wirkung dieses Muskels, eine jede in die gerade Verlängerung ihres Mittelhandknochens; das bedeutet aber eine Entfernung des Zeige-, Ring- und Kleinfingers vom Mittelfinger, mit anderen Worten eine abnorme Spreizstellung (Abb. 249—251, S. 275). Diese nimmt besonders hohe Grade an, wenn nur die volaren Interossei gelähmt, die dorsalen aber intakt sind, was, wie früher erwähnt (S. 277), unter bestimmten Umständen vorkommt. In diesen Fällen wirken nämlich die Interossei dorsales in der gleichen Richtung wie der Extensor digitorum communis, abspreizend vom Mittelfinger, ja ihre Wirkung geht noch über die des letzteren hinaus, indem sie die Grundphalangen der einzelnen Finger über die gerade Verlängerung ihrer zugehörigen Mittelhandknochen hinaus nach der Radial- bzw. Ulnarseite neigen. Von den Interossei volares ist der des Kleinfingers besonders vulnerabel. Ich habe zahlreiche Fälle von Ulnarislähmung beobachtet, in denen er nach anfänglicher vollkommener Lähmung aller Muskeln des Ulnarisgebietes nach erfolgter Regeneration allein gelähmt blieb oder, wenn es sich um langsam progressive Schädigungen handelte, der erste und einzig gelähmte Muskel war. In diesen Fällen steht der Kleinfinger, ohne daß die geringste Krallenstellung an ihm bemerkbar ist, weit vom 4. Finger ab (Abb. 255 und 256, S. 277).

Außer bei der Lähmung der Interossei und Lumbricales kommt eine abnorme Seitenneigung eines Fingers nur noch bei einer bestimmten Form der dissoziierten Radialislähmung zur Beobachtung, bei welcher die radialen Handstrecker, der Extensor digitorum communis und der Extensor digiti quinti proprius gelähmt sind, dagegen neben dem Extensor carpi ulnaris und den Extensoren des Daumens der Extensor indicis proprius erhalten ist. Während bei dieser Lähmungskonstellation die Grundphalangen des Mittel-, Ring- und Kleinfingers gegen die Mittelhandknochen gebeugt sind, bewahrt der Zeigefinger unter der Wirkung des Extensor indicis proprius nicht nur seine Streckstellung, sondern er erfährt auch, entsprechend der spezifischen Wirkung dieses Muskels, eine Neigung nach der Ulnarseite (Abb. 173a, S. 212 und Abb. 229, S. 261).

Was die Abweichungen des *Daumens* von seiner normalen Ruhelage anlangt, so besteht bei Lähmung des Flexor pollicis longus nicht selten eine abnorme Streckstellung der letzten Phalange. Auf die übrigen Abschnitte des Daumens hat sein Ausfall keinen erkennbaren Einfluß. Hingegen kommt es bei der Lähmung des Extensor pollicis longus nicht nur infolge des überwiegenden Zuges des Flexor longus zu einer vermehrten Beugestellung des Daumenendgliedes in der Ruhe, woran der Ausfall des Muskels oft auf den ersten Blick erkennbar ist (Abb. 287b, S. 295), sondern auch zu einer vermehrten Flexion des ersten Metacarpale (Abb. 287a) infolge des überwiegenden Zuges der Muskeln des Daumenballens, des Adductor pollicis, Abductor longus und Flexor longus; gleichzeitig rückt dabei das erste Metacarpale etwas vom zweiten Mittelhandknochen ab (Abb. 289, S. 295). Auf die Stellung der Grundphalange hat der isolierte Ausfall des Extensor longus keinen erkennbaren Einfluß. Bei isolierter Lähmung des Extensor pollicis brevis ist das erste Metacarpale etwas mehr flektiert als in der Norm, einen Einfluß auf die Stellung der Grundphalangen habe ich aber im Gegensatz zu Duchenne nicht feststellen können. Wenn Extensor longus und Extensor brevis gemeinschaftlich gelähmt sind, wie es bei jeder totalen Radialislähmung der Fall ist, so rückt der erste Mittelhandknochen in starke Flexion; er steht dann mehr oder weniger vollkommen in der dorsovolaren Ebene des zweiten Metacarpale (Abb. 288, S. 295). Es ist zu beachten, daß hierbei die letzte Phalange im Gegensatz zu der isolierten Lähmung des Extensor pollicis longus in der Regel keine abnorme Flexionsstellung aufweist, offenbar deshalb nicht, weil durch die starke Flexionsstellung des ersten Metacarpale die Insertionspunkte des Flexor pollicis longus so stark angenähert werden, daß seine Beugewirkung auf die Endphalange nicht zur Geltung kommt. Die Grundphalange dagegen weist bei der gleichzeitigen Lähmung des Extensor pollicis longus et brevis nicht selten eine vermehrte Beugestellung auf. Schuld ist hieran der ungeschmälerte Zug des Flexor pollicis brevis und des Adductor pollicis.

Während bei der isolierten Lähmung eines der Muskeln des *Daumenballens,* des Abductor pollicis brevis oder des Flexor pollicis brevis in der Regel keine besonders markante Abweichung des Daumens von der normalen Ruhelage hervortritt, kommt es bei der gemeinsamen Lähmung aller dieser Muskeln zu einer typischen Stellungsanomalie; das erste Metacarpale rückt unter dem Zuge des Extensor pollicis longus et brevis in Extension, es stellt sich mehr oder weniger in die Ebene der anderen Metacarpalia ein (Affenhand) (vgl. Abb. 247, S. 274 und Abb. 280, S. 291). Die Grundphalange begibt sich unter dem Zuge des Extensor pollicis brevis in Streckstellung, während die Endphalange durch den Flexor pollicis longus zumeist in leichte Beugung gezogen wird. Ist der Flexor pollicis longus auch noch gelähmt, so fehlt die Beugestellung des Endgliedes, dieses gerät vielmehr unter dem Zuge des Extensor pollicis longus in vollkommene Streckstellung, ja sogar in Überstreckung (Abb. 281, S. 291). Die abnorme Streckstellung des ersten Metacarpale ist noch ausgesprochener, wenn zur Lähmung der Muskeln des Daumenballens auch noch eine Lähmung des Adductor pollicis hinzutritt. Das Capitulum des ersten Mittelhandknochens kann unter diesen Umständen sogar über die Ebene der anderen Metacarpalia dorsalwärts hinausrücken (vgl. Abb. 243, S. 272, Abb. 285 und 286, S. 294).

D. Die Bewegungen der Finger und des Daumens.

Wir haben in der Einleitung dieses Kapitels bereits die Bewegungsmöglichkeiten der Finger und des Daumens ausführlich erörtert. Es soll hier nur noch im Zusammenhang besprochen werden, in welcher Weise die praktisch wichtigsten zusammengesetzten Bewegungen der Finger und des Daumens gestört werden, wenn die an ihrem Zustandekommen beteiligten Muskeln gelähmt sind.

1. Der Faustschluß.

Der Faustschluß beruht auf einer gemeinsamen Flexion aller drei Phalangen der vier Finger sowie einer Flexion des ersten Metacarpale und der beiden Daumenphalangen. Wenn die Faust leer geschlossen wird, wie wir zu sagen pflegen „geballt“ wird, so erreichen die Fingerkuppen die Palma manus und der Daumen schlägt sich dorsalwärts um den Zeigefinger und Mittelfinger herum, oder er geht volarwärts von den vier Fingern in die Faustbildung ein und wird mit in die Hohlhand eingeschlagen; es erreichen dann nur die Kuppen des Mittel-, Ring- und Kleinfingers die Palma manus, während der Zeigefinger sich um die radiale Seite des Daumens herumkrümmt. Wenn die Faust zum Ergreifen eines Gegenstandes geschlossen wird, so legen sich die Finger und der Daumen unter Flexion um diesen Gegenstand herum. Der Grad der Flexion hängt naturgemäß von dem Volumen des zu umklammernden Objektes ab. Daumen und Finger bilden hierbei die beiden Branchen der Greifzange, welche zum Erfassen des Gegenstandes geschlossen werden. Zu beachten ist, daß hierbei der Daumen von vornherein den andern Fingern gegenübergestellt ist bzw. zunächst gegenübergestellt wird, ehe er sich unter Flexion seines ersten Metacarpale und seiner Phalangen um den Gegenstand herumlegt.

Am Faustschluß beteiligen sich einerseits alle Flexoren der Finger, Flexor profundus, Flexor sublimis, Interossei, Lumbricales und Hypothenarmuskulatur und andererseits seitens des Daumens dessen Flexoren, Flexor pollicis longus, Flexor brevis und Adductor. Wenn der Faustschluß zum Ergreifen eines Gegenstandes dient, so sind außerdem auch noch die Muskeln beteiligt, welche die Gegenüberstellung des Daumens bewirken, Abductor longus, Abductor brevis, Opponens und Flexor brevis.

Daß ferner beim Faustschluß neben der Finger- und Daumenbeugung eine Extension der Hand erfolgt, ist ja bereits mehrfach erörtert worden. Durch die konkomitierende Handstreckung werden die Insertionspunkte der langen Fingerflexoren voneinander entfernt und dadurch werden diese Muskeln erst zu einer vollen Kraftentfaltung befähigt. Bei fehlender Handstreckung bleibt der Faustschluß kraftlos und vielfach unvollkommen (vgl. Abb. 166, S. 206 und Abb. 187, S. 225). In jedem Falle von Lähmung oder Parese der am Faustschluß beteiligten Finger- und Daumenflexoren wird die Handstreckung akzentuiert, damit die Kräfte, welche auf die Beugung der Finger und des Daumens hinwirken, so viel wie möglich ausgenutzt werden. Selbst bei vollständiger Lähmung aller Fingerbeuger und Daumenbeuger kann durch eine sehr energische und ausgiebige Handstreckung eine mehr oder weniger ausgiebige Flexion der Finger und des Daumens bewirkt werden, indem die über die Volarseite des Handgelenkes und der Fingergelenke hinziehenden mehrgelenkigen Mm. Flexor digit. sublimis et profundus und Flexor pollicis longus gedehnt werden, sich dieser Dehnung aber infolge des auch dem völlig deefferentierten Muskel noch innewohnenden Dehnungswiderstandes widersetzen und dadurch die Phalangen der Finger und des Daumens in die Hohlhand einschlagen (Abb. 15 und 16, S. 14). Das Ausmaß dieser Fingerbeugung wechselt unter den erwähnten Umständen nicht unerheblich, in seltenen Fällen kommen die Fingerkuppen tatsächlich mit der Palma manus in Kontakt. Naturgemäß ist die Kraft, mit welcher die Finger und der Daumen hierbei gebeugt werden, nur sehr gering, sie reicht nicht aus, um einen Gegenstand mit der geschlossenen Faust zu halten. Nur da, wo die langen Finger- und Daumenflexoren einer stärkeren bindegewebigen Schrumpfung verfallen sind, wie es manchmal besonders bei ischämischen Lähmungen der Fall ist, vermögen die in mehr oder weniger starre Bänder umgewandelten Fingerbeugemuskeln einen Gegenstand fest umklammert zu halten, sobald die Hand energisch gestreckt wird.

Bei der Lähmung des Flexor digitor profundus und des Flexor pollicis longus bleibt, wenn wir von dieser rein passiven Flexion der Fingerphalangen durch Dehnung der gelähmten Beuger absehen, die Beugung der Endphalange der Finger und des Daumens beim Faustschlusse aus, während Mittel- und Grundphalange noch durch den Flexor sublimis, die Interossei und Lumbricales, Flexor pollicis brevis und Adductor pollicis kräftig gebeugt werden (Abb. 208 und 210, S. 246). Das Fehlen der Beugung der Endphalange am 4. und 5. Finger bei vollkommener Beugung ihrer Mittel- und Grundphalangen und Beugung aller Phalangen des Mittelfingers, Zeigefingers und Daumens beim Faustschluß ist eines der charakteristischen Kennzeichen der totalen Lähmung des N. ulnaris, welcher bekanntlich den Flexor profundus des Ring- und Kleinfingers versorgt. Nur wenn der Flexor profundus des 4. und 5. Fingers auch vom Medianus mitinnerviert wird, werden beim Faustschluß auch deren Endphalangen mitgebeugt.

Bei Lähmung des Flexor sublimis werden End-, Mittel- und Grundphalange beim Faustschlusse noch vollkommen gebeugt, da der Flexor profundus sowohl auf die End- wie auf die Mittelphalange wirkt. In solchen Fällen ist nur die isolierte Beugung der Mittelphalange unmöglich. In ähnlicher Weise wie bei der Lähmung des Flexor sublimis kommt es auch bei der Lähmung der Interossei und Lumbricales, bzw. des Flexor pollicis brevis und Adductor pollicis noch zu einer Beugung aller Finger- und Daumenphalangen beim Faustschluß, da sowohl Flexor sublimis wie Flexor profundus und Flexor pollicis longus auch auf die Grundphalangen beugend wirken. In manchen derartigen Fällen kommt aber eine genügende Beugung der Grundphalangen nur bei einer gleichzeitigen energischen Handstreckung zustande. Auch wenn die Lähmung der Interossei und Lumbricales mit einer Retraktion des Extensor digitor communis gepaart ist, bleibt zumeist die Beugung der Grundphalangen ganz aus (Abb. 257 bis 259, S. 278 und 279).

Wenn Flexor profundus, Flexor pollicis longus und Flexor sublimis gleichzeitig gelähmt sind, so stehen für die Beugung der Finger nur noch die Interossei und Lumbricales und für die des Daumens nur noch Flexor pollicis brevis und Adductor pollicis brevis zur Verfügung; unter diesen Umständen wird nur die Grundphalange gebeugt (Abb. 243 und 244, S. 272), diese Beugung ist zwar kraftvoll, aber sie ist entsprechend der besonderen Wirkung der genannten Muskeln von einer zwangsläufigen Streckung der Mittel- und Endphalange begleitet.

Der gemeinsame Ausfall des Flexor sublimis, Flexor profundus und Flexor pollicis longus verleiht dem Faustschluß bei der Medianuslähmung ein charakteristisches Gepräge. Bei Unterbrechung des N. medianus ist in der Regel der ganze Flexor sublimis, der Flexor profundus des Zeigefingers, der Flexor pollicis longus und Flexor pollicis brevis ganz gelähmt. Der Flexor profundus des Mittelfingers wird in einem individuell wechselnden Grade auch vom N. ulnaris mitinnerviert, erweist sich also bei der Medianusunterbrechung nur als paretisch, während der Flexor profundus des 4. und 5. Fingers in der Regel allein dem Ulnaris untersteht, also intakt ist. Ebenso sind bei der Medianuslähmung die Interossei und der Adductor pollicis intakt. Daher werden bei der Unterbrechung des N. medianus beim Faustschluß in der Regel alle Phalangen des 4. und 5. Fingers vollkommen gebeugt, am Mittelfinger hingegen vermag der paretische Flexor profundus zumeist keine vollkommene Beugung des End- und Mittelgliedes zustande zu bringen, am Zeigefinger wird nur die Grundphalange durch die Interossei gebeugt und ebenso am Daumen nur die Grundphalange durch den Adductor brevis; durch letzteren wird der Daumen gleichzeitig gegen den zweiten Mittelhandknochen angezogen (Abb. 215 und 216, S. 248). Wenn, was nicht allzu selten vorkommt, der Flexor profundus des Mittelfingers vorzugsweise oder ausschließlich vom N. ulnaris versorgt wird, so wird auch der 3. Finger in allen drei Gelenken ausgiebig gebeugt und die für die Medianuslähmung charakteristische Störung des Faustschlusses beschränkt sich auf den Index und Pollex; seltener gibt sie sich allein am Pollex zu erkennen, wenn auch der Flexor profundus indicis vom Ulnaris versorgt wird. Andererseits kommt es manchmal vor, daß der Flexor profundus des Mittelfingers überhaupt nicht vom Ulnaris, sondern allein vom Medianus innerviert wird; in diesem Falle wird beim Faustschlusse auch am Mittelfinger ebenso wie am Pollex und Index nur die Grundphalange gebeugt.

2. Die Faustöffnung.

Bei der Faustöffnung werden die Finger in allen drei Gelenken extendiert, ebenso werden die beiden Daumenphalangen gestreckt. Im übrigen beteiligt sich aber der Daumen an der Faustöffnung in zweifacher Weise. Entweder wird auch das erste Metacarpale extendiert, der Daumen wird also in die Ebene der anderen Finger erhoben und dabei etwas supiniert und in der Regel gleichzeitig von den anderen Fingern abgespreizt (Abb. 205, S. 242). Wir nennen dies die *Faustöffnung* unter *Reposition* des *Daumens.* Oder aber der Daumen wird bei der Faustöffnung den anderen Fingern gegenübergestellt, das erste Metacarpale wird gebeugt, nach der Radialseite geneigt und pronatorisch gekreiselt; die Grundphalange erfährt die gleiche Neigung und Rotation (Abb. 204, S. 241). Dieser *Faustöffnung* unter *Opposition* des *Daumens* gegen die anderen Finger bedienen wir uns beim Greifakt, wenn die beiden Branchen der Daumen-Fingerzange geöffnet werden, damit ein größerer Gegenstand zwischen ihnen Platz findet.

Die Fingerstreckung beruht bei der Faustöffnung auf der Kooperation des Extensor digitorum communis, der Extensores proprii und der Interossei und Lumbricales. Seitens des Daumens treten bei der Faustöffnung unter Reposition des Daumens Extensor pollicis longus, Extensor pollicis brevis und Flexor brevis und Adductor in Aktion, die letzteren beiden nur insoweit, als sie zur Streckung der Endphalangen beitragen können. Bei der Faustöffnung unter Opposition des Daumens sind in erster Linie die Opponenten, Abductor pollicis longus, Abductor brevis, Opponens und Flexor brevis tätig; aber es wirken auch Extensor pollicis longus und brevis als Strecker der beiden

Phalangen und Flexor brevis und Adductor in ihrer Eigenschaft als Strecker der Endphalangen mit.

Wie beim Faustschluß die Extensores carpi zur Vervollständigung der Kraftleistung der Fingerflexoren synergisch mitwirken, so treten umgekehrt bei der Faustöffnung die Flexores carpi zusammen mit den Streckern der Finger und des Daumens in Aktion. Durch diese Kooperation der Handbeuger wird verhindert, daß die Hand unter der Wirkung des Extensor digitorum in Streckung gezogen wird und dadurch die Insertionspunkte des Extensor digitorum communis, der Extensores proprii und des Extensor pollicis longus et brevis eine unzweckmäßige Annäherung erleiden; es wird durch die Mitwirkung der Flexores carpi die Kraftentfaltung der mehrgelenkigen Fingerstrecker erhöht; andererseits werden durch die Beteiligung der Handbeuger die Insertionspunkte der langen Fingerflexoren einander angenähert und dadurch wird deren Widerstand gegen eine Streckung der Fingerphalangen vermindert. In jedem Falle von Lähmung oder Parese der Fingerstrecker wird die Handbeugung bei der Faustöffnung ganz besonders akzentuiert. Das gilt nicht nur für die Lähmung des Extensor digitorum communis und der Extensores proprii, sondern ebenso auch für die Lähmung der Interossei und Lumbricales (Abb. 20b, S. 18 und Abb. 260 und 261, S. 280). Durch die verstärkte Handbeugung wird die Kraftentfaltung des Extensor communis und damit auch dessen Streckwirkung auf die Mittel- und Endphalange erhöht. Durch maximale Flexion der Hand kann sogar manchmal bei totaler Lähmung des Extensor communis und der Extensores proprii eine sehr ausgiebige Streckung der Grundphalangen der Finger hervorgebracht werden, indem der Extensor communis durch die Handbeugung stark gedehnt wird und er sich dieser Dehnung, auch wenn er völlig deefferentiert ist, noch in einem solchen Grade widersetzt, daß die Grundphalangen in Streckung gezogen werden (Abb. 17, S. 15 und Abb. 237, S. 266). In der Regel ist aber die Streckung der Grundphalange bei völliger Lähmung des Extensor communis und der Extensores proprii nur unvollkommen und in jedem Falle völlig kraftlos. Die Interossei und Lumbricales vermögen im Falle der Lähmung der langen Fingerstrecker zwar die Mittel- und Endphalange noch vollkommen zu strecken, aber infolge ihrer gleichzeitigen flektierenden Wirkung auf die Grundphalangen sind sie allein zu einer ausgiebigen Öffnung der Fingerbranche der Greifzange nicht geeignet (Abb. 235, S. 265).

Wenn die Interossei und Lumbricales gelähmt sind, so ist die Faustöffnung bei weitem nicht so schwer gestört wie bei der Lähmung des Extensor communis und der Extensores proprii; denn die Streckung der Grundphalangen erfolgt unter der Wirkung der langen Fingerstrecker in vollem Umfange, ja infolge des Ausfalls der Interossei und Lumbricales, welche ja Beuger der Grundphalange sind, sogar in gesteigertem Umfange. Andererseits ist die Streckung der Mittel- und Endphalange bei Lähmung der Interossei und Lumbricales zwar eingeschränkt, aber keineswegs ganz aufgehoben (vgl. S. 279), sondern allein durch den Extensor digitorum communis und die Extensores proprii noch in beträchtlichem Umfange möglich, sofern nicht eine Schrumpfungskontraktur der langen Fingerflexoren vorliegt. Jedenfalls reicht in den meisten Fällen von Lähmung der Interossei und Lumbricales der Grad der Streckung der Mittel- und Endphalange für eine weite Öffnung der Fingerzange der Greifhand aus. Wenn zur Lähmung der Interossei und Lumbricales auch noch eine Lähmung des Flexor profundus hinzutritt, so ist bei der Faustöffnung überhaupt nur die Streckung der Mittelphalange etwas eingeschränkt, und wenn Flexor sublimis und profundus gleichzeitig mit den Interossei und Lumbricales ausfallen, so ist die Streckung aller drei Phalangen eine vollkommene (Abb. 228, S. 260). Die Streckwirkung, die der Extensor communis auch auf die Mittelphalange und Endphalange ausübt, findet in diesem Falle keinen Widerstand seitens des Flexor digit. sublimis et profundus und kann sich daher vollkommen durchsetzen.

Daß bei der Lähmung der Interossei und Lumbricales die Streckung der Grundphalangen unter einer Abspreizung des Index, Quartus und Quintus vom Medius vor sich geht, sei der Vollständigkeit halber nochmals erwähnt.

Was den Daumen anlangt, so wird die Faustöffnung unter Reposition des Daumens besonders durch die Lähmung des Extensor pollicis longus beeinträchtigt, weil dann die Streckung der Endphalange ausbleibt. Für die Streckung der letzteren stehen dann nur Flexor brevis und Adductor zur Verfügung; unter ihrer Wirkung wird aber, während die Endphalange gestreckt wird, die Grundphalange gebeugt, was der Faustöffnung zuwiderläuft. Die isolierte Lähmung des Extensor pollicis brevis stört die Faustöffnung viel weniger; das einzig Auffällige ist dabei, daß die Abspreizung des Daumens ausbleibt, der Daumen wird durch den Extensor longus hart an den zweiten Mittelhandknochen herangezogen (Abb. 285 und 286, S. 294 und Abb. 296, S. 302). Die Streckung der beiden Phalangen wird aber durch den Extensor longus vollkommen gewährleistet.

Wenn Extensor longus und brevis zusammen ausfallen, so kann der Daumen aus der Stellung, welche er in der Ruhe einnimmt — das erste Metacarpale ist vollkommen in die dorsovolare Ebene des zweiten Metacarpale herabgesunken und steht volar von diesem letzteren — überhaupt nicht mehr erhoben werden. Die Faustöffnung ist dann unter Reposition des Daumens überhaupt nicht möglich.

Die zweite Art der Faustöffnung unter Opposition des Daumens, welche der Öffnung der Greifzange dient, wird vor allem durch die Lähmung der Muskeln des Daumenballens, welche in erster Linie die Gegenüberstellung des Daumens zu besorgen haben, beeinträchtigt. Sind alle Daumenballenmuskeln gelähmt, so steht für die Opposition nur noch der Abductor pollicis longus zur Verfügung, der aber allein die Gegenüberstellung des Daumens gegen die anderen Finger niemals vollkommen zu bewerkstelligen vermag, wenn auch erhebliche individuelle Unterschiede in dieser Hinsicht bestehen (vgl. S. 305). Andererseits ist aber auch bei Lähmung des Abductor longus und Integrität der Muskeln des Daumenballens die Öffnung der Daumenbranche der Greifzange keineswegs immer eine vollkommene (Abb. 298, S. 306). Darum ist bei Radialislähmung gerade der Ersatz des Abductor longus für solche Kranke, die eine weite Öffnung der Finger-Daumenzange für ihren Beruf benötigen, von besonderer Wichtigkeit (vgl. S. 306).

Von den Muskeln des Daumenballens ist für die Öffnung der Daumenbranche der Greifzange der Abductor brevis weitaus der wichtigste. Einerseits ist bei seiner Lähmung die Öffnung der Daumenzange etwa ebenso schwer geschädigt wie bei Lähmung aller Daumenballenmuskeln, andererseits übt die Lähmung des Opponens und Flexor brevis bei Integrität des Abductor brevis keinen nennswert störenden Einfluß auf die Öffnung der Daumenbranche aus.

Wenn außer den Muskeln des Daumenballens auch noch der Abductor longus gelähmt ist, so steht das erste Metacarpale direkt volar vom zweiten Mittelhandknochen, der Daumen ist an den Zeigefinger gleichsam angeklebt und kann keine Spur opponiert werden (Abb. 322, S. 324). Solche Kranken müssen sich zur Öffnung der Finger-Daumenzange ausschließlich der Reposition des Daumens bedienen. Sie sind aber dadurch zum Ergreifen großer Gegenstände nicht fähig.

Bei der Faustöffnung unter Opposition des Daumens sind nun außer den bisher genannten Muskeln, welche die Gegenüberstellung des Daumens bewirken, auch die Strecker der Daumenphalangen, Extensor pollicis longus, Extensor pollicis brevis, Flexor brevis und Adductor beteiligt. Der wichtigste unter ihnen ist zweifellos der Extensor longus. Er muß, abgesehen von seiner direkten streckenden Wirkung auf beide Phalangen, vor allem auch der flektierenden Wirkung, welche Flexor brevis und Adductor auf die Grundphalange auszuüben trachten, begegnen und ferner den Beugezug, welchen der durch die Streckung der Daumenphalangen gedehnte Flexor pollicis longus auf beide Daumenphalangen ausübt, überwinden. Wenn der Extensor pollicis longus gelähmt ist, so bleibt die Streckung der Endphalange bei der Faustöffnung unter Opposition des Daumens in der Regel ebenso aus wie bei der Faustöffnung unter Reposition des Daumens. Sie kann nur durch verstärkte Aktion des Flexor brevis und Adductor zustande gebracht werden, wodurch aber gleichzeitig eine Beugung der Grundphalange bewirkt wird, welche der breiten Öffnung der Daumenbranche der Greifzange zuwiderläuft. Der isolierte Ausfall des Extensor pollicis brevis hat auf die Streckung der Daumenphalangen bei der Faustöffnung unter Opposition des Daumens gar keinen störenden Einfluß, weil der Extensor longus auf beide Daumenphalangen streckend wirkt. Ebensowenig stört die Lähmung des Flexor brevis oder des Adductor die Öffnung der Daumenbranche der Greifzange, sofern die anderen Strecker der Daumenphalangen erhalten sind.

3. Der Daumen-Fingerspitzenschluß.

Wenn ein kleines Objekt mit dem Daumen und einem der Finger erfaßt werden soll, so formieren diese beiden ebenfalls eine Zange; die eine Branche wird von dem den Fingern gegenübergestellten Daumen, die andere von dem jeweils paktierenden Finger gebildet. Die Zange ist geöffnet, wenn die Phalangen des Daumens und des partizipierenden Fingers gestreckt sind, sie wird geschlossen dadurch, daß der Finger im Metacarpophalangealgelenk, der Daumen im Carpometacarpalgelenk bzw. auch im Metacarpophalangealgelenk gebeugt wird. Beim Zangenschluß kommt die Volarseite der Endphalange des Daumens mit der der Endphalange des paktierenden Fingers in Kontakt, die Volarseiten der beiden Endphalangen legen sich dem zu erfassenden Gegenstand an und halten denselben durch den auf ihn ausgeübten Druck fest.

Der Daumen-Fingerpulpenschluß beruht in erster Linie auf einer Flexion der Grundphalange des beteiligten Fingers und des ersten Metacarpale. Die Stellung der Mittel- und Endphalange des Fingers und die der beiden Daumenphalangen kann dabei eine recht verschiedene sein. Der Zangenschluß kann in vorwärtsgeführter Stellung der Zangenbranchen erfolgen, wobei die Beugung allein im Grundgelenk erfolgt, während Mittel- und Endphalange des Fingers gestreckt sind und auch am Daumen die Endphalange gestreckt ist. Die Stellung der Daumengrundphalange variiert bei diesem Daumen-Fingerspitzenschluß mit vorwärts geführten Zangenbranchen je nachdem, welcher der vier Finger den Kontakt mit dem Daumen eingeht; beim Daumen-*Zeige*fingerspitzenschluß ist die Grundphalange des Daumens nur ganz wenig flektiert, etwas mehr beim Kontakt mit dem Mittelfinger und zunehmend mehr beim Spitzenschluß mit dem 4. und 5. Finger. Bei dieser Art des Daumen-Fingerspitzenschlusses in vorwärtsgeführter Stellung treten die Volarseiten der Endphalangen des Fingers und des Daumens miteinander in breiten Kontakt (vgl. Abb. 206a und 207a, S. 243).

Das Gegenstück zu dieser Art des Daumen-Fingerpulpenschlusses ist der Spitzenschluß mit rückwärts geführten Branchen; hierbei ist der Grad der Flexion der Grundphalange des Fingers ein viel geringerer als bei der vorbeschriebenen Art des Pulpenschlusses, dafür werden aber die Mittelphalange und Endphalange gebeugt; ebenso ist am Daumen der Flexionsgrad des ersten Metacarpale geringer, dafür wird aber die Endphalange und die Grundphalange gebeugt. Bei dieser Art des Daumen-Fingerspitzenschlusses treten nur noch die Kuppen des Fingers und des Daumens miteinander in Kontakt, sie stellt also den Daumen-Finger*spitzen*schluß im engeren Sinne dar, während die erst beschriebene Art mit vorwärts geführten Zangenbranchen einen Daumen-Finger*pulpen*schluß bedeutet. Der äußerlich sinnfälligste Unterschied zwischen den beiden Arten des Fingerschlusses liegt in der Form der Zangenbranchen: bei der ersten Art bilden diese letzteren zwei gerade Stäbe, die sich durch Flexion in den Grundgelenken gegeneinander bewegen; bei der zweiten Art sind die Branchen gekrümmt; bei der ersten Art umschließen die beiden Branchen nach Zangenschluß nur einen relativ schmalen dreieckigen Spalt, bei der zweiten Art annähernd einen Kreis (Abb. 206 und 207, S. 243).

Sowohl die erste Art des Daumen-Fingerschlusses unter vollkommener Vorwärtsführung der Zangenbranchen als auch die zweite Art unter vollkommener Rückwärtsführung kommt im täglichen Gebrauch kaum je zur Anwendung, sondern wir bedienen uns in der Regel beim Daumen-Fingerspitzenschluß einer Intermediärstellung, bei welcher außer der Grundphalange des Fingers und dem ersten Metacarpale auch die Mittelphalange und Endphalange des Fingers und die Endphalange des Daumens etwas mitgebeugt werden.

Der Daumen-Fingerspitzenschluß kann auch in der Weise vollzogen werden, daß der Daumen dabei vorwärts geführt, der paktierende Finger aber rückwärts geführt ist.

Zu beachten ist schließlich noch, daß beim Daumen-Fingerschluß der Finger im Grundgelenk nach der einen oder anderen Seite geneigt sein kann. Die freiesten Möglichkeiten bestehen in dieser Hinsicht bei der zweiten Art des Daumen-Fingerschlusses, indem dabei der Finger sowohl nach der Radial- wie nach der Ulnarseite geneigt sein kann. Hingegen ist der Spitzenschluß in vorgeführter Stellung an eine ganz bestimmte Neigung der Grundphalangen der Finger gebunden; Ring- und Kleinfinger müssen, wenn sie im Carpometacarpalgelenk gebeugt werden, um mit dem Daumen in Kontakt zu kommen, gleichzeitig nach der Radialseite geneigt werden, am stärksten der Kleinfinger, etwas weniger der Ringfinger, während der Zeigefinger eine geringe Neigung nach der Ulnarseite eingeht. Der Mittelfinger erfährt keine nennenswerte Seitenneigung. Diese kombinierte Flexion und Neigung der Grundphalange ist am Kleinfinger und Ringfinger zwangsläufig mit einer Pronation, am Index mit einer Supination verkoppelt.

Die Muskeln, welche beim Daumen-Fingerschluß zusammenarbeiten, sind seitens des paktierenden Fingers die Interossei und Lumbricales, Flexor sublimis et profundus, seitens des Daumens außer den Muskeln, welche die Gegenüberstellung des Pollex besorgen, Flexor brevis und Adductor und Flexor longus. Bei der ersten Art des Zangenschlusses mit vorwärtsgeführten Zangenbranchen fällt naturgemäß den Interossei und Lumbricales als den Beugern der Grundphalangen und gleichzeitigen Streckern der Mittel- und Endphalange die Hauptaufgabe zu. Dabei spielen am Kleinfinger und Ringfinger der Interosseus volaris und der Lumbricalis die Hauptrolle entsprechend der vorerwähnten Notwendigkeit einer mehr oder weniger ausgiebigen Neigung des 4. bzw. 5. Fingers nach der Radialseite, auch am Index tritt vornehmlich der Interosseus volaris in Tätigkeit. Flexor sublimis et profundus treten besonders bei der zweiten Art des Daumen-Fingerschlusses mit gebeugter Mittel- und Endphalange in Aktion. Sie sind aber auch bei der ersten Art mit gestreckter Mittel- und Endphalange nicht unbeteiligt, indem sie besonders beim Zusammendrücken der Finger- und Daumenbranche zu verhindern haben, daß der ja auf Streckung dieser beiden Phalangen hinwirkende gegenseitige Druck in eine Überstreckung der End- und Mittelphalange ausartet.

Am Daumen spielen beim Zangenschluß mit gestreckter Endphalange naturgemäß Flexor brevis und Adductor als Beuger der Grundphalange und

Strecker des Nagelgliedes die Hauptrolle. Für den Ring- und Kleinfinger-Daumenschluß ist der Flexor brevis unentbehrlich (vgl. S. 317), während für den Zeigefinger- und Mittelfinger-Daumenschluß der Abductor brevis ausreicht, der ja bereits für die Gegenüberstellung des Daumens an erster Stelle in Betracht kommt, aber dabei auch eine leichte beugende Wirkung auf die Grundphalange und eine streckende Wirkung auf die Endphalange ausübt. Beachtenswert ist, daß für den Daumen-Fingerspitzenschluß mit gestreckter Daumenendphalange der Extensor pollicis longus entbehrlich ist (vgl. S. 295), da die Muskeln des Daumenballens die hierbei erforderliche Streckung der Endphalangen bei gleichzeitiger Beugung der Grundphalange allein besorgen.

Bei der zweiten Art des Daumen-Fingerschlusses mit gebeugter Daumenendphalange muß der Flexor longus in Aktion treten. Aber auch bei der ersten Art mit gestreckter Daumenendphalange bleibt er nicht außer Spiel, insofern als er, ähnlich wie der Flexor profundus am partizipierenden Finger, den Druck, den die Fingerendphalange auf die Daumenendphalange ausübt, zu parieren und der Überstreckung des Daumennagelgliedes vorzubeugen hat.

Bei Lähmung der Interossei und Lumbricales ist der Finger-Daumenschluß in vorwärtsgeführter Stellung, d. h. also unter Beugung der Grundphalange und Streckung der Mittel- und Endphalange nicht mehr möglich, sondern der Zangenschluß kann nur noch durch Flexor sublimis und profundus, also unter gleichzeitiger Beugung der Grund-, Mittel- und Endphalange oder allein durch den Flexor sublimis unter Beugung der Grund- und Mittelphalange erfolgen (Abb. 263—265, S. 283 und 284). Zumeist wird dabei auch die Endphalange des Daumens gebeugt. Bei alleiniger Lähmung der Interossei und Integrität der Lumbricales sind die letzteren manchmal allein imstande, die für den Daumen-Fingerschluß in vorwärtsgeführter Stellung erforderliche Beugung der Grundphalange und die gleichzeitige Streckung der Mittel- und Endphalange aufzubringen. Man kann das in manchen Fällen von Lähmung des N. ulnaris feststellen, in welchen die vom Medianus versorgten Mm. lumbricales des Zeige- und Mittelfingers erhalten sind. In diesen Fällen gelingt der Daumen-Zeigefinger- und Daumen-Mittelfingerschluß mit gestreckter Mittel- und Endphalange manchmal noch recht gut, während der 4. und 5. Finger, deren Lumbricales, als dem Ulnaris unterstellt, mitgelähmt sind, den Kontakt mit der Daumenendphalange nur durch Flexion der Mittelphalange oder Mittel- und Endphalange herzustellen vermögen. Wenn alle vier Lumbricales dem Medianus unterstehen, so kann auch der Ring- und Kleinfinger mit gestreckter Mittel- und Endphalange mit dem Daumen in Kontakt gebracht werden. Hierin kommt nicht nur die beugende Wirkung der Lumbricales auf die Grundphalange und die streckende Wirkung auf die Mittel- und Endphalange zum Ausdruck, sondern zugleich auch die neigende Wirkung auf die Grundphalange nach der Radialseite. Es muß aber betont werden, daß keineswegs alle Kranken mit einer völligen Lähmung der Interossei mittels ihrer Lumbricales imstande sind, die Mittel- und Endphalange zu strecken und dabei die Grundphalange so weit zu beugen, als es zum Schluß der Daumen-Fingerzange erforderlich ist. Wie aber auch die Verhältnisse im Einzelfall liegen mögen, in keinem Falle reicht bei Lähmung der Interossei die Kraft der Lumbricales allein aus, um die Daumen- und Fingerzange aneinander zu pressen. Hierbei muß stets der Flexor sublimis oder der Flexor sublimis et profundus herangezogen werden und der Finger beugt sich während des Zusammenpressens in den Interphalangealgelenken ein (Abb. 267, S. 284).

Wenn die Interossei dorsales erhalten, die Interossei volares und die Lumbricales aber gelähmt sind, eine Dissoziation der Lähmung, welche nicht allzu selten im Endstadium der Regeneration des N. ulnaris vorkommt oder den ersten Auftakt einer beginnenden Schädigung des N. ulnaris bildet, so kann der Mittelfinger mit gestreckter Mittel- und Endphalange ohne Mühe mit dem Daumen in Kontakt gebracht werden. Dagegen gelingt dies dem Ring- und Kleinfinger nicht, weil durch den jeweiligen Interosseus dorsalis bzw. die Muskeln des Hypothenar die Grundphalange, während sie gebeugt wird, nach der Ulnarseite zu geneigt, also vom Daumen weg bewegt wird, statt wie erforderlich nach der Radialseite geneigt zu werden. In diesen Fällen tritt daher wie bei der totalen Lähmung der Interossei und Lumbricales der Flexor sublimis oder der Flexor profundus zusammen mit den Interossei externi in Tätigkeit.

Bei Lähmung des Flexor sublimis et profundus ist die zweite Art des Daumen-Fingerspitzenschlusses, welche unter Beugung der Mittel- und Endphalange erfolgt, unmöglich; es tritt daher beim Erfassen eines Gegenstandes mit der Daumen-Fingerspitzenzange der erste Modus, bei welchem die Mittel- und Endphalangen gestreckt sind, an die Stelle. Aber die Lähmung des Flexor sublimis et profundus beeinträchtigt auch den Zangenschluß mit gestreckter Mittel- und Endphalange, wenn die Branchen der Zange aneinander gepreßt werden; denn dabei erfahren die Mittel- und Endphalange unter der Wirkung des Daumendruckes und der ungebremsten Wirkung der Interossei und Lumbricales eine Überstreckung. Bei isolierter Lähmung des Flexor profundus kann die Fingerzange beim Schluß noch im Mittelgelenk gebeugt werden, aber nicht mehr im Endgelenk, bei isolierter Lähmung des Flexor sublimis ist infolge der beugenden Wirkung des Flexor profundus auf Mittel- und Endphalange der Finger-Daumenschluß mit gebeugtem Mittel- und Endglied noch sehr gut möglich.

Wenn von den Muskeln des Daumenballens allein der Abductor brevis gelähmt ist, so kann der Daumen mit gestreckter Endphalange dank der Wirkung des Opponens, Flexor brevis und Adductor noch mit jedem der vier Finger den Spitzenschluß eingehen, aber nur dann, wenn der paktierende Finger im Mittel- oder Endgelenk gebeugt wird (Abb. 314, S. 316). Der Daumen-Fingerschluß bei gestreckter Mittel- und Endphalange des partizipierenden Fingers setzt einen Grad von Neigung des ersten Metacarpale und der Grundphalange des Daumens nach der Radialseite und von pronatorischer Kreiselung des Daumens voraus, welchen Opponens und Flexor brevis nicht aufzubringen vermögen, sondern nur der Abductor brevis zu leisten imstande ist. Wenn der Flexor brevis oder er und der Opponens gelähmt sind, der Abductor brevis aber erhalten ist, so gelingt der Daumen-Zeigefinger- und Daumen-Mittelfingerschluß bei gestrecktem Daumenendglied und gestreckter Mittel- und Endphalange des paktierenden Fingers noch recht gut, weil der Abductor brevis die hierfür erforderliche geringe Flexion der Grundphalange und die Streckung der Endphalange des Daumens allein zustande bringt. Aber mit dem Ring- und Kleinfinger vermag der Daumen, in der angegebenen Weise, d. h. mit vorwärts geführten Zangenbranchen bei Lähmung des Flexor brevis den Zusammenschluß nicht einzugehen. Dazu bedarf es eines Grades von Beugung des ersten Metacarpale und der Grundphalange des Daumens, für welche der Abductor brevis nicht ausreicht, sondern der Flexor brevis unentbehrlich ist. Infolgedessen muß bei Lähmung des Flexor brevis, ebenso wie bei Lähmung des Opponens und Flexor brevis, der Flexor pollicis longus einspringen und der Daumen-Ringfingerschluß und Daumenkleinfingerschluß kann nur unter Beugung der beiden Daumenphalangen und der Mittelphalange oder Mittel- und Endphalange des 4. und 5. Fingers vollzogen werden. Der Flexor brevis spielt aber beim Daumen-Fingerschluß noch insofern eine besondere Rolle, als er für das Zusammenpressen der Zangenbranchen erforderlich ist. Wenn er gelähmt ist, stehen dafür nur noch der Adductor und der Flexor longus zur Verfügung und je nachdem, ob die Wirkung des einen oder anderen sich mehr durchsetzt, sehen wir, daß der Daumen entweder aus seiner Oppositionsstellung heraus in Adduktion und Supination rückt, oder daß seine Endphalange gebeugt wird.

Wenn alle Muskeln des Daumenballens ausfallen, stehen für den Daumen-Fingerspitzenschluß nur noch Flexor pollicis longus und Adductor zur Verfügung. In diesem Falle fällt vor allem die Opposition des Daumens gegen den anderen Finger aus, der Daumen-Fingerspitzenschluß ist nur noch unter Flexion des ersten Metacarpale und beider Daumenphalangen einerseits und Flexion der Fingerphalangen andererseits möglich. Dabei wird aber das erste Metacarpale nach der Ulnarseite geneigt und supiniert, statt opponiert zu werden; die Daumenspitze kommt nur mit der Radialseite der Spitze des partizipierenden Fingers in Kontakt, von einer gegenseitigen Berührung der Endphalangen des Daumens und Fingers mit ihren Volarflächen ist auch nicht einmal mehr eine Andeutung vorhanden (Abb. 273—277, S. 288 und 289 und Abb. 311, 312, S. 315).

Bei Lähmung des Adductor pollicis ist der erste Modus des Daumen-Fingerschlusses mit gestreckter Finger-Mittel- und Endphalange und gestreckter Daumenendphalange ungestört. Die Beugung der Grundphalange und Streckung der Endphalange des Daumens kann allein durch den Flexor brevis bewerkstelligt werden. Sobald aber die Endphalangen des Daumens und des paktierenden Fingers aneinander gedrückt werden, reicht die Kraft des Flexor brevis nicht aus, der Flexor longus muß einspringen und das Endglied des Daumens wird gebeugt; dabei kann die Grundphalange des Daumens in Streckstellung zurückgebogen werden.

Bei Lähmung des Flexor pollicis longus ist naturgemäß der Daumen-Fingerschluß mit gebeugter Daumenendphalange nicht mehr möglich. Aber auch der Zangenschluß mit gestrecktem Daumennagelglied leidet unter der Lähmung des Flexor longus, wenn die Zangenbranchen aneinander gedrückt werden; dann kommt es infolge des Ausfalls des Flexor longus zu einer Rückbiegung des Daumenendgliedes.

4. Die Rückwärtsführung und Vorwärtsführung der geschlossenen Daumen-Fingerzange.

Wir haben bereits in der Einleitung und ferner bei der Besprechung der Folgen der Lähmung der einzelnen Finger- und Daumenmuskeln mehrfach darauf hingewiesen, daß zahlreiche Verrichtungen unserer Hand darauf beruhen, daß ein mittels des Daumen-Fingerschlusses erfaßter Gegenstand durch Rückwärts- und Vorwärtsführung der Zangenbranchen hin- und herbewegt wird. Am besten lassen sich diese entgegengerichteten Bewegungen an dem Beispiele der Führung des Abstriches und Aufstriches mittels des zwischen Daumen und Zeigefinger gehaltenen Bleistiftes oder der Feder erläutern. Der Abstrich entspricht der Rückwärtsführung, der Aufstrich der Vorwärtsführung der Zangenbranchen. Die Analyse dieser beiden Bewegungen verdanken wir Duchenne. Wir gehen von der Mittelstellung aus, in welcher die Feder gehalten wird. Dabei ist der Zeigefinger in allen drei Gelenken leicht gebeugt, ebenso ist der dem Zeigefinger opponierte Daumen in den beiden Phalangealgelenken leicht gebeugt. Die Feder ruht zwischen der Vola der Endphalange des Index und Pollex. Wenn von dieser Stellung aus der Aufstrich geführt, die Zangenbranchen vorwärts geschoben werden, so geschieht dies dadurch, daß einerseits die Grundphalange des Zeigefingers weiter gebeugt, die Mittel- und Endphalange aber gestreckt werden, andererseits das erste Metacarpale weiter gebeugt, die End- und Grundphalange des Daumens aber gestreckt werden. Am Ende der Bewegung besteht der im Vorangehenden eingehend geschilderte Daumen-Fingerschluß in vollkommen vorwärts geführter Stellung (Abb. 306a, 307a, S. 243).

Die Führung des Grundstriches beruht auf der Rückwärtsführung der Zangenbranchen; dabei wird die Grundphalange des Zeigefingers gestreckt, die Mittel- und Endphalange werden gebeugt; ebenso wird das erste Metacarpale extendiert und die beiden Daumenphalangen beugen sich (Abb. 306 b, 307 b, S. 243).

Die Vorwärtsführung, Beugung der Grundphalange und Streckung der Mittel- und Endphalange des Fingers, Beugung des ersten Metacarpale und Streckung der beiden Daumenphalangen setzt die Integrität der Interossei und Lumbricales einerseits, der Muskeln des Daumenballens andererseits voraus. Wenn diese Muskeln gelähmt sind, so kann die Spitze der Daumen-Fingerzange nicht mehr durch Verschiebung der Zangenbranchen gegeneinander vorwärts bewegt werden, sondern nur noch durch Bewegungen in den proximalen Gelenken des Armes, Hand-Ellbogen-Schultergelenk.

Die Rückwärtsführung, Streckung der Grundphalange und Beugung der Mittel- und Endphalange des Fingers, Streckung des ersten Metacarpale, Beugung der beiden Daumenphalangen beruht auf der Cooperation des Extensor digitorum communis bzw. des Extensor indicis proprius, und des Flexor digiti. sublimis et profundus einerseits und des Extensor pollicis brevis und Flexor pollicis longus andererseits.

Wenn der Extensor digitorum communis gelähmt ist, so kommt es bei der Rückwärtsführung der Zangenbranchen gleichwohl zu einer Streckung der Grundphalange des Zeigefingers durch passive Bewegungsführung. Durch die Beugung der End- und Mittelphalange wird die Grundphalange, da das distale Glied der Gliederkette infolge des Gegendruckes des Daumens nicht ausweicht, in Streckstellung geschoben. Doch erleidet die Exkursion der Rückwärtsführung, die Länge des Grundstriches, bei der Lähmung des Extensor digitorum in der Regel eine mehr oder weniger beträchtliche Einbuße. Viel schwerer leidet die Rückwärtsführung der Zangenbranchen naturgemäß bei der Lähmung des Flexor sublimis et profundus und Flexor pollicis longus. Sie ist dann durch eine Finger-Daumenbewegung überhaupt nicht mehr möglich, die Führung des Grundstriches kann nur noch durch eine Bewegung in den proximalen Gelenken besonders des Handgelenkes zustande kommen.

Für die Lähmung des Extensor pollicis brevis gilt dasselbe wie für die des Extensor dig. communis. Das erste Metacarpale kann bei der Rückwärtsführung der Zangenbranchen durch die sich flektierenden Daumenphalangen und den Gegendruck des Zeigefingers in gewissem Umfang in Streckung geschoben werden. Doch leidet der Bewegungsumfang der Rückwärtsbewegung der Zange bei der Lähmung des Extensor pollicis brevis ebenso wie bei der des Extensor communis et proprius. Die Länge des Abstriches ist reduziert.

Die Führung des Stiftes und der Feder leidet also bei der Lähmung jedes einzelnen der zahlreichen Muskeln, welche an dem Zustandekommen der zugrunde liegenden Bewegungen beteiligt sind, mehr oder weniger beträchtlich. Wir sehen deshalb sehr häufig, daß sich Kranke mit einer Lähmung der Interossei und Lumbricales oder der Muskeln des Daumenballens oder des Extensor communis et indicis proprius und Extensor pollicis brevis beim Halten und Führen des Stiftes gar nicht des Daumen-Fingerspitzenschlusses und der Vorwärts- und Rückwärtsführung der Daumen-Fingerzange bedienen, sondern den Daumen-Fingerseitenschluß heranziehen. Der Stift ruht hierbei zwischen der Volarseite des adduzierten und flektierten Daumens und der radialen Seite der Mittelphalange des in allen Gelenken gebeugten Zeigefingers Die Führung des Stiftes erfolgt dabei ausschließlich durch Bewegungen im Handgelenk-Ellbogen- und Schultergelenke.

Daß die Vorwärtsführung und Rückwärtsführung der Branchen der Daumen Fingerzange auch bei zahlreichen anderen Verrichtungen z. B. beim Knöpfen eine große Rolle spielt, ist ja bereits mehrfach erwähnt worden. Alle diese Fingerverrichtungen leiden daher unter der Lähmung der an dem Finger-Daumenspiel beteiligten Muskeln mehr oder weniger beträchtlich.

VIII. Die Muskeln des Hüftgelenkes.

A. Einleitung.

Das Hüftgelenk gestattet als Kugelgelenk ausgiebige Bewegungen des Oberschenkels um die verschiedensten Achsen.

Als Ausgangsstellung wählt man am besten nach dem Vorgange von R. Fick diejenige Stellung, welche der Oberschenkel beim aufrechten Stehen des Menschen einnimmt (Normalstellung). Von dieser Stellung aus ist eine Vorwärtsbewegung oder Flexion des Femur am Gelenkpräparat um 121° möglich, bei der äußersten Vorhebung ist der Oberschenkel etwas auswärts gekreiselt. Die reine Rückhebung oder Extension gelingt nur bis zum Betrage von 13°, diese ist nur bei einer gleichzeitigen leichten Abduktion möglich und gleichzeitig stellt sich der Oberschenkel wie bei der maximalen Flexion in eine leicht auswärts gekreiselte Stellung. Der ganze Vor- und Rückhebungsumfang beträgt 134°. Braune fand ihn 135°, Weber 139°. Die reine Abduktion und Adduktion in der Frontalebene gelingt in einem Umfange von 51°. Bei flektierter Stellung des Femur erreicht der Bewegungsumfang größere Werte, z. B. in der Horizontalebene (von der Normalstellung des aufrechten Stehens aus gerechnet) etwa 74°. Auch Abduktion und Adduktion erreichen ihr Maximum nur bei leicht auswärts gekreiselter Position des Femur. Die Längskreiselung des Oberschenkels, das ist die Drehung desselben um die Verbindungslinie der Hüft- und Kniegelenkmittelpunkte, soll in der oben angegebenen Ausgangsstellung oder Normalstellung nur in einem Umfange von etwa 50° gelingen. Die Angaben der einzelnen Autoren variieren etwas, Mir erscheint aber dieser Wert von 50° auffallend niedrig, andererseits geht der von Henke angegebene Wert von 90° über die tatsächlichen Verhältnisse hinaus. Die oben angegebenen niederen Werte beziehen sich auf die Untersuchungen von A. E. Fick, Krause, Weber und Braune am Kadaver. Bei rechtwinklig flektierter Stellung des Oberschenkels beträgt der Kreiselungsumfang am Lebenden in der Regel nahezu 90°. Man kann den Kreiselungsausschlag am besten dadurch zur Anschauung bringen, daß der Unterschenkel rechtwinklig gegen den Oberschenkel gebeugt wird; der Unterschenkel zeigt dann wie ein Zeiger direkt den Kreiselungsgrad an. Der Kreiselungsumfang des Femur nimmt in den Stellungen, welche der extremen Flexion, Extension, Abduktion und Adduktion nahekommen, erheblich ab. In den Grenzstellungen selbst besteht gar keine Kreiselungsfreiheit mehr, sondern in ihnen besitzt der Oberschenkel eine ganz bestimmte, nicht veränderliche Kreiselungsstellung, und zwar besteht diese auf der ganzen Grenzlinie des Bewegungsumfanges in einer mehr oder weniger ausgesprochenen Außenrotation (R. Fick).

Die angegebenen Werte beziehen sich auf das Gelenkbänderpräparat an der Leiche. Aber schon wenn die das Hüftgelenk umgebenden Muskeln am Kadaver in situ belassen werden, nimmt die Exkursionsbreite ab, ein Beweis, daß der Dehnungswiderstand der toten Muskeln die Spielbreite des Hüftgelenkes einschränkt; besonders wird die Flexion und die Abduktion des Beines durch den Dehnungswiderstand der Extensoren und der Adductoren gehemmt. Der Umfang der Beuge-Streckexkursion beträgt an der Leiche am Muskelpräparat etwa 120° und auch der Umfang der Abduktions-Adduktionsbewegung ist um 14—24° gegenüber dem des Gelenkpräparates beschränkt. Vollends übt der Dehnungswiderstand der Muskeln auf den Bewegungsumfang des Oberschenkels beim Lebenden einen erheblichen Einfluß aus, weil hier der *Dehnungsreflex*, d. h. die durch die Dehnung des Muskels reflektorisch vermittelte Spannungszunahme des Muskels hinzukommt. Wenn man in liegender Position das Bein bei gestreckter Kniestellung erheben läßt, so gelingt das beim Lebenden normaliter etwa nur bis zum Winkel von 60°. Sobald aber der Unterschenkel gebeugt wird, gelingt die Flexion des Oberschenkels erheblich weiter. An der Beschränkung der Beugung bei gestreckter Kniestellung ist in erster Linie der Dehnungswiderstand des Biceps, Semitendinosus und Semimembranosus schuld, die über die Rückseite des Coxofemoral- und Kniegelenkes ausgespannt sind, also bei gestrecktem Knie gedehnt, bei flektiertem Knie aber entspannt werden, im letzteren Falle also der Flexion des Oberschenkels erst viel später Einhalt gebieten als in ersterem Falle. Das gleiche kann man beobachten, wenn man in stehender Stellung den Oberkörper bei gestrecktem Knie vornüber beugt. Man gewahrt dann, wie der Widerstand der genannten drei Muskeln der Bewegung sehr bald Halt gebietet, und wenn man die Bewegung forciert, so fühlt man die schmerzhafte Anspannung der drei Tubermuskeln sehr deutlich. Sobald man aber die Knie beugt, gelingt die Beugung des Rumpfes nach vorne wesentlich weiter. Daß der Dehnungswiderstand des Biceps, Semitendinosus und Semimembranosus bei den geschilderten Versuchen in erster Linie auf das Konto des Dehnungs*reflexes* fällt, geht daraus hervor, daß bei peripherer oder nuclearer Lähmung dieser Muskeln, also im Zustande ihrer Deefferentierung, die Beugung des Oberschenkels gegen das Becken oder die Vorwärtsbeugung des Oberkörpers im Stehen bei gestreckter Kniestellung wesentlich weiter gelingt als in der Norm; die Vorderseite des Beines kann dabei manchmal geradezu mit der Vorderseite des Rumpfes in Berührung gebracht werden (vgl. Bd. 5, Abb. 107, S. 159). Das gleiche beobachten wir bei zahlreichen anderen Erkrankungen des Nervensystems, bei denen der Dehnungsreflex der Muskeln aufgehoben oder stark vermindert ist; bei Tabes dorsalis (vgl. Bd. 5, Abb. 106, S. 158 und Abb. 109, S. 167), bei Cerebellarerkrankungen, besonders aber bei der atonisch astatischen Cerebrallähmung (vgl. Bd. 6, S. 342). Es gibt eine Gruppe von Menschen, die sog. *Schlangen-* oder *Kautschukmenschen,* die zu abnorm hochgradigen Exkursionen innerhalb des Hüftgelenkes fähig sind. Ich erinnere nur an den grand écart der Tänzerinnen. In fast allen diesen Fällen ist aber die Dehnbarkeit der Muskeln erst allmählich durch systematische, darauf abzielende Bewegungsübungen erreicht worden.

Umgekehrt beobachten wir bei zahlreichen Affektionen des Nervensystems, die mit einer Erhöhung des Dehnungsreflexes der Muskeln einhergehen, eine merkbare Verminderung der Exkursionsbreite der Bewegungen des Oberschenkels. Eine solche Erhöhung des Dehnungsreflexes kann auf zweifachem Wege zustande kommen, erstens durch pathologische Irritation der intramuskulären Receptoren oder der von ihnen ausgehenden afferenten Leitungsbahnen und zweitens durch Entfesselung der verschiedenen, den Dehnungsreflex der Muskeln vermittelnden Reflexstationen des Zentralnervensystems infolge des Ausfalls der übergeordneten Hemmungsapparate. Das bekannteste Beispiel einer Steigerung des Dehnungsreflexes durch pathologische Irritation intramuskulärer Receptoren ist die Myositis. Entzündliche und rheumatische Prozesse oder Blutextravasate im Semitendinosus, Semimembranosus und Biceps machen eine Erhebung des Beines in der Hüfte bei gestrecktem Knie oft unmöglich, solche in den Adductoren erlauben nicht die geringste Abduktion des Oberschenkels. Bei pathologischer Reizung des Hüftnerven, einerlei ob dieselbe durch traumatische, toxisch-infektiöse, zirkulatorische, refrigeratorisch-rheumatische oder andere Noxen bedingt ist, ist das LASEGUEsche Phänomen seit altersher bekannt; es ist der Ausdruck des gesteigerten Dehnungsreflexes des Biceps, Semitendinosus und Semimembranosus, welcher bei der Flexion des Oberschenkels dem Unterschenkel eine vorzeitige Flexion geradezu aufzwingt und manche latente Ischias kann am sichersten dadurch aufgedeckt werden, daß beim Vornüberbeugen des Rumpfes im Stehen das Knie der erkrankten Seite vorzeitig in Beugestellung gerät. Eine analoge Erklärung gilt für das KERNIGsche Symptom bei allen radikulären pathologischen Irritationen, insbesondere bei der Meningitis (vgl. Bd. 5, Abb. 108, S. 159). Bei diesen radikulären Reizzuständen ist übrigens keineswegs nur der Dehnungswiderstand des Biceps, Semitendinosus und Semimembranosus erhöht, sondern mehr oder weniger auch der aller anderen Muskeln. Die passive Abduktion des Beines ist oft sehr eingeschränkt. Läßt man einen Kranken mit Irritation der Lumbalwurzeln im Stehen den Rumpf nach hinten überlegen, wodurch die Hüftflexoren gedehnt werden, so wird die Lendenwirbelsäule lordosiert und das Knie streckt sich, statt wie es normaliter der Fall ist gebeugt zu werden; durch die Lordose der Lendenwirbelsäule wird der Psoas, durch die Kniestreckung der Rectus femoris entspannt. Die bekanntesten Beispiele der Einschränkung der Hüftbewegungen durch abnorm entfesselte Tätigkeit der den Dehnungsreflex vermittelnden Reflexstationen des Nervensystems sind die spastischen Lähmungen bei der Pyramidenbahnunterbrechung und das Pallidumsyndrom (Parkinsonismus), für welche eine erschwerte passive Beweglichkeit und eine Einschränkung der Bewegungsexkursionen geradezu typisch ist. Auch hierbei kommt der gesteigerte Dehnungsreflex der zweigelenkigen Muskeln in der gleichen Weise zum Ausdruck. Beim Erheben des Beines in Rückenlage des Patienten wird das Knie vorzeitig gebeugt; dasselbe tritt ein, wenn der Oberkörper von liegender Stellung aus aufgerichtet, also gegen die Beine flektiert wird, und ebenso, wenn der Kranke im Stehen den Rumpf vornüberbeugt.

Sowohl bei den mit einer Aufhebung oder Abschwächung des Dehnungsreflexes der Muskeln einhergehenden Erkrankungen des Nervensystems wie auch bei den erwähnten Schlangenmenschen und Bewegungskünstlern geht die Exkursionsbreite des Femur vielfach über das am Gelenkpräparat an der Leiche erreichbare Maß hinaus. Wir müssen annehmen, daß es in diesen Fällen infolge des fehlenden Dehnungswiderstandes der Muskeln allmählich auch zu einer Erschlaffung und Überdehnung des Bänderapparates des Hüftgelenkes gekommen ist. Die Extension des Oberschenkels wird am Gelenkbänderpräparat der Leiche besonders durch das Ligamentum Bertini (Lig. ileofemorale ant. et sup.) und durch das Ligamentum ischio-femorale beschränkt. An der Leiche gelingt die Streckung des Oberschenkels am Gelenkbänderpräparat nicht weiter als am Muskelpräparat, ein Beweis, daß die Hüftbeugemuskeln im toten Zustand keine Hemmung für die Streckung bilden. Für den Lebenden gilt das nicht ohne weiteres. Denn bei Lähmung der Hüftbeuger gelingt die Streckung manchmal merklich weiter als in der Norm. Die Flexion des Oberschenkels wird durch einen besonderen Bandapparat nicht beschränkt; die an sich schwache Hinterwand der Hüftgelenkkapsel ist dazu nur in geringem Umfang imstande und man versteht daher sehr gut, daß bei Fortfall des Dehnungsreflexes der Hüftstrecker diese schwache Kapselwand rasch nachgibt. Die Abduktion wird durch das Ligamentum pubofemorale und die inneren Kapselwandungen gehemmt, die Adduktion durch das obere Iliofemoralband und die laterale Kapselwandung, bei stark flektiertem Beine auch durch das Ligamentum teres. Die Einwärtskreiselung findet ein Hindernis im Ligamentum ischiofemorale, die Auswärtskreiselung im oberen Ligamentum ileofemorale und Ligamentum pubofemorale, bei stark flektierter Stellung des Femur auch im Ligamentum teres.

B. Die Wirkungsweise der einzelnen Muskeln des Hüftgelenkes und die Folgen ihrer Lähmung.

1. Ileopsoas.

[L_1, L_2, (L_3); kurze Äste aus dem Plexus lumbalis (L_1 — L_4), N. cruralis.]

Der *Ileopsoas* besteht aus zwei sich miteinander vereinigenden Muskeln, dem *Psoas major* und *Iliacus*. Der *Psoas major* entspringt mit vier oberflächlichen Ursprungszacken von den vier oberen Lendenwirbelkörpern und Zwischenwirbelscheiben und fünf tiefen Ursprungszacken von den Querfortsätzen der fünf Lendenwirbel. Manchmal ist auch eine Ursprungszacke am 12. Brustwirbelkörper vorhanden. Der Muskelbauch zieht an der hinteren Bauchwand abwärts und etwas lateralwärts, seine Endsehne inseriert an der Vorderfläche des Trochanter minor. Hinter ihr liegt die Bursa ileopectinea.

Der *Iliacus* entspringt mit breiter Ursprungsfläche von der Fossa iliaca, außerdem aber auch mit einem äußeren Anteil von der Spina iliaca anterior inferior, wobei er die Ursprungssehne des Rectus femoris umrahmt. Dieser letztere Ursprungsteil kann sich bis auf die vordere Gelenkkapsel des Hüftgelenkes erstrecken. Der Muskel konfluiert distal ohne scharfe Grenze mit der tiefen Partie des Psoas major und er inseriert ohne Sehnenbildung teils ebenfalls am Trochanter minor, teils unterhalb desselben an der Vorderseite des Femur. Das im Psoas major und Iliacus vereinigte Endstück des Muskels schiebt sich zwischen Pectineus einerseits und Rectus femoris und Vastus medius andererseits in die Tiefe, um seine Insertion am Femur zu gewinnen.

Der *Psoas minor* stellt eine inkonstante Varietät dar, er entspringt vom 1. und 2. Lendenwirbel, manchmal auch vom 12. Brustwirbel, sein schmaler Bauch zieht, der Vorderfläche des Psoas major angelagert, abwärts, seine Endsehne inseriert nicht am Oberschenkel, sondern am Ligamentum inguinale Pouparti.

Der Ileopsoas erhält seine nervöse Versorgung vorzugsweise durch kurze Äste aus dem Plexus lumbalis, welche für den Psoas aus den Verbindungszweigen der vier oberen, für den Iliacus aus denen der unteren zwei bis drei Lendennerven entspringen. Der Iliacus erhält aber außerdem auch einen oder zwei Äste aus dem N. cruralis. Im Rückenmark reicht aber die motorische Kernsäule des Ileopsoas nicht über das 3. Lumbalsegment abwärts; die 3. Lendenwurzel enthält motorische Fasern für den Ileopsoas in nennenswerter Zahl überhaupt nur bei postfixiertem Plexustyp. Bei präfixiertem Typ kann die Kernsäule des Ileopsoas bis ins 12., ja bis ins 11. Thorakalsegment aufwärts reichen.

Der *Ileopsoas* ist unter normalen Verhältnissen am Lebenden der faradischen Reizung schwer zugängig. Bei mageren Individuen und völlig entleerten Därmen kann man allerdings unter tiefem Eindrücken der vorderen seitlichen Bauchwand von vorne her mit den Elektroden den Ileopsoas erreichen. Besser gelingt dies bei Lähmung der Bauchmuskeln. Besonders geeignet für die isolierte faradische Reizung des Muskels war ein von mir beobachteter Fall von Poliomyelitis, bei dem alle Muskeln der unteren Extremität mit Ausnahme des Ileopsoas völlig gelähmt waren. Hier ließ sich bei entleerten Därmen der Muskel durch den faradischen Strom zu kräftiger Kontraktion bringen.

Unter der isolierten Kontraktion des Ileopsoas *beugt* sich der Oberschenkel sehr ausgiebig gegen das Becken, nicht nur, wenn der Kranke auf dem anderen Beine steht und das Bein, dessen Ileopsoas gereizt wird, vertikal herabhängt und freien Spielraum hat, sondern ebenso auch bei horizontaler Lage des Kranken. Die Beugung des Oberschenkels ist mit einer *Auswärtsrotation* des Beines verbunden. Der soeben erwähnte Kranke, der von allen Muskeln des Beines nur über seinen Ileopsoas verfügte, war imstande, willkürlich das Bein bis über den rechten Winkel hinaus von der horizontalen Unterlage zu erheben, auch dann, wenn das Knie in Streckstellung bandagiert war. Die Ursache dafür, daß das Bein bei gestrecktem Knie sogar über das durchschnittliche Maß hinaus erhoben werden konnte, lag in der völligen Lähmung aller Hüftstrecker. Der Kranke konnte auch in sitzender Stellung den Oberschenkel von der Sitzfläche emporheben, der Muskel war also selbst bei beträchtlicher Annäherung seiner Insertionspunkte noch sehr leistungsfähig. Die willkürliche Erhebung des Beines war mit einer Außenrotation des Oberschenkels verbunden. Dieselbe trat ebenfalls ein, wenn der Kranke beim Gehen das gelähmte Bein von hinten nach vorne vorführte. Abb. 333 zeigt deutlich die außenrotierte Stellung des Beines am Ende der Schwungphase an. Der *Ileopsoas* ist also als *Flexor* und gleichzeitiger *Außenrotator* des Oberschenkels anzusehen.

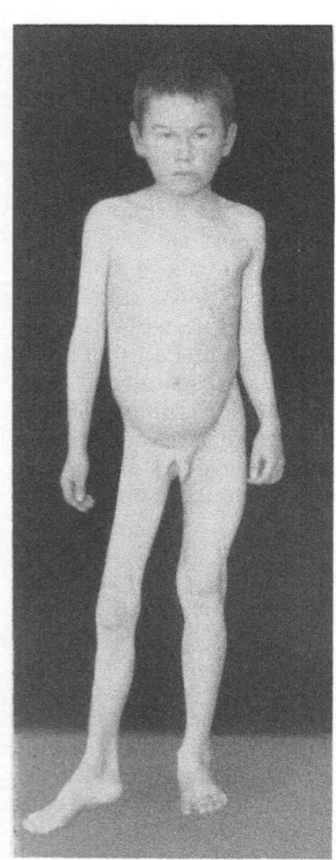

Abb. 333. Einwirkung des Ileopsoas auf den Oberschenkel. Totale Lähmung aller Muskeln des rechten Beines und der rechten Bauchmuskeln bei Integrität des Ileopsoas. Das rechte Bein ist beim Gange von hinten nach vorne geführt und dabei stark auswärts rotiert.

Duchenne hält die außenrotierende Wirkung des Ileopsoas für schwach. Wenn man sich aber vergegenwärtigt, daß sich der distale Abschnitt des Muskels von vorne her um den Schenkelhals herumlegt und an dem hinten innen gelegenen Trochanter minor inseriert, erscheint die auswärtsrotierende Wirkung sehr verständlich. Auch R. Fick hebt hervor, daß der Ileopsoas in den meisten Stellungen den Oberschenkel auswärtskreisele.

Unstimmigkeit herrscht unter den Autoren darüber, ob der Ileopsoas auch adduzierend auf den Oberschenkel wirkt. Duchenne und A. Fick haben dies bestritten, L. Fick und Gassmann hingegen bejaht. Ich konnte nur dann, wenn der Oberschenkel vorher in stärkere Abduktion geführt war, eine schwache adduktorische Wirkung feststellen. Das deckt sich auch im wesentlichen mit der Annahme R. Ficks.

Wenn der *Ileopsoas gelähmt,* die anderen Flexoren des Oberschenkels aber erhalten sind, was ich wiederholt bei Poliomyelitis im Verein mit Lähmung der unteren Bauchmuskelabschnitte angetroffen habe, so ist die Flexion des Oberschenkels in Rückenlage des Kranken, wenn das Knie freien Spielraum hat, noch möglich, aber bei gestrecktem Knie gelingt die Erhebung des Beines nur in geringem Grade. In sitzender Stellung können die Kranken den Oberschenkel nicht mehr von der Sitzfläche emporheben. Ludloff hat die Unfähigkeit, den Oberschenkel in sitzender Stellung noch weiter flektieren zu können, geradezu als das charakteristische Zeichen der Ileopsoaslähmung bezeichnet. Die Flexion des Oberschenkels erfolgt bei Lähmung des Ileopsoas unter deutlicher Einwärtsrotation des Beines. Bei dem fehlenden auswärtsrotierenden Einflusse des Ileopsoas setzt sich vor allem der entgegengesetzte Einfluß des Tensor fasciae latae durch, den die anderen bei der Hüftbeugung noch mitwirkenden Muskeln (Sartorius, Gracilis, Rectus femoris, Pectineus), die ihrerseits nur eine sehr schwach auswärtskreiselnde Wirkung entfalten, kein genügendes Pari bieten können. Die Einwärtsrotation des Oberschenkels tritt bei der Lähmung des Ileopsoas besonders deutlich beim Vorführen des Schwungbeines beim Gange in Erscheinung. Die Kranken mit Lähmung des Ileopsoas können aber den Oberschenkel willkürlich noch sehr gut nach außen rotieren, sofern die eigentlichen Außenroller (Obturator internus und externus, Quadratus femoris, Pyriformis Gemelli) erhalten sind und sie können auch mit Hilfe dieser Muskeln die bei der Flexion des Oberschenkels eintretende Einwärtskreiselung ausgleichen. Dazu bedarf es aber eines besonderen willkürlichen ad hoc gesetzten Impulses.

Zum Ersatz des gelähmten Ileopsoas durch Muskelüberpflanzung hat Samter als Kraftspender den Obliquus externus mit Erfolg verwandt. Es wird aus dem Muskel unter teilweiser Ablösung desslebe**n** von der Crista iliaca ein Lappen gebildet, der einen Teil der Obliquusaponeurose mitenthält. Iliacus und Psoas werden etwas oberhalb ihres Ansatzes am Femur, dicht unterhalb des horizontalen Schambeinastes durchtrennt und der distale, am Femur inserierende Teil wird mit dem aus dem Obliquus gebildeten Lappen vereinigt. In einem anderen Fall hat SAMTER den Rectus abdominis als Kraftspender für den Ileopsoas mit Erfolg verwendet. Auch WULLSTEIN berichtet über Erfolge mit der gleichen Überpflanzung. SAMTER betont ausdrücklich, daß bei der Überpflanzung der Oberschenkel in ausgiebige Flexion gestellt werden muß und daß der überpflanzte Muskel unter einer gewissen Spannung stehen müsse.

Hervorzuheben ist die gute und frühzeitige Restitution des Ileopsoas bei Tumoren der Cauda equina oder des Lumbosacralmarkes nach der operativen Entfernung der Geschwulst.

2. Tensor fasciae latae.

[L_4, L_5; N. glutaeus superior (N. cruralis).]

Der *Tensor fasciae* entspringt von der Spina iliaca anterior superior, zieht abwärts und etwas rückwärts und geht mit seiner Endsehne in den Tractus ileotibialis über.

Seine Innervation erhält er vom N. glutaeus superior. Doch kommt gelegentlich eine akzessorische Innervation durch einen Ast aus dem N. cruralis vor.

Der *Tensor fasciae latae* ist der direkten percutanen faradischen Reizung ohne weiteres zugängig.

Der *Tensor fasciae* latae *beugt* bei seiner Kontraktion den Oberschenkel, gleichzeitig *rotiert* er denselben nach *innen* und *abduziert* ihn etwas. Die Beugewirkung des Tensor fasciae ist bei weitem nicht so ausgiebig wie die des Ileopsoas. In einem Falle von poliomyelitischer Lähmung, in dem von den Hüftbeugern nur der Tensor fasciae erhalten war, konnte der Kranke in Rückenlage den Oberschenkel zwar noch ausgiebig flektieren, wenn das Knie frei beweglich war und infolgedessen sich gleichzeitig beugte. Aber wenn der Unterschenkel in Streckstellung fixiert war, konnte das Bein nicht von der Unterlage erhoben werden. Ebensowenig konnte der Kranke in sitzender Stellung den Oberschenkel über die horizontale Sitzfläche hinaus nach oben erheben. Beim Gange konnte er zwar das Bein von hinten nach vorne vorführen, die Schrittlänge war aber reduziert. Sehr deutlich trat beim Vorführen des Schwungbeines die innenrotierende und abduzierende Komponente des Muskels hervor.

DUCHENNE gibt an, daß der Tensor fasciae bei seiner maximalen Kontraktion den Oberschenkel schief nach außen und vorne führe, andererseits spricht er dem Muskel jede abduktorische Wirkung ab. R. FICK gibt an, daß der Muskel bei Streckstellung des Oberschenkels abduzierend wirke. In flektierten und abduzierten Stellungen soll er nach GASSMANN schwach anziehend wirken.

Die einwärtskreiselnde Wirkung halte ich für zweifellos; sie tritt während der Beugebewegung des Oberschenkels deutlich in Erscheinung. R. FICK hält die kreiselnde Wirkung für sehr gering, in der Mittelstellung erfolge sie nach einwärts, in manchen anderen Stellungen aber nach auswärts.

Die *Lähmung* des Tensor fasciae latae hat, sofern die anderen Hüftbeuger, insbesondere der Ileopsoas, erhalten sind, auf Umfang und Kraft der Flexion des Oberschenkels keinen nennenswerten Einfluß. Wohl aber setzt sich bei seiner Lähmung die außenrotierende Komponente des Ileopsoas und der anderen Hüftbeuger durch, so daß das Bein, wenn es flektiert wird, gleichzeitig nach außen rotiert wird. Beim Gange weist die Fußspitze des vorgeführten Schwungbeines stark auswärts. Das ist besonders ausgesprochen, wenn die Lähmung des Tensor fasciae latae auf einer Unterbrechung des N. glutaeus superior beruht, weil dann auch die von diesem Nerven versorgten Mm. glutaei medius et minimus und damit die wichtigsten Innenrotatoren des Beines gelähmt sind. Dann ist auch die willkürliche Innenrotation des Beines erheblich reduziert, während sie, wenn nur der Tensor fasciae latae gelähmt, die Glutäen aber erhalten sind, noch sehr gut gelingt. In letzterem Falle können die Kranken auch die bei der Flexion des Oberschenkels auftretende Auswärtskreiselung überwinden, dazu bedarf es aber einer besonderen willkürlich ad hoc erteilten Innervation.

Ich habe in einem Falle von schwerer traumatischer Läsion der Cauda equina infolge Bruchs des dritten Lendenwirbels nach der operativen Freilegung der verletzten Stelle und Auslösung der Cauda aus ihrer knöchernen und narbigen Umklammerung eine vollkommene Wiederherstellung der Funktion des Tensor fasciae, der in die Lähmung mit einbezogen war, eintreten sehen. Der Tensor fasciae war in diesem Falle einer der ersten Muskeln, welcher seine Funktion wiedergewann. Da diese erst ein Jahr nach der Operation erfolgte, ist anzunehmen, daß die Restitution durch Regeneration, d. h. durch Auswachsen der Nervenfasern aus den zentralen Abschnitten der Cauda equina durch die Stelle der Läsion hindurch in die distalen Wurzelabschnitte erfolgte und es ist bemerkenswert, daß, entsprechend der kürzeren Wegstrecke, welche die vorwachsenden Nervenfasern bis zum Tensor fasciae latae, als einem der proximalsten Muskeln des Beines, zurückzulegen hatten, dieser Muskel zusammen mit den anderen gleich proximalen Muskeln, den Glutäen und Außenrollern, zuerst reneurotisiert wurde, beträchtlich früher als die Beuger des Unterschenkels und die Dorsalflexoren und Plantarflexoren des Fußes. In zahlreichen Fällen von Tumoren der Cauda equina oder extramedullären Tumoren im Bereiche des Lumbosacralmarkes kam es nach der operativen Entfernung der Geschwulst auch zu einer vollkommenen Wiederherstellung der Leistungsfähigkeit des Tensor fasciae.

3. Sartorius.

[L_1, L_2, L_3; N. cruralis.]

Der *Sartorius* entspringt von der Spina iliaca anterior superior und zieht spiralig um den Oberschenkel gewunden nach abwärts, seine Endsehne geht in den Pes anserinus über und inseriert an der Tibia etwas nach hinten und medial von der Tuberositas tibiae.

Der *Sartorius* ist der percutanen faradischen Reizung sehr gut zugängig. Ich habe wiederholt auch durch isolierte faradische Reizung seines operativ freigelegten Nervenastes, der aus dem N. cruralis stammt, sehr kräftige Zusammenziehungen des Sartorius hervorgerufen und dabei seine Wirkung beobachten können.

Wenn das Bein vertikal herabhängt und frei pendelt, so *beugt* sich unter der Kontraktion des Sartorius der Unterschenkel gegen den Oberschenkel und gleichzeitig oder etwas später der *Oberschenkel* gegen das Becken; dabei wird der Oberschenkel etwas nach *außen gerollt*. Wenn das Knie in Streckstellung fixiert ist, so bewirkt der Sartorius in der angegebenen Stellung des Beines eine ausgiebigere Flexion des Oberschenkels, als wenn der Kniebeugung freier Lauf gelassen ist. Die Beugewirkung des Sartorius auf den Oberschenkel wird durch die Kniestreckung, durch welche die Insertionspunkte des Muskels voneinander entfernt werden, erhöht. Liegt das Bein auf einer horizontalen Unterlage auf, und hat das Kniegelenk freies Spiel, so beugen sich ebenfalls Oberschenkel und Unterschenkel gleichzeitig. Aber selbst bei kräftigster Kontraktion vermag der Muskel unter diesen Umständen das Bein nicht von der Unterlage zu erheben, wenn das Knie in Streckung fixiert ist; die Last des Beines kann unter diesen Umständen nicht von der Kontraktion des Muskels überwunden werden.

DUCHENNE gibt an, daß die beugende Wirkung des Sartorius auf den Oberschenkel keine sehr kräftige sei; er beschreibt einen Fall, in welchem von allen Flexoren des Oberschenkels nur der Sartorius erhalten war und der Kranke Mühe hatte, beim Gange das Bein von hinten nach vorne vorzubewegen. Ich glaube, daß DUCHENNE die beugende Wirkung des Muskels auf den Oberschenkel unterschätzt. Ich selbst habe keinen Fall beobachtet, in dem von allen Hüftbeugern nur der Sartorius erhalten gewesen wäre, so daß ich die DUCHENNEsche Angabe nicht nachprüfen konnte. Aber selbst wenn der Sartorius für sich allein den Oberschenkel beim Gange nicht von hinten nach vorne vorführen könnte, was ja sogar durch gewisse Kunstgriffe noch bei Lähmung aller Hüftflexoren gelingt, so ist doch kaum ein Zweifel darüber, daß der Sartorius normaliter bei der Vorwärtsbewegung des Schwungbeines beim Gange gerade zu Beginn der Schwungphase mit im Spiele ist. Er erscheint dazu als gleichzeitiger Beuger des Ober- und Unterschenkels besonders geeignet, wenn man bedenkt, daß in der Phase der doppelten Unterstützung das hintere Bein, ehe es zum Schwungbein wird, in der Hüfte und im Knie gestreckt ist, wodurch die Insertionspunkte des Sartorius weit voneinander entfernt sind und der Muskel sich dadurch in dem Momente, in dem er am Schwungbein in Aktion zu treten hat, unter optimalen Bedingungen befindet.

Von einer Adduktionswirkung des Sartorius habe ich mich ebensowenig wie DUCHENNE überzeugen können. R. FICK schreibt dem Sartorius allerdings in Übereinstimmung mit den älteren Anatomen eine solche zu.

Isolierte Lähmung des Sartorius habe ich in einem Falle von isolierter Durchtrennung seines Nervenastes beobachtet. Einen störenden Einfluß auf die willkürliche Beugung des Oberschenkels hatte das ebensowenig wie auf die willkürliche Außenrotation.

Der Sartorius ist, wenn ich von den gleichzeitig auch durch andere Nerven innervierten Mm. ileopsoas und pectineus absehe, derjenige Muskel des Cruralisgebietes, welcher sich an erster Stelle nach der Naht oder der Neurolyse des Nerven reneurotisiert. Das entspricht der relativ kurzen Wegstrecke, welche die auswachsenden Nervenfasern bis zum Erfolgsorgan zurückzulegen haben.

Auch nach erfolgreicher Entfernung von Caudatumoren oder extramedullären Tumoren des Lumbosacralmarkes sah ich die Wiederherstellung der Funktion des Sartorius relativ rasch eintreten.

4. Rectus femoris.

[L_2, L_3, L_4; N. cruralis.]

Der Rectus femoris entspringt mit zwei sehnigen Ursprungszacken von der Spina iliaca anterior inferior. Sein Muskelbauch zieht distalwärts und geht mit einer kräftigen Endsehne in die gemeinsame Insertion des Quadriceps an der Patella und Tibia über.

Der *Rectus femoris* ist der percutanen faradischen Reizung am Lebenden ohne weiteres zugängig. Sehr gut konnte ich des öfteren eine isolierte Kontraktion des Rectus femoris durch faradische Reizung seines operativ freigelegten Nervenastes erzielen.

Am vertikal herabhängenden Bein *flektiert* der Rectus femoris den Oberschenkel, während er das Knie in Streckung feststellt. Wird der Unterschenkel in Beugung gebracht und darin fixiert, so ist die Beugewirkung des Rectus femoris auf den Oberschenkel ausgiebiger als bei Streckstellung. In horizontaler Rückenlage ist die Beugewirkung des Muskels auf den Oberschenkel bei gestrecktem Knie nur sehr gering. Die Kraft, mit welcher der Rectus femoris die Hüftbeugung bewirkt, hängt von der Entfernung seiner Insertionspunkte voneinander ab; bei gebeugtem Knie ist sie sehr beträchtlich, bei gestrecktem Knie relativ klein. Der Rectus femoris verhält sich also mit Bezug auf den Einfluß der Kniestellung gerade umgekehrt wie der Sartorius.

Eine eingehende Untersuchung über die Wirkung des Rectus femoris auf den Oberschenkel, wenn Hüft- und Kniegelenk vollkommen frei beweglich sind und keine anderen Kräfte auf das System Oberschenkel-Unterschenkel einwirken, verdanken wir O. FISCHER. Danach ist unter den angegebenen Bedingungen der Muskel in allen Lagen ein Strecker des Knies, aber Beuger des Oberschenkels nur bei Beugestellungen des Unterschenkels, die über den rechten Winkel hinausgehen. In der Nähe der rechtwinkligen Beugestellung des Knies wirkt der Rectus auf das Hüftgelenk gar nicht ein, und in allen Stellungen, die zwischen der rechtwinkligen Beugestellung und vollkommenen Streckstellung liegen, ist er ein Strecker der Hüfte.

Nach R. FICK soll der Rectus femoris fast in allen Lagen auch eine abduktorische Wirkung haben, die in gestreckten Lagen nicht unbedeutend sein soll, in stark gebeugten Stellungen sich aber nach GASSMANN in eine adduktorische verwandeln soll. Ferner soll der Muskel nach R. FICK in der Grundstellung und Mittelstellung schwach auswärts kreiseln, in den anderen Stellungen aber schwach einwärts rotieren.

Mir ist bisher kein Fall bekannt, in dem von allen Flexoren des Oberschenkels einzig der Rectus femoris erhalten gewesen wäre, bei Lähmung aller anderen Hüftbeuger. Der Fall, über den DUCHENNE berichtet, ist nicht verwertbar, weil es sich in diesem Falle offensichtlich um eine supranucleare und keine periphere oder nucleare Lähmung handelte. DUCHENNE meint, der Rectus femoris wäre für sich allein nicht imstande, den Oberschenkel beim Gange während der Schwungphase von hinten nach vorne vorzuführen. Mir erscheint das unwahrscheinlich aus demselben Grunde, den ich bereits bei der Besprechung der Leistungsfähigkeit des Sartorius erwähnt habe, indem eine

Vorwärtsbewegung des Beines beim Gange manchmal selbst bei totaler Lähmung aller Hüftbeuger durch bestimmte Kunstgriffe noch zustande gebracht werden kann (vgl. S. 10). Der Rectus femoris erscheint zur Vorführung des Oberschenkels beim Gange besonders in demjenigen Zeitabschnitte der Schwungphase geeignet, in welchem der Oberschenkel sich noch in Streckstellung gegen das Becken befindet und der Unterschenkel gegen den Oberschenkel gebeugt wird, also zu Beginn der Schwungphase.

Bezüglich der Folgen der *Lähmung* des Rectus femoris gibt G. SCHMIDT an, daß in Rückenlage der Oberschenkel bei gestrecktem Knie nur dann aktiv gebeugt werden könne, wenn er vorher passiv bis 90^0 flektiert worden sei und Ross behauptet, daß Kranke, denen der Oberschenkel in der Mitte amputiert sei, den Stumpf in den ersten Tagen nicht heben könnten, was er auf den Ausfall der Wirkung des Rectus femoris bezieht. Nach diesen Angaben müßte also der Wirkungsbereich der anderen Hüftbeuger, insbesondere der des Ileopsoas und Tensor fasciae, erst in stärkeren Beugestellungen des Oberschenkels beginnen. Davon kann aber keine Rede sein. Bei vollkommener Lähmung des Quadriceps, bei welcher ja der Rectus femoris mit ausfällt, können die Kranken den Oberschenkel von der größten Streckstellung aus ebensogut wie von jeder Beugestellung aus vollkommen und mit ausgezeichneter Kraft flektieren und sie können auch das ganze Bein bei gestreckter Kniestellung, sofern diese durch Bandagierung garantiert wird, zu derselben Höhe erheben wie das gesunde Bein. Die angebliche Unfähigkeit, den Oberschenkelstumpf in den ersten Tagen nach der Amputation erheben zu können, darf nicht dem Ausfall des Rectus femoris zur Last gelegt werden, sondern dürfte wohl als algophobe Akinese oder, allgemeiner gesagt, als zentripetal bedingte Innervationshemmung aufzufassen sein.

Der Rectus femoris restituiert sich nach der Naht oder Neurolyse des N. cruralis etwas später als der Sartorius, aber vor den Vasti. In einem Falle von Durchtrennung des N. cruralis habe ich einen Teil des zentralen Abschnittes des Nerven in den Rectus femoris direkt implantiert und danach eine relativ gute Wiederherstellung der Funktion des Muskels beobachtet.

Ein Ersatz des Rectus femoris durch Muskel- und Sehnenüberpflanzung kommt, soweit es sich um die flektierende Wirkung des Muskels auf den Oberschenkel handelt, nicht in Betracht.

5. Glutaeus maximus.

[L_5, S_1, S_2; N. glutaeus inferior.]

Der Glutaeus maximus entspringt vom hinteren Abschnitt der Crista iliaca bis zur Spina iliaca posterior superior sowie von der angrenzenden Hinterfläche der Darmbeinschaufel, von der Seitenfläche des Kreuzbeines und Steißbeines bis zu dessen Spitze hin, vom Ligamentum sacrotuberosum, vom Ligamentum sacro-iliacum posterius inferius, sowie von einem Sehnenbogen, welcher vom Ligamentum sacro-tuberosum ausgeht und sich bogenförmig über den M. pyriformis hinweg bis zum oberen Rande des Foramen ischiadicum majus hinzieht. Dazu kommen noch Ursprungsbündel aus der Fascia lumbodorsalis und aus der Fascia glutaea media.

Die Muskelfasern verlaufen in dicken parallelen Bündeln schräg nach außen und abwärts; die oberen gehen in den Tractus ileo-tibialis über, die unteren inserieren an der Tuberositas glutaea femoris.

Der *Glutaeus maximus* ist der direkten percutanen faradischen Reizung ohne weiteres zugänglich.

Bei vertikal frei herabhängendem Bein wird der Oberschenkel unter der Kontraktion des Glutaeus maximus kräftig nach hinten geführt, also *gestreckt*. Zweitens erfolgt eine leichte *Auswärtskreiselung* des Oberschenkels und drittens auch eine allerdings nur geringfügige Abduktion.

R. FICK gibt an, daß die obersten Bündel des Glutaeus maximus unter bestimmten Bedingungen, nämlich bei starker Einwärtskreiselung oder bei starker Flexion des Oberschenkels, nicht extendierend sondern flektierend wirken sollen. Ebenso sollen die obersten

Bündel des Muskels bei starker Flexion des Oberschenkels nicht auswärts, sondern einwärts rotierend wirken, aber nur dann, wenn das Bein noch keine nennenswerte Einwärtskreiselung erfahren hat. FROHSE und FRAENKEL geben an, daß bei vorheriger starker Außenrotation des Oberschenkels die untere Partie des Muskels einwärtskreiselnd wirke, die obere Portion dann aber den Oberschenkel wieder in die Außenrotation zurückführe.

Die abduzierende Wirkung des Glutaeus maximus ist von DUCHENNE völlig in Abrede gestellt worden. Doch kann kein Zweifel darüber bestehen, daß bei einer kräftigen Kontraktion des gesamten Glutaeus maximus neben der Streckung auch eine leichte Abduktion des Oberschenkels erfolgt. R. FICK schreibt in der Normalstellung nur dem oberen Teil des Muskels eine abduzierende, dem unteren Teil dagegen eine adduzierende Wirkung zu. Abduzierend soll der letztere nur bei nach vorn gehobenem, also flektiertem Oberschenkel wirken.

Bei der Kontraktion des Glutaeus maximus wird die Gesäßbacke hart und nähert sich der Mittellinie; bei gleichzeitiger Kontraktion beider Glutaei maximi werden beide Backen kräftig gegeneinander gepreßt; der Glutaeus maximus dient auf diese Weise der Bekämpfung eiligen Stuhldranges. Er ist tatsächlich

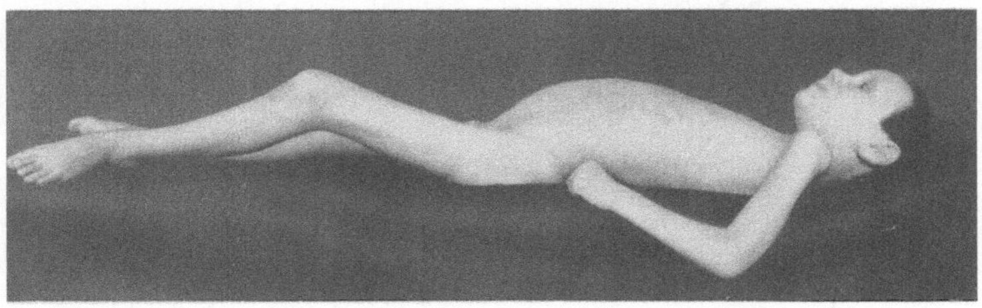

Abb. 334. Kontraktur der Hüftbeuger bei Lähmung des Glutaeus maximus.

ein Sphincter ani externus. Die frühere Auffassung, daß der Muskel bei der Stuhlentleerung oder in der Austreibungsperiode der Geburt mitwirke, ist mit DUCHENNES gegenteiligen Hinweisen verlassen worden bzw. dahin modifiziert worden, daß der Muskel höchstens mittels seiner untersten, vom Coccygeum entspringenden Bündel die Umbiegung des letzteren nach hinten bei der Defäkation oder der Geburt verhindert.

Wenn der Glutaeus maximus erhalten, die anderen Strecker des Oberschenkels (Semitendinosus, Semimembranosus, Biceps) aber gelähmt sind, so erfolgt die willkürliche Streckung des Oberschenkels noch mit großer Kraft. Es wird später bei der Besprechung der Folgezustände der Lähmung der genannten anderen Hüftstrecker auseinandergesetzt werden, daß unter diesen Umständen auch in allen den Situationen, in denen beim Stehen und Gehen eine muskuläre Streckkraft am Hüftgelenk erforderlich ist, diese letztere vom Glutaeus maximus allein bestritten werden kann.

Die *Lähmung* des Glutaeus maximus als des kräftigsten Hüftstreckers führt sehr leicht zu einer Retraktion der Hüftbeuger. Bei stärkeren Graden von Schrumpfungskontraktur der Flexoren nimmt der Oberschenkel beim Liegen auf dem Rücken eine mehr oder weniger ausgesprochene Beugestellung gegen das Becken ein (Abb. 334). Leichtere Grade von Retraktion der Beuger fallen nicht ohne weiteres in die Augen, der Oberschenkel liegt der Unterlage vollkommen auf, die Beugestellung des Hüftgelenkes wird durch Lordosierung der Lendenwirbelsäule ausgeglichen. Bringt man aber Becken und Lendenwirbelsäule in Flexion, am besten dadurch, daß man den Kranken das gesunde Bein in Hüfte und Knie maximal flektieren und den Oberschenkel mit den Händen gegen den Leib angepreßt halten läßt, wobei Becken und Wirbelsäule sich in Kyphose begeben, so präsentiert sich sofort die Beugekontraktur des anderen Hüftgelenkes in ihrem tatsächlichen Grade. Das Bein kann nicht mehr gegen das Becken in volle Streckstellung gebracht werden. Normalerweise bildet nach R. FICK die Hüftneigungslinie, das ist die Verbindungslinie zwischen oberem Symphysenrande und Spina posterior superior beim Liegen auf dem Rücken einen Winkel, welcher um etwa 45° unter die Horizontale geneigt ist (Abb. 335). Bei Retraktion der Hüftbeuger ist dieser Winkel allemal kleiner als — 45°.

Bei der *Lähmung* des *Glutaeus maximus* ist, sofern die anderen Hüftstrecker erhalten sind, die willkürliche Streckung des Oberschenkels gegen das Becken zwar nicht aufgehoben, aber doch in ihrer Kraft beträchtlich eingeschränkt. Davon kann man sich am leichtesten in der Weise überzeugen, daß man in Rückenlage des Patienten das erhobene Bein gegen Widerstand auf die

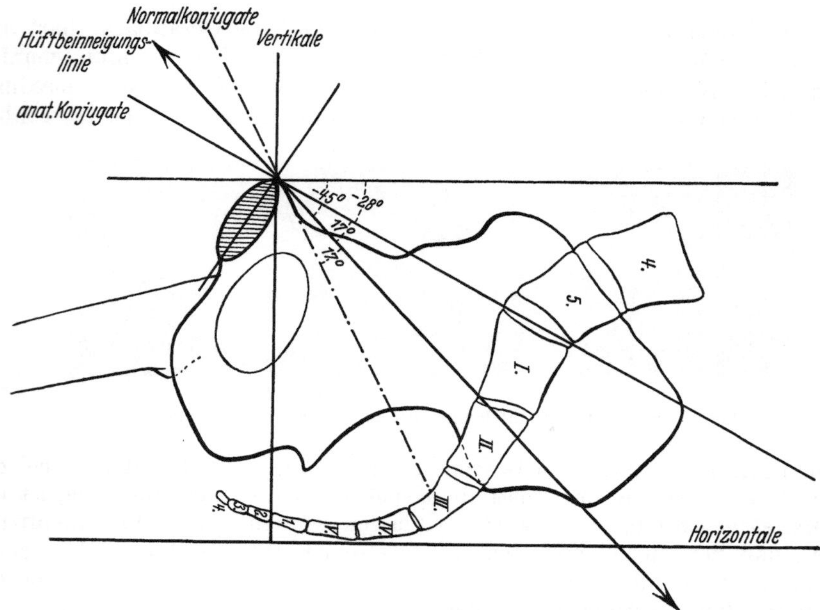

Abb. 335. Hüftbeinneigungslinie im Liegen. (Nach R. FICK). Neigung der Verbindungslinie zwischen oberem Symphysenrande und Spina iliaca posterior superior — 45°.

Unterlage drücken läßt. Man kann dabei die beträchtliche Einbuße an Druckkraft ohne weiteres feststellen. In Bauchlage können Kranke mit einer Lähmung des Glutaeus maximus das Bein nicht mehr von der Unterlage dorsalwärts emporheben, sofern man ein Abheben des Beckens von der Unterlage verhindert. Die anderen Hüftstrecker reichen zu einer Extension des Oberschenkels in dem geforderten Umfange nicht aus.

Der Glutaeus maximus ist als Strecker des Coxofemoralgelenkes nicht nur Strecker des Oberschenkels gegen das Becken, sondern ebenso Strecker des Beckens gegen den Oberschenkel. Als solcher kommt ihm eine wichtige Rolle beim aufrechten Stehen zu. Seine kräftige Entwicklung beim Menschen steht in unverkennbarem Zusammenhange mit dem aufrechten Gange. Beim aufrechten Stehen ist zwar unter normalen Verhältnissen eine Mitwirkung des Glutaeus maximus durchaus nicht immer erforderlich. Bei der sog. *bequemen Haltung* (BRAUNE und FISCHER) sind die Glutaei maximi vollkommen erschlafft. Die Schwerlinie des Körpers verläuft bei dieser Körperhaltung (Abb. 336 b) hinter der Verbindungslinie der Hüftgelenke vorbei und auch der Schwerpunkt des Oberkörpers ist hinter derselben gelegen, die Schwerkraft wirkt also auf letzteren im Sinne der Streckung; es bedarf zur Aufrechterhaltung der Streckstellung des Rumpfes keiner muskulären Streckkraft am Hüftgelenk. Bei der sog. *Normalhaltung* (Abb. 336 a) geht die Schwerlinie gerade durch die Verbindungslinie der

Hüftgelenke hindurch und ebenso liegt der Schwerpunkt des Oberkörpers gerade über der letzteren, es besteht also mit Bezug auf das Hüftgelenk der Zustand labilen Gleichgewichtes; die Hüftstrecker müssen jedenfalls bei dieser Art der

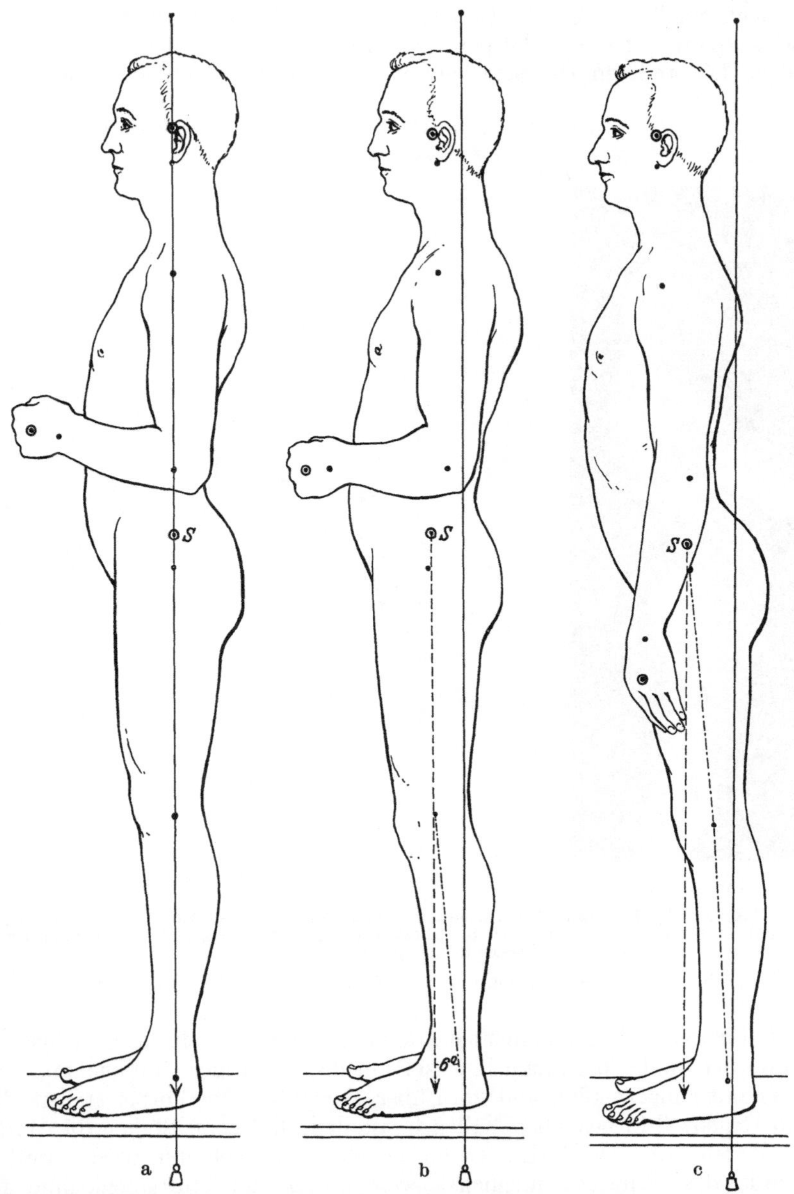

Abb. 336 a—c. Die Körperhaltungen beim aufrechten Stehen. (Nach BRAUNE und FISCHER und R. FICK.) a Normalstellung. b Bequeme Haltung. c Militärische Haltung. *S* Schwerpunkt des Gesamtkörpers: derselbe liegt im Falle der bequemen Haltung (b) etwas weiter hinten, bei der militärischen Haltung etwas weiter vor dem Hüftgelenk, als es in den Abb. b und c gezeichnet ist.

Körperhaltung ständig sprungbereit sein, um ein Vornüberfallen des Rumpfes zu verhüten. Bei der sog. *militärischen Haltung* BRAUNES und FISCHERS (Abb. 336 c) läuft die Schwerlinie des Körpers *vor* der Verbindungslinie der Hüftgelenke vorbei und der Schwerpunkt des Oberkörpers liegt vor der letzteren, die Schwerkraft wirkt also am Hüftgelenk beugend und zur Erhaltung der aufrechten Haltung des Rumpfes ist eine beträchtliche Spannung der Hüftstrecker erforderlich; man fühlt die Anspannung der Glutaei maximi hierbei sehr deutlich.

Bei doppelseitiger Lähmung des Glutaeus maximus ist das aufrechte Stehen an sich noch möglich. Aber die Gleichgewichtserhaltung ist allemal dann, wenn der Schwerpunkt des Oberkörpers vor die Hüftgelenklinie fällt, äußerst gefährdet. Die anderen Hüftstrecker, Semitendinosus, Semimembranosus und

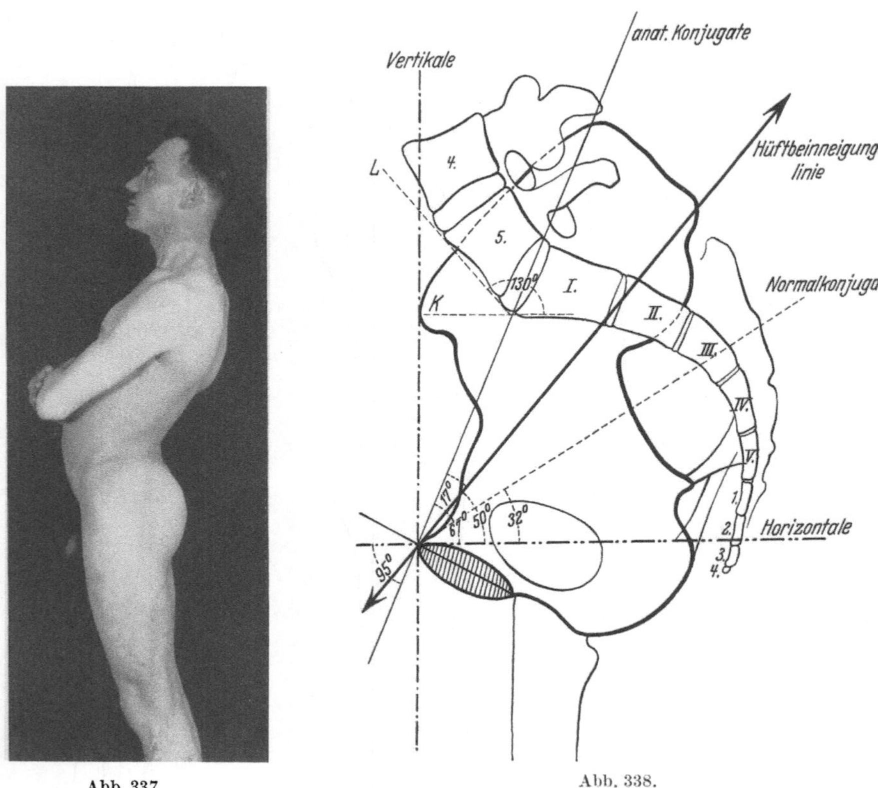

Abb. 337. Abb. 338.

Abb. 337. Doppelseitige Lähmung des Glutaeus maximus. Lendenwirbelsäule wird stark extendiert gehalten und dadurch der Schwerpunkt des Oberkörpers nach hinten gegen die Verbindungslinie der Hüftgelenke verlagert.

Abb. 338. Hüftbeinneigungslinie beim Stehen (+ 50°). (Nach R. Fick.)

Biceps sind in der Regel allein nicht imstande, der Schwerkraft das Gleichgewicht zu halten. Jedenfalls kann kein Kranker mit doppelseitiger Glutaeus maximus-Lähmung mit einigermaßen weit vorn übergebeugtem, Oberkörper stehen. Man kann im Gegenteil in fast allen Fällen feststellen, daß beim Stehen die Wirbelsäule mehr oder weniger stark nach hinten übergelegt gehalten wird, damit die Schwerlinie des Rumpfes möglichst weit hinter die Hüftgelenkslinie fällt (Abb. 337) und dabei wird auch das Becken in Streckstellung mitgeführt.

Normalerweise bildet die Hüftneigungslinie, d. h. die Verbindungslinie zwischen oberem Rande der Symphyse und Spina posterior superior, beim Stehen einen Winkel von 40—50° mit der Horizontalebene (Abb. 338). Sobald eine Schrumpfungskontraktur der Hüftbeuger vorhanden ist, ist die Hüftneigungslinie größer als 50° und die aufrechte Haltung der Wirbelsäule wird nur durch eine entsprechende Lordosierung der Lendenwirbelsäule erreicht (Abb. 339, 340). Bei hochgradiger Beugekontraktur der Hüftbeuger gelingt die Aufrichtung des Rumpfes selbst durch stärkste Lordosierung der Lendenwirbelsäule nur sehr mühselig (Abb. 341) oder überhaupt nicht (Abb. 342). Bei einseitiger Schrumpfungskontraktur der Hüftbeuger wird zum Ausgleich der relativen Verkürzung, welche das korrespondierende Bein beim Stehen durch die einseitige Beugekontraktur erfährt, das Becken um die antero-posteriore Achse des Hüftgelenkes des gesunden Beines nach der Seite des kranken Beines zu geneigt und dementsprechend zeigt die Wirbelsäule eine kompensatorische Skoliose mit der Konkavität auf der Seite des gesundes Beines (Abb. 343 und

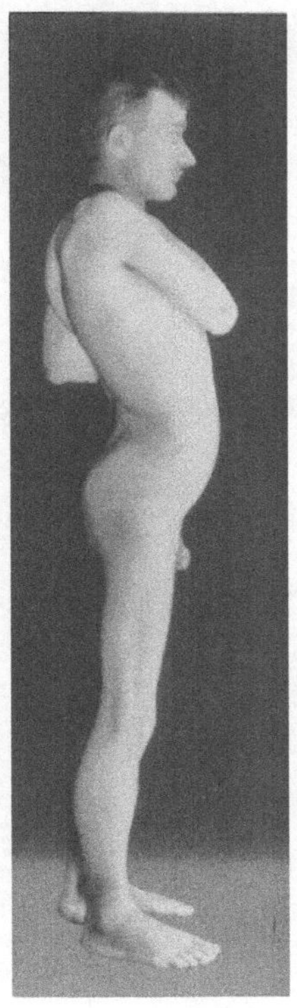

Abb. 339.

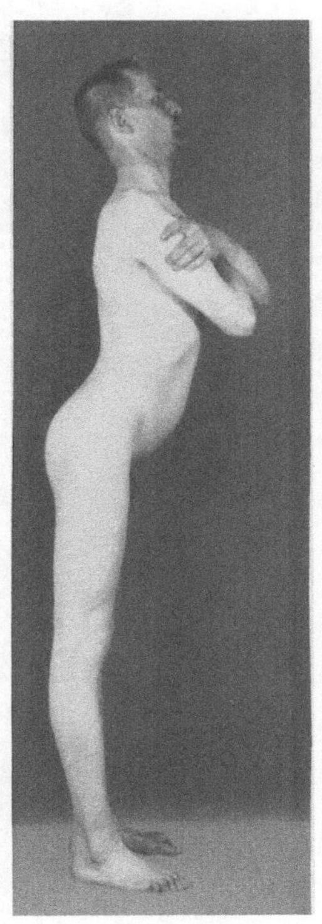

Abb. 340.

Abb. 339. Doppelseitige Lähmung des Glutaeus maximus. Beugekontraktur der Hüftgelenke. Kompensatorische Lordosierung der Lendenwirbelsäule beim aufrechten Stehen.

Abb. 340. Abnorme Beugestellung des Beckens und kompensatorische Lordosierung der Lendenwirbelsäule. Funktionell (psychogen) bedingte Haltungsanomalie nach ursprünglicher Commotio des Lumbosacralmarks durch Verschüttung.

344). Reicht die Beckenneigung zum Ausgleich der durch die Kontraktur der Hüftbeuger verursachten Verkürzung dieses Beines nicht aus, so wird der volle Ausgleich durch Spitzfußstellung erzielt.

Normaliter verläuft die Hüftbeinneigungslinie beim Sitzen etwa horizontal (Abb. 345). Wenn aber infolge Lähmung der Glutaei maximi eine Beugekontraktur der Hüftgelenke besteht, so ist sie über die Horizontale nach oben geneigt und es bedarf zur aufrechten Haltung des Rumpfes im Sitzen einer entsprechenden Streckung der Lendenwirbelsäule (Abb. 346).

Auch beim Gange macht sich der Ausfall des Glutaeus maximus am Stützbein störend bemerkbar. Duchenne hat zwar behauptet, daß Kranke mit doppelseitiger Lähmung des Glutaeus maximus auf ebenem horizontalem Boden ungestört gehen können und daß ein Vornüberfallen des Rumpfes durch die anderen Hüftstrecker, den Biceps, Semitendinosus und Semimembranosus sicher verhindert werde, daß dagegen beim Treppensteigen und Bergaufgehen die Mitwirkung des Glutaeus maximus unentbehrlich sei, um den Rumpf auf dem vorgesetzten Beine aufrichten zu können. Aber ganz so, wie Duchenne die Folgen der Glutaeuslähmung schildert, liegen die Dinge nicht. Ebenso wie die Kranken mit einer Lähmung des Glutaeus beim Stehen die Wirbelsäule gegen das Becken abnorm gestreckt halten, um den Schwerpunkt des Rumpfes

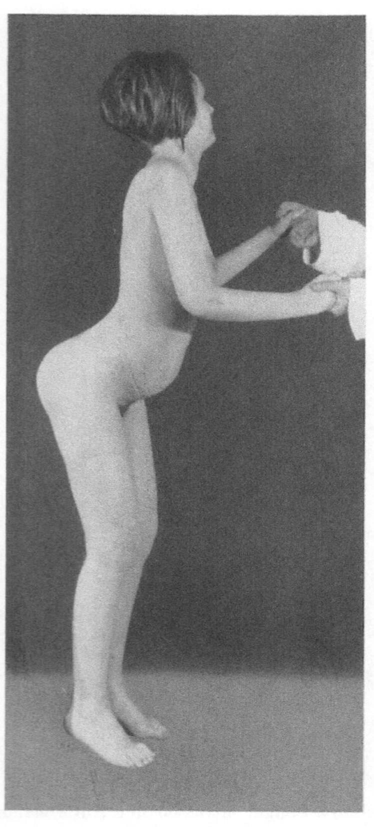

a

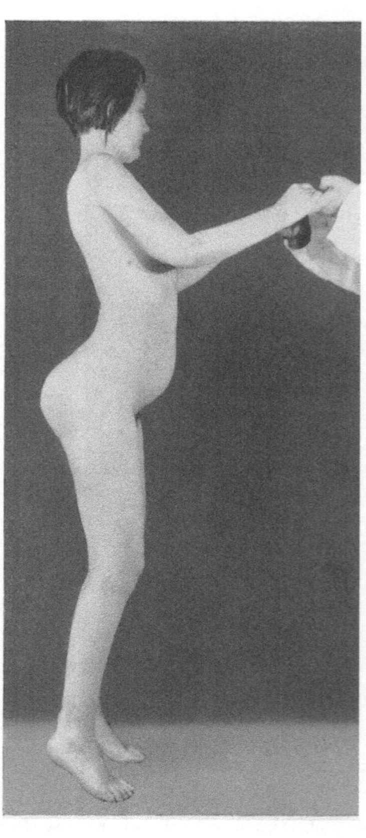

b

Abb. 341a und b. Doppelseitige Lähmung des Glutaeus maximus. Hochgradige Kontraktur der Hüftbeuger. Der Versuch, die aufrechte Körperhaltung einzunehmen, bleibt trotz maximaler Streckung der Lendenwirbelsäule unvollkommen, so daß die Kranke, um nicht nach vorne überzufallen, der Stütze von vorne her nicht entraten kann.

möglichst hinter das Hüftgelenk zu bringen, sehen wir auch beim Gange, daß das Becken, wenn der Körper vom Stützbein getragen wird, mangelhaft gegen den Oberschenkel aufgerichtet wird und daß die Wirbelsäule stark lordosiert wird. Außerdem werden, zum Zwecke einer weiteren Verteilung der Oberkörpermasse nach rückwärts, auch die Arme nach hinten geführt (Abb. 347).

Besonders schwer tritt die Einbuße, welche die Hüftstrecker in ihrer Kraftentfaltung durch die Lähmung des Glutaeus maximus erleiden, dann zutage, wenn die Beckenstreckung aus stark flektierter Stellung des Hüftgelenkes heraus erfolgen soll, also beim Treppaufsteigen und beim Aufstehen aus sitzender Stellung. Um das Hüftgelenk zu strecken, also den Oberkörper emporzuheben, stützt der Kranke im Falle der Lähmung der Glutaei maximi beim Aufstehen seine Hände auf die Oberschenkel und stemmt mit den Armen den Rumpf empor, wobei ebenfalls wieder die Lendenwirbelsäule stark lordosiert wird und eine weitere möglichst ausgiebige Verlagerung des Schwerpunktes des Rumpfes nach hinten noch dadurch erreicht wird, daß der eine Arm weit nach hinten geführt wird (Abb. 348a—d).

Auch beim Treppensteigen bereitet die Aufrichtung des Rumpfes auf dem auf die nächsthöhere Stufe aufgesetzten Bein fast stets große Schwierigkeiten;

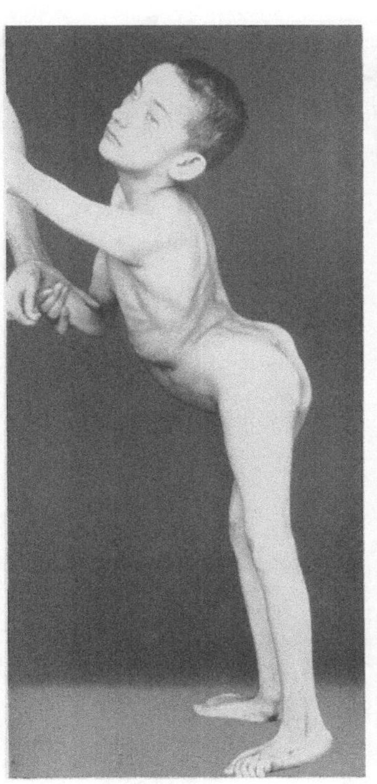

Abb. 342.

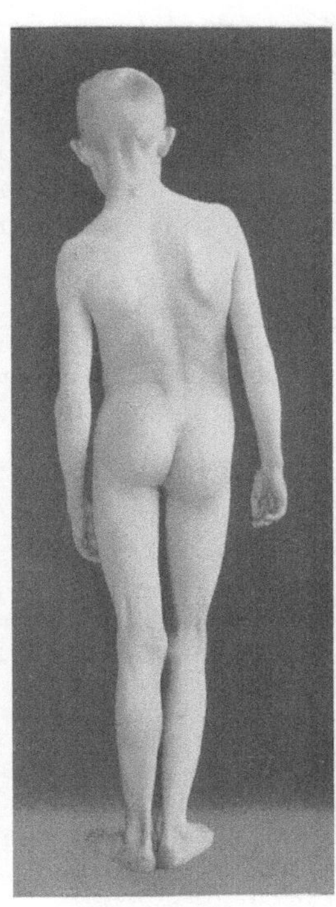

Abb. 343.

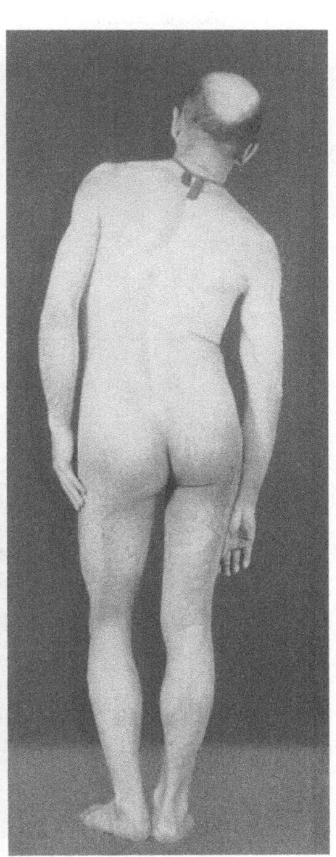

Abb. 344.

Abb. 342. Doppelseitige Lähmung der Glutaei maximi mit extremer Beugekontraktur der Hüftbeuger bei bilateraler Athetose. Trotz maximaler Lordosierung der Lendenwirbelsäule gelingt die Aufrichtung des Rumpfes nicht.

Abb. 343. Rechtsseitige Glutaeus maximus-Lähmung, Beugekontraktur des rechten Hüftgelenkes, daher relative Verkürzung des rechten Beines beim Stehen. Ausgleich durch Beckenneigung nach rechts. Kompensatorische Neigung der Wirbelsäule nach links.

Abb. 344. Lähmung des linken Glutaeus maximus. Beugekontraktur des linken Hüftgelenkes. Relative Verkürzung des linken Beines. Neigung des Beckens nach links, kompensatorische Neigung der Wirbelsäule nach rechts.

doch kann manchmal durch eine sehr energische Streckung des Fußes des hinteren tieferstehenden Beines und eine kräftige Kontraktion des Quadrizeps des Stützbeines dem Schwerpunkt der erforderliche Stoß nach vorne oben erteilt werden.

Eine Naht des N. glutaeus inferior habe ich nur in einem Falle ausgeführt. Der Erfolg war ein sehr guter. In einem Falle, in dem das distale Ende des durchtrennten Nerven nicht aufzufinden war, habe ich den zentralen Stumpf desselben direkt in den Glutaeus maximus implantiert und eine ausgezeichnete Reneurotisation des gelähmten Muskels erzielt; gleichzeitig wurde allerdings auch der zentrale Teil des durchtrennten N. pudendus in den Muskel implantiert.

In dem bereits früher (S. 348) erwähnten Falle von traumatischer Läsion der Cauda equina infolge Bruches des dritten Lendenwirbels kam es ein Jahr nach der operativen Befreiung der Cauda equina aus ihrer Verwachsung zu einer Reneurotisation des Glutaeus maximus, die allmählich zu einer vollkräftigen Restitution geführt hat.

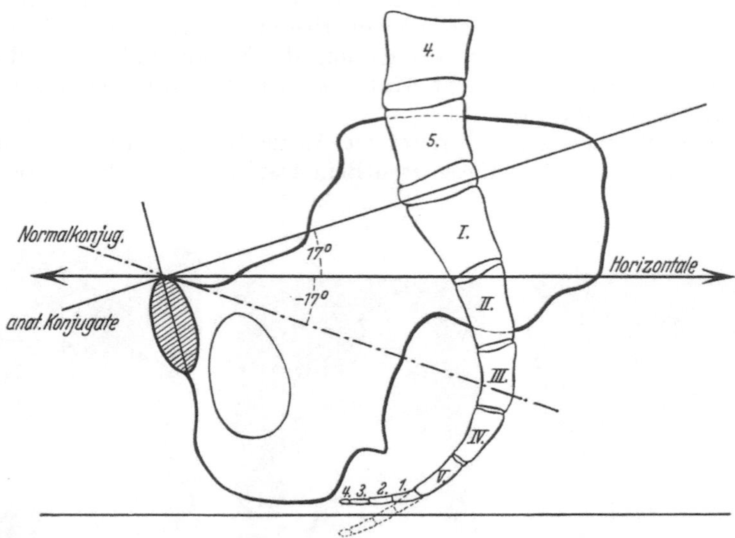

Abb. 345. Hüftbeinneigungslinie beim Sitzen (0°) nach R. Fick in der Norm.

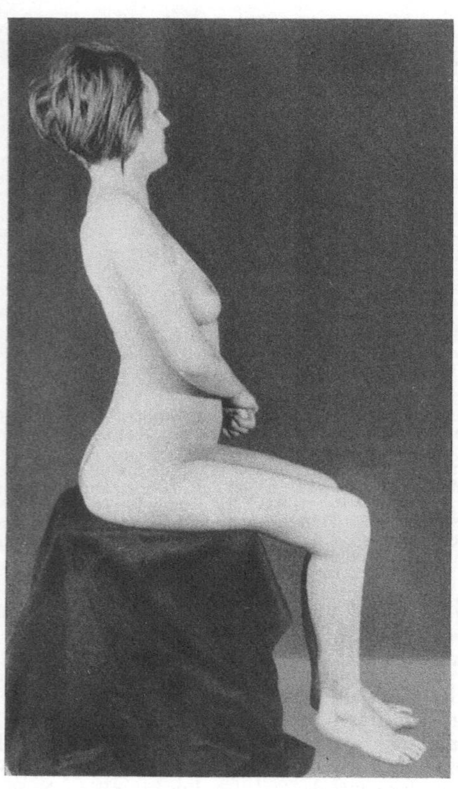

Abb. 346.

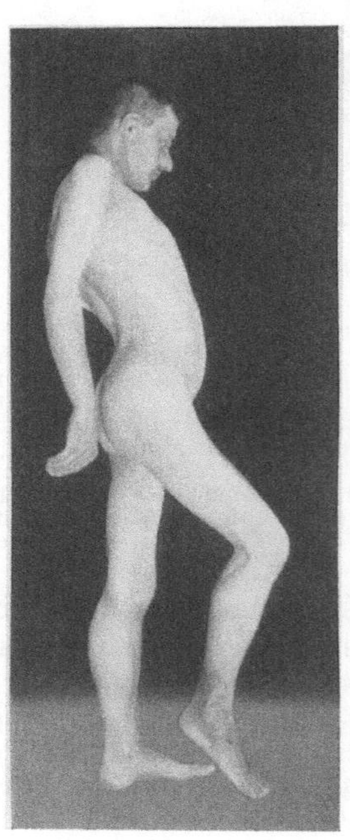

Abb. 347.

Abb. 346. Lähmung der Glutaei maximi mit starker Beugekontraktur der Hüftbeuger. Starke Lordosierung der Lendenwirbelsäule beim aufrechten Sitzen.

Abb. 347. Doppelseitige Lähmung des Glutaeus maximus. Beim Gange mangelhafte Aufrichtung des Beckens auf dem Stützbein, kompensatorische Streckung der Lendenwirbelsäule, Rückwärtsbewegung der Arme (vgl. Abb. 339, S. 355 und Abb. 348, S. 359).

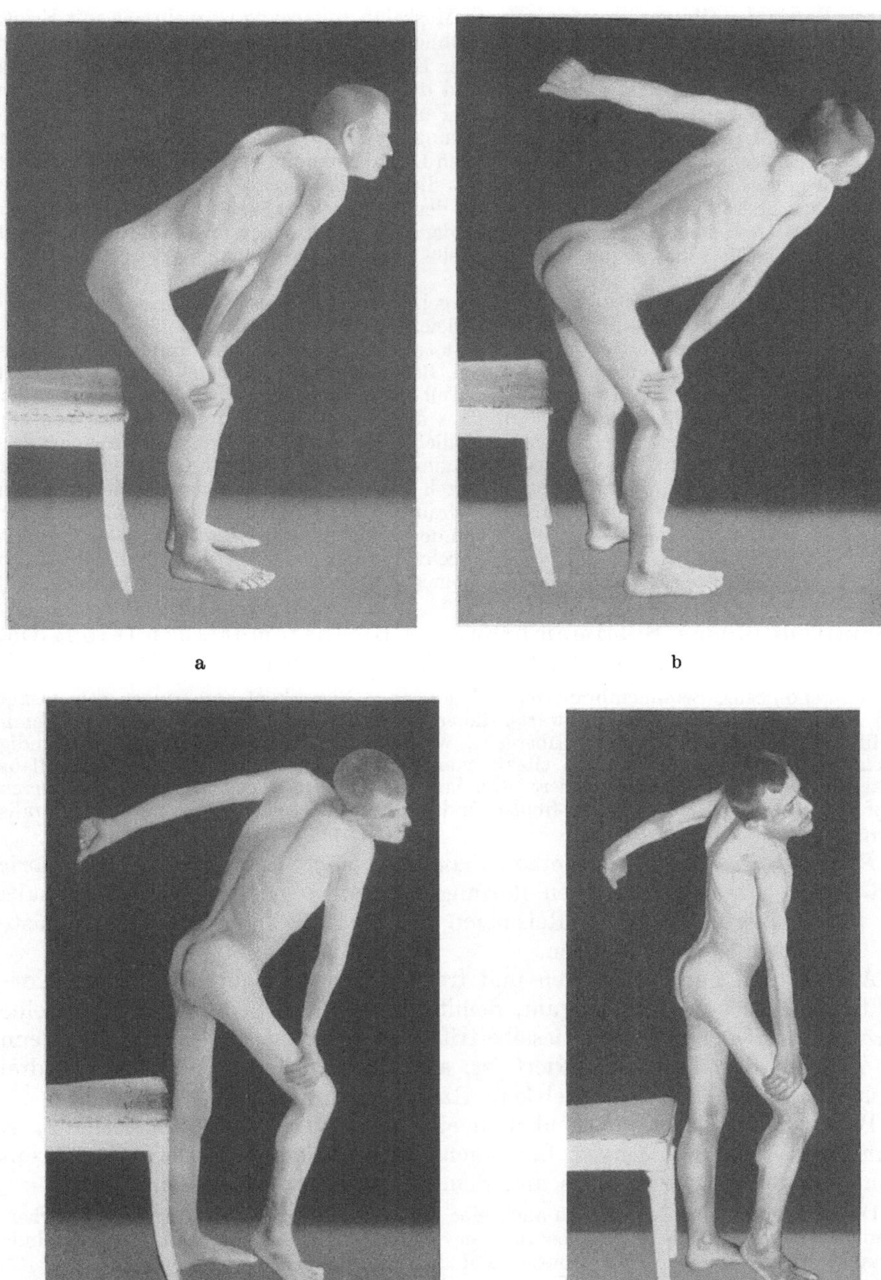

a b c d

Abb. 348 a—d. Doppelseitige Lähmung des Glutaeus maximus. Beim Aufstehen aus sitzender Stellung wird der Oberkörper durch die auf die Knie aufgelegten Arme emporgestemmt (a). Alsdann wird durch Streckung der Lendenwirbelsäule und Rückwärtsführung eines Armes die Aufrichtung sukzessive erreicht (b, c, d) bis schließlich die in Abb. 339 (S. 355) wiedergegebene aufrechte Körperhaltung erreicht ist.

Bei zahlreichen Tumoren der Cauda equina und extramedullären Tumoren des Lumbosacralmarks habe ich nach der Entfernung der Geschwulst eine vollkommene Restitution des Glutaeus maximus eintreten sehen.

Der Ersatz des Glutaeus maximus durch Muskelüberpflanzung ist mehrfach mit Erfolg ausgeführt worden. KRUKENBERG hat den Obliquus externus verwandt, der entlang dem lateralen Rande des Rectus abdominis von der Bauchaponeurose und von der Crista iliaca abgetrennt, tütenförmig zusammengerollt und durch einen Tunnel nach hinten unten an die Ansatzstelle des Glutaeus maximus am Femur bei stark extendierter Oberschenkelstellung angenäht wird. SPITZY hat den Ursprung des Tensor fasciae von der Spina anterior superior abgelöst und weiter nach hinten an den Darmbeinkamm verlegt. LANGE verwendet den Sacrospinalis als Kraftspender; er löst aus diesem einen etwa 2 Finger dicken, 6—8 cm langen, oben gestielten Muskellappen aus, an dessen unterem abgelöstem Rande eine oder mehrere kräftige Seidenzügel angebracht werden, die durch einen Tunnel unter der Haut nach abwärts geleitet und an der Insertionsstelle des Glutaeus maximus an der Tuberositas glutaea angeheftet werden.

Sehr wichtig ist es, vor jedem Ersatz des gelähmten Glutaeus maximus eine etwa vorhandene Kontraktur der Hüftbeuger auszugleichen. Wenn dies durch unblutige orthopädische Mobilisationsmethoden nicht gelingt, so müssen operative Maßnahmen herangezogen werden. Bei leichteren Graden von Beugekontraktur, die im wesentlichen auf einer Retraktion des Tensor fasciae und zum Teil auch des Sartorius beruhen, genügt in der Regel die subperiostale Ablösung des Ansatzes des Tensor fasciae und Sartorius von der Spina iliaca anterior superior und eine anschließende längere Fixierung des Oberschenkels in Streckstellung. LANGE empfiehlt den proximalen Teil des Tensor fasciae nach seiner Ablösung von der Spina anterior superior durch Seidenschlingen wieder mit der letzteren in Verbindung zu bringen. Bei stärkeren Graden von Beugekontraktur muß auch der Rectus femoris-Ansatz in derselben Weise von der Spina anterior inferior abgelöst werden und einige Male habe ich in Fällen von sehr schwerer Beugekontraktur noch die plastische Verlängerung des Ileopsoas dicht oberhalb seines Ansatzes am Femur vorgenommen.

6. Semitendinosus, Semimembranosus, Biceps femoris caput longum. [L_5, S_1, S_2; N. ischiadicus (Tibialis).]

Semitendinosus, Semimembranosus und der lange Bicepskopf entspringen gemeinsam vom Tuber ischii und ziehen distalwärts, die ersteren beiden zur Tibia, woselbst der Semitendinosus in den Pes anserinus übergeht, während der Semimembranosus selbständig durch das Ligamentum collaterale tibiale von ersterem getrennt, am Condylus medialis tibiae und dessen Umgebung inseriert. Der lange Bicepskopf verschmilzt mit dem kurzen Kopf und inseriert am Capitulum fibulae und am oberen Rande des Epicondylus lateralis tibiae und dessen Umgebung.

Semitendinosus, Semimembranosus und der lange Kopf des Biceps femoris sind der percutanen faradischen Reizung sehr gut zugängig. Wiederholt habe ich auch isolierte faradische Reizungen der operativ freigelegten Nervenäste der drei Muskeln vorgenommen.

Am vertikal herabhängenden und frei pendelnden Bein bewirkt die Kontraktion des Biceps caput longum, Semitendinosus und Semimembranosus eine *Streckung* des Oberschenkels; dieselbe tritt aber nur dann deutlich hervor, wenn das Knie in Streckstellung fixiert ist, also der beugenden Wirkung der drei Muskeln auf den Unterschenkel kein Raum gegeben ist.

Befindet sich der Oberschenkel in einer abduzierten Ausgangsstellung, so kann man am herabhängenden Bein auch eine *adduzierende* Wirkung des Biceps caput longum, Semitendinosus und Semimembranosus feststellen.

DUCHENNE schreibt dem Biceps auch eine auswärtsrotierende Wirkung auf den Oberschenkel zu. R. FICK hält dieselbe für sehr gering, ebenso wie die einwärtskreiselnde Wirkung, die nach ihm Semitendinosus und Semimembranosus entfalten sollen.

O. FISCHER beschreibt die Wirkungen des langen Bicepskopfes und Semimembranosus auf den Femur bei freier Beweglichkeit des Hüft- und Kniegelenkes, wenn keine anderen Kräfte auf das System Oberschenkel-Unterschenkel einwirken, folgendermaßen. In mittleren nicht zu starken Beugestellungen des Knies wirken die Muskeln sowohl auf den Oberschenkel wie auf den Unterschenkel beugend. Bei Stellungen des Knies, die der extremen Streckstellung nahe kommen und vollends bei völliger Streckstellung desselben, wirken sie auf das Hüftgelenk streckend. Ebenso entfalten sie eine Streckwirkung auf den Oberschenkel auch bei extremer Beugestellung des Knies und in den ihr nahekommenden Stellungen. Über den Semitendinosus macht O. FISCHER folgende Angaben. In mittleren Beugestellungen des Hüftgelenkes und geringen Beugegraden des Kniegelenkes ist er Strecker des Hüftgelenkes und Strecker des Knies. Bei geringen Beugegraden des Hüftgelenkes, sowie in der Nähe der rechtwinkligen Beugestellung desselben und nicht über 30—35°

hinausgehenden Beugestellungen des Knies, wirkt er beugend auf das Knie und streckend auf die Hüfte. In stärkeren Beugestellungen des Knies bis über die rechtwinklige Beugestellung hinaus ist er Beuger beider Gelenke. Wenn das Hüftgelenk gestreckt ist, so beugt er beide Gelenke sogar schon von der extremen Streckstellung des Knies an. In der Nähe der extremen Beugestellung des Knies wird er dagegen wieder Beuger des Kniegelenkes und Strecker der Hüfte.

Die Streckwirkung des langen Bicepskopfes, Semitendinosus und Semimembranosus auf das Hüftgelenk ist wesentlich geringer als die des Glutaeus maximus. Einerseits resultieren wie wir gesehen haben, aus der Lähmung des Glutaeus maximus, selbst bei Integrität der drei anderen Muskeln, sehr erhebliche Störungen, andererseits kann bei Lähmung des Biceps, Semitendinosus und Semimembranosus und Integrität des Glutaeus maximus der Oberschenkel noch in vollem Ausmaß willkürlich gegen das Becken extendiert werden.

Eine Störung der Aufrechterhaltung des Oberkörpers beim Stehen, sofern für letztere überhaupt muskuläre Streckkräfte erforderlich sind, besteht beim Ausfall des Biceps, Semitendinosus und Semimembranosus nicht, solange der Glutaeus maximus funktionstüchtig ist. Der Kranke kann mit vornübergebeugtem Oberkörper stehen, er kann den vorübergebeugten Oberkörper vollkommen aufrichten und dabei das Becken gegen die Oberschenkel in den größtmöglichen Grad von Streckstellung führen. Beim Gange fällt am Stützbein ebensowenig wie in der Phase der doppelten Unterstützung irgendeine Störung mit Bezug auf die Erhaltung der Stellung des Beckens zum Oberschenkel auf. Der Kranke kann aus sitzender Stellung ohne Mühe aufstehen und die Treppe emporsteigen.

Besonders aufschlußreich bezüglich der funktionellen Bedeutung der drei Tubermuskeln einerseits und des Glutaeus maximus andererseits für das Stehen und Gehen ist ein von mir lange Zeit hindurch beobachteter Fall von traumatischer Läsion der Cauda equina, in welchem anfangs alle Beckenstrecker, Glutaeus, Biceps, Semitendinosus und Semimembranosus total gelähmt waren. Der Kranke konnte nur mit Mühe aufrecht stehen unter starker Streckung der Wirbelsäule und Rückwärtsführung der Arme. Sobald in der Schwerpunktsverlagerung nach hinten auch nur eine geringe Änderung eintrat, stürzte der Oberkörper vornüber. Gehen konnte er gar nicht. Etwa 1 Jahr nach der operativen Intervention, durch welche die in Callusmassen eingeschlossene Cauda equina aus ihrer Strangulierung befreit wurde, war der Glutaeus maximus wieder reneurotisiert, während die drei Tubermuskeln noch längere Zeit völlig gelähmt waren. Von dem Augenblick an, in dem die Funktion der Glutaei maximi wiederhergestellt war, konnte der Kranke ohne Störung stehen, gehen, aufstehen und Treppen steigen, nicht schlechter als später, als sich auch die Leistungsfähigkeit der drei Tubermuskeln wiederhergestellt hatte.

Wir haben früher, S. 343 und 344, darauf aufmerksam gemacht, daß Biceps cap. long., Semitendinosus und Semimembranosus durch ihren Dehnungswiderstand normaliter der Exkursion des Oberschenkels im Sinne der Flexion eine Grenze setzen. In Rückenlage kann der Oberschenkel bei gestrecktem Knie in der Regel nicht bis zum rechten Winkel gegen den Rumpf gebeugt werden, sehr oft beträgt der Bewegungsumfang nicht mehr wie 60^0 und nicht einmal diese Exkursionsgröße wird immer erreicht. Bei gebeugtem Knie, also bei Annäherung der Insertionspunkte des Biceps, Semitendinosus und Semimembranosus gelingt naturgemäß die Flexion des Oberschenkels wesentlich weiter. Bei Lähmung der genannten Muskeln, ebenso wie bei allen denjenigen Nervenkrankheiten, durch welche der Dehnungsreflex der Muskeln aufgehoben oder stark vermindert ist, gelingt die Flexion des Oberschenkels gegen das Becken bei gestrecktem Knie oder die Flexion des Beckens gegen die Oberschenkel wesentlich weiter als in der Norm (vgl. Bd. 5, S. 158 und 159 und Bd. 6, S. 342).

Biceps, Semitendinosus und Semimembranosus sind diejenigen Muskeln des Ischiadicusgebietes, welche nach der Naht oder Neurolyse des Hüftnerven, vorausgesetzt, daß sie überhaupt in die Läsion mit einbezogen waren, an erster Stelle reneurotisiert werden. Das entspricht ihrer proximalen Lage und der kürzeren Wegstrecke, welche die auswachsenden Nervenfasern bis zum Erfolgsorgane zurückzulegen haben. In dem früher erwähnten Falle von traumatischer Caudaläsion (S. 348) infolge Bruches des 3. Lendenwirbels erfolgte die Reneurotisation des Semitendinosus, Semimembranosus und Biceps cap. longum in $1^3/_4$ bzw. 2 Jahren nach der Operation, also nicht unerheblich später als die der proximaler gelegenen Muskeln, Tensor fasciae, Glutaei und Außenrotatoren. In zahlreichen Fällen von Caudatumoren oder extramedullären Tumoren des Lumbosacralmarkes habe ich nach der Entfernung des Tumors eine vollständige Wiederherstellung der Funktion der drei Muskeln eintreten sehen, zum Teil allerdings merklich später als die der proximalen Muskeln.

Ein Ersatz des Biceps, Semitendinosus und Semimembranosus durch Muskelüberpflanzung ist, soweit ihre Streckwirkung auf das Hüftgelenk in Betracht kommt, meines Wissens bisher nie unternommen worden und erscheint auch solange der Glutaeus maximus intakt ist, nicht erforderlich.

7. Glutaeus medius et minimus.

[L_4, L_5 (S_1); N. glutaeus superior.]

Der *Glutaeus medius* entspringt bogenförmig von der Crista iliaca, vorne unmittelbar hinter dem Ursprung des Tensor fasciae an der Spina iliaca anterior superior beginnend bis an den vorderen Rand des Ursprungs des Glutaeus maximus heranreichend. Von der Crista iliaca greift der Ursprung auf die Außenfläche der Darmbeinschaufel über und reicht hier bis an die Linea glutaea heran. Außerdem entspringen Bündel des Glut. med. von der ihn bedeckenden Fascia glutaea und von dem sich zwischen den Glut. med. und Tensor fasciae latae einsenkenden Fascienblatte, dem Lig. suspensorium trochanteris von Henle. Die Muskelfasern des Glutaeus medius konvergieren nach abwärts und inserieren mit einer Endsehne an der Außenfläche des Trochanter major, denselben kappenförmig umgreifend und von ihm durch die Bursa trochanterica glutaei medii getrennt.

Der *Glutaeus minimus* ist vom Glutaeus medius bedeckt, er entspringt von der Außenfläche der Darmbeinschaufel, anschließend an die daselbst gelegene Ursprungsfläche des Glutaeus medius, von ihr getrennt durch die Linea glutaea. Seine Bündel konvergieren wie die des Glut. med. nach abwärts und inserieren mit einer Endsehne am Trochanter major an der gleichen Stelle wie der Glut. medius, durch einen besonderen Schleimbeutel von ihm getrennt.

Glutaeus medius et minimus sind in ihrem Ursprunge im vorderen Bereiche der Darmbeinschaufel nicht selten miteinander verschmolzen. Gelegentlich findet sich zwischen ihnen noch ein besonderer Muskel, *Invertor femoris* genannt, welcher bei manchen Affenarten konstant vorkommt.

Der *Glutaeus medius* ist unter normalen Verhältnissen nur in seinem vorderen Abschnitt der percutanen faradischen Reizung zugängig. Der gesamte Muskel — und mit ihm gleichzeitig der Glutaeus minimus — kann nur im Falle einer atrophischen Lähmung des Glutaeus maximus in Kontraktion versetzt werden.

Unter der Gesamtkontraktion des Glutaeus medius et minimus erfährt das vertikal herabhängende, frei pendelnde Bein eine ausgiebige und kräftige *Abduktion*. Steht die Versuchsperson auf einem Bein, während das andere Bein im Knie etwas flektiert ist und das Becken auf der Seite dieses letzteren Beines nach abwärts geneigt ist, so wird unter der Kontraktion des Glutaeus medius und minimus des Standbeines das Becken gegen den Trochanter major angezogen, die vorher herabhängende kontralaterale Beckenhälfte hebt sich, die vorher höher stehende homolaterale Hälfte senkt sich, die Crista iliaca dieser Seite nähert sich dem Trochanter major und dieser letztere, der vorher nach außen herausgetreten war, wird medialwärts eingezogen.

Wird nur die *vordere Portion* des Glutaeus medius in Kontraktion versetzt, so wird das vertikal herabhängende frei pendelnde Bein nach *innen rotiert, abduziert* und etwas nach vorne geführt *(flektiert)*, unter der Kontraktion der *mittleren Portion* erfolgt eine *reine Abduktion* und unter der der *hinteren Portion* eine *Außenrotation, Abduktion* und geringe *Extension*. Der Glutaeus medius ist also dem Deltoideus mit seinen 3 Portionen weitgehend vergleichbar.

DUCHENNE hat darauf aufmerksam gemacht, daß bei stark flektierter Stellung des Oberschenkels, also z. B. in sitzender Stellung, die Kontraktion der vorderen Portion des Glutaeus medius nicht abduzierend, sondern adduzierend wirken solle. R. FICK hat dies bestätigt.

Dem Glutaeus medius und minimus fällt, als den kräftigsten Abductoren des Hüftgelenkes, die wichtige Aufgabe zu, beim Stehen auf einem Bein und ebenso beim Gange während der Phase der einseitigen Unterstützung das Becken auf dem Stützbein seitlich fixiert zu halten. Sowohl beim Stehen auf einem Beine wie in der Phase der einseitigen Unterstützung beim Gange

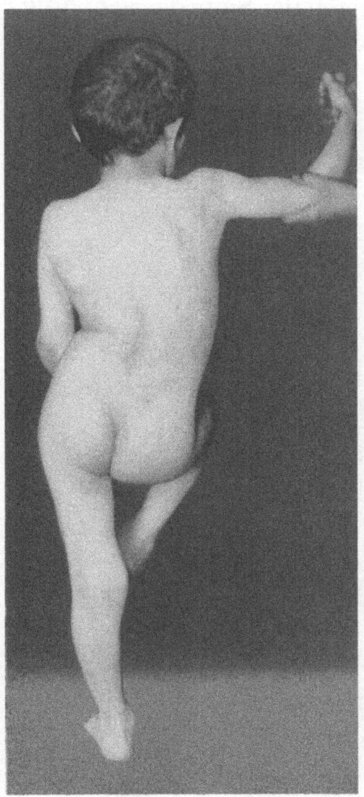

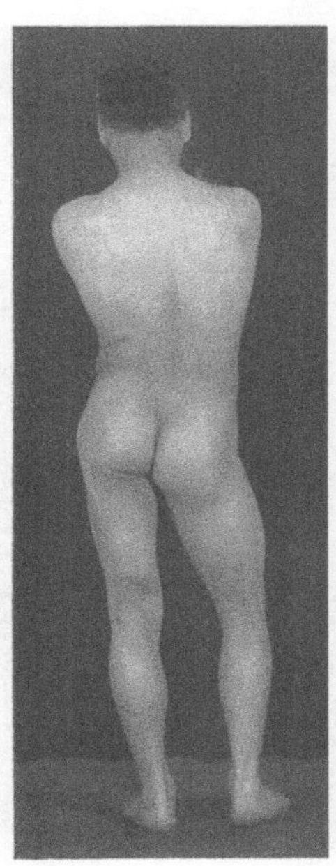

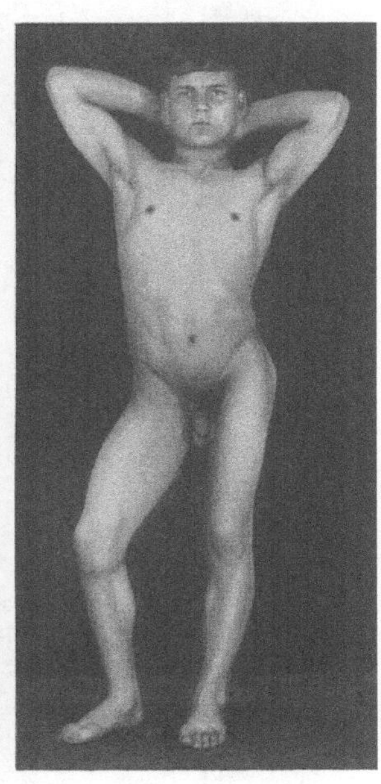

Abb. 349. Abb. 350 a und b.

Abb. 349. Lähmung des linken Glutaeus medius et minimus. Beim Stehen auf dem linken Bein sinkt die rechte Beckenhälfte herab, der linke Trochanter major tritt stark hervor. Wirbelsäule wird kompensatorisch nach links geneigt.

Abb. 350 a und b. Totaltrennung des linken N. glutaeus superior, Lähmung des linken Glutaeus medius et minimus, Becken sinkt beim Lüften des rechten Beines nach rechts herab; kompensatorische Krümmung der Wirbelsäule nach links. Trochanter major tritt linkerseits stark heraus.

ist die Schwere bestrebt, den Rumpf im Coxofemoralgelenk nach der Seite des erhobenen bzw. vorschwingenden Beines zu neigen und das Becken würde unweigerlich auf dem Standbein nach der Seite des erhobenen Beines zu umkippen, wenn es nicht durch kräftige Spannung des Glutaeus medius und minimus des Standbeins festgehalten würde. Die *mangelnde seitliche Fixierung* des *Beckens* auf dem Standbein beim Stehen auf einem Beine und auf dem Stützbein beim Gange ist das charakteristische Merkmal der *Lähmung* des Glutaeus medius et minimus. Die Beckenhälfte des erhobenen Beines sinkt herab, während die dem Stützbein entsprechende Hälfte emporsteigt; auf der Seite des Stützbeines tritt der Trochanter major stark heraus (Abb. 349, 350, 351, 352). Die Wirbelsäule wird zum Ausgleich der mit dem Absinken des Beckens verbundenen Schwerpunktsverschiebung kompensatorisch nach der Seite des Standbeins zu geneigt, was sich durch eine charakteristische Einfurchung in der seitlichen Lendengegend zu erkennen gibt. Der Gang nimmt bei der Lähmung des Glutaeus medius den bekannten watschelnden Charakter an (marche de canard). Er ähnelt dem Gange bei kongenitaler Hüftgelenkluxation und die mangelnde seitliche Fixation des Beckens bei dieser letzteren beruht zum Teil geradezu auf der Insuffizienz des Glutaeus medius et minimus, welche durch die Annäherung, welche die Insertionspunkte dieser Muskeln durch das Emporrutschen des Femurkopfes am Becken erfahren, verursacht wird.

In manchen Fällen von Lähmung des Glutaeus medius und minimus beobachten wir aber einen anderen Kompensationsmechanismus. Das Umkippen des Beckens nach der Seite des Schwungbeines wird dadurch verhütet, daß der

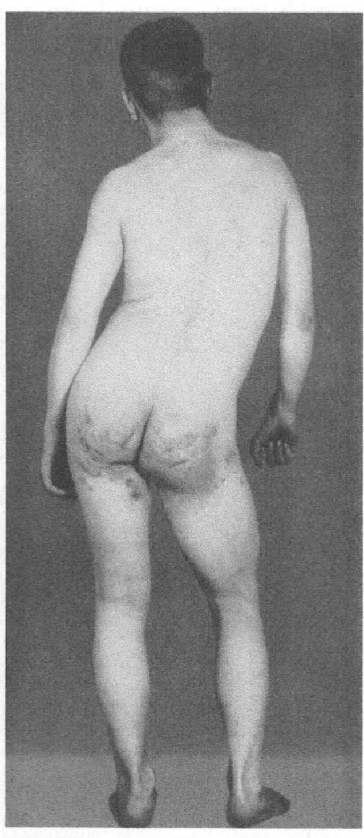

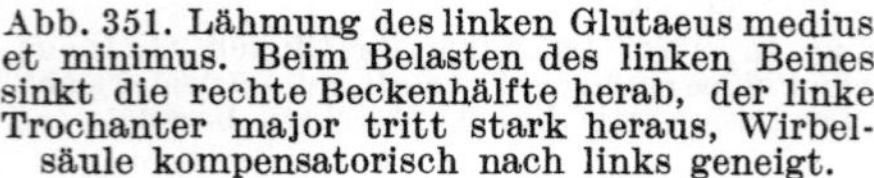

Abb. 351. Lähmung des linken Glutaeus medius et minimus. Beim Belasten des linken Beines sinkt die rechte Beckenhälfte herab, der linke Trochanter major tritt stark heraus, Wirbelsäule kompensatorisch nach links geneigt.

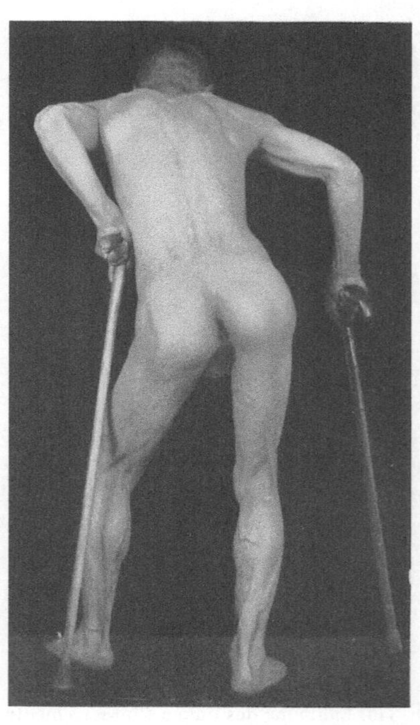

Abb. 352. Gewohnheitslähmung des rechten N. glutaeus superior. Anfangs totale E.R., jetzt völlig normale elektrische Erregbarkeit, keine Atrophie. Sehr geringe kompensatorische Neigung der Wirbelsäule nach rechts.

Kranke in der Phase der doppelten Unterstützung durch einen energischen Streckstoß seitens des hinteren Beines die diesem letzteren entsprechende Beckenhälfte kräftig empor stößt und gleichzeitig die Wirbelsäule sehr stark nach der Seite des vorderen Beines überneigt, so daß nun, wenn das hintere Bein den Boden verläßt und vorschwingt, die Schwerlinie des Rumpfes nicht medial, sondern lateral vom Hüftgelenk des Stützbeines verläuft und die Schwerkraft gar nicht mehr bestrebt ist, das Becken nach der Seite des Schwungbeines zu neigen. Man sieht in Abb. 353 wie unter diesen Umständen trotz der Lähmung des rechten Glutaeus medius et minimus die dem vorgeführten linken Schwungbein entsprechende Beckenhälfte höher, die dem Stützbein entsprechende aber tiefer steht und daß der Trochanter major des Stützbeines nicht nach außen vorspringt, sondern vollkommen nach innen eingezogen ist. Naturgemäß ist aber das Gleichgewicht unter diesen Umständen sehr gefährdet und die Gefahr nach außen umzufallen sehr groß.

Die Lähmung des Glutaeus medius und minimus gibt sich ferner in einer schweren Beeinträchtigung der *willkürlichen Abduktionsfähigkeit* des Beines zu erkennen. Am besten kann man das in Seitenlage des Kranken feststellen, indem beide Beine in gerader Verlängerung des Rumpfes ausgestreckt, eines auf dem anderen, liegen, und das zu prüfende oben liegende Bein gerade emporgehoben, d. h. also vom anderen Bein abgespreizt werden soll. Diese gerade Abspreizung in Seitenlage gelingt bei der Lähmung des mittleren und kleinen Glutaeus nicht. Statt dessen wird der Oberschenkel nach vorne geführt, also flektiert, wobei er allerdings meist eine geringe Abspreizung erfährt. Diese letztere ist auf das Konto der Kontraktion des Tensor fasciae zu setzen, der ja neben seiner flektierenden auch eine gewisse abduktorische Wirkung entfaltet. Viel seltener kommt es vor, daß der Extensor abductorius des Oberschenkels, der Glutaeus maximus für den gelähmten Glutaeus medius et minimus einspringt und daß das Bein, statt gerade abgespreizt zu werden, nach hinten geführt und dabei etwas abduziert wird. Gelegentlich können auch Tensor fasciae und Glutaeus maximus durch Kooperation eine reine Abduktion zustande bringen, die aber nur geringe Exkursion besitzt. Ganz ähnlich liegen die Verhältnisse, wenn die Abspreizung des Beines im Stehen erfolgen soll. Bei völliger Lähmung des Glutaeus medius et minimus kann das Bein nicht gerade nach der Seite abgespreizt werden, sondern fast immer tritt eine Flexion verbunden mit geringer Abduktion (Tensor fasciae) oder aber seltener eine Extension mit gleichzeitiger Abduktion auf (Glut. max.).

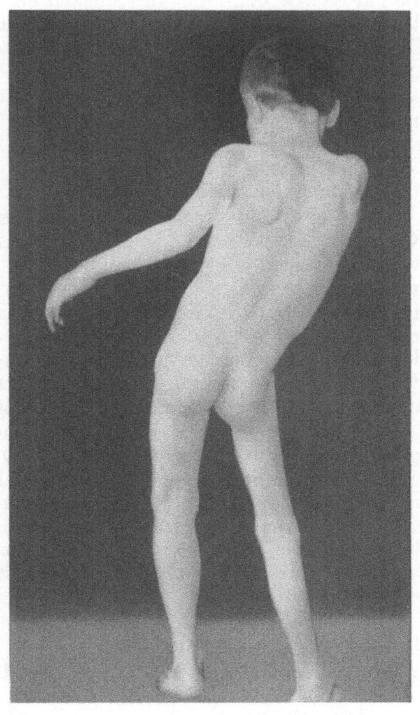

Abb. 353. Lähmung des rechten Glutaeus medius et minimus. In der Phase der doppelten Unterstützung ist durch einen kräftigen Streckstoß des hinteren linken Beines die linke Beckenhälfte nach oben gestoßen worden und der Rumpf ist stark nach rechts geneigt worden; Becken und Wirbelsäule nehmen diese Stellung auch noch in dem Augenblick ein, in welchem das vorgeführte linke Bein wieder dem Boden aufgesetzt wird.

Der Ausfall der abduktorischen Wirkung des Glutaeus medius et minimus gibt sich manchmal auch beim Vorführen des Schwungbeines beim Gange zu erkennen, indem dasselbe in eine abnorme Adduktion gerät und, wenn auch selten, das Stützbein regelrecht überkreuzt.

Die willkürliche Innenrotation des Oberschenkels ist bei der Lähmung des Glutaeus medius und minimus noch möglich. Es stehen als innenrotierende Muskeln noch der Tensor fasciae und die untere Portion des Adductor magnus zur Verfügung. Aber in jedem Falle ist die Kraft, mit der die Innenrotation erfolgt, herabgesetzt. Dagegen gibt sich der Ausfall der hinteren, auswärtskreiselnden Portion des Muskels in einer faßbaren Einschränkung der willkürlichen Auswärtsrollung des Beines nicht zu erkennen, weil dazu noch andere Außenrotatoren in genügender Zahl und Stärke zur Verfügung stehen (Pyriformis Quadrat. femor., Gemelli, Obturator internus et externus und die Mehrzahl der Adductoren).

Eine Naht oder Neurolyse des N. glutaeus superior habe ich niemals vorgenommen. In dem bereits mehrfach erwähnten Falle von traumatischer Caudaläsion infolge Bruches des 3. Lendenwirbels, in welchem Glutaeus medius und minimus anfangs vollständig gelähmt waren, trat die Reneurotisation dieser beiden Muskeln, $1^1/_4$ Jahre nach der operativen Befreiung der lumbosacralen Wurzeln aus ihrer Umschnürung ein, also etwas später als die des Glutaeus maximus und des Tensor fasciae latae und der Außenrotatoren (Quadratus femoris, Pyriformis, Gemelli, Obturator int.). In zahlreichen Fällen von traumatischer Läsion der Cauda equina, und in Fällen von Tumoren der Cauda oder des Lumbosacralmarkes ist mir immer wieder aufgefallen, daß nach der Operation die Wiederherstellung der Funktion der Glutaeus medius relativ spät erfolgte, wie auch umgekehrt die Parese bzw. Lähmung des Muskels bei chronisch progressiven Prozessen dieser Abschnitte des Nervensystems mit zu den ersten manifesten Zeichen ihrer Schädigung gehören kann. Die Wurzel- und Nervenfasern des Glutaeus medius sind jedenfalls vulnerabler als die der anderen gleich proximalen Muskeln der unteren Extremität.

Es gibt sonst normale Individuen, die an einer gewissen Insuffizienz des Glutaeus medius leiden, die sich beim Gange durch die mangelnde seitliche Fixierung des Beckens auf dem Stützbein deutlich zu erkennen gibt. Besonders bei gracilen Personen weiblichen Geschlechtes ist das nicht gerade selten. Ferner wird eine solche Insuffizienz des Glutaeus medius nach allgemein schwächenden Krankheiten des öfteren beobachtet.

Zum Ersatz des gelähmten Glutaeus medius und minimus ist von SAMTER, ASSEN, KRUKENBERG, WULLSTEIN und HAYWARD der Obliquus abdominis externus verwandt worden. Besonders eingehend hat sich LANGE mit dem Ersatz des Glutaeus med. et minimus beschäftigt. Er verwendet als Kraftspender entweder ähnlich wie zum Ersatz des Glutaeus maximus den Sacrospinalis, nur daß die Seidenfäden an dem Trochanter major befestigt werden, oder den gekreuzten Latissimus dorsi oder auch den Vastus lateralis, der an seinem oberen Ansatz vom Femur abpräpariert wird und mit einer Anzahl von Seidenfäden versehen wird, die fächerförmig über den Trochanter major ausgespannt und an der Crista iliaca fixiert werden (genial!).

Ebenso wie vor dem Ersatz des Glutaeus maximus eine vorhandene Kontraktur der Hüftbeuger beseitigt werden muß, muß vor jedem Ersatz des Glutaeus medius et minimus eine etwa vorhandene Retraktion der Adductoren überwunden werden. Da, wo diese durch unblutige orthopädische Mobilisationsmethoden nicht erreicht werden kann, empfiehlt sich eine partielle subcutane Myotomie der Adductoren an ihrem Ansatz am Os pubis. Auch durch partielle Resektion des N. obturatorius außerhalb des Beckens nach STOFFEL oder innerhalb des Beckens nach SEELIG kann eine Kontraktur der Adductoren wirksam bekämpft werden.

8. Die Adductoren: Pectineus, Adductor longus, Gracilis, Adductor brevis, Adductor magnus, Adductor minimus, Obturator externus. [L_2, L_3, L_4; N. obturatorius, N. obturatorius accessorius, N. femoralis (Pectineus), N. tibialis (Adductor magnus).]

Der *Pectineus* entspringt vom Pecten ossis pubis, die Ursprungslinie reicht vom Tuberculum pubicum bis zur Eminentia ileopectinea, der Muskel zieht als relativ breite parallelfaserige Platte schräg nach unten außen, die Muskelbündel konvergieren dann zu einer schmalen Endsehne, welche unterhalb des Ansatzes des Ileopsoas an der Linea pectinea femoris inseriert. Der Pectineus wird vornehmlich vom N. femoralis versorgt, erhält aber auch einen Ast vom N. obturatorius.

Der *Adductor longus* entspringt mit einer schmalen Ursprungssehne medial von dem Ursprung des Pectineus, etwas unterhalb vom Tuberculum pubicum. Von der Ursprungssehne aus divergieren die Muskelfasern, sie verlaufen schräg abwärts und lateralwärts und inserieren in langer Ausdehnung an der Linea aspera medialis femoris, unterhalb des Ansatzes des Adductor brevis.

Der *Gracilis* entspringt von der Symphyse und zieht als länglicher Muskelbauch nach abwärts, seine lange Endsehne geht in den Pes anserinus über.

Der *Adductor brevis* wird großenteils vom Pectineus verdeckt, nur zwischen dessen unterem medialen Rande und dem lateralen Rande des Adductor longus liegt ein Teil des Muskels unbedeckt. Er entspringt von der Symphyse unterhalb des Ursprungs des Adductor longus, medial vom Foramen obturatorium. Von der schmalen Ursprungsfläche aus divergieren die Muskelfasern nach abwärts und lateralwärts und inserieren an der Linea aspera femoris medialis, unterhalb der Insertion des Pectineus und oberhalb der des Adductor longus. Am oberen Rande des Adductor brevis tritt der Ramus profundus des N. obturatorius hinter den Muskel, während der Ramus superficialis an seiner Vorderseite abwärts zieht.

Der *Adductor magnus* wird von vornher vollkommen von den vorangehenden Muskeln verdeckt. Er entspringt vom Ramus descendens des Os pubis. Von der Ursprungsfläche aus entfaltet sich der Muskel fächerartig, die obersten Bündel ziehen horizontal nach außen und werden in der Regel als *Adductor minimus* bezeichnet, sie inserieren am Femur unterhalb der Insertion des Quadratus femoris im obersten Bereich der Linea aspera. Die sich an den Adductor minimus nach unten anschließenden Bündel des Adductor magnus verlaufen schräg nach abwärts und lateralwärts, um so mehr nach abwärts, je distaler sie liegen. Der Adductor magnus inseriert erstens in langer Ausdehnung an der Linea aspera bis zum HUNTERschen Kanal herab, zweitens aber bilden die medialen, nahezu longitudinal nach abwärts verlaufenden Bündel eine starke Endsehne, welche am Epicondylus medialis femoris inseriert. Dieser Teil des Muskels erhält seine Innervation zum großen Teil aus dem N. ischiadicus, während der obere an der Linea aspera inserierende Teil vornehmlich dem N. obturatorius untersteht.

Der *Obturator externus* liegt hinter dem Pectinus, Adductor longus und Adductor brevis. Er entspringt von der Außenfläche der das Foramen obturotorium erfüllenden Membrana obturatoria und der Umrandung des Foramens; er zieht horizontal nach außen, *hinter* dem Schenkelhals vorbei und inseriert an diesem in der Fossa intertrochanterica.

Von den Adductoren sind der Pectineus, der Adductor longus und Gracilis wegen ihrer oberflächlichen Lage ohne Schwierigkeit der percutanen faradischen Reizung zugängig. Der Adductor magnus ist in der Norm wenigstens teilweise an der Innenseite des Oberschenkels hinter dem hinteren Rande des Gracilis erreichbar. Bei atrophischer Lähmung des Semitendinosus, Semimembranosus und Biceps gelingt seine elektrische Reizung von der Rückseite her sehr gut. Den Adductor brevis kann man isoliert nur erregen, wenn er operativ freigelegt ist. Das gleiche gilt für den Obturator externus. DUCHENNE hat offenbar den Adductor brevis mit dem Adductor longus verwechselt, wenn er sagt, der letztere sei vom Pectineus und Adductor brevis verdeckt und darum der percutanen faradischen Reizung unzugänglich, während er die isolierte Reizung des Adductor brevis ohne weiteres für möglich hält und ihre Wirkung genau beschreibt.

Die gemeinsame Wirkung aller der genannten Muskeln ist bei frei beweglichem Oberschenkel eine *Adduktion* des Beines. Außer dieser adduktorischen Wirkung entfaltet aber jeder der Muskeln noch bestimmte Nebenwirkungen.

Der *Pectineus flektiert* den Oberschenkel etwas und *rollt* ihn etwas nach *außen*, letzteres besonders bei flektierter Stellung des Oberschenkels.

Der *Adductor longus* wirkt ebenfalls eine Spur flektierend und auswärtsrollend.

Nach R. FICK soll er allerdings bei ausgesprochener Flexionsstellung des Oberschenkels eine extendierende Wirkung haben. Die kreiselnde Wirkung hält FICK für sehr gering.

Der *Gracilis* besitzt neben seiner adduktorischen Wirkung auch eine *flektierende* und *einwärtsrollende* Komponente. Die flektierende Wirkung tritt besonders hervor, wenn der Oberschenkel vorher in Streckstellung gebracht war und wenn der beugenden Wirkung des Muskels auf den Unterschenkel durch Fixierung des Knies in Streckstellung kein Raum gegeben wird. Ich habe wiederholt bei Verletzung der Cauda equina, bei denen nur die erste und zweite Lendenwurzel intakt, alle anderen Wurzeln von L_3 an abwärts aber durchtrennt waren, bei der willkürlichen Beugung des Oberschenkels, die in vollem Umfange möglich war, außer der Kontraktion des Ileopsoas und Sartorius auch eine kräftige Zusammenziehung des Gracilis feststellen können.

R. FICK sagt, daß der Gracilis von 20—40° Vorhebung ab extendierend wirke. DUCHENNE erwähnt die meines Erachtens zweifelsohne vorhandene Beugewirkung des Muskels auf den Oberschenkel überhaupt nicht.

O. FISCHER gibt an, daß der *Gracilis* bei freier Beweglichkeit des Hüft- und Kniegelenkes, wenn keine anderen Kräfte auf das System Oberschenkel-Unterschenkel wirken, in der Hauptsache gleichzeitiger Beuger des Knie- und Hüftgelenkes sei. Bei Haltungen des Hüftgelenkes, welche der rechtwinkligen Beugestellung desselben nahe kommen und gleichzeitigen nicht zu starken Beugestellungen des Kniegelenkes, wirke der Gracilis dagegen streckend auf das Hüftgelenk. Das letztere ist auch der Fall, wenn das Hüftgelenk um mindestens 30° gebeugt und das Kniegelenk sich in der Nähe der äußersten Beugestellung befindet. Das Kniegelenk wird in allen Haltungen des Beins gebeugt.

Die *obere Portion* des *Adductor magnus*, zu welcher auch der Adductor minimus gehört, wirkt *auswärtskreiselnd*, die *untere* dagegen *einwärtskreiselnd*.

Das hatte schon DUCHENNE gelehrt, und ich kann die Richtigkeit dieser Angabe, wenigstens für die Normalstellung des Beines in horizontaler Lage bestätigen.

Die *obere Portion* des Adductor magnus soll nach R. FICK in gestreckten Lagen und bei Vorhebung bis zu 50° eine *Flexion* des Oberschenkels, bei stärkeren Graden von Vorhebung aber eine *Extension* bewirken, die *untere Portion* soll schon in der Grundstellung und in allen Beugestellungen *streckend* wirken. DUCHENNE erwähnt nichts von einer flektierenden Wirkung des Muskels. Die kreiselnde Wirkung des Adductor magnus hält R. FICK für sehr gering, die obere Portion soll in gestreckter Lage, die untere in gebeugten Lagen etwas einwärts kreiseln.

Die *untere Portion des Adductor magnus* soll nach DUCHENNE besonders beim Reiten von Bedeutung sein, wobei die Oberschenkel einerseits durch Adduktion den sogenannten Schenkelschluß zu halten haben, andererseits die Fußspitzen der Sporenhaltung wegen nicht auswärts rotiert, sondern geradeaus gerichtet gehalten werden müssen. Beiden Aufgaben wird die untere Portion des Adductor magnus gerecht. Es darf aber nicht übersehen werden, daß, wie R. FICK richtig bemerkt, die Sporenstellung, d. h. die geradeaus gerichtete Stellung der Fußspitze in erster Linie durch Einwärtskreiselung des Unterschenkels im Kniegelenk erreicht wird.

H. v. BAEYER gibt an, daß alle Adductoren bei gebeugtem Knie- und Hüftgelenk, wenn die Fußspitze den Drehpunkt abgibt, um welchen die Gliederkette des Beines kreiseln könne, innenrotierend wirkten, während sie ceteris paribus bei gestrecktem Knie und Hüftgelenk auswärts kreiselnd wirken sollen. Letzteres soll auch am vertikal herabhängenden, freipendelnden Beine der Fall sein. Wir kommen auf diese Punkte später noch ausführlich zurück.

Der *Obturator externus,* dessen Kontraktion man manchmal sehr gut durch isolierte Reizung seines Astes bei der intrapelvinen Freilegung des N. obturatorius erzielen kann, bewirkt außer der nur schwachen Adduktion des Oberschenkels eine ausgiebige *Außenrotation.*

Außerdem soll er nach R. FICK in der Grundstellung des Beines ein ansehnlicher Flexor sein; in fast allen anderen Stellungen soll die obere Portion vorhebend, die untere hingegen streckend wirken.

Alle genannten Adduktoren werden vom N. obturatorius innerviert. Der Pectineus erhält außerdem einen Ast vom N. cruralis; die mediodorsale untere Portion des Adductor magnus wird vornehmlich vom tibialen Anteil des Hüftnerven versorgt. Die Folge ist die, daß bei Totaltrennung des N. obturatorius die Adductoren nicht ganz gelähmt sind, die Adduktion des Beines gelingt noch mit einer gewissen, allerdings individuell sehr wechselnden Kraft. Wenn alle Adductoren, Pectineus, Adductor longus, Gracilis, Adductor brevis, Adductor magnus und Obturator externus, *gelähmt,* die Abductoren aber erhalten sind, was bei Poliomyelitis und bei traumatischen Läsionen des Lumbalmarkes vorkommt, so hat das auf die Ruhelage des Beines nicht den Einfluß, daß das Bein nun eo ipso in eine vermehrte Abduktionsstellung rückt und darin verharrt. Wenn die Beine bei horizontaler Rückenlage des Kranken nebeneinander gelagert sind, so behalten sie diese Stellung auch bei, solange sie nicht durch andere Kräfte aus der adduzierten Stellung herausgeführt werden. Die Schwere des Beines bietet den abspreizenden Muskelkräften ein genügendes Pari.

Anders liegen in dieser Beziehung die Verhältnisse bei spastischen Beinlähmungen. Zur Bekämpfung der spastischen Adduktionskontraktur der Beine, besonders bei der kongenitalen spastischen Paraplegie der Beine (LITTLEsche Krankheit) ist früher vielfach die offene oder subcutane Myotomie der Adductoren nahe an ihrem Ansatz am Becken ausgeführt worden. In neuerer Zeit ist an die Stelle dieser Myotomie mehr und mehr die totale oder partielle Durchschneidung des N. obturatorius außerhalb des Foramen obturatorium (LORENZ, STOFFEL) oder intrapelvin (SEELIG) getreten. ALLYSON und SCHWAB haben die Deefferentierung der Adductoren durch Alkoholinjektion in den Nerven distal von seinem Austritt aus dem Foramen obturatorum empfohlen. In den Fällen, in denen mehr oder weniger alle Adductoren myotomiert wurden oder der N. obturatorius total durchtrennt wurde, ist es wiederholt zu einer der vorangehenden entgegengesetzten Haltungsanomalie gekommen; an die Stelle der vorbestehenden Adduktionskontraktur der Beine hat sich eine mehr oder weniger ausgesprochene Abduktionskontraktur entwickelt. Bd. 6, Abb. 290, S. 257, stellt einen besonders stark ausgesprochenen Grad einer solchen Abduktionskontraktur nach einer totalen Myorrhexis der Adductoren dar. Zu solchen Abduktionskontrakturen kommt es nach Ausschaltung der Adductoren besonders dann, wenn die Beine nach der Operation für einige Zeit in Abduktionsstellung immobilisiert worden sind. Durch die Annäherung der Insertionspunkte, welcher die Abductoren innerhalb des fixierenden Verbandes ausgesetzt gewesen sind, kommt es zu einer spastischen Kontraktur der letzteren und diese besteht dann auch nach Beseitigung des fixierenden Verbandes fort. In dem oben erwähnten Falle konnte diese Abduktionskontraktur nur durch die Resektion der hinteren Lumbosacralwurzeln wieder beseitigt werden. Solche Abduktionskontrakturen sind allerdings durchaus nicht in allen Fällen von totaler Durchtrennung des N. obturatorius beobachtet worden. Abgesehen von der Lagerung des Beines post operationem ist hier sicher die akzessorische Innervation der Adductoren durch den N. cruralis und N. tibialis von Bedeutung. Wenn diese relativ stark entwickelt ist, so kann die den Adductoren noch zugeleitete Innervation trotz totaler Obturatoriusdurchtrennung ausreichen, um der an sich ja nicht sehr großen Abduktionstendenz genügend Widerstand zu leisten. Da aber, wo die akzessorische Innervation durch den Femoralis und Tibialis zu schwach ist, setzt sich die Wirkung der Abductoren durch. Als praktische Konsequenz ergibt sich aus den einschlägigen Beobachtungen, daß zur Beseitigung einer spastischen Kontraktur der Adductoren weder alle Adductoren myotomiert, noch der N. obturatorius total durchtrennt werden sollte. Ich führe stets nur die partielle Durchtrennung aus; je nach der Schwere der Kontraktur opfere ich nur die Hälfte oder höchstens Zweidrittel des Nerven.

Bei völliger Lähmung aller Adductoren (Pectineus, Adductor longus, Gracilis, Adductor brevis, Adductor magnus und Obturator externus) fällt besonders auf, daß das Bein in der Ruhe bei horizontaler Rückenlage des Kranken abnorm stark nach außen rotiert liegt. Da in der Normalstellung des Oberschenkels, d. h. in der Position, welche die Beine in horizontaler Rückenlage einnehmen, die Hauptmasse der Adductoren auswärtskreiselnd und nur die untere Portion des Adductor magnus und der Gracilis einwärtskreiselnd wirken, so werden wir annehmen dürfen, daß gerade die letzteren beiden Muskeln an der Erhaltung der normalen Rotationsstellung des Oberschenkels wesentlich beteiligt sind und daß infolge ihres Ausfalls die auswärtsrollenden Kräfte die Oberhand gewinnen. Diese Auffassung wird durch Beobachtungen Duchennes, welcher bei isolierter Lähmung gerade der unteren Portion des Adductor magnus eine abnorme Außenrotationsstellung des Beines angetroffen hat, gestützt. Ich habe die gleiche Beobachtung in einem Falle von Totaltrennung des Hüftnerven gemacht, in welchem offenbar die untere Portion des Adductor magnus ganz oder vorwiegend dem N. ischiadicus unterstand.

Bei totaler Lähmung des Pectineus, Adductor longus, Gracilis, Adductor brevis, Adductor magnus und Obturator externus ist die *willkürliche Adduktion* des Beines auf das Schwerste behindert; die Kranken können in Rückenlage das Bein, wenn es in eine abduzierte Stellung gebracht ist, nicht wieder an das andere Bein heranführen und wenn es sich in Adduktionsstellung befindet, so können sie es abduktorischen Kräften gegenüber nicht festhalten; sie können die Beine nicht aneinander pressen, sie können im Sitzen das Bein nicht über das andere schlagen. Die noch zur Verfügung stehenden adduktorischen Kräfte (untere Portion des Glutaeus maximus, Ileopsoas, Obturator internus, Biceps cap. long., Semitendinosus, Semimembranosus) reichen zu allen diesen Leistungen nicht aus. Dagegen gelingt den Kranken der Flankengang noch einigermaßen. Sie neigen dabei, wenn sie das Schwungbein an das Standbein heranziehen sollen, den Rumpf auf dem Standbein beträchtlich nach außen über und verlegen den Schwerpunkt der Körpers stark nach dieser Seite; dadurch bekommt das Schwungbein genügend Luft und pendelt nun einfach der Schwere folgend an das Standbein heran. Unterstützt wird die Schwerkraft durch die anderen, noch vorhandenen adduktorischen Muskelkräfte.

Ferner gibt sich der Ausfall der Adductoren besonders bei denjenigen Bewegungen zu erkennen, bei denen die Adductoren als kollaterale Synergisten zu fungieren haben. Wenn das Bein bei Rückenlage des Kranken gerade erhoben werden soll, so fällt es im Falle der Adductorenlähmung der Schwere folgend, nach außen über, sobald es auch nur eine Spur aus der Vertikalebene nach außen herausgelangt. Der Kranke ist daher bemüht, das Bein bei der Erhebung ständig etwas nach innen geneigt zu halten. Beim Gange weicht das Schwungbein beim Vorführen desselben von hinten nach vorne aus der vertikalen Ebene nach außen zu ab; Kranke mit Lähmung der Adductoren gehen in der Regel breitbeinig. Komplizierter liegen die Verhältnisse, wenn die Adductoren die Rolle der kollateralen Synergisten bei geführten Bewegungen zu erfüllen haben. Das ist z. B. der Fall, wenn der Kranke in horizontaler Rückenlage das Bein in Knie und Hüfte beugt und dabei mit der Ferse auf der Unterlage gleitet. Hierbei haben die Adductoren ein Überfallen des Beines nach außen zu verhüten, und bei Lähmung der Adductoren kommt es zu einem solchen Überfallen, sobald das Knie aus der vertikalen Bewegungsebene nur etwas nach außen abweicht; dieses Überfallen des Beines bedeutet aber nicht nur eine Abduktion des Beines, sondern gleichzeitig auch eine Außenrotation und an diesem Beispiel läßt sich deutlich erkennen, daß die kreiselnde Wirkung, welche die Adductoren auf den Oberschenkel ausüben, von den Bedingungen, unter denen die Bewegung erfolgt, abhängt; bei einer geführten Bewegung wie der soeben beschriebenen wirken alle Adductoren adduzierend und gleichzeitig einwärtskreiselnd, sowie es M. v. Baeyer angegeben hat. Ganz ähnlich liegen die Verhältnisse beim Aufstehen aus sitzender Stellung und beim Hinsetzen aus stehender Stellung. Wenn der Kranke vom Stuhl aufsteht, so weichen die Oberschenkel, wenn die Adductoren gelähmt sind, auseinander, die Knie weisen stark auswärts; auch diese Bewegung bedeutet gleichzeitig eine Abduktion und Außenrotation der Oberschenkel; auch hier handelt es sich um eine geführte Bewegung, bei welcher die Adductoren normaliter nicht nur adduzierend, sondern auch einwärtskreiselnd wirken. Erst am Schluß der Bewegung, wenn das Aufstehen beendet ist, gelangen auch im Falle der Lähmung der Adductoren die Oberschenkel durch die Streckung, welche die Beine erfahren, wieder in eine parallele Stellung zueinander. Ebenso weichen beim Hinsetzen aus stehender Stellung bei Lähmung der Adductoren die Knie unter Abduktion und Außenrotation der Oberschenkel auseinander.

Beim *Stehen* auf einem Bein wirken die Adductoren auf das Becken und damit auf den Oberkörper in der Weise ein, daß sie das Becken nach der Seite des vom Boden erhobenen Beines neigen und im Falle einer Verlagerung des Oberkörperschwerpunktes nach außen ein Überfallen desselben nach außen verhüten. Bei Lähmung der Adductoren ist diese Gefahr in der Tat vorhanden. Die Kranken halten daher beim Stehen auf einem Bein den Oberkörper nach der Seite des erhobenen Beines zu geneigt. Auch beim Gange kann man beobachten, daß die Kranken den Schwerpunkt des Körpers nicht genügend auf das Stützbein verlegen, sie belasten das Stützbein nur wenig, das Becken hängt nach der Seite des Schwungbeines zu herab und der Trochanter major des Stützbeines tritt nach außen heraus. Die Störung gleicht äußerlich derjenigen, welche aus der Lähmung des Glutaeus medius et minimus resultiert, weitgehend, hat aber, wie ersichtlich, eine ganz andere Ursache. Noch viel deutlicher tritt dies beim Flankengang zutage. Hierbei wird normaliter, wenn das abgespreizte Bein die Rolle des Stützbeines übernimmt und das andere Bein herangezogen werden soll, der Oberkörper auf dem Stützbein mehr oder weniger stark nach außen verlegt. Im Falle der Lähmung der Adductoren würde diese Neigung des Rumpfes nach außen sofort die Gefahr heraufbeschwören, daß er nach außen umfällt. Der Kranke ist daher ängstlich darauf bedacht, daß der Schwerpunkt des Oberkörpers das Hüftgelenk nicht nach außen zu überschreitet, sondern medial davon bleibt.

Den Adductoren fällt schließlich noch die Aufgabe zu, die Exkursionsbreite des Oberschenkels im Sinne der Abduktion einzudämmen. Bei Lähmung derselben kann der Oberschenkel mehr oder weniger weit über das normaliter mögliche Maß hinaus abduziert werden, weil der Dehnungsreflex der Adductoren, welcher normaliter die Grenze der Abduktionsexkursion bestimmt, fehlt. Dieselbe abnorme Spreizfähigkeit der Beine wird bei denjenigen Erkrankungen des Nervensystems beobachtet, welche mit einer Aufhebung oder Abschwächung des Dehnungsreflexes einhergehen (Tabes dorsalis, atonisch-astatische Cerebrallähmung (Bd. 5, S. 167, Abb. 109, Bd. 6, S. 344, Abb. 331 und 332). Daß gelegentlich sonst normale Individuen mit hochgradiger Überdehnbarkeit der Muskulatur, die sog. Kautschuk- oder Schlangenmenschen, eine weitgehende Spreizfähigkeit der Beine aufweisen, ist ja bereits früher erwähnt. Der sog. Grand écart der Clowns und der Tänzerinnen ist das bekannteste Beispiel dafür.

Ich habe bisher nie eine Naht oder Neurolyse des N. obturatorius vorgenommen. Bei traumatischen Läsionen der Cauda equina, bei denen anfangs die Adductoren mitgelähmt waren, stellt sich die Funktion der letzteren in der Regel mehr oder weniger vollkommen wieder her, sofern nicht eine totale Leitungsunterbrechung der 2., 3. und 4. Lendenwurzel vorliegt. Ihre Reparabilität steht etwa mit der des Quadriceps auf einer Stufe, steht aber der der Hüftbeuger, besonders des Ileopsoas, und der des Glutaeus maximus etwas nach. Auch bei Tumoren der Cauda equina oder des Lumbosacralmarkes fand ich, daß die Adductoren nach der operativen Entfernung des Tumors sich in der Regel bald nach den proximalen Muskeln Ileopsoas und Glutaeus maximus, und gleichzeitig mit dem Quadriceps wiederherstellen.

9. Die Außenrotatoren: Pyriformis, Quadratus femoris, Gemelli, Obturator internus, Obturator externus.

[L_4 (Obturator externus), L_5, S_1, S_2; Plexus ischiadicus, Plexus pudendus.]

Der *Pyriformis* entspringt innerhalb des kleinen Beckens von der Vorderfläche des Sacrums im Bereiche der Foramina sacralia anteriora II—IV und mit einer akzessorischen Ursprungszacke vom Os ileum im Bereiche der Incisura ischiadica major. Der Muskel zieht durch das Foramen ischiadicum majus quer nach außen und inseriert als oberster der Außenroller nahe der Spitze des Trochanter major.

Der *Quadratus femoris* entspringt vom Tuber ischii oberhalb des Ursprungs des langen Bicepskopfes und Semitendinosus. Er zieht quer nach außen und inseriert unmittelbar unterhalb der Insertion des Obturator externus breit am Trochanter major und an der Rückseite des Femur, nach außen von der Crista intertrochanterica.

Der *Obturator internus* entspringt innerhalb des kleinen Beckens mit breiter Ursprungsfläche von der Membrana obturatoria und deren knöcherner Umrandung, wobei er vorne oben eine schmale Öffnung für den Canalis obturatorius frei läßt. Der Muskel schlingt sich mit seiner Endsehne um die Incisura ischiadica minor herum, durch die mächtige Bursa obturator. intern. gepolstert. Nach seinem Austritt aus dem kleinen Becken erhält der Muskel eine Verstärkung durch die beiden *Gemelli*, von denen der obere von der Spina ischiadica, der untere vom Tuber ischii entspringt; sie legen sich, quer nach außen ziehend, dem Obturator internus oben und unten an. Alle drei laufen in eine gemeinsame Endsehne aus, welche am Trochanter major unterhalb der Insertion des Pyriformis und oberhalb der des Obturator externus inseriert.

Der Pyriformis erhält seine Innervation in der Regel durch kurze Äste, die unmittelbar aus dem fünften lumbalen, ersten und zweiten sacralen Spinalnerven hervorgehen, der Quadratus femoris erhält seine Zweige aus dem obersten Abschnitt des Hüftnerven, der Obturator internus und die Gemelli entweder auch aus dem Hüftnerven oder aus dem N. pudendus.

Pyriformis, Obturator internus, Gemelli und *Quadratus femoris* sind der percutanen faradischen Reizung nur zugängig bei atrophischer Lähmung des Glutaeus maximus. Wiederholt habe ich diese Muskeln direkt faradisch gereizt, nachdem sie operativ zum Zwecke der Exposition des Hüftnerven an seinem Austritt aus dem Foramen infrapyriforme freigelegt waren. Alle diese Muskeln sind in erster Linie *Außenrotatoren* des Oberschenkels. Funktionell gehört auch der Obturator externus mit ihnen zusammen, über dessen Wirkung bereits früher

S. 368 berichtet worden ist, der aber wegen seiner Zugehörigkeit zur Domäne des N. obturatorius bereits unter den Adductoren abgehandelt worden ist.

Neben der auswärtskreiselnden Wirkung haben die einzelnen der genannten Muskeln noch folgende Nebenwirkungen.

Der *Pyriformis* wirkt gleichzeitig etwas *extendierend* und *abduzierend*, wie dies schon Duchenne erkannt hatte; er wirkt also genau wie die hintere Portion des Glutaeus medius. Nach R. Fick soll der Pyriformis bei stärkerer Flexions-Abduktionsstellung des Oberschenkels letzteren einwärts kreiseln.

Dem *Obturator internus* und den *Gemelli* sowie dem *Quadratus femoris* schreibt Duchenne keine besonderen Nebenwirkungen zu.

R. Fick gibt an, daß der Obturator internus etwas extendierend und in den der vollen Streckung benachbarten Lagen adduzierend, bei stark flektiertem Oberschenkel aber abduzierend wirke.

Der *Quadratus femoris* besitzt nach R. Fick in der Grundstellung eine geringe flektierende, bei flektierter Stellung des Oberschenkels aber eine extendierende Wirkung, ferner soll er in fast allen Stellungen abduzierend wirken.

Mehr oder weniger isolierte *Lähmung* der hier zusammengefaßten Außenrotatoren des Oberschenkels kommt besonders bei Poliomyelitis vor. Bei Läsionen der Cauda equina unterhalb des Austritts der 3. Lendenwurzel sind alle Außenrotatoren völlig gelähmt, dagegen bei Läsionen, welche die 4 oberen Lendenwurzeln verschonen, ist der Obturator externus, welcher vorzugsweise aus L_4 innerviert wird, mehr oder weniger intakt. Eine abwegige Rotationsstellung des Beines in der Ruhe, sei es in horizontaler Rückenlage des Patienten, sei es beim aufrechten Stehen, tritt bei der Lähmung der Außenrotatoren besonders dann zutage, wenn die Innenrotatoren (vordere Portion des Glutaeus medius, Tensor fasciae latae, untere Portion des Adductor magnus) erhalten sind. Das Bein weist dabei im Liegen einen abnormen Grad von Einwärtskreiselung auf, beim Stehen verläuft die Verbindungslinie der Epikondylen des Femur nicht in frontaler Richtung, sondern schräg von vorne außen nach hinten innen, die Fußspitze ist nach innen gerichtet. Die willkürliche *Auswärtskreiselung* ist aber noch möglich; es steht dazu noch die hintere Portion des Glutaeus medius, der Pectineus, Adductor longus, Adductor brevis, die obere Portion des Adductor magnus, der Ileopsoas, Sartorius und Glutaeus maximus zur Verfügung.

Die Außenroller des Oberschenkels stellen sich bei traumatischen Schädigungen der Cauda equina, sofern sie anfangs mitgelähmt waren und überhaupt eine Reversion der Noxe eintritt oder eine Regeneration zustande kommt, relativ früh wieder her, d. h. etwa gleichzeitig mit den anderen proximalen Muskeln des Oberschenkels, Glutaeus maximus, Tensor fasciae usw., aber früher als z. B. die etwas distaler gelegenen langen Kniebeuger (Biceps, Semitendinosus und Semimembranosus) und der Quadriceps. Das gleiche wird bei Tumoren der Cauda equina nach deren erfolgreicher Entfernung beobachtet. In dem früher erwähnten Falle von traumatischer Läsion der Cauda equina in der Höhe des dritten Lendenwirbels erfolgte die Reneurotisation der Rollmuskeln gleichzeitig mit der des Glutaeus maximus und Tensor fasciae latae, 1 Jahr post operationem. Ein Ersatz der gelähmten Außenrotatoren durch Muskelüberpflanzung ist meines Wissens niemals unternommen worden. In einem Falle von vollkommener Lähmung derselben habe ich die sehr störende Innenrotationsstellung des Beines dadurch beseitigt, daß ich den Pyriformis und Quadratus femoris durch starke Raffnähte ausgiebig verkürzt habe, nachdem ich vorher den Tensor fasciae latae und die vordere Portion des Glutaeus medius subperiostal von ihrer Insertion am Becken abgelöst hatte.

10. Die nicht über das Hüftgelenk hinwegziehenden Muskeln.

O. Fischer hat gezeigt, daß jeder eingelenkige Muskel nicht nur auf das Gelenk, über welches er hinwegzieht, sondern gleichzeitig auch auf das nächst proximale und nächst distale Gelenk des Gliedersystems wirkt. Diese Wirkung tritt aber nur zutage, wenn die in Betracht kommenden Gelenke frei beweglich sind und keine anderen Kräfte auf das Gliedersystem einwirken. Unter diesen Umständen wirken die beiden Vasti nicht nur streckend auf das Knie, sondern auch streckend auf das Hüftgelenk, der kurze Kopf des Biceps wirkt umgekehrt beugend sowohl auf den Unterschenkel wie auf den Oberschenkel. Unter besonderen Umständen können sogar Muskeln, welche nur das Fußgelenk überbrücken, auch auf das Hüftgelenk einwirken. Fuß, Unterschenkel und Oberschenkel stellen eine Gliederkette dar, innerhalb welcher jeder Abschnitt den anderen beeinflußt, wenn ein Endpunkt der Gliederkette festgestellt ist. So bewirkt z. B. beim Stehen mit hintereinander gestellten Füßen eine Plantarflexion des hinteren Fußes zwangsläufig eine Flexion des Knies und des Oberschenkels, wenn das vordere Bein in sich und der Rumpf seinerseits gegen das vordere Bein festgestellt ist. Wenn das Becken auf dem vorderen Bein nicht festgestellt ist, dagegen das Knie des hinteren Beines durch Kontraktion des Quadriceps und das Hüftgelenk desselben durch Kontraktion des Glutaeus maximus in Streckstellung fixiert ist, so hat die Plantarflexion des hinteren Fußes einen ganz anderen Effekt, es wird dann die ihm entsprechende Beckenhälfte emporgehoben und nach vorne geschoben. Über diese geführten Bewegungen ist bereits früher (Kap. 1, S. 29) berichtet worden.

C. Die Ruhelage des Oberschenkels und die statischen Leistungen der Muskeln des Coxofemoralgelenkes beim Stehen.

Als Ruhelage des Oberschenkels bezeichnen wir diejenige Lage, welche das Bein bei horizontaler Rückenlage in der Ruhe einnimmt. Die Oberschenkel bilden dabei die gerade Verlängerung des Rumpfes, sie liegen parallel nebeneinander, die Verbindungslinie der Femurkondylen steht annähernd horizontal, die Kniescheibe weist aufwärts, die Fußspitze ist bei gestrecktem Unterschenkel aufwärts und etwas nach außen gerichtet. Die Hüftneigungslinie ist um etwa 45^0 gegen die Horizontalebene nach abwärts geneigt (vgl. Abb. 335, S. 352).

Die wichtigsten Abweichungen von der normalen Ruhelage des Oberschenkels infolge von Lähmung der Hüftgelenksmuskeln sind folgende. Bei *Lähmung* der *Hüftstrecker* erlangen die Beuger das Übergewicht, der Oberschenkel gerät nicht selten trotz der auf Streckung gerichteten Schwerkraft in Flexion und es kommt sehr leicht zu einer Retraktion der Hüftflexoren. Bei stärkeren Graden von Beugekontraktur liegt der Oberschenkel der Unterlage überhaupt nicht auf, die Hüftflexion wird aber teilweise durch eine Lordose der Lendenwirbelsäule ausgeglichen. Je mehr man versucht, den Oberschenkel zu strecken, um so mehr nimmt die Lordose zu, gleicht man die letztere aus, so nimmt die Beugestellung des Oberschenkels entsprechend zu. Leichtere Grade von Retraktion der Hüftbeuger können durch die Lordose so weit ausgeglichen werden, daß der Oberschenkel mit der Unterlage vollen Kontakt hat. Sobald man aber Becken und Wirbelsäule beugt, hebt sich der Oberschenkel sofort von der Unterlage ab.

Die Schrumpfungskontraktur der Hüftbeuger ist am stärksten bei Lähmung aller Hüftstrecker, aber auch schon der Ausfall des Glutaeus maximus allein hat sehr leicht eine Beugekontraktur im Gefolge, während bei isolierter Lähmung der anderen Hüftstrecker, Semitendinosus, Semimembranosus und Biceps der intakte Glutaeus maximus keine Schrumpfung der Hüftbeuger aufkommen läßt.

Bei *Lähmung der Abductoren* weicht die Ruhelage des Beines im Liegen nicht von der Norm ab. Die Adductoren unterliegen aber bei der Lähmung der Abductoren sehr leicht einer Schrumpfung, so daß das Bein auch passiv nicht mehr oder nur in geringerem Umfange abgespreizt werden kann als dies normaliter möglich ist. Bei *Lähmung* der *Adductoren* ist beim Liegen keine vermehrte Abduktionsstellung des Oberschenkels vorhanden, sofern das Bein nicht künstlich in eine solche gebracht wird. Die Trägheit des Beines bildet in der Ruhe ein ausreichendes Gegengewicht gegen den Zug der Abductoren. Aber das Bein sinkt, wenn alle Adductoren gelähmt sind, in Außenrotation, woran wohl besonders der Ausfall der einwärtskreiselnden Komponente der unteren Portion

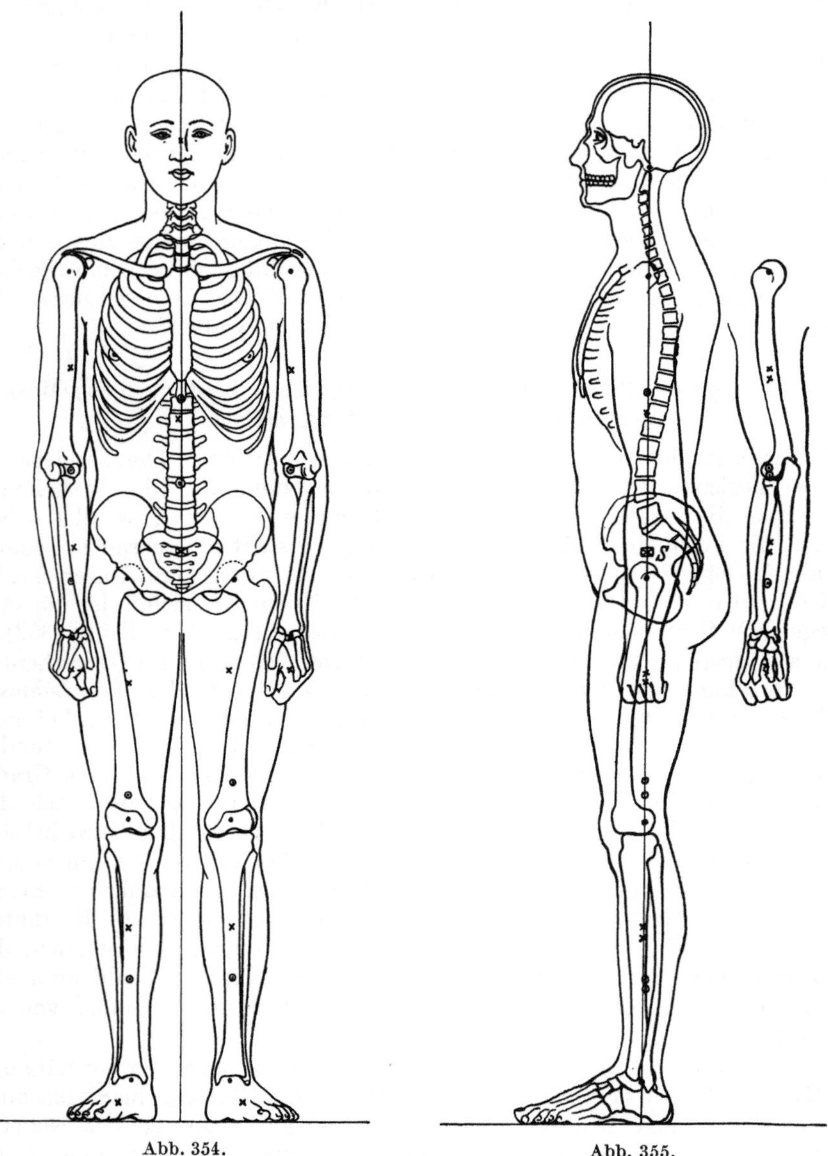

Abb. 354. Abb. 355.

Abb. 354 und 355. Menschlicher Körper in Normalstellung. (Nach R. Fick.)

des Adductor magnus schuld ist. Zur Schrumpfungskontraktur neigen die Abductoren nur in geringem Grade.

Bei *Lähmung* der *Beuger* nimmt im Liegen das Bein die gleiche Lage ein wie unter normalen Verhältnissen. Eine Schrumpfungskontraktur der Hüftstrecker habe ich dabei nicht beobachtet.

Bei *Lähmung* der *Innenrotatoren* besteht im Liegen eine abnorme Außenrotationsstellung, bei *Lähmung* der *Außenrotatoren* eine abnorme Innenrotationsstellung des Beines. Erstere ist auch schon bei isolierter Lähmung des Glutaeus medius oder der unteren Portion des Adductor magnus, letztere bei Lähmung des Pyriformis, Obturator internus, der Gemelli und des Quadratus femoris vorhanden. Bei isolierter Lähmung des Tensor fasciae latae besteht im Liegen keine auffällige Außenrotation. Bei Lähmung des Pectineus, Adductor longus, brevis, magnus und Obturator externus liegt das Bein abnorm auswärts rotiert, maßgebend hierfür ist, wie schon gesagt, der Ausfall der einwärtsrotierenden unteren Portion des Adductors magnus.

Zum Schluß ist noch darauf hinzuweisen, daß bei totaler Lähmung aller Hüftgelenkmuskeln das Bein nach außen gerollt der Unterlage aufliegt, die Massenverteilung ist an der unteren Extremität mit Bezug auf die Rollachse des Coxofemoralgelenkes eine derartige, daß die Schwerkraft auswärtskreiselnd wirkt.

Beim *aufrechten Stehen* geht die Schwerlinie des Körpers in derjenigen Position die Braune und Fischer als die Normalstellung bezeichnet haben (Abb. 355 und 336a, S. 353), direkt durch die Verbindungslinie der Hüftgelenk-, Kniegelenk- und Fußgelenkmittelpunkte hindurch und die Verbindungslinien der Hüftgelenk-, Kniegelenk- und Fußgelenkmittelpunkte liegen alle in derselben frontalen Ebene. An jedem Bein liegt der Hüftgelenkmittelpunkt gerade über dem Kniegelenk- und Fußgelenkmittelpunkt. Bei der sog. bequemen Haltung (Abb. 336b, S. 353) fällt die Schwerlinie etwas hinter die Verbindungslinie der Hüftgelenke, etwas vor die der Kniegelenke und einige Zentimeter vor die der Fußgelenke. Die Verbindungslinie zwischen Fußgelenk und Kniegelenk bildet mit der Verbindungslinie zwischen Kniegelenk und Hüftgelenk am einzelnen Bein nicht wie bei der Normalstellung einen gestreckten, sondern einen stumpfen Winkel. Bei der sog. militärischen Haltung (Abb. 336c, S. 353) fällt die Schwerlinie vor das Hüftgelenk, Kniegelenk und Fußgelenk. Am einzelnen Bein bildet die Verbindung des Fuß-, Knie- und Hüftgelenkes eine gerade Linie.

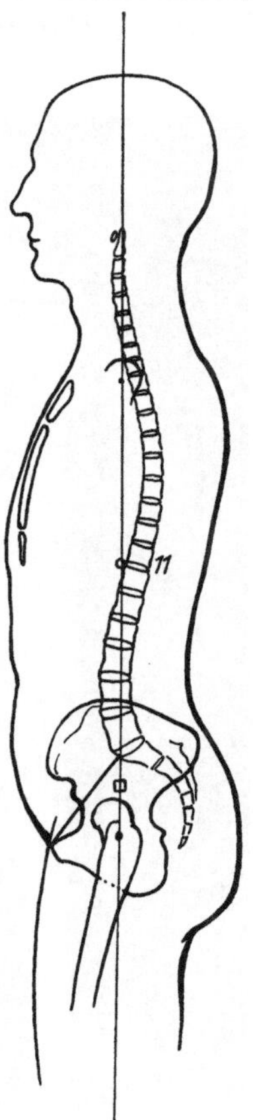

Abb. 356. Normalstellung. Schwerpunkt des Oberkörpers vor dem 11. Brustwirbel, Schwerpunkt des Gesamtkörpers im Becken. (Nach R. Fick.)

Die Femurschaftachse ist beim Stehen, wie aus Abb. 354 deutlich ersichtlich ist, schräg von oben außen nach unten innen gerichtet, am stärksten wenn die Füße einander mit den Fersen berühren. Die Verbindungslinie der Femurepikondylen steht annähernd frontal, die Kniescheiben weisen gerade aus.

Die Beckenneigung, d. h. der Winkel, den die Verbindungslinie zwischen oberen Schambeinaste und Spina iliaca poster. super. mit der Horizontalen bildet, beträgt beim Stehen annähernd 40—50° (R. Fick) (Abb. 338, S. 354).

Wenn die das Hüftgelenk umgebenden Muskeln gelähmt sind, so kommt es beim Stehen in erster Linie zu einer veränderten Stellung des Beckens zu den Oberschenkeln, außerdem weist aber der letztere auch Abweichungen in bezug auf die Rotationsstellung auf.

In der sog. Normalstellung (Abb. 356) bei der der Schwerpunkt des Körpers senkrecht über der Verbindungslinie der Hüftgelenke liegt, ist das Körpergleichgewicht ein labiles, theoretisch ist die Erhaltung desselben nicht an die Mitwirkung der das Hüftgelenk umgebenden Muskeln gebunden, praktisch kommt das aber so gut wie nie vor, da ja eine Schwerpunktsverschiebung jeden Augenblick eintreten kann und somit die das Hüftgelenk umgebenden Muskeln ständig sprungbereit sein müssen. Bei der bequemen Haltung, bei der die Schwerlinie etwas hinter der Verbindungslinie der Hüftgelenke vorbeiläuft, fällt den Flexoren des Hüftgelenkes die Aufgabe zu, eine weitere Rückwärtsbewegung des Oberkörpers zu verhüten, umgekehrt haben bei der strammen militärischen Haltung, bei welcher die Schwerlinie vor der Verbindungslinie der Hüftgelenke liegt, die Strecker des Hüftgelenks ein Vornüberfallen des Oberkörpers zu verhindern. Wenn die *Hüftflexoren* gelähmt sind, so bedeutet das für die Aufrechterhaltung des Rumpfes keine besonders schwere Störung, weil selbst dann, wenn die Schwerlinie hinter das Hüftgelenk fällt, die Grenze bis zu welcher das Becken gegen die Oberschenkel überhaupt gestreckt werden kann, sehr schnell erreicht ist, indem das Lig. Bertini und das Lig. ischio femorale angespannt werden und ein Hintüberfallen des Oberkörpers verhindern. Gleichwohl pflegen Kranke mit doppelseitiger Lähmung der Hüftbeuger in der Regel mit etwas vorgebeugtem Oberkörper zu stehen, weil dadurch der Gefahr des Hintüberfallens am sichersten vorgebeugt wird. Voraussetzung ist natürlich, daß die Hüftstrecker erhalten sind.

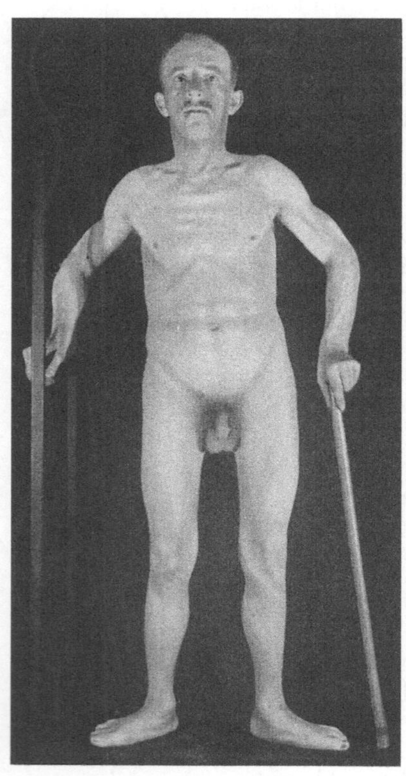

Abb. 357. Doppelseitige Lähmung der Innenrotatoren (Glutaeus medius, Tensor fasciae, Gracilis, Adductor magnus port. inf.) bei Hämatomyelie. Starke Außenrotation der Oberschenkel beim Stehen.

Wenn die *Hüftstrecker*, Glutaeus maximus, Biceps, Semitendinosus und Semimembranosus gelähmt sind, so ist die Aufrechterhaltung des Rumpfes beim Stehen nur dann möglich, wenn der Schwerpunkt des Rumpfes hinter die Verbindungslinie der Hüftgelenke fällt. Dies wird dadurch erreicht, daß die Wirbelsäule und der Kopf stark nach hinten übergelegt gehalten werden, gegebenenfalls werden auch die Arme nach hinten geführt. Sobald aber diese an sich sehr ermüdende Körperhaltung verlassen wird und der Schwerpunkt des Oberkörpers vor die Hüftgelenkslinie rückt, klappen die Kranken wie ein Taschenmesser im Hüftgelenk zusammen, sofern die Stütze nicht durch Krücken oder Stöcke geleistet wird.

Besteht eine beträchtliche Beugekontraktur der Hüfte, so gelingt es trotz maximaler Streckung der Wirbelsäule und des Kopfes überhaupt nicht den Rumpfschwerpunkt hinter die Hüftgelenklinie zu bringen. Der Kranke ist gezwungen, um ein Vorüberfallen des Rumpfes zu verhüten, sich mit den Armen zu stützen.

Der isolierte Ausfall der Glutaei maximi hat in der Regel annähernd die gleichen Folgen wie der aller Hüftstrecker wie bereits früher S. 354 dargelegt wurde. Immerhin können gelegentlich Biceps Semitendinosus und Semimembranosus allein ohne Mithilfe der Glutaeen die Aufrechterhaltung des Rumpfes, auch wenn der Schwerpunkt des Rumpfes etwas vor die Hüftgelenklinie fällt, bewerkstelligen. Gefährdet bleibt das Gleichgewicht dabei aber allemal. Daß umgekehrt die Lähmung der drei Tubermuskeln bei Integrität der Glutaeen für die Aufrechterhaltung des Rumpfes keinen faßbaren Schaden bedeutet, ist bereits früher S. 361 dargelegt worden.

Noch schwerer als beim Stehen auf zwei Beinen ist die Aufrechterhaltung des Rumpfes auf dem Stützbein beim Gange erschwert, wenn alle Hüftstrecker gelähmt sind. Das Gehen ist dabei ohne Krücken oder 2 Stöcke nicht möglich.

Die Lähmung der *Abductoren* (Glutaeus medius et minimus, Tensor fasciae latae, obere Portion des Glutaeus maximus, Pyriformis) macht sich besonders beim Stehen auf einem Beine und beim Gange während der Phase der einseitigen Unterstützung störend bemerkbar. Es fehlt die seitliche Fixation des Beckens auf der Außenseite des Stützbeines, das Becken sinkt nach der Seite des erhobenen Beines herab. Die Störung ist bei totaler Lähmung aller Oberschenkelabductoren nicht merklich größer als bei Lähmung des Glutaeus medius et minimus.

Umgekehrt ist bei Lähmung der Adductoren die Gleichgewichtserhaltung beim Stehen auf einem Beine dann gefährdet, wenn der Schwerpunkt des Oberkörpers über das Hüftgelenk nach außen hinausrückt. Zum Ausgleich wird die Wirbelsäule nach der Seite des erhobenen Beines zu geneigt und das erhobene Bein abgespreizt.

Die Lähmung der *Innenrotatoren* hat eine abnorme Außenrotationsstellung des Oberschenkels beim Stehen zur Folge (Abb. 357); die Verbindungslinie der Femurepikondylen verläuft nicht frontal, sondern schräg von vorne innen nach hinten außen, die Patella weist nach außen, desgleichen sind die Fußspitzen abnorm stark nach auswärts gerichtet.

Umgekehrt befinden sich bei Lähmung der *Außenrotatoren* die Oberschenkel beim Stehen in einer abnorm einwärtsrotierten Stellung, die Verbindungslinie der Femurepikondylen ist schräg von vorne außen nach hinten innen gerichtet, die Kniescheibe weist nach innen, die Fußspitzen sind abnorm einwärts gerichtet.

D. Die Bewegungen des Oberschenkels.

1. Die Beugung des Oberschenkels.

Als *Beuger* des Oberschenkels wirken *Ileopsoas, Tensor fasciae latae, Sartorius, Rectus femoris, Gracilis, Pectineus* und die vordere Portion des *Glutaeus medius*. Die flektierende Wirkung des Adductor longus, Adductor brevis, der oberen Portion des Adductor magnus und des Obturator externus ist nur sehr gering zu veranschlagen. Die Summe der Drehungsmomente aller Hüftflexoren verhält sich zu der der Strecker wie 251:290 (R. Fick).

Weitaus der stärkste Flexor ist der Ileopsoas; wenn er allein erhalten ist, alle anderen Hüftflexoren aber gelähmt sind, so kann der Oberschenkel noch ebenso ausgiebig flektiert werden wie in der Norm, wenn auch naturgemäß nicht mit der gleichen Kraft (S. 345). Wenn er dagegen gelähmt, alle anderen Flexoren aber erhalten sind, so ist die Beugung des Oberschenkels allemal beeinträchtigt (S. 346). Durch die isolierte Lähmung irgendeines der anderen Oberschenkelbeuger erleidet die Flexion desselben an Umfang keine Einbuße und auch die Einbuße an Kraft ist schwer erkennbar.

Von besonderem Interesse ist die Frage, inwieweit die Vorführung des Schwungbeines beim Gange durch die Lähmung der Hüftbeuger beeinträchtigt wird. Die Gebrüder Weber hatten bekanntlich gelehrt, daß die Bewegung des Schwungbeines von hinten nach vorne allein durch die Schwere als Pendelbewegung, ohne Muskelkraft, zustande komme. Gegen diese Auffassung hatte schon Duchenne Stellung genommen und besonders hat O. Fischer durch exakte Untersuchungen gezeigt, daß beim Vorführen des Schwungbeines beim

Gange Muskelkräfte im Spiele sind. Daß hierfür in erster Linie die Flexoren des Oberschenkels in Betracht kommen, liegt auf der Hand und bei Lähmung dieser Muskeln ist das Vorführen des Schwungbeines beim Gange allemal schwer beeinträchtigt. Trotzdem kann ich Duchenne darin nicht recht geben, daß bei totaler Lähmung aller Hüftbeuger die Vorführung des Schwungbeines allemal völlig unmöglich sei. Ich habe mehrere Fälle von Poliomyelitis beobachtet, in denen alle Hüftflexoren vollkommen gelähmt waren; die Kranken konnten in Rückenlage den Oberschenkel nicht eine Spur beugen, nicht einmal in Seitenlage konnten sie den Oberschenkel aus extendierter Lage in Flexion bringen. Beim Gange bedienten sie sich aber eines ganz bestimmten Kunstgriffes, durch den ihnen die Vorführung des Schwungbeines gelang. Während der Phase der doppelseitigen Unterstützung wird die dem vorderen Bein entsprechende Beckenhälfte stark nach vorne rotiert, die dem hinteren Bein korrespondierende Beckenhälfte wird zurückgestellt; der Rumpf wird stark nach der Seite des vorderen Beines nach außen übergelegt; dadurch bekommt das hintere Bein Luft und nun wird die diesem Bein entsprechende hintere Beckenhälfte durch energische Kontraktion der Innenrotatoren des vorderen Stützbeines kräftig nach vorne gestoßen. Dadurch wird das hintere Bein nicht nur passiv mit dem Becken nach vorne mitgenommen, sondern infolge des kräftigen Stoßes, welcher der hinteren Beckenhälfte erteilt wird, pendelt ersteres seinerseits im Hüftgelenk gegen das Becken nach vorne und gelangt auf diese Weise vor das Stützbein nach vorne. Es handelt sich um ein besonders Ausgleichsmanöver, dessen sich der Organismus auch bei der Lähmung anderer Muskelgruppen nicht selten bedient. Wir haben dasselbe bereits im Kap. 1 erörtert (s. S. 10).

Nun sind aber keineswegs alle Kranken mit völliger Lähmung der Flexoren des Oberschenkels imstande, mit Hilfe dieses Kunstgriffes das Schwungbein beim Gange wirklich genügend vorzuführen; der Kunstgriff will erlernt werden und setzt ein gewisses, nicht allen Individuen eigenes Geschick voraus. Günstiger liegen die Verhältnisse, wenn wenigstens einer der Beugemuskeln erhalten ist. Steht nur der Ileopsoas zur Verfügung, so ist die Vorführung des Schwungbeines in vollem Umfange und ohne Schwierigkeit möglich; ist nur der Tensor fasciae latae erhalten, so gelingt die Bewegung auch noch, wenn auch schwieriger und unvollkommener als bei der Integrität des Ileopsoas; wie sie sich vollzieht, wenn nur der Sartorius oder nur der Gracilis oder nur der Rectus femoris erhalten sind, vermag ich nicht zu sagen, da ich keine entsprechenden Fälle beobachtet habe. Es ist aber anzunehmen, daß die Kontraktion des jeweils erhaltenen Beugers unter diesen Umständen, besonders wenn gleichzeitig der oben beschriebene Hilfsmechanismus des Vorstoßens der dem hinteren Beine entsprechenden Beckenhälfte zur Anwendung kommt, diesen letzteren ergänzen kann.

Von den Flexoren des Oberschenkels wirkt der Ileopsoas gleichzeitig außenrotierend; in dem gleichen Sinne wirkt der Sartorius und der Pectineus. Einwärtsrotierend wirken Tensor fasciae, Gracilis und die vordere Portion des Glutaeus medius. Wenn der Ileopsoas gelähmt ist, erfolgt die Flexion des Oberschenkels unter abnormer Innenrotation; der Sartorius und Pectineus wirken der einwärtskreiselnden Wirkung des Tensor fasciae und Gracilis unter diesen Umständen nicht genügend entgegen. Erst durch einen entsprechenden jedesmal ad hoc gesetzten Willensimpuls zur Außenrotation kann die abnorme Einwärtskreiselung einigermaßen ausgeglichen werden. Wenn der Tensor fasciae gelähmt ist, so erfolgt die Flexion des Oberschenkels unter abnormer Außenrotation, die auch wieder nur durch eine gleichzeitig direkt intendierte Innenrotation überwunden werden kann.

Außer den Flexoren des Oberschenkels, welche gleichzeitig teils einwärts- teils auswärtskreiselnd wirken, sind aber an der Erhaltung der jeweils erforderlichen Rotationsstellung des Beines auch noch die übrigen Innen- und Außenrotatoren des Femurs als sog. rotatorische Synergisten bei der Flexion des Oberschenkels in Tätigkeit. Besonders kommt es bei Lähmung der Außenrotatoren, Pyriformis, Obturator internus, Gemelli und Quadratus femoris, während der Flexion des Beines leicht zu einer abnormen Einwärtsrotation.

Von den Flexoren des Oberschenkels wirken der Tensor fasciae und die vordere Portion des Glutaeus medius gleichzeitig abduzierend, der Gracilis und Pectineus adduzierend. Außer diesen Muskeln wirken aber bei der Flexion des Oberschenkels auch die anderen Abductoren und Adductoren des Femur als kollaterale Synergisten mit und sorgen dafür, daß die jeweils geforderte Bewegungsebene innegehalten wird.

Bei Lähmung der Abductoren, ja schon bei isolierter Lähmung des Glutaeus medius et minimus, weicht das Bein bei der Flexion des Oberschenkels leicht etwas nach innen ab, beim Vorführen des Schwungbeines gerät dasselbe in abnorme Adduktion, bei Lähmung der Adductoren dagegen weicht es nach außen ab, der Gang wird abnorm breitbeinig.

Bei der Beugung des Oberschenkels wirken schließlich unter besonderen Umständen auch die Antagonisten, die Strecker, mit, sei es, daß sie für das richtige Ausmaß und die richtige Geschwindigkeit der Beugebewegung mitzusorgen haben, sei es vor allem, daß sie der übermäßigen Exkursion der Bewegung eine Schranke zu setzen haben. Hierfür kommen in erster Linie Biceps caput longum, Semitendinosus und Semimembranosus in Betracht, bei deren Lähmung die Flexion des Oberschenkels bei gleichzeitig gestrecktem Knie manchmal ganz abnorme Exkursionsgrade annimmt. Dasselbe wird bei der Deafferentierung der Strecker der Hüfte, bei Hinterwurzeldurchtrennung, bei Tabes dorsalis und anderen mit einer Abschwächung des Dehnungsreflexes der Muskeln einhergehenden Affektionen des Nervensystems beobachtet.

2. Die Streckung des Oberschenkels.

Als *Strecker* des Oberschenkels wirken Glutaeus maximus, die hintere Portion des Glutaeus medius, Biceps caput longum, Semitendinosus, Semimembranosus und Pyriformis. Die Summe der Drehungsmomente aller Strecker zusammen verhält sich zu der der Flexoren wie 290:251. Die Beinstrecker haben also über die Beuger das Übergewicht.

Daß es zur Streckung des erhobenen Beines in der horizontalen Rückenlage des Patienten keiner Kontraktion der Streckmuskeln bedarf, sondern daß hier die Schwere allein die bewegende Kraft darstellt, braucht nicht besonders hervorgehoben zu werden. Wollen wir die Kraft der Strecker des Oberschenkels prüfen, so müssen wir entweder der Streckbewegung des Beines, wenn diese in horizontaler Rückenlage erfolgt, Widerstand entgegenstellen oder wir lassen die Streckbewegung in Bauchlage des Patienten ausführen. Kranke mit Lähmung des Glutaeus maximus können in Bauchlage den Oberschenkel nicht von der Unterlage abheben, vollends ist dies bei totaler Lähmung aller Streckmuskeln unmöglich; andererseits wird diese Aufgabe bei alleiniger Integrität des Glutaeus maximus und Lähmung der anderen Strecker noch sehr gut erfüllt.

Ein anderer Weg die Leistungsfähigkeit der Strecker zu prüfen ist der, daß man in stehender Stellung das Bein nach hinten führen läßt; auch dabei erfolgt die Streckung des Beines gegen die Schwere. Es ist aber hierbei darauf zu achten, daß für die Beurteilung der Leistungsfähigkeit der Streckmuskeln nur die Bewegungsexkursion verwertet werden darf, welche der Oberschenkel im Coxofemoralgelenk aus der Vertikalen heraus gegen das Becken nach hinten ausführt, und nicht die Bewegungsexkursion des Beines nach hinten schlechthin; denn eine solche kommt in breitem Umfange schon dadurch zustande, daß das Becken auf dem Standbein vornüber geneigt wird, und in der Tat sehen wir, daß Kranke mit einer Lähmung oder Schwäche der Hüftstrecker, wenn sie unter den angegebenen Bedingungen das Bein nach hinten führen sollen, den Oberkörper auf dem Standbein ausgiebig nach vorne beugen.

Den besten Einblick in die praktische Leistungsfähigkeit der Strecker des Oberschenkels erlangt man, wenn man die Streckung im Hüftgelenk aus stark flektierter Stellung heraus gegen die Schwere vornehmen läßt, also beim Aufstehen aus sitzender Stellung oder beim Treppaufgehen. Wie schwerwiegend diese Leistungen schon bei der Lähmung des Glutaeus maximus gestört sind, ist bereits eingehend geschildert worden (S. 356). Vollends gelingen dieselben bei totaler Lähmung aller Hüftstrecker überhaupt nicht mehr, sofern nicht der Kranke mittels der Arme sich an einem festen Punkte emporziehen kann; das letztere sehen wir besonders beim Treppaufsteigen, bei dem es dem Kranken gelingt, den Oberkörper mit Hilfe der Arme am Geländer emporzuziehen bzw. emporzustemmen.

Von den Streckern des Oberschenkels wirken die obere Portion des Glutaeus maximus, die hintere Portion des Glutaeus medius und der Pyriformis gleichzeitig abduzierend, die untere Portion des Glutaeus maximus, Biceps caput longum, Semitendinosus und Semimembranosus adduzierend. Es läßt sich aber nicht feststellen, daß bei isolierter Lähmung eines der Strecker, etwa des Glutaeus maximus einerseits oder des Biceps, Semitendinosus und Semimembranosus andererseits, bei der Streckung des Beines eine abnorme Adduktion oder Abduktion zutage träte. Bei der Streckung des Beines wirken als kollaterale Synergisten mehr oder weniger alle Abductoren und Adductoren mit. In dieser Beziehung gilt für die Streckbewegung des Oberschenkels annähernd dasselbe wie für die Beugebewegung. Das gleiche gilt für die rotatorischen Synergisten, welche die Rotationsstellung des Oberschenkels während der Streckung zu erhalten haben.

3. Die Abduktion des Oberschenkels.

Als *Abductoren* des Oberschenkels wirken der Glutaeus medius et minimus, der Tensor fasciae latae, die obere Portion des Glutaeus maximus und der Pyriformis. Die Summe der Drehungsmomente aller Abductoren zusammen verhält sich zu der der Adductoren wie 1:1,5. Von den Abductoren wirkt rein abduzierend nur die mittlere Portion des Glutaeus medius, die vordere Portion desselben wirkt gleichzeitig innenrotierend und etwas flektierend, die hintere Portion auswärtsrotierend und etwas extendierend, die obere Portion des Glutaeus maximus extendierend und auswärtsrotierend und der Pyriformis gleichfalls streckend und auswärtskreiselnd.

Bei Lähmung des Glutaeus medius et minimus ist eine reine Abduktion des Beines, sei es, daß dieselbe in horizontaler Seitenlage des Kranken, sei es im Stehen geprüft wird, in der Mehrzahl der Fälle nicht mehr möglich; entweder überwiegt der Zug des gleichzeitig flektierenden Tensor fasciae und die Abduktion erfolgt unter gleichzeitiger Vorhebung des Beines oder es überwiegt der Zug der streckenden oberen Portion des Glutaeus maximus und des extendierenden Pyriformis. Gelegentlich können auch beide Gruppen bei entsprechender

Kooperation eine reine Abduktion zustande bringen. Aber diese bleibt, wenn sie überhaupt zustande kommt, in ihrer Exkursion höchst gering.

Daß bei der Abduktion des Beines die Beuger und Strecker als kollaterale Synergisten und die Innen- und Außenrotatoren des Beines als rotatorische Synergisten mitwirken und daß sich aus der Lähmung der einen oder anderen Muskelgruppe unter Umständen Abweichungen des Beines aus der Abduktionsebene oder abnorme Rotationsstellungen ergeben können, ist bereits erwähnt. Als Antagonisten wirken bei der Abspreizung des Beines die Adductoren. Daß bei ihrer Lähmung oder ihrer Deafferentierung manchmal ganz abnorme Grade von Spreizfähigkeit des Beines auftreten, ist bereits früher erörtert (S. 343 und 344).

4. Die Adduktion des Oberschenkels.

Als *Adductoren* des Oberschenkels wirken Pectineus, Adductor longus, Adductor brevis, Gracilis, Adductor magnus, Obturator externus, untere Portion des Glutaeus maximus, Biceps caput longum, Semitendinosus und Semimembranosus. Die Summe der Drehungsmomente aller Adductoren zusammen verhält sich zu der der Abductoren wie 1,5:1,0. Von den Adductoren wirken Pectineus und Gracilis gleichzeitig flektierend, Adductor longus und Adductor brevis, wenn überhaupt, so nur sehr schwach beugend, die untere Portion des Glutaeus maximus, Biceps Semitendinosus und Semimembranosus extendierend.

Daß die Adduktion des Oberschenkels bei der Unterbrechung des N. obturatorius, bei der doch nur ein Teil der adduktorischen Muskelkräfte ausfällt, sehr erheblich abgeschwächt ist, ist bereits früher eingehend geschildert worden (S. 368). Die Störungen treten bei totaler Lähmung aller Adductoren noch stärker in Erscheinung. Daß bei der Adduktion des Beines ebenso wie bei der Abduktion die Flexoren und Extensoren als kollaterale Synergisten, die Innen- und Außenrotatoren als rotatorische Synergisten mitwirken und sich aus der Lähmung der einen oder anderen Muskelgruppe Abweichungen des Beines aus der Bewegungsebene sowie abnorme Rotationsstellungen ergeben können, sei erwähnt.

5. Die Innenrotation des Oberschenkels.

Als Einwärtsroller des Beines fungieren die vordere Portion des Glutaeus medius, der Tensor fasciae latae, der Gracilis und die untere Portion des Adductor magnus. Die Summe der Drehungsmomente aller Innenrotatoren verhält sich zu der der Außenrotatoren wie 1,0:3,0. Von den Innenrotatoren wirkt die vordere Portion des Glutaeus medius gleichzeitig abduzierend und flektierend, der Tensor fasciae flektierend und etwas abduzierend, der Gracilis adduzierend und flektierend und die untere Portion des Adductor magnus adduzierend. Daß unter besonderen Bedingungen mehr oder weniger alle vom N. obturatorius versorgten Adductoren einwärtsrotierend wirken, ist früher S. 370 erörtert worden.

Weitaus der wichtigste Innenrotator des Beines ist die vordere Portion des Glutaeus medius. Ist dieser Muskel gelähmt, so ist die willkürliche Innenrotation beschränkt. Bei Unterbrechung des N. glutaeus superior, bei welcher Glutaeus medius und Tensor fasciae gleichzeitig ausfallen, ist sie überhaupt nur noch in ganz geringem Umfange und nur unter gleichzeitiger Adduktion des Beines möglich (Gracilis und untere Portion des Adductor magnus). Andererseits hat der Ausfall des Adductor magnus und des Gracilis keinen greifbaren Einfluß auf den Umfang der willkürlichen Einwärtsrollung des Beines.

6. Die Außenrotation des Oberschenkels.

Als *Außenrotatoren* des Oberschenkels wirken Pyriformis, Obturator internus, Gemelli, Quadratus femoris, Obturator externus, Ileopsoas, Sartorius, Glutaeus maximus, hintere Portion des Glutaeus medius, Pectineus, Adductor longus, Adductor brevis, obere Portion des Adductor magnus. Die Summe der Drehungsmomente aller Außenrotatoren zusammen verhält sich zu der der Innenrotatoren wie 3,0:1,0. Die ersteren haben also bei weitem das Übergewicht. Als reine Außenroller wirken nur Obturator internus, die Gemelli und der Quadratus femoris. Ileopsoas, Sartorius, Pectineus wirken gleichzeitig flektierend, Pyriformis, Glutaeus maximus, hintere Portion des Glutaeus medius gleichzeitig extendierend und abduzierend, Pectineus, Adductor longus, Adductor brevis, Adductor magnus, Obturator externus und untere Portion des Glutaeus maximus gleichzeitig adduzierend.

Es stehen also für die Außenrotation des Oberschenkels außerordentlich viel Muskeln zur Verfügung.

IX. Die Muskeln des Kniegelenkes.

A. Einleitung.

Das Kniegelenk gestattet am Lebenden Bewegungen um zwei aufeinander annähernd senkrechte Achsen, erstens *Beuge-* und *Streckbewegungen* um die quere Achse des Gelenkes und zweitens *Kreiselbewegungen* (Supination und Pronation) um die Längsachse.

Die *Streckung* des Unterschenkels gelingt beim Lebenden in der Regel soweit, daß die mechanische Längsachse des Oberschenkels, das ist die Verbindungslinie des Mittelpunktes des Hüftgelenkes mit dem Mittelpunkte des Kniegelenkes, mit der mechanischen Längsachse des Unterschenkels, das ist die Verbindungslinie des Kniegelenkes mit dem Fußgelenk, einen gestreckten Winkel bildet. Die Streckexkursionsbreite schwankt aber schon unter normalen Verhältnissen individuell nicht unbeträchtlich, bei manchen bleibt sie hinter dem oben angegebenen Umfange zurück, und zwar einerseits bei Neugeborenen und Kindern während der ersten Lebenswochen, andererseits bei älteren Leuten. Umgekehrt kann aber der Unterschenkel nicht selten sogar über die gerade Verlängerung des Oberschenkels hinaus gestreckt werden. Bei Kindern, von Neugeborenen abgesehen, und ferner besonders bei den sogenannten Muskelhypotonikern, bei Schlangen- und Kautschukmenschen ist manchmal eine erhebliche Überstreckbarkeit vorhanden.

Der Beugungsumfang wechselt beim Lebenden ebenfalls beträchtlich. Passiv kann nicht selten die Beugung soweit getrieben werden, daß die Ferse mit dem Gesäß in Berührung kommt. Aktiv gelingt allerdings die Beugung fast niemals bis zu dieser Grenze, sondern sie bleibt etwa 20—30° hinter dem passiven Beugeumfang zurück. Durchschnittlich beträgt der aktive Beugeumfang des Kniegelenkes von der Stellung, in welcher der Unterschenkel die gerade Verlängerung des Oberschenkels bildet, als Nullstellung aus 130°.

Die Streckung des Unterschenkels findet ihre Grenze in erster Linie in dem Widerstande der an der Rückseite des Kniegelenkes ausgespannten Beugemuskeln, in zweiter Linie in dem Widerstande des Bandapparates des Kniegelenkes, insbesondere der Ligamenta lateralia, der Ligamenta cruciata, namentlich des vorderen Bündels des vorderen Kreuzbandes, ferner der schiefen Wurzel des lateralen Meniscus und der hinteren Wand der Gelenkkapsel mit ihren Verstärkungsbändern; und schließlich findet die Streckung ihre äußerste Grenze in dem Anstoßen der Femurkondylen am Vorderrande der Menisci. Aber ehe diese ligamentösen und ossalen Hemmnisse voll zur Geltung kommen, gebietet, wie schon erwähnt, der Dehnungswiderstand der Knieflexoren der Streckung Einhalt. Wenn die Beugesehnen in der Kniekehle tenotomiert sind, gelingt die Streckung des Unterschenkels allemal weiter als in der Norm. Ähnlich liegt es bei Lähmung der Knieflexoren und das gleiche wird bei denjenigen Erkrankungen des Nervensystems beobachtet, welche mit einer Aufhebung oder Abschwächung des Dehnungsreflexes der Kniebeuger einhergehen, bei Tabes lumbosacralis und besonders bei der atonisch-astatischen Form der infantilen Cerebrallähmung (vgl. Bd. 5, Abb. 105, S. 158, Bd. 6, Abb. 326, 327, S. 343). Umgekehrt ist bei den Erkrankungen des Nervensystems, welche mit einer Erhöhung des Dehnungsreflexes der Kniebeuger gepaart sind, die Streckbarkeit des Knies nicht selten mehr oder weniger reduziert (spastische Beinlähmung mit Beugekontraktur). Hierher gehört auch die Tatsache, daß bei Neugeborenen die Streckbarkeit des Knies entschieden vermindert ist; der Säugling weist in Beibehaltung der intrauterinen Beugestellung der Beine während der ersten Lebenswochen eine Beugekontraktur des Knies auf.

Wie sehr die Streckbarkeit des Unterschenkels von dem Dehnungswiderstand der Kniebeuger abhängt, geht schon daraus hervor, daß beim normalen Menschen bei stark flektiertem Oberschenkel der Unterschenkel überhaupt nicht vollkommen gestreckt werden kann. Durch die Flexion des Oberschenkels werden die an der Rückseite des Kniegelenkes ausgespannten Knieflexoren, Biceps caput longum, Semitendinosus und Semimembranosus, so stark gedehnt, daß sie eine vollkommene Kniestreckung nicht mehr gestatten. Sind diese Muskeln gelähmt oder ist ihr Dehnungsreflex aufgehoben, so ist selbst bei ausgiebiger Flexion des Oberschenkels die vollkommene Kniestreckung möglich (vgl. S. **344**). Ist umgekehrt der Dehnungsreflex dieser Muskeln erhöht, wie bei Ischias oder anderen irritativen Prozessen der den Dehnungsreflex vermittelnden afferenten Bahnen (Meningitis, Radiculitis usw.) oder bei spastischen Lähmungen, so gelingt die Kniestreckung schon von weit geringeren Beugegraden des Oberschenkels als normaliter ab nicht mehr, das Knie wird beim Erheben des Oberschenkels oder beim Vorbeugen des Rumpfes sehr frühzeitig in Beugung gezogen. Sartorius und Gracilis spielen als Moderatoren der Kniestreckung eine geringere Rolle. Immerhin läßt sich doch feststellen, daß der Grad der Überstreckbarkeit des Unterschenkels bei Lähmung des Sartorius, Gracilis, Biceps, Semitendinosus und Semimembranosus größer ist, als wenn nur die drei Tubermuskeln gelähmt, die beiden ersteren Muskeln, Gracilis und Sartorius, aber erhalten sind. Bei jeder stärkeren Beugekontraktur ist der Widerstand des Sartorius und Gracilis wesentlich mitbeteiligt.

Auch der Gastrocnemius gehört zu den Muskeln, welche der Überstreckbarkeit des Knies Widerstand leisten. Schon in der Norm kann man vielfach feststellen, daß bei stark dorsalflektiertem Fuß die Streckbarkeit des Knies Einbuße erleidet; bei Lähmung des Gastrocnemius oder bei denjenigen Erkrankungen des Nervensystems, welche mit einer Aufhebung seines Dehnungsreflexes einhergehen, hat die Dorsalflexion des Fußes keinen oder nur sehr geringen Einfluß auf die Streckbarkeit des Knies. Unverkennbar macht sich der Widerstand, den der Gastrocnemius der Kniestreckung entgegenstellt, dann bemerkbar, wenn der Muskel retrahiert ist oder wenn sein Dehnungsreflex erhöht ist, wie z. B. bei spastischer Beinlähmung. In diesen Fällen hat schon die geringste Abweichung des Fußes aus der extremen Plantarflexionsstellung einen merkbaren Einfluß auf die Streckbarkeit des Knies, bei jeder stärkeren Dorsalflexion des Fußes kann das Knie nicht mehr voll gestreckt werden.

Die Kniebeugung findet ihre Grenzen in der Norm, ehe noch der Dehnungswiderstand der Streckmuskeln (Quadriceps) einerseits und der des Bänderapparates des Kniegelenkes (Ligamenta cruciata und die unteren seitlichen Teile der vorderen Kapselwand) andererseits voll zur Geltung kommen kann, in dem Anschlagen der Rückseite des Unterschenkels an die des Oberschenkels. Bei fettleibigen Leuten oder Menschen mit sehr entwickelter Beinmuskulatur kann die Beugung schon viel eher ihre Grenze erreichen. Anders liegt es unter pathologischen Verhältnissen. Bei spastischen Lähmungen mit starker Kontraktur des Quadriceps stößt die Beugung des Unterschenkels auf enormen Widerstand; ganz besonders ist das der Fall, wenn der Quadriceps und die Kapselbänder Sitz bindegewebiger Schrumpfung sind und die Patella ihre Gleitfähigkeit verloren hat; derartige Schrumpfungskontrakturen treten bei länger bestehender Streckstellung des Knies, besonders wenn die Beuger gelähmt sind, sehr leicht ein.

Die maximale Streckung und die maximale Beugung des Unterschenkels stellen in ihrer letzten Strecke keine reine Streckung bzw. Beugung dar, sondern es erfolgt in dem letzten Abschnitt der Bewegung zwangsläufig eine geringe Kreiselung der Tibia gegen den Femur. Man bezeichnet dies als die sogenannte Schlußkreiselung. Bei der Streckung erfolgt diese Schlußkreiselung im Sinne der Supination der Tibia gegen den Oberschenkel; nach R. Fick beträgt ihr Umfang etwa 5^0. Ihre Ursache ist in dem Bandapparat des Kniegelenkes, besonders in dem vorderen Ligamentum cruciatum und dem medialen Seitenband zu suchen. Umgekehrt findet bei äußerster Beugung des Unterschenkels zum mindesten sehr häufig eine Schlußkreiselung der Tibia im Sinne der Pronation statt.

Mit Ausnahme der äußersten Streck- oder Beugestellung kann der Unterschenkel in jeder anderen Stellung gegen den Oberschenkel rotiert, d. h. supiniert und proniert werden. Diese Kreiselung erfolgt nicht um die Längsachse des Unterschenkels selbst, sondern um eine ihr parallele Achse, die durch die mediale Schienbeinpfanne hindurch geht. Am besten kann man die Kreiselung dadurch zur Anschauung bringen, daß man den Fuß im rechten Winkel gegen den Unterschenkel hält; dann bildet die Fußspitze den Zeiger, welcher den Kreiselungsumfang des Unterschenkels direkt angibt. Der Umfang der Kreiselungsmöglichkeit wechselt nach R. Fick nicht unbeträchtlich. In jedem Falle aber nimmt dieser

Umfang von der äußersten Streckstellung nach der äußersten Beugestellung zu sukzessive zu. In Lagen, die der extremen Streckstellung benachbart sind, beträgt er etwa 10°, bei rechtwinkliger Beugung 50°, bei spitzwinkliger 60—70°. Wenn wir von der Stellung, in welcher die Fußspitze geradeaus weist, als Mittelstellung ausgehen, so ist der Umfang der Supination oder Auswärtskreiselung größer als der der Pronation oder Einwärtskreiselung. Die Auswärtskreiselung findet ihre Grenze, abgesehen von dem Dehnungswiderstande der pronierenden Muskeln, hauptsächlich in der Anspannung der Ligamenta lateralia, die Einwärtskreiselung in der Aufwicklung der Ligamenta cruciata.

B. Die Wirkungsweise der Muskeln des Kniegelenkes und die Folgen ihrer Lähmung.

1. M. Quadriceps.

[L_2, L_3, L_4; Plexus lumbalis, N. cruralis.]

Der *Quadriceps femoris* setzt sich aus dem Rectus femoris und den drei Vasti, Vastus lateralis, intermedius und medialis, zusammen. Der *Rectus femoris* entspringt mit gedoppelter Ursprungssehne von der Spina iliaca anterior inferior und vom Acetabulum bzw. der Vorderfläche der Hüftgelenkkapsel. Seine Muskelbündel verlaufen nach abwärts und gehen etwa 8 cm oberhalb der Patella in die starke Endsehne über; diese bildet am oberen Rande der Patella eine Aponeurose, welche die Patella umfaßt, und geht in die Patellarsehne über, greift aber außerdem nach beiden Seiten hinaus und inseriert teils an der Vorderinnenseite der Tibia, teils medial am Tuberculum Gerdy.

Der Ursprung des *Vastus lateralis* beginnt vorne oben neben dem Trochanter major; er greift von hier aus nach hinten über und erstreckt sich entlang der lateralen Lippe der Linea aspera nach abwärts. Die Muskelbündel ziehen schräg von oben außen nach unten innen und gehen in eine Endsehne über, die sich teils der Endsehne des Rectus femoris oberhalb der Patella anlegt, teils weiter distal in die Streckaponeurose und die Patellarsehne übergeht.

Der *Vastus intermedius* nimmt seinen Ursprung an der Vorderseite des Femurschaftes. Der Ursprung beginnt medial und etwas distal von den obersten Ursprungszacken des Vastus lateralis und reicht weit, bis etwa 8 cm oberhalb der Patella, nach abwärts. Der Muskelbauch geht in eine Endsehne über, die er mit dem Vastus medialis gemein hat.

Der Ursprung des *Vastus medialis* beginnt proximal unmittelbar distal von der fleischigen Insertion des Ileopsoas unterhalb des Trochanter minor und greift von hier nach hinten auf die mediale Lippe der Linea aspera über, an deren gesamter Länge er sich nach abwärts erstreckt. Distal vereinigt sich der Vastus medialis in einer gemeinsamen Endsehne mit dem Vastus intermedius. Diese tritt von medial her an die Endsehne des Rectus femoris heran, teils reicht sie weiter distal und geht in die medial von der Patellarsehne an der Tibia inserierende Streckaponeurose über.

Rectus femoris, Vastus medialis und Vastus lateralis sind jeder der percutanen faradischen Reizung sehr gut zugängig.

Alle Köpfe des Quadriceps *strecken* den Unterschenkel gegen den Femur.

R. Fick berechnet die maximale Arbeitsmöglichkeit des Quadriceps als Kniestrecker auf 142,04 kg/m, die des Rectus femoris auf 23,40, die der Vasti auf 118,64 kg/m.

Der Rectus femoris zieht die Patella gerade aufwärts, der Vastus lateralis für sich allein schräg nach oben und außen, der Vastus medialis schräg nach oben und innen. Diese Seitenverschiebungen der Patella treten am deutlichsten dann zutage, wenn der Unterschenkel sich zur Zeit der Kontraktion der Vasti in Streckstellung gegen den Oberschenkel befindet.

Die Kraft, mit welcher der *Rectus femoris* den Unterschenkel streckt, hängt in beträchtlichem Maße von der Stellung des Oberschenkels ab; bei flektiertem Oberschenkel ist sie geringer, bei extendiertem Hüftgelenk erheblich größer, da im letzteren Falle die Insertionspunkte des Muskels weiter voneinander entfernt sind als im ersteren Falle. Davon kann man sich in Fällen überzeugen, in denen von den Köpfen des Quadriceps nur der Rectus femoris erhalten ist, die Vasti aber gelähmt sind. In einem solchen Falle bleibt im Sitzen die Streckung des Unterschenkels gegen den Oberschenkel sehr unvollkommen, wenn der Rumpf in seiner Vertikalstellung verharrt; sie wird aber sofort vollkommen, wenn der Kranke den Oberkörper weit zurücklegt, weil dadurch das

Becken gegen den Oberschenkel gestreckt wird und die Insertionspunkte des Rectus femoris voneinander entfernt werden. Ebenso beobachtet man bei jeder stärkeren Parese des Quadriceps, daß bei dem Versuch, den Unterschenkel im Sitzen vorzustrecken, der Oberkörper stark zurückgelegt wird, weil durch die damit verbundene Entfernung der Insertionspunkte des Rectus aus diesem gleichsam das letzte an Kraftleistung herausgeholt wird. Ferner ist der Rectus femoris für sich allein imstande beim aufrechten Stehen, wenn die Schwerlinie hinter das Kniegelenk fällt, also beim Stehen mit gebeugten Knien der flektierenden Wirkung der Schwerkraft genügenden Widerstand zu leisten, sobald der Oberkörper nach hintenüber gelegt gehalten wird; wenn aber der Oberkörper beim Stehen vornüber gebeugt wird, knickt der Kranke sehr leicht im Knie zusammen. Auch beim Treppensteigen vermögen die Kranken, die nur über ihren Rectus femoris verfügen, sich nicht oder nur durch besondere Hilfsmittel auf die höhere Stufe zu erheben, weil an dem der oberen Stufe aufruhenden Stützbein Knie- und Hüftgelenk stark gebeugt sind und bei dieser Stellung des Oberschenkels der Rectus femoris relativ insuffizient ist.

Die Streckkraft der *Vasti* auf den Unterschenkel wird dagegen durch die Stellung des Oberschenkels in keiner Weise beeinflußt. Wenn sie erhalten sind, der Rectus femoris aber gelähmt ist, gelingt die Streckung des Unterschenkels gegen den Oberschenkel im Sitzen bei jedweder Stellung des Oberkörpers ausgezeichnet, und die Kranken können mit gebeugten Knien und vornüber gebeugtem Oberkörper ebensogut stehen wie mit hintübergelegtem Oberkörper. Sie können sich auch beim Treppensteigen ohne große Mühe auf dem auf die nächsthöhere Stufe aufgesetzten Beine erheben.

Bei isolierter Integrität des Vastus lateralis und Lähmung der anderen Köpfe des Kniestreckers wird die Patella während der Extension des Unterschenkels stark nach oben *außen* gezogen. Duchenne sah dabei sogar eine Subluxation der Kniescheibe eintreten. Umgekehrt rückt bei alleinigem Erhaltensein des Vastus medialis die Patella bei der Kniestreckung nach oben medial.

Wenn der gesamte Quadriceps gelähmt ist, so hat das an und für sich auf die Stellung, welche bei horizontaler Rückenlage des Kranken der Unterschenkel zum Oberschenkel einnimmt, keinen Einfluß, da unter diesen Umständen die Schwere dem Unterschenkel seine Lage diktiert. Es kommt aber gar nicht selten, besonders dann wenn die Lähmung in früher Kindheit eingesetzt hat und die Kranken an den Rollstuhl gebannt gewesen sind oder sich höchstens auf dem Boden kriechend fortbewegt haben, allmählich zu einer progressiven Schrumpfungskontraktur der Kniebeuger. Der Unterschenkel kann dann auch passiv nicht mehr in Streckstellung gebracht werden. An der Schrumpfung beteiligen sich in schweren Fällen alle Beugemuskeln (Biceps, Semitendinosus, Semimembranosus, Sartorius, Gracilis, Gastrocnemius, Plantaris und Popliteus). Aber darüber hinaus unterliegt auch der Bandapparat des Kniegelenkes, besonders die Ligamenta lateralia und die hintere Wand der Kapsel einer progressiven Schrumpfung; die Gelenkkonfiguration erleidet eine allmähliche Umwandlung, die Tibiagelenkfläche ist nur noch mit den hinteren Abschnitten der Femurkondylen in Kontakt.

Bei der totalen Lähmung des gesamten Quadriceps kann der Unterschenkel im Sitzen nicht mehr gegen den Oberschenkel gestreckt werden. Höchstens kann durch die Elastizität des deefferentierten Muskels eine gewisse Exkursion im Sinne der Streckung zustande kommen, wenn der Kranke zunächst den Unterschenkel kräftig beugt und dann die Flexoren plötzlich erschlafften (S. 11). Dann zieht sich der durch die vorangehende Kniebeugung gedehnte Quadriceps infolge seiner Elastizität zusammen. Gleichzeitig wirkt die Schwerkraft auf den durch die Knieflexoren nach hinten geführten Unterschenkel und dieser schlägt als Pendel über die Vertikale um ebensoviel nach vorne zu aus, als er vorher durch die Flexoren nach hinten geführt war.

Überraschend gut gelingt dagegen manchmal die Streckung des Unterschenkels gegen den Oberschenkel trotz völliger Lähmung des Quadriceps, wenn man in Rückenlage den Kranken das vorher in Hüfte und Knie gebeugte Bein ausstrecken läßt, während die Ferse auf der Hand des Untersuchers aufliegt und die Bewegung „geführt" ist (vgl. S. 28), so daß die Ferse distalwärts ausweichen kann. Unter diesen Umständen streckt der Glutaeus maximus nicht nur den Oberschenkel gegen das Becken, sondern auch den Unterschenkel gegen den Oberschenkel. Es handelt sich dabei um einen Spezialfall des von O. Fischer aufgedeckten allgemein gültigen Gesetzes, daß ein eingelenkiger Muskel — hier der Glutaeus maximus — am mehrgliedrigen System nicht nur auf das Gelenk wirkt, über welches er hinwegzieht — hier das Hüftgelenk —, sondern ebenso auch auf das nächsthöhere oder nächsttiefere Gelenk — hier das nächstdistale, das Kniegelenk —. Die für die Gültigkeit des Fischerschen Gesetzes erforderlichen Voraussetzungen, daß beide Gelenke frei beweglich sind und keine anderen Kräfte auf das Gliedersystem einwirken, sind bei der Versuchsanordnung im wesentlichen erfüllt, die Wirkung der Schwerkraft ist jedenfalls durch die die Ferse unterstützende Hand aufgehoben.

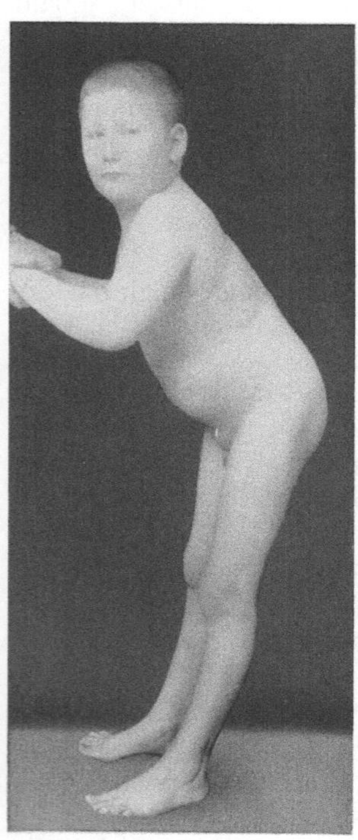

Abb. 358. Doppelseitige Quadricepslähmung. Beim Stehen wird der Oberkörper vornübergebeugt gehalten und die Unterschenkel werden gegen die Füße nach hinten geneigt, dadurch fällt die Schwerlinie vor die Kniegelenke und die Schwerkraft wirkt auf die Kniegelenke streckend.

Auch unter anderen ähnlichen Bedingungen kann eine vollkommene Kniestreckung trotz völliger Lähmung des Quadriceps bewirkt werden. Das ist z. B. beim Radfahren der Fall, wenn es sich darum handelt, das vorne hochstehende Pedale herunterzudrücken. Dabei befinden sich zunächst Oberschenkel und Unterschenkel in starker Flexion, der Fuß in Dorsalflexion. Durch den Soleus einerseits und den Glutaeus maximus andererseits werden nicht nur Fuß und Oberschenkel gestreckt, sondern diese Streckung überträgt sich bei der Führung, welcher die Bewegung durch das Pedale unterliegt, zwangsläufig auch auf das Kniegelenk im Sinne der Streckung. Ich halte es nicht für richtig, wenn H. v. Bayer die hierbei erfolgende Kniestreckung den Tubermuskeln, Biceps, Semitendinosus und Semimembranosus zuschreibt.

Beim aufrechten *Stehen* fällt bei der sogenannten bequemen und bei der strammen Haltung die Schwerlinie des Körpers vor die Verbindungslinie der Kniegelenke, die Schwere wirkt also am Kniegelenk im Sinne der Streckung, die Mitwirkung des Quadriceps ist hierbei für die Aufrechterhaltung des Körpers nicht erforderlich. Tatsächlich kann man feststellen, daß bei der bequemen natürlichen Haltung der Quadriceps erschlafft und die Patella frei beweglich ist. In jeder Haltung aber, in welcher die Schwerlinie hinter das Kniegelenk fällt, also beim Stehen mit gebeugten Knien, muß der Kniestrecker der Schwerkraft das Gleichgewicht halten. Dementsprechend gelingt das Stehen trotz völliger Lähmung beider Quadriceps ohne weiteres, solange die Schwerlinie vor die Kniegelenke fällt. Kranke mit doppelseitiger Lähmung ihrer Kniestrecker halten daher beim Stehen den Oberkörper mehr oder weniger vorgebeugt und den Unterschenkel gegen den Fuß rückwärts geneigt, weil dadurch die

Schwerlinie in größerem Abstande vor dem Kniegelenk vorbeizieht (Abb. 358 und Abb. 370f, S. 393 und Abb. 371h, S. 397). Sobald aber beim Stehen die Schwerlinie hinter das Kniegelenk fällt, also beim Stehen mit gebeugten Knien, brechen die Kranken im Knie hilflos zusammen. Kranke mit doppelseitiger Lähmung des Kniestreckers und gleichzeitiger stärkerer Schrumpfungskontraktur der Kniebeuger können nicht stehen, weil es ihnen unmöglich ist, Oberschenkel und Unterschenkel in eine solche Lage gegeneinander zu bringen, daß die Schwerlinie vor

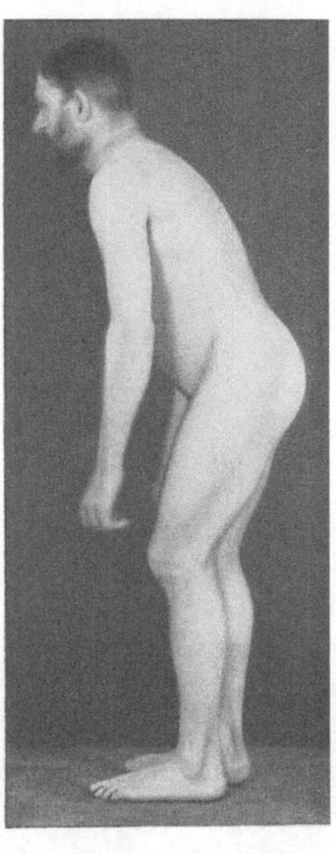

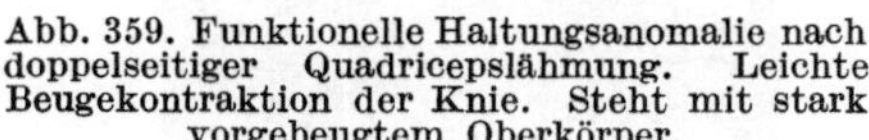

Abb. 359. Funktionelle Haltungsanomalie nach doppelseitiger Quadricepslähmung. Leichte Beugekontraktion der Knie. Steht mit stark vorgebeugtem Oberkörper.

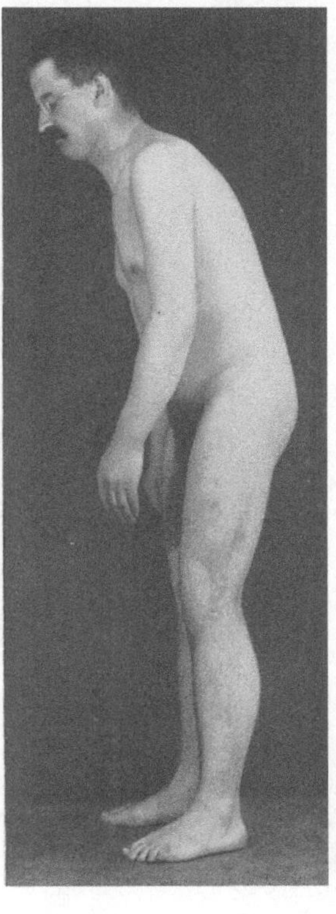

Abb. 360. Funktionelle Haltungsanomalie nach doppelseitiger Quadricepslähmung. Geringe Beugekontraktur des Knies. Oberkörper stark vorgebeugt.

das Knie fällt, während andererseits Kranke, bei denen zu der Lähmung des Kniestreckers auch noch eine solche der Knieflexoren hinzukommt, sicherer stehen als Kranke mit einfacher, nicht durch eine Beugekontraktur komplizierter Streckerlähmung, weil bei ihnen das Knie unter der Wirkung der Schwerkraft beim Stehen sogar eine beträchtliche Überstreckung erfährt. Höchstens bei leichten Graden von Kontraktur der Kniebeuger wird das Stehen dadurch ermöglicht, daß der Oberkörper sehr stark nach vorne gebeugt wird und dadurch die Schwerlinie des Körpers noch vor das Kniegelenk fällt. Dabei ist aber allemal die Gefahr, im Knie zusammenzubrechen, äußerst groß.

Es ist von Interesse, daß die equilibristische Ausgleichshaltung des Oberkörpers in vorgebeugter Stellung auch in denjenigen Fällen fortbesteht, bei welchen anfangs eine organisch bedingte doppelseitige Lähmung des Quadriceps bestanden hat und die organische Läsion als solche zwar ausgeheilt ist, aber die Funktionsleistung gleichwohl aufgehoben bleibt, wie es bei den sogenannten Gewohnheitslähmungen und den funktionellen (hysterischen)

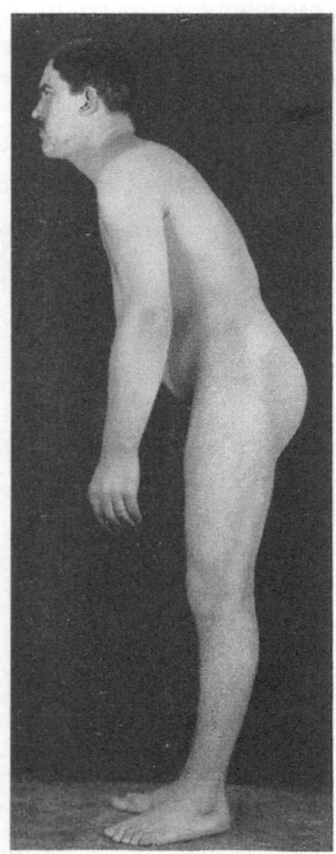

Abb. 361.

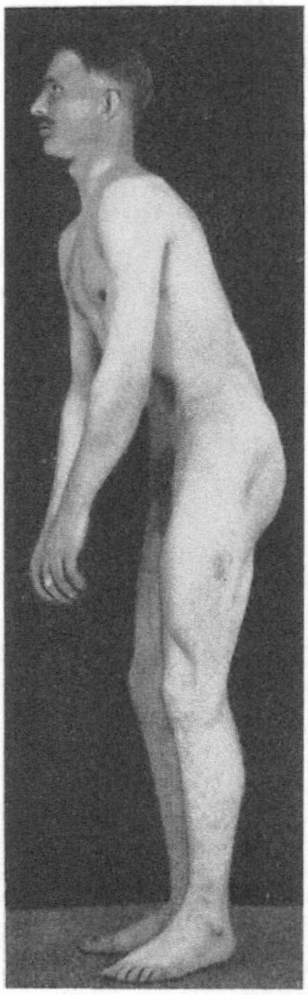

Abb. 362.

Abb. 361 und 362. Hysterische Haltungsanomalie nach traumatischer Caudaläsion.

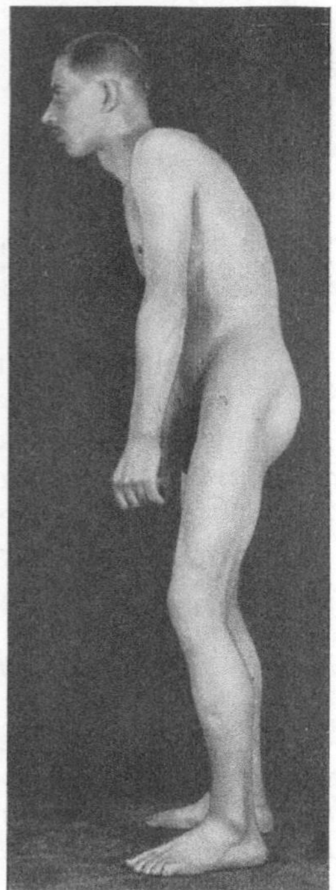

Abb. 363. Hysterische Haltungsanomalie nach ausgeheilter Polyneuritis.

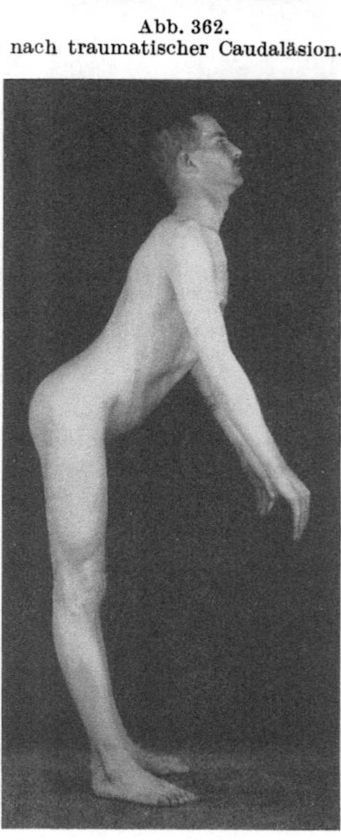

Abb. 364. Hysterische Haltungsanomalie des Rumpfes nach Commotion des Lumbosacralmarks.

Lähmungen nach anfänglich organisch bedingten Lähmungszuständen der Fall ist. Die Abb. 359, 360, 361, 362, 363, 364, 365 und 366 stellen derartige, aus ursprünglich durch organische Läsionen der Cauda bzw. des Lumbosacralmarks bedingten Lähmungen hervorgegangene hysterische Haltungsanomalien des Oberkörpers beim Stehen dar. Diese sind entsprechend ihrer hysterischen Natur zum Teil stark akzentuiert (Abb. 364 und 365). Die vornübergebeugte Haltung des Oberkörpers wird in diesen Fällen nicht selten noch durch eine

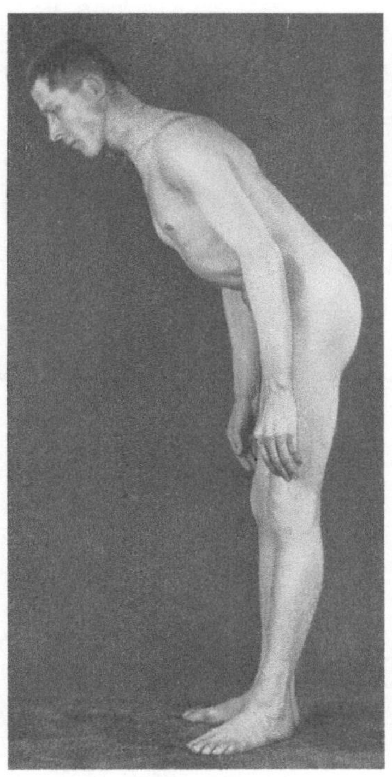

Abb. 365.

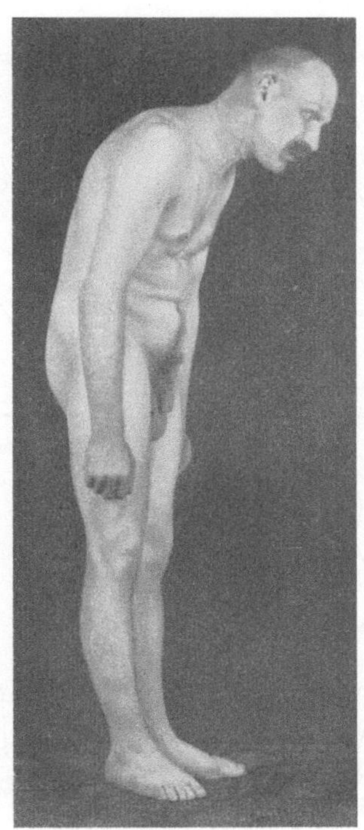

Abb. 366.

Abb. 365. Hysterische Haltungsanomalie nach Commotio spinalis.

Abb. 366. Hysterische Haltungsanomalie des Rumpfes nach Commotio spinalis. Kontraktur der Rumpfbeuger. Bauchmuskeln stark angespannt.

krampfhafte Anspannung der Rumpfbeuger (Bauchmuskeln) besonders fixiert (Abb. 366).

Bekanntlich wird während des *Gehens* am Schwungbein der Unterschenkel gegen Ende der Schwungphase gegen den vorgeführten Oberschenkel vorgestreckt, ehe die Ferse des Schwungbeines den Boden erreicht (Abb. 367 f.). Diese terminale Streckung des Unterschenkels gegen den Oberschenkel wird normaliter durch eine Kontraktion des Quadriceps bewirkt. Bei Lähmung dieses Muskels kann eine Streckbewegung des Unterschenkels gegen den Oberschenkel unter Umständen dadurch erreicht werden, daß der Oberschenkel sehr energisch von hinten nach vorne vorgestoßen wird; dann pendelt der Unterschenkel gegen den Oberschenkel nach vorne (vgl. S. 10). Dieses Vorschwingen des Unterschenkels kann noch dadurch gefördert werden, daß die dem Schwungbein entsprechende Beckenhälfte ihrerseits kräftig vorgestoßen wird durch Rückdrehung des Beckens auf dem Stützbein. Diesem Vorstoß der dem Schwungbein entsprechenden Beckenhälfte sind wir bereits bei der Lähmung der Hüftbeuger begegnet und wir haben gesehen, daß allein durch diese Stoßbewegung des Beckens der Oberschenkel trotz völliger Lähmung aller Oberschenkelflexoren von hinten nach vorne vorgeschleudert werden kann (S. 10 und 378). Ich habe einen Fall beobachtet, in welchem gleichzeitig sowohl die Flexoren des Oberschenkels wie die Strecker des Knies ganz gelähmt waren

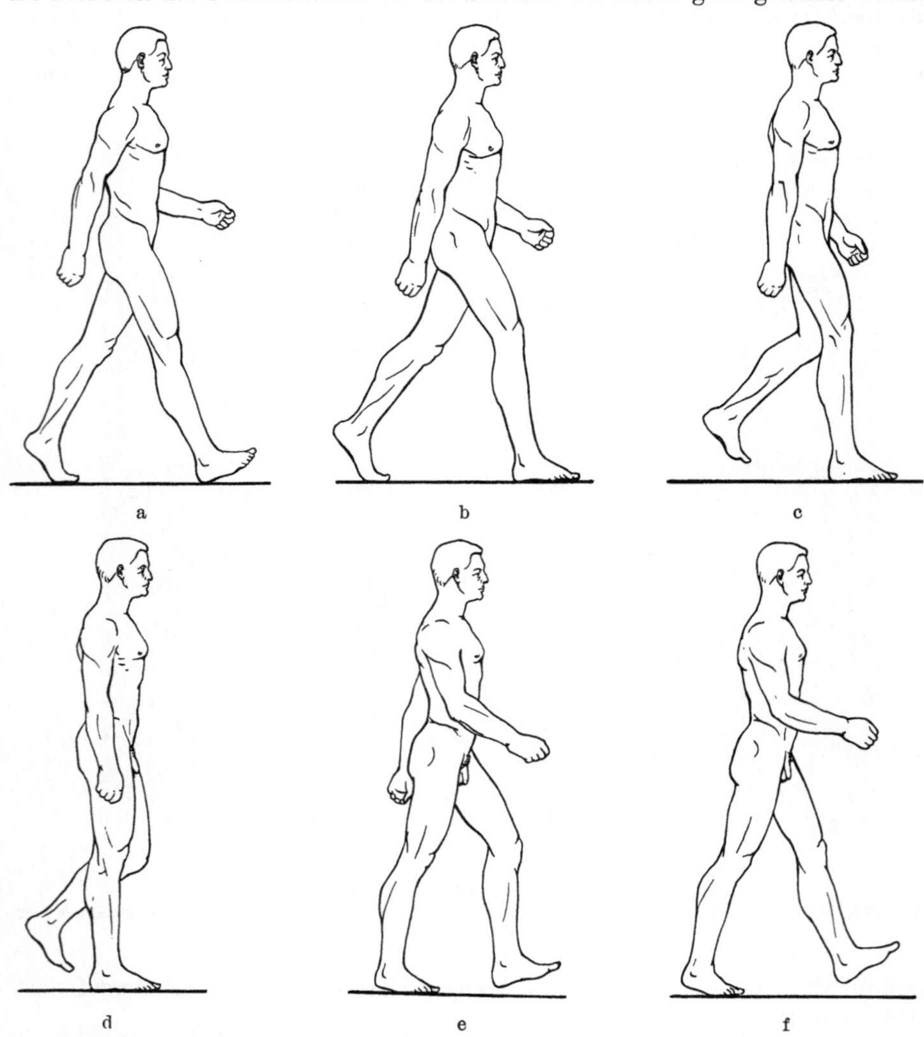

Abb. 367 a—f. Phasen des Ganges. a Aufsetzen des Schwungbeines unter Dorsalflexion des Fußes auf den Boden. b Phase der doppelten Unterstützung. Plantarflexion des Fußes des hinteren (treibenden) Beines. c Beginn der Schwungphase des hinteren Beines. d und e Fortsetzung der Schwungphase. f Endphase der Schwungbewegung; der Unterschenkel wird gegen den vorgeführten Oberschenkel gestreckt; Fuß gegen Unterschenkel dorsalflektiert.

und in welchem allein durch die Stoßbewegung des Beckens sowohl der Oberschenkel des Schwungbeines ausgiebig von hinten nach vorne vorbewegt, als auch der Unterschenkel gegen Ende der Schwungphase gegen den Oberschenkel gestreckt wurde. Voraussetzung für die Vorwärtsbewegung des Oberschenkels wie für die Streckung des Unterschenkels ist, daß die Extensoren des Oberschenkels und die Flexoren des Knies vollkommen erschlafft bleiben, und bemerkenswerterweise führt der Beckenstoß besonders dann zum Ziele, wenn außer den Beugern der Hüfte auch noch die Strecker und außer dem Kniestrecker auch noch die Knieflexoren gelähmt sind. Dagegen bleibt natürlich bei einer vorhandenen Kontraktur der Knieflexoren die Stoßbewegung des Oberschenkels und des Beckens ergebnislos.

Am *Stützbein* liegen die Verhältnisse bei der Quadricepslähmung folgendermaßen. Normaliter fällt während der Phase der einseitigen Unterstützung die Schwerlinie des Körpers anfangs hinter das Kniegelenk des Stützbeins (Abb. 367 c). Sofern also der Schwerpunkt des Körpers nicht während der Phase der doppelten Unterstützung (Abb. 367 a und b) durch den Streckstoß des hinteren Beines eine starke Beschleunigung nach vorne und oben erfahren hat, muß der Quadriceps

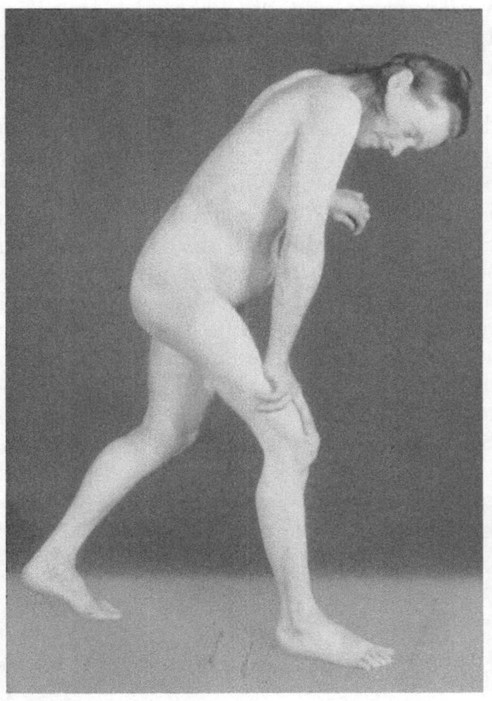

a

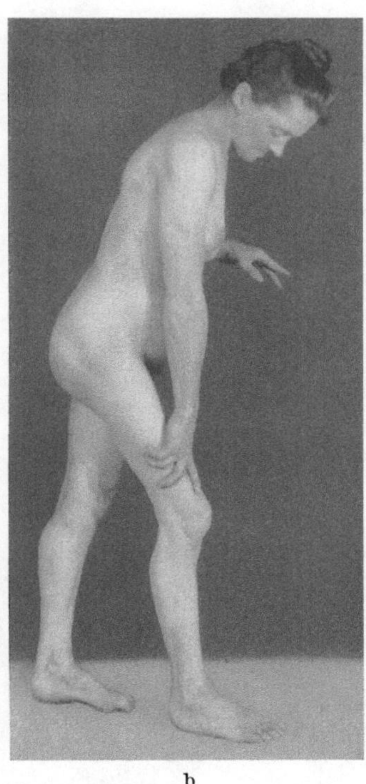

b

Abb. 368a und b. Rechtsseitige Quadricepslähmung. Die Kranke stemmt in der Phase der doppelten Unterstützung unter starker Vornüberneigung des Rumpfes mit dem rechten Arm das Knie des vorderen rechten Beines in Streckstellung.

der am Kniegelenk des Stützbeines im Sinne der Flexion wirkenden Schwerkraft durch entsprechende Gegenspannung das Gleichgewicht halten. In der zweiten Phase der einseitigen Unterstützung fällt dagegen normaliter der Schwerpunkt des Körpers vor das Kniegelenk (Abb. 367 e), der Quadriceps braucht also keine Spannung mehr zu entwickeln. Bei der Lähmung des Quadriceps wird nun in der Regel schon *während* der Phase der *doppelten* Unterstützung der Schwerpunkt des Körpers durch den Streckstoß des hinteren Beines zunächst so weit nach vorne geschoben, daß die Schwerlinie vor das Kniegelenk des vorderen Beines fällt, so daß die Schwerkraft streckend auf das Knie wirkt. Dies wird dadurch erreicht, daß am vorderen Bein der Oberkörper nach vorne und der Unterschenkel gegen den Fuß rückwärts geneigt wird. Voraussetzung ist natürlich, daß das Knie des vorderen Beines von vornherein in Streckung steht, daß es also gegen Ende der vorangehenden Schwungphase auf die eine oder andere Weise in vollkommene Streckstellung gelangt ist. Ist dies nicht der Fall, so drückt der Kranke zunächst unter starker Vornüberbeugung des Rumpfes das Knie des vorderen Beines mit der Hand in Streckstellung (Abb. 368). Dieses

Stemmen des Knies des vorderen Beines durch die Arme in Streckstellung beobachten wir auch bei denjenigen funktionellen Quadricepslähmungen, welche aus einer ursprünglich organisch bedingten Lähmung hervorgegangen sind (Abb. 369). Ehe nicht der Schwerpunkt wirklich vor das Kniegelenk des vorderen Beines fällt, verläßt beim Gehen das hintere Bein den Boden überhaupt nicht. Die Phase der doppelten Unterstützung erfährt dadurch eine beträchtliche Verlängerung und die Phase der einseitigen Unterstützung eine entsprechende Verkürzung, die ganze erste Hälfte der Phase der einseitigen Unterstützung, während welcher die Schwere normaliter am Kniegelenk beugend wirkt, wird bei der Lähmung des Quadriceps gleichsam in die Phase der doppelten Unterstützung hineingenommen. Damit der Schwerpunkt während der Phase der einseitigen Unterstützung möglichst weit vor dem Kniegelenk bleibt, wird die schon während der Phase der doppelten Unterstützung am vorderen Bein eingeleitete Vorneigung des Oberkörpers noch akzentuiert. Der Kranke macht manchmal bei jedem Schritt auf dem Stützbein eine förmliche Verbeugung. Mit

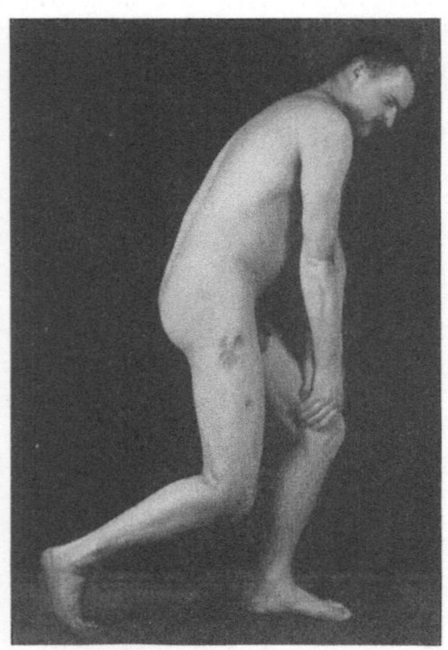

Abb. 369. Hysterische Quadricepslähmung. Der Kranke akzentuiert das Stemmen des Knies des vorderen Beines in Streckung.

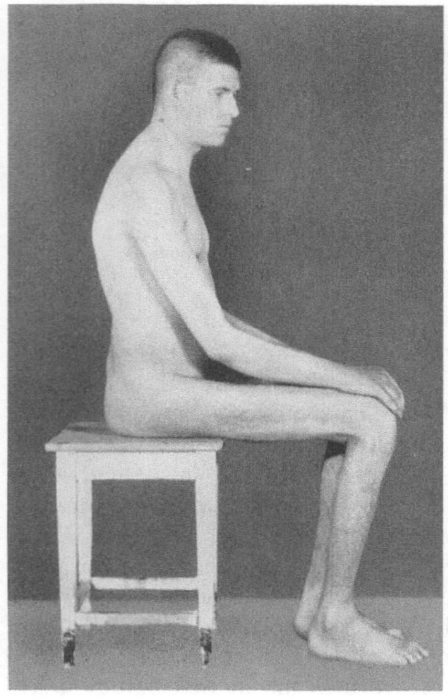

Abb. 370 a.

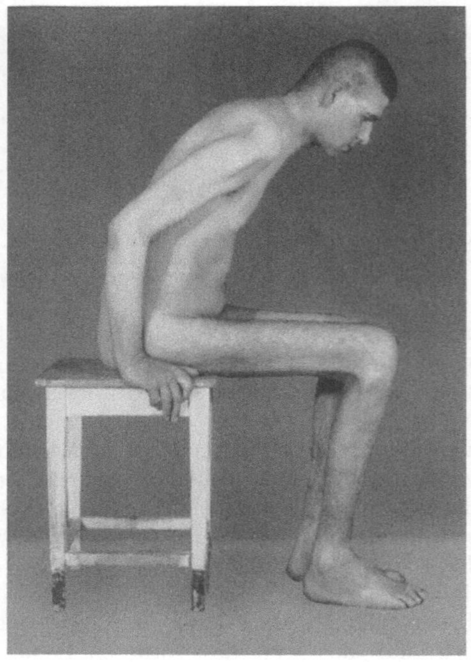

Abb. 370 b.

Hilfe dieser Ausgleichsmanöver ist der Gang selbst bei doppelseitiger Lähmung des Quadriceps möglich. Während der Phase der doppelten Unterstützung kann nämlich das hintere Bein auch ohne die Mitwirkung des

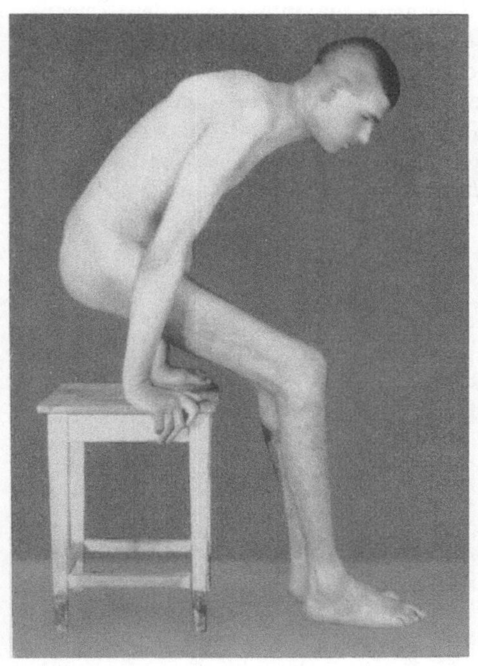

c

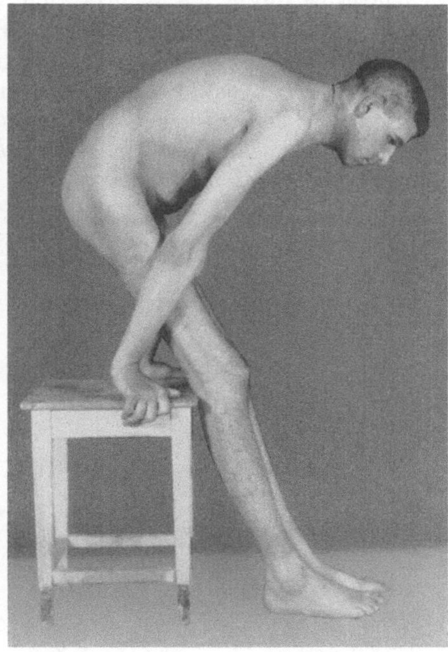

d

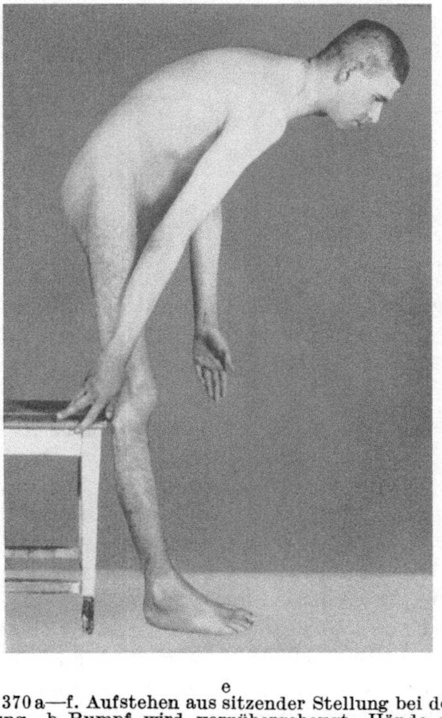

e

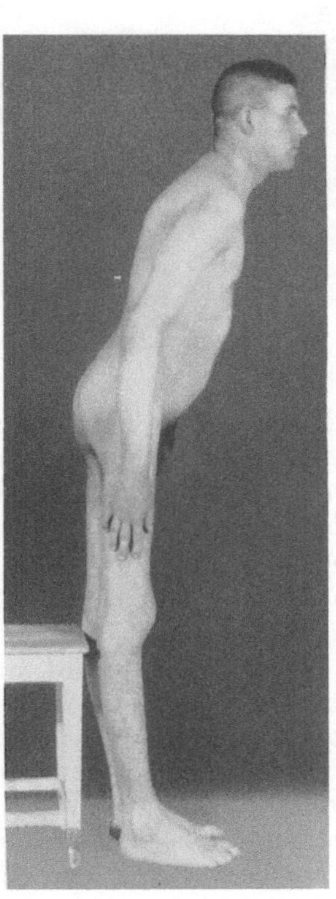

f

Abb. 370 a—f. Aufstehen aus sitzender Stellung bei doppelseitiger Quadricepslähmung. a Ausgangsstellung. b Rumpf wird vornübergebeugt, Hände werden auf den Sitz gelegt. c Unter weiterer Vornüberbeugung des Rumpfes wird der Körper durch die Arme emporgestemmt. d Unter noch stärkerer Vorbeugung des Rumpfes unter ausgiebiger Rückneigung der Unterschenkel gegen die Füße gelangen die Knie in Streckstellung. e Der vornübergebeugte Rumpf wird aufgerichtet, die Hände geben die Stütze am Stuhl auf. f Der Oberkörper ist aufgerichtet, bleibt aber merklich vorgebeugt.

Quadriceps durch die Kontraktion des Glutaeus maximus und des Triceps surae im Knie vollkommen gestreckt werden, und der Schwerpunkt kann bis vor das Knie des vorderen Beines geschoben werden. Das hintere Bein stellt, während es mit dem Fuße den Boden berührt, eine geführte Gliederkette dar, an welcher der Strecker der Hüfte, der Glutaeus maximus, *streckend sowohl auf den Oberschenkel wie auf den Unterschenkel* wirkt und der Soleus, der Strecker des Fußes, *streckend sowohl auf das Fußgelenk wie auf das Kniegelenk wirkt.*

Manche Kranke mit Lähmung des Quadriceps sichern beim Gange die Streckstellung des Knies des Stützbeines auch noch dadurch, daß sie eine oder

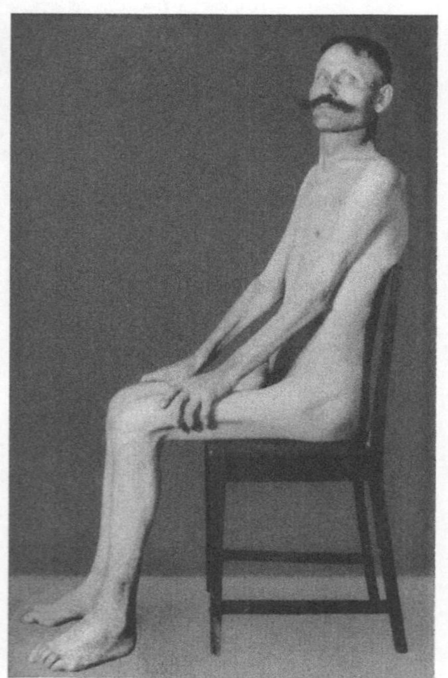

Abb. 371 a.

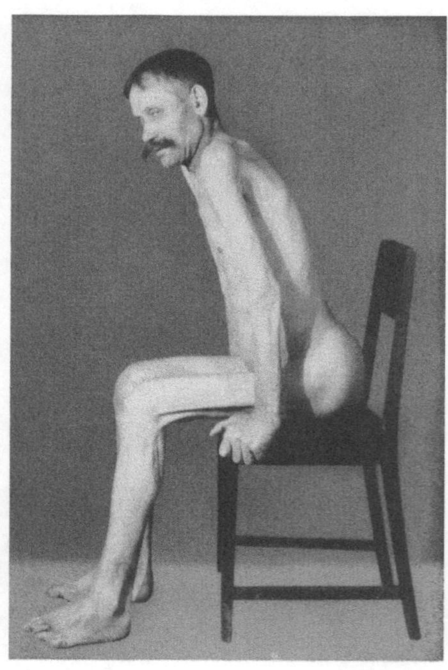

Abb. 371 b.

beide Hände auf das Knie auflegen und dasselbe mit den Armen in Streckstellung gestemmt halten. Durch die ausgiebige Vorbeugung des Rumpfes und das Aufstemmen der Hand auf das Knie des Stützbeines gelingt das Gehen sogar in manchen Fällen von Quadricepslähmung mit einer gewissen Retraktion der Kniebeuger noch auffallend gut.

Bekanntlich fällt bei der Quadricepslähmung der Ausfall des Kniestreckers weniger schwer ins Gewicht, wenn gleichzeitig eine Retraktion der Achillessehne besteht, und es wird mit Recht von orthopädischer Seite davor gewarnt, bei Lähmung des Kniestreckers eine gleichzeitig vorhandene Spitzfußstellung (von ganz extremen Graden abgesehen) durch Verlängerung der Achillessehne zu beseitigen. Die Retraktion der Wadenmuskulatur ist bei Lähmung des Quadriceps insofern von Vorteil, als der Unterschenkel des Stützbeines gegen den mit der Sohle dem Boden aufliegenden Fuß nicht nach vorne übergeneigt werden kann, sondern nach rückwärts geneigt bleibt. Dadurch wird das Kniegelenk verhindert, nach vorne vorzurücken, und die Gefahr, daß der Schwerpunkt des Körpers hinter das Kniegelenk fällt, wird vermieden.

Besonders schwerwiegend sind die Folgen der doppelseitigen Quadricepslähmung beim *Aufstehen.* Versucht ein Kranker mit doppelseitiger Lähmung des Quadriceps aus sitzender Stellung aufzustehen, und kann er sich nicht an einem festen vor ihm befindlichen Gegenstand mit den Armen emporziehen, so neigt er zunächst den Oberkörper stark nach vorne (Abb. 370b und 371b), darauf stemmt er sich mit den Armen vom Sitz empor (Abb. 370 c—e, Abb. 371c) und er drückt mit den Händen die Knie in Streckstellung (Abb. 371d–f). Darauf richtet er den Oberkörper gegen die Beine auf (Abb. 371f—g). Das Entscheidende ist, daß der Kranke dabei ständig bemüht ist, daß der Schwerpunkt des Körpers vor die Kniegelenke fällt.

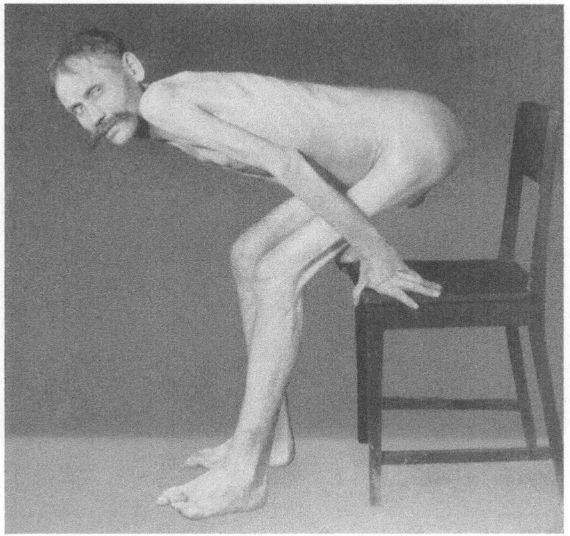

Abb. 371c.

Ganz ähnlich verfahren die Kranken beim Hinsetzen; auch hierbei wird der Gefahr des Zusammenbrechens in den Knien dadurch vorgebeugt, daß der Schwerpunkt möglichst vor den Kniegelenken bleibt, der Oberkörper wird weit nach vorne gebeugt und die Hände werden gegen die Knie gestemmt, damit diese solange wie möglich in Streckstellung verharren; erst wenn das Gesäß in der Nähe des Sitzes angelangt ist, wird die Streckstellung des Knies aufgegeben.

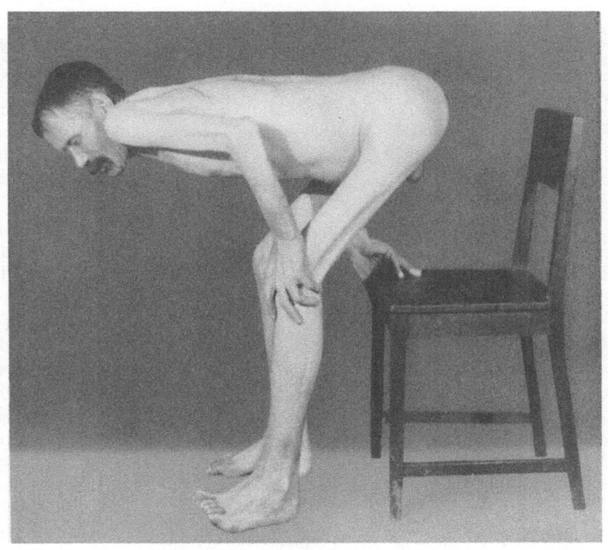

Abb. 371 d.

Eine Naht des N. cruralis habe ich bisher nur in zwei Fällen auszuführen Gelegenheit gehabt. Zu einer vollen Reneurotisation der Vasti kam es dabei nicht, während der Rectus femoris seine Funktion in vollem Maße wiedererlangte. In einem Falle habe ich die Äste des N. cruralis für den Rectus femoris und Vastus lateralis direkt in diese beiden Muskeln implantiert; hier kam es zu einer guten Reneurotisation beider Muskeln.

Heteroreneurotisation des Quadriceps durch Nervenauswechslung ist von Spitzy, van den Bergh und Maragliano versucht worden. Als Neurotisator wurden der N. obturatorius, der Ischiadicus oder der Cruralis der anderen Seite verwandt. Die dabei erzielten Resultate sind aber, soweit sich dies beurteilen läßt, nicht besonders günstig ausgefallen.

Der Ersatz des gelähmten Quadriceps durch Muskel- bzw. Sehnenüberpflanzung ist seit langer Zeit immer wieder geübt worden. Als Kraftspender sind verwandt worden Tensor fasciae, Sartorius, Gracilis, Biceps, Semitendinosus und Semimembranosus. Am zweckmäßigsten ist es, wenn ein Muskelpaar, der eine von innen, der andere von außen her an die Patella, die Patellarsehne und das Tibiaperiost herangeführt wird. Da, wo die herumgeführten Muskeln nicht lang genug sind, um ihnen die erforderliche Insertion an den genannten Stellen, besonders auch an der Tibia selbst zu geben, empfiehlt sich nach dem Vorgang von LANGE die Verwendung künstlicher Seidensehnen. Bei der Verwendung des Biceps empfiehlt SILFVERSKIÖLD den Ursprung desselben vom Tuber ischii zu lösen und ihn am Femur in der Gegend des Trochanter major zu fixieren; dadurch wird der zweigelenkige Muskel in einen eingelenkigen umgewandelt. Bei der Verwendung des Sartorius hat TIETZE empfohlen, den oberen Insertionspunkt des Muskels auf die Spina anterior inferior zu verlegen und das distale Ende an die Patella anzunähen. Der Sartorius wird auf diese Weise in einen zweiten Rectus femoris umgewandelt. Bei der Verwendung des Tensor fasciae wird nach SPITZY der Tractus ileotibialis bis zur Tibia herauspräpariert, unter dem gelähmten Quadriceps nach unten durchtunelliert oder zwischen die Köpfe desselben versenkt, das untere Ende wird mit der Patella verbunden oder der Muskel wird nach LANGE durch künstliche Seidensehnen mit der Patellae in Verbindung gebracht.

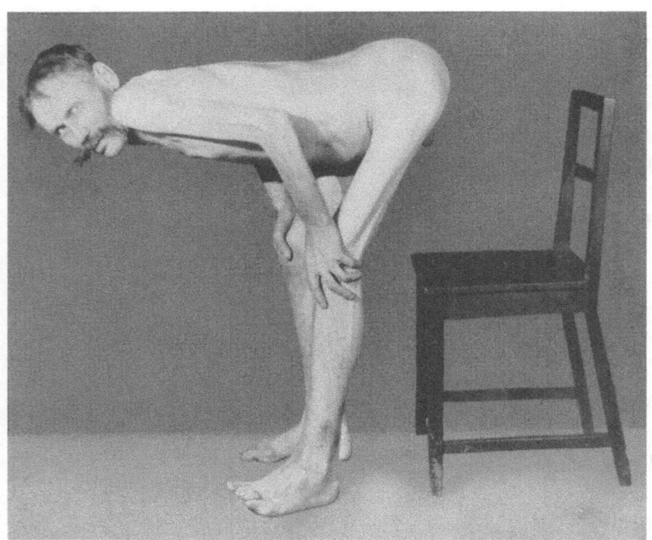

Abb. 371 e.

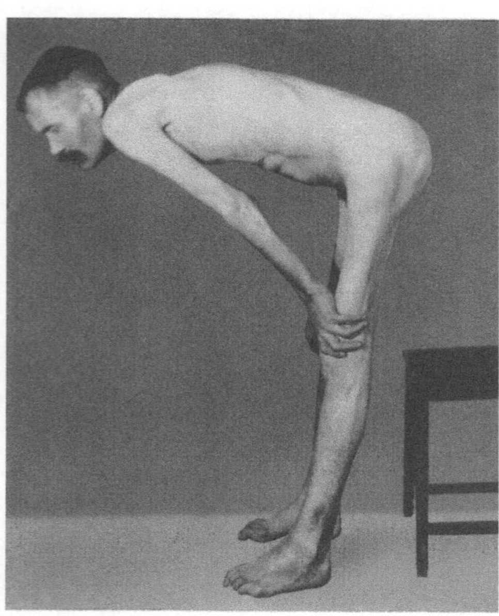

Abb. 371 f.

Bei dem Ersatz des Quadriceps durch andere Muskeln ist meines Erachtens den verschiedenen Aufgaben, welche der Kniestrecker zu erfüllen hat, Rechnung zu tragen. Für die beim Gange am Ende der Schwungphase des Beines erforderliche Streckung des Unterschenkels, welche also gegen den flektierten Oberschenkel zu erfolgen hat, eignet sich am besten einer der vom Tuber entspringenden Muskeln, am besten der Biceps oder, wenn er nicht zur Verfügung steht, der Semimembranosus, weil diese Muskeln durch die Hüftbeugung gedehnt werden und dadurch mit um so größerer Kraft auf die Streckung des Unterschenkels hinwirken können. Für diesen Fall ist also die SILFVERSKIÖLDsche Verlagerung des Ursprungs vom Tuber auf den Femur unzweckmäßig. Von demselben Gesichtspunkte aus ist die Verwendung des Biceps oder überhaupt eines der Tubermuskeln für das Aufstehen aus sitzender Stellung und für das Hinsetzen zweckmäßig, weil auch unter diesen Umständen der Kniestrecker bei gebeugtem Hüftgelenk zu wirken hat. Dagegen ist für das aufrechte Stehen und auch für die Leistungen des Kniestreckers am Stützbein während des Ganges die Verwendung eines derjenigen Muskeln zweckmäßig, welche bei Streckstellung des Beckens gedehnt sind und daher kräftiger wirken, also des Sartorius, des Gracilis oder der Tensor fasciae. Ich verwende deshalb zum Ersatz des gelähmten

Quadriceps femoris seit langer Zeit stets, wenn möglich, einen der Tubermuskeln und einen Muskel aus der Gruppe der Hüftbeuger (Sartorius, Gracilis, Tensor), am liebsten Biceps und Sartorius. Abb. 372 zeigt das Resultat, das mit dieser Methode in einem derartigen Fall erzielt wurde; der Kranke

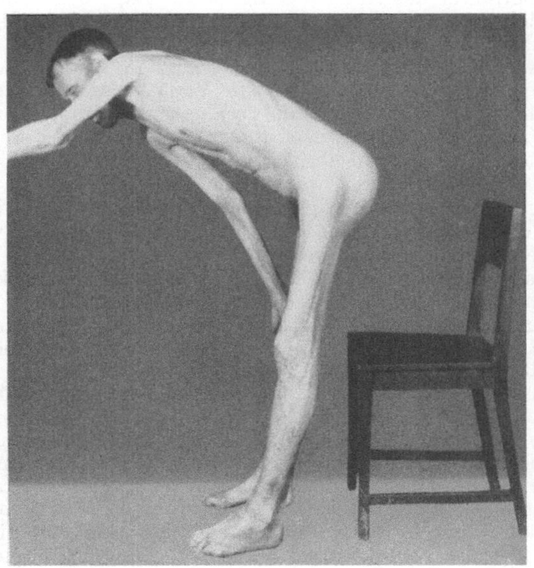

Abb. 371 g.

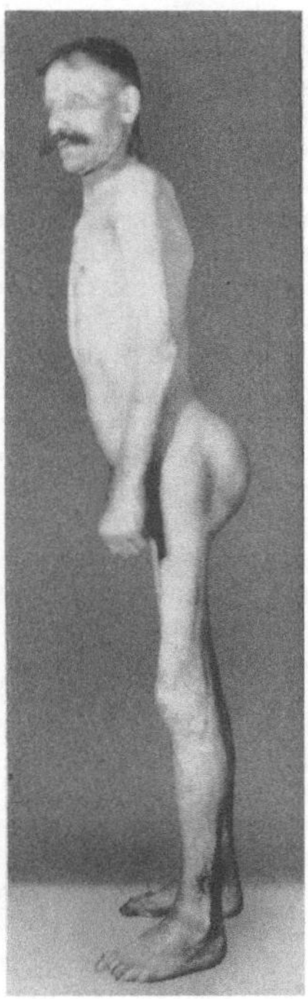

Abb. 371 h.

Abb. 371a—h. Aufstehen aus sitzender Stellung bei doppelseitiger Quadricepslähmung. a Ausgangsstellung. b Hände werden dem Sitz aufgelegt, Rumpf wird vornübergebeugt. c Rumpf wird maximal vornübergebeugt, Körper wird durch die Arme vom Sitz emporgestemmt. d Linke Hand verläßt den Stuhl und wird dem linken Knie aufgelegt. e Auch die rechte Hand verläßt den Stuhl, wird dem rechten Knie aufgelegt. Knie werden durch die Arme in Streckung gedrückt. f Knie sind in voller Streckstellung gedrückt. Arme stemmen den Rumpf empor. g Linker Arm verläßt das Knie, Oberkörper wird weiter durch rechten Arm emporgestemmt. h Oberkörper ist aufgerichtet, beide Arme hängen zur Seite des Rumpfes herab. Oberkörper bleibt aber vornübergebeugt.

streckt den Unterschenkel bei stark flektiertem Oberschenkel vollkommen aus, aber ebenso ist er in der Lage, bei flektiertem Knie mit ganz aufgerichtetem Oberkörper auf dem Beine aufrecht zu stehen. Die von Lange betonte Gefahr, daß bei Ablösung des Sartorius von der Tibia und Vorführung desselben an die Patella der Ausbildung eines Genu valgum Vorschub geleistet werde, vermag ich nicht allzu hoch einzuschätzen.

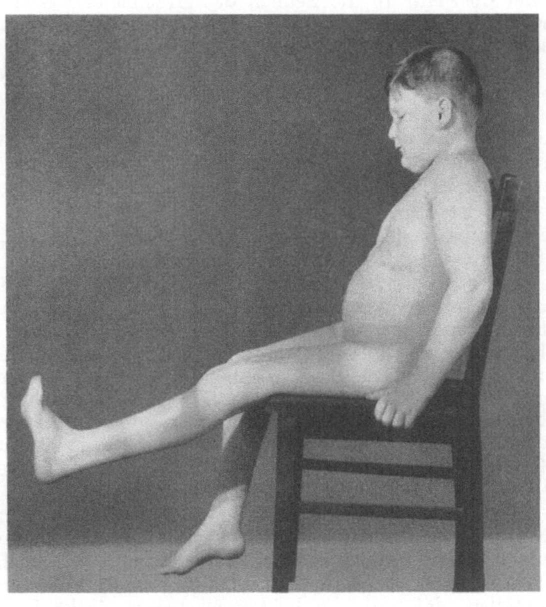

Abb. 372. Ersatz des gelähmten Quadriceps durch Biceps femoris und Sartorius.

Statt des Ersatzes des Quadriceps durch andere Muskeln ist auch die halbstarre Fixation des Kniegelenkes durch Tenodese empfohlen worden. Wullstein verlötet die Patella vorn auf den Femurkondylen, Perthes löst die sehnigen Teile des Quadricepsansatzes vom Muskelfleisch aus und verankert sie in einem im Femur angelegten Knochenkanal, Saxl befestigt dieselben vorne am Femurperiost. Dadurch kann wohl das Knie in einer für das

Stehen und die Tragfähigkeit des Stützbeines beim Gange erforderlichen Streckstellung fixiert werden, aber die geringe Elastizität des Sehnenapparates gestattet dann nur sehr geringe Beugeexkursion des Unterschenkels. Immerhin ist diese halbstarre Fixation des Knies, wenn sie haltbar genug ist, der totalen Versteifung desselben in Streckstellung durch Arthrodese, welche das Ultimum refugium darstellt, vorzuziehen.

Vor jeder Operation, die dem Ersatz des Kniestreckers dient, ist dafür zu sorgen, daß eine eventuell vorhandene Beugekontraktur des Knies beseitigt wird. Da, wo dies nicht durch unblutige orthopädische Mobilisierungsmethoden gelingt, müssen chirurgische Maßnahmen eintreten. Die Widerstände, welche sich bei der Beugekontraktur des Knies der Streckung des Unterschenkels entgegenstellen, liegen teils in den verkürzten Beugemuskeln, teils in dem geschrumpften Bandapparat des Kniegelenkes. Die Verlängerung der Knieflexoren kann einmal dadurch angestrebt werden, daß die proximalen Ursprungsstellen distalwärts verlagert werden, also z. B. dadurch, daß nach SILFVERSKIÖLD Biceps, Semitendinosus und Semimembranosus vom Tuber ischii abgelöst und an der Hinterseite des Femur in der Nähe des Trochanter major neu inseriert werden oder daß der Ursprung des Sartorius nach TIETZE von der Spina superior auf die Spina inferior verlagert wird. Diese Methoden haben den Vorteil, daß der Gleitapparat der Endsehnen unberührt bleibt, was für das Erhaltenbleiben der Beugebewegung nicht unwesentlich ist. Ferner hat die Umwandlung des zweigelenkigen Biceps, Semitendinosus und Semimembranosus in eingelenkige Knieflexoren den Vorteil, daß nun nicht mehr bei jeder Oberschenkelbeugung auch der Unterschenkel zwangsläufig in Beugung gezogen wird. Daß das aber andererseits, wenn man einen der drei Tubermuskeln als Kraftspender für die Unterschenkelstreckung verwenden will, für bestimmte Leistungen, z. B. für die Kniestreckung gegen Ende der Schwungphase, sowie für das Aufstehen und Hinsetzen einen Nachteil bedeutet, ist bereits ausgeführt worden. Zudem reicht die Verlagerung des proximalen Ursprunges der Kniebeuger nach distalwärts keineswegs immer aus, um länger bestehende und hochgradige Kontrakturen der Kniebeuger genügend auszugleichen, man ist vielmehr gezwungen, die distalen Sehnen und Ansätze der Beugemuskeln anzugehen. Da ich in der Regel zwei der Beuger als Kraftspender für den gelähmten Strecker verwende, in der Regel den Biceps und Sartorius oder Gracilis, löse ich diese ganz distal von ihrer Insertion ab; dadurch wird schon eine nicht unbeträchtliche Reduktion des Grades der Beugekontraktur bewirkt. Die verbleibenden Beugesehnen verlängere ich, wenn nötig, plastisch in der Weise, daß ich die Sehne des Semimembranosus je nach Bedarf mehrere Zentimeter oberhalb ihrer Insertion an der Tibia vollkommen durchtrenne, die Sehne des Gracilis und Semitendinosus aber ganz distal von ihrer Insertion an der Tibia ablöse und nun an das freie Ende des mit der Tibia in Kontakt belassenen distalen Stückes der Sehne des Semimembranosus annähe. Die erzielte Verlängerung der Beuger beträgt dann gerade soviel als das distale Sehnenstück des Semimembranosus lang ist. Damit der Muskelbauch des Semimembranosus nicht für die Beugung des Unterschenkels verloren geht, nähe ich das proximale Ende seiner Sehne weiter oberhalb an die Sehnen des Gracilis und Semitendinosus wieder an. Da, wo der Gracilis als Kraftspender nach vorne geführt wird, wird die Verlängerung von Semitendinosus und Semimembranosus in der beschriebenen Weise auf die Sehnen dieser beiden Muskeln beschränkt. Leistet der Sartorius, sofern er nicht selbst als Kraftspender verwandt und daher ganz von seiner distalen Insertion abgelöst wird, der Kniestreckung noch Widerstand, so kann er durch partielle Incisionen des distalen Teiles seines Muskelbauches verlängert werden. Wird der Biceps nicht als Kraftspender nach vorne geführt, so erziele ich dessen Verlängerung durch flächenhafte Spaltung seiner Sehne und Vernähung der beiden Hälften nach erforderlicher Verschiebung der beiden Hälften gegeneinander.

Nun ist aber besonders bei länger bestehender Beugekontraktur des Knies auch der Bänderapparat des Gelenkes stark mitbeteiligt. Besonders bilden die stark geschrumpften Ligamenta lateralia nicht selten ein unüberwindliches Hemmnis für die Streckung. Sie werden am besten nach SCHEEDE durch Einführung eines feinen Tenotoms in den Gelenkspalt von innen nach außen durchschnitten. KLAPP hat auch die Incision der anderen geschrumpften Kapselteile empfohlen. Da, wo alle diese Maßnahmen noch nicht zum Ziele führen, kommt die suprakondyläre Osteotomie des Femur, eventuell mit Ausmeißelung eines keilförmigen Stückes desselben in Betracht. Ich möchte aber bemerken, daß ich selbst bei den schwersten und hochgradigsten Beugekontrakturen des Knies mit den oben beschriebenen Operationen an den Sehnen und am Bänderapparat ausgekommen bin und da, wo stärker geschrumpfte Teile der Kapsel zunächst noch keine vollkommene Streckung erlaubten, diese leicht und rasch durch postoperative orthopädische Mobilisationsmaßnahmen zur Nachgiebigkeit gezwungen habe.

Man hat vielfach die Ansicht vertreten, daß an der Beugekontraktur des Knies auch der Gastrocnemius mitbeteiligt sei. Tatsächlich gehört dieser Muskel zu den Flexoren des Unterschenkels und man kann bei schwereren Beugekontrakturen des Knies, nachdem der Widerstand seitens aller anderen Beuger vollkommen ausgeschaltet ist, manchmal feststellen, daß sich die beiden Gastrocnemiusköpfe unter bestimmten Umständen einer vollkommenen Kniestreckung widersetzen, indem bei plantarflektiertem Fuß die Streckung des Unterschenkels vollkommen, bei stark dorsalflektiertem Fuß aber nicht vollkommen gelingt. SILFVERSKIÖLD hat daher geraten, in solchen Fällen den Ursprung der beiden Gastrocnemiusköpfe von den Femurkondylen abzulösen und weiter distal auf die Unterschenkelknochen zu verlagern. Auch die plastische Verlängerung der Achillessehne ist in solchen Fällen vorgenommen worden. Es ist aber bereits früher darauf hingewiesen worden, daß eine gewisse Retraktion des Gastrocnemius bei der Lähmung des Quadriceps in mancher Hinsicht einen Vorteil für den Kranken bedeutet. Überdies droht, wenn auch noch die beugende Wirkung des Gastrocnemius auf das Knie ausgeschaltet wird, die Gefahr, daß es zur Ausbildung eines Genu recurvatum kommt (siehe später S. 408). Deshalb sollte der Gastrocnemius, wenigstens soweit es sich nur um die Beseitigung einer Beugekontraktur des Knies handelt, nur im äußersten Notfalle operativ angegangen werden.

2. Tensor fasciae latae.

[L_4, L_5, S_1; Plexus sacralis, N. glutaeus superior (N. cruralis).]

Der *Tensor fasciae latae* entspringt von der Spina iliaca anterior superior und geht nach unten zu in den Tractus ileo-tibialis über, welcher an der Außenseite des Oberschenkels abwärts zieht und teils an der Tibia inseriert, teils aber mittels eines besonderen Retinaculums mit der Patella und der Patellarsehne eine Verbindung eingeht.

Von manchen Autoren wird dem Tensor fasciae latae eine streckende Wirkung auf den Unterschenkel zugeschrieben. DUCHENNE erwähnt dieselbe nicht. R. FICK bezeichnet sie als sehr gering. Es kann meines Erachtens auch kein Zweifel darüber bestehen, daß bei den meisten Menschen eine solche Wirkung nicht nachweisbar ist. Ich habe aber mehrere Fälle beobachtet, in denen der Quadriceps total gelähmt war und in denen das Bein in Rückenlage bei gestrecktem Knie erhoben werden konnte. Dabei ließ sich feststellen, daß sich der Tensor fasciae latae stark kontrahierte, der Tractus ileo-tibialis plastisch unter der Haut hervortrat und das von seinem unteren vorderen Ende zur Patella und zur Patellarsehne hinziehende Retinaculum sich stark anspannte und die Patella nach oben und etwas nach außen zog und festhielt. Die Kranken waren nur zu dieser statischen Streckleistung am Knie bei der Erhebung des Beines fähig. Im Sitzen konnten sie den Unterschenkel nicht strecken, ebensowenig konnten sie den Unterschenkel in horizontaler Ebene gegen den Oberschenkel extendieren. Sie verhielten sich, von der oben angegebenen Einzelheit abgesehen, genau so wie alle anderen Kranken mit völliger Lähmung des Quadriceps. Wir müssen annehmen, daß die Streckwirkung des Tensor fasciae auf das Knie in den wenigen Fällen, in denen sie überhaupt beobachtet worden ist, darauf beruht, daß der Tractus ileo-tibialis durch ein besonders starkes Retinaculum mit der Patella und der Patellarsehne in Verbindung steht.

Manche Anatomen, so E. FICK und nach ihm R. FICK, schreiben dem Tensor fasciae auch eine geringe supinierende Wirkung auf den Unterschenkel zu. Nach R. FICK soll auch DUCHENNE dem Tensor fasciae latae eine einwärtskreiselnde Wirkung auf den Unterschenkel zugewiesen haben. Ich habe aber bei DUCHENNE nirgends eine dahingehende Bemerkung auffinden können.

3. Biceps, Semitendinosus und Semimembranosus.

(L_5, S_1, S_2; Plexus sacralis, N. ischiadicus, N. tibialis, N. peroneus.)

Der *Biceps femoris* besteht aus zwei Köpfen, dem langen Kopf, welcher vom Tuber ischii entspringt, und dem kurzen Kopf, welcher seinen Ursprung am Femur, distal von der Tuberositas glutaea beginnend am Labium laterale der Linea aspera hat. Beide vereinigen sich zu einem gemeinsamen Muskelbauch, der in eine breite Endsehne übergeht, die am Capitulum fibulae und am Epicondylus lateralis tibiae inseriert und teilweise in die Fascia cruris übergeht.

Der *Semitendinosus* entspringt gemeinsam mit dem langen Bicepskopf am Tuber ischii. Seine lange, runde, dünne Endsehne zieht, in den Semimembranosus eingebettet, abwärts und geht in den Pes anserinus über, in welchen auch Sartorius und Gracilis eingehen und welcher an der Innenseite der Tibia inseriert und zum Teil in die Fascia cruris übergeht.

Der *Semimembranosus* entspringt, wie die beiden vorangehenden, gleichfalls vom Tuber ischii, ist aber von beiden Muskeln, weiter distal nur vom Semitendinosus bedeckt. Seine Endsehne geht nicht in den Pes anserinus über, sondern inseriert, von diesem durch das Ligamentum collaterale tibiale getrennt, dicht unterhalb des Condylus medialis tibiae, strahlt aber außerdem in die Wand der Kniegelenkkapsel und in die Fascie des M. popliteus aus.

Der lange Bicepskopf, Semitendinosus und Semimembranosus, erhalten ihre Nervenäste aus dem tibialen Anteil des Hüftnerven, der kurze Kopf des Biceps aus dem peronealen Anteil. Der Semitendinosus erhält zwei Äste aus dem N. tibialis entsprechend seiner durch eine dünne Zwischensehne bewirkten Unterteilung in eine obere und untere Portion.

Biceps, Semitendinosus und Semimembranosus sind der percutanen faradischen Reizung an der Hinterseite des Oberschenkels gut zugängig. Am weitesten proximal liegt in der Regel der Reizpunkt des Semitendinosus, der Reizpunkt des langen Bicepskopfes liegt etwas distaler und weiter lateral. Der Semimembranosus ist schwerer zugängig, weil er vom Semitendinosus bedeckt ist; man erreicht ihn einerseits ziemlich hoch oben neben dem medialen Rande des Semitendinosus, andererseits tiefer unten oberhalb der Kniekehle medial von der Sehne des letzteren. Der Reizpunkt des kurzen Bicepskopfes liegt distal, lateral vom Rande des langen Kopfes.

Ich habe bei Operationen sehr oft Gelegenheit gehabt, die einzelnen aus dem Hüftnerven hervorgehenden Nervenäste der Tubermuskeln isoliert faradisch zu reizen.

Allen Tubermuskeln, dem langen und kurzen Kopfe des Biceps, dem Semitendinosus und Semimembranosus ist die *beugende* Wirkung auf den Unterschenkel gemeinsam. Merkwürdigerweise erwähnt Duchenne die beugende Wirkung des Semimembranosus nicht. Die beugende Wirkung des langen Bicepskopfes, Semitendinosus und Semimembranosus auf den Unterschenkel ist um so kräftiger, je mehr der Oberschenkel gebeugt ist, weil durch die Hüftbeugung die Insertionspunkte der drei Muskeln voneinander entfernt werden. Haycraft hat darauf aufmerksam gemacht, daß man in stehender Stellung bei vornübergebeugtem Oberkörper ein Kind bequem auf dem rechtwinklig nach hinten gebeugten Unterschenkel reiten lassen könne, während bei aufrechter Haltung, also bei nahezu extendiertem Oberschenkel, die Kraft der Kniebeuger wesentlich geringer ist. Man kann bei jeder Parese der Beuger des Unterschenkels beobachten, daß, wenn der in Bauchlage befindliche Kranke den Unterschenkel gegen den Oberschenkel flektieren soll, er zunächst den Oberschenkel flektiert und erst dadurch die geschwächten Tubermuskeln zu einem lokomotorischen Effekte auf den Unterschenkel im Sinne der Beugung befähigt. Die beugende Kraft des eingelenkigen kurzen Bicepskopfes auf den Unterschenkel ist naturgemäß ganz unabhängig von der Stellung des Oberschenkels.

O. Fischer hat die Wirkungsweise der Tubermuskeln unter der Voraussetzung, daß Hüft- und Kniegelenk vollkommen frei beweglich sind und gar keine anderen Kräfte auf das System Oberschenkel-Unterschenkel wirken, genau untersucht und gefunden, daß Biceps und Semimembranosus in allen Ausgangsstellungen des Beines in jedem Falle flektierend auf das Knie wirken; der Semitendinosus wirkt ebenfalls bei den meisten Ausgangsstellungen flektierend auf den Unterschenkel; nur wenn das Hüftgelenk sich in mittleren Beugestellungen befindet und das Bein etwas flektiert ist, wirkt er streckend auf den Unterschenkel.

Nach R. Fick beträgt die maximale Arbeitsmöglichkeit des Biceps femoris als Beuger des Knies 10,248 kg/m, die des Semitendinosus 13,242 kg/m und die des Semimembranosus 16,833 kg/m.

Der *Biceps* wirkt außer im Sinne der Beugung auch *supinierend,* d. h. auswärtskreiselnd auf den Unterschenkel. Daß eine derartige Kreiselung bei vollkommener Streckstellung des Unterschenkels nicht, wohl aber in allen von der extremen Streckstellung abweichenden Beugestellungen in einem mit dem

Beugewinkel zunehmendem Grade sehr wohl möglich ist, ist ja bereits früher erörtert worden. Andererseits sei aber auch hier nochmals daran erinnert, daß die extreme Kniestreckung stets mit einer Schlußsupination des Unterschenkels gegen den Oberschenkel zwangsläufig verbunden ist. Diese Schlußkreiselung hat aber ihre Ursache in der Hauptsache im Bandapparat des Kniegelenkes.

Wenn von allen auf das Knie im Sinne der Beugung einwirkenden Muskeln nur der Biceps erhalten ist, so erfolgt die Beugung unter Außenrotation des Unterschenkels. Die maximale Arbeitsmöglichkeit des Biceps als Supinator tibiae beträgt nach R. Fick 4,891 kg/m.

Umgekehrt wirken *Semitendinosus* und *Semimembranosus einwärtskreiselnd* auf den Unterschenkel; daß auch diese Pronation nur in solchen Stellungen, die von der extremen Streckstellung des Unterschenkels abweichen, möglich ist und daß die Pronationsmöglichkeit mit dem Beugewinkel zunimmt, ist ebenfalls bereits früher erörtert worden. Wenn von allen Knieflexoren nur der Semimembranosus und der Semitendinosus oder nur einer von beiden erhalten ist, so erfolgt die Kniebeugung unter Pronation. Merkwürdigerweise hat Duchenne auch die pronierende Wirkung des Semimembranosus ebensowenig wie dessen beugende Wirkung auf den Unterschenkel erwähnt. Nach meinen Beobachtungen wirkt dieser Muskel sogar stärker pronierend als der Semitendinosus: Dasselbe hat R. Fick gefunden. Die maximale pronatorische Arbeitsmöglichkeit des Semimembranosus beträgt nach diesem Autor 3,400 kg/m, die des Semitendinosus nur 0,834 kg/m.

Wenn *Biceps, Semitendinosus* und *Semimembranosus gelähmt* sind, so stehen für die Beugung des Unterschenkels noch Sartorius, Gracilis und Gastrocnemius zur Verfügung. In Bauchlage kann der Unterschenkel unter diesen Umständen in der Regel noch recht gut der Schwere entgegen gegen den Oberschenkel gebeugt werden. Sartorius und Gracilis sind in dieser Position infolge der Streckstellung des Oberschenkels besonders leistungsfähig. Naturgemäß ist aber die Kraft, mit der die Beugung geschieht, erheblich reduziert. Sobald man die Beugung des Unterschenkels gegen den Oberschenkel bei starker Beugestellung des letzteren prüft, stellt man bei Lähmung der drei Tubermuskeln fest, daß die Bewegung gar nicht oder nur in sehr bescheidenem Umfange gelingt, weil Gracilis und Sartorius infolge der Beugung des Oberschenkels relativ insuffizient sind. Normaliter sind die Beuger des Unterschenkels während des Ganges am Schwungbeine in Tätigkeit. Wenn am Ende der Phase der doppelten Unterstützung das hintere Bein den Boden verläßt, so wird diese Schwungbewegung eingeleitet durch eine Flexion des Unterschenkels gegen den seinerseits im Coxofemoralgelenk in Streckstellung befindlichen Oberschenkel (Abb. 367 c, S. 390). Diese initiale Beugung kann bei Lähmung des Biceps, Semitendinosus und Semimembranosus noch vollkommen durch den Sartorius und Gracilis geleistet werden. Wenn dann im weiteren Verlauf der Schwungphase der Oberschenkel nach vorne rückt, so nimmt normaliter die Beugung des Unterschenkels gegen den Oberschenkel noch zu und an dem Zustandekommen dieser Unterschenkelbeugung gegen den flektierten Oberschenkel sind normaliter in erster Linie Biceps, Semitendinosus und Semimembranosus beteiligt. Bei Lähmung der drei Tubermuskeln bleibt in dieser Phase des Ganges die Kniebeugung unvollkommen, da Sartorius und Gracilis infolge der Flexionsstellung des Oberschenkels keine ausreichende Beugekraft entfalten können. Die Verhältnisse wechseln aber von Fall zu Fall nicht unerheblich. Es kann vorkommen, daß sich trotz völliger Lähmung des Biceps, Semitendinosus und Semimembranosus die Beugung des Unterschenkels gegen den Oberschenkel auch in dem zweiten Abschnitte der Schwungphase annähernd ebensogut vollzieht wie in der Norm.

Sartorius und Gracilis werden in diesen Fällen durch den Gastrocnemius unterstützt, welcher infolge der Dorsalflexion des Fußes des Schwungbeines und der damit verbundenen Entfernung seiner Insertionspunkte für die Kniebeugung tatsächlich in Betracht kommt.

Den drei Tubermuskeln fällt beim aufrechten Stehen und beim Gange während der Phase der einseitigen Unterstützung am Stützbein normaliter die Rolle zu, der auf das Kniegelenk streckend wirkenden Schwerkraft Widerstand zu leisten und einer Überstreckung des Knies vorzubeugen. Beim Stehen in sog. bequemer Haltung und vollends bei der sog. strammen militärischen Haltung läuft die Schwerlinie des Körpers vor der Kniegelenklinie vorbei (Abb. 336, S. 353), dasselbe ist beim Gange am Stützbein während der zweiten Phase der einseitigen Unterstützung der Fall (Abb. 367e u. f, S. 390). Wenn die drei Tubermuskeln, Biceps, Semitendinosus und Semimembranosus gelähmt sind, kommt es unter den angegebenen Umständen zu einer Überstreckung des Knies (Abb. 373). Die anderen Knieflexoren, Sartorius, Gracilis, Popliteus, Gastrocnemius leisten zwar ihrerseits der streckenden Wirkung der Schwere auch bis zu einem gewissen Grade Widerstand, aber sie allein vermögen die Recurvatio genu nicht zu verhindern. Die Überstreckung des Knies ist stärker, wenn die Sehnen des Biceps, Semitendinosus und Semimembranosus vollkommen tenotomiert sind, als wenn nur eine Lähmung dieser Muskeln besteht, weil offenbar der Dehnungswiderstand, den auch die total deefferentierten Tubermuskeln noch besitzen, doch bis zu einem gewissen Grade der Überstreckung entgegenwirkt. Im Laufe der Zeit nimmt übrigens bei der Lähmung des Biceps, Semitendinosus und Semimembranosus der Grad des Genu recurvatum allmählich mehr und mehr zu, weil infolge des Ausfalls des Dehnungsreflexes der drei Muskeln die ligamentösen Hemmungsapparate des Kniegelenkes unter dem Einfluß der immer wieder im Sinne der Überstreckung des Knies wirkenden Schwerkraft allmählich mehr und mehr nachgeben und immer mehr überdehnt werden. Es ist hervorzuheben, daß der Ausfall des Biceps, Semitendinosus und Semimembranosus beim Gange nicht nur während der zweiten Phase der einseitigen Unterstützung am Stützbein zu einer Überstreckung führt, sondern daß diese letztere sehr oft auch schon während der ersten Hälfte vom Beginn der Stützphase an vorhanden ist, während normaliter während der ersten Hälfte der Stützphase das Knie leicht flektiert ist. Diese Überstreckung des Knies von Anfang der Stützphase an kommt bei der Lähmung der Tubermuskeln dadurch zustande, daß der Unterschenkel bereits gegen Ende der Schwungphase des Beines abnorm stark gegen den Oberschenkel gestreckt wird und das Schwungbein, im Knie überstreckt, dem Boden aufgesetzt wird und daß diese Überstreckung des Knies während der ganzen Phase der doppelten Unterstützung fortbesteht und ebenso in der nun folgenden Stützphase von Anfang an beibehalten wird. Während der ersten Hälfte der Phase der einseitigen Unterstützung ist ja der Quadriceps in starker Kontraktion und da seine Wirkung nicht mehr durch die Tubermuskeln moderiert wird, gerät das Knie in Überstreckung.

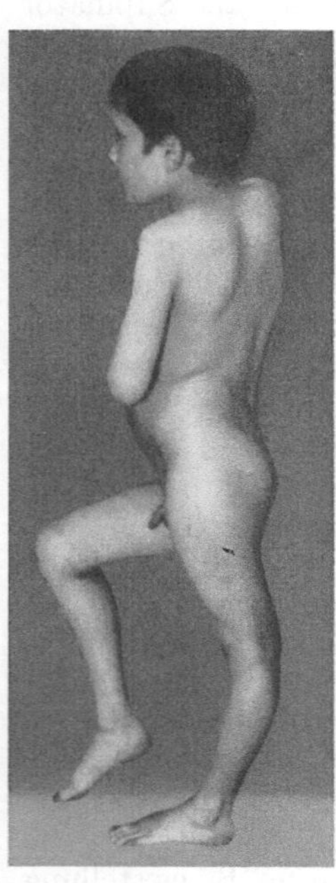

Abb. 373. Genu recurvatum am linken Stützbein beim Gange infolge von Lähmung des Biceps Semitendinosus und Semimembranosus.

Duchenne hat Fälle von Lähmung des Biceps, Semitendinosus und Semimembranosus beschrieben, in denen nicht nur beim aufrechten Stehen und am

Stützbein beim Gange das Genu recurvatum hervortrat, sondern bei denen auch schon im Liegen der Unterschenkel eine dauernde Überstreckung gegen den Oberschenkel aufgewiesen haben soll. Ich habe das nur dann beobachtet, wenn zur Lähmung der Tubermuskeln noch eine Schrumpfungskontraktur des Kniestreckers und des Streckbänderapparates hinzugetreten war. In diesen Fällen konnte der Unterschenkel auch passiv nur wenig flektiert werden.

Der Biceps femoris übt, wie erwähnt, außer der beugenden auch eine auswärtskreiselnde Wirkung auf den Unterschenkel aus. Bei Lähmung des Biceps ist die Auswärtskreiselung aufgehoben. Sind die Einwärtskreisler erhalten, so kann es vorkommen, daß der Unterschenkel bereits in der Ruhe bei gestrecktem Knie eine abnorm einwärtsrotierte Stellung einnimmt. Diese hat ihre Ursache in der infolge der Lähmung des Biceps allmählich eingetretenen Relaxation der Ligamenta cruciata, welche normaliter eine Einwärtskreiselung des Unterschenkels bei Streckstellung des Knies unmöglich machen. Gelegentlich kommt es bei Lähmung des Biceps auch zur Entstehung eines Genu varum infolge von Relaxation des Ligamentum collaterale externum.

Bei Lähmung des Semitendinosus und Semimembranosus ist die Einwärtskreiselung des Unterschenkels zwar erheblich eingeschränkt, aber bis zu einem gewissen Grade noch möglich, wenn Sartorius und Gracilis erhalten sind. Eine abnorme Auswärtsrotationsstellung des Unterschenkels in der Ruhe bei gestrecktem Knie habe ich dabei nicht beobachtet.

Wenn Biceps, Semitendinosus und Semimembranosus erhalten, die anderen Kniebeuger, insbesondere Sartorius und Gracilis aber gelähmt sind, so ist die willkürliche Beugung des Unterschenkels in Bauchlage in vollem Umfange möglich und sie geschieht auch mit beträchtlicher Kraft trotz der relativen Annäherung der Insertionspunkte der drei Tubermuskeln. Mit noch größerer Kraft erfolgt die Flexion des Unterschenkels bei gebeugtem Oberschenkel. Auch die initiale Beugung des Unterschenkels gegen den Oberschenkel zu Beginn der Schwungphase des Ganges zeigt bei der Lähmung des Sartorius und Gracilis und Integrität der drei Tubermuskeln keine Beeinträchtigung, obwohl infolge der Streckstellung, welche der Oberschenkel des Schwungbeines zu Beginn der Schwungphase einnimmt, die Insertionspunkte der drei Tubermuskeln weitgehend angenähert sind. Vollends vollzieht sich im weiteren Verlaufe der Schwungphase, wenn der Oberschenkel in Flexion nach vorne rückt, die Beugung des Unterschenkels bei Lähmung des Sartorius und Gracilis und Integrität der Tubermuskeln ebenso gut wie unter normalen Verhältnissen. Auch beim Stehen und während der Phase der einseitigen Unterstützung beim Gange am Stützbein tritt bei Integrität des Biceps, Semitendinosus und Semimembranosus und Lähmung aller anderen Kniebeuger keine Überstreckung des Knies ein. Die drei Tubermuskeln vermögen für sich allein der überstreckenden Wirkung der Schwere vollkommen genügenden Widerstand zu bieten.

Biceps, Semitendinosus und Semimembranosus gehören zu den Muskeln des Ischiadicusgebietes, welche sich nach der Naht oder Neurolyse des Hüftnerven, wenn wir von den Rollmuskeln absehen, zuerst reneurotisieren und ihre Funktion wiedergewinnen lange Zeit vor den Plantarflexoren und Dorsalflexoren des Fußes. Am frühesten erfolgt in der Regel die Reneurotisation des Semitendinosus, am spätesten die des kurzen Bicepskopfes. Das entspricht der Wegstrecke, welche die auswachsenden Nervenfasern bis zu den einzelnen Muskeln zurückzulegen haben. In den meisten Fällen der von mir vorgenommenen hohen Nähte des Ischiadicus hat sich die Leistungsfähigkeit der Tubermuskeln wieder hergestellt. Dasselbe gilt für die Fälle von Neurolyse des Hüftnerven. In dem schon so oft zitierten Falle von traumatischer Läsion der Cauda equina mit Lähmung aller von L_4—S_5 versorgten Muskeln erfolgte die Reneurotisation der Tubermuskeln $1^3/_4$—$2^1/_2$ Jahre nach der operativen Lösung der Caudastränge aus ihrer Verwachsung, also erheblich später als die der proximaler gelegenen Muskeln (Glutaeen, Rollmuskeln), andererseits aber früher als die der noch distaler gelegenen Plantarflexoren und Dorsalflexoren des Fußes.

In einem Falle von Lähmung der Kniebeuger mit sehr starkem Genu recurvatum habe ich den Rectus femoris dicht oberhalb der Patella abgetrennt und auf die Beugerseite auf die Semimembranosussehne überpflanzt. Der Erfolg war sowohl mit Bezug auf die willkürliche Beugung des Unterschenkels wie mit Bezug auf die Beseitigung des Genu recurvatum ein ausgezeichneter. In mehreren Fällen von sehr starkem Genu recurvatum habe ich eine Raffung der Sehnen des Biceps, Semitendinosus, Semimembranosus und Gracilis vorgenommen. Die Erfolge waren nicht ungünstig und lehren jedenfalls, daß die Auffassung, es müsse notgedrungen früher oder später wieder zu einer Erschlaffung dieser Sehnen kommen, nicht für alle Fälle zutrifft. Am wirksamsten und einfachsten wird das Genu recurvatum durch einen orthopädischen Schienenhülsenapparat bekämpft, welcher durch einen Sperrzahn die Überstreckung des Knies verhindert (Bd. 8, S. 394, Abb. 37). Die Arthrodese des Knies ist jedenfalls bei einfachem Genu recurvatum, selbst stärksten Grades, nicht indiziert, wenn kein Schlottergelenk besteht.

In manchen Fällen von Lähmung der Knieflexoren ist es erforderlich, eine gleichzeitig bestehende Schrumpfungskontraktur des Quadriceps zu beseitigen. Solche Streckkontrakturen des Knies kommen bei Lähmung der Beuger vor, besonders wenn das Knie längere Zeit in Streckstellung ruhig gestellt war. Am eingehendsten hat Payr die Knieversteifung analysiert. Das Gelenk ist meist vollkommen intakt, die Schrumpfung liegt im Streckmuskelapparat, besonders die Vasti sind fibrös entartet, das Muskelbindegewebe ist verdickt. Die Fascia lata, besonders der Tractus ileo-tibialis und die Retinacula patellae sind geschrumpft, die Kniegelenkkapsel ist verhärtet. Der Recessus suprapatellaris ist schwielig verändert und teilweise obliteriert. Die Patella ist manchmal durch fibröse Verwachsung mit den Kondylen des Femur ankylosiert. Payr empfiehlt folgendes Vorgehen: Vastus medius und lateralis werden von der gemeinsamen Strecksehne abgelöst, die Rectussehne wird emporgehoben und durch einen Gazezügel möglichst gedehnt. Die bei der Beugung des Knies sich anspannenden sehnigen Teile des Vastus intermedius werden durchtrennt, eventuell wird seine Sehne beiderseits seitlich eingekerbt. Die Retinacula patellae werden durchtrennt, die Ansätze der Vasti von der Patellae abgelöst und weiter proximal an die Rectussehne angenäht. Der Recessus suprapatellaris wird unterhalb der Strecksehne freigelegt und mit einem Stieltupfer möglichst weit gelenkwärts zurückgeschoben. Ist die Patella mit der Unterlage verlötet, wird sie von dieser abgelöst und mit Fettlappen unterpolstert. Der Tractus ileotibialis wird quer eingekerbt. Manchmal muß auch noch die Sehne des Rectus femoris frontal gespalten und plastisch verlängert werden. Damit die Streckfähigkeit des Knies durch diese Prozeduren nicht leidet, wird der Sartorius auf das Lig. patellae überpflanzt.

4. Sartorius.

(L_2, L_3, L_4; Plexus lumbalis, N. cruralis.)

Der *Sartorius* entspringt von der Spina iliaca anterior superior und zieht spiralig um den Oberschenkel nach abwärts zur Rückseite des Knies. Seine Endsehne geht in den Pes anserinus über, der an der Innenseite der Tibia inseriert und teilweise in die Fascia cruris übergeht.

Der Sartorius ist der percutanen faradischen Reizung gut zugängig. Er erhält seinen Nervenast aus dem N. cruralis, der den Stamm dicht unterhalb des Lig. Pouparti verläßt und hoch oben in den Muskel eintritt. Manchmal empfängt der distale Abschnitt des Muskels einen zweiten Ast, der aus dem Ast für den Vastus medialis, gelegentlich auch aus dem N. saphenus hervorgeht.

Der *Sartorius beugt* den Unterschenkel und *kreiselt* denselben in allen von der extremen Streckstellung abweichenden Lagen des Knies einwärts.

Die beugende Wirkung des Sartorius auf den Unterschenkel steht in jedem Falle erheblich hinter der jedes einzelnen der Tubermuskeln zurück. R. Fick gibt seine größtmögliche Arbeitsleistung als Knieflexor mit 2,3 kg/m an. Im Gegensatz zu den Tubermuskeln ist die flektierende Wirkung des Sartorius auf den Unterschenkel um so stärker, je mehr das Hüftgelenk gestreckt ist, weil durch die Streckung des Coxafemoralgelenkes die Insertionspunkte des Muskels voneinander entfernt werden. Die kreiselnde Wirkung des Sartorius auf den Unterschenkel ist Duchenne entgangen. Dieselbe ist zwar entschieden geringer wie die des Semimembranosus und Semitendinosus, aber immerhin beträgt die maximale Arbeitsmöglichkeit des Sartorius als Pronator des Unterschenkels nach R. Fick noch 0,585 kg/m.

Wenn von allen Knieflexoren der Sartorius allein erhalten ist, so ist die Beugung des Unterschenkels bei Streckstellung des Oberschenkels noch möglich, sie ist mit einer Einwärtskreiselung verbunden. Aber bei stark flektiertem Oberschenkel gelingt die Beugung des Unterschenkels durch den Sartorius allein so gut wie gar nicht. Beim Gange erfolgt die die Bewegung des Schwungbeines einleitende Beugung des Unterschenkels unter der alleinigen Wirkung des Sartorius noch ziemlich gut, aber in dem Maße, als der Oberschenkel in Flexion rückt, sinkt der Unterschenkel der Schwere folgend in die Vertikalstellung herab. Die Überstreckung des Knies beim Stehen und am Stützbein beim Gehen vermag der Sartorius allein nicht zu verhindern. Das Genu recurvatum ist bei alleiniger Integrität des Sartorius nahezu ebenso stark ausgeprägt wie bei Lähmung sämtlicher Knieflexoren.

Wenn der Sartorius allein gelähmt ist, die anderen Kniebeuger aber erhalten sind, so hat das auf Umfang und Kraft der Unterschenkelbeugung keinen praktisch in die Waagschale fallenden Einfluß. Ebensowenig kommt es beim Stehen oder beim Gehen am Stützbein zu einer Überstreckung.

5. Gracilis.

[(L_1), L_2, L_3; Plexus lumbalis, N. obturatorius (N. obtur. accessor.).]

Der Gracilis entspringt vom absteigenden Aste des Os pubis, zieht von hier nach abwärts und geht mit seiner Endsehne in den Pes anserinus über, welcher an der Innenseite der Tibia inseriert, zum Teil aber auch in die Fascia cruris übergeht.

Der *Gracilis* ist der percutanen faradischen Reizung normaliter zugängig. Er wirkt auf den Unterschenkel ebenso wie der Sartorius *beugend* und *einwärtskreiselnd*. Die beugende Wirkung ist ebenso wie die des Sartorius um so kräftiger, je mehr der Oberschenkel gestreckt und abduziert ist. Durch Extension und Abduktion im Hüftgelenk werden die Insertionspunkte des Gracilis voneinander entfernt. Die beugende Kraft des Gracilis ist nach R. Fick etwas größer wie die des Sartorius, seine maximale Arbeitsmöglichkeit als Beuger des Knies beträgt 3,082 kg/m.

Die kreiselnde Wirkung auf den Unterschenkel hatte schon Duchenne erkannt; R. Fick hält aber den Gracilis für den schwächsten von allen Einwärtskreislern der Tibia; seine maximale Arbeitsmöglichkeit beträgt als Pronator nur 0,419 kg/m. Immerhin ist die pronatorische Wirkung des Gracilis doch so groß, daß, wenn er von allen Kniebeugern allein erhalten ist, die Flexion des Unterschenkels mit einer erkennbaren Einwärtskreiselung gepaart ist. Im übrigen liegen die Verhältnisse für den Gracilis ganz ähnlich wie für den Sartorius. Wenn er allein zur Verfügung steht, kann der Unterschenkel bei Extensionsstellung des Oberschenkels noch gegen letzteren gebeugt werden, aber nicht mehr bei flektiertem Hüftgelenk. Beim Gange wird zu Beginn der Schwungphase der Unterschenkel des Schwungbeines gebeugt, aber mit dem Vorrücken des Oberschenkels nach vorne sinkt er in die Vertikalstellung. Die Überstreckung des Knies beim Stehen und am Stützbein beim Gehen vermag der Gracilis allein ebensowenig wie der Sartorius zu verhindern. Andererseits bringt die Lähmung des Gracilis bei Integrität der anderen Kniebeuger keine erkennbare Einbuße an Umfang und Kraft für die Unterschenkelbeugung mit sich.

6. Popliteus.

(L_5, S_1, S_2; Plexus sacralis, N. tibialis.)

Der *Popliteus* entspringt mit einer kräftigen Ursprungssehne vom Epicondylus lateralis femoris und der Gelenkkapsel; die Ursprungssehne ist durch starke Retinacula mit der Umgebung verbunden, nach oben zu durch das Lig. popliteum arcuatum, das die Kniegelenkkapsel verstärkt, nach unten zu durch das Retinaculum popliteum mit dem

Fibulaköpfchen. Von der Ursprungssehne aus divergieren die Muskelbündel nach medial und distal, sie inserieren an der Linea poplitea tibiae. Nahe dieser Ansatzlinie ist der Muskelbauch von einer Ausstrahlung der Endsehne des M. semimembranosus überzogen.

Der Popliteus wird vom N. tibialis innerviert. Der Ast verläßt den Stamm bereits oberhalb des oberen Muskelrandes, zieht aber zunächst auf dem Muskelbauch nach abwärts und tritt erst vom unteren Rande her in den Muskel ein.

Der Popliteus ist am Lebenden der percutanen faradischen Reizung nicht zugängig, weil er vom lateralen Gastrocnemiuskopf und vom Plantaris bedeckt ist. Ich habe aber wiederholt bei operativen Eingriffen in der Kniekehle den ihm aus dem N. tibialis zugehenden Nervenast direkt faradisch reizen können.

Der *Popliteus* übt, soweit ich feststellen konnte, keine beugende Wirkung auf den Unterschenkel aus, wohl aber eine deutlich einwärtskreiselnde. DUCHENNE gibt an, daß er einmal bei einer frischen Leiche durch direkte faradische Reizung des freigelegten Popliteus auch eine schwache Beugewirkung beobachtet habe.

FROHSE und FRAENKEL bezeichnen den Popliteus sogar als kräftigen Beuger des Kniegelenks. R. FICK gibt an, daß es ihm an manchen Präparaten geschienen habe, daß der Muskel, außer in den der äußersten Streckstellung benachbarten Lagen, eine streckende Wirkung auf den Unterschenkel entfaltet habe. Auch C. FÜRST schreibt dem Popliteus eine streckende Wirkung zu.

L. FICK hat den Popliteus sehr treffend mit dem Pronator quadratus des Vorderarms verglichen. Seine maximale Arbeitsmöglichkeit als Pronator der Tibia beträgt nach R. FICK 0,798 kg/m, steht also zwischen der des Sartorius und Gracilis. Dem Popliteus wird ferner die Wirkung zugeschrieben, daß er die hintere Kapselwand des Kniegelenkes verstärke und spanne und somit vor Einklemmung in den Gelenkspalt schütze. Manche Autoren nehmen auch an, daß er die Feststellung des lateralen Femurknorrens bei der Beugung übernehme, wenn das laterale Seitenband erschlafft sei bzw. daß er die Erschlaffung dieses Bandes verhüte.

Isoliertes Erhaltensein des Popliteus bei Lähmung aller anderen Kniebeuger habe ich niemals beobachtet, so daß ich nicht zu sagen vermag, ob er für sich allein imstande ist, den Unterschenkel zu beugen. Eine Einwärtskreiselung dürfte unter diesen Umständen wohl möglich sein. Es fehlt auch an Unterlagen für die Beurteilung der Folgen einer isolierten Lähmung des Popliteus. Bei der Unterbrechung des N. tibialis fällt außer ihm auch der Gastrocnemius aus. Eine greifbare Einbuße erleidet dabei weder die Beugung des Unterschenkels noch die Einwärtskreiselung.

7. Gastrocnemius und Plantaris.

(S_1, S_2; Plexus sacralis, N. tibialis.)

Der *Gastrocnemius* entspringt mit 2 Köpfen, dem stärkeren und höher hinaufreichenden Caput mediale und dem schwächeren Caput laterale vom Epicondylus mediale et laterale des Femur. Beide Köpfe konvergieren und verschmelzen weiter distal mit dem Soleus. Die gemeinsame Endsehne, die Achillessehne, inseriert am Tuber calcanei. Der *Plantaris* entspringt unmittelbar proximal vom lateralen Kopfe des Gastrocnemius vom Epicondylus lateralis. Der schmale Muskelbauch schiebt sich distalwärts unter den äußeren Gastrocnemiuskopf, seine lange, dünne Endsehne zieht zwischen Gastrocnemius und Soleus abwärts und verschmilzt entweder mit der Achillessehne oder inseriert gesondert vor der Bursa calcanea am Fersenbein. Der Plantaris kann ganz fehlen.

Der Gastrocnemius und Plantaris werden im allgemeinen nicht zu den Kniebeugern gerechnet. DUCHENNE betont, daß die flektierende Wirkung auf den Unterschenkel fast gleich Null sei und praktisch überhaupt nicht in Betracht komme. R. FICK zählt dagegen beide Muskeln unter den Kniebeugern auf. Ich muß DUCHENNE insoweit recht geben, als ich niemals selbst bei stärkster faradischer Reizung der operativ freigelegten Nervenäste des Gastrocnemius und Plantaris eine Beugung des Unterschenkels gegen die Schwere erzielen konnte. Wohl aber sah ich unter den gleichen Umständen, wenn sich der Kranke in Seitenlage befand, die Schwere also nicht auf den Unterschenkel streckend wirkte, eine geringe Beugung des Unterschenkels auftreten, besonders wenn die sonst ja stets bei der Kontraktion des Gastrocnemius auftretende Plantarflexion des Fußes durch Fixation des Fußes in Dorsalflexion verhindert wurde, die Insertionspunkte des Gastrocnemius also möglichst entfernt gehalten wurden. Ein weiterer Beweis für die flektierende Wirkung des Gastrocnemius auf den Unterschenkel ist die Tatsache, daß ich in einem Falle von totaler Lähmung aller anderen Knieflexoren (Biceps, Semitendinosus, Semimembranosus, Sartorius, Gracilis) beobachtet habe, daß die in Bauchlage befindlichen Kranken den Unterschenkel noch etwas flektieren konnten. Man sah und fühlte dabei, daß der Gastrocnemius sich kräftig kontrahierte und daß zur Verstärkung seiner beugenden Wirkung auf den Unterschenkel der Fuß extrem dorsalflektiert wurde. Sobald der Kranke diese Dorsalflexion des Fußes unterdrückte, vermochte er nicht die geringste Flexion des Unterschenkels aufzubringen. Wir haben übrigens bereits bei Besprechung der Folgen der Lähmung des Biceps, Semitendinosus und Semimembranosus darauf hingewiesen, daß der Gastrocnemius in diesen Fällen an der Beugung des Schwungbeines beim Gange mitwirken kann (S. 402). Daß der Gastrocnemius eine beugende Wirkung auf das Knie ausübt, geht auch daraus hervor, daß, wenn bei gestreckter Kniestellung eine maximale Dorsalflexion des Fußes ausgeführt wird, das Knie durch den Widerstand des Gastrocnemius in Beugung gezogen wird, und daß eine maximale Dorsalflexion unmöglich ist, wenn das Knie maximal gestreckt gehalten wird. Besonders deutlich zeigt sich das, wenn eine Schrumpfungskontraktur des Gastrocnemius bzw. der Achillessehne vorliegt. Unter diesen Umständen kann sehr oft der Fuß überhaupt nur bei gleichzeitiger Flexion des Knies dorsalflektiert werden, der Grad der zu einem bestimmten Grade von Dorsalflexion des Fußes zwangsläufig zugehörigen Kniebeugung steht in direktem Verhältnis zu dem Grade der Schrumpfung des Gastrocnemius. Ähnlich liegen die Verhältnisse bei spastischer Lähmung des Gastrocnemius. Hierbei wird bei passiver Dorsalflexion des Fußes durch den erhöhten Dehnungswiderstand des Gastrocnemius das Knie in Beugung gezogen und die bei spastischen Beinlähmungen bei der aktiven Dorsalflexion des Fußes auftretende Kniebeugung beruht zum Teil auf dem erhöhten Dehnungsreflex des Gastrocnemius. Umgekehrt ist bei allen denjenigen Erkrankungen des Nervensystems, welche mit einer Aufhebung oder Abschwächung des Dehnungsreflexes des Gastrocnemius einhergehen (Tibialislähmung, Tabes dorsalis, Durchschneidung der hinteren Sacralwurzeln, atonisch astatische infantile Cerebrallähmung) die maximale Dorsalflexion des Fußes ohne gleichzeitige Kniebeugung möglich. Inwieweit der Ausfall des Dehnungswiderstandes des Gastrocnemius an dem Zustandekommen des Genu recurvatum beteiligt ist, wird weiter unten noch besprochen werden, ist übrigens zum Teil bereits früher (S. 383) erörtert worden.

R. Fick bemerkt, daß die beiden Gastrocnemiusköpfe auch eine geringe kreiselnde Wirkung auf den Unterschenkel besitzen sollen, und zwar der mediale eine supinierende, der laterale eine pronierende.

Die Lähmung des Gastrocnemius hat bei Integrität der anderen Knieflexoren keinen praktisch in die Waagschale fallenden Einfluß auf Umfang und Kraft der Unterschenkelbeugung oder auf die Streckextensionsbreite des Unterschenkels.

8. Muskeln, welche nicht über das Kniegelenk hinwegziehen.

Nach den Untersuchungen O. Fischers steht fest, daß jeder eingelenkige Muskel bei vollkommen freier Beweglichkeit der einzelnen Abschnitte des

Gliedersystems und bei Ausschaltung aller anderen Kräfte, nicht nur auf das Gelenk wirkt, über welches er hinwegzieht, sondern auch an dem nächst proximalen und nächst distalen Gelenk ein Drehungsmoment hervorbringt. So wirkt der Glutaeus maximus nicht nur auf das Hüftgelenk, sondern gleichzeitig auch auf das Kniegelenk streckend ein, der Iliacus wirkt beugend auf das Hüft- und auf das Kniegelenk, der Soleus wirkt streckend auf den Fuß und auf das Kniegelenk, der Tibialis anticus und der Peroneus tertius dorsalflektierend auf den Fuß und flektierend auf das Knie. Ich habe bereits bei verschiedenen Gelegenheiten darauf aufmerksam gemacht, daß diese zunächst nur rein theoretisch gewonnenen Feststellungen auch praktisch eine Bedeutung haben. Ich erinnere nur an die Streckung des Knies durch den Glutaeus maximus trotz völliger Lähmung des Quadriceps bei der geführten Streckung des Beines in Rückenlage des Kranken (S. 27).

Wie kompliziert diese Verhältnisse aber liegen, wird sofort ersichtlich, wenn wir uns daran erinnern, daß unter bestimmten Bedingungen der Soleus auch beugend auf das Knie wirken kann, wie dies bereits früher S. 29 erörtert worden ist. Wenn wir auf zwei Beinen stehen, den einen Fuß vorne, den andern hinten, und zunächst beide Fußsohlen dem Boden aufliegen und wenn die Last des Körpers auf dem vorderen Bein ruht, dieses in sich festgestellt und der Rumpf auf ihm fixiert ist, und wenn wir nun den Fuß des hinteren Beines plantarflektieren, so wird dadurch, wenn das Kniegelenk und Hüftgelenk dieses Beines frei beweglich sind, auch das Knie- und Hüftgelenk des Beines gebeugt. Fuß, Unterschenkel, Oberschenkel bilden eine geführte Gliederkette. Die Wirkung des Soleus auf das Knie hängt davon ab, ob und welche Widerstände an den Enden der Gliederkette angreifen; wenn die dem Bein, dessen Fuß plantarflektiert wird, entsprechende Beckenhälfte feststeht, beugt der Soleus das Knie.

C. Die Ruhelage des Unterschenkels und die statischen Leistungen der Muskeln des Kniegelenkes beim Stehen und Gehen.

Bei horizontaler Rückenlage bildet der Unterschenkel normaliter annähernd die gerade Verlängerung des Oberschenkels. Das ist in der Regel auch der Fall, wenn die Beuger des Unterschenkels gelähmt sind und der Quadriceps erhalten ist. Passiv kann dann das Knie zwar erheblich über die gerade Verlängerung des Oberschenkels hinaus gestreckt werden, aber in der Ruhe ist in der Regel keine Überstreckung vorhanden. Ich habe eine solche bei Lähmung der Beuger nur da beobachtet, wo gleichzeitig eine Schrumpfungskontraktur des Quadriceps vorhanden war.

Unter den Beugemuskeln, deren Dehnungswiderstand eine Überstreckung des Knies normaliter verhindert, spielen die drei Tubermuskeln Biceps, Semimembranosus und Semitendinosus zweifellos die Hauptrolle. Daß bei ihrer Lähmung und vollends nach der Durchtrennung ihrer Sehnen trotz Integrität der anderen Knieflexoren eine beträchtliche Überstreckbarkeit des Kniegelenkes vorhanden ist, ist bereits früher bei der Besprechung der Folgezustände der Lähmung der drei Tubermuskeln hervorgehoben worden. Andererseits ist bei Integrität des Biceps Semitendinosus und Semimembranosus und Lähmung der anderen Knieflexoren Sartorius und Gracilis keine nennenswerte Überstreckbarkeit des Knies feststellbar. Hiernach könnte es scheinen, als habe der Dehnungswiderstand dieser letzteren Beuger überhaupt keinen Einfluß auf die Streckspielbreite des Kniegelenkes. Daß dem aber nicht so ist, daß vielmehr auch diese Muskeln bis zu einem gewissen Grade der Überstreckung des Knies Widerstand leisten, geht daraus hervor, daß, wenn zur Lähmung der

Tubermuskeln auch noch eine solche des Sartorius und Gracilis hinzukommt, der Grad der Überstreckung des Knies noch größer ist als bei alleiniger Lähmung der Tubermuskeln. Auch der Gastrocnemius ist bis zu einem gewissen Grade an der Verhinderung der Überstreckung des Knies mitbeteiligt.

Die Überstreckbarkeit des Kniegelenkes infolge Lähmung der Beuger macht sich praktisch vor allem beim Stehen und beim Gange am Stützbein bemerkbar. Wenn die Schwerlinie vor das Kniegelenk fällt, so wirkt die Schwerkraft auf das letztere im Sinne der Streckung, den Beugern fällt die Aufgabe zu, die Überstreckung zu verhindern. Sind sie gelähmt, so kommt es sowohl beim Stehen wie beim Gehen am Stützbein zum Genu recurvatum, und zwar ist dasselbe um so hochgradiger, je mehr Beuger ausfallen (Abb. 374). Über die Behandlung des Genu recurvatum ist bereits früher S. 404 berichtet worden.

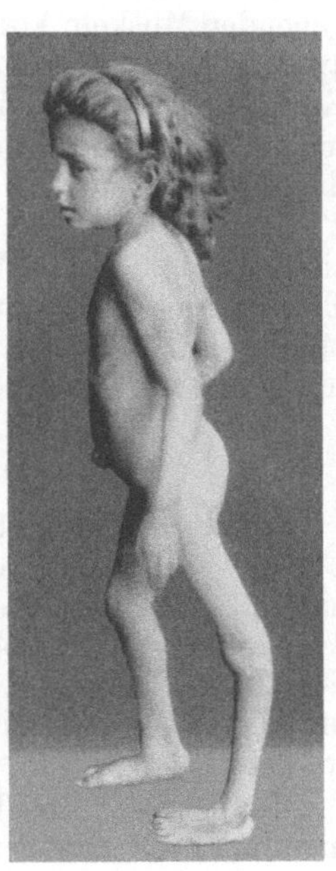

Abb. 374. Hochgradiges Genu recurvatum des linken Beines infolge von Lähmung sämtlicher Kniebeuger.

Während bei Lähmung der Beuger und Integrität des Kniestreckers in der Regel keine Haltungsanomalie des Unterschenkels in der Ruhe bei horizontaler Rückenlage des Kranken vorhanden ist, kommt es umgekehrt bei Lähmung des Quadriceps und Integrität der Beuger nur gar zu leicht zu einer abnormen Beugestellung des Knies und zu einer Schrumpfungskontraktur der Flexoren. Dazu genügt unter Umständen schon die Unversehrtheit nur einiger Flexoren oder eine auch nur partielle Integrität derselben. An der Beugekontraktur des Knies sind in der Regel mehr oder weniger alle Flexoren beteiligt. Das ist für die Therapie von Wichtigkeit. In schwereren Graden von Beugekontraktur genügt es nicht nur, Biceps, Semitendinosus und Semimembranosus plastisch zu verlängern, sondern es müssen auch Sartorius und Gracilis und gelegentlich sogar auch der Gastrocnemius berücksichtigt werden. Bezüglich der Einzelheiten des operativen Vorgehens bei der Schrumpfungskontraktur der Kniebeuger verweise ich auf S. 398. In welcher Weise sich die Lähmung des Quadriceps auf das Stehen und die Leistung des Stützbeines beim Gange auswirkt, ist früher eingehend geschildert worden (S. 386), desgleichen die Behandlung der Quadricepslähmung (S. 395).

Abnorme Rotationsstellungen des Unterschenkels in der Ruhe sind selten. Auswärtskreiselnd wirkt der Biceps femoris, einwärtskreiselnd Semitendinosus, Semimembranosus, Sartorius, Gracilis und Popliteus. Bei Lähmung der Einwärtskreisler kann es unter dem ständigen überwiegenden Zuge des Biceps femoris und wohl auch des Vastus lateralis manchmal zu einer bereits in der Ruhe vorhandenen abnormen Außenrotationsstellung des Unterschenkels gegen den Oberschenkel kommen. Normaliter werden Rotationsbewegungen bei gestrecktem Knie durch die Ligamenta lateralia völlig verhindert. Durch die Lähmung der Einwärtsroller kann es aber im Laufe der Zeit zu einer Erschlaffung des Bandapparates kommen, so daß eine Rollung bei annähernd vollkommener Streckstellung möglich ist.

Infolge Lähmung der Einwärtsroller kommt es manchmal auch zu einem Genu valgum. Offenbar kommt es durch die ständige Außenrotationsstellung des Unterschenkels zu einer dauernden Mehrbelastung des Condylus internus beim Stehen, zu einer allmählichen Dehnung des Ligamentum laterale internum und zu Atrophie des Condylus externus. LANGE nimmt sogar an, daß schon der

Ausfall des Sartorius der Entstehung eines Genu valgum Vorschub leiste und er verwirft deshalb die Verwendung des Sartorius zum Ersatz des gelähmten Quadriceps. Diese Ansicht kann ich nicht teilen, aber bei Lähmung aller Einwärtsroller, besonders wenn sie in früher Kindheit einsetzt, kann in der Tat ein Genu valgum entstehen. Daß umgekehrt bei Lähmung des Biceps manchmal eine abnorme Innenrotationsstellung des Unterschenkels in der Ruhe vorhanden ist und gelegentlich ein Genu varum besteht, ist bereits früher erwähnt worden (S. 403).

Bei mehr oder weniger vollkommener Lähmung aller das Kniegelenk umgebenden Muskeln kommt es bisweilen zu einer derartigen Lockerung des Bandapparates, daß nicht nur ganz abnorme Grade von Überstreckung, abnorme Kreiselungsmöglichkeiten von 90° und mehr, Kreiselungsmöglichkeiten in maximaler Streck- oder Beugestellung, sondern auch Unterschenkelbewegungen um die antero-posteriore Achse des Kniegelenkes und Seitenverschiebungen der Tibia gegen den Femur sowie Verschiebungen nach vorne und hinten möglich sind; besonders die Verschiebung nach hinten kann soweit gehen, daß die Tibiapfanne vollkommen hinter die Kondylen des Femur zu stehen kommt. Man bezeichnet alle diese durch Relaxation der Bänder entstehenden abnormen Exkursionsmöglichkeiten als Schlottergelenk.

D. Die Bewegungen des Kniegelenkes.

Streckend auf den Unterschenkel wirkt direkt nur der Quadriceps, in seltenen Fällen vermag der Tensor fasciae latae das Knie in Streckstellung fixiert zu halten. Das maximale Arbeitsvermögen der Kniestrecker beträgt nach R. Fick 142,796 kg/m. Die Folgen der Quadricepslähmung für die willkürliche Streckung des Unterschenkels sowie für das Gehen, Aufstehen und Hinsetzen, Treppaufund Treppabsteigen sind in allen Einzelheiten bereits früher beschrieben worden (S. 385ff.).

Beugend auf den Unterschenkel wirken Biceps, Semitendinosus und Semimembranosus, Sartorius, Gracilis und Gastrocnemius. Ungewiß ist die beugende Wirkung des Popliteus. Das maximale Arbeitsvermögen der Kniebeuger beträgt nach R. Fick 45,774 kg/m. Die Kniestrecker sind also mehr wie 3mal so kräftig als die Kniebeuger. In welcher Weise die Beugung des Unterschenkels durch die Lähmung des Biceps Semitendinosus und Semimembranosus oder die des Sartorius und Gracilis oder durch die isolierte Lähmung irgend eines der Knieflexoren beeinflußt wird, ist, soweit dies bekannt ist, bereits früher beschrieben worden.

Wenn Biceps, Semitendinosus, Semimembranosus, Sartorius und Gracilis gelähmt sind, so ist die willkürliche Beugung des Unterschenkels gegen den Oberschenkel in Bauchlage, wenn überhaupt, nur noch in sehr geringem Umfange möglich. Einerseits ist es der Gastrocnemius, welcher unter diesen Umständen noch eine gewisse Beugung des Unterschenkels bewirken kann; der Fuß wird, damit die flektierende Wirkung des Muskels auf das Knie zur Geltung kommen kann, stark dorsalflektiert. Andererseits aber wird der Oberschenkel stark gebeugt, dadurch werden die Insertionspunkte des Biceps, Semitendinosus und Semimembranosus voneinander entfernt, und infolge des Widerstandes, den selbst der völlig deefferentierte Muskel seiner Dehnung noch entgegensetzt, wird der Unterschenkel manchmal etwas in Flexion gezogen. Durch diesen letzteren Mechanismus kann sogar dann, wenn alle Beuger des Unterschenkels völlig gelähmt sind, der Unterschenkel manchmal noch etwas gegen den Oberschenkel, der Schwere entgegen gebeugt werden. Ohne weiteres verständlich ist es, daß, wenn in Rückenlage des Kranken das Bein in Hüfte und Knie gebeugt werden soll, selbst bei Lähmung aller Flexoren des Knies der Unterschenkel gleichwohl mitgebeugt wird, sofern der Oberschenkel durch die Kontraktion seiner Flexoren hochgezogen wird; in diesem Falle ist es die Schwere, welche den Unterschenkel in Beugung gegen den Oberschenkel führt. Während des Ganges ist die Beugung des Unterschenkels gegen den Oberschenkel zu Beginn der Schwungphase bei der Lähmung des Biceps, Semitendinosus, Semimembranosus, Sartorius und Gracilis allemal sehr beeinträchtigt. Sie kann überhaupt nur durch den Soleus und Gastrocnemius in der bereits früher beschriebenen Weise (S. 29 u. 407) bewerkstelligt werden. Man sieht in solchen Fällen, daß während der Phase der doppelten Unterstützung das vordere Bein in sich und auf ihm der Rumpf festgestellt wird und daß nun der hintere Fuß kräftig plantarflektiert wird, dadurch wird das Knie innerhalb der Gliederkette, welche Fuß, Unterschenkel und Oberschenkel bilden, in Beugung geführt. Wenn jetzt der Fuß kräftig dorsalflektiert wird, so vermag der Gastrocnemius infolge der Entformung seiner Insertionspunkte eine geringe, beugende Wirkung auf den Unterschenkel auszuüben und die weitere Beugung des Unterschenkels erfolgt dadurch, daß sich derselbe gegen den sich nach vorne bewegenden Oberschenkel der Schwere folgend in Beugung einstellt. Aber trotz dieser am Schwungbein wirksamen Kräfte, bleibt die Beugung des Unterschenkel, besonders während der ersten Hälfte der Schwungphase, zumeist recht mangelhaft und manchmal bleibt der Unterschenkel solange gegen den Oberschenkel in Streckung, bis letzterer die Vertikale passiert hat und nun die Schwere beugend auf den Unterschenkel wirkt. Damit in solchen Fällen, in denen die initiale Beugung des Unterschenkels beim Gange ganz ausbleibt, das Schwungbein überhaupt Luft bekommt und nach vorne bewegt werden kann, wird der Körper auf dem Stützbein auf die Fußspitze erhoben, der Rumpf wird auf dem Stützbein nach außen übergelegt und der Fuß des Schwungbeins wird stark dorsalflektiert. Diese Ausgleichsmechanismen reichen in der Regel aus, um ein Vorführen des Schwungbeines zu ermöglichen; eventuell wird das Schwungbein von hinten nach vorne außen zirkumduziert.

Die das Kniegelenk flektierenden Muskeln wirken gleichzeitig auch *rotierend* auf den Unterschenkel und zwar wirken *einwärtskreiselnd: Semitendinosus, Semimembranosus, Sartorius, Gracilis, Popliteus, auswärtskreiselnd* der *Biceps*. Wenn Semitendinosus und Semimembranosus gelähmt, die anderen Einwärtsroller aber erhalten sind, so ist die Einwärtskreiselung des Unterschenkels zwar sehr beeinträchtigt, aber keineswegs ganz unmöglich; aufgehoben ist sie nur bei völliger Lähmung aller Einwärtskreisler. Umgekehrt ist bei Lähmung des Biceps die Auswärtsrollung des Unterschenkels in Beugestellungen des Knies aufgehoben; nur bei Streckung des Unterschenkels kommt es zum Schlusse der Bewegung zu einer Außenrotation (vgl. S. 383). Ich habe bereits früher erwähnt, daß, wenn von allen Knieflexoren nur der Biceps erhalten ist, die Beugung des Unterschenkels mit einer Außenrotation vergesellschaftet ist und daß umgekehrt bei alleiniger Integrität des Semitendinosus und Semimembranosus oder eines der beiden die Flexion unter Einwärtsrollung vor sich geht.

X. Die Muskeln des Fußes.

A. Einleitung.

Wenn wir den Fuß, der sich seinerseits aus zahlreichen, in mannigfachen Gelenken gegeneinander beweglichen Einzelknochen zusammensetzt, als einheitliches Gebilde betrachten, so können wir folgende Bewegungen unterscheiden, *erstens* die *Dorsalflexion* und *Plantarflexion,* bei welcher der Winkel den die Längsachse des Fußes mit der Längsachse des Unterschenkels bildet, sich verkleinert oder vergrößert, zweitens die *Adduktion* und *Abduktion,* bei welcher der Fuß um eine der Unterschenkelachse parallelen Achse rotiert, die Fußspitze sich also medialwärts oder lateralwärts wendet, und drittens die *Kantung,* bei welcher der Fuß um seine Längsachse kreiselt, so daß der innere Fußrand aufwärts, der äußere abwärts *(Supination)* oder umgekehrt, der innere Rand abwärts, der äußere aufwärts grichtet wird *(Pronation).* Während Dorsalflexion und Plantarflexion für sich allein ohne weiteres möglich sind, ist die Adduktion des Fußes zwangsläufig mit einer supinatorischen Kantung, umgekehrt jede Abduktion mit einer Pronation verkoppelt; andererseits ist jede Supination mit einer Abduktion, jede Pronation mit einer Adduktion unzertrennlich verbunden.

Die *Dorsal-* und *Plantarflexion* des Fußes vollzieht sich fast ausschließlich im Talocruralgelenk. Im wesentlichen handelt es sich um eine einfache Scharnierbewegung, um eine etwas unter der medialen Knöchelspitze quer durch das Sprungbein hindurchgehende horizontale Achse. Im sog. unteren Sprunggelenk (Talo-Tarsalgelenk) sind zwar auch Dorsal- und Plantarflexionen in geringem Umfang möglich, ebenso im Chopartgelenk oder queren Tarsalgelenk; aber jede in diesen Gelenken erfolgende Dorsalflexion ist normaliter mit einer Abduktion und Pronation und jede Plantarflexion mit einer Adduktion und Supination des Fußes verbunden (R. FICK). Die Gelenke zwischen Kahnbein-Würfelbein einerseits und den drei Keilbeinen andererseits können in der Norm zu einer Dorsal- oder Plantarflexion nur durch geringe Parallelverschiebungen der drei letzteren gegen die beiden ersteren dorsal- und plantarwärts, und auch dadurch nur ein sehr Geringes beitragen. Auch das erste Tarsometatarsalgelenk läßt in der Regel nur eine gewisse dorso-plantare Parallelverschiebung des ersten Metatarsalknochens zu, wobei die Verschiebung plantarwärts mit einer Abduktion, d. h. einer Neigung nach der lateralen Seite verbunden ist und umgekehrt die Verschiebung dorsalwärts mit einer Neigung nach der medialen Seite (Adduktion). Ich komme auf die Sonderbewegung der ersten Metatarsale im Sinne der Plantarflexion bei Besprechung der Funktion des Peroneus longus zurück. Das zweite und dritte Metatarsale sind zu einer Verschiebung in dorso-plantarer Richtung nicht fähig. Dagegen lassen die Gelenkverbindungen des vierten und fünften Metatarsale mit dem Mittelfuß regelrechte Bewegungen um eine quere Achse im Sinne der Dorsalflexion und Plantarflexion der beiden Mittelfußknochen zu. Die Verschieblichkeit des Naviculare, Cuboideum, der Cuneiformia und Metatarsalia gegen die Knochen, an welche sie ihrerseits anstoßen, wechselt individuell. Unter pathologischen Verhältnissen kann sie beträchtliche Grade annehmen. Am eingehendsten hat LANGE diese Verhältnisse studiert.

Im wesentlichen vollzieht sich, wie gesagt, die Dorsal- und Plantarflexion des Fußes im Talocruralgelenk. Der Umfang dieser Bewegung beträgt durchschnittlich nach R. FICK und v. RECKLINGHAUSEN 70°. Bei äußerster Dorsalflexion bildet die Unterschenkellängsachse mit der Fußlängsachse einen Winkel von etwa 120°, bei äußerster Plantarflexion einen Winkel von etwa 50°, wobei als Nullstellung diejenige, allerdings nicht realisierbare Stellung gilt, in welcher die Fußlängsachse der Unterschenkelachse parallel läuft. Bei Neugeborenen und Kindern in den ersten Lebenswochen, welche bekanntlich ihre Füße in Dorsalflexionsstellung halten, ist der Umfang im Sinne der Plantarflexion kleiner. Umgekehrt ist er bei Tänzerinnen und Akrobaten manchmal erheblich größer.

Die Dorsalflexion des Fußes findet ihre Grenze in erster Linie in dem Dehnungswiderstande des Triceps surae. Dabei läßt sich der Widerstand des mehrgelenkigen Gastrocnemius deutlich daran erkennen, daß bei gebeugtem Knie die Dorsalflexion in breiterem Umfange möglich ist als bei gestrecktem Knie, während der Widerstand des eingelenkigen Soleus unabhängig von der Stellung des Knies ist. Nach Tenotomie der Achillessehne oder auch bei Lähmung der Wadenmuskulatur gewinnt die Spielbreite im Sinne der Dorsalflexion an Umfang; naturgemäß fällt hierbei die Abhängigkeit von der Kniestellung fast ganz fort. Dasselbe ist der Fall bei denjenigen Erkrankungen des Nervensystems, welche mit einer Aufhebung oder Abschwächung des Dehnungsreflexes der Wadenmuskeln einhergehen, so bei Tabes lumbo-sacralis oder nach Resektion der hinteren Sakralwurzeln. Besonders aber sind bei der atonisch-astatischen Form der infantilen Cerebrallähmung (vgl. Bd. 6, S. 343 und 350) bisweilen ganz ungewöhnliche Exkursionen im Sinne der Dorsalflexion möglich, so daß der Fußrücken mit dem Vorderrande des Unterschenkels in mehr oder weniger vollständigen Kontakt gebracht werden kann. Umgekehrt ist die Dorsalflexion des Fußes gegen die Norm eingeschränkt bei Schrumpfungskontrakturen der Wadenmuskeln, bzw. der Achillessehne oder bei spastischen Kontrakturen, die auf einer Erhöhung des Dehnungsreflexes des Triceps surae beruhen. Bei allen diesen Zuständen läßt sich nicht nur die Einschränkung des Umfangs der Dorsalflexion feststellen, sondern auch die Abhängigkeit des Bewegungsumfanges von der Kniestellung; bei gestrecktem Knie läßt der mehrgelenkige Gastrocnemius eine geringere, eventuell überhaupt keine Exkursionen im Sinne der Dorsalflexion zu, bei gebeugtem Knie ist der Gastrocnemius entspannt und gestattet dementsprechend die Dorsalflexion in größerem Umfange. Die ungewöhnlich hohen Exkursionsgrade im Sinne der Dorsalflexion bei der atonisch-astatischen infantilen Cerebrallähmung beruhen nicht nur auf dem gänzlichen Fehlen des Dehnungsreflexes der Plantarflexoren des Fußes, sondern, da sie erheblich über das an der Leiche oder bei völliger

Lähmung aller Plantarflexoren des Fußes beobachtete Maß hinausgehen, sicher zum großen Teil auch auf einer abnormen Nachgiebigkeit der ligamentösen Hemmungseinrichtungen, nämlich der hinteren Kapselwand, der hinteren Stränge der seitlichen Bandapparate, sowie des Lig. interosseum zwischen Tibia und Fibula, welches der mit jeder ausgiebigen Dorsalflexion des Fußes verbundenen Auseinanderdrängung der Knöchelgabel widerstrebt, und schließlich auch auf einer Freigiebigkeit der ossalen Hemmungseinrichtung, welche normaliter in dem Anstoßen des vorderen Schienbeinrandes an dem Talushals gegeben ist.

Die Plantarflexion wird in viel geringerem Maße durch den Widerstand der gedehnten Muskeln, der Dorsalflexoren, gehemmt als die Dorsalflexion. Bei Lähmung der Dorsalflexoren des Fußes oder bei den Erkrankungen des Nervensystems, welche mit einer Aufhebung des Dehnungsreflexes der Dorslaflexoren einhergehen, ist in der Regel die Exkursionsbreite der Plantarflexion nicht größer als in der Norm, andererseits kann sie aber bei Schrumpfungskontraktur der Dorsalflexoren oder bei spastischen Beinlähmungen, die mit einer spastischen Kontraktur der Dorsalflexoren des Fußes einhergehen, erheblich eingeschränkt sein. In der Norm findet die Plantarflexion ihre Grenze in dem Widerstande der vorderen Kapselwand, dem Vorder- und Mittelstrang des lateralen Seitenbandapparates und in dem Anstoßen des hinteren Schienbeinrandes am hinteren Sprungbeinfortsatz (R. Fick). Nur unter pathologischen Bedingungen bei lange bestehender und in früher Kindheit entstandener Lähmung der Dorsalflexoren des Fußes kommt es manchmal zu einer erheblichen Relaxation des Bandapparates und beträchtlicher Umformung der Knochen, und damit zu einer erheblich gesteigerten Exkursionsmöglichkeit im Sinne der Plantarflexion, die soweit gehen kann, daß der Fußrücken mit der Vorderkante des Schienbeines einen über 180^0 hinausgehenden Winkel bildet.

Es ist oben bereits erwähnt worden, daß beim Lebenden eine reine Abduktion oder Adduktion in den Fußgelenken oder eine reine Kantung um die Längsachse des Fußes nicht ausgeführt werden kann, sondern beide Bewegungen sind stets miteinander verknüpft und zwar so, daß mit einer *Adduktion der Fußspitze* stets eine *Supination,* d. h. eine Erhebung des medialen Fußrandes, mit der *Abduktion* stets ein *Pronation,* d. h. eine Erhebung des lateralen Fußrandes *verbunden* ist. Jede dieser kombinierten Bewegungen kann mit einer Dorsalflexion oder einer Plantarflexion des ganzen Fußes verbunden werden, sie können aber auch ohne die letzteren für sich allein ausgeführt werden.

Die beiden Bewegungskombinationen Adduktion-Supination und Abduktion-Pronation vollziehen sich gemeinsam im unteren Sprunggelenk und im Chopartgelenk. Auf die sehr komplizierten Bewegungen, welche die einzelnen Fußknochen dabei gegeneinander ausführen, kann hier nicht eingegangen werden. Die distalen Gelenke der Fußknochen, Kahn-Würfelbeingelenk, Kahn-Keilbeingelenk, und die drei Keil-Würfelbeingelenke, ferner die Tarso-Metatarsal- und Intermetatarsalgelenke tragen ähnlich wie zur Dorsalflexion und Plantarflexion des Fußes so auch zur Adduktion-Supination und Abduktion-Pronation normaliter nur sehr wenig bei. Zum Teil handelt es sich dabei um geringe Parallelverschiebungen der einzelnen Knochen gegeneinander, zum Teil um sehr geringfügige Drehungen um Achsen, die auf der Mitte der Gelenkflächen senkrecht stehen. Einen etwas größeren Beitrag steuert bei der Adduktion-Supination oder Abduktion-Pronation das erste Tarso-Metatarsalgelenk bei, insofern als in diesem eine Abduktions-Adduktionsbewegung des ersten Mittelfußknochens gegen das erste Cuneiforme in einem Umfange von etwa 15^0 möglich ist. Die Adduktion ist mit einer Verschiebung des ersten Metatarsale nach der Dorsalseite und die Abduktion mit einer Verschiebung nach der Plantarseite verbunden. Der zweite und dritte Mittelfußknochen sind nur zu ganz unbedeutenden Verschiebungen fähig, der vierte zu keiner Abduktions- und Adduktionsbewegung, zu etwas größeren das fünfte Metatarsale.

Der Bewegungsumfang der Abduktion und Adduktion des Fußes beträgt nach R. Fick etwa 40^0, von einem Extrem zum anderen. Den gleichen Umfang zeigt die Kantung (Supination-Pronation). Die Exkursionsbreite ist beträchtlichen individuellen Schwankungen unterworfen. Ihre Hemmung findet die kombinierte Adduktion-Supination des Fußes, abgesehen von dem Dehnungswiderstande der pronatorischen Muskeln nach R. Fick vor allem in der Anspannung des lateralen Seitenbandapparates, insbesondere des lateralen Waden-Fersenbeinbandes, ferner in der Anspannung des vorderen Teils des Zwischenknochenbandes, der lateralen Züge des dorsalen Sprung-Kahnbeinbandes, des unteren Teils des Pfannenbandes und des „unteren Chopart-Schlüssels", und der dorsalen Fersen-Wurzelbeinbänder, schließlich in dem Anstoßen des Sustentaculum an dem medialen Teile des hinteren Höckers des Talus. Die Abduktion-Pronation findet ihre Grenze in dem Widerstande der supinierenden Muskeln, in dem medialen Seitenbandapparat (Lig. tibio-calcaneum) dem Lig. talo-calcaneum mediale horizontale superficiale und in der Anspannung des hinteren Teiles des Zwischenknochenbandes, ferner in der Spannung des Gabelbandes, des dorsalen Talo-navicularbandes und der plantaren Fersenwürfelbeinbänder, und schließlich in dem Anstoßen der vorderen lateralen Ecke des Sprungbeinkörpers auf dem Boden der Tarsusbucht.

Beachtenswert ist, daß *bei jeder Adduktion-Supination des Fußes die Höhlung der Fußsohle vermehrt, bei der Abduktion-Pronation dagegen vermindert, die Fußwölbung also abgeflacht wird.* Die Fußwurzel- und Mittelfußknochen sind bekanntlich durch die sie verbindenden Bänder zu einem federnden *Gewölbe* (Abb. 375) zusammengefügt und zwar handelt es sich sowohl um ein Längsgewölbe wie um ein Quergewölbe. Nach R. FICK wird das *Längsgewölbe* durch fünf, den fünf Metatarsalia entsprechende, längsverlaufende Gewölbebogen gebildet. Jeder dieser Bögen besitzt vorne seinen eigenen Fußpunkt in dem betreffenden Mittelfußköpfchen; nach hinten konvergieren die fünf Längsbogen zu einem einzigen Stützpunkte, dem Fersenhöcker, hin. Der erste Gewölbebogen bildet den medialen Fußrand, er setzt sich zusammen aus dem ersten Metatarsale, dem ersten Keilbein, dem medialen Teile des Kahn-, Sprung- und Fersenbeins. Der zweite Bogen besteht aus dem zweiten Metatarsale, zweiten Cuneiforme, dem mittleren Teile des Kahn-, Sprung- und Fersenbeins. Der dritte Bogen besteht aus dem dritten Metatarsale, dritten Cuneiforme und dem lateralen Teil des Kahn- und Fersenbeins. Der vierte Bogen wird vom vierten Metatarsale, dem medialen Teil des Würfelbeines und dem medialen Teil des vorderen Fersenbeinfortsatzes und vom Fersenbeinkörper gebildet. Der fünfte Bogen, der den lateralen Fußrand bildet, besteht aus dem fünften Metatarsale und dem lateralen Teil des Würfel- und Fersenbeins. Der längste und höchste Bogen ist der zweite, er hat eine Spannweite von 17—22 ccm und eine Höhe von $5^1/_2$—7 cm; der erste Bogen hat eine Spannweite von 16—21 cm und eine Höhe von 5—$5^1/_2$ cm, die kleinste Spannweite (14 bis 16 cm) und geringste Höhe (2—3 cm) zeigt der fünfte Bogen. Beim aufrechten Stehen ist der untere Rand der Basis des ersten Metatarsale etwa 2—2,5 cm, der proximale Rand der unteren Keilbeinfläche 3—3,5 cm, der Kahnbeinhöcker 3—4 cm und der tiefste Punkt des Taluskopfes 4 cm, die Mitte des Sustentaculums 4,5 cm vom Boden entfernt.

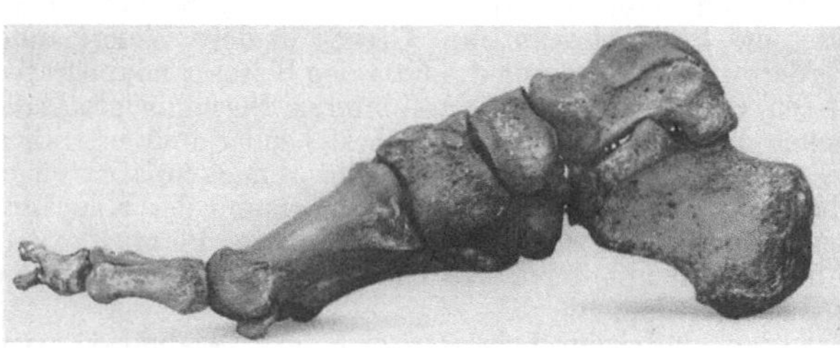

a

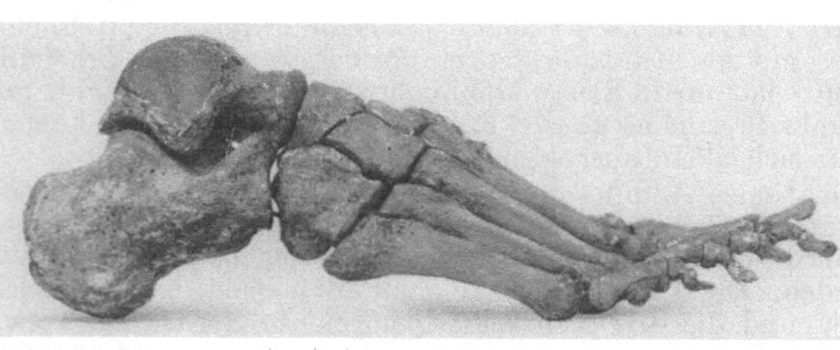

b

Abb. 375a und b. Längsgewölbe des Fußes. a Innenseite, b Außenseite. (Nach HOHMANN.)

Das *Quergewölbe* des Fußes ist nur am Vorderfuß deutlich ausgesprochen. Es wird hier durch die drei Keilbeine und das Würfelbein sowie die Basen der Metatarsalia gebildet. Nach vorne zu flacht es sich beträchtlich ab, so daß die Köpfchen der Metatarsalia wenigstens beim Stehen alle nahezu in einer Ebene liegen; doch ist selbst in diesem Bereich das Quergewölbe noch daran erkenntlich, daß das Capitulum des III. Metatarsale mehrere Millimeter höher steht als die entsprechenden Punkte des fünften und ersten Metatarsale.

Auf dem Fußgewölbe ruht beim Stehen die Körperlast, ohne daß das Gewölbe zusammenbricht. Zusammengehalten, um mit R. FICK zu sprechen „verklammert", wird es außer durch die Art der Aneinanderfügung der Fußknochen besonders durch die plantaren Bänder, das Längsgewölbe durch die Längsbänder und die Plantaraponeurose, das Quergewölbe durch die plantaren Querbänder, die der Sehne am Bogen vergleichbar das Gewölbe umspannen, und ferner durch Muskelkräfte. Die Höhlung des Gewölbes ist von Weichteilen ausgefüllt, unter denen das plantare Fettgewebe, einem Weichteilpolster vergleichbar, für eine möglichst gleichmäßige Verteilung des Druckes sorgt. Von den plantaren Bändern, welche das Fußgewölbe verklammert halten, kommen vor allem das plantare Sohlenband, das Lig. calcaneo-metatarsale V, und das Lig. calcaneo-naviculare laterale rotundum plantare (unterer Chopartschlüssel) in Betracht. Von Muskelkräften, die an der Erhaltung des Längsgewölbes beteiligt sind, sind vor allem die Sohlenmuskulatur, der Tibialis posticus, Peroneus longus und Flexor dig. et hallucis long., von Bedeutung. Für die Erhaltung des Quergewölbes ist besonders die Anordnung der Ausstrahlungen der Sehnen des Tibialis posticus und des Peroneus longus, die sich fast senkrecht überkreuzen, von großer Wichtigkeit. Abflachend auf das Fußgewölbe wirken Tibialis anticus, Extensor dig. longus, Peroneus tertius, Extensor hallucis longus und Triceps surae.

Das Fußgewölbe ist am höchsten am freischwebenden Fuße. Daß es durch die Supination des Fußes vergrößert, durch die Pronation verkleinert wird, ist bereits oben erwähnt worden. Beim aufrechten Stehen auf beiden Füßen flacht sich das Fußgewölbe etwas ab, noch mehr beim Stehen auf einem Fuß, sowie am Stützbein beim Gange, und zwar um so mehr, je mehr hierbei der Fuß im Sinne der Pronation gekantet ist. Die tiefsten Punkte des Fußgewölbes bilden beim Stehen der mediale Fersenbeinhöcker, das Köpfchen des ersten und des fünften Metatarsale. Es wäre aber verfehlt zu glauben, daß diese drei Punkte die einzigen Stützpunkte beim Stehen bilden, vielmehr sind alle Teile des Gewölbes dem Drucke ausgesetzt. Beim Stehen liegt die Fußsohle bekanntlich nicht in ihrer ganzen Ausdehnung dem Boden an. Im Bereiche des medialen Fußrandes bleibt der mittlere Teil vom Boden entfernt. Der erste Längsbogen des Fußgewölbes ist in diesem Bezirke weniger mit Weichteilen ausgepolstert, so daß sich das Gewölbe hier auch an der Fußsohle äußerlich markiert.

B. Die Wirkungsweise der einzelnen Muskeln des Fußes und die Folgen ihrer Lähmung.

1. Triceps surae.

(S_1, S_2; Plexus sacralis, N. ischiadicus, N. tibialis.)

Der Triceps surae setzt sich aus dem *Gastrocnemius* und *Soleus* zusammen. Der *Gastrocnemius* besteht aus zwei Köpfen, dem kräftiger entwickelten, mit seinem Ursprung am Epikondylus medialis femoris höher hinaufreichenden Caput mediale und dem etwas schwächeren von Epicondylus lateralis femoris entspringenden Caput laterale. Beide Muskelbäuche konvergieren gegeneinander und vereinigen sich mit dem Soleus zur Achillessehne. Der *Soleus* wird von den beiden Gastrocnemisköpfen bedeckt. Sein Ursprung liegt im Gegensatz zu dem des Gastrocnemius nicht am Femur, sondern an den beiden Unterschenkelknochen. Er beginnt am Capitulum fibuale und erstreckt sich von hier aus mit einem lateralen Ursprungsschenkel an der Hinteraußenseite der Fibula nach abwärts, und mit einem medialen Ursprungsschenkel schräg von außen oben nach unten medial verlaufend, an der Rückseite der Tibia entlang. Die beiden Gastrocnemiusköpfe und der Soleus vereinigen sich in der Achillessehne, welche am Tuber calcanei inseriert. Der inkonstante *M. plantaris* entspringt unmittelbar oberhalb des lateralen Gastrocnemiuskopfes vom Epicondylus lateralis femoris, der kurze Muskelbauch verläuft aber dann ventral vom lateralen Gastrocnemiuskopf und entwickelt alsbald seine lange dünne Sehne, welche zwischen Gastrocnemius und Soleus distalwärts zieht und sich der medialen Seite der Achillessehne anlegt. Sie geht entweder in die letztere über oder inseriert gesondert von ihr, medial von ihr am Calcaneus.

Die beiden Köpfe des Gastrocnemius erhalten jeder einen besonderen Nervenast aus dem N. tibialis; der Ast für den lateralen Kopf führt gleichzeitig die Fasern für die dorsale Portion des Soleus. Letzterer bezieht noch einen zweiten weiter distal aus dem N. tibialis entspringenden Ast, welcher die ventrale Portion des Muskels innerviert. Die beiden Köpfe des Gastrocnemius sind jeder für sich ebenso wie der Soleus der isolierten faradischen percutanen Reizung zugängig.

Durch die Kontraktion des Gastrocnemius und Soleus wird der Fuß *plantarflektiert, adduziert* und *supiniert.*

Manchmal kommt es auch bei der Kontraktion des Muskels zu einer sekundären Bewegung der Zehen, nämlich zu einer Dorsalflexion der Grundphalangen mit oder ohne Plantarflexion der Mittel- und Endphalange. Diese kommt durch den Dehnungswiderstand des Extensor dig. et hallucis longus einerseits und des Flexor dig. et hallucis longus et brevis andererseits zustande. Wird der Fuß plantarflektiert, so wird der Extensor dig. et hallucis longus gedehnt, dadurch werden die Grundphalangen in Dorsalflexion gezogen, durch diese Dorsalflexion der Grundphalangen aber werden die Flexores dig. et hallucis longus et brevis gedehnt und dadurch werden Mittel- und Endphalange in Plantarflexion gezogen. Die Plantarflexion der Mittel- und Endphalange kann aber auch fehlen, in dem die durch die Dorsalflexion der Grundphalange hervorgerufene Entfernung der Insertionspunkte des Flexor digit. long. durch die Plantarflexion des Fußes wett gemacht wird. Die sekundäre Wirkung der Kontraktion des Triceps surae auf die Zehen ist aber keineswegs immer vorhanden; in ihr mit Duchhenne eine regelmäßige Folge der Kontraktion des Muskels zu erblicken, halte ich nicht für angängig. Am stärksten tritt die Sekundärwirkung auf die Zehnen bei erhöhtem Dehnungsreflex der Zehenmuskeln bei spastischen Fußlähmungen zutage. Bei ihnen kommt es bei der durch faradische Reizung des Gastrocnemius hervorgerufenen Plantarflexion des Fußes manchmal zu einer ganz extremen Dorsalflexionsstellung der Zehen. Andererseits können die sekundären Bewegungen der Zehen gänzlich bei denjenigen

Erkrankungen des Nervensystems, welche mit einer Aufhebung des Dehnungsreflexes der Zehenmuskeln einhergehen (Tabes lumbo-sacralis, Resektion der hinteren Sacralwurzeln, atonischastatische infantile Cerebrallähmung) fehlen.

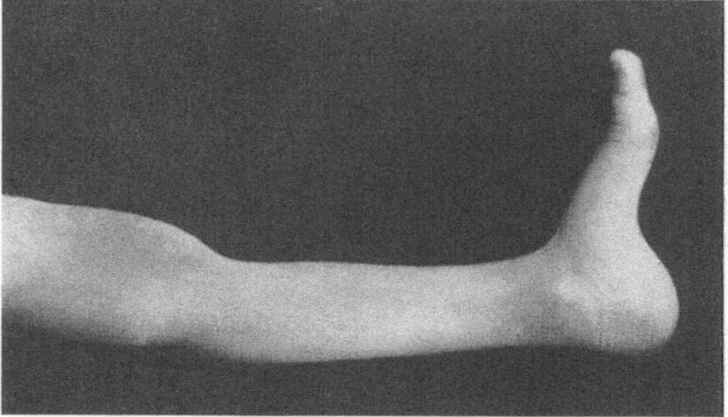

Abb. 376. Leichterer Grad von Pes calcaneus bei Lähmung des Triceps surae.

Die Kraft der plantarflektierenden Wirkung des *Gastrocnemius* auf den Fuß hängt von der Kniestellung ab; bei gestrecktem Knie ist sie größer als bei gebeugtem. Diese Abhängigkeit kommt fast bei jeder Parese des Triceps surae darin zum Ausdruck, daß die willkürliche Plantarflexion von einer energischen Kniestreckung begleitet wird, weil durch letztere der Gastrocnemius zu einer größeren Leistung befähigt wird. Ich kann aber Duchenne nicht beipflichten, wenn er sagt, daß der Gastrocnemius bei stark flektiertem Knie seine plantarflektierende Wirkung auf den Fuß fast völlig verliere. Die Leistungsfähigkeit des *Soleus*, der nur das Talocruralgelenk überbrückt, ist naturgemäß von der Kniestellung ganz unabhängig. R. Fick gibt die maximale Arbeitsleistung des Gastrocnemius als Plantarflexor mit 8,97 kg/m, die des Soleus mit 7,40 kg/m, beider zusammen mit 16,37 kg/m an. Daraus geht hervor, daß die plantarflektierende Kraft des Soleus der des Gastrocnemius nur wenig nachsteht, und ich halte die Angabe Duchennes, daß der Soleus für sich allein nicht imstande ist, beim Gange während der Phase der einseitigen Unterstützung den Fuß des Stützbeines in Plantarflexion zu bringen und den Schwerpunkt des Körpers nach oben vorne zu treiben, nicht für richtig. Ich habe mehrfach feststellen können, daß trotz Lähmung des Gastrocnemius beim Gange nicht nur in der Phase der doppelten Unterstützung der Fuß des hinteren Beines allein durch den Soleus kräftig plantarflektiert wurde, sondern daß auch während der Phase der einseitigen Unterstützung die Ferse des Stützbeins vom Boden entfernt, der Körper also auf die Fußspitze erhoben wurde. Von einem Hinken beim Gange, wie es Duchenne für die Lähmung des Gastrocnemius als charakteristisch beschreibt, war wenig zu bemerken.

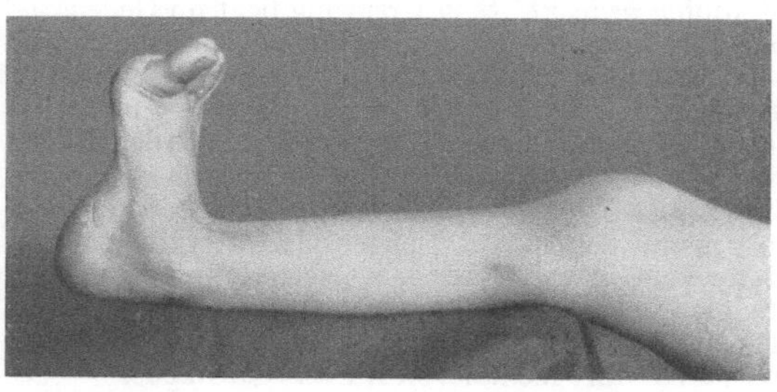

Abb. 377. Leichter Grad von Pes calcaneus bei Lähmung des Triceps surae. Gleichzeitig leichter Pes valgus.

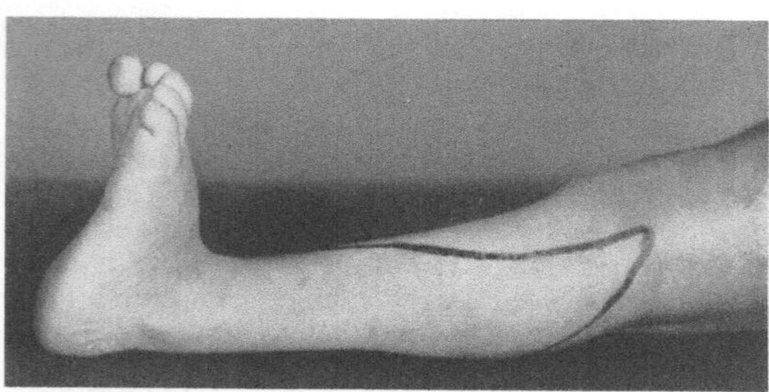

Abb. 378. Stärkerer Grad von Pes calcaneus bei Lähmung des Triceps surae (Pes sursum flexus).

Duchenne gibt an, daß der Triceps surae zwar auf den gesamten Fuß plantarflektierend wirke, daß aber der erste Metatarsalknochen der Bewegung des Hinterfußes, an welchem der Triceps surae angreife, nur passiv folge, und daß der geringste Gegendruck gegen das erste Metatarsale genüge, um es zu verhindern, der Plantarflexion des übrigen Fußes zu folgen. Richtig ist, daß auf den ersten Metatarsalknochen ein besonderer Muskel, der Peroneus longus, plantarflektierend wirkt, davon wird später ausführlich die Rede sein. Aber die Darstellung, welche DUCHENNE von der mangelnden Wirkung des Triceps surae auf das erste Metatarsale gibt, ist nicht erschöpfend. Der Triceps surae, der am Fersenbein angreift, wirkt direkt nur auf den Hinterfuß, alle vor dem Fersen- und Sprungbein gelegenen Knochen des Fußes folgen der Bewegung, welche der Hinterfuß im Talocruralgelenk ausführt, nur rein passiv, und das gilt selbstverständlich auch für alle Metatarsalia. Ob der erste Metatarsalknochen mehr als die anderen an diesem passiven Mitgehen durch einen Gegendruck verhindert werden kann oder nicht, hängt lediglich von der größeren oder geringeren Beweglichkeit des ersten Metatarsale gegen das erste Cuneiforme ab. In dieser Beziehung ist zwar der erste Mittelfußknochen dem zweiten, dritten und vierten überlegen, aber andererseits steht er in dieser Beziehung nicht selten hinter dem fünften Metatarsale sogar etwas zurück.

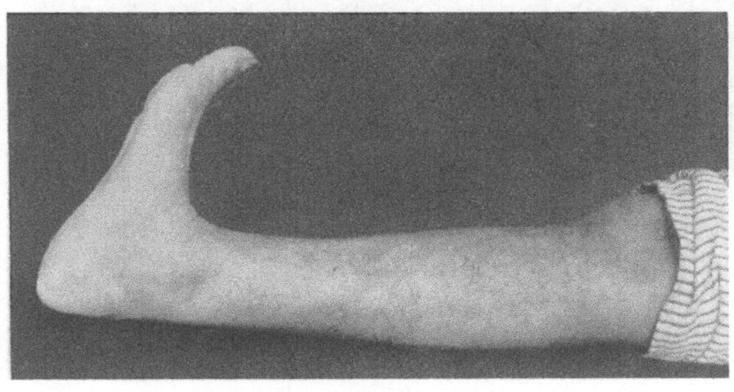

a

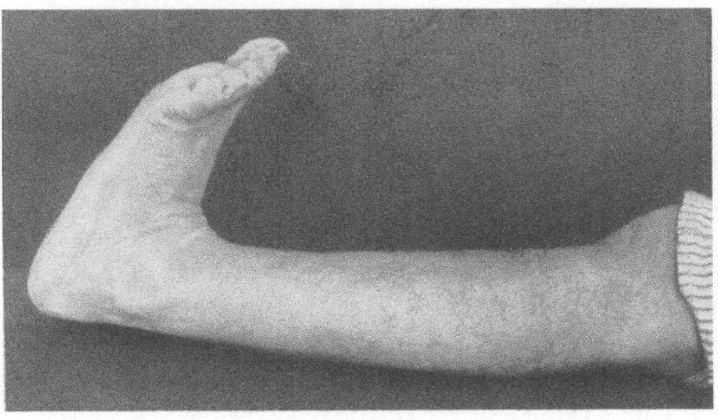

b

Abb. 379 a und b. Doppelseitiger hochgradiger Pes calcaneus infolge von Lähmung des Triceps surae (Pes sursum flexus).

Die *adduktorisch-supinatorische* Wirkung des Triceps surae ist recht beträchtlich, er ist von allen Supinatoren des Fußes der kräftigste. R. FICK gibt die größtmögliche Arbeitsleistung, welche der Triceps surae als Adductor-Supinator am unteren Sprunggelenk hervorzubringen vermag, auf 4,85 kg/m an. Von der adduktorisch-supinatorischen Komponente der Tricepswirkung bekommt man eine präzise Vorstellung, wenn die anderen Plantarflexoren gelähmt sind, der Triceps surae aber erhalten ist. Dann ist eine reine Plantarflexion des Fußes gerade abwärts nicht mehr möglich, sondern die Plantarflexion, die an sich noch in vollem Umfange und mit großer Kraft geschieht, ist mit einer ausgesprochenen Adduktion des Fußes und einer starken supinatorischen Kantung verbunden. Der Triceps surae ist der *Plantarflexor adductorius supinatorius* des Fußes. BIESALSKI gibt an, daß der Triceps surae nicht nur den Vorderfuß, sondern auch die Ferse adduziere, daß also Vorder- und Hinterfuß sich um eine dorsoplantare Achse gegeneinander krümmen. Ich konnte das nicht feststellen, sondern finde, daß, während die Fußspitze sich medialwärts bewegt, die Ferse lateralwärts wandert. Interessant ist die Angabe BIESALSKIs, die ich bestätigen kann, daß beim *Plattfuß* der Triceps surae nicht supinierend, sondern leicht *pronierend* wirkt.

Wenn der Triceps surae *gelähmt* ist, so kommt es zu einer *Veränderung* der *Form* und der *Stellung* des *Fußes*. Man bezeichnet diese Haltungsanomalie in der Regel als „*Hackenfuß*". DUCHENNE hat sie Pes talo-valgus mit Torsion nach außen genannt. Das wesentliche der Gestaltveränderung ist die Senkung des Tuber calcanei und die vermehrte Dorsalflexion des Fußes unter dem überwiegenden Zuge der Dorsalflexoren, welchem der weitaus stärkste Plantarflexor, der Triceps surae, nicht mehr entgegenwirkt (Abb. 376, 377, 378, 379) *(Pes calcaneus sursum flexus)*. Die Dorsalflexoren können allmählich eine mehr oder weniger ausgesprochene Retraktion erfahren. Dann kann die Plantarflexion des Fußes auch passiv nicht mehr oder nur in geringem Umfang ausgeführt werden. Die vermehrte Dorsalflexionsstellung des Fußes kann bei der Lähmung des Triceps surae recht verschiedene Grade annehmen, sie kann so beträchtlich sein, daß beim Stehen und Gehen der Fuß nur mit der Hacke dem Boden aufruht und die Fußspitze schräg nach vorne oben in die Luft gerichtet ist. Die stärksten Grade von Hackenfuß habe ich nach vollkommener Tenotomie der Achillessehne bei spastischen Fußlähmungen gesehen, weil bei diesen der Zug, welchen die Dorsalflexoren auf den Fuß ausüben, noch erheblich über das normaliter vorhandene Maß hinausgeht (Bd. 6, Abb. 274, S. 251), ein Hinweis darauf, daß die totale Tenotomie der Achillessehne jedenfalls bei spastischen Lähmungen streng zu verwerfen ist und daß selbst bei plastischer Verlängerung derselben das richtige Maß eingehalten werden muß.

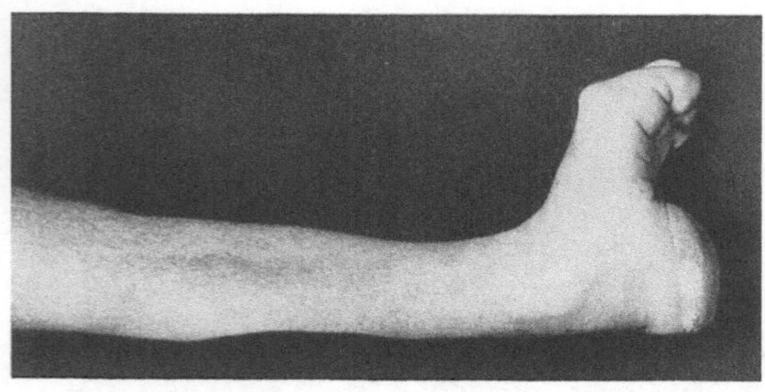

a

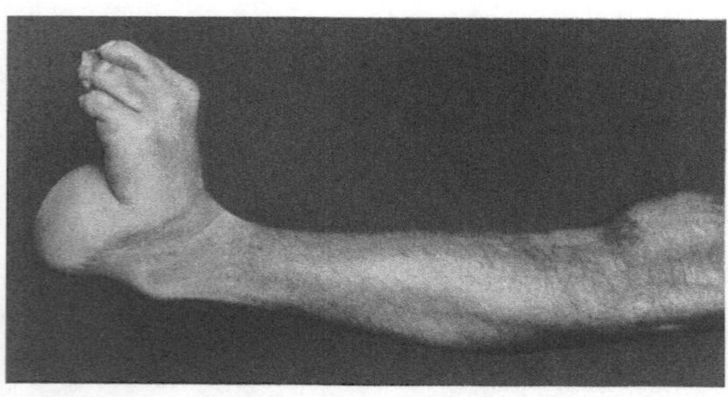

b

Abb. 380a und b. Pes calcaneo-valgo-cavus stärksten Grades bei Lähmung des Triceps surae.

Da der Triceps surae auch der weitaus kräftigste Adductor und Supinator des Fußes ist, so kommt es bei der Lähmung dieses Muskels nicht selten auch zu einer abnormen Abduktions-Pronationsstellung des Fußes (Abb. 377). Insofern ist die Duchennesche Bezeichnung der abnormen Fußstellung bei Lähmung des Triceps surae: Pes talo-valgus mit Verdrehung nach außen zutreffend. In zahlreichen Fällen von Lähmung des Triceps surae kommt es aber auch früher oder später noch zu einer weiteren Gestaltsanomalie des Fußes, die darauf beruht, daß die auf Abflachung des Fußgewölbes gerichtete Wirkung des Triceps surae ausfällt, während die Sohlenmuskulatur, insonderheit die vom Tuber calcanei entspringenden und an der Planta pedis entlangziehenden Muskeln (Abductor hallucis longus, Flexor dig. brevis, Abductor dig. quinti und Caro quadrata Sylvii) das Tuber calcanei plantarwärts ziehen und auf den Vorderfuß plantarflektierend wirken, also die Längswölbung des Fußes vermehren. Der Hackenfuß wird dadurch gleichzeitig zum ausgesprochenen Hohlfuß (Abb. 380, 381). Die Sohlenmuskulatur wird in ihrer Wirkung noch durch den Tibialis postic., Flexor dig. et halluc. longus und den Peroneus longus unterstützt. Dem dauernden Zuge der Sohlenmuskeln passen sich die Plantaraponeurose und die die Längswölbung des Fußes unterhaltenden plantaren Fußbänder allmählich an und sie verfallen einer sukzessiven Verkürzung und Schrumpfung. Für diese Fälle von Pes calcaneus mit plantarwärtiger Abknickung des Vorderfußes gegen den seinerseits dorsalflektierten Hinterfuß ist die Bezeichnung Pes calcaneo-cavus am Platze. Die gesamte Gestaltsanomalie des Fußes infolge der Lähmung des Triceps surae wird meines Erachtens am besten als Pes calcaneo-valgo-cavus bezeichnet.

Die *willkürliche Plantarflexion* des Fußes ist bei Lähmung des Triceps surae allemal auf das schwerste geschädigt. Es stehen zwar noch andere Plantarflexoren des Fußes in dem Peroneus longus, Flexor dig. et halluc. longus, Peroneus

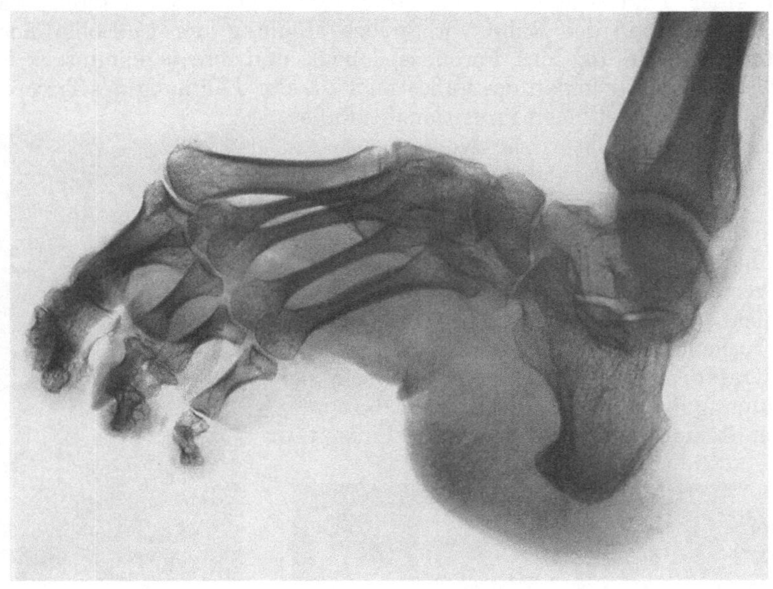

a

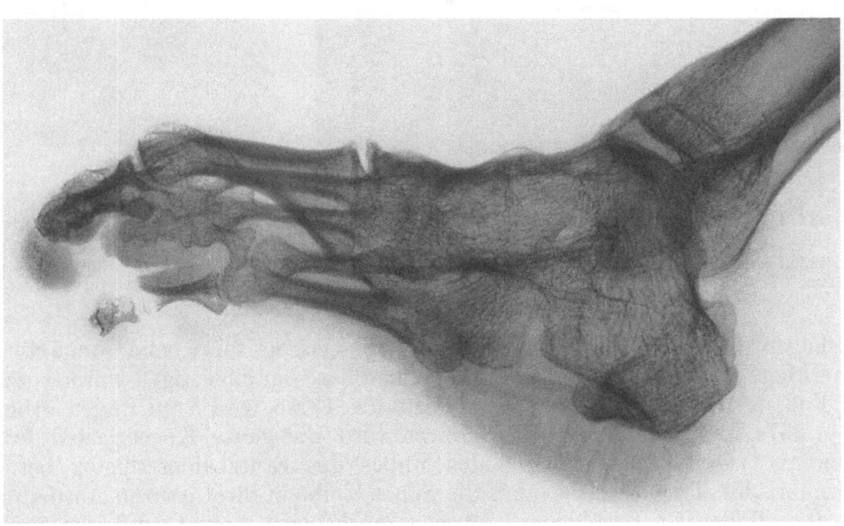

b

Abb. 381a und b. Hochgradiger Pes calcaneo-cavus. Tuber calcanei weist vertikal abwärts. Mittelfuß gegen Hinterfuß stark plantarflektiert, infolge Lähmung des Triceps surae (a). Gesunde Seite (b).

brevis und Tibialis posticus zur Verfügung, aber diese vermögen in der Regel keine vollkommene Plantarflexion des Fußes zustande zu bringen. Wenn keine Schrumpfung der Dorsalflexoren vorliegt, so kann allerdings auch der Hinterfuß durch die obengenannten Muskeln in einem gewissen Umfange plantarflektiert werden. Vor allem aber wird der Vorderfuß gegen den Hinterfuß soweit herabgedrückt, als das die Bandverbindungen jeweils gestatten (Abb. 382). Wenn die Dorsalflexoren geschrumpft sind, so verharrt der Hinterfuß mehr oder weniger vollkommen in seiner dorsalflektierten Stellung und es kommt nur zu einer Plantarflexion des Vorderfußes gegen den ersteren; dadurch nimmt die schon in der Ruhe vorhandene Höhlung der Fußsohle noch zu.

Unter der Wirkung des Peroneus longus und brevis kommt es bei der willkürlichen Plantarflexion des Fußes im Falle der Lähmung des Triceps surae fast stets zu einer deutlichen Pronation des Fußes, die pronatorisch-abduktorische Komponente der beiden Peronei überwiegt über die adduktorisch-supinatorische des Tibialis posticus und Flexor dig. et halluc. longus. Die Mitwirkung des Flexor dig. et halluc. longus an der Plantarflexion des Fußes verrät sich bei der Lähmung des Triceps surae nicht selten in einer mehr oder weniger ausgesprochenen Plantarflexion der Zehen.

Die Kraft der anderen Plantarflexoren reicht bei der Lähmung des Triceps surae niemals dazu aus, um beim Stehen die Körperlast auf die Fußspitze

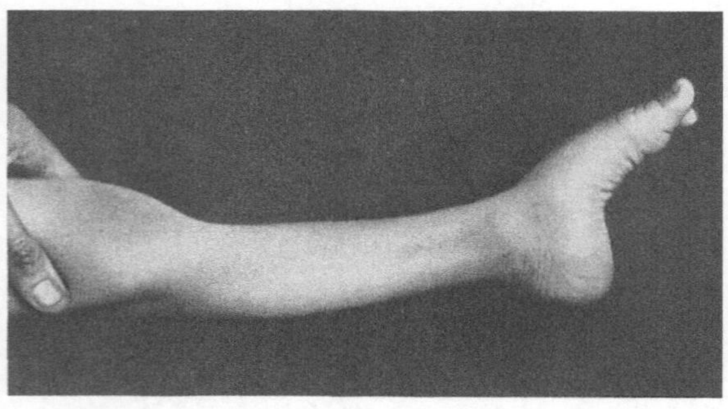

Abb. 382.

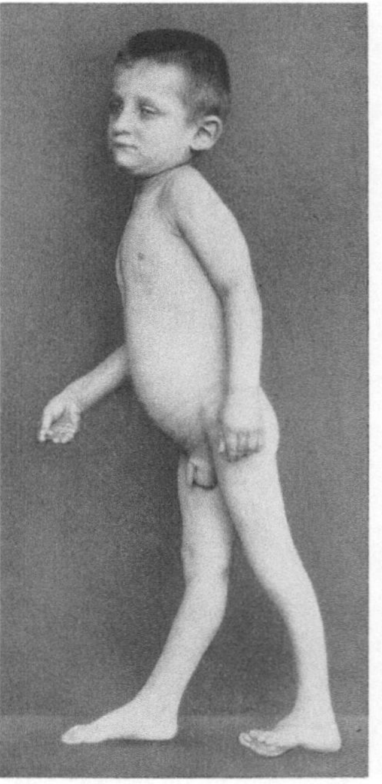

Abb. 383.

Abb. 382. Lähmung des Triceps surae. Willkürliche Plantarflexion. Vorderfuß wird gegen Hinterfuß plantarflektiert. (Vgl. Abb. 376.)

Abb. 383. Lähmung des linken Triceps surae. Beim Gange bleibt in der Phase der doppelten Unterstützung die den Körper vorwärtstreibende Plantarflexion des Fußes des hinteren Beines aus.

zu erheben. Besonders macht sich der Ausfall des Triceps surae beim Gange störend bemerkbar. Normaliter wird gegen Ende der Phase der einseitigen Unterstützung der Fuß des Stützbeines plantarflektiert, die Ferse wird vom Boden erhoben (Abb. 367e und f, S. 390) und dadurch wird die ganze Körperlast aufwärts gestemmt. Diese Plantarflexion des Fußes des Stützbeines bleibt bei der Lähmung des Triceps surae aus, die Sohle bleibt in ihrer ganzen Ausdehnung mit dem Boden in Berührung. Ebenso macht sich der Ausfall des Triceps surae in der Phase der doppelten Unterstützung (Abb. 367a—b), in welcher das hintere Bein durch eine kräftige Plantarflexion seines Fußes dem Schwerpunkt des Körpers eine neue Beschleunigung nach vorne oben zu erteilen hat, bemerkbar. Bei der Lähmung des Triceps surae fehlt die aufwärts- und vorwärtstreibende Kraft, der Fuß wird in der Regel überhaupt nicht plantarflektiert (Abb. 383 und Abb. 392a, S. 424). Die Vorwärtsbewegung des Schwerpunktes geschieht in diesen Fällen dadurch, daß durch eine kräftige Kontraktion der Dorsalflexoren des Fußes der Unterschenkel des Beines gegen den in seiner ganzen Ausdehnung dem Boden anliegenden Fuß stark nach vorn geneigt wird und daß ferner der Oberkörper gegen den Oberschenkel vornüber gebeugt wird. Aber selbst durch dieses Hilfsmanöver erhält der Körper nur einen geringen Antrieb nach vorne, der Gang hat infolgedessen einen ausgesprochen *hinkenden Charakter*.

In der Norm trägt auch beim Treppensteigen das hintere Bein durch eine kräftige Plantarflexion seines Fußes beträchtlich zur Erhebung der Körperlast auf die nächst höhere Stufe bei. Wenn der Triceps surae gelähmt ist, so fällt diese an der Hebung des Körpers mitwirkende Kraft fort und die ganze Arbeit fällt dem auf der nächst höheren Stufe befindlichen Beine zu. An diesem letzteren macht sich die Lähmung des Triceps surae nicht so schwer bemerkbar wie an dem hinteren aufwärtstreibenden Beine; denn die erforderliche Streckung des Unterschenkels gegen den Fuß kann allein durch den Glutaeus maximus und den Quadriceps geleistet werden. Es handelt sich hier um eine geführte Bewegung, der Quadriceps wirkt dabei gleichzeitig streckend auf das Knie, das Fußgelenk und das Hüftgelenk, und ebenso bezieht sich die streckende Wirkung des Glutaeus maximus nicht nur auf das Hüftgelenk, sondern an der geführten Gliederkette auch auf das Knie und das Fußgelenk. Aber naturgemäß kommt es zu keiner Erhebung auf die Fußspitze. Aus demselben Grunde wie beim Treppensteigen erleidet auch das Aufstehen aus sitzender Stellung selbst bei doppelseitiger Lähmung des Triceps surae keine nennenswerte Beeinträchtigung.

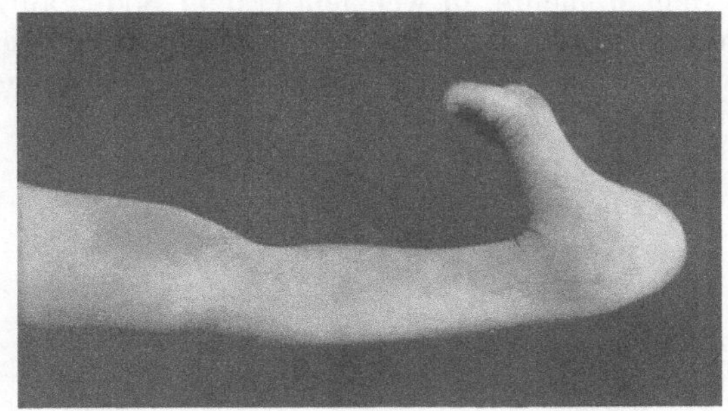

Abb. 384. Lähmung des Triceps surae. Aktive Dorsalflexion. Abnorm großer Bewegungsumfang.

Für die willkürliche *Adduktion-Supination* des Fußes stehen bei der Lähmung des Triceps surae noch der Tibialis posticus, Tibialis anticus und Flexor dig. et hallucis longus zur Verfügung. Sie vermögen, auch ohne Mithilfe des Triceps surae, den Fuß in dorsalflektierter Stellung wie in der Mittelstellung zwischen extremer Dorsal- und Plantarflexion ausgiebig zu adduzieren und zu supinieren. Dagegen ist die Supination-Adduktion bei gleichzeitiger Plantarflexion auf das Maß reduziert, welches der Wirkung des Tib. post. und Flexor dig. et hall. long. entspricht.

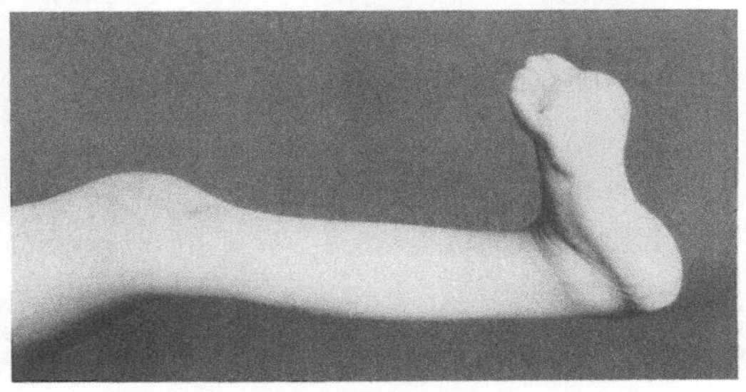

Abb. 385. Lähmung des Triceps surae. Mäßig gesteigerte Bewegungsexkursion des Fußes bei aktiver Dorsalflexion, dabei auch Pronation des Fußes. (Vgl. Abb 404, S. 441.)

Daß der Triceps surae normaliter durch seinen Dehnungswiderstand die Exkursionsbreite der passiven Dorsalflexion des Fußes in Schranken hält, ist bereits früher erwähnt worden. Bei Lähmung des Muskels ist dieselbe mehr oder weniger vergrößert. Der Mangel an antagonistischer Bremsung durch den Triceps surae macht sich bei der Lähmung des letzteren aber auch bei der aktiven Dorsalflexion des Fußes bemerkbar, die nicht nur darin besteht, daß diese einen größeren Umfang als in der Norm aufweist (Abb. 384, 385), sondern es bleibt auch selbst bei stärkster Dorsalflexion des Fußes wegen des fehlenden

Dehnungswiderstandes des Gastrocnemius, die auf der Höhe der Dorsalflexion sonst auftretende Kniebeugung aus. Die abnorm ausgiebige Dorsalflexion des Fußes fällt bei der Lähmung des Triceps surae besonders auch am Schwungbein beim Gange auf. Erstens erfährt der Fuß, während das Schwungbein nach vorne geführt wird, einen abnormen Grad von Dorsalflexion, so daß die Fußspitze aufwärtsgerichtet erscheint (Abb. 386). Ferner befindet sich der Fuß in dem Momente, in welchem er dem Boden aufgesetzt wird, in starker Hackenstellung und gar nicht selten legt sich die Fußsohle auch in der Folge nicht in ihrer ganzen Ausdehnung dem Boden an, sondern, obwohl die Schwerkraft auf

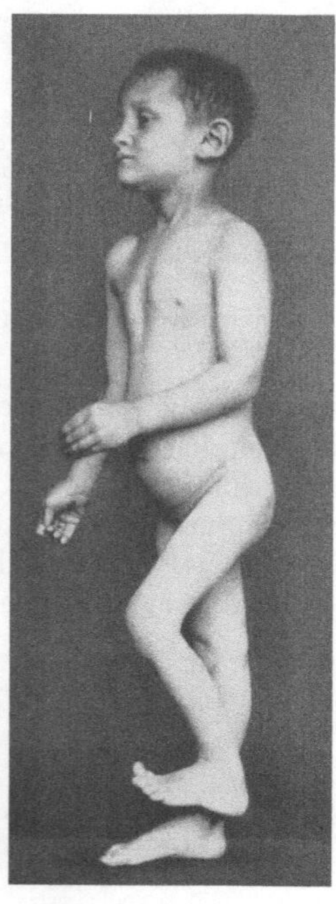

Abb. 386. Gesteigerter Grad von Dorsalflexion des linken Fußes am Schwungbein beim Gange infolge Lähmung des Triceps surae.

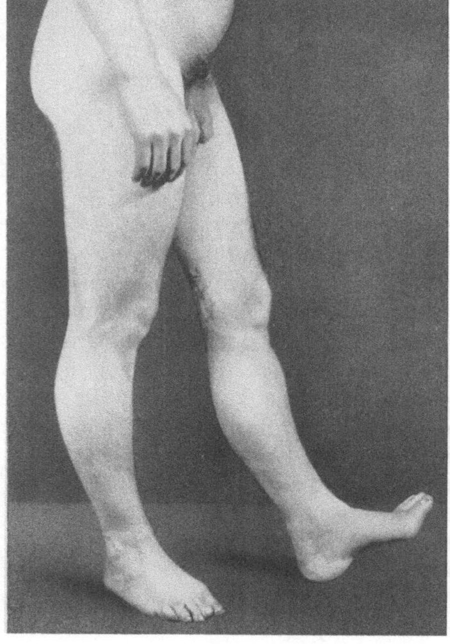

Abb. 387. Abnorme Dorsalflexion des linken Fußes beim Aufsetzen des vorgeführten Beines auf den Boden beim Gange. Lähmung des linken N. tibialis.

die Fußspitze senkend einwirkt, kommt die Fußsohle nicht in voller Ausdehnung mit dem Boden in Berührung (Abb. 387, 388, 389, 390). In Fällen mit Retraktion der Dorsalflexoren bleibt die Dorsalflexionsstellung auch während der Phase der einseitigen Unterstützung am Stützbein bestehen, so daß also während der ganzen Dauer eines Schrittes der Fuß des Kranken nur mit der Ferse mit dem Boden Kontakt hat.

Der Triceps surae wird von den Muskeln des Tibialisgebietes nach der Naht des Hüftnerven oder des N. tibialis zwar später als die Kniebeuger, Biceps, Semitendionsus und Semimembranosus, aber vor den anderen distaleren Muskeln des Tibialisgebietes, Tibialis posticus, Flexor dig. et hallucis longus und Sohlenmuskulatur reneurotisiert. In zahlreichen Fällen überschreitet die Regeneration den Triceps surae distalwärts überhaupt nicht. Andererseits ist gerade die Wiederherstellung der Funktion des Triceps surae in der Mehrzahl der Fälle eine sehr gute (Abb. 391, 392). In 44 von mir ausgeführten Nähten des N. ischiadicus kam es in 94% der Fälle zu einer Reneurotisation des Triceps surae. In 10 Fällen von Naht des N. tibialis trat diese in sämtlichen Fällen ein. Nahezu die gleichen Resultate wurden in 11 Fällen von Neurolyse des Hüftnerven und 8 Fällen von Neurolyse des N. tibialis erzielt. In dem bereits in früheren Kapiteln mehrfach erwähnten Falle von traumatischer Läsion der Cauda equina infolge einer Fraktur des dritten Lendenwirbels kam es $2^3/_4$ Jahre nach der operativen Lösung der Caudastränge auch zu einer Reneurotisation des Triceps surae.

In einem Falle habe ich die beiden Äste des N. tibialis für den medialen und lateralen Kopf des Gastrocnemius und die dorsale Soleusportion, welche hart an ihrem Eintritt in die Gemelli abgeschossen waren, in diese beiden letzteren direkt implantiert; nach 10 Montaen war eine Wiederherstellung der Funktion des Gastrocnemius zu verzeichnen. Der Soleus blieb gelähmt, weil der

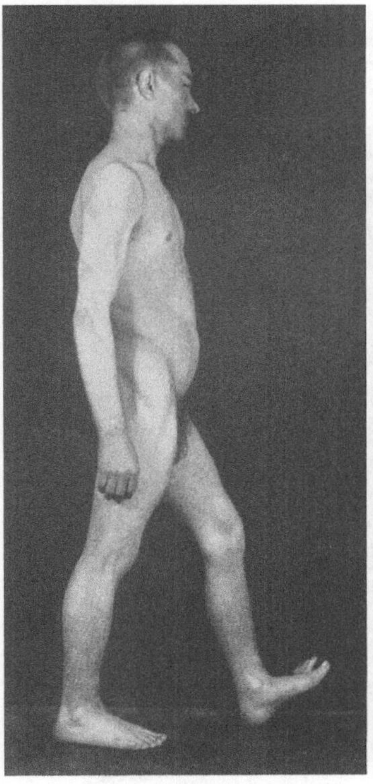

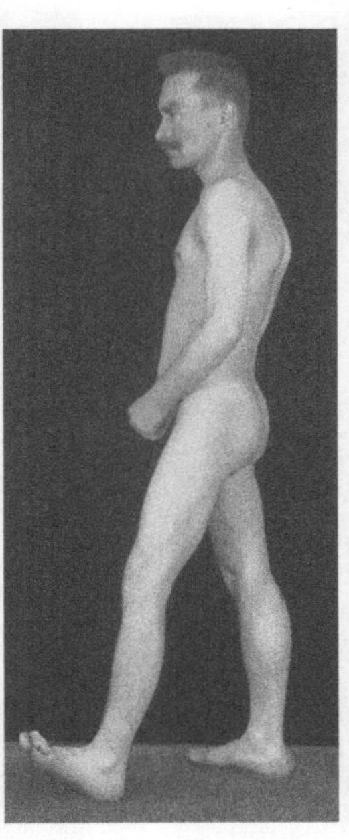

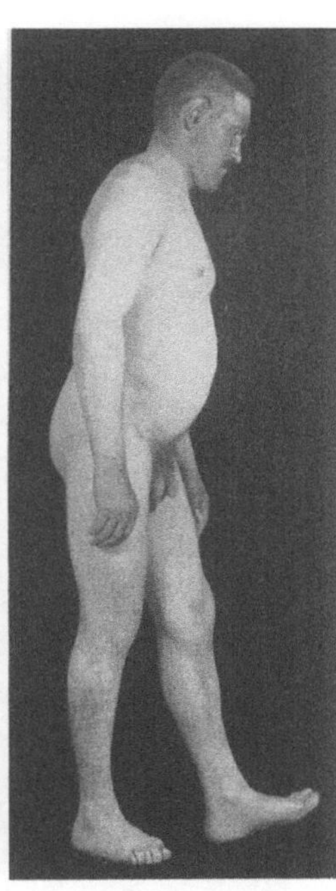

Abb. 388. Abb. 389. Abb. 390.

Abb. 388. Extreme Dorsalflexion des Fußes beim Aufsetzen des vorgeführten Beines auf den Boden beim Gange infolge Lähmung des Triceps surae.

Abb. 389. Extreme Dorsalflexion des Fußes beim Aufsetzen des vorgeführten Beines auf den Boden beim Gange infolge Lähmung des Triceps surae.

Abb. 390. Abnorme Dorsalflexion des linken Fußes beim Aufsetzen des vorgeführten Beines beim Gange. Gewohnheitslähmung des linken N. tibialis. Anfangs totale E.R., jetzt völlig normales elektrisches Verhalten, keine Atrophie.

N. tibialis distal vom Abgang der erwähnten Äste total durchtrennt war und nicht genäht werden konnte, und weil der Ast für den lateralen Kopf des Gastrocnemius, welcher auch die Fasern für die dorsale Soleusportion führt, nur in den lateralen Gemellus, aber nicht in den Soleus implantiert werden konnte.

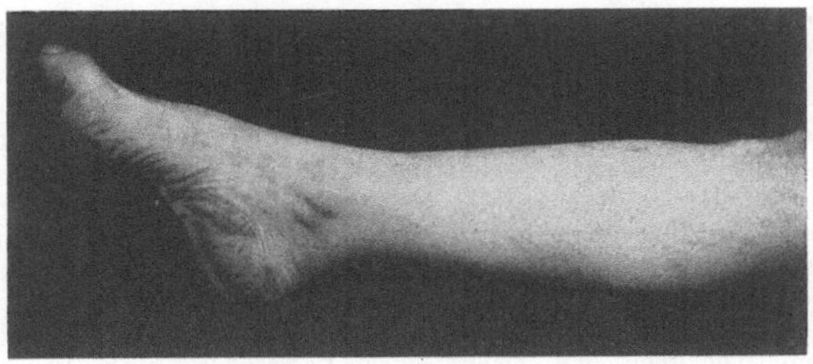

Abb. 391. Ausgezeichnete Wiederherstellung der Plantarflexion des Fußes nach Naht des N. tibialis.

Eine recht gute Heteroreneurotisation des Triceps surae habe ich in einem Falle durch Nervenauswechslung erreicht, in dem ich das periphere Ende des durchtrennten N. tibialis in einen im N. peroneus angebrachten seitlichen Schlitz inokulierte. Auch von anderen Autoren sind Erfolge mit der Nervenauswechslung bei der Lähmung des Triceps surae erzielt worden (Tubby, Maragliano u. a.). Weitaus häufiger hat man aber versucht, den gelähmten Triceps auf dem Wege der Muskelüberpflanzung zu ersetzen. Die erste überhaupt vorgenommene Sehnenüberpflanzung von Nicoladoni (1881) betraf den gelähmten Triceps surae; sie hatte leider keinen Erfolg. Seither sind aber von zahlreichen Orthopäden erfolgreiche Überpflanzungen ausgeführt worden (Hoffa, Müller, Vulpius, Lange, Biesalski, Stoffel u. a.). Es empfiehlt sich, wenn irgend möglich, zwei Kraftspender zu verwenden, und den einen von außen, den anderen von innen her an der Achillessehne und dem Calcaneus zu fixieren. Man wählt am besten den Peroneus longus oder brevis einerseits, den Tibialis posticus oder Flexor dig. longus oder Flexor hallucis longus andererseits; doch kann man auch, wenn keine Muskeln an der Innenseite zur

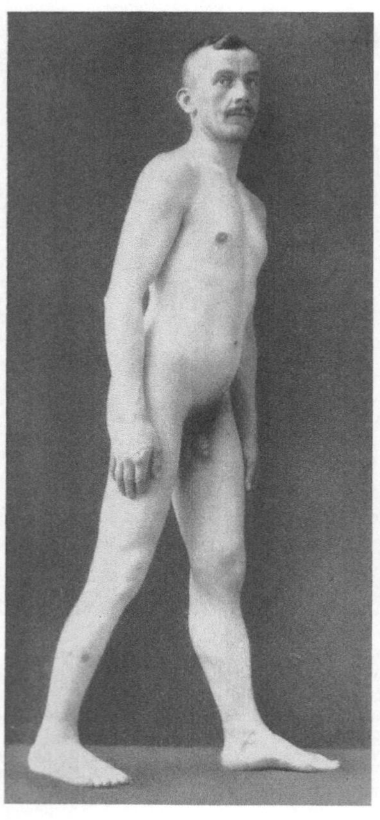

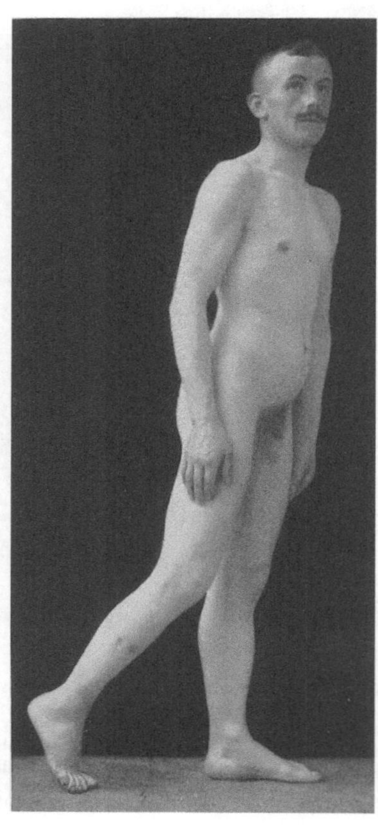

Abb. 392 a. Abb. 392 b.

Abb. 392a. Lähmung der Plantarflexoren des rechten Fußes infolge von Unterbrechung des N. tibialis. Beim Gange fehlt in der Phase der doppelten Unterstützung die vorwärtstreibende Plantarflexion des hinteren Fußes.

Abb. 392b. Kräftige Plantarflexion des rechten Fußes am hinteren, treibenden Bein beim Gange nach Naht des N. tibialis.

Verfügung stehen, wie es z. B. bei der Unterbrechung des N. tibialis der Fall ist, beide Peronei verwenden, indem der eine an der Außenseite der Achillessehne und am Calcaneus, der andere an der Innenseite angeheftet wird. Steht nur einer der Peronei zur Verfügung, so empfiehlt es sich, denselben an der Innenseite der Achillessehne und besonders am medialen Rande des Tuber calcanei zu fixieren, damit die Valgusstellung des Calcaneus möglichst ausgeglichen wird. Auch der eine oder andere der Dorsalflexoren ist gelegentlich als Kraftspender verwandt worden. Sehr wesentlich ist es, bei dem Ausgleich der Triceps-surae-Lähmung durch Muskelüberpflanzung die erschlaffte Achillessehne durch entsprechende Raffnähte zu verkürzen und straff zu machen. Manche Autoren geben sogar an, mit dieser Raffung allein ohne Muskelüberpflanzung gute Erfolge erzielt zu haben. In origineller Weise hat Walsham versucht, die Erschlaffung der Achillessehne auszugleichen; er sägt das Tuber calcanei unmittelbar vor der Ansatzstelle der Achillessehne ab und fixiert das abgesägte Knochenstück an der basalen Seite des Calcaneus. In denjenigen Fällen, in welchen eine starke Retraktion der Dorsalflexoren des Fußes vorliegt und deren Dehnung durch vorausgehende systematische Mobilisierungsmethoden selbst in Narkose nicht gelingt, kann es erforderlich sein, die Sehnen der Dorsalflexoren plastisch zu verlängern. Hierfür kommt meines Erachtens in erster Linie das Verfahren von VULPIUS in Betracht, welcher die Sehnen an der Stelle angeht, wo sie sich aus dem Muskelbauch heraus entwickeln und dieselben hier partiell auslöst, so daß sie sich, dem an ihnen ausgeübten Zuge folgend, gegen die Muskelsubstanz distalwärts verschieben, ohne den Zusammenhang mit der letzteren zu verlieren. Diese supravaginale Methode hat den großen Vorteil, daß der eigentliche Gleitapparat der Sehnen innerhalb ihrer Scheiden gar nicht berührt wird. Wenn der Pes calcaneus mit einer stärkeren Senkung des Vorderfußes gegen den Hinterfuß kombiniert ist, also ein ausgesprochener Hohlfuß besteht, so kann unter Umständen die Durchtrennung der Plantaraponeurose und die Ablösung der Sohlenmuskulatur von ihrer Insertion am Calcaneus, sowie die Durchtrennung des Lig. Plantare longum, eventuell auch die Durchtrennung der Sehnen des Flexor dig. et hallucis longus erforderlich werden. Aber selbst mit diesen Korrekturmaßnahmen kommt man nicht immer aus, es müssen auch noch die oft sehr erheblichen Veränderungen, welche sich am Fußskelet entwickelt haben, umgestaltet werden. Wenn dies durch Redressement und Umpressung nicht gelingt, so osteotomiert man nach HOFFA, GALEAZZI, VULPIUS, PÜRKHAUER, BIESALSKI, LANGE am besten das nach abwärts gerichtete Tuber calcanei, transloziert es nach hinten und fixiert es dort durch Nagelstifte wieder am Calcaneus. GURADZE empfiehlt zur Beseitigung des Hohlfußes das Os naviculare zu resezieren.

Sehr wesentlich ist es bei jeder Muskelüberpflanzung, die zum Ersatz des Triceps surae vorgenommen wird, den Fuß in extremer Plantarflexionsstellung mindestens für 4—6 Wochen fixiert zu halten. Auch müssen die Muskeln unter beträchtlicher Spannung überpflanzt werden. Die Gefahr einer Überkorrektur ist beim Hackenfuß nicht groß, und wenn eine solche wirklich anfangs vorhanden ist, so gibt der überpflanzte Muskel allmählich beim Gange unter der Last des Körpers doch wieder mehr und mehr nach.

LANGE empfiehlt, zur Sicherung der Plantarflexionsstellung des Fußes beim Hackenfuß zu der Muskelüberpflanzung noch eine Fixierung des Calcaneus durch eine Seidensehne, welche durch das Tuber calcanei und die Tibia hindurchgeführt wird, hinzuzufügen. Ob diese mehr oder weniger starre Fixierung gerade in Verbindung mit einer Muskelüberpflanzung bei der isolierten Lähmung des Triceps surae zweckmäßig ist, erscheint mir fraglich. Sicher ist sie aber das einfachste Verfahren für solche Fälle, in denen eine Muskelüberpflanzung nicht möglich ist und man auf die halbstarren und ganz starren Methoden des Ausgleichs angewiesen ist. VULPIUS hat für eine halbstarre Fixierung die Tenodese der Achillessehne an der Tibia empfohlen. R. JONES macht nach der Tenotomie der Plantarfascie eine keilförmige Resektion des Caput tali und Os naviculare und bringt den Vorderfuß in die Längsrichtung des Hinterfußes, wodurch also zunächst nur der Hohlfuß ausgeglichen wird, der Hackenhohlfuß also in einen reinen Hackenfuß umgewandelt wird. Nach 4 Wochen wird eine keilförmige Resektion der beiden Malleolen und der Tibiagelenkfläche vorgenommen und der Fuß zum Unterschenkel in einen rechten Winkel gestellt, in dem er dann mit der Tibia durch knöcherne Synostose verwächst. WHITMAN exstirpiert den Talus, entfernt die Knorpel aller angrenzenden Knochen und verkürzt die Achillessehne. Auch dieses Verfahren stellt also im wesentlichen eine Arthrodese dar.

2. Peroneus longus.

(L_5, S_1, S_2; Plexus sacralis, N. ischiadicus, N. peroneus communis, N. peroneus superficialis.)

Der *Peroneus longus* entspringt an der Außenseite des Capitulum fibulae; sein Ursprung erstreckt sich aber von hier noch ziemlich weit an der Fibula nach abwärts, proximal greift der Ursprung auch etwas auf die Tibia über. Der Muskelbauch zieht an der Außenseite des Unterschenkels distalwärts. Die lange Endsehne zieht, in eine gemeinsame Scheide mit der Sehne des Peroneus brevis eingebettet und durch das Retinaculum peroneorum superius festgehalten, an der Hinterseite des Malleolus externus vorbei an die Außenseite des Fußes. Hier wird sie noch einmal durch das Retinaculum peroneorum inferius gegen den Calcaneus fixiert und schlägt sich darauf unterhalb des an der Außenseite desselben befindlichen Processus trochlearis nach der Fußsohle um. Diese durchquert sie, in eine besondere eigene Sehnenscheide eingebettet, in schräg medial-distaler Richtung und sie inseriert an der Basis des ersten Metatarsale und am Os cuneiforme primum.

Der *Peroneus longus* ist der percutanen faradischen Reizung gut zugängig. Sein Reizpunkt liegt hoch oben an der Außenseite des Unterschenkels.

Unter der Kontraktion des Peroneus longus wird der Fuß *plantarflektiert* und gleichzeitig *abduziert* und *proniert*. Die Plantarflexion des Fußes ist in der Mehrzahl der Fälle bei weitem nicht so ausgiebig wie unter der Kontraktion des Triceps surae. Doch habe ich einzelne Fälle beobachtet, in denen alle anderen Plantarflexoren des Fußes gelähmt waren und nur der Peroneus longus erhalten war und in denen die willkürliche Plantarflexion des Fußes an Umfang nicht nennenswert hinter der Norm zurückblieb. Aber die Kraft, mit der diese Bewegung ausgeführt wurde, war naturgemäß sehr vermindert.

R. Fick gibt die größtmögliche Arbeit, die der Peroneus longus als Plantarflexor am Talocruralgelenk zu leisten vermag, mit 0,44 kg/m an. Der Muskel steht in bezug auf seine Kraft unter den Plantarflexoren nach Fick an vierter Stelle.

Der Umfang der Plantarflexion des ganzen Fußes unter der Kontraktion des Peroneus longus hängt zum großen Teil von der Beweglichkeit des Cuneiforme I und Metatarsale I gegen den Hinterfuß ab. An diesen beiden Knochen hat der Muskel seine Insertion. Wenn dieselben mit dem Hinterfuß starr verbunden sind, so wirkt der Zug des Muskels auf den ganzen Fuß und der Grad der Plantarflexion des letzteren ist ein beträchtlicher. Wenn aber das erste Cuneiforme und der erste Metatarsalknochen eine relativ große Beweglichkeit gegen den Hinterfuß besitzen, so vermag der Muskel den Hinterfuß weniger ausgiebig zu plantarflektieren, dafür tritt aber die zuerst von Duchenne besonders hervorgehobene Wirkung auf das erste Metatarsale besonders hervor; dasselbe wird seinerseits gegen den Hinterfuß deutlich plantarflektiert und gleichzeitig auf den äußeren Fußrand zu bewegt. Dadurch nimmt die Höhlung des Fußes am Innenrande beträchtlich zu. Durch die Seitenverschiebung des ersten Metatarsale wird der Querdurchmesser der Fußsohle im Bereiche der Metatarsalköpfchen schmäler. Duchenne hat aber meines Erachtens diese Spezialwirkung des Peroneus longus auf das erste Metatarsale, die zweifellos in manchen Fällen deutlich hervortritt, zu sehr verallgemeinert und erklärt, der Muskel wirke überhaupt nur auf den inneren Fußrand plantarflektierend, der geringste Widerstand am äußeren Fußrand genüge, um trotz kräftigster Kontraktion des Peroneus longus die Bewegung des Gesamtfußes nach abwärts zu verhindern. Das ist nicht richtig. Selbst wenn das erste Metatarsale relativ beweglich gegen den Hinterfuß ist und durch die Kontraktion des Peroneus longus ausgiebig gegen den Mittelfuß plantarflektiert wird, folgt doch in der Regel auch der Hinterfuß in gewissem Umfange der Bewegung des ersten Metatarsale. Die Kraft der Plantarflexion ist aber unter der alleinigen Kontraktion des Peroneus longus in jedem Falle nur gering.

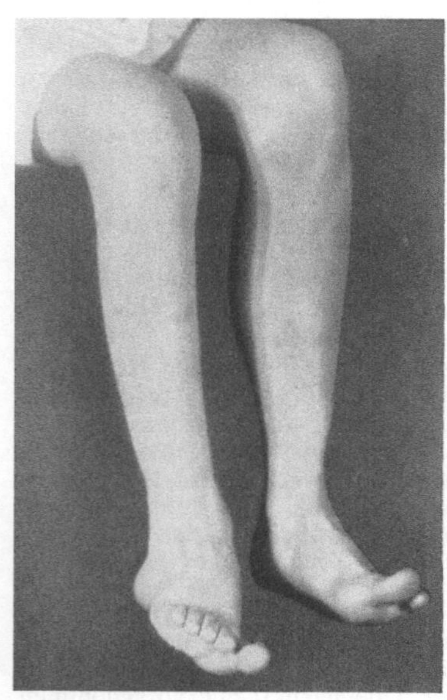

Abb. 393. Wirkung des Peroneus longus auf den Fuß bei Lähmung aller anderen Plantarflexoren rechterseits. Der Fuß erfährt bei der aktiven Plantarflexion eine starke pronatorische Kantung.

Die Plantarflexion, welche der Fuß unter der isolierten Kontraktion des Peroneus longus ausführt, ist stets mit einer ausgesprochenen Abduktion-Pronation des Fußes verbunden (Abb. 393). Der Peroneus longus ist der *Plantarflexor abductorius pronatorius* des Fußes und eine seiner wichtigsten Verrichtungen ist es, der supinatorischen Komponente des Triceps surae bei der Plantarflexion das Gegengewicht zu halten und mit ihm zusammen eine gerade Plantarflexion zustande zu bringen.

R. Fick berechnet die größtmögliche Arbeitsleistung des Peroneus longus am unteren Sprunggelenk auf 1,05 kg/m. am Chopart-Gelenk auf 0,61 kg/m. Nach den Fickschen Berechnungen ist der Peroneus longus der kräftigste von allen Pronatoren. Biesalski macht die merkwürdige Angabe, daß der Peroneus longus nicht nur abduzierend auf den Vorderfuß wirke, sondern daß auch die Ferse abduziert werde. Er gibt aber nicht an, ob die Abduktion des Vorderfußes im Chopart-Gelenk und die Abduktion der Ferse im unteren Sprunggelenk sich vollzieht. An sich sind solche gegensinnigen Bewegungen der einzelnen Fußknochen in den beiden Gelenken sehr wohl möglich. Ich muß aber gestehen, daß ich sie bei der Kontraktion der Peroneus longus nicht beobachten konnte, sondern gefunden habe, daß sich die Ferse nach innen dreht.

Die *Lähmung* des Peroneus longus gibt sich vor allem darin zu erkennen, daß der Fuß bei jeder energischen Plantarflexion in Adduktion und Supination gerät. Der Peroneus brevis, nächst dem Peroneus longus der kräftigste Abductor und Pronator, vermag allein den adduktorisch-supinatorischen Komponenten des kräftigen Triceps surae, Flexor dig. et hallucis longus und Tibialis posticus kein genügendes Pari zu bieten. Die supinatorische Kantung des Fußes tritt besonders deutlich beim Gange in der Phase der doppelten Unterstützung zutage, wenn der hintere Fuß durch Plantarflexion den Schwerpunkt des Körpers nach vorne oben treibt.

Die Abduktion und Pronation des Fußes ist beim Ausfall des Peroneus longus noch ausgiebig möglich, so lange die anderen Pronatoren, Peroneus brevis, Extensor dig. longus und Peroneus tertius erhalten sind. Aber die Bewegung gelingt nur unter gleichzeitiger Dorsalflexion oder in Mittelstellung zwischen extremer Dorsal- und Plantarflexion; dagegen ist die Pronation-Abduktion bei gleichzeitiger Plantarflexion des Fußes nicht mehr möglich; der Peroneus brevis kann allein die adduktorisch-supinatorische Komponente der anderen Plantarflexoren nicht überwinden.

Auf die Gestalt des Fußes hat der Ausfall des Peroneus longus den Einfluß, daß es manchmal zu einer Abflachung der Höhlung der Fußsohle am Innenrande des Fußes kommt, die besonders beim Stehen hervortritt. Sie ist die Folge davon, daß der erste Metacarpalknochen nicht mehr mit genügender Kraft gegen den Hinterfuß plantarflektiert gehalten wird. Der Peroneus longus trägt normaliter zur Erhaltung des Längsgewölbes des Fußes, speziell des ersten Gewölbebogens zweifellos sehr wesentlich bei und ebenso ist er an der Erhaltung des Quergewölbes des Fußes im Bereiche der Basen der Metatarsalien und der Cuneiformia mitbeteiligt. Kein Wunder, daß bei seiner Lähmung ein mehr oder weniger ausgesprochener Pes planus auftritt. Aber diese Folge tritt keineswegs immer ein, sie ist jedenfalls nicht so konstant vorhanden, wie es Duchenne dargestellt hat. Das dürfte seinen Grund darin haben, daß der erste Gewölbebogen des Fußes ebenso wie das Quergewölbe nicht selten durch die anderen Muskelkräfte und die Bänder genügend gesichert ist. Vollends kann ich Duchenne nicht folgen, wenn er angibt, daß die isolierte Lähmung des Peroneus longus zur Entstehung eines Pes *valgus* führe. Dem hat auch schon Vulpius widersprochen. Die Begründung, welche Duchenne für seine Auffassung anführt, wirkt in keiner Weise überzeugend. Der Peroneus longus ist, wie wir gesehen haben, der kräftigste Abductor und Pronator des Fußes, er ist, wie wir noch sehen werden, beim Zustandekommen des Pes valgus einer der Hauptinkulpanden, und wenn auch der isolierte Ausfall des Peroneus longus in der Regel keine nennenswerte Varusstellung des Fußes zur Folge hat, so ist doch andererseits seine Lähmung, wenn sie mit der der anderen Pronatoren gepaart ist, an der Entstehung des Pes varus wesentlich mitbeteiligt.

Der Peroneus longus ist von den Muskeln der Domäne des N. peroneus — vom kurzen Bicepskopfe abgesehen — derjenige Muskel, welcher bei der Regeneration nach der Nervennaht oder Neurolyse am frühesten reneurotisiert wird. Ich habe in 44 Fällen von Ischiadicusnaht in 94%, in 16 Fällen von Peroneusnaht in 93,8%, in 17 Fällen von Neurolyse des

N. ischiadicus oder N. peroneus in 94% eine mehr oder weniger vollkommene Wiederherstellung der Funktion des Peroneus longus eintreten sehen. In dem bereits mehrfach erwähnten Falle von traumatischer Läsion der Cauda equina durch Fraktur des 3. Lendenwirbels kam es erst 3 Jahre nach der operativen Befreiung der Caudastränge aus ihrer Umschnürung zu einer Reneurotisation des Peroneus longus. In einem Fall, in dem ich das periphere Ende des durchtrennten N. peroneus in den seitlich angefrischten N. tibialis (distal vom Abgang der beiden Gastrocnemiusäste inokuliert habe, trat eine genügende Reneurotisation des Peroneus longus ein. Auch von anderen Autoren sind bei der Peroneuslähmung gute Erfolge mit der Nervenauswechslung erzielt worden.

Ein Ersatz des Peroneus longus durch Muskelüberpflanzung ist, so lange er allein ausfällt, in den meisten Fällen nicht erforderlich. Ich habe in einem Falle von Lähmung beider Mm. peronei, in dem die supinatorische Kantung des Fußes bei der Plantarflexion besonders stark ausgesprochen war, die Sehne des Peroneus longus einige Zentimeter oberhalb des Malleolus externus durchtrennt und den distalen Abschnitt an die Achillessehne angenäht. Dadurch verlor der Triceps surae seine supinierende Wirkung, er wurde zu einem reinen Plantarflexor. Lange empfiehlt, eine Seidensehne vom Gastrocnemius zum Os cuboideum oder zur lateralen Seite des Calcaneus zu führen. Vulpius hat einen absgespaltenen Teil der Achillessehne an die Sehne des Peroneus longus angenäht. Es sind auch wiederholt andere Muskeln, der Flexor dig. longus oder der Tibialis posticus auf die Sehne des Peroneus longus überpflanzt worden.

3. Peroneus brevis.

(L_5, S_1, S_2; Plexus sacralis, N. ischiadicus, N. peroneus communis, N. peroneus superficialis.)

Der *Peroneus brevis* ist größtenteils vom Peroneus longus bedeckt. Sein Ursprung beginnt tiefer an der Fibula und reicht weiter nach abwärts als der des Peroneus longus. Seine Endsehne zieht mit der des Peroneus longus gemeinsam in eine Sehnenscheide eingehüllt hinter dem Malleolus externus, an diesem, durch das Retinaculum peroneorum superius festgehalten, vorbei an die Außenseite des Fußes. Hier divergieren beide Sehnen; die des Peroneus brevis zieht, durch das Retinaculum peroneorum inferius gegen die Außenseite des Clacaneus fixiert, dorsal vom Proc. trochlearis calcanei, jetzt in eine besondere, eigene Sehnenscheide eingehüllt, distalwärts und inseriert an der Tuberositas ossis metatarsalis V. Manchmal zieht ein schmaler Sehnenstreifen distalwärts weiter bis zur Basis der Grundphalange der kleinen Zehe.

Der *Peroneus brevis* ist trotz seiner vom Peroneus longus verdeckten Lage der percutanen faradischen Reizung zugängig, da sich die Sehne des Peroneus longus bereits weit proximal entwickelt und der Muskelbauch des Peroneus brevis weit distal reicht. Der Reizpunkt des Peroneus brevis liegt dementsprechend wesentlich weiter distal an der Außenseite des Unterschenkels als der des Peroneus longus.

Unter der Kontraktion des Peroneus brevis wird der Fuß ebenso wie unter der des Peroneus longus *plantarflektiert*, *abduziert* und *proniert*.

Der Umfang der *Plantarflexion* ist aber wesentlich geringer als bei der Kontraktion des Peroneus longus.

R. Fick berechnet die größtmögliche Arbeit, welche der Peroneus brevis als Plantarflexor am Talocruralgelenk zu leisten vermag, nur auf 0,25 kg/m. Der Muskel ist nach ihm der schwächste von allen Plantarflexoren.

Auch Duchenne hat die plantarflektierende Wirkung des Peroneus brevis nur sehr niedrig veranschlagt; er erklärt, daß sie überhaupt nur hervorträte, wenn der Fuß sich in stark dorsalflektierter Ausgangsstellung befände und daß der Muskel von dieser Stellung aus den Fuß nur etwa bis zum rechten Winkel gegen den Unterschenkel strecken (plantarflektieren) könne. Befinde sich der Fuß in stark plantarflektierter Ausgangsstellung, so soll der Peroneus brevis nach Duchenne dorsalflektierend wirken. Dieser letzteren Angabe hat schon R. Fick widersprochen. Sie hat m. E. nur Gültigkeit für die seltenen Fälle, in denen der Peroneus tertius nicht aus dem Extensor dig. longus, sondern aus dem Peroneus brevis entspringt.

Die *abduktorisch-pronatorische* Wirkung des Peroneus brevis ist sehr viel ausgesprochener als seine plantarflektierende.

Nach R. Fick beträgt die größtmögliche Arbeit, welche der Peroneus brevis als Abductor und Pronator am unteren Sprunggelenk zu verrichten vermag, 0,86 kg/m, am Chopart-Gelenk 0,40 kg/m. Der Peroneus brevis ist also der zweitstärkste Abductor und Pronator des Fußes. Nach Duchenne soll die abduktorische Kraft des Brevis sogar größer wie die des Longus sein. Abb. 394 stellt einen Fall dar, in welchem Peroneus longus et brevis erhalten waren, alle anderen Plantarflexoren aber gelähmt waren; unter der Wirkung beider Peronei erfährt der Fuß bei der Plantarflexion eine extreme Abduktion und Pronation. Biesalski gibt an, daß der Peroneus brevis ebenso wie der Peroneus longus nicht nur auf den Vorderfuß, sondern auch auf die Hacke abduzierend wirke.

Wenn auch die abduktorisch-pronatorische Komponente über die plantarflektierende Komponente des Peroneus brevis erheblich überwiegt, so ist es doch andererseits nicht richtig, wenn Duchenne meint, daß man die Wirkung des Muskels auf die Articulatio talocruralis ganz vernachlässigen könne und daß der Peroneus brevis allein imstande sei, eine reine Abduktion-Pronation ohne gleichzeitige Bewegung im Talocruralgelenk hervorzubringen. Als reiner Abductor kann der Peroneus brevis nicht bezeichnet werden. Eine isolierte Abduktion-Pronation bringt der Peroneus allein höchstens nur dann zustande, wenn sich der Fuß in demjenigen Grade von Plantarflexion befindet, bis zu welchem die Kontraktion des Peroneus brevis den Fuß zu führen vermag; wenn bei dieser Ausgangsstellung der Peroneus brevis in Kontraktion versetzt wird, führt er in der Tat eine reine Abduktion-Pronation herbei.

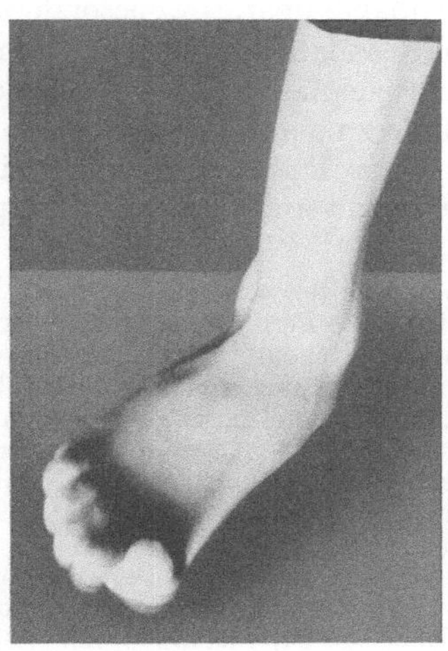

Abb. 394.

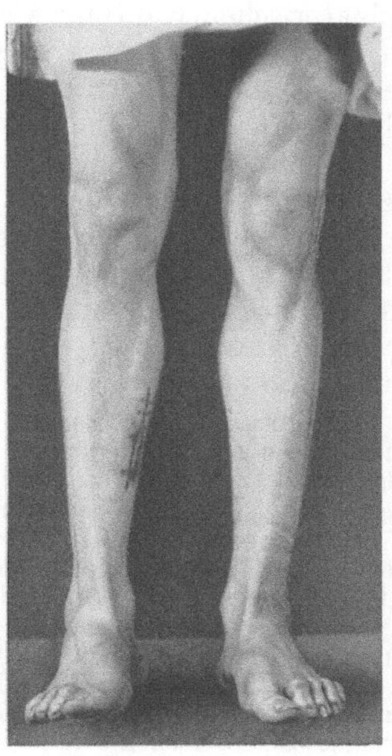

Abb. 395.

Abb. 394. Integrität des Peroneus longus et brevis, Lähmung aller anderen Plantarflexoren. Extreme Abduktion und Pronation des Fußes bei der Plantarflexion.

Abb. 395. Leichter Grad von Varusstellung des Fußes infolge Lähmung des Peroneus brevis.

Die Lähmung des Peroneus brevis hat auf die Plantarflexion des Fußes keinen greifbar nachteiligen Einfluß, sofern die anderen Plantarflexoren erhalten sind. Was die Abduktion und Pronation des Fußes anlangt, so stehen hierfür außer dem Peroneus brevis noch der Peroneus longus, der Extensor dig. longus und der Peroneus tertius zur Verfügung. Von diesen Muskeln hat der erste gleichzeitig eine plantarflektierende, die beiden anderen eine dorsalflektierende Komponente. Durch geeignete Zusammenarbeit aller drei Muskeln ist daher eine reine Abduktion-Pronation an sich noch möglich. Die am meisten in die Augen springende Folge der Lähmung des Peroneus brevis ist eine leichte Varusstellung (Abb. 395) des Fußes beim Stehen und am Stützbein beim Gange.

Allerdings kann der Kranke diese Varusstellung beim Stehen und Gehen dadurch ausgleichen, daß er durch energische Kontraktion der anderen Pronatoren und Abductoren (Extensor dig. longus, Peroneus tertius, Peroneus longus) die Fußspitze stark auswärts richtet und den äußeren Fußrand erhoben hält. Er kommt dieser Stellung noch durch eine Außenrotation des ganzen Beines im Hüftgelenk zu Hilfe. Durch die starke Abduktionsstellung des Fußes wird vermieden, daß der Fuß um seinen äußeren Fußrand nach innen umkippt, da die Schwere des Körpers bei dieser Stellung pronierend auf den Fuß wirkt. Sobald aber diese Vorbeugungsmaßnahme nicht angewandt wird und der Fuß mit gerade vorwärts gerichteter Spitze dem Boden aufruht, tritt die Neigung zur supinatorischen Kantung wieder hervor und besonders beim Gehen kann es unversehens sehr leicht zum plötzlichen Umkippen des Fußes nach innen kommen. Dieses Umkippen tritt naturgemäß auf unebenem Terrain leichter als auf vollkommen flachem Boden ein. Es kann mit solcher Vehemenz erfolgen, daß es zu schwerer Zerrung des lateralen Seitenbandapparates, besonders des Ligamentum fibulo-calcaneum, ja zur Rißfraktur des Malleolus externus kommt.

Die isolierte Lähmung des Peroneus brevis ist jedenfalls infolge der Tendenz des Fußes, beim Stehen und Gehen in Varusstellung zu geraten und vollkommen umzukippen, schwerwiegender wie die Lähmung der Peroneus longus, bei der eine abnorme Varusstellung eigentlich kaum vorkommt und auch ein Umkippen nach innen kaum droht.

Die Reneurotisation des Peroneus brevis folgt bei der Regeneration nach der Naht des Hüftnerven oder des N. peroneus in der Regel auf die des Peroneus longus; sie erfolgt etwa gleichzeitig mit, sehr oft aber auch noch vor der Reneurotisation des Extensor dig. longus. Bezüglich der Wiederherstellung der Funktion in den von mir ausgeführten Nähten oder Neurolysen des Hüftnerven oder des N. peroneus gelten etwa dieselben prozentualen Verhältnisse, wie sie für den Peroneus longus angegeben worden sind. In dem bereits früher S. 428) erwähntem Falle, in dem der gelähmte N. peroneus in den N. tibialis seitlich inokuliert wurde, kam es zu einer ebenso guten Heteroneurotisation und Wiederherstellung der Funktion des Peroneus brevis wie des longus.

Da, wo eine Reneurotisation des Peroneus brevis nicht möglich ist, ist es erforderlich, den Muskel wenn irgendmöglich durch Muskel- bzw. Sehnenüberpflanzung zu ersetzen. Am zweckmäßigsten erscheint die Verpflanzung der Sehne des supinierenden und entbehrlichen Flexor hallucis longus auf die Sehne des Peroneus brevis mittels der Sehnenscheidenauswechslung nach Biesalski. Statt des Flexor hallucis longus kann auch der Flexor dig. longus verwandt werden. Nur bereitet, wie Biesalski mit Recht hervorhebt, wegen der tief herabreichenden Muskelfasern die Einführung der Sehne des Flexor dig. longus in die Scheide des Peroneus brevis gewisse Schwierigkeiten. Auch der Tibialis posticus ist als Kraftspender verwandt worden (Vulpius, Lange). Vulpius überpflanzt ihn auf die Sehne des Peroneus brevis, Lange heftet ihn am Cuboid an. Lange hat sogar Tibialis posticus und Flexor digitorum zugleich ans Cuboid angenäht. Die Frage, ob im Einzelfall zwei so wichtige Supinatoren des Fußes, die das Zustandekommen eines Pes plano-valgus verhüten, wie Tibialis posticus und Flexor dig. longus, nun gleichzeitig in Pronatoren umgewandelt werden dürfen, hängt ganz von dem Grade der Verbildung des Fußes und dem Grade der Retraktion der supinierenden Muskeln ab. Wenn das Fußskelet die schweren Grade der Umformung, wie sie beim Klumpfuß allmählich zustande kommen, aufweist und die Supinatoren sehr retrahiert sind, ist sicher gegen die gleichzeitige Verwendung der beiden genannten Muskeln nichts einzuwenden und bei Lähmung mehr oder weniger aller Pronatoren des Fußes ist das durchaus gerechtfertigt und sogar erforderlich. Aber bei isolierter Lähmung des Peroneus brevis dürfte die Verwendung eines Muskels genügen. Auch der Triceps surae ist als Kraftspender verwandt worden. Vulpius hat einen Teil der Achillessehne abgespalten und mit der Sehne des Peroneus brevis vernäht. Lange führt eine Seidensehne vom Triceps surae zum Cuboid oder zur Außenseite des Calcaneus.

4. Tibialis posticus.

(L_4, L_5; Plexus lumbalis-Plexus sacralis, Truncus lumbosacralis, N. ischiadicus, N. tibialis.)

Der *Tibialis posticus* wird vom Soleus bedeckt. Er entspringt in unmittelbarem Anschluß an die Ursprungsfläche des Soleus von der Tibia, der Membrana interossea, und der

Fibula, teilweise auch von einem Sehnenblatt, welches sich zwischen ihn und den medial gelegenen Flexor dig. longus einsenkt. Der Ursprung des Tibialis posticus reicht am Unterschenkel weit distalwärts herab. Seine Endsehne kreuzt dicht oberhalb des Malleolus internus die des Flexor dig. longus und zieht vor und medial von dieser in einer besonderen Rinne hinter dem Malleolus internus, in eine besondere Scheide eingehüllt, in die Tiefe der Fußsohle. Hier inseriert sie an der Tuberositas ossis navicularis und an den drei Cuneiformia.

Unter der Kontraktion des *Tibialis posticus* wird der Fuß *plantarflektiert, adduziert* und *supiniert.*

Nach R. Fick steht der Tibialis posticus unter den Plantarflexoren an fünfter Stelle. Seine größtmögliche Arbeitsleistung beträgt 0,41 kg/m. Nach Bielsalski ist der Tibialis posticus von allen Fußsenkern derjenige, welcher den geringsten Ausschlag im Sinne der Plantarflexion zustande bringt. Duchenne macht über den Tibialis posticus die gleichen merkwürdigen Angaben wie über den Peroneus brevis. Der Tibialis posticus soll den Fuß nur aus dorsalflektierter Stellung etwa bis zum rechten Winkel mit dem Unterschenkel plantarflektieren, von einer stärkeren plantarflektierten Ausgangsstellung aus soll er ihn dagegen bis zum rechten Winkel mit dem Unterschenkel dorsalflektieren. An dieser Angabe Duchennes erscheint mir nur das richtig, daß tatsächlich der Bewegungsausschlag im Sinne der Plantarflexion unter der Kontraktion des Tibialis posticus gering ist, jedenfalls wesentlich geringer als bei der Kontraktion des Triceps surae, Peroneus longus und Flexor hallucis longus. Er dürfte als Plantarflexor mit dem Peroneus brevis etwa auf einer Stufe stehen.

Duchenne macht die weitere Angabe, daß sich bei der Kontraktion des Tibialis posticus der Vorderfuß gegen den Hinterfuß senke. Das habe ich auch einige Male gesehen. In Fällen von Lähmung des Triceps surae knickte sich tatsächlich bei energischer Kontraktion des Tibialis posticus der Vorderfuß gegen den Hinterfuß, der seinerseits in Hackenstellung fixiert war, plantarwärts ab. Wie weiter oben angegeben, inseriert die Sehne des Tibialis posticus nicht nur an der Tuberositas ossis navicularis, sondern auch an den drei Cuneiformia und sie strahlt von hier mit schrägen Faserzügen nach vorne bis an das fünfte Metatarsale heran aus. Durch diese weiter distal gelegenen Ansätze des Tibialis posticus wird die besondere Wirkung auf den Vorderfuß verständlich. Voraussetzung für diese Bewegung des Vorderfußes ist aber eine gelockerte Beweglichkeit der Cuneiformia, des Cuboideum und der Metatarsalia in ihren Gelenken und Bandapparaten.

Im Vordergrunde steht die *adduktorisch-supinatorische* Wirkung des Tibialis posticus. Die größtmögliche adduktorisch-supinatorische Arbeitsleistung des Tibialis posticus gibt R. Fick für das untere Sprunggelenk mit 1,45 kg/m, für das Chopart-Gelenk mit 0,34 kg/m an. Danach ist der Tibialis posticus der zweitstärkste Adductor und Supinator. Nach Biesalski ist der Ausschlag des Fußes im Sinne der Adduktion und Supination unter der Wirkung des Tibialis posticus nahezu ebenso groß wie unter der Wirkung des Flexor dig. longus. Duchenne betont, daß der Tibialis posticus in erster Linie den Fuß adduziere, daß aber seine supinatorische Wirkung relativ gering sei, während der Tibialis anticus in erster Linie Supinator, dagegen nur ein schwacher Adductor sei. Duchenne beschreibt ferner, daß sich bei energischer Kontraktion des Tibialis posticus der Vorderfuß gegen den Hinterfuß medialwärts wende, so daß der äußere Fußrand eine konvexe, der innere Fußrand eine konkave Linie bilde. Diese Bewegung des Vorderfußes gegen den Hinterfuß nach der Medialseite zu setzt eine Lockerung der Bandverbindungen der Cuneiformia, des Os cuboideum und der Metatarsalia voraus. Beim Plattfuß ist die adduktorische Wirkung des Tibialis posticus etwas geringer als unter normalen Verhältnissen, dagegen tritt die plantarflektierende Wirkung viel ausgiebiger zutage.

Bei Lähmung des Tibialis posticus ist die Plantarflexion des Fußes in keiner greifbaren Weise behindert, solange die Hauptplantarflexoren des Fußes, Triceps surae und Peroneus longus erhalten sind. Ebenso ist die willkürliche Adduktion und Supination des Fußes nicht erheblich beeinträchtigt, wenn die anderen Adductoren und Supinatoren erhalten sind.

Der Tibialis posticus ist an der Erhaltung der normalen *Fußform* und der richtigen Stellung des Fußes beim Stehen und Gehen wesentlich beteiligt. Es sei daran erinnert, daß die Sehne des Tibialis posticus nicht nur an der Tuberositas ossis navicularis, sondern auch an den drei Cuneiformia inseriert und daß von ihr aus aponeurotische Züge distalwärts bis zu den Metatarsalknochen, ferner transversalverlaufende Faserzüge in das Lig. calcaneo-cuboideum plantare und starke rückläufige Züge bis zum Sustentaculum calcanei pro talo ausstrahlen. Der Ausfall der auf Erhaltung des Fußgewölbes gerichteten

Wirkung des Tibialis posticus macht sich bei seiner Lähmung beim Stehen und Gehen in Gestalt eines mehr oder weniger ausgesprochenen Pes plano-valgus bemerkbar. Ich habe zahlreiche Fälle von Lähmungen des N. tibialis beobachtet, bei denen es zu einer vollkommenen Restitution der sonstigen Funktion aller von diesen Nerven versorgten Muskeln kam, aber doch ein Pes plano-valgus zurückblieb. Das gleiche habe ich in Fällen von Ischiadicus-neuritis beobachtet. Auch in manchen Fällen von einfacher Ischias gehört der Pes plano-valgus recht oft zum klinischen Bilde. Es läßt sich aber in diesen Fällen nicht entscheiden, ob die Valgusstellung nur die Folge einer Schwäche des Tibialis posticus ist oder ob hierfür nicht auch noch eine Insuffizienz des Flexor hallucis longus und Flexor dig. longus mit verantwortlich zu machen ist.

Der Tibialis posticus wird bei der Regeneration nach der Naht des Hüftnerven oder des N. tibialis meist später als der Triceps surae, aber andererseits früher als der Flexor dig. longus und der Flexor hallucis longus reneurotisiert.

Der gelähmte Tibialis posticus ist sehr oft durch andere Muskeln ersetzt worden, von Biesalski durch den Flexor dig. longus, von Vulpius durch den Peroneus longus oder brevis, von Hoffa durch den Peroneus longus oder den lateralen Teil der Achillessehne. Lange führt eine seidene Sehne vom Gastrocnemius zur Innenfläche des Calcaneus oder er verpflanzt die Sehne des Peroneus longus auf die Innenfläche des Calcaneus oder auf das Naviculare, oder den Peroneus brevis auf die Innenseite des Calcaneus. Selbstverständlich muß vor der Sehnenüberpflanzung die Fußform möglichst ausgiebig durch Umpressung redressiert werden. Nach der Operation ist längere Fixierung des Fußes in Varusstellung erforderlich und auch in der Folge das Tragen einer Plattfußeinlage geboten. Eventuell ist durch eine Erhöhung des Innenrandes der Schuhsohle dem Wiedereintreten einer Valgusstellung vorzubeugen.

5. Flexor digitorum longus.

(S_1, S_2; Plexus sacralis, N. ischiadicus, N. tibialis.)

Der Flexor digitorum longus ist wie der Tibialis posticus vom Soleus bedeckt. Er schließt sich in seinem Ursprung von der Rückseite der Tibia unmittelbar an den absteigenden medialen Ursprungsschenkel des Soleus an. Der Ursprung reicht an der Tibia bis nahe an das untere Ende derselben herab. Ein gut Teil seiner Muskelfasern entspringt von dem Sehnenblatt, welches sich zwischen ihn und den Tibialis posticus einsenkt. Seine Endsehne, die von einer besonderen Scheide umhüllt ist, kreuzt die Sehne des Tibialis etwas oberhalb des Malleolus internus, wobei die erstere lateral und dorsal von der letzteren zu liegen kommt. Sie zieht alsdann in einer Rinne hinter dem Malleolus, vor und medial vom Processus posterior tali in die Tiefe der Fußsohle. Hier überkreuzt sie die Sehne des Flexor hallucis longus und zieht schräg distal-lateralwärts. Von lateral und hinten her tritt hier an sie die vom Tuber calcanei entspringende Caro quadrata Sylvii heran, an ihrer medialen Seite geht sie eine starke Junktur mit der Sehne des Flexor hallucis longus ein. Die Flexorsehne teilt sich alsdann in 4 Unterabschnitte, welche an der Basis der Endphalangen der 2.—5. Zehe inserieren.

Der *Flexor dig. longus* ist normaliter der percutanen faradischen Reizung teilweise zugängig. Da sein Muskelfleisch sehr weit herabreicht, kann man einen Teil des Muskels im unteren Abschnitt des Unterschenkels durch tiefes Eindrücken der Elektrode zwischen Tibia und Achillessehne zur Kontraktion bringen. In ganzer Ausdehnung ist der Muskel bei Lähmung und Atrophie des Triceps surae an der Rückseite des Unterschenkels der isolierten faradischen Reizung zugängig.

Der Flexor dig. longus führt bei seiner Kontraktion den Fuß in *Plantarflexion, Adduktion* und *Supination.*

Die plantarflektierende Wirkung des Flexor dig. longus ist ebenso wie die des Tibialis posticus nicht sehr groß.

R. Fick gibt die größtmögliche Arbeit, welche der Muskel am Talocruralgelenk als Plantarflexor auszuüben vermag, mit 0,36 kg/m an. Der Muskel steht unter den Plantarflexoren an vorletzter Stelle vor dem Peroneus brevis. Das stimmt auch mit den Angaben von Biesalski überein.

Duchenne ist die plantarflektierende Wirkung des Flexor dig. longus ganz entgangen. Sie ist aber unbestreitbar vorhanden. Abgesehen davon, daß sie bei der isolierten faradischen Reizung des Muskels bei Lähmung des Triceps surae unverkennbar hervortritt, kann man in solchen Fällen auch deutlich beobachten, daß sich der Flexor dig. longus bei der willkürlichen Plantarflexion des Fußes kräftig kontrahiert und an dem Zustandekommen des Ausschlages des Fußes im Sinne der Plantarflexion beteiligt ist. Besteht ein starker Grad von Hackenfuß und sind die Dorsalflexoren retrahiert, so kann sich allerdings die plantarflektierende Wirkung des Flexor dig. longus auf den Hinterfuß nur wenig oder gar nicht durchsetzen, dafür wirkt in solchen Fällen der Muskel um so stärker auf den Vorderfuß, den er manchmal förmlich gegen den Hinterfuß plantarwärts abknickt. Der Flexor dig. longus ist an dem Zustandekommen des Hohlfußes, der sich so oft mit dem Pes calcaneus verbindet bzw. sekundär ausbildet, mitbeteiligt.

Ebenso wie beim Tibialis posticus überwiegt auch beim Flexor dig. longus die *supinierende* Wirkung über die plantarflektierende.

Die größtmögliche Arbeit, welche der Flexor dig. longus als Abductor und Supinator zu leisten vermag, beträgt nach R. Fick für das untere Sprunggelenk 0,57 kg/m, für das Chopart-Gelenk 0,15 kg/m.

Auch Biesalski betont, daß der Muskel durch seine vorwiegend adduktorische-supinatorische Komponente ausgezeichnet ist. Der adduktorische und supinatorische Ausschlag, welcher am Fuß unter seiner Kontraktion zustande kommt, soll nach Biesalski sogar größer als bei irgendeinem anderen Muskel sein, womit aber noch keineswegs gesagt ist, daß die Kraft, mit der die Bewegung geschieht, der der andern Supinatoren, des Triceps surae oder Tibialis posticus gleichkomme. Der Flexor dig. longus spielt zweifellos bei dem Zustandekommen des Pes varus eine Rolle, was bei der Therapie dieser Fuß deformität stets beachtet werden muß. Duchenne ist merkwürdigerweise die adduktorisch-supinatorische Wirkung des Flexor dig. longus ganz entgangen. Bei den Untersuchungen, welche er an frisch amputierten Beinen ausgeführt hat, ist offenbar die Kontraktilität des Muskels nicht mehr ausreichend gewesen, um die Wirkung des Muskels auf den Fuß zur Geltung kommen zu lassen.

Von Interesse ist die Feststellung Biesalskis, daß der Flexor dig. longus beim Plattfuß nur sehr wenig adduzierend und supinierend, dafür aber um so stärker plantarflektierend wirkt.

Über die Wirkung des Flexor dig. longus auf die Zehen wird später berichtet werden.

Die *Lähmung* des Flexor dig. longus hat auf Umfang und Kraft der Plantarflexion des Fußes keinen greifbaren Einfluß, solange die kräftigen Plantarflexoren, Triceps surae und Peroneus longus erhalten sind. Auch die Adduktion und Supination des Fußes erfährt keine beträchtliche Einbuße, wenn die anderen Adductoren und Supinatoren intakt sind.

Der Flexor dig. longus restituiert sich nach der Naht des Ischiadicus oder des N. tibialis wesentlich später als der Triceps surae und oft auch erst später als der Tibialis posticus. Ein Ersatz des Muskels durch Sehnen- oder Muskelüberpflanzung ist bisher wohl niemals vorgenommen worden. Da wo es sich um die Beseitigung eines Pes plano-valgus handelt, wird der Kraftspender stets an die Sehnen anderer Supinatoren oder an das Periost der Fußknochen anzuheften sein.

6. Flexor hallucis longus.

(S_1, S_2; Plexus sacralis, N. ischiadicus, N. tibialis.)

Der Flexor hallucis longus ist von den drei von der Rückseite des Unterschenkels entspringenden und vom Soleus bedeckten Muskeln der am weitesten lateral gelegene. Sein Ursprung beginnt weiter distal als der des Tib. post. und Flexor dig. longus. Er nimmt die Rückseite der Fibula ein und reicht an dieser bis nahe zum Malleolus externus herab. Der Muskel ist nach lateral durch das Septum intermusculare posterius von den beiden Mm. peronaei getrennt. Die Endsehne verläuft, getrennt von der des Tib. posticus und

Flexor dig. sublimis, an der Rückseite des unteren Tibiarandes lateral vom Sulcus malleolaris medialis und dann an der Rückseite des Talus, lateral vom Proc. posterior tali gelegen, distalwärts und tritt dann unter dem Sustentaculum tali des Calcaneus nach vorne in die Tiefe der Fußsohle. Hier kreuzt sie die Sehne des Flexor dig. longus und geht gleich darauf eine Junktur mit derselben ein. Zwischen den beiden Köpfen des Flexor hallucis brevis gelangt sie an die Plantarseite der Großzehe, an deren Endphalange sie inseriert.

Der *Flexor hallucis longus* ist normaliter der direkten percutanen faradischen Reizung schwer zugängig. Sein Muskelbauch ist vollkommen vom Triceps surae und den Mm. peronaei bedeckt. Dagegen läßt er sich in Fällen von Lähmung und Atrophie des Triceps surae unschwer isoliert zur Kontraktion bringen.

Unter der Kontraktion des Flexor hallucis longus wird der Fuß *plantarflektiert, adduziert* und *supiniert.*

R. Fick hat die größtmögliche Arbeit, welche der Muskel als Plantarflexor am Talocruralgelenk zu leisten vermag, auf 0,85 kg/m berechnet. Trotz des enorm großen Abstandes vom Triceps surae, der 16,37 kg/m Arbeit zu verrichten imstande ist, steht der Flexor hallucis longus nach Fick unter den Plantarflexoren an zweiter Stelle. Auch Biesalski hat die relativ starke plantarflektierende Komponente des Flexor hallucis longus hervorgehoben. Duchenne negiert dagegen jegliche plantarflektierende Wirkung des Muskels.

In dieser Beziehung kann auf das bereits bei Besprechung der Wirkung des Flexor dig. longus Gesagte verwiesen werden. Bei jeder Lähmung des Triceps surae kann man sich davon überzeugen, daß der Flexor hallucis longus an dem Zustandekommen der Plantarflexion beteiligt ist. Selbst bei Lähmung des Triceps surae, Peroneus longus et brevis und Tibialis posticus vermögen Flexor hallucis longus und Flexor digitorum manchmal noch eine nicht unbeträchtliche Plantarflexion zustande zu bringen. Eine derartige Verteilung der Lähmung kommt bei Poliomyelitis nicht selten vor. Inwieweit sich die unter der Wirkung des Flexor hallucis longus zustande kommende Plantarflexion auf den Hinterfuß erstreckt, hängt ebenso wie bei der Wirkung des Flexor dig. longus hauptsächlich von dem Grade der Retraktion der Dorsalflexoren des Fußes ab.

Die maximale adduktorisch-supinatorische Arbeitsleistung des Flexor hallucis longus beträgt nach R. Fick am unteren Sprunggelenk 0,67 kg/m, am Chopart-Gelenk 0,13 kg/m, sie wäre also danach der des Flexor dig. longus noch etwas überlegen. Andererseits fand aber Biesalski, daß der Ausschlag des Fußes im Sinne der Adduktion und Supination unter der Wirkung des Flexor hallucis longus kleiner ist als unter der des Flexor dig. longus. Biesalski hat ferner festgestellt, daß der Flexor hallucis longus beim Plattfuß nur sehr wenig adduzierend und statt supinierend etwas pronierend wirkt. Die plantarflektierende Wirkung soll dabei etwas ausgiebiger als unter normalen Verhältnissen sein.

Die Lähmung des Flexor hallucis longus hat keinen nennenswerten Einfluß auf den Umfang und die Kraft der Plantarflexion des Fußes, sofern die Hauptplantarflexoren, vor allem Triceps surae und Peroneus longus, erhalten sind. Ebensowenig macht sich der Ausfall des Flexor hallucis störend für die Abduktion und Supination des Fußes bemerkbar, wenn die übrigen Supinatoren erhalten sind. von Hübscher hat darauf aufmerksam gemacht, daß in vielen Fällen von Pes valgus eine auffallende Atrophie und Verfettung des Flexor hallucis longus gefunden werde. Nach Engels wirkt normaliter die starke Sehne des Muskels, welche in einer Rinne an der Unterfläche des Sustentaculum calcanei pro talo gerade nach vorne zieht, direkt hebend auf die mediale Seite des Calcaneus und soll dadurch zur Erhaltung des Fußgewölbes beitragen. Daß der Flexor hallucis unter Umständen am Zustandekommen des Pes varus mitbeteiligt ist, ist wohl zweifellos, andererseits ist aber nicht erwiesen, daß sein alleiniger Ausfall zur Entstehung eines Pes plano-valgus genügt.

Bezüglich der Reneurotisation des Flexor hallucis longus gilt dasselbe wie von der Reneurotisation des Flexor dig. longus. Ein Ersatz des gelähmten Flexor hallucis longus durch Muskelüberpflanzung ist meines Wissens niemals unternommen worden.

7. Tibialis anticus.

(L_4, L_5; Plexus lumbalis et sacralis, Truncus lumbosacralis, N. ischiadicus, N. peroneus communis, N. peroneus profundus.)

Der *Tibialis anticus* ist von den an der Vorderseite der Tibia entspringenden Muskeln der am weitesten medial gelegene. Sein Ursprung reicht etwas über die Tuberositas tibiae nach oben herauf und erstreckt sich an der Vorderaußenseite des Schienbeines weit herab. Nach außen zu erstrecken sich seine Ursprungszacken bis auf die Membrana interossea, im distalen Teil des Unterschenkels sogar teilweise bis auf die Fibula. Seine Sehne zieht schräg medialwärts von einer besonderen Scheide umhüllt durch ein besonderes Fach des Ligamentum cruciatum cruris hindurch an die Innenseite des Fußes. Hier inseriert dieselbe am Os cuneiforme I und an der Basis des ersten Metatarsale. Der Ansatz findet teils an der Innenseite, teils an der Plantarfläche dieser Knochen statt.

Der *Tibialis anticus* ist der isolierten percutanen, faradischen Reizung sehr gut zugängig. Unter seiner Kontraktion wird der Fuß *dorsal-flektiert, adduziert* und *supiniert*. Der Tibialis anticus ist der stärkste von allen Dorsalflexoren des Fußes.

Nach R. Fick beträgt seine größtmögliche Arbeitsleistung am Talocruralgelenk 2,54 kg/m. Auch Biesalski hat gezeigt, daß unter seiner Wirkung der Fuß einen stärkeren Ausschlag im Sinne der Dorsalflexion zeigt als unter der eines der anderen Dorsalflexoren.

Duchenne hebt außer der kräftigen dorsalflektierenden Wirkung des Tibialis anticus auf den ganzen Fuß noch eine spezielle Wirkung auf das erste Metatarsale und erste Os cuneiforme hervor; der erste Mittelfußknochen bewegt sich dorsalwärts und etwas medialwärts, dadurch erfährt die Höhlung am Innenrande der Fußsohle eine Abflachung und die Fußsohle verbreitert sich. Der Tibialis anticus erweist sich also in dieser Wirkung auf den ersten Mittelfußknochen als der Antagonist des Peroneus longus. Duchenne hebt hervor, daß die dorsalflektierende Wirkung des Tibialis anticus auf das erste Metatarsale besonders deutlich hervortrete, wenn man das letztere vorher durch Kontraktion des Peroneus longus in Plantarflexion geführt habe, und daß unter diesen Bedingungen die Erhebung und Adduktion des ersten Metatarsale sogar den ersten erkennbaren Effekt der Tibialiskontraktion darstelle, welcher der eigentlichen Dorsalflexion des Gesamtfußes vorangehe. In der Tat läßt sich die abflachende Wirkung des Tibialis anticus auf das Fußgewölbe besonders in den Fällen, in denen das erste Cuneiforme und erste Metatarsale einen größeren Grad von Beweglichkeit gegen den Hinterfuß besitzen, deutlich demonstrieren.

Die maximale Arbeit, welche der Tibialis anticus als Adductor und Supinator des Fußes zu leisten vermag, beträgt nach R. Fick für das untere Sprunggelenk 0,32 kg/m, für das Chopart-Gelenk 0,69 kg/m, er steht also als Supinator und Adductor dem Triceps surae (4,85 kg/m) erheblich, aber auch dem Tibialis posticus (1,79 kg/m) etwas nach.

Duchenne betont, daß die adduktorische Komponente des Tibialis anticus nur sehr schwach und der des Tibialis posticus weit unterlegen sei, dafür aber sei die supinatorische Komponente des Tibialis anticus sehr kräftig und erheblich größer als die des Tibialis posticus. Die relativ geringe adduktorische Wirkung des Tibialis anticus wird auch von Biesalski betont. Biesalski geht sogar noch über die Duchennesche Feststellung insofern hinaus, als er behauptet, daß der Tibialis anticus bei seiner Verkürzung anfangs zwar adduziere, bei weiterer Verkürzung gegen Ende der Dorsalflexion aber sogar abduziere, ohne daß allerdings der Fuß die Ausgangsmittellage zwischen Abduktion und Adduktion wieder ganz erreiche; der Fuß bleibt bei der maximalen Verkürzung des Muskels immer noch etwas adduziert.

Im Gegensatz zu Duchenne soll nach Biesalski auch die supinatorische Komponente des Tibialis anticus nicht groß sein. Biesalski unterschätzt aber meines Erachtens die supinatorische Wirkung des Tibialis anticus beträchtlich.

R. Fick gibt an, daß der Tibialis anticus nur dann supinierend wirke, wenn sich der Fuß in einer bereits leicht supinierten Ausgangsstellung befinde, daß er aber bei pronierter

Ausgangsstellung entweder den Fuß rein dorsalwärts oder mit einer Beimischung von Pronation dorsalwärts bewege. Ich kann diese Angabe Ficks nicht bestätigen. Zu erwähnen ist noch die Feststellung Biesalskis, daß der Tibialis anticus beim Plattfuß während der ganzen Dauer seiner Zusammenziehung abduzierend und pronierend wirkt und daß hierbei seine dorsalflektierende Wirkung wesentlich geringer ist als unter normalen Verhältnissen.

Ich habe zahlreiche Fälle beobachtet, in denen der Tibialis anticus von allen Dorsalflexoren des Fußes allein erhalten war. Die willkürliche Dorsalflexion des Fußes erfolgte in vollem Umfange und der Fuß erfuhr dabei eine ausgesprochene supinatorische Kantung und eine mehr oder weniger ausgiebige Adduktion (Abb. 396 und 397). Der *Tibialis anticus* ist also der *Dorsalflexor supinatorius*.

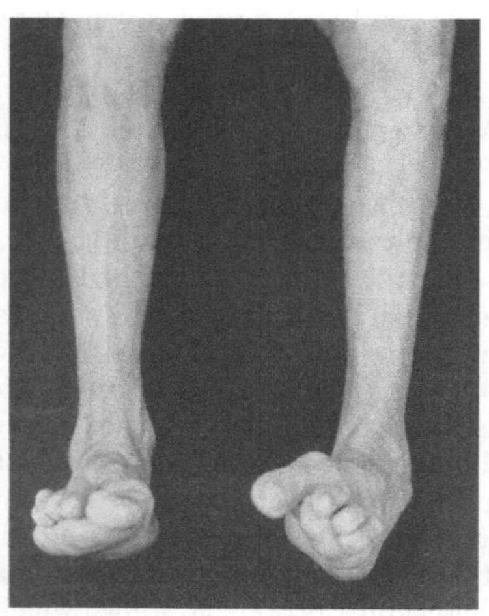

Abb. 396. Alleinige Integrität des Tibialis anticus, Lähmung aller anderen Dorsalflexoren des linken Fußes. Bei der Dorsalflexion des Fußes Adduktion und starke supinatorische Kantung.

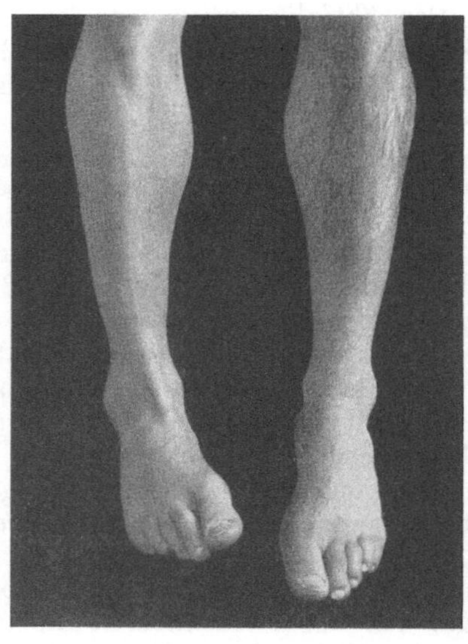

Abb. 397. Integrität des Tibialis anticus, Lähmung aller anderen Dorsalflexoren des rechten Fußes. Bei der Dorsalflexion Adduktion und supinatorische Kantung des Fußes.

Manchmal kommt es bei der Kontraktion des Tibialis anticus auch zu einer sekundären Bewegung der Zehen, dieselben werden plantarflektiert. Diese Zehenbewegung kommt dadurch zustande, daß durch die Dorsalflexion des Fußes die langen Zehenflexoren gedehnt werden, sich aber dieser Dehnung widersetzen und dadurch die Zehen in Plantarflexion ziehen. Diese sekundäre Wirkung auf die Zehen ist besonders stark ausgesprochen bei spastischen Fußlähmungen, bei denen der Dehnungsreflex der langen Zehenflexoren stark gesteigert ist, während sie in der Regel ganz ausbleibt, wenn die letzteren deefferentiert oder deafferentiert sind.

Bei der *Lähmung des Tibialis anticus* besteht nicht selten eine *Haltungsanomalie des Fußes* bereits in der Ruhe. Der Verlust dieses kräftigsten aller Dorsalflexoren des Fußes verschiebt das Kräfteverhältnis zwischen Dorsalflexoren und Plantarflexoren, das ohnehin schon ein beträchtliches Übergewicht der letzteren aufweist, noch mehr zu ungunsten der ersteren. Dazu kommt, daß die Dorsalflexoren des Fußes im Kampfe gegen die Schwere stehen und den Fuß der letzteren entgegen in einer Mittelstellung zwischen Dorsal- und Plantarflexion zu erhalten haben. Kein Wunder, daß bei Lähmung des stärksten unter ihnen der Fuß der Schwere und dem übermäßigen Zuge der Plantarflexoren folgend gegen den Unterschenkel herabsinkt und in

Plantarflexionsstellung gerät (Abb. 398). Die noch erhaltenen Dorsalflexoren, der Extensor dig. longus, Peroneus tertius und Extensor hallucis longus leisten dem Herabsinken des Fußes in der Ruhe in der Regel keinen genügenden Widerstand und ein mehr oder weniger ausgesprochener Equimismus ist die Folge. Wenn die Lähmung lange Zeit besteht und nicht für eine genügende Dorsalflexionsstellung des Fußes, besonders nachtsüber, durch entsprechende Apparaturen gesorgt wird, kann es sogar zu einer Schrumpfung der Plantarflexoren und ihrer Sehnen kommen.

Außer zum Spitzfuß kann es aber bei der Lähmung des Tibialis anticus infolge des Ausfalls der adduktorisch-supinatorischen Komponente des Muskels auch zu einer Valgusstellung des Fußes kommen (vgl. Abb. 399). Diese tritt besonders beim Stehen oder beim Gehen in der Phase der einseitigen Unterstützung am Stützbein deutlich zutage. Infolge des Ausfalls der abflachenden Wirkung des Tibialis anticus auf das Fußgewölbe kommt es bei der Lähmung des Muskels manchmal auch zu einer Hohlfußbildung unter dem überwiegenden Zuge der Excavatoren. Im Laufe der Zeit kann es sogar zu einer Schrumpfung der Plantarfascie, der Sohlenmuskulatur und der plantaren Fußbänder kommen. Infolge des Herabsinkens des Fußes kommt es schließlich bei der Lähmung des Tibialis anticus zu einer Dehnung des Extensor dig. longus und Extensor hallucis longus und infolge des Dehnungswiderstandes dieser Muskeln werden die Grundphalangen der Zehen in Dorsalflexion gezogen. Dadurch werden wiederum die langen und kurzen Zehenbeuger gedehnt und durch ihren Widerstand werden die Mittel- und Endphalange in Plantarflexion gezogen; die Zehen nehmen die Gestalt der Kralle bzw. Klaue an. Duchenne hat daher diese Difformität des Fußes als Hohlklauenfuß infolge von Lähmung des Tibialis anticus bezeichnet; genau gesprochen ist es ein Pes equino-valgocavus mit Klauenstellung der Zehen (Abb. 398, 399).

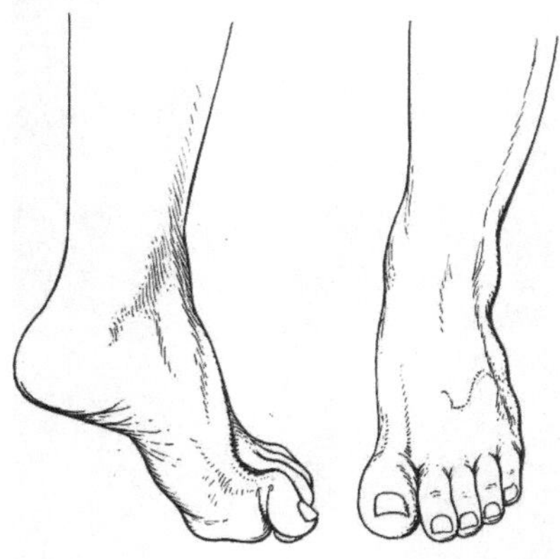

Abb. 398. Abb. 399.

Abb. 398 und 399. Lähmung des Tibialis anticus. Equinismus leichten Grades (398) und Valgusstellung des Fußes (399) in der Ruhe. Krallenstellung der Zehen. (Nach Duchenne.)

Die *willkürliche* Dorsalflexion des Fußes ist bei der isolierten Lähmung des Tibialis anticus noch durch den Extensor dig. longus, Peroneus tertius und Extensor hallucis longus möglich; da diese Muskeln aber eine mehr oder weniger ausgesprochen abduktorisch-pronatorische Komponente besitzen, ist die Dorsalflexion mit einer ausgesprochenen Abduktion und Pronation des Fußes verbunden (Abb. 400, 401). Eine gerade Dorsalflexion des Fußes ist nicht mehr möglich. Der Umfang, in dem die Dorsalflexion bei der Lähmung des Tibialis anticus noch gelingt, hängt im wesentlichen von dem Grade der Retraktion der Plantarflexoren ab. Fehlt letztere ganz, so ist auch in der Regel die Exkursionsbreite der Dorsalflexion nicht nennenswert eingeschränkt, wohl aber ist naturgemäß die Kraft, mit der die Bewegung ausgeführt werden kann, reduziert. Besteht dagegen eine Retraktion der Plantarflexoren, so ist auch der Umfang der Dorsalflexion entsprechend eingeschränkt. Duchenne hat darauf hingewiesen, daß bei Lähmung des Tibialis anticus die Fußspitze während der Schwungphase des Ganges in der Regel auch dann gar nicht oder nur unvollkommen gehoben werde, wenn die anderen Dorsalflexoren intakt sind und keine Retraktion der Achillensehne besteht. Die Kranken können allerdings dadurch, daß sie während der Schwungphase eine Dorsalflexion des Fußes *willkürlich* intendieren, die Störung ausgleichen. In dieser Beziehung kann durch systematische Übung viel erreicht werden. Wenn sich der Kranke konsequent bemüht, während des Ganges den Fuß ausgiebig zu dorsalflektieren, wird die Fußbewegung allmählich mehr und mehr automatisiert und erfolgt zuletzt ebenso unwillkürlich wie in der Norm. Natürlich ist auch die Dorsalflexion des Fußes, einerlei ob sie willkürlich

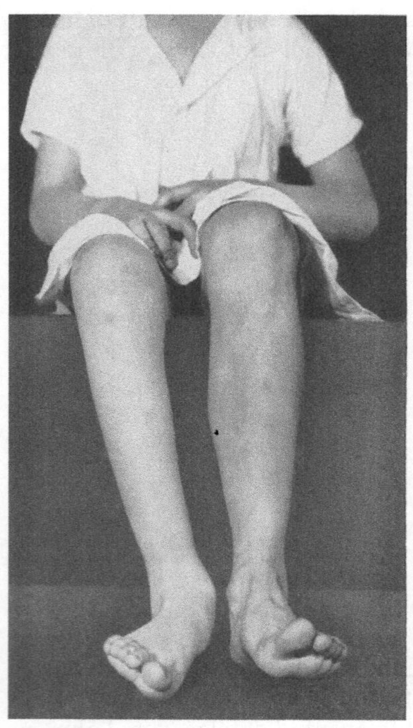

Abb. 400.

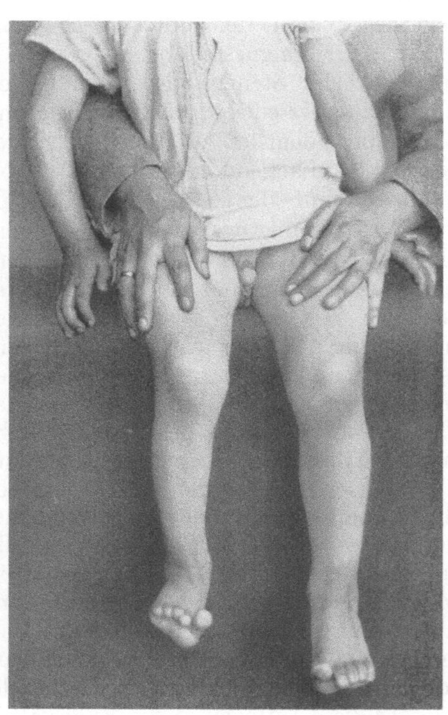

Abb. 401.

Abb. 400. Lähmung des Tibialis anticus rechts. Bei der Dorsalflexion des Fußes erfährt letzterer eine ausgesprochene Abduktion und pronatorische Kantung unter der Wirkung der anderen Dorsalflexoren (Extensor dig. longus, Peroneus tertius, Extensor hallucis longus).

Abb. 401. Lähmung des rechten Tibialis anticus. Bei der willkürlichen Dorsalflexion erfolgt Abduktion und Pronation des Fußes.

intendiert ist oder unwillkürlich erfolgt, mit einer Abduktion und Pronation vergesellschaftet; die Folge ist, daß der Fuß in Valgusstellung dem Boden aufgesetzt wird.

Die willkürliche Adduktion und Supination des Fußes ist bei der Lähmung des Tibialis anticus insofern beeinträchtigt, als dieselbe in dorsalflektierter Stellung des Fußes überhaupt nicht mehr möglich ist. In plantarflektierter Stellung gelingt sie dagegen, wenn nicht eine ausgesprochene Retraktion der Pronatoren des Fußes besteht, mittels der zahlreichen anderen supinierenden und adduzierenden Plantarflexoren, des Triceps surae, Flexor hallucis longus, Flexor dig. longus und Tibialis posticus noch vollkommen. Auch in Mittelstellung zwischen Dorsal- und Plantarflexion gelingt sie noch gut, so lange der Tibialis posticus intakt ist; dessen an sich geringe plantarflektierende Komponente kann durch eine relativ geringe Anspannung der erhaltenen Dorsalflexoren (Extensor dig. und hallucis longus) überwunden werden, ohne daß deren pronierende Komponente sich gegenüber der stark supinierenden Wirkung des Tibialis posticus durchzusetzen vermag.

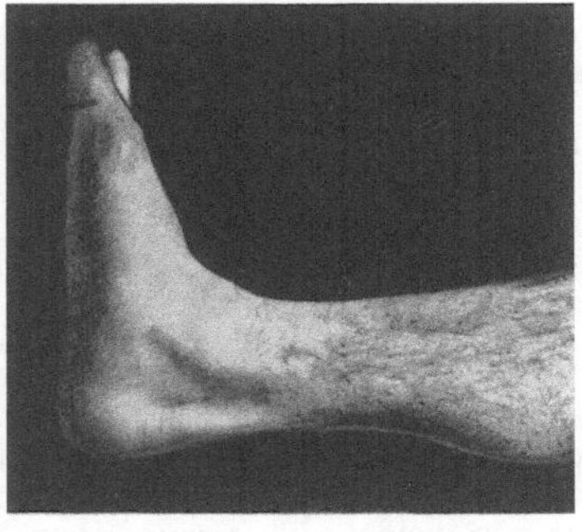

Abb. 402. Gute Wiederherstellung der Funktion des Tibialis anticus und Extensor dig. longus nach direkter Implantation des N. peroneus profundus in M. tibialis anticus und Ext. dig. longus.

Der Tibialis anticus wird bei der Regeneration nach der Naht des N. ischiadicus oder N. peroneus unter den vom N. peroneus communis versorgten Muskeln später als die Mm. peronei und meist auch etwas später als der Extensor dig. longus reneurotisiert. Doch kann die Wiederherstellung seiner Funktion der des langen Zehenstreckers auch vorausgehen oder gleichzeitig mit ihr erfolgen. In jedem Falle geht sie der des Extensor hallucis longus und vollends der des Pediaeus voraus. In 44 von mir ausgeführten Nähten des Ischiadicus kam es in 40% der Fälle zu einer vollkommenen Reneurotisation des Tibialis anticus, in 16 Nähten des N. peroneus in 70% der Fälle. Unter 17 Fällen von Neurolyse des Hüftnerven oder des N. peroneus stellte sich die Funktion des Tibialis anticus in 15 Fällen wieder her. In einem Falle, in dem ich einen Teil des durchschossenen N. peroneus profundus direkt in den M. tibialis anticus implantiert habe, war nach 15 Monaten der Muskel voll leistungsfähig (Abb. 402). Auch in einem Falle von totaler Lähmung des N. peroneus, in dem ich das periphere Ende des Nerven in einen angefrischten Schlitz des N. tibialis inokuliert habe, kam es zu einer Wiederherstellung

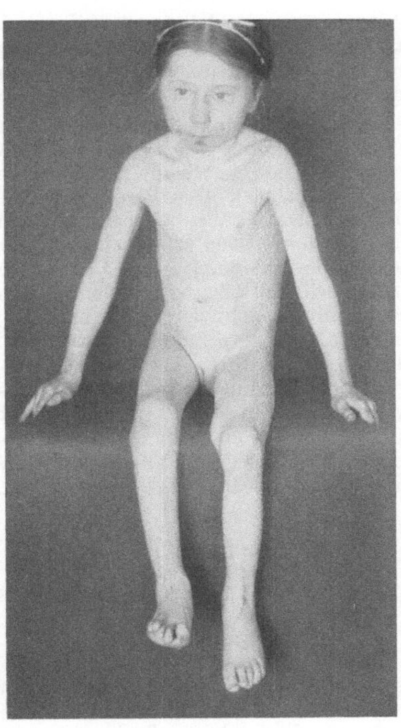

a

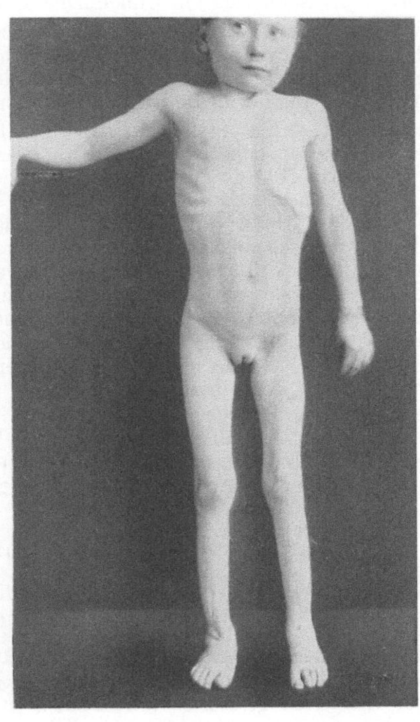

b

Abb. 403 a und b. Ersatz des gelähmten rechten Tibialis anticus durch Sehnenplastik. Anschluß des distalen Abschnittes der hochdurchtrennten Sehne des Tibialis anticus an den Muskelbauch und die Sehnen des Extensor digitorum longus. Dorsalflexion des Fußes in gerader Stellung ohne Abduktion und pronatorische Kantung (a). Fuß weist beim Stehen und Gehen keine Valgusstellung auf (b).

des Tibialis anticus. Auch von anderer Seite ist über erfolgreiche Heteroreneurotisationen des gelähmten Tibialis anticus durch den N. tibialis berichtet worden (Tubbey, Maragliano, Young, Hackenbruch, Spitzy, Murphy, Tunstall und Taylor, Sherren,

Bardenheuer, Osterhaus). In dem bereits früher mehrfach erwähnten Falle von Läsion der Cauda equina nach Fraktur des 3. Lendenwirbels hat sich die Funktion des Tibialis anticus $3^1/_2$ Jahre nach der operativen Lösung der Caudawurzeln aus ihrer Einmauerung und Umschnürung wieder eingestellt.

Der Ersatz des gelähmten Tibialis anticus durch andere Muskeln ist zahlreiche Male vorgenommen worden. Als Kraftspender eignen sich, wenn sie zur Verfügung stehen, am besten der Extensor hallucis longus oder der Extensor digitorum longus. Ich ziehe letzteren als den kräftigeren Dorsalflexor vor und nähe in Anlehnung an Brunner und Schulthess die möglichst proximal durchschnittene Sehne des Tibialis anticus an die Sehnen und den Muskelbauch des Extensor dig. longus an. Doch kann man auch nach Biesalski die Sehnen des Extensor dig. longus distal abtrennen, in die vorher evakuierte Scheide des Tibialis anticus einführen und an dem distalen in der Scheide und mit der Insertionsstelle in Verbindung gebliebenen Sehnenende des Tibialis anticus anheften. Wenn die Sehnen des Extensor dig. in der Scheide des Tibialis anticus keinen Platz finden, führt Biesalski sie außerhalb der Scheide an die Ansatzstelle des Tibialis anticus am Cuneiforme I und Metatarsale I heran. Man muß sich aber klar sein, daß bei diesen beiden von Biesalski empfohlenen Methoden der Extensor dig. longus als Dorsalflexor pronatorius ausscheidet und in einen Dorsalflexor supinatorius umgewandelt wird, so daß nunmehr die Gefahr besteht, daß eine Dorsalflexion in Mittelstellung oder in pronierter Stellung nicht mehr möglich ist. Bei dem von mir weiter oben angegebenen Vorgehen bewahrt der Extensor dig. longus seinen ursprünglichen Angriffspunkt und er erhält durch den Anschluß des distalen Abschnittes der Tibialissehne an seinen Muskelbauch nur noch einen akzessorischen Angriffspunkt am inneren Fußrand. Der Fuß wird in gerader Richtung dorsalflektiert, ohne eine pronatorische Kantung zu erleiden (Abb. 403). Wenn die Sehne des Tibialis anticus zu schlaff und atrophisch erscheint, kann man auch mit Lange eine künstliche seidene Sehne an den Extensor dig. longus anheften und diese an der Ansatzstelle des Tibialis anticus am Cuneiforme I oder auch am Os naviculare fixieren.

Wird der Extensor hallucis longus verwandt, so führt man seine Sehne entweder nach Biesalski in die evakuierte Scheide des Tibialis anticus ein und vernäht sie mit dem distalen Abschnitt der Sehne des letzteren oder man führt die Sehne des Extensor hallucis außerhalb der Tibialisscheide an das Cuneiforme oder Naviculare (Lange).

Besteht ein ausgesprochener Pes valgus fixatus, so ist es empfehlenswert, einen der Peronei als Kraftspender zu verwenden. Biesalski führt die Sehne des Peroneus longus in die evakuierte Scheide des Tibialis anticus an das distale Ende der Sehne des letzteren heran, Lange fixiert sie periostal am inneren Fußrand (Naviculare). Den Peroneus brevis zum Ersatz des Tibialis anticus zu verwenden widerrät Lange. Wie bei jeder anderen Muskelüberpflanzung ist es auch bei dem Ersatz des Tibialis anticus erforderlich, zuvor die bestehende Fußdifformität möglichst zu redressieren. Besteht bereits eine Retraktion der Achillessehne, so ist deren plastische Verlängerung erforderlich; besteht ein durch Retraktion der Pronatoren fixierter Pes valgus, so empfiehlt es sich, wie schon erwähnt, einen der Pronatoren, am besten den Peroneus longus als Kraftspender zu verwenden. Darüber hinaus noch eine plastische Verlängerung der jeweils an ihren Ansatzstellen verbleibenden Pronatoren vorzunehmen, kommt bei isolierter Lähmung des Tibialis anticus kaum in Betracht. Dagegen kann in Fällen, in denen der Hohlfuß sehr stark ausgeprägt ist, außer der auch für diese Fälle ratsamen Verwendung des Peroneus longus als Kraftspender unter Umständen noch eine Durchtrennung der Plantarfascie und Abschiebung der Sohlenmuskulatur von ihren proximalen Insertionspunkten am Calcaneus erforderlich sein.

8. Extensor digitorum longus, Peroneus tertius.

(L_9—S_1; Plexus sacralis, N. ischiadicus, N. peroneus communis, N. peroneus profundus.)

Der *Extensor digitorum longus* liegt lateral vom Tibialis anticus. Er entspringt vornehmlich von dem oberen Teil der Membrana interossea und von der Fibula fast in deren gesamter Ausdehnung, sowie vom Septum intermusculare laterale anterius, welches ihn von den Mm. peronei trennt. Von der Tibia, und zwar von deren oberem Teil entspringt nur eine geringe Zahl von Muskelfasern. Aus dem Muskelbauch gehen vier gesonderte Endsehnen hervor, welche, in eine gemeinsame Sehnenscheide eingehüllt, in der Fußbeuge durch ein besonderes Fach des Lig. cruciatum hindurchtreten und zum Fußrücken ziehen. Hier divergieren sie alsbald und finden ihre Insertion an der Basis der Grundphalangen der 2.—5. Zehe.

Aus dem lateralen Teil des Muskelbauches geht eine besondere Sehne hervor, welche unmittelbar lateral von der Strecksehne der 5. Zehe gelegen durch das Lig. cruciatum hindurchtritt, über den Fußrücken nach außen distalwärts verläuft und sich an der

Basis des 5. und 4. Metatarsale anheftet, außerdem aber auch in die Fascia interossea dorsalis übergeht und sich bis zur Articulatio metatarso-phalangea quinta verfolgen läßt. Dieser Teil des Muskels wird als *Peroneus tertius* bezeichnet. Der Peroneus tertius kann ganz fehlen. Selten geht er nicht aus dem Extensor digitorum, sondern aus dem Peroneus brevis hervor.

Der *Extensor digitorum longus* ist der percutanen faradischen Reizung gut zugängig. Unter seiner Kontraktion wird der Fuß *dorsalflektiert, abduziert* und *proniert*. Der Muskel ist der *Dorsalflexor abductorius pronatorius pedis*.

Nach R. Fick stehen der Extensor dig. longus und der Peroneus tertius unter den Dorsalflexoren des Fußes an zweiter Stelle, die größtmögliche Arbeit, welche sie am Talocruralgelenk zu leisten vermögen, beträgt 1,31 kg/m.

Schon Duchenne hatte angegeben, daß die Kraft, mit welcher der Extensor dig. longus den Fuß dorsalflektiere, wesentlich geringer sei als die des Tibialis anticus. Ich habe Fälle beobachtet, in denen von allen Dorsalflexoren nur der Extensor dig. longus und der Peroneus tertius erhalten waren und in denen die Dorsalflexion des Fußes in vollkommen normalem Umfange gelang. In einem dieser Fälle, in dem gleichzeitig der Triceps surae gelähmt war, ging die Dorsalflexion sogar über das normale Maß hinaus (Abb. 404). Die Kraft, mit der die Bewegung ausgeführt werden konnte, war aber naturgemäß gegen die Norm beträchtlich verringert. Die Dorsalflexion erfolgte unter gleichzeitiger Abduktion und Pronation des Fußes. Auch nach den Untersuchungen von Biesalski ist der Ausschlag, welchen der Fuß unter der Wirkung des Extensor dig. longus erfährt, sehr beträchtlich, wenn er auch etwas hinter dem bei der Kontraktion des Tibialis anticus zurücksteht. Der Extensor dig. longus und insbesondere der Peroneus tertius wirkt nicht nur dorsalflektierend auf das Talocruralgelenk, sondern auch auf den Vorderfuß gegen den Hinterfuß. Er flacht insbesondere den 5. und 4. Gewölbebogen ab. Daß das 5. und 4. Metatarsale um die Querachse ihrer Torsometatarsalgelenke beweglich sind, ist bereits eingangs hervorgehoben worden. Der Peroneus tertius greift an ihnen von der Dorsalseite her an und seine Sehne inseriert nicht nur an der Basis der beiden Metatarsalia, sondern strahlt noch weiter distalwärts aus.

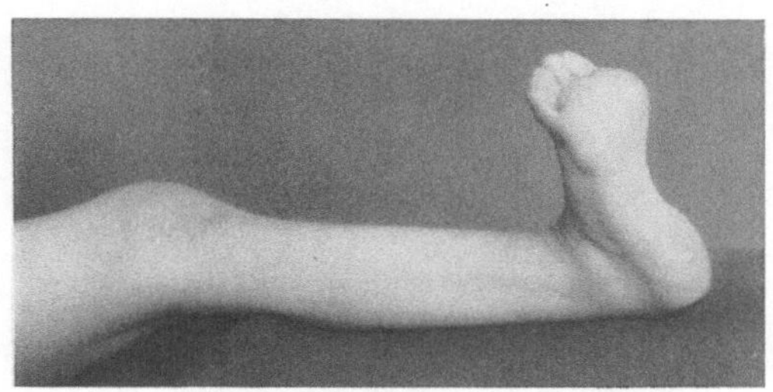

Abb. 404. Ausgiebige Dorsalflexion des Fußes unter gleichzeitiger Pronation durch alleinige Wirkung des Extensor dig. longus und Peroneus tertius bei gleichzeitiger Lähmung des Triceps surae, Tibialis anticus und Extensor hallucis longus.

Die starke *abduktorisch-pronatorische* Komponente des Extensor dig. longus und Peroneus tertius hatte schon Duchenne hervorgehoben.

Nach R. Fick beträgt die größtmögliche Arbeit, welche beide zusammen am unteren Sprunggelenk als Abductoren und Pronatoren zu leisten vermögen, 0,96 kg/m, am Chopart-Gelenk 0,44 kg/m. Sie sind also in dieser Beziehung schwächer als der Peroneus longus (1,66 kg/m) und der Peroneus brevis (1,26 kg/m). Auch aus den Untersuchungen Biesalskis geht hervor, daß die pronatorische Wirkung des Extensor dig. longus der der Mm. peronei etwas nachsteht, während andererseits der Ausschlag im Sinne der Abduktion unter der Wirkung des Extensor longus den unter der Wirkung der Peronei überwiegen soll.

Von besonderem Interesse ist wieder die Feststellung Biesalskis, daß beim Plattfuß der Ausschlag des Fußes im Sinne der Dorsalflexion größer, dagegen der im Sinne der Abduktion und Pronation wesentlich kleiner ist als unter normalen Verhältnissen.

Bei der Kontraktion des Extensor dig. longus kommt es neben der Dorsalflexion des Fußes allemal auch zu einer Dorsalflexion der 2.—5. Zehe, besonders ihrer Grundphalangen. Die große Zehe erfährt hingegen nicht selten eine sekundäre Bewegung im Sinne der Plantarflexion ihrer beiden Phalangen. Diese letztere kommt dadurch zustande, daß der Flexor hallucis longus durch die Dorsalflexion des Fußes gedehnt wird, und da er sich dieser Dehnung widersetzt, werden die Großzehenphalangen in Plantarflexion gezogen. Diese Sekundärbewegung der Großzehe tritt in besonders starkem Grade bei spastischen Fußlähmungen, bei denen der Dehnungsreflex der Zehenbeuger erhöht ist, zutage.

Das charakteristische Zeichen der *Lähmung* des Extensor dig. longus und Peroneus tertius ist die ausgesprochene supinatorische Kantung und Adduktion des Fußes bei der Dorsalflexion, die an sich in vollem Umfange gelingt (Abb. 405).

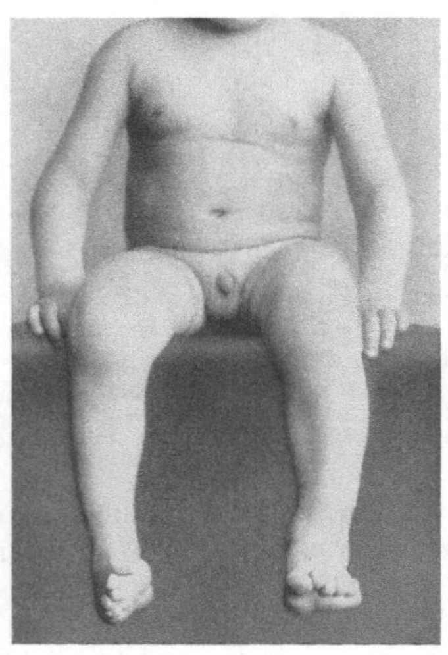

Abb. 405 a.

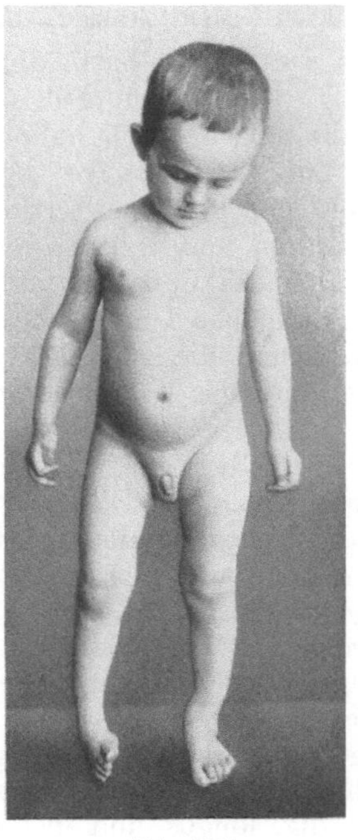

Abb. 405 b.

Abb. 405a. Lähmung des rechten Extensor dig. longus und Peroneus tertius. Die Dorsalflexion des Fußes erfolgt unter supinatorischer Kantung.

Abb. 405b. Lähmung des rechten Extensor dig. longus und Peroneus tertius. Fuß wird beim Vorführen des Schwungbeines beim Gange unter starker supinatorischer Kantung dorsalflektiert und in Varusstellung dem Boden aufgesetzt.

Der Extensor hallucis longus, dessen pronierende Wirkung überhaupt keineswegs immer nachweisbar ist, vermag der überwiegenden supinatorischen Einwirkung des Tibialis anticus keinen auch nur annähernd genügenden Widerstand zu leisten. Peroneus longus und brevis kommen wegen ihrer plantarflektierenden Komponente hierfür gar nicht oder höchstens in geringem Maße in Betracht.

Ferner kann der Fuß bei der Lähmung des Extensor dig. longus und Peroneus tertius in dorsalflektierter Stellung nicht abduziert und proniert werden, wohl aber in plantarflektierter Stellung; im letzteren Falle kommen die Mm. peronei voll zur Geltung, es sei denn, daß sich infolge der Lähmung des Extensor dig. longus im Laufe der Zeit eine Retraktion der Supinatoren ausgebildet hat und ein fixierter Pes varus besteht. Das dürfte aber bei der isolierten Lähmung des Extensor dig. longus und Peroneus tertius kaum vorkommen. Zwar weist bei ihrer Lähmung der Fuß manchmal schon in der Ruhe einen leichten Grad von Varusstellung auf (Abb. 406) und auch beim

Stehen und beim Gehen am Stützbein kann diese Varusstellung vorhanden sein. Der Fuß unterliegt während der Dorsalflexion, die er in der Schwungphase beim Gange am Schwungbein ausführt, einer supinatorischen Kantung, er wird mit dem äußeren Fußrand dem Boden aufgesetzt (Abb. 405b), und es kommt dann, wenn er in dieser Stellung verharrt, während das vorgeführte Bein zum Stützbein wird, nicht selten zum Umkippen des Fußes, ähnlich wie bei der Lähmung des Peroneus brevis. Die Kranken können aber dieser Störung dadurch vorbeugen, daß sie gegen Ende der Schwungphase oder während des Anlegens der Fußsohle an den Boden den Fuß willkürlich plantarflektieren, abduzieren und pronieren, was ihnen ja mit Hilfe ihres Peroneus longus et brevis ohne weiteres gelingt. Dadurch kommt zwar, entgegen der Norm, der Fuß beim Aufsetzen nicht mit der Ferse, sondern mit der Spitze zuerst in Berührung, dafür befindet er sich aber in abduzierter und pronierter Stellung und damit ist die Gefahr des Umkippens am Stützbein gebannt.

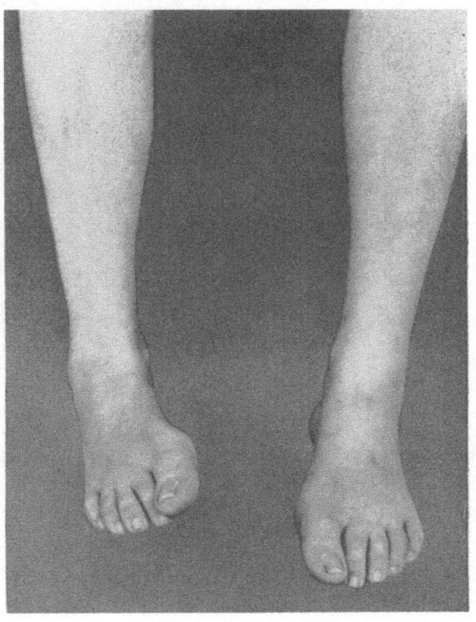

Abb. 406. Leichter Grad von Pes varus in der Ruhe infolge von Lähmung des Extensor digitorum longus und Peroneus tertius.

Der Extensor dig. longus und Peroneus tertius werden bei der Regeneration nach der Naht des Hüftnerven oder des N. peroneus in der Regel nach dem Peroneus longus et brevis, aber vor dem Tibialis anticus reneurotisiert. In 44 Fällen von Naht des N. ischiadicus, die ich ausgeführt habe, kam es in 45% der Fälle zu einer Wiederherstellung der Funktion des Extensor dig. longus, in 16 Fällen von Naht des N. peroneus in 75% der Fälle. Unter 17 Fällen von Neurolyse des Hüftnerven oder N. peroneus stellte sich die Funktion des Muskels in 15 Fällen wieder her. In einem Falle, in dem ich einen Teil des angefrischten zentralen Abschnittes des durchschossenen N. peroneus profundus in den Extensor dig. longus direkt implantiert habe, war nach 15 Monaten der Muskel vollkommen leistungsfähig (Abb. 402, S. 439). In dem Falle, in dem ich den peripheren Abschnitt des gelähmten N. peroneus in einen angefrischten Schlitz des N. tibialis inokuliert habe, kam es zu einer vollen Wiederherstellung des Extensor dig. longus. Auch von anderer Seite ist über erfolgreiche Heteroreneurotisationen des Extensor dig. longus durch den N. tibialis berichtet worden.

Zum Ersatz des Extensor dig. longus und Peroneus tertius durch Muskelüberpflanzung kommt vor allem der Tibialis anticus oder der Extensor hallucis longus in Betracht. Biesalski empfiehlt, die Sehne des Kraftspenders abzutrennen und in die vorher evakuierte Sehnenscheide des Peroneus tertius einzuführen und hier an den distalen mit der Ansatzstelle in Verbindung gelassenen Teil der Sehne des Peroneus tertius zu vernähen. Wenn der Extensor hallucis longus als Kraftspender verwandt wird, ist diese Methode der Sehnenscheidenauswechslung nach Biesalski sicher ausgezeichnet. Ich kann aber Biesalski nicht beistimmen, wenn er vorschlägt, bei der Verwendung des Tibialis anticus als Kraftspender die ganze Sehne des Tibialis anticus von ihrer Insertion abzulösen und an die Sehne des Peroneus tertius anzunähen. Denn dadurch wird der Fuß seines Dorsalflexor supinatorius ganz beraubt. Ich spalte deshalb in Fällen von Lähmung des Extensor dig. longus und Peroneus tertius die Sehne des Tibialis anticus der Länge nach in zwei Hälften, die eine Hälfte belasse ich an ihrer Ansatzstelle, die andere trenne ich von dieser ab und führe sie an die Sehne des Peroneus tertius heran und vernähe sie mit letzterer. Ist der Peroneus tertius schwach entwickelt oder fehlt er, so nähe ich die eine Hälfte der Tibialissehne an der Stelle der Insertion des Peroneus tertius an der Basis des Metatarsale V am Periost an. Der Tibialis anticus wirkt dann mittels seiner beiden Sehnenhälften sowohl auf den inneren wie auf den äußeren Fußrand, er ist also fortan ein Dorsalflexor ohne Seiten- und Kantungswirkung. Die Resultate dieser Methode sind voll

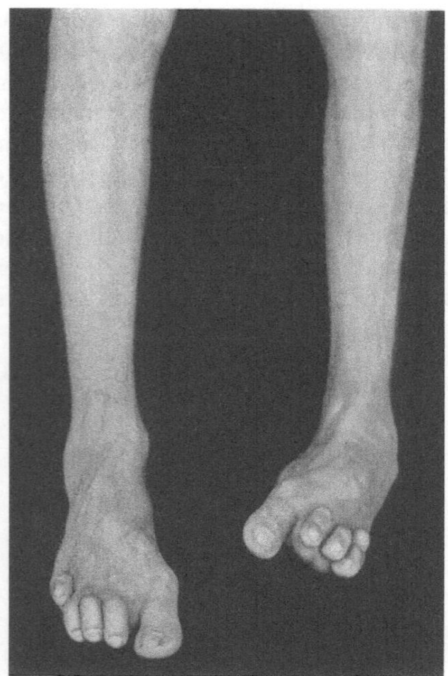

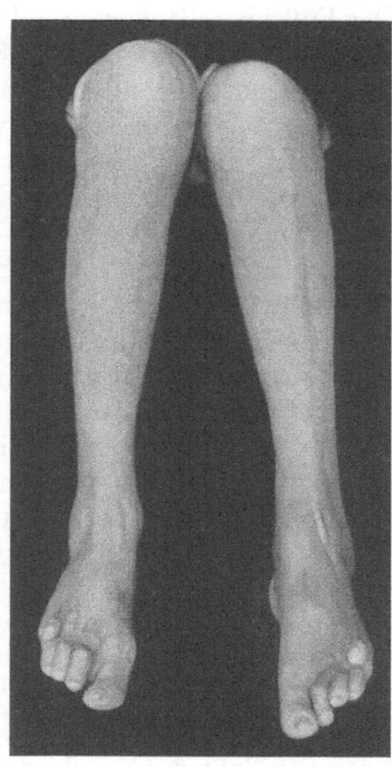

a b

Abb. 407a und b. Ausgleich der Lähmung des linken Extensor dig. longus und Peroneus tertius und Extensor hallucis longus (a) durch Abspaltung einer Hälfte der Sehne des Tibialis anticus und Überführung derselben auf die Sehne des Peroneus tertius (b). Anschluß des distalen Abschnittes der ad hoc durchtrennten Sehne des Extensor hallucis longus an die Sehne des Tibialis anticus.

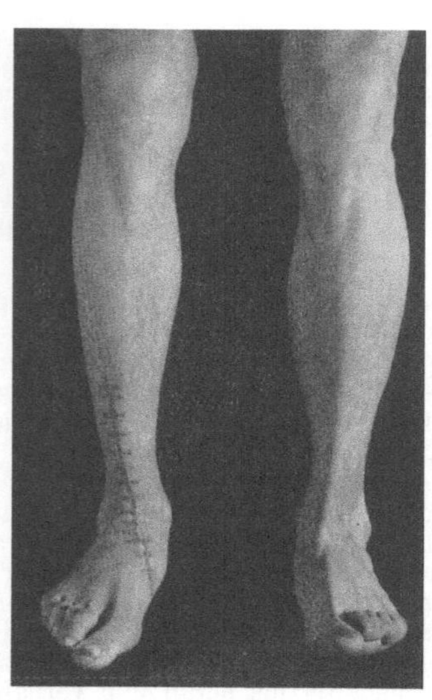

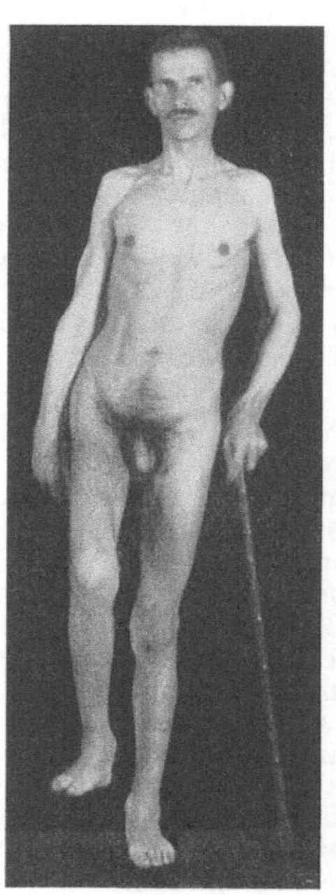

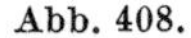

Abb. 408. Abb. 409.

Abb. 408. Ausgleich der Lähmung des Extensor dig. longus und Peroneus tertius rechterseits durch Überführung der abgespaltenen Hälfte der Sehne des Tibialis anticus auf die Sehne des Peroneus tertius.

Abb. 409. Ausgleich der Lähmung des Extensor dig. longus und Peroneus tertius durch Überführung der abgespaltenen Hälfte der Sehne des Tibialis anticus auf die Sehne des Peroneus tertius.

befriedigend (Abb. 407, 408, 409). LANGE, der wie ich die vollkommene Opferung des Tibialis anticus scheut, führt eine seidene Sehne vom Tibialis anticus zum Os cuboideum.

Nur wenn Tibialis anticus oder Extensor hallucis longus nicht zur Verfügung stehen, soll man an andere Muskeln appellieren, an den Peroneus longus, einen Teil des Triceps surae, eventuell auch an den Flexor hallucis oder Flexor dig. longus. Den Tibialis posticus opfere man auf keinen Fall für den Extensor dig. longus. Die günstigsten Resultate ergibt nach meiner Erfahrung bei Verwendung eines Kraftspenders aus der Gruppe der Plantarflexoren die Überpflanzung des Peroneus longus, dessen Sehne an das Dorsum überführt und mit der Sehne des Extensor dig. longus und Peroneus tertius in längerer Ausdehnung vernäht wird.

9. Extensor hallucis longus.

(L_5, S_1; Plexus sacralis, N. ischiadicus, N. peroneus communis, N. peroneus profundus.)

Der *Extensor hallucis longus* entspringt wie der Extensor dig. longus in der Hauptsache von der Membrana interossea und der Fibula. Sein schmales Ursprungsfeld liegt zwischen dem des Extensor digitorum und Tibialis anticus; nach oben zu erstreckt es sich nicht ganz so hoch hinauf wie das der beiden anderen Muskeln. Der Muskelbauch ist in seinem proximalen Abschnitt von dem des Tibialis anticus und Extensor digitorum bedeckt, tritt aber in dem Maße, als die beiden letzteren divergieren, zwischen beiden an die Oberfläche. Seine Endsehne, an welcher die Muskelfasern weit herabreichen, tritt zwischen der des Tibialis anticus und des Extensor dig. durch ein besonderes Fach des Lig. cruciatum hindurch, von einer besonderen Sehnenscheide eingehüllt. Sie verläuft über den Fußrücken lateral von der Sehne des Tibialis anticus und dieser zunächst parallel in schräger Richtung medialwärts an der Dorsalseite des ersten Metatarsale entlang und geht in die Streckaponeurose der Großzehe ein.

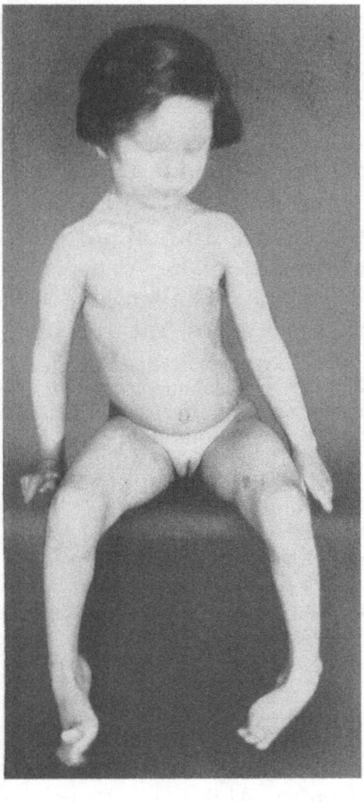

Im unteren Abschnitt des Unterschenkels liegt das weit an der Endsehne herabreichende Muskelfleisch des Extensor hallucis zwischen der Sehne des Tibialis anticus und Extensor dig. longus so oberflächlich, daß hier eine isolierte percutane faradische Reizung des Muskels möglich ist. Weitaus vollkommener gelingt die letztere, wenn der Extensor dig. longus gelähmt und atrophiert ist.

Durch die Kontraktion des *Extensor hallucis longus* wird der Fuß *dorsalflektiert*.

Nach R. FICK ist der Muskel der schwächste von allen Dorsalflexoren, seine maximale Arbeitsmöglichkeit am Talocruralgelenk beträgt nur 0,42 kg/m.

Abb. 410. Beiderseitige Integrität des Extensor hallucis longus bei Lähmung des Tibialis anticus und Extensor dig. longus et Peroneus tertius, Peroneus longus et brevis; Retraktion der Achillessehne. Bei der Dorsalflexion des Fußes geringe Exkursion desselben im Sinne der Dorsalflexion, größere im Sinne der Supination. Starke Extension beider Großzehen.

Schon DUCHENNE hatte hervorgehoben, daß der Extensor hallucis longus unter normalen Verhältnissen nur eine schwache Dorsalflexion hervorzubringen imstande sei. Andererseits hebt aber DUCHENNE hervor, daß im Falle der Lähmung des Tibialis anticus der Extensor hallucis longus erheblich hypertrophieren könne und dann imstande sei, eine sehr ausgiebige und kräftige Dorsalflexion des Fußes zustande zu bringen. Ich habe einen Fall beobachtet, in welchem von allen Dorsalflexoren nur der Extensor hallucis longus erhalten war. Anfangs bestand ein ausgesprochener Spitzfuß mit Retraktion der Achillessehne; der Kranke konnte trotz energischer Kontraktion des Extensor hallucis longus, die sich in der starken Dorsalflexion der großen Zehe verriet, den Fuß so gut wie gar nicht dorsalflektieren (Abb. 410). Um so überraschender war die Tatsache, daß nach der plastischen Verlängerung der Achillessehne die Dorsalflexion des Fußes in ebenso breitem Umfange gelang wie in der Norm. Nach BIESALSKI soll der Ausschlag des Fußes im Sinne der Dorsalflexion unter der Wirkung des Extensor hallucis longus etwa ebenso groß sein wie unter der Wirkung des Extensor dig. longus.

Während DUCHENNE dem Extensor hallucis longus eine schwache adduktorische Wirkung zuschreibt und ihn auch in dieser Hinsicht als einen Hilfsmuskel des Tibialis anticus bezeichnet, figuriert der Extensor hallucis longus bei R. FICK unter den Abductoren und Pronatoren des Fußes.

R. FICK gibt die größtmögliche Arbeit, welche der Muskel als Abductor und Pronator am unteren Sprunggelenk zu leisten vermag, auf 0,12 kg/m, am CHOPART-Gelenk auf 0,25 kg/m an.

Auch nach BIESALSKI ist der Extensor hallucis longus ein Abductor und Pronator. In dem von mir beobachteten Falle von isoliertem Erhaltensein des Extensor hallucis longus war eine Adduktion und Supination unverkennbar, sowohl bei der isolierten faradischen Reizung wie bei der willkürlichen Dorsalflexion. In anderen Fällen habe ich aber bei der faradischen Reizung des Extensor hallucis longus eine Pronation des Fußes beobachtet.

BIESALSKI hat darauf hingewiesen, daß der Extensor hallucis longus beim Plattfuß weniger ausgiebig dorsalflektiere als in der Norm, der Grad der Pronation sei etwa ebenso groß wie am normalen Fuß.

Die isolierte Lähmung des Extensor hallucis longus hat keinen greifbaren nachteiligen Einfluß auf die willkürliche Dorsalflexion des Fußes, ebensowenig auf die Seitenbewegungen, solange alle anderen Dorsalflexoren, Abductoren und Adductoren erhalten sind. Auch für die Stellung und die Form des Fußes ist der Ausfall des Muskels ohne Belang.

Der Extensor hallucis longus wird bei der Regeneration nach der Naht des Hüftnerven oder des N. peroneus später als die Mm. peronei, der Extensor dig. longus und der Tibialis anticus reneurotisiert. Das hängt mit dem tieferen Abgang seines Nervenastes vom N. peroneus profundus und dem distaleren Eintritt dieses Astes in den Muskel zusammen. Andererseits geht seine Reneurotisation der des Pediaeus voraus. Ich habe zahlreiche Fälle von Läsionen des Hüftnerven oder des N. peroneus gesehen, in denen sich die Funktion der Peronei, des Extensor dig. long. und Tibialis vollkommen wiederherstellte, der Extensor hall. longus und Pediaeus aber dauernd gelähmt blieben. Bei leichteren Schädigungen des N. peroneus kann es vorkommen, daß nur diese beiden letzteren Muskeln gelähmt sind, die ersteren aber von der Lähmung gar nicht oder kaum berührt werden. Die Nervenfasern des Extensor hall. long. und Pediaeus müssen also als weniger resistent wie die Bahnen der Mm. peronei des Extensor dig. long. und Tibialis anticus angesehen werden.

C. Die Ruhelage und Gestalt des Fußes.

Normaliter nimmt der Fuß bei horizontaler Rückenlage annähernd eine Mittelstellung zwischen extremer Dorsal- und Plantarflexion einerseits und extremer Abduktion-Pronation und Adduktion-Supination andererseits ein. Beim aufrechten Stehen bildet der Fuß mit der Längsachse des Unterschenkels in der sog. Normalstellung BRAUNE und FISCHERS etwa einen Winkel von 90°; bei der sog. bequemen Haltung und der strammen militärischen Haltung ist der Unterschenkel etwas gegen den Fuß vornübergeneigt, der Winkel zwischen Fußsohle und Unterschenkellängsachse ist also etwas kleiner als 90° (Abb. 336, S. 353).

Auf den Fuß wirken im Sinne der *Dorsalflexion*: Tibialis anticus, Extensor dig. long. und Peroneus tertius und Extensor hallucis longus ein, *plantarflektierend*: Triceps surae, Peroneus longus, Peroneus brevis, Tibialis posterior, Flexor dig. long. und Flexor hallucis longus, *adduzierend-supinierend* wirken: Triceps surae, Tibialis posticus, Flexor halluc. longus, Flexor dig. long., Tibialis anticus und manchmal auch Ext. hall. long., *abduzierend-pronierend* wirken: Peroneus longus, Peroneus brevis, Extensor dig. longus und Peroneus tertius. Gestützt und gesichert wird das Fußgewölbe durch den Peroneus longus,

Tibialis posticus, Flexor dig. long., Flexor hallucis longus und die Sohlenmuskulatur; auf Abflachung des Fußgewölbes wirken: Tibialis anticus, Extensor dig. longus und Peroneus tertius, Extensor hallucis longus und Triceps surae.

Die Schwere wirkt in horizontaler Rückenlage und beim Sitzen mit herabhängendem Unterschenkel, ohne daß der Fuß unterstützt ist, plantarflektierend, zugleich aber auch adduzierend-supinierend. Beim aufrechten Stehen wirkt die Schwere bei der sog. Normalstellung, bei welcher die Schwerlinie direkt durch die Verbindungslinie der Mittelpunkte beider Talo-cruralgelenke geht, theoretisch betrachtet, gar nicht auf das Fußgelenk ein, der Unterschenkel befindet sich im labilen Gleichgewicht zum Fuß. Bei der sog. bequemen Haltung und der strammen Haltung fällt aber die Schwerlinie vor die Verbindungslinie der Talo-cruralgelenke, die Schwere ist also bestrebt, die Unterschenkel nach vorne gegen die Füße zu neigen, sie wirkt mithin auf eine Vergrößerung der Dorsalflexion im Talo-cruralgelenk hin, die Plantarflexoren des Fußes haben füglich eine entsprechende Gegenspannung zu entwickeln, um das Gleichgewicht zu erhalten. Außerdem wirkt die Schwere beim aufrechten Stehen auf Abflachung des Fußgewölbes hin.

Man hat für die Stellungsanomalien, welche der Fuß erfährt, wenn die auf ihn einwirkenden Muskeln gelähmt sind, die sehr oft auch mit einer Veränderung der Fußform gepaart sind, bestimmte, seit altersher gebräuchliche Bezeichnungen eingeführt. Bei Lähmung der Dorsalflexoren des Fußes sinkt der Fuß der Schwere folgend in Plantarflexion, man bezeichnet das als *Spitzfuß* oder *Equinismus,* bei Lähmung der Plantarflexoren wird der Fuß durch den überwiegenden Zug der Dorsalflexoren selbst der Schwere entgegen in Dorsalflexion gezogen, man spricht dann von *Hackenfuß* oder *Pes calcaneus,* bei Lähmung der Adductoren und Supinatoren gerät der Fuß unter dem überwiegenden Zuge der Abductoren und Pronatoren in abnorme Abduktions-Pronationsstellung, das ist der *Pes valgus paralyticus* der Autoren; und bei Lähmung der Abductoren und Pronatoren nimmt der Fuß eine abnorme Adduktions- und Supinationsstellung ein, das ist der *Pes varus paralyticus.* Besteht ein Ausfall der auf Erhaltung und Vergrößerung der Fußwölbung gerichteten Muskelkräfte, flacht sich also das Gewölbe ab, spricht man von *Pes planus,* besteht umgekehrt eine Lähmung der Muskeln, deren Zug auf eine Abflachung des Gewölbes hinwirkt, so kommt es zu einer abnorm starken Ausbildung der Fußwölbung, zu einer Exkavation der Fußsohle; man bezeichnet diese Difformität als *Pes cavus.* Sehr leicht kommt es bei jeder dieser Haltungsanomalien zu einer sekundären Schrumpfung der nicht gelähmten antagonistischen Muskeln infolge der dauernden abnormen Annäherung ihrer Insertionspunkte; dazu gesellt sich eine Schrumpfung derjenigen Bänder und Gelenkkapselabschnitte, welche durch die abnorme Haltung des Fußes dauernd entspannt sind, während umgekehrt diejenigen Bandapparate, welche durch die Haltungsanomalien des Fußes dauernd gedehnt sind, mehr und mehr erschlaffen und nachgiebiger werden. Es kommt aber darüber hinaus sehr oft auch zu sekundären Veränderungen der Gelenkkonfigurationen, zu einer Umformung einzelner Knochen des Fußes und zu dauernden Veränderungen der Lage der einzelnen Fußknochen zueinander. Diese sekundären Veränderungen, die Retraktion der nicht gelähmten Muskeln und Sehnen, die Schrumpfung der Bänder und Gelenkkapseln, die Veränderungen in der Gestalt und Lage der einzelnen Fußknochen zueinander, sind bei der Therapie der Haltungs- und Gestaltanomalien des Fußes auf das sorgfältigste zu berücksichtigen. Ihre Beseitigung ist oft eine unbedingte Voraussetzung für das Gelingen operativer Eingriffe, welche die Wiederherstellung der Funktion der gelähmten Muskeln bezwecken, einerlei ob es sich dabei um Reneurotisation derselben durch Nervennaht oder Neurolyse, direkte Nervenimplantation in die gelähmten Muskeln, Heteroreneurotisation durch andere Nerven oder um Muskel- und Sehnenüberpflanzungen handelt.

1. Pes equinus paralyticus.

Die stärksten Grade von Pes equinus werden beobachtet, wenn alle Dorsalflexoren des Fußes, Tibialis anticus, Extensor dig. longus und Peroneus tertius und Extensor hallucis longus gelähmt sind. Dann hängt der Fuß in horizontaler Rückenlage des Patienten und beim Sitzen, wenn der Fuß nicht unterstützt ist, der Schwere und dem Zuge der Plantarflexoren folgend in Spitzfußstellung herab. Das hindert aber nicht, daß beim aufrechten Stehen die Fußsohle in ganzer Ausdehnung dem Boden anliegt und daß Unterschenkel und Fuß im Tolocruralgelenke die normale Stellung zueinander einnehmen, solange keine Retraktion der Plantarflexoren vorhanden ist. Eine solche entwickelt sich aber bei der Lähmung der Dorsalflexoren früher oder später nur gar zu leicht, und sie kann selbst durch sorgfältigste systematische Mobilisationsübungen und gewissenhafte Lagerung des Fußes in korrigierenden Schienenhülsenapparaten nicht immer verhütet werden. Zur Retraktion der Plantarflexoren, welche in erster Linie den Triceps surac und die Achillessehne, aber mehr oder weniger auch die anderen Plantarflexoren, Peroneus longus et brevis, Tibialis posticus, Flexor. dig. long. und Flexor hallucis longus betrifft, gesellt sich eine sukzessive Erschlaffung der dorsalen Verstärkungsbänder, insbesondere des Lig. fibulo-talare anterius und Tibio-talare anterius und der dorsalen Kapselabschnitte des Talo-cruralgelenkes sowie eine Schrumpfung der rückwärtigen Bänder, insbesondere des Lig. Fibulo-talare posterius und Tibio-talare posterius hinzu. Dazu treten dann unter Umständen noch Veränderungen der Gelenkkonfiguration des Talo-cruralgelenkes, der Gelenkknorpel schwindet an den Teilen der Talusrolle, welche mit der Tibia nicht mehr in Berührung ist, mehr und mehr, ja es kann zur vollkommenen Ankylose des Talo-cruralgelenkes kommen. Der Grad der Plantarflexion des Fußes kann beim Spitzfuß so groß sein, daß der Fußrücken mit der Längsachse des Unterschenkels einen überstumpfen Winkel bildet, ja es sind Fälle beobachtet worden, in denen das Tuber calcanei an die Rückseite der Unterschenkelknochen anstieß. In allen Fällen, in denen die Spitzfußstellung durch die Retraktion der Plantarflexoren, insbesondere der Achillessehne fixiert ist, kommt auch beim Stehen die Fußsohle nicht mehr in ihrer ganzen Ausdehnung mit dem Boden in Berührung, die Ferse steht mehr oder weniger weit vom Boden ab, in extremen Fällen ruht der Fuß nur mit den Köpfchen der Metatarsalknochen und der Plantarfläche der Zehen, die stark gegen die ersteren zurückgebogen sind, dem Boden auf. Zum Ausgleich der Verlängerung, welche das Bein durch den fixierten Spitzfuß erfährt, werden Knie und Hüfte gebeugt gehalten,

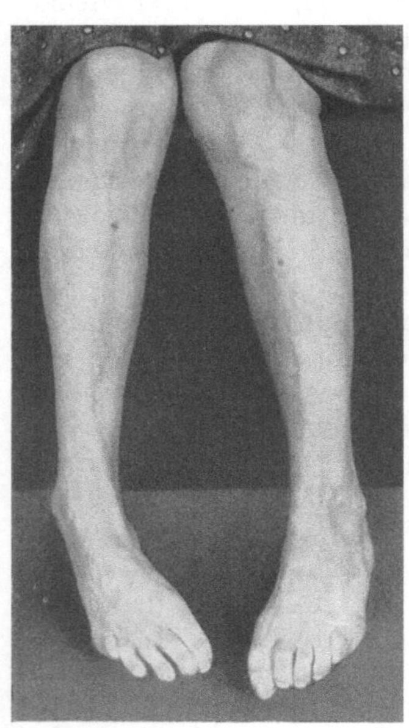

Abb. 411. Pes varo-equinus bei Lähmung aller Dorsalflexoren des Fußes.

Der Equinimus im engeren Sinne ist nun aber bei der Lähmung aller Dorsalflexoren nicht selten mit anderen Haltungsanomalien und Gestaltsveränderungen des Fußes gepaart. Zunächst nimmt der Fuß fast stets auch eine mehr oder weniger ausgesprochene Varusstellung ein (Abb. 411). Hieran ist teils die Schwere schuld, welche den Fuß nicht nur in Plantarflexion, sondern zugleich in Adduktion und Supination führt. Vor allem aber ist hierbei der Umstand im Spiele, daß die Mehrzahl der Plantarflexoren (Triceps surae, Tibialis posticus, Flexor dig. long., Flexor hallucis longus) zugleich kräftige Adductoren und Supinatoren sind und daß diese über die abduktorisch-pronatorische Wirkung der beiden Peronei die Oberhand gewinnen. Fast jeder Pes equinus ist mehr oder weniger gleichzeitig auch ein Pes varus, selbst wenn die Mm. peronei erhalten sind. Die Haltungsanomalie läuft bekanntlich unter der Bezeichnung *Pes varo-equinus* (Abb. 411). Außerdem kommt es aber auch nicht selten zu einer mehr und mehr zunehmenden Exkavation der Fußsohle, zur Ausbildung eines *Pes cavus* (Abb. 412, 413, 414). Der Vorderfuß erfährt seinerseits eine Plantarflexion gegen den Hinterfuß, teils in den Gelenken zwischen Naviculare und Talus, und zwischen Cuboid und Calcaneus, teils in den Gelenken zwischen den Cuneiformia und dem Naviculare, teils endlich in den Tarso-metatarsalgelenken. Von den Dorsalflexoren des Fußes übt der Tibialis anticus eine dorsalflektierende Wirkung auf das erste Cuneiforme und das erste Metatarsale aus, die sich, wenn diese Knochen eine relativ freie Beweglichkeit besitzen, schon normaliter demonstrieren läßt. Der Tibialis anticus flacht den ersten Bogen des Längsgewölbes des Fußes ab. Der Peroneus tertius hat seine Insertion an der Basis des fünften und vierten Mittelfußknochens und flacht den vierten und fünften Gewölbebogen ab. Obwohl der Extensor digitor longus und Extensor digitor longus nicht an den Tarsal- und Metatarsalknochen, sondern an den Zehen inserieren, üben sie im Prinzip eine dem Tibialis anticus und Peroneus tertius ähnlichen, aus Abflachung des Längsgewölbes des Fußes gerichteten, Einfluß auf, der nur wegen der starren Verbindungen der einzelnen Fußknochen untereinander normaliter nicht unmittelbar zu demonstrieren ist. Wenn alle Dorsalflexoren gelähmt sind, so macht sich der Einfluß der im Gegensinne, auf Vermehrung des Fußgewölbes, hinwirkenden Muskeln mehr und mehr bemerkbar und die Fußsohle nimmt eine zunehmende Exkavation an,

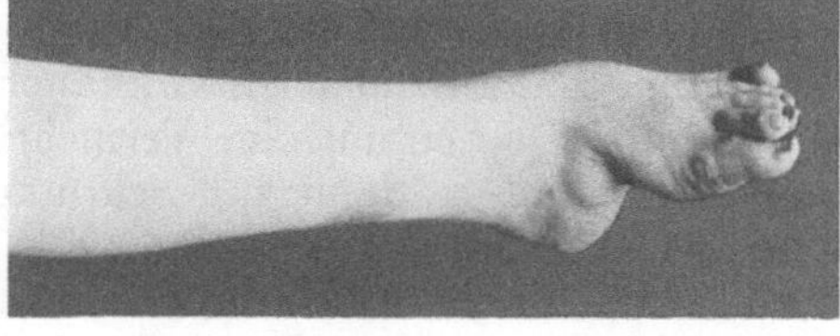

Abb. 412. Pes equino-varo-cavus bei Lähmung aller Dorsalflexoren.

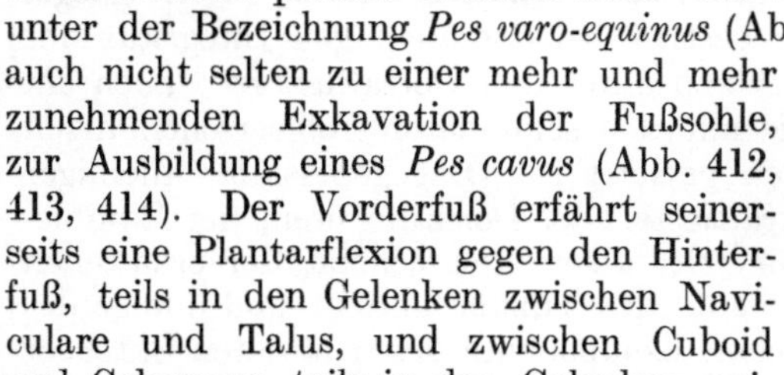

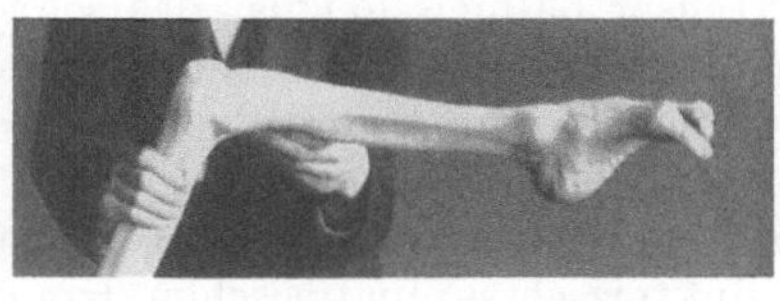

Abb. 413. Pes equino-cavus bei Lähmung aller Dorsalflexoren. Gleichzeitig Plantarflexionskontraktur der Zehen.

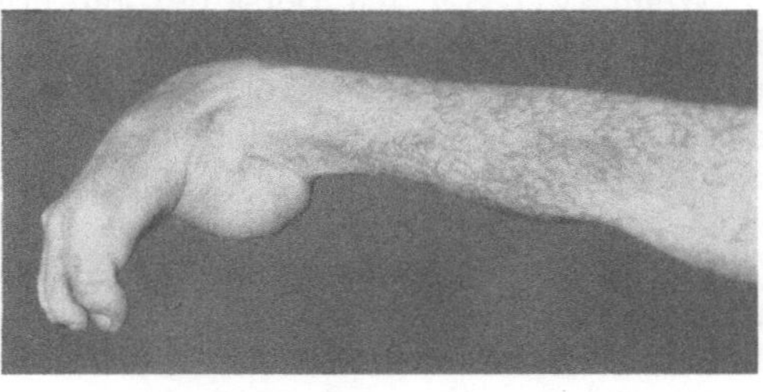

a

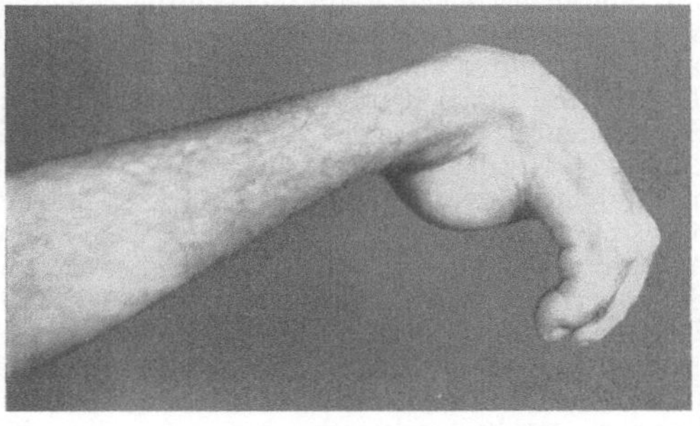

b

Abb. 414 a und b. Beiderseitiger Pes equino-cavus stärksten Grades bei Lähmung aller Dorsalflexoren. Gleichzeitig Plantarflexionskontraktur der Zehen.

der Vorderfuß knickt sich gegen den Hinterfuß plantarwärts ab (Abb. 412—414). An dem Zustandekommen dieses Hohlfußes ist der Zug des Peroneus longus, des Tibialis posticus, des Flexor digitor et hallucis longus, besonders aber der Zug der vom Hinterfuß entspringenden und nach vorne ziehenden Fußsohlenmuskulatur schuld. Schließlich wirkt auch die den Equinismus begleitende Varusstellung an sich schon auf eine Vermehrung der Fußwölbung hin (vgl. S. 414). Sekundär kommt es dann zur Schrumpfung der Plantaraponeurose und der zahlreichen plantaren Fußbänder. Für den mit dem Spitzfuß kombinierten Hohlfuß ist es charakteristisch, daß das Tuber calcanei stark gehoben (dorsalflektiert) ist, der vordere Rand des Calcaneus aber ebenso wie der Taluskopf gesenkt, plantarwärts flektiert sind, und daß nun gegen diesen an sich plantarflektierten Hinterfuß der Vorderfuß noch seinerseits plantarflektiert ist (Abb. 414).

Sobald einer der Dorsalflexoren des Fußes erhalten ist, ist in der Regel der Equinismus geringer. Allerdings besteht bei der alleinigen Integrität des Extensor hallucis longus, des schwächsten unter den Dorsalflexoren, auch ein hoher Grad von Spitzfußstellung, die mit den sekundären Folgeerscheinungen der Schrumpfung der Plantarflexoren gepaart ist. Dagegen ist bei alleiniger Integrität der Tibialis anticus, des kräftigsten der Dorsalflexoren, der Equinismus meist wesentlich geringer, dafür tritt aber entsprechend der erhaltenen adduktorisch-supinatorischen Komponente des Tibialis anticus und infolge des Ausfalls der abduktorisch-pronatorischen Komponente des gelähmten Extensor dig. longus und Peroneus tertius die Varusstellung stärker hervor. Die alleinige Integrität des Extensor digitorum longus und Peroneus tertius vermag zumeist ebensowenig wie die des Extensor hallucis den Spitzfuß zu verhüten, wenn auch der Grad des Equinismus geringer ist als bei alleiniger Integrität des letzteren.

Wenn zwei von den Dorsalflexoren erhalten und nur einer gelähmt ist, so liegen die Verhältnisse etwa folgendermaßen: Der isolierte Ausfall des Extensor hallucis longus hat keinen erkennbaren Einfluß auf Stellung und Gestalt des Fußes. Auch bei isolierter Lähmung des Extensor dig. longus und Peroneus tertius besteht in der Regel kein nennenswerter Equinismus. Dagegen ist ein solcher bei isolierter Lähmung des Tibialis anticus des öfteren vorhanden (Abb. 398, S. 437). Bezüglich der Einzelheiten der Haltungs- und Gestaltsanomalie des Fußes bei der isolierten Lähmung des Tibialis anticus kann auf die früher gegebene Beschreibung (S. 436 und 437) verwiesen werden.

Die Therapie des Spitzfußes hat in erster Linie die Reneurotisation der gelähmten Muskeln anzustreben; wenn möglich die Homoreneurotisation durch Naht des Ischiadicus oder N. peroneus communis oder N. peroneus profundus, eventuell, wenn eine Naht nicht möglich ist, durch autoplastische Überbrückung des bestehenden Nervendefektes oder durch direkte Implantation des N. peroneus profundus in die gelähmten Muskeln. Wenn eine Homoreneurotisation nicht möglich ist, ist die Heteroreneurotisation der Dorsalflexoren durch den N. tibialis zu erstreben, entweder durch Inokulation des peripheren Abschnittes des durchtrennten N. peroneus profundus in einen angefrischten Schlitz des N. tibialis oder durch Kopulation des peripheren Abschnittes des N. peroneus mit dem zentralen Abschnitt des ad hoc unterhalb des Abganges der Äste für den Gastrocnemius und die dorsale Soleusportion ganz durchtrennten N. tibialis. Bei letzterer Methode werden allerdings Tibialis posticus, Flexor hallucis longus, Flexor dig. longus und die Sohlenmuskulatur geopfert und die Fußsohle verliert ihre Sensibilität, darum dürfte die erstere Methode der Inokulation, bei welcher nur etwa ein Drittel des N. tibialis durchtrennt wird, was in der Regel zu gar keinen umschriebenen Ausfällen führt, den Vorzug verdienen.

Da wo eine Homo- oder Heteroreneurotisation nicht möglich ist oder nicht erstrebt wird, kommen die Muskel- und Sehnenverpflanzungen zu ihrem Recht. Über die Methoden des Ersatzes der einzelnen Dorsalflexoren ist bereits eingehend bei jedem einzelnen Muskel berichtet worden. Es soll daher hier nur noch besprochen werden, welche Muskeln als Kraftspender zu verwenden sind, wenn mehrere der Dorsalflexoren oder alle zugleich gelähmt sind.

Wenn Tibialis anticus und Extensor dig. long. gelähmt sind, so überpflanze ich, wenn er vollkräftig ist, den Extensor hall. long. auf dem Tibialis anticus und den Peroneus longus auf den Extensor dig. long. und Peroneus tertius. Vulpius empfiehlt das gleiche Verfahren.

LANGE wählt ebenfalls als Kraftspender den Extensor hall. und den Peroneus longus, bzw. beide Peronei, oder auch den Extensor hall. longus und Flexor hall. longus, eventuell statt des letzteren den Flexor dig. longus oder den Tibialis posticus. Er überpflanzt aber prinzipiell die Sehnen der Kraftspender nicht auf die Sehnen der gelähmten Muskeln, sondern näht erstere an das Periost des Naviculare und das Os cuboideum an. Wenn außer dem Extensor hall. longus nur noch der Gastrocnemius als Kraftspender zur Verfügung steht, so überpflanzt LANGE die Sehne des ersteren auf die Mitte des Fußrückens und führt beiderseits eine seidene Sehne vom Gastrocnemius zum Naviculare und Cuboid.

Wenn Tibialis anticus und Extensor hall. longus gelähmt sind, der Extensor dig. longus aber erhalten ist, empfiehlt es sich, wie bei der isolierten Lähmung des Tibialis anticus die Sehne des letztern so hoch oben wie möglich zu durchtrennen und das distale Stück an die Sehnen und den Muskelbauch des Extensor dig. longus anzunähen, außerdem aber den distalen Abschnitt der durchschnittenen Sehne des Extensor hall. longus in der gleichen Weise an den Extensor dig. anzuschließen. VULPIUS empfiehlt statt dessen den Peroneus longus auf den Tibialis anticus zu überpflanzen, mit dem Extensor hall. aber ebenso zu verfahren wie beschrieben. Man kann aber in einem solchen Falle auch nach LANGE den Extensor digitor auf das Naviculare und den Peroneus longus auf das Cuboid überpflanzen.

Wenn Extensor dig. long. und Extensor hall. longus gelähmt, der Tibialis anticus aber intakt ist, so spalte ich, wie es bereits früher S. 440 beschrieben worden ist, entweder die Sehne des Tibialis longitudinal, belasse die eine Hälfte an ihrem Ansatz und überpflanze die andere Hälfte auf die Sehne des Peroneus tertius, wenn dieselbe kräftig entwickelt ist. Fehlt sie oder ist sie sehr schmächtig, so fixiere ich die überführte Hälfte der Tibialissehne am Cuboid oder an der Basis des 5. Metatarsale. In anderen Fällen habe ich die Sehnen des Extensor dig. long. und Extensor hall. longus soweit als möglich proximal durchtrennt und auf den Bauch bzw. die Sehne des Tibialis anticus aufgenäht; letztere bleibt hierbei ganz an ihrer alten Insertionsstelle, wird also nicht gespalten. LANGE führt vom Bauch des Tibialis anticus eine seidene Sehne an das Cuboid heran, vernäht aber außerdem auch noch die Sehnen des Extensor dig. long. und Extensor hall. long. mit dem Tibialis anticus und führt eventuell noch eine seidene Sehne vom Gastrocnemius zur Außenseite des Calcaneus, wenn die Varusstellung des Fußes stark ausgeprägt ist. VULPIUS hat für den Fall der Lähmung des Extensor dig. long. und Extensor hall. longus empfohlen, den ersteren durch den Peroneus longus zu ersetzen und die Sehne des Extensor hallucis an den Tibialis anticus anzuschließen.

Wenn alle drei Dorsalflexoren gelähmt sind, so überpflanzt VULPIUS den Flexor hall. longus auf den Tibialis anticus, den Peroneus longus auf den Extensor dig. longus und Extensor hall. longus. LANGE hat in einem solchen Fall die beiden M. peronei auf das Cuboid, den Tibialis posticus auf das Naviculare, in anderen Fällen den einen Peroneus auf das Cuboid, den anderen auf das Naviculare überpflanzt. In einem weiteren Fall hat er die Sehne des Tibialis posticus auf die Mitte des Fußrückens aufgenäht und je eine Seidensehne vom Gastrocnemius zum Naviculare und Cuboid geführt. Auch SPITZY hat den Tibialis posticus als Kraftspender verwandt. Wenn überhaupt nur der Triceps surar zur Verfügung steht, so führte LANGE je eine seidene Sehne vom Gastrocnemius zum Naviculare und Cuboid. Er zieht dies Verfahren der Überpflanzung abgespaltener Teile der Achillessehne auf den Fußrücken entschieden vor und ich muß ihm darin Recht geben. Ich habe mit der letzteren Methode keine guten Erfahrungen gemacht, was allerdings in Widerspruch zu den Resultaten steht, über die VULPIUS und HOFFA berichtet haben. Auch SPITZY hat einen Teil des Triceps surae als Kraftspender für die gelähmten Dorsalflexoren verwandt. KATZENSTEIN hat schließlich den Quadriceps dazu benutzt, indem er je einen Fascienzügel vom Vastus lateralis und medialis zu den gelähmten Dorsalflexoren führt.

Selbstredend muß jeder Sehnenüberpflanzung beim Pes equinus eine sorgfältige Beseitigung der Widerstände seitens der geschrumpften Plantarflexoren des Fußes vorausgehen. Sehr oft kommt man mit der plastischen Verlängerung der Achillessehne aus. Doch steht nicht selten auch noch ein gewisser Widerstand seitens der anderen Plantarflexoren besonders des Tibialis posticus, Flexor hallucis und Flexor digitorum longus hinderlich im Wege. In solchen Fällen empfiehlt sich die Verwendung eines oder mehrerer dieser letzteren Muskeln für den Ersatz der gelähmten Dorsalflexoren. Wenn andererseits eine erhebliche Retraktion der M. peronei besteht, ist es ratsam, einen von diesen eventuell beide, als Kraftspender zu verwenden.

Zur Behebung eines konkomitierenden Pes cavus empfiehlt sich außer der Durchtrennung der Plantarfascie vor allem die Abschiebung der Sohlemuskulatur von ihrer Insertion am Calcaneus. Die subcutane totale quere Durchtrennung aller Sohlenmuskeln, Sehnen und Bänder im Bereiche der Fußsohle nach PHELPS ist fast nie notwendig.

Nächst dem Ersatz der gelähmten Dorsalflexoren durch andere Muskeln müssen die Methoden der halbstarren und ganzstarren Fixation des Fußes in Dorsalflexion erwähnt werden, die aber erst dann angezeigt sind, wenn kein Muskelmaterial zur Verpflanzung zur Verfügung steht. Am wenigsten leistet die einfache Raffung der Sehnen der Dorsalflexoren nach HOFFA; etwas bessere Resultate erzielt man mit der Tenodese der Dorsalflexoren an der Tibia und eventuell auch an der Fibula nach TILANUS, CODIVILLA u. a., wobei die Sehnen der Dorsalflexoren entweder nur auf das Periost aufgenäht oder durch einen Knochenkanal durch die Tibia hindurchgeführt und dann vernäht worden (STOFFEL) oder nach VULPIUS außer mit dem Periost auch mit der Fascie fest verlötet werden. Manche Autoren benutzen zur Fixation des Fußes in Dorsalflexion Fascienzügel, die an das Periost der Unterschenkelknochen einerseits und den Fußrücken andererseits angenäht werden (BURK, MÜLLER, ANSINN, STOFFEL). Die Gefahr der Relaxation ist aber doch bei allen diesen Methoden mehr oder weniger vorhanden. Geringer ist sie sicher, wenn man zur Verstärkung zwei künstliche Seidensehnen nach LANGE von der Tibia zum Naviculare und Cuboid führt. Die Arthrodese des Fußgelenkes kommt, wenn es sich nur um eine Lähmung der Dorsalflexoren handelt, meines Erachtens nicht oder nur in Ausnähmefällen in Betracht. Empfohlen wird sie allerdings auch hierfür und kein geringerer als BIESALSKI zieht sie mehrfachen Sehnenüberpflanzungen am Fuße vor. SPITZY hat empfohlen, das untere Sprunggelenk total zu versteifen, um den Kranken vor den abnormalen Kantungen zu schützen. Das obere Sprunggelenk wird durch partielle Entfernung des Knorpels der Malleolengabel und der ihnen korrespondierenden Abschnitte der Talusrolle nur partiell versteift.

Zum Schluß sei darauf hingewiesen, daß nicht selten ein guter orthopädischer Stiefel die Lähmung der Dorsalflexoren recht weitgehend auszugleichen vermag.

Im übrigen muß bei der Beseitigung jedes Spitzfußes berücksichtigt werden, ob eine solche im Interesse des Kranken gelegen ist oder nicht. Wenn eine Verkürzung des Beines besteht, so trägt der Spitzfuß, wenn er durch Sehnen- und Bänderkontrakturen oder gar durch Ankylose des Talocruralgelenkes fixiert ist, zum Ausgleich der Verkürzung bei. Unter diesen Umständen ist eine Behebung des Spitzfußes entweder zu widerraten oder höchstens in denjenigen Grenzen zu halten, welche gerade noch mit dem Ausgleich der Beinverkürzung verträglich sind.

2. Der Hackenfuß (Pes calcaneus).

Der *Hackenfuß* oder Pes calcaneus entsteht dadurch, daß die Plantarflexoren gelähmt sind und die Dorsalflexoren das Übergewicht erhalten und den Fuß in abnorme Dorsalflexion ziehen. Im Laufe der Zeit kommt es dann zur Kontraktur der Dorsalflexoren. Die wesentlichen Merkmale des reinen Hackenfußes, des *Pes sursum flexus,* der zustande kommt, wenn alle Plantarflexoren des Fußes, Triceps surae, Tibialis posticus, Flexor dig. et hallucis longus, Peroneus longus et brevis und außerdem auch die Sohlenmuskulatur gelähmt sind, wie es z. B. bei völliger Unterbrechung des N. tibialis und des N. peroneus superficialis der Fall ist, sind die, daß der Fuß als Ganzes abnorm dorsalflektiert ist, gleichzeitig sind die Zehen dorsalflektiert, dagegen ist der Fersenbeinhöcker abnorm gesenkt. Beim Stehen oder am Stützbein beim Gange ruht nur die Ferse dem Boden auf und die Fußspitze weist schräg nach vorne und oben. HOFFA hat Fälle von Hackenfuß beschrieben, in denen die Rückfläche des Fersenbeinhöckers in ihrer vollen Ausdehnung beim Stehen dem Boden aufruhte.

Bei der Lähmung des N. tibialis, bei der Triceps surae, Tibialis posticus, Flexor dig. longus, Flexor hallucis longus und die Sohlenmuskulatur gelähmt, die Mm. peronei aber erhalten sind, besteht ebenfalls ein mehr oder weniger ausgesprochener Pes sursum flexus; der Fuß ist als Ganzes dorsalflektiert, die Zehen sind dorsalflektiert, das Tuber calcanei ist gesenkt. Die Mm. peronei allein vermögen dem Zuge der Dorsalflexoren keinen ausreichenden Widerstand entgegenzusetzen, aber ihre abduktorisch-pronatorische Komponente setzt sich durch, der Fuß gerät in Valgusstellung, es besteht ein Pes calcaneo-valgus. Auch die plantarflektierende und abduzierende Wirkung des Peroneus longus auf das erste Cuneiforme und erste Metatarsale kann sich durchsetzen, so daß besonders der erste Mittelfußknochen plantarwärts gesenkt und gegen den lateralen Fußrand zu verschoben ist und die Höhlung der Fußsohle am Innenrande stärker ausgesprochen ist als normaliter (Pes calcaneo-valgo-cavus).

Das alleinige Ausscheiden beider Mm. peronei aus dem Konzern der Plantarflexoren verleiht den Dorsalflexoren des Fußes kein Übergewicht über die Plantarflexoren, wenn Triceps surae, Tibialis posticus, Flexor dig. et hallucis longus intakt sind. Bei Lähmung beider Mm. peronei besteht keine Andeutung eines Hackenfußes. Das gleiche gilt von der gemeinsamen Lähmung des Tibialis posticus, Flexor hallucis longus und Flexor dig. longus, d. h. also von der Lähmung des N. tibialis distal vom Abgang der Nervenäste für den Triceps surae. In diesem Falle vermag der letztere Muskel im Verein mit den Mm. peronei dem Zuge der Dorsalflexoren ein vollkommen genügendes Pari zu bieten.

Wenn der Triceps surae allein gelähmt ist, die Peronei, Tibialis posticus, Flexor dig. longus und Flexor hallucis longus dagegen erhalten sind, so kommt es sehr leicht zur Ausbildung eines mehr oder weniger ausgesprochenen Pes calcaneus (Abb. 376—379, S. 416—419). Derselbe ist fast stets gleichzeitig ein Pes valgus, weil die Abductoren und Pronatoren (Mm. peronei, Extensor dig. longus) über die Adductoren und Supinatoren, welche ihres kräftigsten Vertreters in dem Triceps surae verlustig gegangen sind, die Oberhand gewinnen. Wenn Triceps surae und beide Peronei gleichzeitig gelähmt sind, besteht keine Valgusstellung. Außerdem macht sich aber beim isolierten Ausfall des Triceps surae der auf Vermehrung der Fußwölbung gerichtete Zug des Peroneus longus, Tibialis posticus, Flexor dig. longus, Flexor hallucis longus und vor allem der Zug der Sohlenmuskulatur bemerkbar. Der Vorderfuß erfährt zumeist eine förmliche plantarwärtige Abknickung gegen den Hinterfuß, es besteht ein ausgesprochener Pes cavus (vgl. Abb. 380, 381, S. 418, 419). Die Difformität des Fußes bei der isolierten Lähmung des Triceps surae ist also sehr oft ein Pes calcaneo-valgo-cavus. Das charakteristische Kennzeichen dieses Hohlfußes ist die Senkung des Tuber calcanei, die Hebung des vorderen Teiles des Hinterfußes und die plantarwärtige Abknickung des Vorderfußes gegen den dorsalflektierten Hinterfuß. Die Exkavation der Fußsohle ist bei der isolierten Lähmung des Triceps surae viel stärker ausgesprochen als bei der Lähmung des gesamten N. tibialis. Zwar kommt es, wie oben erwähnt, auch bei der letzteren unter dem Zuge des Peroneus longus zu einer Vermehrung der Wölbung des ersten Längsbogens des Fußgewölbes. Aber bei der reinen Lähmung des Triceps surae spielt die Integrität des Tibialis posticus, Flexor dig. et halluc. longus und vor allem der Sohlenmuskulatur eine große Rolle. Der Hohlfuß weist fast ebenso hohe Grade wie bei der isolierten Lähmung des Triceps surae auch dann auf, wenn zu letzterer noch eine Lähmung des Tibialis posticus, Flexor dig. long. und Flexor hallucis longus hinzukommt, die Sohlenmuskulatur aber erhalten ist.

Daß beim Hackenfuß wie bei jeder anderen Anomalie der Stellung und Gestalt des Fußes zur Lähmung der Muskeln, welche die primäre Ursache der Difformität ist, im Laufe der Zeit noch sekundäre Veränderungen hinzutreten, einerseits in Form von Retraktion der nicht gelähmten Muskeln und von Schrumpfung der dauernd entspannten Bänder (Lig. tibio-talare anterius, Lig. tibio naviculare, Lig. fibulotalare anterius, beim Hohlfuß auch der Plantaraponeurose und mehr oder weniger aller die Fußwölbung unterhaltenden plantaren Bänder), andererseits in Form einer Relaxation der dauernd gedehnten Bänder (Lig. tibio-talare posterius, fibulo-talare posterius, tibio-calcaneum sowie der dorsalen Bänder zwischen Hinter- und Mittelfuß), schließlich aber auch in Form erheblicher Veränderungen der Gestalt der einzelnen Fußknochen und der Gelenkkonfiguration, bedarf kaum einer besonderen Erwähnung.

Auch beim Hackenfuß hat die Therapie in erster Linie eine Homoreneurotisation oder Heteroreneurotisation der gelähmten Muskeln anzustreben. Wie jeder einzelne der gelähmten Plantarflexoren am geeignetsten durch andere Muskeln ersetzt werden kann, ist bereits früher geschildert worden. Hier soll nur noch erörtert werden, wie sich die Therapie beim Hackenfuß gestaltet, wenn mehrere oder alle Plantarflexoren gleichzeitig gelähmt sind. Sind alle Plantarflexoren gelähmt, so müssen die Dorsalflexoren als Kraftspender herangezogen werden. Man führt dann am besten den Extensor hallucis longus an die Innenseite der Achillessehne, den Extensor dig. longus und Peroneus tertius an die Außenseite derselben; die distalen Teile der Sehnen des Extensor dig. longus werden an die Sehne des Tibialis anticus angeschlossen, der distale Abschnitt der Sehne des Extensor hall. longus wird mit der Sehne des Extensor hall. brevis vernäht. Die Achillessehne wird ausgiebig gerafft und die Plantarflexionsstellung des Fußes wird eventuell noch durch zwei künstliche Seidensehnen, die nach Lange von der Tibia zum Calcaneus geführt werden, gesichert.

Sind die Peronei erhalten, die anderen Plantarflexoren, Triceps surae, Tibialis posticus, Flexor dig. longus und Flexor hallucis longus aber gelähmt, wie es bei der Unterbrechung des N. tibialis der Fall ist, so wird der Peroneus longus an die eine, der Peroneus brevis an die andere Seite der Achillessehne herangeführt; letztere wird wie im vorangehenden Falle gerafft und eventuell werden auch noch die Langeschen seidenen Verstärkungszügel vom Calcaneus zur Tibia geführt. Bei diesem Pes calcaneo-valgus ist auf den Ausgleich der Valgusstellung sorgfältig zu achten; es empfiehlt sich daher, den Peroneus longus, als den stärkeren von beiden, an die Innenseite der Achillessehne zu nähen und außerdem auch noch an der medialen Seite des Calcaneus zu fixieren. Wenn gleichzeitig ein Pes cavus besteht und durch die Abtrennung der Sehne des Peroneus longus von ihrer ursprünglichen Insertion die Exkavation der Fußsohle noch nicht genügend ausgeglichen wird, weil eine Retraktion der Plantaraponeurose besteht, so wird letztere durchtrennt. Die Retraktion der plantaren Fußbänder kann dann in der Regel durch stumpfes Redressement in Narkose beseitigt werden.

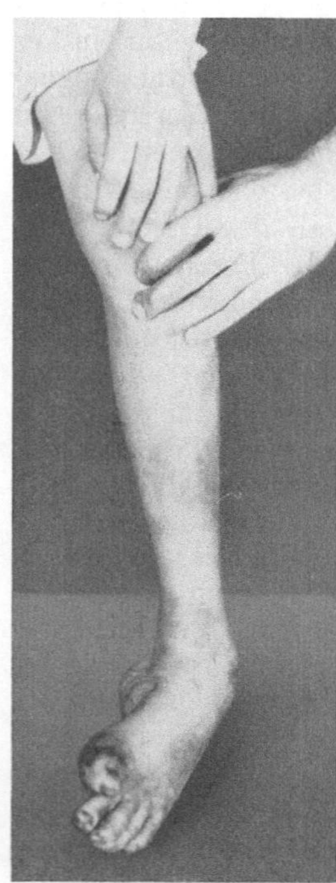

Abb. 415. Pes varus infolge Lähmung aller Pronatoren (Peroneus longus et brevis, Extensor dig. longus et Peroneus tertius).

Dagegen ist in Fällen von Lähmung des Triceps surae, Tibialis posticus, Flexor dig. et hall. longus, in denen die Sohlenmuskulatur erhalten ist, zur Behebung des Hohlfußes unter Umständen die Ablösung der Sohlenmuskulatur von ihrer Insertion am Calcaneus erforderlich.

Wenn Triceps surae und die M. peronei gelähmt, Tibialis posticus, Flexor dig. et hallucis longus und die Sohlenmuskulatur aber erhalten sind, so empfiehlt es sich, als Kraftspender den Tibialis posticus und den Flexor dig. longus oder Flexor hallucis longus zu verwenden und den einen von ihnen an die Innenseite, den anderen an die Außenseite der Achillessehne zu vernähen. Zu beachten ist dabei, daß die in diesen Fällen vorhandene Varusstellung des Fußes dadurch ausgeglichen wird, daß der an die Außenseite verpflanzte Muskel unter etwas stärkerer Spannung steht als der auf die Innenseite überführte. Zumeist wird allerdings schon dadurch, daß aus dem Konzern der Adductoren und Supinatoren jetzt außer dem gelähmten Triceps surae noch zwei weitere Muskeln (Tibialis posticus und Flexor dig. long. oder Flexor hallucis long.) ausscheiden, indem sie ja als Kraftspender an die Achillessehne herangeführt werden, die Varusstellung vollkommen ausgeglichen. Eine gleichzeitig vorhandene Hohlfußbildung wird in derselben Weise bekämpft, wie es vorher beschrieben worden ist.

Wie bei alleiniger Lähmung des Triceps surae vorzugehen ist, ist bereits früher (S. 424) ausführlich geschildert worden.

Daß beim Pes calcaneus eine sorgfältige Umformung der veränderten Gestalt der einzelnen Fußknochen in Narkose notwendig sein kann, bedarf wohl keiner besonderen Erwähnung. Dringend erforderlich ist nach der Operation eine genügend lange Fixierung des Fußes in überkorrigierter Stellung und auch späterhin wird manchmal das Tragen eines orthopädischen Hackenfußschuhes wünschenswert sein. Eingreifendere Operationen, wie die Arthrodese des Fußgelenkes, dürften beim Hackenfuß wohl nur in seltenen Fällen angezeigt sein.

3. Der Klumpfuß (Pes varus paralyticus).

Der Pes varus paralyticus entsteht dadurch, daß die Adductoren und Supinatoren über die gelähmten Abductoren und Pronatoren die Oberhand erlangen. Unterstützt wird die Wirkung der ersteren durch die Schwerkraft, welche ebenfalls adduzierend und supinierend auf den Fuß wirkt. Als Abductoren und Pronatoren wirken auf den Fuß Peroneus longus, Peroneus brevis, Extensor digitor. longus und Peroneus tertius. Adduzierend und supinierend wirken: Triceps surae, Tibialis posticus, Flexor dig. longus, Flexor hallucis longus, Tibialis anticus und bisweilen auch Extensor hallucis longus.

Die wesentlichen Merkmale des Pes varus sind die abnorme Adduktionsstellung des Fußes — die Fußspitze weist medialwärts — und die vermehrte Kantung im Sinne der Supination —, der innere Fußrand ist gehoben, der äußere Fußrand gesenkt; der Fußrücken weist auswärts, die Fußsohle einwärts — (Abb. 415, 416). Durch die vermehrte Adduktion und Supination wird die Fußwölbung schon an sich vermehrt (vgl. S. 414). Einzelne der adduzierenden und supinierenden Muskeln, wie der Tibialis posticus, der Flexor dig. longus und der Flexor hallucis longus besitzen eine auf Vermehrung des Fußgewölbes gerichtete Komponente, während andererseits der Triceps surae und Tibialis anticus auf Abflachung der Fußwölbung hinwirken. Von den gelähmten Abductoren und Pronatoren fällt in dem Peroneus longus ein auf Vermehrung, im Extensor dig. longus und Peroneus tertius ein auf Abflachung der Fußwölbung wirkender Muskel aus. Bei der Lähmung aller Abductoren und Pronatoren besteht also eine Gleichgewichtsverschiebung zwischen den die Fußwölbung verstärkenden und den dieselbe vermindernden Kräften, die, wie die Erfahrung lehrt, in ihrem Resultat auf ein Überwiegen der ersteren hinausläuft, so daß der Pes varus zumeist auch gleichzeitig ein Pes cavus ist. Der Vorderfuß ist seinerseits gegen den Hinterfuß plantarwärts abgeknickt. In manchen Fällen von ausgesprochenem Pes varus weist der Vorderfuß nicht nur eine plantarwärtige Abknickung gegen den Hinterfuß um die medio-laterale, transversale Achse, sondern auch eine Abknickung um eine dorso-plantare Achse auf, der Vorderfuß ist seinerseits gegen den Hinterfuß medialwärts abgebogen (Pes inflexus) und gleichzeitig gegen denselben noch seinerseits supiniert. Der mediale Fußrand zeigt dabei eine abnorme Konkavität, manchmal geradezu eine regelrechte winklige Einknickung, der laterale Fußrand zeigt dagegen eine stark ausgesprochene Konvexität.

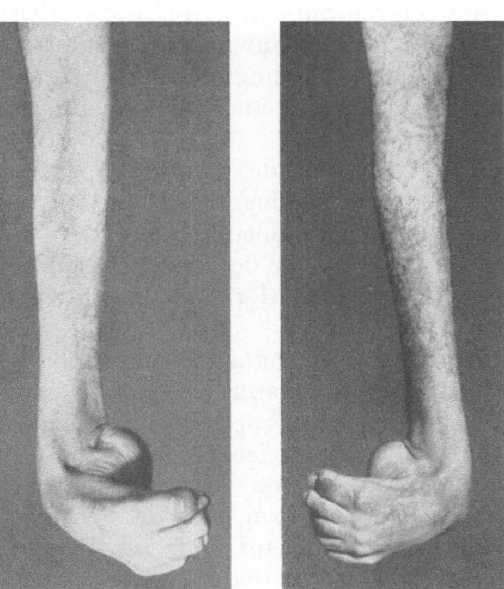

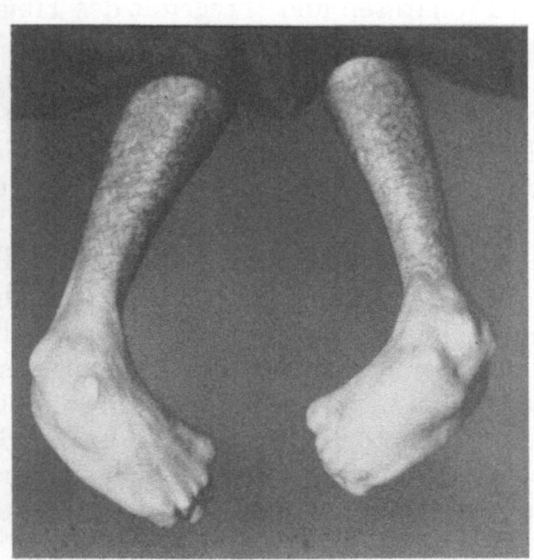

a b c

Abb. 416 a—c. Doppelseitiger Pes varo-cavus stärksten Grades. Starke Kontraktur der Plantarflexoren der Zehen.

Fast in jedem Falle eines länger bestehenden Pes varus unterliegen die Adductoren und Supinatoren und ihre Sehnen einer mehr oder weniger beträchtlichen Retraktion. In schweren Fällen sind die Bänder, welche der Abduktion und Pronation ein Hindernis setzen (S. 413), geschrumpft, dagegen die Hemmungsbänder der Adduktion und Supination (S. 413) überdehnt. Dazu treten fast stets mehr oder weniger schwere Veränderungen der Gestalt der einzelnen Fußknochen und der Gelenkkonfigurationen. Dazu kommen nicht selten, wenn die Kranken mit ihrer Fußdeformität umhergehen und infolgedessen stets mit dem Außenrande des Fußes, ja in extremen Fällen mit der Außenseite des Fußes auftreten, schwielige Verdickungen der Haut am äußeren Fußrande und an der Außenseite des Fußes, ja selbst am Malleolus externus.

Alle Abductoren und Pronatoren, Peroneus longus, Peroneus brevis, Extensor dig. longus und Peroneus tertius unterstehen dem N. peroneus. Vom N. peroneus wird aber gleichzeitig auch einer der Adductoren-Supinatoren-Gruppe, der M. tibialis anticus, versorgt. Daher ist bei der Unterbrechung des N. peroneus die Varusstellung nicht so ausgesprochen wie bei der Lähmung aller Abductoren und Pronatoren und Integrität des Tibialis anticus und aller anderen Adductoren und Supinatoren.

Der Pes varus infolge von Lähmung aller Pronatoren, des Peroneus longus, Peroneus brevis, Extensor dig. longus und Peroneus tertius, ist in der Regel mit keinem ausgesprochenen Equinismus verbunden, solange der Tibialis anticus erhalten ist; dieser letztere vermag allein dem Zuge der Plantarflexoren genügenden Widerstand zu leisten. Sobald aber auch der Tibialis anticus ausfällt, besteht ein ausgesprochener Pes varo-equinus.

Der Grad der als Pes varus bezeichneten Difformität hängt naturgemäß in hohem Grade davon ab, ob alle Adductoren und Supinatoren erhalten sind oder ob einige von ihnen zusammen mit der Pronatorengruppe gelähmt sind. Es soll aber nicht unerwähnt bleiben, daß selbst bei totaler gleichzeitiger Lähmung aller Abductoren-Pronatoren und Adductoren-Supinatoren der Fuß immer noch die Neigung aufweist, sich in Varusstellung zu begeben, weil die Schwerkraft für sich allein schon eine dahingehende Einwirkung auf den Fuß ausübt.

Wenn nur die Mm. peronei gelähmt, Extensor dig. longus und Peroneus tertius aber erhalten sind, wie es bei der isolierten Unterbrechung des N. peroneus superficialis der Fall ist, so ist der dabei vorhandene Pes varus dem Grade nach geringer als bei Lähmung aller Abductoren und Pronatoren. Dagegen fehlt hierbei die für die letztere charakteristische abnorme Vermehrung der Fußwölbung. Im Gegenteil kann infolge des Ausfalls des Peroneus longus sogar eine Verminderung des ersten Längsbogens des Fußgewölbes vorhanden sein. Es besteht dann eine sehr merkwürdige Fußdeformität, ein Pes varo-planus. Man sieht von hinten her am Calcaneus die supinatorische Kantung, die Fußspitze weist nach medial, trotzdem liegt der Innenrand der Fußsohle in ganzer Ausdehnung dem Boden auf.

Wenn umgekehrt der N. peroneus profundus unterbrochen, der superficialis aber erhalten ist, die Lähmung also den Extensor dig. longus und Peroneus tertius betrifft, die Mm. peronei aber verschont, ist die daraus resultierende Varusstellung mit einer Vermehrung der Fußwölbung verbunden, weil der in dieser Richtung wirkende Zug des Peroneus longus zur Geltung kommt, dagegen die abflachende Wirkung des Extensor dig. longus und Peroneus tertius und auch die des Tibialis anticus, der ja bei der Unterbrechung des N. peroneus profundus gleichfalls gelähmt ist, ausfällt. Ist der Tibialis anticus erhalten, und sind nur Extensor dig. longus, Peroneus tertius und Extensor hallucis longus gelähmt, so trägt das zu einer Vermehrung des Grades der Varusstellung, andererseits aber zu einer Verminderung des Grades der Hohlfußbildung bei.

Isolierte Lähmung des Peroneus longus hat, soweit aus den wenigen vorliegenden Beobachtungen ein Schluß zulässig ist, keine abnorme Varusstellung im Gefolge. Dagegen kann der Fuß sowohl beim isolierten Ausfall des Peroneus brevis wie bei dem des Extensor dig. longus und Peroneus tertius eine mehr oder weniger deutliche Varusstellung aufweisen. Von besonderem Interesse ist der nicht durch Lähmung der Abductoren und Supinatoren, sondern durch eine reflektorisch bedingte vermehrte Spannung der Supinatoren verursachte Pes varus. Besonders bei irritativen Läsionen im Bereich des distalen Abschnittes des N. tibialis, aber auch bei solchen höheren Sitzes kommt es nicht selten zu ausgesprochenen Supinationskontrakturen des Fußes (Abb. 417).

Der Pes varus paralyticus wirkt vor allem beim Stehen und beim Gehen in der Phase der einseitigen Unterstützung am Stützbein in höchstem Grade störend. Die Last des Körpers drückt nicht mehr wie in der Norm auf die gesamte Fußsohle, sondern auf den äußeren Fußrand, in extremen Fällen sogar auf die Außenseite des Fußes, die hier im Laufe der Zeit zur Entwicklung kommenden Schwielen und Hühneraugen legen von dieser abnormen Belastung genügend Zeugnis ab. Die Varusstellung birgt vor allem die Gefahr in sich, daß der Fuß beim Stehen und Gehen unter der Last des Körpers noch in vermehrte Varusstellung gedrückt wird oder daß er jäh nach innen umknickt. Dadurch kann es nicht nur zu starker Zerrung der lateralen Knöchel-Fußbandverbindungen und zu Gelenkdistorsionen, sondern auch zur Zerreißung von Bändern oder zu Rißfrakturen des Malleolus externus kommen. In dieser Beziehung sind Fälle, die in der Ruhe nur eine geringe relativ supinatorische Kantung des Fußes aufweisen, viel gefährdeter als diejenigen, bei denen von vornherein eine extreme Varusstellung besteht und der Kranke mit der gesamten Außenseite des Fußes auftritt. Ich verweise z. B. auf die Folgen der isolierten Lähmung des Peroneus brevis (S. 430).

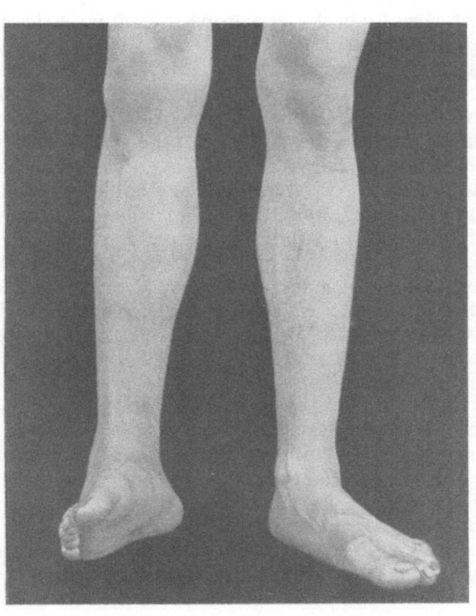

Abb. 417. Supinationskontraktur des Fußes infolge einer irritativen Läsion des N. tibialis im unteren Drittel des Unterschenkels.

Die Therapie des Pes varus ist, soweit eine Reneurotisation der einzelnen Muskeln der Gruppe der Abductoren und Pronatoren in Betracht kommt, bereits an den entsprechenden Stellen besprochen worden. Desgleichen ist der Ersatz der einzelnen Abductoren und Pronatoren des Fußes durch Muskel- und Sehnenüberpflanzung bereits jeweils erörtert worden.

Wenn alle Abductoren und Pronatoren gelähmt sind, empfiehlt es sich, die Sehnen des Extensor dig. longus und des Peroneus tertius hoch oben zu durchtrennen und an den Tibialis anticus anzuschließen oder die Sehne des letzteren longitudinal zu spalten und die eine Hälfte auf die Sehne des Peroneus tertius bzw. wenn diese fehlt oder schwach entwickelt ist auf die Basis des 5. Metatarsale oder das Cuboid zu verpflanzen oder nach Lange eine Seidensehne vom Tibialis anticus an das Os cuboideum zu führen. Bei sehr ausgesprochenem Pes varus ist es notwendig, die ganze Sehne des Tibialis anticus von ihrer Insertion abzutrennen und auf das Cuboid und die Basis des 5. Metatarsale zu vernähen. Steht der Tibialis anticus als Kraftspender nicht zur Verfügung, so wird der Tibialis posticus auf die Mitte des Fußes oder auf das Cuboid genäht, es muß aber in diesem Falle nach Lange eine Seidensehne angeschlossen werden, weil seine Sehne sonst nicht an die neue Ansatzstelle heranreicht. Die Mm. peronei ersetzt man am besten durch den Flexor hallucis long. oder Flexor dig. longus evtl. durch alle beide zusammen. Man kann aber auch die Sehnen der Mm. peronei an die Achillessehne annähen oder nach Lange eine

Seidensehne vom Gastrocnemius zum Cuboid oder zur Außenfläche des Calcaneus führen, oder schließlich nach Vulpius einen Teil der Achillessehne abspalten und an die Peronealsehnen oder die Außenfläche des Calcaneus festnähen.

Wenn von den Abductoren und Pronatoren nur die Mm. peronei gelähmt, der Extensor dig. longus und Peroneus tertius aber erhalten ist, so gelten für den Ersatz der Mm. peronei dieselben Gesichtspunkte wie bei der Lähmung aller Pronatoren. Wenn umgekehrt die Mm. peronei erhalten, dagegen Extensor dig. longus und Peroneus tertius gelähmt sind, so empfiehlt sich in erster Linie der Anschluß ihrer Sehnen an den Bauch des Tibialis anticus oder die Führung einer Seidensehne vom Tibialis anticus an das Cuboid oder die Außenseite des Calcaneus nach Lange. Die Verwendung eines der Mm. peronei als Kraftspender ist hier kontraindiziert. Steht der Tibialis anticus aber nicht zur Verfügung, wie es bei der Unterbrechung des N. peroneus profundus der Fall ist, so ist die Sehne des Tibialis posticus in der oben beschriebenen Weise, indem sie nach Lange durch eine Seidensehne verlängert wird, auf das Dorsum des Fußes, am besten auf das Os cuboideum zu überführen.

Außer den beschriebenen Methoden, welche dem Ersatz der gelähmten Abductoren und Pronatoren dienen, ist aber bei der Therapie des Klumpfußes die Beseitigung der Widerstände, welche sich der Abduktion und Pronation in den Weg stellen sorgfältig zu berücksichtigen. In dieser Hinsicht ist, wenn es sich um einen Pes varo-equinus handelt, sehr oft die plastische Verlängerung der Achillessehne notwendig. Den Widerstand des Tibialis posticus Flexor dig. longus und Flexor hallucis longus behebt man am besten dadurch, daß man einen oder zwei von ihnen als Kraftspender für die Mm. peronei verwendet und wenn nötig die beiden oder den einen der verbleibenden Muskeln noch plastisch verlängert. Der evtl. vorhandenen abnormen Exkavation der Fußsohle wird in der gleichen Weise begegnet, wie es bei der Behandlung des Hackenhohlfußes beschrieben worden ist. Sorgfältiges Redressement der Fußform durch Umpressung der Fußknochen eventuell in Narkose ist nicht selten geboten. In einem Falle von grotesker Varusbildung haben ich das gesamte Lig. tibio-calcaneum durchtrennt, da trotz der Ablösung der Sehnen aller supinierenden Muskeln ein Redressement des Fußes nicht gelang. Es sind auch keilförmige Excisionen an der Außenseite des Fußes empfohlen worden. Spitzy tritt für die Arthrodese des unteren Sprunggelenkes ein zur Sicherung einer Mittelstellung des Fußes.

Es ist dringend erforderlich nach der Beseitigung des Pes varus den Fuß für eine Zeit in überkorrigierter Stellung zu fixieren und auch später empfiehlt es sich unter Umständen zur Sicherung des erzielten Resultates eine Varusschiene, d. h. eine am Außenrande der Ferse angreifende schräge Schiene anzubringen, welche durch ein Gurtband am Unterschenkel fixiert wird und dadurch den Fuß in Valgusstellung führt. Bei geringen Graden von Varusresten genügt es, die Sohle des Schuhes an der Außenseite etwas zu erhöhen.

4. Der Pes valgus paralyticus.

Der Pes valgus paralyticus kommt dadurch zustande, daß die Abductoren und Pronatoren über die gelähmten Adductoren und Supinatoren die Oberhand gewinnen. Als Adductoren und Supinatoren wirken auf den Fuß: Triceps surae, Tibialis posticus, Flexor dig. long., Flexor halluc. long. und Tibialis anticus, als Abductoren und Pronatoren: Peroneus longus et brevis, Extensor dig. long. und Peroneus tertius.

Die wesentlichen Merkmale des Pes valgus sind die abnorme Abduktionsstellung des Fußes — die Fußspitze weist auswärts — und die vermehrte Kantung im Sinne der Pronation, der innere Fußrand ist gesenkt, der äußere Fußrand gehoben, der Fußrücken weist einwärts, die Fußsohle auswärts. Während der Pes varus mit einer Vermehrung der Fußwölbung gepaart ist, geht der Pes valgus meist mit einer Abflachung des Fugewölbes einher. Der Pes valgus ist nicht selten gleichzeitig ein Pes planus.

Fast in jedem Falle von länger bestehendem Pes valgus kommt es zu einer Retraktion der abduzierenden und pronierenden Muskeln und ihrer Sehnen. Dazu kommt eine Schrumpfung der pronierenden und abduzierenden Bänder einerseits, eine Überdehnung der adduzierenden und supinierenden Bänder andererseits. Daran schließt sich als letztes Glied eine mehr oder weniger ausgesprochene Gestaltsveränderung der Knochen des Fußes und eine Umbildung der Gelenkkonfigurationen an.

Am ausgesprochensten ist der Grad des Pes valgus, wenn alle Adductoren und Supinatoren, Triceps surae, Tibialis posticus, Flexor dig. long., Flexor hallucis longus und Tibialis anticus gelähmt sind (Abb. 418). Da alle diese Muskeln bis auf den Tibialis anticus gleichzeitig plantarflektierend wirken, so kann gleichzeitig eine mehr oder weniger ausgesprochene Hackenfußstellung bestehen. Ob der Pes valgus gleichzeitig auch ein Pes planus ist, hängt zum Teil von dem Grade, mit dem der Peroneus longus jeweils auf die Vermehrung des Fußgewölbes hinzuwirken vermag, sodann aber besonders davon ab, ob die Sohlenmuskulatur mitgelähmt ist oder nicht. In dem in Abb. 418 wiedergegebenen Fall sind beide erhalten, daher ist der Pes valgus gleichzeitig ein Pes cavus.

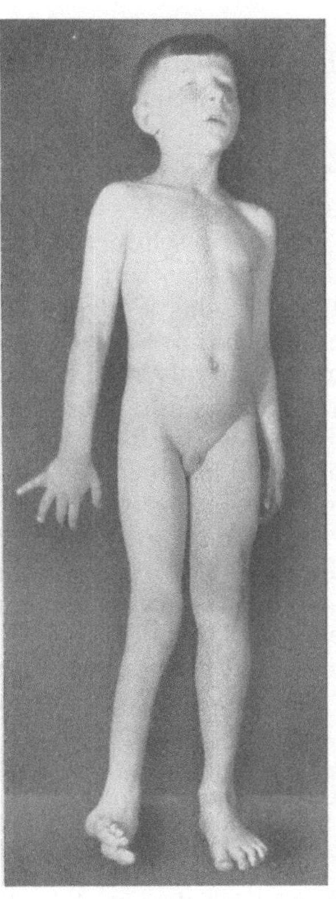

Abb. 418.

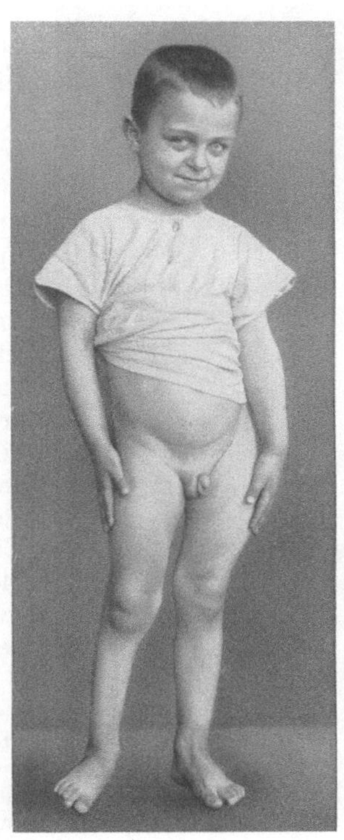

Abb. 419.

Abb. 418. Pes valgus paralyticus infolge von Lähmung aller Adductoren — Supinatoren (Triceps surae. Tibialis posticus, Flexor dig. et hallucis longus und Tibialis anticus). Sohlenmuskeln, Extensor dig. et halluc. longus, Mm. peronei erhalten, daher gleichzeitiger Pes cavus.

Abb. 419. Pes valgo-planus infolge Lähmung des Tibialis posticus, Flexor digitorum et hallucis longus und der Sohlenmuskulatur.

Auch wenn von den Adductoren und Supinatoren der Tibialis anticus erhalten ist, alle anderen, Triceps surae, Tibialis posticus, Flexor dig. longus und Flexor halluc. longus aber gelähmt sind, so besteht zumeist ein ausgesprochener Pes valgus, der gleichzeitig die Hackenfußstellung aufweist und mit Abflachung der Fußsohle einhergeht (Pes valgo-calcaneo-planus), wenn die Sohlenmuskulatur mitgelähmt ist, was ja bei der Unterbrechung des N. tibialis allemal der Fall ist. Wenn aber die Sohlenmuskulatur erhalten ist, so kann sich das Bild ändern, es kann ein Pes valgo calcaneo cavus bestehen

Wenn außer dem Tibialis anticus auch der Triceps surae erhalten ist und nur Tibialis posticus, Flexor dig. long. und Flexor hallucis longus gelähmt sind, so fehlt die konkomitierende Hackenfußstellung, es besteht dann ein reiner Pes valgus, der in der Regel auch ein Planus ist (Abb. 419). Nur wenn die

Sohlenmuskulatur erhalten und kräftig entwickelt ist, kann auch in diesem Fall die Valgusstellung mit einer vermehrten Exkavation der Fußsohle vergesellschaftet sein. Wenn Tibialis anticus, Triceps surae und Tibialis posticus erhalten, Flexor dig. long. und Flexor halluc. long. aber gelähmt sind, kann ebenfalls ein leichter Grad von Valgusstellung vorhanden sein.

Die kombinierte Lähmung des Tibialis anticus und posticus mit oder ohne gleichzeitige Lähmung des Flex. dig. et hall. longus führt zu ausgesprochener Valgusstellung des Fußes (Abb. 420).

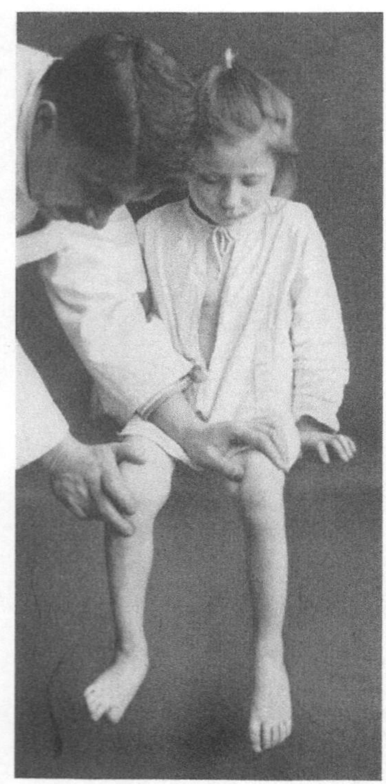

Abb. 420. Pes valgus infolge von Lähmung des Tibialis posticus und Tibialis anticus, sowie des Flex. dig. et hall. long.

Gar nicht selten hat schon der isolierte Ausfall eines einzelnen der adductorischen und supinatorischen Muskeln einen Pes valgus im Gefolge.

Auch der Pes valgus bzw. Pes valgo planus bedeutet, ebenso wie der Pes varus für das Stehen und Gehen eine schwerwiegende Störung. Die Schwere lastet auf dem inneren Fußrande und drückt das Fußgewölbe platt. Daraus resultieren nicht nur heftige Schmerzen, sondern es kommt auch hier wieder zu Schwielenbildung am inneren Fußrande. Beim Pes valgus drängt die Schwerkraft auf Vermehrung der Valgusstellung und in den Fällen, in welchen von vornherein die Valgusstellung nicht sehr ausgesprochen ist, kommt es, besonders beim Gehen auf unebenem Terrain unter dem Einfluß der Last des Körpers manchmal zu plötzlichem heftigem Umkippen des Fußes in extreme Pronation mit allen seinen Folgen auf den medialen Knöchel-Fußbandapparat.

Die Therapie des Pes valgus paralyticus bewegt sich in denselben Richtlinien wie die der anderen Stellungs- und Gestaltsanomalien des Fußes. Inwieweit die gelähmten Adductoren und Supinatoren durch Reneurotisation wieder funktionstüchtig werden können, ist für jeden einzelnen Muskel in dem vorangehenden Kapitel dargelegt worden. Es ist ferner eingehend auseinandergesetzt worden, wie am zweckmäßigsten jeder einzelne der supinierenden Muskeln durch andere Muskeln ersetzt werden kann.

Wenn alle Adductoren und Supinatoren, Tibialis anticus, Triceps surae, Tibialis posticus, Flexor dig. longus und Flexor halluc. longus gelähmt sind, so empfiehlt es sich zum Ersatz des Tibialis anticus den Extensor dig. longus zu verwenden, sei es, daß man den distalen Abschnitt der möglichst hoch durchtrennten Sehne des Tibialis an die Sehne und den Muskelbauch des Kraftspenders annäht, sei es, daß man eine Seidensehne vom Extensor dig. longus zum Naviculare oder Cuneiforme I führt, sei es, daß man die medialen Sehnenstränge des Extensor dig. an der Ansatzstelle des Tibialis anticus periostal fixiert, sei es, daß man sie nach Biesalski in die vorher evakuierte Scheide des Tibialis anticus hineinführt und an den distalen mit der ursprünglichen Ansatzstelle in Verbindung belassenen Abschnitt der Tibialissehne vernäht. Zum Ersatz der anderen Adductoren und Supinatoren stehen der Peroneus longus und brevis zur Verfügung. Es empfiehlt sich, den Peroneus longus an die Innenseite der Achillessehne und des Calcaneus und den Peroneus brevis an die Außenseite anzunähen. Wenn die Valgusstellung sehr ausgesprochen ist und zu einer erheblichen Difformierung des ganzen Fußes geführt hat, kann es zweckmäßig sein, auch den Peroneus brevis auf die Medialseite zu leiten. Zu berücksichtigen ist, daß man gleichzeitig auf den Ausgleich des Hackenfußes zu achten hat, wozu die Anheftung der Peronei an die Achillessehne und den Calcaneus in bester Weise dient. Ein eventuell vorhandener Hohlfuß wird am besten, wie es bereits früher geschildert worden ist, durch Ablösen der Sohlenmuskeln vom Calcaneus und die Durchschneidung des Lig. plantare longum und der Plantaraponeurose ausgeglichen.

Wenn Tibialis anticus und Triceps surae erhalten, Tibialis posticus, Flexor dig. longus und Flexor halluc. longus aber gelähmt sind, so ist es auch hierbei am ratsamsten den Peroneus longus oder Peroneus brevis als Kraftspender zu verwenden und an die Innenseite des Calcaneus zu führen. Man kann das Resultat noch dadurch sichern, daß man nach LANGE eine Seidensehne vom Gastrocnemius zur Innenseite des Calcaneus leitet.

Wenn der Tibialis posticus zusammen mit dem Flexor dig. longus oder dem Flexor halluc. longus gelähmt ist, einer der beiden letzteren aber erhalten ist, kann der Ersatz des Tibialis posticus durch diesen genügen. Man führt dann am besten die Sehnenscheidenauswechslung nach BIESALSKI aus, d. h. man führt die distal abgetrennte Sehne des Flexor halluc. longus oder Flexor dig. longus in die vorher evakuierte Scheide des Tibialis posticus ein und fixiert sie an der Ansatzstelle des letzteren. Genügt diese Überpflanzung nicht, so ist nachträglich noch der Peroneus brevis auf die Innenseite des Calcaneus zu überpflanzen.

Wenn Tibialis anticus und posticus zusammen gelähmt sind, so wird ersterer in der Weise wie es weiter oben beschrieben ist, letzterer in der soeben angegebenen Weise ersetzt.

Daß beim Pes valgus der Retraktion der Pronatoren sorgfältig Rechnung zu tragen ist, ist selbstverständlich. Am stärksten erweisen sich in der Regel die Peronei retrahiert. In diesem Falle wird die Retraktion am sichersten durch Verwendung derselben oder eines derselben als Kraftspender behoben. Die Vereisung des N. peroneus superficialis möchte ich nicht empfehlen.

Die Retraktion der Fußbänder und die Gestaltsveränderung der Fußknochen wird durch Redressement in Narkose besorgt. Unter Umständen kann die Excision des lateralen Seitenbandapparates des Lig. fibulo-calcaneum erforderlich sein.

Bei der Nachbehandlung ist auf genügend lange Fixierung des Fußes in überkorrigierter Stellung und später auf das Tragen einer Plattfußeinlage im Stiefel, zu achten. Eventuell ist zum weiteren Ausgleich bzw. zur Sicherung des erzielten Resultates die Schuhsohle am Innenrande zu erhöhen und gegebenenfalls noch eine seitliche mediale schräg abgebogene Schiene, welche den Fuß in leichte Varusstellung drückt, hinzuzufügen.

Besteht keine Aussicht einen Pes valgus durch Muskel- und Sehnenüberpflanzung zu beseitigen, so kann die Arthrodese des unteren Sprunggelenkes nach SPITZY und LANGE eventuell auch noch die des Chopartgelenkes in Frage kommen.

5. Der Hohlfuß (Pes cavus).

Ein Pes cavus entsteht dann, wenn die auf eine Vermehrung des Fußgewölbes hinwirkenden Muskeln gegenüber den Muskeln, welche eine Abflachung herbeizuführen streben, die Oberhand gewinnen. Auf Vermehrung des Fußgewölbes wirken Peroneus longus, Tibialis posticus, Flexor dig. long., Flexor hallucis longus und die Sohlenmuskulatur, auf Abflachung wirken Triceps surae, Tibialis anticus, Extensor dig. long., Peroneus tertius und Extensor hallucis longus.

Wenn die auf Abflachung der Fußwölbung hinarbeitenden Muskeln gelähmt sind, so kommt es zum *Pes cavus.* Der Vorderfuß ist gegen den Hinterfuß plantarwärts abgeknickt. Infolge der Lähmung des Tibialis anticus und Extensor dig. et hallucis longus wäre eigentlich gleichzeitig ein Pes equinus zu erwarten. Dieser ist aber, wenn er bei dieser Lähmungskonstellation, in welche der Triceps surae einbezogen ist, überhaupt vorhanden ist, bei weitem nicht so ausgesprochen wie bei alleiniger Lähmung der Dorsalflexoren. Das Tuber calcanei ist etwas gesenkt und der vordere Abschnitt des Hinterfußes etwas gehoben. Es besteht also eine ähnliche Difformität wie bei der isolierten Lähmung des Triceps surae, wenn auch, soweit der Hinterfuß in Betracht kommt, nicht in demselben Ausmaße wie bei der isolierten Tricepslähmung. Dafür ist aber die Abknickung des Vorderfußes gegen den Hinterfuß bei der Lähmung aller Aplanatoren des Fußes um so stärker ausgesprochen. Daß eine Senkung des Tuber calcanei trotz Lähmung der Dorsalflexoren zustande kommt, ist die Folge des ungezügelten Zuges der Sohlenmuskulatur, insbesondere der vom Tuber calcanei entspringenden Muskeln (Abductor halluc., Flexor dig. brevis, Abductor dig. V, Flexor brevis dig. V und Quadratus plantae). Die plantaren Fußbänder geraten mehr und mehr in Retraktion ebenso wie die Plantaraponeurose. Aber auch Peroneus longus,

Tibialis posticus, Flexor dig. et hall. longus können eine mehr oder weniger starke Retraktion aufweisen.

Wenn der Triceps surae erhalten ist, die andern drei Aplanatoren, Tibialis anticus, Extensor halluc. long. und Extensor dig. long. und Peroneus tertius aber gelähmt sind, kommt es ebenfalls zur Ausbildung eines Pes cavus, der naturgemäß gleichzeitig ein Pes equinus ist (vgl. Abb. 412—414, S. 449).

Wenn die Dorsalflexoren Tibialis anticus, Extensor hall. long. und Extensor dig. long. und Peroneus tertius erhalten sind, der Triceps surae aber gelähmt ist, besteht in der Mehrzahl der Fälle ein ausgesprochener Pes cavus, sofern die Exkavatoren erhalten sind, genauer gesagt ist es ein Pes calcaneo valgo cavus. Das ist bereits früher (S. 418) ausführlich geschildert worden bei der Besprechung der Folgezustände der Lähmung des Triceps surae (Abb. 376—381, S. 416—419).

Bei isolierter Lähmung des Extensor dig. long. oder des Extensor hallucis longus wird keine abnorme Hohlfußbildung beobachtet.

Es ist ferner darauf hinzuweisen, daß im allgemeinen die Adduktion und Supination des Fußes mit einer Vergrößerung des Fußgewölbes einhergeht (S. 414). Dementsprechend ist nicht selten der Pes varus auch mehr oder weniger ein Pes cavus. Am ausgesprochensten ist nach meiner Erfahrung die Hohlfußbildung beim Pes varus paralyticus dann, wenn Extensor dig. long. und Peroneus tertius und Peroneus brevis gleichzeitig gelähmt sind, also zwei Aplanatoren ausfallen, der Peroneus longus und mit ihm einer der Exkavatoren des Fußes und die Sohlenmuskulatur aber erhalten ist.

Die Therapie des Hohlfußes hat eine Wiederherstellung der gelähmten Aplanatoren, sei es auf dem Wege der Reneurotisation sei es durch Muskelüberpflanzungen anzustreben. In dieser Beziehung kann auf alles bereits früher Gesagte verwiesen werden. Fast immer ist es bei länger bestehendem Hohlfuß erforderlich, die Retraktion der Exkavatoren zu beheben. In dieser Hinsicht spielt die Retraktion der Sohlenmuskulatur und die Schrumpfung der plantaren Fußbänder und der Plantaraponeurse die Hauptrolle. Am besten ist es die Plantaraponeurose zu durchschneiden und die vom Tuber calcanei entspringenden Sohlenmuskeln von ihrer Insertion am Calcaneus abzuschieben eventuell auch noch das Lig. plantare longum zu durchtrennen. Wenn erforderlich, müssen aber auch die Sehnen der anderen Exkavatoren, sofern sie nicht schon als Kraftspender für die gelähmten Aplanatoren herangezogen worden sind, plastisch zu verlängern. Zweckmäßig ist es bei sehr ausgeprägtem Hohlfuß, wenn der Triceps surae gelähmt ist, die Achillessehne ausgiebig zu raffen und zur Verstärkung zwei seidene Sehnen von der Tibia zum Tuber calcanei zu führen (Lange). Unter Umständen kann auch bei starker Lockerung des Chopartgelenkes oder der Gelenke zwischen Naviculare und den Cuneiformia, oder der Tarsometatarsalgelenke, deren Arthrodese wünschenswert erscheinen. Guradze hat empfohlen, das Os naviculare zu resezieren.

6. Der Pes planus paralyticus.

Der Pes planus paralyticus entsteht, wenn die Muskeln, welche auf Abflachung des Fußgewölbes hinwirken, über die Muskeln, welche die Fußwölbung stützen, die Oberhand gewinnen. Aplanatoren des Fußgewölbes sind: Tibialis anticus, Extensor dig. long., Peroneus tertius, Extensor hallucis longus und Triceps surae, Exkavatoren: Peroneus longus, Tibialis posticus, Flexor dig. long., Flexor halluc. long. und die Sohlenmuskulatur. Vor allem aber wirkt beim Stehen die Schwere abflachend auf das Fußgewölbe. Die Exkavatoren stehen hierbei im Kampf gegen diese letztere.

Die stärksten Grade von Pes planus paralyticus werden bei Lähmung aller Exkavatoren, Tibialis posticus, Flexor dig. long., Flexor holl. long., Sohlenmuskulatur und Peroneus longus, beobachtet. Das Fußgewölbe ist dann vollkommen verstrichen, alle Knochen des Fußskelets liegen mehr oder weniger in einer Ebene, am stärksten fällt die Senkung des Os naviculare und der Cuneiformia auf. Die Sohle liegt beim Stehen mit ihrer ganzen Ausdehnung dem Boden auf, die normaliter am inneren Fußrande vorhandene Wölbung, in deren Bereich die Fußsohle nicht mit dem Boden in Kontakt ist, fehlt. Die plantaren Fußbänder sind erschlafft, die dorsalen dagegen mehr oder weniger geschrumpft. Die Sehnen der Aplanatoren können ebenfalls retrahiert sein.

Der Pes planus infolge von Lähmung aller Exkavatoren ist gleichzeitig ein Pes valgus, da die Mehrzahl der letzteren zur Gruppe der Adductoren und Supinatoren gehört. Die Mitbeteiligung des pronierenden Peroneus longus an der Lähmung vermag es nicht zu verhindern, daß die anderen Pronatoren das Übergewicht erlangen.

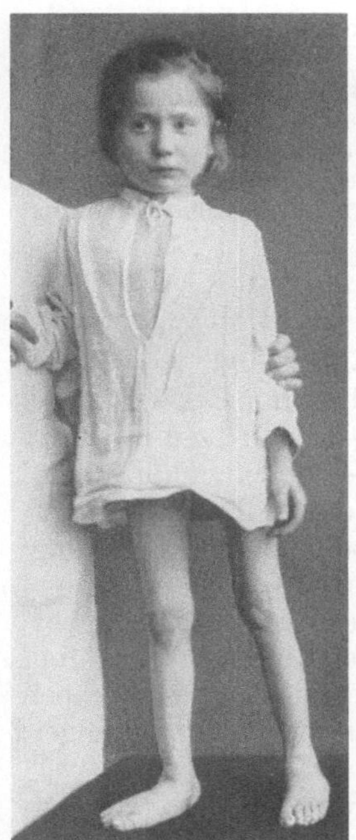

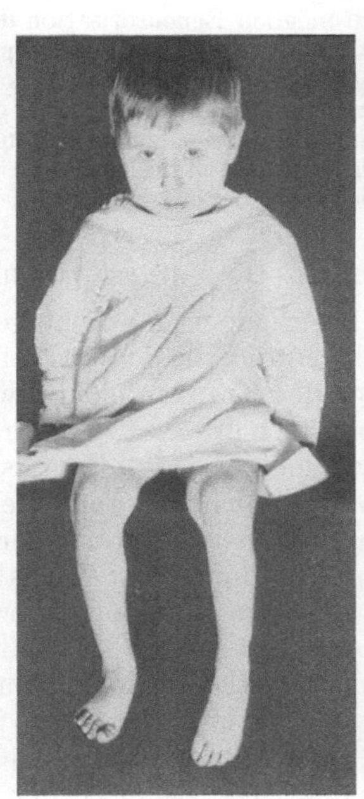

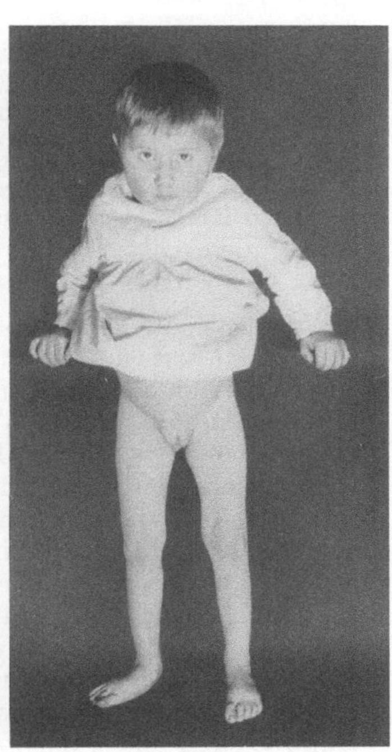

Abb. 421. Abb. 422 a. Abb. 422b.

Abb. 421. Pes planus et valgus infolge von Lähmung des Tibialis posticus, Flexor dig. et hallucis longus und Sohlenmuskulatur.

Abb. 422 a und b. Pes planus et valgus infolge von Lähmung des Tibialis posticus, Flexor digitor. et hallucis longus und der Sohlenmuskulatur. a Valgusstellung im Sitzen. b Pes planus et valgus beim Stehen.

Wenn der Peroneus longus erhalten, die anderen Exkavatoren, Tibialis posticus, Flexor dig. long., Flexor halluc. long. und die Sohlenmuskulatur aber gelähmt sind, wie es bei der Unterbrechung des N. tibialis unterhalb des Abganges der Äste für den Triceps surae der Fall ist, so besteht ebenfalls ein ausgesprochener Pes planus, der gleichzeitig auch ein Pes valgus ist (Abb. 421, 422). Die Integrität des Peroneus longus vermag in diesem Falle den auf Abflachung des Fußgewölbes hinwirkenden Kräften keinen genügenden Widerstand zu bieten.

Wie notwendig fast jeder einzelne Muskel aus der Gruppe der Exkavatoren für die Erhaltung des normalen Fußgewölbes ist, geht daraus hervor, daß schon die Lähmung eines einzelnen derselben zum Pes planus führen kann. Das gilt besonders für den Tibialis posticus und für die Sohlenmuskulatur. Auch bei isolierter Lähmung des Peroneus longus kann ein Pes planus resultieren. Gleichzeitige Lähmung des Flexor dig. long. und Flexor hallucis longus kann ebenfalls einen Pes planus im Gefolge haben.

Daß die Abduktion und Pronation des Fußes an sich mit einer Abflachung des Fußgewölbes einhergeht, ist bereits wiederholt erwähnt worden. Der Pes valgus ist zumeist auch ein Pes planus. Doch hängt hierbei die stärkere oder geringere Abflachung des Fußes in erster Linie von dem Ausmaß der Lähmung der Exkavatoren ab. Wenn z. B. ein so kräftiger Adductor und Supinator wie der Triceps surae gelähmt ist, so besteht zwar ein Pes valgus, aber gleichzeitig kein planus, sondern ein cavus, wenn die Exkavatoren nicht gelähmt sind. Sobald aber die Lähmung des Triceps surae mit einer Lähmung aller Exkavatoren gepaart ist, besteht ein Pes calcaneo valgo planus.

Die Therapie des Pes planus paralyticus bewegt sich in denselben Richtlinien wie die jeder anderen Fußdeformität. Wenn möglich Reneurotisation der gelähmten Exkavatoren, wenn nicht so Ersatz derselben durch Muskel- und Sehnenüberpflanzungen. Bedauerlicherweise können wir bisher die wichtigsten Muskelgruppe der Exkavatoren, die Sohlenmuskulatur durch keine Muskelüberpflanzung auch nur einigermaßen genügend ersetzen. Deshalb bleibt in jedem Falle von Pes planus auch nach jeder Operation das Tragen einer Plattfußeinlage erforderlich. Die gleichzeitige Valgusstellung des Fußes wird durch eine Erhöhung des inneren Randes der Schuhsohle bekämpft.

7. Der Schlotterfuß (Pes paralyticus totalis).

Wenn alle auf den Fuß einwirkenden Muskeln gelähmt sind, so werden Stellung und Form des Fußes allein durch die Schwerkraft bestimmt. Die letztere wirkt in horizontaler Rückenlage des Kranken ebenso wie beim Sitzen mit freischwebendem Fuß, wie schon mehrfach erwähnt, plantarflektierend, adduzierend und supinierend. Gleichwohl ist der Grad des Equinismus bei Lähmung aller Fußmuskeln in der Regel bei weitem nicht so groß, wie bei alleiniger Lähmung aller Dorsalflexoren und Integrität der Plantarflexoren. An der Haltungsanomalie des Fußes bei alleiniger Lähmung der Dorsalflexoren ist eben nicht nur die Schwerkraft, sondern in starkem Maße auch der Zug der Plantarflexoren im Spiele. Ähnliches gilt für den Grad der Varusstellung des Fußes, der bei Lähmung aller auf den Fuß einwirkenden Muskeln zumeist wesentlich geringer ist als bei alleiniger Lähmung aller Pronatoren.

Bemerkenswert ist, daß wenn keine bindegewebige Retraktion seitens der Plantarflexoren und Supinatoren vorliegt, sondern der Fuß seine volle passive Beweglichkeit bewahrt hat, beim Stehen die Sohle sich durch den von oben her wirkenden Druck des Unterschenkels auf den Fuß in voller Ausdehnung dem Boden anlegt, die Varusstellung einer Valgusstellung Platz macht und das Fußgewölbe plattgedrückt wird. Der total gelähmte Fuß ist beim Stehen ein Pes valgo planus.

Im übrigen können aber besonders bei sehr alten Lähmungen aller auf den Fuß einwirkenden Muskeln durch Schrumpfungsprozesse in dieser oder jener Muskelgruppe und in bestimmten Bandapparaten recht atypische Stellungsanomalien angetroffen werden. So habe ich Fälle gesehen, in denen trotz völliger Lähmung aller Muskeln die schwerste Schrumpfung der Plantarflexoren und Supinatoren mit entsprechenden Veränderungen der Ligamente, also ein ausgesprochener Varoequinus bestand. Wiederholt sind, von erheblichen Veränderungen der Konfiguration der einzelnen Fußknochen abgesehen, mehr oder weniger totale Ankylosen des Talocruralgelenkes, des unteren Sprunggelenkes und anderer Gelenke beobachtet worden. In anderen Fällen — und das ist die Mehrzahl — fällt aber die abnorme passive Beweglichkeit des Fußes auf, nicht nur im Talocruralgelenk — der Taluskopf kann vollkommen aus der Malleolengabel herausgerutscht sein, es können abnormerweise ausgiebige Ab- und Adduktions-, Pronations- und Supinationsbewegungen im oberen Sprunggelenk vorgenommen werden —, sondern auch in anderen Gelenken zwischen den einzelnen Fußknochen; die Bänder sind mehr oder weniger alle relaxiert, die Sehnen der

Muskeln aufs äußerste erschlafft und schmächtig. Für diese Fälle ist der Name *Schlotterfuß* am Platze.

Die Behandlung der Haltungsanomalien und Deformitäten des Fußes bei völliger Lähmung aller auf den Fuß einwirkenden Muskeln ist, wenn wir von den Methoden die der Reneurotisation der gelähmten Muskeln dienen, absehen, da Muskelüberpflanzungen wegen des Fehlens geeigneter Kraftspender nicht in Betracht kommen, auf die fixierenden Operationen, Tenodese, Fasziodese und Arthrodese angewiesen, sofern man sich nicht mit dem Ausgleich durch einen orthopädischen Apparat begnügt, der bei geeigneter Konstruktion sehr oft den eingreifenden Maßnahmen, welche die fixierenden Operationen darstellen, vorzuziehen sein dürfte. Das Losungswort der Orthopädie: „Los vom Apparat" hat sicher in vieler Beziehung seine Berechtigung, ob aber gerade den totalen Fußlähmungen gegenüber, erscheint mir zweifelhaft. Bei der *Tenodese* werden die Sehnen der Dorsalflexoren an der Tibia und Fibula fixiert, sei es, daß sie einfach ans Periost genäht werden, sei es, daß sie durch einen in die Tibia gebohrten Kanal geführt werden, sei es, daß sie außerdem noch mit der Fascie verlötet werden. Im Bedarfsfalle werden zur Bekämpfung einer Varus- oder Valgusstellung auch die Sehnen der Peronei an der Fibula, die des Tibialis posticus an der Tibia verlötet; die Achillessehne wird gerafft oder sie wird ebenfalls an die Rückseite der Tibia angenäht oder es werden Seidensehnen vom Calcaneus an die Tibia geführt. Auch die Tenodese der Dorsalflexoren kann durch Seidensehnen, die von den Metatarsalknochen dem Fußrücken entlang zur Tibia und Fibula geführt werden, verstärkt werden.

Die verschiedenen Methoden der *Arthrodese* können hier nicht näher erörtert werden. Sie bewegen sich von der einfachen Versteifung des Talocruralgelenkes bis zur totalen Ankylosierung aller Gelenke des Fußskeletes. Eine genauere Schilderung und Würdigung aller bisher empfohlenen Methoden findet sich bei LANGE. Er macht mit Recht darauf aufmerksam, daß die Frage, wieviel Gelenke versteift werden sollen, ganz davon abhängt, welche Gelenke des Fußskeletes eine abnorme Beweglichkeit besitzen. Im allgemeinen steht er mit SPITZY auf dem Standpunkte, daß es zweckmäßig ist, dem Talocruralgelenk einen geringen Bewegungsspielraum zu belassen. Zur Behebung der Varus- oder Valgusstellung ist die volle Arthrodese des unteren Sprunggelenkes notwendig, bei stärkerer Beweglichkeit des Vorderfußes gegen den Hinterfuß kann aber auch die Versteifung des CHOPART-Gelenkes und eventuell auch noch der weiter distal gelegenen Gelenke erforderlich sein.

D. Die Bewegungen des Fußes.

1. Die Dorsalflexion des Fußes.

Die *Dorsalflexion* des Fußes beruht auf der Kooperation des *Tibialis anticus, Extensor dig. longus, Peroneus tertius* und *Extensor hallucis longus*. Jeder dieser drei Muskeln besitzt außer seiner dorsalflektierenden Komponente noch eine Nebenwirkung; der Tibialis anticus adduziert und supiniert, desgleichen, wenn auch nur in geringem Grade und auch nur in einzelnen Fällen, der Extensor hallucis longus; hingegen wirken Extensor dig. longus und Peroneus tertius abduzierend und pronierend.

Als Antagonisten wirken bei der Dorsalflexion die Plantarflexoren (Triceps surae, Peroneus longus, Peroneus brevis, Tibialis posticus, Flexor dig. et hallucis longus), als kollaterale und rotatorische Synergisten alle Adductoren und Abductoren, Supinatoren und Pronatoren.

Die maximale Arbeitsleistung, welche alle Dorsalflexoren zusammen am oberen Sprunggelenk zu verrichten vermögen, beträgt nach R. FICK 4,27 kg/m.

Die Störungen im Ablauf der Dorsalflexion des Fußes, welche aus der Lähmung jedes einzelnen der dorsalflektierenden Muskeln resultieren, sind bereits früher bei den einzelnen Muskeln geschildert worden. Wenn alle Dorsalflexoren des Fußes gleichzeitig gelähmt sind, so ist die willkürliche Dorsalflexion in der Hauptsache aufgehoben. Eine Dorsalflexion gelingt dann, sofern nicht die Schwere als bewegende Kraft in Betracht kommt, nur noch und zumeist nur in geringem Umfange dadurch, daß der Kranke zunächst eine willkürliche Plantarflexion ausführt und dann seine Plantarflexoren plötzlich erschlafft; durch die vorangehende Plantarflexion waren die Dorsalflexoren gedehnt worden, ziehen sich nun aber in dem Momente, in welchem die dehnende Kraft zu wirken aufhört, vermöge der auch dem deefferentierten Muskel eigenen Elastizität wieder zusammen und diese Elastizitätskontraktion ist manchmal imstande, den Fuß der Schwere entgegen etwas in Dorsalflexion zu ziehen. Der Umfang der auf diese Weise zustande kommenden Dorsalflexion ist individuell recht verschieden, er hängt teils von dem Grade ab, in welchem die Kranken ihre Plantarflexoren unmittelbar hintereinander zu kontrahieren und völlig zu erschlaffen vermögen, teils aber auch davon, ob eine Retraktion der Plantarflexoren vorliegt oder nicht. Wenn die Antagonisten der Dorsalflexoren, die Plantarflexoren des Fußes gelähmt sind, so weist der Fuß gar nicht selten eine gesteigerte Exkursion nicht nur bei passiver, sondern auch bei der willkürlichen aktiven Dorsalflexion auf. Eine solche wird sogar gar nicht selten schon bei der isolierten Lähmung des kräftigsten Plantarflexors, des Triceps surae beobachtet (vgl. Abb. 384—386, S. 421 und 422). Daß sie auch bei denjenigen Erkrankungen des Nervensystems, welche mit einer Aufhebung oder Abschwächung des Dehnungsreflexes der Plantarflexoren einhergehen, vorkommt, ist bereits früher erwähnt worden (vgl. S. 412). Wenn auch die Dorsalflexoren des Fußes infolge ihrer teils adduktorisch-supinatorischen, teils abduktorisch-pronatorischen Komponente für sich allein imstande sind, durch entsprechende Spannungsverteilung eine reine gerade Dorsalflexion ohne Wendung der Fußspitze nach innen oder außen und ohne Kantung im Sinne der Supination oder Pronation, ebenso aber auch Dorsalflexionen unter gleichzeitiger Adduktion-Supination oder Abduktion-Pronation, auszuführen, so müssen wir doch annehmen, daß zu dem gesicherten Ablauf aller dieser Dorsalflexionen auch die anderen Adductoren-Supinatoren und Abductoren-Pronatoren das ihrige beitragen, indem sie als kollaterale und rotatorische Synergisten bei der Dorsalflexion mit im Spiele sind.

Von besonderem Interesse ist von jeher die Frage gewesen, inwieweit die Dorsalflexoren des Fußes beim Gange mitwirken. Die Gebrüder Weber hatten bekanntlich gelehrt, daß während der Schwungphase des Ganges das von hinten nach vorne sich bewegende Bein einfach der Wirkung der Schwerkraft unterstehe und wie ein mehrgliedriges Pendel nach vorne schwinge und daß an diesem Pendel auch die Dorsalflexion des Fußes lediglich durch die Schwerkraft bewirkt werde. Diese Auffassung hat zuerst Duchenne widerlegt, der feststellte, daß bei Lähmung der Dorsalflexoren des Fußes während der Schwungphase die normaliter erfolgende Dorsalflexion des Fußes ausbleibt.

Später hat dann O. Fischer in seinem großen Werke über den „*Gang des Menschen*" gezeigt, daß die Schwingung des Beines beim Gehen keine reine Pendelbewegung ist, sondern daß dabei eine beträchtliche Einwirkung der Muskeln im Spiele ist. Was speziell die Beteiligung der Dorsalflexoren des Fußes während der Schwungphase des Ganges anlangt, so hält Fischer auf Grund seiner Untersuchungen folgende Annahme für die wahrscheinlichste: „Zu Anfang der Periode des Schwingens sind die Dorsalflexoren, speziell der Tibialis anterior in Tätigkeit. Die Spannung des Tibialis anticus wird im weiteren Verlaufe der Schwingung zunächst allmählich geringer, bis die Kontraktion gegen Ende des ersten Drittels der Schwingungsdauer ganz aufhört. Nun folgt eine etwa 0,04 Sekunde dauernde Phase, in welcher der Tibialis anticus schwach kontrahiert oder nur rein elastisch gespannt ist. Nach Ablauf derselben hält die Spannung des Tibialis anticus immer noch an. Im letzten Viertel der Schwingungszeit wird derselbe wahrscheinlich durch den Gastrocnemius abgelöst, aber kurz vor dem Aufsetzen des Fußes auf den Boden tritt dann vielleicht wieder der Tibialis anticus in Tätigkeit." O. Fischer nimmt also eine aktive Tätigkeit des Tibialis anticus während der Schwingungsphase des Ganges an, meint aber, daß sie Schwankungen unterworfen sei. Altenburger hat die Fischersche Annahme durch Aktionsstromableitungen bestätigt. Danach wird tatsächlich der Tibialis anticus während der Schwungphase zweimal innerviert, erstens zu Beginn derselben und dann gegen Ende derselben. H. v. Recklinghausen hat die Fischerschen Angaben einer ausführlichen Kritik unterzogen und die Ansicht entwickelt, daß eine eigentliche auf Innervation beruhende Muskeltätigkeit der Dorsalflexoren des Fußes während der Periode des Schwingens nur während des mittleren Abschnittes dieser Periode ausgeübt werde. Wodurch sich v. Recklinghausen die doch tatsächlich auch zu Anfang der Schwungperiode stattfindende Dorsalflexion des Fußes eigentlich zustande kommend denkt, ist aus seinen Ausführungen nicht ersichtlich; er weist nur darauf hin, daß in diesem Zeitabschnitte eine Hebung der Fußspitze nicht erforderlich sei. Die am Schluß der Schwungphase vorhandene Dorsalflexion denkt sich v. Recklinghausen dadurch bedingt, daß in diesem Zeitpunkt die Vorwärtsbewegung des Beines durch die Kontraktion der Hüftstrecker aktiv gehemmt werde, der Fuß aber dem Trägheitsgesetz gemäß sich im bisherigen Tempo vorwärts zu bewegen strebe und daher eine Vorwärts- und Aufwärtsdrehung um die Achse des zurückbleibenden oberen Fußgelenkes vollführe.

Es ist eine vieltausendfältig gemachte Erfahrung, daß bei Lähmung der Dorsalflexoren des Fußes während der Schwungphase des Ganges am Schwungbein die Dorsalflexion des Fußes ausbleibt. Die Fußspitze hängt gegen den

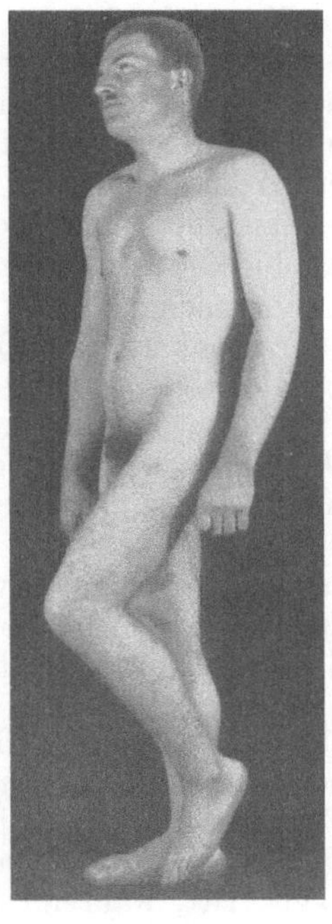

Abb. 423.

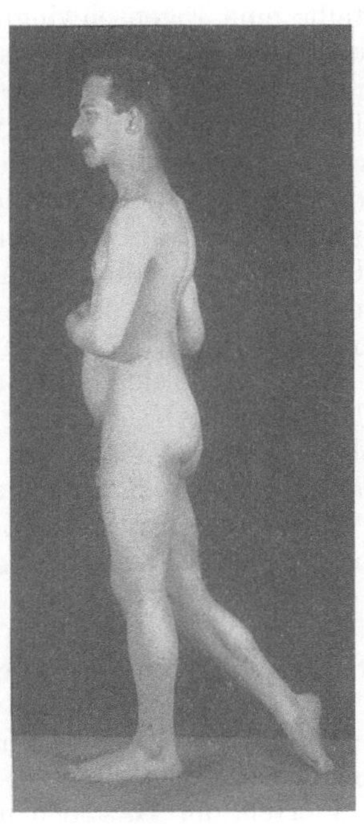

Abb. 424.

Abb. 423. Gewohnheitslähmung des N. peroneus. Anfangs totale E.R., jetzt normales elektrisches Verhalten, keine Atrophie. Fuß hängt beim Vorführen des Schwungbeines herab.

Abb. 424. Gewohnheitslähmung des rechten N. peroneus. Anfangs partielle E.R., jetzt normales elektrisches Verhalten, mäßige Atrophie. Fuß bleibt, nachdem er in der Phase der doppelten Unterstützung kräftig plantarflektiert worden ist, während der folgenden Schwungphase in Plantarflexion, so daß das Dorsum der Zehen über den Boden streift.

Unterschenkel der Schwere folgend von Anfang bis zu Ende herab (Abb. 423, 424). Damit sie nicht über den Boden streift, vermehrt der Kranke den Grad der Flexion des Unterschenkels und Oberschenkels, eine Ausgleichsmaßnahme, welche bekanntlich zu der Bezeichnung „Steppergang“ geführt hat. Der gleiche Zweck wird in manchen Fällen auch dadurch erreicht, daß der Rumpf nach der Seite des Stützbeines stark nach außen übergelegt wird, insbesondere das Becken gegen den Trochanter major kräftig angezogen wird, wodurch die dem Schwungbein entsprechende Beckenhälfte gehoben wird; zumeist wird dabei das Schwungbein unter Circumduktion nach vorne geführt. Manche Kranken vermeiden das Streifen der Fußspitze über den Boden dadurch, daß sie sich am Stützbein stark auf die Fußspitze erheben. In manchen Fällen werden mehrere dieser Ausgleichsmanöver gleichzeitig ausgeführt. Erfolgt das eine oder andere dieser Ausgleichsmanöver nicht, so bleibt die Fußspitze am Boden hängen und nur zu oft stolpert der Kranke über dieselbe und kommt dadurch zu Fall. Charakteristisch ist für die Lähmung der Dorsalflexoren des Fußes ferner die Tatsache, daß am Schlusse der Schwungphase nicht wie in der Norm die Ferse zuerst, sondern die Fußspitze mit dem Boden in Kontakt kommt.

Es gibt aber Ausnahmen von dem soeben geschilderten Verhalten bei der Peroneuslähmung. Manche Kranken vermögen trotz völliger Lähmung der Dorsalflexoren dadurch, daß sie das Schwungbein mit einem kräftigen Ruck von hinten nach vorne vorstoßen, was zumeist unter gleichzeitiger Abduktion des Beines geschieht, eine Dorsalflexion des Fußes gegen den Unterschenkel zuwege zu bringen. Dies beruht darauf, daß der Fuß als das distalste Glied des mehrgliedrigen Pendels, welches die untere Extremität während der Schwungphase darstellt, eine Eigenschwingung gegen den Unterschenkel im Sinne der Dorsalflexion ausführt. Diese Dorsalflexion wird manchmal gerade gegen Ende der Schwungphase besonders ausgiebig, dadurch daß der Unterschenkel gegen den Oberschenkel energisch gestreckt, also kräftig vorgestoßen wird. Die Dorsalflexion des Fußes kann unter diesen Umständen so ausgiebig sein, daß beim Aufsetzen des Schwungbeines auf den Boden die Ferse zuerst den Kontakt mit letzterem erlangt. Doch habe ich eine ähnlich ausgiebige Dorsalflexion des Fußes gegen den Unterschenkel auch dann beobachtet, wenn auch gleichzeitig mit den Dorsalflexoren des Fußes der Strecker des Unterschenkels, der Quadriceps, ganz gelähmt war, also der soeben erwähnte Sonderstoß des Unterschenkels nach vorne gegen Ende der Schwungphase nicht erfolgen konnte, sondern nur das Bein als Ganzes im Hüftgelenk kräftig von hinten nach vorne vorgestoßen wurde. Selbst in einem Falle, in dem auch die Flexoren des Oberschenkels gelähmt waren und der Kranke das Schwungbein durch kräftiges Vorstoßen der entsprechenden Beckenhälfte von hinten nach vorne vorzuführen vermochte, trat während dieser Schwungbewegung des Beines eine geringe Dorsalflexion des Fußes gegen den Unterschenkel auf, so daß die Fußspitze nicht über den Boden streifte.

Was die Frage anlangt, inwieweit während der Schwungphase die Antagonisten der Dorsalflexoren, die Plantarflexoren, innerviert werden und in Tätigkeit sind, so berühren sich hier die Ansichten O. Fischers und H. v. Recklinghausens einigermaßen. O. Fischer hält es für wahrscheinlich, daß nur während des letzten Viertels der Gastrocnemius in Tätigkeit tritt, während der Soleus überhaupt nicht zur Kontraktion gebracht werde, und v. Recklinghausen vertritt den Standpunkt, daß der Gastrocnemius in dem Momente, in welchem der Unterschenkel gegen den Oberschenkel vorgestreckt wird, eine Dehnung erfahre und diese mit einer Reflexzuckung beantworte. Altenburger fand mittels der Methode der Aktionsströme unter normalen Verhältnissen am Schwungbein keine Innervation der Plantarflexoren. Die Erfahrungen, welche an Kranken, deren Plantarflexoren gelähmt sind, in dieser Beziehung erhoben werden können, sprechen aber meines Erachtens dafür, daß die Plantarflexoren des Fußes während der ganzen Periode des Schwingens doch irgendwie als Moderatoren der Dorsalflexoren in Tätigkeit sind. Es zeigt sich nämlich manchmal, daß bei Lähmung der Plantarflexoren der Fuß während der Schwungphase gegen den Unterschenkel abnorm stark dorsalflektiert wird und zwar auch dann, wenn keine Retraktion der Dorsalflexoren des Fußes vorliegt. Diese übermäßige Dorsalflexion ist auch dann zu beobachten, wenn nur der Triceps surae gelähmt ist (Abb. 386, S. 422), sie verleiht der Lähmung dieses Muskels geradezu ihr charakteristisches Gepräge. Ich habe Kranke mit Lähmung des Triceps surae beobachtet, bei denen die Fußspitze des Schwungbeines bei jedem Schritt scharf aufwärts gerichtet wurde. Wäre die antagonistische Kooperation der Plantarflexoren des Fußes während der Schwungphase normaliter unnötig und würde der Grad der Dorsalflexion des Fußes allein durch den Grad der Innervation der Dorsalflexoren einerseits und die Schwerkraft andererseits bestimmt, so wäre nicht zu verstehen, warum bei Lähmung der Plantarflexoren derartige extreme Grade von Dorsalflexion des Fußes zustande kommen.

Ein kurzes Wort über die Kooperation der Abductoren-Pronatoren und Adductoren-Supinatoren des Fußes während der Schwungphase des Ganges. Manche Autoren, so KIRCHNER, v. RECKLINGHAUSEN u. a. betonen, daß in der Norm der Fuß während der Schwungphase eine leichte supinatorische Kantung aufweise und mit dem äußeren Fußrande zuerst den Boden berühre. In dieser Beziehung bestehen aber sicher erhebliche individuelle Unterschiede; der eine geht mit einwärtsgerichteter Fußspitze, wobei der Fuß merklich im Sinne der Supination gekantet ist, der andere mit stark auswärts gerichteter Fußspitze, wobei die pronatorische Kantung auffallend hervortritt. Diese noch im Rahmen des Normalen liegenden Differenzen können aber ins Pathologische ausarten, wenn die Abductoren-Pronatoren oder die Adductoren-Supinatoren gelähmt sind. Ich sehe hier ab von der pronatorischen Kantung des Fußes während der Schwungphase des Ganges bei Lähmung des Tibialis anticus, von der supinatorischen Kantung bei Lähmung des Extensor dig. long. und Peroneus tertius, von denen ja bereits früher an den entsprechenden Stellen (S. 438 und 443) die Rede war, betone vielmehr nur, daß eine abnorme Abduktion und Pronation oder eine abnorme Adduktion und Supination des Fußes während der Schwungphase auch dann zur Beobachtung kommen kann, wenn Muskeln, die gar nicht zur Gruppe der Dorsalflexoren gehören, gelähmt sind, also z. B. die Supinatoren Tibialis posticus, Flexor dig. et hallucis longi, oder die Pronatoren Peroneus longus et brevis.

Es ist noch die Frage zu erörtern, ob den Dorsalflexoren des Fußes eine Rolle am Stützbein während der Phase der einseitigen Unterstützung beim Gange zufällt. Bekanntlich liegt während der ersten Hälfte der Stützphase die Fußsohle des Stützbeines dem Boden in ganzer Ausdehnung an, der Unterschenkel ist zunächst gegen den Fuß stark nach hinten geneigt (Abb. 367a, S. 390), führt aber alsbald gegen den Fuß eine Bewegung nach vorne zu aus, am Ende der ersten Hälfte der Stützphase bildet seine Längsachse mit der des Fußes etwa einen rechten Winkel (Abb. 367d); der Schwerpunkt des Körpers befindet sich in diesem Augenblicke gerade vertikal über dem Fußgelenk. Gleich darauf beginnt dann der Fuß des Stützbeines in Plantarflexion überzugehen und die Ferse beginnt sich vom Boden zu erheben (Abb. 367e und f). Die Bewegung, welche der Unterschenkel gegen den auf dem Boden ruhenden Fuß während der Stützphase ausführt und welche zweifellos eine Dorsalflexion im Fußgelenk bedeutet, vollzieht sich normaliter gleichwohl ohne aktive Tätigkeit der Dorsalflexoren; sie kommt dadurch zustande, daß der Schwerpunkt des Körpers während der vorangehenden Phase der doppelten Unterstützung eine Beschleunigung nach vorne erfahren hat, der ganze Körper wandert dadurch vorwärts, indem er sich im Talocruralgelenk um den dem Boden aufruhenden Fuß als Punctum fixum dreht. Die Bewegung des Unterschenkels bzw. des ganzen Stützbeines gegen den Fuß vollzieht sich bei völliger Lähmung der Dorsalflexoren genau so gut wie in der Norm.

Ebenso bedarf es beim Hinsetzen aus stehender Stellung, wobei sich die Unterschenkel zunächst gegen die Füße nach vorne überneigen, zu dieser Bewegung im Talocruralgelenk nicht der Mitwirkung der Dorsalflexoren des Fußes. Normaliter sind schon beim aufrechten Stehen bei der „bequemen Haltung" die Unterschenkel leicht gegen die Füße vorn übergeneigt, es besteht also ein leichter Grad von Dorsalflexion im Talocruralgelenk; die Schwerlinie des Körpers fällt vor das Talocruralgelenk, die Schwerkraft wirkt also auf das letztere im Sinne der Zunahme dieser Vorwärtsneigung und es bedarf beim Hinsetzen nur des Nachlassens der Gegenspannung der Plantarflexoren, welche beim

Stehen der Schwerkraft entgegenwirken, und des Quadriceps, um die erforderliche weitere Neigung der Unterschenkel gegen die Füße nach vorne zustande kommen zu lassen. Sind aber beim Stehen die Unterschenkel gegen die Füße nach hinten geneigt, wie es beim Stehen mit vorn übergebeugtem Oberkörper der Fall ist, so wirkt die Schwerkraft auf Vermehrung dieser Rückwärtsneigung der Unterschenkel also plantarflektierend auf das Talocruralgelenk ein, und die Dorsalflexoren müssen beim Hinsetzen in Aktion treten und den Unterschenkel aus der rückwärts gerichteten Stellung in eine leicht vorn übergeneigte Stellung überführen, von diesem Augenblicke an besorgt die Schwerkraft das Weitere. Die Mitwirkung der Dorsalflexoren wird aber auch bei dieser Ausgangsstellung des Unterschenkels entbehrlich, wenn der vorn übergebeugte Rumpf zunächst aufgerichtet und die Unterschenkel dadurch wieder so gegen die Füße gestellt werden, daß die Schwerkraft am Talocruralgelenk im Sinne der Dorsalflexion wirksam ist.

Über die Therapie bei Lähmung der Dorsalflexoren kann auf das verwiesen werden, was über die Behandlung des paralytischen Spitzfußes gesagt worden ist. Hier sei nur besonders auf den Ausgleich der Lähmung der Dorsalflexoren beim Gange durch das Tragen eines entsprechenden orthopädischen Stiefels verwiesen, der sehr oft vorzügliches leistet und orthopädische Operationen entbehrlich macht, übrigens auch nach solchen noch für längere Zeit erforderlich ist. Auf die zahllosen verschiedenen Apparate, welche zum Ausgleich der Lähmung der Dorsalflexoren empfohlen worden sind, kann hier nicht eingegangen werden. Ich verweise auf die ausführliche Behandlung dieses Gegenstandes in dem Buch v. RECKLINGHAUSENs über „Gliedermechanik und Lähmungsprothesen“.

2. Die Pantarflexion des Fußes.

Die Plantarflexion des Fußes beruht auf der Tätigkeit des Triceps surae, Peroneus longus, Peroneus brevis, Tibialis posticus, Flexor dig. longus und Flexor hallucis longus. Jeder dieser plantarflektierenden Muskeln besitzt eine besondere Nebenwirkung: Triceps surae, Tibialis posticus, Flexor dig. et hallucis longus wirken adduzierend und supinierend, Peroneus longus und Peroneus brevis abduzierend und pronierend.

Als Antagonisten wirken bei der Plantarflexion des Fußes die Dorsalflexoren, als kollaterale und rotatorische Synergisten die Abductoren-Pronatoren und Adductoren-Supinatoren, auch die, welche nicht zur Gruppe der Plantarflexoren selbst gehören.

Die maximale Arbeitsleistung, welche alle Plantarflexoren zusammen am oberen Sprunggelenk zu verrichten imstande sind, beträgt nach R. FICK 18,68 kg/m, also über viermal so viel als die der Dorsalflexoren (4,27 kg/m). Diese hohe Kraftleistung der Plantarflexoren steht im Zusammenhange mit der Aufgabe, welche diesen Muskeln beim Gange zufällt, bei dem sie nicht nur während der Phase der doppelten Unterstützung dem Schwerpunkt des Körpers eine Beschleunigung nach vorne oben zu erteilen haben, sondern auch schon während der Phase der einseitigen Unterstützung durch Plantarflexion des Fußes die Last des Körpers emporheben.

Die Störungen im Ablauf der Plantarflexion des Fußes, welche aus der Lähmung jedes einzelnen der plantarflektierenden Muskeln resultieren, sind bereits früher an Ort und Stelle eingehend beschrieben worden. Hier sei nur nochmals hervorgehoben, daß, wenn der kräftigste Plantarflexor, der Triceps surae gelähmt ist, alle anderen aber erhalten sind, gleichwohl Umfang und Kraft der Plantarflexion des Fußes in der Regel erheblich reduziert sind. Der Triceps surae greift infolge seiner Insertion am Calcaneus am Hinterfuß an, setzt also den ganzen Fuß in Bewegung, alle anderen Plantarflexoren inserieren aber an weiter vorn gelegenen Fußknochen und vermögen bei ihrer plantarflektierenden Wirkung auf den Vorderfuß den Hinterfuß um so weniger mitzunehmen, je beweglicher der erstere gegen den letzteren ist, genauer gesagt, je beweglicher die Knochen, an dem sie ansetzen, gegen die benachbarten Teile des Fußskelets sind. Die Folge ist die, daß bei der Lähmung des Triceps surae Calcaneus und Talus bei der Plantarflexion in der Regel zurückbleiben, der Vorderfuß aber unter der Wirkung der Peronei, des Tibialis posticus und des Flexor dig. longus et hallucis longus gegen den Hinterfuß plantarwärts abgeknickt wird; die Sonderwirkung der Peronei kommt in einer konkomitierenden Abduktion und Pronation des Fußes, die des Flexor dig. et hallucis longus in einer Plantarflexion der Zehen zum Ausdruck. Wenn Triceps surae und Tibialis posticus ausfallen, so zeigt die Plantarflexion die gleiche Störung, nur tritt die abduktorisch-pronatorische Komponente der Peronei noch stärker hervor. Wenn hingegen die Mm. peronei gelähmt sind, so ist die Plantarflexion mit einer ausgesprochenen Adduktion und Supination vergesellschaftet.

Die soeben gemachte Angabe, daß bei der Lähmung des Triceps surae die anderen Plantarflexoren in der Regel nur eine relativ geringe Wirkung auf den Hinterfuß entfalten, bedarf aber doch einer gewissen Einschränkung. Es gibt Fälle, in denen alle vom N. tibialis versorgten Plantarflexoren gelähmt und nur beide Mm. peronei erhalten sind, in denen aber gleichwohl der gesamte Fuß, einschließlich des Hinterfußes, nahezu ebenso ausgiebig plantarflektiert wird wie in der Norm. Das gleiche habe ich sogar in einem Falle beobachtet, in denen von allen Plantarflexoren überhaupt nur der Peroneus longus erhalten war (vgl. S. 426). Es kommt eben hierbei in erster Linie darauf an, ob die Teile des Vorderfußes mit dem Hinterfuß genügend fest verbunden sind. Im übrigen hängt naturgemäß der Umfang, in welchem eine Plantarflexion des Fußes bei der Lähmung einzelner Plantarflexoren noch gelingt, in hohem Maße davon ab, ob eine Retraktion der Dorsalflexoren vorhanden ist oder nicht. Wenn alle Plantarflexoren gelähmt sind, so kann eine Plantarflexion des Fußes, abgesehen von der Schwerkraft, auch noch in gewissem Umfange durch die Elastizität der gelähmten Muskeln zustande kommen, wenn der Kranke zunächst seine Dorsalflexoren energisch kontrahiert und gleich darauf wieder vollkommen erschlafft. Schwerkraft und Elastizität bleiben aber erfolglos, wenn eine Retraktion der Dorsalflexoren besteht.

Wenn die Antagonisten der Plantarflexoren, die Dorsalflexoren, gelähmt sind, so zeigt die Plantarflexion in der Regel keine gesteigerte Exkursionsbreite (vgl. S. 413). Die ligamentösen und ossalen Sperrvorrichtungen verhindern eine Steigerung der Plantarflexion. Nur wenn bei lange bestehender Lähmung der Dorsalflexoren die dorsalen Hemmungsbänder sehr relaxiert sind, die Talusrolle ihre normale Konfiguration eingebüßt hat und gegen die Knöchelgabel subluxiert ist, mit anderen Worten ein Schlottergelenk besteht, kommen ausgesprochenere Grade übermäßiger Plantarflexion zur Beobachtung (vgl. S. 413).

Über die Rolle, welche die Plantarflexoren des Fußes beim Gange während der Schwungphase als Moderatoren der Dorsalflexoren spielen, ist bereits weiter oben S. 468 berichtet worden.

Wenn beim Gange die Schwungphase ihr Ende erreicht hat und die Ferse des Schwungbeines Kontakt mit dem Boden erlangt hat, also die Phase der doppelten Unterstützung eingesetzt hat (Abb. 367a, S. 390), legt sich bekanntlich zunächst die Fußsohle in ganzer Ausdehnung dem Boden an; der Fuß führt eine Plantarflexion aus (Abb. 367b). Man bezeichnet dies als die Phase des Anlegens des Fußes an den Boden oder auch als Periode des „Abliegens" (v. RECKLINGHAUSEN). Diese Plantarflexion des Fußes erfolgt normaliter durch die Schwerkraft, die Dorsalflexoren sorgen dafür, daß das Anlegen des Fußes sich gradatim vollzieht. ALTENBURGER hat durch Ableitung der Aktionsströme gezeigt, daß sie tatsächlich während des Anlegens der Fußsohle innerviert werden. In Fällen von totaler Lähmung der Plantarflexoren, in denen kein fixierter Hackenfuß besteht, kann das Anlegen der Fußsohle an den Boden durch die Schwerkraft ebenso gut und vollkommen erfolgen wie in der Norm. Das spricht dafür, daß beim Anlegen der Fußsohle die Schwere die bewegende Kraft ist. Wenn aber die Lähmung der Plantarflexoren mit einer Retraktion der Dorsalflexoren verbunden ist, so kann die Fußsohle nicht in ihrer ganzen Ausdehnung dem Boden angelegt werden, sondern sie ruht nur mit ihrem hinteren Abschnitte eventuell sogar nur mit der Ferse dem Boden auf.

Während der ersten Hälfte der nun folgenden Phase der einseitigen Unterstützung, während welcher der Unterschenkel des Stützbeines normaliter zunächst gegen den dem Boden aufruhenden Fuß nach hinten geneigt ist, sind die Plantarflexoren außer Tätigkeit, die Schwerlinie fällt ja zunächst noch hinter das Fußgelenk. Störungen treten bei Lähmung der Plantarflexoren des Fußes während dieser ersten Hälfte der Phase der einseitigen Unterstützung nur auf, wenn eine Retraktion der Dorsalflexoren besteht, weil dann, wie schon auseinandergesetzt, der Fuß überhaupt nur mit dem hinteren Sohlenteil dem Boden aufruht. Um so bedeutsamer ist die Aufgabe, welche die Plantarflexoren des Stützbeines während der zweiten Hälfte der Stützphase zu erfüllen haben. Der Fuß hebt sich während dieser unter kräftiger Plantarflexion auf die Spitze und hebt damit die Last des ganzen Körpers empor (Abb. 367e und f), und diese Plantarflexion setzt sich noch weiter fort während der nun folgenden Phase der doppelten Unterstützung (Abb. 367a und b), während welcher das bisherige Stützbein als das hintere Bein durch die erwähnte kräftige Plantarflexion des Fußes dem Körper seine neue Beschleunigung nach vorne oben erteilt. Für die Erfüllung dieser Aufgaben sind die Plantarflexoren unentbehrlich. Sind sie gelähmt, so bleibt die Erhebung des Stützbeines auf die Fußspitze ganz aus und ebenso die Plantarflexion am hinteren Bein während der Phase der doppelten Unterstützung. Diese Leistungen fallen schon aus, wenn nur der Triceps surae allein gelähmt ist, alle anderen Plantarflexoren aber erhalten sind, während sie umgekehrt noch sehr gut gelingen, wenn der Triceps surae allein erhalten ist. Die einzige Störung, welche im letzteren Falle zutage tritt, ist die, daß die Plantarflexion des Fußes entsprechend der Spezialwirkung des Triceps surae unter Supination erfolgt.

Der Ausfall der Plantarflexion des Fußes am Stützbeine während der Phase der einseitigen Unterstützung bedeutet an sich keine große Behinderung des Ganges, insofern als der Schwerpunkt des Körpers infolge der Beschleunigung, welche er vorher durch das gesunde hintere Bein erfahren hat, nach vorne wandert, wobei sich der Unterschenkel gegen den in ganzer Ausdehnung dem Boden anliegenden Fuß nach vorne überneigt. Dies ist um so leichter möglich, als ja die gelähmten Plantarflexoren des Fußes einer weitgehenden Dorsalflexion im oberen Sprunggelenk keinen Widerstand entgegensetzen. Wenn eine Retraktion der Dorsalflexoren des Fußes besteht und nur die Ferse dem Boden anliegt, so bewegt sich das Stützbein um die Ferse als Drehpunkt von hinten nach vorne. Weit schwerer ins Gewicht fällt aber der Ausfall der Plantarflexion des Fußes des hinteren Beines während der Phase der doppelten Unterstützung, weil die Kraft, welche den Schwerpunkt erneut vorzutreiben hat, fortfällt. Die Kranken gleichen diesen Ausfall in der Regel dadurch aus, daß sie den Rumpf auf dem vorderen Beine möglichst weit nach vorne überlegen und auf diese Weise den Schwerpunkt des Körpers nach vorne bringen. Aber zurück bleibt letzterer dabei auf jeden Fall. Der Kranke hinkt. Außer der Neigung des Rumpfes nach vorne kann aber das vordere Bein zum Vorwandern des Schwerpunktes auch dadurch etwas beitragen, daß die Dorsalflexoren des Fußes den Unterschenkel und damit das ganze Bein gegen den dem Boden aufruhenden Fuß nach vorne drehen. Diese im vollem Gegensatz zu der normaliter vorhandenen Untätigkeit der Dorsalflexoren des vorderen Beines stehende Arbeitsleistung der Dorsalflexoren führt anfangs sehr rasch zu einer Ermüdung derselben. Aber im Laufe der Zeit kann eine erstaunliche Anpassung eintreten und eine Hypertrophie der Dorsalflexoren des gesunden Fußes zur Entwicklung kommen.

Aus der Lähmung der Plantarflexoren des Fußes resultiert ferner die Unfähigkeit der Kranken, sich beim Stehen auf dem kranken Beine auf die Fußspitze zu erheben. Wenn die Lähmung doppelseitig ist, vermag der Kranke dies auch beim Stehen auf beiden Beinen nicht, während bei einseitiger Lähmung die Plantarflexoren des gesunden Beines allein den gesamten Körper spielend emporheben. Beim Aufstehen aus sitzender Stellung macht sich der Ausfall der Plantarflexoren nicht besonders störend bemerkbar; die Strecker des Knies und der Hüfte vermögen ohne die Mithilfe der Plantarflexoren des Fußes den Körper emporzuheben und den Oberkörper und die einzelnen Beinabschnitte gegeneinander in Streckstellung zu führen. Ähnliches gilt für das Treppensteigen, wenigstens für das vordere, der höheren Stufe aufruhende Bein, welches trotz Lähmung der Plantarflexoren allein durch die Strecker des Knies und der Hüfte in vollkommene Streckung geführt wird, während die Lähmung der Plantarflexoren des hinteren auf der tieferen Stufe befindlichen Beines naturgemäß beträchtlich in die Waagschale fällt. Die Plantarflexoren des hinteren Beines leisten ja beim Treppensteigen bei der Erhebung der Körperlast auf die nächsthöhere Stufe die Hauptarbeit; fallen sie aus, so muß die Last allein vom vorderen Bein durch Streckung des Knies und Hüftgelenkes emporgehoben werden.

Daraus, daß die einzelnen an der Plantarflexion des Fußes beteiligten Muskeln außer ihrer plantarflektierenden Komponente auch eine adduktorisch-supinatorische bzw. abduktorisch-pronatorische Nebenwirkung besitzen, resultiert, daß bei Lähmung einzelner der Plantarflexoren und Integrität anderer die Plantarflexion des Fußes auch beim Gange das eine Mal mit einer Adduktion und Supination, das andere Mal mit einer Abduktion und Pronation verbunden ist. Am deutlichsten tritt die konkomitierende Kantung im Sinne der Supination zutage, wenn die pronatorisch wirkenden Mm. peronei gelähmt sind; schon der alleinige Ausfall des Peroneus longus kann diese Störung im Gefolge haben. Andererseits pflegt die Lähmung der supinierenden Plantarflexoren, des Tibialis posticus, Flexor dig. longus und Flexor hallucis longus, bei Integrität des Triceps surae und der Mm. peronei zu keiner pronatorischen Kantung zu führen; der kräftige Triceps surae hält den Peronei das Gleichgewicht. Wenn aber der Triceps surae gelähmt ist, so überwiegt fast allemal die pronatorische Komponente der Peronei; doch sei nochmals betont, daß unter diesen Umständen die Plantarflexion des Fußes am Stützbein und am hinteren Bein während der Phase der doppelten Unterstützung meist überhaupt ganz fehlt oder nur in sehr geringem Umfange zustande kommt; an ihrer Stelle erfolgt vielmehr nur eine mehr oder weniger ausgesprochene Pronation.

Bezüglich der Therapie bei Lähmung der Plantarflexoren kann auf das verwiesen werden, was über die Behandlung des Hackenfußes gesagt worden ist (S. 453). Ebenso wie zur Bekämpfung der Lähmung der Dorsalflexoren sind auch bei Lähmung der Plantarflexoren mannigfache orthopädische Apparate, die sog. *Hackenfußstiefel*, angegeben worden. Am zweckmäßigsten sind diejenigen Hackenfußstiefel, bei denen ein elastischer Zug oder Druck den Fuß in Plantarflexion zieht oder drängt, der Kranke aber die plantarflektierende Kraft des Apparates durch aktive Kontraktion der Dorsalflexoren noch überwinden kann. Weniger zweckmäßig sind solche Apparate, welche den Fuß etwa in rechtem Winkel zur Längsachse des Unterschenkels feststellen, im übrigen aber weder eine weitere Dorsalflexion noch Plantarflexion gestatten. Unzweckmäßig sind die Apparate, welche den Fuß in Plantarflexion fixieren und einer Dorsalflexion überhaupt keinen Raum geben, da dieser Ausgleich, eine pathologische Stellung, den Spitzfuß an die Stelle des Hackenfußes setzend, den Teufel mit Beelzebub austreibt.

3. Die Adduktion-Supination des Fußes.

Als Adductoren und Supinatoren des Fußes wirken: Triceps surae, Tibialis posticus, Flexor dig. longus, Flexor hallucis longus und Tibialis anticus. Von diesen wirken die vier ersten gleichzeitig plantarflektierend, der fünfte, der Tibialis anticus, dorsalflektierend. Die maximale Arbeitsleistung, welche alle Adductoren und Supinatoren zusammen am unteren Sprunggelenk zu verrichten vermögen, beträgt nach R. Fick 7,86 kg/m, während die der Abductoren-Pronatoren nur 3,22 kg/m beträgt. Am Chopart-Gelenk ist umgekehrt die maximale Arbeitsleistung der Supinatoren etwas geringer (1,39 kg/m) als die der Pronatoren (1,45 kg/m).

Inwieweit die Adduktion und Supination des Fußes durch die Lähmung jedes einzelnen der Adductoren und Supinatoren beeinträchtigt wird, ist an den entsprechenden Stellen eingehend erörtert worden. Wenn mehrere derselben zusammen ausfallen, so sind die entsprechenden Störungen naturgemäß erheblich größer. Wenn z. B. Triceps, Tibialis posticus, Flexor dig. longus und Flexor hallucis longus ausfallen, wie es bei der Lähmung des N. tibialis der Fall ist, so ist die willkürliche Adduktion und Supination durch den Tibialis anticus nur noch unter gleichzeitiger Dorsalflexion möglich und auch das nur solange, als noch keine nennenswerte Retraktion der Abductoren und Pronatoren besteht. Wenn nur Tibialis posticus und Flexor dig. et hallucis longus gelähmt sind, Tibialis anticus und Triceps surae aber erhalten sind, eine Lähmungskombination, welche bei Unterbrechung des N. tibialis distal vom Abgang der Äste für den Triceps surae besteht, so ist die Adduktion und Supination des Fußes sowohl in dorsalflektierter Stellung (Tibialis anticus) wie in plantarflektierter Position des Fußes (Triceps surae) möglich, vorausgesetzt, daß keine nennenswerte Retraktion der Pronatoren besteht; gewisse Schwierigkeiten bereitet bei dieser Lähmungskombination eigentlich nur die reine Adduktion und Supination in Mittelstellung zwischen extremer Dorsal- und Plantarflexion; es überwiegt dann leicht der Zug des Triceps surae und der Fuß weicht im Sinne der Plantarflexion ab. Wenn nur Flexor dig. longus und Flexor hallucis longus ausfallen, so erleidet die Adduktion und Supination keine nennenswerte Beeinträchtigung. Daß bei alleiniger Lähmung der Tibialis anticus die Adduktion und Supination des Fußes in dorsalflektierter Stellung des Fußes nicht mehr möglich ist, wohl aber noch in plantarflektierter Stellung und in Mittelstellung gut gelingt, ist bereits früher an Ort und Stelle hervorgehoben worden. Bei der kombinierten Lähmung des Tibialis anticus und posticus fehlt nicht nur die Möglichkeit den Fuß in dorsalflektierter Stellung, sondern auch in Mittelstellung zu adduzieren und supinieren; die Adduktion und Supination ist dann nur noch unter gleichzeitiger Plantarflexion möglich. Dasselbe gilt für den Fall, daß von allen Adductoren und Supinatoren nur der Triceps surae erhalten ist.

Die Aufgabe, welche den Adductoren und Supinatoren beim Gange zufällt, ist vorwiegend die, die Stellung des Fußes, wenn er dem Boden aufgesetzt worden ist und sich die Fußsohle demselben anlegt, eventuellen Unebenheiten des Terrains anzupassen und ihn dann, wenn das Bein zum Stützbein wird, in der jeweils erforderlichen Stellung fixiert zu erhalten und zu verhindern, daß er unter dem Einflusse der Körperlast umknickt. In letzterer Beziehung kann auf das verwiesen werden, was bei der Besprechung des Pes valgus paralyticus gesagt worden ist (vgl. S. 458). Es sei hier nur noch eine ergänzende Bemerkung hinzugefügt. Wenn der Tibialis anticus gelähmt ist, so ist die Dorsalflexion, welche der Fuß während der Schwungphase des Ganges ausführt, mit einer ausgesprochenen

Abduktion und Pronation verbunden und der Fuß wird in der Regel in dieser Stellung dem Boden aufgesetzt. Der Kranke kann aber sehr wohl vermöge der ihm verbliebenen anderen Adductoren und Supinatoren die fehlerhafte Pronation, welche der Fuß während der Schwungphase angenommen hat, ausgleichen. Das geschieht während des Anlegens der Fußsohle an den Boden, welches in diesem Falle nicht wie in der Norm rein durch die Schwere geschieht, sondern unter Kontraktion der supinierenden Plantarflexoren (Triceps surae und Tibialis posticus) vor sich geht. Außerdem trägt der Kranke zum Ausgleich der während der Dorsalflexion auftretenden pronatorischen Kantung des Fußes auch noch dadurch bei, daß er das Schwungbein im ganzen etwas nach innen rotiert, so daß die Fußspitze beim Aufsetzen des Fußes auf den Boden nach innen weist; dadurch wird dem pronierenden Einfluß der Schwerkraft auf den Fuß des Stützbeines entgegengewirkt.

Bezüglich der Therapie der Lähmung der Adductoren und Supinatoren kann auf die Ausführungen über die Behandlung des Pes valgus paralyticus verwiesen werden (S. 460).

4. Die Abduktion und Pronation des Fußes.

Als Abductoren und Pronatoren des Fußes wirken: Peroneus longus, Peroneus brevis, Extensor dig. longus und Peroneus tertius. Die beiden ersten Muskeln sind gleichzeitig Plantarflexoren, die beiden letzteren Dorsalflexoren.

Die maximale Arbeitsleistung, welche alle Abductoren und Pronatoren zusammen zu leisten vermögen, beträgt nach R. Fick für das untere Sprunggelenk 3,22 kg/m, für das Chopart-Gelenk 1,45 kg/m (vgl. S. 474).

Inwieweit die Abduktion und Pronation des Fußes durch die Lähmung jedes einzelnen der Abductoren-Pronatoren beeinträchtigt wird, ist bereits an den entsprechenden Stellen erörtert worden. Wenn Peroneus longus und brevis zusammen gelähmt sind, Extensor dig. longus und Peroneus tertius aber erhalten sind, wie es bei der Unterbrechung des N. peroneus superficialis der Fall ist, so ist, vorausgesetzt, daß keine nennenswerte Retraktion der Supinatoren besteht, die Abduktion und Pronation des Fußes noch möglich, aber nur noch unter gleichzeitiger Dorsalflexion, hingegen nicht mehr in Mittelstellung zwischen extremer Dorsalflexion und Plantarflexion und vollends nicht bei gleichzeitiger Plantarflexion. Wenn umgekehrt der Extensor dig. longus und Peroneus tertius gelähmt, die beiden Mm. peronei aber erhalten sind, wie es bei der Unterbrechung des N. peroneus profundus der Fall ist, so gelingt die Abduktion und Pronation des Fußes nur noch unter gleichzeitiger Plantarflexion, bis zu einem gewissen Grade aber auch in Mittelstellung zwischen extremer Dorsal- und Plantarflexion. Der Tibialis anticus vermag die an sich nicht sehr hochgradige plantarflektierende Komponente des Peroneus brevis zu überwinden, ohne dem Fuß seine supinatorische Komponente aufzuzwingen. Der Peroneus longus muß hierbei außer Spiel blieben. Wenn auch er sich nennenswert mitkontrahiert, muß sich der Tibialis anticus, wenn anders die plantarflektierende Komponente beider Mm. peronei überwunden werden soll, so stark mitkontrahieren, daß dadurch auch seine supinatorische Wirkung zur Geltung kommt und damit die pronatorische Wirkung der Peronei durchkreuzt wird.

Beim Gange fällt den Abductoren und Pronatoren im wesentlichen die Aufgabe zu, die Stellung des Fußes beim Anlegen der Fußsohle an den Boden eventuellen Unebenheiten des Bodens anzupassen und während der Phase der einseitigen Unterstützung den Fuß des Stützbeines in der entsprechenden Stellung fixiert zu halten. Es kann in dieser Beziehung auf das verwiesen werden, was bei der Besprechung des Pes varus bereits ausgeführt worden ist (S. 454). Wenn der Extensor dig. longus und Peroneus tertius gelähmt ist, so wird der Fuß des Schwungbeines, wie früher auseinandergesetzt, unter supinatorischer Kantung dorsalflektiert (vgl. S. 443), er befindet sich also in Varusstellung, wenn er dem Boden aufgesetzt wird. Die Kranken können aber während der nun folgenden Phase des Anlegens der Fußsohle an den Boden die Varsusstellung dadurch ausgleichen, daß sie nicht, wie das in der Norm der Fall ist, einfach die Schwere auf den Fuß wirken lassen, sondern dadurch, daß sie die pronierenden Plantarflexoren, den Peroneus longus et brevis kontrahieren; dadurch wird die vorangehende supinatorische Kantung wieder ausgeglichen. Manche Kranken gleichen die pathologische Supination des Fußes bereits während der Schwungphase aus dadurch, daß sie eine willkürliche Pronation ausführen. Das führt aber, da zu letzterer nur die Mm. peronei zur Verfügung stehen, dazu, daß der Fuß gegen Ende der Schwungphase plantarflektiert wird und nicht wie in der Norm mit der Ferse, sondern mit der Spitze auf den Boden aufkommt. Nicht selten trägt der Kranke zum Ausgleich der gefährlichen supinatorischen Kantung, welcher der Fuß infolge der Lähmung der pronatorischen Dorsalflexoren während der Schwungphase unterliegt, auch noch dadurch bei, daß er das Schwungbein stark nach außen rotiert.

Bezüglich der Therapie der Lähmung der Abductoren und Pronatoren verweise ich auf das über die Behandlung des Pes varus paralyticus Gesagte (S. 457).

XI. Die Muskeln der Zehen.

A. Einleitung.

Die Zehen lassen Bewegungen in drei Gelenken zu, im Metatarsophalangealgelenk und in den beiden Interphalangealgelenken.

Das *Grundgelenk* oder *Metatarsophalangealgelenk* gestattet Bewegungen um die quere Achse (Dorsalflexion = Extension und Plantarflexion = Flexion) und Bewegungen um eine dorso-plantare Achse (Abduktion und Adduktion). Die letzteren sind ebenso wie die entsprechenden Bewegungen der Finger im Metacarpophalangealgelenk zwangsläufig mit einer Kreiselung um die Längsachse verkoppelt, sobald die Ab- oder Adduktion mit einer Dorsal- oder Plantarflexion verbunden ist. Spreizung der Zehen ist ebenso wie die der Finger bei stärkeren Graden von Plantarflexion wegen der Spannung der Seitenbänder ausgeschlossen. Der Umfang der Dorsal-Plantarflexion der Zehen von einem Extrem zum andern beträgt nach R. Fick bei passiven Bewegungen etwa 140°, bei aktiven Bewegungen aber höchstens 80—100°. Im Gegensatz zu den Fingern liegt die größere Exkursionsbreite der Zehen auf der Seite der Dorsalflexion. Duchenne gibt an, daß die Plantarflexion der Grundphalangen nicht über einen Winkel von 25—30° hinausgehe. Die Hemmung der Dorsalflexion wird durch den Dehnungswiderstand der Flexores dig. et hallucis longus et brevis, die plantaren Kapselteile und schließlich durch Anstoßen des oberen Pfannenrandes der Grundglieder an der Dorsalseite der Capitula der Metatarsalien bewirkt, die Hemmung der Plantarflexion durch Anspannung der Extensores dig. et hallucis, besonders des Extensor brevis und durch das dorsale Kapselband und die seitlichen Kapselbänder.

Die *Interphalangealgelenke* der Zehen stellen ebenso wie die der Finger Scharniergelenke dar, die nur Beugung und Streckung zulassen; doch liegt die gesamte Exkursionsbreite in der Regel auf der Beugeseite, eine Streckungsmöglichkeit über die gerade Verlängerung der Grund- bzw. Mittelphalange hinaus besteht normaliter nur selten. Der Umfang der Beweglichkeit beträgt nach R. Fick für jedes Interphalangealgelenk etwa 90°.

Die willkürliche Beweglichkeit der Zehen ist gegenüber der der Finger erheblich beschränkt. Sehr viele Menschen sind nicht einmal zu isolierten Zehenbewegungen ohne Mitbewegung des Fußes fähig, wobei entweder die Dorsalflexion der Zehen mit einer Dorsalflexion des Fußes und die Plantarflexion der ersteren mit einer Plantarflexion des letzteren, oder aber Plantarflexion des Zehen mit Dorsalflexion des Fußes, Dorsalflexion der Zehen mit Plantarflexion des Fußes verbunden ist. Ferner sind die wenigsten Menschen zu isolierten Bewegungen einer einzelnen Zehe fähig, in der Regel werden alle Zehen zusammen, und zwar gleichmäßig bewegt, dorsalflektiert oder plantarflektiert. Doch kann nicht selten auch die Großzehe dorsalflektiert werden, während sich die anderen Zehen in Plantarflexion begeben, und umgekehrt die Großzehe plantarflektiert werden, während die anderen Zehen dorsalflektiert werden. Isolierte Bewegungen einzelner Zehenphalangen sind so gut wie unmöglich. Gelegentlich habe ich allerdings Individuen angetroffen, die das Endglied der großen Zehe isoliert beugen oder die Großzehen im Grundgelenk isoliert beugen konnten bei Streckstellung des Endgliedes. Die willkürliche Spreizung der Zehen ist fast stets nur bei gleichzeitiger Dorsalflexion, die Annäherung bei gleichzeitiger Plantarflexion möglich. Doch gibt es auch Individuen, die ihre Zehen isoliert, ohne Dorsalflexion bzw. Plantarflexion, spreizen und adduzieren können, nicht nur im Stehen, sondern auch am aufliegenden oder freischwebenden Fuß. R. FICK meint, daß eine aktive Abspreizung der Großzehe überhaupt ausgeschlossen sei; ich habe aber Leute angetroffen, die imstande waren, ihre Großzehe isoliert von den andern Zehen abzuspreizen und wieder anzuziehen.

In der Ruhe nehmen die Grundphalangen der Zehen in der Regel eine leicht dorsalflektierte Stellung ein oder sie bilden die gerade Verlängerung der Metatarsalknochen. Die Mittel- und Endphalange pflegen in leicht plantarflektierter Stellung zu stehen. Beim aufrechten Stehen nehmen besonders die Grundphalangen der lateralen Zehen eine leicht dorsalflektierte Stellung, die Mittel- und Endphalangen dagegen mehr oder weniger an allen Zehen eine leicht plantarflektierte Stellung ein.

B. Die Wirkung der Zehenmuskeln und die Folgen ihrer Lähmung.

1. Extensor digitorum longus.

(L_5, S_1; Plexus sacralis, N. ischiadicus, N. peroneus communis, N. peroneus profundus.)

Unter der Kontraktion des *Extensor dig. longus* werden die *Grundphalangen* der zweiten bis fünften Zehe kräftig *dorsalflektiert*; die Mittel- und Endphalange werden häufig *anfangs ebenfalls* etwas *gestreckt,* um aber alsbald, wenn die Dorsalflexion der Grundphalangen einen stärkeren Grad angenommen hat und vollends, wenn der Fuß unter der Kontraktion des Extensor dig. longus ebenfalls in Dorsalflexion gerät, sich in *Plantarflexion* zu begeben. Die Streckwirkung des Muskels auf die Mittel- und Endphalangen ist nur eine schwache, sie kann durch relativ geringen Widerstand, welchen man ihr entgegensetzt, hintangehalten werden, worauf schon DUCHENNE hingewiesen hat. Die bei der Kontraktion des Extensor dig. longus sekundär auftretende Flexion der Mittel- und Endphalange wird durch den Widerstand, welchen die durch die Dorsalflexion der Grundphalange und des Fußes gedehnten Flexores digitor. longus et brevis dieser Dehnung entgegensetzen, hervorgerufen. Die sekundäre Beugung der Mittel- und Endphalange tritt daher besonders ausgiebig und energisch in Erscheinung, wenn der Dehnungswiderstand der Zehenflexoren erhöht ist, also bei spastischen Lähmungen oder bei Schrumpfungskontraktur der Zehenbeuger. Umgekehrt bleibt die sekundäre Zehenbeugung bei der Kontraktion des Extensor longus mehr oder weniger ganz aus, wenn die Zehenflexoren deefferentiert sind oder wenn ihre Sehnen tenotomiert sind. Unter diesen Umständen tritt im Gegenteil die Streckwirkung des Extensor longus auf die Mittel- und Endphalange besonders deutlich hervor, sie bleibt selbst bei kräftigster Kontraktion des Muskels und ausgiebiger Dorsalflexion der Grundphalangen und des Fußes bestehen.

Die Streckwirkung des Extensor dig. longus auf die Grundphalangen der Zehen mit der sekundären Beugung der Mittel- und Endphalange durch den Dehnungswiderstand des Flexor dig. longus et brevis kommt auch in der Haltungsanomalie, welche die Zehen bei isolierter Lähmung des Tibialis anticus einnehmen, zum Ausdruck. Durch den Equinismus, in welchen der Fuß bei der Lähmung des Tibialis anticus gerät, erfährt der Extensor dig. longus eine Dehnung, der er sich widersetzt; dadurch werden die Grundphalangen in Dorsalflexion gezogen; durch diese letztere aber erfahren Flexor dig. longus et brevis eine Dehnung, und dadurch werden die Mittel- und Endphalange in Plantarflexion gezogen. Die Zehen weisen die Gestalt einer Klaue auf (Klauenfuß infolge von Equinismus) (Abb. 398, S. 437).

Während der Extensor dig. communis der oberen Extremität bekanntlich außer der Extension der Grundphalangen auch eine Seitwärtsneigung derselben bewirkt, soll der Extensor dig. longus pedis eine solche nicht besitzen. So hat es wenigstens DUCHENNE gelehrt. Ich kann aber dieser Auffassung nicht bedingungslos beitreten. Allerdings läßt sich in vielen Fällen, besonders bei Erwachsenen eine seitwärts neigende Wirkung des Muskels nicht sicher feststellen, aber bei Kindern und besonders bei Kindern mit angeborenen spastischen Beinlähmungen oder bei der atonisch-astatischen Form der infantilen Cerebrallähmung habe ich doch nicht selten eine deutliche Spreizung der Zehen, besonders der 5. und 4. Zehe bei der durch den faradischen Strom hervorgerufenen Kontraktion des Extensor dig. longus beobachtet.

2. Extensor digitorum brevis.

(S_1, S_2; Plexus sacralis, N. ischiadicus, N. peroneus communis, N. peroneus profundus.)

Der *Extensor dig. brevis* ist der percutanen faradischen Reizung am Fußrücken zugängig. Unter der Kontraktion des Extensor brevis werden die *Grundphalangen* der Zehen ebenso wie bei der Kontraktion des Extensor longus *dorsalflektiert,* die *Mittel-* und *Endphalange* werden in der Regel *anfangs* auch etwas *gestreckt,* aber mit dem Fortschreiten der Dorsalflexion der Grundphalange durch den Dehnungswiderstand des Flexor dig. longus et brevis in *Plantarflexion gezogen.* Bei erhöhtem Dehnungsreflex der Zehenbeuger bei spastischer Fußlähmung tritt die sekundäre Beugung der Mittel- und Endphalange früher und stärker hervor als in der Norm; bei peripherer oder nuclearer Lähmung der Zehenflexoren oder nach Tenotomie ihrer Sehnen fehlt die sekundäre Beugung der Mittel- und Endphalangen ganz; in diesen Fällen werden letztere während der ganzen Zeit der Wirkung des Extensor brevis gestreckt.

Die Sehne des Extensor brevis für die 5. Zehe fehlt in der Mehrzahl der Fälle. Sie wird durch eine Sehne vom Peroneus brevis oder einen besonderen Sehnenstreifen vom Peroneus tertius, die zur kleinen Zehe hinziehen, ersetzt.

Frohse und Fraenkel geben an, daß die Streckung der Mittel- und Endphalangen der Zehen allein vom Extensor dig. brevis und überhaupt nicht oder höchst selten und auch dann nur in unvollkommenem Maße von den Interossei und Lumbricales besorgt werde, weil letztere so gut wie gar nicht in die Dorsalaponeurose der Zehen überträten, sondern an der Grundphalange ihr Ende fänden. Ähnliches hatte schon Henle beschrieben und wird auch von R. Fick betont. Die Ergebnisse der faradischen Reizung des Extensor dig. brevis am lebenden Menschen und besonders die Erfahrungen der Pathologie bei Lähmung der Interossei und Lumbricales sprechen aber doch dafür, daß die Duchennesche Darstellung, daß der Extensor dig. brevis ebenso wie der Extensor dig. longus an der Streckung der Mittel- und Endphalange in der Regel nicht nennenswert oder doch nicht in demselben Maße wie die Interossei und Lumbricales beteiligt ist, für viele Fälle zu Recht besteht. Es muß aber zugegeben werden, daß in dieser Beziehung individuelle Unterschiede vorkommen.

Duchenne hat gelehrt, daß der Extensor digitorum brevis die *Grundphalangen,* während sie in Dorsalflexion gezogen werden, gleichzeitig nach *lateralwärts neige.* Diese Neigung soll am stärksten an der 2. Zehe, am geringsten an der 5. Zehe ausgesprochen sein, an letzterer natürlich nur, wenn überhaupt ein Sehnenbündel des Extensor brevis zur kleinen Zehe besteht. Frohse und Fraenkel machen dieselbe Angabe. Ich kann diese Angaben für die 2. und allenfalls für die 3. Zehe bestätigen. An der 4. Zehe konnte ich die Seitenneigung nicht nachweisen.

3. Extensor hallucis longus.

(L_5—S_1; Plexus sacralis, N. ischiadicus, N. peroneus communis, N. peroneus profundus.)

Der Bauch des Extensor hallucis longus ist der direkten faradischen Reizung wenigstens in seinem distalen Abschnitte zugängig. In Fällen von Lähmung und Atrophie des Tibialis anticus und Extensor dig. longus gelingt die percutane faradische Reizung des Muskels in seiner ganzen Ausdehnung.

Unter der Kontraktion des *Extensor hallucis longus* erfährt nicht nur die *Grundphalange,* sondern auch die *Endphalange* derselben eine kräftige *Streckung.* Ich kann Duchenne nicht beipflichten, wenn er sagt, daß bei kräftiger

Kontraktion des Extensor hallucis longus die Nagelphalange stets infolge der Dehnung des Flexor hallucis longus in Beugung gezogen werde. Ich habe das in der Norm zumeist nicht gesehen. Nur wenn der Dehnungsreflex des langen Zehenbeugers stark erhöht ist, wie es bei spastischer Fußlähmung der Fall ist, kommt es manchmal, aber keineswegs immer zu einer ausgesprochenen Flexion des Nagelgliedes der Großzehe, wenn der Extensor hallucis longus durch den faradischen Strom in Kontraktion versetzt wird. Die Sehne des Extensor hallucis longus zieht bis zur Nagelphalanx, gibt aber gleichzeitig ein kräftiges Sehnenbündel ab, das an der Grundphalanx inseriert. Die anatomischen Vorbedingungen für eine Streckwirkung des Muskels auf beide Phalangen sind also durchaus gegeben.

Nicht selten bewirkt die Kontraktion des Extensor hallucis longus auch eine *Neigung der Großzehe nach der Medialseite,* die Großzehe wird von den anderen Zehen *abgespreizt.* Diese Wirkung tritt besonders bei Kindern und vornehmlich bei infantilen spastischen Fußlähmungen oder bei der atonisch-astatischen Form der infantilen Cerebrallähmung zutage, während sie bei Erwachsenen in der Regel vermißt wird oder höchstens angedeutet ist.

4. Extensor hallucis brevis.

(S_1, S_2; Plexus sacralis, N. ischiadicus, N. peroneus communis, N. peroneus profundus.)

Der Extensor hallucis brevis stellt den Teil des M. pediaeus dar, dessen Sehne zur Großzehe hinzieht, woselbst diese an der Grundphalange inseriert.

Unter der Kontraktion des *Extensor hallucis brevis* wird die *Grundphalange* der Großzehe *dorsalflektiert,* die *Endphalange* wird dabei durch den Dehnungswiderstand des Flexor hallucis longus in *Beugung* gezogen. Diese sekundäre Flexion der Endphalange ist bei spastischen Fußlähmungen mit erheblicher Steigerung des Dehnungsreflexes der Zehenbeuger besonders stark ausgesprochen, sie bleibt aber in Fällen von Deefferentierung des Flexor hallucis longus oder nach Tenotomie der Sehne des letzteren aus. Außer der Dorsalflexion der Grundphalange erfolgt bei der Kontraktion des Extensor hallucis brevis eine *Neigung* der Grundphalange der Großzehe nach der *lateralen Seite.* Die Wirkung des kurzen Großzehenstreckers ist also in dieser Hinsicht der des langen entgegengesetzt.

Bei *Lähmung* des *Extensor dig. longus* et *brevis,* wie sie bei jeder Unterbrechung des N. peroneus besteht, *verändert* sich nicht selten die *Ruhelage* und *Gestalt* der *Zehen.* Entweder nehmen die Grundphalangen eine abnorme Beugestellung ein, während die Mittel- und Endphalange in Streckung geraten und die gerade Verlängerung der Grundphalange bilden, oder aber alle Phalangen der Zehen nehmen eine mehr oder weniger ausgesprochene Beugestellung ein. Im ersteren Falle wird die Stellung der Zehen durch das Übergewicht der Interossei und Lumbricales bestimmt, im zweiten Falle durch das des Flexor dig. longus et brevis. Bei längerem Bestehen der Lähmung geraten die Zehenbeuger in den Zustand einer sekundären Schrumpfungskontraktur, so daß die Zehen auch passiv nicht mehr vollkommen gestreckt werden können (Abb. 413, 414, S. 449, Abb. 416, S. 455). Die erstere Stellungsanomalie, bei der die Zehen eine Art von Pfötchenstellung einnehmen, wird bei der Lähmung des Extensor dig. longus et brevis besonders dann beobachtet, wenn der Fuß infolge der Lähmung seiner Dorsalflexoren gleichzeitig in Equinusstellung oder starker Supinationsstellung steht, wodurch die Insertionspunkte des Flexor dig. longus eine Annäherung erfahren, der Muskel also entspannt ist. Die andere Stellungsanomalie,

d. h. die abnorme Beugestellung aller Phalangen tritt bei der Lähmung des Extensor dig. longus et brevis besonders dann ein, wenn der Tibialis anticus erhalten ist und dementsprechend kein nennenswerter Equinismus besteht, der Flexor dig. longus also gedehnt ist. Die abnorme Beugestellung aller Zehenphalangen kann aber bei der Lähmung des Extensor dig. longus et brevis auch darauf beruhen, daß die Interossei und Lumbricales überhaupt keine Streckwirkung auf die Mittel- und Endphalange besitzen, die Zehenphalangen also sämtlich nur noch plantarflektierenden Kräften unterstehen. In manchen Fällen von sehr ausgesprochenem Equinismus kommt es aber trotz völliger Lähmung des Extensor dig. longus et brevis zu keiner auffälligen Beugestellung der Zehenphalangen, weil der Widerstand, den auch der völlig deefferentierte Extensor longus seiner Dehnung noch entgegensetzt, ausreicht, um die Grundphalangen in annähernd gerader Verlängerung der Metatarsalien zu erhalten, und der Flexor dig. longus durch die Equinusstellung so weitgehend entspannt ist, daß er keinen abnormen Zug auf die Phalangen ausübt (Abb. 412, S. 449).

Wenn der Extensor dig. longus erhalten und der *Extensor brevis allein gelähmt* ist, was bei ganz distal gelegener Unterbrechung des N. peroneus profundus oder bei der unvollständigen Regeneration des N. peroneus, bei welcher der proximale Extensor longus bereits reneurotisiert, der distale M. pediaeus aber noch nicht neurotisiert ist, häufig der Fall ist, so hat das keinen Einfluß auf die Ruhestellung und Form der Zehen. Eher führt die *alleinige Ausschaltung* des *Extensor dig. longus* zu einer abnormen Beugestellung der Zehenphalangen; es ist deshalb zweckmäßig bei orthopädischen Operationen, bei denen der Extensor longus als Kraftspender verwandt wird, die distalen Sehnenabschnitte an die Sehnen des Extensor hallucis longus oder Tibialis anticus anzuschließen.

Bei *Lähmung* des *Extensor hallucis longus* et *brevis* gerät nicht selten sowohl die Grundphalange wie das Nagel*glied der Großzehe* in *abnorme Plantarflexion*. Die Beugestellung ist besonders stark ausgesprochen, wenn der Tibialis anticus nicht gelähmt ist, der Fuß also keinen besonderen Grad von Equinismus aufweist. Andererseits kann in Fällen von sehr hochgradigem Equinismus die Stellung der Großzehe trotz des Ausfalls des Extensor hallucis longus et brevis annähernd normal bleiben, weil der Dehnungswiderstand des zwar deefferentierten, aber durch die Equinusstellung ad maximum gedehnten Extensor longus ausreicht, die beiden Phalangen in normaler Stellung zu erhalten und weil der Flexor hallucis longus durch die Equinusstellung weitgehend entspannt ist. (Abb. 412, S. 449). In anderen Fällen ist die Grundphalange gebeugt, die Endphalange aber gestreckt (Abb. 413, S. 449).

Wenn *nur* der *Extensor hallucis brevis* gelähmt, der Extensor longus aber erhalten ist, so ruft das in der Regel keine abwegige Stellung der Großzehe hervor.

Dagegen kann *bei alleiniger Ausschaltung* des *Extensor hallucis longus* die *Endphalange* der *Großzehe* in *Flexion* geraten, während die Grundphalange ihre Normalstellung bewahrt. Daraus geht hervor, daß der Extensor hallucis longus der wichtigste Streckmuskel des Nagelgliedes der Großzehe ist. Wenn bei orthopädischen Operationen der Extensor hallucis longus als Kraftspender benützt wird, ist es erforderlich, das distale Stück seiner Sehne an die Sehne des Extensor hallucis brevis anzunähen, wodurch letzterer eine Streckwirkung auch auf das Nagelglied gewinnt und dieses dadurch vor der störenden Flexionsstellung schützt.

Bei der *Lähmung* des *Extensor dig. longus* et *brevis* und *Extensor hallucis longus* et *brevis* können die *Grundphalangen* der Zehen aktiv nicht mehr *dorsalflektiert* werden. Man beobachtet, daß bei der Aufgabe die Zehen zu strecken der Fuß maximal plantarflektiert wird, weil dadurch die Insertionspunkte der langen Zehenstrecker möglichst weit voneinander entfernt werden und die letzteren dadurch zu einer besseren Kraftleistung befähigt werden. Aber nur in einzelnen Fällen reicht der Widerstand, den auch die deefferentierten Extensores dig. et hallucis longi ihrer Dehnung entgegensetzen, dazu aus, die Grundphalangen etwas in Dorsalflexion zu ziehen, und in jedem Falle ist diese Bewegung kraftlos und kann durch den geringsten Widerstand unterdrückt werden. Nur für den Fall, daß eine Schrumpfungskontraktur der gelähmten Zehenstrecker vorliegt, geraten die Grundphalangen durch die Plantarflexion des Fußes in eine ausgesprochene Dorsalflexion und sie werden in dieser festgehalten, so lange die Plantarflexion des Fußes anhält. Die Mittel- und Endphalangen der 2. bis 5. Zehe und das Nagelglied der Großzehe können bei der Lähmung des Extensor dig. et hallucis longus et brevis manchmal noch gut gestreckt werden durch die Interossei und Lumbricales bzw. die entsprechenden Muskeln der Großzehe (Abductor hallucis, Flexor brevis hallucis, Adductor hallucis). Aber diese Streckung der Mittel- und Endphalange ist mit einer Beugung der Grundphalange verbunden.

Die Lähmung des Extensor dig. et hallucis longus et brevis macht sich besonders beim Gange am Schwungbein bemerkbar, wenn gleichzeitig die anderen Dorsalflexoren des Fußes gelähmt sind; die Zehen scheuern dann mit ihrer Dorsalseite über den Boden, wenn nicht durch eine vermehrte Flexion des Unterschenkels und Oberschenkels die Fußspitze vor dem Kontakt mit dem Boden behütet wird. Wenn der Tibialis anticus erhalten und nur die Extensores dig. et hallucis longi et breves gelähmt sind, so wird die Fußspitze während der Schwungphase des Ganges in der Regel genügend vom Boden abgehoben, so daß die Zehen nicht mit dem letzteren in Berührung kommen. Wenn dann aber in der Folge nach dem Aufsetzen des Fußes die Fußsohle sich dem Boden anlegt, krallen sich infolge der Lähmung des Extensor longus et brevis die Zehen unter der Wirkung der Flexores dig. et hallucis longus und Flexor dig. brevis mit den Spitzen in den Boden ein, was sehr störend und schmerzhaft sein kann. Ein beträchtliches Hindernis bildet die Lähmung des Extensor dig. longus et brevis und Extensor hallucis longus et brevis auch beim Anziehen des Strumpfes oder Stiefels, indem dabei die Zehen sehr leicht plantarwärts umgedrückt werden.

Bei *isolierter Ausschaltung* des *Extensor dig. longus* können die Grundphalangen in der Regel durch den Extensor brevis noch gestreckt werden; aber es bereitet den Kranken manchmal Schwierigkeiten, alle Phalangen gleichzeitig zu strecken, die beugende Wirkung der Interossei und Lumbricales auf die Grundphalange setzt sich gegenüber den reduzierten Streckkräften, die auf die Grundphalange noch wirken, mehr oder weniger ausgiebig durch.

Wenn *nur* der *Extensor hallucis longus* ausfällt, ist die Streckung der Nagelphalange der Großzehe nur noch bei gleichzeitiger Beugung der Grundphalange möglich, dagegen kann die Grundphalange noch durch den Extensor brevis dorsalflektiert werden; sie wird dabei durch diesen gleichzeitig nach der lateralen Seite geneigt, also an die 2. Zehe angepreßt. *Isolierter Ausfall des Extensor brevis* hat in bezug auf die Streckfähigkeit der Großzehenphalangen in der Regel keine greifbaren Folgen; Grund- und Nagelphalange können durch den Extensor hall. longus noch ausgiebig dorsalflektiert werden; dabei gerät die Großzehe in eine mehr oder weniger beträchtliche Abduktion (Neigung nach der Medialseite).

Wie bereits früher S. 443 erwähnt wurde, pflegt bei der Regeneration nach der Nervennaht des N. peroneus der Extensor dig. longus sich vor dem Tibialis anticus zu restituieren, doch kann es auch umgekehrt sein, und seine volle Kraft erlangt der Extensor dig. longus gar nicht selten erst später als der Tibialis anticus wieder. Der Extensor hallucis longus wird in der Regel wesentlich später als der Extensor dig. longus und der Tibialis anticus reneurotisiert. Das hängt damit zusammen, daß der Asteintritt in den Extensor hallucis longus wesentlich weiter distal gelegen ist als bei den beiden anderen Muskeln. Wesentlich später erfolgt die Reneurotisation des Pediaeus (Extensor dig. et hall. brevis) ja in vielen Fällen gelangen die auswachsenden Nervenfasern überhaupt nicht bis zu diesem Muskel. Ich habe aber auch in zahlreichen Fällen von Naht des Peroneus eine gute Restitution dieses distalsten Muskels des Peroneusgebietes gesehen.

Wenn mit einer Reneurotisation des Extensor dig. et hallucis longus et brevis nicht gerechnet werden kann, so empfiehlt es sich, wenigstens die Extensores longi durch Sehnenüberpflanzung zu ersetzen. Der Pediaeus kann unberücksichtigt bleiben, weil sein alleiniger Ausfall kaum störend in die Wagschale fällt. Wenn der Tibialis anticus erhalten ist, so ist es am besten, die Sehnen des Extensor dig. longus et hallucis longus im unteren Bereich des Unterschenkels zu durchtrennen und beide an die Sehne bzw. den Muskelbauch des Tibialis anticus anzunähen. Statt des Tibialis anticus kann auch der Peroneus brevis oder der Peroneus longus als Kraftspender verwandt werden, deren Sehnen soweit distal wie möglich abgelöst werden, auf die Dorsalseite des Unterschenkels geführt werden und hier auf die Sehnen des Extensor dig. longus und Extensor hall. longus aufgenäht werden. Wenn nur der Extensor hall. longus ausfällt, der Extensor dig. longus aber erhalten ist, so empfiehlt es sich, die Sehne des ersteren proximal zu durchtrennen und an die Sehne bzw. den Muskelbauch des Extensor dig. longus anzuschließen. Umgekehrt wird bei Lähmung des Extensor dig. longus und Integrität des Extensor hall. longus die Sehne des ersteren weit proximal durchtrennt und an die Sehne bzw. den Muskelbauch des Extensor hall. longus angeschlossen. Man kann den Ausfall des Extensor hall. longus auch dadurch ausgleichen, daß man das distale Ende seiner Sehne an den Muskelbauch des Extensor hall. brevis, sofern dieser erhalten ist, anschließt. Dieses Vorgehen empfiehlt sich dann, wenn man den Extensor hall. longus als Kraftspender etwa für den Tibialis anticus verwendet und seine Sehne zu diesem Zwecke distal durchtrennt. Bei allen der Wiederherstellung der Funktion des Extensor dig. et hall. longus dienenden Operationen ist zu berücksichtigen, ob eine Schrumpfung des Flexor dig. et hallucis long. und Flexor dig. brevis vorliegt; gegebenenfalls sind deren Sehnen, wenn die Retraktion nicht durch konservative Mobilisierungsmethoden überwunden werden kann, zu tenotomieren.

5. Flexor digitorum longus.

(S_1, S_2; Plexus sacralis, N. ischiadicus, N. tibialis.)

Über die direkte percutane faradische Erregbarkeit des *Flexor dig. longus* vgl. S. 432. Der vom N. plantaris lateralis versorgte akzessorische Bauch des Muskels, die sog. *Caro quadrata Sylvii* ist in der Norm der isolierten pe cutanen Reizung nicht zugängig. Duchenne hat dieselbe an frisch amputierten Gliedern freigelegt und der faradischen Reizung unterworfen und auf diese Weise ihre Wirkung studiert.

Bei der Kontraktion des Flexor dig. longus werden die *End-, Mittel-* und *Grundphalange* der 2.—5. Zehe *plantarflektiert*. Bei sehr energischer Kontraktion folgt auch die Großzehe dieser Bewegung, da die Sehne des Flexor hall. longus fast immer eine Junktur mit der Sehne des Flexor dig. longus besitzt. Duchenne gibt an, daß die Flexion der Grundphalange nur schwach und unausgiebig sei. Ich habe aber in zahlreichen Fällen von Unterbrechung des N. tibialis in der Gegend des Malleolus internus, in denen die gesamte Muskulatur der Fußsohle gelähmt war, also Flexor brevis, Quadratus plantae und alle Interossei und Lumbricales ausfielen, gefunden, daß unter der Kontraktion des Flexor dig. longus, mochte sie durch den faradischen Strom oder willkürlich hervorgerufen worden sein, alle drei Phalangen energisch plantarflektiert wurden.

Duchenne gibt ferner an, daß unter der isolierten Kontraktion des am Unterschenkel entspringenden Hauptbauches des Flexor digitorum longus die Grundphalangen der Zehen sich medialwärts neigen und rotieren, während sie sich bei der isolierten Kontraktion des M. quadratus plantae in gerader Richtung flektieren sollen. Bei gleichzeitiger Kontraktion des Hauptbauches und des akzessorischen Bauches, des Musculus quadratus plantae, soll die Plantarflexion ebenfalls in gerader Richtung erfolgen. Nach meinen Erfahrungen ist bei der isolierten Kontraktion der am Unterschenkel entspringenden Hauptportion des Flexor dig. longus die Neigung der Grundphalangen nach der medialen Seite am ausgesprochensten an der 5. und 4. Zehe, die 5. schiebt sich manchmal förmlich unter die 4. Zehe, und diese unter die 3. Zehe; die 3. Zehe selbst neigt sich nur wenig medialwärts, und die zweite bewegt sich gerade abwärts; man kann also sagen, daß sich unter der isolierten Wirkung der Unterschenkelportion des Flexor dig. longus die Zehen bei ihrer Plantarflexion nach der 2. Zehe zu bewegen.

Die *Lähmung* des *Flexor digitorum longus* hat keine sehr erhebliche Veränderung der Gestalt der Zehen im Gefolge. Die letzte Phalange bildet manchmal die gerade Verlängerung der Mittelphalange, während sie unter normalen Verhältnissen nicht selten leicht plantarflektiert ist. Doch kann auch diese an sich geringfügige Stellungsanomalie ganz fehlen, besonders wohl dann, wenn die Interossei und Lumbricales keine Streckwirkung auf das Endglied der Zehen besitzen. Wenn nur der vom Unterschenkel entspringende Hauptbauch des Muskels gelähmt, die Caro quadrata aber erhalten ist, besteht überhaupt keine Haltungsanomalie der Endphalange, ebensowenig, wenn nur Caro quadrata gelähmt, der Hauptbauch aber erhalten ist. Eine Überstreckung der Endphalangen in der Ruhe habe ich bei Lähmung des Flexor dig. longus nie gesehen. Eine solche tritt auch bei der willkürlichen Streckung der Zehen nicht deutlich hervor, wohl aber kann sie zustande kommen, wenn sich der Kranke beim Stehen auf die Fußspitzen erhebt. Bei der willkürlichen Beugung der Zehen bleibt die Plantarflexion des Endgliedes in der Regel aus, wenn der gesamte Muskel gelähmt ist, sie erfolgt aber noch, wenn nur der M. quadratus plantae ausfällt. Bemerkenswert ist, daß bei der Lähmung der Caro quadrata Sylvii und Integrität des Hauptbauches die Zehen sich bei der Plantarflexion unter Neigung nach der medialen Seite untereinander schieben. In manchen Fällen ist trotz der völligen Lähmung des gesamten Flexor dig. longus die Plantarflexion der Endphalangen der Zehen nicht ganz aufgehoben, wenn der Flexor hallucis longus, dessen Sehne ja oft mit der Sehne des Flexor digit. longus in Verbindung steht, seine Kontraktilität bewahrt hat.

6. Flexor digitorum brevis.

(S_2, S_3; Plexus sacralis, N. ischiadicus, N. tibialis, N. plantaris medialis.)

Der *Flexor digitorum brevis* ist der direkten percutanen faradischen Reizung zugängig, da er der oberflächlichen Schicht der Sohlenmuskulatur angehört.

Unter der Kontraktion des Muskels wird zunächst die *Mittelphalange* und des weiteren auch die *Grundphalange* plantarflektiert. Duchenne hält die Wirkung des Muskels auf die Grundphalange für sehr beschränkt, es gilt aber meines Erachtens in dieser Beziehung dasselbe wie für den Flexor digitorum longus. Eine neigende Wirkung auf die Grundphalange, wie sie der Unterschenkelbauch des Flexor longus entfaltet, kommt dem Flexor brevis scheinbar nicht zu.

Bei Lähmung des Flexor brevis, die allerdings nur zusammen mit Lähmung der übrigen Sohlenmuskulatur vorkommt, zeigt die willkürliche Beugung der Zehen keine greifbare Einschränkung. Die einzige in die Augen fallende Folgeerscheinung kann eine Überstreckung der Mittelphalangen beim Erheben auf die Fußspitze sein. Das für den Ausfall des Flexor digitorum sublimis manus charakteristische Unvermögen die Mittelphalange der Finger isoliert zu beugen, läßt sich in analoger Weise an den Zehen bei der Lähmung des Flexor brevis nicht nachweisen, weil wir zu einer isolierten Flexion des Zehenmittelgliedes auch in der Norm nicht fähig sind.

7. Flexor hallucis longus.

(S_1, S_2; Plexus sacralis, N. ischiadicus, N. tibialis.)

Über die Möglichkeit der percutanen faradischen Reizung des Flexor hallucis longus ist bereits früher berichtet worden (S. 434).

Unter der Kontraktion des *Flexor hallucis longus* werden die *End-* und *Grundphalange* der Großzehe *plantarflektiert*; gleichzeitig wird die Großzehe dabei *nach der Lateralseite geneigt,* also gegen die 2. Zehe angezogen. Infolge der Junktur zwischen der Sehne des Flexor hallucis longus und der des Flexor digitorum longus kann es bei der isolierten Kontraktion des Flexor hallucis longus auch zu einer Plantarflexion der 2. Zehe oder sogar aller Zehen kommen.

Die plantarflektierende Wirkung des Flexor hallucis longus auf die Grundphalange ist an sich recht kräftig, kann aber durch eine gleichzeitig eingeleitete Kontraktion des Extensor hallucis brevis überwunden werden, so daß die Grundphalange dorsalflektiert wird, während sich das Nagelglied plantarflektiert.

Bei der Lähmung des Flexor hallucis longus besteht keine Veränderung der Gestalt der großen Zehe in der Ruhe. In der Norm bildet das Nagelglied die gerade Verlängerung der Grundphalange. Eine Überstreckung des Nagelgliedes in der Ruhe als Folge des Ausfalls des Flexor hallucis longus habe ich nicht beobachtet. Bei der willkürlichen Beugung der großen Zehe bleibt die Beugung des Endgliedes aus, während die Grundphalange durch die an ihr inserierenden Flexoren, Abductor hallucis, Flexor brevis hallucis und Adductor hallucis noch mit guter Kraft gelingt, wobei aber das Nagelglied gestreckt wird. Nur in einzelnen Fällen kommt es trotz der Lähmung des Flexor hallucis longus infolge der Verbindung zwischen seiner Sehne und der des Flexor dig. longus zu einer geringfügigen Mitbeugung des Großzehenendgliedes, wenn die anderen Zehen plantarflektiert werden. Eine Überstreckung des Nagelgliedes bei der willkürlichen Dorsalextension der Großzehe habe ich bei der Lähmung des Flexor hallucis longus nicht deutlich beobachtet; es kann aber zu einer ausgesprochenen Hyperextension der Großzehe kommen, wenn sich der Kranke auf die Fußspitzen erhebt.

Wenn Flexor dig. longus, Flexor dig. brevis und Flexor hallucis longus zusammen ausgeschaltet sind, die Extensores longus et brevis, die Interossei und Lumbricales und Abductor hallucis, Adductor hallucis und Flexor brevis hallucis aber erhalten sind, so nehmen die Zehen eine mehr oder weniger vollkommen gerade Gestalt an, die Mittel- und Endphalangen bilden die gerade Verlängerung der Grundphalangen. Diese letztere erfährt keine Veränderung ihrer Ruhelage, indem die dorsalflektierenden Kräfte (Extensor longus et brevis) und die plantarflektierenden Kräfte (Interossei, Lumbricales) und die entsprechenden Muskeln der Großzehe sich das Gleichgewicht halten. Ich habe die Folgen der völligen Ausschaltung der genannten Zehenflexoren sehr oft nach der operativ vorgenommenen Durchtrennung, ihrer Sehnen zu beobachten, Gelegenheit gehabt. Bei der willkürlichen Flexion der Zehen können nur noch die Grundphalangen gebeugt werden. Die Zehen geraten in eine merkbare Überstreckung, wenn sich die Kranken auf die Fußspitzen erheben.

Flexor dig. et hallucis longus werden bei der Regeneration nach der Naht des Tibialis wesentlich später als der Triceps surae und auch zumeist etwas später als der Tibialis posticus reneurotisiert. Noch wesentlich später erfolgt die Reneurotisation des Flexor dig. brevis und M. quadratus plantae entsprechend der viel längeren Wegstrecke, welche die auswachsenden Nervenfasern bis zur Fußsohle zurückzulegen haben. Gar nicht selten bleiben bei der Tibialislähmung diese letzteren Muskeln völlig gelähmt. Ein Ersatz der gelähmten Zehenflexoren durch Muskelüberpflanzungen kommt eigentlich praktisch wohl kaum in Betracht, es sei denn, daß es sich darum handele, einer Ballettänzerin die Fähigkeit wiederzugeben, sich auf die Spitze der Großzehe zu erheben, wofür die Mitwirkung des Flexor hall. longus unentbehrlich ist. Ob man hierfür den Tibialis posticus opfern soll, oder ob es genügt, wenn die Sehne des Flexor hall. longus an die Sehne des letzteren angeschlossen wird, lasse ich dahingestellt, ist meines Wissens auch praktisch noch nicht erprobt worden.

8. Interossei und Lumbricales.

[S_1, S_2, S_3; Plexus sacralis, N. ischiadicus, N. tibialis, N. plantaris lateralis (Interossei, Lumbricalis III und IV), N. plantaris medialis (Lumbricalis I u. II).]

Der percutanen faradischen Reizung sind unter normalen Verhältnissen nur die Interossei dorsales zugängig. Die Interossei plantares liegen unter den anderen Muskeln der Fußsohle vollkommen verborgen. In gewissem Grade gelingt es dagegen manchmal die Lumbricales an der Fußsohle isoliert zur Kontraktion zu bringen.

Unter der Kontraktion der *Interossei* und *Lumbricales* werden die *Grundphalangen* der Zehen *plantarflektiert,* die *Mittel-* und *Endphalangen* dagegen *extendiert.* Wenigstens verhält es sich so in vielen Fällen. Es gibt aber auch Fälle, in denen nur die Grundphalange gebeugt wird, die Streckung der Mittel- und Endphalange aber ausbleibt oder nur gerade angedeutet ist. FROHSE und FRAENKEL beschreiben es als die Regel, daß die Endsehnen der Interossei und Lumbricales gar nicht in die Dorsalaponeurose der Zehen übergehen, und daß diese Muskeln füglich auch keine Streckwirkung auf die Mittel- und Endphalangen entfalten könnten. Auch R. FICK erklärt es als ein häufiges Vorkommnis, daß die Interossei und Lumbricales ihr Ende an der Grundphalange finden und keine Beziehung zur Streckaponeurose der Zehen haben. Nach meiner Meinung liegt die Wahrheit wohl in der Mitte zwischen der DUCHENNEschen Lehre, nach der die Interossei und Lumbricales in jedem Falle als Strecker der Mittel- und Endphalange fungieren sollen, und der Auffassung FROHSEs und FRAENKELs nach der sie hierfür überhaupt nicht oder höchst selten und auch dann nur ganz unvollkommen in Betracht kommen. Es bestehen in dieser Hinsicht erhebliche individuelle Differenzen. Besonders ausgiebig und kräftig fand ich die Streckung der Mittel- und Endphalange der Zehen unter der durch den faradischen Strom hervorgerufenen Kontraktion der Interossei und Lumbricales in Fällen in denen die Sehnen des Flexor dig. longus et brevis tenotomiert waren. In diesen Fällen kann es bei faradischer Reizung der Sohlenmuskulatur bei gleichzeitiger Beugung der Grundphalangen zu einer förmlichen Überstreckung der Mittel- und Endphalangen kommen. Ich habe auch Fälle beobachtet, in denen Extensor dig. longus et brevis und Flexor dig. longus et brevis gelähmt, die Interossei und Lumbricales aber erhalten waren. In diesen Fällen nahm bereits in der Ruhe die Grundphalange eine ausgesprochene Plantarflexion ein, während die Mittel- und Endphalange gestreckt waren; die einzige willkürliche Bewegung, zu der diese Kranken fähig waren, war eine gleichzeitige Plantarflexion der Grundphalange und Streckung der Mittel- und Endphalange.

Die *Interossei* und *Lumbricales* wirken auf die *Grundphalangen* nicht nur beugend ein, sondern sie üben auch eine *neigende* Wirkung aus. Der Interosseus dorsalis I neigt die 2. Zehe medialwärts, der Interosseus dorsalis II die 2. Zehe lateralwärts, der Interosseus dorsalis III die 3. Zehe lateralwärts, der Interosseus dorsalis IV die 4. Zehe lateralwärts. Der Interosseus plantaris I neigt die 3. Zehe, der Interosseus plantaris II die 4., und der Interosseus plantaris III die 5. Zehe medialwärts. Demnach spreizen die Interossei dorsales die Zehen von der durch die 2. Zehe hindurchgehenden Mittelachse des Fußes ab, die Interossei plantares nähern sie dieser Mittellinie.

Die vier Lumbricales neigen die 2.—5. Zehe nach der Medialseite zu. Die Interossei dürften im Gegensatz zu den anderen Muskeln der Fußsohle nicht zur Erhaltung und Vermehrung des Fußgewölbes beitragen. FROHSE und beitragen. Wir werden später tatsächlich sehen, daß bei ihrer Lähmung eine Exkavation der Fußsohle eintritt.

9. Flexor brevis digiti V, Abductor digiti V, Opponens digiti V. (S_1, S_2, S_3; Plexus sacralis, N. ischiadicus, N. tibialis, N. plantaris lateralis.)

Der *Flexor brevis digiti quinti* ist der percutanen faradischen Reizung zugängig, ebenso der *Abductor digiti* V, dagegen liegt der *Opponens* vollkommen unter den beiden ersteren verborgen. *Flexor brevis* und *Abductor beugen* die *Grundphalange* und *strecken* die *Mittel-* und *Endphalange* der 5. Zehe, sind also in dieser Beziehung den Interossei pedis gleichgestellt, auch insofern, als manchmal ihre Endsehne nicht in die Streckaponeurose der kleinen Zehe übergeht und damit die Streckwirkung auf die Mittel- und Endphalange fortfällt. Außerdem *neigen* beide Muskeln die *Grundphalange* nach der *lateralen* Seite, der Abductor wesentlich stärker als der Flexor brevis, beide sind also in dieser Beziehung Antagonisten des an der Innenseite der Grundphalange inserierenden Interosseus plantaris. Über die Wirkung des *Opponens digiti quinti* läßt sich nichts Sicheres aussagen. Duchenne erwähnt diesen Muskel überhaupt nicht. Da er an dem 5. Metatarsalknochen inseriert und sich spiralig um denselben herumlegt, ist anzunehmen, daß er den letzten Mittelfußknochen, der ja im Tarsometatarsalgelenk eine relativ freie Beweglichkeit besitzt (vgl. S. 412), plantarflektiert, auf den 4. Mittelfußknochen zuneigt und dabei etwas rotiert. Der Muskel dürfte somit an der Erhaltung des Fußgewölbes, und zwar sowohl des Längsgewölbes, speziell des 5. Längsbogens, als auch des Quergewölbes in specie des durch die Köpfchen der Metatarsalia gebildeten Querbogens beteiligt sein.

10. Abductor hallucis, Flexor brevis hallucis, Adductor hallucis. [S_1, S_2, S_3; Plexus sacralis, N. ischiadicus, N. tibialis, N. plantaris medialis (Abductor und Flexor brevis caput mediale), N. plantaris lateralis (Flexor brevis caput laterale, Adductor hallucis).]

Abductor hallucis, Flexor brevis hallucis und *Adductor hallucis* haben eine gemeinsame Wirkung auf die Großzehe, deren *Grundphalange* sie *beugen,* während sie die *Endphalange strecken.* Am ausgesprochensten ist die flektierende Wirkung auf die Grundphalange beim Flexor brevis, während die des Abductor merklich geringer ist.

Der *Abductor hallucis neigt* die *Grundphalange* der großen Zehe nach der *Innenseite,* entfernt also die große Zehe von den andern Zehen. Die *gleiche Wirkung,* wenn auch in geringerem Grade entfaltet der *mediale Kopf* des *Flexor brevis,* der am medialen Sesambein inseriert. Der am lateralen Os sesamoides inserierende *laterale Kopf* des *Flexor brevis neigt* die Grundphalange der Großzehe nach der *lateralen Seite,* die *gleiche Wirkung* dürfte der *Adductor hallucis* ausüben. Abductor hallucis, Flexor brevis hallucis und Adductor hallucis sind also in ihrer Wirkung mit den Interossei auf eine Stufe zu stellen; einerseits beugen sie die Grundphalange und strecken die Endphalange, andererseits bewirkt die eine Gruppe (Abductor, Flexor brevis portio medialis) die Abspreizung der Großzehe von der durch die 2. Zehe hindurchgehenden Mittelachse des Fußes, die andere Gruppe (Flexor brevis portio lateralis, Adductor) bewirkt die Annäherung der Großzehe an diese Achse.

Abductor pollicis und Flexor brevis sowie besonders das Caput obliquum des Adductors tragen zur Erhaltung und Vermehrung des Längsgewölbes des Fußes, speziell des ersten innersten Gewölbebogens bei. Das Caput transversum hingegen dient der Erhaltung des vorderen, durch die Köpfchen der

Isolierte Lähmung der Interossei und Lumbricales sowie des Abductor, Flexor brevis und Adductor hallucis kommt bei den verschiedensten Affektionen des Nervensystems vor; sie ist ein relativ häufiges Symptom der Spina bifida occulta, bei tiefsitzenden Affektionen des Sacralmarkes (Conusaffektionen), bei tiefsitzenden Läsionen der Cauda equina und vor allem bei Läsionen des N. tibialis im untersten Abschnitte des Unterschenkels oder auch bei unvollständig restituierten Lähmungen des N. tibialis höheren Sitzes. Allerdings sind in vielen der soeben erwähnten Affektionen auch die anderen Muskeln der Fußsohle, Flexor dig. brevis und M. quadratus plantae gleichzeitig gelähmt, aber es besteht bei den genannten Affektionen gar nicht selten auch eine isolierte Lähmung der Interossei und Lumbricales, und des Abductor, Flexor brevis und Adductor hallucis. Ferner kommt die isolierte Lähmung der genannten Muskeln bei FRIEDREICHscher Krankheit vor, manchmal bildet sie einen angeborenen, wohl auf Kernaplasie beruhenden Defektzustand, und schließlich habe ich sie auch bei Tabes dorsalis beobachtet.

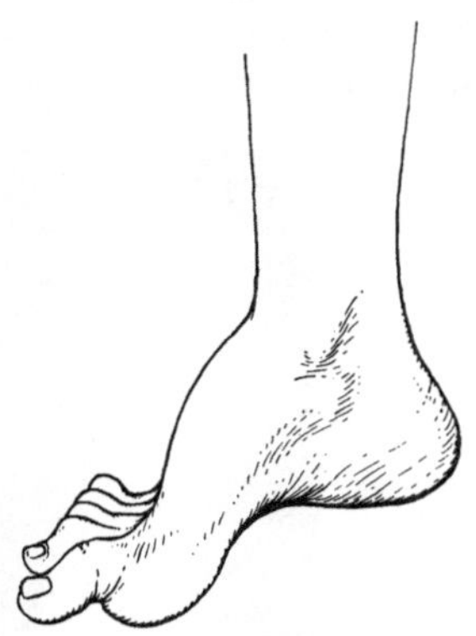
Abb. 425. Hohlklauenfuß infolge Lähmung der Interossei und Lumbricales pedis, des Abductor, Flexor brevis und Adductor hallucis. (Nach DUCHENNE.)

Die Folge der *Lähmung* der *Interossei* und *Lumbricales* ist eine *charakteristische Veränderung* der *Gestalt* der 2.—5. Zehe, die *Grundphalangen* geraten unter dem Zuge des Extensor longus et brevis in *Überstreckung,* die *Mittel-* und *Endphalange* unter dem Zuge des Flexor dig. longus et brevis in abnorme *Flexion,* die Zehen nehmen die Gestalt der Klaue an *(Klauenfuß).* Bei lange bestehender Lähmung werden die Grundphalangen mehr und mehr auf die Dorsalseite der Köpfchen der Metatarsalknochen subluxiert und diese letzteren erscheinen ihrerseits gegen den Tarsus abnorm plantarflektiert, so daß die Fußsohle eine vermehrte Exkavation aufweist, weshalb DUCHENNE diese Fußdeformität als *Hohlklauenfuß* bezeichnet hat (Abb. 425). Die Sehnen des Extensor longus et brevis einerseits und die des Flexor longus et brevis andererseits unterliegen im Laufe der Zeit einer zunehmenden Schrumpfung, so daß sich die Haltungsanomalie der Zehen auch passiv nicht mehr ausgleichen läßt. Wenn außer den Interossei und Lumbricales auch noch der Flexor dig. brevis und der M. quadratus plantae in die Lähmung mit einbezogen sind, so ändert das an dem Bilde nichts wesentliches, die Mittel- und Endphalangen werden durch den Flexor dig. longus gleichwohl in Beugung gezogen; nur wenn auch dieser letztere mitgelähmt ist, hat der Ausfall der Interossei und Lumbricales eine abnorme Flexionsstellung der Mittel- und Endphalange nicht mehr im Gefolge, es sind dann nur die Grundphalangen der Zehen überstreckt. Diese Überstreckung der Grundphalangen bleibt natürlich auch aus, wenn der Extensor dig. longus et brevis gleichzeitig gelähmt sind. Alleiniger Ausfall des Extensor dig. brevis bei Integrität des Extensor longus verhindert die Überstreckung der Grundphalangen nicht. Nicht immer führt der isolierte Ausfall der Interossei und Lumbricales zu einer Klauenstellung der Zehen. Da wo diese fehlt, kann man annehmen, daß in diesen Fällen die Interossei und Lumbricales keine Streckwirkung auf die Mittel- und Endphalange besitzen; in diesen Fällen führt aber der Extensor brevis eine ausgiebige Streckung der Mittel- und Endphalange herbei.

Ferner ist daran zu erinnern, daß eine Klauenstellung der Zehen auch bei Intaktheit der Interossei und Lumbricales vorkommt. Wenn sich infolge von Lähmung des Tibialis anticus ein stärkerer Grad von Equinismus entwickelt, der Extensor dig. longus aber erhalten ist, so werden die Grundphalangen durch den Dehnungswiderstand des letzteren in Dorsalflexion gezogen, dadurch wiederum werden Flexor dig. longus et brevis gedehnt und durch den Widerstand, den diese ihrer Dehnung entgegenstellen, werden die Mittel- und Endphalangen in Plantarflexion gezogen. Duchenne hat diese Haltungsanomalie: *Klauenfuß infolge von Equinismus* genannt (vgl. Abb. 398, 399, S. 437).

Wie der Ausfall der Interossei und Lumbricales die Klauenstellung der 2.—5. Zehe im Gefolge hat, so resultiert aus der *Lähmung* des *Abductor hallucis, Flexor brevis* und *Adductor hallucis* die analoge Haltungsanomalie der *Großzehe, Überstreckung* der *Grundphalange, Flexion der Endphalange.* Wenn der Flexor hallucis longus gleichzeitig gelähmt ist, besteht die abnorme Flexion des Nagelgliedes nicht, und wenn der Extensor hallucis longus et brevis gleichzeitig

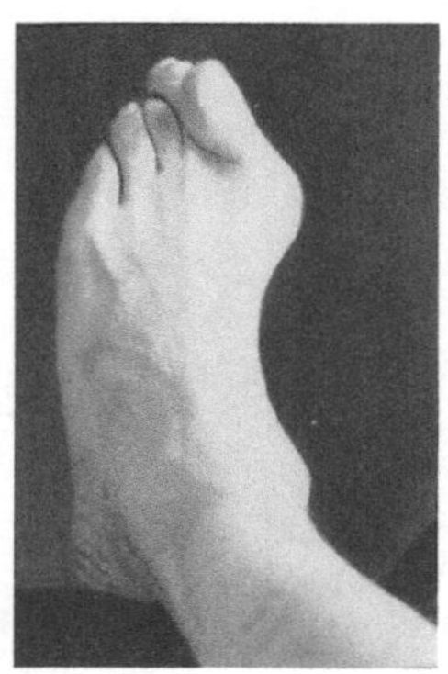

Abb. 426.

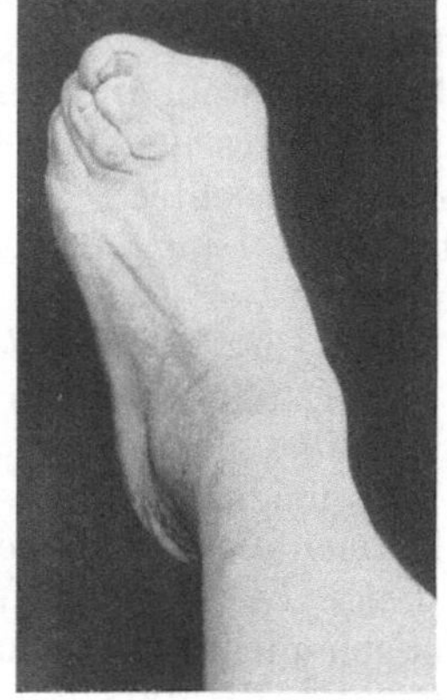

Abb. 427.

Abb. 426. Hallux valgus infolge Unterbrechung des N. plantaris medialis.

Abb. 427. Hallux valgus infolge von Lähmung des Abductor hallucis und Flexor hallucis brevis portio medialis.

ausfallen, so bleibt naturgemäß die Überstreckung der Grundphalange aus. Wenn der *Abductor hallucis* und die *mediale Portion* des *Flexor brevis* ausfallen, die laterale Portion des letzteren aber und der Adductor erhalten sind, wie es bei isolierter Unterbrechung des N. plantaris medialis vorkommt, so weist die Großzehe keine deutliche Klauenstellung auf; die laterale Portion des Flexor brevis und der Adductor vermögen offenbar allein dem Extensor longus et brevis und dem Flexor longus ein genügendes Gegengewicht zu leisten. Aber in diesen Fällen kommt es unter dem Zuge des Adductor und der lateralen Portion des Flexor brevis zu einer Neigung der Großzehe nach der lateralen Seite, zum *Hallux valgus* (Abb. 426, 427, 428). Die große Zehe überkreuzt die Dorsalseite der 2., gelegentlich sogar die der 3. Zehe. Wenn der N. plantaris lateralis unterbrochen ist, so tritt die entgegengesetzte Haltungsanomalie auf; *gelähmt* sind dann *Adductor* und die *laterale Portion* des *Flexor brevis,* während Abductor hallucis und die mediale Portion des Flexor brevis erhalten sind; unter dem Zuge der letzteren entfernt sich die Großzehe von den anderen Zehen, es entsteht ein *Hallux varus.* Zu einer Krallenstellung kommt es aber an der Großzehe ebensowenig wie bei der Unterbrechung des N. plantaris medialis, weil Abductor und Portio lateralis des Flexor brevis allein imstande sind, dem Zuge des Extensor hallucis longus et brevis und des Flexor hallucis longus genügenden Widerstand zu bieten. Dagegen kommt es bei der Unterbrechung des N. plantaris lateralis zu einer Krallenstellung der 2.—5. Zehe, weil die Interossei gelähmt sind. Da die lateralen Lumbricales auch vom

N. plantaris lateralis versorgt werden, so ist bei der Lähmung dieses Nerven die Krallenstellung besonders deutlich an der 4. und 5. Zehe ausgesprochen; die vom N. plantaris medialis versorgten medialen Lumbricales vermögen bis zu einem gewissen Grade dem Zuge des Extensor dig. longus et brevis und Flexor dig. longus Einhalt zu gebieten. Die Verhältnisse liegen in dieser Beziehung am Fuße ganz ähnlich wie an der Hand, an welcher ja auch bei der Unterbrechung des N. ulnaris infolge der Integrität der vom Medianus versorgten Lumbricales I und II die Krallenstellung am Zeige- und Mittelfinger ganz fehlt oder viel weniger hervortritt als am 4. und 5. Finger.

Bei der *Lähmung* der Interossei und Lumbricales und des Abductor, Flexor brevis und Adductor hallucis nimmt die schon in der Ruhe vorhandene Klauenstellung der Zehen noch zu, wenn die Kranken die Zehen willkürlich strecken;

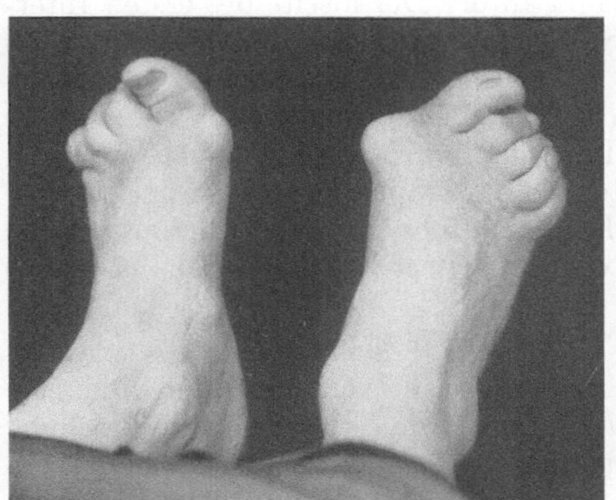

a

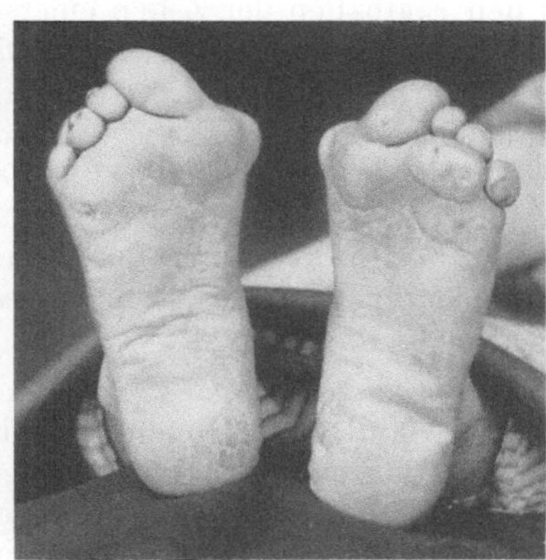

b

Abb. 428a und b. Doppelseitiger Hallux valgus und Krallenstellung der Zehen.

die Grundphalange richtet sich dann noch mehr auf und die Mittel- und Endphalange werden noch stärker flektiert. Dasselbe sieht man, wenn der Fuß während der Schwungphase beim Gange dorsalflektiert wird. Die willkürliche Flexion der Zehen ist dagegen noch in vollem Umfange möglich, und zwar werden nicht nur Mittel- und Endphalange durch den Flexor dig. brevis und Flexor dig. et hallucis longus vollkräftig gebeugt, sondern auch die Grundphalange kann noch durch die gleichen Muskeln recht ausgiebig plantarflektiert werden. Nur wenn eine stärkere Retraktion des Extensor dig. et hallucis longus et brevis besteht, bleibt die Plantarflexion der Grundphalange ungenügend oder sie bleibt ganz aus.

Den Interossei und Lumbricales fällt beim Gange sowohl während der Phase der doppelten Unterstützung am hinteren Bein, wie während der Phase, der einseitigen Unterstützung am Stützbein eine wichtige Aufgabe zu. Wenn sich in den genannten Phasen der Fuß in Plantarflexion begibt, bzw. sich der Körper auf die Fußspitze erhebt, so sind an dieser Bewegung auch die Plantarflexoren der Zehen, Flexor dig. et hallucis longus und Flexor dig. brevis beteiligt; aber auch die Interossei und Lumbricales sowie der Abductor, Flexor brevis und Adductor hallucis partizipieren daran; sie tragen durch ihre Kontraktion, welche auf Plantarflexion der Grundphalangen hinwirkt mit dazu bei, den Schwerpunkt des Körpers gerade im letzten Moment, wenn nur noch der vorderste Abschnitt des Fußes mit dem Boden in Kontakt ist, seine Beschleunigung nach vorne oben zu erteilen, und durch ihre Streckwirkung auf die Mittel- und Endphalangen, bzw. auf das Nagelglied der Großzehe verhindern sie, daß diese unter der Wirkung des Flexor dig. et hallucis longus und Flexor dig. brevis in Plantarflexion gezogen werden und daß sich die Zehen mit ihren Spitzen in den Fußboden einkrallen. Bei der Lähmung der Interossei und Lumbricales sowie des Abductor, Flexor brevis und Adductor hallucis beobachten wir, daß sowohl in der Phase der doppelseitigen Unterstützung am hinteren Bein, wie in der Phase der einseitigen Unterstützung am Stützbein, die Krallenstellung der Zehen in dem Maße zunimmt, als die Plantarflexion des Fußes fortschreitet, und zwar richten sich in der Regel die Grundphalangen extrem dorsalwärts auf, während sich die Mittel- und Endphalangen maximal plantarflektieren. In manchen Fällen überwiegt die Flexion der Mittel- und Endphalangen derart, daß sich die Kuppen der Zehen in den Boden einkrallen. Es kommt im Laufe der Zeit zur Bildung von Schwielen und Hühneraugen an den Endballen der Zehen einerseits und an der Dorsalseite des ersten Interphalangealgelenk andererseits. Die Störung verursacht beim Gange nicht selten starke Schmerzen, manchmal so erhebliche Beschwerden, daß das Gehen unmöglich wird. Ich habe in solchen Fällen die Tenotomie der Sehnen des Flexor dig. et hallucis longus und des Flexor dig. brevis vorgenommen, wodurch die störende Plantarflexion der Mittel- und Endphalange beseitigt wurde. Wenn die Dorsalflexion der Grundphalangen sehr ausgesprochen ist, habe ich außerdem noch die Sehnen des Extensor dig. et hallucis longus et brevis plastisch verlängert.

Wenn *alle Muskeln der Fußsohle* Flexor dig. brevis, Quadratus plantae, Flexor, Abductor et Opponens digiti V, Abductor, Flexor brevis und Adductor hallucis, Interossei und Lumbricales *gelähmt* sind, wie es bei der Unterbrechung des N. tibialis im untersten Abschnitt des Unterschenkels oder bei unvollständig restituierten Tibialisschädigungen höheren Sitzes, ferner bei Läsionen des untersten Sacralmarkes oder der untersten Sacralwurzeln der Fall ist, so macht sich das in einer *Abflachung des Fußgewölbes* bemerkbar. Die Mehrzahl der genannten Muskeln wirkt auf Erhaltung des Fußgewölbes hin, ihr Ausfall trägt also zur Plattfußbildung bei. Der Ausfall der plantaren Exkavatoren überwiegt in seinen Folgen über den Ausfall der an sich auf Abflachung des Fußgewölbes hinzielenden Interossei. Die Abflachung des Fußgewölbes infolge von Lähmung der Fußsohlenmuskeln fällt in der Rückenlage des Patienten zunächst nicht besonders in die Augen; das rührt daher, daß die Muskeln, welche die von den Fußknochen gebildete plantare Höhlung ausfüllen, atrophiert sind. Die Fußsohle erscheint zunächst hohler als in der Norm, trotz einer Abflachung der knöchernen Gewölbebogen des Fußes. Die Abflachung tritt aber beim Stehen hervor, sobald der Fuß belastet ist. Der Ausfall der Interossei und Lumbricales führt bei der Lähmung aller Fußsohlenmuskeln ebenso zur Krallenstellung der Zehen wie bei der isolierten Lähmung der Interossei und Lumbricales. Die Difformität des Fußes infolge von Lähmung aller Muskeln der Fußsohle ist ein *Platt-Klauenfuß,* sie steht im Gegensatz zu dem aus dem isolierten Ausfall der Interossei und Lumbricales resultierenden Hohl-Klauenfuß. Zur Ausbildung der Zehenklaue kommt es bei den genannten Affektionen mit Lähmung der gesamten Sohlenmuskulatur deshalb, weil der Flexor dig. et hallucis longus einerseits und der Extensor dig. et hallucis longus andererseits erhalten sind. Der Pediaeus ist, als einer der aus den tiefsten Sacralsegmenten versorgten Muskeln, bei den genannten Affektionen, abgesehen von den Schädigungen, die nur den N. tibialis betreffen, in der Regel mitgelähmt. Aber die Zugkraft des Extensor longus genügt, um die Grundphalangen in abnorme Dorsalflexion zu führen.

Die Muskeln der Fußsohle restituieren sich bei der Regeneration nach der Naht des N. tibialis als die distalsten der diesem Nerven unterstellten Muskeln stets an letzter Stelle.

In vielen Fällen von Schädigung des N. tibialis oder N. ischiadicus bleiben sie dauernd gelähmt, indem die Regeneration gar nicht bis zu ihnen fortschreitet. Doch habe ich in einzelnen Fällen von Tibialis- oder Hüftnervennaht auch die Reneurotisation der Fußsohlenmuskeln beobachtet. An letzter Stelle stehen auf der Stufenleiter dieser Restitutionssukzession die Interossei und Lumbricales, die noch ganz gelähmt sein können, nachdem sich die Funktion der anderen Fußsohlenmuskeln bereits wieder hergestellt hat.

XII. Die Muskeln des Brustkorbes und der Abdominalwand.

A. Einleitung.

Das Brustkorbskelet setzt sich zusammen aus den 12 Brustwirbeln, aus den 24 Rippen und dem Brustbein.

Die Rippen stehen mit der Wirbelsäule in artikulärer Verbindung, die 10 oberen Rippen jede in doppelter Verbindung durch das *Rippenköpfchengelenk* und das *Rippenhöckergelenk*, die 11. und 12. Rippe besitzen jede nur eine solche Verbindung, das *Rippenköpfchengelenk*. Beide Gelenke, das Rippenköpfchen- und Rippenhöckergelenk sind vom mechanischen Standpunkte aus betrachtet nur Teile eines Gelenkes, und zwar eines Charniergelenkes. Jede Rippe ist *einzig und allein beweglich um eine Achse*, welche die Mittelpunkte des Rippenköpfchengelenkes und Rippenhöckergelenkes miteinander verbindet und welche, da sie in ihrer ganzen Länge in dem Hals der Rippe liegt, die *Rippenhalsachse* genannt wird. Obwohl die 11. und 12. Rippe kein Rippenhöckergelenk besitzen, so ist ihr Hals doch durch Bänder so fest an die zugehörigen Wirbelquerfortsätze befestigt, daß auch für diese beiden Rippen praktisch kaum eine andere Bewegung als die um die Halsachse in Betracht kommt. Die Halsachsen sind an allen Rippen mehr oder weniger schräg von vorn innen nach hinten außen gestellt. Man bezeichnet den Winkel, welchen die Halsachse mit der Frontalebene bildet, als frontalen Kreuzungswinkel; derselbe hängt ab von der Stellung des Querfortsatzes zum Wirbelkörper, er nimmt von unten nach oben zu. Die Rippenhalsachsen weisen aber auch eine Schrägstellung gegen die Horizontalebene auf, und zwar sind die der oberen Rippen, schräg von hinten oben nach vorne abwärts gerichtet. Am stärksten ist dieser horizontale Kreuzungswinkel an der 1. Rippe ausgeprägt, er nimmt dann sukzessive ab, wird etwa an der 7. Rippe gleich null, von der 8. Rippe ab bis zur 12. verkehrt sich die Stellung der Halsachse zur Horizontalen in das Gegenteil, sie ist an allen diesen Rippen schräg von hinten unten nach vorne oben gerichtet. Die Stellung der Halsachsen zur Horizontalebene hängt mit der normalen Kyphose der Brustwirbelsäule zusammen. Da der Scheitel dieser Kyphose von Individuum zu Individuum wechselt (vom 5. bis zum 8. Brustwirbel), so ist auch die Stellung der Halsachse zur Horizontalen an den mittleren Rippen entsprechenden Schwankungen unterworfen.

Die Bewegung der Rippe um ihre Halsachse stellt eine *Kreiselung* der Rippe um diese Halsachse dar. Erfolgt die Kreiselung um diese Achse in der Richtung des Uhrzeigers, so bedeutet das eine Hebung aller Teile des Rippenbogens, die nach vorne vom Rippenwinkel gelegen sind, man bezeichnet diese Hebung als den sogenannten *Hochstoß* der Rippe. Kreiselung um die Halsachse im entgegengesetzten Sinne bedeutet eine Senkung der Rippe. Da die Rippe mit ihrem gesamten nach vorne vom Rippenhals gelegenen Hauptabschnitte, dem Rippenkörper, einen langen Hebelarm darstellt, so genügt schon eine kleine Drehung um die Halsachse, um den vorderen Abschnitten des Rippenkörpers eine umfängliche Exkursion zu erteilen. Infolge der Schrägstellung der Halsachsen von hinten oben nach vorne unten an den oberen Rippen weisen diese letzteren eine Schrägstellung von hinten oben nach vorne abwärts auf. Das sternale Ende der Rippe steht tiefer als das vertebrale. Dieses Tieferstehen des vorderen Rippenabschnittes wird noch dadurch vermehrt, daß alle Rippen über die Kante gekrümmt sind; die Krümmung ist am stärksten ausgesprochen am Übergang des Rippenhöckers in das sogenannte paravertebrale Stück des Rippenkörpers. Diese Krümmung über die Kante ist an allen Rippen eine derartige, daß auch das sternale Ende der unteren Rippen tiefer steht als das vertebrale, obwohl deren Halsachse schräg von hinten unten nach vorne oben gerichtet ist. Jeder einzelne Rippenbogen läuft von seinem Rippenhöcker an im Bogen nach vorne und abwärts; diese Schrägstellung nimmt von der 1. Rippe an nach abwärts bis zur 12. Rippe gradatim zu. Diese sukzessive Zunahme des Schrägstandes der Rippen von oben nach unten beruht auf der ständigen Zunahme des Rippenknickungswinkels, d. h. der Knickung über die Kante. Man bezeichnet den Winkel, welchen die durch die Rippenköpfchen beider Seiten und das Brustbeinende des Rippenknochens gelegte Ebene mit der Horizontalen bildet, als die Neigungsebene der Rippe. Infolge der Schrägstellung der einzelnen Rippen von hinten oben nach vorne abwärts ist jede Drehung der Rippe um ihre Halsachse im Sinne der Hebung gleichzeitig mit einer *Vorwärtsbewegung* des vorderen sternalen Rippenendes verbunden, die man als den *Vorstoß* der Rippe bezeichnet, jede Drehung um die Halsachse im Sinne der Senkung ist gleichzeitig mit einer Rückwärtsbewegung des vorderen sternalen Rippenabschnittes verknüpft. Durch den Vorstoß der Rippen erfährt der Brustkorb eine Erweiterung seines antero-posterioren Durchmessers und das bedeutet eine Vergrößerung des intrathorakalen Raumes, d. h. *Einatmung.* Die Hebung der Rippen ist solange mit einem Vorstoß verbunden, bis die Hebung in das Niveau der Halsachsenebene, d. h. der durch die Halsachsen der rechten und linken Rippe gelegten Ebene eingetreten ist. Eine Hebung über diese Ebene hinaus hat eine Rückwärtsbewegung des vorderen Rippenendes im Gefolge, bedeutet also Verkleinerung des antero-posterioren Thoraxdurchmessers und damit Ausatmung. Eine Hebung der Rippen über das Niveau der Halsachsenebene kommt aber normaliter nicht in Betracht. Die Möglichkeit des Umschlagens des Vorstoßes in einen Rückstoß bei der Hebung gilt eigentlich nur für die 1. Rippe, deren Neigungsebene nur wenig unter der Halsachsenebene steht. Die für die 1. Rippe bei einer ausgiebigen Hebung vorhandene Gefahr des Umschlagens des Vorstoßes in einen Rückstoß wird aber dadurch vollkommen beseitigt, daß der Einatmung eine Streckung des oberen Brustwirbelsäule vorausgeschickt wird, wodurch die Halsachsenebene der 1. Rippe gehoben wird, d. h. weniger schräg von hinten oben nach vorne unten gerichtet ist, wodurch der Winkel zwischen Neigungsebene und Halsachsenebene vergrößert wird.

Jede Kreiselung der Rippe um ihre Halsachse im Sinne der Hebung ist aber auch mit einer Bewegung jedes einzelnen Punktes des Rippenkörpers nach außen, dem sogenannten *Seitenstoß,* verbunden; dadurch kommt es zu einer Erweiterung des frontalen Durchmessers des Thorax; also auch der Seitenstoß bedeutet Einatmung. Der Seitenstoß kommt dadurch zustande, daß die Halsachsen der Rippen nicht rein frontal gestellt, sondern schräg von vorn-medial nach hinten-außen gerichtet sind. Da der frontale Kreuzungswinkel von oben nach unten zu zunimmt, kommt auch der mit der Rippenhebung verbundene Seitenstoß an den unteren Rippen in stärkerem Grade zum Ausdruck als an den oberen Rippen. An den oberen Rippenringen erfolgt die Erweiterung des Thorax mehr in sagittaler, an den unteren in sagittaler und frontaler Richtung. Übrigens gibt es zwei Typen der Rippenatmung, den frontalen Typus, bei dem die Erweiterung des gesamten Brustkorbes hauptsächlich in frontaler Richtung, also durch das relative Überwiegen des Seitenstoßes zustande kommt; und den sagittalen Typus, bei welchem die Rippen vornehmlich neben der Hebung einen Vorstoß ausführen und der Seitenstoß durchaus in der Hinterhand bleibt; ersterer überwiegt bei jugendlichen Individuen und häufig beim weiblichen Geschlecht, letzterer beim erwachsenen Manne.

Die Rippen sind durch zahlreiche Bänder mit der Wirbelsäule verbunden, wodurch ihre Beweglichkeit eingeschränkt wird. Ein Teil dieser Bänder wird durch die Senkung der Rippe gespannt, sie wirken deshalb, wenn entspannt, als *Hebebänder* (oberer Teil der Ligg. capituli radiata, Lig. costo transvers. ant., Lig. costo transvers. post., Lig. colli costae sup., Lig. tuberculi costae). Ein anderer Teil der Bänder wird umgekehrt bei der Hebung der Rippe gespannt, sie wirken, wenn entspannt, als *Senkebänder* (unterer Teil des Lig. capituli costae rad., Lig. colli costae infer.). Und schließlich gibt es sogenannte *neutrale* Bänder, welche weder durch die Hebung noch durch die Senkung der Rippe angespannt werden, also keinen Einfluß auf die Rippenbewegung entfalten können (mittlerer Teil des Lig. capituli radiat, Lig. interarticulare). Die Hebebänder, welche an Zahl beträchtlich überwiegen, wirken zweifellos durch die Spannung, welche sie bei der Ausatmung durch die Senkung der Rippen erfahren, bei der nun folgenden Einatmung als Hebekraft mit und setzen andererseits der Ausatmung ein Ende, umgekehrt treten die Senkungsbänder bei der Ausatmung in Aktion und gebieten einer forzierten Einatmung Halt.

Bei der bisherigen Betrachtung der Rippenbewegungen haben wir die Tatsache unberücksichtigt gelassen, daß die meisten Rippen an ihrem vorderen Ende nicht frei enden, sondern bekanntlich durch den Rippenknorpel mit dem Brustbein in Verbindung stehen. Das gilt direkt für die 1.—7. Rippe. Die 1. Rippe ist durch eine Synchondrose mit dem Manubrium sterni verbunden, sehr selten besteht an dieser Stelle eine Gelenkverbindung. Die Verbindung der 2.—7. Rippe mit dem Brustbein geschieht in der Weise, daß die Knorpelhaut ohne Grenze in das Brustbeinperiost übergeht, wobei aber zwischen Rippenknorpel und Sternum ein Spaltraum vorhanden ist. Die Verbindung der sieben oberen Rippen mit dem Brustbein ist durch die Ligg. sternocastalia ant. et poster. gesichert, welche sowohl an der Vorderseite wie an der Hinterseite in die starken Membranae sterni anterior et posterior übergehen. Immerhin ist die Verbindung der 2.—7. Rippe mit dem Sternum nicht so starr, daß sie nicht besonders an den unteren dieser Rippen, eine gewisse Verschiebung zwischen Rippenknorpel und Brustbein gestattete, die gelegentlich bis zur Subluxation gehen kann. Die 8.—10. Rippe treten nicht direkt an das Brustbein heran, legen sich aber mit ihrem vorderen Knorpelende an die jeweils nächsthöhere Rippe an und sind hier mit der letzteren durch straffes Bindegewebe verbunden, das aber eine gewisse Verschiebung der Rippe nach außen gestattet. Die 11. und 12. Rippe enden bekanntlich frei, ohne eine Verbindung mit dem Sternum einzugehen. Fast stets stehen einige Rippenknorpel untereinander durch die sogenannten Juncturae costo-costales interchondrales in Verbindung, es sind das Knorpelbrücken zwischen den Knorpeln zweier Rippen; sie kommen nur zwischen den längeren

Rippenknorpeln vor, besonders zwischen 6. und 7. und 7. und 8. Rippe, seltener zwischen 5. und 6. oder 8. und 9. Rippe. Zwischen den Rippenknorpeln und den vordersten Abschnitten der Rippenknochen ist jeder Zwischenrippenraum durch die Lig. intercostalia externa (Lig. coruscans) ausgefüllt; diese werden im Bereiche des Knorpelknickungswinkels durch stärkere sehnige Züge verstärkt, die Bänder des Knorpelknickungswinkels. Sie streben dahin, den Knorpelknickungswinkel zu verkleinern, d. h. eine Senkung der Rippen herbeizuführen, wirken also im Sinne der Ausatmung. Nebenbei sei darauf hingewiesen, daß die Zahl der Rippen vermehrt (regressive Veränderung nach Ruge) oder vermindert (progressive Veränderung) sein kann, daß die Zahl der wahren Rippen vermehrt sein kann (regressive Veränderung) oder vermindert sein kann (progressive Veränderung), daß die 11. Rippe Anschluß an die 10. besitzen kann (regressive Veränderung) und umgekehrt die 10., 9. oder gar die 8. Rippe frei enden (progressive Veränderung).

Die Rippen bilden durch ihre Verbindung mit dem Brustbein und miteinander ein geschlossenes Ringsystem. Wenn die Rippen eine Hebung erfahren, so hebt sich dabei zwangsläufig auch das Brustbein mit und umgekehrt senkt sich letzteres mit jeder Senkung der Rippen. Nun ist aber jede Rippenhebung auch mit einem Vorstoß verbunden, und diesen Vorstoß macht das Sternum mit. Dies letztere ist nur möglich, wenn einer der Rippenteile nachgibt und das ist im wesentlichen der Rippenknorpel. Ferner führt bei jeder Rippenhebung tatsächlich jede der mit dem Sternum verbundenen Rippe auch einen Seitenstoß aus; auch dies ist nur möglich unter der Voraussetzung, daß der Rippenknorpel seine normale Nachgiebigkeit besitzt. Die Veränderungen, welche der Rippenknorpel erfährt und dadurch den mit dem Sternum direkt oder indirekt verbundenen Rippen den Vorstoß und Seitenstoß ermöglicht, besteht einmal in einer Verlängerung des Knorpels und zweitens in einer Abflachung des Knorpelknickungswinkels; letztere kommt besonders für den Seitenstoß in Betracht. An den unteren 8. Rippen, an denen der Seitenstoß besonders ausgiebig ist, ist der Knorpelknickungswinkel besonders ausgesprochen, so daß er eine beträchtliche Abflachung gestattet. Die 8.—10. Rippe, welche nicht direkt mit dem Brustbein verbunden sind, aber an die 7. bzw. 8. und 9. Rippe angeheftet sind, machen den Vorstoß und Seitenstoß der 7. Rippe mit, gestatten aber darüber hinaus durch Verlängerung ihres Knorpels, durch Abflachung ihres Knorpelknickungswinkels und durch ein geringes direktes seitliches Gleiten ihres Knorpelendes am Knorpel der nächsthöheren Rippe entlang noch eine Vermehrung des Betrages des Seitenstoßes.

Es wird also bei jeder Rippenhebung, d. h. Einatmung, zur Erzielung eines Vorstoßes und Seitenstoßes der Rippen die Elastizität des Rippenknorpels beansprucht. Letztere gestattet einerseits das Zustandekommen einer Erweiterung des antero posterioren und sagittalen Durchmessers des Rippenkorbes, andererseits wirkt sie, da sie sobald die Kohärenz der Rippenknorpelteile überwunden ist, bestrebt ist, die Ausgangsform wiederherzustellen, als Hemmnis gegen die Einatmung und als Kraft im Sinne der Ausatmung.

Die Dehnbarkeit und Biegbarkeit des Rippenknorpels sowie die Verschiebbarkeit der Knorpelspitze der 8.—10. gegen den Knorpel der 7. Rippe und gegeneinander ist nun aber keine so weitehende, daß sie der Rippe den Seitenstoß in demjenigen vollen Ausmaß gestattet, welches zustande kommt, wenn die Rippe aus dem Verbande mit dem Sternum gelöst ist. Die Rippe ist unter elastischer Spannung in den Brustkorb eingefügt, wenn sie aus dieser Verbindung gelöst wird, so federt der mit der Wirbelsäule in Verbindung befindliche Teil nach außen. Nimmt man bei einer Sektion das Brustbein mit den Rippenknorpeln heraus, so weichen die Rippenknochenenden beträchtlich auseinander; bei einer Rippenfraktur oder Resektion eines Rippenstückes federt das proximale Stück der Rippe nach außen; bei totaler Brustbeinspalte kann man beobachten, wie bei jeder Einatmung die beiden Hälften des Sternums auseinanderrücken, jede Hälfte folgt dem Seitenstoß der an ihr inserierenden Rippen. Dadurch, daß die Rippen unter Ausnutzung ihrer Biegbarkeit über die Fläche in den Brustkorb eingespannt sind, die Elastizität des Rippenknochens aber auf Rückkehr zur Gleichgewichtslage der Teile drängt, ist an den Rippen ständig eine im Sinne des Seitenstoßes, d. h. der Einatmung wirkende Kraft am Werke.

Das Sternum macht, wie bereits oben erwähnt, den Hochstoß und Vorstoß der Rippen mit, es verschiebt sich bei der Einatmung parallel zu sich selbst nach oben und vorne. Nun ist aber die Vorstoßtendenz der mit dem Sternum in direkter Verbindung stehenden sieben oberen Rippen verschieden stark, sie nimmt von oben nach unten zu. Könnte das Sternum der Vorstoßkraft der einzelnen Rippen frei folgen, so würde es sich in seiner ganzen Länge schräg von hinten oben nach vorne unten einstellen. Das tut es aber nicht. Lediglich das Manubrium sterni weist einen Ansatz zu dieser Einstellung auf, indem es sich gegen den Brustbeinkörper, mit dem es durch eine Synchondrose verbunden ist, etwas mehr nach hinten neigt. Aber selbst diese Änderung des Angulus sternalis reicht nicht aus, um die sukzessive Zunahme der Vorstoßkraft, welche die 2.—7. Rippe auf den Brustbeinkörper auszuüben bestrebt sind, auszugleichen und die bei der Einatmung tatsächlich stattfindende Parallelverschiebung des Brustbeines zu erklären. Daß die Parallelstellung des Brustbeins während der Rippenhebung erhalten bleibt, beruht darauf, daß der 1. Rippenknorpel, der zwar keine Gelenkverbindung mit dem Brustbein besitzt, aber in sich nachgiebig ist, und die Knorpel der 2.—7. Rippe, die ebenso wie der erste in sich nachgiebig sind und darüber hinaus noch an ihrer Ansatzstelle am Sternum einen Gelenkspalt besitzen, eine Torsion erfahren, durch welche die obere Rippenkante lungenwärts, die untere hautwärts gedreht wird. Diese Torsion muß naturgemäß an den untersten der mit dem Sternum in direkter Verbindung stehenden Rippen am stärksten ausgeprägt sein und sie gibt denn auch bisweilen den Anstoß zu einer Subluxation in den entsprechenden Costosternalverbindungen. Zu der Torsion des Rippenknorpels und der Kreiselung innerhalb der Sternokostalgelenke kommt noch eine Torsion der knöcherenen Rippen selbst; diese beruht ebenso wie die des Rippenknorpels auf der Nachgiebigkeit der knöchernen Rippensubstanz in sich selbst.

B. Die Wirkungsweise der einzelnen Muskeln und die Folge ihrer Lähmung.

a) *Inspiratoren.*

1. Das Diaphragma.

[$(C_2)\,C_3$—C_5; N. phrenicus, Nebenphrenici (Subclaviusnebenphrenicus, selbständiger Nebenphrenicus, Cervicalis descendens-Nebenphrenicus).]

Das *Zwerchfell* setzt sich aus drei Muskelabteilungen zusammen, die man entsprechend ihrem verschiedenen Ursprung als *Pars sternalis*, *Pars costalis* und *Pars lumbalis* bezeichnet. Die *Pars sternalis* entspringt von der Innenfläche des Proc. xiphoideus und sehr oft von der Scheide des M. rectus abdominis bzw. der Aponeurose des M. transv. abdominis, die Pars costalis von der 7.—12. Rippe. Die Pars lumbalis, auch Crura diaphragmatis genannt, setzt sich zusammen aus den beidseitigen Crura medialia, die vom 2., 3. und 4. Lendenwirbelkörper entspringen, den Crura intermedia, die ihren Ursprung an der Seitenfläche des 2. Lendenwirbelkörpers haben, und den Crura lateralia, welche von dem vom 2. Lendenwirbelkörper über die Vorderfläche des Psoas major und Quadratus lumborum hinweg bis zur Spitze der 12. Rippe ziehenden Sehnenbogen (Arcus lumbo-sacralis Halleri) entspringen. Alle Muskelteile des Zwerchfells konvergieren nach der in der Mitte gelegenen, kleeblattförmigen Zentralsehne, dem Zentrum tendineum, zu.

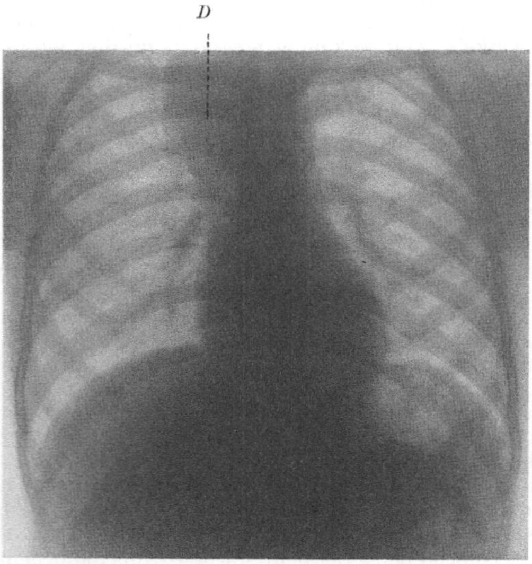

Abb. 429. Normales Diaphragma eines 16 jährigen Knaben. *D* Dermoidcyste. (Nach Hitzenberger.)

Das Zwerchfell als Ganzes bildet eine kuppelförmig ausgespannte Muskelplatte, welche Brust- und Leibeshöhle voneinander scheidet. Die Kuppel ragt von unten in die Brusthöhle empor. Der Stand der Zwerchfellkuppel kann am Lebenden durch die Röntgendurchleuchtung festgestellt werden.

Bei sagittalem Strahlengang erscheinen die beiden Zwerchfellhälften als bogenförmige Gebilde, die von den unteren seitlichen Thoraxabschnitten nach der Mitte, dem Centrum tendineum, emporziehen, welch letzterem der Herzschatten aufgelagert ist (Abb. 429). Der rechte Zwerchfellbogen steht etwas höher als der linke. Diese Höhendifferenz tritt bei der Durchleuchtung in antero-posteriorer Richtung stärker hervor als bei postero-anteriorer Durchleuchtung (Hitzenberger). Bei frontalem Strahlengang erscheint die Bogenlinie des Zwerchfells wesentlich anders als bei der Durchleuchtung in antero-posteriorer oder postero-anteriorer Richtung. Der Zwerchfellbogen setzt unter einem nur wenig spitzen Winkel an der vorderen Brustwand (Proc. xiphoideus) an; der höchste Punkt der Kuppel liegt der vorderen Brustwand näher als der hinteren; vom höchsten Punkt der Kuppel fällt dann die Bogenlinie relativ steil nach hinten zu ab und erreicht die hintere Thoraxwand in einem relativ spitzen Winkel. Man bezeichnet die Stellen, an denen das Zwerchfell mit der Thoraxwand zusammenstößt, als die Phrenicocostalwinkel, die Stellen, an welchen Herzschatten und Zwerchfell zusammenstoßen, als die Herzzwerchfellwinkel.

Der Stand des Zwerchfells schwankt schon unter normalen Verhältnissen nicht unbeträchtlich. JAMIN hat angegeben, daß im Stehen bei sagittalem Strahlengange die Kuppe der Zwerchkuppel rechterseits durchschnittlich in der Höhe des oberen Randes, linkerseits in der Höhe des unteren Randes der 5. Rippe liege. KEITH bestimmt den Zwerchfellstand nach der sogenannten Xiphosternal-line, d. h. einer durch die Grenze von Proc. xiph. und Corpus sterni gezogenen Horizontalen, welche annähernd die Knorpelknochengrenze der 5. Rippe vorne schneidet; die rechte Zwerchfellkuppel soll unmittelbar über dieser Linie, die linke dicht unter ihr stehen. WENCKEBACH bestimmt den Zwerchfellstand mit Bezug auf die hinteren Rippenabschnitte; er gibt an, daß die rechte 10. Rippe mit ihrem Ansatz an der Wirbelsäule rechterseits im Herzzwerchfellwinkel noch gerade sichtbar sei. Beim weiblichen Geschlecht steht das Zwerchfell im allgemeinen höher als beim männlichen. Auch das Lebensalter ist von Einfluß insofern, als im höheren Alter die Rippen allmählich herabsinken und damit das Zwerchfell tiefer rückt, aber eine vermehrte Wölbung aufweist. Ferner ist die Thoraxform von Bedeutung; der kurze gedrungene Thorax emphysematicus geht mit relativem Hochstand des Gesamtzwerchfells und Abflachung der Zwerchfellkuppel, der lange, schmale, asthenische Thorax mit relativem Tiefstand und Vermehrung der Wölbung einher. Von wesentlichem Einfluß ist die Lage des Körpers; in horizontaler Rückenlage steht das Zwerchfell in der Regel höher als beim aufrechten Stehen (HOFBAUER und HOLZKNECHT), da bei ersterer der Zug der Baucheingeweide am Zwerchfell in Wegfall kommt. Doch kann das Höhertreten während des Liegens auch vermißt werden, ja in seltenen Fällen kann das Zwerchfell sogar im Liegen tiefer stehen als im Stehen. Von großem Einfluß ist hierbei das Verhalten der Bauchmuskeln, welche beim aufrechten Stehen manchmal stark angespannt sind, um im Liegen ganz zu erschlaffen; im ersteren Falle also das Zwerchfell in die Höhe drängen, im letzteren Falle tiefer treten lassen. Auch in sitzender Stellung steht das Zwerchfell nicht selten tiefer als beim aufrechten Stehen, besonders wenn die Bauchmuskeln erschlaffen und damit der intraabdominale Druck abnimmt; in anderen Fällen, in denen diese Erschlaffung nicht eintritt, kann das Zwerchfell im Sitzen sogar höher stehen als bei aufrechter Körperhaltung (HITZENBERGER). Sehr starke Unterschiede weisen die beiden Zwerchfellhälften in bezug auf ihren Höhenstand in der Seitenlage auf; die der Unterlage anliegende Zwerchfellhälfte steht dann ganz hoch, das abliegende ganz tief. Die Ursache hierfür ist in den intraabdominellen Druckverhältnissen zu suchen; in der Seitenlage konzentriert sich der intraabdominelle Druck auf die aufliegende Zwerchfellhälfte, während die oben befindliche weitgehend entlastet ist. Naturgemäß wirken auf den Zwerchfellstand, welcher ja letzten Endes das Resultat der vom Muskel selbst entwickelten Spannung einerseits und der von oben bzw. von unten her auf das Zwerchfell wirkenden intrathorakalen und intraabdominellen Druckverhältnisse ist, alle Veränderungen des Wirkungsgrades irgend einer dieser Komponenten wesentlich ein. Bei der als Relaxatio diaphragmatis bezeichneten Erkrankung des Zwerchfells finden wir extremen Hochstand, im Pneumothorax, bei dem der intrapleurale Druck steigt, steht das Zwerchfell tief, das gleiche sehen wir bei größeren pleuritischen Exsudaten, Zunahme des intraabdominellen Druckes, bedingt durch Zunahme des Inhaltes der Leibeshöhle (Tumoren, Ascites, Metorismus, Gravidität u. a.) oder durch abnorme Anspannung der Bauchdecken, verursacht Zwerchfellhochstand, Abnahme des intraabdominellen Druckes, wie sie bei starker Erschlaffung der Bauchwände (Bauchmuskellähmung) besteht, ruft Zwerchfelltiefstand hervor.

Was die *Funktionen* des Zwerchfells anlangt, so ist die wichtigste derselben zweifellos seine aktive *Teilnahme an dem Zustandekommen des Inspiriums*. Die Einatmung beruht auf einer Vergrößerung des intrathorakalen Raumes. Die Lungen liegen mit ihrer von der Pleura pulmonalis überzogenen Oberfläche überall der Pleura costalis und Pleura diaphragmatica eng an; zwischen den beiden Pleurablättern im sogenannten Pleuraspalt herrscht Unterdruck, innerhalb der Lungenalveolen der atmosphärische Druck. Sobald auf irgend eine Weise der intrathorakale Raum vergrößert wird, folgen die Lungen infolge des Überwiegens des atmosphärischen Druckes innerhalb der Alveolarräume über den intrapleuralen Druck dieser Raumvergrößerung durch Ausdehnung, wobei der Widerstand der elastischen Fasern des Lungengewebes überwunden wird. Die pleurale Lungenoberfläche bleibt der Pleura parietalis im Inspirium eng angeschmiegt. Die Vergrößerung des intrathorakalen Raumes kommt auf verschiedene Weise zusammen. Durch den mit dem Hochstoß der Rippen verbundenen Vor- und Seitenstoß derselben, denen das Sternum folgt, erfährt der anteroposteriore und der frontale Durchmesser des Thorax eine Vergrößerung. Aber auch der Höhendurchmesser des Thorax erfährt bei der Einatmung eine Verlängerung und diese beruht auf dem *Tiefertreten des Zwerchfells während des Inspiriums.* Dieses Tiefertreten des Zwerchfells ist die Folge seiner Kontraktion während der Einatmungsphase. Die in den Thorax emporragende Zwerchfellkuppel tritt tiefer, wobei die Baucheingeweide und Bauchwände unter dem auf sie ausgeübtem Drucke ausweichen. An dem Tiefertreten der Zwerchfellkuppel während des Inspiriums beteiligt sich auch das Centrum tendineum, bei ruhiger Atmung in geringem, bei tiefem Inspirium in stärkerem Grade, wie dies Duchenne zuerst gezeigt hat und wie es später Hasse und Gerhardt gelehrt haben. Die Zusammenziehung des Zwerchfells wirkt darauf hin, daß die Bögen, in welchen die einzelnen Abschnitte des Muskels vom Centrum tendineum aus nach den einzelnen Insertionsstellen am Schwertfortsatz, an der Innenfläche der 7.—12. Rippe und an der Lendenwirbelsäule zu ausgespannt sind, abgeflacht werden. Zu einer vollkommenen Abflachung kommt es allerdings nicht, weil das Zwerchfell über die seiner Unterfläche anliegenden Bauchorgane, Leber, Magen und Milz, die an ihrer Oberseite gewölbt sind, hinweg gespannt ist. Das Zwerchfell muß also seine Bogenform bis zu einem gewissen Grade bewahren. Nun liegt aber während der Ausatmung ein nicht unbeträchtlicher Teil des Zwerchfells der Thoraxinnenwand an. Man bezeichnet den Bezirk, in welchem die Pleura diaphragmatica die Pleura costalis berührt, als den Sinus phrenicocostalis. Diese unteren Abschnitte der Muskelbögen des Zwerchfells können der auf Abflachung hinzielenden Wirkung der Kontraktion des Muskels nachgeben, sie lösen sich von der Thoraxinnenwand ab, die Sinus phrenicocostales werden eröffnet, die Phrenicocostalwinkel werden vergrößert und in die dadurch entstehenden Vacua dringt die Lunge überall nach.

Man kann das Tiefertreten des Zwerchfells und die Abflachung der Muskelbögen sowie die Eröffnung des Sinus phrenicocostalis und Vergrößerung des Phrenicocostalwinkels während der Einatmung am klarsten bei der Röntgendurchleuchtung erkennen, bei sagittalem Strahlengang sieht man außer dem Tiefertreten der Zwerchfellkuppel die Abflachung der von der Mitte nach den Seiten zu verlaufenden Muskelbögen und die Eröffnung des lateralen Phrenicocostalsinus, bei frontalem Strahlengang die Abflachung besonders der dorsalen Muskelbögen und die Eröffnung des dorsalen Phrenicocostalsinus. Umgekehrt steigt bei der Ausatmung die Zwerchfellkuppel wieder in den Thoracalraum aufwärts, die einzelnen Muskelbögen wölben sich wieder empor, die Phrenicocostalwinkel verkleinern sich und die Sinus phrenicocostales schließen sich wieder. Während bei ruhiger Einatmung die Abwärtsbewegung der Zwerchfellkuppe etwa 2 cm beträgt, sind bei forcierter Atmung von Hitzenberger zwischen tiefstem Inspirium und Exspirium Distanzwerte bis zu 9 cm gemessen worden. Da das Centrum tendineum als sehnige Platte an der Abflachung, welche die Muskelbögen bei der Kontraktion erfahren, nicht teilnimmt, kann man die Formveränderung, welche das Zwerchfell während des Inspiriums erfährt, etwa dahin definieren, daß die gewölbte Halbkugel, welche das Zwerchfell während des Exspiriums bildet, sich in einen Pyramiden- oder Kegelstumpf verwandelt. Das hatte schon Duchenne erkannt und ist in neuerer Zeit besonders von Hitzenberger betont worden.

Die Eröffnung des Sinus phrenicocostalis beim Inspirium kann man übrigens auch, besonders bei Kindern und mageren Erwachsenen, durch Inspektion von außen her wahrnehmen. Wenn das Licht vom Fußende her auf den Untersuchten einfällt, so sieht man einen ringförmigen Schatten, der beim Beginn des Inspiriums im 6. Intercostalraum auftritt und von hier mit zunehmender Einatmung nach abwärts und auswärts bis zum unteren Brustkorbrande fortschreitet. Bei der Ausatmung bewegt sich der Schatten vom unteren Brustkorbrande nach dem 6. Intercostalraum zu aufwärts. Das Auftreten des Schattens entspricht der Ablösung der der Thoraxinnenwand anliegenden Partien des Zwerchfells von der letzteren, d. h. der Eröffnung des Sinus phrenicocostalis. Der Schatten kommt dadurch zustande, daß die Thoraxwand in dem Moment der Ablösung des Zwerchfells von ihr eine momentane Einbuchtung erfährt, weil der atmosphärische Außendruck für den kurzen Augenblick bis zu dem die Luft ins Innere der Alveolarräume eingedrungen ist, überwiegt. Der im Exspirium von unten nach oben zu aufsteigende Schatten entspricht der von unten nach oben zu fortschreitenden Wiederanlagerung des Zwerchfells an die Thoraxinnenwand. Das Phänomen ist unter dem Namen LITTEN*sches Phänomen* bekannt. Es ist besonders deutlich bei Lähmung der Intercostalmuskeln ausgeprägt.

Am reinsten und am ausgiebigsten treten die beschriebenen Bewegungen des Zwerchfells während des Inspiriums, d. h. das Tiefertreten der Kuppel, die Abflachung der Muskelbögen und die Eröffnung der Sinus phrenicocostales bzw. die Vergrößerung der Phrenicocostalwinkel bei dem sogenannten abdominellen oder besser gesagt diaphragmatischem Atemtypus zutage, der in exklusiver Form vorliegt, wenn das Diaphragma von allen bei der Inspiration zusammenwirkenden Muskeln allein tätig ist. Das ist der Fall bei Totaltrennung des Halsmarkes unterhalb des spinalen Phrenicuskerngebietes, oder bei Lähmung der M. intercostales infolge von Poliomyelitis oder bei faradischer Reizung des N. phrenicus, welche DUCHENNE in ihren Wirkungen zuerst genau beschrieben und analysiert hat. Im Prinzip die gleichen Bewegungen werden auch beim klonischen Zwerchfellkrampf, dem Singultus und bei dem allerdings seltenen tonischen Zwerchfellkrampf der bei Tetanie, Tetanus, Lyssa, Strychninvergiftung u. a. vorkommt beobachtet.

Fast rein diaphragmatisch ist die Atmung auch beim Neugeborenen, der bekanntlich einen kurzen, tiefen und breiten Thorax hat, bei dem die Rippenringe fast horizontal verlaufen, bei dem, kurz gesagt, die Rippen sich dauernd in maximaler Einatmungsstellung befinden, so daß fast die gesamte Lungenlüftung dem Zwerchfell allein zur Last fällt. Ähnlich liegen die Verhältnisse bei derjenigen Form des Thorax, welche man als *starren Thorax* bezeichnet, bei der sich infolge frühzeitiger Erstarrung und Verkalkung der Rippenknorpel die Rippen mehr und mehr in höchster Einatmungsstellung einstellen. Ferner gehört hierher die Atmung bei der Spondylitis ankylopoetica (Spondylose rhizomyelique), bei welcher die Rippenatmung infolge der Ankylose der Wirbelrippengelenke aufgehoben ist und bei der man schon bei ruhiger Atmung ganz abnorm ausgiebige Exkursionen des Diaphragmas beobachtet (HITZENBERGER). Hierher gehören auch manche Fälle von chronischem Lungenemphysem, bei dem das infolge des Fortfalls des elastischen Lungenzuges an sich tiefstehende Zwerchfell doch sehr ausgiebige Exkursionen ausführt, weil die Rippen im Laufe der Zeit allmählich mehr und mehr in extreme Inspirationsstellung gerückt sind. In anderen Fällen von Lungenemphysem sind allerdings die Zwerchfellexkursionen bei der Inspiration sehr gering. In diesen Fällen liegt aber, wie HITZENBERGER nachgewiesen hat, eine Erkrankung des Zwerchfellmuskels vor. In allen diesen hier angeführten Beispielen von extremer Einstellung der Rippen in Inspirationsstellung werden, damit die Zwerchfellatmung eine möglichst ausgiebige Lungenlüftung herbeiführt, die Bauchmuskeln während des Exspiriums besonders stark kontrahiert, so daß die Zwerchfellkuppe sich maximal in die Thorakalhöhle emporwölbt, um dann beim Inspirium unter voller Erschlaffung der Bauchmuskeln maximal nach abwärts zu rücken. Besonders ausgiebige Exkursionen des gesunden Zwerchfells beobachtet man manchmal auch bei einseitiger Zwerchfellähmung oder einseitiger Relaxatio diaphragmatica, welch letztere auf einer Entartung der Muskelsubstanz des Zwerchfells beruht. Überraschend umfangreiche Ausschläge des Zwerchfells sieht man unter normalen Verhältnissen bei Seitenlage, in welcher, wie schon früher erwähnt, die anliegende Zwerchfellhälfte infolge der Vermehrung des intraabdominellen Druckes auf dieser Seite in nahezu maximalen Hochstand rückt und beim Inspirium ganz auffallend große Verschiebungen ausführt — HITZENBERGER hat bei tiefer Inspiration ein Tiefertreten bis zu 12 cm beobachtet — während das abliegende Zwerchfell im Gegenteil abnorm tief steht und während der Atmung gar keine oder nur ganz geringfügige Exkursionen ausführt. Die Ursache dürfte darin liegen, daß auf der aufliegenden Seite die Rippenatmung stark behindert ist, das Zwerchfell somit in erster Linie die Lungenlüftung zu bestreiten hat, während umgekehrt auf der abliegenden Seite die Rippenatmung frei ist, daher die Zwerchfellatmung nicht in gleichem Ausmaße erforderlich ist; man kann das Zwerchfell der abliegenden Seite aber sofort zu ausgiebigen Exkursionen zwingen, wenn man die Rippenatmung der abliegenden Thoraxhälfte durch Druck künstlich behindert.

Bei der isolierten Wirkung des Diaphragmas fällt außer dem Tiefertreten des Zwerchfells, der Abflachung seiner Wölbung, der Vergrößerung der Phrenicocostalwinkel und der Eröffnung der Sinus phrenicocostales noch auf, daß auch diejenigen Rippen, an welchen das Zwerchfell inseriert (7.—12.) einen deutlichen

Hoch-, Vor- und Seitenstoß ausführen. Das Zwerchfell ist also auch an der Rippenatmung beteiligt, es trägt zum Zustandekommen der Inspiration nicht nur durch die Vergrößerung des Höhendurchmessers des Thorax, sondern auch durch eine solche des anteroposterioren und frontalen Durchmessers bei. Daß diese Bewegung der unteren Rippen nach vorne, oben und außen tatsächlich auf das Konto der Zwerchfellwirkung zu setzen und nicht wie R. Fick meint nur auf eine Mitwirkung der Intercostales zurückzuführen ist, geht daraus hervor, daß die Rippenbewegung auch bei Lähmung der Intercostales auftritt, wie es Duchenne bereits beschrieben hat und wie ich es selbst beobachtet habe. Man könnte geneigt sein anzunehmen, daß die 7.—12. Rippe unter der Kontraktion des Zwerchfells deshalb einen Hoch-, Vor- und Seitenstoß ausführen, weil die costalen Insertionszacken des Muskels mehr oder weniger alle tiefer liegen als das Centrum tendineum; und, indem man sich dieses als Punctum fixum vorstellt, füglich bei der Kontraktion des Muskels nach dem Punctum fixum zu gehoben werden müßten. So einfach ist aber der Mechanismus des durch die Zwerchfellkontraktion hervorgerufenen Hoch-, Vor- und Seitenstoßes der 7.—12. Rippe nicht, weil das Centrum tendineum bei der Kontraktion des Zwerchfells an der Abwärtsbewegung teilnimmt, also kein Punctum fixum bildet. Duchenne hat darauf hingewiesen, daß die bei der Zwerchfellkontraktion auftretende Rippenbewegung abhängig ist von den normalen Kontiguitätsbeziehungen des Diaphragmas zu den Baucheingeweiden. Bei eröffneter und eventerierter Leibeshöhle kommt es nach Duchenne unter der faradischen Reizung des N. phrenicus zwar auch zum Tiefertreten des Zwerchfells, einschließlich des Centrum tendineum, die Wölbung der Zwerchfellkuppeln flacht sich ab, aber die Zwerchfellrippen führen nicht nur keinen Hoch-, Vor- und Seitenstoß aus, sondern sie begeben sich im Gegenteil nach innen, abwärts und rückwärts. Es ist also die normaliter erfolgende Hoch-, Vor- und Außenbewegung der unteren Rippen bei der Kontraktion des Zwerchfells an die Beziehungen des letzteren zu der Bauchhöhle gebunden. Wenn sich das Zwerchfell kontrahiert und dabei tiefer tritt, so drückt es auf den Inhalt der Bauchhöhle, die Bauchwände geben dem Drucke bis zu einem gewissen Grade nach. Auch das Epigastrium wölbt sich nicht selten vor; nur wenn die Zwerchfellbündel, welche an der Rectusscheide inserieren, stark entwickelt sind, kommt es zu einer Einziehung der Bauchwand im Bereiche des Sternocostalwinkels. Die Baucheingeweide passen sich dem auf sie durch die Zwerchfellkontraktion von oben her ausgeübten Drucke insofern an, als sie derjenigen Körpergestalt zustreben, welche bei gleichem Volumen die geringste Oberfläche hat, das ist die Kugelform. Beim Inspirium nähert sich die ovoide Gestalt des Abdomens der Kugelgestalt. Das bedeutet aber eine Vergrößerung der unteren Thoraxapertur. Die unter dem Drucke des kontrahierten Zwerchfells sich umlagernden Baucheingeweide sind es, welche die unteren Rippen nach außen und damit nach oben und vorne drängen. Ist die Leibeshöhle eröffnet und ist ihr Inhalt entfernt, so fehlt der Gegendruck der Abdominalorgane auf die unteren Rippen und diese werden durch die Kontraktion des Zwerchfells dem Centrum tendineum zu, d. h. nach einwärts und damit nach abwärts gezogen. Wie sehr die Auf-, Vor- und Auswärtsbewegung der unteren Rippen bei der Kontraktion des Zwerchfells von dem Gegendruck des Abdominalinhaltes abhängt, geht daraus hervor, daß die angegebene Bewegung der unteren Rippen nach außen ebenfalls vermißt wird oder sogar in das Gegenteil umschlägt, wenn es aus irgendeinem Grunde zur Entwicklung eines genügenden abdominellen Gegendruckes bei der Kontraktion des Zwerchfelles *nicht* kommen kann. Das ist z. B. der Fall bei Lähmung der Bauchmuskulatur; hierbei weicht der Abdominalinhalt unter dem Drucke des Zwerchfells infolge des gänzlichen Fehlens jeglichen Widerstandes seitens der vorderen und seitlichen Bauchwand derartig nach unten und vorne zu aus, daß der für die Auf-, Vor- und Außenbewegung der Rippen erforderliche erhöhte abdominelle Gegendruck überhaupt nicht zustande kommt. Die unteren Rippen werden daher unter der Kontraktion des Zwerchfells nach innen unten und abwärts gezogen. Das gleiche habe ich wiederholt bei schwerer Atonie der Bauchmuskeln bei Tabes dorsalis beobachtet. Diesen Zuständen von schwerer Atonie der Bauchmuskeln bei Tabes dorsalis reihen sich die besonders von WENCKEBACH und HITZENBERGER beobachteten Fälle von schwerer Enteroptose mit hochgradiger Schlaffheit der Bauchdecken und ausgesprochenem Tiefstand des Zwerchfells an, bei denen es ebenfalls während des Inspiriums zu einer mangelhaften Erweiterung der unteren Thoraxapertur, ja sogar zu einer inspiratorischen Einziehung der unteren Rippen kommt, deren Analogie mit den DUCHENNEschen Ergebnissen der Phrenicusreizung am eventerierten Pferde WENCKEBACH mit Recht betont hat. HITZENBERGER hebt hervor, daß man in diesen Fällen mit Schlaffheit der Bauchdecken den durch letztere bedingten Mangel an abdominellem Gegendruck durch Anwendung des GLENARDschen Handgriffes, d. h. durch einen Druck mit der flachen Hand auf den Unterbauch, während des Inspiriums ersetzen und dadurch eine Seitwärts-, Vor- und Aufwärtsbewegung der unteren Rippen erzwingen könne.

Meines Erachtens hat DUCHENNE den Einfluß der Zwerchfellkontraktion auf die unteren Rippen vollkommen richtig erkannt, wenn er ihn auch nicht in allen Einzelheiten richtig analysiert hat. Ähnlich wie DUCHENNE haben sich BEAU und MAISSIAT, SAPPEY und H. v. MEYER geäußert. R. FICK hat allerdings die DUCHENNEsche Ansicht bekämpft; doch scheinen mir die Argumente, welche er gegen DUCHENNE ins Feld führt, eher die Ansicht des letzteren zu stützen, als zu widerlegen.

Das Zwerchfell untersteht wie jeder andere Muskel unseres Körpers dem Gesetz, daß die Kraftentfaltung des Muskels bei seiner Kontraktion abhängt von der Entfernung seiner Insertionspunkte, d. h. von dem Grade seiner Dehnung bei Beginn der Kontraktion, von dem Grade der Ausgangsspannung. Die Insertionspunkte des Zwerchfells sind im Zustande maximalster Ausatmung beträchtlich voneinander entfernt, der Muskel besitzt also eine beträchtliche Ausgangsspannung zu Beginn des Inspiriums.

Das Diaphragma ragt kuppelförmig vom Abdomen in die Thorakalhöhle empor. Gestalt und Höhenstand der Zwerchfellkuppel hängen, abgesehen von dem Kontraktionszustand des Diaphragma selbst — von dem Verhältnis der auf das letztere einwirkenden Kräfte, d. h. dem aufwärtsziehenden elastischen Zug der Lungen, dem gleichfalls aufwärtsdrängenden intraabdominellen Drucke und der Schwere der am Zwerchfell aufgehängten abwärtsziehenden Bauchorgane ab.

Die Kuppelform wird unter normalen Verhältnissen dem Zuge der Baucheingeweide entgegen erhalten durch den elastischen Zug der Lungen und den intraabdominellen Druck. Aber selbst bei eröffneter und eventerierter Leibeshöhle wird die Kuppel allein durch den elastischen Zug der Lungen noch nach oben gezogen, wovon man sich an jedem Kadaver überzeugen kann. Sobald aber an der eventerierten Leiche auch noch die Pleurahöhle eröffnet wird, so daß der in ihr vorher vorhandene negative Druck dem athmosphärischen gleichkommt und damit der elastische Zug der Lungen auf das Zwerchfell in Wegfall kommt, sinkt das vorher kuppelförmig ausgespannt gehaltene Zwerchfell wie ein schlaffer Sack in sich zusammen.

Die häufigste Ursache des Verlustes der Ausgangsspannung des Zwerchfells ist der Pneumothorax. Bei der Autopsie kann man feststellen, daß das Zwerchfell bei geschlossenem Pneumothorax in das geöffnete Abdomen wie ein schlaffes Segel herabhängt und am lebenden Kranken mit ausgesprochenem Pneumothorax kann man am Röntgenschirm beobachten, daß das Diaphragma abnorm tief steht, seine Kuppelform erscheint mehr oder weniger stark abgeflacht, ja es kann mit einzelnen Abschnitten oder in ganzer Ausdehnung in das Abdomen konvex vorgewölbt herabhängen. Das Bemerkenswerte bei diesen Fällen von Pneumothorax ist aber die Tatsache, daß das Zwerchfell bei der Inspiration nicht selten gar keine Bewegung oder sogar eine paradoxe

Aufwärtsbewegung ausführt; nicht selten wird auch die sogenannte Schlingerbewegung beobachtet, bei welcher ein Teil des Muskels herauf-, ein anderer herabgeht; die Muskelplatte flattert manchmal förmlich hin und her. Es handelt sich hierbei um die fruchtlosen Kontraktionsanstrengungen eines Muskels, der sich infolge zu starker Annäherung seiner Insertionspunkte im Zustande der relativen Insuffizienz befindet; es fehlt dem Zwerchfell beim Pneumothorax derjenige Grad von Anfangsdehnung, welcher zu einer effektvollen Kontraktion nun einmal erforderlich ist. Die manchmal zu beobachtende paradoxe Aufwärtsbewegung ist teils die Folge der inspiratorischen Ansaugung des relativ insuffizienten Zwerchfells infolge der durch die Rippenhebung bewirkten Verminderung des intrapleuralen Druckes, teils ist es die Folge der Erhöhung des intrabdominellen Druckes durch die Kontraktion des Zwerchfells der gesunden Seite, welchem das relativ insuffiziente Zwerchfell auf der Seite des Pneumothorax nach oben zu nachgibt (Jamin). Durch diese paradoxe Bewegung, welcher das Zwerchfell während des Inspiriums unterliegt, erfährt letzteres nun aber eine Dehnung und dadurch kann die anfangs vorhandene relative Insuffizienz des Zwerchfells wieder mehr oder weniger ausgeglichen werden. Die Folge ist, daß man in solchen Fällen das zu Anfang des Inspiriums in paradoxer Richtung nach oben angesaugte bzw. aufwärts gedrückte Zwerchfell von einem bestimmten Momente ab eine Kontraktion und eine deutliche Bewegung nach abwärts ausführen sieht. In demselben Sinne wirkt auch eine ausgiebige Auswärtsbewegung der Rippen, durch die Tätigkeit der Intercostalmuskeln, durch welche das durch den Pneumothorax kollabierte Zwerchfell soweit gedehnt werden kann, daß es doch zu einer wirkungsvollen Kontraktion befähigt wird. Es ist nun in diesem Zusammenhange von großem Interesse, daß auch in sehr vielen Fällen, in welchen der abnorme Tiefstand des Zwerchfells nicht auf einem Pneumothorax, sondern auf hochgradiger Erschlaffung der Bauchdecken beruht, gleichfalls eine gewisse relative Insuffizienz des Muskels beim Inspirium beobachtet wird. Bei völliger Lähmung der Bauchmuskeln oder bei Enteroptotikern sind die Ausschläge des Zwerchfells während der Atmung oft minimal, ja sie können ganz fehlen und selbst in paradoxe Aufwärtsbewegung umschlagen (Wenckebach, Hitzenberger). Es fehlt eben auch in allen diesen Fällen mit abnormem Zwerchfelltiefstand die erforderliche initiale Dehnung des Muskels.

Vielleicht ist auch in manchen Fällen von Lungenemphysem der abnorme Tiefstand des Zwerchfells schuld an den geringen Exkursionen des Muskels. Doch sei hier nochmals daran erinnert, daß gerade beim Lungenemphysem nicht selten eine direkte Degeneration der Muskelsubstanz des Diaphragmas vorliegt, welche an sich die geringe Bewegungsfähigkeit des Zwerchfells vollauf erklären kann (Hitzenberger).

Andererseits gibt es aber auch Zustände, in denen ein dauernder beträchtlicher Zwerchfellhochstand infolge der permanenten abnormen Dehnung des Muskels zu einer allmählich zunehmenden Einbuße an Kraftentfaltung und Leistungsfähigkeit führt. Dahin gehören Fälle mit doppelseitigem Hochstand infolge Erhöhung des intraabdominellen Druckes (Ascites, Meteorismus, Tumoren im Abdomen, Gravidität usw.) und Fälle mit einseitigem Hochstand (Pneumatosis ventriculi, Leberstauung, Lebertumoren, Hypernephrome, Hydronephrose u. a.). In manchen dieser Fälle weist das Diaphragma bei der Inspiration auffallend geringe Exkursionen auf, die zum Teil wohl auf eine Schwäche des Muskels infolge langdauernder Überdehnung zurückzuführen sind.

Die bisher geschilderten Bewegungen des Zwerchfells, wie sie bei der rein diaphragmatischen Atmung zu beobachten sind, erfahren eine mehr oder weniger beträchtliche Abänderung bei der Atmung unter normalen Verhältnissen, bei welcher alle am Inspirium beteiligten Muskeln gleichzeitig in Aktion treten, besonders aber bei derjenigen Form der Atmung, welche man als den *costalen Atmungstypus,* besser gesagt als die *Rippenmuskelatmung* bezeichnet. In reiner Form liegt die Rippenmuskelatmung vor, wenn das Diaphragma gelähmt ist. Es kommt aber auch unter normalen Verhältnissen gar nicht selten vor, daß beim Inspirium die Rippenmuskelatmung über die Zwerchfellatmung erheblich überwiegt.

Die Rippenmuskelatmung überwiegt über die Zwerchfellatmung unter normalen Verhältnissen bekanntlich beim weiblichen Geschlecht. Sie ist aber vor allem besonders ausgeprägt bei der langen schmalen Thoraxform, die man als den asthenischen Thorax bezeichnet, welcher durch den auffallenden abwärts gerichteten Schrägstand der Rippenringe und die Verkleinerung der unteren Thoraxapertur charakterisiert ist. Die Ruhelage der Rippen kommt der maximalen Ausatmungsstellung sehr nahe. Bei Leuten dieses Habitus vollzieht sich die Einatmung ganz vornehmlich durch ausgiebigen Hoch-, Vor- und Seitenstoß der Rippen, während das Zwerchfell viel weniger Anteil an der Lüftung der Lungen nimmt. Ähnliches gilt für die Atmung im zunehmenden Alter, wenn die Rippenringe infolge der Erschlaffung der Hebebänder und der Abnahme der Ruhespannung der Intercostalmuskeln mehr und mehr herabsinken.

Man sieht bei diesem sogenannten costalen Atemtypus — von der Lähmung des Zwerchfells wird hier zunächst abgesehen — mit Hilfe der Röntgendurchleuchtung, daß das Zwerchfell im ganzen viel geringere Exkursionen ausführt als bei der sogenannten Zwerchfellatmung. Mit seiner sternalen und vorderen costalen Partie führt es eine Aufwärtsbewegung aus, welche man als pseudoparadoxe Bewegung bezeichnet hat und welche durch die starke Hebung des Sternums und der Rippen bedingt ist. Die übrigen Partien, d. h. die Hauptmasse der costalen und die lumbalen Bögen erfahren aber auch bei diesem Atemtypus eine deutliche Abflachung. Hervorzuheben ist, daß durch die Auswärtsbewegung der Rippen, welche bei der costalen Atmung das Bild beherrscht, die costalen Insertionspunkte des Zwerchfells vom Centrum tendineum nicht unerheblich entfernt werden. Dadurch werden die Muskelbögen des Zwerchfells schon rein passiv nicht unerheblich abgeflacht.

Der unter normalen Verhältnissen weitaus häufigste Atemtypus ist der gemischte, bei welchem sich im Beginn des Inspiriums die Zwerchfellkuppe nach abwärts bewegt, um gegen Ende desselben, wenn die Rippenhebung ihr Maximum erreicht, mit dieser nach aufwärts zu wandern; bei dem darauf folgenden Exspirium erfolgen die Bewegungen des Zwerchfells in umgekehrter Richtung. Das Zwerchfell führt also während einer ganzen Atemphase eine viergliedrige Bewegung aus: ab — auf — ab — auf.

Das Zwerchfell ist bei jedem der geschilderten Atmungstypen, bei dem diaphragmatikalen, bei dem costalen und dem gemischten Typus, sofern nicht eine Zwerchfellähmung vorliegt, am Inspirium aktiv beteiligt. Der von manchen vertretenen Ansicht, daß die Bewegungen des Diaphragmas bei ruhiger Atmung rein passiv bedingt seien, kann nicht zugestimmt werden. Daß die Inspiration auch ohne Zwerchfelltätigkeit möglich ist, wird alsbald eingehend erörtert werden. Das bedeutet aber noch nicht, daß das Zwerchfell unter normalen Verhältnissen am Inspirium nicht aktiv partizipiere. Die Bewegungen, welche das Zwerchfell rein passiv bei der Einatmung ausführt, treten klar zutage bei der Zwerchfellähmung; sie sind grundsätzlich andere als die, welche selbst bei dem ausgeprägtesten costalen Atmungstypus unter normalen Verhältnissen beobachtet werden. Den besonders in der Ära der Lungenchirurgie in den letzten Dezennien hervorgetretenen Bestrebungen, das Zwerchfell in seiner Bedeutung für die Atmung zu entthronen und lediglich als einen Hilfsmuskel für die Inspiration zu bezeichnen, und der unbestreitbaren Tatsache, daß wir ohne Zwerchfell noch atmen können, sollte man die andere Tatsache entgegenhalten, daß wir ebenso auch mit dem Zwerchfell allein noch atmen können. Huldkranz und Landois haben den Anteil, welchen das Zwerchfell an der Lüftung der Lungen bei der durchschnittlichen Atmung hat, auf etwa 35% geschätzt. Bei der rein diaphragmatischen Atmung, wie sie bei Lähmung sämtlicher anderen Atemmuskeln besteht, steigt dieser Anteil auf 100%, um bei der Zwerchfellähmung auf 0% zu sinken. Sauerbruch fand bei einem 12jährigen Knaben mit einer Atmungsgröße von 2000 ccm nach doppelseitiger Phrenicuslähmung eine Einbuße von 400 ccm.

Beim *Exspirium* ist das Zwerchfell untätig, es erschlafft und wird durch den elastischen Lungenzug wieder nach oben gezogen und durch die Kontraktion der Bauchmuskeln aufwärts gedrängt; die Zwerchfellkuppel wölbt sich wieder empor, die Phrenicocostalwinkel verkleinern sich wieder, die unteren Teile des Muskels legen sich der Thoraxinnenwand wieder an, die Sinus phrenicocostales schließen sich wieder. Am stärksten fallen die exspiratorischen Exkursionen des Zwerchfells aus bei einer besonders modifizierten Form der Ausatmung, dem sog. Summen, bei dem bei geschlossenem Munde ein fortlaufender brummender Ton erzeugt wird (Hofbauer).

Zwerchfell und Bauchmuskeln sind sowohl beim Inspirium wie beim Exspirium Antagonisten, bei ersterem kontrahiert sich das Zwerchfell, die Bauchmuskeln vermindern ihre Spannung, bei letzteren kontrahieren sich die Bauchmuskeln, das Zwerchfell erschlafft. *Gleichzeitig* kontrahieren sich Zwerchfell und Bauchmuskeln bei der *Bauchpresse*. Nur durch die Kooperation beider kann ein wirksamer Druck auf den Inhalt der Leibeshöhle ausgeübt werden.

Eine große Bedeutung kommt dem Zwerchfell beim Singen zu. C. L. Merkel hat es als den Regulator der Luftspannung im Thorax bezeichnet. R. Fick führt aus, daß es beim Singen im Verein mit den Stimmbandmuskeln stehe und die Wirkung der die Luft austreibenden Bauchmuskeln auf ihr richtiges fein abgestuftes Maß zurückzuführen habe und dadurch Tonstärke, Tonhöhe, Tondauer bestimme.

Die Wirkungen des Diaphragma beschränken sich aber nicht auf Atmung und Bauchpresse, sondern es übt auch einen bedeutenden Einfluß auf die *Zirkulation* aus. Durch die inspiratorische Senkung des Zwerchfells wird der Thoraxbinnenraum vergrößert und der Druck in ihm herabgesetzt, dadurch wird nicht nur der Luft das Einströmen in die Lungen, sondern auch *dem Blut das Einströmen aus den extrathorakalen Körperteilen* in den Thoraxraum, d. h. in *die Hohlvenen* und *damit zum Herzen erleichtert.* Ein inspiratorisches Abschwellen kann mehr oder weniger an allen Venen des Kopfes, Halses und der oberen Extremitäten direkt beobachtet werden. Eppinger hat die Anteilnahme des Zwerchfells an dieser Erleichterung des venösen Blutzuflusses zum Herzen experimentell durch elektrische Reizung des N. phrenicus bewiesen.

Nicht ganz eindeutig liegen die Verhältnisse für das Gebiet der Vena cava inferior. Einerseits kommt natürlich die durch die Inspiration bewirkte Herabsetzung des intrathorakalen Druckes dem gesamten Venensytem zugute, andererseits ist aber zu bedenken, daß die Vena cava durch das Zwerchfell hindurchtritt. Zwar hat Hasse behauptet, daß das Foramen pro vena cava während der Inspiration erweitert werde und zahlreiche Autoren haben sich dieser Auffassung angeschlossen. Andere nehmen das Gegenteil an, daß die untere Hohlvene durch die Kontraktion des Zwerchfells eingeschnürt werde. Hitzenberger gibt an, in einem Falle mit starker Gasblähung des Dickdarms, in welchem es möglich war, die ganze Unterfläche des Diaphragmas vor dem Röntgenschirm zu übersehen, wobei die Vena cava sich deutlich als ein von der Leber zum Herzen hinziehendes Band abzeichnete, eine Verschmälerung dieses Bandes während des Inspiriums von 2,8 auf 1,8 cm Durchmesser gesehen zu haben. Er meint, dadurch sei einwandsfrei erwiesen, daß das Zwerchfell bei seiner Kontraktion die untere Hohlvene direkt einschnüre. Daß aber dieser Schluß nicht ohne weiteres gerechtfertigt ist, geht aus Untersuchungen Mettenleiters, Nissens und Wustmanns hervor, welche zeigten, daß die rings von der Zentralsehne umgebene und mit ihr fest verankerte Vena cava bei der Kontraktion des Zwerchfells nicht eingeschnürt, wohl aber infolge des Tiefertretens des Centrum tendineum in ihrem intrathorakalen Abschnitt ausgezogen wird, so daß sich ihr Lumen verschmälert, wobei die Strömungsgeschwindigkeit erhöht und der Zufluß zum Herzen gefördert wird; nach Phrenicotomie konnten die genannten Autoren eine deutliche Verzögerung der Strömungsgeschwindigkeit in der unteren Hohlvene feststellen. Andererseits hat Ledderhose darauf aufmerksam gemacht, daß man ein inspiratorisches Anschwellen der normalen und varicös erweiterten Beinvenen sehr oft direkt sehen könne; vor allem aber hatte schon lange vorher Mosso experimentell gezeigt, daß unter normalen Verhältnissen während der Inspiration eine Blutabnahme in den oberen, eine Blutstauung in den unteren Extremitäten zu verzeichnen sei. Hasse hatte besonders den erleichterten Blutabfluß aus der Leber durch die Venae hepaticae bei der Kontraktion des Zwerchfelles betont, Wenckebach meint, die Leber werde beim Inspirium förmlich wie ein vollgesogener Schwamm ausgedrückt; W. Felix bestätigt zwar auch die Erleichterung des Blutabflusses aus dem Pfortadersystem zur Vena cava inferior und zum Herzen, meint aber, daß es sich hierbei nicht um eine Auspressung der Leber, sondern um eine dem gesamten Gebiet der Vena cava inferior zu gute kommende Saugwirkung des Mittelfellraumes infolge der Kontraktion der Pars lumbalis des Zwerchfells handele. Es herrscht also, soweit das Gebiet der Vena cava inferior in Betracht kommt, vorläufig noch keine einheitliche Auffassung unter den einzelnen Autoren über die Richtung des Einflusses der Zwerchfellkontraktion auf den venösen Blutabfluß aus dem Gebiet der Cava inferior.

Während die Kontraktion des Zwerchfells den venösen Blutzufluß zum Herzen fördert, also die Diastole erleichtert, wird den Ventrikeln durch die saugende Wirkung des herabgesetzten Thoraxbinnendruckes die systolische Arbeit während des Inspiriums erschwert; der arterielle Druck sinkt während der Einatmung; WENCKEBACH hat in Fällen von Herzmuskelschwäche eine bedeutende Vergrößerung des Herzschattens während des Inspiriums röntgenologisch festgestellt.

Einwandsfrei erwiesen erscheint die *Verengerung* des *Oesophaguslumens* durch das sich kontrahierende Diaphragma während der Inspiration. Die Speiseröhre kann an der Stelle ihres Durchtritts durch die Pars lumbalis des Zwerchfells durch forcierte Inspiration förmlich zugeschnürt werden, wie man dies durch Kontrastfüllung mit Wismutbrei feststellen kann. HITZENBERGER weist auf die Tatsache hin, daß man durch tiefes Einatmen das Erbrechen verhindern könne; wenn es aber zum Erbrechen komme, so erfolge dies in Exspirationsstellung, d. h. bei erschlafftem Zwerchfell (LEWY-DORN und MÜHLFELDER, L. REICH). HITZENBERGER hat dann schließlich noch darauf hingewiesen, daß auch die Magen- und Darmbewegungen, die Entleerung der Bauchspeicheldrüse, wahrscheinlich auch die der Gallenblase und sicher die Entleerung des Nierenbeckens durch die Zwerchfellkontraktion gefördert werden.

Wir kommen nunmehr zur Besprechung der Folgezustände der *Lähmung des Diaphragmas*. Die Zwerchfellähmung ist kein seltenes Vorkommnis. Sie wird beobachtet: bei spinalen Vorderhornerkrankungen (Poliomyelitis, Hämatomyelie, spinale progressive Muskelatrophie, traumatische Halsmarkprozesse, intramedulläre Tumoren), bei Unterbrechung der zugehörigen vorderen Rückenmarkswurzeln (intraduraler Tumor, operative Durchtrennung wegen Torticollis spasticus), bei extrarhachidealen Schädigungen des N. phrenicus (Traumen, Geburtstraumen, Tumoren, Aneurysmen, toxische und infektiöse Neuritiden, Novocaininfiltration des Plexus brachialis u. a.), vor allem aber in neuester Zeit besonders bei *operativer* Ausschaltung des N. phrenicus und der akzessorischen Phrenici (STÜRTZ-SAUERBRUCH und zahlreiche andere). Weitaus am häufigsten ist die operative Phrenicusausschaltung nur einseitig ausgeführt worden; es existieren aber auch einzelne Beobachtungen von operativ erzeugter doppelseitiger Zwerchfellähmung (SAUERBRUCH, JEHN, BOWMANN, KROH, GOETZE, W. LEHMANN). Das Zwerchfell kann aber auch durch Erkrankung seiner Muskelsubstanz außer Funktion gesetzt werden (Pleuritis, Peritonitis, besonders Peritonitis tuberculosa, Miliartuberkulose, progressive Myopathie, Coniinvergiftung u. a.). Als wichtigste Tatsache verdient wohl die Feststellung hervorgehoben zu werden, daß die Einatmung trotz völliger Lähmung eines Diaphragmas, ja selbst bei doppelseitiger vollkommener Zwerchfellähmung noch vollkommen möglich, ja nicht einmal nennenswert behindert ist. Kranke mit einseitiger Lähmung klagen fast niemals über Dyspnoe. Auch in dem von SAUERBRUCH-JEHN mitgeteilten Falle von doppelseitiger Zwerchfellähmung bestand keine Atemnot, die Atmungsgröße war nur etwa um $^1/_5$ ihres früheren Betrages reduziert. Der Kranke KROHS klagte bei aufrechter Körperhaltung über keinerlei Dyspnoe, nur in Rückenlage bestand eine solche, wenigstens in der ersten Zeit nach Entstehen der Lähmung, die Atmungsfrequenz stieg beim Hinlegen von 22 auf 46 pro Minute und die auxiliären Atemmuskeln traten in Tätigkeit. DUCHENNE gibt an, daß in den von ihm beobachteten Fällen doppelseitiger Zwerchfellähmung ausgesprochene Dyspnoe bestanden habe. Maßgebend für diese Unterschiede ist wohl zum Teil auch die plötzliche oder allmähliche Ausschaltung der Funktion des Zwerchfells.

Was bei der doppelseitigen Zwerchfellähmung besonders auffällt, ist die *verstärkte Rippenatmung*. SAUERBRUCH hat das mächtige Auf- und Abwogen des Thorax als „Schaufeln" bezeichnet. Dasselbe war bereits DUCHENNE aufgefallen. Im einzelnen charakterisiert sich die Zwerchfellähmung erstens durch den *abnormen Hochstand* der Zwerchfellkuppel, deren Wölbung stärker ausgesprochen ist als in der Norm (Abb. 89, S. 101); die Sinus phrenicocostales sind in ihrer ganzen Ausdehnung geschlossen. Dies rührt daher, daß der gelähmte Muskel dem elastischen Zug der Lungen und dem aufwärtsdrängenden abdominellen Drucke keinen Widerstand mehr entgegensetzt. Bei linksseitiger Lähmung sieht man die Gasblase des Magens beträchtlich erweitert, der orale Abschnitt des Magens ragt hoch in den Thorax empor; auch die Flexura coli

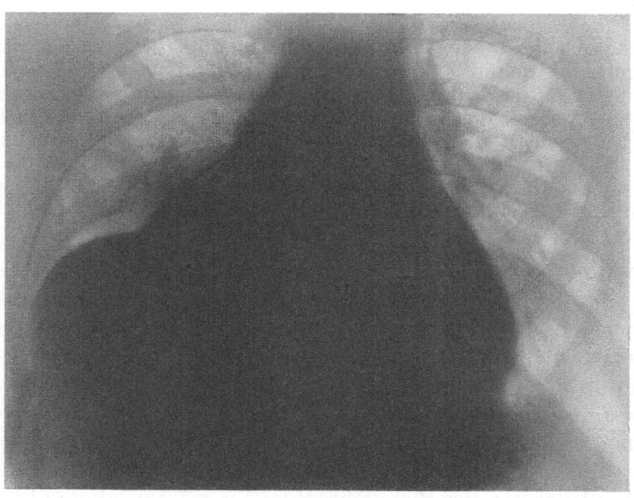

Abb. 430. Lähmung des rechten N. phrenicus infolge Phrenicotomie. Beim Inspirium wölbt sich die rechte Zwerchfellkuppel in den Thorax empor. (Nach HITZENBERGER.)

sinistra ist beträchtlich aufwärts verlagert. Das zweite Zeichen ist, daß das gelähmte Zwerchfell beim Inspirium keine Abwärtsbewegung ausführt; die Abflachung der Muskelbögen bleibt aus, die Sinus phrenicocostales werden nicht eröffnet. Dementsprechend wird auch das LITTENsche Phänomen vermißt. In der Mehrzahl der Fälle fehlt aber nicht nur die Abwärtsbewegung, sondern das Diaphragma steigt während des Inspiriums noch mehr in den Thoraxraum empor (Abb. 430, 431). Der Befund vor dem Röntgenschirm ist besonders bei einseitiger Zwerchfellähmung äußerst eindrucksvoll; das gesunde Zwerchfell geht während des Inspiriums abwärts, das gelähmte aufwärts (Abb. 431a), umgekehrt bewegt sich bei der Ausatmung das gesunde Zwerchfell nach aufwärts, das gelähmte etwas nach abwärts (Abb. 431b). Man hat dieses gegensätzliche Verhalten der beiden Diaphragmahälften als *Waagebalkenphänomen* bezeichnet. Die paradoxe Bewegung des gelähmten Zwerchfells kommt während des Inspiriums, abgesehen davon, daß infolge der rein costalen Atmung das gesamte Zwerchfell mit den Rippen emporgehoben wird, in der Hauptsache dadurch zustande, daß durch die Rippenhebung der intrapleurale Druck absinkt. Das Zwerchfell wird emporgesaugt. Bei einseitiger Zwerchfellähmung spielt aber auch die durch die Kontraktion des gesunden Zwerchfells hervorgerufene Erhöhung des intraabdominellen Druckes eine Rolle, sie treibt den Bauchinhalt in die Thoraxhöhle empor. Die Bedeutung des letzteren Faktors wird allerdings von manchen Autoren bestritten und die paradoxe Bewegung einzig und allein auf die Ansaugung

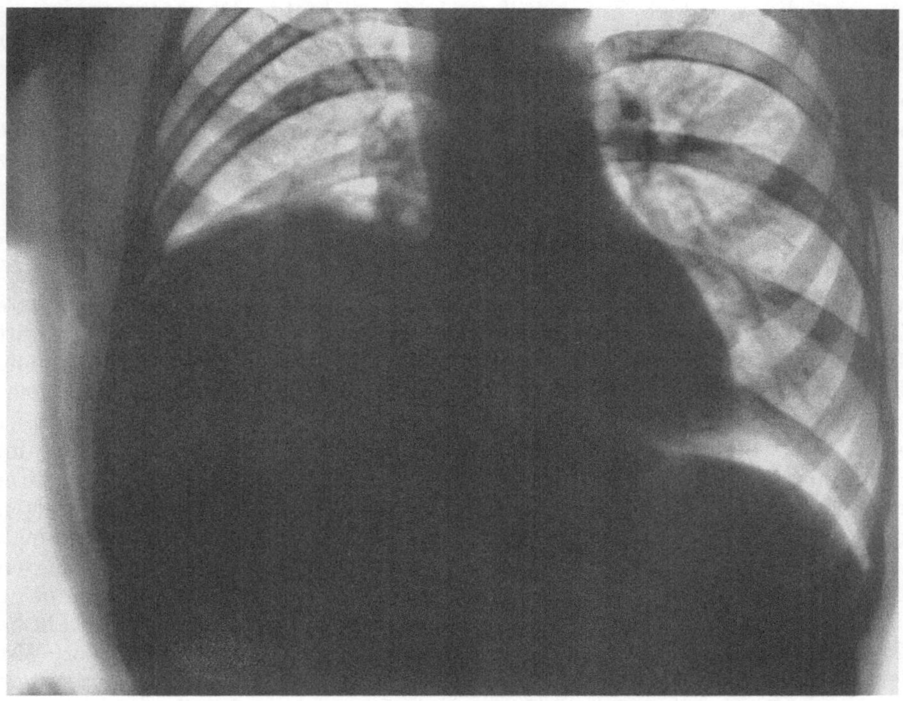

a

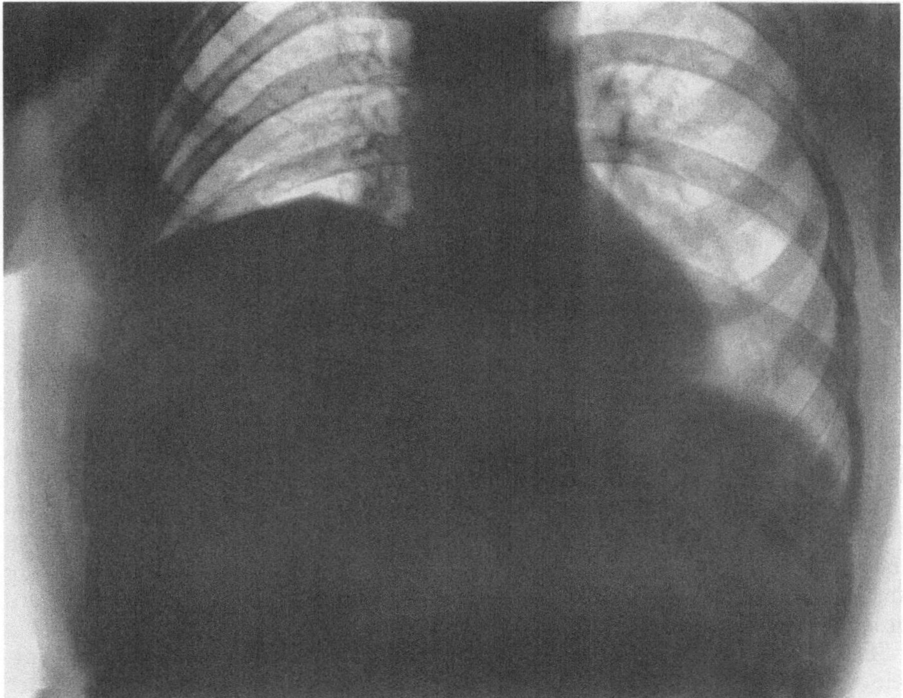

b

Abb. 431 a und b. Lähmung des rechten Zwerchfells nach operativer Durchtrennung der vorderen cervicalen Wurzeln C_2—C_5. a Inspirium. b Exspirium.

infolge des Sinkens des intrapleuralen Druckes zurückgeführt (Dünner). Da, wo die paradoxe Emporwölbung des gelähmten Diaphragmas in die Thorakalhöhle während des Inspiriums nicht schon bei ruhiger oder forcierter Einatmung in Erscheinung tritt, kann man sie ohne weiteres durch den sog. *Müllerschen Versuch* hervorrufen. Dieser besteht bekanntlich darin, daß man nach kräftiger Exspiration bei verschlossener Mund- und Nasenhöhle eine kräftige Inspiration ausführen läßt. Dabei kommt es unter normalen Verhältnissen trotz der beträchtlichen Herabsetzung des intrapleuralen Druckes, die ja wegen der Behinderung des Einströmens der Luft in die Lungen nicht ausgeglichen wird, doch in der Regel zu einer Abwärtsbewegung des sich kontrahierenden Zwerchfelles; höchstens die sternale Partie führt eine geringe pseudoparadoxe Aufwärtsbewegung aus, und selbst wenn die gesamten costalen Insertionspunkte des Zwerchfells durch die Rippenhebung mit emporgehoben werden, so tritt doch in jedem Falle eine deutliche Abflachung der Muskelbögen und Eröffnung der Sinus phrenicostales ein. Bei der Zwerchfellähmung widersteht das Diaphragma naturgemäß dem aufwärtsdrängenden abdominellen Druck, der ja beim Müllerschen Versuch infolge des erheblichen negativen Druckes, der im Pleuraraum herrscht, über letzteren ein enormes Übergewicht erlangt, *nicht* mehr; vielmehr wird es stark emporgetrieben. Statt des etwas komplizierten und für manchen Kranken unangenehmen Müllerschen Versuches kann man auch einfach eine kurze rasche Inspiration durch die Nase vornehmen, d. h. den Patienten *„schnupfen"* lassen (Hitzenberger). Normaliter führen hierbei beide Diaphragmahälften eine kurze ruckartige Abwärtsbewegung aus. Das gelähmte Zwerchfell wölbt sich dagegen beim Schnupfen in die Thoraxhöhle empor. Mit der Schnupfmethode kann man in Fällen von unvollständiger Leitungsunterbrechung des Phrenicus schon eine geringe Insuffizienz des Zwerchfells noch deutlich nachweisen.

Daß sich bei der Zwerchfellähmung während des Inspiriums das Epigastrium nicht vorwölbt, sondern einsinkt, ist begreiflich, da ja die Kraft, welche normaliter während des Inspiriums das Epigastrium vortreibt, d. i. der unter der Kontraktion des Zwerchfells auf die Bauchorgane ausgeübte Druck, fortfällt, so daß die im oberen Abschnitte der Bauchhöhle gelegenen Organe, Magen, Leber, Colon transversum, sogar hinter die Brustwand emporsteigen. Es darf aber dieser Einziehung des Epigastriums kein besonderer diagnostischer Wert für die Diagnose der Zwerchfellähmung beigemessen werden, da, wie bereits erwähnt, auch unter normalen Verhältnissen nicht selten das Epigastrium während der Inspiration durch die Kontraktion der sternalen Portion des Zwerchfells infolge ihrer Insertion an der Scheide des Rectus abdominis etwas einwärts gezogen wird. Eine gewisse diagnostische Bedeutung kommt der Einziehung des Epigastriums zu, wenn sie nur einseitig auf der Seite der Lähmung eintritt, während die gesunde Seite eine Vorwölbung erfährt.

Die Rippen heben sich bei der Lähmung des Zwerchfells, welches ja, wie oben erörtert wurde, unter normalen Verhältnissen an dem Zustandekommen des Hoch-, Vor- und Seitenstößes der unteren Rippen mitbeteiligt ist, trotz des Ausfalls der Wirkung des Zwerchfells gleichwohl in der Regel in demselben Umfange, sehr häufig sogar ausgiebiger wie in der Norm, dank der energischeren Arbeit der Intercostalmuskeln und der anderen Rippenheber. Hitzenberger gibt an, daß er manchmal eine geringe Einschränkung der Bewegung der unteren Rippen bei der Zwerchfellähmung beobachtet habe.

Bei der *Ausatmung* bewegt sich das gelähmte Zwerchfell, das, wie erwähnt, beim Inspirium in die Brusthöhle emporgesaugt bzw. -getrieben war, wieder etwas nach abwärts; doch bewahrt es in jedem Falle einen abnormen Hochstand, über den hinaus es nicht nach unten rückt.

Von praktischer Bedeutung ist das Verhalten des gelähmten Zwerchfells beim *Husten*. Das Husten stellt eine plötzliche heftige Exspirationsbewegung bei relativ verschlossener Glottis dar. Zur Verstärkung des Hustenstoßes geht letzterem eine tiefe Inspiration voraus. Bei gelähmtem Zwerchfell werden die Lungen von dem von unten her gegen sie erfolgenden Anprall der Abdominalorgane viel stärker und plötzlicher getroffen als bei nicht gelähmtem Diaphragma. SAUERBRUCH betont, daß einer der Hauptvorteile der operativ vorgenommenen Phrenicusausschaltung bei der Lungentuberkulose die größere Wirksamkeit des Hustenstoßes, das erleichterte und ergiebigere Aushusten sei.

Daß die *Bauchpresse* bei der Zwerchfellähmung behindert ist, kann nicht wundernehmen; das Zwerchfell weicht unter der Kontraktion der Bauchmuskeln stark nach oben zu aus, statt wie in der Norm nach abwärts zu wandern und von oben her auf den Bauchinhalt zu drücken. Sehr eindrucksvoll ist die Diaphragmabewegung bei einseitiger Zwerchfellähmung während der Bauchpresse; das gesunde Zwerchfell bewegt sich nach abwärts, das gelähmte wird dagegen hoch in den Thorax emporgedrückt.

Schließlich sei noch erwähnt, daß in manchen Fällen von Zwerchfellähmung eine skoliotische Verkrümmung der Wirbelsäule beobachtet worden ist (HITZENBERGER). Ihr Entstehungsmechanismus erscheint mir nicht genügend geklärt.

Von Interesse ist die Frage der partiellen Zwerchfellähmung. Da das Diaphragma plurisegmentell innerviert wird, so erhebt sich die Frage, ob bestimmte Teile des Muskels von der einen, andere Abschnitte von anderen Wurzeln versorgt werden. Diese Frage ist bisher noch nicht sicher entschieden. HITZENBERGER beschreibt einen Fall von Lues spinalis, in dem neben einer Parese des rechten Armes eine Lähmung der vorderen medialen Partien des Zwerchfells bestand; dieser Teil zeigte Hochstand und paradoxe Bewegung beim Schnupfen, während die lateralen und hinteren Abschnitte sich normal bewegten; höchstens waren die Exkursionen etwas eingeschränkt und hinkten beim Inspirium etwas gegenüber der gesunden Seite nach. HITZENBERGER vertritt den Standpunkt, daß eine derartige Teillähmung nur bei Zerstörung eines Teiles des Kerngebietes des Diaphragma möglich sei. Diese meines Erachtens noch offene Frage könnte vielleicht ihre Klärung durch das Studium der Fälle mit Doppelversorgung des Diaphragmas durch den Hauptphrenicus und die Nebenphrenici, in denen ersterer allein ausgeschaltet wird, finden. Denn es ist wohl anzunehmen, daß der Hauptphrenicus in diesen Fällen wesentlich aus C_4, der Cervicalis descendens-Nebenphrenicus aus C_3, eventuell C_2 und C_3, der Subclavius-Nebenphrenicus hauptsächlich aus C_5 stammt. In der Literatur ist nun, soviel ich sehe, immer nur angegeben, daß in Fällen von einfacher Phrenicotomie beim Vorhandensein eines Nebenphrenicus entweder überhaupt keine Störung in der Beweglichkeit des Zwerchfells oder höchstens eine geringe Bewegungseinschränkung des Zwerchfells in toto bestand, aber von der Lähmung bestimmter Abschnitte und der Integrität anderer Abschnitte wird nicht gesprochen. Darum erscheint mir die oben mitgeteilte Annahme HITZENBERGERS noch der Nachprüfung bedürftig.

Unentschieden ist auch noch die Frage der Bedeutung der akzessorischen motorischen Versorgung des Diaphragmas durch die Intercostalnerven. Ein voll beweiskräftiger Fall, in welchem, nach einwandsfreier Ausschaltung des gesamten Phrenicus, das Zwerchfell noch aktive, auf einer Innervation beruhende Kontraktionen ausgeführt hatte, existiert meines Wissens bisher nicht. Was die Rolle der sympathischen Innervation des Zwerchfells anlangt, so nimmt bekanntlich KEN KURÉ an, daß es den Tonus und die Trophik des Muskels beherrsche. Sicher erwiesen ist bisher aber nur, daß der Sympathicus einen hindernden Einfluß auf die Ermüdbarkeit des quergestreiften Muskels ausübt.

Für die Beurteilung der Regenerationsfähigkeit der Nervenfasern des N. phrenicus beim Menschen fehlt es bisher an genügenden Unterlagen, da eine Naht des Nervens meines Wissens niemals ausgeführt ist. Daß die Novocaininfiltration nur eine sehr kurzfristige

Lähmung hervorruft (Henschen, Goetze) ist begreiflich. Aber auch nach 5 Minuten anhaltender Vereisung des Nerven fand Goetze, daß die anfängliche Lähmung schon nach etwa 5 Wochen wieder restituiert war. Höchst interessant ist die Beobachtung Jehns, der bei einem 8jährigen Knaben wegen schwerer, das Diaphragma involvierender tetanischer Starre die doppelseitige Phrenicotomie ausführte und dadurch die Vorbedingung für eine erfolgreiche künstliche Atmung schuf und dem Knaben das Leben rettete; $3^1/_2$ Jahre später bestand noch ausgesprochener Zwerchfellhochstand, aber 7 Jahre später konnte aktive Zwerchfellbeweglichkeit mit positivem Littenschen Phänomen deutlich nachgewiesen werden. Die Phrenicusleitung muß sich also im Laufe der Jahre wiederhergestellt haben. In diesem Zusammenhang sei eine von Edinger 1917 gemachte Mitteilung erwähnt, nach welcher beim Hunde der auf weite Strecken aus der Brusthöhle exhairesierte Phrenicus allmählich wieder frei auszuwachsen imstande sein soll, so daß es zu einer Reneurotisation des Diaphragmas komme.

2. Die Mm. intercostales.

(Th_1—Th_{12}; Nn. intercostales.)

Die *Intercostales externi* nehmen nur den Raum zwischen den knöchernen Teilen der Rippen ein, zwischen den Rippenknorpeln finden sie ihre Fortsetzung gleichsam durch das Lig. coruscans. Die Richtung der Muskelfasern verläuft von vertebro-oral nach sterno-caudal. Die *Intercostales interni* sind am stärksten in ihren vorderen Abschnitten entwickelt; man bezeichnet diesen zwischen den Rippenknorpeln ausgespannten Teil der Intercostales interni als *Intercartilaginei* im Gegensatz zu dem zwischen den knöchernen Rippenabschnitten gelegenen Teile, der als *Interossei* bezeichnet wird. Die Intercostales interni nehmen nach hinten zu an Stärke ab und fehlen in dem paravertebralen Abschnitte der Rippen ganz. Die Richtung der Muskelfasern der Intercostales interni ist der der externi entgegengesetzt, sie verläuft von sterno-oral nach vertebro-caudal.

Über die Wirkung der Intercostalmuskeln haben seit den Zeiten Galens recht wechselvolle Ansichten geherrscht. Es kann kein Zweifel darüber obwalten, daß alle Intercostales einen Hoch-, Vor- und Seitenstoß der Rippen bewirken und somit als Inspiratoren fungieren, wenn die erste Rippe festgestellt ist und als Punctum fixum dient. Hierauf hatte schon Duchenne nachdrücklich hingewiesen und damit die Behauptung Hambergers, daß eine Hebung der Rippen durch die Kontraktion der Interni aus mechanischen Gründen einfach ausgeschlossen sei, bekämpft. Unter den Autoren der neuesten Zeit hat besonders W. Felix das gleiche Argument wie Duchenne angeführt. W. Felix fügt folgerichtig hinzu, daß umgekehrt alle Intercostalmuskeln, die externi sowohl wie die interni, die Rippen senken, also expiratorisch wirken können, wenn die unteren Rippen durch die Kontraktion des Quadratus lumborum festgestellt sind und somit ein direktes Punctum fixum für die 12. Rippe, damit aber auch ein indirektes Punctum fixum für alle anderen Rippen abgeben. Das gleiche gilt für die Rippen, an welchen die Bauchmuskeln inserieren, durch deren Kontraktion die betreffenden Rippen nach unten zu fixiert werden können, so daß nun alle Intercostales die Rippen senken müßten. Damit ist natürlich nicht gesagt, daß die Intercostales tatsächlich beim Expirium in Aktion treten.

Anders liegen die Verhältnisse, wenn die Rippen nicht fixiert sind und der alleinigen Wirkung der Intercostales unterliegen. Es herrscht wohl heute vollkommene Übereinstimmung darüber, daß unter diesen Umständen die *Intercostales externi* bei ihrer Kontraktion die untere Rippe gegen die obere heben, also inspiratorisch wirken. Es ist das auch mechanisch vollkommen verständlich, weil entsprechend ihrer Faserrichtung von vertebro-cranial nach sterno-caudal die untere Rippe den längeren Hebelarm darstellt. Duchenne hat auch den direkten Beweis hierfür erbracht, indem er zeigte, daß bei Reizung eines Intercostalis externus mit dem faradischen Strom die untere Rippe gegen die obere emporgehoben wird. Er konnte dies in Fällen, bei denen infolge von Atrophie aller oberflächlichen Thorakalmuskeln die Zwischenrippenräume in breiter Ausdehnung unmittelbar unter der Haut lagen und der faradischen Reizung zugänglich waren, für alle Intercostales externi nachweisen. Ich kann die DUCHENNEschen Feststellungen durchaus bestätigen. Man sieht und fühlt bei solchen Kranken, worauf ebenfalls DUCHENNE schon hingewiesen hat, daß bei jedem Inspirium die Intercostales externi sich kontrahieren, bei forciertem Inspirium fühlt man sie bretthart werden.

Die gleiche Wirkung wie die Intercostales externi hat auch der Teil der *Intercostales interni,* welcher als Intercartilaginei bezeichnet wird. Auch das hat DUCHENNE durch direkte faradische Reizung derselben bewiesen. Man sieht und fühlt bei Kranken, bei denen die Intercartilaginei infolge Schwundes der oberflächlichen Brustmuskeln direkt unter der Haut liegen, bei jedem Inspirium die Zwischenknorpelmuskeln sich ebenso fest kontrahieren wie die Intercostales externi. Auch hier ist die hebende Wirkung der Intercartilaginei auf die untere Rippe wieder mechanisch verständlich, insofern die untere Rippe den längeren Hebelarm darstellt, wobei der Drehpunkt in der sternocostalen Verbindung gelegen ist.

Noch immer umstritten ist dagegen die Wirkung des zwischen den Rippenknochen gelegenen Anteils der Intercostales interni, der sog. *Interossei.* HAMBERGER hatte im Anschluß an BAYLE an seinem bekannten Modellschema nachzuweisen geglaubt, daß sie die obere Rippe gegen die untere *senken,* da erstere infolge der schrägen Verlaufsrichtung der Internusfasern von sterno-cranial nach vertebro-caudal den längeren Hebelarm darstelle. Diese Auffassung ist seither auf Grund zahlreicher Versuchsanordnungen an der Leiche, an Modellen und durch Tierversuche von vielen Autoren immer wieder gestützt worden (v. EBNER, WEIDENFELD, A. FICK, MARTIN u. HARTWELL, R. FICK, BERGENDAL und BERGMANN). Ein absolut sicherer Beweis dafür, daß tatsächlich die Interossei bei ihrer alleinigen Kontraktion die obere Rippe gegen die untere senken, ist aber meines Erachtens bisher nicht erbracht worden. Die isolierte faradische Reizung der Interni, ohne gleichzeitig die Externi mit in Kontraktion zu versetzen, konnte weder beim Menschen noch beim Tier bisher vorgenommen werden und Fälle von Lähmung der Externi mit Integrität der Interni sind bisher nicht beobachtet worden. DUCHENNE hat geglaubt, auf Grund seiner elektrischen Reizversuche am Menschen auch den Interossei eine hebende Wirkung auf die untere Rippe, d. h. also inspiratorische Bedeutung zuschreiben zu müssen. Er gibt an, daß er in Fällen mit ausgesprochener Atrophie aller oberflächlichen Thorakalmuskeln bei Applikation des faradischen Stromes auf den Intercostalnerven zunächst nur eine Kontraktion der Externi erzielen konnte; bei Verstärkung des Stromes bemerkte er dann, daß auch die Intercartilaginei hart wurden und er schließt daraus, daß dabei sich auch der hintere, unter dem Externus verdeckt liegende Teil des Internus, der Interosseus, mitkontrahiert habe. Der Effekt der verstärkten Reizung des Nerven und der dadurch nach der Annahme DUCHENNES bewirkten Mitkontraktion des gesamten Internus war jedenfalls nur eine Aufwärtsbewegung der unteren Rippe gegen die obere, die, wie DUCHENNE ausdrücklich angibt, ausgiebiger war als bei alleiniger Kontraktion des Externus. Voll überzeugend sind meines Erachtens diese Angaben DUCHENNES nicht. Ich vermag aber auch andererseits nicht einzusehen, inwiefern seine Versuche und pathologischen Erfahrungen, die er in zahlreichen Fällen von Muskelatrophie gesammelt hat, die *exspiratorische* Funktion der Interni beweisen sollen, wie dies R. FICK angibt. Ich halte auch den Hinweis des letzteren auf eine Bemerkung A. FICKS, man könne sich über die exspiratorische Wirkung der Interni am eigenen Körper Klarheit verschaffen, da es bei einiger Übung im Beherrschen der Muskulatur leicht gelinge, eine ziemlich kräftige, nicht rein passive, durch die Schwere der Bauchorgane bedingte Ausatmung auszuführen, ohne dabei die Bauchmuskeln im mindesten anzuspannen (vgl. auch SEWALL und POLLARD), nicht für einen Beweis für die exspiratorische Funktion der Interni. An der Exspiration sind soviele Kräfte und soviele Muskeln beteiligt, daß es selbst dann, wenn man glaubt, die Bauchmuskeln außer Spiel zu halten, ausgeschlossen ist zu fühlen, welche Muskeln tätig oder nicht tätig sind, es können ja noch ganz andere Exspiratoren als gerade die Intercostales interni für das Zustandekommen der Exspiration in Betracht kommen.

a

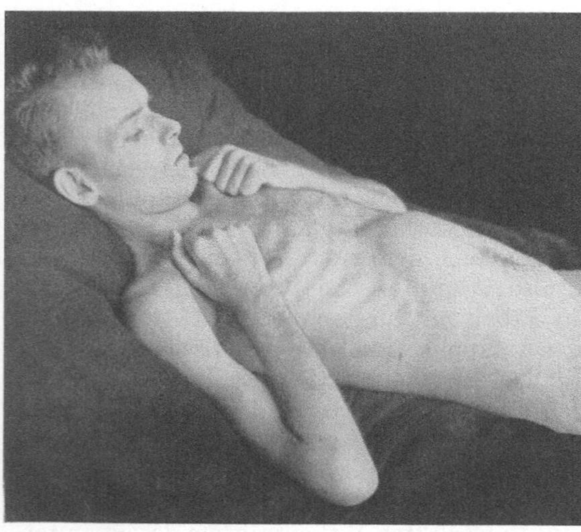

b

Abb. 432 a und b. Haltungsanomalie der Arme bei Totaltrennung des Markes im 6. Cervicalsegment. Inspiratorische Einziehung der Intercostalräume infolge Lähmung der Intercostalmuskeln und starke Vorwölbung des Abdomens infolge Lähmung der Bauchmuskeln während des Inspiriums. (Bd. 5, S. 105, Abb. 74).

Wenn wir von der noch nicht genügend geklärten Funktion der Interossei absehen, so stellt sich die Wirkung der Intercostalmuskeln als eine Hebung, Vorwärts- und Auswärtsbewegung der Rippen dar. Sie sind also Inspiratoren. Sie können für sich allein den Akt der Einatmung in breitem Umfang bewältigen, wie es Duchenne an Fällen, in denen mehr oder weniger alle anderen an der Inspiration beteiligten Muskeln (Diaphragma, Cucullaris, Trapezius, Scaleni, Pectoralis major et minor, Serrati) gelähmt und atrophiert waren, beobachtet hat. Duchenne gibt an, daß bei diesen Kranken während des Inspiriums die oberen Rippen sich ebenso ausgiebig, ja zum Teil in stärkerem Grade erhoben als unter normalen Verhältnissen. Über die Bewegung der unteren Rippen werden von Duchenne keine besonderen Angaben gemacht. Man gewinnt aber den Eindruck, daß er die normaliter vorhandene Hebung und Auswärtsbewegung der unteren Rippen im wesentlichen auf das Konto der Zwerchfellkontraktion zu buchen geneigt ist und zu glauben scheint, daß bei der Lähmung des Diaphragmas die Auswärtsbewegung dieser unteren Rippen trotz der Integrität der Intercostales eine ungenügende sei. Ähnliche Fälle, wie die von Duchenne beschriebenen, mit mehr oder weniger vollkommener Lähmung aller anderen Inspiratoren und alleiniger Integrität der Intercostales sind auch von anderen Autoren beschrieben worden (z. B. Ziemssen und Bäumler). Ich kann auf Grund eigener einschlägiger Beobachtungen ebenfalls bestätigen, daß sich bei Lähmung des Zwerchfells und Integrität der Intercostalmuskeln die Inspiration in breitem Umfange vollzieht, *alle* Rippen führen einen ausgiebigen Hoch-, Vor- und Seitenstoß aus; dieser ist an den unteren Rippen ebenso ausgesprochen wie an den oberen, woraus hervorgeht, daß das Zwerchfell für diese Bewegung der unteren Rippen keineswegs erforderlich ist. Man sieht und fühlt in den angeführten Fällen während der Inspiration die Kontraktion aller Intercostales externi und der Intercartilaginei sehr deutlich, während der Exspiration aber *erschlaffen die Intercostalmuskeln vollständig*. Diese letztere Tatsache, die auch schon DUCHENNE hervorgehoben hatte, spricht meines Erachtens nicht gerade dafür, daß die Interossei bei der Ausatmung beteiligt sind.

Wir wenden uns nunmehr den Folgen der *Lähmung* der *Intercostalmuskeln* zu. Am deutlichsten treten die Folgen der isolierten Lähmung aller Intercostales bei der Totaltrennung des Rückenmarks unterhalb des 5. Cervical- und oberhalb des 1. Thorakalsegmentes in

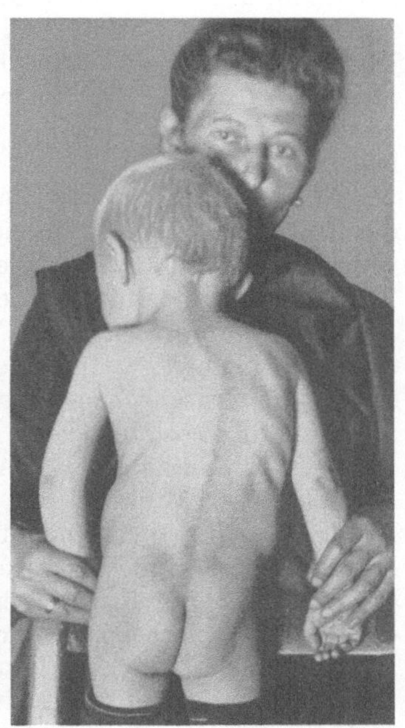

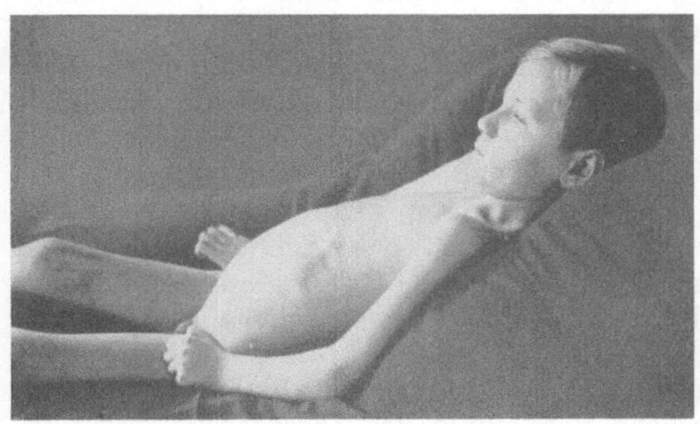

Abb. 433. Abb. 434.

Abb. 433. Lähmung der Intercostalmuskeln bei Poliomyelitis. Eindellung der Intercostalräume während des Inspiriums.

Abb. 434. Rechtsseitige Lähmung der Intercostalmuskeln und des thorakalen Opistothenar bei Poliomyelitis. Eindellung der Intercostalräume rechts während des Inspiriums; rechtskonvexe Skoliose der Brustwirbelsäule.

Erscheinung. Bei der Quertrennung im Bereiche der untersten Halssegmente sind außer dem Diaphragma auch die Scaleni, Sternocleidomastoideus, Trapezius, die Pectorales und Serratus anticus, kurz gesagt, alle sog. Hilfsinspiratoren intakt, dagegen alle Intercostales gelähmt. Bei den im Bereiche des 5. und 6. Cervicalsegmentes gelegenen Quertrennungen des Markes fallen außer den Intercostalmuskeln auch noch Pectoralis und Serratus aus. Auch bei Poliomyelitis und bei fortgeschrittener spinaler progressiver Muskelatrophie habe ich vollkommene Lähmung der Intercostales beobachtet. Die progressive Muskelatrophie kann sogar manchmal, wenn auch selten, die Intercostalmuskeln sehr frühzeitig befallen. Lähmung einzelner Intercostales kommt bei Unterbrechung einzelner Intercostalnerven vor. In mehreren Fällen von gastrischen Krisen bei Tabes dorsalis habe ich eine ganze Anzahl hinterer und vorderer Thorakalwurzeln in dem Bereiche Th_5—Th_{12} reseziert.

In allen Fällen von Lähmung der Intercostales (Abb. 432, 433, 434) fällt auf, daß die Rippen einen abnormen Schrägstand aufweisen, das Brustbein ist gesenkt und der Wirbelsäule genähert, ebenso ist auch der quere Durchmesser des Brustkorbes verkleinert, die Zwischenrippenräume erscheinen verbreitert; es besteht das ausgesprochene Bild des Thorax asthenicus paralyticus. Bei ruhiger Atmung heben sich die oberen Rippen so gut wie gar nicht; nur die unteren Rippen führen unter der Wirkung des Zwerchfells eine Auswärtsbewegung aus, wobei das Epigastrium in der Regel vorgewölbt wird. Diese isolierte Bewegung der unteren Rippen mit fast völligem oder totalem Stillstand der oberen Rippen ist nur deshalb möglich, weil der aus Brustbein und Rippen zusammengesetzte Thorax kein vollkommen starres, sondern ein halbstarres System darstellt, innerhalb dessen einzelne Glieder, hier die unteren Rippen, eine Bewegung ausführen können, ohne daß das Brustbein mitbewegt wird. Bei forciertem Inspirium heben sich allerdings auch die oberen Rippen etwas; sie werden tatsächlich durch die unteren Rippen via Brustbein mit emporgetragen. Dazu kommt aber beim forcierten Inspirium noch die Kontraktion der Hilfsinspiratoren.

Eine weitere Folge der Lähmung der Intercostalmuskeln ist das Einsinken der Intercostalräume während des Inspiriums und ihre abnorme Vorwölbung während der Exspiration. Dieses Einsinken tritt um so stärker in Erscheinung, je ausgiebiger die anderen noch zur Verfügung stehenden Inspiratoren arbeiten. Wenn sich unter normalen Verhältnissen der Thorakalraum vergrößert und damit der Druck im Interpleuralspalt sinkt, so ist der äußere Luftdruck bestrebt, die Zwischenrippenräume einwärts zu drücken. Dem widersetzen sich aber die Intercostalmuskeln, indem sie durch ihre Kontraktion die Thorakalwand im Bereiche der Zwischenrippenräume versteifen. Daher fehlt unter normalen Verhältnissen das Eingedrücktwerden der letzteren während der Inspiration. Zu einer Eindellung kommt es nur dann, wenn der negative Druck im Interpleuralspalt sehr rasch absinkt, wie es z. B. beim Schnupfen, d. h. bei einer plötzlichen kräftigen Inspiration durch die Nase bei verschlossenem Munde, der Fall ist; hierbei zieht sich bekanntlich das Zwerchfell plötzlich stoßartig zusammen; die Intercostalmuskeln werden hierbei durch die plötzliche erhebliche Schwankung des negativen Drucks im Interpleuralspalt gleichsam überrumpelt, sie können die erforderliche Versteifung des Zwischenrippenraumes nicht prompt genug aufbringen, daher kommt es zur Eindellung desselben. Noch stärker tritt die Eindellung der Intercostalräume in der Norm bei Ausführung des Müllerschen Versuches, d. h. bei kräftiger Einatmung mit verschlossener Mund- und Nasenöffnung, ferner bei jeder Stenose innerhalb der Luftwege zutage. Bei der Lähmung der Intercostalmuskeln bedarf es aber aller dieser Kunstgriffe nicht, die Eindellung der Intercostalräume springt bei jedem einfachen Inspirationszug in die Augen (Abb. 432—434); ebenso die Vorwölbung bei jeder Ausatmung, besonders stark beim Husten und noch stärker beim Summen, weil bei letzterem die Luft nicht genügend schnell aus der Lunge entweichen kann, und am allerstärksten während des Ausatmens mit verschlossener Mund- und Nasenöffnung.

Besonderes Interesse verdienen die Fälle mit partieller Lähmung einer Reihe aufeinanderfolgender Intercostalmuskeln, wie sie bei der Durchtrennung einer Anzahl von Intercostalnerven oder bei der Resektion einer Anzahl vorderer Thorakalwurzeln besteht. Das einzig wirklich augenfällige Symptom ist hierbei das Einsinken der entsprechenden Intercostalräume während des Inspiriums und die Vorwölbung bei der Ausatmung; hingegen stehen die betreffenden Rippen bei der Einatmung nicht vollkommen still, sie werden durch die anderen Rippen, deren Intercostalmuskeln intakt sind, sowie durch das Zwerchfell mitgeführt; hierin kommt die Verbindung aller Rippen mit dem Sternum zu einem geschlossenen System zum Ausdruck. Die Bewegung der nicht mit dem Brustbein verbundenen 11. und 12. Rippe nach außen und oben ist im Falle der Lähmung ihrer Intercostalmuskeln reine Zwerchfellwirkung.

Trotz der deutlich erkennbaren Folgen des Ausfalls der Intercostalmuskeln für den Respirationsakt leiden doch die Kranken mit mehr oder weniger völliger Lähmung der Intercostales nicht unter beträchtlicher Atemnot, sofern keine besonderen Ansprüche an die Atmung gestellt werden. Das hat schon DUCHENNE betont und ich möchte es bestätigen unter der Bedingung, daß die anderen Inspirationsmuskeln potent sind. Es ist das einer der Gründe, warum es meines Erachtens nicht gerechtfertigt ist, die Intercostalmuskeln gerade als die Hauptinspiratoren zu bezeichnen, denen gegenüber alle anderen Inspirationsmuskeln nur eine Nebenrolle spielen sollen.

3. Scalenus anticus medius et posticus.

(Kurze Äste der Cervicalnerven C_4—C_8.)

Die Mm. scaleni sind infolge ihrer Insertion an der 1. und 2. Rippe zweifellos befähigt, die beiden oberen Rippenringe zu heben und damit zur Inspiration beizutragen. Von der Hebung der 1. und 2. Rippe konnte ich mich durch die direkte faradische Reizung der Scaleni, welche bei Lähmung des Sternocleidomastoideus gut gelingt, unmittelbar überzeugen. Durch die Hebung des 1. und 2. Rippenringes werden aber auch indirekt die anderen Rippen infolge ihrer Verbindung mit dem Sternum mitgehoben. Bei ruhiger Atmung dürften allerdings die Scaleni nicht mit in Aktion treten, was ich im Gegensatz zu DUCHENNE und in Übereinstimmung mit R. FICK, W. FELIX u. a. hervorheben möchte. Ich konnte wenigstens an den operativ freigelegten Muskeln beim ruhigen Inspirium eine Kontraktion weder fühlen noch sehen. Aber bei forcierter Inspiration führen sie, wie sich ohne weiteres feststellen ließ, eine kräftige Kontraktion aus. Eine solche läßt sich auch bei Lähmung und Atrophie des Sternocleidomastoideus durch die Haut hindurch beobachten. Von Bedeutung ist die Mitarbeit der Scaleni bei Lähmung der Intercostalmuskeln oder bei doppelseitiger Zwerchfellähmung. Über die absolute Leistungsfähigkeit der Scaleni als Inspiratoren läßt sich nichts aussagen, da Fälle von alleiniger Integrität dieser Muskeln bei Lähmung aller anderen Inspiratoren nicht beobachtet sind. Ebensowenig existieren brauchbare Beobachtungen über die Folgen des Ausfalls der Scaleni für die Atmung.

4. Sternocleidomastoideus.

[C_1—C_3; N. accessorius (N. occipitalis minor, N. auricularis magnus, N. cutaneus colli, Nn. supraclaviculares).]

Der Sternocleidomastoideus vermag infolge seiner Insertion am Brustbein einen direkten, aber auch, infolge seiner Insertion an der Clavicula und der ligamentösen und muskulären (M. subclavius) Verbindung der letzteren mit dem Brustbein und der 1. Rippe, einen indirekten Einfluß auf die Bewegungen des Brustkorbes zu gewinnen. Er hebt bei seiner Kontraktion das Brustbein und die 1. Rippe und trägt dadurch zur Inspiration bei. Damit dieser Effekt auf den Thorax zur Wirkung kommt, ist es erforderlich, daß der obere Insertionspunkt des Muskels, der Proc. mastoideus, fixiert ist. Das geschieht durch Feststellung des Kopfes und der Halswirbelsäule in Streckstellung. Die Hebewirkung ist allerdings keine große.

Bei ruhiger Atmung unter normalen Verhältnissen ist der Sternocleidomastoideus außer Tätigkeit. Ich habe an dem in seiner ganzen Länge operativ freigelegten Muskel niemals die geringsten Zeichen einer Kontraktion bei ruhigem Inspirieren sehen oder fühlen können. Erst bei maximaler willkürlicher Einatmung gewahrt man, daß auch der Sternocleidomastoideus sich mitkontrahiert. Eine geradezu in die Augen springende Kontraktion sah ich die

Sternocleidomastoidei in Fällen von cerebraler Atemlähmung ausführen, in denen die Atmung durch intravenöse Lobelininjektion wieder in Gang gebracht wurde. Das Wiedereinsetzen der Atmung geschieht, wenn die Injektion nicht sehr langsam erfolgt, in außerordentlich stürmischer Weise, wobei alle Hilfsinspiratoren auf den Plan gerufen werden. Was der Sternocleidomastoideus als Inspirator zu leisten vermag, lehrt ein Fall DUCHENNEs, in welchem eine vollkommene Lähmung aller vom Rückenmark innervierten quergestreiften Muskeln bestand und nur der Sternocleidomastoideus seine Funktion bewahrt hatte. Bei jeder Inspiration wurde das Sternum um 2,5—3 cm gehoben; diese Hebung erfolgte unter der energischen Kontraktion der Sternocleidomastoidei, die aber nur dazu fähig waren, wenn der Kopf des Kranken ad maximum gestreckt lag; sobald der Kopf nur ein wenig nach vorne geneigt wurde, wurde die Atmung sofort unterbrochen. Der Kranke war zwar hochgradig dyspnoisch, blieb aber doch mehrere Wochen am Leben. Ich habe mehrere Fälle von Kompression des Rückenmarkes im oberen Bereiche des Halsmarkes beobachtet, in denen ebenfalls die Einatmung neben den anderen aus den obersten Halssegmenten innervierten Hilfsinspiratoren in erster Linie durch die maximal arbeitenden Sternocleidomastoidei bestritten wurde. Der eine dieser Kranken, ein Fall von Spondylitis typhosa lebte allerdings nur wenige Stunden, der andere Fall aber, ein Tumor im Bereiche des 2. und 3. Cervicalsegmentes lebte dank der Tätigkeit seiner Sternocleidomastoidei mehrere Tage.

So bedeutungsvoll also der Kopfnicker unter Umständen für die Aufrechterhaltung des Inspiriums sein kann, so wird doch andererseits durch seinen alleinigen Ausfall die Einatmung nicht nachweislich berührt, solange die Intercostales und das Diaphragma ihre Schuldigkeit tun.

5. Sternohyoideus und Sternothyreoideus.

(C_1—C_4; Ramus descendens hypoglossi.)

Der Sternohyoideus und Sternothyreoideus vermögen dank ihrer Insertion am Sternum und am obersten Abschnitt der Clavicula, die sich teilweise sogar an der Dorsalseite bis zur 1. Rippe erstreckt, das Sternum etwas zu erheben. Voraussetzung dafür ist aber, daß Zungenbein und Schildknorpel nach oben zu fixiert sind. Normalerweise gewahrt man von einer Teilnahme dieser Muskeln an der Einatmung nichts, nicht einmal bei forciertem Inspirium. Dagegen konnte ich ihre Kontraktion bei der Atmung in den zuvor erwähnten Fällen von Kompression des Rückenmarkes im Bereiche des oberen Halsmarkes deutlich feststellen. Sie unterstützten dabei die Sternocleidomastoidei.

6. M. subclavius.

(C_5—C_6; N. subclavius.)

Der M. subclavius hat seine eine Insertion an der 1. Rippe, in der Regel an einer dem Rippenknorpel nahe gelegenen Tuberositas, die andere an der Unterfläche der Pars acromialis der Clavicula. Eine Einwirkung auf die 1. Rippe vermag der Muskel überhaupt nur zu gewinnen, wenn das Schlüsselbein nach oben fixiert ist und auch dann dürfte die Exkursion, welche die 1. Rippe nach oben zu ausführt, selbst bei der stärksten Kontraktion des Muskels nur sehr gering sein. Der Muskel gewinnt aber dadurch eine gewisse Bedeutung für die Inspiration, daß er bei seiner Kontraktion das Schlüsselbein gegen den Thorax fixiert, es gleichsam zu einem Bestandteil des Thorakalskeletes werden läßt, so daß nunmehr alle Muskeln, welche das Schlüsselbein zu heben vermögen, bei ihrer Kontraktion die 1. Rippe und das Sternum und damit den gesamten Brustkorb mitnehmen. Der Subclavius stellt ein wichtiges Bindeglied für die

Rolle der Schulterheber, z. B. des Trapezius und der claviculären Portion des Sternocleidomastoideus als Hilfsmuskeln der Inspiration dar. Eine gewisse Bedeutung kommt dem Subclavius wohl auch bei der künstlichen Atmung zu, bei welcher durch die starke Erhebung der Arme das Schlüsselbein gleichfalls stark gehoben wird, wobei sich dann dank der Spannung des Subclavius, diese Hebebewegung auf den Brustkorb überträgt.

7. Pectoralis minor.

(C_6, C_7, C_8; N. thoracicus anterior profundus.)

Der Pectoralis minor vermag infolge seiner Insertion an der 3.—5. Rippe diese Rippen zu heben und dadurch zum Inspirium beizutragen, wenn sein oberer Ansatzpunkt, der Processus coracoideus, fixiert ist. Man kann sich davon in Fällen von Schwund des Pectoralis major, in denen der Pectoralis minor unter der Haut liegt, überzeugen. Man sieht und fühlt deutlich, wie sich der Muskel bei forcierter Einatmung zusammenzieht. Noch deutlicher konnte ich an dem operativ freigelegten Muskel feststellen, daß bei faradischer Reizung des ihn versorgenden Nerven eine Rippenhebung erfolgte, wenn das Schulterblatt in Adduktion und Hebung festgehalten wurde. Sobald diese Fixation nicht vorgenommen wurde, war der Einfluß der Kontraktion des Muskels auf die Rippen nicht erkennbar, sondern er bestand in einer Senkung und Vorwärtsbewegung des Schulterstumpfes und einer Drehung der Scapula im Acromioclaviculargelenk (vgl. S. 66). Auch beim forcierten Inspirium konnte am operativ freigelegten Muskel die Kontraktion des letzteren beobachtet werden. Ich möchte also annehmen, daß der Pectoralis minor normaliter bei der forcierten Einatmung mitwirkt.

8. Serratus anticus magnus.

(C_5, C_6, C_7; N. thoracicus longus.)

Der Serratus entspringt bekanntlich mit 9 Ursprungszacken von der 1.—9. Rippe. Die von den beiden obersten Rippen entspringende obere Portion des Serratus verläuft annähernd horizontal zum Angulus superior der Basis scapulae, die mittlere Portion, welche von der 2., 3. und 4. Rippe entspringt, hat einen fächerförmig divergierenden Verlauf, ihre Insertion erstreckt sich über die ganze Länge der Basis scapulae mit Ausnahme des Angulus superior und inferior. Die stärkste Portion, die untere oder Portio convergens, entspringt von der 5., 6., 7., 8. und 9. Rippe und inseriert an der Vorderfläche des Angulus inferior.

Bei frei beweglichem Schulterblatt wirkt sich die Kontraktion des Serratus fast gänzlich in einer Bewegung der Scapula aus. Anders bei feststehendem Schulterblatt. Hierbei kommt eine ausgesprochene Wirkung auf die Rippen zustande, welche Duchenne zuerst durch direkte faradische Reizung des Serratus in einem Falle, in welchem der Muskel infolge von Atrophie des Trapezius und Latissimus dorsi unter der Haut in breiter Ausdehnung zugänglich war, nachgewiesen hat. Duchenne fixierte hierbei die Scapula durch faradische Reizung des Rhomboideus und reizte gleichzeitig den Serratus; dabei führten die Rippen eine deutliche Bewegung nach außen und oben aus. Duchenne konnte in seinem Falle auch bei langanhaltendem forciertem Atmen die Kontraktion der Pars convergens bei jedem Inspirationszug deutlich fühlen.

Nach L. Fick und Cöster sollen die oberen Zacken des Serratus beim Hochstand des Schulterblattes nur eine geringe inspiratorische Wirkung haben. Das ist begreiflich, weil selbst bei maximalem Schulterhochstand die oberen Zacken nur einen geringen Schrägverlauf von oben hinten nach vorne unten besitzen. Warum aber die unteren Abschnitte des Muskels, die doch in jedem Falle eine ausgesprochen schräge Verlaufsrichtung von hinten oben nach vorne unten nehmen, nur exspiratorisch wirken sollen, wie Cöster meint, vermag ich nicht einzusehen. Ich bin mit Duchenne der Meinung, daß der Serratus anticus unter gegebenen Bedingungen ein Hilfsmuskel der Inspiration ist. Der Serratus anticus dürfte auch bei der künstlichen Atmung eine Rolle spielen, indem durch die starke Hebung und Rückwärtsbewegung, welche der Schulter durch die passive Armerhebung erteilt wird, der Zug durch den Serratus auf die Rippen übertragen wird.

9. Pectoralis major.

(C_5, C_6, C_7, C_8, Th_1; N. thoracici anteriores.)

Bei lose herabhängender oberer Extremität übt die Kontraktion des Pectoralis major keinen erkennbaren Einfluß auf die Rippen im Sinne einer Hebung derselben aus. Duchenne gibt an, daß er auch bei festgestelltem Arme selbst durch energische Kontraktion der einzelnen Abschnitte des Muskels keine hebende Wirkung auf die Rippen beobachtet habe, er fügt aber ausdrücklich hinzu, daß damit nicht erwiesen sei, daß der Pectoralis major kein Inspirationsmuskel sei. Denn dem widerspricht die praktische Erfahrung. In der Tat braucht man nur die forcierte Atmung dypnoischer Kranker zu beobachten, wie sie mit aufgestütztem Humerus dasitzen und dadurch dem lebhaft arbeitenden Pectoralis major ein Punctum fixum für seine rippenhebende Wirkung während des Inspiriums verschaffen oder wie sie die Wirkung des Muskels noch verstärken, indem sie beide Arme erheben und hinter dem Kopf verschränkt festhalten. Daß der Pectoralis major mit seiner Portio sterno-costalis hierbei inspiratorische Hilfsarbeit leistet, ist mindestens sehr wahrscheinlich. Desgleichen trägt der Muskel zum Zustandekommen des Effektes der künstlichen Atmung bei, indem die maximale passive Erhebung des Armes dank der Spannung des Pectoralis major den Brustkorb erweitert.

10. Serratus posticus superior.

Der von den untersten Halswirbel- und obersten Brustwirbeldornen entspringende Muskel zieht schräg nach unten und außen und inseriert an der 2.—5. Rippe, lateralwärts vom Rippenwinkel. Obwohl bisher ein direkter Beweis der rippenhebenden Funktion dieses Muskels weder durch direkte faradische Reizung desselben noch durch unmittelbare Beobachtung seiner Kontraktion während des Inspiriums erbracht worden ist, ist der Muskel doch durch seine Verlaufsrichtung und Insertionsverhältnisse ohne weiteres als ein Inspirationsmuskel gestempelt. Er wird deswegen auch ohne Bedenken von den meisten Autoren unter den Hilfsmuskeln der Inspiration aufgeführt. Nur R. Fick stellt diese Wirkung mit Rücksicht auf die Lage dieses Muskels zur Rippenhalsachse in Frage. Eigene Erfahrungen, die zur Entscheidung beitragen könnten, besitze ich nicht.

11. Levatores costarum.

(C_8—Th_{11}, C_9; N. intercostales.)

Die Levatores costarum entspringen von den Querfortsätzen des letzten Halswirbels und des 1.—11. Brustwirbels und ziehen schräg nach abwärts und lateral, um an der nächstfolgenden Rippe oder unter Überspringung der letzteren an der zweitfolgenden Rippe bis gegen den Angulus costae hin zu inserieren. Die Muskeln gehen teils mit sehnigen Ausbreitungen, teils auch mit ihren Muskelfasern selbst unmittelbar in die Intercostales externi über.

Nach den Untersuchungen von Ebeners an der Leiche sollen nur die oberen 6 Levatores costarum eine geringe hebende Wirkung auf die Rippen ausüben, die unteren 6 dagegen sollen eine Rippensenkung bewirken. Die letztere Angabe erscheint, wenn man sich Ursprung und Insertion sowie die Lage des Muskels zur Rippenhalsachse vor Augen hält, schwer verständlich.

12. Platysma myoides.

(N. facialis, obere Halsnerven.)

In Fällen von schwerer Dyspnoe infolge von Lähmung der meisten Inspiratoren, besonders bei spinalen Querläsionen im Bereiche des 4. Cervicalsegmentes oder höher ist mir sehr oft aufgefallen, daß sich das Platysma bei jedem Inspirationszug scharf kontrahiert. Dasselbe sah ich bei cerebraler Atemlähmung nach Lobelininjektion. Um den Sinn dieser Platysmakontraktion zu begreifen, müssen wir uns vergegenwärtigen, daß normaliter über der Lungenspitze im Bereiche der sogenannten Gitterschicht der elastische Zug der Lunge und der atmosphärische Außendruck die Oberhand über die in die Lunge einströmende, aber in die Spitze nicht genügend vordringende Luft gewinnen, so daß die Fossa supraclavicularis inspiratorisch eingedellt wird, während sie sich exspiratorisch, besonders beim Singen, Husten usw. vorwölbt. Die inspiratorische Einziehung im Bereiche der Gitterschicht entsteht, weil hier kein „Intercostalmuskel" die Thoraxwand versteift. Bis zu einem gewissen Grade kann nun das Platysma diese Rolle spielen. Wenn es kräftig entwickelt ist und sich energisch anspannt, so verleiht es der Thoraxwand über der Lungenspitze eine genügende Festigkeit, welche dem elastischen Lungenzuge und dem atmosphärischen Außendruck Widerstand leistet, so daß eine Eindellung nicht erfolgt und die Luft in reicher Menge in die Lungenspitze vordringt. Dementsprechend sah ich in den oben erwähnten Fällen mit starker inspiratorischer Kontraktion des Platymas während der Einatmung nicht nur keine Einziehung der Fossa supraclavicularis, sondern sogar eine Vorwölbung. In einzelnen Fällen von Platysmalähmung ist mir umgekehrt die auffallend tiefe Einziehung der Fossa supraclavicularis während des Inspiriums aufgefallen. Ich selbst bin in der Lage, mein Platysma dadurch zur Kontraktion zu bringen, daß ich den Unterkiefer energisch aufreiße. Sobald dies geschieht, erfolgt beim Inspirium keine Eindellung der Fossa mehr, sondern eine merkliche Vorwölbung. Im gewissen Gegensatz zu der hier vorgetragenen Auffassung von der Beteiligung des Platysma an der Inspiration steht eine von Hofbauer vertretene Auffassung, nach welcher das Platysma an der Exspiration beteiligt sein soll; indem es durch seine Kontraktion auf die Lungenspitze drücke, soll es zum Austreiben der Luft aus der Spitze während des Exspiriums beitragen. Hofbauer führt als Stütze für seine Ansicht einen Fall an, bei dem während des Ausblasens eines Lichtes die Fasern des Platysma deutlich vorsprangen. Dieses Vorspringen kann aber auch ein passives Vorgetriebenwerden des Muskels bedeuten. Ob die Fossa supraclavicularis sich wirklich eingezogen hat, wie es doch der Fall sein müßte, wenn das Platysma zur Austreibung der Luft aus der Lungenspitze wirklich beitragen soll, oder ob sie sich vorgewölbt hat, ist bei Hofbauer nicht vermerkt. Mir ist in meinen oben erwähnten Fällen von Lähmung des Platysma mehrfach aufgefallen, daß sich während des Exspiriums, besonders aber beim Husten, bleim Blasen usw. die Fossa supraclavicularis auf der Seite der Lähmung erheblich stärker vorwölbte als auf der gesunden Seite. Ich möchte daraus schließen, daß das Platysma dazu dient, die Thoraxwand im Bereiche der Gitterschicht über der Lungenspitze zu versteifen, d. h. einerseits zu verhindern, daß die Wand inspiratorisch zu stark eingesaugt und eingedrückt wird, andererseits aber auch bei der Exspiration nicht zu stark nach außen herausgetrieben wird.

13. Omohyoideus.

Eine ähnliche Funktion wie ich sie im vorangehenden dem Platysma zugeschrieben habe, wird von W. Felix dem Omohyoideus zuerteilt. Dieser schräg durch die große Gitterschicht der Fossa supraclavicularis hindurchziehende

Muskel soll bei seiner Kontraktion die Fascia colli media anspannen und verhindern, daß die Grube zwischen Sternocleidomastoideus und Trapezius an ihren nachgiebigen Stellen zu stark durch den äußeren Luftdruck eingedrückt wird. Felix ist der Auffassung, daß durch diese Anspannung der Fascia colli media durch den Omohyoideus es den vom Halse und der oberen Extremität herstammenden und in der großen Gitterlücke konfluierenden Venen (Jugularis interna, Subclavia, Jugularis externa, Transversa scapulae, Arcus venosus juguli sowie dem Ductus thoracicus ermöglicht werde, sich beim Inspirium aus ihrem Quellgebiete reichlich aufzufüllen.

14. Die Strecker der Wirbelsäule.

Die Strecker der Wirbelsäule üben zunächst einen indirekten Einfluß auf die Hebung der Rippen aus. Wie weiter oben S. 491 ausgeführt worden ist, weisen die oberen Rippen eine Schrägstellung ihrer Halsachse von hinten oben nach vorne unten, die unteren dagegen eine solche von hinten unten nach vorne oben auf. Diese Stellung der Halsachsen ist die Folge der normalen Kyphose der Brustwirbelsäule. Wird diese Kyphose durch eine Streckung der Brustwirbelsäule vermindert, so hat das automatisch eine Änderung der Richtung der Halsachsen zur Folge, die schräg abwärts gerichteten Achsen der oberen Rippen erfahren eine Abnahme ihres Schrägstandes; das bedeutet Rippenhebung. Die Halsachsen der unteren Rippen hingegen erfahren die umgekehrte Veränderung, ihr aufwärts gerichteter Schrägstand nimmt ab; das bedeutet aber Rippensenkung. Nun überwiegt aber offenbar der Einfluß der Abflachung der Kyphose der Brustwirbelsäule auf die Stellung der Rippenhalsachsen an den oberen Brustwirbeln erheblich über den an den unteren Brustwirbeln. Tatsache ist, daß bei jedem energischen Inspirium eine Streckung der Brustwirbelsäule erfolgt, wie es Hutchinson, Hasse, v. Ebener u. a. gelehrt und betont haben. R. Fick drückt die Bedeutung der Streckung der Brustwirbelsäule für die Einatmung dahin aus, daß durch sie die von der Wirbelsäule ausgehenden Rippen fächerartig entfaltet werden. Er betont, wie schwer das Inspirium durch eine hochgradige Kyphose der Brustwirbelsäule behindert ist.

Unter besonderen Umständen gewinnen aber auch die Strecker der Halswirbelsäule und des Kopfes Bedeutung für den Inspirationsakt. Man sieht nicht selten bei schwerer Dyspnoe, daß bei jedem Inspirationszug der Kopf extendiert wird, sehr oft wird er in dauernder Streckstellung festgehalten. In Fällen von cerebraler Atemlähmung sah ich regelmäßig nach Lobelininjektion die Kopfstrecker in geradezu stürmischer und exuberanter Weise an der Inspiration teilnehmen. Ferner war ihre Beteiligung in den von mir beobachteten Fällen von Querläsion des Rückenmarkes im Bereich des Cervicalmarkes sehr ausgesprochen. Der Wert dieser Streckbewegung des Kopfes für die Lungenlüftung ist in der Hauptsache der, daß durch die Streckung des Kopfes die Sternocleidomastoidei das erforderliche Punctum fixum erhalten, um eine möglichst ausgiebige Hebung des Thorax bewirken zu können. Auch dem Sternohyoideus und Sternothyreoideus kommt die Kopfstreckung zugute, insofern als durch sie deren Insertionspunkte voneinander entfernt werden. Bringt man in solchen Fällen den Kopf des Kranken aus der Streckstellung heraus, so entsteht sofort die schwerste Dyspnoe. Nur der peinlichst innegehaltenen Streckstellung des Kopfes ist es zu danken, wenn solche Kranke einige Stunden oder Tage oder, wie es bei dem weiter oben S. 514 angeführten Kranken Duchennes der Fall gewesen sein soll, einige Wochen am Leben bleiben.

15. Die Muskeln des Schultergürtels.

Man kann bei jeder einigermaßen ausgiebigen Inspiration feststellen, daß die Schultern etwas gehoben werden (HASSE, LANDAUER). DUCHENNE bezeichnet die obere Portion des Trapezius, die Pars clavicularis, geradezu als Pars respiratoria, die sich bei jedem tiefen Inspirationszug kontrahiert. Schon CH. BELL hatte bekanntlich den den Trapezius versorgenden Teil des N. accessorius Nervus respiratorius benannt. Unter pathologischen Verhältnissen bei schwerer Dyspnoe kann man beobachten, daß die Schultern beim Inspirium ausgiebig gehoben werden. Sehr drastisch fand ich die Schulterhebung bei cerebraler Atemlähmung nach Lobelininjektion und ferner kontrahierte sich in Fällen von Kompression des Markes im Bereich des Halsmarkes die obere Portion des Cucullaris bei jedem Inspirationszuge ad maximum. Die Schulterhebung besitzt für das Inspirium nur dann einen entscheidenden Wert, wenn die Clavicula gegen die 1. Rippe und das Sternum durch die Kontraktion des M. subclavius fixiert ist, weil sich nur dann die Hebung des Schlüsselbeins auf den Thorax wirkungsvoll überträgt. Immerhin vermag eine ausgiebige Erhebung der Schulter, wie sie bei der künstlichen Atmung mit jeder Armerhebung verbunden ist, auch rein passiv durch die Spannung des Subclavius und die ligamentösen Verbindungen zwischen Clavicula und Sternum sowie 1. Rippe, den Brustkorb nach oben zu ziehen. Die Schulterhebung kommt aber auch anderen Inspirationsmuskeln zugute. Durch sie wird der obere Insertionspunkt des Pectoralis minor, der Proc. coracoideus, gehoben; dadurch erfährt der Pectoralis minor eine Dehnung und kann nun, wenn die Scapula durch die gleichzeitige Kontraktion des Rhomboideus und die mittlere adduktorische Portion des Trapezius festgestellt ist, um so nachhaltiger auf die Rippen hebend einwirken. Die Kontraktion des Rhomboideus und der mittleren Portion des Cucullaris ist auch für die Einwirkung des Serratus anticus auf die Rippen von ausschlaggebender Bedeutung, weil dadurch nicht nur der Margo vertebralis zum Punctum fixum wird, sondern auch der Serratus eine Dehnung erfährt, die ihn zu einer um so kraftvolleren Hebung der Rippen befähigt. Auch der Portio sterno-costalis des Pectoralis major kommt die Hebung und Adduktion der Schulter wenigstens insofern zugute, als durch sie eine Dehnung dieses Muskels bewirkt wird.

Man kann sich in Fällen von Atemlähmung, in denen künstliche Atmung erforderlich ist, davon überzeugen, daß schon die alleinige passive ausgiebige Hebung und Rückwärtsführung der Schulter eine gewisse Lungenlüftung zustande bringt.

16. Die Muskeln des Oberarms.

Die Muskeln des Oberarms können für die Inspiration in zweifacher Hinsicht von Bedeutung sein. Wir haben bereits bei Besprechung der inspiratorischen Wirkung des Pectoralis major betont, daß dieser, um auf die Rippen hebend wirken zu können, ein punctum fixum am Oberarm finden muß. Dieses wird in Fällen von Dyspnoe in sitzender Stellung durch Aufstemmen der Arme auf den Tisch oder auf die Armlehnen des Stuhles u. a. geschaffen. Daß bei der passiven maximalen Erhebung des Armes bei der künstlichen Atmung der Zug des Pectoralis major auf die Rippen wesentlich zur Lungenlüftung beiträgt, ist wohl unbestreitbar. Pectoralis minor und Serratus anticus werden nicht direkt via Oberarmerhebung, sondern auf dem Wege der mit der passiven Armhebung verbundenen Schulterhebung und Schulterrückführung für die Rippenhebung ausgenutzt.

17. Mundöffner, Larynxöffner und Bronchialöffner.

Damit die Luft während des Inspiriums in die Lungen eindringen kann, müssen die Eingangspforten geöffnet sein. Normalerweise atmen wir mit geschlossenem Munde, die Luft dringt durch die Nase ein, der Kehldeckel wird gehoben, die Glottis wird durch ihre Abductoren erweitert und die Bronchien werden durch die Erschlaffung ihrer Ringmuskulatur für die eintretende Luft vorbereitet. Diese Erschlaffung der Muscularis des Bronchialbaums spielt nach W. FELIX besonders an den Bronchien unter 1 mm Durchmesser eine Rolle; denn diese besitzen in ihrer Wand keine oder keine geschlossenen Knorpelringe, während an den Bronchien über 1 mm Durchmesser, welche geschlossene Knorpelringe aufweisen, die Muscularis ein nennenswertes sphincterartig wirkendes Passagehindernis niemals bilden könne. Bekannt ist die schwere Beeinträchtigung der Einatmung beim Verschluß des Aditus laryngis durch die zurückgesunkene Zunge, sowie bei doppelseitiger Lähmung der Glottiserweiterer, der Cricoarytaenoidei postici; bekannt ist der unmittelbar lebensgefährliche Krampf der Stimmritzenschließer bei tabischen Larynxkrisen, bei den Laryngospasmen der Tetanie u. a., bekannt ist die schwere Behinderung der Lungenlüftung beim Krampf der Muscularis der kleinen Bronchiolen im bronchialasthmatischen Anfall. Es müssen also zum Zustandekommen einer normalen Lungenlüftung beim Inspirium der Kehldeckel aufgerichtet werden, die Stimmbanderweiterer innerviert, die Stimmritzenschließer erschlafft werden und die Bronchiolenmuskulatur muß gleichfalls erschlafft werden. Der efferente Nerv für die Erschlaffung der letzteren ist der Sympathicus.

In Fällen von Behinderung der Luftpassage durch die Nase, aber überhaupt allemal, wenn Lufthunger besteht, wird zur Erleichterung des Lufteintrittes der Mund geöffnet. Nichts ist in Fällen von Markkompression im Bereiche des 4. oder 3. Cervicalsegmentes eindrucksvoller als der ad maximum aufgesperrte Kiefer und die weit vorgestreckte Zunge. Alle Muskeln, die dazu beitragen, sind maximal kontrahiert. Bei cerebraler Atemlähmung ist eine der ersten in die Augen fallenden Wirkungen der intravenösen Lobelininjektion die, daß der Unterkiefer weit aufgerissen wird; gleichzeitig wird der Kopf maximal extendiert (vgl. S. 514). Der Effekt erinnert an die weite Kieferöffnung, die am decapitierten Meerschweinchenkopf beobachtet wird, wenn die Trennung unterhalb des bulbären Atmungszentrums erfolgt und die sogar eine Weile anhält, wenn nur das Rückenmark dicht unterhalb des Calamus scriptorius von der Oblongata abgetrennt wird, während die Blutzufuhr zum Gehirn noch fortbesteht. In vielen Fällen von Behinderung der Atmung, mag diese welchen Grund auch immer haben, sieht man aber auch, wie die Nasenflügel in Tätigkeit treten; es werden gleichsam alle Pforten ad maximum geöffnet, die Nüstern spielen (Levator alae nasi).

18. Überblick über die bei der Inspiration wirksamen Kräfte.

Die Inspiration hat eine Vergrößerung des intrathorakalen Raumes zur Voraussetzung. Diese Vergrößerung betrifft den antero-posterioren, den queren und den vertikalen Durchmesser des Thorax. Die Vergrößerung des anteroposterioren und queren Durchmessers kommt dadurch zustande, daß mit dem Hochstoß der schräg abwärts gerichteten Rippenringe jedesmal ein Vor- und Seitenstoß der Rippen verbunden ist. Die Vergrößerung des vertikalen Durchmessers beruht auf dem Tiefertreten und der Abflachung der die Thoraxhöhle an der Basis abschließenden Zwerchfellkuppel.

Am Zustandekommen des Hoch-, Vor- und Seitenstoßes der Rippen sind einerseits die Elastizität von Knochen und Bändern, andererseits Muskelkräfte beteiligt. Bei der Ausatmung werden die Hebebänder der Rippen gedehnt; hören die die Senkung der Rippen bewirkenden Kräfte auf, zu wirken, so werden die Rippen durch die elastische Kraft der Hebebänder wieder gehoben. Wie früher S. 492 ausgeführt wurde, ist jede Rippe in den Brustkorb derart eingespannt, daß sie sich infolge ihrer Elastizität nach außen vorne und oben zu bewegen trachtet. Diese Rippenelastizität wirkt einatmend. Elastizität der Hebebänder und Rippenelastizität reichen aber nicht aus, um von der Stellung, welche die Rippen bei stärkster Ausatmung einnehmen, die für eine genügende Lungenlüftung erforderliche Aufwärts-, Vorwärts- und Auswärtsbewegung der Rippen allein zustande zu bringen. Dazu bedarf es der Intervention von Muskelkräften. Ohne diese ist die für den Fortbestand des Organismus erforderliche Luftversorgung ausgeschlossen. Hoch-, Vor- und Seitenstoß der Rippen werden in erster Linie durch die Intercostalmuskeln bewirkt. Das Zwerchfell wirkt, wenn es seine normalen Beziehungen zu den Organen der Bauchhöhle bewahrt hat, auch auf die unteren Rippen im Sinne eines Seiten-, Hoch- und Vorstoßes. Seine wichtigste Aufgabe ist aber die Vergrößerung des vertikalen Durchmessers des Thorax sowie die Eröffnung der Sinus phrenicocostales. Auf die Hebung der Rippen können direkt oder indirekt eine große Anzahl von sog. Hilfsmuskeln der Inspiration mit einwirken; die Scaleni, Sternocleidomastoidei, Sternohyoideus, Sternothyreoideus, Cucullaris, Subclavius, Pectoralis major, Serratus posticus superior, die Levatores costarum und die Strecker der Brustwirbelsäule. Für einen wirkungsvollen Einfluß einer großen Anzahl dieser Muskeln auf die Rippen bzw. das Brustbein ist es aber erforderlich, daß ihr extrathorakaler Insertionspunkt fixiert ist und daß die Muskeln möglichst gedehnt sind. Dies wird teils durch Fixation des Kopfes in Streckstellung (z. B. für die Sternocleidomastoideii, Sternothyreoideus, Sternohyoideus) teils durch Fixierung der Scapula in Elevation, Adduktion und Rotation um die sagittale Achse des Akromioclaviculargelenkes (z. B. für Pectoralis minor und Serratus anticus), teils durch Fixierung und Elevation des Armes (z. B. für Pectoralis major) erreicht. Insofern beteiligen sich also auch die Strecker des Kopfes, die Muskeln des Schultergürtels, besonders Rhomboideus und mittlere Trapeziusportion und auch Muskeln des Scapulo-humeralgelenkes am Inspirium. Für die Übertragung des Zuges der an der Clavicula inserierenden Muskeln (Cucullaris, Cleidomastoideus) auf den Brustkorb ist die Kontraktion des Subclavius von besonderer Bedeutung.

Da die Thoraxwand während der Erweiterung des Brustkorbes dem atmosphärischen Außendruck und dem elastischen Zug der Lungen in erhöhtem Maße ausgesetzt ist, müssen alle ihre nachgiebigen Teile versteift werden, um nicht eingedrückt und eingesogen zu werden. Diese Aufgaben erfüllen für die Intercostalräume die Mm. intercostales, für die Kuppe der Thoraxhöhle in der Fossa supraclavicularis bis zu einem gewissen Grade das Platysma und der Omohyoideus. An der Thoraxbasis erfüllt diesen Zweck, dem aufwärts wirkenden Drucke der Abdominalhöhle gegenüber, das Zwerchfell. Für die Öffnung der Pforten für die in die Lungen einströmende Luft sorgen die Heber des Kehldeckels, die Glottiserweiterer und die Erschlaffer der Ringmuskulatur der Bronchiolen (N. sympathicus), im Notfalle die Öffner der Mundhöhle (Kieferöffnung), die Vorstrecker der Zunge und die Öffner des Orificium narium (Levator alae nasi).

Die weitaus wichtigsten Inspirationsmuskeln sind die Mm. intercostales und das Zwerchfell. Lähmung aller Intercostales sowohl wie Lähmung beider Zwerchfellhälften stört, wenn sie plötzlich einsetzt, die Einatmung in jedem Falle. Es ist aber zu betonen, daß selbst akute doppelseitige Zwerchfellausschaltung in manchen Fällen in der Folge den Akt der Einatmung auffallend wenig schädigt. Der Ausfall der anderen Inspiratoren hat aber, sofern Intercostales und Diaphragma ungestört arbeiten, überhaupt keine greifbare Bedeutung für die Lungenlüftung. Der große Wert dieser sog. Hilfsinspiratoren erhellt aber nicht nur daraus, daß sie in Fällen von Dyspnoe jedweder Genese in stärkste Kooperation treten, sondern auch daraus, daß sie unter Umständen im Falle der Lähmung der Hauptinspiratoren, des Zwerchfells und der Intercostales, die Luftversorgung des Organismus, für eine Weile wenigstens, allein bestreiten können. Das ist wenigstens für die Sternocleidomastoidei, Sternohyoidei und Sternothyreoidei direkt erwiesen. In der Regel wirkt allerdings die Ausschaltung der Inspiratoren, soweit sie vom 4. Cervicalsegment abwärts versorgt werden, unmittelbar tödlich.

Ein kurzes Wort über die künstliche Atmung. Hebung der Rippen kann auch durch passives Heben der Arme bewirkt werden. Dabei wird ein hebender Einfluß auf die Rippen unmittelbar nur durch den Pectorialis major ausgeübt. Da aber die passive Erhebung des Armes mit einer Hebung und Rückwärtsführung der Schulter verbunden ist, so entfalten auch die vom Schultergürtel zu den Rippen oder zum Sternum ziehenden Muskeln eine hebende Wirkung auf den Brustkorb (Pectoralis minor, Serratus anticus, Subclavius). Eine allerdings wenig ausgiebige künstliche Lungenlüftung kann daher durch alleinige passive Schulter-Armbewegungen bewerkstelligt werden. Die passive Kompression des Thorax, sei es durch die Oberarme des Kranken bei der Senkung der Arme, sei es durch Druck mit der Faust durch den Operateur, hat den Effekt, daß die eingedrückten Thoraxwände infolge der Rippenelastizität und der Elastizität der Hebebänder nach Aufhören der Kompression sofort wieder in Inspirationsstellung zurückfedern. Damit die Luft in den Kehlkopf einströmen kann, muß der Aditus laryngis freigehalten werden, dies geschieht am besten durch Vordrücken des Unterkiefers, wodurch das Rückwärtsfallen der Zunge verhindert wird. Noch wirksamer ist das rhythmische Vorziehen der Zunge mittels einer an ihrer Spitze befestigten Klemme. Man kann das Wiederingangkommen der Respiration wirksam durch bestimmte reflektorische Reize unterstützen. Besonders bewährt hat sich in dieser Hinsicht die Dehnung des Sphincter ani, welche rhythmisch bei jeder Erhebung der Arme vorgenommen wird. Ferner kommen mechanisch-thermische Reize in Gestalt von Beklatschen der Brust oder des Bauches mit einem nassen Handtuch in Betracht. Sehr wirksam kann die künstliche Atmung durch intravenöse Lobelininjektion unterstützt werden, die aber nicht zu stürmisch erfolgen darf.

b) Die Exspiratoren.

1. Die Bauchmuskeln.

[Rectus abdominis Th_5—Th_{10}, Obliquus externus, Obliquus internus, Transversus (Th_6—L_1). Nn. intercostales (N. subcostalis, N. ileohypogastricus, N. ileoinguinalis).]

Der *Rectus abdominis* entspringt von den Knorpeln der 5.—7. Rippe und *zieht gerade nach abwärts,* um am horizontalen Schambeinast zu inserieren. Er ist eingeschlossen von der Rectusscheide, d. h. der Duplikatur des Sehnenblattes der seitlichen Bauchmuskeln. In der Mittellinie gehen die beiderseitigen Rectusscheiden in der Linea alba ineinander über. Der Rectus ist durch mehrere Inscriptiones tendineae unterbrochen, derart, daß in der Regel 3 kürzere Rectussegmente oberhalb, ein längeres Segment unterhalb des Nabels gelegen sind. Der Rectus bildet die jederseits seitlich von der Linea alba gelegene Muskelkulisse der vorderen Bauchwand. Sein lateraler Rand ist bei fettloser Bauchhaut sehr gut abzutasten. Der Rectus erhält seine Innervation von der 5.—10. Thorakalwurzel.

Der *Obliquus externus* entspringt von der 5.—12. Rippe, an jeder Rippe eine Ursprungszacke bildend; die Linie dieser Ursprungszacken verläuft schräg von vorne oben nach hinten unten um den Thorax herum. Die oberen dieser Zacken greifen in die Ursprungszacken des Serratus anticus ein, während die unteren mit Ursprungszacken des Latissimus dorsi alternieren. Sämtliche Muskelbündel des Obliquus externus *verlaufen in schräger Richtung von hinten oben nach vorne unten,* die hinteren inserieren am Darmbeinkamm fast unmittelbar im Anschluß nach vorne an die Ursprungslinie des Latissimus dorsi, neben dessen unterem vordersten Ansatzpunkt das Trigonum Petiti freilassend. Die Insertion des Obliquus externus erstreckt sich am Darmbeinkamm entlang nach vorne zu bis nahe zur Spina anterior superior; die mittleren und oberen bzw. vorderen Bündel des Muskels gehen in die Endsehne über, welche das vordere Blatt der Rectusscheide bildet. Der Obliquus externus ist in der Hauptsache ein Bestandteil der seitlichen und hinteren Bauchwand, doch reichen seine Fleischfasern bis nahe an den Außenrand des Rectus heran. Seine Innervation erhält der Obliquus externus von der 6.—12. Thorakal- und 1. Lumbalwurzel.

Der *Obliquus internus* entspringt von der Crista iliaca nahezu in ihrer ganzen Ausdehnung; seine Ursprungslinie reicht an der Crista jedenfalls weiter nach hinten zu als die Insertionslinie des Obliquus externus. Von der Spina anterior superior ab greift das Ursprungsgebiet des Obliquus internus nach vorne unten zu auf das Lig. Pouparti über. Die Fasern des Muskels nehmen in der überwiegenden Mehrzahl *einen Verlauf von hinten unten nach vorne oben*, sie inserieren zum Teil an den untersten Rippen, besonders an der 12. und 11., die Hauptmasse aber geht in eine Aponeurose über, welche sich in zwei Blätter spaltet, deren vorderes in die vordere Rectusscheide eintritt, während das hintere Blatt, das aber etwas unterhalb des Nabels an der sogenannten Linea Douglasii aufhört, zur Bildung der hinteren Rectusscheide beiträgt. Die unteren Fleischfasern des Obliquus internus nehmen einen mehr horizontalen, zum Teil sogar schräg von hinten oben nach vorne abwärts gerichteten Verlauf. Seine Innervation erhält der Obliquus externus wie der externus aus Th_6—L_1.

Der *Transversus abdominis* entspringt mit seinen oberen Abschnitten von der Innenfläche der 6 unteren Rippen, mit seinen mittleren von dem tiefen Blatt der Fascia lumbodorsalis, mit den unteren vom Darmbeinkamm und von der lateralen Hälfte des Lig. Pouparti. Sämtliche Fasern sind durch ihren *queren Verlauf ausgezeichnet*, sie gehen in eine aponeurotische Endsehne über, welche sich in einen oberen und unteren Abschnitt teilt; der obere Abschnitt, dessen unterer Rand als Linea Douglasii bezeichnet wird, geht in die hintere Rectusscheide ein, der untere in die vordere Rectusscheide. Die Linie, an welcher der M. transversus in seine Aponeurose übergeht, heißt Linea Spigelii. An die Innenfläche des Transversus abdominis und das hintere Blatt der Rectusscheide schließt sich nach innen die Fascia transversa abdominis und an diese das Peritoneum an. Der Transversus abdominis wird, wie die Obliqui, von der 6.—12. Thoracalis und 1. Lumbalis innerviert.

Von den Bauchmuskeln sind der Rectus und der Obliquus externus in allen ihren Abschnitten der direkten percutanen faradischen Reizung zugängig; nur ein kleiner Bezirk des Obliquus externus ist vom Latissimus dorsi bedeckt. Der Obliquus internus ist fast in seiner ganzen Ausdehnung vom Obliquus externus bedeckt; der hinterste untere Abschnitt, welcher nicht vom Obliquus externus bedeckt ist, liegt unter dem Latissimus versteckt; nur der allerunterste Abschnitt des Obliquus internus oberhalb des Lig. Pouparti liegt unmittelbar unter der Haut. Der Transversus ist seinerseits wieder fast in gesamter Ausdehnung vom Obliquus internus bedeckt, seine obersten Bündel liegen hinter dem oberen Rectusabschnitt. Eine faradische Reizung des Obliquus internus ist daher nur bei Lähmung und Atrophie des externus und eine solche des Transversus nur bei Atrophie beider Obliqui möglich. Die obersten Transversusabschnitte konnte ich bei Lähmung und Atrophie der oberen Rectusabschnitte isoliert faradisch reizen.

Alle Bauchmuskeln entfalten bei ihrer Kontraktion erstens eine unmittelbare *Einwirkung* auf die *Rippen*, und zwar führen sie durchweg eine *Senkung* derselben herbei; der Rectus zieht die 5.—7. Rippe herab, der Obliquus externus, die 5.—12. Rippe, der Obliquus internus die 12. und 11., eventuell auch noch die 10. Die rippensenkende Wirkung des Transversus beruht auf dem queren Verlauf seiner Fasern, welche bei ihrer Kontraktion die unteren Rippen medialwärts, d. h. einwärts ziehen; das bedeutet aber zwangsläufig Rippensenkung. Durch diese senkende Wirkung auf die Rippen vermögen die Bauchmuskeln also unmittelbar *exspiratorisch zu wirken*. Ihre exspiratorische Wirkung kommt aber auch noch auf einem anderen Wege zustande. Die Bauchmuskeln sind in die Bauchwand eingelagert, und zwar bilden sie in dieser Beziehung ein fast vollkommen geschlossenes Muskellager. Vorn bilden die Recti zwei breite, von oben nach unten zu herabziehende Muskelkulissen, jederseits von der Mittellinie; hinter der obersten Rectuspartie liegen die obersten quer verlaufenden Fasern des Transversus. Seitlich von den Recti bis nach hinten an den unteren äußeren Rand des Latissimus dorsi, den Serratus postic. inferior, den Quadratus lumborum und den Erector trunci heran, bilden Obliquus externus, internus und Transversus eine dreifache Muskellage. Vorn unten oberhalb des POUPARTschen Bandes ist eine relativ schwache Stelle, insofern hier nur Obliquus internus und transversus die muskulären Bestandteile der Bauchwand bilden. Ferner ist lateral vom äußeren Rectusrand das Muskellager schwächer entwickelt oder fehlt hier ganz, wenn die Fasern der seitlichen Bauchmuskeln nicht genügend weit nach vorne medial reichen, sondern bereits weiter lateral in ihre Endaponeurose übergehen. Die Linea Spigelii nimmt bekanntlich einen bogenförmigen Verlauf mit nach außen gerichteter Konvexität; der Scheitel dieser konvexen Linie liegt manchmal erheblich weiter lateral als der äußere Rectusrand. Gelegentlich stellt auch die Linea alba eine sog. schwache Stelle dar. Für die Wirkung der Bauchmuskeln auf die Bauchwand ist der Umstand von großer Bedeutung, daß sie alle in ein mehr oder weniger einheitliches aponeurotisches System übergehen, die Rectusscheiden. Dieses Muskellager der Bauchwand bewirkt nun bei seiner Kontraktion eine Einziehung der Abdominalwand, eine Abflachung der Wölbung, welche die Abdominalwand bei Erschlaffung der Bauchmuskeln bildet. Diese Einziehung kann bei maximaler Kontraktion so weit gehen, daß die vordere und seitliche Bauchwand eine gerade Fläche, ja sogar eine konkave Aushöhlung bildet. Durch die unter der Kontraktion der Bauchmuskeln erfolgende Einziehung der Abdominalwand wird der Inhalt der Leibeshöhle von allen Seiten her unter erhöhtem Druck gesetzt, die Eingeweide weichen nach oben zu aus, das Zwerchfell wird emporgedrängt, dadurch wird der Höhendurchmesser der Thorakalhöhle verkleinert und die Ausatmung wird gefördert. Unter normalen Verhältnissen vollzieht sich allerdings die Exspiration ohne wesentliche Mitarbeit der Bauchmuskeln, sobald aber die Exspiration mit Kraft geschehen soll, ist die Bauchmuskelkontraktion von großer Wichtigkeit; das gilt für das forcierte Ausatmen, für das Husten, Niesen, Schreien, Singen, Summen usw. Aber auch beim Sprechen sind die Bauchmuskeln beteiligt. Sie sind an dem Aufstoß des Zwerchfells gegen die Lungen, an dem Exspirationsstoß, durch welchen die Stimmbänder angeblasen werden, wesentlich mitbeteiligt. Wenn man nach dem Vorgang von WEISS das Wort „Kitt“ laut aussprechen läßt, sieht man, wie sich besonders die seitlichen Bauchwände, aber zum Teil auch die Vorderwand einziehen.

Die Bauchmuskeln spielen aber auch eine Rolle bei der *Inspiration*. Auf diese ist bereits bei Besprechung der Funktionen des Zwerchfells hingewiesen worden. Die Wirkung, welche das letztere auf die unteren Rippen im Sinne eines Außen-, Hoch- und Vorstoßes ausübt, hängt, wie bereits früher S. 498 ausgeführt worden ist, davon ab, daß die durch das Zwerchfell nach abwärts gedrängten Baucheingeweide einen genügenden Widerstand an den Bauchdecken finden. Fehlt dieser Widerstand, wie es bei Lähmung der Bauchmuskeln der Fall ist, so kommt der Gegendruck der Baucheingeweide, welcher die Zwerchfellrippen nach auswärts drängt, nicht zustande und diese letzteren werden dann unter der isolierten Kontraktion des Diaphragma nach einwärts gezogen.

Eine ausschlaggebende Rolle fällt den Bauchmuskeln bei der *Bauchpresse* zu. Wenn es gilt, den Inhalt der Bauchhöhle unter starken Druck zu setzen, so müssen alle Muskeln, welche die Bauchhöhle umwanden, sich zusammen kontrahieren, von oben her das Zwerchfell, von vorn und von den Seiten her die Bauchmuskeln, von hinten her Quadratus lumborum, Erector trunci, Latissimus dorsi, von unten her die Beckenbodenmuskulatur. Über die Rolle, welche den Bauchmuskeln als Flexoren des Rumpfes zukommt, wird im nächsten Kapitel berichtet werden.

Da die einzelnen Bauchmuskeln eine verschiedene Lage haben und jeder von ihnen eine ganz besondere Faserrichtung besitzt, so entfaltet auch jeder von ihnen bei isolierter Wirkung eine sozusagen spezifische Formveränderung an der Bauchwand. Diese spezifischen Formveränderungen kommen in erster Linie darin zum Ausdruck, daß unter der Kontraktion des einzelnen Muskels nur einzelne bestimmte Teile der Bauchwand eingezogen werden, andere Abschnitte aber unter dem umschriebenen Drucke des sich kontrahierenden Muskels vorgewölbt werden. Diese isolierte Kontraktion des einzelnen Muskels gibt sich aber auch in einer wieder für jeden Muskel spezifischen Veränderung der Lage des Nabels zu erkennen. Auch an der Linea alba lassen sich unter Umständen bestimmte Verziehungen beobachten.

Bei der isolierten Kontraktion *des supraumbilicalen Abschnittes des Rectus* strafft sich die Bauchwand in dem diesen Muskelteile entsprechenden Abschnitt, der *Nabel* wird *gerade nach oben* gezogen, die Linea alba erfährt keine Deviation nach der Seite. Bei isolierter Kontraktion des *Rectus infraumbilicalis* strafft sich die vordere Bauchwand in dem diesen Muskelabschnitt entsprechenden Teile, der *Nabel* wird gerade nach *abwärts* gezogen, die Linea alba erfährt keine Seitenverschiebung. Bei starker plötzlicher Kontraktion des Rectus infraumbilicalis kommt es manchmal zu einer geringen Vorwölbung im Bereiche der oberen und seitlichen Bauchabschnitte, vornehmlich auf der homolateralen, in geringerem Grade aber auch auf der kontralateralen Seite.

Bei der Kontraktion des *Obliquus externus* wird die homolaterale Bauchwand eingezogen, der *Nabel* wird dabei *schräg nach oben und außen* gezogen und die Linea alba erfährt eine Deviation nach der gereizten Seite zu, sie wandelt sich in eine auf der Reizseite konvexe Linie um. Die Bauchwand der nichtgereizten Seite erfährt eine leichte Vorwölbung. Wenn beide Obliqui externi sich gleichzeitig kontrahieren, so zieht sich die Bauchwand auf beiden Seiten ein, der Nabel wird gerade nach oben gezogen, die Seitenverziehung der Linea alba bleibt aus. Wenn nur die untersten vorderen Abschnitte des Muskels in Kontraktion versetzt werden, so betrifft die Einziehung der Bauchwand nur die unteren Abschnitte; es kommt auch hierbei zu einer Bewegung des Nabels nach der homolateralen Seite, aber nicht nach oben.

Bei Kontraktion des *Obliquus internus* erfährt wieder die gesamte homolaterale Bauchwand eine Einziehung, wie bei der Wirkung des Obliquus externus; die kontralaterale Seite wölbt sich leicht vor. Ebenso wird die Linea alba nach der Seite der Kontraktion zu verzogen, der *Nabel* erfährt aber eine Deviation nach *außen und unten,* jedenfalls bei der Kontraktion der infraumbilicalen Abschnitte des Muskels. Bei doppelseitiger Kontraktion des Obliquus internus kommt es wieder zu einer kräftigen Einziehung der Bauchwand auf beiden Seiten, der Nabel wird nach abwärts gezogen, die Linea alba erfährt keine Verziehung nach der Seite.

Bei der Kontraktion des *Transversus* wird auch wieder die Bauchwand auf der ganzen homolateralen Seite eingezogen, die kontralaterale Bauchwand wölbt sich etwas vor. Die Linea alba wird nach der Seite des gereizten Muskels gerade so wie bei der Kontraktion des Obliquus externus und internus verzogen, der *Nabel* bewegt sich aber *gerade nach außen.* Bei doppelseitiger Kontraktion des Transversus werden beide Bauchseiten eingezogen, Linea alba und Nabel erfahren keine Verziehung.

Die Wirkung der einzelnen Bauchmuskeln kommt also besonders in deutlicher Form am Nabel zum Ausdruck. SÖDERBERGH hat die verschiedenen

Bauchmuskelabschnitte beider Seiten in anschaulicher Weise mit einem Stern verglichen, die einzelnen Strahlen des Sternes haben ihren Treffpunkt im Nabel,

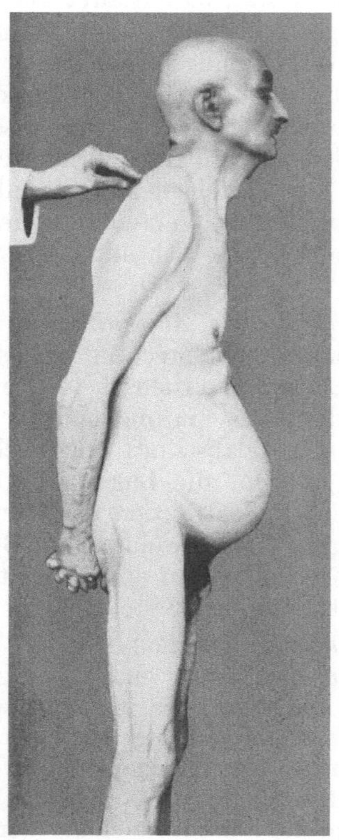

a

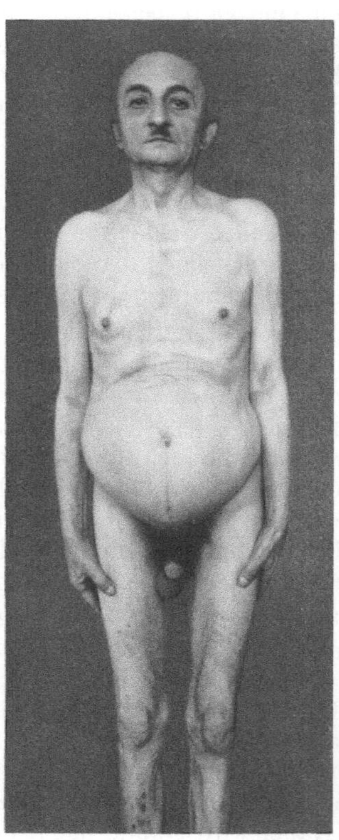

b

Abb. 435 a und b. Bauchmuskellähmung. Starke Vorwölbung der vorderen und seitlichen Bauchwand, Eversion der unteren Rippen.

Rectus superior zieht letzteren gerade nach oben, Rectus inferior gerade nach unten, jeder Transversus gerade nach seiner Seite, Obliquus externus nach oben außen, Obliquus internus nach unten außen.

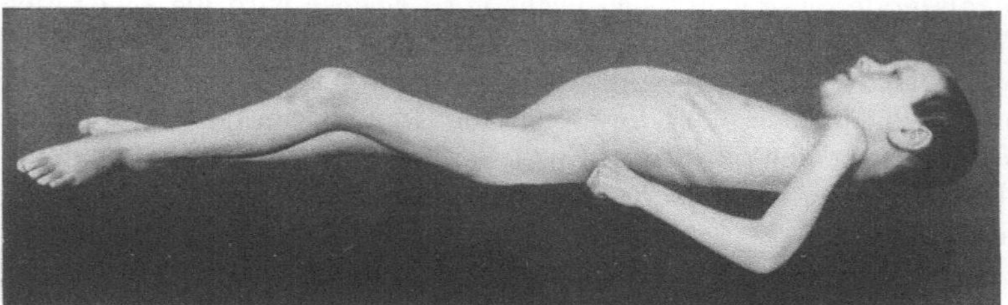

Abb. 436. Bauchmuskellähmung bei Poliomyelitis. Vorwölbung der Abdominalwand.

Wir wenden uns nunmehr zur Besprechung der Folgen der *Lähmung der Bauchmuskeln.* Was fast bei jeder totalen Bauchmuskellähmung sofort in die Augen fällt, ist die mehr oder weniger stark ausgesprochene ballonartige Vorwölbung der vorderen und seitlichen Bauchwandungen (Abb. 435, 436), welche enorme Grade erreicht, wenn gleichzeitig ein stärkerer Grad von Meteorismus besteht. Fehlt letzterer, so sind es besonders die seitlichen Teile der Bauchwand, welche vorgewölbt sind. Es fehlen bei der Lähmung der Bauchmuskeln die Kräfte, welche die Bauchwände straffen und die Eingeweide gleichsam zusammenhalten. In manchen Fällen von totaler Lähmung der Bauchmuskeln kommt es aber auch zu einer Formveränderung des Thorax infolge des Ausfalles des abwärts- und einwärtsgerichteten Zuges der Bauchmuskeln auf die Rippen. Besonders die unteren Rippen rücken unter dem überwiegenden Einfluß ihrer Heber nach oben außen, die untere Thoraxapertur ist erweitert, die freien Enden der 11. und 12. Rippe können förmlich evertiert sein, der Processus xiphoideus kann gleichfalls nach außen ausgebogen sein. Bisweilen wird sogar ein abnormer Hochstand aller Rippen, ein richtiger Thorax emphysematicus, beobachtet. Zu dieser Formveränderung des Thorax kommt es allerdings keineswegs in allen Fällen von Bauchmuskellähmung, stärkere Grade erreicht sie besonders dann, wenn die Bauchmuskellähmung mit starkem Meteorismus gepaart ist, wenn also zu dem Ausfall der rippensenkenden und einziehenden Wirkung der Bauchmuskeln noch der die Rippen aufwärts- und auswärtstreibende Druck des Abdominalinhaltes hinzukommt.

Bei *ruhiger Atmung* vollzieht sich das *Exspirium trotz völliger Lähmung der Bauchmuskeln* in der Regel *ohne beträchtliche Störung.* Die Rippen senken sich unter dem Einfluß der anderen für die Ausatmung in Betracht kommenden Kräfte (Lungenelastizität, Schwere der Rippen, Elastizität der Senkungsbänder, Elastizität der Rippenknorpel, Kontraktion der Bronchialmuskulatur u. a.) in genügendem Grade; nur bei hochgradigem Meteorismus oder wenn einzelne der soeben angeführten exspiratorischen Kräfte insuffizient sind, und die Ausatmung der Mithilfe der Kontraktion der Exspirationsmuskeln bedarf, fällt die Lähmung der Abdominalmuskeln stark in die Waagschale. Dasselbe gilt unter allen Umständen für jede forcierte Ausatmung. Die außer den Bauchmuskeln noch zur Verfügung stehenden Muskeln (Transversus thoracis, Serratus posticus inferior, Quadratus lumborum, Latissimus dorsi, Erector trunci, Muskeln des Beckenbodens) reichen bei weitem nicht aus, um eine vollkommene Ausatmungslage des Thorax herzustellen. Die bereits in der Atempause vorhandene ballonartige Vorwölbung der vorderen und seitlichen Bauchwand nimmt beim forcierten Exspirium erheblich zu, sie kontrastiert scharf mit der unter der verdoppelten Kontraktion des Erector trunci, Quadratus lumborum, Serratus posticus inferior und Latissimus dorsi erfolgenden krampfhaften Einziehung der Rückwand der Abdominalhöhle. Dasselbe tritt bei allen modifizierten Ausatmungsarten, beim Husten, Niesen, Schreien, Singen, Summen und auch beim Sprechakte in Erscheinung, besonders deshalb, weil ja alle diese Ausatmungsarten eine Exspiration gegen Widerstand bedeuten. Ein kräftiger Hustenstoß oder lautes Schreien ist bei totaler Bauchmuskellähmung meist unmöglich, bei anhaltendem lauten Sprechen versagt die Stimme sehr rasch; die Gefahr welche die totale Bauchmuskellähmung für die Expektoration bei Bronchial- und Lungenerkrankungen bedeutet ist genugsam bekannt. Noch stärker als bei den verschiedenen Arten der Exspiration tritt die kugelige Vorwölbung der vorderen und seitlichen Bauchwand bei der *Bauchpresse* hervor, weil bei dieser zu der Kontraktion der die hintere und untere Wandung der Abdominalhöhle bildenden Muskeln noch der Druck von oben her durch das sich kontrahierende Zwerchfell hinzukommt. Die Folge davon, daß bei der Lähmung der Bauchmuskeln die vordere und seitliche Bauchwand bei der Bauchpresse vollkommen ausweicht, ist die, daß der Zweck der letzteren, den Abdominalinhalt unter möglichst hohen Druck zu setzen, nur ganz unvollkommen erreicht wird; die Defäkation ist sehr erschwert, der Geburtsakt ist zwar nicht unmöglich, aber doch sehr gestört, verzögert und zumeist nachhilfebedürftig.

Wir haben weiter oben auseinandergesetzt, daß der Bauchmuskulatur auch eine Rolle beim *Inspirium* zukommt. Sind die Bauchmuskeln gelähmt, so weichen die Baucheingeweide unter dem Drucke des abwärtssteigenden Zwerchfells in abnormem Grade nach vorne und nach den Seiten zu aus, vordere und seitliche Bauchwand wölben sich über Gebühr vor (Abb. 432, S. 510), der für die Auswärtsbewegung der unteren Rippen erforderliche abdominelle Druck kann sich nicht entfalten, die unteren Rippen werden daher durch die Kontraktion des Zwerchfells nach einwärts und abwärts gezogen.

Quantitativ nicht so ausgesprochen, aber nichtsdestoweniger um so eindrucksvoller infolge der Beschränkung der Störung auf einzelne Abschnitte der Bauchwand und ihr gegensätzliches Verhalten zu den anderen normalen Abschnitten sind die Folgen einer *partiellen Lähmung* der Bauchmuskulatur. Wir beobachten in solchen Fällen, daß sich beim kräftigen Exspirium, beim Husten, Niesen, Summen, Schreien und Sprechen, besonders aber bei der Bauchpresse der der gelähmten Muskelpartie entsprechende Bezirk der Bauchwand hernienartig vorwölbt, während sich die übrigen Teile der Bauchwand kräftig einziehen (Abb. 437, 438). Der Nabel erfährt je nach der Verteilung der Lähmung infolge der Störung des Gleichgewichtes der auf ihn einwirkenden Kräfte eine Verziehung nach oben oder unten, nach der einen oder anderen Seite. Isolierte Lähmungen einzelner Bauchmuskelabschnitte kommen bei den verschiedensten nuclearen und radikulären Erkrankungen vor, bei Poliomyelitis, Syringomyelie, spinaler progressiver Muskelatrophie, intramedullären Tumoren, bei traumatischen oder luischen Wurzelprozessen, bei extramedullären Tumoren u. a. Besonders demonstrativ sind die Fälle von Querläsion des Rückenmarkes im Bereiche des mittleren und unteren Thorakalmarkes, indem je nach der Höhe der Querläsion, von den sukzessive aus den spinalen Segmenten Th_5—L_1 innervierten Bauchmuskelnabschnitten ein Teil gelähmt, ein anderer Teil aber intakt ist (vgl. Bd. 5, S. 111—113 und Erg.-Bd. II/1. S. 970—974).

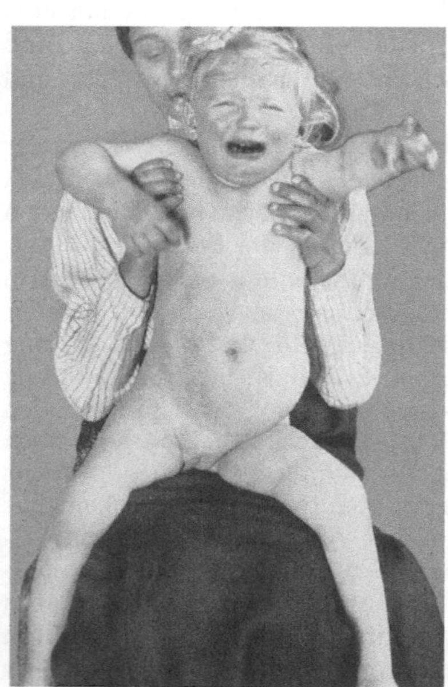

Abb. 437. Lähmung des linken unteren Abschnittes der seitlichen Bauchmuskeln bei Poliomyelitis. Vorwölbung der unteren seitlichen Bauchwand linkerseits beim Schreien.

Besonders interessant sind die Verhältnisse bei einseitiger Bauchmuskellähmung. Betrifft dieselbe alle Muskeln einer Seite, so zieht sich die Bauchwand auf der gesunden Seite straff ein, die der gelähmten Seite wölbt sich in ihrer gesamten vorderen und seitlichen Ausdehnung ballonartig vor, man sieht förmlich wie der gesamte Bauchinhalt bei der Bauchpresse von der gesunden auf die kranke Seite herübergewälzt wird, der Nabel und die ganze Linea alba werden nach der gesunden Seite herübergezogen. Dabei zeigen auch die Bauchreflexe bei Reizung auf der gelähmten Seite statt des normaliter vorhandenen homolateralen Effektes einen kontralateralen Effekt; bei Reizung des Epigastriums der gelähmten Seite bewegt sich der Nabel nach oben und nach der kontralateralen Seite (Obliquus externus der gesunden Seite) bei Reizung des Mesogastriums horizontal nach der gesunden Seite, bei Reizung des Hypogastriums nach abwärts und nach der gesunden Seite (Obliquus internus der gesunden Seite). Wenn die unteren Abschnitte der seitlichen Bauchmuskeln einseitig gelähmt sind, so wölbt sich der entsprechende untere Abschnitt der Bauchwand bei der Bauchpresse auf der gelähmten Seite ballonartig vor und der Nabel wird in der Regel nach der gesunden Seite und nach oben zu verzogen. Bei Auslösung des unteren Bauchreflexes auf der gelähmten Seite wird der Nabel entweder ebenfalls nach oben und nach der gesunden Seite zu gezogen (Kontraktion des Obliquus externus der gesunden Seite). Es kann aber auch eine Kontraktion der mittleren und oberen Partien der homolateralen Bauchmuskeln eintreten, so daß der Nabel nach der homolateralen Seite und nach oben wandert;

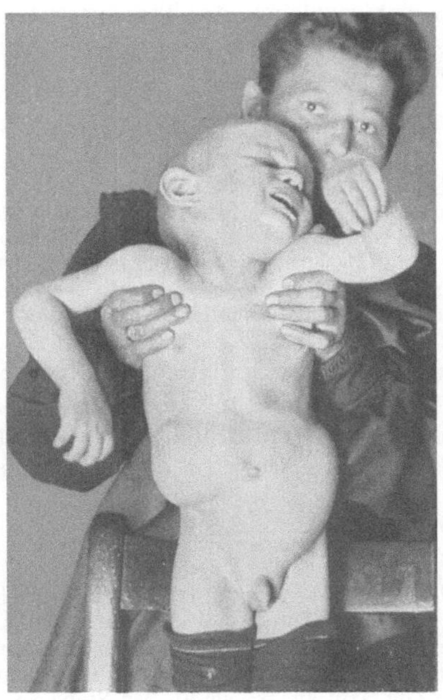

a

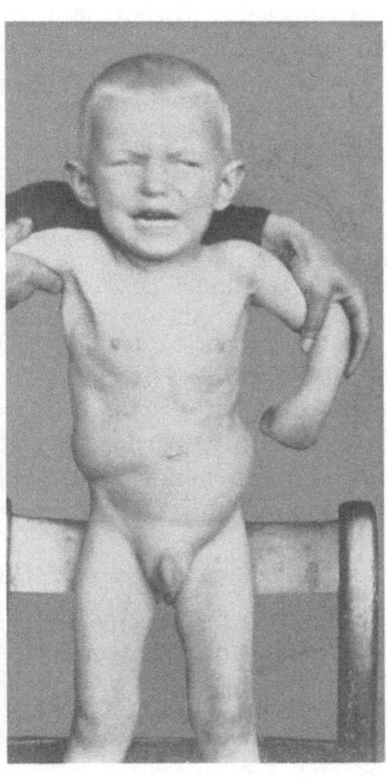

b

Abb. 438 a und b. Lähmung der supraumbilicalen Bauchmuskelabschnitte rechterseits, der infraumbilicalen Abschnitte linkerseits bei Poliomyelitis. Die entsprechenden Bauchwandabschnitte wölben sich beim Schreien vor.

oder es kontrahiert sich der gekreuzte Obliquus internus so, daß der Nabel nach abwärts und nach der gesunden Seite zu verzogen wird.

Bekannt ist ja die krampfhafte Einziehung der ganzen vorderen und seitlichen Bauchwand, die „kahnförmige Einziehung" bei Meningitis, Tetanus, Strychninvergiftung, bei Reizzuständen der mittleren und vorderen Thorakalwurzeln durch epidurale Hämatome, epidurale Eiterungen, Arachnitis adhaesiva cystica und andere Prozesse. Das Relief der einzelnen Muskeln markiert sich hierbei manchmal in allen Einzelheiten scharf unter der Haut (vgl. Bd. 5, Kap. III, S. 171, Abb. 110), die unteren und mittleren Rippen werden abwärts und einwärts gezogen und bei schweren Krampfzuständen kann der ganze Thorax förmlich in Exspirationsstellung mehr oder weniger fixiert sein, so daß das Inspirium auf das schwerste behindert ist; die Zwerchfellatmung leidet ebenfalls, weil die krampfhafte Anspannung der Bauchdecken einer Vorwölbung der Bauchwandung, dem Ausweichen des Abdominalinhaltes und damit dem Tiefertreten der Zwerchfellkuppel im Wege steht.

Tonische Krampfzustände einzelner Bauchmuskeln oder Bauchmuskelabschnitte sind im ganzen selten, aber doch oft genug beobachtet; sie kommen bei Wurzelprozessen (Lues, Arachnitis serofibrosa adhaesiva cystica, Blutungen, bei extramedullären Tumoren vor; klonische Krampfzustände einzelner Bauchmuskelabschnitte kommen bei engumschriebenen epileptischen Entladungen der motorischen Hirnrinde vor, ferner sind sie wiederholt als einer der Folgezustände der Encephalitis epidemica beobachtet worden. Alle diese umschriebenen Krampfzustände können einzelne Bauchmuskelabschnitte betreffen; ich habe sie isoliert im Rectus, manchmal nur im supraumbilicalen, manchmal nur im infraumbilicalen Teil desselben, gesehen; im ersteren Fall ist der Nabel dauernd nach oben verzogen oder er rückt mit jedem Klonus aufwärts, im letzteren Fall rückt er nach abwärts. Bei isolierten Krämpfen des Obliquus externus rückt der Nabel nach oben außen, bei solchen des Transversus gerade nach außen, bei solchen des Obliquus internus nach unten außen. Ähnliche Beobachtungen hat schon früher SÖDERBERGH gemacht.

2. Der Transversus thoracis und Triangularis sterni.

(Th_2—Th_6; Nn. intercostales.)

Der an der Innenfläche der vorderen Brustwand gelegene Muskel entspringt von der Hinterfläche des Sternums nahe dem lateralen Rande bis zum 3. Intercostalraum aufwärts, sowie vom Rande des Proc. xiphoideus. Seine Fasern ziehen schräg nach oben außen, die unteren nehmen einen weniger schrägen, mehr quergerichteten Verlauf. Sie inserieren an der 2.—6. (manchmal der 3.—7.) Rippe an der Übergangsstelle des Rippenknorpels in den Rippenknochen.

Obwohl eine direkte elektrische Reizung des M. triangularis sterni bisher noch niemals ausgeführt worden ist, wird der Muskel doch ohne Bedenken von allen Autoren als Rippensenker angesehen, wozu er ja auch infolge seiner Insertionsverhältnisse und der Richtung seiner Fasern ohne weiteres befähigt erscheint.

3. Latissimus dorsi.

(C_6, C_7, C_8; N. thoracodorsalis.)

Der Latissimus dorsi entspringt von den Dornfortsätzen der unteren Brustwirbel, dem oberflächlichen Blatt der Fascia lumbodorsalis, dem hinteren Teil des Darmbeinkammes und mit mehreren Zacken von den unteren drei Rippen, welche mit den unteren Ursprungszacken des Obliquus abdominis externus alternieren. Die von dieser breiten Ursprungslinie entspringenden Fasern konvergieren nach dem Oberarm zu, wo sie an der Spina tuberculi minoris inserieren.

Die Rolle welche der Latissimus dorsi für den Respirationsakt spielt, ist keine ganz eindeutige. Auf der einen Seite müssen diejenigen Teile des Muskels, welche von den unteren Rippen entspringen und welche schräg nach oben und außen zum Humerus ziehen, zum mindesten bei festgestelltem Oberarm einen hebenden Einfluß auf die unteren Rippen entfalten und damit inspiratorisch wirken können. Viele Autoren, darunter R. FICK, rechnen den Latissimus dorsi daher auch schlankweg zu den Hilfsmuskeln der Inspiration.

Trotzdem dürfte die Wirkung der Kontraktion des Gesamtmuskels eine exspiratorische sein, wie es offenbar schon DUCHENNE erkannt hatte, obzwar er sich in dieser Hinsicht nicht mit der sonst bei ihm üblichen Präzision ausgedrückt hat. Er sagt nur, daß anhaltende Kontraktion des Muskels die Respiration sehr erschwere. Wenn man den Latissimus dorsi durch einen kräftigen faradischen Strom bei festgestelltem Oberarm zur Kontraktion bringt, so werden die Rippenbögen, über welche der Muskel hinweggespannt ist — es handelt sich in der Regel um die 6 unteren Rippen —, nach einwärts und abwärts gedrückt. Besonders deutlich tritt das zutage, wenn der Oberarm nach vorne gehoben und in dieser Position fixiert ist. Der Latissimus trägt aber noch in anderer Weise zur Exspiration bei. Bei beiderseitiger Kontraktion des Muskels kommt es zu einer Streckung der Lenden- und unteren Brustwirbelsäule. Die Streckung der letzteren bedeutet aber eine Verminderung der Schrägstellung der Halsachsen der unteren Rippen und damit Senkung dieser letzteren.

Man kann sich meines Erachtens ohne weiteres davon überzeugen, daß der Latissimus dorsi bei jeder forcierten Ausatmung in Kontraktion gerät. Besonders gilt das für das Husten. WENCKEBACH hat den Latissimus geradezu als den „*Hustenmuskel*" bezeichnet. Der Latissimus gehört aber auch zu den Muskeln, welche beim *Sprechen* die Luftsäule auszutreiben und die Stimmbänder anzublasen haben. Wenn man nach dem Vorgang von WEISS das Wort „Kitt" laut aussprechen läßt, so kann man bei mageren Leuten, bei denen der Latissimus der Inspektion gut zugängig ist, deutlich sehen wie die einzelnen quer über den Rücken verlaufenden Bündel des Muskels sich kontrahieren, wobei die Haut über dem Muskel eine Reihe von queren Falten bildet. Bei einseitiger Lähmung des Latissimus treten diese queren Hautfalten beim Sprechstoß nicht auf. Im übrigen aber hat die isolierte Lähmung des Latissimus keine nennenswerten Störungen für das forcierte Exspirieren, die verschiedenen Abarten des Exspiriums, wie Husten, Niesen, Schreien, Summen usw. und für die Bauchpresse im Gefolge, solange die anderen Exspirationsmuskel noch gut funktionieren.

4. Serratus posticus inferior.

(Th$_9$, Th$_{12}$; Nn. intercostales.)

Der Serratus posticus inferior ist vom Latissimus dorsi vollkommen bedeckt. Er entspringt aus dem oberflächlichen Blatt der Fascia lumbodorsalis bis etwa zur Höhe des 12. oder 11. Brustwirbeldorns herauf; seine Muskelfasern ziehen schräg nach außen und oben und inserieren in vier Zacken an den vier untersten Rippen.

Über die Wirkung des Muskels herrscht keine Einigkeit unter den Autoren. DUCHENNE rechnet den Muskel zu den Rippensenkern, ebenso GEGENBAUER. LANDERER schreibt dem Serratus posticus inferior eine inspiratorische Wirkung zu, da er die unteren Rippen nach hinten unten und außen bewege. Eine solche Bewegung der Rippen gibt es aber gar nicht. W. FELIX gibt an, daß der Muskel mit einer Komponente die Rippen nach auswärts führen, mit einer zweiten nach abwärts ziehe; ersteres bedeute aber gleichzeitig Hochstoß, also Inspiration. W. FELIX scheint anzunehmen, daß die erstere Komponente des Muskels über die senkende überwiege; denn auch er führt ihn unter den Inspirationsmuskeln an. Die Hauptleistung des Muskels erblickt er wie schon früher HENLE und R. FICK darin, daß er dem Zuge des Zwerchfells, welcher die Rippen einwärts zu ziehen bestrebt ist, entgegen wirke und es so dem Zwerchfell ermögliche, die Zwerchfellkuppe zu senken; er ist also nach FELIX ein die inspiratorische Leistung des Zwerchfells wirksam unterstützender Synergist des letzteren.

Bei Lähmung und Atrophie des Latissimus dorsi liegt der Serratus posticus inf. direkt unter der Haut und ist der direkten percutanen faradischen Reizung zugängig. Unter diesen Umständen kann man beobachten, daß der Muskel bei seiner Kontraktion die unteren Rippen etwas senkt, also exspiratorisch wirkt. Von einem Seitenstoß der unteren Rippen, also einer nach außen ziehenden Komponente, konnte nichts festgestellt werden. Daß die einwärtsziehende Wirkung des Diaphragmas auf die unteren Rippen durch einen ganz anderen Mechanismus als die Kontraktion des Serratus post. inf. überwunden und in das Gegenteil verwandelt wird, ist bei Besprechung der Zwerchfellwirkung ausführlich erörtert worden. Ich rechne daher in Übereinstimmung mit DUCHENNE den Serratus post. inf. zu den Exspiratoren.

5. Quadratus lumborum.

(Th$_{12}$, L$_1$, L$_2$, L$_3$; kurze Äste der lumbalen Spinalnerven.)

Der Quadratus lumborum nimmt den Raum zwischen der 12. Rippe und dem Darmbeinkamm zur Seite der Lendenwirbelsäule ein. Er entspringt von dem unteren Rande der 1. Rippe und mit zahlreichen akzessorischen Zacken von den Querfortsätzen der

Lendenwirbel und inseriert an der Crista iliaca. Dorsal von ihm liegt das tiefe Blatt der Fascia lumbodorsalis (Lig. lumbocostale), welches ihn von der dorso-medial von ihm liegenden Muskelmasse des Ileocostalis und Longissimus trennt; lateral vom Rande der letzteren ist der Quadratus lumborum von dem oberflächlichen Blatt der Fasc. lumbodorsalis bedeckt.

Bei Lähmung und Atrophie des Erector trunci, wie sie bei progressiver Myopathie vorkommt, ist der Quadratus lumborum der direkten percutanen faradischen Reizung zugängig. Man sieht dabei, daß unter seiner Kontraktion die 12. Rippe abwärts gezogen wird, die Hinterwand der Leibeshöhle unmittelbar lateral von der Wirbelsäule wird straff eingezogen. Die Lendenwirbelsäule erfährt dabei eine Neigung nach der gereizten Seite zu.

Man kann sich von der Rolle, welche der Quadratus lumborum als eines der Versteifer der rückwärtigen Bauchwand auch recht gut bei Lähmung der Bauchmuskeln, überzeugen. Man sieht und fühlt bei der Bauchpresse, wie sich, im Gegensatz zu der ballonartigen Vorwölbung der vorderen und seitlichen Bauchwand, der mediale Abschnitt der hinteren Abdominalwand, straff einzieht, wobei sich der laterale Rand des Quadratus lumborum markiert. Umgekehrt beobachten wir bei Lähmung des Quadratus lumborum infolge von Unterbrechung des Plexus lumbalis, daß bei der Bauchpresse die hintere Bauchwand in einem schmalen Bezirke lateral von der Wirbelsäule zwischen 12. Rippe und Crista iliaca sich etwas vorwölbt.

6. Longissimus und Ileocostalis.

Wir müssen diesen Teil der langen Rückenmuskeln unter der Gruppe der Exspirationsmuskeln aus verschiedenen Gründen mit anführen. Erstens inseriert sowohl der Ileocostalis wie der Longissimus an den Rippen so, daß diese durch die Kontraktion der beiden Muskeln nach abwärts bewegt werden. Zweitens führt die Streckung der unteren Brustwirbelsäule, welche durch die Kontraktion des Longissimus und Ileocostalis bewirkt wird, durch die damit verknüpfte Änderung der Neigung der Rippenhalsachse, indirekt eine Senkung der Rippen herbei, während an den oberen Brustwirbeln der gegenteilige Effekt erzielt wird (vgl. S. 491). Wir sehen also, daß die langen Rückenstrecker sowohl das Inspirium wie das Exspirium unterstützen können.

Der Sakrolumbalis (Longissimus und Ileocostalis) bildet bis zu einem gewissen Grade auch einen Teil der hinteren Abdominalwand. Er liegt medio-dorsal vom Quadratus lumborum, diesen zum guten Teil bedeckend. Bei forcierter Exspiration, beim Husten, Niesen usw., beim Sprechstoß („Kitt") und bei der Bauchpresse kontrahiert sich auch der Erector trunci. In einem Falle von Lähmung des Plexus lumbalis, in dem der Quadratus lumborum gelähmt, der durch die Rami posteriosus der Spinalnerven versorgte Sakrolumbalis aber intakt war, sah ich den lateralen Rand des letzteren bei der Bauchpresse besonders scharf hervortreten. Umgekehrt wölbt sich bei Lähmung des Sakrolumbalis die Hinterwand der Leibeshöhle, unmittelbar seitlich von der Medianlinie, während der Bauchpresse etwas vor. Allerdings ist diese Vorwölbung nicht sehr ausgesprochen, solange der Quadratus lumborum erhalten ist; sobald aber auch er gelähmt ist, fehlen die wichtigsten Muskeln, welche die medialen Abschnitte der Hinterwand der Bauchhöhle zu versteifen haben.

7. Die Muskeln des Beckenbodens.

Die Leibeshöhle findet nach unten zu ihrem Abschluß am Boden des kleinen Beckens. Dieser Boden, welcher von Rectum, Urethra und Vagina durchbohrt wird, enthält eine ganze Anzahl Muskeln welche den muskulären Verschluß des aboralen Poles der Leibeshöhle bilden.

Jederseits vom Seitenrand des Os coccygeum entspringend, verläuft der *M. coccygeus* quer nach außen, in engem Anschluß an das Lig. sacrospinosum, und inseriert an der Spina ischiadica. Oberhalb von ihm entspringt von der Vorderfläche des Sacrums der *M. pyriformis*, welcher schräg nach außen und abwärts verläuft und durch das Foramen ischiadicum majus austritt, dieses großenteils füllend. Unterhalb des Coccygeus und des Lig. sacrospinosum verläßt der *Obturator internus* das Becken durch das Foramen ischiadicum minus. Den eigentlichen muskulären Beckenboden bildet der *Levator ani*, welcher von einem sehnigen Ansatzbogen entspringt, der an der Innenwand des kleinen Beckens vom unteren Rand der Schambeinfuge bis zur Spina ischiadica hinzieht; von dieser breiten Ursprungslinie aus konvergieren die Fasern von beiden Seiten nach medial und abwärts zum Anus. Dieser letztere ist vom *Sphincter ani* umschlossen, an den sich nach vorne zu der *Bulbo cavernosus* anschließt. Seitlich an diese schließen sich *Ischio-cavernosus* und *Transversus perinei superficialis* an, während der *Transversus perinei profundus* eine tiefer gelegene, quer durch das kleine Becken ziehende Muskelschicht darstellt, welche an die Prostata Anschluß gewinnt.

Die Bedeutung dieser Muskeln, welche man als *caudale Schlußplatte* der Leibeshöhle bezeichnen kann, geht am klarsten aus den Folgen der Lähmung derselben hervor. Alle diese Muskeln werden von den Sacralnerven innerviert. Bei allen Läsionen des untersten Rückenmarksabschnittes oder der sacralen Wurzeln der Cauda equina fällt häufig schon in der Ruhe auf, daß der Beckenboden vorgewölbt ist. Diese Vorwölbung nimmt bei der Ausatmung, namentlich bei forcierten Exspirium, sowie beim Husten, Niesen, Summen usw., beim Sprechstoß und besonders bei der Bauchpresse erheblich zu. Man sieht förmlich wie der Inhalt des kleinen Beckens nach außen vorgetrieben wird. Dasselbe ist bei Querläsionen des Markes der Fall.

8. Überblick über die exspiratorischen Kräfte.

Bei der Einatmung werden eine ganze Anzahl von Kräften wachgerufen, welche ihrerseits auf Ausatmung hinwirken. Während des Inspiriums werden die Lungen aufgebläht und sie trachten infolge ihrer Elastizität sich wieder zusammenzuziehen. Desgleichen streben die beim Inspirium gedehnten längs verlaufenden elastischen Fasern des Bronchialbaums diesen letzteren hiluswärts zu ziehen. Lungenelastizität und Bronchialbaumelastizität erstreben eine Verkleinerung des Lungenvolumens. Durch die bei der Einatmung erfolgende Hebung der Rippen werden deren Senkungsbänder gedehnt und diese streben infolge ihrer Elastizität dahin, die Rippen wieder zu senken. Im Sinne einer Senkung der Rippen wirkt auch die Schwere der Rippen selbst. Bei der Einatmung werden, wie ausgeführt, die Rippenknorpel gedehnt und die Knorpelknickungswinkel abgeflacht; die Elastizität der Rippenknorpel wirkt also im Sinne der Ausatmung. In gleicher Richtung wirken die zwischen den Rippenknorpeln ausgespannten Ligg. intercartilaginea und das Lig. coruscans, welche bei der Abflachung der Knorpelknickungswinkel gedehnt werden. Der intraabdominale Druck, welcher während des Inspiriums infolge des Herabsteigens des Zwerchfells erhöht wurde, ist bestrebt das letztere wieder emporzudrängen. Die Muskulatur der Bronchien und Bronchiolen fördert die Ausatmung dadurch, daß sie die in ihnen vorhandene Luft hiluswärts weiterschiebt.

Bei ruhiger Atmung reichen die aufgeführten Kräfte aus, um in dem Momente, in dem die inspiratorischen Muskelkräfte ihre Tätigkeit einstellen, die erforderliche Ausatmungslage des Brustkorbes herzustellen. Alle Autoren sind sich darüber einig, daß bei ruhiger Atmung die Ausatmung ohne nennenswerte Mithilfe der quergestreiften Exspirationsmuskeln vor sich geht. Diese treten erst beim sog. forcierten Exspirium, bei welchem eine maximale Senkung der Rippen und größtmöglicher Hochstand des Zwerchfells erzielt werden soll, in Aktion; desgl. aber auch, wenn die Austreibung der Luft auf Widerstand stößt, wie es beim Sprechakt, beim Schreien, Singen, Husten, Niesen und Summen der

Fall ist. Bei allen diesen besonderen Exspirationsarten ist die Mitwirkung der quergesteiften Ausatmungsmuskeln erforderlich. Unter letzteren sind weitaus die wichtigsten und wirksamsten die Bauchmuskeln, bei deren Lähmung ein forciertes Exspirium gar nicht möglich ist und alle die erwähnten besonderen Exspirationsarten mehr oder weniger leiden. Im Gegensatz zu den Bauchmuskeln kann man die anderen Exspirationsmuskeln, Triangularis sterni, Latissimus dorsi, Serratus posticus inferior, Quadratus lumborum, Longissimus und Ileocostalis und die Beckenbodenmuskulatur als Hilfsexspiratoren bezeichnen. Ihr Ausfall, soweit ein solcher zur Beobachtung gelangt, ist zwar auch erkennbar und ruft zum Teil charakteristische Störungen hervor, aber ist doch andererseits auch nicht entfernt so schwerwiegend wie die totale Lähmung der Bauchmuskeln.

XIII. Die Muskeln der Wirbelsäule und des Kopfes.

A. Einleitung.

Wenn auch die Bewegungen, welche ein einzelner Wirbel gegen seine Nachbarwirbel auszuführen imstande ist, relativ geringen Umfanges sind, so wird doch andererseits durch die Summation der Bewegungen von 27 aneinander gereihten Wirbeln der Gesamtausschlag der Wirbelsäulenexkursion ein recht beträchtlicher. Die Wirbel sind gegeneinander einmal in der Synchondrose der Intervertebralscheiben und zweitens in den Gelenkfortsätzen gegeneinander beweglich. Beide bilden ein zusammengehöriges Artikulationssystem. Da die Cart. intervertebralia Bewegungen um alle denkbaren Achsen gestatten und die Wirbelgelenke sog. Wackel- oder Schlottergelenke darstellen, so sind die einzelnen Wirbel gegeneinander um alle möglichen Achsen gegeneinander beweglich. Man bezeichnet die Bewegungen um die frontale Achse als *Beugung* bzw. *Streckung,* die Bewegung um die sagittale Achse als *Seitenneigung* und die Bewegung um die vertikale Achse als *Drehung* oder *Kreiselung.* Nach dem Gesagten sind auch die verschiedensten Kombinationen dieser drei Hauptbewegungen möglich. Unter diesen wird eine Kombination, welche in gleichzeitiger Neigung und Drehung nach der gleichen Seite besteht, als *Neigungskreiselung* bezeichnet.

Die Gelenkverbindungen zwischen Atlas und Epistropheus gestatten Bewegungen um die frontale Achse (Beugung und Streckung), sowie um die sagittale Achse (reine Seitenneigungen), letztere nur in recht geringem Grade, dafür aber eine ziemlich ausgiebige Kreiselung um die vertikale, durch den Epistropheuszahn verlaufende Achse. Da reine Kreiselung im Atlantooccipitalgelenk ausgeschlossen ist, so nimmt der Kopf an der Kreiselung in den Atlantoepistropheusgelenken in vollem Umfange teil. Bei der Kreiselung des Atlas gegen den Epistropheus rutscht der Atlas und mit ihm der Kopf auf den oberen Gelenkflächen des Epistropheus etwas nach abwärts. Jede ausgiebige Drehung des Kopfes in diesen Gelenken ist aber infolge der Ansatzverhältnisse der Flügelbänder mit einer Neigung des Kopfes nach der Gegenseite und einer geringen Streckung verbunden. Die atlantooccipitale Gelenkverbindung, welche ein Eigelenk darstellt, gestattet Bewegungen um unendlich viele Achsen. Die Hauptbewegungen sind einmal solche um die frontale Achse, die sog. Nickbewegungen, die andere vollzieht sich um die sagittale, schräg von oben vorn nach hinten unten gerichtete Achse, und besteht in einer Neigung des Kopfes nach der einen Seite und einer Drehung nach der anderen Seite. Reine Kreiselungen sind ausgeschlossen.

Die Wirbelsäule weist in der Ruhe in ihrem Hals- und Lendenteile eine nach vorn gerichtete Konvexität *(Lordose),* in ihrem Brust- und Kreuzbeinteile aber eine nach hinten gerichtete Konvexität *(Kyphose)* auf (Abb. 439, 440). Der Scheitel der Halskrümmung liegt etwa in der Höhe des 3. oder 4. Halswirbels, der der Brustwirbelkyphose von Fall zu Fall wechselnd in der Höhe des 5.—8. Thorakalwirbels, der der Lendenlordose in der Regel in der Höhe des 3. oder 4. Lumbalwirbels. Außer diesen sog. Sagittalkrümmungen weist die Wirbelsäule gar nicht selten innerhalb der physiologischen Breite auch eine frontale Krümmung in Gestalt der sog. physiologischen Skoliose auf, die Brustwirbelsäule ist leicht nach der Seite geneigt, in der Mehrzahl der Fälle ist die Konvexität nach rechts gerichtet; dieser Brustwirbelskoliose entspricht eine kompensatorische Skoliose der Lendenwirbelsäule mit linksgerichteter Konvexität.

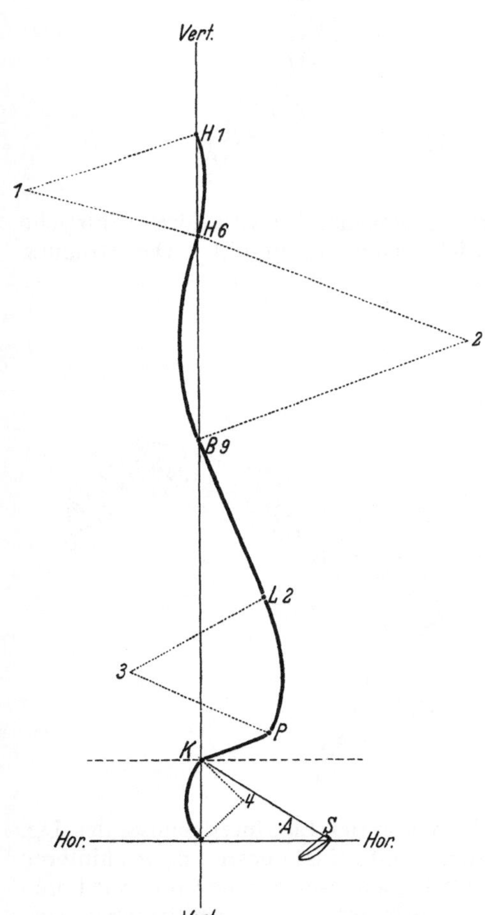

Abb. 439. Schematische Darstellung der Krümmungen der einzelnen Wirbelsäulenabschnitte in der Ruhehaltung. (Nach R. FICK.)

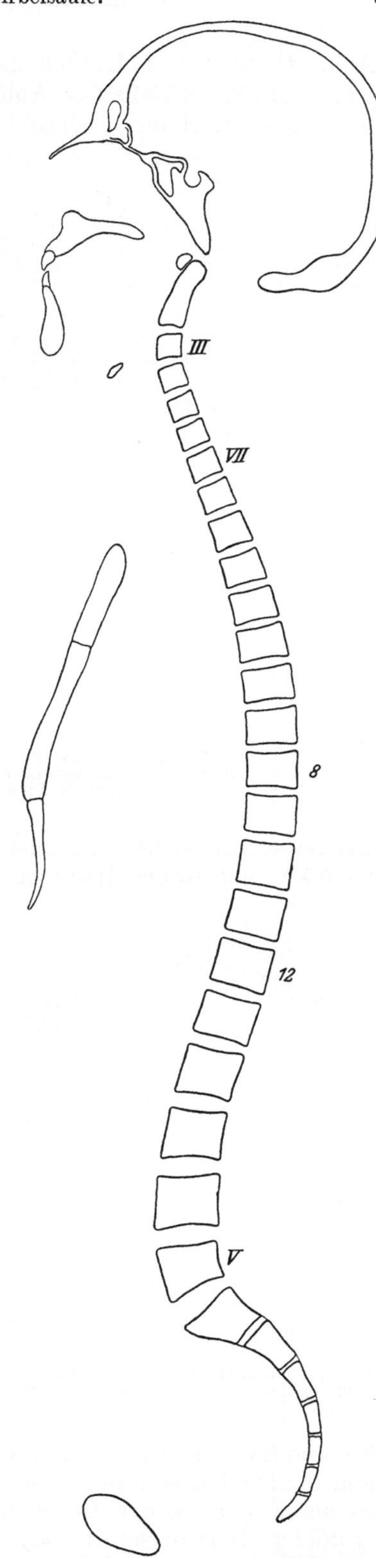

Abb. 440. Darstellung der Krümmungen der einzelnen Wirbelsäulenabschnitte am Kadaver eines 21jährigen Soldaten. (Nach R. FICK.)

Abb. 441 stellt nach R. FICK die von ihrer Ausgangsstellung maximal vorwärtsgebeugte Wirbelsäule dar, Abb. 442 gibt die Endstellungen bei maximaler Beugung und Streckung wieder.

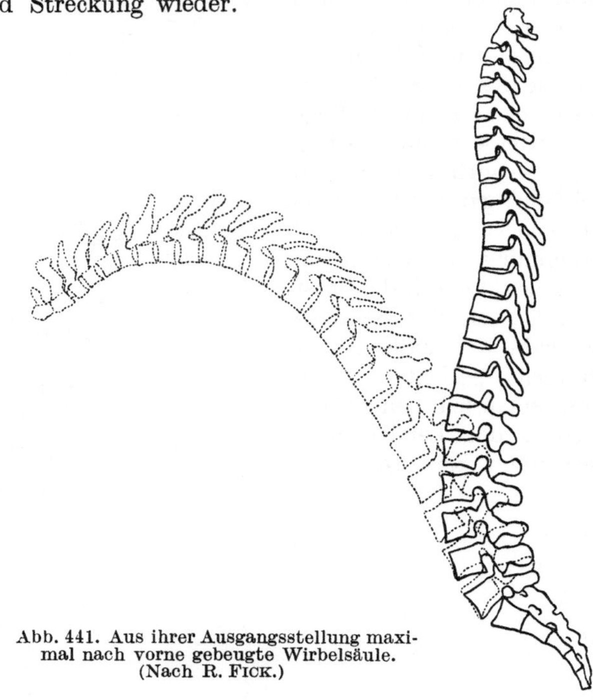

Abb. 441. Aus ihrer Ausgangsstellung maximal nach vorne gebeugte Wirbelsäule. (Nach R. FICK.)

Die Beweglichkeit der einzelnen Wirbel gegeneinander wird durch zahlreiche ligamentöse und ossale Hemmungseinrichtungen beschränkt. Die Beugung

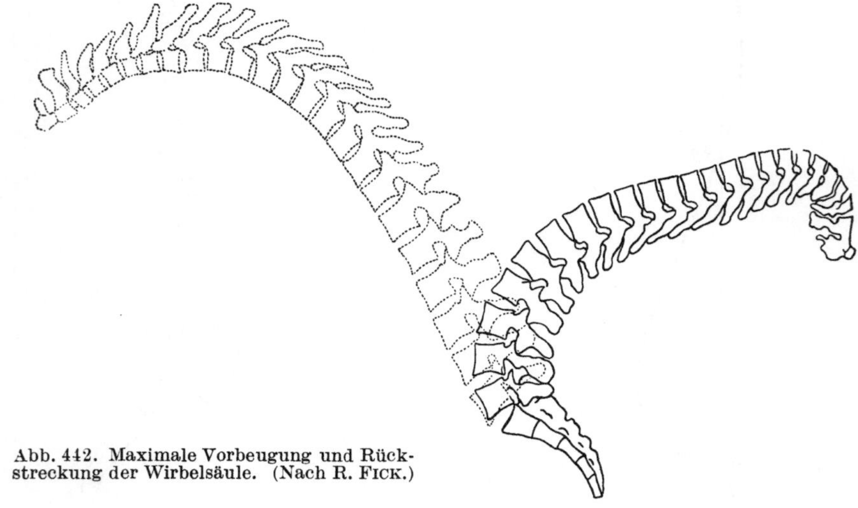

Abb. 442. Maximale Vorbeugung und Rückstreckung der Wirbelsäule. (Nach R. FICK.)

nach vorne findet ihre Grenzen in der Spannung der Lig. interspinosa, des Lig. apicum, der Lig. intercruralia flava, des Lig. longitudinale posterius, des hinteren Teiles der Faserringe der Zwischenwirbelscheiben, welcher gedehnt wird und des vorderen Teils derselben, welcher komprimiert wird. Die Beugung nach vorne wird auch durch den mit der Brustwirbelsäule verbundenen Thorax

(Rippen und Sternum) beschränkt. Die Streckung nach hinten findet ihre Grenzen in der Spannung des Lig. long. anterius, in dem vorderen Teil der Intervertebralscheiben, welcher gedehnt, und dem hinteren, welcher komprimiert wird, und vor allem in dem Aufeinanderstoßen der Wirbelbögen und Dornfortsätze. Die Neigung nach der Seite wird vor allem durch die gleichseitigen Rippen, welche sich dabei aufeinanderstemmen (R. Fick, F. W. Müller), durch die kontralateralen Teile der Zwischenwirbelscheibe, welche gedehnt, und die homolateralen Teile, welche komprimiert werden, durch die kontralateralen Ligg. interarcuata und intertransversaria und Kapselbänder, gehemmt. Die Längskreiselung findet ihre Grenze in der Torquierbarkeitsgrenze der Ligg. intervertebralia und den Gelenkverbindungen. Die Bewegungen zwischen Atlas und Epsitropheus werden hauptsächlich durch die Flügelbänder, die Gelenkkapseln, die vordere untere Membrana obturatoria mit den seitlichen schiefen Verstärkungsbändern, auf der Rückseite durch die hinteren Hilfsbänder sowie die hintere untere Membrana obturatoria beschränkt. Für die Bewegungen zwischen Atlas und Occiput kommen für die Flexion nach vorne das Lig. nuchae, das Lig. longit. poster., die hinteren Verstärkungsbänder der Membrana obturatoria, der senkrechte Schenkel des Kreuzbandes und die Flügelbänder, für die Streckung das Lig. long. anter. und die obere vordere Membrana obturatoria, für die Seitenneigung die vorderen und hinteren schrägen Verstärkungsbänder der Gelenkkapsel und das Flügelband der entgegengesetzten Seite als Hemmungsbänder in Betracht.

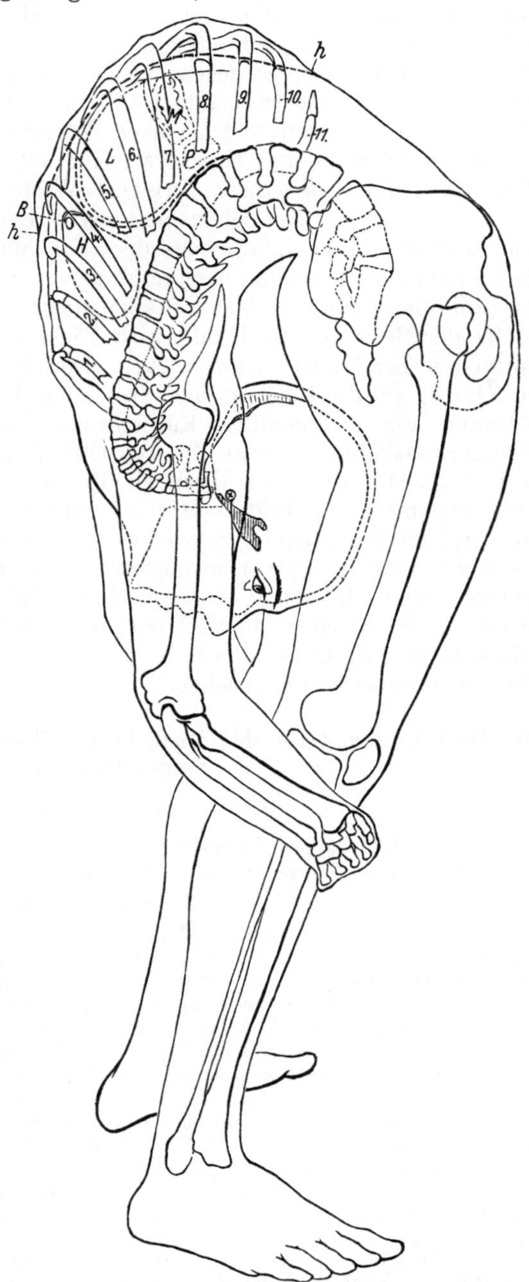

Abb. 443. Der von Welcker und Eisler untersuchte Schlangenmensch Büttner-Marinelli mit einkonstruiertem Skeletsystem. (Nach R. Fick.)

Ehe aber alle diese ossalen und ligamentösen Hemmungsvorrichtungen zur vollen Wirkung gelangen, macht sich beim Lebenden der Dehnungswiderstand der jeweils gedehnten Muskeln der Wirbelsäule bemerkbar. Darum steht die Spielbreite der Bewegungen der Wirbelsäule und des Kopfes beim Lebenden nach allen Richtungen mehr oder weniger den Exkursionsmöglichkeiten des Knochenbandapparates in der Regel nach. Die Beweglichkeit der Wirbelsäule schwankt außerordentlich nach Alter und Anlage von Fall zu Fall. Nach Weber beträgt die Spielbreite zwischen extremer Beugung und Streckung aller Wirbel und des Kopfes gegeneinander durchschnittlich 245°, davon entfallen auf Kopf und Halswirbelsäule 160°, auf Brust- und Lendenwirbelsäule 85°. Der Kreiselungsumfang beträgt nach Weber etwa 108° nach jeder Seite, davon entfallen auf Kopf und Hals etwa 70°, auf Brust- und Lendenteil etwa 38°. Volkmann fand im ganzen geringere Werte.

R. Fick betont, daß bei der maximalen Beugung der Wirbelsäule nach vorne die Lordose der Lendenwirbelsäule vollkommen verschwindet (vgl. Abb. 441). Bei maximaler Streckung nach hinten zeigt sich, daß dieselbe ganz überwiegend an drei relativ umschriebenen Stellen stattfindet, am Halse, an der Übergangsstelle der Brust- in die Lendenwirbelsäule und zwischen Kreuzbein und dem untersten Lendenwirbel (Abb. 442). Der Brustabschnitt der Wirbelsäule ist mit Bezug auf die Beugung und Streckung der steifste, eine mit Bezug auf die Atmung sehr zweckmäßige Einrichtung. Bei manchen Individuen, den sog. Schlangenakrobaten, weist die Wirbelsäule eine ganz exuberante Spielbreite auf. Abb. 443, die dem Werke R. Ficks entlehnt ist, zeigt den bekannten Schlangenmenschen *Büttner-Marinelli* und gibt die von Welcker an demselben konstruierte Skeletkonfiguration wieder. Man kann unschwer feststellen, daß tatsächlich die Hauptverbiegungsstellen im Halsteil und Lendenkreuzbeinteil gelegen sind. Derartige ungewöhnliche Exkursionsmöglichkeiten beruhen in erster Linie auf einer durch Übung erworbenen Erschlaffungsmöglichkeit der Muskeln der Wirbelsäule, woran sich dann sekundär auch eine Erschlaffung der Hemmungsbänder anschließt.

B. Die Wirkungsweise der Muskeln der Wirbelsäule und des Kopfes und die Folgen ihrer Lähmung.

a) Streckergruppe.

1. Longissimus und Ileocostalis (Sakrospinalis).
(Rami posteriores der sacralen, lumbalen, thorakalen und cervicalen Spinalnerven.)

Longissimus und Ileocostalis bilden zunächst eine gemeinsame Muskelmasse, welche ihren Ursprung im Bereich der Hinterfläche des Sacrums von der Fascia lumbodorsalis und der Crista iliaca nimmt. Weiter aufwärts sondert sich die Muskelmasse des Sakrospinalis in den medialen Longissimus und den lateralen Ileocostalis. Beide ziehen an der Rückseite der gesamten Wirbelsäule empor, ersterer sogar bis zum Kopfe. Während dieses langen Verlaufes wird die von der Fasc. lumbodors. und vom Darmbeinkamm entsprungene Muskelmasse noch durch weitere akzessorische Ursprünge verstärkt, der Longissimus durch solche von den Querfortsätzen der Brustwirbel sowie von den Querfortsätzen der unteren Halswirbel, der Ileocostalis durch Ursprungsbündel von den Rippen. Der *Longissimus* besitzt im Lendenabschnitt und Thorakalabschnitt doppelte Insertionen, mediale an den akzessorischen Fortsätzen der Lendenwirbel und den Querfortsätzen der Brustwirbel, laterale an den Querfortsätzen der Lendenwirbel und an den Rippen; im Halsabschnitt inseriert der Longissimus an den Querfortsätzen der Halswirbel, am Kopf am hinteren Rande des Proc. mastoideus. Der Longissimus zerfällt in drei Abschnitte, den *Longissimus dorsi,* welcher an der Lenden- und Brustwirbelsäule, den *Longissimus cervicis,* welcher an der Halswirbelsäule und den *Longissimus capitis,* welcher am Kopfe inseriert.

Der *Ileocostalis* gibt seine Insertionszacken an die Rippenwinkel und an die Querfortsätze der Halswirbel ab; eine Insertion am Kopf besitzt er nicht. Man unterscheidet am Ileocostalis ebenfalls drei Abschnitte, den *Ileocostalis lumborum,* welcher an den unteren 6—7 Rippen, den *Ileocostalis dorsi,* welcher an den 5—6 oberen Rippen inseriert, und den *Ileocostalis cervicis,* welcher sich an den Querfortsätzen der Halswirbel anheftet.

Vom *Longissimus* und *Ileocostalis* ist unter normalen Verhältnissen nur der unterste Abschnitt der direkten percutanen faradischen Reizung zugängig; er ist nur von der Fascia lumbo-dorsalis bedeckt. Alle anderen Abschnitte sind normaliter vom Latissimus dorsi, Trapezius, Rhomboideus, Serratus post. sup. und Splenius cervicis et capitis überlagert. Bei Lähmung und Atrophie des Latissimus dorsi, Trapezius und Rhomboideus, einem bei progressiver Muskelatrophie nicht allzu seltenen Vorkommnis, ist der gesamte Ileocostalis, der Longissimus dorsi und bis zu einem gewissen Grade auch der Longissimus cervicis der percutanen faradischen Reizung gut zugängig. Den Longissimus capitis kann man nur nach operativer Freilegung reizen, wenn man den lateralen Rand des Splenius medialwärts schiebt.

Die Wirkung des Longissimus und Ileocostalis besteht, wie es schon DUCHENNE beschrieben hat, in einer *Streckung* und *Neigung der Wirbelsäule nach der gereizten Seite.* Ob die neigende Wirkung des Ileocostalis wirklich größer ist als die des Longissimus, wie es DUCHENNE behauptet, vermochte ich nicht zu entscheiden. Die von früheren Autoren dem Longissimus und zum Teil auch dem Ileocostalis zugeschriebene rotatorische Wirkung auf die Wirbelsäule soll nach DUCHENNE nur dann eintreten, wenn die Wirbelsäule vorher nach der entgegengesetzten Seite rotiert ist; unter diesen Umständen soll durch eine kräftige Kontraktion des Longissimus und Ileocostalis die Wirbelsäule wieder in die gerade Mittelstellung zurückgedreht werden, aber auch diese Bewegung soll nur mit geringer Kraft vor sich gehen. Ich selbst habe mich von einer irgendwie deutlichen rotatorischen Wirkung des Sakrospinalis nicht recht überzeugen können. Wenn sich *Longissimus und Ileocostalis* auf *beiden Seiten gleichzeitig kontrahieren,* so erfolgt eine *reine Streckung der Wirbelsäule ohne jede Seitenneigung.*

Auf die einzelnen Abschnitte der Wirbelsäule verteilen sich die Wirkungen der einzelnen Abschnitte des Sakrospinalis etwa folgendermaßen. Der Ileocostalis lumborum streckt infolge seiner Insertionen an den Rippen den unteren Teil der Brustwirbelsäule, indirekt aber auch, obwohl er nicht an den Lendenwirbeln inseriert, die Lendenwirbelsäule; der Longissimus dorsi streckt die gesamte Lenden- und Brustwirbelsäule, der Ileocostalis dorsi streckt den oberen Teil der Brustwirbelsäule; die Halswirbelsäule wird durch den Longissimus cervicis und Ileocostalis cervicis gestreckt; direkt auf den Kopf wirkt nur der *Longissimus capitis*; er *streckt* den *Kopf, neigt* ihn nach der *gleichen Seite* und *dreht* ihn etwas nach der *gleichen Seite.* Im übrigen wirkt der Longissimus capitis indirekt auch auf die Halswirbelsäule streckend, neigend und vielleicht etwas nach der gleichen Seite drehend.

2. Spinalis dorsi, Spinalis cervicis.

(L_1, L_2, Th_{12}—Th_1, C_8—C_2; Rami posteriores Nn. spinalium.)

Der *Spinalis dorsi* bildet einen schmalen langen Muskelbauch, der an der Medialseite des Longissimus dorsi lateral von den Dornfortsätzen der Brustwirbelsäule gelegen ist. Er entspringt von den Dornfortsätzen der oberen Lendenwirbel und untersten Brustwirbel und inseriert an den Dornfortsätzen der oberen Brustwirbel bis zum zweiten einschließlich aufwärts. Der *Spinalis cervicis* bildet ebenfalls einen schmalen langen Muskelbauch der seitlich von den Dornfortsätzen der Halswirbel gelegen ist. Er entspringt von den Dornfortsätzen der obersten Brust- und unteren Halswirbel und inseriert an den Dornfortsätzen der oberen Halswirbel bis zum zweiten einschließlich aufwärts.

Der *Spinalis dorsi* ist wie der Longissimus vom Latissimus, Trapezius und Rhomboideus bedeckt. Er ist bei Lähmung und Atrophie dieser Muskeln der direkten percutanen faradischen Reizung zugängig. Der *Spinalis cervicis* liegt unter dem Splenius und ist isoliert faradisch nicht erregbar. Die Wirkung des *Spinalis dorsi* besteht in einer *reinen Streckung* der *Brustwirbelsäule,* die des *Spinalis cervicis* durfte in einer *Streckung* der *Halswirbelsäule* bestehen. Die Streckung vollzieht sich auch bei einseitiger Wirkung ohne erkennbare Seitenneigung oder Rotation.

3. Semispinalis (Transverso-spinalis).

(Th$_{12}$—C$_1$; Rami posteriores der Spinalnerven.)

Der *Semispinalis,* für den charakteristisch ist, daß er von Querfortsätzen entspringt und an Dornfortsätzen inseriert, zerfällt in drei Abschnitte. Der *Semispinalis dorsi* entspringt von den Querfortsätzen der unteren 6—7 Brustwirbel und inseriert an den Dornfortsätzen der oberen 5—6 Brustwirbel und beiden letzten Halswirbel. Der *Semispinalis cervicis* entspringt von den Querfortsätzen der 5—6 oberen Brustwirbel und inseriert an den Dornfortsätzen der Halswirbel bis zum zweiten aufwärts. Der weitaus mächtigste Abschnitt des Transversospinalis, der *Semispinalis capitis,* entspringt wie der Semispinalis cervicis von den Querfortsätzen der 5—6 oberen Brustwirbel, außerdem aber von den Querfortsätzen der Halswirbel bis zum vierten aufwärts und inseriert am Occiput, unterhalb der Linea nuchae superior neben der Mittellinie. An dem Muskel kann eine mediale Portion, der *Biventer,* und eine laterale, der *Complexus,* unterschieden werden.

Der *Semispinalis dorsi* ist vom Spinalis dorsi und Longissimus dorsi bedeckt, der *Semispinalis cervicis* vom Splenius cervicis et capitis; der *Semispinalis capitis* ist nur in seinem unteren Teil vom Splenius überlagert, während seine obere Hälfte seitlich vom Trapezius unmittelbar unter der Haut frei liegt.

Der *Semispinalis capitis* streckt den Kopf, seine neigende Wirkung ist nur gering. Duchenne spricht ihm eine Rotationskomponente ab, R. Fick meint, daß er nach der Gegenseite drehe. — Ich habe bei direkter faradischer Reizung des Muskels bisher nur eine allerdings nur geringfügige Drehung nach der homolateralen Seite beobachtet. Die Wirkung des *Semispinalis dorsi* dürfte in einer geringen Streckwirkung und einer *Rotation* der oberen Brustwirbel nach der *entgegengesetzten Seite,* die des *Semispinalis cervicis* neben der Streckwirkung in einer *Rotation der Halswirbel* nach der *Gegenseite* bestehen. R. Fick schreibt dem Semispinalis auch eine Seitenneigung zu, doch dürfte diese nur sehr gering sein.

4. Splenius.

(Rami posteriores der Cervicalnerven und oberen Thorakalnerven.)

Der *Splenius* entspringt von den Dornfortsätzen der oberen sechs Brustwirbel und des siebenten Halswirbels sowie vom unteren Abschnitt des Lig. nuchae. Der Muskel steigt schräg aufwärts und sondert sich in zwei Portionen, den *Splenius cervicis,* welcher an den Querfortsätzen der oberen drei Halswirbel inseriert und in den *Splenius capitis,* welcher am Occiput entlang der Linie nuchae superior nach außen von der Insertion des Semispinalis bis zum Proc. mastoideus hin inseriert.

Der *Splenius cervicis* ist ganz vom Trapezius und Rhomboideus bedeckt, der *Splenius capitis* großenteils vom Trapezius, doch liegt sein oberer Abschnitt oberhalb des oberen äußeren Randes des Trapezius frei unter der Haut und ist hier der percutanen faradischen Reizung zugängig. Bei Atrophie des Trapezius und Rhomboideus sind Splenius cervicis et capitis in ganzer Ausdehnung der faradischen Reizung zugängig. Die Wirkung des *Splenius cervicis* besteht in einer *Neigung* und *Drehung* der *Halswirbelsäule* nach der *homolateralen Seite.* Seine Streckwirkung ist äußerst gering und kommt nur bei beiderseitiger Kontraktion der Splenii cervicis zustande. Der *Splenius capitis* dagegen ist ein ausgesprochener *Kopfstrecker*; er *neigt* gleichzeitig den Kopf nach der Seite und erteilt ihm eine *Rotation* nach der *homolateralen Seite.*

5. Multifidi et Rotatores.

(Rami posteriores aller Spinalnerven.)

Die *Multifidi* einschließlich der sog. *Rotatores* stellen eine unterhalb des Longissimus gelegene, vom Sacrum bis zum zweiten Halswirbel emporziehende Muskelschicht dar. Die einzelnen Muskelbündel entspringen von den

Querfortsätzen jedes einzelnen Wirbels, ziehen in schrägem Verlauf medialwärts und inserieren unter Überspringung von 2—3 Wirbeln an den Dornfortsätzen höher gelegener Wirbel. Sie stellen also einen Teil, die sog. tiefe Schicht des Transversospinalis, dar. Die tiefsten Bündel des Multifidus verlaufen vom Querfortsatze eines Wirbels unter Überspringung nur eines Wirbels zum Bogen des zweit höheren Wirbels *(Rotatores longi)*; andere Muskelbündel ziehen vom Querfortsatz eines Wirbels zum Bogen des nächst höheren Wirbels *(Rotatores breves)*.

Der *Multifidus* und die *Rotatores longi* et *breves* können unter Berücksichtigung ihrer Insertionsverhältnisse und Verlaufsrichtung als *Dreher* der Wirbelsäule *nach der Gegenseite* angesehen werden; eine *streckende* Wirkung dürften sie im wesentlichen nur bei doppelseitiger Kontraktion entfalten. Die neigende Wirkung, welche ihnen von manchen Autoren zugeschrieben wird, dürfte außerst gering sein.

6. Interspinosi.

(Rami posteriores der lumbalen und cervicalen Spinalnerven.)

Die *Mm. interspinosi* stellen kurze Muskeln dar, welche zur Seite der Ligg. interspinalia von Dornfortsatz zu Dornfortsatz ziehen. Sie sind an der Lendenwirbelsäule kräftig entwickelt, ebenso an der Halswirbelsäule, während sie an der Brustwirbelsäule meist nur an den beiden untersten und am obersten Wirbel bestehen.

Die Wirkung der *Interspinosi* dürfte eine reine *Streckung* des einen Wirbels gegen den anderen sein. Ihre Wirkung kann sich nach R. FICK an der Halswirbelsäule und Lendenwirbelsäule zu einem ganz beträchtlichen Ausschlag im Sinne der Streckung summieren.

7. Die Intertransversarii.

(Rami posteriores der lumbalen und cervicalen Spinalnerven.)

Die *Intertransversarii* sind zwischen den Querfortsätzen je zweier benachbarter Wirbel ausgespannt. Sie sind wie die Interspinosi nur an der Lendenwirbelsäule einerseits und an der Halswirbelsäule sowie den obersten Brustwirbeln andererseits vorhanden, während sie an der übrigen Brustwirbelsäule fehlen. An der Lendenwirbelsäule werden die Intertransversarii mediales, welche vom Proc. mamillaris des einen Wirbels zum Proc. accessorius des nächst höheren ziehen, von den Intertransversarii laterales, welche die Processus laterales verbinden, unterschieden. Im Halsteile sind die hinteren und die vorderen Zacken der Querfortsätze durch gesonderte Muskeln in Verbindung (Intertransversarii posteriores et anteriores).

Die Wirkung der *Intertransversarii* besteht wohl in einer reinen *Neigung* der Wirbel gegeneinander.

8. Kurze Muskeln zwischen Atlas, Epistropheus und Occiput an der Dorsalseite.

(C_1, C_2; N. suboccipitalis.)

Der *Rectus capitis post. minor* entspringt vom Tuberc. post. des Atlas und inseriert am Os occipitale nahe der Mittellinie vor der Insertion des Semispinalis capitis. Er ist ein reiner *Strecker* des Kopfes gegen den Atlas.

Der *Rectus capitis post. major* zieht vom Dornfortsatz des Epistropheus zum Os occipitale lateral vom Rect. cap. post. minor und inseriert auch unmittelbar lateral von dem Ansatz des letzteren am Hinterhauptsbein. Er *streckt* den Kopf und *dreht* ihn zugleich im Atlantooccipitalgelenk etwas nach der *homolateralen Seite*. Bei doppelseitiger Kontraktion wirkt er rein streckend.

Der Rectus capitis lateralis entspringt vom Querfortsatz des Atlas und inseriert am Hinterhauptsbein unmittelbar lateral vom Proc. condyloideus; er *neigt* den Kopf gerade seitwärts ohne ihm eine Drehung oder Streckung zu erteilen. Der *Obliquus capitis superior* entspringt vom Querfortsatz des Atlas und inseriert am Hinterhauptsbein lateral vom Ansatz des Rect. cap. post. major. Er *streckt* den Kopf und *neigt* ihn etwas nach der homolateralen Seite. Bei doppelseitiger Kontraktion wirkt er als reiner Strecker. Der *Obliquus capitis inferior* entspringt vom Dorn des Epistropheus und inseriert am Querfortsatz des Atlas; er übt eine *drehende* Wirkung nach der *homolateralen* Seite zu aus.

Man bezeichnet die bisher angeführten Muskeln der Wirbelsäule und des Kopfes seit altersher als Opisthothenar. Kurz zusammengefaßt läßt sich folgendes sagen: Als *Strecker* des *Lendenabschnittes* der Wirbelsäule wirken: Ileocostalis lumborum, Longissimus dorsi, Interspinosi lumbales und bei doppelseitiger Kontraktion auch die Multifidi et Rotatores lumbales; als *Strecker* des *Thorakalabschnittes*: Ileocostalis lumborum, Ileocostalis dorsi, Longissimus dorsi, Spinalis dorsi, Semispinalis dorsi, die Interspinosi thoracales, soweit solche vorhanden sind, bei doppelseitiger Kontraktion auch die Multifidi et Rotatores thoracales; als *Strecker des Cervicalabschnittes*: Ileocostalis cervicis, Longissimus cervicis, Spinalis cervicis, Interspinosi cervicis, Semispinalis cervicis, Splenius cervicis und bei doppelseitiger Kontraktion auch Multifidi et Rotatores cervicales; als *Strecker des Kopfes*: Longissimus capitis, Splenius capitis, Semispinalis capitis, Rectus capitis posterior major, Rectus capitis posterior minor, Obliquus capitis superior.

Als *Seitenneiger* der *Lendenwirbelsäule* wirken: Ileocostalis lumborum, Longissimus dorsi, Intertransversarii lumbales, als *Seitenneiger* des *Thorakalabschnittes* Ileocostalis dorsi, Longissimus dorsi, Intertransversarii thoracales (soweit vorhanden) als *Seitenneiger* des *Cervicalabschnittes*: Ileocostalis cervicis, Longissimus cervicis, Splenius cervicis, Intertransversarii cervicales; als *Seitenneiger des Kopfes*: Longissimus capitis, Splenius capitis, Semispinalis capitis (?), Rectus capitis lateralis, Obliquus capitis superior.

Als *Rotatoren* der *Lendenwirbel* nach der *kontralateralen* Seite wirken: Multifidi lumbales, nach der *homolateralen* Seite: Ileocostalis lumborum (?), Longissimus dorsi (?), als *Rotatoren* der *Brustwirbelsäule* nach der *kontralateralen* Seite: Semispinalis dorsi und Multifidi et Rotatores thoracales, nach der *homolateralen* Seite: Ileocostalis lumborum (?), Longissimus dorsi (?); als *Rotatoren* der *Halswirbelsäule* nach der *kontralateralen* Seite: Semispinalis cervicis, Multifidi et Rotatores cervicis, nach der *homolateralen* Seite: Ileocostalis cervicis (?), Longissimus cervicis (?), Splenius cervicis; als *Rotatoren* des *Kopfes* nach der *homolateralen* Seite: Longissimus capitis, Semispinalis capitis (?), Splenius capitis, Obliquus capitis inferior, Rectus capitis posterior major.

Wir haben bisher die Folgen der Lähmung der einzelnen der aufgeführten Muskeln der Wirbelsäule und des Kopfes nicht ins Auge gefaßt, weil isolierte Ausfälle eines einzelnen dieser anatomisch differenzierbaren Muskeln bisher nicht bekannt geworden sind und wohl auch kaum vorkommen dürften. Trotzdem sind *Lähmungszustände* im Bereich dieser *Wirbelsäulen-Kopfstreckergruppe* keine Seltenheit. Sie kommen am häufigsten im Rahmen der progressiven Myopathien vor, aber auch nucleare Lähmungen dieser Muskelgruppe sind bei spinaler progressiver Muskelatrophie, bei Poliomyelitis, bei Syringomyelie, Hydromyelie, intramedullären Tumoren, Hämatomyelie und traumatischen Prozessen keine Seltenheit. Aber wohl stets sind bei allen diesen Erkrankungen mehr oder weniger alle dieser Streckergruppe angehörigen Muskeln innerhalb eines bestimmten Wirbelsäulenabschnittes gleichzeitig ergriffen, wobei aber je nach der Ausdehnung des myopathischen oder nuclearen Prozesses im einzelnen Fall sehr oft eben nur mehr oder weniger umschriebene Höhenabschnitte dieser vom Sacrum bis zum Kopf emporreichenden dorsalen Muskelgruppe gelähmt, andere aber intakt sind.

Da die bisher angeführten Muskeln der Wirbelsäule und des Kopfes fast alle eine *streckende* Wirkung auf die Wirbelsäule und den Kopf entfalten, hat man sie unter dem Namen des *Opisthothenar* zusammengefaßt. Ihre Zusammengehörigkeit beruht aber vor allem auf ihrer gleichartigen Innervation. Sie werden sämtlich durch die Rami posteriores der einzelnen Spinalnerven versorgt, und zwar sind sie die einzigen Muskeln unseres Körpers, welche von diesen Rami posteriores innerviert werden.

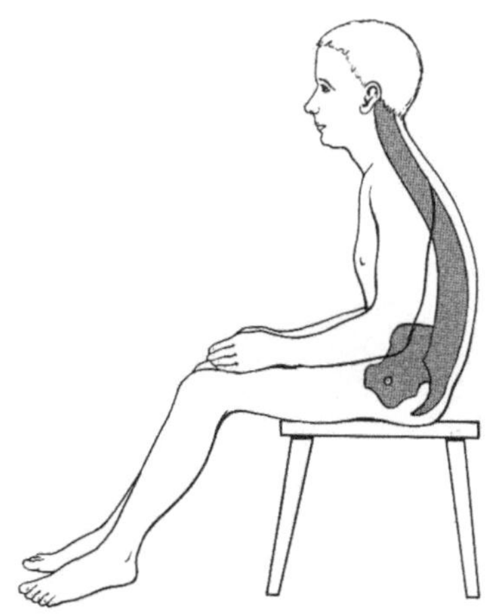

Abb. 444. Sitzen mit rundem Rücken. (Nach STAFFEL-R. FICK.)

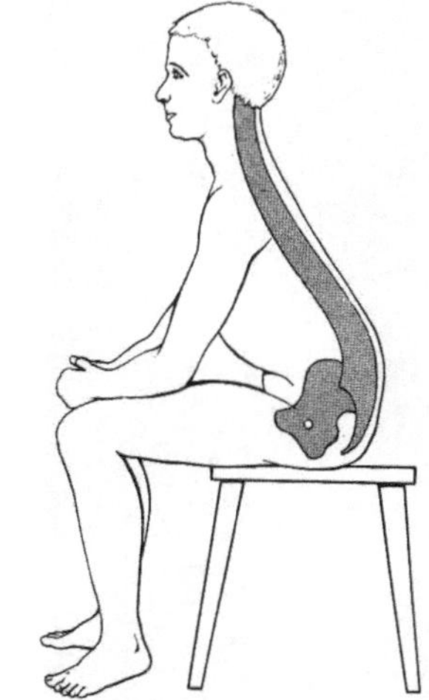

Abb. 445. Sitzen mit flachem Rücken. (Nach STAFFEL-R. FICK.)

Die Folgen der doppelseitigen *Lähmung* des *lumbalen* und *thorakalen* Teiles des *Opisthothenar* bestehen in einem fast vollkommenen Verlust der Streckbarkeit der Lenden- und Brustwirbelsäule. Der einzige Muskel, der außerdem noch extendierend auf die Lenden- und Brustwirbelsäule einwirkt, der Latissimus dorsi, ist für sich allein nicht entfernt imstande, die wichtige Aufgabe, welche dem lumbalen und thorakalen Abschnitt des Opisthothenar, dem *Erector trunci,* zufällt, zu erfüllen. Die Folge der Lähmung des Erector trunci ist die, daß beim Sitzen die Lenden- und Brustwirbelsäule unter der Last des Oberkörpers kyphotisch zusammensinkt, sobald die Haltung der Wirbelsäule eine solche ist, daß die Schwerkraft beugend auf die einzelnen Wirbel wirkt. Das ist aber bei den meisten Arten des Sitzens der Fall, sowohl beim Sitzen mit geradem Oberkörper, wie beim Sitzen mit rundem Rücken, wie auch beim Sitzen mit sog. flachem Rücken (Abb. 444 und 445). Nur wenn künstlich der Oberkörper stark nach hinten übergelegt ist, wirkt die Schwerkraft streckend auf die Wirbelsäule. Eine solche Position können aber die Kranken mit Lähmung des Erector trunci ihrem Oberkörper aktiv gar nicht erteilen; denn das Becken kann beim Sitzen nur wenig gegen die Oberschenkel gestreckt werden und die Lenden- und Brustwirbelsäule kann infolge der Lähmung des Erector trunci nicht gestreckt werden. Wenn die Lähmung lange Zeit besteht, so kann die Kyphose durch Schrumpfung der Beugemuskeln der Brust- und Lendenwirbelsäule und der Beugeligamente, sowie durch artikuläre und ossale Veränderungen fixiert werden, so daß ein Ausgleich auch im Liegen nicht mehr eintritt. Die Gleichgewichtserhaltung des Rumpfes beim Stehen ist bei der Lähmung des Erector trunci unmöglich, solange der Schwerpunkt des Rumpfes vor das Kreuzbein fällt, die Wirbelsäule fällt dann vollkommen nach vorne über. Wie die Abb. 354, 355, 356, S. 374, 375, welche der bekannten Arbeit von Braune und Fischer über die Lage der Schwerpunkte der einzelnen Körperabschnitte entstammen, lehren, liegt der Schwerpunkt des Gliedsystems Kopf-Wirbelsäule etwa in der Höhe des elften Thorakalwirbelkörpers, und etwas vor demselben; die nach oben verlängerte Schwerlinie läuft überall mehr oder weniger beträchtlich vor den Brustwirbelkörpern vorbei; nach unten zu erreicht die Schwerlinie allerdings die Vorderfläche der Lendenwirbelkörper und schneidet von letzteren zum Teil sogar kleine vordere Segmente ab,

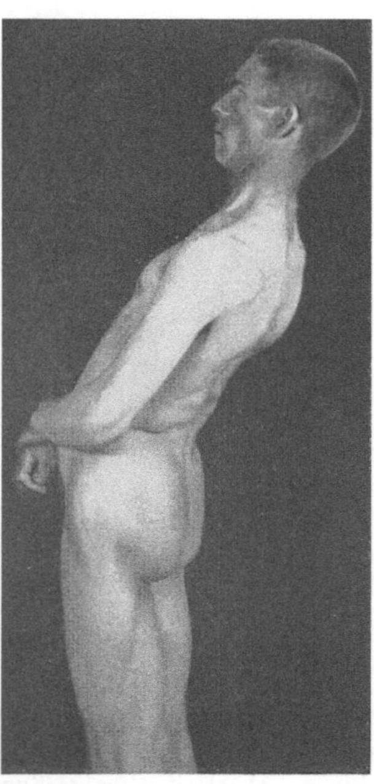

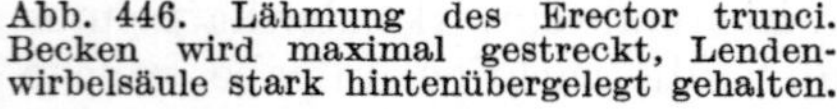

Abb. 446. Lähmung des Erector trunci. Becken wird maximal gestreckt, Lendenwirbelsäule stark hintenübergelegt gehalten.

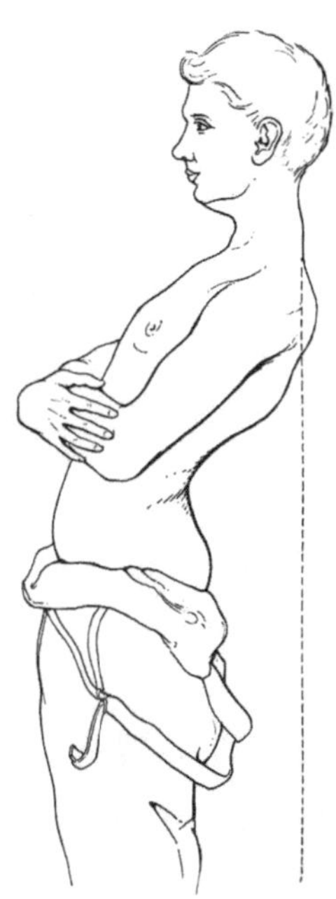

Abb. 447. Lähmung des Erector trunci. Lendenwirbelsäule wird beim aufrechten Stehen stark nach hinten gelegt gehalten. (Nach Duchenne.)

verläuft aber doch vor den frontalen Bewegungsachsen der einzelnen Lendenwirbel. Das gilt allerdings zunächst nur für die von Braune und Fischer so bezeichnete Normalstellung, bei welcher alle Schwerpunkte der einzelnen Körperabschnitte in einer frontalen mit der Schwerlinie des Gesamtkörpers zusammenfallenden Ebene liegen. Aber in der Hauptsache gilt das gleiche auch für die anderen Haltungen, die sog. bequeme Haltung Braunes und Fischers und die militärische Haltung (Abb. 336, S. 353). Nur bei der sog. Ruhehaltung Ficks, bei welcher das Becken soweit wie möglich gestreckt und die Wirbelsäule nach hinten übergelegt gehalten wird, verläuft die Schwerlinie des Oberkörpers zum großen Teil hinter den Lendenwirbeln und wohl auch den unteren Brustwirbeln vorbei. Dieses letzteren Haltungstypus bedienen sich daher auch die Kranken mit Lähmung des Erector trunci, und zwar in ganz besonders prononzierter Form. Sie sind beim Stehen auf das Peinlichste bestrebt, den Schwerpunkt des Rumpfes soweit wie möglich nach hinten zu verlegen (Abb. 446, 447), jedenfalls so weit, daß die Schwerlinie des Oberkörpers hinter das Kreuzbein fällt und die Schwerkraft auf die Lenden- und Brustwirbelsäule im Sinne der Streckung wirkt, so daß die Wirbelsäule nur durch die Spannung der Flexoren, vor allem der Bauchmuskeln gehalten zu werden braucht. Die Kranken mit Lähmung des Erector trunci stehen dementsprechend, wie es DUCHENNE eingehend beschrieben hat, mit stark nach hinten übergelegter Lendenwirbelsäule (Abb. 447); gleichzeitig wird das Becken maximal gegen die Oberschenkel gestreckt gehalten. Manche der Kranken sichern die Schwerpunktsverlagerung des Rumpfes nach hinten des weiteren noch dadurch, daß sie die Arme nach hinten führen. Damit bei der starken Hintenüberlagerung des Rumpfes der Schwerpunkt des Gesamtkörpers über der Unterstützungsbasis, d. h. den Füßen verbleibt, werden gelegentlich auch die Unterschenkel gegen letztere etwas vornüber geneigt und die Knie flektiert gehalten. Schließlich werden, damit bei der starken Rückwärtsneigung des Rumpfes der Blick geradeaus gerichtet bleibt, die Halswirbelsäule und der Kopf kompensatorisch flektiert. Doch kommt es vor, daß auch Hals und Kopf nach hinten übergelegt werden müssen, weil sonst der Rumpfschwerpunkt nicht genügend nach hinten fällt (Abb. 446). Diese komplizierte Haltungsanomalie ist in den meisten Fällen von Lähmung des Erector trunci festzustellen; sie ist auch schon bei einer Parese derselben mehr oder weniger ausgesprochen. Fälle von Myopathie, in denen nicht selten die Atrophie gerade im Erector trunci ihren Anfang nimmt, sind an der charakteristischen Rumpfhaltung oft auf den ersten Blick zu erkennen. Voraussetzung für die Streckstellung der Lendenwirbelsäule ist naturgemäß, daß letztere frei beweglich ist. Wenn infolge länger bestehender Lähmung des Ileocostalis und Longissimus dorsi eine Beugekontraktur der Lendenwirbelsäule und Brustwirbelsäule entstanden ist, kann die erstere nicht mehr in die Streckstellung geführt werden. Der Kranke muß sich beim Stehen mit den Armen an einem vor ihm befindlichen Gegenstand oder auf Stöcke oder Krücken stützen (Abb. 448).

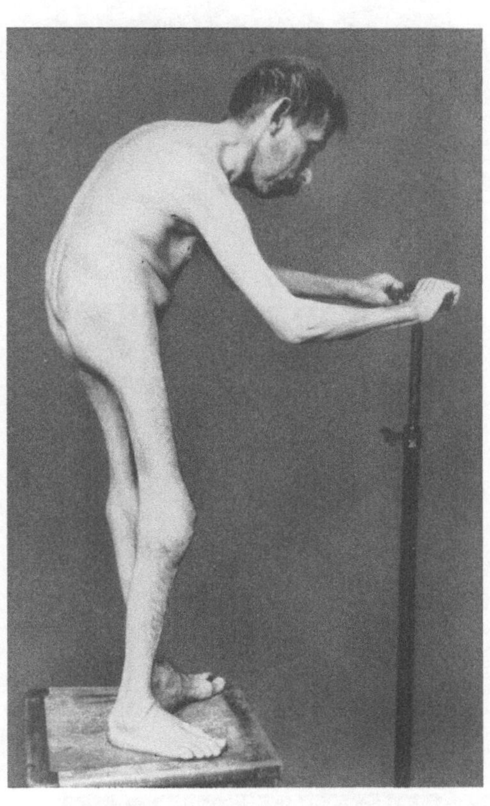

Abb. 448. Kyphose der Lenden- und Brustwirbelsäule infolge von Lähmung des Erector trunci, fixiert durch Schrumpfung der Beugemuskeln und des Bandapparates.

Noch stärker akzentuiert wird die Rückverlagerung des Oberkörperschwerpunktes in der Regel beim Gange besonders während der Phase der einseitigen Unterstützung am Stützbein, weil ja infolge der Beschleunigung, welche der Körperschwerpunkt während der Phase der doppelseitigen Unterstützung erfahren hat und des Vorwanderns des Oberkörpers naturgemäß die Gefahr, daß der Schwerpunkt des letzteren vor die Wirbelkörper gerät, sehr groß ist. Deshalb werfen die Kranken beim Gange während der Phase der einseitigen Unterstützung zumeist einen oder beide Arme nach hinten und führen sie erst wieder nach vorne vor, nachdem das Schwungbein den Boden erreicht und die Phase der doppelseitigen Unterstützung wieder begonnen hat.

Große Schwierigkeiten bereitet den Kranken mit Lähmung des Erector trunci die *aktive Aufrichtung* des *Rumpfes* aus vornüber gebeugter Stellung.

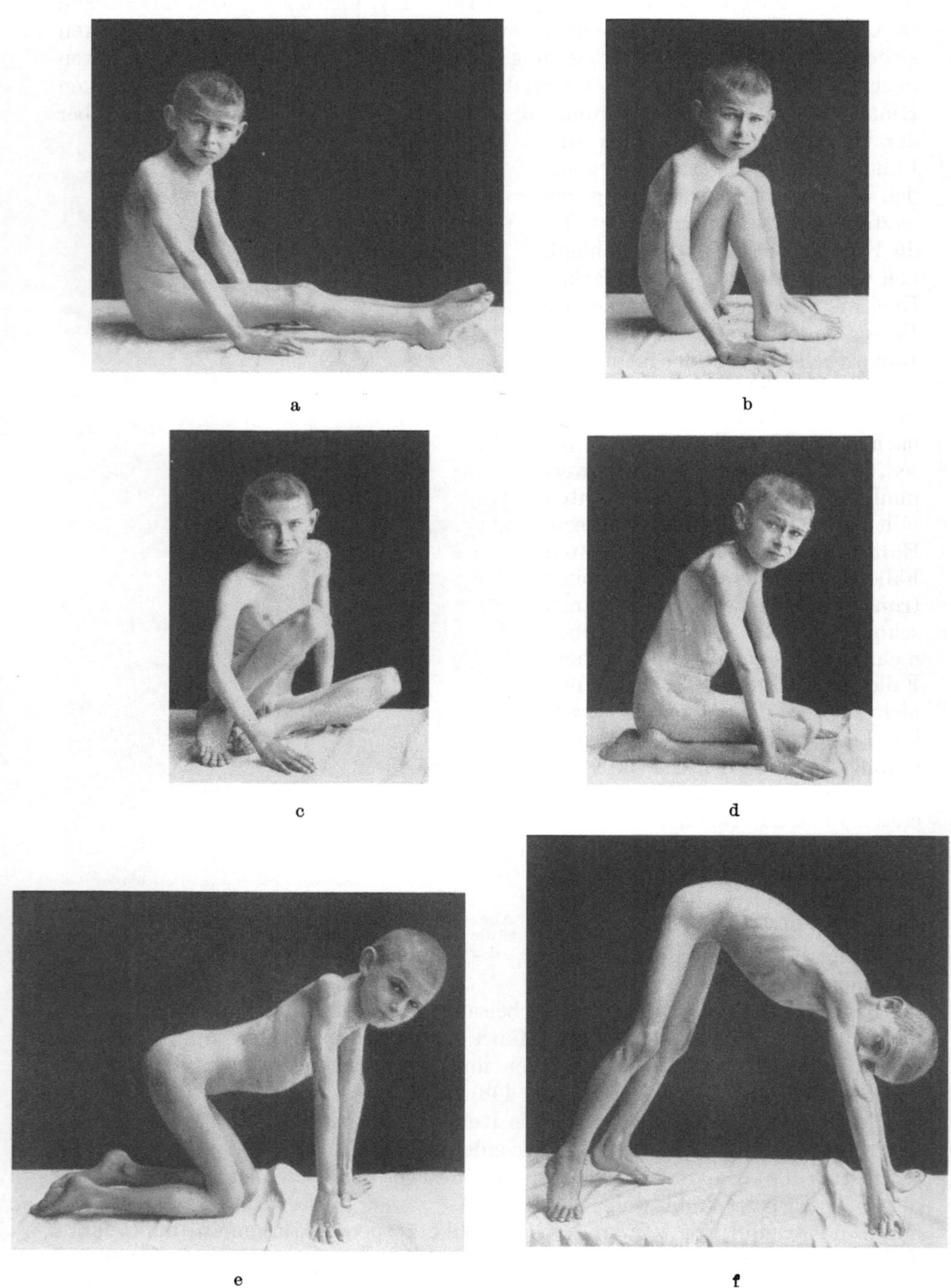

a b c d e f

Abb. 449 a—f.

Am deutlichsten tritt die große Erschwerung der Aufrichtung des Rumpfes beim Aufstehen aus sitzender oder hockender Stellung zutage. Die Kranken sind zwar imstande, ihre Knie und ihr Becken gegen die Oberschenkel zu strecken.

aber die Streckung der Lenden- und Brustwirbelsäule, welche sich an die Beckenstreckung anschließen muß und zur Aufrichtung des Rumpfes nun einmal mit erforderlich ist, gelingt nur dadurch, daß der Rumpf durch die Arme, welche mit der Hand auf die Knie oder die Oberschenkel aufgestützt werden, zunächst

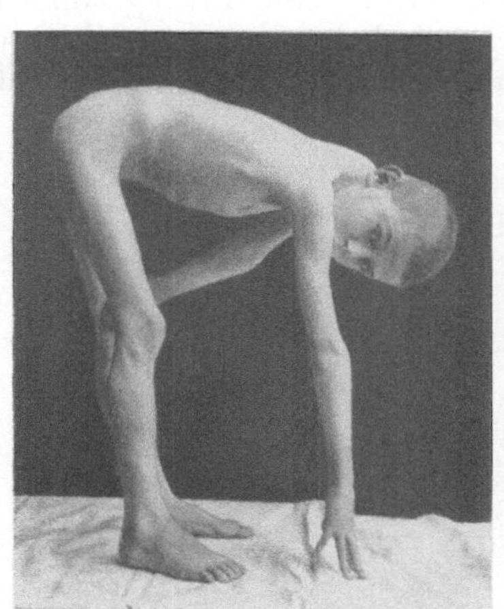

g

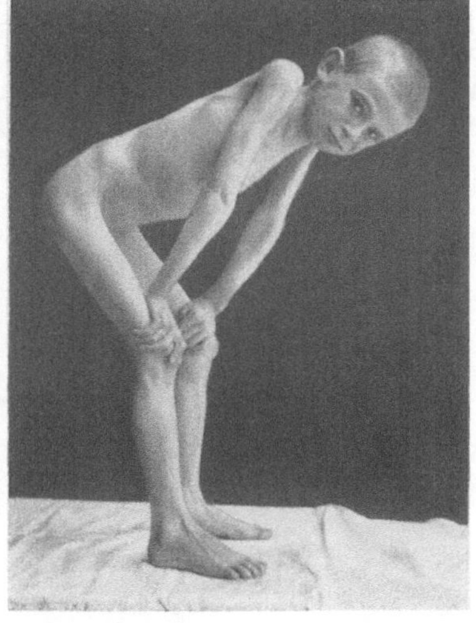

h

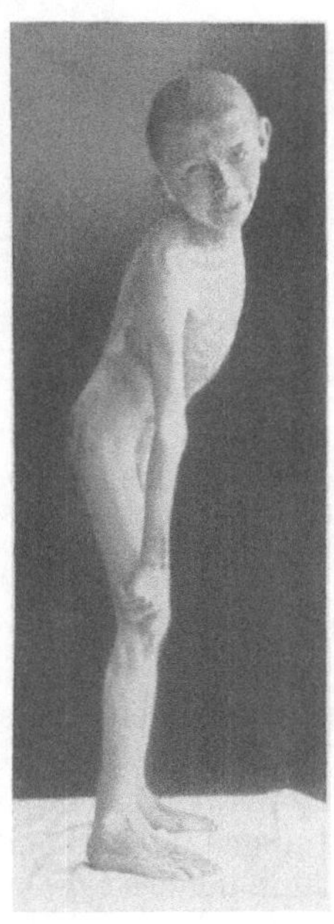

i

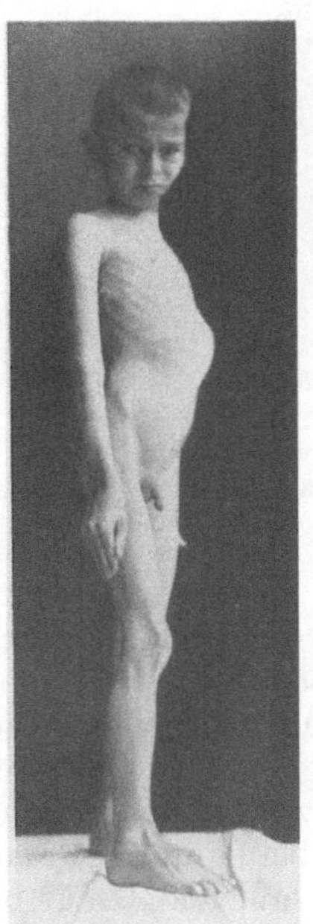

k

Abb. 449a—k. Aufstehen aus sitzender Stellung in einem Falle von Lähmung des Erector trunci.

an den Beinen emporgestemmt und dann durch einen kräftigen Streckstoß der Arme nach hinten übergeworfen wird, wobei die letzteren, nachdem sie den Stoß ausgeführt haben, nach hinten geworfen werden, um dadurch noch weiter zu einer möglichsten Verlagerung des Schwerpunktes des Oberkörpers nach hinten beizutragen. Abb. 449a—k zeigt das Emporklettern des Oberkörpers an den Beinen beim Aufstehen aus sitzender Stellung in einem Falle von Lähmung des Erector trunci in anschaulicher Weise.

Von den Abschnitten des Erector trunci ist für die Gleichgewichtserhaltung des Oberkörpers beim Stehen oder beim Gehen auf dem Stützbein der auf die Lendenwirbelsäule wirkende gegenüber dem nur auf die Brustwirbelsäule wirkenden Abschnitt der wichtigere. Das gleiche gilt für die Aufrichtung des Rumpfes beim Aufstehen aus sitzender oder hockender Stellung. Wenn nur der auf die Brustwirbelsäule wirkende Abschnitt des Erector trunci gelähmt ist, der auf die Lendenwirbel einwirkende Teil aber erhalten ist, was infolge der Innervation des Rückenstreckers aus so zahlreichen Rückenmarkssegmenten

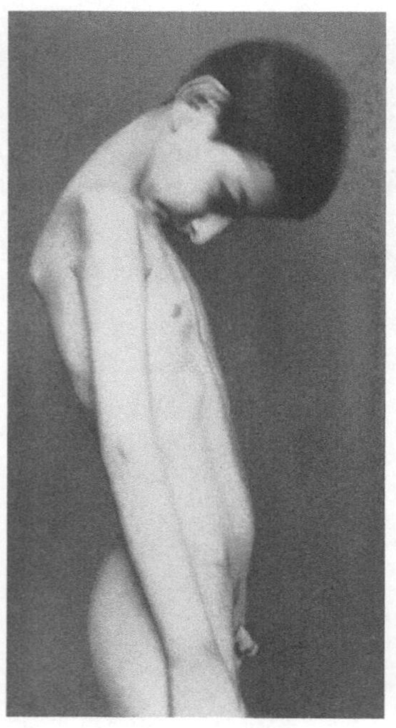

Abb. 450.

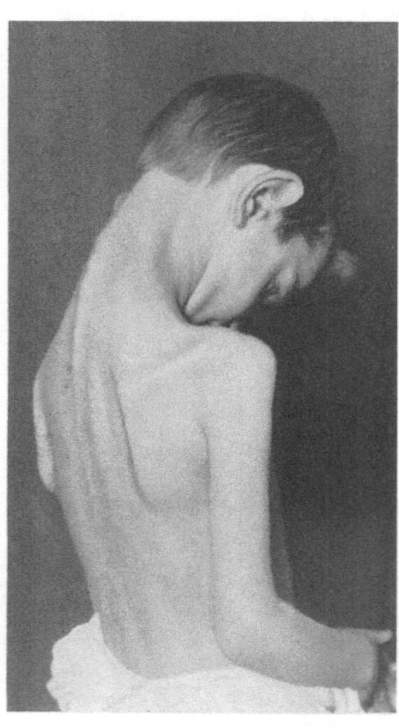

Abb. 451.

Abb. 450. Totale Lähmung aller Strecker des Kopfes und der Halswirbelsäule bei Poliomyelitis.
Abb. 451. Poliomyelitis. Lähmung aller Hals-Kopfstrecker einschließlich Trapezius und Strenocleidomastoideus. Kopf ist beim Stehen vornüber gefallen.

vorkommt, so beschränkt sich die Haltungsanomalie im Sitzen eigentlich nur auf eine mehr oder weniger starke Kyphose der Brustwirbelsäule; aber beim Stehen ist die Erhaltung des Gleichgewichtes des Oberkörpers oder beim Aufstehen die Aufrichtung des letzteren auch nicht entfernt mit den gleichen Schwierigkeiten verbunden wie bei Lähmung des gesamten Erector trunci. Umgekehrt sind diese Leistungen bei Lähmung des unteren lumbalen und Integrität des thorakalen Abschnitts in ähnlichem Grade beeinträchtigt wie bei Lähmung des Gesamtmuskels.

Die gleiche Rolle wie sie der Erector trunci für die Lenden- und Brustwirbelsäule spielt, fällt für die *Halswirbelsäule* und den *Kopf* dem *cervicalen* und *kranialen* Abschnitte des *Opisthothenar* zu. Wenn beim aufrechten Sitzen oder Stehen der Schwerpunkt des Kopfes vor die Halswirbelsäule fällt, so ist die Schwere bestrebt, den Kopf und Hals nach vorne überzuneigen. Daß Hals und Kopf aufrecht gehalten werden, verdanken wir der ständigen Spannung der Hals- und Kopfstrecker. Wir verfügen allerdings außer den dem Opisthothenar zugehörigen Muskeln noch über zwei andere Strecker des Kopfes, den Trapezius und Sternocleidomastoideus. Aber die Erfahrung hat gelehrt, daß wenn der *cervicale* und *kraniale Abschnitt* des *Opisthothenar gelähmt* ist, trotz der Integrität des

Trapezius und Sternocleidomastoideus erhebliche Störungen in bezug auf die Gleichgewichtserhaltung des Halses und Kopfes und die willkürliche Streckung derselben bestehen. Hals und Kopf folgen bei vertikaler Position des Oberkörpers der Schwere und sinken vorn über. Trapezius und Sternocleidomastoideus sind zwar imstande, diese Haltungsanomalie einigermaßen wieder auszugleichen und Hals und Kopf aufzurichten, aber in der Regel ermüden jene sehr rasch und der Kopf sinkt wieder nach vorne über. Wenn zur Lähmung der genannten Muskeln auch noch die des Trapezius und Sternocleidomastoideus hinzukommt, so ist die Gleichgewichtserhaltung des Halses und Kopfes in der normalen aufrechten Stellung überhaupt unmöglich. Der Kopf hängt vollkommen nach vorne über (Abb. 450, 451, vgl. auch Abb. 128, S. 137, Abb. 126 b, S. 135). Zur Aufrichtung des Kopfes aus der vornüber gebeugten Stellung bedienen sich die Kranken eines ganz bestimmten Mechanismus. Durch ruckartige maximale Streckung des Beckens, der Lendenwirbelsäule und des größten Teils der Brustwirbelsäule wird zunächst der Rumpf möglichst nach hinten übergeworfen (Abb. 452 a—c), wodurch Hals und Kopf nicht nur eine beträchtliche Rückverlagerung im Raume, sondern auch eine

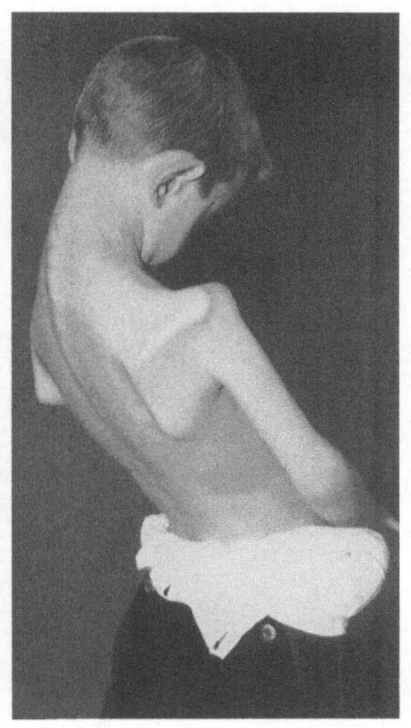

Abb. 452 a.

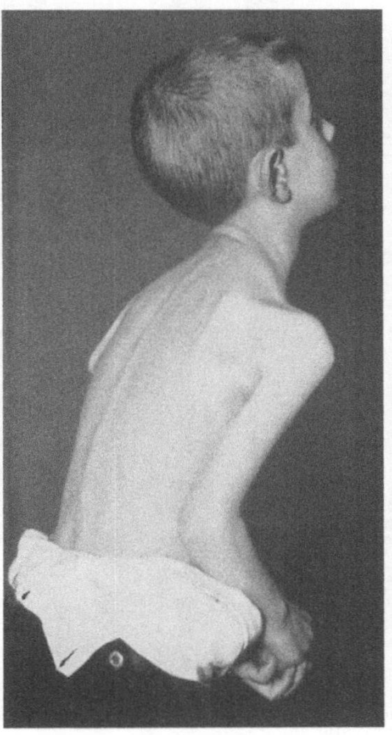

Abb. 452 b.

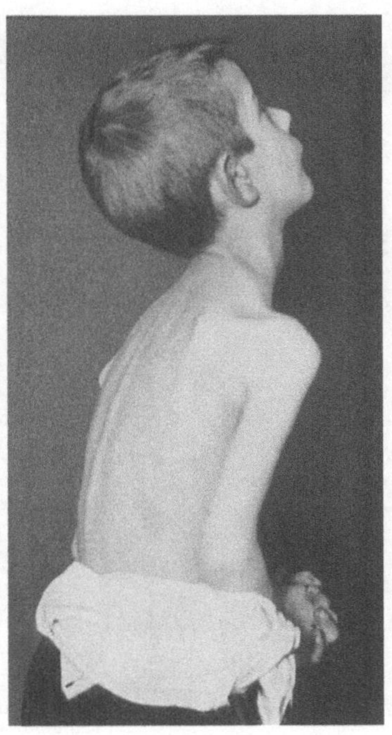

Abb. 452 c.

Abb. 452 a—c. Mechanismus der Aufrichtung des Kopfes bei totaler Kopf-Halsstreckerlähmung. Der Rumpf wird stark nach hinten übergelegt (a). Darauf wird der Oberkörper flektiert (b) und zuletzt wieder aufgerichtet, wobei der Kopf nach hinten übersinkt (c).

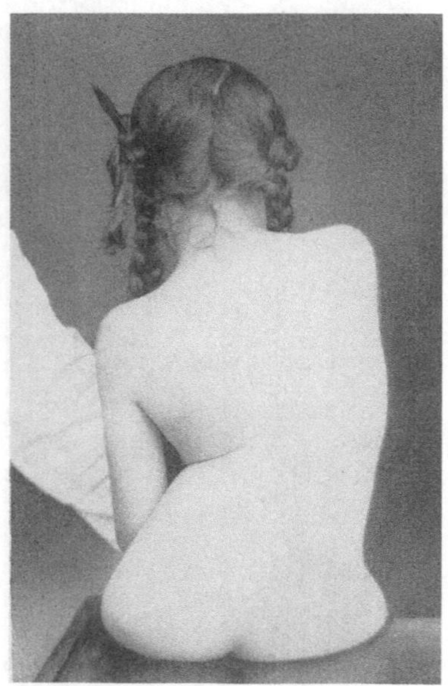

Abb. 453. Skoliose der Lendenwirbelsäule bei rechtsseitiger Lähmung des Erector trunci.

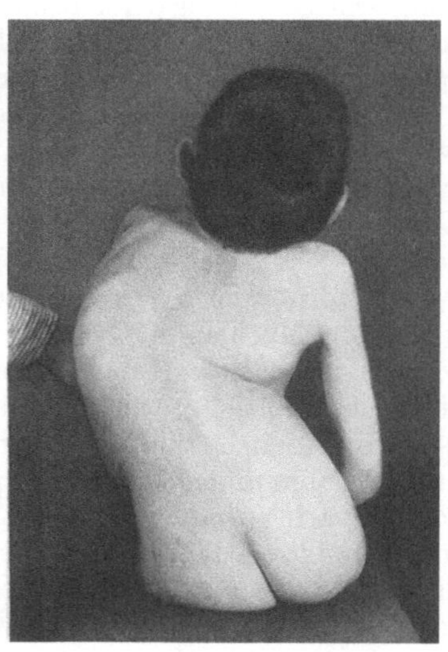

Abb. 454. Skoliose der Lenden- und Brustwirbelsäule bei linksseitiger Lähmung des Erector trunci.

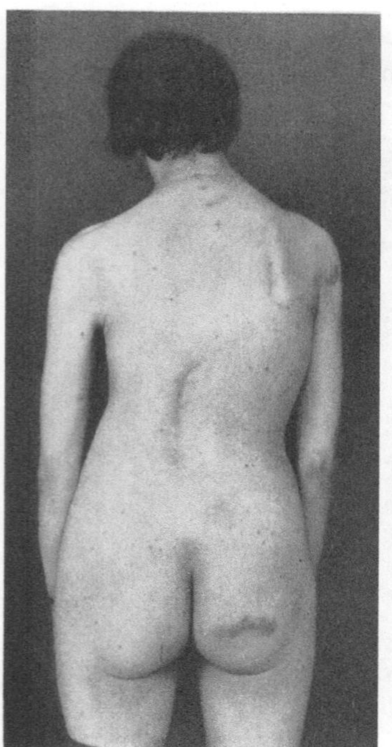

Abb. 455.

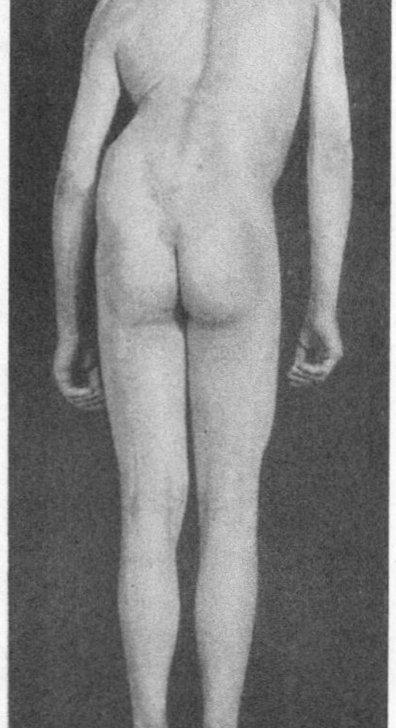

Abb. 456 a.

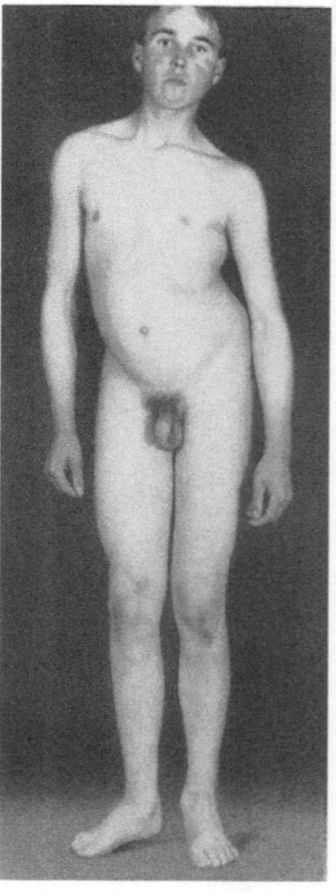

Abb. 456 b.

Abb. 455. Skoliose der Brustwirbelsäule bei Lähmung des rechten thorakalen Abschnitts des Erector trunci bei Syringomyelie.

Abb. 456 a und b. Rechtsseitige Erector trunci-Lähmung. Lähmung des rechten Quadratus lumborum. Wirbelsäule nach links geneigt, nach rechts gedreht.

Beschleunigung im Sinne der Extensionsbewegung erfahren. Allerdings reicht diese letztere zunächst nicht aus, um Hals und Kopf in eine vollkommen aufgerichtete Stellung zu führen, beide bleiben vielmehr noch gegen die Brustwirbelsäule flektiert. Dadurch aber, daß nunmehr Brust- und Lendenwirbelsäule energisch flektiert werden (Abb. 452 b), werden die von der oberen Brustwirbelsäule entspringenden Extensoren des Halses und Kopfes (Ileocostalis cervicis, Longissimus cervicis, Semispinalis cervicis, Semispinalis capitis, Splenius cervicis) gedehnt; der Dehnungswiderstand, den diese Muskeln trotz ihrer völligen Deefferentierung dabei entfalten, reicht aus, um auf Hals und Kopf noch den letzten erforderlichen Zug nach hinten auszuüben und dieselben vollkommen aufzurichten. Um das Gleichgewicht zu stabilisieren, wird der Rumpf, der ja in der vorangehenden Phase des Bewegungsablaufes nach vorne gebeugt worden war, jetzt wieder aufgerichtet (Abb. 452 c), dadurch gelangen Hals und Kopf in eine ausgesprochene Streckstellung zur Brustwirbelsäule und die Schwere wirkt auf sie jetzt nur noch im Sinne der Extension. Die Sicherung der Streckstellung von Hals und Kopf durch die Schwere hat also größte Ähnlichkeit mit der, welche bei Lähmung des Erector trunci zur Aufrechterhaltung der Lenden- und Brustwirbelsäule angewandt wird, bei welcher, wie wir gesehen haben, der Rumpf soweit nach hinten übergelegt gehalten wird, daß die Schwerlinie des Oberkörpers hinter das Kreuzbein fällt.

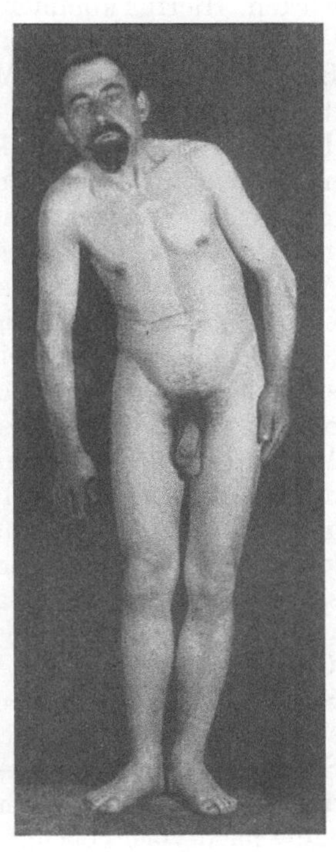

Abb. 457. Linksseitige Erector trunci-Lähmung. Kontraktur der Rechtsneiger.

Wir haben bei Beschreibung der Wirkungsweise der einzelnen Abschnitte des Opisthothenar gesehen, daß die meisten derselben bei einseitiger Wirkung außer der streckenden auch eine *neigende* und *rotierende* Wirkung auf die einzelnen Wirbelsäulenabschnitte entfalten. Einige der hierher gehörigen Muskeln wie z. B. die Intertransversarii wirken ausschließlich neigend und die sog. kurzen Drehmuskeln, die Multifidi et Rotatores, üben bei einseitiger Kontraktion im wesentlichen auch nur eine rotierende Wirkung aus. Zu beachten ist, daß am Lenden- und Brustabschnitt die Rotatoren überwiegend nach der *kontralateralen* Seite drehen, die nach der homolateralen Seite gerichtete Rotationswirkung des Ileocostalis und Longissimus ist nicht sichergestellt, und wenn vorhanden, nur schwach. Am Halsteil wirkt nur der Splenius cervicis rotierend nach der homolateralen Seite. Dagegen wirken auf den *Kopf* sämtliche der in Betracht kommenden Muskeln rotierend nach der *homolateralen* Seite: Longissimus capitis, Semispinalis capitis, Splenius capitis, Obliquus capitis inferior, Rectus capitis post. major.

Die Folgen der *einseitigen Lähmung* der einzelnen Abschnitte des *Opisthothenar* beziehen sich weniger auf die Streckfähigkeit der Wirbelsäule, als vielmehr auf die *neigende* und *rotierende Komponente* dieser Muskeln. Bei einseitiger Lähmung des lumbalen und thorakalen Abschnittes des Opisthothenar wird das Bild durch die seitliche Verbiegung, die Skoliose der Wirbelsäule beherrscht (Abb. 453—457). Lenden- und Brustwirbelsäule sind nach der gesunden Seite geneigt, die Konvexität der Skoliose liegt auf der gelähmten Seite, gleichzeitig sind diese Wirbelsäulenabschnitte nach der gelähmten Seite zu rotiert (Abb. 456 b). Die

Haltungsanomalie gleicht also in ihren beiden Komponenten vollkommen der sog. habituellen Skoliose. Daß die Rotation nach der Seite der Lähmung zu gerichtet ist, ist die Folge der einseitigen Lähmung der Multifidi lumbales et thoracales, welche nach der kontralateralen Seite zu drehen. Ihrem Ausfall gegenüber spielt die nach der homolateralen Seite zu gerichtete schwache und fragliche Rotationswirkung des Ileocostalis und Longissimus keine entscheidende Rolle. Die einzelnen Abschnitte des Opisthothenar sind zwar keineswegs die einzigen Muskeln, welche neigend und rotierend auf die Lenden- und Brustwirbelsäule wirken. Hierfür kommen außerdem noch Latissimus dorsi, Quadratus lumborum, Obliquus abdominis externus und internus und Psoas major et minor in Betracht. Aber diese Muskeln allein vermögen im Spiel der zahlreichen, an der normalen Haltung der Wirbelsäule beteiligten Muskelkräfte bei Ausfall des lumbalen und thorakalen Opisthothenar, den nach der homolateralen Seite neigenden und nach der kontralateralen Seite zu rotierenden Tendenzen des erhaltenen Erector trunci ein genügendes Pari nicht zu bieten. Das Gleichgewichtsverhältnis erweist sich jedenfalls, wenn keine besondere willkürliche Ausgleichsanstrengung seitens des Kranken gemacht wird, erheblich gestört. Ob die aus der einseitigen Lähmung eines Erector trunci resultierende Skoliose im Laufe der Zeit fixiert wird, hängt naturgemäß davon ab, ob im einzelnen Falle aktive oder passive Kräfte ausgleichend am Werke sind oder nicht. Wenn die Skoliose nicht durch Retraktion der antagonistischen Muskeln und Schrumpfung der Bänder fixiert ist, so können die Kranken dieselbe zumeist willkürlich bis zu einem gewissen Grade ausgleichen. Allerdings gelingt dies bei aufrechter Haltung der Wirbelsäule in der Regel nur unvollkommen; Latissimus dorsi und Quadratus lumborum, die beide die Wirbelsäule nach der Seite neigen, reichen nicht immer aus; doch habe ich auch Fälle von einseitiger Lähmung des Erector trunci gesehen, in denen Latissimus und Quadratus bei starker Willensanstrengung des Kranken imstande waren, die Skoliose auch bei aufrechter Haltung der Wirbelsäule nicht nur auszugleichen, sondern sogar etwas nach der Seite des gelähmten Erector trunci zuzuneigen. Stets aber gelingt der Ausgleich der nicht fixierten Skoliose und die Neigung der Wirbelsäule nach der Seite des gelähmten Erector trunci, wenn die Wirbelsäule nach vorn gebeugt wird. Dabei tritt nämlich zur Wirkung des Latissimus und Quadratus lumborum noch die Mitwirkung des Oliquus abdominis externus et internus und Psoas major hinzu, welche Beuger und bei einseitiger Wirkung zugleich kräftige Neiger der Wirbelsäule sind. Aber auf welchem Wege auch immer der Kranke den Ausgleich der Skoliose willkürlich zustande gebracht haben mag, so kehrt doch die Wirbelsäule beim Aufhören der willkürlichen Ausgleichsinnervation in ihre obenbeschriebene, fehlerhafte Ruhelage sofort zurück. Die geschilderten Störungen bei einseitiger Lähmung des Erector trunci ändern sich naturgemäß, wenn nur ein Abschnitt des Erector trunci gelähmt ist, etwa nur der lumbale oder der thorakale Abschnitt. Dann beschränkt sich die seitliche Verbiegung der Wirbelsäule nach der nicht gelähmten Seite auf denjenigen Wirbelsäulenabschnitt, welcher seines Seitenneigers verlustig gegangen ist und die kompensatorische Neigung nach der Seite des gelähmten Muskels zu betrifft, in erster Linie den nicht gelähmten Abschnitt der Lenden-Brustwirbelsäule. So weist bei rechtsseitiger Lähmung des thorakalen Teiles des Opisthothenar die Brustwirbelsäule eine Skoliose mit rechtsgerichteter Konvexität und eine kompensatorische Neigung der Lendenwirbel nach rechts, d. h. eine Skoliose mit linksgerichteter Konvexität auf. Umgekehrt liegen die Verhältnisse bei Lähmung des lumbalen Abschnittes des Opisthothenar und Integrität des thorakalen Teiles.

Bei einseitiger Lähmung des cervicalen und kranialen Anteils des Opisthothenar besteht wie bei Lähmung des lumbalen und thorakalen Abschnittes eine seitliche Verbiegung des Halses und Neigung des Kopfes nach der gesunden

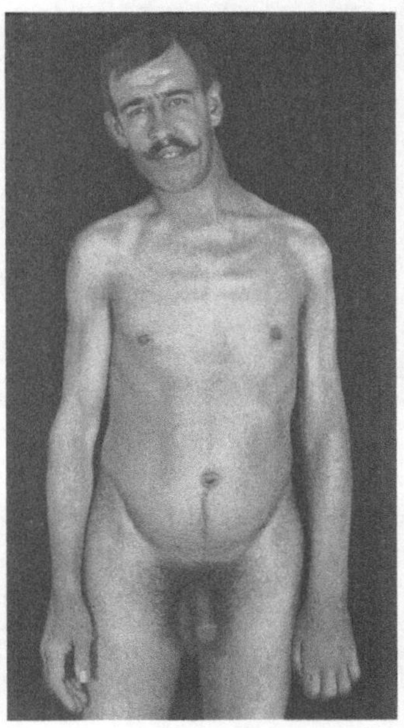

Abb. 458. Halsmuskeln links gelähmt, Kopf nach rechts geneigt. Totale Plexuslähmung links.

Seite (Abb. 458 und Abb. 137, S. 157). Im Gegensatz zu den Verhältnissen bei einseitiger Lähmung des lumbalen oder thorakalen Abschnittes des Opisthothenar weisen bei einseitiger Lähmung der Strecker des Halses und Kopfes

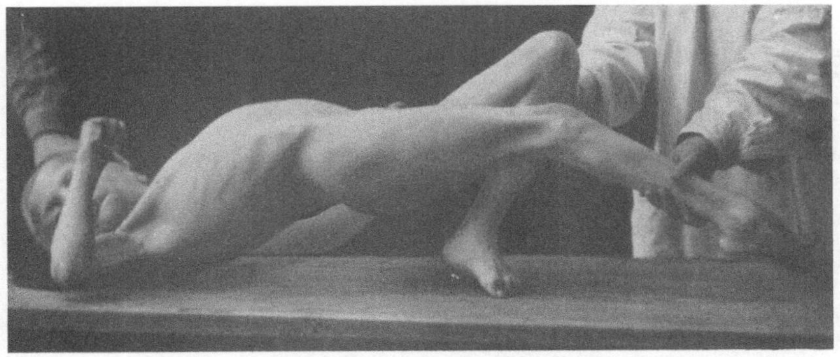

Abb. 459. Opisthotonusartige Überstreckung der Lenden- und Brustwirbelsäule im Rahmen des Krampfspieles bei angeborener allgemeiner Athetose.

diese beiden letzteren nicht selten eine abnorme Rotation nach der gesunden Seite zu auf. Das beruht darauf, daß, wie wir bereits hervorgehoben haben, die Mehrzahl der Strecker der Halswirbelsäule und des Kopfes soweit sie dem Opisthothenar angehören, rotierend nach der homolateralen Seite wirkt. Dem Splenius cervicis, Longissimus cervicis, Ileocostalis cervicis, Splenius capitis,

Semispinalis capitis, Obliquus capitis inferior und Rectus capitis post. major, die alle nach der homolateralen Seite drehen, stehen nur Semispinalis cervicis

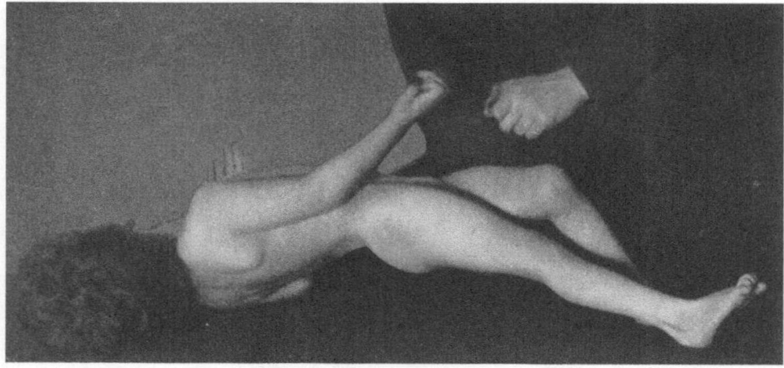

Abb. 460.

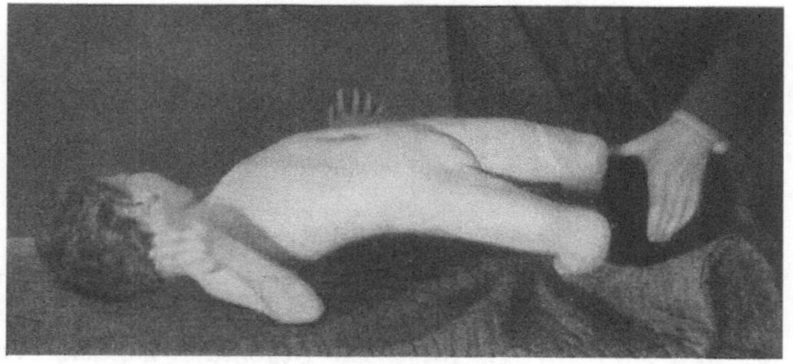

Abb. 461.

Abb. 460 und 461. Krampfhafte Streckung der Brust- und Lendenwirbelsäule im Liegen bei angeborener generalisierter Athetose.

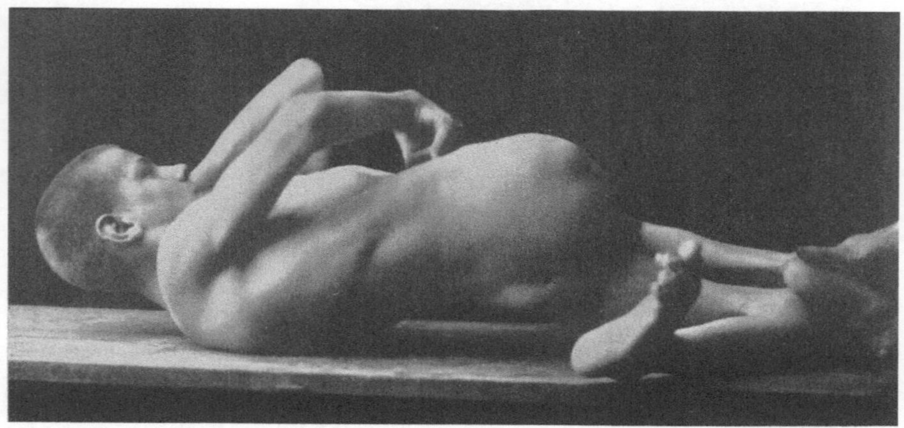

Abb. 462. Torsion der Wirbelsäule im Rahmen der angeborenen generalisierten Athetose im Liegen.

und die cervicalen Multifidi und Rotatores gegenüber, welche nach der kontralateralen Seite rotieren.

Die einzelnen Abschnitte des Opisthothenar sind integrierend beteiligt bei bestimmten Formen *striärer Hyperkinesen* (bilaterale Athetose, sog. Torsionsdystonien der Wirbelsäule), welche mit *krampfhafter Streckung, Seitenneigung* oder *Verdrehung* der *Wirbelsäule* einhergehen. In schweren Fällen von bilateraler

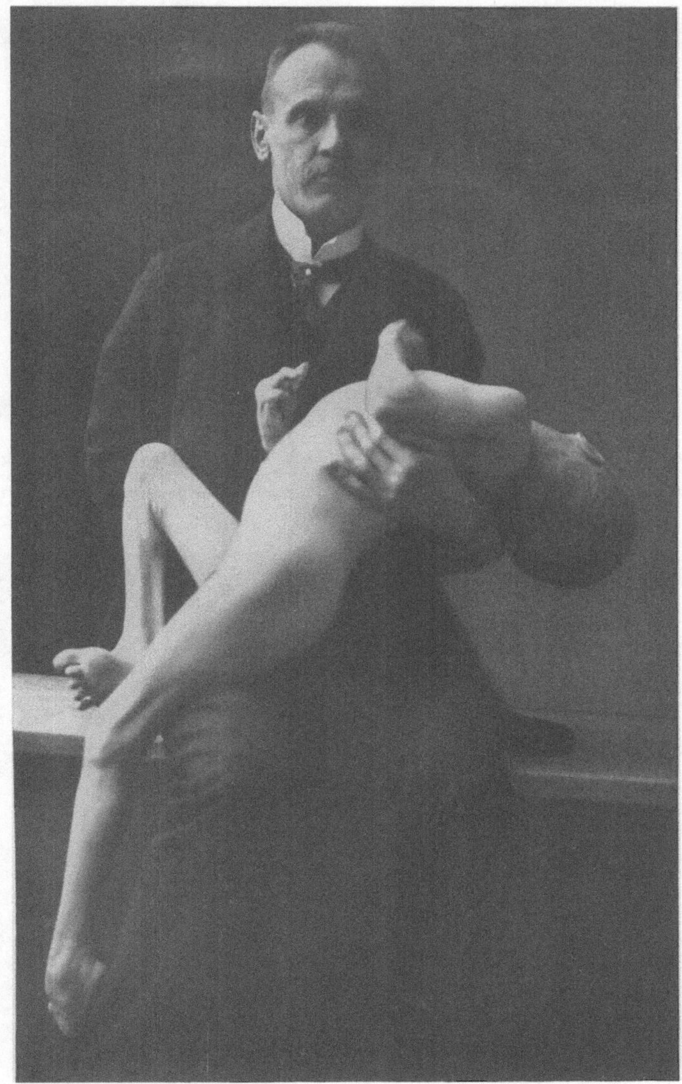

Abb. 463. Krampfhafte Überstreckung der gesamten Wirbelsäule im Rahmen des Krampfspieles bei angeborener generalisierter Athetose.

Athetose verfällt der Erector trunci während des generalisierten Krampfspieles manchmal in ganz ungewöhnlich heftige Kontraktionen, so daß der ganze Rücken extrem überstreckt wird (Abb. 459—467); Hals und Kopf können die gleiche Bewegung ausführen, so daß ein hochgradiger *Opisthotonus* im Bereich der ganzen Wirbelsäule entsteht, sie können aber auch umgekehrt krampfhaft flektiert werden, während der Rücken gestreckt wird.

Die extremsten Grade derartiger krampfhafter Kontraktionen des Opisthothenar kommen bei den sog. *Torsionsdystonien* der Wirbelsäule vor, Fälle,

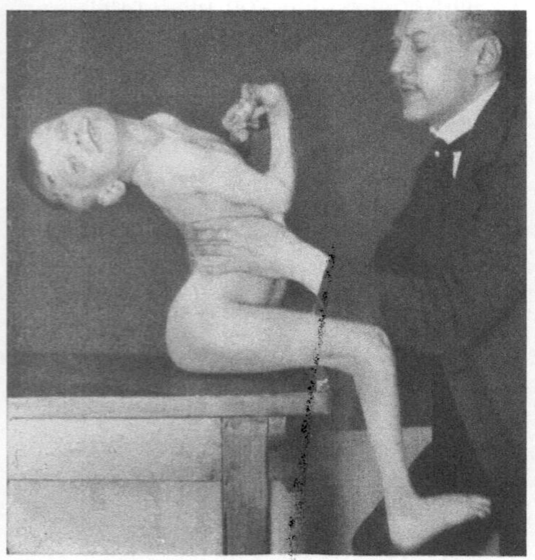

Abb. 464. Krampfhafte Überstreckung der gesamten Wirbelsäule beim Sitzen bei angeborener generalisierter Athetose.

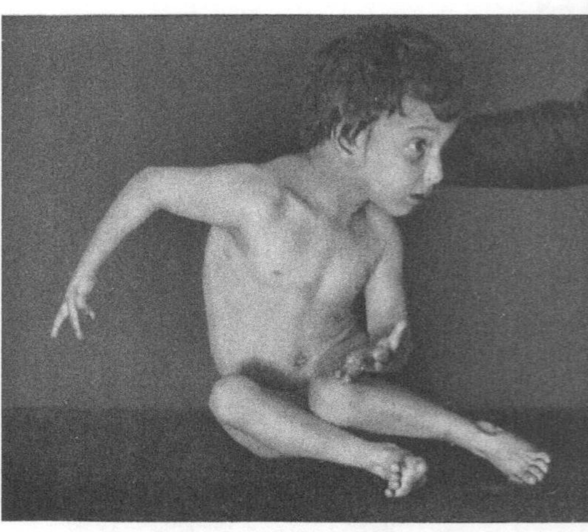

Abb. 465. Krampfhafte Seitenneigung und Verdrehung des Rumpfes und Kopfes im Sitzen bei angeborener generalisierter Athetose.

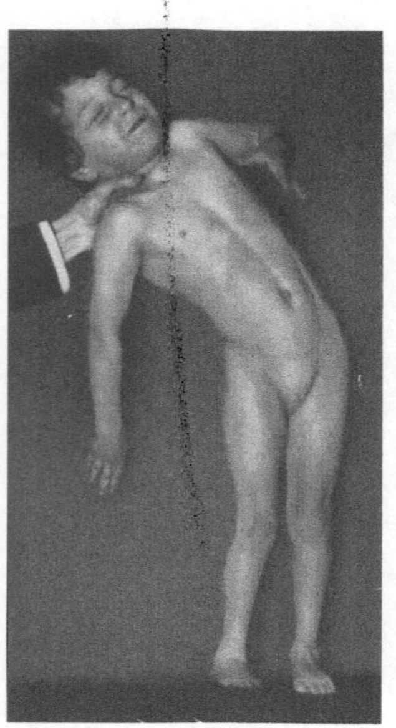

Abb. 466.

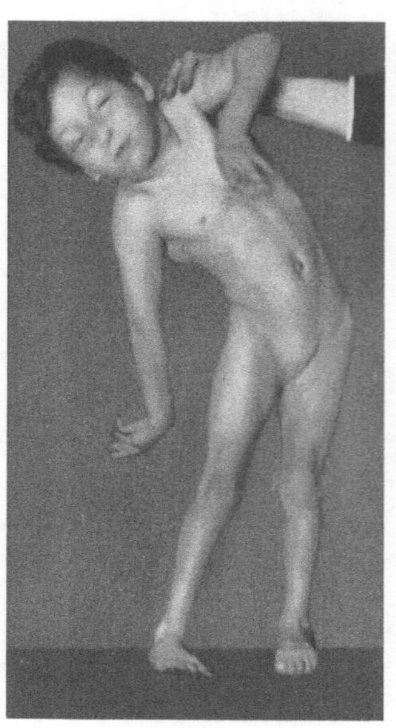

Abb. 467.

Abb. 466 und 467. Krampfhafte Seitenneigung und Verdrehung der Wirbelsäule beim Stehen bei generalisierter angeborener Athetose.

die auch eine striäre Genese besitzen und dadurch ausgezeichnet sind, daß der Krampf zuerst und vorzugsweise die Muskeln der Wirbelsäule betrifft (Abb. 468—474). Charakteristisch ist für diese Fälle, daß der Krampf im Erector trunci besonders dann eintritt, wenn die Kranken den Muskel

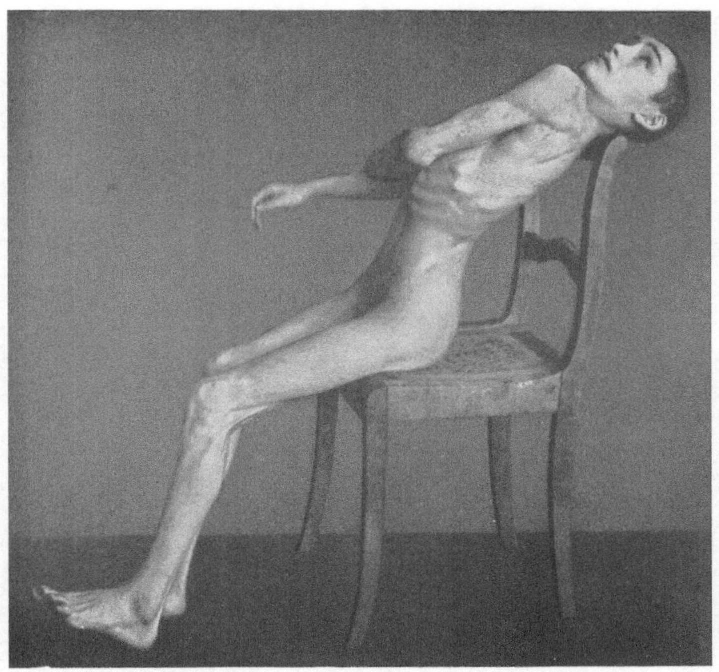

Abb. 468. Krampfhafte Streckung der Wirbelsäule und des Kopfes bei Torsionsdystonie im Sitzen.

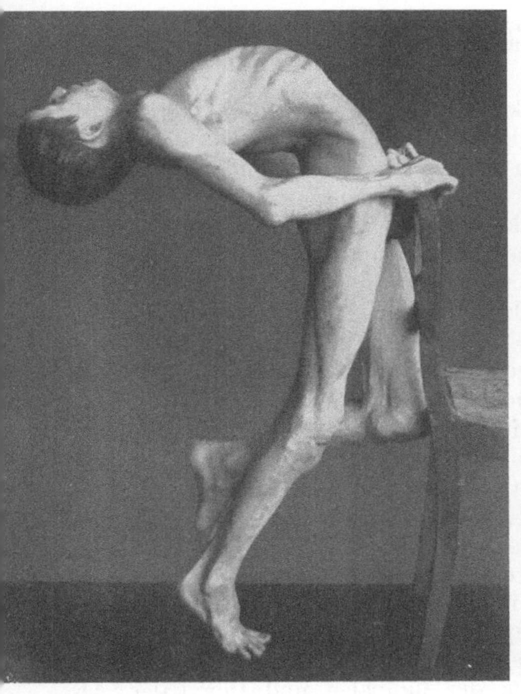

Abb. 469. Krampfhafte Streckung der Wirbelsäule beim Stehen bei Torsionsdystonie.

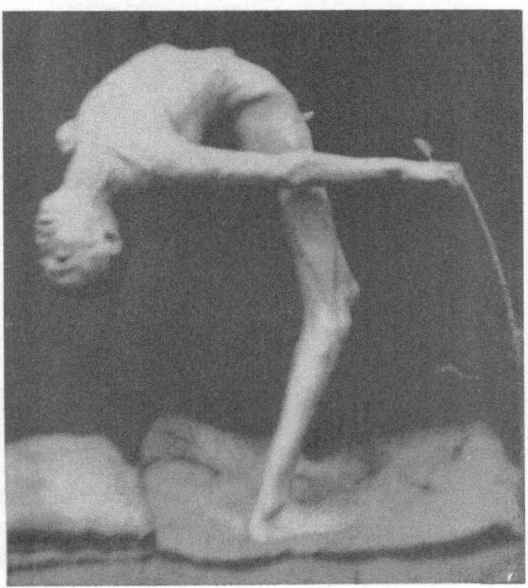

Abb. 470. Groteske Überstreckung der Wirbelsäule beim Stehen bei Torsionsdystonie.

innervieren, wie es beim aufrechten Sitzen oder Stehen der Fall ist (Abb. 468, 469, 470, 471, 474a und b). Sobald die Kranken hierbei den

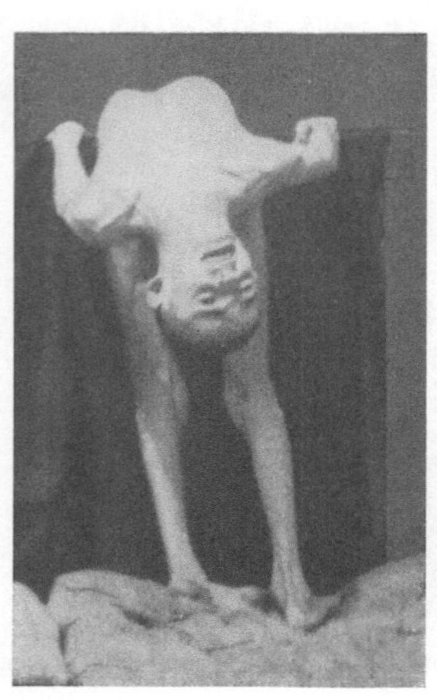

Abb. 471. Maximale Überstreckung der Wirbelsäule beim Stehen bei Torsionsdystonie.

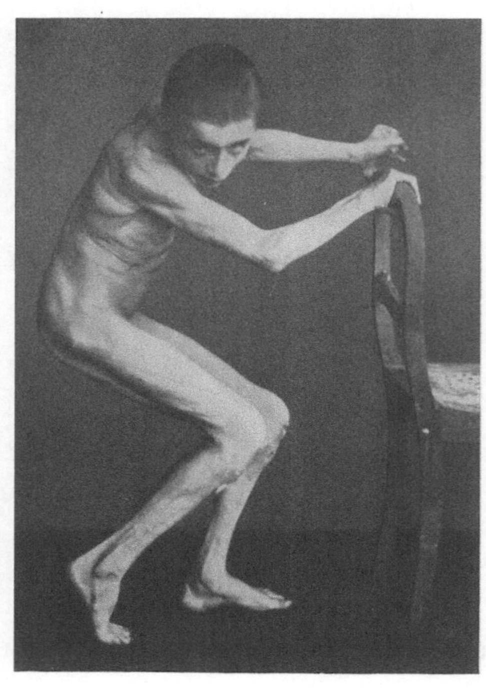

Abb. 472. Präventive Beugehaltung des Knies, der Hüfte und der Wirbelsäule zur Verhütung des Streckkrampfes (Abb. 469).

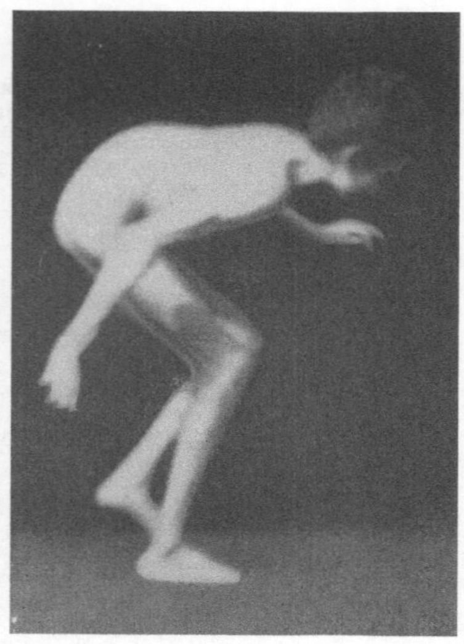

Abb. 473. Präventive Beugehaltung der Knie und des Rumpfes zur Verhütung des Streckkrampfes beim Gehen.

Oberkörper gerade aufrichten, werden die Streckmuskeln der Wirbelsäule von intensivem Krampf ergriffen und die Wirbelsäule wird maximal gestreckt, so daß die Kranken nicht selten nach hinten übergerissen werden und umstürzen. Die Kranken beugen diesem außerordentlich heftigen Streckkrampf in der Regel dadurch vor, daß sie beim Sitzen und Stehen den Rumpf vorne übergebeugt und die Wirbelsäule flektiert halten (Abb. 472, 473, 474c und d). Übrigens tritt der Krampf in den Streckern der Wirbelsäule nicht nur bei dem Versuch aufrecht zu sitzen oder zu stehen ein, sondern in schweren Fällen manchmal auch im Liegen, die maximal gestreckte Wirbelsäule beschreibt dann einen regelrechten „arc de cercle". Ich habe in einem derartigen Falle von schweren Krampfzuständen in den Streckern der Wirbelsäule (Abb. 474) die partielle Deefferentierung der lumbalen und thorakalen Abschnitte des Opisthothenar durch partielle Resektion der einzelnen Rami posteriores der Spinalnerven mit gutem Erfolge ausgeführt (Abb. 475).

Solche Streckkrampfzustände kommen auch auf den cervicalen und kranialen Abschnitt des Opisthothenar beschränkt vor. Man bezeichnet diese

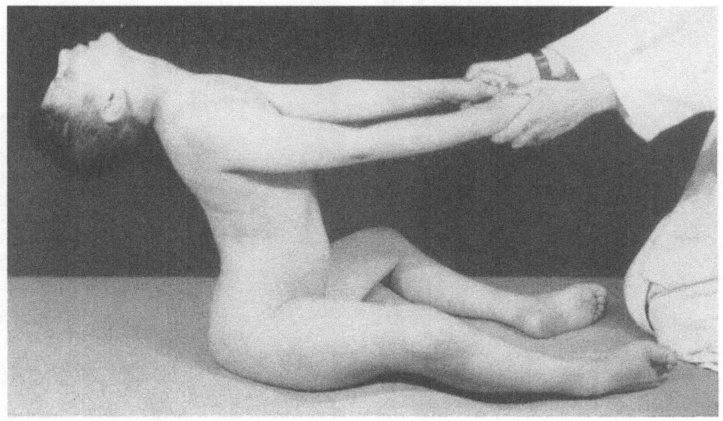

Abb. 474a. Krampfhafte Streckung der Wirbelsäule und des Kopfes beim aufrechten Sitzen bei Torsionsdystonie.

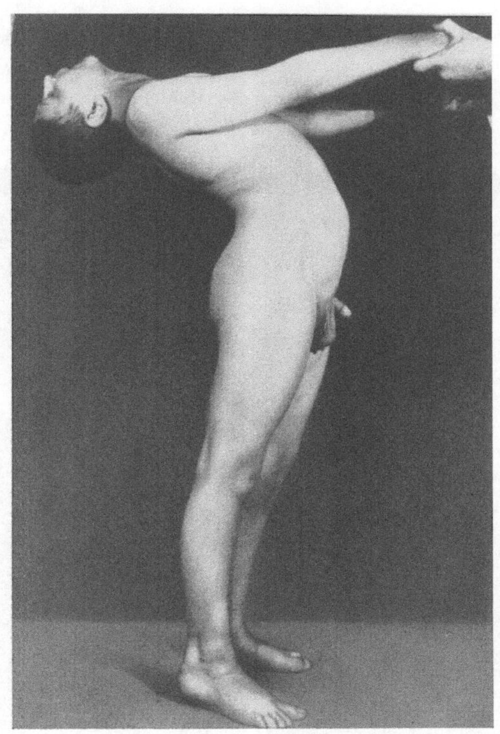

Abb. 474b. Krampfhafte Streckung der Wirbelsäule und des Kopfes beim Stehen bei Torsionsdystonie.

Fälle als *Retrocollis* (Abb. 476). Sie sind besonders als einer der Folgezustände der Encephalitis epidemica beobachtet worden, kommen aber auch bei striären Erkrankungen anderer Genese vor. Der *Torticollis* wird später zur Erörterung gelangen.

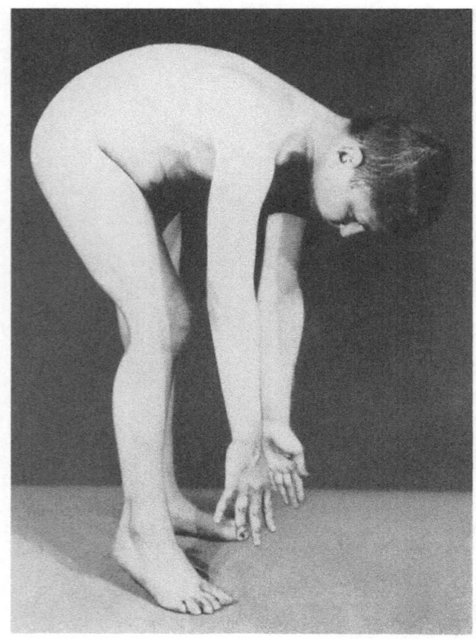

Abb. 474 c.

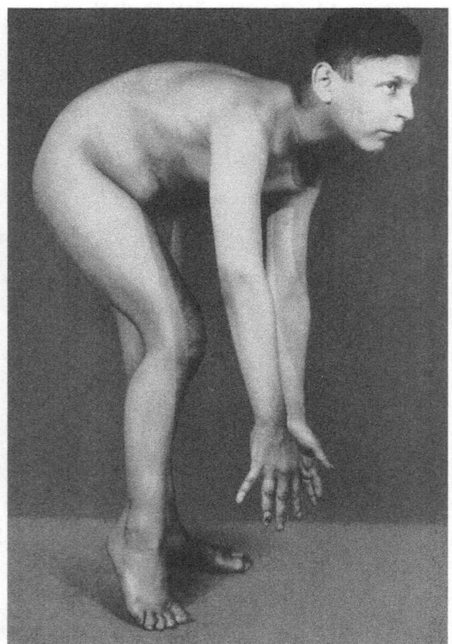

Abb. 474 d.

Abb. 474 c und d. Präventive Beugehaltung des Rumpfes zur Vermeidung des Streckkrampfes (Abb. 474 b) beim Stehen.

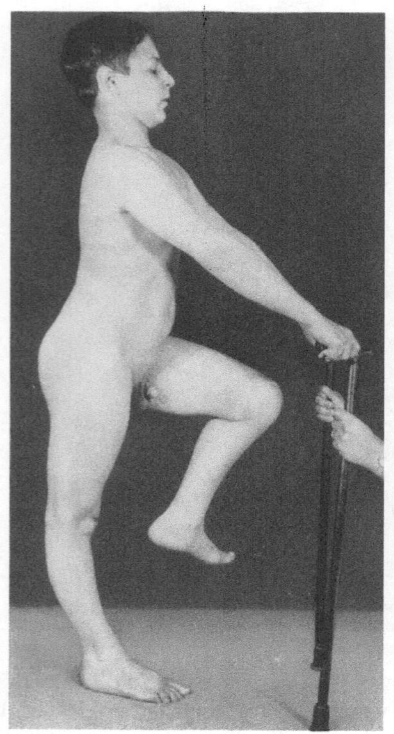

Abb. 475 a.

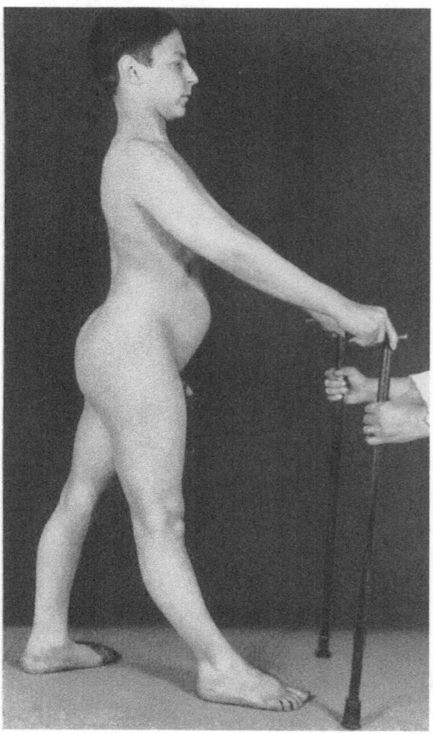

Abb. 475 b.

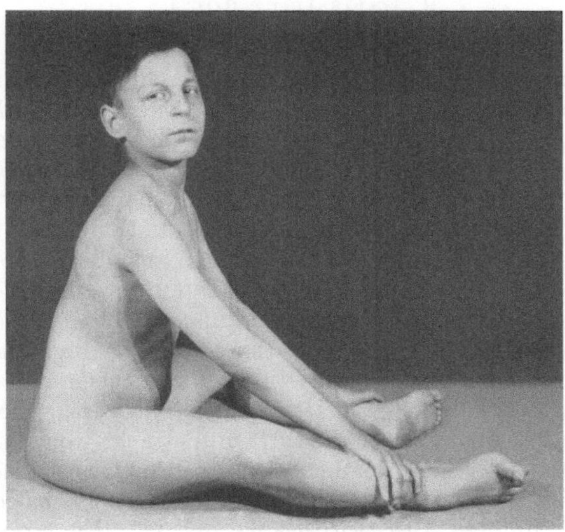

Abb. 475c.

Abb. 475a—c. Beseitigung des Streckkrampfes der Wirbelsäule durch partielle Resektion der Rami posteriores der Nn. spinales lumbales et thoracici inferiores. 475c beim Sitzen (vgl. 474a). 475a und b beim Stehen und Gehen (vgl. 474b).

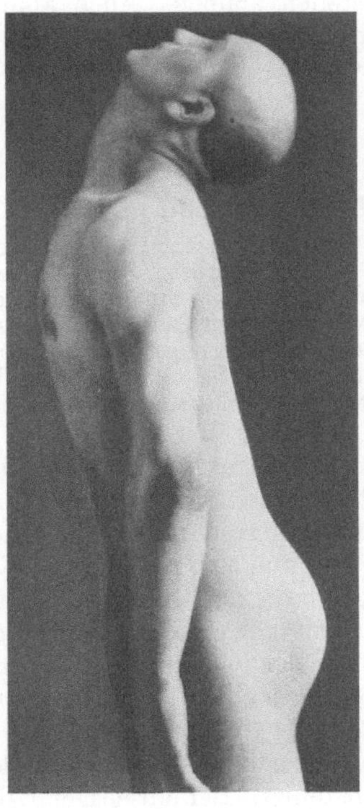

a

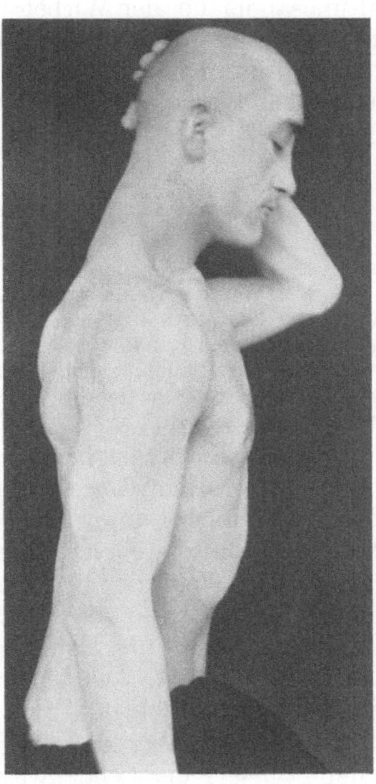

b

Abb. 476a und b. Striärer Streckkrampf der Halswirbelsäule (Retrocollis) a. Durch Anlegen der Hand an den Hinterkopf kann der Kranke den Kopf in gerade Stellung führen (b). Sobald die Hand weggenommen wird, setzt der Krampf des Halsstreckers sofort wieder ein. Bilateraler Status lacunaris in den basalen vorderen und mittleren Bezirken des Putamens.

9. Latissimus dorsi.

(C_6, C_7, C_8; N. thoracodorsalis.)

Der Latissimus dorsi, welcher der direkten percutanen faradischen Reizung ohne weiteres zugängig ist, ruft bei seiner Kontraktion, während er die Schulter adduziert und herabzieht, gleichzeitig eine *Neigung* der *Lenden-* und *unteren Brustwirbelsäule nach der homolateralen Seite* hervor. Bei *doppelseitiger* gleichstarker Kontraktion werden die entsprechenden Abschnitte der Wirbelsäule etwas *gestreckt*. Wenn der Oberarm in Abduktion fixiert gehalten wird, so tritt die neigende Wirkung des Latissimus auf die Wirbelsäule stärker zutage als bei lose herabhängendem Arme. Duchenne hat bekanntlich den Latissimus wegen seiner gleichzeitigen Wirkung auf die Schultern und die Wirbelsäule als denjenigen Muskel bezeichnet, der die sog. stramme Haltung des Soldaten hervorbringt. Es ist ohne weiteres zuzugeben, daß der Latissimus dorsi an dem Zustandekommen der letzteren beteiligt ist. Aber er ist keineswegs der einzige Muskel, welcher hierfür in Betracht kommt. Er ist ohne Mitwirkung der Hauptstrecker der Lenden- und Brustwirbelsäule, des Opisthothenar lumbalis et thoracalis für sich allein auch nicht entfernt imstande, der Lenden- und unteren Brustwirbelsäule die bei der strammen Haltung vorhandene Streckung zu erteilen, ja er kann bei Lähmung des Erector trunci die Lenden- und Brustwirbelsäule in ihrer normalen Strecklage überhaupt nicht erhalten. Andererseits kann auch ohne den Latissimus allein durch den Opisthothenar die Wirbelsäule vollkommen gestreckt werden. Bei isolierter Lähmung des Latissimus dorsi, die ich oft beobachtet habe, habe ich niemals eine Haltungsanomalie der Wirbelsäule feststellen können. Auch konnte ich weder in bezug auf die Neigung der Lenden- und Brustwirbelsäule nach der Seite irgendein greifbares Defizit eruieren, noch habe ich dabei auch nur eine Andeutung einer Skoliose beobachtet.

10. Quadratus lumborum.

(Th_{12}, L_1, L_2, L_3; kurze Äste des Plexus lumbalis.)

Der Quadratus lumborum entspringt vom unteren Rande der 12. Rippe, dem Lig. lumbocostale sowie von den Querfortsätzen des 1.—4. Lendenwirbels. Seine Muskelbündel verlaufen etwas schräg nach außen und abwärts und inserieren am hinteren medialen Teile der Crista iliaca. Der Muskel ist von hinten her großenteils vom Sacrospinalis überlagert. Der direkten faradischen Reizung ist er zugängig, wenn der letztere gelähmt und atrophiert ist. Bei Lähmung der Bauchmuskeln gelingt es auch von der Seite her zwischen Beckenkamm und unterem Rippenbogen durch tiefes Eindrücken der Elektrode an den Quadratus lumborum heranzugelangen.

Der *Quadratus lumborum* bewirkt bei seiner Kontraktion eine *Neigung* der Lendenwirbel nach der *homolateralen* Seite. Eine Streckwirkung, welche R. Fick dem Muskel bei doppelseitiger Kontraktion zuschreibt, konnten weder Duchenne noch ich feststellen. Ebensowenig ließ sich eine rotatorische Komponente nachweisen. Wenn der Opisthothenar gelähmt, der Quadratus lumborum aber erhalten ist, so kann die Lendenwirbelsäule noch nach der Seite geneigt werden und man sieht und fühlt, daß hierbei der Quadratus lumborum in erster Linie im Spiele ist. Die Neigung kann ohne jegliche Beugung, also ohne Mithilfe der Bauchmuskeln und des Psoas vollzogen werden.

Der Quadratus lumborum ist durch seine neigende Wirkung an der Erhaltung der Ruhelage der Lendenwirbelsäule beteiligt. Bei einseitiger Lähmung des Quadratus, die ich bei Unterbrechung des Plexus lumbalis, allerdings vergesellschaftet mit Lähmung des Psoas, mehrfach beobachtet habe, zeigt die Lendenwirbelsäule, wie es schon Duchenne beschrieben hat, eine Skoliose, deren Konvexität nach der gelähmten Seite gerichtet ist. Darmbeinkamm und unterer Thoraxrand sind auf der nicht gelähmten Seite stärker angenähert, auf der gelähmten Seite weiter voneinander entfernt. Die Brustwirbelsäule zeigt eine kompensatorische Biegung nach der anderen Seite. Der willkürliche Ausgleich der Skoliose ist mittels des Opisthothenar und der Bauchmuskulatur der gesunden Seite möglich, doch kehrt beim Nachlassen der ad hoc gesetzten willkürlichen Innenrotation die Lendenwirbelsäule alsbald in die fehlerhafte Ruhelage zurück.

11. Levator scapulae.

(C_3, C_4, C_5; N. dorsalis scapulae, kurze Äste des Plexus cervicalis superior.)

Der Levator scapulae, welcher vom Angulus superior internus der Scapula zu den Querfortsätzen der vier oberen Halswirbel zieht, entfaltet, wie schon DUCHENNE hervorgehoben hat, eine Einwirkung auf die Halswirbelsäule nur dann, wenn die Schulter nach abwärts fixiert ist und das Akromio-Claviculargelenk still gestellt ist. Unter diesen Umständen *neigt* er die Halswirbelsäule etwas nach der Seite. Seine Lähmung hat aber weder eine Haltungsanomalie der Halswirbelsäule in der Ruhe noch eine Beschränkung der willkürlichen Neigung des Halses nach der Seite des gelähmten Muskels zu im Gefolge, sofern die anderen Muskeln der Halswirbelsäule eine intakte Funktion besitzen.

12. Trapezius.

(C_1—C_4; N. accessorius spinalis, akzessorische Äste aus den oberen Cervicalnerven.)

Die obere Portion des Trapezius, welche vom äußeren Teil des Schlüsselbeins entspringt und neben der Protuberantia occipitalis externa am Hinterhaupt angeheftet ist, bewirkt bei ihrer Kontraktion eine *Streckung des Kopfes,* eine *Neigung* desselben nach der *homolateralen* und eine *Drehung* nach der *kontralateralen Seite.* Die Wirkung auf Hals und Kopf fällt ausgiebiger aus, wenn die Schulter fixiert ist, sie ist aber auch bei beweglichem Schlüsselbein bei jeder kräftigen Kontraktion der oberen Cucullarisportion unverkennbar.

Bei doppelseitiger Kontraktion der oberen Trapeziusportion tritt eine Streckung von Hals und Kopf in gerader Richtung ein. Obwohl der Trapezius sicher ein kräftiger Strecker, Neiger und Rotator des Kopfes ist, so hat doch sein isolierter Ausfall keine erkennbare Haltungsanomalien und keine merkbare Beschränkung der willkürlichen Beweglichkeit des Kopfes im Sinne der Streckung, Neigung oder Drehung im Gefolge. Ich sah derartige Folgezustände nicht einmal bei gleichzeitiger völliger Lähmung eines Trapezius und Sternocleidomastoideus, welch letzterer den Kopf in dem gleichen Sinne wie der erstere beeinflußt. Das gilt natürlich nur, solange die anderen auf den Kopf einwirkenden Strecker, Neiger und Dreher, also vor allem der kraniale und cervicale Abschnitt des Opisthothenar erhalten sind. Sind diese letzteren zusammen mit dem Trapezius und Sternocleidomastoideus gelähmt, dann ist die Streckung des Halses und Kopfes auf das Schwerste gestört und es treten diejenigen Folgezustände ein, welche bereits früher S. 548 beschrieben worden sind. Wie kräftig andererseits der Trapezius zusammen mit dem Sternocleidomastoideus den Kopf zu strecken vermag, geht daraus hervor, daß bei völliger Lähmung des Opisthothenar colli et cranii Hals und Kopf willkürlich noch aufgerichtet werden können (vgl. S. 549). Über die Rolle, welche der Trapezius beim Torticollis spasticus spielt, wird später berichtet werden.

13. Sternocleidomastoideus.

(Nucleus spinalis accessorii, N. accessorius, Nn. cervicales superiores, Occipitalis minor, Auricularis magnus, Cutaneus colli.)

Der Sternocleidomastoideus entspringt in 2 Portionen vom Schlüsselbein und vom Sternum und inseriert am Processus mastoideus. Er hat dieselbe

Wirkung auf den Kopf wie die obere Portion des Trapezius, er *streckt* den Kopf, *neigt* ihn nach der *homolateralen* und *dreht* ihn nach der *kontralateralen Seite*.

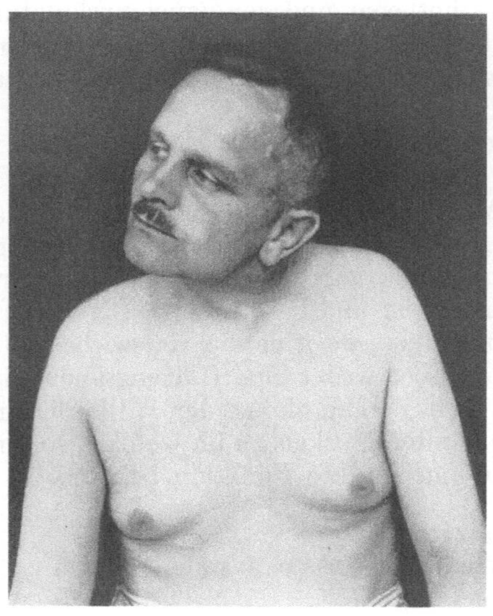

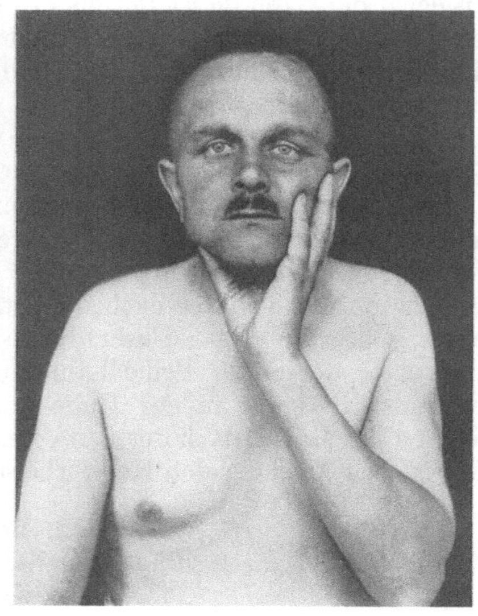

a b

Abb. 477a und b. Torticollis spasticus (a). Durch Anlegen der Hand an Kinn und Gesicht wird der Krampf ausgeschaltet und der Kopf gerade gerichtet (b).

Duchenne behauptet, daß die Streckwirkung des Sternocleidomastoideus nur dann eintrete, wenn sich der Kopf bereits in einem gewissen Grade von

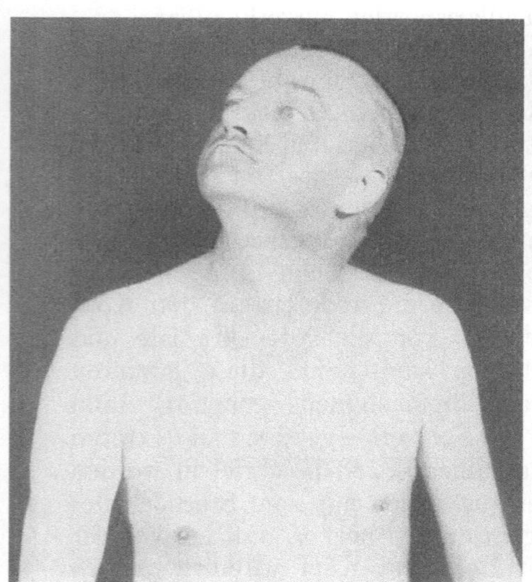

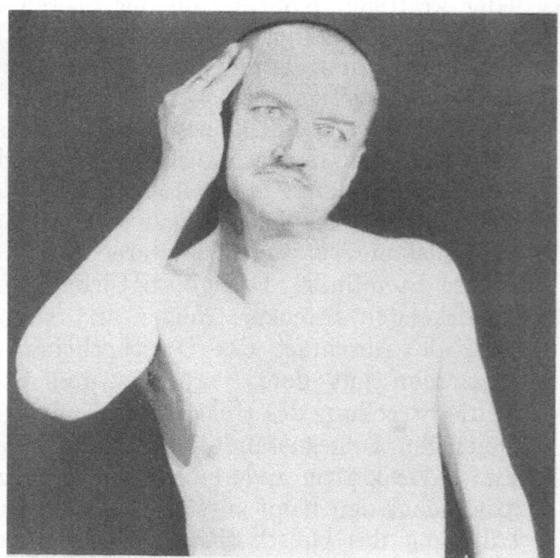

a b

Abb. 478a und b. Torticollis spasticus (a). Durch Anlegen der Finger an die rechte Schläfe wird der Krampf der Kopfdreher ausgeschaltet.

Streckstellung befinde, daß aber bei der gewöhnlichen aufrechten Haltung des Kopfes die Kontraktion des Sternocleidomastoideus eine Beugung bewirke. Diese Angabe Duchennes ist schon von R. Fick in Frage gestellt worden, andererseits führt aber R. Fick den Sternocleidomastoideus unter den Beugern der Halswirbelsäule auf. Ich selbst habe niemals eine beugende Wirkung des Muskels auf den Hals oder Kopf, sondern immer nur eine streckende Wirkung

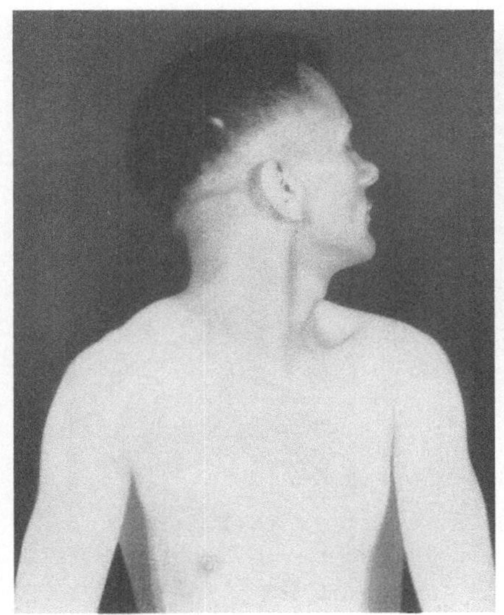

a

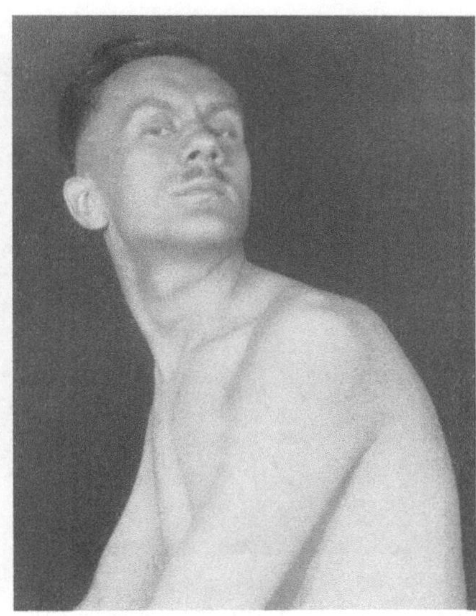

b

Abb. 479a und b. Torticollis spasticus. Maximale krampfhafte Verdrehung des Kopfes nach links.

beobachtet, welche Ausgangsstellung der Kopf auch immer einnahm. Es ist ja auch kaum eine andere Wirkung zu erwarten, da die Insertion des Muskels hinter der Querachse des Allantooccipitalgelenkes und hinter den Querachsen der einzelnen Halswirbel gelegen ist. Die sternale Portion des Sternocleidomastoideus soll nach DUCHENNE eine stärkere drehende und schwächere neigende Wirkung besitzen, umgekehrt die claviculäre Portion eine stärkere neigende und eine schwächere drehende Wirkung. Ich habe mich von einer solchen differenzierten Wirkung der beiden Portionen des Muskels nicht überzeugen können. Bei doppelseitiger Kontraktion strecken die Sternocleidomastoidei den Kopf in gerader Richtung.

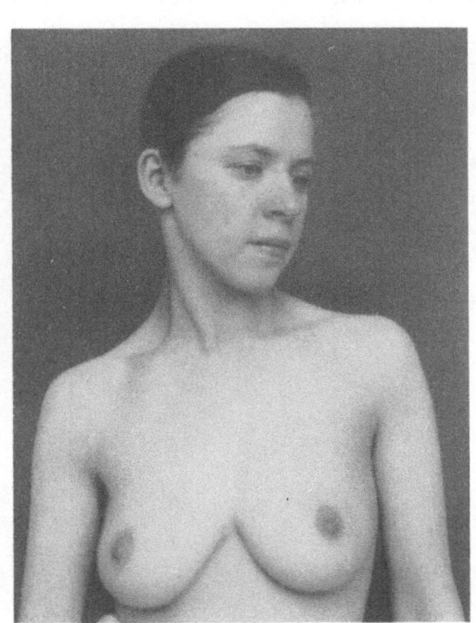

Abb. 480. Torticollis spasticus. Hypertrophie des rechten Sternocleidomastoideus.

Bei isolierter Lähmung eines Sternocleidomastoideus habe ich selbst niemals eine Haltungsanomalie des Kopfes und auch keine Einschränkung der willkürlichen Streckung, Neigung oder Rotation des Kopfes beobachtet, sofern nur die anderen auf den Kopf wirkenden Muskeln intakt waren. DUCHENNE gibt an, daß bei einem Kranken, an dem infolge einer Operation am Halse eine totale Lähmung eines Sternocleidomastoideus eingetreten war, der Kopf beim aufrechten Stehen die Tendenz zeigte, sich nach der gelähmten Seite zu drehen, daß der Kranke aber diese Haltungsanomalie willkürlich mit

Hilfe der anderen erhaltenen Rotatoren des Kopfes ausgleichen konnte. Es mag sein, daß der isolierte Ausfall eines Sternocleidomastoideus gelegentlich diesen von DUCHENNE beschriebenen Folgezustand haben kann, aber eine

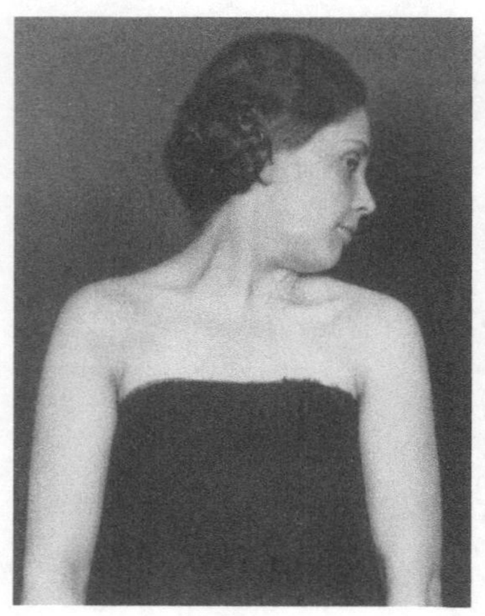

Abb. 481.

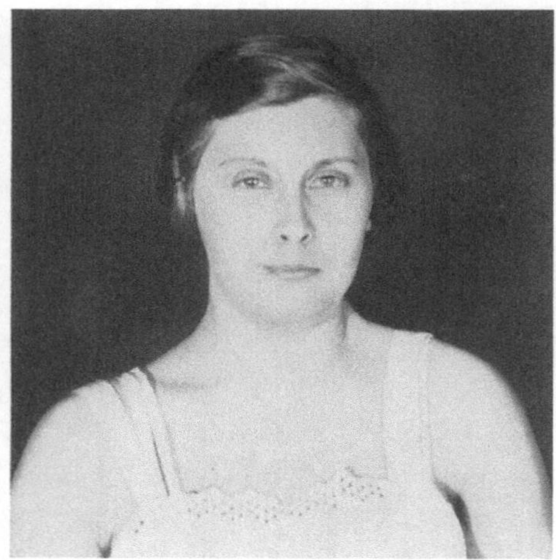

Abb. 482.

Abb. 481 und 482. Torticollis spasticus (Abb. 481). Beseitigung desselben durch Resektion des Accessorius dexter (Sternocleidomastoideusanteil) sowie der vorderen Cervicalwurzeln C_1—C_4 linkerseits (Abb. 482).

konstante Folge ist die erwähnte Haltungsanomalie auf keinen Fall, sie kann nicht einmal häufig sein, denn ich habe sie, wie gesagt, kein einziges Mal beobachtet, nicht einmal bei totaler Lähmung des N. accessorius, bei der neben

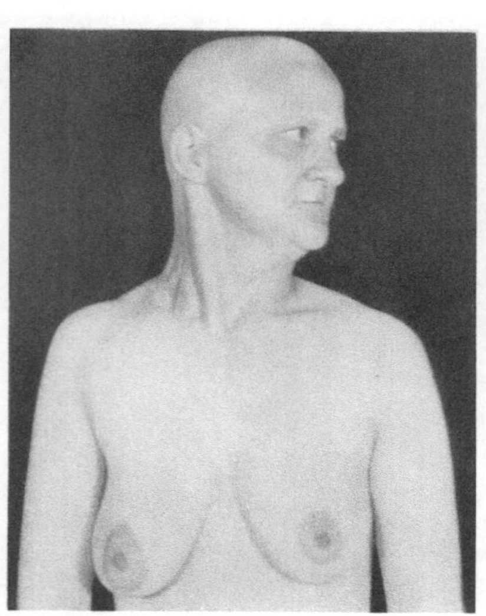

a

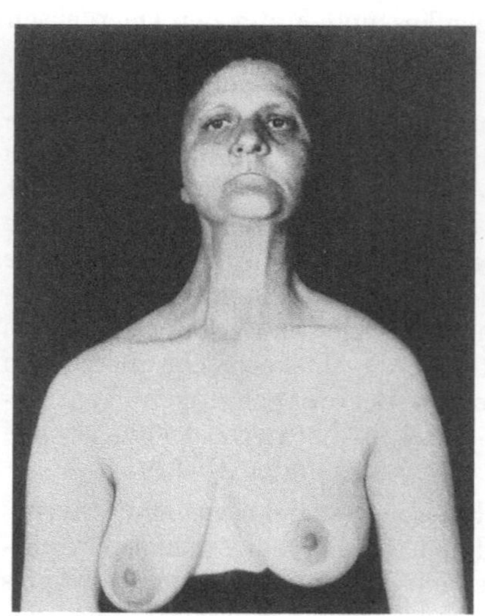

b

Abb. 483a und b. Torticollis spasticus (a). Beseitigung desselben durch Resektion des rechten Accessorius und der Cervicalwurzeln C_1—C_4 linkerseits (b).

dem Sternocleidomastoideus auch noch der gleichartig wirkende Trapezius gelähmt war.

DUCHENNE gibt ferner an, daß er in 3 Fällen von doppelseitiger Lähmung des Sternocleidomastoideus festgestellt habe, daß die Kranken unfähig waren, in Rückenlage den Kopf zu beugen und daß beim aufrechten Stehen der Kopf nach hinten überfiel und nicht gehalten werden konnte. Danach wäre der Sternocleidomastoideus der weitaus wichtigste Flexor capitis. Ich kann mir

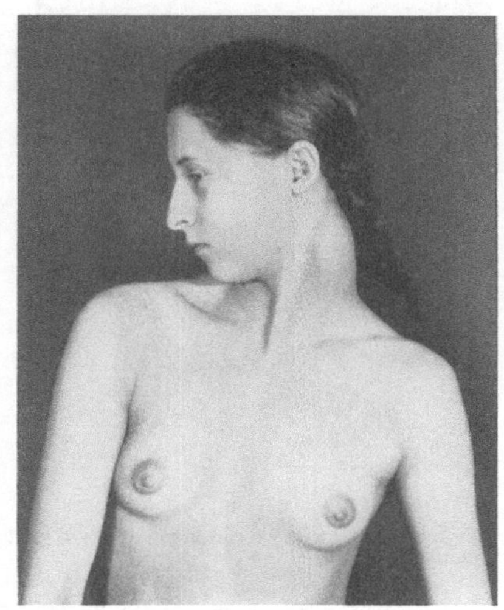

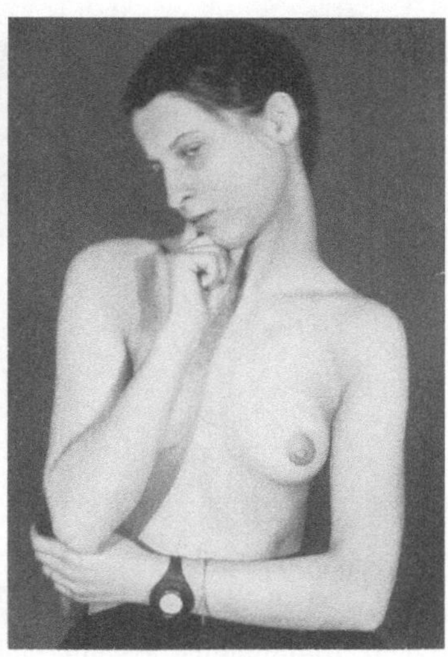

a b

Abb. 484a und b. Torticollis spasticus (a). Durch Anlegen der Hand an das Kinn wird der Krampf der Kopfdreher nur unvollkommen ausgeschaltet.

nur denken, daß in diesen Fällen außer den beiden Sternocleidomastoidei auch die eigentlichen Beuger des Kopfes und der Halswirbelsäule die Scaleni, Longus colli, Longus capitis, Rectus capitis anterior, Sternohyoideus und Sternothyreoideus gelähmt waren; denn ich habe die von Duchenne beschriebene Haltungsanomalie und Bewegungsstörung des Kopfes bisher immer nur bei mehr oder weniger vollständiger Lähmung aller der genannten Flexores colli et capitis beobachtet. Bei doppelseitiger isolierter Lähmung der Sternocleidomastoidei habe ich keine Haltungsanomalie, insbesondere keine abnorme Streckhaltung des Kopfes und keine Einschränkung der willkürlichen Beugung oder Streckung des Kopfes gesehen.

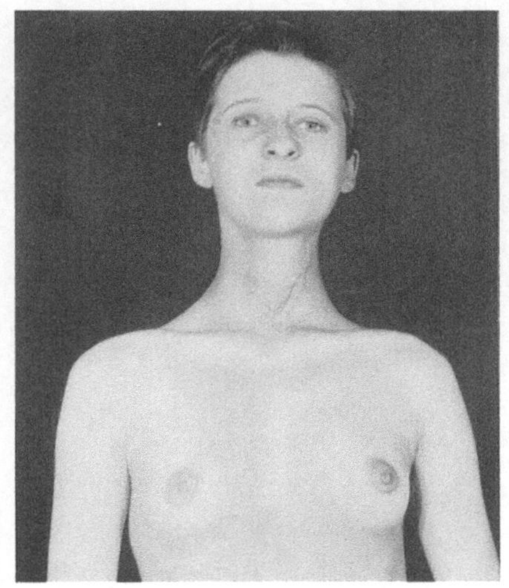

Abb. 484c. Beseitigung des Torticollis (Abb. 484a und b) durch Resektion des linken Accessorius und der rechten Cervicalwurzeln C_1—C_4.

Der Sternocleidomastoideus spielt eine besondere Rolle in dem Krampfspiel des *Torticollis*. Wir haben früher darauf hingewiesen, daß die Strecker der Wirbelsäule bei den striären Erkrankungen gar nicht selten der Sitz heftiger Krampfzustände sind. In vielen Fällen von striärer Hyperkinese befällt der Krampf die Wirbelsäulenmuskeln nicht in bilateral symmetrischer Weise, sondern er kann mehr oder weniger einseitig beschränkt sein. Dabei kommt es manchmal zu grotesken Seitenverbiegungen und Verdrehungen der Wirbelsäule oder einzelner Abschnitte derselben (Abb. 462, 465, 466, 467, S. 553f.). Unter diesen einseitigen striären Krampfzuständen

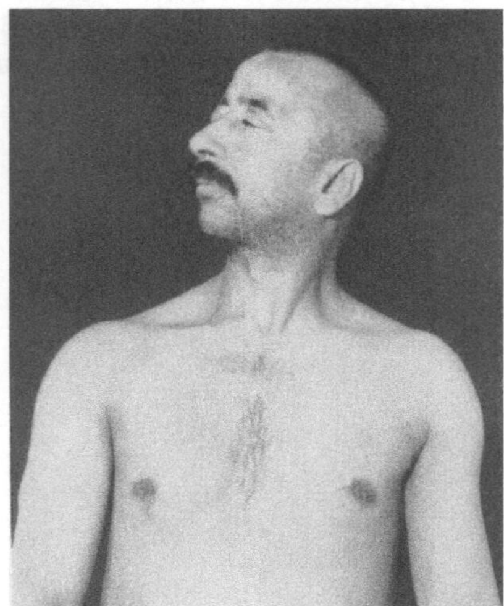

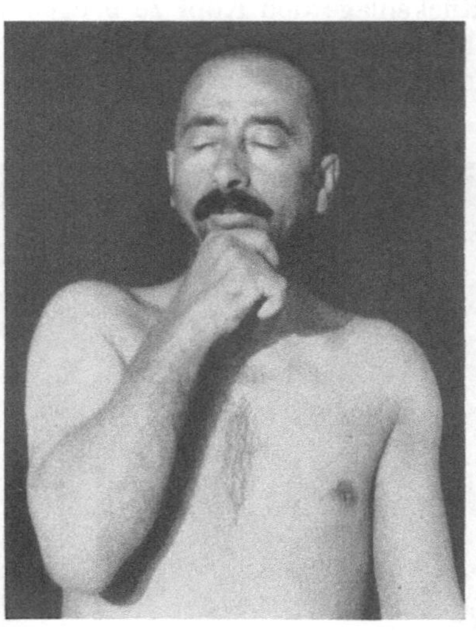

a b
Abb. 485a und b. Torticollis spasticus (a). Durch Anlegen der Hand an das Kinn vermag der Kranke den Krampf vollkommen auszuschalten (b).

verdienen diejenigen, welche sich mehr oder weniger isoliert im Hals-Kopfgebiet abspielen, wegen ihrer Häufigkeit, ihrer Hartnäckigkeit und ihres den Kranken auf das äußerste peinigenden Charakters, eine besondere Beachtung. Beim *Torticollis spasticus*, so bezeichnet man diese Zustände, werden in der Regel Hals und Kopf krampfhaft nach einer Seite geneigt und gleichzeitig nach der Gegenseite gedreht (Abb. 477—487). In der Mehrzahl der Fälle wird der Kopf dabei auch mehr oder weniger stark extendiert, seltener flektiert. Es gibt auch Fälle, in denen eine reine Drehung ohne Seitenneigung erfolgt. Seltener besteht reine Seitenneigung ohne Drehung, in diesen letzteren Fällen wird die Schulter auf der Seite, nach welcher die Neigung erfolgt, hochgezogen, so daß sich Ohr und Schulter einander stark nähern. Die meisten an Torticollis spasticus leidenden Kranken können den Krampfzustand durch bestimmte sensible Reize, sog. Kunstgriffe, mindern oder gar zeitweise sistieren (Abb. 477, 478, 485, 486). Der eine Kranke legt die Hand an die Wange, ein anderer den Zeigefinger an die Stirn, ein dritter stützt das Kinn. Fast jeder Kranke hat seinen besonderen Kunstgriff, der sich in irgendeiner Kleinigkeit von dem anderer Kranker unterscheidet. Wegen der Beeinflußbarkeit des Krampfes durch solche Kunstgriffe, ferner wegen der in fast allen diesen Fällen vorhandenen

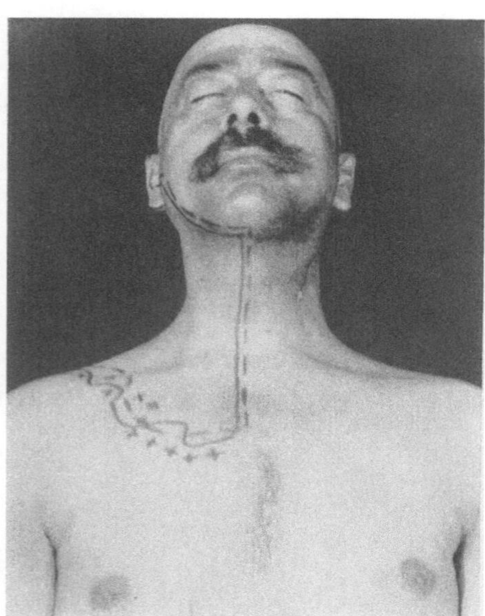

Abb. 485c. Beseitigung des Torticollis (Abb. 485a und b) durch Resektion des linken Accessorius und der rechten Cervicalwurzeln C_1—C_4. Die in der Abbildung dargestellte Streckhaltung des Kopfes ist willkürlich vom Kranken eingenommen, damit die Grenzen der aus der Wurzelresektion resultierenden und auf den Körper aufgezeichneten Anästhesie deutlich gesehen werden.

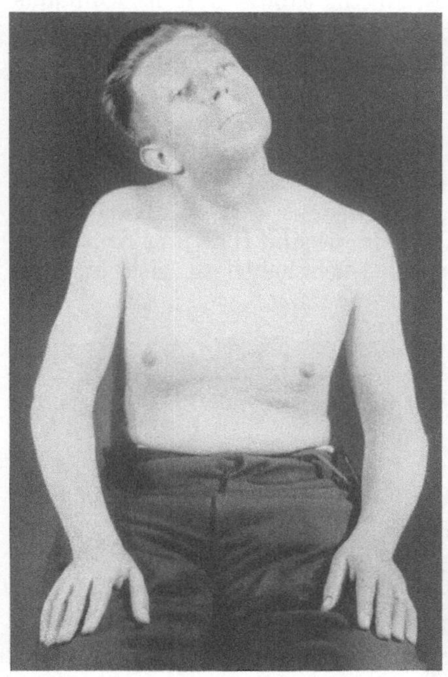

a

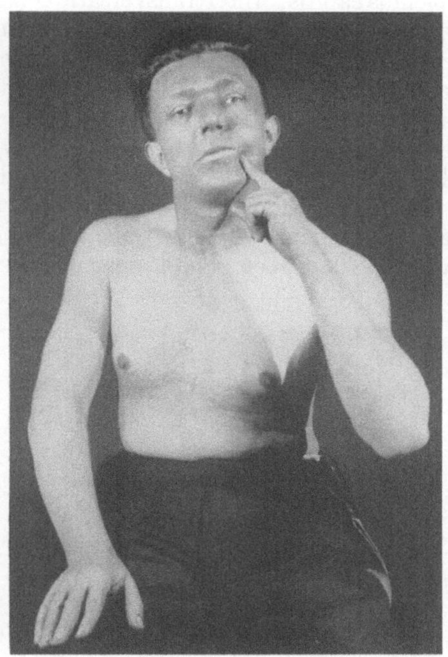

b

Abb. 486a und b. Torticollis spasticus (a). Durch Anlegen des Zeigefingers an die linke Kinnseite vermag der Kranke den Krampf ganz auszuschalten (b).

Abhängigkeit der Stärke des Krampfes von emotiven Einflüssen, schließlich auch wegen des in manchen Fällen festgestellten erstmaligen Auftretens der Krampfzustände im Anschluß an Emotionen, hat man lange Zeit den Torticollis spasticus für eine psychogene Erkrankung gehalten und als „Tic. mental" bezeichnet. Es kann aber heute kaum noch ein Zweifel darüber bestehen, daß dem Torticollis spasticus sehr oft eine umschriebene striäre Erkrankung zugrunde liegt.

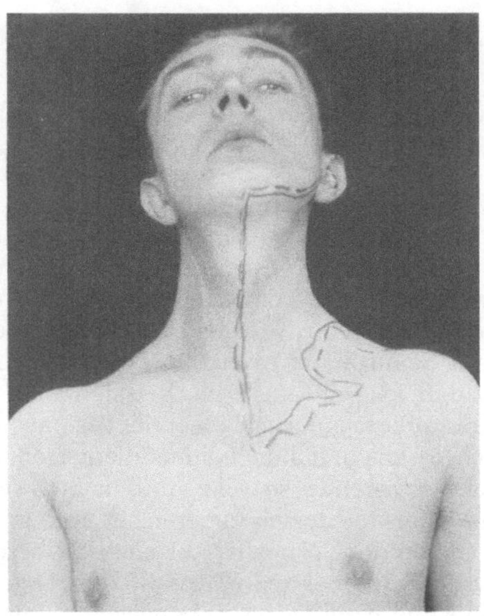

Abb. 486c. Beseitigung des Torticollis (Abb. 486a und b) durch Resektion des rechten Accessorius und der linken Cervicalwurzeln C_1—C_4. Der Kopf wird willkürlich nach hinten übergelegt gehalten, damit die Grenzen der Anästhesie sichtbar werden.

Die oben beschriebene gleichzeitige Neigung von Hals und Kopf nach der einen Seite und Drehung nach der anderen Seite, welche in den meisten Fällen von Torticollis vorliegt, beruht auf der gleichzeitigen krampfhaften Kontraktion mehr oder weniger aller in diesem Sinne wirkenden Neiger und Dreher der Halswirbelsäule und des Kopfes. In einem Falle also, in welchem der Kopf nach *rechts geneigt* und nach *links gedreht* wird, wirken folgende Muskeln zusammen: als Neiger: *rechter* Ileocostalis cervicis, Longissimus cervicis, Longissimus capitis, Semispinalis capitis, Splenius cervicis,

Splenius capitis, Intertransversarii cervicales, Rectus capitis lateralis, Obliquus capitis superior, Trapezius, Sternocleidomastoideus, Levator scapulae und die Scaleni; als *Dreher*: *linker* Ileocostalis cervicis (?), Longissimus cervicis (?), Splenius cervicis, Longissimus capitis, Semispinalis capitis, Splenius capitis, Obliquus capitis inferior, Rectus capitis posterior major und *rechter* Semispinalis cervicis, Multifidi et Rotatores cervicales, Trapezius, Sternocleidomastoideus, Scaleni. Wie man sieht, sind eine ganze Anzahl Muskeln hierbei doppelseitig beteiligt: Ileocostalis cervicis, Longissimus cervicis, Longissimus capitis, Splenius cervicis, Splenius capitis, indem sie alle Hals und Kopf nach ein und derselben Seite neigen und drehen. Doch heben sie sich in ihren

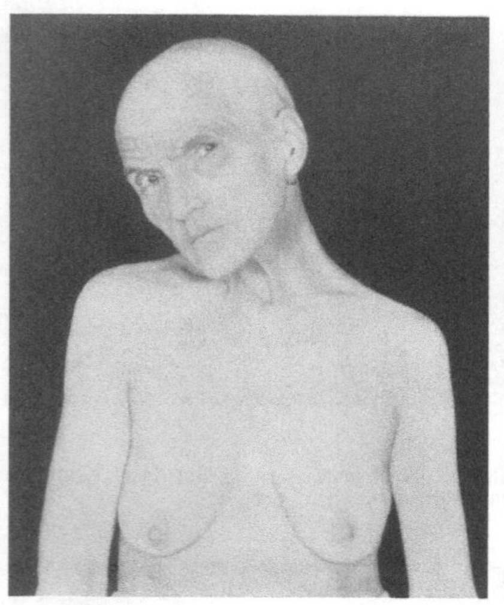

a

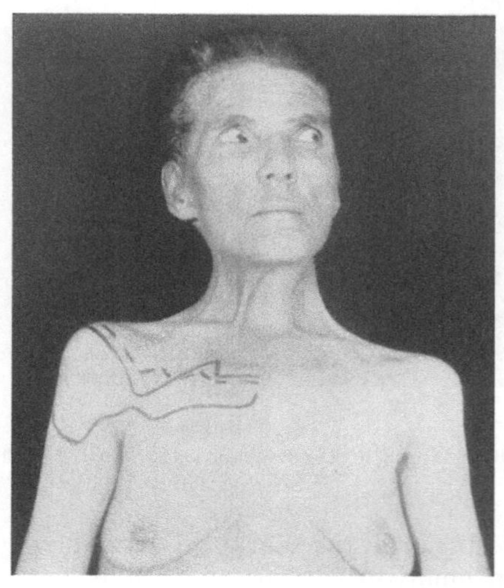

b

Abb. 487a und b. Torticollis spasticus. Kopf stark nach rechts geneigt und nach rechts gedreht (a). Beseitigung des Krampfes durch Resektion des rechten Accessorius und der rechten Cervicalwurzeln C_1-C_4. Die Grenzen der resultierenden Anästhesie sind aufgezeichnet (b). Der linke Accessorius war bereits früher durchschnitten.

Wirkungen auf Hals und Kopf nicht einfach gegenseitig auf, da nicht bei allen diesen Muskeln die neigende und drehende Komponente gleich groß ist. So ist z. B. der Splenius capitis in erster Linie ein Dreher des Kopfes und zweifellos ist bei einem Torticollis, der den Kopf nach links dreht und nach rechts neigt, der *linke Splenius capitis* weit mehr im Spiele als der rechte. Auch beim Semispinalis capitis überwiegt die rotierende Komponente über die neigende, so daß also in unserem Beispiel auch der *linke Semispinalis capitis* an der Krampfbewegung mehr beteiligt ist als der rechte. Umgekehrt überwiegt beim Ileocostalis und Longissimus die neigende Komponente über die überhaupt fragliche rotierende so sehr, daß kein Zweifel bestehen kann, daß diese Muskeln besonders rechterseits agieren. Alle anderen Muskeln sind dagegen beim Zustandekommen des Torticollis nur einseitig beteiligt, in unserem Beispiel vor allem der *rechte Trapezius* und *Sternocleidomastoideus*, und die rechten Mm. scaleni, die alle Hals und Kopf nach rechts neigen und nach links drehen, ferner die Linksdreher: *linker Obliquus capitis inferior, Rectus capitis post. major*, rechter Semispinalis cervicis, Multifidi et Rotatores cervicales, und die Rechtsneiger: rechter Levator scapulae, Intertransversarii cervicales, Rectus capitis lateralis und Obliquus capitis superior. Die Erfahrung hat nun gelehrt, daß man den dem Torticollis zugrunde liegenden Krampf am wirksamsten dadurch bekämpft, daß man Trapezius und Sternocleidomastoideus derjenigen Seite ausschaltet, nach welcher die Neigung des Kopfes erfolgt, und welche derjenigen, nach welcher die Drehung erfolgt, gegenüberliegt; in unserem Beispiel also den rechten Trapezius und Sternocleidomastoideus, ferner aber vor allem Splenius capitis, Semispinalis capitis, Obliquus capitis inferior und Rectus capitis post major derjenigen Seite, nach welcher die Drehung stattfindet, d. h. in unserem Beispiele die Muskeln der linken Seite. Man erreicht dieses Ziel, soweit unsere Erfahrungen reichen, bisher am besten durch Resektion des rechten N. accessorius und der linken vier oberen Cervicalnerven, welch letztere am einfachsten intradural vorgenommen wird. Durch diese, wie ersichtlich, nur partielle Deefferentierung des gesamten Muskelkomplexes, welcher bei dem Zustandekommen des Krampfzustandes zusammenwirkt, wird letzterer zwar nicht vollkommen beseitigt, aber in der Mehrzahl der Fälle auf ein erträgliches Maß reduziert. Die Fähigkeit, den Kopf nach der Seite, nach welcher er vorher krampfhaft geneigt wurde, auch fernerhin willkürlich neigen zu können und ihn nach der Seite, nach welcher er vorher krampfhaft gedreht wurde, noch fürderhin drehen zu können, bleibt dabei erhalten. Es werden durch die angegebenen operativen Maßnahmen in unserem Beispiele, die Neiger des Kopfes nach rechts und die Dreher nach links, eben nicht sämtlichst ausgeschaltet.

Der Sternocleidomastoideus ist, wie bereits ausgeführt, einer der Muskeln, deren Krampf beim Zustandekommen des Torticollis spasticus mitwirkt. Er spielt sicher in diesem Krampfspiel eine Hauptrolle. In Fällen von Schiefhals, die längere Zeit bestehen, zeigt er nicht selten eine erhebliche Hypertrophie (Abb. 480—483). In leichten Fällen von Torticollis kann manchmal schon die alleinige totale Deefferentierung des Sternocleidomastoideus als des Hauptinkulpanden am Krampf zum Ziele führen und letzteren im wesentlichen beseitigen. Dazu ist aber die totale Ausschaltung des Muskels erforderlich. Zumeist genügt hierfür die Resektion des vom N. accessorius dem Sternocleidomastoideus zugehenden Astes, immerhin erhält der Muskel nicht allzu selten auch noch akzessorische Bezüge aus den oberen Cervicalnerven (Occipitalis minor, Auricularis magnus, Cutaneus colli). Der Trapezius spielt gleichfalls eine große Rolle beim Zustandekommen des Torticollis spasticus. Die operative Deefferentierung des Sternocleidomastoideus der einen Seite und der Nackenmuskeln der anderen Seite, welche in manchen Fällen von Torticollis spasticus zur Bekämpfung des Übels ausreicht, erweist sich in schweren Fällen als ungenügend. In letzteren muß unbedingt auch der Trapezius mit ausgeschaltet werden. Hierbei hat sich gezeigt, daß es nicht genügt, einfach den N. accessorius, welcher ja Sternocleidomastoideus und Trapezius zusammen versorgt, zu resezieren, sondern es müssen unter Umständen auch die akzessorischen, aus den oberen cervicalen Spinalnerven stammenden motorischen Bezüge der oberen Trapeziusportion gleichfalls ausgeschaltet werden. Erst eine solche wirklich totale Deefferentierung auch der oberen Trapeziusportion trägt zu der erstrebten möglichst vollständigen Beseitigung des Torticollis bei.

b) Beugergruppe.

1. Bauchmuskeln.

(Th_5—L_1; Nn. intercostales, N. subcostalis, N. ileohypogastricus.)

Der *Rectus abdominis,* welcher vom Knorpel der 5.—7. Rippe entspringt und gerade zum horizontalen Schambeinast nach abwärts zieht, *beugt* bei seiner Kontraktion auch bei einseitiger Reizung die Brust-Lendenwirbelsäule in gerader Richtung; bei doppelseitiger Kontraktion ist der Effekt ausgesprochener. Diese Wirkung auf die Wirbelsäule kommt dadurch zustande, daß der Muskel bei seiner Kontraktion das Os pubis und die untere Thoraxapertur einander nähert; das Becken ist aber in fester Verbindung mit dem Kreuzbein und die Rippen stehen mit der gesamten Brustwirbelsäule in Verbindung. Die beugende Wirkung des Rectus auf die Wirbelsäule kommt um so stärker zum Ausdruck, wenn die Rippen gegen die Brustwirbelsäule fixiert sind, am stärksten in maximaler Inspirationsstellung, weil dann der Rectus am meisten gedehnt ist. Der *Obliquus externus,* welcher von der 5. oder 6. bis

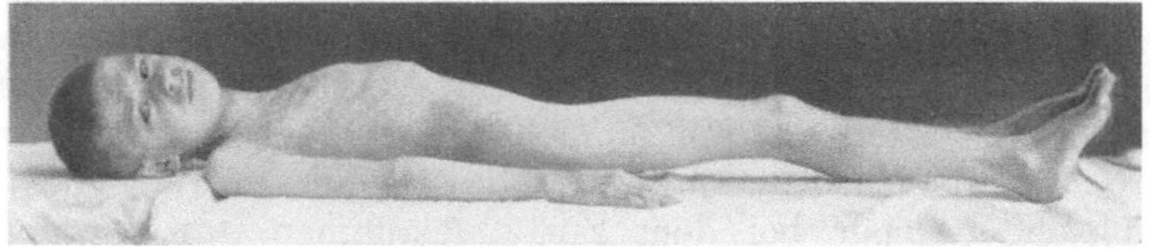

a

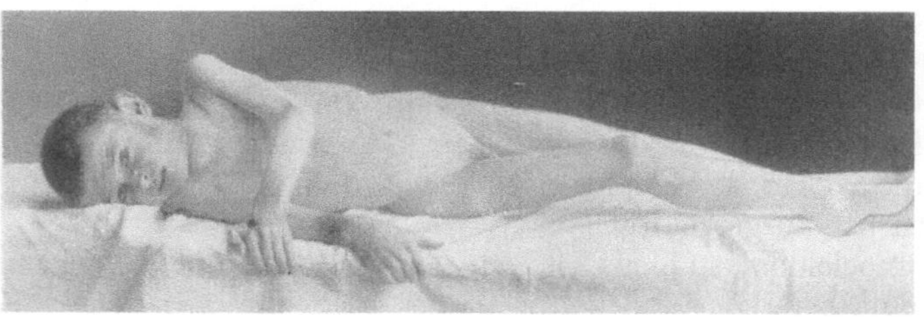

b

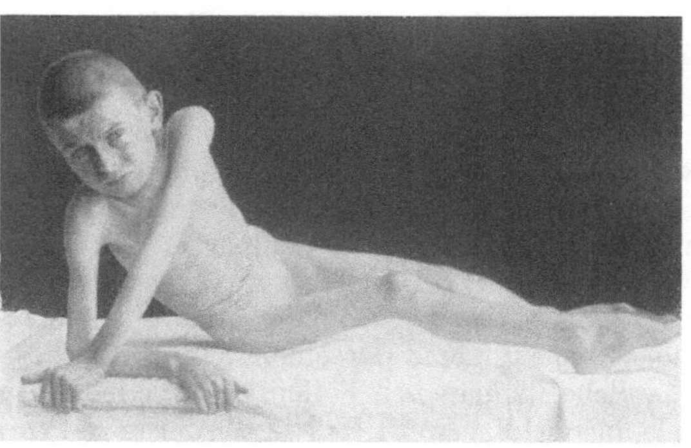

c

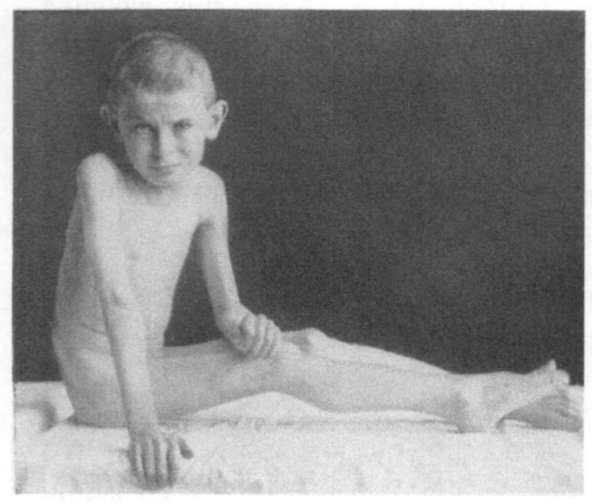

d

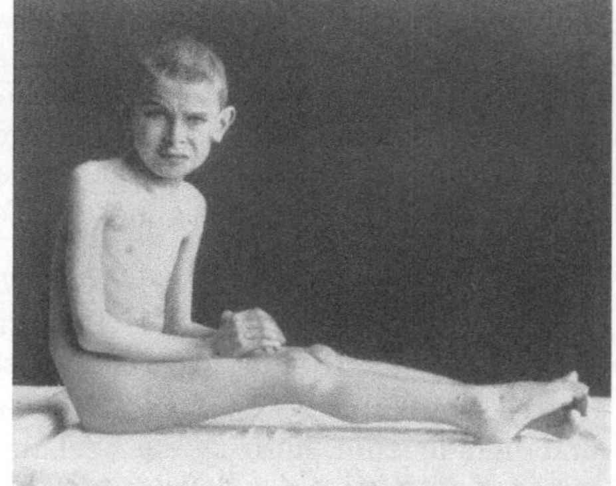

e

Abb. 488 a—e. Aufsetzen aus liegender Stellung bei totaler Bauchmuskellähmung.

12. Rippe entspringt und am Darmbeinkamm bzw. in der vorderen Bauchwand inseriert, *beugt* die Lenden- und Brustwirbelsäule, erteilt ihr aber bei einseitiger Kontraktion gleichzeitig eine *Neigung* nach der *homolateralen* Seite

und eine geringe *Rotation* nach der *entgegengesetzten Seite.* Bei doppelseitiger Kontraktion des Obliquus externus erfolgt eine *Beugung* der Brust-Lendenwirbelsäule in gerader Richtung, ohne jegliche Seitenneigung und Rotation. Der *Obliquus internus,* welcher von den unteren drei Rippen entspringt und an der Crista iliaca sowie in der vorderen Bauchwand inseriert, *beugt* bei einseitiger Kontraktion die Brust-Lendenwirbelsäule, und *neigt* sie, wie der Obliquus externus nach der *homolateralen Seite.* DUCHENNE macht keine Angaben bezüglich einer rotierenden Wirkung des Obliquus internus, R. FICK sagt, daß er nach der homolateralen Seite drehe.

Der Transversus abdominis übt keine Einwirkung auf die Wirbelsäule aus.

Die Bauchmuskeln sind beim Emporrichten des Rumpfes aus horizontaler Rückenlage integrierend beteiligt. Diese Bewegung besteht in der Hauptsache aus einer Flexion des Beckens gegen die Beine; aber die Wirbelsäule folgt der Bewegung des Beckens nicht ohne weiteres wie ein starr mit dem Becken in Verbindung befindlicher Stab, sondern sie muß durch die Flexoren der Wirbelsäule, in erster Linie durch die Bauchmuskeln, gegen das Becken fixiert werden, damit sie der Bewegung des Beckens folgt. Von der brettharten Kontraktion der gesamten Bauchmuskulatur beim Aufrichten des Rumpfes aus der Rückenlage kann man sich unter normalen Verhältnissen ohne weiteres überzeugen. Bei Lähmung der Bauchmuskeln ist das Aufrichten des Rumpfes aus der Rückenlage ohne Hilfe der Arme unmöglich. Die beiden anderen Muskeln, welche ebenfalls auf die Lendenwirbelsäule flektierend wirken, der Psoas und das Diaphragma und welche sich kräftig kontrahieren, wenn ein Kranker mit Bauchmuskellähmung den Versuch macht, den Rumpf emporzurichten, sind nicht imstande, die Brust- und Lendenwirbelsäule von der Unterlage zu erheben. Lediglich der Halsteil und der Kopf, welche eigene Flexoren besitzen (Scaleni, Longus colli, Longus capitis, Sternothyreoideus, Sternohyoideus usw.) werden bei diesem Versuch von der Unterlage emporgehoben. Der Hilfsmechanismus, dessen sich Kranke mit totaler Lähmung der Bauchmuskulatur bedienen, wenn sie sich aus horizontaler Rückenlage aufrichten sollen, besteht darin, daß sie sich unter Zuhilfenahme der Arme auf die Seite drehen (vgl. Abb. 488a—e) und den Rumpf mit Hilfe der Arme emporstemmen. Bei einseitiger Lähmung der Bauchmuskeln ist die Aufrichtung des Rumpfes aus horizontaler Rückenlage noch möglich, hierbei setzt sich aber die neigende Komponente, welche die beiden Obliqui der gesunden Seite auf die Wirbelsäule ausüben, durch; der Rumpf wird beim Emporrichten nach der gesunden Seite zu geneigt, nicht selten wird er auch etwas nach der gelähmten Seite zu gedreht; es überwiegt also offenbar der Obliquus externus mit seiner nach der Gegenseite rotierenden Komponente über den vermutlich homolateral kreiselnden Obliquus internus.

Die Bauchmuskeln sind aber nicht nur für die willkürliche Aufrichtung des Rumpfes aus der horizontalen Rückenlage unentbehrlich, sie sind auch beim Sitzen und besonders beim aufrechten Stehen für die Gleichgewichtserhaltung des Oberkörpers von Bedeutung. Letztere ist bei Lähmung der Bauchmuskeln, als der Hauptflexoren der Lenden- und Brustwirbelsäule, nur dann garantiert, wenn der Schwerpunkt des Rumpfes nach vorne vor das Kreuzbein fällt. Man beobachtet bei totaler Bauchmuskellähmung nicht selten, daß die Kranken mit rundem Rücken sitzen und den Oberkörper mehr oder weniger weit nach vorne vorgebeugt halten. Sehr häufig wird die vornübergebeugte Rumpfhaltung auch beim Stehen eingenommen und damit hierbei der Schwerpunkt des Gesamtkörpers über der Unterstützungsfläche, der Fußbasis, verharrt, werden die Unterschenkel gegen die Füße nach hinten geneigt und die Oberschenkel gegen die Unterschenkel im Kniegelenk maximal gestreckt gehalten. Bei länger bestehender totaler Bauchmuskellähmung ändert sich aber das Bild nicht selten. Die Lendenwirbelsäule und die untere Hälfte der Brustwirbelsäule erfahren dann infolge des Ausfalls ihrer Hauptflexoren unter dem überwiegenden Zuge der Extensoren eine zunehmende Lordosierung, die untere Rückenpartie erscheint stark ausgehölt, im scharfen Gegensatz dazu steht die starke Vorwölbung der vorderen und seitlichen Bauchwand, die obere Brustwirbelsäule und Halswirbelsäule nimmt eine kompensatorische Kyphosierung an; das Becken gerät im Hüftgelenk in zunehmende Beugestellung (Abb. 489, 490). Diese letztere ist nicht nur als Ausdruck der Kompensation der Lendenwirbellordose anzusehen, sondern ist teilweise die unmittelbare Folge des Ausfalls der Streckwirkung, welche die Bauchmuskulatur auf das Becken im Coxofemoralgelenk ausübt; die Distanz zwischen der Beckensymphyse und dem Proc. xiphoideus vergrößert sich mehr und mehr, wenn der aufwärtsgerichtete Zug der Bauchmuskeln, welcher die Schrägstellung des Beckens zu bekämpfen und es der Horizontalstellung zu nähern hat, wegfällt. Diese Haltungsanomalien treten allerdings in horizontaler Lage des Kranken nicht in Erscheinung, sofern nicht schon im Laufe der Zeit eine Retraktion der antagonistischen Muskeln und Bänder eingetreten ist. Im letzteren Fall verschwindet die Haltungsanomalie auch im Liegen nicht mehr. In jedem Falle aber tritt sie beim aufrechten Stehen zutage. Dabei kann die Beugestellung des Beckens gegen die Femoren so stark werden, daß die Rückfläche des Sacrums fast nach aufwärts weist. Die beschriebene Haltungsanomalie entspricht dem Gesichtspunkte der Gleichgewichtserhaltung des Rumpfes fast ebensogut wie die weiter oben erwähnte Vorbeugung des gesamten Rumpfes beim Stehen. Denn die Schwerlinie des Rumpfes fällt infolge der starken Beckenneigung trotz der Lordose der Lenden- und unteren Brustwirbelsäule noch immer nicht unerheblich vor das Kreuzbein.

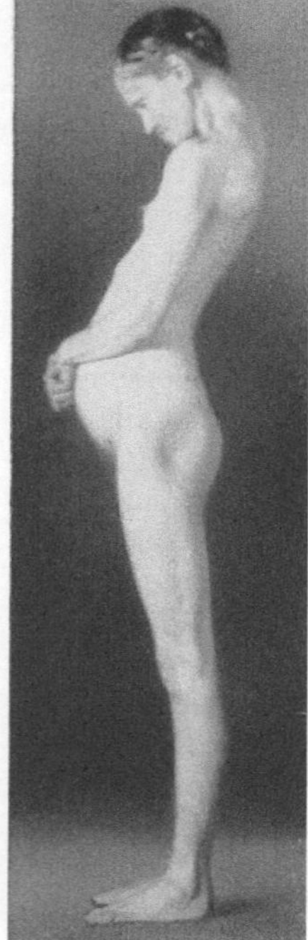

Abb. 489.

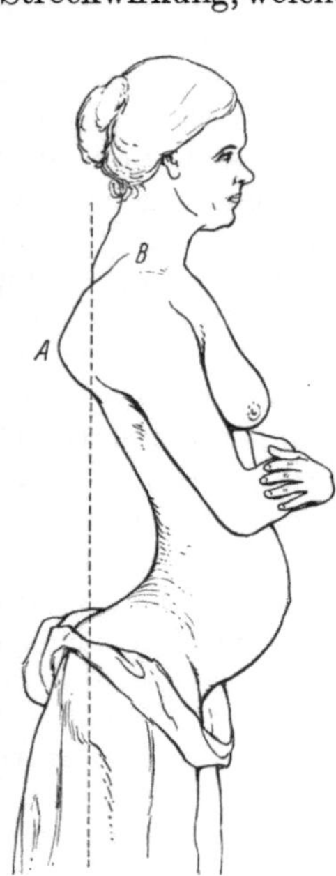

Abb. 490.

Abb. 489. Bauchmuskellähmung. Lordose der Lendenwirbelsäule, Becken anteflektiert. Kompensatorische Kyphose der Brust- und Halswirbelsäule.

Abb. 490. Lähmung der Bauchmuskeln. Starke Anteflexio des Beckens, starke Lordose der Lendenwirbelsäule, geringe Kyphose der Brustwirbelsäule. (Nach DUCHENNE.)

Obwohl die Bauchmuskeln außer ihrer flektierenden auch eine neigende und rotierende Wirkung auf die Wirbelsäule entfalten, kommt es doch bei einseitiger Bauchmuskellähmung eigentlich niemals zu einer ausgesprochenen Skoliose oder einer abnormen Kreiselungsstellung der Lenden- und Brustwirbelsäule, sofern die anderen Muskeln mit neigender oder rotierender Wirkung erhalten sind. Ich habe auch bei isolierter einseitiger Bauchmuskellähmung kaum greifbare Einschränkung der willkürlichen Neigung oder Rotation der Wirbelsäule beobachtet.

2. Psoas major et minor.

(Th_{12}, L_1—L_3; kurze Äste des Plexus lumbalis.)

Der *Psoas* wirkt beim Aufrichten des Oberkörpers aus horizontaler Rückenlage nicht nur als stärkster Flexor am Coxofemoralgelenk im Verein mit dem Iliacus im Sinne der Vorbeugung des gesamten Rumpfes gegen die Beine, sondern er übt auch infolge seines Ursprungs von der Seitenfläche des letzten Brustwirbelkörpers und den Seitenflächen und Querfortsätzen der Lendenwirbel eine *direkte, leicht flektierende* Wirkung auf die *Lendenwirbelsäule* aus. Gleichzeitig *neigt* er die Lendenwirbel etwas nach der *homolateralen* Seite. Bei der Aufrichtung des Rumpfes aus der horizontalen Rückenlage ist der Psoas zusammen mit der Bauchmuskulatur der führende Muskel. Bei doppelseitiger Lähmung des Ileopsoas ist die Aufrichtung des Rumpfes aus horizontaler Lage unmöglich, trotz energischer Kontraktion der Bauchmuskeln, welche ja nur eine flektierende Wirkung auf die Wirbelsäule gegen das Becken entfalten, aber den Rumpf als Ganzes einschließlich des Beckens in den Coxofemoralgelenken gegen die unteren Extremitäten nicht zu flektieren vermögen.

3. Diaphragma.

(C_3—C_5; vgl. S. 494.)

R. Fick hat darauf hingewiesen, daß bei fixiertem Thorax und gestützten Eingeweiden, also z. B. bei gewissen Turnübungen wie z. B. der Bauchwelle die Pars lumbalis des Zwerchfells infolge ihrer Anheftung an den Lendenwirbeln die letzteren zu beugen vermöge. Ich glaube, daß dies zutrifft, ja meines Erachtens kann die Portio lumbalis diaphragmatis auch unter anderen Bedingungen, und zwar allemal dann flektierend auf die Lendenwirbelsäule einwirken, wenn die Zwerchfellkuppe bei der Kontraktion des Muskels an den Baucheingeweiden genügenden Widerstand findet und nicht tiefer treten kann. Mir ist in mehreren Fällen von Lähmung der Bauchmuskeln oder von doppelseitiger Lähmung des Ileopsoas aufgefallen, daß sich bei dem Versuch, den die Kranken machten aus horizontaler Rückenlage den Rumpf emporzurichten, das Zwerchfell stark kontrahierte, was bei der Bauchmuskellähmung an der starken Vortreibung der vorderen und seitlichen Abdominalwandung zu erkennen war. Andererseits hat die Lähmung des Zwerchfells bei Integrität der Bauchmuskeln und des Psoas keine greifbaren Folgen für die Flexion der Wirbelsäule. Dagegen soll es bei einseitiger Lähmung des Zwerchfells gelegentlich zu einer geringfügigen Skoliose kommen (Moritz, Hitzenberger).

4. Longus colli.

(C_2—Th_3; Rami anteriores der Spinalnerven.)

Der *Longus colli* stellt einen länglichen, an der Vorderseite der Halswirbelsäule gelegenen Muskel dar. Er besteht aus einer ganzen Anzahl von Muskelbündeln, die zum Teil von der Vorder- und Seitenfläche der obersten Brust- und unteren Halswirbelkörper entspringen, gerade emporsteigen und an der Vorderfläche der Körper der oberen Halswirbel inserieren (Portio recta); andere Muskelbündel, welche den gleichen Ursprung wie die soeben beschriebenen haben, ziehen schräg nach oben außen und inserieren an den vorderen Zacken der Querfortsätze der unteren Halswirbel (untere schiefe Portion, *Obliquus colli inferior*), die dritte Kategorie von Muskelbündeln entspringt von den Querfortsätzen der Halswirbel und zieht schräg aufwärts zu der Vorderfläche der oberen Halswirbelkörper (obere schiefe Portion, *Obliquus colli superior*).

Die Wirkung des *Longus colli* besteht in einer *Beugung* der *Halswirbelsäule.* Ob die an den Querfortsätzen der unteren Halswirbel inserierenden Abschnitte des Muskels die entsprechenden Halswirbel nach der homolateralen Seite neigen, wie es Duchenne angibt, oder ob sie, wie R. Fick meint, dieselben nach der kontralateralen Seite drehen, während die oberen schiefen Portionen des Muskels die Halswirbel nach der homolateralen Seite drehen sollen, vermag ich nicht zu entscheiden.

5. Scaleni.

(C_4—C_8; kurze Zweige der vorderen Äste der Cervicalnerven.)

Der *Scalenus anticus* entspringt von den vorderen Höckern der Querfortsätze des 3. bis 6. Halswirbels und inseriert an der Oberfläche der 1. Rippe nahe am Rippenknorpel.

Der *Scalenus medius* entspringt ebenfalls von den vorderen Höckern der Querfortsätze der Halswirbel (1—6 oder 1—7) und inseriert an der Oberfläche der 1. Rippe, aber weiter rückwärts als der Scalenus anticus, durch die sog. Scalenuslücke vom letzteren getrennt. Der *Scalenus posticus* ist nur ein Abschnitt des medius, welcher von den Querfortsätzen der unteren Halswirbel entspringt und an der 2. Rippe inseriert.

Die Scaleni sind der percutanen faradischen Reizung zugängig, wenn der Sternocleidomastoideus gelähmt und atrophiert ist. Sie bewirken bei ihrer Kontraktion, wie es bereits von Duchenne angegeben worden ist, eine *Flexion* der *Halswirbelsäule* verbunden mit einer *Neigung* nach der *homolateralen* und einer *Drehung* nach der *kontralateralen* Seite. Daß die Einwirkung auf die Halswirbelsäule um so stärker ausfällt, wenn die Rippen, an denen sie inserieren, fixiert sind, ist begreiflich.

6. Longus capitis.

(C_1—C_4; kurze Zweige der vorderen Äste der oberen Cervicalnerven.)

Der Longus capitis entspringt von den Querfortsätzen des 3.—6. Cervicalwirbels, verläuft vor dem oberen Teil des Longus colli empor und inseriert jederseits seitlich vom Tuberculum pharyngeum an der Basis des Os occipitale.

Der *Longus capitis* ist ein *Flexor* des Kopfes. Ob er gleichzeitig eine neigende oder rotierende Komponente besitzt, ist nicht bekannt.

7. Rectus capitis anterior.

(C_1; Ramus anterior des ersten Cervicalnerven.)

Der *Rect. cap. ant.* entspringt von der Vorderfläche der Massa lateralis atlantis und zieht in leicht schräger Richtung zur Basis des Os occipitale, wo er unmittelbar hinter der Insertion des Longus capitis dicht vor der vorderen Umrandung des Foramen magnum ansetzt.

Der *Rectus capitis anterior* bewirkt eine *Flexion* des Kopfes im Atlantooccipitalgelenk. Wie es mit einer eventuellen neigenden oder rotierenden Komponente steht, ist nicht bekannt.

8. Sternohyoideus, Sternothyreoideus.

(C_1—C_4; Ansa hypoglossi.)

Sternohyoideus und Sternothyreoideus, welche vom Brustbein und teilweise von der 1. Rippe entspringen und gerade aufwärts zum Zungenbein und Schildknorpel ziehen, vermögen eine Einwirkung auf den Kopf nur dann auszuüben, und zwar im Sinne einer *Flexion,* wenn Schildknorpel und Zungenbein durch Vermittlung des Mylohyoideus, Geniohyoideus und Thyreohyoideus gegen den Unterkiefer und dieser seinerseits durch die Unterkieferschließer Temporalis, Masseter und Petrygoideus internus gegen den Schädel fixiert ist. Eine weitere Voraussetzung für eine einigermaßen ausgiebige Kopfflexion ist die Fixation des Sternums und der 1. Rippe nach abwärts, da ohne diese letztere die Wirkung der Kontraktion des Sternohyoideus und Sternothyreoideus im wesentlichen auf eine Hebung des Brustkorbes hinausläuft (vgl. S. 514). Man kann aber unter normalen Verhältnissen feststellen, daß sich Sternothyreoideus und Sternohyoideus bei der Flexion des Kopfes, besonders wenn dieselbe gegen Widerstand erfolgt, kontrahieren.

Ich habe doppelseitige Lähmung der beiden Muskeln beobachtet, ohne daß dadurch irgendeine Haltungsanomalie der Halswirbelsäule oder des Kopfes oder eine Einschränkung der Hals- und Kopfbeugung bewirkt worden wäre, wenn die anderen Kopfbeuger erhalten waren. Das gilt ebenso von der einseitigen Lähmung der beiden Muskeln.

Isolierte *Lähmungen* der einzelnen Flexoren der Halswirbelsäule und des Kopfes, Scaleni, Longus colli, Longus capitis, Rectus capitis anterior, Sternohyoideus und Sternothyreoideus sind abgesehen von der der beiden letztgenannten Muskeln nicht beobachtet worden. Deshalb können wir ähnlich wie beim Opisthothenar auch die Folgezustände des Ausfalls jedes einzelnen Beugers der Halswirbelsäule und des Kopfes nicht schildern. Dagegen habe ich die gleichzeitige Lähmung mehr oder weniger aller Flexoren des Halses und Kopfes, besonders bei nuclearen Prozessen im oberen Halsmark wiederholt beobachtet, selten relativ isoliert ohne erhebliche gleichzeitige Lähmung der Strecker, meist gepaart mit letzterer. Die auffälligste Folgeerscheinung der Lähmung der Hals- und Kopfflexoren ist die, daß der Kopf beim Aufrichten des Oberkörpers aus horizontaler Rückenlage der Brustwirbelsäule nicht folgt, sondern der Schwere folgend nach hinten übersinkt und dann in dieser Stellung beim aufrechten Sitzen oder Stehen verharrt (Abb. 491). Der Kopf kann aus dieser Reklination, welche für den Kranken wegen der Zerrung, welche Larynx und Trachea dadurch erfahren, höchst peinlich, ja gefährlich ist, nur dadurch herausgebracht werden, daß der Rumpf stark nach vorne übergebeugt wird, bis die Schwere auf den Kopf nicht mehr extendierend, sondern flektierend wirkt. Wenn die Hals- und Kopfstrecker einigermaßen funktionstüchtig sind, so kann der Kopf, sobald sein Schwerpunkt soweit vorwärts gerückt ist, daß die Schwerkraft flektierend wirkt, durch die Spannung der Streckmuskeln aufrechterhalten werden. Zur Sicherung der Gleichgewichtserhaltung wird dann aber der Kopf von den Kranken mit isolierter Lähmung der Flexores colli et capitis in einer überkorrigierten Stellung, d. h. möglichst weit nach vorne geneigt gehalten. Wenn aber die Strecker gleichzeitig gelähmt sind, so fällt der Kopf in dem vorhin angegebenen Momente jählings nach vorne über (Abb. 450 und 451, S. 548) und der Kranke muß sich des früher S. 549 beschriebenen Mechanismus bedienen, um seinen Kopf wieder aus der extremen Beugestellung herauszuführen. Dabei fällt dann aber der Kopf, sobald dessen Schwerpunkt wieder soweit nach hinten gelangt, daß die Schwerkraft im Sinne der Streckung wirkt, infolge der Lähmung der Beuger wieder jählings nach hinten über (Abb. 452, S. 549). Ich habe mehrere derartige Fälle beobachtet, in denen der Kopf infolge totaler Lähmung seiner Beuger und Strecker tatsächlich nur der Spielball der Schwerkraft war und ich habe bei dem Überfallen des Kopfes, sei es nach hinten, sei es nach vorne, jedesmal mit größter Besorgnis das Eintreten einer Fraktur der Halswirbelsäule befürchtet, welche sich indessen in keinem Falle ereignete. Trotzdem halte ich in solchen Fällen von gleichzeitiger Lähmung der Strecker und Beuger des Halses und Kopfes das Tragen eines Kopfstützapparates für unerläßlich.

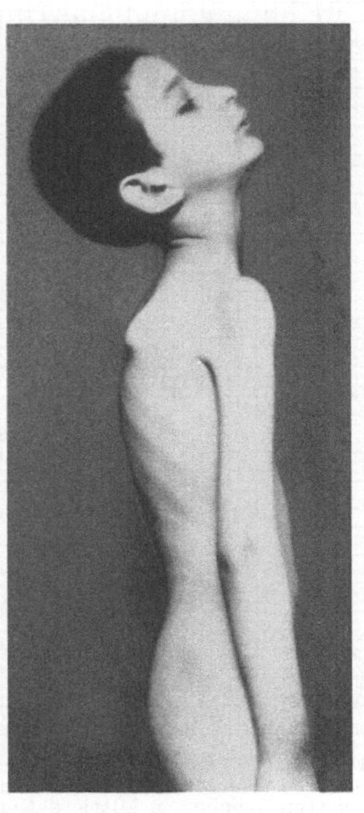

Abb. 491. Lähmung der Beuger des Kopfes bei Poliomyelitis.

C. Überblick über die die Wirbelsäule und den Kopf bewegenden Kräfte.

Die Wirbelsäule und der Kopf unterliegen der Wirkung der Schwerkraft, dem Zuge der auf sie direkt oder indirekt einwirkenden Muskeln und der elastischen Spannung der zahlreichen Ligamente und Bänder, welche die einzelnen Wirbel und den Kopf untereinander verbinden. Dazu können natürlich unter besonderen Verhältnissen noch andere Kräfte hinzutreten, z. B. wenn jemand eine schwere Last auf dem Rücken trägt oder mit dem Rücken hebt oder wenn er einen schweren Gegenstand, etwa eine Karre, vor sich herschiebt. Erheblich von der Norm abweichenden Bedingungen unterliegt die Wirbelsäule auch, wenn innerhalb des Rumpfes gelegene schwere Tumoren den Schwerpunkt beträchtlich verschieben, das gilt ebenso für starke Flüssigkeitsansammlungen (Ascites), unter anderem vor allem auch für den schwangeren Uterus.

Die Schwerkraft wirkt naturgemäß auf die Wirbelsäule beugend oder streckend je nach der Lage der Schwerlinie des Systems Kopf-Wirbelsäule zu den einzelnen Wirbelkörpern. Wir haben eingangs auseinandergesetzt, daß das Knochenbänderpräparat der Wirbelsäule (Abb. 440, S. 535) eine Reihe typischer Krümmungen aufweist, die man als die normale Halslordose, Brustkyphose und Lendenlordose bezeichnet, an welch letztere sich die allerdings fixierte Sacralkyphose anschließt. Diese Krümmungen ändern sich naturgemäß unter verschiedenen Bedingungen nicht unerheblich. Beim horizontalen Liegen auf dem Rücken werden alle drei Krümmungen, vornehmlich die Hals- und Lendenlordose flacher. Beim Sitzen mit möglichst geradem Rükken kommt die Gestalt der Wirbelsäule wohl der des Knochenbänderpräparates sehr nahe, doch ist hierbei vor allem die Brustkyphose weitgehend abgeflacht. Dagegen ist beim Sitzen mit sog. „krummen Rücken“ (Abb. 444, S. 543) die Lendenlordose in eine Kyphose umgewandelt und die Brustkyphose ist viel stärker ausgeprägt als am Knochenbänderpräparat. Beim Sitzen mit „flachem Rücken“ (Abb. 445, S. 543) besteht ebenfalls eine Lendenlordose, die mittlere und obere Brustwirbelsäule bilden aber keine Kyphose, sondern eine leichte Lordose und die Halslordose ist entschieden vergrößert. Bei allen diesen Arten des Sitzens fällt die Schwerlinie des Systems Kopf-Wirbelsäule vor die Wirbelkörper, die Streckmuskeln der Wirbelsäule haben also im Verein mit den Streckligamenten ein Zusammensinken der Wirbelsäule in sich nach vorne zu verhüten. Relativ am weitesten rückwärts orientiert ist die Schwerlinie beim Sitzen mit ganz geradem Rücken. Hierbei müssen neben den Streckern der gesamten Wirbelsäule auch die Beugemuskeln der Lenden- und Brustwirbelsäule in Aktion treten, um das Gleichgewicht auch nach hintenzu zu sichern. Vollends müssen die letzteren naturgemäß eine sehr starke Spannung beim Sitzen mit nach hinten übergelegtem Oberkörper oder beim geraden Sitzen mit nach hinten ausgestreckten Armen entwickeln, um ein Überfallen der Wirbelsäule nach hinten zu verhüten, sofern nicht der Rücken durch eine Lehne gestützt ist.

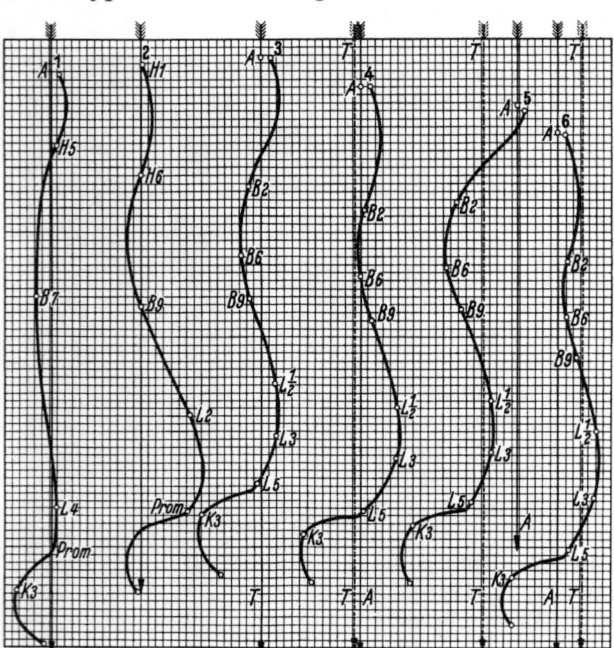

Abb. 492. Die Krümmungen der einzelnen Abschnitte der Wirbelsäule bei verschiedenen Haltungen. (Nach Parow.) 1 An der eventerierten Leiche. 2 Mittlere Normalstellung. 3 Ungezwungene Haltung. 4 Preußische militärische Haltung. 5 Haltung mit vorgestrecktem Kopf. 6 Haltung mit horizontal vorgestreckten Armen. *A* Die aus dem Atlasgelenk gefällte Vertikale. *T* Vertikale durch die Verbindungslinie der Trochanterenspitzen. *H* Halswirbel. *B* Brustwirbel. *L* Lendenwirbel. *K* Kreuzwirbel.

Beim aufrechten Stehen zeigt die Wirbelsäule mit Bezug auf ihre Krümmungen nicht unerhebliche Abweichungen von der Gestalt des Knochenbänderpräparates. Abb. 492 zeigt die Form der Wirbelsäule bei verschiedenen Haltungen nach PAROW im Vergleich zu der Form des Knochenbänderpräparates (1). Die Haltung 2, von PAROW als mittlere Normalstellung bezeichnet, entspricht im wesentlichen der sog. *Ruhehaltung* R. FICKs, der Haltung, welche H. v. MEYER fälschlich als militärische Haltung bezeichnet hatte. Die Lendenlordose ist hierbei stark ausgeprägt, die untere Brustwirbelsäule ist gestreckt und die Kyphose betrifft im wesentlichen nur die obere Brustwirbelsäule, die Halslordose erscheint etwas flacher als am Knochenbandpräparat. Die Schwerlinie des Oberkörpers fällt hierbei hinter die Lendenwirbel und die untersten Brustwirbel, aber vor den Rest der Brustwirbelsäule. Es müssen also bei dieser Haltung die Bauchmuskeln in Spannung sein, während der lumbale Abschnitt des Erector trunci erschlafft ist. Bei dieser Haltung wird übrigens auch das Becken weitgehend gegen die Oberschenkel hintenübergelegt gehalten, die Schwerlinie des Körpers fällt hinter die Verbindungslinie der Hüftgelenke; das Hintenüberfallen des Oberkörpers wird durch die Spannung der Hüftflexoren und das BERTINIsche Band verhindert (vgl. S. 344). Die Knie sind leicht gebeugt, die Unterschenkel gegen die Füße etwas nach vorne übergeneigt. Diese Haltung wird, wie R. FICK ausführt, besonders eingenommen, wenn es „auszuruhen" gilt. Aber es darf nicht übersehen werden, daß auch bei dieser Körperhaltung die Ruhe nur bestimmten, bei andern Haltungen besonders beanspruchten Muskeln, zugute kommt, bei der soeben besprochenen sog. Ruhehaltung besonders dem lumbalen Erector trunci und den Streckern des Coxofemoralgelenkes.

Die in Abb. 492 unter 3 wiedergegebene ungezwungene Haltung PAROWs dürfte etwa der „bequemen Haltung" BRAUNEs und FISCHERs und R. FICKs entsprechen (Abb. 336 b, S. 353), bei welcher die Schwerlinie des Körpers etwa 4 cm vor die Verbindungslinie der Sprunggelenke fällt, die Unterschenkel sind etwas gegen die Füße nach vorne geneigt, die Knie werden etwas flektiert gehalten, die Hüftgelenkverbindungslinie steht senkrecht über der der Kniegelenke, das Becken ist etwas mehr extendiert als bei der Ruhehaltung, dafür ist aber die Lendenlordose nicht so ausgesprochen und die Brustwirbelsäule zeigt in ihrer ganzen Ausdehnung eine Kyphose, die stärker ist als am Knochenbandpräparat. Die Schwerlinie des Oberkörpers fällt hierbei zum Teil in die Lendenwirbelsäule, zum anderen Teil dahinter, dagegen vor die Brustwirbelsäule. Die Halslordose ist etwas stärker ausgeprägt als bei der Ruhehaltung.

Bei der sog. „militärischen Haltung" BRAUNEs und FISCHERs und R. FICKs [Nr. 4 der PAROWschen Abbildung (Abb. 336 c, S. 353)] ist die Lordose der Lendenwirbelsäule wieder stärker ausgesprochen wie bei der vorigen Haltung (3), wenn auch nicht so ausgesprochen wie bei der Ruhehaltung (2); sie erstreckt sich aber wie bei letzterer auch auf die untere Brustwirbelsäule. Die Schwerlinie des Oberkörpers fällt hierbei hinter die Lendenwirbelsäule. Die Schwerlinie des Gesamtkörpers fällt nicht unbeträchtlich vor das Kniegelenk und Fußgelenk, während sie etwa gerade durch das Hüftgelenk hindurch geht.

Wie ersichtlich, werden die an den verschiedenen Abschnitten der Wirbelsäule und am Kopf angreifenden Muskeln bei den verschiedenen Formen der Körperhaltung in verschiedenem Grade beansprucht.

Fassen wir das, was wir über die Wirkungsweise der einzelnen Muskeln der Wirbelsäule und des Kopfes kennengelernt haben, kurz zusammen, so ergibt sich Folgendes:

Als *Strecker* der *Lendenwirbelsäule* wirken: Ileocostalis lumborum, Longissimus dorsi, Multifidi et Rotatores lumbales (bei doppelseitiger Kontraktion) Interspinosi lumbales und Latissimus dorsi; als Strecker der *Brustwirbelsäule:*

Ileocostalis lumborum, Longissimus dorsi, Spinalis dorsi, Semispinalis dorsi, Multifidi et Rotatores thoracales (bei doppelseitiger Kontraktion), Interspinosi thoracales (soweit vorhanden) und Latissimus dorsi; als Strecker der *Halswirbelsäule:* Ileocostalis cervicis, Longissimus cervicis, Spinalis cervicis, Semispinalis cervicis (nur bei doppelseitiger Kontraktion), Splenius cervicis, Multifidi et Rotatores cervicales (nur bei doppelseitiger Kontraktion), Interspinosi cervicales; als Strecker des *Kopfes:* Longissimus capitis, Semispinalis capitis, Splenius capitis, Rectus capitis post. major et minor, Obliquus capitis superior, Trapezius und Sternocleidomastoideus. Es muß aber betont werden, daß die langen Kopfstrecker, soweit sie rückwärtig über die Halswirbelsäule hinwegziehen, nicht nur auf den Kopf, sondern auch auf die Halswirbelsäule extendierend wirken, wie auch die langen Strecker des Cervicalabschnittes der Wirbelsäule, soweit sie von der Brustwirbelsäule entspringen, auch auf die entsprechenden Abschnitte der letzteren streckend wirken, und wie natürlich auch der Longissimus dorsi, und der Ileocostalis lumborum, wie schon betont, ebenso auf die Lendenwirbelsäule wie auf die Brustwirbelsäule eine Streckwirkung ausüben.

Als *Seitenneiger* der *Lendenwirbelsäule* wirken: Ileocostalis lumborum, Longissimus dorsi, Intertransversarii lumbales, Latissimus dorsi, Quadratus lumborum, Psoas, Obliquus abdominis externus et internus; als Seitenneiger der *Brustwirbelsäule:* Ileocostalis lumborum, Ileocostalis dorsi, Longissimus dorsi, Intertransversarii thoracales (soweit vorhanden), Latissimus dorsi, Obliquus abdominis externus et internus; als Seitenneiger der *Halswirbelsäule:* Ileocostalis cervicis, Longissimus cervicis, Splenius cervicis, Intertransversarii cervicales, Levator scapulae, Scaleni; als Seitenneiger des *Kopfes:* Longissimus capitis, Splenius capitis, Semispinalis capitis (?), Rectus capitis lateralis, Obliquus capitis superior, Trapezius, Sternocleidomastoideus. Auch für die Seitenneiger gilt ceteris paribus dasselbe wie von den Streckmuskeln, daß nämlich die über die Halswirbelsäule hinweg zum Kopf emporziehenden Muskeln nicht nur auf letzteren, sondern auch auf erstere neigend wirken, daß die von der Brustwirbelsäule entspringenden und an der Halswirbelsäule inserierenden Muskeln auch die Thorakalwirbelsäule beeinflussen, und daß die über die Lendenwirbelsäule hinweg bis zur Brustwirbelsäule emporziehenden Longissimus dorsi und Ileocostalis lumborum natürlich auf Lenden- und Brustabschnitt neigend wirken.

Als *Rotatoren* der *Lendenwirbelsäule* wirken nach der *kontralateralen* Seite: Multifidi lumbales, Obliquus abdominis externus, nach der *homolateralen* Seite: Ileocostalis lumborum (?), Longissimus dorsi (?), als Rotatoren der *Brustwirbelsäule* nach der *kontralateralen* Seite: Semispinalis dorsi, Multifidi et Rotatores thoracales, Obliquus abdominis externus, nach der *homolateralen* Seite: Ileocostalis lumborum (?), Longissimus dorsi (?), Ileocostalis dorsi (?), Obliquus abdominis internus; als Rotatoren der *Halswirbelsäule* nach der *kontralateralen* Seite: Semispinalis cervicis, Multifidi et Rotatores cervicales, Scaleni; nach der *homolateralen* Seite: Ileocostalis cervicis (?), Longissimus cervicis (?), Splenius cervicis, Obliquus capitis inferior; als Dreher des *Kopfes:* nach der *kontralateralen* Seite: Trapezius und Sternocleidomastoideus; nach der *homolateralen* Seite: Longissimus capitis, Semispinalis capitis (?), Splenius capitis, Rectus capitis post. major.

Als *Beuger* der *Lendenwirbelsäule* wirken: Rectus abdominis, Obliquus abdominis externus et internus, Psoas, Diaphragma; als *Beuger* der *Brustwirbelsäule:* Rectus abdominis und die beiden Obliqui abdominis; als *Beuger* der *Halswirbelsäule:* Longus colli und Scaleni; als *Beuger des Kopfes:* Longus capitis, Rectus capitis anterior, Sternohyoideus, Sternothyreoideus.

Außer diesen Muskelkräften wirkt natürlich die Spannung der an der Wirbelsäule angehefteten *Ligamente* und der Intervertebralscheiben auf die Fixierung der Haltung der Wirbelsäule und des Kopfes und die Elastizität dieser Bänder und Bandscheiben wirkt naturgemäß auch bewegend. *Streckend* wirken: Ligg. interspinalia, Lig. apicum, Lig. nuchae, Ligg. intercruralia flava, Lig. longitud. post., die hintere Membrana obturatoria zwischen Epistropheus und Atlas und Atlas und Occiput, der senkrechte Schenkel des Lig. cruciatum und die Ligg. alata, *neigend:* die Ligg. interarcuata flava und Ligg. intertransversaria sowie das Flügelband zwischen Atlas und Occiput; *rotierend:* besonders die Gelenkkapsel der Wirbelgelenke und das Flügelband, *beugend* das Lig. longitudinale anterius und die vordere Membrana obturatoria. Von großer Bedeutung für die Bewegungen der einzelnen Wirbel gegeneinander sind die *Zwischenwirbelscheiben,* die bei jeder Streckung, Neigung, Drehung und Beugung, an der einen Seite komprimiert an der andern gedehnt, oder in sich torquiert werden, wodurch natürlich elastische Kräfte wachgerufen werden, welche die Wiederherstellung der Gleichgewichtslage der Teile erstreben.

XIV. Die vom N. facialis versorgten Muskeln.

1. M. frontalis.

Der *M. frontalis* bildet eine dünne Muskelschicht im Bereiche der Stirn. Er entspringt von der Galea aponeurotica in einer nach unten konkaven Linie. Seine Fasern verlaufen nach abwärts und inserieren teils in der Augenbraue, sowie innerhalb der Haut des sich an die letztere nach innen anschließenden Spatium interciliare, teils am Margo supraorbitalis und dessen Umgebung.

Der *Frontalis* zieht bei seiner Kontraktion einerseits die Galea nach vorne, andererseits die Augenbrauen nach oben; dabei legt er die Stirnhaut in Querfalten. Die Wirkung auf die Galea ist bei den meisten Menschen im Gegensatz zu den Affen und Anthropoiden nur gering oder sie fehlt ganz. Der Frontalis ist beim Menschen in erster Linie *Stirnrunzler* und *Heber* der *Augenbraue.* Als solcher erweitert er das Augendach. Duchenne hat ihn als Muskel der Aufmerksamkeit, T. Cohn als den des Erstaunens bezeichnet und in der Tat wird beim Aufblicken, beim Aufhorchen, beim Fragen und Erstaunen das Linienspiel der Stirn durch seine Kontraktion erzeugt, das aber ebenso, wie Braus hervorhebt, auch dem freudestrahlenden Gesicht die offenen glänzenden Augen verleiht. Bei jungen Mädchen und Frauen bleibt unter der Wirkung des Muskels die Stirnhautfaltung häufig ganz aus; diese bekundet sich allein in der Hebung der Augenbrauen.

Bei Schwäche oder Lähmung der Augenlidheber tritt der Frontalis bei dem Versuch, die Augen zu öffnen, in besonders energische Aktion, die bei einseitiger Lidheberlähmung auf der Seite der letzteren sich nicht selten stärker zu erkennen gibt als auf der gesunden Seite. Bekannt ist ferner die gesteigerte Tätigkeit des Frontalis, wenn bei großer Müdigkeit die Augenlider zusinken und der Versuch gemacht wird, sie geöffnet zu halten. Braus hebt hervor, daß bei alten Leuten nicht selten Dauerverkürzungen des lateralen Abschnittes des Stirnmuskels bestehen und dadurch ein auffallend fragender oder erstaunter Gesichtsausdruck vorhanden ist, ohne daß die entsprechende seelische Regung tatsächlich zugrunde liegt. Solche Dauerverkürzungen kommen aber auch bei Personen, die an habituellem Kopfschmerz leiden oder jahrelang unter schwerem seelischen Kummer stehen, ebenso wie bei denjenigen Menschen, welche das sog. habituelle, nicht selten familiäre Stirnrunzeln aufweisen, zustande.

2. Orbicularis oculi.

Der *Orbicularis oculi* bildet bei geschlossenen Augenlidern eine aus halbringförmigen Bündeln zusammengesetzte kreisförmige Muskelplatte, welche wie ein Deckel vor das Auge gesetzt ist; dem horizontalen Durchmesser entspricht die Lidspalte. Er zerfällt in zwei Abschnitte, die Pars *palpebralis,* welche die

Augenlider selbst einnimmt, und die Pars *orbitalis,* welche die Ränder der Orbitalhöhle umgibt und über diese nach oben, unten und den Seiten zu hinausgreift.

Bei geöffnetem Auge ist sowohl das Unterlid wie besonders das Oberlid gegen die Pars orbitalis abgewinkelt und von letzterer mehr oder weniger überdeckt. Der Abwinkelungslinie entspricht die *obere* und *untere Tarsalfalte* (Abb. 493). Im äußeren Bereich des Oberlids hängt besonders bei älteren Leuten die Haut vom oberen Augenhöhlenrand sackartig herab, die *äußere Deckfalte,* welche, wie Braus hervorhebt, auf jedem Bismarckportrait besonders vorspringt. Bei mongolischen Völkern hängt eine Deckfalte über den inneren Augenwinkel herab und verdeckt letzteren vollkommen (Plica marginalis, Epicanthus).

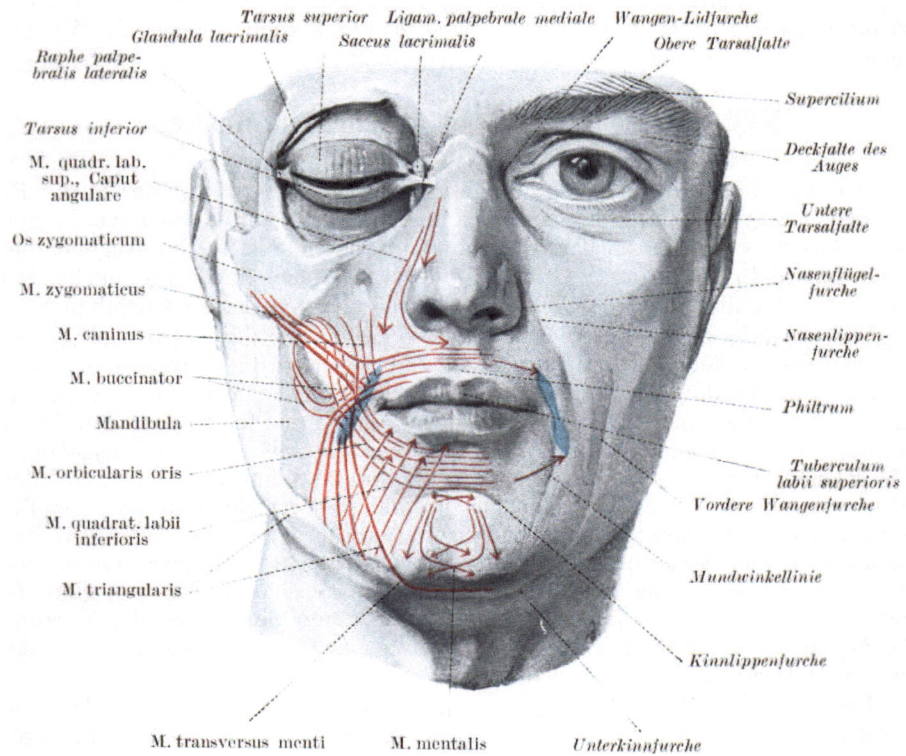

Abb. 493. Gesicht mit Furchen und Falten, Lage der Knochen und Linienschemata der Mundmuskeln. Die beiden auf der linken Gesichtshälfte gezeichneten Pfeile gehören zu den Mm. incisivi. (Nach Braus.)

Die *Pars palpebralis* entspringt vom Lig. palpebrale und von der Vorderseite des Tränensackes. Die Muskelfasern ziehen, dicht unter der zarten Haut des Ober- und Unterlides gelegen, bogenförmig von innen nach außen und inserieren an einer sehnigen Raphe, welche vom äußeren Augenlidwinkel in gerader Verlängerung der Lidspalte nach auswärts zieht.

Die *Pars lacrymalis* ist ein besonderer Abschnitt der Pars palpebralis. Sie entspringt von der Crista ossis lacrymalis und hinter derselben, verläuft quer über die Hinterwand des Tränensackes nach außen in die Augenlidränder, woselbst sie an den Puncta lacrymalia und um die Ausführungsgänge der Meibomschen Drüsen und die Haarbälge der Cilien herum inseriert.

Die *Pars orbitalis* entspringt am inneren Augenwinkel von der Crista lacrymalis des Oberkiefers, vom Lig. palpebrale, von der Pars nasalis des Stirnbeins und vom Processus nasalis des Oberkiefers. Die Muskelbündel legen sich ringförmig um die Pars palpebralis herum und bedecken oberhalb des oberen Orbitalrandes teilweise den M. frontalis und den Corrugator supercilii, unterhalb des unteren Orbitalrandes teilweise den Quadratus labii superioris an seinem Ursprung vom Orbitalrande. Der untere Rand der Pars orbitalis markiert sich nasenwärts bei mageren Menschen als *Wangenlidfurche* unter der Haut. Diese bildet besonders bei Erschöpfungszuständen geradezu eine Rinne, bekannt als der „Schatten unter den Augen". Die Muskelbündel des oberen Abschnittes der Pars orbitalis gehen im Bereich des äußeren Augenwinkels nicht einfach kontinuierlich in die Bündel des unteren Abschnittes über, sondern beide enden hier teilweise an einem Sehnenstreif, der horizontal auswärts zieht und die Fortsetzung der Raphe palpebralis darstellt.

Im Bereich des inneren Augenwinkels biegt ein Teil der Fasern der Pars orbitalis aus dem bogenförmigen Verlauf der übrigen Bündel ab, steigt ziemlich vertikal aufwärts und inseriert am Augenbrauenkopf. Man bezeichnet diesen Teil der Pars orbitalis als *Depressor supercilii*. Von den äußersten Ringen des unteren Abschnitts der Pars orbitalis zweigen einzelne Fasern nach außen unten zur Wange ab; sie werden als M. malaris besonders bezeichnet. Von den oberen äußeren Ringen zweigen einzelne Bündel nach der Schläfe zu ab. Sie bilden den sog. M. auriculofrontalis.

Die *Pars palpebralis* schließt bei ihrer Kontraktion, indem sich ihre Muskelbögen abflachen, die Lidspalte; das Oberlid senkt sich, das Unterlid hebt sich.

Die Pars palpebralis ist es, welche den eigentlichen *Lidschlag* besorgt. Das Oberlid wird durch den vom Oculomotorius innervierten quergestreiften Levator palpebrae superioris und den vom Sympathicus innervierten glatten Lidheber emporgehoben und gehalten. Beim Nachlassen der Spannung der Lidheber sinkt das Oberlid der Schwere folgend herab, ohne daß der Sphincter palpebrorum in Tätigkeit zu treten braucht. Durch alternierende Kontraktion und Erschlaffung des Levator palpebrae superioris können auch ohne Mitwirkung des M. palpebralis Lidschläge zustande kommen.

Die *Pars orbitalis* unterstützt durch ihre Kontraktion die Pars palpebralis. Beim festen Lidschluß, beim Zukneifen der Augen ist sie in voller Tätigkeit. Durch ihre Mitwirkung wird gleichsam ein doppelter Verschluß vor das Auge gelegt, indem sich die Haut von oben und unten über die Lider schiebt. Dabei wird die Augenbraue nach abwärts gezogen, mit ihr die Stirnhaut und die Querfalten der Stirn werden geglättet. Unterhalb der Augenspalte legt sich die Haut in Querfalten. Am äußeren Augenwinkel entstehen, besonders unter der Wirkung der unteren Portion des Orbitalis mehr oder weniger zahlreiche Radiärfältchen, die sog. *Krähenfüße*.

Der doppelte Lidverschluß, welcher unter der Wirkung des gesamten Orbicularis oculi zustande kommt, ist von praktischer Bedeutung für den Schutz des Auges gegen grelles Sonnenlicht, gegen Wind und Staub und andere Unbill, bei deren Einwirkung wir instinktiv die Augen zusammenkneifen. Braus weist besonders darauf hin, daß wir durch das Zusammenkneifen der Lider auch bei heftigen Anstrengungen, welche das Blut zum Kopf treiben, beim Schneuzen, bei der Stuhlpresse u. a. gleichsam einen Kompressivschutzverband vor die Augen legen, um dasselbe vor Kongestion zu schützen. Versagt dieser Schutzmechanismus, so kann es unter dem Einfluß derartiger mit Kongestion zum Kopfe einhergehenden Anstrengungen zu Blutaustritt in die Konjunktiven, ödematöser Anschwellung der Lider und zu retrobulbären Blutaustritten in der Augenhöhle mit konsekutivem Exophthalmus kommen. In der Tat wird derartiges gelegentlich bei Facialislähmung beobachtet.

Von den beiden Abschnitten der Pars orbitalis hat die obere und die untere Hälfte jede noch ihre Sonderfunktion, wenn sie isoliert in Aktion tritt. Die obere Portion senkt die Augenbraue. Ihr als *Depressor supercilii* bezeichneter Sonderteil zieht den Augenbrauenkopf herab und trägt dabei zur Faltung der Haut oberhalb desselben in vertikaler Richtung bei. Duchenne bezeichnet die obere Portion des Orbitalis als den *Muskel* des *Nachdenkens*. In der Regel steht in der Ruhe der Augenbrauenkopf unter dem über den Frontalis überwiegenden Zuge des Depressor supercilii etwas tiefer wie die übrigen Abschnitte der Braue. Gleichmäßig geschwungene Brauenbögen „der Halbmond fein gemacht wie mit der Feder“ sind, wie Braus hervorhebt, selten. Die untere Portion des Orbitalis verschiebt die Haut unterhalb des unteren Lides aufwärts und erzeugt eine bogenförmige Querfalte unterhalb des Augenhöhlenrandes. Sie wird von Duchenne als der Muskel, der das *Wohlwollen* zum Ausdruck bringt und als Unterstützungsmuskel des Zygomaticus major, des Muskels der Heiterkeit und der Freude angesehen.

Durch den Lidschlag, welcher durch die Pars palpebralis zustande kommt, wird die Tränenflüssigkeit gleichmäßig über die Oberfläche des Augapfels verteilt. Dabei wird durch die Kontraktion der *Pars lacrymalis* der Tränensack ausgedrückt und bei ihrer Erschlaffung erweitert. Das rhythmische Spiel von Kontraktion und Erschlaffung bewirkt den Transport der Tränenflüssigkeit aus dem Konjunktivalsack in die Nase. Der Abtransport wird besonders noch dadurch gefördert, daß durch die Pars lacrymalis die Tränenpunkte medialwärts gezogen und gleichzeitig etwas nach rückwärts gerichtet werden, so daß sie in den Lacus lacrymalis eintauchen.

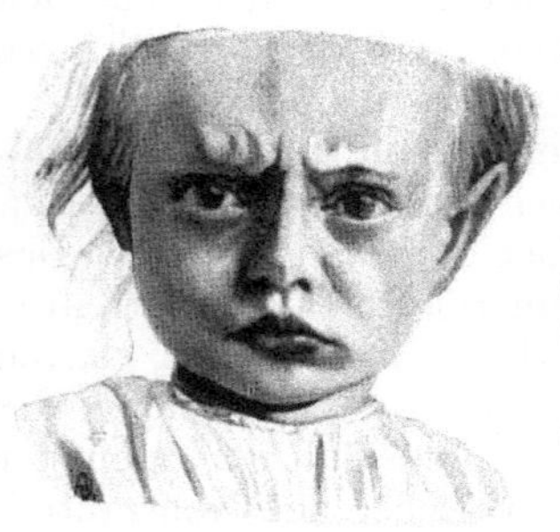

Abb. 494. Wirkung des M. corrugator supercilii beim Kind. (Nach Krukenberg-Braus.)

3. Corrugator supercilii oder Supraciliaris.

Der *Corrugator supercilii* oder *Supraciliaris* ist bedeckt vom Depressor supercilii und Frontalis. Er entspringt etwas vor dem Ursprungsfeld des Depressor supercilii im Bereiche des innersten Abschnittes des Arcus supraorbitalis, vorne oben innerhalb der Orbita, und zieht schräg annähernd quer nach außen in die Augenbraue, in deren Mitte er inseriert, indem er den M. frontalis durchbricht.

Der Corrugator supercilii oder *Augenbrauenrunzler* zieht bei seiner Kontraktion die Augenbrauen medialwärts, wobei sich die beiden Augenbrauenköpfe einander nähern und die Haut oberhalb der Brauen sich in Vertikalfalten legt und dabei teilweise nach vorne und abwärts über dem Orbitalrand vorgewölbt wird (Abb. 494). Die Vertikalfalten sind besonders über der Nasenwurzel stark ausgesprochen. Wenn gleichzeitig durch den Frontalis die Stirnhaut in Querfalten gelegt wird, so bilden die vertikalen Corrugatorfalten mit den horizontalen Frontalisfalten ein T oder TT. Der Corrugator trägt durch die Vorwölbung der Haut nach vorne und abwärts über dem Orbitalrand mit zum Schutze des Auges gegen grelles Licht bei.

Nach Duchenne bringt der Corrugator das *Leiden* zum Ausdruck, nach Toby Cohn den drohenden Ernst. Braus sagt, daß die kombinierte Tätigkeit des Corrugator und Frontalis mimisch besonders im Ausdruck der Aufmerksamkeit und der tief innerlichen, im Geistigen verankerten und gedämpften Trauer wie im Christuskopf hervorträte. Senkrechte Falten allein symbolisieren nach Braus tiefes Nachdenken und charakterisieren die Denkerstirn.

4. M. procerus oder Pyramidalis.

Der *M. procerus* oder *Pyramidalis* zieht, vom knöchernen Nasenrücken und teilweise auch von den Nasenknorpeln entspringend, vertikal empor; seine Fasern legen sich den medialen Fasern des Frontalis an; ein anderer Teil biegt nach außen um und geht in die exzentrisch gelegenen Abschnitte der Pars orbitalis des Orbicularis oculi über; ein nicht unerheblicher Teil inseriert aber in der Haut zwischen beiden Augenbrauen. Auf diesen Hautabschnitt übt der Muskel bei seiner Kontraktion vorwiegend seine Wirkung aus. Er erzeugt eine oder mehrere quere Furchen oberhalb der Nase zwischen beiden Augenbrauen. Er hält die Stirnquerfurchen in der Mitte der Stirn zurück und biegt sie bei stärkerer Anspannung abwärts. DUCHENNE vertritt die Ansicht, daß der Muskel die *Aggressivität* zum Ausdruck bringe. Nach BRAUS liegt letzterem die kombinierte Kontraktion des Procerus und Corrugator supercilii zugrunde.

5. M. transversus nasi (Pars transversa M. nasalis).

Der *M. transversus nasi* (Pars transversa M. nasalis) entspringt gemeinsam mit der Pars alaris des M. nasalis. Der Ursprung ist zwischen dem des Caninus und des Incisivus superior gelegen am Jugum alveolare des Eckzahns und äußerem Schneidezahn des Oberkiefers. Die Muskelfasern steigen divergierend schräg nach oben zur Nase empor, woselbst sie in eine dünne Aponeurose übergehen. Da in dieselbe Aponeurose die Fasern des kontralateralen Muskels eingehen, ist dieselbe über die knorpelige Nase regelrecht hinweg gespannt.

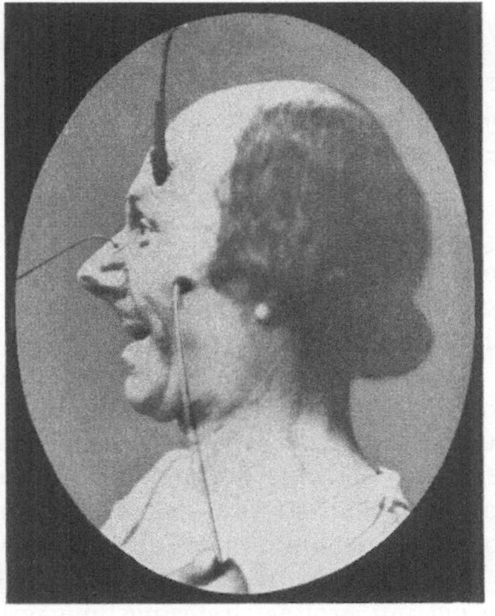

Abb. 495. Elektrische Reizung des M. frontalis, nasalis und zygomaticus. (Photo von DUCHENNE, Atlas, Fig. 39; der Autor vergleicht das von ihm elektrisch hervorgebrachte Bild mit dem Ausdruck der Greise in der biblischen Szene der „Susanna im Bade".)

Die Pars transversa des M. nasalis zieht den beweglichen Nasenabschnitt nach abwärts und drückt denselben in antero-posteriorer Richtung zusammen. Daher auch seine Benennung: *Compressor narium.* Dabei wird die zwischen dem Nasenflügel und der Wange befindliche *Nasenflügelfurche* in die Tiefe gezogen, so daß sich nach innen von der Nasolabialfalte eine tiefe Delle bildet. Als besonders charakteristisch hat DUCHENNE das Auftreten feiner schräg abwärts verlaufender Fältchen an der Seite der Nase angegeben. Er hat den Muskel als den Muskel der *Lüsternheit* bezeichnet. Abb. 495 zeigt das dem DUCHENNEschen Atlas entlehnte Bild, in welchem der durch gleichzeitige faradische Reizung des Frontalis, Zygomaticus und Transversus nasi erzeugte Ausdruck fröhlich-erstaunter Lüsternheit dargestellt ist, wie sie etwa in dem Gesicht der Greise, welche die Susanna im Bade überraschen, zum Ausdruck kommt.

6. M. alaris nasi.

Der *M. alaris nasi* (Pars alaris des M. nasalis) entspringt mit dem vorigen gemeinsam vom Oberkiefer. Er stellt die untere Partie des M. nasalis dar. Seine Fasern verlaufen zum Nasenflügel, woselbst sie teils in der äußeren Wand des Nasenloches, teils am Nasenseptum inserieren. Der Muskel drängt bei seiner Kontraktion die äußere Wandung des Nasenloches gegen das Septum hin, verengert also das Nasenloch etwas. Seine Bezeichnung als Dilatator alae nasi trägt er zu Unrecht. Zutreffender ist die Bezeichnung: Depressor alae nasi, weil er den Nasenflügel etwas nach unten zieht. Auf dem Gebiete der emotiven Ausdrucksbewegungen soll er nach DUCHENNE als Ergänzungsmuskel des Ausdrucks der leidenschaftlichen Erregung dienen. Soweit letztere in einer

Erweiterung der Nasenlöcher, im Blähen der Nüstern zum Ausdruck kommt, dürfte aber die Pars alaris nicht mit im Spiele sein.

Als *Dilatator narium* wirken verschiedene Muskeln. Erstens Muskelfasern, welche vom knöchernen Nasenrand der Apertura pyriformis entspringen und bogenförmig in die äußere Wand der Nasenlöcher einstrahlen. Zweitens Muskelfasern, welche vom Caput angulare des Quadratus labii superioris abzweigen und nicht in der Oberlippe, sondern in der äußeren Wand der Nares inserieren. Beide Dilatatoren der Nasenöffnung wirken beim Öffnen der Nasenlöcher zusammen, beim Schnüffeln, beim Blähen der Nüstern, bei beschleunigter Atmung. Sehr eindrucksvoll ist ihr Spiel bei schwerer Dyspnoe bei welcher sie eine der sinnfälligen Komponenten der Kopfatmung bilden (vgl. S. 520 und 521). Aber auch beim Lachen ist der Dilatator narium ausschlaggebend beteiligt.

7. Depressor septi narium.

Der *Depressor septi narium* besteht aus Muskelbündeln, welche aus dem Orbicularis oris abzweigen und in die häutige Nasenscheidewand eintreten. Sie ziehen den unteren freien Rand des Nasenseptums abwärts.

8. Quadratus labii superioris.

Der Quadratus labii superioris besteht aus drei Unterabschnitten, dem am weitesten medial gelegenen schmalen Caput angulare, dem in der Mitte gelegenen breiteren Caput infraorbitale und dem am weitesten außen gelegenen, schmalen Caput zygomaticum.

Das *Caput angulare* entspringt in der Nähe des inneren Augenwinkels vom Proc. frontalis des Oberkiefers, außerdem schweifen einzelne der untersten inneren Bündel der Pars orbitalis des Orbicularis oculi in die Pars angularis ab. Daß andererseits einzelne der medialen Bündel des Caput angulare ihrerseits in den Nasenflügel ausstrahlen, ist bereits früher erwähnt worden. Daher auch die früher übliche Bezeichnung des Caput angulare als Levator labii superioris alaeque nasi.

Der Hauptkopf des Quadratus labii superioris, das *Caput infraorbitale* entspringt mit breiter Ursprungslinie unterhalb des Margo infraorbitalis, unmittelbar über dem Foramen infraorbitale. Der Ursprung ist von der Pars orbitalis des Orbicularis oculi bedeckt. Das Caput infraorbitale wird auch als Levator labii superioris proprius bezeichnet.

Das *Caput zygomaticum* entspringt vom unteren Jochbeinrand. Einzelne der äußersten untersten Bündel der Pars orbitalis orbicularis können in dasselbe abzweigen. Das Caput zygomaticum wird auch als Zygomaticus minor bezeichnet.

Alle 3 Köpfe des Quadratus ziehen miteinander konvergierend, das Caput angulare nahezu vertikal, das Caput infraorbitale leicht schräg von oben außen nach unten innen, das Caput zygomaticum ausgesprochen schräg von oben außen nach unten medial abwärts und inserieren in der Oberlippe, die des Caput angulare am weitesten medial, die des Caput infraorbitale in der Mitte, die des Caput zygomaticum am weitesten außen nahe dem Mundwinkel. Die Muskelfasern reichen dabei großenteils bis unmittelbar an die Schleimhaut der Oberlippe heran, andere Fasern enden mehr oder weniger weit oberhalb in der Oberlippe.

Der *Quadratus labii superioris hebt* die *Oberlippe* empor, er entblößt dabei die Schneidezähne. Die Nasolabialfalte buchtet sich in gleichmäßiger Konvexität wangenwärts aus. Auf den Mundwinkel selbst übt der Quadratus keinen Zug aus, aber durch die Erhebung der Oberlippe erfährt die Mundspalte eine charakteristische Gestaltsveränderung, die horizontal gestellte gerade Mundspaltlinie wird an ihrem äußeren Drittel rechtwinklig abgeknickt. Wenn beim Heulen unter der Wirkung der Quadrati labii superioris et inferioris Ober- und Unterlippe über die Zahnreihe hinweggezogen werden, so wandelt sich die Mundspalte in eine viereckige Gestalt um, der Mundwinkel wird nicht nach außen gezogen und nicht gehoben, an seine Stelle tritt jederseits eine mehr oder weniger gerade vertikale Linie, während beim Lachen der Mundwinkel ausgesprochen nach außen gezogen wird und die Mundspalte sich zu einem länglichen Ellipsoid formt, an dem die Mundwinkel jederseits die Spitze bilden.

Duchenne hat den Quadratus labii superioris als den Muskel des *Weinens*, die Pars zygomatica in Sonderheit als den Muskel des *Kummers* bezeichnet, und es unterliegt auch keinen Zweifel, daß beim Weinen, beim Ausdruck des Kummers, der Unzufriedenheit, des Unbehagens und der Unlust der Quadratus labii superioris besonders im Spiele ist. Man betrachte nur in Abb. 496, welche dem Duchenneschen Atlas entlehnt ist, unter Verdeckung der rechten Gesichtshälfte, ausschließlich die linke Gesichtsseite, welche unter der Wirkung des elektrisch gereizten Caput zygomaticum des Quadratus labii superioris steht, und man sieht das Individuum *weinen*. Mit recht hebt aber Braus hervor, daß die mimischen Bewegungen, besonders aber der stationäre Ausdruck von Unlust und trauriger Verstimmung einerseits, von freudiger Stimmung andererseits, vorwiegend auf das Konto der kombinierten Tätigkeit des Quadratus, Triangularis und Orbicularis oculi, bzw. des Quadratus, Zygomaticus und Frontalis zu setzen ist. Die Form des Mundes ist, wie Braus betont, sehr häufig für die Physiognomie der Lust- und Unlustgefühle weniger bestimmend als die Stellung der Augenlider und die Form der Nase. Es ist bekannt, daß man in einfachen Strichzeichnungen den Ausdruck des Lachens und des Weinens durch Veränderungen des Winkels der Nasenspitze, der Mund- und Augenspalten zur Darstellung bringen kann (Jean qui pleure et Jean qui rit).

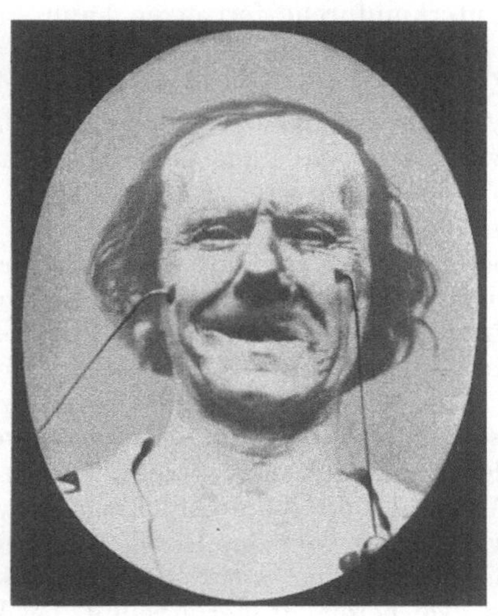

Abb. 496. Elektrische Reizung des M. zygomaticus (rechte Gesichtsseite) und des M. quadratus labii superioris (Caput zygomaticum, linke Gesichtsseite). Rechts lacht er, links weint er. (Photo von Duchenne, Atlas.)

Während Duchenne das Caput angulare, den Levator labii superioris alaeque nasi als den Muskel der Weinerlichkeit bezeichnet hat, macht Braus mit Recht darauf aufmerksam, daß beim Lachen und überhaupt beim Ausdruck der Heiterkeit und der Freude das Öffnen der Nasenlöcher ein hervorstechender Zug ist. Die Dilatatio narium untersteht aber vornehmlich den zur Außenwand der Nasenlöcher abzweigenden Muskelbündeln des Caput angulare des Quadratus labii superioris, dem Levator alae nasi. Er ist bei Lachen und Heiterkeit und Freude im Spiele, bei Weinen und Trauer außer Tätigkeit.

9. Zygomaticus.

Der *Zygomaticus*, auch im Gegensatz zu dem als Zygomaticus minor bezeichneten Caput zygomaticum des Quadratus labii superioris, Zygomaticus major genannt, entspringt von der Außenfläche des Jochbeins dicht vor der Sutura zygomaticotemporalis. Er verläuft schräg medialwärts abwärts und inseriert am äußeren Mundwinkel. Er zieht bei seiner Kontraktion den *Mundwinkel* nach *auswärts* und *aufwärts*. Dabei wird der obere Eckzahn entblößt, im Gegensatz zum Quadratus, der die Schneidezähne freilegt. Die Nasolabialfalte wird vertieft und ändert ihre Gestalt, der obere Teil weist eine nach außen gerichtete Konkavität, der untere eine nach außen gerichtete Konvexität auf; die Falte nimmt linkerseits die Form eines flach geschwungenen S, rechterseits die spiegelbildliche Form an (Abb. 496, rechte Gesichtshälfte). Die Wangenhaut nach außen von der Nasenlippenfurche staut sich zu einem dicken Wulst, ja es gibt Menschen, bei denen der Zygomaticus die Haut zu einer doppelt nach vorn von der Nasenlippenfurche, nach hinten von der vorderen Wangenfurche begrenzten und nach beiden Seiten steil abfallenden schmalen Falte aufwirft, wobei sich nach unten die vordere Wangenfurche direkt in die Unterkinnfurche fortsetzen kann.

Auch die Mundspalte erfährt unter der beiderseitigen Kontraktion der Zygomatici eine charakteristische Formänderung; die in der Ruhe mehr oder weniger horizontal verlaufende Mundspaltenlinie wandelt sich in eine aufwärts konkave Linie um. Die Haut am äußeren Augenwinkel bildet radiäre Fältchen, die sog. „Krähenfüße“. Daß aber diese zum Teil auch durch die untere Hälfte der Pars orbitalis des Orbicularis oculi hervorgerufen werden, ist bereits früher erwähnt worden. Durch die unter der Wirkung des Zygomaticus erfolgende Verschiebung der Wangenhaut nach oben außen vertieft sich die untere Lidfurche und durch den Schatten welcher dadurch entsteht, erscheint die Augenspalte schräg gestellt; doch ist dies nur eine optische Täuschung.

Der Ausdruck, den das Gesicht unter der Wirkung des Zygomaticus annimmt, ist der der *Heiterkeit* und *Freude* (Duchenne). Der Zygomaticus ist beim Lachen der führende Muskel. Wenn man in der dem Duchenneschen Atlas entlehnten Abbildung die linke Gesichtshälfte verdeckt und nur die rechte Gesichtshälfte, welche unter der durch elektrische Reizung hervorgerufenen isolierten Tätigkeit des Zygomaticus steht, auf sich wirken läßt, so *lacht* das Individuum, während es, wie bereits früher erwähnt, bei Verdeckung der rechten Seite und bei ausschließlicher Betrachtung der linken Hälfte, die unter der Wirkung des Quadratus labii superioris steht, weint. Lachen und Weinen in einem Sack! Mit Recht hebt aber Braus hervor, daß beim Lachen auch andere Muskeln in Sonderheit solche der Nase und der Lidspalten mit im Spiele sind.

10. M. risorius.

Der *M. risorius Santorini* entspringt teilweise in der Haut der Wange, teilweise von der Fascia masseterica. Seine Fasern ziehen konvergierend von außen hinten nach vorne medial zum äußeren Mundwinkel, woselbst sie großenteils inserieren, teilweise aber in den Orbicularis oris übergehen. Seine Abgrenzung gegen die Nachbarmuskeln, Triangularis und Platysma ist äußerst wechselvoll. Seine unteren Bündel können im wesentlichen querverlaufende obere Bündel des Triangularis darstellen. Andererseits strahlen von hinten her bogenförmige Muskelfaserzüge des Platysmas in den Risorius ein.

Der Risorius zieht bei seiner Kontraktion, wenn seine Insertion am Mundwinkel das Punctum fixum bildet, die Haut an der Stelle seiner Wangeninsertion ein; er erzeugt das bekannte Lachgrübchen; er ist der Muskel des *Lächelns*. Folgen beide Insertionspunkte dem Zuge des Muskels, so wird der Mundwinkel nach außen gezogen und das Lachgrübchen gebildet.

11. M. caninus.

Der *M. caninus* entspringt von der Fossa canina des Oberkiefers unterhalb des Foramen infraorbitale und zieht unter leichter Konvergenz seiner Muskelfasern zum Mundwinkel nach abwärts, woselbst er inseriert unter teilweiser Durchflechtung mit den Fasern des Orbicularis oris.

Der Caninus zieht bei seiner Kontraktion den Mundwinkel nach aufwärts. Nach DUCHENNE ist er an der Erzeugung des *weinerlichen* Gesichtsausdruckes mitbeteiligt.

12. M. incisivus labii superioris.

Der *Incisivus superior* entspringt medial vom Caninus vom Jugum alveolare des äußeren Schneidezahnes des Oberkiefers und verläuft nach lateral und abwärts zum Mundwinkel. Er zieht bei seiner Kontraktion den Mundwinkel nach medial und etwas aufwärts; er trägt in Gemeinschaft mit dem Incisivus inferior und Orbicularis oris zum Spitzen des Mundes beim Saugen, Pfeifen und Küssen bei.

13. M. triangularis menti.

Der *Triangularis* entspringt mit breiter Basis vom Unterkieferrande und von der Lederhaut daselbst. Der Ursprung am Knochen ist unmittelbar oberhalb der Insertionslinie des Platysmas am Unterkiefer gelegen; er beginnt am Kinn und reicht bis zum ersten Molarzahn nach hinten außen. Seine Muskelfasern verlaufen bogenförmig konvergierend zum Mundwinkel aufwärts, an dem sie inserieren. Teilweise gehen sie mit den Fasern des Orbicularis oris Durchflechtungen ein und inserieren in der äußeren Hälfte der Oberlippe. Der mediale bogenförmige Rand des Muskels markiert sich bei manchen Individuen in der Haut durch die sog. Mundwinkellinie (Abb. 493, S. 582); nach innen von dieser liegt der Quadratus labii inferioris unmittelbar unter der Haut. Nicht selten verlaufen dem Triangularis angehörige Muskelbündel unter dem Kinn von einem Triangularis zum anderen herüber; sie bilden den *M. transversus menti.*

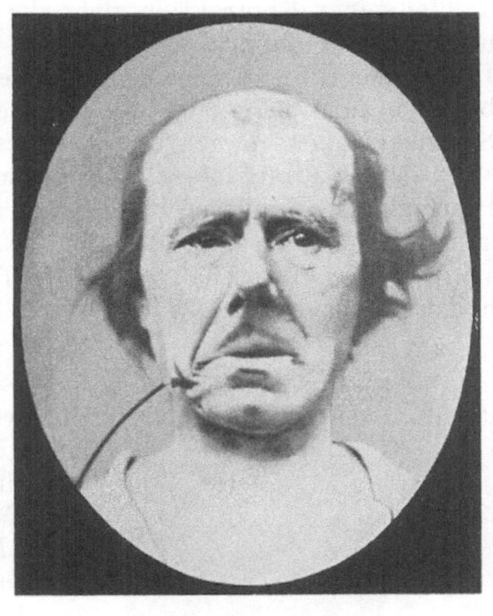

Abb. 497. Elektrische Reizung des rechten M. triangularis, linke Gesichtsseite in Ruhe. (Photo von DUCHENNE, Atlas, Fig. 43.)

Der *Triangularis* zieht bei seiner Kontraktion den Mundwinkel nach abwärts und außen. Sein Bauch springt dabei als Wulst unter dem Mundwinkel vor. Die Nasolabialfalte wird durch die Kontraktion des Triangularis nach abwärts zu gestreckt; sie verläuft als gerade Linie schräg von oben innen nach unten abwärts zum Mundwinkel und biegt unterhalb desselben scharf nach innen gegen die Unterlippe kurz um (Abb. 497). Ziehen sich beide Triangulares zusammen, so verändert die Mundspalte ihre Form, sie wandelt sich von der mehr oder weniger geraden Horizontalen in eine abwärts konkave Linie um. Außerdem spannen die Triangulares bei beiderseitiger Kontraktion, wie BRAUS hervorhebt, die Haut und erzeugen bzw. vertiefen die unterhalb des Kinns verlaufende Querfurche, die *Unterkinnfurche.* Bei fetten Menschen quillt das subcutane Fett oberhalb und unterhalb der Unterkinnfurche hervor, das sog. *Doppelkinn* bildend.

DUCHENNE bezeichnet den Triangularis menti als den Muskel der *Traurigkeit* und als Unterstützungsmuskel der aggressiven Leidenschaften. T. COHN nennt ihn den Muskel des Ekels. BRAUS weist besonders darauf hin, daß bei Menschen, deren Gemütslage dauernd unzufrieden, mürrisch, welt- und menschenverachtend ist, dies in der unter der dauernden Anspannung ihrer Triangulares zustande kommenden gestreckten Form und Vertiefung ihrer Nasolabialfalten mit der charakteristischen scharfen Umbiegung unterhalb des Mundwinkels nach innen und in der abwärts konvexen Form der Mundspalte verraten; das mimische Spiel ist in den Gesichtszügen gleichsam versteinert.

14. M. quadratus labii inferioris.

Der *Quadratus inferior* entspringt vom Unterkiefer unmittelbar oberhalb des Ursprungs des Triangularis. Die Muskelfasern verlaufen, leicht konvergierend, schräg nach oben innen aufwärts. Sie bilden gleichsam die Fortsetzung des Platysmas; nicht selten strahlen Fasern des letzteren direkt in den Quadratus ein. Der Muskel ist teilweise vom Triangularis bedeckt. Unterhalb des medialen Randes des letzteren liegt der Quadratus unmittelbar unter der Haut. Der Quadratus inseriert in der Unterlippe, erreicht aber die Schleimhaut des Lippenrotes nicht.

Bei seiner Kontraktion zieht der Quadratus inferior die Unterlippe herab und evertiert dabei das Lippenrot. Er entblößt die Zähne des Unterkiefers. Die Mundspalte wandelt sich aus der horizontalen Linie, die sie in der Ruhe bildet, in eine mehr oder weniger rechteckig abgebogene Linie, deren kürzerer Schenkel außen gelegen und abwärts gerichtet ist. Bei gleichzeitiger Wirkung aller vier Quadrati bildet die Mundspalte ein regelrechtes Viereck, wie es beim Heulen kleiner Kinder in Erscheinung tritt. DUCHENNE bezeichnet den Quadratus labii inferioris als den Muskel der *Ironie* und als Unterstützungsmuskel der aggressiven Leidenschaften. Nach T. COHN drückt er Mißachtung und Abneigung aus.

15. M. mentalis.

Der *Mentalis* entspringt an den Schneidezahnalveolen des Unterkiefers und strahlt von hier fächerförmig nach abwärts aus, um in der Kinnhaut zu inserieren. Hier steht er durch sehnige Faserzüge aber auch durch übertretende Muskelfasern mit dem homologen Muskel der anderen Seite in Verbindung. Beide Mentales bilden zusammen, wie BRAUS hervorhebt, geradezu eine Muskelschlinge, welche vom Knochen zur Haut und zurück zum Knochen verläuft. Dem oberen konkaven Rand dieser Schlinge entspricht die zwischen Kinn und Lippenhaut gelegene quer verlaufende *Kinnlippenfurche* (Abb. 493, S. 582).

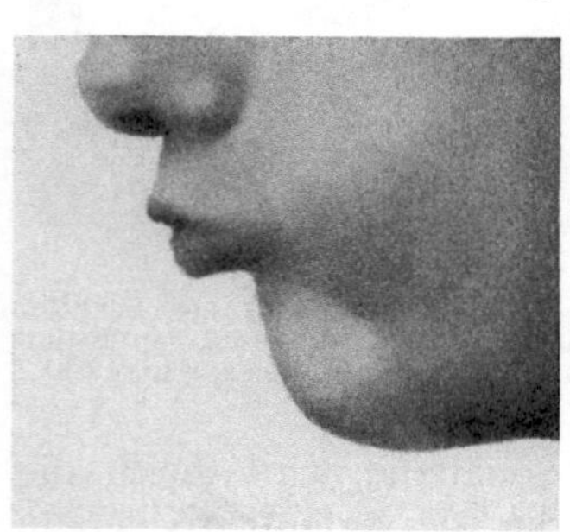

Abb. 498. Wirkung des M. mentalis. (Photo von H. VIRCHOW, Arch. anat. Phys. 1908).

Die beiden Mentales ziehen bei ihrer Kontraktion den Kinnwulst aufwärts und platten ihn gleichzeitig ab. Dabei bildet sich nicht selten, dem oberen konkaven Rande der Muskelschlinge entsprechend, eine Eindellung der Haut, das *Kinn*grübchen. Bei energischer Kontraktion der Mentales wird die Unterlippe in die Höhe geschoben und innerhalb der Kinnlippenfurche gegen das Kinn mehr oder weniger rechtwinklig abgeknickt (Abb. 498). Es entsteht das „Schippchen", die „Schnute", der „Flunsch", welche bei Kindern das Weinen einzuleiten pflegen (BRAUS). Nach T. COHN ist der Mentalis der Muskel der *Hochmut.*

16. M. incisivus labii inferioris.

Der *Incisivus inferior* entspringt vom Jugum des äußeren Schneidezahns und des Eckzahns des Unterkiefers und zieht schräg lateralwärts und aufwärts zum Mundwinkel. Er ist ganz vom Triangularis und Quadratus labii inferioris, großenteils auch vom Orbicularis oris bedeckt. Er zieht bei seiner Kontraktion den Mundwinkel nach innen und etwas nach abwärts. Wie schon früher erwähnt, wirken Incisivus superior und inferior zusammen mit dem Orbicularis oris beim Spitzen des Mundes, beim Saugen, Pfeifen, Küssen usw. mit.

17. M. orbicularis oris.

Der *Orbicularis oris* umgibt, in der Ober- und Unterlippe gelegen, ringförmig die Mundspalte. Seine Muskelfasern entspringen großenteils in einem neben dem Mundwinkel gelegenen, vertikal zur Mundspalte gestellten Sehnenstreifen. Von hier verlaufen sie medialwärts innerhalb der Ober- und Unterlippe bis über die Mittelinie hinaus, um sich mit den Bündeln des Partners der anderen Seite zu verfilzen. Die untere Grenze des Orbicularis oris entspricht der Kinnlippenfurche, die obersten Muskelringe erreichen das Nasenseptum. Daß hier einzelne Bündel abzweigen und den Depressor septi narium bilden, ist bereits früher besprochen worden.

Der Orbicularis liegt innerhalb der Ober- und Unterlippe zwischen äußerer Haut und Lippenschleimhaut. Da wo das Lippenrot beginnt, ist er hakenartig umgebogen. Die ihm hier unmittelbar aufliegende zarte Haut des Lippenrots weist zahlreiche feine senkrecht zur Verlaufsrichtung der Muskelfasern gestellte Fältchen auf.

Unter der Kontraktion des Orbicularis oris wird die *Mundspalte geschlossen* und zusammengepreßt. Indem die Mundwinkel dabei nachgeben und medialwärts rücken, verdicken sich die Lippen und schieben sich vorwärts, wobei der Orbicularis durch die Incisivi unterstützt wird, so daß der Mund gespitzt wird und sich zum Rüssel umformt. Wenn nur die zentralen, d. h. die der Mundspalte am nächsten liegenden Muskelringe sich zusammenziehen, so werden die Lippen gegen die Zähne gepreßt, das Lippenrot wird invertiert und verschmälert. Kontrahieren sich die exzentrischen Ringe allein, so wird die Lippe nach außen umgestülpt, das Lippenrot verbreitert sich.

18. M. buccinator.

Der Buccinator entspringt in einer hufeisenförmig gebogenen Ursprungslinie, welche am Oberkiefer an dessen Alveolarfortsatz über dem zweiten Molarzahn beginnt, und von hier nach hinten aufwärts zum Hamulus pterygoideus hinzieht. Hier biegt sie fast senkrecht um und folgt dem Lig. pterygomandibulare, von welchem gleichzeitig die nach hinten zu ausstrahlende Rachenmuskulatur ihren Ursprung nimmt. Am Unterkiefer biegt die Ursprungslinie des Buccinator nach vorne um und zieht entlang der Alveolen der Backenzähne nach vorwärts. Die Muskelfasern verlaufen von dieser Ursprungslinie aus nach vorne zum Mundwinkel; sie inserieren an diesem wie besonders an der seitlich neben ihm gelegenen vertikal gestellten sehnigen Raphe. Ein Teil der Muskelfasern überschreitet den Mundwinkel und gelangt in die Ober- und Unterlippe, wobei großenteils eine Überkreuzung stattfindet, derart, daß obere Buccinatorfasern in die Unterlippe, untere in die Oberlippe gelangen. Der Buccinator ist von einer Fascie, der Fascia buccopharyngea bedeckt; nach außen zu ist ihm der BICHATsche Fettpfropf aufgelagert; nach innen zu liegt ihm die Wangenschleimhaut an; der Muskel bildet das Kernstück der seitlichen Wand der Mundhöhle.

Der *Buccinator* strafft bei seiner Kontraktion die Wange. Er setzt die Mundhöhle von der Seite her unter Druck und ist somit beim Schluckakt wesentlich beteiligt. Beim Kauen drängt er die Wangenschleimhaut an die Backenzähne an und sorgt dafür, daß die Bissen in deren Niveau bleiben und nicht seitlich in die Backentaschen abgleiten.

Wenn die Buccinatoren erschlaffen, so werden die Backen durch die Exspirationsluft aufgebläht, ad maximum, wenn die Lippen verschlossen sind. Ziehen sie sich von dieser Ausgangsstellung aus zusammen und werden die Lippen leicht geöffnet, so wird die Luft durch die Öffnung im Strahl ausgeblasen. Der Buccinator wird deshalb als Trompetermuskel bezeichnet. Beim Lichtausblasen ist er wesentlich mitbeteiligt. Sind die Lippen geschlossen und kontrahieren sich die Buccinatoren kräftig, so wird der Lippenverschluß gesprengt.

Der Buccinator zieht ferner den Mundwinkel rückwärts. Bei geschlossenen Zahnreihen erfährt dadurch die Mundspalte unter seinem Zuge eine Verbreiterung. Sind die Zahnreihen geöffnet, so werden Oberlippe und Unterlippe genähert, das bei geöffnetem Munde vorhandene Mundöffnungsoval wird in die Breite gezogen und auf der Höhe der Wirkung in einen Querschlitz verwandelt.

19. Platysma.

Das Platysma bildet eine ausgedehnte dünne Muskelplatte unmittelbar unter der Haut des Halses. Nach abwärts erstreckt sich diese bis zum Schlüsselbein herab und über dasselbe mehr oder weniger weit hinaus in die Haut der Brust. Lateralwärts reicht sie bis zum Akromion und darüber, medialwärts bis etwa zur Articulatio sternoclavicularis. Die Muskelfasern des Platysma ziehen größtenteils schräg nach oben medialwärts, unter Überkreuzung des Sternocleidomastoideus, zum unteren Rande des Unterkiefers empor, woselbst sie teils an diesem selbst, vornehmlich aber in der Haut inserieren. Ein Teil der Platysmafasern überschreitet aber diese Grenzlinie von Hals und Gesicht nicht selten und strahlt im Bereiche des Gesichtes in andere hier gelegene Muskeln ein, besonders in den Quadratus labii inferioris, den Risorius, teilweise auch in den Triangularis. Das Platysma liegt der Fascia colli superficialis auf, mit der es teilweise verbunden ist.

Bei seiner Kontraktion zieht der Muskel die Brusthaut aufwärts und die Kinn- und Unterlippenhaut abwärts. Dabei springen die schräg verlaufenden Bündel des Platysma unter der Haut scharf vor, so daß diese bei mageren Personen in ausgesprochenen Längsfalten emporgehoben wird. Wenn die Verbindungen des Platysmas mit dem Quadratus labii inferioris und Risorius stärker ausgeprägt sind, so wird durch die Platysmakontraktion die Unterlippe gesenkt und der Mundwinkel nach außen und unten gezogen. T. COHN hat aber in dieser Hinsicht meines Erachtens die Wirkung des Platysmas, das dabei nur Hilfsmuskel des Quadratus labii inferioris, überschätzt. Man kann aber sehr oft feststellen, daß beim energischen Zahnfletschen das Platysma kräftig unter der Haut vorspringt. Daß das Platysma einen nennenswerten Einfluß auf die Öffnung des Unterkiefers auszuüben vermöchte, wie dies von vielen Autoren angenommen wird, halte ich nicht für erwiesen. Auf die Bedeutung, welche das Platysma für die Atmung hat, ist an anderer Stelle hingewiesen worden (vgl. S. 517).

DUCHENNE nennt das Platysma den Muskel der Furcht, des Schreckens und des Zornes. In der Tat spannt es sich unter dem Einfluß dieser oder ähnlicher Regungen mehr oder weniger an.

BRAUS macht darauf aufmerksam, daß bei alten Leuten die strangartigen Innenränder des Muskels als zwei ausgeprägte Längsfalten neben der Mittellinie des Halses abwärts verlaufen, da bei schlaffer und welker Haut der Muskel das Relief der Oberfläche beherrsche. BRAUS führt als Beispiel den bekannten Bronzekopf des Seneca in Neapel an.

BRAUS weist ferner darauf hin, daß, wenn man versuche, die Halshaut von der Unterlage abzuheben, sie sich dabei infolge der innigen Verbindung von Haut und Platysma fast immer in längsverlaufende der Verlaufsrichtung der Platysmabündel entsprechende Falten lege. Querfalten aufzuheben ist sehr schwer.

20. M. occipitalis.

Der *M. occipitalis* entspringt am Hinterhauptsbein an der Linea nuchae suprema, vom Proc. mastoideus an bis nahe an die Protuberantia occipitalis externa hin. Seine Fasern ziehen schräg nach oben und außen und münden in die Galea ein. Der Occipitalis zieht die Kopfschwarte nach hinten, glättet also die Stirn. Er ist der direkte Antagonist des Frontalis. Frontalis und Occipitalis werden wegen ihrer gemeinschaftlichen Beziehung zur Galea aponeurotica als *ein Musculus epicranius* aufgefaßt. Manche Individuen sind imstande, willkürlich ihre Galea durch alternierende Kontraktion des Frontalis und Occipitalis abwechselnd nach vorne und hinten zu ziehen, mit der Kopfhaut zu wackeln.

21. M. transversus nuchae.

Der *M. transversus nuchae* entspringt von der Protub. occip. externa und der Linea nuchae superior. Seine Fasern ziehen unterhalb des Occipitalis nach außen vorne auf den Ansatz der Ohrmuschel zu, ohne diese aber zu erreichen. Der Muskel ist in seinem Vorkommen und seiner Ausbildung nach großen individuellen Variationen unterworfen. Wenn er stark entwickelt ist, legt er die Haut des Hinterhaupts in geringe vertikale Falten.

22. Auricularis anterior.

Der *Auricularis anterior* stellt eine vom oberen Ansatzpunkt der Ohrmuschel ausgehende, der oberflächlichen Schläfenfascie aufliegende, nach vorne oben ausstrahlende Muskelplatte dar. Er zieht die Ohrmuschel nach vorne oben (M. protrahens).

23. Auricularis superior.

Der *Auricularis superior* schließt sich mehr oder weniger unmittelbar an den vorigen Muskel an; seine Fasern strahlen fächerförmig vom oberen Ansatz der Ohrmuschel nach oben zu aus, auch sie liegen der oberflächlichen Schläfenfascie auf. Er zieht bei seiner Kontraktion die Ohrmuschel nach oben *(M. atollens)*.

24. Auricularis posterior.

Der *Auricularis posterior* entspringt am Schläfenbein an der Basis des Mastoids und verläuft horizontal nach vorne zur Ohrmuschel an deren medialer (hinterer) Fläche er inseriert. Er zieht die Ohrmuschel nach hinten und etwas nach oben *(M. retrahens)*.

Nach Duchenne bewirkt die Kontraktion der drei Auriculares vor allem eine Erweiterung des Orificium externum des Gehörganges und einen Ausgleich der Knickung des letzteren.

25. Mm. tragicus und antitragicus.

Mm. tragicus und *antitragicus,* welche der Außenfläche des Knorpels des Tragus und Antitragus aufgelagert sind und in abwärts gerichtetem Verlaufe nach der unteren Umrandung der Concha zu ausstrahlen, bewirken nach Duchenne eine Verkleinerung des vertikalen Durchmessers des Orificium externum des äußeren Gehörganges und eine Verengerung der Circumferenz der Concha. Sie stellen eine Art Constrictor conchae dar und erfüllen die Aufgabe, das Eindringen der Schallwellen in den Gehörgang zu erschweren.

26. Mm. helicis major et minor.

Die *Mm. helicis major* et *minor,* welche dem vorderen Teil des Helix und dem aus der Concha hervortretenden Crus helicis aufgelagert sind, flachen den vorderen Rand des Helix ab und drücken ihn gegen den unteren Zweig der Bifurkation des Anthelix an und erteilen der oberen Hälfte der Ohrmuschel eine Erhebung. Sie tragen zur Erweiterung des Orificium externum des äußeren Gehörganges bei.

27. M. stapedius.

Der *M. stapedius* füllt das Innere des Hohlraumes der Eminentia pyramidalis des Cavum tympani aus; seine Sehne zieht durch eine feine Öffnung an der Spitze der Eminentia hindurch in die Paukenhöhle und inseriert am hinteren Rande des Capitulum des Steigbügels. Der Stapedius drückt bei seiner Kontraktion die Platte des Steigbügels in die Fenestra ovalis. Dieser Stempelbewegung folgen Amboß und Hammer, wobei der dem Trommelfell einverleibte Hammerstiel sich nach außen bewegt, so daß das Trommelfell entspannt wird.

28. Tensor tympani.

Der *Tensor tympani* entspringt vor der äußeren Mündung des Canalis musculo-tubarius vom Felsenbein, sowie von dem benachbarten Bezirke des großen Keilbeinflügels, füllt den Semicanalis tensoris tympani aus und geht in eine Endsehne über, welche über dem Proc. cochleariformis quer durch die Paukenhöhle auf das Manubrium mallei zu verläuft, an dem sie sich etwas unterhalb des Proc. brevis anheftet.

Der Tensor tympani zieht den Hammerstiel einwärts und spannt dadurch das Trommelfell. Seine Innervation erhält der Muskel vom Facialiskern, auf dem Wege des N. petrosus superficialis minor, Ganglion oticum und durch Zweige von diesem zum Tensor tympani.

Die Funktion des dem Facialis außer den hier aufgeführten Muskeln unterstellten *M. stylohyoideus* und des *hinteren Biometerbauches* sowie die Teilnahme des Facialis an der Innervation des Gaumensegels wird an anderer Stelle besprochen werden.

Der Facialis kann sowohl in seinem Kernabschnitt wie in dem intrakraniell verlaufenden Stammabschnitt, wie im Verlaufe des Nerven durch das Felsenbein, wie schließlich nach seinem Austritt aus dem Foramen stylomastoideum in der Peripherie durch die verschiedensten Noxen geschädigt werden. Von nuclearen Prozessen kommen vor allem der angeborene Kernschwund, die Poliomyelitis, die Polioencephalitis, der Kopftetanus, die Syringobulbie, die progressive Bulbärparalyse, die multiple Sklerose, Gefäßverlegungen in der Oblongata und intrabulbäre Tumoren in Betracht. Von radikulären Prozessen die Meningitis, die Lues cerebrospinalis, das Acusticusneurinom, das intrakranielle Cholesteatom u. a. Tumoren, für den innerhalb des Felsenbeins gelegenen Abschnitt vor allem Traumen (Schädelbasisbrüche), Otitis media, operative Eingriffe am Mittelohr und seiner Umgebung, Tumoren des Felsenbeins, für den extrakraniellen Abschnitt außer Traumen vor allem Entzündungen der Parotis in Betracht. Dazu kommen rheumatische und toxisch-infektiöse Noxen, welche den N. facialis nur gar zu oft in Mitleidenschaft ziehen.

Das klinische Bild der *Lähmung* der vom *Facialis* innervierten Muskeln ist genugsam bekannt. Schon in der Ruhe weist das Gesicht fast stets eine charakteristische Veränderung seiner Züge auf. Bei einseitiger Lähmung erscheint die gelähmte Gesichtshälfte schlaff und mehr oder weniger faltenlos, infolge der Lähmung des Frontalis fehlen die Querfurchen auf der gelähmten Stirnhälfte und die Augenbraue steht auf der gelähmten Seite tiefer. Infolge der Lähmung des Orbicularis oculi ist die Lidspalte erweitert (Abb. 499), besonders steht das untere Augenlid tiefer und manchmal sogar etwas vom Bulbus ab; aber auch das Oberlid beteiligt sich nicht selten an der Erweiterung der Lidspalte, dem Lagophthalmus, indem es, dem Zuge des Levator palpebrae superioris folgend, infolge des Ausfalls des oberen Abschnittes des Orbicularis oculi etwas höher steht als auf der gesunden Seite. Aus der offenstehenden Lidspalte fließen Tränen heraus, welche infolge der Reizung, welcher die Conjunctiva infolge des Fehlens des schützenden Lidschlusses in vermehrtem Maße ausgesetzt ist, ständig abgesondert werden. Die Nase weist nicht selten eine Krümmung auf, deren Konkavität auf der gesunden Seite liegt infolge des einseitigen Zuges des Transversus nasi, Alaris, Levator alae und Depressor septi narium der gesunden Seite. Das Nasenloch steht infolge der Lähmung des Levator alae nasi auf der gelähmten Seite weniger weit auf als auf der gesunden Seite. Die Wange erscheint manchmal auf der gelähmten Seite stärker aufgebläht (Ausfall des Buccinator). Die Nasolabialfalte der gelähmten Seite ist verstrichen, der Mundwinkel steht tiefer (Lähmung des Zygomaticus major et minor, Caninus, Incisivus labii superioris) und nicht selten auch etwas weiter lateral als auf der gesunden Seite (Lähmung der Incisivi und des Orbicularis oris). Die Lippen, welche auf der gesunden Seite einander berühren, so daß sie hier einen linearen Spalt bilden, klaffen auf der gelähmten, besonders nahe dem Mundwinkel etwas (Lähmung des Orbicularis oris) und nicht selten läuft der Speichel aus der vorhandenen Öffnung heraus. Ferner erscheint der Wulst der Unterlippe auf der gelähmten Seite nicht selten etwas buccalwärts eingerollt (Lähmung des Quadratus labii inferioris und der in ihn eingehenden Platysmafasern). Die Kinnfurche ist auf der gelähmten Seite verstrichen (Lähmung des Mentalis).

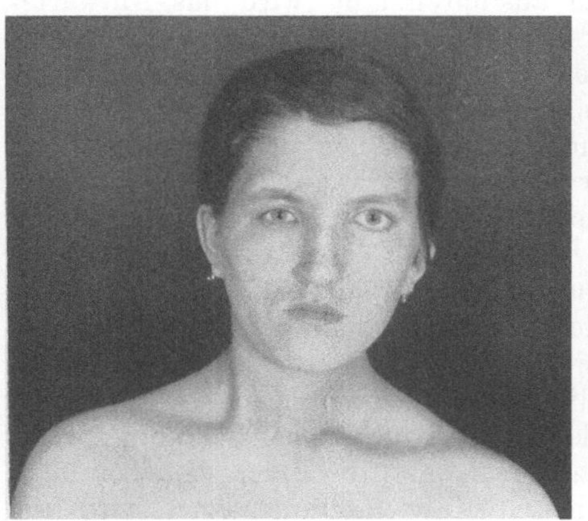

Abb. 499. Linksseitige Facialislähmung.

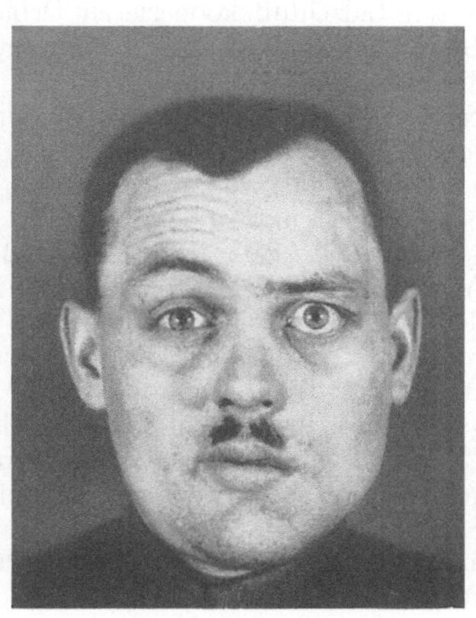

Abb. 500. Linksseitige Facialislähmung Ausbleiben der Stirnrunzelung.

Zu diesen Störungen in der Konfiguration des Gesichtes in der Ruhe, deren Ausprägung von Fall zu Fall nicht unerheblich variiert, und unter denen der Lagophthalmus und das Verstrichensein der Nasolabialfalte die markantesten und konstantesten sind, treten prägnante Störungen, wenn die Gesichtsmuskeln willkürlich, mimisch oder reflektorisch innerviert werden oder wenn sie bei der Atmung spielen, sich am Kau- und Schluckakt beteiligen oder an der Laut- und Tonbildung bei Sprache und Gesang partizipieren sollen. Der Ausfall des Frontalis tritt besonders hervor, wenn man den Kranken die Augenbrauen heben und die Stirn runzeln läßt. Dabei bleibt die Faltung auf der gelähmten Seite aus und die Augenbraue rückt nicht von der Stelle (Abb. 500 und

Abb. 503a, S. 602). Der willkürliche Lidschluß kann infolge der Lähmung des Orbicularis oculi nicht vollzogen werden, es kommt höchstens zu einer Erschlaffung des Levator palpebrae superioris, infolge deren das Oberlid herabsinkt, was eine gewisse Aktionsfähigkeit des Orbicularis vortäuschen kann. Bei jedem kraftvollen Versuch, die Augen zu schließen, wird der Bulbus nach oben gerollt, entweder gerade aufwärts oder gleichzeitig nach innen oder außen (BELL*sches Phänomen*); selten kommt es zu einer Abwärtsbewegung oder zu einer reinen Seitenbewegung (BOUCHARD, TEITELBAUM, COPPES, FUCHS, JACOBSOHN u. a.). Die Aufwärtsbewegung des Bulbus ist nichts anderes als das besonders starke Hervortreten einer der Komponenten, welche auch unter normalen Verhältnissen die Synergie des Lidverschlusses zusammensetzen. Beim festen Lidschluß kooperieren Orbicularis oculi und die Heber des Augapfels. Die Tätigkeit der letzteren tritt nur für gewöhnlich nicht in Erscheinung, weil die zusammengehenden Lider den Augapfel verdecken. Sobald man in der Norm den Lidschluß gegen Widerstand ausführen läßt, wird das Aufwärtsrollen des Bulbus manifest. Das BELLsche Phänomen bedeutet somit nichts anderes als das prononzierte Hervortreten der Tätigkeit eines an einer Synergie beteiligten Muskels bei Lähmung eines anderen, im Dienste dieser Synergie stehenden Muskels. Der Lidschluß dient dazu, dem Licht den Eingang in das Auge zu verschließen, er führt die Lider wie einen Vorhang vor die Iris. Kann der Vorhang infolge Lähmung des Orbicularis nicht mehr vor die Iris gezogen werden, so kann der Zweck gleichwohl noch dadurch erreicht werden, daß die Iris hinter den an Ort und Stelle verharrenden Vorhang geführt wird. Dies geschieht in der Regel dadurch, daß der Bulbus nach oben hinter das obere Lid gerollt wird, seltener dadurch, daß er nach abwärts hinter das untere Lid zu gelangen trachtet, noch seltener sind die Seitwärtsbewegungen des Augapfels. Sehr eigenartig vollzieht sich der Lidschluß bei der Facialislähmung, wenn man den Kranken zunächst abwärts sehen und dann die Lider schließen läßt. Während sich letztere auf der gesunden Seite fest zusammenlegen, wird auf der gelähmten Seite das Oberlid ausgiebig gehoben und der Bulbus wird aufwärts gerollt. Diese paradoxe Innervation des Levator palpebrae ist die Folge der engen funktionellen Verbindung, in welcher die Heber des Augapfels mit dem Heber des Oberlids bei der Blickrichtung nach oben miteinander stehen (DUPUIS-DUTEMPS, CESTAN).

Ähnlich liegen die Verhältnisse beim Cornealreflex. Die normaliter hierbei erfolgende Kontraktion des Orbicularis oculi bleibt bei der Facialislähmung aus; aber die anderen Effektoren dieses Reflexes treten dafür in verstärktem Grade in Tätigkeit; der Bulbus wird aufwärts, seltener, besonders bei Reizung der oberen Cornealquadranten abwärts gerollt; manchmal wird der Kopf extendiert und der Kiefer durch Kontraktion des Pterygoideus externus nach der kontralateralen Seite geschoben (Pterygocornealreflex). Das Verhalten des Cornealreflexes bei der Facialislähmung stimmt mit dem Verhalten dieses Reflexes bei Ausschaltung des Trigeminus nur insoweit überein, als der Haupteffektor des Reflexes, der Orbicularis oculi nicht innerviert wird, während bei der Trigeminusausschaltung jeglicher Reflexerfolg völlig fehlt.

Der Blinzelreflex ist bei der Facialislähmung in der Mehrzahl der Fälle aufgehoben. Manchmal kommt es aber infolge der reflektorisch eingeleiteten Erschlaffung des Levator palpebrae superioris zu einer leichten Senkung des Oberlides. Das gleiche gilt für die Zwinkerbewegung der Lider. In vielen Fällen von Facialislähmung partizipieren die Lider der gelähmten Seite an ihr überhaupt nicht, in anderen Fällen sieht man aber, wie das Oberlid der gelähmten Seite, jedesmal wenn die gesunde Seite eine Zwinkerbewegung ausführt, eine schwache Senkung ausführt, offenbar bedingt durch Relaxation des Levator palpebrae.

Nicht alle Menschen sind unter normalen Verhältnissen imstande, den Orbicularis oculi einer Seite isoliert, d. h. unabhängig von dem der anderen Seite zu innervieren. Nach meiner Erfahrung ist es eines der empfindlichsten Zeichen einer Innervationsstörung im Bereiche des Facialis, daß diese Fähigkeit da, wo sie vorher vorhanden war, verloren geht, d. h. daß der Lidschluß, wenn er einseitig auf der betroffenen Seite ausgeführt werden soll, entweder bilateral erfolgt, wobei die Lider auf der affizierten Seite ebenso ausgiebig geschlossen werden können wie auf der gesunden Seite oder aber der Lidschluß bleibt überhaupt aus. Diese Unfähigkeit, das Lid der betroffenen Seite isoliert zu schließen, ist offenbar dadurch bedingt, daß bei einseitigem Lidschluß der corticale Impuls, welcher dem Facialiskern zugeht, eine bestimmte Stärke nicht überschreiten darf, weil er sonst auch in den Orbicularis der anderen Seite irradiiert. Der Facialiskern der betroffenen Seite bedarf aber im Falle einer Schädigung des Nerven eines starken corticalen Impulses, damit er seinerseits einen Impuls an den Muskel weitergeben kann, und dieser starke corticale Impuls breitet sich zwangsläufig auf beide Seiten aus.

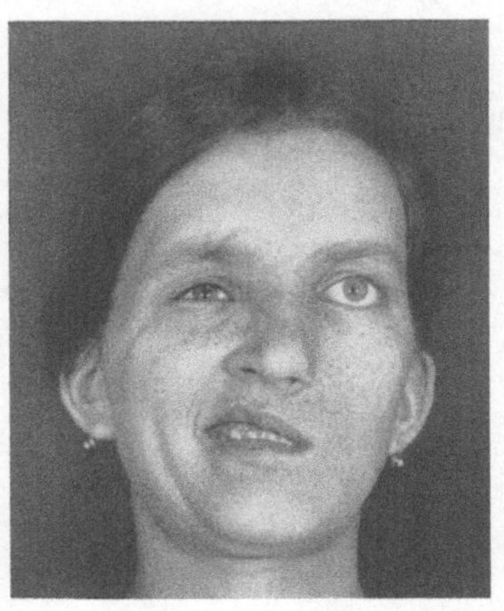

Abb. 501. Linksseitige Facialislähmung. Verbiegung der Nase nach der gesunden Seite zu beim Rümpfen der Nase.

Bei dem Versuch, die Nase zu rümpfen, kommt es bei der Facialislähmung infolge des einseitigen Zuges des Levator alae nasi zu einer konkaven Verbiegung der Längsachse der Nase nach der gesunden Seite. Das Nasenloch der gesunden Seite tritt höher, während das auf der gelähmten Seite sich senkt (vgl. Abb. 501). Die Haut legt sich im Bereich der gesunden Nasenhälfte deutlich in Falten, während die Faltung auf der gelähmten Seite ausbleibt. Beim kräftigen Inspirium bleibt die Erhebung des Nasenflügels und die Erweiterung des Nasenloches auf der gelähmten Seite aus.

Bei forciertem Exspirium bläht sich die gelähmte Wange infolge der Lähmung des Buccinators etwas stärker auf als auf der gesunden Seite. Es ist das besonders auch beim Schnarchen im Schlafe zu beobachten. Wenn die Backen bei geschlossenem Mund willkürlich aufgeblasen werden sollen, so entweicht die Luft infolge der Lähmung des Orbicularis oris aus der klaffenden Lippenspalte und dem Mundwinkel der gelähmten Seite; ein ausgiebiges Aufblähen der Backen kommt daher überhaupt nicht, auch auf der gesunden Seite nicht zustande. Beim forcierten Exspirium entweicht aus dem gleichen Grunde die Luft aus dem geöffneten Mundwinkel der gelähmten Seite. Es tritt das wieder besonders beim Schnarchen im Schlafe sehr deutlich zutage, wobei sich Ober- und Unterlippe manchmal förmlich nach außen evertieren *(Fumer la pipe)*. Die gleiche Erscheinung macht sich beim Ausblasen eines Lichtes bemerkbar; die Luft entweicht hierbei nicht wie in der Norm aus einem feinen Spalt der Lippenmitte, sondern seitlich aus dem breiten Loch des Mundwinkels der gelähmten Seite.

Beim Spitzen des Mundes, welches hauptsächlich auf der gleichzeitigen Kontraktion des Orbicularis oris und der Incisivi beruht, wird zwar der Mundwinkel der gesunden Seite medialwärts gezogen und die Lippenhälften der gesunden Seite legen sich aufeinander, aber sie schieben sich nach der gelähmten

Seite zu herüber; und auf dieser letzteren klaffen die Lippen mehr oder weniger beträchtlich auseinander.

Beim Zeigen der Zähne wird infolge der Lähmung des Levator labii superioris und Quadratus labii inferioris und Platysmas weder die Oberlippe nach oben, noch die Unterlippe nach unten gezogen, so daß die Zahnreihen auf der gelähmten Seite nicht entblößt werden; der Mundwinkel wird nach der gesunden Seite zu herübergezogen, die Oberlippe nimmt eine Schrägstellung von der gesunden Seite oben nach der gelähmten Seite unten zu an (Abb. 502 und Abb. 503a, S. 602, Abb. 504a, S. 603). Der Wulst der Unterlippe bleibt auf der gelähmten Seite eingerollt. Aus der Lähmung der gleichen Muskeln resultiert die eigentümliche Form, welche die Mundöffnung beim Öffnen der Kiefer annimmt, wobei die Lippenränder auf der gesunden Seite annähernd einen Halbkreis, auf der gelähmten Seite dagegen einen Winkel, dessen Spitze dem Mundwinkel entspricht, miteinander bilden. Beim Vorstrecken der Zunge fehlt nicht nur das Zurückziehen der Ober- und Unterlippe über die Zahnreihen, sondern auch infolge der Lähmung des Risorius und Triangularis, das Wandern des Mundwinkels nach außen. Der Zungenrand liegt daher auf der gelähmten Seite dem Mundwinkel an, was den Anschein erweckt, als wiche sie nach der gelähmten Seite ab. Manchmal kommt dies tatsächlich vor, indem die Zunge, um die im Wege stehenden Lippen besser wegzuschieben, sich etwas nach der gelähmten Seite zu wendet.

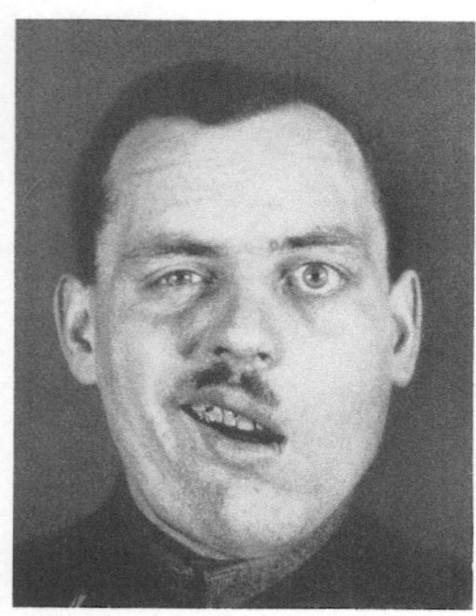

Abb. 502. Linksseitige Facialislähmung. Zurückbleiben der Lippen beim Zähnezeigen.

Sehr stark macht sich die Gesichtslähmung beim Lachen bemerkbar, bei dem das Gesicht nur auf der gesunden Seite die dem Lachen eigenen Züge annimmt. Unter der Wirkung des Zygomaticus major hebt sich der Mundwinkel der gesunden Seite und bewegt sich nach außen, so daß die Nasolabialfalte sich stark vertieft; die untere Portion der Orbitalportion des Orbicularis oculi hebt und faltet die Haut unter dem Auge; der Levator alae nasi zieht den Nasenflügel nach oben und außen. Demgegenüber verharrt die kranke Seite in voller Ruhe. Dadurch nimmt der Mund eine Schiefstellung an und die Nase krümmt sich nach der gesunden Seite. Entsprechend liegen die Verhältnisse bei jeder anderen Affektäußerung.

Beim Sprechen fehlt die Bewegung der Lippen auf der gelähmten Seite, dadurch leidet die Artikulation, besonders die der Labiallaute manchmal schon bei einseitiger Lähmung empfindlich. Saugen, Trinken, Kauen und Schlucken sind vornehmlich durch den Ausfall des Orbicularis oris und Buccinator behindert, erstere weil die Lippen nicht um den Rand des Glases ordnungsgemäß geschlossen werden können, letztere weil das Hin- und Herschieben der Bissen und das Befördern des Bissens aus der Mundhöhle in den Pharynx infolge des fehlenden Seitendruckes auf die Mundhöhle beeinträchtigt ist.

Aus der Lähmung der an der Ohrmuschel inserierenden Muskeln erwachsen keine praktisch in die Waagschale fallenden Störungen. Die Lähmung des Stapedius soll manchmal Hyperakusis im Gefolge haben.

Bei doppelseitiger Facialislähmung sind die zuvor für die einseitige Lähmung als charakteristisch beschriebenen Veränderungen der Gesichtszüge zum Teil beiderseits vorhanden; die Stirnfalten fehlen, die Augenbrauen stehen tief, die Augenlider sind weit geöffnet und tränen stark, die Nasolabialfalten sind verstrichen, ebenso die Falten am Kinn; die Mundspalte klafft beiderseits, der Speichel läuft fortwährend zum Munde heraus. Es fehlen aber die bei der einseitigen Lähmung aus dem einseitigen Zuge der Muskeln der gesunden Seite resultierenden Haltungsanomalien, so vor allem die Krümmung der Nase und die Verziehung des Mundwinkels. Dadurch ist die Entstellung der Gesichtszüge bei der doppelseitigen Lähmung zunächst geringer wie bei einseitiger Lähmung. Andererseits ist aber das faltenlose, ausdruckslose unbewegliche Gesicht mit den weit aufstehenden Augenspalten äußerst prägnant. Bringt man passiv die Augenlider aneinander, so gleicht das Gesicht einer Totenmaske.

Die willkürliche und mimische Beweglichkeit des Gesichts ist bei totaler doppelseitiger Lähmung des Faciales völlig aufgehoben. Die einzige Bewegung, welche beobachtet wird, ist ein gelegentliches Blinzeln des Oberlides infolge der Relaxation des Levator palpebrae superioris. Die Nahrungsaufnahme, besonders die von Flüssigkeiten, ist infolge der Unfähigkeit, die Lippen zu schließen, äußerst erschwert, beim Kauen bereitet das Hin- und Herschieben des Bissens infolge der beiderseitigen Buccinatorlähmung große Mühe. Der Schluckakt leidet unter dem Fehlen des Lippenverschlusses und mangels des Seitendruckes durch beide Buccinatores sehr erheblich. Die Lautbildung bei der Sprache ist schwerstens gestört, b, f, m, p, v, w können überhaupt nicht formiert werden, von den Vokalen kommt nur das a einigermaßen gut zustande, e, i, o und u klingen alle mehr oder weniger wie a.

Lähmungen einzelner dem Facialis unterstellter Muskeln sind bei isolierten Läsionen einzelner Endäste des Nerven mehrfach beobachtet worden (O. FOERSTER, F. KRAMER, T. COHN). Sie betrafen vorwiegend den Frontalis oder Corrugator supercilii oder Orbicularis oculi, und zwar entweder diesen im ganzen oder nur seinen oberen oder nur den unteren Abschnitt, ferner den Zygomaticus oder das Platysma. Kombinierte Lähmung mehrerer Muskeln, welche von einem der größeren Äste des Facialis gemeinsam innerviert werden, kommen besonders wieder bei isolierter Unterbrechung eben dieser größeren Äste vor. Ferner sind auf einzelne Teile des Facialisgebietes beschränkte Lähmungen wiederholt bei Läsionen des Facialiskernes (Poliomyelitis, Syringobulbie, progressive Bulbärparalyse u. a.) beobachtet worden. Bei manchen Kernerkrankungen bleiben gerade die Orbiculares und eventuell auch die Frontales von der Lähmung auffallend lange verschont, so daß manche Autoren den Standpunkt vertreten haben, daß diese Muskeln ihr Kerngebiet weiter oral als der eigentliche Facialiskern im Gebiete der Augenmuskelkerne (Oculomotorius) haben, eine Auffassung, die aber nicht haltbar ist. Auch bei Facialislähmungen rheumatischer, traumatischer, otitischer, toxisch-infektiöser Genese kommt es gar nicht selten vor, daß einzelne Muskeln in geringerem Grade in die Lähmung einbezogen sind als die übrigen Muskeln. Besonders gilt dies wieder für den Orbicularis oculi, aber auch für den Orbicularis oris und andere von Fall zu Fall wechselnde Muskeln. Der Orbicularis oculi ist übrigens auch derjenige Muskel, welcher, wenn es nach anfänglich totaler Lähmung des gesamten Facialisgebietes zur Restitution kommt, in der Regel den Reigen eröffnet. Das gilt meines Erachtens sowohl für rheumatische Lähmungen, wie für die Lähmungen bei Mittelohreiterungen, für traumatische Lähmungen und toxisch-infektiöse Lähmungen. Zu den Muskeln, welche bei der Restitution am längsten geschädigt bleiben, gehört vor allem das Platysma, worauf besonders T. COHN aufmerksam gemacht hat und was ich bestätigen kann.

Wenn die Restitution einer anfangs totalen Gesichtslähmung fortschreitet, läßt sich sehr oft ein Stadium feststellen, in welchem mehr oder weniger alle dem Facialis unterstellten Muskeln nur gleichzeitig innerviert werden, aber einzelne Abschnitte des Gesichtes nicht isoliert bewegt werden können. Einerlei, ob der Kranke eine Erhebung der Augenbraue intendiert, ob er die Stirne runzeln, die Augen schließen, die Zähne zeigen oder den Mund spitzen will, immer gerät dabei mehr oder weniger die gesamte ursprünglich gelähmte Facialismuskulatur in Aktion; besonders auffällig wirkt dabei bisweilen die Mitinnervation der äußeren Ohrmuskeln und des Platysmas bei Bewegungen, an denen sie normaliter ganz unbeteiligt sind. Besonders entstellend ist diese Masseninnervation des gesamten Facialisgebietes beim Sprechen. Sogar beim Blinzeln und Augenzwinkern, das in solchen Fällen infolge des Reizzustandes an der Conjunctiva recht oft und stark auftritt, kann es zu einer blitzartig erfolgenden Mitkontraktion zahlreicher Muskeln der befallenen Gesichtshälfte kommen. Bisweilen stehen diese in ihrer Intensität und Extensität zu der nur schwachen und kaum wahrnehmbaren Zwinkerbewegung der Lider selbst in auffallendem Gegensatz und können den Eindruck von ganz spontan erfolgenden klonischen Krampfzuständen der Gesichtsmuskulatur erwecken. Zur Erklärung dieser Masseninnervation, welche an die Stelle der jeweils geforderten Einzelbewegungen tritt, hat man verschiedene Faktoren herangezogen. Manche Autoren nehmen an, daß bei der Regeneration die auswachsenden Nervenfasern durcheinander geraten, daß von den normaliter einem bestimmten einzelnen Muskel zugeordneten Kernzellen Fasern auch in alle anderen Muskeln des Facialisgebietes auswachsen, so daß bei jedem Impuls, der von einer eng umschriebenen Zellgruppe des Facialiskernes ausgeht, allemal das gesamte Muskelgebiet des Gesichtsnerven anspricht. Diese Erklärung hat zweifellos viel für sich. Ganz analoge Verhältnisse werden nämlich bei der Regeneration nach der Nervennaht auch bei anderen peripheren Nerven beobachtet und an der Tatsache, daß beim Aussprossen der Nervenfasern aus den Neuriten des zentralen Abschnittes der Nerven und beim Einwachsen derselben in den distalen Abschnitt ein einzelner zentraler Nervenkabel mit zahlreichen peripheren Nervenkabeln in Verbindung tritt, kann kaum gezweifelt werden. Es beruht das darauf, daß die auswachsenden Nervenfasern eine lebhafte Überproliferation aufweisen und nicht einfach geradlinig peripherwärts vordringen, sondern kreuz und quer nach allen Richtungen divergieren. Manche Autoren nehmen sogar an, daß Nervenfasern aus der gesunden Seite in einzelne Muskeln der gelähmten Seite auswachsen sollen oder daß Muskelfasern von der gesunden Seite nach der gelähmten zu herüberwachsen.

Nun wird aber die gleiche Störung, d. h. die Masseninnervation der gesamten Muskulatur des Facialisgebietes an Stelle der geforderten Einzelinnervationen, auch da beobachtet, wo eine Nervennaht nicht ausgeführt worden ist, wo der Nerv gar nicht durchtrennt war, wo die Verbindung der Kabel des zentralen Abschnittes des Nerven mit denen des peripheren Abschnittes überhaupt nicht gelöst war, wo sich also die Regeneration in den alten präformierten Bahnen vollzieht und die früher vorhandenen Verbindungen zwischen den einzelnen Zellgruppen des Facialiskernes und den einzelnen Muskeln sich genau wieder herstellen können. Auf diese Fälle paßt die Theorie der allseitigen Divergenz der auswachsenden Nervenfasern nicht. Pitres und R. Hunt nehmen an, daß im peripheren Nerven zwei verschiedene Faserkategorien enthalten sind, erstens Fasern, welche nur Masseninnervation aller Muskeln des gesamten Gebietes des Nerven dienen und zweitens Fasern, welche nur zu einzelnen Muskeln hinziehen. Nach R. Hunt ist das erstere, den Masseninnervationen dienende System phylogenetisch älter, das zweite, den Einzelinnervationen dienende System phylogenetisch jünger. Bei der Regeneration soll sich das phylogenetisch ältere System früher wieder herstellen als das phylogenetisch jüngere. Meines

Erachtens kommt aber für die Erklärung der bei einer beabsichtigten Einzelbewegung erfolgenden Irradiation des motorischen Impulses auf das gesamte Facialisgebiet noch ein anderer Gesichtspunkt in Betracht. Ich habe weiter oben bereits ausgeführt, daß der Facialiskern, wenn anders er einen effektvollen Impuls an die ihm unterstellten Muskeln abgeben soll, im Falle einer Schädigung des Nerven eines stärkeren corticalen Impulses bedarf als unter normalen Bedingungen. Jeder stärkere vom corticalen Fokus des Facialisgebietes ausgehende Impuls hat aber an sich die Tendenz zu irradiieren, d. h. in diesem Falle nicht nur einzelne Kernabschnitte, sondern den Gesamtkern in Erregung zu versetzen; daher die Masseninnervation.

Eine andere Erscheinung, die in manchen Fällen von Facialislähmung während der Restitution auffällt, sind die *Kontrakturen,* welche sich in einzelnen Abschnitten des Facialisgebietes ausbilden. Besonders auffallend ist die stärkere Ausprägung der Nasolabialfalte und der Mundwinkelfurche; aber auch der Furchen am Kinn, entlang der Nase und am Augenwinkel. In mehreren Fällen meines Materials betraf die Kontraktur in ausgesprochenem Maße den Orbicularis oculi, so daß die Lidspalte stark verengert war. An der Stirn habe ich im Bereiche des Frontalis niemals eine solche Kontraktur beobachtet, worauf schon PITRES hingewiesen hatte.

Beim Vorhandensein solcher Kontrakturen imponiert bisweilen die ursprünglich gelähmte Gesichtshälfte zunächst als die gesunde und die nicht gelähmte Hälfte als die kranke paretische Seite. Das ist natürlich ein Irrtum, der sofort behoben wird, wenn man den Kranken das Gesicht willkürlich innervieren läßt; dann sieht man deutlich, wie die einzelnen Abschnitte des Gesichtes auf der ursprünglich gelähmten Seite, die jetzt die Kontraktur aufweist, hinter den homologen Abschnitten der gesunden Seite zurückbleiben und man stellt vor allem auf der kranken Seite die Masseninnervation fest. Ich habe niemals eine Kontraktur im Facialisgebiet gesehen, ohne daß die oben beschriebene Störung der Impulsirradiation bei intendierten Einzelbewegungen sehr ausgesprochen gewesen wäre.

Auch für die Erklärung dieser Kontrakturen im Gesicht nach voraufgehender totaler Facialislähmung sind die verschiedensten Theorien gebildet worden. Die ungezwungenste Erklärung scheint mir die zu sein, daß es sich in allen den Fällen, in denen solche Kontrakturen vorhanden sind, um eine unvollkommene Wiederherstellung der Nervenleitung handelt. Ein Teil der Muskeln des Facialisgebietes hat seine nervöse Verbindung mit dem Facialiskern wiedererlangt, ein anderer Teil aber nicht oder nur in unvollkommenem Maße. Der Zug der nicht gelähmten bzw. besser innervierten Muskeln erlangt die Oberhand über die noch völlig gelähmten Muskeln, es kommt daher zu Haltungsanomalien, wie sie fast bei jeder Nervenlähmung beobachtet werden und im Laufe der Zeit auch zu einer gewissen Retraktion der Muskeln, deren Insertionspunkte dauernd angenähert sind. Ich konnte in den vorhin erwähnten Fällen von Kontraktur des Orbicularis oculi direkt nachweisen, daß der Frontalis, welcher die Augenbraue hebt, also dem Orbicularis entgegenzuwirken hat, völlig gelähmt war.

Die Naht des durchtrennten Nervus facialis ist wiederholt mit Erfolg ausgeführt worden (SEYDENHAM und MARCH, NEUGEBAUER u. a.). In neuester Zeit hat besonders DUEL über sehr gute Erfolge der Nervennaht bzw. der autoplastischen Überbrückung innerhalb des Felsenbeins bei Lähmungen des Facialis infolge von schweren Mittelohrprozessen und Verletzungen des Nerven bei operativen Eingriffen im Mittelohr berichtet. In der Mehrzahl der Fälle von Gesichtslähmung kommt die Autoreneurotisation der gelähmten Gesichtsmuskeln durch Facialisnaht aber nicht in Frage. In solchen Fällen kann aber die Heteroreneurotisation der Gesichtsmuskeln durch die Accessorius-Facialis- oder Hypoglossus-Facialis-Verbindung recht befriedigende Resultate zeitigen. Erstere ist zuerst von BALLANCE ausgeführt worden, nach ihm von FAURE, FURET, ADSON, STOOKEY, WELTY,

O. FOERSTER (Abb. 503, 504). Ich halte auch heute noch, trotz verschiedener gegen die Accessorius-Facialis-Anastomose erhobener Einwendungen an ihr fest. Für die Hypoglossus-Facialis-Verbindung, die zuerst von KOERTE ausgeführt worden war, sind besonders BALLANCE, nachdem er ursprünglich den Accessorius als Neurotisator verwandt hatte, ferner SHARPE, ROTHSCHILD, GIBSON, SCHMIDT, STOKEY, TAYLOR und CLARK, DAVIDSON, WREDE, TILMANNS, W. TH. SCHMIDT, KÜTTNER u. a. eingetreten.

Man hat auch statt des Hypoglossusstammes die Ansa hypoglossi als Neurotisator benutzt. Doch empfiehlt sich dieses letztere Vorgehen nicht; mag man den N. cervicalis descendens superior oder N. cervicalis descendens inferior zum Neurotisator wählen, beide führen sowohl neben absteigenden auch zahlreiche aufsteigende motorische Nervenfasern, so daß nicht zu übersehen ist, wieviel Neuriten für die Neurotisation jeweils wirklich zur Verfügung stehen.

Meines Erachtens ist es für die Erzielung eines guten funktionellen Resultates in jedem Falle, mag man nun den Accessorius oder den Hypoglossus als Neurotisator

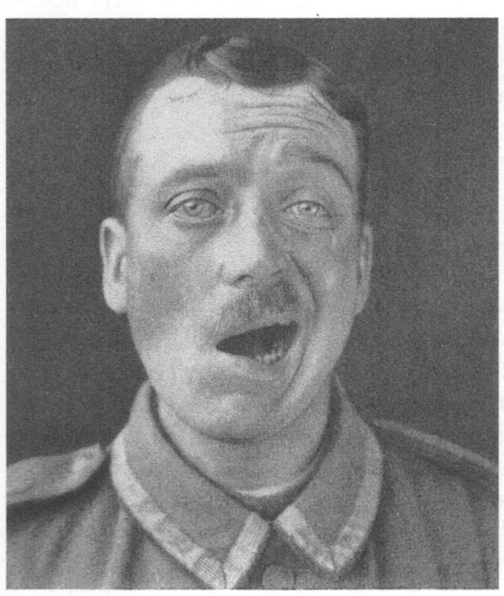

Abb. 503a. Facialislähmung durch Schrapnellschuß im Felsenbein.

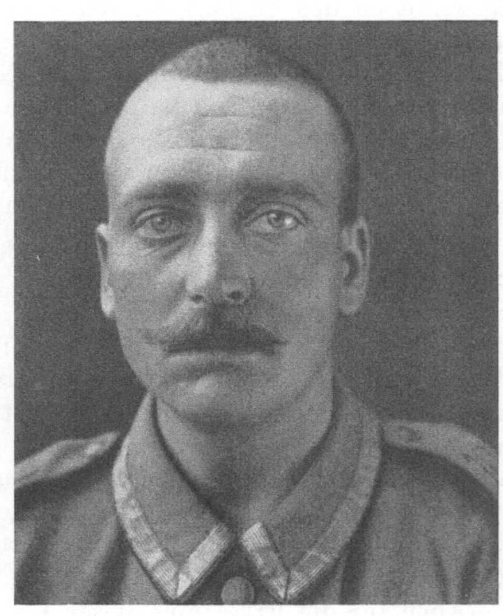

Abb. 503b. Accessorius-Facialisaustausch. 6 Monate nach der Operation.

benutzen, erforderlich, daß keine partielle Anastomose mittels seitlicher Inokulation vorgenommen, sondern daß tatsächlich die Kopulation des gesamten Querschnittes des Hypoglossus oder Accessorius mit dem Facialisquerschnitt durch zirkuläre Naht hergestellt wird. Bei der partiellen Anastomose bleiben die Mitbewegungen seitens der Schulter oder seitens der Zunge bei willkürlicher Innervation des Gesichtes bzw. die Mitbewegungen des Gesichtes bei willkürlichen Bewegungen der Schulter oder Zunge, von denen alsbald noch die Rede sein wird, dauernd bestehen, während sie bei vollkommener Kopulation nach meiner Erfahrung später ganz verschwinden können.

Der Vorgang der Restitution gestaltet sich bei der Accessorius-Facialis-Verbindung folgendermaßen. Einige Monate nach der Anlegung der Naht sind in der Regel die Nervenfasern vom zentralen Accessorius in die Gesichtsmuskulatur ausgewachsen; die Gesichtsmuskeln sprechen auf den faradischen Strom an und man kann auch von der Nahtstelle aus vom Nerven her durch elektrische Reizung eine Kontraktion der Gesichtsmuskeln erzielen. In diesem Zeitpunkte ist in der Regel auch bereits eine wesentliche Besserung in bezug auf die während des Stadiums der völligen Deefferentierung der Gesichtsmuskulatur vorhandene Entstellung der Gesichtszüge in der Ruhe zu bemerken. Der Lagophthalmus ist geringer, die Nasolabialfalte prägt sich wieder aus. Aber willkürlich kann das Gesicht noch nicht bewegt werden. Dagegen zeigt sich, daß bei jeder energischen willkürlichen Hebung der Schulter die Gesichtsmuskeln, und zwar in ihrer Gesamtheit, soweit sie wieder reneurotisiert sind, unwillkürlich in Aktion treten (Abb. 505a). Der Accessoriuskern ist zu dieser Zeit noch in seiner ursprünglichen Verbindung mit dem corticalen motorischen Fokus der Schultermuskulatur und da durch die Verbindung des zentralen Accessoriusabschnittes mit dem peripheren Facialisabschnitt die Gesichtsmuskulatur jetzt Erfolgsorgan des Accessoriuskernes geworden ist, so spricht dieselbe bei jeder Schulterhebung, die ja an sich durch die von den oberen Cervicalnerven innervierte obere Trapeziusportion, den Levator scapulae, den Rhomboideus und den Serratus trotz des Ausscheidens der vom Accessorius versorgten Partien des Trapezius noch sehr wohl möglich ist, mit an. Es ist bemerkenswert, daß diese unwillkürliche Mitinnervation der Gesichtsmuskeln auch dann erfolgt, wenn nicht eine Hebung der Schulter, sondern überhaupt nur irgendeine Bewegung ausgeführt wird, an welcher normaliter der Trapezius oder der gleichfalls vom Accessorius innervierte Sternocleidomastoideus irgendwie beteiligt ist; also z. B. bei der Adduktion der Schulter oder bei der Erhebung des Armes oder bei der Drehung des Kopfes nach der Gegenseite, oder der Neigung desselben nach der homolateralen Seite. Der Accessoriuskern steht eben auch mit Bezug auf alle diese Leistungen noch in seiner früheren Verbindung mit den corticalen Foci, von denen die Impulse für diese Leistungen jeweils ausgehen.

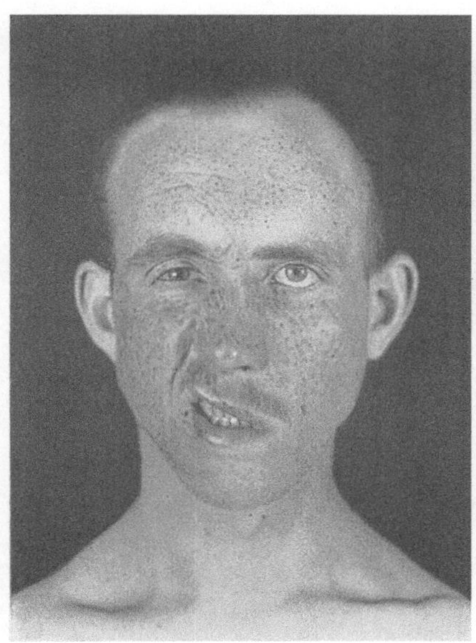

a

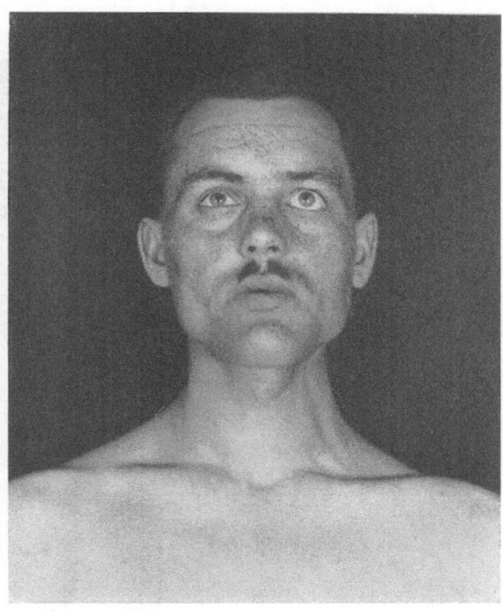

b

Abb. 504 a und b. Kopulation des zentralen Endes des durchschnittenen N. accessorius mit dem peripheren Ende des im Felsenbein durchschossenen gelähmten N. facialis. a vor der Operation, b 5 Monate später, die Ruheinnervation ist fast normal, es besteht nur noch geringer Lagophthalmus.

Durch die Tatsache, daß in dieser *ersten Etappe* die Restitution nach der Ausführung der Accessorius-Facialis-Kopulation bei einer willkürlichen Schulterhebung im Gesicht unwillkürliche Mitbewegungen auftreten, wird der Organismus darüber belehrt, daß jetzt im Gegensatz zu früher Gesichtsbewegungen wieder möglich sind und zwar in Verbindung mit einer Schulterhebung. Dabei stellt sich nun im Cortex cerebri eine Verbindung zwischen demjenigen corticalen Substrat, welches den Bewegungsvorstellungen des Gesichtes zugeordnet ist und dem corticalen motorischen Fokus der Schulterbewegungen her. Das bedeutet, daß der Kranke jetzt sein Gesicht wieder auf Grund von Gesichtsbewegungsvorstellungen willkürlich bewegen kann. Zunächst gerät aber bei einer solchen willkürlichen Gesichtsbewegung der corticale Fokus der Schulterheber in seiner Gesamtheit in Erregung, der von ihm ausgesandte Impuls gelangt nicht nur zum Accessoriuskern, und damit in die Gesichtsmuskulatur, sondern auch zu den Kernen aller anderen an der Schulterhebung beteiligten Muskeln (Levatorkern, Rhomboideuskern, Serratuskern). Jede willkürliche Gesichtsbewegung ist mit einer unwillkürlichen Erhebung der Schulter vergesellschaftet (Abb. 505 b). Objektiv unterscheidet sich die Störung in diesem zweiten Stadium der Restitution von der im vorangehenden Stadium höchstens insofern, als im ersten Stadium in der Regel die willkürliche Schulterhebung ausgiebig sein und mit großer Kraft vorgenommen werden muß, damit es zu einer deutlich erkennbaren unwillkürlichen Gesichtsmitbewegung kommt, während im zweiten Stadium die willkürliche Gesichtsbewegung sofort von einer Schulterhebung begleitet wird. Der wesentliche Unterschied zwischen dem ersten und zweiten Stadium liegt in dem subjektiven Erleben. Im ersten Stadium ist die Gesichtsbewegung eine rein unwillkürliche Mitbewegung der willkürlich ausgeführten Schulterbewegung, die den Kranken in Erstaunen setzt, die er aber nicht unterdrücken kann. Im zweiten Stadium erfolgt die Gesichtsbewegung willkürlich, sie entspricht der vorausgehenden Bewegungsvorstellung; die sie begleitende Schulterbewegung stellt nur eine unwillkürliche, von dem Kranken als aufgabeinadäquat und lästig empfundene Mitbewegung dar. Im ersten Stadium haben die corticalen Elemente des Accessorius noch keinen Anschluß an diejenigen Rindensubstrate, welche die Gesichtsbewegungsvorstellungen repräsentieren, erlangt, im zweiten Stadium dagegen ist dieser Anschluß vollzogen.

Das dritte Stadium des Restitutionsprozesses ist dadurch charakterisiert, daß in der Ruhe vollkommene Symmetrie der beiden Gesichtshälften besteht und daß der Kranke jetzt sein Gesicht wieder willkürlich bewegen kann, ohne daß es zu einer unwillkürlichen

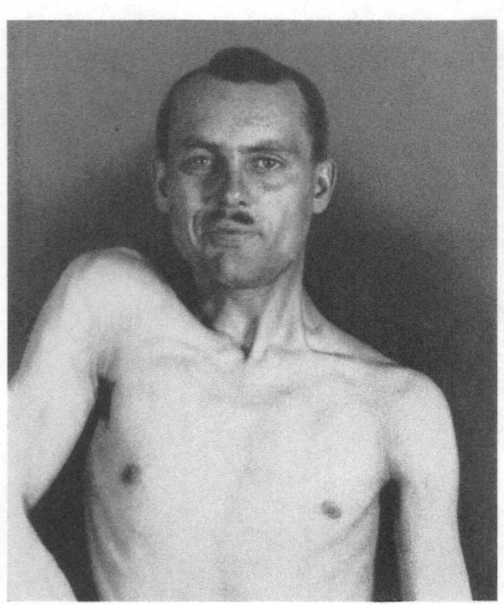

Abb. 505 a. Unwillkürliche Mitinnervation der rechten Gesichtshälfte bei willkürlicher Hebung der rechten Schulter nach Accessorius-Facialis-Kopulation.

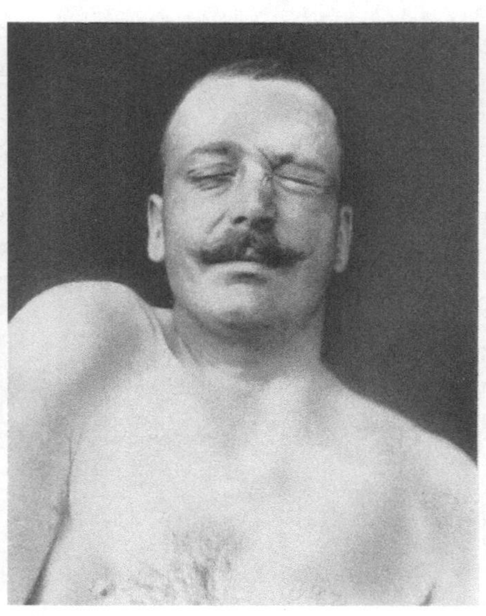

Abb. 505 b. Willkürliche Gesichtsinnervation. Unwillkürliche Mitbewegung der Schulter nach Accessorius - Facialis-Kopulation (vgl. Abb. 503).

Mitbewegung der Schulter kommt (Abb. 506). Der Kranke lernt allmählich die unwillkürlich erfolgenden Mitbewegungen der Schulter zu unterdrücken. Anfangs gelingt dies nur dann, wenn der Impuls für die Gesichtsmuskeln nur schwach ist, während jeder stärkere Impuls an die Adresse des Gesichtes sofort wieder von Mitbewegungen seitens der Schulter begleitet wird. Später aber bleiben letztere auch aus, wenn der Kranke sein Gesicht willkürlich energisch und ausgiebig in Bewegung versetzt. In diesem Stadium löst sich auch die umgekehrte Beziehung zwischen Gesichts- und Schultermuskulatur, die im zweiten Stadium bei jeder energischen Schulterbewegung noch auftretenden unwillkürlichen Mitbewegungen des Gesichtes werden immer geringfügiger und können zuletzt gänzlich schwinden.

Die Wiederkehr isolierter willkürlicher Bewegungen des Gesichtes ohne Mitbewegungen seitens der Schulter bzw. das Verschwinden der unwillkürlichen Gesichtsmitbewegungen bei willkürlichen Schulterbewegungen beruht darauf, daß, nachdem im zweiten Stadium der Restitution zunächst der corticale motorische Gesamtfokus der Schulterheber mit dem corticalen Substrat der Gesichtsbewegungsvorstellungen in funktionellen Kontakt gekommen ist, im dritten Stadium eine Dissoziation zwischen den einzelnen fokalen Elementen dieses Fokus zustande kommt, derart, daß die mit dem Accessoriuskern in Beziehung stehenden Elemente, kurz gesagt, der corticale Accessoriusfokus, allein den Kontakt mit dem corticalen Substrat der Gesichtsbewegungsvorstellungen beibehalten und ihre Verbindung mit dem corticalen Substrat der Schulterbewegungsvorstellungen lösen, während die anderen Elemente des corticalen Schulterfokus, d. h. der Fokus des Levator scapulae, des Rhomboideus und Serratus den Kontakt mit dem Substrat der Gesichtsbewegungsvorstellungen, den sie im zweiten Stadium angenommen hatten, wieder aufgeben und fortan wie früher ausschließlich im Dienste der Schulterbewegungen arbeiten.

Von vielen Seiten ist behauptet worden, daß nach der Accessorius-Facialis-Kopulation die Fähigkeit, isolierte Bewegungen des Gesichtes ohne Mitbewegungen der Schulter auszuführen, nie erlangt werde und daß umgekehrt die Bewegungen der Schulter oder überhaupt solche Bewegungen, an denen früher in der Norm der Accessorius irgendwie partizipierte (Armerhebung, forciertes Inspirium, Kopfbewegungen) stets von unwillkürlichen Mitinnervationen des Gesichtes begleitet blieben. Ich kann diesen Standpunkt nicht teilen, betone aber, daß zur Erzielung des oben geschilderten, das dritte Stadium der Restitution charakterisierenden Resultates, eine sehr lange sorgfältig geleitete Übungsbehandlung erforderlich ist und der totale Nervenaustausch Voraussetzung ist.

In zweifacher Hinsicht bleibt allerdings nach meinen Erfahrungen das funktionelle Resultat der Accessorius-Facialis-Kopulation ungenügend. Erstens bleibt die willkürliche Innervation des Gesichtes selbst nach Jahren immer nur eine Masseninnervation, ganz isolierte Bewegungen einzelner Abschnitte des Facialisgebietes gelingen kaum, sondern fast stets werden dabei auch aufgabeinadäquate Muskeln der betroffenen Gesichtshälfte in geringem Grade mitinnerviert. Zweitens zeigt die ursprünglich gelähmte Gesichtshälfte beim Lachen oder Weinen, also bei emotiver Innervation immer eine ziemlich ausgesprochene Parese, welche zu der guten willkürlichen Innervierbarkeit der Gesichtsmuskulatur in auffallendem Gegensatz steht. Die Tatsache, daß die isolierte Innervation einzelner Gesichtsmuskeln nach der Facialis-Accessorius-Kopulation nicht erlernt wird, steht im Gegensatz zu den Erfahrungen, welche wir sonst nach Nervennähten und nach Nervenauswechslungen gemacht haben. Daß nach einer Radialisnaht oder Peroneusnaht in einem bestimmten Stadium der Restitution nur alle dem Radialis oder Peroneus unterstellten Muskeln mehr oder weniger gleichzeitig innerviert werden, aber Einzelbewegungen, wie z. B. die isolierte Streckung des Daumens oder Zeigefingers ohne Mitstreckung der anderen Finger und der Hand oder die isolierte Dorsalflexion der Großzehe ohne gleichzeitige Dorsalflexion der anderen Zehen und des Fußes noch nicht möglich sind, ist eine landläufige Erfahrung. Aber mit fortschreitender Restitution stellt sich diese Fähigkeit isolierter Impulserteilung in vielen Fällen ein. Nach der Thoracodorsalis-Subscapularis-Axillaris-Kopulation oder der Inoculation des Axillaris in den Medianus, sah ich im Endstadium der Restitution stets, daß die Erhebung des Oberarms durch den heteroreneurotisierten Deltoideus ohne jede Mitinnervation seitens der Adductoren oder Innenrotatoren des Oberarms bzw. der vom Medianus versorgten Muskeln erfolgte und ebenso umgekehrt auch bei willkürlichen Adductoren oder Innenrotation des Oberarms oder Pronation bzw. Flexion der Hand oder bei der Beugung der Finger oder der Opponition des Daumens keinerlei Mitinnervation des Deltoideus erfolgte. Im Facialisgebiete hingegen habe ich eine derartig weitgediehene Restitution nach der Nervenauswechslung wie gesagt niemals beobachtet. Ob sie nach einer Facialisnaht, d. h. bei der Autoreneurotisation der Gesichtsmuskeln erreicht werden kann, vermag ich mangels eigener Erfahrung und mangels entsprechender Hinweise in der spärlichen Literatur nicht zu entscheiden. Die Schwierigkeiten, welche sich dem Erlernen von Einzelinnervationen im Bereiche der Gesichtsmuskulatur nach der Accessorius-Facialis-Kopulation in den Weg stellen, dürften wohl in dem Unterschiede der primären Organisation des corticalen Facialisfokus einerseits und des corticalen Schulterfokus andererseits liegen. Ersterer weist eine weitgehende Differenzierung auf, derart, daß von ihm aus die einzelnen Abschnitte des Gesichtes ganz isoliert in Aktion versetzt werden können. Das läßt sich bei der elektrischen Reizung des corticalen Facialisgebietes sehr genau nachweisen, wenn man fein abgestufte und punktförmig umschriebene Schwellenreize zur Anwendung bringt. Gegenüber der großen Zahl verschiedener Einzelbewegungen, welche vom corticalen Facialisfelde aus erzielbar sind, ist das corticale Schulterfeld arm an isolierten Bewegungsmöglichkeiten. Wenn wir auch annehmen, daß in diesem Schulterfokus gesonderte Elemente

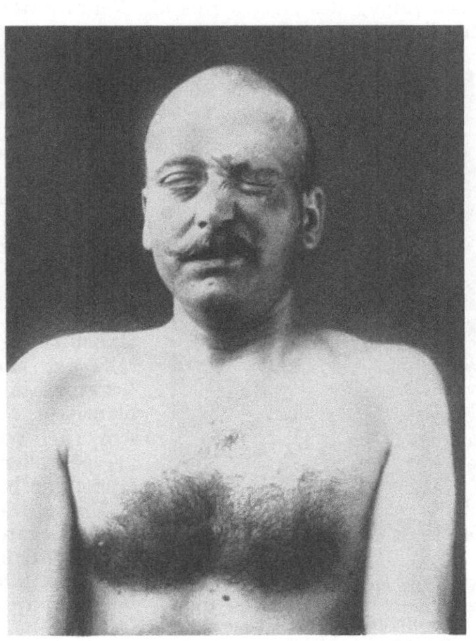

Abb. 506. Willkürliche Gesichtsinnervation ohne Mitbewegung der Schulter nach Accessorius-Facialis-Kopulation (vgl. Abb. 503 und 505 b).

für jeden einzelnen an den Schulterbewegungen beteiligten Muskel vorhanden sind, so ist er doch offenbar nur zur Produktion einiger weniger gesonderter Effekte befähigt. Bedenken wir nun noch, daß ja nur der mit dem Accessoriuskern in Verbindung stehende Anteil des motorischen Schulterfokus für die Bewegungen des Gesichtes in Betracht kommt, so ist es nicht verwunderlich, wenn dieser ein dissoziiertes Arbeiten seiner Elemente gar nicht oder nur in bescheidenem Umfange erlaubt.

Daß die mimische Parese nach der Accessorius-Facialis-Kopulation fast immer recht ausgesprochen bleibt, weist darauf hin, daß die Umstellung in den Verbindungen zwischen Facialiskern und Accessoriuskern mit denjenigen zentralen Stationen des Nervensystems, von denen die mimischen Impulse ausgehen (Pallidum), nur unvollkommen erfolgt.

Bei der Hypoglossus-Facialis-Kopulation liegen die Verhältnisse ganz analog wie bei der Verwendung des Accessorius als Neurotisator. Die Gesichtsbewegungen sind anfangs an die Bewegungen der Zunge gebunden, sie treten als Mitbewegungen bei willkürlichen Bewegungen der letzteren, besonders auch beim Sprechen, Kauen und Schlucken auf. Später führt, wenn das Gesicht willkürlich bewegt wird, die Zunge unwillkürliche Mitbewegungen aus. Wieweit im einzelnen später eine Redissoziation dieser Gebundenheiten Platz greifen kann, vermag ich mangels eigener Erfahrungen nicht anzugeben.

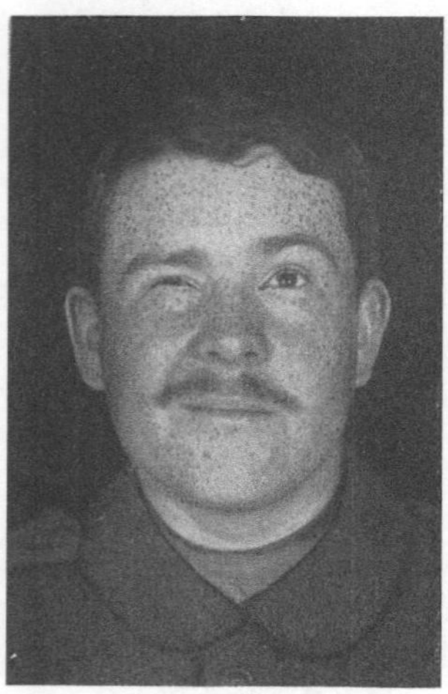

Abb. 507. Tonischer Krampf des rechten N. facialis infolge Knochensplitters im Pes anserinus. Tetanische Reaktion des Facialis.

Zum Zwecke der Reneurotisation des gelähmten Facialisgebietes sind noch andere Methoden empfohlen worden, so von Haberland die direkte Implantation des durchtrennten N. hypoglossus in die Muskulatur des Mundes (Levator labii superioris, Quadratus labii inferioris, Orbicularis oris) von Rosenthal der Muskelanschluß nach Gersuny, indem er abgespaltene Muskelbündel des Temporalis und Masseter in den gelähmten Orbicularis oculi, Levator labii superioris und Quadratus labii inferioris implantierte, während Gersuny selbst versucht hat, durch Abspalten von Muskelbündeln aus den homologen Muskeln der gesunden Seite und Überführung derselben über die Mittellinie hinweg und Einpflanzung in die Muskeln der gelähmten Seite diese letzteren, speziell den Orbicularis oculi, Levator labii superioris und Quadratus labii inferioris zu reneurotisieren.

Muskelüberpflanzungen, welche nicht dem Zwecke der Reneurotisation dienen, sondern dem überpflanzten Muskel die Rolle des Agonisten zuweisen, sind von Lexer, Lehmann, Jonnescu, Hildebrand, Perthes, Eden, Jianu u. a. ausgeführt worden. Als Kraftspender wurden Masseter, Temporalis, Sternocleidomastoideus oder Digastricus verwandt.

Schließlich sind auch Seidenschlingen oder Fäden, Drahtschlingen, frei transplantierte Fascienlappen zur Korrektur der entstellten Gesichtszüge anempfohlen worden (Momburg, Busch, Stein, Burk, Seiffert, Kirschner, Moszkowicz, Katzenstein, Brunner, Burian u. a.). Zur Bekämpfung des Lagophthalmus ist die Tarsorrhaphie häufig ausgeführt worden.

Leriche hat zur Bekämpfung des Lagophthalmus den Halssympathicus durchtrennt: er erzielt durch den dadurch bewirkten Hornerschen Symptomenkomplex eine Verkleinerung der klaffenden Lidspalte.

Die Gesichtsmuskulatur ist nicht selten der Sitz klonischer oder tonischer Krampfzustände infolge pathologischer Reizung der motorischen Fasern des Facialis durch irritative Noxen. Klonische, mit dem Pulse synchrone, rhythmische Zuckungen habe ich bei Aneurysmen der Arteria vertebralis beobachtet, wobei der intrakranielle Abschnitt des Facialis durch das pulsierende Aneurysma einer rhythmischen Reizung unterlag. Tonischen Krampfzustand einer Gesichtshälfte mit gleichzeitiger Steigerung der mechanischen und elektrischen Erregbarkeit des Facialisgebietes sah ich bei traumatischer irritativer Schädigung des Pes anserinus, bedingt durch einen Knochensplitter, der in den Nerven eingespickt war (Abb. 507). Bei Ponstumoren, welche den Facialiskern involvieren, habe ich wiederholt tonischen Krampf der Gesichtsmuskeln beobachtet. Bekannt sind die tonischen Krampfzustände im Facialis, sowie die gesteigerte mechanische und elektrische Erregbarkeit bei der Tetanie. Schnauzkrampf und Blepharospasmus gehören zu den fast konstanten Phänomenen bei der Hyperventilationstetanie. In 2 Fällen von Kopftetanus, beide von eitriger Mittelohrentzündung ausgehend, sah ich der Facialislähmung einen mehrere Tage anhaltenden tonischen Facialiskrampf vorausgehen.

Reflektorisch durch Reizung der afferenten Gesichtsnerven oder ihrer Receptoren bedingte tonische oder interrupte tikartige Krampfzustände im Facialisgebiet kommen bei traumatischen, gelegentlich auch bei toxisch-infektiösen irritativen Affektionen des Trigeminus vor (Abb. 508). Dahin gehört auch der Facialiskrampf auf der Höhe des Schmerzparoxysmus, der Tic douleureux, bei der Trigeminusneuralgie, bei der Intermediusneuralgie, beim Herpes des Ganglion Gasseri oder Ganglion geniculi; dahin gehören die tonischen

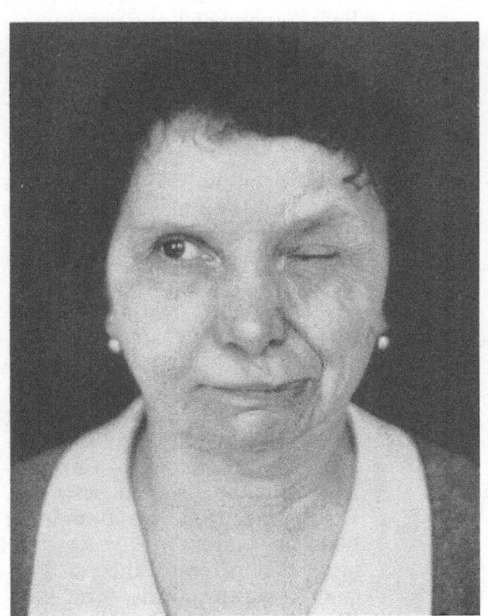

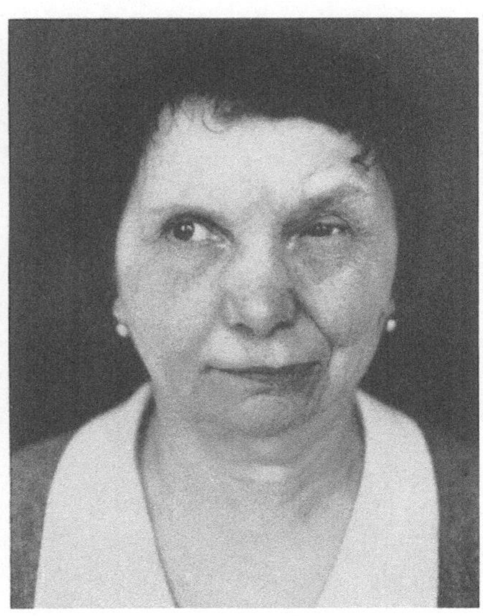

a b

Abb. 508a und b. Linksseitiger Facialistik bei Neuritis des N. trigeminus.

oder tikartigen Krampfzustände im Facialisgebiete bei allen möglichen irritativen Prozessen im Bereiche der peripheren Domäne des Trigeminus, des Auges, der Cornea oder Conjunctiva, der Nasenhöhle und deren Nebenhöhlen, der Mundhöhle, des Kiefers oder der Zähne, der Speicheldrüsen, des Mittelohrs u. a.

XV. Die Muskeln des Kiefergelenkes.

Das Kiefergelenk, richtiger gesagt, die beiden Gelenke zwischen den Gelenkgruben am Schläfenbein und den Menisci einerseits und die beiden Gelenke zwischen den letzteren und den Unterkieferköpfchen andererseits, welche ein einheitliches Gelenksystem darstellen, gestattet dem Unterkiefer gegen den Oberkiefer nicht nur Bewegungen um die verschiedensten Achsen, sondern auch Parallelverschiebungen. Dadurch, daß beide Unterkieferhälften eine einzige solide Masse bilden, sind naturgemäß die Verschiebungen in den Gelenken der einen Seite unzertrennlich mit solchen der anderen Seite verbunden. Bei Trennung der beiden Unterkieferhälften ist dies nicht der Fall und dabei zeigt sich, daß die Bewegungen der einen Hälfte innerhalb des ihr zugehörigen Gelenkes zum Teil ein wesentlich freieres Spiel haben als bei bestehender Kontinuität beider Unterkieferhälften.

Die wichtigsten Bewegungen, zu denen der intakte Unterkiefer fähig ist, sind 1. *die Abwärts- und Aufwärtsbewegung,* oder Öffnung und Schließung des Kiefers, 2. die *Vor- und Rückwärtsverschiebung* des Unterkiefers gegen den Oberkiefer, 3. die *Mahlbewegung* oder Seitenverschiebung des Unterkiefers nach der einen oder anderen Seite.

Die *Abwärtsbewegung* und *Aufwärtsbewegung* des Unterkiefers stellt beim Lebenden in der Regel nicht etwa eine reine Bewegung um eine quere Achse dar. Die Abwärtsbewegung ist stets, wenn es nicht künstlich verhindert wird, mit einer Vorwärtsbewegung des Unterkiefers verbunden; diese kommt dadurch zustande, daß das Köpfchen aus der Gelenkgrube heraus nach vorne abwärts auf das Tuberculum articulare gleitet. Umgekehrt tritt es beim Kieferschluß wieder nach hinten oben in die Pfanne zurück. Die Kieferöffnung findet ihre Grenze beim Lebenden in dem Dehnungswiderstand der Schließmuskeln, am Knochenhandpräparat in der Spannung der hinteren Kapselwand, des hinteren Zügels der Bandscheibe und der lateralen Seitenbänder (R. FICK). Der Umfang der Kieferöffnung beträgt nach FICK am Bänderpräparat etwa 45°. Der Kieferschluß findet in jedem Falle seine Grenze in dem Aufeinanderstoßen der Zähne des Ober- und Unterkiefers. Die wichtigste Aufgabe, welche die Kieferschlußbewegung zu erfüllen hat, ist das Zerschneiden bzw. Zerdrücken der Speisen mit den Zähnen.

Das *Vorschieben* des Unterkiefers, wobei die Kauflächen der Unterkieferzähne über die der Oberkieferzähne hinweggleiten, stellt beim Lebenden in der Regel keine reine Parallelverschiebung von hinten nach vorne dar, sondern diese Bewegung setzt sich, wenn man von der Normalstellung ausgeht, bei welcher die Zahnreihen aufeinander liegen, und die Schneidezähne des Unterkiefers etwas hinter und oberhalb der Schneiden der Incisivi des Oberkörpers stehen, aus zwei Phasen zusammen, nämlich aus einer anfänglichen Bewegung des Unterkiefers nach vorne und etwas nach abwärts und einer folgenden nach vorne und wieder nach oben (R. FICK). Der Umfang der Verschiebung variiert individuell beträchtlich, er kann erheblich mehr als 1 cm betragen. Ihre Grenze findet die Bewegung beim Lebenden in der Anspannung der unteren hinteren Portion des Temporalis, am Bänderpräparat an der Spannung der hinteren Kapselwand und des hinteren Zügels der Bandscheibe. Der Umfang der Verschiebung des Unterkiefers von der Ruhestellung aus nach rückwärts ist wesentlich kleiner als der der Vorschiebung; er findet seine Grenze im Anstoßen des Kieferköpfchens am hinteren Pfannendach. Insofern bei der Vor- und Rückverschiebung des Unterkiefers die Kaufläche der Molar- und Prämolarzähne aufeinandergleiten, kann man diese Bewegung auch als Mahlbewegung in antero-posteriorer oder umgekehrter Richtung bezeichnen. Sie trägt zur Zerreibung der Speisen wesentlich bei.

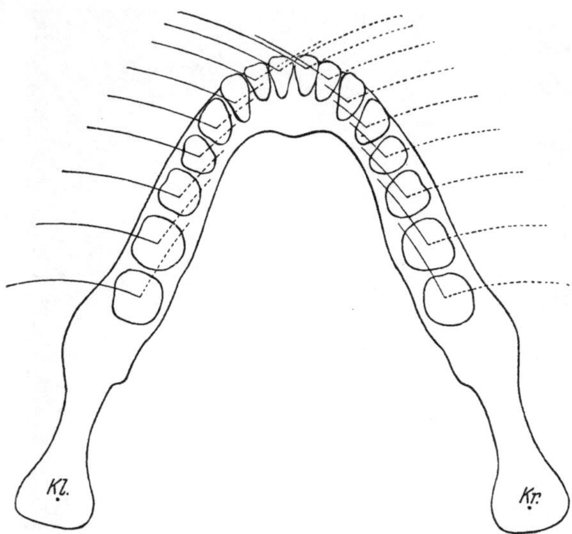

Abb. 509. Schematische Darstellung der Bahnen der einzelnen Zähne bei der Mahlbewegung nach links (ausgezogene Striche) und nach rechts (punktierte Striche). (Nach R. FICK.)

Die *Bewegung des Unterkiefers* nach der *Seite,* auch *Mahlbewegung s. str.* oder seitliche Mahlbewegung genannt, stellt eine Drehung des Unterkiefers um eine vertikale Achse, welche durch den Kieferhals derjenigen Seite hindurch geht, nach welcher die Seitenverschiebung erfolgt, dar. Hierbei entfernt sich das Köpfchen dieser Seite, abgesehen von der Drehung, sehr wenig von Ort und Stelle, nur um einen kleinen Betrag rückt es lateralwärts; dagegen bewegt sich das Köpfchen der anderen Seite ausgiebig nach vorne und etwas medialwärts. Die Bewegung nach vorne ist zwangsläufig mit einem Tiefertreten des Köpfchens verbunden. Die einzelnen Zähne beschreiben bei dieser Bewegung Teile von Kreisbogen um die vertikale Achse des rotierenden Kieferköpfchens als Mittelpunkt. Wie ohne weiteres verständlich, sind diese Kreisbogenausschnitte bei den Zähnen der Seite, nach welcher die Drehung erfolgt, im wesentlichen nach außen gerichtet, bei den Zähnen der gegenüberliegenden Kieferhälfte dagegen nach vorne und etwas medialwärts (vgl. Abb. 509). Bei dieser Drehung des Unterkiefers nach einer Seite um die vertikale Achse des einen Kiefergelenkes erfährt der Unterkiefer aber auch eine Bewegung um die sagittale Achse dieses Gelenkes. Diese wirkt sich vornehmlich an der kontralateralen Seite aus, indem sich die Zähne des Unterkiefers von denen des Oberkiefers entfernen und dabei ihre Kauflächen etwas nach außen richten. Die zugeordnete Bewegung an der homolateralen Kieferhälfte, d. h. Drehung der Kaufläche nach innen zu, ist zwar auch angedeutet, kommt aber naturgemäß wegen des viel geringeren Abstandes von der Drehungsachse sehr viel weniger zum Ausdruck.

Der Umfang der Bewegung des Unterkiefers nach der Seite beträgt an den hinteren Zähnen gemessen etwa die Breite eines Backenzahnes, an den vorderen Zähnen gemessen etwa die Breite beider Schneidezähne, so daß der Caninus des Unterkiefers annähernd unter den Medianspalt zwischen den beiden inneren Schneidezähnen des Oberkiefers zu stehen kommt. Ihre Grenzen findet die Drehung um die vertikale Achse des Kiefergelenkes einer Seite in der Anspannung der Kapsel und besonders des lateralen Seitenbandes der anderen Seite.

Der Wert der Drehung des Unterkiefers um die vertikale Achse des Kiefergelenkes der einen Seite liegt in der Gleitbewegung, welche die Kaufläche des Unterkiefers gegen die des Oberkiefers ausführen, wodurch die Speisen zerrieben werden. Diese Mahlbewegung erfolgt wie ausgeführt auf der homolateralen Seite im wesentlichen in lateraler Richtung, auf der kontralateralen in der Richtung mehr von hinten nach vorne.

Die Seitenverschiebung des Unterkiefers kann aber auch um eine median gelegene vertikale Achse, welche mitten zwischen den beiderseitigen Kiefergelenken gelegen ist, erfolgen. Hierbei tritt das eine Kieferköpfchen nach rückwärts, das andere nach vorwärts. Die einzelnen Zähne beschreiben bei dieser sog. atypischen Mahlbewegung Ausschnitte von Kreisbögen, welche anders gerichtet sind als bei der Rotation um die vertikale Achse eines Gelenkes.

Reine Rotationen um die sagittale Achse eines Kiefergelenkes sind bei intaktem Unterkiefer auf ein sehr geringes Minimum reduziert. Die Bewegung wird sehr rasch nicht nur durch die Seitenbänder der einen Seite, sondern vor allem auch dadurch gehemmt, daß das Gelenk der anderen Seite ein Tiefertreten des Köpfchens der anderen Seite nur in sehr geringem Umfange, ein Höhertreten aber gar nicht erlaubt. Ähnliche Erwägungen gelten für die Rotation des Unterkiefers um eine mediane, zwischen den beiderseitigen Kiefergelenken gelegene sagittale Achse.

Reine Parallelverschiebungen des intakten Unterkiefers nach der Seite sind ebenfalls nur in sehr bescheidenem Umfange möglich, weil das eine Kieferköpfchen sofort an der medialen Pfannenwand anstößt.

Von Interesse ist es, daß man an die Bewegungen innerhalb der Kiefergelenke auch mit umgekehrter Betrachtungsweise herantreten kann, indem man nämlich den Unterkiefer als feststehenden, den Oberkiefer und mit ihm den Schädel als beweglichen Teil ansieht. Eine solche umgekehrte Kieferbewegung ist möglich, wenn der Unterkiefer fest auf einer Platte aufliegt. Es kann dann der Kiefer dadurch geöffnet werden, daß der Kopf um die frontale Achse der Kiefergelenke gegen den Unterkiefer nach hinten gedreht wird; dabei muß natürlich gleichzeitig eine Streckbewegung des Kopfes im Allantooccipitalgelenk bzw. in den oberen Halswirbeln erfolgen. Umgekehrt kann der geöffnete Kiefer dann durch eine Flexion des Kopfes wieder geschlossen werden.

Wenn die beiden Unterkieferhälften ihre Kontinuität eingebüßt haben, so gewinnen die Bewegungen der einzelnen Kieferhälfte zum Teil an Spielraum. Jede Kieferhälfte bewegt sich dann nur noch in dem ihr zugehörigen Gelenk allein. Die umfangreichere Beweglichkeit gilt besonders für die Drehbewegung um die vertikale Achse, welche sowohl nach innen wie nach außen beträchtlich zunimmt, ferner für die Bewegung um die sagittale Achse, welche die Kauflächen der Molarzähne nicht unbeträchtlich nach außen und innen wenden läßt, und schließlich auch für die seitliche Parallelverschiebung nach außen, während dieselbe nach medianwärts infolge des sofortigen Anstoßens des Kieferköpfchens an die Innenwand der Gelenkhöhle keinen Zuwachs erfährt.

1. M. temporalis.

(N. trigeminus III.)

Der M. temporalis entspringt in breiter Ursprungsfläche vom Planum temporale des Schädels sowie vom tiefen Blatt der Fascia temporalis. Er inseriert am Processus coronoides des Unterkiefers. Seine hinteren untersten Bündel verlaufen fast horizontal von hinten nach vorne, die mittleren schräg nach vorne abwärts, die vorderen nahezu vertikal abwärts.

Der *Temporalis* ist der percutanen faradischen Reizung unter normalen Verhältnissen gut zugängig. Bei seiner Kontraktion bewirkt er eine Bewegung des vorher geöffneten Unterkiefers um die frontale Achse nach *aufwärts*. Er ist also in erster Linie ein *Kieferschließer*. Dabei zieht er gleichzeitig das Köpfchen, welches ja bei der Öffnung nach vorne abwärts auf das Tuberculum articulare getreten war, nach hinten oben in die Gelenkgrube zurück. Für diese letztere Bewegung liegen die hinteren unteren, horizontal von hinten nach vorne verlaufenden Bündel des Muskels besonders günstig. Besonders bei doppelseitiger Kontraktion vermag der Temporalis auch den gerade nach vorn geschobenen, aber nicht geöffneten Unterkiefer wieder zurückzuziehen. Wenn der Unterkiefer nach einer Seite, etwa nach rechts, gedreht ist, so führt der kontralaterale, also der linke Temporalis ihn wieder in die Mittelstellung zurück, dadurch, daß er das linke Kieferköpfchen, das bei der nach rechts erfolgenden Kieferdrehung aus der Pfanne nach vorne abwärts gewandert war, wieder nach hinten oben in die Pfanne zurückführt. Der Temporalis ist also am Kauakt in mehrfacher Weise beteiligt, als Kieferschließer zerschneidet und zerdrückt er die Speisen; dadurch, daß er den vorgeschobenen Kiefer zurückzieht, spielt er bei der Mahlbewegung in anteroposteriorer Richtung eine Rolle, und dadurch, daß er den nach einer Seite gedrehten Kiefer in die Medianlinie zurückführt, nimmt er Anteil an der Mahlbewegung im eigentlichen Sinne.

Eine Einwirkung der Temporalis auf die sagittale Achse des Kiefergelenkes läßt sich am intakten Unterkiefer nicht aufzeigen. Wohl aber kommt eine solche bei der Kontinuitätstrennung des Unterkiefers zum Ausdruck. Bei letzterer erfährt die aus dem Verbande gelöste Unterkieferhälfte eine Drehung um die vertikale Achse des Kiefergelenkes, so daß sie nach innen abweicht, und eine Drehung um die sagittale Achse, so daß die Kauflächen der Molarzähne schräg nach innen gerichtet sind. Die Kontraktion des Temporalis bewirkt unter diesen Umständen eine Rückdrehung um die sagittale Achse, so daß die Kaufläche wieder annähernd gerade aufwärts oder doch weniger stark nach innen weisen. Außerdem findet auch eine Einwirkung auf die vertikale Achse im Sinne einer Rotation nach außen zu statt, ohne daß aber die Kieferhälfte aus ihrer Deviation nach innen in die Stellung zurückgeführt würde, welche sie am intakten Unterkiefer innehat. Diese Rückdrehung der freien Unterkieferhälfte um die vertikale Achse beruht aber auf einem etwas anderen Mechanismus als die Rückdrehung des intakten nach einer Seite gedrehten Unterkiefers. Bei letzterer bewirkt der Temporalis, wie wir gesehen haben, die Rückdrehung hauptsächlich dadurch, daß er das nach vorne abwärts gewanderte Kieferköpfchen seiner Seite wieder in die Pfanne zurückzieht. Bei ersterer hingegen dreht er die freie Kieferhälfte in der Hauptsache um die vertikale Achse ihres Köpfchens; das letztere ist bei der Deviation der isolierten Kieferhälfte gar nicht aus der Pfanne herausgetreten, vielmehr mit der Pfanne in voller Artikulation und ganz in die Querachse der Pfanne, welche etwas von vorne außen nach hinten innen verläuft, eingestellt.

Noch nicht geklärt erscheint mir die Frage, ob der Temporalis bei der Ausrenkung des Unterkiefers seine hebende, d. h. kieferschließende Wirkung verliert, wie dies vielfach angenommen wird. Bekanntlich gerät bei der Ausrenkung des Unterkiefers das Kieferköpfchen über den Höhepunkt des Tuberculum articulare hinweg und gleitet in die Unterschläfengrube. Der Kiefer steht dabei weit geöffnet fest und kann nicht geschlossen werden. Daher der Name „offene Maulsperre". Daß der Temporalis hierbei infolge veränderter mechanischer Verhältnisse seine hebende Wirkung auf den Unterkiefer einbüßt, wie dies behauptet wird, erscheint mir fraglich. Der Angriffspunkt des Muskels am Unterkiefer, der Proc. coronoideus, liegt nach wie vor vor dem Köpfchen, und die Verlaufsrichtung der Fasern des Muskels hat durch die Verrenkung keine nennenswerte Abänderung erfahren. Der wesentlichste Unterschied gegenüber der Norm liegt wohl darin, daß die hinteren Bündel des Muskels durch die Luxation eine relativ starke Dehnung erleiden. Ich habe bisher nicht untersuchen können, welchen Einfluß die durch faradische Reizung hervorgerufene Kontraktion des Temporalis auf den ausgerenkten Unterkiefer ausübt, ob sie ihn nur weiter öffnen würde wie angenommen wird, oder ob sie ihn nicht, wie ich erwarte, schließt. Der Grund dafür, daß bei der Luxation des Kiefers letzterer *willkürlich* nicht geschlossen werden kann, darf jedenfalls nicht allein in den veränderten mechanischen Verhältnissen gesucht werden, sondern es muß berücksichtigt werden, daß bei allen derartigen traumatischen Dislokationen die durch letztere bedingte starke Reizung sensibler Receptoren reflektorisch nicht nur eine starke Anspannung bzw. Kontraktion der umgebenden Muskeln bewirkt (zentripetale Kontraktur), sondern auch die willkürliche Innervierbarkeit derselben hemmt, ja vollständig lahmlegen kann (zentripetale Lähmung, algogene, algophobe Akinese). Ich habe eine Kieferverrenkung bei einem Tabiker beobachtet, der eine doppelseitige Analgesie im Trigeminusgebiet hatte und der seinen Kiefer gleichwohl willkürlich aufwärts bewegen konnte.

2. Masseter.

(N. trigeminus.)

Der Masseter entspringt vom unteren Rande des Jochbeines und vom Jochfortsatz des Oberkiefers und dem des Schläfenbeins. Er inseriert teils in breiter Ausdehnung an der Außenfläche des Unterkieferwinkels, teils an der Vorder-Außenseite des aufsteigenden Kieferastes bis nahe zum Kieferhals empor. Der Muskel zerfällt in eine oberflächliche Schicht, deren Fasern etwas schräg von vorn oben nach hinten unten verlaufen und eine tiefe Schicht, deren Fasern annähernd vertikal abwärts verlaufen.

Der *Masseter* ist der percutanen faradischen Reizung zugängig. Besonders gut läßt sich der Muskel isoliert zur Kontraktion bringen, wenn der Facialis gelähmt ist. Der Masseter bewirkt, wie der Temporalis eine Bewegung des geöffneten Kiefers um die frontale Achse des Kiefergelenks nach *aufwärts,* also *Kieferschluß*. Er vermag aber nicht den nach vorne vorgeschobenen, nicht geöffneten Kiefer wieder zurückzuziehen. Die Hauptmasse seiner Fasern ist schräg von vorne oben nach unten abwärts gerichtet. An der Rückdrehung des nach einer Seite, etwa nach rechts, gedrehten Unterkiefers in die Medianstellung ist der kontralaterale, also linke, Masseter insofern beteiligt, als er das nach vorne abwärts auf das Tuberculum articulare getretene Kieferköpfchen seiner, d. h. der linken Seite infolge seiner aufwärtsziehenden Wirkung nach oben hinten in die Pfanne zurück treibt. Eine Einwirkung des Masseter auf die sagittale Achse des Kiefergelenkes kommt am intakten Unterkiefer so gut wie gar nicht zum Ausdruck, wohl aber bei der Kontinuitätstrennung beider Unterkieferhälften. Wie bereits erwähnt, ist dabei das aus seinem Verbande gelöste Unterkieferfragment so um die sagittale Achse des Kiefergelenkes gedreht, daß die Kauflächen der Molaren schräg nach innen gerichtet sind. Der homolaterale Masseter dreht letztere bei seiner Kontraktion noch mehr in diese Stellung. Diese Drehung um die sagittale Achse kommt besonders dann zum Ausdruck, wenn die Auswirkung der Kontraktion des Muskels auf die frontale Achse verhindert wird. Auf die vertikale Achse des Gelenkes wirkt der Masseter bei der Kontinuitätstrennung, indem er das medialwärts deviierte Fragment etwas aus dieser Stellung zurückführt ohne es aber soweit zurückdrehen zu können, daß die Zähne des Ober- und Unterkiefers wieder miteinander artikulieren.

Bei der Ausrenkung des Unterkiefers nach vorne soll der Masseter ebenso wie der Temporalis seine schließende Wirkung einbüßen, dieselbe soll sogar in das Gegenteil, in eine öffnende Wirkung verkehrt werden, da der Angriffspunkt am Kieferwinkel hinter das nach vorne dislozierte Kieferköpfchen zu liegen komme. Dies trifft aber höchstens für den hintersten Teil der Masseterbündel zu, dagegen nicht für die vorderen Muskelbündel, welche nach vorne vom Winkel am horizontalen Kieferaste inserieren. Die Zugrichtung dieser Bündel verläuft auch nach der Ausrenkung des Unterkiefers noch vor deren Kieferköpfchen und der Stelle des Schädels an welcher letzteres sich plaziert hat, vorbei. Diese Bündel müßten also bei ihrer Kontraktion nach wie vor, an sich kieferschließend wirken. Im übrigen sei auf das verwiesen, was über das Fehlen des willkürlichen Kieferschlusses nach der Ausrenkung bereits bei Besprechung der Wirkung des Temporalis gesagt wurde.

3. Pterygoideus internus.
(N. trigeminus.)

Der Pterygoideus internus entspringt aus der Fossa pterygoidea und inseriert an der Innenfläche des Kieferwinkels. Seine Fasern sind schräg von vorne oben innen nach unten hinten außen gerichtet.

Der *Pterygoideus internus* ist der percutanen faradischen Reizung nicht zugängig. Höchstens, wenn man eine schmale Elektrode hinter dem unteren Abschnitte des aufsteigenden Kieferastes an der Innenfläche des Kieferwinkels entlang stark nach oben zu eindrückt, erreicht man einen Teil des Muskels. Der Pterygoideus internus ist ebenso wie der Temporalis und Masseter in erster Linie *Kieferschließer*. Infolge seiner schrägen Verlaufsrichtung von vorne oben nach hinten unten vermag er zum Vorschieben des Unterkiefers nach vorne beizutragen und infolge seiner schrägen Verlaufsrichtung von innen oben nach unten außen dreht er den Unterkiefer auch um die vertikale Achse etwas nach der kontralateralen Seite. Auf die sagittale Achse des Kiefergelenkes wirkt er in der Weise ein, daß er die Kauflächen der Molarzähne etwas nach außen richtet. Letztere Wirkung ist allerdings am intakten Unterkiefer so gut wie gar nicht festzustellen, sie kommt aber bei der Kontinuitätstrennung des Unterkiefers deutlich zum Ausdruck. Bei dieser wird das um die sagittale Achse des Gelenkes nach einwärts rotierte Fragment unter dem Zuge des Pterygoideus internus wieder soweit zurückgedreht, daß die Kaufläche der Molaren wieder aufwärts weist. Dagegen vermehrt die Kontraktion des Pterygoideus internus die Deviation des Fragmentes um die vertikale Achse nach innen noch mehr.

Bei der Ausrenkung des Kiefers nach vorne soll der Pterygoideus internus ebenso wie der Masseter infolge der veränderten mechanischen Verhältnisse seine hebende Wirkung auf den Unterkiefer einbüßen und zu einem Kieferöffner werden. Diese Annahme erscheint mir nicht begründet. Zum mindesten verläuft auch bei der Kieferverrenkung nach vorn noch ein recht beträchtliches Kontingent der Bündel des Pterygoideus internus erheblich vor dem Kieferköpfchen nach abwärts und ihre Insertionspunkte am Unterkiefer liegen vor der Stelle, an welche hin das Kieferköpfchen verrenkt ist.

4. Pterygoideus externus.
(N. trigeminus.)

Der Pterygoideus externus entspringt teils von der Außenfläche der lateralen Lamelle des Flügelfortsatzes des Keilbeins, teils vom Planum infratemporale. Er inseriert am Halse des Proc. articularis des Unterkiefers, teils an der Vorderwand der Gelenkkapsel selbst und am vorderen Rande des Meniscus articularis.

Seine Fasern verlaufen in der Hauptsache von vorne innen nach hinten außen, die oberen Bündel nahezu horizontal oder leicht abwärts, die unteren leicht aufwärts.

Bei einseitiger Wirkung zieht der *Pterygoideus externus* das Kieferköpfchen seiner Seite stark nach vorne und abwärts auf das Tuberculum articulare; dadurch trägt er zur *Kieferöffnung* bei. Gleichzeitig dreht er den Kiefer um die vertikale Achse, so daß das Kinn nach der kontralateralen Seite gewendet wird. Diese Einwirkung auf die vertikale Achse ist beim Pterygoideus externus viel stärker ausgesprochen als beim Pterygoideus internus. Bei doppelseitiger Wirkung zieht der Pterygoideus externus beide Unterkieferköpfchen gerade nach vorne auf das Tuberculum articulare und trägt dadurch wesentlich zur geraden Öffnung des Unterkiefers bei.

Beim Vorschieben des Unterkiefers gerade nach vorne ohne Öffnung der Zahnreihen wirken Pterygoideus externus und internus zusammen; beide Muskeln ziehen den Kiefer vorwärts, ersterer mehr als letzterer; der Internus paralysiert dabei durch seine hebende Wirkung die senkende Wirkung des Externus. Beide Muskeln zusammen bewirken also die Mahlbewegung in postero-anteriorer Richtung. Auch bei der Drehung des Unterkiefers nach der Seite wirken Externus und Internus teils gleichsinnig zusammen, indem sie beide das Kinn nach der kontralateralen Seite wenden, der Externus mehr wie der Internus; die hebende Wirkung des Internus gleicht dabei die senkende des externus aus, so daß bei der Kieferdrehung die Zahnreihen geschlossen bleiben. Beide Muskeln zusammen bewirken also die Mahlbewegung s. str.

Bei der Kontinuitätstrennung des Unterkiefers ist der Pterygoideus externus zusammen mit dem Internus wesentlich an der Deviation des Fragments nach innen, d. h. der Drehung um die vertikale Achse nach innen beteiligt. Auf die sagittale Achse des Gelenkes hat der Muskel so gut wie keinen Einfluß. Es hängt das offenbar mit seiner Insertion in unmittelbarer Umgebung des Kieferköpfchens zusammen.

5. Mylohyoideus.

(N. trigeminus III.)

Der Mylohyoideus entspringt vom Körper des Zungenbeins und von einem vom vorderen Rande des letzteren entspringenden, zur Spina mentalis interna hinziehenden bindegewebigen Streifen, der sog. Raphe, innerhalb deren sich die beiderseitigen Muskelbündel zum Teil durchflechten. Die Muskelbündel ziehen von dieser median verlaufenden Ursprungslinie aus schräg nach oben und außen und inserieren an der Linea mylohyoidea des horizontalen Unterkieferastes. Der Muskel bildet den Boden der Mundhöhle.

Der Mylohyoideus ist der percutanen faradischen Reizung zugängig. Die Wirkung des Muskels ist eine recht verschiedene, je nachdem ob das Zungenbein fixiert und der Unterkiefer beweglich oder umgekehrt der letztere festgestellt und das erstere frei beweglich gedacht ist. Im ersteren Falle, wenn das Zungenbein nach unten und hinten zu fixiert ist; bewirkt die Kontraktion beider Mylohyoidei eine ausgiebige Öffnung des Unterkiefers. Das Zungenbein bleibt dabei wie R. Fick entgegen R. du Bois-Raymond mit Recht betont hat, zwar seitlich verschieblich, kann aber nicht nach oben und unten geschoben werden. Der nicht vom Zungenbein, sondern von der Raphe, entspringende Teil des Muskels erhält sein Punctum fixum dadurch, daß die Raphe durch die Kontraktion beider Mylohyoidei gleichsam versteift wird.

Wenn die Kieferöffnung verhindert ist, so ziehen die Mylohoidei den vorgeschobenen Kiefer nach hinten. Sie tragen also zur Mahlbewegung in anteroposteriorer Richtung bei.

Bei einseitiger Kontraktion des Mylohyoideus bewirkt derselbe gleichfalls eine Herabziehung des Unterkiefers. Diese ist aber nicht so ausgiebig wie bei bilateraler Tätigkeit und, im Gegensatz zu der geraden Kiefersenkung bei doppelseitiger Kontraktion, mit einer Drehung des Kiefers nach der kontralateralen Seite verbunden. Sehr ausgesprochen ist diese Einwirkung des Mylohyoideus auf die vertikale Achse im Falle der Kontinuitätstrennung des Unterkiefers. Der Mylohyoideus ist hierbei ganz vornehmlich an der Deviation des Fragmentes nach innen beteiligt. Führt man das letztere passiv in diejenige Stellung, welche es bei erhaltener Kieferkontinuität einnimmt und übt nun einen Zug am Mylohyoideus aus, so wird das Fragment stark nach innen gezogen. Desgleichen ist der Mylohoideus an der Drehung des isolierten Unterkieferfragmentes um die sagittale Achse nach innen beteiligt. Er richtet die Kauflächen der Molarzähne einwärts.

6. Geniohyoideus.

(Obere Cervicalnervenkerne, N. cervicalis descendens, Ansa hypoglossi, Ramus descendens hypoglossi.)

Der Geniohyoideus entspringt vom Zungenbeinkörper und zieht nach vorne zur Spina mentalis interna. Er liegt dorsal von den medialen Partien des Mylohyoideus.

Der percutanen faradischen Reizung ist der Muskel zugängig, wenn der Trigeminus und damit Mylohyoideus und vorderer Biventerbauch gelähmt sind.

Durch die Kontraktion beider Geniohyoidei wird bei nach abwärts fixiertem Zungenbein der Unterkiefer ebenso nach abwärts wie durch den Mylohyoideus gezogen. Bei einseitiger Kontraktion ist die Wirkung der Art nach die gleiche, wenn auch graduell nicht so ausgesprochen. Wenn die Kieferöffnung verhindert wird, so zieht der Geniohyoideus den vorgeschobenen Unterkiefer zurück; er trägt also ebenso wie der Mylohyoideus zur Mahlbewegung in anteroposteriorer Richtung bei.

Eine Drehbewegung des Unterkiefers um die vertikale Achse läßt sich am Geniohyoideus bei erhaltener Kontinuität nicht nachweisen. Sie besteht aber bei vorhandener Kontinuitätstrennung. Bringt man das hierbei nach innen abgewichene Fragment in diejenige Stellung, welche es bei erhaltener Kontinuität innehatte, und übt nun einen Zug am Geniohyoideus aus, so wird es um die vertikale Achse des Gelenkes nach innen gedreht, besonders wenn die Senkung verhindert wird. Interessant ist, daß wenn die Kontinuitätstrennung nicht in der Mitte, sondern lateral von der Spina mentalis interna vorgenommen wird, beide Geniohyoidei dasjenige Fragment, mit welchem dieselben in Verbindung geblieben sind, das größere Fragment, nach innen ziehen, während naturgemäß jeder Einfluß auf das andere, das kleinere Fragment, fehlt.

7. Digastricus.

(Hinterer Bauch — N. facialis; vorderer Bauch — N. trigeminus III.)

Der *Digastricus* entspringt aus der Incisura mastoidea und zieht von da schräg nach vorne abwärts, er geht in eine Zwischensehne über, welche vom Stylohyoideus umfaßt wird und welche teilweise auch direkte Verbindungen mit dem Zungenbein eingeht. Aus der Zwischensehne geht der vordere Bauch des Muskels hervor, welcher nach vorne, unterhalb des Mylohyoideus, entlangzieht und in der Fossa digastrica des Unterkiefers inseriert. Ein Teil des vorderen Bauches geht übrigens nicht aus der Zwischensehne hervor, sondern entspringt vom Körper des Zungenbeins.

Der vordere Bauch des Muskels ist der percutanen faradischen Reizung ohne weiteres *zugängig*, der hintere Bauch im Falle der Lähmung des Sternocleidomastoideus zugängig.

Bei der Kontraktion des Biventer erfährt der Bogen, in welchem der Muskel vom Proc. mast. über das Zungenbein zur Fossa digastrica mandibulae verläuft, zunächst eine Abflachung, wobei das Zungenbein nach oben und hinten gezogen wird. Wenn diese Abflachung ihr Ende erreicht hat, so bewirkt der Biventer eine Bewegung des Unterkiefers um die quere Achse nach abwärts, d. h. *Öffnung des Kiefers.*

In der Ruhe liegt der Unterkiefer nicht nur bei aufrechter Körperhaltung, sondern, wie R. FICK festgestellt hat, auch bei herabhängendem Kopf (z. B. beim Kniehang am Reck) dem Oberkiefer nicht ganz an, sondern er steht einige Millimeter von ihm ab. Doch ist die Entfernung so gering, daß die Schneidezahnkronen sich noch gerade überschneiden oder in einer Ebene liegen. Bei nach hinten übergebeugtem Kopf nimmt der Abstand des Unterkiefers vom Oberkiefer zu, weil durch die Kopf-Halsstreckung Sternohyoideus, Sternothyreoideus und Thyreohyoideus gedehnt werden.

Als *Öffner* des Unterkiefers wirken: Pterygoideus externus, Mylohyoideus, Geniohyoideus, Biventer. Dazu kommt bei aufrechter Körperstellung die Schwere.

Als *Schließer* des Kiefers wirken: Temporalis, Masseter, Pterygoideus internus.

Als *Vorzieher* des Kiefers wirken: Pterygoideus externus und Pterygoideus internus.

Als *Rückzieher*: Temporalis, besonders seine hintere untere Portion.

Als *Seitendreher,* und zwar nach der kontralateralen Seite: Pterygoideus, externus, Pterygoideus internus und Mylohyoideus, als *Rückdreher in die Mittelstellung*: Temporalis und Masseter. Auf die isolierte Kieferhälfte wirken als Seitendreher nach der kontralateralen Seite die beiden Pterygoidei Mylohyoideus und Geniohyoideus, als Rückdreher in die Mittelstellung der Masseter.

Die Bewegungen um die sagittale Achse des Kiefergelenkes sind am intakten Kiefer recht gering. Immerhin werden bei der Seitenbewegung des Kiefers die Kauflächen der kontralateralen Molarzähne vom Pterygoideus externus und internus etwas nach außen, vom Temporalis und Masseter bei der Rückbewegung wieder gerade aufwärts gerichtet. An der isolierten Kieferhälfte bewirken Masseter und Mylohyoideus eine ausgiebige Drehung um die sagittale Achse mit Wendung der Molarkauflächen nach innen, der Pterygoideus internus kehrt die molaren Kauflächen nach außen.

In bezug auf den Kauakt ist die Rolle der einzelnen Muskeln etwa folgende: Als Zerschneider oder Zerdrücker der Speisen — Kraftwirkung in der Richtung von unten nach oben — wirken: Temporalis, Masseter, Pterygoideus internus; die Mahlbewegung in anteroposteriorer bzw. posteroanteriorer Richtung untersteht dem Temporalis, Pterygoideus internus und externus, die Mahlbewegung in seitlicher Richtung, dem Pterygoideus externus und internus und Mylohyoideus; bzw. dem Temporalis und Masseter.

Wir sind nicht in der Lage, anzugeben, welches die Folgen der Lähmung jedes einzelnen der Muskeln des Kiefergelenkes sind. Dazu fehlt es an Unterlagen. Die Muskeln des Unterkiefers werden fast alle vom 3. Trigeminusast innerviert, nur der Geniohyoideus untersteht dem Hypoglossus und der hintere Biventerbauch dem Facialis. Es läßt sich aber soviel sagen, daß weder bei isolierter *Hypoglossuslähmung* noch bei *Facialislähmung* irgendeine faßbare Störung der Kieferbewegungen festgestellt werden kann.

Bei der ja häufig zu beobachtenden isolierten *Lähmung* des 3. *Trigeminusastes,* bei der also Temporalis, Masseter, Pterygoideus internus et externus, Mylohyoideus und vorderer Biventerbauch gelähmt sind, weist der Unterkiefer in der Ruhe keine von der Norm abweichende Stellung auf, es lassen sich aber folgende charakteristischen Störungen der willkürlichen Beweglichkeit des Unterkiefers feststellen. Bei der *Öffnung des Kiefers weicht* derselbe *nach* der *Seite der Lähmung* zu ab; dabei kehren manchmal die Molarzähne ihre Kauflächen auf der der Lähmung gegenüberliegenden Seite etwas nach außen, auf der gelähmten Seite eine Spur nach innen. Die Deviation nach der Seite der Lähmung ist die Folge des Ausfalls des Pterygoideus externus und Mylohyoideus der gelähmten Seite. Pterygoideus externus und Mylohyoideus, der gesunden Seite, die bei der Öffnung des Kiefers in gerader Richtung normaliter mit denen der anderen Seite, sowie mit den Geniohyoidei und Digastrici kooperieren, finden in bezug auf ihre Wirkung auf die vertikale Achse in dem Pterygoideus externus und Mylohyoideus der gelähmten Seite keinen Widerpartner mehr.

Die Drehung des Kiefers um die sagittale Achse, die übrigens, wenn überhaupt vorhanden, nur angedeutet ist, dürfte in erster Linie auf den Ausfall des Pterygoideus internus der gelähmten Seite zurückzuführen sein.

Es darf nicht unerwähnt bleiben, daß ich in 2 Fällen von isolierter Lähmung des 3. Trigeminusastes merkwürdigerweise festgestellt habe, daß der Kiefer bei der Öffnung nicht nach der Seite der Lähmung, sondern nach der gesunden Seite zu abwich. Eine Erklärung vermag ich für dieses regelwidrige Verhalten nicht zu geben.

Beim Kieferschluß zeigt sich bei der Lähmung des Trigeminus zunächst keine besondere Störung. Die Kieferhälfte der gelähmten Seite, welche ja mit der der gesunden Seite ein Ganzes bildet, folgt dem einseitigen Zuge des Temporalis, Masseter und Pterygoideus internus der gesunden Seite vollkommen, so daß eine gerade Kieferhebung erfolgt und die Zahnreihen auch auf der gelähmten Seite in vollen Kontakt kommen. Nun geben aber manche Kranken mit einseitiger Trigeminuslähmung an, daß sie *auf der gelähmten Seite nicht so fest zubeißen können* wie auf der gesunden, daß sie z. B. eine Nuß nicht mit den Zähnen der kranken Seite zerknacken können. Wenn man in solchen Fällen den geöffneten Kiefer gegen Widerstand schließen läßt, so kann man feststellen, daß tatsächlich eine geringe Drehung des Kiefers um die sagittale Achse erfolgt derart, daß auf der gesunden Seite die Kauflächen der Molaren etwas nach innen, auf der gelähmten Seite nach außen weisen. Temporalis und Masseter der gesunden Seite finden in den gleichen Muskeln der gelähmten Seite in bezug auf die sagittale Achse keine Gegenspieler.

Sehr deutlich gibt sich der einseitige Ausfall des Trigeminus beim *Vorschieben des Kiefers von hinten nach vorne* zu erkennen. Der Kiefer kann nicht mehr in gerader Richtung vorgeschoben werden, sondern er *weicht* deutlich *nach der Seite der Lähmung ab.* Hieran ist ebenso wie bei der Kieferöffnung der Ausfall des Pterygoideus externus und internus der gelähmten Seite schuld. Beim Zurückziehen rückt der Kiefer wieder in seine gerade Mittellage zurück. Der Ausfall des einen Temporalis macht sich hierbei nicht in greifbarer Form bemerkbar.

Die *Wendung des Kiefers* nach *der gesunden Seite* ist bei der Trigeminuslähmung so gut wie *aufgehoben,* weil es keinen Muskel gibt, welcher den Kiefer um die vertikale Achse nach seiner Seite zu drehen vermöchte. Wohl aber kann der Kiefer nach der gelähmten Seite zu bewegt werden und auch wieder in die Mittelstellung zurückgeführt werden. Hervorzuheben ist, daß trotz der charakteristischen Störungen, welche einzelne Kieferbewegungen bei der einseitigen Trigeminuslähmung aufweisen, der Kauakt selbst noch recht gut vollzogen wird; der Kieferschluß ist ja noch möglich, die Mahlbewegung in anteroposteriorer Richtung findet noch statt, wenn auch mit einer Seitenwendung kombiniert, die Mahlbewegung in querer Richtung erfolgt wenigstens noch nach einer Seite, nach der Seite der Lähmung zu und wieder bis in die Mittelstellung zurück. Nach der gesunden Seite zu ist sie aufgehoben.

Doppelseitige Lähmung der Kaumuskeln ist recht selten. Ich habe sie in vorgeschrittenen Fällen chronisch progressiver Bulbärparalyse und in Fällen von diphtherotoxischer Polyneuritis und schweren Formen der myasthenischen Bulbärparalyse beobachtet. Das auffallendste Zeichen der doppelseitigen Kaumuskellähmung ist die Stellung des Unterkiefers in der Ruhe. Während normaliter und selbst bei einseitiger Trigeminuslähmung die Zahnreihen einander nahezu berühren, sinkt bei der doppelseitigen Lähmung der Unterkiefer der Schwere folgend herab, wie bei der Leiche, und er kann aktiv nicht gehoben werden, ebensowenig natürlich nach der Seite gedreht vor- und rückwärts geschoben, noch, wenn er künstlich gehoben wird, gegen Widerstand wieder gesenkt werden. Der Kauakt selbst ist naturgemäß im Gegensatz zur einseitigen Kaumuskellähmung völlig unmöglich.

XVI. Die Muskeln des Zungenbeins und der Zunge.

Wir können die Muskeln, welche die Zunge bewegen, in vier Gruppen sondern, 1. solche, die von anderen Skeletteilen zum Zungenbein ziehen, 2. solche, die von anderen Skeletteilen zur Zunge ziehen, 3. solche, welche innerhalb der Zunge selbst Ursprung und Insertion besitzen und 4. solche, welche von benachbarten Weichteilen zur Zunge oder zum Zungenbein ziehen.

Die *erste Gruppe: Muskeln von anderen Skeletteilen zum Zungenbein*, umfaßt folgende Muskeln: Sternohyoideus, Thyreohyoideus und durch dessen Vermittlung auch den Sternothyreoideus, Omohyoideus, Geniohyoideus, Mylohyoideus, Biventer, Stylohyoideus. Die *zweite Gruppe: Muskeln von Skeletteilen zur Zunge*, umfaßt den Styloglossus, Genioglossus, Hyoglossus + Chondroglossus. Die *dritte Gruppe: Eigenmuskeln der Zunge,* den Transversus linguae, Longitudinalis inferior und Longitudinalis superior. Die *vierte Gruppe:* Den Palatoglossus, welcher vom weichen Gaumen durch den vorderen Gaumenbogen zur Zunge zieht und den Constrictor pharyngis medius, welcher von der Raphe des Rachens zum kleinen und großen Zungenbeinhorn zieht (Chondropharyngeus und Ceratopharyngeus).

1. *Sternohyoideus, Thyreohyoideus* und durch seine Vermittlung auch *Sternothyreoideus* sowie *Omohyoideus,* alle innerviert von der Ansa hypoglossi, ziehen das Zungenbein und damit die Zunge herab, der Omohyoideus dabei auch etwas nach der homolateralen Seite; *Geniohyoideus* (Ansa hypoglossi), *vorderer Biventerbauch* und *Mylohyoideus* (N. trigeminus) ziehen das Zungenbein nach vorne und oben, sie sind also beim Vorstrecken der Zunge beteiligt; bei einseitiger Kontraktion zieht der Mylohyoideus das Zungenbein etwas nach der homolateralen Seite herüber, und dreht dasselbe etwas um die vertikale Achse nach der kontralateralen Seite. Diese letztere Wirkung entfaltet bei einseitiger Wirkung auch der Geniohyoideus und bis zu einem gewissen Grade auch der vordere Biventerbauch. Der *Stylohyoideus* (N. facialis) und *hintere Biventerbauch* (N. facialis) ziehen das Zungenbein nach hinten und oben, sie sind also für den Schluckakt, bei welchem sich ja die Zunge nach hinten oben bewegt, von Bedeutung. Bei einseitiger Wirkung ziehen sie das Zungenbein außerdem etwas nach der homolateralen Seite und rollen die Zungenbasis um die Längsachse mit dem Rücken nach der kontralateralen Seite.

2. Der *Styloglossus* (N. hypoglossus, N. glossopharyngeus, N. facialis) zieht die Zunge nach hinten und oben, bei einseitiger Wirkung erfährt die Zunge dabei eine Rotation um ihre Längsachse derart, daß sich der Zungenrücken etwas nach der kontralateralen Seite wendet. Außerdem wendet sich die Zunge nach der homolateralen Seite; die Wirkung erstreckt sich infolge der bis in die Zungenspitze vorreichenden Bündel des Muskels auf die ganze Zungenhälfte, welche sich konkav nach der homolateralen Seite krümmt. Der *Genioglossus* (N. hypoglossus) zieht die Zunge nach vorne, er senkt den Zungenrücken und zieht auch die Zungenspitze herab; bei einseitiger Wirkung zieht er vornehmlich die Zungenhälfte seiner Seite nach vorne, was zu einer Drehung der Zunge nach der *kontralateralen* Seite führt, gleichzeitig rollt er die Zunge etwas mit dem Rücken nach der homolateralen Seite zu. Der *Hyoglossus* (N. hypoglossus) zieht den Zungenrücken

nach unten, mit seinen hinteren Bündeln auch etwas nach hinten; bei einseitiger Wirkung trägt er, ähnlich wie der Styloglossus, zur Wendung der Zunge nach der homolateralen Seite bei, ferner rollt er die Zunge mit dem Rücken nach der homolateralen Seite.

3. Der *Longitudinalis superior* und *inferior* bewirken bei ihrer Kontraktion eine Verkürzung aber Verbreiterung der Zunge, sie sind also beim Zurückziehen der Zunge beteiligt. Bei isolierter Verkürzung des Longitudinalis superior nimmt die Zungenoberfläche eine konkave Gestalt der Längsrichtung nach an, die Zungenspitze richtet sich aufwärts, umgekehrt wölbt sich bei isolierter Kontraktion des Longitudinalis inferior der Zungenrücken in der Längsrichtung konvex, die Zungenspitze richtet sich abwärts. Bei einseitiger Wirkung des Longitudinalis erfährt die Zunge eine Krümmung mit homolateraler Konkavität, die Zungenspitze richtet sich also nach der homolateralen Seite. Die Kontraktion des *Transversus linguae* bewirkt eine Verlängerung und Verschmälerung der Zunge, er ist also beim Vorstrecken der Zunge beteiligt. Bei isolierter Kontraktion der oberen Lagen des Muskels erfährt die Zungenoberfläche eine Aushöhlung in transversaler Richtung (Rinnenbildung), umgekehrt bei isolierter Kontraktion der unteren Muskellagen eine Wölbung in querer Richtung.

4. Der *Palatoglossus* (N. hypoglossus, N. facialis, N. glossopharyngeus) zieht bei doppelseitiger Wirkung die Zungenwurzel empor, bei einseitiger Wirkung rollt er die Zunge um ihre Längsachse mit dem Rücken nach der kontralateralen Seite. Bei doppelseitiger Kontraktion bewirkt der Muskel auch eine Aushöhlung der Zungenoberfläche in transversaler Richtung. Der *Constrictor pharyngis medius* (N. vagus) zieht mit seinem oberen Abschnitt, dem Chondropharyngeus, das Zungenbein nach hinten und oben, mit seinem unteren Abschnitt, dem Ceratopharyngeus nach hinten. Bei einseitiger Wirkung dürfte er zur Wendung der Zunge nach der homolateralen Seite beitragen.

Demnach wirken als *Senker* der Zunge: Sternohyoideus, Sternothyreoideus und Thyreohyoideus, Omohyoideus, Genioglossus, Hyoglossus, als *Heber:* Geniohyoideus, Mylohyoideus, Biventer, Stylohyoideus, Styloglossus, Palatoglossus, Chondropharyngeus, als *Vorstrecker:* Geniohyoideus, Mylohyoideus, vorderer Biventerbauch, Genioglossus, Transversus linguae, als *Rückzieher:* Omohyoideus, Stylohyoideus, hinterer Biventerbauch, Styloglossus, Hyoglossus, Longitudinalis, Chondropharyngeus, Ceratopharyngeus; als *Seitenwender:* der *homolaterale* Stylohyoideus, hinterer Biventerbauch, Styloglossus, Hyoglossus, Longitudinalis, Palatoglossus, Constrictor pharyngis medius, sowie der *kontralaterale* Geniohyoideus, Mylohyoideus, vorderer Biventerbauch, Genioglossus; als Roller der Zunge um die Längsachse der homolaterale Genioglossus und Hyoglossus sowie der kontralaterale Stylohyoideus, hintere Biventerbauch, Styloglossus und Palatoglossus. Die Aufwärtskrümmung der Zungenspitze untersteht dem Longitudinalis superior, die Abwärtskrümmung dem Longitudinalis inferior und der vorderen Partie des Genioglossus, die Rinnenbildung in querer Richtung den oberen Lagen des Transversus.

An der Innervation der Zungen- und Zungenbeinmuskeln beteiligen sich der Hypoglossus, die Ansa hypoglossi, der Trigeminus, der Facialis, der Vagus und der Glossopharyngeus. Dem N. hypoglossus unterstehen: Styloglossus, Genioglossus, Hyoglossus, Longitudinalis, Transversus, Palatoglossus, der Ansa hypoglossi: Sternohyoideus, Sternothyreoideus und Thyreohyoideus, Omohyoideus, Geniohyoideus, dem Trigeminus: Mylohyoideus und vorderer Biventerbauch, dem Facialis: hinterer Biventerbauch und Stylohyoideus, einzelne Äste gibt er auch in den Styloglossus und Glossopalatinus ab, dem Vagus unterstehen:

Chondropharyngeus und Ceratopharyngeus, dem Glossopharyngeus: Styloglossus und Glossopalatinus. Isolierte Lähmung des Trigeminus oder des Facialis oder des Vagus oder des Glossopharyngeus hat aber keinen faßbaren Einfluß auf die Ruhelage der Zunge oder deren Beweglichkeit. Wohl aber besteht bei der Lähmung des N. trigeminus eine Störung beim Schluckakte insofern, als infolge der Lähmung des Mylohyoideus und vorderen Biventerbauches der Mundboden auf dieser Seite nicht gestrafft wird und sich nicht emporhebt wie in der Norm, sondern schlaff bleibt und sich manchmal sogar nach abwärts ausbuchtet. Auch

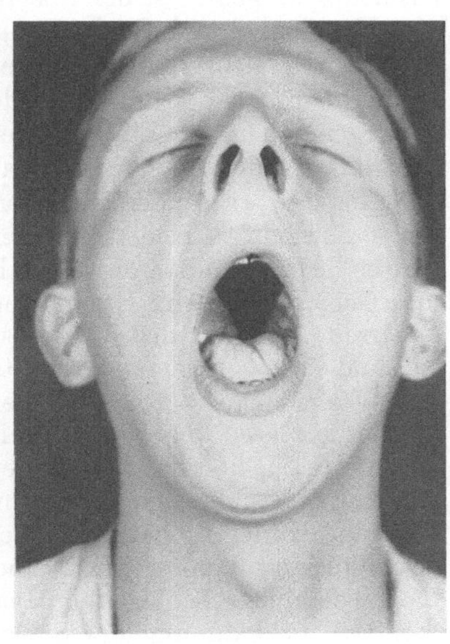

Abb. 510.

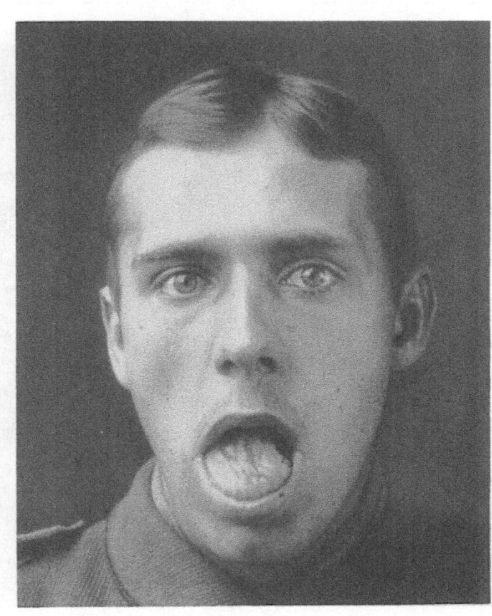

Abb. 511.

Abb. 510. Lähmung des linken N. hypoglossus. Zunge liegt bei geöffnetem Kiefer nach der gelähmten Seite zu gekrümmt am Boden der Mundhöhle.

Abb. 511. Lähmung des linken N. hypoglossus. Zunge ist leicht nach der gelähmten Seite zu gekrümmt.

der isolierte Ausfall der Ansa hypoglossi verursacht keine nennenswerten Störungen, abgesehen davon, daß bei doppelseitiger Lähmung das Zungenbein abnorm hoch steht infolge Ausfalls des Sternohyoideus, Sternothyreoideus, Thyreohyoideus und Omohyoideus.

Dagegen hat die Lähmung des N. hypoglossus deutliche Störungen der Ruhelage der Zunge und ihrer Beweglichkeit im Gefolge. Das auffallendste Zeichen der einseitigen Hypoglossuslähmung ist die Atrophie der betreffenden Zungenhälfte, dieselbe ist der Sitz fast fortwährender fibrillärer Zuckungen und des bekannten Muskelwogens. Die Veränderungen der Ruhelage der Zunge sind nicht konstant, sondern wechseln von Fall zu Fall nicht unerheblich. Entweder liegt die Zunge gerade im Mundboden und zeigt nur eine konkave Krümmung ihres vorderen Abschnittes nach der gesunden Seite. In anderen Fällen betrifft diese Krümmung mehr oder weniger die gesamte Längsausdehnung. Diese Krümmung der Zunge nach der gesunden Seite ist in der Hauptsache auf den Ausfall des Longitudinalis, des Styloglossus und der nach vorne in die Spitze der Zunge ausstrahlenden Bündel des Hyoglossus der gelähmten Seite und das Überwiegen der gleichen Muskeln auf der gesunden Seite zurückzuführen. In anderen Fällen weist aber die Zunge bei geöffnetem Mund eine Krümmung nach der Seite der Lähmung zu auf (Abb. 510, 511), die wohl in erster Linie auf das Überwiegen des gesunden Genioglossus zurückzuführen ist. Wahrscheinlich beruht dieselbe aber auch darauf, daß der fleischige Zungenkörper, der bei der Mundöffnung dem auf das Zungenbein ausgeübtem Zuge nach vorne folgt, infolge des fehlenden inneren Widerstandes der gelähmten Zungenhälfte sich nach der Seite der letzteren herüberschiebt und krümmt. In manchen Fällen bildet eine Rollung der Zunge um ihre Längsachse das hervorstechende Zeichen, die Zungenwurzel steht auf der gelähmten Seite höher als auf der gesunden Seite und der Zungenrücken weist schräg nach der gesunden Seite zu herüber. An dieser Haltungsanomalie ist der Ausfall des Hyoglossus und Genioglossus schuld, der sich offenbar stärker bemerkbar macht wie der fehlende entgegengerichtete Einfluß des gelähmten Styloglossus und Palatoglossus. In anderen Fällen fehlt aber diese Anomalie; hier halten sich offenbar der Ausfall des Genioglossus und Hyoglossus einerseits und der des Styloglossus und Palatoglossus andererseits die Waage. Daß der Ausfall der beiden letzteren über den der beiden ersteren überwiegt und der Haltungsanomalie der Zunge ihr Gepräge verleiht, habe ich bei kombinierter Hypoglossus- und Facialislähmung beobachtet. Hier kommt zur Lähmung des Styloglossus und Palatoglossus noch die des Stylohyoideus und hinteren Biventerbauches hinzu und dabei macht sich der Ausfall dieser die Zunge nach der kontralateralen Seite rollenden Muskeln so stark bemerkbar, daß der Zungenrücken auf der gesunden Seite merklich höher steht als auf der gelähmten Seite und nach der letzteren Seite zu rotiert ist.

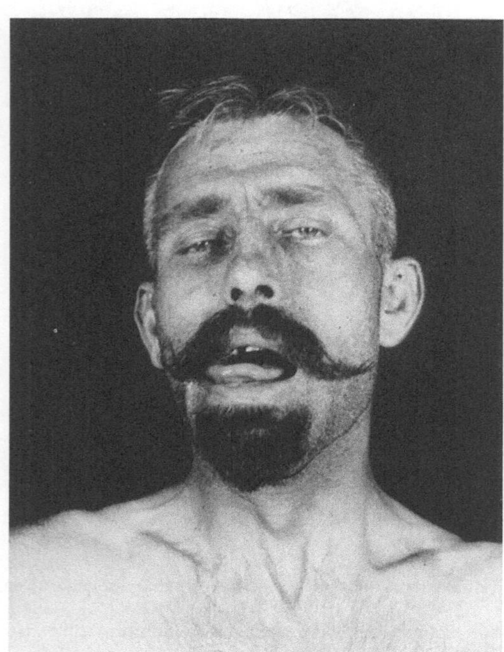

Abb. 512. Rechtsseitige Hypoglossuslähmung, Zunge weicht beim Vorstrecken nach der gelähmten Seite ab.

Beim Vorstrecken weicht die Zunge bei der Hypoglossuslähmung nach der gelähmten Seite zu ab (Abb. 512, 513). Schuld hieran ist vor allem der Ausfall des Genioglossus und Transversus linguae. Dabei aber kann die in toto nach der gelähmten Seite deviierte Zunge eine Krümmung mit der Konkavität nach der gesunden Seite aufweisen (Abb. 514). Diese entsteht meines Erachtens dadurch, daß beim Vorstrecken der Zunge der Longitudinalis gedehnt wird und dieser Dehnung einen gewissen Widerstand entgegensetzt; auf der gelähmten Seite fällt dieser Widerstand fort, während er auf der gesunden Seite wirksam ist und daher die Zunge nach dieser Seite zu krümmt.

Beim Zurückziehen der Zunge fällt bei der Hypoglossuslähmung vor allem auf, daß der Zungengrund nach der *gesunden* Seite abweicht; hierin kommt der Ausfall des Styloglossus und Palatoglossus zum Ausdruck. Dabei zeigt die Zunge wie auch beim Vorstrecken, eine konkave Krümmung nach der gesunden Seite, welche bedingt ist durch den Ausfall des Longitudinalis und Hyoglossus, und ferner zeigt sie eine Rollung um die Längsachse, so daß der Zungenrücken nach der kranken Seite weist als Folge der Ausfalls des Styloglossus und Palatoglossus, welcher über den Ausfall des die Zunge nach der homolateralen Seite rollenden Hyoglossus überwiegt.

Beim Heben der Zungenspitze nach oben, also beim Anlegen derselben an die Oberlippe oder den harten Gaumen, fällt vor allem die Krümmung der Zunge mit der Konkavität nach der gesunden Seite zu auf. Das Aufwärtsrollen der Zungenspitze beruht auf der Kontraktion des Longitudinalis superior; bei einseitiger Lähmung desselben setzt sich die die Zunge nach seiner Seite krümmende Wirkung des gesunden Longitudinalis durch.

Die Bewegung der Zunge nach der Seite, wie sie zum Abtasten der Zähne des Oberkiefers oder der Wangenschleimhaut erforderlich ist, ist bei der Hypoglossuslähmung nach der gelähmten Seite zu höchst unvollkommen bzw. unmöglich. Es ist dies die Folge des Ausfalls des homolateralen Longitudinalis,

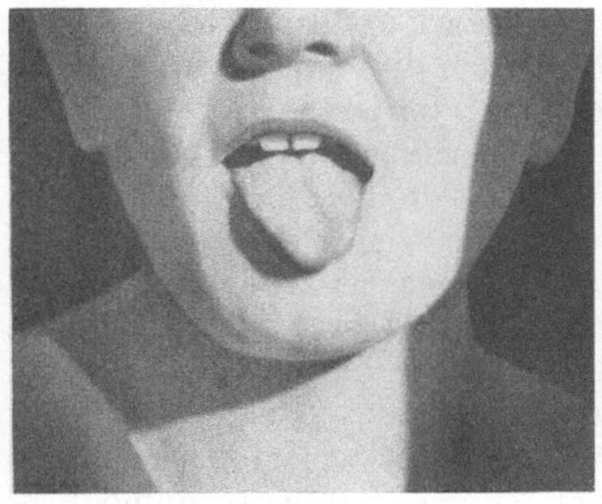

Abb. 513. 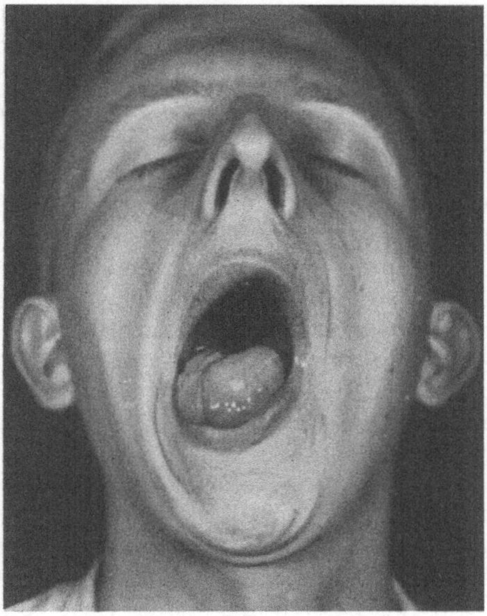 Abb. 514.

Abb. 513. Hypoglossuslähmung links mit beträchtlicher Atrophie der linken Zungenhälfte. (Nach VERAGUTH.)

Abb. 514. Lähmung des rechten Hypoglossus. Zunge wird vorgestreckt, weicht nach rechts ab, Raphe nach links konkav. Starke Atrophie der rechten Zungenhälfte.

Hyoglossus und der in die Zungenspitze vorstrahlenden Bündel des Styloglossus und vielleicht auch des Palatoglossus. Daß die Bewegung der Zunge nach der gelähmten Seite bis zu einem gewissen Grade gelingt, beruht auf der die Zunge nach der kontralateralen Seite, also nach der gelähmten Seite wendenden Wirkung des Genioglossus der gesunden Seite, welcher durch den Mylohyoideus, Geniohyoideus und vorderen Biventerbauch seiner Seite, sowie durch die nicht vom Hypoglossus innervierten Muskeln, der gelähmten Seite Stylohyoideus, hinteren Biventerbauch, Chondro- und Ceratopharyngeus unterstützt wird. Alle diese Muskeln bewirken aber keine genügende Seitenkrümmung der Zungenspitze, wie sie zu der oben angegebenen Leistung erforderlich ist. Der einzige Muskel, welcher bei der Hypoglossuslähmung für eine solche Seitenkrümmung der Zungenspitze nach der gelähmten Seite zur Verfügung steht, ist der Transversus linguae der gesunden Seite; er reicht aber nicht aus, um die geforderte Leistung zu vollbringen und den Ausfall des gelähmten Longitudinalis, Hyoglossus und Styloglossus genügend ausgleichen zu können.

Aber auch die Bewegung der vorgestreckten Zunge nach der gesunden Seite ist bei der einseitigen Hypoglossuslähmung nicht ganz intakt. Es ist das verständlich, wenn man bedenkt, daß der Genioglossus an der Wendung der Zunge nach der Gegenseite wesentlich beteiligt ist.

Trotz dieser bei der Hypoglossuslähmung mehr oder weniger deutlich ausgesprochenen Störungen in bezug auf die Ruhelage der Zunge und die einzelnen einfacheren Bewegungen derselben sind die Störungen beim Kauen, Schlucken und Sprechen, Akte bei denen ja die Zunge eine bedeutende Rolle spielt, bei der einseitigen Hypoglossuslähmung in der Regel recht gringfügig. Beim Kauakte bereitet das Hin- und Herschieben der Speisen von einer Seite nach der anderen und von hinten nach vorne oder umgekehrt, gewisse Schwierigkeiten. Beim Schluckakte wird die Zunge aber ausreichend nach hinten und oben gezogen, so daß die Ingesta in den Pharynx gelangen. Beim Sprechen sind es besonders die Konsonanten D, T, S, Sch, Z, L und manchmal auch das R, welche etwas unpräzis oder verwaschen gebildet werden.

Die *doppelseitige Lähmung des Hypoglossus* stellt dagegen ein recht schweres Krankheitsbild dar. Die Zunge liegt dabei in der Ruhe zurückgesunken im Munde infolge der Lähmung beider Genioglossi; die Zungenwurzel wölbt sich gegen den Gaumen empor infolge des Ausfalls beider Hyoglossi. Im übrigen ist das Volumen der Zunge stark reduziert infolge der bilateralen Atrophie der Zungenmuskeln. Beide Hälften sind Sitz ausgesprochener fibrillärer Zuckungen. Die willkürliche Beweglichkeit der Zunge ist sehr stark reduziert. Beim Vorstrecken wird lediglich das Zungenbein und mit diesem die Zungenwurzel durch die Kontraktion der Mylohyoidei, Geniohyoidei und vorderen Biventerbäuche vorgezogen, aber darüber hinaus kann weder der Zungenkörper nach vorn gezogen, noch die Zunge in sich verlängert werden, da die hierfür erforderlichen Muskeln, die Genioglossi und der Transversus linguae, gelähmt sind. Wenn man die in der Ruhe nach hinten gesunkene Zunge passiv vorzieht und nun den Kranken auffordert, sie zurückzuziehen, so wird zwar das Zungenbein durch die Stylohyoidei und hinteren Biventerbäuche nach hinten oben gezogen, aber das Corpus linguae folgt dieser Bewegung nicht, die Zunge sinkt aber, sobald der passive Zug nach vorne aufhört, von selbst wieder nach hinten. Seitenbewegungen und Seitenkrümmungen der Zunge sind ganz unmöglich, ebenso das Aufrollen der Zungenspitze nach oben, und das Umrollen derselben nach unten. Der Kauakt ist dabei naturgemäß auf das Schwerste beeinträchtigt, desgleichen der Schluckakt, feste Speisen können überhaupt nicht oder nur mit größter Anstrengung nach hinten in den Pharynx befördert werden, Flüssigkeiten nur mühsam unter Rückneigung des Kopfes. Die Artikulation ist außerordentlich schwer gestört, das gilt mehr oder weniger für alle Laute bis auf die Labialia B, P, F, V, W. Auch die Vokale verschwimmen sehr stark ineinander. Ähnliche Zustandsbilder wie bei der doppelseitigen Lähmung beider Nn. hypoglossi kommen bei nuclearer Lähmung der Zungenmuskeln, insbesondere bei schwerer progressiver Bulbärparalyse vor.

XVII. Die Muskeln des Gaumensegels.

Die Bewegungen des Gaumensegels werden durch folgende Muskeln vermittelt.

Der *Levator veli palatini* (Petro-staphylinus) entspringt von der Unterfläche des Os petrosum vor dem Eingange des Canalis caroticus und von der sich an das Petrosum nach vorne innen anschließenden Tuba Eustachii; er verläuft schräg nach medial und abwärts zum Gaumensegel, woselbst die Fasern teils in der homolateralen Velumhälfte, teils an der Raphe inserieren, teils aber auch sich mit Bündeln des kontralateralen Petrostaphylinus in der Mittellinie überkreuzen. Der Muskel wird in individuell wechselndem Grade vom Vagus und vom Facialis innerviert. Vom Facialiskern gelangen die Fasern durch den N. petros. sup. major über das Gangl. sphenopalatinum und von diesem in den Muskel.

Bei bilateraler Wirkung *hebt der Levator veli palatini das Gaumensegel* empor, bei einseitiger Wirkung *hebt* er im wesentlichen nur die *homolaterale Gaumensegelhälfte,* wobei die Raphe eine *Deviation* nach der *gesunden Seite* zu erfährt. Ferner komprimiert der Muskel bei seiner Kontraktion die Tuba Eustachii.

Der *Tensor veli palatini* (Spheno-staphylinus) entspringt von der Unterfläche des großen Keilbeinflügels am hinteren Umfange des Foramen ovale und dehnt seinen Ursprung bis zur Spina angularis, bis zur Wurzel des Proc. pterygoideus und zur Tuba Eustachii aus. Der Muskel zieht abwärts, schlägt sich um den Hamulus pterygoideus herum und strahlt von der Seite her in das Gaumensegel ein. Er wird vom N. trigeminus III innerviert. Aber auch diese Fasern, welche teils vom Ganglion oticum, teils von dem Aste des Pterygoideus internus abgehen, stammen letzten Endes aus dem Facialiskerne und gelangen durch den N. petros. superf. minor zum Ganglion oticum.

Bei seiner Kontraktion hebt der *Tensor veli palatini* das Gaumensegel, spannt dasselbe aber auch in querer Richtung, infolge seines Verlaufes um die Sehnenrolle des Hamulus pterygoideus herum. Bei einseitiger Wirkung hebt er die betreffende Gaumensegelhälfte und zieht die Raphe nach seiner Seite herüber.

Auf das Tubenlumen soll der Sphenostaphylinus erweiternd wirken, da sein Ursprung von der Tube zum Teil an der die Halbrinne der Tube zu einem Kanal abschließenden häutigen Tubenmembran gelegen ist und der Muskel bei seiner Kontraktion diese Membran anzieht, wodurch eine Erweiterung des Tubenlumens erfolgen soll.

Der *Levator uvulae* (Palato-staphylinus, Azygos uvulae) entspringt von der Spina nasalis posterior und verläuft als ein paariger, schmaler Strang zu beiden Seiten der Mittellinie in die Uvula; er liegt unterhalb der oberen Schleimhautbedeckung des Velums. Innerviert wird er durch den Vagus und wohl auch in individuell wechselndem Grade durch den Facialis via Petros. superfic. major, Ganglion sphenopalatinum und dessen Äste zum Gaumensegel.

Bei doppelseitiger Kontraktion hebt der *Levator uvulae* die Uvula empor, bei einseitiger Kontraktion zieht er dieselbe nach seiner Seite.

Der *Glosso-palatinus* (Glosso-staphylinus, Palato glossus) zieht vom Seitenrande der Zungenwurzel durch den Arcus glosso-palatinus zum Gaumensegel empor, in das er von der Seite her einstrahlt. Er wird vom Vagus und teilweise auch vom Hypoglossus, Facialis und Glossopharyngeus innerviert.

Bei feststehender Zunge zieht der *Glossopalatinus* das Gaumensegel unter Querspannung herab, bei beweglicher Zunge nähert er Zunge und Velum einander. Die seitliche Rachenwand wölbt sich dabei im Bereiche der Plica glossopalatina medialwärts vor. Bei einseitiger Wirkung zieht der Muskel die entsprechende Gaumensegelhälfte nach seiner Seite herab.

Der *Pharyngo-palatinus* (Pharyngo-staphylinus, Palato-pharyngeus) geht aus der seitlichen und hinteren Rachenwand hervor und steigt durch den Arcus palato-pharyngeus zum Gaumensegel empor, in das er von der Seite und hinten her einstrahlt. Er wird vom N. vagus, vielleicht auch vom Glossopharyngeus innerviert.

Bei der Kontraktion des *Pharyngopalatinus* wird das Gaumensegel unter Querspannung nach abwärts und gegen die hintere seitliche Pharynxwand angezogen; die seitliche Pharynxwand wölbt sich dabei im Bereiche der Plica palatopharyngea vor. Bei einseitiger Wirkung zieht der Muskel die entsprechende Velumhälfte herab und nach der homolateralen Seite.

Lähmung der Gaumensegelmuskulatur kommt häufig bei traumatischen oder toxisch infektiösen Läsionen der entsprechenden Gehirnnerven (Vagus, Facialis, Trigeminus, Glossopharyngeus, Hypoglossus) vor, bei Druck von Tumoren auf diese Nerven, ferner vor allem bei nucleären und radikulären Prozessen (Poliomyelitis, Syringobulbie, multiple Sklerose, chronisch progressive Bulbärparalyse, amyotrophische Lateralsklerose, intrabulbäre und intrapontine

Tumoren, vasculäre Prozesse im Bereich der Bulbärnervenkerne, Tumoren der hinteren Schädelgrube mit Druck auf Vagus, Facialis und Trigeminus). Schwere Gaumensegellähmungen kommen auch bei der myasthenischen Bulbärparalyse vor.

Bei totaler bilateraler *Lähmung* der Muskeln *des Gaumensegels* hängt das Velum in der Ruhe auf beiden Seiten schlaff herab, sein freier Rand und die Uvula sind weit von der hinteren Rachenwand entfernt und dem Zungenrücken stark genähert. Das Gaumensegel wird weder bei der Respiration noch bei der Phonation noch beim Schluckakt gehoben. Beim Sprechen entweicht daher die Luft in abnormer Menge in die Nase und die Sprache bekommt dadurch den charakteristischen „nasalen“ Klang. Beim Schlucken bleibt der Abschluß des Cavum pharyngis gegen das Orificum nasi posterius aus und die Flüssigkeit kommt zu den Nasenlöchern heraus, aber auch feste Speiseteile verirren sich in die Nasengänge. Das gleiche tritt infolge fehlenden Verschlusses zwischen Pharynx und Nasenhöhle beim Brechakt ein, bei dem übrigens gar nicht selten, wenn er stürmisch erfolgt, auch ohne bestehende Gaumensegellähmung Flüssigkeit infolge unvollkommener Hebung des Gaumensegels zur Nase herauskommen kann.

Bei *einseitiger Lähmung des Gaumensegels* hängt dieses in der Ruhe auf der Seite der Lähmung herab. Doch ist der Grad der Senkung niemals so ausgesprochen wie bei doppelseitiger Lähmung, offenbar weil Muskelfasern von der gesunden Seite her, die Raphe überkreuzend, in die gelähmte Velumhälfte einstrahlen. Manchmal erscheint die Raphe bereits in der Ruhe etwas nach der gesunden Seite zu verzogen infolge des einseitigen Zuges des Levator veli, Tensor veli, Glossopalatinus und Pharyngo-palatinus der gesunden Seite. Die Uvula ist in der Regel etwas nach der gesunden Seite zu gekrümmt, infolge des einseitigen Zuges des Azygos uvulae der nicht gelähmten Seite. Doch kann diese Deviation auch fehlen. Manchmal ist die Uvula gegen das auf der Seite der Lähmung herabhängende Velum nach der Seite der Lähmung zu abgebogen. Es hängt das offenbar mit der in diesen Fällen vorhandenen starken Verziehung der Raphe zusammen, welche eine nach der gesunden Seite zu gerichtete konvexe Krümmung erfährt, durch welche die Uvula nach der gelähmten Seite zu herübergedrängt wird.

Beim tiefen Inspirium, bei der Phonation und beim Schluckakte hebt sich das Gaumensegel bei einseitiger Lähmung desselben wenig oder gar nicht auf der Seite der letzteren, die Raphe wird merklich nach der gesunden Seite zu herübergezogen; dasselbe gilt zumeist auch für die Uvula, sogar in den Fällen, in denen diese in der Ruhe nach der gelähmten Seite zu deviiert steht. Die Ursache der Verziehung der Raphe nach der gesunden Seite liegt in dem einseitigen Zuge des Levator veli, Tensor veli und Azygos uvulae der gesunden Seite. Die Sprache hat auch bei einseitiger totaler Gaumensegellähmung einen nasalen Klang, wenn auch bei weitem nicht in so ausgesprochenem Grade wie bei doppelseitiger Lähmung. Beim Schlucken entweicht die Flüssigkeit durch die Nase, wenn größere Flüssigkeitsmengen in rascher Folge hintereinander geschluckt werden, kleinere Mengen gelangen bei vorsichtigem Schlucken restlos in den Pharynx. Der Verschluß des Pharynx gegen die Nase kann bei der einseitigen Velumlähmung dadurch einigermaßen erreicht werden, daß sich die hintere Rachenwand vorwölbt, besonders auf der Seite der Lähmung stärker vorwölbt als unter normalen Verhältnissen, und daß die Zunge besonders auf der gelähmten Seite stark nach hinten oben gezogen wird und dadurch das Gaumensegel gleichsam gegen die hintere Rachenwand andrückt.

Wir haben oben erwähnt, daß die Muskeln des Gaumensegels durch eine ganze Anzahl von Gehirnnerven versorgt werden, durch den Trigeminus, Facialis, Glossopharyngeus, Vagus und Hypoglossus. Es ist aber hervorzuheben, daß die dem Gaumensegel durch den Trigeminus zugeführten Fasern aus dem Facialiskern stammen und durch die Nn. petrosi superficiales und das Ganglion sphenopalatinum et oticum in das Velum gelangen. Diese Tatsache macht es verständlich, daß bei intrakranieller Unterbrechung des Trigeminus keine Störung seitens des Gaumensegels beobachtet wird. Der durch den Glossopharyngeus innervierte Glossostaphylinus wird außerdem auch durch den Facialis, Vagus und Hypoglossus innerviert, so daß auch die Unterbrechung des Glossopharyngeus keine greifbare Störung der Funktionen des Velum palatinum verursacht. Dasselbe gilt für die Hypoglossuslähmung, da von den vom 12. Gehirnnerven innervierten Muskeln: Palatoglossus und Palatopharyngeus, der erstere außerdem durch den Facialis, Vagus und Glossopharyngeus, der letztere auch durch die beiden ersteren Nerven versorgt werden. Ausschlaggebende Bedeutung für die Funktionen des Gaumensegels haben nur der Facialis und der Vagus. Man hat die Bedeutung des Facialis für das Gaumensegel in neuerer Zeit vielfach bestritten. Es kann aber kein Zweifel sein, daß nach isolierter Unterbrechung des Facialisstammes in manchen Fällen eine Parese des Gaumensegels auftritt, die allerdings zumeist rasch wieder schwindet und nur selten permanent bleibt. In anderen Fällen hat die Facialislähmung gar keinen greifbaren Einfluß auf die Leistungen des Gaumensegels. Unterbrechung des Vagus hat fast immer eine hochgradige Parese des Velums im Gefolge, aber auch diese wird mit der Zeit geringer und kann, wenn auch selten, ganz schwinden. Daß bei einer Vagusunterbrechung das Gaumensegel von vorneherein ganz unbeeinflußt bleibt, kommt selten vor. Aus dem Gesagten geht meines Erachtens hervor, daß sich Vagus und Facialis in einem individuell schwankendem Verhältnis in die Innervation des Velums teilen, daß dauernde schwere Lähmung in der Regel nur bei Unterbrechung beider Nerven auftritt, während bei isolierter Unterbrechung des einen oder des anderen Nerven nur eine mehr oder weniger hochgradige, mehr oder weniger flüchtige Parese entsteht. Daß selbst bei gleichzeitiger Unterbrechung von Facialis und Vagus immer noch Reste von Beweglichkeit am Gaumensegel vorhanden sind, hängt mit der teilweisen Innervation desselben durch Glossopharyngeus und Hypoglossus zusammen.

XVIII. Die Muskeln des Pharynx.

Der *M. constrictor pharyngis superior*, auch Cephalopharyngeus genannt, entspringt von der inneren Platte des Proc. pterygoideus des Keilbeins, vom Hamulus pterygoideus, vom Lig. pterygo-maxillare und vom hinteren Abschnitte der Linea mylohyoidea des Unterkiefers in unmittelbarer Nachbarschaft des hintersten Molarzahnes; dazu kommen noch Muskelbündel, welche aus dem Transversus linguae hervorgehen und vor und über dem großen Zungenbeinhorn, den Styloglossus und Hyoglossus durchsetzend, in die Muskelplatte des Constr. phar. sup. übertreten. Die Muskelbündel des Constrictor superior verlaufen von ihrer Ursprungslinie aus halbringförmig in die Seiten- und Hinterwand des Pharynx und inserieren daselbst in der Mittellinie, beginnend am Tuberculum pharyngeum der Basis cranii und von diesem abwärts in der Raphe pharyngis; ein Teil der Fasern überkreuzt die Mittellinie und tritt unter Durchflechtung mit den Muskelfasern der Gegenseite in diese letztere über. Die oberen Abschnitte des Muskels nehmen einen horizontalen, die unteren einen etwas schräg abwärts gerichteten Verlauf.

Innerviert wird der *Constrictor pharyngis superior* vom *N. glossopharyngeus.*

2. Der *Constrictor pharyngis medius*, auch Hyopharyngeus genannt, nimmt seinen Ursprung vom kleinen und großen Zungenbeinhorn und vom Ligamentum stylohyoideum. Die vom kleinen Zungenbeinhorn entspringenden Bündel, *Chondropharyngeus* genannt, nehmen einen schräg aufwärts gerichteten Verlauf, die quergerichteten Fasern des Constr. phar. superior dabei kreuzend und hinter ihnen gelegen; sie inserieren am Tuberculum

pharyngeum und von diesem abwärts an der Raphe pharyngis. Die vom großen Zungenbeinhorn und Lig. stylo-hyoideum entspringenden Fasern, *Ceratopharyngeus* genannt, breiten sich fächerförmig aus und ziehen in schräg aufsteigenden, querem und schräg absteigendem Verlauf zur Raphe.

Innerviert wird der *Constrictor pharyngis medius* vom *N. vagus.*

3. Der *Constrictor pharyngis inferior* (Laryngo-pharyngeus) entspringt von dem hinteren Abschnitte der Schildknorpelplatte, vom unteren Horn des Schildknorpels und vom Ringknorpel. Von dieser Ursprungslinie aus strahlen die Fasern des Muskels fächerförmig aus, schräg aufwärts, den Ceratopharyngeus von hinten her bedeckend, transversal und schräg abwärts zur Raphe; die untersten Bündel gehen in die Muskulatur des Oesophagus über.

Der *Constrictor pharyngis inferior* wird vom *N. vagus* innerviert.

4. Der *Stylopharyngeus* entspringt vom Proc. styloides und zieht schräg nach medial und abwärts und etwas nach vorne zum Pharynx herab; er durchsetzt teils die querverlaufenden Züge des Constr. pharyngis superior, teils senkt er sich in eine zwischen Constrictor pharyngis superior und medius vorhandene Lücke in die Seitenwand des Pharynx ein. Der Stylopharyngeus bildet in der Pharynxwand vornehmlich Längsfaserzüge. Ein Teil des Muskels tritt an die Epiglottis und den Schildknorpel heran.

Der *Stylopharyngeus* wird vom *N. glossopharyngeus* innerviert.

5. Der *Palato-pharyngeus* geht aus dem Velum palatinum hervor, teilweise entspringt er auch vom Hamulus pterygoideus; er zieht durch den Arcus palatopharyngeus zur seitlichen und hinteren Pharynxwand; in diese tritt er unmittelbar unter der Eintrittsstelle des Stylopharyngeus ein und zieht als Längsmuskelschicht des Pharynx vor dem Ceratopharyngeus und Constrictor phar. inferior abwärts. Innerviert wird der *Palatopharyngeus* vom Vagus, teilweise auch vom Hypoglossus.

Der *Palatoglossus* gehört dem Pharynx insofern an, als er vom Gaumensegel durch die Plica glossopalatina zur Zunge hinzieht und in die seitliche Pharynxwand eingelagert ist. Innerviert wird der Palatoglossus vom *Facialis*, *Glossopharyngeus*, *Vagus* und *Hypoglossus.*

Von den Muskeln des Pharynx ist der *Constrictor pharyngis superior* an der hinteren oberen Rachenwand der direkten elektrischen Reizung zugängig. Man sieht, wie sich bei seiner Kontraktion die *hintere Rachenwand wulstartig vorwölbt* und die Seitenwände medialwärts rücken, so daß sich der Isthmus faucium verengert. Bei einseitiger Kontraktion verschiebt sich die *Raphe* des Pharynx *kulissenartig nach der Seite des sich kontrahierenden Muskels herüber.* Der Constrictor pharyngis superior ist von größter Bedeutung für den Schluckakt. Er stellt den obersten Abschnitt der Ringmuskulatur des Pharynx dar und seine Kontraktion leitet, nachdem der Bissen durch die Bewegung der Zunge nach hinten und oben in den Pharynx befördert worden ist, die peristaltische Welle der Ringmuskelkontraktion des Digestionstractus ein, durch welche die Ingesta weiter befördert werden, diejenige peristaltische Welle, welche im Pharynx mit dem sogenannten Schluckakte beginnt und sich dann durch Oesophagus, Magen, Dünndarm, Dickdarm und Mastdarm bis zum Rectum und Anus fortpflanzt. Im Bereiche des Pharynx schließt sich an die Kontraktion des Constrictor pharyngis superior die des *Constrictor medius* und *inferior* an.

Im Gegensatz zu der den Pharynx verengernden Wirkung der Ringmuskulatur, welche die drei Constrictoren bilden, üben die anderen Muskeln, welche im wesentlichen längsverlaufende Muskelbündel bilden, *Stylopharyngeus* und *Palatopharyngeus,* in der Hauptsache eine *hebende Wirkung* auf den Pharynx aus, sie ziehen den mittleren und unteren Abschnitt aufwärts. Der Stylopharyngeus zieht die seitliche Rachenwand dabei etwas nach außen, bei der Kontraktion des *Palatopharyngeus wölbt sich* hingegen die *seitliche Rachenwand* im Bereiche der Plica palatopharyngea *der Mittellinie entgegen.* Den *analogen Effekt* übt im Bereiche der Plica glossopalatina die Kontraktion des *M. glossopalatinus* aus. Inwieweit die hebende Wirkung des Stylopharyngeus und Palatopharyngeus für den Schluckakt von Bedeutung ist, ist nicht sichergestellt. Dagegen spielt die Kontraktion der Palatopharyngeus und Palatoglossus mit ihrer den Isthmus faucium von der Seite her einschnürenden Wirkung insofern für den Schluckakt eine Rolle, als dadurch der im Pharynx befindliche Bissen von den Seiten her unter Druck genommen wird und auf diese Weise zu einer Abwärtsbeförderung beigetragen wird. Daß auch die hebende Wirkung, welche der Glossopalatinus auf die Zungenwurzel ausübt, in der gleichen Richtung wirkt, leuchtet ohne weiteres ein.

Der Schluckakt ist bei Lähmung der Pharynxmuskulatur nur noch für Flüssigkeiten möglich. Diese fließen unter Umständen bei entsprechender Kopfhaltung einfach der Schwere folgend in den Rachen und von diesem in die Speiseröhre herab. Sie können auch, wenn die anderen am Schluckakte beteiligten Muskeln, insbesondere die Zungenmuskulatur, die der Wange (Buccinator) und des Mundbodens (Mylohyoideus u. a.) intakt sind, durch deren Tätigkeit noch regelrecht in den Pharynx und Oesophagus heruntergespritzt werden. Ganz anders liegen die Verhältnisse aber bei festen Bissen, die in bezug auf ihre Beförderung auf die Kontraktion aller der zahlreichen am Schluckakte beteiligten Muskeln angewiesen sind. Inwieweit dabei die Muskeln der Zunge und des Gaumensegels beteiligt sind und welche Störungen des Schluckaktes aus deren Lähmung resultieren, ist in den vorangehenden Kapiteln geschildert worden. Am folgenschwersten erweist sich aber für den Schluckakt die Lähmung der Muskeln des Pharynx; denn bei dieser ist, wenn sie vollkommen ist, das Schlucken fester Ingesta nicht möglich; der Bissen bleibt im obersten Abschnitte des Digestionstraktes stecken. Derartige Zustände kommen bei vorgeschrittener Bulbärparalyse, bei doppelseitiger traumatischer Läsion oder toxisch-infektiöser Neuritis der entsprechenden Gehirnnerven (Vagus, Glossopharyngeus, Hypoglossus) vor. Sie erheischen die künstliche Ernährung des Kranken durch die Schlundsonde. Aber schon die Lähmung des Constrictor pharyngis superior macht, wenigstens bei doppelseitiger Lähmung, den Schluckakt für feste Bissen unmöglich. Es ist das bei doppelseitiger Lähmung des N. glossopharyngeus, welcher den Constrictor pharyngis superior versorgt, von VERNET und von mir mehrfach beobachtet worden. Die Integrität des Constrictor pharyngis medius und inferior, welche vom Vagus versorgt werden, reicht bei Lähmung des Constrictor superior nicht aus, um den Akt des Herunterschluckens fester Speisen einzuleiten. Es ist das ohne weiteres verständlich, wenn man bedenkt, daß der Constrictor pharyngis superior den obersten Abschnitt der Ringmuskulatur des Digestionstraktes bildet, der die Ingesta durch seine Kontraktion erst dem Constrictor medius und Constrictor inferior zuschieben muß, wenn diese beiden in den Schluckakt wirksam eingreifen sollen. Schon bei einseitiger Lähmung des Glossopharyngeus ist das Schlucken größerer, fester Bissen manchmal erschwert. Übrigens ist wohl die Störung des Schluckaktes bei der doppelseitigen Glossopharyngeuslähmung nicht allein auf den Ausfall des Constrictor phar. sup. zu beziehen; auch die Parese des Glossopalatinuus und Pharyngopalatinus, welche beide vom Glossopharyngeus mitinnerviert werden, macht sich insofern bemerkbar, als die Plica glossopalatina und Pharyngopalatina sich nur unvollkommen nach der Mitte zu vorwölben. Bei Lähmung des Vagus und Integrität des Glossopharyngeus stehen die Störungen des Schluckaktes erheblich zurück. Der Constrictor pharyngis superior bringt allein die Kraft auf, um den Bissen bis in die Speiseröhre herunter zu drücken. Nur bei hastigem Schlucken größerer Bissen in rascher Folge kann sich der Ausfall des Constrictor medius und inferior recht störend bemerkbar machen.

Die einseitige Lähmung des Glossopharyngeus hat, wie bereits bemerkt, bisweilen eine Erschwerung des Schluckaktes im Gefolge. Wenn man die aus dem einseitigen Ausfall des Constrictor pharyngis superior resultierende

Störung näher ins Auge faßt, kann man feststellen, daß die hintere Pharynxwand sich auf der Seite der Lähmung nicht vorwölbt und daß die Raphe sich kulissenartig nach der gesunden Seite herüberschiebt, richtiger gesagt, nach letzterer durch den sich kontrahierenden Constrictor superior der intakten Seite herübergezogen wird. VERNET hat dies als Phénomène de rideau bezeichnet. Es ist sehr gut zu beobachten, wenn man den Würgreflex auslöst oder den Kranken phonieren läßt. Es ist wahrscheinlich, daß an dieser Seitenverziehung auch der Ausfall des Stylopharyngeus, der ja auch vom Glossopharyngeus innerviert wird, mitbeteiligt ist und wohl auch eine Parese des Palatopharyngeus und Palatoglossus, welche wenigstens partiell vom Glossopharyngeus innerviert werden, mit im Spiele ist. Man kann nämlich bei der einseitigen Glossopharyngeuslähmung feststellen, daß sich die seitliche Pharynxwand auf der Seite der Lähmung weniger vorwölbt als auf der gesunden Seite und daß insbesondere die Plica Palatopharyngea und Glossopalatina weniger gegen die Medianlinie zu vorspringen.

XIX. Die Muskeln des Kehlkopfes.

Der *Sternothyreoideus* entspringt von der Innenfläche des Manubrium sterni und zieht hart an der Mittellinie gerade aufwärts zum Schildknorpel, an dessen vorderer Fläche er in einer schräg von vorne unten innen nach hinten oben und außen verlaufenden Linie inseriert. Ein Teil des Muskels geht in den Thyreohyoideus, ein anderer Teil in den Constrictor pharyngis inferior über.

Der *Sternothyreoideus* wird von der *Ansa hypoglossi* innerviert. Der Muskel zieht bei seiner Kontraktion den Schildknorpel nach abwärts.

Der *Thyreohyoideus* entspringt vom Schildknorpel unmittelbar da, wo der vorige Muskel an diesem inseriert. Ein Teil des Sternohyoideus geht direkt in den Thyreohyoideus über. Der Thyreohyoideus inseriert am Körper und großen Horn des Zungenbeins. Innerviert wird der *Thyreohyoideus* von der *Ansa hypoglossi*. Er zieht bei fixiertem Zungenbein den Schildknorpel aufwärts gegen das Zungenbein. Bei einseitiger Kontraktion wird der Kehlkopf etwas um die sagittale Achse gekantet. Bei doppelseitiger Kontraktion bewirkt der Thyreohyoideus wenigstens bei weicheren Kehlköpfen auch eine Verkleinerung des Winkels, welchen die beiderseitigen Platten des Schildknorpels miteinander bilden. Eine solche Zuspitzung des Winkels führt eine Spannung der Stimmbänder herbei. Beim Hinaufgehen der Stimme steigt in der Tat der Kehlkopf unter der Kontraktion der winkelverkleinernden und gleichzeitig hebenden Thyreohyoidei empor. In der Fixierung des Schildknorpels gegen das Zungenbein liegt vor allem die Bedeutung des Thyreohyoideus für den Schluckakt, bei welchem der Kehlkopf nach oben und vorne unter die Zungenbasis gezogen und so die Epiglottis auf den Aditus laryngis heruntergedrückt wird. Der Zug auf das Zungenbein nach oben vorne und durch Vermittlung des Thyreohyoideus auch auf den Schildknorpel erfolgt beim Schlucken durch die Kontraktion des *Mylohyoideus, Geniohyoideus* und *vorderen Biventerbauches*. Daß diese letzteren am Schluckakt besonders auch durch Straffung des Mundbodens und den Druck, den sie von unten her auf das Cavum oris ausüben, partizipieren, ist bereits anderen Ortes erwähnt worden (vgl. S. 619).

Bei *Lähmung* der Ansa hypoglossi weicht der Kehlkopf in der Ruhe manchmal etwas nach der gesunden Seite ab. Das ist insofern auffallend, weil sich bei einseitiger Kontraktion des Thyreohyoideus und Sternothyreoideus eine Seitenverschiebung des Kehlkopfes nicht feststellen läßt. Es ist also fraglich, ob diese Deviation des Kehlkopfes nach der gesunden Seite bei Unterbrechung der Ansa hypoglossi auf den Ausfall der beiden genannten Muskeln zu beziehen ist. Der einzige von der Ansa hypoglossi innervierte Muskel, welcher indirekt eine geringe Verschiebung des Kehlkopfes nach der homolateralen Seite bewirkt, ist der *Omohyoideus,* welcher bei einseitiger Kontraktion das Zungenbein nach abwärts und etwas nach seiner Seite zu herüberzieht. Der Bewegung des Zungenbeins folgt der Kehlkopf. Ich glaube also, daß die geringe Verschiebung des Kehlkopfes nach der gesunden Seite bei Lähmung der Ansa auf den Ausfall des Omohyoideus bezogen werden muß. BERNHARD hat angegeben, daß bei der Lähmung der Ansa der Kehlkopf auch beim Schlucken nach der gesunden Seite abweicht. Ich habe eine solche Seitenverschiebung nicht feststellen können, aber beobachtet, daß sich der Kehlkopf während des Schluckens etwas um die sagittale Achse nach der gesunden Seite zu kantet. Die Erklärung hierfür ist meines Erachtens darin zu suchen, daß der Kehlkopf dem Zungenbein, welches durch die Mylohyoidei, Geniohyoidei und vorderen Biventerbauch gerade nach oben und vorne gezogen wird, nicht gleichmäßig folgt, sondern um die sagittale Achse durch den Thyreohyoideus der nicht gelähmten Seite etwas nach dieser letzteren zu gekantet wird.

Bei einseitiger *Lähmung* des 3. *Trigeminusastes* kommt es beim Schlucken infolge der Lähmung des Mylohyoideus und vorderen Biventerbauches zu einer Verziehung des Zungenbeins nach der gesunden Seite und zu einer Drehung nach der gelähmten Seite; diesen Verschiebungen des Hyoids folgt der Kehlkopf, welcher um die vertikale Achse nach der gelähmten Seite zu rotiert.

Der *Laryngopharyngeus* oder *Constrictor pharyngis inferior,* welcher vom Hinterrande der Platte des Schildknorpels, dem unteren Horn desselben und dem Ringknorpel entspringt und von da halbringförmig die Pharynxwand umzieht und in die Raphe pharyngis übergeht, zieht bei doppelseitiger Kontraktion den Kehlkopf nach hinten, bei einseitiger Wirkung übt er eine rotierende Wirkung auf den Kehlkopf um die vertikale Achse nach der homolateralen Seite zu aus. Wahrscheinlich ist auf den Ausfall dieses vom *Vagus* versorgten Muskels die bei Vaguslähmung manchmal beim Schlucken zu beobachtende Rotation des Kehlkopfes um die vertikale Achse nach der gesunden Seite zu beziehen. Der Constrictor pharyngis inferior übt auch eine indirekte Wirkung auf die Spannung der Stimmbänder aus dadurch, daß er bei doppelseitiger Kontraktion den Winkel, in welchem beide Platten des Schildknorpels zusammenstoßen, bei weicher Beschaffenheit des Knorpels, wie sie bei Kindern und Frauen vorliegt, verkleinert.

Der *Cricothyreoideus anticus* entspringt von der Vorderfläche der Spange des Ringknorpels nahe der Medianlinie, er entfaltet sich fächerförmig nach oben auswärts und inseriert am unteren Rande des Schildknorpels bis zum unteren Horn hin, teilweise auch am letzteren selbst. Ein Teil des Muskels kann in den Constrictor pharyngis inferior (Laryngopharyngeus) übergehen. Innerviert wird der Cricothyreoideus anticus vom *Vagus,* und zwar vom *N. laryngeus superior.*

Der *Cricothyreoideus* hebt bei seiner Kontraktion die Spange des Ringknorpels gegen den Schildknorpel empor; dadurch wird die hintere Platte des Ringknorpels um eine transversale Achse so gedreht, daß sich ihr oberer Rand nach hinten kantet; dem oberen Rande sitzt der Stellknorpel auf und, wenn dieser der Bewegung der Ringknorpelplatte folgt, so bedeutet das eine Entfernung des Proc. vocalis des Stellknorpels von der vorderen Insertionsstelle des Stimmbandes an der Innenfläche der Schildknorpelplatte, d. h. also

Anspannung des Stimmbandes. Voraussetzung für diese stimmbandspannende Wirkung des Cricothyreoideus anticus ist aber, wie gesagt, die Fixation des Stellknorpels auf dem oberen Rande der Ringknorpelplatte, wenigstens mit Bezug auf die transversale frontale Achse. Diese Fixation wird, wie sogleich zu erörtern sein wird, durch die Cricoarytaenoidei postici bewirkt. Ist der Stellknorpel mit Bezug auf die Querachse nicht auf dem Ringknorpel fixiert, so folgt er der Bewegung des letzteren bei der Kontraktion des Cricothyreoideus nicht ohne weiteres, vielmehr erfolgt eine Änderung der Stellung des Aryknorpels zur Platte des Ringknorpels in dem Sinne eines Umkippens des Aryknorpels auf dem oberen Rande der Platte des Ringknorpels gegen diesen nach vorne. Streng genommen kippt allerdings nicht der Stellknorpel gegen die Ringplatte nach vorne, sondern letztere gegen den feststehend gedachten Stellknorpel nach vorne.

Bei einseitiger Kontraktion dreht der Cricothyreoideus den Schildknorpel gegen den Ringknorpel etwas nach der kontralateralen Seite.

Der *Cricoarytaenoideus posticus* entspringt von der Platte des Ringknorpels. Seine Fasern konvergieren nach oben und außen und inserieren am Proc. muscularis des Stellknorpels. Der Muskel wird vom *N. vagus,* und zwar vom *N. laryngeus inferior* innerviert.

Die Wirkung des *Cricoarytaenoideus posticus* besteht, wie bereits angedeutet, einmal darin, daß er die Stellknorpel um die frontale Achse gegen den oberen Rand der Schildknorpelplatte nach hinten zu drehen bestrebt ist, bzw. ein Vornüberkippen der Stellknorpel um diese Achse bei der Kontraktion des Cricothyreoideus verhindert.

Er ist also an der *Spannung* des *Stimmbandes* mitbeteiligt. Der Cricoarytaenoideus posticus bewirkt aber bei seiner Kontraktion vor allem eine Rotation des Stellknorpels um die vertikale Achse, wobei der Proc. vocalis sich nach außen richtet. Das bedeutet *Erweiterung der Stimmritze.*

Der *Cricoarytaenoideus lateralis* entspringt vom oberen Rande des hinteren Abschnittes des Ringes und den angrenzenden Partien der Platte des Ringknorpels. Seine Fasern ziehen schräg nach hinten und aufwärts und inserieren am Proc. muscularis des Stellknorpels. Innerviert wird der Muskel vom *Vagus* bzw. *Laryngeus inferior.*

Der *Cricoarytaenoideus lateralis* dreht den Stellknorpel um die vertikale Achse so, daß der Processus vocalis medialwärts wandert, er ist also ein *Schließer der Stimmritze.* Er unterstützt die stimmbandspannende Wirkung der Cricothyreoidei dadurch, daß er die glottiserweiternde Komponente der Postici kompensiert.

Darüber hinaus fällt ihm aber noch eine besondere Aufgabe zu, welche mit der Steigerung der Tonhöhe im sog. Falsett, der Kopfstimme, zusammenhängt. Durch die energische Kontraktion der Cricoarytaenoidei laterales werden die Processus vocales fest aneinandergepreßt, dadurch werden die hinteren Teile der sehnigen Stimmbänder in gegenseitige Berührung gebracht und je weiter sich diese Berührung nach vorne hin erstreckt, ein um so größerer Abschnitt des Stimmbandes wird beim Anblasen durch den Exspirationsstimmstoß von der Schwingung ausgeschaltet und ein um so kürzeres Stück bleibt schwingungsfähig; dieses letztere muß um so schneller schwingen und um so höher wird der Ton ausfallen. Die hinteren Abschnitte der Stimmbänder können aber nur dann fest aneinandergepreßt werden, wenn die beiden Stellknorpel einander möglichst genähert werden. Diese Aufgabe erfüllen, wie sogleich erörtert werden wird, die Interarytaenoidei.

Der *Interarytaenoideus transversus* ist ein unpaariger Muskel, welcher zwischen beiden Stellknorpeln an deren Rückfläche, fast die gesamte Höhe derselben einnehmend, ausgespannt ist; die Fasern haben einen geradlinigen queren Verlauf. Die *Interarytaenoidei obliqui* verlaufen ebenfalls an der Rückfläche der Stellknorpel, jeder der beiden zieht vom Proc. muscularis der einen Seite schräg empor, überkreuzt die Mittellinie und endet am Stellknorpel der anderen Seite, nahe dessen oberer Spitze; teilweise geht er in den M. aryepiglotticus, teilweise in den Thyreoarytaenoideus über. Innerviert werden der Interarytaenoideus transversus und die Interarytaenoidei obliqui vom *Vagus*, und zwar vom *Laryngeus inferior*.

Die *Mm. interarytaenoidei* bewirken bei ihrer Kontraktion eine Parallelverschiebung der beiden Stellknorpel aufeinander zu, sie *schließen* also die *Glottis*, aber nicht, wie der Cricoarytaenoideus lateralis durch Rotation der Stellknorpel um die vertikale Achse mit konkomitierender, medialwärts gerichteter Drehung der Processus vocales, sondern, wie gesagt, durch Parallelverschiebung der Stellknorpel aufeinander zu, wobei die Processus vocales an sich sehr wohl nach außen gerichtet sein können. In diesem letzteren Falle schließen die Interarytaenoidei also nur den kurzen, zwischen den relativ schmalen medialen Flächen beider Stellknorpel gelegenen Teil der Glottis. Sie können daher als die speziellen Verengerer dieses hinteren Abschnittes der Glottis betrachtet werden. In jedem Falle unterstützen die Interarytaenoidei die stimmbandspannende Wirkung der Cricothyreoidei ähnlich wie der Cricoarytaenoideus lateralis dadurch, daß sie die glottiserweiternde Komponente der Cricoarytaenoidei postici aufheben. Sie unterstützen aber auch dadurch, daß sie beide Stellknorpel fest gegeneinander ziehen, die für das Hervorbringen hoher Töne erforderliche feste Annäherung der hinteren Abschnitte der Stimmbänder durch die Cricoarytaenoidei laterales, ja sie ermöglichen überhaupt erst diese Spezialfunktion der letzteren.

Der *Thyreoarytaenoideus inferior* entspringt von der Innenfläche der Schildknorpelplatte nahe der Mittellinie und verläuft in sagittaler Richtung nach hinten zum Stellknorpel, an dessen vorderer lateraler Fläche und Processus vocalis er inseriert. Man unterscheidet an dem Muskel eine innere, in der Schleimhautfalte des Stimmbandes selbst gelegene mediale Portion, den *Thyreoarytaenoideus internus* von der weitaus mächtigeren, nach außen ohne scharfe Grenze anschließenden Portion, dem *Thyreoarytaenoideus lateralis*. Nicht alle Muskelfasern des Thyreoarytaenoideus internus verlaufen kontinuierlich in sagittaler Richtung von vorn nach hinten, sondern ein Teil biegt transversal um und inseriert am ligamentösen Stimmbandrand. Der Thyreoarytaenoideus inferior wird vom *Vagus* bzw. *N. laryngeus inferior* innerviert.

Die Wirkung des *Thyreoarytaenoideus inferior* besteht erstens in einer *Annäherung der Stimmbänder* gegeneinander. Er gehört zu den Glottisverschließern. Cricoarytaenoidei laterales, Interarytaenoidei und Thyreoarytaenoideus inferior bilden ihrer Anordnung und Wirkung nach gleichsam einen funktionell einheitlichen Muskel, den Sphincter glottidis. Dem Thyreoarytaenoideus inferior fällt aber noch, wie besonders von GAD im einzelnen ausgeführt worden ist, eine besondere Aufgabe zu. Diese besteht in der *Absteifung des Körpers der Stimmbänder*.

„Sind die Thyreoarytaenoidei kontrahiert, so schwingt der ganze Körper jedes Stimmbandes als ein Ganzes, sind sie schlaff, so bildet sich eine dem Stimmbandrande parallele Knotenlinie und der schräge scharfe Rand des Stimmbandes bewegt sich bei der Schwingung jedesmal in entgegengesetztem Sinne wie die schlaffe muskuläre Basis. Bei der Schwingung der Stimmbandränder um die Knotenlinie ist die schwingende Masse kleiner, als wenn jeder

Stimmbandkörper als Ganzes schwingt, und die Länge jedes transversalen, in gleicher Schwingungsrichtung begriffenen Abschnittes ist auch kürzer. Bei dieser Schwingungsart, welche dem besonderen, Falsett oder Kopfstimme genannten Stimmregister entspricht, ist also die Dauer jeder einzelnen Schwingung kürzer, der Ton im allgemeinen höher. Durch die Kontraktion der Thyreoarytaenoidei dagegen wird das Schwingen der Stimmbänder im ganzen bedingt und es ertönt die Bruststimme mit ihren tieferen Tonlagen. Die Kontraktion der Thyreoarytaenoidei allein würde allerdings zu einer gegenseitigen Annäherung der vorderen und hinteren Insertionspunkte der Stimmbänder und damit zu einer Entspannung des schwingenden freien Randes derselben führen. Damit die Stimmbänder in der Bruststimme ansprechen, ist eine stärkere Gegenspannung der Cricothyreoidei, Cricoarytaenoidei postici und der Interarytaenoidei und Cricoarytaenoidei laterales erforderlich. Bei den Brusttönen fühlt man eine größere Spannung im Kehlkopf als bei der Kopfstimme, abgesehen von den höchsten Tönen der letzteren.

Bei der Stellung der Stimmbänder im Falsett ist die Glottis weiter und wegen des hierdurch bedingten größeren Luftverbrauches die Spannung der Exspirationsmuskeln stärker als bei den Brusttönen. Die größere Enge der Glottis bei letzteren bewirkt stärkeres Mitschwingen der Luftsäule unterhalb der Stimmritze und des Brustkastens. Der Stimmfremitus ist bei den Brusttönen stärker am Thorax fühlbar, bei der Kopfstimme stärker am Kopf. Das Schwingen der Stimmbänder im ganzen, wie es bei der Bruststimme eintritt, bringt einfachere Bedingungen für die Schwingungsform der Luft mit sich, die entstehende Klangmasse ist einfacher, enthält weniger Obertöne, die Klangfarbe ist weicher als beim Falsett, welches leicht etwas Schmetterndes erhält. Im Bereiche des Registers der Brusttöne wird die Erhöhung des Tones der Stimme einfach durch Vermehrung der Spannung der Stimmbänder erzielt. Im Falsett treten aber zu der durch die Kontraktion der inneren Kehlkopfmuskeln erzielten Spannungsvermehrung der Stimmbänder noch zwei besondere Hilfsmittel hinzu. Durch kräftige Kontraktion der Cricoarytaenoidei laterales können, wie bereits ausgeführt, die Processus vocales fest aneinander gedrückt werden, dadurch werden die hinteren Teile der sehnigen Stimmbänder zur gegenseitigen Berührung gebracht. Je weiter sich diese Berührung nach vornhin erstreckt, ein um so kürzeres Stück der Stimmbänder, in sagittaler Richtung gemessen, bleibt schwingungsfähig und um so schneller müssen die Schwingungen erfolgen, also um so höher wird der Ton ausfallen. Daß die hinteren Teile der Stimmbänder bei der Kopfstimme in dauernder gegenseitiger Berührung bleiben, so daß sie sich an der Schwingung nicht beteiligen, ist sicher konstatiert."

An der Verkürzung des schwingungsfähigen Abschnittes der Stimmbänder zum Zwecke der Erzielung höherer Töne ist aber offenbar auch der *Thyreoarytaenoideus internus* noch in besonderer Weise beteiligt, und zwar dank der ihm eigenen, weiter oben erwähnten Einrichtung, daß ein Teil seiner Fasern sich nicht kontinuierlich von der vorderen am Schildknorpel gelegenen bis zu der hinteren am Stellknorpel befindlichen Insertion hindurch erstreckt, sondern seitlich umbiegt, um in dem sehnigen Rande des Stimmbandes zu inserieren. Durch die Einzelkontraktion solcher Fasern kann das Stimmband in eine schwingungsfähige Saite von verschiedenster Länge gewandelt werden.

Der *Thyreoarytaenoideus superior* entspringt von der Innenfläche der Schildknorpelplatte nahe dem oberen Rande derselben beiderseits neben der Mittellinie; er verläuft nach hinten und abwärts zum Proc. muscularis des Stellknorpels. Der Muskel ist in bezug auf seine Ausbildung sehr variabel. Innerviert wird er vom *Vagus* bzw. *Laryngeus inferior.*

Der *Thyreoarytaenoideus superior* dreht den Stellknorpel um die vertikale Achse, so daß sich der Proc. vocalis medialwärts wendet; auch er trägt also zur *Annäherung* der *Stimmbänder* bzw. zum *Verschluß* der *Glottis* bei.

Überblicken wir die Rollen, welche die einzelnen Muskeln des Kehlkopfes bei den Bewegungen und Spannungsänderungen der Stimmbänder spielen, so läßt sich kurz zusammengefaßt folgendes sagen.

Als *Erweiterer* der Stimmritze wirken die Cricoarytaenoidei postici, sie treten bei jedem Inspirationszug in Aktion. Als *Schließer* der Glottis wirken die Cricoarytaenoidei laterales, Thyreoarytaenoidei superiores, Thyreoarytaenoidei inferiores, der Interarytaenoideus transversus und die Interarytaenoidei obliqui, die beiden letzteren speziell auf den hintersten zwischen beiden Stellknorpeln befindlichen Teil der Glottis. Die Schließer der Glottis sind bei der Phonation in Tätigkeit, welche eine Annäherung der Stimmbänder zur Voraussetzung hat. Als *Spanner* der Stimmbänder wirken die Cricothyreoidei, Cricoarytaenoidei postici, Cricoarytaenoidei laterales und Interarytaenoidei in enger und den jeweiligen Bedürfnissen auf das feinste angepaßter Kooperation. Unterstützt werden diese eigentlichen Stimmbandspanner noch durch den Thyreohyoideus und Thyreopharyngeus, welche beide den Winkel, den die beiden Schildknorpelplatten miteinander bilden, verkleinern und dadurch eine stärkere Spannung des Stimmbandes bewirken. Die Thyreoarytaenoidei inferiores versteifen den Stimmbandkörper, so daß derselbe als Ganzes schwingt, was für die Produktion der Brusttöne erforderlich ist, während bei der Kopfstimme die Arytaenoidei externi und interni erschlafft sind, so daß der freie sehnige Rand des Stimmbandes und die muskuläre Basis des Stimmbandkörpers gegensinnig um eine Knotenlinie zwischen beiden schwingen. Eine Verkürzung der schwingungsfähigen Abschnitte des Stimmbandes, welche, von der vermehrten Spannung des Gesamtstimmbandes abgesehen, für das Hervorbringen hoher Töne in Betracht kommt, wird einerseits durch enges Aneinanderpressen der hinteren Abschnitte der Stimmbänder durch die Cricoarytaenoidei laterales und Interarytaenoidei, andererseits durch die Kontraktion einzelner Fasern des Thyreoarytaenoideus internus, welche, aus der rein anteroposterioren Richtung abbiegend, an den einzelnen Punkten des sehnigen Teiles des Stimmbandes inserieren, erreicht.

Die Muskeln, welche auf die Bewegung der *Epiglottis* Einfluß haben, sind durchweg Ausstrahlungen von Muskeln der Nachbarschaft in den Kehldeckel, so der *Aryepiglotticus*, welcher teils eine Abzweigung von Bündeln des Stylopharyngeus in die Seitenränder der Epiglottis, teils eine Fortsetzung der Interarytaenoidei obliqui um den Stellknorpel herum in die Membrana quadrangularis darstellt. Die aus dem Genioglossus in die Epiglottis ausstrahlenden Muskelbündel sind als *Genio epiglotticus* bezeichnet worden. Drittens strahlen Bündel des Thyreoarytaenoideus inferior nach oben zu in die Membrana quadrangularis und die freien Ränder des Kehldeckels aus; sie werdenals *Thyreoepiglotticus* bezeichnet und schließlich gehen auch einzelne Bündel aus dem Cricoarytaenoideus lateralis in den Seitenrand der Epiglottis und die Membrana quadrangularis über, welche man als *Cricoepiglotticus* absondern kann.

Die genannten Muskeln dürften auf den Kehldeckel in der Weise einwirken, daß Aryepiglotticus, Thyreoepiglotticus und Cricoepiglotticus den Kehldeckel nach abwärts klappen, der Genioepiglotticus dagegen den Kehldeckel emporrichtet. Im wesentlichen kommen wohl aber die Bewegungen der Epiglottis rein passiv zustande. Wenn das Zungenbein und mit ihm der Schildknorpel beim Schluckakt nach vorne oben gezogen wird, so wird dadurch gleichzeitig die Epiglottis nach vorne unter den Zungengrund gezogen und von letzterem auf den Aditus laryngis herumgedrückt. Beim Vorstrecken der Zunge dagegen wird der mit der Zungenwurzel durch die Plica glossoepiglottica verbundene Kehldeckel nach vorne mitgenommen und dadurch aufgerichtet.

Die Muskeln, welche die Bewegungen und die Spannung der Stimmbänder regulieren, werden fast durchweg vom N. vagus innerviert. Eine Ausnahme bildet einzig der Thyreohyoideus, der von der Ansa hypoglossi versorgt wird. Bei der totalen Unterbrechung des *N. vagus* oder bei Zerstörung seines motorischen Ursprungskernes in der Oblongata, des Nucleus ambiguus, kommt es zur *Stimmbandlähmung*. Das Stimmband nimmt dann in der Ruhe die sogenannte Kadaverstellung ein (Abb. 515), bei der Inspiration rückt es nicht in Abduktionsstellung infolge Ausfalls des Cricoarytaenoideus posticus, dagegen wird es infolge seiner Erschlaffung von dem Luftstrom bei der Atmung mitgenommen, beim Inspirium nach abwärts gesogen, beim Expirium nach oben vorgebuchtet. Bei der Phonation fehlt die Adduktion des gelähmten Stimmbandes an die Mittellinie sowie seine jeweils erforderliche Spannung, es fehlt die Versteifung des Stimmbandkörpers als Ganzes durch den Thyreoarytaenoideus inferior und es fehlt die Wandelung des Stimmbandes in Saiten von geringerer Länge durch den Cricoarytaenoideus lateralis und den Thyreoarytaenoideus internus. Das der Stimmbildung hinderliche Klaffen der Glottis kann aber bei der einseitigen

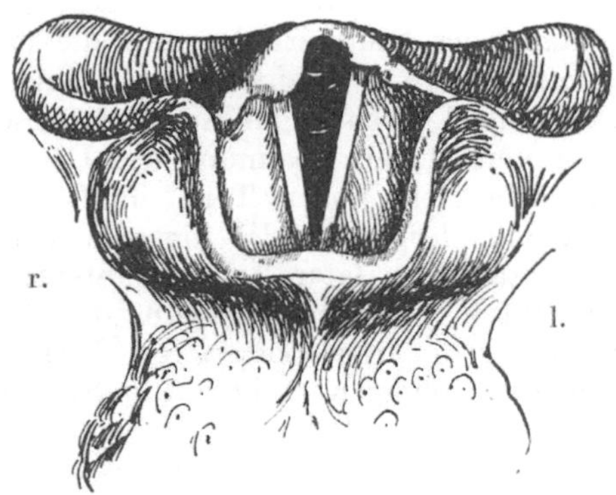

Abb. 515. Recurrenslähmung links. „Kadaverstellung" des linken, Inspirationsstellung des rechten Stimmbandes. (Nach VERAGUTH.)

Stimmbandlähmung wenigstens teilweise dadurch überwunden werden, daß das Stimmband der gesunden Seite unter Überschreitung der Mittellinie sich dem gelähmten Stimmbande möglichst nähert. Dies wird dadurch erreicht, daß der Schildknorpel hauptsächlich unter der Kontraktion des gesunden Cricothyreoideus eine Rotation gegen den Ringknorpel um die vertikale Achse nach der gelähmten Seite zu ausführt; dadurch rückt der vordere Insertionspunkt des gesunden Stimmbandes auf die gelähmte Seite herüber und durch kräftige Kontraktion des Cricoarytaenoideus lateralis, Thyreoarytaenoideus inferior et superior wird der Stellknorpel soweit um die vertikale Achse gedreht, daß der Processus vocalis nicht nur geradeaus, sondern etwas nach der gelähmten Seite zu weist. Dazu kommt als begünstigendes Moment der Umstand, daß der Interarytaenoideus transversus bei unilateraler Vaguslähmung als unpaariger Muskel infolge seiner Doppelversorgung durch beide Recurrentes nicht völlig gelähmt ist, so daß die beiden Stellknorpel mit ihren medialen Flächen noch einigermaßen in Kontakt gebracht werden können. Trotz der kompensatorischen Leistung des gesunden Stimmbandes bleibt aber der Verschluß der Glottis bei einseitiger, vollkommener Stimmbandlähmung mangelhaft, so daß die Stimme einen heiseren Beiklang behält.

Von den Stimmbandmuskeln wird der Cricothyreoideus vom N. laryngeus superior innerviert, alle anderen Muskeln unterstehen dem Laryngeus inferior. Bei isolierter Lähmung des *Laryngeus superior*, welche nicht nur traumatisch bedingt vorkommt, sondern auch zum Zwecke der Larynxanästhesie aus therapeutischen Gründen künstlich erzeugt worden ist, kann sich der Ausfall des Cricothyreoideus dadurch zu erkennen geben, daß das Stimmband bei der

Phonation nicht genügend angespannt wird; darunter leidet die Produktion der hohen Töne. Bei kräftiger Intonation kann das Stimmband der gelähmten Seite infolge der mangelnden Spannung nach oben zu herausgedrückt, bei tiefer Inspiration etwas nach unten zu eingesogen werden. Die Stimmritze kann bereits in der Ruhe eine schräge Stellung einnehmen, wobei das vordere Ende derselben nach der gelähmten Seite zu abweicht, entsprechend der den Schildknorpel nach der Gegenseite rotierenden Komponente des nicht gelähmten Cricothyreoideus. Stärker tritt diese Schrägstellung bei der Phonation hervor, da dabei der gesunde Cricothyreoideus stärker in Aktion tritt.

Die Lähmung des *N. laryngeus inferior*, die *Recurrenslähmung*, ist viel schwerwiegender wie die des Superior. Das Stimmband steht in der Ruhe wie bei der

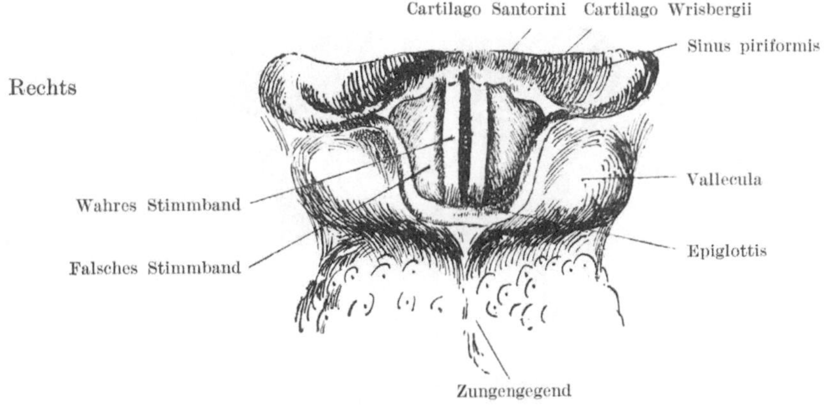

Abb. 516. Posticuslähmung, im Moment der Einatmung. (Lähmung beider Musculi cricoarytaenoidei postici.) (Nach VERAGUTH.)

totalen Vaguslähmung in Kadaverstellung. Bei der Inspiration führt es keine Abduktionsbewegung aus, es wird wegen seiner Erschlaffung inspiratorisch nach abwärts eingesogen, expiratorisch etwas nach oben gewölbt. Bei der Phonation bestehen im wesentlichen die gleichen Störungen wie bei der totalen Vaguslähmung, der aktionstüchtige Cricothyreoideus vermag dem gelähmten Stimmband keine nennenswerte Spannung zu erteilen, weil die dafür erforderliche Mitwirkung des Posticus fehlt (vgl. S. 630); der Stellknorpel kippt unter dem Zuge des Cricothyreoideus gegen den Ringknorpel um (vgl. S. 630) und rückt auf diese Weise etwas nach vorne auf die Schildknorpelplatte zu. Im übrigen kann aber auch bei der Recurrenslähmung wie bei der totalen Vaguslähmung der mangelhafte Verschluß der Glottis durch eine kompensatorische Bewegung des gesunden Stimmbandes nach der gelähmten Seite teilweise ausgeglichen werden.

Besonderes Interesse kommt den isolierten Ausfällen einzelner vom Laryngeus inferior versorgten Muskeln zu. Solche isolierte Lähmungen kommen sowohl bei umschriebenen nuclearen Prozessen im Bereiche des Nucleus ambiguus, bei Tabes, Syringobulbie, multipler Sklerose, vasculären Prozessen, Tumoren und traumatischen Schädigungen der Oblongata, wie auch bei radikulären Prozessen und ebenso bei den mannigfachsten Schädigungen der peripheren Abschnitte des Vagus oder Recurrens, mögen sie traumatischer oder toxisch infektiöser Genese oder mögen sie durch Druck eines Tumors oder Aneurysmas bedingt sein, vor.

An erster Stelle steht unter diesen isolierten Lähmungen einzelner Muskeln die *Lähmung* der *Cricoarytaenoidei postici*. Die relativ hohe Vulnerabilität der Kernzellen und Nervenfasern der Postici den verschiedensten Noxen gegenüber bezeichnet man als Rosenbach-Semonsches Gesetz. Grabower hat geglaubt, diese Empfindlichkeit der Postici auf die relativ geringere Zahl von Nervenfasern dieser Muskeln, verglichen mit den anderen Muskeln des Kehlkopfes, zurückführen zu können. Die Posticuslähmung ist charakterisiert durch die Adduktionsstellung der Stimmbänder; die letzteren erweitern sich bei der Inspiration nur insoweit, als bei der Erschlaffung der Stimmritzenschließer, das elastische Kontraktionsbestreben der deefferentierten Postici und der elastischen Teile des Kehlkopfes imstande ist, die Stimmbänder nach außen zu führen (Abb. 516). Ist die Posticuslähmung mit

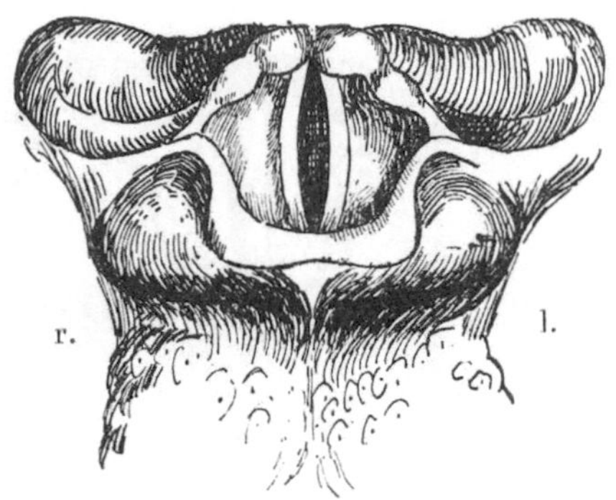

Abb. 517. Internuslähmung. Phonationsversuch. (Nach Veraguth.)

einer Kontraktur der Glottisverschließer kombiniert, so fällt auch diese geringfügige Abduktion fort, beide Stimmbänder berühren einander mehr oder weniger innig und dieser Zustand ist bei doppelseitiger Lähmung im hohen Maße lebensbedrohlich wegen der Gefahr der Erstickung. Die doppelseitige Posticuslähmung kann eine Tracheotomie erforderlich machen. Im Gegensatz zur Atmung ist bei der reinen Posticuslähmung die Phonation nicht erheblich gestört. Nur die Produktion der hohen Töne kann erschwert sein, weil die für die Spannung der Stimmbänder erforderliche Mitarbeit der Postici ausfällt (vgl. S. 630).

Nächst der Posticuslähmung ist die *Lähmung* der *Thyreoarytaenoidei interni* zu erwähnen. Das Charakteristische dieser sogenannten *Internuslähmung* ist das Phänomen, daß bei der Phonation zwar die Stellknorpel zusammenrücken und die Processus vocales nach vorne gedreht werden, daß aber die Stimmbänder selbst nicht mit ihren Rändern in Kontakt treten; statt einer geraden bilden die Stimmbandränder eine konkave Linie, zwischen beiden Bändern klafft ein spindelförmiger Spalt (Abb. 517). Die Stimmbandkörper werden infolge der fehlenden Kontraktion der Interni nicht versteift, sie schwingen daher bei der Phonation nicht als ein Ganzes, sondern, wie bereits S. 632 ausgeführt, um eine zwischen dem sehnigen Teil des Stimmbandes und dem muskulären Abschnitte gelegene Knotenlinie; es können füglich keine Brusttöne hervorgebracht werden. Andererseits ist die Wandlung des Stimmbandes in kurze und immer kürzere Saiten durch die normaliter so fein abgestufte Kontraktion der einzelnen an den verschiedenen Punkten des Stimmbandes inserierenden Internusfasern nicht mehr möglich.

Die *Lähmung* der *Interarytaenoidei* schließlich ist dadurch gekennzeichnet, daß bei der Phonation die Stellknorpel nicht gegeneinander gezogen werden, während sie die Drehung um die vertikale Achse dank der erhaltenen Kontraktion der Cricoarytaenoidei laterales und Thyreoarytaenoidei inferiores et superiores noch ausführen. Es klafft daher bei der Phonation der hintere zwischen beiden Stellknorpeln gelegene Teil der Glottis (Abb. 518). Infolge des weiten Abstandes der beiden Stellknorpel voneinander kommen aber auch die Processus vocales, trotz ihrer Wendung nach vorne, nicht in volle Berührung miteinander und darum bildet auch der übrige vordere Teil der Glottis

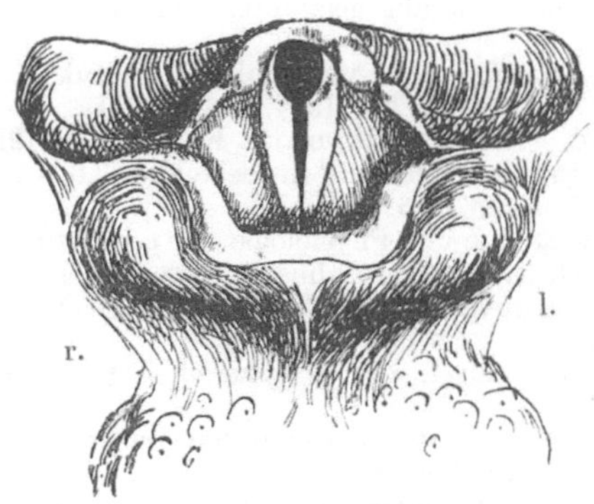

Abb. 518. Interarytaenoideuslähmung. Phonationsversuch. (Nach VERAGUTH.)

einen allerdings nur schmalen dreieckigen Spalt mit hinten gelegener Basis und vorne befindlicher Spitze.

Die Naht des durchtrennten N. vagus ist von HORSLEY, RIEDER und STIERLIN teils mit, teils ohne Erfolg ausgeführt worden. Auch hat man mehrfach versucht, eine bestehende Stimmbandlähmung durch Ersatzoperationen auszugleichen. BRÜNINGS und SEIFERT haben Paraffininjektionen in das gelähmte Stimmband vorgenommen. PAYR drückt durch Bildung eines gestielten Knorpellappens im Bereiche des Schildknorpels und Eindrücken desselben in die Tiefe das Stimmband in Adduktionsstellung. SCHMERZ hat empfohlen, den Winkel, welche die beiden Platten des Schildknorpels miteinander bilden, durch einen am oberen Rande desselben angebrachten transplantierten Fascienstreifen zu verkleinern und dadurch die Stimmbandspannung zu vergrößern.

Literatur.

ALTENBURGER, H.: Beiträge zur Physiologie und Pathologie des Ganges. Z. Neur. **147**, 263 (1933).

BAEYER, H. v.: Der natürliche Ausgleich von Bewegungsstörungen. Z. orthop. Chir. **50**.
— Zur Frage der mehrgelenkigen Muskeln. Anat. Anz. **54**, Nr 14/15, 289 (1921).
— Geführte Wirkung der Muskeln. Verh. anat. Ges. **1923**.
— Die Wirkung der Muskeln auf die menschlichen Gliederketten in Theorie und Praxis. Z. orthop. Chir. **46**, 1.
— Bewegungslehre und Orthopädie. Verh. dtsch. orthop. Ges. **19**, 24 (1925).

BAISCH: Behandlung der Krallenhand bei Ulnarislähmung. Verh. dtsch. orthop. Ges. **15**, 225.

BALLANCE and DUEL: Arch. of Otolaryng. **15**, 1 (1932).

BIESALSKI: Orthopädische Behandlung der Nervenkrankheiten. Lehrbuch der Orthopädie, 2. Aufl. Jena: Gustav Fischer 1922.

BIESALSKI, K.: Orthopädische Behandlung der Nervenkrankheiten. Jena: Gustav Fischer 1914.

BIESALSKI u. MAYER: Die physiologische Sehnenverpflanzung. Berlin: Julius Springer 1916.

BRAUS, H.: Anatomie des Menschen, Bd. 1. Bewegungsapparat, 2. Aufl., von CURT ELZE. Berlin: Julius Springer 1929.

Coenen: Arch. orthop. Chir. **28**, H. 2 (1930).
Cohn, Toby: Die peripherischen Lähmungen. Wien u. Berlin: Urban & Schwarzenberg 1927.
Du Bois-Reymond, R.: Spezielle Muskelphysiologie. Berlin: August Hirschwald 1903.
Duchenne, G. B.: Mécanisme de la physiognomie humaine. Paris 1862, petite édition 1866.
— Physiologie der Bewegungen, übersetzt von C. Wernicke. Theodor Fischer 1885.
Duel, A. B.: Arch. of Otolaryng. **16**, 767 (1932).
— Surg. etc. **56**, 382 (1933).
Dünner: Ursache der paradoxen Zwerchfellbewegung. Klin. Wschr. **1929 II**.
Erlacher: Verh. dtsch. orthop. Ges. **1922**.
— Z. orthop. Chir. **44**, H. 1/2, 4 (1923).
Erlacher, Ph.: Direkte Neurotisierung gelähmter Muskeln. Arch. orthop. Chir. **21**, H. 4 (1923).
Fick, R.: Handbuch der Anatomie und Mechanik der Gelenke. Handbuch der Anatomie des Menschen. Jena: Gustav Fischer 1904, 1910, 1911.
— Sitzgsber. preuß. Akad. Wiss., Physik.-math. Kl. **1928** V; **1929**, XXIII.
Fischer, O.: Grundlagen für eine Mechanik der lebenden Körper. Leipzig u. Berlin 1906.
— Medizinische Physik. Leipzig 1913.
Foerster, O.: Spezielle Anatomie und Physiologie der peripheren Nerven. Erg.-Bd. Handbuch der Neurologie, II, 1. Berlin: Julius Springer 1929.
— Symptomatologie der Schußverletzungen der peripheren Nerven. Erg.-Bd. Handbuch der Neurologie, II, 2.
— Therapie der Schußverletzungen der peripheren Nerven. Erg.-Bd. Handbuch der Neurologie, II, 3.
Frohse u. Fraenkel: Die Muskeln des menschlichen Armes. Handbuch der Anatomie des Menschen. Jena: Gustav Fischer 1908.
— Die Muskeln des menschlichen Beines. Handbuch der Anatomie des Menschen. Jena: Gustav Fischer 1913.
Gad u. Heymans: Lehrbuch der Physiologie. Berlin: Friedr. Wreden 1892.
Guradze: Operative Behandlung des Hohlklauenfußes. Verh. dtsch. orthop. Ges. **15**, 348.
Hackenbruch, M.: Der Hohlfuß. Berlin: Julius Springer 1926.
Hass, J.: Konservative und operative Orthopädie. Berlin: Julius Springer 1934.
Haycraft, J. B.: Animal Mechanics, Textbook of Physiology, Vol. 2. Edinburgh and London: E. A. Schaefer 1900.
Hitzenberger: Das Zwerchfell. Wien: Julius Springer 1927.
Hoffa, A.: Die Orthopädie im Dienste der Nervenkrankheiten. Jena: Gustav Fischer 1900.
Hohmann: Ersatz des gelähmten Biceps brachii durch Pectoralis major. Münch. med. Wschr. **1918 II**.
— Sehnenverpflanzung bei Radialislähmung. Zbl. Chir. **1919**, Nr 8.
Hohmann, G.: Der Hallux valgus und die übrigen Zehenverkrümmungen. Erg. Chir. **18**, 307 (1925).
— Rückgratsverkrümmungen. Neue Deutsche Klinik, Bd. 9, Lief. 43. 1932.
— Fuß und Bein. München: J. F. Bergmann 1934.
Lange, F.: Die epidemische Kinderlähmung. München: J. F. Lehmann 1930.
Lange, F., Schede u. Hohmann: Ergebnisse der Kriegsorthopädie. Erg. Chir. **13**, 647.
Lehmann, W.: Die Chirurgie der peripheren Nervenverletzungen. Wien u. Berlin: Urban & Schwarzenberg 1921.
Mair, R.: Allgemeine Muskelmechanik. Handbuch der Neurologie, Bd. 2.
Mann, L.: Zur Kenntnis der spinalen Hemiplegie. Dtsch. Z. Nervenheilk. **10** (1896).
Mau: Verh. dtsch. orthop. Ges. **22**, 236 (1928).
Mollier, S.: Über die Statik und Mechanik des menschlichen Schultergürtels. Jena: Gustav Fischer 1899.
Nilsonne: Plastic operations in paralysis of the Glutaeus medius. Acta orthop. scand. **4**, H. 1 (1933).
Ohnsorge: Z. orthop. Chir. **58**, 383 (1933).
Orzechowski: Les petits signes de la parésie des muscles interosseux. Revue neur. **1928**, 279.
Perthes, G.: Über Sehnenoperationen bei irreparabler Radialislähmung. Bruns' Beitr. **113**, H. 3 (1918).
Recklinghausen, H. v.: Gliedermechanik und Lähmungsprothesen. Berlin: Julius Springer 1920.
Rey: Z. orthop. Chir. **50**, 325.
Riedel: Verh. dtsch. orthop. Ges. **22**, 232 (1928).
Sauerbruch: Chirurgie der Brustorgane. Berlin: Julius Springer 1930.
Shiino: Arch. f. Anat. **1913**, Suppl., 1.

SILFVERSKIÖLD: Quadricepsplastik. Verh. dtsch. orthop. Ges. **1922**, 489.
— Acta chir. scand. (Stockh.) **64**, H. 3/4, 296 (1928).
SPITZY: Hand- und Fingerplastiken. Verh. dtsch. orthop. Ges. **14**, 120 (1918).
— Deformitäten nach Nervenverletzungen und ihre Behandlung. Verh. dtsch. orthop. Ges. **15**, 217.
STEINDLER: Verh. dtsch. orthop. Ges. **25**, 113.
— Surg. etc. **50**, 1005 (1930).
STEINDLER, A.: J. orthop. Surg. **1**, Nr 10 (1919).
— Chir. Org. Movim. **5**, H. 6 (1921).
— Illinois med. J., März **1923**.
STEINHAUSEN: Arch. Phys. **1899**, Suppl., 403.
— Dtsch. Z. Nervenheilk. **16**, 309 (1900).
— Dtsch. med. Wschr. **1901 II**, 539.
STOFFEL: Über meine Methode der Sehnenüberpflanzung. Verh. dtsch. orthop. Ges. **13**, 227.
— Deformitäten nach Nervenverletzungen und ihre Behandlung. Verh. dtsch. orthop. Ges. **15**, 196.
STOOKEY: Surgical and mechanical treatment of peripheral nerves. Philadelphia and London 1922. Arch. of Neur. **1922**.
VERAGUTH: Die Erkrankungen der peripheren Nerven. Handbuch der inneren Medizin, Bd. 5. Berlin: Julius Springer 1925.
VULPIUS, O.: Behandlung der spinalen Kinderlähmung. Leipzig: Georg Thieme 1910.
VULPIUS u. STOFFEL: Orthopädische Operationslehre. Stuttgart: Ferdinand Enke 1913.
WACHHOLDER: Erg. Physiol. **26**, 568 (1928).
WEIL, S.: Arthrodese und Arthrorise. Erg. Chir. **24**, 385 (1931).
WEISZ, E.: Diagnostik mit freiem Auge. Wien u. Berlin: Urban & Schwarzenberg 1928.

Das Literaturverzeichnis enthält nur die wichtigsten der im Text erwähnten Arbeiten; in ihnen finden sich die Literaturangaben über die hier nicht besonders aufgeführten Arbeiten.

Allgemeine Symptomatologie der Rückenmarksnerven und der Plexus.

Von F. KRAMER-Berlin.

Mit 28 Abbildungen.

I. Symptomatologie peripherer Nervenläsionen im allgemeinen.

Totale Unterbrechung eines peripheren Nerven hat einen Ausfall seiner gesamten Funktionen zur Folge; im Bereich seines Versorgungsgebietes sind die Motilität, Sensibilität und die Reflexe aufgehoben; es finden sich Störungen auf trophischem Gebiete. In den Grenzbezirken greifen die Endausbreitungen der motorischen und sensiblen Äste ineinander über, so daß eine Zone gemeinsamer Innervation entsteht. Auch senden die Nerven vielfach Anastomosen zu benachbarten Stämmen und nehmen so an der sensiblen und motorischen Innervation in deren Gebiete teil. Infolgedessen entspricht der Ausfall bei Läsion eines Nerven nicht dem, was bei seiner Verschonung und gleichzeitiger Läsion der benachbarten Stämme an Funktionen erhalten ist, sondern bleibt dahinter mehr oder weniger zurück. Das Übereinandergreifen der einzelnen Versorgungsgebiete unterliegt erheblichen individuellen Schwankungen. Auch die Anastomosen sind, wie die anatomischen Befunde zeigen, variabel, so daß auch bei völlig identischen Nervenläsionen die Symptombilder in den einzelnen Fällen nicht immer übereinstimmen. Das Ausmaß der gemeinsamen Innervation ist bei den einzelnen Nerven verschieden. So ist es etwa beim Trigeminus sehr gering, während bei dem Radialis- und Medianusgebiete sich die benachbarten Nerven erheblich an der motorischen bzw. der sensiblen Innervation beteiligen. Für die Diagnosenstellung ist die Kenntnis dieser Verhältnisse wichtig. Nur unter ihrer Berücksichtigung können Fehler bezüglich der Lokalisation und der Totalität der Läsion vermieden werden.

Störungen der Motilität.

Ist ein peripherer Nerv verletzt, so sind sämtliche Muskeln, die von ihm mit motorischen Fasern versorgt werden, völlig gelähmt; alle Bewegungen willkürlicher und unwillkürlicher Art sind aufgehoben. Bei leichterer Schädigung kommt es zu keinem völligen Ausfall, sondern nur zu einer Parese. Die Lähmung ist mit einem Verlust des Muskeltonus verbunden und daher schlaffer Natur, nur ausnahmsweise kommt es zu Kontrakturen (siehe unten). Der Ausfall der Motilität betrifft nur dann alle von dem geschädigten Nerven versorgten Muskeln, wenn er zentral von dem Abgang des ersten motorischen Astes verletzt ist. Sonst bleiben die Muskeln, die von den zentralwärts von der Verletzungsstelle abgehenden Zweigen innerviert werden, verschont. Die Verteilung der Lähmungen läßt darum einen Schluß auf die Läsionsstelle zu. Die motorischen Ausfälle, die sich bei den Läsionen einzelner Nerven ergeben, bleiben aber häufig hinter dem, was nach den anatomischen Daten zu erwarten wäre, zurück. Da an einer bestimmten Bewegung in der Regel eine Reihe von Muskeln beteiligt sind, die nicht alle dem Innervationsgebiete des betroffenen Nerven angehören, so kann oft die Bewegung noch durch die erhaltenen Muskeln zustande kommen, nur in der Kraftleistung herabgesetzt sein oder Abweichungen von der normalen Bewegungsrichtung aufweisen. Es können auch Muskeln, die normalerweise an der Bewegung nur wenig beteiligt sind, zum Ersatz herangezogen werden. Das Maß, in dem das geschieht, hängt von der Übung, von der Aufmerksamkeit und Geduld, die der Kranke darauf verwendet, ab; darum bilden sich diese Ersatzwirkungen oft erst im Laufe der Zeit aus und können einen beginnenden Restitutionsprozeß vortäuschen. Individuelle Variationen in der Innervation der Muskeln können zu abweichenden Symptombildern Veranlassung geben, so die Anastomosenbildungen zwischen den verschiedenen Nerven, die bei den einzelnen Menschen erhebliche Unterschiede aufweisen. Die Anastomosen können bewirken, daß proximal gelegene Läsionen geringere motorische Ausfälle ergeben als distale, die unterhalb des Eintritts der von einem anderen Nerven stammenden Fasern gelegen sind. Beispiele hierfür werden bei der speziellen Symptomatologie der einzelnen Nerven angeführt werden. Affektionen der Nervenplexus geben zu anderen Kombinationen der Muskelausfälle Veranlassung als die der Nervenstämme. Da sich die Fasern innerhalb der Plexus durchflechten, zeigen die Symptomenbilder bei Verletzungen des Plexus an verschiedenen Stellen mannigfache Differenzen.

Die Ausfälle der Muskelfunktion prägen sich oft schon in der Ruhe in Stellungsanomalien aus infolge der Störung des Muskelgleichgewichts. Beispiele sind: das Herabhängen des oberen Augenlides bei Lähmungen des Levator palpebrae, die Verziehung des Mundes nach der gesunden Seite bei einseitiger Facialislähmung, die Lordose bei Bauchmuskellähmung. Die Haltungsanomalie ist oft von der Wirkung der Schwere abhängig, so daß sie sich nur dann äußert, wenn der Körper in eine bestimmte Lage oder das Glied in eine bestimmte Stellung gebracht wird. So tritt das Herabhängen der Hand bei Radialislähmung nur beim Ausstrecken des Armes, nicht aber bei herabhängendem Arme hervor.

Paresen der Muskeln äußern sich darin, daß die betreffende Bewegung zwar ausgeführt werden kann, aber die Kraftleistung herabgesetzt ist; das läßt sich deutlich bei Bewegungen gegen Widerstand nachweisen.

Da, wie schon erwähnt, bei einer Bewegung in der Regel mehrere Muskeln beteiligt sind, so kann sie durch die Wirkung der erhaltenen Muskeln oft noch zustande kommen, zuweilen sogar mit normaler oder nur wenig herabgesetzter Kraft. Für den Nachweis des Muskelausfalls ist es dann wichtig, die Kontraktion des Muskeln durch Inspektion und Palpation zu kontrollieren. Auch die Atrophie und die Veränderung der elektrischen Erregbarkeit müssen herangezogen werden, um die Ausfälle der Muskeln im einzelnen festzustellen.

Ist die Läsion des Nervenstammes nur partiell, so besteht nicht immer eine diffuse Parese aller innervierten Muskeln, sondern es kann ein Teil der Muskeln ganz ausgefallen, ein Teil erhalten bzw. nur leicht geschädigt sein infolge einer ungleichmäßigen Ausbreitung der Läsion auf dem Nervenquerschnitte. Im Hinblick auf die STOFFELsche Lehre, nach der die Bahnen für die einzelnen Muskeln im Nervenstamm dauernd getrennt verlaufen, müßte man erwarten, daß dies bei teilweisen Nervenverletzungen ein häufiges Vorkommnis sein müßte. Tatsächlich ist dies aber nicht der Fall. Die STOFFELsche Lehre ist auch in neuerer Zeit vielfach angezweifelt und modifiziert worden. So zeigte SHERREN, dem sich auch FOERSTER im wesentlichen anschließt, daß die Bahnen im Nervenstamm sich stark durcheinander flechten, und daß nur eine kurze Strecke oberhalb des Austritts eines Astes die in diesem verlaufenden Bahnen beieinander bleiben. Ein isolierter Ausfall der von dem abgehenden Aste versorgten Muskeln ist daher bei einer Stammverletzung nur dann zu erwarten, wenn die Schädigung in geringer Entfernung proximal von der Abgangsstelle erfolgt. Das haben auch die Kriegserfahrungen FOERSTERs bestätigt.

Häufig sieht man diese Dissoziationen bei Stammläsion des Ischiadicus. Hier ist auch bei ganz zentral gelegener Läsion ein isoliertes Betroffensein des Peronäusgebietes oder des Tibialisgebietes nicht selten. Dabei ist aber zu berücksichtigen, daß der Ischiadicus kein einheitlicher Nerv ist, sondern von seinem Ursprung an in Peronäus und Tibialis geteilt ist.

Weit öfter sind inkomplette Ausfälle im Gebiet eines Nerven bei Neuritis, vor allem bei Polyneuritis zu beobachten. Hier ist die Schwere der Erkrankung der einzelnen Bahnen auf dem Querschnitt sehr verschieden, und dementsprechend sind die versorgten Muskeln in differenter Weise von der Lähmung betroffen. Bei Polyneuritis ist es das Gewöhnliche, daß die Lähmung mehrere Nervengebiete betrifft, aber keines vollständig. Häufig sind hier die distaler gelegenen Muskeln sämtlich schwerer geschädigt als die proximalen, gleichgültig welchen Nervengebieten sie angehören. Dabei ist aber auch zu bedenken, daß bei entzündlichen Erkrankungen die Lokalisation des Prozesses sich nicht sicher beurteilen läßt. Das Abweichen der Lähmungsverteilung von den peripheren Versorgungsgebieten kann auch dadurch bedingt sein, daß der Prozeß neben dem Stamm auch den Plexus und die Wurzeln betrifft.

Bei den dissoziierten Lähmungen beobachtet man ein vorzugsweises Betroffensein bestimmter Muskelgruppen. Es fragt sich, inwieweit diese, abgesehen von den anatomischen Lageverhältnissen, auch durch eine besondere Vulnerabilität der entsprechenden Nervenfaserbündel zu erklären ist.

Es ist schon lange den klinischen Beobachtern aufgefallen, daß bestimmte Nerven häufiger erkranken als andere, und zwar besteht diese Prädilektion nicht nur bei toxisch infektiösen Erkrankungen wie bei Polyneuritis, sondern auch bei traumatischen, wo sie sich ebenso in der schlechteren Restitutionsfähigkeit kundgibt. Am auffälligsten ist die Prädilektion am Peronäus und am Radialis zu beobachten. Aber auch innerhalb der Muskeln eines Nervengebietes sind bestimmte Prädilektionen zu konstatieren, die nicht ausreichend durch anatomische Verhältnisse, etwa durch die Lagerung der dazugehörigen Bahnen auf dem Querschnitt zu erklären sind. Auch bei ganz diffusen Schädigungen des Nervenstammes zeigen sich bestimmte Bahnen als resistenter und leichter restitutionsfähig als andere. Diese Verhältnisse sind besonders eingehend von FOERSTER, SCHWAB und AUERBACH studiert worden. So ist im Bereiche des Medianus der Abductor pollicis brevis, im Bereiche des Radialis der Extensor indicis proprius, beim Tibialis die Sohlenmuskulatur am wenigsten resistent, der Pronator teres, der Anconaeus longus, die Wadenmuskeln am meisten resistent. Eine ausreichende Erklärung für diese verschiedenartige Verletzlichkeit ist bisher noch nicht gefunden worden. AUERBACH schloß aus seinen Untersuchungen, daß diejenigen Muskeln die empfindlichsten seien, die das geringste Volumen haben und unter den ungünstigsten Bedingungen arbeiten. SCHWAB, der diese Theorie nachprüfte, konnte sie jedoch nicht in ausreichendem Maße bestätigt finden. Die Untersuchungen FOERSTERS führten zu dem Ergebnis, daß die Muskeln um so weniger resistent sind, je distaler der Muskelast vom Nervenstamm entspringt. Eine weitere Erklärung dafür, daß die Vulnerabilität mit der distalen Versorgung zunimmt, hat aber auch FOERSTER nicht geben können.

Bei der Restitution der peripheren Lähmungen kehren die einzelnen Muskeln in der Reihenfolge wieder, in der die zugehörigen Äste vom Nervenstamm von proximal nach distal abgehen. Diese schon von R. KUTNER 1913 konstatierte Gesetzmäßigkeit hat sich in den Kriegserfahrungen in vollem Masse bestätigt (FOERSTER, KRAMER u. a.). Ausnahmen kommen nur dann vor, wenn die Schädigung der einzelnen Faserbündel im Nervenstamm von verschiedener Intensität ist, wenn die zu den distaler versorgten Muskeln gehörigen Bündel erheblich geringer geschädigt sind, als die den proximalen entsprechenden.

Kontrakturen. Motorische Reizerscheinungen.

Die peripheren Lähmungen sind mit einem Verlust des Muskeltonus verbunden und daher schlaff. Die Kontrakturen, die wir dabei beobachten, sind in der Regel sekundärer Natur. Durch den Ausfall eines Muskels oder einer Muskelgruppe wird das Muskelgleichgewicht gestört; die Antagonisten bekommen das Übergewicht und bewirken Stellungsanomalien. Werden diese nicht korrigiert, so befinden sich die Antagonisten der ausgefallenen Muskeln in ständiger Verkürzung; Ursprungs- und Ansatzpunkt sind dauernd einander genähert. Wenn dieser Zustand längere Zeit ohne Korrektur andauert, so kommt es zu einer Schrumpfung und Dauerverkürzung der Muskeln. Die Stellungsanomalie kann dann passiv auch in der Narkose nicht mehr ausgeglichen werden. Im Laufe der Zeit können noch Gelenkversteifungen, Schrumpfungen der Gelenkkapsel und der Bänder, auch Knochenverkrümmungen hinzukommen. Beispiele sind die Verkürzung der Wadenmuskulatur bei Peronäuslähmungen, die Beugekontraktur des Handgelenks bei Radialislähmungen. Bei den Geburtslähmungen der Kinder stellt sich infolge der ERBschen Lähmung im Schultergelenk eine Adduktions- und Innenrotationskontraktur, im Ellenbogengelenk eine Pronationskontraktur ein. Die Gefahr einer solchen Kontrakturbildung muß bei der Behandlung von Lähmungen von Anfang an berücksichtigt werden. Passive Bewegungen, geeignete Verbände, Schienen können ihrem Entstehen vorbeugen. Die Wirkung der Schwere kann das Auftreten der Kontraktur begünstigen oder verhindern. So wird die Spitzfußstellung bei Peronäuslähmung durch die Schwere des herabhängenden Fußes gefördert; bei Lähmung der Abduktoren des Armes oder des Triceps kommt es dagegen zu keiner fixierten Abduktions- bzw. Beugestellung, da die Schwere des Armes dem entgegenwirkt.

Auch andere Momente, die zu einer dauernden Fixation eines Gliedes in einer bestimmten Stellung führen, wie Frakturen, Schienen, feste Verbände usw. können zu dauernden Verkürzungen der Muskeln Veranlassung geben.

Eine weitere Ursache von Muskelkontrakturen bei peripheren Läsionen sind direkte Mitverletzungen der Muskeln oder entzündliche Prozesse in ihnen, die zu Narbenbildungen und dauernder Schrumpfung führen. Die dadurch bedingten Bewegungsstörungen können das durch die Nervenverletzung bedingte Symptomenbild modifizieren, zu andersartigen Stellungsanomalien führen und die Bewegungsausfälle verstärken. Betrifft die Schrumpfung die gelähmten Muskeln, so kann die Haltungsanomalie derjenigen entgegengesetzt sein, die wir sonst bei der entsprechenden Nervenläsion beobachten. Bei Vorderarmverletzungen sehen wir nicht selten eine durch Medianus und Ulnarisläsion bedingte Lähmung der kleinen Handmuskeln und gleichzeitig eine Kontraktur der Fingerbeuger, die durch direkte Muskelverletzung bedingt ist. Anstatt der Klauenstellung besteht dann eine mehr oder minder starke Beugekontraktur der Finger.

Eine praktisch wichtige und nicht ganz seltene Ursache von Muskelkontrakturen ist Ischämie. Bei den Verletzungen werden gelegentlich die Arterien mitbetroffen; die Gefäße können durch ein Knochenfragment, durch ein Extravasat, durch den Druck einer Gummibinde oder einen Verband komprimiert werden, so daß in den versorgten Gebieten eine Ischämie entsteht. Durch den Shock der Verletzung kann ein spastischer Krampf der Arterie entstehen, der die Blutversorgung absperrt. Dieser Mechanismus scheint besonders bei den nicht seltenen ischämischen Kontrakturen nach suprakondylären Ellenbogenfrakturen eine Rolle zu spielen. Hier kann man bei der operativen Freilegung mitunter nachweisen, daß weder eine Kompression der Arterie durch das Knochenfragment, noch durch ein Extravasat vorliegt, das Gefäß selbst aber stark kontrahiert ist. Die von der Blutversorgung abgeschnittenen Muskeln atrophieren und schrumpfen und geraten in irreparable Kontrakturen. Häufig bestehen daneben auch Schädigungen der peripheren Nerven, sei es durch die Verletzung selbst (unmittelbar oder durch Knochenfragmente), sei es durch die Ischämie. So sehen wir in den erwähnten Fällen suprakondylärer Ellenbogenfraktur in der Regel eine gleichzeitige Schädigung des Ulnaris und Medianus, die sich meist nur in einer Lähmung der kleinen Handmuskeln äußert, während die von diesen Nerven versorgten Vorderarmmuskeln von der Lähmung nicht oder nur in geringem Grade betroffen sind, aber in starker ischämischer Kontraktur sich befinden. Die Schrumpfung der ischämisch geschädigten Muskeln ist in der Regel irreparabel; darum ist die Prophylaxe von entscheidender Bedeutung. In Fällen von Kompression der Arterie oder Gefäßspasmus ist die schleunige operative Freilegung des Gefäßes geboten. Die durch die Narbenbildung oder Ischämie bedingten Muskelschrumpfungen sind mit einer starken Herabsetzung der elektrischen Erregbarkeit, aber niemals mit Ea.R. verbunden, wenn nicht eine gleichzeitige Nervenläsion eine Ea.R. in ihnen bedingt.

Eine weitere Ursache sekundärer Kontrakturen können Stellungsanomalien sein, die durch Schmerzen und andere sensible Reizerscheinungen hervorgerufen werden. Bewegungen sind dann oft mit einer Steigerung der Schmerzen verbunden, und der Kranke bringt das betreffende Glied in eine Haltung, bei der die Dehnung des Nerven möglichst vermieden wird. Am bekanntesten ist dieser Dehnungsschmerz bei der Ischias, der bei gleichzeitiger Beugung des Hüftgelenks und Streckung des Kniegelenks auftritt. Der Kranke hält darum das Bein in Hüft- und Kniebeugung. Auch an anderen Nerven, wenn auch erheblich seltener, können derartige Erscheinungen beobachtet werden. Foerster beschreibt auf Grund seiner Beobachtungen an Kriegsverletzungen charakteristische Haltungsanomalien für die einzelnen Nerven, die auf solche Entspannungstendenzen zurückzuführen sind. Einklemmung der Nerven, Druck von Narben oder Knochenfragmenten sind in diesen Fällen meist die Ursache der Reizerscheinungen. So fand Foerster bei Einklemmung des Cutaneus antibrachii dorsalis Flexion des Vorderarms und Pronation, bei solchen des Radialis superficialis eine Extensionsstellung der Hand usw. Auch oberflächliche und tiefe Hyperästhesie kann zu ähnlichen abnormen Haltungen führen; so bedingt die Überempfindlichkeit der Fußsohle bei partieller oder in Restitution befindlicher Tibialislähmung eine Dorsalflexion des Fußes. Schmerzen bei Amputationsneuromen können analoge Wirkungen hervorrufen. Bestehen die so zustande gekommenen Haltungsanomalien längere Zeit, so können sie zu sekundären Kontrakturen Veranlassung geben.

Echte motorische Reizerscheinungen werden bei peripheren Nerven nur ausnahmsweise beobachtet. Sie können zustande kommen, wenn dauernd auf den gar nicht oder wenig geschädigten Nerv ein Reiz ausgeübt wird, etwa durch den Druck eines Knochensplitters oder einer Narbe. Derartige Fälle sind unter den Kriegsverletzungen von Wexberg, Lehmann, Cassirer u. a. mitgeteilt worden. Bei der Seltenheit derartiger Beobachtungen im Vergleich zu der Häufigkeit solcher mechanischer Reize ist zu erwägen, ob nicht konstitutionell bedingte Übererregbarkeit der Nerven die Voraussetzung für das Bestehen der Reizerscheinungen ist. Foerster fand auch in entsprechenden Fällen eine Erhöhung der elektrischen und mechanischen Erregbarkeit der Nerven.

Zu den peripher bedingten motorischen Reizerscheinungen ist wahrscheinlich auch der Spasmus facialis zu rechnen, dessen Pathogenese allerdings unklar ist. Da aber die an dem Krampfzustand beteiligten Muskeln genau dem Versorgungsgebiete des Facialis entsprechen, so ist die Lokalisation des Krankheitsprozesses im peripheren Neuron wahrscheinlich.

Atrophie.

Infolge einer peripheren Nervenläsion verfällt der seiner Innervation beraubte Muskel der Atrophie; schon kurze Zeit nach Eintritt der Lähmung beginnt er abzumagern, die Atrophie nimmt mit der Zeit, wenn keine Restitution erfolgt, immer mehr zu, so daß schließlich nach einigen Jahren die Muskelfasern völlig schwinden. Die Atrophie ist manchmal nicht deutlich erkennbar, wenn Ödeme oder ein starkes Fettpolster sie verdecken. Dabei spielt wohl auch das intramuskuläre Fett eine nicht unwichtige Rolle. An manchen Muskeln fällt die Atrophie besonders stark ins Auge, so etwa am Delta, am Daumenballen, an den Interossei. Bei nicht kompletter Nervenläsion ist die Atrophie in der Regel geringer als bei Totalunterbrechung. In der Restitution schwindet sie, besteht aber auch nach Wiederkehr der willkürlichen Beweglichkeit oft noch lange Zeit fort und gleicht sich erst ganz allmählich wieder aus.

Der Grad und die Schnelligkeit der Abmagerung des Muskels ist nicht allein von der Schwere der Läsion abhängig; es spielen dabei auch andere Faktoren eine Rolle. Wenn die Nervenverletzung mit einer direkten Schädigung des Muskels oder mit einer Beeinträchtigung der Blutzufuhr durch Gefäßverschluß verbunden ist, pflegt die Atrophie stärker zu sein und schneller einzutreten, als es sonst der Fall ist. Auch ist der Grad der Abmagerung davon abhängig, ob der Muskel völlig ruhig gestellt ist oder nicht. So sehen wir, daß sie erheblich aufgehalten werden kann, wenn durch elektrische Behandlung die Muskeln immer wieder zur Kontraktion gebracht werden; bei restitutionsfähigen Lähmungen beruht hierauf die wesentliche Bedeutung der Elektrotherapie. Aber auch die passive abwechselnde Dehnung und Verkürzung des Muskels scheint, wie Foerster hervorhebt, auf den Ernährungszustand des Muskels von Einfluß zu sein. So sehen wir, daß an Gliedmaßen, die auf Grund der Lähmung selbst oder infolge einer begleitenden Gelenkversteifung völlig ruhig gestellt sind, die Atrophie besonders stark ist und schnell eintritt. In ähnlicher Weise können auch Schmerzen, die den Kranken veranlassen, jede aktive und passive Bewegung zu vermeiden, die Volumenabnahme des Muskels fördern. Passive Bewegungen mit den gelähmten Gliedmaßen sind darum zweckmäßig. Von ungünstiger Bedeutung ist es auch, wenn der gelähmte Muskel infolge der entstehenden Haltungsanomalie dauernd gedehnt wird, wie etwa der Delta durch den herabhängenden Arm, vor allem bei Diastase des Schultergelenks, oder die Handstrecker bei Radialislähmung durch das Gewicht der herunterhängenden Hand; ein zweckmäßiger Schienenverband oder ähnliches ist dann von günstiger Wirkung.

Bei lange bestehenden Lähmungen zeigt sich die Atrophie auch an den Sehnen. Sie werden schmäler und dünner. Das ist besonders leicht auch an der Achillessehne zu konstatieren.

Elektrische Symptome.

Die peripheren Nervenläsionen sind mit Veränderungen der elektrischen Erregbarkeit verbunden. Das charakteristische Syndrom ist die Entartungsreaktion. Diese ist durch folgende Merkmale gekennzeichnet: Der Nerv ist unerregbar sowohl für den faradischen wie für den galvanischen Strom. Der Muskel ist unerregbar für den faradischen Strom. Bei galvanischer Reizung ist er in den frühen Stadien der Lähmung übererregbar, in den späteren untererregbar. Die Zuckung ist träge, die Zuckungsformel modifiziert. Anstatt des normalen Überwiegens der Kathodenschlußzuckung über die Anodenschlußzuckung ist das Verhalten unregelmäßig. Es kommt sowohl An.S.Z. stärker als Ka.S.Z., Ka.S.Z. stärker als An.S.Z., Ka.S.Z. gleich An.S.Z. vor. Bezüglich der Einzelheiten der Ea.R. kann hier auf das Kapitel über Elektrodiagnostik verwiesen werden.

Die komplette Form der Ea.R. finden wir bei allen schweren Verletzungen der peripheren Nerven. Sie besteht ebenso bei vollständiger Durchtrennung wie bei schweren Läsionen, die, ohne die Kontinuität des Nerven zu trennen, nur auf einer starken Zerrung, Quetschung oder in einer neuritischen Affektion beruhen. Bei mittelschweren Schädigungen finden wir partielle Ea.R. Hier ist die Erregbarkeit des Nerven erhalten, nur mehr oder minder herabgesetzt. Ebenso ist die faradische direkte Erregbarkeit des Muskels nur vermindert. Bei direkter Reizung des Muskels bestehen aber alle anderen Kennzeichen der Ea.R., bei indirekter galvanischer Reizung vom Nerven aus, aber auch gewöhnlich vom Reizpunkt des Muskels, ist die Zuckung schnell. Die träge Zuckung läßt sich indessen nachweisen, wenn der Muskel außerhalb des Reizpunktes, besonders deutlich, wenn er am distalen Ende, am Übergang des Muskels in die Sehne, erregt wird. Partielle Ea.R. zeigt mit Bestimmtheit an, daß der Nerv nicht durchtrennt, sondern nur partiell geschädigt ist.

Bei leichten Läsionen findet sich nur eine einfache Herabsetzung der elektrischen Erregbarkeit für beide Stromarten ohne qualitative Veränderungen. Bei den leichtesten Lähmungsformen kann auch jede elektrische Veränderung fehlen. Leichte Druckschädigungen des Nerven können eine Undurchgängigkeit des Nerven an der Druckstelle für den elektrischen Reiz bewirken. Bei elektrischer Reizung des Nerven oberhalb der Druckstelle erfolgt dann keine Reaktion, während die Reizung des Nerven unterhalb der Läsionsstelle und des Muskels normale Erregbarkeitsverhältnisse bzw. eine leichte Herabsetzung ergibt. So führt bei Druckschädigung des Radialis am Oberarm Reizung des Erbschen Punktes zu keiner Kontraktion des Brachioradialis, während er bei Reizung des Radialis am unteren Teile des Oberarms gut zu bekommen ist.

Über das Verhalten der Chronaxie bei peripheren Nervenläsionen ist auf das Kapitel über Elektrodiagnostik zu verweisen.

Die Ea.R. bildet sich nach Eintritt der Nervenläsion erst im Verlauf von 8—14 Tagen aus, In den ersten Tagen ist die Reaktion auch bei kompletter Durchtrennung des Nerven normal, anfangs kann sie leicht gesteigert sein. Die Erregbarkeit beginnt dann zu sinken, bis schließlich die indirekte Erregbarkeit sowie die direkte faradische Erregbarkeit vollkommen erloschen ist. Gleichzeitig tritt Übererregbarkeit bei direkter galvanischer Reizung ein. Die Zuckung wird träge und gleichzeitig zeigt sich die Modifikation der Zuckungsformel. Das Eintreten der partiellen Ea.R. erfolgt in ähnlicher Weise, nur daß es zu keinem völligen Verlust der indirekten und der faradischen Muskelerregbarkeit kommt.

Bei den Kriegsverletzungen peripherer Nerven wurde mehrfach beobachtet, daß die Ea.R. trotz vollkommener Durchtrennung des Nerven sich relativ spät entwickelt. So fand Foerster in einigen Fällen das Erlöschen der faradischen Erregbarkeit erst nach 6—8 Wochen, in einem extremen Falle erst nach einem Jahre. Über ähnliche Beobachtungen berichtet Oppenheim. Auch auffallend spätes Eintreten der langsamen galvanischen Zuckung wurde beobachtet (Spielmeyer, Oppenheim, Thoele, Foerster, Reichmann u. a.). Die Angabe mancher Autoren, daß trotz völliger Durchtrennung die träge Zuckung überhaupt vermißt wurde, wird von Foerster, auch nach unseren Erfahrungen mit Recht bezweifelt.

Mehrfach wurde unter den Kriegsbeobachtungen bei peripheren Läsionen faradische Zuckungsträgheit und indirekte galvanische Zuckungsträgheit festgestellt (Foerster, Oppenheim, Thoele, Wexberg u. a.). Die Häufigkeit dieser Beobachtungen ist auffallend in Anbetracht der Friedenserfahrungen. Das findet vielleicht seine Erklärung in den häufigen Komplikationen der Kriegsverletzungen mit Zirkulationsstörungen, die ebenso wie Kältewirkungen eine träge Kontraktion bei faradischer und indirekter galvanischer Reizung bewirken können. Hierfür sprechen die Feststellungen von Bourguignon.

Die Kriegsbeobachtungen gaben auch Gelegenheit, den Unterschied zwischen Erregbarkeit und Leitungsfähigkeit der Nerven festzustellen (Foerster, Maus und Krüger,

Cassirer) und zwar sind diese Untersuchungen sowohl percutan als auch am freigelegten Nerven gemacht worden. Die Erregbarkeit kann an der Stelle der Läsion aufgehoben, proximal aber erhalten sein, jedoch auch umgekehrt an der Läsionsstelle und proximal fehlen, dagegen distal erhalten sein. Auch sonst haben die Beobachtungen an den operativ freigelegten Nerven zu interessanten Ergebnissen geführt. Es erwies sich der percutan unerregbare Nerv nach der Freilegung als noch erregbar (Foerster, Ranschburg, Maus und Krüger). Nach Foerster sprechen dann allerdings nur einzelne Muskeln an, und zwar gerade die, welche bei partieller Lähmung oft intakt bleiben. Nach der inneren Neurolyse zeigt sich dann, daß ein Teil der Bündel erregbar ist, ein Teil nicht, und öfters sprechen dann nach der Auslösung des Nerven manche Muskeln an, die vorher nicht erregbar waren. Foerster konstatierte auch in einzelnen Fällen von Totaltrennung, daß das periphere Stück noch erregbar war, und zwar viele Monate nach der Verletzung. Er führte das darauf zurück, daß einzelne Fasern auf Umwegen das periphere Stück erreichen.

Der weitere Verlauf der Ea.R. hängt davon ab, ob Restitution erfolgt oder nicht. Tritt keine Wiederherstellung ein, so macht nach etwa 2—3 Monaten die Erhöhung der galvanischen Erregbarkeit allmählich einer Herabsetzung Platz. Die Zuckung wird immer träger; schließlich bekommt man nur noch mit stärksten Strömen ganz langsam verlaufende, wurmförmige Zuckungen, oft nur, wenn man bipolar mit nahe aneinander stehenden Elektroden reizt. Schließlich ist überhaupt keine Kontraktion mehr zu erzielen. Dieses Stadium tritt gewöhnlich erst nach 2—3 Jahren ein, wahrscheinlich dann, wenn keine kontraktile Substanz mehr im Muskel vorhanden ist. Die Reizung des freigelegten Muskels kann aber auch noch eine Kontraktion ergeben, wenn sie percutan bei erträglichen Strömen nicht mehr zu erzielen ist. Ist die Läsion reparabel, so kann in jedem der erwähnten Verlaufsstadien die Restitution einsetzen. Wann sie erfolgt, hängt von dem Zeitpunkt ab, in welchem die Krankheitsursache verschwunden ist, also etwa die neuritische Noxe beseitigt, ein komprimierender Knochencallus entfernt oder die Nervennaht ausgeführt worden ist. Ferner wird die Zeitdauer des Verlaufs von der Schwere der Läsion beeinflußt; in leichten Fällen setzt die Wiederherstellung früher ein als in schweren. Auch für die Wiederherstellung der elektrischen Erregbarkeit ist die Länge des Weges vom Zentrum bzw. von der Läsionsstelle bis zum Muskel von Bedeutung. In der Regel erfolgt sie in derselben Reihenfolge wie die Wiederherstellung der willkürlichen Beweglichkeit (vgl. oben). Die Restitution kann entsprechend den jeweiligen Umständen aus dem Stadium der erhöhten, der wieder herabgesetzten, aus dem einer scheinbar erloschenen Erregbarkeit erfolgen. Es kehrt die indirekte Erregbarkeit (für den faradischen und konstanten Strom) wieder, ebenso die direkte faradische Erregbarkeit, während gleichzeitig die träge Zuckung mit den anderen Zeichen der Ea.R. verschwindet. Wenn die faradische und indirekte galvanische Erregbarkeit zurückgekehrt ist, zeigt sie sogleich, abgesehen von einer starken quantitativen Herabsetzung, normales Verhalten. Nicht selten ist die indirekte und die direkte faradische Erregbarkeit zurückgekehrt, ehe die träge Zuckung bei direkter galvanischer Reizung verschwunden ist. Es wird also während der Restitution das Stadium der partiellen Ea.R. durchlaufen. Es kann aber auch vorkommen, daß die Zeichen der Ea.R. bei direkter galvanischer Reizung verschwunden sind, ehe die normalen Reaktionsformen wieder nachweisbar sind, weil eine starke Herabsetzung ihre Erzielung praktisch verhindert. Es ist ein Stadium eingetreten, in welchem eine Unerregbarkeit für alle Reizarten vorgetäuscht wird. Nachdem die Zeichen der Ea.R. verschwunden sind, ist noch eine mehr oder minder starke Herabsetzung der Erregbarkeit nachweisbar. Diese ist um so stärker, je schwerer die Schädigung war, und je länger der Prozeß gedauert hat. Sie gleicht sich nur allmählich aus. Oft lassen sich noch nach Jahren an einer leichten Herabsetzung die Reste der Erkrankung erkennen.

Bildet sich bei mittelschweren Läsionen nur eine partielle Ea.R. aus, so ist der Restitutionsverlauf analog, aber erheblich abgekürzt. Die Zeichen der Ea.R.

bei direkter galvanischer Reizung verschwinden, die Herabsetzung gleicht sich allmählich aus. Bei chronisch progredienten Erkrankungen, so bei allmählich fortschreitender Kompression eines Nerven, bei Nervengeschwülsten u. a. stellt sich zuerst mit dem Einsetzen der Paresen und Atrophien eine Herabsetzung der elektrischen Erregbarkeit ein. Sie nimmt allmählich zu und geht in partielle und komplette Ea.R. über. Schließlich kommt es mit dem gänzlichen Schwunde der Muskeln zu einer völligen Aufhebung der Erregbarkeit.

Ob während der Restitution einer peripheren Lähmung die Wiederherstellung der willkürlichen Beweglichkeit der Wiederkehr der elektrischen Erregbarkeit vorauseilt oder nicht, darüber stimmen die Ansichten nicht ganz überein. Es wurde früher allgemein die Ansicht vertreten, daß meist die motorische Funktion früher wiederkehrt; auch in den Kriegsbeobachtungen wurde wiederholt berichtet (so von Nonne, Reichmann, Wexberg u. a.), daß sich in funktionell wiederhergestellten Muskeln noch komplette Ea.R. fand. Demgegenüber muß aber betont werden, daß bei genauer Untersuchung sich in der Regel gleichzeitig mit der Wiederkehr der willkürlichen Beweglichkeit auch der Nerv als erregbar erweist. Die genaue Feststellung kann erhebliche Schwierigkeiten machen, da die Stärke der Ströme, die wir anwenden können, durch die Toleranz des Patienten begrenzt ist und starke Herabsetzungen den Anschein der Unerregbarkeit erwecken können. Auch Bourguignon führt auf Grund sorgfältiger Untersuchungen aus, daß er niemals ein Vorauseilen der funktionellen Restitution gegenüber der Nervenerregbarkeit beobachtet habe. Es muß danach bezweifelt werden, daß tatsächlich funktionell wiederhergestellte Muskeln noch komplette Ea.R. zeigen können; wohl aber besteht oft bei schon vorhandener motorischer Funktion noch partielle Ea.R., und diese kann unter Umständen bis zu einem schon erheblich fortgeschrittenen Grade der willkürlichen Beweglichkeit noch nachweisbar sein. Eine Herabsetzung der Erregbarkeit kann, wie schon gezeigt wurde, nach Jahren auch bei völlig wiederhergestellter Kraftleistung bestehen, ebenso kann auch Erhöhung der Chronaxiewerte nach gleich langen Zeitspannen nachweisbar sein.

Die willkürliche Lähmung kann aber auch die Wiederkehr der elektrischen Erregbarkeit erheblich überdauern. Ebenso kommt es vor, daß Muskeln trotz wiederhergestellter elektrischer Erregbarkeit ihre willkürliche Beweglichkeit nicht wiedererlangen. Das ist bei den Kriegsbeobachtungen wiederholt festgestellt worden. Besonders häufig sieht man es bei neuritischen Facialislähmungen in der Kindheit. Abgesehen von denjenigen Fällen, in denen mechanische Momente, direkte Muskelschädigungen, Schmerzen u. a. die Motilität behindern, sind es vor allem Fälle, in denen die Wiederherstellung wegen der Schwere der Läsion (vollständige Durchtrennung, Nervennaht) lange auf sich warten läßt. Mit einer kompletten Lähmung und einer Atrophie der Muskeln bieten die Patienten zunächst das Bild einer vollständig unrestituiert gebliebenen Nervenläsion, während die elektrische Untersuchung die Erregbarkeit aller Muskeln mit mehr oder minder starker Herabsetzung ergibt. Die Erklärung hierfür ist wohl, daß die Patienten während der langen Zeit der Lähmung die betreffenden Bewegungen verlernt haben, sich daran gewöhnt haben, sie auszuschalten und dann bei der Restitution des Nerven den Impuls zur Wiedererlernung nicht finden — alles dies im Sinne der Ehretschen Gewohnheitslähmung. In einem Teil dieser Fälle spielen auch psychogene Momente, insbesondere Einstellung auf ein Rentenverfahren, eine Rolle. Daß hier die Bewegungsausfälle den sonstigen Typen psychogener Lähmungen nicht entsprechen, sondern das Bild einer organischen Nervenläsion bieten, liegt wohl daran, daß infolge der vorangegangenen Lähmung der Ausfall der dem Nervengebiet zugehörigen Muskeln psychisch vertreten ist.

Bei neuritischen und besonders polyneuritischen Prozessen findet sich oft eine Inkongruenz zwischen der Lähmung und den elektrischen Befunden. So können völlig gelähmte Muskeln keine oder nur geringfügige elektrische Veränderungen zeigen; umgekehrt kann Herabsetzung und partielle Ea.R. in funktionell intakten Muskeln bestehen.

Bei Polyneuritis ist wiederholt myasthenische Reaktion beobachtet worden (OPPENHEIM), so besonders häufig bei postdiphtherischer Polyneuritis (KRAMER).

Sensible Ausfallserscheinungen.

Unsere Kenntnisse über die peripheren Sensibilitätsstörungen haben im Laufe der letzten Jahrzehnte wesentliche Erweiterung und Vertiefung erfahren. Es sei hier nur an die Untersuchungen von HEAD und seinen Mitarbeitern, GOLDSCHEIDER, v. STRÜMPELL, v. FREY, FABRITIUS, O. FOERSTER, STEIN und WEIZSAECKER erinnert. Wenn auch die theoretischen Deutungen und Schlüsse, die aus den pathologischen Befunden auf die Physiologie der Sensibilität zu ziehen sind, noch vielfach Gegenstand der Kontroverse sind, besteht doch über die klinischen Befunde und ihre diagnostische Bedeutung, die uns hier in erster Linie interessieren, im allgemeinen Einigkeit.

Ist ein peripherer Nerv durchtrennt, so findet sich im Bereiche seines anatomischen Verbreitungsbezirkes eine Sensibilitätsstörung. Innerhalb des Störungsgebietes müssen wir unterscheiden zwischen der Zone, in der die Hautsensibilität völlig aufgehoben ist, und dem Gebiet, in dem die Sensibilität zwar nicht normal, aber nicht ganz erloschen ist. Eine besondere Stellung nimmt die Tiefensensibilität und die Lage- und Bewegungsempfindung ein. Das Gebiet der aufgehobenen Sensibilität bleibt in seiner Ausdehnung in der Regel weit hinter dem anatomischen Verbreitungsbezirk des Nerven zurück und wechselt individuell von Fall zu Fall. Es entspricht dem Bezirk, welcher der sensiblen Versorgung des betroffenen Nerven ausschließlich unterliegt; FOERSTER bezeichnet ihn als autonome Zone. In weiterer Ausdehnung besteht ein Gebiet, in welchem die Empfindung nicht aufgehoben ist, aber charakteristische Veränderungen zeigt. Es fällt bei manchen Nerven mit dem von den Anatomen angegegebenen Versorgungsgebiet annähernd zusammen, ist aber bei anderen Nerven erheblich kleiner als dieses. Individuelle Differenzen bestehen hier ebenfalls, jedoch in geringerem Grade als bei der autonomen Zone. Auch hierin sind die Verhältnisse an den verschiedenen Nerven und selbst an den verschiedenen Grenzen des gleichen Nerven nicht übereinstimmend. Diese Zone bezeichnet FOERSTER als Mischzone. Man kann als sichergestellt annehmen, daß das, was an Empfindung in dieser Zone erhalten ist, auf die Mitversorgung durch andere Nerven, sei es durch direktes Übergreifen der Bezirke, sei es durch Anastomosen, zu beziehen ist. Das Zusammenschließen der autonomen Zonen bei gleichzeitiger Verletzung mehrerer benachbarter Nerven spricht durchaus in diesem Sinne. Das Einflußgebiet eines Nerven reicht aber weiter, als die Störungszone bei seiner Verletzung erkennen läßt. In seltenen Fällen kommt es vor, daß ein Nerv ausgespart bleibt, während alle das Versorgungsgebiet umschließenden Hautbezirke infolge Läsion der sie versorgenden Nerven anästhetisch sind. Stellt man dann das Gebiet fest, in welchem überhaupt noch ein Rest von Sensibilität vorhanden ist, so ergibt sich in der Regel (vgl. die eingehenden Feststellungen von FOERSTER), daß die Grenzen dieses Gebietes die Ausdehnung der Mischzone mehr oder minder weit überschreiten. Diese Region reicht auch vielfach über die von den Anatomen angegebenen Grenzen hinaus. Die sensiblen Reizerscheinungen, die durch eine Irritation des Nerven hervorgerufen werden, zeigen oft die gleiche Ausbreitung. Der Bezirk, in welchem dieses Gebiet die Mischzone noch überschreitet, wird von FOERSTER als Subsidiärzone bezeichnet.

In der autonomen Zone findet sich eine Aufhebung der Berührungs-, Schmerz- und Temperaturempfindung. In der Mischzone ist die Wahrnehmung feiner Berührungen aufgehoben. Die Schmerzempfindung ist erhalten, aber qualitativ

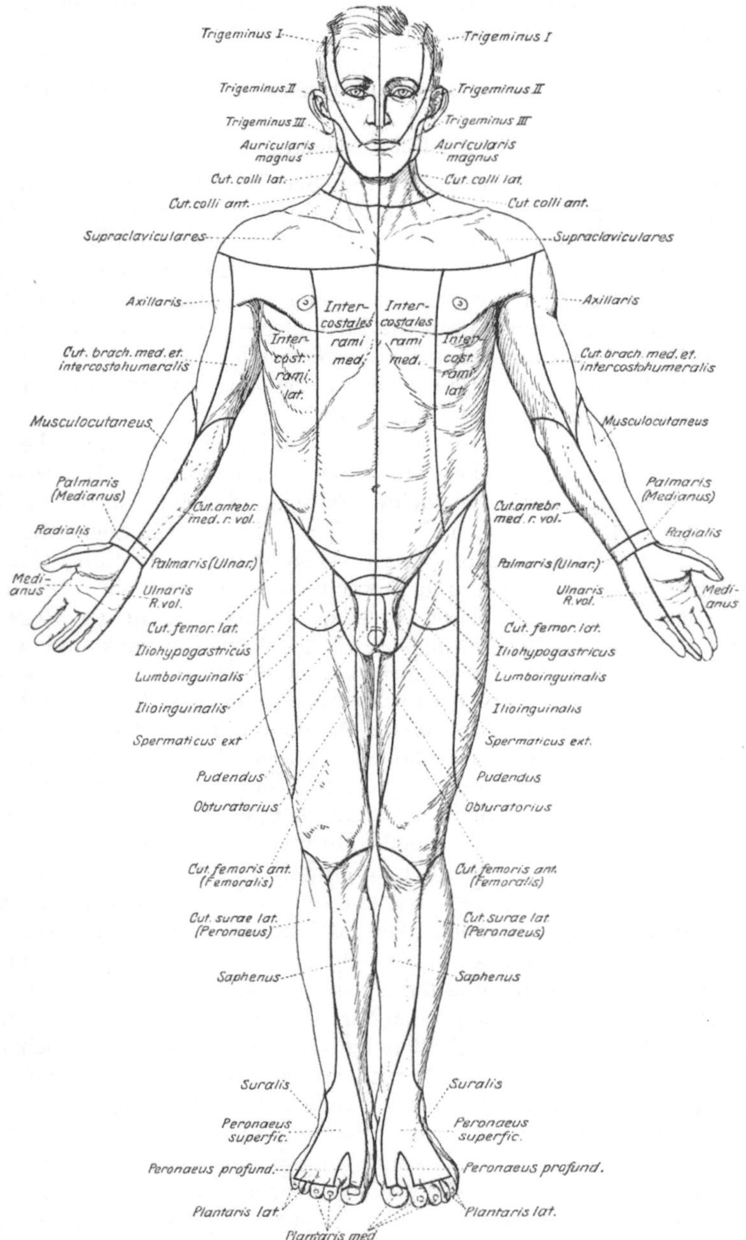

Abb. 1. Die sensiblen Bezirke der peripheren Nerven. (Aus F. KRAMER: Neurologische Untersuchungsschemata.)

verändert: Stiche werden als stumpf empfunden. Die Latenzzeit ist verlängert, die Empfindung trägt einen unangenehmen, ausstrahlenden Charakter. Die Nadelspitze wird trotz stärkerer Schmerzempfindung als solche nicht erkannt.

Die Lokalisation ist ungenau. Die Tasterzirkelschwellen sind erheblich vergrößert. Trotz der Steigerung der Schmerzempfindung ist die Schwelle erhöht. Für die Temperaturempfindung besteht eine Störung in dem Sinne, daß die

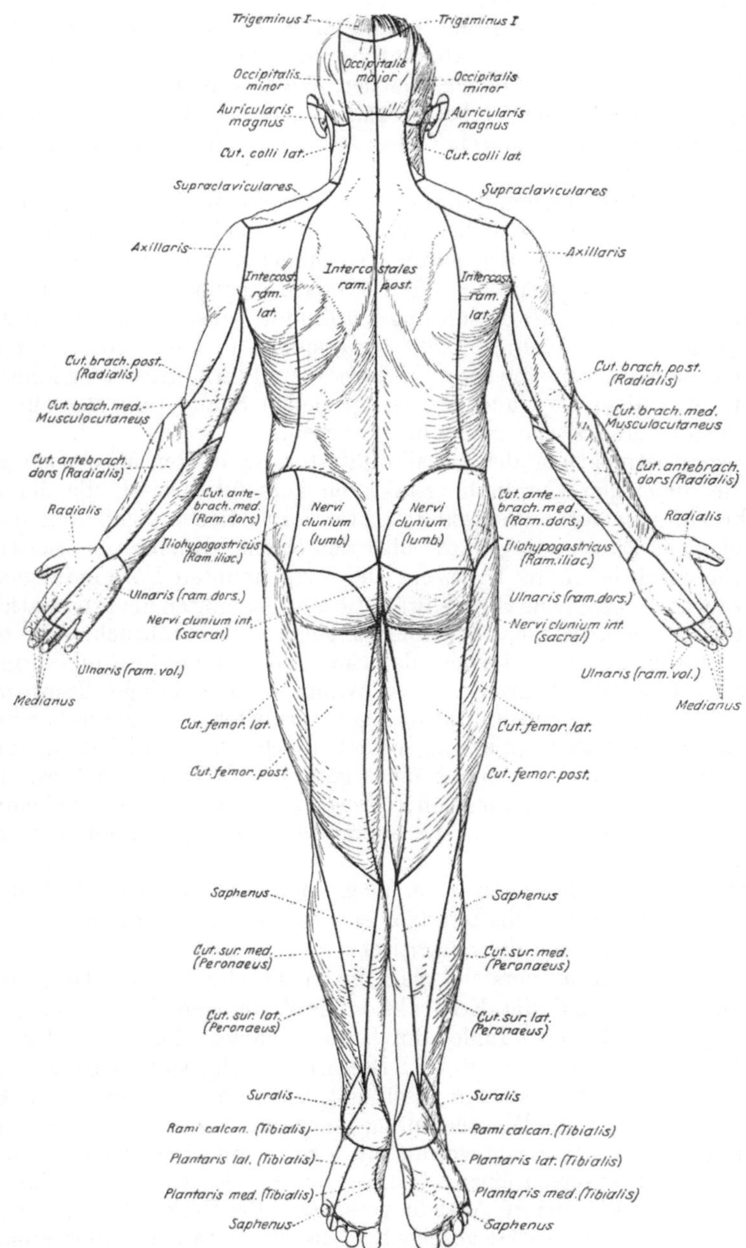

Abb. 2. Die sensiblen Bezirke der peripheren Nerven. (Aus F. Kramer: Neurologische Untersuchungsschemata.)

Indifferenzzone verbreitert ist. Nach Heads Angaben ergeben Grade von 22—40° keine Temperaturempfindung; für extreme Temperaturgrade ist sie erhalten, aber ebenfalls in der Qualität verändert, im Sinne einer ausstrahlenden Empfindung mit schlechter Lokalisation und unangenehmem, parästhetischem Charakter. Die Empfindungen zeigen eine Tendenz zur Nachdauer. Bei schnell aufeinander folgenden Reizen findet eine Verschmelzung der Empfindungen statt, so daß Schwirren einer gegen die Haut schlagenden Stimmgabel nicht als intermittierende Empfindung wahrgenommen wird.

Die Störung der Berührungsempfindung in der Mischzone läßt sich nur dann sicher nachweisen und gut abgrenzen, wenn bei der Prüfung genügend feine Berührungen, etwa mit einem weichen Wattebausch oder einem feinen Pinsel, ausgeübt werden und dabei sorgfältig jeder Druck vermieden wird. Anwendung gröberer Wattebäusche oder stärkerer Pinsel können schon zu Fehlresultaten führen.

Die Grenze der Schmerzempfindungsstörung bleibt in der Regel hinter der des Berührungsempfindungsausfalles zurück, während die Temperatursinnstörung über diese hinaus greifen kann. Bei manchen Nerven fallen auch die drei Grenzen annähernd zusammen. Für klinisch-diagnostische Zwecke ist in der Regel die Feststellung des Berührungsempfindungsausfalles am wichtigsten, da dieser bei geeigneter Technik leicht festzustellen und gut abzugrenzen ist und bei den meisten Nerven eine charakteristische und verhältnismäßig konstante Zone ergibt. Auf diese wird auch in der speziellen Schilderung der einzelnen Nerven in erster Linie Bezug genommen werden.

Eine Gesamtbetrachtung der Sensibilitätsstörung in der Mischzone zeigt, daß hier alle diejenigen Empfindungsfaktoren ausgefallen sind, die der sinnlichen Wahrnehmung der Außenwelt in erster Linie dienen. Erhalten bleiben dagegen diejenigen Empfindungen, die über den eigenen Körper orientieren und eine deutliche Affektbetonung besitzen. Die erstgenannten Empfindungen bezeichnet HEAD als epikritische Sensibilität, die letztgenannten als protopathische Sensibilität. Zur epikritischen Sensibilität gehört die Wahrnehmung feiner Berührungen, räumliche Lokalisation, das räumliche Unterscheidungsvermögen und die feinere Intensitätsbeurteilung, die Wahrnehmung geringer Temperaturreize. Die protopathische Sensibilität dagegen vermittelt nur eine unbestimmte Schmerz- und Temperaturempfindung, räumlich schlecht lokalisiert, qualitativ verändert, vor allem auch im Sinne eines gesteigerten Unlustaffektes. Diese Steigerung der affektiven Note wird von FOERSTER auf den Fortfall eines hemmenden Einflusses, den normalerweise die epikritische Sensibilität auf die protopathische ausübt, bezogen.

Bei partiellen Nervenläsionen kann auch in dem autonomen Gebiete die protopathische Sensibilität erhalten bleiben; bei der Regeneration kehrt sie erheblich zeitiger zurück als die epikritische.

Unter Tiefensensibilität versteht man die Wahrnehmung des Druckes, die Schwereempfindungen und die Kontraktionsempfindungen der Muskeln. Die Wahrnehmung tiefen Druckes findet durch die sensiblen Endorgane der tiefen Teile, der Muskeln, Knochen usw. statt. Diese Ansicht wird von HEAD, v. STRÜMPELL, denen sich auch O. FOERSTER anschließt, vertreten. Dagegen ist v. FREY der Meinung, daß auch die Wahrnehmung stärkeren Druckes nur von den in der Haut liegenden Endorganen vermittelt wird. Ohne hier genauer auf die physiologischen Kontroversen einzugehen, sei nur so viel gesagt, daß die klinischen Tatsachen für die erstere Ansicht sprechen. Bei isolierten Läsionen von Hautnerven ist, wie HEAD zuerst gezeigt hat, die Druckwahrnehmung erhalten; ferner kann auch bei intakter Berührungsempfindung eine Störung der Druckwahrnehmung nachweisbar sein. Die Berührung wird dann zwar wahrgenommen, aber die spezifische Änderung der Empfindung, die bei stärkerem Drucke eintritt, kommt nicht zustande, und die Fähigkeit, Druckunterschiede zu differenzieren, ist aufgehoben, zum mindesten stark beeinträchtigt (v. STRÜMPELL). Unter normalen Umständen ist zwar an der Wahrnehmung stärkeren Druckes die Berührungsempfindung immer beteiligt, und bei ihrem Ausfall ist auch die Druckwahrnehmung nicht völlig normal, eine Erhöhung der Schwelle ist meist nachweisbar; doch zeigen die erwähnten Beobachtungen, daß wir es mit zwei getrennten Empfindungsmechanismen zu tun haben, die durch verschiedene periphere Endorgane vermittelt werden. Will man die Sensibilität der Hautnerven feststellen, so ist es notwendig, sich auf feine Berührungen zu beschränken und jeden Druck zu vermeiden. Daß auch die feinsten einen wenn auch sehr schwachen Druckreiz darstellen, ist für die klinische Untersuchung ohne Bedeutung.

Die Druckempfindung wird nicht durch die oberflächlichen Hautnerven vermittelt, sondern durch die die Muskeln und die tiefen Teile versorgenden Fasern, die zusammen mit den motorischen Nerven verlaufen. Darum beobachten wir eine Störung der Druckempfindung in der Regel nur, wenn in den gemischten Nerven auch die motorischen Anteile geschädigt sind. Die Störung der Druckempfindung ist dann meist an Umfang geringer als die Störung der Oberflächensensibilität, ein Zeichen, daß hier die Überlagerung der verschiedenen Nerven noch weiter geht. In der Mischzone ist die Druckempfindung insofern verändert, als das Lokalisationsvermögen verschlechtert ist. Ferner besteht gewöhnlich eine Steigerung des Druckschmerzes; er wird als besonders unangenehm empfunden. Diese Vermehrung der affektiven Komponente der Druckempfindung besteht auch oft in dem Gebiete gestörter Hautsensibilität bei Intaktheit der tiefen Nerven. Daraus geht hervor, daß das Verhalten der Oberflächensensibilität nicht ohne Einfluß ist. Diese tiefe Hyperpathie (Foerster) ist auch während der Restitution der Sensibilität oft sehr ausgeprägt und kann äußerst störend wirken, so besonders an der Fußsohle bei in der Wiederherstellung begriffenen Tibialislähmungen.

Die Kontraktionsempfindung der Muskeln wird durch elektrische Reize geprüft. Bei der Erregung mit dem faradischen Strom fühlt man eine charakteristische Empfindung im Muskel, die bei Verstärkung des Stromes schmerzhaft wird. Die Empfindung ist deutlich von der faradocutanen Sensibilität zu unterscheiden. Bei den Nervenverletzungen ist die Untersuchung auf diesem Wege oft unmöglich, da die Muskeln faradisch unerregbar sind. Aber auch mittels des galvanischen Stromes kann man die Kontraktionsempfindung bei der Schlußzuckung auslösen, wenn auch weniger deutlich, als es bei der faradisch erzeugten tetanischen Kontraktion der Fall ist. Bei partiellen Nervenläsionen mit erhaltener faradischer Erregbarkeit ist der Ausfall dieser Sensibilitätsart oft zu konstatieren. Die vermittelnden Nervenfasern verlaufen in den motorischen Nerven, und die Störungen sind von deren Intaktheit oder Läsion abhängig. Auch hier findet ein starkes Übergreifen der benachbarten Nervengebiete statt, so daß die Unempfindlichkeit sich nicht auf alle von dem geschädigten Nerven versorgten Muskeln erstreckt.

Die Vibrationsempfindung, die durch Aufsetzen einer schwingenden Stimmgabel geprüft wird, besteht in der Wahrnehmung eines Schwirrens; sie ist daran gebunden, daß schnell aufeinander folgende Reize als getrennt wahrgenommen werden. Sie kann grundsätzlich durch alle sensiblen Apparate, die auf Druckreize ansprechen, vermittelt werden. Bei der gewöhnlichen Prüfung mittels Aufsetzen des Stimmgabelfußes wird aber vorwiegend die Sensibilität der tiefen Teile, vor allem der Knochen, geprüft, weil hier durch das Mitschwingen des elastischen Knochengewebes eine Verstärkung der Vibration stattfindet. Will man die Vibrationsempfindung der Haut prüfen, so bringt man einen der Äste der schwingenden Stimmgabel vorsichtig mit der Haut in Berührung. Die Methode mit Aufsetzen des Stimmgabelfußes ermöglicht es uns, in einfacher Weise die Sensibilität der Knochen zu prüfen. Die Knochen und Gelenke werden durch besonders sensible Nervenäste versorgt. Die Knochenanästhesie ist davon abhängig, ob der Nerv oberhalb des Abganges dieser Zweige betroffen ist. Bei Nervenverletzungen ergeben sich charakteristische Ausfälle, die jedoch wegen der Überlagerung der Versorgungsgebiete oft an Ausdehnung geringer sind, als man nach der anatomischen Verbreitung erwarten müßte.

Die Bewegungsempfindungen sind ebenfalls an die Intaktheit der tiefen Nerven gebunden. Daß sie, wie v. FREY annimmt, lediglich durch die Hautnerven vermittelt werden, ist nach den klinischen Erfahrungen unwahrscheinlich. Nach GOLDSCHEIDER sollen sie durch die sensiblen Nervenendigungen in den Gelenken vermittelt werden. Es ist wohl sicher, daß die Gelenknerven dabei eine erhebliche Rolle spielen. Doch ist wahrscheinlich auch die Sensibilität der anderen tiefen Teile, Muskeln, Sehnen, daran beteiligt. Auch gehen in den normalen Wahrnehmungsakt der Bewegung die Hautempfindungen, die bei der Dehnung und Faltung der über den Gelenken liegenden Haut entstehen, mit ein; aber sie sind für das Zustandekommen der Bewegungsempfindung nicht maßgebend und unerläßlich. Dafür, daß die Gelenkempfindungen nicht die einzige Grundlage der Bewegungsempfindungen sind, spricht, daß auch passive Bewegungen, die in Pseudarthrosen vorgenommen werden, zur Wahrnehmung gelangen (O. FOERSTER, eigene Beobachtung). Die Störung der Bewegungsempfindung bei peripherer Läsion hängt davon ab, ob die tiefen Teile, insbesondere die die Gelenke versorgenden Nerven, geschädigt sind. Infolge der Überlagerung der Nerven können sie bei isolierten Nervenverletzungen entweder ganz fehlen, oder sie beschränken sich nur auf einen Teil des verletzten Gebietes, so z. B. kei Ulnarislähmungen auf die Gelenke des kleinen Fingers. Sind mehrere Nerven an der Versorgung der betreffenden tiefen Teile beteiligt, so fällt die Bewegungsempfindung erst dann aus, wenn diese Nerven sämtlich geschädigt sind. Schwere und ausgedehnte kinästhetische Ausfälle finden wir daher z. B. bei ausgedehnten Plexusläsionen an den Finger- und Armgelenken oder bei Läsionen des Ischiadicus an den Zehen und am Fußgelenk.

Die Wahrnehmung körperlicher Gegenstände durch Tasten (Stereognose) ist in erster Linie an die räumlichen Wahrnehmungen des Tast- und Drucksinns und die Bewegungsempfindungen gebunden: Ihre Störung geht daher diesen Ausfällen einigermaßen parallel; sie kann sich bei Verletzung einzelner Nerven auf die entsprechenden Teile der Hand beschränken.

Bei den entzündlichen Erkrankungen der Nerven sind die sensiblen Ausfälle unregelmäßiger als bei den Nervenverletzungen. Bei Mononeuritiden entsprechen sie in ihrer Ausdehnung in der Regel den durch Nervenverletzungen bewirkten Ausfällen. Die Intensität der Störung variiert in weiten Grenzen; die Ausdehnung kann erheblich geringer sein. Häufig findet sich nur ein Ausfall der epikritischen Sensibilität, kombiniert mit Hyperpathie, oder es besteht nur eine geringfügige Störung der Schmerz- und Temperaturempfindung. Auch können isolierte Thermhypästhesien der einzige Ausdruck des sensiblen Ausfalls sein.

Noch variabler sind die Empfindungsstörungen bei Polyneuritis. Die Ausbreitung der sensiblen Ausfälle läßt oft gar nicht oder nur angedeutet die Grenzen der peripheren Ausbreitungsgebiete erkennen. Häufig beobachtet man diffuse, nach den Extremitätenenden hin zunehmende Ausfälle, die manchmal quantitative Unterschiede in den verschiedenen Nervengebieten erkennen lassen. Die Empfindungsstörung kann den motorischen Ausfällen in den einzelnen Nervengebieten parallel gehen, ist aber oft von ihnen unabhängig, so daß in Nervengebieten, die motorisch keine oder nur geringfügige Ausfälle zeigen, die Sensibilität erheblich beeinträchtigt ist. Auch die umgekehrte Kombination kommt vor. Bezüglich der Intensität der Störung findet man alle denkbaren Variationen, ebenso Dissoziationen in den einzelnen Sensibilitätsqualitäten. Bei manchen

Formen der Polyneuritis, so z. B. bei der postdiphtherischen, ist die Tiefensensibilität und die Bewegungsempfindung vorwiegend oder auch isoliert betroffen. Hier ist dann stets eine mehr oder minder schwere Ataxie zu konstatieren.

Bei Polyneuritis kommt auch eine Verstärkung der Schmerzempfindung bei wiederholten Reizen (Summation) oder eine Verspätung der Schmerzempfindung vor.

Sensible Reizerscheinungen.

Bei Nervenverletzungen können sensible Reizerscheinungen vollkommen fehlen oder nur in sehr geringfügigem Grade vorhanden sein. In dem Augenblick der Verletzung eines sensiblen oder gemischten Nerven, sei es durch Schnitt oder durch Schuß, wird oft ein starker Schmerz im Verlauf des Nerven und in seinem Verbreitungsgebiet an der Haut angegeben, wovon man sich auch bei operativer Durchtrennung, die ohne Narkose erfolgt, überzeugen kann. Mitunter geben die Patienten die Empfindung nur als einen starken Schlag an, der keinen ausgesprochenen Schmerzcharakter trägt. Dieser initiale Schmerz kann sofort verschwinden, dauert aber mitunter einige Tage in verminderter Form an. Bei der Mehrzahl der Nervenverletzungen, so auch bei den meisten stumpfen Nervenläsionen, ist der weitere Verlauf gänzlich schmerzlos. Von sonstigen Reizerscheinungen sind oft Parästhesien in dem Bereich der Sensibilitätsstörung nachweisbar. Sie können das Gebiet der Ausfälle überschreiten im Bereich der Subsidiärzone des betroffenen Nerven. Die Kranken klagen über ein stumpfes, taubes Gefühl in der Haut, häufig auch über ein intermittierendes Prickeln und Kribbeln. Sie haben die Empfindung, als ob ein kleiner Körper sich eine kurze Strecke über die Haut bewege (Ameisenlaufen). Die Empfindungen können eine leichte Schmerzbetonung oder den Charakter von Temperaturwahrnehmungen, vor allem von Kälteempfindungen, haben.

Es gibt aber auch Nervenverletzungen, die mit mehr oder minder starken Schmerzen dauernd verbunden sind. Der sekundäre Schmerz pflegt sich meist erst nach einem freien Intervall einige Wochen nach der Verletzung einzustellen. Vor allem tritt er bei Läsionen auf, die mit einer starken Schädigung der umgebenden Gewebe, mit Knochenbrüchen usw., verbunden sind, besonders häufig bei Nervenschüssen. Druck auf den Nerven durch Knochenfragmente, durch Callus, durch umschnürende Narben können die Ursache sein; von Bedeutung sind dabei auch die endoneuralen Narben. Daß es sich hier um traumatische Neuritiden handelt, wie vielfach angenommen wird, ist nicht bewiesen und durch anatomische Befunde nicht gestützt. Natürlich kann auch eine ascendierende Neuritis, ausgehend von einer Wundinfektion, die Ursache von Schmerzen bilden, doch gilt das sicherlich nicht für die große Mehrzahl der Fälle. Der Schmerz kann gleichmäßig, aber auch intermittierend neuralgisch sein. Druckempfindlichkeit kann im Verlauf der Nervenstämme bestehen. Regelmäßig ist die Verletzungsstelle, der Ort der Nervennarbe sehr empfindlich. Die posttraumatischen Neuralgien finden sich vorwiegend bei partiellen oder in der Restitution befindlichen Nervenverletzungen, können aber auch bei kompletten Nervendurchtrennungen auftreten. So sehen wir sie auch mit erheblicher Heftigkeit nach Amputationen, vor allem dann, wenn Amputationsneurome vorhanden sind.

Eine besonders schwere Form von posttraumatischen Nervenschmerzen stellt das Krankheitsbild dar, das 1864 zuerst von Weir Mitchell beschrieben und als Kausalgie bezeichnet wurde. Wir begegnen ihm häufig bei Schußverletzungen, aber auch nach Verletzungen anderer Art, so besonders nach Amputationen. Die Kriegsbeobachtungen haben unsere Kenntnisse dieses Symptomenbildes in erheblichem Maße erweitert. Eingehende Schilderungen verdanken wir SCHLOSSMANN, O. FOERSTER, LEHMANN u. a. Im Vordergrunde stehen dabei heftige Schmerzen, die sich bis zu unerträglichen Graden steigern können. Die Schmerzen sind brennend, stechend, ziehend. Sie sind im Ausbreitungsgebiete des betroffenen Nerven lokalisiert, können dieses aber erheblich überschreiten. Sie können auch im Verlaufe des Nervenstammes empfunden werden. Die Haut ist in dem Hautgebiet des Nerven äußerst empfindlich. Das hyperästhetische Gebiet deckt sich oft mit dem anatomischen Verbreitungsbezirk, überschreitet diesen aber oft nicht unwesentlich und kann sich auf mehr oder minder weite Bezirke der Extremität ausdehnen und uncharakteristisch abgegrenzt sein. Jede Berührung steigert die Schmerzen. Vor allem sind es oft Wärmereize, die als unangenehm empfunden werden, seltener Kältereize. Meist wirkt sogar Kälte lindernd auf die Schmerzen, so daß die Kranken nasse Tücher umwickeln und diese dauernd feucht halten. Die Feuchtigkeit wirkt günstig auf das oft vorhandene quälende Trockenheitsgefühl. Die Haut ist meist gerötet durch aktive Hyperämie, oft ödematös geschwollen, seltener blaß und cyanotisch. Jede Bewegung steigert die Schmerzen, so daß die Glieder meist still gehalten werden. Ist der Fuß betroffen, so wird das Aufsetzen nach Möglichkeit vermieden. Auch andere äußere Reize, Erschütterungen des Körpers, laute Geräusche, grelles Licht, können schmerzsteigernd wirken, ebenso psychische Erregungen. Schmerz- und Temperaturreize an anderen Körperstellen können ebenfalls eine Verschlimmerung hervorrufen. Das Krankheitsbild kann in seiner Intensität sehr verschiedene Grade zeigen. In schwereren Fällen dauern die Schmerzen Tag und Nacht an, stören den Schlaf und machen das Leben unerträglich, so daß sie zu Suicid führen können. Die Kranken liegen dann möglichst unbeweglich im Bett, vermeiden jede Bewegung, fürchten jede Annäherung an ihr Bett, da alles zu einer Steigerung der Schmerzen führt.

Die Kausalgie stellt sich gewöhnlich erst einige Wochen nach der Verletzung ein, kann nach mehr oder minder langer Dauer zurückgehen, aber auch viele Jahre unverändert stark andauern. Es sind vorwiegend partielle Nervenläsionen, die die Kausalgie bedingen, aber auch bei totaler Nervendurchtrennung sind sie beobachtet worden. Die Kausalgie tritt nicht bei allen Nerven mit gleicher Häufigkeit auf. Bei weitem am häufigsten finden wir sie bei Medianus- und Tibialisläsionen, sie werden aber auch an anderen Nerven nicht vermißt. Vorwiegend handelt es sich dabei um Verletzungen, die neben den Nerven auch die umliegenden Gewebe schwer schädigen. LERICHE betont, daß in der Regel gleichzeitig Arterienverletzungen bestehen, und nimmt an, daß die damit verbundene Läsion des periarteriellen Sympathicusgeflechtes die Grundlage des Krankheitsbildes sei. Dagegen ist vielfach der berechtigte Einwand erhoben worden, daß die Kausalgie auch ohne Arterienverletzung vorkommt. Von besonderer Bedeutung für die Entstehung scheinen peri- und endoneurale Narben zu sein. Hierfür spricht auch die Beobachtung, daß die äußere und innere Neurolyse meist die Kausalgie zum Verschwinden bringt, doch sind nach Neubildung der Narben Rezidive nicht selten. Hiermit ist aber keine ausreichende Erklärung der Kausalgie gegeben; denn bei der Mehrzahl der Fälle mit peri- und endoneuralen Narben kommt es nicht zur Ausbildung dieses Symptomenbildes. Dafür, daß vegetative Nerven an dem Zustandekommen beteiligt sind, spricht neben den begleitenden vasomotorischen Symptomen auch die oben erwähnte Tatsache, daß gerade solche Reize verschlimmernd auf die Beschwerden wirken, die vasomotorische Reaktionen erfahrungsgemäß zur Folge haben. Dauernde Reizung der im spinalen Nerven verlaufenden vegetativen Fasern kann auch keine ausreichende Erklärung geben, da, wie erwähnt, die Kausalgie auch bei völliger Nervendurchtrennung beobachtet wird. In diesem Falle muß man an das Zustandekommen der Schmerzen durch in anderen Nerven verlaufende Bahnen denken (O. FOERSTER). Inwieweit eine besondere persönliche Disposition eine Rolle spielt, ist noch nicht sicher zu entscheiden. Daß das Symptomenbild psychogen bedingt sein sollte, ist durchaus unwahrscheinlich. Wenn auch nicht selten psychogene Symptome aufgepfropft sind, ist doch an der organischen Natur des Leidens nicht zu zweifeln. Einer suggestiven Behandlung ist es unzugänglich, dagegen schwindet es oft augenblicklich bei Beseitigung der Narben. Daß die Kausalgie vorwiegend bei den Kriegsschußverletzungen beobachtet wurde, liegt wahrscheinlich daran, daß im Gegensatz zu den sonstigen Nervenläsionen hier besonders umfangreiche Gewebsverletzungen und starke Narbenbildungen vorkommen.

Unter den Friedensverletzungen sind es vorwiegend Amputationen, die zu einem ähnlichen Symptomenbilde führen, in erster Linie solche, bei denen Amputationsneurome bestehen. Zu den schon oben geschilderten Erscheinungen der Amputationsneuralgie können in mehr oder minder starker Ausprägung die Erscheinungen der Kausalgie hinzukommen. Das Neurom ist dann außerordentlich druckempfindlich, die Umgebung hyperästhetisch, zuweilen nur in der unmittelbaren Nähe des Neuroms, manchmal aber auch in erheblich größerem Umfange, so etwa bei Oberarmamputationen auf die Schulter- und Halsbrustregion herüberreichend. Die geschilderten vasomotorischen Symptome sind dabei mehr oder minder ausgeprägt. Auch hier sind die Beschwerden oft äußerst hartnäckig. Excision des Neuroms und wiederholte Amputationen führen oft nur zu einer vorübergehenden Besserung. Rezidive des Neuroms bewirken meistens erneutes Auftreten der Beschwerden.

Von sonstigen Friedensverletzungen können solche, die zu starken Narbenbildungen führen, so z. B. schwere, durch Maschinen hervorgerufene Extremitätenverletzungen, zu dem kausalgischen Symptomenbilde Veranlassung geben.

Weit regelmäßiger als bei den Nervenverletzungen sind die sensiblen Reizerscheinungen bei den entzündlichen Erkrankungen der Nerven, den Neuritiden und Polyneuritiden. Bei den Neuralgien stehen sie im Mittelpunkt des Krankheitsbildes. Es gibt aber auch Neuritiden, die gänzlich schmerzlos verlaufen oder nur mit geringfügigen Reizerscheinungen verbunden sind. Das gilt nicht nur für die Erkrankungen rein motorischer Nerven wie des Facialis; auch bei Neuritiden gemischter Nerven kommt es vor, so etwa bei der Bleineuritis des Radialis. Ebenso sind manche Polyneuritisformen, insbesondere solche, die lediglich mit Störungen der Tiefensensibilität und der Bewegungsempfindung verbunden sind, oft gänzlich schmerzfrei, so z. B. die postdiphtherische Polyneuritis. Parästhesien können dabei vorhanden sein, aber auch fehlen.

Bei den Neuralgien ist der Schmerz in der Regel intermittierend. Er tritt in einige Minuten lang dauernden Anfällen auf, in denen er sich zu einer erheblichen Höhe steigert, um dann allmählich abzuklingen. Dieses anfallsweise Auftreten ist für die Trigeminusneuralgie charakteristisch. In anderen Fällen, so bei der Ischias, kann er aber auch dauernd in gleicher Stärke bestehen. Ein Dauerschmerz kann sich mit einer anfallsweisen Verstärkung kombinieren. Auch bei mit Ausfallserscheinungen verbundenen Neuritiden kommt sowohl der Dauerschmerz wie der in intermittierenden Attacken verlaufende vor. Die Schmerzempfindung folgt oft genau dem Verlauf des Nerven, sie kann aber auch auf einzelne Teile oder Punkte beschränkt sein. Im Verbreitungsgebiete an der Haut finden sich oft schmerzhafte Parästhesien, verbunden mit Überempfindlichkeit der Haut. Es besteht meist eine Druckempfindlichkeit der Nervenstämme, doch kann diese auch bei schweren neuritischen Schmerzen wenig ausgeprägt sein. Die Druckempfindlichkeit betrifft häufig den Nervenstamm im ganzen Verlauf, kann aber auch auf einzelne Teile beschränkt sein. Sie ist an bestimmten Punkten besonders deutlich nachweisbar, dort wo der

Nerv nahe der Haut liegt und sich leicht gegen die harte Knochenunterlage drücken läßt. Es sind dies die charakteristischen Druckpunkte der Nerven. Solche finden sich z. B. beim I. Trigeminusast am Foramen supraorbitale, am II. Trigeminusast am Foramen infraorbitale, beim Ulnaris im Sulcus olecrani, beim Ischiadicus am Gesäß und in der Kniekehle usw. Auch die Muskeln können druckempfindlich sein.

Häufig besteht eine Schmerzempfindlichkeit der Nervenstämme bei Dehnung. Auch hier folgt der Schmerz in der Regel dem Nervenverlauf. Charakteristisch ist dieser Dehnungsschmerz für die Ischias (Lasèguesches Phänomen). Wird das Bein gleichzeitig im Hüftgelenk gebeugt und im Kniegelenk gestreckt, so tritt ein Schmerz auf, der sich vom Gesäß bis in die Kniekehle, oft noch weiter in die Wade bis in die Ferse hinzieht. Bei Beugung des Kniegelenks, die zu einer Entspannung des Nerven führt, hört der Schmerz sofort auf. In gleicher Weise schmerzhaft ist das Aufsetzen aus dem Liegen bei gestreckten Knien und das Vornüberbeugen im Stehen ohne Kniebeugung. An anderen Nerven ist der Dehnungsschmerz meist schwerer nachzuweisen. Bei Neuralgien im Plexus brachialis kann man ihn zuweilen feststellen, wenn man den Kopf nach der entgegengesetzten Seite dreht und die Schulter herunterdrückt. In manchen Fällen schwerer neuritischer Schmerzen genügt schon die Anspannung des Nerven in normalen Stellungen, um eine Steigerung der Beschwerden hervorzurufen. Die Kranken geben dann den Gliedmaßen eine Haltung, die zu einer Entspannung des Nervenstammes führt. So liegt der Ischiaskranke mit gebeugtem Knie- und Hüftgelenk da und setzt jedem Versuch der Streckung einen Widerstand entgegen. Daß sich aus solchen Gewohnheitshaltungen Kontrakturen ergeben können, ist schon hervorgehoben worden.

Reflexe.

Bei Verletzungen peripherer Nerven sind die Sehnenreflexe, die zu den gelähmten Muskeln gehören, aufgehoben, da in der Regel gleichzeitig der sensible und der motorische Teil des Reflexbogens unterbrochen ist. Auch bei partieller Schädigung fehlen in der Regel die Reflexe. Es genügt aber oft das Erhaltensein eines Teiles der am Reflex beteiligten Muskeln, um das Zustandekommen des Reflexes noch zu ermöglichen; so kann der Achillessehnenreflex vorhanden sein, wenn von der Wadenmuskulatur nur der Soleus ganz oder teilweise erhalten ist. Der Tricepsreflex ist auslösbar, wenn nur das Caput longum allein von der Lähmung verschont ist. Sind die Reflexe an sich lebhaft, so kann bei Beklopfen der Sehne der Reflex in anderen erhaltenen Muskeln zustande kommen, während der zugehörige Muskel nicht anspricht. Ist der Sehnenreflex erloschen, so pflegt seine Wiederkehr während der Restitution erst spät zu erfolgen. Noch lange nach Wiederkehr der Motilität, Sensibilität und elektrischen Erregbarkeit kann er fehlen. Das gleiche gilt auch für die Periostreflexe; sind mehrere Muskeln an dem Reflex beteiligt, so können die erhaltenen noch ansprechen bei Ausbleiben der Kontraktion in den gelähmten. Ist der Musculocutaneus verletzt, so kontrahiert sich beim Radius-Periostreflex der Brachioradialis, nicht aber der Biceps und der Brachialis. Der Masseterreflex kommt nur bei doppelseitiger Läsion des dritten Trigeminusastes zum Erlöschen.

Bei den neuritischen Erkrankungen fehlen die Sehnenreflexe ebenfalls. Ihr Erlöschen geht aber hier bei weitem nicht in dem gleichen Grade den motorischen und sensiblen Ausfallserscheinungen parallel. Das Fehlen der Reflexe kann hier überhaupt das einzig nachweisbare Ausfallssymptom sein. So ist es nicht selten, daß bei der Ischias der Achillessehnenreflex schwindet, auch wenn Motilität und Sensibilität völlig intakt sind. Bei Polyneuritis können die Reflexe besonders im Anfang erhalten oder gesteigert sein. In der Regel kommen sie aber sehr bald zum Schwinden, auch in Gebieten, in denen keine Lähmungen bestehen. So verhält es sich auch meist bei rein sensiblen Polyneuritiden, bei denen sich nur eine Bewegungsempfindungsstörung mit Ataxie ohne motorische Ausfallserscheinungen findet. Es gibt auch ganz leichte Polyneuritisformen, die sich außer mehr oder minder starken Schmerzen nur in einem Ausfall der Sehnenreflexe äußern.

Das Fehlen der Haut- und Schleimhautreflexe ist in der Regel abhängig von den Sensibilitätsstörungen im Reizgebiet und von den Lähmungen der an der Reflexbewegung beteiligten Muskeln. Der Fußsohlenreflex ist bei Anästhesie der Fußsohle aufgehoben, bei Hyperästhesie kann er gesteigert sein. Der Corneal- und Konjunktivalreflex erlischt bei Läsionen des ersten Trigeminusastes. Sein Verhalten geht meist der Sensibilitätsstörung an der Horn- und Bindehaut parallel. Bei Facialislähmung bleibt dabei der Lidschluß aus, es erfolgen aber reflektorische Bewegungen des Augapfels, und die Sensibilität ist erhalten. Der Rachenreflex ist bei Glossopharyngeusschädigung aufgehoben, bei einseitiger Läsion nur auf der entsprechenden Seite.

Vasomotorische und trophische Störungen.

Symptome auf dem Gebiete des vegetativen Nervensystems finden sich bei peripheren Nervendurchtrennungen in großem Umfang und betreffen fast alle Gebiete dieses Systems. Die Störungen zeigen eine große Mannigfaltigkeit und können sowohl eine Verminderung wie eine Steigerung der Funktion darstellen. Die vasomotorischen Störungen äußern sich meist in Cyanose der Haut. Die Haut kann aber auch eine abnorme Blässe zeigen. Nicht selten ist beides miteinander kombiniert. Die Haut sieht dann marmoriert aus. Blasse Hautpartien werden von bläulichen Streifen durchzogen. Während ein Teil der Autoren (WEXBERG u. a.) dies auf eine Capillarlähmung zurückführen, nimmt FOERSTER, vor allem im Hinblick auf die capillarmikroskopischen Befunde, einen Krampf der Vasoconstrictoren an. Seltener findet sich eine aktive Hyperämie (Vasodilatation), die sich in einer lebhaften Rötung der Haut kundgibt. Sie tritt meist nur bei partiellen Nervenlähmungen auf, besonders bei der Kausalgie. Die vasomotorischen Störungen beschränken sich oft auf das Verbreitungsgebiet des Nerven, zuweilen genau mit der Sensibilitätsstörung übereinstimmend. Sie können sich aber auch — das gilt besonders für die aktive Hyperämie — erheblich weiter ausdehnen. Sie treten ebenso bei der Läsion gemischter Nerven wie eines einzelnen sensiblen Hautnerven auf.

Störungen der Lymphzirkulation äußern sich in Ödemen, die in sehr verschiedenen Graden auftreten können. Manchmal nur in Form einer leichten vermehrten Durchtränkung der Haut, dann wieder in der Form starker praller Anschwellung. Daß die Ödeme nicht nur eine Folge der Ruhigstellung des Gliedes sind, geht aus der oft ausgeprägten, aber nicht immer vorhandenen räumlichen Beziehung zu dem Hautbezirk des Nerven hervor.

Störungen der Schweißsekretion sind fast regelmäßige Erscheinungen. Meist ist die Schweißsekretion herabgesetzt oder fehlt ganz. Das Ausbleiben der Schweißabsonderung hält sich oft mit auffallender Genauigkeit an den Bereich der Sensibilitätsstörung. In selteneren Fällen, meist verbunden mit aktiver Hyperämie und starken Schmerzen, besteht eine Steigerung der Schweißsekretion. Die Haut ist dann mit Schweißperlen bedeckt. Die Hyperhidrosis reicht gewöhnlich weit über den Bereich der Sensibilitätsstörung hinaus in freie Hautgebiete hinein.

Störungen der Speichel- und Tränensekretion werden bei Facialislähmung beobachtet.

Trophische Störungen der Haut sind oft in sehr ausgeprägtem Maße vorhanden, sind aber manchmal so geringfügig, daß sie nur bei genau darauf gerichteter Aufmerksamkeit ins Auge fallen. Die Haut ist trocken, rissig, stark abschilfernd, mit Schuppen bedeckt. Es kann auch zu einer ausgesprochenen Hyperkeratosis kommen, die zuweilen an das Bild der Ichthyosis erinnert. In anderen Fällen ist die Haut atrophisch; sie ist dünn, glatt, durchscheinend, die abnorme Fältelung ist vermindert oder verschwunden (glossy skin). Auch eine ungewöhnliche Runzelung der Haut ist beschrieben worden (Waschfrauenhaut — OPPENHEIM u. a.). Die Hautveränderungen sind in der Regel an das Hautgebiet des Nerven gebunden und am stärksten an der Hand und am Fuß bei Medianus- und Ischiadicusverletzungen ausgeprägt.

Im Wachstum der Haare können sich Anomalien zeigen, sowohl im Sinne des Haarausfalls als des abnormen Haarwachstums im Hautgebiet des Nerven. Die Steigerung des Haarwachstums ist besonders bei partiellen Nervenläsionen zu beobachten. Beide Symptome können nebeneinander bestehen, Haarausfall im Gebiete des betroffenen Nerven, Hypertrichosis in der Nachbarschaft. Auch eine Lähmung der Erectores pili und ein Ausfall der Gänsehautbildung ist als vorübergehendes Symptom nach der Verletzung beschrieben worden (FOERSTER).

Bei Läsionen, die die Finger- und Zehennerven betreffen, sind Störungen des Nagelwachstums zu beobachten. An den betroffenen Fingern bleibt oft das Nagelwachstum zurück. Der Unterschied gegenüber den normalen Fingern ist oft sehr deutlich; die Patienten geben dann an, daß sie sich im Gegensatz zu den anderen Fingern die Nägel gar nicht oder nur selten zu schneiden brauchen. Aber auch ein abnorm starkes Nagelwachstum kommt vor. Die Nägel sind häufig in ihrer Form verändert, abnorm gekrümmt und gewölbt, rissig, von Längs- und Querstreifen durchzogen.

Die trophischen Störungen können das Unterhautzellgewebe und die Knochen betreffen, gewöhnlich im Sinne einer Atrophie. Die Finger sind, so besonders bei Medianus- und Ulnarisläsionen, verdünnt und laufen nach vorn spitz zu. Die Knochenatrophie ist aus dem Röntgenbilde in der von SUDECK und KIENBÖCK beschriebenen Form zu konstatieren. Auf die Atrophie der Muskeln ist schon hingewiesen worden. Hypertrophien des Knochens werden nur ausnahmsweise beobachtet. Es kommen Exostosen vor, ferner Arthritis deformans-ähnliche Erkrankungen der Gelenke.

Die Veränderungen der Haut können zu trophischen Geschwüren führen. Hierfür ist nicht nur die Sensibilitätsstörung und das dadurch bedingte Unbemerktbleiben von Verletzungen verantwortlich, sondern auch die veränderte Trophik der Haut mit gesteigerter Verletzlichkeit und verminderter Heilungstendenz. Die Ulcera treten im Gebiete der Sensibilitätsstörung auf, zeigen eine schlechte Heilungstendenz, heilen aber mit dem Rückgang der Sensibilitätsstörung oft überraschend schnell. Sie bilden sich an den Fingern bei Medianus- und Ulnarislähmung, an den Zehen und an der Ferse bei Tibialis- und Ischiadicuslähmung. In den Gelenken kann es auch zu Athropathien mit Durchbruch nach außen, so besonders am Grundgelenk der großen Zehe, kommen.

Die abnorme Verletzlichkeit der Haut äußert sich auch darin, daß nicht nur mechanische Schädigungen leicht zu Geschwürbildung führen, sondern daß auch Kälte- und Wärmereize, die für die normale Haut unschädlich sind, zu Verbrennungen und Erfrierungen Veranlassung geben. Unter dem Einfluß äußerer Schädigungen oder spontan treten Blasenbildungen an der Haut auf, entweder in Form von größeren Blasen oder von kleineren, an Herpes zoster erinnernden Bläschen. Bei Neuritiden kann auch ein echter Herpes zoster vorkommen.

Bei Affektion einzelner Nerven sowohl traumatischer wie entzündlicher Natur zeigen die vasomotorischen, sekretorischen und trophischen Störungen, wie erwähnt, mehr oder minder ausgeprägte Beziehungen zu den Verbreitungsgebieten des betroffenen Nerven. Bei Polyneuritis sind sie in der Regel am ausgeprägtesten an den Extremitätenenden, an den Händen und Füßen, Fingern und Zehen, meist diffus verbreitet.

Bezüglich der Theorie der vasomotorisch-trophischen Störungen kann hier auf das allgemeine Kapitel über diesen Gegenstand verwiesen werden. An der Regulation der vegetativen Funktionen sind sowohl die in den spinalen Nerven verlaufenden Fasern als auch die aus dem sympathischen Geflecht stammenden beteiligt. Sind die spinalen Nerven ausgefallen, so wird das Gleichgewicht dieses Regulationsmechanismus gestört, und es treten infolgedessen die geschilderten Störungen in ihrem oben beschriebenen stark wechselnden, oft antagonistischen Charakter auf.

II. Symptomatologie der einzelnen Nerven und Plexus.

Nerven des Plexus cervicalis.

Der Plexus cervicalis setzt sich aus den vier vorderen Cervicalwurzeln zusammen. Die schwächeren hinteren Äste der Wurzeln innervieren die Nackenmuskulatur und enden in der Haut des Nackens, die sie sensibel versorgen. Am stärksten ist der hintere Ast des 2. Cervicalnerven, der sich als Nervus occipitalis major verzweigt. Die vorderen Äste der vier oberen Cervicalnerven bilden den Plexus cervicalis. Aus diesen werden die tiefen Halsmuskeln versorgt (Rectus capitis ant., Longus capitis, Scaleni usw.). Anastomosen, die vom Plexus cervicalis zum Accessorius und zum Ramus descendens hypoglossi gehen, wurden schon bei diesen Hirnnerven erwähnt. Es wurde auch dort auf die klinische Bedeutung dieser Innervation hingewiesen. Aus dem Plexus entspringen ferner die sensiblen Äste, die das Hinterhaupt und den Hals von der Trigeminusgrenze an versorgen. Der wichtigste motorische Nerv ist der Phrenicus, der hauptsächlich vom 4., zum Teil auch aus dem 3. und 5. Cervicalnerven entspringt. Er bekommt eine Anastomose aus dem Nervus subclavius.

Sensible Cervicalnerven. Der Nervus occipitalis major versorgt den Hinterkopf bis an die Trigeminusgrenze auf der Scheitelhöhe. Er läßt den lateralen Teil des Hinterhaupts frei, wo er mit dem Gebiet des Occipitalis minor zusammenstößt. Der Occipitalis minor versorgt das laterale Gebiet des Hinterhauptes und greift auf die obere Hälfte der Ohrmuschel über. Der Auricularis magnus breitet sich in der Gegend des Kieferwinkels hinter der Trigeminusgrenze aus und in der unteren Hälfte der Ohrmuschel. Der Nervus cutaneus colli teilt sich in einen lateralen Ast und einen oberen und unteren medialen, die sich entsprechend ihrer Bezeichnung in die sensible Versorgung des Halses teilen. Die genauere Grenze der anatomischen Verbreitungsbezirke dieser Nerven sind aus dem Schema ersichtlich. Die Sensibilitätsstörungen bei den Läsionen weichen nur in geringem Grade von den anatomischen Verbreitungsbezirken ab.

Verletzungen der Nervi supraclaviculares kommen gemeinsam mit solchen des Plexus brachialis, seltener isoliert vor. Die Sensibilitätsstörung nimmt ein Gebiet ein, das dem anatomischen Verbreitungsgebiet einigermaßen entspricht. Die Ausdehnung geht aus der Abbildung 4 hervor.

Motorische Cervicalnerven. Lähmung der Nackenmuskulatur infolge peripherer Läsion der Cervicalnerven wird kaum beobachtet. Sie kommt fast nur bei spinalen Erkrankungen, insbesondere bei Poliomyelitis vor. Läsionen der Anastomosen zum Accessorius kommen verhältnismäßig häufig bei Verletzungen, so bei Halsdrüsenoperationen, vor. Seltener sind solche der Anastomosen zur Ansa hypoglossi.

Praktisch am wichtigsten sind die Läsionen des *Nervus phrenicus*. Er kann in seinem langen Verlauf durch Verletzungen mannigfaltiger Art am Halse wie auch am Brustkorb geschädigt werden. Auch Kriegsschußverletzungen sind beobachtet worden. In neuerer Zeit haben die bei Lungentuberkulose vorgenommenen Durchtrennungen des Phrenicus Gelegenheit gegeben, die Symptomatologie der Lähmungen zu beobachten (SAUERBRUCH, FELIX, KÜTTNER, ALEXANDER u. a.). Jeder Phrenicus versorgt die Zwerchfellhälfte seiner Seite. Die Innervationsgebiete sind, wie vor allem die Untersuchungen von FELIX gezeigt haben, in der Mittellinie scharf getrennt. Die Anastomose vom Subclavius zum Phrenicus, deren Einmündung in verschiedener Höhe erfolgt, bewirkt, daß bei hohen Läsionen des Nerven die Beweglichkeit des Zwerchfells voll erhalten sein kann (FOERSTER). Daß eine Mitinnervation des Diaphragma

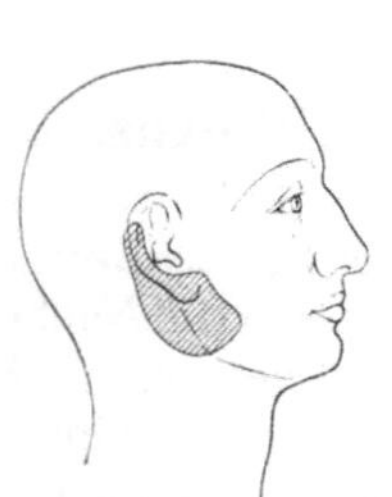

Abb. 3. Sensibilitätsstörung im Gebiet des N. auricul. magnus.

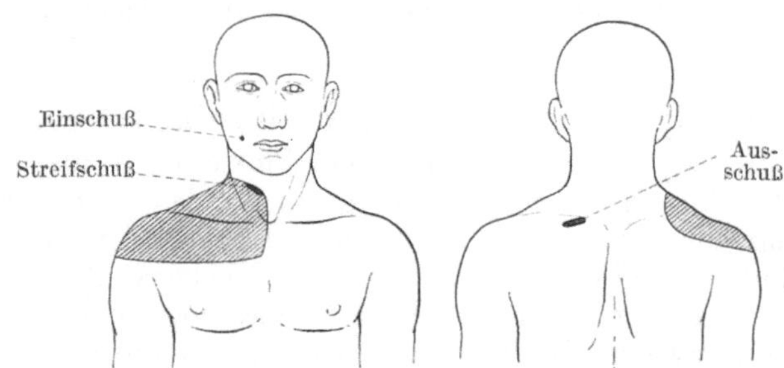

Abb. 4. Sensibilitätsstörung im Gebiet des N. supraclavicular bei oberer Plexuslähmung.

durch Intercostalnerven praktisch eine Rolle spielt, ist weder durch klinische noch experimentelle Beobachtungen erwiesen (FOERSTER, FELIX u. a.).

Läsion beider Phrenici hat völlige Zwerchfellähmung zur Folge. Die Atmung kann aber durch die Hilfsmuskeln erfolgen (Intercostales, Scaleni, Sternocleidomastoideus, Serratus posterior superior, Trapezius, Rhomboideus, Levator scapulae). Sie ist jedoch oberflächlich, beschleunigt und rein thorakal. Tiefe Atmung ist unmöglich. Bei erhöhten Ansprüchen an die Atmung, bei Anstrengung tritt Atemnot ein. Während normalerweise bei der Einatmung das Epigastrium sich vorwölbt, bei der Ausatmung einsinkt, wird es jetzt bei der Inspiration eingezogen; das Zwerchfell steigt bei der Einatmung in die Höhe und saugt dadurch die Baucheingeweide mit herauf. Geringe Exkursionen des Zwerchfells, die man bei der Durchleuchtung beobachten kann, besagen nichts für eine erhaltene aktive Motalität, sondern können rein passiv bedingt sein. Normalerweise kann man beim liegenden Patienten die Zwerchfellbewegungen an wellenförmigen, in den seitlichen unteren Intercostalräumen verlaufenden Schatten erkennen (LITTENsches Phänomen). An dem Ausbleiben dieser Erscheinung läßt sich die Zwerchfellähmung feststellen. Infolge der Erschlaffung des Diaphragma steht die Leber höher als normal und läßt sich leicht in die Höhe drücken. Husten und Auswerfen ist dem Kranken unmöglich; daher werden sie durch Bronchialkatarrh und Pneumonie aufs höchste gefährdet. Die Kraft der Bauchpresse ist herabgesetzt.

Einseitige Zwerchfellähmung macht erheblich geringfügigere Störungen. Die subjektiven Beschwerden können ganz vermißt werden, so daß die Lähmung überhaupt erst bei genauer, darauf gerichteter Untersuchung bemerkt wird. Die geschilderten Symptome sind dann nur auf der gelähmten Seite vorhanden. Das einseitige Fehlen des LITTENschen Phänomens kann die Diagnose erleichtern; eine sichere Diagnose ist aber häufig nur mit Hilfe der Röntgendurchleuchtung möglich.

Nerven des Plexus brachialis.

Nervus radialis. Der Radialis versorgt motorisch den Triceps mit allen seinen Köpfen, den Brachioradialis, den Supinator, sämtliche Extensoren der Hand, der Finger, des Daumens, den Abductor pollicis longus, mit einigen Fasern auch meist den Brachialis. Er gibt außerdem drei Hautäste ab, den Cutaneus brachii posterior, den Cutaneus antibrachii dorsalis und den dorsalen Handast. Die Symptomatologie der Radialislähmungen variiert in erheblichem Maße nach der Höhe der Läsion, da der Nerv in seinem gesamten Verlauf Äste abgibt. Lähmungen, welche das Gesamtgebiet des Radialis betreffen, sind relativ selten, da er den ersten Ast zum Caput longus des Triceps sehr bald nach seiner Entwicklung aus dem Plexus abgibt. Für eine Gesamtausschaltung des Nerven steht daher bei Verletzungen nur eine kurze Strecke zur Verfügung. Es ergibt sich dann motorisch folgendes Symptomenbild: Infolge des Ausfalles aller Tricepsäste ist die Streckung des Armes unmöglich. Sie kann allerdings noch durch die Schwere erfolgen, so daß bei herunterhängendem Arm der Ausfall nur wenig hervortritt, wenn die Streckbewegung nicht gegen Widerstand ausgeführt wird. Die Unmöglichkeit der Ellenbogenstreckung wird sofort deutlich, wenn der Arm erhoben wird, da dann der Vorderarm sogleich in Beugestellung sinkt. Bei der Beugung des Vorderarmes fällt der Brachioradialis aus. Eine Abnahme der Kraft der Beugung ist in der Regel nicht zu konstatieren, da die anderen Muskeln (Biceps, Brachialis) diese Bewegungen noch in genügender Weise ausführen. Der Ausfall der Muskeln läßt sich leicht konstatieren, wenn man den Vorderarm in der Mittelstellung zwischen Pro- und Supination gegen Widerstand beugen läßt. Anstatt des sonst deutlichen Vorspringens des Muskelbauches ist dann eine Lücke zwischen der Beuge- und Streckmuskulatur des Vorderarmes deutlich erkennbar. Der Ausfall des Supinator äußert sich in der Unfähigkeit der Supination bei gestrecktem Ellenbogengelenk. Der Patient versucht die Supination durch Außenrotation des Oberarmes zu ersetzen. Bei gebeugtem Arm dagegen kann sie noch mittels Wirkung des Biceps erfolgen. Die Lähmung der Hand- und Fingerstrecker gibt sich schon in der Ruhe deutlich zu erkennen. Bei vorgestrecktem Vorderarm hängt die Hand in Beugestellung herunter. Die Finger stehen in den Grundphalangen in ausgesprochener, in den Mittel- und Endphalangen in geringerer Beugestellung. Der Daumen hängt herunter und ist dem Zeigefinger genähert. Die Hand kann nicht gehoben, die Finger können nicht gestreckt werden. Die Streckung der Finger ist in den Grundphalangen gänzlich aufgehoben; in den Mittel- und Endphalangen geschieht sie in geringem Grade und mit herabgesetzter Kraft. Es kann dadurch eine Parese der Interossei, die die Extension der Mittel- und Endphalangen vor allem bewirken, vorgetäuscht werden. Sobald man jedoch die Grundphalangen in Streckstellung oder in Beugestellung fixiert, erfolgt die Streckung der Mittel- und Endphalangen mit guter Kraft. Spreizung und Adduktion der Finger ist nur in sehr geringem Umfange möglich, da diese Bewegungen auch normalerweise bei gebeugter Grundphalanx nicht ausgeführt werden können. Auch das kann bei oberflächlicher Betrachtung eine Parese der Interossei vortäuschen. Bringt man aber die Hand auf eine ebene Unterlage, so geschehen die Bewegungen in normaler Weise. Der Daumen kann aus seiner herabhängenden Stellung nach dorsal nicht gehoben, in beiden Gelenken nicht abduziert werden; das Grundgelenk kann nicht gestreckt werden. Eine Streckung des Endgelenks ist bei gleichzeitiger Beugung des Grundgelenkes infolge der Wirkung der Daumenballenmuskeln noch möglich. Verhindert man die Beugung des Grundgelenks, so ist die Streckung des Endgelenks gänzlich ausgefallen. Die Kraft des Händedrucks ist sehr herabgesetzt, da die Fingerbeugung ohne gleichzeitige Streckung des Handgelenkes ihre volle Kraft nicht entfalten kann. Bei passiver Streckung des Handgelenkes kann die normale Kraft der Fingerbeuger nachgewiesen werden. Das Verhalten der Handstreckung beim Händedruck ist auch bei leichter Parese des Radialis in sehr charakteristischer Weise gestört. Beim Versuch eines kräftigen Handdruckes klappt die Hand in Beugestellung um, da die geschwächten Handstrecker der Wirkung der Fingerbeuger auf das Handgelenk nicht genügend Widerstand entgegenzusetzen vermögen.

Die Gebrauchsfähigkeit der Hand ist durch alle diese Ausfälle außerordentlich stark gestört, wobei auch die Erschwerung der Supination eine wesentliche Rolle spielt. Die Beeinträchtigung ist weit erheblicher als etwa bei der Medianus- oder Ulnarislähmung. Greifen, Fortschieben mit der Hand, Stützen auf sie usw. ist unmöglich.

Es wurde schon darauf hingewiesen, daß dieses Bild des völligen Ausfalles der Radialisfunktion sehr selten ist. In der Regel wird der Radialis erst in seinem weiteren Verlauf betroffen. Der oberste Ast, den der Nerv abgibt, dient der Versorgung des langen Tricepskopfes; er entspringt oft mit dem Cutaneus brachii posterior von einem gemeinsamen Zweige. Wird der Radialis unterhalb des Abganges dieses Zweiges betroffen, so ist allein das Caput longum des Triceps erhalten. Die Streckung des Unterarmes kann zwar ausgeführt werden, doch ist die Kraftleistung dabei, wie schon DUCHENNE hervorgehoben hat, verhältnismäßig gering, jedenfalls trifft dies bei Untersuchung mit herabhängendem Arm zu, während nach FOERSTER bei erhobenem Arm die Streckung mit guter Kraft erfolgt. Die verhältnismäßig geringe Streckwirkung des Caput longum, das besonders der Fixierung des Oberarmkopfes im Gelenk dient, ist aus dem Mangel an Festigkeit der oberen Befestigung dieses Kopfes im Vergleich zu den anderen Teilen des Triceps zu erklären.

Die nächsten drei Äste des Radialis versorgen die anderen Tricepsköpfe einschließlich des Musculus anconaeus. Unter den Kriegsverletzungen sind gelegentlich Fälle beobachtet worden, in denen neben dem Caput longum das Caput mediale erhalten war, während das Caput laterale und der Anconaeus ausfielen. Hier geschieht die Streckung des Vorderarmes immer mit guter Kraft. Erwähnt sei noch, daß der eine der zum Caput mediale ziehenden Äste sich eine Strecke lang an den Verlauf des Nervus ulnaris anschließt, so daß er hier mit diesem zusammen verletzt werden kann. In solchen Fällen besteht neben der Ulnarislähmung nur ein Ausfall dieses Tricepskopfes bei sonst intaktem Radialisgebiet.

Auf der folgenden Verlaufsstrecke am Oberarm gibt der Radialis keinen motorischen Ast ab. Eine genauere Lokalisation von Verletzungen, die zwischen dem Abgang des letzten Tricepsastes und der Abzweigung des Brachioradialisastes liegen, ist daher nach den motorischen Ausfällen nicht möglich. Einen Anhalt gibt nur der im oberen Teil dieses Verlaufes abgehende Hautast zum Vorderarm (Cutaneus antibrachii dorsalis). Doch kann man aus dem Vorhandensein der Sensibilitätsstörung im Bereich dieses Astes an der Dorsalseite des Vorderarmes nicht ohne weiteres schließen, daß die Läsion oberhalb von dessen Abgangsstelle stattgefunden haben muß, da der Hautast noch eine Strecke weit mit dem Hauptstamm zusammenläuft und er darum durch die Verletzung mit diesem zusammen unterhalb der Abgangsstelle betroffen sein kann. Die Läsionen des Radialis auf der genannten Strecke sind die weitaus häufigsten. Er wird hier durch äußere Verletzungen, Druckwirkungen, Frakturen besonders leicht geschädigt. Die Symptomatologie der motorischen Ausfälle unterscheidet sich von der bei Verletzungen des Gesamtstammes nur durch das Erhaltensein des Triceps einschließlich des Musculus anconaeus.

In der Furche zwischen Radialis und Brachioradialis gibt der Nerv einen Zweig für den letztgenannten Muskel ab (der unregelmäßige beim Nervus musculocutaneus erwähnte Ast zum Musculus brachialis geht dicht oberhalb ab).

Er teilt sich dann in den oberflächlichen und den tiefen Ast. Von dem tiefen gehen noch vor Eintritt des Nerven unter den Supinator die Äste zum Extensor carpi radialis longus und brevis ab. Die anatomischen Angaben stimmen hier insofern nicht ganz überein, als auch ein Abgang des Astes zum Extensor carpi radialis longus oberhalb der Teilungsstelle verzeichnet wird. Dissoziationen der Radialislähmung durch Verletzungen zwischen diesen Abzweigungen sind insbesondere bei den Kriegsverletzungen beobachtet worden, so Fälle mit Erhaltensein des Triceps und des Brachioradialis, deren Symptomatologie sich ohne weiteres ergibt. Ist außerdem der Extensor carpi radialis longus verschont, so ist die Handstreckung möglich, erfolgt aber mit starker Abweichung nach der Radialseite. Ist auch der Extensor carpi radialis brevis erhalten, so erfolgt die Handstreckung einigermaßen gerade, aber bei Streckung gegen Widerstand wird die Abweichung nach radial wieder deutlich. Während des Verlaufes unter dem Supinator erhält dieser Muskel seinen Ast. Verletzungen auf dieser Strecke sind ziemlich häufig, sie sind z. B. charakteristisch für die Schädigungen des Radialis durch intramuskuläre Injektionen in die Vorderarmmuskulatur. Es besteht dann eine komplette Lähmung des Extensor carpi ulnaris, sämtlicher Finger- und Daumenstrecker und des Abductor pollicis longus. Die Handstreckung erfolgt, wie erwähnt, unter Bevorzugung der radialen Seite. Der Supinator kann dabei erhalten oder gelähmt sein. Sensibilitätsstörungen sind nicht vorhanden.

Bei weiter distal gelegenen Läsionen bleibt zunächst der Extensor digitorum communis verschont, bei noch periphereren sind nur die Daumenextensoren und Extensor indicis proprius betroffen. Auch isolierte Verletzungen der Endäste, von denen der eine den Abductor pollicis longus und den Extensor pollicis brevis, der andere den Extensor pollicis longus und den Extensor indicis proprius versorgt, sind beschrieben worden. Einen isolierten Ausfall des Extensor pollicis longus sehen wir nur ausnahmsweise bei einer gesonderten Verletzung des für diesen Muskel bestimmten Endastes, häufiger auf Grund einer Sehnenzerreißung. Es besteht dann ein isolierter Ausfall der Streckung der Endphalanx des Daumens bei gleichzeitig gestreckter Grundphalanx. Bei Beugung der Endphalanx mittels der Daumenballenmuskeln kann auch das Endglied gestreckt werden. Der Ausfall dieser Bewegung macht sich besonders beim Scherenschneiden geltend, da die Öffnung der Schere, die durch Streckung des Daumens in beiden Phalangen bewirkt wird, nicht mehr erfolgen kann.

Der Radialis hat drei sensible Äste, den Cutaneus humeri posterior, den Cutaneus antibrachii dorsalis und den Ramus superficialis.

Da die Mehrzahl der Radialisläsionen am Oberarm und distal vom Abgang des Cutaneus antibrachii dorsalis erfolgen, so beschränkt sich die Sensibilitätsstörung meist auf das Gebiet des Handradialis (Ramus superficialis). Dieser versorgt die radiale Hälfte der Dorsalseite der Hand, die Dorsalseite des Daumens bis zum Nagel, die Dorsalseite der Grundphalanx des Zeigefingers und die radiale Hälfte der Dorsalseite an der Grundphalanx des Mittelfingers. Die Sensibilitätsstörung betrifft jedoch bei isolierter Radialisläsion fast nie dieses gesamte anatomische Verbreitungsgebiet, sie wechselt in den einzelnen Fällen außerordentlich stark und kann sehr geringfügig sein. Es ist vielfach behauptet worden (Head, Oppenheim, Cassirer u. a.), daß auch bei völliger Durchtrennung des Radialis eine Sensibilitätsstörung ganz fehlen könne. Wir möchten aber nach unseren Erfahrungen in Übereinstimmung mit Foerster betonen, daß solche Fälle, wenn sie überhaupt vorkommen, äußerst selten sind. Bei genauer Prüfung der Sensibilität unter Berücksichtigung aller Qualitäten findet man fast immer eine deutliche, wenn auch mitunter räumlich und quantitativ sehr geringfügige Herabsetzung. Am geringsten an Ausdehnung ist meist die Analgesie, in deren Umgebung sich in der Regel Hyperalgesie findet. Größer ist der Bezirk der Anästhesie, am meisten ausgedehnt gewöhnlich die Thermanästhesie. Die Größe und Form der sensiblen Ausfallsgebiete ist sehr wechselnd, wovon in der Abb. 7 einige Beispiele wiedergegeben sind. Doch werden bestimmte Gebiete vorzugsweise betroffen. Ziemlich häufig ist eine Anästhesie über dem Metacarpus des Daumens, die gewöhnlich am Daumenballen ziemlich genau an die anatomische Grenze des Medianusgebietes heranreicht. Hieran schließt sich oft eine Störung an der Dorsalseite des Daumens, bis zum Nagel reichend. Ferner findet sich häufig auch ein Störungsgebiet über dem Metacarpus des Mittelfingers, besonders an dessen distalem Ende. Nicht selten betroffen wird auch, wie von Foerster angegeben wird, ein mondsichelartiger Bezirk im Bereiche der Schwimmfalte zwischen 1. und 2. Metacarpale. Jeder der erwähnten Bezirke kann gesondert betroffen sein. Sie können sich aber auch miteinander in mannigfacher Weise kombinieren und zusammenfließen. In anderen Fällen wieder finden wir eine sehr ausgedehnte, fast das gesamte anatomische Verbreitungsgebiet des Nerven betreffende Störung; dessen Grenzen werden aber (zum mindesten bei isolierter Radialislähmung) niemals erreicht; höchstens die Thermanästhesie kann dies nahezu tun. So bleiben die Grundphalangen des Zeige- und Mittelfingers regelmäßig von der Störung der Berührungsempfindung verschont. Hier findet sich nur gelegentlich eine Herabsetzung der Temperaturempfindung. Am Daumen ist dagegen, wie schon erwähnt, die Endphalanx bis zum Nagelrand häufig betroffen, entgegen der Annahme vieler anatomischer Bücher, nach der sie vom Medianus versorgt wird. In gleichem Sinne sprechen auch die Erfahrungen bei Medianuslähmungen.

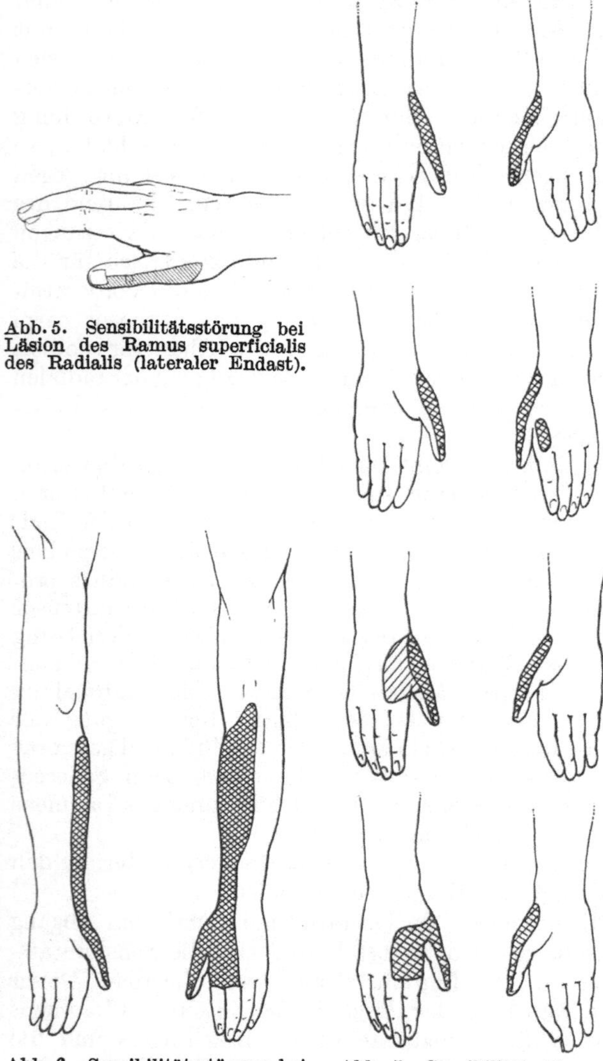

Abb. 5. Sensibilitätsstörung bei Läsion des Ramus superficialis des Radialis (lateraler Endast).

Abb. 6. Sensibilitätsstörung bei kombinierter Läsion des Radialis und Musculocutaneus.

Abb. 7. Sensibilitätsstörung bei Radialisläsion.

Die geringfügige und wechselnde Stärke und Ausdehnung der Empfindungsstörung ist mit großer Wahrscheinlichkeit auf die Mitversorgung durch andere Nerven zu beziehen. Dabei kommt sowohl die Beteiligung der in den Ramus superficialis mündenden Anastomosen, als auch ein Übergreifen der Endverzweigungen der benachbaren Nerven in Frage. In erster Linie sind der Cutaneus antibrachii dorsalis und der Musculocutaneus beteiligt, wie schon HEAD hervorgehoben hat. Bei gleichzeitiger Mitverletzung dieser beiden Nerven finden wir eine Sensibilitätsstörung, die der anatomischen Verbreitung des Radialis nahezu entspricht und nur die Grundphalangen des Mittel- und Zeigefingers verschont. Für deren Mitversorgung kommt der Medianus in Betracht; bei gleichzeitiger Läsion dieses Nerven können wir eine zusammenhängende Anästhesie an der gesamten Dorsalseite der Finger beobachten. Aber auch der Ulnaris kommt für die Mitversorgung des Radialisgebietes in Frage, insbesondere am Handrücken. Für die Bedeutung der in den Nervenstämmen eintretenden Anastomosen spricht die wiederholt gemachte Beobachtung, daß bei isolierter Läsion des Ramus superficialis oder seiner Endäste die Sensibilitätsstörung ausgeprägter ist und den anatomischen Grenzen näher kommt, als es bei Stammläsionen des Nerven der Fall ist.

Bei einer Verletzung des Cutaneus antibrachii dorsalis findet sich eine streifenförmige Sensibilitätsstörung an der radialen Hälfte der Dorsalseite des Vorderarms, die proximal in der Regel über das Ellenbogengelenk etwas herausreicht und beiderseits spitz endet. Die Ausdehnung der Störung ist in den einzelnen Fällen sehr verschieden, sie fehlt aber wohl niemals ganz. In der Regel endet sie proximal vom Handgelenk und erreicht daher die Grenze des Gebietes des Handradialis nicht. Auch bei kombinierter Läsion beider Nerven, wie sie bei weiter proximal gelegener Verletzung des Radialisstammes vorkommt, fließen beide Gebiete meist nicht zusammen. Es kommt dies aber auch vor entweder für alle Qualitäten oder auch nur für die Thermanästhesie (FOERSTER). Bei gleichzeitiger Musculocutaneusläsion ist aber der Zusammenschluß aller drei Gebiete die Regel. Für den Umfang der Empfindungsstörung ist neben dem Musculocutaneus auch wohl das Übergreifen des Cutaneus antebrachii medialis von Bedeutung.

Der Cutaneus humeri posterior wird nur selten isoliert betroffen. FOERSTER gibt für die bei seinem Ausfall bewirkte Sensibilitätsstörung einen schmalen, länglichen Bezirk an der lateralen Partie des Oberarmes an. Er erwähnt auch, daß in einem Falle seiner Beobachtung jegliche Sensibilitätsstörung gefehlt habe. Das Zurückbleiben hinter dem anatomischen Verbreitungsbezirk ist wohl auch hier auf das Übergreifen der Nachbarnerven (Cutaneus humeri medialis und axillaris) zurückzuführen.

Sensibilitätsstörungen im gesamten Hautgebiete des Radialis kommen ziemlich selten zur Beobachtung, da zwischen dem Ursprung des Nerven aus dem Plexus und dem Abgang des obersten Hautastes nur eine kurze Strecke ist. Nach FOERSTER gaben solche Läsionen immer zu ausgedehnten Sensibilitätsstörungen Veranlassung. Die Bezirke des Oberarm- und Vorderarmastes schließen sich zu einem gemeinsamen Gebiet zusammen; an der Hand bestehen die gleichen Variationen wie bei den Verletzungen des Handastes.

Nervus ulnaris. Der Nervus ulnaris versorgt den Flexor carpi ulnaris und den ulnaren Teil des Flexor digitorum profundus. Die Zweige für diese Muskeln gehen dicht unter dem Ellenbogengelenk ab. Am Vorderarm entspringen in dessen unteren Drittel der Ramus palmaris und der Ramus dorsalis. Dicht über dem Handgelenk teilt sich der Nerv in seine Endäste, von denen der oberflächliche den Palmaris brevis innerviert und die sensible Versorgung an der Volarfläche der Hand und der Finger übernimmt. Der tiefe Ast innerviert die vom Ulnaris versorgten kleinen Handmuskeln, nämlich die Interossei, den Adductor pollicis, den tiefen Kopf des Flexor pollicis brevis, den Kleinfingerballen, den 4., zuweilen auch den 3. Lumbricalis in wechselndem Ausmaße.

Da der Nerv am Oberarm keine Äste abgibt, so ist bei Läsionen des Nerven auf dieser Strecke oberhalb des Ellenbogengelenks die Symptomatologie einheitlich und entspricht dem völligen Ausfalle aller Funktionen des Ulnaris. Infolge des Ausfalles des Flexor carpi ulnaris kann die Hand nicht in vollem Umfange gebeugt werden, da der Flexor carpi radialis und der Palmaris longus die maximale Beugung der Hand nicht bewirken können. Eine Abweichung der Hand nach radial findet aber nicht statt. Bei Flexion gegen Widerstand ist das stärkere Nachgeben der ulnaren Hälfte der Hand erkennbar. Der Ausfall des vom Ulnaris versorgten Anteiles des Flexor digitorum profundus bewirkt, daß am 4. und 5. Finger die Beugung der Endphalangen aufgehoben ist. Am 3. Finger ist sie in der Regel etwas abgeschwächt, jedoch individuell verschieden, je nach dem Anteil, den der Ulnaris an der Innervation des für diesen Finger bestimmten tiefen Beugers nimmt. Am Zeigefinger ist die Beugung der Endphalanx immer normal, da hier die Innervation durch den Medianus regelmäßig erfolgt. Der Ausfall des Flexor digitorum profundus äußert sich bei denjenigen Verrichtungen störend, die ein festes Aufdrücken der Fingerspitzen verlangen, so z. B. beim Klavierspiel. Infolge des Ausfalles der Interossei befinden sich die Finger in Krallenstellung. Die Interossei beugen die Grundphalangen, strecken die Mittel- und Endphalangen. Sind sie ausgefallen, so überwiegt im Grundgelenk der Extensor digitorum communis, im Mittel- und Endgelenk der Flexor sublimis bzw. der Flexor profundus. Infolgedessen kommt es zu einer Überstreckung in den Grundgelenken und einer Beugung in den Mittel- und Endgelenken. Die Krallenstellung ist am stärksten ausgeprägt am 4. und 5. Finger, geringer am 3., am Zeigefinger kann sie unter Umständen ganz vermißt werden. Das ist darauf zurückzuführen, daß für den 2. und 3. Finger die Lumbricales vom Medianus versorgt werden; daher bleiben sie bei isolierter Ulnarislähmung verschont und können die Interossei teilweise ersetzen. Die Krallenstellung tritt um so mehr hervor, je stärker die Finger in den Grundphalangen gestreckt werden. Sind die Antagonisten der Interossei ebenfalls paretisch, so ist die Krallenstellung nur wenig ausgeprägt oder kann gänzlich fehlen. So vermißt man bei hoher Läsion des Ulnaris, bei welcher der Flexor digitorum profundus gelähmt ist, die Beugung der Endphalangen am 4. und 5. Finger. Bei gleichzeitiger Medianuslähmung fehlt die Beugestellung der Mittel- und Endphalangen überhaupt, bei gleichzeitiger Radialislähmung die Überstreckung der Grundphalangen.

Die aktive Beugung der Grundphalangen kommt trotz des Ausfalles der Interossei, und zwar in der Regel mit ausreichender Kraft dadurch zustande, daß der Flexor digitorum sublimis und profundus auch auf die Grundphalangen eine flektierende Wirkung ausüben. Die Streckung der Mittel- und Endphalangen ist an Kraft erheblich herabgesetzt, aber nicht ganz aufgehoben. Der Extensor digitorum communis übt, solange die Grundphalangen gebeugt sind, auch auf die Mittel- und Endphalangen eine extendierende Wirkung aus. Darum können aus dem Faustschluß heraus, auch bei völlig gelähmten Interossei, sämtliche Phalangen gestreckt werden. Erst wenn die Grundphalangen gestreckt sind, strafft sich die Befestigung der Extensorsehne an der Grundphalanx so stark an, daß nunmehr kein Effekt auf die anderen Phalangen mehr erzielt wird (Hauck). Die Beuger überwiegen dann, und die Krallenstellung tritt deutlich hervor. Bei maximaler passiver Überstreckung wird sie auch in der Regel am Zeige- und Mittelfinger deutlich, wo sie in der Ruhestellung wenig oder gar nicht vorhanden war.

In seltenen Fällen kann man beobachten, daß die Krallenstellung der Finger bei Ulnarislähmung fehlt. Bei elektrischer Reizung des Extensor digitorum communis findet man dann auch eine Wirkung dieses Muskels auf die Endphalangen bis zur völligen Streckung aller 3 Gelenke. Das ist wahrscheinlich auf eine abnorme Schlaffheit der Befestigung der Dorsalaponeurose an den Grundphalangen zurückzuführen.

Bei Zerreißung der Dorsalaponeurose über dem Mittelgelenk kann es zu einem Abgleiten der beiden von den Interossei ausgehenden Zügel über den Mittelgelenken kommen. Das Mittelgelenk kann dann nicht gestreckt werden, da die Interossei als Beuger wirken, während das Endgelenk sich in Überstreckung befindet (HAUCK). Es sei dies hier erwähnt, da derartige Bewegungsstörungen irrtümlicherweise als neurologisch bedingte Ausfälle angesehen werden können.

Die Beeinträchtigung der Streckung der Mittel- und Endphalangen ist geringer am Zeige- und Mittelfinger als am 4. und 5. infolge des schon erwähnten Erhaltenseins der vom Medianus innervierten Lumbricales; daß die Kompensation auf den Medianus zurückzuführen ist, geht daraus hervor, daß bei gleichzeitiger Verletzung des Medianus am Handgelenk die Krallenstellung und die Bewegungsstörung an allen Fingern in gleicher Weise vorhanden ist. Man kann das Vorhandensein der Lumbricales mittels elektrischer Reizung an der Vola manus nachweisen. Man erhält dann nur eine Streckung der Mittel- und Endphalanx und eine Beugung der Grundphalanx. Eine seitliche Bewegung des Fingers wird jedoch, abgesehen von einer mitunter nachweisbaren leichten Seitenbewegung des Fingers nach radialwärts, nicht hervorgerufen im Gegensatz zu den Interossei, bei denen bei elektrischer Reizung die abduzierende oder adduzierende Wirkung eher zutage tritt als die Streck- und Beugebewegung der Phalangen.

Die Spreizung der Finger kommt bei Ulnarislähmung noch durch die Wirkung des Extensor digitorum communis zustande, ist jedoch erheblich schwächer und weniger ausgiebig als normal.

Die Adduktion der Finger ist aufgehoben, da für diese nur die gelähmten Interossei volares zur Verfügung stehen. Nur der Zeigefinger macht eine Ausnahme; bei ihm kann eine wenn auch schwache und geringfügige Adduktion durch den Extensor indicis proprius ausgeführt werden. Durch abwechselnde Innervation des Zeigefingeranteils des Extensor digitorum communis und des Extensor indicis proprius kann der Zeigefinger in geringem Grade seitlich hin- und herbewegt werden. Die Adduktion des Daumens ist infolge des Ausfalles des Adductor pollicis sehr stark beeinträchtigt, aber nicht aufgehoben, da der Flexor und der Extensor pollicis longus ein Heranführen des Daumens an den Zeigefinger ermöglicht. Das geschieht besonders dann mit leidlicher Kraft, wenn mittels des Flexor pollicis longus eine Beugung der Endphalanx erfolgt. Veranlaßt man den Kranken, den Daumen gestreckt zu halten, so ist die Kraft der Adduktion nur gering. Manche Patienten bringen aber auch bei gestreckter Endphalanx eine leidliche Adduktion des Daumen zustande, indem sie durch gleichzeitige Innervation des Extensor pollicis longus die Beugewirkung des Flexor pollicis longus ausgleichen. Eine Beeinträchtigung der Opposition des Daumens erfolgt bei der Ulnarislähmung nicht, da der von dem Nerven versorgte tiefe Kopf des Flexor pollicis brevis an dieser Bewegung nicht beteiligt ist, sondern bei der Adduktion mitwirkt. Wird der Daumen gegen den Zeigefinger opponiert, so kann infolge des Ausfalles der Interossei und des Kleinfingerballens der kleine Finger nicht mehr in gestreckter Stellung unter Beugung der Grundphalanx, sondern nur unter Beugung aller Phalangen mit der Daumenkuppe in Berührung gebracht werden.

Der Ausfall der vom Ulnaris versorgten kleinen Handmuskeln macht sich praktisch in außerordentlich störender Weise geltend, da die Interossei an den meisten feinen Fingerbewegungen beteiligt sind, so am Schreiben, Nähen u. ä.

Erfolgt die Läsion des Ulnaris unterhalb des Abganges der Zweige für den Flexor carpi ulnaris und den Flexor digitorum profundus, so beschränkt sich der Ausfall auf die Handmuskeln. Die Mehrzahl der Ulnarisläsionen findet über dem Handgelenk statt. Es bleibt dann auch der dorsale Hautast (s. unten) verschont.

Läsionen unterhalb der Teilung des Nerven in seine Endäste können auch den volaren Hautast verschonen. Noch distaler gelegene Verletzungen des tiefen Astes lassen den Kleinfingerballen intakt und bewirken nur einen Ausfall der anderen kleinen Handmuskeln.

Auch bei völliger Durchtrennung des Ulnaris sind nicht immer alle von ihm versorgten Muskeln ausgefallen, da eine Mitinnervation durch Anastomosen vom Medianus möglich ist. Es gilt dies vorwiegend für Läsionen des Nerven am Oberarm. Am häufigsten ist dann der Flexor carpi ulnaris und der ulnare Teil des Flexor digitorum profundus ganz oder teilweise erhalten. Für diese Muskeln, besonders den letzterwähnten, kommt neben der Innervation durch Anastomosen, die vom Nervenstamm zu Nervenstamm gehen, auch noch Mitversorgung durch die Muskeläste des Medianus zu den Fingerbeugern in Frage (FOERSTER). Auch die kleinen Handmuskeln können sämtlich oder zum Teil erhalten sein (REMAK, RANSCHBURG, SPIELMEYER, WEXBERG, O. FOERSTER u. a.).

Die Sensibilitätsstörungen bei Ulnarislähmung zeigen verhältnismäßig geringe Variationen bezüglich des Gebietes, in dem überhaupt ein Empfindungsausfall besteht. Die Grenzen dieses Bezirkes werden in der Regel von der Anästhesie für feine Berührungen und der Temperatursinnstörung erreicht, während das Gebiet des totalen Sensibilitätsausfalls und das der Hypalgesie erheblich dahinter zurückbleibt und an Ausdehnung individuell stark variiert. Am regelmäßigsten ist der Ausfall am kleinen Finger und an dem Kleinfingerballen (HEAD, FOERSTER). Das Gebiet der Analgesie ist in der Regel von einer hyperalgetischen Zone umgeben. Die Grenzen der Störung für feine Berührungen entsprechen nahezu dem anatomischen Verbreitungsgebiet der Nerven. Volar geht die Grenze durch die Mittellinie des 4. Fingers und setzt sich entsprechend an der Handfläche fort. An der Dorsalseite geht die Grenze in der Mehrzahl der Fälle ebenfalls durch die Achse des 4. Fingers. Die Verlängerung am Handrücken geht in einem Teil der Fälle gradlinig fort, in anderen ist sie radialwärts konvex ausgeschweift. Hier ist also häufig ein Zurückbleiben hinter dem anatomischen Verbreitungsgebiet zu konstatieren, wohl bedingt durch das Übergreifen des Medianus und Radialis, auf das auch der nur partielle Ausfall in einem großen Teil des betroffenen Gebietes zu beziehen ist. In anderen Fällen ist aber auch dorsal die radiale Seite des 4. Fingers, selten auch die ulnare Hälfte der Grundphalanx des Mittelfingers mitbetroffen. Dann entspricht die Begrenzung genau dem anatomischen Verbreitungsgebiete. Proximal endet die Empfindungsstörung in der Regel am Handgelenk. Hat die Läsion oberhalb des Abganges des Ramus palmaris stattgefunden, so kann der Empfindungsausfall auch noch wenige Zentimeter auf die Volarfläche der Vorderarms herübergreifen; doch ist das keineswegs immer der Fall, wohl infolge des Übergreifens des Cutaneus antibrachii medialis. Aus dem Freibleiben dieser Zone kann also ein Schluß auf die Höhe der Verletzung nicht gezogen werden. Bei gleichzeitiger Verletzung des Cutaneus antibrachii medialis und des Ulnaris schließen sich beide Gebiete am Handgelenk zusammen.

Etwas unterhalb der Mitte des Vorderarms geht der Ramus dorsalis des Ulnaris ab. Hat die Läsion unterhalb dieser Stelle stattgefunden, und ist der Ramus dorsalis nicht isoliert mitverletzt, so bleibt die Dorsalfläche des Handrückens und der Grundphalangen frei. Die Dorsalflächen der Mittel- und Endphalangen zeigen aber einen Sensibilitätsausfall, da diese vom volaren Hautast versorgt werden. Das Verhältnis zwischen volarem und dorsalem Ulnaris ist also hier das gleiche wie zwischen Radialis und Medianus an den anderen Fingern. Die Grenze der Sensibilitätsstörung an der Hand geht durch die Kante des Kleinfingerballens.

Bei isolierter Läsion des Ramus dorsalis beschränkt sich die Störung auf die ulnare Hälfte des Handrückens; sie betrifft meist nicht die Grundphalangen, höchstens ist das am kleinen Finger der Fall. Die Grundphalangen bilden also ein Doppelversorgungsgebiet vom dorsalen und volaren Ast.

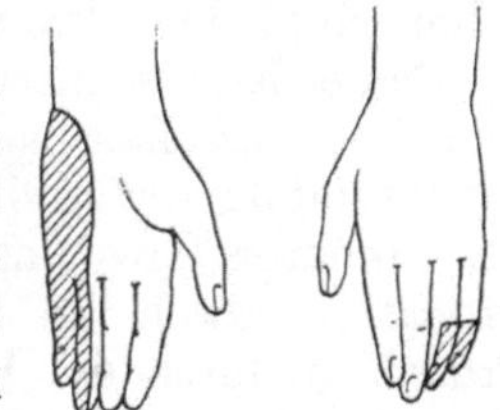

Abb. 8. Sensibilitätsstörung bei Läsion des Ulnaris unterhalb des Abganges des Ramus dorsalis.

Verletzungen der Rami digitales des Ulnaris kommen bei Handverletzungen vor. Der Sensibilitätsausfall betrifft entweder die zugewandten Hälften des 4. und 5. Fingers oder die ulnare Hälfte des kleinen Fingers. Betrifft die Läsion einen Fingerast nach der Teilung, so ist nur die entsprechende Hälfte des Fingers anästhetisch.

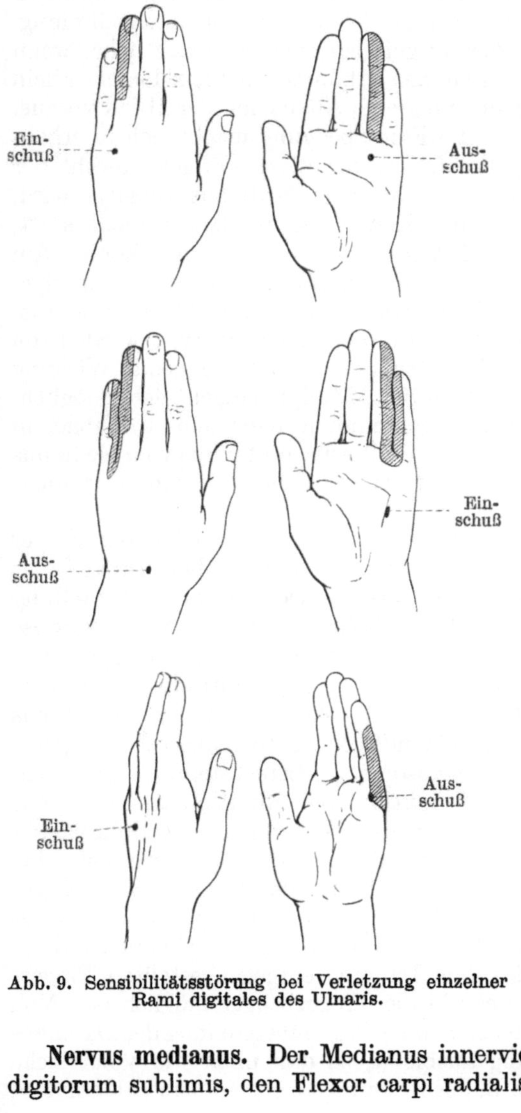

Abb. 9. Sensibilitätsstörung bei Verletzung einzelner Rami digitales des Ulnaris.

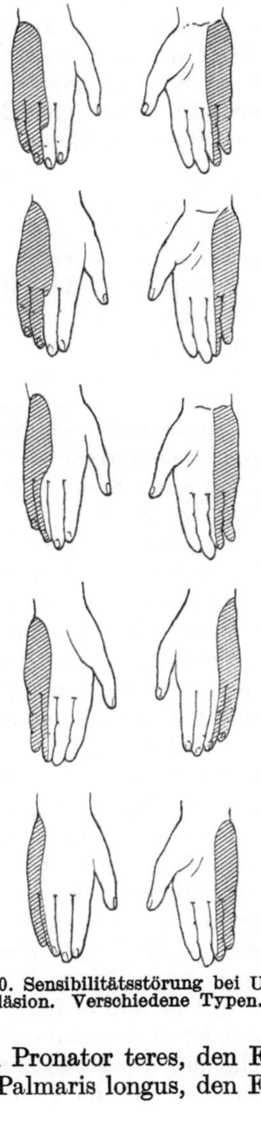

Abb. 10. Sensibilitätsstörung bei Ulnarisläsion. Verschiedene Typen.

Nervus medianus. Der Medianus innerviert den Pronator teres, den Flexor digitorum sublimis, den Flexor carpi radialis, den Palmaris longus, den Flexor profundus für den 2. und 3. Finger, den Flexor pollicis longus, den Pronator quadratus, den Abductor pollicis brevis, den Opponens pollicis, den oberflächlichen Kopf des Flexor pollicis brevis, die Lumbricales 1 und 2.

Da der Nerv seine ersten Zweige in der Gegend des Ellenbogengelenks abgibt, finden wir bei allen Läsionen, die ihn in seinem Verlauf am Oberarm treffen, das Symptombild der vollkommenen Ausschaltung des Medianus. Die Lähmung des Pronator teres und Pronator quadratus bewirkt eine Beeinträchtigung der Pronation sowohl an Kraft als auch an Ausgiebigkeit. Indessen kommt die Pronation durch die Wirkung des Brachioradialis noch zustande, aber nicht über die Mittelstellung zwischen Pronation und Supination hinaus und nur bei gebeugtem Vorderarm. Infolge der Lähmung des Flexor carpi radialis und des Palmaris longus ist die Handbeugung geschwächt, sie wird aber noch in normalem Umfange, oft noch mit leidlich guter Kraft ausgeführt. Auch ein Zurückbleiben der radialen Hälfte der Hand tritt dabei nicht ein, weil der vom Radialis versorgte Abductor pollicis longus die Beugung der radialen Handhälfte bewirkt. Man kann auch beobachten, daß bei gleichzeitiger Ulnaris- und Medianuslähmung, bei welcher die sämtlichen Handbeuger ausgefallen sind, eine deutliche, wenn auch nicht kräftige Handbeugung durch den Abductor pollicis longus allein vollführt wird. Meist geht dann der Beugung eine Abduktion der Hand voraus. Der Einfluß der Medianuslähmung auf die Fingerbeugung macht sich in erheblichem Maße nur am Zeigefinger geltend. Da für diesen Finger sowohl der Flexor sublimis als auch der Flexor profundus vom Medianus versorgt wird, findet hier eine Beugung im Mittel- und Endgelenk überhaupt nicht statt, während das Grundgelenk durch die Interossei flektiert werden kann. Am 4. und 5. Finger wird der Flexor profundus vom Ulnaris versorgt und ist infolgedessen bei der Medianuslähmung erhalten. Hier können dann trotz des Ausfalles des Flexor sublimis die Mittel- und Endphalangen gebeugt werden, da der Flexor profundus auch auf die Mittelphalangen eine beugende Wirkung ausübt. Allerdings ist eine isolierte Flexion der Mittelphalangen nicht möglich. Am 3. Finger ist der Grad der Störung wechselnd, je nach dem Umfange, in welchem der entsprechende Anteil des Flexor digitorum profundus vom Medianus oder Ulnaris innerviert wird. Meist kann er etwas gebeugt werden, aber nicht in vollem Umfange.

Der Ausfall der vom Medianus versorgten Lumbricales für den 2. und 3. Finger macht sich bei Erhaltensein der Interossei praktisch nicht bemerkbar.

Der Daumenballen ist stark atrophisch. Das, sowie die abnorme Stellung des Daumens gibt der Hand ein charakteristisches Gepräge. Normalerweise ist der Metacarpus des Daumens aus der Ebene der anderen Metacarpi volarwärts herausgehoben; der Daumen befindet sich in einer mittleren Rotationsstellung. Bei der Lähmung der Daumenballenmuskeln steht der Metacarpus in gleicher Ebene mit den anderen Mittelhandknochen (Affenhand). Er gerät infolge des Überwiegens der langen Extensoren in Streckstellung. Bei dem Versuche der Opposition kommt die Abduktion und Rotation des Daumens nicht zustande. Dagegen tritt noch infolge der Wirkung des Adduktor und des tiefen Kopfes des Flexor brevis, die vom Ulnaris versorgt werden, eine Beugung der Grundphalanx mit Streckung der Endphalanx unter gleichzeitiger Adduktion ein. Durch diese Bewegung gelingt es den Kranken, die Kuppe des Daumens an die Kuppe der anderen Finger heranzubringen. Hierzu ist dann aber auch eine stärkere Beugung des dem Daumen entgegengestellten Fingers notwendig, so daß es nur bei Erhaltensein der Fingerbeuger möglich ist. Von der normalen Opposition unterscheidet sich diese Gegenüberstellung des Daumens dadurch, daß die Rotationsbewegung ausbleibt, so daß nicht die Volarfläche der Daumenkuppe der Volarfläche z. B. des Zeigefingers gegenübersteht, sondern nur die Kante der Daumenkuppe. Für den praktischen Gebrauch bedingt das eine erheblichere Störung, als es zunächst bei der Untersuchung erscheint. Für das Festhalten von Gegenständen zwischen Daumen und Zeigefinger ist es von größter Bedeutung, daß die Kuppen der beiden Finger einander gegenüberstehen. Durch geringfügigen Mangel der Rotation können schon erhebliche Störungen im praktischen Gebrauch der Finger hervorgerufen werden. Verstärkt wird noch die Störung des Zufassens durch die Sensibilitätsstörung am Daumen und Zeigefinger. Kleine Gegenstände können nur mit Mühe erfaßt werden und fallen leicht heraus. Der Grad der Beeinträchtigung der Opposition ist in den einzelnen Fällen von Medianuslähmung verschieden. Trotz völligeren Medianusausfalls kann die Opposition relativ gut geschehen. Wahrscheinlich ist das dann darauf zurückzuführen, daß ein verhältnismäßig großer Anteil des Flexor pollicis brevis vom Ulnaris versorgt wird (s. unten). Die Beugung des Daumenendgliedes ist infolge des Ausfalles des Flexor pollicis longus stets völlig unmöglich.

Ist der Medianus oberhalb des Handgelenks verletzt, so beschränkt sich die Lähmung ausschließlich auf die geschilderte Schädigung der Daumenbewegungen; nur ist dann die Beugung des Daumenendgliedes möglich. Die Beugung der Finger geschieht in normaler Weise, wofern sie nicht durch Verwachsung der Sehnen mit der Narbe beeinträchtigt ist.

Die Läsion des Medianus auf der Strecke zwischen Ellenbogengelenk und Handgelenk geben zu mannigfachen Symptombildern Veranlassung. Die Lokalisation der Verletzung auf Grund der motorischen Ausfälle kann oft schwierig sein, da die Muskeln zum Teil mehrere Äste in verschiedener Höhe erhalten, die sich mit individuellen Variationen in die Versorgung teilen. Eine weitere Erschwerung bewirkt die ebenfalls individuell wechselnde Versorgung durch Anastomosen von anderen Nerven. Die Astfolge des Medianus auf dieser Strecke ist nach Foerster folgende:

Pronator teres caput humerale (oberer Teil); oberer Bauch des Flexor sublimis indicis; Flexor carpi radialis; Palmaris longus; Pronator teres caput humerale (unterer Teil) und Caput ulnare; Flexor sublimis des 3., 4. und 5. Fingers; Flexor profundus des 2. und 3. Fingers, Flexor pollicis longus; Flexor sublimis indicis (unterer Teil); Pronator quadratus.

Aus dieser Übersicht ergeben sich die Symptomenbilder für die Läsionen in verschiedener Höhe, wobei zu bemerken ist, daß der Nervus interosseus anterior den Flexor pollicis longus, den lateralen Teil des Flexor digitorum profundus und den Pronator quadratus versorgt. Unterhalb des Abgangs dieses Nerven geht noch der distale Ast zum Flexor indicis ab, während die anderen Muskeläste oberhalb des Nervus interosseus abzweigen. Die Doppelversorgung sowohl des Pronator teres als des Flexor sublimis indicis bewirkt, daß eine Stammläsion zwischen dem Abgang der beiden Äste eine partielle Schädigung des Muskels, erhaltene Funktion mit partieller Entartungsreaktion in wechselnden Ausmaß zur Folge hat. Beim Flexor sublimis indicis scheint in der Regel der distale Ast die größere Bedeutung zu haben, da Verletzungen oberhalb von dessen Abgang gewöhnlich einen vollkommenen Funktionsausfall dieses Muskels zur Folge haben. Zu beachten ist auch, daß bei Verletzungen neben dem Stamm des Medianus auch der Nervus interosseus in seinem peripheren Verlauf gesondert betroffen sein kann, was dazu Veranlassung geben kann, die Lokalisation der Läsion zu weit proximal zu vermuten.

Die Teilung des Medianus in seine beiden Endäste erfolgt in dem vom Ligamentum carpi volare proprium überbrückten Kanal. Der laterale Ast innerviert die Muskeln des Daumenballens, ferner sensibel den Daumen und den lateralen Rand des Zeigefingers. Läsionen dieses Astes bewirken also eine Lähmung sämtlicher vom Medianus versorgten Daumenballenmuskeln und eine Sensibilitätsstörung am Daumen und dem zugewandten Teile des Zeigefingers (siehe unten). Eine isolierte Lähmung der Daumenballenmuskulatur ohne Sensibilitätsstörung ist nur äußerst selten bei einer isolierten Verletzung an der medialen Seite des Daumenballens beobachtet worden. Läsionen des medialen Endastes geben nur zu Sensibilitätsstörungen Anlaß, ebenso Verletzungen einzelner Rami digitales.

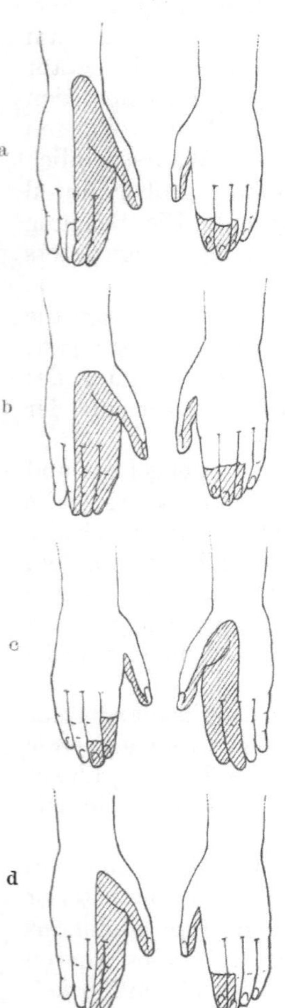

Abb. 11. Sensibilitätsstörungen bei Medianusläsion. Verschiedene Typen. Bei a Ausdehnung der Störung auf das Gebiet des Ramus palmaris.

Das Symptomenbild bei völliger Unterbrechung des Medianus, insbesondere bei proximal gelegener Stammläsion, kann modifiziert werden durch die Mitversorgung einzelner Muskeln durch andere Nerven. Hier haben vor allem die Kriegsbeobachtungen eine wertvolle Bereicherung unserer Kenntnisse ergeben. Die Beeinträchtigung der Daumenopposition kann verhältnismäßig gering sein, in seltenen Fällen erfolgt sie ganz normal (BERNHARDT, BORCHARDT, SPIELMEYER, KALISCHER, O. FOERSTER u. a.). Die Differenzen in der Beeinträchtigung der Opposition sind veranlaßt von dem verschiedenen Ausmaße, in welchem der Flexor pollicis brevis durch den Ulnaris versorgt wird. Es kann sein, daß der ganze oberflächliche Kopf nebst dem Opponens ihre Innervation vom Ulnaris erhalten und darum bei Medianusdurchtrennung verschont bleiben. In der Regel ist dann aber immer ein Ausfall des Abductor pollicis brevis mit kompletter Entartungsreaktion nachweisbar. Es sind aber auch, wie O. FOERSTER betont, Fälle beobachtet worden, in denen die gesamte Daumenballenmuskulatur erhalten und die Opposition gänzlich intakt war [1].

Wiederholt ist bei Totaldurchtrennung des Medianus Verschonung des Pronator teres allein oder in Kombination mit dem Flexor carpi radialis festgestellt worden (OPPENHEIM, BORCHARDT, O. FOERSTER u. a.). Als Grundlage hierfür ist die Anastomose vom Musculocutaneus zum Medianus anzunehmen. Dieser Nerv kann auch an der Innervation des Palmaris longus, Flexor sublimis, Flexor profundus und Plexor pollicis longus teilnehmen. O. FOERSTER hat in solchen von ihm beobachteten Fällen die Versorgung dieser Muskeln durch den Musculocutaneus mittels elektrischer Reizung nachgewiesen.

Nicht ganz selten wurde bei Medianusläsion beobachtet, daß der Pronator teres, der Flexor carpi radialis ganz, der Flexor pollicis longus partiell und öfters auch der Flexor pollicis brevis erhalten war (KRAMER). Auch in solchen Fällen ist die Verschonung der genannten Muskeln mit Wahrscheinlichkeit auf die Musculocutaneusanastomose zu beziehen. Ob das auch für das Erhaltenbleiben des Flexor pollicis brevis zutrifft, oder ob dieses auf die Mitversorgung durch den Ulnaris zurückzuführen ist, ist nicht sicher festgestellt.

---

[1] Nach BRUNS soll auch bei Ulnarislähmung eine Schädigung der Daumenballenfunktion vorkommen. Wir möchten uns darin O. FOERSTER anschließen, daß einwandfreie Beobachtungen dieser Art noch nicht bestehen.

Es ist bereits darauf hingewiesen worden, daß der Anteil des Ulnaris an der Versorgung des Flexor digitorum profundus wechselnd ist. Der Kopf für den Mittelfinger ist bei Medianuslähmungen meist teilweise erhalten, kann aber auch ganz verschont bleiben. Ausnahmsweise erstreckt sich auch die Beteiligung des Ulnaris auf den Zeigefingerkopf des Flexor profundus (THOELE, O. FOERSTER). Wie weitgehend die Mitversorgung des Medianusgebietes durch andere Nerven (Musculocutaneus und Ulnaris) sein kann, geht aus im Kriege beobachteten Fällen hervor (OPPENHEIM, BORCHARDT, SPIELMEYER, NONNE, O. FOERSTER), bei denen trotz Totaltrennung des Nerven alle Muskeln des Medianusgebietes erhalten bleiben und nur der Flexor sublimis und profundus des Zeigefingers gelähmt ist.

Die Sensibilitätsstörung bei Medianuslähmungen ist in ihrer Gesamtausdehnung ziemlich regelmäßig und bleibt nur wenig hinter den anatomischen Grenzen zurück. Das Gebiet der Totalanästhesie ist aber erheblich kleiner und variiert individuell in erheblichem Maße. Am konstantesten ist die Volarfläche des Zeige- und Mittelfingers betroffen. Das Gesamtstörungsgebiet, das am besten durch Prüfung mit feinen Berührungen festgestellt wird, betrifft an der Volarseite den 2., 3. und die radiale Hälfte des 4. Fingers. Die Grenze an der Vola manus bildet die Fortsetzung der Mittellinie des 4. Fingers. Am Daumen geht sie durch dessen radiale Kante. Am Daumenballen läßt sie radial ein Gebiet frei, das meist etwas ausgedehnter ist, als es dem Störungsbezirk bei Radiallähmungen entspricht. Am Zeige- und Mittelfinger und der radialen Seite des 4. Fingers greift die Störung auf die Dorsalseite über. Sie kann hier bis zu den Mittelgelenken reichen, aber auch etwas weiter distal enden. Am Daumen ist in der Regel ein Übergreifen auf die Dorsalseite nicht zu konstatieren. Das Verbreitungsgebiet des Medianus reicht hier über den proximalen Rand des Nagels nicht heraus; das entspricht den Beobachtungen bei Radialislähmungen. Nur in seltenen seltenen Fällen (OPPENHEIM, FOERSTER) ist eine Störung am Dorsum des Daumenendgliedes gefunden worden. Die ulnare Grenze der Sensibilitätsstörung an der Handfläche bleibt nicht selten hinter der beschriebenen Ausdehnung zurück. Am häufigsten ist die Radialhälfte des 4. Fingers verschont, und zwar anscheinend häufiger die Volarseite als das Endglied an der Dorsalseite. Seltener kommt es vor, daß die ulnare Hälfte des Mittelfingers sowohl volar als dorsal verschont wird, so daß die Grenze der Störung anstatt durch die Achse des 4. Fingers durch die des Mittelfingers verläuft. Die Grenze an der Handfläche rückt dann meist etwas radialwärts, so daß sie die Verlängerung der Grenze an den Fingern bildet; es kommt aber auch vor, daß sie weiter nach der ulnaren Seite vorgebuchtet ist. Proximal reicht der Empfindungsausfall volar an das Handgelenk und endet dort entweder in einer Spitze oder einem proximal konvexen Bogen.

Bei hoher Läsion des Medianus oberhalb des Abgangs des Ramus palmaris kann dis Störung noch einige Zentimeter auf die radiale Fläche des Vorderarmes übergreifen; sie kann aber auch dann am Handgelenk enden, was auf eine Mitversorgung dieses Gebietes durch den Musculocutaneus hinweist.

Bei Verletzungen am Handgelenk kann ein mehr oder minder großer Bezirk des proximalen Teiles der Handfläche freibleiben; es sind dann einige aus dem medialen Endast des Nerven entspringende Ästchen zur Hohlhand verschont.

Verletzungen der Rami digitales des Nerven kommen nicht selten bei Handverletzungen vor. Es sind dann die zugewandten Seiten der Finger volar und dorsal an der Mittel- und Endphalanx betroffen. Bei Läsionen nach der Teilung ist nur die Hälfte eines Fingers anästhetisch.

Nervus cutaneus antibrachii medialis. Der Nerv ist rein sensibler Natur und versorgt die mediale Hälfte des Vorderarms dorsal und volar. Die Sensibilitätsstörung bei Läsionen des Nerven bleibt in der Regel hinter dem anatomischen

Verbreitungsgebiet erheblich zurück und wechselt in den einzelnen Fällen. An der Volarseite erreicht sie nicht selten die Grenze des Musculocutaneusgebietes, an der Dorsalseite kann sie nahezu die Hälfte des Vorderarms einnehmen. Meist ist sie aber geringer an Ausdehnung. Zuweilen greift sie nur mit einem segmentförmigen Gebiete auf die Rückseite über, kann diese aber auch ganz frei lassen. Ein Verschontbleiben der Dorsalseite spricht daher nicht ohne weiteres für eine Intaktheit des Dorsalastes der Nerven. Proximal beginnt die Störung in der Ellenbeuge, distal endet sie gewöhnlich einige Zentimeter oberhalb des Handgelenks, meist in einem spitzen Winkel an der Ulnarkante. Sie kann sich aber auch bis an das Handgelenk erstrecken. Bei gleichzeitiger Ulnarisläsion schließen sich beide Gebiete zusammen, so daß das Freibleiben der Zone über dem Handgelenk wahrscheinlich auf eine Mitversorgung durch den Ulnaris zu beziehen ist.

Cutaneus brachii medialis und Intercostohumeralis. Der Cutaneus brachii

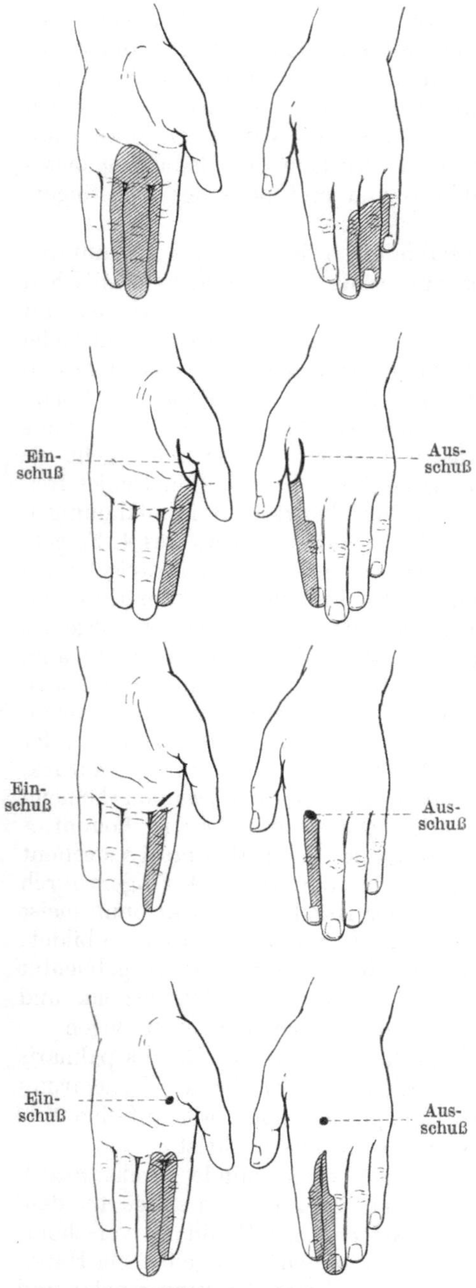

Abb. 12. Sensibilitätsstörungen bei Verletzung einzelner Rami digitales des Medianus.

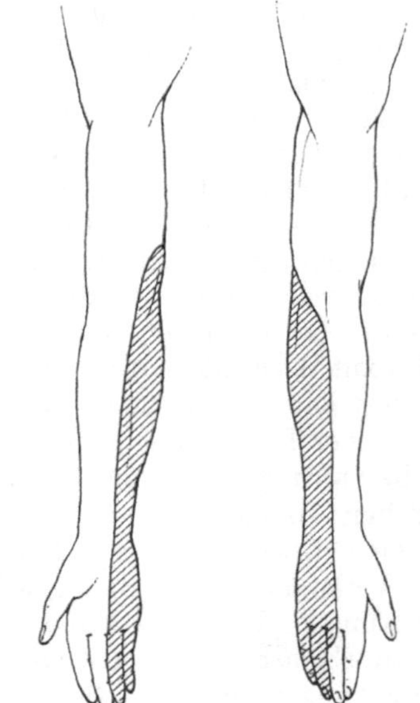

Abb. 13. Sensibilitätsstörung bei Läsion des Ulnaris und Cutaneus antibr. med.

medialis vereinigt sich mit dem aus dem zweiten Dorsalast entspringenden Intercostohumeralis zu einem gemeinsamen Stamm. Beide wechseln an Stärke in reziproker Weise; auch kann einer ganz durch den anderen ersetzt werden. Bei

Verletzung eines der beiden Anteile kann eine Sensibilitätsstörung ganz ausbleiben. Isolierte Läsionen des Nerven sind selten; meist sind andere Nerven mitbetroffen, so daß sich die Sensibilitätsstörungen zusammenschließen. Bei Plexusläsionen ist das Gebiet des Nerven nicht selten verschont. Die Sensibilitätsstörung erstreckt sich nach FOERSTER auf die Innenseite des Oberarms, greift nach der Vorderseite zu über, bis etwa zu deren Mitte; auch an der Hinterseite breitet sie sich aus. Die untere Grenze reicht manchmal bis an den Epicondylus internus, manchmal macht sie beträchtlich weiter oben halt. Proximal greift die Störung auf die Achselhöhle über, die sie ganz ausfüllt; sie nimmt auch noch die sich an die Achselhöhle vorn und hinten anschließenden Teile der Thoraxwand ein. Bei gleichzeitiger Verletzung des Cutaneus antibrachii medialis schließen sich beide Gebiete zu einer Störungszone zusammen, die die gesamte mediale Hälfte des Armes von der Achselhöhle bis zum Handgelenk einnimmt.

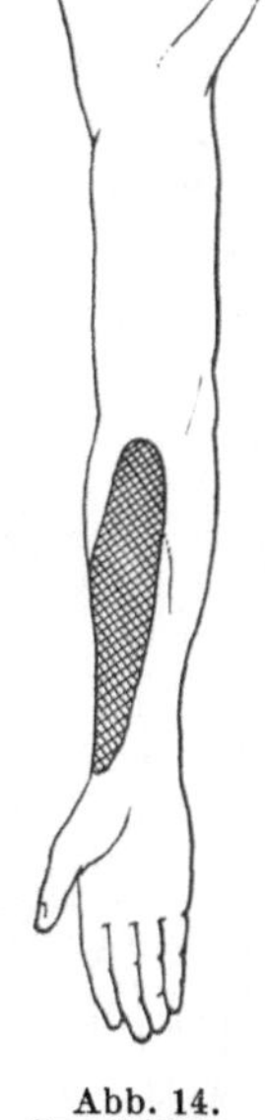

Abb. 14. Sensibilitätsstörung bei Läsion des N. musculocutaneus.

Nervus musculocutaneus. Der Musculocutaneus innerviert den Coracobrachialis, den Biceps und den Brachialis. Der Ausfall dieser Muskeln äußert sich motorisch nur in der Schädigung der Beugung des Ellenbogengelenks infolge der Lähmung des Biceps und des Brachialis. Die Beugung des Armes kommt noch zustande durch den Brachioradialis, vorwiegend in der Mittelstellung zwischen Pro- und Supination. Doch ist sie in der Kraft erheblich herabgesetzt. Die Atrophie der Muskeln ist an der Abmagerung an der Vorderfläche des Oberarmes deutlich erkennbar. Zwischen dem Ansatzpunkte des Delta und dem Brachioradialis besteht anstatt der normalen Wölbung eine Einsenkung. Der Knochen läßt sich von vorn bequem abtasten. Die Lähmung des Coracobrachialis, der Adduktion des Oberarmes bewirkt und zur Fixation des Oberarmkopfes im Schultergelenk dient, macht sich praktisch nicht geltend. In der Mehrzahl der Fälle von Musculocutaneusläsion ist er nicht mitbetroffen, da die Läsion unterhalb des Abganges des für ihn bestimmten Zweiges erfolgt.

Auch bei vollkommener Durchtrennung des Nerven sind nicht immer alle von ihm versorgten Muskeln gelähmt. Der Nerv erhält häufig eine Anastomose vom Nervus medianus (BORCHARDT und WJAMENSKI, FOERSTER). Außerdem bekommt der Brachialis einen Zweig vom Nervus radialis, der sich in die laterale Portion des Muskels einsenkt. Die Anastomose vom Medianus ist variabel sowohl in ihrer Stärke als auch in der Höhe ihres Eintritts in den Musculocutaneus. Nach FOERSTERs Feststellungen enthält sie sicher motorische Fasern. Sie kann zu allen oder auch nur zu einem Teil der versorgten Muskeln Zweige entsenden und dadurch ein mehr oder minder weitgehendes Erhaltensein aller oder einzelner Muskeln bedingen. Durch die Medianusanastomose sind mit großer Wahrscheinlichkeit auch diejenigen Fälle zu erklären, in denen bei völlig ausgefallenem Biceps der Brachialis intakt geblieben ist. Öfters beobachtet man aber auch, daß bei sonst völligem Ausfall der vom Musculocutaneus versorgten Muskulatur nur die laterale Portion des Brachialis in der Funktion erhalten und auch elektrisch erregbar ist. Das dürfte wohl auf die Radialisinnervation dieses Muskels zurückzuführen sein.

Das sensible Verbreitungsgebiet ist die radiale Hälfte des Vorderarms dorsal und volar. Die Ausdehnung der Sensibilitätsstörung bei Läsionen des Nerven ist variabel und bleibt hinter dem anatomischen Verbreitungsgebiet oft stark zurück. Am regelmäßigsten ist das Gebiet an der Volarseite des Vorderarms betroffen. Hier entspricht die Grenze gegenüber dem Verbreitungsgebiet des

Cutaneus antibrachii medialis in der Regel ziemlich genau der anatomischen Grenze. Unscharf und stark variabel ist dagegen die Grenze gegenüber dem Radialis- und Medianusgebiet, was wohl auf das Übergreifen der Bezirke und auf Anastomosenbildung zurückzuführen ist. Nach den Erfahrungen bei Radialislähmungen (siehe dort) ist anzunehmen, daß der Musculocutaneus sich auch an der sensiblen Innervation der Dorsalseite der Hand beteiligt. In manchen Fällen ist die Sensibilitätsstörung nur sehr klein. Es ist dann nur ein dreieckiges zipfelförmiges Gebiet unterhalb des Ellenbogengelenks sensibel gestört.

Die Symptomatologie der Musculocutaneuslähmung ist nach der Höhe der Läsion verschieden, entsprechend dem Abgang der einzelnen Äste. Liegt die Verletzung unterhalb des Abganges des Zweiges für den Coracobrachialis, so ist dieser Muskel erhalten. Bei tieferen Läsionen ist der Biceps verschont; es besteht nur Ausfall des Brachialis und Sensibilitätsstörung. Bei noch distaler gelegenen Schädigungen ist nur der Sensibilitätsausfall zu konstatieren.

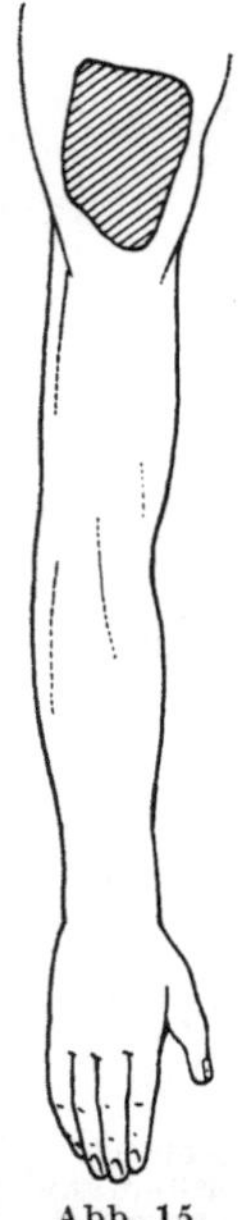

Abb. 15. Sensibilitätsstörung bei Läsion des N. axillaris.

Isolierte Schädigungen des Hautastes (Cutaneus antibrachii lateralis) kann man gelegentlich nach Injektionen in die Vena cephalica beobachten. Der Nerv ist dann an seiner Durchtrittsstelle durch die Fascie betroffen.

Nervus axillaris. Der Nerv versorgt motorisch den Teres minor und den Deltoideus. Die Lähmung des Teres minor, der bei der Außenrotation des Armes mitwirkt, macht beim Erhaltensein der anderen Außenrotatoren, insbesondere des Infraspinatus, keine merklichen Störungen. Der Funktionsausfall bei Läsion des Nerven beschränkt sich auf die Folgen der Deltalähmung. Die Atrophie des Muskels ist daran erkennbar, daß die normale Wölbung an der Außenseite des Oberarms fehlt und die Schulterkontur fast senkrecht abfällt. Die Schwere der Beeinträchtigung der Armbewegung ist weitgehend davon abhängig, ob die Fixation des Humeruskopfes erhalten ist oder nicht. Bei isolierter Deltalähmung kommt es in der Regel zu keiner Diastase des Schultergelenks. Diese tritt dagegen ein, wenn, wie es z. B. bei Poliomyelitis oder bei Plexusläsion nicht selten der Fall ist, eine ausgedehnte Lähmung der den Oberarmkopf fixierenden Muskeln besteht (Supraspinatus, Coracobrachialis, langer Biceps- und Tricepskopf). Dann ist eine Erhebung des Armes überhaupt unmöglich. Der Arm hängt schlaff und unbeweglich herunter. Der Kranke versucht meist durch eine energische Schulterbewegung den Arm in die Höhe zu schleudern. Die Gebrauchsfähigkeit des Armes ist in hohem Maße beeinträchtigt. Die Kranken können den Arm zu den meisten Verrichtungen nicht gebrauchen. Bei isolierter Deltalähmung, bei der es in der Regel nicht zu Diastase kommt, ist die Funktionsstörung meist erheblich geringer, wie schon Duchenne hervorgehoben hat.

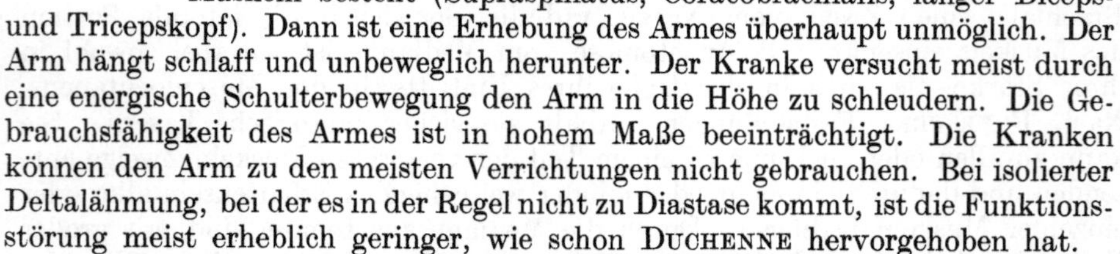

Normalerweise setzt sich die Armhebung aus zwei Mechanismen zusammen, der Abduktion im Schultergelenk und der Drehung der Scapula um die sagittale Achse in dem Sinne, daß der untere Winkel nach außen rückt. Die Abduktion beruht im wesentlichen auf der Wirkung des Delta, die Scapuladrehung auf dem Serratus anterior und dem unteren Teil des Trapezius. Ist infolge Deltalähmung die Abduktion im Schultergelenk aufgehoben, so kann ein Ausgleich dadurch bewirkt werden, daß der zweite Mechanismus in verstärktem Maße in Anspruch genommen wird. Die Schulterblattdrehung kann aber nur dann zu einer Armhebung führen, wenn gleichzeitig der Humeruskopf im Schultergelenk fixiert ist. Es müssen also die dieser Fixation dienenden Muskeln erhalten sein, und es darf keine Diastase im Schultergelenk bestehen. Man kann beobachten, daß die Schulterblattdrehung von Anfang an ausgiebiger ist als unter normalen Verhältnissen. Werden beide Arme zu gleicher Höhe erhoben, so ist auf der kranken Seite das Schulterblatt stärker gedreht als auf der gesunden. Die Armhebung geschieht dann in ähnlicher Weise wie bei Amkylosen im Schultergelenk. Die Feststellung des Schultergelenkes wird durch eine stärkere Anspannung der den Oberarmkopf fixierenden Muskeln herbeigeführt. In einem Teil der Fälle kann man aber auch bei völligem Ausfall des Delta eine aktive Abduktion im Schultergelenk beobachten. Die dabei in Aktion tretenden Muskeln sind der Supraspinatus und die obere Portion des Pectoralis. Die Abduktion ist aber in der Regel nur möglich, wenn der Oberarm nach außen rotiert ist. Das liegt wohl einerseits an der außenrotierenden Wirkung des Supraspinatus, andererseits daran, daß eine abduzierende Wirkung des Pectoralis nur dann wirksam wird, wenn sein Insertionspunkt am Oberarm möglichst weit nach außen kommt. Die kräftige Anspannung der oberen Pectoralisportion ist dabei immer deutlich zu beobachten. Auch zeigen die zum Ersatz herangezogenen Muskeln häufig eine merkliche Hypertrophie. Durch das Zusammenwirken beider Ersatzmechanismen kann oft eine erstaunlich gute und ausgiebige Armhebung bewirkt werden. Die Güte der Kompensation ist aber individuell sehr verschieden und hängt von der Sorgfalt, mit der die Kranken üben, in hohem Maße ab.

Sensibel versorgt der Axillaris einen ausgedehnten Bezirk an der Außenseite des Armes vorn und hinten. Die Sensibilitätsstörung bleibt an Ausdehnung erheblich dahinter zurück und ist individuellen Schwankungen unterworfen. Sie bildet ein nach unten spitz verlaufendes Dreieck über dem Delta. Auch bei wechselnder Ausdehnung ist die Form meist übereinstimmend. Die Empfindungsstörung ist gewöhnlich gering an Intensität, fehlt aber bei totaler Durchtrennung des Nerven niemals. Da sie subjektiv meist keine Beschwerden macht, ist sie oft nur bei besonders darauf gerichteter Untersuchung festzustellen.

Das Zurückbleiben der sensiblen Ausfallsgebiete hinter dem anatomischen Verbreitungsgebiet des Nerven ist auf ein Übergreifen der benachbarten Innervationsbereiche (Oberarmast des Radialis, Cutaneus brachii medialis) zurückzuführen. Auch kommt dabei die Wirkung von Anastomosen in Frage (FOERSTER).

Nervi subscapulares. Die Nervi subscapulares bestehen aus mehreren getrennt aus dem Plexus entspringenden Ästen, von denen der längste, der Nervus thoracodorsalis den Latissimus dorsi innerviert, während die anderen den Subscapularis und den Teres major versorgen.

Der Ausfall des Teres maior hat praktisch keine sichtbaren Folgen. Die Lähmung des Subscapularis bedingt, daß die Innenrotation des Armes erheblich gestört ist. In gewissem Grade kann sie noch durch den Pectoralis major und den Latissimus dorsi zustande gebracht werden. Infolge des Überwiegens der Außenrotatoren steht der Arm in der Ruhe in einer nach außen gedrehten Stellung. Alle Bewegungen, die eine extreme Pronation der Hand verlangen, sind durch die Lähmung beeinträchtigt. Die Kranken können die Hand nicht zum unteren Teil des Rückens, zum Gesäß führen.

Bei Verletzung des Thoracodorsalis ist der Latissimus dorsi ausgefallen. Der Muskel adduziert den Arm und zieht ihn gleichzeitig nach hinten. Er zieht die Schulter nach hinten und unten und hält außerdem den unteren Schulterblattwinkel gegen die Brustwand. Bei Ausfall des Latissimus ist die Adduktion des Armes nur dann stark beienträchtigt, wenn gleichzeitig Pectoralislähmung besteht. Bei isolierter Latissimuslähmung, wenn Pectoralis und Teres major erhalten sind, ist die Adduktion des Armes nur wenig geschwächt. Erheblich beeinträchtigt ist aber die Kraft der Adduktion, wenn der rückwärts geführte Arm an den Rumpf herangeführt werden soll (FOERSTER). Eine abnorme Stellung der Schulter findet sich nicht.

Nervus suprascapularis. Der Nerv versorgt den Supraspinatus und den Infraspinatus. Der Subraspinatus hebt den Oberarm und rotiert ihn nach außen. Doch ist seine Bedeutung für die Ausführung dieser Bewegungen nur gering. Für die Armhebung wird er wichtig, wenn er als Ersatz für den ausgefallenen Delta herangezogen wird. Vor allem aber dient er der Fixation des Humeruskopfes im Schultergelenk (Duchenne). Darum ist er bedeutungsvoll für die Verhinderung einer Diastase bei Deltalähmung. Es kann aber auch vorkommen, daß er in solchen Fällen nicht dazu ausreicht, um eine leichte Subluxation des Humeruskopfes zu verhindern (Steinhausen, Bernhardt). Es kommt dann bei der Armhebung zu einer Stockung, und die Fortsetzung der Hebung kann erst nach ruckartigem Überwinden eines Widerstandes ausgeführt werden. Der leicht subluxierte Oberarmkopf muß erst über den Rand der Cavitas glenoidalis hinweggehoben werden. Die Atrophie des Supraspinatus ist äußerlich meist nur wenig sichtbar, da der Muskel durch den Trapezius überdeckt wird. Doch fühlt man beim Tasten deutlich einen verminderten Widerstand in der Fossa supraspinata. Auch die elektrische Untersuchung ist infolge der Überdeckung durch den Trapezius erschwert.

Die Atrophie des Infraspinatus ist dagegen deutlich sichtbar und fühlbar in dem vom Delta, Trapezius und Teres minor gebildeten Dreiecke. Man fühlt unmittelbar unter den Haut den Knochen in der Untergrätengrube. Auch die Entartungsreaktion ist hier leicht feststellbar. Die Lähmung des Infraspinatus äußert sich in der Erschwerung der Außenrotation des Armes. Doch kann diese noch verhältnismäßig ausgiebig, aber kraftlos durch die Wirkung des Teres minor und der hinteren Deltaportion ausgeführt werden. Man vermißt dabei die sonst deutlich fühlbare Kontraktion des Infraspinatus. In der Ruhe zeigt der Oberarm eine abnorme Innenrotationsstellung.

Die Beeinträchtigung der Außenrotation des Armes macht sich bei vielen Verrichtungen des täglichen Lebens in störender Weise geltend, so beim Schreiben (Duchenne); die Kranken kommen in der Zeile nicht vorwärts und müssen deswegen das Papier dauernd nach links verschieben. Auch das Nähen, das Wegstellen von Gegenständen nach der Seite der Läsion ist stark erschwert. Die seitliche Hebung des Armes bei gebeugtem Ellenbogen ist stark beeinträchtigt, da die Führung des erhobenen flektierten Armes aus der Mittellinie nach der Seite im wesentlichen durch die Auswärtsroller vollzogen wird; die Patienten können sich darum nicht die Haare machen, nicht am Kopf kratzen u. ä.

Der kompensatorisch wirkende, vom Axillaris versorgte Teres minor wird bei älteren Suprascapularislähmungen deutlich hypertrophisch.

Nervi thoracici anteriores. Diese Nerven versorgen den Pectoralis major und minor, sie geben Äste zur vorderen Portion des Delta ab. Bei der Ausschaltung dieser Nerven ist die Senkung der Schulter abgeschwächt, vor allem infolge der Lähmung des Pectoralis minor. Die Vorwärtsbewegung der Schulter erfolgt mittels des Serratus anterior mit guter Kraft. Die Lähmung des Pectoralis major äußert sich in einer Erschwerung und Abschwächung der Senkung des Armes, besonders der nach vorn gerichteten. Vor allem ist es dem Patienten unmöglich, den erhobenen Arm nach vorn zu führen. An dieser Bewegung ist in erster Linie die obere Portion des Muskels beteiligt, während die untere im wesentlichen der Senkung des Armes dient. Ist gleichzeitig mit dem Pectoralis major der Latissimus dorsi ausgefallen, so ist die Armsenkung besonders stark beeinträchtigt.

Nervus thoracicus longus. Der Nerv versorgt den Serratus anterior. Die Lähmung dieses Muskels äußert sich in der Ruhe darin, daß die Schulter auf der gelähmten Seite etwas mehr zurücksteht. Der innere Rand der Scapula ist der Wirbelsäule etwas angenähert. Der untere Winkel steht etwas vom Thorax ab, aber meist nicht in einem sehr erheblichen Maße. Ein Höherstehen der Scapula auf der gelähmten Seite, das von früheren Untersuchern vielfach angegeben wurde, findet sich nach FOERSTERs Beobachtungen niemals. Es besteht in der Ruhe ein leichter Schrägstand des inneren Schulterblattrandes (Verlauf der Basis scapulae von oben innen nach unten außen). Dieser nimmt bei der Erhebung der Schulter meist noch etwas zu. Auch bei Adduktion der Schulter dreht sich der untere Scapulawinkel nach unten innen infolge des Übergewichtes des funktionierenden Rhomboideus über den gelähmten Serratus. Der Bewegungsausfall äußert sich in einer erheblichen Beeinträchtigung der Vorwärtsbewegung der Schulter (FOERSTER). Diese kann zwar durch den Pectoralis major und den Levator scapulae ausgeführt werden, aber die Bewegung erfolgt mit geringerer Kraft und ist stets mit einer Hebung der Schulter verbunden, der innere Scapularrand hebt sich von der Wirbelsäule ab.

Bei der großen Bedeutung, die der Serratus anterior für die Armhebung hat, ist diese Bewegung durch die Lähmung dieses Muskels besonders stark beeinträchtigt. Da der Delta für sich allein den Arm nur bis zur Horizontalen heben kann und die weitere Elevation des Armes durch die vom Serratus dem Schulterblatt erteilte Drehwirkung erfolgt, so müßte bei Ausfall dieses Muskels der Arm nicht über die Horizontale erhoben werden können. Das trifft aber in der Mehrzahl der Fälle nicht zu. Der Arm kann meist mehr oder minder beträchtlich über die Horizontale gehoben werden, sogar bis nahezu zur Senkrechten. Die Drehwirkung des Serratus kann vor allem bei der seitlichen Erhebung, durch die untere Portion des Trapezius und den Pectoralis minor ersetzt werden. Es erfolgt dann im Gegensatz zu der normalen Abduktion der Scapula eine Adduktion an die Wirbelsäule hin. Bei der Erklärung der guten Armhebung trotz Serratusausfalls ist aber daran zu denken, wie früher schon STEINHAUSEN und neuerdings FOERSTER hervorgehoben haben, daß bei Affektion des Thoracicus longus die obere Portion des Serratus erhalten bleiben kann. Nach FOERSTER liegt bisweilen eine Mitversorgung durch den Dorsalis scapulae vor. Außerdem verlassen die Äste für die obere Portion den Thoracicus longus so frühzeitig, daß sie bei etwas distaler gelegenen Läsionen verschont bleiben. Eine geringe Funktion dieser Portion genügt, um dem Trapezius günstigere Bedingungen für eine Drehwirkung zu schaffen und so die Armhebung zu ermöglichen. Bei dem Erhaltensein der oberen Portion vermißt man auch das Nachhintenstehen der Schulter, und die Vorwärtsbewegung der Schulter erfolgt mit guter Kraft.

Beim Erheben des Armes hebt sich bei Serratuslähmung das Schulterblatt mit seinem medialen Rande vom Thorax ab. Es bildet sich eine Rinne, über die sich die Trapeziusfasern hinwegspannen. Das tritt besonders stark bei der Hebung des Armes nach vorn hervor und ist vor allem dann ausgeprägt, wenn der Patient mit dem erhobenen Arm sich gegen einen Widerstand anstemmt. Dieses Phänomen ist auch dann noch nachzuweisen, wenn der Muskel nur paretisch ist und das Abstehen des Schulterblattes sonst nicht hervortritt. Das Symptom wird in erster Linie bewirkt durch das Überwiegen der vorderen Deltaportion, die die Scapula vom Thorax abhebt. Da dieser Teil des Delta vor allem beim Nachvornheben des Armes in Funktion tritt, tritt das Abstehen des Schulterblattes dabei stärker hervor als bei der durch die mittlere Deltaportion bewirkten seitlichen Armhebung.

Nervus dorsalis scapulae. Der Nerv versorgt den Rhomboideus und den Levator scapulae. Isolierte Affektionen des Nerven sind vor dem Kriege nur sehr selten beobachtet worden (JORNS, MARKUS, BERNHARDT), daher war über das Symptomenbild nur wenig Sicheres bekannt. FOERSTER hat auf Grund der Kriegsbeobachtungen die Bewegungsstörungen einer genaueren Analyse unterzogen und schildert sie folgendermaßen: Die Lähmung der Rhomboidei und des

Levator gibt sich in der Ruhe daran zu erkennen, daß der innere Rand der Scapula und besonders der untere Winkel etwas vom Thorax abstehen und unter der Haut vorspringen. Ein Abrücken des Schulterblattes von der Wirbelsäule nach außen ist nicht immer zu konstatieren, doch ist der Angulus inferior eine Spur nach außen verrückt. Beim Erheben der Schulter dreht sich das Schulterblatt in der Weise, daß der untere Winkel beträchtlich nach vorn außen rückt. Hierbei wird der spinale Rand der Scapula samt dem Angulus inferior an den Thorax angepreßt, und das in der Ruhe beobachtete Abstehen verschwindet. Die Drehung und das Anpressen gegen den Brustkorb ist auf ein Überwiegen der unteren Trapeziusportion und des Serratus zurückzuführen. Die gleiche abnorme Drehung der Scapula erfolgt auch bei der Drehung der Schulter gegen die Wirbelsäule. Auch hier wird die drehende Wirkung der unteren Trapeziusportion infolge der fehlenden Gegenwirkung des Rhomboideus nicht ausgeglichen. Beim Senken des Armes gegen Widerstand wird der untere Scapulawinkel durch die Kontraktion des Teres major beträchtlich zum Arm hingezogen.

Der Ausfall des Levator scapulae macht sich bei der Schulterhebung nicht wesentlich geltend. Diese geschieht mittels der oberen Trapeziusportion noch mit guter Kraft. Ist jedoch der Levator scapulae zusammen mit dem Trapezius gelähmt, so ist eine Schulterhebung unmöglich.

Plexus brachialis. Der Plexus brachialis setzt sich zusammen aus der 5. bis 8. Cervicalwurzel und der 1. Thorakalwurzel. Er bekommt auch von der C_4 einen an Stärke wechselnden Anteil. Die erste Thorakalwurzel und die 8. Cervicalwurzel vereinigen sich zu einem Stamm, ebenso C_5 und C_6, während C_7 einen mittleren Stamm bildet. Diese drei Stämme stellen die Primärstränge dar. Aus ihnen gehen die Sekundärstränge hervor. Jeder der drei Primärstränge teilt sich in einen vorderen und einen hinteren Ast. Aus ihnen bilden sich die Sekundärstränge. Die hinteren Äste treten zu dem Fasciculus posterior zusammen. Der Fasciculus lateralis entsteht aus den Resten der von der 5. und 6. bzw. der 7. Cervicalwurzel gebildeten Primärstränge, der Fasciculus medialis aus den Resten des von der C_8 und Th_1 gebildeten Primärstranges. Von den Hauptnerven des Armes entspringt aus dem Fasciculus posterior der Nervus radialis. Der Fasciculus medialis und lateralis teilt sich in je zwei Äste. Von diesen vier Ästen vereinigen sich die beiden mittleren zum Nervus medianus, der übrigbleibende obere Nerv bildet den Musculocutaneus, der untere den Nervus ulnaris. den Cutaneus brachii medialis und den Cutaneus antibrachii medialis.

Je nachdem die Wurzeln betroffen sind, die Primärstränge oder die Sekundärstränge oder die aus dem Plexus sich entwickelnden Nerven, ergeben sich verschiedene Symptomenbilder. Hierzu gesellen sich noch diejenigen der Übergangsgebiete, bei deren Läsionen auch die Ausfälle Übergänge zwischen den verschiedenen Syndromen zeigen. Da im Verlaufe des Plexus eine Reihe von kurzen Nerven unmittelbar von ihm entspringen, ergibt jede Variation in der Lokalisation der Verletzung in proximal-distaler Richtung ein wechselndes Symptombild. Eine weitere Variation wird auch dadurch bedingt, daß bald mehr die oralen, bald mehr die caudalen Plexusteile affiziert werden. Die bei Plexusläsion sich ergebenden Symptombilder weisen daher eine große Mannigfaltigkeit auf. Da sich das gesamte Armgeflecht auf einen verhältnismäßig kleinen Raum zusammendrängt, so können geringe Differenzen in der Lokalisation Symptombilder von erheblicher Verschiedenheit bedingen. Individuelle anatomische Differenzen, die gerade beim Plexus häufig sind, können die Deutung und Bestimmung der Lokalisation noch erschweren. Das Ausmaß der sensiblen und motorischen Ausfälle wechselt naturgemäß mit dem Umfange und der Schwere der Läsion. Von völligen Lähmungen des Gesamtplexus bis zu den circumscripten Ausfällen einiger Muskeln begegnen wir allen Abstufungen. Die Mannigfaltigkeit der Symptombilder hat sich vor allem bei den Kriegsschuß-

Tabelle 1 (nach FOERSTER).

Segment	Muskeln
C_4	*Diaphragma* Levator scapulae Rhomboideus Supraspinatus Infraspinatus Teres minor (Deltoideus)
C_5	Diaphragma Levator scapulae *Rhomboideus* *Supraspinatus* *Infraspinatus* *Teres minor* *Deltoideus* Biceps *Brachialis* *(Coracobrachialis)* Brachioradialis *Supinator* Serratus anterior (oberste Zacken) Subclavius Subscapularis Pectoralis major (port. clavic.)
C_6	Infraspinatus Teres minor Deltoideus Biceps Brachialis Coracobrachialis Brachioradialis Supinator *Serratus anterior* *Subclavius* *Subscapularis* *Pectoralis major* *Teres major* *Pectoralis minor* *Latissimus dorsi* *Pronator teres* Extensor carpi radialis longus (Extensor digitorum comm.) (Triceps) (Flexor carpi radialis)
C_7	Coracobrachialis Serratus anterior Subscapularis Pectoralis major Teres major Pectoralis minor Latissimus dorsi Pronator teres *Extensor carpi rad. long.*
C_7	Extensor carp. rad. brev. *Extensor digitorum comm.* *Triceps* *Flexor carpi radialis* *Flexor carpi ulnaris* Ext. dig. V propr. (Extensor carpi ulnaris) (Extensor pollicis longus) (Abductor pollicis longus) Flexor digitorum sublimis
C_8	(Coracobrachialis) (Serratus anterior) Subscapularis Pectoralis major Pectoralis minor Latissimus dorsi Extensor digitorum com. Triceps Flexor carpi radialis Flexor carpi ulnaris Extensor digit. V propr. *Extensor carpi ulnaris* *Extensor pollicis longus* *Abductor pollicis longus* *Extensor indicis proprius* *Pronator quadratus* *Flexor digitorum sublim.* *Palmaris longus* Flexor dig. profd. Flex. poll. long. Extensor pollicis brevis Adductor pollicis Flexor pollicis brevis Opponens Interossei Lumbricales Hypothenar Abductor pollicis brevis
Th_1	Pectoralis major Triceps Extensor indicis propr. Pronator quadratus Flexor digitorum sublimis Flexor dig. profd. Palmaris longus Flexor dig. profd. Flexor pollicis longus *Extensor pollicis brevis* *Adductor pollicis* *Flexor pollicis brevis* *Opponens* *Interossei* *Lumbricales* *Hypothenar* *Abductor pollicis brevis*

verletzungen gezeigt. Da die Schüsse den Plexus an jeder beliebigen Stelle treffen können, ist die Vielfältigkeit der Ausfälle in Verteilung, Ausdehnung und Intensität so groß, daß kaum zwei Fälle einander gleichen. Bei den sonstigen

Verletzungen des Plexus, denen wir gewöhnlich begegnen, heben sich einzelne Symptombilder heraus, die mit besonderer Häufigkeit auftreten. Ihre Bevorzugung ist durch die anatomischen Verhältnisse bedingt. Neben der Lage spielt die verschiedene Widerstandsfähigkeit gegen Zerrungen, die eine häufige Ursache der Plexusläsionen sind, eine Rolle. Dabei werden vor allem die 5. und 6. Cervicalwurzel angespannt; hieraus resultiert die besondere Häufigkeit der oberen Plexuslähmungen bei Zugwirkungen.

Bei Läsion der Wurzelzone zeigen die Ausfälle noch eine weitgehende Ähnlichkeit mit den spinalen Affektionen, da in den Wurzeln die Segmentanordnungen noch im wesentlichen erhalten bleiben. Die Beziehungen der einzelnen Muskeln zu den Wurzeln sind in der vorstehenden Tabelle nach Foerster angegeben. Hieraus lassen sich die Symptombilder, die sich bei Schädigung der einzelnen Wurzeln oder deren Kombination ergeben, ableiten.

Bei den Läsionen des Plexus unterscheiden wir drei Hauptsymptombilder. Die obere Plexuslähmung (Duchenne-Erbsche Lähmung), die untere Plexuslähmung (Klumpkesche Lähmung) und die totale Plexuslähmung. Die Erbsche Lähmung ist auf eine Läsion der 5. und 6. Cervicalwurzel bzw. des aus diesen sich bildenden Primärstranges zurückzuführen. Sie entsteht, wie erwähnt, besonders häufig bei Zerrungen des Plexus, bei denen diese Wurzeln sich stark anspannen. Auch eine Druckwirkung in der Supraclaviculargrube kann dieselbe Wirkung hervorrufen. Elektrische Reizung in dieser Gegend zwischen den Musculi scaleni (Erbscher Punkt) führt zu einer Kontraktion der bei der oberen Plexuslähmung ausfallenden Muskeln.

Gelähmt sind bei der Erbschen Lähmung der Rhomboideus, der Teres minor, der Supraspinatus, der Infraspinatus, der Deltoideus, der Biceps, der Brachialis, der Coracobrachialis, der Brachioradialis, der Supinator. Der Supraspinatus und der Rhomboideus können verschont bleiben; das hängt nach Foerster davon ab, ob die Läsion proximal oder distal von der von C_4 nach C_5 ziehenden Anastomose stattgefunden hat. Bei proximal davon gelegenen Verletzungen bleiben die beiden Muskeln erhalten. Die Bewegungsstörung bei Erbscher Lähmung ergibt sich ohne weiteres aus der Funktion der ausgefallenen Muskeln. Infolge des gleichzeitigen Ausfalls des Delta und des Supraspinatus kann es zu einer Diastase im Schultergelenk kommen. Die Beugung im Ellenbogengelenk ist unmöglich, da sämtliche Beuger ausgefallen sind. Mitunter gelingt es den Kranken noch, mit Hilfe der vom Condylus internus entspringenden Muskeln eine geringe Flexion zu bewirken. Die Supination ist infolge der gleichzeitigen Lähmung des Biceps und des Supinator aufgehoben.

Die Sensibilitätsstörung wechselt sehr erheblich an Intensität und Ausdehnung. Sie betrifft in der Regel die Außenseite des Armes, nimmt dort einen Bezirk ein, der etwa der Summe des Axillaris- und Radialisgebietes entspricht.

Ein weiteres typisches Bild ist die untere Plexuslähmung (Klumpkesche Lähmung), die auf eine Läsion der 8. Cervical- und der 1. Thorakalwurzel zurückzuführen ist. Sie ist erheblich seltener als die Erbsche Lähmung und zeigt in den einzelnen Fällen stärkere Variationen als diese. Motorisch sind konstant ausgefallen: Die Interossei, die Lumbricales, die Muskeln des Thenar und Hyperthenar. Auch auf die anderen Muskeln des Ulnaris- und Medianusgebietes kann die Lähmung übergreifen, vor allem auf den Palmaris longus und den Flexor digitorum profundus. Nach Foerster wird auch der Extensor pollicis brevis oft mitbetroffen, infolge seiner tiefen Lokalisation. Meist besteht auf der Seite der Läsion der Hornersche oculopupilläre Symptomkomplex. Die Sensibilitätsstörung, die an Umfang und Intensität wechselt, betrifft ein Gebiet an der Innenseite des Arms, das etwa der Summe der Ausbreitungsbezirke des Cutaneus brachii medialis, Cutaneus antibrachii medialis und Ulnaris entspricht. Doch kann der Oberarm auch ganz frei bleiben.

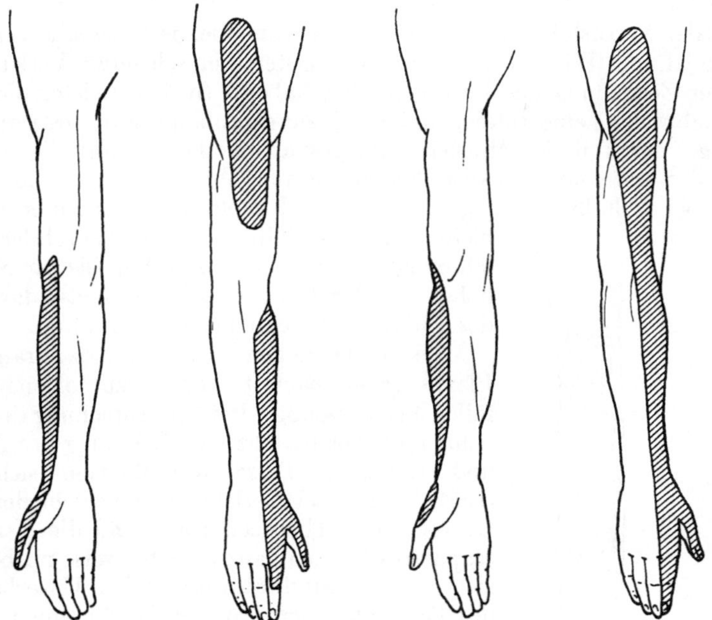

Abb. 16. Sensibilitätsstörung bei oberer Plexuslähmung.

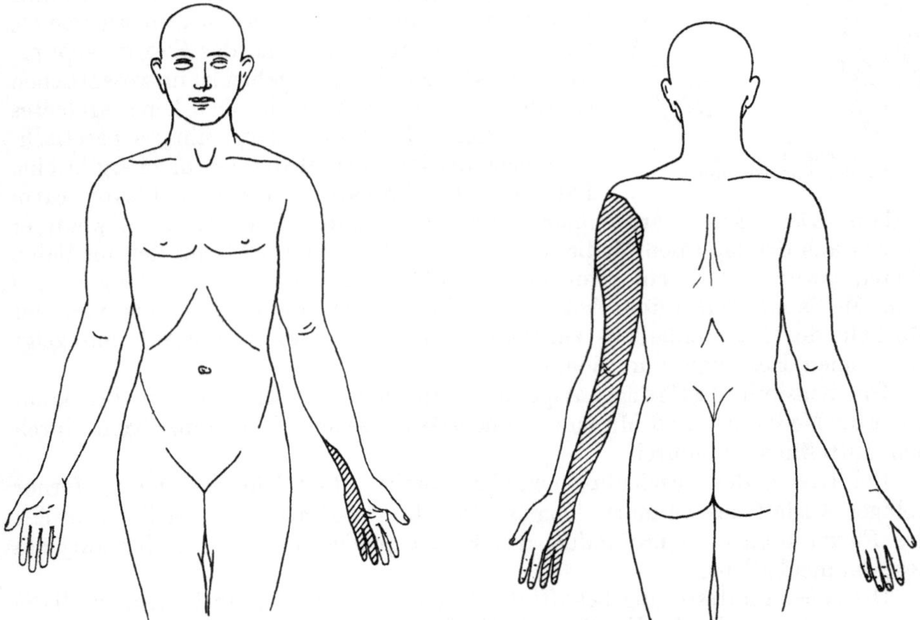

Abb. 17. Sensibilitätsstörung bei unterer Plexuslähmung.

Sowohl die obere als auch die untere Plexuslähmung kann in erweiterter Form vorkommen, wenn die Läsion von unten oder oben her auf die 7. Wurzel übergreift. Es fallen dann die von dieser Wurzel versorgten Muskeln aus. Bei dem Betroffensein einer größeren Zahl von Wurzeln kommen auch die von mehreren gemeinsam innervierten Muskeln in Fortfall. Verhältnismäßig häufig begegnet man bei der ERBschen Lähmung einem Übergreifen auf das übrige Radialisgebiet.

Bei totaler Flexuslähmung sind sämtliche vom Plexus brachialis versorgten Muskeln gelähmt. Wir sehen sie am häufigsten bei schweren Verletzungen, die zu einer Zerreißung des Plexus geführt haben. In den meisten Fällen ist aber die Lähmung keine totale, und wenn sie es anfangs war, restituiert sich in der Regel ein Teil der Muskeln. Ausgespart bleiben häufig die von den obersten oder untersten Plexusteilen versorgten Muskeln. Auch können, so besonders bei Schußverletzungen, einzelne Muskeln zwischendurch erhalten bleiben. Die Sensibilitätsstörung bei totaler Plexuslähmung betrifft den ganzen Arm bis zur Schulterhöhe. An der Innenseite bleibt meist das Gebiet des Cutaneus brachii medialis erhalten.

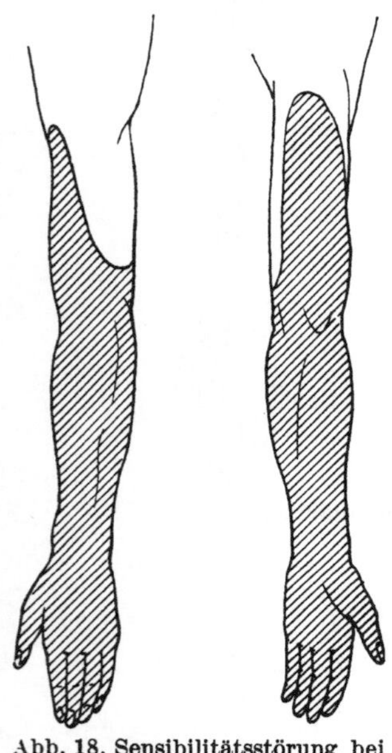

Abb. 18. Sensibilitätsstörung bei totaler Plexuslähmung.

Die Verletzungen der Sekundärstränge des Plexus geben nach FOERSTER zu folgenden Ausfällen Veranlassung: Bei Unterbrechung des Fasciculus posterior besteht eine Lähmung des Axillaris und Radialis. Diese Kombination sieht man recht häufig bei Verletzungen verschiedenartiger Genese. Der Thoracodorsalis und die Nervi subscapulares können ganz oder teilweise mitbetroffen sein. Die Sensibilitätsstörung bei Unterbrechung des Fasciculus posterior entspricht einem Ausfall des Axillaris und des gesamten Radialisgebietes.

Bei der Unterbrechung des Fasciculus lateralis besteht eine Lähmung des Musculocutaneusgebietes, ferner des Pronator teres und des Flexor carpi radialis. Das übrige Medianusgebiet ist im wesentlichen erhalten. Von den Muskeln des Ulnarisgebietes ist manchmal der Flexor carpi ulnaris paretisch.

Läsion der lateralen Medianuswurzel ergibt eine Lähmung des Pronator teres und Flexor carpi radialis. Der Flexor carpi ulnaris kann dabei auch paretisch sein, wenn er Fasern aus der lateralen Medianuswurzel erhält. Unterbrechung der medialen Medianuswurzel hat eine vollständige Lähmung des Palmaris longus, des vom Medianus versorgten Anteils des Flexor digitorum profundus und der Muskeln des Daumenballens zur Folge. Der Flexor digitorum sublimis zeigt noch einen Rest von Funktion.

Die Sensibilitätsstörung entspricht etwa dem Ausfall, den wir bei kombinierter Medianus- und Musculocutaneusläsion sehen. Die Grenze geht durch den Mittelfinger hindurch.

Bei Läsion des Fasciculus medialis besteht totale Ulnarislähmung, ferner völliger Ausfall des Palmaris longus, Pronator quadratus, des Medianusanteils des Flexor digitorum profundus, des Flexor pollicis longus und der Muskeln des Daumenballens.

Die Sensibilitätsstörung betrifft das Gebiet des Cutaneus antibrachii medialis und des Ulnaris. An der Hand greift die Störung über das Ulnarisgebiet hinaus. Der ganze 4. und 5. Finger, das ganze 4. und 5. Metacarpale sind dorsal und volar analgetisch und thermanästhetisch, während die Anästhesie die radiale Hälfte des 4. Fingers frei läßt. In das Gebiet des Cutaneus brachii medialis kann die Sensibilitätsstörung in individuell wechselnder Weise in geringem Umfange hineinreichen.

Bei Unterbrechung aller drei Hauptstränge besteht totale Armlähmung. Erhalten aber sind die von den oberhalb abgehenden direkten Plexusästen versorgten Muskeln.

Läsionen in den Übergangsgebieten des Plexus geben zu mannigfachen Variationen und Kombinationen der geschilderten Bilder Veranlassung, je nach dem Umfange und der Intensität der Verletzung.

Schädigungen der aus dem Plexus sich entwickelnden Nervenstämme führen häufig zu kombinierten Läsionen. Die Symptombilder ergeben sich nicht immer einfach daraus, daß man die Ausfälle, die bei der Schädigung des einzelnen Stammes eintreten, summiert, sondern infolge der Doppelversorgung, des Übereinandergreifens der Innervationsgebiete und der Anastomosen sind die Ausfälle meist umfangreicher.

Nervi spinales dorsales.

Die Dorsalnerven versorgen die Rückenmuskeln, die kleinen Muskeln der Wirbelsäule, die Intercostales, die Bauchmuskeln, den Quadratus lumborum. Die Beziehung der einzelnen Muskeln zu den Thorakalwurzeln gehen aus der nachfolgenden Tabelle (nach Foerster) hervor.

Periphere Läsionen der Intercostalnerven sind verhältnismäßig selten. Verletzungen einzelner Thorakalnerven sind bei Schußverletzungen beobachtet worden. Sie kommen bei Operationen und gelegentlich auch bei Rumpfverletzungen vor. Dabei beschränken sie sich auf die Schädigung eines oder mehrerer benachbarter Dorsalnerven. Umfangreichere periphere Lähmungen, die mehr oder weniger die Gesamtheit der Nerven betreffen, kommen nur gelegentlich bei Polyneuritiden vor. Sonst sehen wir ausgiebigere Ausfälle der entsprechenden Muskelgebiete nur bei den Dystrophien und bei spinalen Erkrankungen. Dabei kann man das ausgeprägte Bild der kompletten Bauchmuskellähmung finden. Dieses ist dadurch gekennzeichnet, daß der Kranke sich aus dem Liegen nicht aufsetzen kann, da die dazu notwendige Beugung der Lendenwirbelsäule nicht erfolgen kann. Es besteht ferner ein Nachvornsinken des Beckens mit Lordose der Lendenwirbelsäule, bei der die Senkrechte vom hintersten Punkt der Wirbelsäule vor dem Promontorium verläuft. Beim Atmen, beim Husten wölbt sich der Bauch stark vor. Die Atmung ist rein thorakal. Einseitige Lähmung der Bauchmuskeln gibt zu skoliotischen Verbiegungen der Wirbelsäule nach der gesunden Seite Veranlassung.

Die Lähmung der gesamten Rückenmuskeln äußert sich in der Unfähigkeit des Kranken, sich aus gebückter Stellung aufzurichten. Der Patient kriecht mit den Händen an den Beinen in die Höhe. Beim aufrechten Stehen besteht die Neigung, nach vorn zu fallen; der Kranke streckt deswegen das Becken, um den Rumpf nach hinten zu bringen und sein Gewicht von den Bauchmuskeln tragen zu lassen. Es kommt dadurch zu einer Lordose, bei der eine Senkrechte, die von den Brustwirbeldornen gefällt wird, weit hinter dem Kreuzbein verläuft. Einseitige Lähmung der Rückenmuskeln führt zu einer Verbiegung der Wirbelsäule nach der gesunden Seite hin.

Läsionen einzelner oberer Thorakalnerven führen zu einer Lähmung der entsprechenden Musculi intercostales. Diese kann man daran erkennen, daß bei tiefer Einatmung die betreffenden Rippenzwischenräume eingezogen werden.

Sind einzelne untere Dorsalnerven betroffen, so kommt es zu Lähmungen einzelner segmentaler Abschnitte der Bauchmuskeln. Es können sich dann örtlich begrenzte Vorwölbungen der Bauchwand ausbilden, die sich bei der Einatmung verstärken. Bei Ausfällen der oberen oder unteren Rectusabschnitte beobachtet man Verziehungen des Nabels nach unten bzw. oben und nach der gesunden Seite hin. Diese Verziehung tritt besonders hervor, wenn z. B. beim Aufsetzen die Bauchmuskeln angespannt werden. Mittels der elektrischen Untersuchung läßt sich der Ausfall einzelner Teile der Oliqui oder der Recti gut nachweisen.

Tabelle 2. Kernsäulen des Thorakalmarks (nach FOERSTER).

Kernsäule	Segmente
Intercostales	D_1–D_{12}
Intertransversarii dorsales	D_1–D_{12}
Rectus supraumbil. I	D_5–D_8
Rectus supraumbil. II	D_6–D_8
Rectus supraumb. III	D_7–D_8
Rectus infraumbil.	D_7–D_{12}
Seitl. B. m. p. supraumbil.	D_7–D_9
Seitl. B. m. p. umbilical.	D_9–D_{10}
Seitl. B. m. p. infraumbilical.	D_{10}–L_1
Diaphragma	D_7–D_{12}
Quadrat. lumborum	D_{12}–L_1
Semispinalis dorsi	D_1–D_{12}
Longissimus dorsi	D_1–D_{12}
Ileocostalis dorsi	D_1–D_{12}
Interspinalis dorsi	D_1–D_{12}
Spinalis dorsi	D_1–D_{12}
Rotatores dorsi	D_1–D_{12}
Multifidus dorsi	D_1–D_{12}

Einseitiger Ausfall des Quadratus lumborum äußert sich in einer Verbiegung der Wirbelsäule nach der gesunden Seite hin.

Bei Unterbrechung einzelner Dorsalnerven finden sich streifenförmige, um den Rumpf zirkulär verlaufende Sensibilitätsstörungen, die je nach der Stelle der Verletzung am Rücken, in der Seite oder vorn beginnen und bis zur vorderen Medianlinie verlaufen.

Nerven des Plexus lumbalis.

Nervus obturatorius. Der Obturatorius versorgt den Adductor magnus, longus und brevis, den Obturator externus, den Gracilis und den Pectineus. Die untere Portion des Adductor magnus wird gleichzeitig vom Ischiadicus, der Pectineus vom Femoralis innerviert. Bei Verletzungen des Obturatorius ist in der Regel die Adduktion nicht völlig aufgehoben, da der untere Teil des Adductor magnus und der Pectineus infolge ihrer Sonderinnervation erhalten bleiben. Nach operativen Obturatoriusdurchschneidungen zur Bekämpfung von Adduktionsspasmen kann man sich davon überzeugen, daß die Kranken noch in der Lage sind, das Bein, wenn auch mit geringer Kraft, zu adduzieren und es über das andere Bein zu schlagen. Die Mitinnervation durch den Femoralis bzw. den Ischiadicus ist aber, wie FOERSTER betont, individuell verschieden, und es kann darum auch bei der Obturatoriusdurchschneidung zu einem völligen Ausfall aller Adductoren kommen. Die Adduktion des Beines ist dann unmöglich, der Kranke kann das gelähmte Bein nicht über das andere schlagen. Beim Gehen, beim Erheben des Beines in Rückenlage kommt es zu einer Abweichung im Sinne der Abduktion. Es kann auch infolge des gestörten Muskelgleichgewichts eine Abduktionskontraktur eintreten. Die Lähmung des Obturator externus macht sich bei Erhaltensein der anderen Außenrotatoren nicht wesentlich geltend. Auch der Ausfall des Gracilis ist für die Kniebeugung nicht von wesentlicher Bedeutung. Der Muskel ist nur wichtig, wenn die anderen Kniebeuger gelähmt sind. Fällt er dann noch aus, so ist die Kniebeugung aufgehoben. Die Adductoren haben sämtlich eine außenrotierende Wirkung auf den Oberschenkel, nur die untere Portion des Adductor magnus ist ein Innenrotator. Dieser ist darum, wie DUCHENNE hervorhebt, für das Reiten besonders wichtig, und sein Ausfall macht sich dabei störend geltend.

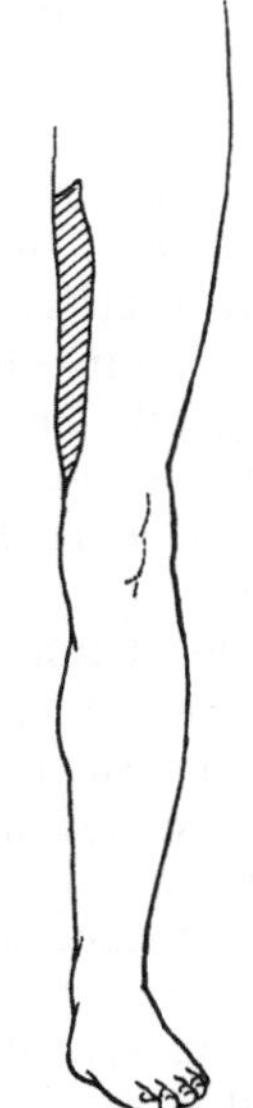

Abb. 19. Sensibilitätsstörung bei Läsion des N. obturatorius.

Die Sensibilitätsstörung bei Obturatoriuslähmung nimmt einen Bezirk in der Form eines langen dreieckigen Streifens an der Innenseite des Oberschenkels ein. Sie bleibt verhältnismäßig wenig hinter der anatomischen Grenze zurück; nur nach hinten ist die Ausdehnung geringer. Ihre individuellen Schwankungen sind, soweit es sich nach der verhältnismäßig geringen Zahl der beobachteten Fälle beurteilen läßt, nicht sehr erheblich. Jedenfalls stimmen die Abbildungen, die die verschiedenen Autoren geben, fast ganz miteinander überein.

Nervus femoralis. Der Femoralis innerviert den Iliopsoas, den Quadriceps, den Sartorius und den Pectineus. Der letztgenannte Muskel erhält auch Fasern vom Obturatorius. Bei Läsion des Femoralis ist der Iliopsoas in der Mehrzahl der Fälle verschont, da die Verletzung meist unterhalb des Abgangs der Äste zu diesem Muskel erfolgt; aber auch bei einer proximalen Läsion ist der Iliopsoas in der Regel nicht völlig ausgefallen, da er noch direkte Zweige vom Plexus lumbalis erhält (FOERSTER). Erkrankungen des Nervus femoralis geben uns daher keine Gelegenheit, das Symptombild der völligen Lähmung dieses Muskels zu studieren, wie wir es etwa bei Poliomyelitis nicht ganz selten beobachten.

Die Lähmung des Iliopsoas gibt sich darin kund, daß der Kranke nicht imstande ist, das Bein im Hüftgelenk zu beugen. In gleicher Weise ist die Beugung des Rumpfes gegen den Oberschenkel bei fixiertem Bein beeinträchtigt. Bei doppelseitiger Lähmung ist sie unmöglich. Der Kranke kann sich nicht aus dem Liegen aufrichten. Das Gehen ist erheblich gestört, da zum Vorwärtsschwingen des Beines eine wenn auch nur geringe Anspannung der Oberschenkelbeuger notwendig ist. Der Patient kann das Bein nicht nach vorwärts bringen, es nicht vom Boden erheben. Besonders stark tritt die Störung hervor, wenn wie beim Treppensteigen oder Bergaufgehen eine ausgiebige Hebung des Beines erforderlich ist. Beim Hinlegen muß das Bein mit Hilfe der Hände auf das Lager gehoben werden. Da aber, wie erwähnt, der Ausfall des Muskels bei den Femoralisläsionen gewöhnlich nicht komplett ist, so ist hier die Störung meist erheblich geringer. Da beim Gehen auf ebener Erde nur eine geringfügige Anspannung der Muskel erforderlich ist, ist dann eine Beeinträchtigung des Ganges überhaupt nicht zu beobachten. Sie tritt nur bei stärkeren Anforderungen wie beim Erheben des Beines gegen Widerstand, beim Treppensteigen usw. hervor.

In der Mehrzahl der Fälle von Femoralisverletzungen beschränkt sich der motorische Ausfall auf den Quadriceps und den Sartorius. Infolge der Lähmung des Quadriceps ist die Streckung des Unterschenkels unmöglich. Der herunterhängende Unterschenkel kann nicht ausgestreckt, das Bein kann nicht in Streckstellung gehoben werden. Man muß die Streckbewegung aber auch in einer Situation prüfen, wo sie nicht gegen die Schwere erfolgt, also am besten in der Seitenlage, damit eine Parese des Muskels von der völligen Lähmung unterschieden werden kann. Das Stehen wird durch die Lähmung des Quadriceps nicht unmöglich gemacht, auch nicht bei beiderseitiger Affektion. Das Stehen auf dem Bein, welches Sitz der Lähmung ist, gelingt ebenfalls leicht. Das Einknicken wird mittels Durchdrücken des Knies nach hinten verhindert. Der Kranke muß aber, vor allem bei doppelseitiger Lähmung, die Kniebeugung sorgfältig vermeiden, um nicht hinzustürzen. Der Gang auf ebener Erde ist durch die isolierte Quadricepslähmung nur wenig gestört, doch müssen auch hierbei die Kranken darauf achten, daß sie das Bein nicht mit gebeugtem Knie aufsetzen. Sie gehen darum vorsichtig, mit kurzen Schritten und stürzen bei mangelnder Aufmerksamkeit leicht hin. Erheblich ist die Störung, auch wenn der Quadriceps nicht völlig gelähmt ist, beim Bergaufgehen und Treppensteigen, wobei die Hebung des Körpers durch die kombinierte Wirkung der Hüftstrecker, der Kniestrecker und der Plantarflexoren des Fußes erfolgt. Wenn der Kranke den Fuß des gelähmten Beines in die Höhe gesetzt hat, gelingt es ihm nicht, den Körper nachzuziehen. Er geht darum immer mit dem gesunden Bein voraus und zieht das andere Bein auf die gleiche Stufe nach. Das Aufstehen aus dem Sitzen ist bei doppelseitiger Quadricepslähmung ohne Stütze nicht möglich. Bei distaler gelegener Verletzung ist der Rectus erhalten, während die anderen Köpfe des Muskels gelähmt sind. Es ist dann eine kräftige Streckung des Unterschenkels möglich, aber nur bei gestrecktem Hüftgelenk. Da der Rectus vom Becken entspringt, so beugt er gleichzeitig das Hüftgelenk und entfaltet daher seine völlige Kraft in der Kniestreckung nur dann, wenn die Hüftbeugung durch die Antagonisten verhindert wird.

Der Sartorius, der bei der Beugung des Hüftgelenks und Kniegelenks mitwirkt und sich am Vorwärtsschwingen des Beines beteiligt, gibt, wenn er ausfällt, keinen Anlaß zu gröberen Bewegungsstörungen.

Der Ausfall der Innervation des Pectineus, der außerdem vom Obturatorius versorgt wird, macht sich ebenfalls praktisch nicht geltend.

Die Sensibilitätsstörung bei Läsion des Nervus femoralis nimmt die Vorderseite des Oberschenkels ein. Sie erreicht nach oben nicht die Leistenbeuge. Vom Knie an erstreckt sie sich weiter über die Innenseite des Unterschenkels. Sie bleibt hinter den Grenzen des Sensibilitätsausfalles bei Ischiadicusläsion zurück, so daß ein Übergreifen der sensiblen Zweige dieses Nerven anzunehmen ist. Nach unten greift sie über den unteren Knöchel hinaus bis an den inneren Fußrand, erstreckt sich auch zuweilen nach vorn bis an das Grundgelenk der großen Zehe. Das Gebiet der Totalanästhesie ist beträchtlich kleiner als der Bezirk der taktilen Anästhesie und der Thermanästhesie.

Bei isolierter Läsion der Oberschenkeläste des Nerven (Cutaneus femoris anterior) erstreckt sich die Sensibilitätsstörung nur auf die Vorderseite des Oberschenkels, reicht aber nicht bis an die Kniescheibe heran. Bei isolierter Affektion des Saphenus ist die Innenseite des Unterschenkels anästhetisch. Die Sensibilitätsstörung beginnt dicht unterhalb des Knies, läßt aber dieses frei, so daß man hier ein gemeinsames Versorgungsgebiet mit den Oberschenkelästen annehmen muß. Am Unterschenkel und am Fußrand sind die Grenzen die gleichen wie bei der Läsion des gesamten Nerven.

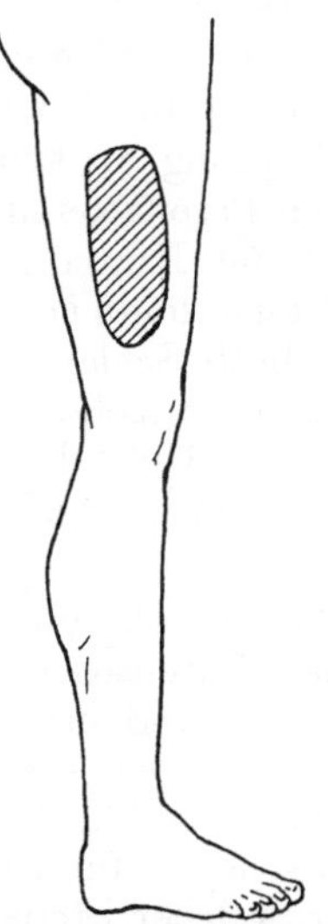

Abb. 20. Sensibilitätsstörung bei Läsion des Cut. fem. lat.

Nervus cutaneus femoris lateralis. Bei Verletzungen dieses Nerven ist ein Streifen an der Außenseite des Oberschenkels sensibel gestört. Der Ausfall nimmt einen erheblich kleineren Bezirk ein, als der anatomischen Verbreitung entspricht, und variiert individuell in erheblichem Maße. Bei den häufigen neuritischen Affektionen des Nerven (BERNHARDTsche Lähmung, Meralgia paraesthetica) ist die Sensibilitätsstörung quantitativ gering und meist nur an der unteren Hälfte des Oberschenkels nachweisbar. Sie ist in der Regel mit störenden Parästhesien verbunden.

Nervus iliohypogastricus, Nervus ilioinguinalis, Nervus genitofemoralis (Äste: Nervus spermaticus externus und Nervus lumboinguinalis). Diese Nerven sind sämtlich rein sensibel. Die anatomischen Verbreitungsgebiete gehen aus dem Schema hervor. Isolierte Läsionen dieser Nerven sind selten. Die resultierenden Sensibilitätsstörungen bleiben in der Regel hinter der Ausdehnung der anatomischen Verbreitungsgebiete zurück.

Nerven des Plexus sacralis.

Nervus ischiadicus. Die obersten Äste des Ischiadicus versorgen den Obturator internus, die Gemelli und den Quadratus femoris. Da Ischiadicusläsionen nur ausnahmsweise so proximal stattfinden, daß diese Muskeln von der Lähmung mitbetroffen sind, ist über die Symptome bei deren Ausfall nichts Sicheres bekannt. Es ist anzunehmen, daß dann die Außenrotation geschwächt, aber nicht aufgehoben ist, da noch andere Außenrotatoren zur Verfügung stehen. Am Oberschenkel innerviert der Ischiadicus die Kniebeuger, den Semimembranosus, den Semitendinosus und den Biceps. Die Zweige für diese Muskeln gehen dicht unter der Gesäßfalte ab, so daß sie nur bei Läsion des Nerven von seinem Ursprung bis zu dieser Gegend ausgefallen sind. Die Kniebeugung ist dann in hohem Maße beeinträchtigt, doch nicht ganz aufgehoben. Wenn der Kranke sich in Bauchlage befindet, so vermag er, wenn auch mit erheblich herabgesetzter Kraft, den Unterschenkel zu heben mit Hilfe des vom Obturatorius versorgten Gracilis. Wahrscheinlich ist auch der Sartorius dabei beteiligt. Meist gelingt diese Kniebeugung nicht aus völliger Streckstellung, sondern erst wenn der Unterschenkel in eine leichte Beugestellung gebracht ist, weil der Gracilis erst dann seine flektierende Wirkung entfalten kann.

Da der Ischiadicus sämtliche Unterschenkel- und Fußmuskeln versorgt, sind alle Bewegungen des Fußgelenks und der Zehen ausgefallen. Der Fuß schlottert im Sprunggelenk, ein Stützen des Beines auf den Fuß ist unmöglich. Beim Gange ist die Verkürzung des Beines infolge der fehlenden Kniebeugung und Dorsalflexion des Fußes stark beeinträchtigt. Ein Schleifen des Fußes wird durch verstärkte Hüftbeugung verhindert.

Bei Läsion des Ischiadicus an der Hinterseite des Oberschenkels sind die Kniebeuger erhalten. Die Lähmung beschränkt sich auf den Ausfall der Fuß- und Zehenbewegungen. Das gleiche Symptombild ergeben kombinierte Verletzungen des Peronaeus und Tibialis am Oberschenkel.

Der Ischiadicus teilt sich etwa in der Mitte des Oberschenkels in seine beiden Hauptäste, den Peronaeus und den Tibialis. Der Nerv stellt schon von seinem Ursprung an keinen einheitlichen Stamm dar, sondern ist von Anfang an in den Peronaeus und Tibialis geteilt, die anfangs dicht zusammenliegen und dann an der Hinterseite des Oberschenkels allmählich auseinandergehen. Infolgedessen kommen auch bei Verletzungen des Ischiadicusstammes vor der Teilung isolierte Schädigungen des Peronaeus und des Tibialis vor, und es läßt sich darum aus dem isolierten Betroffensein eines der beiden Nerven kein sicherer Schluß auf die Höhe der Läsion ziehen. Ebenso ist auch bei einem Ausfall beider Nerven nicht sicher auf eine Affektion oberhalb der Teilung zu schließen.

Der *Nervus peronaeus* versorgt motorisch am Oberschenkel nur den kurzen Bicepskopf, am Unterschenkel mit seinem tiefen Aste den Tibialis anterior, den Extensor digitorum communis longus und brevis, den Extensor hallucis longus und brevis, mit seinem oberflächlichen Ast den Peronaeus longus und brevis. Der Ausfall des kurzen Bicepskopfes bei proximaler Läsion des Nerven macht sich in der Funktion praktisch nicht geltend und ist nur durch den elektrischen Befund nachzuweisen. Im übrigen sind die motorischen Ausfälle gleich, an welcher Stelle auch der Nerv bis zu seiner Teilung in seine beiden Äste betroffen ist. Es sind sämtliche Dorsalflexoren gelähmt. Der Fuß hängt in Equinusstellung herunter; hierzu gesellt sich infolge der Lähmung der Musculi peronaei eine Varusstellung. Bei länger dauernder Lähmung kommt es leicht zu einer sekundären Kontraktur der Wadenmuskulatur und zu einer Fixierung des Fußes in Equino-Varusstellung. Die Zehen stehen in Beugestellung; ihre Dorsalflexion im Grundgelenk ist unmöglich. Der Ausfall des Peronaeus longus bewirkt, daß bei der Plantarflexion die Senkung des inneren Fußrandes zurückbleibt und der Fuß in eine ausgeprägte Varusstellung kommt. Wenn die Bewegung gegen Widerstand erfolgt, so fühlt man, daß zwar der äußere Fußrand mit guter Kraft gesenkt wird, daß aber der Fuß nach innen umkippt. Die aktive Abduktion des Fußes ist infolge des Ausfalls des Peronaeus brevis unmöglich, während die Adduktion durch den Tibialis posterior zustande kommt. Beim Gange hängt der Fuß herab; die während der Schwungphase zur Verkürzung des Beines nötige Dorsalflexion bleibt aus, die Fußspitze schleift am Boden; das wird aber gewöhnlich durch eine starke Hüft- und Kniebeugung verhindert. Der Gang bekommt dadurch, besonders bei doppelseitiger Peronaeuslähmung, ein charakteristisches Gepräge (Steppergang). Der Kranke bleibt mit der Fußspitze leicht an Stufen und Schwellen hängen.

Bei Läsion unterhalb der Teilung des Peronaeus ist entweder der oberflächliche oder der tiefe Ast gesondert betroffen. Verletzungen des tiefen Astes bewirken einen Ausfall der Dorsalflexion des Fußes und der Zehen, während die Plantarflexion und die Abduktion des Fußes erhalten sind. Bei Läsion des Peronaeus superficialis ist das Umgekehrte der Fall. Die Lähmung des Peronaeus longus bewirkt auch eine Abflachung des Fußgewölbes.

Liegt die Verletzung des Peronaeus profundus noch weiter distal, so bleibt der Tibialis anterior, dessen Ast zuoberst abgeht, ausgespart. Die Dorsalflexion des Fußes ist dann möglich, doch wird nur der innere Fußrand gehoben, während der äußere zurückbleibt. Der Fuß gerät bei der Dorsalflexion in eine Varusstellung. Da der Tibialis anterior einen höheren und einen tieferen Ast erhält, so kann in solchen Fällen in diesem Muskel partielle Entartungsreaktion bestehen. Bei noch tieferer Läsion ist der Tibialis anterior und der Extensor communis longus erhalten. Die Lähmung erstreckt sich auf den Extensor hallucis longus und die kurzen Zehenstrecker. Die Dorsalflexion des Fußes und der 2. bis 5. Zehe sind möglich, während die große Zehe nicht dorsalflektiert werden kann. Es kommen hier auch unvollkommene Schädigungen des Externus hallucis longus vor, da der Muskel mehrere Zweige erhält, zwischen deren Abgang die Läsion gelegen sein kann. Dann findet sich nur eine mehr oder minder erhebliche Parese des Muskels mit partieller Entartungsreaktion. Noch distaler gelegene Läsionen des Nerven bedingen lediglich eine Lähmung des Extensor digitorum brevis und des Extensor hallucis brevis, die sich nur mittels der elektrischen Untersuchung nachweisen lassen.

Bei distaler gelegenen Lähmungen des Peronaeus superficialis ist der Peronaeus longus erhalten, der Peronaeus brevis gelähmt. Es besteht dann eine Beeinträchtigung der Abduktion des Fußes, die aber mit Hilfe des Peronaeus longus noch zustande kommt. Näheren Aufschluß gibt hier nur die elektrische Untersuchung.

Der *Nervus tibialis* versorgt den Semimembranosus, den Semitendinosus, den langen Kopf des Biceps, den Gastrocnemicus, den Soleus, den Plantaris, den Popliteus, den Tibialis posterior, den Flexor digitorum longus, den Flexor hallucis longus. Von den Endästen des Nerven versorgt der Plantaris medialis den Flexor digitorum brevis und den Großzehenballen, der Plantaris lateralis die anderen Muskeln der Fußsohle, die Interossei und die Lumbricales.

Ist der *Nervus tibialis* am Gesäß isoliert betroffen, so sind die Kniebeuger in gleicher Weise wie bei Ischiadicusläsion ausgefallen, nur daß der kurze Bicepskopf erhalten ist und sich an der durch den Gracilis bewirkten Kniebeugung beteiligt. Meist ist der Nerv erst nach Abgang der für die Kniebeuger bestimmten Zweige lädiert. Infolge des Ausfalls der Wadenmuskulatur ist die Plantarflexion des Fußes unmöglich. Der Peronaeus longus, der bei dieser Bewegung für die Senkung des inneren Fußrandes sorgt, kann für sich allein ohne Mitwirkung der Wadenmuskulatur diese Bewegung nicht ausführen. Beim Versuch der Plantarflexion findet eine Abduktion des Fußes mit höchstens geringfügiger Abwärtsbewegung statt. Beim Gange macht der Ausfall der Wadenmuskulatur es unmöglich, den Fuß vom Boden abzuwickeln. Diese Störung äußert sich besonders in der Phase, in der der Fuß mit der Ferse vom Boden abgehoben und durch die kräftige Anspannung der Plantarflexoren das Gewicht des Körpers nach vorn und der anderen Seite geschoben wird. Das Erheben auf die Zehenspitzen ist auf der Seite der Lähmung unmöglich. Infolge des Überwiegens der Dorsalflektoren bildet sich eine Pescalcaneus-Stellung aus. Der erhaltene Peronaeus longus bewirkt eine Valgusstellung und Hohlfußbildung. Bei der Entstehung der Valgusstellung ist auch der Ausfall des Tibialis posterior beteiligt. Die Adduktion des Fußes ist unmöglich. Die Lähmung der langen und kurzen Zehenbeuger, der Interossei und der Lumbricales bewirkt, daß alle Zehenbewegungen außer der Dorsalflexion der Grundphalangen unmöglich sind. Die Zehenstellung ist charakterisiert durch Überstreckung der Grundphalangen.

Ist der Tibialis am Unterschenkel betroffen, so ist die Wadenmuskulatur erhalten. Je nach der Höhe der Läsion ist der Tibialis posterior und der Flexor digitorum communis longus gelähmt oder verschont. Bei distaler Verletzung beschränkt sich der Ausfall auf die Muskeln der Fußsohle. Die Zehenbeugung kann dann vermittels des langen Zehenbeugers in den Endphalangen noch zustande kommen, wobei die Mittel- und Grundphalangen mitgenommen werden. Es ist dann nur eine Abschwächung der Zehenbeugung nachzuweisen und eine Unfähigkeit, die Zehen bei gestreckten Mittel- und Endphalangen im Grundgelenk zu beugen (Wirkung der Interossei und der Muskeln des Großzehenballens). Infolge des Ausfalls der Caro quadrata Sylvii gehen die Zehen bei der plantaren Beugung zusammen. Der Nachweis dieser distalen Tibialisschädigung ist in der Regel nur durch die elektrische Untersuchung der Sohlenmuskeln und der Interossei mit Sicherheit möglich. Trotz der anscheinend geringfügigen Bewegungsausfälle gibt sie zu erheblichen Störungen Veranlassung. Die Kranken klagen, insbesondere beim Aufsetzen des Fußes während des Gehens, über starke Schmerzen. Diese sind in erster Linie auf die gestörte Statik des Fußskelets zurückzuführen. Infolge des Ausfalles des kurzen Zehenbeugers, der Caro quadrata, der Interossei, des Groß- und Kleinzehenballens senkt sich das Fußgewölbe; die dadurch bewirkte Zerrung und Dehnung an den Bändern ruft Schmerzen hervor. Ferner versagt auf Grund des Ausfalles der Interossei und besonders der Muskeln des Großzehenballens die letzte Phase der Abwicklung des Fußes. In dieser Phase werden normalerweise die Grundphalangen der Zehen gebeugt, die Mittel- und Endphalangen gestreckt und damit die Fußspitze auf den Fußboden gedrückt. Geschieht diese Bewegung nicht, so erfolgt das Abstoßen des Fußes vom Boden mittels der Metatarsalköpfchen, und das gibt auf die Dauer zu Schmerzen Veranlassung.

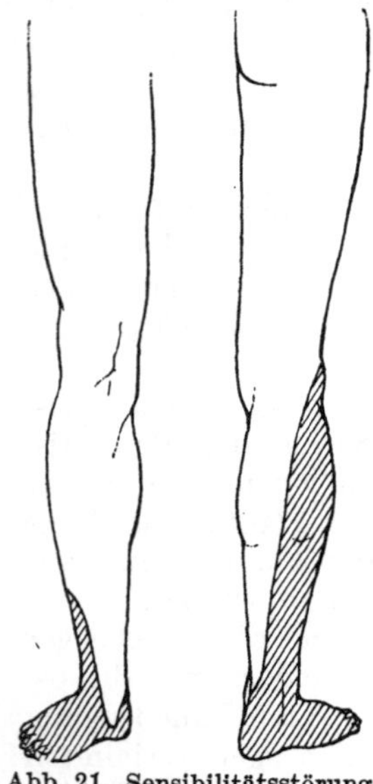
Abb. 21. Sensibilitätsstörung bei Läsion des Ischiadicus.

Die Sensibilitätsstörungen bei Ischiadicusläsionen am Gesäß und Oberschenkel geben ein übereinstimmendes Bild. Der Ausfall betrifft den Fußrücken und die Fußsohle. Vom Fuß geht die Grenze an der Vorderseite des untersten Teils des Unterschenkels nach außen, der Ausfall nimmt an der Vorderseite des Unterschenkels nur den am meisten lateral gelegenen Teil ein. An der Hinterseite reicht er zuweilen bis zur Mitte der Wade, bleibt aber hinter dieser Grenze auch häufig zurück. Oben endet die Störung am Knie, kann aber auch schon etwa handbreit darunter aufhören. Die Innenseite des Unterschenkels, die Gegend des inneren Fußknöchels bleiben regelmäßig frei. Diese dem Saphenusgebiet angehörige freie Zone endet an der Fußsohle, kann aber auch noch in einem schmalen Segment auf diese herrüberreichen. Die stärksten Variationen zeigt die Grenze am Unterschenkel, sowohl nach vorn wie nach hinten und oben hin. Hier bleibt oft der Störungsbezirk am weitesten hinter den anatomischen Grenzen zurück infolge des Übergreifens des Saphenus, des Cutaneus femoris lateralis und des Cutaneus femoris posterior. Die Thermanästhesie ist in der Regel ausgedehnter als die Analgesie und Anästhesie. Die Schmerz- und Berührungsempfindungsstörung stimmt manchmal mit dem Gebiet der Totalanästhesie überein, greift aber oft über diese hinaus. Die Empfindungsstörung bei Läsionen des Ischiadicusstammes entspricht der, die man bei gleichzeitiger Verletzung des Tibialis und Peronaeus findet, so daß es keinen Unterschied ausmacht, ob der Ischiadicusstamm selbst betroffen ist oder beide Nerven zusammen nach der Teilung.

Am Oberschenkel geht vom Tibialis der Cutaneus surae medialis ab. Für die Empfindungsstörungen bedingt es keinen sicher feststellbaren Unterschied, ob die Läsion oberhalb oder unterhalb des Abganges dieses Nerven erfolgt ist. Ist er allein betroffen, so kann sich ein schmaler streifenförmiger Bezirk gestörter Sensibilität, der in der Mitte der Wade längs verläuft, finden.

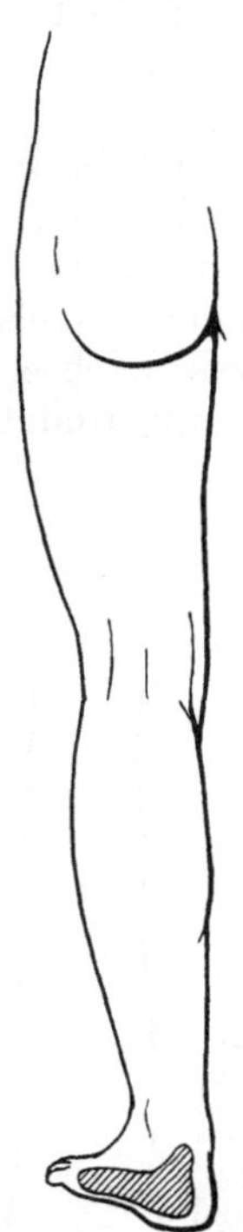

Abb. 22. Sensibilitätsstörung bei Läsion des N. suralis.

Bei Läsion des Nervus tibialis betrifft die Sensibilitätsstörung das Verbreitungsgebiet der Nervi plantares und der Nervi calcanei. Sie nimmt die Fußsohle ein, die Plantarfläche der Zehen, die Ferse und endet oberhalb dieser am unteren Teile der Achillessehne. An der Innenseite der Fußsohle bleibt oft ein kleiner segmentförmiger Bezirk frei infolge des schon erwähnten Übergreifens des Saphenusgebietes. Im übrigen entspricht die Grenze den Fußrändern. Ein Übergreifen der Störung auf die Dorsalfläche der Zehen ist nicht zu konstatieren, wenigstens soweit die Totalanästhesie, die taktile Anästhesie und Analgesie in Frage kommt, während man eine Thermanästhesie mitunter auch an den Zehenrücken feststellen kann. Ist der Tibialis oberhalb des Abganges des Nervus communicanus tibialis geschädigt, so kann die Störung auch auf den am meisten lateral gelegenen Teil des Fußrückens übergreifen und auf den äußeren Knöchel, also das Verbreitungsgebiet des Nervus suralis miteinbeziehen. Wir haben die Mitbeteiligung des Suralisgebietes bei Tibialisverletzungen wiederholt beobachtet, während wir es bei Peronaeusschädigungen nur ausnahmsweise konstatieren konnten. Foerster betont demgegenüber, daß er bei Tibialisschädigungen niemals eine Mitbeteiligung des Suralisgebietes finden konnte. Ist der Nervus suralis, der aus der Vereinigung des Communicans peronaei und des Communicans tibialis entsteht, betroffen, so ergibt sich ein dreieckiges Störungsgebiet an der Außenseite des Fußes. Auch das haben wir in der Regel bei Verletzungen gesehen, deren Lokalisation für eine Schädigung des Communicans tibialis sprach.

Isolierte Ausfälle der Nervi calcanei geben zu Sensibilitätsstörungen an der Ferse, solche der Nervi plantares zu Ausfällen an der Fußsohle unter Aussparung des Fersenteiles Veranlassung. Sind die Plantares mediales oder laterales gesondert geschädigt, so bleiben die äußeren bzw. die inneren Hälften der Fußsohle frei. Bei Verletzungen einzelner Nervi digitales plantares sind die einander zugewandten Seiten der entsprechenden Zehen an der Plantarfläche anästhetisch.

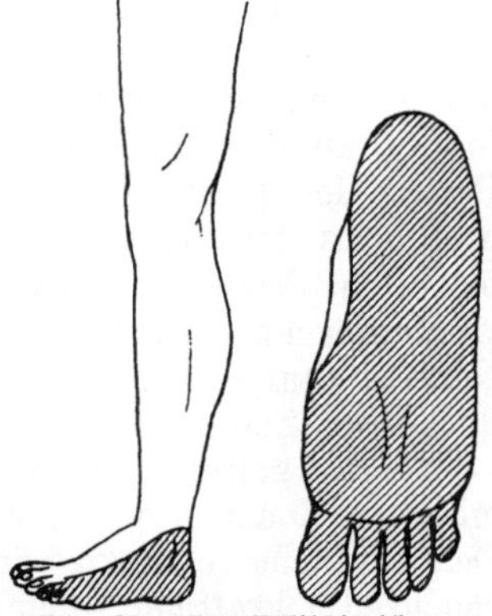

Abb. 23. Sensibilitätsstörung bei Läsion des N. tibialis.

Ist der Nervus peronaeus oberhalb des Abganges des Cutaneus surae lateralis betroffen, so entspricht der Sensibilitätsausfall dem bei kompletter Ischiadicusverletzung unter Aussparung des Tibialisgebietes, also der Fußsohle, der Ferse und des an der Außenseite des Fußes gelegenen Suralisgebietes. Die Grenzen am Unterschenkel wechseln in gleicher Weise wie bei der Ischiadicusläsion. Am Fuß verläuft die mediale Grenze am inneren Fußrand. Nach vorn reicht das Gebiet bis an die vordere Grenze der Nägel, die laterale Grenze zeigt erhebliche Variationen. Sie geht nur ausnahmsweise bis zum äußeren Fußrand und zum lateralen Rande der kleinen Zehe. Fast immer bleibt die kleine Zehe frei, in vielen Fällen auch die 4., in manchen auch die 3. Zehe. Es ist dann auch ein entsprechender lateraler Teil des Fußrückens verschont. Dieses Freibleiben ist auf ein Übergreifen des Tibialis bzw. des Suralis zurückzuführen. Hat die Verletzung unterhalb des Abganges des Cutaneus surae lateralis, aber vor der Teilung des Peronaeus in seinem oberflächlichen und tiefen Ast stattgefunden, so bleibt die Wade frei. Die Empfindungsstörung, die am Fuß die gleiche Grenze und die gleichen Variationen zeigt, wie sie oben geschildert wurden, zieht in einem breiten Streifen an der Vorderseite des Unterschenkels nach außen, wo sie dann in etwas wechselnder Höhe endigt. Die gleiche Störung findet sich auch bei isoliertem Ausfall des Peronaeus superficialis, nur daß dann das Gebiet des Peroneus profundus an der Innenseite der 1. und 2. Zehe und ein kleiner angrenzender Bezirk des Fußrückens frei bleibt. Bei isolierter Verletzung des Peronaeus profundus ist dagegen dieses Gebiet von der Sensibilitätsstörung allein betroffen. Verletzungen einzelner Endäste des Peroneus superficialis geben zu streifenförmigen Ausfällen am Fußrücken Veranlassung, Verletzungen einzelner Nervi digitales zu Ausfällen an den einander zugewandten Seiten der Dorsalfläche der Zehen.

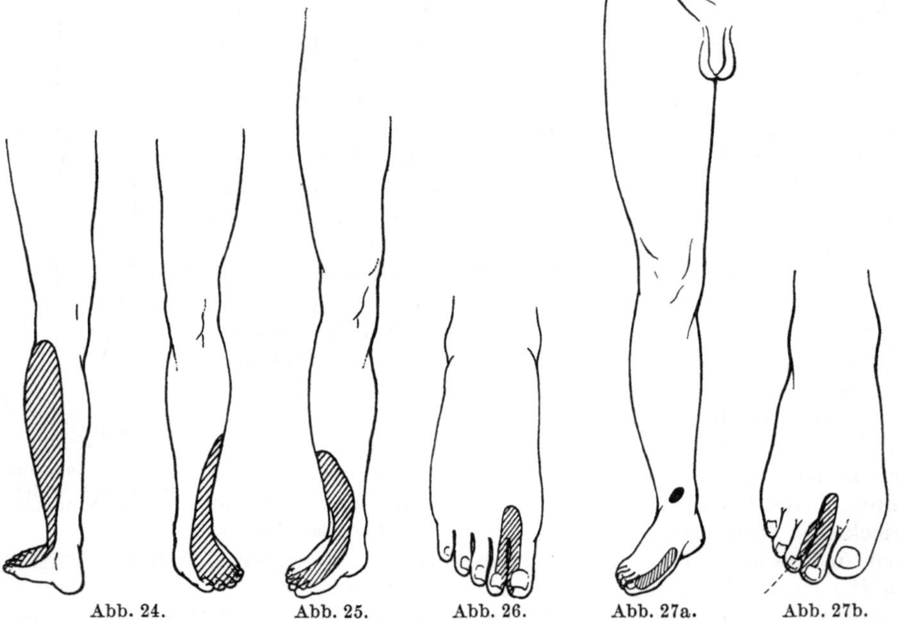

Abb. 24. Abb. 25. Abb. 26. Abb. 27a. Abb. 27b.

Abb. 24. Sensibilitätsstörung bei Läsion des N. peronaeus (proximal).
Abb. 25. Sensibilitätsstörung bei Läsion des N. peronaeus (distal).
Abb. 26. Sensibilitätsstörung bei Läsion des Peronaeus profundus.
Abb. 27a und b. Sensibilitätsstörungen bei Läsionen von Endzweigen des N. peronaeus.

Nervus glutaeus superior. Der Glutaeus superior versorgt den Glutaeus minimus, den Glutaeus medius, den Tensor fasciae latae und den Pyriformis. Der Glutaeus medius abduziert den Oberschenkel, seine vordere Portion ist gleichzeitig kräftiger Innenrotator, während die hintere Portion mit geringerer Kraft nach außen rotiert. Beim Gehen fällt dem Muskel die Aufgabe zu, das Becken auf dem Stützbein aufzurichten und zu fixieren. Der Glutaeus minimus hat im wesentlichen die gleiche Funktion. Bei Lähmung dieser Muskeln ist die Abduktion des Oberschenkels unmöglich, ebenso die Innenrotation; letztere vor allem dann, wenn auch der Tensor fasciae latae gelähmt ist. In Rückenlage tritt dieser Ausfall in einer Außenrotation des Fußes deutlich zu Tage. Beim Gehen kann das Becken nicht auf dem Stützbein aufgerichtet werden. Während normalerweise bei jedem Schritt das Becken nach der Seite des Stützbeins gesenkt wird, damit der Schwerpunkt über die Unterstützungsfläche gelangt, knickt es jetzt nach der Seite des Schwungbeines um. Damit der Schwerpunkt über die Unterstützungsfläche kommt, wird die Lendenwirbelsäule abnorm stark nach der Seite des Stützbeins gebeugt. Der Gang bekommt dadurch ein charakteristisches Aussehen. Bei doppelseitiger Lähmung schwingt das Becken hin und her und der Gang nimmt einen watschelnden Charakter an. Infolge der mangelnden Fixation des Beckens ist das Stehen auf dem Bein der gelähmten Seite erschwert oder unmöglich. Unter normalen Umständen ist die Aufrichtung des Beckens deutlich an der Schrägstellung der Analspalte zu erkennen; sie verläuft beim Stehen auf dem rechten Bein von rechts oben nach links unten. Bei Ausfall des Glutaeus medius bleibt sie gerade oder weicht nach der anderen Seite ab.

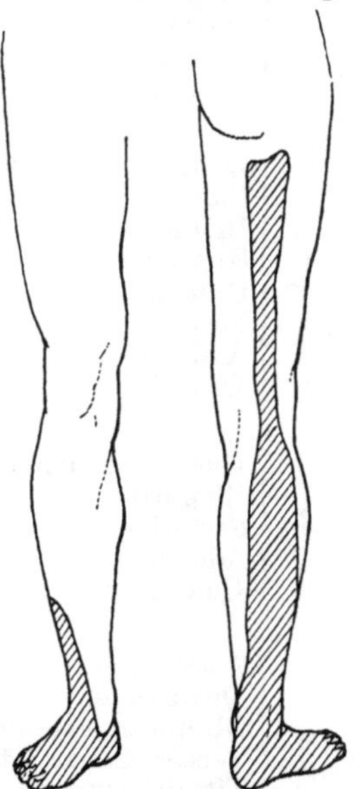

Abb. 28. Sensibilitätsstörung bei Läsion des Ischiadicus und Cutaneus femoris posterior.

Die Lähmung des Tensor fasciae latae äußert sich in einer Beeinträchtigung der Innenrotation des Oberschenkels. Da der Muskel vor allem die Aufgabe hat, die außenrotierende Wirkung des Iliopsoas zu kompensieren, so gerät bei der Hüftbeugung, insbesondere beim Vorwärtsschwingen des Beines beim Gange, das Bein in Außenrotation. Diese Erscheinung ist auch dann nachzuweisen, wenn das Erhaltensein des Glutaeus medius die aktive Innenrotation ermöglicht.

Der Pyriformis rotiert das Bein nach außen bzw. das Becken nach innen. Das ist beim Gange von Bedeutung, da bei der Aufrichtung des Beckens auf dem Stützbein gleichzeitig eine Innenrotation des Beckens erfolgt. Sein Ausfall trägt daher noch zu einer Verstärkung der durch die Glutaeus medius-Lähmung bedingten Gangstörung bei.

Nervus glutaeus inferior. Das Symptombild der Lähmung des Glutaeus inferior beschränkt sich auf den Ausfall des von ihm versorgten Glutaeus maximus Aufgabe dieses Muskels ist es, den Oberschenkel gegen das Becken oder, wenn das Bein fixiert ist, das Becken gegen den Oberschenkel zu strecken. Seine Lähmung ist zu erkennen an der Unmöglichkeit, das erhobene Bein nach unten zu drücken, ferner in dem Ausbleiben der Kontraktion beim Zusammenkneifen des Gesäßes. Das Stehen, das Gehen auf ebenem Boden ist nicht wesentlich beeinträchtigt. Der Ausfall macht sich aber sofort geltend, wenn wie beim Bergaufgehen, beim Treppensteigen eine kräftige Kontraktion des Muskels zur Hebung des Körpers erforderlich ist. Das Aufstehen aus dem Sitzen, das Aufrichten aus gebeugter Stellung ist bei doppelseitiger Lähmung unmöglich. Die Kranken müssen zur Streckung der Hüftgelenke die Arme zu Hilfe nehmen, mit denen sie sich auf die Oberschenkel stützen und an ihnen in die Höhe kriechen. Bei beiderseitiger Lähmung sinkt das Becken nach vorn, und es kommt zu kompensatorischer Lordose der Lendenwirbelsäule. Der Wegfall der außenrotatorischen Wirkung des Glutaeus maximus macht sich bei Erhaltensein der übrigen Außenrotatoren nicht geltend.

Cutaneus femoris posterior. Die Sensibilitätsstörung bei der Verletzung dieses Nerven nimmt einen breiten Streifen an der Hinterseite des Oberschenkels ein.

Sie variiert individuell verhältnismäßig wenig, bleibt aber in der Regel hinter den anatomischen Grenzen zurück. Oben endet sie entweder dicht unterhalb des Gesäßes oder reicht mit einem Zipfel auf dieses hinüber. Am Gesäß nimmt

Tabelle 3 (nach Foerster).

L_1:
- Obliquus abdominis (unterer Teil)
- Transversus abdominis (unterer Teil)
- Quadratus lumborum
- Cremaster
- Iliopsoas
- Sartorius
- (Gracilis)
- (Pectineus)

L_2:
- Quadratus lumborum
- Cremaster
- Iliopsoas
- Sartorius
- Gracilis
- Pectineus
- Adductores
- Quadriceps

L_3:
- Quadratus lumborum
- Iliopsoas
- Sartorius
- Adductores
- Quadriceps

L_4:
- Adductores
- Quadriceps
- Obturator externus
- Tensor fasciae latae
- Tibialis anterior
- Tibialis posterior
- Glutaeus medius et minimus

L_5:
- (Obturator externus)
- Tensor fasciae latae
- (Tibialis anterior)
- (Tibialis posterior)
- Glutaeus medius et minimus
- Extensor hallucis longus
- Extensor digitorum longus
- Peronaeus brevis
- Peronaeus longus
- Glutaeus maximus
- Quadratus femoris
- Pyriformis
- Obturator internus, Gemelli
- Semitendinosus
- Semimembranosus
- (Biceps, Cap. longum)

S_1:
- (Glutaeus medius et minimus)
- Extensor hallucis longus
- Extensor digitorum longus
- Peronaeus brevis
- Peronaeus longus
- Glutaeus maximus
- Quadratus femoris
- Pyriformis
- Obturator internus, Gemelli
- Semitendinosus
- Semimembranosus
- Biceps Caput longum et breve
- Extensor digitorum et hallucis brevis
- Triceps surae
- (Flexor digitorum et hallucis longus et brevis)
- (Interossei pedis)

S_2:
- (Glutaeus medius et minimus)
- Glutaeus maximus
- Quadratus femoris
- Pyriformis
- Obturator internus, Gemelli
- Semitendinosus
- Semimembranosus
- Biceps, besonders Caput breve
- Extensor digitorum et hallucis brevis
- Triceps surae
- Flexor digitorum et hallucis longus
- Interossei pedis
- Erectio

S_3:
- Flexor digitorum et hallucis brevis
- Interossei pedis
- Erectio

S_4:
- Erectio
- Detrusor vesicae
- Sphincter vesicae
- Ischiocavernosus, Bulbocavernosus } Ejaculatio
- Sphincter ani

S_5:
- Ejaculatio
- Sphincter ani
- Levator ani

der Empfindungsausfall einen erheblich geringeren Bezirk ein, als dem Verbreitungsgebiet der obersten Äste des Nerven entspricht. Es hängt dies wahrscheinlich mit dem Übergreifen der anderen Gesäßnerven zusammen. Nach unten reicht die Empfindungsstörung entweder bis an die Kniekehle oder hört etwas oberhalb auf. Ist der Cutaneus femoris posterior mit dem Ischiadicus zusammen betroffen, wie es häufig bei Verletzungen am Gesäß der

Fall ist, so schließen sich die Störungsgebiete zu einer gemeinsamen Zone zusammen.

Nervus pudentus. Der Nervus pudentus breitet sich an der Haut des Gesäßes, der Analgegend, des Dammes, am Scrotum und Penis aus. Läsionen dieses Nerven sind selten. Die Sensibilitätsstörungen bleiben infolge der Überlagerung mit den benachbarten Nerven meist an Ausdehnung hinter den anatomischen Verbreitungsbezirken zurück.

Plexus lumbalis und Plexus sacralis. Die Innervation der einzelnen Muskeln aus den verschiedenen Wurzeln ergibt sich aus der vorstehenden Tabelle nach FOERSTER.

Schädigungen dieser beiden Plexus sind infolge ihrer geschützten Lage recht selten, so daß über die Symptomatologie im einzelnen nicht viel bekannt ist. FOERSTER gibt einige Beispiele von Schußverletzungen. Auf ein häufiger vorkommendes Symptombild sei noch hingewiesen, das wir bei Entbindungslähmungen beobachten. Die Schädigung des Plexus kommt hier wahrscheinlich dadurch zustande, daß der kindliche Kopf einen Druck auf den über die Linea innominata hinwegziehenden Truncus lumbosacralis ausübt. Dieser besteht aus der ganzen 5. und einem Teil der 4. Lumbalwurzel, die sich dem Plexus sacralis anschließen. In der Regel sind nicht sämtliche von diesem Truncus versorgten Muskeln ausgefallen, meist ist nur das Peronaeusgebiet ganz oder teilweise betroffen. Anfangs kann die Parese oft ausgedehnter sein und auch das Tibialisgebiet am Unterschenkel, die Kniebeuger, das Gebiet des Glutaeus superior, seltener das Gebiet des Glutaeus inferior schädigen. Auch der Obturatorius, der ebenfalls über die Linea innominata hinüberzieht, kann gleichzeitig affiziert sein.

Literatur.

Von der älteren Literatur sind hier nur die wichtigen zusammenfassenden Darstellungen und die im Text herangezogenen Arbeiten angeführt. Bezüglich der sonstigen älteren Literatur siehe die erste Auflage dieses Handbuches. Bezüglich der Kriegsliteratur, die auch hier nur teilweise angeführt ist, siehe O. FOERSTER: „Die Verletzungen der peripheren Nerven" im Ergänzungsband zum Handbuch der Neurologie, Berlin 1929 und das Sammelreferat von WEXBERG: Kriegsverletzungen der peripheren Nerven. Z. Neur., Ref. **13**, 73, 281 (1917).

AUERBACH: Dtsch. med. Wschr. **1916 II**, 1228.

BERNHARDT: Über isolierte im Gebiet des Cutaneus femoris externus vorkommende Parästhesien. Neur. Zbl. **1895**. — Über einige seltener vorkommende peripherische Lähmungen. Berl. klin. Wschr. **1904** u. **1905**. — Die Erkrankungen der peripherischen Nerven. Wien 1902. — Die Lähmungen der peripheren Nerven. Deutsche Klinik, 1906. — BORCHARDT, M.: Schußverletzungen peripherer Nerven, Brun's Beitr. **1915**. — BORCHARDT u. WJASMENSKI: Bruns' Beitr. **107** (1917). — BOURGUIGNON: La Chronaxie chez l'homme. Paris 1923. — BRAUS, H.: Anatomie des Menschen, Bd. 1. Berlin 1921.

CASSIRER: Neuritis und Polyneuritis. Deutsche Klinik am Ende des XX. Jahrhunderts, Bd. 6. 1906. — Z. ärztl. Fortbildg **1915**, Nr 19. — Dtsch. med. Wschr. **1915**, **1916**. — COHN, TOBY: Erkrankungen der peripheren Nerven. Handbuch der speziellen Pathologie, herausgeg. von KRAUS u. BRUGSCH. Wien u. Berlin: Urban & Schwarzenberg 1924.

DIEMITZ: Münch. med. Wschr. **1916 I**. — Wien. med. Wschr. **1916**. — DUCHENNE: Physiologie der Bewegungen. Übersetzt von WERNICKE. Kassel u. Berlin 1885.

ERB: Die Krankheiten der peripheren cerebro-spinalen Nerven. Leipzig 1876.

FABRITIUS: Mschr. Psychiatr., Erg.-H. **1912**. — FELIX, WILLI: Z. exper. Med. **33**, H. 3/6 (1923). — Erg. Chir. **18** (1925). — Dtsch. Z. Chir. **171** (1922). — FOERSTER, O.: Handbuch der Neurologie, Erg.-Bd., herausgeg. von BUMKE u. FOERSTER, II. Teil. — Berl. klin. Wschr. **1915 I**. — Dtsch. Z. Nervenheilk. **59** (1918). — Handbuch der ärztlichen Erfahrungen im Weltkriege, Bd. 4, Abschn. 3. — Z. orthop. Chir. **1916**. — FREY, v.: Sitzgsber. physik.-med. Ges. Würzburg **1917**.

GOLDSCHEIDER: Gesammelte Abhandlungen, Leipzig 1898. — GOWERS: Lehrbuch der Nervenkrankheiten. Übersetzt von GRUBE, 1892.

HASSE, C.: Atlas der motorischen und sensiblen Nervenversorgung. Wiesbaden 1895. — HAUCK, GUSTAV: Die Ruptur der Dorsalaponeurose am ersten Interphalangealgelenk, zugleich ein Beitrag zur Anatomie und Physiologie der Dorsalaponeurose. Arch. klin. Chir. **123**. — HEAD, RIVERS and SHERREN: The consequences of the injury to the periph. nerve in man. Brain **28** (1905). — A human Experiment in nerve division. Brain **31** (1908). — HENLE: Handbuch der Nervenlehre des Menschen. Braunschweig 1871.

JORNS: Ein Fall von Rautenmuskellähmung. Mschr. Unfallheilk. **1899**.

KALISCHER: Z. Neur. Ref. **12**, 246. — KRAMER: Lähmungen der Sohlenmuskulatur bei Schußverletzungen des Nervus tibialis. Mschr. Psychiatr. **37**, 11 (1919). — Schußverletzungen peripherer Nerven. Mschr. Psychiatr. **39**, 1, 193 (1916); **41**, 193 (1917); **46**, 241 (1919); **50**, 279 (1921); **51**, 179, 344. Zusammengefaßt in Symptomatologie peripherer Lähmungen. Berlin 1922. — Die Erkrankungen der peripheren Nerven im Lehrbuch der Nervenkrankheiten, herausgeg. von CURSCHMANN u. KRAMER, 2. Aufl. Berlin 1925. — Elektrodiagnostik der Muskeln. Elektrodiagnostik der Nerven. Handbuch der normalen und pathologischen Physiologie, Bd. 8 u. 9. Berlin 1925 u. 1929. — Neurologische Untersuchungs-Schemata. Berlin 1927. — Allgemeine Elektrodiagnostik und Elektrodiagnostik der Nervenkrankheiten in „Neuere Erfahrungen auf dem Gebiete der medizinischen Elektrizitätslehre", herausgeg. von MANN u. KRAMER. Leipzig 1928.

LEHMANN: Chirurgie der peripheren Nervenverletzungen. Wien: Urban & Schwarzenberg 1921.

MARCUS: Rhomboideuslähmung. Ärztl. Sachverst.ztg **1905**. — MAUSS u. KRÜGER: Bruns' Beitr. **108** (1917). — MOLLIER: Statik und Mechanik des menschlichen Schultergürtels. Jena 1899.

NONNE: Med. Klin. **1915**.

OPPENHEIM: Lehrbuch der Nervenkrankheiten. Berlin 1923. — Z. ärztl. Fortbildg **1915**. — Berl. klin. Wschr. **1915**. — Beiträge zur Kenntnis der Kriegsverletzungen der peripheren Nerven. Berlin 1917.

PERTHES: Verletzungen der peripheren Nerven im Lehrbuch der Kriegschirurgie von BORCHARDT u. SCHMIEDEN, 1920. — PITRES, A. et L. TESTUT: Les Nerfs en Schémas. Paris 1925. — POLLOCK: Arch. of Neur. **1919**.

RANSCHBURG: Heilerfolge bei Nervennaht. Berlin 1918. — RAUBER u. KOPSCH: Lehrbuch der Anatomie des Menschen, 1914. — REICHMANN: Dtsch. med. Wschr. **1915**. — Arch. f. Psychiatr. **56**. — REMAK: Neuritis und Polyneuritis. Wien 1900.

SAUERBRUCH, F.: Die Beeinflussung von Lungenerkrankungen durch künstliche Lähmung des Zwerchfells. Münch. med. Wschr. **1913 I**. — SCHLOSSMANN: Z. Neur. **35** (1917). — Erg. Chir. **12** (1920). — SCHWAB: Dtsch. Z. Nervenheilk. **66** (1920). — SHERREN: Injuries of nerves and their treatment. New York: William Bood & Co. 1907. — SPIELMEYER: Münch. med. Wschr. **1915**. — Z. Neur. **29** (1915). — Jber. Psychiatr. **19**. — STEIN u. v. WEIZSÄCKER: Der Abbau der sensiblen Funktionen. Sinnesphysiologische Analyse der Hypästhesie. Dtsch. Z. Nervenheilk. **99** (1927). — Über klinische Sensibilitätsprüfungen. Dtsch. Arch. klin. Med. **151** (1926). — STEINHAUSEN: Beiträge zur Lehre vom Mechanismus der Bewegungen des Schultergürtels. Arch. f. Physiol. **1899**. — Über Lähmungen des vorderen Sägemuskels. Dtsch. Z. Nervenheilk. **16**. — STOFFEL: Arch. f. Psychiatr. **57**, 880 (1917). — Münch. med. Wschr. **1913, 1915**. — STRASSBURGER: Zur Klinik der Bauchmuskellähmungen. Dtsch. Z. Nervenheilk. **31** (1906). — STRÜMPELL, v.: Über die Bedeutung der Sensibilitätsprüfung mit besonderer Bedeutung des Drucksinns. Dtsch. med. Wschr. **1904**. — STÜRTZ: Experimenteller Beitrag zur Zwerchfellbewegung nach einseitiger Phrenikusdurchtrennung. Dtsch. med. Wschr. **1912 I**.

THOELE: Mechanik der Bewegungen im Schultergelenk. Arch. f. Psychiatr. **33** (1900). — Kriegsverletzungen peripherer Nerven. Bruns' Beitr. **98** (1915).

VERSAGUTH: Erkrankungen der peripheren Nerven im Handbuch der inneren Medizin von BERGMANN u. STAEHELIN, Bd. 5. 1925.

WEXBERG: Wien. med. Wschr. **1916**. — Z. Neur. **36** (1917). — Kriegsverletzungen der peripheren Nerven. Z. Psychiatr. **13**, 73, 281 (1917).

Untersuchung der Sensibilität.

Von V. v. Weizsäcker-Heidelberg.

Mit 1 Textabbildung.

Die Voraussetzungen des Untersuchens.

Eine Darstellung von Untersuchungsmethoden soll einen Weg zur Gewinnung wissenschaftlicher Erkenntnisse zeigen. Die genaue Beschreibung von Apparaten und ihrer Handhabung ist dabei von untergeordneter Bedeutung und kann großenteils in die Spezialliteratur verwiesen bleiben. Sie würde einen Band füllen. Ein Apparat ist noch keine Methode, und eine Methode ist nichts ohne die Frage, *was* denn untersucht werden kann und soll. Ein neuer Gedanke, eine neue Frage wird sich meist einen neuen Apparat schaffen, dies zeigt gerade auch die Methodengeschichte der Sensibilitätsforschung, in der die technische Aufgabe meist auf keine übergroßen Schwierigkeiten stößt. Der Rat lautet: Man baue sich die Werkzeuge selbst nach der *Fragestellung*. Hier liegen nun die Dinge bei der sogenannten Sensibilität nicht ganz einfach. Sinnlichkeit setzt ein Erlebnis voraus; aber dieselben Organe — oder ein Teil derselben Organe — dienen auch der Motorik, den Reflexen. Rezeptivität gehört zu beiden Leistungen; dem Sinneserlebnis und dem Reflex ist sie gemeinsam. Aber man täuscht sich, wenn man, wie eine Physiologenschule getan hat, glaubt, mit der Erforschung der Receptoren der Sinneslehre genug zu tun.

Die Untersuchung der Sensibilität muß sich vielmehr immer drei Dingen zuwenden: wir müssen das sinnliche Erlebnis, die Funktion des Organs und die biologische Leistung des Sinnes kennen lernen. Die Aufgabe unserer Darstellung umfaßt also 1. sinnliches Erlebnis, 2. Analyse der Funktionen, 3. Analyse der Leistungen.

Es besteht nun *keine* Möglichkeit, *voraussetzungslos* an diese Aufgaben heranzutreten. Zur Schilderung der Erlebnisse finden wir eine Sprache vor, die gerade dem Sinnlichen gegenüber ihre eigenen Bindungen und vor allem ihre Grenzen mitbringt. Worte wie „hart“, „kühl“ zeigen dies dem, der auf ihren Sinn zu lauschen sucht. Die Funktionsanalyse findet eine hochentwickelte Anatomie und Physiologie von Nervensystem und Erregungsvorgang vor, die unsere Begriffe zu beherrschen suchen. Die Leistungsbiologie endlich steht unter besonders gefährlichen, weil oft unbewußten Voraussetzungen; ohne Begründung setzt sie bald voraus, die Sinne dienten dem „Erkennen“ einer Umwelt, bald, sie dienten dem „Erleben“ der eigenen Regungen (seien diese nun affektiver, triebhafter oder ästhetischer Art); und solche Trennungen treiben dann wieder zu systematischen Einteilungen des Organs. So geschieht es leicht: man findet, was man sucht, man verleugnet, was man nicht fragt.

Diese Mahnungen müssen hier vor allem stehen, weil wir mit der Krankenuntersuchung zu tun haben. Die Erforschung des pathologischen Zustandes und Vorganges gerät selbst nämlich sehr leicht unter eine (unbewußte oder bewußte) Voraussetzung unbewiesener, ja, nach unserer Überzeugung falscher Art: man könne oder müsse ihn vom gesunden oder normalen Bilde her anfassen oder verstehen. Es ist aber ein Hauptergebnis der letzten 30 Jahre, daß dies Bemühen scheitert [v. Weizsäcker (2)]. Man könnte umgekehrt sagen: Wichtige Richtigstellungen der Physiologie ergaben sich aus der Pathologie. Ein Primat ist von keiner Seite her berechtigt. Die Wandelbarkeit der Funktion und die Lockerung ihrer Bindung an die anatomische Struktur ist von der Pathologie oder dem ihr gleichzuachtenden blutigen physiologischen Experiment her erkannt worden.

So einfach es demnach ist, ein Reizhaar oder einen Temperator in die Hand zu nehmen, so fragwürdig kann die Fragestellung dabei sein. Mit der stillschweigenden Voraussetzung, es gebe nicht nur einen Sinnespunkt, sondern auch eine Elementarfunktion desselben, schleicht sich ein Dogmatismus ein, der schwer zu entfernen ist, selbst nachdem alles dafür spricht, daß gerade die charakteristische Leistung bei Reizung eines Sinnespunktes ein Resultat eines hochkomplizierten, vielgliederigen Gesamtgeschehens und also kein Elementarvorgang ist, mit dem wir weiterdenken dürfen. Analyse heißt nicht Zurückführung auf solche oft falsche begriffliche Voraussetzungen, die einer Anatomie oder Physiologie entnommen sind; Analyse heißt vielmehr Beobachtung eines Phänomens unter bestimmten, in genau bekannter Weise variierenden Bedingungen. Ein fester Bestand von Apparaturen im Laboratorium oder Krankensaal kann aber dieselbe versklavende Wirkung auf die Untersuchung ausüben wie ein solcher vorgefaßter Begriff und ist daher unerwünscht. Instrumente sind Begriffe in Verkleidung. Auch aus diesem Grunde muß eine einführende Darstellung der Methode sich dem Instrumentarium gegenüber zurückhalten. Ein Stück Erkenntnistheorie ist bei der Methode gleich wichtig wie die einwandfreie physikalische Konstruktion des Apparates. Denn Methode ist kein Apparat, sondern ein Weg.

Betrachten wir danach einige in der Methodologie der Sensibilität nicht bedeutungslose Begriffe wie „System", „Qualität", „Dissoziation", „Vulnerabilität", „Überlagerung", „Sinnespunkt", so ist ein polemischer Einschlag nicht immer zu vermeiden. Er bedeutet nicht Nihilismus, sondern den Versuch zu besser gesicherter Erkenntnis und die Vorbereitung der hier gegebenen Anleitungen. Man sollte nie vergessen, daß in einer Sensibilitätsprüfung immer ein unteilbarer Mensch es ist, der sich zu der ihm gestellten Aufgabe *verhält* — nicht nur ein Organ oder gar Organelement, welches *reagiert.* Zwischen einem mikroskopischen Receptor und einer sprachlichen Aussage liegt — eine Welt. Was wir von ihr wissen, ist dürftig. Um sich in ihr zu orientieren hat man die Sinnesorgane als *„Systeme"* zu betrachten sich gewöhnt — ein Ausdruck, der aus der Faseranatomie des Nervengewebes („Nerven-System") genommen ist. Daß beim Hautsinn, dessen Leistungen JOH. MÜLLER noch einheitlich aufzufassen geneigt war, eine nach Sinnes*qualitäten* (Druck, Schmerz, warm, kalt) gesonderte faseranatomische Spezifikation bestehe, ist zunächst durch die von BROWN-SÉQUARDs Entdeckung ausgehenden Befunde und dann durch die Entdeckung der *Sinnespunkte* nahegelegt worden. Da bei Rückenmarksläsionen der gekreuzte Verlauf von Schmerz- und Temperaturbahnen, der ungekreuzte von taktilen Bahnen sicherzustellen war, hat man mindestens zwei Systeme zu unterscheiden sich berechtigt gefunden. Mit der Entdeckung der Sinnespunkte war dann für die äußerste Peripherie eine vierfache Differenzierung der Empfänglichkeit erwiesen, aus der man schließen zu dürfen glaubte, sie gelte auch für alle Verbindungen bis zur Hirnrinde — ein Schluß, der nicht notwendig ist. Es waren dann vor allem die sogenannten *„dissoziierten"* Empfindungsstörungen, bei denen also der Ausfall nur eine oder einige Qualitäten trifft. Man findet sie bei zentralen und peripheren Störungen, was der Systemlehre eine gute Unterlage zu schaffen schien. Dabei haben die Untersucher, allerdings der Denkungsart ihrer Zeit entsprechend, merkwürdigerweise fast nie die Möglichkeit erwogen, daß diese sog. Dissoziationen darauf beruhen könnten, daß, unbeschadet der spezifischen Ausbildung der Receptoren, das *gleiche* nervöse Gebilde, ebenso wie wir es beim Auge für die Farben annehmen, nicht nur eine, sondern *mehrere*

Qualitäten zu vermitteln befähigt sei, und daß im Erkrankungsfalle ebenso wie bei den Farbenblinden ein stufenweiser Abbau dieser Fähigkeit eintrete. Dies ist um so merkwürdiger, als zwei Reihen von Beobachtungen diese Deutung nahe legten. Es ist erstens die, daß im pathologischen Abbau immer wieder eine ganz bestimmte Reihenfolge, sowohl räumlich am Rande eines anästhetischen Bereichs wie zeitlich nach der Ordnung des Verschwindens und Wiederkehrens der Funktion sich wiederholt. So ist die Kaltempfindung besonders früh und besonders ausgedehnt gestört, während die Schmerzempfindung besonders widerstandsfähig nach Ausdehnung und Dauer der Störung sich erweist. Geht man also vom ungestörten zum gestörten Bezirk, so ist die Reihenfolge des Aufhörens der Empfindungen, die immer wiederkehrt: kalt, warm, Druck, Schmerz, und dies sowohl bei peripheren wie bei zentralen (spinalen) Läsionen. Daher spielt der Begriff einer verschieden großen „*Vulnerabilität*“ eine erhebliche Rolle, obwohl er sich doch anatomisch überhaupt nicht, physiologisch dagegen ziemlich leicht unterbauen ließe. Die andere Beobachtungsreihe ist dann die, derzufolge der Begriff der Qualitäten selbst so unscharf ist, daß wir eine Menge von Übergängen und von pathologischen, dem Gesunden unbekannten Qualitäten kennen lernen müssen, deren Einordnung unter die vier „Hauptqualitäten“ immer neue Hilfsannahmen nötig machte: heiß, brennend, Jucken, Kitzel, Kälteschmerz, lau, pelzig, taub, spitz, stumpf und viele andere Eindrücke könnten uns ebensogut anregen, hier ein kontinuierliches Sinnesspektrum statt eines diskontinuierlichen Systems mit der kleinen Zahl von vier Qualitäten aufzustellen. Dazu kommt nun, daß unter normalen, noch mehr aber unter pathologischen Verhältnissen die Regel des adäquaten Ansprechens, wonach also Warmreiz mit „warm“, Druckreiz mit „Druck“ beantwortet wird usw., vielfach durchbrochen wird und inadäquate oder sog. „paradoxe“ Empfindungen auftreten: statt warm kalt, statt Druck Schmerz usw. Unvoreingenommenes Denken muß ebenso bereit sein, hierin den Ausdruck einer vielfältigen Erregungsweise desselben Substrates wie den Ausdruck mehrerer Substrate mit Leitung je spezifischer Qualitäten zu erblicken. Welche Deutung aber den Vorzug verdient, ist heute tatsächlich unentschieden, wie es ja auch um den Beweis von J. Müllers Gesetz der spezifischen Sinnesenergien heute schlechter bestellt ist als zu der Zeit seiner Aufstellung (J. v. Kries). Der Untersucher der Sensibilität der Haut und der Bewegungsorgane hat daher die Pflicht, die Erscheinungen, welche für eine Einheit des Sinnesorgans und für eine mehrfache Erregungsmöglichkeit desselben Receptors und derselben Bahnen sprechen können, zu beachten, nachdem sich die pluralistische Auffassung der Qualitäten weit mehr in der Neurologie durchgesetzt hat, als es den wirklichen Unterlagen entspricht.

Neben den Begriffen der Dissoziation und der Vulnerabilität ist es dann noch der der „*Überlagerung*“, in welchem eine scharfe Kritik die Vorwegnahme einer bestimmten Theorie erblicken kann. Man findet etwa, daß bei Vernichtung einer Spinalwurzel die untere Grenze des partiellen Ausfalles tiefer liegt als die obere des partiellen Ausfalles bei Vernichtung der nächst tieferen Wurzel. Ebenso findet man die Sensibilität bei Verletzung z. B. des N. medianus nur in einem kleineren Bezirk völlig aufgehoben; werden umgekehrt N. radialis und ulnaris durchtrennt, so erweist sich die Gesamt- oder Maximalzone des N. medianus als bedeutend größer wie vorher die Zone der Totalanästhesie. Der Bereich der Anästhesie ist dabei für die verschiedenen Qualitäten verschieden groß (s. o.). So ist der Schluß einfach und unvermeidlich: die Versorgungsgebiete der Nerven überlagern sich in der Grenzzone, und die Überlagerung erstrecke sich für die Schmerznerven am weitesten, für Drucknerven weniger und für Warm- und Kaltnerven am wenigsten weit in das Nachbargebiet. Aber auch hier muß neben der anatomischen Überlagerung mit einer funktionellen „Überlagerung“ gerechnet werden. Es ist nämlich außer jedem

Zweifel, daß ein unversehrtes nervöses Gebiet durch den Ausfall eines benachbarten oder sich in „Überlagerung" mit ihm mischenden auch in seiner Funktion erheblich verändert wird. Wir wissen nicht, ob wir diese funktionellen Überlagerungen, die man am besten als *Induktionen* bezeichnet, uns nur durch zentrale Beziehungen vermittelt denken müssen oder, wie ich annehme, auch durch die peripheren Anastomosen und periphersten Netzbildungen. Wir können z. B. im Frühstadium einer Ulnarisdurchschneidung Hyperpathie, Parästhesie, raumsinnliche Störungen mitten im unverletzten Radialisbereich finden. Ja, sogar auf der kontralateralen Körperseite kann es bei peripherer Verletzung zu Hyperpathie in den entsprechenden spinalsegmentären Gebieten kommen. Dies alles beweist, daß wir mit Funktionsstörungen auch im nichtlädierten nervösen Gewebe zu rechnen haben, von der Funktion oder Nichtfunktion also kein eindeutiger Schluß auf anatomische Unterbrechung oder Nichtunterbrechung möglich ist, damit aber auch nicht auf Art und Ausdehnung der Überlagerung.

Die überspitzte und zum Dogmatismus neigende Systemlehre ist aber nicht nur auf dem Gebiete des Sinnes*qualitäten*, sondern auch auf dem der *formalen* Leistungen zu bemerken. Auch wo es sich um die Wahrnehmung von Ort, Bewegung, Figur und Ding, Gewicht und Kraft handelt, hat man in allzu direkter Abhängigkeit von dem methodischen Prüfungsverfahren sich auf die Annahme von besonderen und diesem zufälligen Verfahren zugeordneten Sinnesfunktionen eingelassen, so als ob „Sinne" des Lokalisierens, Diskriminierens, Bewegung- oder Kraft-Erkennens selbstverständlich wären, während doch nichts bekannt ist, als daß das Organ dies und noch unzählig viel anderes mit seinem verhältnismäßig übersichtlichen und einfachen Bestand an nervösen Gebilden leistet. Wir dürfen auch nicht übersehen, daß das „System" der Qualitäten und das „System" der formalen Leistungen in einer Beziehung zueinander stehen, die die Annahme eines dritten, eben diese Beziehung *regelnden* (hemmenden und fördernden) „Systems" unvermeidlich macht. Den Empfindungen haften in der Wahrnehmung Ortswerte, „Lokalzeichen" an, aber, wie die Pathologie besonders deutlich zeigt, in nur sehr lockerer Weise. Welche Funktion soll es sein, welche die Empfindungen mit ihren Lokalzeichen bindet oder sie von ihnen löst? Erregungen von einander nahen Receptoren erscheinen getrennt oder verschmolzen, schwächen einander ab oder verstärken einander. Für all diese Verschiedenheit besitzen wir kein „System", aber dies kann doch ebensogut bedeuten, daß die beiden Systeme, das der Empfindung und das der formalen Leistungen, gar nicht als trennbare Systeme existieren, daß sie noch gar nicht richtig abgegrenzt und definiert sind. Das Prinzip einer ganz *passiv* gedachten Rezeptivität ist in der Sinneslehre viel zu stark geworden, wenn man die Erregungen sich vom Receptor auf gewiesenen Bahnen einfach bis zur „Rinde" oder zur „Psyche" fortgeleitet denkt und ihre aktive Umformung durch das Organ dabei übergeht. Bei dieser Umformung nämlich ist damit zu rechnen, daß *formale* (d. h. raumzeitlich-intensive) Verhältnisse der Erregung nicht nur selbst transformiert werden, sondern auch auf die *Qualität* umformend einwirken. Alle neueren Untersucher haben dieser Verbundenheit des qualitativen und des formalen Anteils der Sinnesleistung irgendwie Rechnung zu tragen versucht, und gerade diese Verbundenheit und diese Transformationen werden künftige Versuchsanordnungen besonders beschäftigen müssen. Man darf auch hier darauf hinweisen, daß gerade die Sinnespunktlehre nicht dogmatisiert zu werden braucht. Wir haben immer mehr die ungeheure Verbreitung der feinsten nervösen *Netz*strukturen in der Ebene der mehr korpuskulären Receptoren kennen gelernt (Boeke, Heringa, Stöhr jun.). Grad und Art ihrer Rezeptivität ist unbekannt, aber wahrscheinlich von Bedeutung für alle diese Probleme. Zentrale Läsionen, namentlich des Gehirns, lehren immer mehr die unitarische

Verbundenheit aller Sinnesorgane kennen. Auf die Sensibilität der tieferen Hautschichten und auf die der tieferliegenden Organe (Muskeln, Sehnen, Bindegewebe, Knochen, Arterien usw.) hat die Sinnespunkt- und Qualitätenlehre überhaupt noch keine brauchbare Anwendung ergeben. Es ist daher nicht möglich, ihre Leistungen nach dem Schema der Oberfläche zu betrachten. Viel näher liegt es hier, statt einer *lokalen* Spezifität eine *formale Spezifität von Erregungsbildern* [v. WEIZSÄCKER (4, 5)] als das physiologisch wirksame Prinzip anzunehmen. Der Wirkungswert einer Erregung ist nach dieser Annahme weniger durch den Ort und die Qualität als durch die raumzeitliche Form, die sie in einem Sinnesfeld annimmt, charakterisiert. Diese Theorie befreit uns von dem vorhin entwickelten Bedürfnis, zu den angenommenen Systemen immer weitere Systeme hinzuzufügen und für jede höhere Leistung immer wieder einen neuen „Sinn“ zu fordern.

Bei dem falschen Systematismus haben zwei sonst so fruchtbare Konzeptionen mehr komplizierend als klärend mitgespielt. Einmal die Aussonderung einer Funktionengruppe, die man als „*Tiefensensibilität*“ bezeichnet hat, und der man die meisten dieser formalen Leistungen zuschrieb. Und dann war es die ganz eigenartige und eindrucksvolle Funktionsweise, die man nach Läsionen im Stadium des Abbaues und der Restitution zu sehen bekommt, und welche H. HEAD als „*protopathische Sensibilität*“ systematisch abgegrenzt und einer epikritischen gegenübergestellt hat. Im ersten Falle war also ein mehr topographisch-physiologischer, im zweiten ein mehr klinisch-deskriptiver Gesichtspunkt vorherrschend; beide Male aber wurden Gruppen von Phänomenen, die recht verschieden, jedenfalls auch anders zu deuten waren, wieder zum Ausgangspunkte von *System*lehren gemacht, die schließlich auch auf das Bild der anatomischen Elemente und das, was man ihnen als Funktion zuschrieb, einwirkten. Diese Theorien können ebenfalls in der Grundlegung der Untersuchungsmethoden nicht übergangen werden und sollen später soweit als hier nötig noch besprochen werden.

Haben alle bisher erwähnten Zugänge zur Untersuchung der Sensibilität eine Anknüpfung an die Strukturbefunde der Anatomie oder die Erregungslehre der Physiologie aufzuweisen, so ist nun drittens der Ausgang von vorwiegend *psychologischer* oder *phänomenologischer* Erfahrung zu erörtern. Wie nach der ganzen Wissenschaftsgeschichte des 19. Jahrhunderts zu erwarten, ist dieser Weg der von den Klinikern am seltensten beschrittene, obwohl er mit GOETHE und PURKINJE wohlgebahnt und niemals völlig vergessen war. Wir sehen sowohl in E. H. WEBER und FECHNERs Psychophysik wie in der älteren Sinnesphysiologie von HERING und v. KRIES den Versuch, gerade die Empfindung und die Wahrnehmung der untersuchten Person bis zu deren feinsten Abstufungen zum Zweck der Funktionsanalyse auszunutzen, und es ist ein Irrtum, man könne diesen Weg bei den Kranken nicht beschreiten. „Psychologische Methode“ bedeutet hier also nur soviel wie: *Schwellen*bestimmungen, sei es nun absolute oder Unterschiedsschwellen, sei es Schwellen der Qualität oder Intensität der Empfindung, sei es der räumlichen oder der zeitlichen Größen in der Wahrnehmung. Was bedeutet nun die sinnesphysiologische Schwellenmethode? Sie bedeutet die Beibehaltung eines objektiv-*messenden* Verfahrens[1] und damit der einzigen Methode, welche sich an die allgemein-naturwissenschaftliche anlehnt und um ihrer Heraushebung der *formalen* Gegebenheiten willen eine Funktionsanalyse gewährleistet [v. WEIZSÄCKER (3)]. — Wie entscheidend nun die Beibehaltung der Messung, allgemeiner: der formalen Vergleichung, ist, erkennen wir dort, wo man mit gewissen Grundvorstellungen über den elementaren Aufbau der Sinnesfunktionen aus Elementarqualitäten, wo man mit

[1] Auch Physik und Chemie müssen ihre Messungen letzten Endes durch Sinneseindrücke (also auch „subjektive“ Daten) vornehmen.

dem Leitungsprinzip, also mit dem geometrischen Bild der nervösen Koordination gebrochen hat; teilweise wie v. KRIES oder grundsätzlich wie die *Gestaltpsychologie*. Denn darin sind sich v. KRIES, WERTHEIMER, KÖHLER, KOFFKA, STEIN, GELB, GOLDSTEIN und ich selbst heute einig, daß auch bei Aufgabe der Elementarfunktionen, des Leitungsprinzips und der sog. Konstanzannahme (vgl. PETERMANN) die Ermittlung der Funktionsgesetze nur mit Hilfe der messenden Schwellenmethode, der formal-vergleichenden Analyse geschehen kann.

Soweit die Methodendiskussion in der Neurologie (GELB und GOLDSTEIN, STEIN und v. WEIZSÄCKER (1, 2), STEIN (Handbuch der Geisteskrankheiten, 1), GOLDSTEIN] stattgefunden hat, dürfte sie in dieser Hinsicht also die Klärung gebracht haben, daß eine rein-psychologische Untersuchung der Sinnesleistungen bei Organstörungen zu wenig leistet, da die Fehlleistungen ohne Funktionsanalyse nicht zu verstehen sind. Auch für die Theorie der Funktionsstörung können wesentlich logisch oder psychologisch entstandene Begriffe wie Ganzheit, Gestalt, Prägnanz, Aufmerksamkeit, Bewußtseinshelligkeit u. dgl. schwerlich zur Bestimmung der Vorgänge in der organischen Substanz dienen. Erst dort, wo psychische Gegebenheiten eine gewisse wiederholbare Bestimmtheit erlangen und nun bezogen werden können auf ebenfalls bestimmte und wiederholbare Umweltverhältnisse („Reize") und auf bestimmte konkret gegebene Zustände des Organs („normal", „lädiert", „ermüdet", „vergiftet" usw.) — erst wo also diese *drei* Gegebenheiten des Psychischen, der Umwelt und des Organs in bestimmter Weise erfaßbar sind, da beginnt eine wissenschaftliche Analyse der Sinnesstörung als Fehlleistung des Organs. Es braucht nicht ausgeführt zu werden, daß es Fälle genug geben wird, in denen diese Forderungen zunächst unerfüllbar sind. Jeder Arzt kennt z. B. die Fälle von Neuralgie, Parästhesie, Halluzination, Hysterie, in denen diese Analyse nicht durchführbar ist oder keine zur Erklärung des sinnesmäßigen Tatbestandes brauchbaren Ergebnisse liefert. Daß aber ein solches Versagen der „üblichen" Sensibilitätsprüfung nur an der Art der Prüfung liegen kann, das beweist unseres Erachtens der Fall der Tastagnosie, bei der diese vermeintlich ergebnislose Untersuchung auf sensible Störungen sich als Trugschluß erwiesen hat, sobald man die Untersuchungsmethode ein wenig veränderte. Gerade dieses Beispiel spricht mit manchen anderen dafür, daß die Zukunft einer Funktionsanalyse und nicht einer Nur-Psychologie gehört. Im übrigen sind die psychologischen Grundregeln wie Berücksichtigung der Gesamtsituation, der Aufmerksamkeit, des Unterschiedes wissentlicher und unwissentlicher Versuche selbstredend nicht zu entbehren. Von der Aufmerksamkeit streng zu trennen ist, wie ZUCKER zeigte, die „Zuwendung", ein Akt der rein lokal die Schwelle erniedrigen kann. Auch ist nach ZUCKER die Fähigkeit, das untersuchte Glied sich vorzustellen, von großer Bedeutung.

Dabei ist eine andere Möglichkeit hier bewußt übergangen worden, nämlich der Versuch einer *Phänomenologie* der Sinne, wie sie nach philosophischem Vorgang neuerdings E. STRAUS, F. FISCHER, L. BINSWANGER u. a. auch bei Nervenkranken, besonders bei Neurosen oder Schizophrenien versucht haben, und die auf dem Gebiete der räumlichen und der zeitlichen Ordnungen zu wichtigen Ergebnissen geführt hat. Hier handelt es sich um Beobachtungen und Begriffsbildungen, die in der pathophysiologischen Analyse der Sensibilität vorläufig nicht direkt verwertbar sind, deren Ergebnisse aber sehr wohl später einmal mit den aus der Analyse der Organleistung gewonnenen Schlußfolgerungen zusammentreffen können. Denn eine solche Phänomenologie bemüht sich, die Gegebenheiten nicht einfach auf ein schon mitgebrachtes psychologisches Schema zu projizieren, sondern aus ihnen vielmehr die „existentiellen" Ordnungen, die zugrunde liegen, ganz neu abzulesen. Nicht unähnlich aber ist die Aufgabe gegenwärtiger und künftiger Organpathologie der Sinnesleistung: die überlieferten Schemata der Neuronenlehre, der Hierarchie (JACKSON), der Elementarerregung und -leitung von Erreger zu Übermittler und Empfinder (v. KRIES), nicht einfach zu übernehmen und die Beobachtungen nicht einfach durch sie zu interpretieren, sondern umgekehrt die Beobachtungen zur Kritik und aller Voraussicht nach gründlichen Umwandlung jener Schemata zu verwerten. Es kann also sehr wohl geschehen, daß derartige heute auseinanderlaufende Bestrebungen, die wir methodisch streng trennen müssen, auch einmal wieder konvergieren.

Das gleiche kann von einem Verfahren gesagt werden, welches ich mit VOGEL eingeschlagen habe, und welches gleichfalls in den Anfängen der Erprobung steht: Leistungen der Sinnesperzeption in der Weise zu untersuchen, daß *gleichzeitig* die der Sinnesleistung biologisch zugeordneten *motorischen* Akte, also z. B. Tastbewegungen, Augenbewegungen, beobachtet werden. Hier also werden nicht nur Reiz und Empfindung, sondern Reiz, Bewegung und Empfindung zugleich beobachtet und ihre Beziehungen für die Erforschung der Funktionen ausgewertet. Dabei ergeben sich Ordnungen, die man unter dem Begriff eines Gestaltkreises zusammenfassen kann [v. WEIZSÄCKER (7)].

Wenn demnach hier der nur psychologisch möglichen Beobachtung des Erlebnisses in *Empfindung* und *Wahrnehmung* (im Sinne der Terminologie von HELMHOLTZ) eine nur anteilmäßige Rolle in der Methodik zuerkannt wird, so muß ebenso stark betont werden, daß diese Beobachtung gar nicht umfassend, sorgfältig und unvoreingenommen genug sein kann. Es ist in der älteren physiologischen Forschung, und die von v. FREY kann hier als Beispiel gelten, unbewußt eine starke Tendenz wirksam gewesen, solche Sinneserlebnisse, welche nicht in das systematische Schema passen, einfach zu übergehen, gering zu bewerten oder durch Hilfskonstruktionen der Theorie unschädlich zu machen. Hier sind Kliniker wie HEAD, O. FOERSTER u. v. a. mit Recht nicht gefolgt; hier haben die Gestaltpsychologen und, von ihnen ausgehend, GELB und GOLDSTEIN, POPPELREUTER u. a. den Sinn für die Fülle der Erscheinungen wiedergeweckt. Die „Pathologie der Wahrnehmung“ von J. STEIN und MAYER-GROSS ist ein Ergebnis dieser Befreiung von schematischen Auffassungen und Methoden. Es liegt in der Natur der Sache, daß es sich hier weniger um eine Methode des Verfahrens, als um eine Einstellung und Bereitschaft beim Beobachten handelt, derzufolge man nicht gewohnheits- und laboratoriumsmäßig Phänomene einfach unterdrückt, wenn sie nicht in der Fragerichtung liegen. Eine methodische Anweisung spezieller Art kommt daher hier weniger in Frage. In Einzelfällen wird man aber auch auf die Erfahrungen der experimentellen Psychologie zurückgreifen müssen. Hierfür wäre ein Beispiel der Unterschied von wissentlichem und unwissentlichem Verfahren, die psychologische Methodik der Schwellenuntersuchung, der Aufmerksamkeit, der Ermüdung, der Fehlerberechnung — kurz die *allgemeine* Methodik der experimentellen Psychologie und Sinnesphysiologie, die an diesem Orte nicht darzustellen ist.

Analyse der Sinne. Wie jede Analyse so setzt auch die der Sinne voraus, daß man aus dem noch ungeteilten Einheitlichen des Geschehens ein Stück auswähle und dann isoliere. Zwar ist das sinnliche Geschehen einem Strome vergleichbar, wenn man an sein zeitliches Forteilen denkt; aber es ist doch an eine beharrende Struktur gebunden, bewegt sich also gleichsam in fester Bahn.

Einfache Menschen wissen oft nicht, ob sie eine sensible oder eine motorische Störung haben. Sie nennen ihre Hand auch dann „gelähmt“, wenn nur eine Gefühlsstörung zu finden ist. Die Motorik kann ja ohne Sinnesleistungen nicht richtig erfolgen. Aber, und dies wird oft übersehen, der Sinnesgebrauch ist auch an Bewegung gebunden. Man kann im natürlichen Fluß der Geschehnisse oft nicht feststellen, was zuerst war, eine Bewegung oder eine Empfindung. Wie es etwa bei menschlichen Streitigkeiten vorkommen kann, bleibt (z. B. beim Abtasten, Greifen und Gegriffenwerden) offen, wer zuerst „angefangen" hat.

In einer klinischen Untersuchung nun ist es der Untersucher, der damit anfängt, einen „*Reiz*" zu setzen und zuvor eine richtunggebende *Aufforderung* zu bestimmter Beachtung an den Untersuchten zu adressieren. Während beim Reiz die Bewegung vom Untersucher ausgeht, ist die Aufforderung meist Anstoß zu einer Bewegung oder wenigstens einer Intention des Untersuchten. Wir müssen darauf verzichten, das motorische Element restlos auszuschalten; auch die Methode einer Sinnesprüfung vermag dies nicht. Nur die Häufung der Prüfungen und die Art ihrer Variation stellt die receptive Seite der Sinnesleistung in den Mittelpunkt der Zusammenhänge, die man betrachtet. Man kann dabei anstreben, die motorisch-körperliche Seite konstant zu erhalten, d. h. die Bewegung und ihre Variation auf ein Minimum zu verringern. Man vergesse aber nicht, daß die Motorik damit nicht aufhört, ein wesentlicher Bestandteil des Beobachteten zu sein. Der Ausdruck Wahr-*Nehmung* drückt dies vortrefflich aus.

Treten wir an eine Sinnesprüfung heran, so ergibt sich sogleich eine doppelte Möglichkeit. Wir können gegenüber der Fläche, mit der sich der Körper gegen die Umwelt abgrenzt, wählen zwischen einem Angriff auf immer wieder andere Flächenstücke, oder wir können dieselbe Fläche wiederholt (und unter Umständen verschiedenartig) angreifen. Im ersten Falle erfahren wir etwas über die räumliche Verteilung sämtlicher Leistungen, und wir nennen diese Untersuchung, welche zu einer Art Landkarte des Sinnes führt, eine *topographische*. Im anderen Falle erfahren wir viel mehr über Arten und Verläufe sinnlicher Vorgänge, und eine solche Untersuchung nennen wir eine *Prüfung der Funktionen*. Topographische Untersuchung und Funktionsprüfung sind die Voraussetzung einer Analyse der Sinne, deren Ziel eine Ordnung und schließlich ein Verständnis der Erscheinungen in *Erkenntnissen* ist, welche die Erscheinungen selbst nicht unmittelbar zu bieten vermögen. Eine solche Erkenntnis wäre etwa die Lokalisation einer Störung im Nervensystem oder die Art, in welcher nervöse Funktionen ablaufen.

Topik, Funktion und Leistung. Wenn man auf einem Sinnesfeld eine topographische Untersuchung (Sensibilitätsschema; Gesichtsfeld) beendet hat und ein bestimmtes Feld auf Funktionen geprüft hat (warm, kalt, blau, rot, Intensität, Bewegung), so ist damit eine Voraussetzung einer Art von Analyse gegeben, aber noch keine genügend vollständige. Wir wollen nicht nur wissen, wie sich ein kranker Mensch in der Untersuchung sinnlich benimmt, sondern wie er sich im täglichen Gebrauch seiner Sinne befindet. Interessiert sich sein *Untersucher* für seine *Funktionen*, so ist der *Kranke* am Zustandekommen für ihn wertvoller *Leistungen* interessiert. Funktionen und Leistungen aber können weit auseinanderfallen. Wir dürfen also die Untersuchung nicht auf die Variation der Reize nach physikalischen Unterschieden begrenzen, sondern wir müssen die Prüfungen auch nach Gesichtspunkten variieren, die einen Menschen angehen, der nicht Physiker oder Physiologe ist. Der Kranke selbst hat andere Interessen als sein wissenschaftlich forschender Untersucher. Mit anderen Worten: zur topischen und zur funktionealen Untersuchung tritt als dritte die Prüfung von Sinnes*leistungen*, von denen wir besonders die *Wahrnehmungen von Gegenständen* herausheben können.

Wenn man einen Kranken untersucht, so sind Topik, Funktion und Leistung nicht immer ganz streng zu trennen. Die Methode muß zuweilen übergreifen, und der Zusammenhang der drei Dinge ist überdies das interessanteste Problem;

denn dieser Zusammenhang führt ja erst zu einem Versuch, etwas vom organischen Geschehen auch zu begreifen. Wir müssen, wenn wir rein topisch untersuchen, doch immer eine bestimmte Funktion, z. B. eine Empfindung auswählen; also untersuchen wir diese unwillkürlich mit. Aber wir begnügen uns dann vielfach mit der Angabe „Ja“ oder „Nein“ des Untersuchten. Was wir bei der Antwort „Nein“ feststellen, wollen wir einen *Ausfall* nennen. Wir können dann bei Funktionsprüfungen bemerken, daß die Sinnesbeantwortung verschiedener Reize von der Norm qualitativ, quantitativ, zeitlich und räumlich abweicht, und wir werden dafür den Ausdruck *Funktionswandel* benutzen. Endlich kann sich ergeben, daß die Wahrnehmung von Gegenständen diese verändert zeigt. Da im allgemeinen diese Veränderung einer Verarmung der Leistung gleichkommt, trifft für einen Hauptteil dieser Störungen das Wort *Abbau* das Richtige. Ausfall, Funktionswandel und Abbau heißen also die Störungen, welche wir in der Pathologie von Topik, Funktion und Leistung je zu erwarten haben.

I. Topographische Sensibilitätsprüfung.

Die Untersuchung der sensiblen Felder in topographischer Hinsicht wird in diesem Handbuch an anderer Stelle besprochen, kann also hier übergangen werden. Jede der im folgenden besprochenen Methoden kann dabei verwendet werden. Aber der topographische Wert derselben ist sehr ungleich, wie sich sogleich zeigen wird.

II. Analyse der Funktionen.

Bei einer Funktionsanalyse gehen wir immer von einem *Reiz* aus, der objektiv-physikalisch möglichst gut bekannt sein soll. Es soll seine Energieart, ihre Größe und die räumlich-zeitliche Form ihrer Verteilung gemessen oder wenigstens konstant und möglichst übersichtlich sein. Die Methoden nähern sich dieser Forderung natürlich in sehr ungleichem Maße. Da Kraftmessungen meist einfacher als Energiemessungen sind, begnügt man sich oft mit der Angabe einer Kraft. — Es ist in der Regel nicht möglich, mit einer einzigen Bestimmung die Funktion eines noch so kleinen Sinnesfeldes zu definieren. Auch die Bevorzugung der kleinsten wirksamen Reizgröße (Schwelle) hat sich als oft unzulänglich erwiesen, weil die Erregbarkeit nicht konstant bleibt. Gerade die Veränderungen der Erregbarkeit durch die Beanspruchung erwiesen sich als wichtig und müssen geprüft werden. Diese Veränderungen sind so mannigfach bedingt, daß wir in der Pathologie am besten tun, keine festen Funktionselemente oder Elementarfunktionen vorauszusetzen, und lieber zuerst die Mannigfaltigkeit der Erscheinung einfach beschreiben. Da wir aber doch einen festen Maßstab brauchen, nach dem wir die Erscheinungen ordnen und dann vergleichen können, wählen wir die rein physikalischen Definitionen der Reize zum Ausgangspunkt. Wir sprechen also vorläufig nicht vom Wärmesinn, sondern von Wärmereizen, nicht vom Bewegungssinn, sondern von Bewegungsreizen, da wir nicht einfach voraussetzen dürfen, es gebe eine einfache physiologische Funktion, die Wärme- oder Bewegungseindrücken zugrunde liegt — es könnten ja ganz verschiedene Funktionen an demselben Eindruck oder dieselbe Funktion an verschiedenen Eindrücken teilhaben. Auch die Zuordnung von bestimmten Receptoren, Leitungsbahnen oder Ganglienzellen zu bestimmten Empfindungsqualitäten oder raumzeitlichen Eindrücken ist nicht derartig gesichert, daß wir sie einer Theorie zugrunde legen dürften.

Reizgestaltung. Bearbeitet man nun ein Hautfeld mit Sinnesreizen, so kommt der *raumzeitlichen Form*, in der diese Energiezufuhr erfolgt, größte Bedeutung zu. Fläche, Schnelligkeit und Zeitdauer bei nur senkrecht gegen die

Haut geführten, Geschwindigkeit, Wegstrecke und Richtung bei über die Haut weggeführten Reizen sind von spezifischer Bedeutung für die Ansprechbarkeit des Organs. Dabei müssen wir überdies die Mahnung v. FREYS beachten, daß beim Einsinken eines kleinflächigen Reizes in die Haut die Umgebung weithin über den Reizort hinaus deformiert und demnach miterregt wird. Es ist daher seit E. H. WEBER nicht genug beachtet worden, daß wir beim Vergleich verschiedener Gewichte nicht nur verschiedene Kräfte, sondern verschieden große erregte Flächen vergleichen (s. u.). Um die einen Receptor treffende Energie zu schätzen, wäre daher eigentlich die Kraft pro Flächeneinheit des Reizes (g/mm^2) anzugeben, was aber bei der Deformation weicher Gebilde kaum möglich ist.

1. Es hat sich nun ganz allgemein ergeben, daß die Ermittelung möglichst exakter „Erregbarkeiten" in absoluten Werten für die Pathologie weit geringeres Interesse hat als die spezifische Ansprechbarkeit des Organs auf verschiedene raumzeitliche Formen der Reize. Der Begriff der „*Hypästhesie*" mußte aufgelöst werden in bestimmte Wandlungsformen der Ansprechbarkeit für verschiedene Reiz*arten* (nicht nur Reizintensitäten). Für die klinische Untersuchung bedeutet dies eine Erleichterung. Statt der so sehr schwierigen exakten *Messungen* wird ausschlaggebend eine reichere *Variation* der Untersuchungsweise. Es genügt oft, daß die verschiedenen Reizformen auch in quantitativer Hinsicht jeweils dieselben bleiben — nicht nur weil, wie schon gezeigt, Intensitätsunterschiede praktisch auch Formunterschiede bedingen würden. Der Schwellenbegriff hat sich demnach für die Analyse pathologischer Funktionen als nur relativ aufschlußreich erwiesen.

2. Zum zweiten ist zu beachten, daß jeder wirksame Reiz das Organ in einen neuen Zustand überführt, den wir als *Erregung* bezeichnen, der aber zugleich auch eine veränderte *Erregbarkeit* mit sich führt. Da beides aber über die Dauer der Reizung hinaus anhält und die Erregung sowie die Erregbarkeit in ihrem zeitlichen Ablauf vom Ablauf des äußeren Geschehens (der Reizgestalt) völlig abweichen kann, müssen wir den Zustand vor und nach einer Reizung kennen. Jede einzelne Sinnesreizung ist unvermeidlich nur ein Glied in einer ganzen Kette von Zuständen. Klarheit über die Funktion ist daher nur zu erlangen durch eine Sukzession von (zunächst gleichförmigen) Einzelreizen, und diese Sukzession muß planvoll erfolgen. Mit einem Wort: Sinnesprüfungen erfordern in der Pathologie, daß man ein und dasselbe Feld am gleichen Ort wiederholter Beanspruchung aussetzt. Eine von Ort zu Ort eilende Prüfung ergibt eine topische, doch niemals eine Funktionsprüfung; nur eine am gleichen Ort wiederholte Prüfung gestattet, die Funktion auch zu analysieren.

Die Funktionsprüfung an der Haut mit Druckreizen. Um die Wirkung von Druckreizen an der Haut richtig zu prüfen, muß man wissen, daß schon beim Gesunden die Haut an verschiedenen Stellen sehr ungleich erregbar ist. Untersucht man die Erregbarkeit mit Reizhaaren nach v. FREY, dann findet man im Mittel auf der Körperoberfläche pro Quadratzentimeter etwa 25 leicht erregbare Stellen, die als Druckpunkte bezeichnet werden (BLIX 1885). Bei 2 qm Körperoberfläche ergibt dies nach Abzug des Kopfes etwa 500 000, unter Einschluß des Kopfes 640 000 Druckpunkte. An behaarten Stellen befinden sie sich stets über den Haarbälgen; solche Stellen müssen enthaart werden (Rasiermesser oder chemische Mittel), wenn man die Erregbarkeit bestimmen will, weil die Haare mit ihrem großen freien Hebelarm die Wirkung des Reizes vervielfachen.

Die Empfindlichkeit der Druckpunkte ist ungleich. Die Zahl der sogenannten empfindlichsten beträgt nur etwa $^1/_8$ der Gesamtzahl. Benutzt man eine Serie von Reizhaaren ansteigender Reizstärke und bezeichnet sie mit der Kraft, die sie beim Durchbiegen ausüben, so bekommt man also nur nach Aufsuchen der

Druckpunkte die an ihnen vorhandenen niedrigsten Schwellen. Sie betragen (AUBERT und KAMMLER) für

Stirn, Schläfe, Handrücken, Vola	0,001 g
Finger	0,005 g
Knie, Bauch, Nase	0,04—0,05 g

Die Dichte der Druckpunkte schwankt zwischen 5 am Unterschenkel und über 100 pro Quadratzentimeter, z. B. an Handteller, Fußsohle, Kopfhaut. An Bindehaut, Hornhaut, Glans Penis fehlen sie oder sind sie durch Überlagerung anderer Empfindungen schwer nachweisbar, an Mamilla, Areola und den zugänglichen Schleimhäuten sind sie sehr spärlich [v. FREY (2)].

Ändert sich nun der Zustand der Sinnesfläche im Sinne der *Hypästhesie*, so ist angesichts der relativen Diskontinuität der Erregbarkeit die naheliegende Frage die, ob dies durch eine Verminderung der Zahl der Druckpunkte oder durch eine Abnahme ihrer Erregbarkeit geschehe. Beides kommt in Wirklichkeit vor, und zur Entscheidung bedarf man also kleinflächiger Reize, am besten der Reizhaare. Bei Läsionen peripherer Nerven ist z. B. die Zahl der erregbaren Punkte oft vermindert, ohne daß die Schwelle dieser Punkte verändert wurde. v. FREY bezeichnete diesen Zustand einfacher Rarefikation der Sinnespunkte als „scheinbare Hypästhesie“. Bei zentralen Läsionen cerebraler Gebiete dagegen finden wir vielfach allgemein erhöhte Reizschwellen. Die Reizhaarmethode ist demnach erforderlich, wenn man eine Karte der Druckpunkte und ihrer Schwellen anlegen will. Erlaubt der Untersuchungszweck einen Verzicht auf diese Karte, dann kann man durch häufigere Wiederholung mit Reizhaaren, die *beliebig* aufgesetzt wirksam sind, einen Vergleichswert bestimmen, der dann merklich höher liegt. Denn er muß eine Intensität haben, die auch zwischen zwei Druckpunkten schon wirksam ist, sei es durch Deformation der Haut am Druckpunkte, sei es durch Erregung receptorischer Gebilde geringerer Erregbarkeit zwischen ihnen. Es ist eine noch nicht sicher entschiedene Frage, welches von beiden der Fall ist.

Schwellenuntersuchungen erfordern eine genaue Kenntnis der ziemlich komplizierten physiologischen Verhältnisse [v. FREY (7) und v. FREY und REIN], denn sie unterliegen zahlreichen Fehlerquellen.

Da besonders an Kranken die Aufsuchung der Sinnespunkte zwar durchaus möglich, aber mühsam ist, so begnügt man sich für viele Fragen mit wahllos aufgesetzten Reizen und bestimmt damit die Intensität, welche überall wirksam ist. Sie ist, sinnespunktmäßig gesprochen, überschwellig, aber doch brauchbar als Ausdruck einer durchschnittlichen Erregbarkeit des Feldes. Zwischen der so bestimmten Erregbarkeit und der der Sinnespunkte liegen dann Werte, welche häufig, aber nicht überall wirksam sind. Diesen Umstand kann man sich auch zu einem statistischen Verfahren zunutze machen, wie es von FRANZ für die Haut, vorher schon von MARX für die Cornea ausgearbeitet worden ist. Man muß dann mit einem Satz von Reizhaaren zunehmender Stärke für jedes Haar die Zahl der in einem bestimmten Felde bei beliebigem Aufsetzen wirksamen Reize bestimmen und erhält so ein Diagramm, welches bei verschiedenen Krankheitslokalisationen eine charakteristische Form besitzt. Diese Methode ist aber unbrauchbar, wenn Funktionswandel mit inkonstanten Schwellen besteht. — Schwellenuntersuchungen mit Flächenreizen erfolgen am besten mit dem Reizhebel, den HANSEN benützt hat und der eine Wirkung nach Fläche und Gewicht zu variieren gestattet.

Die in früherer Zeit viel benutzten oder wenigstens konstruierten Ästhesiometer haben in der Klinik heute wenig Bedeutung. Für wissenschaftliche Fragen läßt sich, kommt es auf Druckpunktfragen an, nur das Reizhaar oder der Reizhebel verwerten. Ist ein nichtmessendes Verfahren ausreichend, so ist die

Benutzung der eigenen Fingerkuppe oder die der Glaskuppe einer Stecknadel, die man im flachen Winkel zur Haut hält, am besten. Denn die Sensibilität der Untersucherhand stellt ja eben die ungefähre Norm dar, auf die wir die Leistungen des Kranken prüfen sollen. Was der Arzt noch spürt oder als „gleich“ wahrnimmt, das soll auch der Kranke so wahrnehmen — einen besseren und einfacheren technischen Gesichtspunkt brauchen wir in vielen Fällen nicht, und es ist ein Irrtum, daß mit der Verfeinerung der Methode in rein quantitativer Hinsicht an sich biologisch irgend etwas gewonnen sei.

„Tiefer Drucksinn.“ Es ist schon erwähnt worden, daß mit stärkerem Druck auf weiche Gebilde eine Deformation und mithin eine Spannungsänderung sich weit über das berührte Areal hinaus verbreiten muß. Im horizontalen und im vertikalen Umkreise werden zahlreiche neue Receptoren erregt — wo immer solche vorhanden sind und von überschwelligen Reizen getroffen werden. Obwohl die Wahrnehmung davon keine oder nur undeutliche Kunde gibt, kann ihre physiologische Beteiligung am Eindruck nicht bezweifelt werden. Die Aussonderung eines eigenen „tiefen Drucksinnes“ (STRÜMPELL) auf dem Wege einfacher klinischer Methoden ist unmöglich; die Leistung des „tiefen Drucksinnes“ ist einfach die Wahrnehmung starken in die tieferen Gewebe wirkenden Druckes. Es ist nun nicht zu bezweifeln, daß im Unterhautzellgewebe, der Fettschicht, in Fascien, Muskeln, Sehnen, Bändern, Periost, Gefäßen usw. zwar Receptoren vorhanden, ihre Fähigkeit zur Vermittlung von Druckempfindungen aber weniger gut untersuchbar und daher vielfach unbekannt ist. Andererseits ist gewiß, daß auch bei tiefem Druck die Receptoren in der *Haut* mitentscheidend für den sinnlichen Eindruck sind. Mit starken Drucken prüfen wir also eigentlich nicht die anatomisch tiefliegenden Receptoren, sondern eine synthetische Funktion der Receptoren — auch der Hautreceptoren — also eine Funktion, nicht einen besonderen „Sinn“. Dagegen ist gewiß, daß Schmerzempfindungen von den tieferen Geweben und Organen an verschiedenen Stellen vermittelt werden (s. u.). Ein Barästhesiometer ist bei der komplexen Natur der Spannungsverteilung im Gewebe von keinem besonderen Nutzen in der Klinik; vor allem aber ist es kein Mittel, den „tiefen“ Drucksinn isoliert zu untersuchen.

Wenn wir also v. FREY in der Heranziehung der oberflächlichen Receptoren für das Zustandekommen des Eindrucks „tiefer Druck“ folgen, so ist dies doch kein Anlaß, in der Ablehnung der Beteiligung tiefer Receptoren so weit zu gehen wie er und STRÜMPELLs Lehre ganz abzulehnen. Man hat zunächst durch geschickte Variation der Reizarten und künstliche Anästhesierungen und Vertaubungen versucht, den relativen Anteil oberflächlicher und tiefer Gebilde zu bestimmen. Dabei sind GOLDSCHEIDER und HOEFER sowie COHEN (2) entgegen v. FREY zur Anerkennung der ebenfalls wesentlichen Bedeutung der Tiefe gekommen. Auf der anderen Seite haben die Autoren, welche wie HEAD, STOPFORD, FOERSTER Beobachtungen an Nervenverletzten und bei Operationen im Sinne präparativer Physiologie anstellten, ebenfalls der v. FREYschen Lehre widersprochen, weil sie keinerlei Parallelismus zwischen oberflächlicher Desensibilisierung und Aufhebung der Wahrnehmung tief angreifender Reize fanden — im Gegenteil. Dabei wurde bisher zu wenig auf die Frage des synthetischen Zustandekommens der Eindrücke geachtet. Bei Funktionswandel ist zu bemerken, daß trotz unverletzter Peripherie eben um der synthetischen Störung willen die Oberflächenreize empfunden, der tiefe Druck aber nicht als solcher wahrgenommen wird (COHEN). Andererseits ist bei schweren Verletzungen und Operationen nicht zu erwarten, das anatomisch erhaltene Gebilde ungestört arbeiten. Einigkeit darf also darüber angenommen werden, daß ein Zusammenwirken vorliegt. Die Art und Weise dieses Zusammenwirkens ist noch nicht ausreichend analysiert. Man darf nach vielen Beobachtungen sagen, daß die tieferen Receptoren und Geflechte eher Schmerz als Druck auslösen, und daß hier wieder besonders auch Gefäßnerven, also auch sympathische Bahnen beteiligt sind. Zu berücksichtigen ist ferner (FRANK, HASSE, FICK, STOPFORD), daß die sog. Hautnerven oftmals Äste in die Tiefe senden, so an den Fingern, sowie daß Doppelversorgungen und Beteiligung der sog. motorischen Äste eine große Rolle spielen (z. B. Facialis und Trigeminus).

Die Labilität. Hat man die Absicht, die Wirkung der Erregung auf die Erregbarkeit zu prüfen, so ist der gegebene Weg, ein und dieselbe Stelle zu wiederholten Malen zu reizen und die Wirkung jedesmal durch die Versuchsperson oder den Patienten angeben zu lassen.

Am einfachsten ist dazu die Nadelkuppe oder die eigene Fingerspitze zu benutzen; aber die Reize müssen möglichst leicht, relativ schwellennah sein. Man gibt dazu 6—9 Reize pro 10 Sekunden und läßt bei jeder Empfindung das Wort „Ja“ oder „Jetzt“ sprechen. Es empfiehlt sich, ausgesprochene Lücken oder zeitliche Unregelmäßigkeiten in die Reizgebung einzuschalten. — Ein anderes Vorgehen ist dies, daß man 3—10 Reize nacheinander gibt und den Patienten stumm zählen und dann angeben läßt, wie viele er gespürt hat. Während Gesunde dabei praktisch jeden schwellennahen Reiz wahrnehmen, ist bei bestimmten Kranken zu beobachten, daß ein zunächst empfundener Reiz nach 2—10 oder 20 Wiederholungen nicht mehr empfunden wird. Um so eher tritt dies ein, je schwellennäher der Reiz war. Es erscheinen also Wahrnehmungslücken, die immer häufiger werden; bei Reizverstärkung tritt wieder Empfindung auf, um dann auch bei dem stärkeren wieder zu verschwinden. Dies als *Labilität* [J. STEIN (1)] bezeichnete Phänomen kann bei Benutzung geeichter Reizhaare auch quantitativ festgehalten werden, wie dies in Abb. 1 dargestellt ist. Die Schwelle kann bis auf das 60fache ihres Anfangswertes heraufgetrieben werden und bleibt dann konstant, restituiert sich aber im Laufe der folgenden Minuten oder Stunden. Ein spontanes wellenförmiges Schwanken der Erregbarkeit hat v. BAGH nachgewiesen.

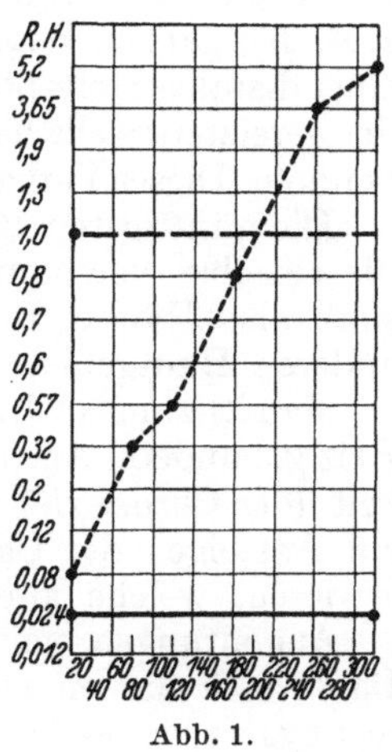

Abb. 1.

Prüft man auf Labilität in der genannten Weise, so kann man das Phänomen als *Schwellenlabilität* bezeichnen. Die der Schwellenlabilität zugrunde liegende Störung ist nun nach allem, was wir wissen, mindestens zu einem wesentlichen Teil auf eine Verlangsamung des Erregungsvorganges, also auch auf eine Verzögerung der Wiederherstellung der Erregbarkeit (Verlängerung des Refraktärzustandes) zurückzuführen (s. u.). Die Folge ist, daß nicht nur die in eine Wahrnehmung eingehende Intensität, sondern auch die zu ihrem Zustandekommen nötige zeitliche und räumliche Ordnung der Erregungen eines nervösen Feldes gestört wird. Hieraus leiten wir die Berechtigung ab, auch aus solchen raumzeitlich formalen Störungen auf Labilität zu schließen, wenn diese nämlich sich ebenfalls als mit der Beanspruchung zunehmende erweisen. Praktisch nutzen wir z. B. diesen Zusammenhang aus, indem wir auf ein und dasselbe Hautfeld geschriebene Zahlen erkennen lassen. Bei Labilität kann sich ergeben, daß die ersten 2—10 Zahlen noch richtig erkannt, dann verwechselt und schließlich überhaupt nicht mehr erkannt werden. — In ganz derselben Weise läßt sich die Wahrnehmung von Gliedbewegungen (s. u.) und ihr Erlöschen bei wiederholten Versuchen zum Erweis der Labilität benutzen.

Das Phänomen der Labilität ist auch bei schmerzhaften und bei thermischen Reizen zu beobachten. Es kann ferner geschehen, daß mit dem Eintritt der

Schwellenerhöhung für Druckreize auch eine solche für andere Reizqualitäten automatisch miterfolgt [STEIN (2)]. Die funktionelle Verbundenheit der verschiedenen Qualitäten des Hautsinnes kommt hierin schlagend zum Ausdruck; in der gleichen Richtung weist es, wenn wie bei zentralen sowohl als bei peripheren Läsionen die einfachen Druckreize bei längerer Dauer der Reizung anfangen, Schmerz-, Wärme-, Hitze- oder Kälteempfindungen auszulösen. — Man kann das Eintreten des Phänomens der Labilität auch dadurch begünstigen, daß man eine Hautstelle durch Reiben oder Bürsten vorbehandelt.

Die Ausbreitung der Labilität erfolgt nun auch in räumlicher Hinsicht, insoferne man nicht nur in dem gereizten Bezirk, sondern durch besondere Stichproben in seiner nichtgereizten Umgebung einen Schwellenanstieg bemerkt. Nach den Angaben von STEIN hält sich bei spinalen Störungen dieser Bezirk im allgemeinen in den Grenzen des zur Untersuchung gewählten Spinalsegmentes, während bei cerebralen (corticalen) Läsionen es sich rasch auf einen Gliedabschnitt, z. B. den ganzen Fuß, ausbreiten kann. Diese Ausbreitung hat die Tendenz, von einer distalen Stelle proximalwärts zu erfolgen. Es ist dann, als ob die Labilität von der gereizten Stelle herliefe, die Erregbarkeit dem Untersuchenden gleichsam davonliefe. Dieses Verhalten kann auch im Sinne der Schwellensenkung stattfinden.

Die günstigsten Regionen zum Nachweis der Labilität sind die, an welchen die sensible Versorgung am reichsten und die Leistung am differenziertesten sind, also Hände, Füße, dann Unterarm und Unterschenkel. Aber auch alle anderen Hautgebiete können Labilität zeigen.

Man ist zum Nachweis nicht an den adäquaten mechanischen oder thermischen Reiz gebunden. Auch die elektrische Untersuchung des Zeitwertes der Erregbarkeit (der Chronaxie) hat, wie STEIN gezeigt und ALTENBURGER bestätigt hat, ein Ansteigen der Chronaxie durch wiederholte Erregung in denselben Fällen erwiesen, welche auch bei adäquatem Reiz eine Schwellenlabilität besaßen.

Andeutungen von Labilität finden sich unter mannigfachen Umständen. Da es sich um eine Steigerung der normalen Funktion der Trägheit des Erregungsvorganges bzw. der Trägheit der Restitution der Erregbarkeit handelt (RUFFIN), so sind Zwischenstufen zwischen der normalen Refraktärperiode und der groben Labilität zu erwarten. Allgemeinermüden, der Zustand nach dem Erwachen, bei Alkoholismus, Schizophrenie, Neurasthenie bestätigen, wie TSCHLENOFF, BERINGER und RUFFIN zeigten, diese Erwartung. Aber der Funktionswandel bleibt hier dem Grade nach bei weitem hinter dem zurück, was wir bei Tabes, multipler Sklerose, funikulärer Myelose, FRIEDREICHscher Ataxie und corticaler oder thalamischer Erkrankung des sensiblen Systems sehen. Diesen gleichen dagegen die Befunde, die MAYER-GROSS und STEIN in der Meskalinvergiftung erhoben haben. Dagegen sind bei peripheren Nervenläsionen und wohl auch bei reinen Hinterhorn- oder Vorderseitenstrangerkrankungen die Phänomene der Labilität wiederum geringfügig oder gar nicht vorhanden, wie eigene Versuche (GUREWITSCH und wohl auch die Angaben von KROLL) dartun.

Da sich zwischen dem Befunde bei den zentralen Erkrankungen des Hinterstrangsystems und seiner cerebralen Anschlußgebiete bis einschließlich zur hinteren Zentralwindung und dem Befunde bei allen anderen Lokalisationen und Zuständen doch ein kräftiger und eindeutiger quantitativer Unterschied findet, so möchten wir den Ausdruck Labilität doch für diese methodisch leicht zu demonstrierenden Fälle reservieren, ohne das Terminologische zu überschätzen. Die Frage, ob dabei anatomisch reine Hinterstrangläsionen histopathologischer oder operativ-traumatischer Art vorliegen müssen oder nicht, scheint uns schwer entscheidbar und auch nicht einmal ganz richtig gestellt, da wir alles, was man Fernwirkung, Shock, Diaschisis, Ganzheitsfunktion usw. genannt hat, voraussetzt, auch ein anatomisch und histologisch unversehrtes System könne in der Funktion gestört sein. Auch ist zu bedenken, daß die

Erscheinungen, welche die krankhaft veränderte Funktion darbietet, ja immer Produkte noch funktionierender, nicht völlig zerstörter Gewebe sein müssen.

Im übrigen kann eine Hypästhesie im Verlauf wiederholter Reizung einer Stelle auch verschwinden, die Schwelle also sinken. Wie ZUCKER (1, 2) (bei Metencephalitis) gezeigt, hat diese Senkung eine gewisse Nachdauer und ist lokal begrenzt, beruht also auf einer von der psychischen Aufmerksamkeit wesensverschiedenen „Zuwendung".

Umstimmung (Adaptation) und Nachempfindungen. Beim normalen Menschen wird eine geringe, auf die Haut gelegte Dauerlast während ihres Aufliegens nicht unbegrenzte Zeit als solche auch empfunden. Je kleiner das Gewicht ist, um so früher hört die Empfindung auf; diese Anpassung an den Druck wird als „Adaptation" bezeichnet. Man deutete diese Tatsache mit der Annahme, daß eine Umstimmung der Erregbarkeit eintritt. — Man kann allerdings diese Art der „Umstimmung" bei dauerndem Druck nicht ohne weiteres der anderen Erregbarkeitsänderung gleichsetzen, welche gegenüber einem zweiten, frisch aufgesetzten und einsinkenden Gewicht eintritt; denn hier wird ein neuer motorischer Effekt, eine neue Deformation an den Receptoren wirksam. Auch hierbei ist eine Erregbarkeitsabnahme zu bemerken. Wenn man nämlich zwei gleiche Reize rasch aufeinander folgen läßt, so werden sie als einer empfunden; bei etwas größerem Intervall erscheint der zweite schwächer. Dieser Befund erinnert an den Begriff der Refraktärphase.

Beide Phänomene sind nun unter krankhaften Bedingungen nicht selten in bezeichnender Weise verändert. Einmal hört man häufig von den Patienten spontan oder auf Befragung die Äußerung, daß nach einer oder, viel häufiger, nach einer Serie von Reizungen der gleichen Stelle der Eindruck besteht, das Gewicht bleibe liegen, der Druckreiz bestehe fort, obwohl dieser längst abgehoben und nicht wiederappliziert ist. Dieses Phänomen ist als Nachempfindung zu bezeichnen. Es muß als eine verzögerte Adaptation im obigen Sinne aufgefaßt werden. — Dieser Befund ist aber fast regelmäßig verknüpft mit dem anderen, daß ein zweiter oder weiterer Reiz gar nicht als neuer perzipiert wird. Es ist eine Erregbarkeitssenkung da, die sich eben überhaupt in der Unfähigkeit, zwei rasch folgende Reize zu unterscheiden, ausspricht, und die wir in ihrem höheren Grade in der Schwellenlabilität bereits kennengelernt haben. Das reizfreie Intervall kann mehrere Sekunden betragen müssen, bevor ein neuer Reiz empfunden wird [STEIN (2)].

Diese Phänomene werden bei Anwendung schwacher Reize am deutlichsten gefunden, aber durchaus nicht nur bei schwellennahen. Reizhaare eignen sich wenig dazu, man benutzt die Fingerbeere oder Nadelkuppe als Reiz. Quantitative Bestimmungen erfolgen am besten mit der von HANSEN nach v. FREY benutzten Einrichtung eines Druckkebels. Für klinische Zwecke haben sie v. WEIZSÄCKER (1), STEIN (2) und GUREWITSCH erprobt. Letzterer gibt eine genauere Beschreibung der bei peripheren Läsionen auftretenden Empfindungen bei Dauerreizen; hier ist der Adaptationsvorgang besonders stark gestört. Die Nachempfindungen haben in neuerer Zeit ferner GÜNTHER, TSCHLENOFF und BERINGER und RUFFIN eingehender studiert.

Das Phänomen ist der Physiologie am längsten bekannt für den *Temperatursinn.* Hier hat die Adaptation die Besonderheit, daß sich die Temperatur, welche weder als warm noch als kalt empfunden wird, die sog. Indifferenzzone, durch Vorbehandlung mit Kälte oder Wärme verschieben läßt. Demnach kann hier dieselbe Temperatur je nach der Adaptation als indifferent, warm oder kalt empfunden werden. Unter pathologischen Bedingungen spielen nun die paradoxen Temperaturempfindungen eine bedeutende Rolle, und es ist eine wichtige und noch nicht ausreichend geklärte Frage, in welchem Umfang diese und verwandte Phänomene auf einer pathologischen Veränderung der

Umstimmungsfunktion beruhen. Sie muß insbesondere sowohl am einzelnen Temperaturpunkt wie bei Flächenreizen untersucht werden.

Auch Überreaktion und Nachempfindungen spielen beim Temperatursinn eine Rolle, denen die Summationsfähigkeit in besonderem Maße zukommt. [Näheres und Literatur s. COHEN (3).]

Vibration. Wir führen die Wahrnehmung der Vibrationen, die durch die Stimmgabel auf die Haut übertragen werden, hier, also bei der Funktionsanalyse an und nicht bei den Wahrnehmungsleistungen. Denn wir halten es für erwiesen, daß das Vermögen dieser spezifischen Empfindung des Schwirrens, die dem Kitzel oder Schmerz nahe kommen kann, vor allem dann leidet, wenn die als Funktionswandel bezeichnete Störung, also die Restitutionsverlangsamung der Erregbarkeit vorhanden ist. Es ist nicht anders zu erwarten, als daß diese Unfähigkeit zu rasch wiederholter Erregung sich bei der Vibration besonders geltend macht. Dem entspricht, daß wir sie vor allem bei Tabes, multipler Sklerose, Querschnittsläsion schon als Frühsymptom in der klinischen Literatur oftmals beschrieben finden.

Trotzdem bleibt diese Prüfungsmethode umstritten. Die von der deutschen und französischen Schule (RYDEL und SEIFFER, DÉJERINE und EGGER früher vertretene Lehre, das Vibrationsgefühl sei Ausdruck der Knochensensibilität („Pallästhesie"), ist nicht zu halten. Die beim Aufsetzen auf die Knochen unvermeidliche starke Fortleitung und Ausbreitung der Erschütterungen ist ein rein mechanischer Vorgang und führt Fehlerquellen ein. Neuere Versuche an unserer Klinik zeigen, daß das Vibrationsgefühl stark begünstigt wird, je mehr sich die Vibration im Gewebe ausbreitet. Wir schließen daraus, daß sein Zustandekommen eine Frage der Ausdehnung, nicht nur der Iteration des Reizes ist. Dafür nun, daß die Wahrnehmung der Vibration *nicht* der Wahrnehmung der Wiederholung von Druckreizen einfach gleichzusetzen ist, wäre auch noch ein anderer Punkt anzuführen. Während wir bei rascher Folge z. B. zweier Reizhaarreize diese bereits unterhalb von 0,05 Sek. Abstand zu einer Empfindung verschmelzen sehen, ist die durch Stimmgabeln erzeugte spezifische Empfindung des Vibrierens bis über 1000 Schwingungen pro Sekunde zu erzielen und also offenbar einem anderen Erregungsprinzip der nervösen Organs zu verdanken als der einfachen Iteration einzelner Wellen. Insoferne ist D. KATZ (1) zuzustimmen, daß der „Vibrationssinn" etwas Besonderes darstelle, obwohl seine physiologische Beweisführung nicht zwingend ist. Aber die Besonderheit ist wohl nicht eine organspezifische, sondern eine erregungsspezifische; sprechen doch die vielen Parästhesien von schwirrendem und kribbelndem Charakter bei Drucklähmung der Nervenstämme (beim „Einschlafen"), nach Kältewirkung, bei galvanischer Reizung, bei vielen chemischen Einwirkungen usw. für eine Neigung der taktilen Nerven zur diskontinuierlichen, tetaniformen Erregungsart. Die Untersuchung der Aktionsströme durch ADRIAN u. a. hat diese Annahme erhärtet. Fragt man also, wie in der älteren Literatur oft geschieht, ob der Vibrationssinn ein besonderer „Sinn" ist oder nicht, so lautet die Antwort, von den Receptoren gesprochen: nein, von der besonderen Erregungsweise und Empfindungsart her gesagt: ja. Das Wort „Sinn" ist also unangebracht. Viele Beobachtungen zeigen, daß der Eintritt der Empfindung lediglich davon abhängt, ob eine genügende Masse von Hautgewebe oder tieferen Teilen in Schwingung gerät. Je mehr die Haut oder die tieferen Gewebe gespannt sind, um so mehr ist dies der Fall. Ein fester Körper als Unterlage tut ähnlichen Dienst. Vernachlässigt man dieses Moment, so entstehen falsche Schlußfolgerungen über die nervöse Funktion als solche. Es ist leicht zu verstehen, warum auf diese Weise der periostalen Erregung ein Vorrang zukommen mußte. Gerade bei der Vibration ist ferner zu wenig bekannt, ob und wie weit zentralwärts neben den sensibeln Nervenendigungen oder Receptoren auch die leitenden Fasern und Faserbündel direkt erregbar sind.

Man prüft das Vermögen zur Vibrationsempfindung am besten mit der Stimmgabel, deren Griff nach dem Anschlagen aufgesetzt wird. Zu feineren Untersuchungen werden die an einem verstellbaren Stativ armierten Stimmgabeln verschiedener Schwingungsfrequenz an einer Zinke mit einem Reizhaar oder einer Borste versehen und diese an die Haut gebracht. Man kann die Zeit beachten, nach welcher die Empfindung des Schwirrens erlischt oder die Frequenz untersuchen, welche nicht mehr wahrgenommen wird. Elektrisch erregte Gabeln benützt man, wenn man sich von der Intensität (Amplitude), Dauer und Abnahme der durch Schlag erregten Schwingungen unabhängig machen will.

Eine bequeme Beobachtung der Amplitude erlaubt die Methode von GRADENIGO, welcher die optische Verwischung und Verbreiterung einer mitschwingenden Kontur an den Gabelzinken benutzt.

Es ist möglich, daß Übergänge oder Synthesen zwischen den Erregungen der Haut- und Tiefensensibilität und denen des Ohrs stattfinden. Die „Osteoakusis" ist besonders natürlich am Schädel, aber auch durch allgemeine Schwingungsausbreitung im Skelet nicht immer scharf abzugrenzen. Bei Ertaubten soll die Fähigkeit des Ohres umgekehrt durch die der Vibrationsempfindung zuweilen weitgehend ersetzbar sein.

Untersuchung mit schmerzhaften Reizen. Auch für den Schmerz sind bestimmte Hautstellen besonders empfindlich, wie GOLDSCHEIDER und BLIX zuerst festgestellt haben: die „Schmerzpunkte". Sie liegen aber im allgemeinen sehr viel dichter als die Druckpunkte, nämlich zwischen 150 und 230 pro Quadratzentimeter. Nur an Nase, Ohrrand, Torus pollicis und Planta pedis sinkt ihre Häufigkeit bis auf etwa 50 pro Quadratzentimeter. Die mittlere Schwelle liegt zwischen 0,3 und 0,7 g, nur an der behaarten Kopfhaut, dem Daumenballen und der Sohlenhaut erhebt sie sich höher und bis auf 4,0 g. [Näheres s. STRUGHOLD (1) oder v. FREY und REIN.]

Der Nadelstich ist für den Kliniker die bequemste Prüfung auf Schmerzempfindungen der Haut. Eine schmerzpunktmäßige und eine schwellenmäßige Untersuchung ermöglicht er nicht. Die älteren Algesimeter sind überholt durch die „Stachelborsten" v. FREYS, die nichts anderes als ein graduierter Satz von Reizhaaren sind, an deren Ende der vom Distelblatt genommene Stachel mit einem Tröpfchen Siegellack befestigt ist. Schmerzreiz ist auch durch elektrische (faradische) Reize am Schmerzpunkt auslösbar. Alle diese Reize erwecken bei geringer Intensität auch Druckempfindung. Nur auf chemischem Wege (kleine Tropfen von Ameisen-, Essig-, Salzsäure) ist eine spezifische und druckfreie Schmerzerregung möglich, wobei dann auch juckende oder brennende Empfindungen auftreten können, die übrigens auch bei schwacher mechanischer Reizung nicht fehlen. Stumpfer Druck wirkt bekanntlich erst bei größeren Kräften schmerzerregend; solche liefert auch das Federalgesimeter von ALRUTZ. Auch v. FREY hat seine Stachelborste graduierbar angeordnet und eine Einrichtung für kleinflächige stumpfe Reize angegeben. GOLDSCHEIDER ist geneigt, den Schmerz als die Äußerung des intensiver erregten Drucksinnes anzusehen; bei allmählich steigender Intensität des Reizes folge auf „unterschmerliche" Empfindungen erst die des Schmerzes. v. FREY vertrat dagegen die spezifischen Schmerznerven und gab eine viel geringere Zahl von Schmerzpunkten an als GOLDSCHEIDER, der die Sonderstellung der Schmerzpunktschmerzen ebenfalls anerkennt. Die umfangreiche Diskussion dieser Frage bezieht sich auf die Einheitlichkeit des nervösen Substrates, aber auch auf die Abgrenzung der Begriffe Empfindung und Gefühl. Eine affektive Art des Erlebnisses gilt auch O. FOERSTER als ausschlaggebend für den Begriff des

Schmerzes, dem er nur den Namen eines Gefühls geben will. v. Kries wiederum hatte am Empfindungscharakter des Schmerzes um seiner Objektivierbarkeit willen festgehalten. Allgemein zeigt die Diskussion, daß ein dogmatisches Element nicht aus ihr fernzuhalten ist. Mit der Änderung der Reize in bezug auf Fläche, Intensität, Dauer, physikalisch-chemische Beschaffenheit ändert sich eben auch die Qualität des sinnlichen Erlebnisses, das überdies in der Zeit verschiedene Phasen durchläuft. Es wird schwer sein, den Forschern eine einheitliche Theorie und Terminologie zuzumuten, und die sorgfältige Beschreibung der Erlebnisse ist wertvoller als das Festhalten an einem bestimmten Begriff.

Zweckmäßig bleibt die Unterscheidung des oberflächlichen, „hellen“ Stichschmerzes von dem „dumpfen“, der beim Kneifen einer Hautfalte („Cutisschmerz“ v. Frey) und dem ebenfalls dumpfen bei stumpfem Druck auf tiefere Teile eintritt.

Sowohl die etwas problematische Zahl der Schmerzpunkte wie die phänomenologische Mannigfaltigkeit der Empfindungen hat also zu Kontroversen Anlaß gegeben, welche auf die Methode zurückwirken. So legt auch Thunberg Wert auf die Unterscheidung von Stich- und Schmerzempfindung. Überhaupt ist die Qualität nach *Regionen* recht verschieden. Cornea, Haut, Periost und innere Organe geben z. B. zweifellos qualitativ recht verschiedene Schmerzarten. Elektrischer Strom, Wärme und Kälte bewirken charakteristische Schmerzarten in Verbindung mit anderen Qualitäten. Kranke wiederum erweisen sich als fähig zu Schmerzarten, die der Gesunde nicht kennt. Periphere wie zentrale Läsionen können den als Hyperalgesie oder Hyperpathie (Foerster; overreaction Heads) bezeichneten Zustand herbeiführen, in dem am Gesunden unwirksame und keinen Schmerz erzeugende Reize heftige, anhaltende und durch ganz abnormen Peinlichkeitscharakter ausgezeichnete Sensationen auslösen. Auch hier störte die Analyse die Mitwirkung des mechanischen Anteils des Reizes. v. Frey u. a. benutzten daher die Sammellinse mit Sonnenstrahlen. Cornea und Glans penis allein sind relativ unempfindlich gegen leichten Druck und sehr schmerzempfindlich.

Besondere Beachtung verdient beim Schmerz die Latenz zwischen Reiz und Empfindung sowie die Bedeutung der Reizdauer und der Empfindungsdauer. Sie haben in der Theorie des Schmerzes entscheidende Bedeutung gewonnen, und gerade diese *zeitlichen* Verhältnisse sind es wiederum, welche bei den Kranken ganz auffallend verändert sind. Die seit Cruveilhier berühmte Verlängerung der Latenz ist nur eines unter den zahlreichen Phänomenen der Verzögerung der Vorgänge der Schmerzerregung, eine lange Latenz ist auch beim Normalen zu sehen. Lange Nachdauer, wellenförmiges Abklingen, Lückenbildung der Empfindung sind dahingehörige Erscheinungen. Aber auch die *räumlichen* Charaktere sind in der Pathologie als veränderlich bekannt, so besonders die Ausstrahlung in die Umgebung (vgl. Zahnweh), die Mitempfindung oder Misweisung nach entfernten Stellen, die Unbestimmtheit der Lokalisation, die Veränderung der Schmerzerregbarkeit in der Umgebung einer gereizten Stelle. Auch beim Gesunden löst nach Goldscheider der starke anhaltende Schmerzreiz eine Hyperalgesie der Umgebung bei herabgesetzter Schwelle im zugehörigen spinalen Segmentgebiet aus [Goldscheider (1)].

Wiederholte Schmerzreize können bei Funktionswandel das Phänomen der *Schwellenlabilität* erweisen (Stein, Bohnenkamp und Heuler). Wie früher erwähnt, kann auch durch inadäquaten Reiz die Schwellenerhöhung für Schmerz erzeugt werden. Während aber beim Drucksinn die Fähigkeit, wiederholte Reize auch diskontinuierlich als wiederholte oder als Vibration wahrzunehmen, von Hause aus hochentwickelt ist, sind beim Schmerz umgekehrt die Verschmelzung, die lange Nachdauer und die Fähigkeit zur Summation unterschwelliger Reize angelegt und im pathologischen Zustande außerordentlich gesteigert [vgl. O. Foerster (Handbuch der Neurologie, S. 1302 f.)]. Faradische Reizung, Stimmgabel, wiederholte Stiche zeigen diese Summation in gleicher Weise.

Von den mannigfachen Beobachtungen muß besonders die der übermäßigen Erlebnisse von Schmerz, früher einfach als *Hyperalgesie* bezeichnet, hier kurz berührt werden. Head, Trotter und Davies u. v. a. haben gesehen, daß die übermäßige Reaktion nicht mit einer Schwellenerniedrigung der oberflächlichen Schmerzreceptoren verbunden ist; im Gegenteil wird meist eine Erhöhung der Schwelle für Stichreize oder bei Untersuchung der Schmerzpunkte eine normale Schwelle mit Rarefizierung der Punkte oder auch an den Punkten eine Erhöhung gefunden. Dabei fällt verlängerte Latenz, starke Summation, explosiver Ausbruch, höchst unangenehmer und intensiver Charakter, unbestimmbare Lokalisation, Ausstrahlung, lange Nachdauer und lebhafteste motorisch-affektive Reaktion auf. Head nannte dies Bild „overreaction", Foerster „Hyperpathie", um den Unterschied gegen eine Schwellenerniedrigung festzuhalten.

Obwohl diese Eigentümlichkeiten in derselben Weise bei tiefem Druckschmerz auftreten, gilt für diesen offenkundig die Regel nicht, nach der Hyperpathie mit Schwellenerhöhung verbunden sei. Bei zentralen (Apoplexie) wie bei peripheren Läsionen ist hier ein milder Druck auf Cutis und Muskulatur nicht selten von heftigen Schmerzen gefolgt und wir kennen auch die Fälle, in denen milder Druck auf Nervenstämme ganz abnorm wehe tut. Wir berühren hier ferner das Gebiet der sog. reflektorischen Schmerzen, der von Mackenzie und Head zuerst systematisch studierten hyperalgetischen Zonen bei Erkrankung an inneren Organen, die besonders beim Druck der Hautfalte gefunden werden. Es zeigt sich hier wieder das für die Methode wichtige, daß man den Begriff der „Schwelle" nicht klar genug definiert, wenn man nicht *Fläche* und *Dauer* des Reizes mitdefiniert. Wenn z. B. ein Schmerzpunkt eines Gebietes „normale" Schwelle zeigt, ein leichtes Streichen über dieses Gebiet oder ein stumpfer Druck in ihm schon Schmerz erzeugt, so ist es eine reine Wortfrage, ob man dieses Gebiet als schwellennormal, aber summativ übererregbar bezeichnet oder mit demselben Rechte als überempfindlich, nämlich in bezug auf die Schwellenerniedrigung, für summierte Reize. Ist doch der größte Teil der ärztlichen Untersuchung mit der palpierenden Hand nichts anderes als eine Ermittelung von Schmerzempfindlichkeit gegenüber von breitflächigen und bewegten Reizen, welche am Gesunden noch keinen Schmerz auszulösen vermögen, und es hat keinen physiologisch greifbaren Sinn, einen solchen Befund nicht als Schwellenerniedrigung für eine bestimmte Form von Reizen zu deuten.

Untersuchung mit Temperaturreizen. Die Empfindung der Temperaturen geschieht in der Klinik herkömmlich, weil am bequemsten, mit dem temperierten Reagensglase, eventuell mit der eigenen Hand, die warm oder kalt sein mag. Da auch diese Funktion des Hautsinnes vorzugsweise an Sinnespunkte gebunden ist, liegt es nahe, die Erregung der Kalt- und Warmpunkte an Kranken zu versuchen. Dabei macht sich aber eine Schwierigkeit in besonderem Maße geltend: die Flüchtigkeit der Energieform: Wärme. Der Ablauf des Wärmeausgleichs ist gerade bei kleinflächigen Reizen sehr schwer zu übersehen. Dazu kommen zwei Eigentümlichkeiten dieser Sinnesleistung selbst. Ihr eignet in hohem Maße die Fähigkeit der Adaptation, derzufolge die abgekühlte Haut eine niedrigere Temperatur als indifferent empfindet wie die erwärmte. Diese Verschieblichkeit der Indifferenzzone geht Hand in Hand mit der Eigentümlichkeit der Adaptation, den Eindruck von warm oder kalt bei fortbestehendem Reiz rasch zu verlieren, wenn es sich nicht um extreme Grade handelt. Wir empfinden also nicht so sehr die Temperaturen als ihre Änderung — die Wärmebewegung zu oder von dem Sinnesorgan. Wir müssen also bei Prüfungen uns Rechenschaft von der ungefähren Hauttemperatur und ihrem Verhältnis zu der des Reizes ablegen. — Ein zweiter Punkt ist der hervorstechende Einfluß der Fläche. Je größer die thermisch gereizte Fläche, desto intensiver bei gleicher Reiztemperatur der thermische Eindruck. Es macht schon einen sehr großen Unterschied, ob man das Reagensglas mit der Kuppe oder mit der Kante anlegt, ob man es nur berühren läßt oder in die Haut eindrückt. Daß zugleich die Reizdauer sehr wichtig ist, leuchtet physikalisch ein. Gleich hier sei bemerkt, daß alle diese Abhängigkeit von der Reizgestalt unter pathologischen Verhältnissen noch gesteigert sein kann.

Die Dichte der *Kaltpunkte* bewegt sich nach der Körperregion zwischen 4 (Hand) und 11 (Gesicht) pro Quadratzentimeter (STRUGHOLD), die der *Warmpunkte* zwischen 0,2 (Oberarm medial) und 2 (Finger) pro Quadratzentimeter (REIN). Man schätzt etwa $^1/_7$ Million Kaltpunkte und 16000 Warmpunkte auf der Körperoberfläche. Am Augapfel und der Glans penis fehlen die Warmpunkte angeblich; es können aber an der Cornea bei Trigeminusschäden Temperaturempfindungen ausgelöst werden (STEIN). Beide Arten liegen öfters je in Gruppen, aber nie sind die beiden Arten dann gemischt. Eine Häufung soll sich über den Durchtrittstellen der Nervenstämme, wo diese durch die Fascien an die Haut treten, finden.

Eine punktförmige Reizung ist bei den Kaltpunkten sehr leicht und bequem mit einem $^1/_2$—1 mm dicken Kupferdraht, dessen Ende leicht knopfförmig angeschmolzen ist, zu erreichen; mit ihm sind die Punkte leicht zu finden. Die Warmpunkte findet man am besten mit einer elektrisch erwärmten Platinschlinge. Man kann auch Drähte benutzen, die man immer wieder in temperiertes Wasser steckt, ehe man reizt (HEAD). Zur Erregung mit genau bekannten Temperaturen aber sind nur Thermoden mit großer Kapazität zu brauchen. Man benutzt am besten zugespitzte massive Kupferkolben, welche in Wasserbehältern auf die gewünschte Temperatur gebracht, diese lange genug auch halten; bei vierkantig-konischer Form gestatten sie auch, Flächenreize von verschiedener Größe zu applizieren. Ist rascher Wechsel erforderlich, so kann man derartige Keulen hohl gestalten und für Durchfluß von temperiertem Wasser einrichten. Die von Physiologen ausgebildeten Einrichtungen sind zahlreich und nach mannigfachen Prinzipien gebaut — ein Zeichen der theoretischen Schwierigkeiten. Sie müssen in den physiologischen Handbüchern aufgesucht werden. Zur Ausschaltung der mechanischen Reizkomponente kann man die Sammellinse oder raschverdunstende Flüssigkeiten benutzen. Interessant ist die Methode von THUNBERG, bei der Silberlamellen von einer bestimmten *Kapazität* und Temperatur einem Hautareal von bestimmter Temperatur eine bekannte Wärme*menge* entziehen oder zuführen. Zur Untersuchung des sog. „Einschleichens“ sei auf die Methoden von GERTZ, für begrenzte Reize auf HOLM, für Unterschiedsempfindlichkeit auf PUETTERs Methode verwiesen. — Wo es auf genaue Kenntnis der Reiztemperatur ankommt, kann entweder eine Thermometer in den Temperator gesenkt werden (so von HEAD in den beschriebenen Kupferkolben), oder man kann komplizierter die Spitze aus der Lötstelle eines Thermoelementes bilden (WOHLGEMUTH). Will man die intracutane oder subcutane Temperatur wissen, so werden die Thermonadeln in die Haut gestochen (LEWIS, HEILBRUN).

Auch auf elektrische Reize sprechen nur die Kältepunkte an, aber nicht in eindeutiger Weise. Besonders auffallend ist aber, daß die Kaltpunkte des Gesunden auch auf Warmreize (paradoxe Kälteempfindung v. FREYs) mit Kaltempfindung ansprechen, während das Umgekehrte nicht der Fall ist.

Unter *pathologischen* Verhältnissen sind am meisten studiert die Dissoziationen, die Hypästhesien und Ausfälle des Temperatursinnes und die paradoxen

Temperaturempfindungen. Bei der Feststellung einer Dissoziation oder Thermhypästhesie ist zu beachten, daß, wie gesagt, die Kaltpunkte auch auf Wärme ansprechen und daß auf extreme Wärme und Kälte auch Schmerzempfindungen entstehen. Bei extremeren Graden ist also ein ziemlich komplexes Ergebnis zu erwarten, zumal auch der Drucksinn bei den gebräuchlichen Verfahren mitbeansprucht ist. Wir haben ferner bei Funktionswandel mit einem Verhalten im Sinne der *Schwellenlabilität* und gerade in solchen Zuständen auch mit einem ganzen Bündel von inadäquaten Empfindungen zu rechnen: länger oder wiederholt wirkende, rein mechanische Reize führen dann *inadäquate* Kälte- und Wärmeempfindungen herbei; auch Brennen und gemischte Parästhesien aller Art können die Miterregung des Temperatursinnes anzeigen. Die im engeren Sinne sogenannten *paradoxen* Temperaturempfindungen sehen wir nicht nur in dem von der Physiologie erwarteten Sinne, nämlich „kalt" bei Warmreiz, sondern auch im umgekehrten Sinne auftreten, nämlich „warm" bei Kaltreizen. Am bekanntesten ist dies bei Syringomyelie, aber häufig auch bei peripheren Läsionen. Auch die Adaptation kann gestört sein. Neben dem *Schwellenanstieg* durch Labilität muß dann auch mit einer *Überreaktion* und *Nachempfindung* durch gestörte Umstimmung (Summation) gerechnet werden (s. o.). Nur die Analyse des Funktionswandels kann die Phänomene, die gerade in der Pathologie des Temperatursinnes verwirrend sind, klären [COHEN, SCHILDER (1)]. Dazu gehört wie bei Druck und Schmerz eine Bearbeitung ein und desselben Ortes mit Reizserien von bekannter Reizgestalt. Es ist nach all dem hier Angeführten zu vermuten, daß die in der älteren klinischen Literatur berichteten Angaben über Hypästhesie und Anästhesie von entweder nur Warmempfindung oder nur Kaltempfindung oder beiden Empfindungsarten im Sinne des einfachen Ausfalls (oder dissoziierten Ausfalls) der physiologischen Kritik vielfach nicht standhalten. Die Methoden werden bis in die jüngste Zeit nicht scharf genug gehandhabt oder beschrieben.

III. Analyse der Leistungen.

Während die Funktionsanalyse sich methodisch an dem physiologischen Begriff eines Erregungsvorganges orientieren kann, findet die Analyse der Leistungen keinen vorgezeichneten Weg als den der natürlichen Erfordernisse des Lebens. Um zu leben, müssen wir wahrnehmen, d. h. sinnlich etwas erleben. Was Gegenstand des Wahrnehmens wird, hängt von der Umwelt ab, aber auch davon, was wir wahrnehmen können, was von ihr wir auswählen, was uns interessiert, was wir brauchen und benutzen, was uns nützen, schaden, erfreuen oder abstoßen kann, was Sinn hat oder Erkenntnis fördert usw. Die Sinnesleistung kann daher weder auf die äußeren Objekte „an sich", noch auf die innere Organisation „an sich" zugeschnitten sein: in der Begegnung, Einverleibung, Umformung beider erfüllt sie sich.

Indem man, von den messenden Naturwissenschaften kommend, auch an die Sinnesleistungen herantrat, mutete man ihnen vor allem quantitative Leistungen, rationale Aufgaben zu, also etwas, was die Sinnesorgane am spätesten und unvollkommensten zu leisten ausgebildet wurden. Man ist besser vorbereitet, einen Schlüssel von einem Löffel taktil zu erkennen und zu unterscheiden, als zwei Entfernungen oder zwei Druckintensitäten als solche. Allgemein sind quantitative und rationale Leistungen auffallend unsicherer und gröber als lebensnahe Wahrnehmungen recht komplizierter, aber bekannter Gegenstände. Wie schon bei der Analyse der Funktionen, so begegnen wir auch hier der Neigung der Forscher, abstrakte Leistungen sogleich als Vermögen besonderer „Sinne" zu deuten: man sprach z. B. von „Ortsinn", „Raumsinn", „Zeitsinn". Es wurde dabei vorausgesetzt, daß die Organisation wesentlich für den Dienst einer Erkennung, „richtiger" oder „objektiver" *geometrisch-dynamischer Verhältnisse* ausgebildet sei. Aber es zeigt sich, daß sie sich diesem Dienste sehr viel schwerer und unwilliger unterzieht, als etwa dem des Bemerkens, des Verfolgens, des Identifizierens lebenswichtiger *Vorgänge* und *Dinge* der Umwelt und des eigenen Körpers. Diese letzteren Fähigkeiten können also keineswegs nach dem Vermögen zur „Lokalisation", „Diskrimination" usw. beurteilt und vorausgesehen werden.

Bezeichnen wir das sinnliche Erkennen räumlicher, zeitlicher und intensiver Quantitätsverhältnisse mit dem Ausdruck „*noetischer Leistung*", so können wir sie den „*gnostischen Leistungen*" gegenüberstellen, welche sich auf die lebensnäheren und allgemein wichtigeren der Wahrnehmung von Vorgängen und Dingen beziehen.

Die methodische Untersuchung dieser beiden Gruppen unterscheidet sich dann in der Regel in der Weise, daß wir bei noetischen Leistungen eine *Messung* des Gegenstandes der Wahrnehmung vornehmen können, während es bei den gnostischen auf die *Variation* der Vorgänge oder Dinge ankommt, die wir der Wahrnehmung anbieten. Die Meßbarkeit des Reizes beim noetischen Verfahren darf aber nicht zu dem Irrtum führen, daß es sich hier so wie bei der Funktionsanalyse um die Messung der Funktion selbst handle. *Jede* Untersuchung am Krankenbett bedeutet für den Untersuchten eine Leistung; aber nur bei der Funktionsanalyse konzentriert sich der Untersucher auf die Messung einer Funktion des Erregungsvorganges, wie z. B. Refraktärphase, Schwelle, Summation. In der noetischen Leistungsanalyse hat die Messung der *Reiz*verhältnisse nur die Bedeutung einer Variation des Gegenstandes, nicht die einer Funktionsmessung. Denn es gibt keine physiologische Funktion für die Erkennung des Abstandes zweier Zirkelspitzen oder für die Genauigkeit der Bezeichnung eines auf der Haut berührten Ortes. Zwar können wir solche Feststellungen ebenfalls benutzen, um Vorhandensein und Gesetzlichkeit vermuteter Funktionen zu ermitteln; aber wir besitzen hier kein Fundament wie das der allgemeinen Physiologie des Erregungsvorganges. Der Wert objektiv gemessener Gegenstände bei noetischen Prüfungen besteht zunächst nur in deren bequemer Vergleichung und Ordnung — nicht in der analytischen Bedeutung für die Erregungsfunktion.

Diese Überlegungen sind grundsätzlich wichtig für eine wissenschaftliche Erforschung der Physiologie und Biologie des Nervensystems. Beschränkt sich der Zweck der Untersuchung auf klinische Deskription und Diagnostik, so darf man die scharfen Unterscheidungen vernachlässigen und dem Weg der bequemsten Charakteristik folgen. Was im folgenden besprochen wird, nimmt auf diese letzteren Rücksicht, ohne die Zugänge zu einer theoretischen Forschung zu vernachlässigen.

Wir haben vorhin im Sinnesgebrauch Wahrnehmungen geometrisch-dynamischer Verhältnisse und Wahrnehmungen von Vorgängen und Dingen, also abstrakte und konkrete Gegenstände unterschieden. Jetzt ist noch ein anderer Gegensatz zu betrachten. Er rührt daher, daß nicht nur Äußeres Gegenstand der Sinne werden kann, sondern auch der *eigene Körper*. Seine Bewegung, Stellung, die Spannung seiner Teile ist wahrnehmbar. So einfach, vom Gegenstande her gesprochen, die Unterscheidung von Körper und Umwelt, von Eigenwahrnehmung und Fremdwahrnehmung zunächst scheint, so zweifelhaft kann im gegebenen Falle diese Trennung werden. Denn schließlich sind uns ja auch die Außendinge durch Empfindungen gegeben, die im Erregungsvorgang wurzeln, und der kann immer auch „propriozeptiv" durch im Körper entstandene Reize entstehen. Ob also die Empfindung durch Außen- oder Innenreiz entstand, ist ihr nicht ohne weiteres anzumerken, und es gilt mit Recht als besonderer Akt der Sinnesleistung, ob die Empfindung objektiviert oder subjektiviert, auf Außen- oder Innenwelt bezogen erscheint.

Bei den methodischen Veranstaltungen des Untersuchens nun haben wir es in der Hand, die Reize wesentlich als Außenreize oder als Innenreize wirksam werden zu lassen. Methodisch ist es also klar und ohne Schwierigkeit, wenn wir hier zunächst einige Leistungen betrachten, welche die *Wahrnehmung des eigenen Körpers* erfordert. Dabei sind wir uns klar, daß diese Leistungen auch bei der Fremdwahrnehmung unentbehrlich sind und in sie eingebaut werden. Sehr deutlich ist dies z. B. beim Kraftsinn, den man ebensogut bei der einen wie der anderen Gruppe abhandeln kann.

Bewegungswahrnehmungen der Glieder. Die Annahme GOLDSCHEIDERS, dem mit ähnlicher Methode schon von BOURDON widersprochen wurde, daß diese Wahrnehmung durch die Nerven der Gelenke vermittelt werde, hat sich nicht halten lassen. ÖHRWALL und NYSTRÖM mußten an Gelenkknorpel und angrenzenden Knochen Unempfindlichkeit gegen jede Art von Reizen feststellen. v. FREY und MEYER zeigten in quantitativer Weise, daß mit Herabsetzung der Hautsensibilität die „Führungsschwelle“ abnimmt, und überdies daß sie bei frisch resezierten Gelenken (Pseudarthrosen) ganz normal sind, was O. FOERSTER bestätigte. STRÜMPELL und PAYR erhoben entsprechende Beobachtungen. H. STEIN beschrieb andererseits eine Scheinbewegungswahrnehmung, die er bei Pseudarthrose lediglich durch Zug an der Haut über dem betreffenden Gebiete erzeugen konnte. Wir wissen also sicher, daß für die feinsten möglichen Bewegungswahrnehmungen der Glieder die Haut und die Weichteile genügen, während ein Beweis für Anteile einer Gelenkrezeptivität bei dieser Leistung aussteht. J. S. B. STOPFORD zeigte den Parallelismus der Hautsinnesstörung mit der gestörten Bewegungswahrnehmung bei peripheren Läsionen und wies besonders auf die anatomische Tatsache der Hautversorgung der Fingergelenke durch Nervenstämmchen aus den Hautästen hin. Die Frage, ob in den Muskeln ein Receptor sich befindet, der auf einfache Längenänderung (nicht Spannungsänderung) anspricht, hat v. FREY (vgl. DU MESNIL-ROCHEMONT) verneint. Da er nachweisen konnte, daß nach Vertaubung der Fingerhaut und Ausschaltung des Kraftsinnes als Indikator durch variable Belastung immer noch eine sehr gute objektive Bewegungsregulierung aktiver Bewegungen zustande kommt, hält er einen Receptor für Bewegungswahrnehmungen, abgesehen vom Drucksinn der Haut und vom Kraftsinn der Muskeln für erwiesen. Er vermutet ihn in Lamellenkörperchen im kollagenen Bindegewebe der Muskel- und Sehnenumscheidungen und möchte die von ihm vermittelten Empfindungen als „Stellempfindungen“ bezeichnet wissen. Allerdings setzen seine Schlußfolgerungen voraus, daß die Innervation nur dann richtig abgemessen werden kann, wenn sie sensibel kontrolliert wird. Ob es von dieser Regel keine Ausnahme gibt, läßt sich schwer beweisen; wir möchten die Möglichkeit, auch ohne sensible Kontrolle trotz verschiedener Last gleichgroße Exkursionen mit einem Muskel auszuführen, nicht a priori ausschließen und halten v. FREYS Beweisführung daher nicht für ganz schlüssig. Es ist aber auch nach FOERSTERS Beobachtungen an ihrer sämtlichen Hautnerven Beraubten wahrscheinlich, daß es die von v. FREY postulierten spezifischen Receptoren und Bewegungsindizien von ihnen aus gibt, und daß trotzdem die richtige Abmessung aktiver Bewegungen ihrer entraten kann und sich ebensogut auf die Hautnerven stützt. v. FREYS Schlußfolgerung ist auch nicht ganz gut vereinbar mit seiner eigenen Feststellung, daß die Vertaubung des Fingers eine sehr starke Verschlechterung der Lagewahrnehmung bewirkt; warum treten die Stellungsempfindungen hier nicht ein, da doch passive

Bewegungen die Sehnen nicht minder dislozieren wie aktive? Wir müssen ähnlich wie beim Kraftsinn überhaupt bezweifeln, daß die Leistungen der Wahrnehmung und der Bewegungshandlung nur durch *eine* Art spezifischer Receptoren zustande kommt. Sondern es ist die formale Gestaltung eines ganzen Komplexes, die zustande kommen muß; diese formalen Erregungsbilder sind es, welche die Leistung garantieren, und es ist eine Frage zweiten Ranges, welche lokalen Gebilde für sie zur Verfügung stehen. Diese formale Leistung setzt offenbar ein Gleichgewicht der nervösen Funktion voraus, welche bei frischeren Verletzungen fehlt. Dafür spricht z. B. Stopfords Angabe von der relativ späten Restitution der Bewegungswahrnehmung. Es ist nach den beschriebenen Tatsachen wahrscheinlicher, daß sowohl Haut- wie Bindegewebe-, Sehnen- und Muskelreceptoren eine Basis für die Leistungen der Bewegungswahrnehmung, aber auch Bewegungsgestaltung abgeben können: das sogenannte Prinzip der mehrfachen Sicherung ist bedeutsamer für die Leistungen als das der spezifischen Erregbarkeit.

Man untersucht diese Leistung, indem man das zu bewegende Glied möglichst entfernt vom Gelenk kräftig und breit umspannt und bei seiner Führung einen Handdruck in der Führungsrichtung nach Möglichkeit vermeidet. Denn letzteres Moment könnte dem Untersuchten Anhaltspunkte bieten, die gestörte Leistung auszugleichen. Solche sogenannten passiven Bewegungen bezeichnen wir lieber als „geführte Bewegungen“ (v. Frey), weil ja von einer Passivität der Muskeln dabei keine Rede ist. Fast immer begleitet auch die geführte Bewegung das Spiel der Innervationen. Quantitative Untersuchungen können mit dem Apparat von v. Frey und O. B. Meyer ausgeführt werden, welcher als einziger die Fehlerquellen älterer Prinzipien vermeidet. Normalerweise werden schon sehr kleine und langsame Bewegungen auch nach ihrer Richtung zutreffend erkannt. Es ist wichtig, auf Umfang und Geschwindigkeit genau zu achten, wie sich sogleich zeigen wird.

Unter pathologischen Verhältnissen kann es nämlich vorkommen, daß eine Untersuchung des Drucksinnes keine wesentliche Störung ergibt und trotzdem eine Bewegungswahrnehmung schlecht oder gar nicht erfolgt. Diese „Dissoziation“ ist es vor allem gewesen, welche die Leistung auf einen tiefer liegenden Receptor, der auch in Fascien, Sehnen oder Muskeln liegen könnte, zu beziehen angeregt hat. Näheres Studium zeigt [Panzel (1) und v. Weizsäcker und Stein], daß dabei zunächst die Führungsschwelle insofern steigt, als zur Wahrnehmung sowohl rascher ausgeführte wie größere Exkursionen im Gelenk nötig sind, um wahrgenommen zu werden. Ferner finden wir auch bei dieser Leistung häufig das Phänomen der Labilität: während die ersten Bewegungen bemerkt und erkannt werden, bleibt die Wahrnehmung nach wiederholter Inanspruchnahme aus. Dabei wird zunächst die Angabe der Richtung falsch oder unsicher, und schließlich fehlt jede Wahrnehmung. Die Deutung solcher Befunde entkräftet die der vorhin angeführten keineswegs, sondern sie führt zu der Einsicht, daß hier nicht ein bestimmter Receptor unempfänglich, sondern die synthetische Funktion an sich erregbarer Receptoren, ihr Zusammenwirken gestört wurde. Es sind dieselben Erkrankungen, welche ganz allgemein Funktionswandel aufweisen, bei denen solche Störungen vorkommen. So stimmt es auch mit deren allgemeiner Neigung, die distalen Gliedabschnitte am meisten zu befallen, überein, wenn wir die Störung der Bewegungswahrnehmung am frühesten und häufigsten an Fingern und Zehen, später und seltener an Hand und Fuß und schließlich an den größten Gelenken finden. Diese schon sehr lange bekannte Tatsache spricht dafür, daß überhaupt die receptorisch dicht besetzten Extremitätenenden dem Funktionswandel leichter unterliegen (wie ja auch ihre motorischen und sensiblen Leistungen viel höher differenziert sind), und daß dies durch die größeren, in Mitleidenschaft gezogenen Hautflächen der großen Gelenke nicht ausgeglichen wird.

Stellungswahrnehmungen[1] **der Glieder.** Die Vermutung, daß, wo Bewegungswahrnehmungen erfolgen, auch solche der Stellung erfolgen können und umgekehrt, erweist sich gerade in der Pathologie als unzutreffend. Sie widerlegt solche nur abstrakt-logisch richtige Schlüsse. Die Leistung der Stellungswahrnehmung erweist sich dabei als ein ganz anderes und sehr viel schwierigeres Problem wie das der Bewegungen. Man kann Bewegung merken und doch keinen bestimmten Eindruck von Richtung, Ort, Stellung der Glieder haben. Wo die Ausgangsstellung einer Bewegung undeutlich war, kann mit der Bewegung auch eine bessere Stellungswahrnehmung eintreten, und manche Kranke benützen dies Hilfsmittel instinktiv, indem sie Orientierungsbewegungen oder sogenannte Tastzuckungen ausführen.

Die Untersuchung der Fähigkeit, die Stellung der Körperteile zueinander wahrzunehmen, kann entweder vorgenommen werden, indem man dem Glied eine Stellung gibt und sie vom Untersuchten durch Worte beschreiben oder durch Nachahmung am Glied der anderen normalen Körperseite zeigen läßt. Oder man kann einem (normalen) Gliede der Gegenseite eine Stellung erteilen und diese mit dem zu untersuchenden Gliede nachahmen lassen. Im ersten Falle prüfen wir also eine von außen erteilte, im zweiten eine vom Untersuchten herbeigeführte Stellung; dieser zweite ist als nicht „rein“ sensible Untersuchung sofort erkennbar, aber auch im ersten ist die Aktivität der Muskulatur unvermeidlich mit dem Versuche verbunden.

Schon diese technischen Möglichkeiten zeigen, daß uns bei der Stellungswahrnehmung der Begriff des Reizes im Stiche läßt, weil die geforderte Wahrnehmung einen von außen herangebrachten Reiz ausschließt und die geforderte Leistung ein Beziehungsurteil zwischen einem gegenwärtigen und einem früheren Zustand einschließt. Wir befinden uns hier mehr im Gebiete der Vergleichung als der primären Leistung. Diese Leistungen gehören daher stofflich schon in die Besprechung des Körperschemas, auf die wir hier verweisen.

Gewichtswahrnehmung und Kraftsinn. Die Schätzung von Gewichten wird im allgemeinen nicht auf Angaben in objektiven Maßen, sondern auf Vergleichungen hinauslaufen. Sie kann mit den Händen am besten mit den von Hitzig eingeführten gleichgroßen, aber mit verschiedenen Bleimengen ausgegossenen Holzkugeln vorgenommen werden. An anderen Stellen bedarf die Gewichtschätzung besonderer Anhängevorrichtungen. Man armiert Finger, Zehen, Schenkel usw. mit breiten Gurten, an die Gewichte zu hängen sind. Die Angaben „gleich“, „schwerer“, „leichter“ stellen keine hohen Anforderungen an die Untersuchten. Um so schwieriger ist die Deutung ihrer Angaben. Zweifellos beteiligen sich sowohl Hautreceptoren des Drucksinnes wie Muskelreceptoren, die auf Spannung reagieren, also der „Kraftsinn“ E. H. Webers. Auch hier spielt aber Ausmaß und Geschwindigkeit der zur Schätzung ausgeführten Bewegungen und zahlreiche andere Momente eine so große Rolle, daß von einem einfachen an die Erregungsgröße der genannten Receptoren gebundenen Sinne gar keine Rede sein kann. Es ist aber nach v. Frey sicher, daß die Unterschiedsempfindlichkeit der (Sehnen- und) Muskelreceptoren sehr hoch und höher als die des Drucksinnes der Haut ist. Er nimmt an, daß wir in den Sehnen- und vor allem Muskel*spindeln* das rezeptive Substrat dieser Sinnesleistung zu erblicken haben, und daß es kein anderes als das der propriozeptiven Reflexe zu sein braucht (P. Hoffmann).

[1] Der in der Klinik gebräuchlichere Ausdruck „Lagewahrnehmung“ wird hier in Anpassung an die Physiologie fallen gelassen, weil diese ihn, dem Sprachsinn entsprechender, für die Lage des Körpers im Raume als ganzem benutzt.

Untersucht man die Gewichtschätzung mit HITZIGschen Kugeln oder mit an Gurten gehängten Gewichten, so hat man darauf verzichtet, eine physiologische Analyse der Receptorfunktionen für Druck- und Muskel-Kraftsinn getrennt zu erstreben. Auch hier hat uns die synthetische Leistung genügt. Anders wenn wir den Kraftsinn allein prüfen wollen; die Ausschaltung der Haut kann nach v. FREY weitgehend durch starre Arm- oder Beinhülsen aus Pappe erfolgen, die am besten ad hoc gefertigt und dem betreffenden Glied anmodelliert sind. Die auf diese Hülsen aufgesetzten Gewichte üben ihren Druck dann nicht mehr lokal, sondern etwa auf den ganzen Arm verteilt aus und erregen den Drucksinn wohl nur in zu vernachlässigender Weise; die Leistung des Schätzens fällt in diesem Falle in der Hauptsache dem Delta-Muskel anheim. Selbstverständlich muß dann der Hebelarm des Gewichtes, d. h. sein Drehmoment, und bei Unterschiedsempfindlichkeiten auch das Gewicht von Glied und Papphülse in Rechnung gestellt werden.

Die psychologische und physiologische Analyse hat dann gelehrt, daß beim Vergleichen von Gewichten Geschwindigkeit und Umfang der Bewegung, das Moment des Schleuderns (bei dem sich zum Drehmoment das der Trägheit addiert), aber auch das spezifische Gewicht des von der Hand umspannten Gegenstandes, ja sogar seine Temperatur von Einfluß auf Urteil bzw. Fehlurteil sind (kalte Gewichte erscheinen schwerer). Die Benutzung des Trägheitsmomentes durch „wägende", schleudernde Bewegungen erhöht die Sicherheit des Urteils und damit die Unterschiedsempfindlichkeit. Dabei dürfte der Drucksinn der Haut keine sehr große Rolle spielen; denn seine Unterschiedsempfindlichkeit beträgt (E. H. WEBER) höchstens $^1/_{30}$, während die des Kraftsinns beim Schleuderverfahren sich bis zu $^1/_{200}$ erhöhen läßt (v. FREY).

Die vielfachen Abhängigkeiten der Gewichteschätzung und -vergleichung machen verständlich, daß Abweichungen unter pathologischen Verhältnissen häufig, aber oft schwer deutbar und meist nicht ohne weiteres als Funktionsstörung des Kraftsinnes im strengen Sinne faßbar sind. Zu sehr spielen die Innervationsverhältnisse, die Koordination, die Paresen, der Ablauf der Bewegung beim Schätzen eine besondere Rolle. Auch hier kommt eine Labilität der Leistung zur Beobachtung. Und gerade hier ist eine schon beim Gesunden auffallende Nachwirkung von starken Belastungen in manchen Muskeln bekannt, das sog. KOHNSTAMMsche Phänomen: die unwillkürliche Nachkontraktion nach heftiger Anspannung von etwa 30 Sekunden Dauer. Ihren Einfluß auf die Gewichtschätzung hat MATTHÄI untersucht. Sehr bekannt wurden die Gewichtsverschätzungen bei Kleinhirnaffektionen, die LOTMAR zuerst sah; auch bei vielen spinalen und peripheren Störungen finden wir sie, und ihre Analyse ergab als Gemeinsames der schwer zu übersehenden Befunde eben jene vielfache Abhängigkeit der Leistung von bestimmten Situationen und vom Zusammenwirken vieler Momente [vgl. PANZEL (1), dort Übersicht und Literatur].

Gleichviel ob man auf die getrennte Analyse von Drucksinn und Kraftsinn beim Gewichteschätzen verzichtet oder nicht, muß in technischer Hinsicht der Modus procedendi bei der Belastung (bzw. Entlastung) beachtet werden. Es gibt 3 Arten vorzugehen: 1. das ruhende Glied wird belastet; 2. das Glied wird aufgefordert, eine Last einfach (langsam) zu heben; 3. dem Glied wird aufgegeben, eine Last durch schwingende oder schleudernde Bewegungen zu schätzen.

Die mechanischen und physiologischen Unterschiede dieser drei Methoden ergeben sich nach dem zuvor Gesagten von selbst.

An den Aussagen kann dann wieder verschiedenes interessieren: „leichter" oder „schwerer" bei zwei sukzessiv gebotenen Gewichten, „leichter" oder „schwerer" gegenüber der gesunden Seite („Unter-" bzw. „Überschätzen"). Diese Urteile sind wiederum als Komplexbestandteile zu betrachten, wenn ungleich große oder verschieden geformte Gegenstände verglichen werden, so daß verschiedenes spezifisches Gewicht und Massenverteilung in die Reizgebung und Urteilsbildung mit eingehen. Wichtige Punkte sind dann auch das Eingehen des Eigengewichtes des schätzenden Gliedes, z. B. des Armes, in die Schätzung und das Verhältnis der Schwererichtung zu der Richtung der zu überwindenden Kraft. Es gibt Kranke, welchen das Eigengewicht einzelner Glieder verändert erscheint, und solche, denen die Größe derselben, also die scheinbaren Hebelarme, verändert vorkommen. Wir haben auch gesehen, daß bei rein muskulärer Störung (Poliomyelitis mit Atrophie, progressive Muskeldystrophie), deren sensibler Apparat als intakt gelten darf, mit den geschwächten Muskeln Gewichte schwerer empfinden, aber durch Übungen die richtigen Schätzungen wieder lernen. Auch die einfache Muskelermüdung kann solche Verhältnisse schaffen. Alle diese Momente sind methodisch zu berücksichtigen.

Das Körperschema. Die Tatsache, daß unter pathologischen Verhältnissen eine Wahrnehmung über Lage oder Bewegung am eigenen Körper *anders* als sonst erfolgt, enthält, abgesehen von diesem Anderssein, noch ein zweites Problem allgemeiner Art: inwiefern wir überhaupt (und schon normalerweise) etwas von diesen objektiven Raumverhältnissen wahrnehmen können. Da die Pathologie so starke Störungen dieser Wahrnehmung zeigt, drängt sich der Schluß auf, sie seien kein den Empfindungen unlösbar anhaftendes Merkmal, sondern dies sei einer besonderen organischen Funktion zu danken, derzufolge wir eine von der Peripherie kommende Erregung in ein schon bestehendes Bild von unserer Körperlage einordnen können. Es bestünde danach eine Art Vorwissen über die Stellung und Lage des Körpers auf Grund einer bestimmten, jeweils sich ändernden nervösen Disposition. Deren Vorhandensein wäre also auf die vorhergegangenen Stellungen und Bewegungen zurückzuführen. Für eine solche Annahme ist mehreres anzuführen. Einmal ist der Einfluß einer Erregung auf eine ihr nachfolgende und deren Sinneseindruck überhaupt eine der allgemeinsten, in unzähligen Varianten wiederkehrende Eigenschaft des nervösen Organs. Dann im besonderen ist es die als „Stellungsfaktor“ bezeichnete Eigentümlichkeit aller räumlichen Wahrnehmungen, daß bei Lokalisationen usw. die zufällige Stellung des den Receptor tragenden Gliedes im Raum „in Rechnung gestellt“ wird, d. h. durch ein unbewußtes Moment an der Lokalisation im Raume beteiligt wird. Endlich zeigen zahlreiche psychologische (vgl. auch Köhler) wie neuropathologische Beobachtungen, daß dieses Vorwissen von der eigenen Körperstellung selbständig störbar ist. Eine solche Beobachtung hat auch H. Head veranlaßt, dieser Funktion den besonderen Namen des „Körperschema“ zu geben.

Wir können als Störungen des Körperschemas also vor allem solche bezeichnen, in denen zwar die Perzeption von Reizen in einem Gebiet nicht wesentlich gestört ist, in denen aber die räumliche Einordnung in den objektiven Körper unmöglich oder fehlerhaft ist. Wir fügen hinzu, daß das Prinzip des Schema, die automatische Verwertung des Stellungsfaktors, auch für die Intensitätswerte des Kraftsinnes gilt; auch beim Schätzen von Gewichten und Kräften wird die nach Richtung und Größe erhebliche zusätzliche Wirkung der eigenen Gliedermasse so in Rechnung gestellt, als ob die Glieder schwerelos wären.

Man hat ferner bisher nicht genügend berücksichtigt, daß nicht nur die Wahrnehmung des eigenen Körpers, sondern auch die der Objekte der Umwelt sowie die Orientierung in der Umwelt durchaus analog auf der Basis eines solchen „Vorwissens“, welches aber weitgehend unbewußt bleibt, erfolgt. Wir dürfen uns also das Körperschema durchdrungen oder umkleidet von einem Umweltschema vorstellen, welches die uns gewohnte oder zuletzt wahrgenommene Umgebung ganz nach denselben Regeln im Nervensystem zur Repräsentation bringt. Auch hier sind zahlreiche pathologische Störungen der Orientierung zu beachten, die bei intakter Wahrnehmung der Sensibilität im engeren Sinne vorkommen. Es ist denkbar, daß auch gewisse gnostische Störungen des Tastsinnes in dieser Weise verstehbar sind als Störungen im Umweltschema, d. h. als Unfähigkeit, die aktuellen Sinneseindrücke zu einer nachdauernden Repräsentation zu bringen, welche die Einordnung der nun folgenden Eindrücke ermöglicht. Andererseits gibt es zweifellos auch einen stabileren Anteil des Körperschemas, der, wenn er auch nicht unveränderlich ist, doch nur sehr langsam umgeformt wird. Wir erinnern hier an die langsamen Schrumpfungserscheinungen der Amputiertenphantome [D. Katz (2)], bei denen sowohl die halluzinierten Größen- und Lagenverhältnisse wie die halluzinierten Exkursionen der Finger einer fortschreitenden Veränderung unterliegen (A. Pick).

Die Ausführungen zeigen, daß der Begriff des Körperschemas noch wenig klar durchgearbeitet und abgegrenzt ist. Aber seine Fruchtbarkeit ist außer Zweifel. Es gibt nämlich eine Anzahl weiterer Erscheinungen, welche zeigen, daß in diesem Funktionsbereich die gesuchte wechselseitige Beziehung zwischen Sensibilität und Motorik stattfindet. Wir meinen die Physiologie und Pathologie der motorisch sich manifestierenden, aber sensorisch mitbedingten Fehlweisungen und Fehlbewegungen: Vorbeizeigen, Lageabweichungen, Allotaxien, Ataxien. Das Studium ihrer sensorischen Abhängigkeiten ist aber über die allgemeinste Formulierung der Sensomobilität auch heute noch kaum zur Erkenntnis wirklicher Funktionsgesetze vorgedrungen. Wir wissen von systematischen oder schematischen sensomotorischen Gesetzen leider noch sehr wenig. Daß aber solche möglich sind, ja sicher bestehen, beweisen unzweifelhaft jene analogen Abhängigkeiten vom optischen und labyrinthären Organ: das Vorbeizeigen bei Augenmuskellähmung, bei vestibulären und cerebellaren Störungen sind eindrucksvolle Beispiele dafür und für den gesetzmäßigen Zeitablauf derartiger nervöser Umstimmungen aus der Sphäre der Sinnestätigkeit. Ihre Untersuchung hat also mit der genauesten Untersuchung der *Leistungsanalyse* im Sinne dieser Darlegungen zu erfolgen und gleichzeitig zu prüfen, wie weit der *Funktionswandel* die Erscheinungen erklären kann [v. Weizsäcker (5)].

Untersuchung von noetischen Leistungen. Die Fähigkeit, Urteile über die räumliche oder zeitliche Lage und Ordnung von Reizen auf Grund der sensibeln Eindrücke oder Erlebnisse abzugeben, ist etwas vollkommen anderes als die räumliche oder zeitliche Lage und Ordnung der nervösen Erregungen selbst. Man kann daher gewiß oft genug feststellen, daß der taktile Eindruck der Distanz zweier Zirkelspitzen und die (mit dem Meterstab gemessene) objektive Distanz derselben mehr oder weniger „übereinstimmen“, wobei diese „Übereinstimmung“ ein abgekürzter Ausdruck für eine komplizierte Reihe von zusammenhängenden Operationen des Messens, der Vergleichung (unter Einschluß optischer Eindrücke) usw. ist. Aber die Annahme, die objektive Distanz der beiden gereizten Orte bzw. Receptorerregungen sei selbst und als Distanz zugleich die physiologische Grundlage des Sinneserlebnisses einer Distanz — diese Annahme ist nicht zu halten. Damit widersprechen wir sowohl denen, welche eine solche Beziehung naiv voraussetzten, wie denen, welche etwa mit v. Kries eine solche „Parallelfundierung des Raumsinnes“ als besondere Theorie mit Überlegung angenommen haben. Wir halten vielmehr das Prinzip der Abbildung in der Deutung der raumsinnlichen Leistungen für in jedem Betracht verfehlt und führen für diese Stellungnahme die ganze Fülle derjenigen Beobachtungen an, welche zeigen, daß alle besonderen Raum- (und auch Zeit-) Wahrnehmungen, die wir kennen, jedesmal das Ergebnis besonderer neurophysiologischer Funktionen sind. Einpunkterlebnis, Zweipunkterlebnis, Größeneindrücke, Bewegungseindrücke, Richtungs- und Figurwahrnehmungen, sie alle kommen durch Funktionen zustande, keines von ihnen ist primäres Resultat der selbst schon räumlich (oder zeitlich) gedachten Anordnungen von Reizen oder Erregungen des nervösen Feldes. Der Beweis ist nirgends so reichlich zu erhalten wie in der Pathologie. Am Kranken sehen wir, daß die sensibeln Eindrücke aller Qualitäten jederzeit ablösbar sind von dem Ortswert, mit dem sie normalerweise gegeben sind. Die Empfindungen werden dann z. B. an „falschem" Ort, verdoppelt, verschmolzen, bewegt statt ruhend und umgekehrt, verbreitert, ausstrahlend oder überhaupt unlokalisierbar wahrgenommen; ein Zeichen, daß zu ihrer „normalen" Raumbestimmtheit Bedingungen mitgewirkt haben, die nun gestört oder weggenommen sind. In zeitlicher Hinsicht erscheint eine Empfindung dann gleichfalls verkürzt, verlängert, verspätet, verschmolzen oder diskontinuierlich, schwirrend oder unterteilt, in umgekehrter Reihenfolge bezüglich des Ortes usw., so daß auch die Zeitbeurteilungen sich gleichfalls als physiologisch zustande gekommene, von Funktionen abhängige erweisen.

Auch wer sich dieser Grundauffassung nicht ohne weiteres anschließt und in ihr nur eine mögliche Hypothese sähe, wird nicht umhin können, in der methodischen Einstellung dieser Möglichkeit Rechnung zu tragen. Dies muß sich dann darin ausdrücken, daß man ein raum- oder zeitsinnliches Urteil des Untersuchten, wenn es nicht „normal", d. h. der objektiven Reizbeschaffenheit konform ausfällt, nicht als „Fehler" oder „Täuschung" registriert, sondern als Abänderung einer schon normalerweise tätigen Funktion. Dieser Unterschied ist nämlich nicht nur terminologischer Art, sondern er beeinflußt die Untersuchungsmethode. Wenn wir „Fehler" oder „Täuschung" sagen, dann setzen wir voraus, die normale Funktion sei die Funktion des „richtigen", nämlich mit objektiven Verhältnissen konformen Abbildens oder auch: diese richtige Abbildung sei etwas dem Organ ohne besondere Funktionen eben Einwohnendes. Beides halten wir für unzutreffend; setzt man es aber voraus, so wird man in der Analyse dieser Leistungen immer wieder auf die Prüfung der Wahrnehmungs*fehler* oder *-täuschungen* zurückkommen, also die objektive Reizkonstellation mit den sinnlich fundierten *Urteilen* gemäß der Vorschrift der objektiven Reizgestalt vergleichen. Unsere Aufgabe ist nun aber nicht nur, diese räumlich-zeitlichen *Urteilsmöglichkeiten* zu untersuchen, sondern die Abhängigkeit des *ganzen* Erlebnisses ohne jede Beschränkung auf die räumlich-zeitlichen Bestimmungen. Überdies sind ja Fragen nach Zahl, Erstreckung, Richtung, Winkel usw. meist Fragen im Sinne einer einseitigen Form einer Geometrie, nämlich der enklidischen. Auch diese Beschränkung ist erkenntnistheoretisch unbegründet. Da wir ferner wissen, daß gerade im taktilen Sinnesvorgang „Summation", „Verschmelzung" usw. normale Funktionen sind, denen zufolge räumlich und zeitlich Distantes zu Intensitätswerten transformiert wird (s. u.), da ein heftiger Reiz auch eine längere Nachempfindung auslöst, also Intensitätswerte in Zeitwerte transformiert werden, ist die vorhin bekämpfte Form der Fehleruntersuchung schon für den Gesunden als eine irreleitende Einschränkung erkennbar.

Erst wenn man sich dies völlig klar gemacht hat, wird man erkennen, daß die gebräuchlichen Untersuchungen auf Lokalisation, Diskrimination usw. eigentlich nur die Frage aufwerfen: inwieweit ist unser sinnliches Erlebnis zugänglich als Material für Urteile, die Geltungswert für objektive, raumzeitliche Verhältnisse von Gegenständen haben. Die nervösen Funktionen selbst, welche dieses Material zustande bringen, sind damit methodisch noch gar nicht berührt. Das schließt keineswegs aus, daß auch über diese Funktionen selbst bei dieser Gelegenheit im Sinne der Stichprobe und der gelegentlichen Offenbarung auffallender Verhältnisse etwas gewonnen wird. Aber, dies ist das Ergebnis, die Untersuchungen der Urteilsobjektivität liefern ein zufälliges, kein methodisches

Indizium für die raum- und zeitsinnlichen Funktionen. Sie haben eine gewisse Deskription geliefert, aber sie stehen methodisch tiefer als die Prüfungen der Funktionen selbst. Wir befinden uns, so kann man auch sagen, hier auf dem Gebiet der Leistungsprüfung, nicht der Funktionsanalyse. Es ist hier nicht mehr die Frage: wie verläuft die Funktion? sondern: wofür ist sie verwertbar? — eine Frage, die man durchaus nicht teleologisch, sondern, wie das Beispiel der Raum- und Zeiturteile sehr gut lehrt, zweckfrei und scharf sachlich-kontret stellen kann.

Wir können auch sagen: auch für die raum- und zeitsinnlichen Wahrnehmungen der Sensibilität halten wir fest an der methodischen Regel: Erlebnis, Funktion und Reiz sollen in Beziehung gesetzt werden. Nimmt dieses Inbeziehungsetzen die Form eines Vergleichs objektiver raumzeitlicher Verhältnisse mit raumzeitlichen *Sinnesurteilen* an, so ist damit ein geometrisch-logischer Gesichtspunkt als Komplikation oder als Einschränkung eingeführt, die einen untergeordneten Hilfswert haben kann, aber nicht als Selbstzweck sinnvoll wäre; als solcher würde sie in die Irre leiten. Darum brauchen wir für diese Fälle den besonderen Ausdruck der *noetischen* Leistungen.

Lokalisation. Die Fähigkeit, den Ort eines Hautreizes zu erkennen, kann man prüfen, indem man den Untersuchten entweder 1. eine mündliche Beschreibung geben läßt („am linken Fußrücken außen" usw.) oder ihn 2. die Stelle mit dem Finger berühren läßt oder 3. die Stelle auf einem schematischen Bilde des Körpers, der Hand usw. anzeigen läßt. Wir beanspruchen im ersten Fall also Vorstellungs- und Sprachvermögen, im 2. gestatten wir die Mithilfe der sinnlichen Identifizierung eines früheren mit einem späteren Reize, im 3. Falle benützen wir eine Übersetzung aus dem taktilen in einen optisch-bildlichen Bereich. Diese Bemerkungen und Unterschiede zeigen schon, wie verschiedenartig diese drei Methoden, wie komplex die geforderten Leistungen hier sind. Da bei Kratz-, Wisch- und Abwehrreflexen ebenfalls eine rasche und oft eindeutige Findung berührter Körperstellen stattfindet, so sind diese Reflexe mit der Leistung der 2. Methode mindestens vergleichbar. Die Untersuchung schlafender, somnolenter, bewußtloser Personen beweist deren Fähigkeit zur Lokalisation, ohne daß die Voraussetzung erfüllt ist, die wir in einer *Wahrnehmung* des Sinnes zu erblicken gewohnt sind. „Tastzuckungen" können nach Gelb und Goldstein bei cerebraler Agnosie sehr wohl eine solche Lokalisation ohne Wahrnehmung des Ortes ermöglichen. Beim gesunden Menschen ergeben diese drei Methoden aber ähnliche Resultate; wenn man auf den mittleren Fehler, mit dem die Aufgabe gelöst wird, achtet (vgl. z. B. Henri), so ist der Fehler bei der 2. Methode im allgemeinen am kleinsten. O. Foerster (1) erhält beim Zeigen mit offenen Augen (sog. Volkmannsche Methode) beim Normalen nebenstehende Fehler.

Volarseite der Finger	1—1,5	cm
Dorsalseite der Finger	1—2	„
Vola manus	5	„
Handrücken	5	„
Vorderarm	5—8	„
Unterschenkel	7—13	„
Zehen	2—4	„
Fußrücken	8	„
Trigeminus I	8	„
„ II	6—7	„
„ III	6—7	„

Es wurde schon angedeutet, daß die Leistung der Lokalisation insofern nicht als „rein receptorische" oder bloße Wahrnehmung gelten kann, als in ihr eine motorische Leistung steckt, welche in besonderen Fällen ohne Wahrnehmung erfolgt. Auf der anderen Seite ist zu bemerken, daß die Wahrnehmung eines Ortes am eigenen Körper zugleich eine Wahrnehmung eines Ortes im Raume, der also mehr oder weniger unabhängig vom Körper vorgestellt werden kann, ist. Wie der motorische Anteil ein nichtsensorisches Element darstellt, so der räumliche Anteil ein nichttaktiles. Wir dürfen demnach erwarten, daß Störungen sowohl in der Motorik wie in der Raumvorstellung die Akte der taktilen

Lokalisation beeinträchtigen können, ohne daß die „Sensibilität“ selbst gestört ist. Beides kommt vor und ist bekannt. Wie wenig nun die Voraussetzung zutrifft, man könne mit der Prüfung des Lokalisationsvermögens eine physiologische Funktion feststellen, wird am einfachsten klar, wenn man einige wichtige klinische Typen der Fehllokalisation am eigenen Körper aufzählt.

a) Misweisung, Mitempfindung, Kuppelung. Bei peripheren Nervenverletzungen kommt es vor, daß grobe Lokalisationsverlagerungen, die meistens in zentralwärts oder gegen das normale Gebiet zu gerichteter Verlegung des berührten Ortes bestehen und in konstanter Weise an bestimmte Stellen des geschädigten Feldes geknüpft sind (HEAD: refered sensation). Auch bei spinalen und cerebralen Prozessen, z. B. bei Kompressionsmyelitis, sieht man äußerst stark solche Misweisung, die dann hier auch mit großer Unsicherheit der Lokalisation bis zu deren Aufhebung (trotz bemerkter Empfindung) gehen kann. — Ein beim Gesunden vorkommendes und vielen Menschen geläufiges Phänomen besteht darin, das beim Berühren oder Kratzen einer Hautstelle eine oft sehr entfernte Stelle an anderen Körperteilen ebenfalls oft juckend oder schmerzend anspricht. QUINCKE hat diesen Mitempfindungen eine Darstellung gewidmet. Ein anderes Phänomen ist die von v. FREY Kuppelung genannte Beziehung zweier Druckpunkte im Regenerat peripherer Nervenläsionen, derzufolge bei Berührung des einen stets auch der andere anspricht. Diese Kuppelung kann gegenseitig sein, und sie kann mehr als 2 Punkte betreffen. Sie ist offenbar Vorstufe und Grundlage für die prickelnde Parästhesie, welche solche Kranke bei Strichen über diese Gegend empfinden.

b) Allocheirie, Dyscheirie werden Zustände genannt, in denen Kranke entweder unsicher sind, welche Körperseite berührt wurde, in denen es also zur Rechts-Linksverwechslung kommt. Von ihnen sind abzugrenzen diejenigen, bei welchen eine einfache symmetrische Verlagerung der Empfindung auf die andere Körperseite erfolgt, welche OBERSTEINER und JONES studiert haben, und die zu einer interessanten experimentellen Analyse (MOTT, DUSSER DE BARENNE) geführt haben. Es handelt sich meist um Rückenmarksfälle, selten auch um cerebrale Herde. Das Phänomen kann so verlaufen, daß ein auf der gesunden Seite gesetzter Reiz zuerst hier und kurz darauf symmetrisch auf der kranken Seite empfunden wird.

c) Systematische Raumsinnstörungen, z. B. bei cerebellaren, vestibulären, koordinatorischen Störungen wird man vielleicht aus der Sensibilitätslehre verbannen wollen, weil bei ihnen die Regulationsstörung der Motorik das primäre sei und von der sensorischen Aufmerksamkeit nicht hinreichend korrigiert werde. Indes ist dies bereits eine Theorie, deren Unanwendbarkeit durch die schon dem Normalen eigene Tatsache erwiesen wird, daß die Lokalisation auf der Haut nicht unabhängig von der Lage der Glieder ist. Auch wenn die Vorstellung der Gliedlage von der wirklich vorhandenen abweicht, oder wenn diese eine etwas unnatürliche oder wenig gewohnte ist, kommt es zu Abweichungen. Wir nennen alle diese Misweisungen systematische, weil sie gewöhnlich alle Stellen eines ganzen Gliedabschnittes, ja einer Körperhälfte und dann ceteris paribus in der gleichen Richtung betreffen. — Wir können noch die wichtigen Einflüsse einer vorhergehenden Reizung auf die Lokalisation der nachfolgenden hier anschließen, die wie manche anderen Bedingungen in den speziellen Lehrbüchern (z. B. FRÖBES) nachzusehen sind.

Die Trennbarkeit der Empfindung von ihrem Ortswert ist, wie gesagt, von grundlegender theoretischer Bedeutung, aber auch sie ist im pathologischen Fall nur eine Übertreibung des normalen Verhaltens. Fragt man nämlich genauer, was „Ort“ denn eigentlich hier bedeutet, so ist es ja stets zugleich Einordnung, Ort *in* einem Gebiet, und dies wieder am Körper, im Raum usw.

Ort ist stets zugleich: „nicht ein anderer, sondern dieser". Man kann also auch die Fähigkeit prüfen, den Unterschied zweier Orte zu bemerken. Dabei fand v. FREY und METZNER, daß die Leistung der Ortsunterscheidung (Merkzeichen) sehr viel genauer ist als die der Richtungsunterscheidung (man soll die Richtung der Verbindungslinie angeben) und diese wieder genauer als die der Distanzunterscheidung (man soll die Distanz schätzen). Der Begriff des Ortes leitet also bei seiner Analyse unvermeidlich zu dem der Ortsunterscheidung über.

Diskrimination. Man pflegt sie entweder simultan durch zwei abgestumpfte Zirkelspitzen zu prüfen oder sukzessiv mit den üblichen Druckreizen. Hier also tritt eine eigentliche „Schwellen"methode in Gebrauch, aber man darf,

Bezeichnung nach dem Inhalte der Wahrnehmung	Art des Reizes	Schwelle Reizgröße in mm	Wahrnehmung bzw. Aussage	Autoren
Empfindungsschwelle	bewegt, 50 mg	< 0,5	Berührung	AHRINGSMANN und BUCH
Bewegungsschwelle	bewegt, 2 g	0,5—0,6	Bewegung	AHRINGSMANN und BUCH
Merkzeichen (sukzessiv)	zwei sukzessive Orte	2—3	zwei ortsverschiedene Punkte, ohne Richtung	v. FREY und METZNER
Bewegungsrichtungsschwelle	bewegt	6—7	Bewegung mit Richtung	HALL und DONALDSON, BASLER
Richtungsschwelle	zwei sukzessive Orte	—	zwei ortsverschiedene Punkte mit Richtung	v. FREY und METZNER, SCHOLZ
Größenschwellen (Unterschiedschwellen)	Flächen, Kanten	1—10	Spitze, Fläche Strecke	JUDD, FRIEDLINE EISNER, KRONENBERGER u. v. WEIZSÄCKER, BUCH u. MALAMUD
Simultane Bewegungsschwelle	zwei simultan bewegte Spitzen	< 12	zwei bewegte Spitzen	K. MÜLLER
Simultane Raumschwelle („Tastkreis")	zwei simultane Spitzen	40—50	zwei Punkte zugleich	E. H. WEBER
Lokalisationsschwelle („Ortssinn")	ein Ort	40	Identifizierung mit dem Finger	VOLKMANN, SPEARMAN, HENRI

streng genommen, die Schwellenmethode bei Qualität und Intensität der bei Raum- und Zeitwerten nicht gleichsetzen. Die WEBERsche Tastzirkelmethode ist äußerst vielfach verwendet und studiert. Es ergab sich, daß die Schwellen, je nachdem man die Reize anbringt, und je nach den noetischen Aufgaben äußerst verschiedene Raumschwellen ergeben. Die meisten dieser Fragen sind am kranken Organ noch nicht durchuntersucht. Um wenigstens eine oberflächliche Orientierung über die Fragestellungen und Methoden, die man angewendet hat, zu geben, entnehmen wir einer früheren Diskussion der Raumschwellen [STEIN und v. WEIZSÄCKER (2)] die vorstehende Tabelle. Aus ihr sind eine ganze Reihe wichtiger Unterscheidungen und Einflüsse abzulesen.

Die Schwellenwerte der Tabelle erlauben nur den gröbsten Überblick, da sie an zum Teil verschiedenen Hautstellen und unter bestimmten Bedingungen gewonnen, vielfach nicht direkt vergleichbar sind. Die Zitate sollen nur als Zugang zu einer umfangreichen, die vielen Apparaturen, die ersonnen wurden, enthaltenden Literatur eröffnen. Wichtige Momente wie der Einfluß der Reizintensität auf die Raumleistungen und Schwellen sind in der Tabelle überhaupt nicht zum Ausdruck gebracht. Eine weitere Frage ist die nach den raumsinnlichen Leistungen bei anderen als Druckreizen. Schmerz und Temperaturreize, mit und ohne Ausschaltung des (technisch mitlaufenden) Druckreizes, sind neuerdings vielfach untersucht worden (Schmerz: SCHRIEVER), Temperatur: REIN und STRUGHOLD) und haben bemerkenswert von den Raumschwellen des Drucksinnes abweichende Werte gezeigt.

Die Tabelle lehrt nun das wichtige Weitere, daß das Vermögen der Lokalisation im engeren Sinne, die Schwellenwerte des Ortssinnes und die Tastkreise an letzter Stelle stehen, also am ungenauesten sind. Daraus darf man schließen, daß gerade die Lokalisation nicht die Grundfunktion für alle anderen Wahrnehmungsleistungen räumlicher Art sein kann — höchstens umgekehrt. Die Fähigkeit zu so subtilen raumsinnlichen Leistungen, wie das Tastorgan der Haut sie liefert, kann nicht geometrisch erklärt werden. Wir verstehen dieses Rätsel sofort, wenn wir einige weitere Leistungen raumsinnlicher Art untersuchen.

Bewegungen, Größen, Richtungen, Figuren. Die Untersuchung dieser Reizgestalten ist am Krankenbett im allgemeinen mit Finger oder Nadel leicht und ohne besondere Apparate ausführbar. Sollen sie quantitativ erfolgen, so sind gewisse Schwierigkeiten zu überwinden. Kraft und Geschwindigkeit des Aufsetzens des Reizkörpers, Geschwindigkeit, Erstreckung, Richtung seiner Bewegungen müssen dann beherrschbar sein, schon weil alle diese Momente die Art des Eindrucks und die gefragte Urteilsleistung beeinflussen. Für bewegte Reize ist die Reibung der Unebenheiten der Haut, die Behaarung, die träge Masse der Reizhebel usw. bei der Konstruktion der Apparate ausschlaggebend[1]. Man kann also Bewegungen auf der Haut nach Schwelle, Geschwindigkeit, Richtung, Größe beurteilen lassen; man läßt simultan aufgesetzte Flächen nach Form, Größe oder Gewicht beurteilen, man läßt Strichfiguren, wie besonders Zahlen oder Kreise, Gleichheitszeichen, evtl. lateinische Kursivbuchstaben oder Antiqua erkennen. Diese letztere Methode hat sich wiederum hervorragend bewährt zur Auffindung des Zustandes, den wir als *Funktionswandel* bezeichnen, und der oben mit den Merkmalen der Schwellenlabilität und der Umstimmungsstörung charakterisiert wurde. Hier nämlich findet man, daß entweder 1. auf die Haut geschriebene Zeichen trotz erhaltener Druckempfindung nicht mehr erkannt werden, oder daß 2. bei Wiederholung solchen Zahlschreibens auf dieselbe Hautstelle nach anfänglichem Erkennen diese Fähigkeit z. B. beim 4. oder 6. Male oder noch später erlischt, oder endlich daß 3. bestimmte Zeichen charakteristisch verändert oder deformiert erscheinen. Z. B. kann sehr häufig ein Kreuz als Kreis oder Spirale (ein 4 als 6), ein =-Zeichen als Rund- oder Hakenfigur usw. angegeben werden [J. STEIN (5), STENGEL]. — Wir können weiter Fälle finden, bei denen Punkte als Striche, Striche als Punkte, aufgesetzte intensive Druckreize überhaupt nicht, schwache, aber bewegte, sehr wohl erkannt werden; an Rumpf und Extremitäten können Quer- und Längsstriche von verschiedener Wertigkeit, Richtungen verkehrt, verlagert oder gar nicht erkannt werden usw.

Eine besonders wichtige Prüfung ist dann die auf die *Beziehung* zwischen *zeitlichen* und *räumlichen* Verhältnissen der Reizgestalt und deren *Einfluß* auf den sinnlichen Eindruck. Werden z. B. zwei oder drei Reize in gewisser Distanz und sukzessiv in bestimmtem Zeitabstand gegeben, so entsteht, wie BENUSSI zeigte, ein Bewegungseindruck („virtuelle Bewegung“). Er ist an bestimmte formale Bedingungen der Reizgestalt gebunden, und wir haben gefunden, daß

[1] Vgl. z. B. die Kontroverse zwischen AHRINGSMANN und BUCH und v. FREY: Z. Biol. **84**, 541 (1926); **86**, 503 (1927). Weitere Literatur s. Zitate zu Tabelle S. 732.

er unter pathologischen Verhältnissen gesteigert, verändert sein kann. Man kann ferner feststellen, daß eine *Transformation* objektiv zeitlicher Distanzen in räumliche Distanzerlebnisse bei Kranken zu beobachten ist; ein als Daktylus oder Anapäst gegebener Rhythmus auf derselben Stelle kann als Reizung an drei verschiedenen und durch eine kurze und eine lange Strecke getrennten Stellen wahrgenommen werden. — Aber auch die Druck*intensität* der Reize beeinflußt die Eindrücke von ihrer Größe oder Distanz, wie schon lange bekannt ist. Auch hier ist der Ausdruck Transformation berechtigt.

Man hat ferner Kranke gefunden [v. Weizsäcker (4)], bei denen derartige Transformationen verbunden waren mit pathologischer Wahrnehmung von Länge, Dicke und Schwere der eigenen Gliedmaßen, die dann in jeder dieser Richtung vergrößert oder verkleinert erscheinen, ebenso wie sie beim Amputationsphänomen verkleinert erscheinen. Bei ihnen konnte dann nicht nur die Eigenwahrnehmung, sondern auch die Fremdwahrnehmung dieselbe Umgestaltung erfahren: getastete Gegenstände erschienen verkleinert oder vergrößert.

Der allgemeine Eindruck geht nun dahin, daß die Sinneseindrücke, welche das Material für noetische Leistungen liefern, recht mannigfacher, wenn man will, „qualitativ" verschiedener Art sind. Jeder, der sich der Fülle der Eindrücke hingibt, kennt auch die Unvergleichbarkeit dieser Mannigfaltigkeit und die Unfähigkeit der Sprache, ihr gerecht zu werden. Eine Charakterisierung durch die drei formalen Bestimmungen des Räumlichen, Zeitlichen und Intensiven würde ganz unzulänglich sein. Denn mit ihrer quantitativen Veränderung läuft eben jene qualitative jederzeit einher. Worte wie stechend, spitz, stumpf, glatt, rauh, hauchend, prickelnd, reibend, kratzend, streichelnd, hell, dunkel, breit, tief, hart, weich, bohrend, gespannt, ziehend, drückend, schattenhaft, springend, einfach, doppelt, gekoppelt, länglich, rundlich, scharf, vibrierend, ausstrahlend, kitzelnd, juckend, brennend, beißend, verschwommen, verwaschen, oberflächlich, schnellend, schwimmend, elastisch, taub, pelzig, sammetartig, matt und viele viele andere — sie alle können einmal auf einen taktilen Eindruck angewendet werden, etwas Eindeutiges bezeichnen und doch in den drei formalen Kategorien nicht analytisch definiert werden. Pathologische Zustände vermehren die Skala um neue Qualitäten, zeigen aber im ganzen genommen eine eingeschränkte Mannigfaltigkeit möglicher Empfindungsarten. Darum soll hier die Ansicht vertreten werden: nicht nur die raum-zeitlich-intensiven Merkmale in der Wahrnehmung seien es, vermöge deren wir Orte, Größen, Geschwindigkeiten, Figuren erkennen und unterscheiden bis zu so hohen Graden der Präzision und Mannigfaltigkeit; sondern gerade umgekehrt: die schwer faßbaren qualitativen Merkmale, die bei den noetischen Leistungen miterscheinen, sind es, welche diese Steigerung der Leistung ermöglichen. Was das *Objekt* als jene formale Differenzierung zubringt, das bewältigt das *Sinnesorgan* unter stärkster Mitwirkung von Qualitätsunterschieden im taktilen Eindruck.

Dies ist einer der für die Untersuchungsmethode wichtigen Punkte. Der andere ist dann der, daß jene *Transformationen* der drei formalen Gegebenheiten des Reizes: der zeitlichen, räumlichen und intensiven *untereinander* stattfinden. Wir kommen bei den gnostischen Leistungen darauf zurück.

Gnostische Leistungen. Wenn von der Analyse der noetischen Leistungen zu sagen ist, die Benutzung der Urteile des Untersuchten über quantitative Verhältnisse habe nur die Bedeutung eines Tests, nicht die einer Funktionsanalyse, so gilt für die gnostischen Leistungen entsprechend: die Benutzung von Vorgängen und Dingen bedeutet, daß wir die Voraussetzungen des Gegenstanderkennens an der Art ihrer Wahrnehmung prüfen, nicht die Funktion des

Gegenstanderkennens selbst. Damit ist die Grenze neurologischer Untersuchung überhaupt erreicht und bezeichnet — nicht aber die Eigenart dieser Leistungsstörungen erschöpft. Denn die als Sensibilität bezeichnete Schicht organischer Vorgänge umfaßt in der Tat nur eine der Voraussetzungen; dies ist schon bei den noetischen Leistungen deutlich geworden. Wir verfolgen hier unsere Methodenlehre nur soweit, als sie erfahrungsgemäß nach den Tatbeständen in Betracht kommen. Nachdem nun WERNICKE als Tastagnosie einen Zustand „ohne wesentliche Sensibilitätsstörungen" bezeichnet hatte und seine Lehre große Verbreitung gefunden hat, ist das gegenwärtige Kapitel gleichbedeutend mit einer Polemik gegen die assoziative oder psychologische Deutung gewisser Fälle dieser Gruppe. Es genügt daher zunächst die methodische *Forderung*, Fälle von gestörtem Dingtasterkennen (einschließlich stereoagnostische Störungen) auf diejenigen Funktionen zu untersuchen, welche hier beschrieben wurden, besonders aber auf die als Funktionswandel zusammengefaßten (s. u.), weil man sie dort finden kann, wo die Funktionsanalyse alten Stils nichts ergibt [COHEN (1), GANS].

Darüber hinaus ist dann zu fragen, ob die Untersuchung des Tasterkennens mit anderen Methoden Ergebnisse hat, welche auf die bisher hier besprochenen Untersuchungsarten ein neues Licht wirft und ihre Theorie und ihre Verwertung beeinflussen kann. Dies war und ist zweifellos der Fall dort, wo man die in dem einleitenden Abschnitt besprochene Übertragung gewisser, namentlich von der nervösen Peripherie und vom Elementar- und Leitungsprinzip beherrschter Vorstellungen auf das spinale und cerebrale Geschehen geübt hat. Der gnostische Akt ist nicht verstehbar als Summe oder Synthese von einigen Elementarempfindungen. Diese vor allem durch die gestaltpsychologische Schule überwundene Einsicht bedeutet um dieser ihrer negativen Seite willen jedoch nicht eine Ausschaltung organphysiologischen Denkens und Untersuchens. Wenn hier die Bindung an das Schema der Neuronenlehre hemmend wirkte, so ist die Bindung an die Struktur überhaupt darum nicht aufzugeben. Die Frage ist überall: welche Gesetzmäßigkeiten haben wir auf strukturelle Bindung zurückzuführen, welche nicht? Die Möglichkeit, daß dieselbe Struktur Schauplatz verschiedener Erregungsarten und Erregungsbilder wird, hat auch die strengste Physiologie nie bestritten. Wir erinnern nochmals an die Tatsachen, die wir als Transformationen bezeichnet haben, um nur ein Beispiel neuer Wege der Analyse komplexer Leistungen zu geben. Daß nun bei Leistungen der Gnosie die früher sogenannten Elementarfunktionen der Sensibilität wie Empfindung von Druck, Schmerz, warm, kalt, Bewegung, Lokalisation, Diskrimination *und nichts weiter* die Leistungen nicht erklären können, sondern ganz andere *Funktionen* herangezogen werden *müssen*, dies ist ein sicherer Bestand unseres heutigen Wissens, der am stärksten in den Analysen von GELB und GOLDSTEIN gefördert worden ist. Aber man brauchte und wollte damit nicht die Untersuchung auf rein psychologische Begriffe und Methoden verweisen, wenn man die richtige Folgerung zog, daß jene sogenannten Elementarfunktionen *gar keine sind*, sondern daß jede von ihnen zugleich eine noch völlig unanalysierte Leistung in unserem Sprachgebrauch darstellt. Damit ist ausgesagt, daß sie ebenso einem pathologischen Abbau unterliegen können wie die sogenannten gnostischen Störungen.

Was als Untersuchungsregel für gnostische Leistungen sich daraus ergibt, wäre also, daß man durch eine *sehr große Breite* von Reizgebungen (Gegenständen) die Kranken zwingt, zu offenbaren, welche Leistungen bei ihnen möglich sind, welche nicht. Man wird Gebilde von 1, 2 und 3 Dimensionen ihrer Tastfläche darbieten, man wird Konsistenz, Rauhigkeit, geometrische Figur, Gebrauchszweck, chemische Zusammensetzung (Holz, Metalle usw.) variieren, wird bekannte und unbekannte, gewohnte und seltene, man wird ruhende und bewegte Objekte der ruhenden und der zur Bewegung ganz oder teilweise freigegebenen Tastfläche vorlegen. Der Sinn dieser Variationen ist methodisch betrachtet aber der, daß wir über den noch unbestimmten Begriff der Gestaltfunktion hinaus die uns noch unbekannten hochzentralen Funktionen und Funktionsgesetze ermitteln wollen. Damit stellt diese Darstellung aber eine Aufgabe, für die nähere Anweisung noch nicht möglich ist. Nur so viel kann gesagt werden, daß die Zielrichtung nicht auf psychologische Begriffe, sondern auch hier auf neue nervöse Funktionen gehen muß, für deren Umschreibung einige Ansätze vorliegen [v. WEIZSÄCKER (6)].

Auch hier hat die psychologische Einstellung allerdings insoferne den breitesten Raum einzunehmen, als die primitive Aussage, ob ein Gegenstand erkannt wird oder nicht, so gut wie nichts leistet (RÉVESZ). Ein Bild der pathologisch veränderten Wahrnehmung selbst muß dem Untersucher so genau wie möglich bekannt werden. Man greift dafür z. B. zur plastischen Nachbildung des Getasteten in Lehm mit der gesunden Hand; oder man läßt ihn das Getastete zeichnen oder durch Gesten wiederholen. Dazu käme der Versuch einer möglichst vollständigen sprachlichen Beschreibung. Man kann statt des Erkennens nur ein taktiles Wiedererkennen oder das Wiedererkennen des Getasteten durch das Auge prüfen. Man kann ferner die zum Tasten gewährte Zeit variieren. Man kann die Tastbewegungen unterdrücken und den Gegenstand auf der Tastfläche hin- und widerbewegen. Die Beobachtung der Tastbewegungen selbst ist von Bedeutung, da *sie* ja vor allem mitbestimmt, was und wie vom Gegenstand überhaupt Reiz wird. Auch kann man die Leistung durch Handschuhe oder andere Überzüge erschweren sowie das Tasten mit instrumentellen Zwischengliedern (Sonde) aufgeben. Diese und andere Varianten müssen als Weg zu deskriptiver Vorarbeit für die Ermittelung der uns noch unbekannten Funktionen gelten.

Einteilung der Sensibilität und Untersuchungsschema.

Die Einteilung der Sensibilitätsuntersuchung nach Topik, Funktion und Leistung besagt, daß wir nicht vom anatomischen oder physiologischen Aufbau als einer uns schon bekannten Organisation ausgegangen sind, sondern von deren *Gebrauch* (oder Gebrauchsstörung) in örtlicher, in technischer und in biologischer Hinsicht. Darin liegt eine Abweichung von gewissen *herkömmlichen Einteilungen*, die wir als „systematische“ bezeichnet haben. Wenn auch diese Abweichung an einigen Stellen schon erörtert und begründet wurde, so verdient sie hier doch noch eine kurze Besprechung.

1. „Oberflächen- und Tiefensensibilität.“ Um hier die richtigen Grundlagen zu gewinnen, muß man sich zunächst gewöhnen, die örtliche *Erregung* von Receptoren als solche und die *räumlich-zeitliche Form*, in der dies geschieht, zu unterscheiden; wir können zu den formalen Bestandteilen auch die *Intensität* zählen. Statt Ort und Form der Erregung zu trennen, mischte man diese Gesichtspunkte durcheinander. Wenn man mit der Unterscheidung von Oberflächen- und Tiefensensibilität nur die verschiedene, rein örtliche Lagerung der Receptoren in Cutis, Subcutis, Muskeln, Sehnen, Gelenken, Knochen hätte treffen wollen, so wäre nichts gegen sie einzuwenden gewesen. Aber man knüpfte daran gewisse funktionelle Einteilungen, indem man dem oberflächlichen Organ die taktilen, die thermischen und Schmerzqualitäten zusprach, dem tiefgelegenen dagegen den regulierenden Einfluß auf die Motilität sowie den Bewegungs-, Kraft- oder Schweresinn und dergleichen mehr. So ist das Wort „Tiefensensibilität“ für viele Autoren und Lehrbücher geradezu eine Abkürzung für Lage-, Bewegungs-, Kraft- und Regulationssensibilität geworden. Prüft man aber nun jede einzelne dieser Leistungen analytisch und unter Verwertung aller physiologischen und pathologischen Tatsachen, so ergibt sich ein völlig anderes Bild. Es zeigt sich, daß gerade an diesen Leistungen (sowohl den wahrnehmenden wie den regulatorischen) meistens oberflächliche und tiefe Receptoren beteiligt sind, daß diese einander sogar ersetzen können, und daß es nicht nur auf spezifische Receptor*arten*, sondern auf eine bestimmte *Form* ihrer Erregungen dabei ankommt. Wir konnten es daher nicht umgehen, die wichtigsten Leistungen, die untersucht zu werden pflegen, hier einer kritischen Analyse zu unterziehen. Dabei stellte sich heraus, daß die Wahrnehmung von Vibration, Gliedbewegung, tiefem Druck, Raumgestalten, also von Reizgestalten, die man recht eigentlich als Leitungen der „Tiefensensibilität" aufgefaßt hatte, diesen Namen in doppeltem Betracht nicht verdienen. Einmal, weil an ihrem Zustandekommen die taktile Hautsensibilität ganz vorwiegend und nicht nur akzessorisch beteiligt ist. Und zweitens, weil es nicht angeht, hier von einem einheitlichen und von den übrigen Leistungen der Oberfläche abzugrenzenden Leistungsgebiet oder gar Sinnesorgan zu sprechen. Die Wahrnehmung von Qualitäten und von Strichfiguren auf der Hand ist genau so eine Leistung ihres Sinnesapparates wie die von Vibrationen oder Gliedbewegungen. Andererseits ist nicht zu bezweifeln, daß tiefer gelegene Receptoren an solchen Leistungen beteiligt sind. Aber wir müssen bekennen, daß unsere Kenntnisse über deren Lokalisation und Funktionsweise nur beim Kraftsinn, also bei den auf Spannung in der Längsrichtung der Muskeln ansprechenden Receptoren, einigermaßen sichere sind. Über die Beteiligung anderer tiefer Receptoren an Lage- und Bewegungswahrnehmungen, an der Stereognosie, Vibration, tiefem Druck u. a. besitzen wir leider nicht ebenso exakte Untersuchungen wie bei der Hautoberfläche, was nach ihrer Lage auch nicht erstaunlich ist.

v. Frey, dem wir einen großen Teil dieser Einsichten verdanken, hatte recht, wenn er die Fähigkeit, so äußerst verschiedener Eindrücke wie Kitzeln, Schwirren, Berühren, Drücken, Bewegen usw. nicht auf jeweils besondere „Sinne" zurückgeführt wissen wollte, sondern auf das verschiedenartige „Zusammenwirken der Sinneseinrichtungen". Seine Einwendungen gegen Strümpell, Goldscheider, Head, Trotter und Davies, Boring sind gut begründet. Damit ist auch die in der Neurologie üblich gewordene Auffassung von Oberflächen- und Tiefensensibilität, wie sie die meisten Lehr- und Handbücher, ausdrücklich auch Déjerine in seiner vorzüglichen „Sémiologie" vorträgt, abgelehnt [v. Weizsäcker (2)].

Es ist aber zu bedenken, daß wir, lehnen wir die Erklärung der verschiedenen Leistungen durch eine Verschiedenheit des Sinnes*organs* (mindestens für die Peripherie) ab, eben eine andere Erklärung suchen müßten, und hier kann der einfache Hinweis v. Freys auf dieses „Zusammenwirken" nicht befriedigen. Besonders die Pathologie zeigt im Abbau der Leistungen und im Funktionswandel eine Fülle von Erscheinungen, die durchaus nicht zu verstehen sind, wenn wir bei diesem Zusammenwirken nur an die Funktionen denken, welche die Physiologie und Pathologie durch Analyse der „elementaren" Reize wie Druck, Stich, Wärme, Kälte und Spannung festgestellt hat. Wir haben an den verschiedensten Stellen darauf hingewiesen, wie sehr die Tatsachen dem widerstreben. — Wir dürfen daraus zwei Folgerungen ziehen. Die eine wäre, daß die Sinneseinrichtungen nicht „zusammenwirken" wie selbständige Individualitäten, sondern daß sie viel ursprünglicher auf Gedeih und Verderb zusammen*hängen*, als die normale Funktion vermuten ließ; daß im Abbau der Zusammenhang stärker, das Ganze primitiver erscheint, spricht dafür, daß die sogenannten Elementarfunktionen gar keine sind, sondern hochdifferenzierte Leistungen, die eine Integrität der Gesamteinrichtung voraussetzen. Dies spräche also für eine viel größere Einheitlichkeit, und zwar nicht nur des Hautsinnes, wie ihn JOHANNES MÜLLER aufgefaßt hat, sondern auch des Hautsinnes mit den in tieferen Geweben, Muskeln usw. liegenden Organen. Die Neurologie wird im Gegensatz zur Physiologie hier überhaupt nicht die Receptorfunktionen, sondern die zentralen Funktionen oder richtiger die Funktionen des ganzen sensiblen Nervensystems zum Ausgangspunkt ihrer Denkweise nehmen müssen, wenn sie nicht einer Einseitigkeit zum Opfer fallen will. Geschieht dies, so muß also Unterscheidung und Begriff von Oberflächen- und Tiefensensibilität verschwinden, und wir kommen statt dessen zu Einteilungen, welche überhaupt nicht ohne weiteres lokale Struktur und Funktion zu einem „System" verbinden, sondern welche in engerem Anschluß an Methode und Beobachtung die Arten und Stufen des Funktions*abbaues* zum Ausgang haben. Mag darin auch ein Verzicht erblickt werden, so könnte es doch einer sein, welcher der Problemlage der Wissenschaft überhaupt besser entspricht als der Anspruch, Lebensfunktionen so erkennen zu wollen, wie sie „wirklich" und im ganzen betrachtet sind. Denn wir stehen, auch nachdem 100 Jahre exakter physiologischer Analyse hinter uns liegen, vor der Tatsache, daß das analytische Verfahren sich den Lebensvorgängen gegenüber als schlechthin unzulänglich erweist, solange diese nicht durch Experiment, Operation oder Krankheit bereits entwertet sind.

2. Um so wertvoller ist daher der Schritt gewesen, den H. HEAD (1) mit der künstlichen Durchschneidung eigener Hautnerven und der Analyse der sensiblen Abbau- und Regenerationserscheinungen getan hat. Er fand dabei jene zwei Stadien der Wiederherstellung, die ihn den Unterschied der *protopathischen* und der *epikritischen Sensibilität* aufstellen ließ. Wir brauchen nicht den Nachdruck darauf zu legen, daß auch er diese Stadienlehre zu einer systematischen Schlußfolgerung ausgebaut hat, wonach es überhaupt drei Systeme der peripheren Sensibilität gebe: 1. Die tiefe Sensibilität, welche bei der Hautnervenverletzung erhalten bleibt. 2. Die protopathische Hautsensibilität, welche auf Schmerzreize und extreme Hitze- und Kältereize (über 40° und unter 22°) anspricht, den Haaren eine Empfindlichkeit verleiht und nach etwa 7—10 Wochen wiedererscheint. 3. Die epikritische Hautsensibilität, welche leichten Druck, feine Lokalisation, Diskrimination und die feineren Temperaturunterschiede wahrzunehmen gestattet; sie regeneriert nicht vor 6 Monaten und zeigt im Gegensatz zur protopathischen nur wenig Überlagerung der großen Hautastgebiete. — Der Vergleich zeigt schon, was der protopathischen Sensibilität fehlt; ihre geringen raumsinnlichen Fähigkeiten werden auch dadurch noch beeinträchtigt, daß die Empfindungen weit ausstrahlen, hohe Schwellen haben und sehr unangenehmen Charakter annehmen können. — Von großer Bedeutung ist ferner, daß diese protopathischen Merkmale mit der Restitution der epikritischen Sensibilität zurückgedrängt werden und verschwinden. Eigentlich ist also die normale Sensibilität nach dieser Theorie ungefähr soviel wie epikritische + gehemmte protopathische Sensibilität. Dieses Verhältnis der Beeinträchtigung ist in gewisser Weise gegenseitig. Wenn man sehr heftige Schmerz- oder Temperaturempfindungen auslöst, so tritt die Fähigkeit zu feinen Unterscheidungen, besonders raumsinnlicher Art, auch dann zurück, wenn die Fähigkeit zu ihnen erhalten ist. Das affektive Moment tritt dann überwältigend zu dem empfindungsartigen Charakter hinzu. O. FOERSTER, der HEADs Lehre in der Hauptsache folgt, zieht demach wie schon BYRNE die Entgegensetzung eines affektiven und eines perzeptorisch-epikritischen Systems vor und nimmt diese Zweiteilung für alle Qualitäten, insbesondere und gerade auch für die thermischen vor, während bei HEAD unklar blieb, ob das protopathische System überhaupt ein Unterscheidungsvermögen hat. Gewiß ist, daß ein regenerierendes nervöses Organ wie der Hautnerv zunächst nur die Fähigkeit zu gewissen primitiveren, eben den protopathischen, und dann zu den höheren, den epikritischen Leistungen wiedergewinnt. Wir haben ferner erwähnt, daß allein schon die Störung des Zusammenhanges, die Defektbildung, in einem nervösen Gebiete die Funktion der nichtversehrten, übrigbleibenden Nachbarteile beeinträchtigt und in Richtung auf ein primitiveres Funktionieren wandelt. Sowohl zentrale wie periphere Läsionen machen deutlich, daß ein nervöses Organ einem Funktionswandel einfach dadurch verfällt, daß seine Masse verringert wird; dieses Prinzip der *Menge* ist in der neueren Neurologie von verschiedenen Seiten betont worden [v. WEIZSÄCKER (6)]. Es ist nun besonders bei HEAD interessant, zu bemerken, wie er von der elementar-systematischen Denkweise aus dazu kommt, aus den Funktionsweisen und ihren Stadien, wie man sie im pathologischen Zustande sieht, ohne weiteres Systeme zu machen, aus denen sich die normale Organisation aufbauen lassen soll, was dann freilich nicht möglich ist, ohne daß bestimmte, an den Synapsen und in den Zentren wirksame neue Funktionen postuliert werden. So wendet sich HEAD gegen JOH. MÜLLER und BLIX, weil sie die unveränderte Fortleitung der peripheren Impulse durch das ganze Nervensystem angenommen hätten, anstatt die Transformationen in den Zentren zu berücksichtigen, die auf mehreren Stufen angenommen werden müßten. Hat aber nicht HEAD selbst mit den protopathischen Empfindungen, mit den epikritischen Leistungen ganz dasselbe getan, als er sie zu den Systemen umdeutete, aus denen sich nun die normale Sensibilität aufbauen soll? Sind nicht diese Impulse im pathologischen Felde ganz ebenso der Transformation unterworfen? Und woher wissen wir, daß im pathologischen Abbau die Elementarfunktionen der „Systeme" reiner hervortreten? Keine dieser Voraussetzungen ist begründet, und wir müssen daher zu der einfacheren Frage zurückfinden: welche Funktionsweisen beobachten wir im pathologischen *Abbau*, welches sind die *Gesetze* des Abbaus und *nicht:* welches sind die Gesetze des Aufbaus? Geht man in dieser Weise vor, dann ergeben sich zunächst rein beschreibende Darstellungen von Ausfällen, Funktionswandlungen und Leistungseinschränkungen. Vergleicht man diese nun mit den normalen, so erschließt sich ein anderes Prinzip als das der Systeme.

Als erstes ist die Tatsache der *Entdifferenzierung* der qualitativen und der formalen Leistungen hervorzuheben, für die zahlreiche Beispiele angeführt worden sind. Die Präzision der raumsinnlichen Leistungen nimmt ab, und wenn auch Qualitäten neu auftauchen, so ist im allgemeinen die Gesamtheit der möglichen Empfindungen eingeschränkt. Da eine organische Läsion in den meisten Fällen gleichbedeutend ist mit einem Defekt an nervöser Substanz, so bedeutet diese Entdifferenzierung soviel wie: ein Restorgan leistet nicht nur in lokaler Hinsicht weniger, sondern es leistet auch weniger an Differenzierung. *Differenzierung* ist demnach *nicht* die *Eigenschaft* vieler differenzierter *Elemente, sondern* die *Leistung eines* größeren und unversehrten *Organs.* Wenn eine primitive Leistung differenziert werden soll, so muß sie in räumlicher, zeitlicher, intensiver und qualitativer Hinsicht *begrenzt* werden; diese Begrenzung haftet nicht den einzelnen histologischen Elementen an, sondern sie geschieht an ihnen durch ihre Nachbarschaft, ihr Umfeld, die Aktivität des Gesamtorgans.

Wir dürfen nicht zweifeln, daß es an den Receptoren und in bisher unbekanntem Umfange auch an leitenden und zentralen Gebilden ebenfalls eine spezifische Ansprechbarkeit gibt. Am sichersten ist dies für die Ansprechbarkeit der Sinnespunkte durch die verschiedenen Energiearten der Wärme und der mechanischen Erregung zu erweisen. Aber ebenso gewiß ist, daß ein Abbau der Leistungen auch in unspezifischer Weise erfolgt, wenn nur die *Anzahl* der in Tätigkeit tretenden nervösen Elemente sich verringert. Wir haben Gründe anzunehmen, daß dann vor allem der zeitliche Verlauf der Erregung verlangsamt wird und so die als Funktionswandel bezeichneten Veränderungen, aber auch Hyperpathie, Parästhesie u. dgl. zustande kommen. Dieser Funktionswandel wieder erklärt eine *Unordnung* der Leistungen, die zu ihrer Entdifferenzierung hinzukommt, und dies beides erklärt, daß gewisse komplizierte Zweckleistungen überhaupt nicht mehr zustande kommen, wie z. B. Tasterkennen oder motorische Koordinationen. Das *Prinzip der Menge*, wie wir es nennen können, und das des *Funktionswandels* ist ebenso wie das der Entdifferenzierung geeignet, die Funktionsbilder des pathologischen Abbaues zu erklären, ohne daß man besondere Systeme in Anspruch nimmt.

Dies gilt dann auch für eine weitere Annahme, die sich in der Sinnesphysiologie bei v. KRIES, MACH und bei den Gestaltpsychologen längst durchgesetzt hat, nämlich daß für figurale Leistungen (z. B. Zahlerkennen u. dgl.) es nicht auf den Ort, sondern auf das *Erregungsbild* ankommt. Man kann aber dieses Prinzip der Erregungsbilder sehr viel weitergehend heranziehen, als bisher geschehen ist, um verständlich zu machen, daß bei gewissen Formen des pathologischen Abbaues, z. B. den peripheren Nervenverletzungen, die formalen Leistungen so relativ wenig, bei gewissen anderen, vor allem zentralen wie den Agnosien, gerade diese so überaus stark gestört sind. Man versteht dies, wenn man überlegt, daß ja nicht nur Figur- und Formerkennen, sondern, wie vorhin gezeigt, jedes hochdifferenzierte Erkennen wie das eines „Punktes", das einer eng umschriebenen Wärmeempfindung usw. das Ergebnis einer ganzen Organaktivität ist. Diese in intellektuellem Sinne „einfachsten" Leistungen sind es, organisch betrachtet, gerade am wenigsten.

Endlich erinnern wir uns nochmals jener *transformierenden* Funktionen. Wenn die Erregung in einer Fläche beisammenliegender Sinnespunkte zu einem Druckeindruck „verschmilzt", so werden Raumwerte zu einem Intensitätseindruck transformiert. Wenn mehrere Stichreize zu einem starken Schmerz „summiert" werden, so werden Zeitwerte zu einem Intensitätswert transformiert. Wenn beim Abtasten eines Würfels die gleitenden Reize sukzessiv und in Zeit und Raum auseinanderliegend auf die Haut wirken, wenn dabei je nach Kante und Fläche der Druck an- und abschwillt und das Ganze schließlich lediglich als *Raum*bild eines starren und ruhenden Körpers in der Wahrnehmung aufspringt, so müssen eine ganze Kette von solchen raumzeitlich-intensiven Transformationen stattgefunden haben, bis die *Umwertung* der Daten zu diesem Raumbild zustande kommt. Diese *umwertenden Transformationen* sind wieder eine Funktion des nervösen Organs, die wir nicht analytisch auf einzelne Systeme zurückführen können, deren Annahme uns vielmehr die Postulierung solcher Systeme erspart.

Diese Prinzipien der Entdifferenzierung, der Menge, des Funktionswandels, der Erregungsbilder und der Transformationen sind es, welche wir an Stelle der Systemtheorien überall probieren müssen. Auch wo die Regeln des pathologischen Abbaus „Dissoziationen", „Überlagerungen", „Stadien" vorfinden. Erst wo die funktionstheoretische Deutung erschöpft ist, dürfte man es wagen, anatomische Schlußfolgerungen anstatt aus der Anatomie selbst aus der Physiologie zu ziehen.

War hier hauptsächlich von einer horizontalen Gliederung in Systeme die Rede, so sind ähnliche Erwägungen auch gegenüber der vertikalen Stufung möglich, welche namentlich seit JACKSON in der hierarchischen Vorstellung des Nervensystems Eingang fand. So unbezweifelbar die allgemeine Bedeutung der faseranatomischen Ordnungen und der Synapsen ist, so fraglich ist, was wir nach ihrer Sicherstellung aus dem Begriff der Unterordnung und besonders der Hemmung durch „höhere" Zentren heute noch gewinnen können. Wenn eine Hyperpathie bei einer Ulnarisverletzung ein grobes Mißverhältnis zwischen

Reizstärke und seelischer wie motorischer Reaktion zeigt, so wird für sein Verständnis nichts gewonnen, wenn wir die „Regulationsstörung" in den Einfluß eines „höheren" Apparates verlegen, den wir noch weniger kennen. Niemand kann heute zweifeln, daß die sensibeln Leistungen genau wie die motorischen immer der Ausdruck einer ganz umfassenden koordinatorischen Aktivität des Nervensystems sind. Aber zur vollständigener Erkenntnis dieser mannigfachen Leistungen hat sich eben darum der Begriff einer hierarchischen, nämlich im Augenblick der Gestaltung entscheidenden Regulation von oben her wie bei der Motorik so bei der Sensibilität als eine ganz bedenkliche Problemverschiebung, als eine Abwälzung auf Unbekanntes erwiesen. Dabei bleibt es sich gleich, ob man mehr in die regulierenden Fähigkeiten der Hirnrinde oder lieber in die physiologischen inadäquaten Begriffe der Psychologie ausweicht. Der alte, schon zwischen LEYDEN und ERB bestehende Streit, ob die motorische Regulation mehr bewußt oder mehr unbewußt erfolgt, und ob es so etwas wie eine sensible „Kontrolle" der Bewegungen gibt oder nicht, ist freilich im Sinne der gewaltigen Bedeutung der Afferenz entschieden. Aber in den Fragestellungen verbirgt sich ein Entweder-Oder, dessen einseitige Entscheidung uns nichts nützt. Das „Unbewußte" des afferenten Einflusses auf die Koordination ist nicht eine Besonderheit gerade der sensomotorischen Regulation. Vielmehr gibt es überhaupt keine einzige Leistung der nervösen Organe, welche man durch die Zusammenfügung elementar oder einfach vorgestellter Einzelimpulse hinreichend erklären kann. Der Grund dafür ist jene Flüssigkeit des biologischen Geschehens, in der wir seine Produktivität zu erkennen meinen, und die uns nötigt, den Ausgangspunkt jeder Leistung nicht nur in der unveränderlichen Struktur, sondern darüber hinaus in den fortwährend wechselnden Erregungszuständen der Struktur zu nehmen. Niemals also kann die Struktur oder das „System" zusammen mit den gerade wirksamen Reizen ein zureichendes und gleichsam stabiles Bild der Leistung liefern. Was wir erforschen, ist vielmehr immer der Ablauf eines Geschehens unter gewissen Bedingungen. Dies ist auch der Grund, warum der besondere Beitrag der Sensibilität zur motorischen Leistung hier nicht als eine besondere untersuchbare Funktion der Sensibilität behandelt wird. Täte man dies, so könnte man auch die Beziehung der Thermorezeptivität zu Wärmeregulation und Stoffwechsel, die der Hautreize auf die intestinale Motorik, die Blutverteilung usw. heranziehen. Wir haben demgegenüber festzuhalten, daß die Untersuchung der *Sinnes*leistung, d. h. der Zusammenhang von nervösem Geschehen und Sinnes*erlebnis* ein unvergleichliches Mittel ist, die Ordnungen und Störungen der Nerventätigkeit selbst kennen zu lernen, von denen auf die Beziehungen zu nicht erlebnismäßig festgehaltenen Tätigkeiten anderer Organgebiete, wie Eingeweide, Kreislauf u. a. ein besonderes, sonst nicht zu erlangendes Licht fällt.

Wenn demnach die ganze Natur der Aufgabe einer Sensibilitätsuntersuchung ihrer Einzwängung in ein starres Schema widerstrebt, so kann man doch für die allgemeine *Einstellung* einer solchen Untersuchung eine *schematische Anweisung* geben. Diese läßt zugleich diejenige *Einteilung* der Sensibilität klar erkennen, welche aus dem bisher wissenschaftlich erkannten *Wesen* der Sinnestätigkeit nur mittelbar hervorgehen muß.

Der Gang der Untersuchung wird sich demnach den folgenden Punkten der Reihe nach zuwenden, um je nach Lage der diagnostischen Aufgabe und je nach der Art der Störung bei denjenigen länger zu verweilen, welche am meisten krankhaft verändert sind:

1. Die Beschwerden des Kranken und die von ihm bemerkten auffallenden und störenden Erlebnisse. 2. Der Ausfall. 3. Der Funktionswandel. 4. Der Leistungsabbau. 5. Die lokalisatorischen und diagnostischen Schlußfolgerungen.

1. Beschwerden und Erlebnisse. Das erste Erfordernis ist ein sehr geduldiges Anhören des spontan erfolgenden *Berichtes des Kranken.* Erst nachdem diesem ein weiter Raum gegeben ist, sollen ihn Fragen auf bestimmte Gesichtspunkte lenken oder auf Vergessenes, nicht Beachtetes, für unwesentlich Gehaltenes aufmerksam machen. Unfähigkeit zur Objektivierung und Schwierigkeiten der sprachlichen Schilderung beschränken in individuell verschiedenem Maße den Bericht oft in seinem Wert. Die Einschätzung der Persönlichkeit des Kranken gehört zu dieser Untersuchung und darf nicht umgangen werden. Die Aufgabe dieses 1. Teils der Untersuchung wird darum häufig erst gelöst, wenn man am Schluß der Gesamtuntersuchung und nach Herstellung einer persönlichen Beziehung zum Kranken sie ein zweites Mal aufnimmt. Der Kranke ist uns dann erst bekannt und hat bei der Untersuchung der Funktionen und Leistungen erst gelernt, auf was es ankommt.

2. Die Untersuchung auf Ausfälle dient hauptsächlich der *topographischen* Feststellung der *Ausbreitung* der Störung im Sinnesfeld und damit einer der Hauptvorarbeiten für die Lokalisation und Diagnose des krankhaften Prozesses: ob und wo er am peripheren Nerv, am spinalen oder am cerebralen Organ angreift (vgl. dieses Handbuch, Foerster, Bd. V und VI). Dabei ist zu beachten: die Reizung mit demselben Reiz schreitet von Ort zu Ort etwa in Sprüngen von 1 cm und womöglich senkrecht zum Verlauf der Störungsgrenze fort; das gestörte Areal kann dabei verschieden groß gefunden werden, je nachdem man vom gesunden ins kranke oder vom kranken ins gesunde Gebiet fortschreitet (meist im 2. Falle größer). Leichtere Hypästhesien findet man zuweilen besser bei *vergleichender* Reizung von gestörter mit symmetrisch gelegener normaler Stelle der anderen Körperseite oder beim Vergleich z. B. der ulnaren mit der radialen Hautpartie. Psychogene Störungen können bei raschem Hin- und Herspringen aus dem gestörten in das normale Gebiet zuweilen als solche entlarvt werden. Die Inkonsequenz und der rasche Wechsel der Ausfallszonen, ihre suggestive Verschieblichkeit und sogar Erzeugbarkeit sind im Verein mit der psychologischen Untersuchung für die Diagnose der Hysterie verwertbar, obwohl niemals allein beweisend.

Als Prüfung auf Ausfälle muß ferner die topographische Aufsuchung der *Sinnespunkte* und ihrer Ansprechbarkeit gelten. Zur wiederholten Untersuchung sind kleinste Tuschemarken auf der Haut notwendig. Ähnliche Dienste leisten kleine Quadratnetze, zu deren Anbringung auf der Haut man sich kleine Gummistempel herstellen läßt. Die Sinneskarte kann dann, wenn es sich nur um die statistischen Verhältnisse handelt, im Protokoll auf einem entsprechenden Netze niedergelegt werden.

Die topographische Untersuchung ist unvermeidlich, zugleich eine Prüfung der wichtigsten *Qualitäten*: Druck, Schmerz, kalt und warm. Aber sie ist mit diesem nicht erschöpft. Ein wichtiger Fall ist der, in welchem diese Prüfungen „normale“ Verhältnisse ergeben, die Prüfung auf *Funktionswandel* (z. B. auf Labilität, Zahlenerkennen, Bewegungswahrnehmungen) trotzdem eine Störung aufdeckt, die topographisch verwertbar ist. Ein nicht seltenes Beispiel ist hierfür die Höhendiagnose spinaler Prozesse, etwa bei beginnender Kompressionsmyelitis. Der Ausfall betrifft dann die formalen Leistungen früher als die qualitativen, und wir untersuchen dann auf Ausfall mit Hilfe der Untersuchungsmethoden des Funktionswandels.

3. Bei der **Untersuchung auf Funktionswandel** ist entscheidend, daß ein und dieselbe Lokalität des Sinnesfeldes vollständig auf den zeitlichen Verlauf und den qualitativen Inhalt der Einzelerregung untersucht wird. Man schreitet also mit den Reizen nicht örtlich fort, sondern wiederholt sie auf der Stelle und beobachtet ihre Wirkungen im Erlebnis. Man bekommt demnach keine

topographische Karte, sondern ein Funktionsdiagramm für *eine* Stelle. In diesem Funktionsbild sollen also die Merkmale enthalten sein, welche auf den intensiven, extensiven und qualitativen Erregungsablauf im nervösen Organ *selbst* mehr oder weniger gute Rückschlüsse erlauben.

Die einfachsten und wichtigsten Prüfungen auf Funktionswandel sind daher die auf *Schwellenlabilität* aller Hautsinnesqualitäten, besonders des schwellennahen Druckes, auf *Adaptationsstörung* (Empfindungsnachdauer und Verschmelzung der Sukzessivreize), auf Erkennen von *Zahlen* und anderen einfachen *Strichfiguren* bzw. ihre *Deformation* und Labilität, auf *Bewegungswahrnehmung* besonders der distalsten Glieder und deren Labilität.

Als Funktionswandel bezeichnen wir ferner den *Qualitätswandel* und das Auftreten inadäquater Empfindungen. Man läßt die Kranken z. B. in Ruhe beobachten und erzählen, was z. B. bei einfacher oder dauernder oder wiederholter Reizung mit einem Druckreiz erlebt wird. Wir hören dann von Nachdauer, vom Übergang in thermische oder Schmerzempfindungen, von Parästhesien, Ausbreitung usw. Die klassischen Fälle des Vorkommens von Funktionswandel sind die Tabes, die FRIEDREICHsche Ataxie, die multiple Sklerose, die funikulären Myelosen und alle Hinterstrangerkrankungen, die pontinen und thalamischen Affektionen der Anschlußbahnen, die corticalen Sensibilitätsstörungen, die taktilen Agnosien, die Meskalinvergiftung. Geringfügige, aber quantitativ eben darum sehr zu unterscheidende Beträge der Labilität usw. zeigt auch der Normale, besonders der Ermüdete usw. (s. o.). Adaptationsstörungen spielen bei peripheren Läsionen eine große Rolle, während die Labilität hier offenbar fast ganz oder ganz fehlt. Wieweit bei Seitenstrangstörungen dasselbe gilt, ist noch nicht ganz klar zu übersehen.

Da die Verlangsamung des Erregungsablaufs und die Veränderung der Erregbarkeit durch die Erregung die bisher faßbarsten Merkmale des Funktionswandels sind, so sind Labilität und Adaptationsstörung die wichtigsten Anzeichen seines Bestehens. Die Zuziehung von chronaximetrischen Bestimmungen der sensibeln „Schwelle" hat diese Auffassung bestätigt. Denn es ergibt sich, daß bei Funktionswandel die sensible Chronaxie bei immer wiederholter elektrischer Reizung ebenso zunimmt wie die Schwelle bei adäquatem Reiz. Über die elektrische Untersuchungsmethode ist im übrigen die Darstellung von ALTENBURGER in diesem Bande zu vergleichen.

4. Die Untersuchung der Leistungen, die als *noetische* und *gnostische* unterschieden und ausführlich besprochen wurden, kann nach zwei Seiten gehen. Man kann sie heuristisch als die Folge von Funktionsstörungen, also von Ausfällen oder von Funktionswandel betrachten. Der Leistungsabbau erscheint dann als Folge dieser physiologisch faßbaren Störungen und man kann sehen, wie weit man mit dieser Erklärung kommt. Eine solche Leistungsprüfung wird also immer wieder die Leistung eines taktilen Bereiches, z. B. der Finger, mit den ebenda gefundenen Funktionen vergleichen. — Die andere Richtung zielt unter Verzicht auf diese Analyse auf die Frage: Welche biologischen Zwecke erfüllt das sensible Organ und welche nicht. Es kann uns z. B. interessieren, ob die Haut der Beine eines Paraplegischen mit Totalunterbrechung noch wärmeregulatorische oder vasomotorische Reflexe vermittelt; ob eine anästhetische Hand gewisse Koordinationen wie Schreiben, Stricken leistet; ob jemand, der keine stereometrischen Körper erkennt, Gebrauchsgegenstände erkennt und dergleichen mehr. Offenbar ist es diese Form der Fragestellung, welche man zwar einer Sensibilitätsprüfung zuordnen darf, welche aber den Begriff des Sinnes als eines *Organs* für Erlebnisse und Wahrnehmungen insoferne schon überspringen, als die *materielle* Tätigkeit dieses Organs nicht notwendig berücksichtigt ist. Dies schließt aber keineswegs aus, daß bei einer solchen

Untersuchung, die wir als eine Feststellung des *Leistungskreises* bezeichnen, die wichtigsten Beobachtungen gemacht werden, aus denen die notwendigen funktionspathologischen und organphysiologischen Fragestellungen hervorgehen. So kann man sagen, daß es das Rätsel der taktilen Agnosie war, welches die Analyse des Funktionswandels angeregt hat.

Die Methoden der Untersuchung des Leistungskreises und seines Abbaues gehören daher nicht mehr in den Rahmen unserer Darstellung. Aber wir müssen beachten, daß *jede* Prüfung auf Ausfall, Funktion oder Leistung unter gewissen Vorbedingungen stattfindet, in denen eine solche Erforschung des Leistungskreises steckt und vorweggenommen ist. Alles nämlich, was wir als die eine Sensibilitätsprüfung *erleichternde oder erschwerende Bedingung* bezeichnen, ist de facto einer Manipulierung des Leistungskreises gleichzusetzen. So sind der Augenschluß, die Ruhe des Untersuchungszimmers, die Einnahme bequemer Haltungen, die Lenkung der Aufmerksamkeit auf Ort, Zeit und Art des Reizes, die besondere Frage, die der Untersuchte beantworten muß, durchweg als Bedingungen zu erachten, welche den Ablauf der physiologischen Funktionen beeinflussen, und die in ihrer Gesamtheit eine umschriebene Leistungsbedingung — eigentlich selbst eine bestimmte Aufgabe stellen; *unter* der Bedingung, daß diese Aufgabe der Situation vom Untersuchten bewältigt wird, steht dann die Aufgabe, der besondern sensibeln Leistung gerecht zu werden. Am Beispiel der Untersuchungsergebnisse, die mit und ohne Augenschluß, mit und ohne die optische Kontrolle erhalten werden, läßt sich das Gesagte leicht erweisen. Sowohl die erleichternde wie die erschwerende Situationsbedingung ist also bereits ein Stück Untersuchung des Leistungskreises und seines pathologischen Abbaus. Daß und warum wir aber diese situativen Momente nicht einfach „nur psychologisch“ deuten dürfen, ist in der Einleitung angedeutet worden. Hier wäre dem manches anzufügen. Wir beschränken uns auf den Hinweis auf die zweifelsfreien Tatsachen der *Synästhesie*, wonach Funktionsbeziehungen zwischen optischer, akustischer und taktiler Sinnesfähigkeit bestehen; ferner auf die breite Zone der schwachen und *halluzinatorischen* Empfindungen, die ohne äußeren Reiz schon normal vorkommen, aber so äußerst labil gegenüber anderen nervösen Prozessen sind. Diese und viele andere Phänomene begleiten jede feiner angelegte Sinnesprüfung und erweisen, in welchem Maße jede Funktion oder Leistung hineingestellt ist in den großen Zusammenhang der biologischen Gesamtlage. — In einem wiederum engeren Rahmen gilt dieser Gesichtspunkt aber auch dort, wo sich etwa der Bereich der Hautreceptoren und der der Unterhaut-, Muskel-, Sehnenreceptoren usw. zu Leistungen des Tasterkennens, der Bewegungs- und Gewichtswahrnehmung u. dgl. m. zusammenfinden. Es kommt ohne Zweifel beim Ausfall eines Teiles dieser Organe zur *stellvertretenden* Übernahme der Leistung durch andere. Ein zweiter Weg ist, daß gnostische Leistungen, welche auf dem gewohnten Wege, also z. B. durch die prompten und genauen Hautempfindungen nicht mehr gelingen, durch die zahlreichen Bewegungswahrnehmungen sorgfältigen Abtastens zustande gebracht werden; man kann dies als *indirekte* Wahrnehmung oder *Umwegsleistung* bezeichnen. Diese, z. B. auch aus der Optik bekannten Besonderheiten müssen genau beachtet werden, da ihre Vernachlässigung zu Fehlanalysen führt.

5. Die lokalisatorischen und diagnostischen Schlußfolgerungen, die einer klinischen Untersuchung folgen, leiten zu anderen Abschnitten dieses Handbuchs über. Die hier empfohlene Untersuchungsweise sollte elastisch genug sein, um den besonderen Zwecken folgen zu können. Immer sind zwei Dinge zu überlegen: Zeichen, die als einzelne für eine bestimmte Lokalisation im Nervensystem verwertbar wären, gibt es nicht; immer sind es nur Syndrome, welche man verwerten kann. Und andererseits: Zeichen, welche als solche die Art des pathologischen Prozesses beweisen, gibt es gleichfalls nicht; Pathoklise und die topographische Anatomie des Nervensystems sind es vielmehr, welche Art und Ort der zerstörenden Prozesse allein erkennen lassen.

Literatur.

1. Übersichten.

BASLER: Methoden zur Untersuchung der Hautsinne. ABDERHALDENS Handbuch der biologischen Arbeitsmethoden, Bd. 5, 7, 3. 1923.

DÉJERINE: Sémiologie. II. Paris 1914.

FOERSTER, O.: Die Leitungsbahnen des Schmerzgefühls. Berlin 1927. — Die Symptomatologie der Schußverletzungen der peripheren Nerven. Handbuch der Neurologie von LEWANDOWSKY. Erg.-Bd. 2. Berlin 1929. — FREY, v.: Ergebnisse der Physiologie von ASHER-SPIRO, Bd. 9, S. 351. 1910 (Temperatur-Sinn) und Bd. 13, S. 96. 1913 (Druck-Sinn). — TIGERSTEDTS Handbuch der physiologischen Arbeitsmethoden, Bd. 3 I. 1914. — Die Tangoreceptoren des Menschen. BETHES Handbuch der normalen und pathologischen Physiologie, Bd. 11, Teil 1, S. 94. Berlin 1926. — FREY, v. u. REIN: Physiologie der Haut. Handbuch der Haut- und Geschlechtskrankheiten, Bd. 1, Teil II. Berlin 1929. — FROEBES: Lehrbuch der experimentellen Psychologie. Freiburg 1917.

GOLDSCHEIDER: Ges. Abhandlungen, Bd. 1. Leipzig 1898. — BETHES Handbuch der normalen und pathologischen Psychiologie, Bd. 11, 1, S. 136 (Thermoreceptoren); S. 181 (Schmerz). Berlin 1926. — GOLDSTEIN: ABDERHALDENS Handbuch der biologischen Arbeitsmethoden, Bd. 6, S. 506. 1922. — GELB u. GOLDSTEIN: Psychologische Analysen hirnpathologischer Fälle. Leipzig 1920. — Z. Neur. **41**. — Z. Psychol. **83, 84, 86**.

HEAD, H.: Studies in Neurology. London 1920. — Brain **1905, 1906, 1911/12, 1918**.

KRIES, v.: Allgemeine Sinnesphysiologie. Leipzig 1923.

STEIN: Pathologie der Wahrnehmung. BUMKES Handbuch der Geisteskrankheiten, Bd. 1, 1, S. 351. 1928. — STEIN u. v. WEIZSÄCKER: Über klinische Sensibilitätsprüfungen. Dtsch. Arch. klin. Med. **151**, 230 (1926). — Zur Pathologie der Sensibilität. Erg. Physiol. **27**, 657 (1928). — Der Abbau der sensiblen Funktionen. Dtsch. Z. Nervenheilk. **99**, 1 (1927).

THUNBERG: NAGELS Handbuch der Physiologie, Bd. 3. 1905. — TROTTER u. DAVIES: Experimental studies in the innervation of the skin. J. of Physiol. **38** (1909).

WEIZSÄCKER, v.: Einleitung zur Physiologie der Sinne. BETHES Handbuch der Physiologie Bd. 11, 1, S. 1. 1926.

2. Einzelarbeiten.

AHRINGSMANN u. BUCH: Z. Biol. **84**, 541 (1926). — ALRUTZ: Dtsch. Z. Nervenheilk. **34** (1908). — AUBERT u. KAMMLER: Moleschotts Unters. **5**, 145 (1858).

v. BAGH: (1) Inaug.-Diss. Helsinki 1934. — (2) Z. Biol. **96** (1935). (3) Dtsch. Z. Nervenheilk. **140** (1936). — BASLER: Pflügers Arch. **132**, 494; **136**, 368 (1910). — BENUSSI: Arch. ges. Psychol. **29** u. **36**. — BERINGER: Arch. f. Psychiatr. **92** (1930). — BERINGER u. RUFFIN: Z. Neur. **140**, 604 (1932). — BOHNENKAMP u. HEULER: Dtsch. Z. Nervenheilk. **126**, 176 (1932). — BUCH u. MALAMUD: Dtsch. Z. Nervenheilk. **93**, 216 (1926).

COHEN: (1) Dtsch. Z. Nervenheilk. **93**, 228 (1926). — (2) Dtsch. Z. Nervenheilk. **93**, 245 (1926). — (3) Dtsch. Z. Nervenheilk. **96**, 43 (1927).

DU MESNIL DE ROCHEMONT: Z. Biol. **87**, 522.

EGGER: Revue neur. **1908**, 345. — EISNER: Inaug.-Diss. Erlangen 1888.

FRANZ, K.: Dtsch. Z. Nervenheilk. **78**, 212 (1922). — FREY, v.: (1) Abh. math.-physik. Kl. sächs. Akad. Wiss. **3** (1896). — (2) Abh. Ges. Wiss. Leipzig **23**, 175 (1896). — (3) Z. Biol. **63**, 335 (1914). — (4) Z. Biol. **65**, 203 (1914). — (5) Z. Neur. **98**, 113 (1925). — (6) Z. Neur. **104**, 821 (1926). — (7) BETHES Handbuch der normalen und pathologischen Physiologie, Bd. 11, 1, S. 94. 1926. — FREY, v. u. METZNER: Z. Psychol. u. Physiol. Sinnesorg. **29**, 161 (1902). — FREY, v. u. O. B. MEYER: Z. Biol. **68**, 301 (1917). — FREY, v. u. REIN: Handbuch der Haut- und Geschlechtskrankheiten, Bd. 1, Teil II, S. 145. 1929. — FREY, v., REIN u. STRUGHOLD: Z. Biol. **82**, 359 (1924). — FRIEDLINE: Amer. J. Psychol. **29** (1918). — FOERSTER, O.: (1) Mschr. Neur. **9**, 31 (1901). — (2) Handbuch der Neurologie von LEWANDOWSKY, Erg.-Bd. 2, S. 1260. 1929. — (3) Handbuch der Neurologie von LEWANDOWSKY, Erg.-Bd. 2, S. 1263. 1929.

GANS: Z. Neur. **31**. — GELB u. GOLDSTEIN: Analysen hirnpathologischer Fälle. I. Psychol. Forsch. **6**. — GERTZ: Z. Sinnesphysiol. **52**, 1, 105 (1921). — GOLDSCHEIDER: (1) Pflügers Arch. **165** (1916); **168** (1917). — (2) Das Schmerzproblem. Berlin 1920. — GOLDSCHEIDER u. HOEFER: Pflügers Arch. **199**. — GOLDSTEIN: BETHES Handbuch der Physiologie, Bd. 10, S. 728. 1927 u. Bd. 15, S. 1146. 1931. — GRADENIGO: Zit. nach STERLING: Dtsch. Z. Nervenheilk. **29**, 57 (1905). — GÜNTHER: Dtsch. Z. Nervenheilk. **76**, 320. — GUREWITSCH: Inaug.-Diss. Heidelberg 1928.

HAHN, H.: ABDERHALDENS Handbuch der physiologischen Arbeitsmethoden, Bd. 5, S. 919. 1930. — HALL u. DONALDSON: Mind **10**, 557 (1885). — HAUSEN: Z. Biol. **62** (1913). — HEAD, H.: (1) Brain **28** u. **31** (1905 u. 1908). — (2) Studies neurology, Bd. 1. London 1920. — HEAD and HOLMES: Brain **34** (1911). — HEILBRUN: Dtsch. Z. Nervenheilk. **101**, 290 (1928). — HENRI: Die Raumwahrnehmungen des Tastsinns. Berlin 1898. — HOLM: Skand. Arch. Physiol. (Berl. u. Lpz.) **14**, 242 u. 249 (1902).

JUDD: Philos. Stud. **12**, 431 (1895).

KATZ, D.: (1) Der Aufbau der Tastwelt. Leipzig: Johann Ambrosius Barth 1925. — (2) Z. Psychol. u. Physiol. Sinnesorg. **85**, 83. — KIESOW: Philosophische Studien **19**, 260 (1902). — KÖHLER, W.: Z. Psychol. **66** (1913). — KRIES. J. v.: Allgemeine Sinnesphysiologie, S. 42 f. Leipzig 1923. — KROLL: Z. Neur. **128**, 751 (1930). — KRONENBERGER u. v. WEIZSÄCKER: Dtsch. Z. Nervenheilk. **86**, 263 (1925).

LEWIS, TH.: Die Blutgefäße der menschlichen Haut, übersetzt von E. SCHILF. Berlin 1928. — LOTMAR: Mschr. Psychiatr. **24**, 217 (1908).

MARX: Annales d'Ocul. **10**, 1 (1921). — MATTHÄI: Arch. ges. Physiol. **202**, **204**. — MAYER-GROSS u. STEIN: Z. Neur. **101**, 354 (1926). — MÜLLER, K.: Dtsch. Z. Nervenheilk. **125**, 286 (1932).

PANZEL: (1) Dtsch. Z. Nervenheilk. **87**, 161 (1925). — (2) Inaug.-Diss. Heidelberg 1923. — PETERSMANN: Die W.-K.-K.-Gestalttheorie. Leipzig 1929. — PICK, A.: Prag. med. Wschr. **1915 I**. — PUETTER: Z. Biol. **74**, 247 (1921); **81**, 309 (1924).

REIN: Zit. nach v. FREY u. REIN: Handbuch der Haut- und Geschlechtskrankheiten, Bd. 2, Teil 1, S. 96 f. — REIN u. STRUGHOLD: Z. Biol. **82**, 553 (1924); **87**, 599 (1928). — RÉVÉSZ: Über taktile Agnosie. Haarlem 1928. — RUFFIN: Arch. f. Psychiatr. **95** (1931). — RYDEL u. SEIFFER: Arch. f. Psychiatr. **37**, 488 (1903).

SCHILDER: (1) Z. Neur. **14**, 604, 631 (1913). — (2) Das Körperschema. Berlin 1923. — SCHOLZ: Psychol. Forsch. **5**, 219. — SCHRIEVER: Z. Biol. **84**, 562 (1926). — SPEARMAN: Wundts psychol. Stud. **1**, 388 (1906). — STEIN: (1) Dtsch. Z. Nervenheilk. **80**, 218 (1923). — (2) Dtsch. Z. Nervenheilk. **91**, 77 (1926). — (3) Dtsch. Z. Nervenheilk. **91**, 116 f. (1926). — (4) Pathologie der Wahrnehmung in BUMKES Handbuch der Psychiatrie, Bd. 1, S. 381. 1928. — (5) 37. Kongr. inn. Med. Wiesbaden 1925. — STEIN, J. u. MAYER-GROSS: In BUMKES Handbuch der Geisteskrankheiten, Bd. 1. 1928. — STEIN u. v. WEIZSÄCKER: (1) Dtsch. Z. Nervenheilk. **99**, 1 (1927). — (2) Erg. Physiol. **27**, 657 (1928). — (3) Dtsch. Arch. klin. Med. **151**, 230 (1926). — STENGEL: Dtsch. Z. Nervenheilk. **99**, 31 (1927). — STOPFORD, J. S. B.: (1) Brain **45**, 385 (1922). — (2) J. of Anat. **57**, 199 (1923). — STRÜMPELL: (1) Dtsch. Z. Nervenheilk. **44**, 124 (1912). — (2) Dtsch. med. Wschr. **1904 II**. — STRUGHOLD: (1) Z. Biol. **80**, 367 (1923). — (2) Zit. nach v. FREY u. REIN: Handbuch der Haut- und Geschlechtskrankheiten, Bd. 2, Teil I, S. 96 f.

THUNBERG: Skand. Arch. Physiol. (Berl. u. Lpz.) **11**, 382 (1901). — TSCHLENOFF: (1) Dtsch. Z. Nervenheilk. **80**, 57 (1923). — (2) Dtsch. Z. Nervenheilk. **121**, **122** (131).

VOGEL: (1) Pflügers Arch. **228**, 510, 632 (1931); **230**, 16 (1932). — (2) Nervenarzt **1932**, 169. — VOLKMANN, H.: WAGNERS Handwörterbuch der Physiologie, Bd. 2, S. 571.

WEBER, E. H.: Handwörterbuch der Physiologie, Bd. 3 II. Abt., S. 524. 1846. — WEIZSÄCKER, v.: (1) Dtsch. Z. Nervenheilk. **80**, 159 (1923). — (2) Die Pathologie der Oberflächen- und Tiefensensibilität. Ref. 37. Kongr. inn. Med. Wiesbaden **1925**, 33 f. — (3) Dtsch. Z. Nervenheilk. **116**, 30 (1930). (Disk.-Bem.) — (4) Dtsch. Z. Nervenheilk. **117/119**, 716 (1931). — (5) Ataxie und Funktionswandel. Dtsch. Z. Nervenheilk. **120**, 117 (1931). — (6) Leitung, Form und Menge in der Lehre von den nervösen Funktionen. Nervenarzt **1931**, H. 8/9. — (7) Pflügers Arch. **231**, 630 (1933). — (8) Z. Sinnesphysiol. **64**, 79 (1933). — WOHLGEMUTH: Z. Sinnesphysiol. **47** (1913).

ZUCKER, K.: (1) Z. Neur. **140**, 100; **142**, 350 (1932). — (2) Mschr. Psychiatr. **84**, 200 (1932); **87**, 65 (1933).

Elektrodiagnostik (einschließlich Chronaxie und Aktionsströmen).

Von H. ALTENBURGER-Breslau.

Mit 304 Abbildungen.

Elektrodiagnostik umfaßt nicht nur die Wirkungen zugeführter Elektrizität im Organismus, sondern auch die Elektrizitätsproduktion in diesem. Sie ist ferner nicht nur eine praktisch klinische Methode, sondern hat darüber hinaus auch allgemeine neurophysiologische und -pathologische Fragen zum Gegenstand. Von diesem weiter als üblich gefaßten Begriff der Elektrodiagnostik ausgehend, entstand die folgende Darstellung.

A. Die Wirkungen zugeführter Elektrizität im Organismus.

I. Physikalische Vorbemerkungen unter Berücksichtigung der besonderen Verhältnisse im lebenden Gewebe.

Molekül. Atom. Elektron. Der moderne Atomismus hat die Grenzen zwischen den Begriffen gewöhnliche Substanz und elektrische Substanz aufgelöst. Nach der heutigen Auffassung sind im Inneren aller materiellen Moleküle und Atome Elektrizitätsatome vorhanden, so daß greifbare Substanz letzten Endes aus den Atomen der positiven und negativen Elektrizität aufgebaut ist.

Sind im Inneren von Atomen oder Molekülen gleichviel positive und negative Elektrizitätsatome vorhanden, so üben sie nach außen keine elektrische Wirkung aus. Derartige Atome und Moleküle werden als elektrisch neutral bezeichnet. Ist jedoch im Inneren eines Atoms oder Moleküls die Zahl der negativen Elektrizitätsatome, der sog. Elektronen, nicht gleich der positiven, sondern größer oder kleiner, so bezeichnen wir ein solches Atom oder Molekül als ein Ion und sprechen, je nachdem ob ein oder mehrere Elektronen zu wenig oder zuviel vorhanden sind, von einem einfach oder n-fach geladenen Ion.

Spannung und Strom. Mit der praktischen Anwendung elektrischer Energien sind die Begriffe Spannung und Strom eng verbunden. Durch Anhäufung positiver und negativer Elektrizitätsatome an zwei benachbarten Orten, sei es durch Elemente oder Maschinen, besteht die Möglichkeit, zwischen diesen beiden Orten eine Spannung zu erzeugen. Werden nun zwei Punkte, zwischen denen eine Spannung herrscht, durch einen Leiter verbunden, so fließt durch letzteren ein Strom, mit anderen Worten Spannung ist imstande, in einem Leiter einen Strom zu erzeugen. Daß in einem elektrischen Leiter, zwischen dessen beiden Enden eine Spannung herrscht, ein Strom fließt, macht sich durch eine Reihe von Wirkungen bemerkbar, die es ermöglichen, den Stromfluß näher zu erfassen. Es sind dies folgende: Der Strom in einem Leiter erzeugt 1. ein Magnetfeld, 2. ein elektrisches Feld, 3. Wärme, 4. er ruft in flüssigen Leitern chemische, elektrolytische Vorgänge hervor.

Ampère und Volt. Jedes der eben genannten Kriterien läßt sich zur Messung eines Stromes benutzen. Für elektrodiagnostische und therapeutische Zwecke kommt hauptsächlich die erstgenannte Stromwirkung in Frage. Das am häufigsten angewandte Prinzip eines solchen Strommessers (Ampèremeter) beruht darauf, daß der zu messende Strom oder ein bestimmter Teil davon einen zu einer Spule gewickelten Leiter durchfließt, der in einem Stahlmagneten drehbar angeordnet ist und einen Zeiger trägt, der sich vor einer Skala bewegt. Die Ausschläge des Zeigers kommen dadurch zustande, daß beim Durchfließen eines Stromes das um den spiraligen Leiter entstehende Magnetfeld mechanische Kräfte auf den Stahlmagneten ausübt. Zur Strommessung bedarf es nur noch einer Einheit. Sie wird nach dem internationalen elektrischen Maßsystem als *Ampère* bezeichnet. Die Festlegung dieser wie jeder Einheit ist rein konventionell. Sie ist auf der elektrolytischen Wirkung des Stromes aufgebaut und bezeichnet den Strom, der in 1 Sekunde 1,1180 mg

Silber abscheidet. $^1/_{1000}$ Ampère wird als 1 Milliampère bezeichnet. Die Stärke der Ströme, die für physiologische und klinische Zwecke erforderlich sind, bewegt sich im allgemeinen zwischen Bruchteilen eines Milliampère und etwa 50 mA. Bei der Anwendung von Hochfrequenzströmen kommen noch weit höhere Intensitäten, 100—200 und mehr Milliampère in Frage.

Für manche Zwecke wird die dem Organismus zugeführte elektrische Substanz nicht durch die Stromstärke, sondern durch die Spannung charakterisiert, durch die der benützte Strom erzeugt wird. Die im internationalen Maßsystem festgelegte Einheit der Spannung ist das Volt. Sie ist dadurch gegeben, daß die Spannung eines Cadmium-Normalelementes als 1,0187 Volt bezeichnet wird.

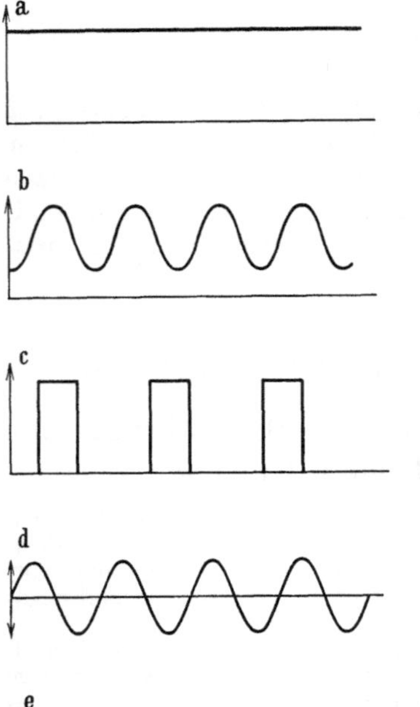

Abb. 1. Verschiedene Stromformen. a kontinuierlicher Gleichstrom. b pulsierender Gleichstrom. c unterbrochener Gleichstrom. d sinusförmiger Wechselstrom. e faradischer Strom.

Die Messung einer Spannung kann mit zwei auf verschiedenem Prinzip aufgebauten Typen von Instrumenten erfolgen, und zwar einmal durch sog. statische Spannungsmesser oder Elektrometer, ferner durch Voltmeter. Für medizinische Zwecke kommt im allgemeinen der letztgenannte Instrumententyp in Anwendung. Er stellt im Prinzip ein ungeeichtes Ampèremeter dar, nur ist im Gegensatz zu dem geringen Widerstand des Ampèremeters der des Voltmeters ein hoher. Die Möglichkeit zu dieser Umeichung ergibt sich daraus, daß zwischen Strom und Spannung die als OHMsches Gesetz bekannten Beziehungen bestehen.

Ohmsches Gesetz. In metallischen Leitern konstanter Temperatur sind Spannung (V) zwischen den Enden eines Leiters und Strom (I) proportional. Der Quotient $\frac{V}{I}$ wird als Widerstand des betreffenden Körpers bezeichnet. Wir schreiben $\frac{V}{I} = W$ oder $\frac{1 \text{ Volt}}{1 \text{ Ampère}} =$ 1 Ohm. Die Bestimmung des Widerstandes eines Leiters erfolgt also durch Messung von Spannung und Strom und durch Bildung des Quotienten Volt/Ampère. Die Kenntnis zweier der 3 Größen Volt, Ampère, Ohm ermöglicht jederzeit die Berechnung der dritten.

Verschiedene Stromformen. Den elektrischen Strom, der entlang einem Körper fließt, können wir definieren als eine Wanderung von Elektrizitätsatomen. Erfolgt diese Wanderung nur in einer Richtung, so sprechen wir von einem Gleichstrom. Je nach der Geschwindigkeit, mit der die Wanderung erfolgt, können dabei verschiedene Typen unterschieden werden, von denen der konstante, pulsierende und der unterbrochene Gleichstrom die wichtigsten sind (Abb. 1a—c).

Von einem Wechselstrom sprechen wir dann, wenn die Wanderungsrichtung der Elektrizitätsatome hin und herpendelt. Der Kurvenverlauf ist im einfachsten Falle ein sinusförmiger, kann aber komplizierter sein, z. B. bei den Wechselstrom liefernden faradischen Apparaten (Abb. 1d—e). Je nach der Frequenz der Schwingungen wird ein niederfrequenter und ein hochfrequenter Wechselstrom unterschieden.

Strom- und Spannungsabstufung. Voraussetzung jeder diagnostischen und therapeutischen Anwendung der Elektrizität ist es, die Menge der dem Organismus zugeführten elektrischen Substanz nicht nur messen, sondern auch abstufen zu können. Zwei Wege stehen hier zur Verfügung, die Spannungsteilerschaltung und die Widerstandsschaltung. Das Prinzip der ersteren ist folgendes (Abb. 2a): Von der Gesamtspannung, die eine Batterie oder Maschine liefert, wird nur ein mehr oder minder großer Teil benützt und so, da zwischen Spannung und Strom die schon erwähnte Proportionalität besteht, dem Organismus ein Strom von mehr oder minder großer Ampèrezahl zugeführt. Die praktische Ausführung dieser Anordnung ist folgende (Abb. 2a): Die beiden Pole der spannungliefernden Stromquelle werden mit einem Widerstand verbunden, die Verbindung zu dem Objekt, dem der Strom zugeführt werden soll, erfolgt von einem Ende des Spannungsteilers und von einem auf diesem verschieblichen Läufer aus. Steht letzterer beispielsweise in der Mitte zwischen den beiden Widerstandsenden, so herrscht zwischen a und b die Hälfte der Ausgangsspannung. Durch Verschieben des Läufers läßt sich jeder gewünschte Bruchteil zwischen Null und der Höchstspannung herstellen.

Das Prinzip der Widerstandsanordnung ergibt sich aus dem OHMschen Gesetz. Da $I = \frac{V}{W}$, bedarf es nur der Einführung eines veränderlichen Widerstandes in den Reizkreis, um eine Abstufung der Stromintensität vornehmen zu können. Es erfolgt diese mit Hilfe desselben mit einem Läufer versehenen Widerstandes, wie er bei der Spannungsteilerschaltung Verwendung findet (Abb. 2b).

Elektrizitätsleitung. Im Inneren eines Körpers, in dem ein Strom fließt, befinden sich gleiche Mengen positiver und negativer Elektrizitätsatome. Die Stellen, an denen diese aus dem Leiter austreten, werden als Anode und Kathode bezeichnet, und zwar erfolgt die Wanderung der Elektrizitätsatome so, daß die positiven zur Kathode, die negativen zur Anode gelangen.

Im Hinblick auf die Spannung, die erforderlich ist, um die Wanderung von Elektrizitätsatomen in verschiedenen Körpern zu bewirken, lassen sich letztere entsprechend ihrer *Leitfähigkeit* in eine Reihe ordnen. An dem einen Ende derselben stehen die guten Leiter oder Metalle, an dem andern die Stoffe, die nur sehr schlecht leiten, die Isolatoren. Dazwischen bestehen alle Übergänge. Den reziproken Wert der Leitfähigkeit stellt der Widerstand dar, und so ergibt sich als Maß der Leitfähigkeit das Ohm.

Der Aggregatzustand eines von einem Strom durchflossenen Leiters ist nicht nur unter dem Gesichtspunkt des Widerstandes von Wichtigkeit, es hängen davon vielmehr auch weitere Einzelheiten des Leitungsvorganges selbst ab. Für feste Körper, insonderheit Metalle, ist charakteristisch, daß die Wanderung der Elektrizitätsatome praktisch ohne materielle Träger erfolgt. Es wandern ausschließlich Elektronen, die positiven Elektrizitätsatome hingegen behalten ihre Lage bei.

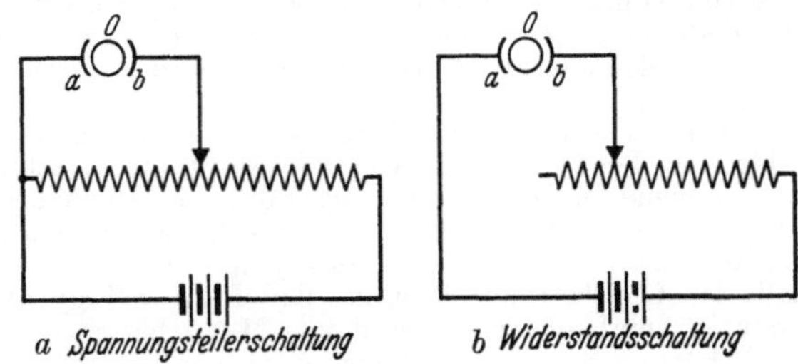

Abb. 2.

In Gasen und Dämpfen ist der Leitungsmechanismus kein einheitlicher, es liegen ihm entweder Ionen zugrunde oder die Wanderung von Elektronen. Dabei ist der Gasdruck von wesentlicher Bedeutung.

In wässerigen Lösungen (Leiter zweiter Klasse) erfolgt die Leitung durch materielle Elektrizitätsträger. Reines Wasser ist bekanntlich ein sehr schlechter Leiter; wird ihm Kochsalz hinzugefügt und dann der osmotische Druck gemessen, so ist dieser doppelt so groß, als es nach der Zahl der gelösten Moleküle zu erwarten wäre. Es hängt dies damit zusammen, daß bei der Lösung ein Teil der Moleküle eine Spaltung in positive Natrium- und negative Chlorionen erfährt. Die Auflösung geht einher mit einer sog. elektrolytischen Dissoziation. Wird nun die wässerige Lösung von Salzen oder Säuren von einem Strom durchflossen, so wandern die Atome der Metalle und des Wasserstoffes als positive Elektrizitätsträger zur Kathode, die Säurereste dagegen als negative Elektrizitätsträger zur Anode.

Der Vergleich der in elektrolytischen Leitern abgeschiedenen Substanzmengen mit den hindurchgeflossenen Elektrizitätsmengen führt zu einer quantitativen Vorstellung über die von einem Ion transportierte Elektrizitätsmenge. Jedes Ion trägt ebensoviele elektrische Elementarquanten (e), wie seine elektrische Wertigkeit (n) beträgt. Das einwertige Wasserstoffion beispielsweise 1 e, das zweiwertige Sauerstoffion 2 e usw.

Auch für flüssige Leiter gilt das OHMsche Gesetz, wobei der Widerstand sich wie bei den Metallen proportional zur Länge der Flüssigkeitssäule und umgekehrt proportional zu ihrem Querschnitt verhält.

Der Leitungsvorgang in Flüssigkeiten ist deshalb von besonderer physiologischer Bedeutung, weil der Organismus einen elektrolytischen Leiter darstellt. Die Verhältnisse sind jedoch gegenüber den meisten physikalischen Anordnungen insofern kompliziert, als es sich nicht um eine geschlossene Flüssigkeitssäule handelt, sondern um ein vielkammeriges elektrolytisches System, dessen Membranen die Ionenwanderung wesentlich beeinflussen. Hiermit steht in Zusammenhang, daß die Leitfähigkeit des Organismus bzw. sein Widerstand keine einheitliche konstante Größe darstellt; sie hängt vielmehr ab einmal von zahlreichen äußeren Faktoren, von denen an erster Stelle die Stromform zu nennen ist. Am meisten untersucht worden ist der *Gleichstromwiderstand*. Stromstärke, Durchströmungsdauer, Größe der Elektroden, Zusammensetzung der sie benetzenden Flüssigkeit und andere Faktoren sind für die erhaltenen Werte von Bedeutung. Wesentlich sind fernerhin zahlreiche im Organismus selbst gelegene Faktoren. Der Hauptsitz des Widerstandes ist in der Oberhaut zu suchen. Entfernung derselben durch ein Blasenpflaster steigert, wie A. v. HUMBOLDT u. a. feststellten, die Leitfähigkeit erheblich. Feuchtigkeitsgehalt, Durchblutung

(WELLS, AVELING und MCDOWALL), individuelle und regionäre Schwankungen, auch das Lebensalter sind zu berücksichtigen. So finden sich bei neugeborenen Kindern höhere Werte als bei Erwachsenen (RICHTER). Im physiologischen und dem durch Hypnose herbeigeführten Schlaf steigt der Hautwiderstand parallel zur Schlaftiefe an, um beim Erwachen sofort wieder zur Norm abzufallen (RICHTER). Erwärmung, intensives Reiben, Erregungsvorgänge, wie sie beim galvanischen Hautreflex sich abspielen, setzen den Hautwiderstand ebenfalls herab (GILDEMEISTER).

Rhythmische Schwankungen im Tagesablauf des Gleichstromwiderstandes der menschlichen Haut sind von REGELSBERGER eingehend untersucht und als Elektrodermatogramm (EDG) beschrieben worden. Im Anschluß an die Mahlzeit, aber auch beim nüchternen Menschen tritt eine sprunghafte Abnahme des Widerstandes auf, bei der es sich um zentral gesteuerte und durch vegetative Nerven übertragene Reflexe handelt, die sowohl in unbedingter Form durch den Nahrungsreiz als auch in bedingter Form durch die Gewohnheit, die Erinnerung an das Essen bzw. das Zeitgefühl ausgelöst werden können. Eine mit der elektrischen Kurve bemerkenswert übereinstimmende Rhythmik zeigt die Wasser- und Wärmeabgabe der Haut, der Blutzuckerspiegel, die Stoffwechselkurve.

Die Mannigfaltigkeit der Einflüsse auf den Gleichstromwiderstand macht es verständlich, daß sich Normalzahlen für diesen nicht aufstellen lassen. Je nach den Bedingungen werden mehrere hundert bis mehrere tausend Ohm gemessen und schon innerhalb ein und derselben Meßreihe können die Werte außerordentlich wechseln. Für die Elektrodiagnostik ist diese Wandelbarkeit des Gleichstromwiderstandes von größter Bedeutung, indem dadurch Erregbarkeitsänderungen vorgetäuscht werden können, die in Wirklichkeit nicht vorhanden sind.

Über Änderungen des Körperwiderstandes unter pathologischen Bedingungen liegen zahlreiche Beobachtungen vor. So wurde Herabsetzung u. a. beschrieben bei Chorea, Neurasthenie, Melancholie (COURTADON), bei Alkoholismus und Morphinismus (HENNSGE), bei hysterischer Anästhesie (VIGOUROUX), bei traumatischen Neurosen am Kopf (MANN), bei Reizzuständen im Bereiche des sympathischen Grenzstranges. Die Angabe ALBRECHTS, daß der Gleichstromwiderstand der Haut bei gynäkologischen Neurosen an gewissen Punkten herabgesetzt sei, wird von MAYR bestritten.

Erhöhung des Körperwiderstandes wurde beschrieben bei Epilepsie, infantiler Hemiplegie, Elephantiasis, Myxödem, Sklerodermie u. a. (s. ZANIETOWSKI). Bei letzterer und anderen Trophoneurosen der Haut fehlen auch die Tagesschwankungen des Elektrodermatogramms (REGELSBERGER). Ausschaltung des sympathischen Grenzstranges erhöht ebenfalls den Widerstand (MINOR, RICHTER).

Bestimmungen des Gleichstromwiderstandes liefern stets Ergebnisse komplexer Natur, weil neben dem OHMschen Widerstand noch andere Faktoren für den Stromdurchgang von Bedeutung sind. Hiermit hängt es zusammen, daß ein percutan angelegter Gleichstrom bei seinem Durchgang durch das Gewebe eine erhebliche Deformierung erfährt. Bei der Registrierung des Stromverlaufes kommt dies in dem Auftreten einer sog. Anfangszacke zum Ausdruck, die seit DUBOIS vielfach untersucht worden ist (GARTEN, PIPER, EINTHOVEN und BIJTEL, GILDEMEISTER u. a.). Sie besagt, daß der Anfangswiderstand wesentlich, nach GILDEMEISTER 10—100mal kleiner, die Intensität dementsprechend größer ist als einige Zeit nach dem Stromschluß. Hiermit hängt auch die seit langem bekannte Tatsache zusammen, daß der Widerstand gegen kurzdauernde Stromstöße kleiner und auch konstanter ist wie gegen Gleichströme (DUBOIS, MANN). Die Tatsache, daß der Widerstand unmittelbar nach Stromschluß wesentlich kleiner ist als einige Zeit danach, ist für die Elektrodiagnostik von erheblicher Bedeutung. Im Zusammenhang mit der Tatsache, daß die für den Reizeffekt maßgebenden Vorgänge sich unter Umständen in Bruchteilen von $^1/_{1000}$ Sek. abspielen, besagt dies, daß wir bei der üblichen diagnostischen Untersuchung mit der Ablesung am Milliampèremeter viel zu spät kommen und eine Intensität bestimmen, die gänzlich verschieden ist von der, die im Augenblick der Reizwirkung maßgebend ist.

Während LEDUC noch der Auffassung war, daß es sich bei Durchleiten eines Gleichstromes um echte Änderungen des OHMschen Widerstandes handle, haben neuere Untersuchungen gezeigt, daß es Polarisationserscheinungen sind, die die Widerstandsverhältnisse im Organismus komplizieren (GILDEMEISTER u. a.). Eine hinreichend genaue Messung des reinen OHMschen Widerstandes ist nur mit Wechselströmen hoher Frequenz möglich oder nach STROHL und IODKA mit Hilfe der Elektronenröhre.

Neben Bestimmungen des gesamten Körperwiderstandes sind auch solche einzelner Gewebe mehrfach ausgeführt worden. Von neurologischem Interesse sind von diesen vor allem Versuche, die Widerstandsbestimmung zur Hirntumordiagnostik heranzuziehen. Ausgehend von der mehrfach festgestellten guten Leitfähigkeit von Tumoren hat A. W. MAYR erstmalig bei eröffnetem Schädel während Operationen Widerstandsunterschiede für Hirnsubstanz, Tumorgewebe und Liquor festgestellt. Wechselstrommessungen am uneröffneten Schädel haben BOHNENKAMP und SCHMÄH ausgeführt. Durch Obduktion konnten die so gewonnenen lokalisatorischen Feststellungen bestätigt werden.

Polarisation. Berühren zwei verschiedene Metalle einen Elektrolyten, so entsteht zwischen den Enden eine Spannung, wir haben ein Element vor uns. Ist die Anordnung jedoch eine symmetrische, in der Weise, daß zwei gleichartige Metalle — Elektroden — in einen Elektrolyten tauchen, so entsteht keine Spannung. Schicken wir nun einen Strom hindurch, so werden an der Kathode positive Wasserstoffatome, an der Anode negative Sauerstoffatome abgeschieden. Ein Teil von beiden entweicht als Bläschen, ein anderer bildet auf den Elektroden einen feinen Überzug. Die ursprüngliche Symmetrie ist damit gestört, Elektroden und Elektrolyt bilden nun ein Element, dessen Spannung die sog. Polarisationsspannung darstellt. Sie erzeugt einen Strom, der dem ursprünglichen entgegengesetzt ist und ihn abschwächt. Mit dieser Polarisationsspannung ist stets zu rechnen, wenn zwei Elektroden auf lebendes Gewebe, das ja einen Elektrolyten darstellt, ohne besonr dere Vorsichtsmaßnahmen aufgesetzt und ein Gleichstrom hindurchgeschickt wird. Diese- erfährt dann, wie Abb. 3a zeigt, durch die polarisatorischen Gegenkräfte eine Deformierung und wird in einen Stromstoß umgewandelt. Durch bestimmte Maßnahmen ist es jedoch möglich, Elektroden weitgehend unpolarisierbar zu machen und die Deformierung des Reizstromes an den Grenzen von Elektroden und Gewebe zu verhindern (Abb. 3b). Dem zugeführten Strom entgegengerichtete polarisatorische Kräfte entstehen aber nicht nur an der Berührungsstelle Elektroden — Körper, sie treten auch im Inneren des Körpers selbst auf. Durch Ionenstauung an den Grenzflächen entstehen elektromotorische Gegenkräfte, deren Entwicklung in außerordentlich kurzer Zeit vor sich geht. $^{2}/_{10000}$ Sek. und weniger nach Stromschluß kann der Widerstand für den Reizstrom infolgedessen schon einen erheblichen Zuwachs erfahren haben und damit die Intensität des zugeführten Stromes eine Abnahme. Je größer die Intensität des letzteren, um so rascher entwickeln sich die polarisatorischen Gegenkräfte.

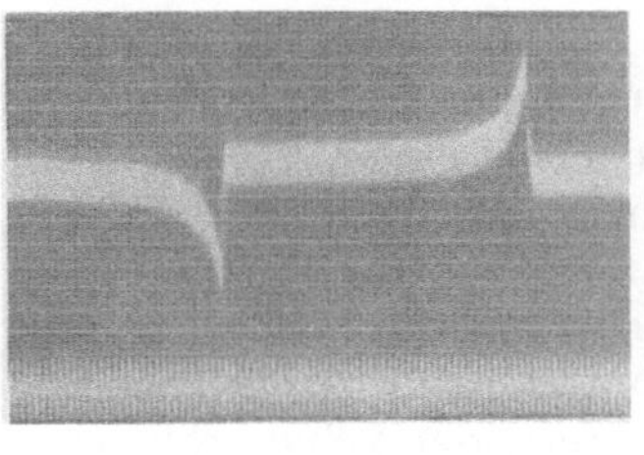
a

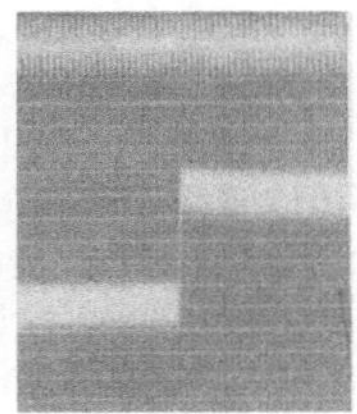
b

Abb. 3a u. b. Silbernadelelektroden in NaCl getränktem Ton. Eichkurve mit dem Saitengalvanometer aufgenommen. 1 cm = 1 MV; a Silber; b AgCl.

Kapazität. Die Möglichkeiten zur Elektrizitätsspeicherung sind außerordentlich zahlreich, im Prinzip sind sie überall dort gegeben, wo zwei Leiter durch einen Isolator getrennt sind. Seine technische Anwendung findet dieses Prinzip in den Kondensatoren. Ein Kondensator besteht aus zwei durch ein Dielektrikum getrennten Platten. Sein Fassungsvermögen, Kapazität, hängt ab von der Größe der leitenden Flächen, ihrem Abstand und der Beschaffenheit der Zwischenschicht, des Dielektrikums (Luft, Glimmer usw.). Die Maßeinheit der Kapazität ist durch das Farad gegeben, entsprechend der folgenden Gleichung:

$$C = \frac{\text{Elektrizitätsmenge (Coulomb)}}{\text{Spannung (Volt)}} = \text{Farad}.$$

10^{-6} F bezeichnet man als ein Mikrofarad.

Streng genommen ist die Entladungsdauer eines Kondensators gleich unendlich. In praxi wird jedoch unter Entladungsdauer die Zeit verstanden, innerhalb deren der Strom auf einen bestimmten Betrag abgesunken ist. Hierfür gilt folgende Beziehung: Nach der Zeit $t = W \cdot C$ ist der Strom auf den Betrag $\frac{I}{2{,}7}$ abgesunken, wobei $I = \frac{E}{W}$ ist und E die Spannung, auf die C aufgeladen wurde. Die Entladungsdauer eines Kondensators im ebengenannten Sinne hängt bei konstantem äußeren Widerstand von seiner Kapazität ab. Bei Parallelschaltung von Kondensatoren addieren sich ihre Kapazitäten. Eine Serie von Kondensatoren verschiedener Kapazität ermöglicht es also, ein reizbares Gebilde mit Stromstößen verschiedener Dauer zu beschicken.

Auch der menschliche Körper läßt sich bei entsprechender Isolation gegen seine Umgebung elektrisch laden. Es ist jedoch sehr wahrscheinlich, daß die physiologische Kapazität des Organismus zum überwiegenden Teile nicht eine Kondensatorkapazität darstellt, sondern zusammenhängt mit dem Auftreten polarisatorischer Gegenkräfte, die infolge der Ionenstauung an den Grenzmembranen entstehen (Gildemeister). Beeinflußt wird die Polarisationskapazität durch zahlreiche Faktoren wie Wärme, Narkose, Erregungsvorgänge u. a. Ihre Messung stellt eine einfache, auch klinisch brauchbare Methode dar, die u. a. geeignet ist, die Analyse von gewissen Stoffwechselstörungen, insonderheit Störungen der Schilddrüsenfunktion (Basedow, Myxödem), zu fördern und die Grundumsatzbestimmung in manchen Punkten zu ergänzen (Lueg).

II. Technik.

Gleichstromapparate. Die früher übliche, aber mit erheblichen Unbequemlichkeiten verbundene Stromentnahme aus Elementen wird heute im allgemeinen durch eines der folgenden Verfahren ersetzt:

Führt das Netz der Lichtleitung Gleichstrom, so läßt sich dieser direkt verwenden, indem er unter Vorschaltung einer Kohlenfadenbirne als Widerstand einem Schaltkomplex zugeführt wird, der die erforderlichen Bestandteile wie Regulierwiderstand, Meßinstrument, Stromwender usw. enthält. Die Handhabung eines solchen *direkten Anschlußapparates* ist sehr bequem, ist aber mit der Gefahr verbunden, daß infolge eines Kurzschlusses oder infolge Erdschluß die volle Netzspannung an den Patienten zu liegen kommen kann. Es ist deshalb unbedingt erforderlich, nur technisch einwandfreie Apparate zu benutzen, und damit nur bei guter Bodenisolation (Linoleum, Holz) zu arbeiten, keinesfalls aber auf feuchtem Steinfußboden oder gar in Bädern.

Die genannten Gefahrenquellen vermeiden die *indirekten Anschlußapparate*, die unter verschiedenen Namen (Pantostat, Multostat usw.) in Anwendung sind. Ihr gemeinsames Prinzip beruht darauf, daß der Netzstrom einen Motor in Rotation versetzt, der die zur Untersuchung erforderliche Spannung erzeugt. Der Patient liegt also in einem Stromkreis, der von dem Netz isoliert ist. Von einem guten Anschlußapparat ist zu fordern, daß er einen Gleichstrom konstanter Spannung liefert, der keine gröberen Oszillationen zeigt. Nicht immer ist diese Forderung in ausreichendem Maße erfüllt, so daß erfahrene Untersucher auch heute noch die Vorzüge der alten von Elementen gespeisten Apparate betonen. Ihre Nachteile lassen sich ausschalten durch Verwendung leistungsfähiger Anodenbatterien, wie dies in den ausgezeichnet arbeitenden Batteriepantostaten der Firma Siemens-Reiniger-Veifa geschieht.

Durch Aufsetzen eines LEDUC-Unterbrechers auf die Motorwelle eines Anschlußapparates läßt sich der galvanische Gleichstrom in einen intermittierenden Strom verwandeln, dessen Kurvenform Abb. 1c, S. 748 zeigt. Amplitude, Stromschlußdauer, Stromunterbrechungsdauer und Periodendauer lassen sich so bestimmen und verändern. Die Ungenauigkeiten des Stromverlaufes, die bei derartigen mechanischen Unterbrechern kaum zu vermeiden sind, kommen in Fortfall, wenn die Reizstromerzeugung auf lichtelektrischem Wege erfolgt (NICOLAI, KRAMER). Dabei wird ein zu einer Photozelle gehender Lichtstrahl rhythmisch mit veränderlicher Frequenz unterbrochen, und die entstehenden Stromstöße werden durch eine Verstärkeranordnung auf die erforderliche Intensität gebracht. Stromstärke, Reizdauer, Pausenlänge und Frequenz lassen sich dabei in weitem Umfange variieren. Bei der KRAMERschen Apparatur ist die Stromstärke zwischen 0 und 30 mA, die Frequenz zwischen 80 und 10 000 veränderlich.

Faradische Apparate. Die meisten direkten und indirekten Anschlußapparate sind mit einem Induktorium ausgerüstet, und mit einem Umschalter kann von der galvanischen zur faradischen Reizung übergegangen werden. Daneben sind gesonderte Apparate im Gebrauch, für die der erforderliche Strom mit Vorschaltwiderstand direkt dem Netz entnommen oder von Elementen geliefert wird. Im ersteren Falle gelten die gleichen Vorsichtsmaßregeln wie bei direkten Gleichstromapparaten.

Die Hauptbestandteile jedes faradischen Apparates sind die primäre und sekundäre Spule und der Unterbrecher. Das Grundprinzip beruht darauf, daß bei Schluß und Öffnung eines Stromes, der eine Spule durchfließt, auf induktivem Wege in einer benachbarten Spule eine Spannung erzeugt wird. Schließung und Öffnung des Primärkreises erfolgt automatisch mit Hilfe eines WAGNERschen

Hammers, dessen Frequenz bei den meisten Apparaten zwischen 20—30 pro Sekunde festliegt, sofern sie nicht veränderlich ist. Der Strom in der Primärspule stellt einen zerhackten Gleichstrom dar, dessen Ablaufsform von der Selbstinduktion der Spule wesentlich beeinflußt wird. Die Sekundärspule dagegen liefert eine reine Wechselspannung asymmetrischer Form (Abb. 4). Die Schließungsspannung ist infolge der Selbstinduktion der Primärspule niedrig und von relativ längerer Dauer, bei der Öffnung hingegen ist der Spannungsvorgang hoch und rasch ablaufend. Von maßgebender Bedeutung für den Spannungsverlauf sind die Konstanten des Apparates und des Ableitungskreises. Als ungefährer Anhaltspunkt läßt sich für die Schließungsspannungen die Größenordnung von $^1/_{100}$ Sek., für die Öffnungsspannung $^1/_{1000}$ Sek. nennen. Oszillogrammaufnahmen der Strom- und Spannungskurven des Primär- und Sekundärstromes finden sich bei BANGERT und WEICKERT.

Die Abstufung der sekundären Spannung erfolgt durch Verschiebung der Sekundärspule oder durch Einführung eines Eisenkernes in die Primärspule, der die induktiven Kräfte verstärkt. Zu berücksichtigen ist dabei, daß die Graduierung des Rollenabstandes in Zentimetern kein proportionales Maß für die Reizstärke abgibt, daß fernerhin Gleichheit des Rollenabstandes bei verschiedenen Apparaten keineswegs Gleichheit der Intensität bedeutet, weil diese abhängig ist von zahlreichen Konstanten, wie Zahl und Dicke der Windungen, Bau des Unterbrechers u. a., für die es keine Norm gibt. Alle die zahlreichen Bemühungen, ein absolutes Maß für den faradischen Strom zu schaffen, haben zu keinem brauchbaren Ergebnis geführt.

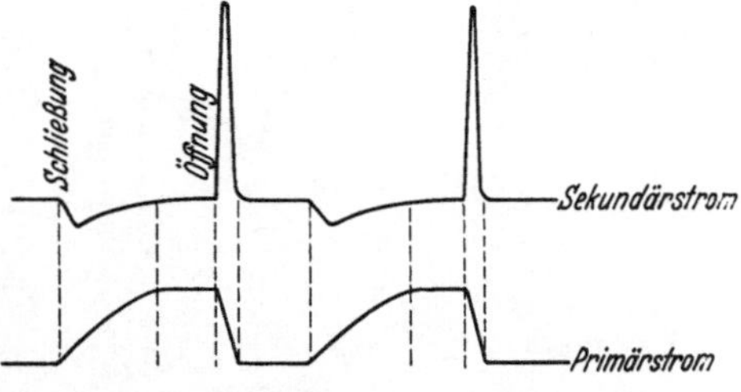

Abb. 4. Stromverlauf in der primären und sekundären Spule eines faradischen Apparates.

Faradische Apparate tragen häufig zwei Klemmenpaare, eines für die Primärspule, eines für die Sekundärspule. Es ist infolgedessen, je nachdem wo der Anschluß der Elektroden erfolgt, der Stromtyp, mit dem gearbeitet wird, ein verschiedener. Zu beachten ist fernerhin, daß manche Anschlußapparate älterer Konstruktion keinen faradischen Strom liefern, sondern einen sinusoidalen, dessen Spannungsverlauf ein gänzlich anderer ist, und dessen Einzelphasen eine erheblich längere Dauer als die faradischen Schließungs- und Öffnungsreize besitzen. Es können so erhebliche diagnostische Fehler zustandekommen.

Für feinere reizphysiologische Untersuchungen kann die Abblendung einer Stromrichtung im Sekundärkreis notwendig werden. Die hierfür benutzten älteren mechanischen Einrichtungen lassen sich nach SCHEMINSKI ersetzen durch eine Elektronenröhre, die in den Sekundärkreis eingeschaltet wird, und den Strom nur in einer Richtung durchläßt.

Chronaximeter. Erforderlich für Chronaxiebestimmungen ist zunächst eine möglichst konstante äußere Spannung, die am sichersten gewährleistet ist, wenn als Stromquelle Akkumulatoren verwandt werden. Unschwer durchführbar ist dies bei Tierversuchen, bei denen relativ niedrige Spannungen von 10—12 V ausreichen. Für klinische Untersuchungen werden jedoch wesentlich höhere Spannungen, mindestens 200, besser 250 V benötigt. Die Anschaffung einer solchen Batterie von ausreichender Kapazität ist kostspielig, der Dämpfeentwicklung beim Laden wegen ist ihre Aufstellung in einem gesonderten Raum wünschenswert, für ein einwandfreies Arbeiten bedarf sie einer ständigen sorgfältigen Wartung, und schließlich ist die ganze Anordnung örtlich stark gebunden und wenig transportabel. All dies sind Dinge, die das klinische Arbeiten mit Akkumulatoren sehr erschweren. Anodenbatterien sind nur ein unvollkommener

Ersatz, sie erschöpfen sich rasch und sind der starken Beanspruchung, der sie unterliegen, nicht gewachsen. Infolgedessen ist es am zweckmäßigsten, das Stadtnetz als Stromquelle zu benutzen, zumal die Bedenken, die dem ursprünglich entgegenstanden, sich nicht als stichhaltig erwiesen haben. Die Spannungsschwankungen, die dabei in Kauf genommen werden müssen, sind nicht so erheblich, daß dadurch für klinische Untersuchungen wesentliche Meßfehler entstehen. Dagegen sind die Vorteile hinsichtlich des Preises der Apparatur, ihrer Wartung und Beweglichkeit sehr wesentliche. Ist kein Gleichstrom, sondern Wechselstrom vorhanden, so wird auch dieser durch Zwischenschaltung eines Röhrengleichrichters verwendbar.

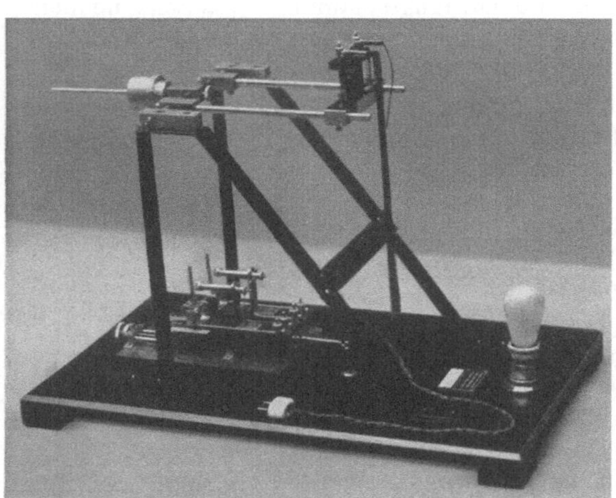

Abb. 5. HELMHOLZ-Pendel, modifiziert nach BLUMENFELDT. Das durch einen Elektromagneten in der Horizontalen gehaltene Pendel öffnet bei seinem Fall nacheinander zwei Kontakte. Ihr Abstand ist mittels Mikrometerschraube verschieblich und bestimmt die Dauer der rechtwinkligen Stromstöße. Für die Erzielung langer Zeiten wird auf das Pendel zur Verlangsamung seines Ganges ein Laufgewicht aufgesetzt, das in der Abbildung links oben sichtbar ist. Die Kohlenfadenlampe rechts unten dient als Vorschaltwiderstand für den Haltemagneten, wenn dieser aus dem Stadtnetz gespeist wird. Es kann dies aber auch aus einer 2—4 V.-Batterie geschehen.

Die jeweils erforderliche Spannung wird mit Hilfe eines kapazitäts- und induktionsfreien Spannungsteilers, der eine ausreichende und gleichmäßige Abstufung gewährleistet, abgegriffen. Die Schwellenspannung, die Rheobase, wird entweder durch entsprechende manuelle Änderung der Potentiometereinstellung verdoppelt oder, was eine wesentliche Zeitersparnis bedeutet, automatisch. So stellt RUHSTRAT ein kreuzgewickeltes Potentiometer (11 000—12 000 Ohm, 0,6 Amp.) her, das sich ohne Schwierigkeiten in zwei gleiche Hälften unterteilen läßt, deren Reiter zwangsläufig miteinander gekoppelt sind. Die Rheobasenbestimmung erfolgt mit der einen Hälfte des Potentiometers, d. h. mit der Hälfte der verfügbaren Spannung, die Verdopplung, indem ein Kipphebel umgelegt und damit die zweite Potentiometerhälfte hinzugeschaltet wird.

Als Meßinstrument dient zweckmäßigerweise ein Voltmeter mit mehreren Meßbereichen. Der Einbau eines Milliampèremeters in den Objektkreis erübrigt sich; wenn er erfolgt, so muß das Instrument seiner Selbstinduktion wegen bei der Chronaxiebestimmung kurz geschlossen werden.

Der Ausschaltung von Widerstandsschwankungen und Polarisationserscheinungen dienen neben der Anwendung hoher elektromotorischer Kräfte induktionsfreie Zusatzwiderstände im äußeren Schließungskreise. Ihre Größenordnung und Schaltung richtet sich nach den jeweiligen Bedingungen. Auch die Elektronenröhre kann zur Konstanterhaltung der Stromstärke Verwendung finden, und zwar in der Weise, daß das zu untersuchende Objekt in den Anodenkreis einer Dreielektrodenröhre eingeschaltet und im Sättigungsgebiet gearbeitet wird (STEINHAUSEN, BÜGE und MANN, FABRE). Allerdings wird die ganze Anordnung dadurch eine kompliziertere.

Die Bestimmung der Stromflußzeit erfolgt mit rechtwinkligen Stromstößen oder Kondensatorentladungen. Für das erstere Prinzip sind zahlreiche Instrumente angegeben worden, wie der Hammerunterbrecher, das KEITH-LUCAS-Pendel, das Chronaximeter von LAPIQUE u. a. Ihre Vor- und Nachteile im einzelnen aufzuführen, würde zu weit führen. Ein allen Anforderungen genügendes und exakt arbeitendes Instrument ist das HELMHOLZ-Pendel. Abb. 5 zeigt dieses in der Modifikation von BLUMENFELDT, Abb. 6 das zugehörige Schaltschema. Da einwandfrei arbeitende Schließungskontakte schwer herzustellen sind, ist das Instrument mit zwei Öffnungskontakten versehen. Der eine von diesen (P_2) liegt in dem Hauptkreis, der den Patienten enthält, der andere Kontakt (P_1) in einem Nebenkreis. Sind beide geschlossen, so fließt der Strom durch den Nebenkreis, und erst wenn das fallende Pendel den Kontakt des letzteren geöffnet hat, durch den Hauptkreis, der unmittelbar darauf durch Öffnung des zweiten Kontaktes unterbrochen wird. Aus der Entfernung der mittels Mikrometerschraube verschieblichen Kontakte ergibt sich die Dauer der rechtwinkligen Stromstöße, die in σ aus der Eichkurve des Instrumentes abgelesen wird. Auf Haupt- und Nebenkreis verteilt sind 20 000 Ohm induktionsfreien Widerstandes, die erforderlichenfalls auf 10 000 Ohm reduziert werden können. Schonende Behandlung und eine von Zeit zu Zeit vorgenommene Kontrolle der Eichkurve sind für einwandfreies Arbeiten des Instrumentes unerläßlich.

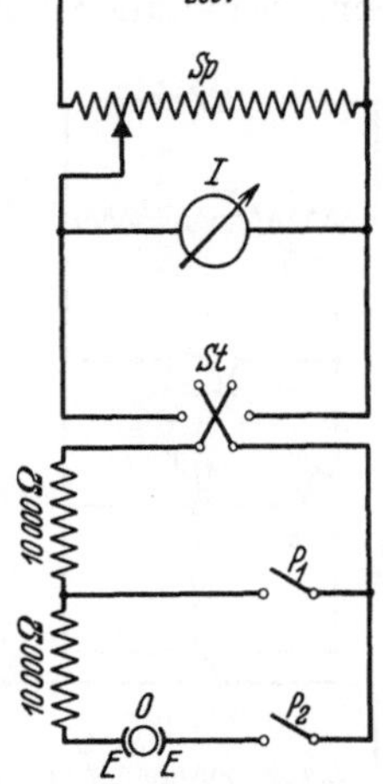

Abb. 6. Schaltschema für Chronaxiebestimmungen mittels HELMHOLZ-Pendels. *Sp* Spannungsteiler. *I* Instrument. *St* Stromwender. P_1, P_2 Öffnungskontakte des Pendels. *E* Elektroden. *O* Objekt.

Für die Chronaxiebestimmung mittels Kondensatorentladungen ist ein Satz Kondensatoren verschiedener Kapazität erforderlich. Auf die Verwendung der sehr teuren Präzisionsglimmerkondensatoren kann für klinische Zwecke verzichtet werden, es genügen vollkommen technische Papierkondensatoren, wie sie u. a. die Firma *Hydra* als Präzisionskondensatoren liefert. Die jeweils erforderlichen Kapazitäten werden durch Stöpsel parallel geschaltet, und zwar lassen sich alle in Frage kommenden Kombinationen durch folgende Anordnung herstellen:

M F	
0,1	0,05
0,2	0,02
0,2	0,02
0,5	0,01
1,0	0,005
2,0	0,002
2,0	0,002
5,0	0,001
10,0	—

Ladung und Entladung der Kondensatoren erfolgen mit einem Tasterschlüssel, wobei auf sorgfältige Herstellung der Kontakte und einen kurzen Weg zwischen Lade- und Entladestellung Wert zu legen ist. Zur Bestimmung der Rheobase kann ein Kondensator größerer Kapazität, etwa 10 MF, benutzt werden, der in seiner Entladungszeit einem konstanten Strom praktisch gleichzusetzen ist.

Da die Entladungsdauer eines Kondensators von dem Widerstand im Entladungskreis abhängig ist, ist die Konstanz des Gesamtwiderstandes hier von besonderer Wichtigkeit. Um diese herzustellen, hat LAPICQUE eine Widerstandskombination angegeben, bei der je nach dem untersuchten Objekt verschiedene Schaltungen möglich sind. Die Schwellenkapazitäten bei der Chronaxiebestimmung mit Kondensatorentladungen lassen sich jedoch nicht unmittelbar in Parallele setzen zu den Zeitwerten rechtwinkliger Stromstöße, da der Stromverlauf bei Kondensatorentladungen ein anderer ist, und zwar die Form einer Exponentialkurve hat. Um trotzdem die mit beiden Methoden gewonnenen Ergebnisse vergleichen zu können, hat LAPICQUE an einer Reihe von Objekten Vergleichsuntersuchungen mit der Kondensatormethode und rechtwinkligen Stromstößen durchgeführt. Er konnte so zeigen, daß das Verhältnis der auf beiden Wegen gewonnenen Werte ein konstantes ist, und zwar gibt er dafür den Faktor 0,37 an (vgl. S. 768). Danach errechnet sich aus den Kondensatorwerten die Chronaxie in Sekunden nach folgender Formel:

$$\tau = R \cdot C \cdot 0{,}37,$$

wobei C die gefundene Schwellenkapazität, R den Gesamtwiderstand darstellt.

Zur Vereinfachung der Rechnung hat BOURGUIGNON für klinische Zwecke eine Schaltanordnung angegeben, bei der 4000 Ohm in Serie, 10 000 in einem Nebenkreis und 11 000 Ohm im Objektkreis liegen (Abb. 7). Es errechnet sich dann ein Gesamtwiderstand von 11 000 Ohm bei einer Fehlergrenze von 10%. Ist der Widerstand im Objektkreis sehr hoch, und die verfügbare Spannung reicht nicht aus, so kann der 11 000 Ohm-Widerstand durch 6000 Ohm ersetzt werden. Die Fehlergrenze erhöht sich dann im ungünstigsten Falle auf 20%, was durchaus tragbar ist. Bei einem Gesamtwiderstand von 11 000 Ohm gilt für die Kapazität von 1 MF nach der LAPICQUEschen Gleichung

$$\tau = 10\,000 \text{ Ohm} \cdot 0{,}000\,001 \text{ F} \cdot 0{,}37 = 0{,}004 \text{ Sek.}$$

Es ist demnach zur Berechnung der Chronaxie in Sigma nur erforderlich, die jeweils festgestellten Schwellenkapazitäten mit 4 zu multiplizieren.

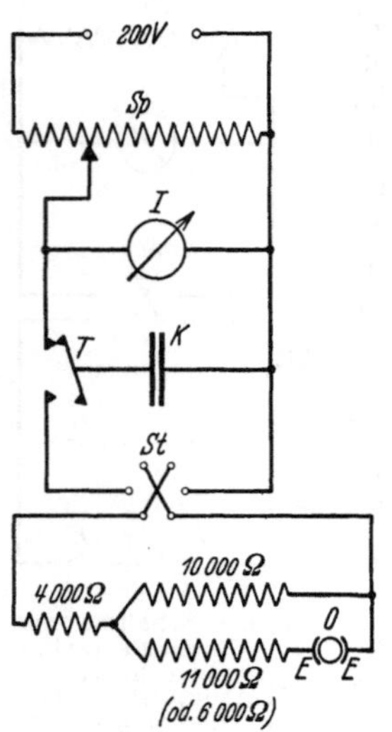

Abb. 7. Schaltschema für Chronaxiebestimmungen mittels Kondensatorentladungen. *Sp* Spannungsteiler. *I* Instrument. *K* Kondensator. *St* Stromwender. *E* Elektroden. *O* Objekt.

Wird die Rheobase so hoch gefunden, daß eine Verdoppelung bei der verfügbaren Spannung nicht möglich ist, so bleibt für die Bestimmung der Chronaxie noch folgender rechnerische Weg: Nach Feststellung der Rheobase wird die Kapazität gesucht, die mit der größten verfügbaren Spannung einen Schwelleneffekt gibt. Die Berechnung der Chronaxie erfolgt dann in Anlehnung an das HOORWEGsche Gesetz nach folgender Formel:

$$C_\tau = \frac{C\,(V - b)}{b}$$

wobei C_τ die zu ermittelnde Schwellenkapazität, C die gefundene Kapazität, V die benutzte Spannung, b die Rheobase ist. Allerdings bleiben die so gewonnenen Werte an Genauigkeit hinter den direkt bestimmten zurück. Es ist dies jedoch insofern nicht so wesentlich, als dieses Vorgehen in erster Linie dort in Frage kommt, wo an sich schon erhebliche Verlängerungen der Normalwerte vorhanden sind.

LOOSLI, v. NEERGARD und WALTHARD stufen die Zeitdauer des Entladungsstromes nicht durch Änderung der Kapazität ab, sondern durch Änderung des Widerstandes im Entladungskreis bei gleichbleibender Kapazität. Ladung und Entladung des Kondensators werden dabei automatisch vorgenommen.

Das BORRUTAUsche Chronaximeter, das nach dem Prinzip des LEDUCschen Unterbrechers konstruiert ist, und auf die Motorwelle eines Pantostaten aufgesetzt werden kann, ist zwar billig in der Herstellung, liefert aber keine Einzelreize, sondern Tetanie. Hinzukommt, daß die Zeitabstufung nicht weitgehend und auch nicht genau genug ist. Praktische Anwendung hat infolgedessen das Instrument nur wenig gefunden.

Welcher Methode der Chronaxiebestimmung der Vorzug zu geben ist, läßt sich nicht generell entscheiden. Es lassen sich bei Verwendung rechteckiger Stromstöße und Kondensatorentladungen gleich gute Ergebnisse erzielen. Verf. hat viele Jahre mit beiden Methoden gearbeitet, wobei die Spannung sowohl dem Netz wie auch Akkumulatoren entnommen werden konnte. Dabei hat sich

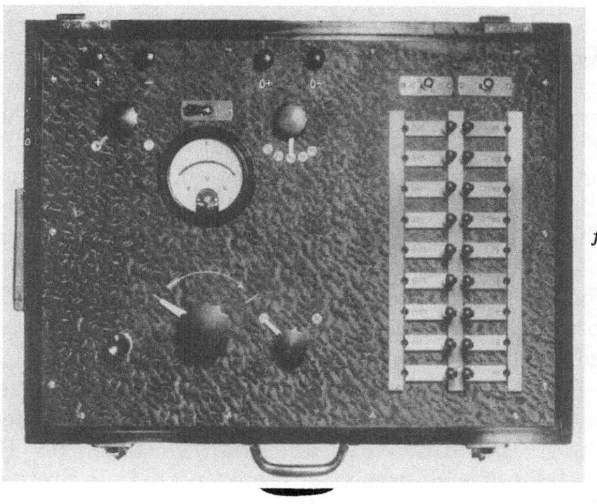

Abb. 8. Transportable Apparatur zur Chronaxiebestimmung mit Kondensatorentladungen. (Nach ALTENBURGER.) Originalgröße 40 × 56 cm. Der abnehmbare Verschlußdeckel ist entfernt. +- und −-Klemmen für die Stromzuführung. O+- und O−-Klemmen für den Anschluß des Untersuchungsobjektes. *a* Ein- und Ausschaltung der Stromzufuhr. *b* Kipphebel zur automatischen Rheobasenverdoppelung. *c* Umschalter für die verschiedenen Meßbereiche des Voltmeters. *d* Kipphebel, der Reizung mit Kondensatorentladungen und direkte Entnahme von Gleichstrom zur galvanischen Untersuchung ermöglicht. *e* Kipphebel für wahlweise Einschaltung von 6000 bzw. 11000 Ohm Widerstand. (Vgl. Schaltschema Abb. 7, dem auch der innere Aufbau des Apparates entspricht.) *g* Taste für Ladung und Entladung des Kondensators. *h* Potentiometer. *i* Stromwender.

gezeigt, daß für klinische Zwecke Kondensatoren, aus dem Netz gespeist, aus vielen rein praktischen Gründen den Vorzug verdienen. Sie sind unter anderem wesentlich unempfindlicher gegen Außeneinflüsse als das Pendel, bedürfen keiner ständigen Kontrolle und sind leicht transportabel. Auch das geräuschlose Arbeiten bei der Kondensatormethode ist für viele Zwecke wie Sensibilitätsuntersuchungen von Vorteil. Dabei ist es bei vorwiegenden Laboratoriumsuntersuchungen vorteilhaft, die ganze Anordnung offen und so zusammenzustellen, daß die einzelnen Teile wie Kondensatoren, Potentiometer, Meßinstrument auch für andere Zwecke benutzt werden können. Für klinische Zwecke ist jedoch eine geschlossene Anordnung unbedingt vorzuziehen, die kaum mehr Platz einnimmt als ein Pantostat und fahrbar angeordnet überall Verwendung finden kann (Abb. 8). Voraussetzung hierfür ist, daß alle Teile der Apparatur sorgfältig gearbeitet sind, was bei den im Handel befindlichen Apparaturen keineswegs immer der Fall ist.

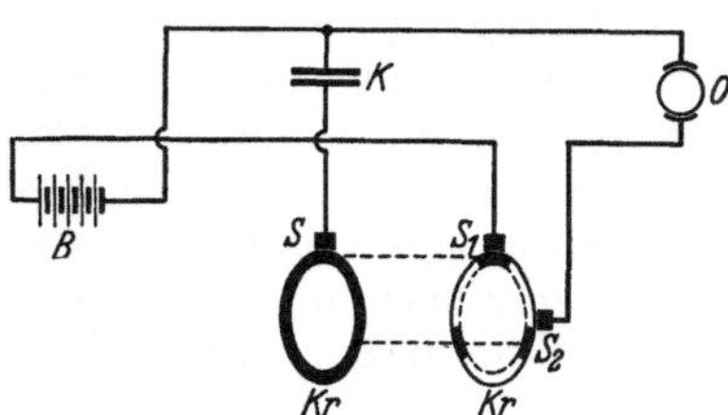

Abb. 9. Kontaktgeber für rhythmische Kondensatorentladungen veränderlicher Kapazität und Frequenz. *B* Batterie; *K* Kondensator; *O* Objekt; *Kr* Kontaktringe, von denen der linke aus einem geschlossenen Schleifring, der rechte aus drei gegeneinander isolierten Segmenten besteht, die mit dem linken geschlossenen Ring leitend verbunden sind. Passieren die Segmente den Schleifkontakt S_1, so wird der Kondensator geladen, passieren sie S_2, so wird er über das Objekt entladen. Beide Schleifringe sitzen auf der Welle eines Motors, in dessen Stromkreis ein Voltmeter liegt. Die den verschiedenen Spannungen entsprechenden Frequenzen werden mit dem Saitengalvanometer geeicht. Eine weitere Veränderlichkeit der Frequenz ist dadurch gegeben, daß die Verbindung der Kontaktsegmente des rechten Schleifringes (punktiert gezeichnet) mit dem linken unterbrochen werden können, so daß die Möglichkeit besteht, mit einem, zwei oder drei Segmenten zu arbeiten.

Bei Anwendung der Kondensatormethode ist der Übergang von der Einzelreizung zur *iterativen Reizung* ohne besondere Schwierigkeiten zu bewerkstelligen. Die gesamte Anordnung kann unverändert bleiben, es tritt lediglich an die Stelle der manuell bedienten Taste für Ladung und Entladung eine mechanische Vorrichtung, die den gleichen Vorgang rhythmisch mit veränderlicher Frequenz bewerkstelligt. LAPICQUE verwendet hierfür einen Zapfenzylinder, der von einem Motor mit gleichbleibender Geschwindigkeit bewegt wird. Die auf dem Zylinder in verschiedenem Abstand befindlichen Zapfen betätigen einen Hebel mit Doppelkontakt, der Ladung und Entladung des Kondensators bewirkt. Der Frequenzbereich liegt zwischen 1 und 12 je Sek.

QUINCKE und STEIN benutzen eine Drehscheibe, die ebenfalls von einem Motor mit konstanter Geschwindigkeit bewegt wird. Durch eine Stöpseleinrichtung läßt sich die Zahl der Kontakte und damit die Reizfrequenz zwischen 1 und 48 Sek. verändern. Gegenüber der LAPICQUEschen Anordnung hat diese den Vorteil, daß während der Reizung der Rhythmus geändert werden kann.

ALTENBURGER verwendet eine aus zwei Kontaktringen bestehende Anordnung, die auf die Welle jedes Motors aufgeschoben werden kann und einen Frequenzbereich zwischen 1 und 80 je Sek. hat. Die Abstufung der Frequenz erfolgt dabei durch Veränderung der Umdrehungsgeschwindigkeit des Motors, die mit einem Voltmeter im Motorstromkreis kontrolliert wird. Es kann so fließend von einer Frequenz zur anderen übergegangen werden (Abb. 9).

Elektroden. Für klinisch-diagnostische Zwecke sind die bekannten plattenförmigen indifferenten und die knopfförmigen differenten Elektroden in Gebrauch, von denen die letzteren jetzt meist als Unterbrecherelektrode ausgebildet sind.

Für Chronaxiebestimmungen findet im allgemeinen nach BOURGUIGNON als indifferente Elektrode eine 10 qcm große stoffüberzogene Silberplatte Verwendung. Die differente, knopfförmige trägt, in Hartgummi eingelassen, eine kreisförmige Silberplatte, die ebenfalls mit Stoff überzogen wird. Der übliche Elektrodendurchmesser beträgt 1 qcm, für sehr kleine Muskeln wie die Interossei benutzt BOURGUIGNON eine D'ARSONVALsche Flüssigkeitselektrode. Bequemer ist eine kleine, knopfförmige Elektrode. Soll die Haut bei der Reizung umgangen werden, so kann dies durch Verwendung von bis auf die Spitze isolierten Silbernadeln geschehen, wie sie auch zur Aktionsstromableitung Verwendung finden.

Durch einen elektrolytisch hergestellten Chlorüberzug läßt sich die Polarisierbarkeit der Silberelektroden vermindern. Es ist jedoch STEIN beizupflichten, daß für klinische Zwecke, abgesehen von Elektroden sehr kleinen Durchmessers, hierauf verzichtet werden kann. Die Polarisation an den Elektrodenflächen tritt nach GILDEMEISTER gegenüber der Deformierung, die die Stromstöße bei ihrem Durchgang durch die Haut erfahren, in den Hintergrund. Wenn aber die Elektroden mit einem Chlorsilberüberzug versehen werden, so hat dies nur einen Sinn, wenn dessen Wirksamkeit ständig geprüft wird.

Für Sensibilitätsuntersuchungen werden neben knopfförmigen 1 qcm-Elektroden solche aus Silberdraht verwendet.

Vestibularisprüfungen lassen sich bequem mit einer nach dem Vorbild von Radiokopfhörern gebauten Elektrode ausführen, zwei knopfförmige Elektroden werden dabei auf den Processus mastoidei von einem Kopfbügel gehalten. Bipolare und unipolare Reizungen lassen sich so durchführen, ohne daß die auftretenden Reaktionen durch Maßnahmen des Untersuchers gestört werden.

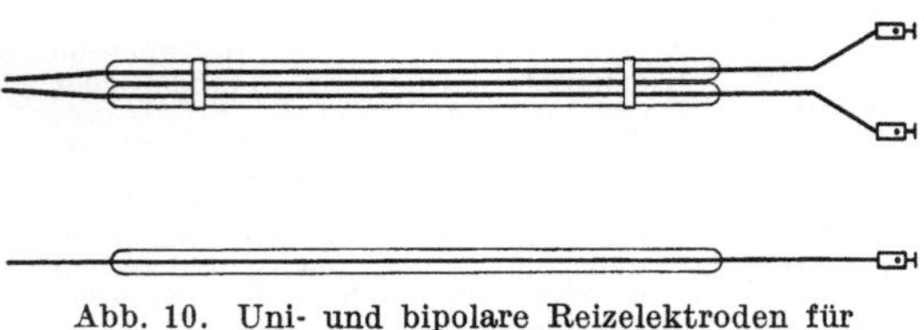

Abb. 10. Uni- und bipolare Reizelektroden für neurochirurgische Eingriffe.

Für Reizungen während neurochirurgischer Eingriffe sind uni- und bipolare Spitzenelektroden mit einem isolierenden Glasüberzug zweckmäßig, die sich leicht trocken oder in Seifenspiritus sterilisieren lassen (Abb. 10).

Reizelektroden in Form einer Hohlnadel mit einem von dieser isolierten zentralen Kern (WAGNER) sind dort angezeigt, wo Stromschleifen in das Nachbargewebe möglichst vermieden werden sollen.

III. Methodik.

Leitfähigkeitsbestimmungen. Die Bestimmung der Leitfähigkeit bzw. des Widerstandes des Körpers oder einzelner Gewebe erfolgt für Gleichstrom am einfachsten durch Berechnung nach dem OHMschen Gesetz. Es wird eine elektromotorische Kraft bekannter Größe an den Körper angelegt und die Stromstärke, die im lebenden Gewebe auftritt, gemessen. Es läßt sich dann ohne weiteres der Widerstand errechnen.

Bei der Substitutionsmethode wird zunächst eine beliebige elektromotorische Kraft an den Körper gelegt und die Stromstärke am Milliampèremeter abgelesen. Dann wird der Körper durch einen Rheostaten ersetzt und dieser so weit abgestuft, bis die gleiche Stromstärke resultiert wie bei Einschaltung des Körpers. Die hierzu erforderlichen Ohm entsprechen dem Körperwiderstand.

Bestimmungen des Wechselstromwiderstandes werden in der Klinik häufig nach der KOHLRAUSCH-Methode ausgeführt, die mit einer WHEATSTONEschen Brücke und Telephon arbeitet. Den nur begrenzten Wert derartiger Messungen hat GILDEMEISTER hervorgehoben und betont, daß für präzise Messungen reine Wechselströme hoher Frequenz erforderlich sind.

Erregbarkeitsmessungen. *1. Motorik.* Für Erregbarkeitsmessungen auf motorischem Gebiete stehen die unipolare und die bipolare Methode zur Verfügung. Die letztere wird in der Weise ausgeführt, daß zwei gleich große Elektroden auf den Nervenstamm, auf die beiden Enden eines Muskels oder auf den Muskel und seinen zuführenden Nerven aufgesetzt werden.

Bei der unipolaren Methode wird die indifferente Elektrode so groß gewählt, daß die Stromdichte unter ihr zu gering ist, um einen Reizeffekt auszulösen. Sie kommt an einen von der Untersuchungsstelle entfernten Körperteil zu liegen (Sternum, Rücken, Nacken). Je nach der Lage der zweiten, der differenten Elektrode wird eine direkte, indirekte und longitudinale Reizung unterschieden. Bei der erstgenannten wird die Elektrode auf den Muskel selbst, und zwar auf seinen Reizpunkt aufgesetzt, bei der indirekten auf den Stamm des zuführenden Nerven, und bei der longitudinalen Reizung kommt sie auf die Ansatzsehne bzw. den Übergang des Muskels in diese zu liegen. Die Unterscheidung zwischen indirekter und direkter Erregbarkeit ist keine grundsätzliche, sondern nur eine topographische, indem die differente Elektrode einmal dem Nervenstamm anliegt, zum anderen intramuskuläre Nervenverzweigungen vom Strom getroffen werden. Letzteres scheint auch für die longitudinale Reizung zuzutreffen, jedenfalls liegt bisher noch kein bindender Beweis vor, daß dabei unter normalen Verhältnissen tatsächlich eine Reizung der Muskelfasern selbst stattfindet.

Zur ersten Orientierung über das elektrische Verhalten eines Muskelgebietes ist die bipolare Methode zweckmäßig. Der zu untersuchende Muskel wird seiner Länge nach zwischen zwei Elektroden gefaßt, oder es werden diese auf den zuführenden Nerven und den Muskel aufgesetzt. Bei einseitigen Läsionen wird so im gesunden Muskelgebiet eine Stromstärke eingestellt, die einen deutlichen Zuckungseffekt gibt, dann wird die homologe Muskelgruppe der kontralateralen Seite vergleichend geprüft, zunächst mit dem faradischen, dann mit dem galvanischen Strom. Handelt es sich um doppelseitige Affektionen, so wird das Verhalten analoger Muskeln Gesunder zum Vergleich herangezogen. Wenn auch ein solches Vorgehen mit zahlreichen Fehlerquellen behaftet ist, so zeigt doch die klinische Erfahrung, daß es in vielen Fällen ausreicht, um zu einem ersten Urteil über das Verhalten eines Muskelgebietes zu kommen.

Für genauere Bestimmungen der Reizschwelle kommt die unipolare Methode in Anwendung. Zunächst wird der betreffende Nervenstamm oder Reizpunkt aufgesucht, dann wird abwechselnd von unter- bzw. überschwelligen Intensitäten ausgegangen und unter ständigen kurzdauernden Stromschließungen die Intensität so lange verstärkt bzw. abgeschwächt, bis eben eine Schwellenzuckung auftritt. Dies gilt sowohl für den faradischen wie den galvanischen Strom. Bei Anwendung des letzteren ist die Polarität der differenten Elektrode zu beachten.

Im allgemeinen wird die alleinige Bestimmung der KSZ ausreichen, nur in besonderen Fällen wird unter wechselnden Schließungen und Öffnungen und Wechsel der Pole das gesamte elektrodiagnostische Zuckungsgesetz bestimmt werden.

Bei der Messung der *Chronaxie* wird ebenso wie bei der faradischen und galvanischen Untersuchung die monopolare direkte und indirekte Reizung angewandt. Auch die longitudinale Reizung wird von BOURGUIGNON mit gewissen Einschränkungen benutzt, doch ist hiergegen eingewandt worden, daß es sich dabei um einen Vorgang handelt, der in physiologischer Hinsicht nicht genügend definiert ist. Als differente Elektrode dient bei der Chronaxiebestimmung im allgemeinen die Kathode. Von besonderer Wichtigkeit ist das genaue Aufsuchen der Reizpunkte. Die Elektrode muß während der ganzen Dauer der Rheobasen- und Chronaxiebestimmung mit leichtem Druck unverrückt auf dem entsprechenden Punkt festgehalten werden, da schon geringe Verschiebungen zu einer Änderung der Schwellenspannung führen. Bei fortlaufender Kontrolle der Werte über einen längeren Zeitabschnitt ist es zweckmäßig, die Reizpunkte zu markieren. Die Bestimmung der Rheobase erfolgt in der Weise, daß von unterschwelligen Reizen die Intensität fortschreitend verstärkt wird, bis die erste mit bloßem Auge wahrnehmbare Schwellenzuckung auftritt. Meist wird dabei ein etwas höherer Wert gefunden, als wenn von überschwelligen Reizen ausgegangen und die Intensität bis zum Auftreten der Schwellenzuckung abgeschwächt wird. Die festgestellte Rheobase wird erst nach mehrmaliger Kontrolle verdoppelt, Stromwendungen zwischen den einzelnen Reizungen vermindern Polarisationserscheinungen. Auch die anschließende Chronaxiebestimmung erfolgt zweckmäßig so, daß mit unterschwelligen Stromzeiten begonnen wird und diese so lange vergrößert werden, bis der Schwellenwert erreicht ist. Auch dieser wird mehrfach kontrolliert. Beendet wird die Untersuchung durch erneute Bestimmung der Rheobase, und erst wenn diese unverändert gefunden wurde, kann die erhaltene Chronaxie gewertet werden. Bestimmungen mit mehrfacher Kontrolle von Rheobase und Chronaxie setzen voraus, daß die Reaktionsweise des betreffenden Objektes längere Zeit konstant bleibt. Ist dies nicht der Fall, und sind im Gegenteil rasch verlaufende Änderungen der letzteren Gegenstand der Untersuchung wie bei der Anwendung von Pharmaca, so wird es notwendig, Rheobasen- und Chronaxiebestimmungen auf einen möglichst engen Zeitraum zusammenzudrängen. Die Zahl der Einzelbestimmungen muß dann eingeschränkt und, wenn möglich, durch mehrfache Wiederholung der ganzen Untersuchung ersetzt werden.

2. Sensibilität. Während auf motorischem Gebiete die elektrische Untersuchung die Möglichkeit gibt, unabhängig von der Mitwirkung des Untersuchten einen Einblick in den Funktionszustand eines Muskelgebietes zu gewinnen, sind wir auf dem Gebiete der Sensibilität wie bei den meisten diesbezüglichen Untersuchungen auf ein indirektes, subjektives Verfahren angewiesen, indem wir aus den Angaben des Untersuchten Rückschlüsse auf die Funktionsweise der sensiblen Systeme ziehen.

Bei der Anwendung des faradischen und des galvanischen Stromes zur Auslösung von Empfindungsvorgängen kommt in erster Linie die unipolare Methode in Anwendung. Die differente Elektrode wird entweder im Ausbreitungsgebiet eines Nerven aufgesetzt oder auf den Nervenstamm. Im ersteren Falle dient als Test für den Reizeffekt die lokale, unter der Elektrode auftretende Schwellenempfindung, im letzteren die in das Ausbreitungsgebiet des betreffenden Nerven ausstrahlende Empfindung. LÖWENTHAL benutzt als Test das faradische Intervall, d. h. die Differenz der Rollenabstände für die minimale Empfindung und die Schmerzempfindung.

Der Anwendungsbereich der galvanischen und faradischen Sensibilitätsprüfung ist ein eng begrenzter. Mit den von FREY entwickelten mechanischen Methoden sind auch feinere, Intensitätsschwellenbestimmungen mit einer für klinische Zwecke völlig ausreichenden Genauigkeit durchführbar, und die elektrische Untersuchung bedeutet in dieser Hinsicht keine wesentliche Ergänzung. Dagegen stößt die Abstufung der zeitlichen Dauer mechanischer Reize im allgemeinen auf solche Schwierigkeiten, daß sie praktisch kaum in Frage kommt. In diesem Punkte ist die elektrische Reizform der mechanischen überlegen und deshalb die Chronaxiebestimmung geeignet, die mechanischen Methoden zu ergänzen.

Chronaximetrische Untersuchungen der *Hautsensibilität* können ebenfalls entweder am Nervenstamm oder in dessen Ausbreitungsgebiet an den Aufnahmeapparaten vorgenommen werden. Im letzteren Falle werden je nach der Größe der Elektroden eine ganze Anzahl von Receptoren verschiedener Qualität von der Reizeinwirkung erfaßt, oder diese wird nach Möglichkeit auf einen einzelnen Sinnespunkt beschränkt. In Anwendung kommen die gleichen 1-qcm-Elektroden wie bei der motorischen Chronaxiebestimmung, ferner nach ALTENBURGER feine Silberdrahtelektroden, die auf einzelne, vorher durch adäquate Reizung bestimmte Sinnespunkte aufgesetzt werden. Für die Mehrzahl der klinischen Untersuchungen ist es dabei zweckmäßig, von einer Differenzierung der Qualität des Sinneserlebnisses abzusehen und in das Ermessen der Versuchsperson allein die Frage zu stellen, ob sie etwas fühlt oder nicht.

Zur Untersuchung des *optischen Systems* wird die differente Elektrode an den äußeren Augenwinkel gesetzt, als Test dienen die bei Stromschließung und Öffnung auftretenden Photome.

Bei der Prüfung des *Vestibularapparates* macht der hohe Zeitbedarf desselben die Anwendung des faradischen Stromes unmöglich. Die galvanische Untersuchung wird unipolar oder bipolar vorgenommen. Im ersteren Falle kommt die differente Elektrode auf einen Tragus oder Processus mastoideus zu liegen oder wird in den Gehörgang eingeführt. Im zweiten Falle werden zwei gleich große Elektroden auf beide Tragi bzw. Processus mastoidei aufgesetzt. Der zu Untersuchende sitzt in zwangloser Haltung mit geschlossenen Augen oder steht bei Fuß-Augenschluß. Um die Reaktion empfindlicher zu machen, sind verschiedene besondere Stellungen angegeben worden. So läßt u. a. MANN einen Fuß vor den anderen stellen, andere lassen den Patienten auf einem Bein stehen unter Beugung des anderen im Kniegelenk und Berührung einer Stuhllehne mit dem Zeigefinger der gleichnamigen Hand (DRYENFURTH). Als Test für den Reizeffekt dient die Neigung des Kopfes bzw. des ganzen Körpers, die normalerweise von der Kathode weg auftritt. Nystagmus ist bei gewöhnlicher Beobachtung erst bei stärkeren Strömen festzustellen, bei Lupenvergrößerung unter Umständen jedoch schon vor den übrigen Reaktionen. Für die Bestimmung der Chronaxie des N. vestibularis gilt hinsichtlich der Methodik das gleiche wie für die galvanische Prüfung, doch scheinen hier die besonders komplizierten Verhältnisse der Stromverteilung u. a. erhebliche Schwierigkeiten zu bieten. Eigene Untersuchungen ergaben, wenn nebeneinander Kondensatorentladungen und rechtwinklige Stromstöße angewandt wurden, nur dann gute Übereinstimmung der Werte, wenn die Elektroden dem Processus mastoideus anlagen, während bei Reizung vom Tragus aus die Werte erheblich differierten. SCHRIEVER bestimmt anstelle der Rheobase die Stoßzeit (vgl. S. 768).

Anwendungsbereich der einzelnen diagnostischen Methoden. Der Anwendungsbereich und Wert der verschiedenen elektrodiagnostischen Methoden geht im einzelnen aus den folgenden Abschnitten hervor. Ganz allgemein ist hierzu folgendes zu sagen: Die klassische galvanische und faradische Untersuchungsmethode ist zweifellos mit vielen Schwierigkeiten und Fehlerquellen behaftet, und die Wertung ihrer Ergebnisse nach streng physiologischen Gesichtspunkten stößt auf große, oft unüberwindliche Schwierigkeiten. Demgegenüber bedeutet die Methode der Chronaxiebestimmung insofern einen Fortschritt, als sie kritisch angewandt in ihren Ergebnissen viel weitgehender unabhängig ist von Faktoren, die mit den eigentlichen physiologischen Erregungsvorgängen nichts zu tun haben. Trotzdessen liegen, vom klinischen Standpunkte aus gesehen, die Dinge keineswegs so, daß durch die Chronaxie die galvanische und faradische Methode verdrängt oder gar überflüssig geworden sind. Im Gegenteil, die beiden letzteren haben insofern an Wert gewonnen, als ihre Anwendung unter dem Einfluß der Entwicklung der modernen Reizphysiologie eine kritischere geworden ist. Damit sind viele Tatsachen in den Bereich des rein Historischen gerückt, und die wesentlichen Aufgaben und Möglichkeiten der Elektrodiagnostik sind schärfer hervorgetreten. In ihrem Brennpunkt steht unverändert die Differentialdiagnose zwischen einer Läsion des peripheren Neurons und einer solchen supranuclearen Sitzes. Klären werden wir diese auch weiterhin zunächst auf Grund der galvanischen und faradischen Untersuchung, und erst in zweiter Linie wird für bestimmte Einzelfragen die Chronaxie heranzuziehen sein. Die Methode der Wahl ist letztere dagegen bei den supranuclearen Läsionen und auch zahlreichen Funktionsstörungen anderer Genese. In vielen dieser Fälle ist jedoch die Bedeutung der Chronaxie weniger eine praktisch klinische als vielmehr eine theoretische, indem sie oft Einblicke in patho-physiologische Funktionszusammenhänge gibt, die mit den älteren Methoden nicht möglich sind. In bestimmten Fällen wird dies auch für die klinische Diagnostik von Nutzen sein. Aber auch die Chronaxie kann nicht als ein allgemein gültiges Maß der Erregbarkeit schlechthin angesehen werden. Durch die Fortschritte der Reizphysiologie ist der Begriff der Erregbarkeit aufgelöst und als das erkannt worden, was er in Wirklichkeit ist, eine Fiktion, die keine tatsächlich vorhandene Eigenschaft eines reizbaren Gebildes zum Ausdruck bringt. An die Stelle des Begriffes der Erregbarkeit schlechthin ist die Reaktionsweise gegenüber den verschiedenen Formen der Reizströme und deren einzelnen Parametern getreten.

Nicht übersehen werden dürfen schließlich die Grenzen, die ganz allgemein jeder elektrischen Untersuchungsmethode gezogen sind. Aus deren Ergebnissen auf das physiologische Geschehen zu schließen, ist immer nur mit einer gewissen Zurückhaltung möglich. Auch wenn wir von der noch umstrittenen Angabe absehen, daß die am Orte der elektrischen Reizung ausgelösten chemischen Vorgänge zum Teil gänzlich verschieden sind von denen der normalen Erregungsleitung (WINTERSTEIN), so bleiben immer noch eine ganze Reihe klinischer Beobachtungen, die zeigen, daß physiologische Funktion und Ansprechbarkeit auf elektrische Reize keineswegs immer parallel gehen.

IV. Allgemeine Reizphysiologie.

Unter den biologischen Wirkungen des elektrischen Stromes steht an erster Stelle seine Eignung zur Auslösung von Erregungsvorgängen. Gegenüber den meisten Reizen anderer Natur hat der elektrische den großen Vorteil, daß er mit weitgehender Genauigkeit abstufbar ist und unter den verschiedensten Bedingungen zur Anwendung gelangen kann. Für eines der Grundprobleme der Physiologie, die Klärung der Beziehungen zwischen Reiz und Erregung, ist deshalb der elektrische Reiz zur zentralen Methode geworden. Nur so ist es zu verstehen, daß auf die Entwicklung einer an sich unphysiologischen Reizform viele Jahrzehnte hindurch eine unendliche Mühe verwandt worden ist. Dabei sind vielfach Probleme wie das des Zeitfaktors oft schon überraschend früh in ihrer Bedeutung erkannt worden, um erst weit später mit fortschreitender Technik ihre Klärung zu finden. Es ist im folgenden ebensowenig beabsichtigt, einen vollständigen historischen Überblick über diese Entwicklung zu geben — er kann an anderer Stelle eingesehen werden (LAPICQUE) — wie auch den augenblicklichen Stand der Reizphysiologie in ihrer Gesamtheit darzustellen. Im Brennpunkt steht vielmehr die Anwendung ihrer Ergebnisse auf die Probleme der Klinik. Dabei soll versucht werden, diese überall dort, wo es notwendig erscheint, in allgemeinere reizphysiologische Zusammenhänge einzuordnen.

DU BOIS-REYMOND kommt das Verdienst zu, erstmalig den Versuch einer Ordnung der Beziehungen zwischen Reizstrom und Erregungsvorgang unternommen zu haben (1848). Sein allgemeines Erregungsgesetz besagt:

„Nicht der absolute Wert der Stromdichtigkeit in jedem Augenblick ist es, auf den der Bewegungsnerv mit Zuckung des zugehörigen Muskels antwortet, sondern die Veränderung dieses Wertes von einem Augenblick zum anderen, und zwar ist die Anregung zur Bewegung, die diesen Veränderungen folgt, um so bedeutender, je schneller sie bei gleicher Größe vor sich gingen, oder je größer sie in der Zeiteinheit waren."

Die mathematische Formulierung, die DU BOIS-REYMOND dem von ihm aufgestellten Gesetz gegeben hat, hat sich später als nicht zutreffend erwiesen, die Wertung der einzelnen Parameter des Reizstromes hat im weiteren Verlaufe der Entwicklung zu prinzipiellen Abweichungen von der DU BOIS-REYMONDschen Auffassung geführt. Trotz alledem finden sich in seinen Untersuchungen bereits sämtliche Faktoren berücksichtigt, die für den Reizeffekt von Bedeutung sind: Verlaufsform, Intensität und Zeitdauer des Stromes. Im einzelnen ist zu diesen Faktoren, denen noch die Polwirkung hinzuzufügen ist, auf Grund der weiteren Entwicklung und der heutigen Erfahrungen folgendes zu sagen:

Stromanstieg und Abfall. Zu den ältesten Erkenntnissen der Reizphysiologie gehört die Beobachtung, daß bei der Zuführung eines Gleichstromes zu einem Muskel oder seinem Nerven ein Reizeffekt, abgesehen von sehr starken Strömen, nur bei der Stromschließung und -öffnung festzustellen ist. Nicht der Strom als solcher, sondern seine Schwankung ist also wesentlich für den Reizeffekt. Nur bei der Anwendung starker Intensitäten kommt es im Anschluß an die Stromschließung zu einer Dauererregung, und das gleiche ist auch bei der Stromöffnung zu beobachten (RITTERscher Öffnungstetanus). In beiden Fällen handelt es sich aber um einen Vorgang, der gegenüber den Reizeffekten bei geringen und mittleren Intensitäten eine Sonderstellung einnimmt. Die Aktionsstromableitung ergibt dabei einen Tetanus hoher Frequenz. Die Bedeutung der Art des Stromschlusses für den Reizeffekt hat GALVANI bereits intuitiv erkannt. RITTER und DU BOIS-REYMOND konnten durch relativ einfache Versuche zeigen, daß es nicht auf die Schließung und Öffnung schlechthin ankommt, sondern von wesentlicher Bedeutung dabei die Art ist, wie diese vorgenommen wird, oder mit anderen Worten die Steilheit des Stromanstiegs. Der gleiche Strom, der bei plötzlicher Einschaltung, d. h. rechtwinkligem Anstieg (Abb. 11a), einen bestimmten Reizeffekt bedingt, ist in seiner Wirksamkeit abgeschwächt oder verliert diese vollkommen, wenn er allmählich entsteht (Abb. 11b). Diese Möglichkeit, sich mit dem Strom ein- und auszuschleichen, ohne daß ein Reizeffekt zustande kommt, hat als Grundlage die Fähigkeit des Gewebes, sich Änderungen des Milieus (Ionenverschiebungen, chemische Prozesse) gegenüber anzupassen, sofern diese sich langsam genug vollziehen. Daraus folgt nicht, wie DU BOIS-REYMOND ursprünglich annahm, daß der Reizeffekt ganz allgemein um so größer ist, je steiler die Stromschwankung,

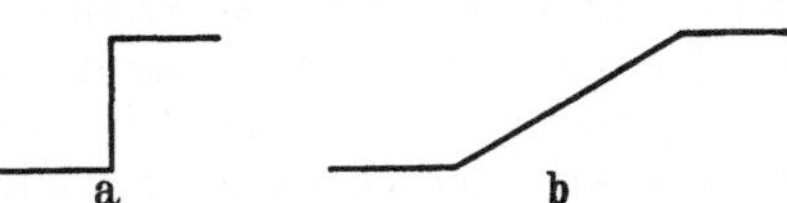

Abb. 11. Verschiedene Formen des Stromanstiegs. a rechtwinkliger, b linearer allmählicher Anstieg.

mithin dem rechtwinkligen Stromanstieg in jedem Falle der größte Reizeffekt zukommt. Mit verfeinerter Technik durchgeführte Untersuchungen von FICK, ENGELMANN, K. LUCAS, LAPICQUE u. a. haben vielmehr gezeigt, daß die Steilheit des Stromanstiegs eine relative Größe ist. Je nach dem Objekt ist die optimale Steilheit, die den größten Effekt ergibt, und die minimale Steilheit, bei der überhaupt noch ein Effekt zustandekommt, verschieden. Im einzelnen besagt dies folgendes: Wenn wir von einem rechtwinkligen Stromanstieg ausgehen (Abb. 12*a*), so tritt bei einer Verlangsamung desselben z. B. bei (*b*) und (*c*) zunächst keine Verminderung des Reizeffektes ein. Erst wenn die Abnahme der Steilheit ein bestimmtes Maß erreicht hat (*d*), nimmt der Reizeffekt ab, um schließlich ganz auszubleiben (*e*). Erfolgt beim quergestreiften Muskel der Stromanstieg bis zur erforderlichen Schwellenintensität nicht rechtwinklig, sondern in einigen $^1/_{1000}$ Sek., so genügt die geringe Verzögerung schon, um den Reizeffekt zu vermindern, und bei einer Anstiegsdauer von mehreren $^1/_{100}$ Sek. tritt vollkommene Wirkungslosigkeit ein. Demgegenüber bedarf es bei einem glatten Muskel wie beim Magen einer Verzögerung des Stromanstiegs um mehrere Sekunden, um den Reizeffekt zu vermindern, und noch wesentlich längerer Zeiten, um ihn zum Verschwinden zu bringen.

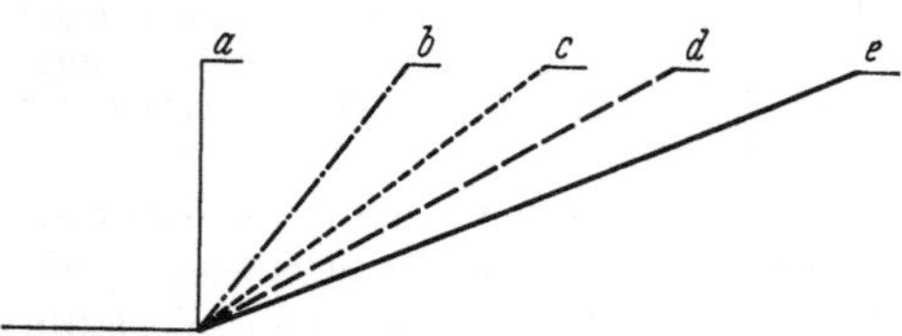

Abb. 12. Stromanstieg verschiedener Steilheit.

Neben der zeitlichen Dauer des Stromanstieges ist auch seine Form für den Reizeffekt von Bedeutung. Eine exponentielle Form des Stromanstiegs bedingt nach LAPICQUE eine wesentlich größere Verminderung seiner Wirksamkeit als ein linearer Anstieg.

Als allgemeines Prinzip ergibt sich, daß die zum Zustandekommen eines Reizeffektes erforderliche Steilheit des Stromanstiegs in Beziehung steht zu der biologischen Reaktionsweise des jeweiligen Objektes, indem für die Erregung rasch reagierender Objekte eine größere Anstiegs- und auch Abfallssteilheit erforderlich ist als für langsam reagierende Objekte. In gleicher Weise gilt dies auch für die Reaktionsweise ein und desselben Objektes, wenn diese sich unter dem Einfluß äußerer Einwirkungen, z. B. der Temperatur, im Sinne der Beschleunigung oder Verlangsamung ändert.

Ströme verschieden raschen Anstiegs und Abfalls sind auch für das Studium der Reaktionsweise menschlicher Muskeln verwendet worden (FABRE). Die Technik ihrer Herstellung ist für klinische Zwecke eine zu komplizierte, so daß hier im allgemeinen plötzliche Stromschließungen und -öffnungen zur Anwendung gelangen.

Stromintensität und Dichte. Bei gleicher Steilheit des Stromschlusses und der Öffnung ist nach dem DU BOIS-REYMONDschen Erregungsgesetz der Reizeffekt abhängig von der Amplitude der Stromschwankung, mit anderen Worten von der angewandten Intensität. Sie hat Jahrzehnte hindurch fast den einzigen Indicator für die Reaktionsweise von Nerv und Muskel dargestellt. Bei ihrer Bewertung ist zu berücksichtigen, daß es sich nur um ein relatives Kriterium für die Beurteilung der Beziehungen zwischen Reizstrom und Reizeffekt handelt. Maßgebend für das Zustandekommen des letzteren ist, wie bereits in der DU BOIS-REYMONDschen Formulierung zum Ausdruck kommt, nicht die Stromstärke an sich, sondern die Stromdichte, d. h. das Verhältnis der Stromstärke zum Querschnitt des Leiters, also des jeweils zu reizenden Gebildes. Daraus ergeben sich schon bei Untersuchungen am freigelegten Nerv oder Muskel erhebliche Schwierigkeiten, weit größere aber, wenn es sich um Beobachtungen am intakten Organismus handelt. An der Stelle des Stromeintritts in den Körper, an den Elektroden, läßt sich das Verhältnis von Stromstärke zum Querschnitt des Leiters noch etwa übersehen. Die Stromverteilung im lebenden Gewebe selbst entzieht sich jedoch vollkommen unserer Kenntnis. Die Feststellung der Schwellenintensität stellt deshalb zunächst nur einen Indicator dafür dar, daß die für die Auslösung eines Schwelleneffektes erforderliche Stromdichte an den Erregungsorten erreicht ist. Ändert sich dieser Intensitätswert, so berechtigt dies nicht ohne weiteres zu dem Schluß, daß die Ansprechbarkeit des betreffenden Objektes eine andere geworden ist, es können vielmehr ebenso Änderungen der Stromverteilung dabei von Bedeutung sein. Im Zusammenhang mit früheren Ausführungen über die Widerstandsverhältnisse im lebenden Gewebe (S. 749) besagt dies, daß die Bestimmung der Intensitätsschwelle eine Größe darstellt, die weitgehend von Faktoren abhängt, die mit der Reaktionsweise des jeweils untersuchten Objektes nichts zu tun haben. Die Bestimmung des Intensitätsbedarfes führt infolgedessen häufig zu nicht ausreichenden Ergebnissen, die nur mit Vorbehalt zu verwerten sind. Es geht aber zweifellos zu weit, der Bestimmung der Intensitätsschwelle jeden Wert abzusprechen, wie dies in neuerer Zeit von manchen Autoren geschieht. Sie stellt auch heute noch die Methode dar, von der jede diagnostische Untersuchung ihren Ausgang nimmt, und die in vielen Fällen, bei entsprechender Technik und kritischer Anwendung, durchaus brauchbare Ergebnisse liefert.

Stromflußzeit (Chronaxie). „Der elektrische Strom wirkt nur in den ersten Augenblicken seines Fließens erregend.“ Mit dieser rein intuitiv gewonnenen Formulierung VOLTAs ist das Ergebnis einer weit späteren experimentellen Periode vorweggenommen. Am Anfang der letzteren stehen wieder Untersuchungen DU BOIS-REYMONDs. Er sah ebenfalls das Problem des Zeitfaktors und warf die Frage auf, ob für das Zustandekommen eines Reizeffektes außer der Schwankung der Stromdichtigkeit auch eine bestimmte zeitliche Dauer der erreichten Stromdichte notwendige Voraussetzung sei. Daß er zu dem Ergebnis kam, daß die Stromflußzeit ohne Bedeutung für das Zustandekommen einer Erregung sei, ist bedingt durch die begrenzten technischen Möglichkeiten der damaligen Zeit, mit denen Ströme von einer kürzeren Dauer als 50 σ nicht herzustellen waren. Sobald dies in der Folgezeit gelang, wurde die Antwort auf die Frage nach der Bedeutung des Zeitfaktors eine andere. 1863 konnte FICK mit noch relativ einfacher Methodik zeigen, daß die DU BOIS-REYMONDsche Auffassung nur für die von ihm untersuchten Zeiten gilt. FICK gelang es erstmalig, unter diese Größenordnung zu kommen, und es zeigte sich sofort, daß dann ein deutlicher Einfluß der Stromflußzeit festzustellen ist, indem ein Reizeffekt nur zu erzielen war, wenn die angewandte Intensität eine bestimmte Zeit bestehen blieb. ENGELMANN untersuchte 1870 die Abhängigkeit des Reizeffektes von der Stromflußzeit am Kaninchenurether und fand bei fortschreitender Verkürzung der Zeiten ein Unwirksamwerden des Reizes schon bei weit größeren Werten als den von DU BOIS verwandten. Er fand auch bereits bei steigenden Intensitäten ein Absinken der erforderlichen Reizdauer und stellte erstmalig eine Reizzeitintensitätskurve auf. Der bemerkenswert große Zeitbedarf der Uretermuskulatur erwies sich bei der vergleichenden Untersuchung verschiedener Objekte nicht als Zufall, sondern als Ausdruck eines allgemeinen Prinzipes. Je träger die Reaktionsweise eines Objektes, als um so größer erwies sich sein Zeitbedarf. Damit war erstmalig eine Charakteristik verschiedener Organe und verschiedener Funktionszustände nach ihrem Zeitbedarf gegeben, der damit nach einem Wort ENGELMANNs zur „physiologischen Zeit“ wurde.

LAPICQUE hat die historische Entwicklung dieses Zeitbegriffes eingehend geschildert. Hervorgehoben seien hier nur die Untersuchungen, die sich an die

Namen HOORWEG und WEISS knüpfen, und die der Erforschung des Zeitfaktors erneuten Antrieb gaben.

HOORWEG (1892) benutzte zum Studium des Zeitbedarfes Kondensatorentladungen, die es ermöglichen, durch Verwendung verschiedener Kapazitäten Reize herzustellen, deren Dauer sich abstufen und berechnen läßt, sofern der Widerstand im Entladungskreis konstant gehalten wird. Er nahm damit am Menschen percutan Muskelreizungen vor und stellte fest, daß zur Erzielung eines Schwelleneffektes mit Abnahme der Kapazitäten

1. die erforderlichen Spannungen nach Art einer Hyperbel ansteigen,
2. die Strommengen (V · t) abnehmen,
3. die Energien zunächst sinken, dann wieder ansteigen (Abb. 13).

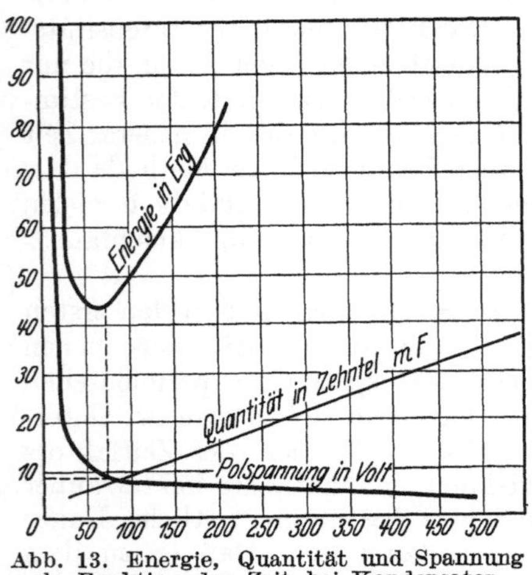

Abb. 13. Energie, Quantität und Spannung als Funktion der Zeit bei Kondensatorentladungen. (Nach HOORWEG.)

Alle diese Beziehungen lassen sich ausdrücken durch die Formel $V = a \cdot R + \frac{b}{c}$, wobei V die erforderliche Spannung, R der Widerstand im Stromkreis, C die Kapazität, a und b zwei Konstanten sind.

WEIS (1901) verwendete an Stelle von Kondensatorentladungen rechtwinklige Stromstöße abstufbarer Dauer und fand dabei ganz analoge Beziehungen zwischen Reizintensität und Dauer wie HOORWEG, die ebenfalls bei graphischer Darstellung in erster Annäherung eine Hyperbel ergeben. Seine Formel lautet $Q = a + b \cdot t$, wobei t die Zeit, a und b zwei empirisch gefundene Konstanten sind.

Neuere Untersuchungen haben ergeben, daß das HOORWEG-WEISsche Gesetz nicht nur für den motorischen Nerven und Muskel gilt, sondern in erster Annäherung auch für die verschiedenen Sinnesqualitäten (SCHRIEVER). Darüber hinaus scheint in dem hyperbelförmigen Verlauf der Reizspannungskurve eine allgemeine reizphysiologische Gesetzmäßigkeit zum Ausdruck zu kommen. Läßt sich doch nicht nur für elektrische Reize, sondern auch solche anderer Qualität ein hyperbelförmiger Verlauf der Intensitätszeitkurve nachweisen, u. a. an der Retina bei Lichtreizen (ALTENBURGER und KROLL). Schließlich hat BETHE einen ganz analogen Kurvenverlauf wie bei biologischen Erregungsvorgängen auch bei dem Studium der Neutralitätsänderungen eiweißartiger Membranen, also an einem nicht belebten Objekt erhalten. Nach all dem scheint die Aufnahme der Reizzeitspannungs- bzw. Intensitätskurve in erster Linie geeignet, als Grundlage für die Reaktionsweise biologischer Gebilde zu dienen. Dem stehen jedoch in vielen Fällen erhebliche Schwierigkeiten gegenüber. Die Aufnahme des gesamten Kurvenverlaufes ist zeitraubend und deshalb in Fällen, in denen die Reaktionsweise des untersuchten Objektes sich ändert, überhaupt nicht durchführbar. Gerade Wandlungen der Reaktionsweise sind es aber, die ein Großteil der Fragestellungen ausmachen. LAPICQUE hat deshalb an die Stelle des gesamten Kurvenverlaufes die Bestimmung eines einzelnen Punktes gesetzt. Er stellte zunächst bei unbegrenzter Stromdauer die Minimalintensität, die sogenannte Rheobase fest und suchte dann durch allmähliche Verkürzung der Stromdauer die kürzeste Zeit, bei der die Schwellenintensität eben noch ihren vollen Wert entfaltet. Diese „Nutzzeit“ (temps utile) erwies sich ähnlich wie die physiologische Zeit ENGELMANNs als eine je nach dem untersuchten Objekt verschiedene, für dessen Reaktionsweise aber charakteristische Größe.

GILDEMEISTER bezeichnete die kürzeste Zeit, bei der mit der Schwellenintensität ein eben merklicher Effekt zu erzielen ist, als Hauptnutzzeit und als Nutzzeit die Dauer eines Stromes, die erforderlich ist, um die gleiche Wirkung zu erzielen wie bei beliebig langem Fließen des Stromes. Bereits bevor BOURGUIGNON seine Untersuchungen mitteilte, konnte er am Menschen mit ACHELIS zeigen, daß die Hauptnutzzeit der einzelnen quergestreiften Muskeln eine verschiedene ist.

Daß der Muskel von einem ihm zugeführten Reizstrom nur eine bestimmte Dauer „nutzt", besagt noch nicht, daß die darüber hinausgehende Stromflußzeit grundsätzlich ohne jede Wirkung ist. Daß im Gegenteil eine solche vorhanden ist, tritt deutlich in Erscheinung, wenn an Stelle von einzelnen Reizen rhythmische verwandt werden. Es zeigt sich dann eine um so frühere Leistungsabnahme, je größer die Dauer jedes einzelnen Reizes ist. Es hängt dies mit einer physikalisch-chemischen Wirkung des Reizstromes zusammen, die im Sinne einer Leistungsminderung wirkt und sich zu den gleichgerichteten Veränderungen addiert, welche durch die Tätigkeit des Muskels selbst bedingt sind (SCHEMINZKY).

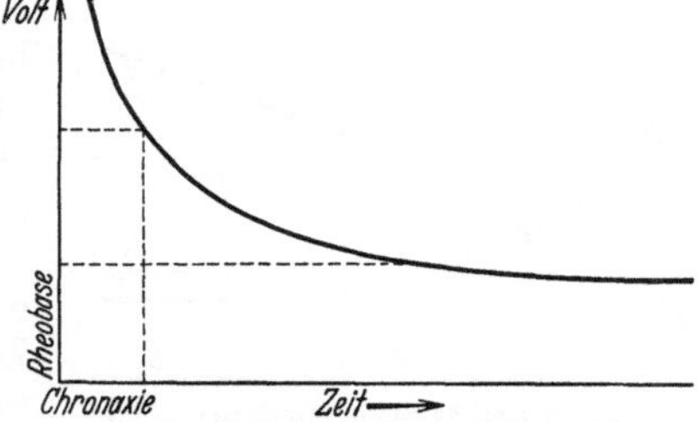

Abb. 14. Kurvenmäßige Darstellung von Rheobase und Chronaxie (Reizzeit-Spannungskurve).

So theoretisch gut fundiert die Nutzzeit auch ist, so ergeben sich bei ihrer praktischen Bestimmung doch Schwierigkeiten, die ihre Brauchbarkeit stark einschränken. Es hängt dies damit zusammen, daß die Reizzeitspannungskurve einen asymptotischen Verlauf zeigt, wodurch die Fehlergrenze in der Bestimmung der Nutzzeit eine große wird. Liegt die benutzte Intensität nur 5% über der Rheobase, so bedingt dies nach LAPICQUE schon eine Reduktion der Nutzzeit um 30%. LAPICQUE verlegte deshalb die Bestimmung des Zeitbedarfes in einen steileren Abschnitt des Kurvenverlaufes, indem er zunächst die Schwellenintensität (Rheobase) bestimmte und dann bei verdoppelter Rheobase die kürzeste Zeit, bei der eben noch ein Effekt zu erzielen ist (Abb. 14). Der so bestimmte Wert ist die Chronaxie. Im Prinzip wäre es natürlich möglich, bei der Ermittlung des Zeitbedarfs auch von einem anderen Vielfachen der Rheobase auszugehen. Praktische Vorteile bietet dies jedoch nicht, im Gegenteil, es ergeben sich eher gewisse Schwierigkeiten aus den kleineren Zeiten, in deren Bereich dann die Bestimmungen fallen. Hinzu kommt, daß die mathematische Analyse dem Zeitwert bei verdoppelter Schwellenintensität auch eine theoretische Fundierung ergibt. Wird dem WEISschen Gesetz die Form gegeben $i = \frac{a}{t} + b$, so stellt die Chronaxie den Quotienten $\frac{a}{b}$ dar, wobei i die Stromstärke, t die Zeit, a und b zwei Konstanten bedeuten, und zwar a eine kleinste eben wirksame Elektrizitätsmenge, b einen der Reizdauer proportionalen Zuwachs. Der Quotient $\frac{a}{b}$ ist durch drei Charakteristika ausgezeichnet:

1. es ist für ihn die Stromstärke gleich der doppelten Minimalintensität,
2. die Strommenge doppelt so groß wie die kleinstnötige Elektrizitätsmenge,
3. die Energie hat ein Minimum.

LAPICQUE hat später selbst auf Grund von experimentellen Beobachtungen, die übrigens nicht unwidersprochen geblieben sind, die strenge Gültigkeit des HOORWEG-WEISschen Gesetzes in Zweifel gezogen und deshalb die Chronaxie, die sich praktisch bewährt hatte, von der mathematischen Formulierung der

Reizgesetze und deren Wandel losgelöst. Er definierte sie rein empirisch als die Stromflußzeit bei verdoppelter Intensitätsschwelle oder Rheobase. Nun läßt sich aber im Bereiche der kürzesten Zeiten, für die LAPICQUE keine Gültigkeit des Hyperbelgesetzes finden konnte, eine gute Übereinstimmung des experimentell ermittelten Kurvenverlaufes mit dem NERNSTschen Quadratwurzelgesetz finden. Es führte dies zu der Annahme, daß die Beziehungen zwischen Intensität und Zeit in einem Teil der Kurve besser durch das NERNSTsche, in einem anderen Teil durch das WEISsche Gesetz zur Darstellung gelangen. Den Zeitpunkt, in dem die NERNSTsche Exponentialkurve in die WEIS-HOORWEGsche Kurve umbiegt (Abb. 15), bezeichnet LAPICQUE mit Θ und ermittelte durch vergleichende Messungen die Chronaxie mit $\frac{\Theta}{4}$. Damit hätte, wenn diese Deduktionen sich bestätigen, die Chronaxie auch weiterhin nicht nur den Wert einer rein empirischen Größe, sondern behielte die Bedeutung eines charakteristischen Zeitwertes.

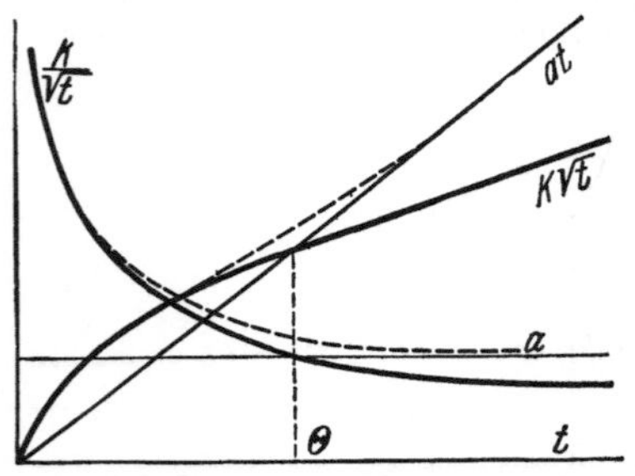

Abb. 15. Zur Erklärung der Bedeutung von Θ (nach LAPICQUE). $K \cdot \sqrt{t}$ Quantitätskurve bei streng gültigem NERNSTschen Gesetz. $\frac{K}{\sqrt{t}}$ Qantitätskurve bei streng gültigem WEISschen Gesetz. at die dem HOORWEG-WEISschen Gesetz entsprechende Gerade aus Spannung bzw. Intensität und Zeit. Die gestrichelten Linien stellen nach LAPICQUE den Verlauf des tatsächlichen Geschehens dar.

Während die Bestimmung der Chronaxie mit rechtwinkligen Stromstößen direkt den Zeitwert liefert, muß sie bei der Kondensatormethode rechnerisch ermittelt werden, und zwar nach folgender Gleichung: Chronaxie in Sekunden = Schwellenkapazität in Farad · Widerstand · K. Dabei ist K eine Konstante, die von LAPICQUE durch vergleichende Bestimmung mit beiden Methoden empirisch mit 0,375 ermittelt wurde (vgl. S. 756). Zu dem gleichen Wert kamen BOUMANN und MONNIER auf Grund mathematischer Berechnungen, während EICHLER ihm nur bedingte Gültigkeit zuschreibt und VOGEL 0,51 als Konstante angibt.

Unter besonderen Bedingungen kann es erforderlich werden, bei der Ermittlung der Chronaxie ein besonderes Verfahren der Rheobasenbestimmung in Anwendung zu bringen. Dies ist unter anderem der Fall bei sinnesphysiologischen Untersuchungen, wenn wie bei Geschmack, Schwindel, Schmerz die Rheobase verschieden ist je nach der Dauer, mit der gereizt wird. SCHRIEVER ist in diesen Fällen so vorgegangen, daß er die Schwelle für den kontinuierlichen Strom ersetzte durch einen Stromstoß genau vorgeschriebener Dauer. Es tritt also an die Stelle des Vergleichs von kontinuierlichem Strom und Stromstoß wie bei der eigentlichen Chronaxie der Vergleich zweier Stromstöße. Dabei wird als sog. „Grundstoß“, der die Rheobase ersetzt, der gewählt, für den bei Verdoppelung der Zeit eben kein merklicher Abfall der Spannung mehr erfolgt.

Voraussetzung für einen Vergleich der Chronaxie verschieden erregbarer Gebilde ist, daß die Reizzeitspannungskurven einen einheitlichen Verlauf zeigen. Dies ist jedoch keineswegs immer der Fall. Es kann vielmehr, wie KEITH-LUCAS zuerst beobachtete und vielfach auch am Menschen bestätigt worden ist, vorkommen, daß bei der Aufnahme von Reizzeitspannungskurven Knicke festzustellen sind, die anzeigen, daß der Kurvenverlauf kein einheitlicher, sondern ein zusammengesetzter ist. Zur Erklärung dieser Kurvenknicke sind Stromverzerrung, verschiedene erregbare Gebilde und verschieden erregbare Muskelfasern herangezogen worden.

Eine rein physikalische Ursache für die Kurvenknicke nehmen JINNAKA und AZUMA an, sie vermuten, daß der Reizstrom auf seinem Durchgang durch das Gewebe eine Verzerrung erfährt.

KEITH-LUCAS nahm zur Erklärung dieser Knicke drei verschieden erregbare Substanzen an, α, β, γ, von denen die eine muskulärer, die zweite nervöser und die dritte intermediärer Natur sein sollte. Zurückgekommen ist auf diese Auffassung neuerdings RUSHTON, der bei elektrischer Durchströmung des Muskels mit einer Flüssigkeitselektrode zwei Chronaxien fand, von denen er die eine auf den Muskel, entsprechend der α-Substanz KEITH-LUCAS, die andere auf den Nerven, entsprechend der γ-Substanz bezieht. Nur den kürzeren Zeitwert von beiden läßt aber LAPICQUE als echte Chronaxie gelten, während er den längeren als einen Artefakt, hervorgerufen durch die verwendeten Flüssigkeitselektroden, ansieht und als Pseudochronaxie bezeichnet, da er nicht auf einer den Reizgesetzen entsprechenden Kurve läge. Die Einzelheiten dieser noch nicht abgeschlossenen Kontroverse sind von rein physiologischem Interesse.

SAKAMOTO stellte fest, daß bei der Reizung einzelner Muskelfasern einheitliche Kurven erhalten werden, daß aber Kurvenknicke dann auftreten, wenn wie bei Untersuchungen an ganzen Muskeln verschiedene Fasern gereizt werden. Auch von anderen Autoren wie WACHHOLDER und v. LEDEBOUR, RENQVIST und PARVIAINEN ist die Diskontinuität der Reizkurven aus der Zusammensetzung des Muskels aus verschieden erregbaren Muskelfasern erklärt worden. Entsprechende ältere Befunde KODERAS sind von HOU als methodisch bedingt aufgeklärt worden.

In allen den Fällen, in denen der Verdacht besteht, daß solche Knicke in der Reizspannungskurve enthalten sind, müßte, streng genommen, an die Stelle der einfachen Chronaxiebestimmung die Aufnahme der gesamten Reizzeitspannungskurve treten, wie dies unter anderem BRÜCKE gefordert hat. Durchführbar ist dies aber nur dann, wenn die Reaktionsweise des betreffenden Objektes über lange Zeit eine konstante bleibt. Über die vorkommenden typischen Veränderungen der Reizzeitspannungskurve hat ACHELIS eine Übersicht gegeben.

Während die Rheobase von zahlreichen äußeren Faktoren abhängig ist, trifft dies nach LAPICQUE für die Chronaxie nicht zu, es kommt in ihr vielmehr eine fundamentale Eigenschaft des Protoplasmas zur Darstellung, die er in Beziehung zu den kolloidalen Eigenschaften des Gewebes setzt. Wenn auch eine völlige Unabhängigkeit der Chronaxie von äußeren Faktoren wie der Elektrodengröße, der Stromverzerrung durch polarisierbares Zwischengewebe u. a. nicht besteht, wie aus einer Reihe von Beobachtungen hervorgeht (GILDEMEISTER, VOGEL u. a.), so kann doch kein Zweifel sein, daß diese einen wichtigen Exponenten für die Charakterisierung der Reaktionsweise biologischer Objekte darstellt. Zum Ausdruck kommt dies u. a. darin, daß Beziehungen bestehen zwischen der Chronaxie und anderen biologischen Zeitwerten. So fand LAPICQUE, daß die Dauer der Aktionsstromschwankung sich proportional zur Chronaxie verhält, und der Aktionsstromanstieg drei Chronaxien dauert. Nach Messungen von ERLANGER und GASSER ist diese Zeit etwas kürzer. Zur *Leitungsgeschwindigkeit* verhält sich die Chronaxie umgekehrt proportional, das Produkt von Leitungsgeschwindigkeit und Chronaxie ist konstant, in einer Chronaxie durchläuft die Erregung eine Nervenstrecke von 1 cm. Auch für die Refraktärphase wird eine feste Beziehung zur Chronaxie angegeben, und zwar ein direkt proportionales Verhältnis. Eine innere Verbindung erhalten alle diese Beziehungen dadurch, daß sie sich als abhängig erweisen von der anatomischen Beschaffenheit des Substrates, das Träger des Erregungsvorganges ist. Je dicker eine Nervenfaser, um so kleiner ihre Chronaxie und auch ihre Refraktärperiode, um so größer die Leitungsgeschwindigkeit. Bei gleicher Faserdicke läuft ferner in der markhaltigen Faser der Erregungsvorgang rascher ab als in der marklosen (LAPICQUE und LEGENDRE, GASSER und ERLANGER). Zu der Zuckungsdauer des Muskels soll sich die Chronaxie nach LAPICQUE proportional verhalten. Inwieweit dies zutrifft, ist noch umstritten. Während BRÉMER und CAMBIER, CHAUCHARD eine solche Beziehung für Muskeln verschiedener Tiergattungen und auch für solche ein und desselben Individuums bejahen, konnten VIERSMA, ebenso VERPEAUX bei einem Vergleich verschiedener Muskeln eines Tieres keine Proportionalität zwischen Chronaxie und Zuckungsdauer finden. Auch beim Menschen ist eine solche nach eigenen Untersuchungen und solchen meines Mitarbeiters SCHIFFER nicht nachweisbar. Allerdings bleibt dabei zu berücksichtigen, daß die Zuckungskurve des ganzen Muskels unter Umständen die Resultante darstellt aus verschieden rasch ablaufenden Einzelkontraktionen und die Methoden zur Registrierung des Zuckungsablaufes am Menschen nur von begrenzter Leistungsfähigkeit sind.

Nicht außer acht gelassen werden darf bei der Beurteilung der Beziehungen zwischen Chronaxie und anderen biologischen Zeitwerten, daß der Aufstellung dieser Beziehungen Erregungsvorgänge zugrunde liegen, die durch elektrische Reizung ausgelöst worden sind, überdies meist an Objekten, die aus dem Gesamtverband des Organismus herausgenommen sind. Demgegenüber lassen sich bei einem Vergleich von Chronaxie und Zeitwerten physiologischer Erregungsvorgänge keine durchgehenden Beziehungen feststellen. So fehlen solche bei dem Vergleich von Chronaxie und Aktionsstromdauer bzw. Anstiegszeit willkürlich oder reflektorisch innervierter menschlicher Muskeln. Es entsprechen ferner den Unterschieden der Chronaxie verschiedener Muskeln nicht ebensolche der Aktionsstromzeiten, und auch die pathologischen Veränderungen beider Größen zeigen keine durchgehende Proportionalität (Verf.)

Die Chronaxiebestimmung bei direkter und indirekter Reizung ergibt, wie LAPICQUE erstmalig am Nerv-Muskelpräparat des Frosches gezeigt hat, übereinstimmende Werte. Für sich allein besagt diese Tatsache wenig, weil bei der direkten Reizung in den meisten Fällen kaum zu erweisen sein wird, daß sie tatsächlich durch eine unmittelbare Reizwirkung an der Muskelsubstanz selbst und nicht durch eine solche über intramuskuläre nervöse Gebilde zustande kommt. Seine Bedeutung erhält dieser Isochronismus, wie LAPICQUE die Übereinstimmung der Werte an Nerv und Muskel bezeichnet hat, erst durch das Ergebnis pharmakologischer Versuche. Curare läßt die am Nerven bestimmte Chronaxie nach LAPICQUE unverändert, während die am Muskel bestimmte ansteigt. Dabei bleibt letzterer zunächst indirekt erregbar. Erst wenn das Verhältnis der an Nerv und Muskel bestimmten Werte 1 : 2 erreicht bzw. überschreitet, erlischt die indirekte Erregbarkeit. Das gleiche ist auch zu beobachten bei der Einwirkung anderer Gifte. So verkürzt Strychnin die am Nerven bestimmte Chronaxie, läßt aber die am Muskel bestimmte unverändert, während Veratrin bei direkter Reizung eine Verkürzung der Werte ergibt, bei indirekter Reizung diese aber unverändert gefunden werden. Unter all diesen Bedingungen soll der Übergang der Erregung vom Nerven auf den Muskel dann blockiert sein, wenn an die Stelle des normalen Isochronismus ein Heterochronismus tritt, d. h. das Verhältnis der direkt bestimmten Chronaxie zu der indirekt bestimmten 1 : 2 oder 2 : 1 übersteigt. Die LAPICQUEschen Curareversuche sind von Nachuntersuchern bisher nicht bestätigt worden, und auch sonst haben Untersuchungen anderer Autoren, die unter den verschiedensten Bedingungen durchgeführt wurden, Ergebnisse gezeitigt, die vorläufig mit der Theorie des Isochronismus nicht in Einklang zu bringen sind. So haben u. a. MOORE und BRÜCKE an der Membrana basohyoidea des Frosches bei indirekter Reizung wesentlich kürzere Chronaxien gefunden als bei direkter Reizung, und auch WACHHOLDER und v. LEDEBOUR haben an den nichttonischen Fasern des Gastrocnemius eine sehr viel längere Chronaxie festgestellt als an den zuführenden Nervenfasern, ohne daß LAPICQUE die Einwände der letzteren Autoren bisher hat entkräften können. Auch HOEFER hat in Untersuchungen über Aktionsstrom, Refraktärphase und Chronaxie ein grundsätzlich anderes Verhalten von Nerv und Muskel gefunden, als sich nach der LAPICQUESchen Theorie erwarten ließ. Die Entscheidung, inwieweit das Prinzip des Isochronismus Gültigkeit hat, muß weiteren physiologischen Untersuchungen vorbehalten bleiben. Bevor dies geschehen ist, können die Ergebnisse der im übrigen unter recht unphysiologischen Bedingungen durchgeführten Curareversuche, auch wenn diese sich in vollem Umfange bestätigen sollten, nicht ohne weiteres verallgemeinert werden. Man wird zurückhaltend damit sein müssen, in dem Isochronismus eine Voraussetzung für den normalen Funktionsablauf zu sehen und diese Theorie auch zur Deutung pathologischer Vorgänge heranzuziehen. Es ist dies um so mehr berechtigt, als auch eine Reihe klinischer Beobachtungen nicht damit im Einklang stehen (vgl. S. 828).

Während anfänglich auch für die zentralnervösen Abschnitte des motorischen Systems ein strenger Isochronismus angenommen wurde (A. und B. CHAUCHARD u. a.), sind später Beobachtungen mitgeteilt worden, die zeigen, daß hier von einer unbedingten Übereinstimmung der Chronaxiewerte der verschiedenen Abschnitte nicht gesprochen werden kann. Auch der von BOURGUIGNON vertretene Isochronismus von motorischem und sensiblem System hat sich nicht bestätigt, und für das vegetative System wird sein Fehlen sogar als charakteristisch angesehen.

Die am peripheren Nerven oder Muskel bestimmte Chronaxie bringt, wenn sie am intakten Organismus vorgenommen wird, nicht nur die Reaktionsweise der neuromuskulären Apparate an sich zur Darstellung, sondern auch den Einfluß der höheren Zentren auf diese. LAPICQUE konnte 1923 zeigen, daß die Beziehungen der Antagonistenwerte zueinander abhängen von zentralnervösen Einflüssen, die auch auf die absoluten Werte im Sinne einer Verkürzung derselben einwirken. Diese Beobachtungen sind mehrfach bestätigt und nach den verschiedensten Richtungen hin aufgebaut worden (ACHELIS, JASPER, MARINESCO u. a.). Die Chronaxie des isolierten Nerv-Muskelpräparates nennt LAPICQUE Konstitutionschronaxie. Sie allein ist annähernd konstant und nur äußeren Einflüssen unterworfen. Von ihr verschieden und abhängig von den mannigfachsten Beeinflussungen der Zentralapparate ist die am intakten Organismus bestimmte Subordinationschronaxie. Die Unterscheidung einer Konstitutions- und Subordinationschronaxie bringt jedoch nicht einen prinzipiell neuen Tatbestand zur Darstellung, sondern ein Verhalten der peripheren neuromuskulären Apparate, das der Klinik seit langem bekannt ist, und das auch physiologisch nicht nur durch die Chronaxie, sondern auch auf anderen Wegen zur Darstellung gebracht werden kann. So ändert sich nach Abtrennung der Zentren die Erregungsleitung, der Längs-Querschnittsstrom u. a. (MONNIER und JASPER, ROSENBERG und SAGER).

Unterschiede der Polwirkung. Die verschiedene Wertigkeit der beiden Pole des galvanischen Stromes ist schon früh erkannt, aber erst von PFLÜGER am Nerven, von BEZOLD, HERING und BIEDERMANN am Muskel systematisch bearbeitet worden. Das nach PFLÜGER benannte Zuckungsgesetz fußt auf folgendem:

1. Bei bipolarer Reizung nimmt die Erregung ihren Ausgang bei der Schließung von der Kathode, bei der Öffnung von der Anode.

2. Bei Kathodenschließung ist ein Erregungsvorgang schon durch schwächere Ströme zu erzielen als bei Anodenöffnung.

3. Bei konstanter Durchströmung bildet sich im Bereiche der Kathode eine Zone erhöhter Erregbarkeit aus, wobei nach Stromöffnung sich die Verhältnisse umkehren.

Die Gesetzmäßigkeiten, die sich daraus am isolierten Nerv-Muskelpräparat ergeben und das Pflügersche Zuckungsgesetz bilden, lassen sich nicht ohne weiteres auf den Menschen übertragen. Hierfür ist einmal die Stromverteilung bei percutaner bipolarer Reizung eine viel zu komplizierte. Hinzukommt, daß bei der percutanen Reizung nicht wie bei der des freigelegten Nerven und Muskels ein praktisch als direkt zu bezeichnender Kontakt zwischen Elektrode und erregbarem Gewebe besteht, sondern Haut und Unterhautgewebe zwischengeschaltet sind. Dies hat zu der Annahme virtueller oder physiologischer Elektroden an der Stelle des eigentlichen Stromeintritts und -austritts in das reizbare Gewebe geführt (Helmholz, Cardot und Laugier). Trotz dieser Schwierigkeiten ergeben sich bestimmte Gesetzmäßigkeiten, wenn von zwei Elektroden die eine so groß gemacht wird, daß die Stromdichte an ihr eine sehr geringe ist und damit eine Reizwirkung praktisch nicht in Frage kommt, sondern diese sich auf die zweite, klein gewählte differente Elektrode beschränkt. Wird bei dieser Anordnung die Schwellenintensität bestimmt, indem abwechselnd Stromschließungen und -öffnungen angewendet werden und die differente Elektrode bald zur Kathode, bald zur Anode gemacht wird, so ergibt sich folgendes: Bei schwachem Strom tritt zunächst nur bei KS eine Zuckung auf, bei mittlerer Stromstärke auch AnSZ und AnÖZ, es kann aber auch die AnÖZ vor der ASZ erscheinen. Schließlich ist dann bei starken, ihrer Schmerzhaftigkeit wegen nur beschränkt anwendbaren Strömen auch eine KÖZ zu beobachten, während gleichzeitig an die Stelle der einfachen KSZ ein Tetanus, KSTe, tritt. Dieses von Brenner eingehend untersuchte elektrodiagnostische Zuckungsgesetz hat demnach folgende Gestalt:

Schwache Ströme: KSZ.
Mittlere Ströme: KSZ, AnSZ, AnÖZ.
Starke Ströme: KSTe, AnSZ, AnÖZ, KÖZ.

Eine Erklärung für diese Ordnung ergibt sich, wenn die oben genannten Grundlagen des Pflügerschen Zuckungsgesetzes und die verschiedene Dichte der physiologischen Elektroden berücksichtigt werden. Am günstigsten für das Zustandekommen eines Reizeffektes liegen danach die Verhältnisse bei der KSZ, indem hier die Erregung ihren Ausgang nimmt von der dichten physiologischen Kathode, wobei noch die stärkere Wirksamkeit des Schließungsreizes hinzukommt. Demgegenüber liegen die Verhältnisse am ungünstigsten bei der KÖZ. Hier nimmt die Erregung ihren Ausgang von der diffusen physiologischen Anode; hinzukommt die geringere Wirksamkeit des Öffnungsreizes. Zwischen diesen beiden Extremen stehen die AS und AnÖ. Bei der ersteren steht dem Vorteil der stärkeren Wirksamkeit des Schließungsreizes der Nachteil der diffusen physiologischen Kathode gegenüber, von der die Erregung ihren Ausgang nimmt, während umgekehrt bei der AnÖ einer dichten physiologischen Reizelektrode die schwächere Wirksamkeit des Öffnungsreizes gegenüber steht. Je nachdem welcher Faktor im einzelnen Falle überwiegt, erscheint bald AnSZ vor der AÖZ oder umgekehrt (Kramer).

Eine unterschiedliche Polwirkung im Hinblick auf den Zeitbedarf ist nicht vorhanden, die Chronaxiebestimmung mit der Kathode ergibt die gleichen Werte wie mit der Anode.

Wechselströme. Faraday war der erste, der Wechselströme niedriger Frequenz herstellte, und noch heute ist der faradische Strom die in der Klinik üblichste Stromform, wenn es darauf ankommt, an Stelle von Einzelreizen Reizserien anzuwenden. Hinzu kommt — und dies ist in praktisch-diagnostischer Hinsicht in erster Linie wichtig —, daß bei der Anwendung des faradischen Stromes der Zeitfaktor eine wenn auch nur annähernde Berücksichtigung findet. Wird doch sowohl bei der Schließung wie bei der Öffnung des Primärstromes in der sekundären Spule ein Spannungsvorgang zeitlich begrenzter Dauer induziert (vgl. S. 753). Die Feststellung, daß ein Nerv oder Muskel bei erhaltener galvanischer Erregbarkeit auf den faradischen Strom nicht mehr anspricht, besagt also, daß sein Zeitbedarf eine erhebliche Zunahme erfahren hat, und daß diese so groß ist, daß auch durch eine Steigerung der Reizintensität ein Effekt nicht mehr zu erzielen ist. Bereits 1864 hat dies E. NEUMANN an klinischen Fällen und in experimentellen Untersuchungen gezeigt.

Die Berücksichtigung des Zeitfaktors bei der Anwendung des faradischen Stromes ist, wie bereits gesagt, eine nur ungefähre. LAPICQUE hat deshalb folgende Verfeinerung vorgeschlagen: Die Reizschwelle des Öffnungsstromes wird nicht durch den Abstand der beiden Spulen ausgedrückt, sondern in Volt, und der erhaltene Wert in Beziehung gesetzt zu der Schwellenspannung bei konstantem Strom. Aus dem Verhältnis der beiden Werte läßt sich die Chronaxie berechnen, wenn bekannt ist, welche Dauer rechtwinkliger Stromstöße dem Effekt der faradischen Öffnungswellen entspricht.

Ein zweites Verfahren fußt auf der verschiedenen Wertigkeit der Schließungs- und Öffnungsspannung hinsichtlich Größe und zeitlicher Dauer (vgl. S. 753). Werden die Schwellenintensitäten der Schließungs- und Öffnungsschwelle in Beziehung zueinander gesetzt, so ergibt sich ein Index für den Zeitbedarf, der von BOURGUIGNON und LAUGIER auch für Untersuchungen am Menschen benutzt worden ist.

Für das Studium der Reizwirksamkeit *sinusförmiger Reizströme* standen früher nur maschinelle Einrichtungen zur Verfügung, deren Leistungsfähigkeit nach verschiedener Richtung hin eine begrenzte ist. Einen großen Fortschritt in dieser Richtung bedeutet die Entwicklung der Kathodenröhren, die zur Herstellung außerordentlich leistungsfähiger Hochfrequenzschwingungskreise geführt hat. Es lassen sich auf diesem Wege sinusreine Wechselströme ausreichender Intensität innerhalb eines sehr weiten Frequenzbereiches von etwa 12 000 bis mehrere 100 000 herstellen.

Die Abhängigkeit der Reizschwelle von der Frequenz des Wechselstromes wurde 1908 von NERNST aus seiner Ionentheorie der elektrischen Reizung abgeleitet. Danach ist $I = K \cdot N$, wobei I die Schwellenintensität, N die Frequenz und K eine temperaturabhängige Konstante ist, die für jeden Muskel einen besonderen Wert hat. Werden für steigende Frequenzen die zugehörigen Schwellenintensitäten aufgesucht, und die erhaltenen Werte logarithmisch in ein Koordinatensystem eingetragen, so resultiert nach dem NERNSTschen Gesetz eine geradlinig ansteigende Frequenzintensitätskurve. Eine Abweichung von dieser, die NERNST bereits feststellte und mit dem Vorgang der Akkommodation in Zusammenhang brachte, besteht zunächst einmal für niedere Frequenzen. Bemerkenswerterweise ist dies gerade der Bereich, in dem die physiologischen Entladungsfrequenzen des Nervensystems und der Sinnesorgane liegen (5 bis 150 Hertz). Hier steigt die Kurve mit abnehmender Frequenz wieder an, so daß sich ein Frequenzoptimum aufzeigen läßt (Abb. 16). Beim quergestreiften Kaltblütlermuskel liegt dieses z. B. bei 120—150 Hertz, eine spezifische Optimalfrequenz für bestimmte Muskelgruppen läßt sich dabei nicht finden (ACHELIS). Von allgemeiner physiologischer Bedeutung ist diese Feststellung insofern, als sie gegen die WEISsche Resonanztheorie spricht, die besagt, daß verschiedene Muskeln verschiedene optimale Eigenfrequenzen aufweisen, und daß auf dieser Grundlage die Erregungsverteilung auf die verschiedenen neuromuskulären Apparate stattfindet.

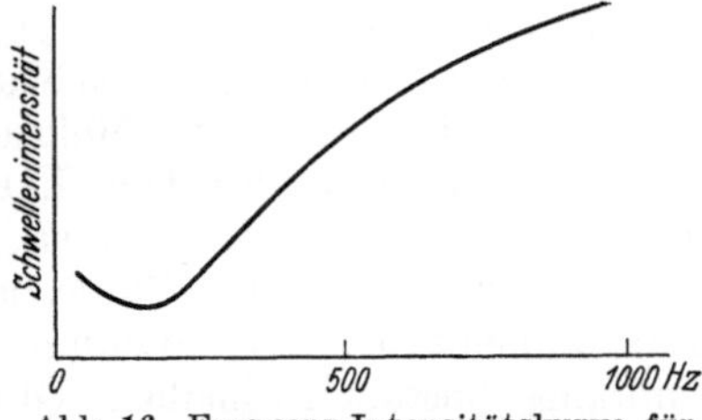

Abb. 16. Frequenz-Intensitätskurve für Wechselströme niederer Frequenz.

Auch der Gesamtverlauf der Frequenz-Intensitätskurve zeigt nach DIEHL und STEIN am Menschen keine charakteristischen Unterschiede für die einzelnen Muskelgruppen, die in Beziehung gesetzt werden könnten zu den unterschiedlichen Werten der Chronaxie.

Eine weitere Abweichung von dem NERNSTschen Gesetz betrifft die höheren Frequenzen. Oberhalb 2000 Hertz wächst die Erregungsschwelle viel rascher, als es nach dem NERNSTschen Gesetz der Fall sein sollte. Die Abhängigkeit von Intensität und Frequenz nähert sich ziemlich der direkten Proportionalität, es wird annähernd

$$I = K \cdot N$$

(KENNELY und ALEXANDERSON, LASAREFF, R. SHEVKIN und MALOV). Über 90 000 Hertz erscheint neben der Muskelerregung auch ein Wärmegefühl, das bei Frequenzen über 600 000, wie sie in der Diathermie Verwendung finden, zum beherrschenden Effekt wird, während ein merklicher motorischer Effekt dann nicht mehr zu erzielen ist.

Rhythmische Kondensatorentladungen. Zu den charakteristischen Eigenschaften vieler Gebilde gehört das Summationsvermögen, d. h. die Fähigkeit, Reizserien in besonderer Weise zu verarbeiten, sei es, daß erst durch solche überhaupt ein Effekt zu erzielen ist, sei es, daß dieser dann größer ist als bei einem Einzelreiz. LAPICQUE bezeichnet Nerven, für deren Erregung nicht ein Einzelreiz genügt, sondern eine Serie von Erregungen erforderlich ist, als iterative Nerven. Besser wäre es von einer iterativen Funktionsweise zu sprechen. Es gibt zwar Systeme, für deren Erregung die iterative Reizform notwendig ist, andererseits aber auch solche, für die diese nur eine Möglichkeit ihrer Reaktionsweise darstellt. Untersuchungen des Summationsvermögens lassen sich, wie dies früher meist geschehen ist, mit faradischen Reizen veränderlicher Frequenz durchführen. Rhythmische Kondensatorentladungen haben demgegenüber den großen Vorteil, daß dabei auch die Zeitdauer der einzelnen Reize Berücksichtigung finden kann und sich Intensität, Frequenz, Zahl und Dauer der Reize unabhängig voneinander ändern lassen. Damit ergibt sich einmal die Möglichkeit, den Beziehungen zwischen chronaximetrisch bestimmtem Zeitbedarf und Summationsvermögen nachzugehen, es wird ferner bei Gebilden, die ausschließlich eine iterative Funktionsweise zeigen, eine Chronaxiebestimmung überhaupt erst durchführbar. LAPICQUE und Mitarbeiter (MEYERSON, BOIGEY, M. LAPICQUE) fanden auf diesem Wege an verschiedenen Objekten (Herzhemmungsfasern des Vagus, Vasoconstrictoren, Beugereflexe) die Schwellenintensität frequenzabhängig, es nahm diese mit steigenden Frequenzen zunächst ab, um dann konstant zu bleiben. QUINCKE und STEIN bezeichnen den Punkt, von dem an das geschieht, als kritische Frequenz. Es ergab sich fernerhin eine analoge Abhängigkeit der Schwellenspannung bzw. Intensität von der absoluten Zahl der Reize, es läßt sich eine kritische Reizzahl feststellen, von der an die Spannung sich nicht weiter ändert. Die Bestimmung beider Größen ergibt die absolute Zeit, in der eine Summation überhaupt stattfindet. LAPICQUE bezeichnet den Quotienten kritische Zahl: kritische Frequenz als Summationszeit und nimmt an, daß durch diese die Erregbarkeit des *Zentrums* charakterisiert werde. Demgegenüber soll die Chronaxie von der Reizfrequenz unabhängig sein und die Erregbarkeit des *Nerven* charakterisieren. Als allgemein gültiges Prinzip hat sich diese Unterscheidung jedoch weder für das cerebrospinale noch für das vegetative Nervensystem bestätigen lassen. So ist bei iterativer Reizung der die Nickhaut und den Dilatator pupillae innervierenden Fasern nicht nur die Rheobase, sondern auch die Chronaxie abhängig von der Reizfrequenz, indem mit Zunahme der letzteren auch die Chronaxie absinkt, um von einem je nach den Versuchsbedingungen verschiedenen Punkte an konstant zu bleiben (ALTEN-

BURGER und RIOCH, F. BRÜCKE). Im Bereiche des cerebrospinalen Systems liegen die Dinge so, daß die hier vorhandenen Unterschiede im Summationsvermögen auch in den Beziehungen zwischen Chronaxie und Reizfrequenz zum Ausdruck kommen. So zeigt die Chronaxie des Beugereflexes sowohl im Tierversuch wie auch beim Menschen mit steigender Reizfrequenz ein Absinken, und das gleiche ist festzustellen, wenn als Test für den Reizeffekt nicht ein Reflexerfolg, sondern die auftretenden Empfindungen genommen werden, und zwar die Erstempfindung unabhängig von deren Qualität. Demgegenüber bleibt am optischen System die Chronaxie bei steigender Reizfrequenz konstant. Es lassen sich fernerhin im Bereiche der Hautsensibilität bei Berücksichtigung der Qualität des Sinneserlebnisses Unterschiede der Reaktionsweise aufzeigen, indem für Druckempfindungen Konstanz der Chronaxie, für Schmerzempfindungen ein Absinken mit steigender Frequenz festzustellen ist (ALTENBURGER, E. WINTERSTEIN, AUERSPERG, QUINCKE). All das steht in guter Übereinstimmung damit, daß auch bei Anwendung einfacher Induktionsschläge sich analoge Unterschiede des Summationsvermögens ergeben, indem bei der Auslösung von Druck- und Lichtempfindungen der Mehrfachreiz nicht wesentlich wirksamer ist als der Einfachreiz, während bei der Auslösung von Schmerzempfindungen sich ausgesprochene Summationserscheinungen geltend machen (GOLDSCHEIDER, v. FREY). Die gleichen Unterschiede der Summationsfähigkeit haben auch SCHRIEVER und HEGEMANN gefunden.

Was die Genese der Summationserscheinungen betrifft, die in dem Absinken der Chronaxie mit steigender Reizfrequenz zum Ausdruck kommen, so können diese peripher oder zentral bedingt sein. Das erstere trifft unter anderem für die sympathischen Fasern der Nickhaut und des Dilatator pupillae zu, das letztere für die cerebrospinalen Reflex- und Empfindungsvorgänge. Hier lassen Änderungen des Funktionszustandes in der Peripherie wie Abkühlung und Novocainblockade die Frequenzabhängigkeit der Chronaxie unbeeinflußt, während sie sofort zum Verschwinden gebracht oder vermindert wird durch zentrale Beeinflussung wie Abkühlung und Narkose des Rückenmarks (E. WINTERSTEIN).

Zustandekommen der Erregungswirkung elektrischer Reize. Die Leitung im Organismus ist eine elektrolytische, sie kann also nur durch Wanderung von Ionen zustandekommen. Da aber die Beschaffenheit des Lösungsmittels keine einheitliche, sondern in Gewebsflüssigkeit und Protoplasma verschieden ist, ist auch die Wanderungsgeschwindigkeit der Ionen verschieden, so daß es an den Grenzschichten zu Konzentrationsänderungen kommt. Sie lösen ihrerseits wieder Diffusionserscheinungen aus, welche die Konzentrationsänderungen auszugleichen suchen. NERNST, der diese Vorstellung erstmalig entwickelt hat, kam von ihr aus zu der Aufstellung des bekannten Quadratwurzelgesetzes. Erweitert und ergänzt worden ist dieses durch HILL, LAPICQUE u. a. Nach BETHE sind es die H-Ionen, die die Hauptrolle bei dem Erregungsvorgang spielen und zwar in der Weise, daß es beim Durchgang eines Stromes durch die Zellmembranen zu Neutralitätsstörungen derart kommt, daß auf der Plusseite eine Alkalibildung, auf der Minusseite eine Säurebildung erfolgt.

V. Spezielle Reizphysiologie des gesunden Menschen.

1. Motorik.

a) Periphere Nerven und Muskeln.

Reizpunkte. Im Vordergrunde der Elektrodiagnostik steht die Reizung von peripheren Nerven und Muskeln, während eine Applikation des Reizes an anderen Stellen im allgemeinen auf besondere Fälle beschränkt bleibt.

Am freigelegten Nerven kann die Zuführung des elektrischen Stromes an jeder beliebigen Stelle desselben erfolgen, bei percutaner Reizung dagegen sind die Stellen zu wählen, an denen der betreffende Nerv möglichst nahe der Oberfläche liegt. Welche Stellen dies für jeden einzelnen Nerven sind, ist aus Abb. 17 bis 22 zu entnehmen. Das Zustandekommen des Reizeffektes ist hierbei klar, es handelt sich um eine direkte Nervenreizung.

Schwieriger liegen die Verhältnisse, wenn die differente Elektrode nicht auf den Nerven, sondern den Muskel zu liegen kommt. Auch er ist im Prinzip in seiner ganzen Ausdehnung elektrisch erregbar, es ist aber schon seit langem bekannt, daß jeder Muskel eine oder mehrere Stellen aufweist, von denen aus

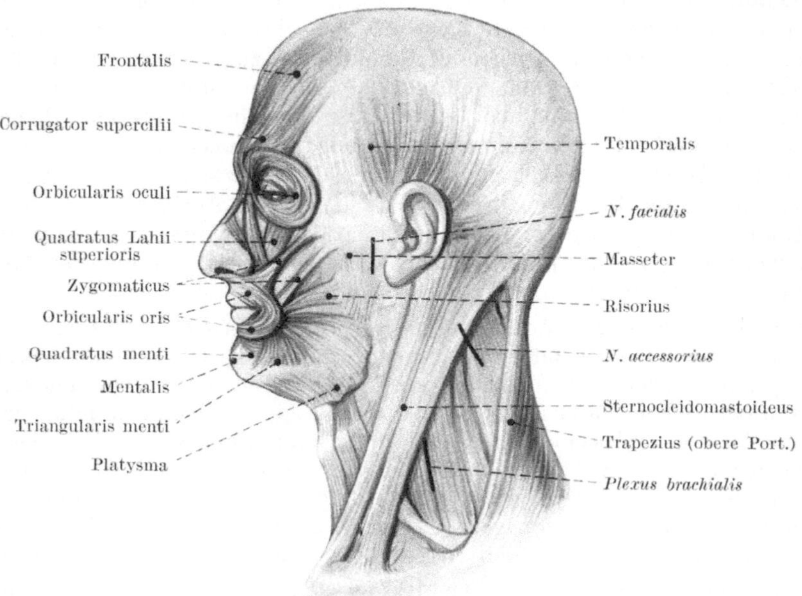

Abb. 17. Reizpunkte der Nerven und Muskeln. Kopf- und Halsgebiet.

ein Reizeffekt am leichtesten, d. h. mit der niedrigsten Intensität zu erzielen ist, und daß genaue Schwellenbestimmungen sich nur an diesen Punkten durchführen lassen. Schon eine geringe Verschiebung der Elektrode genügt, um die Muskelzuckung abzuschwächen oder zum Verschwinden zu bringen. Duchenne de Boulogne war der erste, der auf diese Verhältnisse aufmerksam gemacht hat und die Punkte der optimalen Reizbarkeit als points d'élection bezeichnete. Die heute übliche Benennung ist: Points moteurs — Reizpunkte. Hinsichtlich der Bedeutung dieser Reizpunkte sind zwei Auffassungen vertreten worden: Duchenne hielt die Reizung am point moteur für eine direkte Muskelreizung, während Remark zeigen konnte, daß der Reizpunkt der Stelle entspricht, an der der zuführende Nerv in den Muskel eintritt, und daß die Reizung an dieser Stelle auf dem Wege über die intramuskulären Nervenzweige zustandekommt. Der Unterscheidung zwischen direkter und indirekter Erregbarkeit kommt demnach nur eine topographische, aber keine prinzipielle Bedeutung zu. In der Folgezeit hat die Remarksche Auffassung immer mehr Boden gewonnen. Erb u. a. haben sich ihr angeschlossen und neuerdings haben Bourguignon und Laugier eine erneute experimentelle Nachprüfung der Frage vorgenommen. Sie konnten zeigen, daß der Reizpunkt tatsächlich dem Eintritt des

Nerven in den Muskel entspricht oder, genauer gesagt, der Stelle, an der der eintretende Nerv nach kurzem intramuskulärem Verlauf sich zu teilen beginnt[1]. Die Existenz zweier Reizpunkte an einem Muskel findet dadurch ihre Erklärung, daß in diesen Fällen der eintretende Nerv einen zweiten Ast abgibt, der sich seinerseits wieder teilt. Die Topographie der einzelnen Reizpunkte ist von ERB, R. REMARK jun., FROHSE und FRÄNKEL, TOBY COHN, KRAMER u. a. festgestellt und in Form von Tafeln, die die entsprechenden Angaben enthalten, abgebildet worden. In den wesentlichen Punkten stimmen diese überein, in Einzelheiten finden sich Abweichungen, die zum geringsten Teil durch unrichtige Angaben, zum überwiegenden Teil vielmehr dadurch bedingt sind, daß

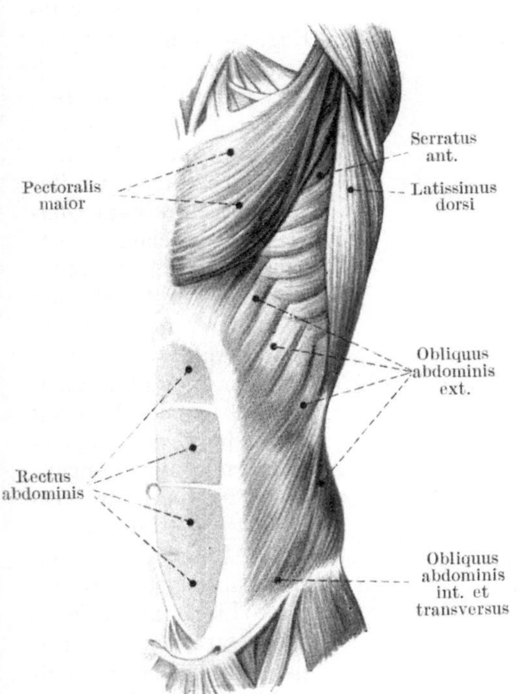

Abb. 18. Reizpunkte der Nerven und Muskeln. Rumpf.

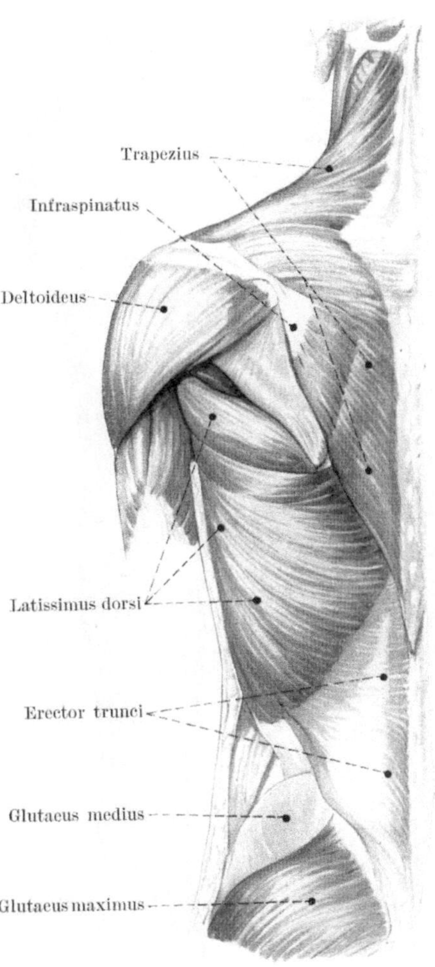

Abb. 19. Reizpunkte der Nerven und Muskeln. Rumpf. (Die oberste der drei Hinweislinien bei Latissimus dorsi entspricht nicht diesem, sondern dem Teres major.)

die Lage der Reizpunkte individuellen Schwankungen unterworfen ist. Jede Darstellung der Reizpunkte kann infolgedessen nur einen Anhaltspunkt für deren Lage geben, die genaue Lokalisation im einzelnen Falle muß der speziellen Untersuchung vorbehalten bleiben. Hinzukommt, daß unter pathologischen Bedingungen eine Verschiebung der Reizpunkte eintreten kann. Den in Abb. 17 bis 22 wiedergegebenen Schemata liegen die in der Literatur enthaltenen

[1] Vereinzelte Ausnahmen von dieser Regel kommen vor. So ist der Tibialis posticus von einer Stelle aus erregbar, die nicht dem Eintrittspunkt seines Nerven entspricht (Abb. 21a), also keinen Reizpunkt im strengen Sinne darstellt.

Angaben und eigene Erfahrungen zugrunde. Der Übersichtlichkeit wegen sind bei den Muskeln, die mehrere Reizpunkte besitzen, nur die wichtigsten angegeben.

Zuckungsform. Die Beurteilung des Zuckungsablaufes erfolgt in der Elektrodiagnostik im allgemeinen durch subjektive Beobachtung und für die Feststellung der wesentlichen Charakteristika der Zukkungsform reicht dies auch aus. Feinere Einzelheiten bringt jedoch erst das Myogramm zur Darstellung. Die in der Physiologie übliche und durch die SHERRINGTONsche Schule zu hoher Vollkommenheit entwickelte Registrierung der Spannungsänderung läßt sich nur unter bestimmten, selten erfüllten Bedingungen auf den Menschen übertragen, wie dies von PRITCHARD am Quadriceps geschehen ist. Die von ihm hier vorgenommene Aufzeichnung der Spannungsänderung beim Patellarreflex läßt sich ohne weiteres auch bei elektrischer Reizung anwenden. Auch die Registrierung der Längenänderung ist nur vereinzelt durchführbar, in erster Linie, aber auch hier nur angenähert, an der Lippenmuskulatur (ALTENBURGER). Zur Registrierung der Muskelverkürzung die Bewegung des Gliedabschnittes zu benutzen, an dem der betreffende Muskel angreift, ist deshalb unzweckmäßig, weil die Trägheit dabei eine viel zu große ist, als daß feinere Einzelheiten zur Darstellung gebracht werden könnten. So bleibt als einzige, am intakten Organismus allgemein anwendbare Methode die Aufzeichnung der Verdickungskurve. Sie ist vorgenommen worden durch eine leicht über dem betreffenden Muskel gegen die Haut gedrückte Feder, durch eine MAREYsche Kapsel u. a., bei mechanischer und optischer Registrierung. Wenn dieser Methode auch nicht

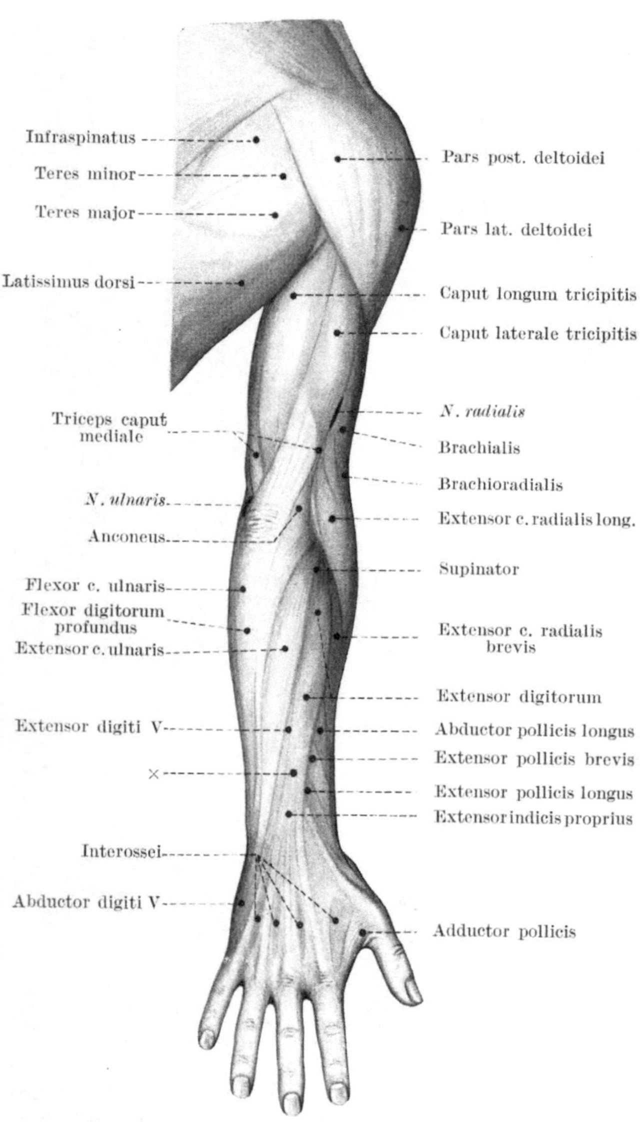

Abb. 20a. Reizpunkte der Nerven und Muskeln. Arm. × Der zugehörige Punkt ist ungültig.

unerhebliche Mängel anhaften und die Dickenkurve sich auch nicht ohne weiteres vergleichen läßt mit der Kurve der Längen- und Spannungsänderung, so ist sie bei kritischer Anwendung doch geeignet, wichtige Charakteristika des Zuckungsablaufes zur Darstellung zu bringen. Ausgedehnte Untersuchungen in dieser Richtung hat erstmalig an normalen und pathologischen Fällen MENDELSOHN angestellt, und in der Folgezeit ist das gleiche Verfahren vielfach geübt worden. Abb. 23a und 34a (S. 782 u. 823) zeigen, daß nach kurzer Latenz die Kurve rasch zum Gipfelpunkt ansteigt und etwas langsamer absinkt. Als mittlere Zeitwerte, denen aber keine absolute Gültigkeit zukommt, gibt MENDELSOHN folgende an:

Latenzperiode . . 0,006 bis 0,008 Sek.
Kurvenanstieg . 0,035 bis 0,045 Sek.
Kurvenabstieg . 0,055 bis 0,065 Sek.
Gesamtdauer der Zuckung 0,09—0,11 Sek.

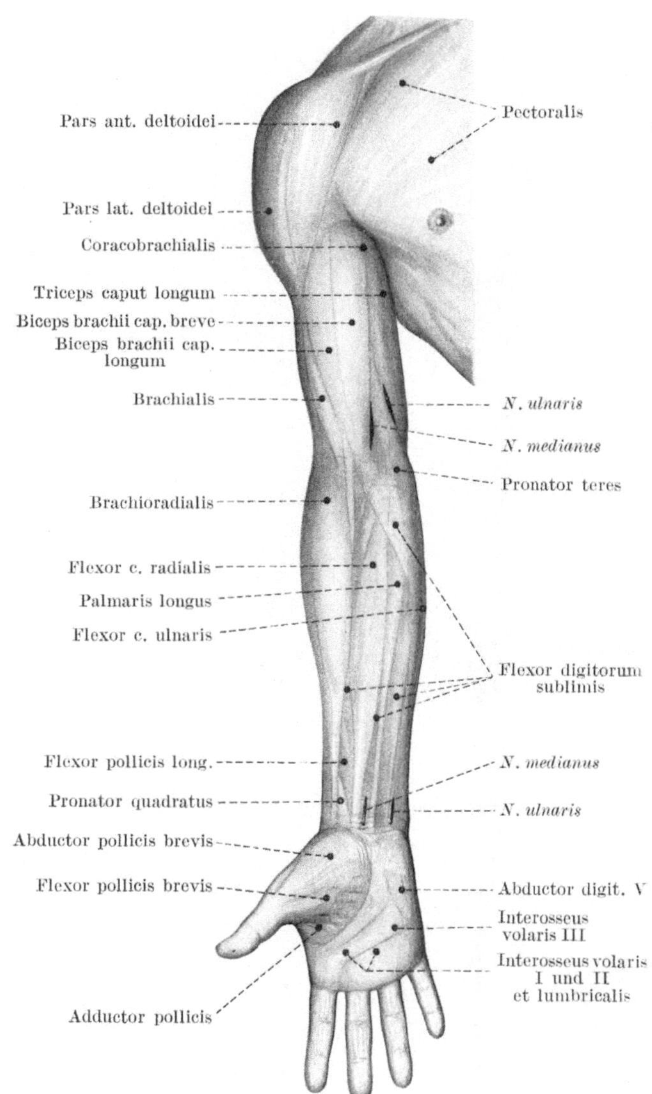

Abb. 20 b. Reizpunkte der Nerven und Muskeln. Arm.

Abb. 20 b. Reizpunkte der Nerven und Muskeln. Arm.

Unterschiede in der Kontraktionsgeschwindigkeit der einzelnen Muskeln sind im Tierversuch vielfach festgestellt worden und sollen auch beim Menschen vorhanden sein. Klinisch brauchbare Differenzen lassen sich jedoch nach eigenen Erfahrungen auch bei empfindlicher optischer Registrierung der Dickenkurve und gesonderter Ausmessung von Kurvenanstieg und -abfall nicht feststellen.

Daß die einzelnen Muskeln funktionell differente Fasern enthalten, ist von SOMMERKAMP, RÜCKER, WACHHOLDER u. a. im Tierversuch festgestellt worden, wo sich tonische und nichttonische Muskelfasern unterscheiden lassen. Tonische Fasern sind dabei solche, die auf Acetylcholin und auch andere Einwirkungen mit einer kräftigen, langanhaltenden Dauerverkürzung reagieren, während die nicht-tonischen sich hierauf entweder gar nicht oder nur schwach und vor allem vorübergehend zusammenziehen. Während FREUND den tonischen Eigenschaften bestimmter Muskelfasern eine funktionelle Bedeutung abspricht, nimmt WACHHOLDER eine solche an, und zwar im Sinne der Haltefunktion. Ob auch beim Menschen eine solche Differenzierung im Verhalten einzelner Faserpartien besteht, ist noch nicht bekannt.

Bei Anwendung von Reizserien resultiert an Stelle einer Einzelzuckung ein unvollkommener oder vollkommener Tetanus (Abb. 23). Die Reizfrequenz,

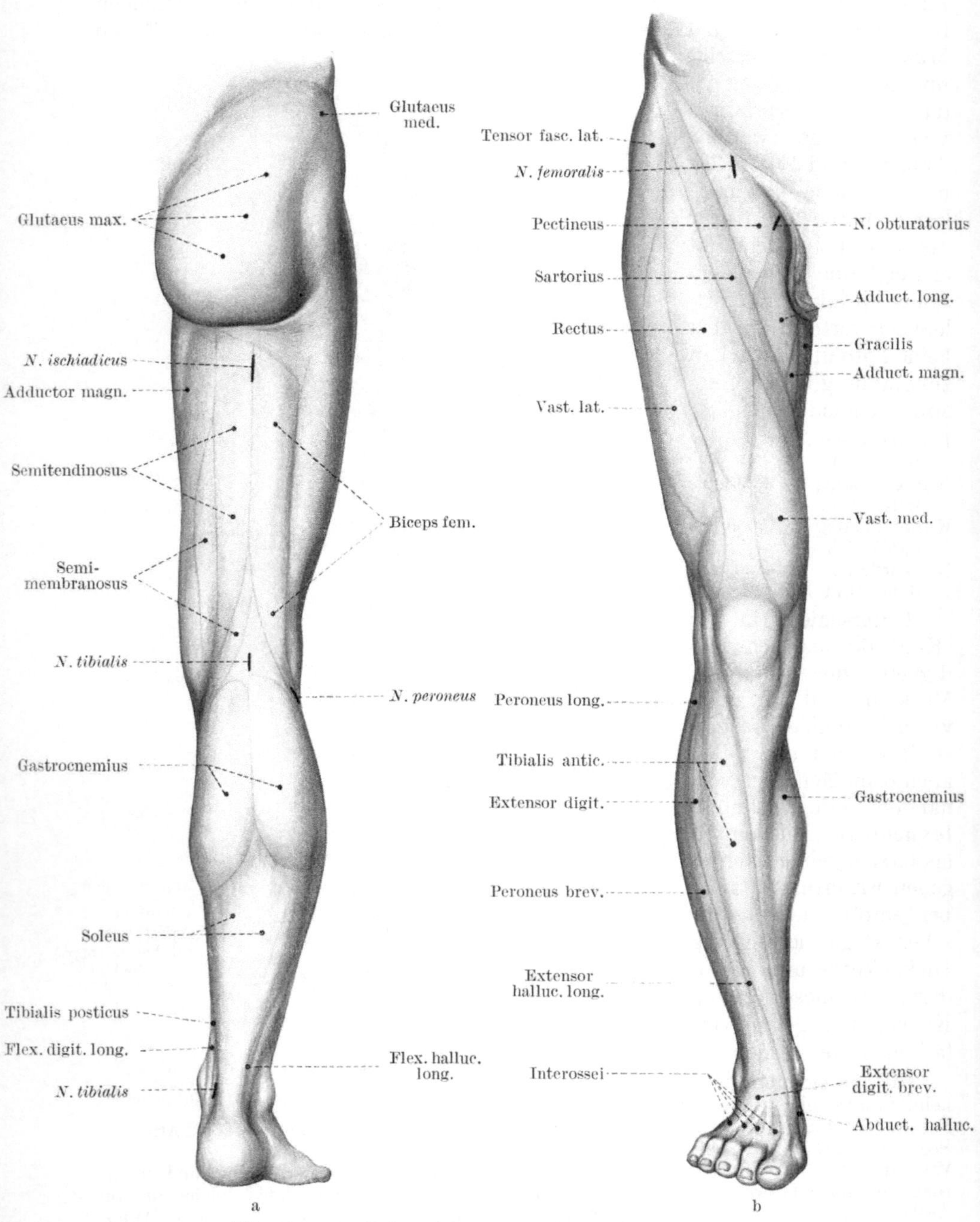

Abb. 21 a u. b. Reizpunkte der Nerven und Muskeln. Bein.

die für letzteren erforderlich ist, liegt ungefähr zwischen 15—30 Reizen pro Sekunde. Ob und inwieweit zwischen den verschiedenen Muskeln Unterschiede hinsichtlich der Frequenz, die zur Erzielung eines vollkommenen Tetanus erforderlich ist, bestehen, bedarf noch der Untersuchung. Ich habe bisher solche nicht finden können.

Reizschwelle. Die Beurteilung des Funktionszustandes der neuromuskulären Apparate erfolgt entweder in der Weise, daß die Kontraktionshöhe festgestellt wird, die einer bestimmten Reizintensität und -Dauer entspricht, oder durch Feststellung des schwächsten Reizes, der eben noch eine Schwellenzuckung auszulösen vermag. Für genauere quantitative Vergleiche ist letzteres Vorgehen, die Bestimmung der Reizschwelle, die Methode der Wahl.

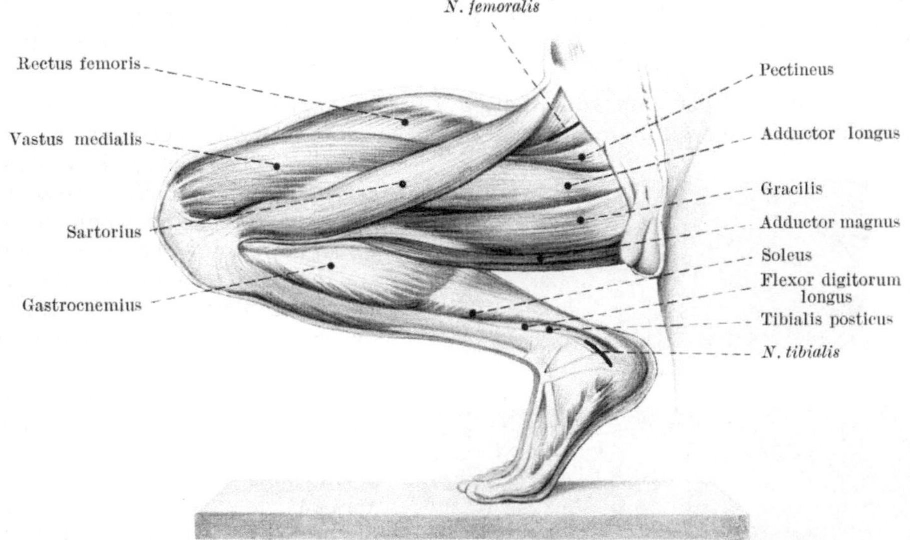

Abb. 22. Reizpunkte der Nerven und Muskeln. Bein, Innenseite. (Nach FROHSE und FRÄNKEL.)

Für die *faradische Schwelle* besitzen wir eine absolute Maßeinheit nicht, aus Gründen, die S. 753 bereits ausführlich dargelegt worden sind. Wir müssen uns hier bei einseitigen Läsionen auf einen Vergleich von normaler und pathologisch veränderter Seite, bei doppelseitigen auf einen Vergleich mit analogen Muskelgruppen Gesunder beschränken.

Für die *galvanische Schwelle* hat STINTZING Grenzwerte der wichtigsten Nerven und Muskeln zu ermitteln gesucht:

Erregbarkeitswerte einzelner Nerven in mA. (Nach STINTZING.)

	Oberer Wert	Unterer Wert	Mittelwert
1. N. musculocut.	0,28	0,05	0,17
2. N. accessor.	0,44	0,10	0,27
3. N. ulnaris I	0,9	0,2	0,55
4. N. medianus	1,5	0,3	0,9
5. N. mentalis	1,4	0,5	0,95
6. N. cruralis	1,7	0,4	1,05
7. N. peronaeus	2,0	0,2	1,1
8. R. zygomaticus	2,0	0,8	1,4
9. R. frontalis	2,0	0,9	1,45
10. N. tibialis	2,5	0,4	1,45
11. N. ulnaris II	2,6	0,6	1,6
12. N. facialis	2,5	1,0	1,75
13. N. radialis	2,7	0,9	1,8

Erregbarkeitswerte einzelner Muskeln. (Nach STINTZING.)

Muskel	Galv. in mA	Größe der Elektrode in qcm	Muskel	Galv. in mA	Größe der Elektrode in qcm
M. cucullaris	1,6	12	M. extensor poll. brevis .	1,5—3,5	3
M. deltoideus	1,2—2,0	12	M. pronator teres	2,5—2,8	3
M. pectoralis maior .	0,4	6	M. flexor digitor. subl. . .	0,3—1,5	3
M. pectoralis minor .	0,1—2,5	6	M. flexor carpi ulnaris . .	0,9—2,9	3
M. serratus anterior .	1,0—8,5	12	M. abductor digiti quinti .	2,5	3
M. brachioradialis . .	1,1—1,7	3	M. rectus femoris	1,6—6,0	20
M. extensor digit. comm.	0,6—3,0	3	M. vastus medialis	0,3—1,3	20
M. extensor carpi rad.	0,8	3	M. tibialis anterior . . .	1,8—5,0	12

Wie aus den von ihm aufgestellten Tabellen hervorgeht, zeigen die Werte verschiedener Nerven und Muskeln erhebliche Unterschiede, aber auch bei ein und demselben Nerven bzw. Muskel finden sich nicht unwesentliche, individuelle Schwankungen, wobei es sich im übrigen nur um annähernde Grenzwerte handelt, die häufig über- oder unterschritten gefunden werden, ohne daß pathologische Verhältnisse vorliegen. Bedingt sind diese Schwankungen der Werte in erster Linie nicht durch echte Unterschiede der Erregbarkeit, sondern durch Mängel, mit denen die galvanische Methode behaftet ist (vgl. S. 765). Die Schwankungen werden geringer, wenn an Stelle des konstanten Stromes Stromstöße begrenzter Dauer verwendet werden, wie dies ZANIETOVSKI, MANN u. a. getan haben. Aber auch dieses Vorgehen ist mit Nachteilen behaftet und bedingt eine Komplizierung der Methodik, die seine Einführung in die Praxis verhindert hat.

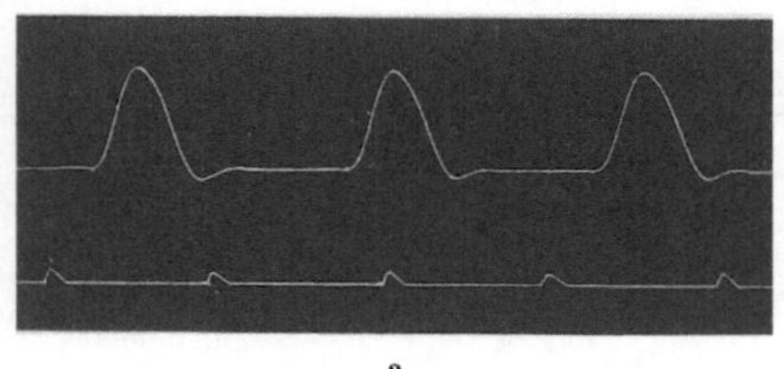

a

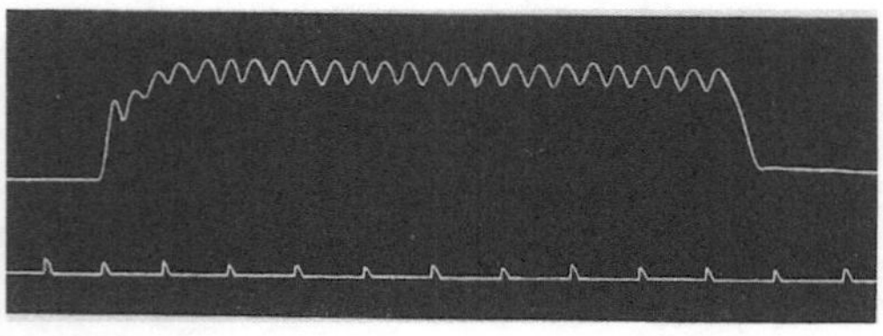

b

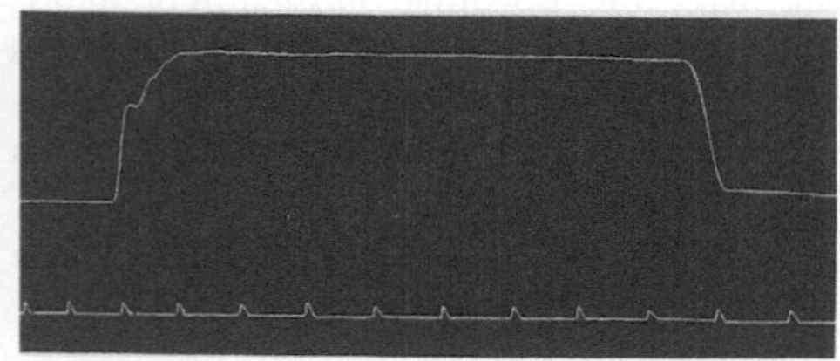

c

Abb. 23a—c. Facialis. Lippenmuskulatur. a Einzelzuckungen. b Unvollkommener Tetanus. c Vollkommener Tetanus.

Auch die Rheobase, d. h. die Bestimmung der Intensitätsschwelle bei stabilisierten Widerstandsverhältnissen, liefert keine Werte, die unabhängig sind von Faktoren, die mit der eigentlichen Erregbarkeit nichts zu tun haben.

So notwendig es ist, einerseits die Schwierigkeiten zu betonen, die der Aufstellung von Normalwerten für die galvanische Schwelle entgegenstehen, so darf deren Bedeutung für die klinische Diagnostik andererseits auch nicht überwertet werden. Nicht die absoluten Werte allein, sondern auch die allgemeine elektrodiagnostische Erfahrung des Untersuchers ist maßgebend für die Beurteilung des neuromuskulären Funktionszustandes und ermöglicht eine für viele praktisch klinische Fragen ausreichende Beurteilung.

Über die *Zeitschwellen* menschlicher Muskeln haben GILDEMEISTER und ACHELIS die ersten Angaben gemacht und dabei festgestellt, daß diese für die einzelnen Muskeln verschieden sind. So beträgt die Hauptnutzzeit für den Biceps brachii 1—2 σ, für den Tibialis anticus 5—8 σ.

Systematische Bestimmungen der *Chronaxie* der verschiedenen Muskeln erstmalig vorgenommen zu haben, ist das Verdienst BOURGUIGNONS. Er ist dabei zu folgender Auffassung gekommen:

Die Chronaxien der verschiedenen quergestreiften Muskeln zeigen erhebliche Unterschiede, und zwar finden sich folgende Werte:

Kleine Chronaxie	0,06—0,14 σ
Mittlere Chronaxie	0,16—0,34 σ
Große Chronaxie	0,40—0,70 σ

Die Verteilung dieser drei Chronaxiewerte auf die einzelnen Muskelgruppen entspricht nicht deren radikulärer oder peripherer Versorgung, sondern erfolgt nach regionären und funktionellen Gesichtspunkten. Es sind dies folgende: Muskelpartien gleicher Funktion haben gleiche Chronaxien. In den proximalen Körperregionen sind die Chronaxiewerte höher als in den distalen, und zwar gilt dabei folgende Einteilung:

Proximale Regionen:	Hals Rumpf Schultern und Oberarme Hüften und Oberschenkel	Distale Regionen:	Kopf und Gesicht Vorderarme und Hände Unterschenkel und Füße

In jeder einzelnen Körperregion lassen sich die Muskeln nach ihrer Chronaxie in zwei Gruppen ordnen: die vorngelegenen Muskeln, die Agonisten, und die hintengelegenen, die Antagonisten. Im Gesicht entsprechen den letzteren die Heber der Gesichtszüge, den ersteren die Senker. Die vorngelegenen Muskeln haben einen einzigen Chronaxiewert, und zwar ist dies der kleinste der betreffenden Körperregion. Im Bereiche der hintengelegenen Muskeln ist zunächst einmal eine Chronaxie festzustellen, die doppelt bis dreifach so groß ist wie die Chronaxie der vorngelegenen Muskeln, von BOURGUIGNON Fundamentalchronaxie genannt. Neben dieser findet sich an den distalen Gliedabschnitten ein zweiter Wert, der von der gleichen Größenordnung ist wie die Chronaxie der vorngelegenen Muskeln, die sogenannte Assoziationschronaxie. Dabei kann ein und derselbe Muskel — das ist das häufigere — zwei differente Chronaxiewerte aufweisen. So haben die Extensores digitorum einen proximalen Reizpunkt mit einer Chronaxie, die doppelt so groß ist wie die der Beuger, und ferner einen distalen Reizpunkt mit der gleichen Chronaxie. Es kommt aber auch vor, daß von den hintengelegenen Muskelgruppen ganze Muskeln bzw. Muskelköpfe — u. a. Vastus internus des Triceps, soleus u. a. — nur eine Chronaxie, und zwar die gleiche wie die vorngelegenen Muskeln haben, daneben andere den doppelten Wert. „Die Chronaxie ordnet also die hintengelegenen Muskeln in zwei funktionelle Gruppen. Eine erste Gruppe, die die doppelte Chronaxie der vorngelegenen Muskeln hat, bildet die Gruppe der Muskelbündel, die tatsächlich Antagonisten der vorngelegenen Muskeln sind, und produziert eine Bewegung, die entgegengesetzt gerichtet ist derjenigen, die die vorngelegenen Muskeln produzieren. Die zweite Gruppe, die die gleiche Chronaxie hat wie die vorngelegenen Muskeln, ist diesen synergisch und nicht antagonistisch. Ihre Funktion besteht nicht darin, die entgegengesetzte Bewegung zu produzieren, sondern sich gleichzeitig zu kontrahieren und die Bewegung zu moderieren, »en étre véritablement le frein«."

An den proximalen Gliedabschnitten finden sich neben der Fundamentalchronaxie der hintengelegenen Muskeln, die von der gleichen Größenordnung ist wie die der vorngelegenen, zwei Assoziationschronaxien, insgesamt also drei verschiedene Werte. So haben die hinteren Muskeln des Oberschenkels drei Reizpunkte, einen oberen mit einer Chronaxie von 0,40—0,70 σ, einen mittleren mit einer solchen von 0,16—0,34 σ, die also 2—3mal so groß ist wie an den vorngelegenen Muskeln, und schließlich einen unteren Reizpunkt, dessen Chronaxie die gleiche ist wie die der vorngelegenen Muskeln (0,06—0,14 σ). Auch an der Rückseite des Oberarms ist eine dritte Chronaxie vorhanden, aber nur an einem einzigen Muskel, und zwar dem Anconaeus, der zwei Reizpunkte und zwei Chronaxien hat, die übereinstimmen mit den Chronaxien der Fingerstrecker. Die Bedeutung der drei Chronaxien an den proximalen Gliedabschnitten soll in der Sicherung der synergischen Bewegungen von proximalen und distalen Gliedabschnitten liegen. Das Grundsätzliche dieser Ordnung zeigt die folgende Übersicht:

Proximale Körperabschnitte	Vordere Muskeln	0,06—0,14	
	Hintere Muskeln	0,16—0,34	Fund.-Chron.
		0,06—0,14	Assoz.-Chron.
		0,04—0,70	,, ,,
Distale Körperabschnitte	Vordere Muskeln	0,16—0,34	
	Hintere Muskeln	0,40—0,70	Fund.-Chron.
		0,16—0,34	Assoz.-Chron.

Aus den folgenden Tabellen ist die spezielle Verteilung der Werte auf die einzelnen Muskeln entsprechend den Angaben BOURGUIGNONs zu nehmen.

Die am Reizpunkt und am Nervenstamm bestimmte Chronaxie ist von der gleichen Größenordnung. Das Prinzip des Isochronismus, das LAPICQUE, ausgehend von dieser Tatsache, ableitete (vgl. S. 770), hat BOURGUIGNON auch für die Klinik übernommen und in der Richtung erweitert, daß er auch zwischen der Chronaxie eines Muskelgebietes und dem entsprechenden Hautgebiet einen Isochronismus annimmt. Dieser regionale, sensitivo-motorische Isochronismus soll die Grundlage darstellen für die Reflextätigkeit, indem bei schwachen Reizen der Reflexerfolg sich auf die Muskeln beschränkt, deren Nerven sich isochron zu den in Erregung versetzten sensiblen Nerven verhalten. Erst bei stärkeren Reizen soll das isochrone Gebiet überschritten werden und eine Ausbreitung und Generalisierung des Reflexerfolges eintreten.

Soweit die BOURGUIGNONsche Lehre. Sie hat von ihm selbst im Laufe der Jahre gewisse Korrekturen erfahren. So sind die Grenzwerte um 0,02—0,04 σ vergrößert worden, das Antagonistenverhältnis ist von 1 : 2 auf 1 : 3 erweitert worden, die dreifache Chronaxie der proximalen hintengelegenen Muskelgruppen ist hinzugekommen. Von den Nachuntersuchern hat ein Teil die BOURGUIGNONschen Ergebnisse unverändert übernommen (BLUMENFELDT, KNORRE, BENA, WECHSLER u. a.), eine ganze Reihe von Autoren hat aber darauf hingewiesen, daß die Verhältnisse doch wechselvoller sind, als dies nach BOURGUIGNONschen Angaben den Anschein hat.

BOURGUIGNON hat seine Werte an den Reizpunkten gewonnen. Veränderungen des Reizortes durch geringe Änderungen der Elektrodenlage waren nur von geringem Einfluß, und auch UFLAND fand bei einer Verschiebung der Kathode um 1—2 cm nur ein geringes Schwanken der Chronaxie, während LAUGIER und NEOUSSIKINE bei 857 Chronaxiebestimmungen an den verschiedensten Punkten des Biceps außerordentliche differente Werte erhielten und nur am Reizpunkt konstante Verhältnisse fanden. Äußerst inkonstante Werte fand auch BOURGUIGNON bei longitudinaler Reizung großer Muskeln, sie betrugen hier teilweise das 10fache der am Reizpunkt bestimmten Chronaxien, während die kleinen Muskeln auch bei longitudinaler Reizung normale Werte ergaben. Eine

Abhängigkeit der Chronaxie von der Kontraktionshöhe haben LAUGIER und LUBINSKA nicht finden können.

Im allgemeinen werden die absoluten Chronaxiewerte von den verschiedenen Autoren niedriger als von BOURGUIGNON angegeben, die Grenzwerte weiter auseinanderliegend (WALTHARD und JEKLIN, ALTENBURGER, UFLAND, PERÉMY, GALLINEK). Die erstgenannten Autoren geben 0,04—1,0 σ als Grenzwerte an, wobei Werte von 0,7—1,0 σ selten sind. Sie finden ferner an den Streckern einen größeren Streuungsbereich als an den Beugern, und zwar hier wieder an den Hand- und Fingerstreckern einen größeren als an den Oberarmstreckern. STEIN hat darauf hingewiesen, daß die Streckerchronaxien ganz allgemein durch eine besonders große Wandelbarkeit unter den verschiedensten Bedingungen ausgezeichnet sind. Unterschiede in den Werten beider Körperseiten sind von UFLAND und von PERÉMY festgestellt worden; letzterer fand auch erhebliche Schwankungen bei mehrfachen Untersuchungen. Auch UFLAND stellte solche fest und fernerhin bei Frauen größere Werte als bei Männern. Nach eigenen Beobachtungen des Verf. sind die Schwankungen der motorischen Chronaxie auch bei wochenlanger Kontrolle viel geringer als die der sensiblen. Beziehungen zur Konstitution haben sich nicht feststellen lassen (MARINESCO).

Eine Erklärungsmöglichkeit für die Unterschiede der in der Literatur angegebenen Chronaxien geben vollstän-

Obere Extremität.

Proximales Segment						Distales Segment
Deltoideus pars ant. Biceps Brachialis internus Coraco-brachialis Brachio-radialis		*Beuger*	**0,06** bis **0,14** σ	*Beuger*		Flexor c. rad. Flexor c. uln. Palmaris long. Flex. digit. prof. et superfic. Flex. pollic. long. Adductor pollic. Thénar Hypothénar Interossei et lumbric. Pron. teres et quadr.
Triceps cap. med. Deltoideus pars lat.	untere oder vordere Reizpunkte	*Synergisten der Beuger*				
Deltoideus pars post. Triceps cap. lat.	obere oder hintere Reizpunkte	*Strecker* →	**0,16** bis **0,34** σ	*Synergisten der Beuger*		Ext. c. rad. long. et brev.
Triceps cap. long.	unterer Reizpunkt				untere Reizpunkte	Ext. c. uln. Ext. digit. com. Ext. digit. V Ext. indic. Ext. pollic. long. Ext. pollic. brev.
Anconaeus	oberer Reizpunkt	*Synergist für die Extensoren des distalen Segmentes*	**0,40** bis **0,70** σ	← *Extensoren*	obere Reizpunkte	Abductor pollic. Supin. brevis

Untere Extremität.

Proximales Segment						Distales Segment
Quadriceps Sartorius Pectineus Ilio-psoas Adductor magn. Adductor med. Gracilis		*Vorwärtsbeweger des Oberschenkels und des Beines*	**0,06** bis **0,14** σ	*Synergisten der vorn innen gelegenen Muskeln des proximalen Segmentes*	unterer Reizpunkt	Tib. antic.
Glutaeus max. Biceps fem. cap. long.	obere Reizpunkte	*Synergisten der vorngelegenen Muskeln des proximalen Segmentes*		*Strecker des Fußes und der Zehen*	oberer Reizpunkt	Extensor digit. com. Extensor halluc. long. Peronaeus long. Peronaeus brevis Pedieus
Biceps fem. cap. breve	mittlere Reizpunkte	*Rückwärtsbeweger des Oberschenkels und des Beines*	**0,16** bis **0,34** σ	*Synergisten der vorngelegenen Muskeln des distalen Segmentes*	untere Reizpunkte	Soleus Plantaris Abductor halluc. Planta pedis
Semimembranosus Semitendinosus	untere Reizpunkte	*Synergisten der Rückwärtsbeweger des distalen Segmentes*	**0,40** bis **0,70** σ	*Beuger des Fußes und der Zehen*	obere Reizpunkte	Gastrocn. cap. int. Gastrocn. cap. ext. Tib. post. Flexor digit. com. Flexor halluc. long.

dige Reizzeitspannungs- bzw. Elektrizitätsmengenkurven, wie sie PLATZ für die kurzen Zeiten von 0,01—1,5 σ und BÜSSOV für die längeren Zeiten aufgenommen haben. Der erste dieser Kurventypen weist im Gebiete der kleinen Zeiten einen Knick auf, es entspricht ihm also eine doppelte extrapolierte Chronaxie, und zwar gilt dies für sämtliche Muskeln, nicht nur für die mit der doppelten Chronaxie BOURGUIGNONS. Zwischen diesen Werten liegen die experimentell bestimmten Chronaxien, die demnach einen mehr zufälligen Zwischenwert darstellen. Erklärt werden diese mehrfachen Chronaxien durch die Zusammensetzung des Muskels aus verschiedenen Fasern. Der zweite Kurventyp zeigt im Bereiche der großen Zeiten eine weitere gegen die Abszisse konkave Biegung. Er läßt sich durch Änderung der Zuleitungsbedingungen experimentell herstellen, und es lassen sich aus ihm Chronaxien extrapolieren, die häufig ganz erheblich größer sind als die gewohnten und auch mit den experimentell gewonnenen Chronaxien keinerlei Ähnlichkeit haben. Durch seinen Verlauf und seine Abhängigkeit von den Zuleitungsbedingungen erweist sich dieser Kurventyp als ein Analogon zur α-Kurve

KEITH-LUCAS' (vgl. S. 769). Die mit der üblichen Methodik experimentell bestimmten Chronaxien können durch das Auftreten einer solchen Kurve eine weitgehende Beeinflussung erfahren. Damit werden die Unterschiede der normalen Werte verschiedener Autoren verständlicher und auch die von

Gesicht.

Nerv	Muskeln	Gruppe	Chronaxie σ	Funktion
oberer Ast des Facialis	Orbicularis oculi Zygomaticus Nasalis Orbicularis (labii superioris) Frontalis	1	0,48—0,72	*Heber der Gesichtszüge*
unterer Ast	Corrugator supercilii Orbicularis (labii inferioris) Quadratus labii inferioris Mentalis	2	0,24—0,36	*Senker der Gesichtszüge*

WALTHARD und JEKLIN betonte Tatsache, daß eine strenge Scheidung zwischen einem oberen und einem unteren Reizpunkt an den Hand- und Fingerextensoren nicht möglich ist. Die kurzen Werte, die von WALTHARD und JEKLIN u. a. angegeben werden, kommen wahrscheinlich den wahren Chronaxien am nächsten, d. h. die Entstellung durch α-Kurven ist hier am geringsten. ACHELIS hat auf die Möglichkeit der Entstellung der Meßergebnisse durch die Zuleitungsbedingungen bei percutaner Reizung hingewiesen. Allerdings dürfen diese an sich berechtigten Bedenken auch nicht überwertet werden. Schaltet man nämlich die in der Haut gelegenen Fehlerquellen durch die Verwendung von Nadelelektroden aus, so ergeben sich trotzdem im wesentlichen die gleichen Werte.

Schultergürtel.

Muskeln	Chronaxie σ
Trapezius Pectoralis major Latissimus dorsi Serratus anterior Teres major Teres minor Supraspinatus Infraspinatus	0,08—0,16

Rumpf.

Muskeln	Funktionen 1.	Funktionen 2.	Gruppe	Chronaxie σ
Rectus abdominis Obliquus abdominis Transversus abdominis Longissimus { paare Bündel	*Beuger des Rumpfes + synergische Fascikel*	*Senker der Flanken und Exspiratoren*	1	0,08—0,16
Longissimus { unpaare Bündel Sacrolumbalis	*Extensoren des Rumpfes*		2	0,20—0,36
Diaphragma		*Heber der Flanken und Inspirator*	2	0,20—0,36

Auf eine Schwierigkeit ganz anderer Art hat KURELLA hingewiesen, der zeigen konnte, daß bei Muskeln mit starken Sehnenreflexen unter Umständen schon vor dem direkten Reizeffekt ein reflektorischer auftreten kann und so die Möglichkeit besteht, daß nicht die Erregbarkeit der motorischen Nervenendigungen, sondern die des Eigenreflexes bestimmt wird. So weit, was im wesentlichen über die absoluten Werte der Chronaxie und deren Kritik zu sagen ist.

Die strenge Differenzierung BOURGUIGNONs zwischen proximalen und distalen Gliedabschnitten in dem Sinne, daß die letzteren höhere Werte besitzen als die ersteren, hat sich nicht als für alle Fälle zutreffend erwiesen. So kommt unter anderem den distal gelegenen Beugern oft keine wesentlich andere Chronaxie als den proximalen Muskelgruppen zu (STEIN, WALTHARD und JEKLIN, Verf.).

Ähnlich liegen die Dinge für die von BOURGUIGNON angegebenen Differenzen der Antagonistenwerte. Daß solche bestehen, und daß im allgemeinen an den oberen Extremitäten die Streckerchronaxien größer sind als die Beugerchronaxien und vice versa an den unteren Extremitäten, kann als gesichert gelten. Nur beträgt dieses Verhältnis nicht immer 1 : 2. Es ist von verschiedenen Seiten kleiner und auch größer gefunden worden. Nicht unwichtig ist in diesem Zusammenhange auch, daß bei der Katze und beim Kaninchen die Verhältnisse umgekehrt wie beim Menschen liegen, die Zehenextensoren haben einen höheren Wert als die Flexoren, und beim Kaltblütler finden sich überhaupt nur sehr geringe Antagonistendifferenzen.

Trotz dieser verschiedenen Einwendungen, die gegen die BOURGUIGNONsche Lehre zu erheben sind, wäre es wenig fruchtbar, neue Normalwerte aufzustellen, zumal wenn wir berücksichtigen, daß die Entwicklung der Chronaxie, wie noch zu zeigen sein wird, immer mehr den Weg von der Aufstellung starrer Normen zu der Erfassung der Wandelbarkeit der neuromuskulären Reaktionsweise genommen hat. Um eine gemeinsame Ausgangsbasis zu haben, dürfte es zweckmäßig sein, die BOURGUIGNONschen Werte, deren Zutreffen für viele Fälle nicht zu bestreiten ist, beizubehalten, wenn nur berücksichtigt wird, daß sie zwar einen Leitfaden, aber keine starren Grenzen darstellen. Nur so wird vermieden werden, daß Werte als pathologisch gelten, die noch in den Bereich des Normalen fallen. Zu Schlußfolgerungen berechtigen oft Einzelwerte überhaupt nicht, sondern erst ein möglichst umfassendes chronaximetrisches Gesamtbild des jeweiligen Falles.

BOURGUIGNON setzt die regionalen Differenzen der Chronaxie in Beziehung zur Bewegungsleistung und sieht in ersteren die Grundlage für das synergische und antagonistische Verhalten der Muskulatur. Muskeln gleicher Chronaxie haben nach ihm auch eine gleiche Funktion. Sind aber in ein und demselben Muskel verschiedene Chronaxien vorhanden, so charakterisieren diese verschiedene Faserbündel, von denen die einen antagonistisch tätig sind, d. h. die Gegenbewegung ausführen, die anderen synergisch, d. h. moderierend auf die Hauptbewegung einwirken, wie dies DUCHENNE lehrte. So bestechend diese Vorstellung auf den ersten Blick auch sein mag, so hält sie doch einer näheren Kritik, wie sie von verschiedenen Seiten geübt worden ist, nicht stand. Es zeigt sich hier erneut, daß physiologische Grundprobleme wie das der Motorik nicht unter dem Gesichtspunkt nur *einer* Methode betrachtet werden können. Es sind berechtigte Einwendungen dagegen erhoben worden, daß ein so starres, anatomisch fundiertes System wie die Verteilung der Chronaxiewerte auf die einzelnen Muskeln die Voraussetzung für einen koordinierten Bewegungsablauf darstellen soll. Schon die rein subjektive Beobachtung, vor allem aber die Aktionsstromanalyse der Bewegungsvorgänge zeigen, daß es so festgefügte Synergien und Antagonistenbeziehungen, wie man sie entsprechend der Differenzierung der Chronaxiewerte fordern müßte, in Wirklichkeit nicht gibt. Der Extensor digitorum beispielsweise, der bei Beugebewegungen im Handgelenk als Antagonist funktioniert, ist beim Faustschluß als Synergist synchron mit dem Flexor tätig. Extensor c. rad. und uln., die bei der Extension der Hand synergisch als Agonisten funktionieren, sind bei der Radial- und Ulnarabduktion als Antagonisten tätig, und so ließen sich die Beispiele für die Wandelbarkeit des Bewegungsgeschehens beliebig vermehren. Man könnte daran denken, die chronaximetrische Bedingtheit der Koordinationsvorgänge dadurch zu retten, daß man auf die Assoziationschronaxien und damit auf funktionelle Differenzen verschiedener Faserbündel der einzelnen Muskeln zurückgreift. Aber abgesehen davon, daß mehrfache Chronaxien bisher nur an einem Teil der Muskeln nachgewiesen worden sind, scheitert auch diese Annahme an den tatsächlichen Verhältnissen. Die Aktionsstromableitung von einzelnen Faserbündeln eines Muskels (WACHHOLDER und ALTENBURGER) zeigt niemals funktionelle Unterschiede in dem Sinne, daß ein Teil der Faserbündel synergisch, ein anderer antagonistisch tätig ist. Schließlich darf nicht übersehen werden, daß die Beziehungen von Agonisten und Antagonisten überhaupt nicht einem starren Schema unterliegen (vgl. S. 928 und 1050). Weder die DUCHENNEsche Lehre von der moderierenden Funktion der Antagonisten noch die HERINGsche von ihrem Unbeteiligtsein bei aktiven Bewegungen hat in ihrer strengen Form Gültigkeit. Der gleiche Antagonist kann vielmehr bei der gleichen Bewegung je nach den Bedingungen einmal tätig sein, einmal nicht. Wollte man also angesichts dieser Wandelbarkeit des motorischen Geschehens nach den verschiedensten Richtungen hin seine chronaximetrische Bedingtheit aufrechterhalten, so müßte man einen ständigen Wandel der Chronaxien unter dem Einfluß der Bewegungsvorgänge annehmen, wofür aber bisher noch nicht der geringste Anhaltspunkt vorhanden ist. Nach alledem kann nicht als erwiesen gelten, daß die regionale Differenzierung der Chronaxien die Grundlage für einen koordinierten Ablauf unserer Bewegungen darstellt.

Ähnlich liegen die Verhältnisse für die Reflextätigkeit, insbesondere die Sehnenreflexe. Sie sollen aus der Reaktionsweise „aller Muskeln des Segmentes bestehen, die den Sensitivnerven (PACCINIschen Tastkörperchen) der perkutierten Sehne isochron sind". Nun ist aber die Sehne, wie mehrfach experimentell gezeigt worden ist, überhaupt keine notwendige Voraussetzung für das Zustandekommen der sogenannten Sehnenreflexe. Die Receptoren für diese sind vielmehr in dem Muskel zu suchen, der durch den Schlag auf die Sehne eine Zerrung in seiner Längsrichtung erfährt. Hinzukommt, daß sich keineswegs immer, wie BOURGUIGNON annimmt, nur die isochronen Muskeln am Reflexerfolg beteiligen. Die Aktionsstromableitung zeigt vielmehr, daß eine Beteiligung anderer Muskeln, z. B. des Triceps am Vorderarmperiostreflex, des Biceps am Tricepsreflex u. a., keine Seltenheit ist (S. 899). Die lediglich auf chronaximetrischen Untersuchungen aufgebaute Schlußfolgerung BOURGUIGNONs, daß die Sehnenreflexe den gleichen Gesetzen wie die Cutanreflexe gehorchen, und daß sie die gleiche Bedeutung haben, ist mit den vielfach bestätigten Erkenntnissen der modernen Reflexphysiologie nicht zu vereinbaren, die im Gegenteil besagen, daß Sehnen- und Hautreflexe in ihrem Verhalten wesentliche Unterschiede zeigen.

Umstimmungserscheinungen. Die klinische Elektrodiagnostik ist nicht die Untersuchung eines isolierten, aus dem Gesamtverbande des Organismus herausgelösten Gebildes, wie dies in der experimentellen Physiologie häufig der Fall ist, sie hat vielmehr damit zu rechnen, daß die neuromuskulären Apparate ständig Einflüssen verschiedenster Art und Herkunft unterliegen. Es ist zu erwarten, daß dies auch in ihrer Reaktionsweise dem elektrischen Strom gegenüber zum Ausdruck kommt. Tatsächlich sind entsprechende Feststellungen auch schon mit der faradischen und galvanischen Methode gemacht worden, in weit größerem Umfange aber mit Hilfe der Chronaxie. Es ist dies einer der Punkte, in dem diese den älteren Methoden zweifellos weit überlegen ist; in vielen Fällen stellt sie zur Zeit überhaupt die einzige Methode dar, die Einblick in diese Zusammenhänge ermöglicht. Die wichtigsten Faktoren, die hier in Frage kommen, sind folgende:

1. von außen gesetzte Einflüsse, die an den neuromuskulären Apparaten selbst angreifen;
2. reflektorische Einflüsse über sensible Neurone;
3. Einflüsse von den verschiedenen supranuclearen motorischen Stationen her;
4. vegetativ nervöse und humorale Einflüsse.

Alle diese verschiedenen Faktoren haben in der deutschen Literatur eine Zusammenfassung unter dem Begriff der Umstimmung erfahren. An sich besagt dieser nichts anderes als die alte Erfahrung, daß Vorgänge an irgendeinem Abschnitt des Nervensystems und das Verhalten des ganzen Organismus auf die Leistungen der übrigen Stationen in quantitativer und qualitativer Richtung rückwirken. Es werden aber zweifellos unter dem Begriff der Umstimmung sonst verstreute Phänomene unter einem einheitlichen gemeinsamen Gesichtspunkt zusammengefaßt.

Von den *äußeren* Einflüssen, die an den neuromuskulären Apparaten direkt angreifen und deren Reaktionsweise umstimmen, ist die *Abkühlung* in praktisch diagnostischer Hinsicht am bedeutsamsten. Daß diese eine Verlangsamung des Zuckungsablaufes zur Folge hat, ist seit HELMHOLZ vielfach festgestellt worden, am Menschen hat GRUND eingehende Untersuchungen in dieser Richtung angestellt. Sinkt die Temperatur, sei es durch Eintauchen des Gliedes in kaltes Wasser oder Änderung der Umgebungstemperatur, so beginnt bei indirekter und direkter, bei galvanischer und faradischer Reizung die Zuckung schon bei 30° deutlich träge zu werden. Je größer der Temperaturabfall, um so ausgesprochener wird die Verlängerung sowohl des Kurvenanstieges als auch des -abfalles. Von praktischer Bedeutung ist dies insofern, als der Kurvenverlauf bei der Abkühlungsreaktion vollkommen dem der Entartungsreaktion gleichen und zu diagnostischen Irrtümern Anlaß geben kann. Im Gegensatz zu der Entartungsreaktion läßt sich jedoch die Abkühlungsreaktion durch Erwärmung zum Verschwinden bringen. Ihre Ursache liegt im Muskel selbst. Abkühlung des zuführenden Nerven bleibt ohne Einfluß, und auch die Zirkulationsverhältnisse spielen dabei keine wesentliche Rolle.

Während die faradische und galvanische Schwelle sich bei der Abkühlung nicht ändert, zeigt die Chronaxie einen Anstieg bis auf das Zehn- und Zwanzigfache des Normalwertes, und zwar wird das Maximum erst einige Minuten nach Beendigung der Abkühlung erreicht (BOURGUIGNON). Analoge Veränderungen treten aber auch auf der kontralateralen Seite auf. Es ist also nur bedingt richtig, überhaupt von lokalen Einwirkungen zu sprechen, wenn es sich um den intakten Organismus handelt. Außerordentlich häufig sind nicht nur bei der Abkühlung, sondern auch, wie noch zu zeigen sein wird, bei den verschiedensten anderen Einwirkungen Reaktionsänderungen an entfernter liegenden Körperabschnitten zu beobachten. BOURGUIGNON bezeichnet diesen Vorgang als répercussion. Inwieweit es sich dabei um Reflexe im eigentlichen Sinne und inwieweit um humorale Vorgänge handelt, sei dahingestellt.

Im Gegensatz zu der chronaxieverlängernden Wirkung der Abkühlung hat Wärmeeinwirkung eine Verkürzung zur Folge (LANDECKER).

Den Einfluß von *Zirkulationsstörungen* haben BOURGUIGNON und LAUGIER untersucht. Sie fanden bei anämischer und venöser Stauung ein Ansteigen der Rheobase bis zur Unerregbarkeit, bei gleichzeitigem Absinken der Chronaxie bis auf etwa die Hälfte des Ausgangswertes, während die Zuckungsform unverändert blieb. Nach Abnahme der Stauung stieg dann die Chronaxie sehr erheblich unter gleichzeitiger Verlangsamung des Zuckungsablaufes auf das 9- bis 14fache des Ausgangswertes an, um dann ebenso wie die Zuckungsform zur Norm zurückzukehren, während die Rheobase absank, aber noch lange über dem Ausgangswert blieb. Am Reizpunkt sind die Veränderungen im wesentlichen die gleichen wie am Nerven, nur mit der Einschränkung, daß während der venösen Stauung die Verhältnisse wechselnder sind als am Nerven. Die Vulnerabilität der einzelnen Muskeln für Kreislaufstörungen ist eine verschiedene, und zwar sind es die Extensoren, die wie auf Einflüsse anderer Natur so auch hier in erster Linie ansprechen. JUNGMANN und THIEL fanden im Radialisgebiet die gleichen Veränderungen wie BOURGUIGNON und LAUGIER, im Ulnarisgebiet waren Veränderungen bald vorhanden, bald nicht, im Medianusgebiet fehlten sie völlig. Auch bei den Zirkulationsänderungen beteiligt sich ähnlich wie bei der Abkühlung die Gegenseite an den Umstimmungsvorgängen. Bestätigt werden die Beobachtungen am Menschen durch Ergebnisse des Tierexperimentes (BEERENS).

Daß der *Dehnungsgrad* eines Muskels bzw. dessen Lage auf die Chronaxie von Einfluß ist, zeigen Tierversuche von LAPICQUE, der am Frosch bei Ischiadicusreizung eine um so niedrigere Chronaxie fand, je größer der Grad der Dehnung und in Abhängigkeit von letzterer auch Änderungen des Antagonistenverhältnisses feststellen konnte. RUDEANU und BONVALLET fanden letztere auch beim Warmblütler, und zwar in der Mehrzahl der Versuche im Sinne der Vergrößerung, in der Minderzahl im Sinne einer Verkleinerung desselben. Auch am Menschen glauben LAUGIER und NEOUSSIKINE eine Abhängigkeit der Chronaxie von dem Dehnungsgrad des Muskels gefunden zu haben, wobei dieser Einfluß auch auf andere nicht gedehnte Muskeln im gleichen Sinne übertragen werden soll. Demgegenüber fand MARKOV bei passiver Dehnung einen nur etwas höher, aber noch innerhalb der Norm liegenden Wert als in Ruhe, während MARINESCO und KREINDLER beim Gesunden überhaupt keinen Einfluß des Dehnungsgrades fanden, wohl aber unter pathologischen Bedingungen (vgl. S. 832).

Daß *Ermüdungserscheinungen* bei fortlaufender elektrischer Reizung der neuromuskulären Apparate auftreten können, ist eine alte Erfahrung der Physiologie. Verlangsamung des Zuckungsablaufes, Anstieg der galvanischen und faradischen Schwelle sind bekannte Begleiterscheinungen des Ermüdungsvorganges, zu denen nach neueren Untersuchungen von L. und M. LAPICQUE eine Erhöhung der Chronaxie hinzukommt. Sobald diese am Muskel den doppelten Wert erreicht, bei gleichbleibender Nervenchronaxie sich also ein Heterochronismus ausbildet, wird die indirekte Reizung erfolglos. Ganz ähnlich liegen die Verhältnisse am Menschen. Intensive faradische Reizung führt nach ALTENBURGER und KROLL zunächst zu einer Chronaxieverkürzung, bei weiterer Fortsetzung ganz ebenso wie im Tierversuch zu einer Verlängerung, die nach Schluß der Reizung allmählich zur Norm zurückkehrt. LAUGIER und NEOUSSIKINE haben eine solche Verlängerung ebenfalls feststellen können, und zwar waren es auch hier die Hand- und Fingerextensoren, die die ausgesprochensten Veränderungen zeigten. Hier stieg die Chronaxie auf das Drei- bis Vierfache ihres Ruhewertes, an den Beugern nur auf etwa das Doppelte. Daß die Vorgänge bei der elektrischen Reizung in situ befindlicher Nerven und Muskeln wesentlich komplizierter sind als beim isolierten Nerv-Muskelpräparat, geht daraus hervor, daß die Chronaxieveränderungen nicht auf die gereizte Muskelgruppe beschränkt bleiben, sondern auch auf andere unbeteiligte Muskeln übergehen. ALTENBURGER und KROLL haben eine solche Irradiation des Ermüdungseffektes, und zwar nur der ersten Phase, die in einer Verkürzung besteht, beobachtet, und zwar sind es nur die homologen kontralateralen Muskeln, die diese Veränderung zeigen. Diese Beschränkung des Übertragungseffektes auf bestimmte Muskelgruppen spricht nicht dafür, daß es am Orte der Reizung gebildete Stoffe sind, die, in den Kreislauf gelangt, auf humoralem Wege an anderen

Muskelgruppen wirksam werden. Es liegt vielmehr näher, reflektorische Einflüsse hierfür verantwortlich zu machen. Tatsächlich bleibt auch der Übertragungseffekt nach Unterbrechung des Reflexbogens in Fällen von Tabes aus. Da bei diesen nur die Tiefenreflexe erlöschen, die Hautreflexe aber erhalten bleiben, so folgt daraus, daß der Ursprung der afferenten Erregungen, die den Übertragungseffekt bedingen, nicht in der Haut gelegen ist, sondern in den Tiefensubstraten, im wesentlichen also wohl in den gereizten Muskeln selbst. Daß unter anderen Bedingungen auch humorale Mechanismen im Spiele sein können, wird dadurch nicht ausgeschlossen (s. LAUGIER und LIBERSOHN).

Ob bei der Ermüdung Beziehungen der Chronaxie zu bestimmten Stoffwechselvorgängen bestehen, darüber ist beim Menschen nichts bekannt. Am Muskelpräparat hat NACHMANNSOHN einen Zusammenhang von Zerfall der Kreatinphosphorsäure und Chronaxie gefunden. Pharmaca, wie Curare und Spartein, die die Muskelchronaxie vergrößern, hemmen den Phosphagenzerfall, Veratrin, das sie verkleinert, beschleunigt ihn.

Sind schon bei funktioneller Beanspruchung der neuromuskulären Apparate durch elektrische Reizung die auftretenden Veränderungen zusammengesetzter Natur, so gilt dies in weit stärkerem Maße für die Beanspruchung durch Willkürinnervation. Zunächst ist festzustellen, daß willkürliche Innervation die Chronaxie der betreffenden Muskeln initial nicht beeinflußt (BOURGUIGNON, ALTENBURGER und GUTTMANN, UFLAND und LATMANISOVA), nur bei maximaler Kontraktion haben ALTENBURGER und GUTTMANN gelegentlich einen geringen Anstieg beobachtet, MARKOW sogar einen solchen auf das 10fache. Es besagt dies jedoch nicht, daß tatsächlich eine echte Änderung der Chronaxie vorliegt, diese kann vielmehr dadurch vorgetäuscht sein, daß die Minimalzuckung in der Willkürkontraktion untergeht. Bei fortgesetzter Arbeitsleistung bis zur Ermüdung sind chronaximetrische Untersuchungen erstmalig fast gleichzeitig von BOURGUIGNON und LAUGIER und von ALTENBURGER und GUTTMANN ausgeführt und später vielfach wiederholt worden (MARKOW, ALTENBURGER und KROLL, UFLAND und LATMANISOVA, COVACIU und ULMEANU und NEOUSSIKINE, LANDECKER, LATMANISOVA, SCHAMARINA und UFLAND, BLUM). Obwohl die Ergebnisse in Einzelheiten nicht ganz ohne Widersprüche sind, kann doch als sichergestellt gelten, daß bei Ermüdung durch Willkürinnervation ganz ebenso wie bei ermüdender elektrischer Reizung am Reizpunkt Chronaxieverlängerungen festzustellen sind. Es besteht jedoch in dieser Hinsicht keinesfalls eine feste Regel. ALTENBURGER und KROLL, UFLAND und LATMANISOVA, später auch LANDECKER haben gezeigt, daß die Verhältnisse dabei doch wechselndere sind, als es zunächst den Anschein haben könnte. Auch wenn die Willkürinnervation bis zur Erschöpfung getrieben wird, sind nicht nur Chronaxieverlängerungen, sondern auch Verkürzungen festzustellen, und schließlich können auch jegliche Veränderungen vermißt werden. Dabei ist es gleichgültig, ob es sich um statische oder kinetische Arbeit handelt. Wenn wir berücksichtigen, daß die Willkürermüdung eine außerordentlich komplexe Erscheinung ist, an deren Zustandekommen periphere und zentrale Faktoren, objektive Ermüdungsvorgänge und subjektives Ermüdungsgefühl beteiligt sind, so ist es durchaus verständlich, daß zu dem Zeitpunkt, an dem aus dem Zusammenwirken dieser verschiedenen Faktoren jeweils die Unfähigkeit zu weiterer Arbeitsleistung resultiert, die durch elektrische Reizung geprüfte Erregbarkeit in der Peripherie nicht immer das gleiche Verhalten zeigt. In diesem Sinne spricht ja auch, daß bei elektrischer Reizung, bei der die Zahl der beteiligten Faktoren geringer ist, die Verhältnisse sofort übersichtlicher werden. Nach BLUM sind es wieder die Extensoren, die auch bei der Willkürermüdung in erster Linie reagieren. Bei allgemeiner Ermüdung hat LANDECKER eine Chronaxieverkürzung beobachtet und diese auf eine Milchsäureanhäufung bezogen. Massage führt ebenfalls zu einer Verminderung der Chronaxie. Systematisches Training bringt Chronaxieveränderungen nach körperlicher Arbeit zum Verschwinden (COVACIU-ULMEANU und NEVUSSIKINE), während noch nicht bekannt ist, ob bei systematischer elektrischer Behandlung eines Muskels ähnliche Verhältnisse vorliegen. Ältere Untersuchungen von MANN, die MENDELSOHN bestätigt hat, besagen, daß mehrere Tage wiederholt angewandte Faradisation eine Steigerung der Erregbarkeit, gemessen an der galvanischen Schwelle, hervorruft. Nach JOHANNES fällt eine im Sättigungszustand deutlich vorhandene Reaktion der Chronaxie auf faradische Muskelreizung, Arbeit am Ergographen und auch auf andere Einwirkungen im Nüchternzustand aus oder ist stark verringert. Ebenso sollen die Ruhewerte von der Nahrungsaufnahme abhängen. Von PERÉMY wird ein solcher Zusammenhang bestritten.

Auch bei der Willkürermüdung wird ähnlich wie bei elektrischer Reizung ein Übergreifen der Veränderungen auf kontralaterale Muskelgruppen beobachtet. In Übereinstimmung mit dem Wechsel der Verhältnisse schon in der tätigen Muskelgruppe fanden ALTENBURGER und KROLL die Veränderungen dabei nicht so übersichtlich wie bei elektrischer Reizung. ALEXIN, LAUGIER und NEVUSSIKINE beobachteten ebenfalls in entfernten Muskelgruppen bald Verkürzung, bald Verlängerung, und zwar am ausgesprochensten in der homologen, kontralateralen Muskelgruppe. Übertragungen mit erheblicher Latenz, die an eine Beteiligung humoraler Vorgänge denken läßt, hat LAUGIER festgestellt.

Den Einfluß *sensibler Neurone und supranuclearer motorischer Stationen* auf die Reaktionsweise der neuromuskulären Apparate zur Darstellung zu bringen, war die galvanische und faradische Methode nicht in der Lage, sondern erst die Chronaxie. Die Pathologie bestätigt evident die auf Grund des Tierexperimentes aufgestellte Unterscheidung zwischen einer Subordinations- und einer Konstitutionschronaxie. Aber auch am intakten Organismus tritt der zentralnervöse Einfluß in Erscheinung. Da sind zunächst allgemeinere Einflüsse, wie Schlaf und Narkose, mit ihrer Ausschaltung der corticalen Zentren zu nennen. Im Schlaf steigen die Werte bis zu 50% an, um sogleich nach dem Erwachen wieder zur Norm zurückzukehren (BOURGUIGNON, HALDANE). Auch übermäßige Ermüdung hat eine Tendenz zur Steigerung der Chronaxie zur Folge (BERINGER und RUFFIN). Im gleichen Sinne wirkt die Narkose, die überdies die Differenzen der Antagonistenwerte zum Verschwinden bringt (RUDEANU). Auch nach Alkoholgaben ist bei einem Teil der Versuchspersonen ebenso in Tierversuchen von LAPICQUE und KAJIWARA Angleichung der Antagonistenchronaxien beobachtet worden, bei einem anderen Teil wurde das Antagonistenverhältnis größer oder kehrte sich um. Die Verlängerung der Chronaxie war auch hier wieder an den Extensoren ausgesprochener als an den Flexoren (MALAMUD, WILLIAM, LINDEMANN und JASPER, COURTOIS und NEOUSSIKINE).

Durch Maßnahmen an einer circumscripten Stelle haben MARINESCO und KREINDLER die Substitutionschronaxie in eine Konstitutionschronaxie überführt, und zwar durch Novocainblockade am N. radialis. Sie hat eine Erhöhung der Werte und ein Verschwinden der Differenzen zwischen oberem und unterem Reizpunkt zur Folge.

Auch die Einflüsse ganz bestimmter zentralnervöser Stationen lassen sich schon unter normalen Bedingungen differenziert zur Darstellung bringen. Hierher gehört die vestibuläre Beeinflussung der Körpermuskulatur im Sinne EWALDS. Sowohl bei Kalt- und Warmspülung, als auch bei rotatorischer Reizung des Labyrinths sinkt die Chronaxie der Extensoren ab, während die der Flexoren unverändert bleibt oder auch einen Anstieg zeigen kann. Dasselbe wie für die Extensoren und Flexoren gilt auch für die Abductoren und Adductoren, nur mit der Einschränkung, daß die Veränderungen hier geringer sind und sich nur an den oberen Extremitäten nachweisen lassen. Bilaterale Chordotomie, bei der auch die Tractus vestibulo-spinales durchtrennt werden, bringt den Effekt der Vestibularisreizung zum Verschwinden, es muß sich also um eine direkte Beeinflussung der Körpermuskulatur auf dem Wege Vestibularis—Medulla spinalis—Vorderhornzelle handeln (ALTENBURGER und WOLFF).

Daß diese vestibuläre Beeinflussung der Chronaxie vorwiegend die Strecker betrifft, ist auch durch das Tierexperiment bestätigt worden (MARINESCO, SAGER und KREINDLER). Wenn hier nach einseitiger Labyrinth*ausschaltung* an der Katze ganz ebenso wie beim Menschen nach Vestibularis*reizung* ein Absinken der Streckerwerte gefunden wurde, so legt dies die Annahme nahe, daß es sich um einen Reiz- und nicht um einen Ausschaltungseffekt handelt. Bei der Taube ist Zerstörung *eines* Labyrinthes ohne eindeutigen Einfluß auf die Chronaxie. Zerstörung beider Labyrinthe führt zu einer Angleichung der Beuger- und Streckerwerte, die wieder verschwindet, wenn das Tier sein normales Verhalten zurückerlangt.

Auch über das optische System läßt sich durch Belichtung und Verdunkelung der Augen die motorische Chronaxie beeinflussen, während es durch stärkste akustische Reize nicht gelingt, analoge Veränderungen zu erzielen (TRABITZSCH).

Eine weitere Gruppe umstimmender Einflüsse umfaßt diejenigen vegetativer Natur, wobei es sich um solche primär nervösen und um solche humoralen Ursprungs handelt. Sie gelangen, da sie in gleicher Weise auch für das sensible System nachgewiesen sind und eine besondere Seite der Beziehungen zwischen vegetativem und cerebrospinalem Nervensystem beleuchten, an anderer Stelle zur Darstellung (S. 811).

Zweifellos stellen alle diese Einflüsse nur einen kleinen Ausschnitt von all denen dar, die auf die letzte gemeinsame Wegstrecke (SHERRINGTON) einwirken. Wenn trotzdem im Rahmen der Meßgrenzen eine relative Konstanz der Reaktionsweise resultiert, so zeugt dies von einer erstaunlichen Abstimmung.

Ontogenese. Im Rahmen der Entwicklung, die ganz allgemein die menschliche Motorik duchläuft, erfährt auch die elektrische Reaktionsweise der motorischen Apparate Wandlungen. Nach MINKOWSKI ist die *fetale Muskulatur* „vom dritten Monat an sowohl galvanisch wie faradisch erregbar. Während aber die Zuckung bei faradischer Reizung stets einen ähnlichen tetanischen Charakter trägt wie beim Erwachsenen, zeigt der fetale Muskel bei galvanischer Reizung ein wechselndes Verhalten, das von demjenigen des Erwachsenen zum Teil wesentlich abweicht: In einer Anzahl von Fällen und auch in diesen nur zu Beginn der Beobachtung, d. h. offenbar solange es sich um optimale Bedingungen handelt, reagiert er mit einer bald annähernd blitzartigen, bald mehr oder weniger trägen, aber doch relativ kurzdauernden, nicht-tetanischen Zuckung wie beim Erwachsenen. In der Mehrzahl der Fälle trägt aber die Reaktion des fetalen Muskels auf galvanische Reizung einen ähnlichen, während der ganzen Zeit der Stromdurchleitung anhaltenden tetanischen Charakter, wie auf faradische Reizung“ BOLAFFIO und U. ARTONI haben bei einem 7monatigen Fetus bei galvanischer Reizung rasche, bei faradischer Reizung träge Zuckungen beobachtet, während MINKOWSKI auf galvanische Reizung auch im 7. Monat noch neben raschen auch tetanische Kontraktionen auftreten sah. Letztere haben eine gewisse Ähnlichkeit mit der myotonischen Reaktion bei der THOMSONschen Krankheit, es fehlt aber die Kontraktionsnachdauer. Ob es sich dabei tatsächlich um einen echten Tetanus mit diskontinuierlichen Aktionsströmen handelt, ist noch nicht untersucht.

In dieser Dauerverkürzung auf elektrische Reize scheint ein ganz allgemeines Charakteristikum der fetalen Reaktionsweise der Muskulatur zum Ausdruck zu kommen. Es reagieren nämlich mit wenigen Ausnahmen die fetalen Muskeln nicht nur auf den elektrischen Reiz, sondern auch auf Acetylcholin mit einer

Dauerverkürzung, d. h. sie verhalten sich wie die tonisch reagierenden Muskeln der Wirbeltiere (RÜCKERT). Das Nebeneinander von raschen und trägen Zuckungen hat MINKOWSKI damit in Beziehung gebracht, daß bereits beim 10wöchigen menschlichen Fetus nicht nur das Sarkoplasma vorhanden, sondern auch bereits die Querstreifung der Muskulatur vollständig entwickelt ist (LEVIS), wobei aber bedacht werden muß, daß eine histologische Stütze für die Unterscheidung tonischer und tetanischer Anteile der quergestreiften Warmblütlermuskeln bisher nicht gefunden wurde. Lediglich gewisse Unterschiede in der Struktur und Anordnung der Fibrillen von Tonus- und Tetanusmuskeln sind von KRÜGER und BOZLER bei niederen Tieren festgestellt worden.

Eine indirekte galvanische Erregbarkeit vom Nervenstamm aus ist vom 4. Monat an nachweisbar (MINKOWSKI), obwohl zu dieser Zeit die fetalen Nerven noch marklos sind. Dagegen ist eine faradische, indirekte Erregbarkeit bisher noch nicht mit Sicherheit festgestellt worden. Es spricht dies für einen großen Zeitbedarf der fetalen Muskulatur, der im Tierexperiment von BANU direkt chronaximetrisch gemessen worden ist.

Die Reaktionsweise der Muskulatur *Neugeborener* entspricht noch nicht der des vollentwickelten Individuums. Eine erhöhte galvanische und faradische Schwelle hat erstmalig SOLTMANN im Tierversuch festgestellt, und am Menschen ist C. WESTPHAL zu dem gleichen Ergebnis gekommen, ebenso ROSENSTERN, KRASNOGORSKI, PATRICCI und MENSI. Nach A. WESTPHAL und auch nach den Kondensatoruntersuchungen SALGES kommen jedoch nicht selten Ausnahmen von dieser Regel vor, und PIRQUET und SPERCK fanden überhaupt keine deutliche Verschiedenheit der Schwellenwerte in den ersten Lebenswochen gegen später. Ebenso fand ROTHE die Rheobase, d. h. die unter Ausschaltung von Widerstandschwankungen bestimmte Intensitätsschwelle unverändert, so daß die angegebenen Schwellenänderungen wohl im wesentlichen durch akzidentelle Faktoren wie Widerstandsänderungen u. a. bedingt sind. Tatsächlich ist auch der Körperwiderstand bei Neugeborenen nach RICHTER höher als bei Erwachsenen. Trotzdem kann kein Zweifel daran sein, daß die Muskulatur des Neugeborenen sich noch wesentlich in ihrer Reaktionsweise von der des Erwachsenen unterscheidet. Die Latenzzeit ist verlängert, ebenso der ganze Zuckungsablauf (PATRICCI und MENSI), die Chronaxie ist vergrößert auf das $1^1/_2$—10fache der Werte Erwachsener. Sie ist bei Frühgeburten noch höher als bei rechtzeitig geborenen Kindern (BOURGUIGNON, MARINESCO, ROTHE). BOURGUIGNON, der erstmalig eine erhöhte Chronaxie bei Neugeborenen festgestellt hat, fand auch einen Heterochronismus von Nerv und Muskel, der gelegentlich bis zum 20. Monat bestehen blieb, eine geringere Differenzierung von Beuger- und Streckerchronaxie und eine Umkehr der Verhältnisse gegenüber dem Erwachsenen insofern, als die Muskeln, die bei Erwachsenen die niedrigsten Werte zeigen, beim Säugling die höchsten aufweisen und umgekehrt. Hierzu kommt nach PEIPER eine große Schwankungsbreite der Werte. All das kann wohl, wie QUINCKE und STEIN betont haben, damit in Zusammenhang gebracht werden, daß der Einfluß der Zentren auf die Funktion der neuromuskulären Apparate noch nicht so entwickelt ist wie beim Erwachsenen, wie dies ja ganz allgemein die Physiologie des Neugeborenen lehrt.

Im weiteren Verlauf der postnatalen Entwicklung sinkt nach WESTPHAL, MANN, TIEMIG, HOLMES die faradische und galvanische Schwelle weiter ab. MANN und TIEMIG geben für die KSZ bei Kindern unter 8 Wochen einen Mittelwert von 2,61 mA, bei Kindern über 8 Wochen bis 2 Jahre 1,41 mA an. Auch die Chronaxie sinkt nach BANU im Verlaufe des 1. Lebensjahres weiter ab.

Mittelwerte der Chronaxie (σ) im ersten Lebensjahre.

	1. Monat	2.—4. Monat	4.—6. Monat	6.—12. Monat	Erwachsene
N. medialis	0,44	0,36	0,32	0,28	0,25
N. radialis	0,57	0,68	0,64	0,41	0,50

PEIPER weist darauf hin, daß das Absinken nicht so regelmäßig erfolgt, wie es nach den BANUschen Mittelwerten den Anschein haben könnte. Er gibt für die Zeit nach dem 3. Monat Werte zwischen 0,10—0,40 σ mit nicht ganz seltenen Abweichungen bis 0,50 σ an, jenseits des ersten Lebensjahres 0,07—0,22 σ.

b) Vordere Wurzeln.

Entsprechend der Tatsache, daß fast alle quergestreiften Muskeln beim Menschen ihre Innervation aus mehreren Rückenmarkssegmenten beziehen, ist fast jeder Muskel von mehreren vorderen Wurzeln aus in Kontraktion zu versetzen. Von praktischer Bedeutung ist die Reizung der vorderen Wurzeln und die Kenntnis der dabei auftretenden Effekte insofern als sie bei neurochirurgischen Eingriffen zur Identifizierung der einzelnen Wurzeln herangezogen werden kann. Die Verteilung der Reizeffekte auf die einzelnen Wurzeln bzw. Segmente ist dem Abschnitt von FOERSTER über das Rückenmark Bd. 5, S. 5—7 zu entnehmen.

c) Corticale Rindenfelder.

Von den zahlreichen Reizeffekten, die von den verschiedenen Stellen des Zentralnervensystems aus zu erzielen sind, stehen im Vordergrund des klinischen Interesses diejenigen, die bei der Reizung corticaler Rindenfelder auftreten. Die Reizphysiologie der Hirnrinde gehört ebenso zum Bestand der modernen Elektrodiagnostik wie die Reizphysiologie der Peripherie, stellt ihre Kenntnis doch eine unumgängliche Voraussetzung für neurochirurgische Eingriffe am Cortex dar.

Seit den Beobachtungen HITZIGs sind auch von der menschlichen Hirnrinde aus von verschiedenen Autoren wie HORSLEY, KRAUSE, CUSHING u. a. Reizeffekte erzielt worden. O. FOERSTER kommt jedoch das Verdienst zu, eine systematische Reizphysiologie sämtlicher erreichbarer Rindenpartien in Beziehung zu deren architektonischem Aufbau entwickelt zu haben.

Eine genaue Bestimmung der einzelnen Areae ist nur in Lokalanästhesie möglich, während in Allgemeinnarkose die Anwendung starker faradischer Ströme erforderlich ist, die aber oft epileptische Krampfentladungen auslöst und deshalb unmöglich wird. Mit galvanischen Einzelreizen sind motorische Effekte im allgemeinen nur von der vorderen und hinteren Zentralwindung und in manchen Fällen auch von dem frontalen Augenfeld aus zu erzielen. Zur Erregung der übrigen Felder bedarf es einer Summe von Einzelreizen, wie sie der faradische Strom liefert. Einzelne Felder sprechen auch auf galvanische Dauerdurchströmung an. Über die speziellen Eigenschaften der einzelnen Felder in reizphysiologischer Hinsicht ist nach FOERSTER kurz folgendes zu sagen (Abb. 24):

Feld 4: Bei vorsichtiger Schwellenreizung und möglichst punktförmiger Reizung sind von der Area giganto-pyramidalis aus einzelne Muskeln, ja einzelne Muskelteile isoliert in Aktion zu versetzen. Dabei kann ebenso wie im Tierexperiment der Reizeffekt Wandelungen erfahren. Bei unverändertem Reizort kann an die Stelle eines Beugeeffektes ein Streckeffekt treten und umgekehrt,

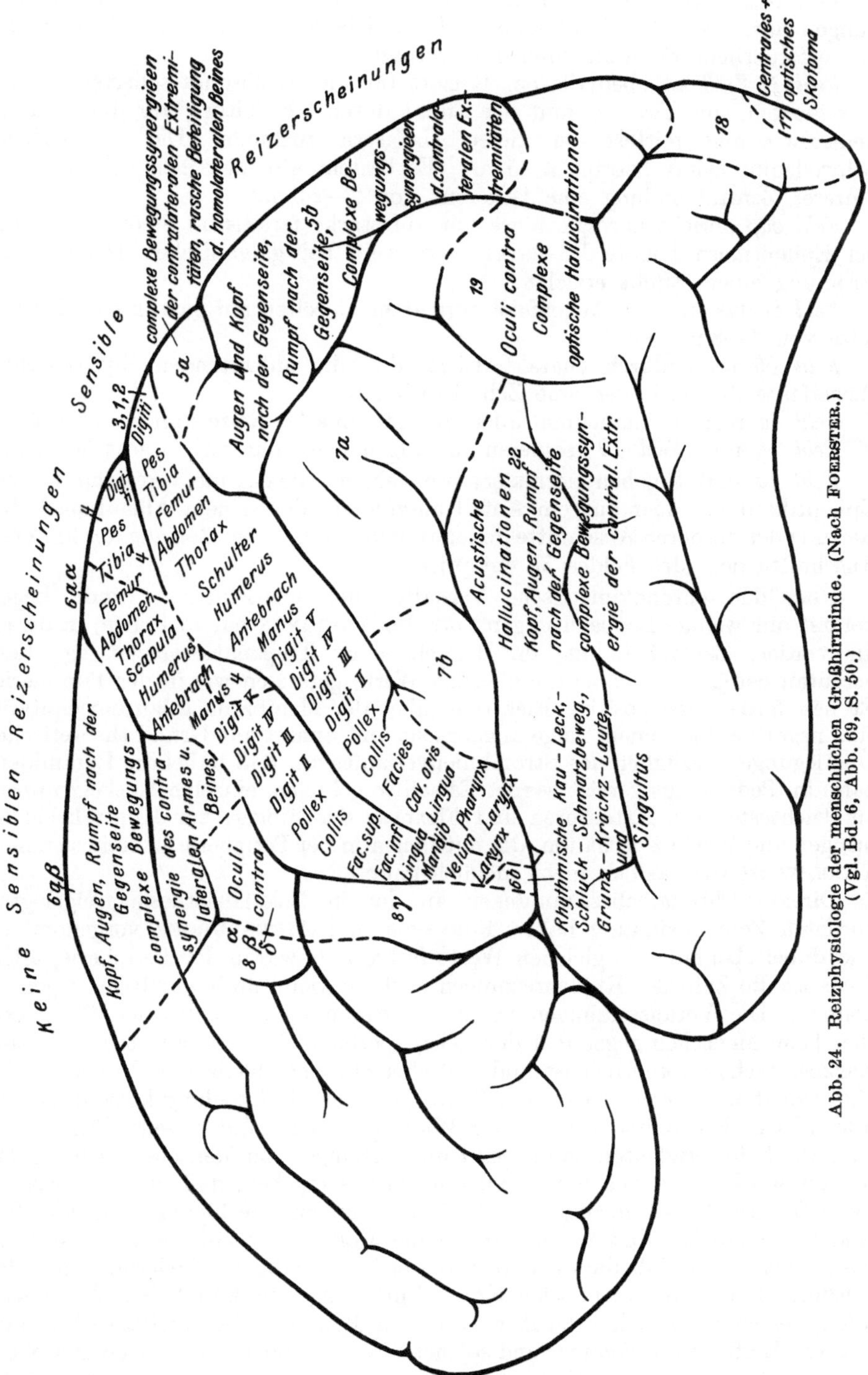

Abb. 24. Reizphysiologie der menschlichen Großhirnrinde. (Nach FOERSTER.) (Vgl. Bd. 6, Abb. 69, S. 50.)

nach mehrfacher Reizung kann der Reizeffekt erlöschen, um nach einer Pause wieder aufzutreten u. a.

Feld 6aα stellt das Sekundärfeld für die Auslösung isolierter Einzelbewegungen dar. Der Reizeffekt kommt durch Überleitung auf Feld 4 zustande. Die erforderliche Schwellenintensität beträgt 1—2 mA.

Feld 1, 2, 3 ist ebenfalls ein Reizort für die Auslösung isolierter Einzelbewegungen, und zwar kommt der Effekt durch Überleitung auf die vordere, Zentralwindung mittels der tiefen U-Fasern zustande. Die erforderliche Schwellenintensität beträgt 3—5 mA. Es besteht also zwischen vorderer und hinterer Zentralwindung eine Differenz von 2—2,5 mA.

Feld 6aβ spricht normalerweise nur auf starke faradische Ströme an. Nur bei Epileptikern konnte FOERSTER vereinzelt bei galvanischer Dauerdurchströmung einen Effekt erzielen.

Feld 8, das frontale Augenfeld, spricht nicht selten auf galvanische Einzelreize von 4—8 mA an.

Feld 6b ist dadurch charakterisiert, daß die auftretenden rhythmischen Reizeffekte den Reiz geraume Zeit überdauern.

Feld 5a reagiert manchmal auch auf galvanische Reize von 6—10 mA.

Feld 5b und *Feld 19* reagieren im allgemeinen nur auf faradische Reize.

Feld 7a und *b* geben normalerweise keinen Effekt, nur vereinzelt ist bei Epileptikern von hier aus ein Anfall auszulösen, der seinem Ablauf nach bei Reizung der vorderen Abschnitte dem des Feldes 1, 2, 3, bei Reizung der hinteren Abschnitte dem des Feldes 5b entspricht.

Über das chronaximetrische Verhalten der menschlichen Rinde liegen vorerst nur wenige Beobachtungen vor. BOURGUIGNON hat in Fällen, in denen die vordere Zentralwindung im Bereiche einer Trepanationslücke lag, diese percutan gereizt und dabei die gleichen Werte gefunden wie in der Peripherie. Er hat ferner eine positive Elektrode über der Membrana atlanto-occipitalis, eine negative über einem Auge angebracht und nimmt auf Grund theoretischer Überlegungen bezüglich des Stromlinienverlaufes an, daß dabei die Pyramidenbahn im Pedunculus gereizt werde. Es soll so gelingen, einzelne Muskelgruppen, am leichtesten die Extensoren und Flexoren der Finger, zur Kontraktion zu bringen und Werte zu erhalten, die mit denen in der Peripherie übereinstimmen. MARKOW ist dies jedoch nicht möglich gewesen.

Direkte Chronaxiebestimmungen an der in Lokalanästhesie freigelegten vorderen Zentralwindung haben FOERSTER und ALTENBURGER vorgenommen und dabei ebenfalls die gleichen Werte festgestellt wie in der Peripherie, allerdings ist die Zahl der Rindenreizungen noch zu klein, um endgültiges sagen zu können. Die Voraussetzungen für die Bestimmung der corticalen Chronaxie sind beim Menschen gegenüber dem Tierexperiment insofern günstiger, als eine Narkose nicht erforderlich ist und viel eher ein gleichbleibendes Verhalten des Untersuchten zu erreichen ist, ein Faktor, der für die Erzielung konstanter und brauchbarer Ergebnisse von größter Wichtigkeit ist. Andererseits dürfen aber auch die Schwierigkeiten derartiger Untersuchungen am Menschen nicht unterschätzt werden, die sich unter anderem daraus ergeben, daß die im einzelnen Falle für die Durchführung der Bestimmungen zur Verfügung stehende Zeit eine begrenzte ist, daß weite Gebiete des Cortex nur auf iterative Reizung ansprechen, und daß damit und mit den notwendigen Wiederholungen der Reizung die Gefahr epileptischer Krampfentladungen verknüpft ist. Wir wissen infolgedessen noch nichts darüber, wie beim Menschen die corticale Chronaxie äußeren Einflüssen gegenüber und solchen, die von anderen Neuronen ausgehen, reagiert, obwohl hier wesentliche Fragen der Rindenphysiologie der Beantwortung harren. Bearbeitet worden sind diese schon teilweise im Tierexperiment.

RIZZOLO hat bei verschiedenen Tiergattungen für den gleichen Bewegungseffekt verschiedene Foci mit verschiedener Chronaxie festgestellt und hält die kürzeste oder optimale

Chronaxie für den charakteristischen Erregbarkeitswert der betreffenden Rindenstelle. Seine Ausschaltung durch Kauterisation läßt die übrigen Werte unberührt. Ob die an der vorderen und hinteren Zentralwindung bestimmte Chronaxie des gleichen Bewegungseffektes charakteristische Unterschiede zeigt, wie sie am Menschen für die galvanische Schwelle bestehen, ist nicht bekannt.

Rinde und Stabkranz haben nach RIZZOLO gleiche Werte, und dasselbe haben A. und B. CHAUCHARD für verschiedene Rindenregionen und das entsprechende Muskelgebiet festgestellt, so daß sowohl die Befunde am Tier als auch am Menschen auf einen Isochronismus aller Abschnitte des motorischen Systems, insonderheit der Pyramidenbahn, hinweisen. Besteht ein solcher, so muß auch das in der Peripherie bestehende 1 : 2-Verhältnis von Beugern und Streckern an der Rinde wiederzufinden sein. Nach A. und B. CHAUCHARD ist dies auch der Fall, allerdings keineswegs immer. Auch das Umgekehrte, ein 2 : 1-Verhältnis von Beugern und Streckern ist zu beobachten, und schließlich können Unterschiede auch völlig fehlen. Auch RIZZOLO hat in seinen ersten Untersuchungen keine Unterschiede, später ein 1 : 4-Verhältnis gefunden. Ob diesem Wechsel in den Beziehungen der Antagonistenwerte Unterschiede im physiologischen Erregungsablauf entsprechen, ist nicht bekannt. Jedenfalls wird man vorerst nur von einem bedingten Isochronismus zwischen zentralen und peripheren Abschnitten des motorischen Systems sprechen können.

Daß die Reaktionsweise corticaler Rindenbezirke auf den elektrischen Reiz von zahlreichen Faktoren abhängt, daß auch hier Umstimmungsvorgänge ähnlich wie in der Peripherie von weitgehender Bedeutung sind, ist eine alte Erfahrung der Hirnphysiologie (EXNER, GRAHAM BROWN SHERRINGTON u. a.), mit der auch bei der Feldbestimmung am Menschen stets zu rechnen ist. Auch chronaximetrisch sind diese Verhältnisse neuerdings vielfach untersucht worden. RIZZOLO fand Verkürzung der Chronaxie der beiderseitigen Rindenzentren bei elektrischer Reizung einer Kleinhirnhemisphäre, die nach Durchschneidung des Corpus callosum ausblieb.

Ausschaltung eines Ohres durch Verstopfen des Gehörganges verlängert die Chronaxie der motorischen Region, akustische Reizung durch eine Galtonpfeife verkürzt sie, und zwar ist die Wirkung bei Reizung des kontralateralen Ohres ausgesprochener als bei Reizung des gleichseitigen (RIZZOLO).

Längere Belichtung eines Auges nach Dunkeladaptation verkürzt die Rindenchronaxie der kontralateralen Lidschlußmuskeln. Auch auf der homolateralen Seite erfolgt eine Verkürzung, allerdings eine solche geringeren Grades. Anschließende Verdunklung führt zu einer Chronaxieverlängerung.

Elektrische Reizung der Haut hat zunächst ein Sinken der kontralateralen Rindenchronaxie zur Folge, das bei einer zweiten Reizung weiter fortschreitet, dann aber bei einer 3. und 4. Reizung in eine Verlängerung umschlägt. Auch die Rinde der gleichen Seite zeigt analoge, wenn auch schwächere Änderungen (RIZZOLO).

Abkühlung einer Extremität führt nach CHAUCHARD, B. CHAUCHARD und DENISSOFF zu einer Chronaxieverkürzung, Erwärmung zu einer Verlängerung, wobei die Änderungen nicht auf den korrespondierenden Fokus beschränkt bleiben, sondern auch auf die übrige Rinde übergreifen. Demgegenüber fand RIZZOLO bei Abkühlung und Erwärmung die gleichen Veränderungen, die bei kurzdauernder Einwirkung in einer Chronaxieverkürzung, bei längerer Einwirkung in einer Erhöhung der Werte bestanden. Auffallend ist die Angabe des gleichen Autors, daß 10—15 Minuten nach Unterbindung der Carotiden und Vertebrales die Rindenchronaxie unverändert ist.

CARDOT, RÉGNIER, SANTENOISE und VARÉ haben ein Absinken der Chronaxie beobachtet, wenn die Versuchstiere sich bewegten oder fröstelten und dann entsprechende Bewegungen machten. Daß es sich dabei um einen humoralen Übertragungsmechanimus handelt, konnten sie dadurch zeigen, daß Injektion des Blutes eines zweiten abgekühlten und fröstelnden Tieres die gleiche Wirkung hat. Tetanisierung des peripheren Stumpfes des durchschnittenen Ischiadicus am gleichen Tier ergab denselben Effekt.

Auch sonst sind humorale Einflüsse auf die corticale Erregbarkeit mehrfach beschrieben worden. Beziehungen zwischen der Erregbarkeit von *Vagus und Rindenchronaxie* haben CARDOT, RÉGNIER, SANTENOISE und VARÉ festgestellt. Sie fanden bei ausgesprochen vagotonischen Tieren mit langsamem Herzrhythmus, deutlicher respiratorischer Arrhythmie und intensivem ASCHNERschen Reflex eine corticale Chronaxie unter 0,36 σ, bei Tieren mit mittlerem Vagustonus, mit positivem oder wenig ausgesprochenem Aschner einen Wert von 0,6—1,02 σ und bei hypovagotonischen Tieren Chronaxien um 1,56 σ. Die Autoren nehmen an, daß möglicherweise dieser Effekt über ein humorales Zwischenglied, und zwar über die Thyreoidea zustande kommt, jedenfalls steigt die Rindenchronaxie nach hoher Vagusdurchschneidung oberhalb des Ganglion plexiforme, ebenso nach Durchschneidung der zur Schilddrüse ziehenden Fasern an, während Reizung ihres peripheren Endes eine starke, aber vorübergehende Verminderung bewirkt. Letzteren Effekt hat auch ein mit dem Thyroxin nicht identischer, alkoholischer Thyreoideaextrakt. Intravenöse

Injektion von Atropin verlängert die Chronaxie, Eserin verkürzt sie, während lokale Applikation der Pharmaca auf die Rinde wirkungslos ist, sofern eine Verdünnung angewandt wird, die der bei intravenöser Injektion entspricht. Nur in starker Konzentration scheint das Atropin eine lokale Wirkung auf die Zellen zu entfalten.

Untersucht worden ist schließlich auch die Wirkung einer Reihe von *Giften*, die auch für die menschliche Pathologie von Bedeutung sind. Strychnin in 1% Lösung lokal appliziert verkürzt nach OZORIO DE ALMEIDA, MIGUET et MARTINO die Chronaxie. Nach RIZZOLO ist dies jedoch erst in einer zweiten Phase der Fall, der eine Verlängerung vorausgeht. Nicotin, ebenso Coffein, Morphium, Strophanthin, Cocain bewirken bei lokaler, letzteres auch bei intraperitonealer Applikation, eine Verkürzung, die nach mehrfacher Wiederholung in Verlängerung umschlägt (RIZZOLO).

Dem Excitationsstadium der *Alkoholwirkung* entspricht eine Chronaxieverkürzung, die mit Eintritt von Schlaf, verlangsamter Atmung und Pupillenerweiterung in Verlängerung übergeht. Die physiologischen Schwankungen der Werte verschwinden dabei und auch das Beuger- und Streckerverhältnis erfährt eine Änderung entweder im Sinne einer Umkehr oder einer Angleichung (A. und B. CHAUCHARD, KAJIMARA, G. und P. VARÉ, VERDIER und VIDACOVITSCH).

Auch die *Chloroformnarkose* hebt die physiologischen Schwankungen der Rindenchronaxien auf und führt zu einer Erhöhung der Werte an der grauen und weißen Substanz auf 3—4 σ, die nach Abklingen der Narkose auf 0,5—0,3 σ abfallen (A. und B. CHAUCHARD).

Während *epileptischer Krampfentladungen*, die durch Strychnin oder faradische Rindenreizung ausgelöst wurden, haben OZORIO DE ALMEIDA, MIGUET und MARTINO eine Angleichung der Beuger- und Streckerwerte auf einem mittleren Niveau beobachtet, die bald nach Sistieren der Krampfentladungen wieder den Ausgangswerten Platz macht.

Kleinhirn. Bei Reizung der Kleinhirnrinde hat FOERSTER am Menschen nie irgendwelche Effekte beobachten können. Nur dann, wenn Einstichelektroden in die Nähe der Kleinhirnkerne eingeführt wurden, trat ein Reizeffekt auf, und zwar eine homolaterale Streckstarre.

Die tierexperimentellen Ergebnisse der Kleinhirnreizung sind widerspruchsvoll. Die verschiedensten Reaktionen sind beschrieben worden, wobei oft schwer zu entscheiden ist, inwieweit dabei Stromschleifen auf tiefer gelegene Abschnitte im Spiele waren. Im einzelnen kann hierauf an dieser Stelle nicht eingegangen werden.

2. Sensibilität.

a) Receptoren und periphere Nerven.

Daß die Entwicklung der elektrischen Reizphysiologie sich bis in die jüngste Zeit hinein im wesentlichen auf dem Gebiete der Motorik vollzogen hat und demgegenüber Untersuchungen der Sensibilität trotz wiederholter Ansätze in den Hintergrund getreten sind und nur geringe praktische Bedeutung erlangt haben, ist nicht zufällig, sondern tiefer begründet.

Da sind zunächst Schwierigkeiten zu nennen, die durch das wechselnde und schwer übersehbare *physikalische* Verhalten der Haut bedingt sind, die, wie ACHELIS betont hat, dazu führen können, daß physikalische Hauteigenschaften und nicht physiologische Vorgänge gemessen werden. In einer Reihe älterer Untersuchungen ist das auch zweifellos geschehen.

Es stellt fernerhin der elektrische Reiz eine ungewöhnliche und für die verschiedenen sensiblen Apparate inadäquate Reizform dar. Es gelingt zwar mit seiner Hilfe, Empfindungen verschiedener Qualität auszulösen, teilweise ist dies jedoch mit erheblichen Schwierigkeiten verbunden und bedarf besonderer sinnesphysiologischer Schulung.

Wo im einzelnen der Angriffspunkt des elektrischen Reizes zu suchen ist, ob an den Sinnesepithelien oder Nervenfasern, ob es sich um eine direkte Reizwirkung handelt oder um eine solche, die über einen zwischengeschalteten Prozeß wie die Bildung chemischer Produkte im Gewebe zustande kommt, all das sind größtenteils noch offene Fragen.

Eine weitere Komplikation bedeutet es, daß auf sensiblem Gebiete jeder in der Peripherie angreifende Reiz das ganze System beansprucht, während auf motorischem Gebiete im allgemeinen der durch den elektrischen Reiz ausgelöste Erregungsvorgang nur den distalsten Abschnitt des Systems durchläuft. Dabei ist die Qualität des Erregungsvorganges im letzteren Falle bei Reizung der motorischen Nervenfasern und der Muskelfasern die gleiche und führt, abgesehen von supramaximalen Intensitäten, auch bei längerer Reizdauer zur Abgabe eines Einzelimpulses, dem elektrophysiologisch eine mono- oder biphasische Aktionsstromschwankung entspricht. Anders auf sensiblem Gebiete. Hier haben die Untersuchungen ADRIANs gezeigt, daß im Gegensatz zu dem Einzelimpuls, den die Reizung einer *Nervenfaser* zur Folge hat, die Entladung des *Receptors* in einer Serie von Impulsen besteht. Auch von dieser Seite her ergeben sich Schwierigkeiten für Bestimmungen der elektrischen Reizschwelle auf dem Gebiete der Sensibilität.

Hinzukommt — und dies ist für klinische Untersuchungen von besonderer Wichtigkeit —, daß der Reizeffekt sich einer direkten und unmittelbaren Beurteilung, wie sie auf motorischem Gebiete in der Muskelzuckung gegeben ist, entzieht. Wir sind vielmehr auf ein indirektes, subjektives Verfahren angewiesen, indem wir aus den Angaben der Versuchspersonen auf die physiologischen Erregungsprozesse schließen.

Hautsensibilität. Elektrische Sensibilitätsuntersuchungen an der Haut werden entweder an den Receptoren oder am Nervenstamm vorgenommen. Im ersteren Falle dient als Test die lokale unter der differenten Elektrode auftretende Empfindung, im letzteren die in das Ausbreitungsgebiet des betreffenden Nerven ausstrahlende Empfindung. Es lassen sich so die Durchtrittsstellen der Hautäste durch die Fascie zur Haut und ihr Ausbreitungsgebiet direkt bestimmen.

Der *faradische Strom*, der meist mit einer trockenen, pinselförmigen, differenten und einer indifferenten, großen, feuchten Elektrode zugeführt wird, ruft eine prickelnde Empfindung hervor, die sich bei Zunahme der Intensität zu Schmerzen steigert. Vergleichswerte lassen sich nur angenähert durch Untersuchung symmetrischer Hautstellen gewinnen. Die Normalwerte, die in Rollenabständen für die verschiedenen Körperregionen angegeben worden sind (LEYDEN, BERNHARDT), bringen wohl in erster Linie physikalische Hautunterschiede zur Darstellung, und aus diesen und anderen Gründen kommt ihnen keine praktische Bedeutung zu.

LÖWENTHAL hat als Kriterium das faradische Intervall empfohlen, d. h. die Differenz der Rollenabstände, die für die Auslösung einer Schwellenempfindung und einer Schmerzempfindung erforderlich sind.

Der *konstante Strom* erzeugt, wenn schwache Intensitäten angewandt werden, bei der Schließung und Öffnung eine kurze, schlagartige Empfindung, zu der bei Verstärkung der Intensität ein Brennen während der Dauer des Stromdurchganges hinzutritt. Am Nervenstamm läßt sich ein sensibles Zuckungsgesetz in Analogie zu dem auf motorischem Gebiete aufstellen.

Kondensatorentladungen sind von KRAMER, ZANIETOWSKI, CHANOZ zu elektrischen Sensibilitätsuntersuchungen herangezogen worden. Es ergeben sich dabei einigermaßen konstante Werte, und auch quantitative Bestimmungen lassen sich durchführen.

All das hat aber nur geringe praktische Bedeutung erlangt, so daß die Frage berechtigt ist, ob von einem weiteren Ausbau der elektrischen Untersuchungsmethoden überhaupt eine Bereicherung der Physiologie und Pathologie der Sensibilität zu erwarten ist. Es wird dies davon abhängen, ob die elektrische Sensibilitätsprüfung Möglichkeiten enthält, die ihre Problematik aufwiegen und die mechanischen Untersuchungsmethoden in wesentlichem zu ergänzen vermögen. Für Intensitätsmessungen trifft dies wohl nicht zu. Auch feinere

Schwellenprüfungen sind hier mit den von der FREYschen Schule entwickelten und von STEIN und v. WEIZSÄCKER in die Klinik eingeführten mechanischen Methoden mit einer für praktische Zwecke ausreichenden Genauigkeit auszuführen. Dagegen stößt die zeitliche Abstufung mechanischer Reize mit geringen Ausnahmen auf solche Schwierigkeiten, daß sie praktisch kaum in Frage kommt. Hier ist die elektrische Reizform der mechanischen zweifellos überlegen, zumal nach den Ergebnissen auf motorischem Gebiete zu erwarten steht, daß auch auf dem der Sensibilität die Zeitschwelle wesentliches über Leistungen und Leistungsänderungen auszusagen vermag. Trotzdem ist lange Zeit vergangen, bis der Ausbau der Reizphysiologie auch zu chronaximetrischen Sensibilitätsuntersuchungen führte.

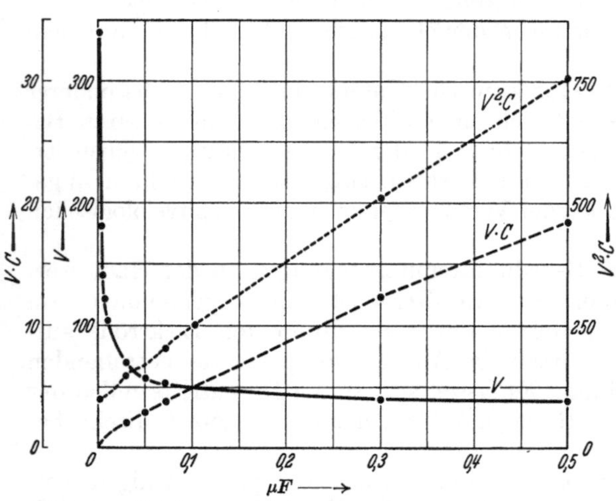

Abb. 25. Gültigkeit des HOORWEGschen Gesetzes für die Druckempfindung. Reizart: Zungenspitze, Kathode: Platindrähtchen mit kugelförmigem Ende von 1 mm Durchmesser. (Nach SCHRIEVER.)

Notwendige Voraussetzung für *Chronaxiebestimmungen* auf sensiblem Gebiete ist in Anbetracht der physiologischen Besonderheiten des afferenten Systems die Klärung der Frage, ob die Reizgesetze hier überhaupt von derselben Ordnung sind wie auf motorischem Gebiete und ob in dieser Hinsicht überhaupt eine Einheit der verschiedenen Sinnesgebiete besteht. SCHRIEVER hat gezeigt, daß dies der Fall ist und daß für alle bisher untersuchten Empfindungen — Druck, Schmerz, Temperatur, Licht, Schwindel — in erster Annäherung das HOORWEGsche Gesetz und bei Verwendung rechtwinkliger Stromstöße das WEISsche Gesetz gilt. So zeigt Abb. 25, wie für den Drucksinn mit Abnahme der Kapazitäten die Spannungen nach Art einer Hyperbel ansteigen, die Elektrizitätsmengen abnehmen und die Energien erst sinken, später wieder steigen. Es haben also für das Gebiet der Sensibilität die gleichen Reizgesetze Gültigkeit wie für das der Motorik, so daß es berechtigt ist, die beiderseitigen Ergebnisse in Parallele zu setzen. Das bedeutet allerdings gleichzeitig, daß auf sensiblem Gebiete auch die gleichen Schwierigkeiten zu berücksichtigen sind, die auf motorischem Gebiete sich daraus ergeben, daß an die Stelle des Gesamtkurvenverlaufes eine Einzelgröße tritt.

Ebenso wie die faradische und galvanische Untersuchung wird auch die chronaximetrische entweder am Nervenstamm oder in dessen Ausbreitungsgebiet an den Aufnahmeapparaten vorgenommen. In letzterem Falle werden je nach der Größe der Elektroden eine ganze Anzahl von Receptoren verschiedener Qualität, bzw. deren ableitende Fasern von der Reizeinwirkung erfaßt, oder letztere wird nach Möglichkeit auf einen einzelnen Sinnespunkt beschränkt.

Was das subjektive Erlebnis betrifft, das als Test für den Reizeffekt dient, so kommt dem Ideal einer nach strengen sinnesphysiologischen Gesichtspunkten verfahrenden Untersuchung die Messung des Zeitbedarfes der einzelnen Sinnesqualitäten am nächsten. Die ersten Beobachtungen stammen von ADRIAN, der für die cutane Chronaxie zwei Kurven mit verschiedenem Verlauf erhielt und dem prothopathischen und epikritischen System zuordnete. Für die Druck-

und Schmerzempfindung haben v. WEIZSÄCKER und STEIN einen verschiedenen Zeitbedarf feststellen können, und zwar ist am Nervenstamm für die Auslösung einer Schmerzempfindung die fünffache Chronaxie erforderlich wie für die Auslösung einer Druckempfindung. Für die Receptoren ist diese Differenzierung der Druck- und Schmerzchronaxie von FOERSTER, ALTENBURGER und KROLL bestätigt worden. BOURGUIGNON hat ebenfalls für verschiedene Qualitäten Differenzen der Chronaxie beschrieben, und zwar für die Empfindung des Schlages, des Kribbelns und der Wärme. Für die ersteren soll die Chronaxie dieselbe sein wie für die unter der betreffenden Hautpartie liegenden Muskeln, für die Empfindung des Kribbelns 5mal größer und für die Empfindung der Wärme 10mal größer. Am Nervenstamm findet BOURGUIGNON nur zwei Chronaxien, die der Empfindung des Schlages und des Kribbelns entsprechen. Sinnesphysiologisch gesehen ist diese Ordnung wenig präzise und auch insofern auffallend, als selbst sinnesphysiologisch sehr erfahrenen Untersuchern eine inadäquate elektrische Auslösung von Warmempfindungen bisher nie geglückt ist. Dagegen ist die Chronaxiedifferenzierung für Druck und Schmerz auch von SCHRIEVER bestätigt und dahingehend erweitert worden, daß der Kaltempfindung ein noch größerer Wert zukommt als der Schmerzempfindung. Es gibt nach ihm allerdings bestimmte Körperstellen wie die Zähne, an denen eine Schmerzchronaxie gefunden wird, die noch tiefer liegt als die der Druckempfindung (0,06 σ).

Zeitbedarf der Sinnesqualitäten nach SCHRIEVER.

Empfindungsart	Mittelwert σ
Zahnschmerz	0,06
Druckempfindung	0,21
Heller Oberflächenschmerz . . .	0,49
Tiefer dumpfer Schmerz	0,82
Kaltempfindung.	1,74
Lichtempfindung	2,34
Geschmack	2,54
Schwindel	3,60

WERZ hat bei iterativer Reizung höhere Werte gefunden, und zwar 0,46 σ für die oberen, 0,26 σ für die unteren Schneidezähne. Auch PASTEUR und FLEURY geben für die Zähne eine zweifache Chronaxie an, die sie in Beziehung setzen zu dem doppelten Zeitbedarf der Gesichtsmuskulatur. Als allgemeines Ergebnis ist festzuhalten, daß eine charakteristische Ordnung der Sinnesqualitäten nach ihrem Zeitbedarf besteht, wobei, wie vorwegnehmend schon hier erwähnt sei, Lichtempfindung, Geschmack und Schwindel Werte aufweisen, die noch über denen der hautsinnlichen Qualitäten liegen.

So wichtig diese Ergebnisse in physiologischer Hinsicht sind, so darf doch im Hinblick auf ihre klinische Anwendbarkeit nicht übersehen werden, daß derartige Feststellungen erhebliche Anforderungen an den Untersuchten stellen. Schon für den sinnesphysiologisch Geschulten ist eine Differenzierung des Empfindungserlebnisses bei elektrischer Reizung nicht leicht, um wie viel mehr gilt dies für die Klinik! Eine an sich schon subjektive Methode mit so schwierigen Unterscheidungsaufgaben noch weiter zu belasten, ist für Untersuchungen am Krankenbett, von Ausnahmen abgesehen, wohl kaum angängig. Für die Mehrzahl der klinischen Untersuchungen ist es deshalb zweckmäßig, von einer Differenzierung der Qualität des Sinneserlebnisses abzusehen und in das Ermessen des Untersuchten allein die Frage zu stellen, ob er überhaupt etwas fühlt oder nicht. Auch bei einem solchen Vorgehen läßt sich nach FOERSTER, ALTENBURGER und KROLL eine Differenzierung der Chronaxiewerte feststellen. Werden nach der v. FREYschen Methode einzelne Druck- und Schmerzpunkte durch adäquate mechanische Reizung aufgesucht und an diesen mit einer feinen Silberdrahtelektrode die Reizdauer bestimmt, die erforderlich ist, um eine Empfindung auszulösen, so ergibt sich folgendes: Obwohl die Qualität der Schwellenempfindung an beiden Arten von Sinnespunkten nicht zu unterscheiden ist, ist eine deutliche Differenz der Werte festzustellen, und zwar sind diese an den Schmerzpunkten größer als an den Druckpunkten. Sie betragen im Mittel 0,2 bzw. 0,33 σ. WALTHARD und WEBER, die ebenso wie MARINESCO und KREINDLER diese Differenzierung bestätigt haben, geben nahezu die gleichen Werte an, 0,18 bzw. 0,38 σ. Es entspricht diesem Unterschied auch ein verschiedener Verlauf der Reizzeitspannungskurven, der längeren Chronaxie an den Schmerzpunkten ist eine flachere Kurve zugeordnet als der kürzeren Chronaxie an den Druckpunkten (ALTENBURGER, MÜLLER). Es handelt sich bei diesen Feststellungen nicht um die Chronaxie der Schmerz- und Druck*empfindung*, sondern um die Festlegung der minimalen Reizdauer, die erforderlich ist, um an einem Druck- oder Schmerzpunkt überhaupt eine Empfindung auszulösen. Der dagegen erhobene Einwand, daß dabei nicht klar bestimmte Empfindungen, sondern eine unbestimmte Reaktion als Indicator benutzt wird, trifft nicht das Wesentliche. Im Gegenteil, für die klinische Untersuchung bedeutet die Aufgabe, anzugeben, ob überhaupt etwas gefühlt wird, eine klarere Situation als die Forderung, bestimmte Qualitäten zu differenzieren.

Jedes der verschiedenen Verfahren der sensiblen Chronaxiebestimmung hat seine Vor- und Nachteile, und es hängt von der jeweiligen Fragestellung ab, welcher Weg am zweckmäßigsten eingeschlagen wird. Bei der Receptorenreizung hat die flächenhafte vor der punktförmigen den Vorteil, daß sie weniger Zeit erfordert. Sie ist fernerhin für das Gewebe schonender als die Punktreizung, bei der es leicht zu lokalen Gewebsveränderungen kommen kann, infolgederen die Werte sich ändern oder eine Bestimmung überhaupt unmöglich wird. Andererseits ermöglicht die punktförmige Reizung bei entsprechendem schonenden Vorgehen eine getrennte Prüfung des Druck- und Schmerzsystems, was für eine Reihe von Fragestellungen von Wichtigkeit ist, und deren Beantwortung überhaupt erst ermöglicht. Zu berücksichtigen ist ferner, daß die Reizung der Receptoren, wie die Aktionsstromuntersuchungen ADRIANs zeigen, physiologisch etwas anderes darstellt als die des Nervenstammes, so daß es erforderlich werden kann, beide Methoden nebeneinander anzuwenden. AUERSPERG und STEIN haben im Anschluß an v. FREY, REIN und STRUGHOLD gezeigt, daß auch nach Vertaubung eines Hautfeldes durch Novocain elektrische Reizung in diesem noch eine als Klopfen, Stoß und Schwirren zu bezeichnende Empfindung auslöst, die also nicht über die Receptoren selbst, sondern deren ableitende Bahnen zustande kommt. Kälte und Schmerz hingegen verlieren bei Novocainkataphorese mit ihrer Ansprechbarkeit auf adäquate Reize auch ihre galvanische Erregbarkeit, letztere kommt also durch unbekannte Zwischenprozesse, wahrscheinlich die Receptoren selbst zustande.

Was die Normalwerte der cutanen Chronaxie betrifft, so entsprechen nach BOURGUIGNON in den verschiedenen Körperregionen den von ihm beschriebenen Sensationen Stoß — Kribbeln — Wärme auf den Streckseiten der Extremitäten doppelt so hohe Werte wie auf den Beugeseiten. Er findet fernerhin, daß die Werte für Stoß, die wohl dem entsprechen, was die deutschen Autoren als Druckempfindung bezeichnen, ihrer Größenordnung nach der Chronaxie der unter dem betreffenden Hautgebiet liegenden Muskeln entsprechen. Er nimmt also in gleicher Weise wie auf motorischem Gebiete eine Ordnung derart an, daß den Streckseiten höhere Werte entsprechen als den Beugeseiten, und daß zwischen proximalen und distalen Gliedabschnitten ein analoger Unterschied besteht. Weshalb dem Drucksinn eine so bevorzugte Verknüpfung mit den motorischen Apparaten gegenüber den anderen Hautsinnen zukommen soll, bleibt dabei unerörtert. Keiner der anderen Untersucher, mit Ausnahme von ABUREL und NEOUSSIKINE, hat diesen sensomotorischen Isochronismus bestätigen können. STEIN, SCHRIEVER, HEINRICHS lehnen eine regionale Differenzierung der sensiblen Chronaxie gänzlich ab, FOERSTER, ALTENBURGER und KROLL konnten bei punktförmiger Reizung auf den Streckseiten etwas höhere Werte feststellen als auf den Beugeseiten. Allerdings traten diese Differenzen nur bei sehr sorgfältiger Untersuchung an geeigneten Personen zutage und erreichten keinesfalls das Verhältnis 1 : 2. Zu dem gleichen Ergebnis kommen WALTHARD bei flächenhafter und Nervenstammreizung, ferner MARINESCO und KREINDLER, MÜLLER. Wir müssen uns demnach an einen für die gesamte Körperfläche geltenden Mittelwert halten, der von den verschiedenen Autoren mit etwa 0,2—0,25 σ angegeben wird. Es spricht für die Exaktheit und Brauchbarkeit der ganzen Methode, daß die Werte der einzelnen Autoren, wie die folgende Übersicht zeigt, eine überraschend gute Übereinstimmung zeigen.

Die gleiche Größenordnung wie für die cutane Sensibilität geben DENNIG und STEIN auf Grund von Tierversuchen auch für die viscerale Sensibilität, und zwar den N. splanchnicus an.

Mittelwerte der cutanen Chronaxie.

Untersucher	Reizort	Chronaxie σ
FOERSTER, ALTENBURGER, KROLL	Receptor (Druckpunkt)	0,20
SCHRIEVER	,, ,,	0,21
WALTHARD	,, ,,	0,18
MARINESCO und WEBER	,, ,,	0,16—0,28
STEIN	Nerv	0,25
WALTHARD	,,	0,25

Homologe Sinnesfelder der linken und rechten Körperseite stimmen in ihren Chronaxien weitgehend überein, dagegen ist die individuelle Variationsbreite der Werte eine erhebliche, und auch bei ein und derselben Person finden sich bei fortlaufenden Untersuchungen über mehrere Tage und Wochen Schwankungen, die stärker ausgeprägt sind als auf motorischem Gebiete.

Ein Anstieg der Werte bei wiederholter Reizung eines Sinnesgebietes, von STEIN und WEIZSÄCKER als Schwellenlabilität bezeichnet und als charakteristisch für bestimmte pathologische Zustandsbilder angesprochen, kann auch schon beim Normalen beobachtet werden (KROLL), nach RUFFIN besonders bei Ermüdeten, nach WALTHARD und WEBER auch stets dann, wenn die Aufmerksamkeit durch irgendeinen Vorgang abgelenkt wird. Es steht dies in Übereinstimmung mit Beobachtungen von TSCHLENOFF, der auch bei mechanischer Reizung nach der v. FREYschen Methode am Normalen Schwellenlabilität bei wiederholter Reizung feststellen konnte. Zu den Versuchsbedingungen, die bei der Bestimmung der cutanen Chronaxie zu beachten sind, gehört auch die Elektrodengröße. Daß mit Zunahme derselben die Rheobasen ansteigen, findet seine Erklärung durch die damit verbundene Abnahme der Stromdichte. Es werden aber auch die Chronaxiewerte größer, wie der folgende Versuch von FOERSTER, ALTENBURGER und KROLL zeigt, und wie von SCHRIEVER, WALTHARD und WEBER bestätigt worden ist. Wie diese Abhängigkeit der Chronaxie von der Elektrodengröße zu verstehen ist, ist noch nicht klar. Es liegen hier wesentlich kompliziertere Verhältnisse vor als auf motorischem Gebiete, werden doch mit Vergrößerung der Elektrodenfläche immer mehr funktionell differente Sinnespunkte und deren ableitende Bahnen in die Reizung einbezogen und auch die inaktiven Zwischenräume vergrößert.

Bei gleichzeitiger Reizung zweier benachbarter Sinnespunkte lassen sich Schwellenänderungen im Sinne von Verstärkungserscheinungen nicht feststellen.

Einfluß der Elektrodengröße auf die sensible Chronaxie (Sinnesfeld: Dorsum der Hand).

		Rheobase V	Chronaxie σ
Punktförmige Elektrode 0,1 mm	Druckpunkt	4,0	0,26
	Schmerzpunkt	4,0	0,38
1 qcm-Elektrode	—	11,0	1,06
5 qcm-Elektrode	—	15,0	4,20

Einzelreize so kurzer Dauer, wie sie bei der Chronaxiebestimmung in Anwendung kommen, gelangen im täglichen Leben kaum zur Wirksamkeit. Summationsvorgänge spielen hier vielmehr eine wesentliche Rolle. Es ist deshalb neben Einzelreizen auch die iterative Reizung mit Kondensatorentladungen veränderlicher Spannung, Kapazität und Frequenz angewandt worden (vgl. S. 757). Dabei ist festzustellen, daß, wenn die Erstempfindung unabhängig von deren Qualität als Test genommen wird, die Chronaxie mit steigender Reizfrequenz absinkt und dann von einem bestimmten Punkt an konstant bleibt (ALTENBURGER).

Sensible Chronaxie bei iterativer Reizung (Sinnesfeld: Hand. 1 qcm-Elektrode).

Frequenz pro Sekunde	Rheobase V	Chronaxie σ
5	80	0,40
10	76	0,32
20	74	0,12
30	76	0,12
5	76	0,40

Bei Berücksichtigung der Qualität des Sinneserlebnisses lassen sich innerhalb der Hautsensibilität Unterschiede des Summationsvermögens aufzeigen, indem für die Druckempfindung Konstanz der Chronaxie, für die Schmerzempfindung ein Absinken mit steigender Frequenz festzustellen ist (QUINCKE). Wie WINTERSTEIN auf Veranlassung von Verf. festgestellt hat, lassen Änderungen des Funktionszustandes in der Peripherie, wie Abkühlung und Novocainblockade, die Frequenzabhängigkeit der Chronaxie unbeeinflußt, während sie durch zentrale Beeinflussung, wie Abkühlung und Narkose des Rückenmarks, zum Verschwinden gebracht oder vermindert wird. Die Frequenzabhängigkeit der Summationschronaxie ist also Ausdruck einer zentralen Summationserscheinung.

Den durch den elektrischen Strom ausgelösten Erregungsvorgängen sind nicht nur bewußte Empfindungen zugeordnet, sondern auch Reflexerfolge im Bereiche der quergestreiften Muskulatur und der vegetativen Sphäre. Die Auslösung motorischer Reflexerfolge ist auch beim Menschen möglich, normalerweise u. a. im Bereiche der Bauchdecken und des Cremaster, spielt aber nur eine geringe Rolle. Wohl aber sind mit jeder Empfindung Reflexerfolge im Bereiche der vegetativen Sphäre verknüpft, die zu Zustandsänderungen an der Haut, den Gefäßen, den Pupillen führen, Veränderungen, die GILDEMEISTER unter dem Begriff eines allgemeinen autonomen Reflexes zusammengefaßt hat. Seine wichtigsten Komponenten, galvanischer Hautreflex und Gefäßreflex, sind mit Galvanometer und Plethysmograph relativ einfach darstellbar, und es läßt sich so unmittelbar nacheinander ihre Chronaxie und die der Hautempfindung bestimmen (Verf.), wie dies in dem folgenden Versuch geschehen ist. Er zeigt, daß die Werte für Empfindung, galvanischen Hautreflex und Gefäßreflex nahe beieinander liegen. Im allgemeinen sind die Werte für die beiden letztgenannten Vorgänge die größeren, sie können das Doppelte der Chronaxie der Empfindung betragen.

Reiz: Linke Hand. 1 qcm-Elektrode. Ableitung der vegetativen Reflexe: Rechte Hand.

	Rheobase V	Chronaxie σ
Empfindung	45	0,48
Galvanischer Hautreflex	100	0,56
Gefäßreflex	75	0,60

Es liegt nahe, die Bestimmung des Zeitbedarfes des galvanischen Hautreflexes als einen objektiven Test zur Ergänzung der auf subjektiven Angaben fußenden Chronaxie der Empfindung heranzuziehen. Die Pathologie zeigt jedoch, daß dies nur sehr begrenzt möglich ist (S. 890).

Im Anschluß an die Hautsensibilität ist noch kurz auf die *Muskelsensibilität* und die *Visceralsensibilität* einzugehen.

Als *Spannungsempfindung* werden die tiefen, in den Muskeln lokalisierten Empfindungen bezeichnet, die bei ihrer Reizung auftreten. Sie sind nach KOCH und RENQUIST durch Verwendung von Wechselströmen bestimmter Frequenz unabhängig von Hautempfindungen und auch von Muskelkontraktionen zu erhalten. Ihre Chronaxie ist am Reizpunkt etwas höher als die motorische Schwelle, bei Reizung in der Muskelmitte hingegen fallen beide Werte zusammen. Erklärt wird dieses unterschiedliche Verhalten von RENQUIST und MALI damit, daß am Reizpunkt effektorische und receptorische Muskelfasern direkt gereizt werden, wogegen in der Muskelmitte die sensorische Funktion als Folge der motorischen zustande kommt.

Für die *viscerale* Sensibilität geben DENNIG und STEIN auf Grund von Tierversuchen die gleiche Größenordnung wie für die cutane Sensibilität an, während ABUREL und KAPRI beim Menschen am N. praesacralis bei chirurgischen Eingriffen an den Beckenorganen wesentlich höhere Werte, 0,74—2,0 σ, fanden.

Opticus. Bereits VOLTA war bekannt, daß bei Einwirkung des elektrischen Stromes am Auge Lichterscheinungen auftreten, und in der Folgezeit sind diese Phosphene vielfach untersucht worden. Es ist aber bis heute noch nicht entschieden, ob der Reiz, der zu ihrem Auftreten führt, an der Retina oder am Opticusstamm angreift. Daß letzterer schwerer erregbar ist, dafür sprechen eine Reihe von Beobachtungen. BEST hat sogar, allerdings an Hand eines einzigen Falles, die Auffassung vertreten, daß der Opticus überhaupt nicht inadäquat erregbar ist. Man kann sich jedoch bei neurochirurgischen Eingriffen in der vorderen Schädelgrube leicht davon überzeugen, daß dies sicher nicht zutrifft. Nach MANN ist es wahrscheinlich, daß der Reiz sowohl an den Endapparaten wie am Nervenstamm angreifen kann.

Liegt eine Elektrode über dem geschlossenen Augenlid oder am Augenwinkel, eine zweite indifferente in einer entfernteren Körperregion, so tritt sowohl bei der Stromschließung wie bei der Öffnung ein Phosphen auf, und zwar bei der geringsten Stromstärke, wenn die Anode dem Auge anliegt und der Strom geschlossen wird. Dann folgen KS, KÖ und erst bei stärkeren Strömen die AnÖ. Diese Umkehr des Zuckungsgesetzes ist nur eine scheinbare, die ihre Erklärung findet durch das Auftreten virtueller Elektroden. Zu diesen Unterschieden der Polwirkung hinsichtlich der Schwellenintensitäten kommen noch solche hinzu, die die Empfindungsqualitäten betreffen. Bei schwachen Intensitäten ist der Kathodenwirkung eine Blau-, der Anodenwirkung eine Grünempfindung zugeordnet.

Bei etwas stärkeren Strömen, wie sie zur Erzielung eines Phosphens erforderlich sind, tritt auch ein pupillomotorischer Effekt, eine homo- und kontralaterale Verengerung auf. BUMKE hat diesen Reflex bei Gesunden und bei Erschöpfungszuständen eingehend untersucht.

Die *Intensitätsschwelle* für die Auslösung eines Phosphens ist eine sehr niedrige, nach HAHN liegt sie zwischen 0,02—0,2 mA. Entsprechende Werte haben auch andere Autoren angegeben.

Für *Kondensatorentladungen* (1 MF) liegt nach MANN die Schwelle bei 3—6 V.

Die *Chronaxie* beträgt nach BOURGUIGNON und DÉJEAN 1,1—2,76 σ, und zwar unterscheiden sie ein zentral lokalisiertes Phosphen mit einer Chronaxie von 2,1—2,76 σ und ein peripher lokalisiertes mit einer Schwelle von 1,1—1,96 σ. Sie nehmen an, daß es sich um die getrennte Erregung der Nervenendigungen an den Stäbchen und Zapfen handelt. Die Größenordnung dieser Werte ist mehrfach bestätigt worden (Achelis, Stein, Altenburger und Kroll, Schriever, Ruffin, Last und Laubenthal), nicht dagegen die Unterscheidung eines zentralen und eines peripheren Phosphens. Nur Kreindler und Brecheri haben eine solche finden können. Bei wiederholter Reizung kann es analog wie im Bereiche der Hautsensibilität zu einer Erhöhung der Werte kommen (Ruffin, Last und Laubenthal), aber auch sonst unterliegen diese nicht unerheblichen Schwankungen, wobei dem Adaptationszustand wesentliche Bedeutung zukommt. Verryp hat erstmalig eine Erhöhung von Rheobase und Chronaxie während der Dunkeladaptation festgestellt, während ältere Untersuchungen sichere Änderungen der galvanischen Schwelle nicht hatten feststellen können. Auch Achelis und Merkulov haben bei ein- und beiderseitiger Dunkeladaptation an 86 bzw. 70% der Fälle steigende Rheobasen und Chronaxien feststellen können. Die Reizzeitspannungskurve fanden sie bei beiderseitiger Helladaptation zweiteilig verlaufend, dagegen war bei beiderseitiger Dunkeladaptation ein einheitlicher Verlauf festzustellen.

Bei iterativer Reizung ist innerhalb eines weiten Frequenzbereiches die optische Chronaxie unverändert die gleiche, die Werte sinken nicht wie die der cutanen Chronaxie mit steigender Reizfrequenz ab (E. Winterstein, vgl. S. 775).

Neben der Bestimmung des Zeitbedarfes durch elektrische Reizung ist im Bereich des optischen Systems auch eine Reizintensität und -dauer berücksichtigende Funktionsprüfung mit adäquaten Lichtreizen durchführbar (Altenburger und Kroll). Es kann dies in der Weise geschehen, daß die Intensitätsschwelle bestimmt wird durch die Entfernung einer als Lichtquelle dienenden Glimmlampe von dem zu untersuchenden Auge, die Zeitschwelle durch die Dauer des Aufleuchtens der praktisch trägheitsfreien Lampe, die mit einem Helmholz-Pendel abgestuft wird. Auch hierbei lassen sich ebenso wie bei elektrischer Reizung die Beziehungen zwischen Reizintensität und Dauer durch eine hyperbelförmige Kurve darstellen. Im Verlauf der Adaptation steht der bereits früher bekannten Abnahme der Intensitätsschwelle eine Zunahme der Zeitschwelle gegenüber, und nach Eintritt eines konstanten Adaptationszustandes zeigt letztere Werte, die sich zwischen 15—110 σ bewegen. Zeldenrust hat später, ohne diese Befunde zu kennen, die Chronaxie des Lichtreflexes ebenfalls mit adäquaten Reizen bestimmt und Werte zwischen 30—50 σ gefunden.

Vestibularis. Der Vestibularapparat gehört zu den Objekten, bei denen die Wertung der Ergebnisse der elektrischen Funktionsprüfung auf besondere Schwierigkeiten stößt. Daß es sich tatsächlich um eine Erregung der Vestibularapparate und nicht, wie Hitzig annahm, um eine solche bestimmter Abschnitte des Cerebrums handelt, kann jetzt als sichergestellt gelten. Noch nicht geklärt ist jedoch, wo der Angriffspunkt des elektrischen Reizes zu suchen ist, ob es sich dabei um eine direkte Erregung des Sinnesepithels bzw. des N. vestibularis handelt, oder ob diese über einen zwischengeschalteten Prozeß wie eine kataphoretische Strömung der Endolymphe oder Quellungsänderungen der Cupula zustande kommt. Es ist fernerhin nicht möglich, den Reizeffekt am Orte der Reizung selbst zu beurteilen, es müssen hierfür vielmehr Reflexerfolge im Bereiche der übrigen Körpersphäre herangezogen werden, so daß es, wie Achelis vor allem im Hinblick auf die Chronaxie betont hat, nicht ohne weiteres angängig ist, die Schwellenwerte mit denen der übrigen Organe zu vergleichen.

Purkinje, dessen Untersuchungen über den Schwindel noch heute klassisch sind, kannte bereits die Erscheinungen bei galvanischer Reizung der Vestibularapparate, die in der Folgezeit vielfach von Hitzig u. a. untersucht worden sind.

Schon bei Schließungen und Öffnungen eines schwachen Stromes tritt ein Benommenheitsgefühl auf, bei stärkeren Strömen (10—20 mA) *Scheinbewegungen*, zu denen in individuell wechselndem Ausmaß vegetative Reflexvorgänge mit vasomotorischen Erscheinungen, Schweißausbruch, Nausea hinzutreten, die sich bis zum Kollaps steigern können.

Hierzu kommen *Kopf-*, *Körper-* und *Extremitätenreflexe*, zu denen die von Brenner erstmalig beschriebene Fallreaktion gehört, die in erster Linie als Test für die Feststellung der Reizschwelle benutzt wird. Normalerweise tritt bei 1—5 mA unter Umständen nach Junger schon bei 0,5—1,0 mA im Augenblick des Stromschlusses eine Neigung zunächst des Kopfes, dann des ganzen Körpers nach der Seite der Anode auf, die sich bis zum Umfallen steigern kann. Sie ist sowohl bei bipolarer wie bei unipolarer Reizung nachweisbar, nur sind die erforderlichen Stromstärken im letzteren Falle höhere. Ausnahmen hiervon in dem Sinne, daß normalerweise Fallneigung nach der Kathodenseite besteht, hat Mann in zahlreichen Untersuchungen nie feststellen können, nach anderen Autoren kommen solche in seltenen Fällen vor (Vilai, Abadal). Barany fand einen Einfluß der Kopfstellung auf die Fallrichtung, von Junger wird dies bestritten.

Außer der Fallreaktion tritt bei galvanischer Reizung auch Vorbeizeigen nach der Anodenseite auf, nach Mann regelmäßig, nach anderen Autoren inkonstant. Absinken des Armes nach der Anodenseite, die sog. Arm-Tonusreaktion, ist von Fischer und Wodak beobachtet worden.

Der während des Stromdurchganges auftretende *galvanische Nystagmus* ist horizontal-rotatorisch oder rein rotatorisch und besonders deutlich beim Blick nach der Kathodenseite. Bei der Stromöffnung haben die meisten Autoren entgegengesetzt gerichteten Nystagmus gesehen, nach Molinié hingegen hört die Reaktion dann sofort auf. Als Schwellenintensität werden durchschnittlich für die bipolare Reizung 2 mA angegeben, für die unipolare 10 mA, bei Benutzung optischer Hilfsmittel ist jedoch schon bei weniger als 1 mA ein Effekt festzustellen. Nach mehrfachen Beobachtungen tritt der galvanische Nystagmus auch nach Labyrinthausräumung auf (Neumann und Mann u. a.).

Die *Vestibularischronaxie* zeigt die höchsten Werte, die beim Menschen beobachtet werden. Bourguignon benutzte als Test die seitliche Neigung des Kopfes und fand bei bipolarer Reizung 14—22 σ, in späteren Untersuchungen 12—22 σ, wobei die niedrigeren Werte 14—18 σ einem emotionellen Typ, die höheren 18—22 σ einem nicht emotionellen zugeordnet sein sollen. Er findet ferner 3 verschiedene, ansteigende Werte für die Rheobase, denen 3 Chronaxien und je eine Bewegung in den drei Raumdimensionen entsprechen sollen. Zu der Rotation des Kopfes gehört eine Chronaxie von 3,1 σ, zu der Neigung nach vorn eine solche von 6,6 σ und zu der seitlichen eine solche von 13,2 σ. Die Chronaxien verhalten sich also wie 1 : 2 : 4, und Bourguignon glaubt, daß hierin der Zeitbedarf der einzelnen Bogengänge zum Ausdruck kommt. Eine Nachuntersuchung wäre um so wichtiger, als es im Hinblick auf den komplizierten Stromverlauf bei der Vestibularisreizung schwer vorstellbar ist, daß dabei eine isolierte Reizung eines Bogenganges gelingen soll. Bestätigt worden sind die Bourguignonschen Normalwerte für die seitliche Kopfneigung von E. Altenburger, Kreindler, Vogel, Prezzolini, von ersterem allerdings mit der Einschränkung, daß bei unipolarer Reizung vom Tragus aus nicht selten auch niedrigere Werte in der Größenordnung von 3—10 σ gefunden wurden. Es ergaben sich bei dieser Reizordnung auch erhebliche Differenzen in den mit Kondensatorentladungen und mit rechtwinkligen Stromstößen ermittelten Werten, die um so bemerkenswerter sind, als auf motorischem und hautsinnlichem Gebiete die Ergebnisse beider Methoden stets gut übereinstimmen. Die Differenzen verschwinden, wenn der Reizort gewechselt wird und die differente Elektrode nicht dem Tragus, sondern dem Proc. mastoideus anliegt. Die Werte, die so ermittelt werden, liegen zwischen 2—10 σ, sind also niedriger, als sie meist vom Tragus aus zu finden sind. Der Mittelwert von 4,8 σ liegt sehr nahe dem von SCHRIEVER gefundenen Mittelwert für den galvanischen Schwindel, den dieser mit 3,6 σ angibt.

Die verschiedenen vestibulären Reflexerfolge — Fallreaktion, Schwindel, Nystagmus — unterscheiden sich nach v. LEBEN nur durch ihren Intensitätsbedarf, während ihre Chronaxie in der gleichen Größenordnung zu liegen scheint. KREINDLER gibt jedoch für das Schwindelgefühl niedrigere Zeitwerte an als für die Kopfneigung.

Ein bahnender Einfluß auf den Effekt der elektrischen Vestibularisreizung läßt sich durch calorische und rotatorische Reizung erzielen, die beide zu einem Absinken der Chronaxie führen (E. ALTENBURGER).

b) Corticale sensible Endstätten.

Bei faradischer Reizung der *hinteren Zentralwindung* treten Parästhesien auf, die dasselbe fokale Gepräge zeigen wie die Bewegungseffekte, die von der vorderen und hinteren Zentralwindung erhalten werden (Abb. 24, S. 797 und Bd. 6, Abb. 4, S. 360).

Auch bei Reizung des *Feldes 5* sind Parästhesien zu beobachten, ebenso kann dabei ein heftiger Schmerz von kolikartigem Charakter auftreten. Noch nicht entschieden ist, ob die sensiblen Reizerscheinungen, die bei Reizung des Feldes 5b auftreten können, durch eine direkte Erregung oder ein Übergreifen dieser auf das Feld 5a zustande kommen.

Die *Sehsphäre*, die im wesentlichen die obere und untere Lippe der Calcarina einnimmt und individuell nur etwas auf die Konvexität übergreift, reagiert auf faradische Reizung mit optischen Reizerscheinungen in Form von Photomen, die je nach dem Orte der Reizung eine ganz bestimmte Lage im Gesichtsfeld haben. Bei Reizung des Pols und der hinteren, an der Medialseite der Hemisphäre gelegenen Calcarinaabschnitte stehen die Photome in gerader Richtung vor der Versuchsperson fest im Raume, bei Reizung der vorderen Calcarinaabschnitte dagegen befinden sie sich in Bewegung, und zwar kommen sie bei Reizung der oberen Lippe von unten außen auf die Mitte zu, bei Reizung der unteren Lippe dagegen von oben außen.

Auch bei Reizung des Feldes 19 treten Photome auf, außerdem aber auch komplexe Gebilde in Form von Figuren, Personen, Gegenständen, die so starken Realitätscharakter tragen, daß sie als optische Halluzinationen bezeichnet werden können.

Akustische Reizerscheinungen, Geräusche, Donner, Brausen, Stimmen usw. treten bei starker faradischer Reizung des Feldes 22 auf (O. FOERSTER).

c) Umstimmungsvorgänge.

Auch im Bereiche der Sensibilität lassen sich ebenso wie auf motorischem Gebiete Umstimmungen nachweisen. Hier sind zunächst Wechselwirkungen zwischen den verschiedenen Sinnesapparaten zu nennen.

Bei Ausschaltung des *optischen Systems* durch Verdunklung ist in Analogie zu Beobachtungen von TRABITZSCH auf motorischem Gebiete auch eine Verkürzung der cutanen Chronaxie festzustellen (ALTENBURGER), während Belichtung der Augen zu einer Verlängerung führt (MARINESCO und KREINDLER). Es ist daran zu denken, daß eine solche Umstimmung der Hautsensibilität bei Verlust des optischen Systems auch für die Leistungssteigerungen Blinder auf hautsinnlichem Gebiete von Bedeutung ist.

Bei calorischer und rotatorischer *Vestibularisreizung* wandelt sich ebenfalls die Hautsensibilität, und zwar sinkt die Chronaxie auf den Streckseiten und steigt auf den Beugeseiten. Es sind dies die gleichen Veränderungen, welche die Muskulatur unter den entsprechenden Hautgebieten zeigt (ALTENBURGER).

Eine weitere Gruppe von Umstimmungen steht in enger Beziehung zu dem vegetativen System.

Lokale Einwirkungen auf die Haut sind von ACHELIS untersucht worden. Ultraviolettbestrahlung führt in der Latenzzeit des Erythems nach einem kurzen inkonstanten Chronaxieabfall zu einer ausgesprochenen Chronaxieerhöhung. Das gleiche gilt nach WALTHARD und SPÖRRI auch für Rot- und Blaulichtbestrahlungen. Anämische Stauung bedingt ebenfalls Chronaxieverlängerung mit einer Reperkussion auf die kontralaterale Seite, ebenso das Hitzeerythem. Die gemeinsame Grundlage für alle diese Einflüsse ist nach ACHELIS in der Bildung einer vasodilatatorischen Substanz zu suchen, die ähnlich wie die H-Substanz LEWIS auf die Gefäße einwirkt. Von diesen Vasodilatationen unterscheidet sich die Wirkung leichter Abkühlung und Erwärmung einmal durch ihre Richtung — es kommt zur Chronaxieverkürzung —, ferner durch den zeitlichen Verlauf, der auf einen primär nervösen Mechanismus hinweist. Intensive Kälteeinwirkung im Sinne einer Durchkühlung führt zu einer Chronaxieverlängerung, die bei Erwärmung in das Gegenteil umschlägt (FOERSTER, ALTENBURGER und KROLL, ACHELIS, WALTHARD und SPÖRRI). Es sind dies die gleichen Veränderungen, die auch auf motorischem Gebiete unter analogen Bedingungen zu beobachten sind.

Während konstanter Kathodendurchströmung eines Hautsinnesfeldes oder des entsprechenden Hautnerven sinkt die Zeitschwelle ab, um nach Schluß der Durchströmung über den Ausgangswert anzusteigen. Anodendurchströmung hat den entgegengesetzten Effekt, es kommt zunächst zu einem Anstieg der Werte, die nach Unterbrechung des Stromdurchganges unter den Ausgangswert sinken. Das gleiche ist auch am Opticus festzustellen (F. W. KROLL).

Bei *Allgemeinreaktionen* treten zu den peripher ausgelösten Chronaxieveränderungen solche hinzu, die von übergeordneten Zentren ausgelöst werden. In der ersten Phase nach einem Wasserstoß, ebenso bei der Regulation von Erwärmungen entwickelt sich eine Chronaxieverlängerung, in der zweiten Phase nach einem Wasserstoß, ebenso beim Frieren eine Chronaxieverkürzung (ACHELIS). Auf motorischem Gebiete hat demgegenüber JOHANNES beim Wasserstoß nicht bestimmt gerichtete, sondern nur uncharakteristische Schwankungen der Zeitschwelle gesehen. Der Einfluß von Bädern, insbesondere auch von kohlensauren Bädern auf die Chronaxie sensibler und auch motorischer Nerven ist von BORNSTEIN und BUDELMANN untersucht worden.

Von diesen Umstimmungen, die über vegetative Erfolgsorgane im engeren Sinne, insbesondere über die Blutgefäße, zustande kommen, sind diejenigen zu trennen, denen ein direkter vegetativer Einfluß auf die Sinnesapparate selbst zugrunde liegt. Sie werden zusammen mit analogen Vorgängen auf motorischem Gebiete in den folgenden Abschnitten besprochen.

3. Vegetatives Nervensystem.

Neuere Erfahrungen haben gezeigt, daß dem vegetativen Nervensystem außer der sympathischen und parasympathischen Innervation vegetativer Organe im eigentlichen Sinne auch ein direkter regulatorischer Einfluß auf die cerebrospinalen Funktionsabläufe zukommt. Wenn letzterer im folgenden vorangestellt wird, so geschieht dies deshalb, weil damit ein unmittelbarer Anschluß an die vorangehenden Kapitel gegeben ist.

a) Vegetative Regulation cerebrospinaler Funktionen.

Vegetativ nervöse Einflüsse. Beim Menschen tritt der regulatorische Einfluß des vegetativen Nervensystems auf das cerebrospinale im Bereiche der Sensibilität deutlicher in Erscheinung als auf motorischem Gebiete. Während unter normalen Bedingungen homologe Sinnesfelder beider Körperseiten in ihrer Chronaxie übereinstimmen, ist wie FOERSTER, ALTENBURGER und KROLL gezeigt und MARINESCO und KREINDLER bestätigt haben, nach Resektion des sympathischen Grenzstranges ein Unterschied festzustellen. Auf der Seite der Sympathicusresektion, und zwar nur in den Sinnesgebieten, die der anatomischen Ausbreitung der resezierten Sympathicusfaser entsprechen, ist die Chronaxie der Druck- und Schmerzpunkte, wie das folgende Beispiel zeigt, niedriger als auf der kontralateralen intakten Seite.

Sensible Chronaxie 4 Wochen nach Exstirpation des linken Halssympathicus.

Sinnesfeld		Rheobase V	Chronaxie σ	Rheobase V	Chronaxie σ
		links		rechts	
Unterschenkel . .	Schmerzpunkt	9,0	0,17	7,0	0,17
	Druckpunkt	10,0	0,25	8,0	0,24
Ohr (Tragus) . .	Schmerzpunkt	7,0	0,09	4,0	0,15
	Druckpunkt	5,0	0,18	4,0	0,30

Ein Absinken der Chronaxie erfolgt nicht nur dann, wenn die Unterbrechung der sympathischen Fasern im Grenzstrang gelegen ist, sondern auch bei präganglionärem Sitz derselben. So führt Durchschneidung der ersten vorderen Thorakalwurzel, die in erster Linie die sympathischen Fasern für das Gesicht enthält, ebenfalls zu einer Chronaxieverkürzung. Die Dauer derselben wechselt. Sie kann noch nach einem Jahr vorhanden sein, im allgemeinen erfolgt jedoch in wesentlich kürzerer Zeit, unter Umständen schon nach Tagen eine Angleichung der Werte der normalen und sympathicusdenervierten Seite.

Erfolgt die erste Bestimmung unmittelbar nach dem in Lokalanästhesie vorgenommenen Eingriff, so kann zunächst auf der sympathicusdenervierten Seite eine Chronaxieverlängerung festzustellen sein, die erst nach einigen Stunden bis einem Tag in eine Verkürzung umschlägt. Daß es sich bei dieser initialen Verlängerung der Chronaxie um ein Reizsymptom handelt, geht aus folgenden Beobachtungen hervor:

Das klinische Bild der einseitigen Sympathicusreizung durch Narben, Verwachsungen, Schußverletzungen in der seitlichen Halsgegend geht einher mit einer Verlängerung der cutanen Chronaxie auf der Seite der Läsion. Es ist dies um so bemerkenswerter, als nach Resektion des irritierten Grenzstranges eine Umkehr der Verhältnisse zu beobachten ist, so daß nun die entsprechende Seite niedrigere Werte aufweist wie die homologe intakte Seite.

Sinnesfeld: Stirn, Schmerzpunkt.

	Chronaxie	
	links	rechts
Irritation des rechten Halssympathicus	0,22	1,1
3 Wochen nach Resektion des rechten Halssympathicus . .	0,26	0,13

Ergänzt werden diese Feststellungen durch das Tierexperiment. ALTENBURGER und RIOCH haben an der Katze in leichter Dialnarkose die sensible Chronaxie bestimmt und dabei als Test für den Reizeffekt den galvanischen Hautreflex benutzt. Reizung des lumbalen sympathischen Grenzstranges führte zu einem deutlichen Anstieg der Chronaxie, der die Reizung erhebliche Zeit überdauerte und erst ganz allmählich wieder abklang. Brücke, Auersberg und Krannich haben unter den gleichen Bedingungen ebenfalls, allerdings nur bei einem Versuchstier, eine Verlängerung der Chronaxie nach Sympathicusreizung gesehen, wobei als Test ein Ohrreflex benutzt wurde. Im Widerspruch hierzu scheinen zunächst Beobachtungen von Tsuji, Brücke und Krannich zu stehen. Sie wählten als Test für den Effekt der Reizung sensibler Fasern am decerebrierten Frosch den Beugereflex, an der decerebrierten Katze die Hemmung des ipsilateralen Quadricepstonus bei Reizung des zentralen Ischiadicusstumpfes. In der Mehrzahl der Versuche war nach Sympathicusreizung eine Chronaxieverkürzung festzustellen, d. h. der entgegengesetzte Effekt, wie er von Altenburger und Rioch am *intakten* Tier mit dem galvanischen Hautreflex festgestellt worden ist. Daß dieser Widerspruch nur ein scheinbarer ist, wird später noch zu zeigen sein. Hier sei zunächst nur hervorgehoben, daß es einen grundsätzlichen Unterschied bedeutet, ob der Einfluß der Sympathicusreizung auf die sensible Chronaxie am intakten Organismus oder nach Ausschaltung der supraspinalen Zentralstationen untersucht wird.

Zusammenfassend kann also festgestellt werden, daß beim Menschen Sympathicusreizung zu einer Verlängerung der cutanen Chronaxie führt, während diese nach Ausschaltung des Sympathicus absinkt, die Ansprechbarkeit äußeren Reizen gegenüber also zunimmt. Es steht dies in vollkommener Übereinstimmung mit klinischen Beobachtungen von Leriche und Fontaine, Pette u. a. (Literatur bei Pette), die zeigen, daß nach Sympathektomie Änderungen der Reizverarbeitung in der korrespondierenden cerebrospinalen sensiblen Sphäre, ferner Mißempfindungen und spontane Schmerzen auftreten können.

Auf *motorischem* Gebiete sind beim Menschen nach der Grenzstrangausschaltung die gleichen Veränderungen festzustellen wie im Bereiche der Sensibilität, sie sind jedoch außerordentlich flüchtig und deshalb nur nachweisbar, wenn unmittelbar nach dem operativen Eingriff mit der Untersuchung begonnen wird. An eine rasch vorübergehende Chronaxieverlängerung schließt sich eine Chronaxieverkürzung an, die aber bald abklingt, so daß nach 2 bis 3 Tagen wieder Gleichheit der Werte beider Körperseiten erreicht ist.

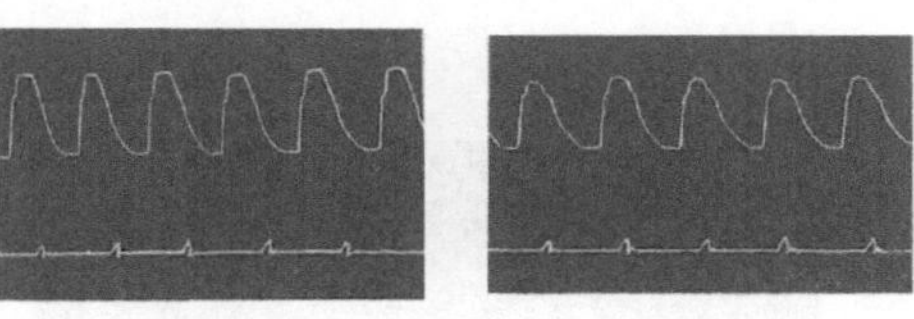

a b

Abb. 26a u. b. Isometrische Einzelzuckungen der Lippenmuskulatur, rechte intakte Seite 140 Volt, IMf. a Versuchsbeginn, Zuckungshöhe 6 mm, Dauer 0,17 Sek. b Nach 8 Minuten: Zuckungshöhe 5 mm, Dauer 0,17 Sek.

Über das Verhalten der *Muskelzuckungskurve* nach Sympathicusausschaltung ist für die dem Eingriff unmittelbar folgende Zeit noch nichts bekannt. Wir können aber sagen, daß, wenn überhaupt Veränderungen vorhanden sind, diese nur vorübergehende sind. 6 bis 7 Wochen nach einseitiger Resektion des Halsgrenzstranges und Sympathektomie an der Carotis communis konnte Verfasser an der Gesichtsmuskulatur weder in Höhe noch in Ablaufsform und zeitlicher Dauer der Einzelzuckungen zwischen normaler und sympathicusdenervierter Seite einen Unterschied feststellen (Abb. 26a und 27a, ferner 28a und 29a). Auch in der Höhe des Tetanus wie auch in der zur Erzielung eines vollkommenen Tetanus erforderlichen Reizfrequenz besteht Übereinstimmung zwischen beiden Seiten. Unter dieser scheinbaren Gleichheit im Verhalten von normaler und sympathicusdenervierter Seite verbergen sich jedoch Unterschiede der Funktion, die erst bei länger dauernder Muskeltätigkeit manifest werden. Es zeigt sich dann auf der Seite der Sympathicusresektion eine Abnahme

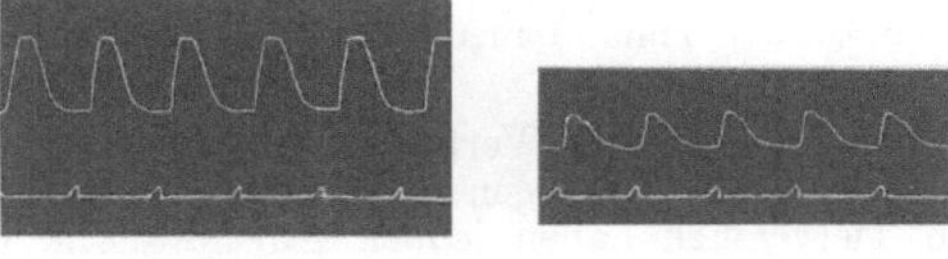

a b

Abb. 27a u. b. Wie Abb. 26, linke Seite, sympathischer Grenzstrang exstirpiert. a Versuchsbeginn, Zuckungshöhe 5 mm, Dauer 0,17 Sek. b Nach 8 Minuten: Zuckungshöhe 2,5 mm, Dauer 0,17 Sek.

der Zuckungshöhe (Abb. 26 u. 27) und eine Dehnung des Zuckungsablaufs (Abb. 28 u. 29) zu einer Zeit, da auf der intakten Seite die Einzelzuckung noch unverändert ist. Welche von beiden Veränderungen im Vordergrunde steht, ist von Versuch zu Versuch verschieden. Auch bei tetanischer Reizung mit steigenden Frequenzen nimmt die Höhe der Tetanie auf der sympathicusdenervierten Seite schon früh ab, und die Zahl der für einen vollkommenen Tetanus erforderlichen Reize wird geringer. Es ermüdet also nach Resektion des Sympathicus die entsprechende quergestreifte Muskulatur beim Menschen

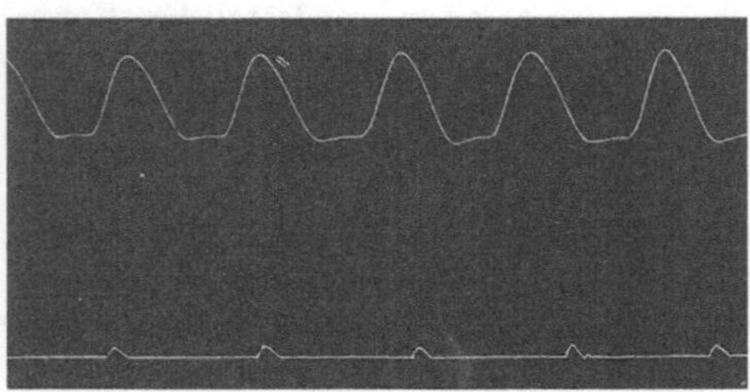

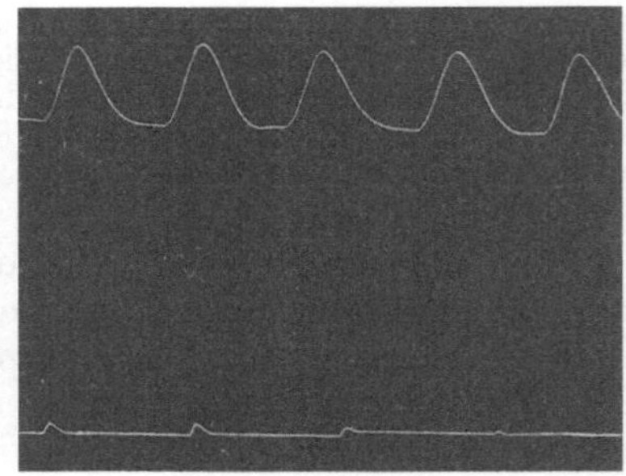

a b

Abb. 28 a u. b. Isometrische Einzelzuckungen der Lippenmuskulatur, rechte intakte Seite, 140 Volt, IMf. a Versuchsbeginn Zuckungshöhe 7—8 mm, Dauer 0,13 Sek. b Nach 2 Minuten: Zuckungshöhe 7 mm, Dauer 0,13 Sek.

früher als die der homologen, normalen Seite, wie dies auch im Tierversuch mehrfach festgestellt worden ist. Dabei hängt es von der jeweiligen Konstellation der übrigen, die Muskeltätigkeit fördernden Faktoren ab, inwieweit sich der Ausfall des sympathischen Einflusses bemerkbar macht.

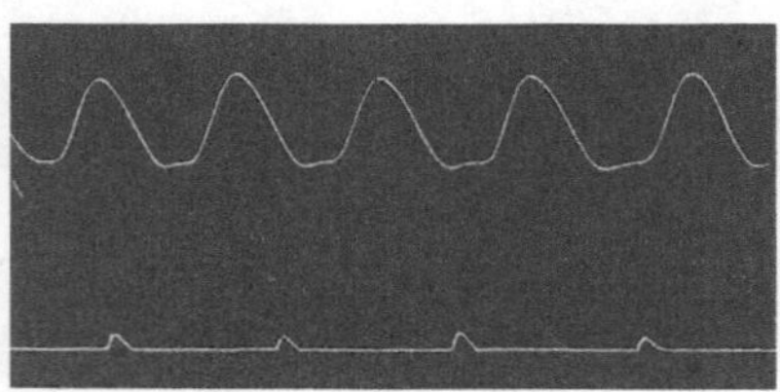

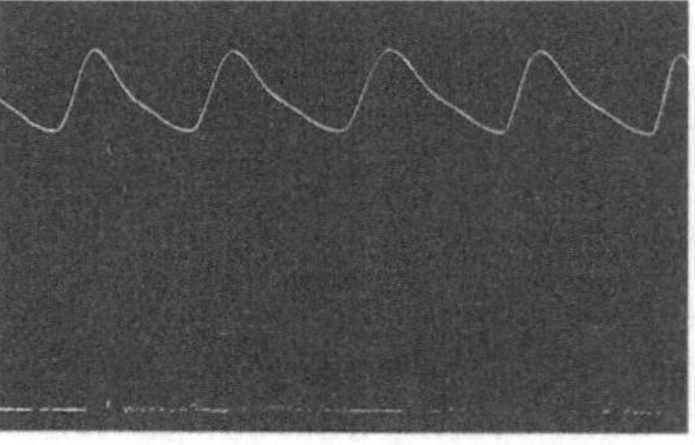

a b

Abb. 29 a u. b. Wie Abb. 28. Linke Seite, sympathischer Grenzstrang exstirpiert. a Versuchsbeginn, Zuckungshöhe 7 mm, Dauer 0,13 Sek. b Nach 2 Minuten: Zuckungshöhe 6 mm, Dauer 0,17 Sek.

Das umgekehrte Verfahren, elektrische Reizung des sympathischen Grenzstranges, ist beim Menschen wegen seiner außerordentlichen Schmerzhaftigkeit kaum durchführbar. Im Tierversuch haben jedoch ALTENBURGER und RIOCH sowohl an der narkotisierten intakten Katze als auch nach Durchschneidung des Rückenmarks im oberen Brustabschnitt einen Anstieg der Chronaxie im Anschluß an die elektrische und auch mechanische Reizung des sympathischen Grenzstranges festgestellt. Wird die Reizung nicht am intakten, sondern am decerebrierten Tier vorgenommen, so erfährt die motorische Chronaxie danach keine Verlängerung, sondern eine Verkürzung, wie sie unter gleichen Bedingungen auch im Bereiche der Sensibilität festzustellen ist (S. 813). Es sind demnach nervöse Zentralstationen für die Richtung des Reizeffektes von ausschlaggebender Bedeutung. Je nachdem ob letztere ihren Einfluß auf die Peripherie ausüben oder ausgeschaltet sind, wird bei Reizung des Sympathicus ein grundverschiedenes Resultat erhalten. Schwer vereinbar hiermit könnte zunächst erscheinen, daß zwar nach der Decerebrierung eine Umkehr des sympathischen Reizeffektes zu beobachten ist, nicht aber nach Durchschneidung des Rückenmarks im oberen Brustabschnitt. In Wirklichkeit stellt der letztere Eingriff jedoch keine komplette Ausschaltung zentral-nervöser Einflüsse dar. Die Kontinuität der spinalen Leitungsbahnen ist danach zwar unterbrochen, trotzdem können aber noch Erregungen von nervösen Zentralstationen zu den Abschnitten der Körperperipherie gelangen, die den unterhalb der Durchschneidung gelegenen Rückenmarkssegmenten zugeordnet sind. Sympathische Erregungen verlassen bekanntlich bereits durch die 8. Cervical- und die anschließenden Thorakalwurzeln das Rückenmark, gelangen in den Grenzstrang und verlaufen in diesem weiter abwärts. Bei der Durchschneidung des Brustmarkes stellen also die sympathischen Grenzstränge noch eine Brücke dar, die die Verbindung mit höheren vegetativen Zentren aufrechterhält. Letztere und nicht cerebrospinale Zentralstationen müssen es also sein, von denen ein entscheidender Einfluß auf den Effekt der Reizung peripherer sympathischer Abschnitte ausgeht. Hier liegt der Schlüssel für die Lösung des Widerspruchs, der zwischen diesen Ergebnissen und denen einiger anderer Autoren lange Zeit zu bestehen schien. ACHELIS, der erstmalig am Kaltblüter den Einfluß des Sympathicus auf die motorische Zeitschwelle untersucht hat, fand am *decerebrierten* Frosch bei Grenzstrangreizung eine Verkürzung der Zeitschwelle. Zu dem gleichen Ergebnis kam später, ohne die deutschen Untersuchungen zu kennen, LAPICQUE am curarisierten Frosch nach Ausbohrung des Rückenmarks. Andererseits stellte ACHELIS am *intakten* Tier sofort nach der Sympathicusausschaltung eine Verlängerung der Zeitschwelle fest. Er findet also ebenfalls einen Antagonismus zwischen Sympathicusreizung und Ausschaltung, nur wird dieser den wirklichen Verhältnissen insofern nicht ganz gerecht, als einmal der Reizversuch am *decerebrierten* Tier nicht dem Ausschaltungsversuch am *intakten* Tier ohne weiteres gegenübergestellt werden kann und fernerhin zwei Stadien der Chronaxieveränderung nach der Sympathicusausschaltung zu unterscheiden sind. Berücksichtigt man all diese Einzelheiten der Versuchsbedingungen, so klären sich die scheinbaren Widersprüche sofort. ACHELIS' Befunde am decerebrierten Frosch, denen die Anordnung LAPICQUEs im Effekt gleichzusetzen ist, stimmen mit den Ergebnissen von ALTENBURGER und RIOCH an der decerebrierten Katze überein, und auch hinsichtlich der Sympathicusausschaltung gilt analoges. Demgegenüber entspricht die Verlängerung der Zeitschwelle, die ACHELIS unmittelbar nach der Sympathicusausschaltung am intakten Tier fand, dem initialen Stadium nach Grenzstrangexstirpation am Menschen. Daß dies tatsächlich so ist, haben ALTENBURGER und KROLL an dem gleichen Versuchsobjekt, an dem ACHELIS und LAPICQUE arbeiteten, zeigen können, indem sie die Wirkung der Sympathicusexstirpation vergleichend am intakten und decerebrierten Frosch untersuchten. Bei ersterem war ebenso wie beim Warmblütler eine Chronaxieverkürzung festzustellen, bei letzterem eine Verlängerung. Ein weiterer Unterschied betrifft die zeitliche Entwicklung und Ausdehnung der Veränderungen. Beim decerebrierten Tier ist der Effekt unabhängig von der Zeit, die zwischen Eingriff und Untersuchung liegt, und beschränkt sich auf den zugeordneten Körperabschnitt, beim intakten Tier dagegen ist ein akutes und Dauerstadium zu unterscheiden, und die Chronaxieveränderungen greifen über den von dem Eingriff am Sympathicus betroffenen Abschnitt hinaus auf den Gesamtorganismus über. Es steht also einem relativ einfachen und übersichtlichen Verhalten des spinalen Teilorganismus ein viel mannigfaltigeres des Gesamtorganismus gegenüber.

Ob dem sympathischen Einfluß auf die motorische Chronaxie ein antagonistischer parasympathischer Einfluß gegenüber steht, ist am Menschen bisher nicht untersucht worden. Im Tierversuch haben ALTENBURGER und KROLL durch Reizung des distalen Endes einer hinteren Wurzel Chronaxieänderungen in den Muskeln des gleichen Segmentes erzielt und auf die Erregung vegetativer Fasern bezogen, wie sie von KEN KURÉ und von GAGEL nachgewiesen worden sind. Auch hier war eine Abhängigkeit des Reizeffektes von dem Einfluß höherer Zentralstationen nachweisbar, am intakten Tier hatte Hinterwurzelreizung eine Chronaxieverkürzung, am decerebrierten Tier hingegen eine Verlängerung zur Folge. BRÜCKE und KRANNICH haben diese Befunde nicht reproduzieren können, dagegen hat KELLER am Kaltblütler nach Hinterwurzelreizung ebenfalls ein Absinken der motorischen Chronaxie festgestellt und den gleichen Effekt auch durch Acetylcholin in geeigneter Konzentration erhalten. Auch H. G. WOLFF und MC KEN CATTEL berichten über positive Ergebnisse. Sie sahen eine Zunahme der Spannungsentwicklung bei der Muskeltätigkeit, wenn gleichzeitig die hinteren Wurzeln gereizt wurden. Eine weitere Nachprüfung der Frage nach der Existenz parasympathischer Einflüsse auf die Muskulatur auf dem Wege über die hinteren Wurzeln wäre von Wichtigkeit. Bemerkenswert ist, daß am Herzen Vagusreizung ebenfalls zu einer Chronaxieverkürzung führt (FRÉDERICQ, FIELD und BRÜCKE).

Vegetativ-humorale Einflüsse. Führt die elektrische Reizung des Sympathicus zu einer Chronaxieverlängerung, so liegt die Annahme nahe, daß durch sympathicomimetische Pharmaca ein analoger Effekt erzielt werden kann. Tatsächlich ist dies auch der Fall, und es kommt dem nicht nur theoretische, sondern auch diagnostische Bedeutung zu. Die Einbeziehung auch anderer humoraler Wirkstoffe in den Kreis dieser Untersuchungen ergibt sich damit von selbst.

Am empfindlichsten reagiert auf humorale Einflüsse das sensible System, wo solche nicht nur im Bereiche der Hautsensibilität, sondern auch am Opticus nachweisbar sind, an letzterem nicht nur durch elektrische, sondern auch adäquate Lichtreize (ALTENBURGER und KROLL). Die Reaktionen des motorischen Systems liegen in der gleichen Richtung wie die des sensiblen, nur ist ihre Intensität geringer, nicht selten werden sie überhaupt vermißt, während die sensible Zeitschwelle sich gleichzeitig deutlich ändert.

Adrenalin, in den üblichen Dosen (1—2 ccm einer $1^0/_{000}$-Lösung) injiziert, führt zu einer Verlängerung der sensiblen und motorischen Chronaxie. Intensität und Dauer der Wirkung sind dabei wechselnd, unter Umständen kann der Hauptwirkung eine kurze entgegengesetzt gerichtete Phase vorausgehen (FOERSTER, ALTENBURGER und KROLL, WEISS). Eine solche Chronaxieverminderung war in Tierversuchen von LAPICQUE und NATTAN LARRIER der Haupteffekt der Adrenalinwirkung, während andere Untersucher ganz ebenso wie beim Menschen eine Chronaxieverlängerung gefunden haben (OBRÉ, FLORKIN, ALTENBURGER und KROLL, BOUMANN). Es hängt eben der Effekt aller derartigen pharmakologischen Beeinflussungen von der jeweiligen Faktorenkonstellation ab. So hat BOUMANN bei Milchsäurezusatz zu der Nährflüssigkeit die chronaxieverlängernde Wirkung des Adrenalins in eine verkürzende verwandeln können, und LAPICQUE und NATTAN LARRIER haben die durch Ermüdung verlängerte Chronaxie durch Adrenalin bis unter den Ausgangswert vermindern können. Auch bei Menschen können, wie später noch zu zeigen sein wird, solche Umkehrreaktionen auftreten. Die Zweiphasenwirkung vegetativer Reizstoffe, die übrigens ja nur ein Glied in dem für den Effekt wesentlichen Faktorenkomplex darstellt, ist also in diesen Versuchen keineswegs unbeachtet geblieben, wie gegen diese eingewandt worden ist.

Im Gegensatz zu der Adrenalinwirkung führt das sympathicuslähmende *Gynergen* zu einer Chronaxieverkürzung.

Die parasympathicomimetischen Pharmaca *Cholin*, *Pilocarpin*, *Physostigmin* haben ebenfalls den entgegengesetzten Effekt wie Adrenalin, sie verkürzen die Chronaxie. Aufgehoben wird ihre Wirkung durch das chronaxieverlängernde *Atropin* und *Scopolamin*.

Auch auf andere Hormone — um solche handelt es sich ja bei einem Teil der hier besprochenen Wirkstoffe — reagiert die Zeitschwelle. So verkürzt *Thyreoideaextrakt* die Chronaxie, wie auch der Tierversuch bestätigt hat (GRAND und AUJOULAT), und es steht dem eine verlängernde Wirkung der *Parathyreoidea* gegenüber.

Mit dem brunstauslösenden weiblichen *Sexualhormon* läßt sich ein Absinken der Zeitschwelle erzielen, und zwar scheint es sich dabei um eine weitgehend geschlechtsspezifische Wirkung zu handeln, die in dem *Corpus luteum* einen Antagonisten hat.

Hypophysenhinterlappenextrakt und *Insulin* senken beide die Zeitschwelle. Bemerkenswert ist dies insofern, als ja auch auf anderem Gebiet ein Synergismus dieser Inkrete bekannt ist.

Bei den bisher besprochenen, zum großen Teil hormonalen Einflüssen handelte es sich um solche auf die peripheren Abschnitte des Nervensystems. Es unterliegen diesen aber in ganz analoger Weise auch die zentralen Abschnitte, und zwar ist die Richtung der Zeitschwellenänderungen, zu denen es am Cortex unter vegetativen Einflüssen kommt, die gleiche wie in der Peripherie. Im einzelnen ist hierauf bereits S. 799 eingegangen worden.

An die Gruppe der hormonalen Einflüsse schließen sich solche ionaler Natur an. Während $CaCl_2$ beim Menschen intravenös injiziert die Chronaxie verlängert, sinkt diese nach KCl ab. Auch im Tierversuch ist dieser Antagonismus mehrfach festgestellt worden, wobei besonders bemerkenswert die Feststellung von LAPICQUE und NATTAN LARRIER ist, daß das Calcium gleichzeitig mit der Chronaxieverlängerung die Gewebsquellung einschränkt, während umgekehrt die zeitschwellensenkende Kaliumwirkung mit einer Vermehrung der Gewebsquellung einhergeht, so daß sich hier Beziehungen zwischen Erregbarkeit und Plasmapermeabilität ergeben.

Als letzte Gruppe von humoralen Einflüssen sind Veränderungen im *Säure-Basengleichgewicht* zu nennen. Daß Verschiebungen nach der alkalischen Seite, ausgelöst durch Hyperventilation, eine Verlängerung der motorischen Chronaxie nach sich ziehen, ist mehrfach festgestellt worden (BOURGUIGNON, BOURGUIGNON und HALDANE, BLUMENFELDT und KÖHLER, GYÖRGY und STEIN, KNORRE, ALTENBURGER und KROLL, JOHANNES). Die deutlichsten Veränderungen finden sich nach KNORRE an den Hand- und Fingerextensoren. Die sensible Chronaxie zeigt auch hier wieder analoge, nur noch ausgeprägtere Veränderungen, wobei es gleichgültig ist, ob die Alkalose durch Hyperventilation oder orale Zuführung von Natriumbicarbonat erzeugt wird. Verschiebungen nach der acidotischen Seite, wie sie sich durch Darreichung von Ammoniumchlorid erzielen lassen, führen zu dem gegenteiligen Effekt, die Chronaxie sinkt ab (ALTENBURGER und KROLL, JOHANNES). Die gleichen Veränderungen sind am Muskelpräparat bei Änderungen des PH-Gehaltes der Nährlösung erzielt worden (DE WAELE, ALTENBURGER und KROLL). Es verhalten sich also in ihrer Wirkung auf die Chronaxie Ca und OH einerseits, K und H andererseits als Synergisten, wie dies auch am Herzen bekannt ist, wo die H- und K-Ionen gleichfalls als Synergisten im Sinne einer Verminderung der Kontraktionsstärke wirken, während auf der anderen Seite OH- und Ca-Ionen zu einer Verstärkung der Systole führen.

Ob die Umstimmungsvorgänge infolge Änderungen des inneren Milieus sich von denen, die durch Läsionen des peripheren und zentralen Nervensystems bedingt sind, dadurch grundsätzlich unterscheiden, daß bei ersteren die Chronaxie des *Nerven* sich ändert, bei letzteren aber in erster Linie die am Reizpunkt bestimmte (BOURGUIGNON), muß noch dahingestellt bleiben.

Psychische Einflüsse. Der seit langem bekannte Einfluß psychischer, suggestiver Faktoren auf die Sensibilität ist durch die Chronaximetrie quantitativ faßbar. Die mit der Zuführung einer indifferenten Substanz verbundene Suggestion zur Überempfindlichkeit ist verknüpft mit einem Absinken der Chronaxie, die Suggestion zur Unterempfindlichkeit mit einem Ansteigen (ALTENBURGER und KROLL). Daß es sich dabei nicht einfach um eine Änderung der wahrnehmungsmäßigen Verarbeitung der dem Cortex zuströmenden afferenten Erregungsvorgänge handelt, wird einmal dadurch nahegelegt, daß es in erster Linie die Zeitschwelle ist und nicht die Intensitätsschwelle, die von den Veränderungen betroffen wird, ferner dadurch, daß kein strenger Parallelismus zwischen der Zeitschwellenveränderung und dem subjektiven Erlebnis der Versuchsperson besteht, indem erstere oft nicht von dem entsprechenden Erlebnis der Leistungsänderung begleitet ist. Entscheidend aber ist in dieser Hinsicht, daß sich zwischen einer auf die sensible Sphäre gerichteten Suggestion und der sympathischen Innervation dieses Sinnesgebietes Beziehungen derart aufzeigen lassen, daß das Zustandekommen einer dem Inhalt der Suggestion entsprechenden Veränderung der Zeitschwelle an die Intaktheit des Sympathicus gebunden ist. Nach Resektion des sympathischen Halsgrenzstranges ist in dem entsprechenden Hautgebiet sowohl die Suggestion zum Besserfühlen als auch die zum Schlechterfühlen in ihrer adäquaten Wirkung aufgehoben, ja es kommt sogar jedesmal ein paradoxer Effekt zustande (Abb. 30). Das gleiche ist auch dann zu beobachten, wenn die Unterbrechung der sympathischen Bahnen präganglionär in den vorderen Wurzeln liegt oder noch weiter zentral im

Rückenmark selbst, und zwar ist es im letzteren Falle die operative Durchtrennung der Vorderseitenstränge, die das Zustandekommen einer dem Inhalt einer Suggestion entsprechenden Chronaxieveränderung aufhebt (Abb. 31).

Für das optische System läßt sich mit adäquaten Lichtreizen ein ganz analoges Verhalten feststellen.

Es zeigen diese Beobachtungen, daß ein seiner Richtung nach eindeutiger psychischer Einfluß in ein und demselben Organismus zu gleicher Zeit zwei verschiedene entgegengesetzt gerichtete Wirkungen entfalten kann, deren Qualität abhängt von dem Zustand des Sinnesgebietes, das Gegenstand der Beeinflussung ist. Es entfalten also psychische, suggestive Einflüsse auf die sensible Sphäre ihre Wirksamkeit nicht oder wenigstens nicht allein über eine Veränderung des Wahrnehmungsaktes, sie greifen vielmehr über das vegetative System in der Peripherie selbst an. Der Ausfall des Suggestiveinflusses nach Unterbrechung der sympathischen Bahnen — für sich allein schwer verständlich — erhält seinen vollen Sinn erst im Zusammenhang mit anderen, im folgenden Abschnitt besprochenen Beobachtungen. Sie zeigen, daß ein ganz allgemeines Prinzip im Ablauf vegetativer Funktionen auch für die Wirksamkeit psychischer Einflüsse von entscheidender Bedeutung ist.

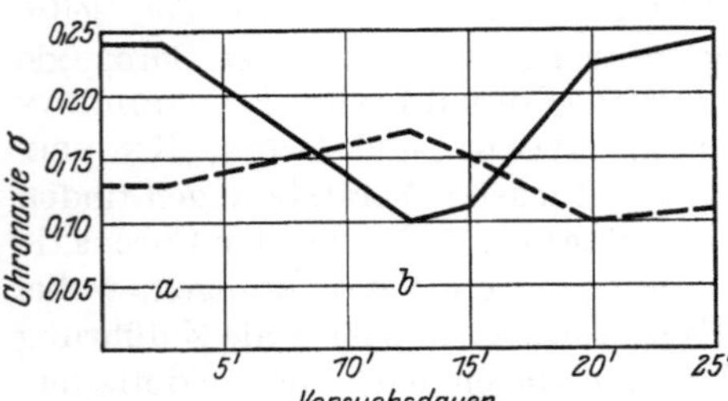

Abb. 30. 12 Wochen nach Exstirpation des linken Halssympathicus und Sympathektomie an der Carotis communis. Sinnesfeld: Ohr. —— normale Seite; --- sympathektomierte Seite. Bei *a* Suggestion zum Feinerfühlen; bei *b* Suggestion zum Schlechterfühlen.

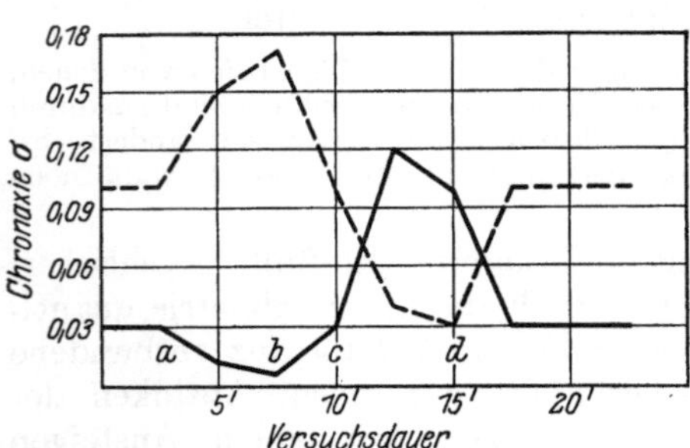

Abb. 31. Versuch 25. 5 Monate nach doppelseitiger Vorderseitenstrangdurchschneidung in D_1. —— Stirn; --- Unterschenkel. *a*—*b* Suggestion zum Feinerfühlen; *c*—*d* Suggestion zum Schlechterfühlen.

Gesamtbild. Vegetative Regulationen, die auf indirektem Wege über vegetative Erfolgsorgane im eigentlichen Sinne — Gefäßsystem, Herz, Atmung — zustande kommen, sind für die Funktion des cerebrospinalen Systems zweifellos von größter Bedeutung und auch seit langem bekannt. Es spricht aber alles dafür, daß es sich bei den im vorangehenden besprochenen, vegetativ nervösen, humoralen und psychischen Einflüssen nicht um solche Mechanismen handelt. Es geht dies unter anderem daraus hervor, daß bei der Sympathicusausschaltung Verhalten der Gefäße einerseits, motorische und sensible Chronaxie andererseits nicht immer parallel gehen. Hinzukommt, daß nach LAPICQUE die auf den Zeitbedarf der Muskeln einwirkenden sympathischen Fasern sich von den vasokonstriktorischen Fasern durch eine doppelt so lange Chronaxie unterscheiden. Auch die ionalen und inkretorischen Faktoren wirken nicht immer gleichsinnig auf die Blutgefäße und den Zeitbedarf des cerebrospinalen Systems. So verlängert Calcium die sensible Chronaxie, während es die Hautcapillaren dilatiert, Adrenalin und Hypophysenhinterlappensekret, die auf die Hautcapillaren eine synergische Wirkung im Sinne der Konstriktion entfalten, verhalten sich hinsichtlich der Chronaxie als Antagonisten u. a. Es muß also neben der *indirekten* Beeinflussung cerebrospinaler Funktionen ein *direkter* vegetativer Regulationsmechanismus angenommen werden, der unmittelbar an den neuromuskulären bzw. receptorischen

Apparaten selbst angreift und deren Reizaufnahmebereitschaft steuert. Zum Ausdruck kommt dies darin, daß einmal eine kürzere, einmal eine längere Reizdauer erforderlich ist, um die neurodynamischen Erregungsvorgänge in Gang zu bringen. Welche vegetativen Faktoren im einzelnen zeitschwellenverlängernd und welche verkürzend wirken, läßt sich nicht generell, sondern immer nur im Hinblick auf eine ganz bestimmte Situation sagen, hinter jeder solchen Ordnung steht aber eine enge Zusammengehörigkeit beider Faktorengruppen.

Daß nach Ausschaltung des Sympathicus auf psychische, suggestive Beeinflussung hin nicht mehr eine adäquate Änderung der Zeitschwelle erfolgt, sondern eine entgegengesetzt gerichtete, ist schon erwähnt worden. Diesem Prinzip der paradoxen Reaktion nach Sympathicusausschaltung sind nun sämtliche in den vorangehenden Abschnitten erörterten humoralen Faktoren unterworfen. Dabei ist es unwesentlich, ob die Ausschaltung des Sympathicus im Grenzstrang oder in den vorderen Wurzeln, im Rückenmark oder, wie WEISS gezeigt hat, in cerebralen Leitungsbahnen liegt. Alle Faktoren, Inkrete, Ionen und Säure-Basenverschiebungen, die bei intaktem Sympathicus chronaxieverlängernd wirken, wirken dann verkürzend und umgekehrt. Tierexperimentelle Beobachtungen von MARINESCO und KREINDLER haben dies für die Cholin- und Ca-Wirkung bei decerebrierten Katzen durchaus bestätigt. Hierher gehört ferner die Abhängigkeit des Effektes der elektrischen Grenzstrangreizung von dem Vorhandensein oder Fehlen höherer, vegetativer Zentren. Außer der jeweiligen Verfassung des Organismus ist aber auch die Art der Reizzuführung für den Effekt von wesentlicher Bedeutung. Die gleichen Stoffe, die bei subcutaner oder intravenöser Zuführung die Zeitschwelle verlängern, können intraventrikulär, also zentral appliziert, diese verkürzen und umgekehrt. Es ist auffallend, wie wenig die Plastizität des nervösen Geschehens, die im Hinblick auf cerebrospinale Funktionen in den letzten Jahren so betont worden ist, im Bereiche des vegetativen Geschehens beachtet worden ist.

Von klinischer Bedeutung sind diese Ergebnisse insofern, als der Nachweis der paradoxen Reaktionen sich als der bisher feinste Test für den Ausfall des sympathischen Einflusses auf cerebrospinale Funktionen erwiesen hat, der noch nach langer Zeit, wenn die Ruhewerte der Zeitschwelle keine Veränderungen mehr aufweisen, positiv ausfällt, und der auch für die Diagnose bestimmter Erkrankungen von Bedeutung ist (S. 843).

b) Vegetative Reizeffekte im engeren Sinne.

Vegetatives und cerebrospinales Nervensystem unterscheiden sich reizphysiologisch wesentlich. Der Zeitbedarf vegetativer Nerven ist ein sehr viel längerer als der der cerebrospinalen. Es ist ferner der Zeitwert der ersteren kürzer als der des entsprechenden Erfolgsorgans, d. h. es gibt im Bereiche des vegetativen Nervensystems keinen Isochronismus. Hinzukommt als dritter Punkt die große Bedeutung der iterativen Reizform (vgl. S. 774).

In Einzelheiten vegetativer Funktionszusammenhänge hat vor allem die Chronaximetrie eine Fülle von Einblicken gewährt, über die *Stein* auf der 21. Jahresversammlung der Gesellschaft deutscher Nervenärzte einen ausgezeichneten, kritischen Überblick gegeben hat. All diese Erkenntnisse sind aber fast sämtlich alleinige Ergebnisse des Tierexperimentes und am Menschen nicht oder nur sehr begrenzt reproduzierbar. Es soll deshalb hier nur auf die Reizeffekte eingegangen werden, die auch im Rahmen der Klinik zu erhalten sind.

Sympathischer Grenzstrang. Faradische Reizung des Halsgrenzstranges, seiner Ganglien und Rami communicantes löst afferente und efferente Erregungsvorgänge aus. Ersteren zugeordnet sind *Schmerzen*, die in das Kopf-Halsgebiet der entsprechenden Seite projiziert werden und außerordentlich heftig sein können. Sie treten auch dann auf, wenn der periphere Abschnitt des durchschnittenen Grenzstranges gereizt wird, und es zeigt dies, daß tatsächlich afferente Erregungen aus dem Kopf-Halsgebiet im Grenzstrang abwärts ziehen und so in das Rückenmark gelangen (O. FOERSTER). Entsprechendes gilt für die visceralen sympathischen Äste und die periarteriellen Geflechte. Am N. hypogastricus ist anläßlich von Eingriffen an den Beckenorganen die Chronaxie der Schmerzempfindung mit 0,74—2,0 bestimmt worden (vgl. S. 807). Von Effekten in der Peripherie sind zu beobachten: *Cyanose* mit folgender Blässe der Haut, *Schweißausbruch*, *Piloarrektion*, *Pupillenerweiterung*. Für letztere hat das Tierexperiment eine längere Chronaxie ergeben als für die Pupillenverengerung (KLEITMANN und CHAUCHARD).

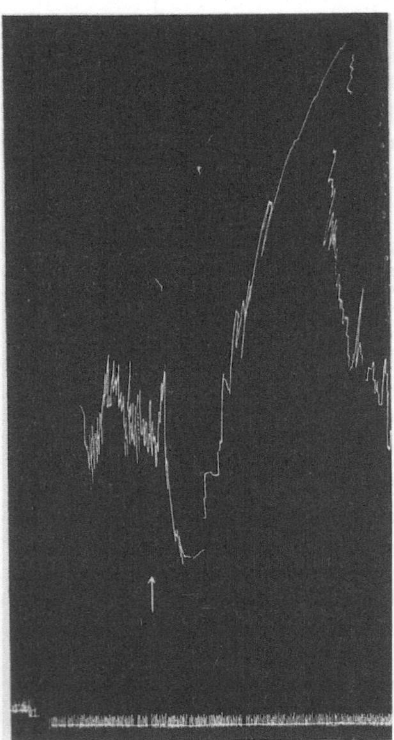

Abb. 32. Plethysmogramm des linken Vorderarmes. Bei ↑ faradische Reizung des distalen Endes der durchschnittenen vorderen Thorakalwurzel beim Menschen anläßlich einer Rückenmarksoperation. Vasokonstriktion mit anschließender Dilatation. (FOERSTER und ALTENBURGER.)

Periphere Nerven. *Vasokonstriktorische* Effekte sind bei Reizung freigelegter peripherer Nerven am Menschen bisher noch nicht beobachtet worden, dagegen kommt es regelmäßig bei Reizung des distalen Endes eines durchschnittenen Hautnerven oder eines gemischten Nervenstammes zu einer ausgesprochenen *Vasodilatation* in dem cutanen Ausbreitungsgebiet des betreffenden Nerven. Der Reizeffekt tritt mit einer erheblichen Latenz auf, überdauert die Reizung geraume Zeit und ist von wechselnder Intensität.

Vasokonstriktorische Effekte durch direkte Reizung der Gefäßwände sind seit langem bekannt (CLAUD-BERNHARD, BROWN-SEQUARD u. a.) und auch percutan zu erhalten. HURYNOWICZ und CHAUCHARD haben so an der Art. radialis die Chronaxie der Vasoconstrictoren mit einer onkometrischen Methode durch iterative Reizung bestimmt und einen Normalwert von 1 σ gefunden, unter pathologischen Bedingungen höhere und niedrigere Werte.

Ausgesprochene *Schweißsekretion* ist ebenfalls bei faradischer Reizung des freigelegten peripheren Nerven zu beobachten, und schließlich sind so auch die Arrectores pilorum und andere glatte Muskelfasern der Haut in Kontraktion zu versetzen. Das Gebiet der auftretenden Gänsehaut stimmt mit dem sensiblen Distributionsgebiet des betreffenden Nerven überein, kann aber auch erheblich darüber hinausgreifen.

Auch durch direkte Reizung, ferner auf reflektorischem Wege sind die Arrectores pilorum durch Aufsetzen der Elektroden auf die Haut zur Kontraktion zu bringen, wobei die individuelle Reaktionsbereitschaft sehr verschieden ist. Eine Prädilektionsstelle für die Auslösung eines Pilomotorenreflexes stellt die Gegend des Nackens und des Trapeziuswulstes dar, von hier aus kann sich eine Piloarrektionswelle über die ganze Körperhälfte ausbreiten.

Vordere Wurzeln. Die präganglionären vegetativen Fasern in den vorderen Wurzeln treten zu zahlreichen Grenzstrangganglien in Beziehung. Im elektrischen Reizversuch am Menschen tritt dies sehr eindrucksvoll dadurch in Erscheinung, daß bei Reizung des distalen Endes einer durchschnittenen vorderen

Wurzel eine *Schweißsekretion* und *Piloarrektion* auftritt, die sich über mehrere Dermatome ausbreitet. So schwitzt z. B. bei Reizung von D_5 das Hautgebiet von D_4—D_{10} (O. FOERSTER).

Auch *Vasokonstriktion* mit anschließender Dilatation nach Aussetzen der Reizung ist beim Menschen zu beobachten (Abb. 32).

Ein dilatatorischer Pupilleneffekt tritt bei Reizung von D_1, bei präfixierten Plexustypen auch von C_8, bei postfizierten auch von D_2 auf (FOERSTER).

Bei Reizung des zentralen Endes einer durchschnittenen vorderen Wurzel treten in individuell wechselndem Ausmaß Schmerzen auf. So lebhaft diese Angabe auch umstritten war, so kann an ihrer Richtigkeit nach den zahlreichen Beweisen, die FOERSTER hierfür beigebracht hat, wohl nicht mehr gezweifelt werden. Daß die entsprechenden Erregungsvorgänge in afferenten vegetativen Fasern verlaufen, ist nach histologischen Befunden von GAGEL anzunehmen.

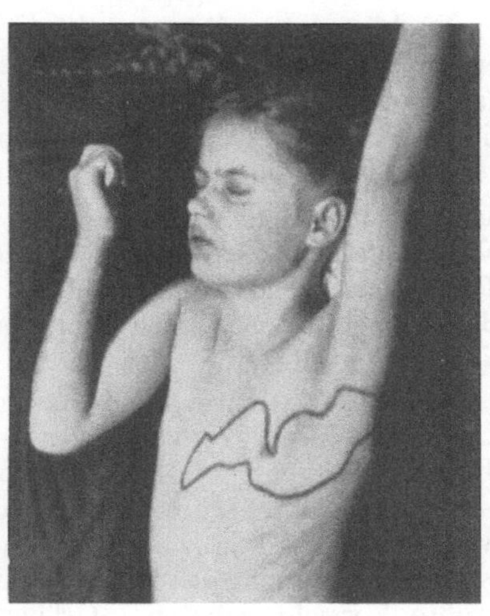

Abb. 33. Vasodilatatorische Zone bei Reizung der 5. hinteren Thorakalwurzel. (Nach FOERSTER.)

Hintere Wurzeln. Faradische Reizung des distalen Endes einer durchschnittenen hinteren Wurzel führt ebenso, wie dies im Tierexperiment erstmalig STRICKER und dann BAYLIS gezeigt haben, auch beim Menschen zu einer Vasodilatation (FOERSTER), die ausgesprochen metamerale Begrenzung aufweist, und deren Zone dem betreffenden Hautdermatom entspricht (Abb. 33). Sie ist von sämtlichen hinteren Wurzeln aus zu erzielen und insofern von praktisch diagnostischer Bedeutung, als sie bei operativen Eingriffen am Mark die genaue Identifizierung der Wurzeln und damit die Höhendiagnose ermöglicht. Die vielfach vertretene Auffassung, daß die Vasodilatation durch eine antidrome Leitung zustande kommt, muß wohl aufgegeben werden, nachdem auch beim Menschen die Existenz efferenter vegetativer Fasern in den hinteren Wurzeln erwiesen ist (GAGEL).

Beziehungen der hinteren Wurzeln zur Schweißsekretion bestehen insofern, als Reizung des distalen Endes einer hinteren Wurzel zu einer Hemmung der Schweißsekretion, und zwar im wesentlichen in dem zugehörigen Dermatom führt (FOERSTER). Zunächst ist dies bestritten, dann aber von SCHILF im Tierexperiment bestätigt worden.

Cortex. Durch elektrische Reizung corticaler Rindenfelder sind im Tierexperiment mehrfach Effekte in der vegetativen Sphäre — Änderungen der Gefäßweite, des Herzschlages, des Blutdruckes und der Schweißsekretion — erzielt worden (EULENBERG und LANDOIS, FRANÇOIS-FRANK, BECHTEREW u. a.). Auch für den Menschen trifft dies zweifellos zu. So kann unter anderem Reizung der hinteren Zentralwindung heterolateral Piloarrektion und mit bloßem Auge feststellbares Schwitzen auslösen, mit einer deutlich fokalen Begrenzung. Auch das galvanische Hautphänomen, das im Tierexperiment LANGWORTHY und RICHTER von bestimmten Areae ausgelöst haben, haben FOERSTER und ALTENBURGER von hier und auch von der vorderen Zentralwindung aus erhalten. Über die Ausdehnung der zu vegetativen Vorgängen in Beziehung stehenden Rindenareale ist aber beim Menschen noch wenig bekannt (vgl. Bd. 2, S. 476 f.)

VI. Spezielle Reizphysiologie bei neurologischen Erkrankungen.

1. Motorik.

Änderungen der normalen Reaktionsweise der Muskulatur auf elektrische Reize können unter pathologischen Bedingungen nach zwei Richtungen hin erfolgen:

Sie können erstens quantitativer Natur sein, d. h. die zur Auslösung eines Schwelleneffektes erforderliche Stromintensität und Stromdauer sind vermehrt oder vermindert, und zwar entweder nur eine von beiden Größen oder beide gemeinsam, wobei im letzteren Falle die Richtung der Veränderungen gleichsinnig oder entgegengesetzt gerichtet sein kann.

Es können zweitens qualitative Abweichungen von der Norm auftreten, indem die Form des Kontraktionsablaufes eine andere wird. Beide Abwandlungen der normalen Reaktionsweise stehen oft in enger Beziehung zueinander, sind aber nicht zwangsläufig gekoppelt.

Periphere Nervenläsionen. Wird ein peripherer Nerv oder motorischer Hirnnerv von irgendeiner Noxe traumatischer, entzündlicher, toxischer oder sonstiger Natur befallen, so resultieren stets die gleichen Änderungen in seinem Verhalten dem elektrischen Strom gegenüber. Die Art der Läsion ist also für letztere ohne Bedeutung, wesentlich ist hingegen die Schwere der Läsion und der zeitliche Verlauf derselben.

Ist der Nerv nur leicht geschädigt, oder ist seit dem Einsetzen einer schwereren Läsion erst kurze Zeit vergangen, so können bei der Untersuchung mit dem faradischen und dem galvanischen Strom Abweichungen von der Norm vollkommen vermißt werden. Häufig werden jedoch solche auch bei leichten Läsionen nachweisbar sein, und zwar als quantitative Abweichungen von der Norm. Allerdings ist, wie schon mehrfach betont, in der Wertung geringerer Intensitätsänderungen größte Vorsicht geboten. Größeres Gewicht ist auf das Verhalten der Zeitschwelle zu legen. Die Chronaxie kann schon verändert sein, lange bevor faradische und galvanische Schwelle reagieren.

Ist die Schädigung stärker, so treten zu den quantitativen Veränderungen qualitative hinzu, und es resultiert daraus der Symptomenkomplex der sog. Entartungsreaktion (EaR), der in klassischer Weise erstmalig von ERB, ZIEMSSEN und WEISS aufgestellt und von einer ganzen Reihe späterer Autoren bearbeitet worden ist. Sie stellt den eigentlichen Kern der ganzen Elektrodiagnostik dar, und ihre überragende Bedeutung ist dadurch begründet, daß ihr Auftreten streng begrenzt ist auf Läsionen des peripheren Neurons. Für die Differentialdiagnose peripheres Neuron oder supranucleare Läsion ist sie von ausschlaggebender Bedeutung, für eine weitere Differenzierung in der Richtung, ob die Läsion im peripheren Nerven, den vorderen Wurzeln oder Vorderhörnern gelegen ist, gibt sie jedoch keine Handhabe. Zu unterscheiden ist eine komplette und eine inkomplette EaR. Die *komplette* EaR setzt sich aus folgenden Symptomen zusammen:

1. Die Erregbarkeit des Muskels für den faradischen und galvanischen Strom ist bei Reizung vom Nervenstamm aus erloschen.

2. Die direkte Erregbarkeit für den faradischen Strom ist erloschen.

3. Die direkte Erregbarkeit für den galvanischen Strom ist verändert, und zwar ist je nach dem Stadium, in welchem die Untersuchung erfolgt, eine kleinere oder eine größere Stromstärke erforderlich als in der Norm, ferner eine kürzere oder längere Stromdauer.

4. Der Zuckungsablauf ist verändert, er beginnt mit verlängerter Latenz, zeigt einen langsamen Anstieg und langsamen Abfall (Abb. **34** a und b).

5. Es findet sich bei direkter galvanischer Reizung kein circumscripter Reizpunkt mehr, der Reizeffekt ist vielmehr am stärksten, wenn die differente Elektrode *distal* am Übergang des Muskels in seine Sehne aufgesetzt wird (Longitudinalreaktion).

6. Der Reizeffekt tritt nicht nur bei schnellem Stromschluß ein, sondern auch bei langsamem Einschleichen und bleibt fernerhin oft während der ganzen Dauer des Stromschlusses bestehen (Galvanotonus).

7. Das normale Zuckungsgesetz ist abgeändert.

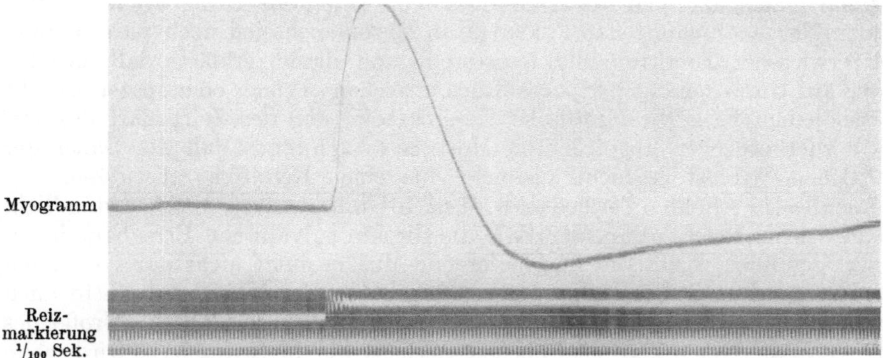

Abb. 34 a. Tib. anticus. Verdickungskurve optisch registriert. Gesunde Seite.

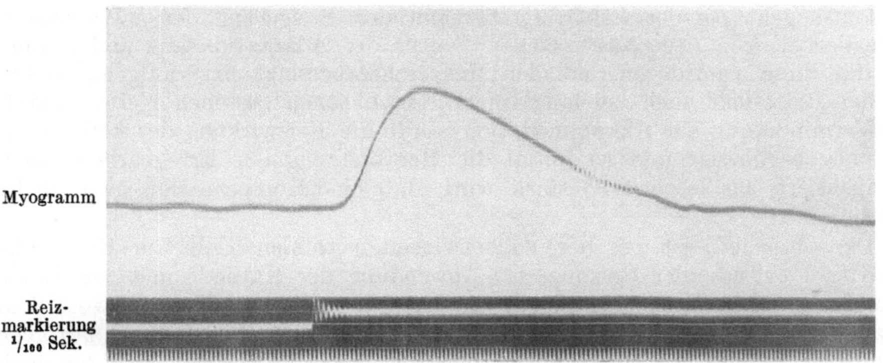

Abb. 34 b. Wie a, kontralaterale Seite. Traumatische Ischiadicusunterbrechung mit totaler EaR.

Die *inkomplette* EaR unterscheidet sich von der *kompletten* dadurch, daß nur ein Teil der Symptome der letzteren nachweisbar ist. Die indirekte faradische und galvanische Erregbarkeit ist nicht aufgehoben, sondern nur herabgesetzt, die Chronaxie verlängert, zumindest für einen Teil der Faserbündel. Die Zuckungsform ist dabei in der Regel normal, nur in seltenen Fällen wird eine echte indirekte Zuckungsträgheit beobachtet, die nicht vorgetäuscht ist durch eine Abkühlungsreaktion oder Stromschleifen auf den Muskel. Die direkte faradische Erregbarkeit fehlt, kann aber auch vorhanden sein und ähnlich wie die direkte galvanische Erregbarkeit einen trägen Zuckungseffekt geben. Die Chronaxie ist ebenso wie bei indirekter Reizung partiell verlängert. Der typische Reizpunkt ist entweder aufgehoben, oder aber er besteht noch, und die von ihm auszulösende Zuckung ist schnell, während außerhalb des Reizpunktes Zuckungsträgheit besteht.

Zu den *einzelnen Symptomen* der EaR ist folgendes zu sagen:

Die Feststellung des Erloschenseins der indirekten und direkten faradischen Erregbarkeit bezieht sich zunächst nur auf die percutane Reizung. Zu gleicher Zeit können der freigelegte Nerv oder einzelne Faszikel desselben, zumal nach der inneren Neurolyse, noch erregbar sein (FOERSTER, RANSCHBURG, MAUS und KRÜGER, CASSIRER), und das gleiche gilt auch für den freigelegten Muskel. Dabei verhalten sich die einzelnen Abschnitte des Nerven hinsichtlich ihrer Ansprechbarkeit auf den elektrischen Strom unter Umständen verschieden. Sie kann an der Stelle der Läsion fehlen, proximal aber erhalten sein, oder proximal fehlen, dagegen distal erhalten sein. Erhaltene Erregbarkeit in dem distalen Nervenabschnitt hat FOERSTER in einzelnen Fällen noch viele Monate nach erwiesener Totaltrennung festgestellt und damit erklärt, daß einzelne Fasern auf Umwegen das periphere Stück erreichen. Früher oder später erlischt aber in jedem Falle die faradische Erregbarkeit, weil der Zeitbedarf des von den Vorderhornzellen abgetrennten Muskels so zunimmt, daß die Dauer der faradischen Stromstöße nicht ausreicht, um einen Reizeffekt auszulösen.

Aus diesem erhöhten Zeitbedarf wird nach GILDEMEISTER auch verständlich, daß in dem ersten Stadium der EaR die direkte galvanische Erregbarkeit gesteigert gefunden wird. Der degenerierende Muskel nutzt nicht nur von einem ihm dargebotenen Strom ein größeres Stück als in der Norm, er braucht auch ein größeres Elektrizitätsquantum (i·t.). Nimmt die erforderliche Größe des letzteren in der ersten Zeit nicht ebenso rasch zu wie die Nutzzeit, so wird schon bei einer niedrigeren Ampèrezahl als in der Norm ein Zuckungseffekt eintreten und erst dann, wenn im weiteren Verlauf die erforderliche Elektrizitätsmenge die Nutzzeit überholt, steigt die Intensitätsschwelle an.

REISS geht bei der Erklärung der initialen Steigerung der galvanischen Erregbarkeit von dem NERNSTschen Begriff der Adaptation aus und nimmt an, daß diese beim degenerierenden Muskel herabgesetzt bzw. aufgehoben ist, da der Reizeffekt auch bei langsamem Einschleichen bestehen bleibt. Durch die Verminderung der Akkommodation werde die Reizwirkung des konstanten Stromes begünstigt und so initial die Herabsetzung der Erregbarkeit überkompensiert, bis letztere so stark wird, daß eine Kompensation nicht mehr möglich ist.

Die *Chronaxie* ist bei der vollentwickelten totalen EaR am Reizpunkt und bei longitudinaler Reizung, bei Anwendung der Kathode und der Anode von der gleichen Größenordnung. Die Höhe der Werte hängt ab von dem Grade der Degeneration und kann das Zweihundert- bis Dreihundertfache des Normalwertes erreichen (BOURGUIGNON). Für die *partielle* EaR ist nach BOURGUIGNON charakteristisch, daß die betreffenden Muskeln nicht eine, sondern zwei oder mehr Chronaxien haben. Bei Reizung vom Nervenstamm findet sich eine niedrige, normale oder nur wenig erhöhte Chronaxie, parallel dazu eine schnelle Zuckung. Bei longitudinaler Reizung dagegen wird die Chronaxie verlängert gefunden, bei mehr oder weniger verlangsamtem Zuckungsablauf. Daß bei dieser Form der Reizung allerdings die physiologischen Voraussetzungen wenig präzise sind, ist bereits an anderer Stelle betont worden (vgl. S. 760). Am Reizpunkt liegen die Verhältnisse komplizierter. Unter Umständen finden sich zwei Chronaxien, wobei die Polarität der differenten Elektrode von Bedeutung ist. An die Stelle der normalen Homogenität der Muskelaktion tritt bei der partiellen EaR ein heterogenes Verhalten. Ein Teil der Fasern weist einen langsamen Zuckungsablauf und großen Zeitbedarf, ein anderer einen schnellen Zuckungsablauf und kleinen Zeitbedarf auf. Die partielle EaR stellt demnach nicht einen von der totalen quantitativ unterschiedenen Degenerationszustand dar, sie ist vielmehr, wie WERNICKE dies bereits angenommen hatte, so zu verstehen, daß der pathologische Abbau erst einen Teil der Fasern ergriffen hat. Dieses heterogene Verhalten des Muskels macht dann beim Übergang in die totale EaR wieder einem weitgehend homogenen Platz.

Die Chronaxieveränderungen bei der Läsion eines peripheren Nerven greifen nach BOURGUIGNON auch auf die kontralaterale intakte Seite, und zwar auf das Muskelgebiet gleicher Chronaxie über. Die Werte am Reizpunkt steigen an, sie können aber auch fallen, während am Nerven nur ein geringer Anstieg oder überhaupt keine Änderung festzustellen ist. Auch die Antagonisten des geschädigten Nerven können sich — allerdings nicht konstant — an den Veränderungen beteiligen, die im übrigen nur so lange vorhanden sind, als der pathologische Prozeß in Entwicklung begriffen ist. Kommt dieser zum Stillstand oder Abschluß, so kehren die kontralateralen Chronaxiewerte zur Norm zurück. Es sind dies Vorgänge, die in das Gebiet der Umstimmung hineingehören, wie sie schon unter normalen Bedingungen bei Funktionsänderungen im Bereiche des peripheren Neurons beobachtet wird, und die BOURGUIGNON als répercussion bezeichnet. Er nimmt an, daß es sich dabei um Reflexvorgänge handelt. Beobachtungen von ABELOUS und LASSALLE zeigen aber, daß ein analoger Effekt auch auf rein humoralem Wege zustande kommen kann.

Sie fanden im Tierversuch nach Ischiadicusdurchschneidung ebenfalls kontralaterale Chronaxieveränderungen, und zwar eine Abnahme der Werte, die beim Kaninchen zwischen 18 und 26 Tagen, beim Hund zwischen 30 und 35 Tagen ihr Maximum erreichten. Wird zu dieser Zeit dem Tier Serum entnommen und einem zweiten intakten Tier injiziert, so sinkt ebenfalls die Chronaxie des Ischiadicus des Empfängertieres, während Kontrollinjektionen mit Normalserum wirkungslos sind. Daraus folgt, daß die Durchschneidung eines peripheren Nerven humoral übertragbare Stoffe — die Verfasser denken an Abbauprodukte des degenerierenden Nerven und des atrophierenden Muskels — frei werden läßt, die die Funktion der homologen, intakten neuromuskulären Apparate umzustimmen vermögen.

Von den *qualitativen Veränderungen* kommt der Zuckungsträgheit die größte diagnostische Bedeutung zu. Für ihre Beurteilung ist von Wichtigkeit, daß schon in der Norm der Zuckungsablauf der einzelnen Muskeln ein verschieden rascher ist, ferner daß auch unter anderen Bedingungen als bei der EaR Veränderungen im Zuckungsablauf zu beobachten sind. Eine Unterscheidung gegenüber den letzteren, wie sie unter anderem bei der Abkühlung auftreten, ist allerdings unschwer zu treffen (vgl. S. 790). Die Verlängerung der Gesamtzuckungsdauer ist in sämtlichen Stadien der EaR nachweisbar, ist aber nicht immer gleich stark ausgeprägt. Im einzelnen ist der Zuckungsablauf, wie schon die subjektive Beobachtung, vor allem aber die Myographie (MENDELSSOHN, dort auch die weitere Literatur) zeigt, sehr unterschiedlich und kann nach mehrfacher Richtung hin verändert sein. Dehnung des ansteigenden Schenkels, Abplattung des Kurvengipfels mit Plateaubildung, Dehnung des absteigenden Schenkels und wellenförmige Erhebungen auf letzterem können je nach dem Stadium der EaR verschieden stark ausgeprägt sein. In späteren Stadien bleibt die Muskelzusammenziehung meist während der ganzen Dauer des Stromdurchganges bestehen und geht erst mit der Stromöffnung in eine allmähliche Erschlaffung über. Diagnostische und prognostische Schlüsse lassen sich jedoch aus den Einzelheiten des Kurvenverlaufes nicht ziehen, so daß dem Versuch MENDELSSOHNs, den einzelnen Stadien der EaR bestimmte Kurventypen zuzuordnen, eine praktische Bedeutung nicht zukommt. Enge Beziehungen zeigt die Form des Kontraktionsablaufes zu der Chronaxie. Die Verlängerung der Zuckung ist begleitet von einer zunehmenden Verlängerung der Chronaxie. Ein strenger Parallelismus besteht jedoch insofern nicht, als im Beginn der Degeneration die Chronaxieveränderung der des Zuckungsablaufes vorauseilt, und auch im weiteren Verlauf das Tempo der Veränderung beider Größen nicht ganz übereinstimmt (BOURGUIGNON). Allerdings muß dabei berücksichtigt werden, daß die Methoden, die uns zur Beurteilung des Zuckungsablaufes beim Menschen zur Verfügung stehen, unvollkommen sind.

Im allgemeinen beginnt das Langsamerwerden der Zuckung mit der zweiten Woche nach Einsetzen der Läsion. Vereinzelt ist bei Totaltrennungen, besonders im Peronaeus-, seltener im Radialisgebiet, ein vollkommenes Ausbleiben der Zuckungsträgheit bei fehlender indirekter und direkter faradischer Erregbarkeit beschrieben worden (SPIELMEYER und HETZEL). FOERSTER betont demgegenüber, daß er bei erwiesenen Totaltrennungen die Zuckungsträgheit nie vermißt habe. Wiederholte Reizung des degenerierenden Muskels kann zu ausgesprochenen Ermüdungserscheinungen führen, die Muskelkontraktion wird klein, verschwindet unter Umständen ganz und wird erst nach einer Erholungspause wieder auslösbar.

Bei *rhythmischer* Reizung mit Gleichstromstößen, von denen jeder einzelne lange genug dauert, um für sich allein eine Einzelzuckung auszulösen, ist während der EaR kein Tetanus zu erzielen, sondern nur eine einmalige Zuckung, die in ihrem Verlauf genau so aussieht wie die Zuckung bei einmaliger Stromschließung (GRUND, MANN und BLOCH). Es spricht dies nach letztgenannten Autoren dafür, daß der degenerierende Muskel nicht nur einen verlängerten Kontraktionsablauf mit erhöhtem Zeitbedarf hat, sondern nach Ablauf der Zuckung auch viel länger in refraktärem Zustand verharrt. Ein Tetanus ist am entarteten Muskel nur dann zu erzielen, wenn er auch bei einmaliger Schließung mit dem ununterbrochenen Strom mit Tetanus reagiert, wie dies bei frischen Fällen von EaR mit quantitativ sehr gesteigerter Erregbarkeit häufig schon bei geringen Stromstärken der Fall ist.

Die häufig als *Verrückung des Reizpunktes* bezeichnete Tatsache, daß bei der EaR der beste Reizeffekt zu erzielen ist, wenn die Reizelektrode an dem Übergang des Muskels in seine Sehne oder noch distaler aufgesetzt wird, ist wohl nur der Ausdruck dessen, daß ein Reizpunkt überhaupt nicht mehr besteht und die direkt ohne Vermittlung des Nerven ansprechenden Muskelfasern unter diesen Umständen am besten reagieren, wenn der Muskel seiner Länge nach durchströmt wird (Longitudinalreaktion). Oft ist der Zuckungseffekt sogar noch besser, wenn die Elektroden außerhalb des zu prüfenden Muskels proximal und distal von ihm aufgesetzt werden.

Die *Umkehr der Zuckungsformel* in dem Sinne, daß die AnSZ oder die AnÖZ bei schwächeren Strömen auftritt als die KaSZ, ist keineswegs konstant. Sie wird so häufig vermißt, daß ihrem Fehlen kein diagnostischer Wert beizumessen ist. Infolgedessen kommt der erneut von REISS aufgeworfenen Frage, wie die Umkehr der Zuckungsformel zu erklären sei, nur eine rein theoretische Bedeutung zu. (Näheres hierzu bei KRAMER in „Neuere Erfahrungen auf dem Gebiet der Medizinischen Elektrizitätslehre".)

Für die unter dem Begriffe der EaR zusammengefaßten Änderungen der Reaktionsweise des degenerierenden Muskels eine *pathologisch-anatomische* Grundlage zu erhalten, ist bisher nicht gelungen. Die histologischen Befunde bei der EaR unterscheiden sich auch nach neueren Untersuchungen im Prinzip nicht von denen der einfachen neurogenen Atrophie (ERB, JAMIN, LÖWENTHAL, ROSIN, SLAUK). Infolgedessen sind STRÜMPEL und JAMIN zu der Auffassung gekommen, daß in der EaR nicht eine besondere Veränderung der Muskelsubstanz in Erscheinung trete, sondern die Reaktion des entnervten Muskels an sich, während andere Autoren betonen, daß sie eine pathologisch veränderte muskuläre Reaktionsform darstelle. Daß nicht einfach das Manifestwerden einer muskulären Reaktionsweise schlechthin infolge des Fortfalls einer nervösen Hemmung vorliegen kann, geht schon daraus hervor, daß die EaR sich erst im Laufe der Zeit entwickelt, während die akute Ausschaltung der Myoneuraljunktion durch Curare keinen analogen Symptomenkomplex hervorruft. Es vollzieht sich also zweifellos nach Fortfall des nervösen Einflusses eine Umstimmung der muskulären Reaktionsweise, wie sie von Thörner durch den Nachweis einer gesteigerten Membrandurchlässigkeit im degenerierenden Muskel direkt erwiesen worden ist. Ob man eine solche Umstimmung als pathologische Reaktionsform bezeichnen will, ist eine rein begriffliche Frage.

Es spricht manches dafür, daß die EaR einen Rückschlag in die fetale Reaktionsform darstellt (Rückert). Tritt doch nach Fortfall des nervösen Einflusses zu der elektrischen EaR eine pharmakologische hinzu. Der Muskel gewinnt die Fähigkeit zurück, auf Acetylcholin und auch andere Pharmaca mit einer langanhaltenden tonischen Verkürzung zu reagieren, eine Fähigkeit, die anscheinend durch den cerebrospinalen Einfluß zurückgedrängt wird. Gerade diese Fähigkeit zur tonischen Kontraktion ist aber charakteristisch für die fetale quergestreifte Muskulatur, deren Verhalten ihrerseits wieder enge Beziehungen zu dem der glatten Muskulatur hat. Insofern gewinnen auch die mehrfachen Hinweise auf die Ähnlichkeit der EaR mit der Reaktionsweise der glatten Muskulatur an Bedeutung. Dagegen ist die Annahme, die EaR stelle eine spezifische Reaktion des Sarkoplasmas dar (Joteyko, Frank), vorerst eine rein hypothetische.

Von Wichtigkeit für die *diagnostische* und *prognostische Wertung* der EaR ist ihr Verlauf. Es ist dabei das Stadium der zunehmenden Degeneration und der Regeneration zu unterscheiden.

Totaltrennungen oder schwerere Läsionen des Nerven gehen fast ausnahmslos mit totaler EaR einher. Die bei akutem Einsetzen der Noxe zunächst noch normale indirekte faradische und galvanische Erregbarkeit beginnt gegen Ende der ersten Woche zu sinken und erlischt in der Folgezeit vollkommen.

Im Tierversuch hat sich gezeigt, daß dies schon zu einer Zeit der Fall ist, da die Nervenaktionsströme nach Intensität und Dauer noch keinerlei Veränderungen zeigen. Die Myoneuraljunktion stellt also ihre Funktion früher ein als die Nervenfasern (Titeca).

Ebenso sinkt bei direkter Reizung die faradische Erregbarkeit und verschwindet schließlich, in manchen Fällen erst relativ spät, nach 6—8 Wochen, und zwar unter Umständen auch dann erst nach dieser Zeit, wenn es sich um eine komplette Leitungsunterbrechung handelt. Foerster hat in einem solchen Fall sogar erst nach einem Jahr die faradische Erregbarkeit erloschen gefunden. Die direkte galvanische Erregbarkeit weist in der ersten Zeit, nach Erb etwa von der zweiten Woche an, eine Steigerung auf, die dann nach einiger Zeit in ein Absinken umschlägt. Letzteres kann abnorm rasch erfolgen, ohne daß sich daraus aber prognostisch ungünstige Schlüsse ziehen lassen (Oppenheim, Foerster, Spielmeyer). Ein völliges Erlöschen der galvanischen Erregbarkeit, dessen Feststellung sich im übrigen ja meist nur auf die percutane Reizung bezieht, ist selten. Meist sind dann begleitende Prozesse im Spiele, wie Schädigung der großen Gefäßstämme, ischämische Muskelkontrakturen, Gelenkkontrakturen. Parallel zu den quantitativen Änderungen der direkten Erregbarkeit entwickeln sich die qualitativen, vor allem die Verlangsamung der galvanischen Einzelzuckung.

Ist die Läsion eine leichtere, so kommt es nicht zur Entwicklung einer kompletten, sondern nur einer partiellen EaR.

Das Verhalten der *Chronaxie* während der Degeneration ist deshalb wichtig, weil der Verlauf der letzteren sich so zweifellos besser quantitativ verfolgen läßt wie die durch die galvanische Schwellenbestimmung. Unter Umständen gelingt es, ganz im Beginn ein Stadium festzustellen, in dem die Chronaxie auf $^1/_3$—$^1/_2$ ihres Normalwertes absinkt. Oft setzt aber so rasch ein Anstieg ein, daß das erste Stadium der Beobachtung entgeht. Nach 2—3 Monaten erreicht die Chronaxie ihr Maximum, das 50—60 σ und mehr betragen kann. Nach 7—8 Monaten sinkt sie unter Umständen wieder etwas ab auf 10—20 σ und verharrt dann auf diesem Wert, solange noch eine Erregbarkeit nachweisbar ist (BOURGUIGNON).

Die *Restitution*, sei es, daß sie spontan erfolgt, oder bei traumatischen Läsionen durch die Nervennaht eingeleitet wird, kann in jedem Stadium der EaR einsetzen. Dabei besteht nach den Erfahrungen zahlreicher Autoren kein durchgehender Parallelismus zwischen elektrischem Verhalten und Willkürinnervation. Letztere kann schon wiederkehren, während die *direkte* galvanische Erregbarkeit noch absinkt, es kommt aber auch vor, daß zunächst die direkte galvanische Zuckung rascher wird und dann erst in einigem Abstand die Willkürinnervation nachfolgt. Die *indirekte* faradische und galvanische Erregbarkeit kehrt meist später zurück als die Willkürinnervation, aber auch das umgekehrte Verhalten ist zu beobachten. Daß letzteres die Regel darstellt, wie BOURGUIGNON angibt, muß bezweifelt werden. Ist doch mehrfach festgestellt worden, daß der Gegensatz zwischen Willkürinnervation und elektrischem Verhalten bei der Spontanremission und nach der Nervennaht so weit gehen kann, daß bei völliger Rückkehr der Funktion noch totale EaR vorhanden sein kann (FOERSTER u. a.).

Die Chronaxie im Verlaufe der Regeneration ist von BOURGUIGNON nach 10 gelungenen Nervennähten verfolgt worden. Auch nach frühzeitig vorgenommener Operation sinkt diese in der Folgezeit doch noch weiter ab, erreicht aber nach 3 Monaten im Durchschnitt nur 20 σ, während ihr Wert ohne Operation zur gleichen Zeit 50—70 σ beträgt. Im übrigen entspricht der Verlauf in umgekehrter Folge im wesentlichen dem der Degeneration. Aus dem homogenen Verhalten des Muskels mit einheitlicher, verlängerter Chronaxie und totaler EaR wird zunächst wieder ein heterogenes Verhalten mit rückkehrender indirekter elektrischer Erregbarkeit und verschiedenen Chronaxien, das dann wieder in das normale, homogene Verhalten übergeht. Zur Zeit der Wiederkehr der aktiven Beweglichkeit können aber die Chronaxien noch erheblich über der Norm liegen. Es steht dies damit im Einklang, daß, wie bereits erwähnt, in diesem Stadium auch noch ausgesprochene qualitative Veränderungen vorhanden sein können. Bemerkenswert ist fernerhin, daß die BOURGUIGNONschen Protokolle nicht selten Werte enthalten, die einen erheblichen Heterochronismus zur Zeit der Rückkehr der Willkürinnervation anzeigen. So beträgt in einem Falle 14 Tage nach Rückkehr der Willkürinnervation die Chronaxie am Reizpunkt 14 σ, am Nerven 0,31 σ, in einem anderen ist das Verhältnis 13,0 : 1,3. BOURGUIGNON erwähnt dies nicht, obwohl diese Befunde unvereinbar sind mit seiner Auffassung, daß der Isochronismus die Grundlage für den normalen Funktionsablauf darstelle. Auch von anderen Seiten ist dies bestritten und bei Rückkehr der Willkürinnervation noch ein Heterochronismus festgestellt worden (MARKOW), womit auch die Erfahrungen des Verfassers übereinstimmen.

Daß nach einer Totaltrennung die Chronaxiewerte überhaupt wieder vollkommen zur Norm zurückkehren, hält BOURGUIGNON für unwahrscheinlich. In seinen Fällen waren noch nach 5 Jahren Störungen nachweisbar, während FOERSTER und ALTENBURGER in mehreren, mit sehr gutem Resultat operierten Fällen 5—6 Jahre nach der Naht vollkommen normale Chronaxiewerte feststellen konnten.

Daß andererseits trotz Wiederherstellung der normalen elektrischen Erregbarkeit, soweit wenigstens die galvanische und faradische Schwelle hierüber etwas aussagt, die Wiederkehr der Willkürinnervation ausbleiben kann, ist eine bekannte Erfahrung. Chronaximetrische Untersuchungen derartiger Fälle liegen bisher kaum vor. Bei einem dieser Kranken, der das Bild einer Radialislähmung bot, sah Verfasser die ursprünglich vorhandenen Störungen der elektrischen Erregbarkeit bis zu normalen Chronaxiewerten zurückkehren und trotzdem die Willkürinnervation ausbleiben. Inwieweit es sich in diesen Fällen um Gewohnheitslähmungen in dem Sinne handelt, daß die Kranken die Impulserteilung nicht wieder erlernen, oder um eine psychogene Fixierung eines ursprünglich organischen Lähmungszustandes, ist oft kaum zu entscheiden.

Für die *diagnostische und prognostische Bewertung der EaR* ergibt sich aus dem Vorangehenden folgendes: Eine komplette EaR zeigt zwar an, daß eine schwere Läsion vorliegt, schließt aber keineswegs die Möglichkeit einer Spontanrestitution aus. Die komplette EaR allein entscheidet ferner niemals, ob eine Totaltrennung vorliegt.

Berechtigt demnach die komplette EaR nicht ohne weiteres zu einer schlechten Prognose, so ist andererseits die Feststellung einer nur partiellen EaR nicht uneingeschränkt als prognostisch günstiges Zeichen zu werten. Sie zeigt zwar im allgemeinen an, daß die vorhandene Schädigung leichterer Natur ist und die Aussichten auf eine Spontanremission gute sind, es muß aber andererseits damit gerechnet werden, daß im Laufe der Zeit neu hinzutretende Noxen wie Callus- und Narbenbildung dazu führen können, daß die zunächst partielle EaR dann doch noch in eine totale übergeht. Besondere Vorsicht in prognostischer Hinsicht ist dann geboten, wenn die Schädigung des Nerven erst kurze Zeit zurückliegt. Es ist dann nicht zu übersehen, ob letztere die Höhe ihrer Wirkung schon erreicht hat, oder ob mit einer weiteren Verschlechterung und Übergang in komplette EaR zu rechnen ist. Daraus können sich große Schwierigkeiten in der Indikationsstellung zur operativen Intervention ergeben, und es ist dies einer der Gründe, weshalb FOERSTER sich stets gegen die Frühoperation der peripheren Nervenläsionen — abgesehen von den Totaltrennungen durch scharfe schneidende Gewalt — gewandt hat. Für die therapeutische Indikationsstellung bedeutet nach alledem die EaR nur ein allerdings wesentliches Symptom im klinischen Gesamtbild.

Von größter Wichtigkeit ist es, an die erste elektrische Untersuchung peripherer Nervenläsionen eine fortlaufende Kontrolle anzuschließen. Wie im weiteren Verlaufe der Zuckungsablauf sich gestaltet, ob er träger oder rascher wird, ob eine zunächst noch vorhandene indirekte Erregbarkeit erlischt oder wiederkehrt, falls sie vorher fehlte, ob die direkte Erregbarkeit sich ändert und anderes ist von wesentlicher Bedeutung. Dagegen ist in der zahlenmäßigen Wertung von Änderungen der faradischen und galvanischen Schwelle, zumal wenn diese nicht erheblich sind, Zurückhaltung geboten. Ist doch die Intensitätsschwelle in weitem Umfange von Faktoren abhängig, die mit der Funktion der einzelnen Faserelemente nichts zu tun haben, sondern physikalischer Natur sind. Auch die Rheobase ist nicht unabhängig hiervon. Ihre jeweilige Größe besagt zunächst nur, daß die zur Erregung erforderliche Stromdichte erreicht ist, gibt aber noch keine ausreichende Auskunft über den eigentlichen Funktionszustand der Muskelelemente. Verwertbarer in quantitativer Richtung und damit für eine fortlaufende Kontrolle der Degeneration und Restitution geeigneter ist die Chronaxie. Andererseits darf deren Bedeutung vorerst aber auch nicht überschätzt werden. Wir wissen noch zu wenig darüber, wie diese sich verhält, wenn die Restitution nur eine partielle ist oder eine zunächst in gutem Fortschritt begriffene Restitution plötzlich halt macht oder rückläufig wird. Für diese Abweichungen von dem normalen Restitutionsverlauf prognostische Hinweise zu erhalten, wäre aber von größter Wichtigkeit.

Neben den traumatischen Läsionen peripherer Nerven werden auch solche anderer Genese immer wieder Gelegenheit geben, die Chronaxie zur frühzeitigen

Diagnose und Prognose heranzuziehen. Besondere Bedeutung hat diese für die Erkennung von *Gewerbeschädigungen*, insbesondere durch *Blei*, gewonnen, die zur Zeit 85% aller gewerblichen Erkrankungen in Deutschland ausmachen. Dabei sind nach F. H. LEWY und WEISS im elektrischen Verhalten der Muskulatur drei Stadien von Wichtigkeit, denen gemeinsam ist, daß sie der eigentlichen Muskellähmung bzw. Schwäche vorausgehen und demnach ein Frühsymptom darstellen. Nachweisbar sind die Veränderungen des Zeitwertes in erster Linie an den Hand- und Fingerstreckern, gelegentlich auch im Peronealgebiet, und zwar ist im ersten Stadium der Bleieinwirkung die Chronaxie verkürzt bei gleichzeitigem Anstieg der Rheobase. Es ist dies augenscheinlich das gleiche „Reizstadium", das auch bei der mechanischen Durchtrennung eines Nerven in Erscheinung treten kann, das hier nur sehr flüchtig, bei der chronisch toxischen Schädigung aber von wesentlich längerer Dauer ist. Im zweiten Stadium erfolgt der Umschlag des Zeitwertes von der Verkürzung zur Verlängerung, wobei die Chronaxie wieder den Normalwert passiert. Die Berücksichtigung der zunächst hoch bleibenden Rheobase soll vor dem Übersehen dieses kritischen Stadiums schützen. Wichtiger ist in fraglichen Fällen das Verhalten der *sensiblen* Chronaxie, deren Veränderungen denen der motorischen vorauseilen (F. W. KROLL). Im dritten Stadium erreicht die Chronaxie schließlich Werte, die das Vielfache des Normalen betragen, während die Rheobase absinkt. Hier liegt die eigentliche Gefahrenzone, die der klinisch feststellbaren Streckerschwäche vorausgeht. Es gelingt so, subjektive Klagen zu objektivieren, ferner oft früher als mit den übrigen Methoden eine drohende Bleischädigung festzustellen und auch den Einwirkungsgrad des Bleis auf das Nervensystem näher zu erfassen. Voraussetzung hierfür ist, daß Erkrankungen anderer Art wie Alkoholismus, Tuberkulose, Trichinose (MARKOW), Pellagra (DOROGAN und CAPRI) u. a. ausgeschlossen werden können, bei denen, sofern sie das periphere Nervensystem schädigen, natürlich die chronaximetrischen Veränderungen die gleichen sind wie bei der Bleivergiftung. Zu berücksichtigen ist ferner, daß eine normale Chronaxie zwar gegen eine Bleischädigung des Nervensystems spricht, nicht aber ohne weiteres eine Bleischädigung des Nervensystems ausschließt.

Untersuchungen an Arbeitern mit *Preßluftgeräten* sind von BEINTKER und SCHULTZIK durchgeführt worden. Die Chronaxiewerte waren unmittelbar nach der Arbeit stark erhöht, nach Ruhezeit von einigen Tagen sanken sie auf normale Werte ab.

Bei *Kontrakturen* nach peripheren Facialislähmungen haben BOURGUIGNON, ebenso MARINESCO auf der erkrankten Seite verkürzte Chronaxien gefunden.

Nucleare Läsionen. Dieselben Veränderungen quantitativ-qualitativer Art wie bei Läsionen peripherer Nerven, der Plexus und vorderen Wurzeln finden sich auch bei nuclearen Läsionen. So kommt die biologische Einheit des peripheren Neurons auch in einem einheitlichen elektrischen Verhalten zum Ausdruck. Für die Entscheidung, an welcher Stelle der letzten gemeinsamen Wegstrecke im gegebenen Fall die Läsion zu suchen ist, gibt die elektrische Untersuchung keine oder nur geringe Anhaltspunkte. Die Verteilung der EaR auf die einzelnen Muskeln ist zwar bei nuclearen Läsionen entsprechend der segmentalen Anordnung der den einzelnen Muskeln entsprechenden Vorderhornzellen im allgemeinen eine andere als bei Schädigung eines peripheren Nerven. Erfaßt letztere aber nicht in gleicher Stärke den ganzen Querschnitt des Stamms, sondern nur einzelne Bündel, oder sind im Ausbreitungsgebiet eines Nerven Doppelversorgungen und Anastomosen vorhanden, so können auch bei peripheren Läsionen in der Verteilung der EaR auf die entsprechenden Muskelgruppen erhebliche Dissoziationen vorhanden sein. Intaktheit einzelner Muskeln,

EaR anderer kann so auch bei rein peripheren Läsionen ein nucleares Syndrom vortäuschen.

Auch die Chronaxie zeigt unabhängig vom Sitz der Läsion innerhalb des peripheren Neurons die gleichen Veränderungen. Sie ist ebenso wie bei peripheren Läsionen auch bei solchen nuclearen Sitzes jedweder Genese verlängert. Hierbei kann ein analoges heterogenes Verhalten derselben beobachtet werden wie bei peripheren Läsionen. Es finden sich dann im Bereiche eines Muskels verschiedene Werte, unter Umständen neben mehr oder minder verlängerten vollkommen normale (STEIN). Seine Erklärung findet dieses Verhalten in der säulenförmigen Ausdehnung der den einzelnen Muskeln entsprechenden Kernsäulen über mehrere Segmente. Die heterogenen Chronaxiewerte spiegeln dann die verschiedene Intensität des pathologischen Prozesses in den einzelnen Abschnitten der Kernsäulen wieder.

In zunächst intakt erscheinenden Nachbargebieten nuclear geschädigter Muskeln, z. B. bei Syringomyelie, luetischen und anderen Vorderhornprozessen sind Chronaxieverkürzungen zu beobachten (Verf.). Sie stellen wohl ebenso wie die gleichen Veränderungen auf peripherem Gebiete den Ausdruck eines der Lähmung vorausgehenden Irritationsstadiums dar und schlagen bei weiterem Fortschreiten des Prozesses in eine Verlängerung um. Die Chronaxie zeigt in diesen Fällen, daß der pathologische Prozeß von größerer Extensität ist, als es nach dem klinischen Bild den Anschein hat.

Für die Differentialdiagnose zwischen nuclearen und peripheren Läsionen vermittelt die elektrische Untersuchung bisher nur zwei Kriterien, aber auch deren praktische Verwertbarkeit ist vorerst nur eine sehr beschränkte. Das erste besteht darin, daß bei nuclearen Läsionen faradische Reizung vom Nervenstamm aus mit sehr starken Strömen noch eine ganz langsam ablaufende Muskelkontraktion auslösen kann. Es ist dies ein Vorgang, der in gleicher Weise von SHERRINGTON am Tier nach Durchschneidung der vorderen und hinteren Wurzeln beobachtet und in Parallele zu dem VULPIAN-HEIDENHAINschen Zungenphänomen gesetzt worden ist. Sein Nachweis gelingt allerdings oft nicht und ist deshalb nur von begrenztem Wert.

Auf ein zweites differentialdiagnostisches Kriterium hat WEISS aufmerksam gemacht. Es besteht darin, daß die normale verlängernde Wirkung des Adrenalins auf die Muskelchronaxie, ebenso die verkürzende des Acetylcholins bei peripheren Läsionen fehlt, bei nuclearen dagegen vorhanden ist. Eine Nachprüfung, die vor allem Läsionen verschiedener Intensität zu berücksichtigen hätte, steht noch aus.

Werden bei Folgezuständen von nuclearen Läsionen, insbesondere nach Poliomyelitis, Transplantationen vorgenommen, so geht die sich vollziehende Funktionsumstellung einher mit einer Wandlung der Chronaxie der transplantierten Muskeln. Es nähert sich diese den Normalwerten der Muskeln, deren Funktion sie übernehmen (FUSARI und PENNACHIETTI). Erreicht wird die neue Funktion, wie bekannt, über ein Stadium der Unsicherheit, in dem das Transplantat bald in der Richtung seiner alten, bald in der seiner neuen Funktion arbeitet. Es entspricht dem nach KNORR und STEIN auch ein Wechsel der Erregbarkeitswerte. Inwieweit sich diese Erfahrungen verallgemeinern lassen, kann erst ein größeres Material zeigen. KURELLA hat gute Funktion eines transplantierten Muskels gesehen, auch ohne daß eine dem Funktionswandel entsprechende Chronaxieänderung eintrat.

Supranucleare Läsionen. Änderungen der elektrischen Erregbarkeit der Muskulatur bei supranuclearen Läsionen finden sich in der älteren Literatur vielfach für die *cerebralen Atrophien* angegeben, deren Entstehung noch heute lebhaft umstritten ist. Die Ursache für diese Abweichungen von der Norm ist jedoch größtenteils nicht in der Läsion der supranuclearen motorischen Bahnen selbst, sondern in begleitenden pathologischen Prozessen verschiedener Art zu suchen. Die bei den cerebralen Atrophien anzutreffende Erhöhung der faradischen und galvanischen *Intensitätsschwelle* findet ihre Erklärung durch die Abnahme der contractilen Substanz und die infolgedessen notwendige größere Stromdichte. Wiederholt ist dabei Umkehr der Zuckungsformel und auch *Zuckungsträgheit* beschrieben worden, für deren Zustandekommen jedoch Vorgänge in der Peripherie, wie vasomotorische Störungen u. a., verantwortlich zu machen sind. Eine vollausgebildete EaR ist bei reinen cerebralen Atrophien nie beobachtet worden. In den zwei Fällen Albrechts, die eine partielle EaR zeigten, war eine durch Carcinomkachexie bedingte begleitende Neuritis nachweisbar. *Chronaximetrische* Untersuchungen sind von Weil, von Marinesco, Kreindler und Facon und von Peremy ausgeführt worden. Sie zeigten keine auf eine Läsion des peripheren Neurons zu beziehenden Veränderungen, die Werte waren nicht verlängert. Wenn mit diesen Feststellungen die Genese der cerebralen Atrophien auch in keiner Weise geklärt ist, so besagen sie doch so viel, daß eine sekundäre Erkrankung des peripheren Neurons nicht die Ursache sein kann.

Auch bei den *ohne Atrophien* einhergehenden supranuclearen Läsionen finden sich keine Änderungen der faradischen und galvanischen Intensitätsschwelle, die auf die Läsion der betroffenen Bahnen und Zentren selbst bezogen werden könnten. Die Rheobase deckt solche nicht auf, wohl aber die Chronaxie.

Bei den *Pyramidenbahnläsionen* sind von Bourguignon im *initialen schlaffen Stadium* keine Veränderungen der Chronaxie gefunden worden. Weiss und auch Markow geben eine Erhöhung der Antagonistenwerte an. Im *spastischen* Stadium ist das Pyramidenbahnsyndrom nach Bourguignon an den oberen Extremitäten charakterisiert durch eine Vergrößerung des Antagonistenverhältnisses. Zustande kommen kann diese entweder durch eine gleichzeitige, aber entgegengesetzt gerichtete Änderung der Beuger- und Streckerwerte, durch eine alleinige Zunahme der Streckerwerte oder schließlich auch durch eine alleinige Abnahme der Beugerwerte. An den unteren Extremitäten erfährt das Antagonistenverhältnis eine Umkehr, die Werte der hinten gelegenen Muskeln sinken ab, während die der vorn gelegenen ansteigen. Im wesentlichen sind diese Befunde mehrfach bestätigt worden (Marinesco, Weiss, Markow u. a.), sie dürfen aber nicht verallgemeinert und als eine charakteristische Komponente des Pyramidenbahnsyndroms aufgefaßt werden. Stein, ebenso Verf. haben dabei auch eine Angleichung der Antagonistenwerte beobachtet, die sich übrigens auch in einigen der Bourguignonschen Protokolle findet, ohne daß von ihm darauf Bezug genommen worden ist. Daß diese Angleichung den Ausdruck einer klinisch nicht in Erscheinung tretenden Mitbeteiligung des extrapyramidalen Systems darstellt, ist nach den Befunden bei dessen isolierter Läsion (s. weiter unten) möglich, aber nicht erwiesen. Schließlich können auch gelegentlich bei ausgeprägtem klinischen Bild chronaximetrische Veränderungen vollkommen fehlen. Nach Markow „sieht es so aus“, als ob das Alter und möglicherweise auch die Lokalisation des Prozesses für den jeweiligen chronaximetrischen Befund von Bedeutung sind, sicher ist dies nach den Erfahrungen des Verfassers nicht. Auch bei gleichem klinischen Bild kann das chronaximetrische Verhalten der betroffenen Muskeln ein verschiedenes sein.

Zeigen letztere in Ruhelage keine Veränderungen, so gelingt es nach Marinesco, Sager und Kreindler unter Umständen durch passive Änderungen ihres Dehnungszustandes solche zur Darstellung zu bringen. An den kontrakturierten Muskeln bedingt Dehnung eine Abnahme der Chronaxie, oder diese bleibt unverändert, Erschlaffung ist von einer Zunahme der Werte begleitet. Die Antagonisten werden entweder überhaupt nicht von dem Dehnungsgrad beeinflußt, oder sie verhalten sich umgekehrt wie die Agonisten. Als allgemeines Prinzip ergibt sich demnach eine Vergrößerung des Antagonistenverhältnisses durch Änderung des Dehnungsgrades der Muskulatur, die übrigens beim Gesunden nicht zu erzielen ist. *Novocaininjektion* am Reizpunkt führt nach den vorgenannten Autoren beim Pyramidenbahnkranken zu einer 7—8fachen Verlängerung der Werte, die beim Normalen unter den gleichen Bedingungen höchstens auf das Doppelte ansteigen. *Lumbalanästhesie* hat nach KREINDLER und FACON bei Paraplegien ebenfalls einen Anstieg der Werte zur Folge, was aber wohl auch beim Normalen der Fall sein dürfte.

Die Grundlage für das Auftreten des BABINSKIschen Zeichens bei Pyramidenbahnläsionen sieht BOURGUIGNON in der Entwicklung eines pathologischen sensitivo-motorischen Isochronismus, der dadurch zustande kommt, daß die Chronaxie der Extensoren des Fußes und der Zehen ansteigt und in die Größenordnung der sensiblen Chronaxie der Planta pedis rückt. Nun wird aber von den meisten Autoren schon das Bestehen eines normalen sensitivo-motorischen Isochronismus abgelehnt. Hinzukommt, daß ein Babinski auch in Fällen ohne entsprechende Chronaxieveränderungen auftreten und unter Umständen auch von anderen Stellen als der Fußsohle ausgelöst werden kann. Ähnliches gilt für den Versuch, die Änderungen im Ablauf der Sehnenreflexe beim Pyramidenbahnsyndrom durch das Auftreten pathologischer sensitivo-motorischer Isochronismen zu erklären (BOURGUIGNON). Die Aktionsstromanalyse zeigt, daß die Wandlungen im Ablauf dieser Reflexe viel zu mannigfaltig sind, als daß sie durch die Aufstellung starrer Beziehungen zwischen dem Zeitbedarf bestimmter sensibler und motorischer Elemente erklärt werden könnten (vgl. auch S. 969).

Chronaxieveränderungen im gelähmten Glied durch tonische Hals- und Labyrinthreflexe haben SAGER und KREINDLER beschrieben.

Bei *extrapyramidalen Läsionen* mit hypokinetischem, rigidem Syndrom ist nach den übereinstimmenden Ergebnissen sämtlicher Untersucher eine Angleichung der Antagonistenwerte der häufigste Befund. Unter Umständen ist die gesamte Muskulatur der oberen und unteren Extremitäten davon betroffen, so daß es zu einer vollkommenen Nivellierung kommt, die auch in Frühfällen mit nur wenig ausgeprägtem klinischen Bild vorhanden sein kann. Ein strenger Parallelismus zwischen letzterem und chronaximetrischem Verhalten der Muskulatur besteht jedoch nicht. So können beim Hemiparkinson auf der klinisch intakt erscheinenden Seite die Chronaxieveränderungen ebenso ausgeprägt sein wie auf der kontralateralen. Vergrößerung des Antagonistenverhältnisses an den unteren Extremitäten, Erhöhung der Muskelchronaxie in älteren Fällen und dadurch Heterochronismus ist von MARINESCO beobachtet worden. Auf letzteren als einen evidenten, allgemein beim hypokinetischen Syndrom anzutreffenden Befund hat MARKOW hingewiesen.

Scopolamin, in geringerem Maße auch Harmin, haben die Tendenz, die pathologisch veränderten Chronaxien beim Parkinsonsyndrom zur Norm zurückzubringen, und zwar ist die Wirkung des ersteren von der Entwicklung einer leichten Alkalose im Blut begleitet (MARINESCO). Bemerkenswert ist, daß im gesunden Organismus das Scopolamin nach Tierversuchen von RUDEANU und BONVALLET die entgegengesetzte Wirkung hat, es führt eine Angleichung der Chronaxiewerte herbei. Auch hier erweist sich also, wie bei der Besprechung des vegetativen Systems S. 819 hervorgehoben, die Wirkung eines vegetativen Pharmakons als abhängig von dem Gesamtzustand des Organismus.

Bulbocapnin vergrößert am normalen Tier das Antagonistenverhältnis, nach Decortizierung fehlt diese Veränderung, es soll jedoch ein bereits vorher vorhandener Heterochronismus eine Vergrößerung erfahren (MARINESCO, SAGER und KREINDLER, SAGER). Letzteres ist auch von der Enthirnungsstarre berichtet worden, die vergleichsweise hier erwähnt sei.

Nach RUDEANU und BONVALLET kommt es dabei zu einer Angleichung der Antagonistenwerte, während nach MARINESCO, SAGER und KREINDLER die Verhältnisse komplizierter liegen. Sie fanden in den rigiden Streckern 2 Chronaxien, eine 3—4mal höhere als in der Norm und eine um die Hälfte kleinere, in den Antagonisten ebenfalls zwei Werte, einen normalen und einen um das Doppelte erhöhten. Pharmaca sollen nur auf die großen Chronaxien wirken, Cholin im Sinn der Verlängerung, Ca im Sinn der Verkürzung. Es zeigt das wiederum die Abhängigkeit der Wirkung vegetativer Pharmaca von zentralnervösen Einflüssen.

Tonische Halsreflexe führen zu einer Verkürzung der Werte in den Streckern des Kieferbeines, auch gleichzeitige Verlängerung wird angegeben, und zwar sind diese Veränderungen nicht nur am decerebrierten, sondern auch am intakten Tier und auch am Menschen zu

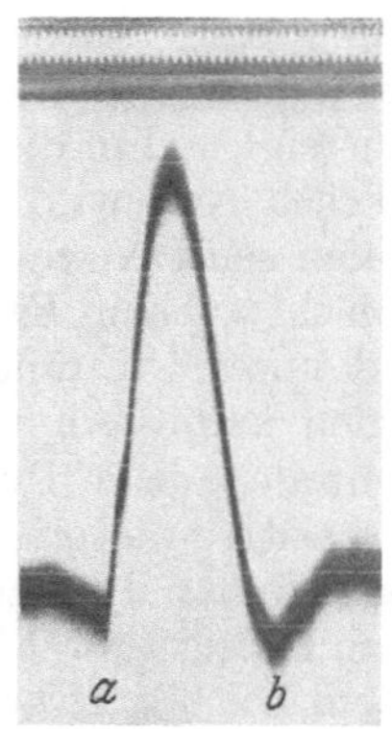

Abb. 35 a. Triceps brachii, Verdickungskurve optisch registriert. Organisch Gesunder. Zuckungsdauer gemessen von a—b = 0,18 Sek.

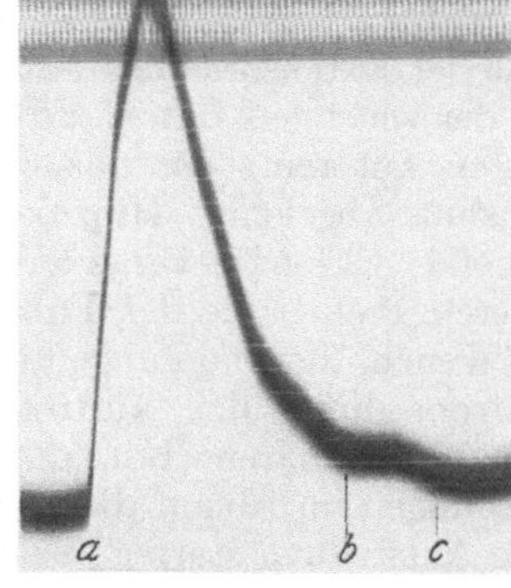

Abb. 35 b. Wie a, postencephalitischer Parkinson. Zuckungsdauer gemessen von a—b = 0,38 Sek., a—c = 0,51 Sek.

erzielen (WEISS, MARINESCO, SAGER und KREINDLER, MARKOW). Auch die Stützreaktion führt zu einer Verkürzung der Streckerwerte, die bei Hinzutreten eines tonischen Halsreflexes noch weiter absinken.

Außer der Chronaxie kann beim hypokinetischen rigiden Pallidumsyndrom auch der Zuckungsablauf verändert sein, und zwar kommt es bei direkter und indirekter faradischer Reizung zu einer tonischen Kontraktionsnachdauer, in leichten Fällen in Form einer langsamen Erschlaffung, in ausgesprocheneren wird der Kontraktionszustand lange beibehalten (FOERSTER). Auch der Ablauf der Einzelzuckung kann, wie mehrfach beschrieben, eine Verlängerung aufweisen, die aber mehr im Myogramm (Abb. 35) als bei der subjektiven Beobachtung in Erscheinung tritt. Gleichzeitig nimmt auch die Zahl der zur Erzielung eines Tetanus erforderlichen Reize ab. All das besagt, verglichen mit dem Verhalten der Chronaxie, daß beim Pallidumsyndrom ein Parallelismus zwischen Zeitschwelle und Zuckungsdauer nicht besteht. Bemerkenswert sind die Veränderungen der letzteren auch insofern, als es bei supranuclearen Läsionen anderen Sitzes bisher nicht gelungen ist, Änderungen im Zuckungsablauf und in der Bindung zum Tetanus nachzuweisen, wie u. a. ausgedehnte Untersuchungen von FOERSTER und ALTENBURGER ergeben haben.

Das *extrapyramidale hyperkinetische Syndrom* mit Tremor, choreatischen Bewegungsstörungen, Myoklonien geht nach BOURGUIGNON mit keinen Chronaxieveränderungen einher, während WEISS, MARINESCO, KREINDLER, MARKOW solche gefunden haben. Die Schwierigkeiten einer exakten Untersuchung dieser Fälle dürfen nicht unterschätzt werden.

Der *Torticollis spasticus* ist nach BOURGUIGNON von einer Chronaxieverkürzung in den krampfenden Muskeln und einer Verlängerung in ihren

Antagonisten begleitet. Konstant scheinen jedoch auch diese Veränderungen nicht zu sein, Verfasser hat sie in mehreren Fällen von ausgesprochenem Tortikollis und Retrokollis vermißt.

Bei *cerebellaren Läsionen* verschiedener Genese, Resektionen einer Cerebellarhälfte, Tumoren, Kleinhirntuberkel, multiplen Sklerosen von cerebellarem Typ ist erstmalig vom Verfasser eine ganz analoge Angleichung der Chronaxiewerte beobachtet worden wie bei extrapyramidalen Läsionen, nicht selten auf einem unter der Norm liegenden Niveau. Auch hier kann diese Angleichung so weit gehen, daß fast sämtliche Muskeln der oberen und unteren Extremitäten sich auf einen einheitlichen Wert einstellen. Eine Gesetzmäßigkeit besteht in dieser Hinsicht aber nicht, es können bei Fällen mit ausgeprägtem klinischen Bild jegliche chronaximetrischen Veränderungen fehlen. Bei einseitigen Läsionen, wie nach der operativen Resektion einer Cerebellarhälfte, sind die gleichen Veränderungen wie auf der homologen Seite, in geringerem Ausmaß auch auf der kontralateralen festzustellen. Wird dann im weiteren Verlauf der Kleinhirnausfall kompensiert, und klingen die Cerebellarsymptome ab, so kehren auch die Chronaxieveränderungen zur Norm zurück. MARKOW hat diese Feststellungen bestätigen können, und auch im Tierversuch ist an Tauben nach Läsionen des Cerebellum eine Angleichung der Antagonistenwerte gefunden worden (RUDEANU und BONVALLET).

Bei *Spinalerkrankungen* systematischer und nicht systematischer Natur können sich nuclear und supranuclear bedingte Chronaxieveränderungen kombinieren, wobei letztere teils mit der Läsion efferenter, teils mit der afferenter Systeme zusammenhängen können, so daß dann kompliziertere Bilder entstehen als bei der isolierten Affektion ganz bestimmter zentralnervöser Stationen und Bahnen. Oft läßt sich so feststellen, daß der Krankheitsprozeß von größerer Extensität ist, als es nach dem rein klinischen Bild den Anschein hat, ohne daß sich aber aus dem jeweiligen Befund irgendwelche Schlüsse hinsichtlich seiner Natur ziehen lassen. Untersuchungen, die KREINDLER und SCHEICHTER an allerdings nur 3 Familien mit *Heredodegenerationen* durchgeführt haben, ergaben Chronaxieveränderungen, die auf eine funktionelle Minderwertigkeit der bei anderen Familienmitgliedern erkrankten Systeme hinwiesen, und zwar an Personen, die bei der üblichen klinischen Untersuchung als phänotypisch gesund erschienen. Bei der *Tetanusintoxikation* sind die Chronaxien am Reizpunkt und Nerven verkürzt (MARINESCO, SAGER und KREINDLER).

Zusammengefaßt ergeben sich für die Bewertung der chronaximetrischen Befunde bei supranuclearen Läsionen folgende allgemeine Gesichtspunkte:

Bereits die Altmeister der Neurologie wußten, daß die Vorderhornzelle und die mit ihr eine biologische Einheit bildende letzte gemeinsame Wegstrecke außerordentlich fein auf Änderungen in den von den verschiedenen supranuclearen Stationen kommenden Erregungen reagiert — ein Vorgang der mit der Bezeichnung „Umstimmung" eine heute vielfach übliche neue begriffliche Prägung erfahren hat (vgl. S. 789). Die Feststellung chronaximetrischer Veränderungen unter diesen Bedingungen bringt also nicht einen völlig neuen Tatbestand zur Darstellung, wohl aber ist damit erstmalig gezeigt worden, daß der „Funktionswandel", der sich bei supranuclearen Läsionen vollzieht, auch mit Änderungen in der Reaktionsweise der peripheren neuromuskulären Apparate der elektrischen Stromeinwirkung gegenüber einhergeht. Sie kommen in ganz analoger Weise auch im Tierexperiment zur Darstellung, wo sie LAPICQUE zu der Unterscheidung einer Substitutions- und Konstitutionschronaxie geführt haben.

Änderungen der Chronaxie bei supranuclearen Läsionen stellen nicht selten ein Frühsymptom dar, das auch diagnostisch und prognostisch verwertbar ist. So kann eine Angleichung der Antagonistenwerte dem Auftreten manifester extrapyramidaler Symptome vorausgehen u. a. Es ist ferner zu beobachten, daß mit dem Fortschreiten der klinischen Symptome auch die chronaximetrischen Veränderungen zunehmen und mit Rückgang derselben wieder verschwinden. Es besteht aber keineswegs, wie im vorangehenden bereits betont, ein durchgehender Parallelismus zwischen klinischem Bild und chronaximetrischem Verhalten. Wir sehen vielmehr so weitgehende Dissoziationen, daß bei ausgeprägtem, klinischem Bild chronaximetrische Veränderungen völlig fehlen können. Es lassen sich auch nicht bestimmten klinischen Zustandsbildern charakteristische chronaximetrische Syndrome zuordnen, es können vielmehr Läsionen verschiedensten Sitzes mit den gleichen chronaximetrischen Veränderungen einhergehen. So zeigt die folgende Zusammenstellung vier Fälle mit ganz verschiedenen Läsionen, und doch zeigen alle das gleiche chronaximetrische Syndrom der Angleichung der Antagonistenwerte:

		σ
Pyramidenbahnläsion	Ext. digit. Flex. digit.	0,16 0,16
Extrapyramidale Läsion	Ext. c. rad. Flex. c. rad.	0,22 0,22
Cerebellarläsion	Ext. c. rad. Flex. c. rad.	0,26 0,23
Medulläre Läsion	Tib. ant. Gastrocn.	0,16 0,16

Man darf nach alledem den diagnostischen Wert der Chronaxiebefunde bei supranuclearen Läsionen nicht überschätzen. Sie sind pathophysiologisch bedeutsam, sie werden gegebenenfalls auch zur Ergänzung des übrigen klinischen Befundes heranzuziehen sein, sie ändern aber nichts daran, daß die zentrale Aufgabe der elektrischen Untersuchung auch weiterhin die Unterscheidung zwischen Läsionen der letzten gemeinsamen Wegstrecke und solchen supranuclearen Sitzes bleibt.

Pathophysiologisch bedeutsam sind die supranuclear bedingten Chronaxieveränderungen insofern, als sie fast mehr noch als die peripher bedingten Veränderungen zu einer Auseinandersetzung mit dem Problem der Beziehungen zwischen Zeitbedarf und Funktion bzw. deren Störung drängen.

Unter Führung der französischen Schule ist vielfach auf Beziehungen zwischen Chronaxie und Tonus hingewiesen worden. Zweifellos werden solche durch eine ganze Reihe von Beobachtungen nahegelegt, wenn der an sich mißverständliche Begriff des Tonus in dem alten, eindeutigen klinischen Sinne des Dehnungswiderstandes gegenüber passiven Bewegungen gebraucht wird. So gehen Spasmus und Rigor in erster Linie mit einer Verringerung des Zeitbedarfes in den der betreffenden Muskeln einher. Durchgehend ist dieser Parallelismus aber nicht, und auch bei ausgesprochen hypotonen Zuständen kann das gleiche festzustellen sein. Es führt auch nicht weiter, wenn der Schwerpunkt nicht auf die Richtung der Zeitschwellenänderung — Verkürzung oder Verlängerung — sondern auf das Verhältnis der Werte zueinander, ihre Angleichung, gelegt wird (v. WEIZSÄCKER). Auch diese findet sich nicht nur bei hypertonen Zuständen. Eine eindeutige Beziehung zwischen Chronaxie und Tonus läßt sich also nicht aufstellen.

Eine weitere Frage ist die, inwieweit die Änderung der Chronaxiewerte und ihrer Verteilung, zu denen es unter pathologischen Bedingungen kommt, für Störungen der koordinatorischen Leistung verantwortlich gemacht werden können. Daß die Feststellung eines Heterochronismus zwischen Nerv und Muskel zu einer solchen Annahme nicht berechtigt, geht schon daraus hervor, wie über einen solchen berichtet wird. Häufig wird dabei das Fehlen von Lähmungserscheinungen, wie sie nach der Isochronismustheorie eigentlich zu erwarten wären, ausdrücklich betont. Die LAPICQUEsche Theorie erfährt also von der Pathophysiologie der supranuclearen Läsionen her keine Stütze.

BOURGUIGNON, dessen Auffassung von anderen Autoren vielfach übernommen worden ist, geht von den am Reizpunkt bestimmten Chronaxiewerten aus und nimmt zwischen Änderung des chronaximetrischen Verhaltens und des Bewegungsgeschehens wesentliche kausale Beziehungen an. So soll beispielsweise bei Pallidumsyndrom an die Stelle der normalen Reziprozität der Antagonisten deshalb eine synchrone Tätigkeit treten, weil die differenten Zeitwerte eine Angleichung erfahren haben. Die Adiadochokinesis wird erklärt aus einer Störung des Gleichgewichtes der Zeitwerte von Pronatoren und Supinatoren u. a. Nun ist aber, um an das letzte Beispiel anzuknüpfen, die Adiadochokinesis nicht an bestimmte Muskeln gebunden, sondern eine Koordinationsstörung, die bei den verschiedensten Bewegungen, wie Beugungen und

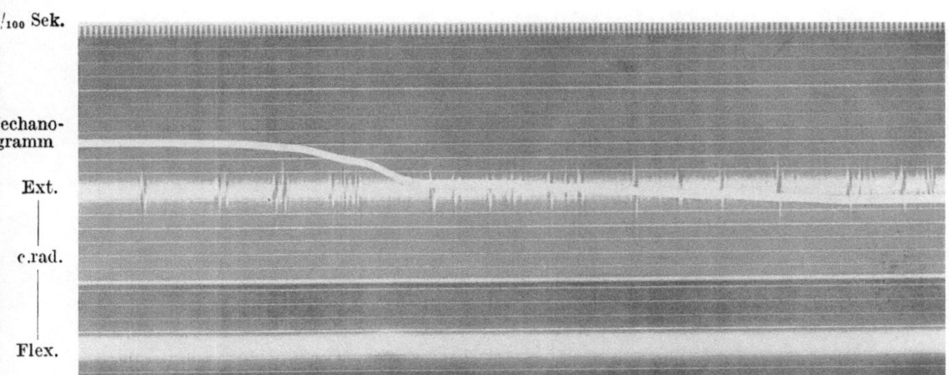

Abb. 36. Postencephalitischer Parkinson, aktive Handstreckung, Chronaxie im Extensor und Flexor c. rad. 0,26.

Streckungen im Handgelenk, Faustschließungen und -öffnungen u. a. in Erscheinung tritt. Es zeigt dies, welche Schwäche zunächst einmal in der weitgehenden anatomischen Gebundenheit dieser Erklärungsversuche gelegen ist. Hinzukommt, daß wie schon mehrfach erwähnt, kein durchgehender Parallelismus besteht zwischen klinischem Bild und Chronaxieveränderungen. Bei Vorhandensein von letzteren können Koordinationsstörungen fehlen, und umgekehrt können letztere ohne Chronaxieveränderungen auftreten. Aber auch dort, wo beide nebeneinander nachweisbar sind, zeigt die vergleichende Untersuchung von Chronaxie, Bewegungskurve und Aktionsstrombild der Agonisten und Antagonisten, wie sie vom Verfasser in vielen Fällen durchgeführt worden ist, daß die vorhandenen Inkoordinationen sich nicht aus den Chronaxieveränderungen ableiten lassen. So bedeutet auch bei klinisch ausgeprägtem extrapyramidalen Bild Chronaxiegleichheit keineswegs immer, daß die Innervationsimpulse gleichzeitig den Agonisten und Antagonisten zufließen. Abb. 36 zeigt z. B. Aktionsstrombild und Bewegungskurve eines postencephalitischen Parkinson mit Bewegungsverlangsamung und Rigor, bei dem trotz völliger Angleichung der Antagonistenchronaxie eine aktive Handstreckung ohne jede Mitinnervation der Beuger verläuft. Ein ganz entsprechendes Verhalten zeigt ein anderer Parkinsonkranker ebenfalls mit ausgeprägter klinischer Symptomatologie (Abb. 37). Er führt eine fortlaufende Beuge- und Streckbewegung im Handgelenk aus. Flexoren und Extensoren arbeiten dabei ausgezeichnet alternierend, Tätigkeit in dem jeweiligen Agonisten entspricht Ruhe im Antagonisten und umgekehrt, obwohl ihre Chronaxiewerte sich vollkommen angeglichen und auf denselben

Wert von 0,12 σ eingestellt haben. Auch bei Koordinationsstörungen anderer Genese, beispielsweise bei der cerebellaren Adiadochokinese kann trotz Angleichung der Chronaxien der Antagonisten deren Reziprozität erhalten sein. Hinzukommt, daß unter Umständen in ein und demselben Fall den starren Beziehungen der Chronaxien eine weitgehende Wandelbarkeit in der Manifestierung der Funktionsstörung gegenübersteht. So kann beispielsweise beim Pyramidenbahnkranken die gleiche Bewegung einmal einen starken Widerstand der Antagonisten zu überwinden haben, um unmittelbar danach ungehemmt abzulaufen, die abnorme Antagonistenbremsung ist gleichsam verflogen, um dann wieder unvermittelt an anderer Stelle aufzutauchen (vgl. S. 977f.). Von einem Wechsel der Chronaxien in so rascher Folge kann aber keine Rede sein (vgl. S. 794). Es zeigen diese Beobachtungen, die sich durch zahlreiche andere noch

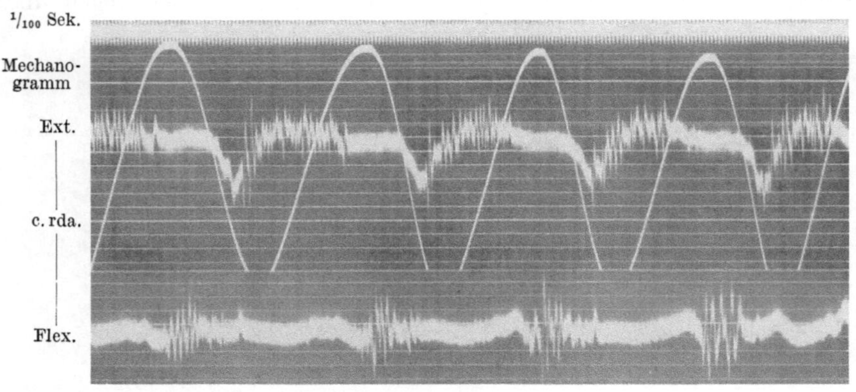

Abb. 37. Postencephalitischer Parkinson. Fortlaufende Hin- und Herbewegung im Handgelenk, Chronaxie im Extensor und Flexor c. rad. 0,12 σ.

ergänzen ließen, daß eine Abhängigkeit der Koordinationsstörungen von den Änderungen im chronaximetrischen Verhalten der Muskulatur nicht besteht. Letztere können vielmehr nur als eine Begleiterscheinung der veränderten koordinatorischen Leistung aufgefaßt werden, ohne mit dieser zwangsläufig gekoppelt zu sein. Das dynamische Geschehen nicht nur bei den normalen, sondern auch bei den pathologisch veränderten Bewegungsvorgängen ist, wie an anderer Stelle ausgeführt (S. 1050), ein viel zu wechselvolles, als daß es durch eine statische Methode wie die Chronaxiemetrie voll erfaßt werden könnte.

Hinterwurzelläsionen. Die Befunde bei Läsionen der afferenten Leitungsbahnen in den hinteren Wurzeln schließen sich insofern an die bei nuclearen und supranuclearen Läsionen an, als ja die in ihnen ablaufenden Erregungsvorgänge nicht nur auf direktem Wege zu den Vorderhornzellen, sondern auch zu zahlreichen supranuclearen Stationen gelangen.

Bei der *Tabes dorsalis* hat BOURGUIGNON während Attacken von lanzinierenden Schmerzen in den Beinen eine Abnahme der Chronaxie beobachtet, bei normalen Werten im anfallsfreien Stadium. Die gleichen Veränderungen finden sich auch unabhängig von Schmerzattacken, nach BLUMENFELDT und KÖHLER vor allem im Gastrocnemius, sie sind aber auch in anderen Muskeln vorhanden (MARINESCO, Verfasser), daneben sind gelegentlich Werte zu beobachten, die erheblich über der Norm liegen. Man wird letztere nicht ohne weiteres auf den Hinterwurzelausfall beziehen können, sondern an eine Mitbeteiligung der Vorderhornzellen denken müssen. Aber auch in der pathophysiologischen Wertung der Chronaxieverkürzungen bei der Tabes ist Zurückhaltung geboten, wie ein Vergleich mit Fällen von *Hinterwurzeldurchschneidung* zeigt, in denen diese zur Bekämpfung von heftigen Schmerzzuständen nach peripheren Verletzungen, aber bei intaktem Zentralnervensystem vorgenommen wurde.

Die Chronaxie durchläuft nach der Radikotomie mehrere Stadien (Verf.). Über das erste wissen wir nur wenig — ein bisher früh genug untersuchter Kranker zeigte eine Stunde nach dem Eingriff eine Chronaxieverlängerung. In den der Operation folgenden Tagen ist eine deutliche Verkürzung der Werte in dem deafferentierten Muskelgebiet festzustellen, die aber auch die kontralaterale Seite mitbetrifft. Schließlich kehren in einem dritten Stadium die Werte zur Norm zurück und können dabei diese sogar überschreiten.

Wenn auch bei der Hinterwurzeldurchschneidung die Verhältnisse wesentlich eindeutigere sind als bei der Tabes, so ist auch bei dieser die Beurteilung der Chronaxieveränderungen noch schwierig genug. Die Beteiligung der kontralateralen sensibel intakten Seite an letzteren könnte im Sinne der répercussion BOURGUIGNONS verstanden werden. Was an dieser Erklärung jedoch zweifeln läßt, ist die Tatsache, daß auch entfernte Muskelgebiete, z. B. bei der Deafferentierung eines Armes die Unterschenkelmuskulatur, die gleichen Veränderungen zeigen können, so daß die Vermutung auftaucht, daß hier ein unspezifischer Effekt im Sinne einer Allgemeinreaktion der Medulla spinalis auf den operativen Eingriff im Spiele sein könnte. So viel läßt sich jedoch sagen, daß ein Parallelismus zwischen Chronaxie und Tonus auch bei reinen Hinterwurzelunterbrechungen sich nicht nachweisen läßt.

Epilepsie. Im anfallsfreien Intervall kann auch bei Epileptikern das MANN-THIEMICHsche Phänomen (KÖZ unter 5mA) nachweisbar sein, und zwar nicht nur bei Kranken, bei denen epileptische und tetanische Reaktionsform nebeneinander bestehen. Es ist dies jedoch ebenso wenig besonders häufig (ROEMER, PERITZ) oder gar konstant wie ein mehrfach beschriebenes sukzessives Sinken der Reizschwelle mit der Annäherung an einen Anfall. Bemerkenswert ist höchstens die große Labilität der Intensitätsschwelle, die nach FOERSTER wenige Minuten vor einem Spontananfall gelegentlich auffallend hoch sein kann, unmittelbar vor diesem oder mit Beginn desselben rapide abstürzt, um nach dem Anfall eine beträchtliche Erhöhung aufzuweisen. Auch ALESSI hat eine solche in Verbindung mit einer niedrigen und unregelmäßigen Zuckungskurve festgestellt. Alle diese Beobachtungen dürfen jedoch nicht ohne weiteres im Sinne von tatsächlichen Veränderungen der neuromuskulären Reaktionsweise gewertet werden. Zu einem wesentlichen Teil sind sie wohl vorgetäuscht durch Änderungen in den physikalischen Bedingungen (Widerstand, Polarisation, Stromverteilung u. a.), mit denen die Zustandsschwankungen im vegetativen System der Epileptiker einhergehen. Die nach möglichst weitgehender Stabilisierung der physikalischen Bedingungen bestimmte Intensitätsschwelle (Rheobase) zeigt keine verwertbaren Änderungen (ALTENBURGER und WOLFF).

Die *Chronaxie* liegt bei der Epilepsie verschiedenster Genese im anfallsfreien Intervall innerhalb der Norm oder an deren unterer Grenze, gelegentlich wird sie etwas niedriger gefunden (ALTENBURGER und WOLFF). MARKOW, der dies bestätigen konnte, erhielt bei gehäuften Anfällen auch Werte an der obersten Grenze der Norm. Die Schwankungen, die bei einer fortlaufenden Kontrolle des Zeitbedarfes gefunden werden, sind ebenfalls nicht größer als beim Gesunden. Es ist uns auch weder unmittelbar vor, noch nach einem Anfall gelungen, bei Kranken mit *generalisierten* Anfällen irgendwelche Veränderungen der Chronaxie festzustellen, und zwar auch dann nicht, wenn bereits $^1/_2$ Minute nach einer Bestimmung ein Anfall einsetzte und unmittelbar nach seinem Ende erneut untersucht wurde, während bei *fokalen* Anfällen von WEISS in dem mit den krampfenden Foci korrespondierenden Muskelgebiet schon in Ruhe abgeänderte Zeitwerte festgestellt worden sind. Drei seiner Fälle zeigten im Vergleich zur kontralateralen Seite eine Verlängerung, zwei eine Verkürzung, wobei letztere nach einem Anfall in eine Verlängerung umschlug. Auch MARKOW hat einen Anstieg der Chronaxie, besonders in der ersten Stunde nach JACKSONschen Anfällen in der dem corticalen Herd entsprechenden Muskulatur beobachtet. Ob sich ganz allgemein fokale und generalisierte Anfälle hinsichtlich des chronaximetrischen Verhaltens der Muskulatur verschieden verhalten, ist noch zu untersuchen. *Zusammenfassend* ist festzustellen, daß sich im Gegensatz zur Tetanie bei der Epilepsie charakteristische Änderungen in der Schwellenansprechbarkeit der *peripheren* neuromuskulären Apparate nicht nachweisen lassen, vor allem keine solchen, die ein Kriterium für die epileptische Krampfbereitschaft abgeben könnten. Auch Belastungsversuche, wie Hyperventilation, führen nicht weiter. Die Änderungen im Intensitäts- und Zeitbedarf, zu denen es dabei kommt, unterscheiden sich nicht grundsätzlich von denen beim Normalen.

Wesentlich anders verhalten sich hinsichtlich ihrer Schwellenansprechbarkeit die *corticalen Rindenzentren*, deren Krampfbereitschaft auch bei der elektrischen Reizung deutlich zum Ausdruck kommt. Es gelingt bei Kranken mit epileptischen Anfällen schon mit schwachen faradischen Strömen vom freigelegten Cortex aus, einen Anfall auszulösen. Tragen die spontanen Anfälle fokales Gepräge, so ist nach FOERSTER am leichtesten von den primär krampfenden Zentren aus ein Anfall zu erhalten, aber auch die Schwelle aller übrigen motorischen Rindenfelder ist, sofern nur Allgemeinnarkose vermieden wird, eine außerordentlich niedrige. Auch Rindenpartien, die nicht motorische Felder im eigentlichen Sinne sind, können bei entsprechender Reizintensität Ausgangspunkt eines Anfalles werden. Chronaximetrische Befunde liegen noch nicht vor. Sie wären wichtig im Hinblick auf die Frage, ob die gesteigerte corticale Krampfbereitschaft schon in einer Abnahme der Zeitschwelle für jeden einzelnen Reiz zum Ausdruck kommt, oder in der niedrigen faradischen Schwelle sich in erster Linie ein gesteigertes Summationsvermögen manifestiert.

Tetanie. Für die Diagnose der Tetanie stellt die von ERB erstmalig beschriebene Erniedrigung der galvanischen Schwelle ein wichtiges diagnostisches Kriterium dar. Sie ist sowohl auf motorischem als auch sensiblem Gebiete (HOFFMANN, KRAMER) nachweisbar, bei direkter und indirekter Reizung, umfaßt alle Glieder der Zuckungsformel, ist jedoch infolge der erheblichen Schwankungsbreite der Normalwerte nicht für alle mit gleicher Sicherheit festzustellen. Am schärfsten ist nach den noch heute als grundlegend anzusehenden Untersuchungen von MANN und THIEMICH die Abgrenzung der normalen und pathologischen Werte bei der KÖZ. Die Auslösbarkeit der letzteren bei Werten unter 5 mA hat sich zur Charakterisierung der Schwellenverschiebung bei der Tetanie am besten bewährt. Verschiedentlich unternommene Versuche, durch Verwendung von Kondensatorentladungen (SALGE, MANN) oder hoher Vorschaltwiderstände (FREISE und SCHIMMELPFENNIG) eine größere Konstanz der Normalwerte zu erreichen, haben, obwohl erfolgreich, keinen breiteren Eingang in die Klinik finden können. Von manchen Untersuchern wird auf eine AÖZ unter 5 mA Wert gelegt, von anderen auf die Feststellung eines AnSTe, eines AnÖTe oder eines allerdings selten vorhandenen KÖTe (KRAMER). Auch das Überwiegen der AÖZ über die ASZ ist mehrfach betont worden, allgemeinere Bedeutung kommt dem jedoch nicht zu. Insgesamt kann das MANN-THIEMICHsche Zeichen auch heute noch als das wesentlichste Kriterium gelten.

Einem erniedrigten Intensitätsbedarf bei der Tetanie steht ein erhöhter Zeitbedarf gegenüber, der in einer Verlängerung der Chronaxie schon im anfallsfreien Intervall zum Ausdruck kommt (BOURGUIGNON, TURPIN, BUCHANAN und GARVEN). Dieser Gegensatz erscheint zunächst befremdend, und die oft angeführte Formulierung, der Muskel nutze bei vermindertem Intensitätsbedarf von dem ihm dargebotenen Strom eine längere Dauer als in der Norm, ist keine Erklärung dafür, sondern nur eine Tautologie. Wir haben noch keine wirkliche Einsicht in diesen Gegensatz, wahrscheinlich wird er sich aber mit fortschreitender Erkenntnis auflösen und als das Ergebnis einer falschen Formulierung herausstellen, die um den fiktiven Begriff der Erregbarkeit kreist, der in Wirklichkeit keine eindeutig bestimmte Größe darstellt.

Die Verlängerung der Chronaxie ist ebenso bei der parathyreopriven und Hyperventilationstetanie der Erwachsenen wie bei der Säuglingstetanie (Bourguignon, Turpin, György und Stein, Rothe, Peiper u. a.) wie auch im Tierexperiment nach Nebenschilddrüsenentfernung und Guanidin- bzw. Dimethylguanidinvergiftung (Buchanan und Garven) nachweisbar. Sie wird ferner nicht nur in klinisch manifesten Fällen gefunden, sie kann auch in latenten vorhanden sein. Hinzukommt eine auffallende Unbeständigkeit der Werte, die bei wiederholter Prüfung an dem gleichen Muskel unter Umständen bald verlängert, bald normal oder sogar verkürzt gefunden werden. Auch die verschiedenen Muskeln bei dem gleichen Individuum reagieren nicht einheitlich. Den feinsten Indikator stellen nach Knorre die Muskeln des Radialisgebietes dar, auf deren besondere Reaktionsfähigkeit wir auch sonst unter den verschiedensten Bedingungen immer wieder stoßen (vgl. S. 776, 791, 792).

Im tetanischen Anfall, sowohl in dem spontan auftretenden, wie in dem durch Hyperventilation ausgelösten, steigen unter gleichzeitigem Absinken der Rheobase die Chronaxiewerte an, ihre Zunahme geht nach Bourguignon, Turpin und Guillaumin den physikalisch-chemischen Plasmaänderungen parallel, das Maximum fällt mit der Höhe des tetanischen Krampfes zusammen.

Auch beim Normalen vollziehen sich unter dem Einfluß der Hyperventilation im Prinzip die gleichen Verschiebungen von Rheobase und Chronaxie wie bei der Tetanie, nur ist bei letzterer das Ausmaß derselben und die Geschwindigkeit, mit der sie sich vollziehen, größer. Was beim Normalen erst nach 15—30 Minuten vertiefter Atmung erreicht wird, tritt beim Tetaniker schon nach wenigen Minuten und mit weit größerer Intensität in Erscheinung. Auch die latenten Fälle können in diesem Sinne reagieren und so unter Umständen diagnostisch geklärt werden, ohne daß aber im Formenkreis der vegetativ Stigmatisierten eine scharfe Abgrenzung der Tetanoiden von den Thyreotikern möglich wäre (Blumenfeldt und Köhler).

Man wird deshalb vorerst auch zurückhaltend sein müssen gegenüber der Angabe, daß schon auf Grund der Ruhewerte von Rheobase und Chronaxie eine Differentialdiagnose zwischen Hyperthyreoidose und Basedow möglich sei (Voss und Hansen).

So wichtig das Verhalten der Intensitäts- und Zeitschwelle nicht nur für die Diagnose der manifesten Tetanie, sondern auch der nicht ganz seltenen formes frustes ist, so besteht doch kein strenger Parallelismus zwischen elektrischem Verhalten und klinischem Bild. Schwere der tetanischen Erscheinungen und Ausmaß der Schwellenänderungen entsprechen einander keineswegs immer. Tetanische Symptome können sogar vorhanden sein, ohne daß die elektrische Untersuchung einschließlich der Chronaximetrie Abweichungen von der Norm ergibt und umgekehrt. Schließlich werden die gleichen Veränderungen wie bei der Tetanie gelegentlich auch bei anderen Zuständen wie Epilepsie und Narkolepsie beobachtet.

Bemerkenswert im Vergleich zu dem chronaximetrischen Verhalten der Tetanie, insonderheit der parathyreopriven, ist ein Fall von Ostitis fibrosa mit bioptisch erwiesenem Hyperparathyreoidismus, in dem sämtliche Chronaxiewerte verkürzt waren, nach erfolgter Operation aber teilweise zur Norm zurückkehrten (Bourguignon und Sainton).

Myopathien. *Dystrophia musculorum progressiva.* Von den Befunden bei der elektrischen Untersuchung der verschiedenen Formen der Dystrophie ist am wichtigsten das Fehlen einer echten Entartungsreaktion. Wenn auch neben einem raschen, blitzartigen Zuckungsablauf Verlängerungen desselben festzustellen sind, so tragen diese doch niemals den für die EaR typischen wurmförmigen Charakter. Es finden sich ferner fast in jedem Fall, wenn nicht bei der ersten Untersuchung, so doch im weiteren Verlauf einzelne Faszikel, die eine myotonische Kontraktionsnachdauer zeigen. Je sorgfältiger im einzelnen Falle Muskel für Muskel und Faserbündel für Faserbündel auf sein Verhalten geprüft wird, und zwar nicht nur einmal, sondern im Verlaufe der Erkrankung immer wieder, um so mannigfaltiger wird das Bild, zumal wenn die subjektive Beobachtung ergänzt wird durch die Myographie. Damit ist ein wesentliches differentialdiagnostisches Kriterium für die Abgrenzung der myopathischen Atrophien von solchen cerebrospinalen, insbesondere nuclearen Ursprungs gegeben. Die grundsätzliche Bedeutung dieses Kriteriums für die Diagnose der Dystrophien wird durch das gelegentliche Fehlen von EaR auch bei nuclearen Läsionen nicht wesentlich eingeschränkt, da maßgebend für die Diagnose ja stets nur das klinische Gesamtbild und nicht ein einzelnes Symptom ist.

Fehlen bei der Dystrophie einerseits qualitative Veränderungen im Sinne der EaR, so finden sich andererseits als positiver Befund Veränderungen quantitativer Natur. Im Beginn der Erkrankung können solche bei faradischer, galvanischer und chronaximetrischer Prüfung noch fehlen, im weiteren Verlaufe kommt es dann aber zu einer fortschreitenden Erhöhung der Intensitätsschwelle für sämtliche Stromformen. Sie besagt zunächst noch nichts über die Reaktionsweise der einzelnen Muskelelemente, da schon allein die Mengenabnahme an funktionsfähiger Muskelsubsta nzeine Steigerung der Intensität notwendig macht, um einen Schwelleneffekt zu erzielen. Daß die Reaktionsweise der einzelnen Muskelelemente lange intakt bleiben kann, geht daraus hervor, daß auch bei starker Atrophie normale Chronaxiewerte angetroffen werden können (MARKOW, *Verfasser*). Finden sich jedoch, wie dies häufig ist, Verlängerungen, so weist dies darauf hin, daß die noch vorhandenen Muskelelemente wenigstens zu einem Teil in ihrer Funktion alteriert sind. Zum Ausdruck kommt dies ferner in ihrer Reaktionsweise vegetativen Einflüssen gegenüber. Während Adrenalin beim Gesunden die Chronaxie verlängert, reagieren die schon in Ruhe verlängerten Werte des Dystrophikers mit einer Verkürzung, und an die Stelle der normalen chronaxieverkürzenden Wirkung des Cholins tritt eine Verlängerung. Es ist diese erstmalig von WEISS beschriebene und von Verfasser und MARKOW bestätigte Wirkungsumkehr vegetativer Reizstoffe vollkommen die gleiche, wie sie bereits früher von Verfasser und KROLL nach der operativen Ausschaltung des Sympathicus beobachtet worden ist (vgl. S. 819). Die Analogie dieser Befunde ist unverkennbar und liefert erstmalig einen physiologischen Hinweis darauf, daß vegetative Funktionsstörungen bei den Dystrophien eine Rolle spielen, wie dies auf Grund von histologischen Beobachtungen KEN KURÉ u. a. annehmen. Bemerkenswert ist, daß die Umkehr der Adrenalin- und Cholinwirkung beim Dystrophiker in den Muskeln mit normalen Werten nicht oder nur angedeutet vorhanden ist, und daß sie verschwindet und wieder eine normale Reaktion auftritt, wenn zunächst verlängerte Werte im Verlaufe einer über längere Zeit fortgesetzten Adrenalinzufuhr wieder zur Norm zurückkehren. Inwieweit sich diese Beobachtungen verallgemeinern lassen, kann erst ein großes, unter Berücksichtigung des klinischen Gesamtbildes untersuchtes Material zeigen. Zweifellos liegen hier aber Möglichkeiten, ein weiteres Kriterium für die Diagnose der Dystrophie zu gewinnen.

Myotonie. Das Kardinalsymptom der Myotonia congenita, der THOMSENschen Krankheit, ist die Kontraktionsnachdauer, die bei der Willkürinnervation, bei mechanischer und auch bei elektrischer Reizung auftritt. Hierzu kommen noch einige weitere Besonderheiten in der Reaktionsweise der befallenen Muskeln dem elektrischen Strom gegenüber, so daß ein sehr charakteristisches Gesamtbild resultiert, die *myotonische Reaktion*. Eine über die THOMSENsche Krankheit hinausreichende allgemeinere Bedeutung erhält diese dadurch, daß sie auch bei der Myotonia atrophicans vorhanden ist, und zwar ohne daß sich irgendwelche Unterschiede in dem Verhalten der Kontraktionsnachdauer bei beiden Krankheitsbildern nachweisen lassen. Mehrfach ist ferner über myotonische Erscheinungen bei zentralnervösen Läsionen wie bei der WILSONschen Krankheit berichtet worden (ALBRECHT, STÖKKER), und schließlich sind myotonieähnliche Erscheinungen auch auf pharmakologischem Wege durch große Tetrophandosen ausgelöst worden (MANN, GRUND, REHBURG).

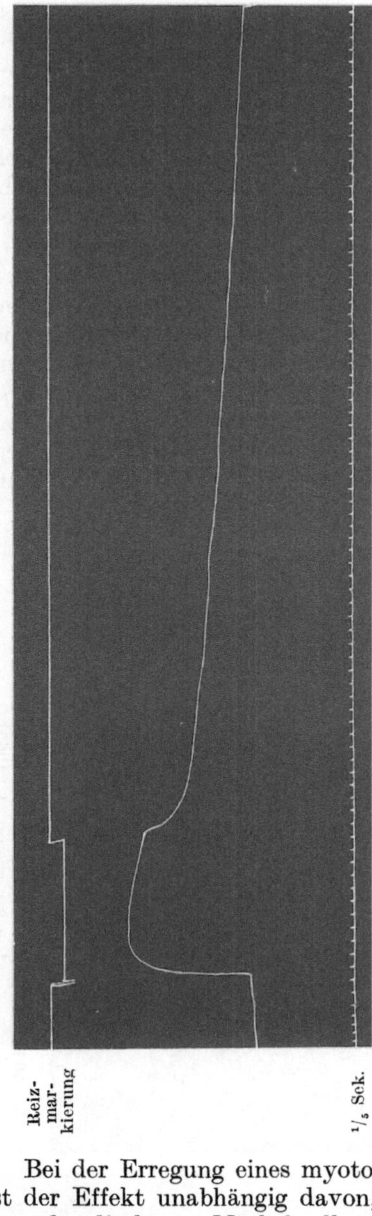

Reiz-markierung — $^1/_5$ Sek.

Abb. 38a. Myotonie. Direkte faradische Reizung. Beginn.

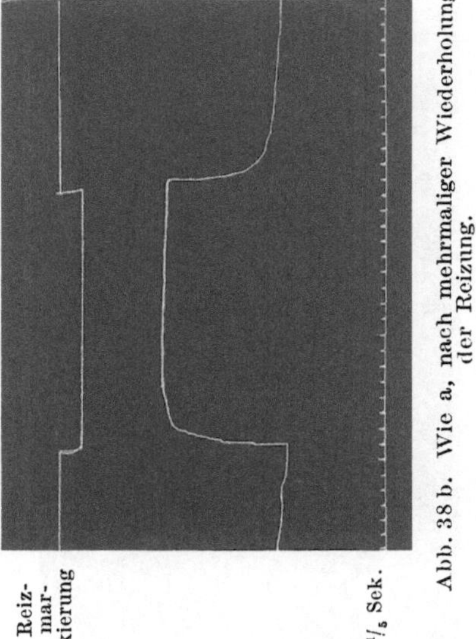

Abb. 38b. Wie a, nach mehrmaliger Wiederholung der Reizung.

Bei der Erregung eines myotonischen Muskels durch den *faradischen Strom* ist der Effekt unabhängig davon, ob die Reizung indirekt vom Nervenstamm aus oder direkt am Muskel selbst erfolgt. In beiden Fällen kommt es wie beim normalen Muskel zu einer tetanischen Kontraktion mit raschem Anstieg und anschließendem Plateau, das je nach der Reizfrequenz einen glatten oder im Rhythmus der letzteren oszillierenden Verlauf zeigt. Lediglich die Frequenz, die zur Erzielung eines vollkommenen Tetanus erforderlich ist, soll in der Regel etwas niedriger als beim Normalen liegen. Nach eigenen Erfahrungen ist dies jedoch von untergeordneter Bedeutung. Charakteristisch ist aber der Kontraktionsabfall. Während normalerweise unmittelbar nach Öffnung des Stromes eine plötzliche Erschlaffung des Muskels erfolgt, zeigt der myotonische Muskel eine ausgesprochene Kontraktionsdauer (Abb. 38a), die Rückkehr zu der Ausgangslänge vollzieht sich ganz allmählich in etwa 5—10 Sek. Die Nachdauer wird größer mit Zunahme der Reizintensität, sie nimmt andererseits ab oder verschwindet, wenn die Reizung mehrfach hintereinander wiederholt wird (Abb. 38b), um nach einer Pause wieder in der ursprünglichen Dauer aufzutreten. Deutliche Abnahme der Kontraktionsdauer sah Verfasser nach Adrenalininjektion (Abb. 39), während Acetylcholin ohne jeden Effekt blieb. Von 5 mg Atropin, in 2 Dosen mit einem Abstand von $2^1/_2$ Stunden injiziert, sahen Bremer und Mage keinen Einfluß auf die myotonischen Erscheinungen, ebenso war in einem Fall

Abb. 39 a. Myotonie. Direkte faradische Reizung. Versuchsbeginn.

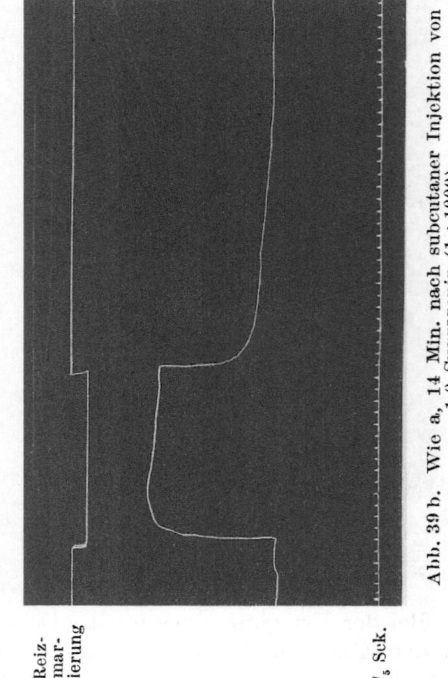

Abb. 39 b. Wie a, 14 Min. nach subcutaner Injektion von 1,0 Suprarenin (1 : 1000).

fortlaufende Atropinbehandlung in analoger Form wie beim Parkinsonismus ohne Erfolg, während Weiss und Kennedys die myotonischen Erscheinungen nach 6 mg Atropin verschwinden sahen. Endgültiges besagen diese wenigen bisherigen Befunde noch nicht, sie sollten aber in jedem erreichbaren Fall weiter verfolgt werden. Bei der geringen Zahl der Fälle, die dem einzelnen Untersucher zur Verfügung stehen, ist jeder sorgfältig erhobene Einzelbefund wichtig, und erst eine spätere Sichtung des ganzen Materials kann ein Gesamtbild geben.

Bei Reizung mit dem *galvanischen Strom* sind, wenn diese vom Nerven aus erfolgt, keine merklichen Abweichungen von der Norm festzustellen, der Zuckungsablauf ist ein rascher, blitzartiger, eine Kontraktionsnachdauer ist nicht vorhanden (Abb. 40). Bei *direkter* galvanischer Reizung sind die Ergebnisse dann am klarsten, wenn die Elektrode außerhalb des Reizpunktes aufgesetzt wird, gegebenenfalls am Sehnenansatz, wie dies bei der longitudinalen Reizung geschieht. Bei plötzlicher Stromschließung erfolgt dann ebenso wie in der Norm eine rasche Muskelzusammenziehung, die aber bestehen bleibt, solange der Stromschluß anhält, die Öffnung überdauert und sich erst ganz allmählich wieder löst (Abb. 41a). Es ist dies die gleiche Kontraktionsnachdauer wie bei faradischer Reizung, ihre Länge hängt ebenfalls von der Reizstärke ab, sie wird kürzer bei wiederholter Reizung und taucht nach einer Pause wieder in ursprünglichem Umfange auf. Dabei läßt sich zeigen, daß für das Zustandekommen der Kontraktionsnachdauer eine bestimmte Dauer des Reizes erforderlich ist. Abb. 41a—d zeigt unmittelbar nacheinander den bei unveränderter Elektrodenstellung aufgenommenen Effekt einer KSZ, einer Kondensatorentladung von 10 MF, 2,5 MF und eines Einzelinduktionsschlages, wobei deutlich zu erkennen ist, wie die Kontraktionsdauer mit sinkender Reizzeit abnimmt und schließlich verschwindet, so daß nur noch eine einfache Zuckung mit mäßiger Verlängerung des Erschlaffungsteiles übrigbleibt, wie sie bereits Jensen bei faradischen Einzelreizen und Kramer und Selling bei Kondensatorentladungen beobachtet haben.

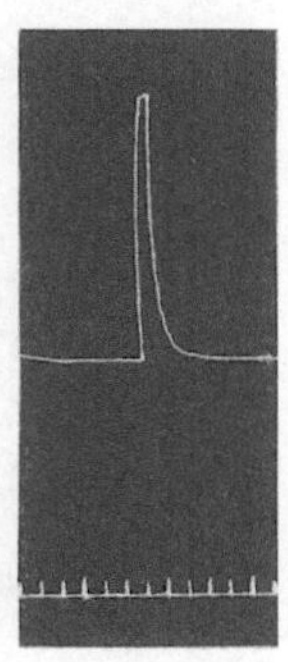

Abb. 40. Myotonie. Indirekte galvanische Reizung KSZ.

Wird die Stromschließung nicht plötzlich vorgenommen, sondern der Reizstrom mehr oder minder langsam eingeschaltet, so ist festzustellen, daß die Muskelzusammenziehung weitgehend der jeweiligen Steilheit des Stromanstieges entspricht, sie erfolgt rasch, wenn der Strom plötzlich geschlossen wird, langsam, wenn er die gleiche Intensität allmählich erreicht. Ein Einschleichen mit dem galvanischen Strom ist also ähnlich wie bei der EaR nicht möglich (Pässler, Kramer und Selling).

Anhaltende Durchströmung mit hohen Intensitäten kann ein unregelmäßiges Muskelwogen auslösen (Erb), das auch bei faradischer Reizung zu beobachten ist (Kramer und Selling, Hauptmann).

Der vom *Reizpunkt* aus zu erzielende Kontraktionseffekt ist insofern nicht so eindeutig, als er den Eindruck einer trägen Zuckung mit einem raschen Vorschlag erwecken kann. Wie aber bereits Erb erkannt und auch Kramer und Selling gezeigt haben, handelt es sich dabei um einen zusammengesetzten Effekt, der dadurch zustande kommt, daß sich eine indirekt über die eintretenden Nervenfasern ausgelöste rasche Zuckung und eine direkt durch Miterregung benachbarter Muskelfasern ausgelöste kombinieren.

Die *Intensitätsschwelle* tritt bei der myotonischen Reaktion gegenüber den qualitativen Änderungen des Zuckungsablaufes an Bedeutung in den Hintergrund. Bemerkenswert ist lediglich die leichte Ansprechbarkeit des Muskels außerhalb des Reizpunktes.

Die *Chronaxiebestimmung* ergibt nach Bourguignon verschiedene Werte, je nachdem ob sie am Reizpunkt oder außerhalb desselben vorgenommen wird, im ersteren Falle sind diese normal, im letzteren verlängert. Demgegenüber haben STEIN und ebenso WEISS in je zwei Fällen nur einen, und zwar einen normalen Wert gefunden, während KRAMER und SELLING für die THOMSENsche

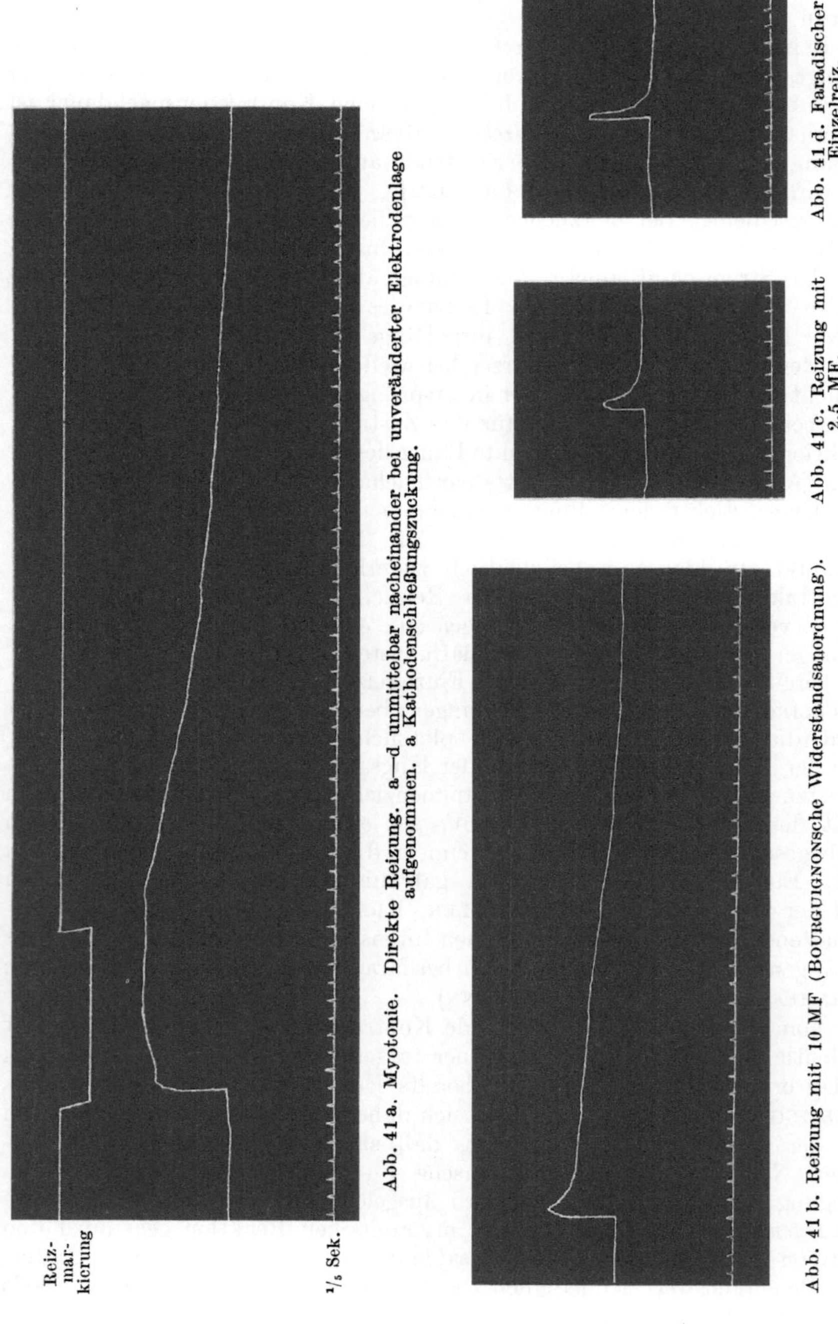

Abb. 41a. Myotonie. Direkte Reizung. a—d unmittelbar nacheinander bei unveränderter Elektrodenlage aufgenommen. a Kathodenschließungszuckung.

Abb. 41b. Reizung mit 10 MF (BOURGUIGNONsche Widerstandsanordnung).

Abb. 41c. Reizung mit 2,5 MF.

Abb. 41d. Faradischer Einzelreiz.

Krankheit und auch die dystrophische Myotonie die Angabe BOURGUIGNONs bestätigen und in sämtlichen vier von ihnen untersuchten Fällen die doppelte Chronaxie nachweisen konnten. Sie betonen, daß die erhöhten Werte nur dann erhalten werden, wenn sorgfältig darauf geachtet wird, daß sowohl der Rheobasenbestimmung als auch der Chronaxie die träge Zuckung zugrunde liegt, die nur in genügender Entfernung vom Reizpunkt erhalten wird. Auch nach den Erfahrungen des Verfassers trifft diese Auffassung das Richtige. Sie kann nicht durch den Hinweis darauf entkräftigt werden, daß die Bedingungen für die Erregung des Muskels außerhalb des Reizpunktes nicht physiologisch eindeutig genug seien. Daß die zweifachen Chronaxiewerte bei der Myotonie tatsächlich zwei physiologisch differente Reaktionsweisen zur Darstellung bringen und nicht einfach physikalisch bedingt sind, wird schon durch die Größenordnung der Unterschiede nahegelegt. Hinzukommt, daß diese auch bei der Anwendung intermittierenden Gleichstroms vorhanden sind (KRAMER und SELLING), und schließlich spricht auch die Abhängigkeit der Kontraktionsnachdauer von der Reizzeit in diesem Sinne.

WEISS betont, daß die Chronaxie in dem von ihm untersuchten Fall von dystrophischer Myotonie auf Adrenalin absank, in einem Fall von reiner Myotonie aber anstieg unter gleichzeitiger Verschlechterung der myotonischen Erscheinungen. Verfasser hat aber auch bei einer reinen Myotonie ein Absinken der Chronaxie auf Adrenalin beobachtet (vgl. auch Abb. 39), so daß die Adrenalinreaktion vorerst nicht als ein differentialdiagnostisches Kriterium für die Unterscheidung zwischen THOMSENscher Krankheit und dystrophischer Myotonie angesehen werden kann. BOURGUIGNON ist sogar der Auffassung, daß das Verhalten der Chronaxie auf eine *Einheit* sämtlicher Myopathieformen hinweise.

Das *Zustandekommen* der myotonischen Erscheinungen ist noch keineswegs geklärt. Nach den Ergebnissen der Aktionsstromanalyse (vgl. S. 1047) kann jedoch als sichergestellt gelten, daß sie nicht cerebrospinaler, sondern muskulärer Genese sind, wobei vorerst offenbleiben muß, ob und inwieweit vegetative Vorgänge in den pathophysiologischen Mechanismus einbezogen sind.

Ein Vergleich der myotonischen Reaktion mit der EaR zeigt unverkennbar gemeinsame Züge, wie die Unmöglichkeit des Einschleichens mit dem galvanischen Strom, die Tendenz zur Umkehr der Zuckungsformel, so daß manche Autoren eine enge Verwandtschaft beider Erscheinungen annehmen. Andererseits darf aber auch nicht übersehen werden, daß die erhaltene Erregbarkeit vom Nervenstamm und Reizpunkt aus und die Kontraktionsnachdauer die myotonische Reaktion grundsätzlich von der EaR unterscheidet. BOURGUIGNON betont auch die Verschiedenheit der Chronaxiewerte, die sich bei der letzteren zwischen 10—40 σ, bei der ersteren zwischen 40—80 σ bewegen sollen, doch ist dies nicht unwidersprochen geblieben.

BREMER weist auf die Ähnlichkeit der myotonischen Kontraktionsnachdauer mit der von ihm an Kaltblütlern studierten neuromuskulären Kontraktur hin, der eine latente Summation (addition latente) zweier auf den Nerven in bestimmtem Abstand applizierter Reize zugrunde liegt. Es ist dies ein Ansatz für das Verständnis der myotonischen Erscheinungen, der weiter experimentell verfolgt werden sollte. Eine Steigerung der latenten Summation würde erklären, weshalb die Kontraktionsnachdauer nicht bei indirekter, sondern nur bei direkter Reizung zustande kommt. Erstere löst stets nur eine Einzelerregung aus, so daß es dabei zu einer kontrakturerregenden Summation überhaupt nicht kommen kann, während bei der direkten Reizung die Voraussetzungen hierfür durch das Auftreten eines diskontinuierlichen Erregungsvorganges, wie ihn das Aktionsstrombild zeigt, gegeben sind.

Die Annahme von L. LEVY und PÄSSLER, die myotonischen Erscheinungen seien auf eine gesteigerte Erregbarkeit des Sarkoplasmas zurückzuführen, ist rein hypothetisch und entbehrt bisher jeder experimentellen Grundlage.

Myasthenie. Bei der Myasthenia gravis pseudo-paralytica ist die abnorme Ermüdbarkeit der befallenen Muskeln auch bei elektrischer Reizung nachweisbar und von JOLLY erstmalig beschrieben worden. Voraussetzung hierfür ist eine ausreichende Frequenz des Reizstromes (F. B. HOFMANN). Hiermit hängt es zusammen, daß Ermüdungserscheinungen nicht bei der Anwendung galvanischer Einzelreize oder einzelner Induktionsschläge auftreten, sondern erst bei anhaltender faradischer Reizung oder abwechselnden Stromschließungen und -öffnungen. Es ist dann schon nach kurzer Zeit eine Abnahme und schließlich — wenn auch nicht in allen Fällen — ein völliges Erlöschen des Reizeffektes festzustellen. Nach kurzer Erholung ist ein solcher wieder zu erzielen und hat entweder die alte Größe oder ist vermindert. Oft erreicht der Tetanus erst nach einiger Dauer des Stromschlusses seine volle Höhe, oder aber er hält nur kurze Zeit an und löst sich rasch in eine Reihe unregelmäßiger Kontraktionen auf, zumal wenn, wie F. B. HOFMANN gezeigt hat, die Reizfrequenz eine hohe ist (STEINERT, KOLLARTIS, RAUTENBERG, HARZER, KRAMER).

Über die Beziehungen zwischen den Ermüdungserscheinungen bei elektrischer Reizung und bei der Willkürinnervation gehen die Auffassungen noch auseinander. Während die einen Untersucher Proportionalität zwischen beiden Vorgängen sahen (CURSCHMANN und HEDINGER), geben andere an, daß der willkürlich ermüdete Muskel durch den faradischen Strom noch zur Kontraktion gebracht werden kann (MURRI und KALISCHER). Vielleicht ist das Ausmaß der Funktionsbeeinträchtigung dabei von Bedeutung.

Die *Chronaxie* scheint weitgehend von dem jeweiligen Grade und Stadium der durch den pathologischen Prozeß bedingten Muskelfunktionsstörung abzuhängen. Während ursprünglich über normale Werte bzw. Verkürzung derselben berichtet wurde (STEIN, MARINESCO, SAGER und KREINDLER, WEISS), fand PERÉMY auch sehr oft bedeutend erhöhte Zeitwerte, die um so größer waren, je hochgradiger die Muskelschwäche und, wie auch WEISS festgestellt hat, auf Adrenalin weiter anstiegen. Verlängerte Zeitwerte erhielten ferner MARKOW und KANTOR, ebenso KROLL, letzterer sah parallel zu dem von FORSTER beschriebenen günstigen Einfluß des Veratrins auf die Ermüdungserscheinungen ein Absinken der Werte im Gegensatz zu einer Verlängerung derselben durch das gleiche Pharmakon beim gesunden Muskel.

Fortlaufende faradische Reizung führt nach mehrfachen Beobachtungen zu einem Anstieg der am Reizpunkt bestimmten Ruhewerte, während die am Nervenstamm gemessenen unverändert bleiben.

Die myasthenischen Erscheinungen können auf einzelne Muskelgruppen beschränkt sein (Augenmuskeln, Facialis, Daumenballen u. a.) und dort jahrelang bestehen, in schweren Fällen kann die gesamte Körpermuskulatur ergriffen sein. Ihre Intensität ist erheblichen Schwankungen unterworfen, über ihr Zustandekommen besagen die elektrischen Befunde nur so viel, daß es sich um eine abnorme Ermüdbarkeit des Muskels und nicht eine solche des Nerven handelt (F. B. HOFMANN, HARZER). Nach dem Verhalten der Aktionsströme ist der Ermüdungsvorgang ein anderer als beim gesunden Muskel (vgl. S. 1049).

Die myasthenischen Erscheinungen sind nicht pathognomonisch für die eigentliche Myasthenia gravis pseudo-paralytica, sie werden vielmehr auch bei anderen Erkrankungen wie der Polyneuritis (OPPENHEIM), besonders der postdiphtherischen, bei Muskeldystrophie, FRIEDREICHscher Ataxie (KRAMER) u. a. beobachtet. Dadurch gewinnt die myasthenische Reaktion neben der myotonischen und der Entartungsreaktion allgemeinere Bedeutung.

Paroxysmale Lähmung. Bei der periodischen Extremitätenlähmung, jenem seltenen, oft familiären Krankheitsbild, das in dem anfallsweisen Auftreten schlaffer Lähmungen besteht, ist im anfallsfreien Intervall die galvanische und faradische Schwelle unverändert, im Anfall stark herabgesetzt oder aufgehoben. Über das Verhalten der Zeitschwelle liegen bisher keine Mitteilungen vor, in einem Falle des Verfassers waren im Intervall die Chronaxiewerte normal, im Anfall stiegen Rheobase und Chronaxie an, erstere schneller als letztere, so daß kurz vor dem gänzlichen Erlöschen der elektrischen Erregbarkeit die Chronaxie mit der zur Verfügung stehenden Spannung nicht mehr meßbar war.

2. Sensibilität.

Hautsensibilität. Die Voraussetzungen für die elektrische Untersuchung der pathologisch veränderten Sensibilität sind mit den gleichen Schwierigkeiten belastet, die schon bei der Besprechung der normalen Sensibilität Erwähnung gefunden haben. Die galvanische und faradische Schwellenbestimmung ist nur noch von historischer Bedeutung, die gegebene Methode in den Fällen, in denen eine Ergänzung der mechanischen Methoden durch eine elektrische Untersuchung erwünscht ist, stellt die Chronaximetrie dar. Aber auch diese gewährt zwar wichtige Einblicke in pathophysiologische Zusammenhänge, ihre *klinische* Bedeutung ist jedoch eine begrenzte. Entsprechende Untersuchungen sind von Stein, F. W. Kroll, Verfasser, Winterstein, Markow ausgeführt worden, während Bourguignon im Gegensatz zu seinen ausgedehnten Untersuchungen auf motorischem Gebiete nur wenig über die Pathologie der Sensibilität mitgeteilt hat.

Die chronaximetrische Untersuchung *peripherer Läsionen* traumatischer, toxischer und sonstiger Genese kann nach Stein und eigenen Erfahrungen vollkommen negativ verlaufen. Bei erhöhten mechanischen Schwellen und Störungen der raumsinnlichen Leistungen sind normale Rheobasen- und Chronaxiewerte zu beobachten. Ein völlig negatives Ergebnis ist allerdings nicht häufig, in der weit überwiegenden Mehrzahl der Fälle finden sich vielmehr Veränderungen. So ist Erhöhung der Rheobase bei Nervenstammreizung und flächenhafter Receptorenreizung sehr häufig, bei punktförmiger Receptorenreizung seltener. In ihrer Beurteilung wird man zurückhaltend sein müssen, da im gegebenen Fall schwer zu entscheiden ist, inwieweit eine Erhöhung bedingt ist durch Veränderungen der physiologischen Reaktionsweise oder solche physikalischer Natur infolge veränderter Trophik des Gewebes, Rarefizierung der Empfängerapparate, dadurch hervorgerufene Vermehrung physiologisch inaktiver Nebenschlüsse bei flächenhafter Reizung und anderes. Die Chronaxie kann sowohl bei Nervenstammreizung als auch bei flächenhafter und punktförmiger Reizung in den betreffenden Sinnesfeldern selbst eine Verlängerung zeigen, die oft das Vielfache der Norm beträgt. Nicht immer ist das Ergebnis der drei Methoden ein übereinstimmendes. Es kann, wenn auch im allgemeinen selten, vorkommen, daß bei Nervenstammreizung Veränderungen vermißt werden, während bei Receptorenreizung solche vorhanden sind, und auch das Ergebnis der letzteren kann verschieden ausfallen, je nachdem ob sie flächenhaft oder punktförmig vorgenommen wird. Bestimmte Gesetzmäßigkeiten lassen sich in dieser Hinsicht, vorerst wenigstens, nicht aufzeigen, es kann nur festgestellt werden, daß gegebenenfalls die vergleichende Untersuchung mit den verschiedenen Methoden notwendig werden kann.

Von den Noxen, die im einzelnen zu peripheren Läsionen führen können, ist in praktisch diagnostischer Hinsicht die Bleiintoxikation besonders bemerkenswert. Kroll fand dabei Veränderungen der sensiblen Chronaxie zu einer Zeit, da die motorische solche noch nicht aufwies. Diagnostisch bedeutsam ist dieses Vorauseilen der sensiblen Chronaxieveränderungen besonders in dem Stadium der Bleiintoxikation, in dem die motorische Chronaxie beim Umschlag von der Verkürzung in die Verlängerung normale Werte durchschreitet. Hier kann sie davor schützen, daß eine vorhandene Läsion übersehen wird.

Cocainisierung eines sensiblen Nerven führte zu einem fortschreitenden Anstieg der Rheobasen, während die Chronaxie sich nicht ändert, solange der Nerv überhaupt erregbar bleibt.

Eine Gruppe für sich bilden die Fälle peripherer Läsionen meist traumatischer Genese, in denen die noch vorhandenen sensiblen Leistungen qualitativ im Sinne der Hyperpathie verändert sind. Wir beobachten sie bei kompletten Totaltrennungen in dem Gebiet der dissoziierten Empfindungsstörung, in dem das Schmerzgefühl erhalten ist, Druck- und Berührungsempfindung jedoch fehlen, bei inkompletten Totaltrennungen in dem Gebiet der taktilen Hypästhesie und schließlich auch in der periläsionellen Grenzzone zwischen normalem und geschädigtem Sinnesgebiet. In allen diesen Fällen ist immer wieder eine Verlängerung der Chronaxie zu beobachten. In dem eigenen Material wurde nur einmal, und zwar bei der traumatischen Läsion eines Hautnerven, des Ramus superf. nervi radialis, eine Chronaxieverlängerung bei vorhandener Hyperpathie vermißt.

Änderungen der Chronaxie finden sich nicht nur in dem Ausbreitungsgebiet des geschädigten Nerven, das sich auch bei der klinischen Prüfung als alteriert erweist, sondern auch in dem Überlagerungsgebiet des Nachbarnerven, so beispielsweise bei Trigeminusausschaltungen in dem angrenzenden Gebiet des Auricularis magnus. Ob auch das kontralaterale homologe Sinnesgebiet Veränderungen im Sinne der Reperkussion aufweisen kann, ist noch nicht entschieden.

Bei länger dauernder Beanspruchung eines peripher gestörten Sinnesgebietes durch wiederholte Reize kann ein Schwellenanstieg im Sinne von STEIN und WEIZSÄCKER völlig fehlen. Dies war sogar in dem eigenen Material bei den traumatischen Läsionen die Regel, obwohl ein Teil dieser Fälle bei mechanischer Reizung einen deutlichen Schwellenanstieg zeigte. Sehr ausgesprochen war ein solcher dagegen auch bei elektrischer Reizung in den KROLLschen Fällen von Bleiintoxikation. Es ist ganz allgemein zu beobachten, daß bei Läsionen nicht nur peripheren, sondern auch jeden anderen Sitzes die wiederholte Beanspruchung der Sinnesapparate viel seltener zu einem Anstieg der Chronaxie führt als zu einem solchen der mechanischen Intensitätsschwelle. Es hängt dies zum Teil wohl damit zusammen, daß einer wiederholten Beanspruchung durch einzelne Reize von sehr kurzer Dauer die Sinneseinrichtungen noch gewachsen sind, solchen von längerer Dauer gegenüber jedoch versagen.

Der normalerweise vorhandene Abfall der Chronaxie mit steigender Reizfrequenz, wie er bei *iterativer Reizung* festzustellen ist, kann durch periphere Läsionen, aber auch wie vorwegnehmend festgestellt sei durch solche anderen Sitzes aufgehoben werden. Es trifft dies jedoch nur für einen Teil der Fälle zu.

Bei Läsionen nächsthöheren Sitzes, und zwar solchen der *hinteren Wurzeln* ist folgendes festzustellen: Nach der operativen Durchschneidung einer einzelnen hinteren Wurzel bei Intaktheit aller übrigen sind mit den üblichen klinischen Methoden in der Regel keine Sensibilitätsstörungen nachweisbar. Die Chronaxie zeigt in dem betreffenden Dermatom eine Verlängerung, die jedoch nicht bestehen bleibt, sondern nach relativ kurzer Zeit wieder ausgeglichen wird.

Bei der dermatomeralen Hyperpathie infolge Erkrankungen innerer Organe, d. h. im Bereiche der HEADschen Zonen, kann die Zeitschwelle verlängert sein, doch besteht keine gesetzmäßige Verknüpfung zwischen Hyperpathie und chronaximetrischem Verhalten.

Von den Läsionen *spinalen Sitzes* seien die der Hinterstränge denen der Vorderseitenstränge gegenübergestellt. Beobachtungen bei Hinterstrangläsionen hat STEIN an Hand von FRIEDREICH-Fällen, KROLL an operativen von FOERSTER ausgeführten Hinterstrangschlitzungen mitgeteilt. Beide finden übereinstimmend eine Verlängerung der Chronaxie, STEIN bei Reizung vom Nerven aus, KROLL bei punktförmiger Reizung, wobei sowohl die Chronaxie der Druckpunkte als auch die der Schmerzpunkte sich als alteriert erwies. Das Verhalten der Chronaxie bestätigt also die schon wiederholt ausgesprochene Vermutung, daß von einer Intaktheit des Schmerzsystems bei Hinterstrangläsionen nicht gesprochen werden kann.

Der Ausfall des spino-thalamischen Systems ist am reinsten bei operativen Vorderseitenstrangdurchschneidungen zu studieren. Die Ergebnisse hängen einmal davon ab, ob es sich um eine ein- oder doppelseitige Unterbrechung handelt, und zweitens von den zeitlichen Verhältnissen. Bei einseitiger Unterbrechung des Vorderseitenstranges fehlen auf der kontralateralen Seite Schmerzpunkte zunächst völlig. Nach einiger Zeit treten sie dann wieder auf, allerdings rarefiziert und mit verlängerter Chronaxie. Auch die Chronaxie der Druckpunkte erweist sich als verlängert. Es ist fernerhin festzustellen, daß diese Verlängerung der Chronaxie an den Druck- und Schmerzpunkten nicht nur auf der kontralateralen Seite vorhanden ist, sondern auch die homolaterale mitbetrifft. Auch die doppelseitigen Vorderseitenstrangdurchschneidungen zeigen die Mitschädigung des Drucksystems und die Verlängerung der Zeitschwelle der Schmerzpunkte, sofern solche nach einiger Zeit wieder in Erscheinung treten. Alle diese Veränderungen unterliegen einer weitgehenden Restitution, die so weit gehen kann, daß schließlich keine oder nur noch sehr geringe Veränderungen nachweisbar sind. Receptoren- und Nervenstammreizung stimmen in ihren Ergebnissen überein. Ein Anstieg der Chronaxie bei iterativer Reizung ist nicht nur bei Hinterstrangläsionen, sondern auch bei solchen der Vorderseitenstränge festzustellen, doch keineswegs in allen Fällen.

Zusammengefaßt besagen also die Ergebnsise bei spino-thalamischen Läsionen und solchen der Hinterstränge einmal, daß die Kreuzung der Vorderseitenstränge keine vollkommene ist, was die therapeutischen Mißerfolge einseitiger Chordotomien verständlich macht, fernerhin, daß nicht nur das Schmerz-, sondern auch das Drucksystem sich als affiziert erweist. Eine Differenzierung der Läsionen der Vorderseitenstränge und Hinterstränge auf Grund der chronaximetrischen Reaktionsweise beider Systeme ist unmöglich, wir finden vielmehr in beiden Fällen im Prinzip die gleichen Veränderungen. Die Richtlinien für die Beurteilung von Chronaxiebefunden bei spinalen Läsionen diffuseren Charakters sind damit gegeben und es erübrigt sich, auf bestimmte Krankheitsbilder wie Tabes, multiple Sklerose und andere einzugehen, bei denen wir in vivo über die genauere Ausdehnung des Prozesses nicht orientiert sind. Die Chronaxie deckt hier in manchen Fällen z. B. von beginnender Tabes Läsionen zu einer Zeit auf, da die klinische Prüfung noch negativ verläuft. Es sind dabei nicht nur Chronaxieverlängerungen, sondern auch -verkürzungen zu beobachten. Andererseits können aber auch bei manifesten klinischen Sensibilitätsstörungen Chronaxieveränderungen fehlen oder nur mit einer der verschiedenen Methoden nachweisbar sein, so daß z. B. die Nervenstammreizung verlängerte Werte, die Receptorenreizung normale ergibt.

Bei *Thalamusläsionen* hat MARKOW Chronaxieverlängerungen beobachtet.

Bei *corticalen Sensibilitätsstörungen* stützen sich die Beobachtungen KROLLs, erweitert durch eigene Fälle auf traumatische Läsionen der Retrozentralregion und Rindenexcisionen in diesem Gebiet mit erhöhten mechanischen Schwellen, Störungen des Raumsinns, der Stereognose, des Lagegefühls. Die Chronaxie der Druck- und Schmerzpunkte erweist sich dabei als verlängert. Wir haben allerdings in zwei Fällen bei erhöhten mechanischen Schwellen, Raumsinn- und Lagegefühlsstörungen, Veränderungen der Chronaxie bei Nervenstamm- und Receptorenreizung in Ruhe und bei längerer Beanspruchung gänzlich vermißt.

Als letzte Gruppe sind schließlich die hysterischen Sensibilitätsstörungen zu nennen. Es ist von vornherein klar, daß hier das Subjektive der Methode, das Fehlen eines objektiven Kriteriums, sich besonders erschwerend bemerkbar macht. Die bisherigen Ergebnisse sind dementsprechend auch nicht einheitlich. In einem Teil der Fälle finden sich in dem ringförmig begrenzten hypästhetischen Gebiet die gleichen normalen Werte wie auf der kontralateralen normalen Seite. Es ist fernerhin Gleichheit der Werte beider Körperseiten aber auf einem wesentlich über der Norm liegenden Niveau zu beobachten, und schließlich gibt es Fälle, in denen nicht Gleichheit der Werte besteht, sondern das hypästhetische Gebiet eine Verlängerung der Chronaxie gegenüber der normalen Seite aufweist. Das Fehlen eines objektiven Testes bei der sensiblen Chronaxiebestimmung macht sich in diesen Fällen besonders fühlbar. Immerhin vermag sie doch in manchem zur Klärung beizutragen. So beobachteten wir einen Fall, bei dem es sich um eine Schußverletzung in der Gegend des Capitulum fibulae mit einer ringförmigen Hypästhesie am Knie und einer Gangstörung handelte. Das klinische Bild machte den Eindruck einer funktionellen Störung, ohne daß eine organische Läsion sicher auszuschließen war. Die Chronaxie zeigte im Gebiete beider Unterschenkel gleiche Werte, im Bereiche des Peroneus superfic. am Fußrücken eine deutliche Differenz zwischen links und rechts im Sinne einer Erhöhung auf der betroffenen Seite, und in diesem Gebiet war auch mit der MINORschen Jod-Stärkemethode eine Hypohydrosis festzustellen. Hier gelang also durch die Chronaxie die Auflösung einer Sensibilitätsstörung in ihre organische und funktionelle Komponente.

Unter allgemeineren Gesichtspunkten betrachtet, besagen die Chronaxiebefunde bei Sensibilitätsstörungen verschiedener Genese zunächst einmal, daß eine *topische* Differenzierung pathologischer Läsionen, auf deren Möglichkeit die Bedeutung der elektrischen Untersuchungsmethode für das motorische Gebiet fußt, im Bereiche der Sensibilität nicht möglich ist. Wir sind nicht imstande, aus der Art der Veränderungen Rückschlüsse darauf zu ziehen, welches System im einzelnen Sitz der Läsion ist. Die Feststellung sensibler Chronaxieveränderungen besagt nur, daß Abweichungen von der Norm vorhanden, nicht aber wohin sie zu lokalisieren sind. Bedingt werden können diese Veränderungen einmal primär durch die Funktionsbeeinträchtigung der vom pathologischen Abbau betroffenen Systeme, sie können aber auch eine sekundäre Folge des letzteren darstellen. Ausfall eines Teiles der einem bestimmten Sinnesgebiet zugeordneten Fasern kann nämlich Umstellung der chronaximetrischen Reaktionsweise des gesamten Gebietes bedeuten. Sehr schön kommt dies bei der Durchschneidung einer einzelnen hinteren Wurzel zum Ausdruck. Sie hat die Erhöhung der Chronaxie sämtlicher Sinnespunkte des betreffenden Dermatoms zur Folge und nicht nur eines Teiles dieser Punkte, wie dies etwa in Analogie zu dem Verhalten der motorischen Chronaxie bei partiellen Vorderhornläsionen erwartet werden könnte. Auch bei inkompletten peripheren Totaltrennungen sind ähnliche Verhältnisse anzutreffen. Allerdings kommen hier Dissoziationen in dem Sinne vor, daß z. B. die Druckpunkte normale, die Schmerzpunkte erhöhte Werte zeigen.

Betrachten wir die chronaximetrischen Befunde bei Sensibilitätsstörungen nicht von klinischen, sondern pathophysiologischen Gesichtspunkten aus, so ist ebenso wie auf motorischem Gebiete die Frage nach den Beziehungen zwischen Funktion und Zeitschwelle zu beantworten. Nicht übergangen werden dürfen dabei die Fälle von Läsionen verschiedensten Sitzes, in denen bei veränderter mechanischer Intensitätsschwelle und Störungen der raumsinnlichen Leistungen, die mit sämtlichen Methoden bestimmte elektrische Zeitschwelle unverändert ist. Wir können uns vorstellen, daß auch im pathologischen Abbau ähnlich, wie dies STEIN in Anästhesieversuchen am peripheren Nerven gezeigt hat, die einzelnen Teile eines Systemes Schritt für Schritt außer Funktion gesetzt werden, und die Chronaxie solange normal bleibt, als noch nervöse Substanz von normaler Reaktionsfähigkeit vorhanden ist. Verallgemeinern läßt sich diese Erklärung schon nach den vorangehenden Feststellungen über die einheitliche Reaktionsweise gestörter Sinnesgebiete aber wohl nicht. Wir müssen berücksichtigen, daß auf physiologische, den Receptorenapparat treffende Reize hin niemals eine einzelne Erregungswelle über den Nerven hin läuft, sondern stets eine mehr oder minder frequente Folge von Erregungen. Wenn deshalb bei einer abnorm kurzen Beanspruchung des sensiblen Systems sich dieses als voll leistungsfähig erweist, so kann doch auf eine längere Beanspruchung hin, die zu einer Serie von Entladungen führt, eine Minderleistung zutage treten. Es ist deshalb verständlich, daß auf sensiblem Gebiet elektrische Reizbarkeit und Funktion nicht immer parallel zu gehen brauchen, wie dies ja auch auf motorischem Gebiete der Fall ist. Auch einer verfeinerten Elektrodiagnostik sind hier Grenzen gezogen.

Eine andere Frage ist die, inwieweit sich dort, wo wir Veränderungen der physiologischen Funktion feststellen auch Beziehungen zu einem veränderten Empfindungsablauf aufzeigen lassen. STEIN hat einen solchen Zusammenhang für die Hyperpathie als sehr wahrscheinlich hingestellt. Tatsächlich stoßen wir bei der Hyperpathie immer wieder auf die gleiche Abwandlung des Verhaltens der Chronaxie im Sinne einer Verlängerung derselben. Wir finden sie bei der Hyperpathie peripherer Genese, bei der Hinterstrangshyperpathie, bei der Hyperpathie im Bereiche HEADscher Zonen, und es liegt nahe anzunehmen, daß hier eine Beziehung zu der veränderten Empfindungsweise vorliegt. Allerdings kann diese keine zwangsläufige sein, insofern, als Hyperpathie doch auch ohne Verlängerung der Chronaxie zur Beobachtung gelangt und andererseits Verlängerung der Chronaxie auf Werte, wie wir sie in hyperpathischen Gebieten feststellen, keineswegs immer mit Hyperpathie verknüpft ist.

Auch die Annahme einer Beziehung zwischen Funktion und Empfindung in dem Sinne, daß die Druckempfindung an die Höchstleistung der sensiblen Funktion in bezug auf den Zeitfaktor gebunden ist, und bei Verlust der Druckempfindung die Schmerzempfindung solange erhalten bleibt, als die Chronaxie sich innerhalb der für die Schmerzempfindung geltenden Werte hält (STEIN und WEIZSÄCKER), stößt auf Schwierigkeiten. Bei der Unterbrechung des Tractus spino-talamicus ist die Schmerzempfindung aufgehoben, obwohl die Chronaxie sich in der dem Schmerzsystem entsprechenden Größenordnung bewegt oder sogar darüberliegt. Ich möchte deshalb annehmen, daß die Beziehungen zwischen veränderter physiologischer Funktion, beurteilt nach dem Verhalten des Zeitfaktors und verändertem Empfindungsvorgang unter pathologischen Bedingungen zur Zeit sich nur in dem Sinne formulieren lassen, daß Veränderungen des Zeitfaktors eine, allerdings nicht zwangsläufige Begleiterscheinung des veränderten Empfindungsvorganges darstellen, daß aber eine Abhängigkeit sich nicht erweisen läßt. Es stellen sich diese Beziehungen ähnlich dar, wie die auf motorischem Gebiete zwischen Chronaxie und koordinatorischer Leistung bzw. Inkoordination, für die sich ebenfalls eine Abhängigkeit nicht erweisen läßt (S. 836).

Optisches System. BOURGUIGNON hat in einem Falle von Choreoretinitis und bei einer Alkohol-Nicotin-Amblyopie eine normale Chronaxie festgestellt, bei einer retrobulbären Neuritis für das zentrale Phosphen eine Verlängerung. Das eigene, gemeinsam mit HOFFHEINZ untersuchte Material umfaßt zahlreiche Fälle von primärer tabischer Atrophie, Stauungspapille und sekundärer Atrophie nach Stauungspapille. Wiederholt waren verlängerte Werte festzustellen, in der überwiegenden Mehrzahl der Fälle waren diese jedoch normal trotz stark herabgesetzter oder sogar fast fehlender visueller Leistungen. Bei wiederholter Reizung haben LAST und LAUBENTHAL Schwellenanstieg von größerem Ausmaß und größerer Dauer als beim Normalen bei Erkrankung der Sehnerven, Schädigungen der zentralen optischen Bahn und auch cerebralen Allgemeinschädigungen gesehen. Eine praktisch diagnostische Bedeutung kommt nach all dem der optischen Chronaxie wohl nicht zu.

Vestibularis. FERRERI und MELDOLESI haben bei peripheren Vestibularisstörungen Verkürzung der Chronaxie auf ein Drittel bis ein Fünftel ihres Normalwertes festgestellt, während bei zentralen Störungen die Werte normal waren. BOURGUIGNON berichtet über Veränderungen bei Psychosen, die in Beziehung stehen sollen zu dem emotiven Verhalten der Kranken. Er findet bei stumpfen Katatonen eine sehr große Verlängerung der Zeitschwelle bis zu 1,5 Sek. (!), bei erregten Schizophrenen eine Verminderung und ferner mit Besserung des klinischen Bildes Rückgang der Veränderungen. Wir selbst haben versucht, die Vestibularischronaxie für die Beurteilung des Allgemeinsyndroms bei Kopftraumatikern nutzbar zu machen, jedoch mit negativem Ergebnis. Es muß zur Skepsis in der Wertung pathologischer Veränderungen der Vestibularischronaxie mahnen, wenn wir auch bei völliger calorischer und rotatorischer Unerregbarkeit eines Labyrinthes bei monopolarer Reizung nur geringe Differenzen zwischen links und rechts fanden. Auch die Deutung der Befunde KREINDLERs, der bei extrapyramidalen Störungen eine Dissoziation der Werte für Fallneigung und Schwindel feststellte, ist schwierig. Es sagt eben ganz allgemein die Vestibularischronaxie, bei deren Bestimmung Reflexerfolge im Bereiche der übrigen Körpersphäre als Test dienen, wenig Sicheres über die Reaktionsweise des Vestibularisapparates selbst aus. Wie sollen wir entscheiden, an welcher Stelle der vestibulären Reflexbögen die Funktionsänderung unter den jeweiligen pathologischen Bedingungen sich vollzieht, die zu einer Verlängerung der Zeitwerte führt?

B. Die Elektrizitätsproduktion im Organismus.

Auf die allgemeine Elektrophysiologie wird im folgenden nur insoweit eingegangen, als es notwendig ist, um den Kontakt der speziellen neurologischen Probleme mit dieser herzustellen. Im Mittelpunkt steht vielmehr die Elektrophysiologie und -pathologie der menschlichen Motorik. Der Wert der älteren Untersuchungen hierzu wird zum Teil dadurch beeinträchtigt, daß die Technik noch nicht hinreichend entwickelt war und nicht selten auch aus Einzelbeobachtungen zu weitgehende allgemeine Schlüsse gezogen wurden. Trotzdem liegen auch aus früheren Jahren eine ganze Reihe wichtiger Ergebnisse vor, die inzwischen weiter ergänzt und ausgebaut worden sind. Auf diesen und eigenen Erfahrungen baut die folgende Darstellung auf, und zwar erstrecken sich letztere auf zahlreiche Gesunde und 500 Nervenkranke, bei denen gegen 20 000 Aktionsstromkurven registriert wurden. Trotz dieses relativ großen Materials kann es sich nur um einen ersten Entwurf handeln, der in vielen Stücken der Ergänzung bedarf[1].

I. Technik.

Als GALVANI 1786 in seinem bekannten Versuch bei der Herstellung einer metallischen Verbindung zwischen Nerv und zugehörigem Muskel eine Zuckung erhielt, glaubte er den Nachweis einer im lebenden Gewebe vorhandenen Spannung geführt zu haben. Es zeigte sich aber bald, daß eine rein physikalisch bedingte Energieproduktion vorlag (VOLTA). In der Folgezeit gelang jedoch schon

[1] Die eigenen Untersuchungen entnommenen Aktionsstrombilder sind in der Mehrzahl Saitengalvanometerkurven. Oszillogramme sind als solche besonders genannt. Zur Ableitung der Muskelaktionsströme wurden Nadelelektroden benutzt, die Zeitmarkierung erfolgte mit einer elektromagnetischen Stimmgabel von 100 Schwingungen pro Sekunde, die Registrierung der Bewegungskurve nach den S. 864 dargelegten Prinzipien, und zwar meistens unter Verkleinerung auf $^1/_2$, so daß eine Kurvenbewegung von 2 mm einer Winkelbewegung von 1^0 in dem betreffenden Gelenk entspricht. Zu beachten ist dabei die meist $^9/_{10}$ betragende Verkleinerung der Originalkurven.

Galvani selbst und später Humbold der Nachweis, daß auch unter Ausschaltung aller metallischen Leiter ein Nerv-Muskelpräparat, über einen zweiten Nerven zu einem Kreis geschlossen, imstande ist, diesen in Erregung zu versetzen. Damit war auf rein *physiologischem* Wege der Nachweis geführt, daß im lebenden Gewebe elektromotorische Kräfte vorhanden sind. Für ein tieferes Eindringen in diese bioelektrischen Vorgänge bedurfte es jedoch der Ausbildung besonderer elektrischer Meßmethoden. Sie sind grundsätzlich nach den gleichen Prinzipien aufgebaut, wie die in der reinen Elektrophysik angewandten. Besondere Anforderungen an diese ergeben sich jedoch aus der Eigenart der bioelektrischen Erscheinungen, bei denen es sich um sehr geringe und gleichzeitig oft sehr rasch verlaufende Potentialschwankungen handelt, eine Kombination, mit der es die reine Elektrophysik selten zu tun hat. Infolgedessen stand die Elektrophysiologie vor der Aufgabe, ein ihren Bedürfnissen entsprechendes Instrumentarium erst selbst zu schaffen, und es ist deutlich zu verfolgen, wie jeder Schritt in dieser Richtung eine Fülle neuer Erkenntnisse nach sich zieht.

Zwei Phasen lassen sich in dieser Entwicklung deutlich unterscheiden: In einer ersten sind die Bemühungen darauf gerichtet, hohe Empfindlichkeit und rasche Reaktionsgeschwindigkeit in einem Instrument zu vereinigen. Sie gipfeln in der Entwicklung des Saitengalvanometers. In einer zweiten Phase, deren Beginn erst einige Jahre zurückliegt, wird unter dem Einfluß der Entwicklung der Elektronenröhre die Verknüpfung von hoher Empfindlichkeit und rascher Reaktionsgeschwindigkeit in *einem* Meßsystem aufgelöst. Die erforderliche Empfindlichkeit wird in bisher nicht gekanntem Ausmaß durch Elektronenröhrenverstärker erreicht, so daß nun die Möglichkeit besteht, die in der Technik benutzten, hoch entwickelten, rasch reagierenden Instrumente trotz ihrer geringen Empfindlichkeit auch für bioelektrische Fragen zu verwenden.

Im einzelnen haben wir strommessende Instrumente — Galvanometer — und spannungsmessende — Elektrometer — zu unterscheiden. Beide dienen der Erfassung ganz verschiedener Größen und arbeiten nach verschiedenen Prinzipien. Wenn trotzdem auch Galvanometer zur Messung von Potentialdifferenzen Verwendung finden, so geschieht dies auf Grund des Ohmschen Gesetzes, nach dem zwischen Stromstärke und Spannung Proportionalität besteht, vorausgesetzt, daß der Widerstand in dem betreffenden Stromkreis konstant bleibt. Bei biologischen Objekten ist diese Voraussetzung jedoch oft infolge unübersehbarer Widerstandsänderungen im Gewebe nicht erfüllt. Es entfällt dann die Möglichkeit auch mit strommessenden Instrumenten auf indirektem Wege Potentialdifferenzen zu ermitteln.

Das Primäre in dem die Muskel- und Nerventätigkeit begleitenden elektrischen Geschehen ist die Entstehung einer Aktionsspannung, die sekundär erst einen Aktionsstrom auslöst. Seiner Größenordnung haftet insofern eine gewisse Willkür an, als erstere von dem inneren und äußeren Widerstand abhängt und ferner bei ihrer Messung dem betreffenden Organ Leistung entzogen wird.

1. Strommessende Instrumente. Sämtliche in der Elektrophysiologie benutzten Galvanometer beruhen auf dem gemeinsamen Grundprinzip, daß beim Durchfließen eines Stromes durch einen Leiter ein Magnetfeld erzeugt und dadurch ein mechanisches oder optisches Zeigersystem in Bewegung versetzt wird. Verschieden ist bei den einzelnen Instrumententypen nur die Art, wie dieses Grundprinzip im einzelnen nutzbar gemacht wird. Das älteste Galvanometer ist der

Multiplikator. Es kommt ihm nur noch historische Bedeutung zu. Einen wesentlichen Fortschritt brachte die Einführung der Spiegelablesung, die erstmalig Verwendung fand bei dem

Drehmagnetgalvanometer. Es ist äußeren magnetischen Störungen in erheblichem Maße ausgesetzt, weshalb dazu übergegangen wurde, das Magnetsystem abzuschirmen. Derartige Panzergalvanometer sind auch heute noch für thermoelektrische und andere Messungen im Gebrauch.

ARSONVAL-*Drehspulgalvanometer.* Der Fortfall äußerer magnetischer Störungen ist einer der Vorteile der Drehspulgalvanometer, die häufig auch als DEPREZ-D'ARSONVAL-Galvanometer bezeichnet werden. Während beim Drehmagnetgalvanometer der zu messende Strom einen Magneten in Bewegung setzt, wird umgekehrt beim Drehspulgalvanometer die Kraft eines ruhenden Magnetfeldes zur Bewegung eines Stromleiters benutzt. Es geschieht dies in der Weise, daß eine kleine Spule mit vielen Windungen zwischen den Polen eines Permanentmagneten aufgehängt ist (Abb. 42). Die Bewegungen der Spule werden mittels eines daran befestigten Spiegelchens beobachtet oder registriert. Die Stromempfindlichkeit, durch einen Nebenschluß veränderlich, kann eine hohe sein und $1 \cdot 10^{-10}$ Ampère und mehr pro Millimeter Skalenanteil bei 1 m Registrierabstand betragen. Für bestimmte Untersuchungen, wie solche des galvanischen Hautreflexes, ist das Drehspulgalvanometer auch heute noch ein brauchbares Instrument. Daß es an Bedeutung verloren hat, liegt an seiner geringen Eigenfrequenz. Eine Schwingungsdauer von 0,5 Sek. für eine ganze Periode bei einer Stromempfindlichkeit von etwa $5 \cdot 10^{-9}$ Ampère, die von neueren Typen erreicht wird, ist schon eine sehr gute Leistung. Sie reicht aber bei weitem noch nicht aus, um den meist rasch ablaufenden bioelektrischen Vorgängen zu folgen.

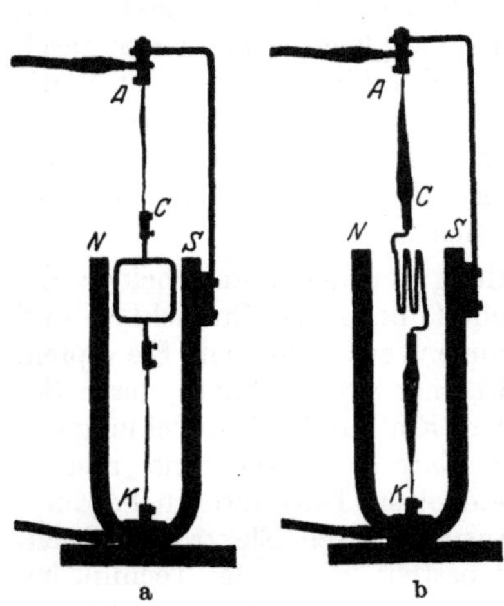

Abb. 42a und b. Schema eines Drehspulgalvanometers. (Nach POHL.) *NS* Feststehender Hufeisenmagnet. *KA* Drehbarer Leiter in Spulenform. *C* Zuleitungen zur Drehspule.

Auf dem gleichen Prinzip beruht das von Siemens und Halske für die Elektrokardiographie entwickelte Spulengalvanometer. Dadurch, daß Spule und Aufhängefaden aus etwa $^{3}/_{1000}$ mm feinem Platinfaden bestehen und das aufgekittete Spiegelchen äußerst klein ist, wird eine hohe Empfindlichkeit und rasche Einstellgeschwindigkeit erreicht. Erstere kann — gleiche Bedingungen vorausgesetzt — die des Saitengalvanometers übertreffen, letztere dagegen liegt niedriger (40—50 Schwingungen pro Sekunde) und ist nicht wie beim Saitengalvanometer regelbar. Sie reicht für die praktischen Bedürfnisse der Elektrokardiographie aus, bei Ableitungen von der quergestreiften Muskulatur ist jedoch die Verzerrung der tatsächlichen Vorgänge eine erhebliche.

Saitengalvanometer. Mit seiner Entwicklung hat EINTHOVEN erstmalig ein lang erstrebtes Ziel, die Entwicklung eines Instrumentes von hoher Empfindlichkeit und Eigenfrequenz, erreicht. Sein Prinzip, 1824 von CUNNING im Goldblattelegraphen verwertet, von dem französischen Ingenieur ADER 1897 weiterentwickelt und von EINTHOVEN zur vollendeten Leistungsfähigkeit gebracht, gleicht dem des Drehspulgalvanometers. An Stelle der Spule ist jedoch eine $^{2-3}/_{1000}$ mm feine und etwa 10 cm lange Saite aus Platin, Gold, Aluminium oder Quarz zwischen den Polschuhen eines Magneten ausgespannt (Abb. 43). Sie wird beim Durchgang eines Stromes senkrecht zu den Kraftlinien des Magnetfeldes und senkrecht zur Richtung des Stromleiters abgelenkt, die Bewegungen ihres Schattens werden mikroskopisch vergrößert und photographisch registriert.

Dieser Grundaufbau kehrt bei sämtlichen Typen, die von verschiedenen Firmen hergestellt werden, immer wieder. Die wichtigsten Konstanten, von denen die Arbeitsweise und Leistungsfähigkeit des Instrumentes abhängen, sind: Empfindlichkeit, Eigenfreqenz und Dämpfung. Sie sind eng miteinander verknüpft und hängen bei gleichbleibender Stärke des Magnetfeldes und der optischen Vergrößerung ab von der Spannung der Saite. Je geringer diese, um so größer die Empfindlichkeit und Dämpfung, um so geringer andererseits die Eigenfrequenz. Die jeweilige Einstellung richtet sich nach den Eigenschaften des zu untersuchenden Vorganges. Die unter günstigen Bedingungen zu erreichende Stromempfindlichkeit beträgt bei dem EDELMANNschen Modell 0,1 mm = ca. 10^{-12} Ampère. Die maximale Eigenfrequenz liegt bei aperiodischer Dämpfung zwischen 100–150 Schwingungen pro Sekunde. Sie läßt sich durch Verwendung kurzer Saiten wesentlich in die Höhe treiben, damit sinkt aber gleichzeitig die Empfindlichkeit so erheblich, daß für die Ableitung von Muskelaktionsströmen ein Verstärker notwendig wird. Weitere methodische Einzelheiten der Saitengalvanometeruntersuchung finden sich bei H. SCHÄFFER.

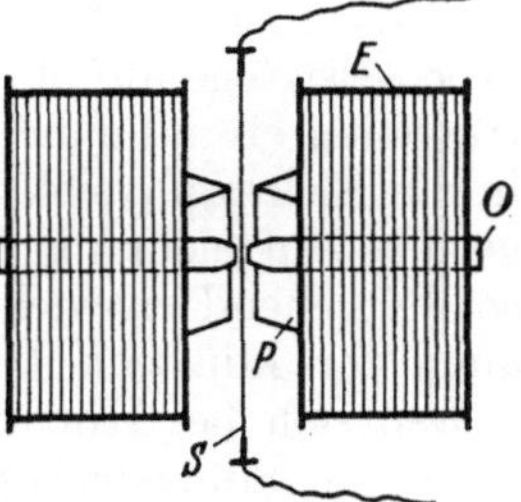

Abb. 43. Schema des Saitengalvanometers. *E* Elektromagnet. *P* Pohlschuhe. *S* Saite. *O* Optik.

Durch den Einfluß von Trägheit und Dämpfung erfahren die Saitengalvanometerkurven eine Verzerrung gegenüber dem tatsächlichen Stromverlauf. Wie erheblich diese ist, zeigt Abb. 44, in der die Aufnahme eines Nervenaktionsstromes mit dem Saitengalvanometer der Aufnahme des gleichen Vorganges mit der verzerrungsfrei arbeitenden BRAUNschen Röhre gegenübergestellt ist. Es bedarf deshalb dort, wo es auf den genauen Verlauf des elektrischen Einzelvorganges ankommt, der mathematischen Analyse der Kurven, die recht kompliziert ist und für klinische Untersuchungen ebensowenig in Frage kommt, wie die Benutzung einer besonders feinen, in ein Vakuum eingeschlossenen Saite, wodurch EINTHOVEN eine praktisch verzerrungsfreie Aktionsstromregistrierung mit dem Saitengalvanometer erreicht hat.

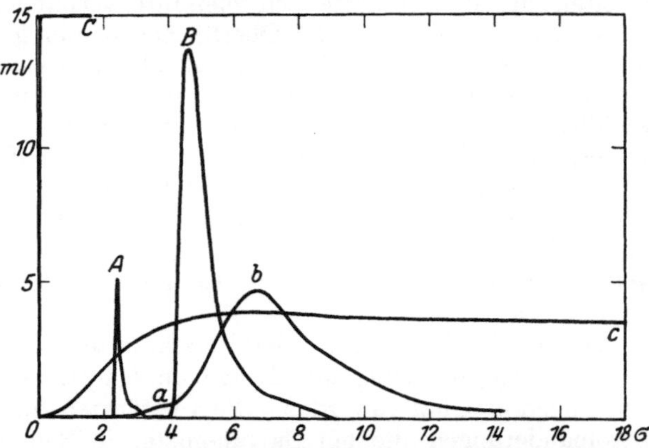

Abb. 44. Vergleich des mit Verstärker und BRAUNscher Röhre aufgenommenen Nervenaktionsstromes mit der unkorrigierten Saitengalvanometerkurve. (Nach GASSER und ERLANGER.) *A* Der durch Reizeinbruch entstandene Stromstoß. *B* Der Nervenaktionsstrom (BRAUNsche Röhre). *a* und *b* die entsprechende Saitengalvanometerkurve. *C* Eichkurve der BRAUNschen Röhre 15 mV, *c* dasselbe beim Saitengalvanometer.

Eine Steigerung der Leistungsfähigkeit des Meßsystems über das Saitengalvanometer hinaus war erst möglich, als es gelang, die enge Verknüpfung von Empfindlichkeit und Eigenfrequenz aufzulösen und die im folgenden genannten Instrumente durch Kopplung mit Verstärkern für physiologische Zwecke nutzbar zu machen.

Oszillographen. Sie arbeiten ebenfalls nach dem elektromagnetischen Prinzip. Der mit einem Spiegelchen armierte Stromanzeiger hat die Form einer Schleife, eines Plättchens oder einer Zunge und ist aus stabilem Material gebaut. Daraus resultiert einmal gegenüber dem Saitengalvanometer der große Vorteil der

Unzerstörbarkeit durch plötzliche Stromstöße. Vor allem aber wird es möglich, dem Stromanzeiger eine weit höhere Spannung und damit Richtkraft zu geben als der zerbrechlichen Saite, sodaß die Reaktionsfähigkeit eine außerordentlich rasche und die Eigenfrequenz eine sehr hohe wird. Sie erreicht schon bei den kleinen Modellen 2000 Schwingungen pro Sekunde, bei den größeren noch weit mehr, bis zu 12 000/Sek. Erreicht wird dies natürlich auf Kosten eines größeren Trägheitsmomentes und damit geringerer Empfindlichkeit, so daß die Vorschaltung eines Verstärkers notwendig wird. Es ist dann aber die Registrierung des Stromverlaufes mit 95% Genauigkeit möglich (MATTHEWS).

BRAUN*sche Röhre.* Ihr Prinzip beruht darauf, daß die zu untersuchenden Wechselströme auf ein Kathodenstrahlbündel einwirken, das ihnen vollkommen trägheitsfrei und ohne jede Verzerrung zu folgen vermag. Seit ihrer Einführung in die Elektrophysiologie durch GASSER und ERLANGER, denen so erstmalig die getreue Aufzeichnung des Nervenaktionsstromes gelang, ist die BRAUNsche Röhre so weitgehend entwickelt worden, daß sie in Verbindung mit einem Verstärker auch für klinische Untersuchungen anwendbar ist. Technische Einzelheiten finden sich bei HOLZER.

2. Spannungsregistrierende Instrumente. Von diesen hat allein das *Capillarelektrometer* breiteren Eingang in die Elektrophysiologie gefunden. Vor der Ära des Saitengalvanometers stellte es sogar das leistungsfähigste Instrument zum Studium bioelektrischer Erscheinungen dar, mit dem eine ganze Reihe wichtiger Ergebnisse, wie die ersten Herzaktionsstromaufnahmen (WALLER), erzielt worden sind. Es besteht im wesentlichen aus zwei Quecksilberelektroden, von denen die eine sich als Faden in einer Glascapillare befindet und mit der zweiten durch verdünnte Schwefelsäure verbunden ist. Beim Zuführen von Elektrizität ändert sich die Oberflächenspannung an der Grenze von Quecksilber und Elektrolyt, und der Quecksilbermeniscus führt Bewegungen aus, die sich mikroskopisch beobachten oder registrieren lassen. Die Verzerrung des tatsächlichen Stromverlaufes ist zwar noch weit größer als beim Saitengalvanometer, die mathematische Kurvenanalyse aber einfacher. ADRIAN hat noch vor mehreren Jahren einen Teil seiner Untersuchungen über die Aktionsströme der Sinnesnerven durch Kopplung dieses einfachen und billigen Instrumentes mit einem Verstärker gewonnen. Inzwischen ist aber die Technik so weit fortgeschritten, daß in Zukunft das Capillarelektrometer wohl kaum noch verwandt werden wird.

Durch die Entwicklung der Verstärkertechnik ist auch der indirekte Weg der Spannungsmessung mit Hilfe von Galvanometern für biologische Untersuchungen gangbar geworden. Die verstärkten Spannungsänderungen erzeugen Stromänderungen, die ein Galvanometer in Bewegung setzen. Der Endeffekt ist der gleiche wie bei der Galvanometrie, der Strom wird aber nicht von dem betreffenden Organ, sondern von Akkumulatoren geliefert. Für die Elektrokardiographie ist dieses Prinzip erstmalig von GABLER, KAHLSON und KLEE ausgewertet worden.

3. Elektronenröhrenverstärker. Im einzelnen ist die Verstärkertechnik ein Spezialgebiet, mit dem sich im allgemeinen der Kliniker nicht oder nur in Zusammenarbeit mit dem Physiker wird beschäftigen können. Ihre Grundlagen sind jedoch klar, und es ist nicht schwierig, von der Arbeitsweise der verschiedenen Anordnungen eine Vorstellung zu gewinnen.

Das Grundprinzip jedes Verstärkers besteht darin, daß durch kleine Kräfte große gesteuert werden, so daß geringe Potentialschwankungen eines Kreises um ein Vielfaches größere in einem zweiten hervorrufen. Benutzt wird hierfür ein Strom freier Elektronen, der praktisch trägheitsfrei ist und den aufgedrückten Kräften ohne Verzögerung getreu zu folgen vermag. Im einzelnen geschieht dies folgendermaßen (Abb. 45):

In einem evakuierten Glasrohr befindet sich eine Glühkathode (K), die durch eine Batterie geheizt wird und Elektronen aussendet. Ihr gegenüber steht eine Anode, die durch eine Batterie von hoher Spannung auf einem Potential von 100 V und mehr gehalten wird, unter dessen Einfluß die Elektronen nach der Anode hinströmen. Sie passieren dabei ein Metallnetz, ein sog. Gitter (G), das mit dem einen Ende des Kreises verbunden ist, dessen Potentialschwankungen verstärkt werden sollen, und dessen anderes Ende mit der Glühkathode und der Erde verbunden ist. Die Verstärkerwirkung kommt in der Weise zustande, daß der Elektronenstrom durch das Gitter gesteuert, d. h. verändert wird, wobei die praktisch trägheitsfreien Elektronen schon auf minimale Kräfte ohne Verzögerung reagieren. In neutralem Zustande läßt das Gitter die Elektronen ungehindert zur Anode durch, bei negativer Ladung bremst es die ebenfalls negativen Elektronen ab, bei positiver beschleunigt es diese. Die Folge ist eine Abschwächung bzw. Verstärkung des Anodenstromes. Durch geeignete Einstellung der Röhre läßt sich erreichen, daß schon dann, wenn die an das Gitter gelegten, zu verstärkenden Potentialschwankungen gering sind, große Schwankungen im Anodenstrom entstehen und daß fernerhin die Verstärkung eine unverzerrte ist, d. h. daß gleichen Gitterspannungsänderungen gleiche Anodenstromänderungen entsprechen (Abb. 46).

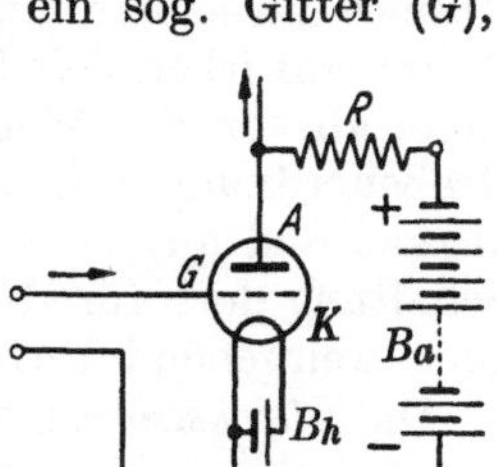

Abb. 45. Schema einer Elektronenröhre. K Glühkathode. A Anode. G Gitter. R Widerstand. B_a Anodenbatterie. B_h Heizbatterie.

Im allgemeinen reicht für bioelektrische Untersuchungen eine einstufige Verstärkung nicht aus, es ist vielmehr notwendig, mehrere Röhren hintereinanderzuschalten. Dies ist nicht einfach in der Weise möglich, daß die Anode der ersten Röhre mit dem Gitter der zweiten verbunden wird und so fort, da dann das Gitterpotential dem der jeweils vorangehenden Anode entsprechen, also z. B. 100 V betragen würde, während eine Verstärkung nur zustande kommen kann, wenn es 0 V beträgt oder negativ ist. Es ist deshalb nötig, die Dauerkomponente des Anodenstromes von seinen Schwankungen zu trennen. Das gleiche gilt auch für die Verbindung des Ausganges des Verstärkers mit dem Registrierinstrument, wo es ebenfalls darauf ankommt, nur die Schwankungen des Anodenpotentiales unter Ausschluß der Dauerkomponente dem Registrierinstrument zuzuführen. Hierfür kommen im wesentlichen drei Methoden in Frage: 1. die Transformatorverbindung, 2. die Kapazitätswiderstandsschaltung, 3. die Gleichstromverstärkung.

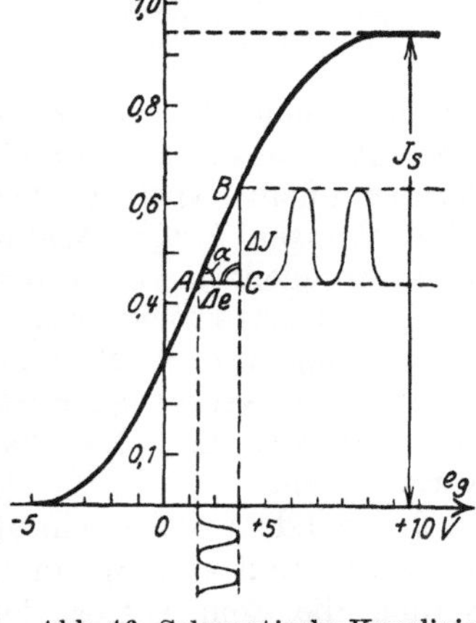

Abb. 46. Schematische Kennlinie einer Elektronenröhre, welche die Beziehungen zwischen Anodenstrom und Gitterspannung bei konstant gehaltener Heiztemperatur und Anodenspannung zeigt [$J_a = \Delta\ (e_g)$]. Das rechtwinklige Dreieck ABC zeigt, daß von einer bestimmten Steilheit der Kurve an einer Änderung der Spannung am Gitter Δe_g, eine größere Änderung des Anodenstromes ΔJ_a entspricht. (Nach RIEPKA: Die Röhre.)

Bei der *Transformatormethode* passiert der Anodenstrom die primäre Wicklung eines Transformators, die sekundäre wird mit dem Gitter der nächsten Röhre verbunden und so fort. Trotz mancher Vorzüge hat die Methode für physiologische Zwecke den großen Nachteil, daß im allgemeinen erst von einer Frequenz von etwa 100 pro Sekunde ab eine gleichmäßige Verstärkung zu erzielen ist, eine Beschränkung, die eine völlige Entstellung der wirklichen Verhältnisse bedeuten kann. Infolgedessen findet die Transformatorkopplung kaum mehr Anwendung.

Die *Kondensatorwiderstandsschaltung* (CW) ermöglicht innerhalb weiter Grenzen eine verzerrungsfreie Verstärkung. Wie der Name sagt, erfolgt die Verbindung zwischen Anode und Gitter der nächsten Röhre über einen Widerstand und einen Kondensator, wobei letzterer die Dauerkomponente des Anodenstromes zurückhält und nur seine Schwankungen auf das Gitter der nächsten Röhre einwirken läßt (Abb. 47). Die Verzerrungsfreiheit der Verstärkung hängt dabei ab von der Wahl der geeigneten Kondensatoren und Widerstände, deren Größenordnung sich nach den zu erwartenden Frequenzen richtet. Wenn sich hieraus und aus anderem auch eine Reihe von Nachteilen ergeben, so ist diese Schaltung doch für die meisten klinischen Fragen vollkommen ausreichend und auch weitgehend betriebssicher.

Die *Gleichstromverstärkung* oder direkte galvanische Kopplung stellt die von der Art des aufzunehmenden Vorganges unabhängigste Schaltform dar. Der Anodenstrom wird hier von dem Gitter der folgenden Röhre ohne Kopplungsglieder dadurch ferngehalten, daß jede Röhre ihren gesonderten Anodenstrom erhält, sei es durch Verwendung getrennter Batterien oder einer gemeinsamen, aber entsprechend geschalteten Batterie. Es erscheint dann ein rechteckiger Stromstoß beliebiger Dauer in gleicher Form im Verstärkerausgang. Wenn diese ideale Form der Verstärkung für bioelektrische Zwecke sich erst in letzter Zeit durchzusetzen beginnt, so hat das seinen Grund in technischen Schwierigkeiten, die aber im Prinzip als gelöst gelten können. Die hohen Frequenzen gibt der Gleichstromverstärker bei richtigem Aufbau ebenso getreu wieder wie die Kondensatorwiderstandsschaltung, darüber hinaus wird er aber auch mit sehr langsam verlaufenden Potentialschwankungen fertig. Während bei der CW-Schaltung im allgemeinen kaum unter Frequenzen von 1 pro Sekunde zu kommen ist, konnte TÖNNIES mit einer Gleichstromschaltung bis zu einer unteren Frequenzgrenze von einer Schwingung pro 10 Sekunden gelangen. Wenn auch für die Ableitung von Muskel- und Nervenaktionsströmen ein solcher Frequenzbereich im allgemeinen nicht erforderlich ist, so kann er doch für bestimmte andere Fragen höchst wertvoll sein.

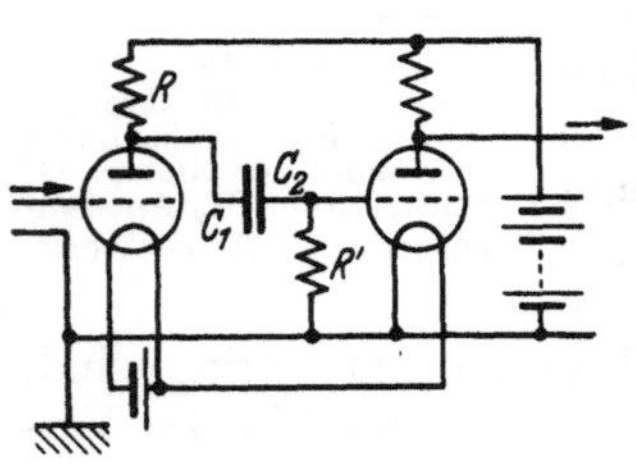

Abb. 47. Schema der Kondensatorwiderstandsschaltung eines Verstärkers. *R* Hochohm-Widerstand. *C* Kondensator.

Je nachdem wie im einzelnen der innere Aufbau eines Verstärkers beschaffen ist, wird damit eine Spannungs- oder Stromverstärkung erzielt, d. h. entweder werden die dem Gitter der Röhre aufgeprägten Spannungsschwankungen möglichst vergrößert, oder die Gitterspannungsänderungen werden in möglichst große Anodenstromänderungen umgesetzt.

Der Ausgang jedes Verstärkers kann im Prinzip mit jedem der im vorangehenden genannten Registrierinstrumente verbunden werden. Die hochempfindlichen, insbesondere das große Saitengalvanometer, haben dabei den Vorteil, daß dabei schon eine geringe und einfache Verstärkung ausreicht, was dort von Wichtigkeit sein kann, wo große schwer auszuschaltende Störquellen vorhanden sind. Dem steht allerdings der große Nachteil gegenüber, daß plötzliche Stromstöße, die trotz aller Sorgfalt immer wieder einmal im Verstärker auftreten können, leicht die empfindliche Saite zerstören. Oszillograph und BRAUNsche Röhre vermeiden diesen Nachteil, erfordern dafür eine höhere Verstärkung, die aber heute kaum mehr wesentliche Schwierigkeiten macht.

4. Elektroden. Der Leitungsvorgang im lebenden Gewebe ist dadurch kompliziert, daß aus Gründen, auf die S. 749 und 750 bereits hingewiesen wurde, dabei Gegenkräfte auftreten, die den ursprünglichen Strom abschwächen. Derartige

Polarisationserscheinungen spielen sich einmal im Gewebe selbst ab, hier vor allem an der Haut, ferner dort, wo die Elektroden mit dem Gewebe in Kontakt treten.

Die Polarisation der Haut läßt sich vermindern durch Entfetten derselben mittels Äther unter gleichzeitigem mechanischem Reiben und durch Verwendung 10 oder 20% NaCl-Lösung zur Durchtränkung des Elektrodenüberzuges. Ausschalten läßt sie sich nur dadurch, daß die Ableitung unter Umgehung der Haut erfolgt, sei es im Tierversuch durch Freilegen des zu untersuchenden Gebildes, sei es am Menschen durch Verwendung von Nadelelektroden, die durch die Haut hindurchgestochen werden.

Am wichtigsten ist die Polarisation an den Ableitungselektroden. Ihre Größe hängt ab von der Art des Metalles und von den angrenzenden Ionen. Durch die Wahl geeigneter Metalle und ihre Kombination mit entsprechenden Elektrolyten läßt sich die Polarisation vermindern oder praktisch ausschalten.

Stark polarisierbar sind alle Metalle, die für die Ionen, mit denen sie in Berührung stehen, unangreifbar sind. Dienen solche als Elektroden, so werden beim Durchgang eines Stromes an der Kathode positive Wasserstoffatome abgeschieden, an der Anode negative Sauerstoffatome, von denen ein Teil als Bläschen entweicht, ein anderer Teil an den Elektroden einen feinen Überzug bildet. Elektroden und Überzug bilden nun ein Element, dessen Spannung, die Polarisationsspannung, einen Strom erzeugt, der dem ursprünglichen entgegengerichtet ist und ihn abschwächt.

Diesen unangreifbaren, stark polarisierbaren Elektroden stehen die umkehrbaren mit geringer oder fehlender Polarisation gegenüber, deren Prinzip darin besteht, daß beim Stromdurchgang eine Bindung zwischen Metall und Ionen zustande kommt, die beim Wechsel der Stromrichtung wieder rückgängig gemacht wird. Ihre praktisch wichtigsten Formen sind die Zn-$ZnSO_4$-Elektroden und die Ag-AgCl-Elektroden. Bei den ersteren taucht ein amalgamierter Zinkstab in eine Lösung von $ZnSO_4$, in der also das Zn als Kation enthalten ist. Beim Stromdurchgang geht an der Anode Zn in Lösung, an der Kathode wird Zn abgeschieden. Es wird so eine Veränderung der Elektrodenoberfläche vermieden, es entstehen lediglich Konzentrationsänderungen, die nur eine minimale und praktisch zu vernachlässigende elektromotorische Gegenkraft liefern.

Bei den von D'Arsonval eingeführten Ag-AgCl-Elektroden wird der gleiche Effekt in der Weise erreicht, daß Silber elektrolytisch mit einer Chlorsilberschicht überzogen und in eine NaCl-Lösung getaucht wird. Beim Durchgang eines Stromes werden an der positiven Elektrode Cl-Ionen frei, an der negativen schlagen sie sich auf dem verchlorten Silber nieder, es tritt infolgedessen ebensowenig wie bei den Zn-$ZnSO_4$-Elektroden eine Veränderung der Oberfläche ein. Abb. 3, S. 751 zeigt, wie bei Verwendung einfacher Silberelektroden ein rechtwinklig ansteigender Gleichstrom durch die Polarisation in einen Stromstoß verwandelt wird, während dieselben Elektroden nach elektrolytischer Verchlorung den gleichen Stromverlauf mit einer minimalen Deformation wiedergeben.

Was die Güte beider Elektroden betrifft, so ist die Unpolarisierbarkeit bei der D'Arsonval-Elektrode geringer als bei der Zn-$ZnSO_4$-Elektrode. Es werden aber auch bei ersterer Potentialschwankungen von der Dauer einiger tausendstel Sekunden praktisch unbeeinflußt gelassen, und erst bei länger dauernden Potentialschwankungen macht sich der Polarisationseffekt bemerkbar.

Vergleichende Untersuchungen verschiedener Autoren über die Polarisierbarkeit der Metalle haben ergeben, daß deren Ordnung entsprechend ihrer zunehmenden Polarisierbarkeit etwa folgende ist: Zink in Zinksulfat, Silber mit AgCl überzogen, Blei, Zink, Zinn, Silber, Platin.

Die wichtigsten technischen Formen der verschiedenen Elektroden sind folgende:

Für polarisationsfreie Ableitungen von freigelegtem Gewebe sind die alten DUBOIS-REYMONDschen Tonstiefelelektroden in ihren verschiedenen Modifikationen auch heute noch die am meisten verwendeten.

Im Prinzip gleich gebaut sind Ag-AgCl-Elektroden mit der praktischen Vereinfachung, daß die Elektrodenflüssigkeit aus NaCl-Lösung besteht und deshalb ein Schutz des Gewebes vor Ätzwirkung der Elektrodenflüssigkeit nicht nötig ist.

Für *Untersuchungen am Menschen* kommen zwei Methoden in Frage. Die Ableitung durch die Haut und die unter Umgehung der Haut.

Für Ableitungen durch die Haut werden die von EINTHOVEN angegebenen Bindenelektroden viel verwendet. Eine mit 20% Kochsalzlösung getränkte Binde wird in einigen Touren um das zu untersuchende Glied gelegt, darüber kommen 5—10 Touren etwa 1 mm starken Eisendrahtes und darüber wieder einige Bindentouren. An Stelle des Eisendrahtes werden auch Bleche aus Zink, Blei, Feinsilber zwischen den Bindentouren benutzt. Polarisationserscheinungen fehlen bei diesen Elektroden oder sind nur in geringem Maße vorhanden. Sie haben den Vorteil, daß ihre Anbringung ohne alle Unannehmlichkeiten für den Untersuchten erfolgt, andererseits den Nachteil, daß der Widerstand der Haut die Höhe der Potentialschwankungen vermindert und die Ableitung immer ganze Gruppen von Muskeln umfaßt.

Eine schon lokalisierte Ableitung ermöglichen die von PIEPER angegebenen Trichterelektroden, bei denen ein Zinkstab in einen mit Schweinsblase überzogenen und mit $ZnSO_4$ gefüllten Trichter taucht. Sie sind ihrer leichten Verschieblichkeit wegen, die zu unkontrollierbaren Galvanometerausschlägen führt, wenig praktisch in der Handhabung. Zweckmäßiger sind amalgamierte Zinkplatten, auf die zunächst mit Zinksulfat getränkter Zellstoff oder Fließpapier und darüber NaCl getränktes Fließpapier zu liegen kommt. Sie werden mit Leukoplaststreifen befestigt. An Stelle des Fließpapiers kann auch Gelatine verwendet werden, von der eine innere Schicht mit $ZnSO_4$, eine äußere mit NaCl getränkt ist und die zu einem zähen Brei angerührt auf der entfetteten Haut haftet.

Überall dort, wo es auf eine möglichst lokalisierte Ableitung ankommt, sind die von SCHÄFFER erstmalig angegebenen Nadelelektroden die Methode der Wahl, die überdies den Vorteil haben, daß sie den Hautwiderstand vermeiden. Sie werden mit Alkohol abgerieben durch die gereinigte Haut in einem Abstand von 2—3 cm in der Längsrichtung des Muskels eingestochen. Verwendet werden verzinkte Nadeln und solche aus Stahl, Platin und Neusilber. Sie sind, besonders letztere, stark polarisierbar, doch erfahren die raschen Aktionsströme willkürlicher oder reflektorischer Kontraktionen dadurch keine für klinische Untersuchungen ins Gewicht fallende Verzerrung. Die starke Polarisierbarkeit von Neusilber- und Platinnadeln kann sogar von Vorteil sein, indem dadurch die langsamen, oft sehr störenden Saitenabweichungen durch Elektrodenverschiebungen oder Deformationsströme in Fortfall kommen oder stark reduziert werden. Silbernadelelektroden lassen sich durch Verchlorung unpolarisierbar machen. Geschieht dies auf elektrolytischem Wege, so werden sie sorgfältig gereinigt mit dem positiven Pol einer Stromquelle verbunden, in einer 3—4 pro Mill. NaCl-Lösung einer Kathode gegenübergestellt, und es werden dann etwa 5 mA für die Dauer von einigen Minuten hindurchgeleitet. Zu lange Stromdauer erhöht den Widerstand der Elektroden stark, die vor Licht geschützt aufzubewahren und vor jeder Untersuchung auf ihre tatsächliche Unpolarisierbarkeit zu prüfen sind. Eine andere Möglichkeit der Verchlorung ist die, daß die Elektroden in ein Gefäß mit Chlordämpfen hineingehangen werden, die sich bei dem Zusammenbringen von Kaliumpermanganat und Salzsäure bilden.

Von grundsätzlicher Wichtigkeit ist die Frage, inwieweit bei Nadelelektroden eine lokalisierte Ableitung möglich ist. Tatsächlich ist dies in praktisch ausreichendem Maße der Fall, wie eine ganze Reihe von Beobachtungen zeigen. Was zunächst einmal antagonistische Muskelgruppen betrifft, so kann auch bei Strömen großer Amplitude in einem Agonisten in den zugehörigen Antagonisten vollkommene Stromlosigkeit bestehen. Am eindeutigsten liegen die Verhältnisse zur Klärung der ganzen Frage dort, wo eine Muskelgruppe total deefferentiert ist, so daß diese von nervösen Impulsen überhaupt nicht mehr erreicht werden kann. Treten dann in dieser noch Ströme bei willkürlicher oder reflektorischer Innervation ihrer Antagonisten auf, so müssen diese durch physikalische Überleitung bedingt sein. Abb. 88, S. 901 zeigt nun, wie bei einer totalen Radialisdurchtrennung Dehnung der Flexoren nur in diesen reflektorisch bedingte Ströme großer Amplitude auslöst, während gleichzeitig die mit den deefferentierten Streckern verbundene Saite völlig in Ruhe bleibt. Eine physikalisch bedingte Stromausbreitung auf diese findet nicht statt. Natürlich ist die Isolierung der Ableitung eine begrenzte. So können bei intensiver willkürlicher Innervation einer Muskelgruppe auch in den Antagonisten kleine Ströme auftreten, bei denen der Verdacht besteht, daß sie rein physikalisch bedingt sind. Auch bei elektrischen, indirekten, maximalen Reizen ist eine Stromausbreitung auf die Antagonisten beobachtet worden (Cobb). Daß unter solchen Bedingungen Stromschleifen auftreten, ist aber durchaus verständlich und berechtigt noch nicht dazu, die Möglichkeit einer isolierten Ableitung ganz allgemein zu verneinen. Unter physiologischen Bedingungen ist eine solche in einem für praktische Zwecke vollkommen ausreichendem Maße möglich. Es sind aber nicht nur mit antagonistischen Muskelgruppen verbundene Elektrodenpaare, sondern auch in ein und demselben Muskel mit einem Querabstand von 2 cm eingestochene noch als praktisch ilosiert zu bezeichnen (Bass und Trendelenburg, Wachholder und Altenburger).

Im einzelnen hängt die Wahl der Elektroden von der jeweiligen Fragestellung und der Beschaffenheit der bioelektrischen Vorgänge ab. Dort wo diese sehr langsam verlaufen, wie beispielsweise bei dem Aktionsstrom der Schweißdrüsen, dem galvanischen Hautreflex (vgl. S. 888), sind umpolarisierbare Elektroden unbedingt erforderlich. Auch Vorgänge von der Geschwindigkeit der Herzaktionsströme werden durch Elektrodenpolarisation noch entstellt. Dagegen kann bei den rasch verlaufenden Muskelaktionsströmen im allgemeinen auf polarisationsfreie Elektroden verzichtet werden.

Ob die Ableitung durch die Haut mit Bindenelektroden oder unter Umgehung der Haut mit Nadelelektroden vorgenommen wird, hängt ebenfalls von der jeweiligen Fragestellung und den Versuchsbedingungen ab. Bei der Auswertung der Ergebnisse muß jedoch stets die Art der Ableitung mit berücksichtigt werden.

Eine grundsätzliche Schwierigkeit, die unabhängig von der Art der verwendeten Elektroden bei der Ableitung bioelektrischer Vorgänge stets auftaucht, ist folgende: Es ist nicht möglich, den elektrischen Zustand des Gewebes an sich zu bestimmen, sondern nur die Differenz dieses Zustandes gegenüber einer anderen Gewebsstelle, von der nicht bekannt ist, ob sie sich im Zustande maximaler Positivität oder Negativität befindet oder in einer Zwischenstufe (Schäffer, Dittler, Steinhausen). Ist deshalb unter beiden Elektroden Gleichheit festzustellen, so sagt dies bei der sogenannten biphasischen Ableitung noch nichts darüber aus, wie der elektrische Zustand des betreffenden Gewebes tatsächlich beschaffen ist. Die Möglichkeit, mit dieser Schwierigkeit fertig zu werden, ist dadurch gegeben, daß mechanisch oder chemisch verletztes Gewebe sich im Zustande maximaler Negativität befindet. Wird deshalb von zwei Ableitungselektroden die eine auf eine verletzte Stelle gebracht, so ist damit die Möglichkeit gegeben, die Veränderungen unter der anderen Elektrode auf einen eindeutig definierten elektrischen Zustand zu beziehen. Durchführbar ist dies jedoch nur am freigelegten Gewebe, nicht bei klinischen Untersuchungen. Die so abgeleiteten Potentialschwankungen tragen monophasischen Charakter.

5. Anwendungsbereich der verschiedenen Methoden. Es unterliegt keinem Zweifel, daß die Zukunft bioelektrischer Untersuchungen der Elektronenröhre in Verbindung mit hochfrequenten Registrierinstrumenten gehört. Es ist dies eine Anordnung, die *sämtlichen* Anforderungen der Klinik und des Tierexperimentes nach Empfindlichkeit und Reaktionsgeschwindigkeit genüge leistet. Schwierigkeiten können sich aus dem Auftreten elektrischer Störungen ergeben, deren Ausmaß je nach den örtlichen Verhältnissen verschieden ist. Sie zu kennen und nach Möglichkeit auszuschalten, ist von größter Wichtigkeit zur Erzielung einwandfreier Ergebnisse.

Das Saitengalvanometer ist von äußeren Störungen unabhängiger, und die ganze Anordnung ist selbst bei gleichzeitiger Verwendung zweier Instrumente auch für den physikalisch weniger Erfahrenen leichter zu übersehen.

Ganz allgemein läßt sich folgendes sagen: Ob ein Muskel sich in Tätigkeit befindet oder nicht, wie im einzelnen diese Tätigkeit beschaffen ist und wie sich die Zusammenarbeit mehrerer Muskeln gestaltet, läßt sich ausgezeichnet und relativ einfach mit dem Saitengalvanometer untersuchen. Kommt es jedoch auf die Analyse einer Einzelerregung, beispielsweise eines Reflexaktionsstromes an, vor allem hinsichtlich der zeitlichen Verhältnisse desselben, so reicht das Saitengalvanometer nicht mehr aus, und es muß eine Verstärkeranordnung in Verbindung mit einem der hochfrequenten Registrierinstrumente an seine Stelle treten. Auch für die Untersuchung von Vorgängen am peripheren und zentralen Nervensystem kommen diese in erster Linie in Frage.

Registrierung der mechanischen Bewegungskurve. Für manche Fragen, insbesondere der Koordination, ist es notwendig, gleichzeitig mit den elektrischen Erscheinungen auch den Ablauf des Bewegungsvorganges aufzuzeichnen. Eine geradlinige Bewegungsübertragung hat dabei den Vorteil, daß sie eine Ausmessung der Kurven nach Umfang, Geschwindigkeit und Beschleunigung ermöglicht. Die von WACHHOLDER modifizierte ISSERLINsche Anordnung ist folgende (Abb. 48): Eine auf Kugellagern möglichst reibungslos laufende Achse trägt an ihrem unteren Ende auswechselbare Ansätze für die zu untersuchenden Glieder wie Hand, Fuß usw., an ihrem oberen Ende eine ebenfalls auswechselbare Schnurlaufscheibe. Die Achse des Apparates und des zu untersuchenden Gliedes werden möglichst genau in Übereinstimmung gebracht, wenn nötig, wird letzteres an dem Ansatz fixiert. Ein endloser Schnurlauf stellt die Verbindung zu einem Registrierhebel dar, der sich auf 2 Gleitdrähten vor dem Spalt der Filmkamera bewegt. Durch Verwendung von Schnurlaufscheiben verschiedenen Durchmessers läßt sich jede gewünschte Verkleinerung bzw. Vergrößerung des Bewegungsvorganges herstellen. Anwendbar ist dieses Verfahren nur bei ein-

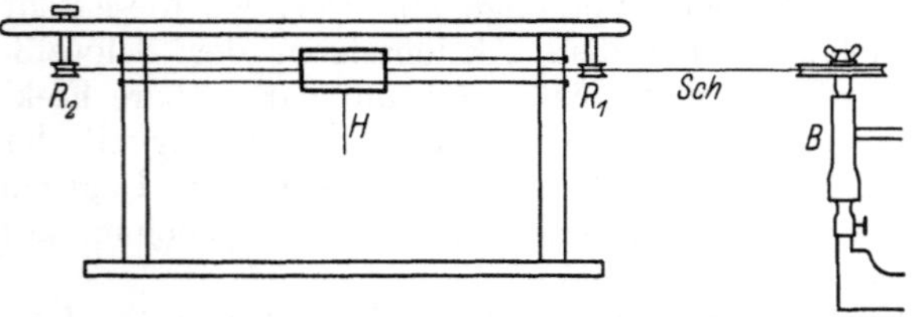

Abb. 48. Optischer Registrierhebel für gradlinige Bewegungsübertragung. *Sch* Schnurlauf zur Scheibe des Bewegungsapparates. *B* Bewegungsaufnahmeapparat mit auswechselbaren Ansätzen. *H* Registrierhebel auf zwei dünnen Gleitdrähten laufend. R_1, R_2 Rollen; R_2 verschieblich, so daß der Schnurlauf gespannt werden kann.

gelenkigen Bewegungen. Bei mehrgelenkigen, z. B. dem Zeigefinger-Nasen- oder Knie-Hackenversuch muß man sich damit begnügen, die markantesten Punkte des Bewegungsablaufes etwa in der Weise zur Darstellung zu bringen, daß von dem distalen Gliedabschnitt ein Faden zu einem zweiarmigen Hebel läuft, der sich vor dem Spalt der Filmkamera bewegt. Auch die Verwendung von Markiermagneten kann gelegentlich zweckmäßig sein.

Die Dickenkurvenaufzeichnung mittels MAREYscher Kapseln ist ebenfalls in Verbindung mit der Aktionsstromableitung anwendbar, ihre Ergebnisse sind jedoch nicht immer eindeutig, da auch passive Verschiebungen der betreffenden Muskelgruppe zu Ausschlägen führen, die unter Umständen von aktiven Kontraktionen nicht zu unterscheiden sind.

Beim Gang lassen sich die wesentlichen Punkte der Stand- und Schwungphase in der Weise markieren, daß unter dem Ballen und der Ferse je ein Kontakt befestigt wird, der mit einem Markiermagneten verbunden ist.

II. Allgemeines über die elektrischen Erscheinungen im Nervensystem und seinen Erfolgsorganen.

1. Zentralnervensystem.

Der naheliegende Gedanke nach bioelektrischen Vorgängen im Zentralnervensystem zu fahnden und so direkte Einblicke in dessen Tätigkeit zu gewinnen, hat schon seit langem immer wieder einzelne Autoren zu entsprechenden Versuchen angeregt (Literatur bei FISCHER). Eine systematische Bearbeitung ist aber erst in jüngster Zeit durch die Fortschritte der Registriertechnik möglich geworden.

CATON war der Erste, der 1875 feststellte, daß auch der Cortex Sitz von Potentialschwankungen ist. Es hat dann nicht an Stimmen gefehlt, die im Gegensatz hierzu bioelektrische Vorgänge im Zentralnervensystem überhaupt geleugnet haben. Neuere Untersuchungen haben jedoch die alten positiven Angaben durchaus bestätigt und bereits weitgehend ausgebaut, wenn auch noch viel zu tun bleibt. Zu unterscheiden ist zwischen den bioelektrischen Vorgängen, wenn alle äußeren Reize und alle effektorischen Leistungen tunlichst ausgeschaltet werden und denjenigen, wenn bestimmte afferente oder efferente Erregungsvorgänge in Gang gesetzt werden.

Daß sich von der Rinde schon bei tunlichster Ausschaltung aller afferenten Reize ständige Potentialschwankungen ableiten lassen, ist im Tierversuch von verschiedenen Seiten gezeigt worden. Sie unterscheiden sich durch ihren langsamen Ablauf grundsätzlich von den Aktionsströmen der peripheren Nerven und Muskeln. Selbst bei einer Empfindlichkeit von 0,5 m pro 1 MV(!) haben BISHOP und BARTLEY mit dem Kathodenstrahloszillographen Potentialschwankungen von so kurzer Dauer, wie sie die peripheren Nerven zeigen, nicht feststellen können. Sie fanden lediglich träge unregelmäßige Schwankungen, die Dauer der einfachsten von diesen betrug 30—100 σ. Vergleichen wir hiermit die 1—2 σ betragende Dauer der Potentialschwankung des peripheren Nerven, so ist der Unterschied evident. Als Ursprungsort dieser Spontanschwankungen der Rinde sind die Ganglienzellen anzusprechen. Während BARTLEY und NEWMAN keine grundsätzlichen Unterschiede in dem Verhalten verschiedener Rindenstellen finden konnten, sind KORNMÜLLER und TÖNNIES auf Grund ausgedehnter Studien vornehmlich am Kaninchen-, teilweise auch am Hunde-, Katzen- und Affengehirn zu dem Ergebnis gekommen, daß doch solche Unterschiede vorhanden sind, und daß feste Beziehungen zwischen dem Typus der Spontanschwankungen — von ihnen Feldeigenströme genannt — und dem cytoarchitektonischen Aufbau der einzelnen Rindenfelder bestehen (Abb. 49). Über ein und demselben Feld sind die Stromschwankungen weitgehend synchron, während die verschiedenen Felder sich durch die Frequenz ihrer Stromschwankungen und durch deren durchschnittliche Amplitude unterscheiden sollen. Die bioelektrischen Grenzen der einzelnen Felder decken sich nach KORNMÜLLER räumlich scharf mit den architektonischen. Ein solches differentes bioelektrisches Verhalten der einzelnen Rindenteile ist eigentlich nicht überraschend, wenn wir berücksichtigen, daß in cytoarchitektonisch differenten Areae wohl auch die elektrolytischen Vorgänge, welche die Grundlage der bioelektrischen Erscheinungen bilden, in ihrem Ablauf verschieden sind. Wenn schon Faserdurchmesser und Markgehalt der peripheren Nerven den Ablauf der Potentialschwankungen beeinflussen, um wieviel mehr ist dies von Differenzen in der weit komplizierteren Struktur der Hirnrinde zu erwarten.

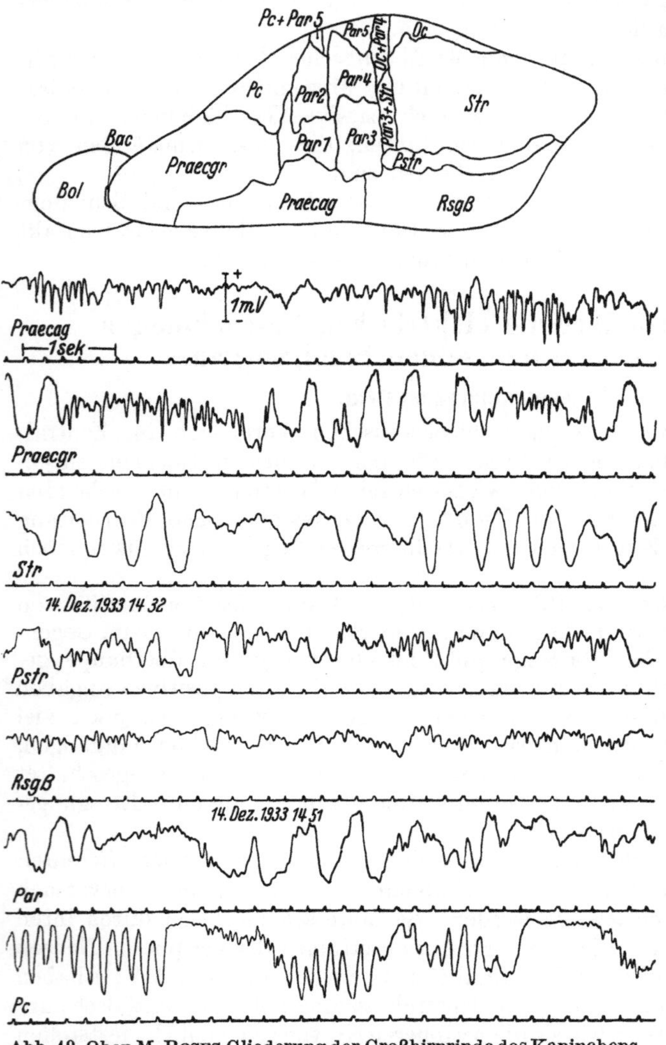

Abb. 49. Oben M. ROSES Gliederung der Großhirnrinde des Kaninchens. Dorsalansicht einer rechten Hemisphäre. Vergr. 2 : 1. Darunter Feldeigenströme einzelner Felder. Registriert mit Neurograph. Auf 1/3 verkleinert. (Nach KORNMÜLLER.)

Am freigelegten menschlichen Gehirn sind erstmalig von FOERSTER und Verfasser Potentialschwankungen von verschiedenen Regionen, wie der Area frontalis, temporalis, parietalis, occipitalis, der vorderen Zentralwindung und dem Cerebellum abgeleitet worden. Sie zeigen analog, wie die noch zu besprechenden BERGERschen Bilder, große langsame Wellen von etwa 100 σ Dauer und zwischen diese eingestreut oder ihnen superponiert kleinere, frequentere Wellen (Abb. 50). Im einzelnen ist die individuelle Variationsbreite der Bilder eine erhebliche, so daß es auf Grund des bisherigen Materials nicht möglich war, auch am Menschen architektonisch differenten Feldern differente Strombilder zuzuordnen. Die Schwierigkeiten, die dabei überwunden werden müssen, sind aus naheliegenden Gründen weit größere als im Tierexperiment, zumal wenn wir einerseits die von letzterem her bekannte Labilität der bioelektrischen Vorgänge berücksichtigen, andererseits daß bei neurochirurgischen Eingriffen sehr oft ein pathologisch verändertes Hirngewebe vorliegt. Die bioelektrische Reaktion der betreffenden Hirnpartien kann dadurch weitgehend alteriert werden. So

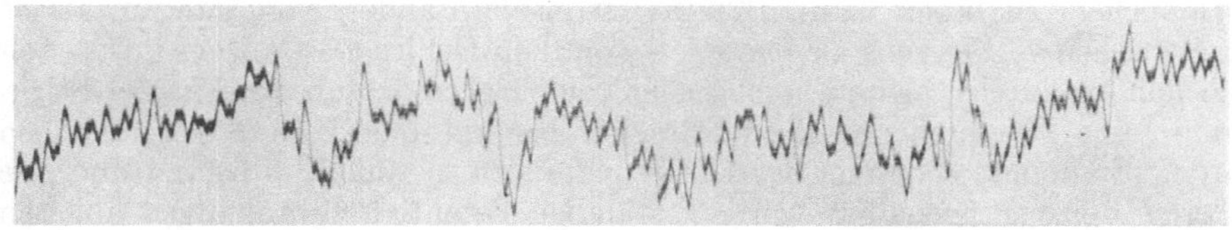

Abb. 50. Stirnhirn, Spontanschwankungen. Abgeleitet nach Duraeröffnung mit AgCl-Elektroden. Indifferente Elektrode am Ohr. Oszillograph-Gleichstromverstärker. 1 MV = 6—8 cm.

sind im Bereiche von Tumoren die Potentialschwankungen oft auffallend gering. Wird in solchen Fällen die betreffende Region systematisch mit der differenten Elektrode abgetastet, so kann es vorkommen, daß, wie Abb. 51a—c

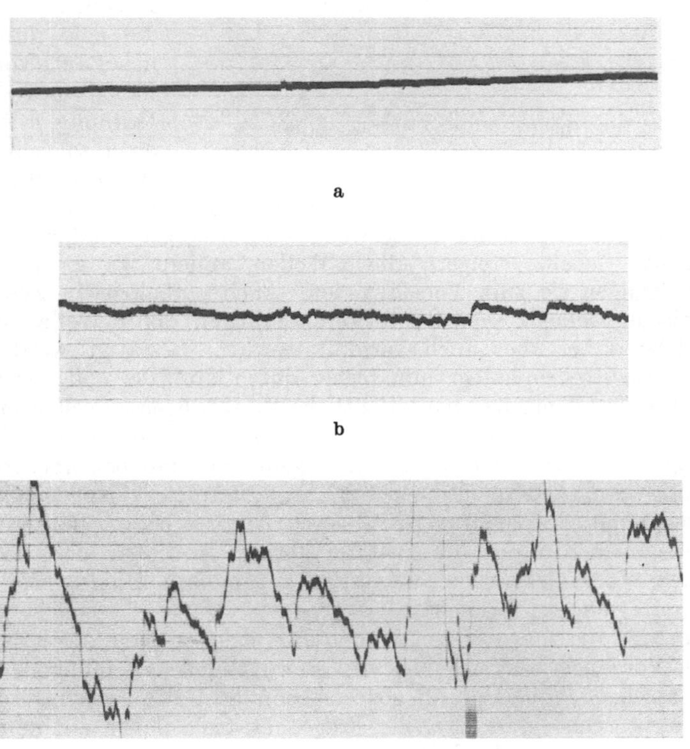

Abb. 51a—c. Tumor der Fronto-Zentralregion (Gliom). Spontanschwankungen. Sonst wie Abb 50. a Tumorgewebe. b Randgebiet. c Normales Hirngewebe.

zeigt, im Bereiche des Tumors Potentialschwankungen praktisch vollkommen fehlen, in seinem Randgebiet von geringer Amplitude, in dem weiter entfernten gesunden Gewebe jedoch sehr deutlich sind. Es wäre aber verfrüht, aus diesen Beobachtungen, die Tönnies bestätigt hat, praktische Schlüsse hinsichtlich ihrer neurochirurgischen Auswertung zu ziehen.

Alle diese Feststellungen sind ebenso wie die KORNMÜLLERs unipolar gemacht worden, d. h. nur eine Elektrode wurde mit der Rindenstelle in Verbindung gebracht, deren bioelektrisches Verhalten untersucht werden sollte, während die zweite an eine von Spannungsschwankungen praktisch freie Stelle, wie das Ohrläppchen, zu liegen kam. BERGER ist insofern anders vorgegangen, als er am Menschen — übrigens als Erster — von dem Gehirn als Ganzem durch den Knochen hindurch ableitete, wobei eine Nadelelektrode subcutan in der Stirnregion, eine zweite in der Occipitalregion bis auf das Periost vorgeschoben wurde. Er konnte so, wenn der Untersuchte sich in Ruhelage befand und alle äußeren Reize ferngehalten wurden, ständige Potentialschwankungen ableiten (Abb. 52). Das so gewonnene Elektrencephalogramm, über das BERGER seit 1929 in einer Reihe von Mitteilungen berichtet hat, setzt sich aus Wellen 1. Ordnung, α-Wellen, zusammen, die eine durchschnittliche Länge von 90–120 σ haben und Wellen 2. Ordnung, β-Wellen, mit einer solchen von 33 σ. Analoge Bilder geben auch Ableitungen bei denen im Bereiche von Trepanationslücken zwei Nadelelektroden in das subcutane Fettgewebe vorgeschoben werden. Bestimmte Pharmaca, wie Cocain, steigern die α-Wellen, andere wie Scopolamin und Chloroform bringen sie zum Verschwinden. Auch pathologische Zustände wie die epileptische Demenz gehen mit Veränderungen der α-Wellen einher, es können solche dabei aber auch vermißt werden. Bestätigt worden ist das BERGERsche Elektrencephalogramm bisher durch TÖNNIES und durch ADRIAN und MATTHEWS, auch eigene unveröffentliche Erfahrungen sprechen im gleichen Sinne. Ersterer hat ebenfalls bei vielen Personen vorwiegend 10 Hertz-Schwankungen, entsprechend den α-Wellen gefunden, daneben aber mindestens ebenso häufig ganz andere Frequenzen. Ein „normales“ Kurvenbild konnte infolgedessen nicht gewonnen werden. Auch ADRIAN betont individuelle Verschiedenheiten der Kurven. Er sieht im übrigen in diesen nicht wie BERGER den Audruck einer elektrischen Aktivität der ganzen Rinde, sondern einer bestimmten Region, der Sehsphäre.

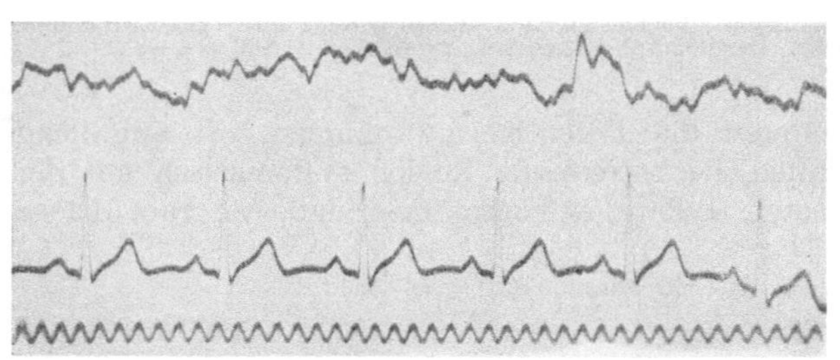

Abb. 52. Oben: Elektrencephalogramm, Nadelelektroden subcutan an Stirn und Hinterhaupt. Mitte: Elektrokardiogramm, Bleifolienelektroden. Unten: Zeit in $^1/_{10}$ Sek. (BERGER).

BERGER faßt die langsameren Wellen als Begleiterscheinungen der psychophysischen Vorgänge auf, da sie mit Bewußtseinserscheinungen verknüpft seien, die raschen Wellen als Begleiterscheinungen der Lebensvorgänge des Nervengewebes. Eine ganz ähnliche Frage hat viele Jahre auf dem Gebiete der Muskelaktionsströme die Untersucher bewegt. Immer wieder ist versucht worden, die Muskelaktionsströme in zwei Komponenten, eine muskuläre und eine nervöse, aufzuspalten (vgl. S. 883), bis sich dann zeigte, daß doch eine einheitliche Kurve vorliegt, die nur durch Interferenzen kompliziert ist. Wahrscheinlich liegen im Cortex die Verhältnisse ganz ähnlich. Beobachtungen von BISHOP und BARTLEY, die durch Rindeneinschnitte in der Nähe der Ableitungselektrode den Kurvenverlauf vereinfachen konnten, weisen durchaus in dieser Richtung.

Als sichergestellt kann, wenn wir die bisherigen Erfahrungen zusammenfassen, folgendes gelten:

Der menschliche Cortex ist schon bei Ausschaltung aller afferenten Reize und effektorischen Leistungen Sitz ständiger Potentialschwankungen, die ihren Ursprung in den Ganglienzellen haben. Sowohl die bipolare Ableitung vom Gesamtkortex als auch die unipolare von bestimmten Areae ergibt große langsame Schwankungen häufig mit einer Frequenz von 10 Hertz/Sek. und daneben kleinere, aber frequentere Schwankungen. Ob im einzelnen areale Unterschiede im Kurvenverlauf vorhanden sind, bleibt noch zu klären.

Änderungen im Ablauf der spontanen Potentialschwankungen der Rinde hat BERGER bei der Einwirkung von Sinnesreizen und bei geistiger Arbeit wie der Lösung einer Rechenaufgabe beobachtet. Die α Wellen des Elektrencephalogramms fallen für kürzere oder längere Zeit aus und werden durch β-Wellen ersetzt (Abb. 53). In Erscheinung treten diese Veränderungen jedoch, wie BERGER ausdrücklich betont und auch eigene Erfahrungen gezeigt haben, nur unter ganz bestimmten Bedingungen, und zwar bei völliger Entspannung der Versuchsperson und Ausschaltung aller äußeren Reize bis auf den Prüfreiz. Es ist deshalb durchaus verständlich und stellt keinen Gegensatz hierzu dar, daß FOERSTER und Verfasser bei neurochirurgischen Eingriffen, bei denen die Situation eine wesentlich andere ist als im Laboratoriumsversuch, keine Beruhigung der Spontanschwankungen gesehen haben. So zeigt Abb. 54 eine unipolar vom freigelegten Stirnhirn abgeleitete Kurve, die durch einen Hautreiz keine Veränderung erfährt. Auch im Tierversuch ist nur vereinzelt und dann auch nur über bestimmten Feldern gelegentlich eine Abnahme der Eigenströme bei Einwirkung von Sinnesreizen festgestellt worden (KORNMÜLLER).

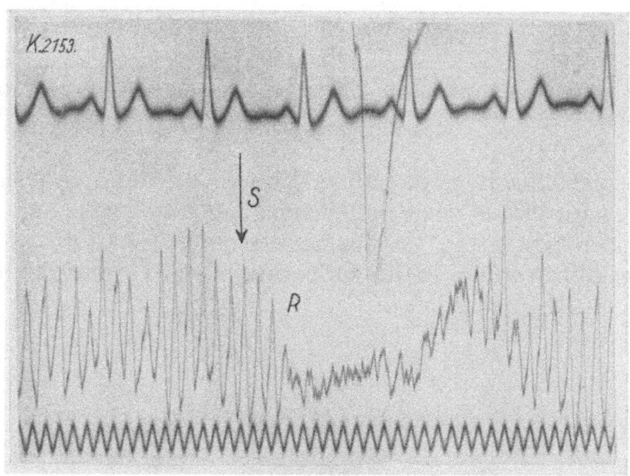

Abb. 53. 33jähriger Mann, Ableitung im Bereiche einer Trepanationslücke. Oben: Elektrokardiogramm; Unten: Elektrencephalogramm. Bei S Nadelstich in den Zeigefinger, bei R Veränderung des Elektrencephalogramms. (Nach BERGER.)

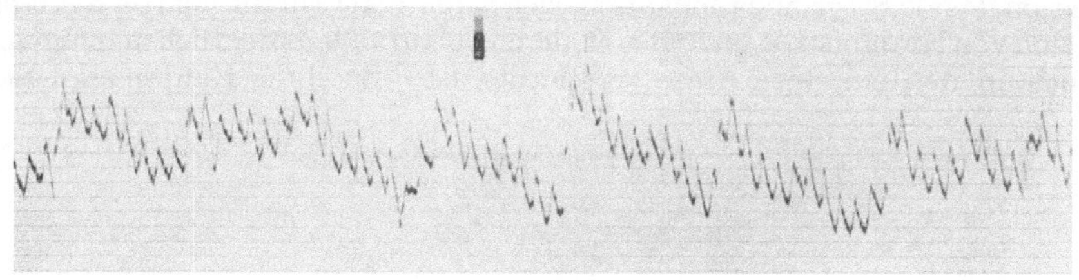

Abb. 54. Ableitung vom freigelegten Stirnhirn. Bei ▮ Hautreiz. Methodik wie Abb. 50.

Über das Auftreten von „*Aktionsströmen*“ bei corticalen Erregungsvorgängen haben schon die ersten Untersucher berichtet, und in den letzten Jahren sind diese Befunde mehrfach bestätigt und erweitert worden (BARTLEY und HERREN, SAUL und DAVIS, FISCHER, KORNMÜLLER u. a.). Die deutlichsten

Effekte hat bisher die Sehsphäre bei optischen Reizen ergeben (Abb. 55). Der Verlauf der Ströme, die dabei auftreten, hängt im einzelnen von der Art der Belichtung ab. Hervorzuheben ist ein Anfangs- und Endeffekt, wie ihn ganz ähnlich der Belichtungsstrom der Retina zeigt, ferner die von KORNMÜLLER

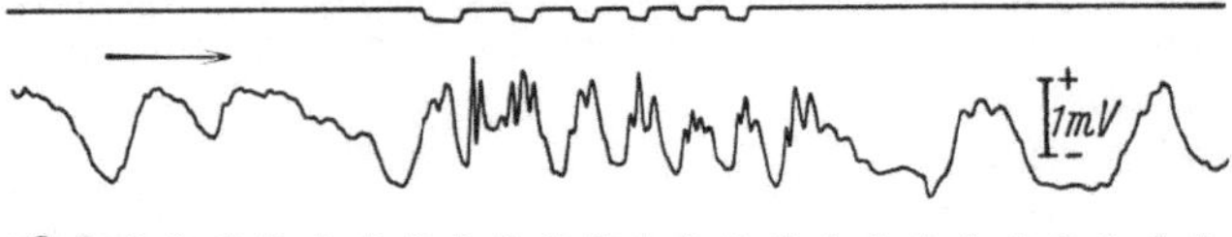

Abb. 55. Ableitung von der Area striata eines in verdunkeltem Raum befindlichen Kaninchens bei rhythmischer Augenbelichtung. Oben Reizmarkierung, unten Zeit in $^1/_5$ Sek. Registriert mit TÖNNIES Neurograph. Verkleinerung $^1/_2$. (Nach KORNMÜLLER.)

festgestellte Begrenzung der Effekte auf die Area striata. Auch bei Sinnesreizen anderer Natur wie Schalleinwirkung (KORNMÜLLER), Geruchs- und Geschmacksreizen (HASAMA), Vestibulariserregung (SPIEGEL) sind lokalisierte Effekte festgestellt worden, während cutane Reize bisher keinen Effekt ergeben haben.

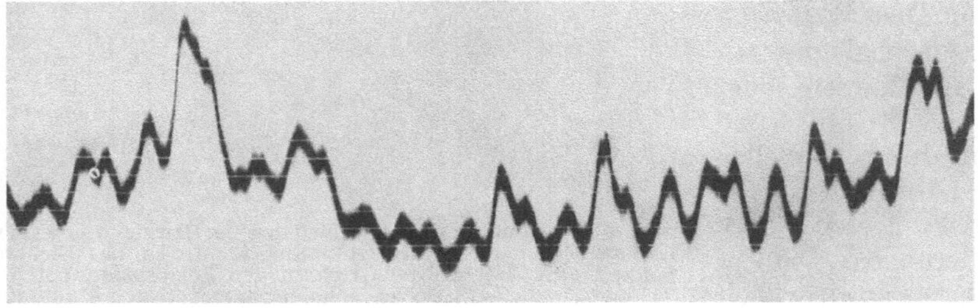

Abb. 56. Vordere Zentralwindung. Beinfeld während klonischer epileptischer Krampfentladungen. Methodik wie Abb. 50. 7 mm = 1 Sek.

Epileptische Anfälle, ausgelöst durch faradische oder mechanische Reizung, Hyperventilation, lokale Strychninapplikation oder parenterale Zuführung von Krampfgiften sind von Krampfströmen begleitet, deren Ablauf außerordentlich mannigfach und auch in den einzelnen Areae verschieden ist. Zu ihren Hauptmerkmalen

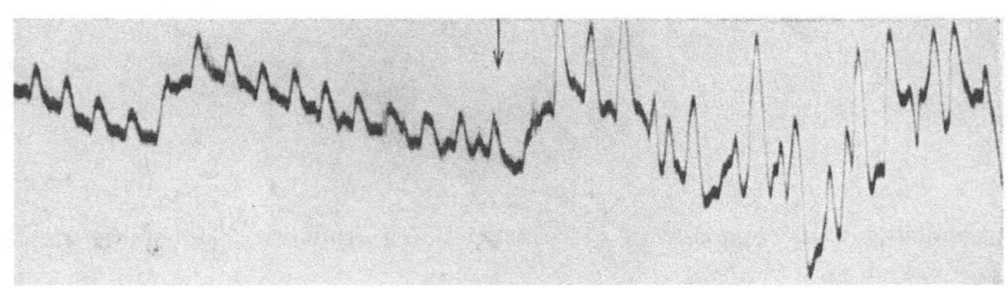

Abb. 57. Rechte Cerebellarhälfte, bei der Marke Beugen des rechten Armes. Methodik wie Abb. 50. 7 mm = 1 Sek.

gehört die Amplitudenzunahme bis auf das 2fache der Norm, die Frequenz kann im Beginn der Entladungen 60/Sek. und mehr erreichen (KORNMÜLLER).

Vom freigelegten *menschlichen* Gehirn sind ebenfalls während epileptischer Krampfentladungen Ströme großer Amplitude abzuleiten (Abb. 56). Es sind aber auch physiologische Leistungen desselben begleitet von der Produktion elektrischer Energie in bestimmten, zu der jeweiligen Leistung in Beziehung stehenden Rindenabschnitten. Festgestellt werden konnte eine solche bisher im Temporallappen auf Schallreize, in der Calcarina auf Lichtreize und im Cerebellum als Begleiterscheinung von aktiven Bewegungen (FOERSTER und ALTENBURGER) (Abb. 57).

Ihrer Entstehung nach sind die bisher bei corticalen Erregungsvorgängen abgeleiteten „Aktions"ströme ebenso wie die „Eigen"ströme in die Ganglienzellen zu verlegen. Von den Aktionsströmen der peripheren Nerven und Muskeln unterscheiden sich beide durch ihren langsamen Ablauf. Nicht übersehen werden darf schließlich, daß bei der Ableitung zentralnervöser bioelektrischer Effekte ganz andere Bedingungen vorliegen wie im peripheren Nervensystem. Der Nebenschluß der Hirnmasse ist ein so erheblicher, daß dadurch wesentliche Teile der elektrischen Vorgänge auch der empfindlichsten Registriertechnik entgehen können. Es wäre deshalb verfrüht, aus den bisherigen Ergebnissen zu weitgehende physiologische Schlüsse zu ziehen.

Vom *Rückenmarksquerschnitt* haben bereits GOTSCH und HORSLEY bei Reizung motorischer Großhirnareale rhythmische Potentialschwankungen abgeleitet. Von der Dorsalfläche sind bei Reizung hinterer Wurzeln neuerdings von GASSER und GRAHAM Effekte erhalten worden, und auch MATTHEWS hat von den Hintersträngen Effekte erhalten, die zeigen, daß der durch Hinterwurzelreizung ausgelöste Erregungsrhythmus bei seiner Fortleitung eine Transformierung erfährt. Eingehendere Untersuchungen stehen noch aus.

2. Periphere Nerven.

a) Ruhezustand. Wird von zwei unverletzten, gleichmäßig temperierten Stellen eines isolierten Nerven abgeleitet, so ist dieser stromlos. Es tritt jedoch sofort ein Strom auf, wenn eine Stelle verletzt wird. Seine Richtung wird dadurch bestimmt, daß die verletzte Stelle sich elektrisch negativ verhält, so daß im Ableitungskreis ein Strom zu dieser hinfließt.

b) Elektrische Reizung. Ein kurzdauernder Einzelreiz, z. B. ein Induktionsschlag, löst im isolierten Kalt- oder Warmblütlernerven einen Erregungsvorgang aus, der begleitet ist von einer Negativitätswelle, die über den Nerven hinläuft. Bei Ableitung von zwei unverletzten Stellen ist dann ein biphasischer, bei Ableitung von einer unverletzten und einer verletzten Stelle ein monophasischer Aktionsstrom zu erhalten. Seine Dauer ist eine außerordentlich kurze, so daß selbst das Saitengalvanometer den Kurvenverlauf nicht getreu wiederzugeben vermag und eine rechnerische Korrektur notwendig ist. Ableitungen mit der praktisch trägheitsfreien BRAUNschen Röhre und Verstärker durch GASSER und ERLANGER ergaben am Kaltblütler eine temperaturabhängige Anstiegszeit von 0,54—2 σ. Beim Säugetiernerven sind die Werte noch wesentlich kürzer, die Anstiegszeit kann hier bei 38° auf 0,26 σ sinken. Die Gesamtdauer beträgt meist etwas mehr als das Doppelte der Anstiegszeit, beim Kaltblütlernerven 2—3 σ. Ihre Bestimmung wird dadurch erschwert, daß das Ende der Aktion asymptotisch absinkt und unter Umständen in Nachpotentiale übergeht. Die *Form* des Aktionsstroms kann auch bei trägheitsfreier, monophasischer Ableitung, z. B. am Phrenicus und den vorderen Wurzeln, die einer eingipfligen Kurve mit glattem Anstieg und Abfall sein, wie dies die Elektrophysiologie seit langem gelehrt hat (Abb. 58a). Es sind dies jedoch Ausnahmen. In der Regel fanden GASSER und ERLANGER, daß nur am Orte der Reizung selbst die Aktionsstromwelle einen glatten Verlauf hat, daß dagegen, wenn diese bereits ein Stück fortgeleitet ist, auf dem absteigenden Schenkel Nebenwellen auftauchen (Abb. 58b), die um so weiter auseinander liegen, je weiter die Erregung bereits fortgeschritten ist. Der Erregungsvorgang geht also in den einzelnen Fasern eines Nerven mit verschiedener Geschwindigkeit vonstatten. Der erste Gipfel der Nebenwellen entspricht einer Gruppe besonders raschleitender Fasern, der zweite einer Gruppe mit geringerer Leitungsgeschwindigkeit usw. In jahrelangen, mühevollen Untersuchungen haben GASSER, ERLANGER und ihre Mitarbeiter die verschiedensten somatischen und vegetativen Nerven analysiert. Aus der Fülle ihrer Ergebnisse können hier nur einige besonders bemerkenswerte hervorgehoben werden:

Durch Verbindung von Aktionsstromanalyse und histologischer Untersuchung lassen sich innerhalb der einzelnen Nerven verschiedene Gruppen von Fasern aufstellen, die wieder in Untergruppen zerfallen. Physiologisch unterschieden sind diese Gruppen durch die Geschwindigkeit der Erregungsleitung, durch die verschiedene Erregbarkeit, durch die Dauer des Aktionsstromanstieges und der Refraktärphase. Zu diesen physiologischen Unterschieden gesellen sich solche der histologischen Struktur. Es zeigte sich, daß, wenn ein bestimmter Aktionsstromgipfel fehlte, im histologischen Bilde auch eine bestimmte Faserart vermißt wurde, und es gelang so, Beziehungen aufzustellen zwischen einzelnen Sinnesqualitäten und Fasergruppen von bestimmtem physiologischem und histologischem Charakter. Die am schnellsten leitenden Fasern sind die sensiblen, aus dem Muskel stammenden. Sie liegen in einer Größenordnung mit den efferenten motorischen Fasern. Die am langsamsten leitenden sind die für den Schmerzsinn, die in der Mitte zwischen beiden stehenden entsprechen wahrscheinlich dem Druck- und Temperatursinn. Allgemein physiologisch sind diese Ergebnisse um so bemerkenswerter, als in neuerer Zeit mehrfach bestritten worden ist, daß bestimmte physiologische Leistungen an bestimmte, durch ihre morphologische Struktur charakterisierte Systeme gebunden sind.

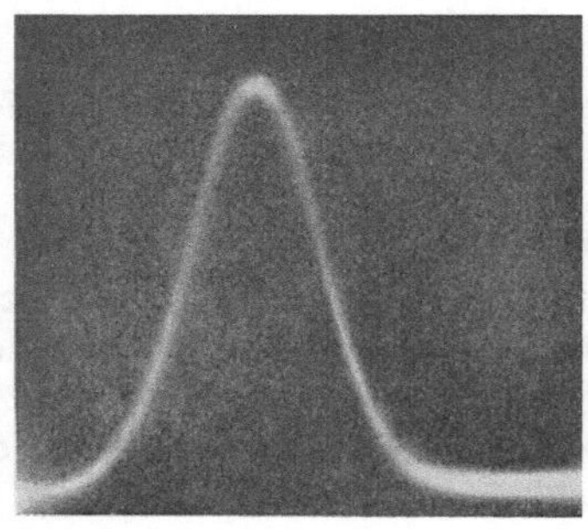

a

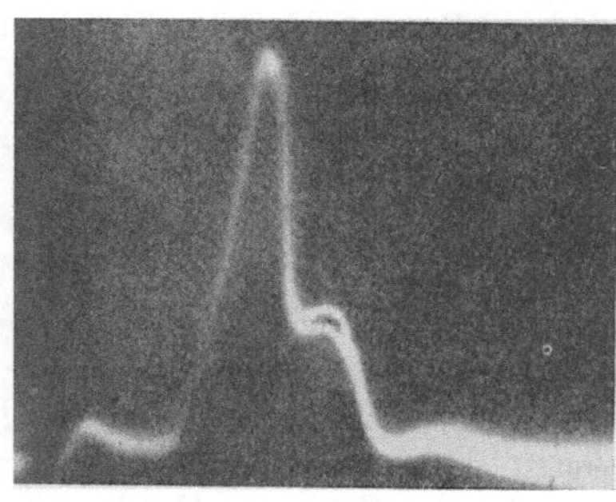

b

Abb. 58. a Monophasischer Aktionsstrom eines „homogenen" Nerven, registriert mit Kathodenstrahloszillograph. b Monophasischer Aktionsstrom des Froschischiadicus. α-, β-, γ-Wellen auf dem absteigenden Schenkel der Kurve. Sonst wie a. (Nach GASSER, entnommen FULTON: Muscular contraction usw.)

Nach Ablauf der raschen Negativitätswelle kehrt das Potential des Nerven nicht sofort zum Ruhewert zurück, es schließt sich vielmehr noch ein negatives und ein positives Nachpotential an, das von viel niedrigerer Spannung, aber wesentlich langsamerem Ablauf ist. Es ist bereits von älteren Autoren gesehen worden und hat in letzter Zeit erneutes Interesse gefunden (AMBERSON u. a.). Verschiedenes spricht dafür, daß es sich bei dieser Nachschwankung um einen selbständigen Vorgang handelt, der nicht in fester Abhängigkeit steht von der initialen raschen negativen Schwankung.

c) Physiologische Erregungsvorgänge. Aktionsströme motorischer bzw. gemischter Nerven sind im Tierversuch bei reflektorischen und anderen physiologischen Erregungsvorgängen mehrfach abgeleitet worden. Die Frequenzen, die dabei gefunden wurden, sind verschieden, was nicht verwunderlich ist, wenn man die Unterschiedlichkeit der Versuchsbedingungen berücksichtigt. Der Kurvenverlauf wird jedoch übereinstimmend immer wieder so beschrieben, wie ihn eine in Abb. 59 wiedergegebene Aufnahme von ROSENBERG zeigt: In unregelmäßiger Folge reihen sich große Schwankungen niederer Frequenz aneinander, zwischen diese eingestreut oder ihnen superponiert sind solche kleinerer Amplitude, aber höherer Frequenz.

Ein ganz analoges Bild ist auch beim Menschen zu erhalten, wenn anläßlich neurochirurgischer Maßnahmen von einem peripheren Nerven abgeleitet wird und der Kranke die entsprechenden Muskeln willkürlich oder reflektorisch innerviert (FOERSTER und Verfasser). Das unregelmäßige Strombild des Gesamtnerven wird wesentlich einfacher und übersichtlicher, wenn nach Durchschneidung sämtlicher Fasern bis auf einige wenige peripher von der Durchtrennungsstelle abgeleitet wird. Es ist ADRIAN und BRONK so gelungen, die Entladungen einer einzelnen Phrenicusfaser zu registrieren. Sie fanden dabei eine sehr regelmäßige Folge von einzelnen Potentialschwankungen, deren Zahl mit der Intensität der Atmung zunahm, sich zwischen 20—80/Sek. bewegte, und die maximal 112/Sek. erreichte. Es sind dies die gleichen Frequenzen, die wir später beim quergestreiften Muskel wieder antreffen werden. Im Gegensatz zu dieser Frequenzsteigerung erwies sich die Amplitude der Schwankungen als unabhängig von dem jeweiligen Grade der Innervation. Ein Anlaß, die Verhältnisse am Phrenicus nicht auf die efferenten Nerven der quergestreiften Skelettmuskulatur zu übertragen, besteht um so weniger, als für den Beuge- und Streckreflex analoge Befunde vorliegen. Insgesamt besagen diese für die Analyse des Aktionsstrombildes des Gesamtnerven, daß den großen Wellen desselben die mehr oder weniger synchronen Entladungen in einer Anzahl von Fasern entsprechen, den kleinen Wellen solche von Fasern, die nicht synchron, aber in derselben Frequenz tätig sind. Die Gestalt des Aktionsstrombildes des Gesamtnerven bei physiologischen Innervationsvorgängen wird also wesentlich von Interferenzen in der Tätigkeit der einzelnen Fasern bzw. der diesen entsprechenden Vorderhornzellen mitbestimmt, eine Tatsache, der wir bei der Tätigkeit des quergestreiften Muskels wieder begegnen werden. Bemerkenswert ist schließlich noch die Beobachtung von ADRIAN und BRONK, daß Durchschneidung einzelner afferenter Fasern des Diaphragma den allgemeinen Charakter der Entladungen im Phrenicus und auch deren Frequenz nicht ändert, wobei allerdings zu berücksichtigen ist, daß Dehnungsreflexe am Diaphragma bisher nicht festgestellt werden konnten (P. HOFFMANN).

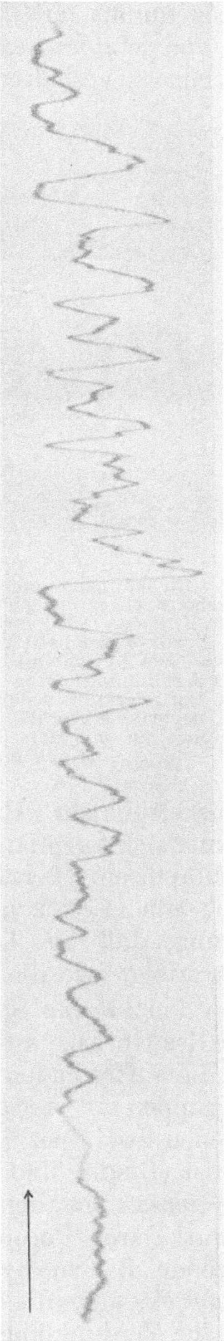

ADRIAN und seine Mitarbeiter haben auch die Aktionsströme *sensibler* Nerven bei physiologischen Erregungsvorgängen untersucht. Die Ergebnisse zeigen, daß die Erregungsvorgänge in diesen nach den gleichen Prinzipien ablaufen wie in motorischen Nerven. So treten bei Reizung der Muskelreceptoren z. B. durch Dehnung des Gastrocnemius Entladungen mit einer Frequenz von 200 bis 250/Sek. auf, bei sehr plötzlicher Dehnung ist der Abstand der einzelnen Entladungen sogar nur wenig größer als die Refraktärphase des Nerven. Dieser

Abb. 59. Beginn einer Entladungsreihe vom Nervus ischiadicus (Rana temporaria) 29 Minuten nach Injektion von 1,6 ccm 0,01 % Strychnin. Zwei Längsschnitte in 15 mm Abstand. Reizung durch Berühren der Haut des gegenseitigen Unterschenkels. Papiergeschwindigkeit 1,343 m/Sek. 16,2° C. Schleifenoszillograph. (Nach ROSENBERG und KITAYAMA.)

unregelmäßige Rhythmus wird um so einfacher, je weniger Endorgane auf den Reiz hin in Aktion treten. Werden diese sukzessiv ausgeschaltet, so lassen sich zunächst einzelne nebeneinander herlaufende Rhythmen feststellen, bis schließlich bei Reizung nur eines Endorganes einzelne Potentialschwankungen in ganz regelmäßigem Rhythmus einander folgen (Abb. 60). Ihre um 30/Sek. liegende Frequenz nimmt mit der Reizintensität zu, ihre Amplitude ist jedoch unabhängig von letzterer. All das entspricht vollkommen dem im vorangehenden besprochenen Verhalten der Aktionsströme motorischer Nervenfasern. Die Entladungen eines Receptors unterscheiden sich also prinzipiell nicht von denen einer Vorderhornzelle.

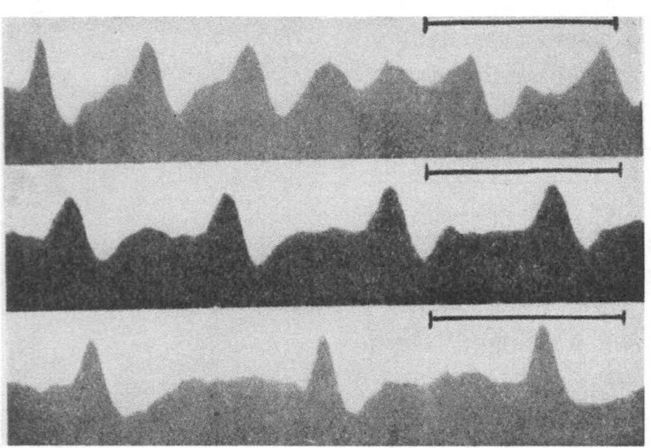

Abb. 60. Entladungen eines einzelnen Muskelendorganes (Froschzehenstrecker) bei plötzlicher Belastung mit 20 g Gewicht. A, B, C sind Oszillogramme bei der gleichen Belastung. 14,5° C. A wurde gleichzeitig mit dem Beginn der Belastung registriert. Die Aktion links oben ist der erste Impuls der Serie. B 2 Sekunden später. C 5 Sekunden später. Die Linie in jedem Oszillogramm bedeutet 10 σ. Von links nach rechts zu lesen, negative Ausschläge nach oben. Die Ableitung erfolgte diphasisch mit dem MATTHEWSschen Oszillographen. (Nach MATTHEWS.)

Ganz entsprechende Potentialschwankungen wie die Erregung der Muskelreceptoren liefern auch Druck-, Berührungs- und Schmerzreize, ohne daß für die einzelnen Sinnesqualitäten Unterschiede der Frequenz oder der Anordnung der Impulse im Sinne charakteristischer Gruppen nachweisbar wären. Verschieden ist jedoch der Vorgang der Adaptation, d. h. bei länger dauernder Reizung nimmt die Entladungsfrequenz der cutanen Berührungsreceptoren wesentlich rascher ab als die der Muskelspindeln. Hinzukommt, daß den cutanen Impulsen gedehntere und langsamer sich fortpflanzende Aktionsströme entsprechen als den propriozeptiven Muskelimpulsen (MATTHEWS). Die adäquate Reizung der Receptoren bestätigt also die von GASSER und ERLANGER aus elektrischen Reizversuchen gezogene Folgerung, daß die Leitung der Hautsensibilität durch langsamer leitende Fasern erfolgt wie die Leitung der Tiefensensibilität.

Von den *höheren* Sinnesorganen sind am eingehendsten bisher die Aktionsströme des Opticus untersucht worden. Bei elektrischer Reizung des Sehnerven zeigen die auftretenden Aktionsströme mehrere Wellen, auf Grund deren sich drei Fasergruppen mit steigenden Schwellen und Leitungszeiten unterscheiden lassen, von denen zwei spezifische Sehfunktion haben, während die dritte visceraler Natur ist (BISHOP und BARTLEY). Bei adäquaten Lichtreizen folgt der Verlauf der Opticusströme den gleichen Prinzipien, welche die Analyse der cutanen und muskulären Receptoren ergeben hat (ADRIAN und MATTHEWS). Plötzlich einsetzende Belichtung löst Oszillationen mit einem steilen Frequenzanstieg auf 200/Sek. aus, die erst schnell, dann langsam auf 40—100/Sek. abfallen. Plötzliche Verdunklung wird von einem erneuten Anstieg der Frequenz gefolgt, die dann allmählich auf Null abfällt.

Von besonderem Interesse ist ein Vergleich der Opticusströme mit den mehrfach untersuchten Belichtungsströmen der Retina. Es ist diese schon in Ruhe, wie die Ableitung von Fundus und Cornea eines Auges zeigt, Sitz eines Bestandstromes, der bei Belichtung eine Zunahme erfährt. Dieser Belichtungsstrom ist kontinuierlich und verläuft in einzelnen Phasen, von denen eine positive

Eintritts- oder Belichtungsschwankung und eine positive Verdunklungsschwankung besonders charakteristisch sind (Abb. 61). Diesem Elektroretinogramm superponieren sich bei Reizung mit intermittierendem Licht noch der Reizfrequenz entsprechende Wellen, die sich in Parallele setzen lassen zu dem psychischen Erlebnis des Flimmerns. Ist die Verschmelzungsfrequenz erreicht, so verläuft der Belichtungsstrom kontinuierlich, und gleichzeitig wird auch die Empfindung eine kontinuierliche.

Ein Abbild dieser einzelnen Phasen des Netzhautstromes stellt nun, worauf Kohlrausch hingewiesen hat, der Frequenzablauf der Opticusoszillationen dar. So entspricht unter anderem der positiven Eintrittsschwankung des Netzhautstromes der initiale Frequenzanstieg der Opticusoszillationen, der positiven Verdunklungsschwankung ein abermaliger rascher Anstieg der Opticusoszillationen (Abb. 62). Es sind also die Erregungsvorgänge in der Netzhaut begleitet von kontinuierlich verlaufenden mehrphasischen Potentialschwankungen, die in rhythmische Impulsfolgen im Opticus transformiert und den Zentralstationen zugeleitet werden. Wenn wir hinzufügen, daß innerhalb der letzteren eine erneute Transformation stattfindet und in der Calcarinarinde wieder langsam ablaufende Potentialänderungen auftauchen, die unter bestimmten Bedingungen einen Anfangs- und Endeffekt erkennen lassen, so entsteht ein geschlossenes Bild der bioelektrischen Begleiterscheinungen eines Sinnesvorganges.

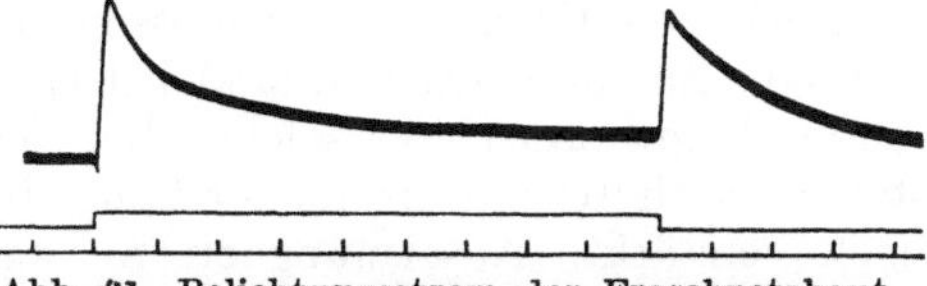

Abb. 61. Belichtungsstrom der Froschnetzhaut. Helladaptation, Belichtungsdauer 9 Sek. Zeit in Sekunden. (Nach P. M. Nikiforowsky.)

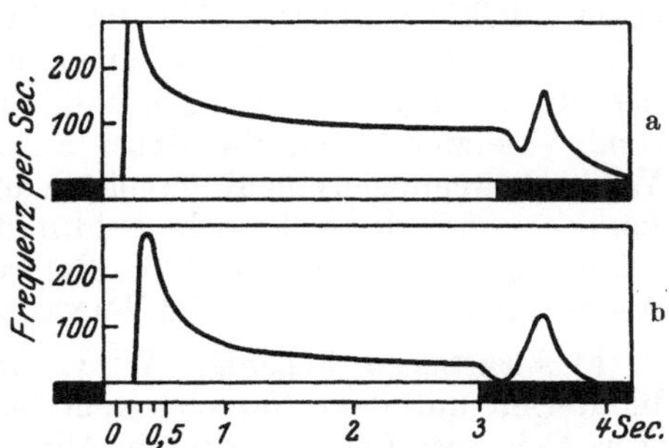

Abb. 62 a u. b. Impulsfrequenz pro Sekunde im Aal-Opticus. Belichtungsdauer 3 Sek. Durchmesser der als Objekt dienenden Opalglasscheibe bei a 36 mm, bei b 12,8 mm; Beleuchtung auf der Opalglasscheibe in beiden Fällen 830 Meterkerzen. (Nach Adrian und Matthews.)

Weniger orientiert sind wir bisher über die bioelektrischen Begleiterscheinungen des Höraktes. Nachgewiesen sind solche bereits mehrfach. Wewer und Bray glaubten jedoch darüber hinaus 1930 gefunden zu haben, daß die Frequenz der Aktionsströme der Cochlea bzw. des Acusticus der Frequenz der dem Ohr zugeleiteten Schallwellen entspreche, was für die Theorie des Hörens von weitgehender Bedeutung wäre. Dieser „microphonic effect" ist aber seiner Natur nach noch lebhaft umstritten. Es fehlen bisher die Beweise dafür, daß es sich dabei um echte Aktionsströme handelt. Wahrscheinlicher ist es, daß er rein physikalisch bedingt ist.

d) Vegetative Nerven. Die bioelektrischen Vorgänge im Sympathicus sind erstmalig von Einthoven und Mitarbeitern registriert worden. Schon wenn keine äußeren Reize gesetzt werden, zeigt das Galvanometer unregelmäßige Stromschwankungen wechselnder Frequenz, die gelegentlich bis auf 200—300/Sek. ansteigen können. Reflexvorgänge wie Pupillenerweiterung, Vasokonstriktion, Speichelsekretion gehen mit deutlichen Aktionsströmen einher. Reizung des Hypothalamus führt zu einer Amplitudenzunahme der schon vorhandenen Ströme, gleichzeitig kommt es zu einer Nullpunktverschiebung im Sinne einer langwelligen Saitenabweichung, die Einthoven für eine scheinbare hält, vorgetäuscht dadurch, daß es sich um hochfrequente Wellen handelt, denen das Registrierinstrument (Hochvakuumgalvanometer) nicht zu folgen vermag.

Die einzelne Potentialschwankung des Sympathicus zeigt analog wie die des cerebrospinalen Nerven einen komplexen Aufbau mit mehreren Gipfeln, die in Beziehung stehen zu bestimmten Fasergattungen und den mit diesen verknüpften Reizeffekten wie afferenten Erregungsvorgängen, Vasokonstriktion, Mydriasis, Piloarrektion (BISHOP, HOLMANN und HEINBECKER). Der einzige Unterschied, der zwischen den Aktionsströmen sympathischer und cerebrospinaler Nerven bisher gefunden worden ist, besteht darin, daß diese in ersteren von geringerer Zahl, aber größerer Amplitude sind als in letzteren (ADRIAN, BRONK und PHILLIPS).

Auch von Vagus und Depressor sind mehrfach Aktionsströme abgeleitet worden. Zu unterscheiden sind bei ersterem Potentialschwankungen, die efferenten Vagusfasern und solche, die afferenten zugeordnet sind. Letztere entstehen durch die Entfaltung der Lunge bei der Atmung, während weder normale, noch verstärkte Ausatmung einen Vagusreiz bewirkt (ADRIAN, KELLER und LOESER, PARTRIDGE).

3. Quergestreifter Muskel.

a) Ruhestand. Der ruhende Muskel ist stromlos, sofern alle seine Teile sich in vollkommen gleichem Zustand befinden. Es tritt jedoch sofort ein sog. Ruhestrom auf, wenn ein Muskelteil verletzt oder abgetötet wird. Die verletzte Stelle verhält sich ebenso wie beim Nerven negativ, d. h. der Ruhe- oder Verletzungsstrom fließt im äußeren Ableitungskreis zu der verletzten Stelle hin. Auch Temperaturdifferenzen lassen einen Strom entstehen, desgleichen Änderungen der Muskelform (MEYER). Für klinische Untersuchungen bedeutsam sind besonders letztere, weil die dabei auftretenden Deformationsströme auch bei Willkürbewegungen eine Rolle spielen und sich den Aktionsströmen superponieren können. Auch das elektrische Feld in der Umgebung des menschlichen Körpers erfährt unter dem Einfluß von Deformationspotentialen langsam verlaufende Änderungen (HARTMANN und DANKELMANN).

b) Elektrische Reizung. Wird ein parallelfaseriger Muskel, dessen Verbindungen mit dem Nervensystem blockiert sind, von einem kurzdauernden Einzelreiz getroffen, so tritt ein Aktionsstrom auf, der, wenn von zwei unverletzten Stellen seiner Oberfläche abgeleitet wird, die Form einer einzelnen, glatten biphasischen Schwankung aufweist, deren erste Phase etwas rascher abläuft als die zweite. An ihre Stelle tritt eine monophasische Schwankung, wenn die Ableitungsbedingungen in der Weise geändert werden, daß auf mechanischem, thermischem oder chemischem Wege unter der einen Elektrode eine Verletzung gesetzt und damit ein Zustand maximaler elektrischer Negativität erzeugt wird. Auch komplizierter gebaute Muskeln können einen Aktionsstrom von solch einfachem Ablauf zeigen. Oft ist dies jedoch nicht der Fall, und es werden statt dessen polyphasische Kurven erhalten. Unterschiede des Verlaufes, der Länge und Stärke der Muskelfasern und damit im Zusammenhang asynchrone Potentialschwankungen sind wahrscheinlich die Ursache für diese Abweichungen von dem einfachen bi- bzw. monophasischen Grundtyp. Vergrößerung der Distanz und Kontaktfläche der Elektroden (näheres bei ADRIAN), begünstigen solche polyphasische Bilder. Sie sind bei intramuskulärer Reizung am Menschen fast die Regel und werden hier noch durch das Hinzutreten reflektorischer Erregungen kompliziert (PROEBSTER).

Die Latenz der Potentialschwankung ist eine sehr geringe, von manchen Untersuchern wird sogar ein Zusammenfallen von elektrischem Reiz- und Aktionsstrombeginn angegeben.

Was die Beziehungen zwischen Aktionsstrom und Kontraktionsvorgang betrifft, so ist zunächst zu sagen, daß beide gleichzeitig oder nur durch ein sehr geringes Intervall getrennt beginnen, ersterer jedoch viel eher seinen Gipfelpunkt erreicht als letzterer. Dabei ist die Amplitude des Aktionsstromes, gleiche Reizintensität vorausgesetzt, um so höher, je größer die Länge der Muskelfasern und je größer ferner die Anfangsspannung ist.

Während früher von nicht wenigen Autoren die Trennbarkeit von mechanischem und elektrischem Effekt vertreten wurde (BIEDERMANN, ENGELMANN, MINES), wird zur Zeit fast allgemein eine enge Verknüpfung zwischen elektrischem und mechanischem Vorgang angenommen. Die Berechtigung, aus dem Auftreten eines Aktionsstromes, auf das Zustandekommen eines mechanischen Effektes zu schließen, ist wohl allgemein anerkannt. Das Umgekehrte, daß jeder mechanische Effekt auch von einem Aktionsstrom begleitet wird, ist jedoch nicht unbestritten. Vor allem HENRIQUES und LINDHARD haben immer wieder die Auffassung vertreten, daß der kuraresierte Muskel trotz kräftiger Kontraktionen keine Potentialschwankungen zeige, eine Angabe, die einerseits großer Skepsis begegnet (ADRIAN), der andererseits aber auch beigepflichtet wird (HOEFER). Ein Aktionsstrom fehlt nach GELFAN und BISHOP bei den submaximalen von der Reizstärke abhängigen Kontraktionen, die eine einzelne Muskelfaser ausführen kann, und die lokal auf den Ort der Reizung beschränkt bleiben. Wenn wir von diesen Sonderfällen in dem Verhalten von mechanischem und elektrischem Effekt absehen und hinzunehmen, daß auch zwischen Wärmeproduktion und elektrischem Vorgang Beziehungen bestehen, so kann ganz allgemein gesagt werden, daß der Aktionsstrom bei der Muskeltätigkeit eng verknüpft ist mit dem physiko-chemischen Prozeß, der das Ausmaß der Energieproduktion bestimmt.

Der elektrische Vorgang im Muskel auf einen *indirekten Einzelreiz* besteht im Prinzip ebenso wie bei der direkten Reizung aus einer glatten biphasischen Schwankung. Folgen auf diese noch eine oder mehrere kleinere Schwankungen, so findet dies seine Erklärung durch Besonderheiten in den Bedingungen wie übermaximale Reizintensität, Spannungszustand des Muskels und Lage der Elektroden. Auch reflektorische Erregungen können, wenn die Verbindung des betreffenden Nerven mit den Zentren nicht unterbrochen ist, das Elektromyogramm komplizieren.

Bei steigender Reizfrequenz vermag der Muskel dieser, wie auch am Menschen festzustellen ist, zunächst getreu zu folgen, bis dann eine Grenze kommt, bei deren Überschreitung das Aktionsstrombild unregelmäßig wird und keine Beziehungen zur Reizfrequenz mehr erkennen läßt. Es liegt diese Grenze bei 300 Reizen pro Sekunde, doch werden solch hohe Frequenzen nur unmittelbar nach Einschalten des Stromes für Bruchteile von Sekunden beibehalten (HOFFMANN und KELLER).

Auf eine indirekte Reizung mit konstantem Strom und auch mit Kondensatorentladungen, wobei der Reiz die Refraktärperiode überdauert, antwortet der Muskel mit einer rhythmischen Folge von Aktionsströmen, die in Form einer gedämpften Schwingung abklingen. Sie sind besonders schön beim Kaltblütler zu erhalten (GARTEN), aber auch beim Menschen (KELLER), nur ist hier die Stromfolge keine so regelmäßige. Dieser GARTENsche „Eigenrhythmus" hat lange in der Diskussion der Genese des Muskelaktionsstrombildes eine große Rolle gespielt. GARTEN u. a. nahmen an, daß möglicherweise auch das Aktionsstrombild bei physiologischen Erregungen einen Eigenrhythmus des Muskels darstellen könne, indem die nervösen Erregungen in einen solchen transformiert würden. Es wird später noch zu zeigen sein, daß dies nicht zutrifft, und daß unter physiologischen Bedingungen ein muskulärer Eigenrhythmus keine Rolle spielt.

Bei *reflektorischer* und *zentraler* Reizung haben die ausgelösten Erregungsvorgänge mehrere Neurone zu durchlaufen, und es muß mit der Möglichkeit gerechnet werden, daß der Rhythmus der Impulse dabei Änderungen erfährt. Hinzu kommt das Interferieren sekundärer reflektorischer Erregungsvorgänge. Es liegen also kompliziertere Verhältnisse als bei direkter und indirekter Reizung vor, die andererseits aber dem physiologischen Geschehen wesentlich näherkommen. Die Ergebnisse hängen, wie zu erwarten, weitgehend von den jeweiligen Bedingungen ab.

Am *spinalen* Tier werden bei Reizung eines peripheren sensiblen oder motorischen Nerven reflektorisch vom Rückenmark Impulse im Rhythmus der Reizfrequenz bis maximal 320/Sek. ausgesandt (COOPER und ADRIAN). Auch bei Reizung des Rückenmarksquerschnittes stimmen innerhalb dieser Grenzen Reiz- und Entladungsfrequenz überein. Demgegenüber beträgt beim *dezerebrierten* Tier die Frequenz der Aktionsströme unabhängig von der Zahl der Reize 120 bis 180/Sek. Ein gleiches gilt auch für die Reizung des Hirnstammquerschnittes.

Bei *Hirnrindenreizungen* tritt die Reizfrequenz nur innerhalb gewisser Grenzen in der Peripherie in Erscheinung. Es hängt nicht nur von der Reizfrequenz als solcher, sondern auch von anderen Faktoren ab, wie der Muskelaktionsstromrhythmus dabei beschaffen ist. So gelingt es, diesen durch Schaltungen im Sinne von MAGNUS wie Änderungen des Dehnungszustandes der Muskulatur zu beeinflussen (KELLER). Bevorzugt scheint ein 50 m Rhythmus zu sein, wie er auch bei der Willkürinnervation eine Rolle spielt.

Im einzelnen hat HOFFMANN bei 20 Reizen pro Sekunde bis zu 60 Stromschwankungen von den betreffenden Muskeln abgeleitet, bei 50er Reizen stimmten Reiz- und Aktionsstromfrequenz überein, bei weiterer Zunahme der Reizfrequenz über 60 sank die Aktionsstromfreqenz ab.

Am Affen haben COOPER und BROWN zwischen 16—68 Reizen pro Sekunde unabhängig von der Reizfrequenz 100—150 Aktionsströme pro Sekunde abgeleitet, wobei der Reizrhythmus sich durch große oder primäre Wellen zu erkennen gab. Zwischen 168—180 Reizen folgten die Aktionsströme dem Reizrhythmus ohne Sekundärwellen, bei weiterer Frequenzsteigerung sank die Zahl der Aktionsströme wieder auf etwa 150, wobei Gruppen größerer Wellen mit einem Rhythmus von 35—50 auftraten.

c) Mechanische Reizung. Plötzliche, brüsque Dehnung eines Muskelpräparates, dessen zuführender Nerv durchtrennt ist, löst eine Serie von Potentialschwankungen aus, von denen sich zeigen läßt, daß sie nicht rein mechanisch durch Deformation entstehen, sondern einem echten muskulären Erregungsvorgang zugeordnet sind (Verfasser). Ihre Frequenz — 60—100 Sek. — liegt in der gleichen Größenordnung wie die des Eigenrhythmus, den GARTEN bei konstanter Durchströmung des Muskels gefunden hat. Ihre Amplitude kann sehr erheblich sein, wenn die muskuläre Erregbarkeit gesteigert ist (Abb. 63), sonst ist diese jedoch ohne Vorverstärkung sehr gering. Bei Untersuchungen am Menschen kommt noch hinzu, daß zur Dehnung eines Muskels meist Winkelbewegungen im Gelenk benutzt werden, die nur eine sehr geringe Muskeldehnung — nach RECKLINGHAUSEN 2,5 mm pro 10^0 — bedingen. Infolgedessen spielt normalerweise der direkte muskuläre Dehnungseffekt gegenüber dem reflektorischen kaum eine Rolle.

Bei der klinischen Prüfung der sog. mechanischen Muskelerregbarkeit durch einen Schlag auf den Muskelbauch wird das Aktionsstrombild oft entstellt durch Ausschläge des Registrierinstrumentes, die rein mechanisch durch Elektrodenverschiebung bedingt sind, sich durch ihre Form aber von echten Aktionsströmen unterscheiden lassen. Störungsfreie Kurven zeigen, daß der mechanischen Muskelerregbarkeit ein komplexer Mechanismus zugrunde liegt, der sich aus einer muskulären und einer reflektorischen Komponente zusammensetzt (Abb. 64). Der Schlag auf den Muskel kann eine glatte biphasische Schwankung auslösen, deren muskuläre Bedingtheit aus der kaum meßbaren Latenz hervorgeht. Oft schließt sich an diese aber in wechselndem Ausmaß eine Serie kleinerer Schwankungen an, bei denen an eine wenigstens teilweise reflektorische Genese gedacht werden muß. Sicher ist eine solche dort, wo sich eine

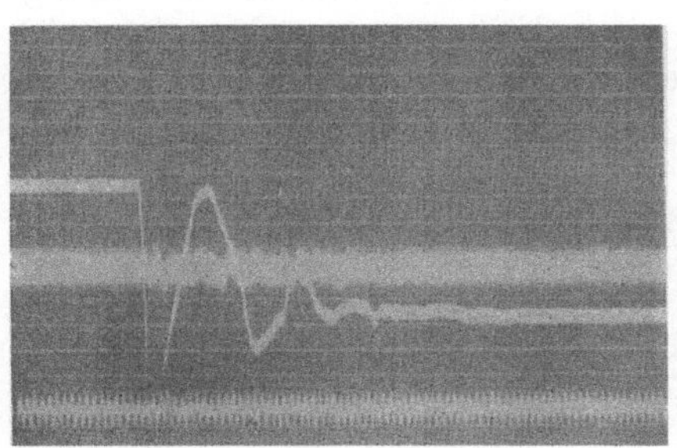

Abb. 63a. Froschgastrocnemius, Ischiadicus durchschnitten, plötzliche Dehnung mit 100 g. Oben Mechanogramm. Mitte Saite, 1 MV = 15 mm. Unten Zeit in allen Abbildungen in $^1/_{100}$ Sek. Originalgröße.

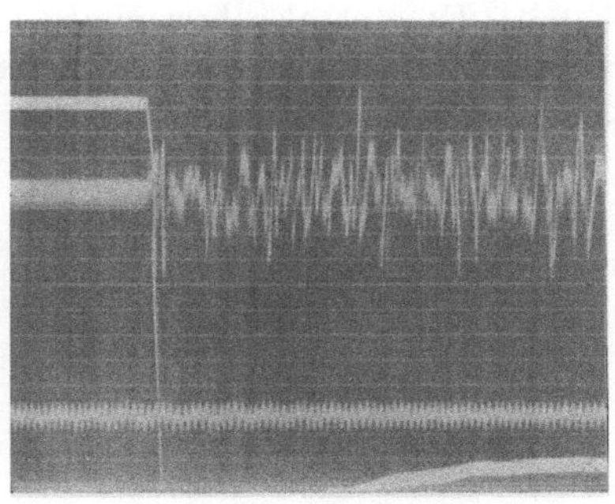

Abb. 63b. Wie a. Dehnung des Gastrocnemius mit 100 g, zuvor 1,5 ccm Glycerin (1 : 2) in den Rückenlymphsack injiziert.

deutliche biphasische Einzelschwankung mit einer der Reflexzeit entsprechenden Latenz aus der übrigen Stromfolge heraushebt (Abb. 64). Maßgebend für das Zutagetreten dieser Komponente ist der Grad der jeweiligen Reflexerregbarkeit.

Bei der mechanischen Reizung eines degenerierten Muskels ist die ausgelöste träge Zuckung begleitet von einer glatten biphasischen Schwankung, die sich von der Reaktion des normalen Muskels durch ihren langsameren Ablauf von mehreren $^1/_{100}$ Sek. unterscheidet und von keinen oder nur geringen weiteren Strömen gefolgt ist (Abb. 135, S. 940).

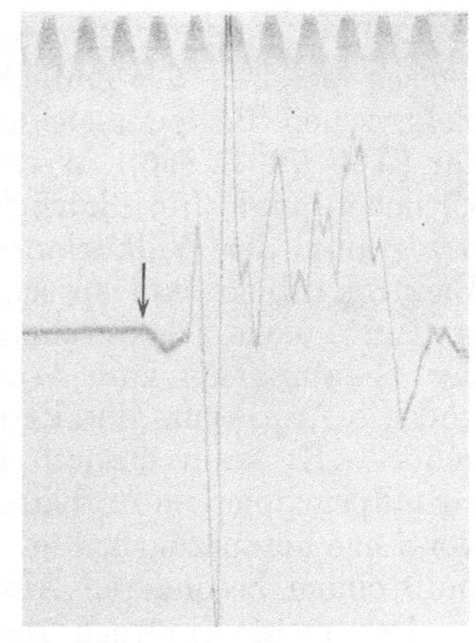

Abb. 64. Deltoideus. Schlag auf den Muskel. ↓ Reizmoment. Oszillograph - Gleichstromverstärker. Zeit in $^1/_{100}$ Sek. Originalgröße.

d) Chemische Reizung. Von den chemischen Reizeffekten am Muskel ist die Acetylcholinkontraktur bioelektrisch besonders bemerkenswert (Abb. 65). Die tonische Zusammenziehung des Muskels geht einher mit einer monophasischen, fast oszillationsfreien Saitenabweichung, die mit dem Schwinden der Kontraktur allmählich wieder zurückgeht (RIESSER und STEINHAUSEN, SCHÄFFER und LICHT, DITTLER). Das gleiche Phänomen welches der Kaltblütlermuskel von vornherein zeigt, tritt beim Säugetiermuskel erst dann in Erscheinung, wenn dieser sich nach Durchtrennung des zuführenden motorischen Nerven im Zustande der Entartungsreaktion befindet (SCHÄFFER und LICHT). Es ist wahrscheinlich auch bei dem ebenfalls acetylcholinempfindlichen embryonalen Muskel vorhanden, hier aber noch nicht untersucht.

Für das Verständnis dieser Vorgänge ist von Wichtigkeit, daß ein ganz analoges bioelektrisches Verhalten wie die Acetylcholinkontraktur auch das VULPIAN-HEIDENHAINsche Zungenphänomen zeigt, d. h. die träge tonische Zusammenziehung der Zunge, die bei Reizung des Lingualis auftritt, wenn zuvor der Hypoglossus durchschnitten und degeneriert ist. Das gleiche gilt für das

SHERRINGTONsche Phänomen, d. h. die ebenfalls tonische Zusammenziehung der Extremitätenmuskeln bei Reizung des entsprechenden motorischen Nerven, nach Durchschneidung der vorderen Wurzeln und der hinteren zwischen Spinalganglion und Rückenmark. In beiden Fällen geht die tonische Muskelzusammenziehung mit einem monophasischen, langwelligen Galvanometerausschlag einher (Abb. 66). Es gibt also bestimmte innerlich verwandte Kontraktionsvorgänge, die sich in bezug auf ihre elektrischen Begleiterscheinungen von der tetanischen Kontraktionsform grundsätzlich unterscheiden.

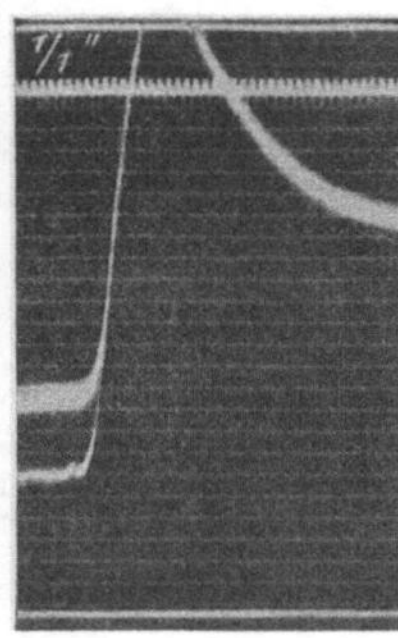

Abb. 65. Acetylcholinkontraktur am künstlich durchströmten Krötengastrocnemius. Oben Zeit in $^{1}/_{1}$ Sek. Mitte Elektrogramm. Unten Mechanogramm. (Nach SCHÄFFER und LICHT.)

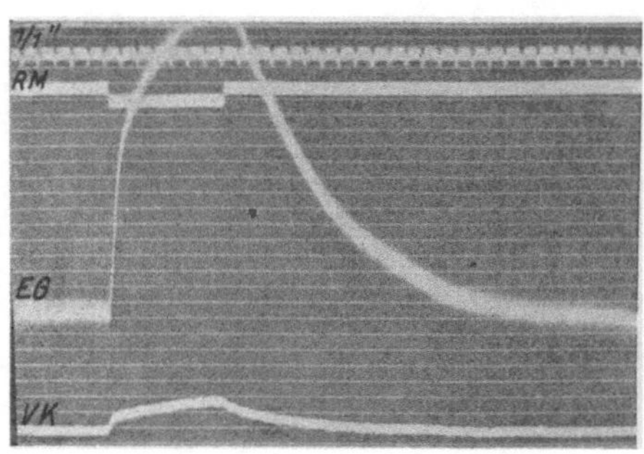

Abb. 66. HEIDENHAINsches Zungenphänomen. Oben Zeit in $^{1}/_{1}$ Sek. *RM* Markierung der Lingualisreizung. *EG* Zungenelektrogramm. *VK* Verdickungskurve der Zunge. (Nach SCHÄFFER und LICHT.)

e) **Physiologische Erregungsvorgänge.** Die Sehnenreflexe sind elektro-physiologisch gesehen der einfachste Erregungsvorgang. Den Grundtyp ihrer bioelektrischen Begleiterscheinungen stellt eine glatte, biphasische Schwankung dar (Abb. 79, S. 896). Wesentlich komplizierter liegen die Verhältnisse bei willkürlichen und unwillkürlichen Bewegungsvorgängen. Ein normales Elektromyogramm der Willkürinnervation in dem Sinne, wie wir von einem normalen Elektrokardiogramm sprechen, gibt es nicht. Alle Versuche, ein solches aufzustellen, müssen scheitern, weil im Gegensatz zur weitgehenden Automatisierung der Herzfunktion zum Wesen der Skeletmuskelfunktion die Wandelbarkeit und die Anpassung der Erregungsvorgänge an die jeweilige Bewegungsaufgabe gehört. Es kann deshalb hier nur darauf ankommen, bestimmte *allgemeine* Grundprinzipien im Aufbau des Aktionsstrombildes physiologischer Innervationsvorgänge herauszuarbeiten. Ihre Anwendung auf *bestimmte* Bewegungsaufgaben muß einem besonderen Abschnitt vorbehalten bleiben.

Der erste Eindruck des Aktionsstrombildes einer mittelstarken Muskeltätigkeit, etwa beim Halten des im Ellenbogengelenk im rechten Winkel gebeugten Vorderarmes, ist der einer regellosen Folge kleinerer und größerer biphasischer Schwankungen. Aber schon PIPER, der sich erstmalig eingehender mit dem Aktionsstrombild willkürlicher Innervationsvorgänge beschäftigt hat, ist aufgefallen, daß sich wie Abb. 67 zeigt, in der Aktionsstromfolge größere Hauptwellen und kleinere, frequentere Nebenwellen unterscheiden lassen, die teils zwischen erstere eingestreut, teils diesen superponiert sind. Es ist dies so deutlich, daß immer wieder auf diese Tatsache hingewiesen worden ist. WACHHOLDER spricht von einem A-Rhythmus großer Amplitude und einem frequenteren B-Rhythmus kleinerer Amplitude, PRAWDICZ-NEMINSKY unterscheidet Wellen erster und zweiter Ordnung, ATHANASIU große und kleine Schwankungen. Vollkommen die gleichen Bilder wie bei der Willkürinnervation sind auch bei reflektorischen Innervationsvorgängen und schließlich auch im Tierexperiment unter den verschiedensten Bedingungen zu erhalten. Nicht immer ist allerdings eine sichere Trennung zwischen Haupt- und Nebenwellen möglich, es gibt

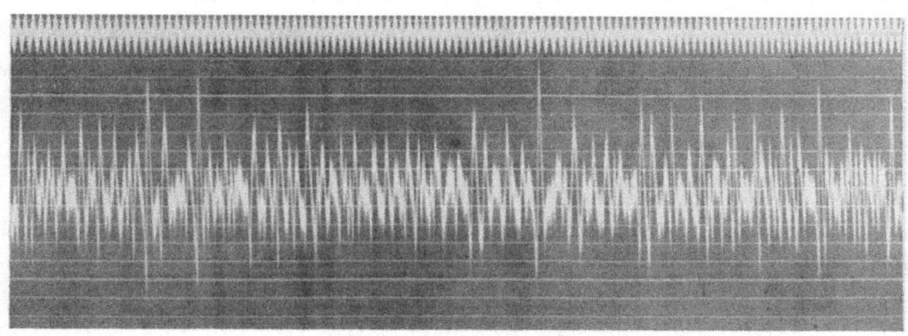

Abb. 67 a. Biceps. Rechtwinklige Unterarmbeugung gegen Widerstand. Saitengalvanometer. Zeit in $^1/_{100}$ Sek.

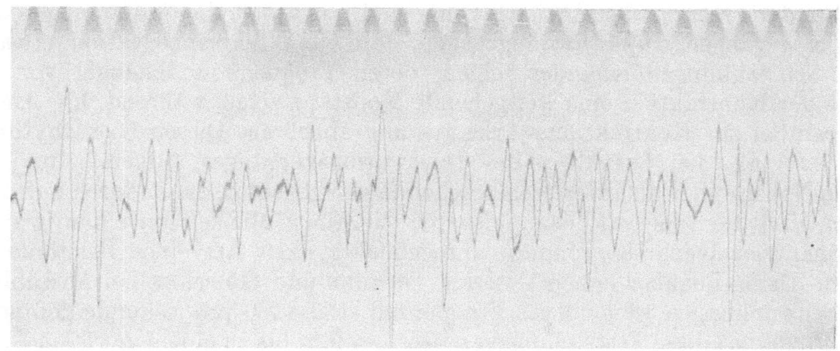

Abb. 67 b. Wie a. Oszillograph-Gleichstromverstärker. Originalgröße.

zweifellos fließende Übergänge zwischen beiden, und es hängt ferner von einer ganzen Reihe von Faktoren ab, ob und inwieweit überhaupt zwei verschiedene Wellentypen in Erscheinung treten. Schon die Methodik der Ableitung ist von wesentlicher Bedeutung. So zeigt Abb. 68, daß eine schlaffe, nicht rasch genug reagierende Saite den hohen Frequenzen nicht genügend zu folgen vermag und erst bei ausreichender Saitenspannung die Nebenwellen klar zur Darstellung gelangen. Hinzu kommen Unterschiede der Funktion je nach der Art der motorischen Leistung, solche individueller Natur im Sinne verschiedener Innervationstypen u. a.

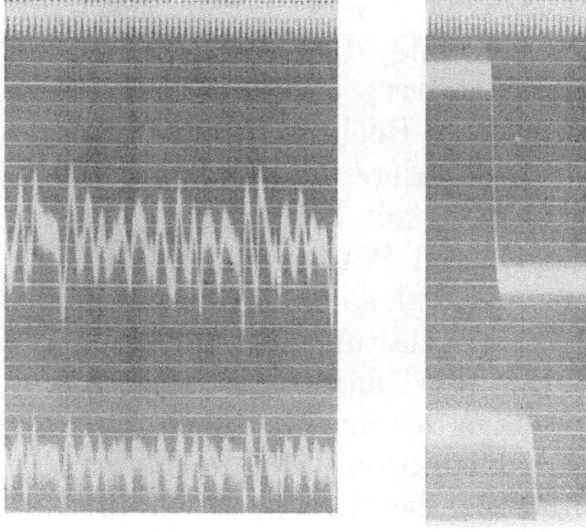

Abb. 68 a u. b. a Willkürinnervation. Ableitung von einem Nadelelektrodenpaar zu zwei Galvanometern mit verschiedener Saitenspannung. b Die zugehörigen Eichkurven für 1 MV.

Haupt- und Nebenwellen können kontinuierlich einander folgen, häufig ist jedoch eine deutliche Untergliederung festzustellen. WACHHOLDER unterscheidet zunächst einmal *Stromperioden*, die durch ein vollständiges oder nahezu vollständiges Verschwinden der Ströme voneinander getrennt sind, und die die Frequenz 10 pro Sekunde nur selten und wenig überschreiten. Innerhalb dieser Perioden läßt sich nach einer ganzen Reihe von Autoren noch eine weitere

Gliederung feststellen, indem die größeren Schwankungen zu einzelnen kleineren Untergruppen zusammengefaßt und durch kurze Pausen oder Ströme geringer Amplitude voneinander getrennt sind. WACHHOLDER spricht von Aktionsstromgruppen, HENRIQUES und LINDHARD von periodischen An- und Abschwellungen, PRAWDICZ-NEMINSKY von Wellen dritter Ordnung, die unter den verschiedensten Bedingungen immer wieder die gleiche 10er Frequenz erkennen lassen wie die erstgenannten größeren Perioden. Übergänge finden sich nach zwei Richtungen hin, einmal indem bei schwacher Muskeltätigkeit an die Stelle von 10er Gruppen Einzelströme treten können, andererseits indem die Frequenz der Untergruppen zunehmen und 30—40 pro Sekunde erreichen kann. Die in der Gliederung des Aktionsstrombildes immer wieder auftauchende 10er Frequenz ist sicher nicht zufällig. Ist sie doch auch mit rein mechanischen Methoden und unter den verschiedensten Bedingungen mehrfach festgestellt worden (v. KRIES, HORSLEY und SCHÄFFER u. a.).

Über die *Frequenz* der Aktionsströme sind lange Zeit die Auffassungen auseinander gegangen, *Piper* hat angegeben, daß bei Willkürinnervation etwa 50 große Schwankungen einander folgen, deren Frequenz unabhängig von der Stärke der Kontraktion eine weitgehende Konstanz zeige, während ihre Amplitude parallel zur Kontraktionsstärke zu- und abnehme. Diesen 50er Rhythmus hat PIPER als den Grundtyp des Innervationsvorganges aufgefaßt und die kleinen Nebenwellen als Interferenzerscheinungen gedeutet, die dadurch zustande kämen, daß die Innervationsimpulse die einzelnen Muskelfasern häufig nicht gleichmäßig, salvenartig, sondern unregelmäßig nach Art eines Pelotonfeuers treffen. Demgegenüber haben GARTEN, DITTLER und GÜNTHER bei Auszählung aller Schwankungen weit höhere Frequenzen, 150—180 pro Sekunde gefunden. Auch PIPER hat diese Feststellungen später insofern bis zu einem gewissen Grade anerkannt, indem er zwei Innervationstypen aufgestellt hat, von denen der eine den 50er Rhythmus, der andere die höheren Frequenzen zeigen soll. Zweifellos steckt in der Betonung eines individuellen Faktors des Willküraktionsstrombildes ein richtiger Kern, und auch der Hinweis KELLERs auf die Wandelbarkeit des Kurvenbildes bei ein und derselben Person unter dem Einfluß von Übung und anderen Faktoren liegt in dieser Linie. Eine wesentliche Klärung der ganzen Frage haben die Untersuchungen WACHHOLDERs gebracht, der zeigen konnte, daß sowohl der von PIPER angegebene 50er Rhythmus als auch der von GARTEN und DITTLER vertretene frequentere Rhythmus von 120—180 pro Sekunde zu Recht besteht, und daß nur je nach den Bedingungen bald der eine, bald der andere deutlicher in Erscheinung tritt. Wird der Grad der jeweiligen Muskeltätigkeit berücksichtigt, so ist festzustellen, daß die Ströme großer Amplitude, von WACHHOLDER als A-Typus bezeichnet, ihrer Frequenz nach nicht konstant sind, sondern zwischen etwa 5—75 je nach den Bedingungen schwanken. In ruhiger Haltung, bei möglichst geringer Muskeltätigkeit beträgt ihre Frequenz 8—15. Wird dann eine Bewegung ausgeführt, so steigt die Frequenz kurz vor Einsetzen des mechanischen Effektes an, behält während der weiteren Zunahme der Kontraktion dann den Wert 50 pro Sekunde bei, um mit Einsetzen der Erschlaffung ziemlich plötzlich auf 15 und weiter auf 10 pro Sekunde abzusinken.

Die Nebenwellen, von WACHHOLDER als B-Typus bezeichnet, unterscheiden sich von den eben besprochenen nicht nur durch die kleinere Amplitude, sondern auch dadurch, daß ihre Frequenz weitgehend unabhängig von dem Grade der Kontraktion ist. Sie beträgt 150—180 pro Sekunde, stellenweise über 200, eine Größenordnung, die der von DITTLER und GÜNTHER angegebenen entspricht. Mit zunehmender Stärke der Kontraktion wächst die Amplitude dieser Ströme, so daß dann schließlich eine Unterscheidung zwischen Haupt- und Nebenwellen unter Umständen nicht mehr möglich ist, sondern glatte biphasische Schwankungen im regelmäßigen Rhythmus einander folgen. Die Maximalfrequenz, die bei intensiver Willkürinnervation zur Beobachtung gelangt, ist bei flächenhafter Ableitung höher als bei Nadelelektrodenableitung, sie beträgt bei letzterer 120—150 pro Sekunde, wird aber nur für kurze Zeit festgehalten und sinkt dann rasch ab. Reflexvorgänge wie der Fluchtreflex, ferner die Zwerchfelltätigkeit, der Nystagmus der Augenmuskeln liefern analoge Werte. Steigerung der Erregbarkeit des Nervensystems durch Strychnin (Fahrenkamp u. a.) oder Tetanustoxin ist nicht imstande, die Maximalfrequenz zu erhöhen. Erinnern wir uns daran, daß bei elektrischer indirekter Reizung der Muskel bis zu 300 Reize zu beantworten vermag, so besagt dies, daß die unter physiologischen Bedingungen ableitbare maximale Aktionsstromfrequenz erheblich tiefer liegt als die Frequenz, welcher der Muskel bei künstlicher Reizung folgen kann.

Piper hat seine Untersuchungen mit flächenhaften Trichterelektroden durchgeführt. Von Wachholder wurden Nadelelektroden benutzt, die schon eine wesentlich umschriebenere Ableitung von bestimmten Muskelpartien ermöglichen, und schließlich ist es dann Adrian und Bronk gelungen, mit einer Hohlnadelelektrode punktförmig die Aktionsströme von einer oder nur wenigen Muskelfasern abzuleiten. Dabei haben sich die Befunde Wachholders hinsichtlich der Beziehung zwischen Aktionsstromfrequenz und Kontraktionsstärke vollkommen bestätigt. Auch Adrian und Bronk haben bei schwachen Kontraktionen eine regelmäßige Frequenz von 5—6 pro Sekunde festgestellt, die mit Zunahme der Kontraktionsstärke auf 50 und mehr pro Sekunde anstieg, wobei das Gesamtbild durch das Hinzutreten neuer Fasern und dadurch, daß deren Potentialschwankungen mit in der Ableitung erschienen, ein unregelmäßiges wurde. Zu dem gleichen Ergebnis sind auch Smith und Lindsley gekommen.

Die *Dauer* der einzelnen Potentialschwankungen bei physiologischen Innervationsvorgängen läßt sich nur dort bestimmen, wo diese einen glatten, biphasischen Verlauf zeigen. Piper hat für solche eine Dauer von $^2/_{100}$ Sek. angegeben, Werte die zu hoch und durch zu geringe Saitenspannung bedingt sind. Steigerung der letzteren bis an die Grenze der Aperiodizität ergibt kürzere Zeiten. In Kurven, die nach Vorverstärkung mit hochfrequenten Oszillographen und bei Verwendung von Nadelelektroden aufgenommen werden, betragen die mittleren Zeitwerte recht konstant im Mittel 10 σ, sind also etwas kleiner als die entsprechenden Werte der Aktionsströme von Sehnenreflexen (vgl. S. 896), dagegen größer als diejenigen bei indirekter, elektrischer Reizung. Nicht übersehen werden darf schließlich, daß auch die Art der Ableitung für die erhaltenen Zeitwerte von Bedeutung ist. So ergeben sich bei Verwendung von Bindenelektroden längere Werte als bei der von Nadelelektroden, und auch die Werte der letzteren sind nicht ganz unabhängig von der Größe der Kontaktfläche.

Die *Deutung* des Muskelaktionsstrombildes ist lange Zeit hindurch lebhaft erörtert worden, wobei zwei Möglichkeiten zur Entscheidung standen: Entweder es handelt sich bei dem Aktionsstromrhythmus um einen solchen, der erst im Muskel entsteht und lediglich durch dessen Eigenschaften bedingt ist, oder aber es kommt in ihm der Rhythmus der dem Muskel zufließenden Innervationsimpulse zur Darstellung. Was den älteren Untersuchern (Garten, Buchanan u. a.) die erstere Möglichkeit nahelegte, der Aktionsstromrhythmus könne rein muskulärer Genese sein, war das Auftreten eines Eigenrhythmus bei Reizung mit dem konstanten Strom. Wenn auch bei den physiologischen Innervationsvorgängen insofern andere Verhältnisse vorliegen, als die nervösen Entladungen nicht in kontinuierlicher, sondern in rhythmischer Form erfolgen, so wäre es doch möglich, daß dieser nervöse Rhythmus in einen muskulären transformiert wird. Eine Klärung dieser Fragen ist zunächst auf den verschiedensten indirekten Wegen versucht worden, ohne daß so ein absolut eindeutiger Entscheid möglich gewesen wäre (Einzelheiten bei WACHHOLDER). Erst die Ableitung der Nervenaktionsströme brachte eine Klärung. Dabei zeigte sich zunächst einmal, daß die gleiche Folge von Haupt- und Nebenwellen wie im Muskel auch in seinen zuführenden Nerven vorhanden ist (vgl. S. 873). Schon dieser Befund macht es unwahrscheinlich, daß das Muskelaktionsstrombild in seiner Gesamtheit oder teilweise durch Transformation der nervösen Impulsfolge in einen muskulären Eigenrhythmus zustande kommt. Es haben fernerhin gleichzeitige Ableitungen von Muskel und Nerv, wie sie erstmalig DITTLER und GARTEN, später GASSER und NEWCOMER vom Diaphragma und N. phrenicus vorgenommen haben, eine bis in alle Einzelheiten gehende Übereinstimmung von Muskel- und Nervenaktionsstrombild ergeben. Man könnte gegen die Auswertung dieser Befunde vielleicht einwenden, daß nicht sicher sei, ob sich die Verhältnisse am Diaphragma ohne weiteres auf die Gliedmuskulatur übertragen lassen. Es haben aber FOERSTER und ALTENBURGER anläßlich neurochirurgischer Eingriffe auch am Menschen bei Willkürinnervation gleichzeitig vom Nerv und Muskel abgeleitet und dabei eine weitgehende Übereinstimmung beider Aktionsstrombilder, was die glatten, biphasischen Hauptschwankungen betrifft, feststellen können. Es kann nach alledem als sichergestellt gelten, daß die bei natürlicher Innervation ableitbaren Aktionsströme nicht einen muskulären Eigenrhythmus darstellen, sondern den vom Nerven übermittelten Innervationsrhythmus wiedergeben. Eine völlig gleichmäßige Folge von glatten, biphasischen Schwankungen wird aber nur dann zu erwarten sein, wenn sämtliche Fasern des betreffenden Nerven und dementsprechend die ihnen zugeordneten Muskeleinheiten völlig synchron tätig sind. Dies ist aber nur in seltenen Fällen wie bei maximaler Muskeltätigkeit der Fall. In der Mehrzahl der Fälle ist die Tätigkeit der einzelnen Nerven- bzw. Muskelelemente eine mehr oder minder asynchrone, infolgedessen kommt es zu Interferenzen der Potentialschwankungen, und es resultiert daraus ein unregelmäßiges Aktionsstrombild mit Haupt- und Nebenwellen, wobei erstere synchron tätigen, letztere asynchronen Faserpartien zugeordnet sind. Die Möglichkeit zu solchen Interferenzerscheinungen wird um so größer sein, je breitflächiger die Ableitung ist. Man erhält dann stets einen Querschnitt durch die Tätigkeit des Gesamtmuskels und kann Rückschlüsse auf den Innervationsrhythmus seiner Einzelelemente nur dort ziehen, wo ein gleichmäßiges, aus Hauptwellen zusammengesetztes Kurvenbild vorliegt. Je punktförmiger die Ableitung, um so geringfügiger sind Interferenzerscheinungen. Völlig ausschalten lassen sie sich jedoch nicht, weil es bei Untersuchungen am Menschen unmöglich ist, die Ableitung auf ein einzelnes Faserelement zu beschränken. Sobald nur die Innervation ein gewisses Maß überschreitet, macht sich stets die Tätigkeit der Nachbarelemente mit im Ableitungskreis bemerkbar und führt zu Interferenzen. Es wäre auch verfehlt, eine möglichst punktförmige Ableitung als das unter allen Umständen Erstrebenswerte anzusehen, da wesentlich für den Gesamteffekt nicht nur die Tätigkeit der einzelnen Elemente an sich, sondern auch ihre Zusammenarbeit ist. Letztere kann aber je nach der Art der innervatorischen Leistung sehr verschieden sein, und gerade hierin liegt eines der Grundelemente der Koordination (vgl. S. 925).

Für klinische Untersuchungen wird es von der jeweiligen Fragestellung abhängen, ob eine Ableitung vom Gesamtmuskel oder von einer bestimmten Faserpartie, unter Umständen von mehreren angezeigt ist. Als gemeinsame Grundlage für die Beurteilung der Kurven kann folgendes gelten: Je nach der Intensität der Muskeltätigkeit beträgt der Innervationsrhythmus der Einzelfaser 5 bis 50 pro Sekunde und mehr. Dem entspricht im Aktionsstrombild die gleiche Anzahl von glatten biphasischen Schwankungen. Die Zunahme der Zahl der tätigen Muskelfasern bedingt eine Zunahme der Aktionsstromamplituden, eine Steigerung der Frequenz über die Maximalfrequenz der einzelnen Muskeleinheiten hinaus und schließlich Interferenzerscheinungen mit dem Auftreten von Haupt- und Nebenwellen. Je asynchroner die Zusammenarbeit der Einzelelemente, um so unregelmäßiger das Gesamtbild, um so deutlicher treten Haupt- und Nebenwellen in Erscheinung, je synchroner die Tätigkeit der einzelnen Elemente, um so einheitlicher der Kurvenverlauf.

Inwieweit der im Muskelaktionsstrombild zum Ausdruck kommende Innervationsrhythmus des Nerven die getreue Wiedergabe der dem Vorderhornapparat von den Zentralstationen übermittelten Entladungen darstellt, bedarf noch der experimentellen Untersuchung. Wir können bisher nur so viel sagen, daß die Refraktärphase der Vorderhornzellen eine außerordentlich kurze ist, und daß diese bis zu 170 reflektorischen Einzelerregungen getreu zu beantworten vermögen (HOFFMANN, ADRIAN und OLMSTEDT). Es besteht deshalb vorerst keine Veranlassung anzunehmen, daß in den Vorderhornzellen eine Transformation der dort eintreffenden Erregungsrhythmen stattfindet, so daß wir das Muskelaktionsstrombild als ein Abbild der Tätigkeit des Vorderhornapparates ansehen dürfen.

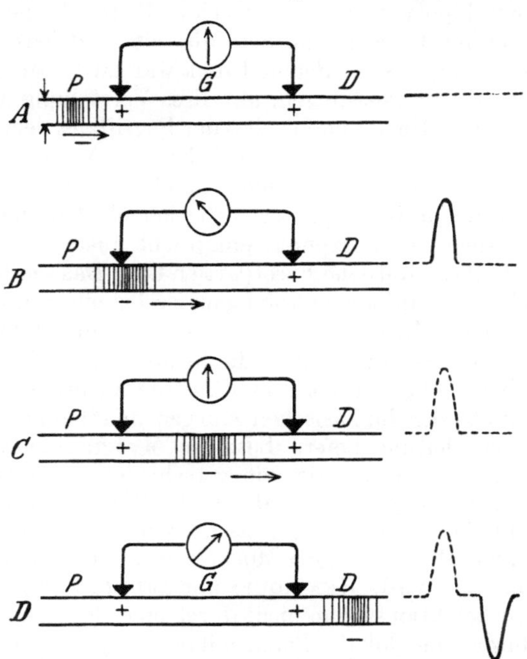

Abb. 69. Entstehung eines „diphasischen" Aktionsstromes. P proximales Ende der abgeleiteten Faser, D distales Ende der abgeleiteten Faser, G Galvanometer. Rechts graphische Darstellung der Galvanometerausschläge. Die ablaufende Erregungswelle ist durch Strichelung angedeutet. (Nach FULTON.)

f) Theorie der Muskelaktionsströme. Die zur Zeit herrschende Vorstellung von dem Zustandekommen der Muskelaktionsströme geht auf HERRMANN zurück. Seine Wellentheorie, die auch auf die Verhältnisse am Nerven übertragbar ist, besagt, daß gleichzeitig mit jeder Reiz- bzw. Kontraktionswelle eine Negativitätswelle über den Muskel hinläuft. Die biphasische Kurve ist danach aus zwei monophasischen Teilstücken zusammengesetzt. Es wird zunächst die eine Ableitungselektrode negativ im Verhältnis zur anderen, das Galvanometer zeigt einen Ausschlag in der einen Richtung und kehrt, während die Negativitätswelle weiter läuft, zur Ausgangslage zurück. Inzwischen erreicht diese die zweite Ableitungselektrode, die nun ihrerseits negativ im Verhältnis zur ersten wird, das Galvanometer schlägt nach der entgegengesetzten Richtung aus (Abb. 69).

Ist die zweite Elektrode an einer verletzten Stelle angebracht, so befindet sie sich in einem Gebiete maximaler Negativität (vgl. S. 876), es fließt infolgedessen bereits im Ruhezustande von den unverletzten Muskelpartien durch das Galvanometer ein Strom zur Verletzungsstelle. Wird nun unter dem Einfluß einer Erregung die an der unverletzten Stelle liegende Elektrode negativ, so erfährt der bereits vorhandene sog. Demarkationsstrom eine Abnahme, das Galvanometer führt eine negative Schwankung aus, während das Eintreffen der Negativitätswelle an der verletzten Stelle unwirksam bleibt, da dort bereits maximale Negativität besteht. Der Aktionsstrom trägt infolgedessen monophasischen Charakter.

PIPER hat dann anknüpfend an den bereits von HERRMANN geprägten Begriff des „nervösen Äquators“ die Vorstellung entwickelt, daß die Negativitätswelle ihren Ausgang von einer typischen Stelle nimmt, die dem Eintrittspunkt des motorischen Nerven entspricht und an die Grenze des mittleren und proximalen Drittels des Muskels zu verlegen sei. Von hier aus, dem nervösen Äquator, sollen die Negativitätswellen nach beiden Enden über den Muskel hinwandern. Eine glatte, biphasische Schwankung komme nur dann zustande, wenn bipolar von einer der beiden Seiten des nervösen Äquators abgeleitet werde, während die Ableitung von diesseits und jenseits des Äquators den Kurvenverlauf kompliziere. Schon PIPER war zu bestimmten, recht komplizierten Hilfshypothesen gezwungen, um diese Vorstellung mit den Tatsachen in Einklang zu bringen. Hinzu kommt, daß der Begriff des nervösen Äquators nicht den anatomischen Tatsachen gerecht wird. Die dem Muskel entsprechenden Nervenendigungen und Endplatten liegen nicht an einer bestimmten Stelle zusammengedrängt, der zuführende Nerv splittert sich vielmehr bald nach seinem Eintritt in den Muskel, der dem sog. Reizpunkt entspricht, rasch in zahlreiche Zweige auf und verteilt sich über sämtliche Faserpartien hin. Das schließt nicht aus, daß glatte, biphasische Schwankungen vorzugsweise bei einer bestimmten Elektrodenlage erhalten werden. Mit einem nervösen Äquator im PIPERschen Sinne hat dies aber nichts zu tun. Auch eine ganze Reihe anderer Beobachtungen sind nicht ohne weiteres mit der Wellentheorie in Einklang zu bringen. So ist der Abstand der Gipfelpunkte der biphasischen Kurven unabhängig von der Distanz der Elektroden. Querableitung liefert dieselben Myogramme wie Längsableitung (TSCHIRJEW). Auch die gleichzeitig von verschiedenen Punkten des Muskels aufgenommenen Elektromyogramme sind mit der Wellentheorie schwer vereinbar (WEBER), und schließlich werden biphasische Kurven auch dann erhalten, wenn eine Elektrode außerhalb des tätigen Muskels an irgendeinem anderen Punkte des Körpers angebracht wird. HENRIQUES und LINDHARDT sind deshalb der Auffassung, daß der Muskelaktionsstrom nicht durch eine Negativitätswelle zustande komme, sondern durch eine lokale Potentialänderung, die sie in die motorischen Endplatten verlegen. Die Entladung der letzteren soll den physiologischen Reiz für die Fasersubstanz darstellen. Der Aktionsstrom wäre danach nicht eine Begleiterscheinung, sondern eine Teilkomponente des Erregungsprozesses selbst. Wie man sich im einzelnen hierzu auch stellen mag, an der Tatsache, daß die Wellentheorie des Aktionsstroms keineswegs so gesichert ist, wie es oft den Anschein hat, wird man nicht vorübergehen können. Daß hier wie auch an anderen Punkten der Elektrophysiologie noch offene Fragen liegen, bedeutet für die klinische Anwendung der Methode kein Hindernis, da hier nicht der Aktionsstrom als solcher zur Diskussion steht, sondern nur als Kriterium für bestimmte Leistungen dient, ähnlich wie beispielsweise die Bestimmung des Sauerstoffverbrauches unabhängig von den Vorstellungen über den Mechanismus der Gewebsatmung erfolgt.

4. Glatte Muskulatur.

Aktionsströme glatter Muskeln sind an einer ganzen Reihe von Objekten wie Oesophagus, Darm, Ureter, Uterus u. a. abgeleitet worden. Sie können aus glatten bi- bzw. monophasischen Schwankungen bestehen, die aber zum Unterschied von den quergestreiften Muskeln einen sehr langsamen Verlauf haben, der sich unter Umständen über mehrere Sekunden erstreckt. An anderen Objekten wie dem Uterus sind die Aktionsströme komplizierter, indem zu den Hauptwellen Nebenwellen hinzutreten. Noch nicht geklärt ist die Frage der Gefäßmuskelströme.

5. Herz.

Zur Darstellung gebracht hat die Herzaktionsströme erstmalig WALLER. Die Festlegung ihres Verlaufes geht auf EINTHOVEN zurück. Danach sind im Elektrokardiogramm 5 Zacken, P, Q, R, S, T, zu unterscheiden, von denen P der Vorhofkontraktion entspricht, während Q, R, S, T zu der Tätigkeit der Kammern gehören (Abb. 70). Die Kurven bei Ableitung vom isolierten Herzen ähneln denen, die von den Extremitäten abzuleiten sind. Das EKG des Menschen ist im einzelnen verschieden, je nach der Lage des Herzens im Körper und der Art der Ableitung. Die üblichsten Ableitungen sind:

I. in querer Richtung von beiden Händen,

II. in schräger Richtung von der rechten Hand und dem linken Fuß,

III. in der Längsrichtung von der linken Hand und dem linken Fuß. Hinzu kommt noch die thorakale Ableitung.

So eindeutig die Form des EKG ist, so schwierig und umstritten ist seine Deutung. Man hat das Herz direkt mit einer quergestreiften Muskelfaser verglichen, über die entsprechend der HERRMANNschen Theorie eine Negativitätswelle hinläuft. In Wirklichkeit liegen die Dinge jedoch wesentlich komplizierter. Die Herzmuskelfasern unterscheiden sich grundsätzlich von den quergestreiften und glatten Muskeln durch ihren Aufbau aus einzelnen Segmenten, von denen jedes ein selbständiges Ganzes bildet. Es bestimmt deshalb der Ort der Negativität im Segment und nicht der Ort im Herzen als Ganzes die Richtung des elektrischen Stromes. Dieser ist nicht einfach der Ausdruck des Fortschreitens einer Welle. Der Galvanometerausschlag, der resultiert, ist nicht durch eine Bewegung in irgendeiner Richtung bedingt, sondern ist die Folge eines in einem gegebenen Moment vorhandenen Potentialunterschiedes, der zwischen zwei Punkten besteht, und der sowohl eine bestimmte Größe als auch eine bestimmte Richtung hat (EINTHOVEN). Die Vorhofzacke P entspricht einer Kontraktionswelle, die von dem KEITH-FLACKschen Knoten an dem Übergang von der Vena cava sup. zum rechten Vorhof ihren Ausgang nimmt und von hier sich über die beiden Vorhöfe ausbreitet. Zur Erklärung des Kammerkomplexes Q, R, S, T wird angenommen, daß sich zwei Prozesse an den Elektroden überlagern, die im Hauptteil der Kontraktion gleich stark sind und sich deshalb aufheben, so daß das EKG. während des Hauptteiles der Kammerkontraktion keinen Ausschlag zeigt. Der phasische Charakter des letzteren läßt sich durch Verschiedenheiten in der Anstiegsgeschwindigkeit der Negativitäten erklären.

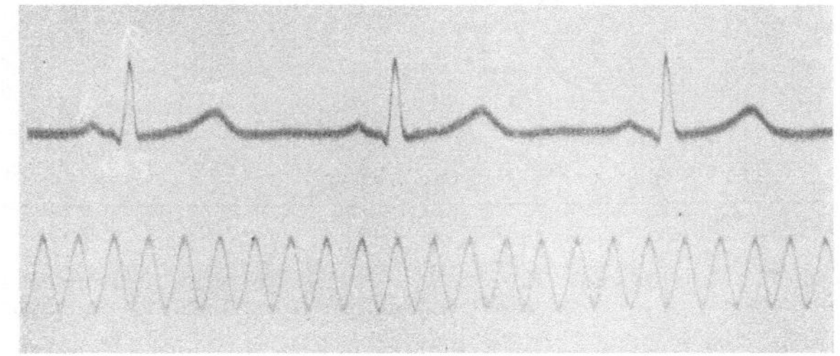

Abb. 70. Elektrokardiogramm. Siemensscher Schleifenoszillograph Zeit in $^1/_{10}$ Sek.

Beobachtungen am freigelegten Herzen sprechen dafür, daß das von den Extremitäten abgeleitete Elektrokardiogramm nur einen Teil der bioelektrischen Vorgänge bei der Herzmuskeltätigkeit zur Darstellung bringt. Unter bestimmten Versuchsbedingungen läßt sich nämlich zeigen, daß an einen schnellen und hohen Ausschlag, die negative Schwankung im eigentlichen Sinne, sich unmittelbar eine langdauernde negative Schwankung anschließt. Sie wird als der Ausdruck dafür angesehen, daß das Herz nach Ablauf der Kontraktionswelle noch für einige Zeit in allen seinen Teilen in tonischer Erregung verharrt (Lit. bei SCHÄFFER). Bemerkenswert ist dieser „bioelektrische Tonus“ des Herzens insofern, als es sich dabei um eine ganz ähnliche langwellige Saitenabweichung handelt, wie sie auch am quergestreiften Muskel unter bestimmten Bedingungen zur Beobachtung gelangt (vgl. S. 1045).

6. Haut (galvanischer Hautreflex).

Die Deutung der bioelektrischen Vorgänge an der Haut wird erschwert durch den komplizierten Aufbau derselben und die Abhängigkeit der ersteren von zahlreichen äußeren Faktoren. Zu unterscheiden sind Bestandströme, die auftreten, wenn keine äußeren Reize gesetzt werden, und Antwortströme als Reaktion auf solche. Am Menschen sind von verschiedenen Stellen der Hautoberfläche stets Potentialschwankungen wechselnder Größe abzuleiten. Liegt eine Elektrode im Bereich einer Wundfläche, die zweite an einer unverletzten Stelle, so verhält sich die erstere negativ gegenüber der letzteren. Antwortpotentiale sind beim Menschen stets einsteigend, d. h. von der Außenfläche nach

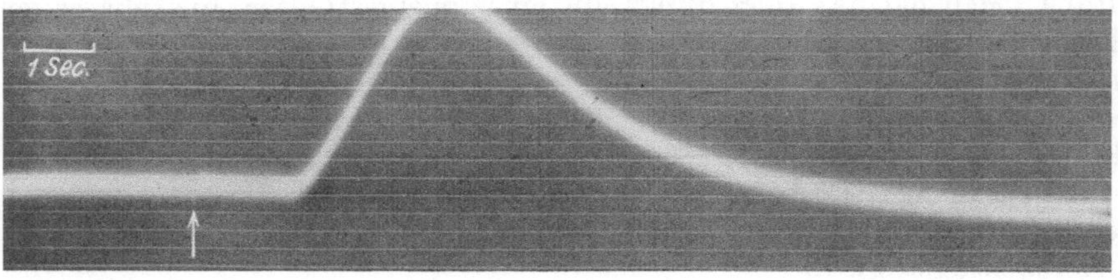

Abb. 71. Galvanischer Hautreflex. Bei ↑ Reizung. Saitengalvanometer, Kompensationsschaltung $ZNSO_4$-Elektroden an Dorsum und Palma manus.

der Innenfläche gerichtet. Einzelheiten im Verhalten der Bestand- und Antwortströme sind von rein physiologischem Interesse. Klinisch von Wichtigkeit sind aber die Vorgänge an der Haut, die als sog. „psycho"-galvanischer Reflex bekannt sind. Unter diesem wenig glücklichen Begriff gehen zwei Vorgänge, die trotz innerer Verwandtschaft ihrer Entstehung nach doch verschieden sind, vielfach aber nicht genügend auseinander gehalten werden. Wesentlich klarer und eindeutiger ist die Formulierung GILDEMEISTERs, der einen galvanischen Hautreflex (g.H.R.) ohne Hilfsstrom und einen solchen mit Hilfsstrom unterscheidet.

Der g.H.R. ohne Hilfsstrom geht auf TARCHANOFF zurück. Dieser verband zwei Hautstellen über unpolarisierbare Elektroden mit einem empfindlichen Galvanometer und sah, daß dieses einen Ausschlag zeigte, wenn bei der betreffenden Versuchsperson ein sensibler Reiz gesetzt, ein Affekt ausgelöst oder diese geistig beschäftigt wurde. Besonders deutlich waren die Ausschläge dann, wenn eine Ableitungselektrode an der Palma manus, Planta pedis oder Achselhöhle lag. Der TARCHANOFFsche Versuch ist jederzeit leicht zu reproduzieren, es bedarf hierfür lediglich zweier unpolarisierbarer Elektroden und eines Spiegelgalvanometers. Über Einzelheiten im Verlauf des Galvanometerausschlags gibt die Registrierung mit rasch reagierenden Instrumenten wie dem Saitengalvanometer Auskunft (Abb. 71). Man sieht dann nach einer Latenz von 1 Sek. und mehr eine langwellige Saitenabweichung. Auch ein mehrphasischer Verlauf ist wiederholt beobachtet worden. Hinsichtlich des Entstehungsortes des Phänomens nahm bereits TARCHANOFF an, daß es sich um Sekretionsströme der Hautdrüsen handle, und zweifellos spielen diese, insbesondere die Schweißdrüsen, dabei eine wesentliche Rolle. Die Richtung dieser Sekretionsströme ist so, daß die drüsenreicheren Hautstellen negativ werden. Manches spricht allerdings dafür, daß auch andere Zellgebilde an dem Zustandekommen des g.H.R. beteiligt sind.

So hat RICHTER in einem Fall von einseitiger Sympathicusunterbrechung eine Elektrode in dem dieser entsprechenden Hautgebiet angebracht, die zweite abwechselnd auf dem

Dorsum und der Palma manus und dabei am Dorsum eine langsame Phase mit 4 Sek. Latenz, an der Palma eine rasche Phase mit 2 Sek. Latenz erhalten. Letztere bringt er mit Tätigkeit der Schweißdrüsen, erstere mit der der Capillaren oder Epithelien in Zusammenhang. In einem histologisch verifizierten Fall von kongenitaler Schweißdrüsenaplasie war nur die langsame Phase nachweisbar.

Der g.H.R. mit Hilfsstrom geht zurück auf MÜLLER und VERAGUTH, die folgendes beobachtet haben: Wird zwischen Körper und Galvanometer eine Stromquelle von 1—2 V. geschaltet, so fließt ein Dauerstrom, der bei Reizung eines Sinnesorganes oder Auftreten eines Affektes einen Zuwachs erfährt. Hinsichtlich Latenz und Verlauf entspricht dieser Vorgang dem TARCHANOFFschen Phänomen, er ist aber von wesentlich größerer Intensität, so daß schon ein Zeigerinstrument ihn zu registrieren vermag. Während es sich bei den g.H.R. ohne Hilfsstrom um Hautsekretionsströme handelt, spielen bei den g.H.R. mit Hilfsstrom weder Aktionsströme noch auch Widerstandsänderungen eine wesentliche Rolle. Nach GILDEMEISTER liegen diesem vielmehr Veränderungen an den Grenzflächen der Hautzellen zugrunde, die unter dem Einfluß nervöser Erregungen zustande kommen und mit einer reversiblen Verminderung der polarisatorischen Gegenkräfte verknüpft sind.

Es kann als sichergestellt gelten, daß es sich bei dem g.H.R. tatsächlich um einen echten Reflexvorgang handelt, und zwar um die Teilkomponente eines allgemeinen vegetativen Reflexes, an dem auch Gefäße und Pupille teilhaben. Psychische Vorgänge stellen zweifellos *einen* auslösenden Faktor für den g.H.R. dar. Keineswegs aber ist dieser stets mit solchen verknüpft. Sein Auftreten besagt zunächst nichts weiter, als daß irgendein Reiz vegetativ bedingte elektrische Erscheinungen im Bereiche der Haut ausgelöst hat. Psychische Vorgänge können, wie eine ganze Reihe von Beobachtungen zeigen, dabei vollkommen fehlen. Der g.H.R. tritt erst gegen Ende des ersten Lebensjahres auf, beim Säugling fehlt er noch (PEIPER), ebenso beim Erwachsenen im tiefen Schlaf.

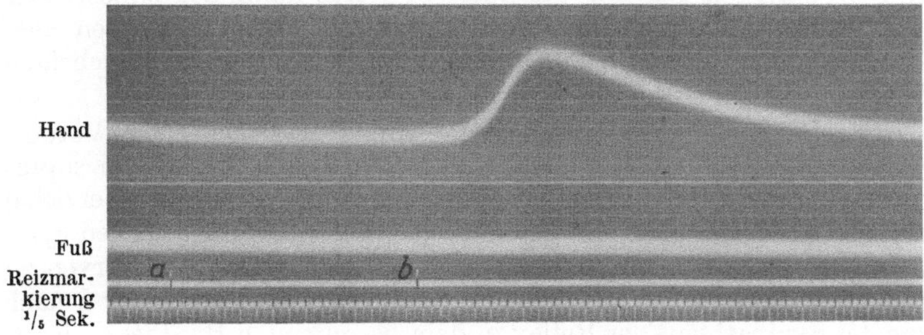

Abb. 72. Fehlen des galvanischen Hautreflexes von der Hand auf den Fuß und von einem Fuß auf den anderen bei Totaltrennung des Rückenmarkes im mittleren Brustabschnitt. Bei a Reiz auf den Fuß, bei b Reiz auf die Hand. Oben Ableitung Hand, unten Ableitung Fuß.

Der *afferente* Schenkel des Reflexbogens verläuft über die peripheren sensiblen Nerven und die hinteren Wurzeln zum Rückenmark. Ein rein spinaler Schluß desselben ist beim Menschen bisher nicht erwiesen. LEVA hat den Reflex nach hoher Rückenmarksdurchtrennung vermißt, und auch FOERSTER und *Verfasser* haben in Fällen von bioptisch erwiesener Totaltrennung im mittleren Brustmark keinen g.H.R. und auch keinen Gefäßreflex im infraläsionellen Gebiet erhalten (Abb. 72), obwohl die Transsektio über ein Jahr zurücklag, die cerebrospinale Reflextätigkeit sehr lebhaft, die vegetativen Blasenreflexe und die Schweißreflexe vorhanden waren und der Kranke sich in gutem Allgemeinzustand befand. Alle diese Faktoren sind für die Beweiskraft derartiger Fälle wichtig, ist es doch bekannt, wie labil die Reflextätigkeit des spinalen

Menschen ist. Man wird deshalb vorerst noch weitere Erfahrungen abwarten müssen, ehe ein endgültiges Urteil möglich ist, um so mehr als RICHTER im Tierversuch den g.H.R. nach Rückenmarksdurchtrennung erhalten, ja sogar gesteigert gefunden hat.

Über den Verlauf der *intraspinalen* afferenten Bahnen ist zu sagen, daß diese nicht oder nicht ausschließlich in den Vorderseitensträngen liegen, der Reflex kann nach bilateraler Chordotomie im mittleren oder oberen Brustmark von jeder Stelle des thermanästhetischen und analgetischen Gebietes ausgelöst und von den Händen abgeleitet werden. Neben spinalen werden auch extraspinale afferente Bahnen und zwar über den sympathischen Grenzstrang durchlaufen. So zeigte der bereits erwähnte Kranke mit einer Totaltrennung im mittleren Brustmark bei intensiven Reizen im infraläsionellen Gebiet einen deutlichen

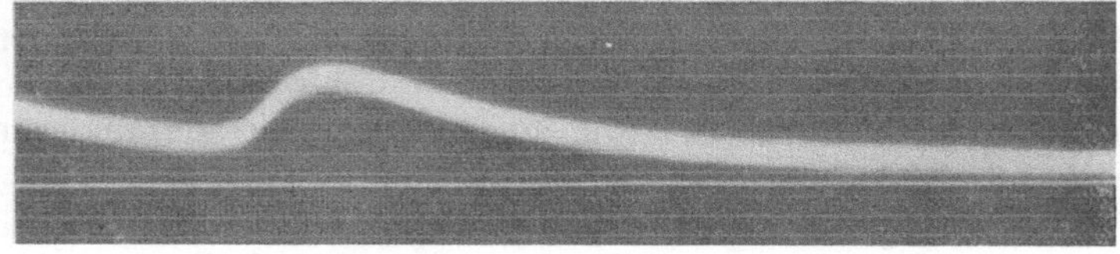

Abb. 73. Galvanischer Hautreflex von der linken unteren Extremität (faradische Reizung des N. peroneus am Cap. fibulae) auf die linke Hand. Ausschlag des mit der Hand verbundenen Saitengalvanometers, bei Totaltrennung des Rückenmarkes im mittleren Brustabschnitt.

g.H.R. an den Händen (Abb. 73). Auch tierexperimentell ist die Existenz dieser extraspinalen Hilfsbahn bestätigt worden (RICHTER).

Die *corticalen* sensiblen Endstätten sind für das Zustandekommen des g.H.R. nicht erforderlich. Er bleibt bei corticaler Anästhesie erhalten (VERAGUTH und BRUNSCHWEILER), ebenso nach Entfernung der Hemisphären im Tierexperiment (SCHILF und SCHUBERT), so daß als sichergestellt gelten kann, daß subcorticale Stationen für das Zustandekommen des Reflexes auch beim Menschen ausreichen. Eine nähere Differenzierung der letzteren ist tierexperimentell mehrfach versucht worden, teilweise mit widersprechenden Ergebnissen.

Die *efferenten* Bahnen des Reflexes passieren im Rückenmark den Vorderseitenstrang, infolgedessen ist nach bilateraler Chordotomie von einem supraläsionellen auf einen infraläsionellen Körperteil kein Effekt mehr zu erzielen (FOERSTER und Verfasser). Vom Rückenmark treten die Bahnen in den sympathischen Grenzstrang über, um von hier aus mit den peripheren Nerven zu den Erfolgsorganen zu gelangen (SCHILF und SCHUBERT, DENNIG), so daß nach Ausschaltung des Sympathicus der Reflex in dem betreffenden Hautgebiet fehlt.

Bei hypnotisch suggerierter Anästhesie ist der Reflex vorhanden (LEVINE, PRINCE und PETERSON), ein negatives Ergebnis hatte nur GEORGI. Das gleiche gilt für die hysterische Anästhesie. Der g.H.R. kann also zur Differentialdiagnose zwischen einer organischen und einer funktionellen Sensibilitätsstörung herangezogen werden, allerdings mit der Einschränkung, daß sein Vorhandensein eine organische corticale Sensibilitätsstörung nicht ausschließt. Auch zur Unterscheidung von organischer und psychogener Taubheit ist der g.H.R. verwendet worden.

Zahlreich sind die Arbeiten mit psychologischen und psychiatrischen Fragestellungen, teilweise mit dem Ziel, ein objektives Kriterium für die Charakterisierung bestimmter psychischer Zustandsbilder zu erhalten. Wesentliche Ergebnisse sind dabei nicht erzielt worden. Sie sind auch nicht zu erwarten, wenn wir die physiologische Struktur des g.H.R. und seine nur bedingte Kopplung mit psychischen Vorgängen berücksichtigen.

7. Drüsen.

Auch an den großen Körperdrüsen lassen sich, ähnlich wie an der Haut, Bestand- und Antwortpotentiale nachweisen, deren Größe und Richtung sehr wechselnd ist. Hinzukommt als ein weiterer komplizierender Faktor, z. B. bei den Speicheldrüsen, deren doppelte Innervation. Eine einheitliche Auffassung ist zur Zeit noch nicht möglich.

8. Deutung der bioelektrischen Vorgänge.

Unter den Versuchen, die Elektrizitätsproduktion im lebenden Gewebe zu erklären, nehmen einen breiten Raum Modellversuche ein mit dem Ziel, die Verhältnisse im lebenden Gewebe nachzuahmen. Das HERMANNsche Kernleitermodell ist wohl das älteste. Es enthält ebenso wie andere, z. B. das LILLIEsche Drahtmodell, einen Metalleiter, während der Aufbau anderer Anordnungen so ist, daß dabei Metalle, die in kompakter Form im lebenden Gewebe ja nicht vorkommen, keine Verwendung finden. Benützt werden deshalb nach Konzentration und Ionenart verschiedene Elektrolytlösungen unter Zwischenschaltung einer mit Wasser unmischbaren Phase. Es haben sich in diesen Modellversuchen teilweise weitgehende Übereinstimmungen mit dem Verhalten des lebenden Gewebes ergeben. So lassen sich am LILLIEschen Drahtmodell fast alle Prozesse, die am Nerven stattfinden, zur Darstellung bringen. Nicht nur daß sich von einem in 70% Salpetersäure tauchenden Stahldraht bei chemischer, elektrischer und mechanischer Reizung Potentialdifferenzen ableiten lassen, auch eine Refraktärphase ist vorhanden, durch Dauerreize lassen sich rhythmische Entladungen erzielen, ein Sauerstoffverbrauch findet statt u. a. Trotzdem lassen sich aus all diesen Versuchen bisher keine allgemeinen Schlüsse ziehen, da es bisher kein Modell gibt ohne Ausnahmen, in denen sich das lebende Gewebe gänzlich anders verhält. Stehen also schon der Deutung der äußeren Erscheinungsform der bioelektrischen Vorgänge erhebliche Schwierigkeiten gegenüber, so werden diese noch größer, sobald die Frage nach ihrer physikalisch theoretischen Begründung gestellt wird. Trotz unendlich vieler Versuche in dieser Richtung ist eine solche zur Zeit auch nicht annähernd möglich. Unsere Kenntnisse von der physikalisch-chemischen Struktur des lebenden Gewebes sind hierfür noch viel zu gering.

Einzelheiten über die Theorie der bioelektrischen Vorgänge finden sich u. a. bei STEINHAUSEN und SCHAEFER.

III. Die Aktionsstromanalyse normaler Bewegungsvorgänge.

1. Propriozeptive Reflexe.

Im Vordergrunde des klinischen und auch des elektrophysiologischen Interesses stehen die Reflexvorgänge, bei denen der Reflexerfolg im Bereiche der quergestreiften Muskulatur gelegen ist. Sie lassen sich nach SHERRINGTON einteilen in propriozeptive Reflexe, d. h. solche, bei denen der Angriffspunkt des Reizes im Muskel selbst gelegen ist, und exterozeptive Reflexe, die ihren Ausgangspunkt von extramuskulären Receptoren nehmen. Wenn wir die ersteren weiter nach der Art ihrer Auslösung in Sehnenreflexe einerseits, Dehnungs- und Annäherungsreflexe andererseits unterteilen, so geschieht dies zunächst im Hinblick auf klinisch diagnostische und nicht physiologische Gesichtspunkte.

a) Sehnenreflexe. Die Beibehaltung der alten Bezeichnung „Sehnenreflexe“ an Stelle des von HOFFMANN vorgeschlagenen Begriffes der „Eigenreflexe“ geschieht aus folgenden Gründen: Der Begriff „Eigenreflex“ besagt, daß der

Reflexerfolg streng auf den gereizten Muskel lokalisiert bleibt und sich dadurch von anderen Reflexen unterscheidet. Schon beim Gesunden ist dies jedoch nicht immer so (S. 899). Es schließen sich ferner an den Reflexerfolg im eigentlichen Sinne Änderungen im Funktionszustand der Zentralstationen an, die weit über diejenigen hinausgreifen, die dem gereizten Muskel selbst zugeordnet sind (S. 906). Man kann der Auffassung sein, daß dadurch der Begriff „Eigenreflex" im Kern unberührt bleibt. In der Pathologie stoßen wir aber außerordentlich häufig auf eine Ausbreitung des Reflexerfolges über den gereizten Muskel hinaus, und der Begriff „Eigenreflex" wird in diesen Fällen dem tatsächlichen Geschehen nicht gerecht. Ständig mit einem begrifflichen Paradoxon in der klinischen Diagnostik zu arbeiten, ist aber wenig zweckmäßig. Der Begriff „Sehnenreflex" vermeidet dies.

Auslösungsmechanismus. Bereits 1893 hat STERNBERG die Auffassung vertreten, daß die sensiblen Receptoren der Sehnenphänomene nicht in der Sehne gelegen seien, sondern wahrscheinlich im Muskel selbst, und daß sie durch die Zerrung, welche der Muskel durch den Schlag auf die Sehne erfährt, erregt werden. Er konnte zeigen, daß die Sehne zum Zustandekommen des Reflexerfolges nicht erforderlich ist. Damit ist allerdings noch nicht ganz ausgeschlossen, daß auch eine Reizung intratendinöser Receptoren unter Umständen zu dem gleichen Reflexerfolg führt wie eine Zerrung des Muskels selbst. Ob dies zutrifft, ist noch nicht geklärt. STERNBERG zeigte fernerhin, daß auch die sog. Gelenk-, Periost-, Fascien- und Muskelreflexe sich auf eine Zerrung der betreffenden Muskeln reduzieren lassen. Er war jedoch auf Grund entsprechender Versuche davon überzeugt, daß außer durch Zerrung eines Muskels auch durch Reizung sensibler Knochenreceptoren ein Reflexerfolg zustande kommen könne. In Fortführung der STERNBERGschen Untersuchungen mit Hilfe der elektrophysiologischen Methode kam HOFFMANN dann zu der Auffassung, daß auch bei den Knochenreflexen in Wirklichkeit eine Zerrung des Muskels in seiner Längsrichtung den auslösenden Faktor für den Reflexerfolg darstelle. Für den speziellen Fall des Vorderarmperiostreflexes konnte HOFFMANN zeigen, daß er auch dann zu erhalten ist, wenn jede Reizung des Periost ausgeschlossen wird, sei es daß ein Gipsverband um den Arm gelegt oder die Reflexauslösung durch Hineinwerfen von Gewichten in eine am Handgelenk hängende Schale bewirkt wird. Auch Ausschaltung der Periostsensibilität durch Novocain bringt den Reflex nicht zum Verschwinden (HANSEN und FLICK). Andere Autoren (DUMPERT und FLICK, WEIZSÄCKER) sind noch einen Schritt weiter gegangen und haben ganz allgemein das Prinzip aufgestellt, daß die Reflexbewegungen, die beim Schlag auf die Vorderarmknochen entstehen, immer denen entgegengesetzt sind, die dem Unterarm primär durch den Perkussionsschlag erteilt werden. So soll bei pronierter Handstellung beim Schlag auf den Radius nur der Biceps, beim Schlag auf die Ulna nur der Triceps zucken, während bei supinierter Handstellung weder beim Schlag auf den Radius noch die Ulna eine Kontraktion der genannten Muskeln beobachtet werde. Verläßt man sich jedoch nicht auf die subjektive Beobachtung, sondern leitet die Aktionsströme von möglichst zahlreichen Personen ab, so ist festzustellen, daß die Beteiligung von Biceps und Triceps beim Schlag auf die Vorderarmknochen keineswegs nach einem festen Schema erfolgt, sondern einem nicht unerheblichen Wechsel unterliegt, daß jedenfalls die Verhältnisse nicht so liegen, daß in jedem Falle nur und in erster Linie der Muskel einen Reflexerfolg zeigt, der durch den Schlag auf den Knochen gezerrt wird. So ist in Abb. 74 beim Schlag auf den Radius in dem gedehnten Biceps eine hohe Stromschwankung festzustellen, im Triceps eine solche von kaum erkennbarer Amplitude, die möglicherweise rein physikalisch bedingt ist. Beim Schlag auf die Ulna dagegen tritt im gedehnten Triceps keine

Potentialschwankung auf, wohl aber ist eine solche im Biceps vorhanden, dessen Insertionspunkte durch den Schlag auf die Ulna angenähert werden. Abb. 75 zeigt in einem anderen Fall beim Schlag auf die Ulna im gedehnten Triceps, einen Aktionsstrom erheblich niedrigerer Amplitude als in seinem Antagonisten, dem Biceps. Diese und andere Beispiele zeigen, daß der Reflexerfolg nicht immer einfach in einer Zuckung des gedehnten Muskels besteht, sondern wandelbarer ist, als dies zunächst den Anschein hat. Sie sprechen jedoch keineswegs dagegen, daß die Receptoren des Reflexerfolges in dem Muskel liegen, der durch den Schlag auf den Vorderarm jeweils eine Dehnung erfährt. Im Gegenteil, es kann wohl als erwiesen gelten, daß das Periost für die Auslösung eines Reflexes durch einen Schlag auf den Vorderarm keine Rolle spielt. Es sollte deshalb überhaupt nicht mehr von einem Vorderarmperiostreflex, sondern in Analogie zu dem Tricepsreflex nur noch von einem Bicepsreflex gesprochen werden oder, falls eine genaue Bezeichnung des Reizortes wünschenswert erscheint, von dem Vorderarmbicepsreflex.

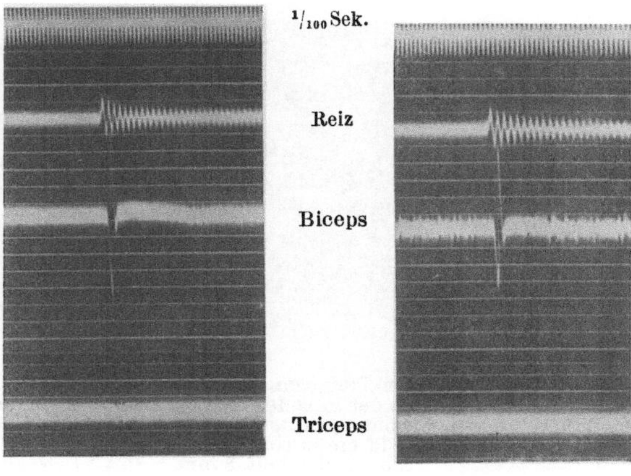

Abb. 74 a u. b. Vorderarm in Mittelstellung. a Schlag auf den Radius. b Schlag auf die Ulna.

Wenn nach dem Vorangehenden kein Zweifel daran sein kann, daß die Knochenphänomene in erster Linie Muskelreflexe sind, so ist damit noch nicht gesagt, daß sämtliche beim Beklopfen eines Knochens auftretende Reflexerfolge ausschließlich auf einer Zerrung des Muskels in seiner Längsrichtung beruhen. Eine Reihe von Erfahrungen, vor allem der Pathologie, sprechen dagegen, daß dies der Fall ist. Endgültiges wird sich jedoch erst sagen lassen, wenn eine physiologische Analyse entsprechender Reflexvorgänge vorliegt.

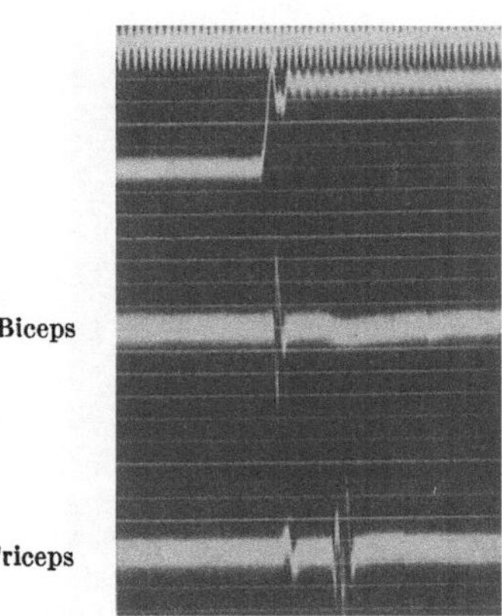

Abb. 75. Vorderarm in Mittelstellung zwischen Pro- und Supination. Schlag auf die Ulna.

Die gleichen Reflexerfolge wie bei mechanischer Reizung der in den Muskeln gelegenen Receptoren sind auch durch elektrische Reizung der zuführenden Nerven zu erzielen (Hoffmann). Wenn wir von den dabei auftretenden antidromen Erregungswellen absehen, so löst ein Einzelinduktionsschlag in den motorischen Fasern des Nerven peripherwärts laufende Erregungswellen aus, die zu einer direkten Muskelzuckung führen, während die in den sensiblen Fasern zentralwärts laufenden Erregungswellen einen Reflexerfolg nach sich ziehen. Es ist deshalb zu erwarten, daß im Muskelaktionsstrombild zwei Schwankungen in bestimmtem Abstand einander folgen, von denen die erste der direkten, die zweite der indirekten Zuckung entspricht. Tatsächlich trifft dies auch zu, und zwar ist dies am besten dann zu beobachten, wenn die betreffenden Muskeln, wie der Gastrocnemius, bei Reizung des N. tibialis vom Rückenmark möglichst weit entfernt sind, so daß die Gesamtleitungszeit des Reflexerfolges eine möglichst große ist und der Reflexaktionsstrom von dem der direkten Zuckung durch ein deutliches Intervall getrennt ist (Abb. 76). Für viele Fragen hat diese Methode der Reflexauslösung zweifellos große Vorteile, zumal HOFFMANN

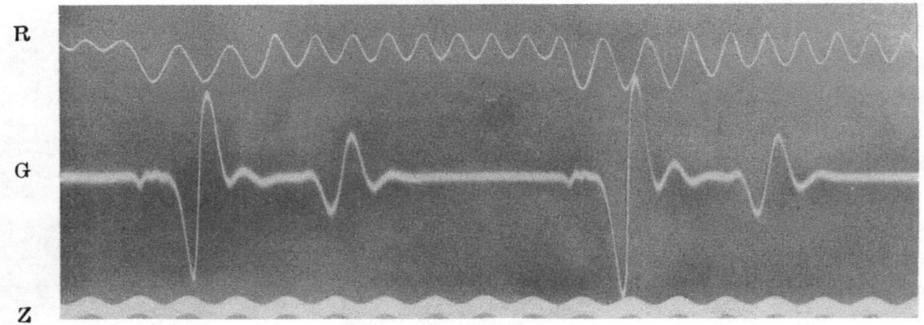

Abb. 76. Reflexe in der Tibialismuskulatur. R Reizsignal (hier bedeutungslos, da auch in der Galvanometerkurve sich der Reiz deutlich markiert). G Galvanometerkurve. Z Stimmgabel $^1/_{100}$ Sek. Nach einer kleinen Erhebung in der Kurve, die durch Induktion vom Reizkreis entsteht, folgt die indirekte (A)-Zuckung, in entsprechendem Abstande die reflektorische (hier kleinere) B-Zuckung. Empfindlichkeit 8 mm = $^1/_{100}$ V. (Nach P. HOFFMANN.)

zeigen konnte, daß die dabei erhaltenen Reflexe in allen Einzelheiten mit denen beim Schlag auf die Sehne oder einen Knochen übereinstimmen. Auch die elektrische Reizung des Muskels selbst bzw. der intramuskulären Nervenzweige hat nach PROEBSTER eine direkte und eine reflektorische Zuckung

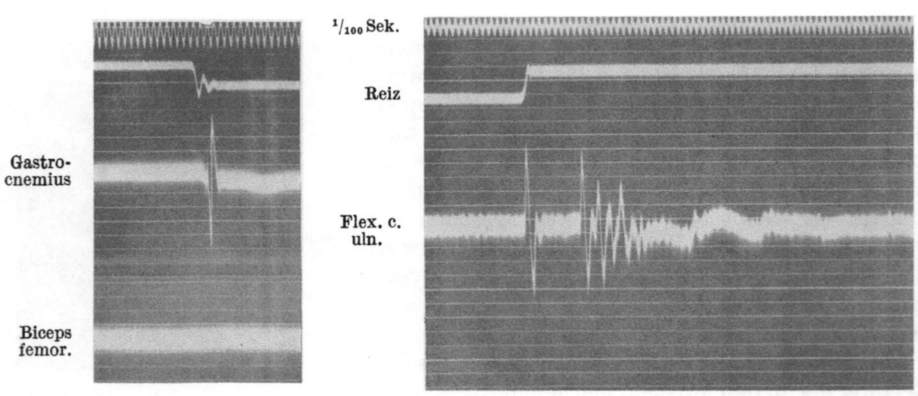

Abb. 77. Reizung des zentralen Endes der durchschnittenen hinteren ersten Sacralwurzel mit Öffnungsinduktionsschlag. Ableitung von Gastrocnemius und Biceps femoris.

Abb. 78. Reizung des zentralen Endes der durchschnittenen hinteren ersten Dorsalwurzel mit Öffnungsinduktionsschlag. Ableitung Flexor carpi ulnaris.

zur Folge. Von freigelegten cutanen Hautnerven aus ist es jedoch FOERSTER und ALTENBURGER anläßlich neurochirurgischer Eingriffe nicht gelungen, einen Reflexerfolg auszulösen, der nach Latenz und Ablauf dem entspräche, wie er bei der mechanischen Reflexauslösung oder bei der elektrischen Reizung eines gemischten Nerven zu erhalten ist. Treten bei der Reizung eines cutanen Nerven Reflexerfolge auf, so tragen diese einen gänzlich anderen Charakter, es handelt sich dann um tetanische Vorgänge mit einer erheblich längeren Latenz wie bei den Muskelreflexen. Dagegen sind bei Reizung hinterer

Wurzeln mit einem Einzelinduktionsschlag beim Menschen deutliche Reflexerfolge festzustellen, die teilweise in einer einfachen biphasischen Schwankung bestehen mit einer Latenzzeit, die in der gleichen Größenordnung liegt wie die der Sehnenreflexe (Abb. 77). Daneben gelangen aber auch tetanische Bilder zur Beobachtung, sei es, daß sie sich nach einem Intervall an eine initiale biphasische Schwankung anschließen oder für sich allein das Bild beherrschen (Abb. 78).

Reizschwelle. Ausgehend davon, daß der Reiz für die Auslösung der Muskelreflexe in einer Spannungszunahme der Muskeln besteht, hat HOFFMANN berechnet, wie groß diese Spannungszunahme im Verhältnis zu der Ausgangsspannung sein muß, damit ein Reflexerfolg eintritt. Dabei ergab sich für den Vorderarmbicepsreflex, daß eine Vergrößerung des Drehmomentes um etwa $^1/_{90}$ nötig ist, damit ein Reflex zustandekommt. Eine Unterschiedsempfindlichkeit von 90 ist aber eine sehr hohe, die wesentlich nur von der des Kraftsinnes übertroffen wird, die 200 beträgt.

Reflexzeit. Die Reflexzeit im eigentlichen Sinne umfaßt das Intervall vom Reizbeginn bis zum Eintreffen des Erregungsvorganges im Muskel. Sie setzt sich aus einer Reihe von Komponenten zusammen, und durch Subtraktion der Zeiten für die peripheren Teilvorgänge — Latenzzeit der Receptoren und des Muskels, Leitungszeit im sensiblen und motorischen Nerven — läßt sich die zentrale Übertragungszeit im Rückenmark berechnen. Die Schwierigkeiten dabei sind recht erhebliche, vor allem weil sich die Nervenleitungszeit, die nach GASSER und ERLANGER in den einzelnen Axonen verschieden ist, nicht mit ausreichender Schärfe bestimmen läßt. Trotzdessen kann als sichergestellt gelten, daß die Übertragungszeit der Muskelreflexe im Rückenmark höchstens einige σ beträgt, also wesentlich kürzer ist als bei anderen Reflexen. Es stimmt dies sehr gut zu der bereits erwähnten Auffassung, daß der Bau des Reflexbogens ein sehr einfacher ist und die Erregung mehr oder weniger direkt von dem sensiblen auf das motorische Neuron übertragen wird.

Die älteren mechanischen Methoden der Reflexzeitbestimmung sind mit zahlreichen Fehlerquellen behaftet. Die Methode der Wahl stellt die Aktionsstromregistrierung in Verbindung mit einer Reizmarkierung möglichst geringer Trägheit dar. Dabei ist neben der mechanischen Reflexauslösung durch Beklopfen der Sehnen und Knochen auch die elektrische perkutane Nervenreizung anwendbar (HOFFMANN). Letztere hat sogar den Vorteil, daß die Latenz des Muskels und der Endorgane, die individuell recht verschieden sind, in Fortfall kommt. Die Zeit, die dabei die Erregung für den Weg Reizstelle—Zentralorgan—Reizstelle braucht, ist gegeben durch den Abstand des Aktionsstromes der indirekten und der reflektorischen Muskelzuckung, der mit weitgehender Genauigkeit meßbar ist.

Bei ein und derselben Person sind die Reflexzeiten sehr konstant, bei verschiedenen Personen ergeben sich jedoch Unterschiede. Von Bedeutung ist unter anderem die Körperlänge. Größere Personen mit längerem Reflexbogen haben eine geringere Leitungsgeschwindigkeit als kleinere (F. A. HOFFMANN). Als mittlere Normalwerte für die wichtigsten Reflexzeiten können nebenstehende gelten:

Reflex	Reflexzeit in $\sigma = {}^1/_{1000}$ Sek.	Untersucher
Masseterreflex . . .	7	P. HOFFMANN
Tricepsreflex	17	HANSEN u. HOFFMANN
Vorderarmbicepsreflex	19	HANSEN u. HOFFMANN
Patellarreflex	20—24	F. A. HOFFMANN
Achillessehnenreflex .	22—44	F. A. HOFFMANN
	33	P. HOFFMANN

Änderungen der Reflexzeit sind für Einflüsse verschiedenster Art beschrieben worden. Elektrophysiologisch untersucht wurde unter anderem die Wirkung des Alkohols. Kleine Dosen verkürzen die Reflexzeit, große verlängern sie. Verschiebungen des Säurebasengleichgewichtes sowohl nach der alkalischen als auch nach der acidotischen Richtung hin wirken in ersterem Sinne. Auch innersekretorische Einflüsse sollen eine Rolle spielen.

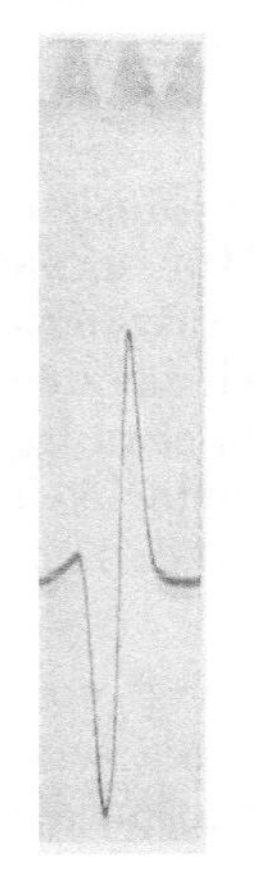

Abb. 79. Patellarreflex. Oszillograph-Gleichstromverstärker. Zeit in $^{1}/_{100}$ Sek.

Reflexerfolg. Die klinisch wichtigen Sehnenreflexe sind solche, bei denen die Voraussetzungen für die Reflexauslösung besonders günstige sind. In Wirklichkeit besitzen wohl fast alle quergestreiften Muskeln propriozeptive Reflexe. Nicht gelungen ist deren Nachweis bisher nur am Diaphragma und den Augenmuskeln (HOFFMANN).

Schon bei rein äußerer Betrachtung manifestiert sich der Reflexerfolg als ein kurzer, stoßartiger. Dem entspricht ein Aktionsstrombild, dessen Grundtyp eine einzelne biphasische Schwankung darstellt, die mit einer je nach der Länge des Reflexbogens verschiedenen Latenz dem Reiz folgt (Abb. 79). Ihre *Größe* ist, abgesehen von der Reizstärke und der jeweiligen Reflexerregbarkeit, weitgehend von den rein physikalischen Ableitungsbedingungen abhängig, so daß Unterschiede der Amplituden bei verschiedenen Personen nicht oder nur mit großer Vorsicht zu werten sind. Anders ist es, wenn bei ein und derselben Person unter gleichbleibenden physikalischen Bedingungen parallel zu Änderungen des mechanischen Reflexerfolges auch solche der Aktionsstromamplitude auftreten, wie dies beispielsweise bei der Hyperventilation der Fall ist. Dehnung des Muskels führt, sofern sie wie am Gastrocnemius eine annähernd gleichmäßige Spannungszunahme in den verschiedenen Faserpartien bewirkt, zu einer Amplitudenvergrößerung. Bei anderen Muskeln wie dem Quadriceps, bei denen kompliziertere Verhältnisse vorliegen, kann das Ergebnis wechseln und auch eine Amplitudenabnahme beobachtet werden.

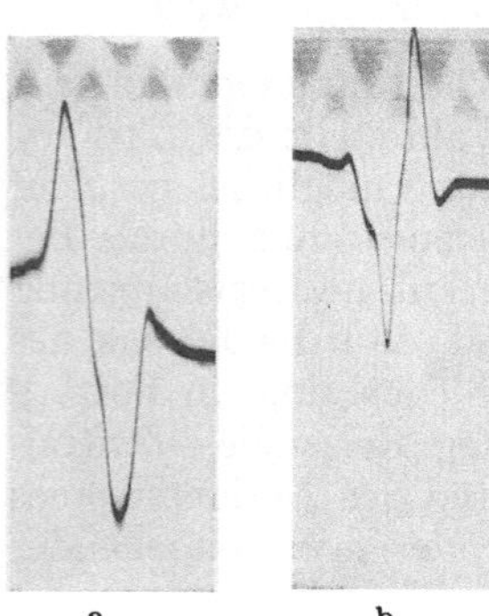

a b

Abb. 80 a u. b. Patellarreflex. a Bindenelektroden. Phasenzeit 17,5 σ. Abstand der Gipfelpunkte 9 σ. b Unmittelbar nach a aufgenommen, Nadelelektroden. Phasenzeit 14 σ. Abstand der Gipfelpunkte 4 σ.

Bei Beurteilung der *Dauer* des Reflexaktionsstromes ist die Art des Registrierinstrumentes und der verwendeten Elektroden zu berücksichtigen. Das Saitengalvanometer liefert Werte, die um einige σ höher liegen als die mit Oszillographen-Verstärkeranordnungen erhaltenen. Für letztere können als Grenzwerte 11—18 σ gelten, 20 σ werden unter normalen Bedingungen kaum überschritten. Je kleinflächiger die Ableitung, um so kürzer sind die Zeiten. Die größten Werte werden demnach mit Bindenelektroden erhalten. Sie liegen um 3—10 σ höher als die bei Verwendung von Nadelelektroden, die bis auf eine feine Spitze isoliert sind (Abb. 80). Nicht isolierte Nadeln liefern Werte, die um einige σ größer sind. Als Grenzwerte für isolierte Nadeln können 11—16 σ, für Binden 14—19 σ gelten. Berücksichtigt man, daß die Leitungsgeschwindigkeit in den einzelnen Axonen eine verschiedene ist und infolgedessen die Erregungswellen nicht ganz synchron in der Peripherie eintreffen, so wird die Abhängigkeit der Reflexaktionsstromdauer von den Ableitungsbedingungen verständlich. Je mehr Muskeleinheiten im Bereich der Elektroden liegen, um so stärker wird sich ein asynchrones Eintreffen der Erregungen bemerkbar machen.

Verglichen mit der Dauer des Aktionsstromes einer indirekten Zuckung zeigt der Reflexaktionsstrom eine deutliche Dehnung, die um so ausgesprochener ist, je länger der Reflexweg (FULTON, SCHNEIDER). Auch dieser zeitliche Unterschied findet seine einfachste Erklärung durch Differenzen in der Leitungsgeschwindigkeit der einzelnen Axone. Eine andere Deutung geht dahin, daß die Dehnung des Reflexaktionsstromes als Ausdruck eines zentralen Verstärkungsvorganges aufzufassen sei.

Durch verschiedene Einflüsse wie Zunahme der Reizstärke, der Muskelspannung, Willkürinnervation, Ermüdung kann die Reflexaktionsstromdauer eine geringe Zunahme um wenige σ erfahren, durch venöse Stauung eine geringe Abnahme.

Der Grundtyp der elektrischen Begleiterscheinungen der Sehnenreflexe ist nach dem Vorangehenden ein außerordentlich einfacher. Verschiedene Beobachtungen weisen darauf hin, daß dieser einfachen äußeren Erscheinungsform ein in seiner Struktur ebenfalls einfacher Reflexbogen entspricht. Im Gegensatz zu den meisten zentralnervösen Mechanismen wie dem Beuge- und Streckreflex spielen bei der Auslösung der Sehnenreflexe Summationserscheinungen keine nennenswerte Rolle. Soviel Reize in das Rückenmark hineingeschickt werden, soviel biphasische Schwankungen tauchen im Erfolgsorgan auf. Nur dann, wenn der Abstand zweier Reize ein sehr kurzer ist, läßt sich eine Verstärkung des Reflexerfolges nachweisen (Verfasser und PERAITA). So zeigt Abb. 81a bei einem Einzelschlag auf die Patellarsehne eine Amplitude von der gleichen Größe wie bei zwei Schlägen, die durch ein Intervall von 37 σ getrennt sind. Wird letzteres jedoch wie in Abb. 81b weiter verkürzt, so kommt ein Punkt, von dem an der Doppelreiz einen wesentlich größeren Effekt ergibt als der Einzelreiz. Die Steigerung des Reflexerfolges, die sich so erzielen läßt, ist eine recht erhebliche, sie kann bis zu 75% der Aktionsstromamplitude bei einem Einzelreiz betragen. Bei der üblichen Reflexprüfung wirkt sich dies deshalb nicht aus, weil ein sehr kurzer Abstand zweier Reize von wenigen σ notwendig ist, um eine Steigerung des Reflexerfolges zu erzielen. Weshalb SCHLIERBACH diese Befunde nicht hat reproduzieren können, bleibt noch zu klären.

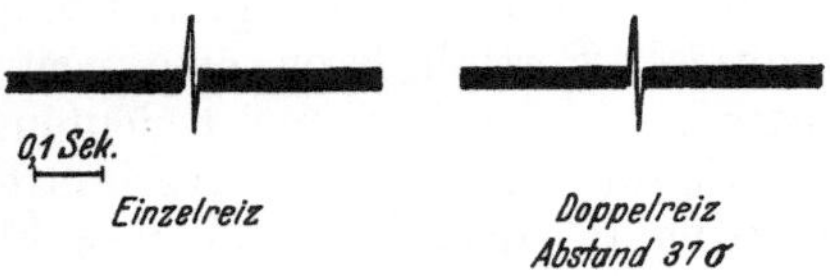

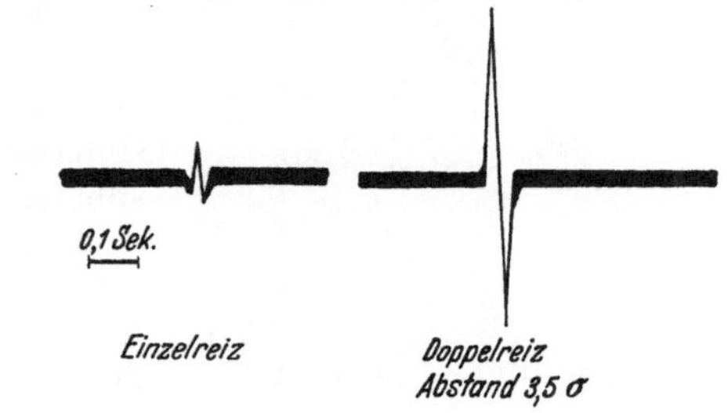

Abb. 81 a u. b. Patellarreflex.

Auch andere, für zentral nervöse Mechanismen im allgemeinen typische Eigenschaften werden bei den Sehnenreflexen vermißt. So ist ihre Ermüdbarkeit eine außerordentlich geringe, es lassen sich mit einer so hohen Frequenz wie 50 pro Sekunde minutenlang Reflexe der Wadenmuskulatur hervorrufen, ohne daß Ermüdungserscheinungen auftreten (HOFFMANN). All das findet seine einfachste Erklärung in der Annahme, daß die Erregungen bei den Sehnenreflexen das Rückenmark durchlaufen, ohne in Schaltstationen unterbrochen zu werden, mit anderen Worten, daß es sich um einen Reflexbogen von sehr einfachem Bau handelt. Damit ist jedoch nicht gesagt, daß wir es mit einem rein spinalen Mechanismus zu tun haben, der mit höheren Stationen des Nervensystems nicht in Beziehung steht. Im Gegenteil, es ist eine schon alte Erfahrung der Pathologie, auf die später noch zurückzukommen sein wird, daß supraspinale, pontine, cerebellare, corticale Reflexbögen für das Verhalten der Sehnenreflexe von maßgebender Bedeutung sind. Physiologische Beobachtungen haben diese Auffassung neuerdings mehrfach bestätigt. So hat unter anderem Fulton festgestellt, daß an der dezerebrierten Katze der Patellarreflex von kürzerer Dauer und schwerer durch einen Einzelinduktionsschlag zu hemmen ist als der Reflex desselben Präparates nach Durchtrennung in der Dorsalregion. Travis glaubte sogar durch Ableitung einer biphasischen Schwankung vom Cortex direkt erweisen zu können, daß bei Auslösung eines Achillesreflexes der corticale Reflexbogen durchlaufen wird. Theoretisch ist dieses Ergebnis schwer vorstellbar, und zweifellos mit Recht sind diese Befunde angezweifelt und auf Versuchsfehler zurückgeführt worden. Wir dürfen uns auch die Einwirkung der supraspinalen Stationen auf den Reflexerfolg nicht so vorstellen, daß diese von den Reflexerregungen direkt durchlaufen werden. Schon der ständig vorhandene Einfluß der verschiedenen supraspinalen Stationen ist für die Funktion der spinalen Mechanismen von Bedeutung, und sein auch nur teilweiser Fortfall kann eine weitgehende Umstimmung der letzteren bedeuten. Es ist dieser Einfluß zahlreicher Abschnitte des Nervensystems auf den Reflexablauf wohl einer der Gründe, weshalb die biphasische Schwankung zwar den Grundtyp des elektrophysiologischen Äquivalentes der Sehnenreflexe darstellt, daß dieser aber doch Abwandlungen nach den verschiedensten Richtungen hin erfahren kann, so daß der Reflexerfolg ein mannigfaltigerer ist, als es auf den ersten Blick den Anschein hat. Schon in der Norm, wenn der Reiz wie bei der üblichen klinischen Reflexauslösung in einem kurzen Schlag auf die Sehne oder den Knochen besteht, kann an Stelle einer einzelnen biphasischen Schwankung eine kurze Folge von Strömen auftreten, sei es, daß diese ihrer Amplitude nach untereinander nur wenig differieren, sei es, daß sich an eine initiale größere Einzelschwankung eine Reihe von solchen kleinerer Amplitude anschließt. Noch ausgeprägter sind derartige tetanische Reaktionen, wenn der Reiz nicht ein sehr kurzer, zeitlich eng begrenzter ist. Die Sehnenreflexe *können* also Einzelerregungen darstellen, es ist dies jedoch keine feste Regel, die Form des Reflexerfolges wird vielmehr wesentlich von der Art des Reizes mitbestimmt. Von diesen echten Unterschieden im Erregungsablauf zu trennen sind die Bilder, in denen der Reflexaktionsstrom auf Grund von Besonderheiten der Ableitungsbedingungen nicht einen glatten biphasischen, sondern einen komplexen, oft mehrphasischen Verlauf hat. Sie finden sich besonders in kompliziert gebauten Muskeln. Je kleinflächiger die Ableitung, um so einfacher wird auch in solchen Fällen der Kurvenverlauf.

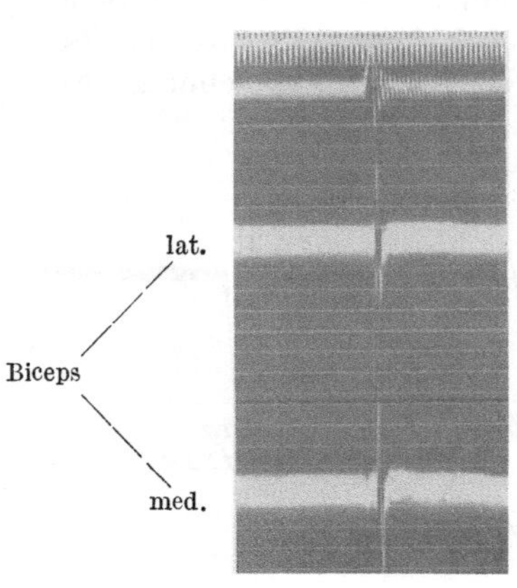

Abb. 82. Vorderarmbicepsreflex. Querabstand der Elektroden 2 cm. Zeit in allen Abbildungen in $^1/_{100}$ Sek. als oberste Kurve, darunter bei allen Reflexkurven Reizmarkierung.

Die *verschiedenen Teile eines Muskels* verhalten sich in ihren Beziehungen zueinander beim Reflexablauf wie folgt: Ähnlich wie bei lockeren, zwanglosen Willkürbewegungen (Wachholder und Altenburger) ist auch bei den Sehnenreflexen eine weitgehende Übereinstimmung der Aktionsstrombilder verschiedener Faserbündel und Köpfe eines Muskels festzustellen (Eismayer und Kurella, Foerster und Verfasser) (Abb. 82). Allerdings ist diese nicht immer eine vollkommene, der Aktionsstrombeginn in verschiedenen Faserpartien kann vielmehr um mehrere σ differieren. Analoges gilt auch für die Amplituden, deren Höhe innerhalb einer fortlaufenden Serie von Reflexen unter Umständen wechselt.

Was die Frage der *Ausbreitung* des Reflexerfolges betrifft, so hält Hoffmann es für charakteristisch, daß der in einer Muskelgruppe ausgelöste Reflex nur auf diese zurückwirkt und nicht auf andere Muskeln übergreift, daß also der Reflexerfolg streng lokalisiert bleibt. Aus diesem Grunde hat er den Begriff der „Eigenreflexe" geprägt und diese als eine besondere Gruppe von den übrigen propriozeptiven Reflexen abgetrennt. Es sind aber von mehreren Autoren schon unter normalen Bedingungen nicht nur von den gedehnten Muskeln selbst, sondern auch von deren Antagonisten Aktionsströme abgeleitet worden (Golla und Cook, F. H. Lewy, Wachholder und Verfasser, Foerster und Verfasser).

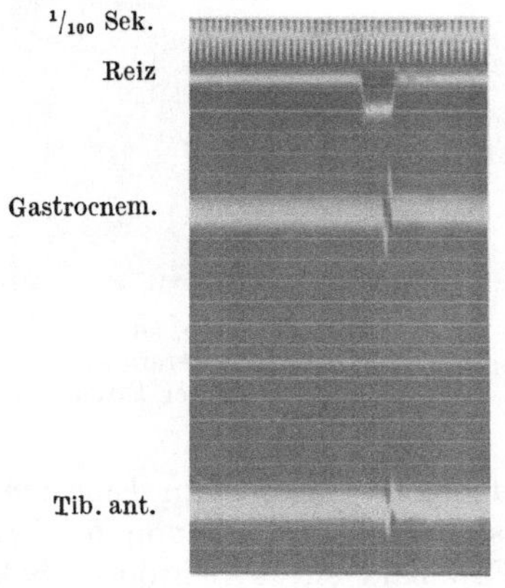

Abb. 83. Beteiligung des Tibialis ant. am Achillesreflex.

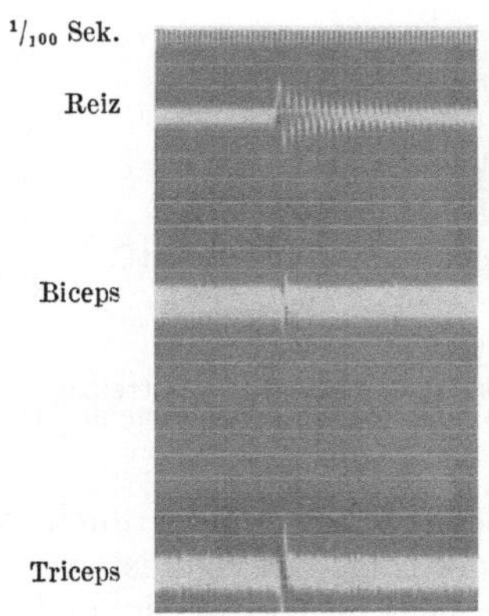

Abb. 84. Beteiligung des Biceps am Tricepsreflex.

Eine Beteiligung der *Antagonisten* ist zwar nicht immer vorhanden, stellt andererseits aber auch keine Seltenheit dar. So zeigt Abb. 83 bei Auslösung des Achillesreflexes die Beteiligung des Tibialis anticus. Ein gleiches gilt für die obere Extremität, z. B. läßt Abb. 84 bei Auslösung des Tricepsreflexes nicht nur im Triceps, sondern auch im Biceps eine biphasische Schwankung erkennen. Beim Schlag auf die Beugesehnen der Finger kann auch von den Extensoren ein Aktionsstrom zu verzeichnen sein und umgekehrt. Im einzelnen unterliegt das Verhalten der Antagonisten einem mannigfachen Wechsel nach den verschiedensten Richtungen hin. So kann von zwei unmittelbar aufeinander folgenden Reflexen der eine einen Aktionsstrom im Antagonisten vermissen lassen, der bei dem nächsten vorhanden ist, und umgekehrt (Abb. 85). Dabei besteht keine feste Abhängigkeit der Antagonistenbeteiligung von der Stärke der Agonistentätigkeit, es kann sogar ein paradoxer Effekt zustande kommen und im Antagonisten ein größerer Aktionsstrom auftreten als im Agonisten (Abb. 86). Es ist fernerhin bemerkenswert, daß von einem Muskelpaar, beispielsweise den Kniestreckern und Beugern, der Übergang auf den Antagonisten sich nicht immer in gleicher Weise nach beiden Richtungen hin vollzieht. So ist unter anderem zu beobachten, daß beim Schlag auf die Quadricepssehne der Biceps mit in Aktion versetzt wird, während umgekehrt beim Schlag auf die Bicepssehne der Quadriceps in Ruhe bleibt. Ob überhaupt eine Beteiligung der Antagonisten statthat, ist im übrigen auf Grund einer Einzelableitung mit einem Paar Nadelelektroden immer nur mit Reserve zu beurteilen, da, wie bereits erwähnt, verschiedene Partien eines Muskels erhebliche Differenzen der Aktionsstromamplitude zeigen können, die unter Umständen so weit gehen, daß überhaupt nur bestimmte Faserpartien einen Strom zeigen.

Als Grundtyp der zeitlichen Beziehungen zwischen Agonisten und Antagonisten kann das synchrone Auftreten einer biphasischen Schwankung in beiden

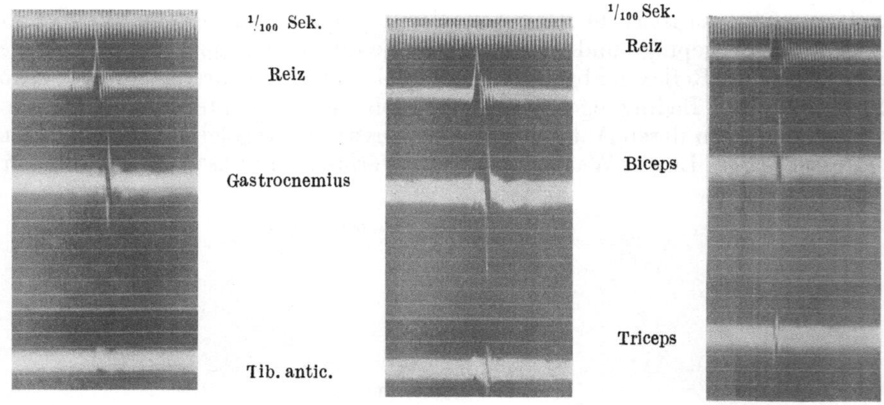

Abb. 85 a u. b. Achillesreflexe, unmittelbar nacheinander ausgelöst, a ohne, b mit Beteiligung des Tibialis ant.

Abb. 86. Tricepsreflex. Paradoxer Effekt.

gelten. Es finden sich aber auch Kurven, in denen zwischen dem Einsetzen des Aktionsstroms im Agonisten und Antagonisten ein Intervall von 5—10 σ oder mehr liegt, wobei in ein und demselben Fall bald ein synchrones, bald ein zeitlich differentes Auftreten der Aktionsströme im Agonisten und Antagonisten zur Beobachtung gelangen kann. Nicht immer haben ferner die Aktionsströme im Antagonisten die Form einer einzelnen biphasischen Schwankung, es kommt vielmehr sowohl an der oberen als auch an der unteren Extremität vor, daß im Antagonisten eine Gruppe von Strömen auftritt (Abb. 87).

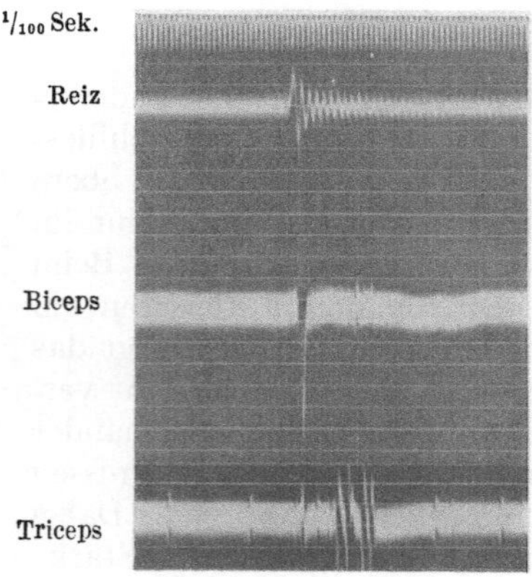

Abb. 87. Vorderarmbicepsreflex. Im Antagonisten Stromgruppe.

Lebhaft erörtert worden ist die Frage, ob es sich bei den Potentialschwankungen im Antagonisten tatsächlich um echte Aktionsströme als Ausdruck einer aktiven Antagonistenbeteiligung handelt oder nicht vielmehr um rein physikalisch bedingte Stromschleifen vom Agonisten her. Gegen letzteres und für eine echte Beteiligung der Antagonisten am Reflexerfolg lassen sich eine ganze Reihe von Gründen anführen. Es sind da zunächst die Fälle zu nennen, in denen die Beteiligung der Antagonisten in Form einer Stromgruppe erfolgt (Abb. 87). Für diese ist die Annahme, sie seien durch physikalische Stromausbreitung bedingt, von vornherein unmöglich. Aber auch die Fälle, in denen der Antagonist ebenso wie der Agonist eine einzelne biphasische Schwankung zeigt, liefern Bilder, die durch Stromschleifen nicht zu erklären sind und zu der Annahme zwingen, daß beim Menschen eine Ausbreitung des Reflexerfolges auf den Antagonisten schon in der Norm stattfinden kann. Wie wäre sonst zu verstehen, daß von zwei aufeinander folgenden Reflexen der eine einen Strom im Antagonisten zeigt, der andere nicht, daß beide Ströme bald zeitlich genau zusammenfallen, bald eine zeitliche Differenz zeigen, daß schließlich auch ein paradoxer Effekt zustandekommt, d. h. der Antagonist eine größere Schwankung als der durch den Reiz gedehnte Agonist zeigen kann? Hierher gehört fernerhin die Beobachtung, daß ein Übergang auf den Antagonisten unter Umständen nur nach einer Richtung hin vorhanden ist, so daß u. a. bei Auslösung des Patellarreflexes zwar im Biceps eine Schwankung auftritt, nicht aber beim Beklopfen der Bicepssehne im Quadriceps. Den eindeutigsten Beweis dafür, daß die im Antagonisten beim Menschen auftretenden Ströme nicht einfach durch physikalische

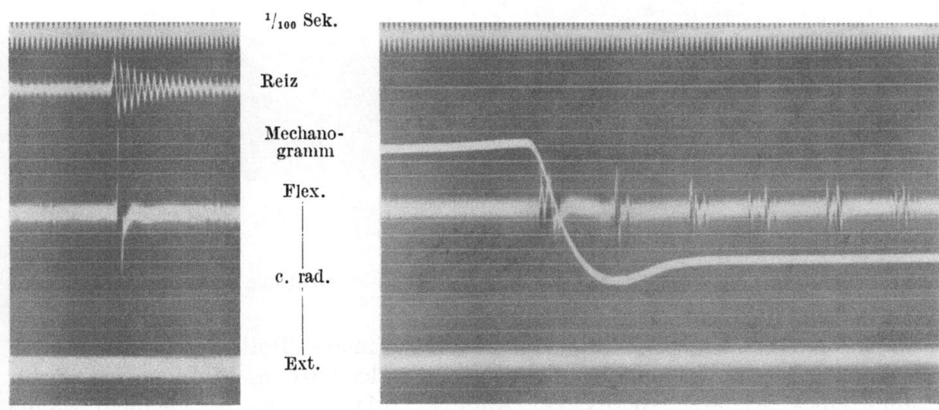

Abb. 88 a u. b. Nervus radialis operativ durchtrennt. a Schlag auf die Beugersehnen. b Beugerdehnung. Keine physikalische Überleitung auf die Antagonisten.

Überleitung bedingt sind, liefern Fälle, in denen von einem Antagonistenpaar der eine Partner vollkommen deefferentiert ist, wie dies z. B. bei operativ bestätigten Nervendurchtrennungen der Fall ist. So zeigt Abb. 88a bei einer kompletten Radialisdurchtrennung beim Schlag auf die Beugersehnen in diesen eine große biphasische Schwankung, die, wenn eine nennenswerte physikalische Überleitung stattfände, zu einem deutlichen Effekt in dem Strecker führen müßte. Dies ist jedoch ebensowenig der Fall wie in Abb. 88 b, die bei einer passiven Beugung im Handgelenk in den gedehnten Beugern eine deutliche rhythmische Aktion zeigt, während die deefferentierten Strecker vollkommen in Ruhe bleiben. Es dürfte nach alledem kein Zweifel daran bestehen, daß die von dem Antagonisten ableitbaren Potentialschwankungen nicht einfach als durch physikalische Überleitung bedingt aufzufassen sind. Das schließt nicht aus, daß bei einem Sehnenreflex die von den Antagonisten ableitbare Schwankung so klein sein kann, daß sie in der Größenordnung liegt, für die die Möglichkeit einer physikalischen Stromausbreitung besteht. An der Tatsache der Reflexausbreitung auf die Antagonisten schon beim Gesunden kann jedoch kein Zweifel sein, womit nicht gesagt sein soll, daß es sich hier um eine feste Regel handelt. In denjenigen Fällen, in denen die Beteiligung der Antagonisten zeitlich nicht unmittelbar mit der Tätigkeit der Agonisten zusammenfällt, sondern später einsetzt, könnte man annehmen, daß es sich um keine primäre Reflexausbreitung auf den Antagonisten handelt, sondern diese so zustande kommt, daß der Antagonist durch die mit der Tätigkeit des Agonisten verbundene Gliedbewegung gedehnt wird und nun seinerseits auf die Dehnung hin mit einer reflektorischen Kontraktion antwortet. Gegen diese Annahme spricht aber der Umstand, daß, wenn gleichzeitig mit den Aktionsströmen die Bewegungskurve des betreffenden Gliedabschnittes aufgezeichnet wird, festzustellen ist, daß die Ströme im Antagonisten einsetzen, bevor es zu einer Bewegung im Sinne einer Dehnung des letzteren gekommen ist (Abb. 89).

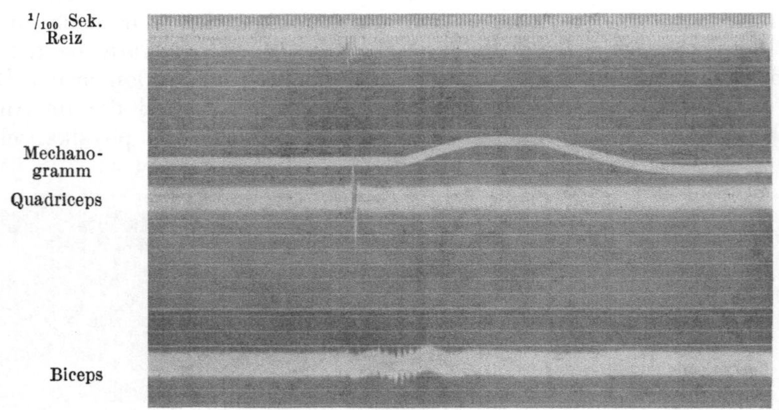

Abb. 89. Patellarreflex. Einsetzen der Antagonistenbeteiligung vor Beginn der Unterschenkelstreckung.

Was die Muskeln betrifft, die vom Orte des primären Reflexerfolges entfernter liegen, so ist die Feststellung einer Tätigkeit derselben nicht ohne weiteres im Sinne einer primären Reflexausbreitung aufzufassen. Es ist vielmehr damit zu rechnen, daß es sich dabei um die gleichzeitige Reizung der Receptoren der mitzuckenden Muskeln durch Zerrung derselben handelt, entweder durch den Reflexreiz selbst oder sekundär durch die Kontraktion der primär in Tätigkeit versetzten Muskeln. Im einzelnen ist hierzu folgendes zu sagen: Von Muskeln der kontralateralen Körperhälfte sind normaliter bei der Auslösung eines Sehnenreflexes im allgemeinen keine Aktionsströme abzuleiten. Eine Ausnahme bildet der gekreuzte Adductorenreflex, bei dem auch Nervengesunde nicht allzu selten beim Schlag auf die Patellarsehne einen Aktionstrom im kontralateralen Adductor zeigen. Auch diesen wird man nicht unbedingt als eine primäre Ausbreitung des Reflexerfolges auffassen können, selbst wenn der Beginn des Aktionsstromes, wie SCHÄFFER gezeigt hat, in beiden Muskeln zeitlich zusammenfällt. Es könnte sich sehr wohl um eine Mitzerrung des kontralateralen Adductors beim Schlag auf die Patellarsehne durch Vermittlung des Beckens handeln.

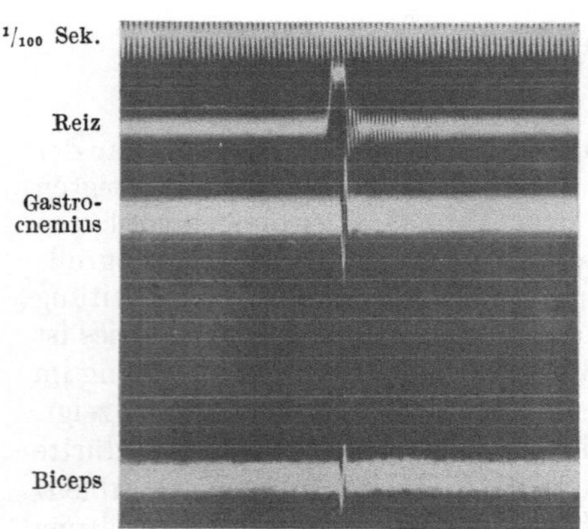

Abb. 90. Achillesreflex. Beteiligung des Biceps femoris.

In Fällen mit gesteigerten Reflexen findet erwiesenermaßen nicht selten eine primäre Reflexausbreitung auf den kontralateralen Quadriceps statt. Nach Durchschneidung sämtlicher hinteren Lumbosacralwurzeln eines spastischen Beines ruft der Schlag auf die Patellarsehne des anderen Beines noch eine deutliche Zuckung des völlig deafferentierten, kontralateralen Quadriceps hervor, während der Patellarreflex an diesem Bein naturgemäß fehlt (FOERSTER).

Bei Auslösung des Achillesreflexes durch einen Schlag auf die Sehne des Gastrocnemius ist eine Beteiligung des Biceps und der Semimuskeln keine

Seltenheit (Abb. 90), wobei festzustellen ist, daß der Aktionsstrom im Biceps oder in den Semimuskeln dem Aktionsstrom im Gastrocnemius, entsprechend der Differenz in der Länge des Reflexweges, um mehrere σ vorauseilt. Bei Auslösung des Vorderarmbicepsreflexes in der üblichen Weise durch Beklopfen des Radiusendes in Mittelstellung zwischen Pro- und Supination ist nicht selten auch im Deltoideus oder in den Finger- und Handflexoren und Extensoren ein Reflexerfolg zu verzeichnen.

Kurz einzugehen ist schließlich noch auf die in der Literatur immer wieder auftauchende Angabe, daß bei den Sehnenreflexen ein klonischer und ein tonischer Anteil zu unterscheiden sei. Die Aktionsstromuntersuchung liefert hierfür keinen Anhaltspunkt. Wir finden stets entweder eine einfache biphasische Schwankung oder eine tetanische Stromfolge. Daß letztere einen langsamen, sog. tonischen Reflexablauf vortäuschen kann, ist besonders bei pathologischen Läsionen zu beobachten. Was die Frage einer langwelligen Saitenabweichung betrifft, so kann auf S. 1045 verwiesen werden. Ein Faktor kann allerdings neben aktiven Innervationsvorgängen den Reflexablauf wesentlich mitbestimmen, und zwar die elastische Kraft der gedehnten Muskulatur. Bei der üblichen Form der Reflexauslösung tritt dies weniger in Erscheinung, wohl aber dann, wenn der betreffende Gliedabschnitt so gelagert wird, daß unter Ausschaltung der Schwere die Elastizität der jeweils gedehnten Antagonisten voll zur Entfaltung gelangt. Es ist dann festzustellen, daß an die initiale Reflexkontraktion sich eine Reihe erlöschender Schwingungen anschließen kann, die ihre elastische Natur dadurch zu erkennen geben, daß sie von keinen Aktionsströmen begleitet sind (Abb. 91).

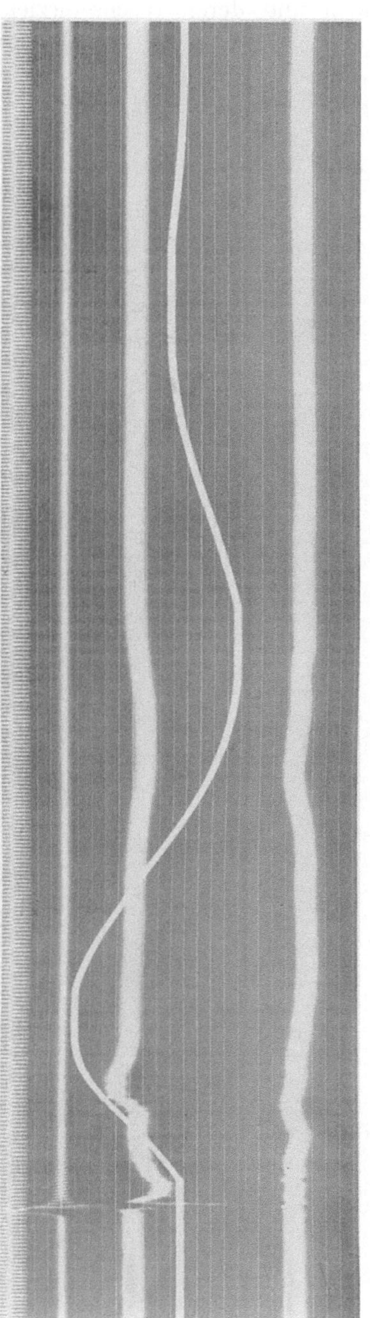

Abb. 91. Patellarreflex. Elastische Nachschwingungen.

Unter allgemeineren Gesichtspunkten betrachtet, ist der Reflexerfolg bei den Sehnenreflexen, verglichen mit anderen Reflexvorgängen, ein einfacher und in seinem Verlauf weitgehend festgelegter. Das bedeutet aber keineswegs eine absolute Starrheit. Bei näherer Analyse finden sich vielmehr, wie im Vorangehenden mehrfach gezeigt, auch unabhängig von der Art des jeweiligen Reizes gewisse Wandlungen im Verhalten der beteiligten Muskeln und deren Wechselbeziehungen. Wenn sich zunächst keine festen Regeln dafür aufstellen lassen, wann die eine oder andere Variante in Erscheinung tritt, und es nicht gelingt, durch bestimmte Maßnahmen, wie passive Dehnung, Körperstell- oder Labyrinthreflexe, den Reflexerfolg, beispielsweise hinsichtlich der Beteiligung der Antagonisten, in einer bestimmten Richtung hin zu beeinflussen, so bedeutet dies keineswegs, wie angenommen worden ist, einen Verzicht auf eine exakte physiologische Analyse. Im Gegenteil, es wird damit nur dem Rechnung getragen, daß jedes Bewegungsgeschehen, auch das reflektorische, in seinem Ablauf innerhalb gewisser Grenzen schon unter normalen Bedingungen wandelbar ist. Der klinisch eingestellte Untersucher, der es mit außerordentlich vielen, auch nervengesunden Personen zu tun hat, wird verständlicherweise auf diesen Gesichtspunkt mehr hingewiesen als der rein physiologisch eingestellte, dem im allgemeinen ein wesentlich kleinerer Kreis von Versuchspersonen zur Verfügung steht.

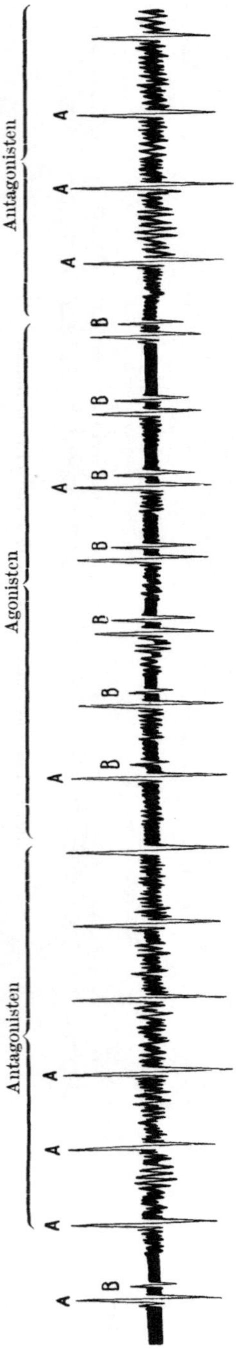

Bahnung und Hemmung. Daß bei der Auslösung von Sehnenreflexen Bahnungs- und Hemmungsvorgänge eine Rolle spielen, ist eine alte Erfahrungstatsache der klinischen Neurologie, die immer wieder zu der Angabe neuer „Kunstgriffe“ geführt hat, die der Erleichterung der Reflexauslösung dienen sollen. Die ursprüngliche Auffassung ging dabei dahin, daß willkürliche Innervation der Muskeln, die reflektorisch zur Kontraktion gebracht werden sollen, deren Reflexerregbarkeit herabsetze. STERNBERG sprach davon, daß gleichzeitig mit der Willkürinnervation eine Reflexhemmung in das Rückenmark gesandt werde. Die elektrophysiologische Untersuchung hat jedoch gezeigt, daß die Verhältnisse in Wirklichkeit wesentlich anders liegen. Nicht übersehen werden darf zunächst einmal ein rein mechanischer Faktor. Maßgebend für die Reizintensität bei mechanischer Reflexauslösung ist die *Spannungszunahme*, die der Muskel durch den Schlag auf die Sehne erfährt. Befindet er sich also infolge willkürlicher Innervation bereits unter einer erheblichen Anfangsspannung, so ist die Spannungszunahme beim Schlag auf die Sehne und dementsprechend die Reizintensität eine geringere. Anders, wenn nach HOFFMANN ein gleichbleibender Reflexreiz, wie ihn die elektrische Reizung des Nerven darstellt, verwendet wird. Dabei zeigt sich, daß willkürliche Innervation eines Muskels nicht, wie oft angenommen wird, eine Hemmung, sondern eine Bahnung seiner Reflextätigkeit

Abb. 92. Bahnung und Hemmung der Sehnenreflexe. Reflexe der Fußstrecker, ausgelöst durch elektrische Reizung des N. tibialis in der Kniekehle mittels Induktionsschlägen. Links im Beginn der Kurve kurz hintereinander der A-Strom der indirekten (*A*) und der reflektorischen Zuckung (*B*). Innervation der Antagonisten bringt *B* zum Verschwinden, Innervation der Agonisten vergrößert die Amplitude von B. Saitengalv. Bindenelektroden. Zeit in $^{1}/_{10}$ Sek. (Nach P. HOFFMANN.)

bewirkt (Abb. 92), die um so stärker ist je intensiver die Willkürinnervation. Demgegenüber führt willkürliche Anspannung der Antagonisten zu einer Hemmung des Reflexerfolges, die Aktionströme nehmen an Amplitude ab oder fallen gänzlich aus (Abb. 92). WACHHOLDER und Verfasser haben dies in vollem Umfange nicht nur bei elektrischer, sondern auch bei mechanischer Reizung bestätigen können. Was hinsichtlich des bahnenden und hemmenden Einflusses der Willkürinnervation auf die Sehnenreflexe gilt, trifft in gleicher Weise auch für reflektorische Erregungen zu, die durch Reizung von außerhalb der Muskeln gelegenen Receptoren zustande kommen. HOFFMANN stellt sich vor, daß die willkürliche oder fremdreflektorische Erregung ständig ein Reservoir auffüllt, aus dem die Eigenreflexe schöpfen.

Für die klinische Untersuchung der Muskelreflexe ergibt sich aus dem Vorangehenden folgendes: An der Tatsache, daß Anspannung der Muskulatur durch den Patienten die Reflexauslösung meist erschwert, ist kein Zweifel. Es kommt dies jedoch zunächst einmal rein mechanisch zustande, indem die Spannung der Sehne schon den Reflex*reiz* und damit natürlich auch den Reflex*erfolg* vermindert. Daneben spielt jedoch auch eine echte, nervös bedingte Hemmung eine Rolle, indem die mit einer willkürlichen Muskelanspannung meist verbundene Antagonisteninnervation den Reflexerfolg abschwächt. Gelingt es jedoch bei dem Patienten, eine isolierte oder überwiegende Anspannung der Agonisten zu erzielen, so bedeutet dies eine Steigerung des Reflexerfolges. Wenn diese oft erst bei der Aktionsstromableitung zur Darstellung kommt und nicht schon bei der subjektiven Beobachtung, so hat dies seinen Grund darin, daß der Reflexerfolg in seinem vollen Ausmaß leicht von der Grundinnervation überdeckt wird.

Eine weitere Frage ist die, wie die Wirkung der verschiedenen reflexfördernden somatischen Leistungen fernab von dem Orte des Reflexerfolges (JENDRASSICKscher Handgriff, Husten, Pressen u. a.), ebenso die reflexfördernde Wirkung psychischer Leistungen (Zählen, Rechnen u. a.) zu verstehen ist. Bei einem Teil dieser Maßnahmen spielen wohl Verschiebungen der Grundinnervation im Sinne einer Zunahme von bahnenden und eines Fortfalls von hemmenden Einflüssen eine Rolle, ein gemeinsames Grundprinzip hat sich jedoch bisher nicht aufstellen lassen.

Erregbarkeitsänderungen im Anschluß an den Reflexerfolg. Mit dem Ablauf der Muskelkontraktion sind die neurodynamischen Vorgänge bei den Sehnenreflexen noch nicht zu Ende. An den Erregungsvorgang schließt sich eine Periode der Unerregbarkeit an, das sog. Refraktärstadium, während dessen ein zweiter Reiz zu keinem Effekt führt. Die ursprünglich angegebenen Werte für das Refraktärstadium waren sehr lange, DODGE nannte z. B. für den Patellarreflex $^1/_{10}$ Sek. HOFFMANN konnte jedoch sowohl bei elektrischer, als auch bei mechanischer Reizung zeigen, daß das Refraktärstadium der Sehnenreflexe keine feste Größe darstellt, und daß ein so langer Wert wie der vorgenannte nur dem Zentrum des ruhenden Muskels zukommt. Es ist demnach die Periode verminderter Erregbarkeit im Anschluß an einen Reflexerfolg selbst ebenfalls wieder veränderlich, und zwar in dem Sinne, daß willkürliche, unwillkürliche und auch exterozeptive reflektorische Innervation des betreffenden Muskels das Refraktärstadium verkürzt. Hierher gehören auch Veränderungen des letzteren, wie sie bei kalorischer Labyrinthreizung zu beobachten sind, durch welche die Refraktärphase der kontralateralen Beuger verkürzt, die der homolateralen verlängert wird (FLICK und HANSEN). Es besteht demnach die Möglichkeit, den Reflexerfolg nicht nur in bezug auf seine Größe, sondern auch die Zahl der Erregungen, die in der Zeiteinheit den Reflexbogen passieren, zu bahnen. Die absolute Refraktärperiode läßt sich so bis ungefähr auf $^1/_{200}$ Sek. Dauer vermindern. Verglichen mit dem Refraktärstadium des Muskels und des Nerven, welches 1—2 σ beträgt, ist dies immer noch eine erhebliche Zeit.

Nach Rückkehr der Erregbarkeit, d. h. nach Ablauf des Refraktärstadiums ist der Ausgangszustand, wie er vor der Reflexauslösung bestand, noch nicht wiederhergestellt, es schließt sich vielmehr noch eine Periode verminderter Leistungsfähigkeit an. Ein Reflexreiz, der in diese Periode fällt, ist nicht mehr unwirksam, der Effekt ist jedoch gegenüber dem ersten Reflexerfolg vermindert (Abb. 93), und erst dann, wenn der zeitliche Abstand der beiden Reflexe eine bestimmte Größe erreicht hat, stimmen beide Effekte in ihrer Amplitude überein. Auch die Dauer dieser Leistungsverminderung ist keine konstante, sie hängt vielmehr ebenfalls ab von dem Grade der Grundinnervation, die zur Zeit der Reflexauslösung vorhanden ist.

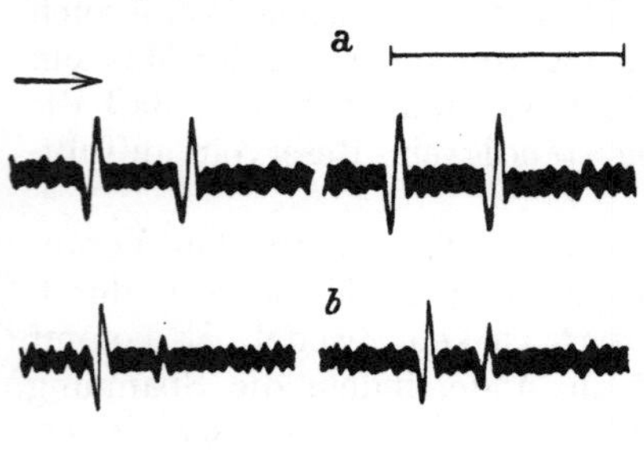

Abb. 93 a u. b. Beispiele von Versuchen über Refraktärstadium mit dem Doppelschlagapparat an den Beugern des Unterarmes. Man erkennt die Verminderung des zweiten Reflexes beim Heranrücken an den ersten. In dem Versuche besteht eine mäßige Bahnung. Der Strich entspricht $^1/_5$ Sek. (Nach P. HOFFMANN.)

Die Änderungen der Erregbarkeitsverhältnisse im Anschluß an einen Reflexerfolg sind nicht auf den gereizten Muskel selbst beschränkt, sie greifen vielmehr weit über dessen Bereich hinaus. Es läßt sich zunächst einmal auch in dem Antagonisten des Muskels, der durch den Schlag auf die Sehne eine Zerrung in seiner Längsrichtung erfährt, eine Periode veränderter Leistungsfähigkeit nachweisen, deren Dauer $^1/_5$ Sek. und länger betragen kann. So zeigt Abb. 94 a einen isolierten Bicepsreflex, anschließend wird bei b der gleiche Reflex wiederholt, aber ein Tricepsreflex um mehrere $^1/_{100}$ Sek. vorausgeschickt. Der Erfolg ist, daß der Reflexerfolg

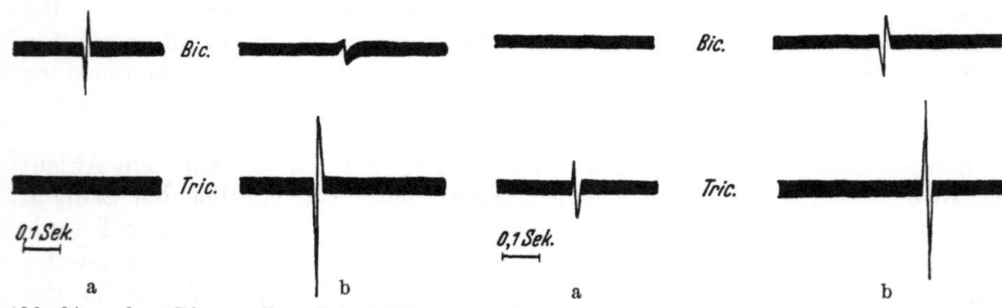

Abb. 94 a u. b. a Bicepsreflex allein. b Bicepsreflex bei der gleichen Reizintensität wie a, aber nach vorangegangenem Tricepsreflex.

Abb. 95 a u. b. a Tricepsreflex allein. b Tricepsreflex bei der gleichen Reizintensität wie a, aber nach vorangegangenem Bicepsreflex.

im Biceps ein deutlich kleinerer ist. Aber auch das Umgekehrte, nicht eine Leistungsverminderung, sondern eine Leistungssteigerung im Antagonisten kann beobachtet werden, wie Abb. 95 zeigt. Hier ist der Reflexerfolg im Triceps, wenn ein Bicepsreflex vorausgeschickt wird, ein deutlich größerer als bei alleiniger Auslösung eines Tricepsreflexes. Entsprechende Änderungen der Leistungsfähigkeit im Antagonisten lassen sich auch an der unteren Extremität nachweisen. Es erfahren fernerhin auch die Erregbarkeitsverhältnisse auf der kontralateralen Seite Änderungen, und zwar teils im Sinne einer Leistungssteigerung (Abb. 96), teils im Sinne einer Leistungsverminderung und schließlich wird auch die Reflexerregbarkeit der unteren Extremitäten von den oberen her beeinflußt und umgekehrt (Abb. 97). Es besagt dies, daß im Anschluß an einen einfachen Sehnenreflex für eine gewisse Zeit nicht nur der Funktionszustand der Zentren des gereizten Muskels selbst, sondern der gesamten Medulla spinalis eine Änderung erfährt, und wahrscheinlich auch die der höher gelegenen Abschnitte (Verfasser und PERAITA).

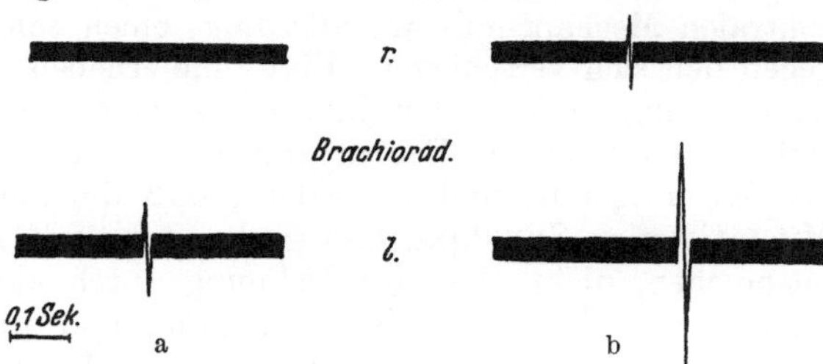

Abb. 96 a u. b. Vorderarmbicepsreflex links. a Allein. b Nach ebensolchem Reflex rechts.

Die Umstimmung des spinalen Funktionszustandes im Anschluß an einen Sehnenreflex wirkt sich aber nicht nur auf Reflexvorgänge gleicher Art, sondern auch auf Innervationsvorgänge anderer Herkunft aus, wie in dem Verhalten der Willkürinnervation im Anschluß an einen Sehnenreflex deutlich in Erscheinung tritt. Trifft ein Reflexerfolg nicht einen entspannten, sondern einen bereits innervierten Muskel, so ist zu beobachten, daß, wie HOFFMANN festgestellt, WACHHOLDER und ALTENBURGER bestätigt haben, im Anschluß an den Reflex die Innervation für etwa $^1/_{10}$ Sek. verschwindet (Abb. 98). Die Dauer und der Grad der Verminderung der Aktionsströme hängt ab von der Intensität einmal des Reflexes, des anderen der Grundinnervation. Bei schwacher Innervation und starkem Reflex kann erstere vollkommen ausfallen, bei starker Innervation andererseits tritt im Anschluß an den Reflex nur eine Verminderung der Grundinnervation ein, oder diese bleibt sogar vollkommen unverändert. Auch bei elektrischer Reflexauslösung ist ein Ausfall bzw. eine Verminderung der Willkürinnervation im Anschluß an die reflektorische, biphasische Schwankung zu verzeichnen. Allerdings handelt es sich dabei wahrscheinlich um kompliziertere Verhältnisse, indem der Innervationsausfall wenigstens teilweise nicht mit dem Reflex, sondern mit dem vorangehenden indirekten Reiz zusammenhängt. Wenn wir diesen Innervationsausfall im Anschluß an einen Sehnenreflex zu erklären versuchen, so ist vorauszuschicken, daß aller Wahrscheinlichkeit nach die Receptoren, die bei einer Dehnung oder kurzen Zerrung des Muskels ansprechen, in den Muskelspindeln gelegen sind. HOFFMANN hat die Innervationsverminderung im Anschluß an einen Sehnenreflex mit guten Gründen als einen zentralen Vorgang aufgefaßt und die Vorstellung entwickelt, daß der Reflex eine verhältnismäßig große Menge von Energie verbraucht, dabei gewissermaßen

Abb. 97 a u. b. a Patellarreflex allein. b Nach vorangehendem Vorderarmbicepsreflex.

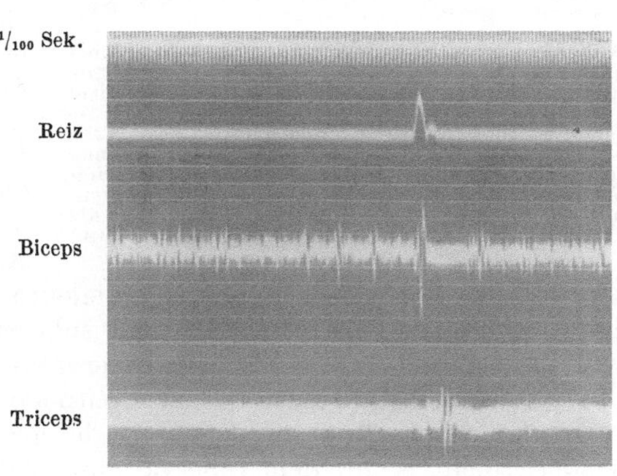

Abb. 98. Hemmung im Anschluß an einen Sehnenreflex, bei gleichzeitiger Tätigkeitszunahme im Antagonisten. Vorderarmbicepsreflex.

ein Reservoir entleert, und daß erst, wenn dieses wieder aufgefüllt ist, erneut Impulse nach der Peripherie hin abgehen. Auch DENNY BROWN nimmt einen zentralen Mechanismus an, allerdings einen solchen komplizierterer Struktur, gegen den sich verschiedene Einwände erheben lassen. FULTON und PI SUÑER haben demgegenüber den Innervationsausfall im Anschluß an einen Sehnenreflex auf Grund von Beobachtungen an der decerebrierten Katze als *peripher* bedingt aufgefaßt und so erklärt, daß die Muskelspindeln, von denen der Myotaticreflex SHERRINGTONS (Dehnungsreflex) ausgeht, auf passive Dehnung ansprechen, nicht aber auf Dehnung durch aktive Kontraktion. Sie wären danach mit den Muskelfasern parallel und nicht in Serie geschaltet. Der Innervationsausfall — *silent period* — käme dann so zustande, daß während der Reflexkontraktion die Muskelspindeln außer Kurs gesetzt werden und so der Myotaticreflex für diese Zeit verschwindet. Damit stimmt ausgezeichnet überein, daß MATTHEWS bei Registrierung der Aktionsströme einer einzelnen sensiblen Faser einer Muskelspindel tatsächlich feststellen konnte, daß während einer durch indirekte Reizung ausgelösten Muskelkontraktion die afferenten, sensiblen Impulse ausfallen (Abb. 99). Es zeigt also die sensible Faser eine ganz analoge *silent period* wie der Muskel. Demnach kann zweifellos auf dem Boden eines rein peripheren Mechanismus eine bereits bestehende Innervation durch eine hinzutretende Muskelkontraktion eine Verminderung erfahren. Verallgemeinern läßt sich dies jedoch nicht. Betrifft doch beim Menschen der Innervationsausfall im Anschluß an einen Sehnenreflex nicht nur wie bei der Enthirnungsstarre reflektorische Impulse, sondern in erster Linie solche, die von corticalen und subcorticalen Stationen dem Muskel als willkürliche oder unwillkürliche Innervationen zufließen. Hinzukommt, daß die Änderung der Innervationsverhältnisse im Anschluß an einen Sehnenreflex keineswegs auf die reflektorisch erregte Muskelgruppe beschränkt ist, sondern nicht selten dem Innervationsausfall im Agonisten eine Zunahme im Antagonisten entspricht, es sich also um Vorgänge, komplexer Natur handelt (Abb. 98).

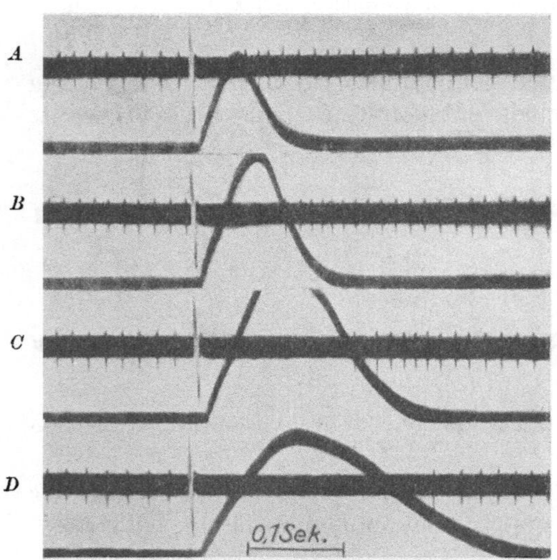

Abb. 99. Innervationsstille in der Entladung einer einzelnen Muskelspindel. M. digit. von Rana temp. unter leichter Dehnung. Elektrogramm abgeleitet von der zugehörigen sensiblen Faser zum MATTHEWSschen Oszillographen. Mechanische Einzelzuckung ausgelöst durch maximale Einzelreizung des motorischen Nerven. *A* frischer Muskel, *B* nach 50 Reizen, *C* nach 100 Reizen, *D* nach 200 Reizen. Mit der Verlängerung des Myogramms nimmt die Dauer der Innervationsstille zu. (Nach MATTHEWS.)

b) Dehnungs- und Annäherungsreflexe. Die Prüfung des Widerstandes, den ein Muskel seiner Dehnung entgegensetzt, stellt für die Klinik seit Jahrzehnten ein wichtiges diagnostisches Kriterium dar. Eine eingehende physiologische Analyse dieser Reflexe ist jedoch erst spät, und zwar durch LIDDEL und SHERRINGTON erfolgt. Sie sprechen von *reflexes in response to stretch* oder *myotatic reflexes.* Nachdem auch für die Reflexe, die durch einen kurzen Schlag auf eine Sehne oder einen Knochen ausgelöst werden, die Bedeutung der Muskeldehnung als eigentlicher auslösender Faktor feststeht, ist die Frage berechtigt, ob eine Trennung der Muskelreflexe beim Schlag auf Sehnen und Knochen und bei passiven Gliedbewegungen überhaupt noch einen Sinn hat. Es kann keinem Zweifel unterliegen, daß es sich um eng zusammengehörige Phänomene handelt. Unter Umständen sind die Effekte bei beiden Arten der Reflexauslösung überhaupt nicht zu unterscheiden. So zeigt Abb. 100 bei einer plötzlichen passiven Dorsalflexion der Hand im Flex. carp. rad. die gleiche biphasische Schwankung wie beim Schlag auf die Sehne desselben Muskels. Trotzdem ist es vom klinischen Standpunkt aus nicht zu umgehen, die Reflexerfolge nach der Art ihrer Auslösung getrennt zu betrachten. Geht doch beispielsweise unter pathologischen Bedingungen das Verhalten der Reflexe beim Schlag auf die Sehnen und Knochen und bei passiven Gliedbewegungen keineswegs immer parallel. Tatsächlich sind ja auch die Auslösungsbedingungen in beiden Fällen nicht vollkommen die gleichen. Bei den Muskelreflexen durch Schlag auf die Sehne oder einen Knochen handelt es sich um eine einmalige ganz kurze, brüske Zerrung des Muskels, während bei den Dehnungsreflexen im eigentlichen Sinne der Reflexreiz in einer fortlaufenden Dehnung besteht, für deren Durchführung es, auch wenn sie möglichst rasch erfolgt, mehrerer $^1/_{100}$ Sek. bedarf. Der Muskel bleibt dabei des weiteren nach Erreichung des Maximums der Dehnung nicht sofort sich selbst überlassen, sondern unterliegt noch kürzere oder längere Zeit der dehnenden Kraft. Es kommt des weiteren hinzu, daß bei der Dehnung eines Muskels durch eine passive Gliedbewegung notwendigerweise auch eine Annäherung der Antagonisten erfolgt, was bei der Reflexauslösung durch den Schlag auf eine Sehne oder einen Knochen meist nicht oder nur in sehr geringem Maße der Fall ist. Entsprechend diesen Unterschieden der Auslösungsbedingungen lassen sich auch im Aktionsstrombild Differenzen des Reflexerfolges feststellen. Wir finden bei der Muskeldehnung durch eine passive Gliedbewegung als Grundtyp ein Verhalten, das dadurch charakterisiert ist, daß kurz nach Beginn der Dehnung in dem gedehnten Muskel eine Serie von Strömen auftritt, die sich im Prinzip nicht von denen einer Willkürinnervation unterscheiden (Abb. 101). Für die Amplitude der Ströme ist die Geschwindigkeit der passiven Bewegung von wesentlicher Bedeutung. Wird diese langsam und vorsichtig ausgeführt, so kann das Registrierinstrument vollkommen stromlos bleiben, oder es zeigt nur eine Folge von Strömen kleinerer

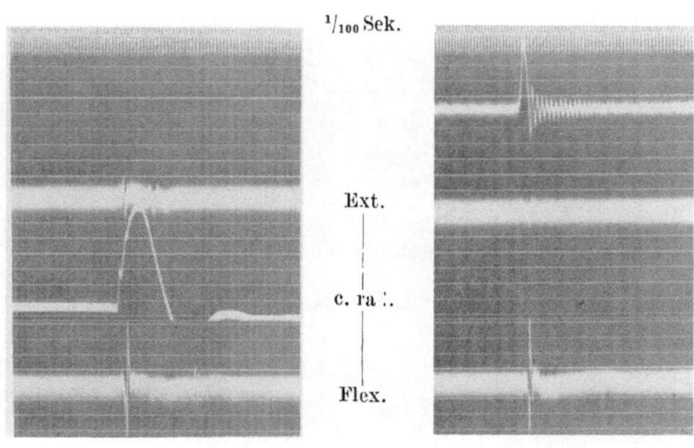

Abb. 100. a Plötzliche passive Dorsalflexion der Hand. b Schlag auf die Beugersehnen.

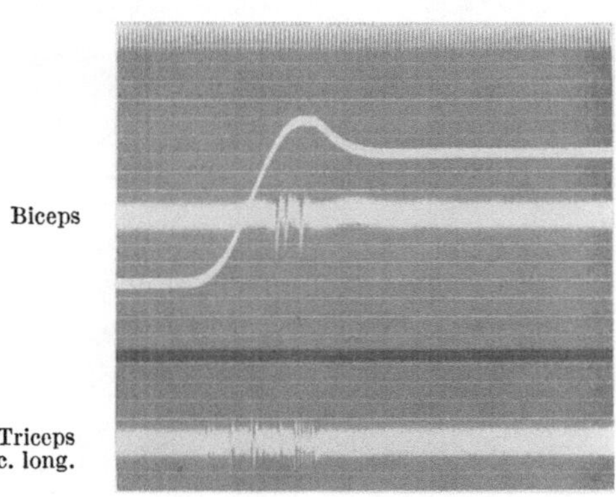

Abb. 101. Passive Beugung des Vorderarms.

Amplitude, die jedoch sofort größer werden, wenn die Geschwindigkeit der Bewegung zunimmt (Abb. 102a u. b). Die Dauer der Stromfolge im gedehnten

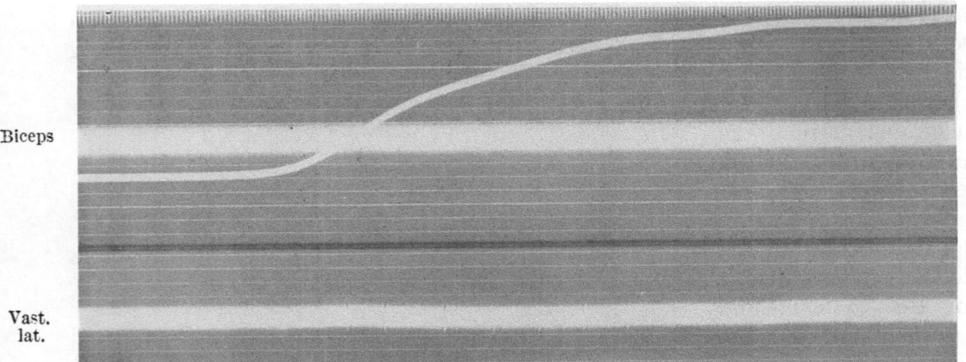

Abb. 102a. Langsame passive Beugung des Unterschenkels.

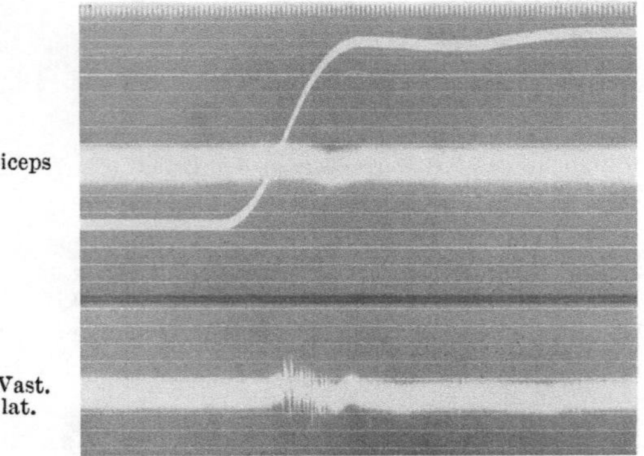

Abb. 102b. Schnelle passive Beugung des Unterschenkels.

Muskel entspricht ungefähr der Dauer der Dehnung. Die zeitliche Übereinstimmung ist entweder eine vollkommene, oder aber die Stromperiode endet bereits einige $^1/_{100}$ Sek. vor der Dehnung. Es ist aber auch zu beobachten, daß der Dehnungseffekt die Dehnung überdauert und nach Durchführung der passiven Bewegung eine kontinuierliche Folge von Strömen bestehen bleibt, solange die neue Gliedstellung durch den Untersucher aufrechterhalten wird. Es ist dies besonders dann der Fall, wenn vor Durchführung der passiven Bewegung bereits eine bahnende Grundinner-

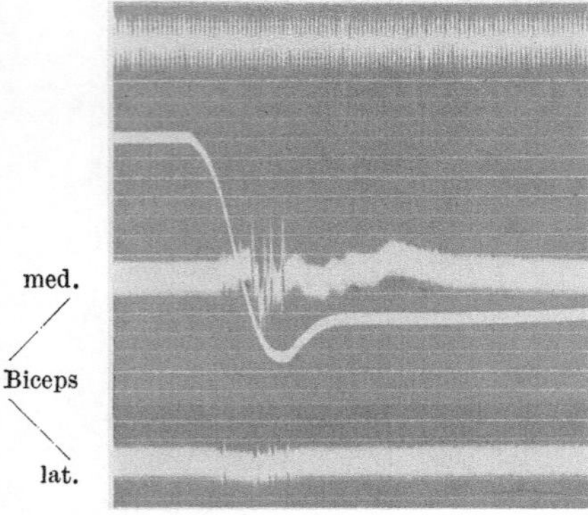

Abb. 103. Passive Streckung. Verhalten verschiedener Faserbündel.

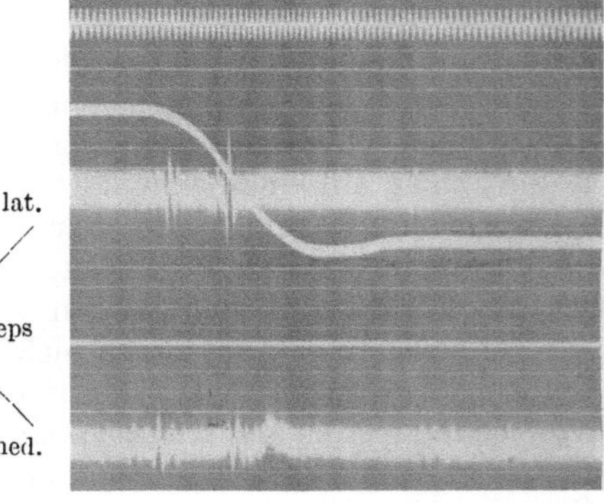

Abb. 104. Passive Beugung des Vorderarms. Verhalten verschiedener Muskelköpfe.

vation vorhanden war (Abb. 105b). Es darf also nicht ohne weiteres als pathologisch angesehen werden, wenn der Dehnungseffekt die Dehnung überdauert.

Ein Vergleich *verschiedener Faserbündel* eines gedehnten Muskels zeigt nur geringe Übereinstimmung ihrer Aktionsstrombilder und ein Gleiches gilt auch für verschiedene Muskelköpfe (Abb. 103 u. 104). Im einzelnen finden sich dabei individuelle Unterschiede, in einem Fall ist zwischen verschiedenen Faserpartien überhaupt keine Übereinstimmung vorhanden, im anderen wenigstens eine solche in den Grundzügen. Verglichen mit den Sehnenreflexen ist jedoch die Übereinstimmung der Tätigkeitsbilder verschiedener Faserpartien bei passiven Gliedbewegungen eine wesentlich geringere. Es ist dies ohne weiteres verständlich, erfolgt doch dabei die Erregung der Receptoren weit weniger simultan als bei einem kurzen Schlag auf die Sehne.

Die *Latenz* des Dehnungsreflexes zu bestimmen, hat nur dann einen Sinn, wenn die passive Gliedbewegung mit möglichst großer Geschwindigkeit erfolgt,

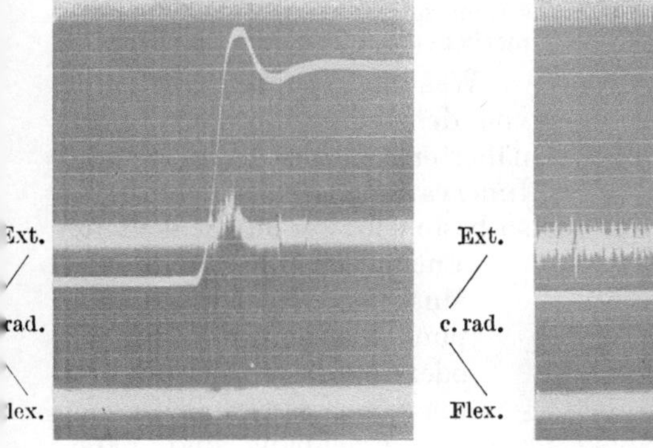

Abb. 105 a. Passive Beugung der Hand bei lockerer Haltung.

Abb. 105 b. Passive Beugung der Hand bei willkürlicher Anspannung.

so daß die Reizung der intramuskulären Receptoren sich auf einen kurzen Zeitraum zusammendrängt. Es finden sich dann Werte von der gleichen Größenordnung wie beim Schlag auf die Sehnen und Knochen, d. h. 20—30 σ. Eine weitere Übereinstimmung besteht in dem bereits erwähnten bahnenden Einfluß der Willkürinnervation. Bei aktiver Anspannung der Muskeln, die über das Gelenk hinwegziehen, in dem die passive Bewegung erfolgt, ist der Dehnungseffekt nach Intensität und zeitlicher Dauer ein wesentlich größerer als bei lockerer Haltung (Abb. 105a u. b).

Hinsichtlich der *Ausbreitung* des Reflexerfolges haben Liddel und Sherrington an der decerebrierten Katze festgestellt, daß die durch Muskeldehnung reflektorisch ausgelöste Spannungszunahme streng auf den gedehnten Muskel, ja, sogar Muskelteil lokalisiert bleibt. Verallgemeinern läßt sich dieser Befund aber schon für das Tierexperiment nicht. So hat unter anderem Wachholder ebenfalls an der decerebrierten Katze gefunden, daß nach Loslösung des oberflächlichen Tricepskopfes von seinem Ansatz und Dehnung der tiefen Köpfe ersterer doch am Effekt teilnimmt. Auch Schön, Rademaker u. a. haben eine Ausbreitung des Dehnungseffektes feststellen können. Am Menschen ist die isolierte Dehnung einzelner Muskelteile nicht durchführbar, wohl aber bleibt zu prüfen, wie sich die Antagonisten des gedehnten Muskels verhalten. Die klinische Prüfung des Dehnungsreflexes geht, wie bereits betont, stets mit einer Annäherung der Antagonisten des jeweils gedehnten Muskels einher. Ihr Verhalten entspricht in den Grundprinzipien dem des gedehnten Muskels (Abb. 101). Sie zeigen eine längere oder kürzere Serie von Strömen, die Übereinstimmung der einzelnen Teile des Muskels hinsichtlich ihrer Tätigkeitsbilder ist eine nur geringe, und die Intensität des Effektes läßt sich ebenso wie bei den gedehnten Muskeln dadurch steigern, daß vor Beginn der passiven Bewegung der Spannungszustand durch Willkürinnervation erhöht wird. Die *Latenz* des Annäherungsreflexes (Adaptationsreflex FOERSTERs) ist die gleiche wie die des Dehnungsreflexes. Bei einer möglichst raschen passiven Bewegung beträgt sie $^{2-3}/_{100}$ Sek., doch kann der erste Beginn der Ströme auch mehrere $^{1}/_{100}$ Sek. später liegen als im gedehnten Muskel.

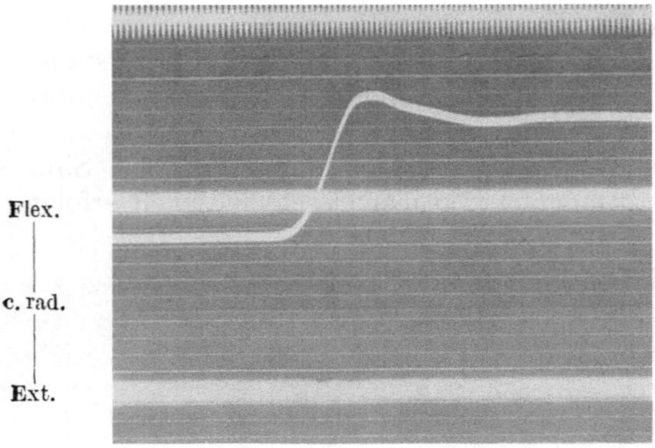

Die Angabe von FOIX und THÉVENARD, daß der Muskel, dessen Insertionspunkte angenähert werden, nur eine langwellige Saitenabweichung, aber keine frequenten Aktionsströme zeige, beruht wohl auf einem methodischen Fehler.

Was die Receptoren betrifft, von denen aus die dem angenäherten Muskel zufließende Innervation ihren Antrieb erhält, so bestehen zwei Möglichkeiten: Entweder sie liegen in dem Muskel, dessen Insertionspunkte angenähert werden, oder aber in seinem gedehnten Antagonisten. In diesem Zusammenhang sind Fälle von Totaltrennungen peripherer Nerven wichtig, bei denen die Innervation einer Antagonistengruppe vollkommen unterbrochen ist, so daß ihre Dehnung keine afferenten Erregungen mehr auslösen kann. Es ist dann festzustellen, daß bei der Annäherung der Insertionspunkte des Muskels, dessen Innervation intakt ist, in diesem keine oder nur sehr geringe Aktionsströme auftreten (Abb. 106a), im Gegensatz zu dem deutlichen Effekt bei seiner Dehnung (Abb. 106b). Es muß also in der Norm für den im angenäherten Muskel auftretenden Effekt die gleichzeitige Dehnung seines Antagonisten von wesentlicher Bedeutung sein und einen einheitlichen Reflexmechanismus im gedehnten und im angenäherten Muskel in Gang setzen.

Flex.
c. rad.
Ext.

a

Flex.
c. rad.
Ext.

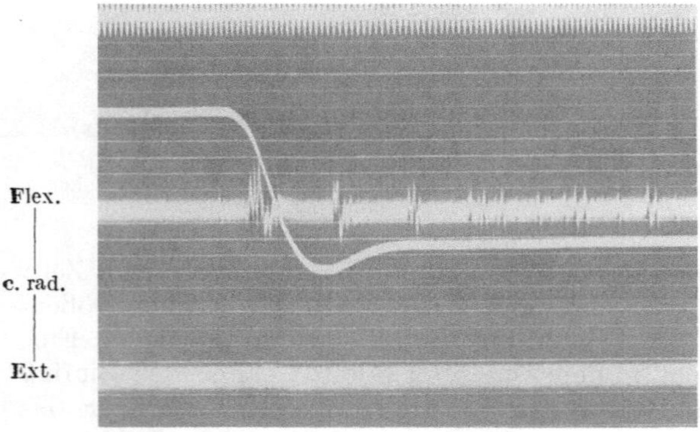

b

Abb. 106 a u. b. Totale Radialisdurchtrennung. a Passive Handbeugung. b Passive Handstreckung.

Schon aus dem Vorangehenden ist zu ersehen, daß für das Verhalten des gedehnten Muskels und seines Antagonisten, dessen Insertionspunkte angenähert werden, sich zwar gewisse Richtlinien geben lassen, daß es aber verfehlt wäre, ein festes Schema hierfür zu entwerfen. Als Grundprinzip kann gelten, daß gedehnter *und* angenäherter Muskel in Aktion versetzt werden. Dabei können die Aktionsströme im angenäherten Muskel synchron mit denen im gedehnten einsetzen, oder aber es sind zeitliche Differenzen zu beobachten, sei es, daß die Tätigkeit in dem angenäherten Muskel später einsetzt oder aber, was ebenfalls zu beobachten ist, schon vor der des gedehnten Muskels. Verschiebungen der zeitlichen Verhältnisse und das Auftreten von Tätigkeitsgruppen können Bilder entstehen lassen, in denen gedehnter und angenäherter Muskel eine rhythmisch alternierende Tätigkeitsform zeigen, doch ist dies seltener als das Auftreten einer geschlossenen Stromgruppe im gedehnten Muskel und seinem Antagonisten. In welchem Umfange beide sich am Reflexerfolg beteiligen, ist sehr verschieden. Bald überwiegt die Tätigkeit des gedehnten, bald die des angenäherten Muskels. Dabei können die Unterschiede so weit gehen, daß wie in Abb. 107a nur in dem gedehnten oder umgekehrt ganz überwiegend nur in dem angenäherten Muskel (Abb. 107 b) ein Effekt zu verzeichnen ist. Insgesamt ist, verglichen mit den Ergebnissen des Tierversuches, der Reflexerfolg bei passiven Gliedbewegungen

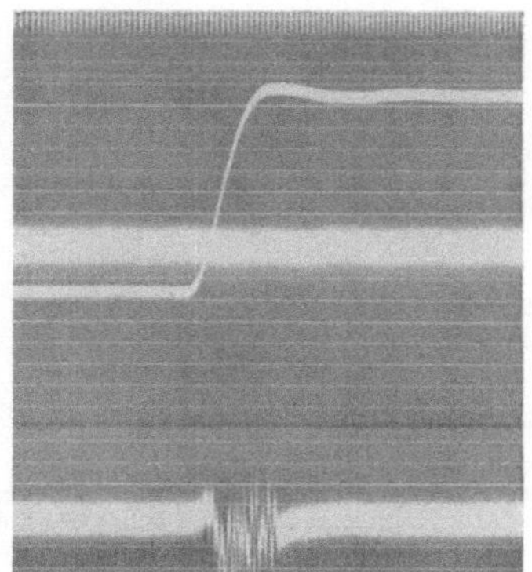

Abb. 107a. Passive Plantarflexion des Fußes.

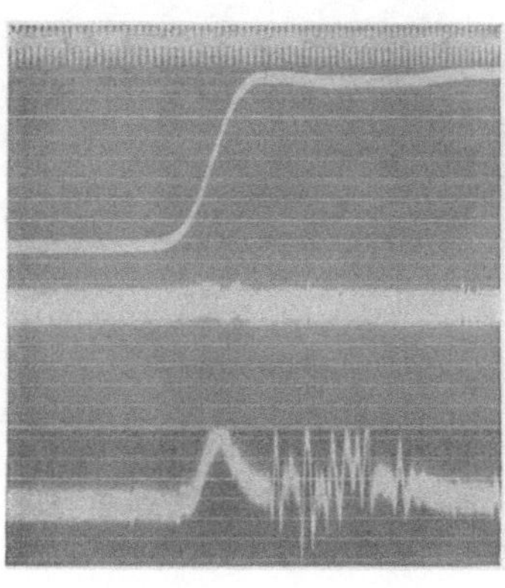

Abb. 107b. Passive Dorsalflexion des Fußes.

im intakten menschlichen Organismus viel wandelbarer als in dem Teilorganismus des spinalen oder decerebrierten Tieres.

Sind wir überhaupt berechtigt, von einem Dehnungs- und Annäherungs*reflex* zu sprechen, oder handelt es sich nicht vielmehr um willkürliche Reaktionen auf den sensiblen Reiz hin? Man wird in Fällen, in denen die Aktionsströme bei einer passiven Bewegung erst wesentlich später als $^{2-3}/_{100}$ nach Beginn der Dehnung einsetzen, diese nicht ohne weiteres im Sinne eines Dehnungs- bzw. Adaptations*reflexes* auffassen können. In der weit überwiegenden Mehrzahl der Fälle liegen jedoch bei schnellen passiven Bewegungen die Latenzzeiten weit unterhalb der Reaktionszeit für willkürliche Innervationsvorgänge, so daß an der reflektorischen Natur der Reaktion kein Zweifel sein kann. Wichtige Argumente in dieser Frage liefert die Pathologie. Wir beobachten einerseits die gleichen Bilder bei Totaltrennung des Rückenmarks, wo jegliche Willkürinnervation unterbrochen ist, ebenso bei totalen Hemiplegien, wir vermissen andererseits einen Dehnungs- und Annäherungseffekt in Fällen mit erhaltener Willkürinnervation wie bei Cerebellarläsionen und Hinterwurzeldurchtrennungen, so daß wir die Innervationseffekte bei passiven Gliedbewegungen als das Ergebnis eines besonderen Reflexmechanismus auffassen müssen, der begreiflicherweise im intakten Organismus nicht vollkommen losgelöst von Willkürimpulsen abläuft. Im Gegenteil, es bestehen enge Beziehungen zwischen Willkürinnervation und Dehnungsreflexen. Die volle Bedeutung der letzteren kommt sogar überhaupt erst im Zusammenhang mit der Willkürinnervation zur Darstellung.

c) Propriozeptive Muskelreflexe und Koordination. Die Frage, ob die Muskelreflexe nur Phänomene von klinisch diagnostischem Wert sind oder aber in den Ablauf unserer Bewegungen eingreifen, d. h. Teilglieder des Koordinationsmechanismus sind, ist schon vor der elektrophysiologischen Ära von EXNER und STERNBERG gestellt und im letzteren Sinne beantwortet worden. Tiefere

Einblicke hat aber erst die Aktionsstromanalyse gegeben. So läßt sich das unregelmäßige Bild einer Willkürinnervation durch eine rasche Folge von plötzlichen kurzen Dehnungen, wie sie sich durch mechanische Vibration herstellen lassen, in eine regelmäßige Folge biphasischer Schwankungen verwandeln (P. HOFFMANN). Das gleiche gilt auch für den Tetanuskrampf, der eine der Willkürinnervation ähnliche Aktionsstromfolge zeigt, während der regelmäßige Aktionsstromrhythmus des Strychninkrampfes nicht durch Vibration zu beeinflussen ist.

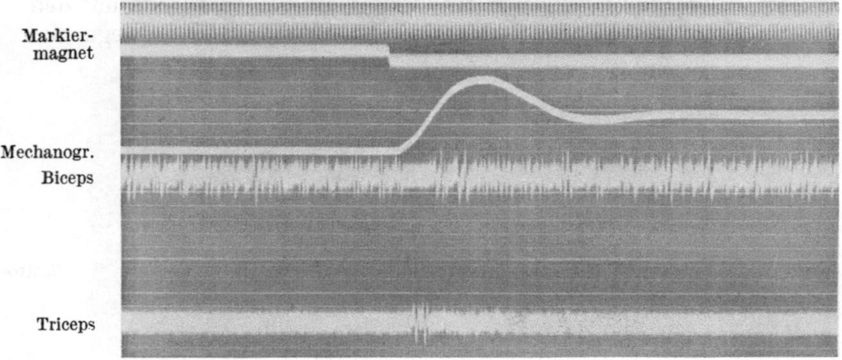

Abb. 108a. Ober- und Unterarm in horizontaler Haltung, rechtwinklige Beugung im Ellenbogengelenk. Plötzliche Entlastung des Biceps um 2 kg. Der Markiermagnet zeigt die durch Ausschaltung eines Haltemagneten bewirkte Entlastung an, das Mechanogramm die Bewegung des Unterarmes.

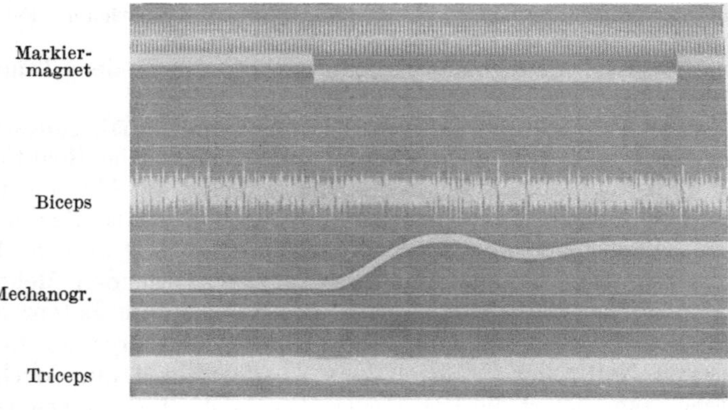

Abb. 108b. Oberarm in vertikaler Haltung, Unterarm im rechten Winkel gebeugt. Entlastung des Biceps um 2 kg. Sonst wie a.

Auch im täglichen Leben laufen ständig Dehnungsreflexe ab. Sie werden nicht nur durch passive, sondern auch durch aktive Bewegungen ausgelöst, und zwar einmal dadurch, daß die Kontraktion der Agonisten zu einer Dehnung der Antagonisten führt und diese in Tätigkeit versetzt. Es besagt dies jedoch nicht, daß die gesamte Antagonistentätigkeit einfach einen Dehnungsreflex darstellt. Er ist vielmehr nur eine Komponente derselben. Es geht dies, wie bei der Besprechung des Hinterwurzelsyndroms näher zu zeigen sein wird, daraus hervor, daß auch nach Ausschaltung des Dehnungsreflexes durch Hinterwurzeldurchschneidung noch eine Beteiligung der Antagonisten an der Durchführung willkürlicher Bewegungen zu beobachten ist.

Dehnungsreflexe treten des weiteren überall dort auf, wo im Verlaufe von Bewegungen unvorhergesehene äußere Kräfte sich bemerkbar machen, die dem Bewegungsablauf entgegengesetzt gerichtet sind. Die Kompensation einer dadurch hervorgerufenen Störung des Bewegungsablaufes, die Wiederherstellung der Bewegungsgeschwindigkeit, die vor der Einwirkung der Außenkräfte vorhanden war, erfolgt mit so kurzer Latenz, daß sie nur durch Muskelreflexe bedingt sein kann (HOFFMANN, CLAUS und WEIZSÄCKER).

Hinsichtlich der Auslösungsmöglichkeit von Dehnungsreflexen ist ferner daran zu denken, daß nicht nur eine von außen gesetzte Dehnung Muskelreflexe auslöst, sondern solche auch bei der Anspannung des Muskels selbst auftreten und die Willkürinnervation verstärken. Letztere wäre danach aus einem zentral-nervösen und einem reflektorischen Anteil zusammengesetzt. Nach HOFFMANN spricht folgende Beobachtung hierfür: Wird der rechtwinklig gebeugte Unterarm von einem angehängten Gewicht plötzlich entlastet, so tritt mit einer innerhalb der Reflexzeit liegenden Latenz eine Verminderung der Bicepsaktionsströme ein (Abb. 108a u. b). Sie wird von HOFFMANN so aufgefaßt, daß es durch die plötzliche Spannungszunahme zu einem Ausfall der während der vorangehenden Anspannung vorhandenen Eigenreflexe kommt und damit zu einer Verminderung der Innervationsfrequenz. An der Richtigkeit dieser Beobachtung kann kein Zweifel sein. Es tritt nicht nur im Biceps, sondern auch in anderen Muskeln beispielsweise dem Triceps und dem Quadriceps bei plötzlicher Entlastung mit einer innerhalb der Reflexzeit liegenden Latenz eine Abnahme der Aktionsströme, bzw. ein Ausfall derselben auf. Sicher dürften wir uns aber den Vorgang, der sich dabei abspielt, nicht rein mathematisch so vorstellen, daß die Impulsfolge nun eine rein quantitative Verminderung um eine bestimmte Anzahl reflektorischer Impulse erfährt. Es handelt sich bei dem, was sich unter dem Einfluß der plötzlichen Entspannung eines innervierten Muskels abspielt, doch wohl um einen wesentlich komplizierteren Vorgang. Leitet man nämlich gleichzeitig von Agonisten *und* Antagonisten ab, so ist unter bestimmten Bedingungen zu beobachten, wie reziprok zu dem Stromausfall in dem entspannten Muskel eine Stromperiode in seinem Antagonisten auftritt (Abb. 108a). Es wäre möglich, daß es sich dabei um einen durch die Bewegung des Gliedes in der Kraftrichtung des entlasteten Muskels bedingten Dehnungsreflex der Antagonisten unter gleichzeitiger reziproker Hemmung des entlasteten Muskels handelt. Dagegen spricht jedoch, daß die Stromperiode im Antagonisten nicht immer vorhanden ist, sondern es ähnlich wie bei aktiven Bewegungen von den jeweiligen Bedingungen abhängt, ob bei der plötzlichen Entspannung eines Muskels sein Antagonist in Aktion tritt oder nicht. So fehlt wie in Abb. 108 b die Stromperiode im Antagonisten oder ist nur schwach ausgeprägt, wenn die Schwere des Gliedes im Sinne des Antagonisten wirkt. Es kommt also bei der plötzlichen Entspannung eines Muskels nicht einfach zu einem Innervationsausfall, sondern zu einer Änderung der Impulsverteilung auf Agonisten und Antagonisten. Die afferenten Erregungen während der Anspannung eines Muskels werden nicht einfach in motorische Impulse transponiert, die sich zu den supraspinalen Impulsen hinzuaddieren, sie wirken vielmehr in einer im einzelnen noch nicht geklärten Weise umstimmend auf den Ablauf der zentralen Erregungsvorgänge. Im Einklang hiermit steht, daß nach Ausschaltung sämtlicher afferenter Erregungen im Aktionsstrombild der Willkürinnervation keine Verminderung der Frequenz festzustellen ist (vgl. S. 955).

2. Exterozeptive Reflexe.

Dem *Grundgelenkreflex* liegt eine tetanische Innervation der Daumenballenmuskulatur zugrunde. Die Latenzzeit bewegt sich dabei zwischen 33—60 σ, wobei zu berücksichtigen ist, daß der Reizmoment kein scharf begrenzter ist. Wahrscheinlich liegen die wahren Werte niedriger, zwischen 25—30 σ (C. MAIER).

Bei den cutanen *Bauchdeckenreflexen* besteht der Reflexerfolg ebenfalls in einer Impulsfolge, deren Länge abhängt von der Reizdauer und diese nur wenig überschreitet. Auch bei periostaler Auslösung der Bauchdeckenreflexe ist der Reflexerfolg überwiegend tetanischer Natur, aber von wesentlich kürzerer Dauer als bei cutaner. Es kann dies soweit gehen, daß analog wie bei den Sehnenreflexen nur eine Einzelerregung mit einer biphasischen Schwankung zustandekommt. Die Bahnung durch gleichzeitige Willkürinnervation, das Auftreten einer „Innervationsstille" im Anschluß an den Reflex und anderes spricht dafür, daß es sich bei den sog. periostalen Bauchdeckenreflexen um den gleichen Mechanismus wie bei den Sehnenreflexen handelt, daß also beim Schlag auf die Rippen nicht periostale Receptoren, sondern muskuläre gereizt werden (Verf.). Die Latenzzeit ist bei den periostalen Bauchdeckenreflexen kürzer als bei den cutanen. Sie beträgt für erstere nach GUILLAIN, STROHL und ALAJOUANINE 86 σ, für letztere 100 σ. Dabei ist zu berücksichtigen, daß der Reizmoment bei der üblichen klinischen Auslösung der cutanen Reflexe nicht genau bestimmbar ist. Eigene orientierende Versuche haben kürzere Werte, für die periostalen Bauchdeckenreflexe im Mittel 30 σ, ergeben. Abschließendes wird sich erst nach weiteren Untersuchungen sagen lassen.

3. Motorische Vorstellungen.

Bereits die Vorstellung bestimmter muskulärer Leistungen ist mit dem Auftreten von Aktionsströmen in den entsprechenden Muskelgruppen verknüpft, die minimale Innervationsvorgänge anzeigen und im Prinzip den Aktionsströmen entsprechen, die bei motorischen Leistungen mit sichtbarem äußeren Effekt auftreten (JAKOBSON).

4. Willkürliche Haltungen.

Schon im Hinblick auf die einfache Tatsache, daß jede Bewegung aus einer bestimmten Haltung heraus erfolgt und in eine solche ausläuft, ist es von Interesse, Einblick zu gewinnen in die Innervationsvorgänge, die bei der Aufrechterhaltung einer Gliedstellung sich abspielen. Es ist überraschend, wie bei der elektrophysiologischen Analyse ein rein phänomenologisch betrachtet relativ einfacher Zustand wie der der Haltung sich als die Resultante von Innervationsvorgängen erweist, die je nach den Bedingungen außerordentlich wechselvoll sind (WACHHOLDER und Verfasser).

Wird ein Gliedabschnitt dem Einfluß äußerer Kräfte entzogen und unter Ausschaltung der Eigenschwere möglichst zwanglos gelagert, so kann diese Ruhelage bestehen, ohne daß von Agonisten und Antagonisten auch bei empfindlicher Ableitung irgendwelche Aktionsströme zu erhalten sind, mit anderen Worten, es kann jede aktive Muskeltätigkeit fehlen. Hierzu bedarf es allerdings einer bestimmten, psychomotorischen Einstellung und der Fähigkeit, entsprechend dieser, Innervationsimpulse tunlichst auszuschalten. Es ist dies eine Fähigkeit, die nicht allen Personen gegeben ist.

Läßt man nun, ausgehend von einer solchen stromlosen Ruhelage, steigende Gewichte auf den betreffenden Gliedabschnitt einwirken, so ist zur Aufrechterhaltung der Ausgangslage des letzteren eine Haltungsinnervation erforderlich, deren Aktionsstrombild folgendes zeigt: Zunächst einmal sind bei geringer Belastung nur in den Hauptagonisten Ströme nachweisbar, und erst bei weiterer Steigerung treten auch in den anderen Agonisten Ströme auf, zunächst von geringerer Amplitude bis dann schließlich alle Agonisten in annähernd gleicher Stärke tätig sind. Der einzelne Agonist zeigt bei ganz geringer Beanspruchung einzelne biphasische Schwankungen oder Gruppen von 2—3 Strömen, die regelmäßig und in einer Frequenz von 8—10 pro Sekunde einander folgen, um bei etwas stärkerer Belastung näher aneinanderzurücken unter gleichzeitiger Zunahme der Frequenz auf 15—20 pro Sekunde. Das Registrierinstrument bleibt dann zwischen den Einzelschwankungen nicht mehr völlig in Ruhe, sondern zeigt kleinere Oszillationen, sodaß die Gesamtzahl der Ströme dann 60—90 pro Sekunde beträgt. Bei noch stärkerer Belastung, etwa von 1—2 kg an, ist dann eine ununterbrochene Folge von 150—170 Schwankungen pro Sekunde zu verzeichnen, die auch bei weiterer Belastung keine Zunahme mehr erfährt. Demgegenüber nehmen die Amplituden, die zunächst einen flacheren Anstieg zeigen als entsprechend der Belastungszunahme zu erwarten ist, dann letzterer proportional zu, ja sogar in noch stärkerem Maße, als zu erwarten wäre. Im einzelnen bestehen hier Unterschiede von Person zu Person, von Muskel zu Muskel.

Auch die Beziehungen verschiedener Muskelteile zueinander lassen mit zunehmender Stärke der Haltungsinnervation Veränderungen erkennen. Bei schwacher und mittlerer Belastung sind zwischen den Aktionsstromkurven verschiedener Teile des Muskels, abgesehen von den Stellen ausgesprochener Periodenbildung, keine Beziehungen festzustellen. Bei weiterer Verstärkung der Innervation wird dann die Übereinstimmung eine immer bessere, bis schließlich bei sehr starker Anspannung eine ständige Übereinstimmung oder wenigstens eine solche über weite Strecken vorhanden ist. Gleichzeitig verschwinden die Nebenwellen immer mehr und die Kurvenform nimmt eine weitgehende Regelmäßigkeit mit glatten biphasischen Schwankungen an.

Die Antagonisten, die bei schwacher und mittelstarker Innervation stromlos sind, zeigen bei intensiver Haltungsinnervation eine kontinuierliche Folge kleiner Schwankungen.

Die Anpassung der Haltungsinnervation an eine Zunahme äußerer Kräfte erfolgt also nicht einfach durch eine quantitative Steigerung derselben, sondern durch das Ineinandergreifen verschiedener Mechanismen, durch Vermehrung der Zahl der tätigen motorischen Elemente und durch Veränderungen der Zusammenarbeit der verschiedenen Muskelteile. Sind nur geringe äußere Kräfte zu kompensieren, so kommt die erforderliche Leistungssteigerung zunächst auf dem Wege über eine Vermehrung der Frequenz der einzelnen Impulse zustande. Schon früh tritt daneben mit Zunahme der äußeren Kräfte eine Verstärkung der Innervationsintensität auf, die dann nach Erreichung der Maximalfrequenz noch weiter zunimmt. In einem letzten Stadium schließlich wird eine weitere Leistungssteigerung in der Weise erzielt, daß die einzelnen Teile des Muskels die bisher peletonfeuerartig tätig waren, eine synchrone, salvenmäßige Innervation zeigen.

Um eine zwanglose, aktionsstromfreie Ruhelage eines Gliedes einzunehmen, bedarf es, wie bereits erwähnt, einer besonderen Einstellung, die nicht alle Versuchspersonen aufbringen. Die meisten zeigen dabei wenigstens zunächst eine mehr oder minder starke Anspannung von Agonisten und Antagonisten, es sind von beiden Aktionsströme abzuleiten. Was hier als koordinatorische Unzulänglichkeit erscheint, wird im Rahmen bestimmter Aufgaben, wenn es darauf ankommt, eine Gliedstellung gegen äußere Störungen zu sichern, zur koordinierten Leistung, indem die ein Gelenk umgebenden Muskeln dieses verstreben wie die Taue den Mast eines Schiffes. Je stärker diese Verstrebung, um so stärker sind die von Agonisten und Antagonisten ableitbaren Aktionsströme. Es treten zunächst einzelne durch Pausen getrennte Einzelströme oder Gruppen von solchen auf, die mit zunehmender Anspannung in eine kontinuierliche Stromfolge übergehen, wobei aber immer noch eine mehr oder minder ausgesprochene Gliederung in Perioden bestehen bleibt. Während aber die verschiedenen Muskelteile bei der zwanglosen Haltung mit steigender Anspannung die Tendenz zu einer zunehmenden Übereinstimmung ihrer Tätigkeit zeigen, ist bei der versteiften Haltung, auch bei einer solchen maximaler Stärke, abgesehen von kurzen Strecken, keine Übereinstimmung vorhanden (Abb. 109a). Für die Beziehungen verschiedener Agonisten zueinander gilt das gleiche. Das Verhalten der Antagonisten ergibt sich daraus eigentlich von selbst. Von einer durchgehenden reziproken Innervation kann keine Rede sein (Abb. 110 a), es können vielmehr einander Gruppen verschiedener Frequenz, Gruppenbildung im Agonisten —

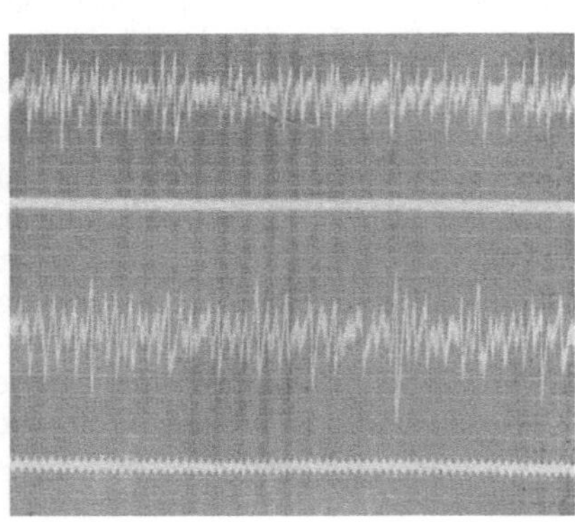
a

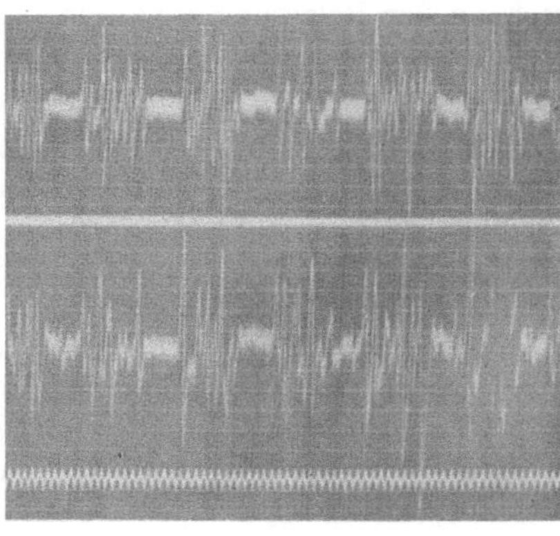
b

Abb. 109 a u. b. a Biceps, Zweifachableitung. Querabstand der Elektroden 1,8 cm. Maximale Versteifung. b Maximale Versteifung wie a, Tremor. a und b sind einer Kurve entnommen und nur durch wenige Sekunden voneinander getrennt. (Nach K. WACHHOLDER und H. ALTENBURGER.)

kontinuierliche Stromfolge im Antagonisten gegenüberstehen. Nur dort, wo die Aktionsstromfolge eine scharfe Gliederung in Perioden von 10 pro Sekunde aufweist, ist eine synchrone Tätigkeit verschiedener Muskelteile und ein deutliches Alternieren von Agonisten und Antagonisten festzustellen. Während dies bei schwacher und mäßig starker Versteifung immer nur für kurze Perioden der Fall ist, kann bei maximaler Versteifung dieses Bild längere Zeit bestehen bleiben, es kommt dann zu einem ausgesprochenen Tremor (Abb. 109 b u. 110 b). Der versteiften Haltung liegt also eine synchrone, peletonfeuerartige irreziproke Tätigkeit der Muskeln des betreffenden Gliedabschnittes zugrunde, die nur vorübergehend, insbesondere bei maximaler Versteifung in eine synchrone rhythmische Tätigkeit der Agonisten bei gleichzeitigem reziprokem Verhalten der Antagonisten übergeht.

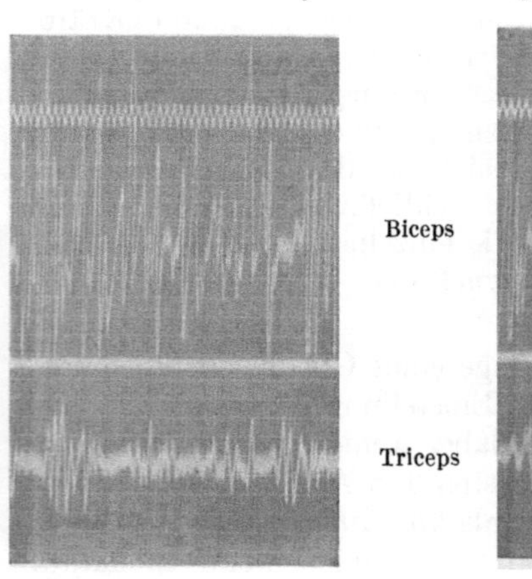
a

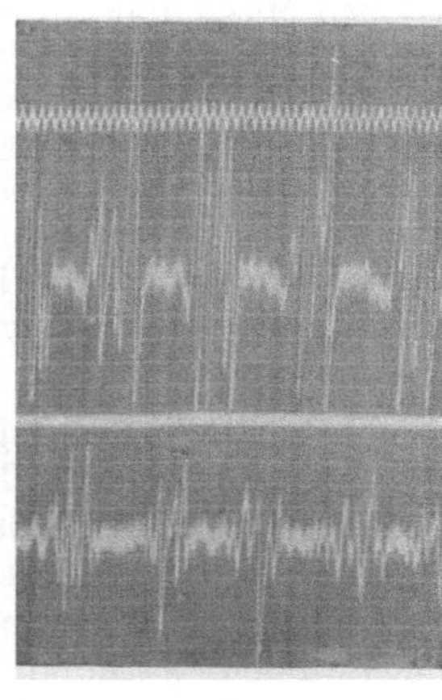

b

Abb. 110 a u. b. a Maximale Versteifung. b Maximale Versteifung wie a, nach dem Eintritt von „Zittern“. a und b sind einer Kurve entnommen und nur durch wenige Sekunden voneinander getrennt. (Nach K. WACHHOLDER und H. ALTENBURGER.)

5. Willkürliche Bewegungen.

Haltung und Bewegung folgen ihrer physiologischen Struktur nach eine jede eigenen Gesetzen. Am reinsten kommen deshalb die Charakteristika der

Bewegungsinnervation bei fortlaufenden Hin- und Herbewegungen zur Darstellung, bei denen das Interferieren von Haltungsinnervationen weitgehend auszuschalten ist.

Hin- und Herbewegungen. Fortlaufende Hin- und Herbewegungen sind nicht nur von physiologischem, sondern auch von klinischem Interesse. Stellt doch die Prüfung der Diadochokinesis ein wichtiges diagnostisches Kriterium dar. Um das Charakteristische im Aufbau rhythmischer Hin- und Herbewegungen zur Darstellung zu bringen, ist es zweckmäßig, von möglichst einfachen Bedingungen auszugehen (WACHHOLDER und Verfasser). Läßt man unter Ausschaltung äußerer Kräfte und der Eigenschwere des bewegten Gliedes durch entsprechende Lagerung und Unterstützung möglichst lockere gebundene Hin- und Herbewegungen steigender Geschwindigkeit ausführen, so ist folgendes zu beobachten (Abb. 111):

Langsame Bewegungen verlaufen nicht glatt, sondern mit mehrfachen Beschleunigungen und Verlangsamungen, die Richtungsumkehr erfolgt selten ganz fließend. Mit zunehmender Geschwindigkeit werden diese Unregelmäßigkeiten immer seltener und bei einem mittleren Tempo ist der Kurvenverlauf ein annähernd sinusförmiger, wobei der Ausführende das subjektive Empfinden hat, eine ausgesprochen fließende, gebundene Hin- und Herbewegung auszuführen. Bei noch weiterer Steigerung der Geschwindigkeit macht dann diese Sinusform einer Kurve mit steilen Schenkeln und scharfen Wendungen Platz.

Die Maximalfrequenz, mit der rasch aufeinanderfolgende Hin- und Herbewegungen ausgeführt werden können, hängt von einer ganzen Reihe von Faktoren ab. Zu diesen gehört einmal das Alter. So ist es bekannt, daß Kinder Hin- und Herbewegungen schlechter auszuführen imstande sind als Erwachsene. Von maßgebender Bedeutung sind fernerhin die Gelenkverhältnisse. Am größten ist nach v. KRIES die erreichbare Maximalfrequenz in den Hand- und Fingergelenken, wo sie maximal 10—11 pro Sekunde beträgt, eine Frequenz, die nur von wenigen erreicht wird. Die maximale Durchschnittsfrequenz im Handgelenk beträgt 4—8 pro Sekunde, im Fußgelenk nur 3 pro Sekunde. Übung, lokale und allgemeine Ermüdung sind von wesentlicher Bedeutung. Unter denselben Bedingungen geprüft zeigt die Maximalfrequenz bei ein und demselben Individuum jedoch eine weitgehende Konstanz. Klinisch von Wichtigkeit ist, wie groß normalerweise die Differenzen der Maximalfrequenz zwischen links und rechts sein können. Oft sind solche überhaupt nicht vorhanden, in anderen Fällen betragen sie nicht mehr als 1 Hin- und Herbewegung pro Sekunde. Dabei ist häufig festzustellen, daß bei rein subjektiver Beobachtung der Eindruck eines Frequenzunterschiedes besteht, der bei graphischer Registrierung sich als Täuschung erweist, hervorgerufen durch Unterschiede in der Gleichmäßigkeit des Bewegungsablaufes.

Die Aktionsstrombilder der an der Durchführung einer fortlaufenden Hin- und Herbewegung beteiligten Agonisten und Antagonisten zeigen in allen Geschwindigkeitsphasen ein reziprokes Verhalten. Während der Agonist tätig ist, ist der Antagonist in Ruhe oder zeigt nur sehr geringe Ströme. Am ausgesprochensten ist diese alternierende Tätigkeitsform bei einer mittleren Bewegungsgeschwindigkeit, bei der Tätigkeit im Agonisten, Ruhe im Antagonisten besteht. Bei langsamen Hin- und Herbewegungen dagegen zeigt der Antagonist meist schwache Ströme, einzeln oder in kleinen Gruppen angeordnet, die den obenerwähnten Verlangsamungen der Bewegungskurve entsprechen. Ähnlich sieht man auch bei schnellen Bewegungen zwischen den Haupttätigkeitsphasen schwache, eben sichtbare Ströme. Sie treten um so später und schwächer auf, je lockerer die Bewegung ausgeführt wird, eine Forderung, die von den verschiedenen Personen in einem sehr wechselnden Ausmaß erfüllt werden kann. Je mehr dies gelingt, um so größer ist die erreichbare Maximalfrequenz.

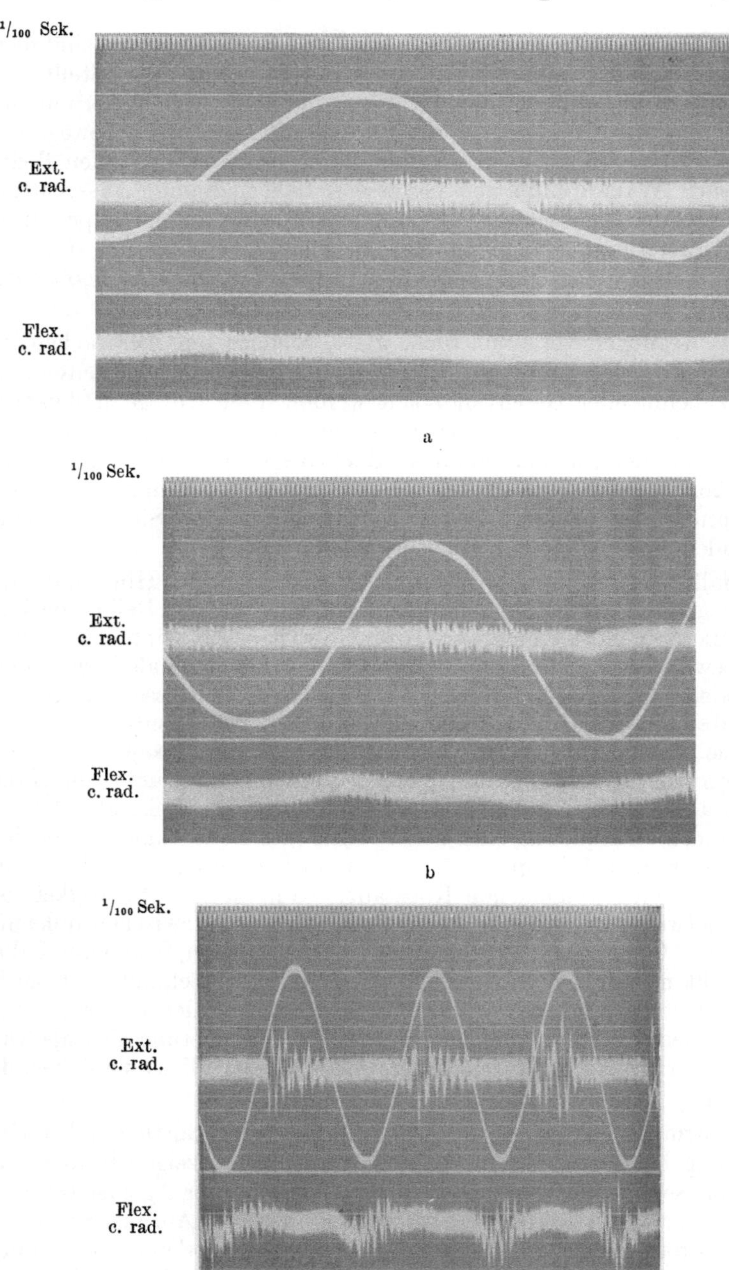

Abb. 111a—c. Phasen aus einer normalen Hin- und Herbewegung im Handgelenk. a Langsam; b mäßig schnell; c schnell. ↓ Extension. Im Mechanogramm entspricht 1 mm einer Bewegung von 2° Winkelgrad.

Die Dauer der Aktionsstromperioden in den Agonisten und Antagonisten wird mit zunehmender Bewegungsgeschwindigkeit eine immer geringere, ihre

Stärke hingegen nimmt immer mehr zu. Häufig ist festzustellen, daß in der Stärke und Dauer der Ströme der beteiligten Muskeln Unterschiede bestehen, die soweit gehen können, daß von dem einen der Antagonisten nur minimale Ströme abzuleiten sind. Es hängt dies mit der fortlaufenden Hin- und Herbewegungen eigentümlichen Betonung einer bestimmten Bewegungsrichtung, der Extension oder der Flexion zusammen, wobei der Seite der Betonung die längere und stärkere Aktionsstromperiode entspricht. Ähnliche Unterschiede sind auch dann zu beobachten, wenn die Bewegung nach einer Seite hin bis an den Gelenkanschlag heranreicht.

Über die zeitlichen Beziehungen der Aktionsstrom- bzw. Tätigkeitsperioden der Agonisten und Antagonisten zu den Phasen der Bewegungskurve ist kurz folgendes zu sagen: Mit zunehmender Bewegungsgeschwindigkeit erfolgt der Einsatz der jeweiligen Agonistentätigkeit immer früher. Während bei sehr langsamen Hin- und Herbewegungen die Ströme z. B. im Extensor und Flexor carpi radialis häufig erst nach Beginn der zugehörigen Bewegungskurve einsetzen, rücken mit steigender Bewegungsgeschwindigkeit die einzelnen Tätigkeitsperioden immer weiter nach vorn, so daß ihr Beginn dann mit dem der entsprechenden Bewegungsphase zusammenfällt und schließlich ihr immer mehr vorauseilt, so daß bei maximaler Geschwindigkeit die Extensorströme weit in die vorangehende Phase der Flexion hineinreichen und umgekehrt. Das Vorrücken der Tätigkeitsperiode gegenüber der zugehörigen Bewegungsphase beginnt im Ellenbogengelenk früher als im Handgelenk, in diesem früher als in den Fingergrundgelenken.

Die im vorangehenden geschilderten fortlaufenden Hin- und Herbewegungen in Hand- oder Ellenbogengelenk unter Ausschaltung äußerer Kräfte und der Eigenschwere des Gliedes sind deshalb von besonderem Interesse und stellen den geeignetsten Ausgangspunkt für eine Analyse pathologisch veränderter Hin- und Herbewegungen dar, weil hier die Charakteristika rhythmischer Bewegungen am reinsten zur Darstellung gelangen. Es sind kurz zusammengefaßt und in einem Schema dargestellt (Abb. 112) folgende:

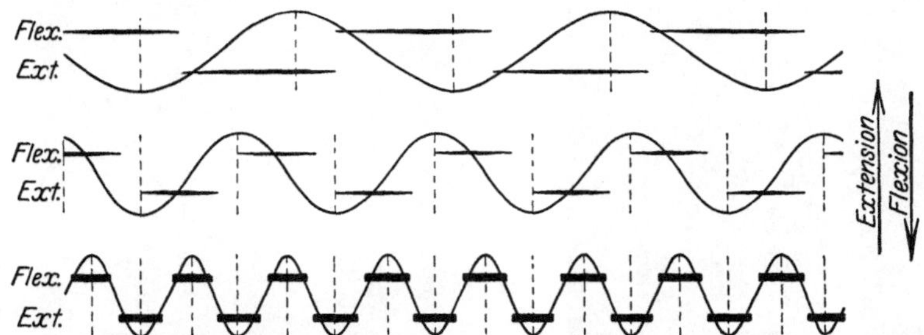

Abb. 112. Schema einer normalen Hin- und Herbewegung steigender Frequenz. Intensität, zeitliche Dauer und Wechselbeziehungen der Antagonisten sind entsprechend den Ergebnissen der Aktionsstromanalyse schematisch dargestellt. (Nach WACHHOLDER und ALTENBURGER.)

Bei fortlaufenden Hin- und Herbewegungen zeigen die Antagonisten eine alternierende Tätigkeit. Mit zunehmender Bewegungsgeschwindigkeit wird die Dauer der Tätigkeitsperioden eine immer kürzere, ihre Intensität eine größere, gleichzeitig erfolgt der Einsatz der Agonistentätigkeit im Verhältnis zu den entsprechenden Bewegungsphasen immer früher.

Hinsichtlich der an dem Zustandekommen rhythmischer Hin- und Herbewegungen beteiligten Kräfte zeigt ein Vergleich der Tätigkeitsperioden der Agonisten und Antagonisten mit den Phasen der Bewegungskurve, daß bei langsamen Bewegungen die Bewegungsumkehr sich ohne aktives Eingreifen der Antagonisten vollziehen kann, ferner daß bei mittelschnellen und schnellen Bewegungen die Bewegung noch weiter läuft, nachdem der Agonist seine Tätigkeit bereits eingestellt hat. Es ist dies so zu verstehen, daß für den Ablauf willkürlicher Hin- und Herbewegungen neben aktiven Muskelkräften auch passive Kräfte — in erster Linie Trägheit und Elastizität — von Wichtigkeit sind. Über dieses Ineinandergreifen aktiver und passiver Kräfte ist zusammenfassend folgendes zu sagen:

Bei langsamen Bewegungen werden aktive Kräfte dadurch verbraucht, daß die Bewegung gegen die bremsende Elastizität der Antagonisten durchgeführt werden muß, bei schnellen Bewegungen dadurch, daß hier starke Trägheitskräfte

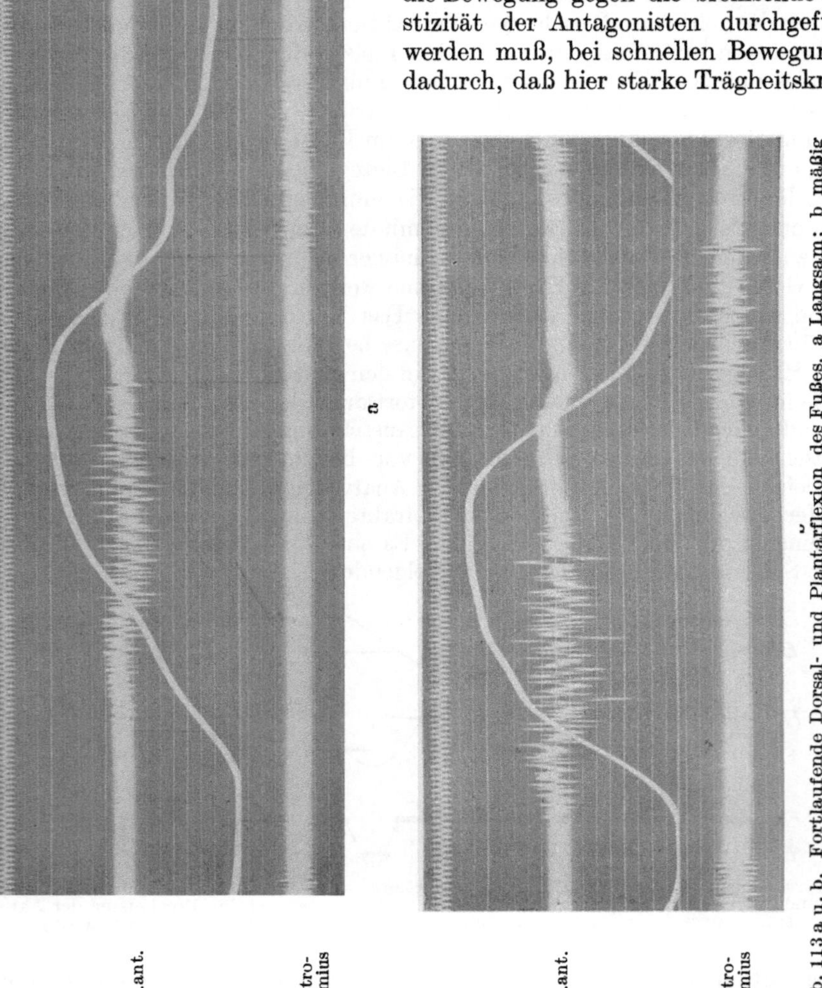

Abb. 113 a u. b. Fortlaufende Dorsal- und Plantarflexion des Fußes. a Langsam; b mäßig schnell. ↑ Dorsalflexion.

durch eine Kontraktion der Antagonisten abgebremst werden müssen. Bei einer mittleren Geschwindigkeit dagegen werden Trägheits- und Elastizitätskräfte in vollem Umfange für die Bewegungsdurchführung ausgenutzt und den aktiven Kräften fällt nur die Aufgabe zu, die Bewegung durch immer erneuten Anstoß in Gang zu halten. Je nach der Bewegungsgeschwindigkeit greifen also aktive und passive Kräfte in verschiedener Weise ineinander, um bei einem mittleren Bewegungstempo eine optimale Abstimmung aufeinander zu zeigen.

Dieser Grundtyp gebundener Hin- und Herbewegungen erfährt je nach den inneren und äußeren Bedingungen Abwandlungen. Es ist nicht unwichtig, auf einige von ihnen kurz einzugehen, da sie zum Teil bei der klinischen Prüfung der Diadochokinesis eine Rolle spielen.

Hin- und Herbewegungen im *Fußgelenk* (Abb. 113a u. b) zeigen in ihrem Verlaufe im allgemeinen eine viel stärkere Ausprägung von Stufen und Unregelmäßigkeiten als solche im Handgelenk. Ein Teil der Untersuchten behält diese bis zur maximalen, von ihnen erreichbaren Geschwindigkeit bei, während ein anderer mit zunehmender Beschleunigung ein Glatterwerden des Kurvenverlaufes erkennen läßt. Zu berücksichtigen sind individuelle Unterschiede dieser Art bei der Beurteilung pathologischer Verhältnisse. Agonisten und Antagonisten zeigen bei Bewegungen im Fußgelenk im wesentlichen das gleiche Verhalten, wie an den oberen Extremitäten, d. h. sie sind reziprok tätig. Die Dauer ihrer Tätigkeitsperioden wird mit steigender Geschwindigkeit eine immer kürzere, ihr Beginn rückt im Verhältnis zu der entsprechenden Bewegungsphase immer weiter nach vorn.

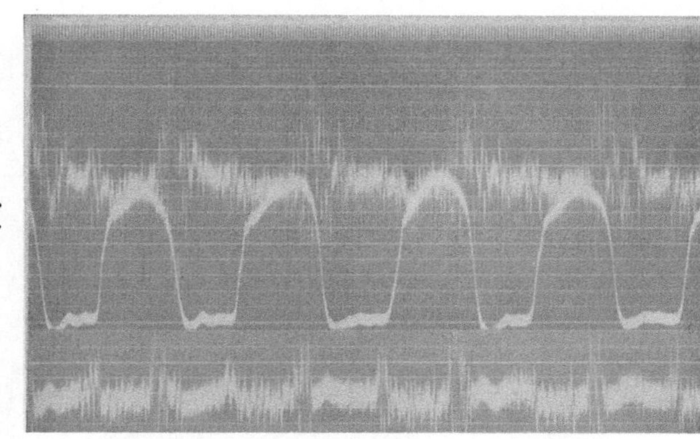

Abb. 114. Fortlaufender Faustschluß und Faustöffnung, normale Versuchsperson. ↑ Faustschluß.

Beim *Faustschluß* und bei der *Faustöffnung* sind die Innervationsverhältnisse insofern kompliziertere als bei einfachen Bewegungen im Hand- oder Fußgelenk als der seiner Verlaufsrichtung nach als Antagonist des Flexor dig. anzusprechende Extensor dig. gleichzeitig als Synergist an der Handaufrichtung beteiligt ist. Umgekehrt tritt bei der Faustöffnung neben den übrigen Synergisten auch der Flexor dig. als Flexor des Handgelenks in Funktion. Dem entspricht ein Aktionsstrombild, das in seinem Aufbau weniger übersichtlich ist als das einfacher Hand- oder Fingerbewegungen (Abb. 114). Im allgemeinen ist der rhythmische Wechsel von Tätigkeit und Ruhe im Flexor dig. deutlicher ausgeprägt als im Extensor dig. Letzterer zeigt eine mehr kontinuierliche Tätigkeit, die nur dadurch eine Gliederung erfährt, daß stärkere Ströme während der Faustöffnung und schwächere während der Faustschließung abwechseln.

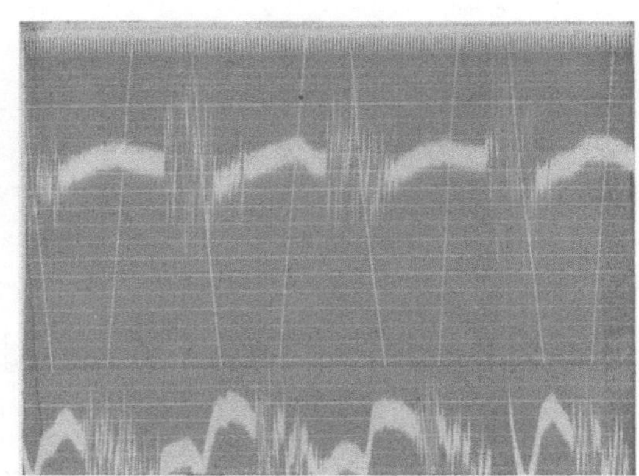

Abb. 115. Fortlaufende Pro- und Supination der Hand. ↓ Supination.

Bei der rasch aufeinanderfolgenden *Pro-* und *Supination des Unterarmes,* dem bekannten klinischen Test für die Prüfung der Diadochokinese sind Biceps und Pronator teres für die Aktionsstromableitung am besten erreichbar. Sie zeigen ein ausgesprochen reziprokes Tätigkeitsbild (Abb. 115).

Wirklich fließende Hin- und Herbewegungen sind, wie bereits betont, nur dann möglich, wenn sie locker ausgeführt werden. Läßt man Hin- und Herbewegungen

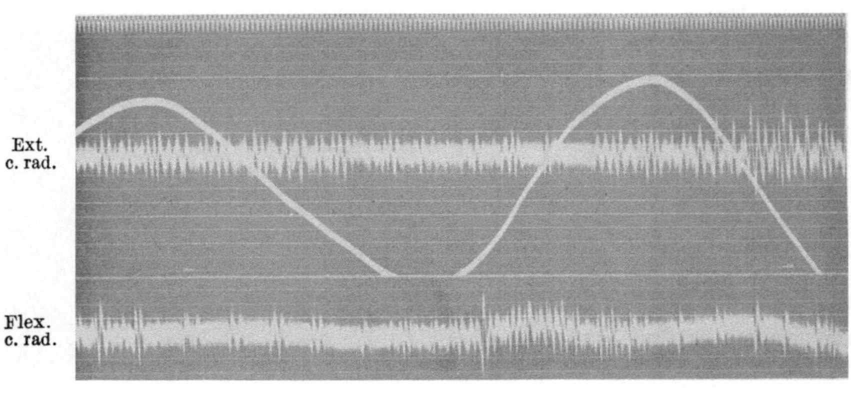

a

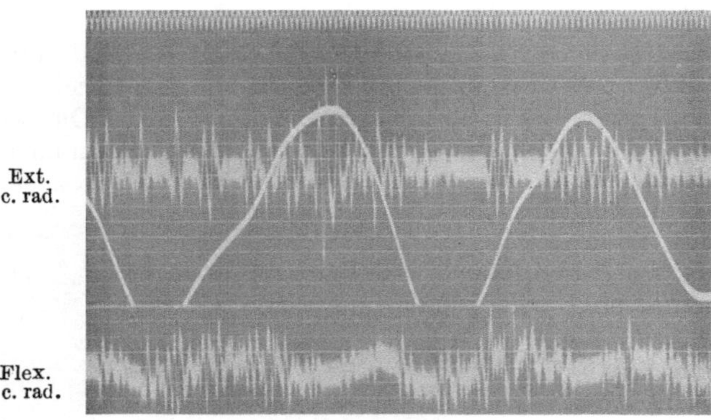

b

Abb. 116 a u. b. Normale Versuchsperson, fortlaufende Hin- und Herbewegung mit gleichzeitiger willkürlicher Anspannung von Agonisten und Antagonisten ↑ Flexion. Vgl. Abb. 111 a—c, die von derselben Versuchsperson stammt, aber locker ausgeführt ist; a mäßig schnell; b Maximalgeschwindigkeit.

bewußt versteift, d. h. unter gleichzeitiger Anspannung von Agonisten und Antagonisten ausführen, so ist festzustellen, daß dabei die Antagonisten nicht wie bei lockeren, zwanglosen Bewegungen einen periodischen Wechsel von Tätigkeit und Ruhe zeigen, sondern Strecken starker Tätigkeit mit solchen schwächerer alternieren (Abb. 116). Die erreichte Maximalfrequenz bleibt dann erheblich hinter der bei lockerer Bewegungsausführung zurück. In dem Abb. 116 zugrunde liegenden Versuch betrug sie beispielsweise 2,5 Hin- und Herbewegungen pro Sekunde gegenüber 6 bei lockerer Bewegungsausführung. Bemerkenswert sind diese Verhältnisse deshalb, weil wir in der Pathologie Kurven eines versteiften Innervationstyps begegnen und durch einen Vergleich derselben mit willkürlich produzierten Versteifungsinnervationen Gesunder sich entscheiden läßt, inwieweit für die Pathogenese der Adiadochokinesis von Bedeutung sind. Dabei ist festzustellen, daß der Grad, der von normalen Personen willkürlich produzierten Versteifung erheblich größer sein kann als der unter pathologischen Bedingungen, und daß trotz dessen die Maximalfrequenz im ersteren Falle größer ist als in letzterem. Die Feststellung einer versteiften Tätigkeitsform erklärt also für sich allein nicht ohne weiteres eine vorhandene Adiadochokinesis.

Bewegungen, die der Einwirkung von Außenkräften, wie Reibung, Trägheit und Elastizität, ferner der Eigenschwere des betreffenden Gliedes nach Möglichkeit entzogen sind, sind ausgezeichnet geeignet, um die Grundprinzipien der Bewegungsinnervation zur Darstellung zu bringen. Im täglichen Leben sind diese Bedingungen jedoch nur selten verwirklicht. Außenkräfte verschiedener Art und die Gliedschwere selbst greifen hier in kaum übersehbarem Wechsel ineinander und modifizieren die physiologische Bewegungsstruktur. Stellt man jedoch Grenzfälle her, wie dies WAGNER getan hat, der abwechselnd immer nur eine der drei Außenkräfte, Trägheit, Elastizität, Reibung zur Wirkung gelangen ließ, so ergeben sich auch hierfür charakteristische Bewegungsbilder, die den Einfluß jedes einzelnen der genannten Faktoren zur Darstellung bringen.

Einzelbewegungen. Während die rhythmische Hin- und Herbewegung die Möglichkeit bietet, über längere Zeit hin ein von fremden Beimischungen freies, reines Bewegungsgeschehen zu realisieren, liegen bei der Einzelbewegung die Dinge viel schwieriger. Haltung und Bewegung lösen hier einander in raschem Wechsel ab, und es ergeben sich so viele Variationsmöglichkeiten, daß es nicht angängig ist, von dem Aktionsstrombild der normalen Einzelbewegung schlechthin zu sprechen. Es gilt vielmehr in weit größerem Umfange noch als bei der Hin- und Herbewegung festzustellen, welche Gestalt bei verschiedenen psychomotorischen Einstellungen und verschiedenen Aufgaben das motorische Geschehen annimmt. Nur so ist eine genügend breite Ausgangsbasis für die Beurteilung pathologischer Verhältnisse zu gewinnen, und nur so ist der Gefahr zu entgehen, Spielbreiten des Normalen als pathologisches Geschehen anzusprechen.

Verhalten verschiedener Muskelteile. Lockere, nicht verkrampfte Bewegungen auszuführen vermag, wie bereits betont, die Mehrzahl der Versuchspersonen

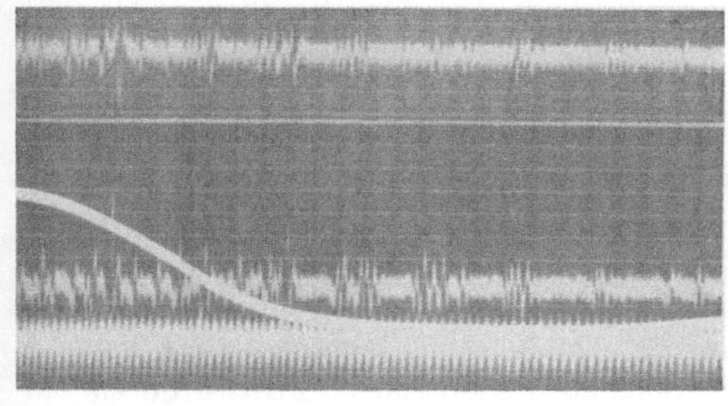

Abb. 117.

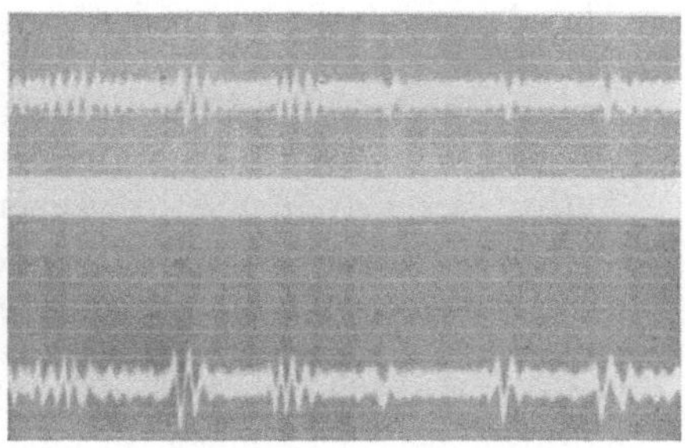

Abb. 118.

Abb. 117. Biceps. Langsame Beugung. Zweifachableitung, 2,5 cm Abstand. (Nach K. WACHHOLDER und H. ALTENBURGER.)

Abb. 118. Trapezius pars transversa. Zweifachableitung, 2,5 cm Abstand, langsames Sinkenlassen des Armes. (Nach K. WACHHOLDER und H. ALTENBURGER.)

erst bei entsprechender psychischer Einstellung. Manche sind dazu überhaupt nicht imstande. Verschiedene Faserbündel eines Muskels zeigen bei einer wirklich lockeren Bewegung einen bemerkenswerten Unterschied gegenüber der Haltungsinnervation. Es sei daran erinnert, daß bei schwacher und mittlerer Beanspruchung die Aktionsstrombilder verschiedener Teile eines Muskels, der eine Haltefunktion ausübt, keine Übereinstimmung zeigen oder nur eine solche für kurze Strecken, und daß erst bei maximaler Beanspruchung eine weitgehende Übereinstimmung festzustellen ist. Anders, wenn es sich um eine lockere Bewegung handelt. Hier ist die Zusammenarbeit verschiedener Muskelteile eine viel größere. In allen Fällen stimmen die großen Aktionsstromperioden der verschiedenen Faserpartien überein (Abb. 117); häufig geht die Übereinstimmung aber noch weiter und umfaßt auch die kleinen Untergruppen (Abb. 118). Im einzelnen finden sich individuelle Unterschiede, und auch bei ein und derselben Person kann der Grad der Übereinstimmung innerhalb kurzer Zeit, ja innerhalb derselben Bewegung wechseln.

Verschiedene Agonisten, wie Brachialis und Biceps bei Beugung des Unterarms, können eine ebenso gute Zusammenarbeit zeigen wie verschiedene Faserbündel eines Muskels. Es sind dies jedoch Ausnahmen. In der Mehrzahl der Fälle beschränkt sich hier die Übereinstimmung auf die Umrisse der größeren Tätigkeitsperioden. Zwischen diesen ist sie jedoch so weitgehend, daß das von einem einzelnen Agonisten oder Antagonisten der betreffenden Bewegung gewonnene Bild mit ausreichender Genauigkeit als das aller Agonisten bzw. Antagonisten der betreffenden Bewegung betrachtet werden kann. Dabei ist zu berücksichtigen, daß nicht immer sämtliche anatomisch als Agonisten oder Antagonisten in Frage kommenden Muskeln auch wirklich in Tätigkeit treten. So sind z. B. bei Beugebewegungen im Ellenbogengelenk, wenn die Hand in Mittelstellung zwischen Pro- und Supination steht, von dem Brachialis nur schwache, gelegentlich überhaupt keine Ströme abzuleiten, während der Biceps eine deutliche Tätigkeit zeigt.

Wird eine Bewegung nicht locker, sondern versteift, d. h. unter gleichzeitiger Anspannung von Agonisten und Antagonisten ausgeführt, so sind zwar deutliche Zeichen von Übereinstimmung der Tätigkeit verschiedener Faserbündel eines Muskels vorhanden, im allgemeinen jedoch ist die Übereinstimmung eine weit geringere als bei lockeren Bewegungen und beschränkt sich nur auf kurze Strecken ausgesprochener Periodenbildung. Es hängt also von den jeweiligen Bedingungen ab, bis zu welchem Grade das von einer Stelle eines Muskels gewonnene Aktionsstrombild als das des ganzen Muskels bzw. sämtlicher Agonisten oder Antagonisten der betreffenden Bewegung bezeichnet werden kann. Aber auch dort, wo die Tätigkeit der verschiedenen motorischen Einheiten nur geringe Tendenz zur Übereinstimmung zeigt, ist diese jedoch weitgehend genug, um mit Hilfe des Studiums einer bestimmten Muskelpartie ein Bild von dem Aufbau der betreffenden Bewegung zu erhalten.

Agonisten und Antagonisten. Von wesentlicher Bedeutung für das Verhalten der Agonisten und Antagonisten einer Bewegung ist der jeweilige Bewegungsentwurf, d. h. in erster Linie Geschwindigkeit, Umfang der Bewegung und ob diese locker oder versteift ausgeführt wird. Am klarsten kommen diese Verhältnisse bei Bewegungen in einem der Gelenke der oberen Extremitäten zur Darstellung, die von Außenkräften möglichst unbeeinflußt und unter Ausschaltung der Gliedschwere ablaufen.

Bei *langsamen* Bewegungen, die eine Sekunde und länger dauern, treten im Agonisten kurz vor Beginn der Bewegung Ströme auf (Abb. 119) oder, sofern sie schon vorher vorhanden waren, werden sie wesentlich stärker und halten dann ziemlich gleichbleibend während der ganzen Bewegungsdurchführung an und bleiben auch nach erreichtem Bewegungsziel bestehen. In welcher Form letzteres geschieht, hängt davon ab, ob die Bewegung in einer Mittelstellung zum Stillstand kommt oder an der Exkursionsgrenze des betreffenden Gelenkes. Im ersteren Falle ist eine mehr oder minder starke Abschwächung der Ströme festzustellen, im letzteren bleiben sie in erheblicher Stärke bestehen als Ausdruck dafür, daß aktive Kräfte erforderlich sind, um die Elastizität der gedehnten Antagonisten zu überwinden.

Das Verhalten der *Antagonisten* ist kein einheitliches, sondern hängt davon ab, ob die Bewegung locker oder mehr oder weniger versteift ausgeführt wird. Im ersteren Fall kann der Antagonist vollkommen stromlos bleiben (Abb. 119) und wenn vor Bewegungsbeginn schon Ströme vorhanden waren, so verschwinden diese kurz vor dem Einsetzen der Agonistenströme. Langsame Bewegungen können also ohne jede Antagonistenbeteiligung ablaufen. Häufig gelingt jedoch die wirklich lockere Durchführung der Bewegung nicht, man sieht vielmehr auch in den Antagonisten Ströme auftreten, und zwar entweder erst gegen Ende der Bewegung oder schon nach einer kurzen initialen Erschlaffung derselben (Abb. 120). Ihre Amplitude nimmt entsprechend dem Grade der Versteifung zu, es sind dann Agonisten und Antagonisten beide deutlich tätig. Zwischen den einzelnen Aktionsstrom- bzw. Tätigkeitsgruppen im Agonisten und Antagonisten bestehen keine festen Beziehungen, bald ist eine alternierende, bald eine voneinander unabhängige periodische oder kontinuierliche Tätigkeit festzustellen. Es ist dies ohne weiteres verständlich, wenn wir berücksichtigen, daß bei versteiften Bewegungen schon zwischen den verschiedenen Teilen eines Muskels keine festen Beziehungen bestehen.

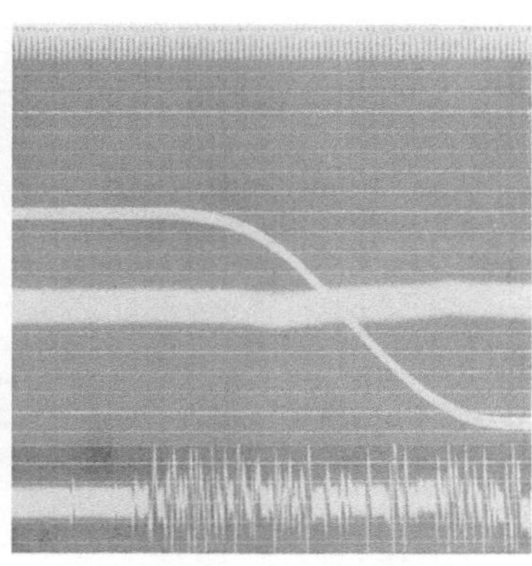

Abb. 119. Langsame Vorderarmstreckung ohne Antagonistenbeteiligung.

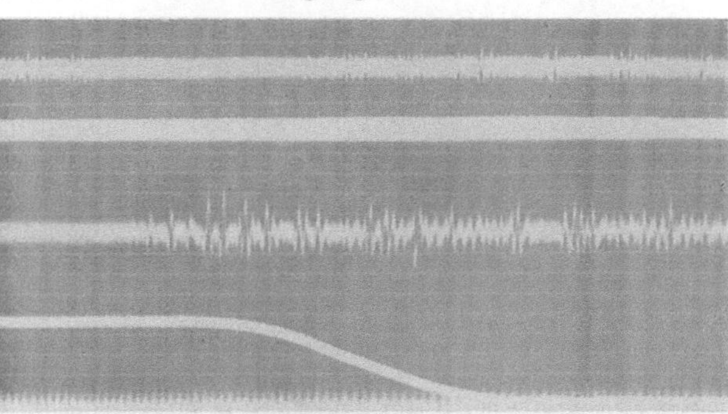

Abb. 120. Beugung im Ellenbogengelenk mit Antagonistenbeteiligung. (Nach WACHHOLDER und ALTENBURGER.)

Wird eine Bewegung nicht langsam, sondern *mäßig schnell* ausgeführt, so konzentriert sich die Agonistentätigkeit auf den Beginn der Bewegung, die Aktionsströme werden ungefähr von der Mitte der Bewegung an schwächer oder verschwinden ganz und bei noch etwas größerer Bewegungsgeschwindigkeit tritt gegen Ende der Bewegung dann eine erneute Verstärkung der Aktionsströme ein. Es ist dies stets der Fall, wenn die Bewegung erst nach einer mehr oder minder großen Rückbewegung, dem sog. Rückschlag, zum Stillstand kommt (Abb. 121a). Mit dessen Ende werden die Ströme zwar wieder kleiner, bleiben aber doch in größerer Stärke als vor Bewegungsbeginn bestehen. Die Antagonisten können während des Rückschlags vollkommen in Ruhe bleiben, so daß dieser dann rein mechanisch durch die Elastizität der gedehnten Antagonisten zustande kommt. Dies gilt jedoch nur für einigermaßen umfangreiche Bewegungen nicht zu großer Geschwindigkeit. Erreicht letztere eine bestimmte Grenze, so ist in den Antagonisten stets kurz vor Einsetzen des Rückschlags eine kurze Stromperiode festzustellen (Abb. 121b), die in den proximalen Gelenken schon bei einer geringeren Bewegungsgeschwindigkeit auftritt, wie in den distalen. Es hängt dies damit zusammen, daß in den einzelnen Gliedabschnitten die bewegte Masse verschieden groß ist, und für deren Abbremsung bei Bewegungen in den proximalen Gelenken früher eine aktive Innervation erforderlich ist, wie in den distalen. So tritt ein aktiver Antagonistenrückschlag bei Bewegungen im Ellenbogengelenk schon von einer Durchschnittsgeschwindigkeit von 1^0 pro $^{1}/_{100}$ Sek. auf, im Handgelenk erst von 2^0 pro $^{1}/_{100}$ Sek. und im Fingergrundgelenk von $2{,}5^0$ an. Eine Sonderstellung nehmen Bewegungen ein, die bis an die Grenzen der Gelenkstellung herangehen. Hier können noch größere Geschwindigkeiten ohne Antagonistenbeteiligung bleiben.

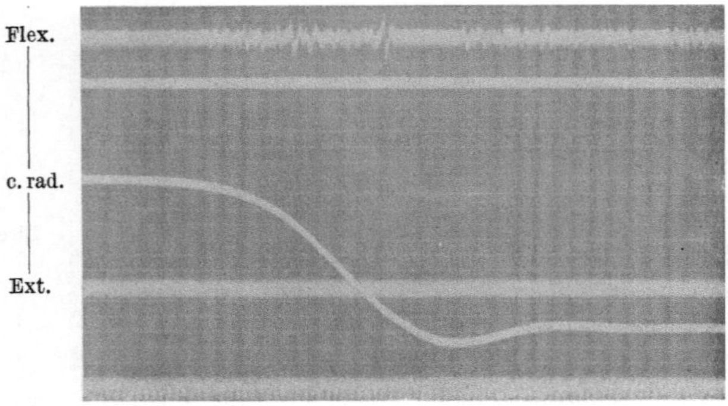

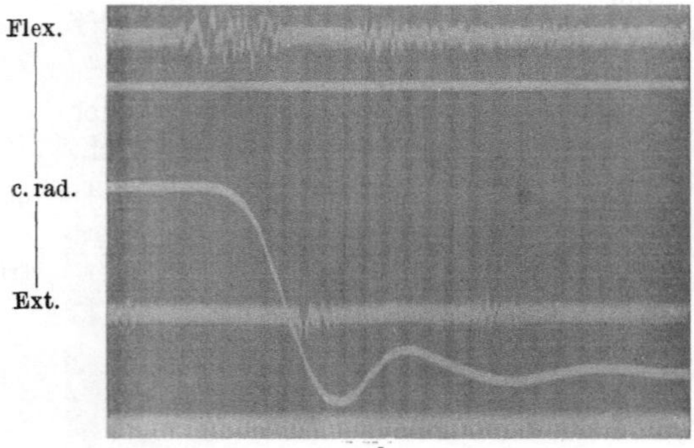

Hinsichtlich der *Beziehungen* zwischen *Agonisten* und *Antagonisten* ist bei lockeren Bewegungen im allgemeinen ein Alternieren von Tätigkeit und Ruhe festzustellen. Bei *sehr schnellen*, ruckartig ausgeführten Bewegungen kommt als ein weiterer Faktor zu dem bisher Besprochenen hinzu, daß der rhythmische Wechsel von Aktionsstromgruppen und Saitenruhe im Agonisten und Antagonisten sich mehrfach wiederholt, während gleichzeitig die Bewegung unter wellenförmigen Nachschwankungen allmählich zum Stillstand kommt (Abb. 122). Auch hier sind je nach den Bedingungen Besonderheiten zu beobachten. So kann unter anderem bei Bewegungen bis an die Endstellung eines Gelenkes der Antagonist in Ruhe bleiben und nur der Agonist einen Wechsel von Tätigkeit und Ruhe zeigen.

Abb. 121 a u. b. Lockere Volarflexion der Hand. a Bewegungsrückschlag ohne Antagonistenbeteiligung. b Bewegungsrückschlag mit Antagonistenbeteiligung, periodisches Alternieren von Agonisten und Antagonisten. (Nach WACHHOLDER und ALTENBURGER.)

Der *zeitliche Einsatz der Antagonistentätigkeit* ist je nach den Bedingungen verschieden. Er erfolgt um so eher, je weniger lange die Bewegung dauert, sei es infolge einer größeren Geschwindigkeit oder eines kleineren Umfanges. Wirken beide Faktoren, Umfang und Geschwindigkeit, im gleichen Sinne, so sind die Unterschiede des Antagonisteneinsatzes am größten. So setzen bei kleinen, nur wenige Grade betragenden und gleichzeitig sehr schnellen Bewegungen die Ströme im Antagonisten sehr kurz, im Mittel $^{2-4}/_{100}$ Sek. nach Bewegungsbeginn ein, bei umfangreichen, 70^0 und mehr betragenden und nur mäßig schnellen Bewegungen dagegen $^{25}/_{100}$ Sek. und mehr.

Individuelle Unterschiede der motorischen Einstellung lassen auch das Tätigkeitsbild der Antagonisten nicht unberührt. An die Stelle der im allgemeinen vorhandenen initialen Antagonistenerschlaffung kann auch eine initiale Verstärkung der Antagonistentätigkeit treten, und zwar in zweierlei Weise: Einmal geht bei manchen Personen der Hauptbewegung ein unwillkürlicher kleiner Vorschlag in entgegen gesetzter Richtung voraus, dem eine kurze, initiale Verstärkung der Ströme im Antagonisten unter gleichzeitiger Abnahme etwaiger bereits vor Bewegungsbeginn im Agonisten vorhandener Ströme entspricht. Des weiteren ist, bei manchen Personen sogar regelmäßig,

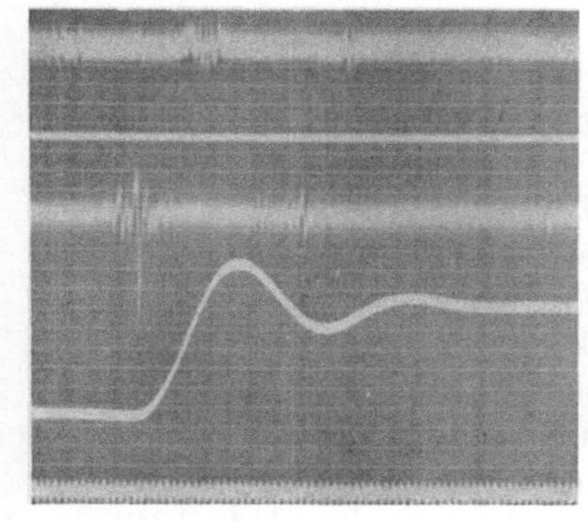

Abb. 122. Schnellste Volarflexion der Hand mit mehrfachem rhythmischen Alternieren von Agonisten und Antagonisten. (Nach WACHHOLDER und ALTENBURGER.)

Flex.

c. rad.

Ext.

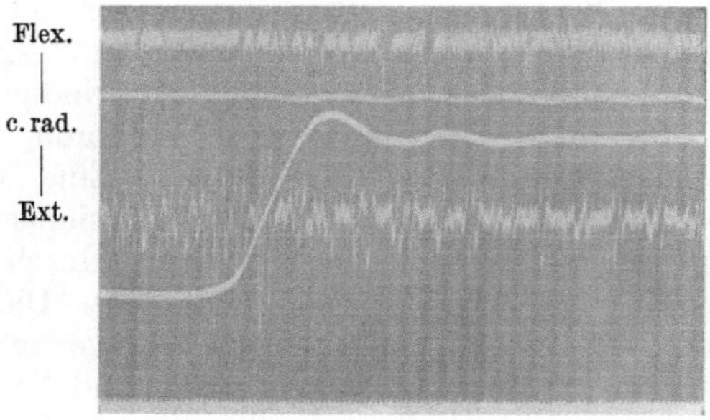

Abb. 123. Schnelle Dorsalflexion der Hand. Willkürlich stark versteift. (Nach WACHHOLDER und ALTENBURGER.)

zu beobachten, daß, wenn aus einer lockeren Haltung heraus plötzlich eine schnelle Bewegung ausgeführt werden soll, gleichzeitig mit dem Agonisten

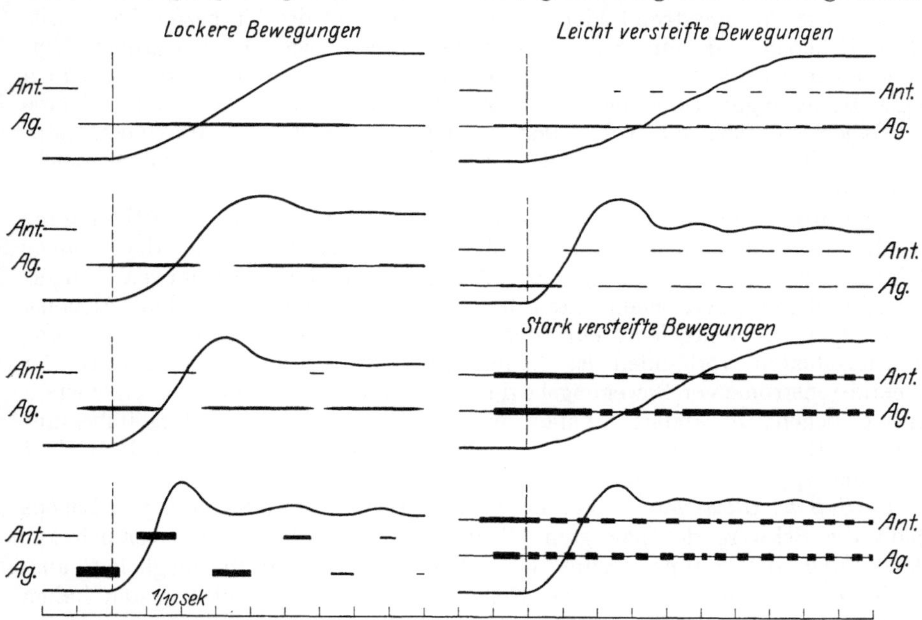

Abb. 124. Schema der Ausführung lockerer, leicht und stark versteifter willkürlicher Einzelbewegungen (Beugung oder Streckung) von verschiedener Geschwindigkeit. (Nach WACHHOLDER und ALTENBURGER.)

auch die Antagonisten in Tätigkeit treten, während sich im weiteren Verlaufe der Bewegung dann die Reziprozität wiederherstellt.

Unter dem Einfluß einer *versteiften Bewegungsausführung* werden gleichzeitig mit einem Anwachsen der Amplituden die aktionsstromfreien Strecken immer kürzer und durch schwächere Ströme ausgefüllt. Agonisten und Antagonisten zeigen nur noch ein begrenzt reziprokes Verhalten oder lassen überhaupt keine festen Beziehungen zueinander erkennen (Abb. 123). Am längsten bleibt der initiale Stromausfall im Antagonisten erhalten.

Zusammenfassend ist festzustellen, daß bei lockeren Bewegungen die einzelnen Teile der Agonisten und Antagonisten als einheitliches Ganzes in Funktion treten, und daß Agonisten und Antagonisten reziprok zueinander tätig sind, sei es, daß, wie bei langsamen Bewegungen, der Antagonist überhaupt nicht in Aktion tritt, sei es, daß mit steigender Bewegungsgeschwindigkeit ein alternierendes Tätigkeitsbild sich entwickelt. Geschwindigkeit und Umfang der Bewegung, Gelenkverhältnisse, individuelle Faktoren sind im einzelnen für die Bewegungsstruktur von Bedeutung. Eine wesentliche Veränderung erfährt dieser Grundtyp der reinen Bewegungsinnervation, wenn zu den Bewegungsimpulsen als solchen eine Versteifung durch Anspannung der das betreffende Gelenk umgebenden Muskeln hinzutritt. Die Folge ist, daß an die Stelle einer reziproken Innervation eine gleichzeitige und mehr oder minder voneinander unabhängige Tätigkeit von Agonisten und Antagonisten tritt. Eine schematische Darstellung des Aufbaues willkürlicher Einzelbewegungen gibt Abb. 124.

Agonisten und Synergisten. Den Synergisten, d. h. den Muskeln, deren Tätigkeit für die koordinierte Durchführung einer Bewegung neben der Tätigkeit der Hauptagonisten und der Antagonisten von Wichtigkeit ist, fällt je nach den Bedingungen eine fixierende Funktion zu, oder sie wirken im Sinne zweckmäßiger Mitbewegungen. Ein typisches Beispiel für die erstere Aufgabe ist die Fixation des Schulterblattes durch den Trapezius beim Erheben des Armes. Die Aktionsstrombilder des Deltoideus und des Trapezius beim seitlichen Erheben und beim Sinkenlassen des Armes zeigen in den großen Umrissen einen parallelen Verlauf, in den feineren Einzelheiten lassen sich jedoch keine Beziehungen feststellen. Von Wichtigkeit im Hinblick auf die Genese der Synergistentätigkeit (vgl. S. 963) ist der zeitliche Einsatz der Synergistenströme. Er erfolgt bereits vor Bewegungsbeginn, und zwar ziemlich gleichzeitig mit den Agonisten.

Eine der Aktionsstromanalyse leicht zugängliche synergische Mitbewegung ist die Dorsalflexion im Handgelenk beim Faustschluß und die analoge Volarflexion bei Faustöffnung. Die Aktionsstrombilder der langen Fingerbeuger und der synergischen Extensores carpi zeigen beim Faustschluß Aktionsstrombilder, die weitgehend einander ähneln, ohne daß eine Übereinstimmung in Einzelheiten vorhanden ist (Abb. 125). Stets erfolgt der Einsatz der Synergistenströme vor Bewegungsbeginn. Er kann sogar vor dem der Agonistenströme liegen, in anderen Fällen besteht Gleichheit des Tätigkeitsbeginns oder die Extensoren setzen etwas später ein, wobei die Differenz jedoch nicht mehr als $^2/_{100}$ Sek. beträgt.

Einfluß der Gliedschwere. Bei den meisten Bewegungen des täglichen Lebens spielt die Schwere des bewegten Gliedes, die im Laboratoriumsversuch zur Darstellung des Grundprinzips der Bewegungsinnervation möglichst ausgeschaltet wird, eine wesentliche Rolle. Agonisten und Antagonisten haben dann neben ihrer eigentlichen *Bewegungs*aufgabe noch eine gemeinsame *Halte*funktion zu verrichten, wie dies beispielsweise bei horizontalen, nicht unterstützten Handbewegungen in Mittelstellung zwischen Pro- und Supination für den Extensor und Flexor carpi radialis zutrifft. Es zeigt sich dann, daß letztere in allen Bewegungsphasen nie vollkommen stromlos sind, und daß man hinsichtlich der Beziehungen von Agonisten und Antagonisten von einer Reziprozität nur insofern sprechen kann, als einer Tätigkeitszunahme in dem einen Muskel eine Abnahme in seinem Gegenspieler entspricht. Für vertikale, unter dem Einfluß der Schwerkraft stehende Bewegungen ist charakteristisch, daß dabei nur die der Schwerkraft entgegenwirkenden Muskeln eine Aktionsstromzunahme bzw. -abnahme zeigen, während die ihrer Verlaufsrichtung nach im Sinne der Schwerkraft wirkenden stromlos bleiben, abgesehen von möglichst schnellen Bewegungen, bei denen sie kurze Perioden kleiner Ströme zeigen. Im allgemeinen wird also die Wirkung der Antagonisten durch die Schwerkraft ersetzt.

Bewegungen der unteren Extremitäten. Im Hinblick auf die bestehenden Unterschiede in den Aufgaben der oberen und unteren Extremitäten kann nicht von vornherein als sicher angesehen werden, daß die an ersteren festgestellten Grundprinzipien des Bewegungsgeschehens auch für letztere Gültigkeit besitzen. Tatsächlich ist dies jedoch im wesentlichen der Fall.

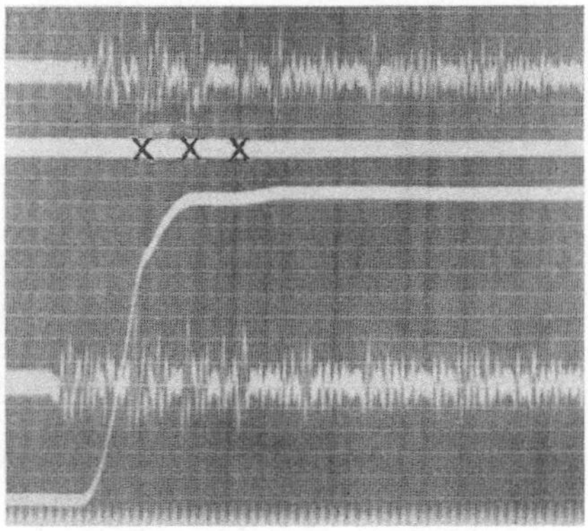

Ext. c. rad.

Flex. digit. sublimis

Abb. 125. Schneller Faustschluß. (Nach K. Wachholder und H. Altenburger.)

Bei Bewegungen im Fußgelenk stimmen ebenso wie an den oberen Extremitäten die Aktionsstrombilder verschiedener Muskelteile und auch verschiedener Agonisten, wie des Tibialis ant. und des Extensor dig. bei der Dorsalflexion (Abb. 126) oder des Gastrocnemius und Soleus bei der Plantarflexion in ihren großen Umrissen überein, in den Einzelheiten jedoch nicht oder nur wenig und für kurze Strecken.

Gewisse Besonderheiten im Verhalten von Agonisten und Antagonisten scheinen in erster Linie dadurch bedingt zu sein, daß die Exkursionsbreite im Fußgelenk eine wesentlich geringere ist als in dem in Analogie zu setzenden Handgelenk, und daß schon bei kleinen Bewegungen sehr erhebliche elastische Kräfte auftreten. So sind bei langsamer Dorsalflexion nicht nur während der Bewegungsdurchführung selbst, sondern stets auch in der neuen Ruhelage Ströme vorhanden, während gleichzeitig die Antagonisten vollkommen stromlos sein können oder nur eine minimale Tätigkeit zeigen (Abb. 127). Es sind eben ständig aktive Kräfte erforderlich, um die neue Lage entgegen der elastischen Kraft der gedehnten Plantarflexoren aufrechtzuerhalten. Bei schnellen Bewegungen (Abb. 128) tritt ebenso wie an der oberen Extremität ein Bewegungsrückschlag auf, gleichzeitig ist der Agonist nicht mehr während der ganzen Dauer der Bewegungsdurchführung tätig, er zeigt vielmehr eine deutliche Stromperiode im Beginn der Bewegung, an die sich im weiteren Verlauf eine Stromfolge wesentlich kleinerer Amplitude oder vollkommene

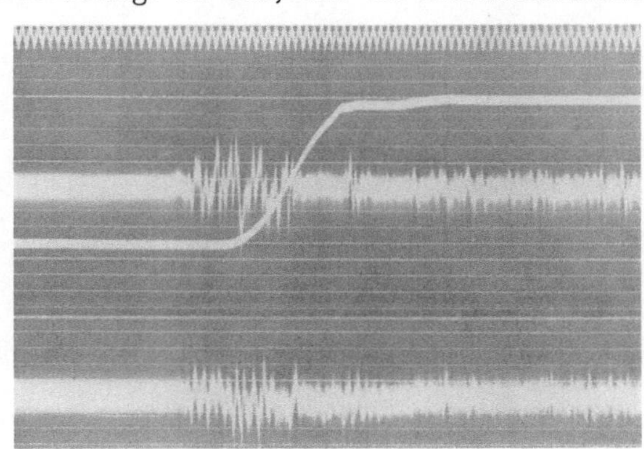

Abb. 126. Dorsalflexion des Fußes. Zusammenarbeit verschiedener Agonisten.

Saitenruhe anschließt. Erst mit dem Erreichen der neuen Ruhelage tritt dann wieder eine Stromfolge größerer Amplitude auf. Das Verhalten der Antagonisten bei solchen schnellen Dorsalflexionen weist insofern Besonderheiten auf, als eine Rückschlagsperiode reziprok zu der verminderten Agonistentätigkeit auch bei maximaler Bewegungsgeschwindigkeit in der Regel nicht vorhanden ist. Die Elastizität der gedehnten Antagonisten macht hier also eine Abbremsung der Bewegung durch aktive, antagonistische Kräfte überflüssig, dagegen sind von einer Durchschnittsgeschwindigkeit von 1,5^0 pro $^1/_{100}$ Sek. an, manchmal auch früher synchron mit dem Agonisten Ströme kleiner Amplitude sichtbar (Abb. 128). Anders, wenn der dorsalflektierte Fuß rasch plantarwärts bewegt wird. Es tritt dann bei entsprechender Bewegungsgeschwindigkeit eine deutliche antagonistische Rückschlagskontraktion im Tibialis ant. auf (Abb. 129).

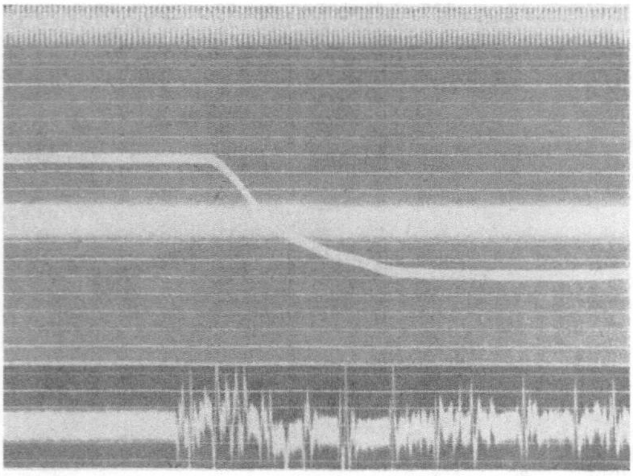

Gastrocnemius

Tib.ant.

Abb. 127. Langsame Dorsalflexion des Fußes.

Bewegungen im Kniegelenk entsprechen in ihrem Aufbau solchen im Ellenbogengelenk. Vasti und Rectus femoris können in den Umrissen ihres Tätig-

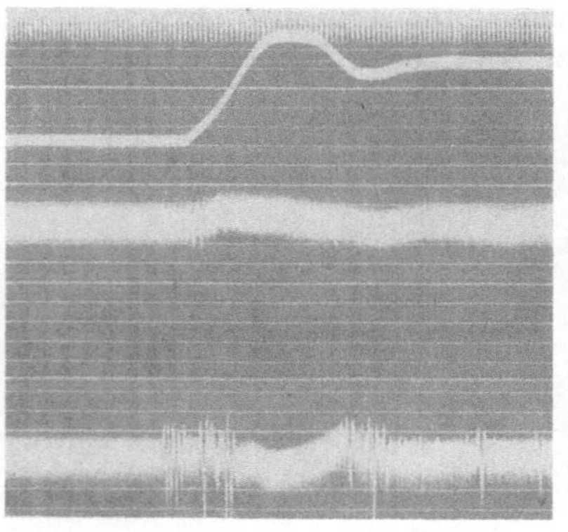

Abb. 128. Schnelle Dorsalflexion des Fußes. Schwache Antagonistentätigkeit im Bewegungsbeginn.

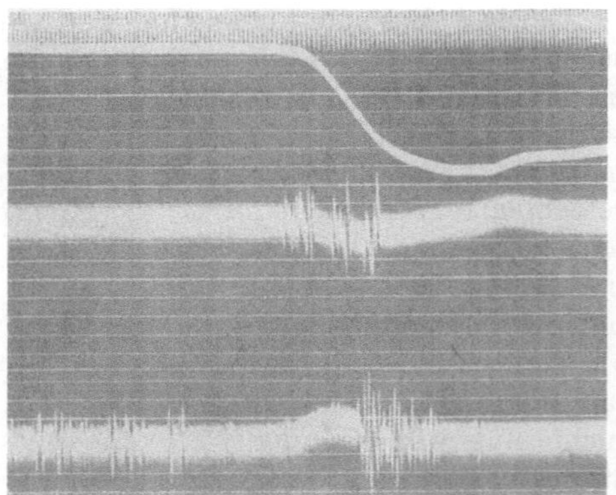

Abb. 129. Rasche Plantarflexion des dorsalflektierten Fußes.

keitsbildes gut übereinstimmen, in anderen Fällen finden sich Unterschiede der Stromfolgen. Die Antagonisten können bei langsamen Bewegungen völlig unbeteiligt bleiben, von einer mittleren Geschwindigkeit an tritt jedoch ebenso wie an den oberen Extremitäten im Anschluß an eine initiale Antagonistenerschlaffung eine bremsende Rückschlagskontraktion auf (Abb. 130).

All das über Bewegungen der unteren Extremitäten Ausgeführte gilt für solche, die zwanglos und unbeeinflußt ablaufen. Von einer Sonderung in lockere und versteifte Bewegungen wird im Hinblick darauf, daß eine solche Differenzierung für nicht besonders geübte Personen an den unteren Extremitäten weit schwieriger ist als an den oberen, abgesehen.

Der Gang. Eine Aktionsstromanalyse des Ganges ist über die spezielle Frage des Gangmechanismus hinaus auch insofern von allgemeinerer Bedeutung, als damit die Frage aufgeworfen wird, inwieweit die Grundprinzipien der Bewegungsphysiologie nicht nur für einfache, sondern auch für kompliziertere Bewegungsabläufe Gültigkeit haben. Die allgemein übliche Funktionsordnung der an der Bewegungsausführung beteiligten Muskeln nach Agonisten, Antagonisten und Synergisten hat dabei nur bedingt Gültigkeit. Haben wir es doch beim

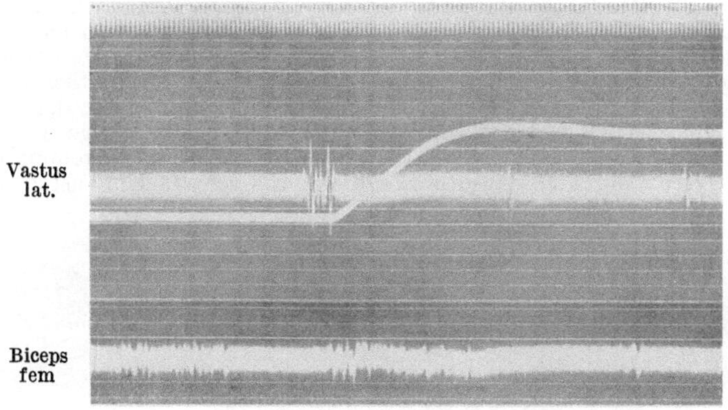

Abb. 130 a. Unterschenkelstreckung.

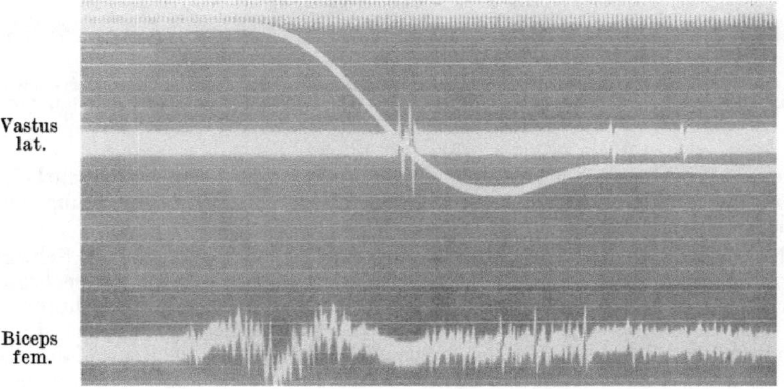

Abb. 130 b. Unterschenkelbeugung.

Gang mit einer komplexen Bewegungsform zu tun, bei der zahlreiche beteiligte Muskeln mehrfache Funktionen zu erfüllen haben, beispielsweise mit einer Extensionswirkung auf das eine Gelenk eine Flexionswirkung auf das benachbarte verbinden.

Notwendig ist es bei derartigen Untersuchungen, die einzelnen Phasen des Ganges gleichzeitig mit den Aktionsströmen zu registrieren. Es geschieht dies am einfachsten in der Weise, daß unter der Ferse und dem Ballen je ein Öffnungskontakt befestigt und mit Markiermagneten verbunden wird, so daß Anfang und Ende der Schwung- bzw. Standphase zur Darstellung kommen. Man erhält dann Bilder wie Abb. 131, die folgendes zeigt:

Von den *Dorsal-* und *Plantarflexoren des Fußes* wird beim Gang auf ebener Erde der Beginn der Schwungphase eingeleitet durch eine Kontraktion des Gastrocnemius, die im wesentlichen beendet ist, wenn der Ballen den Fußboden verläßt. Der weitere Ablauf der Schwungphase und deren Übergang in die Standphase vollzieht sich dann ohne Beteiligung des Gastrocnemius. Jeder Schwungphase entspricht also eine einmalige initiale Tätigkeit des Gastrocnemius, während sein Antagonist, der Tibialis ant., 2mal in Aktion tritt. Eine erste Tätigkeitsperiode setzt im Anschluß an die des Gastrocnemius ein, kurz bevor der Ballen sich vom Boden loslöst, eine zweite gegen Ende der Schwungphase, kurz bevor die Ferse wieder den Boden berührt. Nicht immer liegt zwischen diesen beiden Tätigkeitsphasen völlige Ruhe, sie können auch durch eine kontinuierliche Stromfolge geringerer Amplitude miteinander verbunden sein.

Von den Streckern und Beugern des Kniegelenks zeigen die ersteren, die Vasti, kontinuierliche Tätigkeitsperioden, die kurz vor Beginn der Standphase einsetzen und bis in den Beginn der Schwungphase hineinreichen. Die Haupttätigkeit der Kniebeuger, des Biceps und der Semimuskeln fällt bemerkenswerterweise mit der der Strecker zusammen, liegt also im Beginn der Standphase und nicht der Schwungphase. Im Beginn der letzteren ist nur eine kurze und schwache Tätigkeitsperiode festzustellen, die auch fehlen kann. Ein gleiches Verhalten zeigen auch die übrigen Beuger des Kniegelenkes, wie Gracilis und Sartorius. Es liegt also ganz allgemein der Schwerpunkt der Tätigkeit sämtlicher Beuger beim Gang auf ebener Erde nicht auf der Schwungphase, sondern auf ihrer Beteiligung an der Fixation des Kniegelenkes während der Standphase durch gleichzeitige Anspannung der umgebenden Muskeln. Bei einem Vergleich von Vasti und Rectus kommt die Doppelfunktion des letzteren darin zum Ausdruck, daß er neben der mit dem Vastus gemeinsamen

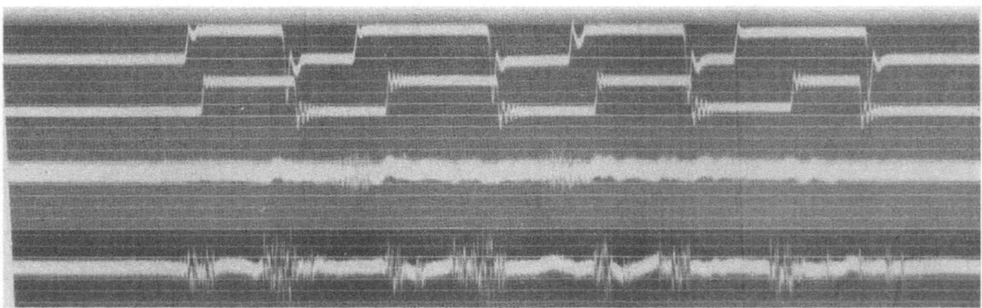

Abb. 131. Gang auf ebener Erde. Zeit in allen Abbildungen in 1/100 Sek. Aufwärtsbewegung der Markiermagneten bedeutet in allen Abbildungen Loslösung von Ferse bzw. Ballen vom Boden, Abwärtsbewegung Aufsetzen auf den Boden.

Tätigkeitsperiode während der Standphase eine ebensolche, allerdings wesentlich kürzere und schwächere im Beginn der Schwungphase zeigt, die der Flexionswirkung des Rectus auf die Hüfte entspricht.

Von den Muskeln des Hüftgelenkes zeigt der Gluteus max. während der Schwungphase keine Tätigkeit, wohl aber setzt eine solche ein, kurz bevor die Standphase beginnt. Sie hält jedoch nicht während der ganzen Dauer der letzteren an, sondern beschränkt sich nur auf einen Teil derselben. Von den Flexoren ist der wichtigste, der Iliospoas, der Aktionsstromableitung nicht zugänglich. Der seiner Verlaufsrichtung nach ebenfalls als Flexor anzusprechende Tensor fasciae ist an der Durchführung der Schwungphase in weit geringerem Maße beteiligt als a priori zu erwarten wäre. Er zeigt eine kurze und schwache Tätigkeitsperiode, die einsetzt, nachdem Ferse und Ballen bereits den Boden verlassen haben. Er tritt also erst dann in Aktion, wenn bereits ein gewisser Grad von Flexion im Hüftgelenk hergestellt ist und so sein Angriffspunkt ein günstigerer ist als bei extendiertem Oberschenkel. Eine weit stärkere und länger anhaltende Tätigkeitsperiode zeigt der Tensor fasciae während der Standphase. Sie setzt kurz vor letzterer ein und kann bis an den Beginn der Schwungphase heranreichen. Es nimmt dann die Schwungphasentätigkeit des Tensor die Form einer Verstärkung seiner Standphasentätigkeit an. Beim Gang auf ebener Erde entwickelt also der Tensor seine Haupttätigkeit nicht im Sinne der Hüftbeugung, sondern im Sinne einer Unterstützung der Standphase, in dem er als kollateraler, innenrotatorischer Synergist an der Herstellung einer festen Standsäule und fernerhin wohl auch an der Beckenbewegung beteiligt ist.

Kombiniert man die Aktionsstrombilder der Muskeln des Fuß-, Knie- und Hüftgelenks, so entsteht von der Tätigkeit der wichtigsten Muskelgruppen, ihren Beziehungen zueinander und zu dem Ablauf der einzelnen Gangphasen ein Gesamtbild, wie es Abb. 132 zeigt. Es ist dies ein Schema, das die wesentlichsten Grundprinzipien des Bewegungsvorganges zur Darstellung bringt, im einzelnen aber Abwandlungen nach den verschiedensten Richtungen hin erfahren kann. Es zeigt die einmalige Tätigkeit des Gastrocnemius im Beginn der Schwungphase im Gegensatz zu der Doppelaktion des Tibialis ant., das Verschwinden der Vastustätigkeit im Beginn der Abwicklung des Schwungbeines und ihr Wiederauftauchen beim Übergang in die Standphase, die letzteren durch eine gleichzeitige Aktion der Kniebeuger, die in auffallendem Gegensatz steht zu der geringen Beugertätigkeit im Beginn der Schwungphase. Ein Gleiches wie für die Kniebeuger gilt auch für den Tensor fasciae, während der Schwerpunkt der Glutaeustätigkeit Unterstützung der auf der Standphase liegt. Es konzentriert sich also während der Schwungphase die Muskeltätigkeit mehr auf deren Beginn, während der Standphase hingegen ist sie mehr über die gesamte Dauer derselben verteilt.

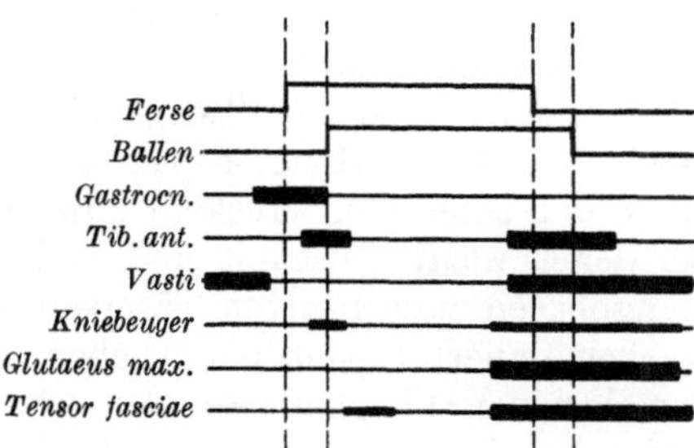

Abb. 132. Schema der Zusammenarbeit der wichtigsten Muskelgruppen beim Gang auf ebener Erde. Kombination aus unmittelbar nacheinander bei derselben Person vorgenommenen Ableitungen, wie sie Abb. 131 u. 133 zeigen. Die beiden obersten Linien zeigen Abheben ↑ und Aufsetzen ↓ von Ferse und Ballen an, d. h. Beginn und Ende von Schwung- und Standphase.

Der Einfluß der Geschwindigkeit auf das Bewegungsbild kommt darin zum Ausdruck, daß mit zunehmender Beschleunigung die Intensität der einzelnen Tätigkeitsperioden immer größer wird bei gleichzeitiger Abnahme ihrer Dauer. So kann beispielsweise der Gastrocnemius bei langsamer Gangart unter Umständen vollkommen untätig sein und erst mit Zunahme der Geschwindigkeit in Aktion treten.

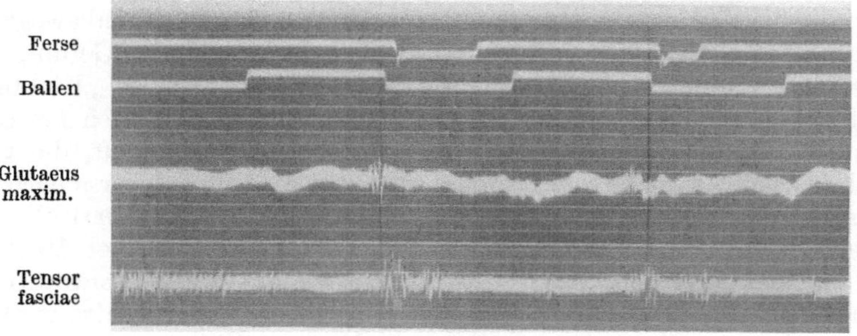

Abb. 133 a. Gang auf ebener Erde.

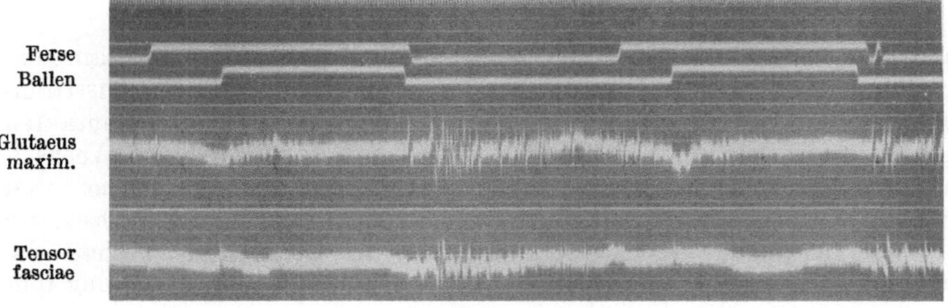

Abb. 133 b. Treppensteigen.

Beim Treppensteigen bleiben die Beziehungen der Tätigkeitsperioden der einzelnen Muskelgruppen zueinander im Grundprinzip die gleichen wie beim Gang auf ebener Erde. Was sich ändert, ist vor allem Tätigkeitsintensität und Dauer der Muskeln, denen in erster Linie die Aufwärtsbewegung des Schwerpunktes zufällt. Vor allem sind hier Quadriceps und Glutaeus zu nennen. So zeigt ein Vergleich von Abb. 133a und b sehr deutlich die

Zunahme der Intensität und Dauer der Glutaeustätigkeit beim Treppensteigen gegenüber dem Gang auf ebener Erde.

Individuelle Eigenheiten des Ganges gehören zu den Charakteristika der motorischen Gesamtpersönlichkeit. An Hand des Aktionsstrombildes läßt sich ähnlich wie bei Einzelbewegungen auch beim Gang eine lockere und eine mehr oder minder versteifte Tätigkeitsform unterscheiden. Wir finden einerseits lockere, elastische Gangformen, bei denen wie in Abb. 131 und 132 Tätigkeit und Ruhe der beteiligten Muskeln abwechseln, andererseits versteifte Gangformen, bei denen nicht Tätigkeit und Ruhe sich ablösen, sondern die den einzelnen Gangphasen zugeordneten Tätigkeitsperioden sich aus einer mehr oder minder starken Dauertätigkeit herausheben. Auch Stärke, Dauer und zeitlicher Einsatz der einzelnen Tätigkeitsperioden selbst sind individuell verschieden. Von einer reziproken Innervation der an der Bewegungsdurchführung beteiligten Muskeln kann, wie Abb. 132 zeigt, beim Gang, auch wenn dieser möglichst zwanglos erfolgt, nur mit Einschränkung gesprochen werden. Es besteht eine solche in gewissem Umfange in der Schwungphase, während die Standphase mit Ausnahme des Fußes durch eine gleichzeitige Innervation der über die Gelenke hinwegziehenden Muskeln charakterisiert ist. Dem rhythmischen Wechsel von Bewegung und Haltung, je nachdem ob das betreffende Glied die Funktion des Stand- oder Schwungbeines ausübt, entspricht auch ein rhythmischer Wechsel der Innervationsform.

Nachbewegungen. Von Cohnstamm rührt die erste Beschreibung der von einem seiner Patienten beobachteten Erscheinung her, daß im Anschluß an eine intensive, willkürliche Muskelanstrengung eine unwillkürliche Nachbewegung auftreten kann. Die betreffende Versuchsperson hat das subjektive Gefühl, die angestrengte Extremität „geht von selber“ in die Höhe, weil sie „leichter“ geworden ist. Während Wertheim-Salomonson glaubte, daß es sich bei den Nachbewegungen um eine kontinuierliche Muskelkontraktion handelt, die von keinem rhythmischen Aktionsstrom begleitet sei, ist später ein solcher mehrfach nachgewiesen worden (Pinkhof, Matthaei, Henriques und Lindhard). Er setzt mit einer deutlichen Latenz nach vollendeter willkürlicher Muskelanstrengung ein und zeigt den gleichen Rhythmus wie die Willkürkontraktion. Zurückzuführen ist die Erscheinung auf das Überdauern einer zentralen Erregung, die mit der intensiven, längere Zeit anhaltenden Willkürinnervation in Zusammenhang steht.

6. Ermüdung.

Für die Untersuchung der unter dem Begriff der Ermüdung zusammengefaßten Vorgänge bei anhaltender Muskeltätigkeit hat die Aktionsstrommethode den Vorteil, daß sie unter physiologischen Bedingungen am intakten Organismus anwendbar ist. Die Hauptschwierigkeit dabei liegt in den Wechselbeziehungen von Zentralstationen und Peripherie, von physiologischen und psychischen Vorgängen, die bei der Ermüdung in komplizierter und wechselnder Weise ineinandergreifen. Es mag dies teilweise der Grund sein, weshalb die älteren Angaben über das Verhalten der Aktionsströme bei der Ermüdung teilweise recht widerspruchsvoll sind.

Piper hat bei hochgradigem Ermüdungsgefühl eine Frequenzabnahme seiner Hauptwellen von 50 auf 35—25/Sek. bei zeitweisem Wiederauftreten des 50er Rhythmus erhalten, stellenweise Absinken der Amplituden, die dann wieder die Höhe der unermüdeten Muskeln zeigten und schließlich eine allerdings nicht durchgehende Dehnung der Einzelwellen.

Demgegenüber haben Dittler und Günther den Hauptwert auf eine Abnahme der Amplituden gelegt. Bei sehr starker Ermüdung schien ihnen auch eine geringe Abnahme der Frequenz von 180 auf 150 pro Sekunde stattzufinden.

HENRIQUES und LINDHARD machten mittels einer MARTINschen Expulsionsbinde den Unterarm stark anämisch und erhielten so durch verhältnismäßig geringe Willkürkontraktionen der Flexoren eine exzessive Ermüdung, ohne daß an dem Aktionsstrombild sich etwas änderte. Zu dem gleichen Resultat kamen sie bei statischer Arbeit, wie Hängen mit gebeugten Armen.

COBB und FORBES konnten die von PIPER beobachtete Frequenzabnahme bestätigen, hielten jedoch ein Anwachsen der Amplitude für gewöhnlich.

Man muß bei diesen Untersuchungen berücksichtigen, daß der Begriff Ermüdung zumal im intakten Organismus ein relativer und komplexer ist. Es ist von vornherein unwahrscheinlich, daß die Unmöglichkeit zur Fortsetzung einer muskulären Leistung, die aus dem Zusammenwirken von subjektiver und objektiver Ermüdung resultiert, stets mit den gleichen Veränderungen des Aktionsstrombildes einhergeht. Tatsächlich lassen sich auch die Widersprüche in der Literatur dahingehend klären, daß je nach den Bedingungen und der Einstellung des Untersuchers das Aktionsstrombild bei der Willkürermüdung ein verschiedenes ist. Da schon das Aktionsstrombild unermüdeter Muskeln je nach dem Grade der Kontraktion verschieden ist, lassen sich Vergleiche überhaupt nur dann ziehen, wenn die Innervationsstärke während der ganzen Dauer eines Ermüdungsversuches konstant bleibt. Wird dementsprechend die Ermüdung so weit getrieben, daß nur noch mit letzter Willensanstrengung die Ausgangsleistung aufrechterhalten werden kann, so ist festzustellen, daß die Frequenz der Hauptwellen erheblich absinkt, und zwar von 50—60 auf 20 bis 30 pro Sek., während die Frequenz der Nebenwellen unverändert bleibt oder nur eine geringe Abnahme von 160—190 auf 140—150 zeigt. Es besteht also je nach der Beurteilung des Aktionsstrombildes sowohl die PIPERsche als auch die DITTLER- und GÜNTHERsche Angabe über das Verhalten der Frequenz zu Recht. Die Entladungsfrequenz der einzelnen motorischen Einheit ändert sich nach LUNDBERG bei der Ermüdung nicht.

Das Verhalten der Amplituden ist verschieden. Sie können ihre initiale Höhe beibehalten, oder sogar zunehmen, andererseits aber bis auf die Hälfte des Ausgangswertes absinken. Dabei ist es unwesentlich, ob es sich um eine statische oder kinetische Leistung handelt. Von Bedeutung ist jedoch, ob die Ermüdung durch eine intensive, rasch zur Erschöpfung führende Arbeitsleistung herbeigeführt wird oder durch eine mäßige, sich über einen längeren Zeitraum erstreckende. Während letzterer kommt es vorwiegend zu einer Amplitudenabnahme, während ersterer zu einer Zunahme, oder es bleiben jegliche Veränderungen aus. Eine feste Regel läßt sich jedoch in dieser Hinsicht nicht aufstellen, zweifellos spielt neben den äußeren Bedingungen auch die individuelle Reaktionsweise eine wesentliche Rolle.

Eine mehr oder minder ausgesprochene Dehnung der Hauptwellen bei der Ermüdung ist unverkennbar, die zweite Phase der Potentialschwankung ist von dieser stärker betroffen als die erste (Abb. 134b).

Verfolgt man während einer Arbeitsperiode fortlaufend das Aktionsstrombild Abb. 134, so zeigt sich, daß die Frequenz fortschreitend abnimmt, und zwar ist dies schon wenige Minuten nach dem Arbeitsbeginn festzustellen, zu einer Zeit, da die Amplitude noch die alte Höhe hat. Im allgemeinen geben die Versuchspersonen jetzt schon an, ein leichtes Ermüdungsgefühl zu spüren. Im weiteren Verlaufe des Versuches nimmt die Frequenz weiter ab, die Amplituden aber steigen an oder sinken. Schließlich ist dann bei intensivem Ermüdungsgefühl das typische Ermüdungsbild zu beobachten: Frequenzabnahme bis auf die Hälfte des Ausgangswertes, Zunahme der Amplituden oder bei langsamer Ermüdung Abnahme derselben, Dehnung der Einzelschwankungen. Sehr bald tritt in der Restitutionsphase mit dem Verschwinden des Ermüdungsgefühls auch wieder das normale Ausgangsbild auf, Frequenz und Amplitude haben ihren ursprünglichen Wert wieder erreicht.

Hinsichtlich der Beteiligung von Peripherie und Zentralstationen, objektiven und subjektiven Faktoren an dem Zustandekommen der Ermüdung läßt sich auf Grund des Aktionsstrombildes folgendes sagen: Daß in den Zentralstationen Ermüdungserscheinungen auftreten, geht aus der schon früh einsetzenden und im weiteren Verlaufe der Arbeitsperiode zunehmenden Frequenzabnahme hervor. Sie kann deshalb nicht peripher bedingt sein, weil auch bei extremer Ermüdung immer noch Kurvenstellen zu finden sind, an denen die anfängliche Frequenz wieder auftritt. Es ist am naheliegendsten in dieser Frequenzabnahme den

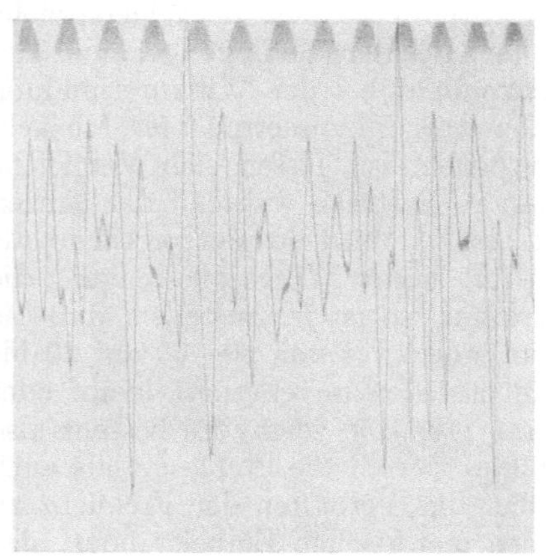

a

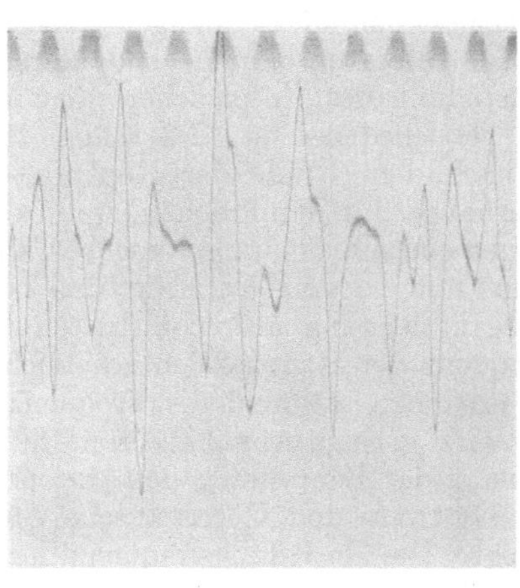

b

Abb. 134 a u. b. Ermüdungsversuch. Deltoideus. Seitwärtshalten des Armes in der Horizontalen. Oszillograph-Gleichstromverstärker. Originalgröße. a Beginn. b Nach 5 Minuten. Frequenzverminderung und Dehnung der Hauptwellen.

Ausdruck einer Verminderung der Zahl der motorischen Impulse zu sehen Trifft aber die LUNDBERGsche Feststellung zu, daß die Entladungsfrequenz der einzelnen motorischen Einheiten sich bei der Ermüdung nicht ändert, so müssen wir annehmen, daß in der Frequenzabnahme des Gesamtaktionsstrombildes entweder eine Verminderung der Zahl der aktiven motorischen Einheiten, oder eine Synchronisierung ihrer Tätigkeit zum Ausdruck kommt. An die letztere Möglichkeit ist besonders dort zu denken, wo ein Anwachsen der Amplituden zur Beobachtung gelangt. HAAS hat gezeigt, daß es dabei zu einer Irradiation der Impulse auf die Antagonisten kommt, und daß durch eine intensive, rasch zur Ermüdung führende Arbeitsleistung der ganze Vorgang begünstigt wird.

Bei lang dauernder Muskeltätigkeit mit allmählich eintretender Ermüdung scheinen demgegenüber periphere Faktoren das Verhalten der Amplituden mitzubestimmen. Möglicherweise spielt die Ansammlung saurer Stoffwechselprodukte mit zunehmender Ermüdung eine Rolle (HAAS), in Analogie zu Beobachtungen von ANDRUS am Herzen, daß die Größe des Aktionsstromes mit zunehmender Säuerung abnimmt.

Die Dehnung der Aktionsstromschwankungen ist ebenfalls, wenn auch nur teilweise, peripher bedingt. Es geht dies aus folgendem hervor: Reizt man mit einzelnen Öffnungsschlägen indirekt vom Nerven aus, so erhält man bekanntlich nach HOFFMANN eine direkte und eine indirekte Schwankung. Sie zeigen beide bei Eintritt der Ermüdung eine Dehnung ihres Ablaufes, jedoch in verschiedenem Ausmaß, die reflektorische Schwankung in stärkerem als die indirekte (Verfasser, SCHNEIDER).

Objektive Veränderungen des Aktionsstrombildes und Ermüdungsgefühl gehen einander nicht parallel. Zu einem Zeitpunkt, da letzteres schon deutlich ist, zeigt das Aktionsstrombild noch die anfängliche Ablaufsform, und erst bei intensivem Ermüdungsgefühl treten deutliche Veränderungen in Erscheinung. Das Gemeingefühl erscheint also früher als die objektiven Symptome der Leistungsverminderung und tritt so in die Reihe der funktionserhaltenden Faktoren ein. Auf suggestivem Wege gelingt es, objektive und subjektive Ermüdung zu trennen (Haas). Die Aktionsstromveränderungen treten zu dem gleichen Zeitpunkt auf, unabhängig davon, ob die subjektive Ermüdung suggestiv beschleunigt oder verzögert wird.

Daß für das Zustandekommen des Ermüdungsgefühls afferente Erregungen von ausschlaggebender Bedeutung sind, kann wohl als sicher gelten. Es ist aber trotz Durchschneidung sämtlicher hinteren Wurzeln eines Gliedabschnittes, wie sie beim Menschen gelegentlich zur Bekämpfung von heftigen Schmerzzuständen vorgenommen wird, der Eintritt der Ermüdung noch von Empfindungen im Sinne eines Ermüdungsgefühls begleitet (Verfasser). Der sehr charakteristische Ermüdungs*schmerz,* wie er bei intensiver anhaltender Arbeitsleistung auftritt, ist danach allerdings verschwunden, die Betreffenden geben aber ein dumpfes, unbestimmtes, schwer zu lokalisierendes, schmerzartiges Gefühl in der arbeitenden Muskelgruppe an. Wahrscheinlich kommt dies auf dem Wege über sympathische Fasern zustande, möglicherweise über solche, die ihren Ausgang von den Blutgefäßen nehmen.

Die objektiven bioelektrischen Begleiterscheinungen des Ermüdungsvorganges erfahren durch die Hinterwurzeldurchschneidung keine Veränderungen. Das gleiche gilt auch für die Infiltration einer arbeitenden Muskelgruppe mit Novocain.

Kurz einzugehen ist noch auf das Verhalten der Sehnenreflexe bei der Ermüdung. Am ausgeruhten und ermüdeten Muskel lassen sich in rascher Folge sehr große Serien von Muskelreflexen auslösen (Hoffmann), während nach sportlichen Leistungen, wie Radfahren, Skilaufen und Bergsteigen, wiederholt eine starke Abschwächung bzw. ein völliges Verschwinden der Patellarreflexe beobachtet und auch elektromyographisch bestätigt worden ist (Koch). Eine Erklärung hierfür steht noch aus, doch kann eine Ermüdung des Reflexbogens als Ursache wohl abgelehnt werden.

IV. Die bioelektrischen Begleiterscheinungen der pathologisch-veränderten Bewegungsvorgänge.

1. Periphere Läsionen.

Bei der *kompletten* Unterbrechung eines peripheren Nerven ist das bioelektrische Verhalten der entsprechenden Muskeln verschieden je nach ihrer Reaktionsweise dem elektrischen Strom gegenüber. Ist diese noch normal, liegt also die Läsion erst kurze Zeit zurück, so gilt für die bei elektrischer und mechanischer Reizung auftretenden Aktionsströme das S. 876—885 Ausgeführte.

Im Stadium der Entartungsreaktion stößt die Registrierung des Aktionsstromes bei elektrischer Reizung des Muskels insofern auf erhebliche technische Schwierigkeiten, als es infolge des großen Zeitbedarfes des degenerierenden Muskels kaum möglich ist, physikalische Störungen durch den Reizstrom auszuschalten. Eindeutiger ist die mechanische Reizung. Die durch einen Schlag auf den Muskel ausgelöste träge Kontraktion ist begleitet von einer biphasischen Schwankung, die in ihrem Ablauf ebenfalls deutlich verlangsamt ist (Abb. 135).

Dabei bleiben aber die normalen Beziehungen zwischen elektrischem und mechanischem Effekt insofern erhalten, als die Potentialschwankung wesentlich früher beendet ist als die Muskelzusammenziehung.

Daß ein total deefferentierter Muskel bei der willkürlichen oder reflektorischen Innervation seines intakten *Antagonisten* stromlos bleibt, ist insofern von Wichtigkeit, als damit die Möglichkeit einer isolierten Aktionsstromableitung von bestimmten Muskelgruppen besonders eindringlich unter Beweis gestellt wird (vgl. S. 901, Abb. 88).

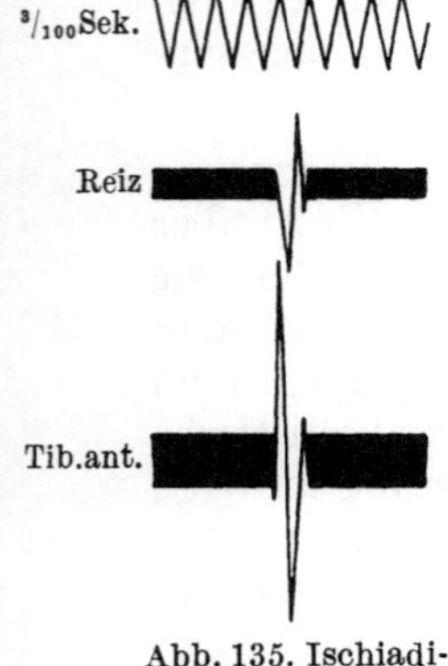

Abb. 135. Ischiadicusdurchtrennung mit totaler EaR. Mechanische Reizung des Tibialis anticus durch Schlag auf den Muskel. Galvanometersaite bis an die Grenze der Aperiodizität gespannt. 1 MV = 1 cm.

Das Verhalten der Antagonisten eines deefferentierten Muskels ist nach verschiedenen Richtungen hin bemerkenswert. Sie können in manchen Fällen bei dem Schlag auf die Sehne des letzteren einen deutlichen paradoxen Reflexerfolg aufweisen. So zeigt Abb. 136 in einem Fall von operativ bestätigter totaler Radialislähmung beim Schlag auf die Sehne des Triceps eine deutliche biphasische Schwankung im Biceps, deren reflektorische Genese aus der Dauer der Latenzzeit hervorgeht. Da der Triceps infolge der Unterbrechung sämtlicher zu ihm hingehender Äste des Radialis nicht nur vollkommen deefferentiert, sondern auch deafferentiert war, kommt ein Übergehen afferenter, durch Zerrung des Triceps ausgelöster Erregungen auf die Vorderhornzellen des Biceps als Erklärung für das Zustandekommen des Reflexes nicht in Frage, man muß vielmehr eine Erschütterung des Biceps durch den Schlag auf den Humerus als auslösenden Faktor annehmen oder die Erregung ossaler Receptoren in Erwägung ziehen.

Bei willkürlicher Innervation zeigt der Antagonist eines denervierten Muskels ein vollkommen normales Aktionsstrombild. Wird z. B. bei einer totalen Radialislähmung wie in Abb. 137a eine langsame Handbeugung ausgeführt, so zeigen die Beuger eine kontinuierliche Stromfolge, deren An- und Abschwellungen den auch bei intakten Antagonisten vorhandenen Beschleunigungen und Verlangsamungen der Bewegungskurve entsprechen. Die Bewegungsdurchführung erfolgt trotz des Fehlens der Antagonistenkontrolle mit ausgezeichneter Präzision. Auch die Bilder rascher Bewegungen entsprechen der Norm (Abb. 137b). Die Innervationsimpulse drängen sich auf den Bewegungsbeginn zusammen, es folgt dann im weiteren Verlaufe der Bewegungsdurchführung eine Periode absoluter oder relativer Saitenruhe und erst gegen Bewegungsende setzt erneut eine einmalige oder sich mehrfach wiederholende Impulsfolge ein. Mit anderen Worten, die rhythmische Gliederung des Aktionsstrombildes rascher Willkürbewegungen bleibt auch dann bestehen, wenn der betreffende Antagonist außer Funktion gesetzt ist. Sie ist also unabhängig von antagonistischen afferenten Erregungen und ist primär mit der Tätigkeit des jeweiligen Agonisten selbst verknüpft. Hier wiederum ist es, wie die später zu besprechenden Fälle von Hinterwurzeldurchschneidung zeigen werden, der primäre zentrale Bewegungsimpuls, der die rhythmische Gliederung bedingt und nicht die Erregung muskulärer Receptoren.

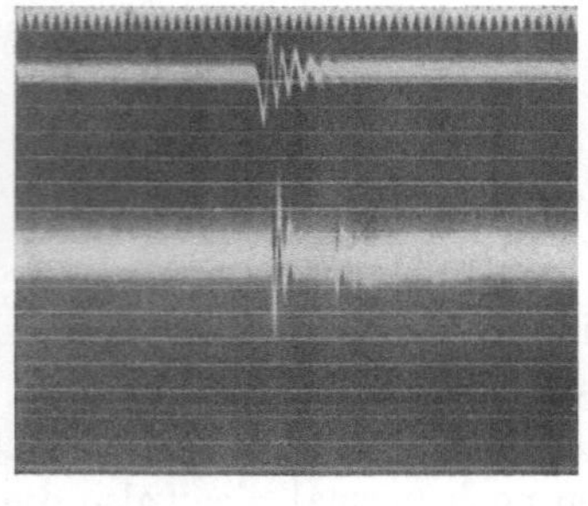

Abb. 136. Paradoxer Reflexerfolg. Triceps total deefferentiert. Beim Schlag auf die Tricepssehne Kontraktion des Biceps.

Bei *inkompletten* Unterbrechungen peripherer Nerven zeigt die Aktionsstromableitung häufig auch dann noch bei Auslösung eines Sehnenreflexes oder

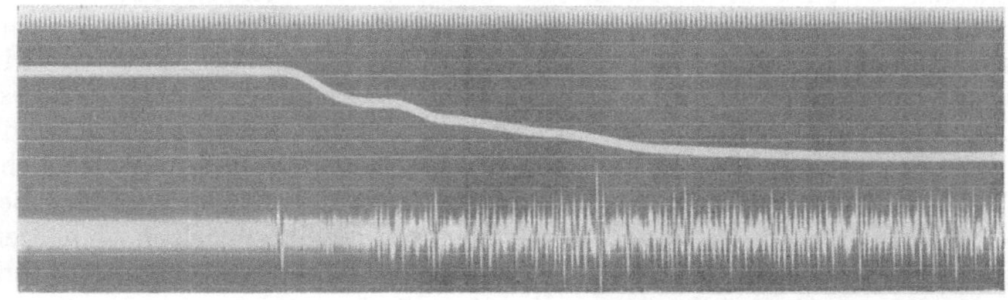

a

Flex.
c. rad.

b

Abb. 137a u. b. Totale Radialisdurchtrennung mit EaR. Aktive Handbeugung. a Langsam, b schnell.

bei passiven Gliedbewegungen einen Reflexerfolg, wenn mit bloßem Auge ein solcher nicht mehr wahrzunehmen ist. Es ist dies von praktisch diagnostischer

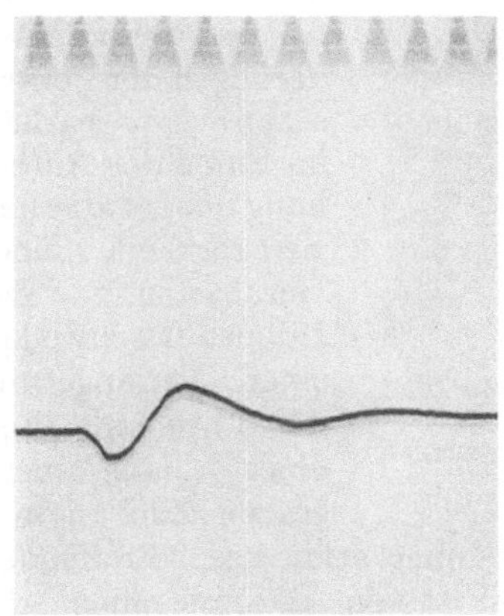

Abb. 138 a.

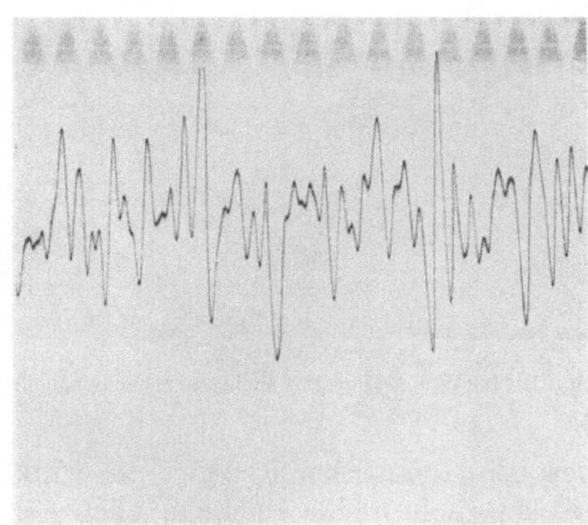

Abb. 138 b.

Abb. 138a. Traumatische Radialisläsion mit partieller EaR. Tricepsreflex mit verlängertem Reflexaktionsstrom (vgl. den normalen Reflexaktionsstrom Abb. 79, S. 896). Oszillograph-Gleichstromverstärker.

Abb. 138b. Wie a. Aktive Tricepsinnervation (Vorderarmstreckung).

Bedeutung, wenn die Frage zu entscheiden ist, ob eine komplette oder eine inkomplette Unterbrechung vorliegt. Die Dauer des Reflexaktionsstromes kann bei Läsionen toxisch infektiöser, traumatischer und anderer Genese auf das Mehrfache der Norm verlängert sein (Keller, Deschka) (Abb. 138).

Hinsichtlich der Beziehungen zwischen Sehnen- und Dehnungsreflexen bei peripheren Läsionen lehrt die Klinik, daß der Verlust des Sehnenreflexes eines der feinsten Kriterien für die Funktionsschädigung eines peripheren Nerven ist, und daß dementsprechend während der Regeneration, z. B. nach einer Nervennaht, der Dehnungsreflex viel zeitiger wiederkehrt als der Sehnenreflex. Die Aktionsstrombefunde bestätigen dies. So zeigt Abb. 139 bei einer nach Radialisnaht in Restitution befindlichen Tricepslähmung beim Schlag auf die Sehne des Muskels keinen Reflexerfolg, bei Dehnung des Triceps durch eine passive Bewegung im Ellenbogengelenk hingegen eine deutliche Folge von Aktionsströmen. Ihre Amplitude ist kleiner als die des angenäherten intakten Biceps.

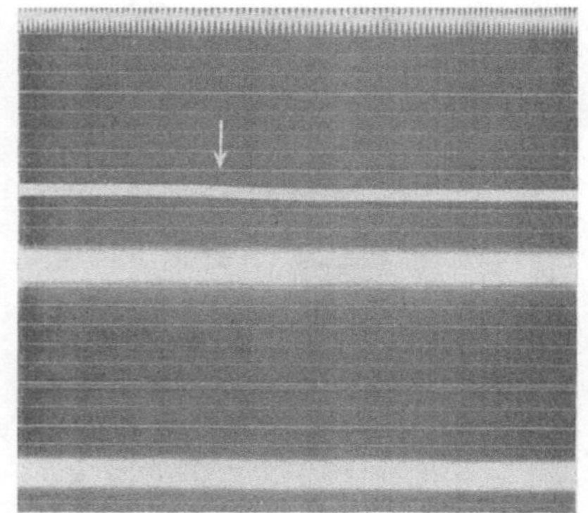

Abb. 139a. Regeneration nach Radialisnaht. Bei ↓ Schlag auf die Tricepssehne.

Das Willküraktionsstrombild bei inkompletten peripheren Läsionen unterscheidet sich im Prinzip nach Frequenz und Stromfolge nicht von der Norm. Sehr ausgesprochen ist jedoch nicht selten die Kleinheit der Amplituden gegenüber den nicht paretischen Antagonisten, ferner, daß bei der Innervation eines paretischen Muskels die Impulse auf den Antagonisten irradiieren, so daß die Bewegung unter gleichzeitiger Beteiligung von Agonisten und Antagonisten abläuft. Besonders bemerkenswert ist, daß trotz schwerer Veränderungen der elektrischen Erregbarkeit im Sinne der Aufhebung der faradischen Erregbarkeit, einer Herabsetzung der Intensitätsschwelle, einer Verlängerung der Chronaxie und eines langsamen, trägen Zuckungsablaufes bei galvanischer Reizung die willkürliche Innervation des betreffenden Muskels — sofern eine solche möglich — begleitet ist von Aktionsströmen, die sich auch hinsichtlich der Dauer der einzelnen Schwankungen nicht von der Norm unterscheiden, während gleichzeitig der Reflexaktionsstrom deutlich verlängert sein kann (Abb. 138a u. b). Ob dies dadurch zustande kommt, daß die abgeleiteten Potentialschwankungen von Faserbündeln stammen, die nicht oder nur wenig geschädigt sind, bleibt noch zu prüfen. Schwer in Einklang zu bringen ist vorerst hiermit, daß sich die geschilderte Diskrepanz zwischen elektrischer Erregbarkeit und Aktionsströmen auch findet, wenn sich trotz sorgfältiger Abtastung des ganzen Muskels keine Punkte mit normaler oder nur wenig veränderter elektrischer Erregbarkeit finden lassen, also keine partielle, sondern eine totale Entartungsreaktion vorliegt.

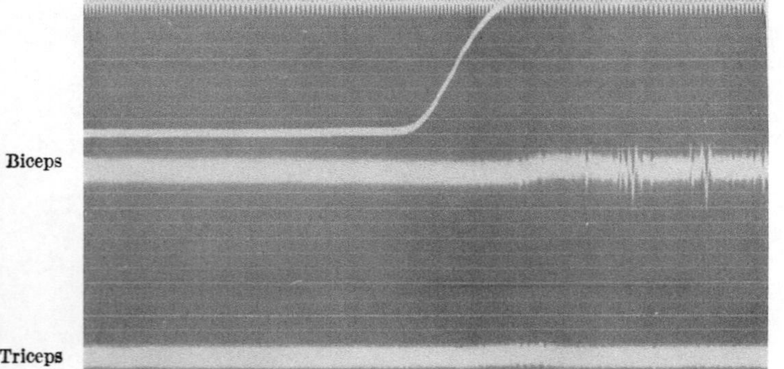

Abb. 139b. Wie a. Passive Vorderarmbeugung (Tricepsdehnung).

In Fällen, in denen es fraglich ist, ob der geschädigte Nervenabschnitt überhaupt noch von Willkürimpulsen passiert wird, kann die Aktionsstromregistrierung die klinische Diagnostik wesentlich unterstützen. Sie ermöglicht unter anderem schon frühzeitig die Beantwortung der Frage, ob eine vorgenommene Nervennaht erfolgreich war oder nicht. So zeigt Abb. 140 eine Radialisnaht in einem Stadium, in dem es klinisch nicht sicher war, ob eine Regeneration bereits in Gang war. Der Kranke führt zunächst eine von lebhaften Aktionsströmen im Biceps begleitete Vorderarmbeugung aus (Abb. 140a), anschließend erfolgt eine Streckung, die von zwar kleinen, aber deutlichen Aktionsströmen im Triceps begleitet ist (Abb. 140b). Es erreichen also tatsächlich schon wieder corticale Impulse die Peripherie und im weiteren Krankheitsverlauf gelangte der Kranke wieder in den Besitz einer vollkräftigen Radialisfunktion. Das Gegenstück hierzu zeigt Abb. 141. Auch hier wird von einem Patienten mit einer Radialisunterbrechung der horizontal in Beugung befindliche Vorderarm auftragsgemäß in Streckung überführt. Eine aktive Innervation des Triceps fehlt aber vollkommen, die Verbindung zur Peripherie ist total unterbrochen, und die Streckung kommt lediglich dadurch zustande, daß unter gleichzeitigem Nachlassen der Bicepstätigkeit die elastische Kraft der gedehnten Streckmuskulatur zur Geltung kommt.

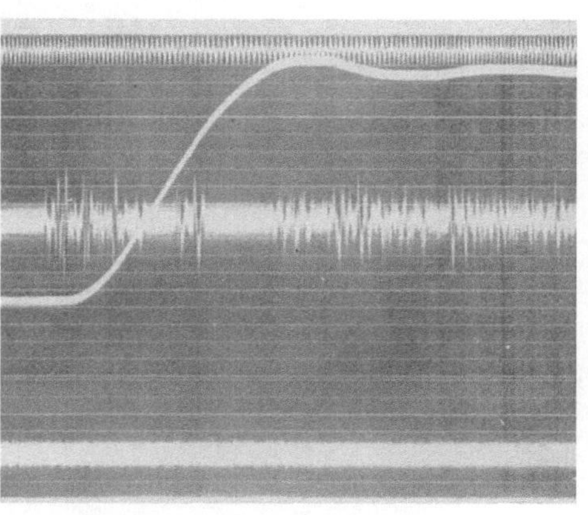

a

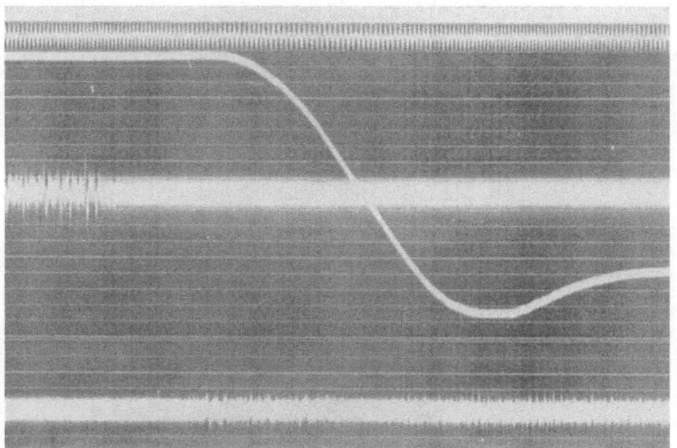

b

Abb. 140 a u. b. Radialisnaht in der Regeneration. a Vorderarmbeugung, b Vorderarmstreckung.

Liegt nicht eine Ausschaltung, sondern eine *Irritation* peripherer Nervenfasern vor, oder eine Kombination von beidem, so kann bekanntlich in dem Muskelgebiet, das dem irritierten Nerven zugeordnet ist, ein Tremor auftreten. In einem Teil der Fälle liegen diesem sehr regelmäßige rhythmische Entladungen zugrunde, in einem anderen ist, wie in Abb. 142a der Rhythmus ein mehr oder weniger unregelmäßiger. Mit Unrecht werden oft derartige Zitterzustände bei peripheren Läsionen ohne weiteres als psychogen bedingt bezeichnet. Daß zumindest in einem Teil der Fälle die ständige Irritation der afferenten Bahnen die Quelle des Tremor darstellt, zeigen die Fälle, in denen zur Schmerzbekämpfung eine Durchschneidung der entsprechenden hinteren Wurzeln vorgenommen wird und danach wie in Abb. 142b der Tremor verschwindet.

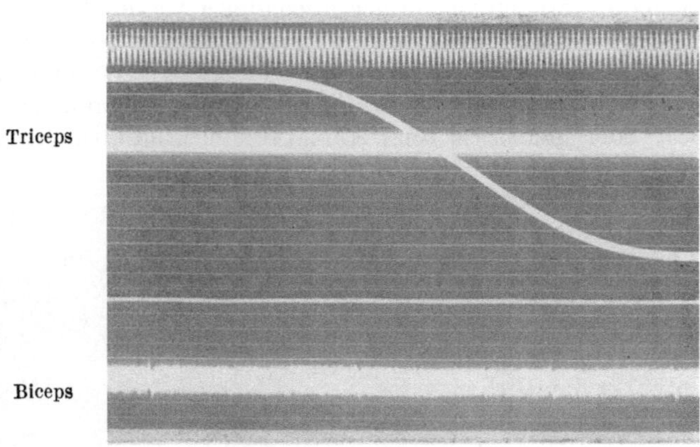

Abb. 141. Radialislähmung. Vorderarmstreckung durch rein elastische Kräfte des gedehnten Triceps bei gleichzeitigem Nachlassen der Bicepsinnervation. Ober- und Unterarm in horizontaler Lage, letzterer in der Ausgangsstellung im rechten Winkel gegen den Oberarm gebeugt.

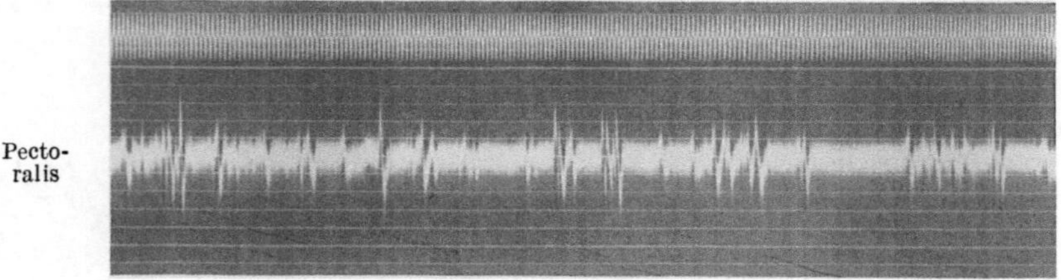

Abb. 142a. Tremor bei peripherem Reizzustand (Amputationsneurome).

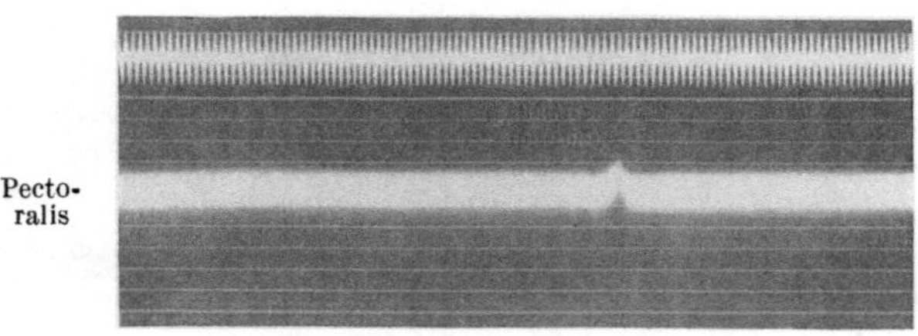

Abb. 142b. Wie a nach Durchschneidung der hinteren Wurzeln des betreffenden Armes. Die einzelne Zacke im Pectoralis entspricht dem Elektrokardiogramm.

2. Nucleare Läsionen.

Für die *elektrische* Reizung bei Vorderhornläsionen gilt hinsichtlich der Aktionsströme des gereizten Muskels im Prinzip das gleiche wie für periphere Läsionen. Mit anderen Worten ebensowenig wie bei klinischer Prüfung der Reaktionsweise des Muskels dem Reizstrom gegenüber ein Unterschied zwischen peripheren und nuclearen Läsionen festzustellen ist, deckt das Elektromyogramm einen solchen auf. Ist der Zuckungsablauf verlängert, so zeigt auch der Aktionsstrom nach PROEBSTER eine mehr oder minder ausgeprägte Dehnung (Abb. 143). Die elektrischen Begleiterscheinungen der kompletten Entartungsreaktion mit träger, wurmförmiger Muskelzusammenziehung lassen sich schwer erfassen, da ebenso wie bei peripheren Läsionen infolge des großen Zeitbedarfes der gelähmten Muskeln das Interferieren von Reiz- und Aktionsstrom kaum zu vermeiden ist. Geeigneter ist auch hier die mechanische Reizung durch Beklopfen des Muskels. Es ist dann in geeigneten Fällen eine biphasische Schwankung von deutlich gedehntem Ablauf zu erhalten.

Was die *reflektorische* Erregbarkeit bei Vorderhornläsionen betrifft, so kann bei klinisch bestehender Areflexie, aber erhaltener Willkürinnervation auch das Aktionsstrombild einen Reflexerfolg vermissen lassen, und zwar sowohl beim Schlag auf die Sehne des betreffenden Muskels, als auch bei einer Dehnung desselben durch eine passive Gliedbewegung (Abb. 144a und b). Andererseits gibt es Fälle, in denen eine für das Auge erkennbare Kontraktion des Muskels beim Schlag auf seine Sehne fehlt und gleichwohl wie in Abb. 145a eine biphasische Schwankung vorhanden ist. Abb. 145b zeigt in dem gleichen Fall das Verhalten des Muskels bei Dehnung durch eine passive Gliedbewegung. Nicht immer gehen jedoch beide Methoden der Reflexauslösung in ihrem Ergebnis konform. Es kann vielmehr der Schlag auf die Sehne erfolglos sein, während eine passive Gliedbewegung noch einen deutlichen Reflexerfolg liefert. Form und Dauer des Aktionsstromes eines Sehnenreflexes wird auch bei ausgesprochenen Paresen unverändert gefunden, letztere kann aber auch eine erhebliche Dehnung erfahren.

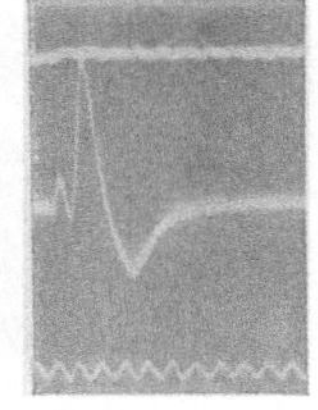

Abb. 143. Poliomyelitis mit verlängertem Zuckungsablauf. Elektrischer Einzelreiz, gedehnter Aktionsstromablauf. (Nach PROEBSTER.)

Das *Willküraktionsstrombild* läßt selbst bei ausgesprochenen Paresen nicht selten jede Veränderung gegenüber der Norm vermissen, und zwar auch dann, wenn man sich nicht auf eine Einzelableitung beschränkt, sondern systematisch durch Mehrfachableitung die verschiedenen Partien des Muskels abtastet. So zeigt Abb. 146 das Bild eines stark paretischen Deltoideus bei einer Poliomyelitis, bei der nur noch eine Armhebung um etwa 10⁰ zustande kam. Ein Unterschied

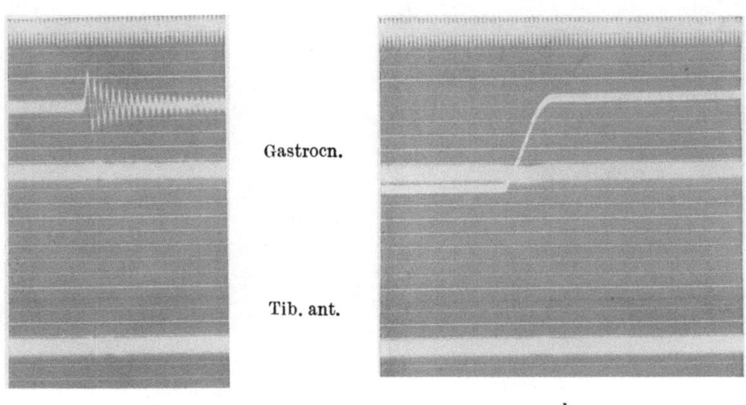

Abb. 144 a u. b. Poliomyelitis. Fehlen des Sehnen- und Dehnungsreflexes. a Achillesreflex, b passive Dorsalflexion.

gegenüber der Norm ist nicht vorhanden, wie auch ein Vergleich mit dem funktionstüchtigen Latissimus zeigt, von dem gleichzeitig abgeleitet wurde. Derartige normale Aktionsstrombilder werden auch dann beobachtet, wenn deutliche Veränderungen der elektrischen Erregbarkeit vorhanden sind. So war in dem vorliegenden Falle die faradische Erregbarkeit erloschen, die galvanische herabgesetzt, die Chronaxie auf 8,0 σ verlängert und der Zuckungsablauf ein gedehnter. Feste Beziehungen zwischen elektrischer Reizbarkeit und physiologischen Erregungsvorgängen lassen sich also hier ebensowenig wie bei peripheren Läsionen aufzeigen (vgl. S. 942).

Neben normalen Bildern gelangen bei Vorderhornläsionen häufig aber auch deutlich veränderte zur Beobachtung. So zeigt Abb. 147 in einem hochgradig geschädigten Tib. ant. bei dem Versuch einer aktiven Dorsalflexion, die zu keinem sichtbaren Effekt führte, nur minimale Ströme. Es ist dies ein relativ seltener Befund. Weit häufiger ist ein dritter Typ von Aktionsstrombildern: Schon in der Ruhelage treten in rhythmischer Folge Einzelströme oder Stromgruppen von erheblicher Amplitude auf, die dann bei der Bewegung wie in Abb. 148 in eine kontinuierliche Stromfolge übergehen, deren überraschend große Amplituden in auffallendem Gegensatz zu der klinisch manifesten Parese stehen. Selbst bei größter Zurückhaltung in der Bewertung *quantitativer* Aktionsstromunterschiede müssen Amplituden, wie sie Abb. 148—151 zeigen, als übernormal bezeichnet werden. Die Frequenz der Ströme nimmt im Verlaufe der Bewegung zu und kann Werte erreichen, die denen der Norm entsprechen (Abb. 148 und 149). Daneben gibt es jedoch auch Fälle, in

Triceps

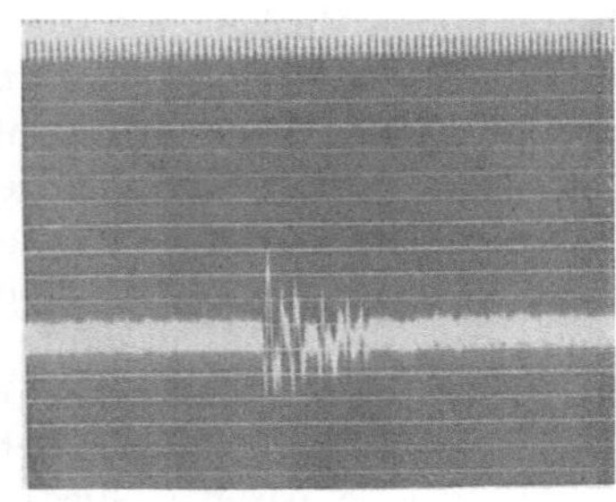

a b

Abb. 145 a u. b. Poliomyelitis. Erhaltener Sehnen- und Dehnungsreflex bei klinisch scheinbarer Areflexie. a Tricepsreflex, b Tricepsdehnung.

Delto-ideus

Latissimus

Tib.ant.

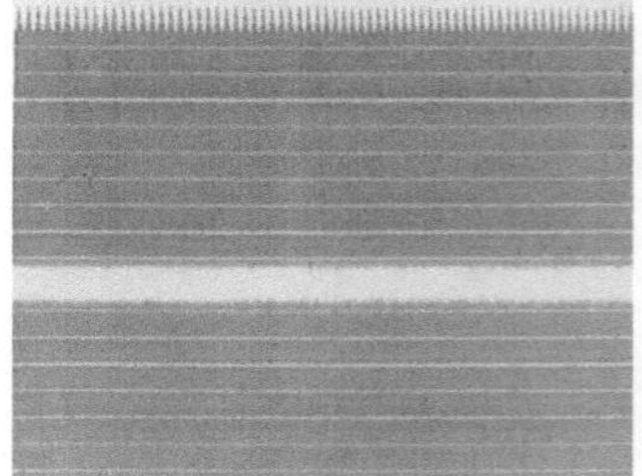

Abb. 146. Abb. 147.

Abb. 146. Poliomyelitis. Aktive Armhebung.

Abb. 147. Poliomyelitis. Lähmung der Peronealmuskulatur. Versuch einer aktiven Dorsalflexion des Fußes ohne sichtbaren äußeren Effekt.

denen die Maximalfrequenz erheblich vermindert ist, so daß dann auf der Höhe der Kontraktion an Stelle von 75—100 Schwankungen pro Sek. nur 10—25 gezählt werden (Abb. 150 und 151). Innerhalb der Stromfolgen sind in einem Teil der Fälle wie in Abb. 150 deutlich Haupt- und Nebenwellen zu unterscheiden, während in anderen Kurven, wie in Abb. 148a, die große Regelmäßigkeit der Ströme auffällt, so daß unter Umständen über längere Strecken hin ganz glatte, von Nebenwellen freie biphasische Schwankungen einander folgen. Die Dauer der einzelnen Schwankungen ist nicht verändert. Diesen Unterschieden in der Form des Aktionsstrombildes entsprechen auch solche in den Beziehungen der verschiedenen Faserbündel zueinander. In den Fällen, in denen

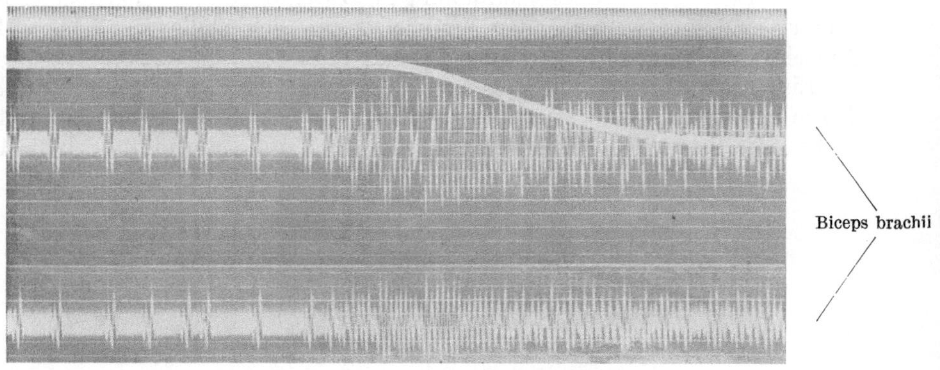

Abb. 148a. Poliomyelitis. 4 Jahre nach der Infektion. Vorderarmbeugung in der Horizontalen unter Ausschaltung der Schwere. Vorderarm hier wie in den folgenden Abbildungen in Mittelstellung zwischen Pro- und Supination. Zweifachableitung, Querabstand der Elktroden 2 cm.

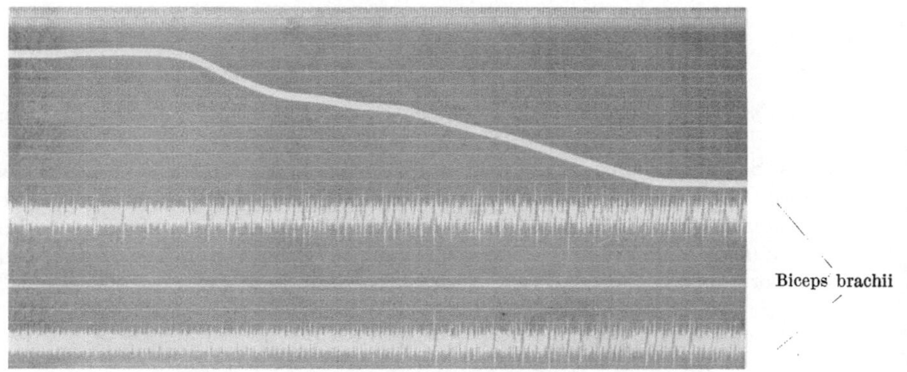

Abb. 148b. Vergleichskurve zu 148a. Organisch Gesunder, leicht versteifte Vorderarmbeugung. Sonst wie a.

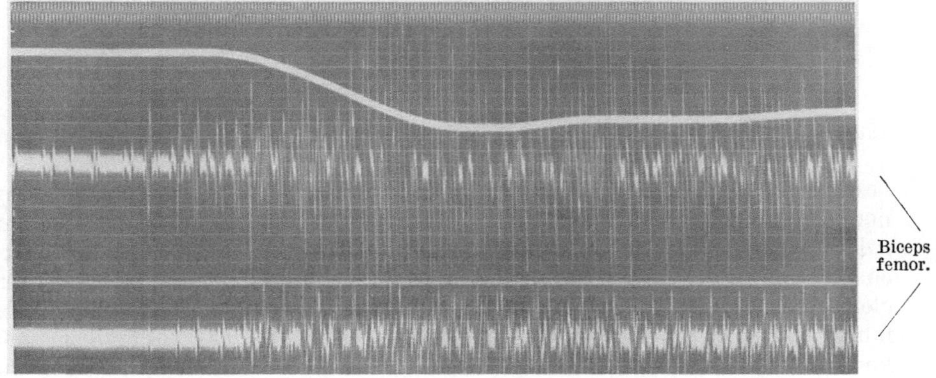

Abb. 149. Poliomyelitis. Aktive Unterschenkelbeugung.

Haupt- und Nebenwellen sehr ausgesprochen sind, stimmen die Bilder benachbarter Faserbündel nur wenig überein. Demgegenüber ist in den Fällen mit einer Folge glatter, von Nebenzacken freier biphasischer Schwankungen, wie sie Abb. 148 zeigt, die Übereinstimmung der Tätigkeitsbilder benachbarter Faserbündel eine viel weitgehendere und erstreckt sich stellenweise bis auf die Einzelschwankungen.

Eine feste Regel, wann bei einer Vorderhornläsion das Aktionsstrombild der Norm entspricht, wann es in dem beschriebenen Sinne verändert ist, läßt sich nicht aufstellen. Weder die Art der Läsion, noch ihre Intensität, noch die Dauer

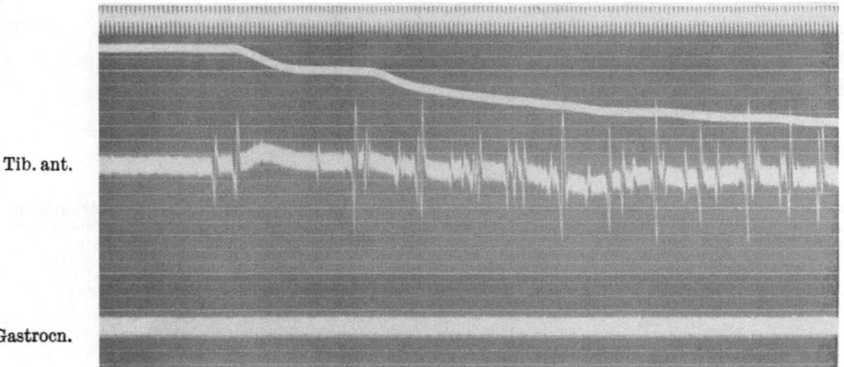

Abb. 150. Poliomyelitis. Aktive Dorsalflexion des Fußes. Frequenzverminderung der Hauptwellen.

ihres Bestehens sind dabei von maßgebender Bedeutung. Es könnte auf den ersten Blick schwer verständlich erscheinen, daß bei klinisch ausgesprochenen Paresen überhaupt eine Zunahme der Aktionsstromamplituden festzustellen sein kann. Es klärt sich dieser scheinbare Widerspruch aber sofort auf, wenn wir berücksichtigen, daß die Nadelelektrodenableitung nur über die Tätigkeit

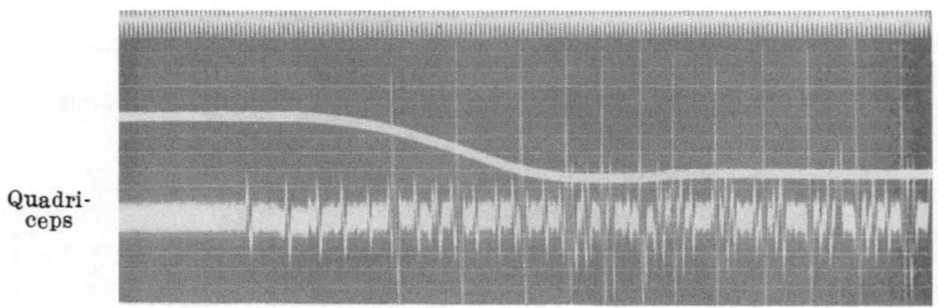

Abb. 151. Poliomyelitis. Aktive Unterschenkelstreckung. Mehrere Jahre nach der Erkrankung.

bestimmter Faserbündel Auskunft gibt, und daß jede Aktionsstromableitung nur eine begrenzte quantitative Wertung der motorischen Gesamtleistung zuläßt. Liegen degenerierte und funktionstüchtige Muskelelemente nebeneinander, so ist es durchaus möglich, daß der Gesamteffekt abnimmt, während gleichzeitig die Funktion der restlichen intakten Elemente eine Steigerung erfährt. Eine solche Leistungssteigerung kann zunächst einmal dadurch zustande kommen, daß die Tätigkeit der verschiedenen Faserbündel eine synchronere wird. Tatsächlich ist dies auch der Fall (Abb. 148a), allerdings, wie bereits betont, keineswegs immer. Es finden sich vielmehr, wie in Abb. 149, auch Kurven mit starker Amplitudenvergrößerung, ohne daß eine Synchronisierung der Erregungsvorgänge nachweisbar ist. Hier muß also die vorhandene Leistungssteigerung auf anderem Wege zustande kommen, und zwar liegt es nahe, an den Fortfall von Hemmungsmechanismen zu denken. Tatsächlich sprechen ja

Beobachtungen nach Durchschneidung der hinteren Wurzeln und andere sehr dafür, daß in der Norm nicht nur innervationsfördernde Muskelreflexe ablaufen, sondern bei der Kontraktion auch afferente Erregungen ausgelöst werden, die hemmend wirken und die

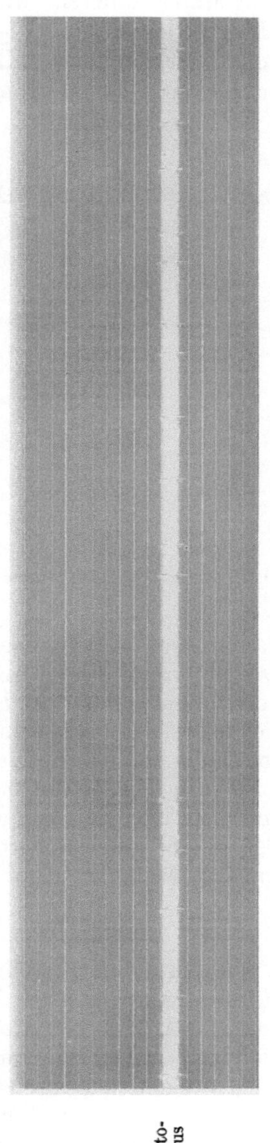

Abb. 152. Vorderhornprozeß. Fibrilläre Zuckungen.

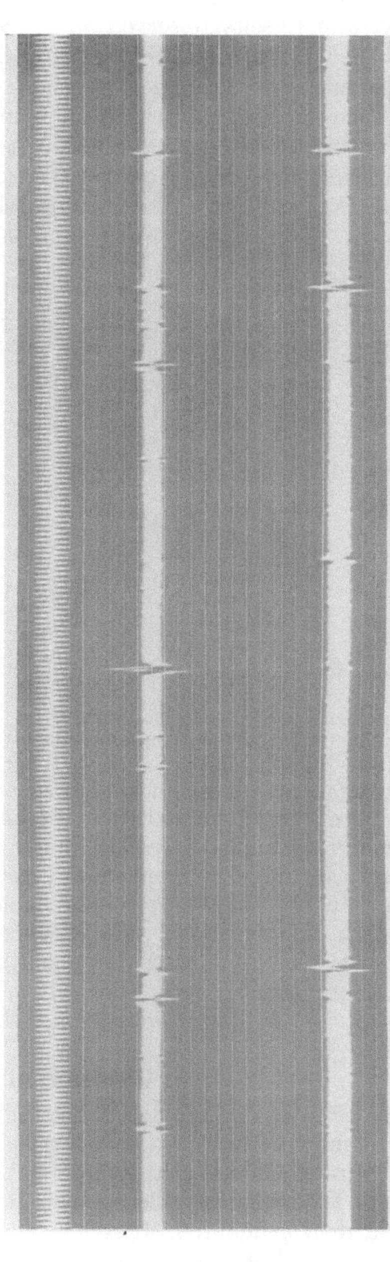

Abb. 153. Amyotrophische Lateralsklerose. Fibrilläre Zuckungen. Zweifachableitung. Querabstand der Elektroden 1,5 cm.

Innervationsvorgänge auf das der jeweiligen Aufgabe entsprechende Maß reduzieren. Es stellt dann aber die Vorderhornläsion funktionell betrachtet überhaupt keine rein motorische Schädigung dar. Mit dem Zugrundegehen der motorischen Elemente fällt vielmehr auch die Funktion eines Teiles der Receptoren des Muskeleigenhemmungsapparates aus, weil der adäquate Reiz für diesen, die Kontraktion der betreffenden Muskelfasern, ausfällt. Damit werden aber andererseits Reserven an mechanischer Energie verfügbar, die in den Dienst der Kompensation einer bestehenden Leistungsschwäche gestellt werden können. Der gleiche Vorgang — Funktionsbeeinträchtigung des Muskeleigenhemmungsapparates — kann unter bestimmten Bedingungen, wie bei der Hinterwurzelläsion, eine Koordinationsstörung unter anderen, wie bei der Vorderhornläsion, einen kompensatorischen Faktor bedeuten.

Den *Reizerscheinungen*, wie sie bei Vorderhornläsionen in Form von fibrillären Zuckungen in Erscheinung treten können, entspricht ein Aktionsstrombild

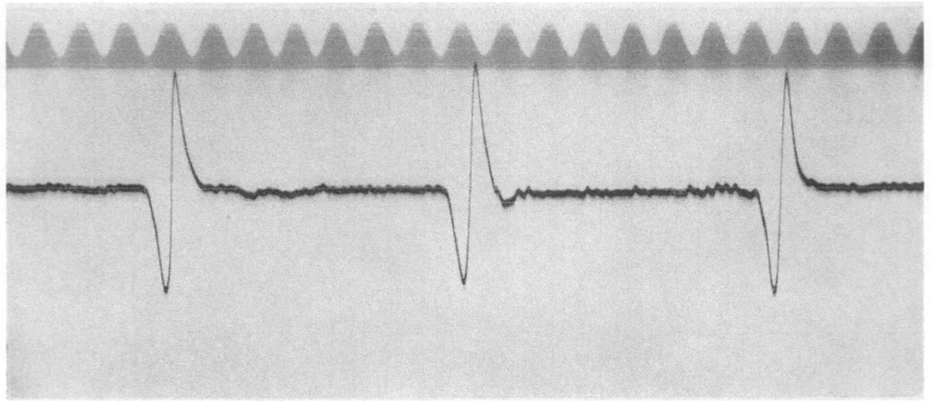

Abb. 154. Amyotrophische Lateralsklerose. Fibrilläre Zuckungen. Oszillograph-Gleichstromverstärker. Hohe Filmgeschwindigkeit. Zeit $^1/_{100}$ Sek.

(Abb. 152), das aus einzelnen biphasischen Schwankungen, stellenweise aus kleinen Gruppen von 2—3 besteht. Sie folgen einander streckenweise in sehr regelmäßigem Rhythmus, der aber immer wieder durch unregelmäßige Intervalle unterbrochen wird. Irgendwelche festen Beziehungen zwischen verschiedenen Faserbündeln lassen sich bei Zweifachableitung nicht feststellen, unregelmäßig tauchen bald in dieser, bald in jener Partie Potentialschwankungen auf (Abb. 153), wie dies ja auch vollkommen dem klinischen Bild des Vorganges entspricht. Ihre Dauer beträgt etwa 10 σ, liegt also in der gleichen Größenordnung wie die Willküraktionsströme eines normalen Muskels (Abb. 154).

3. Hinterwurzelläsionen.

Reflexe. Das Erlöschen der Muskelreflexe ist ein Kardinalsymptom der Hinterwurzelunterbrechung. Nach Durchschneidung sämtlicher hinteren Wurzeln eines Muskelgebietes tritt beim Schlag auf die Sehne des betreffenden Muskels keine Potentialschwankung mehr auf und auch bei passiven Bewegungen ist weder in dem gedehnten Muskel noch in seinem Antagonisten eine solche festzustellen (Abb. 155). Anders bei pathologischen Läsionen hinterer Wurzeln. Hier können trotz klinischer Areflexie noch Reflexaktionsströme auftreten, die in ihrem Ablauf verlangsamt sind und in den verschiedenen Partien des Muskels nicht mehr gleichzeitig auftreten, sondern mit zeitlichen Differenzen (EISMAYER und KURELLA).

Die Deafferentierung eines Muskels ist nicht gleichbedeutend mit der Aufhebung seiner reflektorischen Erregbarkeit überhaupt. Durch Reflexreize, die an Receptoren angreifen, welche außerhalb des deafferentierten Gebietes liegen, bleibt der seiner Sensibilität beraubte Muskel sehr wohl noch erregbar, ja es nimmt sogar der Reflexerfolg an Intensität zu. SHERRINGTON hat gezeigt, daß an der decerebrierten Katze nach der Deafferentierung des Vasto-crureus der gekreuzte Streckreflex gesteigert ist und einen stoßartigen Charakter annimmt. Gleichzeitig werden auch die Reflexaktionsströme größer und frequenter (FULTON). Dieses Überschießen der Reflextätigkeit nach der Radikotomie ist mehrfach tierexperimentell bestätigt worden (BRÉMER, RANSON) und auch Beobachtungen beim Menschen sprechen ganz im gleichen Sinne. FOERSTER hat in Fällen von Pyramidenbahnläsion nach der Hinterwurzeldurchschneidung schon bei subjektiver Beobachtung eine deutliche Steigerung der Reflextätigkeit gesehen, wenn diese durch Reize außerhalb des deafferentierten Gebietes in Gang gebracht wurde.

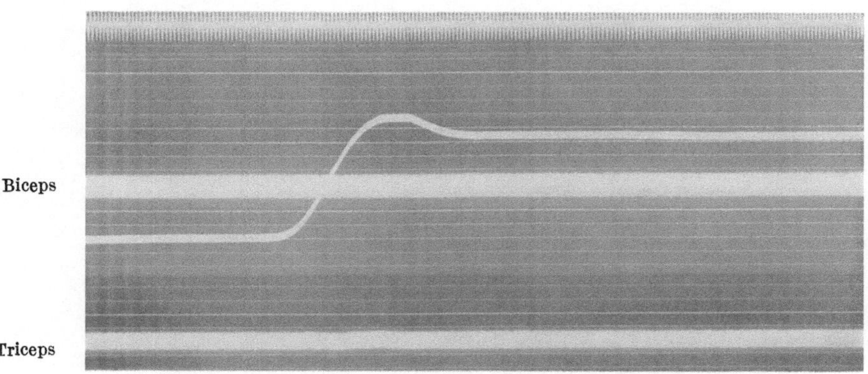

Abb. 155. Passive Beugung des Vorderarmes nach Durchschneidung sämtlicher hinteren Armwurzeln, ausgeführt von O. FOERSTER zur Beseitigung heftiger Schmerzen nach peripherer Nervenschußverletzung.

Willkürinnervation. Die Frage nach der Bedeutung der afferenten Erregungen für das Zustandekommen und den Ablauf von Willkürbewegungen ist tierexperimentell vielfach bearbeitet worden. Trotzdessen gehen die Meinungen noch erheblich auseinander (MOTT und SHERRINGTON, HERING, MUNCK, BICKEL, HARTMANN und TRENDELENBURG u. a., Lit. bei ALTENBURGER). Es hat dies zu einem guten Teil seinen Grund in den Schwierigkeiten der Versuchsbedingungen. Wir wissen nicht, wie sich das Tier unter dem Eindruck des Sensibilitätsverlustes Bewegungsaufgaben gegenüber einstellt, wichtigste Teile der näheren Versuchsbedingungen bleiben uns völlig unbekannt. In der menschlichen Pathologie fallen diese Schwierigkeiten fort, dafür tauchen hier aber andere auf. Extensität und Intensität des pathologischen Prozesses sind häufig nicht genügend bekannt, um mit ausreichender Sicherheit sagen zu können, dieses oder jenes Phänomen steht tatsächlich mit dem Fortfall der afferenten Erregungen in Zusammenhang. Eindeutige Ergebnisse liefern jedoch Kranke mit Hinterwurzeldurchschneidungen bei sonst intaktem Nervensystem, wie sie gelegentlich zur Bekämpfung von heftigen, auf anderem Wege nicht zu beseitigenden Schmerzzuständen ausgeführt werden.

Es ist an Hand des Tierexperimentes lebhaft erörtert worden, inwieweit nach der Radikotomie überhaupt noch Bewegungen ausgeführt werden. Beim Menschen liegen die Verhältnisse folgendermaßen: Der völlig deafferentierte Arm kann unmittelbar nach der Wurzelresektion willkürlich bewegt werden, auch ohne daß der Kranke das betreffende Glied ansieht. Aber schon bei einfachen Bewegungen einzelner Abschnitte der oberen Extremität erfolgt die corticale Impulserteilung oft verspätet oder gelangt besonders in der ersten Zeit nach der Wurzelresektion an die falsche Adresse, so daß beispielsweise an Stelle einer geforderten Vorderarmbeugung eine Streckung erfolgt (vgl. Bd. 5, S. 380f.). Leitet man die Aktionsströme derartiger Fälle unter verschiedenen

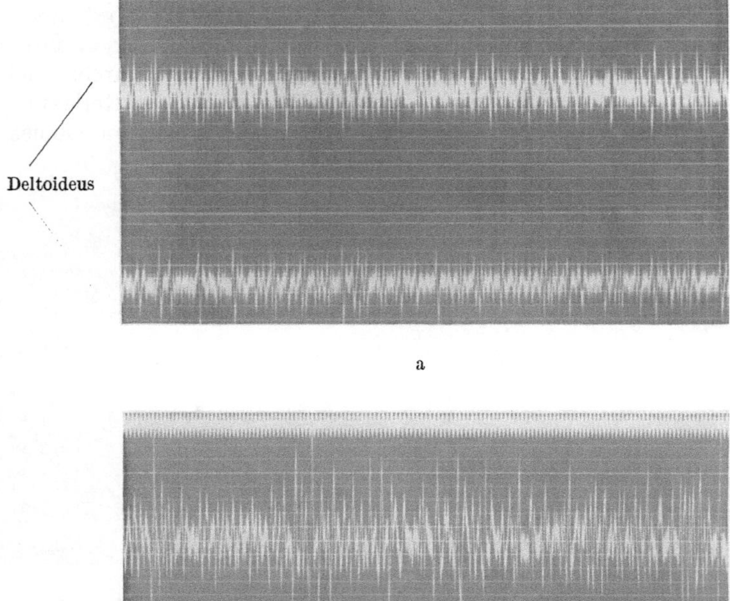

Abb. 156 a u. b. Durchschneidung sämtlicher hinteren Armwurzeln bei einem Oberarmamputierten a Halten von 2 kg bei horizontal ausgestrecktem Oberarm. b Wie a. Halten von 8 kg.

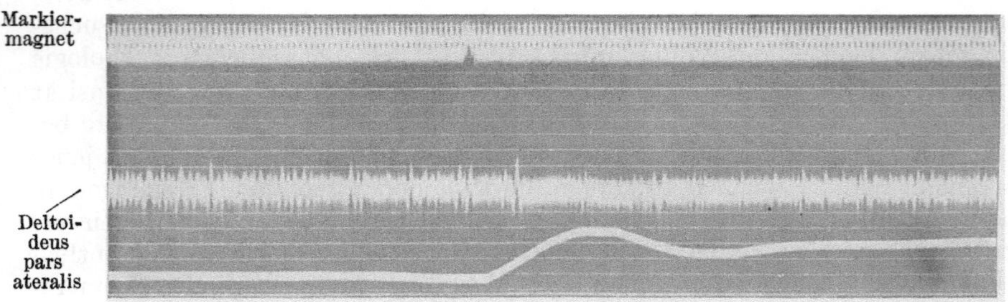

Abb. 157. Oberarmamputierter. Durchschneidung der hinteren Wurzeln von C_2—D_4. Plötzliche Entlastung des horizontal gehaltenen Oberarmstumpfes von 2 kg. Der Markiermagnet zeigt den Moment der Entlastung, das Mechanogramm die Gliedbewegung an.

Bedingungen ab, bei Haltungen, Einzelbewegungen, Hin- und Herbewegungen und bei komplizierteren Bewegungsvorgängen wie beim Gang, so ist folgendes zu beobachten:

Haltungen. Während der Aufrechterhaltung einer Stellung entgegen der Gliedschwere oder beim Tragen eines Gewichtes ist eine Folge von Aktionsströmen abzuleiten, die ebenso wie in der Norm aus Haupt- und Nebenwellen zusammengesetzt ist (Abb. 156a und b). Zahl und Amplitude der Ströme nimmt

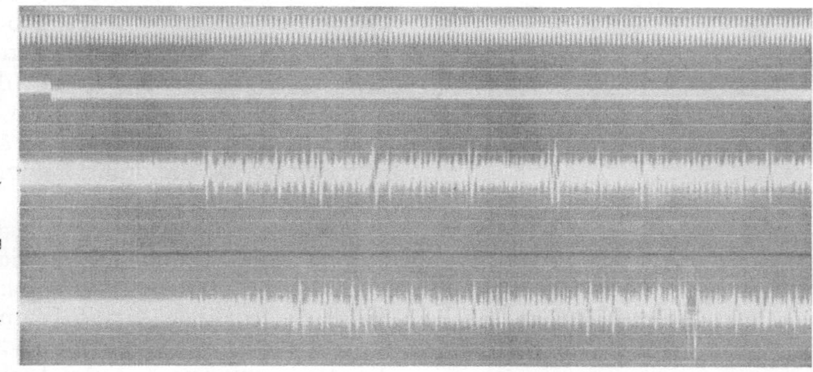

Abb. 158a. Aktionsstromableitung von zwei 3 cm nebeneinanderliegenden Faserbündeln der Pars lateralis deltoidei bei willkürlicher Oberarmhebung vor der Hinterwurzeldurchschneidung. Der Markiermagnet unterhalb der Zeit zeigt die Bewegungsaufforderung an.

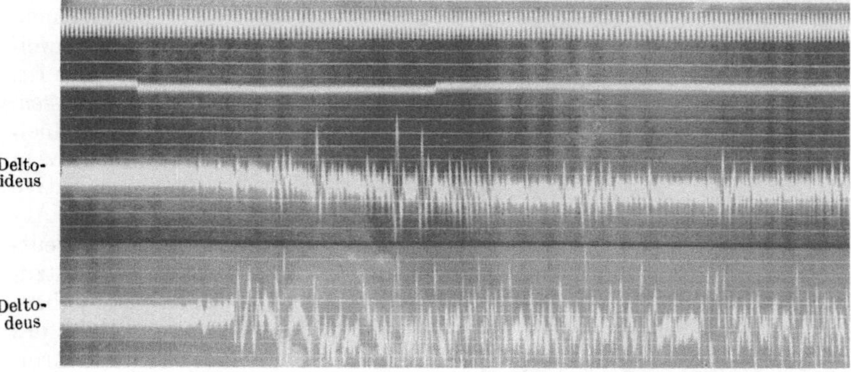

Abb. 158b. Wie a. $^1/_2$ Stunde nach Durchschneidung der hinteren Wurzeln C_2—D_4.

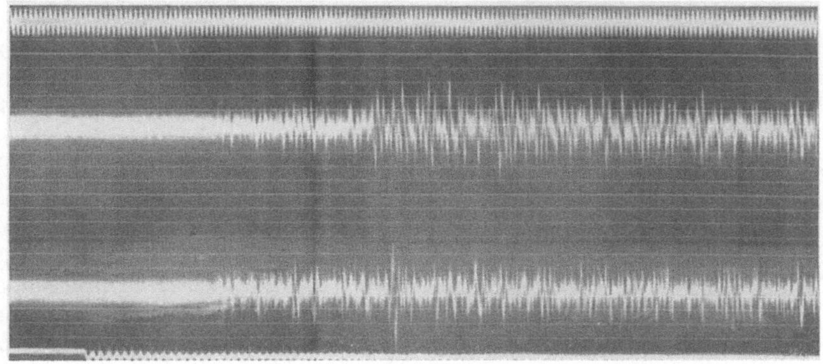

Abb. 158c. Wie a. 16 Tage nach der Hinterwurzeldurchschneidung.

mit zunehmender Belastung ebenso wie bei intakter Sensibilität zu, mit anderen Worten, der Ausfall der afferenten Erregungen kommt in dem Tätigkeitsbild willkürlicher Haltungen nicht zum Ausdruck. Er macht sich höchstens darin bemerkbar, daß, zumal bei Ausschaltung der optischen Kontrolle, nicht selten die Haltung keine vollkommen gleichmäßige ist, sondern unregelmäßige Schwankungen zeigt, denen eine stärkere rhythmische Gliederung des Tätigkeitsbildes entspricht. Auch an dem Verhalten der Antagonisten ändert sich nichts, ihre Funktion wird durch die Schwerkraft ersetzt.

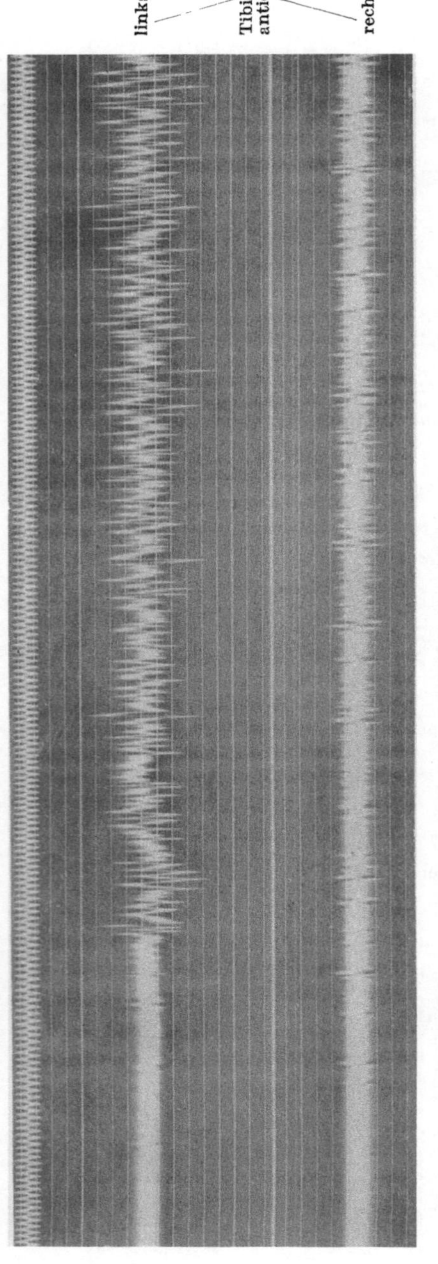

Abb. 159. Aktive Dorsalflexion beider Füße. 24 Stunden nach totaler Deafferentierung des lk. Tib. antic. (Resektion der hinteren Wurzeln L_4—S_4.)

Plötzliche Entlastung eines Gliedes von einem angehängten Gewicht führt sowohl nach der Radikotomie als auch in Fällen von Tabes mit Areflexie zu einer vorübergehenden Verminderung bzw. zu einem Ausfall der Aktionsströme (Abb. 157), der aber mit längerer Latenz einsetzt wie in der Norm. Es zeigt dies, daß an dem Zustandekommen des Entlastungsphänomens (vgl. S. 915) neben einem reflektorischen Faktor noch ein zweiter nicht reflektorischer beteiligt ist.

Einzelbewegungen. *Die Agonisten.* Läßt man kurz nach der Durchschneidung sämtlicher hinteren Wurzeln eines Gliedabschnittes eine aktive Bewegung ausführen, so ist im Aktionsstrombild als erstes eine deutliche Amplitudenzunahme festzustellen. Abb. 158 a und b zeigt nebeneinander das Aktionsstrombild des Deltoideus bei einer seitlichen Armhebung, die der Kranke auf dem Operationstisch vor und nach der Durchschneidung von C_2—D_4 links unter vollkommen gleichbleibenden Ableitungsbedingungen ausführt. Die Zunahme der Aktionsstromamplituden nach der Deafferentierung ist sehr ausgesprochen. Während der Registrierung selbst war zu beobachten, wie der äußere Bewegungsablauf einen stoßartigen, ataktischen Charakter annahm. Abb. 158 c zeigt, daß 16 Tage nach der Durchschneidung die Amplitudengröße noch deutlich die vor der Operation vorhandene übertrifft. Auch der folgende Kranke, bei dem der linke Unterschenkel vollkommen deafferentiert wurde, zeigte 24 Stunden nach der Operation bei gleichzeitiger Dorsalflexion beider Füße auf der linken deafferentierten Seite wesentlich größere Amplituden als auf der kontralateralen sensibel intakten Seite (Abb. 159).

Form und *Aufeinanderfolge* der Ströme erfährt durch die Deafferentierung keine Änderung. Wir finden danach ebenso wie unter normalen Verhältnissen große biphasische Schwankungen geringerer Frequenz, daneben kleine frequente Schwankungen, die zwischen erstere eingestreut oder ihnen superponiert sind. Lediglich die Tendenz zu einer rhythmischen Gliederung des Gesamtbildes tritt in einzelnen Kurven zumal in der ersten Zeit nach der Deafferentierung stärker hervor als in der Norm, so daß dann die Innervationsform einen stoßartigen Charakter erhält.

Hinterwurzeldurchschneidung links L_4—S_4. *Aktionsstromfrequenz pro Sekunde im Tib. antic. bei aktiver Dorsalflexion des Fußes* (vgl. Abb. 159).

Zeit nach der Durchschneidung	Links	Rechts
1. Tag	129	100
2. Tag	138	98
24. Tag	128	100
57. Tag	116	91
72. Tag	93	82
82. Tag	126	116

Die *Aktionsstromfrequenz* ändert sich regelmäßig, und zwar ist im Anschluß an die Radikotomie eine deutliche Zunahme derselben festzustellen. So betrug beispielsweise bei dem erstgenannten Kranken (Abb. 158) die mittlere Frequenz bei Auszählung aller Schwankungen vor der Deafferentierung 110 pro Sek., unmittelbar danach 122, nach 16 Tagen 132 pro Sek. In dem 2. Fall war,

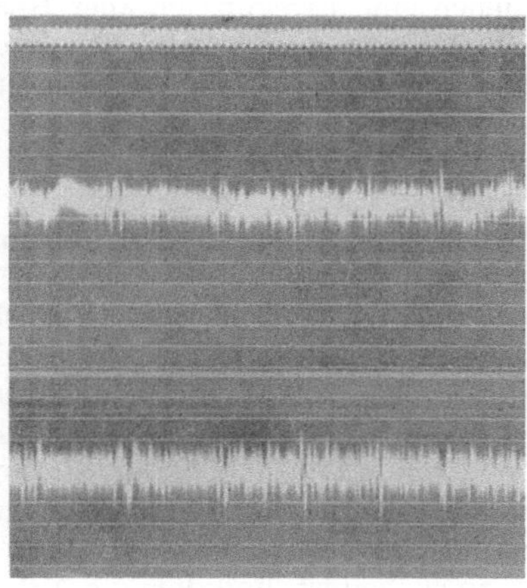
a

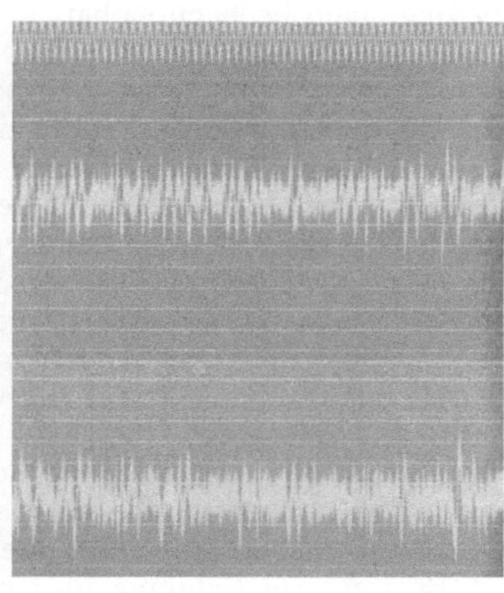
b

Abb. 160 a u. b. Ableitung von zwei Faserbündeln des Tib. antic. Querabstand der Elektrodenpaare 1 cm. Ausschnitt aus einer aktiven Dorsalflexion. a rechte sensibel intakte Seite. b linke deafferentierte Seite. (Vgl. Abb. 159.)

wie die obenstehende Tabelle zeigt, am 1. Tag nach der Radikotomie die Aktionsstromfrequenz auf der deafferentierten Seite deutlich höher als auf der intakten, und dieser Unterschied hielt sich auch in den folgenden Wochen, bis er dann am 27. und am 82. Tag nicht mehr über das hinausging, was wir auch in der Norm bei intakter Sensibilität finden.

Als Ursache für die Amplitudenzunahme nach der Radikotomie lassen sich rein physikalische Änderungen im Ableitungskreis im Sinne einer Verminderung des Gewebswiderstandes durch entsprechende Widerstandsmessungen ausschließen. Erstere muß also in den physiologischen Verhältnissen zu suchen sein. Es wäre daran zu denken, daß nach der Deafferentierung der Entladungsrhythmus, der den verschiedenen Muskelfaserbündeln zugeordneten Vorderhornzellen ein synchronerer wird, daß vorher vorhandene Phasendifferenzen in Fortfall kommen, und so die Intensität der Potentialschwankungen zunimmt. Dies ist jedoch nicht der Fall. So ist in Abb. 158 die Übereinstimmung des Tätigkeitsbilder verschiedener Faserbündel nach der Deafferentierung weder hinsichtlich der Aktionsstromgruppen noch der Einzelströme eine größere als vorher und auch in dem 2. Fall ist bei gleichzeitiger Ableitung von zwei Faserpartien des Tib. anticus die Übereinstimmung der Aktionsstrombilder auf der deafferentierten Seite keine bessere als auf der sensibel intakten (Abb. 160). Da also die Beziehungen der verschiedenen Faserbündel zueinander unverändert bleiben, muß die Amplitudenzunahme dadurch bedingt sein, daß die Zahl der tätigen Fasern zunimmt. Es besagt dies folgendes:

Wenn die Bewegung eines deafferentierten Gliedes ausfahrend, stoßartig erfolgt und über das Bewegungsziel hinausschießt, so ist hierfür nicht einfach, wie oft angenommen, ein Fortfall der Antagonistenbremsung verantwortlich, sondern auch — unter Umständen sogar allein — eine Überinnervation der Agonisten. Es spricht dies dafür, daß den afferenten Erregungen nicht nur die Bedeutung einer Innervationsverstärkung zufällt, sondern auch eine Hemmungsfunktion und daß durch letztere die von den verschiedenen zentralnervösen Stationen kommenden Erregungen soweit gedämpft werden, daß ihre Intensität dem zu erreichenden Bewegungsziel adäquat ist. Daß es sich hierbei um afferente Erregungen handelt, die im Muskel ihren Ursprung nehmen, geht daraus hervor, daß SHERRINGTON die Steigerung des Streckreflexes nach der Deafferentierung unter Bedingungen beobachtet hat, unter denen eine Erregung cutaner Receptoren keine Rolle spielt. Es ist fernerhin anzunehmen, daß die von den Receptoren des tätigen Muskels selbst ausgehenden innervationshemmenden Impulse ihren Angriffspunkt an dem Beginn der letzten gemeinsamen Wegstrecke, an der Vorderhornzelle, haben. Hierfür spricht, daß eine Überinnervation der Agonisten zwar bei Unterbrechung der hinteren Wurzeln, von denen direkte Fasern zu den Vorderhornzellen ziehen, zu beobachten ist, nicht aber bei Läsionen zentraler gelegener Abschnitte des sensiblen Systems, beispielsweise solchen, die zu cerebellaren oder corticalen Stationen in Beziehung stehen. Für die Muskelfunktion sind demnach zwei ihrer Wirkungsweise nach grundsätzlich verschiedene sensible Systeme von Bedeutung, wie dies auch durch neuere physiologische Beobachtungen nahegelegt wird. Es werden einmal bei der Muskeltätigkeit afferente Erregungen ausgelöst, die hemmend auf die von höheren Stationen kommenden Erregungen wirken, und sie auf das dem Bewegungsziel adäquate Maß reduzieren. Ihnen gegenüber steht ein Reflexmechanismus, für den der adäquate Reiz in einer Dehnung des Muskels zu suchen ist, und dem die Aufgabe einer Innervationsverstärkung zufällt. Ob letztere nur dann erfolgt, wenn eine Bewegung auf äußere Widerstände stößt, die eine Dehnung der jeweiligen Agonisten bewirken, oder ob *jede* willkürliche und unwillkürliche Innervation eine reflektorische Komponente enthält, sei dahingestellt. Sicher ist, daß die Ausschaltung der Dehnungsreflexe durch Radikotomie im Aktionsstrombild willkürlicher, unbeeinflußt von äußeren Kräften ablaufender Bewegungen nicht in Erscheinung tritt, zumindest also kompensiert wird.

Die Überinnervation, die nach der Radikotomie zu beobachten ist, ist keine bleibende. Es kommt vielmehr im Laufe der Zeit, auch ohne daß eine besondere Übungstherapie getrieben wird, in dem einen Falle eher, in dem anderen später zu einer Angleichung der Amplituden an die vor der Durchschneidung vorhandene Größe. Es ist deshalb verständlich, daß unter Umständen schon von vornherein in manchen Fällen die Überinnervation nicht deutlich ausgeprägt ist. Die Frequenzerhöhung scheint im allgemeinen länger bestehen zu bleiben, aber auch sie geht im Laufe der Zeit zurück, es kommt also zu einer weitgehenden Kompensation des Ausfalls der afferenten Erregungen. In diesem

Stadium sind trotz Durchschneidung aller ein Muskelgebiet versorgenden hinteren Wurzeln auch bei Ausschaltung der optischen Kontrolle überraschende koordinatorische Leistungen möglich, die weit über das hinausgehen, was wir bei schweren pathologischen Läsionen der hinteren Wurzeln zu sehen gewöhnt sind. Der völlige Ausfall der afferenten Erregungen scheint in bestimmten Situationen für die motorische Leistungsfähigkeit günstiger zu sein, als ein Rest von afferenten Erregungsvorgängen, die überdies vielleicht noch qualitativ verändert sind. Nach Umfang und

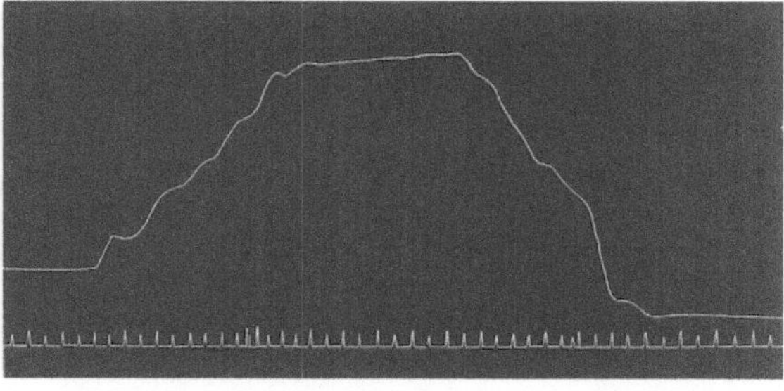

a b

Abb. 161 a u. b. Bewegungen im Schultergelenk nach vorn, 8 Wochen nach Durchschneidung der hinteren Wurzeln C_2—D_4. Umfang und Geschwindigkeit der ohne optische Kontrolle auszuführenden Bewegungen sind vom Versuchsleiter vorgeschrieben. 1 mm der Bewegungskurve entspricht in allen Abbildungen einer Winkelbewegung von 2°. Zeit in $^1/_5$ Sek. Alle Kurven sind von links nach rechts zu lesen. a Bewegungsaufgabe: Große schnelle Bewegung. b Bewegungsaufgabe: Mittelgroße langsame Bewegung.

Geschwindigkeit vorgeschriebene einfache Bewegungen werden nach der Deafferentierung, wie Abb. 161 zeigt, auch ohne optische Kontrolle der Bewegungsaufgabe weitgehend adäquat ausgeführt, ja darüber hinaus gelingt es sogar, eine Bewegung mit derselben Geschwindigkeit und demselben Umfang zu wiederholen (Abb. 162). Die Fehler dabei sind zwar größer als bei intakter Sensibilität, sie sind aber doch erstaunlich gering. Die Kranken versagen aber, wenn ihnen schwierigere Aufgaben gestellt werden, und es sich, wie beim Zeigefingernasenversuch, um zusammengesetzte Bewegungen handelt.

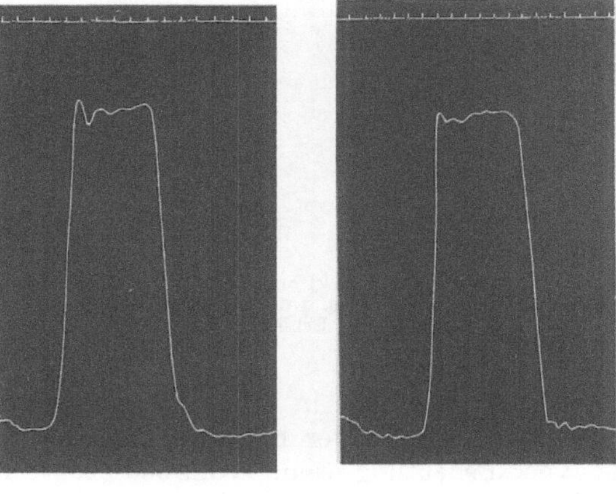

a b

Abb. 162 a u. b. a Erhebung und Senkung des deafferentierten Armes unter optischer Kontrolle. b Wiederholung der gleichen Bewegung ohne optische Kontrolle (Augenschluß).

Von den *pathologischen Hinterwurzelläsionen* kommt in erster Linie die Tabes dorsalis für einen Vergleich mit den Ergebnissen der Hinterwurzeldurchschneidung in Frage. Auch hier ist in Fällen mit ausgesprochener Ataxie ganz analog wie nach Durchschneidung der hinteren Wurzeln eine Zunahme der Aktionsstromamplituden zu beobachten (Gregor und SCHILDER, v. WEIZSÄCKER, ALTENBURGER, RICHTER und FORD). Bei einem Vergleich von Abb. 163a u. b tritt diese sehr deutlich in Erscheinung. Wir finden sie nicht nur bei Einzelbewegungen, sondern auch bei solchen komplexer Natur wie beim Gang (Abb. 177 und 178), und zwar ist das Gesamtbild ebenso wie in der Norm aus Haupt- und Nebenwellen zusammengesetzt. Nicht immer ist die Amplitudenzunahme in allen Muskelgruppen gleich stark ausgeprägt. Es kommt vielmehr vor, daß sie in einer

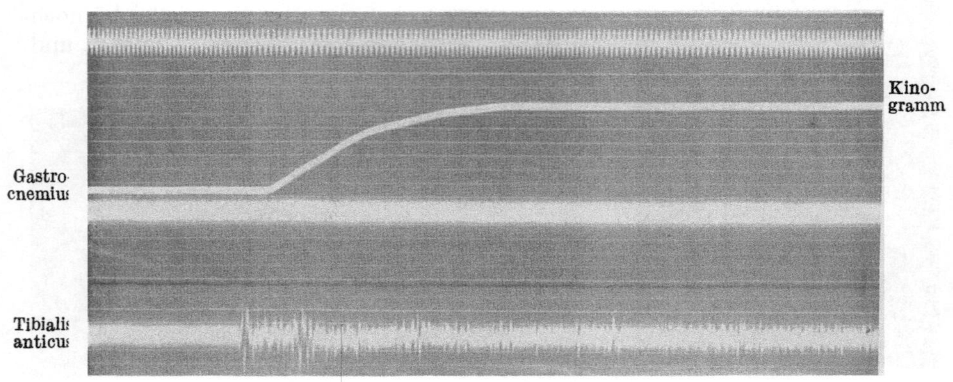

Abb. 163a. Normales Aktionsstrombild des Tibialis anticus und des Gastrocnemius bei willkürlicher Dorsalflexion des Fußes. Im Antagonisten (Gastrocnemius) vollkommene Saitenruhe.

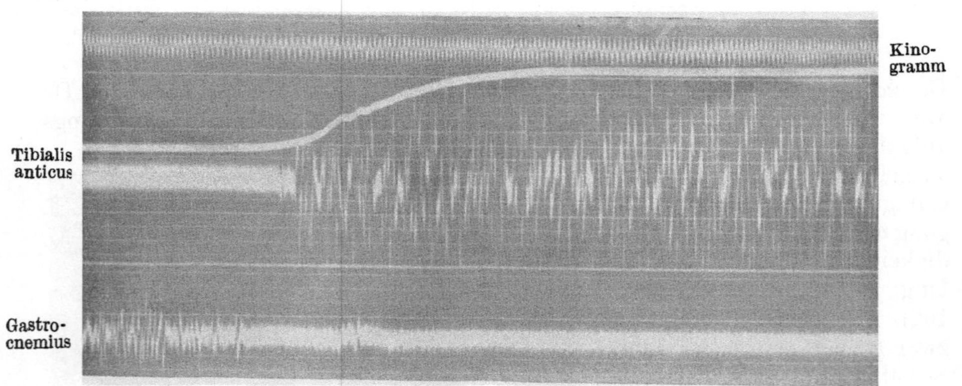

Abb. 163b. Tabes dorsalis. Aktionsstrombild des Tibialis anticus und Gastrocnemius bei willkürlicher Dorsalflexion des Fußes. Im Agonisten (Tibialis anticus) starke Überinnervation, Vermehrung der Zahl und Erhöhung der Amplitude der Potentialschwankungen.

Gruppe sehr deutlich, in der antagonistischen aber viel geringer ist oder fehlt. Auch die Art der Bewegung selbst kann für das jeweilige Tätigkeitsbild von Bedeutung sein. Während bei sehr ausgesprochener Ataxie die Amplitudenvergrößerung unabhängig davon ist, ob die Bewegung langsam oder schnell ausgeführt wird, tritt diese in leichteren Fällen unter Umständen erst bei raschen Bewegungen in Erscheinung und schließlich gibt es zahlreiche Fälle mit Areflexie ohne nennenswerte Ataxie, bei denen das Aktionsstrombild vollkommen normal ist. Ein synchroneres Zusammenarbeiten verschiedener Muskelpartien gegenüber der Norm findet auch bei pathologischen Läsionen nicht statt, so daß anzunehmen ist, daß auch hier die Amplitudenzunahme nicht durch den Fortfall von Interferenzen, sondern durch eine Zunahme der Zahl der tätigen Muskeleinheiten zustande kommt.

Die Frage nach dem Verhalten der Frequenz ist für pathologische Fälle schon deshalb schwerer zu beantworten als für Hinterwurzeldurchschneidungen, weil wir darauf angewiesen sind, die Frequenzen verschiedener Personen miteinander zu vergleichen, die innerhalb gewisser Grenzen schwanken. Immerhin läßt sich doch soviel sagen, daß es zweifellos Fälle gibt, bei denen ebenso wie nach der Radikotomie höhere Frequenzen als in der Norm festzustellen sind. Aber auch das Gegenteil ist beobachtet worden, eine Frequenzabnahme; und schließlich gibt es auch Fälle, in denen auch bei ausgesprochener Amplitudenvergrößerung überhaupt keine Frequenzänderung gegenüber der Norm zu verzeichnen ist. Die Bedingungen bei pathologischen Hinterwurzelläsionen sind eben nicht so konstant wie bei der operativen Hinterwurzeldurchschneidung. Wir erfassen von Fall zu Fall, von Muskel zu Muskel verschiedene Stadien des Prozesses und können deshalb nicht erwarten, daß der Befund stets der gleiche ist, zumal wir ja keineswegs sicher sind, stets reine Hinterwurzel- bzw. Hintersträngläsionen vor uns zu haben. Ist doch eine Beteiligung von Vorderhornelementen am pathologischen Prozeß keineswegs eine Seltenheit.

An gleiche und ähnliche Möglichkeiten muß man auch bei manchen experimentellen Befunden denken. So führt intramuskuläre Novocaininjektion beim Menschen und auch bei der decerebrierten Katze zu einer Abnahme der Aktionsstromfrequenz (Dusser de Barenne). Es ist aber bekannt, daß Novocain nicht nur die sensiblen Receptoren ausschaltet, sondern auch die motorischen Elemente schädigt. Es muß deshalb dahingestellt bleiben, ob nicht die Abnahme der Aktionsstromamplitude nach Novocaininjektion durch eine Läsion motorischer Elemente bedingt ist, wenn nicht rein physikalische Faktoren im Sinne einer Verschlechterung der Ableitungsbedingungen mit eine Rolle spielen. In jedem Falle können schon infolge der Amplitudenabnahme an sich Schwankungen der Auszählung entgehen, so daß eine Frequenzverminderung vorgetäuscht wird.

Bei mechanischer Reizung des Rückenmarksquerschnittes ändert Hinterwurzeldurchschneidung die Frequenz nicht, wohl aber sinkt diese nach lokaler Novocainapplikation auf den Rückenmarksquerschnitt von 160 auf 50—70 pro Sekunde (Dusser de Barenne). Auch hier muß man, abgesehen von der Ausschaltung intraspinaler sensibler Elemente an die Möglichkeit einer Schädigung motorischer Elemente denken.

Beziehungen der Agonisten und Antagonisten. Erst die Analyse von operativen Hinterwurzeldurchschneidungen am Menschen hat Befunde ergeben, die eindeutig genug sind, um die langumstrittene Frage nach der Bedeutung der Sensibilität für die Beziehungen von Agonisten und Antagonisten zu klären. Aus naheliegenden Gründen sind eingehendere Bewegungsanalysen nach Hinterwurzeldurchschneidungen erst einige Zeit nach dem Eingriff durchführbar. Die initiale Überinnervation ist dann schon meist abgeklungen, und wir beobachten folgendes:

Langsame Bewegungen in einem einzelnen Gelenk können wie beim Normalen ohne jede Antagonistentätigkeit verlaufen (Abb. 164). War der Antagonist vor Bewegungsbeginn schon in Tätigkeit, so verschwindet letztere, und zwar mit der gleichen Exaktheit wie in der Norm, unter Umständen setzt überhaupt zunächst die Antagonistentätigkeit aus und dann erst, einige $^1/_{100}$ Sek. später, tritt der jeweilige Agonist in Aktion (Abb. 165). Es ist also die reziproke Antagonistenhemmung ein zentraler Vorgang, zu dessen Zustandekommen afferente Erregungen nicht erforderlich sind. Die Durchführung der Bewegung selbst kann auch nach der totalen Deafferentierung des betreffenden Gliedabschnittes mit erstaunlicher Präzision erfolgen, und zwar auch dann, wenn jede optische Kontrolle ausgeschaltet ist (vgl. Abb. 161 und 162, S. 957). Oft ist jedoch der Bewegungsablauf kein vollkommen fließender, sondern erfolgt in größeren und kleineren unregelmäßigen Stufen, wie sie in geringerer Ausprägung auch schon in der Norm vorhanden sein können. Sie treten besonders deutlich in Erscheinung bei der Ausführung von Zielbewegungen. Derartige Unregelmäßigkeiten des Bewegungsablaufes können auch vorhanden sein, ohne daß der Antagonist in Aktion tritt (Abb. 166). Ataxie ist also auch bei fehlender Überinnervation des Agonisten keineswegs immer gleichbedeutend mit fehlerhafter Antagonistentätigkeit. Es gibt vielmehr auch ataktische Bewegungsbilder, denen lediglich ein Mangel an Kontinuität in der Agonistentätigkeit zugrunde liegt, deren normalerweise kontinuierliche Impulsfolge in einzelne unregelmäßige Tätigkeitsgruppen aufgespalten ist. Bei anderen Bewegungen wiederum kommt, wie später noch zu zeigen sein wird, zu der fehlerhaften Innervation der Agonisten noch eine solche der Antagonisten hinzu, indem immer wieder Tätigkeitsgruppen der letzteren mit solchen der Agonisten interferieren und an Stellen auftauchen, wo sie den geordneten Bewegungsablauf nicht fördern, sondern hemmen.

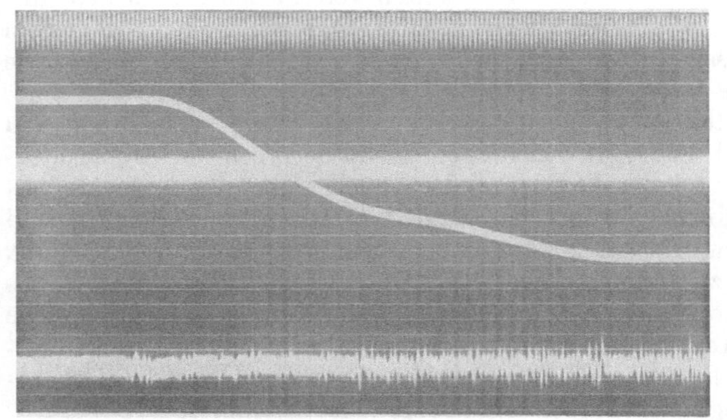

Abb. 164. Aktive Vorderarmstreckung mehrere Wochen nach Durchschneidung sämtlicher hinteren Wurzeln des Armes.

Schnelle Bewegungen sind in der Norm dadurch charakterisiert, daß von einer bestimmten Geschwindigkeit an die initiale Antagonistenerschlaffung einer erneuten Antagonistentätigkeit, dem sogenannten Rückschlag, Platz macht. Dieses Wiederauftreten der Antagonistentätigkeit wird von verschiedenen Autoren seiner Genese nach als reflektorisch bedingt aufgefaßt und in der Tat erscheint es sehr verständlich, daß die mit einer schnellen Bewegung verbundene Dehnung der Antagonisten zu Muskelreflexen in diesen führt und so ein Rückschlag zustande kommt. Aber schon manche Beobachtungen an normalen Bewegungen lassen Zweifel an dieser Deutung aufkommen, u. a. die Tatsache, daß die Antagonisten unter Umständen so früh einsetzen, daß ein Reflex noch gar nicht abgelaufen sein kann. Tatsächlich verschwindet auch nach der Hinterwurzeldurchschneidung der Antagonistenrückschlag keineswegs, wie zu erwarten sein müßte, wenn er reflektorisch bedingt wäre. So zeigt Abb. 167 im Deltoideus bei einer aktiven Adduktion des Armes im Liegen zunächst wie in der Norm einen Stromausfall im Antagonisten, dann aber gegen Bewegungsende eine deutliche Rückschlagsperiode. In Abb. 168 hat die Antagonistentätigkeit des Steckers die Form einer Verstärkung der bereits in der Ruhelage vorhandenen schwachen Tätigkeit und entsprechend der erheblichen Bewegungsgeschwindigkeit erfolgt diese Verstärkung sehr früh, schon mit Bewegungsbeginn. Auch die schon normalerweise bei manchen Personen vorhandene Tendenz zu einem

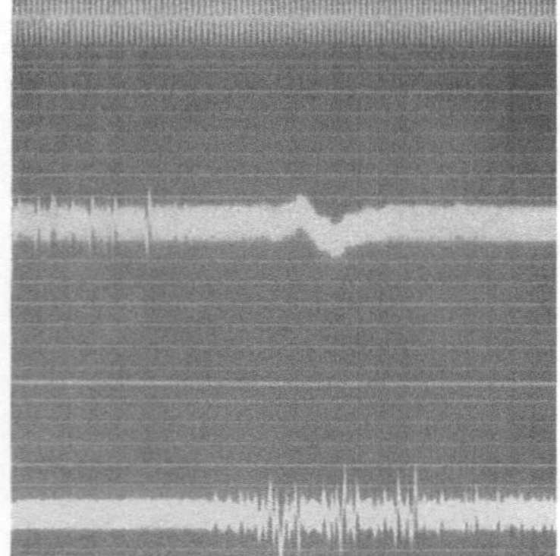

Abb. 165. Aktive Streckung des gebeugten Vorderarmes 6 Tage nach Durchschneidung sämtlicher hinterer Armwurzeln.

Antagonistenvorschlag vor der eigentlichen Hauptbewegung sehen wir nach Deafferentierung. So zeigt Abb. 169, wie bei dem Auftrag, eine Vorderarmbeugung auszuführen, zunächst eine Verstärkung der bereits in der Ruhe vorhandenen Tricepsströme und dementsprechend eine leichte Vorderarmstreckung erfolgt; dann verschwinden die Tricepsströme, der Biceps tritt in Aktion, es kommt zu der Hauptbewegung, der Vorderarmbeugung, in deren Verlaufe dann ein deutlicher Antagonistenrückschlag auftritt. Es kann demnach kein Zweifel sein, daß nicht nur die reziproke Erschlaffung der Antagonisten, sondern auch der Antagonistenrückschlag zentralen Ursprungs ist und auch nach Ausschaltung aller afferenten Erregungen aus dem betreffenden Muskelgebiet zustande kommen kann. Das besagt natürlich noch nicht, daß afferente Erregungen für die Antagonistentätigkeit ohne jede Bedeutung sind. Tatsächlich zeigt sich vielmehr bei der Durcharbeitung eines großen Materials von Bewegungskurven, daß der Antagonistenrückschlag nach der Radikotomie zwar noch vorhanden ist, daß er aber doch an Präzision eingebüßt hat, sowohl hinsichtlich seiner Stärke als auch seines zeitlichen Einsatzes. Dabei handelt es sich nicht um eine einfache Minderleistung, sondern mehr um einen Mangel an Präzision, so daß bei Bewegungen gleichen Umfanges und gleicher Geschwindigkeit der Rückschlag einmal vorhanden sein, einmal fehlen kann. Besonders deutlich tritt letzteres bei Zielbewegungen in Erscheinung. Es ist dann zu sehen, wie das gesteckte Ziel nicht mit derselben Genauigkeit wie in der Norm erreicht wird, sondern die Bewegung darüber hinausschießt, unter Umständen um dieses hin- und herpendelt. Man hat oft den Eindruck, daß diese verminderte Präzision der Antagonistenbremsung auch auf das motorische Gesamtverhalten des Kranken rückwirkt, ist es doch in einzelnen Fällen auffallend schwer, nach der Radikotomie von dem Patienten überhaupt Bewegungen von der Geschwindigkeit zu erhalten, bei der normalerweise ein Rückschlag auftritt.

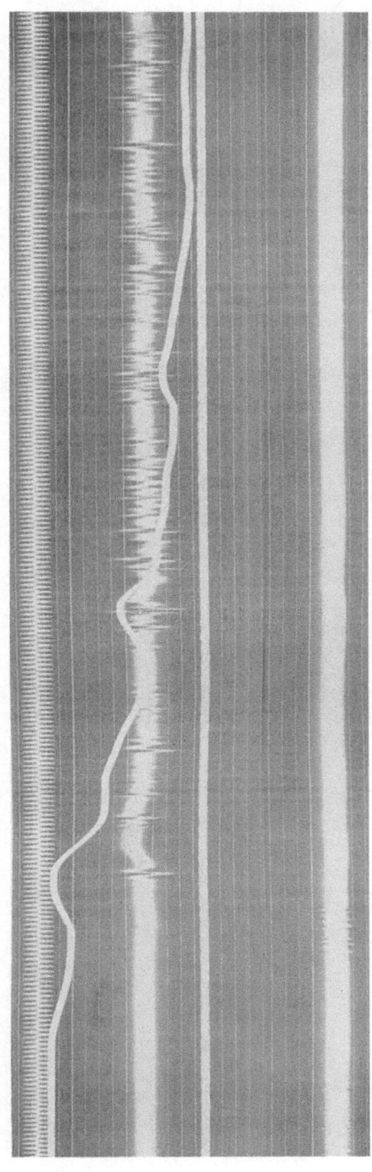

Abb. 166. Aktive Dorsalflexion des Fußes. Zielbewegung. Mehrere Wochen nach Durchschneidung sämtlicher hinteren Wurzeln des Unterschenkels.

Pathologische Läsionen hinterer Wurzeln, insbesondere Fälle von Tabes dorsalis, stimmen hinsichtlich der Beziehungen von Agonisten und Antagonisten im wesentlichen mit den Befunden bei Hinterwurzeldurchschneidungen überein, in manchen Punkten zeigen sie jedoch Besonderheiten. Bei langsamen oder mäßig schnellen Bewegungen mit deutlicher Überinnervation der Agonisten kann eine Beteiligung der Antagonisten vollkommen fehlen, oder es ist nur eine solche geringen Grades vorhanden. So zeigt Abb. 163 b bei einer Dorsalflexion des Fußes eine sehr ausgesprochene Überinnervation des Tib. ant., während gleichzeitig die in der Ausgangslage vorhandene Tätigkeit des Gastrocnemius verschwindet. Ob die dabei häufig zu beobachtenden ganz geringen Ströme im Antagonisten durch physikalische Überleitung bedingt sind, oder den Ausdruck einer physiologischen Irradiation der Impulse auf den Antagonisten darstellen, sei dahingestellt. Es zeigen derartige Kurven jedoch, daß auch bei pathologischen Läsionen hinterer Wurzeln die Reziprozität der Antagonisten im Prinzip erhalten bleibt — wenigstens was zunächst einfache, eingelenkige Bewegungen betrifft — und die Ataxie allein durch eine Überinnervation der jeweiligen Agonisten bedingt sein kann.

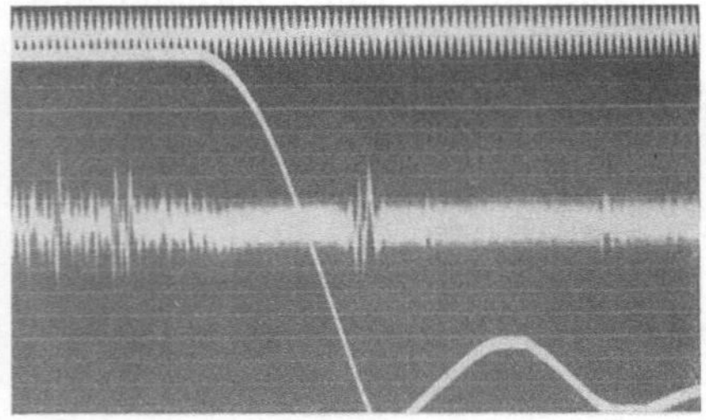

Abb. 167. Aktive Adduktion des Armes in Rückenlage, mehrere Wochen nach Durchschneidung der entsprechenden hinteren Wurzeln C_2—D_4. Deutlicher Antagonistenrückschlag im Deltoideus.

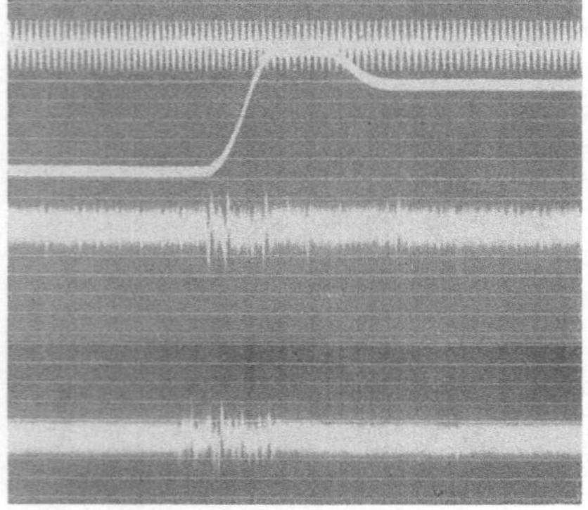

Abb. 168. Aktive Handbeugung, Vorderarm in Mittelstellung zwischen Pro- und Supination. Hintere Wurzeln C_2—D_4 mehrere Wochen zuvor durchschnitten.

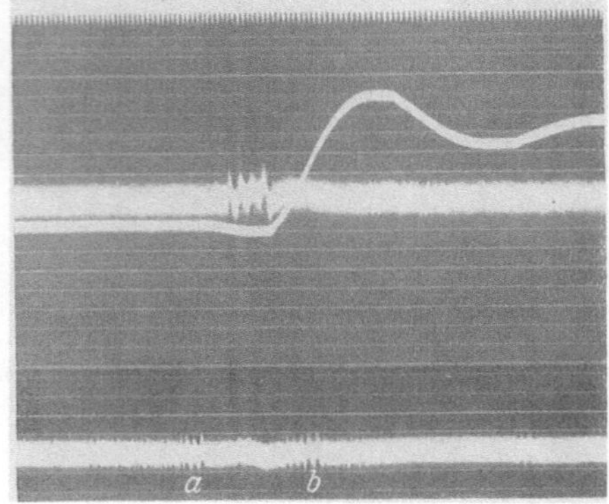

Abb. 169. Aktive horizontale Vorderarmbeugung mehrere Wochen nach Durchschneidung der hinteren Wurzeln C_2—D_4. Bei a Antagonistenvorschlag, bei b -rückschlag.

Nimmt die Bewegungsgeschwindigkeit zu, so ist auch bei elektromyographisch erwiesenem Verlust der Muskelreflexe, wie in Abb. 170 zu beobachten, daß der initial erschlaffte Antagonist im weiteren Verlaufe der Bewegung wieder in Aktion tritt. Aber auch hier ergeben sich bei näherer Analyse doch Unterschiede gegenüber der Norm. So hat Lewy ein verspätetes Einsetzen des Antagonistenrückschlages beobachtet, und es steht außer Zweifel, daß bei der Tabes ebenso wie nach der Radikotomie der Rückschlag fehlen, abgeschwächt oder verspätet auftreten kann. So tritt beispielsweise in Abb. 171 bei einer Handstreckung mit einer Durchschnittsgeschwindigkeit von $3{,}2^0$ pro $^1/_{100}$ Sek. kein Rückschlag auf, während er bei gleicher Geschwindigkeit und intakter Sensibilität in der Regel vorhanden ist. Bemerkenswerterweise tritt aber bei der anschließenden Rückbewegung, die mit einer Durchschnittsgeschwindigkeit von $2{,}5^0$ pro $^1/_{100}$ Sek. erfolgt, der Antagonist prompt in Aktion. Es handelt sich also ganz analog wie nach der Radikotomie nicht um eine einfache Minderleistung, es ist vielmehr so, daß ein im Prinzip zentral bedingter Mechanismus durch den Ausfall der afferenten Erregungen seine Präzision einbüßt. So kommt es, daß bei ein und demselben Kranken bei einer Bewegung der Rückschlag nach Intensität und zeitlichem Einsatz vollkommen normal sein kann, um bei einer folgenden Bewegung gleichen Umfanges und gleicher Geschwindigkeit verspätet oder abgeschwächt aufzutreten. Als Ursache hierfür kommt in erster Linie ganz ebenso wie bei der Hinterwurzeldurchschneidung der Ausfall der Muskelreflexe in Frage. Es ist aber auch an die Möglichkeit zu denken, daß daneben die vorhandene Überinnervation zu einer Störung im Gleichgewicht der antagonistischen Zentren führt, und daß ein Zuviel an Agonistentätigkeit durch simultane Induktion die Erregbarkeit der Antagonistenzentren herabsetzt. Ob letzteres tatsächlich der Fall ist, muß offen bleiben. Wir können aber so viel sagen, daß auch dann, wenn eine Überinnervation der Agonisten nicht vorhanden ist, doch die Antagonistenfunktion eine mangelhafte sein kann.

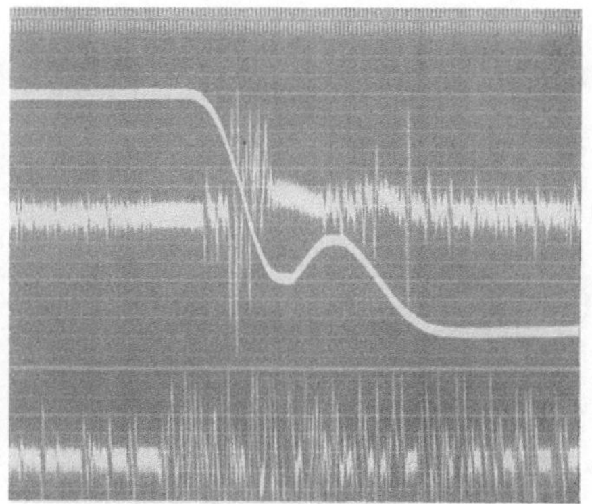

Abb. 170. Cervicale Tabes. Aktive Vorderarmstreckung, Rückschlag im Antagonisten.

Beziehungen der Agonisten und Synergisten. Ebenso wie für die Antagonistentätigkeit ist auch für die Synergistentätigkeit die Frage ihrer Auslösung, ob zentral oder reflektorisch, schon seit langem diskutiert worden. Durchschneidet man sämtliche hinteren Wurzeln einer oberen Extremität bei sonst intaktem Nervensystem, so treten trotzdessen die Synergisten noch in Aktion, und zwar

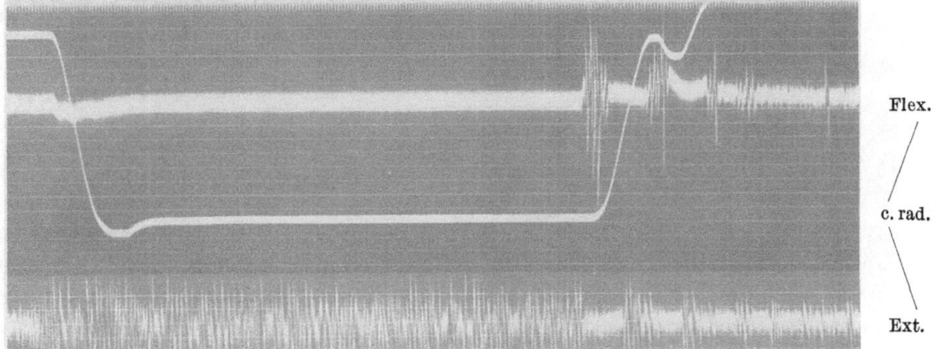

Abb. 171. Cervicale Tabes. Aktive Handstreckung, anschließend -beugung. Vorderarm in Mittelstellung zwischen Pro- und Supination.

ohne daß die zeitlichen Verhältnisse dabei eine nennenswerte Veränderung erfahren. So zeigt Abb. 172, wie trotz totaler Deafferentierung der oberen Extremität, die Extensores carpi beim Faustschluß in Aktion treten und Abb. 173 das Bestehenbleiben der synergischen Tätigkeit des Trapezius beim Erheben des Armes. Die Beteiligung der Synergisten an der Bewegungsdurchführung ist also zentral verankert, wofür auch schon Befunde beim Normalen sprechen (Wachholder und Verfasser). Setzen doch hier die Aktionsströme beim Faustschluß in den Handstreckern schon vor Bewegungsbeginn ein, bevor also überhaupt eine Dehnung der Synergisten erfolgen kann. Es kommt sogar vor, daß die Synergisten gleichzeitig oder vor den Agonisten einsetzen, so daß auch durch die Spannungsentwicklung der Agonisten selbst ausgelöste reflektorische Erregungen nicht den auslösenden Faktor darstellen können, wie dies die Hinterwurzeldurchschneidung bestätigt.

Daß in Fällen von hochgradiger cervicaler Tabes beim Faustschluß die Hand sich nicht aufrichtet, sondern volarwärts umklappt (FOERSTER), kann seinen Grund einmal darin haben, daß die Überinnervation der Agonisten eine noch vorhandene Synergistentätigkeit nicht zur Geltung kommen läßt, oder aber darin, daß die pathologisch veränderten afferenten Erregungsvorgänge motorische Fehlleistungen nach sich ziehen. Denn, wenn auch nach dem Vorangehenden wohl kein Zweifel sein kann, daß die alte BEEVORsche Lehre von der zentralen Genese der Synergistentätigkeit zu Recht besteht, so schließt dies doch nicht aus, daß dieser Mechanismus durch afferente Erregungen eine Sicherung erfährt. Diese kann sich jedoch in erster Linie nur auf die Tätigkeitsintensität beziehen, während der zeitliche Einsatz der Synergistentätigkeit durch die Deafferentierung keine nennenswerte Einbuße erfährt. Anders verhält es sich bei den Antagonisten, deren Tätigkeit nicht nur in quantitativer, sondern auch in zeitlicher Hinsicht an Präzision einbüßt.

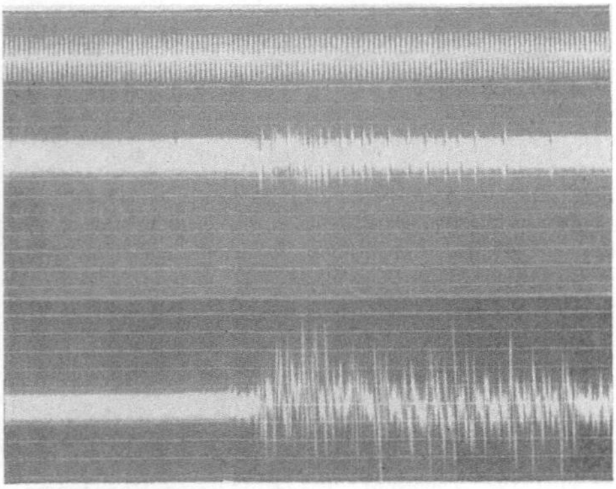

Ext. c. rad.

Flex. dig.

Abb. 172. Faustschluß ohne optische Kontrolle mehrere Wochen nach Durchschneidung sämtlicher hinteren Armwurzeln.

Hin- und Herbewegungen. Die Hinterwurzeldurchschneidung beeinträchtigt die Ausführung von Hin- und Herbewegungen in sehr erheblichem Maße, es kommt zu einer ausgesprochenen Dysdiadochokinesis. Verfolgt man jedoch derartige Fälle über eine längere Zeit, so ist festzustellen, daß die motorische Leistung allmählich eine bessere wird. So zeigt Abb. 174 drei Wochen nach der Deafferentierung eines Unterschenkels an Stelle einer fließenden Bewegungsfolge eine Aneinanderreihung unregelmäßiger Dorsal- und Plantarflexionen, die durch langanhaltende Plateaus voneinander getrennt sind. Auch optische Kontrolle des Bewegungsablaufes durch den Kranken änderte daran nichts. 8 Wochen nach der Radikotomie zeigt die Bewegungsfolge zwar ebenfalls noch erhebliche Unregelmäßigkeiten und die Maximalfrequenz liegt unter der Norm, die motorische Leistung ist aber doch eine wesentlich bessere geworden. Die Plateaus zwischen den einzelnen Bewegungsphasen sind kürzere, stellenweise fehlen sie gänzlich. Dabei ist in den Beziehungen der Agonisten und Antagonisten die alternierende Tätigkeitsform erhalten (Abb. 175), wenn auch in den feineren Einzelheiten Störungen vorhanden sind und in den Streckern zwischen den Hauptstromperioden das

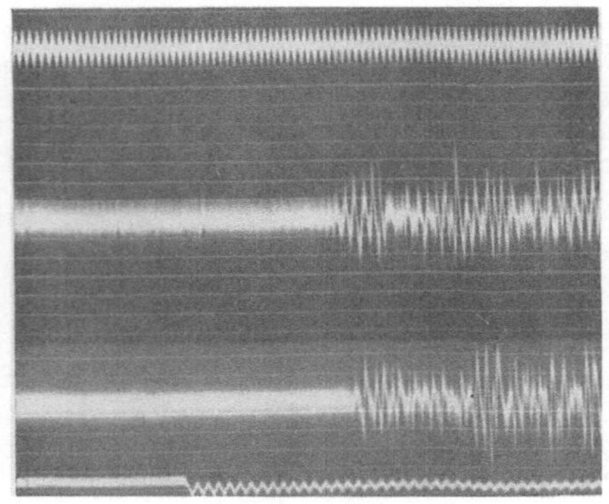

Abb. 173. Aktive Seitwärtshebung des Armes bis zur Horizontalen, mehrere Wochen nach Durchschneidung der hinteren Armwurzeln. Der Markiermagnet (unten) zeigt die Bewegungsaufforderung an.

Registrierinstrument nicht wie in der Norm keine oder nur geringe Schwankungen zeigt, sondern immer wieder einzelne größere Ströme oder kleine

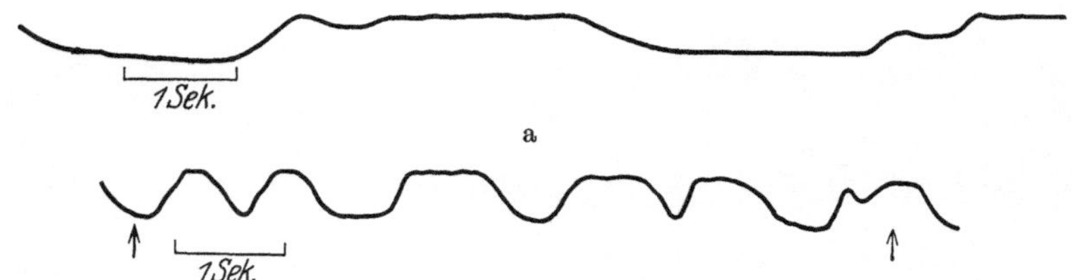

Abb. 174 a u. b. Fortlaufende Dorsal- und Plantarflexion des linken Fußes in Seitenlage nach Durchschneidung sämtlicher hinteren Wurzeln für den Unterschenkel. a 3 Wochen nach der Deafferentierung; b 8 Wochen nach der Deafferentierung. ↑ Plantarflexion.

Gruppen von solchen auftreten. So ist im rechten Teil der Abb. 175 b zu erkennen, wie eine solche inkoordinierte Stromgruppe im Tibialis ant. bei

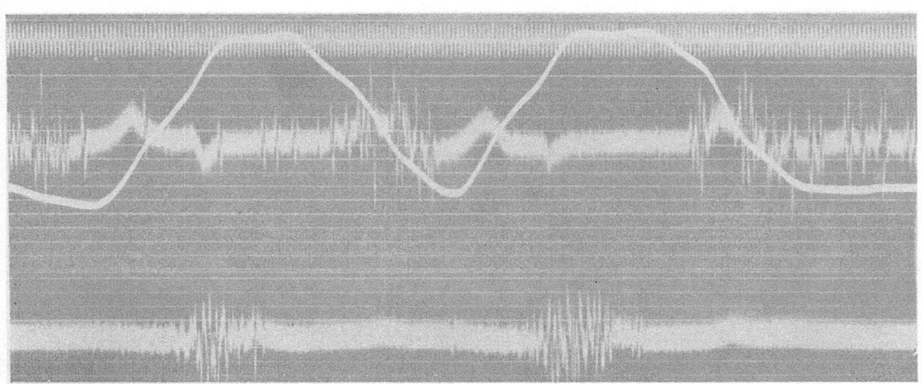

a

Tib.ant.

Gastrocnemius

b

Abb. 175 a u. b. Fortlaufende Dorsal- und Plantarflexion des linken Fußes in Seitenlage 8 Wochen nach Durchschneidung sämtlicher hinteren Wurzeln für den Unterschenkel. ↑ Plantarflexion. a entspricht dem Anfang von Abb. 174 b, b dem Ende von 174 b.

gleichzeitigem Aussetzen der Tätigkeit des Gastrocnemius der Bewegungsphase ein deutlich ataktisches Gepräge gibt. Derartige Inkoordinationen können aber auch fast vollkommen fehlen, so daß dann der Bewegungsablauf wie in Abb. 176

ein fließender ist und die Tätigkeit von Agonisten und Antagonisten sich in Form kontinuierlicher, reziproker Stromperioden vollzieht. Wenn trotzdessen

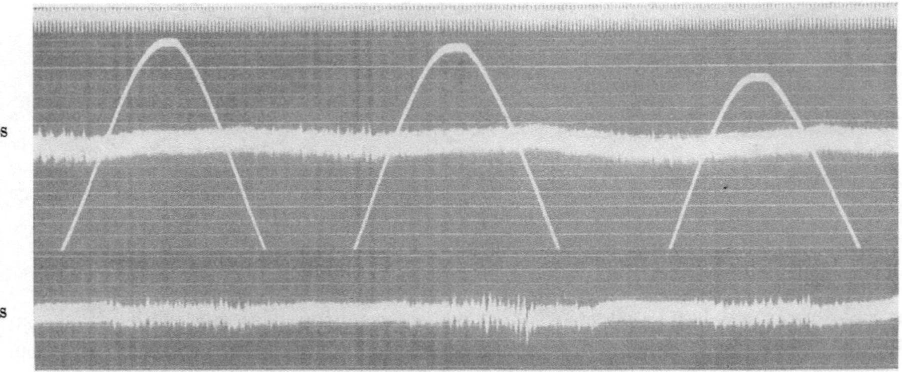

Abb. 176. Fortlaufende Hin- und Herbewegung im Ellenbogengelenk mehrere Wochen nach Durchschneidung sämtlicher hinteren Armwurzeln.

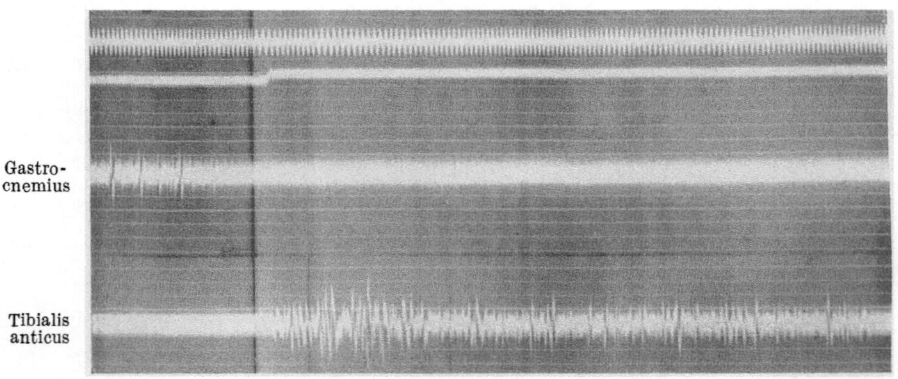

Abb. 177a. Organisch Gesunder. Gang, Schwungphase, deren Beginn oben markiert ist.

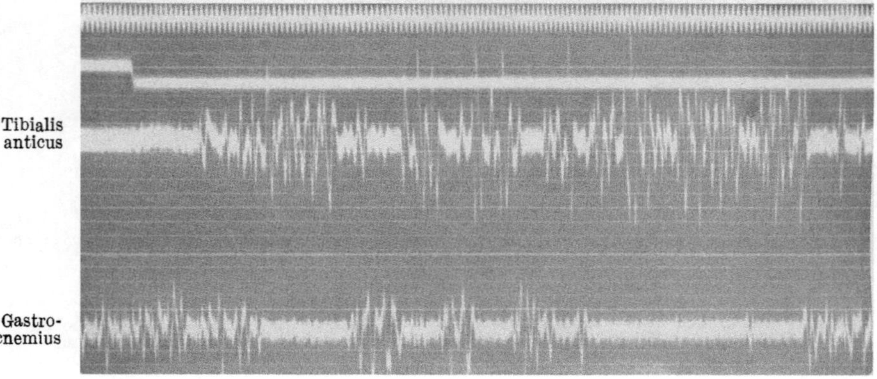

Abb. 177b. Tabes dorsalis. Gang, Schwungphase, deren Beginn oben markiert ist. Überinnervation und stoßweise Innervation des Tib. ant., inadäquate Mitinnervation des Antagonisten (Gastrocnemius).

die erreichbare Maximalfrequenz hinter der Norm zurückbleibt, so besagt dies, daß die Ataxie nach Hinterwurzeldurchschneidung zwar für die mit letzterer verbundene Dysdiadochokinesis eine Rolle spielt, diese aber keineswegs allein erklärt. Es wird hierauf bei der Besprechung des Cerebellarsyndroms (S. 1021) noch zurückzukommen sein.

Zusammengesetzte Bewegungen. Von den zusammengesetzten Bewegungen liefert der Gang und der Kniehackenversuch die eindrucksvollsten Bilder der Hinterwurzelataxie.

Untersucht man Fälle von tabischer *Gangstörung*, so fällt auch hier sofort eine sehr deutliche Zunahme der Aktionsstromamplituden gegenüber der Norm in die Augen. Abb. 177 zeigt dies für den Gastrocnemius und Tib. anticus, Abb. 178 für den Vastus und Biceps. Der schleudernde Gang beim Tabiker stellt also nicht einfach, wie meist angenommen wird, die Folge eines Ausfalles an Antagonistenbremsung dar, sondern ist in erster Linie auf ein Übermaß an Agonisteninnervation zurückzuführen, so daß die Bewegung über ihr Ziel hinausschießt. Hinzukommt als ein weiterer Faktor, daß diese übernormalen Impulsfolgen häufig nicht in sich geschlossen, sondern in einzelne Untergruppen aufgespalten sind, so daß der normale Fluß des Bewegungsablaufes ständig unterbrochen wird (Abb. 177b). Es treten ferner Tätigkeitsgruppen an Stellen auf, wo sie normalerweise nicht vorhanden sind und gleichzeitig können solche falsch lokalisierte Impulse auch den Antagonisten zufließen, so daß es dann zu einem rhythmischen Hin und Her zwischen Agonisten und Antagonisten kommt. Dieses Alternieren ist jedoch kein durchgehendes, es finden sich daneben immer wieder Stellen, an denen letztere nicht ein reziprokes, sondern ein synchrones Verhalten zeigen. Am ausgesprochensten ist diese Aufspaltung in einzelne Tätigkeitsgruppen verbunden mit einer inkoordinierten Aktion der Antagonisten im Fußgelenk, während im Knie- und Hüftgelenk im allgemeinen die Kontinuität der Tätigkeitsgruppen und ihre normale Beziehung zu den Schrittphasen gewahrt bleibt, so daß dort im Vordergrunde der pathologischen Veränderungen die Überinnervation steht.

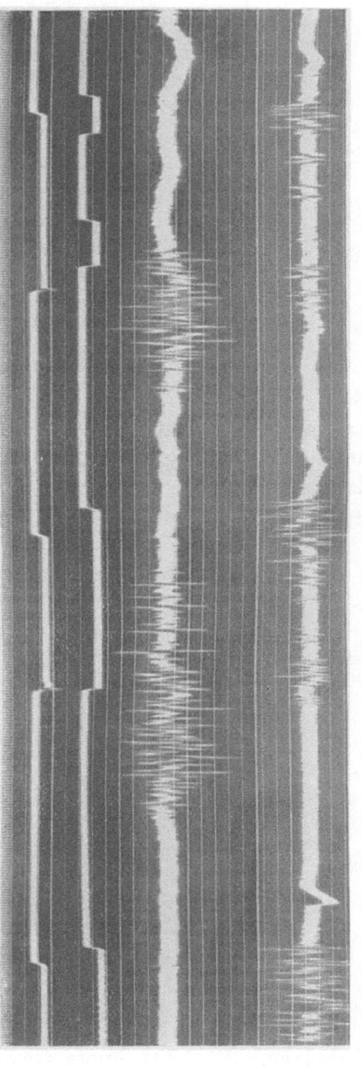

Abb. 178. Tabes dorsalis. Gang. Aufwärtsbewegung der Markiermagneten bedeutet Abheben der Ferse bzw. des Ballen vom Boden, Abwärtsbewegung, Aufsetzen derselben (vgl. Abb. 131 und 132, S. 934 und 9n5).

Für die tabische Ataxie beim *Kniehackenversuch* spielt neben einer Überinnervation wechselnden Ausmaßes eine inkoordinierte Beteiligung der Antagonisten am Bewegungsablauf eine wesentliche Rolle. Während normalerweise das Entlanggleiten der Ferse an der kontralateralen Schienbeinkante nur unter geringer oder ohne jede Beteiligung der langen Kniebeuger erfolgt (Abb. 179a), treten diese beim Tabiker sehr ausgesprochen in Aktion und unterbrechen immer wieder stoßweise den Bewegungsablauf (Abb. 179b).

Zusammenfassend läßt sich also sagen, daß die Hinterwurzelataxie zustande kommt einmal durch eine Überinnervation der Agonisten und einen Mangel an Kontinuität in deren Tätigkeit. Hinzu kommt ein Versagen der Antagonisten und Synergisten an Stellen, an denen diese für den koordinierten Bewegungsablauf von Wichtigkeit sind und schließlich ein Auftauchen von antagonistischen

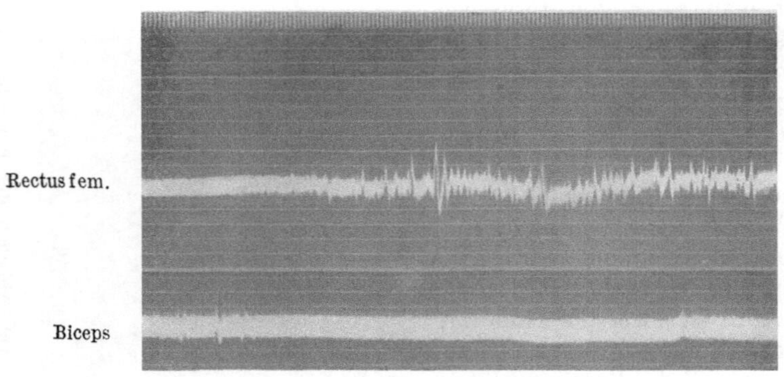

Abb. 179a. Organisch Gesunder. Kniehackenversuch.

und synergischen Impulsen, an Stellen, an denen sie den glatten Ablauf der Bewegungen nicht fördern, sondern hemmen. Welche dieser Faktoren jeweils in Erscheinung treten, hängt von der Schwere der Läsion und der jeweiligen Bewegungsaufgabe ab.

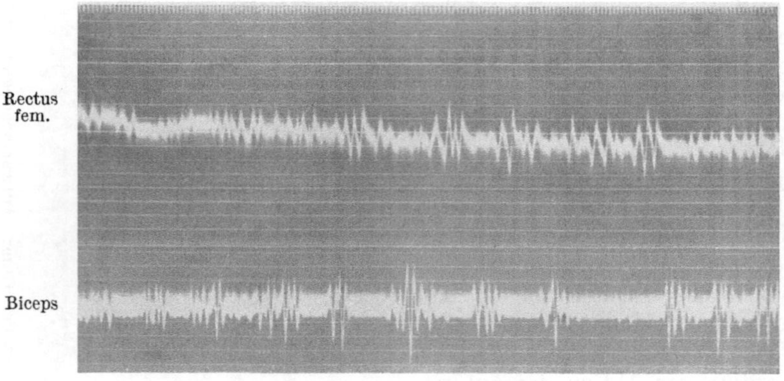

Abb. 179 b. Tabes dorsalis. Kniehackenversuch.

4. Pyramidenbahnläsionen.

Ruhelage. Wird bei einem Gesunden ein Gliedabschnitt so gelagert, daß er dem Einfluß der Schwerkraft entzogen ist, wirken keine äußeren Kräfte ein und ist der Betreffende imstande, seine Muskeln möglichst zu entspannen, so sind, wie an anderer Stelle bereits ausgeführt, von diesen nur ganz geringe Ströme abzuleiten, ja es gelingt unter Umständen völlige Stromlosigkeit zu erzielen.

Hinsichtlich des Verhaltens des spastischen Muskels in der Ruhelage gehen ältere Angaben dahin, daß dieser stromlos sei. Inzwischen hat sich aber gezeigt, daß diese Angabe in ihrer allgemeinen Form sicher nicht zutrifft. Die damals noch geringe Technik der Aktionsstromregistrierung ist wohl schuld daran, daß von manchen Untersuchern keine Ströme gefunden wurden, während mit verbesserter Methodik von verschiedenen Seiten in spastischen Muskeln Ströme festgestellt worden sind. Im Grundprinzip unterscheidet sich das Aktionsstrombild des spastischen Muskels nicht von dem eines unvollkommen entspannten normalen Muskels. Es besteht entweder aus einer kontinuierlichen Folge von Strömen kleiner Amplitude, aus denen sich in regelmäßigen Abständen einzelne größere Schwankungen herausheben können, oder aus einzelnen glatten, biphasischen Schwankungen, die in regelmäßigen Abständen, durch Saitenruhe getrennt, einander folgen. In anderen Fällen sind auch in der sogenannten Ruhelage

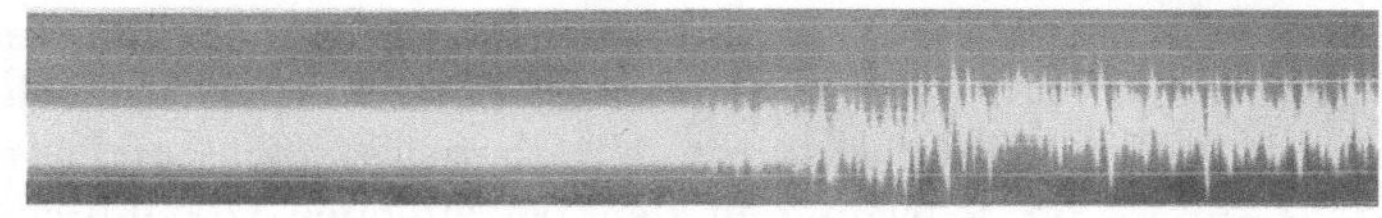

Abb. 180. Multiple Sklerose, ausgesprochene Spastizität der Kniebeuger. Zunächst Ruhelage unter Ausschaltung aller Reize, dann bei ↓ leichte passive Beugerdehnung. Ableitung von M. semimembranosus. Zeit 0,1 Sek. = 8 mm. Originalgröße.

Ströme erheblicher Amplitude vorhanden. Es gelingt aber keineswegs selten bei sorgfältiger Lagerung des betreffenden Gliedes so, daß vor allem seine Eigenschwere keine Rolle spielt, bei Ausschaltung aller Reize, und wenn man nur die nötige Geduld aufbringt, die Ströme zum Verschwinden zu bringen und Stromlosigkeit zu erzielen. Dies kann auch dann gelingen, wenn der betreffende Muskel einen deutlich gesteigerten Dehnungsreflex aufweist und eine passive Verlängerung mit einer lebhaften Tätigkeit beantwortet, wie in Abb. 180, die in einem ausgesprochen spastischen Unterschenkelbeuger Stromlosigkeit zeigt, während eine passive Dehnung sofort mit lebhaften Aktionsströmen beantwortet wird. Ist es einmal gelungen, Stromlosigkeit zu erzielen, so kann schon die geringste Lageveränderung, der leiseste Reiz genügen, um sofort wieder Ströme auftreten zu lassen. Ein Schema läßt sich im einzelnen hierfür nicht aufstellen. In dem einen Falle gelingt es in keiner Weise Stromlosigkeit zu erzielen, in dem anderen ist dies nicht mit besonderen Schwierigkeiten verbunden. Es wird dies ohne weiteres verständlich, wenn wir bedenken, daß der Grad der Spastizität außerordentlich wechselt und auch bei ein und demselben Fall bestimmte Muskeln von der Spastizität in besonderem Maße befallen sind, andere weniger.

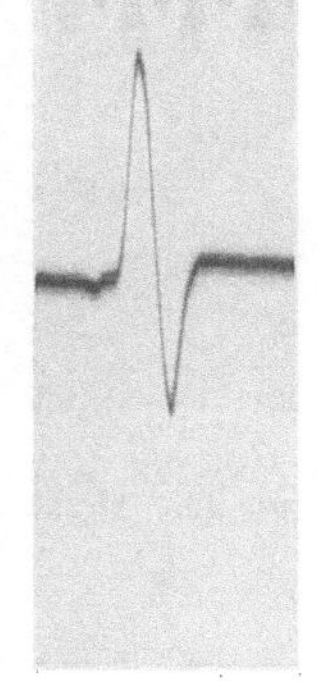

Abb. 181. Multiple Sklerose. Patellarreflex.

Sehnenreflexe. Die Ausgangsbasis für die Untersuchung der Sehnenreflexe bei Pyramidenbahnläsionen ist insofern von der Norm verschieden, als, wie bereits betont, schon in der Ruhe häufig Aktionsströme nachweisbar sind, wenn es auch in manchen Fällen gelingt, Stromlosigkeit zu erzielen und während dieser Reflexe auszulösen. Ihre Latenz zeigt keine wesentliche Änderung, nur bei möglichst trägheitsfreier Reizmarkierung ist vielleicht eine Verkürzung um wenige Millisekunden festzustellen. Der Reflexerfolg selbst ist häufig auch bei ausgesprochener Spastizität im Agonisten begleitet von einer glatten, biphasischen Schwankung, die sich in ihrem Ablauf in keiner Weise von der Norm unterscheidet (Abb. 181). Es kommt aber auch vor, daß der Ablauf der Kurve bei Halbseitenläsionen auf der spastischen Seite ein komplizierterer ist als auf der gesunden, und daß auch bei mehrfachen Ableitungen von verschiedenen Faserbündeln keine glatten, biphasischen Schwankungen erhalten werden. Pathognomonisch für Pyramidenbahnläsionen sind solche komplizierteren Stromabläufe jedoch keineswegs, sie gelangen vielmehr auch normalerweise zur Beobachtung, ebenso bei Neurasthenikern. Überhaupt ist eine Differenzierung zwischen organischen und funktionellen Reflexsteigerungen auf Grund des Aktionsstromablaufes vorerst nicht möglich.

Über die Dauer des Reflexaktionsstromes läßt sich etwas Sicheres nur in den Fällen sagen, in denen eine glatte, biphasische Schwankung vorliegt, und deren Beginn und Ende sich genau festlegen lassen. Wesentliche Veränderungen gegenüber der Norm, denen eine allgemeinere Bedeutung zugesprochen werden könnte, sind nicht festzustellen (FOERSTER und Verfasser, KELLER, DESCHKA). Gelegentliche geringe Verlängerungen sind mit Zurückhaltung zu bewerten, geht doch fast jede Hemiplegie mit Kreislaufstörungen und Temperaturerniedrigung in den betreffenden Gliedabschnitten einher, die an sich schon die Zeitwerte verändern können. Entsprechendes gilt für die Fälle, bei denen die Pyramidenbahnläsion nur eine Teilkomponente eines komplizierteren Krankheitsbildes darstellt. Hier sind erhebliche Verlängerungen auf 20—30 σ keine Seltenheit, sie müssen aber auf das Mitbefallensein anderer Systeme, insonderheit der Vorderhörner, bezogen werden. Eine Verkürzung der Zeitwerte, wie sie RUFFIN für Pyramidenbahnläsionen angibt, hat keiner der oben genannten Autoren gefunden.

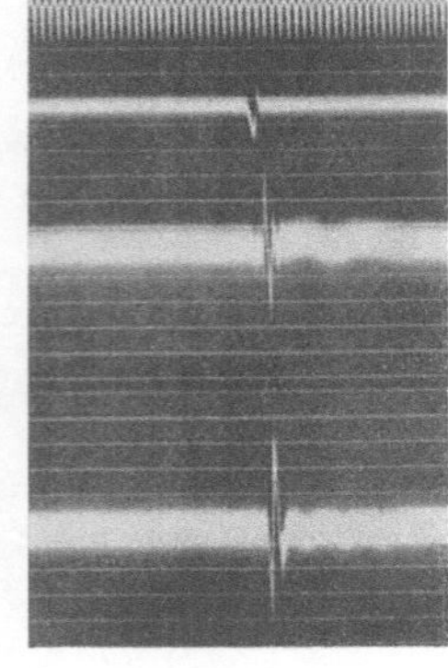

Abb. 182. Vorderarmbicepsreflex. Spastische Hemiplegie. Verhalten verschiedener Faserbündel eines Muskels.

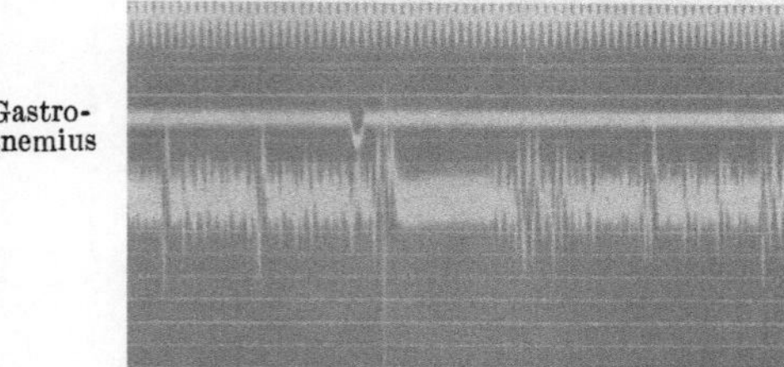

Abb. 183. Achillesreflex. Spastische Hemiplegie. Hemmungsphase im Anschluß an den Reflexablauf.

Verschiedene Faserbündel eines Muskels und verschiedene Agonisten stimmen in den Grundzügen ihrer Tätigkeitsbilder überein (Abb. 182), wenn auch ebenso wie in der Norm Unterschiede der Amplituden und im zeitlichen Einsatz der Aktionsströme vorkommen.

Ebenfalls unverändert sind die Beziehungen zwischen Reflexerfolg und jeweiligem Tätigkeitszustand des Muskels zur Zeit des Reflexablaufes. Erfolgt die Auslösung des Reflexes nicht aus voller Saitenruhe heraus, sondern sind, wie dies bei starker Spastizität häufig ist, schon in der Ausgangslage Ströme vorhanden, so zeigen diese im Anschluß an den Reflexaktionsstrom eine Hemmung von mehreren $^1/_{100}$ Sek. (Abb. 183), wie sie auch beim Normalen zu beobachten ist, wenn ein Muskel vor der Reflexauslösung sich bereits in Tätigkeit befindet.

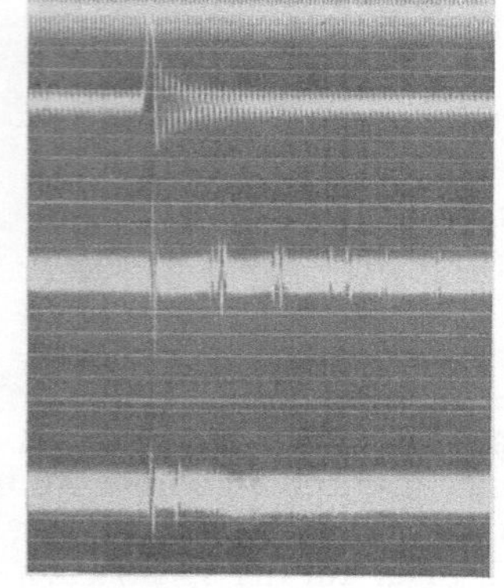

Abb. 184. Schlag auf den Radius. Spastische Hemiplegie.

Eine Abänderung des Reflexerfolges, soweit dieser den Agonisten betrifft, ist nach dem Vorangehenden bei Pyramidenbahnläsionen keineswegs immer vorhanden. Stets verändert ist jedoch die sogenannte Reflexerregbarkeit. Unter diesen komplexen Begriff fällt zunächst einmal die Reizschwelle, die auch in den Fällen mit unverändertem Tätigkeitsbild der Agonisten herabgesetzt ist. Es genügt eine wesentlich geringere Spannungszunahme als in der Norm, um einen Reflexerfolg zustandezubringen. Die Zunahme der Größe des Reflexausschlages, die Verbreiterung der reflexogenen Zone sind der äußere Ausdruck hierfür. Wenn wir versuchen, das Zustandekommen dieser Schwellenveränderung zu verstehen, so ist zunächst an folgende Möglichkeit zu denken: Innervation der Agonisten jedweder Genese wirkt bahnend auf die Muskelreflexe (vgl. S. 904). Nun befinden sich beim Pyramidenbahnsyndrom die Muskeln fast ständig in einem mehr oder minder starken Tätigkeitszustand, so daß das Absinken der Reizschwelle einfach den Ausdruck einer ständigen Reflexbahnung darstellen könnte. Wenn eine solche auch eine Rolle spielen mag, so kann sie doch nicht den einzigen, nicht einmal den wesentlichen Grund der Reflexsteigerung darstellen. Finden wir doch eine Herabsetzung der Reizschwelle auch dann, wenn es gelingt, durch geeignete Lagerung die spastischen Muskeln stromfrei zu machen und dann Reflexe auszulösen, ja auch dann, wenn die Antagonisten eine wesentlich stärkere Dauertätigkeit aufweisen als die Agonisten, ein Verhalten, von dem wir wissen, daß es sich im Sinne einer Reflexhemmung auswirkt. Wenn damit auch keineswegs das Zustandekommen der Reflexsteigerung geklärt ist, so läßt sich doch soviel sagen, daß der Ausfall der inhibitorischen Pyramidenbahnfunktion eine direkte Herabsetzung der Reizschwelle zur Folge hat und sich nicht erst indirekt auf dem Umwege über eine Verstärkung der Grundinnervation auswirkt.

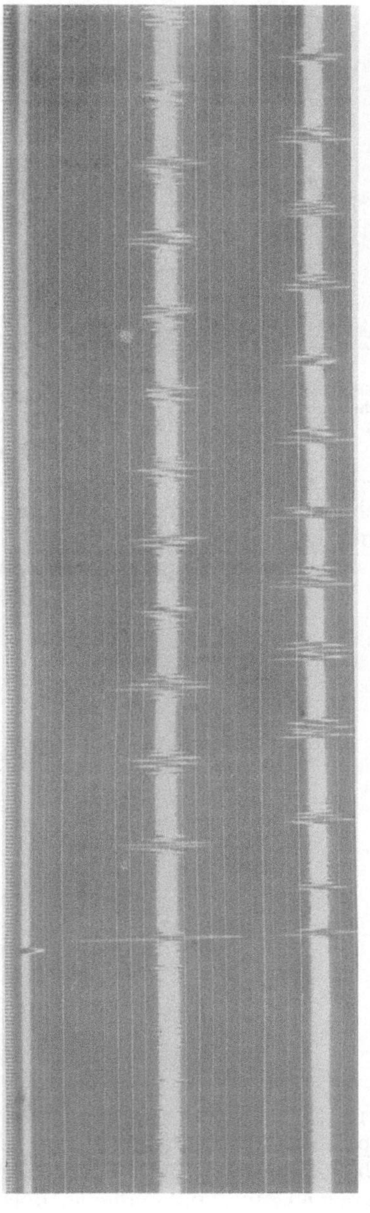

Abb. 185. Fußklonus, rhythmisch alternierende Innervation des Gastrocnemius und Tibialis anticus.

Unter den Begriff der Reflexerregbarkeit fällt auch die refraktäre Phase, d. h. die Frage nach der Zahl der Reize, die in der Zeiteinheit mit einem Reflexerfolg beantwortet werden. Erstere ist nach HANSEN und HOFFMANN beim Pyramidenbahnsyndrom verkürzt, während RUFFIN nur an der unteren Extremität eine Abnahme der Refraktärphase gefunden hat, an der oberen hingegen eine Verlängerung. Geklärt ist also die wichtige Frage nach dem Verhalten der Refraktärphase noch nicht.

Ein weiteres Kriterium der sogenannten Reflexsteigerung ist die Änderung der Art des Reflexerfolges. Daß letzterer beim Pyramidenbahnsyndrom außerordentlich häufig nicht in einer Einzelzuckung, sondern in einer Serie von Entladungen besteht, ist eine so geläufige klinische Tatsache, daß es hierfür eigentlich keines elektrophysiologischen Beleges bedarf. Der feinere Aufbau des Reflexablaufes, der der rein subjektiven Beobachtung entgeht, wird jedoch erst durch das Aktionsstrombild zur Darstellung gebracht. Es zeigt sich dabei, wie verschieden ein rhythmischer Reflexerfolg schon in den jeweiligen Agonisten gestaltet sein kann. So löst in Abb. 184 ein Schlag auf den Radius eine rhythmische Entladung im Flexor dig. aus. Abb. 185 zeigt eine langanhaltende Serie von Entladungen im Anschluß an eine initiale biphasische Schwankung bei Auslösung des Achillesreflexes. Daneben stehen Bilder mit einem weit weniger regelmäßigen Rhythmus und solche, bei denen die rhythmischen Entladungen sich rasch erschöpfen oder in eine kontinuierliche Stromfolge übergehen.

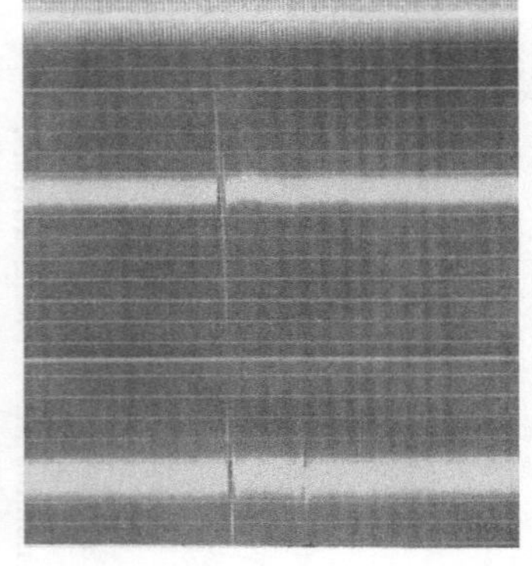

Abb. 186. Vorderarmbicepsreflex. Spastische Hemiplegie. Beteiligung der Antagonisten am Reflexerfolg.

Für die Gestalt des Reflexerfolges ist nicht nur das Verhalten der Agonisten, sondern auch das der Antagonisten und der vom Ort des unmittelbaren Reflexerfolges entfernteren Muskeln von Bedeutung. Schon in der Norm ist, wie bereits früher gezeigt, eine Beteiligung der Antagonisten keine Seltenheit, wobei es sich um eine echte physiologische Ausbreitung des Reflexerfolges handelt und nicht um eine scheinbare, die vorgetäuscht wird durch physikalische Stromausbreitung (vgl. S. 900). Bei Pyramidenbahnläsionen ist nun eine Beteiligung der Antagonisten noch weit häufiger als in der Norm. Abb. 186 zeigt diese für den Bicepsreflex. Abb. 187a und b lassen beim Patellarreflex eine Beteiligung der Beuger und umgekehrt beim Schlag auf die Sehnen der letzteren eine Beteiligung der Strecker erkennen. Auch beim Achillesreflex ist die Beteiligung der Antagonisten fast immer festzustellen, unter Umständen kommt sogar wie auch bei anderen Reflexen, ein

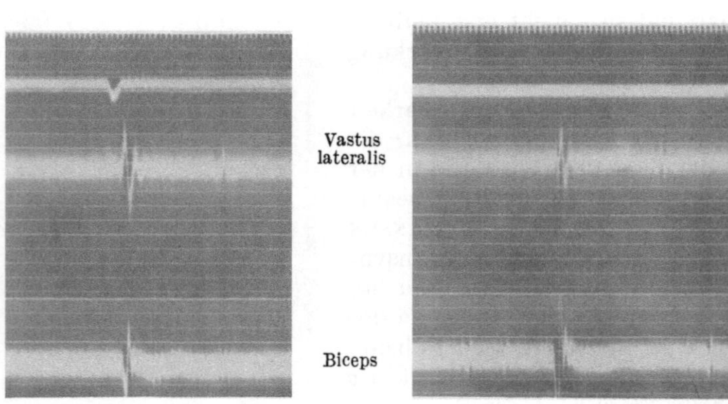

Abb. 187. Spastiker. Beteiligung der Antagonisten am Reflexerfolg. a Patellarreflex. b Biceps femoris-Reflex.

paradoxer Effekt zustande, indem wie in Abb. 188 im Tib. anticus eine größere biphasische Schwankung festzustellen ist als im Gastrocnemius. Die zeitliche Übereinstimmung des Reflexerfolges im Agonisten und Antagonisten ist im allgemeinen eine vollkommene, doch sind wie auch schon in der Norm gelegentlich zeitliche Verschiebungen in dem Sinne festzustellen, daß die biphasische Schwankung im Antagonisten mehrere σ nach der im Agonisten einsetzt. In einzelnen Fällen wie in Abb. 189 kann die zeitliche Differenz zwischen Agonisten und Antagonisten so weit gehen, daß erst nach vollkommenem Ablauf der biphasischen Schwankung im Agonisten die des Antagonisten einsetzt.

Ebenso wie die Beteiligung der Agonisten am Reflexerfolg geht auch die Beteiligung der Antagonisten recht oft nicht mit einer einzelnen biphasischen Schwankung einher, sondern mit einer Stromgruppe, die entweder wie in Abb. 190 gleichzeitig mit der Agonistentätigkeit, manchmal aber auch etwas

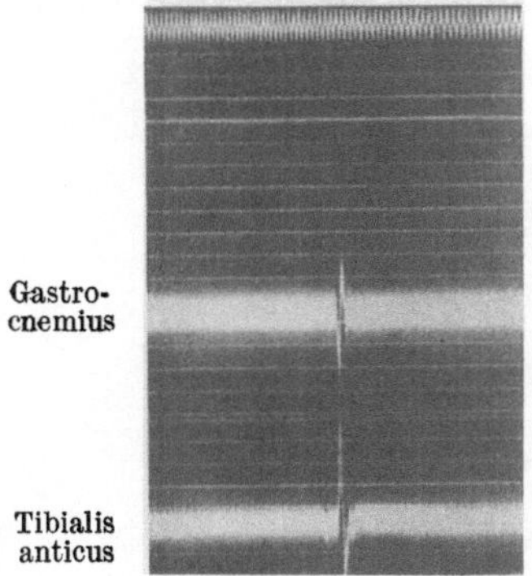

Abb. 188. Achillesreflex. Spastiker. Paradoxer Reflexerfolg.

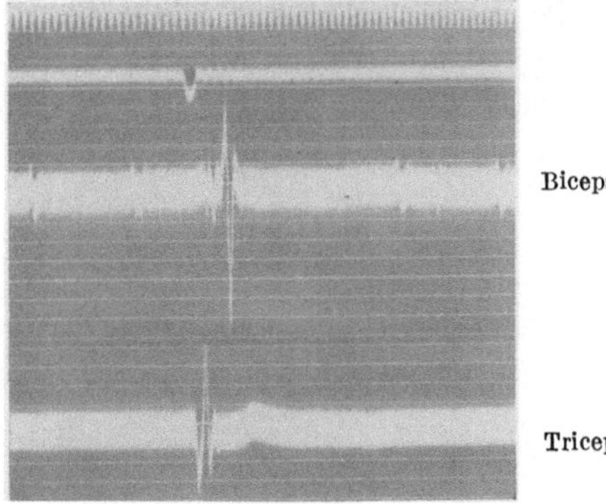

Abb. 189. Tricepsreflex. Spastiker. Beteiligung des Antagonisten am Reflexerfolg.

später einsetzt. Zeigen die Muskeln schon in der Ausgangslage Ströme, so gibt sich die Antagonistenbeteiligung in der Weise zu erkennen, daß sich aus deren Folge eine Gruppe von Strömen größerer Amplitude heraushebt. Die Tätigkeitsform des Antagonisten wechselt dabei in ein und demselben Falle, indem bei der Auslösung des nämlichen Reflexes bald eine einfache biphasische Schwankung, bald aber eine Stromgruppe auftritt. Ebenso variiert das Verhalten der Antagonisten von Person zu Person. So zeigt Abb. 191 a bei Auslösung des Rossolimoschen Fingerreflexes bei dem einen Kranken so gut wie gar keine Beteiligung der Antagonisten, Abb. 191 b bei dem gleichen Reflex eines anderen Kranken eine deutliche synchrone, Abb. 191 c eine nachfolgende Einzelschwankung, und Abb. 191 d schließlich zeigt im Antagonisten eine regelrechte Stromgruppe. Einzelschwankung, Stromgruppe, Fehlen jeder Beteiligung am Reflexerfolg kommen im Antagonisten also nebeneinander vor. Eine Erklärung für diese Unterschiede in der Antagonistentätigkeit besitzen wir noch nicht. Der jeweilige zentralnervöse Zustand (central excitatory state Sherringtons) mag dabei eine Rolle spielen. Auch eine Abhängigkeit des Verhaltens der Antagonisten von der Art der Reflexauslösung ist festzustellen, aber nur von untergeordneter Bedeutung. Ganz allgemein läßt sich bezüglich der Beteiligung der Antagonisten am Reflexerfolg sagen, daß diese am häufigsten in Form einer biphasischen Einzelschwankung, in einer starken Minorität in Form einer Stromserie erfolgt und nur selten eine Beteiligung der Antagonisten gänzlich vermißt wird.

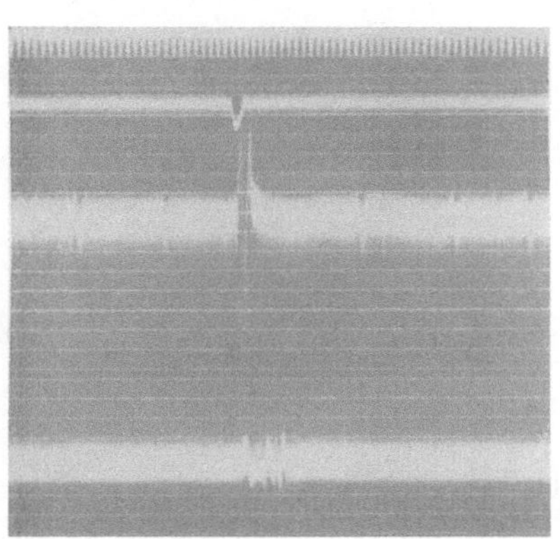

Abb. 190. Vorderarmbicepsreflex. Spastiker. Beteiligung der Antagonisten am Reflexerfolg in Form einer Stromgruppe.

Ein besonderes Interesse erheischen die Fälle, in denen bei Auslösung eines Sehnenreflexes eine rhythmische Entladung stattfindet. Eine solche kann isoliert nur in einem der antagonistischen Muskeln auftreten wie in Abb. 192, die beim Schlag auf die Sehne der Strecker zunächst eine synchrone, biphasische Schwankung im Extensor und Flexor und anschließend nur in letzterem eine rhythmische Aktion mit der Frequenz 8 pro Sek. zeigt. Auch in Abb. 193 ist beim Vorderarmperiostreflex zunächst eine synchrone Aktion von Biceps und Triceps, anschließend aber eine isolierte Stromrepetition im Biceps vorhanden.

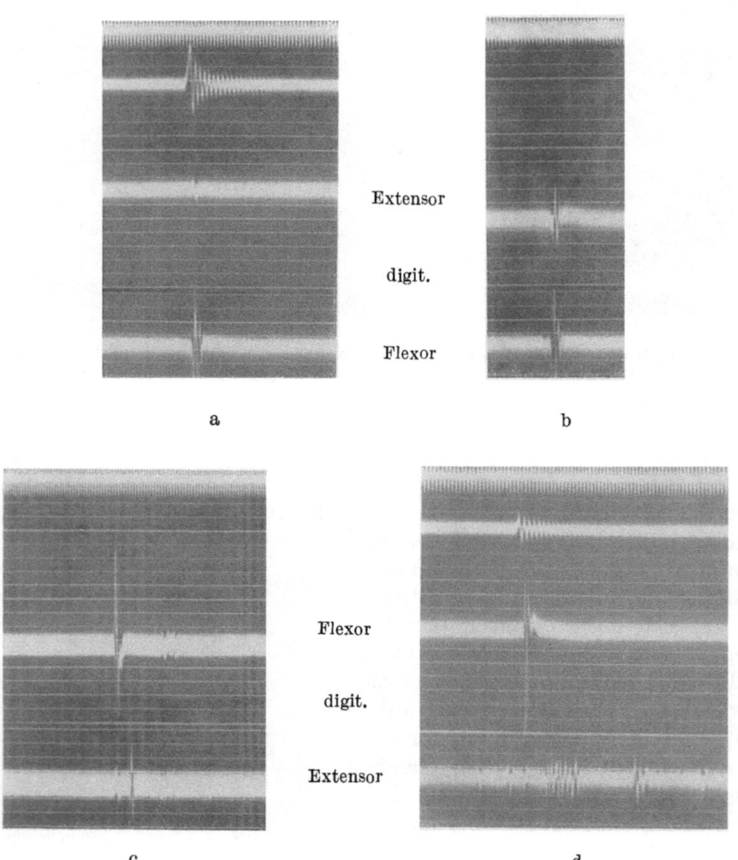

Abb. 191 a–d. Rossolimosches Fingerphänomen. Hemiplegie. a Ohne nennenswerte Antagonistenbeteiligung. b Synchrone Einzelentladung im Antagonisten. c Zeitlich nachfolgende Einzelentladung im Antagonisten. d Zeitlich nachfolgende Entladungsserie im Antagonisten.

In beiden Fällen handelt es sich um Beispiele der üblichen klinischen Reflexauslösung, bei der der mechanische Effekt des Reflexerfolges infolge der Lagerung des betreffenden Gliedes, seine Eigenschwere und die Fixierung durch den Untersucher eine Begrenzung erfährt. Schaltet man diese Faktoren aus, indem z. B. bei horizontal unterstütztem Oberarm der Unterarm oder bei Seitenlage des Patienten der Unterschenkel so in ein Registriersystem gelagert wird, daß er unbehindert schwingen kann, so zeigt sich, daß dann ein langanhaltendes Tätigkeitsbild auftreten kann, während der gleiche Kranke bei der üblichen klinischen Prüfung nur einen einmaligen Reflexerfolg zeigt. So läßt Abb. 194 beim Vorderarmperiostreflex zunächst eine synchrone, biphasische Schwankung im Biceps und Triceps erkennen, anschließend eine Folge rhythmisch alternierender Tätigkeitsgruppen, die von entsprechenden Wellenbewegungen des Mechanogramms begleitet sind. Hier führt offenbar die primäre, reflektorische

Bicepskontraktion zu einer Dehnung des Triceps und damit, wie dies aus den zeitlichen Beziehungen zwischen Aktionsstrombild und Mechanogramm hervorgeht, zu einem Dehnungsreflex desselben, der seinerseits wieder den Biceps dehnt usw. Es entsteht so eine Kette von alternierenden Dehnungsreflexen und je nachdem, ob diese im einzelnen von längerer oder kürzerer Dauer sind, ist der entsprechende Rhythmus ein rascherer oder langsamerer. Es sei in diesem Zusammenhang an Versuche STRUGHOLDs erinnert, der an der decerebrierten Katze den Einfluß der Gliedschwere auf den Patellarklonus zeigen konnte. Nicht immer ist die rhythmische Tätigkeit wie in Abb. 194 in beiden antagonistischen Muskeln gleich stark ausgeprägt, sie kann auch in einem derselben früher erlöschen als in dem anderen, so daß dann die weitere Fortführung des mechanischen Effektes durch aktive rhythmische Tätigkeit *eines* Muskels und die elastischen Kräfte seines Gegenspielers zustande kommt.

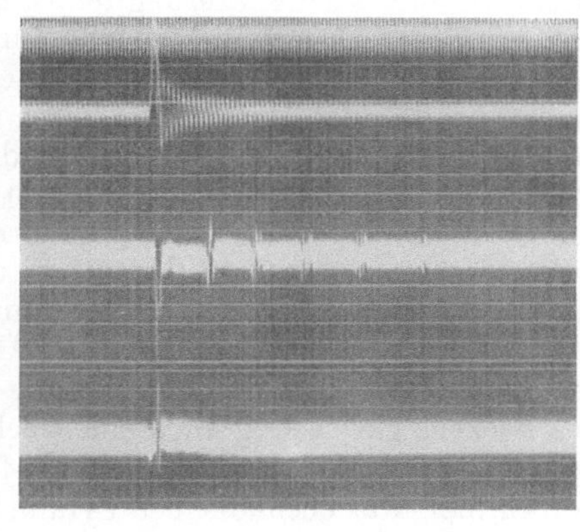

Abb. 192. Schlag auf die Streckersehnen. Rhythmische Aktion der Antagonisten. Hemiplegie.

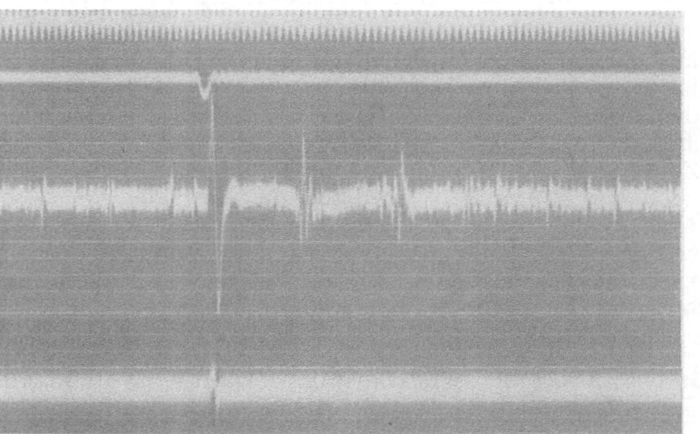

Abb. 193. Vorderarmbicepsreflex. Rhythmische Aktion im Agonisten. Hemiplegie.

Etwas anders liegen die Voraussetzungen für den rhythmischen Reflexablauf dort, wo das Glied nicht sich selbst überlassen bleibt, sondern der Einwirkung einer äußeren Kraft unterliegt, wie es z. B. der Fall ist, wenn in Seitenlage der Fuß von dem Untersucher leicht dorsal flektiert gehalten und dann ein Achillesreflex ausgelöst wird. Bei genügender Reflexerregbarkeit entstehen dann Bilder wie Abb. 185, S. 971, in der sich an eine synchrone Kontraktion von Gastrocnemius und Tib. ant. ein rhythmisch alternierender Klonus anschließt. Im einzelnen wird auf diese klonische Tätigkeitsform bei Einwirkung einer äußeren dehnenden Kraft später noch einzugehen sein, es sei hier nur bemerkt, daß der Klonus, der durch einen Schlag auf die Achillessehne ausgelöst wird, im wesentlichen dem gleicht, welcher bei einer passiven Dorsalflexion entsteht.

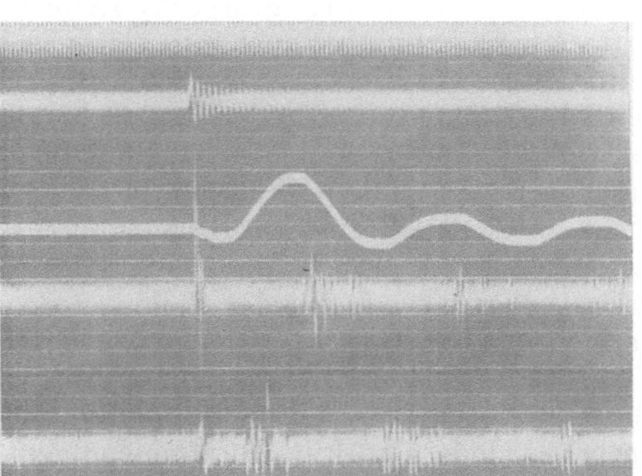

Abb. 194. Vorderarmbicepsreflex. Rhythmisches Alternieren von Agonisten und Antagonisten. Vorderarm frei in der Horizontalen schwingend. Hemiplegie.

Die Tatsache, daß bei Pyramidenbahnläsionen neben den Agonisten und Antagonisten sehr oft zahlreiche Muskelgruppen der gleichen und auch der kontralateralen Seite am Reflexerfolg teilnehmen, ist so charakteristisch und bekannt, daß sie keiner Diskussion bedarf. Zur Erörterung steht jedoch die Frage, ob das Übergreifen eines Reflexes auf entferntere Muskelgruppen eine nervöse Reflexausbreitung darstellt oder durch mechanische Übertragung erklärt werden kann in der Weise, daß die Zerrung, die einem Muskel bei der Reflexauslösung erteilt wird, sich auch anderen Muskeln mitteilt. SCHÄFFER hat beim gekreuzten Adductorenreflex eine gleichzeitige Erregung beider Adductoren gefunden und diese als eine nervöse Reflexausbreitung aufgefaßt. Wenn diese Auffassung auch richtig sein mag, so ist sie doch durch die Gleichzeitigkeit der in den beiderseitigen Adductoren vorhandenen Aktionsströme allein nicht vollkommen gesichert, da die mechanische Zerrung des einen Adductors durch Vermittlung des Beckens gleichzeitig auch eine solche des kontralateralen Adductors herbeiführen könnte. Das gleiche gilt auch für Beobachtungen von LÖWENBACH und SCHNEIDER, die ebenfalls bei Pyramidenbahnerkrankungen im Aktionsstrombild eine Beteiligung der kontralateralen Körperseite am Reflexerfolg fanden. Einen sicheren Beweis für das Vorhandensein einer echten Reflexausbreitung bildet jedoch folgende Beobachtung FOERSTERS.

Bei einer corticalen spastischen Beinlähmung, bei der durch Beklopfen der Sehnen und der Knochenvorsprünge des gesunden Beines zahlreiche Muskeln des gelähmten kontralateralen Beines in Kontraktion versetzt werden konnten, wurden die hinteren Wurzeln des gelähmten Beines L_2—S_2 durchschnitten. Danach waren durch Beklopfen des gelähmten Beines kein Quadriceps- oder Adductorenreflex mehr zu erzielen, gleichwohl trat eine Zuckung dieser Muskeln des deafferentierten Beines prompt auf, sobald die Patellarsehne oder der Epicondylus medialis der gesunden Seite beklopft wurde. Hier kann eine Übertragung durch mechanische Erschütterung nicht in Betracht kommen, da die betreffenden Muskeln vollkommen ihrer sensiblen Versorgung beraubt waren. Es kann vielmehr die Beteiligung der kontralateralen Muskeln am Reflexerfolg nur auf einer Ausbreitung des Reflexes auf nervösem Wege beruhen.

Hinsichtlich der zeitlichen Beziehungen derartiger gekreuzter Reflexerfolge hat SCHÄFFER, wie bereits erwähnt, Synchronizität der Adductorenreflexe gefunden, während LÖWENBACH und SCHNEIDER eine zeitliche Verspätung des kontralateralen Reflexes um 5—7 σ angeben. Untersucht man gleichzeitig mit zwei Registrierinstrumenten, so ist festzustellen, daß es sich mit den zeitlichen Beziehungen gekreuzter Reflexe zueinander ähnlich wie mit denen der Antagonisten verhält. Der gekreuzte Reflexerfolg kann vollkommen gleichzeitig auftreten, es kann aber auch eine zeitliche Differenz von einigen σ nachweisbar sein. Dieser Wechsel der zeitlichen Verhältnisse zeigt, daß es sich dort, wo eine zeitliche Differenz vorhanden ist, nicht einfach um den Ausdruck der Querleitungszeit des Rückenmarks handeln kann, wie dies LÖWENBACH und SCHNEIDER annehmen. Es müßten dann die zeitlichen Differenzen konstante sein. Da dies nicht der Fall ist, sind zeitliche Differenzen dieser Art wohl ebenso wie die Differenzen hinsichtlich der Beteiligung der Antagonisten so zu verstehen, daß die Widerstände, die der Reflex an den Synapsen findet, bald größer, bald geringer sind.

Bei Auslösung des Achillesreflexes ist eine Beteiligung des Biceps sehr häufig. So zeigt Abb. 195 bei einem Schlag auf die Achillessehne nicht nur im Gastrocnemius, sondern auch im Biceps einen deutlichen Reflexerfolg mit anschließender Hemmung. Dabei ist konstant festzustellen, daß der Reflexbeginn im Biceps früher liegt als im Gastrocnemius. Umgekehrt ist beim Beklopfen der Bicepssehne oft auch ein Effekt im Gastrocnemius festzustellen, wobei hier wiederum die Schwankung im Biceps der im Gastrocnemius vorauseilt. Diese Konstanz der zeitlichen Verhältnisse, indem unabhängig vom Reizort der stammnahe Muskel früher in Aktion tritt als der distalere, zeigt, daß die

Erklärung für diese zeitlichen Differenzen in dem Längenunterschied der peripheren Abschnitte des Reflexbogens zu suchen ist.

Seltener als die Beteiligung des Biceps am Reflexerfolg beim Schlag auf die Achillessehne ist eine solche des Quadriceps, doch kann auch diese sehr ausgesprochen sein. Es würde zu weit führen, die Frage der homolateralen Reflexausbreitung für jeden einzelnen Muskel zu diskutieren, zumal sich in dieser Beziehung keine festen Gesetze aufstellen lassen. Nur eines sei noch hervorgehoben: Auch die homolaterale Reflexausbreitung kann nicht nur durch eine Erschütterung oder Dehnung sämtlicher am Reflexerfolg teilnehmender Muskeln zustande kommen. Wenn, wie FOERSTER gezeigt hat, nach Durchschneidung sämtlicher hinterer Wurzeln für den Quadriceps und die Adductoren bei Auslösung des Achillesreflexes die ersteren noch am Reflexerfolg teilnehmen, wenn umgekehrt nach Durchschneidung von L_5, S_1, S_2, d. h. nach totaler Deafferentierung der Wadenmuskulatur beim Schlag auf die Patellarsehne auch der Gastrocnemius am Reflexerfolg teilnimmt, so schließt dies eine mechanische Erschütterung als Ursache für die Reflexausbreitung aus und zeigt, daß es auch eine echte homolaterale Reflexausbreitung auf nervösem Wege gibt.

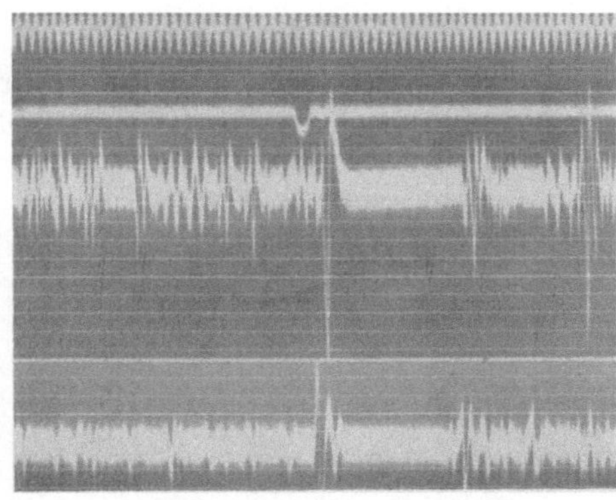

Abb. 195. Achillesreflex. Beteiligung des Biceps fem. am Reflexerfolg. Hemiplegie.

An den oberen Extremitäten ist häufig bei Auslösung des Vorderarmperiostreflexes auch in den Fingerbeugern und -streckern, beim Schlag auf die Spina scapulae, bald im Biceps und Triceps, bald nur in einem von beiden, ein Reflexerfolg zu verzeichnen. Beobachtungen nach Hinterwurzeldurchschneidung liegen für die obere Extremität jedoch nicht vor.

Der Sitz der Pyramidenschädigung ist für die Art des Reflexerfolges, d. h. das Verhalten von Agonisten, Antagonisten und entfernteren Muskelgruppen nicht von Bedeutung. Es lassen sich in dieser Hinsicht keine Unterschiede zwischen Läsionen cerebralen und spinalen Sitzes feststellen. Wohl aber bestätigen die Aktionsstromuntersuchungen die alte klinische Erfahrung, daß die seit der Pyramidenbahnunterbrechung vergangene Zeitdauer wesentlich für das Verhalten der Reflexe ist. Es wird hierauf noch zurückzukommen sein.

Dehnungs- und Annäherungsreflexe. Daß beim Pyramidenbahnsyndrom der federnde Widerstand des spastischen Muskels bei passiven Bewegungen mit dem Auftreten von Aktionsströmen einhergeht, ist seit längerem bekannt. Form und Dauer der Aktionsstromschwankungen ist die gleiche wie beim Normalen, und auch ihre Zahl pro Zeiteinheit ist gegenüber der Norm nicht verändert.

Die Tätigkeitsbilder verschiedener Faserbündel und verschiedener Köpfe eines gedehnten Muskels zeigen nur geringe Übereinstimmung. So besteht in Abb. 196 der Effekt der Dehnung in zwei verschiedenen Bicepspartien in einer nach Dauer und Amplitude gleichen Tätigkeitsgruppe, an die sich nach einer vorübergehenden Abnahme der Ströme eine langanhaltende Stromfolge anschließt. In den feineren Einzelheiten irgendwelche Beziehungen in der Tätigkeit der beiden Faserpartien festzustellen, ist aber nicht möglich. Die Unterschiede können sogar so weit gehen, daß wie in Abb. 197 die Tätigkeit verschiedener Muskelpartien eine nach Intensität und Rhythmus vollkommen heterogene ist. Man muß deshalb zurückhaltend sein, aus dem Verhalten einer einzelnen

Faserpartie bindende Schlüsse hinsichtlich des elektromyographischen Äquivalentes des Dehnungswiderstandes zu ziehen, da unter Umständen die eine Faserpartie wesentlich größere Potentialschwankungen liefert als eine benachbarte.

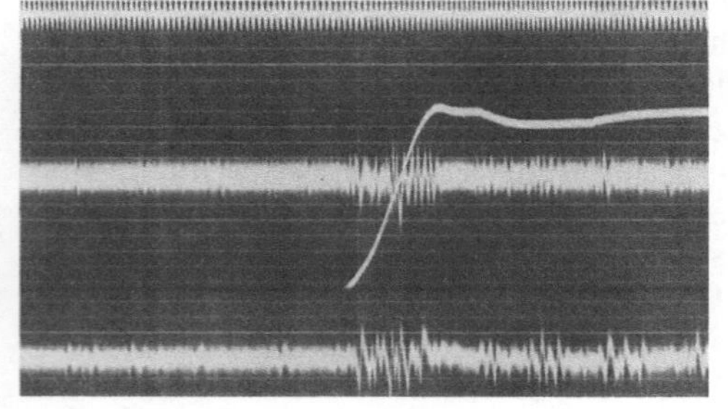

Abb. 196. Bicepsdehnung. Verhalten verschiedener Faserbündel. Hemiplegie.

In den Einzelheiten des Verhaltens des gedehnten Muskels und den Beziehungen seiner Tätigkeit zu dem Verlauf der Bewegungskurve enthüllt die elektromyographische Untersuchung eine Fülle von Einzelheiten, die der klinischen Prüfung entgehen. Der Reflexerfolg auf eine passive Dehnung hin kann zunächst einmal das Bild einer kontinuierlichen Stromfolge zeigen, deren rhythmische Untergliederung nicht über das hinausgeht, was wir schon normalerweise beobachten. So zeigt Abb. 198 bei einer schnellen Dehnung der Armstrecker eine auf die Dauer der passiven Bewegung zusammengedrängte Stromgruppe hoher Amplitude. Mit einer Latenz von wenigen $^{1}/_{100}$ Sek. entwickelt der Muskel seine Gegenspannung, die sofort zu maximaler Höhe ansteigt und dann rasch wieder verschwindet, obwohl die Beugestellung des Gliedes beibehalten wird, die Dehnung des Triceps also fortbesteht. Es entspricht dieses elektromyographische Bild vollkommen dem, wie es sich dem Kraftsinn des Untersuchers bei der klinischen Prüfung so oft darstellt, indem der Widerstand sich zu Beginn des plötzlichen Anruckes deutlich fühlbar macht, gleich darauf aber nicht selten wie verflogen erscheint. Es wäre aber nichts verfehlter, als hierin ein konstantes Verhalten des spastischen Dehnungsreflexes schlechthin zu sehen. So zeigt Abb. 199 wenige $^{1}/_{100}$ Sek. nach Beginn der passiven Bewegung einen Übergang der geringen Ströme der Ausgangslage in solche großer Amplitude, die nicht nur während der Durchführung der Dehnung, sondern auch nach Beendigung derselben in der neuen Ruhelage anhalten. Ein derartiges Bestehenbleiben der Reflextätigkeit auch nach Ende der passiven Bewegung ist bei ausgesprochener Spastizität häufig zu beobachten. Ob die Gegenspannung des spastischen Muskels von kurzer Dauer ist oder sich über einen längeren Zeitraum verteilt, hängt zum Teil von der

later.
Biceps
med.

Abb. 197. Bicepsdehnung. Verhalten verschiedener Faserbündel. Hemiplegie.

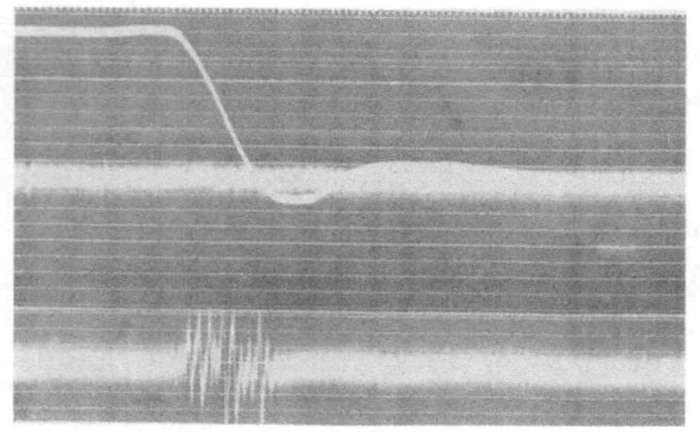

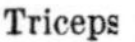

Abb. 198. Tricepsdehnung. Hemiplegie.

Geschwindigkeit der Dehnung ab, die eine bestimmte Größe haben muß, damit eine brüske, auf einen relativ kurzen Zeitraum zusammengedrängte Gegenspannung zustande kommt. Daneben spielen aber auch zweifellos andere Faktoren eine wesentliche Rolle, und zwar in erster Linie wohl der vor und während der Dehnung vorhandene Zustand des spinalen Reflexgraus. Es ist zu beobachten, daß auch bei gleich raschen Bewegungen in demselben Falle die entwickelte Gegenspannung einmal von kurzer, dann wieder von längerer Dauer ist.

Die zweite Form, in welcher der Dehnungswiderstand sich darstellt, ist die rhythmische, klonische. Sie findet sich in den verschiedensten Muskeln, und Abb. 200—202 geben Beispiele dieser klonischen Form des Dehnungsreflexes für den Gastrocnemius, Quadriceps und Flexor dig. Die Angaben der älteren Autoren über die Frequenz des Fußklonus, die teilweise nur auf einem geringen Material fußen, bewegen sich zwischen 5—10 Schlägen pro Sek. Die Durchsicht eines größeren Materials ergibt als mittleren Durchschnitt 6—8 Klonusschläge

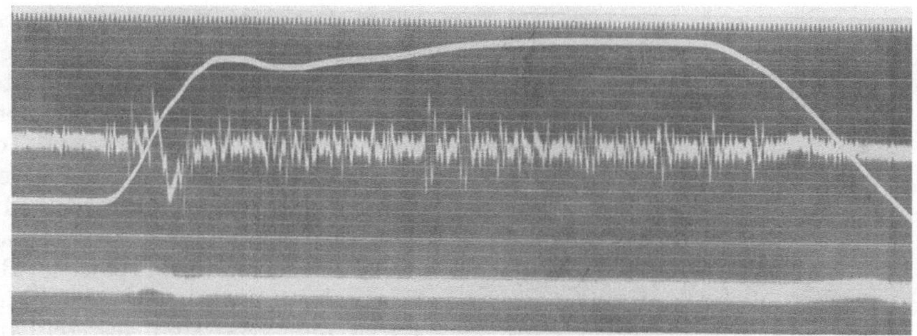

Abb. 199. Bicepsdehnung. Hemiplegie.

pro Sek. Auch beim Patellarklonus sind die gleichen Frequenzen zu beobachten, daneben aber auch höhere, bis zu 12 pro Sek. Die Frequenz des Finger- und Handklonus liegt in der gleichen Größenordnung wie die des Fußklonus. Im einzelnen Fall ist die Frequenz eine außerordentlich konstante und zeigt nur geringe Schwankungen. Für jeden einzelnen Klonusschlag ergibt sich bei empfindlicher Ableitung ein Aufbau aus mehreren biphasischen Schwankungen, deren Zahl wechselt. Im Mittel kommen etwa fünf Potentialschwankungen auf jede Stromgruppe.

In den Beziehungen verschiedener Faserbündel eines Muskels besteht beim Klonus insofern eine bessere Übereinstimmung gegenüber den Dehnungsreaktionen nicht klonischer Natur, als Beginn und Ende der einzelnen Klonusschläge in den verschiedenen Muskelpartien gut übereinstimmt. Es gilt dies jedoch nicht für die Einzelschwankungen, aus denen jeder Klonusschlag zusammengesetzt ist.

In vielen Fällen ist es so, daß der Kraftsinn des Untersuchers eine gleichmäßige, kontinuierliche Gegenspannung festzustellen glaubt, auch das Auge keine rhythmische Aktion des gedehnten Muskels feststellt und erst das Aktionsstrombild eine in rhythmischen Perioden erfolgende Innervation des Muskels aufdeckt. Im übrigen weist der Dehnungsreflex der Muskeln beim Pyramidenbahnsyndrom nicht unerhebliche Schwankungen auf, derart, daß er bei ein und demselben Individuum bei verschiedenen Untersuchungen nicht nur in bezug auf seine Stärke variiert, sondern auch in bezug auf seine Form, so daß das eine Mal eine fortlaufende tetanische Innervation, das andere Mal eine klonische Tätigkeit registriert wird.

Von besonderer Wichtigkeit ist die Frage, inwieweit ganz allgemein die im gedehnten Muskel auftretenden Aktionsströme den Grad der Spastizität, d. h. den Grad der Steigerung des Dehnungsreflexes beim Pyramidenbahnsyndrom wiedergeben. Daß dies für viele Fälle sowohl hinsichtlich der Amplitude der Ströme als auch der Dauer der Stromperioden zutrifft, steht außer Zweifel. Es darf aber nicht verschwiegen werden, daß nicht selten zwischen der dem Gefühl sich aufdrängenden Steigerung des Dehnungswiderstandes des Muskels und dem Aktionsstrombild ein auffallendes Mißverhältnis besteht. Verständlich wird dies, wenn wir berücksichtigen, daß in der Reflextätigkeit verschiedener Muskelteile, wie bereits früher erwähnt, erhebliche Unterschiede bestehen, die mit Interferenzerscheinungen verknüpft sind, die ihrerseits eine Minderung der ableitbaren Potentialschwankungen bedingen und zur Folge haben können, daß das elektromyographische Bild seiner Intensität nach nicht dem durch den Kraftsinn feststellbaren Dehnungswiderstand entspricht.

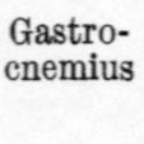

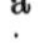

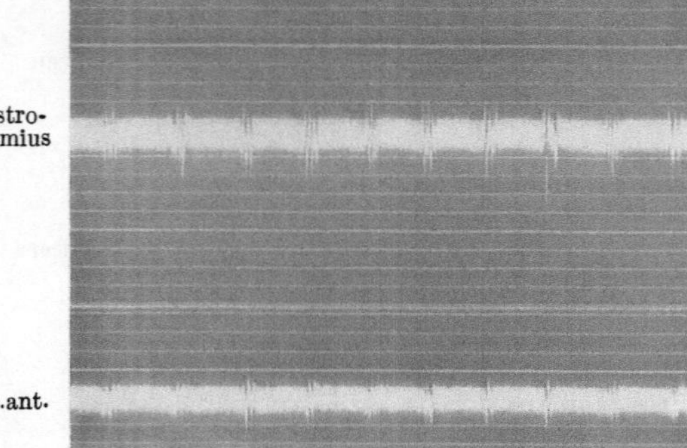

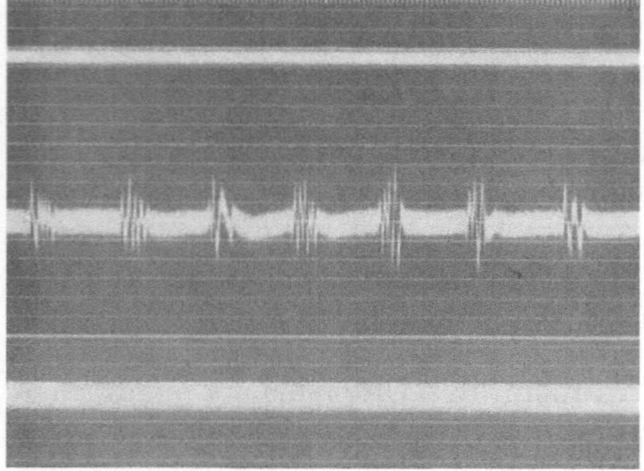

Abb. 200 a—c. Fußklonus. Spastiker. a Alternierende Aktion von Gastrocnemius und Tib. ant. b Synchrone Aktion von Gastrocnemius und Tib. ant. c Isolierte Gastrocnemiustätigkeit.

Wir wenden uns nun dem Verhalten des Muskels zu, dessen Insertionspunkte bei der passiven Gliedbewegung angenähert werden, dem sogenannten *Adaptationsreflex*. Wie schon in der Norm weist auch beim Pyramidenbahnsyndrom dieser Reflex beträchtliche Verschiedenheiten auf. In einem Teil der Fälle zeigt der Muskel, dessen Insertionspunkte einander genähert werden, ebenso wie der gedehnte eine deutliche Serie von Aktionsströmen. So zeigt Abb. 203 bei einer passiven Vorderarmbeugung im gedehnten Triceps eine lange Stromperiode, im Biceps dagegen eine wesentlich kürzere, die rasch verschwindet, obwohl die Annäherung noch lange bestehen bleibt. Demgegenüber gibt Abb. 204 bei einer passiven Unterschenkelbeugung neben dem sehr ausgesprochenen Dehnungsreflex im Quadriceps auch im Biceps eine sehr lange Stromperiode wieder, die wesentlich länger anhält als in dem gedehnten Muskel. Eine solche kontinuierliche Tätigkeit bei Annäherung der Insertionspunkte eines Muskels ist auch dann zu beobachten, wenn sein gedehnter Antagonist ein ausgesprochen rhythmisches Tätigkeitsbild bietet.

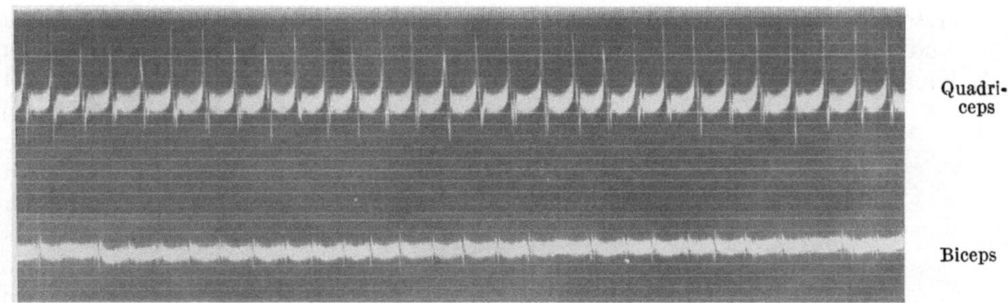

Abb. 201. Patellarklonus. Spastiker.

Ebenso wie der Dehnungsreflex sehr häufig in Form des Klonus auftritt, zeigt auch der Muskel, dessen Insertionspunkte angenähert werden, nicht immer eine kontinuierliche Tätigkeitsform, sondern die ihm zugehenden Innervationen können deutliche rhythmische Perioden aufweisen (Abb. 200a u. b, 201). Dabei kann einmal ein streng reziprokes Verhalten zwischen gedehntem Muskel und seinem Antagonisten bestehen (Abb. 200a), oder aber es besteht in beiden Muskelgruppen Gleichzeitigkeit der Tätigkeitsgruppen (Abb. 200b). Eine dritte Möglichkeit ist die, daß ebenso wie in der Norm der Muskel, dessen Insertionspunkte angenähert werden, auch bei empfindlicher Ableitung vollkommen oder fast vollkommen stromfrei gefunden wird (Abb. 200c). Es kann sogar eine in der Ausgangslage vorhandene Tätigkeit mit Einsetzen der Annäherung verschwinden. Ein solches Ausbleiben des Adaptationsreflexes ist sowohl dann zu beobachten,

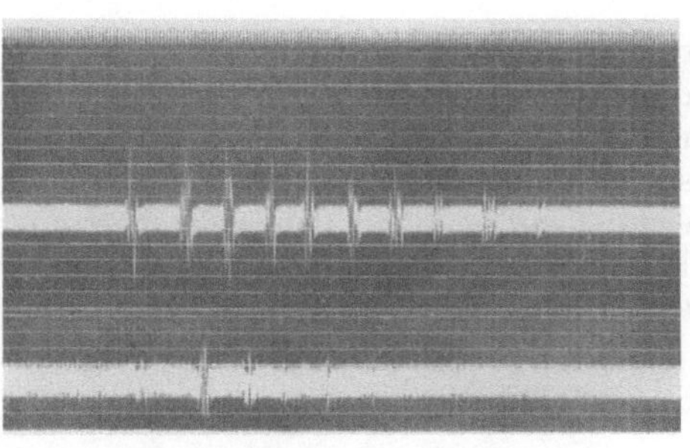

Abb. 202. Fingerklonus. Spastiker.

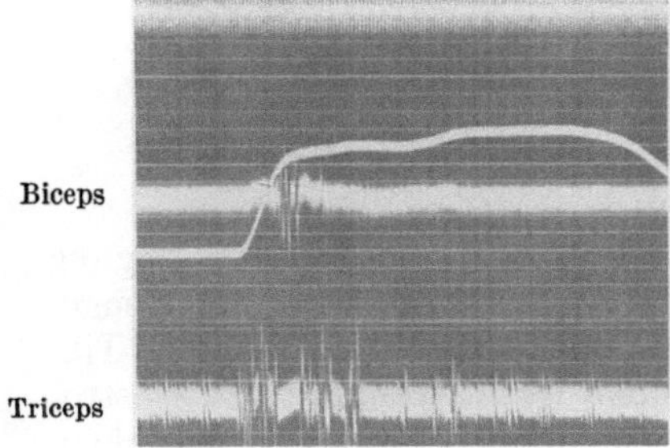

Abb. 203. Passive Vorderarmbeugung. Hemiplegie.

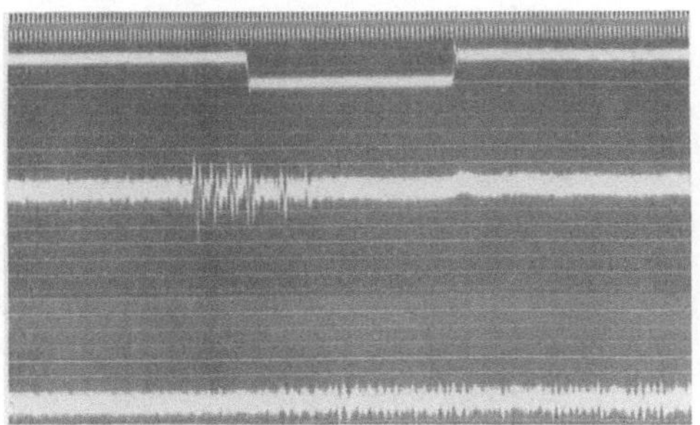

Abb. 204. Passive Unterschenkelbeugung. Spastiker.

wenn der Dehnungsreflex in kontinuierlicher Form verläuft, als auch dann, wenn er klonischen Charakter trägt (Abb. 205). Es kommt andererseits aber auch vor, daß die Tätigkeit des Muskels, dessen Insertionspunkte eine Annäherung erfahren, erheblich die Tätigkeit des gedehnten Muskels überwiegt. Es bestehen also keine festen, starren Wechselbeziehungen zwischen gedehntem und angenähertem Muskel, und zwar gilt dies auch für den Klonus. Dieser ist nicht, wie Lewy meint, dadurch von dem extrapyramidalen Tremor abgegrenzt, daß ersterem eine synchrone, letzterem eine alternierende Aktion von Agonisten und Antagonisten zugrunde liegt. Es kommen vielmehr beim pyramidalen Klonus synchrone, alternierende und auch isolierte Tätigkeit einer Muskelgruppe vor (Abb. 200a—c).

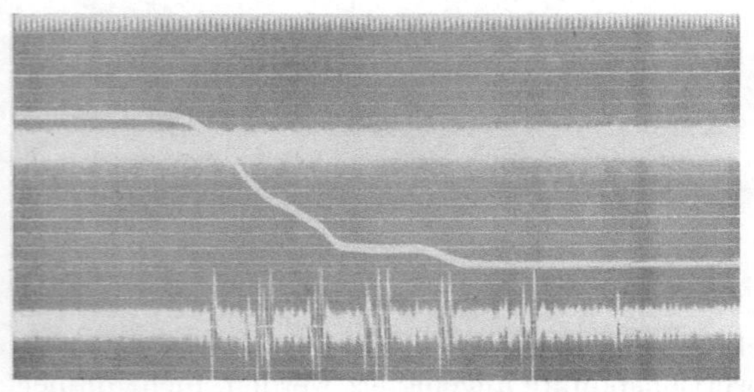

Abb. 205. Passive Vorderarmbeugung. Spastiker. Fehlender Adaptationsreflex.

In der Intensität des Annäherungsreflexes bei Pyramidenbahnläsionen besteht im Vergleich zur Norm und zu extrapyramidalen Läsionen insofern ein Unterschied, als bei ausgeprägtem extrapyramidalen Bild der angenäherte Muskel meist einen lebhaften und über die Norm gesteigerten Effekt erkennen läßt, während bei ausgeprägtem Pyramidenbahnsyndrom der Annäherungsreflex nur von geringer Stärke sein oder völlig fehlen kann, so daß man in manchen Fällen eher dazu neigt, von einer Verminderung des Annäherungsreflexes gegenüber der Norm zu sprechen. Ein durchgehender Unterschied zwischen dem Verhalten pyramidaler und extrapyramidaler Läsionen läßt sich jedoch in dieser Hinsicht nicht aufstellen. Besonders ausgesprochen ist bei Pyramidenbahnläsionen eine Beteiligung des angenäherten Muskels am Reflexerfolg in manchen Fällen an den unteren Extremitäten, und zwar dann, wenn die

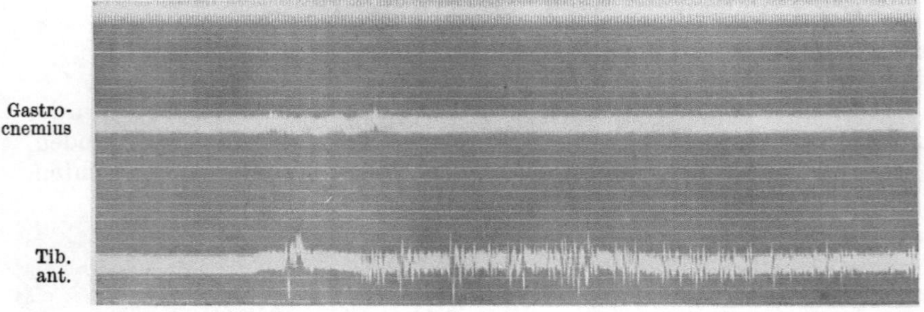

Abb. 206. Beugekontraktur. Passive Dorsalflexion.

Tätigkeit des adaptierten Muskels im Rahmen einer durch die passive Bewegung ausgelösten Beugesynergie erscheint. So zeigt Abb. 206, wie bei einer Beugekontraktur auf eine passive Dorsalflexion des Fußes hin der angenäherte Tib. ant. in eine lang anhaltende intensive Tätigkeit gerät, während der Gastrocnemius völlig oder fast völlig in Ruhe bleibt. Allerdings ist dabei zu bedenken, daß doch wohl der Annäherungseffekt, der im Rahmen einer Reflexsynergie auftritt, zu trennen ist von dem bei einer passiven Bewegung, deren Effekt auf die Muskeln beschränkt bleibt, die über das betreffende Gelenk hinwegziehen. Die Receptoren für den letztgenannten Annäherungseffekt sind, wie an anderer Stelle besprochen (S. 912), in der Muskulatur zu suchen, und zwar in erster Linie in dem gedehnten Muskel. Für den Effekt, der im Rahmen der Beugereflexsynergie in dem adaptierten Muskel auftritt, besteht jedoch die Möglichkeit, daß er über die Reizung cutaner Receptoren zustande kommt, d. h. den gleichen, von denen aus der Beugereflex erzielt wird. Hierzu kann nur so viel gesagt werden, daß bei Pyramidenbahnläsionen mit vorhandener Beugesynergie auch nach totaler Deafferentierung des Antagonisten in dem angenäherten Muskel noch ein Effekt zustande kommen kann. So zeigt Abb. 207a, wie bei einer spastischen Beugekontraktur der Beine nach Durchschneidung von L_5, S_1, S_2, S_3, also totaler Deafferentierung des Gastrocnemius, der vorzugsweise von L_4 versorgte Tib. ant. auf eine passive Dorsalflexion hin noch mit einer Spannungsentwicklung reagiert.

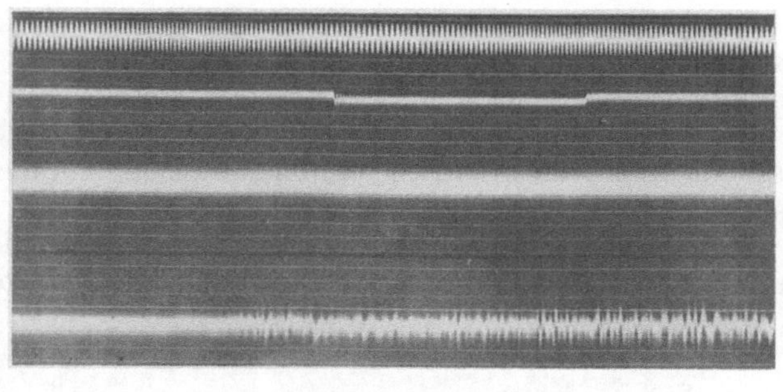

Abb. 207a. Passive Dorsalflexion des Fußes nach Durchschneidung der hinteren Wurzeln L_5, S_1, S_2, S_3.

Ebenso wie der Dehnungsreflex weist auch der Adaptationsreflex sehr erhebliche Unterschiede auf, und zwar nicht nur von Individuum zu Individuum, sondern auch in ein und demselben Falle. Es gilt dies nicht nur für seine Stärke, sondern auch in bezug auf die Synchronizität bzw. Reziprozität zwischen gedehntem und adaptiertem Muskel. Dies trifft auch für den typischen Fußklonus zu, indem unter Umständen bei ein und demselben Kranken zu beobachten ist, wie eine alternierende Aktion zwischen gedehntem und adaptiertem Muskel in eine isolierte rhythmische Aktion des ersteren übergeht. Im Prinzip läßt sich aber der Adaptationsreflex ebenso wie der Dehnungsreflex in allen Muskelgruppen nachweisen. Ein durchgehender Unterschied zwischen Beugern und Streckern in ihrer Bereitschaft, auf eine passive Annäherung mit einer reflektorischen Spannungsentwicklung zu reagieren, besteht, wie gegenüber Foix und Thévenard hervorgehoben sei, nicht.

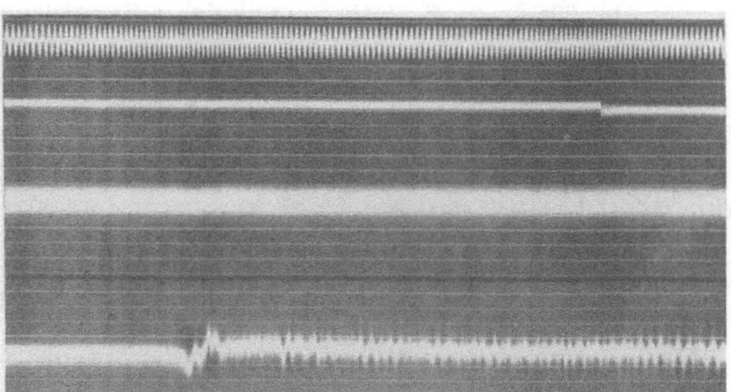

Abb. 207b. Passive Plantarflexion des Fußes nach Resektion der hinteren Wurzeln L_5, S_1, S_2, S_3. Derselbe Fall wie Abb. 207a.

Daß es sich bei den beschriebenen Phänomenen, den Dehnungs- und Adaptationsreflexen, tatsächlich um *Reflexvorgänge* handelt, beweist vor allen Dingen die Tatsache, daß bei erwiesener Totaltrennung des Rückenmarks der Reflex auslösbar ist, sofern die Lähmung spastischen Charakter angenommen hat. Die genannten Phänomene können also unter Umständen ausschließlich durch spinale Reflexmechanismen vermittelt werden. Des weiteren geht ihre reflektorische Bedingtheit daraus hervor, daß sie verschwinden, wenn die Muskeln durch Resektion der ihnen zugeordneten hinteren Wurzel total deafferentiert werden. So zeigt die bereits erwähnte Abb. 207 a, daß der Gastrocnemius nach der Resektion der hinteren Wurzeln L_5, S_1, S_2, S_3 bei passiver Dorsalflexion des Fußes vollkommen stromfrei bleibt, während in dem durch L_4 innervierten Tib. ant. ein ausgesprochener Adaptationsreflex nachweisbar ist, ein erneuter Hinweis darauf, daß die Receptoren dieses Reflexes nicht allein in dem gedehnten

Muskel liegen, sondern zum Teil auch in dem Muskel, dessen Insertionspunkte angenähert werden. Abb. 207b zeigt in demselben Falle die Verhältnisse bei passiver Plantarflexion. Der gedehnte, nicht deafferentierte Tib. ant. zeigt lebhafteste Tätigkeit, während der deafferentierte Gastrocnemius, dessen Insertionspunkte angenähert werden, vollkommen in Ruhe bleibt. Damit ist aber, wie an anderer Stelle bereits erörtert, nicht gesagt, daß jedwede reflektorische Tätigkeit, die bei der passiven Annäherung eines Muskels bei Pyramidenbahnläsionen zu beobachten ist, nur auf dem Wege über eine Reizung *intramuskulärer* Receptoren zustandekommt. Es besteht vielmehr auch die Möglichkeit, daß der Effekt in dem angenäherten Muskel im Rahmen der ganzen Beugesynergie erscheint und ebenso wie letztere einer Reizung cutaner Receptoren seine Auslösung verdankt.

Daß bei akuter Ausschaltung der Pyramidenbahn die resultierende Lähmung zunächst schlaffen Charakter hat, ist eine altbekannte Tatsache. Untersucht

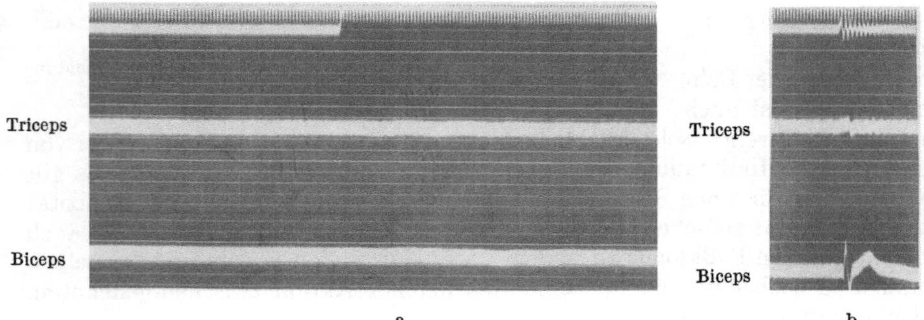

Abb. 208 a u. b. Schlaffe Hemiplegie. a Bicepsdehnung. b Vorderarmbicepsreflex.

man in derartigen Fällen die bei der klinischen Prüfung als schlaff erscheinenden Muskeln auf ihren Aktionsstrom, so kann man in einem Teil der Fälle tatsächlich feststellen, daß der Dehnungsreflex vollkommen fehlt, und, wie in Abb. 208 und 209, Aktionsströme nicht nachweisbar sind. Sehr häufig deckt aber das Elektromyogramm auch da, wo man gefühlsmäßig geneigt ist, ein vollkommenes Fehlen des Dehnungsreflexes zu vermuten, doch eine deutliche Innervation des gedehnten Muskels auf.

Von besonderem Interesse ist die Frage, wie sich die Muskelreflexe bei passiven Gliedbewegungen, also die sogenannten Dehnungsreflexe zu den Sehnenreflexen verhalten. Die rein klinische Erfahrung zeigt, daß unter pathologischen Verhältnissen nicht selten beide einander nicht parallel gehen. Fälle von schlaffer Lähmung mit erhaltenen, ja gesteigerten Sehnenreflexen sind keine allzu große Seltenheit. Die elektromyographische Untersuchung bestätigt die klinische Erfahrung in dieser Hinsicht durchaus. Während beispielsweise in Abb. 208a bei passiver Dehnung des Biceps brachii keine Spur von Aktionsströmen festzustellen ist, zeigt Abb. 208b in dem gleichen Fall beim Schlag auf den Radius einen prompten Bicepsreflex. Derartige Beispiele ließen sich noch zahlreiche anführen. Zu betonen ist, daß ein solcher Gegensatz zwischen Verhalten der Muskelreflexe beim Schlag auf die Sehnen und bei passiven Gliedbewegungen auch dann gefunden wird, wenn die Bedingungen für die Auslösung der letzteren optimale sind, d. h. die passive Bewegung möglichst rasch ausgeführt wird.

Eine andere Frage ist die, inwieweit ein im Ablauf befindlicher Dehnungsreflex beeinflußt wird durch hinzutretende Sehnenreflexe. Sehr gut läßt sich diese Frage an Hand des Fußklonus prüfen. Daß zwischen Klonus und einfachem Sehnenreflex Beziehungen bestehen, geht schon aus der bekannten Tatsache hervor, daß durch einen Reiz, der einen Sehnenreflex auslöst, ein Klonus in Gang gebracht werden kann. Löst man *während* eines Fußklonus Sehnenreflexe aus, so bestehen zwei Möglichkeiten: entweder der Schlag auf die Sehne trifft in einen Klonusschlag hinein oder in die Tätigkeitspause zwischen zwei solchen. Abb. 210 zeigt, daß in beiden Fällen ein Reflexerfolg zustandekommen kann. Im linken Kurventeil ist in der Tätigkeitspause zwischen zwei Kloni ein deutlicher biphasischer Reflex festzustellen, in dem rechten Kurventeil dagegen fällt der Reflexreiz mit einem Klonus zusammen, und es addiert sich die biphasische reflektorische Schwankung zu den an Amplitude wesentlich kleineren Strömen des Klonus. In der vorliegenden Abbildung übt die zwischen zwei Kloni eingeschaltete reflektorische Einzelerregung keinen Einfluß auf den Klonusrhythmus aus. Es kann aber auch vorkommen, daß der zwischengeschaltete Sehnenreflex eine deutliche Hemmung bewirkt und die zu erwartende nächste Stromperiode des Klonus ausbleibt, so daß der auf den Einzelreflex folgende nächste Klonusschlag erst nach einem längeren Intervall als sonst auftritt. Die Tatsache, daß in der Tätigkeitspause zwischen zwei Kloni ein Reflexerfolg erzielt werden kann, ist für die Deutung des Zustandekommens des Klonus von Bedeutung. Wie überall dort, wo wir ein rhythmisches Geschehen vor uns haben, bestehen auch beim Fußklonus folgende zwei Möglichkeiten seiner Entstehung: Er kann einmal dadurch entstehen, daß eine rhythmische Serie äußerer Reize mit einer ebensolchen Folge von Erregungen beantwortet wird. Es würde dann die durch den Untersucher erfolgende Zerrung des Gastrocnemius eine reflektorische Kontraktion desselben hervorrufen, worauf der von dem Untersucher auf die Fußsohle ausgeübte Druck den Muskel wieder dehnt, dadurch von neuem reflexauslösend wirkt usw. Ersetzt oder unterstützt werden könnte die rhythmische *äußere* Dehnung durch die in einem Teil der Fälle vorhandene alternierende Kontraktion des Tib. ant. Die zweite Möglichkeit für die Entstehung des Klonus ist die, daß es sich dabei um einen zentralen Rhythmus handelt, der durch die Dehnung nur angeregt und unterstützt wird. WACHHOLDER und Verf. haben darauf hingewiesen, daß die zeitlichen Beziehungen, die zwischen dem äußeren Bewegungsablauf und dem Auftreten der Aktionsströme bestehen, dagegen sprechen, daß es sich um eine Kette von Muskelreflexen durch äußere Dehnung handelt. Auch STRUGHOLD nimmt an, daß eine im Organismus selbst

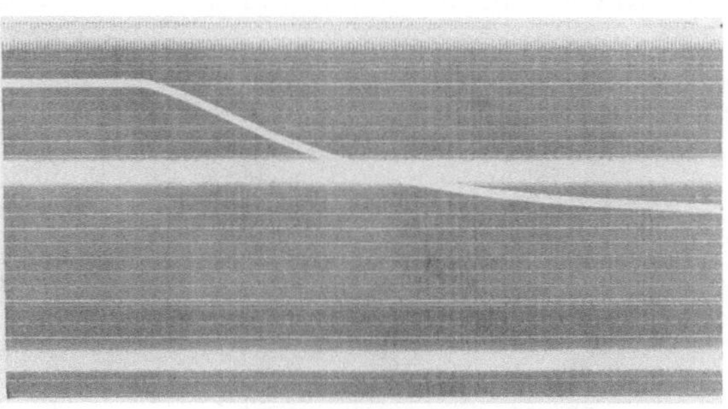

Abb. 209. Initiales Fehlen des Dehnungsreflexes des Quadriceps bei Totaltrennung des Markes. Passive Beugung des Unterschenkels.

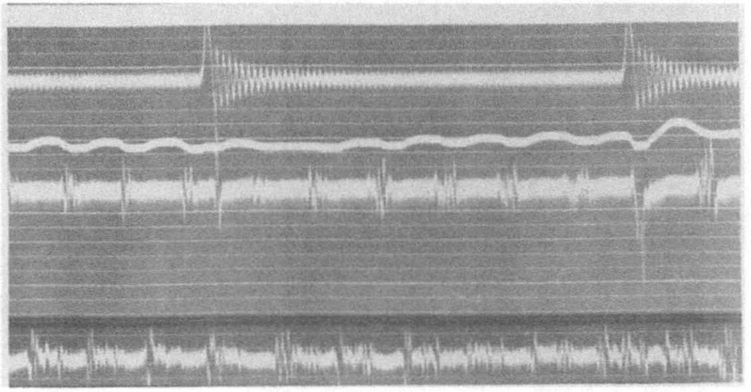

Abb. 210. Fußklonus mit superponierten Sehnenreflexen.

gelegene Bedingung für den Ablauf des Klonus wesentlich ist und sieht als solche die Refraktärphase an. Ein neuer Klonusschlag trete dann ein, wenn die absolute + relative Refraktärphase abgelaufen sei. Des weiteren seien maßgebend für die Klonusfrequenz die mechanischen Bedingungen des schwingenden Gliedes, indem mit zunehmendem

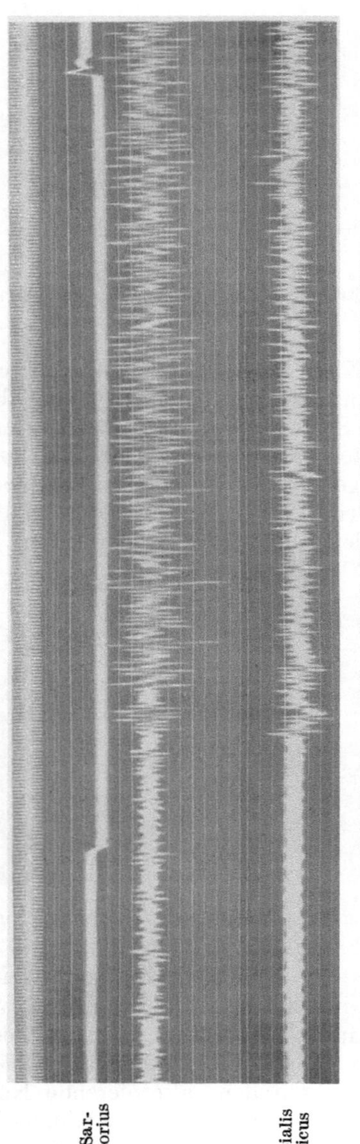

Abb. 211. Beugereflex. Strich über die Fußsohle. Multiple Sklerose.

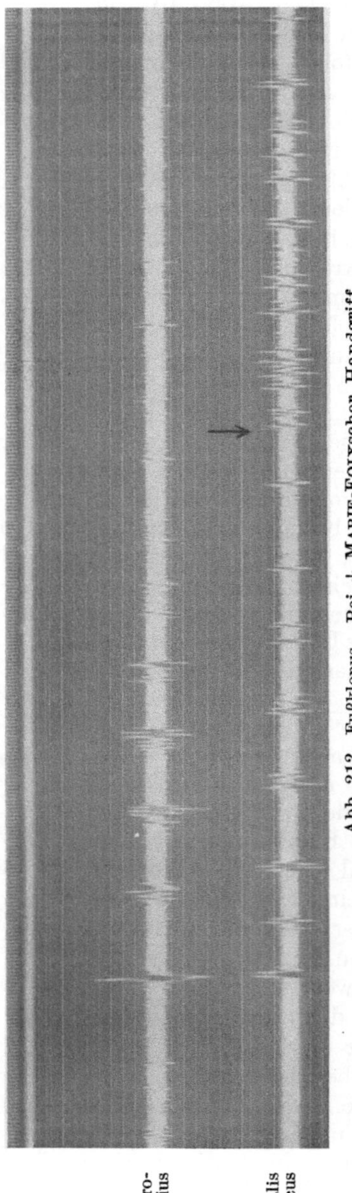

Abb. 212. Fußklonus. Bei ↓ Marie-Foixscher Handgriff.

Trägheitsmoment die Frequenz abnimmt. Was die Bedeutung der Refraktärphase betrifft, so zeigt Abb. 210, daß in der Tätigkeitspause zwischen zwei Kloni der Vorderhornapparat sehr wohl für reflektorische Erregungen durchgängig ist, daß sogar Reflexeffekte zu erzielen sind, die an Amplitude die Kloni erheblich übertreffen. Man kann also den Klonus doch nicht, so naheliegend dies auch zunächst sein mag, durch ein Refraktärstadium erklären. Insofern stimmen die Auffassungen der genannten Autoren aber doch überein, als sie beide die Bedeutung äußerer und zentraler Mechanismen für das Zustandekommen und

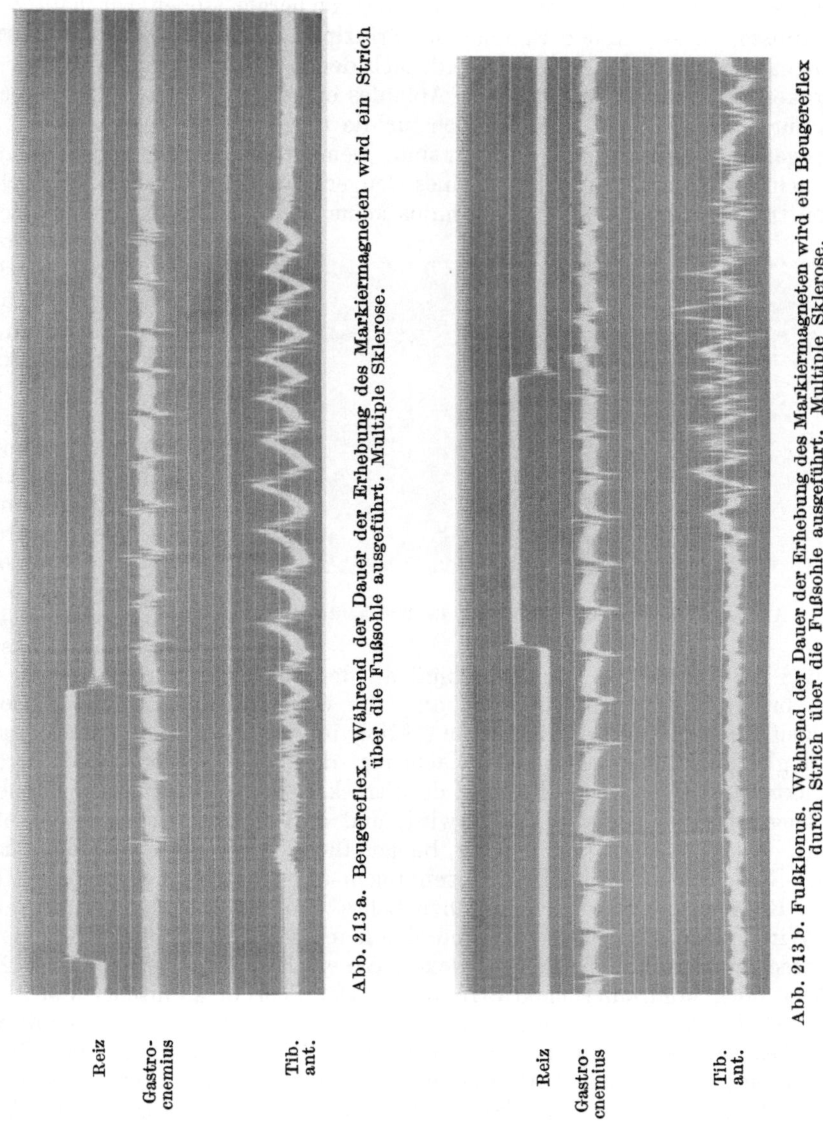

Abb. 213 a. Beugereflex. Während der Dauer der Erhebung des Markiermagneten wird ein Strich über die Fußsohle ausgeführt. Multiple Sklerose.

Abb. 213 b. Fußklonus. Während der Dauer der Erhebung des Markiermagneten wird ein Beugereflex durch Strich über die Fußsohle ausgeführt. Multiple Sklerose.

den Ablauf des Klonus betonen. Es scheint ganz allgemein beim Pyramidenbahnsyndrom so zu sein, daß durch den Ausfall der Pyramidenbahn ein elementarer rhythmischer Bewegungsmechanismus zur Entfaltung gelangt.

Reflexsynergien. Die Reflexsynergien unterscheiden sich bekanntlich in einer ganzen Reihe von Punkten von den Muskelreflexen. Sie schließen sich jedoch insofern an das im vorangehenden Besprochene an, als der gleiche Reiz, der einen Sehnenreflex auslöst, unter Umständen die ganze Synergie auf den Plan rufen kann. Das Aktionsstrombild der Beuge- und auch der Strecksynergie unterscheidet sich in seinem Aufbau in keiner Weise von dem Aktionsstrombild der Willkürinnervation (v. WEIZSÄCKER, FOERSTER und Verf.). Es setzt sich aus Hauptwellen großer Amplitude und zwischen diese eingestreute oder ihnen superponierte Nebenwellen zusammen, und auch Frequenz und Dauer der Ströme ist die gleiche, wie wir sie sonst finden (Abb. 211).

Bei der Analyse der Beziehungen der an der Beugereflexsynergie als Agonisten beteiligten Muskeln zu denen der Streckreflexsynergie stoßen wir häufig auf Verhältnisse, die sich in den Rahmen der Prinzipien einreihen, die SHERRINGTON im Tierexperiment entwickelt hat, und nach denen auf Grund des Gesetzes der reziproken Innervation während des Ablaufes eines Beugereflexes die Strecker nicht nur in Untätigkeit, sondern auch für die Reize, die sie unter anderen Bedingungen in Tätigkeit setzen, gesperrt sind. Dementsprechend ist zu beobachten, daß auch beim Menschen während eines Beugereflexes der Tib. ant. deutlich in Aktion tritt, während der Gastrocnemius keine oder nur geringe Ströme zeigt. Auch eine bereits in der Ausgangslage vorhandene Tätigkeit der Muskeln der Strecksynergie kann durch einen einsetzenden Beugereflex eine Hemmung erfahren. So bringt Abb. 212 im linken Teil die reziproke, einem Fußklonus entsprechende alternierende Tätigkeit im Tib. ant. und Gastrocnemius zur Darstellung. Im Anschluß an den Reiz, der den Beugereflex in Gang bringt, setzt dann im Tib. ant. die dem Beugereflex entsprechende Tätigkeit ein, während die klonische Aktion im Gastrocnemius verschwindet. In der gleichen Linie liegt die Beobachtung, daß bei ausgesprochener Streckkontraktur der Dehnungswiderstand der Strecker sofort erlöschen kann, sobald ein Beugereflex in Gang gebracht wird, und daß es unter Umständen nicht gelingt, während eines ablaufenden Beugereflexes einen Patellarreflex auszulösen. Eine Reihe von Beobachtungen fügen sich jedoch nicht ohne weiteres in den Rahmen der SHERRINGTONschen Lehre von der reziproken Innervation ein. Wir finden vielmehr nicht selten eine keineswegs unerhebliche Beteiligung der Strecker am Ablauf des Beugereflexes. Sie erfolgt entweder wie in Abb. 215a in Form einer kontinuierlichen Stromfolge oder aber in klonischer Form, wie dies z. B. bei der im Rahmen der Beugesynergie auftretenden Dorsalflexion des Fußes der Fall sein kann. So zeigt Abb. 213a im Rahmen eines Beugereflexes ein rhythmisches Alternieren der Agonisten und Antagonisten des Fußgelenkes. Demgegenüber läßt Abb. 213b diese Reziprozität vermissen, hier zeigt nur der Gastrocnemius eine rhythmische Aktion, während im Tib. ant. sich eine kontinuierliche Stromfolge entwickelt.

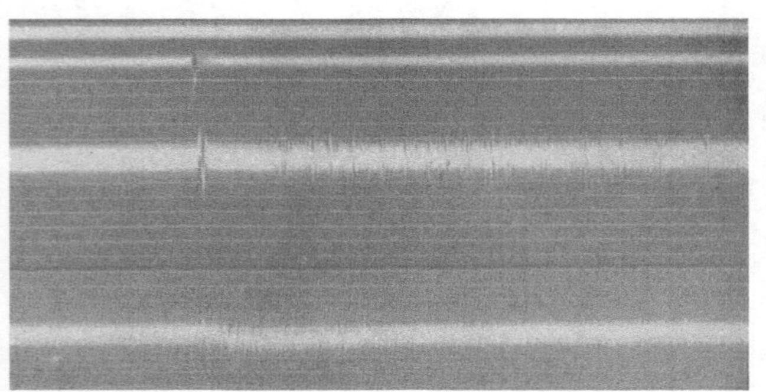

Abb. 21 . Streckreflex. Schlag auf die Tibiakante.

Für den BABINSKI*schen Reflex*, der als eine Komponente der Beugesynergie gelten kann, trifft das gleiche zu wie für die ganze Synergie. Auch er ist begleitet von einer Folge größerer und kleinerer biphasischer Schwankungen, nicht nur im Extensor hallucis, sondern auch in anderen Dorsalflexoren. Diese können dabei entweder isoliert in Tätigkeit treten, oder es beteiligen sich auch mehr oder minder stark die Plantarflexoren am Reflexerfolg. Die Tätigkeitsform kann entweder eine kontinuierliche oder eine mehr oder minder rhythmische sein.

Wird durch einen kurzen Schlag auf das untere Ende der Tibia oder die Planta pedis eine *Streckreflexsynergie* ausgelöst, so hat man den Eindruck, daß diese tatsächlich, wie SHERRINGTON dies für das Tier beschrieben hat, einen stoßartigen Charakter trägt. Im Aktionsstrombild kann in einem Teil der Fälle wie

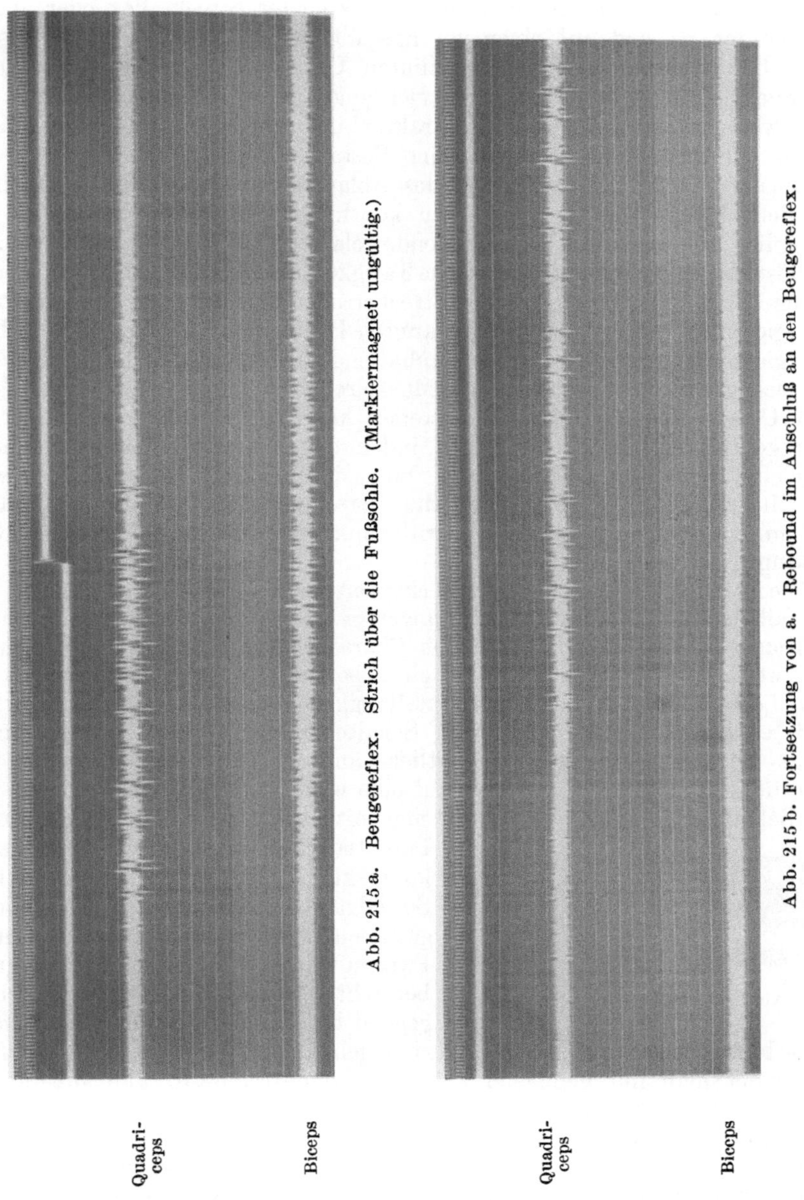

Abb. 215a. Beugereflex. Strich über die Fußsohle. (Markiermagnet ungültig.)

Abb. 215b. Fortsetzung von a. Rebound im Anschluß an den Beugereflex.

in Abb. 214 nach einer kurzen Latenz von etwa $^2/_{100}$ Sek. im Quadriceps zunächst eine einzelne biphasische Schwankung auftauchen, wie wir sie von den Muskelreflexen her kennen. An diese schließt sich aber dann eine längere Stromperiode an, die von der initialen Einzelschwankung durch eine deutliche Hemmungsperiode getrennt sein kann. Es kommt aber auch vor, daß bei Auslösung des Streckstoßes die initiale biphasische Einzelschwankung überhaupt fehlt und gleich von vornherein eine kontinuierliche Stromperiode einsetzt.

Die Streckreflexsynergie hat beim Menschen zweifellos schon rein äußerlich ein anderes Gepräge in bezug auf ihren Ablauf, wenn sie nicht durch die oben erwähnten Reize wie einen Schlag gegen die Vorderfläche der Planta pedis, auf die Achillessehne, die Tibiakante, die Patellarsehne ausgelöst wird, sondern in anderer Weise, etwa durch Hautreize an der Vorderfläche des Oberschenkels hervorgerufen wird, oder wenn sie als gekreuzter Streckreflex oder auch als sogenannter *rebound* auf einen vorangegangenen Beugereflex in Erscheinung tritt. Unter allen diesen letztgenannten Umständen zeigt die Streckreflexsynergie schon rein äußerlich einen viel langsameren Verlauf und verrät damit ohne weiteres den tetanischen Charakter der ihr zugrundeliegenden Muskelaktion, der im Aktionsstrombild seine Bestätigung findet. So zeigt Abb. 215a im Quadriceps zunächst während des Ablaufes des Beugereflexes gleichzeitig mit dem Biceps eine ausgesprochen kontinuierliche Stromperiode, die dann allmählich abklingt. Die so entstehende relative Ruhepause wird in Abb. 215b abgelöst durch eine erneute tetanische Tätigkeit des Quadriceps, welche dem sich an den Beugereflex anschließenden Streckerrebound entspricht. Die Streckreflexsynergie ist also unter den eben genannten Bedingungen ähnlich wie die Beugesynergie charakterisiert durch eine anhaltende Tätigkeitsperiode, deren Gesamtbild sich von dem eines einzelnen Muskelreflexes grundsätzlich unterscheidet. Zum Unterschied von dem Beugereflex kann die Strecksynergie aber auch einen komplizierteren Aufbau zeigen, indem das eben geschilderte Tätigkeitsbild eingeleitet wird durch eine einzelne biphasische Schwankung, wie wir sie bei den Muskelreflexen finden. Für die Verschiedenartigkeit dieses Verhaltens sind unter anderem zweifellos Angriffspunkt des Reizes und Art der Reflexauslösung von Bedeutung.

Die Antagonisten sind bei der Strecksynergie entweder stromlos, oder sie treten ebenfalls in Aktion, allerdings in geringerem Maße als die agonistischen Strecker.

Kontrakturen. Es gehört zu den Charakteristika des spastischen Muskels, daß, wenn er über längere Zeit in einer bestimmten Ruhelage gehalten wird, diese Lage auch nach Fortfall des stellunggebenden Faktors aufrecht erhalten wird, es kommt zur Kontraktur. Schaltet man bei einer ausgesprochenen Beuge- oder Streckkontraktur sämtliche äußeren Reize möglichst aus, indem man die kontrakturierten Glieder auf eine weiche Unterlage bringt, den Druck der Bettdecke fernhält usw., so ist man oft überrascht über die Kleinheit der Potentialdifferenzen, die auch von maximal kontrakturierten Gliedern abzuleiten sind. So zeigt Abb. 216 in einem Fall von ausgesprochener Beugekontraktur der unteren Extremitäten, bei der der Flexionsgrad so beträchtlich war, daß die Knie die Oberbauchgegend berührten, in einem Kniebeuger nur kleine biphasische Schwankungen, die in regelmäßigem Rhythmus einander folgen. Verwendet man nur genügend Zeit und Sorgfalt darauf, alle äußeren Reize tunlichst auszuschalten, so besteht immer wieder ein auffallender Gegensatz zwischen dem Grade der Kontraktur und der Kleinheit der Potentialschwankungen. Dabei handelt es sich nicht etwa um Kontrakturen mit starken Schrumpfungsprozessen, sondern um solche, die passiv ausgleichbar sind, teilweise allerdings erst nach Deafferentierung des betreffenden Muskelgebietes. Durchschneidet man in einem solchen Falle sämtliche hinteren Wurzeln der kontrakturierten Muskeln, so verschwindet bekanntlich die Kontraktur, wenigstens für eine gewisse Zeit. Gleichzeitig erlöschen auch die vorher ableitbaren Potentialschwankungen, die Saite bleibt vollkommen stromlos, und zwar nicht nur in der Ruhelage, sondern auch bei passiven Bewegungen des betreffenden Gliedes.

Kniebeuger (Semimuskeln)

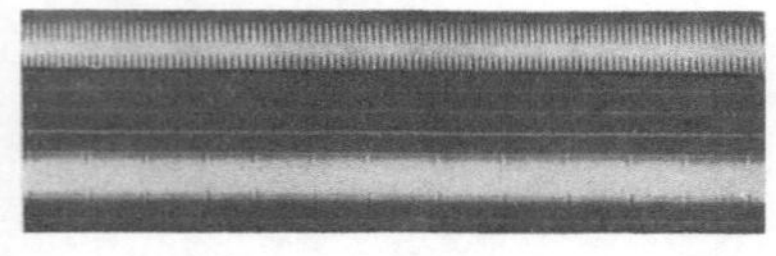

Abb. 216. Beugekontraktur.

Eine Erklärung für die oft auffallende Kleinheit der Potentialschwankungen bei den Kontrakturen gibt das Verhalten verschiedener Faserbündel des kontrakturierten Muskels zueinander. Leitet man nämlich gleichzeitig von solchen ab, so ist festzustellen, daß deren Tätigkeit eine ausgesprochen asynchrone ist. So zeigt Abb. 217 in der mit der oberen Saite verbundenen Partie des Sartorius einzelne biphasische Schwankungen mit einem regelmäßigenRhythmus von 10 pro Sek. Die mit der unteren Saite verbundene 1 cm seitlich gelegene Muskelpartie läßt demgegenüber zwar auch einen gewissen Rhythmus erkennen, doch ist dieser nicht so regelmäßig und vor allem, es besteht keinerlei Übereinstimmung zwischen den Potentialschwankungen der beiden Faserpartien. In anderen Fällen sind die Unterschiede zwischen verschiedenen Faserpartien noch größer, nicht nur hinsichtlich der Lage der einzelnen Potentialschwankungen, sondern auch ihrer Amplitude. Es ist ohne weiteres verständlich, daß es infolge

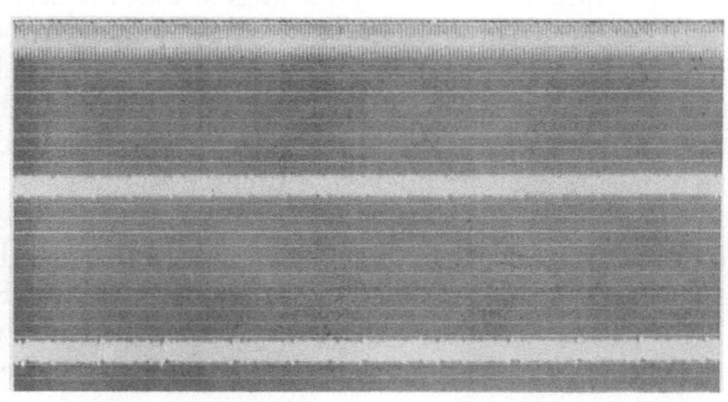

Abb. 217. Beugekontraktur. Verhalten verschiedener Faserbündel eines Muskels. Querabstand der Elektrodenpaare 2 cm.

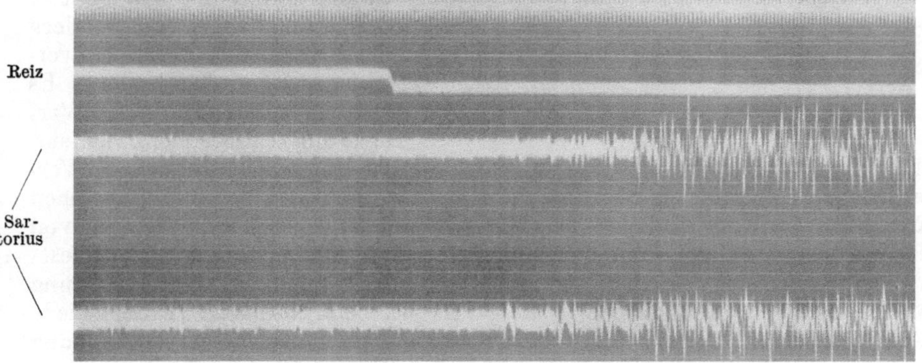

Abb. 218. Zunächst Ruhelage, dann Strich über die Fußsohle. Querabstand der Elektrodenpaare 2 cm.

dieses asynchronen Verhaltens verschiedener Muskelteile bei der Kontraktur zu zahlreichen Interferenzen kommen muß, so daß die einzelnen Potentialschwankungen sich teilweise auslöschen. Die Kleinheit der Potentialschwankungen, die wir häufig bei der Kontraktur antreffen, wird damit verständlich. Es erklärt dies des weiteren aber auch, weshalb die Kontraktur über Wochen und Monate aufrecht erhalten werden kann, ohne sich zu erschöpfen. Infolge der asynchronen Tätigkeit der einzelnen Muskelteile ist den beteiligten motorischen Einheiten immer wieder Zeit zur Erholung gegeben, die Aufrechterhaltung des mechanischen Effektes erfolgt mit einem Minimum an Innervationsenergie. Hierzu kommt als ein weiterer kontrakturfördernder Faktor eine extrem gesteigerte Reflexbereitschaft. Der geringste Versuch, die Kontrakturstellung zu verändern, ja schon ein leiser Hautreiz, wie der Druck der Bettdecke, ein Berühren der Fußsohle, kann genügen, um sofort reflektorisch die vorhandene Grundinnervation enorm zu verstärken und an die Stelle der Ausgangsinnervation geringer Frequenz und Amplitude eine Folge hochfrequenter Ströme großer Amplitude treten zu lassen (Abb. 218). Es bedarf dann oft sehr langer Zeit, bis der Ausgangszustand wieder erreicht ist.

Wir haben in der Pyramidenbahnkontraktur ein typisches Beispiel dafür, daß auch pathologische Vorgänge nach ökonomischen Prinzipien ablaufen können. Asynchrone Tätigkeit der einzelnen Muskelelemente und Steigerung der Reflexbereitschaft wirken zusammen, um den abnormen Haltungszustand, den die Kontraktur darstellt, aufrecht zu erhalten und die motorische Leistung dabei zu einer praktisch unerschöpflichen zu machen.

Willkürliche Haltungen. Das S. 968ff geschilderte Aktionsstrombild der Ruhelage des spastischen Muskels ändert sich, sobald ihm die Aufgabe zufällt, eine Haltung gegen von außen einwirkende Kräfte aufrecht zu erhalten. Wird beispielsweise der rechtwinklig gebeugte Vorderarm eines Hemiplegikers zunehmend mit Gewichten belastet, so ist folgendes zu beobachten: Die Anpassung der Haltungsinnervation an die Zunahme der äußeren Kräfte vollzieht sich analog wie beim normalen Muskel (vgl. S. 916) nicht einfach durch eine quantitative Steigerung der ersteren, sondern durch das Ineinandergreifen verschiedener Mechanismen. Es kommt einmal zu einer Vermehrung der Frequenz der einzelnen Impulse, daneben zu einer Verstärkung der Innervationsintensität. Vergleicht man dabei gleiche Arbeitsleistungen auf der intakten und spastischen paretischen Seite miteinander, beispielsweise wie in Abb. 219 das Halten von 2 kg bei rechtwinklig gebeugtem Vorderarm, so sind Unterschiede nicht festzustellen. Die Art, wie der Pyramidenbahnkranke eine bestimmte Haltung aufrecht erhält, ist also im Prinzip die gleiche wie beim Normalen. Unterschiede treten erst dann zutage, wenn wir die Maxima an innervatorischer Leistung vergleichen, die aufgebracht werden können. Wir sehen dann häufig, wie in Abb. 220a und b, daß auf der Seite der Parese die Aktionsstromamplituden wesentlich kleiner sind als auf der gesunden Seite. In anderen Fällen ist der Unterschied geringer, und schließlich kann auch trotz klinisch nachweisbarer Parese, zumal wenn diese gering ist, ein Unterschied der Aktionsstromamplituden auf der paretischen und der gesunden Seite bei maximaler Haltungsinnervation vollkommen fehlen.

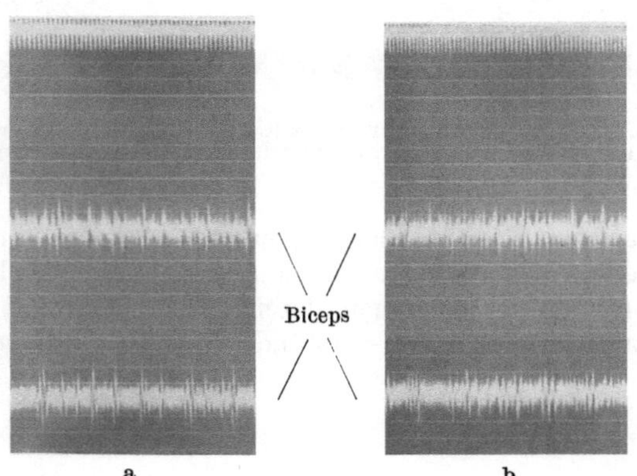

Abb. 219 a u. b. Hemiparese. Halten von 2 kg bei rechtwinklig gebeugtem Vorderarm. a Gesunde Seite. b Paretische Seite.

Ebenso wie Amplitudenunterschiede zwischen normaler und paretischer Seite beobachtet werden, lassen sich auch Unterschiede der Frequenz feststellen, so daß dann beispielsweise einer mittleren Frequenz von 125 pro Sek. auf der gesunden Seite eine solche von 95 pro Sek. auf der kranken Seite bei Auszählung sämtlicher wahrnehmbarer Schwankungen gegenübersteht. Aber auch das ist nicht gesetzmäßig, es fehlen vielmehr bei manifester Parese und auch in Fällen mit deutlichen Amplitudenunterschieden Differenzen der Frequenz nicht selten.

Eine zunehmende Synchronisierung der Tätigkeit verschiedener Faserbündel, wie sie normalerweise bei maximaler Innervation erfolgt, wird beim

Pyramidenbahnkranken im allgemeinen vermißt. Die Erklärung hierfür ist wohl darin zu suchen, daß nicht mehr der Grad an Innervation aufgebracht wird, bei dem normalerweise eine übereinstimmende Tätigkeit der verschiedenen Faserpartien vorhanden ist.

Kurz einzugehen ist schließlich noch auf das Verhalten der Antagonisten. Normalerweise sind diese bei schwacher und mittelstarker Haltungsinnervation stromlos, bei intensiver Haltungsinnervation gelingt es dagegen nicht, die Innervationsenergie isoliert auf die Agonisten zu konzentrieren, und auch die Antagonisten zeigen eine kontinuierliche Folge kleiner Schwankungen. Bei Pyramidenbahnläsionen ist die Tendenz zu einer Beteiligung der Antagonisten am Tätigkeitsbild eine wesentlich größere, sie treten schon bei geringerer Haltungsinnervation als in der Norm und dann in stärkerem Maße in Tätigkeit.

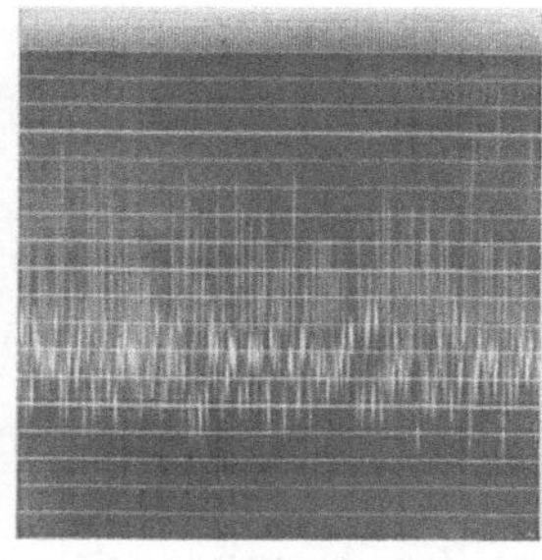

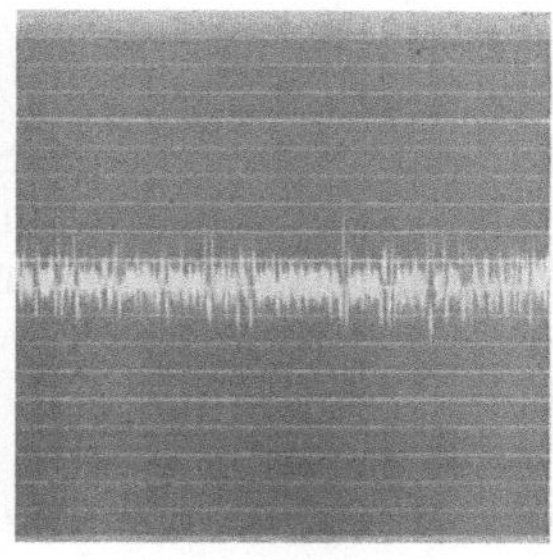

Abb. 220 a u. b. Hemiparese. Maximale Bicepsanspannung. a Gesunde Seite. b Paretische Seite.

Willkürbewegungen. *Einzelbewegungen.* Im Grundprinzip unterscheidet sich bei Pyramidenbahnläsionen das Aktionsstrombild willkürlich innervierter Muskeln, mögen diese als Agonisten, Antagonisten oder Synergisten tätig sein, nach Form, Dauer und Frequenz der Schwankungen nicht von der Norm. Mit auch nur annähernder Sicherheit aus einem Aktionsstrombild herauszulesen, ob es von einem spastischen oder paretischen Muskel stammt und welche Komponente im einzelnen überwiegt, ist unmöglich. Wohl aber sind ausgesprochene Störungen festzustellen, sobald die Beziehungen der verschiedenen Muskeln zueinander und zu dem äußeren Bewegungsablauf einer Analyse unterzogen werden. Isolierte Bewegungen einzelner Gliedabschnitte sind in dieser Hinsicht insofern von besonderer Wichtigkeit, als ihre Erschwerung bzw. Aufhebung eine charakteristische Komponente des Pyramidenbahnsyndroms darstellt.

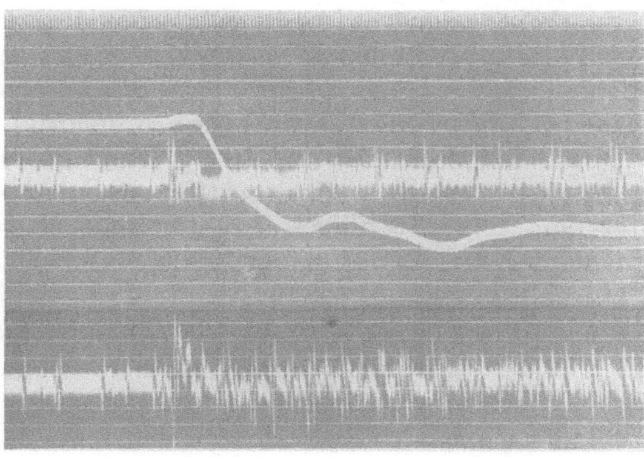

Abb. 221. Spastiker. Aktive Vorderarmbeugung. Verhalten verschiedener Faserbündel.

Verschiedene Faserpartien eines Muskels zeigen hinsichtlich ihres Tätigkeitsbeginnes bei der Durchführung einer Bewegung gute Übereinstimmung. Im weiteren Verlaufe der letzteren finden sich jedoch nicht selten erhebliche Unterschiede der Tätigkeitsform. So zeigt in Abb. 221 die obere Faserpartie des Biceps eine deutliche rhythmische Tätigkeit, die untere eine kontinuierliche Stromfolge. Es ist dies nicht unwichtig, denn wenn sich schon in dem Verhalten verschiedener Faserpartien ein und desselben Muskels erhebliche Unterschiede finden können, so ist nicht zu erwarten, daß zwischen verschiedenen Muskeln, insbesondere Agonisten und Antagonisten, sich stets feste Beziehungen aufzeigen lassen. Im einzelnen ist hinsichtlich der Tätigkeit der letzteren folgendes zu sagen:

Bei *langsamen* aktiven Einzelbewegungen vollzieht sich die Tätigkeit der Agonisten häufig wie in Abb. 222a in Form einer kontinuierlichen Folge von Impulsen und ist von der Norm dann nicht zu unterscheiden. Sind schon in der Ausgangslage Ströme vorhanden, wie dies bei ausgesprochener Spastizität meist der Fall ist, so gibt sich der Übergang aus der Haltung in die Bewegung darin zu erkennen, daß mehrere $^1/_{100}$ Sek. vor Bewegungsbeginn die Ströme an Frequenz und Amplitude zunehmen, um dann während der ganzen weiteren Bewegungsdurchführung anzuhalten. Auch nach erreichtem Bewegungsziel bleiben sie oft noch lange und in erheblicher Stärke bestehen, im Gegensatz zur Norm, wo meist die Tätigkeit der Agonisten nach erreichtem Bewegungsziel rasch und weitgehend abklingt.

Neben diesen Bildern mit einer mehr kontinuierlichen Tätigkeitsform finden sich solche, die eine über die Norm hinausgehende rhythmische Gliederung zeigen, und zwar bestehen hier gewisse Beziehungen zu dem Grade der Spastizität, indem mit Zunahme der letzteren auch die Tendenz zu einer rhythmischen Tätigkeitsform größer wird. Wie diese im einzelnen in Erscheinung tritt, ist von Fall zu Fall verschieden. Abb. 222a zeigt in regelmäßigen Abständen einzelne große biphasische Schwankungen, die sich mit einer Frequenz von 12 pro Sek. aus der Stromfolge herausheben. In anderen Kurven ist die Frequenz niedriger, etwa 8—9 Sek. Nicht immer ist auch der Rhythmus ein so regelmäßiger, oder es heben sich an Stelle einzelner großer Schwankungen Stromgruppen aus der übrigen Stromfolge heraus. Derartige Bilder leiten über zu solchen, bei denen die Tätigkeit der Agonisten sich in ausgesprochenen Tätigkeitsgruppen vollzieht, die durch Strecken völliger oder fast völliger Stromlosigkeit scharf voneinander getrennt sind (Abb. 222 b und c). Neben weniger regelmäßigen Rhythmen finden sich dabei auch solche mit einer außerordentlichen Gleichmäßigkeit, die ganz dem durch passive Bewegungen ausgelösten Klonus entsprechen (Abb. 222c). Dies gilt auch für Muskeln, deren Sehne operativ von ihrem Insertionspunkt abgelöst ist, so daß die Kontraktion eine vollkommen isotonische ist und nicht unter dem Einfluß äußerer, auf den innervierten Muskel selbst einwirkender, dehnender Kräfte steht (Abb. 223).

Hinsichtlich der Antagonisten und deren Beziehungen zu den Agonisten ist zunächst einmal festzustellen, daß auch bei ausgesprochenen Pyramidenbahnläsionen langsame Bewegungen ohne Beteiligung der Antagonisten ablaufen können. Wenn dies nur bei schlaffen Paresen der Fall wäre, so würde dies nicht verwunderlich sein. Es ist aber ausdrücklich zu betonen, daß auch bei klinisch manifester Steigerung der Dehnungsreflexe, mit anderen Worten bei vorhandener Spastizität, langsame Bewegungen ohne Beteiligung der Antagonisten ablaufen können, und zwar sowohl bei kontinuierlicher als auch bei rhythmischer Tätigkeit der Agonisten (Abb. 222 b und 224 b). Nicht jeder rhythmischen Aktion bei Bewegungen Pyramidenbahnkranker liegt also ein Alternieren von Agonisten und Antagonisten zugrunde. Es kommt vielmehr auch vor, daß isoliert die Agonisten rhythmisch in Aktion treten, ganz analog wie beim Fußklonus, wo ebenfalls nicht immer eine alternierende Tätigkeit von Agonisten und Antagonisten, sondern auch eine isolierte rhythmische Tätigkeit des gedehnten Muskels zur Beobachtung gelangt. Es ist jedoch das Fehlen einer Beteiligung der Antagonisten an der Durchführung langsamer Bewegungen weit seltener als das Vorhandensein einer solchen. Als pathologisch zu werten ist letzteres nicht ohne weiteres. Auch in der Norm ist eine Beteiligung der Antagonisten an der Durchführung langsamer Bewegungen keine Seltenheit, ja es gibt Personen, die zu den verkrampften Bewegungstypen gehören, und denen die Ausführung langsamer Bewegungen ohne Beteiligung der Antagonisten überhaupt nicht oder

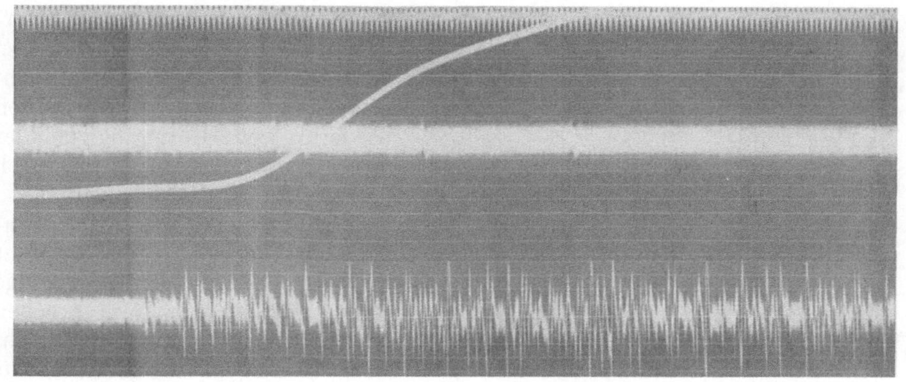

Abb. 222 a. Hemiplegie. a—c Der gleiche Fall. a Aktive Vorderarmstreckung.

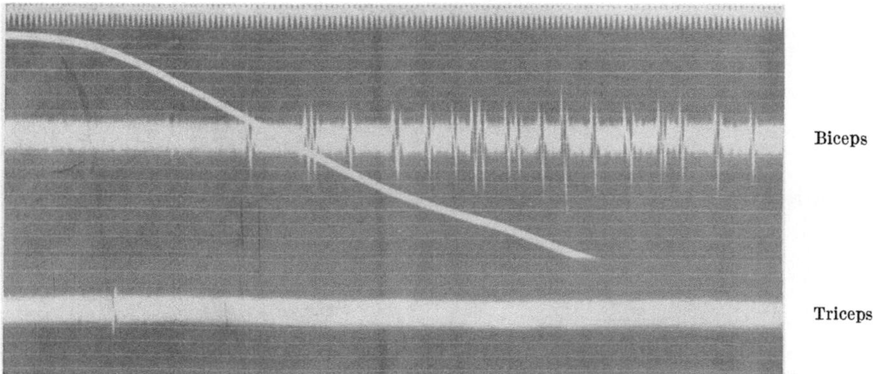

Abb. 222 b. Wie a. Aktive Vorderarmbeugung.

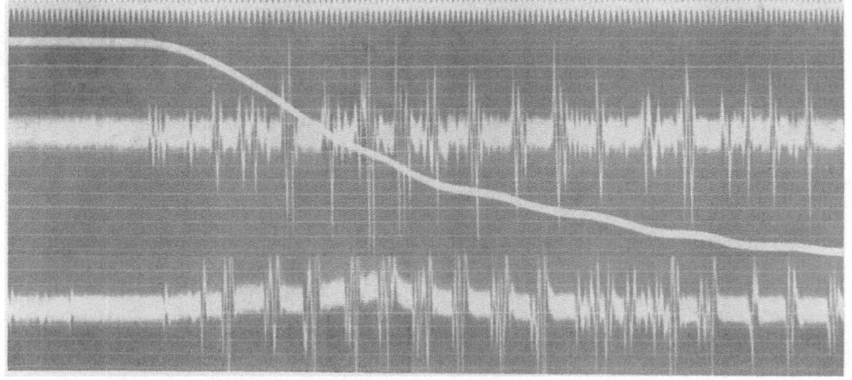

Abb. 222 c. Wie a. Aktive Vorderarmbeugung. Frequenz der Stromgruppen 16 Sek.

nur schwer gelingt. Unzweifelhaft tritt aber beim Spastiker eine solche Tendenz zur Antagonistenbeteiligung noch weit stärker in Erscheinung (Abb. 224 a), unter Umständen ist letztere so ausgesprochen, daß eine nennenswerte Bewegungsexkursion wie in Abb. 225 überhaupt nicht zustande kommt. Es entstehen so Bilder, wie sie der Gesunde nur bei bewußter Mitinnervation der Antagonisten, d. h. bei verkrampfter Bewegungsausführung zeigt. In anderen Fällen wiederum ist die Geringfügigkeit der Bewegungsexkursion allein durch die bestehende Parese bedingt.

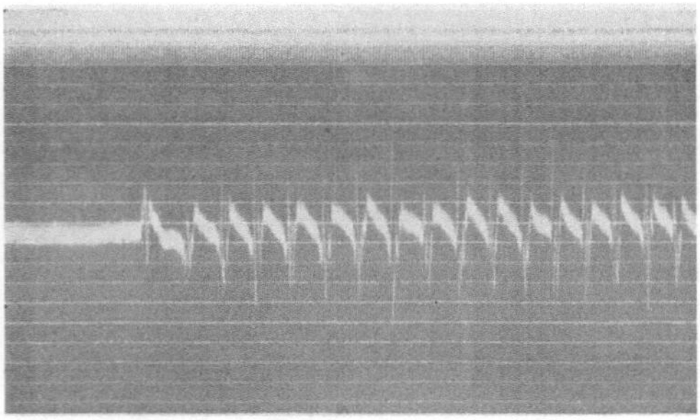

Flex. digit.

Abb. 223. Traumatische Hemiplegie. Ableitung während einer Muskelplastik. Sehnen der Fingerbeuger durchschnitten, aktive Fingerbeugung.

Die Tätigkeitsform der Antagonisten wechselt. Bildern mit einer kontinuierlichen Impulsfolge stehen solche von ausgesprochen rhythmischem Charakter gegenüber. So zeigt Abb. 222c eine sehr regelmäßige klonische Tätigkeit bei einer Armbewegung, Abb. 226 bei einer Fußbewegung. In beiden Fällen sind auch die Wechselbeziehungen zwischen Agonisten und Antagonisten sehr

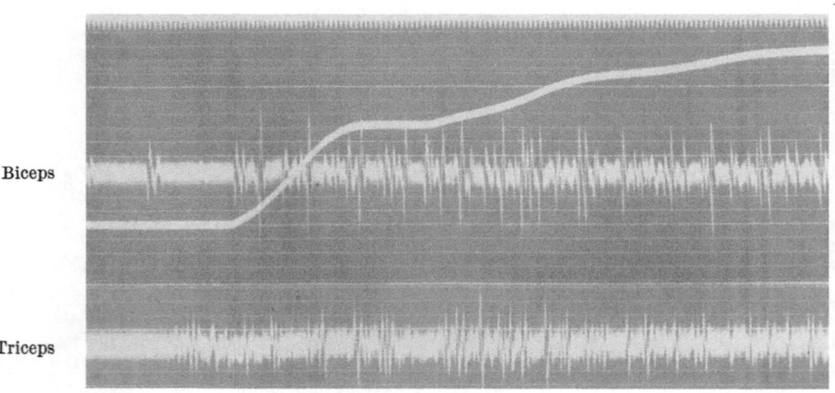

Abb. 224a. Hemiplegie. Aktive Vorderarmstreckung mit starker Antagonistenbeteiligung.

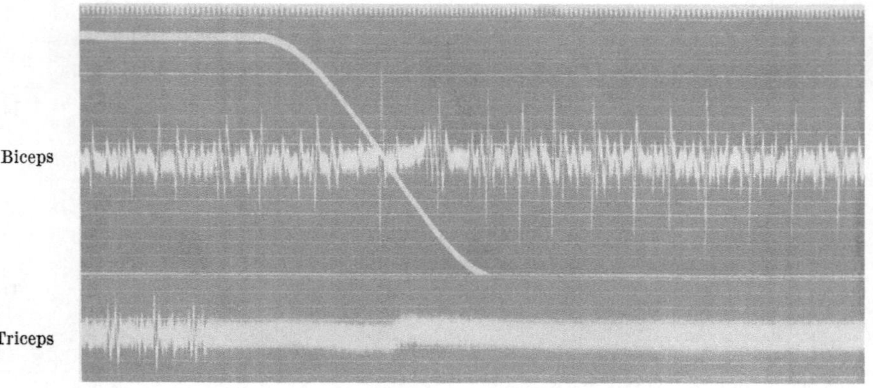

Abb. 224b. Wie a. Aktive Vorderarmbeugung ohne Antagonistenbeteiligung.

regelmäßig, es findet ein ständiges Alternieren zwischen Beugern und Streckern statt. In anderen Bildern fehlt letzteres oder ist zum mindesten weit weniger ausgesprochen, so daß dann immer wieder Tätigkeitsgruppen beider Muskeln zeitlich zusammenfallen. Es hängt dies damit zusammen, daß die Tätigkeit der verschiedenen Teile eines Agonisten bzw. Antagonisten nicht immer übereinstimmt, sondern in den Tätigkeitsbildern verschiedener Faserpartien eines Muskels erhebliche Unterschiede vorhanden sein können.

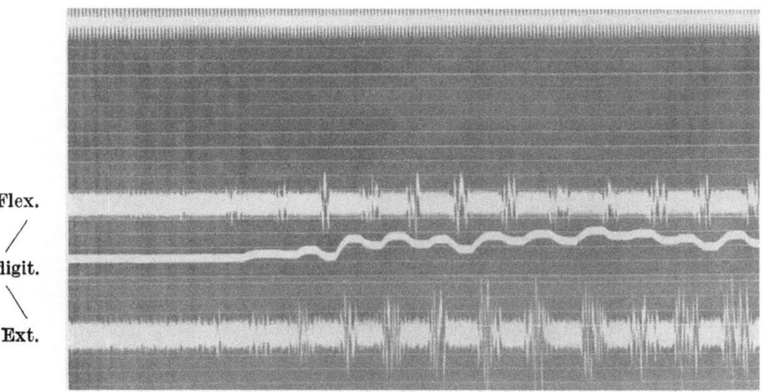

Abb. 225. Hemiplegie. Versuch einer aktiven Fingerbeugung. Starke rhythmische Antagonistenbeteiligung, so daß praktisch kein Bewegungseffekt zustande kommt. Frequenz der Tätigkeitsgruppen 8 Sek.

Die Frequenz, mit welcher der rhythmische Wechsel von Agonisten- und Antagonistentätigkeit sich vollzieht, ist nicht immer die gleiche. Sie liegt teilweise in der gleichen Größenordnung wie bei dem durch passive Dehnung ausgelösten Fußklonus, d. h. es kommen wie in Abb. 226 6—8 Tätigkeitsperioden auf die Sekunde, es gelangen aber auch wesentlich höhere Frequenzen zur Beobachtung (Abb. 222 c).

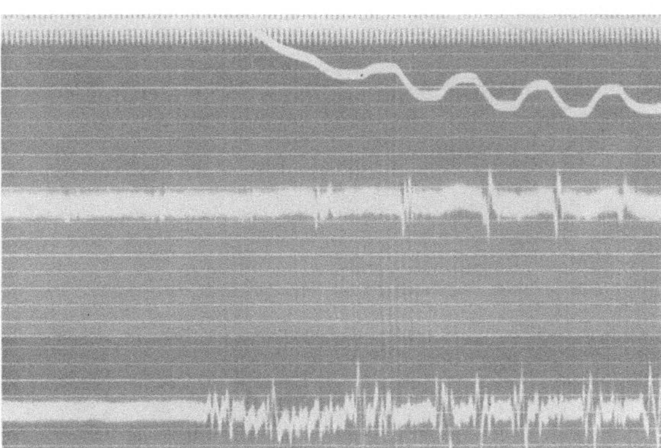

Abb. 226. Aktive Dorsalflexion des Fußes.

Ob die Antagonisten bei einer Pyramidenbahnläsion an der Durchführung einer langsamen Bewegung beteiligt sind und in welchem Ausmaße, ist außerordentlich verschieden und hängt von einer ganzen Reihe von Faktoren ab. Zu berücksichtigen ist zunächst einmal, daß der Grad der Spastizität von Fall zu Fall wechselt. In engem Zusammenhang hiermit steht wohl auch, daß der gleiche Kranke je nach der Richtung der Bewegung einmal eine starke Antagonistenbeteiligung aufweisen kann, dann wieder eine nur geringe oder überhaupt keine. So zeigt Abb. 224 a bei einer aktiven Streckung im Ellenbogengelenk eine sehr erhebliche Antagonistenbeteiligung, Abb. 224 b dagegen bei einer Beugebewegung des gleichen Kranken keine nennenswerte, im Gegenteil, die in der Ausgangslage vorhandene Streckertätigkeit verschwindet, sobald die Beugung einsetzt. Besteht in einem Fall eine Prädilektion für eine verstärkte Antagonistentätigkeit bei einer bestimmten Bewegungsrichtung, so sind es in der Regel die Beuger, die übermäßig in Aktion treten, sobald sie als Antagonisten fungieren. Ein allgemein gültiges Prinzip läßt sich aber, wie auch F. H. LEWY betont, in dieser Hinsicht nicht aufstellen. Es entspricht diese Unterschiedlichkeit im Verhalten der Antagonisten je nach der Bewegungsrichtung ganz der alten klinischen Erfahrung, daß die Verteilung der Spastizität auf die einzelnen Muskeln durchaus verschieden ist, ja daß dies zu den Charakteristika des Pyramidenbahnsyndroms

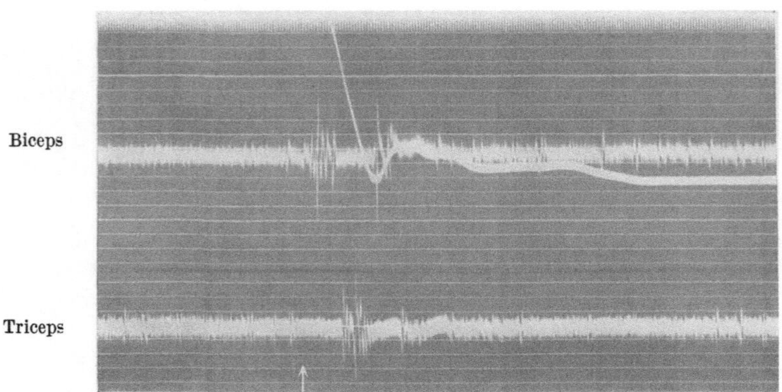

Abb. 227. Hemiplegie. Aktive schnelle Vorderarmbeugung. Bei ↑ Abschwächung der Antagonistentätigkeit mit Bewegungsbeginn.

gehört. Von Bedeutung für das Verhalten der Antagonisten ist des weiteren auch die Art der Bewegungsdurchführung selbst, in erster Linie, mit welcher Geschwindigkeit sie erfolgt. Auch wenn wir zunächst nur langsame Bewegungen in Betracht ziehen, d. h. solche, bei denen noch kein Bewegungsrückschlag

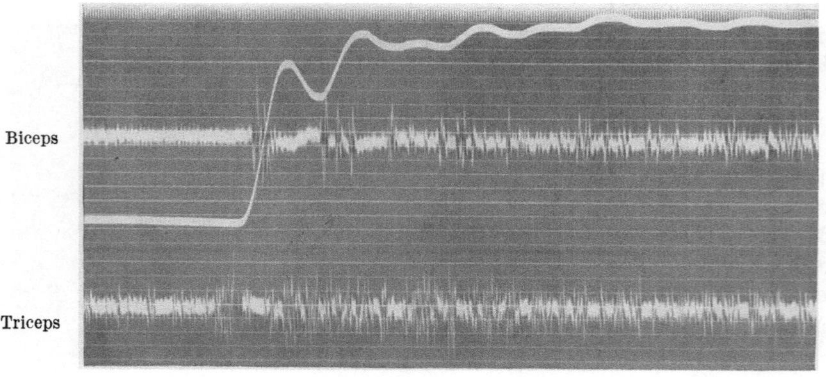

Abb. 228. Hemiplegie. Aktive schnelle Vorderarmstreckung.

auftritt, so ist festzustellen, daß eine geringe Zunahme der Bewegungsgeschwindigkeit genügen kann, um ein Bewegungsbild ohne Antagonistenbeteiligung in ein solches mit Antagonistenbeteiligung zu verwandeln, ganz ähnlich wie auch bei passiven Bewegungen eine Zunahme der Bewegungsgeschwindigkeit Muskelreflexe auf dem Plan erscheinen läßt, die bei geringerer Geschwindigkeit nicht vorhanden sind. Aber auch wenn alle übersehbaren äußeren Faktoren nach Möglichkeit gleichgehalten werden und bei ein und demselben Kranken Bewegungen gleicher Richtung, Geschwindigkeit und gleichen Umfanges verglichen werden, ist festzustellen, daß, wie in Abb. 222 b und c einmal die

Antagonisten in Aktion treten können, um etwas später bei einer erneuten Bewegung in Ruhe zu bleiben. Es sind also für die Art des Bewegungsbildes nicht nur die äußeren Bedingungen maßgebend, sondern auch der jeweilige Funktionszustand der nervösen Zentralorgane, mit dessen Wechsel sich auch die Art der Bewegungsdurchführung wandelt. Es sei daran erinnert, daß ganz Entsprechendes auch für passive Bewegungen gilt (vgl. S. 979 und 983).

Für die Analyse *schneller* Bewegungen, d. h. solcher, deren Geschwindigkeit wenigstens so groß ist, daß dabei ein Rückschlag zustande kommt, scheiden eine ganze Reihe von Fällen von vornherein aus, einfach deshalb, weil die Kranken infolge ihrer Parese oder Spastizität nicht in der Lage sind, schnelle Bewegungen überhaupt auszuführen. Gelingt ihnen dies jedoch, so ist zu beobachten, daß ganz ähnlich wie beim Normalen die Tätigkeit der Agonisten sich mit zunehmender Geschwindigkeit immer mehr auf den Bewegungsbeginn konzentriert. An eine initiale Stromgruppe schließt sich, während die Bewegung weiterläuft, eine Periode verminderter Tätigkeit an, bis dann gegen Ende der Bewegung wieder erneut stärkere Ströme einsetzen (Abb. 227—231). Während diese normalerweise bei lockeren Bewegungen in der neuen Ruhelage rasch abklingen, hält beim Pyramidenbahnkranken die Tätigkeit der Agonisten oft lange und in erheblicher Stärke über die eigentliche Bewegungsdurchführung hinaus an (Abb. 227 und 228), und zwar entweder in mehr kontinuierlicher oder mehr rhythmischer Form. Die Tendenz zu einem Bestehenbleiben der Agonistentätigkeit bis in die neue Ruhelage hinein ist um so stärker, je größer die Spastizität ist.

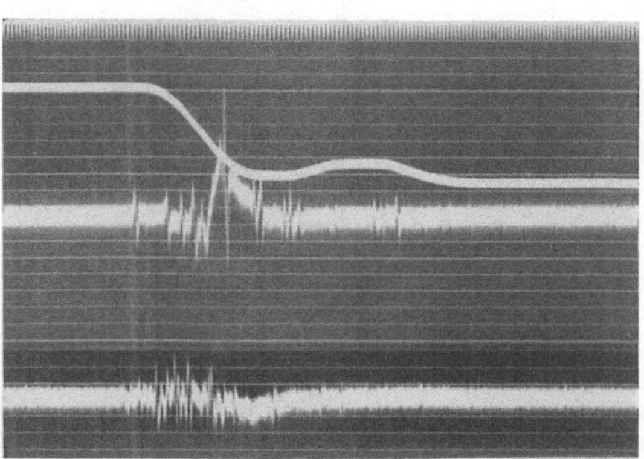

Abb. 229. Hemiplegie. Aktive schnelle Vorderarmstreckung.

Was das Verhalten der *Antagonisten* betrifft, so ist auch bei starker Spastizität ein Erhaltenbleiben der initialen Reziprozität von Agonisten und Antagonisten zu beobachten. Besonders eindrucksvoll tritt dies dann in Erscheinung, wenn in dem betreffenden Antagonisten schon in der Ausgangslage eine Dauertätigkeit vorhanden ist und aus dieser heraus eine rasche Bewegung ausgeführt wird. Man sieht dann häufig, wie noch vor Einsetzen der Agonistentätigkeit die Ströme im Antagonisten verschwinden bzw. schwächer werden, und dann erst einige Zeit danach der Antagonist in Aktion tritt (Abb. 227).

Der zeitliche Einsatz der Antagonistentätigkeit erfolgt ganz ähnlich wie in der Norm nicht immer in gleichem Abstande vom Bewegungsbeginn, sondern um so früher, je kürzer die Dauer der ganzen Bewegung ist. Die Differenz zwischen Einsatz der Agonisten- und Antagonistentätigkeit beträgt nicht, wie Lewy meint, starr $^{2-4}/_{100}$ Sek., es finden sich vielmehr neben solchen kurzen Werten keineswegs selten auch bei deutlicher Spastizität Werte von $^{10-15}/_{100}$ Sek. und mehr. Trotzdem ist Lewy darin beizupflichten, daß bei schnellen Bewegungen Pyramidenbahnkranker unverkennbar die Tendenz zu einem verfrühten Einsatz der Antagonisten besteht. Findet man wie in Abb. 229 bei einer Durchschnittsgeschwindigkeit von 0,7 pro $^{1}/_{100}$ Sek. schon $^{3}/_{100}$ Sek. vor Bewegungsbeginn eine deutliche Antagonistentätigkeit, so kann kein Zweifel sein, daß pathologische Verhältnisse vorliegen, nur lassen sich solche Befunde nicht verallgemeinern.

Quantitative Angaben über die zeitlichen Verhältnisse können vielmehr stets nur für Bewegungen bestimmter Geschwindigkeit und Größe Gültigkeit haben. Auch die Richtung der Bewegung, ob es sich um eine Beugung oder Streckung handelt, ist in diesem Zusammenhang von Bedeutung. Es kommt vor, daß in dem gleichen Gelenk, wenn die Beuger als Antagonisten fungieren, ein gegenüber der Norm verfrühter Tätigkeitseinsatz festzustellen ist, dagegen, wenn den Streckern die gleiche Aufgabe zufällt, ein normales Verhalten besteht. Es ist dies eine ganz analoge Prädilektion der Beuger, wie sie auch bei langsamen Bewegungen vorkommt.

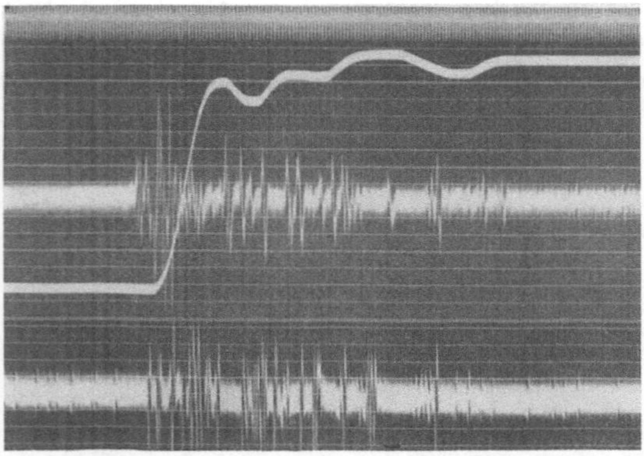

Biceps

Triceps

Abb. 230. Hemiplegie. Schnelle aktive Vorderarmbeugung.

Mindestens ebenso wichtig, wenn nicht bedeutungsvoller als der zeitlich verfrühte Einsatz ist die Zunahme der *Intensität* der Antagonistentätigkeit beim Pyramidenbahnsyndrom. Sie ist in Kurven, wie Abb. 230, evident und erstreckt sich häufig nicht nur auf die eigentliche Bewegungsdurchführung, sondern auch auf die neue Ruhelage.

Was die Wechselbeziehungen der Agonisten und Antagonisten betrifft, so kann während der Bewegungsdurchführung selbst auch bei deutlicher Spastizität ein strenges Alternieren beobachtet werden, die Tätigkeitsperiode im Antagonisten setzt erst ein, nachdem die initiale Agonistentätigkeit beendet ist (Abb. 227 und 228). Es kommt aber auch zu Überschneidungen der Stromperioden, so daß dann zwischen dem Tätigkeitseinsatz beider eine ganz geringe Spanne von $^{2-4}/_{100}$ Sek. liegt; unter Umständen besteht sogar Gleichzeitigkeit des Agonisten- und Antagonisteneinsatzes (Abb. 229 und 230). Von einer Reziprozität kann dann höchstens für den allerersten Tätigkeitsbeginn oder überhaupt nicht gesprochen werden. Ist das Bewegungsziel erreicht, so setzt sich schon beim Normalen von einer bestimmten Bewegungsgeschwindigkeit an der rhythmische Wechsel von Agonisten- und Antagonistentätigkeit in die neue Ruhelage hinein fort. Beim Spastiker erfährt diese schon normalerweise vorhandene Tendenz zu einer rhythmischen Nachaktion nach erreichtem Bewegungsziel eine je nach dem Grade der Spastizität sehr verschiedene, unter Umständen aber enorme Steigerung (Abb. 231). Die Dauer der einzelnen Nachaktionen ist dabei ähnlich wie in der Norm von einer ganzen Reihe von Faktoren abhängig, sie ist u. a. um so geringer, je weiter distal das Gelenk gelegen ist, in dem die Bewegung stattfindet und je rascher die Hauptbewegung

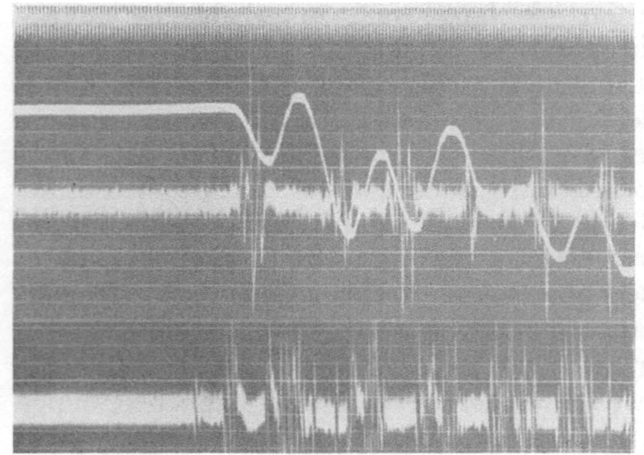

Abb. 231. Hemiplegie. Aktive schnelle Vorderarmstreckung.

erfolgt. Sie hängt fernerhin ab von dem jeweiligen Grade der Spastizität. Agonisten und Antagonisten können dabei außerordentlich regelmäßig alternieren, so daß dann jede Phase des Mechanogramms wie in Abb. 231 einer Tätigkeitsperiode entspricht. In anderen Fällen, wie in Abb. 228 und 230, ist die Tätigkeit der Agonisten- und Antagonisten nach erreichtem Bewegungsziel weit weniger regelmäßig. Es entspricht dann nicht jeder einzelnen Bewegungsphase eine bestimmte Tätigkeitsgruppe, der äußere Bewegungsablauf stellt vielmehr in komplizierterer Weise die Resultante der an seinem Zustandekommen beteiligten Muskeltätigkeiten dar.

Die Beziehungen zwischen Spastizität und aktiven Bewegungen sind im vorangehenden bereits mehrfach gestreift worden. Wenn dabei gesagt wurde, daß die Tendenz zu einer verstärkten Antagonistentätigkeit um so mehr zunimmt, je größer die Spastizität, so soll damit nur ein Grundprinzip, nicht aber eine feste Abhängigkeit zum Ausdruck gebracht werden. Es finden sich nämlich auch bemerkenswerte Dissoziationen zwischen dem Verhalten des Dehnungswiderstandes und dem aktiver Bewegungen. Wir prüfen beispielsweise ersteren und finden eine deutliche Spastizität. Wir lassen dann aktive Bewegungen ausführen und stellen zu unserer Überraschung ein normales Verhalten der Antagonisten hinsichtlich Intensität und zeitlichen Einsatzes ihrer Tätigkeit fest oder finden einmal einen normalen, dann wieder einen verfrühten Einsatz. Es besagt dies, daß der gleiche Muskel, der bei passiver Dehnung von außen her mit einem erhöhten Widerstand antwortet, ein normales reflektorisches Verhalten zeigen kann, wenn er als Antagonist im Rahmen einer *aktiven* Bewegung einer Dehnung unterworfen wird. Der Ablauf der Dehnungsreflexe kann also, wenn diese in ein komplexes, aktives Bewegungsgeschehen eingeordnet sind, mannigfachen Schaltungen unterliegen, und dies ist wohl einer der Gründe, weshalb beim Pyramidenbahnsyndrom nicht von einer gesteigerten Antagonistentätigkeit schlechthin, sondern nur von einer Bereitschaft hierfür gesprochen werden kann. Inwieweit diese gegebenenfalls in Erscheinung tritt, hängt von den jeweiligen Bedingungen ab, vgl. hierzu die neueren Arbeiten von Sarah Tower und Marion Hines (Bd. 6, S. 60).

Hin- und Herbewegungen. Die Veränderungen, die fortlaufende Bewegungen beim Pyramidenbahnsyndrom erfahren, liegen, sofern der Kranke solche überhaupt noch auszuführen vermag, in der Richtung, daß an die Stelle eines rhythmischen Wechsels von Tätigkeit und Ruhe mehr oder minder ausgesprochen eine kontinuierliche Stromfolge in Agonisten und Antagonisten tritt. Es resultiert so ein Bild, wie es auch der Normale bieten kann, wenn die Bewegungsausführung nicht locker, sondern versteift erfolgt (vgl. S. 924).

Der Gang. Das Hauptcharakteristikum der Aktionsstrombilder des spastischen Ganges stellt die Überlagerung der einzelnen normalerweise vorhandenen typischen Tätigkeitsgruppen (vgl. S. 933ff) durch eine kontinuierliche Dauertätigkeit dar. Auch hierbei ist eine Prädilektion bestimmter Muskeln zu beobachten, indem es in erster Linie die Beuger des Hüft-, Knie- und Fußgelenkes sind, die eine Dauertätigkeit aufweisen, während in den Streckern die Gliederung in Tätigkeitsperioden deutlicher bestehen bleibt.

5. Extrapyramidale Läsionen.

a) Hypokinetisch rigides Syndrom.

Ruhelage. Bei vorhandenem Rigor ohne Tremor können schon in der Ruhelage, d. h. wenn die betreffende Muskelgruppe möglichst entspannt und dem Einfluß von Gliedschwere und Außenkräften entzogen gelagert wird, Aktionsströme erheblicher Amplitude ableitbar sein. Charakteristische Unterschiede gegenüber dem Tätigkeitsbild eines normalen Muskels zeigen diese jedoch nicht (Abb. 232), es handelt sich entweder um eine kontinuierliche Folge von Strömen größerer und kleinerer Amplitude oder aber es besteht eine mehr oder minder rhythmische Gliederung, sei es, daß in regelmäßigen Abständen einzelne biphasische Schwankungen oder Gruppen von solchen einander folgen. Neben Frequenzen von

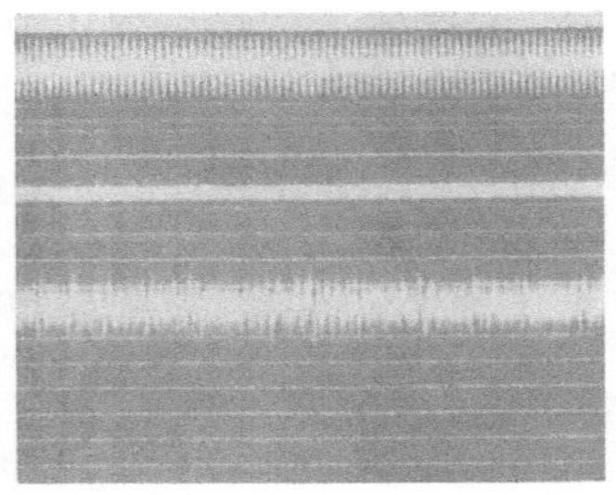

Abb. 232. Parkinson. Ruhelage mit Aktionsströmen.

Abb. 233. Parkinson. Stromlose Ruhelage.

7—8 pro Sekunde gelangen dabei auch höhere bis zu 15—16 zur Beobachtung. Es kann aber trotz klinisch sehr ausgesprochenen Rigors bei sorgfältiger Lagerung des betreffenden Gliedabschnittes und tunlicher Ausschaltung aller Reize gelingen, Stromlosigkeit zu erzielen (Abb. 233). Oft genügt dann aber ein geringfügiger Anstoß, wie ein leichter Lagewechsel, ein emotiver Reiz u. a., um sofort wieder Aktionsströme auftreten zu lassen. Infolgedessen ist insgesamt das Vorhandensein von Aktionsströmen schon in der Ruhelage, die streng genommen keine solche mehr darstellt, beim Pallidumkranken wesentlich häufiger als in der Norm. Grundsätzlich ist jedoch daran festzuhalten, daß nicht das Vorhandensein von Strömen an sich, sondern die gesteigerte Bereitschaft der Muskulatur in Tätigkeit zu treten den Unterschied gegenüber der Norm bildet. Rigider und spastischer Muskel zeigen in dieser Hinsicht ein gleichsinniges Verhalten.

Tremor. In vielen Fällen extrapyramidaler Läsionen wird eine Ruhelage im eigentlichen Sinne durch das Bestehen eines Tremor unmöglich gemacht.

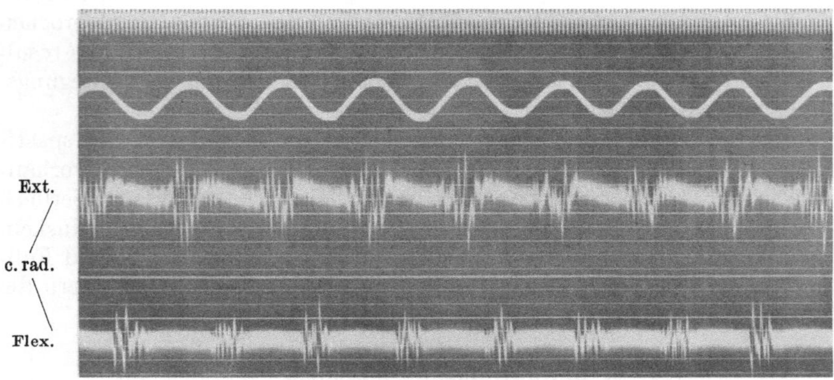

Abb. 234. Parkinson. Hand in Mittelstellung zwischen Pro- und Supination. Tremor, Frequenz 5/Sek. Aufwärtsbewegung des Mechanogramms zeigt Beugung an.

Sein mehrfach beschriebenes Bild ist ein sehr charakteristisches (Abb. 234 und 235). Wir beobachten, wenn das betreffende Glied sich selbst überlassen bleibt und keine äußeren Kräfte einwirken, in dem Agonisten einen rhythmischen, sehr regelmäßigen Wechsel von Stromgruppen und Pausen, wobei jede einzelne Gruppe sich im Mittel aus 3—5, manchmal auch aus mehr Einzelströmen zusammensetzt und die Beziehungen verschiedener Muskelteile zueinander eine gute Übereinstimmung zeigen. Ein ganz entsprechendes, aber reziprokes Tätigkeitsbild zeigen die Antagonisten, so daß jeder Stromperiode im Agonisten eine Strompause im Antagonisten entspricht und umgekehrt. Die Frequenz, mit der der rhythmische Wechsel von Agonisten- und Antagonistentätigkeit sich vollzieht, beträgt 5—8 pro Sekunde, sie wird im einzelnen Falle mit außerordentlicher Konstanz festgehalten und schwankt nur innerhalb geringer Grenzen. Auch Reize, die zu einer Zunahme des Tremor führen, wie emotive Vorgänge, Pharmaca u. a. führen im wesentlichen zu einer Verstärkung seiner Intensität, während die Frequenz die gleiche bleibt. Vergleicht man die Beziehungen der einzelnen Tremorstöße zu den Phasen des äußeren Bewegungsablaufes, so ist festzustellen, daß die jeweilige Stromperiode der entsprechenden Bewegungsphase vorauseilt. Abb. 234 zeigt, daß die Flexorstromperiode im wesentlichen stets schon beendet ist, wenn im Mechanogramm die entsprechende Beugephase erst einsetzt, und daß auch die Extensorperioden von kürzerer Dauer sind als die entsprechenden Streckphasen. Es besagt dies, daß der einzelne Tremorschlag jeweils nur den Anstoß gibt für eine Bewegung des betreffenden Gliedes, daß letztere selbst dann aber automatisch infolge der Schwerkraft des Gliedes weiterläuft, um relativ rasch durch einen Tremorschlag im Antagonisten abgebremst und in ihrer Richtung umgekehrt zu werden. Es ist dies ganz die gleiche Verschiebung zwischen Tätigkeitsperioden und zugehörigem Bewegungseffekt, wie sie auch bei aktiven schnellen Hin- und Herbewegungen zu beobachten ist.

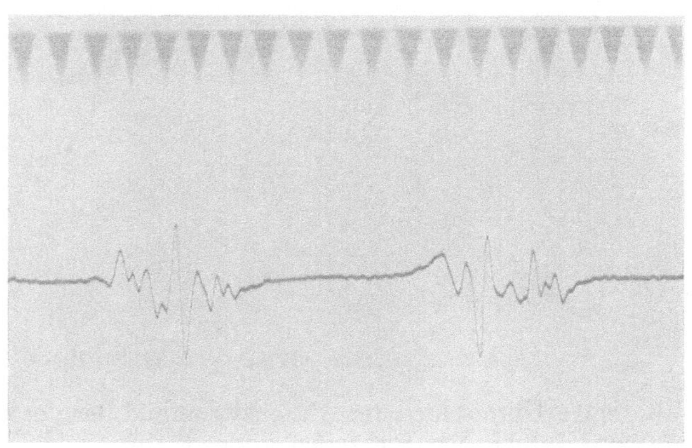

Abb. 235. Postencephalitischer Parkinson. Quadriceps. Oscillogramm zweier Tremorstöße bei hoher Filmgeschwindigkeit.

Der geschilderte Grundtyp des extrapyramidalen Tremors findet sich mit der gleichen Frequenz und Reziprozität immer wieder in sämtlichen Gelenken der oberen wie der unteren Extremitäten und auch im Kopfgebiet, z. B. am Kiefer und an der Zunge. Im einzelnen erfährt er Abwandlungen nach den verschiedensten Richtungen hin, die abhängen einmal von den Besonderheiten des jeweiligen Falles und fernerhin aber auch von den äußeren Bedingungen, unter denen der Tremor zur Untersuchung gelangt. So kann es vorkommen, daß nicht ein strenger Wechsel von Tätigkeit und Ruhe vorhanden ist, sondern eine mehr kontinuierliche Tätigkeit, aus der sich einzelne Stromgruppen mit der charakteristischen Frequenz von 6—8 pro Sekunde herausheben. Unter Umständen ist dies nur in einer Muskelgruppe der Fall, entweder den Beugern oder den Streckern, während gleichzeitig die jeweiligen Antagonisten in rhythmischem Wechsel eine scharfe Gliederung in Tätigkeit und Ruhe erkennen lassen. Es kommt ferner vor, daß eine Reziprozität von Agonisten und Antagonisten überhaupt vermißt wird und nur eine Muskelgruppe isoliert rhythmisch tätig ist. Schließlich gibt es vereinzelte Fälle, in denen die Frequenz des Tremor nicht

5—8 pro Sekunde, sondern 4—5 beträgt, also in der gleichen Größenordnung liegt wie beim cerebellaren Tremor. Ob in diesen Fällen das cerebellare System von dem pathologischen Prozeß mitergriffen ist, muß offen bleiben.

Durchschneidung sämtlicher hinteren Wurzeln eines Gliedes bringt den extrapyramidalen Tremor nicht vollkommen zum Verschwinden, er taucht vielmehr nach einiger Zeit wieder auf, ohne daß Foerster und Verfasser in einem solchen

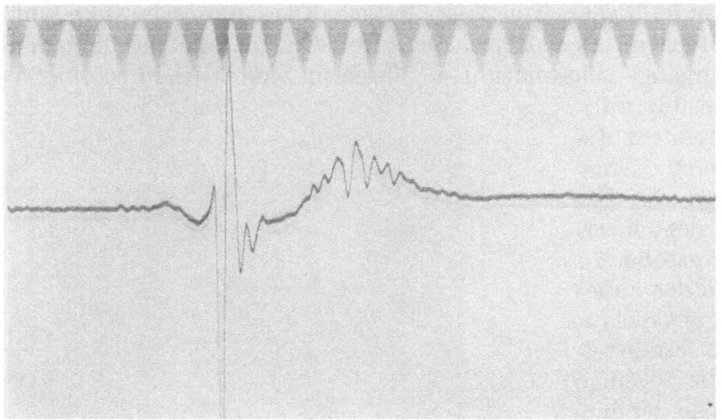

Abb. 236. Parkinson mit ausgesprochenem Rigor. Patellarreflex.

Falle einen Unterschied im Aktionsstrombild der deafferentierten und sensibel intakten Seite haben feststellen können.

Von der Beeinflussung des Tremor durch passive Bewegungen wird an anderer Stelle im Zusammenhang mit den Dehnungsreflexen gesprochen (S. 1009), während die Veränderungen, welche unter dem Einfluß äußerer Belastungen erfolgen, in das Gebiet der Haltungsinnervation gehören (S. 1010).

Sehnenreflexe. Ganz ähnlich wie beim Pyramidenbahnsyndrom ist auch beim Pallidumsyndrom die Ausgangsbasis bei der Untersuchung der Sehnenreflexe insofern von der Norm unterschieden, als auch bei den Fällen ohne Tremor fast immer schon in der Ausgangslage Aktionsströme vorhanden sind. Auch wenn es gelingt, Stromlosigkeit zu erzielen, so genügt dann oft schon ein einziger Reflex, um sofort wieder eine kontinuierliche Stromfolge erscheinen zu lassen.

lat.

Biceps

med.

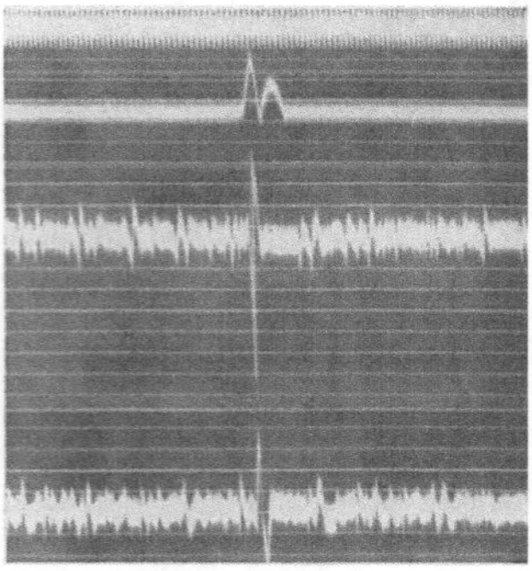

Abb. 237. Parkinson. Vorderarmbicepsreflex. Ableitung von verschiedenen Faserbündeln. Innervationsausfall im Anschluß an den Reflex.

Der Reflexerfolg selbst ist im *Agonisten* häufig polyphasischer Natur. Ist er von einer einzelnen biphasischen Schwankung begleitet, so ist deren Dauer gegenüber der Norm nicht verlängert. Nicht selten schließt sich an diese eine Serie von Strömen kleinerer Amplitude an (Abb. 236), der elektrophysiologische Ausdruck für die bekannte Tatsache, daß beim Parkinsonkranken nach Ablauf eines Reflexes das Glied oft nicht sofort wieder zur alten Ruhelage zurückkehrt, sondern eine Weile in der Stellung verharrt, die es durch die Reflexbewegung erhalten hat. Sind schon in der Ausgangslage Ströme vorhanden, so erfahren diese im Anschluß an den Reflexaktionsstrom zunächst die gleiche vorübergehende Verminderung (Abb. 237), wie sie auch beim Normalen und Pyramidenbahnkranken zu beobachten ist. Daran kann sich dann aber alsbald wieder eine Amplitudenzunahme anschließen.

Die *Antagonisten* können am Reflexerfolg völlig unbeteiligt sein. In der überwiegenden Mehrzahl der Fälle ist jedoch eine Beteiligung derselben festzustellen, die in zweierlei Form erfolgt: Es kann zunächst einmal, wie in Abb. 238, synchron mit der biphasischen Schwankung im Agonisten eine ebensolche im Antagonisten auftreten, wobei unter Umständen von zwei unmittelbar aufeinanderfolgenden Reflexen der eine mit Beteiligung der Antagonisten abläuft, während bei dem nächsten eine solche fehlt. Auch ein paradoxer Effekt kommt zuweilen zustande, so daß der Reflexerfolg im Antagonisten größer ist als im Agonisten. Die Beteiligung der Antagonisten am Reflexerfolg kann aber auch in der Weise erfolgen, daß an Stelle einer einfachen biphasischen Schwankung eine Stromgruppe auftritt (Abb. 239). Es entsteht so ein sehr charakteristisches Bild, indem bei vorhandener Grundinnervation reziprok zu der Periode verminderter Tätigkeit, die im Anschluß an den Reflexaktionsstrom im Agonisten auftritt, der Antagonist eine Serie von Impulsen zeigt. Dabei kann der Beginn der Stromgruppe im Antagonisten zeitlich mit der biphasischen Schwankung im Agonisten zusammenfallen, er kann aber auch später liegen, so daß die Antagonistentätigkeit erst einsetzt, nachdem die biphasische Schwankung im Agonisten bereits abgelaufen ist. Derartige Bilder sind sowohl an der oberen als auch an der unteren Extremität zu beobachten. Ein Vergleich von Reflexaktionsstrom und Mechanogramm zeigt, daß z. B. beim Patellarreflex die Stromgruppe in den Beugemuskeln schon einsetzt, bevor die Reflexzuckung im Quadriceps zu einem lokomotorischen Effekt und damit zu einer Dehnung der Beuger geführt hat (Abb. 240). Letztere kann also nicht den auslösenden Faktor für die Tätigkeit der Antagonisten darstellen, es muß sich vielmehr um ein zentral bedingtes Ineinandergreifen von Beuger- und Streckertätigkeit handeln. Ganz analoge Bilder gelangen übrigens auch beim Normalen zur Beobachtung (vgl. S. 900). Sie sind hier jedoch relativ selten, während sie bei extrapyramidalen Läsionen außerordentlich häufig angetroffen werden, wobei gewisse Prädilationstypen unverkennbar sind. So überwiegt beispielsweise beim Vorderarm-Bicepsreflex die Antagonistenbeteiligung in Form einer Stromgruppe, während diese umgekehrt beim Tricepsreflex seltener ist. Auch beim Patellarreflex erfolgt die Beteiligung der Beuger meist in Form einer Stromgruppe, während bei dem Reflex des Biceps femoris eine Beteiligung der Strecker meist fehlt. Im übrigen kann der gleiche Reflex bei ein und demselben Kranken unter gleichen Bedingungen ausgelöst verschiedene Bilder liefern, so daß unter Umständen im Antagonisten nacheinander eine synchrone biphasische Schwankung, eine reziproke Tätigkeitsgruppe und das Fehlen jeder Antagonistenbeteiligung festgestellt werden kann. Auch die Art der Reflexauslösung kann Unterschiede der Tätigkeitsbilder bedingen.

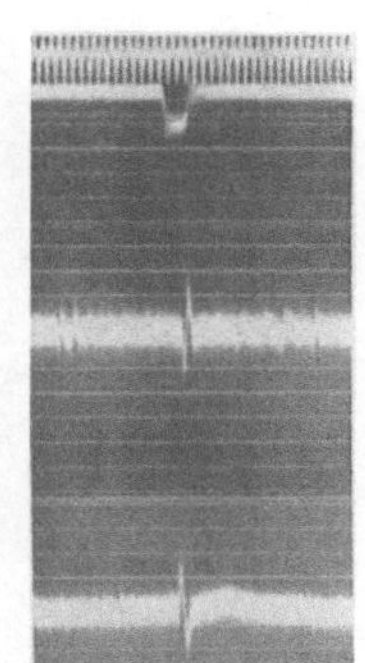

Abb. 238. Parkinson. Tricepsreflex.

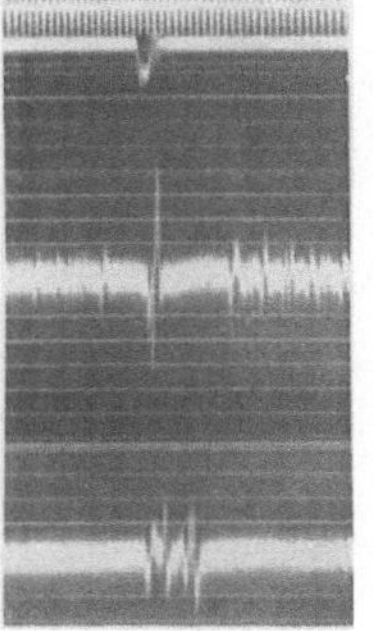

Abb. 239. Parkinson. Vorderarmbicepsreflex.

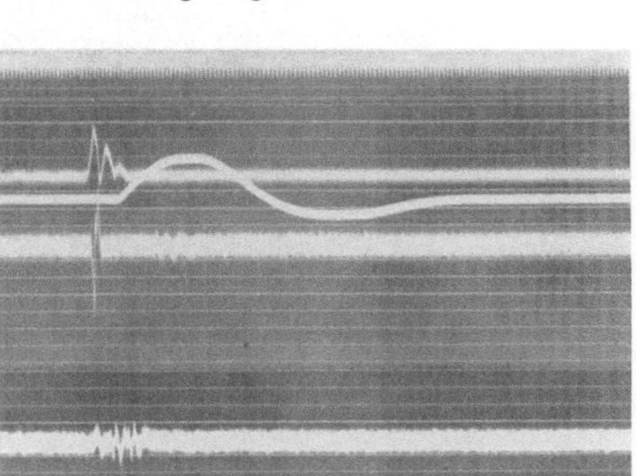

Abb. 240. Parkinson. Patellarreflex.

Das Verhalten von Muskeln, die vom Orte des primären Reflexerfolges entfernter liegen, zeigt keine Unterschiede gegenüber der Norm, eine vermehrte Reflexausbreitung findet nicht statt.

Abb. 241. Parkinson mit Tremor. Schlag auf die Beugersehnen.

Eine Gruppe für sich bilden die Fälle von Parkinsonismus mit Tremor. Ein Reflexreiz kann hier entweder in die Tätigkeitspause zwischen zwei Tremorstößе fallen, oder aber mit einem der letzteren zusammentreffen. In beiden Fällen ist ein Reflexerfolg zu erzielen, und zwar hebt sich im ersteren die biphasische Schwankung deutlich aus der Strompause zwischen zwei Tremorstößen heraus (Abb. 241). Es besteht also zwischen letzteren keine absolute Hemmungsphase, sondern, wenn überhaupt, dann nur eine relative. Während eines Tremorstoßes selbst hängt das Tätigkeitsbild von den zeitlichen Beziehungen zwischen Sehnenreflex und Tremorstoß ab. Tritt der Reflexaktionsstrom dann auf, wenn ein neuer Tremorstoß zu erwarten wäre, so ist festzustellen, daß dieser in seiner Amplitude sehr stark reduziert, unter Umständen, wie in Abb. 242a, fast zum

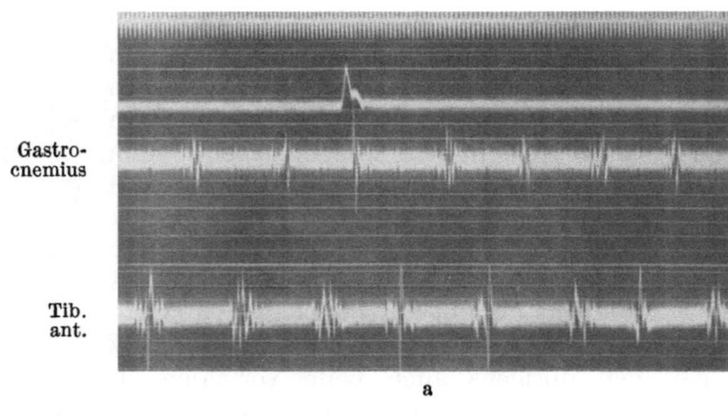

a

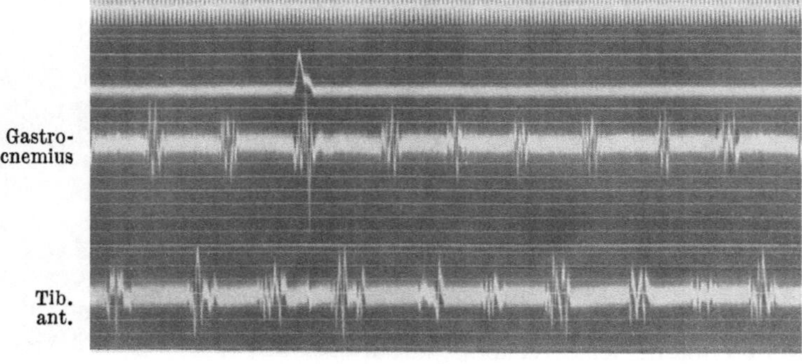

b

Abb. 242 a u. b. Parkinson mit Tremor. Auslösung eines Achillesreflexes. Bei a trifft dieser mit dem Beginn eines zu erwartenden Tremorstoßes zusammen, bei b mitten in letzteren hinein.

Verschwinden gebracht wird. Tritt der Reflexerfolg etwas später ein, nachdem der Tremorstoß schon begonnen hat, so kommt ein Hemmungseffekt nicht mehr zustande, es geht dann vielmehr die biphasische, reflektorische Schwankung in die Tremorstromgruppe ein und hebt sich aus dieser mehr oder weniger deutlich heraus (Abb. 242b).

Dehnungs- und Annäherungsreflexe. Daß der vermehrte Widerstand, den bei extrapyramidalen Läsionen mit hypokinetisch rigidem Syndrom der Muskel seiner Dehnung entgegengesetzt, mit dem Auftreten von Aktionsströmen einhergeht, ist mehrfach beschrieben worden. Es ist dabei zwischen Fällen mit ausgesprochenem Tremor und solchen, bei denen ein Tremor fehlt, zu unterscheiden.

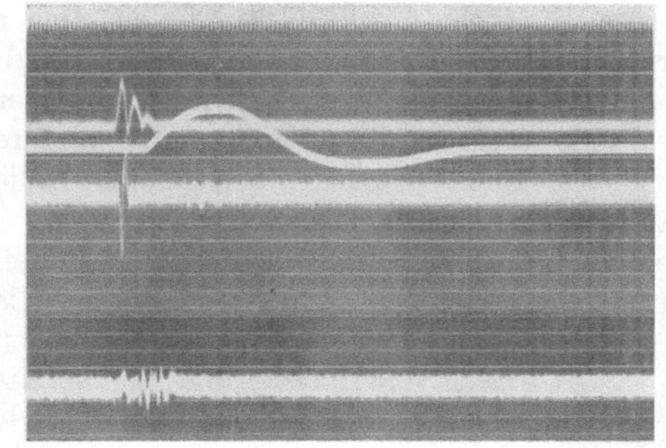

a

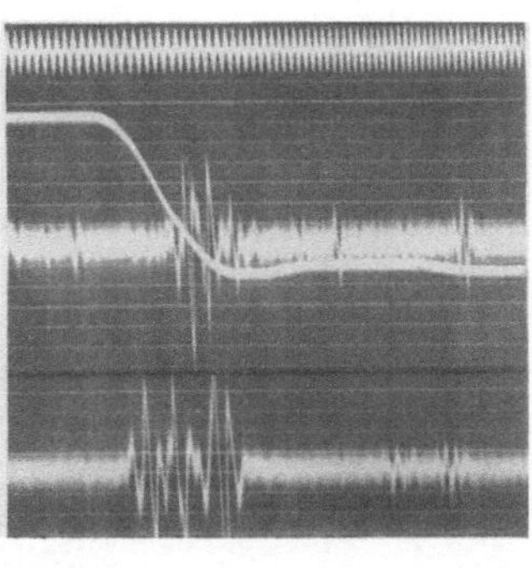

b

Abb. 243 a u. b. Parkinson. Streckerdehnung.

Letztere zeigen folgendes: Bei ausgesprochenem Pallidumsyndrom treten, wie in Abb. 243, bei langsamen passiven Bewegungen in dem gedehnten Muskel kurz nach Bewegungsbeginn Aktionsströme sehr erheblicher Amplitude auf, die während der Dauer der ganzen passiven Bewegung anhalten und auch nach Beendigung derselben noch bestehen bleiben, und zwar entweder in unverminderter Stärke oder aber unter Verkleinerung der Amplituden. Die Frequenz der Ströme zeigt, wie beim Pyramidensyndrom, keine Unterschiede gegenüber der Norm. Bei größerer Bewegungsgeschwindigkeit drängt sich häufig, wie in Abb. 243 b, eine Stromfolge größerer Amplitude auf einen kurzen Zeitraum zusammen, es kann aber auch auf eine schnelle passive Bewegung hin eine langanhaltende, bis weit in die neue Ruhelage hineinreichende Stromfolge großer Amplitude auftreten. Sie zeigt entweder einen kontinuierlichen Charakter und ihre Untergliederung geht nicht über die Norm hinaus, oder aber wir finden eine rhythmische Tätigkeit. Dabei bestehen alle Übergänge von ausgesprochen rhythmischen Bildern, wie in Abb. 244, über weniger ausgeprägte, bis zu kontinuierlichen Stromfolgen. Die am häufigsten anzutreffenden Frequenzen bewegen sich zwischen 10—14 Tätigkeitsgruppen pro Sekunde, liegen also höher als bei dem Spontan-Tremor extrapyramidaler Genese. Mit der Art des jeweiligen Tätigkeitsbildes stehen auch die Beziehungen der verschiedenen Muskelpartien zueinander in Zusammenhang. Die größte Übereinstimmung in der Tätigkeit findet sich dort, wo eine ausgesprochene Rhythmizität festzustellen ist. Allerdings erstreckt sich erstere im wesentlichen nur auf die einzelnen Tätigkeitsgruppen, nicht aber auf die Einzelströme. Demgegenüber ist bei kontinuierlichen Tätigkeitsbildern die Übereinstimmung zwischen verschiedenen Muskelteilen eine geringe oder wird gänzlich vermißt.

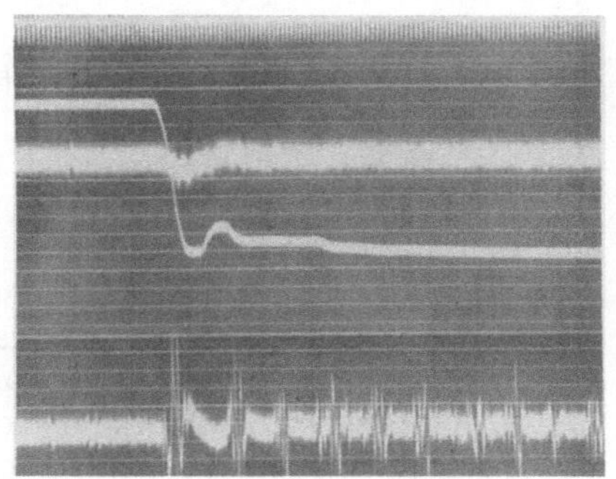

Abb. 244. Parkinson. Beugerdehnung. Rhythmischer Dehnungseffekt.

Was die Beziehungen zwischen klinischem Bild und Aktionsströmen betrifft, so kann kein Zweifel sein, daß in vielen Fällen der erhöhte Dehnungswiderstand beim Pallidumsyndrom schon in den Amplituden der Aktionsströme deutlich in Erscheinung tritt, wie sich dies besonders in Fällen von Hemiparkinson zeigen läßt. Nicht jeder Kranke mit Rigor zeigt jedoch eine Vergrößerung der Aktionsstromamplituden. Wir stoßen vielmehr immer wieder auf Fälle, und zwar sind das nicht etwa nur beginnende, sondern auch solche mit klinisch sehr deutlicher Symptomatologie, in denen eine Vergrößerung der Amplituden vermißt wird. Es spricht dies dafür, daß der Rigor nicht einfach durch eine Steigerung der Dehnungsreflexe zustandekommt, sondern daß daneben auch noch andere Faktoren im Sinne einer Veränderung des Muskelzustandes selbst eine Rolle spielen. (Näheres hierüber bei ALTENBURGER und PERAITA.)

Neben einer Steigerung der Aktionsstromamplituden ist es in vielen Fällen eine sehr ausgesprochene Verlängerung der Dauer der Tätigkeitsperioden, die gegenüber der Norm in die Augen fällt. Wir finden dann, wie bereits erwähnt, noch lange nach Ende der passiven Bewegung sehr lebhafte Aktionsströme. Dabei handelt es sich aber nicht um einen prinzipiellen Unterschied gegenüber der Norm, sondern um die Steigerung eines im Prinzip schon hier zu beobachtenden Verhaltens. Auch bei organisch Gesunden kommt es nämlich vor, daß auch nach Ende der passiven Bewegung in der neuen Ruhelage noch Aktionsströme anzutreffen sind. Man kann diese bis zu Graden, wie wir sie bei Pallidumkranken beobachten, verstärken, indem man dem Untersuchten aufgibt, seine Muskeln willkürlich anzuspannen, und dadurch den Dehnungsreflex bahnt.

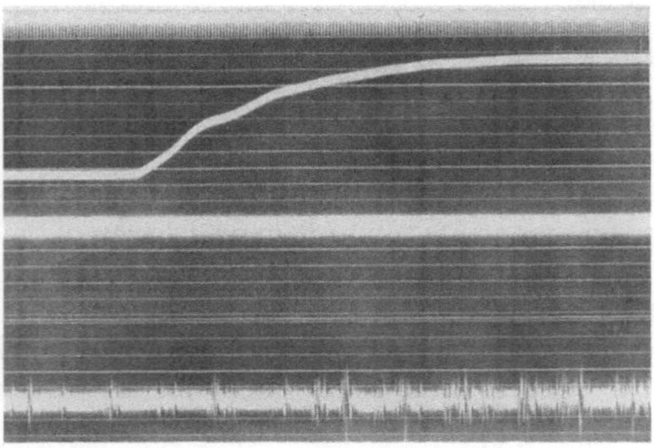

Gastrocnemius

Tib. ant.

Abb. 245. Parkinson. Passive Dorsalflexion. Dehnung des Gastrocnemius löst in diesem keine Aktionsströme aus.

Schließlich darf aber nicht unerwähnt bleiben, daß vereinzelt auch bei deutlichem Rigor beobachtet werden kann, wie eine passive Bewegung überhaupt keine Aktionsströme auslöst, oder falls solche schon in der Ruhelage vorhanden sind, nicht zu einer Steigerung derselben führt. So zeigt Abb. 245, wie in einem Fall mit sehr ausgesprochenem Rigor eine passive Dorsalflexion des Fußes in dem gedehnten Gastrocnemius überhaupt keine Aktionsströme auslöst, obwohl bei Prüfung der Ableitungsbedingungen sich diese als einwandfrei erwiesen.

In den Antagonisten des gedehnten Muskels, deren Insertionspunkte durch die passive Bewegung eine Annäherung erfahren, treten häufig, ganz ähnlich wie in dem gedehnten Muskel, kurz nach Bewegungsbeginn Ströme sehr erheblicher Amplitude auf (Abb. 243a und b). Auch diese können die Dauer der eigentlichen passiven Bewegung sehr erheblich überdauern. Zeigen sie eine rhythmische Gliederung, so ist stellenweise, aber keineswegs durchgehend ein Alternieren mit den Tätigkeitsperioden des gedehnten Muskels festzustellen. Nicht immer ist jedoch die Aktion des Muskels, dessen Insertionspunkte eine Annäherung erfahren, eine so ausgesprochene, wie in Abb. 243. Es muß ausdrücklich betont werden, daß auch bei klinisch ausgeprägtem Pallidumsyndrom Annäherung der Insertionspunkte eines Muskels in diesem nur eine sehr geringe, oder überhaupt keine Reaktion auslösen kann. Sehr häufig ist ein solches Verhalten bei passiven Bewegungen im Handgelenk. So zeigt Abb. 246 bei einer passiven Beugebewegung in den Extensoren einen sehr deutlichen anhaltenden Dehnungseffekt, in den Flexoren aber überhaupt keinen Annäherungseffekt. Dagegen zeigen letztere sofort eine deutliche Aktion, wenn, wie im rechten Kurventeil, anschließend an die Annäherung ihrer Insertionspunkte eine Dehnung vorgenommen wird.

Die Beziehungen zwischen Dehnungs- und Annäherungseffekt zeigen eine bemerkenswerte Unabhängigkeit und können auch in ein und demselben Fall

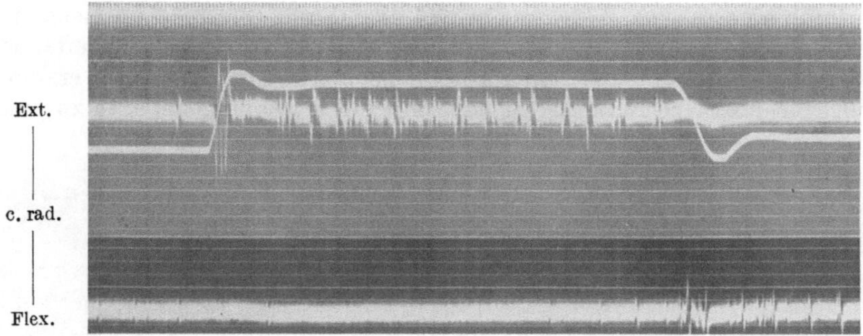

Abb. 246. Parkinson. Streckerdehnung, anschließend Beugerdehnung. Fehlender Annäherungseffekt bei deutlichem Dehnungseffekt.

von einer passiven Bewegung zur anderen wechseln. Steigerung des Dehnungseffektes ist keineswegs immer mit einer ebensolchen des Annäherungseffektes verknüpft. Es kann vielmehr trotz lebhaften Dehnungseffektes in den betreffenden Antagonisten ein nur geringer Annäherungseffekt vorhanden sein oder ein solcher sogar vollkommen fehlen. Aber auch das Umgekehrte ist, allerdings

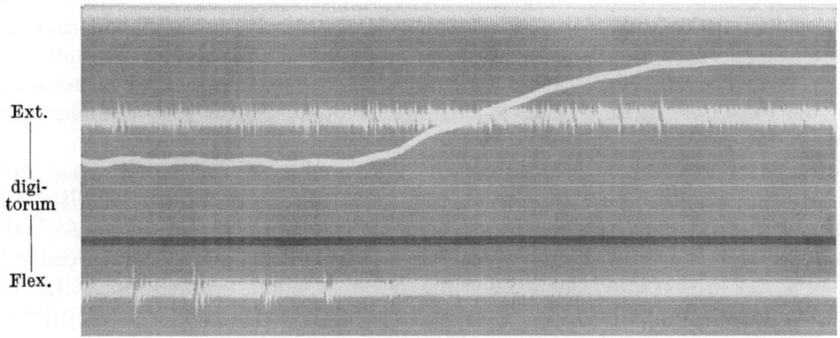

Abb. 247. Parkinson. Langsame Streckerdehnung. Ausschaltung eines Tremor durch eine langsame passive Bewegung.

wesentlich seltener, zu beobachten, nämlich, daß bei deutlichem Annäherungseffekt der gedehnte Muskel eine nur geringe oder überhaupt keine Aktion zeigt (Abb. 245).

Eine Gruppe für sich bilden die Fälle mit Tremor. Schon die rein klinische Beobachtung zeigt, daß durch eine passive Bewegung, und zwar sowohl durch Dehnung eines Muskels wie durch Annäherung seiner Insertionspunkte ein bestehender Tremor vorübergehend zum Verschwinden gebracht werden kann. In die näheren Vorgänge, die sich dabei abspielen, gibt jedoch erst das Aktionsstrombild Einblick. Wird bei einem bestehenden Tremor, wie in Abb. 247, eine langsame passive Bewegung ausgeführt, so ist zu beobachten, wie im gedehnten

Muskel, in vorliegendem Fall im Extensor, die einzelnen Tremorgruppen zu einer kontinuierlichen Stromfolge zusammenrücken, während sie gleichzeitig im Antagonisten, dem Flexor, dessen Insertionspunkte eine Annäherung erfahren, ausfallen. Das gleiche ist auch dann zu beobachten, wenn die passive Bewegung nicht langsam, sondern wie in Abb. 248, plötzlich ausgeführt wird. Auch dann tritt in dem gedehnten Muskel an die Stelle der Tremorstöße eine kontinuierliche Stromfolge, in dem Antagonisten dagegen verschwindet der Tremor, um nach Fortfall der dehnenden Kraft wieder aufzutreten. Die Ausschaltung eines Tremor durch eine passive Bewegung erfolgt also durch verschiedene Mechanismen, je nachdem, ob die passive Bewegung eine Dehnung des betreffenden Muskels oder eine Annäherung seiner Insertionspunkte hervorruft. Im ersteren Falle führt ein positiver Reflexerfolg im Sinne eines Dehnungsreflexes zu einer

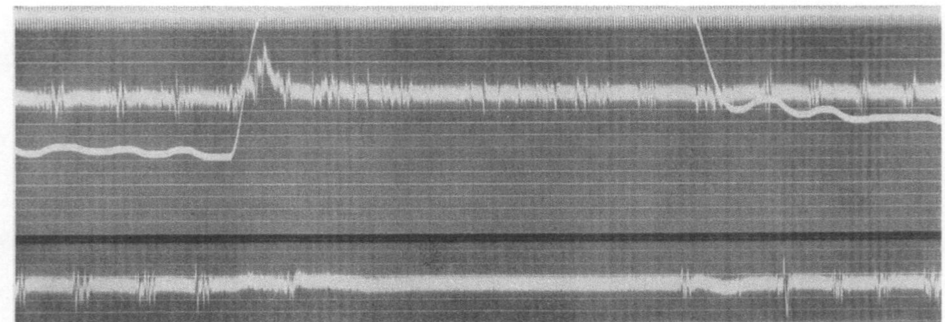

Abb. 248. Parkinson. Schnelle Streckerdehnung. Ausschaltung eines Tremor durch eine schnelle passive Bewegung.

Unterbrechung des Tremor, während im letzteren Falle, bei der Annäherung der Insertionspunkte, dem Verschwinden des Tremor ein Hemmungsmechanismus zugrunde liegt. Im einzelnen zeigen die Beziehungen zwischen Tremor und passiven Bewegungen quantitative Unterschiede in dem Sinne, daß in manchen Fällen der Tremor nicht vollkommen unterdrückt, sondern nur mehr oder weniger gedämpft wird.

Willkürliche Haltungen. Fällt einem rigiden Muskel die Aufgabe zu, eine bestimmte Gliedstellung entgegen äußeren Kräften aufrecht zu erhalten, so vollzieht sich die Anpassung der Innervationsvorgänge an die jeweilige Aufgabe in ganz analoger Weise wie beim normalen Muskel. Eine erforderlich werdende Steigerung der innervatorischen Leistung ist also nicht einfach quantitativer Natur, sondern kommt durch das Ineinandergreifen verschiedener Mechanismen wie Frequenzvermehrung der Impulse, Zunahme der Zahl der tätigen motorischen Einheiten usw. zustande.

In den Fällen mit Tremor wird mit Zunahme der für die Durchführung einer Haltung erforderlichen Innervation, z. B. bei steigender Belastung eines Gliedes mit Gewichten die Beteiligung der Antagonisten eine immer geringere (WACHHOLDER und HAAS), bis sie schließlich vollkommen verschwindet (Abb. 249 und 250). Aus einer rhythmisch alternierenden Tätigkeit wird also unter dem Einfluß äußerer Belastung eine isolierte Tätigkeit der jeweiligen Agonisten. Letztere selbst behalten entweder ihre rhythmische Aktion mit der gleichen Frequenz bei (Abb. 249), oder es geht diese mit steigender Belastung immer mehr in eine kontinuierliche Tätigkeit über (Abb. 250).

Willkürliche Einzelbewegungen. Führen Kranke mit Rigor ohne Tremor aktive Bewegungen aus, so zeigt das Aktionsstrombild zunächst ganz allgemein betrachtet, einen analogen Aufbau wie beim Normalen. Mag der betreffende Muskel als Agonist, Antagonist oder Synergist tätig sein, es sind von ihm biphasische Schwankungen großer Amplitude und zwischen diese eingestreut oder ihnen superponiert solche kleinerer Amplitude, aber höherer Frequenz abzuleiten. Auch die Beziehung verschiedener Faserbündel des gleichen

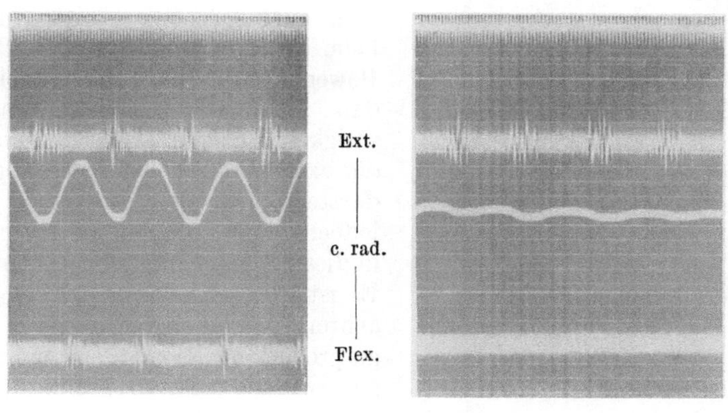

Abb. 249 a u. b. Parkinson. Tremor. Hand in Mittelstellung zwischen Pro- und Supination. a unbeeinflußt. b Belastung der Extensoren mit 0,5 kg.

Muskels zueinander sind im wesentlichen dieselben wie in der Norm. Es ist also ähnlich wie bei pyramidalen Läsionen auch bei solchen extrapyramidaler Natur nicht möglich, aus dem Aktionsstrombild an sich ohne weiteres die Art der Läsion abzulesen. Wohl aber gibt das Aktionsstrombild zumal bei gleichzeitiger

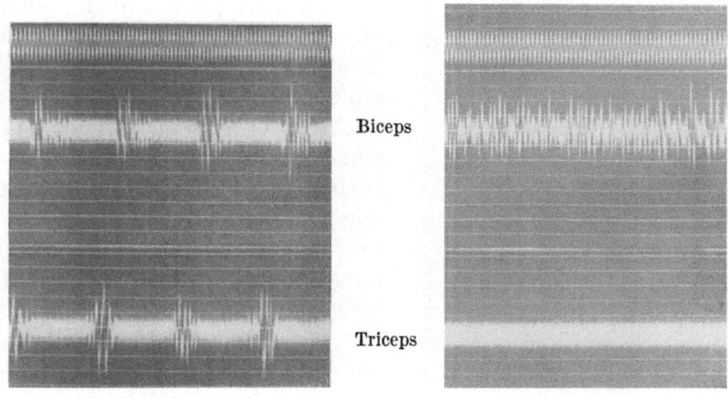

Abb. 250 a u. b. Parkinson. Tremor. a Unbeeinflußt. b Belastung des Biceps mit 1 kg.

Ableitung von verschiedenen Muskeln in Verbindung mit dem Mechanogramm Einblicke in die pathophysiologische Struktur der Bewegungsstörung, die der subjektiven Beobachtung verschlossen bleiben.

Bei *langsamen* aktiven Bewegungen zeigen die Agonisten ein Verhalten, das im wesentlichen dem entspricht, wie es in der Norm zu beobachten ist. In einem Punkte ist allerdings ein Unterschied festzustellen, und zwar gegen Ende der Bewegung. Während normalerweise nach erreichtem Bewegungsziel die Tätigkeit der jeweiligen Agonisten rasch abklingt, ihre Aktionsströme an Amplitude abnehmen oder ganz verschwinden, ist beim Rigor sehr häufig zu beobachten, daß die Tätigkeit der Agonisten auch nach erreichtem Bewegungsziel in der neuen Ruhelage noch lange in erheblichem Maße bestehen bleibt (Abb. 252).

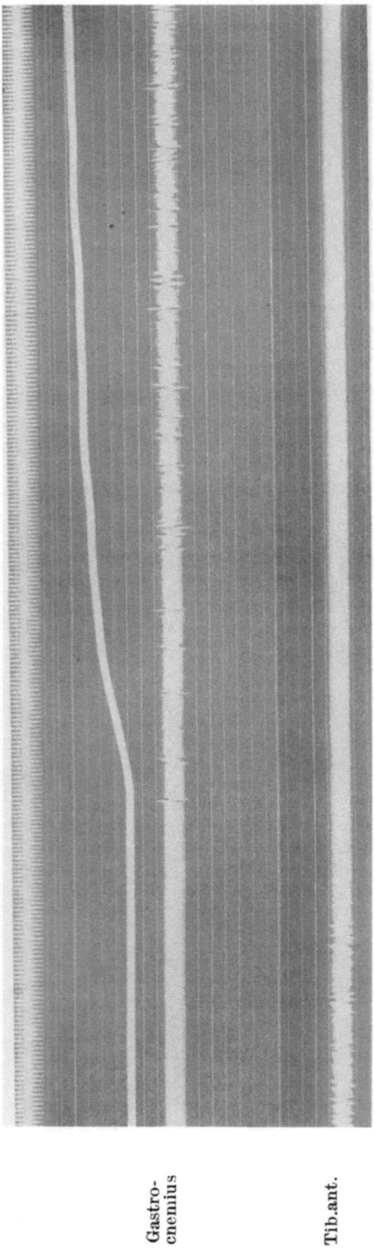

Gastro-cnemius

Tib.ant.

Abb. 251. Parkinson. Langsame aktive Bewegung (Plantarflexion des Fußes) ohne Antagonistenbeteiligung.

Hinsichtlich des Verhaltens der Antagonisten liegt die Annahme nahe und ist auch in der klinischen Literatur mehrfach ausgesprochen worden, daß diese beim Rigor in verstärktem Maße an der Bewegungsdurchführung teilnehmen, ja daß diese übersteigerte Antagonistentätigkeit einen ganz wesentlichen Faktor der extrapyramidalen Bewegungsstörung darstelle. Die Aktionsstromanalyse zeigt jedoch, daß diese Auffassung zumindest in dieser allgemeinen Form nicht zutrifft. Es ist vielmehr immer wieder zu beobachten, daß auch bei klinisch sehr ausgesprochenem Rigor langsame Bewegungen, wie in Abb. 251, ohne jede Antagonistenbeteiligung ablaufen, ja daß eine in der Ausgangslage vorhandene Antagonistentätigkeit verschwindet, sobald die Bewegung einsetzt und während der ganzen Dauer derselben nicht wieder auftaucht. Demgegenüber gibt es Fälle mit einer sehr ausgesprochenen Antagonistenbeteiligung (Abb. 252). Im einzelnen bestehen in dieser Hinsicht nicht nur von Fall zu Fall Unterschiede, sondern auch bei ein und demselben Kranken können Bewegungen nach der einen Richtung ohne Antagonistenbeteiligung ablaufen, nach der entgegengesetzten dagegen mit einer erheblichen Beteiligung derselben verbunden sein. Klinisch ausgeprägter Rigor ist jedoch keineswegs identisch mit übersteigerter Antagonistentätigkeit und umgekehrt. Zwischen der Güte der motorischen Leistung, d. h. Umfang und Geschwindigkeit der Bewegungen, die dei Kranke mit Rigor aufbringt, und dem Verhalten der Antagonisten bestehen keine festen Beziehungen in dem Sinne, daß, je stärker die Antagonistenbeteiligung, um so kleiner und langsamer die Bewegung ist, die der Kranke aufbringt. Im Gegenteil, ein Vergleich von Abb. 251 und 252 zeigt, daß in dieser Hinsicht eine bemerkenswerte Unabhängigkeit besteht. Bewegungen von erheblicher Exkursionsbreite, wie in Abb. 252, können mit einer lebhaften Antagonistenbeteiligung einhergehen, während umgekehrt trotz Fehlen jeder Antagonistentätigkeit, wie in Abb. 251, nur sehr flache und langsame Bewegungen zustande kommen können. Es besagt dies, daß für die extrapyramidale Bewegungsverlangsamung eine übersteigerte Antagonistentätigkeit zwar von Bedeutung ist, aber keineswegs den wesentlichen Faktor darstellt. Im Vordergrunde steht vielmehr ein Mangel an Bewegungsantrieb in dem Sinne, daß der Kranke nicht imstande ist, den jeweiligen führenden Agonisten eine genügend rasche, zeitlich zusammengedrängte Impulsfolge zu erteilen.

In vielen Fällen erschöpft sich beim Parkinsonismus mit diesen Feststellungen die Analyse willkürlicher Einzelbewegungen, aus dem einfachen Grunde, weil

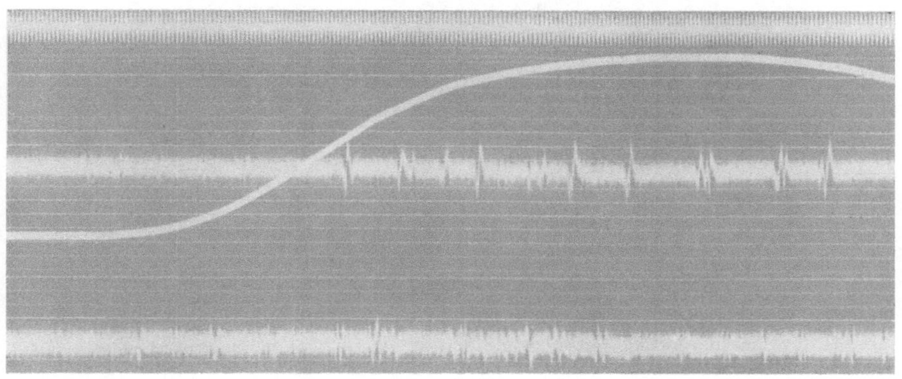

Abb. 252. Parkinson. Langsame aktive Bewegung (Vorderarmstreckung) mit lebhafter Antagonistenbeteiligung.

der Kranke überhaupt nur langsame Bewegungen auszuführen vermag. Gelingt es ihm jedoch über solche hinauszukommen, so sieht man, daß ganz ähnlich wie in der Norm von einer bestimmten Geschwindigkeit an, die je nach dem Gelenk verschieden ist, die Bewegung erst nach einem Rückschlag zum Stillstand kommt, und daß parallel hierzu sich die Antagonistentätigkeit nicht mehr gleichmäßig über die ganze Bewegung verteilt. An eine initiale Tätigkeitsperiode zu Bewegungsbeginn schließt sich, wie in Abb. 253 und 254, eine mehr oder minder deutliche Pause an, mit der es entweder sein Bewenden hat, oder die gegen Ende der Bewegung von erneuter Tätigkeit abgelöst wird. Unter Umständen wiederholt sich dieser Wechsel zwischen Tätigkeit und Ruhe wie in Abb. 254 noch mehrfach bis in die neue Ruhelage hinein.

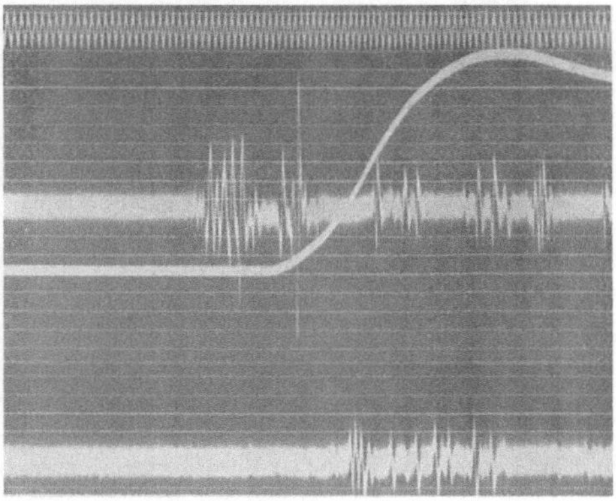

Biceps

Triceps

Abb. 253. Parkinson. Aktive, schnelle Vorderarmbeugung von 26° in $^{37}/_{100}$ Sek. Antagonisteneinsatz $^{10}/_{100}$ Sek. nach Bewegungsbeginn. Ausgangsstellung: Vorderarm in der Horizontalen rechtwinklig gegen den Oberarm gebeugt.

Die *Antagonisten*, die normalerweise von einer bestimmten mittleren Bewegungsgeschwindigkeit an, die im Handgelenk etwa 2° pro $^{1}/_{100}$ Sek. beträgt, an der Bewegungsdurchführung teilnehmen, setzen beim Rigorkranken mit ihrer Tätigkeit oft, aber keineswegs immer, wesentlich früher ein. Wenn diese z. B. im Handgelenk schon bei einer Durchschnittsgeschwindigkeit von 0,5—1° pro $^{1}/_{100}$ Sek. kurz nach Bewegungsbeginn in Funktion treten, so kann kein Zweifel sein, daß es sich um einen verfrühten Tätigkeitseinsatz handelt. Trotzdessen bleibt aber die initiale Reziprozität in dem Sinne gewahrt, daß bei schnellen Bewegungen zunächst die Agonisten und dann erst nach einem je nach der Geschwindigkeit verschiedenen Intervall von mehreren $^1/_{100}$ Sek. die Antagonisten einsetzen (Abb. 253), es ist sogar auch bei ausgesprochenem Rigor zu beobachten, daß eine in der Ausgangslage vorhandene Tätigkeit der jeweiligen Antagonisten wie in Abb. 254 zunächst verschwindet,

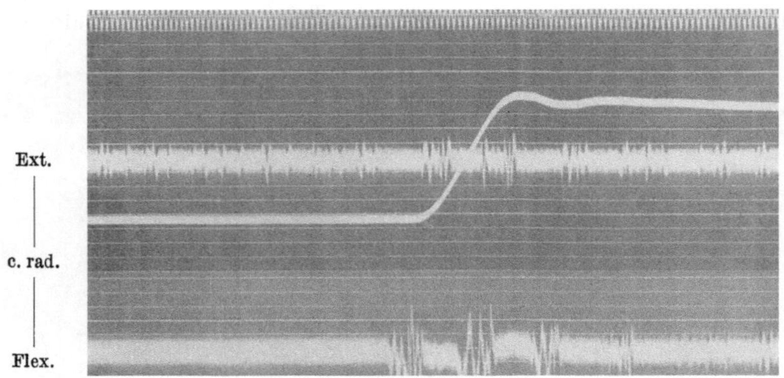

Abb. 254. Parkinson. Aktive Handbeugung von 34° in $^{13}/_{100}$ Sek. Antagonisteneinsatz mit Bewegungsbeginn. Vorderarm in Mittelstellung zwischen Pro- und Supination.

um erst im weiteren Verlaufe der Bewegung erneut aufzutauchen. Ausnahmen hiervon sind nicht häufiger als beim Gesunden. Auch über diese initiale Reziprozität hinaus kann im weiteren Verlaufe der Bewegung trotz ausgesprochenen Rigors eine alternierende Tätigkeit von Agonisten und Antagonisten

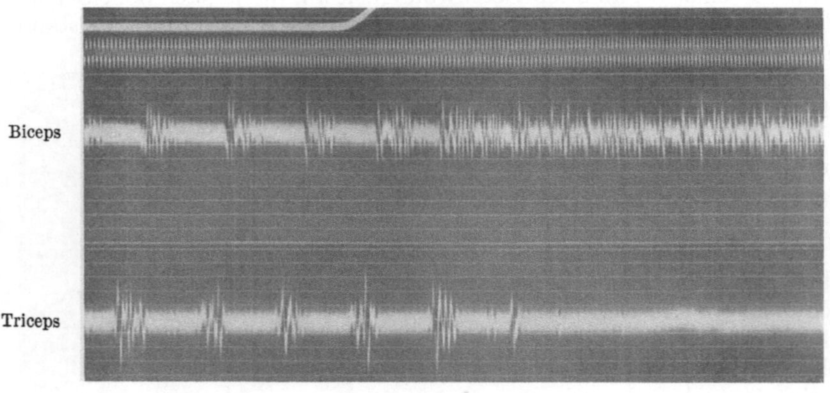

Abb. 255. Parkinson. Zunächst Vorderarm supiniert im rechten Winkel gegen den Oberarm gehalten, dann bei der Aufwärtsbewegung des Mechanogramms oberhalb der Zeit Zeigefingernasenversuch.

beobachtet werden, in anderen Fällen zeigen jedoch Agonisten und Antagonisten, wie in Abb. 254, eine nur geringe Reziprozität.

Hinsichtlich der Beziehungen zwischen *Tremor* und aktiven Bewegungen lehrt die Klinik im allgemeinen, daß mit Beginn einer Bewegung der Tremor aufhört. Tatsächlich zeigt Abb. 255, wie mit Beginn einer langsamen Bewegung der Tremor in den Agonisten in eine kontinuierliche Stromfolge übergeht und bald danach auch im Antagonisten die Tremorstöße verschwinden. Dies ist aber keineswegs immer der Fall. In anderen Fällen, wie in Abb. 256, bleibt während der ganzen Dauer der Bewegungsdurchführung die alternierende Aktion von

Agonisten und Antagonisten bestehen, ohne daß es, abgesehen von einer geringen Verkürzung der stromfreien Intervalle zu einer nennenswerten Änderung des Tremorrhythmus kommt. Es entsteht, wie LEWY dies ausgedrückt hat, der Eindruck, als ob der Kranke mit der Bewegung sozusagen an seinem Tremor emporklettert. Wenn es trotzdessen bei rein subjektiver Beobachtung den Anschein hat, als nehme der Tremor ab, so liegt dies daran, weil unter dem Einfluß der Bewegung die quantitativen Verhältnisse sich zugunsten der Agonisten verschieben und unter Umständen auch Tätigkeitspausen zwischen den einzelnen Tremorstößen mehr oder minder ausgefüllt werden durch Ströme kleinerer Amplitude, so daß die einzelnen Tremorstöße sich aus einer Dauertätigkeit herausheben. Weit seltener ist es, daß, wie in Abb. 257, während einer Bewegung isoliert nur in den Agonisten ein Tremor vorhanden ist, und schließlich kommt es gelegentlich vor, daß ein vorhandener Tremor unter dem Einfluß einer Bewegung eine Zunahme erfährt. Ob hierbei ein „psychogener“ oder cerebellarer Faktor eine Rolle spielt, sei dahingestellt.

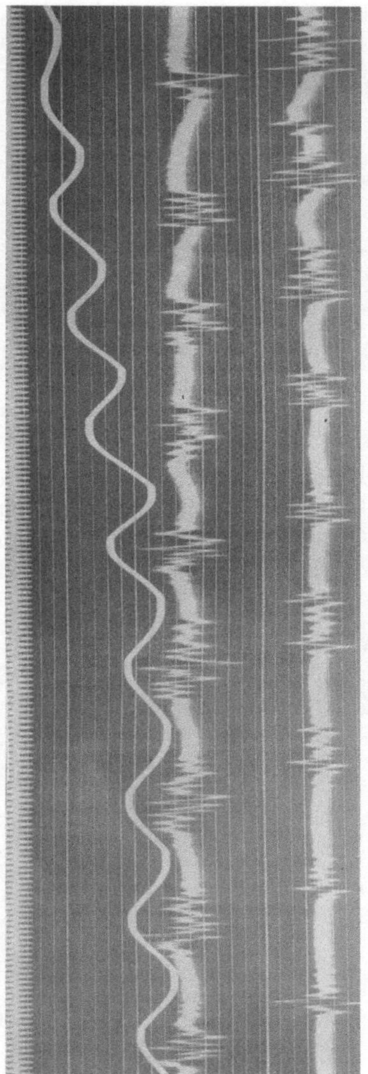

Abb. 256. Parkinson. Aktive Handbeugung. Vorderarm in Mittelstellung zwischen Pro- und Supination.

Erfolgt eine Bewegung nicht langsam, sondern schnell, so ist ihr Einfluß auf einen bestehenden Tremor schon deshalb ein geringerer, weil die Zeit, in der ein solcher sich auswirken kann, eine nur kurze ist. Die Bewegung selbst erscheint dann oft als ein Bestandteil des Tremors, als ein vergrößerter Tremorstoß. So setzten in Abb. 258 bei einer Beugebewegung im Handgelenk die Flexoren in dem Augenblick ein, in dem ihre Aktion im Rahmen des Tremor an sich schon zu erwarten wäre, lediglich die Intensität ihrer Tätigkeit ist gesteigert. Letzteres ist auch nach erreichtem Bewegungsziel oft noch einige Zeit der Fall, oder aber der Tremor erfährt durch eine die eigentliche Bewegung überdauernde kontinuierliche Agonistentätigkeit eine Dämpfung (Abb. 259). Es sind also ganz allgemein betrachtet die Beziehungen zwischen Tremor und Bewegung keine starren, sondern wandelbar, und zwar nicht nur von Fall zu Fall, sondern unter Umständen auch bei ein und demselben Kranken. Bewegungsabläufe, die bei rein subjektiver Beobachtung sich kaum unterscheiden, erweisen sich bei der Aktionsstromanalyse auch hier als weitgehend verschieden in ihrer Struktur.

Hin- und Herbewegungen. Die Erschwerung von Hin- und Herbewegungen stellt oft nur eine Komponente einer *allgemeinen* extrapyramidalen Bewegungsverlangsamung dar. Es ist dann zu beobachten, daß die Bewegungsfolge relativ rasch an Umfang abnimmt, und die Bewegung gewissermaßen im Sande verläuft. Pathophysiologisch bedeutsamer sind die Fälle mit einer echten Adiadochokinese, bei denen also die Maximalfrequenz fortlaufender Hin- und Herbewegungen hinter der Norm zurückbleibt, obwohl Einzelbewegungen mit einer weit besseren oder sogar normalen Geschwindigkeit ausgeführt werden. Der Bewegungsablauf kann dabei ein vollkommen fließender sein, ohne jede Verzögerung oder Plateaubildung an den Umkehrpunkten, wie in Abb. 260, in der nur eine Maximalgeschwindigkeit von einer Hin- und Herbewegung pro Sekunde erreicht wird, trotz einer guten maximalen Durchschnittsgeschwindigkeit von 1,70° pro $^1/_{100}$ Sekunde bei Einzelbewegungen. Dabei ist die alternierende Tätigkeitsform von Agonisten und Antagonisten erhalten, der Tätigkeit im Extensor entspricht Ruhe im Flexor und umgekehrt. Dies ist kein Einzelfall. Es finden sich immer wieder Bilder, in denen bei klinisch ausgeprägtem hypokinetischem Syndrom der Bewegungsablauf ein fließender ist, die Aktionsstromanalyse ein reziprokes Tätigkeitsbild aufdeckt, und trotz dessen die erreichte Maximalfrequenz weit hinter der Norm zurückbleibt. Dies ist jedoch keineswegs immer so. In einer zweiten Gruppe von Fällen ist zunächst einmal der Bewegungsablauf kein fließender, sondern es finden sich bald mehr, bald weniger ausgeprägt Unregelmäßigkeiten, Plateaubildung an den Wendepunkten (Abb. 261), während der Bewegung selbst, falls ein Tremor vorhanden ist, Beschleunigungen und Verlangsamungen (Abb. 262). Im letzteren Falle ist die Tätigkeit der beteiligten Muskeln keine kontinuierliche mehr in Form von geschlossenen Tätigkeitsgruppen, sondern aufgelöst in einzelne rhythmische Tremorstöße. Daß dies das Erreichen einer guten Maximalfrequenz unmöglich macht, ist klar. Hierzu kann als ein weiterer Faktor sowohl in Fällen mit, als auch in solchen ohne Tremor eine Durchbrechung des Prinzips der reziproken Innervation kommen. So zeigt Abb. 261 zwar im Flexor einen ausgesprochenen Wechsel von Tätigkeit und Ruhe, im Extensor jedoch lösen nur Strecken stärkerer und schwächerer Tätigkeit einander ab. Noch weiter geht die Durchbrechung der alternierenden Tätigkeitsform in Abb. 262. Hier sind Beuger und Strecker ständig in Aktion, so daß überhaupt

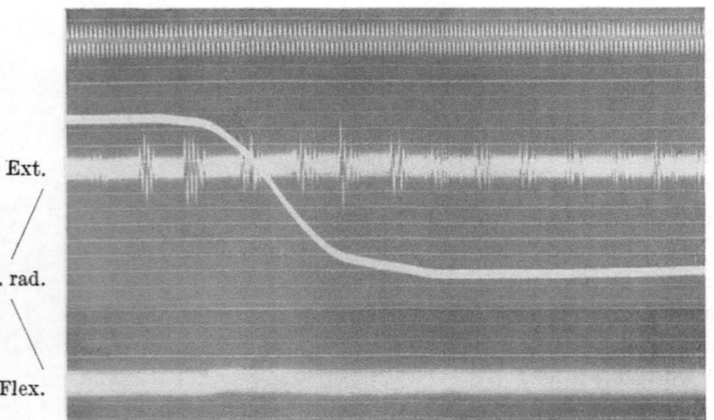

Abb. 257. Parkinson. Aktive Handstreckung. Isolierter Tremor im Agonisten.

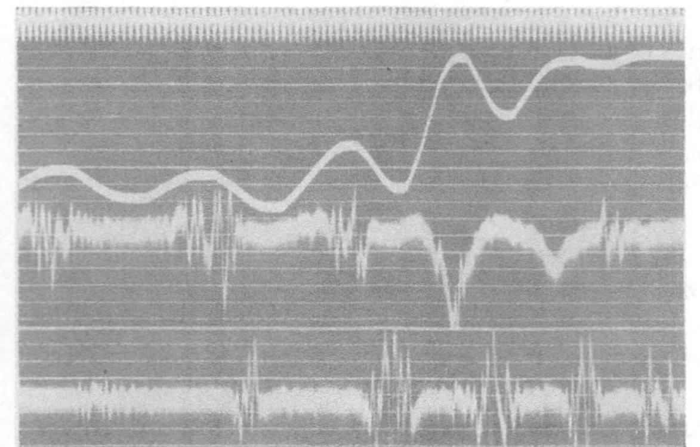

Abb. 258. Parkinson. Tremor in der Ausgangslage. Schnelle aktive Handbeugung.

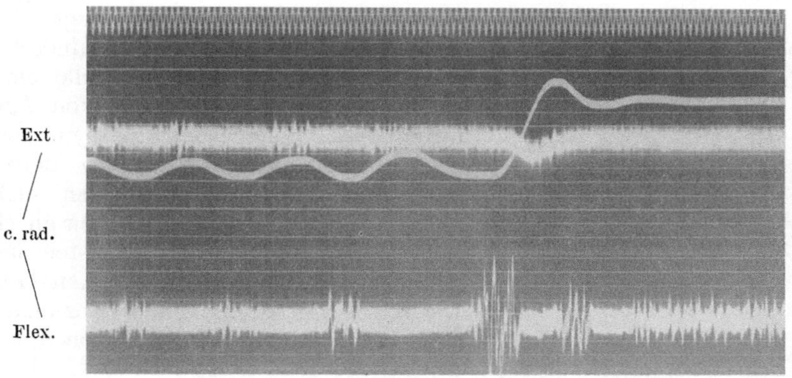

Abb. 259. Parkinson. Tremor in der Ausgangslage. Schnelle aktive Handbeugung.

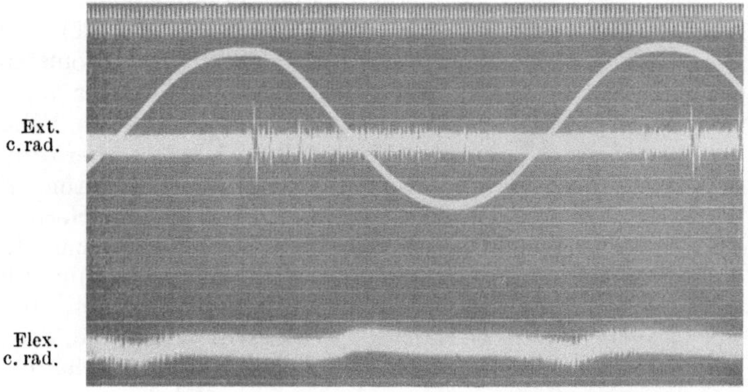

Abb. 260. Postencephalitischer Hemiparkinson, fortlaufende Hin- und Herbewegung im Handgelenk. ↓ Extension.

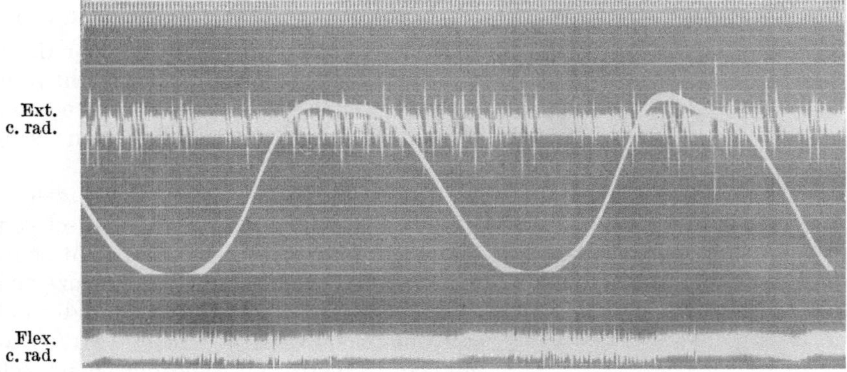

Abb. 261. Postencephalitischer Parkinson, fortlaufende Hin- und Herbewegung im Handgelenk. ↓ Extension.

nicht mehr Tätigkeit und Ruhe, sondern nur noch stärkere und schwächere Tätigkeit einander gegenüberstehen. Eine solche versteifte Tätigkeitsform erschwert zweifellos die Ausführung fließender Hin- und Herbewegungen, zumal in den höheren Frequenzen. Damit ist aber noch nicht gesagt, daß diese Erschwerung so erheblich ist, daß sie zur Erklärung der verminderten Maximalfrequenz ausreicht. Auch beim Normalen läßt sich an Stelle einer nicht alternierenden Tätigkeit von Agonisten und Antagonisten eine synchrone willkürlich herstellen, indem der Betreffende Hin- und Herbewegungen nicht locker, sondern versteift, d. h. unter gleichzeitiger Anspannung der Agonisten und Antagonisten ausführt. Es entstehen dann, wie in Abb. 116, S. 924, Bilder, ganz analog denen bei extrapyramidalen Läsionen, und dementsprechend bleibt auch die Maximalfrequenz erheblich hinter der bei lockerer Bewegungsausführung zurück. Es werden aber doch höhere Frequenzen erreicht als von den Pallidumkranken, und zwar auch dann, wenn die bewußt ausgeführte gleichzeitige Innervation von Agonisten und Antagonisten erheblich stärker ausgeprägt ist als in den pathologischen Fällen. Es zeigt dies, daß der Übergang der reziproken Tätigkeitsform in eine synchrone für die Erschwerung von Hin- und Herbewegungen zwar eine Rolle spielen mag, für sich allein aber nicht ausreicht, um diese zu erklären. Nehmen wir noch die Fälle hinzu, in denen die reziproke Tätigkeitsform der Antagonisten überhaupt keine Verschlechterung erfährt, sondern erhalten bleibt, so besagt dies, daß die extrapyramidale Adiadochokinese sich nicht einfach auf eine Störung in den Wechselbeziehungen von Agonisten und Antagonisten zurückführen läßt, daß vielmehr für ihr Zustandekommen noch ein anderer Faktor von Bedeutung sein muß. Es wird hierauf noch bei der Besprechung der cerebellaren Adiadochokinese zurückzukommen sein (S. 1029).

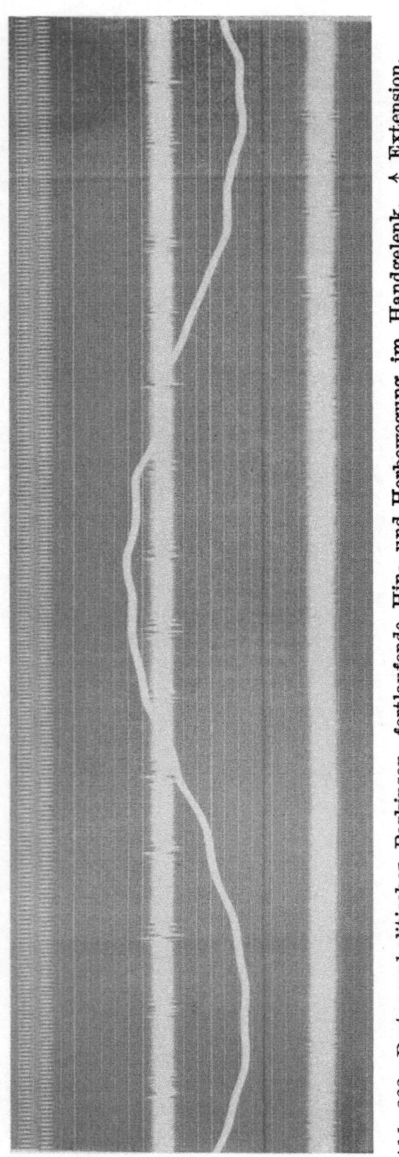

Abb. 262. Postencephalitischer Parkinson, fortlaufende Hin- und Herbewegung im Handgelenk. ↑ Extension.

Gang. Beim normalen Gang zeigen die beteiligten Muskeln einen Wechsel von Tätigkeit und Ruhe, der bestimmt wird von den Funktionen, die jedem einzelnen von ihnen im Rahmen der Stand- und Schwungphase zufällt. Beim extrapyramidalen akinetischen Syndrom heben sich demgegenüber einzelne stärkere Tätigkeitsperioden entsprechend den Hauptfunktionen des jeweiligen Muskels aus einer kontinuierlichen oder rhythmisch gegliederten Dauertätigkeit heraus. Letztere verteilt sich gleichmäßig über sämtliche Muskeln, ohne daß eine Bevorzugung bestimmter Gruppen feststellbar ist.

b) Hyperkinetische Syndrome.

Die bioelektrischen Erfahrungen bei den so mannigfaltigen Bildern der striären Hyperkinesen (F. H. LEWY, Verfasser) reichen noch nicht aus, um Abschließendes sagen zu können.

Was die Reflextätigkeit betrifft, so hat FAHRENKAMP für das GORDONsche Phänomen bei der Chorea gezeigt, daß dem tonischen Verharren des Unterschenkels in Streckstellung im Anschluß an einen Patellarreflex eine Serie von tetanischen Impulsen entspricht, die sich nach einem Intervall von etwa $^{10}/_{100}$ Sek. an eine initiale biphasische Schwankung anschließen (Abb. 263). Aus diesem Intervall glaubte FAHRENKAMP schließen zu dürfen, daß es sich um supraspinale Erregungsvorgänge mit einer an die Reaktionszeit heranreichenden Latenz handelt. Näherliegend ist es jedoch, mit HOFFMANN anzunehmen, daß die Latenz der tetanischen Strom-

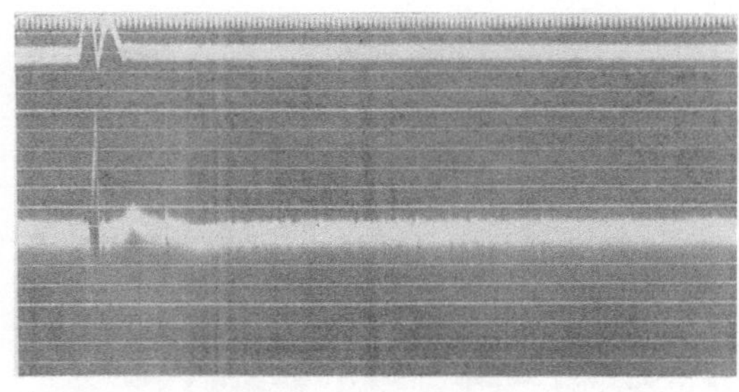

Abb. 263. Chorea minor. GORDONscher Reflex beim Schlag auf die Patellarsehne.

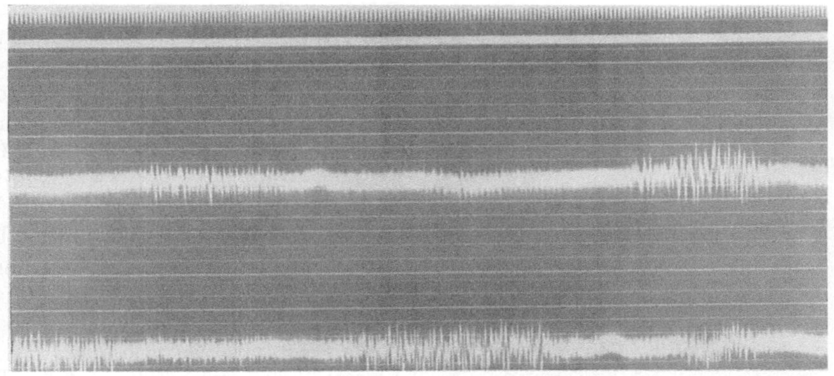

Abb. 264. Chorea. Spontanbewegungen im Handgelenk.

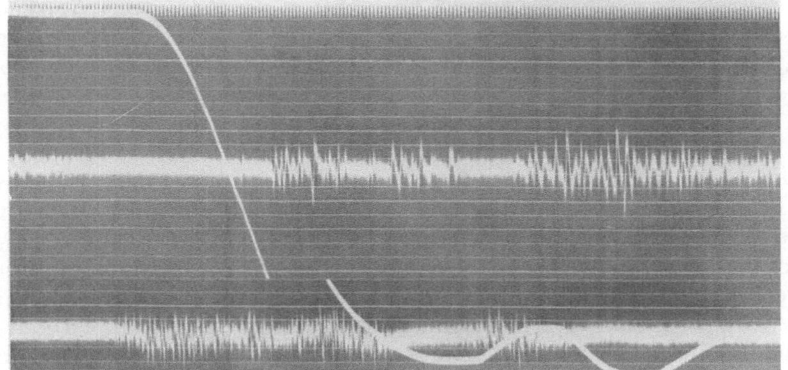

Abb. 265. Chorea. Aktive Streckung im Ellenbogengelenk. Ungleichmäßige Agonisteninnervation, inkoordinierte Beteiligung der Antagonisten.

folge bedingt ist durch die an jeden Sehnenreflex sich anschließende „Innervationsstille". Es ist dies um so wahrscheinlicher, als bei empfindlicher Ableitung sich auch in dem Intervall zwischen initialer biphasischer Schwankung und tetanischer Stromfolge gelegentlich einzelne Stromschwankungen nachweisen lassen.

Reiz-markierung
Triceps c. lat.
Biceps
a

Reiz-markierung
Triceps c. lat.
Biceps
b

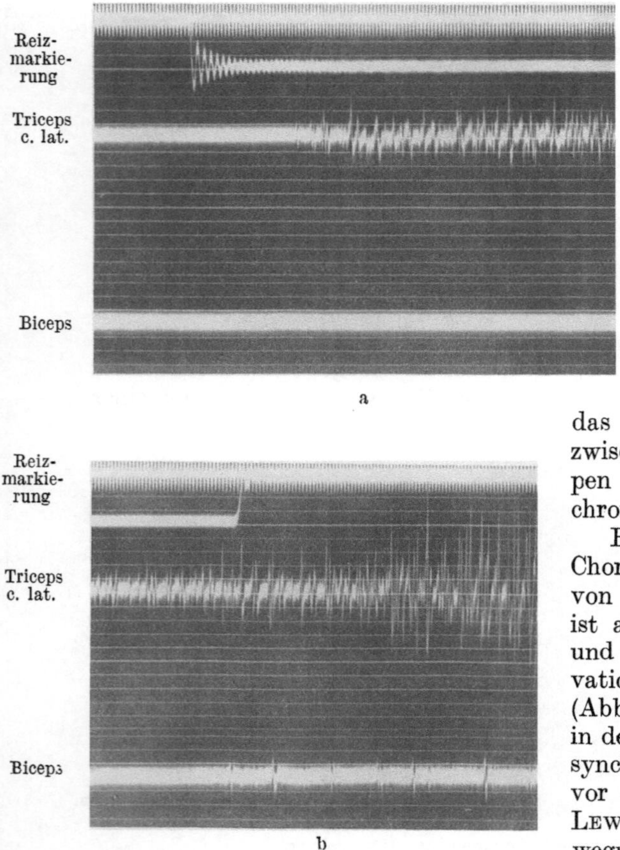

Abb. 266a u. b. Stirnhirntumor. Positive Stützreaktion. a Kinetische Phase. Abwärtsbewegung der Reizmarkierung bedeutet Dorsalflexion der Hand. b Statische Phase. Aufwärtsbewegung der Reizmarkierung bedeutet Versuch einer passiven Beugung im Ellenbogengelenk durch Druck in die Ellenbeuge. Reizmarkierung approximativ.

Die *Dehnungsreflexe* fehlen auch bei ausgesprochener choreatischer Hypotonie keineswegs immer. Selbst in Muskeln, die bei der klinischen Prüfung als ausgesprochen schlaff erscheinen, können bei raschen passiven Bewegungen Aktionsströme auftauchen.

Charakteristisch für die *Pseudospontanbewegungen* ist das Fehlen jeder festen Beziehung zwischen den beteiligten Muskelgruppen (Abb. 264). Reziprokes und synchrones Verhalten wechseln sprunghaft.

Bei *willkürlichen Bewegungen* der Choreatiker kann jede Abweichung von der Norm vermißt werden. Oft ist aber ein Mangel an Kontinuität und Gleichmäßigkeit in der Innervation der Agonisten unverkennbar (Abb. 265). Hinzu kommen Störungen in der Funktion der Antagonisten, die synchron mit den Agonisten oder sogar vor diesen einsetzen können (F. H. LEWY). In anderen Fällen ist der Bewegungsbeginn ein ungestörter, und erst später macht sich die Inkoordination der Antagonisten bemerkbar, den glatten Ablauf der Bewegung wie in Abb. 265 immer wieder unterbrechend.

6. Stützreaktionen.

Der *positiven* Stützreaktion liegt beim Tier eine gleichzeitige Kontraktion von Beugern und Streckern zugrunde, durch die das betreffende Glied in eine starre Säule verwandelt wird (MAGNUS, SCHOEN). Beim Menschen zeigt das Aktionsstrombild eindeutig ein Überwiegen der Streckertätigkeit. Dies kann so weit gehen, daß, wie in Abb. 266a, während der kinetischen Phase der Stützreaktion allein der Triceps brachii in Tätigkeit tritt, während der Biceps in Ruhe bleibt, und daß auch während der statischen Phase bei dem Versuch, passiv den Vorderarm zu flektieren, die Innervationszunahme sich auf dem Strecker konzentriert (Abb. 266b). Es reicht dessen Tätigkeit infolge der mechanischen Verhältnisse im Ellenbogengelenk ja auch völlig aus, um den Arm in eine starre Säule zu verwandeln. Von einer solchen isolierten Streckertätigkeit während der positiven Stützreaktion finden sich über eine mäßige

Beugerbeteiligung alle Übergänge bis zu kräftiger synchroner Aktion von Beugern und Streckern.

Der *negativen* Stützreaktion liegt beim Tier eine Kontraktion der Beuger unter gleichzeitiger Erschlaffung der Strecker zugrunde. Das gleiche ist auch beim Menschen zu beobachten. So zeigt Abb. 267a während der kinetischen Phase der Stützreaktion eine lebhafte Beugertätigkeit, die während der statischen Phase bei dem Versuch, diese durch eine passive Streckung im Ellenbogengelenk zu unterbrechen, stark zunimmt. Der Triceps hingegen ist in beiden Phasen nicht nennenswert tätig. In anderen Kurven ist dies jedoch in mehr oder minder ausgesprochenem Maße der Fall, und wir finden dann auch während der kinetischen Phase eine gleichzeitige Tätigkeit von Beugern und Streckern, wobei erstere allerdings erheblich überwiegen. Insgesamt ist also die motorische Struktur der Stützreaktionen beim Menschen — wenigstens an den oberen Extremitäten — wandelbarer als beim Tier, wobei die Verhältnisse nicht nur von einem Kranken zum anderen, sondern auch bei ein und demselben wechseln. Ob dabei Unterschiede im Ablauf der Stützreaktionen selbst oder ein Interferieren derselben mit willkürlichen und unwillkürlichen Innervationsvorgängen eine Rolle spielt, sei dahingestellt. Über das Verhalten der unteren Extremitäten fehlen noch ausreichende Erfahrungen.

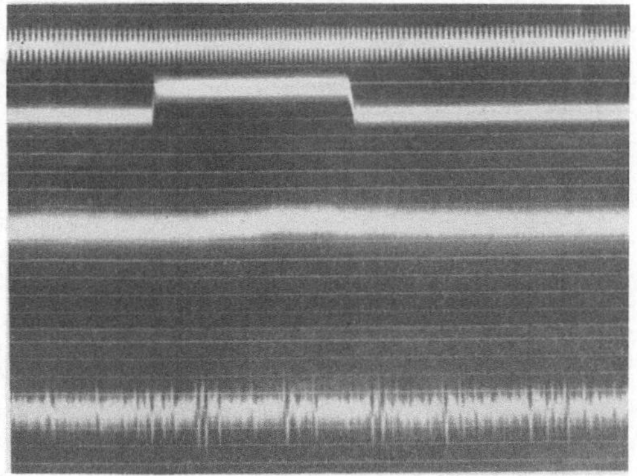

a

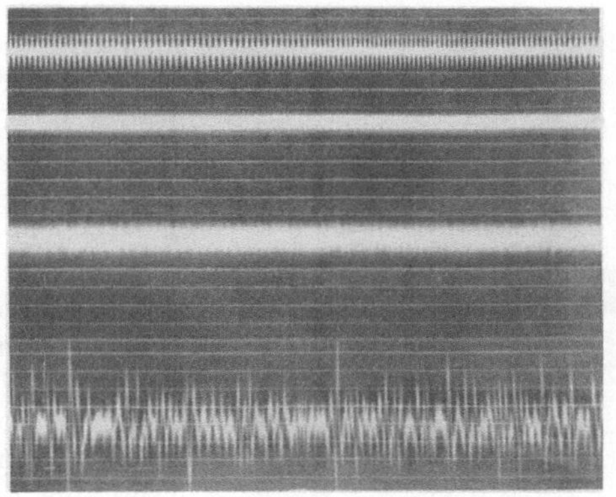

b

Abb. 267 a u. b. Stirnhirntumor. Negative Stützreaktion. a Kinetische Phase, Volarflexion der Hand. b Statische Phase, Versuch einer passiven Streckung im Ellenbogengelenk.

7. Tonische Hals- und Labyrinthreflexe.

Die Magnusschen „tonischen“ Hals- und Labyrinthreflexe sind ebenso wie die Reaktionen auf calorische Labyrinthreizung bei der decerebrierten Katze mit lebhaften Aktionsströmen verbunden, und zwar nicht nur in den enthirnungsstarren Streckern, sondern auch in den Beugern. Dabei verhalten sich diese teils reziprok, teils synergisch (Wachholder und Klestadt, Rademaker und Hoogenwerf). Beim normalen Menschen sind von diesen Reaktionen, wenn überhaupt, dann nur schwache Spuren festzustellen (Wachholder und Klestadt). In geeigneten pathologischen Fällen dürfte ihr Nachweis nicht schwierig sein.

8. Cerebellarläsionen.

Sehnen- und Dehnungsreflexe. Die Sehnenreflexe sind beim Cerebellarkranken im Agonisten begleitet von einer biphasischen Schwankung, die hinsichtlich Form und zeitlicher Dauer gegenüber der Norm nicht verändert ist.

Nachentladungen, die auch beim Gesunden nicht selten sind, werden kaum beobachtet. Der Reflexerfolg beschränkt sich vielmehr in der Regel auf eine einmalige Entladung. Die *Antagonisten* können ebenso wie beim Gesunden am Reflexerfolg völlig unbeteiligt sein, oder aber sie treten ebenfalls in Tätigkeit, und es ist von ihnen eine biphasische Schwankung abzuleiten, die zeitlich mit der im Agonisten zusammenfällt. Charakteristische Veränderungen in den Beziehungen von Agonisten und Antagonisten beim Reflexerfolg lassen sich nicht feststellen. Wenn also letzterer beim Cerebellarsyndrom unter bestimmten Bedingungen, d. h. wenn das betreffende Glied frei schwingen kann, einen ausgesprochen pendelnden Charakter trägt, so hat dies seinen Grund nicht in einer Änderung im Reflexablauf an sich, sondern ist dadurch bedingt, daß der Reflexerfolg in einem gegenüber der Norm veränderten Milieu zur Wirksamkeit gelangt, das charakterisiert ist durch die Hypotonie der Muskulatur. Letztere hat zur Folge, daß der durch einen Sehnenreflex in Schwingung versetzte Gliedabschnitt eine geringere elastische Bremsung durch die über das betreffende Gelenk hinwegziehenden Muskeln erfährt als in der Norm.

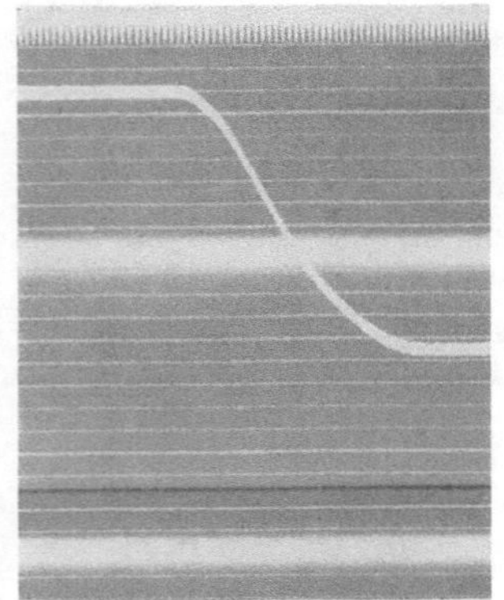

Abb. 268 a. Cerebellarläsion. Passive Unterschenkelbeugung (Streckerdehnung).

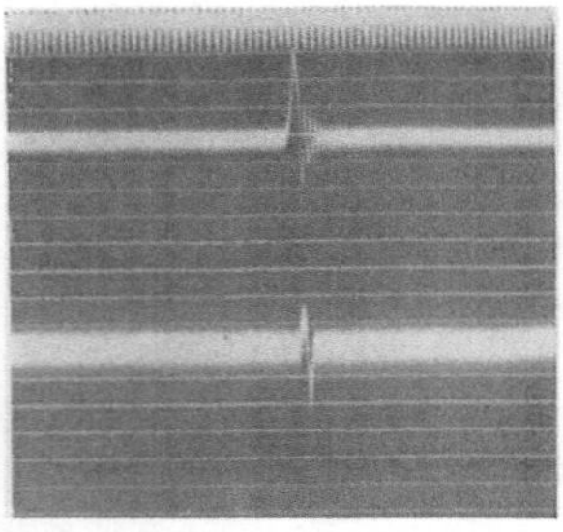
Abb. 268 b. Wie a Patellarreflex.

Bei einem Patienten mit halbseitigem Kleinhirnsyndrom haben HANSEN und RECH beobachtet, daß auf der hypotonen Seite nach Ablauf eines Reflexes längere Zeit als auf der gesunden vergehen mußte, bis ein zweiter Reflexerfolg zu erzielen war, und bis dieser die Größe des ersten Reflexes erreichte. Ob dieser Feststellung, die von den Untersuchern im Sinne einer verlängerten Refraktärphase gedeutet worden ist, allgemeinere Bedeutung zukommt, müssen weitere Erfahrungen zeigen.

Das Erlöschen der *Dehnungsreflexe* beim Cerebellarsyndrom kann ein vollkommenes sein. Die betreffenden Muskeln bleiben dann bei passiver Dehnung, auch wenn diese möglichst plötzlich erfolgt, stromlos, und gleichzeitig fällt auch in den Antagonisten der Annäherungsreflex aus. Im Gegensatz hierzu tritt sofort eine Potentialschwankung auf, sobald ein Sehnenreflex ausgelöst wird (Abb. 268 a und b). Gelegentlich deckt aber das Aktionsstrombild in Muskeln die klinisch als ausgesprochen hypoton imponieren, noch Reste eines Dehnungs- und Annäherungsreflexes auf, die sich in einer Serie von Potentialschwankungen kleiner Amplitude zu erkennen geben. Im Prinzip behält aber die Gegenüberstellung — Verlust der Dehnungsreflexe einerseits, Erhaltensein der Sehnenreflexe andererseits — auch elektrophysiologisch betrachtet ihre Gültigkeit und ihre Bedeutung als ein wesentlicher Bestandteil des Cerebellarsyndroms.

Haltungen. Das Aktionsstrombild der cerebellaren *Gleichgewichtsstörung* ist wenig charakteristisch und zeigt kaum mehr als schon die rein subjektive Beobachtung. Anders steht es mit der Koordinationsstörung, die bei der Aufrechterhaltung einer bestimmten Gliedstellung auftritt, dem cerebellaren statischen Tremor. Sein Aktionsstrombild ist in typischen Fällen ein sehr charakteristisches (Abb. 270a). In den Agonisten folgen einander in regelmäßigen Abständen einzelne Tätigkeitsgruppen, die durch Pausen oder Strecken verminderter Tätigkeit voneinander getrennt sind. Ihre Frequenz beträgt im Mittel 4 pro Sekunde, ist also niedriger als beim extrapyramidalen Tremor, der in der Mehrzahl der Fälle eine höhere Frequenz von 5—8 pro Sekunde zeigt. Während die Antagonisten normalerweise bei der Aufrechterhaltung einer Gliedstellung nicht oder nur wenig beteiligt sind, sofern die Eigenschwere des Gliedes oder äußere Kräfte in ihrem Sinne wirken, setzt sich beim cerebellaren statischen Tremor die Tendenz zu einer rhythmischen Tätigkeitsform auch in den Antagonisten durch und zwar so, daß ein reziprokes Gesamtbild zustande kommt. Tätigkeit im Agonisten entspricht Ruhe im Antagonisten und umgekehrt. Auch bei der Einwirkung erheblicher äußerer Kräfte, wie beim Halten von 1,5 kg im Handgelenk, kann dieses rhythmische Bild bestehen bleiben, in den Agonisten

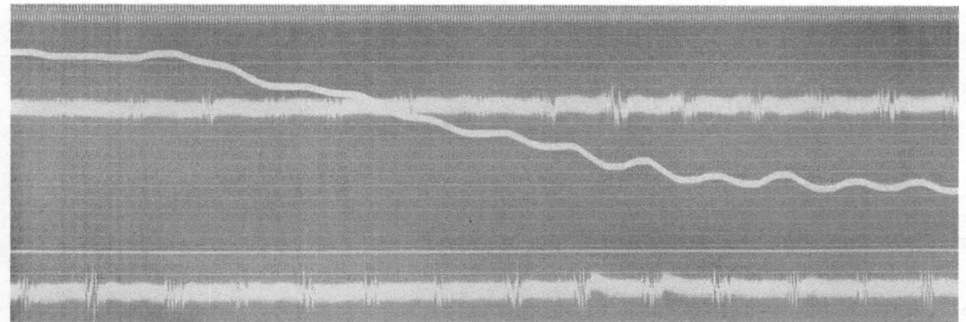

Abb. 269. Dentatum-Bindearmläsion. Aktive, horizontale Beugung des in Mittelstellung zwischen Pro- und Supination befindlichen Vorderarms.

in wechselndem Ausmaß überlagert durch eine Dauertätigkeit, in den Antagonisten abgeschwächt.

Es ist typisch für den cerebellaren Tremor, daß er unter dem Einfluß einer Zielsetzung, wenn z. B. die Aufgabe gestellt ist, den Zeigefinger in leichter Berührung mit der Nasenspitze zu halten, eine Zunahme erfährt. Unter Umständen tritt dann der Tremor überhaupt erst in Erscheinung. So zeigt Abb. 271 in der Ausgangshaltung vor Ausführung des Zeigefingernasenversuches eine kontinuierliche isolierte Agonistentätigkeit, nach Erreichen des Zieles hingegen ein rhythmisches Alternieren von Agonisten und Antagonisten. Im übrigen unterscheiden sich unbeeinflußte und zielgerichtete Haltung nur durch die Intensität der rhythmischen Tätigkeit, während die Frequenz die gleiche ist.

Die *Synergisten* zeigen beim statischen Tremor ebenfalls eine ausgesprochen rhythmische Tätigkeit. Ein Teil von ihnen ist dabei, wie z. B. der Trapezius, beim Seitwärtshalten des Armes synchron mit den Agonisten tätig, ein anderer alternierend. Auch unter den Synergisten selbst lassen sich reziproke Beziehungen aufzeigen, z. B. zwischen Pectoralis und lateraler Partie des Deltoideus beim Halten des bis zur Horizontalen erhobenen Armes (Abb. 275).

Einzelbewegungen. Bei einfachen Beuge- und Streckbewegungen in einem einzelnen Gelenk der oberen Extremität ist an Cerebellarkranken folgendes zu beobachten: Der Ablauf langsamer oder mäßig schneller Bewegungen ist kein glatter, sondern zeigt in regelmäßigen Abständen Beschleunigungen und Verlangsamungen, wodurch die gesamte Bewegung einen treppenförmigen Charakter erhält. Nicht immer ist dieser so ausgesprochen wie in Abb. 269, unter Umständen wird er überhaupt erst durch die Registrierung der Bewegungskurve aufgedeckt. Jeder Stufe im Bewegungsablauf entspricht eine Gruppe von Potentialschwankungen, deren Frequenz und Amplitude im Verlaufe der Bewegung zunehmen. Es verringert sich so der Abstand der einzelnen Gruppen, so daß deren Frequenz von 4 auf 5 pro Sekunde ansteigen kann, um wieder auf 4 zu sinken, sofern das rhythmische Tätigkeitsbild, wie dies oft der Fall ist, auch nach erreichtem Bewegungsziel bestehen bleibt. Gelegentlich wird auch ein langsamer Rhythmus von 2 pro Sekunde beobachtet. Die verschiedenen Faserbündel eines Muskels stimmen in ihren Tätigkeitsperioden gut überein.

Die *Antagonisten* zeigen bei langsamen Bewegungen entweder ein ganz analoges, aber reziprokes Tätigkeitsbild wie das eben geschilderte (Abb. 269), oder aber sie sind an der Bewegungsdurchführung unbeteiligt. Es kann sogar

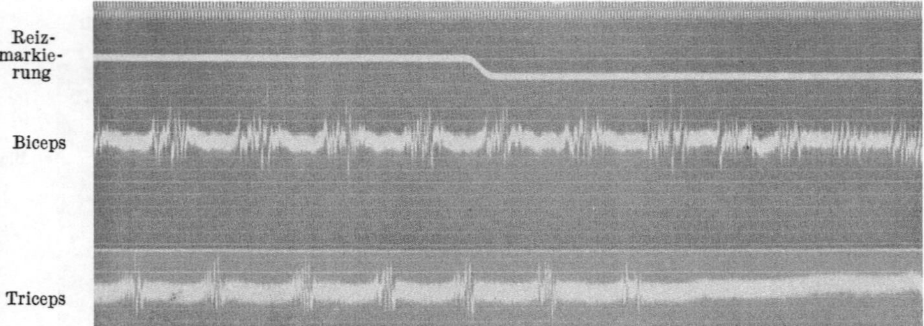

Abb. 270a. Dentatum-Bindearmläsion. In der Ausgangsstellung wird der supinierte Vorderarm im rechten Winkel zum Oberarm gehalten. Absinken der Reizmarkierung zeigt die Aufforderung zur Vorderarmbeugung an.

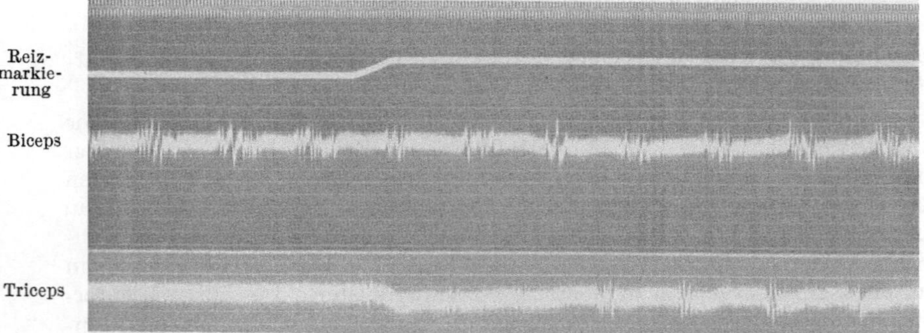

Abb. 270b. Fortsetzung von a. Ansteigen der Reizmarkierung zeigt das Ende der Vorderarmbeugung an.

eine in der Ausgangslage vorhandene Antagonisteninnervation verschwinden, sobald eine Bewegung einsetzt. Daß einmal eine alternierende Tätigkeit von Agonisten und Antagonisten, dann wieder isoliert eine rhythmische Aktion der ersteren auftritt, hängt teilweise von rein inneren, nervösen Faktoren ab, da auch bei gleichbleibenden äußeren Bedingungen die Verhältnisse wechseln können. Daneben spielen aber auch letztere eine Rolle. So gelingt es unter anderem durch Anhängen eines Gewichtes eine vorhandene Antagonistentätigkeit zum Verschwinden zu bringen und eine reziproke Tätigkeit in eine alleinige rhythmische Aktion der Agonisten zu verwandeln. Unter Umständen genügt hierfür schon die Eigenschwere des betreffenden Gliedabschnittes. So können beispielsweise, wenn der Vorderarm supiniert im rechten Winkel gegen den herabhängenden Oberarm gehalten wird, Biceps und Triceps, wie in Abb. 270, alternierend tätig sein. Erfolgt nun aus dieser Haltung heraus eine Vorderarmbeugung, so setzt der Biceps seine rhythmische Tätigkeit fort, wobei seine

Perioden näher aneinanderrücken, im Triceps hingegen werden die in der Ausgangsstellung vorhandenen Tätigkeitsperioden wesentlich schwächer oder verschwinden vollkommen, um, wenn die Bewegung ihr Ende erreicht hat, in der neuen Ruhelage wieder aufzutauchen. Auch beim Zeigefinger-Nasenversuch spielt die Eigenschwere des bewegten Gliedes eine Rolle. Hinzukommt noch, daß es sich um eine kompliziertere, mehrgelenkige Bewegung handelt. Dies mag teilweise der Grund dafür sein, daß einmal während der Bewegung bald isoliert die Agonisten kontinuierlich oder rhythmisch tätig sind und erst bei

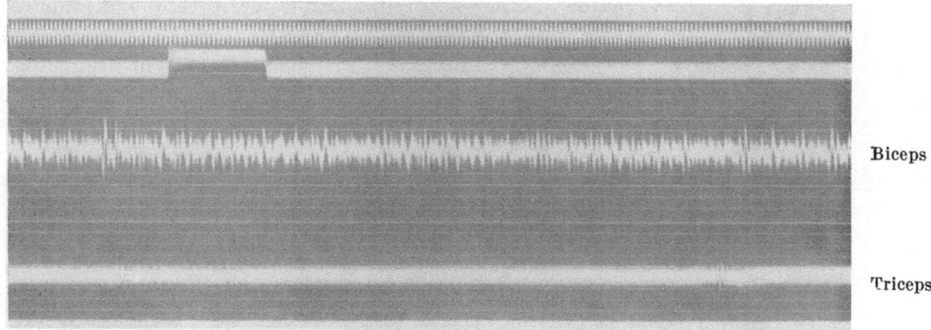

Abb. 271 a. Cerebellartumor operiert. Zeigefinger-Nasenversuch. Rückenlage, Vorderarm supiniert. a Bewegungsbeginn.

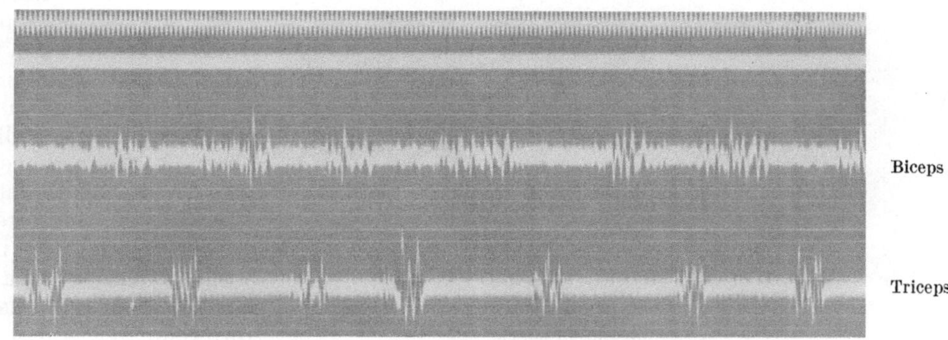

Abb. 271 b. Wie a. Kurz bevor der Zeigefinger die Nase berührt.

Erreichen des Bewegungszieles ein rhythmisches Alternieren einsetzt (Abb. 271), dann wieder letzteres schon während der Bewegungsdurchführung selbst vorhanden ist.

Führt ein Cerebellarkranker einfache Beuge- oder Streckbewegungen nicht langsam, sondern schnell aus, so können diese ganz ebenso wie beim Normalen von einer bestimmten Durchschnittsgeschwindigkeit an, die von Gelenk zu Gelenk verschieden ist, nicht mehr glatt zum Stillstand gebracht werden, sondern erst nach einer einfachen oder mehrfachen Rückbewegung. Dabei konzentriert sich mit zunehmender Geschwindigkeit die Antagonistentätigkeit immer mehr auf den Bewegungsbeginn, verschwindet dann im weiteren Verlaufe der Bewegung, um gegen Ende wieder erneut aufzutauchen. Die Abbremsung der Bewegung kann bei entsprechender Geschwindigkeit derselben ebenso wie beim Gesunden durch eine Rückschlagskontraktion der Antagonisten erfolgen, die sich in zeitlicher und quantitativer Hinsicht nicht von der Norm unterscheidet (Abb. 272 a). Dies ist jedoch keineswegs immer der Fall. Häufig setzt vielmehr die Tätigkeit der Antagonisten verspätet oder nur sehr schwach ein, und schließlich kann eine solche auch völlig fehlen. Es bestehen in dieser Hinsicht nicht nur Unterschiede von Fall zu Fall, sondern auch bei ein und demselben Kranken kann von zwei Bewegungen gleicher Durchschnittsgeschwindigkeit die eine mit, die andere ohne Antagonistenrückschlag ablaufen (Abb. 272 a und b). Es geht also die Abbremsung schneller Bewegungen durch die Antagonisten zwar nicht völlig verloren, sie büßt aber doch erheblich an Präzision ein. Das STEWART-HOLMESsche Phänomen ist hierauf zurückzuführen und auch bei Zielbewegungen tritt dies sehr deutlich in Erscheinung. Hinzu kommt bei letzteren das Unvermögen, die erreichte neue Lage gleichmäßig aufrecht zu erhalten. So hat in Abb. 273 der Kranke die Aufgabe, mit einem am Registrierapparat befestigten Pfeil eine Zielmarke genau zu treffen. Nach einem anfänglichen Über-das-Ziel-hinausschießen kommt es dabei zu einem ständigen Oscillieren um letzteres. An die Stelle einer kontinuierlichen Agonistentätigkeit tritt eine rhythmisch gegliederte, zu der in wechselndem Ausmaß eine ebensolche, aber reziproke der Antagonisten hinzukommt. Es resultiert so das typische Bild des Intentionstremor mit einer Frequenz von 4 pro Sekunde. Feste Beziehungen zwischen letzterem und der Hauptbewegung in dem Sinne, daß der Agonist der letzteren auch während des anschließenden Tremor der am stärksten tätige Muskel ist, bestehen dabei nicht, es ist vielmehr zu beobachten, daß unabhängig davon, ob eine Bewegung nach der Beuge- oder Streckseite erfolgt, in dem anschließenden Tremor der gleiche Muskel, z. B. der Extensor, am stärksten in Tätigkeit ist. Es zeigt dies, daß der Tremor nicht einfach eine Steigerung der an schnelle Bewegungen sich schon normalerweise anschließenden wellenförmigen Nachbewegungen darstellt, sondern einen pathologischen Mechanismus, der seinen eigenen Gesetzen folgt, und die normale, physiologische Struktur der Bewegung durchbricht.

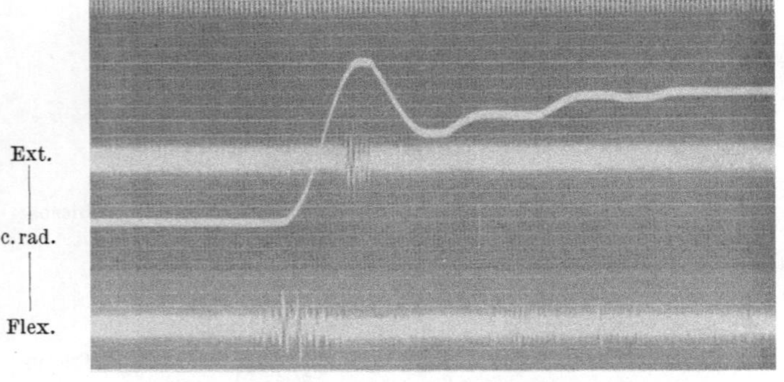

Abb. 272 a. Cerebellare multiple Sklerose. Schnelle Handbeugung mit Antagonistenrückschlag.

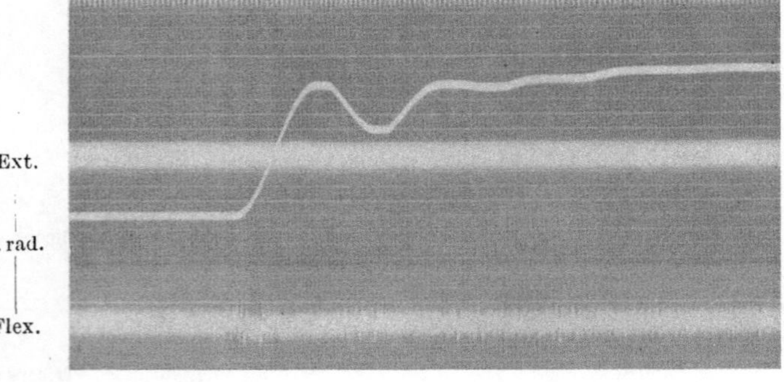

Abb. 272 b. Wie a. Schnelle Handbeugung ohne Antagonistenrückschlag.

Die agonistischen, kollateralen und rotatorischen *Synergisten* zeigen hinsichtlich des zeitlichen Einsatzes und der Intensität ihrer Tätigkeit beim Cerebellarsyndrom keine Abweichungen von der Norm, wie unter anderem an der synergischen Handaufrichtung beim Faustschluß, der Tätigkeit der Pars lateralis deltoidei und des Pectoralis beim Vorwärtsführen des Armes, des Trapecius als

Fixator des Schulterblattes beim Armheben festzustellen ist. Wohl aber zeigt die Tätigkeit der Synergisten überall dort, wo eine cerebellare Ataxie in Erscheinung tritt, den gleichen Mangel an Gleichmäßigkeit, wie die der Agonisten und Antagonisten. An die Stelle einer kontinuierlichen Impulsfolge tritt auch hier eine Serie von einzelnen Tätigkeitsgruppen, die mit einer Frequenz von

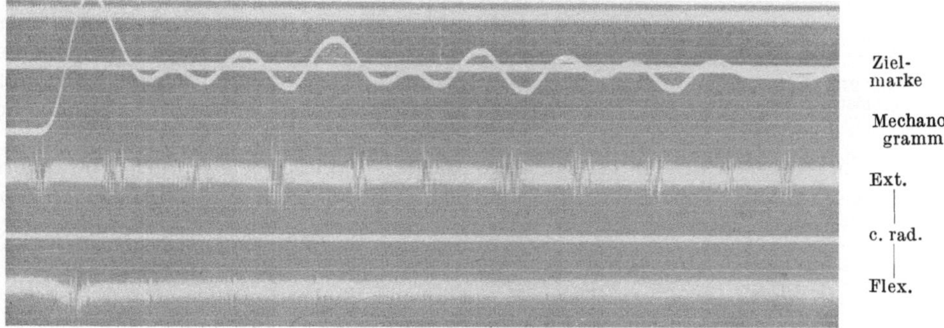

Abb. 273. Cerebellare multiple Sklerose. Schnelle Handstreckung mit Ziel.

4—5 pro Sekunde einander folgen. Im Tätigkeitsbild der Synergisten tritt sogar die rhythmische Gliederung oft schärfer in Erscheinung als in dem der Agonisten, die in ihrer Funktion mehr von den jeweiligen Bedingungen, wie der Einwirkung äußerer Kräfte abhängig sind. So zeigt in Abb. 274 beim Erheben des Armes der als kollateraler Synergist tätige Pectoralis eine sehr ausgeprägte rhythmische,

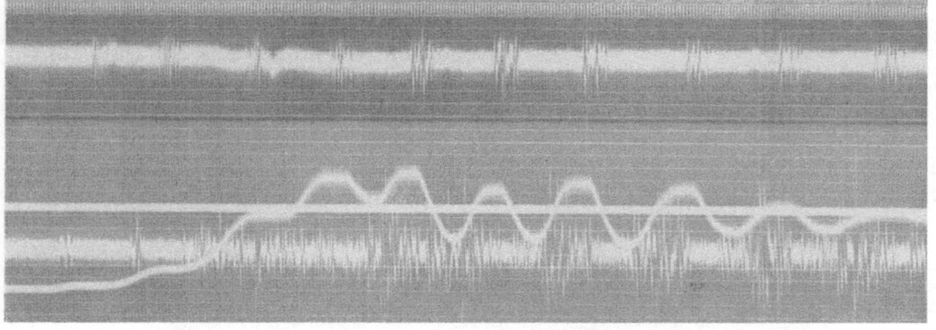

Abb. 274. Aktive Erhebung des Armes nach vorn bis zur Horizontalen.

der agonistische Deltoideus eine mehr kontinuierliche Tätigkeit, aus der sich in regelmäßigen Intervallen stärkere Tätigkeitsgruppen herausheben. Hierzu kommen gewisse Unterschiede in der Dauer und Frequenz der einzelnen Tätigkeitsperioden von Agonisten und Synergisten, so daß ihre Wechselbeziehungen keine so strengen sind wie zwischen Agonisten und Antagonisten. Kombiniert man die Ableitung von einem Agonisten nacheinander mit Ableitungen von den verschiedenen Synergisten, so läßt sich daraus ein recht getreues Gesamtbild verschiedener Bewegungen entwerfen (Abb. 275 und 276). Dabei zeigt sich, daß ein Teil der Synergisten synchron mit den jeweiligen Agonisten tätig ist, ein anderer alternierend. Diese Wechselbeziehungen lassen sich jedoch nicht in ein festes Schema einordnen, sondern sind nach den verschiedensten Richtungen hin wandelbar. So sind, wie Abb. 276 zeigt, laterale Partie des Deltoideus und Pectoralis beim Beugen des Vorderarmes in der Vertikalen alternierend tätig. Dabei kann aber in dem einen Fall der Deltoideus, in dem anderen der Pectoralis synchron mit dem führenden Agonisten, dem Biceps gehen. Auch innerhalb der gleichen Bewegung können die Verhältnisse wechseln, so daß in der einen Richtung, z. B. beim Erheben des Armes im Schultergelenk, ein kollateraler Synergist synchron mit den Agonisten, in der anderen Richtung z. B. beim Sinkenlassen alternierend tätig ist.

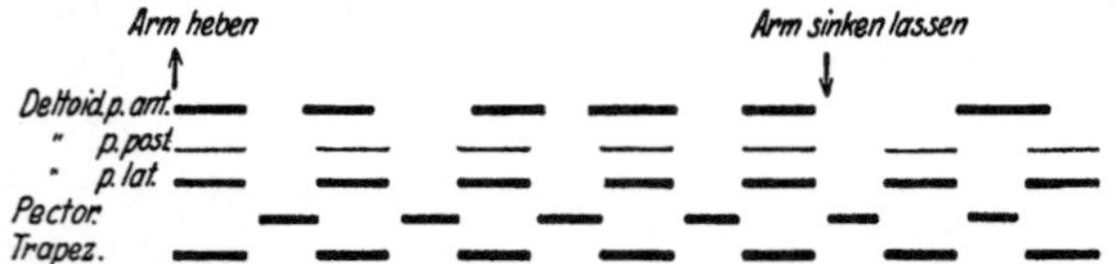

Abb. 275. Cerebellarkranker. Schema der Zusammenarbeit von Agonisten, Antagonisten und Synergisten beim Vorwärtsheben des Armes bis zur Horizontalen.

Für die Gestalt der cerebellaren Ataxie — analoges gilt auch für andere Ataxieformen — sind neben der aktiven Tätigkeit der Agonisten, Antagonisten

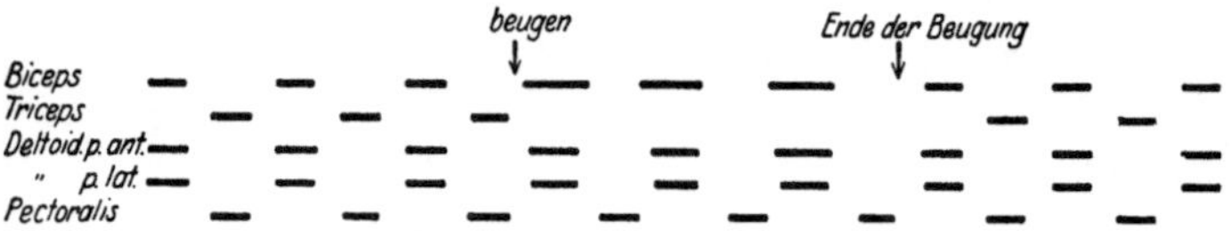

Abb. 276. Cerebellarkranker. Schema der Zusammenarbeit von Agonisten, Antagonisten und Synergisten beim Beugen des supiniert im rechten Winkel zum Oberarm gehaltenen Vorderarms.

und Synergisten auch passive Kräfte, in erster Linie Trägheit, Elastizität und Schwerkraft von Bedeutung. Wenn einem Tremor eine isolierte rhythmische Tätigkeit der Agonisten zugrunde liegt, ohne Beteiligung der Antagonisten, so ist dies nur so zu verstehen, daß zwischen den Perioden der Agonistentätigkeit passive Kräfte das Glied in die Ausgangslage zurückzuführen suchen. Bei Bewegungen, die unter Ausschaltung der Schwere und äußerer Kräfte erfolgen, zeigt ein Vergleich vom Mechanogramm und Aktionsstrombild (Abb. 277), daß jede einzelne Tätigkeitsperiode früher beginnt, aber auch früher zu Ende ist als die zugehörige Phase der Bewegungskurve. Es wird also letztere durch die Tätigkeit der

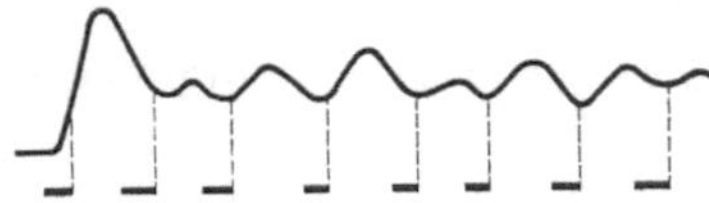

Abb. 277. Schema der Zusammenarbeit von aktiven und passiven Kräften bei einer cerebellaren Ataxie. Oben: Bewegungskurve, und zwar bedeutet Aufwärtsbewegung Streckung. Unten: Streckertätigkeit.

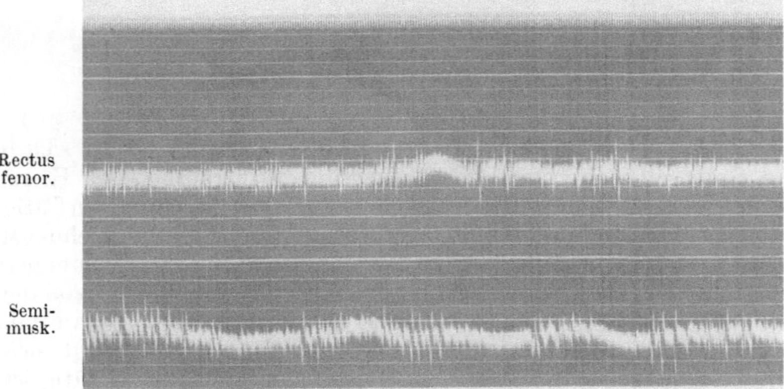

Abb. 278. Cerebellarläsion. Kniehackenversuch.

Agonisten nur in Gang gebracht und läuft dann auch ohne diese weiter, einfach infolge der Trägheitskräfte des bewegten Gliedes selbst. Inzwischen kommen aber die elastischen Kräfte der gedehnten Antagonisten zur Geltung, bremsen die Trägheitskräfte ab und führen darüber hinaus zu einer Rückbewegung, bis dann eine neue Tätigkeitsgruppe im Agonisten einsetzt. Unterstützt wird die Elastizität der Antagonisten in den Fällen, in denen ein reziprokes Tätigkeitsbild vorhanden ist, durch eine aktive Tätigkeit derselben. Wenn wir berücksichtigen, daß die elastischen Kräfte, die beim Gesunden schon durch eine passive Bewegung von nur 10° in den gedehnten Muskeln des Handgelenks entstehen, 250 g das Gleichgewicht halten, so zeigt dies, daß die Bedeutung passiver Kräfte für den Ablauf pathologisch veränderter Bewegungen eine erhebliche sein kann. Es gilt dies auch für die Eigenschwere der betreffenden Gliedabschnitte und die Einwirkung äußerer Kräfte.

Das Charakteristische der cerebellaren Bewegungsstörung kommt am klarsten zur Darstellung bei Bewegungen der oberen Extremitäten. An den unteren Extremitäten ist zwar ebenfalls, wie beim Kniehackenversuch an den Kniebeugern und Streckern, eine Gliederung in rhythmische Tätigkeitsperioden festzustellen (Abb. 278), doch ist diese, was Dauer und Aufeinanderfolge derselben, ferner die Wechselbeziehungen von Agonisten und Antagonisten betrifft, eine weit unregelmäßigere.

Hin- und Herbewegungen (Adiadochokinesis). Für den in diagnostischer Hinsicht wichtigen Ablauf von Hin- und Herbewegungen bei Cerebellarläsionen sind Intensität und Extensität des pathologischen Prozesses, ferner auch kompensatorische Vorgänge von Bedeutung. Verfolgt man nach operativer Resektion einer Cerebellarhälfte das Bewegungsbild über einen längeren Zeitraum, so ist festzustellen, daß dieses gewisse Wandlungen erfährt. So zeigt in Abb. 279 a 5 Monate nach Entfernung einer Kleinhirnhälfte der Bewegungsablauf sehr erhebliche Unregelmäßigkeiten. Die Aneinanderreihung der einzelnen Beuge- und Streckphasen ist keine fließende, es kommt zur Plateaubildung an den Wendepunkten, und die Maximalgeschwindigkeit bleibt mit 1 pro Sekunde weit hinter der Norm zurück, obwohl die Reziprozität von Agonisten und Antagonisten erhalten ist. Tätigkeit im Extensor entspricht Ruhe im Flexor und umgekehrt, und zwar auch dann, wenn wie im rechten Teil von Abb. 279a der Übergang von einer Bewegungsrichtung in die andere nicht unmittelbar erfolgt, sondern sich ein Plateau dazwischen schiebt. Mehrere Monate später ist die motorische Leistung eine wesentlich bessere (Abb. 279 b). Der Bewegungsablauf ist ein gleichmäßigerer, die einzelnen Phasen gehen ohne Plateaubildung fließend ineinander über, Agonisten und Antagonisten sind ebenso wie früher reziprok tätig. Wesentlich ist, daß trotzdessen eine ausgesprochene Adiadochokinesis besteht. Die von dem Kranken erreichbare Maximalfrequenz beträgt nur etwas mehr als eine Hin- und Herbewegung pro Sekunde, gegenüber 4—8 beim Normalen.

Ganz analoge Befunde sind auch bei Kleinhirnläsionen anderer Ätiologie, wie bei otogen bedingten, bei cerebellaren Formen der multiplen Sklerose u. a. zu erheben, und zwar bei Hin- und Herbewegungen in den verschiedensten Gelenken. So zeigt Abb. 280 das Bild einer Adiadochokinese bei Bewegungen im Fußgelenk, Abb. 281 bei fortlaufender Pro- und Supination des Unterarms. Neben Kurven mit Unregelmäßigkeiten des Bewegungsablaufes, inkoordinierten Beschleunigungen und Verlangsamungen im Ablauf der einzelnen Phasen, Plateaubildung an den Wendepunkten finden sich immer wieder solche mit glattem Verlauf und fließenden Bewegungsübergängen. Allen gemeinsam ist das Bestehenbleiben der Reziprozität von Agonisten und Antagonisten, wenn sich auch in den feineren Beziehungen zwischen Muskeltätigkeit und Bewegungsablauf gewisse Abweichungen von der Norm feststellen lassen. Die mehrfach vertretene Auffassung, daß die cerebellare Adiadochokinese auf eine Störung in den Wechselbeziehungen von Agonisten und Antagonisten zurückzuführen sei, ist also in dieser allgemeinen Form nicht haltbar. Weshalb gelingt es aber dem Kranken nicht, über eine bestimmte Bewegungsgeschwindigkeit herauszukommen? Einen Ermüdungsfaktor im Sinne von GREGOR und SCHILDER zur Klärung heranzuziehen ist, wie F. H. LEWY bereits betont hat, nicht angängig. Eine Abnahme der Kontraktionshöhe gehört so wenig zum allgemeinen

xt.
rad.

lex.
rad.

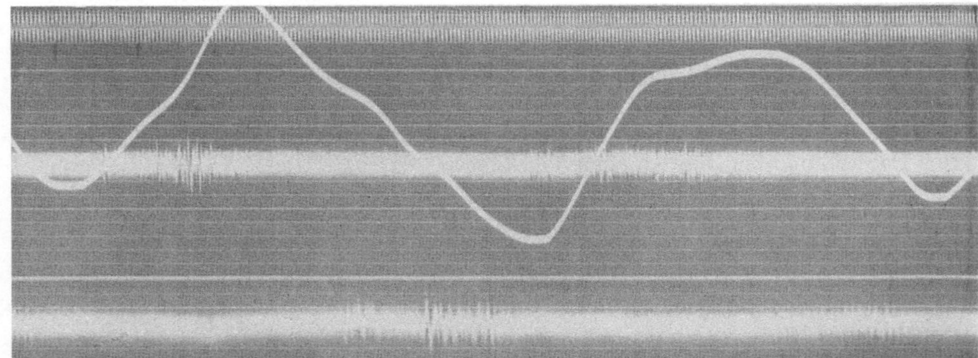

a

Ext.
c. rad.

Flex.
c. rad.

b

Abb. 279 a u. b. Fortlaufende Hin- und Herbewegung im Handgelenk nach Resektion der linken Cerebellarhälfte. ↑ Extension. a 5 Monate danach, b 9 Monate danach.

Bild der Adiadochokinese, daß dem keine Bedeutung zugesprochen werden kann. Beachtlicher ist die mehrfach in der Literatur ausgesprochene Vermutung, daß ein Mangel an Rückstoßbindung den wesentlichen Faktor darstellt. Bei Einzelbewegungen schließt sich bekanntlich unter bestimmten Bedingungen an eine Tätigkeit der Agonisten eine solche der Antagonisten, der sog. Rückschlag (Rebound) an, der die Ausgangsbewegung abbremst und zu einer teilweisen Rückbewegung führt. Es liegt nahe anzunehmen, daß dieser bei Einzelbewegungen vorhandene Rückschlag bei fortlaufenden Bewegungen mit der Aneinanderreihung der einzelnen Phasen betraut ist, sei es auf dem Wege über eine sukzessive Induktion im Sinne SHERRINGTONs oder durch Vermittlung propriozeptiver Impulse. Nun tritt aber ein Antagonistenrückschlag erst bei einer bestimmten, in den einzelnen Gelenken verschiedenen Bewegungsgeschwindigkeit auf. Wenn er also bei der Aneinanderreihung einzelner Beuge- und Streckphasen zu fortlaufenden Bewegungen tatsächlich eine Rolle spielt, so kann dies doch nur von einer bestimmten Durchschnittsgeschwindigkeit an der Fall sein. Es besagt dies, daß, wenn eine Beeinträchtigung des Antagonistenrückschlages, die in gewissem Umfange, wie S. 1026 gezeigt, tatsächlich vorhanden ist, für das Zustandekommen der Adiadochokinesis den wesentlichen Faktor darstellen soll, die erreichbare Maximalgeschwindigkeit bis an die Grenze heranreichen müßte, von der an normalerweise überhaupt ein Rückschlag auftritt. Dies ist jedoch, wie die Ausmessung entsprechender Bewegungskurven gezeigt

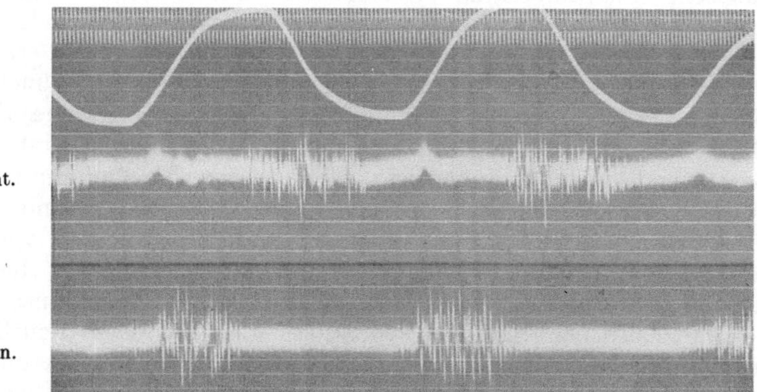

Abb. 280. Fortlaufende Dorsal- und Plantarflexion des Fußes. ↑ Dorsalflexion. Oblongatatumor mit Cerebellarerscheinungen.

hat, in der überwiegenden Mehrzahl der Fälle nicht der Fall. Der Versuch, von der Struktur der Einzelbewegung her zu einem Verständnis der Adiadochokinesis zu gelangen, ist also nicht gangbar, die fortlaufende Hin- und Herbewegung stellt vielmehr eine Bewegungsform dar, die sich von der Einzelbewegung grundsätzlich unterscheidet. In diesem Sinne spricht unter anderem auch die Art des subjektiven Erlebnisses dabei. Wir haben bei der Ausführung einer fortlaufenden Hin- und Herbewegung nicht das Empfinden, jede Einzelphase zu kontrollieren, sondern das Erlebnis eines einheitlichen, geschlossenen Bewegungsvorganges. Dem entspricht ein physiologisches Bewegungsbild, bei dem Muskeltätigkeit und äußerer Bewegungseffekt, aktive und passive Kräfte in einem von der Bewegungsgeschwindigkeit abhängigen Verhältnis so geordnet sind, daß daraus ebenfalls eine Einheit resultiert. Subjektives Erlebnis und physiologische Struktur der Hin- und Herbewegung weisen darauf hin, daß diese nicht die Aneinanderreihung einzelner Beuge- und Streckphasen darstellt, sondern ein besonderes, von der Einzelbewegung unterschiedenes, motorisches Geschehen, das ein einheitliches Ganzes bildet. Für seinen normalen Ablauf ist eine wesentliche Voraussetzung die Integrität des cerebellaren Systems. Störungen der Diadochokinesis treten aber auch bei Läsionen anderen Sitzes, wie solchen der hinteren Wurzeln, der Stammganglien und des Cortex auf. Dabei lassen

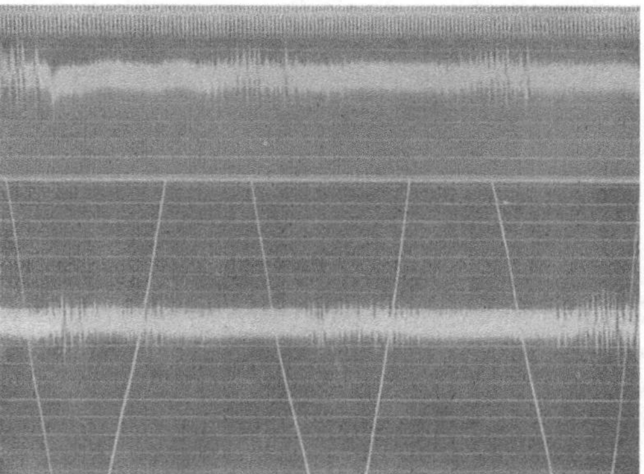

Abb. 281. Fortlaufende Pro- und Supination im linken Ellenbogengelenk, derselbe Kranke wie Abb. 280. ↑ Pronation.

sich, je nach dem Sitz der Läsion Inkoordinationen verschiedener Art wie Ataxie, Tremor, gleichzeitige Tätigkeit von Agonisten und Antagonisten feststellen, die zur Erschwerung des Ablaufes fließender Hin- und Herbewegungen beitragen. Es ist aber nicht möglich, ausgehend von diesen Inkoordinationen den Gesamtkreis der Adiadochokinesis in eine Reihe von Untergruppen aufzulösen, die den einzelnen Systemen entsprechen und durch bestimmte pathophysiologische Charakteristika voneinander unterschieden sind. Es scheitert dies daran, daß einmal die genannten Inkoordinationen für sich allein die Adiadochokinesis in den betreffenden Fällen nicht immer erklären, daß sie fernerhin keineswegs regelmäßig vorhanden sind. Es sind vielmehr bei den verschiedenen Läsionen, solchen radikulären, cerebellaren, extrapyramidalen und corticalen Sitzes Kurven zu registrieren, von denen ohne Kenntnis des klinischen Gesamtbildes nicht zu sagen ist, welche Läsion ihnen zugrunde liegt. Es sind dies die nicht seltenen Fälle, in denen die Bewegung fließend, glatt, durch eine reziproke Tätigkeit von Agonisten und Antagonisten vorwärts getrieben, abläuft und trotzdessen nur eine weit unter der Norm liegende Maximalgeschwindigkeit erreicht wird, das Wesen der Adiadochokinesis, die Störung eines ganzheitlichen Bewegungsvorganges also besonders deutlich in Erscheinung tritt. Es handelt sich bei der Adiadochokinese danach um eine Bewegungsstörung, die in ihrem Kern nicht strukturgebunden im Sinne einer strengen Lokalisation ist, sondern bei Läsionen verschiedenen Sitzes auftreten und den gleichen pathophysiologischen Aufbau zeigen kann.

Nystagmus. Die einzelnen Schläge des Nystagmus sind selbst bei rascher Frequenz desselben Tetani. Die Erregungsform ist von der bei willkürlicher Innervation nicht wesentlich unterschieden, ein sicherer Rhythmus läßt sich nicht auszählen (P. Hoffmann).

Gang. Das Aktionsstrombild der cerebellaren Gangstörung ist wenig charakteristisch. Aufbau der einzelnen Tätigkeitsgruppen und ihre Beziehung zueinander und zu den einzelnen Bewegungsphasen zeigen keine charakteristischen Abweichungen von der Norm. Auch eine Überinnervation, wie bei der Hinterwurzelataxie, ist nicht vorhanden, wohl aber finden sich Inkoordinationen der Art, daß im Verlaufe der Bewegung in den verschiedensten Muskeln Impulse an falschen Stellen auftauchen.

9. Corticale Läsionen.

Einzelbewegungen. Was über das Aktionsstrombild bei Läsionen der vorderen Zentralwindung zu sagen ist, findet sich in dem Abschnitt über die Pyramidenbahnläsionen. Einzugehen ist aber noch auf die Befunde bei Läsionen der Retrozentral- und Parietalregion. Sie beschränken sich vorerst noch auf wenige Fälle und bedürfen noch der Ergänzung. So viel geht jedoch aus den Aktionsstrombildern bereits hervor, daß bei der corticalen Ataxie eine Überinnervation der Agonisten keine wesentliche Rolle spielt. Führen die Kranken langsame Bewegungen aus, so steht im Tätigkeitsbild der Agonisten im Vordergrunde eine Ungleichmäßigkeit der Impulsverteilung, sei es im Sinne einer wechselnden Intensität, sei es in dem Sinne, daß die Impulsfolge eine Aufspaltung in einzelne Gruppen erfährt. Schon dies allein kann dazu führen, daß der Bewegungsablauf nicht mehr ein glatter, sondern ein stufenförmiger ist und in einzelnen Absätzen erfolgt. Hinzukommen kann als ein weiterer, im gleichen Sinne wirkender Faktor ein inkoordiniertes Dazwischentreten der Antagonisten. So zeigen in Abb. 282 Extensoren und Flexoren eine ausgesprochen rhythmische Gliederung, die besonders in den letzteren recht regelmäßig ist und mit ihrer Frequenz von 5 pro Sekunde weitgehend der cerebellaren Ataxie ähnelt, wenn auch eine strenge Reziprozität nicht vorhanden ist. Es bestätigt dies durchaus die klinische

Erfahrung, daß manche Fälle von corticaler Ataxie das Gepräge eines cerebellaren Intentionstremor tragen. In anderen Fällen ist jedoch eine bestimmte Frequenz im Rhythmus von Agonisten und Antagonisten nicht festzustellen und ihre Tätigkeit erfolgt in unregelmäßigen Impulsfolgen.

Bei *schnellen* Bewegungen zeigen die Antagonisten eine Rückschlagskontraktion, die sich in Abb. 283 in zeitlicher und quantitativer Hinsicht nicht von der Norm unterscheidet. Ob dies stets der Fall ist, müssen weitere Erfahrungen zeigen.

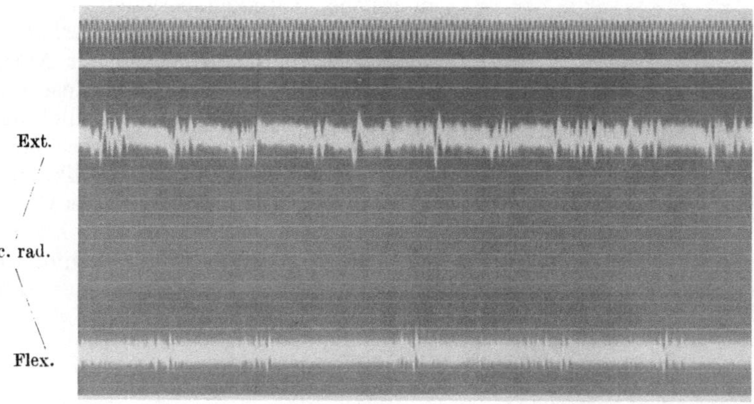

Abb. 282. Corticale Ataxie, traumatisch bedingt. Zeigefinger-Nasenversuch. Vorderarm in Supination.

Hin- und Herbewegungen. Daß bei Läsionen der Retrozentral- und Parietalregion die Ausführung von fortlaufenden Hin- und Herbewegungen erschwert sein kann, ist eine bekannte klinische Erfahrung. Abb. 284 zeigt eine solche ausgesprochene corticale Adiadochokinese. Die Maximalfrequenz, die der Kranke erreicht, ist eine sehr geringe, die einzelnen Beuge- und Streckphasen zeigen einen unregelmäßigen Verlauf, ihre Aneinanderreihung erfolgt nur stellenweise fließend, an anderen Stellen erfährt sie eine Verzögerung durch Plateaubildung. Im Aktionsstrombild ist, besonders deutlich im Extensor, an Stelle der normalen kontinuierlichen Stromfolge eine Aufspaltung in einzelne durch Saitenruhe voneinander getrennte Gruppen von Strömen vorhanden. Die Wechselbeziehungen der Extensor- und Flexortätigkeit lassen in gewissem Umfange zwar ein reziprokes Verhalten erkennen, es finden sich jedoch immer wieder Abweichungen hiervon, indem einzelne Stromgruppen die Saitenruhe zwischen den Haupttätigkeitsphasen durchbrechen. Diese immer wieder stoßweise einsetzende Antagonistentätigkeit, verbunden mit einem Mangel an Gleichmäßigkeit und Geschlossenheit der Agonistentätigkeit ist es, die dem Bewegungsablauf ein ausgesprochen ataktisches Gepräge gibt. Es wäre aber falsch, allein von dieser Ataxie her die corticale Adiadochokinese erklären zu wollen. Es gibt vielmehr auch Fälle von Retrozentral- und Parietalläsionen, die bei der Ausführung von Hin- und Herbewegungen keine ataktischen Erscheinungen zeigen und trotzdessen das

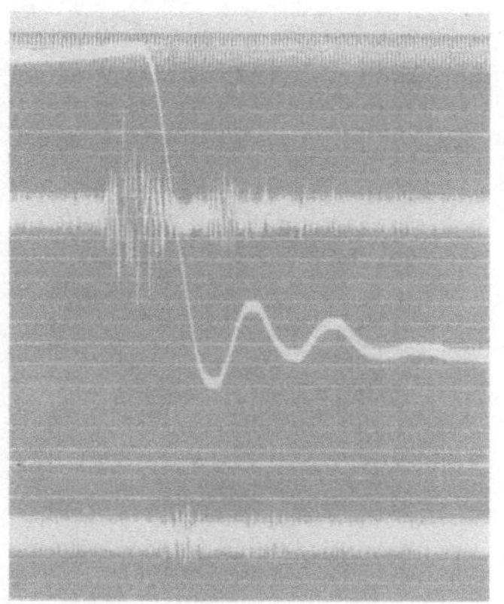

Abb. 283. Corticale Ataxie, traumatisch bedingt. Schnelle Vorderarmbeugung mit Antagonistenrückschlag.

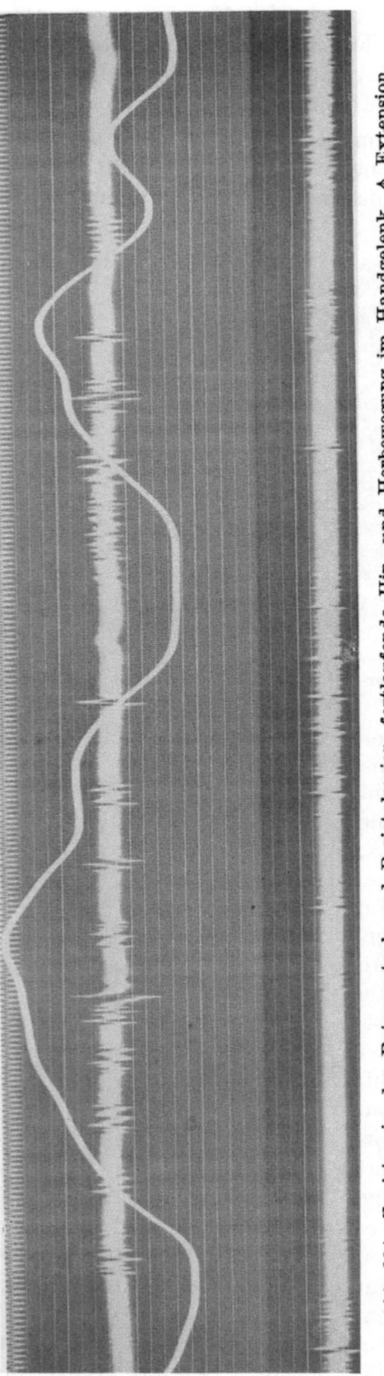

Abb. 284. Excision in der Retrozentral- und Parietalregion, fortlaufende Hin- und Herbewegung im Handgelenk. ↑ Extension. 1 Ext. c. rad. 2 Flex. c. rad.

Bild einer ausgesprochenen Adiadochokinese bieten. So zeigt Abb. 285 eine maximale Frequenz von nur einer Hin- und Herbewegung pro Sekunde gegenüber 6—7 auf der gesunden Seite, obwohl der Ablauf der einzelnen Bewegungsphasen ein glatter ist, die Übergänge fließend erfolgen, die beteiligten Muskeln kontinuierliche Tätigkeitsperioden und ein streng reziprokes Verhalten erkennen lassen. Es muß also neben der Ataxie noch ein anderer Faktor für das Zustandekommen der corticalen Adiadochokinese verantwortlich sein. Daß entsprechendes auch für die Adiadochokinese radikulärer, extrapyramidaler und cerebellarer Genese gilt und diese sich damit als eine einheitliche Bewegungsstörung manifestiert, ist an anderer Stelle gezeigt worden (S. 1031).

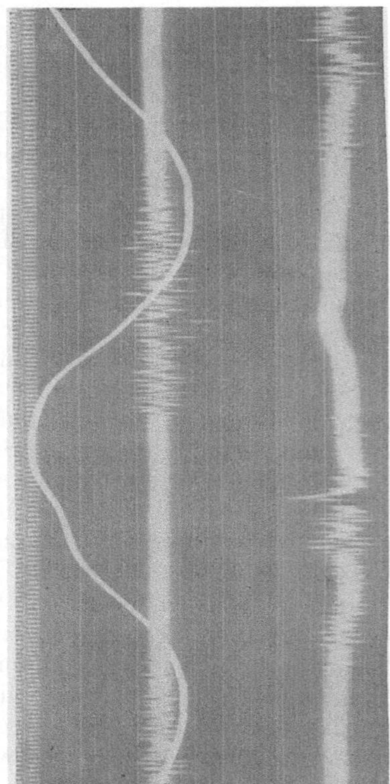

Abb. 285. Excision in der Retrozentralregion, fortlaufende Hin- und Herbewegung im Handgelenk. ↓ Extension. 1 Ext. c. rad. 2 Flex. c. rad.

10. Krampfentladungen.

Die Muskelaktionsströme im epileptischen Anfall zeigen nach Beobachtung von FAHRENKAMP am Menschen, von SUNDBERG, TRENDELENBURG und VOSS

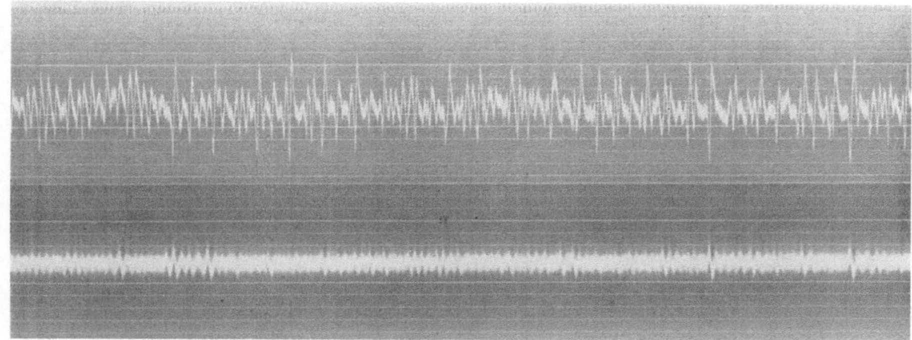
a

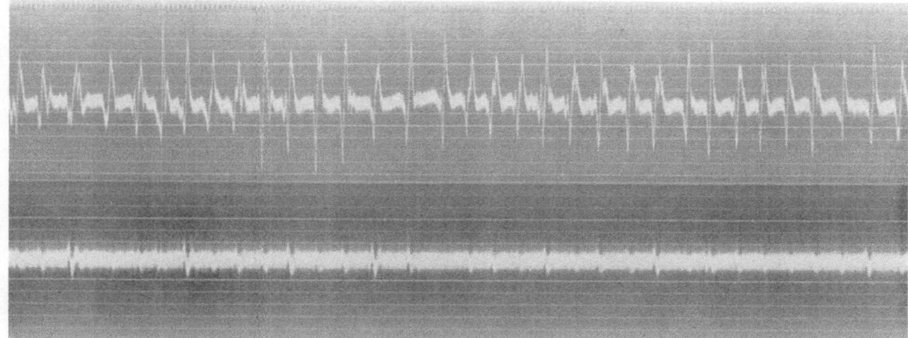
b

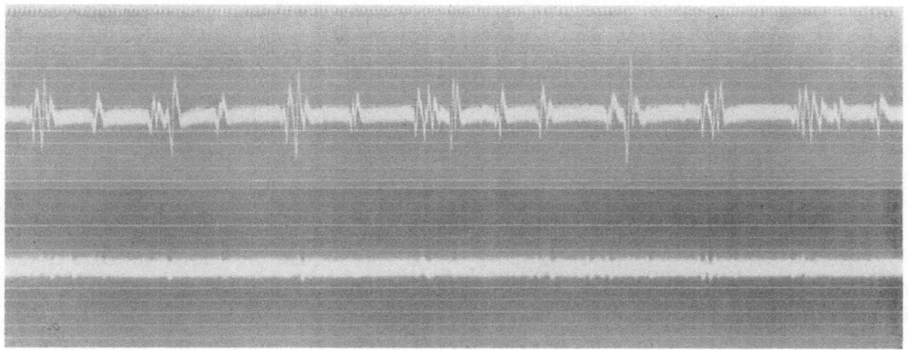
c

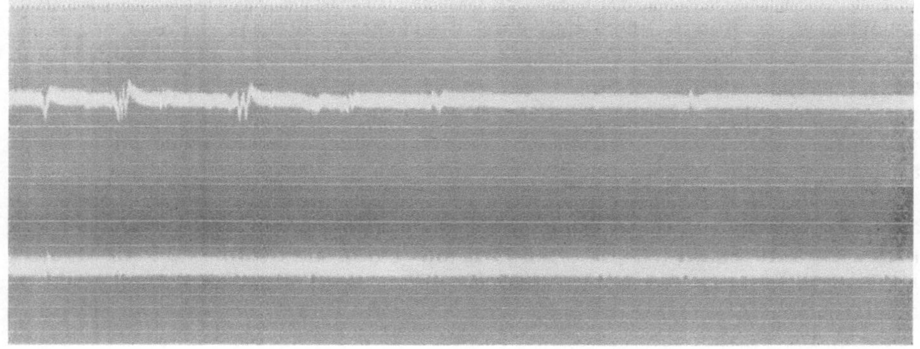
d

am Tier ein ganz analoges Bild wie bei der Willkürinnervation. Auch die Frequenzen bewegen sich in der gleichen Größenordnung. Jede klonische Entladung kann von einer einzelnen, biphasischen Schwankung begleitet sein, aber auch einen Tetanus darstellen, dem eine Serie von Potentialschwankungen entspricht. Über die Wechselbeziehungen der verschiedenen Muskeln im Krampfanfall liegen noch nicht genügend Erfahrungen vor, um Endgültiges sagen zu können. In Abb. 286, die eine Krampfentladung des Armfokus wiedergibt, liegen die Verhältnisse folgendermaßen: Der Anfall beginnt mit einer kontinuierlichen Serie von Impulsen im Flexor c. rad. und einer ebensolchen, aber wesentlich schwächeren im Extensor (a), die Impulsfolge im Flexor löst sich dann (b) in sehr regelmäßige rhythmische Entladungen mit einer Frequenz von 8/sek. auf, die überwiegend aus biphasischen, durch Pausen getrennten Einzelschwankungen bestehen, bei c in kurze Serien von Impulsen übergehen (8/sek.) und bei d sich allmählich erschöpfen. Der Antagonist, d. h. der Extensor c. rad., zeigt während der ganzen Zeit nur geringe, vorwiegend synchrone Entladungen.

11. Psychogene Bewegungsstörungen.

Lähmungen. Die beiden Typen der psychogenen Lähmung, die pseudoschlaffe und die pseudospastische sind in Abb. 287 und 288 einander gegenübergestellt.

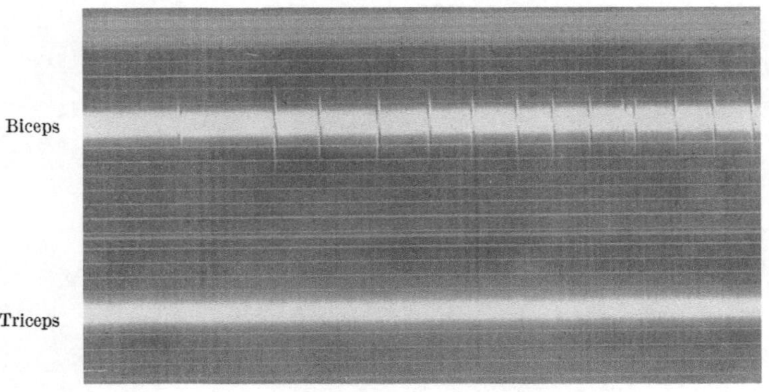

Abb. 287. Psychogene pseudoschlaffe Armlähmung. Aufforderung, den Vorderarm aktiv zu beugen.

Bei der pseudoschlaffen Lähmung kann das Aktionsstrombild noch Innervationsimpulse aufdecken, wenn die Bewegungsanforderung scheinbar erfolglos bleibt. So tritt in Abb. 287 eine Serie von rhythmischen Einzelimpulsen auf, die aber zu schwach ist, um einen lokomotorischen Effekt zustandekommen zu lassen. Ganz anders bedingt ist das Fehlen des letzteren in Abb. 288. Hier wird die Bewegungsaufforderung nicht nur von einer Innervation der Agonisten, sondern gleichzeitig auch von einer extremen Innervation der Antagonisten gefolgt. Letztere ist es, die den pseudospastischen Charakter der Lähmung bedingt und einen nennenswerten Bewegungseffekt nicht aufkommen läßt. Der Innervationsmechanismus ist vollkommen der gleiche, den jeder von uns willkürlich in Gang setzen kann, wenn er eine Bewegung nicht locker, sondern versteift ausführt, d. h. unter gleichzeitiger Anspannung von Agonisten und Antagonisten.

Tremor. So mannigfach die Bilder psychogener Zitterzustände im einzelnen auch sind, so ist dabei doch immer wieder der folgende Grundtyp anzutreffen (Abb. 289 und 290): Die Tätigkeit der an dem Zustandekommen des Tremor beteiligten Muskeln vollzieht sich in einzelnen Tätigkeitsgruppen, die in regelmäßigen Abständen einander folgen und durch Pausen oder Strecken verminderter Tätigkeit getrennt sind, wobei die einzelnen Teile jedes Muskels eine gute Zusammenarbeit zeigen. Antagonistische Muskelgruppen — in Abb. 289 sind dies die Handextensoren und Flexoren — zeigen dabei ein reziprokes Verhalten, Tätigkeit in der einen Gruppe entspricht Ruhe in der entgegengesetzten und umgekehrt.

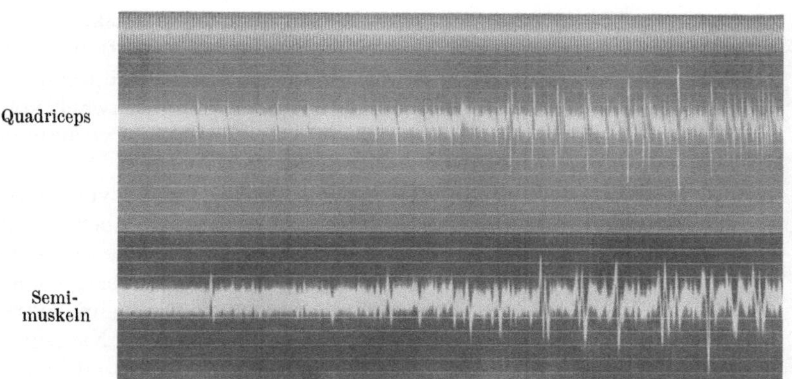

Abb. 288. Psychogene pseudospastische Beinlähmung. Aufforderung, sitzend den Unterschenkel zu strecken.

Abweichungen von dem eben geschilderten Grundprinzip finden sich nach den verschiedensten Richtungen hin. Nicht immer vollzieht sich die Tätigkeit der einzelnen Muskelgruppen in einem so regelmäßigen Rhythmus, wie ihn Abb. 289 und 290 zeigt. Dauer und Abstand der einzelnen Tätigkeitsperioden

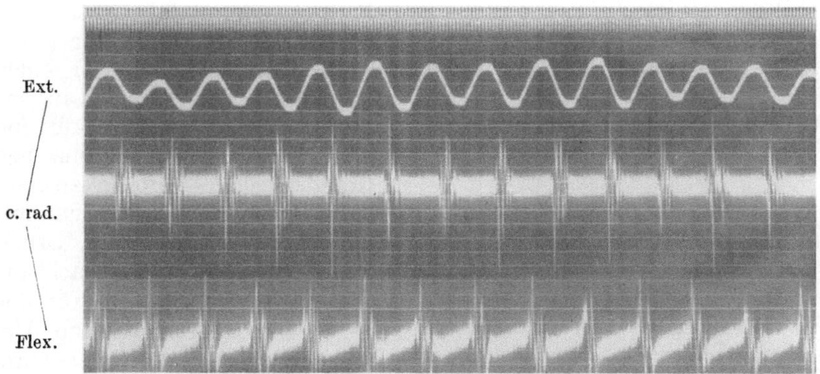

Abb. 289. Psychogener Armtremor. Frequenz: 7/Sek. Hand in Mittelstellung zwischen Pro- und Supination. ↓ Streckung.

können wechseln. An die Stelle eines Alternierens von Tätigkeit und Ruhe können Innervationsstöße treten, die sich aus einer kontinuierlichen Folge von Impulsen herausheben. Auch ein periodisches An- und Abschwellen der Tätigkeitsintensität wird beobachtet.

Was die Wechselbeziehungen der an dem Zustandekommen des Tremor beteiligten Muskelgruppen betrifft, so ist ein Durchbrechen des reziproken Tätigkeitsprinzips nicht nur zu beobachten, wenn der Rhythmus jedes einzelnen Muskels ein unregelmäßiger ist, sondern auch dann, wenn die Tätigkeitsgruppen in ganz unregelmäßigen Abständen einander folgen. Zu beobachten ist dies unter anderem in manchen Fällen von Fußtremor, aber auch gelegentlich an der oberen Extremität, wenn z. B. im Handgelenk der Tremor nicht einfach zwischen Beugung und Streckung oszilliert, sondern mit einer rotatorischen Komponente verbunden ist. Nicht immer sind übrigens die beteiligten Muskelgruppen in gleicher Stärke tätig, unter Umständen liegt vielmehr das Schwergewicht auf einer bestimmten Gruppe, z. B. den Beugern oder den Streckern. Es kann dies soweit gehen, daß überhaupt nur eine Muskelgruppe eine rhythmische Aktion zeigt, während in den Antagonisten keine oder nur eine schwach kontinuierliche Tätigkeit vorhanden ist (Abb. 291).

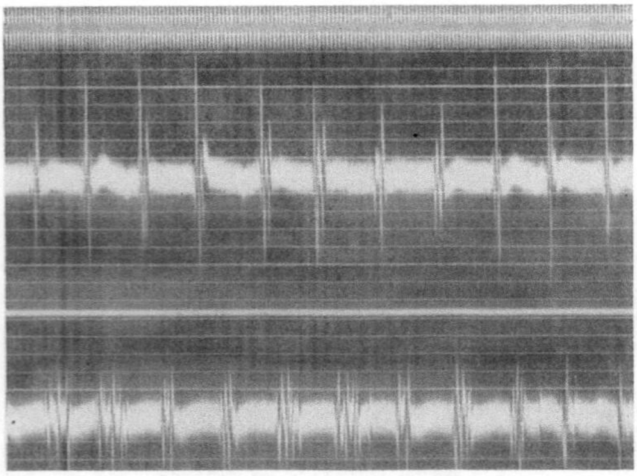

Quadriceps

Semimuskeln

Abb. 290. Psychogener Beintremor. Frequenz: 7/Sek.

Die *Frequenz* des psychogenen Tremor liegt in der überwiegenden Mehrzahl der Fälle zwischen 6—8, d. h. also in der gleichen Größenordnung wie beim extrapyramidalen Tremor. Niedrigere Frequenzen von 4—5 und höhere von 9—12 sind wesentlich seltener, ohne daß sich im übrigen charakteristische Frequenzunterschiede zwischen den einzelnen Gliedabschnitten feststellen lassen. Überraschend ist, mit welcher Konstanz im einzelnen Falle die jeweilige Frequenz festgehalten wird. Verschiedene Lagerung des zitternden Gliedabschnittes, psychische Faktoren, wie die Reproduktion eines Unfallerlebnisses, die Erörterung einer Rentenfrage vermögen zwar die Intensität des Tremor zu steigern, die Frequenz nimmt dabei aber, wenn überhaupt, dann nur sehr wenig zu, selten steigt sie um einen Tremorstoß pro Sekunde an, oft bleibt es bei einer Verkürzung der Pausen zwischen den einzelnen Impulsfolgen, ohne daß es zu einer eigentlichen Frequenzzunahme kommt. Wenn also auf Grund rein subjektiver Beobachtung nicht selten als typisch für den psychogenen Tremor seine Unregelmäßigkeit bezeichnet wird, so gilt dies nicht für die Frequenz. Was oft sprunghaft und in weiten Grenzen wechselt, ist einmal die Tätigkeitsintensität. Hinzu kommen Änderungen in der Gleichmäßigkeit der rhythmischen Tätigkeitsform, sowohl was das Verhalten der einzelnen Muskeln, als auch deren Wechselbeziehungen betrifft. Solche Unregelmäßigkeiten können auch im Verlaufe eines sehr gleichmäßigen Tremor ohne Änderungen der äußeren Bedingungen von Zeit zu Zeit auftauchen. Von Bedeutung ist in dieser Hinsicht ferner unter anderem die Gliedstellung. So zeigt Abb. 292 a bei pronierter Hand einen unregelmäßigen Tremor mit geringer Reziprozität, Abb. 292 b unmittelbar danach bei supinierter Handstellung ein ganz regelmäßiges rhythmisches Alternieren. All das sind aber letzten Endes

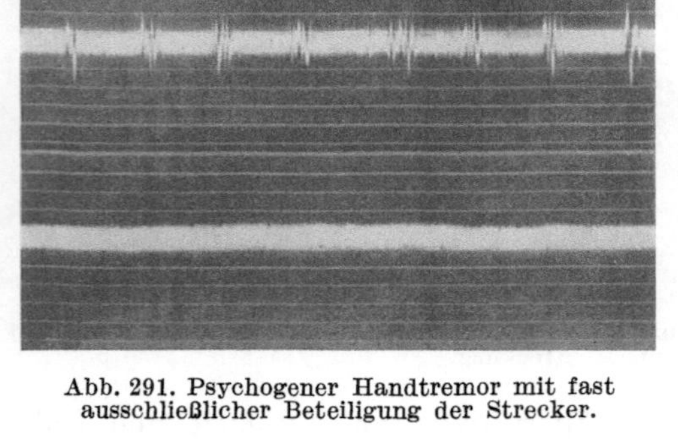

Abb. 291. Psychogener Handtremor mit fast ausschließlicher Beteiligung der Strecker.

nur Abwandlungen ein und desselben eingangs geschilderten Grundprinzips, das unter den verschiedensten Bedingungen immer wiederkehrt.

In klinisch diagnostischer Hinsicht von Wichtigkeit ist die Frage, inwieweit sich auf Grund eines Aktionsstrombildes ein psychogener Tremor von einem organisch bedingten unterscheiden läßt. Wir müssen gestehen, daß wir dabei von nicht ganz befriedigenden Voraussetzungen ausgehen. Fußt doch der Begriff des psychogenen Tremor auf einer rein negativen Feststellung, dem Fehlen von Symptomen, die auf das Vorliegen einer organischen Läsion, wie einer solchen der Stammganglien oder des Cerebellum hinweisen oder auf eine objektiv faßbare Funktionsstörung, z. B. eine solche der Schilddrüse. Es bleibt aber vorerst unentschieden, ob damit den tatsächlichen Verhältnissen Rechnung getragen wird oder nicht, vielmehr lediglich unsere diagnostische Unzulänglichkeit zum Ausdruck kommt. Die Frequenz als solche bildet kein sicheres Unterscheidungsmerkmal. In der Mehrzahl der Fälle von psychogenem Tremor liegt diese in der gleichen Größenordnung wie beim extrapyramidalen, aber auch die Frequenz des Cerebellarkranken ist gelegentlich zu beobachten. Vielfach wird in der Abhängigkeit von emotiven, psychischen Faktoren ein Hinweis auf die psychogene Natur eines Tremor gesehen. In gewissem Umfange mag dies zutreffen. Die gleiche Abhängigkeit ist aber immer wieder auch bei sicheren organischen Läsionen zu beobachten, und wie das Aktionsstrombild zeigt, ist auch die Art, wie der Tremor auf emotive Faktoren reagiert, in beiden Fällen die gleiche. Es kommt in erster Linie zu einer Intensitätszunahme, während das Tätigkeitsbild als solches in seinem Kern unverändert bleibt. Unregelmäßigkeiten des Verlaufes werden ferner ebenfalls für die psychogene Natur eines Tremor angeführt, aber auch der organische ist nicht frei davon. Gewiß, es gibt Fälle von psychogenem Tremor, in denen Unregelmäßigkeiten der Rhythmus und der Wechselbeziehungen antagonistischer Muskelgruppen in einem Ausmaß vorhanden sind, wie sie bei organischen Läsionen kaum beobachtet werden. Daneben stehen aber nicht minder zahlreiche Fälle von psychogenem Tremor mit einer außerordentlich zäh festgehaltenen Regelmäßigkeit, die sich ihrem Gesamtbilde nach in nichts von einem organisch bedingten Tremor unterscheiden. So ist es beispielsweise unmöglich, aus Abb. 289 und 290 irgendeinen Unterschied gegenüber einem organischen extrapyramidalen Tremor herauszulesen. Es gelingt sogar jedem Einzelnen von uns willkürlich einen Tremor zu produzieren, der sich nicht von dem eines Parkinson unterscheidet (Abb. 293).

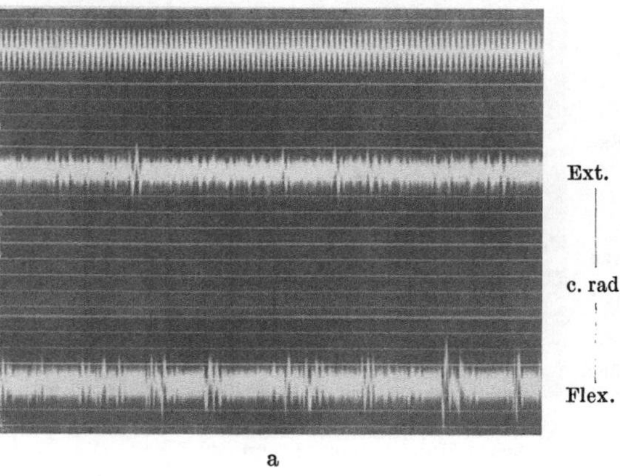

a

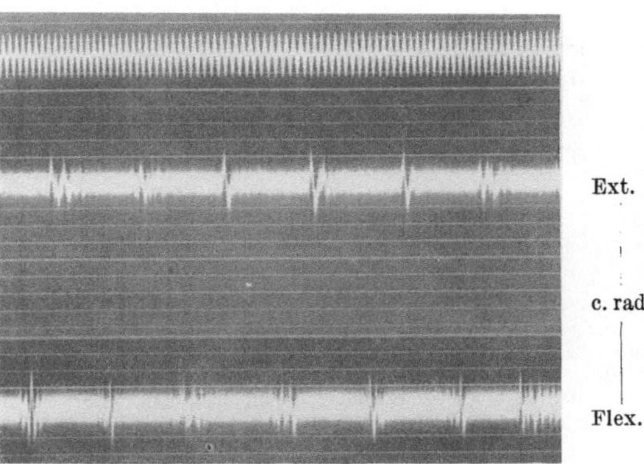

b

Abb. 292 a u. b. Psychogener Tremor. Unterarm dem Tisch aufliegend, Hand frei gehalten. a Proniert. b Supiniert.

Auch das von den meisten Gesunden im Sitzen produzierbare Fußzittern, ebenso der hysterische Klonus machen hiervon keine Ausnahme. Sie sollen sich zwar nach WERTHEIM-SALOMONSOHN dadurch von dem organischen Tremor unterscheiden, daß es sich gegenüber der rhythmischen Natur des letzteren um eine dauernde, in ihrer Intensität periodisch schwankende Willkürkontraktion handelt, doch trifft dies nicht oder zum mindesten nicht für alle Fälle zu. Es vermag vielmehr der Gesunde und der Hysteriker die gleiche rhythmische Tätigkeit zu produzieren wie der organisch Kranke.

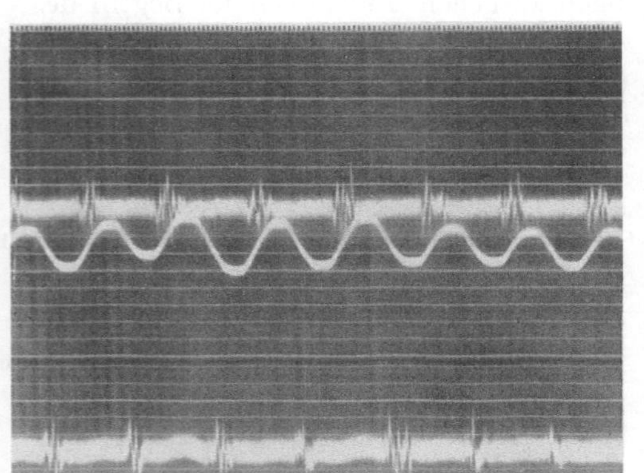

Abb. 293. Willkürlich, von einem Gesunden produzierter Handtremor. Frequenz: 6 Sek. (Vgl. den Tremor eines Parkinson, Abb. 234.)

Regelmäßige, streng rhythmisch gegliederte Tätigkeitsbilder wie in Abb. 289 und 290 können gelegentlich auch beim Basedow beobachtet werden. In der Mehrzahl der Fälle ist der Tremor hier aber unregelmäßiger und in wechselndem Ausmaß von einer kontinuierlichen Impulsfolge überdeckt (Abb. 294). Noch mehr gilt dies für den neurasthenischen Tremor und den nach Adrenalin. Hier tritt die Gliederung in einzelne rhythmische Tätigkeitsgruppen zurück gegenüber einer kontinuierlichen Grundinnervation, aus der sich rhythmisch stärkere Impulse herausheben.

Insgesamt läßt sich also aus der Struktur eines unbeeinflußten Tremor nicht ohne weiteres seine psychogene Bedingtheit ablesen. Um so wichtiger ist es, sein Verhalten unter möglichst verschiedenen Bedingungen kennenzulernen.

Durch äußere *Belastung*, wie Anheben eines Gewichtes, gelingt es beim organischen extrapyramidalen Tremor das rhythmische Alternieren von Agonisten und Antagonisten zum Verschwinden zu bringen, an dessen Stelle entweder eine isolierte rhythmische oder aber kontinuierliche Tätigkeit der Agonisten tritt (vgl. Abb. 249 und 250, S. 1011). Ein Teil der Fälle von psychogenem Tremor verhält sich ganz ebenso. In einer zweiten Gruppe ist jedoch durch äußere Belastung keine Änderung in der Struktur des Tremor zu erzielen. Zum Teil mag dies damit zusammenhängen, daß der Betreffende aus seiner psychischen Einstellung heraus nicht die der Belastung adäquate Innervationsenergie aufbringt. Verallgemeinern läßt sich dies aber nicht, denn auch dann, wenn recht erhebliche Gewichte gehalten werden, kann das rhythmische Alternieren von Agonisten und Antagonisten bestehen bleiben, unter Umständen sogar eine Zunahme erfahren.

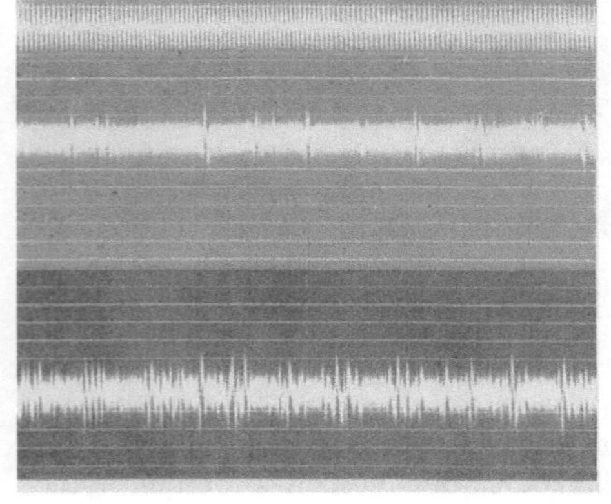

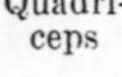

Abb. 294. Basedowtremor.

Passive Bewegungen beeinflussen den organischen, extrapyramidalen Tremor in der Weise, daß im Agonisten die rhythmische Tätigkeit in eine kontinuierliche übergeht, im Antagonisten jedoch verschwindet oder stark abgeschwächt wird (vgl. S. 1009). Beim psychogenen Tremor ist ein solches Verhalten selten. Es findet sich überhaupt eine viel größere Mannigfaltigkeit der Reaktionsweise, und zwar sind die Haupttypen dabei folgende (Abb. 295):

a) In dem gedehnten Muskel bleibt der Tremor bestehen oder erfährt sogar eine Intensitätszunahme, in seinem Antagonisten verschwindet er oder wird durch eine schwache kontinuierliche Tätigkeit ersetzt.

b) In dem gedehnten Muskel tritt an die Stelle einer rhythmischen Tätigkeit eine kontinuierliche, in seinem Antagonisten verschwindet die rhythmische Aktion oder erfährt eine weitgehende Intensitätsabnahme.

c) Auch ein spiegelbildliches Verhalten zu a) und b) wird beobachtet, d. h. die Tätigkeit des gedehnten Muskels setzt aus (c_1), die seines Antagonisten erfährt eine Verstärkung oder geht in eine kontinuierliche Impulsfolge über (c_2).

d) Die passive Bewegung ist ohne jeden Einfluß auf den Tremor, das rhythmische Alternieren bleibt während der Dehnungszunahme, und so lange der Muskel gedehnt gehalten wird, bestehen.

Auf diese Mannigfaltigkeit der Reaktionsweise des psychogenen Tremor passiven Bewegungen gegenüber fällt einiges Licht, wenn wir den willkürlich produzierten Tremor Gesunder zum Vergleich heranziehen. Es zeigt sich dabei, daß der Einfluß passiver Bewegungen auf den Tremor abhängt von der jeweiligen psychischen Einstellung des Untersuchten. Die Tendenz, die bei der Durchführung passiver Bewegungen von außen einwirkende Kraft zu kompensieren, läßt andere Bilder in Erscheinung treten, als die Einstellung sich dieser zu adaptieren. Zu berücksichtigen ist bei all dem, daß das im vorangehenden über den organischen Tremor Gesagte, zunächst nur für den Parkinsontremor gilt, bei dem in der Mehrzahl der Fälle auch eine mehr oder minder ausgesprochene Erhöhung des Dehnungswiderstandes vorhanden ist. Ob und inwieweit sich dies auch auf den organischen Tremor ohne jede Erhöhung des Dehnungswiderstandes übertragen läßt, müssen erst weitere Erfahrungen zeigen. Mit dieser Einschränkung zeigen jedoch organischer und psychogener Tremor in ihrer Reaktionsweise passiven Bewegungen gegenüber Unterschiede, die zwar nicht gesetzmäßig sind, aber doch gewisse Anhaltspunkte für die Unterscheidung geben.

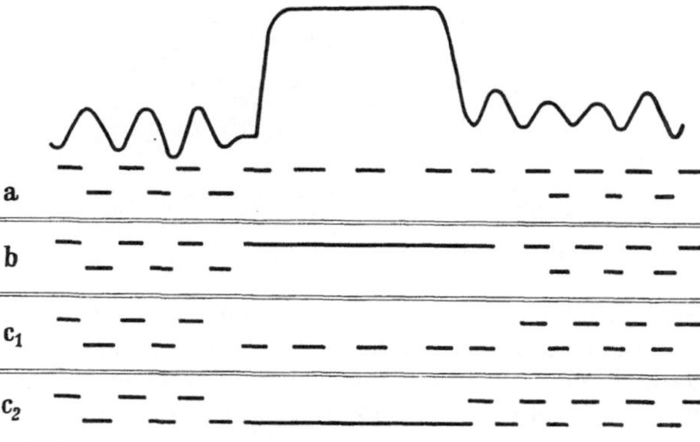

Abb. 295. Schema der verschiedenen Reaktionsformen des psychogenen Tremor auf passive Bewegungen. Oben das Mechanogramm, welches Tremor und passive Bewegung anzeigt, darunter bei a, b, c_1, c_2 die Tätigkeit der Beuger und Strecker. Jeder Strich entspricht einer Tätigkeitsperiode.

Läßt man bei einem bestehenden psychogenen Tremor *aktive* Bewegungen, beispielsweise einfache Beugungen oder Streckungen im Hand- oder Ellenbogengelenk ausführen, so bleibt in den jeweiligen Agonisten das rhythmische Tätigkeitsbild bestehen, in der Mehrzahl der Fälle auch in den Antagonisten (Abb. 296). Die Bewegung klettert dann unter ständigem rhythmischen Alternieren von Agonisten und Antagonisten empor, oft in außerordentlich regelmäßigem Rhythmus, wobei die Abstände der einzelnen Tätigkeitsgruppen unverändert bleiben oder sich unter gleichzeitiger Zunahme der Dauer der letzteren verkürzen. Kommt es dadurch zu einer echten Frequenzsteigerung, so ist diese gering und überschreitet selten eine Tätigkeitsgruppe pro Sekunde. Nicht immer sind jedoch die Antagonisten so ausgesprochen wie in Abb. 296 beteiligt. Es kommt auch vor, daß eine in der Ausgangslage vorhandene Antagonistentätigkeit mit Bewegungsbeginn abnimmt oder vollkommen verschwindet.

Wie dem im einzelnen Falle auch sein mag, es können so Bilder entstehen, die von denen eines organischen Tremor sich überhaupt nicht unterscheiden lassen (vgl. Abb. 256, S. 1015).

Fällen mit einem so regelmäßigen Rhythmus, wie ihn Abb. 295 zeigt, stehen andere gegenüber, in denen der Tremor während der Bewegung weit weniger

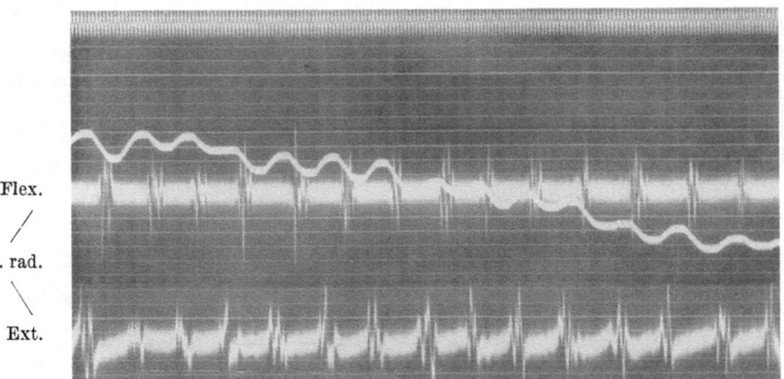

Abb. 296. Psychogener Tremor. Frequenz: 8/Sek. Aktive Handstreckung.

regelmäßig ist, zumal wenn es sich nicht um einfache Bewegungen in einem einzelnen Gelenk, sondern um zusammengesetzte, wie beispielsweise beim Gang handelt. Dauer und Abstand der einzelnen Tätigkeitsperioden können dann wechseln, ebenso die Beziehungen zwischen Agonisten und Antagonisten,

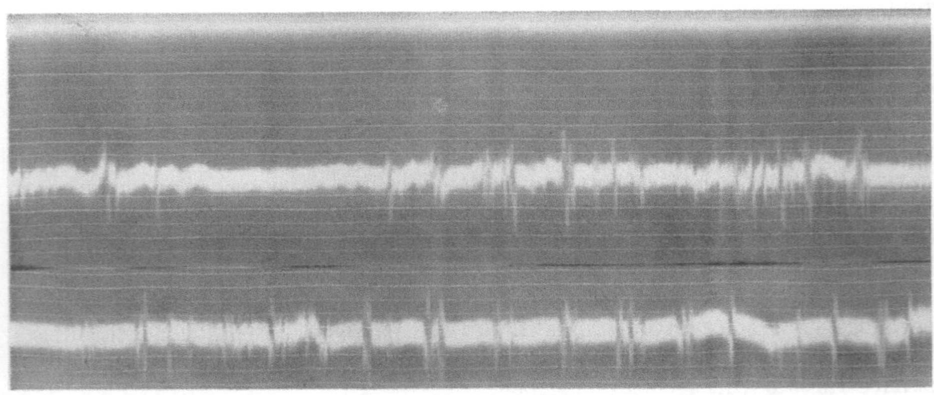

Abb. 297. Psychogener Tremor nach Starkstromverletzung. Gang.

bald sind letztere reziprok tätig, bald fallen Tätigkeitsgruppen zusammen (Abb. 297). Auch die Geschwindigkeit der Bewegung ist in dieser Hinsicht von Bedeutung. Ein Tremor, der während einer langsamen Bewegung seine Regelmäßigkeit beibehält, kann diese während einer raschen Bewegung vorübergehend verlieren, um sie anschließend wiederzugewinnen.

Äußere Widerstände, wie sie u. a. beim Heben eines Gewichtes zu überwinden sind, bedingen normalerweise eine Verminderung oder Ausschaltung der Antagonistentätigkeit, ein Prinzip, dem auch der organische Tremor unterworfen ist, während beim psychogenen oft das Gegenteil zu beobachten ist, die Agonisten treten verstärkt in Aktion, die Rhythmizität nimmt zu, die Bewegung erhält einen pseudospastischen Charakter.

Charakteristisch ist für den psychogenen Tremor seine Zunahme unter dem Einfluß einer *Zielsetzung*. Dabei ist es nicht nur die Zielsetzung an sich, die den Tremor verstärkt, sondern vor allem die zielgerichtete Zuordnung der Bewegung zum eigenen Körper hin. So ist bei propriozeptiven Zielbewegungen, wie beim Zeigefinger-Nasenversuch, der Tremor oft weit stärker als bei einfachen Beuge- und Streckbewegungen auf ein außerhalb des Körpers gelegenes Ziel hin. Dabei entwickelt sich in einem Teil der Fälle aus einer zunächst vorhandenen mehr kontinuierlichen Tätigkeit erst im Verlaufe der Bewegung eine rhythmische, und zwar entweder nur in einer Muskelgruppe, wie in den Handextensoren oder alternierend in Streckern und Beugern. In anderen Fällen, wie in Abb. 298, ist die Tätigkeit von Bewegungsbeginn an eine rhythmische, und es kommt im Verlaufe der Bewegung, besonders in der Nähe des zu erreichenden Zieles nur zu einer Verstärkung der Intensität der einzelnen Tätigkeitsgruppen, wobei die Frequenz leicht ansteigen kann. Es besteht dann gegen Bewegungsende ein lebhaftes rhythmisches Alternieren von Beugern und Streckern. Ist letzteres gepaart mit einer Frequenz von 6—8 pro Sekunde, so spricht dies stark für das Vorliegen eines psychogenen Tremor und macht eine organische extrapyramidale Genese unwahrscheinlich. Die Fälle, in denen letzterer unter dem Einfluß einer Zielsetzung eine Zunahme erfährt, sind selten und auf die Mitbeteiligung eines psychischen Faktors verdächtig (vgl. S. 1015). Schwieriger ist die Unterscheidung, wenn die Frequenz nur 4—5 beträgt, d. h. in der gleichen Größenordnung liegt wie der cerebellare Tremor. Hier läßt das Kriterium der Intensitätszunahme unter dem Einfluß einer Zielsetzung im Stich, da eine solche ja auch zum Wesen des cerebellaren Tremor gehört. Ob sich trotzdessen gewisse Unterscheidungsmerkmale herausarbeiten lassen, müssen erst weitere Erfahrungen zeigen.

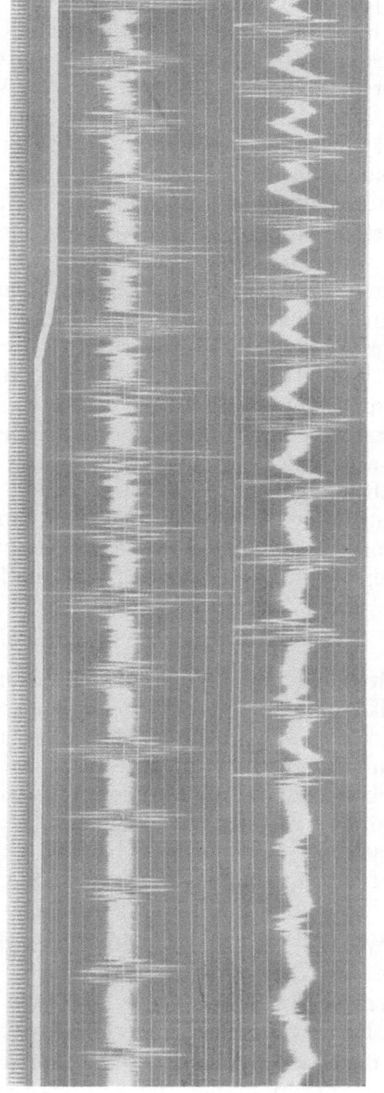

Abb. 298. Psychogener Tremor. Zeigefinger-Nasenversuch. Die Abwärtsbewegung der Markierungslinie unter der Stimmgabel zeigt die Berührung der Nase durch den Zeigefinger an.

Analysiert man nach den im vorangehenden aufgezählten Gesichtspunkten Fälle von psychogenem Tremor nach möglichst verschiedenen Richtungen hin, so ergeben sich eine ganze Reihe von Faktoren, die die Abgrenzung gegenüber dem organischen Tremor zu fördern vermögen. Andererseits darf aber, wenn wir das Grundsätzliche des Problems im Auge behalten, nicht übersehen werden, daß bei all den genannten Kriterien es sich um mehr akzidentelle Faktoren handelt, daß aber im Kern das Bewegungsgeschehen bei dem organischen Tremor, dem sog. psychogenen und auch dem vom Normalen willkürlich produzierbaren das gleiche ist. Es führt dies dazu, das Problem von einem anderen Gesichtspunkte aus zu betrachten. Der Tremor als ein rhythmischer Bewegungsvorgang stellt eine Reaktionsweise des Nervensystems dar, die im Prinzip von jedem in Aktion versetzt werden kann. Es handelt sich dabei ja nur um eine Sonderform der rhythmischen Reaktionsweise an sich, von der wir wissen, daß sie zu den elementaren, auch ontogenetisch frühesten Bewegungsvorgängen gehört, die erst später im weiteren Verlaufe der Entwicklung zurückgedrängt wird und durch eine kontinuierliche Innervationsform eine Dämpfung erfährt. Wird von den Systemen, die mit der Dämpfung dieses rhythmischen Prinzips betraut sind — in erster Linie das extrapyramidale und das cerebellare — eines außer Funktion gesetzt, so tritt dieser elementare Mechanismus erneut in Erscheinung, er kann aber ebenso jederzeit vom Cortex her, sei es autochthon, rein willensmäßig, sei es reaktiv, von einem affektbetonten Erlebnis her, in Aktion versetzt werden. Die willensmäßige Auslösung eines Tremor stellt eine allgemein vorhandene Leistung dar. Die reaktive Auslösung ist an eine bestimmte Persönlichkeitsstruktur geknüpft, in deren Rahmen möglicherweise eine konstitutionell bedingte Labilität des striären oder auch cerebellaren Systems eine Rolle spielt. Daß der auf dem Wege über den Cortex in Gang gesetzte Tremor gewisse Modifikationen seiner Struktur gegenüber dem gleichen rein subcortical ablaufenden Vorgang aufweisen kann, steht mit der allgemeinen Erfahrung über die Wandelbarkeit jedes willkürlichen oder unwillkürlichen Bewegungsvorganges durchaus in Einklang. Im Kern handelt es sich aber in beiden Fällen um das gleiche Geschehen, dessen Wesen von der klinischen Unterscheidung organisch-funktionell nicht berührt wird.

12. Myopathien.

Muskeldystrophie. FORD und RICHTER haben in 3 Fällen von Dystrophie bei Willkürinnervation auffallend regelmäßige, große, primäre Wellen mit verlängertem Ablauf und wenig Nebenzacken festgestellt. Als charakteristisch kann letzteres nicht gelten. Nebenzacken sind auch bei maximaler Innervation, die bekanntlich das Auftreten glatter Hauptwellen begünstigt, zahlreich anzutreffen, dagegen ist die Verlängerung im Ablauf der Einzelschwankungen oft sehr ausgesprochen (Abb. 299a und b), und zwar nicht nur bei Willkürinnervation, sondern auch bei den Sehnenreflexen (KELLER, ALTENBURGER und DESCHKA) (Abb. 300a und b).

Wie die Verlängerung der Dauer der Aktionsströme zustande kommt, bedarf noch der Klärung. Vorerst läßt sich nur so viel sagen, daß der gleiche Muskel neben verlängerten Willkürströmen auch solche von normaler Dauer zeigen und ferner einem verlängerten Ablauf bei physiologischen Erregungsvorgängen ein normaler bei indirekter elektrischer Reizung gegenüberstehen kann. Ein Frühsymptom stellen die Aktionsstromveränderungen bei der Dystrophie nicht dar. Auch funktionell deutlich geschädigte Muskeln können vielmehr normale Potentialschwankungen liefern.

Das Aktionsstrombild bei Sympathicusläsionen ist im Zusammenhang mit der Muskeldystrophie insofern von Interesse, als eine Reihe klinischer und pathophysiologischer Beobachtungen für eine Beteiligung vegetativer Faktoren am Zustandekommen der Dystrophie sprechen (vgl. S. 843). Im Elektromyogramm finden sich keine diesbezüglichen Hinweise. Nach Resektion des sympathischen Halsgrenzstranges beim Menschen und gleichzeitiger periarterieller Sympathektomie an der Carotis communis lassen sich zwischen normaler und sympathektomierter Seite, wenn gleich starke Willkürinnervationen verglichen werden, Unterschiede in der Frequenz und Dauer der Potentialschwankungen nicht feststellen (Abb. 301a und b). Auch anhaltende Muskelleistung bis zur Ermüdung deckt solche nicht auf. Bemerkenswert ist lediglich, daß in manchen Kurven auf der Seite der Sympathicusresektion eine stärker ausgeprägte rhythmische Gliederung des Tätigkeitsbildes vorhanden ist als auf der normalen. Es ist aber noch nicht sicher, daß dem allgemeinere Bedeutung zukommt. Eine Abnahme von Intensität, Dauer und Frequenz der Aktionsströme, wie sie HALLER nach Sympathicusresektion am Frosch beobachtet haben will, ist beim Menschen nicht festzustellen.

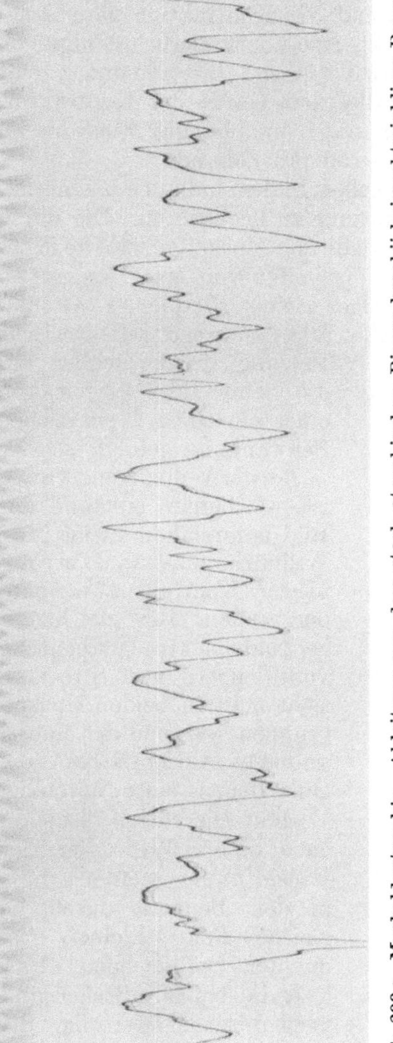

Abb. 299 a. Muskeldystrophie. Ableitung von dem stark atrophischen Biceps brachii bei rechtwinkliger Beugung des Vorderarmes. Verlängerung der Hauptwellen. Oszillograph-Gleichstromverstärker.

Myotonie. Der Kontraktionsablauf myotonischer Muskeln ist teils an Fällen von reiner Myotonie, teils an solchen von Myotonia atrophicans untersucht worden, ohne daß sich wesentliche Unterschiede zwischen beiden Formen gefunden haben. Daß die Kontraktionsnachdauer bei der Myotonie mit Aktionsströmen einhergeht, steht außer Zweifel, nur hinsichtlich der Art derselben gehen die Angaben der Untersucher teilweise auseinander. Zu berücksichtigen ist, daß bei der willkürlichen Innervation myotonischer Muskeln, zumal wenn mit Bindenelektroden von Agonisten und Antagonisten zugleich abgeleitet wird, Aktionsströme der Willkürinnervation und der eigentlichen myotonischen Kontraktur einander überlagern können. Rein gelangen letztere zur Darstellung bei faradischer Reizung. Man

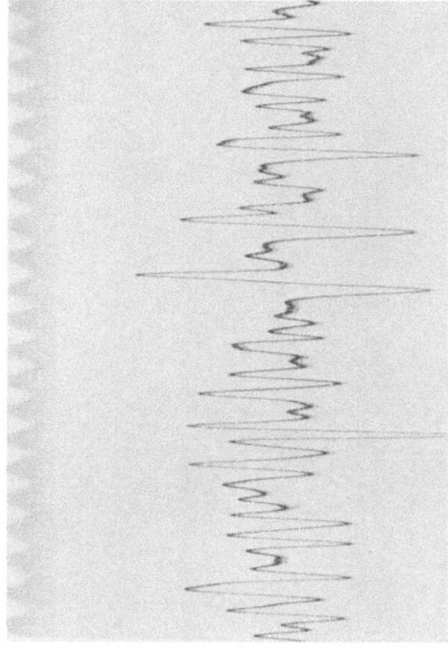

Abb. 299 b. Derselbe Kranke wie a. Ableitung von dem klinisch intakten Gastrocnemius bei aktiver Plantarflexion des Fußes. Hauptwellen normaler Dauer.

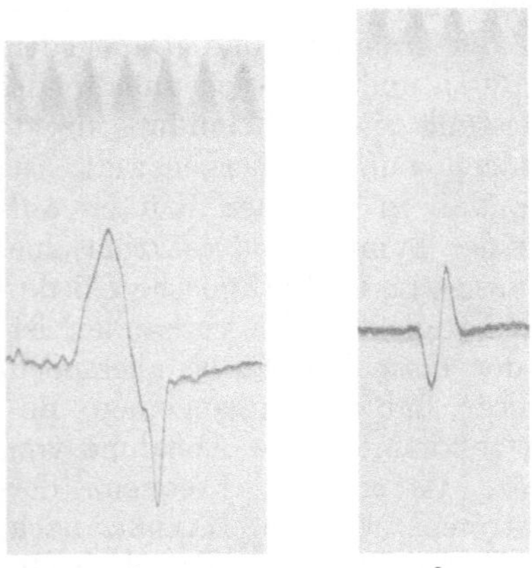

Abb. 300a u. b. Muskeldystrophie. Derselbe Kranke wie Abb. 299. a Vorderarmbicepsreflex mit verlängerter Aktionsstromschwankung. b Achillesreflex, Aktionsstrom normaler Dauer.

sieht dann (Abb. 302), ganz wie dies SCHÄFFER beschrieben hat, zunächst während der Dauer der faradischen Reizung die den einzelnen Reizen entsprechenden Potentialschwankungen, diese verschwinden mit Schluß der Reizung und an ihre Stelle tritt, während die Kontraktion ganz langsam absinkt, eine kontinuierliche Folge von kleinen Oszillationen. Ihre Frequenz geht nicht parallel dem Grade der Kontraktur, sondern beträgt unabhängig hiervon im Mittel 70—150 pro Sekunde.

Die gleichen Bilder sind auch bei mechanischer Reizung zu beobachten. Die durch den Schlag auf den Muskel ausgelöste Kontraktur ist begleitet von einer langanhaltenden Folge kleiner frequenter Oszillationen (Abb. 303), während reflektorische Reizung durch Schlag auf die Sehne des Muskels von einer einzelnen biphasischen Schwankung gefolgt ist.

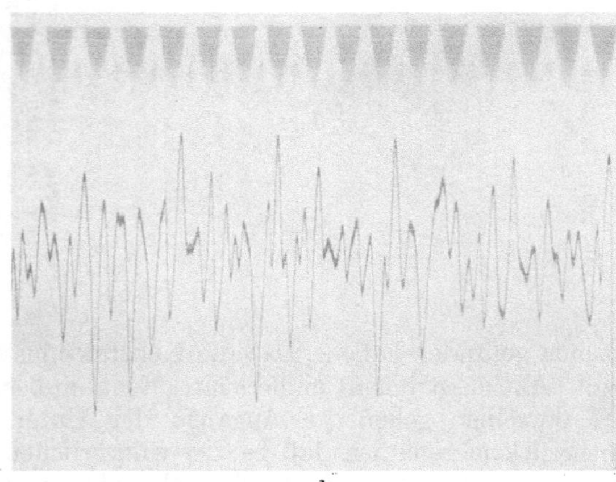

Abb. 301a u. b. Mittelkräftiger Kieferschluß. Ableitung vom Masseter. Oszillograph-Gleichstromverstärker. a Normale rechte Seite. b Linke Seite, 4 Wochen nach Resektion des sympathischen Halsgrenzstranges und periarterieller Sympathektomie an der Carotis communis.

Bei der Willkürinnervation ist, wie bereits erwähnt, das Bild dadurch kompliziert, daß Willkürimpulse und myotonische Kontraktur ineinander greifen. Bei gleichzeitiger Nadelelektrodenableitung von Beugern und Streckern sieht man in beiden Muskelgruppen während des Faustschlusses Aktionsströme, die ganz denen einer normalen Willkürinnervation entsprechen (Abb. 304). Bei der Faustöffnung werden diese in den Beugern durch die gleiche Folge kleiner, frequenter Oszillationen abgelöst, die bei faradischer und mechanischer Reizung die myotonische Kontraktur begleiten, während der Versuch, letztere zu überwinden, in den Extensoren zu einer intensiven Zunahme der Ströme vom Typ der Willkürinnervation führt. Nicht immer tritt bei der Faustöffnung in den Flexoren die kontinuierliche Folge kleiner frequenter Oszillationen so klar in Erscheinung wie in Abb. 304, sie kann auch, wenn der Betreffende die Faust·öffnung krampfhaft unter gleichzeitiger Anspannung von Extensoren und Flexoren ausführt, überlagert werden durch Willkürströme. Wenn GREGOR und SCHILDER angegeben haben, daß Ströme vom Typ eines cerebrospinalen Innervationsvorganges die Kontraktur begleiten, so trifft dies also in gewisser Beziehung zu, nur stehen diese nicht mit der Kontraktur als solcher in Beziehung. Diese selbst wird vielmehr begleitet von kleinen, frequenten Oszillationen, die sich von den elektrischen Begleiterscheinungen eines cerebrospinalen Innervationsvorganges unterscheiden. Schon dies spricht dafür, daß die myotonische Kontraktur nicht einen propriozeptiven Reflex, sondern einen muskulären Vorgang darstellt. Hinzu kommt, daß diese mit ihren elektrischen Begleiterscheinungen auch nach Ausschaltung der sensiblen Receptoren durch intramuskuläre Novocaininjektion bestehen bleibt, ebenso nach Leitungsanästhesie (SCHÄFFER) und auch Lumbalanästhesie. An der muskulären Genese der Kontraktur kann also kein Zweifel sein. Ob es sich dabei aber um eine abnorm erhöhte Reizbarkeit des Sarkoplasmas handelt (PAESSLER), ist auf Grund der elektrischen Begleiterscheinungen der Kontraktur nicht zu entscheiden.

Myasthenie. Das Aktionsstrombild des myasthenischen Muskels (MARINESCO und ATHANASIO, HERZOG, SCHÄFFER, WOLFF) unterscheidet sich bei längerer Beanspruchung desselben insofern von der Norm, als mit zunehmender Ermüdung die Zahl der Potentialschwankungen unverändert bleibt und nur die Größe der Amplituden abnimmt, während beim Gesunden unter den gleichen Bedingungen die Frequenz der Potentialschwankungen sinkt (vgl. S. 936). Auch bei faradischer Reizung werden die Amplituden des myasthenischen Muskels trotz gleichbleibender Stärke des Reizstromes kleiner. In gewissem Sinne spricht dies dafür, daß der Muskel

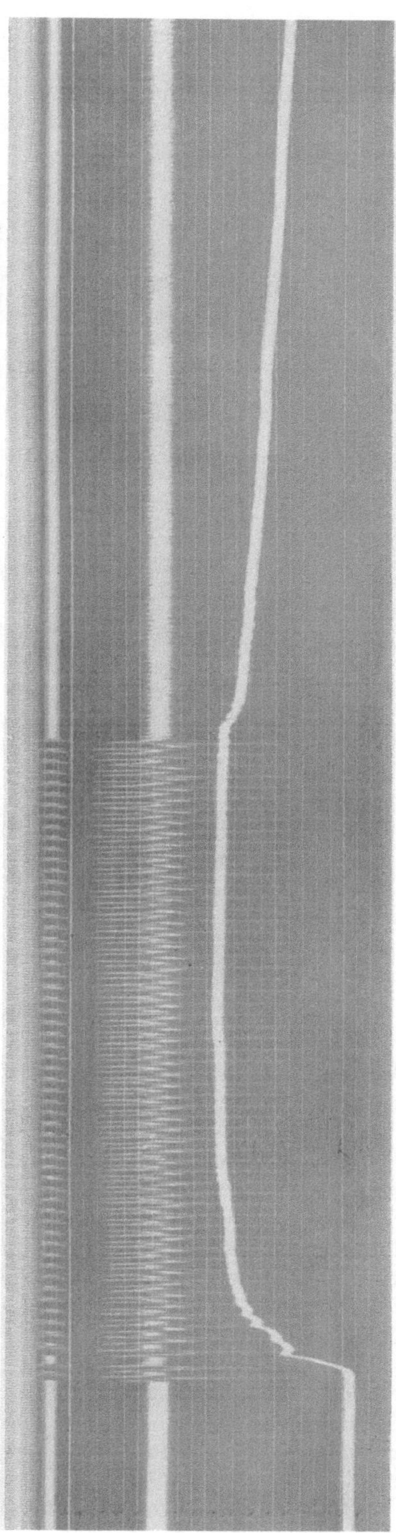

Abb. 302. Myotonie. Faradische Reizung des Flexor digitorum. 1 $^1/_{100}$ Sek. 2 Reizmarkierung 3 Flex. digit. 4 Dickenkurve.

selbst Sitz der myasthenischen Ermüdung ist, bindend ist dieser Schluß aber nicht.

Änderungen im Verhalten der zentralnervösen Funktionen haben sich nicht feststellen lassen, Aktionsstromrhythmus und Latenzzeit der Sehnenreflexe erwiesen sich als normal.

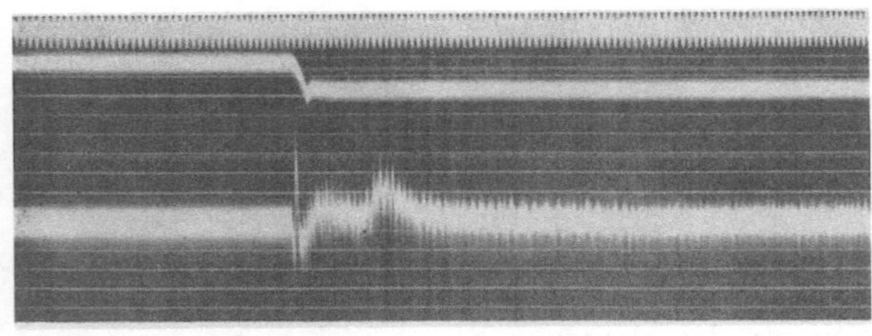

Abb. 303. Myotonie. Direkte mechanische Reizung des Extensor digitorum durch Schlag auf den Muskel. (Der erste größere Ausschlag ist durch mechanische Erschütterung bedingt.)

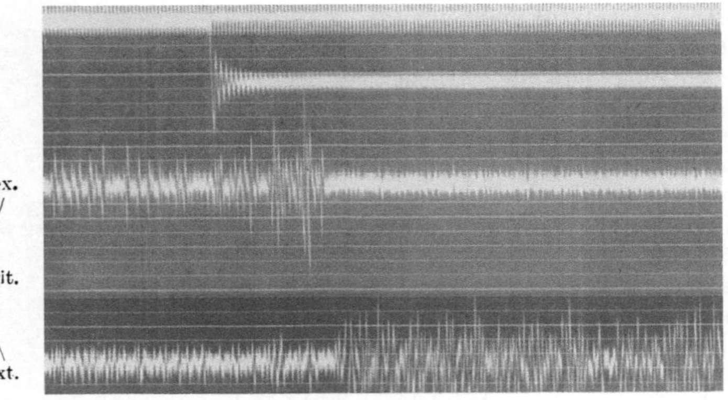

Abb. 304. Myotonie. Willkürinnervation. Das Signal (oben) zeigt den Auftrag an, die geschlossene Faust zu öffnen.

13. Sogenannte tonische Zustände.

Der im ursprünglichen klinischen Sprachgebrauch eindeutig als Dehnungswiderstand definierte Begriff „Tonus" ist im Laufe der Zeit ein so vieldeutiger geworden, daß ein Teil der Meinungsverschiedenheiten schon durch die unterschiedliche Begriffsbildung bedingt wird. Als Ausgangsbasis für die Diskussion der elektrophysiologischen Seite des Problems — nur diese kann hier erörtert werden — sei nach Wachholder folgende gewählt:

1. Gibt es einen Sperrtonus, d. h. kann die Aufrechterhaltung einer Gliedstellung gegen Außenkräfte auch durch eine andere Art der Muskeltätigkeit bewirkt werden wie die tetanische Spannungsentwicklung, d. h. gibt es eine von der Verkürzung unabhängige Sperrung, die nicht mit tetanischen Aktionsströmen einhergeht?

2. Ist ein Wechsel der Gliedstellung noch auf eine andere Art möglich als durch eine Veränderung der Stärke der tetanischen Anspannung, und zwar

a) durch eine langsame tonische Verkürzung der Muskeln ohne das Auftreten tetanischer Aktionsströme, mit anderen Worten gibt es einen contractilen Tonus?

b) Gibt es eine Längenänderung ohne Spannungsänderung, d. h. gibt es eine Plastizität des Muskels?

Was ganz allgemein die elektrischen Begleiterscheinungen des Tonus im Sinne einer der genannten Möglichkeiten betrifft, so hat STEINHAUSEN darauf hingewiesen, daß deren Erfassung Grenzen gezogen sind. Elektrische Begleiterscheinungen einer Tonusfunktion festzustellen, ist nur möglich, wenn die verschiedenen Teile der Muskelfasern sich in verschiedenem Zustand befinden. Ist dieser jedoch ein gleicher, wie es bei bestimmten als tonisch bezeichneten Zuständen eigentlich zu erwarten wäre, so ist bei Ableitung von zwei unverletzten Stellen mit dem Auftreten von Potentialschwankungen überhaupt nicht zu rechnen. Allerdings ist es fraglich, ob eine völlige Gleichheit im Zustand sämtlicher Faserpartien je zustande kommt. Umgehen läßt sich diese Schwierigkeit dadurch, daß der Muskel durch Anlegen eines Querschnittes verletzt und das Verhalten des Ruhestromes beobachtet wird, was beim Menschen aber nicht durchführbar ist.

Was die Frage eines *Sperrtonus* betrifft, so gehen beim Gesunden alle Haltungen mit Aktionsströmen einher, deren Amplitude und Frequenz mit steigender Belastung zunehmen. Wenn dies auch nicht ausschließt, daß unter dieser tetanischen Spannungsentwicklung sich eine tonische, ohne oszillierende Aktionsströme einhergehende, verbirgt, so geht aus Überlegungen von WACHHOLDER doch hervor, daß eine solche tonische Sperrung, falls vorhanden, doch zu gering ist, um eine wesentliche funktionelle Bedeutung zu haben.

Ganz ähnlich liegen die Verhältnisse in der Pathologie. Sämtliche Angaben über das Vorkommen eines aktionsstromlosen Sperrtonus haben späteren Nachprüfungen nicht standgehalten. Die Spannungsentwicklung bei pyramidalen und extrapyramidalen Läsionen geht stets einher mit tetanischen Aktionsströmen, die proportional der äußeren Belastung zunehmen. Das gleiche gilt für die katatonen und hypnotischen Starrezustände, bei denen ebenfalls Aktionsströme festgestellt worden sind. Anhaltspunkte für das Auftreten einer unter dem tetanischen Innervationsanteil verborgenen tonischen Komponente haben sich auch in der Pathologie bisher nicht finden lassen. Ganz entsprechendes gilt für das Tierexperiment. Die Enthirnungsstarre, die Tetanusstarre, die Umklammerungshaltung des Frosches gehen mit Aktionsströmen einher. Lediglich in der Narkosestarre junger Katzen (WACHHOLDER) sind sie bisher nicht gefunden worden. Allerdings stehen Ableitungen mit hochempfindlicher Apparatur noch aus.

Ein *contractiler* Tonus, d. h. eine langsame tonische Verkürzung ohne tetanische Aktionsströme ist im Tierexperiment mehrfach beobachtet worden. So hat EWALD am glatten Schließmuskel der Malermuschel festgestellt, daß die Verkürzung mit zwei verschiedenen Aktionsströmen einhergeht, einem kurzdauernden, der Muskelverkürzung vorausgehenden Zuckungsstrom und einem langanhaltenden Tonusstrom. Auch bei der Acetylcholinkontraktur bestehen die elektrischen Begleiterscheinungen in einer langwelligen Saitenabweichung ohne tetanische Aktionsströme, ebenso bei dem VULPIAN-HEIDENHAINschen Zungenphänomen, der langsamen Kontraktion der Zunge bei Reizung des Lingualis nach vorangehender Durchschneidung des Hypoglossus (vgl. S. 879). All dies sind aber Bedingungen, die sich von denen der menschlichen Physiologie und Pathologie weitgehend unterscheiden. Die bisherigen Angaben über das Vorkommen langwelliger Saitenabweichungen beim Menschen halten der Kritik nicht stand, ohne daß deren Vorkommen damit bestritten werden soll. Einen Zustand, in dem es zu einer tonischen Kontraktion ohne Aktionsstrom komme, glaubten BEHRENDT, DITTLER und FREUDENBERG in der Atmungstetanie des Menschen gefunden zu haben. FLICK und HANSEN konnten jedoch die vermeintliche tonische Kontraktion als vorgetäuscht durch die Versuchsbedingungen aufklären. Daß die myotonische Kontraktur mit tetanischen Aktionsströmen einhergeht, ist an anderer Stelle bereits erörtert worden und auch sonst liegen bisher in der menschlichen Physiologie und Pathologie keine Beweise für das Vorhandensein einer tonischen, ohne tetanische Aktionsströme einhergehenden Muskelverkürzung vor.

Was schließlich die Frage des *plastischen Tonus* betrifft, so hat der normale menschliche Muskel die Fähigkeit, seine Länge ohne Änderung der Spannung zu wechseln (WACHHOLDER und ALTENBURGER), eine Fähigkeit, die unter bestimmten pathologischen Bedingungen beim Rigor verstärkt in Erscheinung tritt. Potentialschwankungen sind bei diesen Zustandsänderungen nicht nachgewiesen worden.

V. Zusammenfassung.

Ausgehend von den Ergebnissen der Aktionsstrommethode, ein Gesamtbild der Physiologie und Pathologie der menschlichen Motorik zu entwerfen, würde den vorliegenden Rahmen weit überschreiten, zumal dabei auch die klinischen Erfahrungen heranzuziehen wären. Es sollen deshalb nur einige allgemeinere Gesichtspunkte hervorgehoben werden:

Das Problem des Aufbaues und Zustandekommens unserer Bewegungen, schon im 2. Jahrhundert von GALEN diskutiert, war bis in die jüngste Zeit von dem Bestreben beherrscht, bestimmte feste Richtlinien zu finden, nach denen die Innervationsvorgänge ablaufen. Demgegenüber hat die Elektrophysiologie gezeigt, daß dies nur begrenzt möglich ist, und daß sich ein festes Schema für den Ablauf unserer Bewegungen nicht aufstellen läßt. Dem Wechsel der Anforderungen entspricht vielmehr auch ein ständiger Wechsel des Geschehens (WACHHOLDER). Schon die Art, wie jeder *einzelne* Muskel in Tätigkeit tritt, die Zahl der Impulse, die ihm zufließen, ihre Aufeinanderfolge, die Zusammenarbeit der verschiedenen Muskelteile u. a. wechselt je nach den Bedingungen und Aufgaben. Es ist deshalb auch nicht möglich ein normales Elektromyogramm in dem gleichen Sinne aufzustellen, wie dies beim Elektrokardiogramm möglich ist. Am Herzen handelt es sich um die elektrischen Begleiterscheinungen eines Geschehens, das in seinem Ablauf weitgehend gebunden und automatisiert ist, an den Skeletmuskeln um die Begleiterscheinungen von Vorgängen, die der jeweiligen Aufgabe entsprechend ständig sich wandeln.

Was für die Funktion des Einzelmuskels gilt, gilt ebenso auch für die Zusammenarbeit der verschiedenen Muskelgruppen. So ist die weit zurückreichende Diskussion, ob die Antagonisten an der Bewegungsdurchführung beteiligt sind oder nicht, durch die Aktionsstromanalyse in dem Sinne entschieden worden, daß beide Auffassungen zu recht bestehen, indem je nach den Bedingungen die Antagonisten bald in Tätigkeit treten, bald nicht. Das ontogenetisch und phylogenetisch ältere Bewegungsprinzip stellt dabei das rhythmische Alternieren von Agonisten und Antagonisten dar, das aber soweit abgewandelt werden kann, daß an seine Stelle eine synchrone Aktion der letzteren tritt (WACHHOLDER). Daß in diesem Wechsel der Innervationsvorgänge afferente Erregungen von wesentlicher Bedeutung sind, steht außer Zweifel, nur die Art ihrer Aufgabe ist teilweise noch umstritten. Die elektromyographischen Befunde zeigen in dieser Hinsicht, daß das Ineinandergreifen von Agonisten-, Antagonisten- und Synergistentätigkeit in seinem Kern zentral verankert ist, sekundär aber durch afferente Erregungen gesichert wird.

Für die *Pathophysiologie* sind alle diese Feststellungen insofern richtungsweisend, als sie eine weit größere Mannigfaltigkeit auch der pathologischen Vorgänge erwarten lassen als bei dem Vorhandensein eines festen normalen Bewegungsschemas. Tatsächlich trifft dies auch zu. Ein typisches Beispiel hierfür sind die Ataxien.

Daß die *Hinterwurzelataxie* sich nicht einfach auf einen Ausfall der Antagonistentätigkeit zurückführen läßt, sondern eine viel komplexere Störung darstellt, hat FOERSTER bereits 1902 erkannt. Die Aktionsstromanalyse bestätigt dies vollkommen. Sie deckt zwar ein Zuwenig an Antagonistentätigkeit auf, daneben aber auch das Auftreten von Fehlinnervationen in den Antagonisten, die den glatten Ablauf der Bewegung hemmen und schließlich als dritten Faktor eine Überinnervation der Agonisten und einen Mangel an Kontinuität in deren Tätigkeit. Entsprechendes gilt auch für die cerebellare Ataxie. Auch hier ist ein Mangel an Antagonistentätigkeit, aber auch das Umgekehrte, ein inkoordiniertes, rhythmisches Interferieren antagonistischer Impulse festzustellen und schließlich auch eine Störung der Agonistenfunktion im Sinne einer Aufspaltung der kontinuierlichen Impulsfolge in einzelne Tätigkeitsgruppen.

Welche Komponenten der Ataxien im einzelnen in Erscheinung treten, hängt ganz von den jeweiligen Bedingungen ab, wobei auch Alter, Intensität und Ausdehnung des pathologischen Prozesses von Bedeutung sind.

Die gleiche Wandelbarkeit im pathophysiologischen Geschehen ist auch den Läsionen der *efferenten Systeme* eigen. So ist eine wesentliche Komponente des *Pyramidenbahnsyndroms* eine übermäßige Antagonisteninnervation. Das besagt aber keineswegs, daß diese immer in Erscheinung tritt. Sie kann vielmehr in dem gleichen Fall auch bei ausgesprochener Spastizität einmal vorhanden sein, einmal nicht. Das gilt auch für Bewegungen von ausgesprochen klonischem Charakter. Ein solcher kommt sowohl durch eine isolierte rhythmische Tätigkeit der Agonisten als auch ein rhythmisches Alternieren von Agonisten und Antagonisten zustande. Die *extrapyramidalen Läsionen* zeigen ein ganz entsprechendes Verhalten. Akinese kann Antagonistenbremsung bedeuten, sie muß es aber nicht. Dem Tremor kann eine reziproke Innervation von Agonisten und Antagonisten zugrunde liegen, er kann ebenso aber auch als isolierte rhythmische Agonistentätigkeit in Erscheinung treten.

Wenn wir versuchen, über Einzelbefunde hinaus die Ergebnisse der Aktionsstromanalyse bei den Bewegungsstörungen unter einem gemeinsamen Gesichtspunkt zu sehen, so kann es nur der sein, daß sie zwar bestimmte Grundprinzipien zur Darstellung bringen, sich aber ebensowenig wie die normalen Bewegungsvorgänge in ein festes Schema einordnen lassen, sondern die Wandelbarkeit auch des pathologischen Geschehens aufzeigen. Ein Teil der Ergebnisse bestätigt die Richtigkeit klassischer, klinischer Beobachtungen, ein anderer löst klinisch bisher einheitlich erscheinende Bilder in differenzierte Funktionsstörungen auf.

Literatur.

Erster Teil.

Bei wichtigen ausländischen Arbeiten, die schwerer erreichbar sind, ist neben dem Originaltitel das entsprechende Referat in den Ber. Physiol. oder im Zbl. Neur. angegeben.

Zusammenfassende Darstellungen.

ALTENBURGER, H., G. BOURGUIGNON, F. H. LEWY u. J. STEIN: Die Chronaxie. Einleitendes Referat (F. H. LEWY). Motorische Chronaxie (G. BOURGUIGNON). Sensible Chronaxie (H. ALTENBURGER). Chronaxie des vegetativen Nervensystems (J. STEIN). 21. Jverslg Ges. dtsch. Nervenärzte, Wiesbaden.

BORRUTTAU-MANN: Handbuch der gesamten medizinischen Anwendungen der Elektrizität. Leipzig 1909. — BOURGUIGNON, G.: La chronaxie chez l'homme. Paris 1923.

LAPICQUE, L.: L'excitabilité en fonction du temps. La chronaxie, sa signification et sa mesure. Paris 1926.

MANN, L.: Neuere Erfahrungen auf dem Gebiete der medizinischen Elektrizitätslehre mit Ausschluß der Röntgenlehre. Erg.-Bd. zu Handbuch der gesamten medizinischen Anwendungen der Elektrizität.

POHL, R. W.: Einführung in die Elektrizitätslehre. Berlin 1927.

QUINCKE u. STEIN: Chronaxie. Erg. Physiol. **34** (1932).

Physikalische Vorbemerkungen. Technik, Methodik.

ALBRECHT, H.: Die umschriebene Herabsetzung des Gleichstromwiderstandes der menschlichen Haut bei gynäkologischen Neurosen. Leipzig: F. C. W. Vogel 1921.

BOHNENKAMP u. SCHMÄH: Über den Nachweis von Hirntumoren durch elektrische Widerstandsbestimmungen. Verh. Ges. dtsch. Nervenärzte **1929**, 309. — BORUTTAU, H.: Über eine verbesserte elektrodiagnostische Methodik. Z. Neur. **83**, 284 (1923). — BOUMAN, H. D.: An apparatus for rhythmical electrical stimulation at frequencies between 2 and 200 per second. Extrait Arch. néerl. Physiol. **20**, 155 (1935). — BOURGUIGNON, G.: Technique de la mesure des grandes chronaxies de 0,3—1,5 (sec.). C. r. Acad. Sci. Paris **193**, 366 (1931).

COURTADON: Ann. d'électrobiol. **1902**. Zit. nach ZANIETOVSKI u. BORRUTAU-MANN: Handbuch der gesamten medizinischen Anwendung der Elektrizität, Bd. 2, S. 14.

DAVIS, R. G. and J. R. KANTOR: Skin resistance during hypnotic states. J. gen. Psychol. **13**, 62 (1935). — Zbl. Neur. **78**, 445 (1935). — DUBOIS: Action physiologique du courant galvanique dans sa période d'état variable de fermeture. C. r. Acad. Sci. Paris **125**, 94 (1897). — Élektrophysiologie. Résistance du corps humain dans la période d'état variable du courant galvanique. C. r. Acad. Sci. Paris **126**, 1790 (1898).

EINTHOVEN, W. u. J. BIJTEL: Über Stromleitung durch den menschlichen Körper. Pflügers Arch. **198**, 439 (1923). — ERB, W.: Handbuch der Elektrotherapie. Leipzig 1882.

FABRE, PF.: Comparaison des paramètres d'excitabilité musculaire par éxamen microscopique des reponses. C. r. Acad. Sci. Paris **186**, 1150 (1928). — Ber. Physiol. **46**, 192 (1928). — FABRE, PF. et H. DESGREZ: De l'utilisation des lampes à deux électrodes pour la recherche de la chronaxie. J. Radiol. et Électrol. **10**, 459 (1926). — Ber. Physiol. **44**, 519 (1926).

GALLER: Über den elektrischen Leitungswiderstand des tierischen Körpers. Pflügers Arch. **149**, 156 (1913). — GARTEN, S.: Beiträge zur Kenntnis des Erregungsvorganges im Nerven und Muskel des Warmblüters. Z. Biol. **52**, 534 (1909). — GILDEMEISTER, M.: Die passiv-elektrischen Erscheinungen im Tier- und Pflanzenreich. Handbuch der normalen und pathologischen Physiologie von BETHE, Bd. 8, 2, S. 657. — Über die elektrischen Leitungseigenschaften der Säugerhaut. (Nach Versuchen der Tierärzte Dr. H. KASELOW und Dr. K. GEBHARDT.) Pflügers Arch. **194**, 323 (1922). — Über elektrischen Widerstand, Kapazität und Polarisation der Haut. II. Mitt. Pflügers Arch. **219**, 89 (1928).

HENSSGE, E.: Die Messung des Körperwiderstandes bei Anwendung des galvanischen Stromes. Psychol. u. Med. **2**, 137 (1927). — Ber. Physiol. **41**, 438 (1927).

ILKOVIČ, D. u. E. BENA: Chronaximeter zur Erzeugung rechtwinkliger Stromstöße. Rev. Neur. (tschech.) **30**, 166 (1933). — Zbl. Neur. **74**, 308 (1935).

JOLLY, F.: Untersuchungen über den elektrischen Leitungswiderstand des Körpers. Straßburg 1884.

KRAMER, F. u. F. QUADFASEL: Die doppelte Reaktion des Muskels bei Myotonie. (Elektrische Untersuchung.) Mschr. Psychiatr. **87**, 252 (1933).

LANDIS, C.: Electrical phenomena of the body during steep. Amer. J. Physiol. **81**, 6 (1927). — Ber. Physiol. **42**, 255 (1928). — LANDIS, C. and T. W. FORBES: An investigation of methods of measurement of the electrical phenomena of the skin. Psychiatr. Quart. **7**, 107 (1933). — LAUGIER, H.: Die Chronaxie. Methoden und Technik. ABDERHALDENS Handbuch der biologischen Arbeitsmethoden, Abt. V, Teil 5 A, H. 5, Lief. 285. — LEVINE, M.: Die Messung des elektrischen Hautwiderstandes. Arch. of Neur. **29**, 828 (1933). — Zbl. Neur. **70**, 473 (1934). — LICHOTZKY: Weitere Erfahrungen mit der Hirn-Rheometrie nach A. W. MEYER. Zbl. Chirurg. **53**, 452 (1926). — LOOSLI, H. K., v. NEERGAARD u. K. M. WALTHARD: Ein einfacher Chronaxieapparat mit automatischer Funktion. Z. exper. Med. **77**, 226 (1931).

MANN, L.: Über den Leitungswiderstand bei Untersuchungen der faradischen Erregbarkeit. Dtsch. Arch. klin. Med. **45**, 311 (1889). — Über die Verminderung des Leitungswiderstandes am Kopfe als Symptom bei traumatischen Neurosen. Berl. klin. Wschr. **1893 I**, 749. — MARTIUS, F.: Experimentelle Untersuchungen zur Elektrodiagnostik. Arch. f. Psychiatr. **17**, 864 (1886). — MAYR, J. K.: Die umschriebene Verminderung des Gleichstromwiderstandes der Haut. Mitt. I u. II. Dermat. Z. **35**, 332; **36**, 216 (1922). — MEYER, A. W.: Methode zum Auffinden von Hirntumoren bei der Trepanation durch elektrische Widerstandsmessung (Rheometrie). Zbl. Chir. **50**, 1824 (1921). — MINOR: Der erhöhte elektrische Hautwiderstand bei traumatischen Affektionen des Halssympathicus. Z. Neur. **85**, 482 (1923). — MONNIER, A. M.: Eine neue Methode der Chronaxiemessung. Ann. de Physiol. 8, 332 (1932). — Zbl. Neur. **66**, 255 (1933).

NICOLAI, L.: Über Reizstromerzeugung auf lichtelektrischer Grundlage. I. Mitt. Pflügers Arch. **225**, 131 (1930). — Über Reizstromerzeugung auf lichtelektrischer Grundlage. II. Mitt. Pflügers Arch. **225**, 572 (1930).

PIPER, H.: Die Aktionsströme der menschlichen Unterarmflexoren bei normaler Kontraktion und bei Ermüdung. Arch. f. Anat. **1914**, 345. — PORTER jr., J. M.: Galvanic skin phenomena in epileptics. J. gen. Psychol. **11**, 24 (1934). — Zbl. Neur. **76**, 471 (1935).

REGELSBERGER, H.: Über die efferenten Bahnen der Hautnahrungsreflexe des Menschen. Z. Neur. **146**, 180 (1933). — Zur Methodik des Elektrodermatogramms. Z. exper. Med. **81**, 298 (1932). — Das Elektrodermatogramm und die Nahrungsreflexe des Menschen. Erg. inn. Med. **48**, 125 (1935). — RICHTER, C. P.: High electrical resistance of the skin of newborn infants and its significance. Amer. J. Dis. Childr. **40**, 18 (1930). — The electrical skin resistance: Diurnal and daily variations in psychopathic and in normal persons. Arch. of Neur. **19**, 488 (1928). — Ber. Physiol. **47**, 477 (1929). — Sleep produced by hypnoties studied by the electrical skin resistance method. J. of Pharmacol. **42**, 471 (1931).

SCHEMINZKY, FERD.: Über einige Anwendungen der Elektronenröhre in Widerstandsschaltung und der Glimmlampe für die Physiologie. Pflügers Arch. **213**, 119 (1926). — STINTZING, R. u. E. GRAEBER: Der elektrophysiologische Leitungswiderstand des menschlichen Körpers und seine Bedeutung für die Elektrodiagnostik. Dtsch. Arch. klin. Med. **40**, 129 (1887). — STROHL, A. et J. AUDIAT: Essai pour déceler la polarisation du nerf par des mesures chronaxie. C. r. Soc. Biol. Paris **112**, 27 (1933). — STROHL, A. et H. IODKA: Rôle de la polarisation dans la conductibilité électrique des tissus vivants. C. r. Soc. Biol. Paris **91**, 360 (1924). — Ber. Physiol. **31**, 830 (1925). — Utilisation de la lampe à trois électrodes pour la mesure de la resistance du corps humain. C. r. Soc. Biol. Paris **90**, 1461 (1924). — Ber. Physiol. **31**, 824 (1925). — Utilisation de la lampe à trois électrodes pour la mesure de la force contrélectromotrice de polarisation. C. r. Soc. Biol. Paris **91**, 183 (1924). — Ber. Physiol. **31**, 829 (1925). — SUDÔ, G.: Über die Stromstärke des Schwellenreizes bei der Längs- und Querdurchströmung der Muskeln. Okayama-Igakkai-Zasshi (jap.) **45**, 1008 (1933). — Zbl. Neur. **70**, 54 (1934). — SYZ, H. and KINDER: Electrical Skin resistance in normal and in psychotic subjects. Data secured in connection with Psychogalvanic studies of emotional reactions. Arch. of Neur. **19**, 1026 (1928).

VIGOUREUX: Progrès méd. **1897**. Zit. nach ZANIETOVSKI u. BORRUTAU-MANN: Handbuch der gesamten medizinischen Anwendung der Elektrizität, S. 12.

WAGNER, R.: Eine Reizelektrode zur punktförmigen Reizung und Vermeidung von Stromschleifen. Z. Biol. **92**, 87 (1931). — WALTHARD, K. M.: Ersatz des faradischen Stromes in der Elektrodiagnostik und Therapie durch frequente Chronaxiereizung. Schweiz. med. Wschr. **1935 I**, 360. — Zbl. Neur. **77**, 146 (1935). — WELLS, H. M.: The effect of the circulation on the electrical resistance of the skin of man. Quart. J. exper. Physiol. **18**, 33 (1927). WYSS, O. A. M.: Elektrische Reizung mit regulierbaren Impulsformen. Die Zeitkonstante-Spannungs-Kurve. Pflügers Arch. **233**, 754 (1933).

ZANIETOWSKI, J.: Allgemeine Elektrodiagnostik. Handbuch der gesamten medizinischen Anwendung der Elektrizität von BORUTTAU-MANN, Bd. 2, 1, S. 14.

Allgemeine Reizphysiologie.

ACHELIS, J. D.: Über die Umstimmung der motorischen Nerven. Pflügers Arch. **219**, 411 (1928). — Schwellenbestimmung am Froschnerven mit Wechselströmen niederer Frequenz. Pflügers Arch. **224**, 217 (1930). — Zur Physiologie der Chronaxie. Zbl. Neur. **60**, 536 (1931). — Kritische Bemerkungen zur Chronaxiebestimmung am Menschen. Dtsch. Z. Nervenheilk. **130**, 227 (1933). — ALTENBURGER, H. u. RIOCH: Zur Frage der Reizbarkeit sympathischer Nervenfasern. Z. Biol. **93**, 331 (1933). — AUERSPERG, A. P. u. STEIN: Experimenteller Beitrag zur Frage des Reizobjektes bei der chronaximetrischen Prüfung der Hautsensibilität. Dtsch. Z. Nervenheilk. **131**, 236 (1933).

BANU, G. R., DÉRIAUD et H. LAUGIER: Isochronisme du nerf et du muscle et excitation unipolaire. C. r. Soc. Biol. Paris **85**, 841 (1921). — Ber. Physiol. **11**, 292 (1922). — BETHE, A. u. TH. TOROPOFF: Über elektrolytische Vorgänge an Diaphragmen. Teil I. Die Neutralitätsstörung. Z. physik. Chem. **88**, 686 (1914). — Über elektrolytische Vorgänge an Diaphragmen. Teil II. Die Abhängigkeit der Größe und Richtung der Konzentrationsänderungen und der Wasserbewegung von der H-Ionenkonzentration. Z. physik. Chem. **89**, 597 (1915). — BEZOLD, v.: Untersuchungen über die elektrische Erregung der Nerven und Muskeln. Leipzig 1861. — BLUMENFELDT, E.: Über die Bedeutung des Ampère-Coulomb-Quotienten (reduzierte Reizzeit) in Physiologie und Pathologie. Z. exper. Med. **35**, 76 (1923). — BOUMAN, H. D.: Déduction mathématique du facteur de LAPIQUE etc. Arch. néerl. Physiol. **12**, 416 (1928). — Experiments on the double excitability of striped muscle. Arch. néerl. Physiol. **20**, 296 (1935). — BOURGUIGNON et H. LAUGIER: Vitesse d'excitabilité et courant induit. etc. C. r. Soc. Biol. Paris **99**, 55 (1928). — BRÜCKE, F.: Die Nervenchronaxie als Funktion der Reizfrequenz. Pflügers Arch. **233**, 777 (1934).

CARDOT, H. et H. LAUGIER: Influence de la distance des electrodes sur la position du seuil de l'excitation d'ouverture. C. r. Soc. Biol. Paris **83**, 655 (1920). — Ber. Physiol. **2**, 293 (1920). — CHAUCHARD, A. et Mme A. CHAUCHARD: Recherches sur la relation entre la relation entre la vitesse fonctionelle et la chronaxie. C. r. Acad. Sci. Paris **191**, 155 (1930). — Ber. Physiol. **57**, 227 (1931).

Davis, H.: The relationship of the „chronaxie" of muscle to the size of the stimulating electrode. J. of Physiol. **57**, 81 (1923). — Ber. Physiol. **23**, 70 (1924). — Diehl u. Stein: Über Wechselstromuntersuchungen. Dtsch. Z. Nervenheilk. **116**, 224 (1930). — Du Bois Reymond: Untersuchungen über tierische Elektrizität. Berlin 1848.

Eichler, W.: Über die Abhängigkeit der Chronaxie des Nerven vom äußeren Widerstande. Z. Biol. **91**, 475 (1931). — Kondensator- und Gleichstromchronaxie und ihre Vergleichbarkeit. Z. Biol. **92**, 331 (1932). — Engelmann: Beiträge zur allgemeinen Muskel- und Nervenphysiologie. I. Über die elektrische Erregung des Ureter mit Bemerkungen über die elektrische Erregung im allgemeinen. Pflügers Arch. **3**, 247 (1870).

Fabre, Ph.: L'excitation neuro-musculaire par les courants progressifs chez l'homme. C. r. Acad. Sci. Paris **184**, 699 (1927). — Relation entre la constante linéaire et la chronaxie. C. r. Acad. Sci. Paris **185**, 300 (1927). — Constante linéaire et chronaxie. Une nouvelle methode d'electrodiagnostic. J. de Radiol. **12**, 49 (1928). — Fick: Beiträge zur vergleichenden Physiologie der irritablen Substanzen. Braunschweig 1863. — Fredericq, H.: Le mécanisme humoral de l'action exercée par le pneumogastrique sur la chronaxie du myocarde. C. r. Soc. Biol. Paris **92**, 208, 462 (1925). — Ber. Physiol. **31**, 767 (1925). — La chronaxie de subordination chez les invertébrés. Arch. internat. Physiol. **35**, 229 (1932). — Sur le mécanisme humoral de l'action exercée par le pneumogastrique sur la chronaxie du myocarde. C. r. Soc. Biol. Paris **92**, 462 (1925). — Ber. Physiol. **31**, 767 (1925). — Frey, M. v.: Versuche über schmerzerregende Reize. Z. Biol. **76**, 1 (1922).

Gasser, H. S. and J. Erlanger: A study of the action currents of nerve with the cathode ray oscillograph. Amer. J. Physiol. **62**, 496 (1922). — The nature of conduction of an impulse in the relative refractory period. Amer. J. Physiol. **73**, 613 (1925). — The role played by the sizes of the constituent fibers of a nerve trunk in determining the form of its action potential wave. Amer. J. Physiol. **80**, 522 (1927). — Gildemeister, M.: Über Erreg barkeit und ihre Messung. Pflügers Arch. **197**, 428 (1922). — Goldscheider: Schmerz. Handbuch der normalen und pathologischen Physiologie, Bd. 11, S. 181. 1926.

Hayasi, Kanae u. E. Th. Brücke: Über die Abhängigkeit der Nervenchronaxie von der Reizfrequenz. Pflügers Arch. **235**, 31 (1934). — Heijermans, H. L.: Sur la chronaxie, le tétanos et la rapidité de la contraction musculaire des muscles du globe oculaire du chat. Arch. néerl. Physiol. **19**, 384 (1934). — Zbl. Neur. **74**, 29 (1934). — Hill, A. V.: A new mathematical treatment of changes of ionic concentration in muscle and nerve under the action of electric currents, with a theory as to their mode of excitation. J. of Physiol. **40**, 190 (1910). — Hoefer, P.: Aktionsstrom, Refraktärphase und Chronaxie. Ges. dtsch. Nervenärzte, 21. Jverslg 1932. S. 91. — Hoorweg, L.: Über die elektrische Nervenerregung. Pflügers Arch. **52**, 87 (1892). — Hou, Ch. L.: Über die Veränderung der Reizzeit-Spannungskurve durch Narkose, Kälte und Veratrin. Pflügers Arch. **226**, 676 (1931).

Jasper, H. H.: L'action asymétrique des centres sur la chronaxie des nerfs symétriques droit et gauche chez la grenouille. C. r. Soc. Biol. Paris **110**, 376 (1932). — L'action asymétrique des centres sur la chronaxie des nerfs symetrique droit et gauche chez les mammifères. C. r. Soc. Biol. Paris **110**, 702 (1932). — Jinnaka, S. and R. Azuma: Electric current as a stimulus with respect to its duration and strength. Proc. roy. Soc. Lond. **94**, 49 (1922).

Keith, Lucas: On the optimal electric stimuli of muscle and nerve. J. of Physiol. **35**, 103 (1907). — The excitable substances of amphibian muscle. J. of Physiol. **36**, 113 (1907). — Kennely and Alexanderson: Electr. World **1921**. Zit. nach Rshevkin u. N. N. Malov. — Kodera, Y.: Über den Verlauf der Reizzeit-Spannungskurve des motorischen Froschnerven. Pflügers Arch. **219**, 174 (1928). — Über die Reizzeitspannungskurve des curaresierten Froschmuskels. Pflügers Arch. **220**, 268 (1928).

Lambert, E. F., B. F. Skinner and A. Forbes: Some conditious affecting intensity and duration thresholds in motor nerve with reference to chronaxie of subordination. Amer. J. Physiol. **106**, 721 (1933). — Zbl. Neur. **71**, 472 (1934). — Lapicque, L.: Excitabilité des nerfs itératifs, théorie de leur fonctionnement. C. r. Acad. Sci. Paris **155**, 70 (1912). — Sur la theorie de l'addition latente. C. r. Acad. Sci. Paris **179**, 77 (1924). — Ber. Physiol. **31**, 743 (1925). — Vitesse de l'influx et grosseur des fibres nerveuses, discussion de priorité. C. r. Soc. Biol. Paris **95**, 1033 (1926). — Ber. Physiol. **39**, 496 (1927). — Has the muscular substance a longer chronaxie than the nervous substance? J. of Physiol. **73**, 189 (1931). — On electric stimulation of muscle through Ringers solution. J. of Physiol. **73**, 219 (1931). — Ber. Physiol. **65**, 215 (1932). — Alpha and gamma curves in slow muscles. J. of Physiol. **78**, 381 (1933). — Zbl. Neur. **69**, 589 (1934). — Lapicque, M.: Correlation entre l'imbibition du muscle et sa chronaxie. C. r. Soc. Biol. Paris **83**, 1033 (1920). — Ber. Physiol. **5**, 208 (1920). — Influence du thalamus sur la chronaxie du nerf moteur. C. r. Soc. Biol. Paris **105**, 848 (1930). — Ber. Physiol. **61**, 132 (1930). — Rôle des centres dans l'action périphérique de la strychnine. C. r. Soc. Biol. Paris **111**, 957 (1932). — Lapique et M. Boigey: Recherches sur l'excitabilité des vasomoteurs. C. r. Soc. Biol.

Paris **72**, 367 (1912). — LAPICQUE, L., H. S. GASSER et A. DESOILLE: Relation entre le degré d'hétérogénéité des nerfs et la complexité de leur courant d'action. C. r. Soc. Biol. Paris **92**, 9 (1925). — Ber. Physiol. **31**, 833 (1925). — LAPICQUE, L. et Mme L. LAPICQUE: Nouvelle démonstration de l'égalité des chronaxies entre le muscle strié et son nerf moteur. C. r. Acad. Sci. Paris **180**, 1056 (1925). — Ber. Physiol. **31**, 672 (1925). — Modification des chronaxies motrices périphériques par les centres nerveux supérieurs. C. r. Soc. Biol. Paris **99**, 1390 (1928). — Ber. Physiol. **49**, 620 (1928). — La chronaxie de subordination, sa regulation reflexe. C. r. Biol. Soc. Paris **99**, 1947 (1928). — Ber. Physiol. **50**, 46 (1928). — Le complexe neuro-musculaire présente-t-il deux chronaxies distinctes? C. r. Soc. Biol. Paris **105**, 850 (1930). — Ber. Physiol. **61**, 212 (1931). — Influence de la grosseur et de l'écartement des électrodes sur la mesure de la chronaxie musculaire. C. r. Soc. Biol. Paris **109**, 171 (1932). — Sur un prétendu hétérochronisme neuro-musculaire signalé pour les muscles atoniques. C. r. Soc. Biol. Paris **109**, 449 (1932). — Die Erregbarkeit der „tonischen" und „nichttonischen" Fasern eines Muskels, ihr Isochronismus im physiologischen Zustande untereinander und mit dem motorischen Nerven. Pflügers Arch. **230**, 381 (1932). — LAPICQUE, M. et M. NATTAU LARRIER: Modifications de l'imbibition et de la chronaxie du muscle strié suivant les variations du p_H. C. r. Soc. Biol. Paris **95**, 450 (1926). — Ber. Physiol. **38**, 671 (1927). — LAPICQUE, L. et R. LEGENDRE: Relation entre le diamètre des fibres nerveuses et leur rapidité fonctionelle. C. r. Acad. Sci. Paris **157**, 1163 (1913). — LAPICQUE, et J. MEYERSON: Recherches sur l'excitabilité du pneumogastrique. C. r. Soc. Biol. Paris **72**, 63 (1912). — LASAREFF, P.: Recherches sur la theorie ionique de l'excitation. Moscou 1918. Zit. nach RSHEVKIN u. N. N. MALOV. — LIBERSON, W.: Quelques observations sur l'excitation des nerfs et des muscles de l'homme par les courants lentement croissants. C. r. Soc. Biol. Paris **116**, 1319 (1934). — Zbl. Neur. **74**, 606 (1935). — LULLIES, H.: Die Reizung mit dem konstanten Strom und die Chronaxie. Med. Klin. **1930 II**, 1333.

MARINESCO, G. u. A. KREINDLER: Chronaxie und bedingte Reflexe. Psychiatr.-neur. Wschr. **1933 I**, 623. — Allg. Z. Psychiatr. **102**, 162 (1934). — MARINESCO, G., O. SAGER et A. KREINDLER: Les modifications de l'excitabilité périphérique à la suite de la décortication unilatérale chez le chat. C. r. Soc. Biol. Paris **107**, 614 (1931). — Vergleichende Studien über die Chronaxien des Fasc. pyramidalis bei neugeborenen Katzen und Meerschweinchen. Ges. dtsch. Nervenärzte, 21. Jverslg 1932. S. 316. — Die Chronaxie des neuromuskulären Komplexes nach Ausschaltung verschiedener Teile des Zentralnervensystems in chronischen Tierversuchen. Ges. dtsch. Nervenärzte, 21. Jverslg 1932. S. 311. — Chronaximetrische Studien an einseitig und beiderseitig dekortizierten Katzen. Pflügers Arch. **230**, 729 (1932). — MONNIER, A. M.: Sur la détermination analytique du coefficient d'equivalence entre les ondes rectangulaires et les décharges de condensateur. C. r. Soc. Biol. Paris **98**, 250 (1928). — MONNIER, A. M. et H. H. JASPER: Recherches de la relation entre les potentials d'action elementaires et la chronaxie de subordination. Nouvelle demonstration du fonctionnement par „tout ou rien" de la fibre nerveuse. C. r. Soc. Biol. Paris **110**, 547 (1932). — Die Beziehung zwischen dem Verletzungsstrom eines Nerven und der Subordinationschronaxie. Eine Analogie zum Elektrotonus. C. r. Soc. Biol. Paris **110**, 549 (1932). — Zbl. Neur. **66**, 253 (1933). — Wirkung der Zentren auf die verschiedenen Charakteristika der Nervenfaser. Analogie zum Elektrotonus. C. r. Acad. Sci. Paris **194**, 2240 (1932). — Zbl. Neur. **66**, 718 (1933). — MOORE, A. R. u. E. TH. BRÜCKE: Über Unterschiede zwischen direkter und indirekter Erregung eines Muskels und seiner einzelnen Fasern. Pflügers Arch. **228**, 619 (1931).

NEUMANN, E.: Über das verschiedene Verhalten gelähmter Muskeln gegen den konstanten und induzierten Strom und die Erklärung desselben. Dtsch. Klin. **65** (1864). — Eine Versuchsreihe betreffend das Absterben der Erregbarkeit in Muskeln und Nerven. Arch. f. Anat. u. Physiol. **1864**, 554. — NERNST, W.: Zur Theorie des elektrischen Reizes. Pflügers Arch. **122**, 275 (1908).

PFLÜGER, E.: Untersuchungen über die Physiologie des Elektrotonus. Berlin 1859. — Zur Geschichte des elektropolaren Erregungsgesetzes. Arch. f. Physiol. **1883**, 119.

QUINCKE: Die Summationsfähigkeit afferenter Erregungen im sensiblen System. Ges. dtsch. Nervenärzte, 21. Jverslg Wiesbaden 1932. S. 113.

RADOVICI, A. et H. FISCHGOLD: La loi de hyperbole, appliquée aux réflexes entanes. C. r. Soc. Biol. Paris **90**, 1165 (1924). — Ber. Physiol. **31**, 107 (1925). — RENQVIST, V., M. HIRVONEN et U. UOTILA: Das Verhältnis zwischen den Parametern der elektrischen Nervenreizung und der Faserdicke des Nerven. Nebst einer chemischen, reaktionskinetischen Interpretation der elektrischen Reizbarkeit. Verh. 14. internat. Kongr. Physiol. **1932**, 216. — RENQVIST, Y. u. S. PARVIAINEN: Lokalisation der Schwellenzuckungen im Froschmuskel und diskontinuierliche Reizzeitspannungskurven. Skand. Arch. Physiol. (Berl. u. Lpz.) **62**, 299 (1931). — RITTER: Beiträge zur näheren Kenntnis des Galvanismus. Jena 1802. — ROSENBERG u. O. SAGER: Über den Einfluß der höheren Zentren auf die Leitungsgeschwindigkeit des peripheren Nerven. Pflügers Arch. **228**, 423 (1931). — RSHEVKIN u. N. N. MALOV: Untersuchung der Muskelreizschwelle durch Wechselstrom. Pflügers Arch. **218**, 708 (1928). — RUSHTON, W. A. H.: Excitable substances in the nerve-muscle complex. J. of Physiol. **70**, 317 (1930). — The normal presence of α and γ excitabilities in the nervemuscle complex. J. of Physiol. **72**, 265 (1931). — Lack of isochronism between muscle and nerve. Amer. J. Physiol. **97**, 557 (1931). — Ber. Physiol. **64**, 63 (1932).

SAKAMOTO, S.: Elektrische Reizung einer einzelnen motorischen Nervenfaser durch Gleichspannung. Pflügers Arch. **231**, 489 (1933). — SCHEMINSKY, F.: Die Ermüdung beim direkt gereizten, ausgeschnittenen Froschmuskel. Pflügers Arch. **229**, 43 (1931). — SCHEMINSKY, FE. u. FR.: Permeabilität und Ermüdung. II. Mitt. Pflügers Arch. **225**, 145 (1930). — SCHRIEVER: Untersuchungen über die elektrische Erregbarkeit der Sinnesnerven. I. Mitt. Die Einheit der Reizgesetze. Z. Biol. **90**, 347 (1930). — SCHRIEVER, H.: Untersuchungen über die elektrische Erregbarkeit der Sinnesnerven. II. Mitt. Der Zeit- und Stärkebedarf. Z. Biol. **90**, 383 (1930). — Über Einschleichen von Strom. I. Mitt. Z. Biol. **91**, 173 (1931). — Über Einschleichen von Strom. II. Mitt. Quantitative Verschiedenheiten. Z. Biol. **93**, 123 (1932). — Über Einschleichen von Strom. III. Mitt. Zur physikalischen Deutung. Z. Biol. **93**, 249 (1933). — Über den Einfluß übergeordneter Zentren auf die Summation im Rückenmark. I. Mitt. Z. Biol. **94**, 285 (1933). — Über den Einfluß übergeordneter Zentren auf die Summation im Rückenmark. Z. Biol. **95**, 105 (1934). — SCHRIEVER, H. et F. HEGEMANN: Summation bei sensorischer Erregung. C. r. Soc. Biol. Paris **113**, 720 (1933). — Zbl. Neur. **69**, 590 (1933). — Untersuchungen über die elektrische Erregbarkeit der Sinnesnerven. Z. Biol. **94**, 253 (1933). — STROHL., A: Recherches sur la mesure de l'excitabilité électrique neuromusculaire chez l'homme. Arch. Électr. méd. **30**, 129 (1922). Ber. Physiol. **14**, 476 (1922). — SUDO, GONOSULLE: On the chronaxie of the muscle fibre. Okayama-Igakkai-Zasshi (jap.) **47**, 810 (1935), englische Zusammenfassung. — Zbl. Neur. **78**, 444 (1935).

VERPEAUX, D.: Contribution à l'étude de la chronaxie des muscles. Arch. internat. Physiol. **35**, 431 (1932). — Rilievi sperimentali sulla cronassia di subordinazione. Atenev parm., II. s. **5**, 169 (1933). — Zbl. Neur. **69**, 587 (1933). — VIERSMA, H. J.: Sur le rapport entre la chronaxie et la rapidité de la contraction musculaire. Arch. néerl. Physiol. **14**, 549 (1929). — VOGEL, P.: Die Bestimmung der Chronaxie am Nervmuskelpräparat des Frosches und ihr Verhalten während der Curarinvergiftung. Z. Biol. **83**, 147 (1925).

WACHHOLDER, K. u. v. LEDEBUR: Die Erregbarkeit der „tonischen" und „nicht tonischen" Fasern eines Muskels bei direkter und indirekter Reizung. Ein kritischer Beitrag zur Frage des Isochronismus von Nerv und Muskel. Pflügers Arch. **228**, 183 (1931). — Weitere Untersuchungen zur Frage des Heterochronismus zwischen dem „nicht tonischen" und dem „tonischen" Teile von Froschmuskeln und dem motorischen Nerven. Pflügers Arch. **231**, 77 (1932). — WEISS: Einige Bemerkungen zur Diskussion über die Resonanztheorie der Nerventätigkeit. Biol. Zbl. **49**, 569 (1929). — WINTERSTEIN, E.: Chronaxie und Summationsvermögen. Z. Neur. **148**, 228 (1933).

Spezielle Reizphysiologie.

Motorik (Physiologie).

ALEXIN, L., H. LAUGIER u. B. NEVUSSIKINE: Chronaximetrische Untersuchungen über die Ausbreitung der Erregung bei physischen Anstrengungen. C. r. Soc. Biol. Paris **112**, 1174 (1933). — Zbl. Neur. **69**, 303 (1933). — ALTENBURGER, H.: Der Einfluß des Sympathicus auf die Tätigkeit des quergestreiften Muskels beim Menschen. Z. Neur. **132**, 490 (1930). — ALTENBURGER, H. u. GUTTMANN: Chronaxie und Aktionsstrombild bei Ermüdung durch Willkürkontraktion. Z. Neur. **115**, 1 (1928). — ALTENBURGER, H. u. KROLL: Chronaximetrische Ermüdungsstudien. Z. Neur. **132**, 484 (1931). — ALTENBURGER, H. u. WOLFF: Vestibuläre Beeinflussung der Körpermuskulatur. Z. Neur. **138**, 657 (1932).

BANU, G.: Recherches physiologiques sur le developpement neuromusculaire chez l'homme et l'animal. Paris 1922. — BANU, G. et G. BOURGUIGNON: La chronaxie chez le nouveau-né. C. r. Soc. Biol. Paris **85**, 49 (1921). — Ber. Physiol. **8**, 535 (1921). — BANU, G., G. BOURGUIGNON et H. LAUGIER: Evolution de la chronaxie des nerfs et muscles du membre supérieur des nouveau-nés. C. r. Soc. Biol. Paris **85**, 349 (1921). — Ber. Physiol. **9**, 208 (1921). — BEERENS, J.: Variations de la chronaxie du gastrocnemien de la grenouille sous l'effet de troubles circulatoires. Arch. internat. Physiol. **26**, 102 (1926). — Ber. Physiol. **38**, 671 (1926). — BENA, E.: Chronaxie der motorischen Punkte. Revue neur. **29**, 57 (1932). — Zbl. Neur. **65**, 635 (1932) — Chronaxie der Antagonisten des 3. und 4. Fingers der rechten Hand. Revue neur. **29**, 81 (1932). — Zbl. Neur. **66**, 16 (1933). — BLUM, E.: Die Chronaxie trainierter Muskeln vor und nach Arbeitsleistung. Schweiz. Arch. Neur. **31**, 1 (1933). — Zbl. Neur. **69**, 305 (1933). — BLUMENFELDT, E.: Die Chronaxie und ihre Bedeutung für die Elektrodiagnostik. Klin. Wschr. **1928 I**, 97. — BOLAFFIO e ARTOM: Ricerche sulla fisiologia del sistema nervosa del feto umano. Arch. di Sci. biol. **5** (1924). — BONVALLET, M. et J. LE BEAU: Action de la morphine sur les chronaxies motrices des antagonistes des pattes antérieures, chez le chien. C. r. Soc. Biol. Paris **116**, 970 (1934). — Zbl.

Neur. **75**, 266 (1935). — Bonvallet, M. et Neoussikine: Recherches sur la complexité des lois d'excitation sur le muscle normale. C. r. Soc. Biol. Paris **116**, 747 (1934). — Zbl. Neur. **74**, 28 (1934). — Bonvallet, M. et A. Rudeanu: Action de la morphine sur la coordination des mouvements. C. r. Soc. Biol. Paris **107**, 966 (1931). — Die Bedeutung der Bogengänge in der Regulation der peripherischen motorischen Chronaxie. C. r. Soc. Biol. Paris **113**, 1184 (1933). Zbl. Neur. **70**, 187 (1934). — Bourguignon, G.: Indépendance de la mesure de la chronaxie et des variations experimentales du voltage rheobasique chez l'homme. C. r. Soc. Biol. Paris **87**, 610 (1922). — Ber. Physiol. **15**, 380 (1923). — Double chronaxie et double point moteur dans certains muscles de l'homme. C. r. Acad. Sci. Paris **175**, 294 (1922). — Ber. Physiol. **15**, 380 (1923). — Double chronaxie nerveuse dans le nerf radial de l'homme correspondant à la double chronaxie du double point moteur des extenseurs et du court supinateur. C. r. Soc. Biol. Paris **95**, 374 (1926). — Ber. Physiol. **38**, 671 (1927). — Héterochronisme du nerf et du point moteur musculaire à la naissance chez l'homme. C. r. Soc. Biol. Paris **97**, 1273 (1927). — Ber. Physiol. **44**, 210 (1927). — Double chronaxie de l'orbiculaire des panpières de l'homme. C. r. Soc. Biol. Paris **98**, 1531 (1928). — Ber. Physiol. **47**, 472 (1928). — La chronaxie du faisceau pyramidal de l'homme. Revue neur. **36**, 590 (1929). — Contrôle expérimental de la mesure de la chronaxie au moyen d'une table alimentée par le courant de secteur alternatif, redressé et filtré. Etude de galvanotonus. C. r. Soc. Biol. Paris **101**, 922 (1929). — Ber. Physiol. **52**, 381 (1930). — Dreifache Chronaxie an der Hinterseite des Schenkels und des Armes des Menschen. Chronaxie des Musc. anconaeus. C. r. Soc. Biol. Paris **110**, 928 (1932). — Zbl. Neur. **67**, 137 (1933). — Variations de la chronaxie dans differents états fonctionnels, spontanés et experimentaux sans lésion organique. Revue neur. **1934 I**, 882. — Variations extemporanées de la chronaxie sous l'influence de la douleur provoquée dans le rheumatisme chronique. C. r. Acad. Sci. Paris **199**, 381 (1934). — Zbl. Neur. **74**, 28 (1934). — Variation de la chronaxie d'un muscle pendant la contraction volontaire de ses antagonistes chez l'homme normal. C. r. Acad. Sci. Paris **199**, 489 (1934). — Zbl. Neur. **74**, 28 (1934). — Signification physiologique des réflexes tendineux. Assoc. franç. Avancement Sci. **1934**, 198. — Zbl. Neur. **78**, 206 (1935). — Interpretierung der physiologischen Bedeutung normaler und pathologischer Sehnenreflexe an Hand der Chronaxie. Verh. Ges. dtsch. Nervenärzte, 22. Jverslg München **1934**. — Klassifizierung von 24 Ionen in chemische Familien nach ihrer vasomotorischen Aktion bei der transcerebralen Dielektrolyse. Verh. Ges. dtsch. Nervenärzte, 22. Jverslg München **1934**. — Les procédés modernes d'électrodiagnostic. J. de Radiol. **19**, 321 (1935). — Zbl. Neur. **78**, 53 (1935). — Vingt ans de recherches sur la physiologie chronaxique sensitivo-motrice du système cérébro-spinal. Bull. Soc. franç. Electrothér. et Radiol. **44**, 347 (1935). — Zbl. Neur. **78**, 199 (1935). — Bourguignon, G. et J. B. S. Haldane: Evolution de la chronaxie pendant le sommeil. C. r. Soc. Biol. Paris **107**, 1365 (1931). — Ber. Physiol. **65**, 131 (1932). — Bourguignon, G. et R. Humbert: Double point mot. et double chronaxie de tous les muscles releveurs des traits de la face chez l'homme. C. r. Soc. Biol. Paris **98**, 1532 (1928). — Bourguignon, G. et H. Laugier: Modification expérimentales de l'excitabilité par répercussion réflexe chez l'homme. C. r. Soc. Biol. Paris **88**, 265 (1923). — Ber. Physiol. **20**, 277 (1923). — Variations de l'excitabilité neuro-musculaire sous l'influence de la suppression et du rétablissement de la circulation d'un membre chez l'homme. C. r. Acad. Sci. Paris **176**, 195 (1923). — Ber. Physiol. **18**, 202 (1923). — Variations de la chronaxie dans la fatigue par contraction volontaire soutenue chez l'homme. C. r. Acad. Sci. Paris **187**, 846 (1928). — Bourguignon, G. et Tarnauceaun: Chronaxie normale du triceps sural de l'homme. C. r. Soc. Biol. Paris **86**, 483 (1922). — Ber. Physiol. **12**, 465 (1922). — Bourguignon, G. et A. Tupa: Chronaxie normale du nerf facial et des muscles de la face de l'homme. Leur classification fonctionelle par la chronaxie. C. r. Soc. Biol. Paris **85**, 982 (1921). — Ber. Physiol. **11**, 292 (1922). — Bourguignon, G. et de Vulpian: Double chronaxie des portions moyenne et postérieure du deltoide. C. r. Soc. Biol. Paris **110**, 457 (1932). — Boynton, E. P. and Marion Hines: Reizschwellenwerte des motorischen Cortex. Amer. J. Physiol. **106**, 175 (1933). — Zbl. Neur. **70**, 467 (1934). — Bozler, E.: Über die Tätigkeit der einzelnen glatten Muskelfasern bei der Kontraktion. I. Mitt. Untersuchungen an den Muskelfasern von Beroë. Z. vergl. Physiol. **6**, 361 (1927). — Bremer, F. et P. Cambier: Parallelisme des vitesses de contraction des muscles antagonistes et des vitesses d'excitabilite de leurs nerfs moteurs, chez la tortue. C. r. Soc. Biol. Paris **93**, 61 (1925). — Ber. Physiol. **32**, 763 (1925). — Büssow, H.: Über Reizzeit-Spannungskurven und Chronaxie am menschlichen Nerv und Muskel. Pflügers Arch. **231**, 689 (1933).

Cardot, H., J. Regnier et D. Santenoise: Influence de l'atropine et de l'esérine sur la chronaxie du gyrus sigmoïde. C. r. Soc. Biol. Paris **95**, 1334 (1926). — Ber. Physiol. **39**, 559 (1926). — Effets de la vagotomie sur l'excitabilité corticale. C. r. Soc. Biol. Paris **96**, 774 (1927). — Ber. Physiol. **43**, 452 (1927). — Effects de la section et de l'excitation des filets thyroïdens d'origine pneumogastrique sur l'excitabilité corticale. C. r. Soc. Biol. Paris **96**, 775 (1927). — Ber. Physiol. **43**, 452 (1927). — Influence de l'activité musculaire sur l'excitabilité corticale. C. r. Soc. Biol. Paris **97**, 698 (1927). — Ber. Physiol. **43**, 590 (1927). — Sur les variations de l'excitabilité corticale, en rapport avec l'excitabilité pneumogastrique l'appareil thyroïdien et l'activité musculaire. C. r. Acad. Sci. Paris **184**, 1598 (1927). — Ber. Physiol. **43**, 126 (1927). — Thyroïde et activité cérebrale. I. Pneumogastrique et chronaxie du gyrus sigmoïde. Rev. franç. Endocrin. **7**, 89 (1929). — CARDOT, H., J. RÉGNIER, SANTENOISE et P. VARÉ: Excitabilité pneumogastrique et excitabilité corticale. C. r. Soc. Biol. Paris **96**, 665 (1927). — Ber. Physiol. **41**, 240 (1927). — CHAUCHARD, A. et Mme A. CHAUCHARD: Mesure de l'excitabilité corticale par la voie percutanée après craniectomie et cicatrisation. C. r. Acad. Sci. Paris **198**, 2203 (1934). — Zbl. Neur. **74**, 308 (1935). — CHAUCHARD. A. et B. CHAUCHARD: Chronaxie de la voie motrice cortico-médullaire. C. r. Soc. Biol. Paris **92**, 955 (1925). — Ber. Physiol. **31**, 923 (1925). — Modifications des paramètres de l'excitabilité des zones motrices de l'écorce cérébrale sous l'influence du chloroforme. C. r. Soc. Biol. Paris **96**, 1263 (1927). — Ber. Physiol. **41**, 784 (1927). — Modifications des paramètres de l'excitabilitè des zones motrices de l'écorce cérébrale sous l'influence du chloroforme. C. r. Soc. Biol. Paris **98**, 747 (1928). — Déterminations des localisations cérébrales motrices chez le chien par éxcitation électrique a travers la dure-mère. Mesures d'excitabilité. C. r. Soc. Biol. Paris **98**, 747 (1928). — Variations de la chronaxie des antagonistes par excitation des centres cérébraux. C. r. Soc. Biol. Paris **116**, 957 (1934). — Zbl. Neur. **75**, 20 (1935). — CHAUCHARD, A., B. CHAUCHARD et P. DENISSOFF: Variations de la chronaxie de l'écorce cérébrale sous l'influence des éxcitations thermiques périphériques. C. r. Soc. Biol. Paris **113**, 596 (1933). — Zbl. Neur. **69**, 297 (1933). — Messungen der Chronaxieschwankungen der Rindenzellen beider Hemisphären bei einseitiger peripherischer thermischer Reizung. C. r. Soc. Biol. Paris **113**, 826 (1933). — Z. Neur. **70**, 50 (1934). — CHAUCHARD, A., B. CHAUCHARD et P. DUMONT: Les centres moteurs corticaux des cordes vocales. Étude chronaximétrique. C. r. Soc. Biol. Paris **110**, 692 (1932). — Untersuchungen über die Erregbarkeit der zentralen und peripheren motorischen Bahnen des Larynx. C. r. Soc. Biol. Paris **110**, 1259 (1932). — Z. Neur. **66**, 719 (1933). — CHAUCHARD, A., B. CHAUCHARD et S. KAJIWARA: Action de l'alcohol sur l'excitabilité des neurones moteurs de l'écorce cérebrale. C. r. Soc. Biol. Paris **105**, 778 (1930). — Le rapport des chronaxies des zones motrices corticales de la flexion et de l'extension des membres. C. r. Soc. Biol. Paris **105**, **776** (1931). — Ber. Physiol. **60**, 455 (1931). — Le rapport des chronaxies des antagonistes dans la narcose par compression du cerveau. C. r. Acad. Sci. Paris **192**, 377 (1931). — Ber. Physiol. **61**, 132 (1931). — COURTOIS, A. et B. NEVUSSIKINE: Die Wirkung des Alkohols auf die Chronaxie antagonistischer Muskeln beim Menschen. C. r. Soc. Biol. Paris **113**, 1342 (1933). — Z. Neur. **70**, 472 (1934). — COVACIU-ULMEANU: Veränderungen der Chronaxie im Verlauf des körperlichen Trainings. Trav. hum. **1**, 56 (1933). — Zbl. Neur. **70**, 52 (1934). — COVACIU-ULMEANU et NEVUSSIKINE: B. Influence de l'entraînement sur la modification de la chronaxie au cours de l'exercice physique. C. r. Soc. Biol. Paris **108**, 1118 (1931).

DUCHENNE DE BOULOGNE: De l'électrisation localisée et de son application à la pathologie et à la therapeutique. Paris 1855 u. 1872. — Physiologie des mouvements demontrée à l'aide de l'experimentation électrique et de l'observation clinique. Paris 1867.

EBBECKE, U.: Über die elektrische Erregbarkeitsprüfung am Menschen. Z. exper. Med. **50**, 258 (1926). — Über Rheobase und Chronaxie. Dtsch. med. Wschr. **1926 II**, 1590. — EICHLER, W. u. P. HOFFMANN: Die Veränderung der Form der Aktionsstromkurve des menschlichen Muskels durch die Ermüdung. Z. Biol. **96**, **374** (**1935**). — ELIAS, H. u. F. KORNFELD: Über die elektrische Nervenerregbarkeit an abgebundenen Extremitäten. Klin. Wschr. **1923 II**, 1970.

FISCHGOLD, H.: La chronaxie des muscles de la face et l'expression du sourire. Bull. Soc. méd. Hôp. Bucarest et Soc. Sci. méd. Cluj **8**, 132 (1926). — Ber. Physiol. **39**, 499 (1927). — FREUND, H.: Neue Ergebnisse zur Frage des Muskeltonus. Klin. Wschr. **1932 I**, 1. — FROHSE u. FRÄNKEL: Die Muskeln des menschlichen Armes. Jena 1908. — Die Muskeln des menschlichen Beines. Jena 1908. — FUCHS, G., D. SANTENOISE, P. VARE et M. VIDACOVITCH: Différences d'action sur l'excitabilité cérébrale d'un nouvel extrait thyroïdien et de la thyroxine. C. r. Soc. Biol. Paris **103**, 603 (1930).

GALLINEK, A.: Die Schwankungsbreite und die Normalwerte bei den Untersuchungen der motorischen Chronaxie. Mschr. Psychiatr. **85**, 28 (1933). — GELLEI, G.: Alcalosi e cronassia della corteccia cerebrale. Boll. Soc. ital. Pediatr. **3**, 170 (1934). — Zbl. Neur. **74**, 27 (1934). — GELLI, G.: Alcalosi e cronassia della corteccia cerebrale. Clin. pediatr. **16**, 523 (1934). — Zbl. Neur. **74**, 606 (1935). — GRINŠTEIN, A.: Chronaximetrie in der Neurologie. Sovrem. Psichonevr. (russ.) **9**, 99 (1913). — Zbl. Neur. **70**, 472 (1934). — GRUND: Die Abkühlungsreaktion des Warmblütermuskels und ihre klinische Ähnlichkeit mit der Entartungsreaktion. Dtsch. Z. Nervenheilk. **35**, 169 (1908).

HAYASI, K. u. G. RITTLER: Über die Abhängigkeit der Zeiterregbarkeit des motorischen Nerven vom Dehnungszustand seines Muskels. Pflügers Arch. **235**, 50 (1934). — HEIJERMAN, H.: Sur la chronaxie, le tétanos et la rapidité de la contraction musculaire des muscles du globe oculaire du chat. Arch. néerl. Physiol. **19**, 384 (1934). — Zbl. Neur. **74**, 29 (1934). HOLMES, B.: The reliability of the electrical diagnosis of tetany. Amer. J. Dis. Childr. **12**, 1 (1916).

IAKOWLEFF, C.: La chronaxie chez les aveugles. Trav. hum. **2**, 204 (1934). — Zbl. Neur. **74**, 27 (1934).

JOHANNES, TH.: Zur Bedeutung der Chronaxie in der inneren Medizin. I. Mitt. Ernährung und Neuroregulation. Dtsch. Arch. klin. Med. **172**, 370 (1932). — Zur Bedeutung der Chronaxie in der inneren Medizin. II. Mitt. Über ganzheitliche Funktionsabläufe im Nervensystem. Dtsch. Arch. klin. Med. **172**, 400 (1932). — JUNGMANN u. THIEL: Über Chronaxieveränderungen an Nerven und Muskeln der Extremitäten des Menschen bei peripherer Kreislaufstörung. Z. Neur. **129**, 647 (1930).

KLAFTEN, E. u. R. WAGNER: Die galvanische Nervenerregbarkeit in der Neugeborenenperiode. Z. Kinderheilk. **56**, 201 (1934). — KNORRE, H. v.: Klinische Erregbarkeitsstudien. Dtsch. Arch. klin. Med. **168**, 1 (1930). — KRASNOGORSKI, N.: Ein Beitrag zur Muskelpathologie im Kindesalter. Jb. Kinderheilk. **79**, 261 (1914). — KRÜGER, P.: Über einen möglichen Zusammenhang zwischen Struktur, Funktion und chemischer Beschaffenheit der Muskeln. Biol. Zbl. **49**, 616 (1929). — KURELLA, H. V.: Zum Wesen der „motorischen Chronaxie". Klin. Wschr. **1932 II**, 1797.

LANDECKER, H.: Die Beeinflussung der Chronaxie durch Ermüdung, Massage und Wärmeanwendung. Dtsch. Arch. klin. Med. **172**, 120 (1931). — LAUGIER, H., W. LIBERSOHN et B. NEOUSSIKINE: Variations de la chronaxie en fonction de la posture chez l'homme. C. r. Sci. Paris **191**, 1079 (1931). — Ber. Physiol. **60**, 115 (1931). — LAUGIER, H. et LUBINSKA: Chronaxie musculaire et amplitude de la contraction. C. r. Soc. Biol. Paris **99**, 385 (1928). — LAUGIER, H. et B. NEOUSSIKINE, B. Messungen der Erregbarkeit des menschlichen Biceps an seinem motorischen Punkte und am übrigen Muskel. C. r. Soc. Biol. Paris **111**, 940 (1932). Zbl. Neur. **67**, 389 (1933). — LAPICQUE, L.: La chronaxie de subordination, sa régulation réflexe. C. r. Soc. Biol. Paris **99**, 1947 (1928). — LAPICQUE, L. et S. KAJIWARA: Changements dans les chronaxies périphériques sous l'influence de l'alcohol. C. r. Soc. Biol. Paris **105**, 632 (1931). Ber. Physiol. **62**, 728 (1931). — LAPICQUE, L. et M. LAPICQUE: Évidence, chez les batraciens, de la chronaxie de subordination. C. r. Soc. Biol. Paris **116**, 744 (1934). — Zbl. Neur. **74**, 30 (1934). — LATMANISOWA, L.: Chronaxie und Tonus der Skelettmuskeln. Fiziol. Ž. (russ.) **17**, 967 (1934). — Zbl. Neur. **76**, 286 (1935). — LATMANISOWA, L. W., N. M. SCHAMARINA u. J. M. UFLAND: Über Schwankungen der Muskelchronaxie bei der Arbeit. Arb.physiol. **5**, 681 (1932). — Zbl. Neur. **66**, 414 (1933). — LAUBENDER, W. u. M. SAUM: Chronaximetrische Untersuchungen über die Wirkung von Lokalanästhesika am motorischen Nerven. Naunyn-Schmiedebergs Arch. **171**, 619 (1933). — Zbl. Neur. **70**, 52 (1934). — LAUGIER, H.: Variations de la chronaxie des antagonistes dans la fatigue d'un mouvement volontaire. C. r. Soc. Biol. Paris **108**, 924 (1931). — LAUGIER, H. u. LIBERSON: Zit. nach QUINCKE und STEIN. — LAUGIER, H. et NEOVUSSIKINE: Diffusion de l'éxcitation dans les centres nerveux. Différences individuelles rôle de la posture. C. r. Soc. Biol. Paris **105**, 437 (1930). — LAUGIER, H. et B. NEOUSSIKINE: Modifications tardives de la chronaxie après le travail électriquement provoqué. C. r. Acad. Sci. Paris **192**, 244 (1931). — Zbl. Neur. **61**, 722 (1931). — LEWIS, G.: Die Entwicklung des Muskelsystems. Handbuch der Entwicklungsgeschichte des Menschen von KEIBEL u. MALL, 1910. — LIBERSON et NEOUSSIKINE: Variations de la chronaxie en fonction de la posture chez l'homme. C. r. Acad. Sci. Paris **191**, 109 (1930).

MALAMUD, W., E. LINDEMANN u. H. H. JASPER: Einwirkung des Alkohols auf die Chronaxie des motorischen Systems. Arch. of Neur. **29**, 790 (1933). — Zbl. Neur. **68**, 724 (1933). — MAGOUN, H. W., W. K. HARE and S. W. RANSON: Electrical stimulation of the interior of the cerebellum in the monkey. Amer. J. Physiol. **112**, 329 (1935). — Zbl. Neur. **78**, 30 (1935). — MANN, L.: Über Veränderungen der Erregbarkeit durch den faradischen Strom. Dtsch. Arch. klin. Med. **51**, 127 (1893). — Untersuchungen über die elektrische Erregbarkeit im frühen Kindesalter, mit besonderer Beziehung auf die Tetanie. Mschr. Psychiatr. **7**, 14 (1900). — Elektrodiagnostische Untersuchungen mit Kondensatorentladungen. Berl. klin. Wschr. **1904 I**, 872. — MANN, L. u. U. BLOCH: Untersuchungen mit dem BORRUTTAUschen rotierenden Chronaximeter. Dtsch. Z. Nervenheilk. **87**, 69 (1925). — MARINESCO, G. et A. KREINDLER: Sur la chronaxie de constitution des muscles squelettiques de l'homme normal. C. r. Soc. Biol. Paris **104**, 184 (1930). Ber. Physiol. **57**, 55 (1931). — Untersuchungen über die motorische Konstitution. (Versuch einer Analyse mittels der chronaximetrischen Methode und der Methode der bedingten Reflexe.) Arch. f. Psychiatr. **101**, 603 (1933). Chronaxie und bedingte Reflexe. Allg. Z. Psychiatr. **102**, 162 (1934). — MARINESCO, SAGER, KREINDLER: Beiträge zur allgemeinen Theorie des Schlafes. Z. Neur. **122**, 23 (1929). — Le rapport entre l'hydrophile des tissus et la chronaxie musculaire chez les vieillards. Bull. Soc. roum. Neur. etc. **14**, 169 (1933). — Zbl. Neur. **73**, 165 (1934). — MARKOW, D. A.: Chronaxie schwankungen bei Zustandsänderungen des gesunden Muskels. Z. Neur. **126**, 409 (1929). — MENDELSSOHN, M.: Spezielle Elektrodiagnostik der Muskelkrankheiten. Handbuch der gesamten medizinischen Anwendung der Elektrizität, Bd. 2, S. 79. 1911. — MINKOWSKI, M.: Mouvements réflexes et réactions musculaires du foetus humain etc. Revue neur. **1921**. — Über frühzeitige Bewegungen, Reflexe usw. beim menschlichen Fötus. Schweiz. med. Wschr. **1922**. — Zur Entwicklungsgeschichte, Lokalisation und Klinik des Fußsohlenreflexes. Schweiz. Arch. Neur. **13** (1923). — Neurobiologische Studien am menschlichen Fötus. Handbuch der biologischen Arbeitsmethoden von ABDERHALDEN, Abt. V, Teil 5 B. 1928. — MOLLARET, P.: L'influence de la posture sur l'éxcitabilité neuro-musculaire. Variations de la chronaxie des antagonistes chez le chien, par modifications posturales locales et contralatérales. J. Physiol et Path. gén. **33**, 88 (1935). — Zbl. Neur. **78**, 193 (1935).

NACHMANSOHN, D.: Über den Zusammenhang des Kreatinphosphorsäurezerfalls mit Muskelchronaxie und Kontraktionsgeschwindigkeit. Med. Klin. **1919 II**, 1627. — Über den Zerfall der Kreatinphosphorsäure im Zusammenhang mit der Tätigkeit des Muskels. III. Biochem. Z. **1929**, 213, 262.

OZORIO DE ALMEIDA, MIGUEL et G. MARTINO: Beobachtungen über das Verhalten der Chronaxie der Sigmoidalzentren bei experimenteller Epilepsie am Hunde. Arch. di Fisiol. **32**, 593 (1933). — Zbl. Neur. **70**, 326 (1934).

PATRIZZI e MENSI: La contrazione artificiale dei muscoli volontari nel neconato umano. Pediatria **1**, 372 (1893). — PEIPER, A.: Untersuchungen über die neuromuskuläre Erregbarkeit im Kindesalter. Mschr. Kinderheilk. **46**, 237 (1930). — PERÉMY: Zit. nach GALLINEK. — PERÉMY, G.: Untersuchungen über die Chronaxie des Muskels. Z. exper. Med. **82**, 684 (1932). PIOLTI, M. e F. VISINTINI: Ricerche cronassimetriche sulla fatica muscolare. Riv. Neur. **7**, 205 (1934). — Zbl. Neur. **73**, 145 (1934). — PIRQUET u. SPERCK, zit. bei TH. ESCHERICH: Die Tetanie der Kinder. Wien u. Leipzig 1909. — PLATZ, O.: Über Reizzeit-Spannungskurven am menschlichen Muskel. Pflügers Arch. **230**, 447 (1932). — PRITCHARD, E. A. BLAKE: The significance of some variations in the knee-jerk in diseases of the central nervous system. Reprinted f. Brain **52**, 359 (1929). — PUPILLI: Indipendenza del rapporto cronassico di muscoli propri della láringe, antagonisti, dall'attività funzionale dell'apparato vestibolare. Studi sassar. **12**, 841 (1934). — Zbl. Neur. **77**, 457 (1935).

QUINCKE, H. u. J. STEIN: Chronaxie. Klin. Wschr. **1931 II**, 2377.

RÉHCOU, G.: Tableaux des points moteurs des nerfs et des muscles et chronaxies normales des muscles. Paris: J. B. Baillière et fils 1934. — REID, CH.: The mechanism of voluntary muscular fatigue. Brit. med. J. **1927**, Nr 3481, 545. — Ber. Physiol. **43**, 390 (1928). — REMAK, R.: Über methodische Elektrisierung gelähmter Muskeln, 1855. — RIZZOLO, A.: Influence des successions d'obscurité et d'éclairement sur la chronaxie du point moteur de l'élignement. C. r. Soc. Biol. Paris **92**, 1201 (1925). — Point optimum avec chronaxie minima dans divers centres corticaux. C. r. Soc. Biol. Paris **96**, 936 (1927). — Ber. Physiol. **41**, 783 (1927). — Chronaxie de quelques centres moteurs corticaux au point optimum. C. r. Soc. Biol. Paris **96**, 937 (1927). — Ber. Physiol. **41**, 784 (1927). — La chronaxie de l'écorce cérébrale après ligature artères carotides et des deux artères vertébrales et après des saignées répétées chez le chien. C. r. Soc. Biol. Paris **96**, 1209 (1927). — Ber. Physiol. **46**, 723 (1927). — La chronaxie de quelques points moteurs de l'écorce cérébrale grise ou de l'écorce cérébrale blanche chez le chien. C. r. Soc. Biol. Paris **97**, 53 (1927). — La chronaxie du point moteur non optimum de l'écorce cérébrale chez le chien normal après déstruction du point moteur optimum. C. r. Soc. Biol. Paris **97**, 129 (1927). — Ber. Physiol. **43**, 125 (1927). — L'effet de la nicotine, sur l'excitabilité de l'écorce cérébrale. C. r. Soc. Biol. Paris **97**, 1330 (1927). — Ber. Physiol. **44**, 809 (1927). — L'écorce cérébrale, grise réspond-elle a l'éxcitation électrique? C. r. Soc. Biol. Paris **97**, 1375 (1927). — Ber. Physiol. **45**, 98 (1927). — Influence de l'echauffement d'un membre sur l'excitabilité du point moteur cortical correspondant. C. r. Soc. Biol. Paris **97**, 1607 (1927). — Ber. Physiol. **44**, 809 (1927). — Effet de l'éxcitation électrique de la peau sur l'excitabilité de l'écorce cérébrale. C. r. Soc. Biol. Paris **97**, 1608 (1927). — Ber. Physiol. **44**, 809 (1927). — Études expérimentales sur l'excitabilité de l'écorce cérébrale du chien. Doctor of Sci. Dissertation, p. 258. Paris 1928. — L'effet de la nicotine sur l'excitabilité de la substance blanche. C. r. Soc. Biol. Paris **98**, 132 (1928). — Ber. Physiol. **46**, 724 (1928). — Influence de l'excitation du nerf pneumogastrique sur l'excitabilité de l'écorce cérébrale. C. r. Soc. Biol. Paris **98**, 576 (1928). — Effet de la caféine et de la théine sur l'excitabilité de l'écorce cérébrale chez le chien. C. r. Soc. Biol. Paris **98**, 578 (1928). — Ber. Physiol. **45**, 671 (1928). — L'effet de la saponine et de la strophantine sur l'excitabilité de l'écorce cérébrale. C. r. Soc. Biol. Paris **98**. 939 (1928). — Ber. Physiol. **48**, 712 (1929). — Cold stimulation of a peripheral and the excitability of the cerebral cortex. Brit. J. med. Psychol. **9**, 258 (1929). — Motor points located in the posterior central convolution of the dog's cerebral cortex have each a characteristic excitability. Arch. Farmacol. sper. **49**, 315 (1930). — Ber. Physiol. **57**, 466 (1931). — The excitability of the corona radiata before and after stimulation of periferal region. Arch. Farmacol. sper. **50**, 219, 223, 251 (1930). — The effect of auditory stimulation and its partial elimination upon the excitability of the cerebral cortex. Arch. Sci. Biol. Paris **16**, 41 (1931). — Ber. Physiol. **62**, 162 (1931). — Electrical stimulation of a lateral lobe of the cerebellum in relation to the excitability of the cerebral cortex. Arch. di Fisiol. **29**, 219 (1931). — Ber. Physiol. **60**, 617 (1931). — A chronaxie study of some motor points of the cerebral cortex in different species of animals. Arch. di Fisiol. **29**, 403 (1931). — Ber. Physiol. **61**, 535 (1931). — Visual activity in relation to the excitability of the cerebral cortex after experimental lesion of the parieto-occipital region. Arch. di Fisiol. **30**, 366 (1932). — ROSENSTERN, J.: Debilitas congenita und spasmophile Diathese. Z. Kinderheilk. **8**, 171 (1913). — ROTHE, H.: Untersuchungen über die elektrische Erregbarkeit bei frühgeborenen Kindern. Jb. Kinderheilk. **125**, 285 (1929). — RÜCKERT, W.: Über die tonischen Eigenschaften fötaler Muskeln. Arch. f. exper. Path. **150**, 221 (1930). — RUDEANU, A.: Modification des chronaxies motrices peripheriques sous l'influence du chlorure d'éthyle en anesthésie générale. Relation avec la coordination des mouvements. C. r. Soc. Biol. Paris **109**, 107 (1932). — RUDEANU, A. et M. BONVALLET: Influence de la posture sur les chronaxies motrices des anatagonistes. C. r. Soc. Biol. Paris **111**, 960 (1932).

SAGER, O. et A. KREINDLER: Action de la bulbocapnine chez les chats, dont on a enlevé le labyrinthe d'un seul côté. Festschrift für MARINESCO, p. 599. 1933. — SALGE, B.: Die elektrische Nervenerregbarkeit im Kindesalter. Z. Kinderheilk. **19**, 74 (1919). — SKZYPIŃSKA, J.: Die Chronaxie und ihre Bedeutung in der menschlichen Physiologie und Pathologie. Roczn. psychjatr. (poln.) **21**, 329 (1933); französische Zusammenfassung S. 436. — Zbl. Neur. **70**, 472 (1934). — SOLTMANN: Eine experimentelle Studie. Jb. Kinderheilk. **12**, 1 (1878). — SCHERMANN, L. G.: Der Einfluß von geistiger Arbeit auf die Muskelchronaxie. Arb.physiol. **8**, 446 (1935). — Zbl. Neur. **77**, 121 (1935). — STEIN, H.: Über Untersuchungsmethoden in der Neurologie. I. Chronaximetrie. Nervenarzt **1**, 351 (1928). — Untersuchungen über die Chronaxie des Muskels. Dtsch. Z. Nervenheilk. **100**, 203 (1927). — STINTZING: Über elektrodiagnostische Grenzwerte. Dtsch. Arch. klin. Med. **39**, 76 (1886).

THIEL, R. H.: Über Chronaxieveränderungen am Nerven und Muskel der oberen Extremität des Menschen bei künstlicher Veränderung der Blutzirkulation. Inaug.-Diss. Leipzig 1930. — THIEMICH: Über Tetanie und tetanoide Zustände im ersten Kindesalter. Jb. Kinderheilb. **51**, 99, 222 (1900). — TOBY, COHN: Elektrodiagnostik und Elektrotherapie. Berlin 1924. — TRABITZSCH, W.: Über die periphere Muskelerregbarkeit während Hell- und Dunkeladaptation. Z. Sinnesphysiol. **61**, 148 (1930).

UFLJAND, J.: Zur Frage über die Muskelchronaxiemessung beim Menschen. Trudy leningrad. Inst. Izuč. profess. Zabol. **5**, 7 (1931). - Zbl. Neur. **61**, 722 (1932). - UFLAND, J. M. u. LATMANISOWA: Einfluß der Arbeit auf die Chronaxie des Nerven-Muskelapparates des Menschen. Arb.physiol. **3**, 360 (1930). — UFLAND, I. M. et I. M. WUHL: De l'influence du travail intellectuel sur la chronaxie motrice et sensorielle. Trav. hum. **3**, 153 (1935). — Zbl. Neur. **78**, 199 (1935). — UHLMANN: Über Ermüdung der willkürlich oder elektrisch gereizten Muskeln. Pflügers Arch. **146**, 517 (1912).

VARE, G., P. VARE, H. VERDIER et M. VIDACIVITCH: Influence de l'alcohol sur la chronaxie des centres psycho-moteurs. C. r. Soc. Biol. Paris **103**, 1255 (1930). — VIGNAL, W.: La chronaxie. Sa signification physiologique, son importance en pathologie. Paris méd. **1930 I**, 353. — Ber. Physiol. **57**, 50 (1931).

WACHHOLDER u. v. LEDEBUR: Untersuchungen über „tonische" und „nicht tonische" Wirbeltiermuskeln. Pflügers Arch. **225**, 627 (1930). — WALTHARD, K. M. u. P. JECKLIN: Beitrag zur Untersuchung der normalen Muskelchronaxie des Menschen. Dtsch. Z. Nervenheilk. **125**, 166 (1932). — WECHSLER, D. and FREMANN ROWLAND GODFREY: Studies in Chronaxia. I. Methodology and normal Variations with a report on thirty cases in children. Arch. of Neur. **22**, 558 (1929). — WEISER, J.: Chronaximetrische Fragen aus dem Grenzgebiet von Klinik und Biologie. Med. Klin. **1935 I**, 618, 650. — WEISS: Recherches sur les muscles de l'embryon. J. de Physiol. **1** (1899). — WESTPHAL, A.: Die elektrischen Erregbarkeitsverhältnisse des peripheren Nervensystems des Menschen im jugendlichen Zustand und ihre Beziehungen zu dem anatomischen Bau desselben. Arch. f. Psychiatr. **1**, 26 (1894). — WESTPHAL, C.: Die elektrische Erregbarkeit der Nerven und Muskeln Neugeborener. Neur. Zbl. **1886**, 361.

ZANIETOWSKI: Allgemeine Elektrodiagnostik. Handbuch der gesamten Anwendung der Elektrizität in der Medizin von BORUTTAU-MANN, Bd. 2, S. 63. 1911. — ZIEMSSEN, v.: Die Elektrizität in der Medizin. Berlin 1887.

Motorik — Pathologie.

ABELOUS, J. B. et H. LASSALLE: Influence de la section d'un nerf sur l'excitabilité générale du système nerveux. C. r. Acad. Sci. Paris **185**, 1312 (1927). — Origine humorale des modifications de l'éxcitabilité du système nerveux au cours de la dégénérescence wallérienne d'un nerf sectionné. C. r. Acad. Sci. Paris **186**, 1015 (1928). — Ber. Physiol. **47**, 299 (1928). — Modifications d'éxcitabilité d'un nerf au cours de la dégénérescence du nerf homologue sectionné. Origine humoral de ces modifications. C. r. Soc. Biol. Paris **98**, 1105 (1928). — Ber. Physiol. **46**, 252 (1928). — ACHELIS, J. D. u. H. BÜSSOW: Über die elektrische Erregbarkeit dystrophischer Muskeln. Dtsch. Arch. klin. Med. **174**, 518 (1933). — ALTENBURGER, H. u. GUTTMANN: Chronaxie und Aktionsstrombild bei Ermüdung durch Willkürkontraktion. Z. Neur. **115**, 1 (1928). — ALTENBURGER, H. u. WOLFF: Epileptischer Anfall und neuromuskuläre Reizbarkeit. Klin. Wschr. **1932 I**, 980.

BEINTKER, E. u. R. SCHULTZIK: Chronaximetrische Untersuchungen an Arbeitern mit Preßluftgeräten. Zbl. Gewerbehyg., N. F. 8, 1 (1931). — BLUMENFELDT u. KÖHLER: Über Chronaxiebefunde bei Tabes dorsalis. Z. klin. Med. **108**, 231 (1928). — Über die Störungen im vegetativen System unter besonderer Berücksichtigung der thyreotischen und tetanoiden Konstitution. Z. klin. Med. **111**, 250 (1929). — BLUMENFELDT, E. SAGER u. H. KÖHLER: Experimentelle Untersuchungen über die Wirkung des Skopolamins unter besonderer Berücksichtigung des Tonusproblems. Z. klin. Med. **107**, 34 (1928). — BONVALLET, M. et NEOUSSIKINE: Étude comparative de l'éxcitabilité du muscle normal et du muscle à nerf dégénéré. C. r. Soc. Biol. Paris **116**, 750 (1934). — Z. Neur. **74**, 29 (1934). — BORRUSO, G.: Ricerche sulla cronassia dei muscoli e nervi periferici nei cardiopazienti. Policlinico, sez. med. **41**, 96 (1934). — Zbl. Neur. **71**, 652 (1934). — BOUCHANAU, D. N. and HUGH S. D. GARVEN: The chronaxie in tetany. The effect in the chronaxie of thyreoparathyreoidectomy, the administration of guanidin and of dimethyl-guanidin. J. of Physiol. **62**, 115 (1926/27). — Ber. Physiol. **39**, 370 (1926). — BOURGUIGNON, G.: La chronaxie dans la dégénérescence wallérienne neuromusculaire chez l'homme. C. r. Acad. Sci. Paris **172**, 1452 (1921). — Ber. Physiol. **8**, 399 (1921). — Modification de la chronaxie des nerfs et des muscles par répercussion réflexe. C. r. Acad. Sci. Paris **173**, 453 (1921). — Ber. Physiol. **10**, 221 (1922). — L'emploi des méthodes électriques dans le diagnostic et le prognostic des paralysies par lésions des nerfs périphériques. J. Radiol. et Électrol. **6**, 565 (1922). — Ber. Physiol. **18**, 53 (1923). — Modifications de la chronaxie des muscles squelettiques et de leurs nerfs, par répercussion de la lésion de neurons aux quels ils sont fonctionellement associés. C. r. Acad. Sci. Paris **174**, 773 (1922). — Ber. Physiol. **13**, 404 (1922). — Sur les variations de la chronaxie au cours de la dégénérescence experimentale. C. r. Soc. Biol. Paris **93**, 348 (1925). — Ber. Physiol. **33**, 78 (1926). — La signification physiopathologique du signe de Babinski. C. r. Acad. Sci. Paris **181**, 161 (1925). — Ber. Physiol. **41**, 788 (1926). — La chronaxie dans les états de tétánie latente ou manifeste spontanées au experimentalement provoqués. J. Méd. franç. **14**, 33 (1925). — Ber. Physiol. **35**, 55 (1926). — Chronaxies des muscles de la jambe du lapin. Comparaison avec la chronaxie, des muscles de la jambe de l'homme à l'état normal et dans les lésions du faisceau pyramidal. C. r. Acad. Sci. Paris **185**, 166 (1927). — Ber. Physiol. **42**, 647 (1927). — La chronaxie dans le torticollis spasmodique et autres états spasmodiques. Revue neur. **36 I**, 1038 (1929). — La chronaxie du nerf et du point moteur muc sulaire dans les répercussions en pathologie humaine et expérimentale. Verh. 2. internat. Kongr. vergl. Path. **2**, 641 (1931). — Les syndromes chronaxiques et le rôle de la chronaxie dans le diagnostic des maladies nerveuses centrales et périphériques. Paris méd. **2**, 279 (1931). — Versuch einer Zusammenfassung aller myopathischen Affektionen mittels der Chronaxie. Internat. Neur.-Kongr. Bern 1931. Zbl. Neur. **61**, 526 (1931). — Chronaxies comparées du nerf et du point moteur du muscle dans les répercussions chez l'homme. C. r. Soc. Biol. Paris **107**, 220 (1931). — Zbl. Neur. **61**, 720 (1932). — Hyperpnée volontaire dans la tétanie latente. Evolution de la chronaxie. C. r. Soc. Biol. Paris **107**, 975 (1931). — Ber. Physiol. **64**, 289 (1932). — Interprétation des variations de la chronaxie musculaire par répercussion, avec et sans troubles fonctionnels. C. r. Acad. Sci. Paris **193**, 614 (1931). — Répercussions expérimentales chez le lapin. Ann. de Physiol. **7**, 255 (1931). — Ber. Physiol. **65**, 558 (1932). — Chronaxie und Reflexe. Die Bedeutung der Chronaxie bei der Diagnose zentraler Läsionen. J. de Radiol. **16**, 506, 553 (1932); **17**, 162 (1933). — Zbl. Neur. **70**, 184 (1934). — Variations extemporanées de la chronaxie sous l'influence de la douleur provoquée dans le rhumatisme chronique. C. r. Acad. Sci. Paris **199**, 381 (1934). — Zbl. Neur. **74**, 28 (1934). — BOURGUIGNON, G. et G. BANN: La chronaxie des nerfs et muscles chez les rachitiques. C. r. Soc. Biol. Paris **84**, 785 (1921). — Ber. Physiol. **10**, 221 (1922). — BOURGUIGNON, G. et DIAMANTE BENNATI: Chronaxie du nerf, du point moteur et des nerfs intramusculaires dans la repercussions experimentales chez le lapin. C. r. Soc. Biol. Paris **107**, 223 (1931). — Ber. Physiol. **63**, 75 (1932). — BOURGUIGNON, G. et I. B. S. HALDANE: Evolution de la chronaxie au cours de la crise de tétanie expérimentale par hyperpnée volontaire chez l'homme. C. r. Acad. Sci. Paris **180**, 321 (1925). — Ber. Physiol. **33**, 78 (1926). — BOURGUIGNON, G. et H. DE JONG: Variation de la chronaxie dans les états cataleptoides provoqués chez le chat par injection de bulbocapnine. C. r. Soc. Biol. Paris **99**, 55 (1928). — Ber. Physiol. **47**, 680 (1829). — BOURGUIGNON, G. et PIERRE MOLLARET: Réflexes plantaires directs et croisés dissociés dans un cas de monoplégie crurale. Chronaxie et lois des réflexes. Revue neur. **37 I**, 451 (1930). — BOURGUIGNON, G. et P. SAINTON: La chronaxie dans l'hyperparathyroidie. Étude d'un cas d'ostéite fibreuse de Recklinghausen avec déformations pagétoides. C. r. Soc. Biol. Paris **107**, 5 (1931). — BOURGUIGNON, G., R. TURPIN et Ch. O. GUILLAUMIN: Variations parallèles de la chronaxie et des caractères physico-chimiques, du plasma sanguin au cours de la tétanie par hyperpnée volontaire chez l'homme. Presse méd. **23**, 376 (1925). — C. r. Soc. Biol. Paris **92**, 781 (1925). — Ber. Physiol. **31**, 744 (1925). — BREMER, F.: Le Tonus musculaire. Erg. Physiol. **34**, 678 (1932). — BREMER, F. et G. MAGE: Étude myographique d'un cas de myotonie. C. r. Soc. Biol. Paris **102**, 336 (1929). BÜSSOW, H.:

Elektrophysiologische Studien über die myotonische Reaktion. Mschr. Psychiatr. **89**, 1 (1934).

CASSIRER, R.: Zur Prognose der Nervennaht. Z. Neur. **37**, 245 (1917). — CHAUCHARD, A., B. CHAUCHARD et A. COURNAND: Valeur de la chronaxie du nerf facial chez les sujets presentant le signe de Chwosteck. C. r. Soc. Biol. Paris **99**, 491 (1928). — CHAUCHARD, A., B. CHAUCHARD, B. ERBER et P. MOLLARET: Etude chronaxique de la poliomyélite expérimentale du singe après inoculation intrapéritonéale. C. r. Soc. Biol. Paris **115**, 1030 (1934). — Zbl. Neur. **73**, 29 (1934). — Etude chronaxique de la poliomyélite expérimentale du singe. Ann. Inst. Pasteur **52**, 444 (1934). — Zbl. Neur. **73**, 67 (1934). — COSTEDOAT et AUJALEU: Valeur de la réaction myasthénique. Paris méd. **1935 II**, 45. — Zbl. Neur. **78**, 55 (1935).

DOROGAN, D. et M. CAPRI: Chronaxie et contraction musculaire dans la pellagre. C. r. Soc. Biol. Paris **103**, 449 (1930).

ERB: Zur Pathologie und pathologischen Anatomie peripherischer Paralysen. Dtsch. Arch. klin. Med. **4**, 535 (1868). — Zur Pathologie und pathologischen Anatomie peripherischer Paralysen. Dtsch. Arch. klin. Med. **5**, 42 (1869). — Handbuch der Elektrotherapie. Leipzig 1882.

FOERSTER, O.: Kriegsverletzungen des Rückenmarks und der peripheren Nerven. Handbuch der ärztlichen Erfahrungen im Weltkriege (1914—18), Bd. 4, S. 235. — FORSTER: Das Veratrin bei Myasthenie. Revue neur. **40 I**, 1168 (1933). — Ref. Zbl. Neur. **70**, 109 (1934). — FRANK, E.: Über Beziehungen des autonomen Nervensystems zur quergestreiften Muskulatur. Berl. klin. Wschr. **1919 II**, 1057, 1090. — Die parasympathische Innervation der quergestreiften Muskulatur und ihre klinische Bedeutung. Berl. klin. Wschr. **1920 I**, 725. — FUSARI, A. e M. PENNACHIETTI: Sul comportamento della cronassia nei muscoli trapiantati. Boll. Soc. piemont. Chir. **2**, 1569 (1932).

GELLI GUISEPPE: Contributo alla interpretazione cronassimetricu del fenomeno del faciale. Riv. Radiol. e Fisica méd. **3**, 482 (1931). — Zbl. Neur. **61**, 850 (1932). — GRUND, G.: Über die klinische Brauchbarkeit des rotierenden Chronaximeters nach BORUTTAU. Zugleich vorläufige Mitteilung neuer Beobachtungen am entarteten Muskel. Dtsch. Z. Nervenheilk. **85**, 156 (1925). — Ber. Physiol. **32**, 762 (1925). — GYÖRGY u. STEIN: Erregbarkeit des neuro-muskulären Apparates bei Tetanie. Klin. Wschr. **1928 II**, 2424.

JAMIN: Experimentelle Untersuchungen zur Lehre von der Atrophie gelähmter Muskeln. Jena 1904. — JOHANNES, TH.: Zur Bedeutung der Chronaxie in der inneren Medizin. I. Mitt. Ernährung und Neuregulation. Dtsch. Arch. klin. Med. **172**, 370 (1932). — Zur Bedeutung der Chronaxie in der inneren Medizin. II. Mitt. Über ganzheitliche Funktionsabläufe im Nervensystem. Dtsch. Arch. klin. Med. **172**, 400 (1932). — Zur Bedeutung der Chronaxie in der inneren Medizin. III. Mitt. Umstimmung der nervösen Reaktion durch Säure- und Alkalizufuhr. Dtsch. Arch. klin. Med. **174**, 83 (1932). — JOTEYKO: Der physiologische Mechanismus der EaR der Muskeln. Z. Elektrother. **1906**.

KNORRE, v. H.: Klinische Erregbarkeitsstudien (Chronaxie). Dtsch. Arch. klin. Med. **168**, 1 (1930). — KRAMER, F. u. F. QUADFASEL: Die doppelte Reaktion des Muskels bei Myotonie. (Elektrische Untersuchungen.) Mschr. Psychiatr. **87**, 252 (1933). — KREINDLER, A.: La chronaxie en endocrinologie. Vol. jubilaire en l'homme de PARHON, 1934. p. 260. — Zbl. Neur. **75**, 269 (1935). — KREINDLER, A. et E. FAÇON: Chronaxies dans la paraplégie spasmodique et leur modification par la rachianesthésie. C. r. Soc. Biol. Paris **105**, 271 (1931). — Ber. Physiol. **59**, 633 (1931). — KREINDLER, A. u. M. SCHÄCHTER: Chronaximetrische Untersuchungen bei vererbbaren und familiären Erkrankungen des Nervensystems. Arch. f. Psychiatr. **99**, 683 (1933). — KROLL: Zur FORSTERschen Veratrinbehandlung bei Myasthenie. Arch. f. Psychiatr. **102**, 284 (1934). — KROLL, M., D. MARKOW u. N. KANTOR: Der Muskeltonus und Chronaxie. Ž. Nevropat. (russ.) 8, 19 (1931). — Über Muskeltonus und Chronaxie. Nervenarzt **1932**, H. 1. — KURELL4, H. V.: Zur Theorie der motorischen Chronaxie. Verh. Ges. dtsch. Nervenärzte **21**, 104 (1933).

LANE, R. and F. H. LEWY: Blood and chronaximetrie examination of lead workers sublected to different degrees of exposure: A comparative study. J. ind. Hyg. **17**, 79 (1935). — Zbl. Neur. **78**, 187 (1935). — LEVIE, H. DE: Über die klinische Anwendung der heutigen Kenntnisse über die elektrische Gewebsreizbarkeit. Nederl. Tijdschr. Geneesk. **67 II**, 1390 (1923). — Ber. Physiol. **25**, 43 (1924). — LEWY, F. H.: The application of chronaximetric measurement to industrial hygiene particularly to the examination of lead workers. J. ind. Hyg. **17**, 73 (1935). — Zbl. Neur. **78**, 445 (1935). — LEWY u. WEISS: Ergebnisse einer neuen exakten Methode zum Nachweis der Bleischädigung (Chronaxie). Med. Klin. **1928 II**. — Chronaxieuntersuchungen bei Bleiarbeitern. Z. Neur. **120**, 385 (1929). — LEY et TITECA: Étude physiopathologique de deux cas familiaux de myopathie distale tardive. J. belge Neur. **2**, 231 (1933).

MADAY u. STEFAN: Über die Ermüdungsreaktion. Dtsch. Z. Nervenheilk. **81**, 239 (1924). — MANN, L. u. M. BLOCH: Untersuchungen mit dem BORUTTAUschen rotierenden Chronaximeter. Dtsch. Z. Nervenheilk. **87**, 69 (1925). — MARINESCO, G. et G. BOURGUIGNON:

Variations de la chronaxie et de l'attitude des membres sous l'influence de la scopolamine et de l'ésérine dans deux cas de syndromes parkinsoniens postencéphalitiques. C. r. Soc. Biol. Paris **97**, 207 (1927). — Ber. Physiol. **43**, 129 (1927). — MARINESCO, G. et A. KREINDLER: Recherches chronaximétriques dans un cas de dystonie d'attitude. Revue neur. **37 I**, 273 (1930). — La chronaxie de quelques réflexes pathologiques. Revue neur. **37 I**, 274 (1930). — Über die Beziehungen zwischen der neuromuskulären Erregbarkeit und dem Tonus des Skelettmuskels. Internat. Neurologenkongr. Zbl. Neur. **61**, 467 (1931). — Les modifications des chronaxies musculaires normales et pathologiques produites par des injections de novocaine au point moteur du muscle. C. r. Biol. Soc. Paris **107**, 488 (1931). — Ber. Physiol. **62**, 729 (1931). — Untersuchungen über die motorische Konstitution. Arch. f. Psychiatr. **101**, 603 (1933). — MARINESCO, G., A. KREINDLER u. FARON: Zur Frage der cerebralen Muskelatrophie. Arch. f. Psychiatr. **93**, 222 (1931). — MARINESCO, G., A. KREINDLER u. C. JORDANESCO: Chronaximetrische Untersuchungen über die Kontraktur nach peripherer Facialislähmung. Dtsch. Z. Nervenheilk. **120**, 87 (1931). — MARINESCO, G., A. KREINDLER u. A. SCHEIM: Klinische und experimentelle Beiträge zur Pharmakologie des Harmins. Arch. f. exper. Path. **154**, 301 (1930). — MARINESCO, G. et RASCANU: Contribution à la physiologie du parkinsonisme. C. r. Soc. Biol. Paris **85**, 564 (1921). — Ber. Physiol. **9**, 511 (1922). — MARINESCO, G., O. SAGER et A. KREINDLER: Modifications de la chronaxie dans le tétanos. C. r. Soc. Biol. Paris **97**, 1213 (1927). — Ber. Physiol. **44**, 755 (1927). — Relation entre les modifications humorales et les modifications de l'excitabilité après l'injection de scopolamine chez les parkinsoniens. C. r. Soc. Biol. Paris **97**, 1534 (1927). — Über Erregbarkeitsveränderungen der Muskeln und Nerven im postencephalitischen Parkinsonismus. Z. klin. Med. **107**, 544 (1928). — Une nouvelle méthode d'étude de la physiologie des centres nerveux. (Essai d'application de la méthode chronaximétrique à étude de l'innervation réciproque. Revue neur. **26**, 123 (1929). — Variations des chronaxies musculaires avec l'état de tension du muscle dans la contracture hémiplégique. C. r. Soc. Biol. Paris **100**, 622 (1929). — Beiträge zu einer allgemeinen Theorie des Schlafes. Z. Neur. **122**, 23 (1929). — Über eine neue Methode der Funktionsforschung des Zentralnervensystems. Die Subordinationschronaxie in der Pathologie. Arch. f. Psychiatr. **90**, 516 (1930). — Zur Pathogenese der Myasthenie. Z. klin. Med. **113**, 404 (1930). — Chronaximetrische und pharmakologische Studien über die Enthirnungsstarre. Pflügers Arch. **225**, 313 (1930). — Ber. Physiol. **57**, 224 (1931). — Modifications des chronaxies neuromusculaire à la suite de l'intoxications bulbocapninique du chat dont on a enlevé l'écorce cérébrale. Revue neur. **39 I**, 472 (1932). — MARKOV, D.: Die Chronaximetrie bei Erkrankungen des zentralen Nervensystems. Sovet. Nevropat. **2**, Nr 6, 54 (1933). — Zbl. Neur. **71**, 651 (1934). — Aktuelle Fragen der klinischen Chronaximetrie. Sovet Nevropat. **2**, Nr 8/9, 91 und deutsche Zusammenfassung 108 (1933). — Zbl. Neur. **72**, 360 (1934). — MARKOW, D. u. N. KANTOR: Chronaximetrie bei sogenannten „primären" Muskelerkrankungen: Myopathie, Myotonie, Myasthenie. Sovet. Nevropat. **2**, Nr 2, 10 (1933). — Zbl. Neur. **70**, 216 (1934). — Chronaximetrie bei Erkrankungen des peripheren Nervensystems. Sovet. Nevropat. **2**, Nr 5, 66 (1933). — Zbl. Neur. **70**. 72 (1934). — MARTINENGO, V. et F. VISINTINI: Le atterazione della cronassia di subordinazione nella malattia di Friedrich. Giorn. Psichiatr. **62**, 1 (1934). — Zbl. Neur. **74**, 367 (1935). — MASPES, P. E. et A. ROMERO: Sulla cronassia nella miastenia e sue variazioni sotto l'azione di alcuni far maci. Riv. Neur. **7**, 667 (1934). — Zbl. Neur. **76**, 361 (1935). — MASPES, P. E. u. FABIO VISINTINI: Chronaximetrische Untersuchungen bei einem Fall von chronischer Tetanie. Giorn. Accad. Med. Torino **46 II**, 3 (1933). — Zbl. Neur. **69**, 331 (1933). Studio cronassimetrico di un caso di tetania cronica. Giorn. Accad. Med. **96**, 1 (1933). — La cronassia dell'apparato neuro muscolare in varie condizioni patologiche. Riv. Pat. nerv. **43**, 84 (1934). — Zbl. Neur. **73**, 460 (1934). — Chronaxie des katatonen Syndroms. Riv. Pat. nerv. **43**, 1085 (1934). — Zbl. Neur. **74**, 233 (1935). — Ricerche sulla cronassia nella sindrome catatonica e nella sua interruzione sperimentale. Riv. Pat. nerv. **43**, 1085 (1934). — Zbl. Neur. **74**, 233 (1935). — MAUS u. KRÜGER: Beobachtungen und Erfahrungen bei Untersuchungen und Operationen von Schußverletzungen der peripheren Nerven. Bruns' Beitr. **110**, 143 (1917). — MENDELSSOHN: Pathologische Veränderungen der Muskelerregbarkeit. Handbuch der gesamten medizinischen Anwendung der Elektrizität von BORUTTAU-MANN, Bd. 2, S. 97. — MEYER, H.: Die Bedeutung der Chronaximetrie für die Diagnose der Spasmophilie. Münch. med. Wschr. **1932 II**, 1218. Ber. med. Ges. Kiel.

NAGAI, I.: Über die Lokalisationsbestimmung bei chirurgischen Erkrankungen des Zentralnervensystems mittels der Chronaxie. Dtsch. Z. Chir. **245**, 184 (1935).

PARHON, C. I. et A. KREINDLER: Recherches chronaximetriques chez les animaux, thyro-parathyreoïdectomisés. C. r. Soc. Biol. Paris **107**, 398 (1931). — Ber. Physiol. **65**, 58 (1932). — PEIPER, A.: Untersuchungen über die neuromuskuläre Erregbarkeit im Kindesalter. Mschr. Kinderheilk. **46**, 237 (1930). — PERÉMY, G.: Chronaximetrische Untersuchungen bei Myasthenie. Z. exper. Med. **82**, 684 (1932). — Chronaximetrische Untersuchungen bei Myasthenie. Dtsch. Z. Nervenheilk. **127**, 45 (1932). — Die Chronaxie bei Gehirnmuskelatrophie. Orv. Hetil. (ung.) **1932**, 1019. — Zbl. Neur. **67**, 165 (1933). — PERÉMY.

G. u. LÁSZLÓ TAUBINGER: Chronaximetrische Untersuchungen über die vegetative Innervation des quergestreiften Muskels an Gesunden, an Kranken mit progressiver Muskeldystrophie und Morbus Addisoni. Magy. orv. Arch. **34**, 278 n. deutscher Zusammenfassung 1933. S. 350. — Zbl. Neur. **70**, 708 (1934).

RODRIGO, P.: Chronaxiestudien. (I. Mitt.) Rev. méd. Barcelona **15**, 324 (1931). — Ber. Physiol. **65**, 214 (1932). — ROSIN, A.: Beitrag zur Lehre von der Muskelatrophie. Beitr. path. Anatomie **65**, 485 (1919). — ROTHE, H.: Untersuchungen über die elektrische Erregbarkeit bei frühgeborenen Kindern. Jb. Kinderheilk. **125**, 285 (1929). — RÜCKERT, W.: Über die tonischen Eigenschaften fetaler Muskeln. Arch. f. exper. Path. **150**, 221 (1930). RUDEANU, A. u. M. BONVALLET: Wirkung des Skopolamins auf die peripheren motorischen Chronaxien. Verhältnis zur Koordination der Bewegungen. C. r. Soc. Biol. Paris **109**, 1193 (1932). — Zbl. Neur. **66**, 415 (1933). — Die Antagonistenchronaxie bei der Enthirnungsstarre. C. r. Soc. Biol. Paris **110**, 750 (1932). — Zbl. Neur. **66**, 17 (1933). — Rôle du cervelet dans la régulation des chronaxies motrices périphériques. Relation avec la coordination. C. r. Soc. Biol. Paris **111**, 962 (1932).

SAGER, O.: Experimentelle Untersuchungen über die Bulbokapninstarre. Z. exper. Med. **81**, 543 (1932). — SAGER, O. u. K. KREINDLER: Chronaximetrische Studien über den Einfluß der tonischen Hals- und Labyrinthreflexe auf die Mitbewegungen des Hemiplegikers. Dtsch. Z. Nervenheilk. **124**, 215 (1932). — SATO, A.: Über die Chronaxie des denervierten Muskels. Okayama-Igakkai-Zasshi (jap.) **45**, 1497, deutsche Zusammenfassung 1933. S. 1497. Zbl. Neur. **70**, 188 (1934). — SIEMS, H.: Beiträge zur Elektodiagnostik. II. Mitt. Über einen eigenartigen Fall elektrischer Zuckungsnachdauer und ihre Beeinflussung durch Novocain. Dtsch. Z. Nervenheilk. **131**, 181 (1933). — Über die Chronaxie des Nerven und des Muskels bei der Entartungsreaktion. Dtsch. Z. Nervenheilk. **134**, 82 (1934). — SLAUCK, A.: Beiträge zur Kenntnis der Muskelpathologie. Z. Neur. **71**, 352 (1921). — Untersuchungen auf dem Gebiete der Myopathie und Myasthenie. Z. Neur. **70**, 362 (1922). — SUDO, G.: The chronaxie of the skeletal muscles in the state of decerebrated rigidity. Jap. J. med. Sci., Trans. Biophysics **3**, 51 (1934). — Zbl. Neur. **75**, 524 (1925). — Étude chronaximétrique de la rigidité décérébrée. Okayama-Igakkai-Zasshi (jap.) **47**, 566, französische Zusammenfassung 1935 S. 566. — Zbl. Neur. **78**, 199 (1935). — STEIN, H.: Über Untersuchungsmethoden in der Neurologie. I. Die Chronaximetrie. Nervenarzt **1**, H. 6, 351. STRÜMPELL: Lehrbuch der speziellen Pathologie und Therapie. Bd. 3. Leipzig.

THÖRNER, W.: Untersuchung über die polare Erregung des Muskels bei Degeneration und im Kationenantagonismus. Pflügers Arch. **222**, 37 (1929). — TITECA, J.: Étude physiologique de la dégénérescence wallérienne du sciatique de la grenouille. C. r. Soc. Biol. Paris **111**, 645 (1932). — Vorzeitige Aufhebung der neuro-muskulären Überleitung im Verlaufe der WALLERschen Degeneration. C. r. Soc. Biol. Paris **112**, 1588 (1933). — Zbl. Neur. **70**, 687 (1934). — Étude des modifications fonctionnelles du nerf au cours de sa dégénérescence wallérienne. Arch. Internat. Physiol. **41**, 1 (1935). — TITECA J. et BREMER: Abolition précoce de la transmission neuromusculare au cours de la dégénérescence wallérienne. C. r. Soc. Biol. Paris, Soc. Belge Biol. **112 I**, 588 (1933).

VOSS, O. u. R. HANSEN: Über neuromuskuläre Veränderungen bei Schilddrüsenerkrankungen. II. Mitt. Klin. Wschr. **1932 II**, 1462.

WEIL, H.: Die Chronaxie der cerebral-atrophischen Muskeln. Ein Beitrag zur Deutung der Entartungsreaktion. Dtsch. Z. Nervenheilk. **112**, 177 (1930). — WEISER, J.: Die Chronaxie der Radialismuskulatur bei Bleivergiftung und ihre klinische Bedeutung. Arch. Gewerbepath. **5**, 445 (1934). — Zbl. Neur. **76**, 41 (1935). — Chronaximetrische Fragen aus dem Grenzgebiet von Klinik und Biologie. Med. Klin. **1935 I**, 618, 650. — WEISZ, ST.: Chronaxiestudien III. Das Verhalten der Chronaxie bei experimenteller Bleischädigung. Z. Neur. **120**, 403 (1929). — Chronaxiestudien V. Über Chronaxie der tonischen Reflexe. Z. Neur. **120**, 413 (1929). — Chronaximetrische Untersuchungen über die Wirkung verschiedener Gewerbegifte. Dtsch. med. Wschr. **1929 I**, 782. — Über die vegetative Innervation des quergestreiften Muskels. II. Mitt. Adrenalin. Wirkung bei der progressiven Muskeldystrophie. Dtsch. Z. Nervenheilk. **121**, 34 (1931). — WEIZSÄCKER, V. v.: Muskelkoordination und Tonusfrage. Dtsch. Z. Nervenheilk. **74**, 262 (1922). — Elektrische Untersuchungen des Tonus. Dtsch. Z. Nervenheilk. **124**, 117 (1932).

ZIEMSSEN u. WEISS: Die Veränderungen der elektrischen Erregbarkeit bei traumatischen Lähmungen. Dtsch. Arch. klin. Med. **1868**.

Sensibilität. (Physiologie und Pathologie.)

ABUREL, E. u. M. KAPRI: Untersuchungen über die viscerale Sensibilität. Die sensible Chronaxie des N. praesacralis. C. r. Soc. Biol. Paris **110**, 812 (1932). — Zbl. Neur. **66**, 416 (1933). — ABUREL, E. et B. NEOUSSIKINE: Récherches sur la chronaxie sensitive des perforants antérieurs et postérieurs des nerfs rachidiens. C. r. Soc. Biol. Paris **105**, 820 (1930). — Ber. Physiol. **60**, 781 (1931). — ACHELIS: Über Umstimmung der Sensibilität. Pflügers

Arch. **226**, 212 (1930). — ACHELIS, J. D. u. J. MERKULOW: Die elektrische Erregbarkeit des menschlichen Auges während der Dunkeladaptation. Z. Sinnesphysiol. **60**, 95 (1929). — ACHELIS, J. D. u. H. ROTHE: Über den Einfluß der Hautbestrahlung mit ultraviolettem Licht auf den sensiblen Nerven. Pflügers Arch. **218**, 427 (1927). — ADRIAN, E. D.: The response of human sensory nerves of short duration. J. of Physiol. **53**, 70 (1919). — ALTENBURGER, E.: Beiträge zur Vestibularischronaxie. Z. Neur. **138**, 332 (1932). — ALTENBURGER, H.: Sensible Chronaxie. Dtsch. Z. Nervenheilk. **129**, 219 (1933). — ALTENBURGER, H. u. KROLL: Suggestive Beeinflussung der Sensibilität. Dtsch. Z. Nervenheilk. **111**, 144 (1929). — Die vegetative Beeinflussung des optischen Systems. Z. Neur. **124**, 526 (1930). — Suggestive Beeinflussung der Sensibilität. Z. Neur. **124**, 538 (1930). — AUERSPERG, A. P. u. J. STEIN: Experimenteller Beitrag zur Frage des Reizobjektes der chronaximetrischen Prüfung der Hautsensibilität. Dtsch. Z. Nervenheilk. **131**, 236 (1933).

BÁRÁNY: Physiologie und Pathologie des Bogengangsapparates beim Menschen. Wien 1907. — BEHRINGER, K. u. H. RUFFIN: Sensibilitätsstudien zur Frage des Funktionswandels bei Schizophrenen, Alkoholikern und Gesunden. Z. Neur. **140**, 604 (1932). — BERNHARDT: Die Erkrankungen der peripheren Nerven. Wien 1902. BEST, FR.: Ist der Sehnerv elektrisch reizbar? Ber. 49. Zusammenkunft dtsch. ophthalm. Ges. Leipzig **1932**, 239. — BORNSTEIN, A.: Die Reaktion der motorischen Chronaxie auf Bäder. Z. Neur. **135**, 609 (1931). — Die Reaktion der motorischen Chronaxie auf Bäder. II. Mitt. Nachweis des Fehlens einer humoralen Komponente. Z. Neur. **138**, 361 (1932). — BORNSTEIN, A. u. G. BUDELMANN: Der Einfluß von Bädern, insbesondere von kohlensauren Solbädern, auf die Chronaxie sensibler und motorischer Nerven. Z. physik. Ther. **40**, 1 (1930). — BOURGUIGNON, G.: Un nouveau chapitre en électrodiagnostic: La chronaxie du système optique chez l'homme. Arch. Électr. méd. **33**, 509, (1925). — Ber. Physiol. **34**, 547 (1926). — Chronaxie des muscles de la jambe et reflexe plantaire et chronaxie normale du nerve vestibulaire de l'homme. Caractéristiques de l'espèce humaine et de l'individu fournies par l'étude de ces chronaxies. Congrès des médecins aliénistes et neurologistes de France et des pays de langue française, Blois **25**, 407 (1927). — Réflexe plantaire et chronaxie. Revue neur. **6**, 386 (1927). — Chronaxies sensorielles cutanées chez l'homme normal. C. r. Acad. Sci. Paris **189**, 305 (1929). — Électrode impolarisable biauriculaire pour la mesure de la chronaxie du nerf vestibulaire. C. r. Soc. Biol. Paris **101**, 1057 (1929). — Chronaxies normales des terminaisons sensitives cutanées chez l'homme. Amer. J. Physiol. **90**, 294 (1929). — Ber. Physiol. **53**, 701 (1930). — Relations de la chronaxie vestibulaire avec l'émotivité, à l'état normal et dans le pseudo-mongolisme et la démence précoce. C. r. Acad. Sci. Paris **193**, 250 (1931). — Die Bedeutung der Chronaxie für die Psychiatrie. (Die Vestibularchronaxie.) Festschrift MARINESCO, 1933. S. 91. — Zbl. Neur. **69**, 201 (1933). — Les chronaxies sensitives cutanées. Nouvelles hypothèses sur la nature des sensibilités douloureuse et thermique. Z. Neur. **148**, 83 (1933). — Zbl. Neur. **72**, 148 (1934). — Les chronaxies vestibulaires. L'intérêt de leur mesure dans l'examen des candidats au permis de conduire et des chauffeurs. Bull. Inst. gén. psychol. **33**, 40 (1933). — Zbl. Neur. **72**, 360 (1934). — Dreifache Vestibularischronaxie. C. r. Acad. Sci. Paris **197**, 352 (1933). — Zbl. Neur. **70**, 51 (1934). — Interpretation der thermischen und der Schmerzsensibilität mit Hilfe der normalen sensiblen Hautchronaxien und ihren Veränderungen bei Syringomyelie. C. r. Acad. Sci. Paris **197**, 792 (1933). Zbl. Neur. **70**, 532 (1934). — Technique de la mesure des chronaxies sensitives cutanées. Interprétation des sensibilités douloureuse et thermique. Arch. Électr. méd. **41**, 437 (1933). — Double inclinaison et double chronaxie vestibulaire par excitation monoauriculaire chez l'homme. C. r. Soc. Biol. Paris **116**, 1289 (1934). — Zbl. Neur. **75**, 523 (1935). — BOURGUIGNON, G., COURLAND et DÉJEAN: Variation de la chronaxie dans les lésions de la rétine et du segment rétrobulbaire du nerf optique. C. r. Acad. Sci. Paris **182**, 1250 (1926). — Ber. Physiol. **37**, 401 (1926). — BOURGUIGNON, G. et RENNÉE DÉJEAN: Double Chronaxie du systeme optique de l'homme. Loi d'HOORWEG. C. r. Soc. Biol. Paris **94**, 750 (1926). — Ber. Physiol. **37**, 402 (1926). — Double chronaxie de systeme optique de l'homme. C. r. Acad. Sci. Paris **180**, 169 (1925). — Ber. Physiol. **32**, 121 (1925). — BOURGUIGNON, G. et A. RADOVICI: Chronaxie des nerfs sensitifs rachidiens du membre supérieur de l'homme. Egalité régionale des chronaxies sensitives et motrices. C. r. Acad. Sci. Paris **173**, 1425 (1921). — Ber. Physiol. **12**, 209 (1921). — BREUER, J.: Studium über den Vestibularapparat. Wien. Sitzgsber. **62**, 353 (1903). — BRÜCKE, E. TH., L. CH. HOU u. E. KRANNICH: Rebound und intrazentraler Wettstreit zwischen hemmenden und erregenden Impulsen. Pflügers Arch. **227**, 733 (1931). — BUDELMANN: Über die Erregbarkeitsänderungen sensibler und motorischer Nerven unter dem Einfluß von Bädern. Dermat. Wschr. **1932 I**, 193. — BUDELMANN u. BORNSTEIN: Über die Erregbarkeitsänderung sensibler und motorischer Nerven unter dem Einfluß von Bädern. Klin. Wschr. **1932 I**, 84. — BUMKE: Untersuchungen über den galvanischen Lichtreflex. Neur. Zbl. **23**, 679 (1904). — Untersuchungen über den galvanischen Lichtreflex. Mschr. Psychiatr. **16**, 289 (1904).

CLAUDE, H., G. BOURGUIGNON et H. BARNK: Über spontane und experimentelle Veränderungen der Vestibularis-Chronaxie im hypnotischen Schlaf und in der Katalepsie bei der Hysterie, bei Katatonie und bei Hebephrenie. Ann. méd.-psychol. **90 II**, 641 (1932). — Zbl. Neur. **67**, 762 (1933).

DELHERM, L. et H. FISCHGOLD: Mesure de l'excitabilité réflexe chez l'homme. C. r. Soc. Biol. Paris **119**, 131 (1935). — Zbl. Neur. **77**, 457 (1935). — DENNIG u. STEIN: Die Chronaxie afferenter Fasern des N. splanchnicus. Z. Biol. **88**, 404 (1929).

EBBECKE, U.: Membranänderung und Nervenerregung. II. Mitt. Über das Nervenschwirren bei Reizung sensibler Nerven. Pflügers Arch. **197**, 482 (1923).

FERRERI, G. e G. MELDOLESI: La cronassia del vestibolare nei vertiginosi. Riv. otol. ecc. **6**, 115 (1929). — Ref. Zbl. Neur. **55**, 253 (1930). — FREY, v., REIN u. STRUGHOLD: Beiträge zur Frage des tiefen Drucksinns. Z. Biol. **82**, 359 (1924).

HEINRICHS, S.: Über die elektrische Erregbarkeit der sensiblen Hautnerven bei percutaner und intracutaner Prüfung. Dtsch. Z. Nervenheilk. **131**, 191 (1933). — HITZIG: Über die beim Galvanisieren des Kopfes entstehenden Störungen der Muskelinnervation und der Vorstellungen vom Verhalten im Raume. Reicherts u. du Bois-Reymonds Arch. **1871**, H. 5/6. — HITZIG, E. u. WOLLENBERG: Der Schwindel. NOTHNAGELS Handbuch. Wien u. Leipzig 1911. — HOCHE: Über die galvanische Reaktion des Sehapparates. Neur. Zbl. **11**, 421 (1892).

IKAWLEFF, C.: La chronaxie chez les aveugles. Trav. hum. **2**, 204 (1934). — Zbl. Neur. **74**, 27 (1934).

JANSON, CH.: Die Chronaxie der sensiblen Nervenendigungen des normalen Zahnes, S. 19. Inaug.-Diss. Köln 1933. — Zbl. Neur. **75**, 523 (1935). — JUNGER: Galvanische Prüfung des Labyrinthes. Mschr. Ohrenheilk. **56**, 451 (1922).

KOCH, H. u. Y. RENQUIST: Spannungsempfindung ohne Hautprickeln bei Wechselstromreizung. Skand. Arch. Physiol. (Berl. u. Lpz.) **59**, 266 (1931). — Ber. Physiol. **58**, 683 (1931). — KRAMER, F.: Elektrische Sensibilitätsuntersuchungen mittels Kondensatorentladungen. Habilitationsschrift Breslau 1907. — KREINDLER, A.: Untersuchungen über die normale und pathologische Chronaxie des Nervus vestibularis. Z. Neur. **138**, 699 (1932). — KREINDLER, A. u. I. BRECHER: Die Chronaxie des pathologisch veränderten optischen Systems. Graefes Arch. **129**, 250 (1932). — Zbl. Neur. **68**, 26 (1933). — KROLL, F. W.: Elektrotonische Erregbarkeitsveränderungen der cutanen Sensibilität. Z. Neur. **122**, 625 (1929). — Elektrotonische Erregbarkeitsänderungen des optischen Systems. Z. Neur. **125**, 133 (1930). — Schwellenuntersuchungen bei Läsionen der afferenten Leitungsbahnen. Z. Neur. **128**, 751 (1930). — Sensible Chronaxieuntersuchungen an Bleiarbeitern. Z. Neur. **141**, 142 (1932).

LAST, S. L. u. F. LAUBENTHAL: Beitrag zur normalen und pathologischen Chronaxie des optischen Systems. Verh. Ges. dtsch. Nervenärzte, **21**, 106 (1933). — LAUBENDER, W. u. CH. RAUFENBARTH: Chronaximetrische Untersuchungen über die Wirkung von Lokalanaesthetica am sensiblen Nerven. Naunyn-Schmiedebergs Arch. **175**, 113 (1934). — Zbl. Neur. **73**, 144 (1934). — LEBEN, v.: Zit. nach SCHRIEVER: Z. Biol. **90**, 383 (1930). — LÖWENTHAL: Untersuchungen über das Verhalten der quergestreiften Muskulatur bei atrophischen Zuständen. Dtsch. Z. Nervenheilk. **13**, 106 (1898).

MANN, L.: Über die galvanische Vestibularreaktion. Neur. Zbl. **31**, 1356 (1912). — MARINESCO u. A. KREINDLER: Chronaximetrische Untersuchungen über die Hautsensibilität des Menschen. Z. Neur. **149**, 419 (1933). — Weitere Untersuchungen über die Chronaxie des Vestibularapparates. Arch. f. Psychiatr. **104**, 284 (1935). — MARKOW, D. A.: Chronaximetrie in der Physiologie und Pathologie des sensibel-motorischen Apparates beim Menschen. Dtsch. Z. Nervenheilk. **129**, 155 (1933). — MARSCHAK, M. E. u. A. G. SCHLYKOWA: Seh-Chronaxie bei dynamischer und statischer Arbeit. Fiziol. Ž. **17**, 994 (russ.) und deutsche Zusammenfassung 1934. S. 1003. — Zbl. Neur. **76**, 284 (1935). — MERKULOW, I.: Über die elektrische Erregbarkeit des Auges während der Dunkeladaptation. Ber. math.-phys. Kl. sächs. Akad. Wiss. 1928. S. 291. — MOLINIÉ: Nystagmus galvanique. Encéphale **17**, 641 (1922). — Z. Hals- usw. Heilk. **2**, 536 (1923). — MÜLLER, G. E.: Über die Entstehung der elektrischen Gesichtsempfindungen. Z. Sinnesphysiol. **65**, 274 (1934). — MÜLLER, H. R.: Beitrag zur Kenntnis der sensiblen Chronaxie. Dtsch. Z. Nervenheilk. **129**, 282 (1933).

PASTEUR, F. et R. FLEURY: Premières recherches sur la chronaxie des nerfs dentaires. Revue de Stomat. **32**, 609 (1930). — Ber. Physiol. **58**, 761 (1930). — PIÉRON, H. et N. KLEITMANN: Recherches sur l'etablissement de la sensation lumineuse. Les caractères specifiques des cônes es des bâtonnets. Ses specifités chromatiques dans l'excitation des cônes. L'Année psychol. **25**, 34 (1925). — PREZZOLINI, M.: Die Messung der Nervenerregbarkeit mit elektrischen Reizen und die Chronaxie des N. vestibularis. Otol. ecc. ital. **1**, 53 (1930). — Zbl. Neur. **66**, 719 (1933). — PURKINJE, I.: Beiträge zur näheren Kenntnis des Schwindels aus heautognostischen Daten. Med. Jb. österr. Staates **6**, 79 (1820).

QUINCKE: Die Summationsfähigkeit afferenter Erregungen im sensiblen System. Verh. Ges. dtsch. Nervenärzte **21**, 113 (1933).

RAMADIER, I. et DAVID-GALATZ fils: La réaction auditive au courant galvanique. Acta Soc. otol. etc. lat. 3. Conv. **1**, 129 (1933). — Zbl. Neur. **78**, 445 (1935). — REGULES, P.

u. DIAMANTE BENATTI: Die Chronaxieprobe beim Vestibularschwindel. Rev. argent. Otol. etc. **2**, 278 (1933). — Zbl. Neur. **72**, 385 (1934). — RENQVIST, Y. u. A. MALI: Über die elektrische Reizschwelle für Muskelzuckung, Spannungsempfindung und Hautprickeln. Skand. Arch. Physiol. (Berl. u. Lpz.) **57**, 106 (1929). — ROTHE, H.: Über den Einfluß der sensiblen Nerven auf das Hauterythem nach Bestrahlung mit ultraviolettem Licht. Pflügers Arch. **218**, 418 (1927). — RUFFIN, H.: Chronaximetrische Untersuchungen des sensiblen und optischen Apparates am Gesunden, Ermüdeten, Alkoholikern, Schizophrenen. Z. Neur. **140**, 641 (1932).

SCHRIEVER, H.: Untersuchungen über die elektrische Erregbarkeit der Sinnesnerven. I. Mitt. Die Einheit der Reizgesetze. Z. Biol. **90**, 347 (1930). — Untersuchungen über die elektrische Erregbarkeit der Sinnesnerven. II. Mitt. Der Zeit- und Stärkebedarf. Z. Biol. **90**, 383 (1930). — Untersuchungen über die elektrische Erregbarkeit der Sinnesnerven III. Mitt. Zur Frage eines „Isochronismus" zwischen sensiblen und motorischen Nerven. Z. Biol. **90**, 396 (1930). — SCHRIEVER, H. et F. HEGEMANN: Summation bei sensorischer Erregung. C. r. Soc. Biol. Paris **113**, 720 (1933). — Zbl. Neur. **69**, 590 (1933). — STEIN, H.: Untersuchungen über die Chronaxie der Sensibilität. Dtsch. Z. Nervenheilk. **100**, 221 (1927). — Elektrophysiologische Untersuchungen der Sensibilität. Dtsch. Z. Nervenheilk. **101**, 268 (1928). — STEIN, H. u. V. v. WEIZSÄCKER: Zur Pathologie der Sensibilität. Erg. Physiol. **27**, 657 (1928).

TEPPATI, F. e F. VISINTINI: Ricerche sulla cronassia del nervo vestibolare. Riv. otol. ecc. **11**, 145 (1934). — Zbl. Neur. **73**, 657 (1934). — TSCHLENOFF, L.: Sensibilitätsstudien am Nervenkranken II. Über die Schwellenlabilität der Hautsinne. Dtsch. Z. Nervenheilk. **122**, 89 (1931).

UFLAND, J. M. u. J. M. WUHL: Die Veränderungen der sensiblen Chronaxie bei der Arbeit. Arb.physiol. **7**, 409 (1933).

VERRYP, C. D.: L'excitabilité électrique de l'oeil humain. C. r. Soc. Biol. Paris **92**, 742 (1925). — Ber. Physiol. **33**, 599 (1926). — L'influence de l'adaptation sur l'excitabilité électr. de l'oeil humain. C. r. Soc. Biol. Paris **93**, 55 (1925). — VILA I ABADAL: Les épreuves galvaniques d'inclinaison chez les labyrinthiques, les cérébro-spinaux et les normaux. 1. Congr. internat. d'Oto-Rhino-Laryng. 1929. p. 536. — VINTSCHGAU u. DURIG: Zeitmessende Versuche über die Unterscheidung zweier elektrischer Hautreize. Pflügers Arch. **69**, 307 (1898). — VOGEL, P.: Beiträge zur Physiologie des vestibulären Systems beim Menschen. Pflügers Arch. **230**, 16 (1932).

WALTHARD u. SPÖRRI: Über die Beeinflussung der sensiblen Chronaxie durch Lichtstrahlen verschiedener Wellenlänge. Z. physik. Ther. **42**, 212 (1932). — WALTHARD u. A. WEBER: Zur Chronaximetrie der normalen Hautsensibilität des Menschen. Z. Neur. **140**, 67 (1932). — WERZ, R. v.: Über die Chronaxie der sensiblen Nervenendigungen im Zahnbein. Naunyn-Schmiedebergs Arch. **167**, 191 (1932). — WINTERSTEIN, E.: Chronaxie und Summationsvermögen. Z. Neur. **148**, 218 (1933).

ZELDENRUST, E. L. K.: Über die Chronaxie des Lichtreflexes in der Pupille. Arch. Augenheilk. **104**, 585 (1931).

Vegetatives System.

ABUREL, E., A. CHAUCHARD et B. CHAUCHARD: La réflexe vaso-moteur par excitation du nerf hypogastrique. Mesure de l'excitabilité de voies centripètes sympathiques. C. r. Soc. Biol. Paris **106**, 1218 (1931). — Ber. Physiol. **62**, 383 (1931). — ACHELIS, J. D.: Über die Umstimmung des peripheren motorischen Nerven. Pflügers Arch. **219**, 411 (1928). — ADLERSBERG u. O. PORGES: Die indirekte galvanische Erregbarkeitsprüfung der Muskeln als Beitrag zum Studium somatischer und psychischer Korrelate nervöser Organstörungen. Z. klin. Med. **106**, 210 (1927). — ALTENBURGER, H.: Der Einfluß des Sympathicus auf die Tätigkeit des quergestreiften Muskels beim Menschen. Z. Neur. **132**, 490 (1930). — Sympathicusausschaltung und motorische Chronaxie. Z. Neur. **140**, 90 (1932). — Vegetative Regulation cerebrospinaler Funktionen. Z. Neur. **144**, 338 (1933). — ALTENBURGER, H. u. F. W. KROLL: Die vegetative Beeinflussung des optischen Systems. Z. Neur. **124**, 526 (1930). — Über die vegetative Beeinflussung des somatischen Nervensystems. Pflügers Arch. **223**, 733 (1930). — Chronaxieveränderungen durch Verschiebungen im Säurebasengleichgewicht. Z. Neur. **135**, 501 (1931). — Humorale Beeinflussung cerebrospinaler Reflexvorgänge. Z. Neur. **136**, 39 (1931). — Die parasympathische Beeinflussung des neuromuskulären Apparates. Pflügers Arch. **230**, 349 (1932). — ALTENBURGER, H. u. RIOCH: Zur Frage der sympathischen Beeinflussung des cerobrospinalen Nervensystems. Pflügers Arch. **229**, 473 (1932).

BARRON, D.: Untersuchungen über die Chronaxie normaler und sympathicusloser Muskeln. Z. Biol. **95**, 567 (1934). — BINGEL, A.: Physikalisch-chemische Untersuchungen bei vegetativ Gestörten. Ges. dtsch. Nervenärzte, 21. Jverlg 1932. S. 296. — BLUMENFELDT, E.: Über den Einfluß von Kalium- und Calciumsalzen auf die Erregbarkeit der Froschnerven. Biochem. Z. **156**, 236 (1925). — BOUMANN, H. D.: Beitrag zur

Kenntnis der Erregungsleitung vom Nerven zum Muskel. I. Mitt. Über die „Chronaxie de subordination“ in Zusammenhang mit der Theorie der Erregungsleitung des Nerven. Arch. néerl. Physiol. **16**, 168 (1931). — Ber. Physiol. **64**, 287 (1932). — Beitrag zur Kenntnis der Erregungsleitung vom Nerven zum Muskel. II. Mitt. Über den Einfluß des Sympathicus auf die Kontraktionshöhe der quergestreiften Muskeln. Gibt es eine positiv inotrope Sympathicuswirkung? Arch. néerl. Physiol. **16**, 350 (1931). — Ber. Physiol. **64**, 761 (1932). — Beitrag zur Kenntnis der Erregungsleitung vom Nerven zum Muskel III. Arch. néerl. Physiol. **17**, 12 (1932). — Bourguignon, G.: Chronaxies comparées du nerf et du point moteur du muscle dans les répercussions chez l'homme. C. r. Soc. Biol. Paris **107**, 220 (1931). — Ber. Physiol. **63**, 75 (1932). — Brücke, E. Th. v.: Die sympathische Umstimmung der Sensibilität. 12. Tagg Physik. Ges. Bonn. Ber. Physiol. **61**, 342 (1931). — Einflüsse des vegetativen Nervensystems auf Vorgänge innerhalb des animalischen Systems. Erg. Physiol. **34**, 220 (1932). — Brücke, E. Th., Auersperg u. E. Krannick: Umstimmungsvorgänge bei Facialisreflexen durch den Sympathicus und durch starke Reize. Pflügers Arch. **232**, 199 (1933). — Brücke, E. Th. u. E. Krannich: Über den Einfluß des Sympathicus auf die Sensibilität. Pflügers Arch. **228**, 267 (1931). — Verlaufen in den dorsalen Wurzeln zentrifugale, die Muskelerregbarkeit verändernde Fasern? Pflügers Arch. **231**, 670 (1933). — Die Erregbarkeitsverhältnisse der den kontralateralen Streckreflex hemmenden Ischiadicusfasern. Pflügers Arch. **231**, 672 (1933).

Chauchard, A. et B. Chauchard: Mesure de l'excitabilité des fibres vaso-constrictrices du nerf sciatique. C. r. Soc. Biol. Paris **90**, 192 (1924). — Ber. Physiol. **31**, 434 (1925). — Recherches quantitatives sur l'excitabilité des nerfs vasodilateurs. C. r. Soc. Biol. Paris **92**, 577 (1925). — Ber. Physiol. **31**, 597 (1925).

Dumont, P.: Messung der Erregbarkeit der vasokonstriktorischen Fasern des Halssympathicus. C. r. Soc. Biol. Paris **110**, 1257 (1932). — Zbl. Neur. **67**, 146 (1933).

Eulenberg, A. and L. Landois: Über die thermischen Wirkungen experimenteller Eingriffe am Nervensystem und ihre Beziehung zu den Gefäßnerven. Virchows Arch. **68**, 245 (1876).

Field u. Brücke: Erregbarkeit und Chronaxie des Herzens während der Vaguswirkung. Pflügers Arch. **213**, 715 (1926). — Florkin, M.: Recherches pharmacologiques sur la chronaxie du muscle strié (Adrenaline. Chlorure de baryum. Pilocarpin. Antagonismes des poisons dits parasympathicotrops.) Arch. internat. Physiol. **30**, 289 (1928). — Ber. Physiol. **49**, 329 (1929). — Foerster, O., H. Altenburger u. F. W. Kroll: Über die Beziehungen des vegetativen Nervensystems zur Sensibilität. Z. Neur. **121**, 139 (1929). — François-Frank, C. E.: Leçons sur les fonctions motrices du cerveau (réactions volontaires et organiques) et sur l'épilepsie cérébrale. Paris: Octave Doin 1887. — Fredericq, H.: Sur le mécanisme humoral de l'action exercée par le pneumogastrique sur la chronaxie du myocarde. C. r. Soc. Biol. Paris **92**, 208 (1925). — Le mécanisme humoral de l'action exercée par le pneumogastrique sur la chronaxie du myocarde. C. r. Soc. Biol. Paris **92**, 462 (1925).

Gagel, O.: Zur Frage der Existenz efferenter Fasern in den hinteren Wurzeln des Menschen. Z. Neur. **126**, 405 (1930). — Grand, A. le et L. Aujoulat: Action de la thyroïdectomie et de l'injection d'extraits thyroïdiens sur la rhéobase et la chronaxie des préparations „sciatique-gastrocnémien“ de Rana temporaria. C. r. Soc. Biol. Paris **108**, 1263 (1931).

Hopmann, R.: Die Beziehungen der galvanischen Muskelerregbarkeit zu Elektrolytstörungen und zur allgemeinen vegetativen Übererregbarkeit. Klin. Wschr. **1926 II**. — Hurynowicz, I.: Einfluß des Alkohols auf die Chronaxie der vasomotorischen Nerven. Warszaw. Czas. lek. (poln.) **9**, 625 (1932). — Hurynowicz, Y. u. E. Czarnecki: Zur percutanen Bestimmung der Chronaxie der Vagi beim Kaninchen. Roczn. psychjatr. (poln.) **21**, 167 n. französischer Zusammenfassung, 1933. S. 420. — Zbl. Neur. **70**, 472 (1934).

Johannes, Th.: Vegetatives Geschehen als Neuroregulator. Verh. dtsch. Ges. inn. Med. **1931**, 43. — Zur Bedeutung der Chronaxie in der inneren Medizin. III. Mitt. Umstimmung der nervösen Reaktion durch Säure- und Alkalizufuhr. Dtsch. Arch. klin. Med. **174**, 83 (1932).

Keller, F.: Untersuchungen über den Einfluß der Reizung von autonomen Nerven und von autonomen Nervenerregungsmitteln mit Hilfe der Methode der Chronaxiebestimmung. Z. Biol. **93**, 363 (1933). — Ken Kuré: Über den Spinalparasympathicus. Basel 1931. — Kleitmann, N. et A. B. Chauchard: Étude quantitative de l'excitabilité des nerfs moteurs de la pupille. C. r. Soc. Biol. Paris **92**, 163 (1925). — Ber. Physiol. **32**, 615 (1925). — Knorre, H. v.: Die Bedeutung der Chronaxie für vegetative Probleme der inneren Medizin. Verh. dtsch. Ges. inn. Med. **1931**, 47.

Langworthy, O. R. and C. P. Richter: The influence of efferent cerebral pathways upon the sympathetic nervous system. Brain **53**, 178 (1930). — Lapicque, L. et M. Lapicque: Action des nerfs sympathiques sur la chronaxie des muscles striés. C. r. Soc. Biol. Paris **103**, 875 (1930). — Lapicque, M.: Excitabilité du sympathique en tant que modificateur de la chronaxie musculaire. C. r. Soc. Biol. Paris **107**, 961 (1931). — Lapicque, M.

et N. Nattau-Larrier: Action de l'adrenaline sur l'excitabilite musculaire et sur la fatigue. C. r. Soc. Biol. Paris **86**, 474 (1922). — Ber. Physiol. **13**, 62 (1922). — Actions antagonistes du calcium et du potassium sur l'imbibition et la chronaxie musculaire. C. r. Soc. Biol. Paris **94**, 808 (1926). — Ber. Physiol. **37**, 801 (1926).

Nitzesco, I. et A. Rudeanu: Action de l'insuline sur les chronaxies motrices. C. r. Soc. Biol. Paris **116**, 472 (1934). — Zbl. Neur. **74**, 607 (1935).

Obré, A.: Action de l'adrénaline et de l'extrait surrénal sur l'excitabilité musculaire. C. r. Soc. Biol. Paris 88, 585 (1923).

Pette, H.: Das Problem der wechselseitigen Beziehungen zwischen Sympathicus und Sensibilität. Dtsch. Z. Nervenheilk. **100**, 143 (1927). — Popow, N. F. u. A. P. Schukow: Chronaxie des peripherischen Nervenmuskelapparates des Hundes bei der Störung der zentrifugalen Innervation des vegetativen Nervensystems. Fiziol. Ž. (russ.) **17**, 983 und deutsche Zusammenfassung, 1934. S. 993. — Zbl. Neur. **76**, 285 (1935).

Quincke, H. u. J. Stein: Funktionswandel und Erregbarkeitsänderung der Kreislauforgane. Verh. dtsch. Ges. inn. Med. **1931**, 36.

Spycher, A.: Studien über antagonistische Nerven. Nr. 21: Die sympathischen und parasympathischen Gifte als Beeinflusser physikalisch-chemischer Zeitreaktionen. Z. Biol. **77**, 199 (1922).

Tsuji, M.: Über den Einfluß des Adrenalins und des Pilocarpins auf die elektrische Erregbarkeit des Muskels. Z. exper. Med. **46**, 176 (1925). — Tsuji, M. u. Ryckichi: Über den Einfluß der Sympathicusreizung auf die Erregbarkeit sensibler Ischiadicusfasern der Katze. Pflügers Arch. **228**, 434 (1931).

Volochov, A. u. Gersuni: Über die zentrale sympathische Regulierung der Tätigkeit des neuromuskulären Apparates. Fiziol. Ž. (russ.) **16**, 131 und englische Zusammenfassung, 1933. S. 137.

Waele, H. de: Action de l'acidose et de l'alcalose sur la chronaxie des muscles squelettiques et cardiques. Arch. internat. Physiol. **26**, 97 (1926). — Ber. Physiol. **39**, 499 (1927). — Wolff, H. G. and McKeen Cattel: Effects of stimulation of sympathetic and dorsal roots of contraction of skeletal muscle. Arch. of Neur. **32**, 81 (1934). — Zbl. Neur. **74**, 32 (1934).

Zweiter Teil.

Bei wichtigen ausländischen Arbeiten, die schwerer erreichbar sind, ist neben dem Originaltitel das entsprechende Referat in den Ber. Physiol. oder dem Zbl. Neur. angegeben.

Zusammenfassende Darstellungen.

Handbuch der normalen und pathologischen Physiologie, Bd. 8, 2. Elektrische Energie.

Lewy, F. H.: Die Lehre vom Tonus und der Bewegung. Berlin 1923.

Wachholder, K.: Willkürliche Haltung und Bewegung. Erg. Physiol. **26** (1928).

Technik.

Adrian, E. D.: Die Untersuchung der Sinnesorgane mit Hilfe elektrophysiologischer Methoden. Erg. Physiol. **26**, 501 (1928).

Forbes, A. and A. Barbeau: The question of localizing action currents in muscle by needle electrodes. Amer. J. Physiol. **80**, 705 (1927). — Ber. Physiol. **41**, 694 (1927). — Freiberger, H.: Der elektrische Widerstand des menschlichen Körpers gegen technischen Gleich- und Wechselstrom. Berlin: Julius Springer 1934.

Gabler, Kahlson u. Klee: Die Spannungsoszillographie, eine neue Methode zur Verfolgung elektroenergetischer Umsetzungen im Herzmuskel. Verh. dtsch. Ges. inn. Med., 39. Kongr. München, **1927**, 129.

Holzer: Nathodenstrahloscillographie in Biologie und Medizin. Wien 1936.

Kahlson: Eine neue Methode der Elektrokardiographie. Pflügers Arch. **220**, 132 (1928).

Matthews: A new electrical recording system for physiological work. Reprinted from the J. of Physiol. **65**, 225 (1928).

Schäffer, H.: Die Technik und Methodik der Elektrographie des Herzens. Erg.-Bd. zu I/II des Handbuches der gesamten medizinischen Anwendungen der Elektrizität, S. 145. — Schrumpf, P. u. H. Zöllich: Saiten- und Spulengalvanometer zur Aufzeichnung der Herzströme. Pflügers Arch. **170**, 553 (1918). — Steinhausen: Der derzeitige Stand der Elektrophysiologie. Neuere Erfahrungen auf dem Gebiete der medizinischen Elektrizitätslehre, herausgeg. von L. Mann, S. 47. Leipzig: Georg Thieme 1928.

Trendelenburg, W.: Zur Methodik der Untersuchung von Aktionsströmen. (Punktförmige Tiefenableitung.) Z. Biol. **74**, 113 (1921).

Wachholder, K. u. H. Altenburger: Vergleich der Tätigkeit verschiedener Faserbündel eines Muskels bei Willkürinnervation. Pflügers Arch. **210**, 646 (1925).

Allgemeines über die elektrischen Erscheinungen im Nervensystem und seinen Erfolgsorganen.

Zentralnervensystem.

ADRIAN, E. D.: Potential changes in the isoleted nervous system of Dytiscus marginalis. J. of Physiol. **72**, 132 (1931). — Electrical activity of the nervous system. Arch. of Neur. **32**, 1125 (1934). — Zbl. Neur. **75**, 522 (1935). — ADRIAN, E. D. and F. S. S. BUYTENDIJK: Potential changes in the isolated brain stem of the goldfish. J. of Physiol. **71**, 121 (1931). — Ber. Physiol. **61**, 129 (1931). — ADRIAN, E. D. and B. H. C. MATTHEWS: The Berger rhythm. Potential changes from the occipital lobes in man. Brain **57**, 355 (1934). — Zbl. Neur. **75**, 521 (1935). — The interpretation of potential wares in the cortex. J. of Physiol. **81**, 440 (1934). — Zbl. Neur. **74**, 27 (1934). — AMENOMORI, J.: Über die Aktionsströme im Nervensystem und in der Muskulatur des mit Krampfgift vergifteten Tieres. Nagasaki Igakkawai Zassi (jap.) **12**, 1491 und deutsche Zusammenfassung, 1934. S. 1524. — Zbl. Neur. **76**, 586 (1935).

BARTLEY, HOWARD S.: Gross differential activity of the dog's cortex as revealed by action currents. Psychologic Monogr. **44**, 30 (1933). — Zbl. Neur. **69**, 297 (1933). — Aktionsströme der optischen Rinde unter dem Einfluß von Strychnin. Amer. J. Physiol. **103**, 203 (1933). — Zbl. Neur. **70**, 183 (1934). — Relation of intensity and duration of brief retinal stimulation by light to the electrical response of the optic cortex of the rabbit. Amer. J. Physiol. **108**, 397 (1934). — Zbl. Neur. **74**, 605 (1935). — BARTLEY, HOWARD S. and E. B. NEWMAN: Studies on the dogs cortex. Amer. J. Physiol. **99**, 1 (1931). — BARTLEY, S. H. and G. H. BISHOP: The cortical response to stimulation of the optic nerve in the rabbit. Amer. J. Physiol. **103**, 159 (1933). — Factors determining the form of the electrical response from the optic cortex of the rabbit. Amer. J. Physiol. **103**, 173 (1933). — BERGER, H.: Über das Elektrencephalogramm des Menschen. Arch. f. Psychiatr. **87**, 527 (1929). — II. Mitt. J. Psychol. u. Neur. **40**, 160 (1930). — III. Mitt. Arch. f. Psychiatr., Festschrift für MEYER, **94**, 16 (1931). — IV. Mitt. Arch. f. Psychiatr. **97**, 6 (1932). — V. Mitt. Arch. f. Psychiatr. **98**, 231 (1932). — VI. Mitt. Arch. f. Psychiatr. **99**, 555 (1933). — VII. Mitt. Arch. f. Psychiatr. **100**, 301 (1933). — VIII. Mitt. Arch. f. Psychiatr. **101**, 452 (1933). — IX. Mitt. Arch. f. Psychiatr. **102**, 538 (1934). — Zbl. Neur. **75**, 520 (1935). — Das Elektrencephalogramm des Menschen und seine Bedeutung für die Psychophysiologie. Z. Psychol. **126**, 1 (1932). — Das Elektrencephalogramm des Menschen. Naturwiss. **1935**, 121. — BISHOP, G. H.: Certain time-relations of the visual pathway. Amer. J. Physiol. **101**, 8 (1932). — Zyklische Veränderungen in der Reizbarkeit des Opticus beim Kaninchen. Amer. J. Physiol. **103**, 213 (1933). — Zbl. Neur. **70**, 50 (1934). — BISHOP, G. H. and HOWARD S. BARTLEY: Electrical activity of the cerebral cortex as compared to the acrion potential of excised nerve. Proc. Soc. exper. Biol. a. Med. **29**, 698 (1932). — BRÈMER, F.: Quelques propriétés de l'activité électrique du cortex cérébral „isolé". C. r. Soc. Biol. Paris **118**, 1241 (1935). — Zbl. Neur. **78**, 443 (1935).

TEN CATE, J.: Methoden zur Erforschung der Funktionen des Kleinhirns. Handbuch der biologischen Arbeitsmethoden von ABDERHALDEN, Abt. V. — CAZZAMALLI, F.: Elektromagnetische Ausstrahlungen des menschlichen Gehirns bei intensiver psychosensorischer Tätigkeit nachweisbar durch einen oszillatorischen Triodenkomplex für ganz kurze Wellen. Giorn. Psichiatr. clin. **61**, 1 (1933). — Zbl. Neur. **70**, 586 (1934).

DAVIS, H., A. J. DERBYSHINE, M. H. LURIE and L. J. SAUL: The electric effect of the cochlea. Amer. J. Physiol. **107**, 311 (1934). — Zbl. Neur. **73**, **443** (1934). — DAVIS, H. and L. J. SAUL: Action currents in the auditory tracts of the Midbrain of the cat. Science **74**, 205 (1931). — Ber. Physiol. **65**, 273 (1932). — DIETSCH, G.: Fourier-Analyse von Elektrencephalogrammen des Menschen. Pflügers Arch. **230**, 106 (1932).

FISCHER, M. H.: Elektrobiologische Erscheinungen an der Hirnrinde. I. Pflügers Arch. **230**, 161 (1932). — Elektrobiologische Auswirkungen von Krampfgiften am Zentralnervensystem. Med. Klin. **1933 I**, 1. — FISCHER, M. H. u. H. LÖWENBACH: Aktionsströme des Zentralnervensystems unter der Einwirkung von Krampfgiften. II. Mitt. Cardiazol, Coffein und andere. Naunyn-Schmiedebergs Arch. **174**, 502 (1934). — Zbl. Neur. **73**, 28 (1934). — FOERSTER, O. u. H. ALTENBURGER: Elektrobiologische Vorgänge an der menschlichen Hirnrinde. Dtsch. Z. Nervenheilk. **135**, 277 (1935). — FREY, GLEUN A. and S. HOWARD BARTLEY: Electrical response of the retinal ganglion cell axons. J. cellul. a. comp. Physiol. **5**, 291 (1934).

GASSER, H. S. and H. GRAHAM TREDWAY: Potentials produced in the spinal cord by stimulation of dorsal roots. Amer. J. Physiol. **103**, 303 (1933). — Zbl. Neur. **68**, 486 (1933). — Aktionsströme des Rückenmarks auf Reizung von hinteren Wurzeln. Amer. J. Physiol. **103**, 303 (1933). — Zbl. Neur. **70**, 685 (1934). — GERARD, R. W., W. H. MARSCHALL and L. J. SAUL: Cerebral action potentials. Proc. Soc. exper. Biol. N. J. **30**, 1123 (1933). — Zbl. Neur. **71**, 24 (1934). — GOTCH, F. and V. HORSLEY: On the mammalian nervous system, its functions and their lokalization determined by an electrical method. Philos.

Trans. roy. Soc. Lond. **182**, 267 (1861). — GOZZANO, M.: Ricerche sui fenomeni elettrici della corteccia cerebrale. Riv Neur. 8, 212 (1935). — Zbl. Neur. 78, 443 (1935). — Elettroencefalografia. I. Le correnti bioelettriche della corteccia cerebrale. Corrispondenza topografica delle are biolettriche e delle are citoarchitettoniche corticali. Boll. Soc. Biol. sper. **10**, 125 (1935). — Zbl. Neur. **78**, 200 (1935). — Elettroencefalografia. II. Effetti degli stimoli sensitur e sensoriali sulle correnti biolettriche della corticcia cerebrale. Boll. Soc. Biol. sper. **10**, 128 (1935). — Zbl. Neur. **78**, 200 (1935). — Elettroencefalografia. III. Azione della stricnina sulle curoe biolettriche della corteccia cerebrale. Boll. Soc. Biol. sper. **10**, 131 (1935). — Zbl. Neur. **78**, 200 (1935). — Elettroencefalografia. IV. Modificazioni dell'elettriencefalogramma (EEG) durante l'epilessia da stimoli afferenti. Boll. Soc. Biol. sper. **10**, 134 (1935). — Zbl. Neur. **78**, 200 (1935). — Elettroencefalografia. V. Azione del luminal sull'epilessia réflessa e sull'eeg corticale. Boll. Soc. Biol. sper. **10**, 369 (1935). — Zbl. Neur. **78**, 201 (1935).

HASAMA, BUN-ICHI: Sur l'enregistrement de l'électrocérébrogramme et sur l'influence de quelques narcotiques centraux et excitants centraux sur ce dernier. Jap. J. med. Sci., Trans. Pharmacol. **7**, 1 (1933). — Zbl. Neur. **71**, 25 (1934). — Über die elektrischen Begleiterscheinungen an der Riechsphäre bei der Geruchsempfindung. Pflügers Arch. **234**, 748 (1934). — Hirnrindenerregung durch Reizung des peripheren Geschmacksorgans im Aktionsstrombild. Pflügers Arch. **236**, 36 (1935). — Über die Wirkung des Pikrotoxins auf die Riechsphäre im Aktionsstrombild. Naunyn-Schmiedebergs Arch. **177**, 578 (1935). — Zbl. Neur. **76**, 579 (1935).

KORNMÜLLER, A. E.: Bioelektrische Charakteristika architektonischer Felder der Großhirnrinde. Psychiatr.-neur. Wschr. **1932 I**, 25. — Architektonische Lokalisation bioelektrischer Erscheinungen auf der Großhirnrinde. J. Psychol. u. Neur. **44**, 447 (1932). — Bioelektrische Erscheinungen architektonischer Felder. Eine Methode der Lokalisation auf der Großhirnrinde. Dtsch. Z. Nervenheilk. **130**, 44 (1933). — Die Ableitung bioelektrischer Effekte architektonischer Rindenfelder vom uneröffneten Schädel. J. Psychol. u. Neur. **45**, 172 (1933). — Die bioelektrischen Erscheinungen der Großhirnrinde. Fortschr. Neur. **5**, 419 (1933). — Zum Problem der Lokalisation auf der Großhirnrinde auf Grund bioelektrischer Studien. Naturwiss. **22**, 414 (1934). — Die bioelektrischen Erscheinungen architektonischer Felder der Großhirnrinde. Reprinted Biological Rev. Cambridge philos. Soc. **10**, 383 (1935). — Der Mechanismus des epileptischen Anfalles auf Grund bioelektrischer Untersuchungen am Zentralnervensystem. Fortschr. Neur. **7**, 2 (1935). — MARTINO, G.: Su alcuni fenomeni elettrici della zona corticale sensitivo-motrice del canc. Arch. di Sci. biol. **16**, 160 (1931). — Ber. Neur. **61**, 717 (1932).

PERKINS, F. TH.: A study of cerebral action currents in the dog under sound stimulation. Psychologic. Monogr. **44**, 1 (1933). — Zbl. Neur. **69**, 298 (1933). — PRAWDICZ-NEMINSKI, W. W.: Zur Kenntnis der elektrischen und der Innervationsvorgänge in den funktionellen Elementen und Geweben des tierischen Organismus. Elektrocerebrogramm der Säugetiere. Pflügers Arch. **209**, 362 (1925).

RANGE, R.: Der Einfluß von Narkotica auf die Tätigkeit der Großhirnrinde des Kaninchens. Bioelektrische Untersuchungen. I. Mitt. J. Psychol. u. Neur. **46**, 364 (1935). — Zbl. Neur. **76**, 274 (1935). — ROHRACHER, H.: Die gehirnelektrischen Erscheinungen bei geistiger Arbeit. Z. Psychol. **136**, 308 (1935).

SAUL, L. J. and D. HALLOWELL: Action currents in the central nervous system. I. Action currents of the auditory tracts. Arch. of Neur. **28**, 1104 (1932). — Action currents in the central nervous system. Arch. of Neur. **29**, 255 (1933). — SPIEGEL, E. A.: Hirnrindenerregung durch Labyrinthreizung im Aktionsstrombild. Klin. Wschr. **1933 I**, 952. — SSARKISSOW, S.: Über Veränderung der biologisch-elektrischen Erscheinungen der Hirnrinde unter Einwirkungen von Narcoticis. Sovet. Nevropat. **4**, 1 (1935). — Zbl. Neur. **78**, 444 (1935). — SSARKISOW, S. u. M. LIVANOO: Über bioelektrische Erscheinungen und ihre Lokalisation in der Großhirnrinde. Sovet. Nevropat. **2**, 1 (1933). — Zbl. Neur. **74**, 605 (1935).

TÖNNIES, J. F.: Der Neurograph, ein Apparat zur Aufzeichnung bioelektrischer Vorgänge unter Ausschaltung der photographischen Kurvendarstellung. Naturwiss. **20**, 381 (1932). — Die unipolare Ableitung elektrischer Spannungen vom menschlichen Gehirn. Naturwiss. **22**, 411 (1934). — TRAVIS, L. E. and J. M. DORSEY: Mass responsiveness in the central nervous system. Arch. of Neur. **26**, 141 (1931). — Action current studies of simultaneously active disparate fields of the central nervous system of the rat. Arch. of Neur. **28**, 331 (1932). — TRAVIS, L. E. and R. Y. HERREN: Action currents in the cerebral cortex of the dog and the rat during reflex activity. Amer. J. Physiol. **93**, 693 (1930). — The relation of electrical changes in the brain to reflex activity. J. comp. Psychol. **12**, 23 (1931). — Ber. Physiol. **63**, 657 (1932).

UMRATH, CH. u. K. UMRATH: Aktionsströme am Zentralnervensystem des Frosches. Pflügers Arch. **234**, 562 (1934).

WANG, GING-HSI: Action potentials of the visual cortex and the superior colliculus induced by stimulation of the retina with light. Chin. J. Physiol. 8, 121 (1934). — Zbl. Neur. **75**, 266 (1935).

Periphere Nerven.

ADRIAN, E. D.: The basis of sensation. London 1928. — Impulses in sympathetic fibres and in slow afferent fibres. J. of Physiol. **70**, 20 (1931). — Ber. Physiol. **58**, 138 (1931). — The microphonic action of the cochlea: An interpretation of Wever and Bray's experiments. J. of Physiol. **71**, 28 (1931). — Ber. Physiol. **62**, 808 (1931). — ADRIAN, E. D. and D. W. BRONK: The discharge of impulses in motor nerve fibres. J. of Physiol. **66**, 81 (1928); **67**, 119 (1929). — ADRIAN, E. D., D. W. BRONK and G. PHILLIPPS: The nervous origin of the Wever and Bray effect. J. of Physiol. **73**, 2 (1931). — Discharges in mammalian sympathetic nerves. J. of Physiol. **74**, 115 (1932). — ADRIAN, E. D., CATTELL and HOAGLAND: Sensory discharges in single cutaneous nerve fibres. J. of Physiol. **72**, 377 (1931). — Ber. Physiol. **64**, 540 (1932). — ADRIAN, E. D. and R. ECKHARD: Impulses in the optic nerve. (Prelim. comm.) J. of Physiol. **62**, 23 (1927). — Ber. Physiol. **40**, 576 (1927). — ADRIAN, E. D. and R. MATTHEWS: The action of light on the eye. Pt. I. The discharge of impulses in the optic nerve and its relation to the electric changes in the retina. J. of Physiol. **63**, 378 (1927). — Ber. Physiol. **43**, 598 (1927). — The action of light on the eye. Pt. II. The processes involved in retinal excitation. J. of Physiol. **64**, 279 (1927). — Ref. Zbl. Ophthalm. **19**, 834. — The action of light on the eye. Pt. III. The interaction of retinal neurones. J. of Physiol. **65**, 273 (1928). Ref. Zbl. Ophthalm. **20**, 773. — ADRIAN, E. D. and UMRATH: The impulse discharge from the Pacinian corpuscle. J. of Physiol. **68**, 139 (1929). — Ber. Physiol. **53**, 696 (1929). — AMBERSON, W. and A. C. DAWNING: On the form of the action potential wave in nerve. J. of Physiol. **68**, 19 (1929). — Ber. Physiol. **53**, 46 (1930). — AMBERSON, W., A. PARPART and G. SANDERS: An analysis of the low-voltage elements of the action-potential wave in nerve. Amer. J. Physiol. **97**, 154 (1931). — Ber. Physiol. **62**, 531 (1931). — AQUINO, T.: Ricerche clinico-sperimentali sui fenomeni elettrici del vago et del frenico. Fisiol. e Med. **5**, 471 (1934). — Zbl. Neur. **76**, 21 (1935). — ASHER, L. u. H. BARRON: Untersuchungen über die Aktionsströme autonomer Nerven unter physiologischen Bedingungen. Z. Biol. **96**, 127 (1935).

BISHOP, G. and H. BARTLEY: A functional study of the nerve elements of the optic pathway by means of the recorded action currents. Amer. J. Ophthalm., III. s. **17**, 995 (1934). — Zbl. Neur. **76**, 282 (1935). — BISHOP, C. H. and P. HEINBECKER: Differentiation of axon types in visceral nerves by means of the potential record. Amer. J. Physiol. **94**, 170 (1930). — Ber. Physiol. **57**, 225 (1931). — BISHOP, G. H., G. HOLMAN and P. HEINBECKER: Effect of frequency and intensity in stimulation of cervical sympathetic nerve fibers to eye. Proc. Soc. exper. Biol. a. Med. **28**, 682 (1931). — Ber. Physiol. **62**, 173 (1931). — BLAIR, E. A. and J. ERLANGER: A comparison of the characteristics of axons through their individual electrical responses. Amer. J. Physiol. **106**, 524 (1933). — Zbl. Neur. **71**, 619 (1934). — BRONK, D. W.: Fatigue of the sense organs in muscle. J. of Physiol. **67**, 270 (1929). — Ber. Physiol. **51**, 431 (1929). — BRONK, D. W. and L. K. FERGUSON: The nervous control of intercostal respiration. Amer. J. Physiol. **110**, 700 (1935). — Zbl. Neur. **78**, 33 (1935). — BYRNE, I. and W. EINTHOVEN: Functions of the cervical sympathetic as manifested by its actions currents. Amer. J. Physiol. **65**, 350 (1923). — Ber. Physiol. **24**, 381 (1924).

COUCH, G. P., A. FORBES and L. H. RICE: Afferent impulses from muscular receptors. Amer. J. Physiol. **84**, 1 (1928). — Ber. Physiol. **45**, 188 (1928).

ERLANGER, I., G. H. BISHOP and H. S. GASSER: Further observations on the analysis of the action current in nerve. Amer. J. Physiol. **72**, 197 (1925). — Ber. Physiol. **31**, 535 (1925). — ERLANGER, I. and H. S. GASSER: The compound nature of the action current of nerve as disclosed by the cathode ray oscillograph. Amer. J. Physiol. **70**, 624 (1924). — Ber. Physiol. **31**, 832 (1925). — The action potential in fibers of slow conduction in spinal roots and somatic nerves. Amer. J. Physiol. **92**, 43 (1930). — EINTHOVEN, W., S. HOOEGERWERF, I. P. KARPLUS u. A. KREIDL: Gehirn und Sympathicus. A. Die Aktionsströme des Halssympathicus. Pflügers Arch. **215**, 442 (1927).

FOA, C. e A. PERONI: Primi tentativi di registrazione delle correnti d'azione del nervo acustico. Arch. di Fisiol. **28**, 237 (1930). — Ber. Physiol. **56**, 686 (1930); **57**, 124 (1931). — FORBES, A., C. I. CAMPBELL and H. B. WILLIAMS: Electrical records of afferent nerve impulses from muscular receptors. Amer. J. Physiol. **69**, 283 (1924). — Ber. Physiol. **29**, 224 (1925). — FORBES, A., G. P. COUCH and H. L. RICE: Afferent nerve impulses from muscular receptors. Auszug des Vortrags, gehalten auf dem 12. internat. Physiol.-Kongr. in Stockholm, 3. Aug. 1926. S. 53. Ber. Physiol. **38**, 373 (1926). — FORBES, A., R. H. MILLER and O. CONNOR: Electric responses to acoustic stimuli in the decerebrate animal. Amer. J. Physiol. **80**, 363 (1927). — Ber. Physiol. **41**, 247 (1927).

GASSER, H. S.: The relation of the shape of the action potential of nerve to conduction velocity. Amer. J. Physiol. **81**, 477 (1927). — The relation of the shape of the action potential of nerve to conduction velocity. Amer. J. Physiol. **84**, 699 (1928). — The recording of single nerve action potentials with the cathode ray oscillograph and the analysis of a volley from the central nervous system into a phrenic nerve. Amer. J. Physiol. **85**, 372 (1928). — Ber. Physiol. **48**, 185 (1929). — The analysis of individual waves in the phrenic electroneurogram. Amer. J. Physiol. **85**, 569 (1928). — Ber. Physiol. **48**, 185 (1928). — GASSER, H. S. and I. ERLANGER: The cathode ray oscillograph as a means of recording nerve action currents and induction shocks. Amer. J. Physiol. **59**, 473 (1922). — A study of the action currents of nerve with the cathode ray oscillograph. Amer. J. Physiol. **62**, 496 (1923). — Ber. Physiol. **21**, 208 (1924). — The components of the action currents obtained from nerves. Amer. J. Physiol. **63**, 417 (1923). — Ber. Physiol. **21**, 208 (1923). — The nature of conduction of an impulse in the relatively refractory period. Amer. J. Physiol. **73**, 613 (1925). — The differential action of pressure on fibres of different sizes in an mixed nerve. Proc. Soc. exper. Biol. a. Med. **24**, 313 (1927). — The rôle played by the sizes of the constituent fibers of a nerve trunk in determining the form of its action potential wave. Amer. J. Physiol. **80**, 522 (1927). — The rôle of fiber size in the establishment of a nerve block by pressure or cocaine. Amer. J. Physiol. **88**, 581 (1929). — The ending of the axon action potential, and its relation to other events in nerve activity. Amer. J. Physiol. **94**, 247 (1930). — Ber. Physiol. **58**, 685 (1930). — GASSER, H. S. and GRAHAM: The end of the spike-potential of nerve and its relation to the beginning of the after-potential. Amer. J. Physiol. **101**, 37, 316 (1932).

HEINBECKER, P., G. BISHOP and J. O'LEARY: Fibers in mixed nerves and their dorsal roots responsible for pain. Proc. Soc. exper. Biol. a. Med. **29**, 928 (1932). — Allocation of function to specific fiber types in peripheral nerves. Proc. Soc. exper. Biol. a. Med. **30**, 304 (1932). — HILL, A. V., W. O. FENN, R. W. GERARD, H. S. GASSER: Physical and chemical Changes in nerve during activity. Occasional publications of the Amer. association for the advancement of sci. Nr 2, April 34. Suppl. of sci. Vol. 79. — HOEFER, P.: Versuche über Nervenaktionsströme. IV. Mitt. Über die elektrischen Vorgänge bei spontaner, bei sensibler und bei reflektorischer Erregung. Z. Biol. **95**, 64 (1934).

KARÁSEK, F.: Die Aktionsströme des Nervus depressor. Verh. dtsch. Ges. Kreislaufforsch. **1933**, 100. — KELLER, CH. J.: Über ein merkwürdiges Phänomen am Niederfrequenzverstärker. Z. Biol. **91**, 346 (1931). — KELLER, CH. J. u. A. LOESER: Der zentripetale Lungenvagus. Z. Biol. **89**, 373 (1929). — KOHLRAUSCH, A.: Die elektrischen Vorgänge im Sehorgan. Kurzes Handbuch der Ophthalmologie, Bd. 2, S. 118. 1932. — KREEZER, G.: Eine kritische Prüfung der Untersuchungen über die Aktionsströme am Gehörorgan. Amer. J. Physiol. **44**, 638 (1932). — Zbl. Neur. **67**, 565 (1933).

MATTHEWS, BRYAN H. C.: Specific nerve impulses. J. of Physiol. **67**, 169 (1929). — The response of a single end organ. J. of Physiol. **71**, 64 (1931). — The response of a muscle spindle during active contraction of a muscle. J. of Physiol. **72**, 153 (1931). — Nerve endings in mammalian muscle. J. of Physiol. 78, 1 (1933).

PARTRIDGE, R. C.: Afferente Erregung im N. vagus. J. cellul. a. comp. Physiol. **2**, 367 (1933). — Zbl. Neur. **68**, 487 (1933).

RADEMAKER, G. G. J. et F. L. BERGANSIUS: Expériences sur la Physiologie de l'ouie. Arch. néerl. Physiol. **16**, 346 (1931). — ROSENBERG, H.: Untersuchungen über Nervenaktionsströme. I. Methodik: Röhrenverstärker und Schleifenoszillograph. Pflügers Arch. **223**, 120 (1930). — Untersuchungen über Nervenaktionsströme. II. Mitt. Aktionsströme bei künstlicher Reizung. Pflügers Arch. **223**, 582 (1929). — ROSENBERG, H. u. KAICHIRÔ-KITAYAMA: Untersuchungen über Nervenaktionsströme. III. Mitt. Das Verhalten der Negativitätswelle bei Überschuß von Kalium und Calciumionen. Pflügers Arch. **223**, 602 (1930). — Untersuchungen über Nervenaktionsströme. IV. Mitt. Aktionsströme bei natürlicher Erregung (Strychninkrampf). Pflügers Arch. **223**, 717 (1930). — RODENBERG, H.: Neue Untersuchungen über den Aktionsstrom des Nerven. Pflügers Arch. **216**, 300 (1927).

SCHAEFER, H.: Neuere Untersuchungen über den Nervenaktionsstrom. Erg. Physiol. **36**, 151 (1934). — SHEEHAN, D.: Some problems relating to the dorsal spinal nerve roots. Yale J. Biol. a. Med. **7**, 425 (1935). — Zbl. Neur. **78**, 22 (1935).

TOWER, SARAH S.: Aktionsströme in sympathischen Nerven bei Reizung der Eingeweide des Frosches. J. of Physiol. **78**, 225 (1933). — Zbl. Neur. **69**, 310 (1933).

WEVER, E. G.: Action currents in the auditory nerve in response to acoustical stimulation. Proc. nat. Acad. Sci. U.S.A. **16**, 344 (1930). — Auditory nerve experiments in animals and their relation to hearing. Laryngoscope **41**, 387, 448 (1931). — Ber. Physiol. **64**, 170 (1932). — Impulses from the acoustic nerve of the guinea pig, rabbit and rat. Amer. J. Psychol. **43**, 457 (1931). — Ber. Physiol. **63**, 361 (1932). — WEVER, E. G. and CH. W. BRAY: Present possibilities for auditory theory. Psycholog. Rev. **37**, 365 (1930). — The nature of acoustic response: The relation between sound frequency and frequency of impulses in the auditory nerve. J. of exper. Psychol. **13**, 373 (1930). — Ber. Physiol. **59**, 309 (1931). — Auditory nerve responses in the reptile. Acta oto-laryng. (Stockh.) **16**, 154 (1931). — Ber. Physiol. **63**, 168 (1932). — WYSS, O. A. M.: Neuere Ergebnisse der Elektrophysiologie auf dem Gebiete der Nerventätigkeit. Schweiz. Arch. Neur. **35**, 128 (1935).

ZOTTERMANN, J.: Studien über die Vorgänge im peripheren Nerven bei Schmerzreizung. Acta med. scand. (Stockh.) **80**, 185 (1933). — Zbl. Neur. **70**, 687 (1934).

Quergestreifte Muskulatur.

ADRIAN, E. D.: The relation between the stimulus and the electric response in a single muscles fibres. Arch. néerl. Physiol. **7**, 330 (1922). — Ber. Physiol. **17**, 460 (1923). — The spread of activity in the tenuissimus muscle of the cat and in other complex muscles. J. of Physiol. **60**, 301 (1925). — Ber. Physiol. **34**, 486 (1926). — Oliver-Sharpey lectures on the interpretation of the electromyogram. Lect. I. Lancet **1925**, 1229. — Ber. Physiol. **34**, 486 (1926). — ADRIAN, E. D. and D. W. BRONK: The discharge of impulses in motor nerve fibres. Pt. I. Impulses in single fibres of the phrenic nerve. J. of Physiol. **66**, 81 (1928). — Ber. Physiol. **48**, 185 (1929). — The discharge of impulses in motor nerve fibres. Pt. II. The frequency of discharge in reflex and voluntary contractions. J. of Physiol. **67**, 119 (1929). — Ber. Physiol. **50**, 813 (1929). — The electric response in small groups of muscle fibres. Amer. J. Physiol. **90**, 260 (1929). — Ber. Physiol. **53**, 485 (1930). — ADRIAN, E. D. and OLMSTEDT: The refractory phase in a reflex arc. J. of Physiol. **56**, 426 (1922). — ALTENBURGER, H.: Über den reflektorischen und muskulären Anteil des Aktionsstrombildes bei Dehnung des quergestreiften Muskels. Pflügers Arch. **214**, 524 (1926). — ASMUSSEN, ERLING u. J. LINDHARD: Potentialschwankungen bei direkter Reizung von motorischen Endplatten. Biol. Medd. danske Vidensk. Selsk. **11**, 1 (1933). — Zbl. Neur. **71**, 619 (1934). — ATHANASIU, J.: Sur l'énergie nerveuse motrice: Électromyogramme. C. r. Acad. Sci. Paris **175**, 56 (1922). — Ber. Physiol. **15**, 378 (1923). — Sur l'énergie nerveuse motrice: Électromyogramme. C. r. Acad. Sci. Paris **175**, 114 (1922). — Ber. Physiol. **15**, 486 (1923). — L'énergie nerveuse motrise I. Électromyogramme. J. Physiol. et Path. gén. **21**, 1 (1923).

BIEDERMANN, W.: Elektrophysiologie. Jena 1895. — BUCHMANN, FL.: The electr. response of muscle to voluntary, reflex and artificial stimulation. Quart. J. exper. Physiol. **1**, 211 (1908). — BURDON, J.-SANDERSON: The electrical response to stimulation of muscle, and its relation to the mechanical response. J. of Physiol. **18**, 117 (1895).

COOPER, S. and E. D. ADRIAN: The maximum frequency of reflex response in the spinal cat. J. of Physiol. **59**, 61 (1924—25). — COOPER, S. and DENNY-BROWN: Responses to rhythmical stimulation of the cerebral cortex. Preliminary communication. Proc. roy. Soc. Lond. **100**, 251 (1926).

DITTLER, R.: Die elektrischen Begleiterscheinungen der Acetylcholinwirkung am Skelettmuskel. Sitzgsber. Ges. Naturwiss. Marburg **62**, 267 (1927). — Ber. Physiol. **45**, 616 (1928). — DITTLER, R. u. S. GARTEN: Die zeitliche Folge der Aktionsströme im Phrenicus und Zwerchfell bei der natürlichen Innervation. Z. Biol. **58**, 420 (1912). — DITTLER, R. u. GÜNTHER: Über die Aktionsströme menschlicher Muskeln bei natürlicher Innervation, nach Untersuchungen an gesunden und kranken Menschen. Pflügers Arch. **155**, 251 (1914). — DITTLER, R. u. S. OINUMA: Über die Eigenperiode quergestreifter Skelettmuskeln nach Untersuchungen an der Schildkröte. Pflügers Arch. **139**, 279 (1911).

EINTHOVEN, W. et F. W. N. HUGENHOLTZ: L'électrocardiogramme tracé dans le cas ou il n'y a pas de contraction visible du coeur. Arch. néerl. Physiol. **5**, 174 (1921). — ENGELMANN, T. W.: Über die bathmotropen Wirkungen der Herznerven. Arch. f. Physiol. **1902**, 1. — Die Unabhängigkeit der inotropen Nervenwirkungen von der Leitungsfähigkeit des Herzens für motorische Reize. Arch. f. Physiol. **1902**, 103. — Über die physiologischen Grundvermögen der Herzmuskelsubstanz und die Existenz bathmotroper Herznerven. Arch. f. Physiol. **1903**, 109.

FAHRENKAMP, K.: Über die Aktionsströme des Warmblütermuskels im Strychnintetanus. I. Mitt. Z. Biol. **59**, 426 (1913). — Über die Aktionsströme des Warmblütermuskels im Strychnintetanus. II. Mitt. Z. Biol. **65**, 79 (1914).

GARTEN, S.: Über rhythmisch-elektrische Erscheinungen am quergestreiften Skelettmuskel. Abh. sächs. Akad. Wiss., Math.-phys. Abt. **26**, 331 (1901). — Über die zeitliche Folge der Aktionsströme im menschlichen Muskel bei willkürlicher Innervation und bei Erregung der Nerven durch den konstanten Strom. Z. Biol. **55**, 29 (1910). — Zusatz zu der Arbeit: Über die zeitliche Folge der Aktionsströme im menschlichen Muskel bei willkürlicher Innervation und bei Erregung der Nerven durch den konstanten Strom. Z. Biol. **55**, 236 (1911). — GARTEN, S. u. R. DITTLER: Die zeitliche Folge der Aktionsströme im Phrenicus und Zwerchfell bei der natürlichen Innervation. Z. Biol. **58**, 420 (1912). — GASSER, S. and H. S. NEWCOMER: Physiological action currents in the phrenic nerve. An application of the thermionic vacuum tube to nerve physiology. Amer. J. Physiol. **57**, 1 (1921). — Ber. Physiol. **10**, 375 (1922). — GELFAN, S. and G. H. BISHOP: Action potentials from single muscle fibers. Amer. J. Physiol. **101**, 678 (1932).

HARTMANN, F. u. A. v. DANCKELMANN: Die Entwicklung elektrischer Felder bei Muskelbetätigung. Dtsch. Z. Chir. **235**, 537 (1932). — HENRIQUES, V. u. S. LINDHARD: Untersuchungen über den Rhythmus der Muskelkontraktion. Pflügers Arch. **200**, 11 (1923). —

HOEFER, P.: Aktionsstrom, Refraktärphase und Chronaxie. Dtsch. Z. Nervenheilk. **129**, 263 (1933). — HOFFMANN, P.: Über die Aktionsströme menschlicher Muskeln bei indirekter tetanischer Reizung. Arch. f. Physiol. **1909**, 430. — Über die Innervation der reflektorisch ausgelösten Kontraktionen beim normalen und strychninvergifteten Frosch. Arch. f. Anat. **1910**, 233. — Über die Innervation des Muskels bei Großhirnreizung. Arch. f. Physiol. **1910**, 286. — Untersuchungen über die refraktäre Periode des menschlichen Rückenmarks. Z. Biol. **81**, 37 (1924).

ISAYAMA, S.: Über den Verlauf des Muskelaktionsstromes bei reflektorischer Erregung und bei indirekter Reizung. Z. Biol. **82**, 81 (1924). — ISHIMORI, K.: Über die Muskelaktionsströme bei übermaximalen Zuckungen. Pflügers Arch. **143**, 560 (1912).

JUDIN, A.: Wie sich die spontanen Muskelbewegungen vollziehen. Pflügers Arch. **200**, 150 (1923).

KELLER, CH. J.: Über das Verhalten der Fremdreflexe des Muskels beim Tetanus. Z. Biol. **87**, 129 (1928). — Das Elektromyogramm bei Bahnen und Schaltungen. Z. Physiol. **88**, 157 (1928). — Experimentelle und klinische Ergebnisse der Elektromyographie. Erg. Med. **17**, 513 (1932).

LINDHARD, J.: Der Skelettmuskel und seine Funktion. Erg. Physiol. **33**, 344 (1931). — Der gegenwärtige Stand der Lehre von den sogenannten Aktionsströmen im Skelettmuskel. Skand. Arch. Physiol. (Berl. u. Lpz.) **69**, 59 (1934). — Zbl. Neur. **75**, 22 (1935).

MEYER, J. DE: Sur la dualité de la réaction électrique des systèmes musculaires. C. r. Soc. Biol. **83**, 301 (1920). — Ber. Physiol. **1**, 259 (1920). — Des différentes surces de courants électriques des systèmes musculaires. Arch. internat. Physiol. **16**, 44 (1921). — Ber. Physiol. **8**, 399 (1921). — Sur les courants de déformation des muscles. Arch. internat. Physiol. **16**, 64 (1921). — Ber. Physiol. **7**, 409 (1921). — De la qualité d'origine des courants électriques produits par les muscles striés. Arch. internat. Physiol. **16**, 172 (1921). — Ber. Physiol. **8**, 29 (1921). — De la superposition des courants d'action et de déformation dans les muscles. Arch. internat. Physiol. **16**, 193 (1921). — Ber. Physiol. **8**, 29 (1921). — MINES, G. P.: On functional analysis by the action of electrolytes. J. of Physiol. **46**, 188 (1913).

PIPER: Elektrophysiologie menschlicher Muskeln. Berlin: Julius Springer 1912. — PLATTNER, F.: Über die Frequenz der Muskelaktionsströme bei der Großhirnreizung. Pflügers Arch. **220**, 583 (1928). — PRAWDICZ-NEMINSKI, W. W.: Zur Kenntnis der elektrischen und der Innervationsvorgänge in den funktionellen Elementen und Geweben des tierischen Organismus. Das Elektromyogramm der Destruktion. Pflügers Arch. **207**, 671 (1925). — Zur Kenntnis der elektrischen und der Innervationsvorgänge in den funktionellen Elementen und Geweben des tierischen Organismus. I. Mitt. Das Elektromyogramm der willkürlichen Kontraktion des Menschen. Pflügers Arch. **210**, 223 (1925). — PROEBSTER, R.: Über Muskelaktionsströme am gesunden und kranken Menschen. Z. orthop. Chir. **50**, 7 (1928). — RIESSER, O. u. W. STEINHAUSEN: Über das elektrische Verhalten des Muskels, bei Einwirkung von Acetylcholin. Pflügers Arch. **197**, 288 (1922).

SCHÄFFER, H.: Die elektrischen Erscheinungen beim HEIDENHAINschen Zungenphänomen und der Acetylcholinkontraktur des Skelettmuskels (gemeinsam mit LICHT-Breslau). Arch. f. exper. Path. **111**, 71 (1926). — SCHÄFFER, H. u. H. LICHT: Beiträge zur Frage des Muskeltonus. I. Mitt. Über die elektrischen Erscheinungen bei der HEIDENHAINschen Zungenkontraktion und verwandten tonischen Phänomenen. Arch. f. exper. Path. **115**, 180 (1926). — Beiträge zur Frage des Muskeltonus. II. Mitt. Die Acetylcholinkontraktur des Kaltblütlermuskels und ihre elektrischen Erscheinungen. Arch. f. exper. Path. **115**, 196 (1926).

WACHHOLDER, K.: Untersuchungen über die Innervation und Koordination der Bewegung mit Hilfe der Aktionsströme. I. Die Aktionsströme menschlicher Muskeln bei willkürlicher Innervation. Pflügers Arch. **199**, 595 (1923). — Untersuchungen über die Innervation und Koordination der Bewegung mit Hilfe der Aktionsströme. II. Die Koordination der Agonisten und Antagonisten bei den menschlichen Bewegungen. Pflügers Arch. **199**, 625 (1923). — WEBER, E.: Zur fortlaufenden Registrierung der Schwankungen des menschlichen Blutdrucks. Die Änderung des Blutdrucks durch Bewegungsvorstellung. Arch. f. Physiol. **1913**, 205. — Der Nachweis der durch Muskelarbeit eintretenden Blutverschiebung. Arch. f. Physiol. **1904**, 290. — Das Verhältnis der Muskelermüdung zur Gehirnermüdung bei Muskelarbeit. Arch. f. Physiol. **1914**, 305. — Die Beschleunigung des Eintretens der zentralen Ermüdung bei Muskelarbeit durch eine kurze Arbeitspause. Arch. f. Physiol. **1914**, 330. — Eine physiologische Methode, die Leistungsfähigkeit ermüdeter menschlicher Muskeln zu erhöhen. Ergographische Untersuchungen. Arch. f. Physiol. **1914**, 385. — Die Muskelkontraktion. Biochem. Z. **217**, 430 (1930).

Glatte Muskulatur.

BECK, A.: Elektromyographische Untersuchungen am Sphincter ani. (Ein Beitrag zur Tonusfrage.) Pflügers Arch. **224**, 278 (1930). — BRÜCKE, E. TH. u. H. UMRATH: Über die Aktionsströme des Lymphherzens und seiner Nerven. Pflügers Arch. **224**, 631 (1930).

FUJIOKA, I.: Über den Tonus des Herzmuskels. J. Biophysics **1**, 20 (1924). — Ber. Physiol. **31**, 593 (1925). — FUNKE, H. H.: Courants d'action des muscles lisses. Arch. néerl. Physiol. **9**, 440 (1924). — Ber. Physiol. **30**, 397 (1925).

GREENE, CH. W.: Some characteristics of the electrogram of the isolated and automatically contracting uterus of the rat. J. of Physiol. **64**, 14 (1927). — Ber. Physiol. **44**, 123 (1927).

HASAMA-BUN-ICHI: Elektrophysiologische Untersuchungen über die Uterusbewegungen. Pflügers Arch. **229**, 100 (1932). — HAMASAKI, H.: Über den Aktionsstrom der Milz bei Reizung der sie innervierenden Nerven. Nagasaki Igakkai Zasshi (jap.) **10**, 1449 und deutsche Zusammenfassung, 1932. S. 1460. — Zbl. Neur. **67**, 388 (1933).

OKUDA, M. et T. MARDA: Über den Aktionsstrom des Dünndarmes. J. Biophysics **2**, 27 (1927). — Ber. Physiol. **45**, 363 (1927).

RICHTER, C. P.: Action currents from the stomach. Amer. J. Physiol. **67**, 612 (1924). — Ber. Physiol. **26**, 46 (1924). — ROOS, J.: Action currents from smooth muscle. Amer. J. Physiol. **90**, 499 (1929). — Ber. Physiol. **54**, 167 (1930). — ROSENBLUETH, A., A. FORBES and E. LAMBERT: Elektrische Reaktionen der Glandula submaxillari. Amer. J. Physiol. **105**, 508 (1933). — Zbl. Neur. **70**, 468 (1934).

SCHÄFFER, H.: Untersuchungen über den bioelektrischen Tonus des Herzens. Pflügers Arch. **216**, 479 (1927).

Haut (galvanischer Hautreflex).

ALBRECHT, O.: Zur Untersuchung vom menschlichen Körper ableitbarer elektrischer Ströme. I. Apparatur und Methodik. Z. Neur. **78**, 1 (1922). — AVELING, F. and R. J. S. MCDOWALL: The effect of the circulation on the electrical resistance of the skin. J. of Physiol. **60**, 316 (1925).

BNYTENDIJK, F. I. I. et J. ERELMAN: La réaction galvanique de la pean. Arch. néerl. Physiol. **15**, 358 (1930). — Ber. Physiol. **58**, 759 (1931).

CHON SUNG-SHENG u. H. LEHMANN: Über den Einfluß verschiedener Spannungen auf den galvanischen Hautreflex. Pflügers Arch. **197**, 437 (1922). — MCCLENDON, I. F. and A. HEMINGWAY: The psychogalvanic reflex as related to the polarization-capacity of the skin. Amer. J. Physiol. **94**, 77 (1930). — Ber. Physiol. **58**, 553 (1931).

DARROW, CH. W.: The galvanic skin-reflex and finger volume changes. J. of exper. Psychol. **10**, 197 (1927). — Amer. J. Physiol. **88**, 219 (1929). — The relation of the galvanic skin reflex recovery curve to reactivity, resistance level, and perspiration. J. gen. Psychol. **7**, 261 (1932). — DAVIS, R. C.: Factors affecting the galvanic reflex. Arch. of Psychol. **115**, 1 (1930). — Ber. Physiol. **60**, 115 (1931). — DENNIG, H.: Die Bahn des psychogalvanischen Reflexes im Zentralnervensystem. Z. Neur. **92**, 373 (1924). — DENSHAM, H. B. A. R. and H. M. WELLS: The effect of the circulation on the skin-constrictor (psycho-galvanic) reflex. Quart. J. exper. Physiol. **18**, 283 (1927).

EINTHOVEN, W. u. J. ROOS: Über Widerstand und Potentialdifferenz bei dem psychogalvanischen Reflex. Pflügers Arch. **189**, 126 (1921). — ENKE, W.: Die Affektivität der Konstitutionstypen im psychogalvanischen Versuch. Z. Neur. **138**, 211 (1932). — ESSEN, K. W. u. H. H. PODESTÀ: Der Ablauf des galvanischen Hautreflexes bei halbseitigen Hirnläsionen. Dtsch. Z. Nervenheilk. **138**, 34 (1935).

FOÀ, G. et E. PESERICO: Le vie del riflesso neurogalvanico. Arch. di Fisiol. **21**, 119 (1923). — Ber. Physiol. **22**, 439 (1924).

GEORGI, F.: Beiträge zur Kenntnis des psycho-galvanischen Phänomens. Arch. f. Psychiatr. **62**, 571 (1921). — GILDEMEISTER, M.: Der sogenannte psycho-galvanische Reflex und seine physikalisch-chemische Deutung. Pflügers Arch. **162**, 489 (1915). — Der galvanische Hautreflex als Teilerscheinung eines allgemeinen autonomen Reflexes. Pflügers Arch. **197**, 432 (1922). — Zur Physiologie der menschlichen Haut. I. Vorbemerkung und Problemstellung. Pflügers Arch. **200**, 251 (1923). — GODEFROY, I. C. L.: The psycho-electro-tacho-gram (thymogram) and exophthalmic goitre (Morbus Basedowi). A contribution to the experimental psycho-pathology of exophthalmic goitre. Psychiatr. Bl. (holl.) **1922**, Nr 3/4, 133. — Ber. Physiol. **18**, 122 (1933). — GREGOR: ABDERHALDENS Handbuch der biologischen Arbeitsmethoden, Bd. VI A, 6. Lief., S. 225. — GRÜNBAUM, A. A.: Le réflexe psychogalvanique et sa valeur psychodiagnostique. Arch. néerl. Physiol. **5**, 1 (1920). Ber. Physiol. **6**, 425 (1920).

HAHN, H. u. W. LUEG: Neue Einzelheiten vom galvanischen Hautreflex. Z. Sinnesphysiol. **58**, 175 (1927). — HARA, Y.: Der galvanische Hautreflex bei Katzen und Hunden. Pflügers Arch. **195**, 288 (1922). — HASHIDA, K.: Über die Aktionsströme der Froschhaut. J. Biophysics **1**, 17 (1923). — Ber. Physiol. **31**, 670 (1925).

JEFFRES, L.: Galvanic phenomena of the skin. J. of exper. Psychol. **11**, 130 (1927). — Ber. Physiol. **46**, 114 (1928).

KOHLRAUSCH, A.: Die elektromotorischen Kräfte der Froschhaut. 9. Tagg dtsch. physiol. Ges. Rostock, Sitzg 10.—13. Aug. 1925. — Ber. Physiol. **32**, 695 (1925). — KOHL-

RAUSCH, A. u. E. SCHILF: Der galvanische Hautreflex beim Frosch auf Sinnesreizung. Pflügers Arch. **194**, 326 (1922). — KÜBLER, F.: Zur Technik der Darstellung des psychogalvanischen Reflexphänomens. Schweiz. med. Wschr. **1924 I**, 751. — Ber. Physiol. **30**, 128 (1925).

LANDIS, C.: Psychology and the psychogalvanic reflex. Psychologic. Rev. **37**, 381 (1931). — Ber. Physiol. **59**, 296 (1931). — Psychiatry and the „psychogalvanic reflex". Psychiatr. Quart. **6**, 262 (1932). — LANGWORTHY, O. R. and C. P. RICHTER: The influence of efferent cerebral pathways upon the sympathetic nervous system. Reprinted from Brain **53**, 178 (1930). — LEHMANN, H.: Über den Willkürversuch du BOIS-REYMONDS. Pflügers Arch. **207**, 316 (1925). — LEVA, J.: Über einige körperliche Begleiterscheinungen psychischer Vorgänge mit besonderer Berücksichtigung des psychogalvanischen Reflexphänomens. Münch. med. Wschr. **1913 II**, 2386. — LEVINE, M.: Psychogalvanic reaction to painful stimuli in hypnotic and hysterical anesthesia. Bull. Hopkins Hosp. **46**, 331 (1930). — LINDE, E.: Über das psychogalvanische Reflexphänomen. Z. Psychol. **115**, 34 (1931). — LITWER, H.: Einige Anwendungen der psychogalvanischen Reaktion. Nederl. Mschr. Geneesk. **9**, 245 (1920). — Ber. Physiol. **3**, 42 (1921).

MORAVCSIK, M. E.: Experimente über das psychogalvanische Reflexphänomen. J. Psychol. u. Neur. **18**, 186 (1912).

OEDEGAARD, OE.: The psychogalvanic reactivity in normals and in various psychopathic conditions. Acta psychiatr. (Københ.) **5**, 55 (1930).

PEIPER, A.: Untersuchungen über den galvanischen Hautreflex im Kindesalter. Jb. Kinderheilk. **107**, III. F. **57**, 139 (1924). — PRIDEAUX, E.: The psychogalvanic reflex, a revieux. Brain **43**, 50 (1920). — Ber. Physiol. **5**, 527 (1921). — PRINCE, M. and F. PETERSON: Experiments in psycho-galvanic reactions from coconscious (subconscious) ideas in a case of multiple personality. J. abnorm. a. soc. Psychol. **3**, 114 (1908).

RICHTER: A study of the electrical skin resistance and the psychogalvanic reflex in a case of unilateral sweeting. Brain **50 II**, 216 (1917). — RICHTER, C. P.: Galvanic skin reflex from animals with complete transection of the spinal cord. Amer. J. Physiol. **93**, 468 (1930). — ROOS, J.: Sur la résistance et la différence de potential dans le cas d'un reflexe psychogalvanique. Arch. néerl. Physiol. **9**, 140 (1924). — Ber. Physiol. **26**, 215 (1924).

SCHILF, E. u. A. SCHUBERTH: Über das sog. psychogalvanische Reflexphänomen beim Frosch und seine Beziehung zum vegetativen Nervensystem. Pflügers Arch. **195**, 75 (1922). — SMITH, F. O.: Variations in the galvanic response. Psychologic. Monogr. **41**, 142 (1931). — SYZ, H. C. and E. F. KINDER: Electrical skin resistance in normal and in psychotic subjects data secured in connection with psychogalvanic studies of emotional reactions. Arch. of Neur. **19**, 1026 (1926). — Ber. Physiol. **48**, 304 (1929).

TARCHANOFF: Über die galvanischen Erscheinungen in der Haut des Menschen bei Reizungen der Sinnesorgane und bei verschiedenen Formen der psychischen Tätigkeit. Pflügers Arch. **46**, 46 (1890). — THOULESS, R. H.: The technique of experimentation in the psycho-galvanic reflex phenomenon and the phenomenon of Tarchanoff II. Brit. J. Psychol. **20**, 309 (1930).

UHLENBRUCK, P.: Über die Wirkung der Sinnesnerven der Haut auf den Tonus der Gefäße. Z. Biol. **80**, 35 (1924). — Über den autonomen Reflex. Z. Biol. **81**, 51 (1924).

VERAGUTH, O.: Das psycho-galvanische Reflexphänomen. Berlin: S. Karger 1909. — VERAGUTH, O. u. BRUNSCHWEILER: Les suites tardives des blessures de guerre. Zit. bei A. PEIPER. Jb. Kinderheilk. **107**, 139 (1925).

WANG, G.-H. and KWOK-HONG MOK: The effect of hemisection of the cervical spinal cord on the galvanic skin response induced by cortical stimulation. Chin. J. Physiol. **5**, 141 (1931). — WANG, G. H. and TSE-WEI LU: Galvanic skin reflex induced in the cat by stimulation of the motor area of the cerebral cortex. Chin. J. Physiol. **4**, 303 (1930). — On the intensity of the galvanic skin response induced by stimulation of post-ganglionic sympathetic nerve-fibres with single induction shocks. Chin. J. Physiol. **4**, 393 (1930). — Ber. Physiol. **59**, 783 (1931). — WERTHEIM-SALOMONSON: Das psycho-galvanische Reflexphänomen. Zbl. Physiol. **32**, 153 (1918). — WESTBURGH, E.: Psychogalvanic studies of normal and of abnormal subjects. Arch. of Neur. **22**, 453 (1929). — WITTKOWER, E. u. O. FECHNER: Über affektsomatische Veränderungen. V. Mitt. Der psychogalvanische Reflex. Z. Neur. **136**, 676 (1931).

ZJUZIN, I.: Zur Frage des Verhältnisses des Haut- und psychogalvanischen Reflexphänomens zum K- und Ca-Gehalt im Blute. Ž. Nevropat. (russ.) **1931**, Nr 5, 94.

Die bioelektrischen Begleiterscheinungen der normalen Bewegungsvorgänge.

ALTENBURGER, H.: Der Einfluß der Ermüdung auf die Aktionsströme menschlicher Muskeln. Pflügers Arch. **202**, 645 (1924). — Beiträge zur Physiologie und Pathologie des Ganges. Z. Neur. **148**, 263 (1933). — ALTENBURGER, H. u. KROLL: Chronaximetrische Ermüdungsstudien. Z. Neur. **132**, 484 (1931). — ALTENBURGER, H. u. GUTTMANN: Chronaxie und Aktionsstrombilder bei Ermüdung durch Willkürkontraktion. Z. Neur. **115**, 1 (1928). — ALTENBURGER, H. u. M. PERAITA: Umstimmungsvorgänge bei den Sehnenreflexen. Z. Neur. **156**, 621 (1936). — Zur Physiologie und Pathologie der Reflexe. Dtsch. Z. Nervenheilk. **135**, 298 (1935). — AMERSBACH, K.: Nachtrag zu meiner Arbeit: Elektrophysiologische Untersuchungen an der Kehlkopfmuskulatur. Z. exper. Med. **29**, 710 (1922). — Elektrophysiologische Untersuchungen an der Kehlkopfmuskulatur. Z. Hals- usw. Heilk. **3**, 456 (1922). — ANTONI, N.: Zur Kritik der irrtümlich sogenannten Sehnen- und Periostreflexe. Acta psychiatr. (København.) **7**, 9 (1932). — ATHANASIU, I.: Sur l'énergie nerveuse motrice. Réponse à la note de M. L. LAPICQUE. Cadence de l'influx moteur volontaire. C. r. Soc. Biol. Paris **87**, 1356 (1922). — Ber. Physiol. **20**, 34 (1923). — Influence de la fatigue et de l'alcool sur l'energie nerveuse motrice. J. Physiol. et Path. gén. **22**, 52 (1924). — Ber. Physiol. **27**, 64 (1924). — The nervous motive energy. Reprinted from J. of Physiol. **64**, 174 (1927).

BASS, E.: Über Kraft und Aktionsströme des abgekühlten menschlichen Muskels. Z. Biol. **85**, 23 (1926). — BASS, E. u. W. TRENDELENBURG: Zur Frage des Rhythmus der Willkürinnervation des menschlichen Muskels. Z. Biol. **74**, 121 (1921). — BERGAMI, G. et MISEROCCHI: Ricerche di elettrofisiologia muscolare. I. L'attività elettrica di una singola unità motoria nella contrazione volontaria. Boll. Soc. ital. Biol. sper. **10**, 89 (1935). — Zbl. Neur. **78**, 194 (1935).

CLAUS u. v. WEIZSÄCKER: Über das Verhalten von Reflex- und Willkürbewegungen bei der Einwirkung äußerer, die Bewegungen störender Kräfte. Dtsch. Z. Nervenheilk. **75**, 370 (1922). — COBB, ST. and A. FORBES: Electromyographic studies of muscular fatigue in man. Amer. J. Physiol. **65**, 234 (1923). — Ber. Physiol. **21**, 364 (1924).

DAVIDENKOW, S.: Spinale Regulierung der Sehnenreflexe. Sovrem. Psichonevr. (russ.) **2**, 5 (1926). — Ber. Physiol. **37**, 651 (1926). — DENNY-BROWN, D.: On inhibition as reflex accompaniment of the tendon jerk. Proc. roy. Biol. **103**, 321 (1928). — DESCHKA, R.: Zur Analyse des Aktionsstromes normaler und gesteigerter Sehnenreflexe. Z. Neur. **154**, 275 (1935). — DREES, K.: Zum Verhalten normaler und gesteigerter Eigenreflexe. Dtsch. Z. Nervenheilk. **137**, 238 (1935). — DUMPERT u. FLICK: Zur Frage der Periostreflexe. J. Psychol. u. Neur. **29**, 153 (1922). — DUSSER DE BARENNE: Untersuchungen über die Aktionsströme der quergestreiften Muskeln bei der Enthirnungsstarre der Katze und der Willkürkontraktur des Menschen. Skand. Arch. Physiol. (Berl. u. Lpz.) **43**, 107 (1923). — Les phénomènes électro-physiologiques des muscles striés dans la rigidité de décérébration du chat et dans l'innervation volontaire chez l'homme. Arch. néerl. Physiol. **10**, 438 (1925). — Ber. Physiol. **35**, 58 (1926).

EICHLER, W. u. P. HOFFMANN: Die Veränderung der Form der Aktionsstromkurve des menschlichen Muskels durch die Ermüdung. — Z. Biol. **96**, 374 (1935). — EISMAYER u. K. MÜLLER: Über optimale Bedingungen zur Auslösung der Bein-Eigenreflexe an Gesunden und Kranken. Dtsch. Z. Nervenheilk. **113**, 201 (1930).

FAHRENKAMP: Über die Aktionsströme des Warmblütlermuskels im Strychnintetanus. Z. Biol. **59**, 426 (1913). — FERRARI, R.: Über örtliche Verschiedenheiten der patellaren Reflexzeit durch Arbeitswirkung. Arch. di Fisiol. **32**, 545 (1933). — Zbl. Neur. **70**, 60 (1934). — FLEISCH, A.: Über Eigenreflexe. Schweiz. med. Wschr. **1929 I**, 737. — FLICK, K.: Über die physiologischen Grundlagen des nach A. LÉRI benannten Hand-Vorderarmzeichens. J. Psychol. u. Neur. **29**, 93 (1922). — Ber. Physiol. **20**, 481 (1923). — FLICK, K. u. E. TRAUM: Über die Bedeutung der Eigenreflexe für maximale Leistungen unserer Skelettmuskeln. Nervenarzt **3**, 523 (1930). — FOERSTER, O. u. H. ALTENBURGER: Zur Physiologie und Pathophysiologie der Sehnen- und Knochenphänomene und der Dehnungsreflexe. I. Mitt. Zur elektrophysiologischen Analyse der Sehnen- und Knochenphänomene bei Gesunden. Z. Neur. **146**, 641 (1933). — II. Mitt. Die Dehnungsreflexe bei Gesunden. Z. Neur. **147**, 169 (1933). — FOIX, CH. et A. THÉVENARD: Les réflexes de posture. Revue neur. **30**, 449 (1923). — Ber. Physiol. **23**, 452 (1924). — Le tonus, les contractures, la contraction musculaire volontaire et réflexe étudiées par l'électromatographie et la phonomyographie (courants d'action (sou musculaire). J. Physiol. et Path. gén. **23**, 309 (1925). — FULTON, J. F. and E. G. T. LEDDELL: Electrical responses of extensor muscles auring postural (myotatic) contraction. Proc. roy. Soc. Lond. **98**, 577 (1925). — FULTON, J. F., E. G. T. LIDDELL and K. MCRIOCH: The influence of experimental lesions of the spinal cord upon the knee-jerk. I. Acute lesions. Brain **53**, 311 (1930). — The influence of unilateral destruction of the vestibular nuclei upon posture and the knee-jerk. J. of Physiol. **70**, 22 (1931). — Ber. Physiol. **58**, 359 (1931). — FULTON and PI-SUÑER: A. Note concerning the probable function of various afferent end-organs in skleletel muscle. Amer. J. Physiol. **83**, 554 (1927/28).

GARTEN, S.: Über die zeitliche Folge der Aktionsströme im menschlichen Muskel bei willkürlicher Innervation und bei Erregung des Nerven durch den konstanten Strom. Z. Biol. **55**, 29 (1911). — GASTRO, A. DE: Hautreflexe. An. Inst. Neur. Montevideo **1**, 225 (1928). — Ber. Physiol. **50**, 246 (1929). — GOLLA, F. and J. HETTWER: A study of the electromyogram of volontary movement. Brain **47**, 57 (1924). — The influence of various conditions on the time relations of tendon reflexes in the human subject. Proc. roy. Soc. Lond. **94**, 92. — GUILLAIN, G., A. STROHL et TH. ALAJOUANINE: C. r. Soc. Biol. Paris **90**, 285 (1924).

HAAS, E.: Über die Art der Tätigkeit unserer Muskeln beim Halten verschieden schwerer Gewichte. Pflügers Arch. **212**, 651 (1926). — Untersuchungen über objektive und subjektive Ermüdung bei willkürlichen Kontraktionen. Pflügers Arch. **218**, 386 (1928). — HANSEN, K. u. P. HOFFMANN: Die Bedeutung der Sehnenreflexe für die Erhaltung einer Gelenkstellung. Z. Biol. **71**, 99 (1920). — Weitere Untersuchungen über die Bedeutung der Eigenreflexe für unsere Bewegungen. I. Anspannungs- und Entspannungsreflexe. II. HOFFMANN: Bestimmung der Reizschwelle für Eigenreflexe. Z. Biol. **75**, 203 (1922). — HARMON, P. M. and J. E. FULTON: Observation upon the knee-jerk in „high“ and „low“ spinal preparations. Amer. J. Physiol. **81**, 487 (1927). — Ber. Physiol. **43**, 128 (1927). — HATHAWAY-STARKE R.: Some characteristics of the electro-myograms of quick voluntary muscle contractions. Proc. Soc. exper. Biol. a. Med. **30**, 280 (1932). — An action potential study of neuromuscular relations. J. of exper. Psychol. **18**, 285 (1935). — Zbl. Neur. **77**, 458 (1935). — HENRIQUES, V. u. J. LINDHARD: Der Aktionsstrom der quergestreiften Muskeln. Pflügers Arch. **183**, 1 (1920). — HERREN, R. Y. and H. R. FOSSLER: Achilles and crossed flexion reflex time in the intact rat. Amer. J. Physiol. **97**, 282 (1931). — HERREN, R. Y. and H. O. HATERIUS: The relation of ovarian hormones to electromyographically determined Achilles reflex time. Amer. J. Physiol. **96**, 214 (1931). — HERREN, R. Y. and D. B. LINDSLEY: Central and peripheral latencies in some tendon reflexes of the rat. Amer. J. Physiol. **99**, 167 (1931). — HILL, A. V.: The tetanic nature of the voluntary contraction in man. J. of Physiol. **55**, 14 (1921). — Ber. Physiol. 8, 401 (1921). — HÖBER, R.: Ein Verfahren zur Demonstration der Aktionsströme. Pflügers Arch. **177**, 305 (1919). — HOFF, H. E., E. C. HOFF, P. C. BUCKY and J. PI-SUÑER: The production of the silent period by the synchronization of discharge of motor neurones. Amer. J. Physiol. **109**, 123 (1934). — Zbl. Neur. **74**, 31 (1934). — HOFFMANN, F. A.: Vergleichende Messungen der Zeitdauer des Patellarreflexes bei Gesunden und Kranken. Dtsch. Arch. klin. Med. **120**, 173 (1916). — Zur Kenntnis des Achillessehnenreflexes. Dtsch. Arch. klin. Med. **126**, 318 (1918). — HOFFMANN, P.: Lassen sich im quergestreiften Muskel des Normalen Erscheinungen nachweisen, die auf innere Sperrung deuten? Z. Biol. **73**, 247 (1921). — Untersuchungen über die Eigenreflexe (Sehnenreflexe) menschlicher Muskeln. Berlin: Julius Spinger 1922. — Untersuchungen über die refraktäre Periode des menschlichen Rückenmarks. Z. Biol. **81**, 37 (1924). — Über die Natur der Sehnenreflexe (Eigenreflexe) und ihr Verhältnis zur Sensomobilität. Dtsch. Z. Nervenheilk. **82**, 269 (1924). — Demonstration eines Vibrationsapparates zur Untersuchung der eigenreflektorischen Beeinflussung der Innervation. 12. internat. Physiol.-Kongr. Stockholm, 3. Aug. 1926. S. 79. Ber. Physiol. **38**, 374 (1927). — Über Muskeln ohne Eigenreflexe. 12. internat. Physiol.-Kongr. Stockholm, 3. Aug. 1926. Ber. Physiol. **38**, 374 (1927). — Das Verhalten der Eigenreflexe unter der Wirkung von Strychnin und Tetanustoxin. Z. Biol. **86**, 39 (1927). — Über gleichzeitige künstliche und willkürliche Reizung menschlicher Muskeln. 10. Tagg dtsch. physiol. Ges. Frankfurt a. M., Sitzg 30. Sept. 1927. Ber. Physiol. **42**, 577 (1928). — Die physiologischen Eigenschaften der Eigenreflexe. Erg. Physiol. **36**, 15 (1934). — HOFFMANN, P. u. J. KELLER: Untersuchungen über die Abhängigkeit der Eigenreflexe von der Art des Reizes. Z. Biol. **87**, 327 (1928). — HOFFMANN, P. u. CH. I. KELLER: Über gleichzeitige willkürliche und künstliche Reizung von Nerven. Zbl. Biol. **87**, 527 (1928). — HOFFMANN, P., H. LOEWENBACH u. M. SCHNEIDER: Über die Isolation nervöser Erregungen im Zentralnervensystem. Z. Biol. **92**, 89 (1931). — HOFFMANN, P., M. SCHNEIDER u. CH. J. KELLER: Ergebnisse der Untersuchung der Atemreflexe mit Hilfe der Aktionsströme. Z. Biol. **91**, 196 (1931). — HOFFMANN, P. u. H. STRUGHOLD: Ein Beitrag zur Oszillationsfrequenz der willkürlichen Innervation. Z. Biol. **85**, 599 (1927). — HOOGERWERF, S.: Les reflexes myotatiques du m. semi-tendineux. Arch. néerl. Physiol. **15**, 453 (1931). — Ber. Physiol. **58**, 136 (1931).

JACOBSON, E.: Electrical measurements of neuromuscular states during mental activities. I. Imagination of movement involving skeletal muscle. Amer. J. Physiol. **91**, 567 (1930). — Electrical measurements of neuromuscular states during mental activities. II. Imagination and recollection of various muscular acts. Amer. J. Physiol. **94**, 22 (1930). — Electrical measurements of neuromuscular states during mental activities. III. Visual imagination and recollection. Amer. J. Physiol. **95**, 694 (1930). — Electrical measurements of neuromuscular states during mental activities. IV. Evidence of contraction of specific muscles during imagination. Amer. J. Physiol. **95**, 703 (1930). — Electrical measurements of neuromuscular states during mental activities. V. Variation of specific muscles contracting during imagination. Amer. J. Physiol. **96**, 115 (1931). — Electrical measurements of neuromuscular states during mental activities. VI. A note on mental activities concerning an amputated limb. Amer. J. Physiol. **96**, 122 (1931). — Electrophysiology of mental activities. Amer. J. Psychol. **44**, 677 (1932). — JOHNSON, C. A. and A. B. LUCKHARDT: Knee jerk. IX. The effects of stimulation of some abdominal viscera on the patellar jerk. Arch. of Neur. **26**, 162 (1931). — Ber. Physiol. **64**, 763 (1932). — JOLLY: On the latency of the knee-jerk. Quart. J. exper. Physiol. **4**, 67.

KELLER, CH. J.: Über das Verhalten der Fremdreflexe des Muskels beim Tetanus. Z. Biol. **87**, 129 (1928). — Das Elektromyogramm bei Bahnungen und Schaltungen. Z. Biol. **88**, 157 (1928). — Untersuchungen über die Tetanusstarre. Z. Biol. **87**, 345 (1928). — Experimentelle und klinische Ergebnisse der Elektromyographie. Erg. inn. Med. **17**, 513 (1932). — KELLER, CH. J. u. A. LOESER: Über die Bedeutung der Muskelsinnesorgane für die Lokomotion und reflektorische Hemmung. Z. Biol. **89**, 335 (1930). — KING, C. E., E. A. BLAIR and W. E. GARREY: The inspiratory augmentation of proprioceptive reflexes. A study of the knee jerk and the Achilles reflex. Amer. J. Physiol. **97**, 329 (1931). — MCKINLEY, J. CHARNLEY and N. J. BERKWITZ: Electric action potentials in muscles during recording of mechanical tonus tracings. Arch. of Neur. **29**, 272 (1933). — KOCH, E.: Elektrographische Untersuchungen über das Verhalten des Patellarreflexes bei Langstreckenläufern. Arb.physiol. **2**, 409 (1930).

LAUBRY, CH., I. WALSER et L. DEGLANDE: Electromyogrammes et fatigue musculaire. C. r. Soc. Biol. Paris **94**, 240 (1926). — Ber. Physiol. **36**, 177 (1926). — LIDDELL, E. G. T. and CH. SHERRINGTON: Reflexes in response to stretch (myotatic reflexes). Proc. roy. Soc. Lond. **96**, 212 (1924). — Ber. Physiol. **27**, 406 (1924). — LINDSLEY, D.: Some neuro-physiological sources of action-current frequencies. Psychologic. Monogr. **44**, 33 (1933). — Inhibition as an accompaniment of the knee jerk. Amer. J. Physiol. **109**, 181 (1934). — Zbl. Neur. **74**, 44 (1934). — Electrical activity of human motor units during voluntary contraction. Amer. J. Physiol. **114**, 90 (1935). — LINDHARD, J.: Der Skelettmuskel und seine Funktion. Erg. Physiol. **33**, 337 (1931). — LINDFORD, H.: l'électromyogramme, l'électroneurogramme et l'électromyelogramme de la grenouille surrénalectomisée. J. Physiol. et Path. gén. **28**, 361 (1930).

MARTIN, P.: Pourquoi les myogrammes des réflexes tendinaux sont-ils allongés à la suite de la transsection de la moelle épinière ou de la suppression des influx deitériens. C. r. Soc. Biol. Paris **106**, 1257 (1931). — Ber. Neur. **61**, 166 (1931). — MARTINI, P.: Über die Veränderungen der Aktionsströme der willkürlichen Muskulatur durch Abkühlung bzw. Erwärmung. Z. Biol. **86**, 165 (1927). — MATTHAEI, R.: Zur Frage der Innervationsempfindung. Klin. Wschr. **1928 I**, 303. — MAYER, C.: Zur Kenntnis der Art der Muskelkontraktion beim Grundgelenkreflex. Z. Neur. **77**, 434 (1922). — Zur Frage nach dem Auslösungsmechanismus des Grundgelenkreflexes. Z. Neur. **84**, 464 (1923). — Bestimmung der Reflexzeit des Grundgelenkreflexes. Zbl. Neur. **92**, 396 (1934).

NYSTROM, CH. L.: Vergleichende Studien über die Reflexzeiten des Patellar- und Achillessehnenreflexes, gemessen am Aktionsstrom und nach der Methode der Muskelverdickung. Psychologic. Monogr. **44**, 61 (1933). — Zbl. Neur. **69**, 319 (1933).

PERAITA, M.: Summationserscheinungen bei den Sehnenreflexen unter normalen und pathologischen Bedingungen. Z. Neur. **156**, 614 (1936). — Beziehungen zwischen Sehnenreflexen und Reflexsynergien. Z. Neur. **156**, 628 (1936). — PEREZ-CIRERA: Muskelermüdung und Eigenreflexe, zugleich ein Beitrag zur Erklärung der Hemmungsphase. Z. Biol. **92**, 348 (1933). — PETERSEN, H.: Untersuchungen über die Eigenreflexe von Kaltblütern. Z. Biol. **95**, 173 (1934). — PIÉRON, H.: L'interprétation de la réduction avec l'intensité du stimulus, du temps de latence des réflexes tendineuse. Arch. internat. Physiol. **38**, 443 (1934). — Zbl. Neur. **74**, 43 (1934). — PRITCHARD, E. A. BLAKE: The electromyogram of voluntary movements in man. Brain **53**, 344 (1930). — Ber. Physiol. **61**, 287 (1930). — PROEBSTER: Intramuskuläre Aktionsstromableitung. Klin. Wschr. **1928 I**, 297. — PROEBSTER, R.: Über Muskelaktionsströme am gesunden und kranken Menschen. Z. orthop. Chir. **50**, 1 (1928).

RICHTER, C. P.: On the interpretation of the elektromyogram from voluntary and reflex contractions. Quart. J. exper. Physiol. **18**, 55 (1927). — Ber. Physiol. **43**, 223 (1927). — RIJLANT, P.: Untersuchung des Muskeltonus beim Menschen mit Hilfe des Kathodenoszillographen. C. r. Soc. Biol. Paris **111**, 246 (1932). — Zbl. Neur. **66**, 417 (1933).

SAMOJLOFF u. KISSELEFF: Die Verkürzungs- und Verlängerungsreaktion des Knieextensors der decerebrierten Katze. Pflügers Arch. **218**, 268 (1927). — SCHÄFFER, H.: Über Sehnenreflexe und ihre Überleitung im Rückenmark. Verh. dtsch. Ges. inn. Med. **1921**, 507. — Über Sehnenreflexe und die Methodik ihrer Latenzzeitbestimmung. Z. Neur. **74**, 605 (1922). — SCHLIERBACH, P.: Gibt es eine Summation bei den Sehnenreflexen? Dtsch. Z. Nervenheilk. **138** 250 (1935). — SCHNEIDER, M.: Über den Verlauf des Muskelaktionsstroms bei indirekter Zuckung und beim Eigenreflex. Z. Biol. **89**, 499 (1930). — SMITH, O. C.: Action potentials from single motor units in voluntary contraction. Amer. J. Physiol. **108**, 629 (1934). — Zbl. Neur. **75**, 22 (1935). — STERNBERG, M.: Die Sehnenreflexe und ihre Bedeutung für die Pathologie des Nervensystems. Leipzig 1893. — STERN-PIPER, L.: Über Bauchdeckenreflexe (über ihre elektrische Auslösbarkeit und ihre Bedeutung als Degenerationszeichen). Münch. med. Wschr. **1921 II**, 1421. — STETSON, R. H. and H. D. BOUMAN:

The coordination of simple skilled movements. Arch. néerl. Physiol. **20**, 177 (1935). — Zbl. Neur. **78**, 442 (1935). — STRUGHOLD, H.: Beiträge zur Kenntnis der Refraktärphase des menschlichen Rückenmarks. Z. Biol. **85**, 453 (1927). — Beiträge zur Kenntnis der Refraktärphasen der Eigenreflexe beim gesunden Menschen. I. Mitt. Der Einfluß der Atembewegung auf den Patellar- und Achillesreflex. Z. Biol. **88**, 346 (1929). — STRUGHOLD, H. u. FR. HANGEN: Beiträge zur Kenntnis der Eigenreflexe der quergestreiften Muskeln beim gesunden Menschen. III. Mitt. Der Patellar- und Achillesreflex bei akuter experimenteller Dyspnoe. Z. Biol. **95**, 588 (1934). — STRUGHOLD, H. u. H. JÖRG: Beiträge zur Kenntnis der Eigenreflexe der quergestreiften Muskeln beim gesunden Menschen. II. Mitt. Der Patellar- und Achillesreflex bei willkürlicher Hyperventilation der Lungen. Z. Biol. **94**, 150 (1933).

TIITSO, M.: Zur Kenntnis der propriozeptiven Atmungsreflexe. Pflügers Arch. **232**, 140 (1933). — TRAVIS, L. E.: The complexity of the achilles and patellar tendon reflex arcs. Proc. Soc. exper. Biol. a. Med. **27**, 173 (1929). — TRAVIS, L. E. and W. YOUNG CLARENCE: The relations of electromyographically measured reflex times in the patellar and Achilles reflexes to certain physical measurements and to intelligence. J. gen. Physiol. **3**, 374 (1930). — TRAVIS, L. E. and H. R. FOSSLER: An electrophysiological study of the „simple" reflex circuit. Proc. Soc. exper. Biol. a. Med. **28**, 1043 (1931). — Ber. Physiol. **64**, 365 (1932). — TRAVIS, L. E. and RH. A. HUNTER: Muscular rhythmus and action currents. Amer. J. Physiol. **81**, 355 (1927). — Ber. Physiol. **45**, 329 (1928). — TRAVIS, L. E. and D. B. LINDSLEY: The relation of frequency and extent of action currents to intensity of muscular contraction. J. of exper. Psychol. **14**, 359 (1931). — Untersuchung des Aktionsstromes bei Rechts- und Linkshändern und seine Beziehung zum Stottern. J. of exper. Psychol. **16**, 258 (1933). — Zbl. Neur. **68**, 488 (1933). — TRAVIS, L. E. TUTTLE, HUNTER: The tetanic nature of the knee-jerk response in man. Amer. J. Physiol. **81**, 670 (1927). — TRENDELENBURG, W. u. E. SCHÜTZ: Oszillographische Aufnahmen des Muskeltonus. Ber. Physiol. **50**, 295 (1929). — Über den Muskeltonus. Z. Biol. **89**, 41 (1929). — TUTTLE, W. W.: A quantitative study of the effect of strychnine on deep reflexes. Arb.physiol. **2**, 362 (1930).

VARNUM, W.: Factors influencing the latent time of the patellar reflex. J. of exper. Psychol. **17**, 556 (1934). — Zbl. Neur. **74**, 44 (1934). — VOSS, O.: Über die Temperaturabhängigkeit der Aktionsstromfrequenz im menschlichen Muskel. Z. Biol. **86**, 479 (1927).

WACHHOLDER, K.: Untersuchungen über die Innervation und Koordination der Bewegungen mit Hilfe der Aktionsströme. I. Mitt. Die Aktionsströme menschlicher Muskeln bei willkürlicher Innervation. Pflügers Arch. **199**, 595 (1923). — Untersuchungen über die Innervation und Koordination der Bewegungen mit Hilfe der Aktionsströme. II. Mitt. Die Koordination der Agonisten und Antagonisten bei den menschlichen Bewegungen. Pflügers Arch. **199**, 625 (1923). — Beiträge zur Physiologie der willkürlichen Bewegung. I. Mitt. Über Inhalt und Aufgaben einer Physiologie der willkürlichen Bewegung. Der allgemeine Plan der folgenden Untersuchungen. Der Verlauf und die Koordination einfacher willkürlicher Einzelbewegungen. Pflügers Arch. **209**, 218 (1925). — Beiträge zur Physiologie der willkürlichen Bewegung. III. Mitt. Über die Form der Muskeltätigkeiten bei der Ausführung einfacher willkürlicher Einzelbewegungen. 2. Die Antagonisten. Pflügers Arch. **209**, 266 (1925). — Die Erregungsverteilung zwischen Streckern und Beugern in der Enthirnungsstarre. Pflügers Arch. **221**, 66 (1928). — WACHHOLDER, K. u. H. ALTENBURGER: Über die Wechselbeziehungen zwischen den Sehnenreflexen und der antagonistischen Innervation unserer Muskeln. Pflügers Arch. **203**, 620 (1924). — Beiträge zur Physiologie der willkürlichen Bewegung. Die Agonisten. Pflügers Arch. **209**, 248 (1925). — Die Synergisten. Pflügers Arch. **209**, 286 (1925). — Vergleich der Tätigkeit verschiedener Faserbündel eines Muskels bei Willkürinnervation. Pflügers Arch. **210**, 646 (1925). — Über die Beziehung der Agonisten und Synergisten und über die Genese der Synergistentätigkeit. Pflügers Arch. **210**, 661 (1925). — Willkürliche Haltungen. Pflügers Arch. **212**, 657 (1926). — Über die Beziehungen verschiedener synergisch arbeitender Muskelteile und Muskeln bei willkürlichen Bewegungen. Pflügers Arch. **212**, 666 (1926). — Fortlaufende Hin- und Herbewegungen. Pflügers Arch. **214**, 625 (1926). — Einzelbewegungen. Pflügers Arch. **214**, 642 (1926). — Über die Genese der Antagonistentätigkeit. Pflügers Arch. **215**, 622 (1927). — Haben unsere Glieder eine Ruhelage? Pflügers Arch. **215**, 627 (1927). — WACHHOLDER, K. u. CH. MCKINLEY: Über die Innervation und Tätigkeit der Atemmuskel. Pflügers Arch. **22**, 575 (1929). — WAGNER, R.: Über die Zusammenarbeit der Antagonisten bei der Willkürbewegung. I. Mitt. Abhängigkeit von mechanischen Bedingungen. Z. Biol. **83**, 59 (1925). — Über die Zusammenarbeit der Antagonisten bei der Willkürbewegung. II. Mitt. Gelenkfixierung und versteifte Bewegung. Z. Biol. **83**, 120 (1925). — WEILER: Untersuchungen des Kniesehnenreflexes beim Menschen. Z. Neur. **1**, 116 (1910). — WEIZSÄCKER, V. v.: Neuere Forschungen und Anschauungen über Reflexe und ihre physiologische Bedeutung. Klin. Wschr. **1922 II**, 2217. — WENNER, W. E. and A. B. TAYLOR: The effect of changes in acid-base equilibrium on reflex time. Amer. J. Physiol. **91**, 365 (1930). — WHITEHORN, J. C. and H. LUNDHOLM: The relation between stature and the latent period of the knee jerk. Amer. J. Physiol. 92, 214 (1930). — Wilson, D.: Antagonistic muscle action during the initiatory stages of voluntary effort. Arch. of Physiol. 1933, Nr 160, 1. — Zbl. Neur. 74, 34 (1934).

Zimmern, A. et P. Cottenot: Sur l'électromyographie. C. r. Soc. Biol. Paris 87, 644 (1922). — Ber. Physiol. 15, 378 (1923).

Die bioelektrischen Begleiterscheinungen der pathologischen Bewegungsvorgänge.

Altenburger, H.: Beiträge zum Ataxieproblem. Arch. f. Psychiatr. 84, 501 (1928). — Untersuchungen zur Physiologie und Pathophysiologie der Koordination. I. Die Bedeutung der Sensibilität für die Agonistentätigkeit. Z. Neur. 116, 471 (1928). — Analytische Untersuchungen der Adiadochokinesis. Arch. f. Psychiatr. 91, 473 (1930). — Untersuchungen zur Pathophysiologie der Bewegungsstörungen bei Kleinhirnläsionen. Z. Neur. 124, 679 (1930). — Bewegungsstudien nach Hinterwurzeldurchschneidung. Z. Neur. 129, 313 (1930). — Untersuchungen zur Physiologie und Pathophysiologie der Koordination. Die Adiadochokinesis. Z. Neur. 142, 373 (1932).

Behrendt, H. u. F. Freudenberg: Über die Angriffspunkte der tetanigenen Reize. Beobachtungen bei der Atmungstetanie. Klin. Wschr. 1923 I, 866, 919. — Bertolini, A. et C. Pastine: Il clono del piede studiato col galvanometro di Einthoven. Caratteri miografici, fisiologici, clinici. Riv. Pat. nerv. 25, 109 (1920). — Ber. Physiol. 4, 96 (1921). — Böhme, A.: Vergleichende Untersuchungen über die reflektorischen Leistungen des menschlichen und des tierischen Rückenmarks. Dtsch. Arch. klin. Med. 121, 129 (1916). — Untersuchungen über die koordinierten Reflexe des menschlichen Lendenmarks, besonders die rhythmischen Reflexe. Dtsch. Z. Nervenheilk. 56, 217 (1917). — Das Verhalten der Antagonisten bei spinalen Reflexen und die Reflexmuskeln. Dtsch. Z. Nervenheilk. 56, 256 (1917). — Hautreflexe an den Armen. Dtsch. Z. Nervenheilk. 56, 267 (1917). — Die koordinierten Gliederreflexe des menschlichen Rückenmarks. Erg. inn. Med. 17, 1 (1919). — Bornstein, A.: Über Muskeltonus und Muskelkontraktur beim Menschen. Pflügers Arch. 174, 352 (1919). — Bornstein, A. u. Saenger: Untersuchungen über den Tremor und andere pathologische Bewegungsformen mittels des Saitengalvanometers. Dtsch. Z. Nervenheilk. 52, 1 (1914). — Bremer, F.: De l'exagération des réflexes consécutive à la section des racines postérieures. Ann. de Physiol. 4, 750 (1928). — Bürger, M. u. F. Schellong: Elektromyographische Untersuchungen bei Myotonie. Z. exper. Med. 31, 82 (1923). — Büssow: Elektrophysiologische Studien über die myotonische Reaktion. Mschr. f. Psychiatr. 89, 22 (1934).

Claude, H., H. Baruk et S. Noël: Le reflexe de posture du biceps. Nature de la contraction musculaire. Étude comparative des facteurs posturaux et psycho-moteurs en particulier dans l'encephalite léthargique. Encéphale 26, 581 (1931). — Zbl. Neur. 62, 741 (1931). — Claude, H., H. Baruk u. A. Thévenard: Le syndrome moteur de la démence precoce catatonique. Encéphale 22, 741 (1927). — Cobb, St.: Électromyographic studies of clonus. Hopkins Hosp. Bull. 29, 247 (1918). — Electromyographic studies of muscles during hysterical contraction. Arch. of Neur. 4, 8 (1920). — Ber. Physiol. 3, 414 (1921). — Electromyographic studies of paralysis agitans. Arch. of Neur. 8, 247 (1922). — Ber. Physiol. 16, 333 (1923). — Condorelli, L.: Myotonia congenita. (Ricerche miografiche ed elettromiografiche. Considerazioni sulla patogenesi del morbo di Thomsen.) Clin. med. ital. 59, 225 (1928). — Zbl. Neur. 52, 525 (1929).

Davidenkov, S.: Die Magnus-Kleinschen Halsreflexe und die Frühkontraktur. Dtsch. Z. Nervenheilk. 93, 105 (1926). — Deschka, R.: Zur Analyse des Aktionsstromes normaler und gesteigerter Sehnenreflexe. Z. Neur. 1935. — Dittler, R. u. E. Freudenberg: Zur Frage des Skelettmuskeltonus nach Untersuchungen bei der sog. Atmungstetanie. Pflügers Arch. 201, 182 (1923). — Dittler, R. u. H. Günther: Über die Aktionsströme menschlicher Muskeln bei natürlicher Innervation, nach Untersuchungen an gesunden und kranken Menschen. Pflügers Arch. 155, 251 (1914). — Donaggio: Cervello frontale e sistema motorio extrapiramidale (Dati anatomo-patologici). Riv. Neur. 5, 661 (1935). — Doxiades, L.: Aus der Physiologie und Pathologie der kindlichen Motorik. Z. Kinderheilk. 52, 85 (1931). — Drees, K.: Zum Verhalten normaler und gesteigerter Eigenreflexe. Dtsch. Z. Nervenheilk. 137, 238 (1935). — Dysinger, D. W.: An action current and reflex time study of psychiatric and neurologic cases. Zbl. Neur. 64, 499 (1932).

Eismayer, G. u. H. V. Kurella: Untersuchungen über die Bein-Eigenreflexe der Tabiker. Dtsch. Z. Nervenheilk. 113, 192 (1930). — Über die Aktionsströme der Eigenreflexe des gedehnten Muskels. Dtsch. Z. Nervenheilk. 113, 210 (1930).

Fahrenkamp, K.: Über die Aktionsströme der menschlichen Skelettmuskulatur bei unwillkürlicher Kontraktion. Dtsch. Z. Nervenheilk. 47, 102 (1913). — Flick, K. u. K. Hansen: Zur Elektrophysiologie sog. tonischer Verkürzungszustände quergestreifter Skelettmuskeln. Das Trousseausche Phänomen und die Pfötchenstellung bei der Atmungstetanie. Z. Biol. 82, 387 (1925). — Foerster, O. u. H. Altenburger: III. Mitt. Die

Sehnen- und Knochenphänomene beim Pyramidenbahnsyndrom. Z. Neur. **147**, 779 (1933). — IV. Mitt. Die Dehnungs- und Annäherungsreflexe beim Pyramidenbahnsyndrom. Z. Neur. **148**, 655 (1933). — V. Mitt. Die Reflexsynergien beim Pyramidenbahnsyndrom. Z. Neur. **149**, 409 (1933). — VI. Mitt. Die Sehnen- und Knochenphänomene beim Pallidumsyndrom. Z. Neur. **150**, 163 (1934). — VII. Mitt. Die Dehnungs- und Annäherungsreflexe beim Pallidumsyndrom. Z. Neur. **150**, 588 (1934). — VIII. Mitt. Die Sehnendehnungs- und Annäherungsreflexe beim Cerebellarsyndrom. Z. Neur. **156**, 479 (1936). — FOIX, CH. et A. THÉVENARD: Les réflexes de posture. Presse méd. **30**, No 71, 765 (1922). — Ber. Physiol. **17**, 67 (1923). — Le tonus, les contractures, la contraction musculaire volontaire et réflexe étudiées par l'électromyographie et la phonomyographie. Imém. J. Physiol. et Path. gén. **23**, 309 (1925). — Ber. Physiol. **32**, 505 (1925). — FOIX, CH., A. THÉVENARD et CH. DUPASQUIER: Enregistrement du bruit musculaire par le galvanomètre à corde et l'amplificateur à basse fréquence (phonomyogrammes). Données relatives à la contracture et à la contraction. Contraction cinétique et contraction statique (ou posturale). C. r. Soc. Biol. Paris **89**, 733 (1923). — Ber. Physiol. **24**, 109 (1924). — FORBES, BAIRD and HOPKINS: The involuntary contraction following isometr. contraction of skeletal muscle in man. Amer. J. Physiol. **78**, 81 (1926). — Ber. Physiol. **38**, 673 (1926). — FRÖHLICH, A. u. H. H. MEYER: Über Dauerverkürzung der gestreiften Warmblütlermuskeln. Arch. f. exper. Path. **87**, 173 (1920). — FROMENT, J., H. GARDÈRE et VINCENT-LAISON C.: Résistance des antagonistes et rone dentée parkinsoniennes. Étude myographique de leurs variations en fonction de l'attitude statique. C. r. Soc. Biol. Paris **94**, 55 (1926). — Ber. Physiol. **36**, 205 (1926). — FUJITA, U. u. J. HATA: Tonus des willkürlichen Muskels und der diskontinuierliche Aktionsstrom. Z. exper. Med. **46**, 160 (1925). — FULTON and LIDDELL: Observations on ipsilateral contraction and „inhibitory" rhythm. Proc. roy. Soc. Lond. **98**, 214.

GELDERBLOM, J. J. et G. G. J. RADEMAKER: L'allure des muscles fléchisseurs et extenseurs du coude lors de la rigidité décérébrée. Arch. néerl. Physiol. **17**, 257 (1932). — GESSLER, H. u. K. HANSEN: Der Energieverbrauch bei Kontrakturen quergestreifter Muskeln. (Ein Beitrag zur Tonusfrage.) Z. Biol. **84**, 591 (1926). — GILDEMEISTER: Elektrophysiologische Untersuchungen bei Myotonia congenita. Arch. f. Psychiatr. **52**, 843 (1913). — GOLLA, F. and J. HETTWER: A study of the electromyograms of voluntary movement. Brain **47**, 57 (1924). — GRAFE, E.: Muskeltonus und Gesamtstoffwechsel. Dtsch. med. Wschr. **1920 II**, 1349. — Zur Kenntnis des Muskeltonus. Dtsch. Arch. klin. Med. **139**, 155 (1922). — GREGOR, A. u. P. SCHILDER: Beiträge zur Kenntnis der Physiologie und Pathologie der Muskelinnervation. Z. Neur. **14**, 359 (1913). — Zur Methodik der Untersuchung der Muskelinnervation mit dem Saitengalvanometer. Z. Neur. **15**, 604 (1913). — Zur Theorie der Myotonie. Z. Neur. **17**, 206 (1913). — Zur Psychophysiologie der Muskelinnervation. Z. Neur. **18**, 195 (1913). — GRUND, G.: Zur Elektro-Physiologie und Pathologie der tetanischen Muskelkontraktion. Verh. dtsch. Ges. inn. Med. **1925**, 346.

HALLER, TH.: Untersuchungen über den Einfluß des Sympathicus auf die Muskeltätigkeit unter natürlichen Bedingungen mit Hilfe von Aktionsströmen. Z. Biol. **92**, 555 (1932). — HALPERN, L.: Über das Aktionsstrombild des Parkinsonsyndroms nebst Bemerkungen zur Pathologie dieser Störung und zum Aufbau der menschlichen Motorik. Arch. f. Psychiatr. **88**, 646 (1929). — HANSEN, K., P. HOFFMANN u. V. v. WEIZSÄCKER: Der „Tonus" des quergestreiften Muskels. Z. Biol. **75**, 121 (1922). — HANSEN, K. u. W. RECH: Beziehungen des Kleinhirns zu den Eigenreflexen. Dtsch. Z. Nervenheilk. **87**, 207 (1925). — HENRIQUES, V. u. J. LINDHARD: Das SALOMON-KOHNSTAMMsche Phänomen. Neur. Zbl. **40**, Erg.-Bd., 30 (1921). — HERZOG, F.: Über die myasthenische Ermüdung auf Grund der Untersuchung des Aktionsstromes der Muskeln und des histologischen Befundes. Dtsch. Arch. klin. Med. **123**, 76 (1917). — HOFFMANN, P.: Über die Aktionsströme des mit Veratrin vergifteten Muskels. Z. Neur. **5**, 456 (1912). — Über die Aktionsströme der Augenmuskeln bei Ruhe des Tieres und beim Nystagmus. Arch. f. Physiol. **1913**, 23. — Die Reflexerregbarkeit der Muskelgruppen und der WERNICKEsche Prädilektionstypus der Lähmung und Kontraktur bei cerebralen Affektionen. Z. Biol. **75**, 213 (1922). — Ist es möglich, die physiologischen Erfahrungen über die Sehnenreflexe (Eigenreflexe) mit den pathologischen in Einklang zu bringen? Nervenarzt **1929**, H. 11, 641 (1929). — Über Muskeltonus. Z. orthop. Chir. **55**, Beil.-H., 166 (1932).

JONG, DE H.: Experimente zur Tremorfrage. Dtsch. Z. Nervenheilk. **94**, 148 (1926). — Weitere Beiträge über rhythmische Erscheinungen im Nervensystem. Dtsch. Z. Nervenheilk. **103**, 1 (1928). — JOUNG, I. C.: Untersuchung über den Tremor bei Normalen. J. of exper. Psychol. **16**, 644 (1933). — Zbl. Neur. **70**, 474 (1934).

KELLER, CH. J.: Untersuchungen über die Tetanusstarre. Z. Biol. **87**, 345 (1928). — Experimentelle und klinische Ergebnisse der Elektromyographie. Erg. Med. **17**, 513 (1932). — Elektromyographische Untersuchungen. Arch. f. Psychiatr. **99**, 816 (1933). — KINLEY, MC, J. CHARNLEY u. N. J. BERWITZ: Muskelaktionsströme während mechanischer Tonusbewegungen. Arch. of Neur. **29**, 272 (1933). — Zbl. Neur. **67**, 567 (1933). — KLESTADT u. WACHHOLDER: Aktionsstromuntersuchungen bei tonischen Hals- und Labyrinthreflexen und bei kalorischer Labyrinthreizung. Klin. Wschr. **1928 I**, 935. — KÖLLNER, H. u. P. HOFFMANN: Der Einfluß des Vestibularapparates auf die Innervation der Augenmuskeln. Arch. f. Augenheilk. **90**, 170 (1922). — KUNO, Y.: Über das im Sitzen willkürlich auslösbare Zittern eines Beines. Pflügers Arch. **157**, 337 (1914). — KURELLA: Über die Aktionsströme der Eigenreflexe des gedehnten Muskels. Z. Nervenheilk. **113**, 210 (1930).

LEWY, F. H.: Die Lehre vom Tonus und der Bewegung. Berlin 1923. — LÖWENBACH, H. u. M. SCHNEIDER: Über die Isolation nervöser Erregungen im Zentralnervensystem bei Menschen mit normaler und gestörter Motorik. Dtsch. Z. Nervenheilk. **126**, 204 (1932). — LUISADA, A.: Clono alternante e clono periodico. Rinase med. **9**, 169 (1932). — Beitrag zum Studium der Dystonien und Dyskinesien. Z. Neur. **144**, 742 (1933).

MAGNUS, R.: Lokale und segmentale Reaktionen. Zbl. Neur. **44**, H. 11/12. — Mitt. 16. Jverslg Ges. dtsch. Nervenärzte Düsseldorf 1926. — MANN, L. u. I. SCHLEIER: Saitengalvanometrische Untersuchungen betreffend den Muskeltonus in normalen und pathologischen Zuständen. Z. Neur. **91**, 551 (1924). — MARINESCO, G. u. ATHANASIU: Aktionsströme bei Myasthenia gravis. C. r. Soc. Biol. Paris **77**, 575 (1914). — MARINESCO, G. et A. RADOVICI: Sur un réflexe cutané nouveau réflexe palmomentonnier. Revue. neur. **27**, 237 (1920). — Ber. Physiol. **4**, 542 (1921). — MIKAMO, J. u. K. HISAJOCHI: Über Myotonia congenita. Mitt. med. Ges. Tokyo **43**, 303 (1929). — Zbl. Neur. **55**, 326 (1930). — MISEROCCHI: Ricerche elettromiografiche nel parkinsonismo. Riv. Neur. **5**, 640 (1935).

PELNÁŘ, J.: Das Zittern. Seine Erscheinungsformen, seine Pathogenese und klinische Bedeutung. Monographien Neur. **1913**. — PIÉRON, H.: De la qualité de la réponse musculaire dans les réflexes muscolo-tendineux, signification physiopathologique de la réponse clonique et de la réponse tonique. J. Physiol. et Path. gén. **19**, 36 (1921). — Ber. Physiol. **8**, 534 (1921). — PINKHOF, J.: Contraction résiduelle de muscles volontaires après un raccourcissement tétanique énergique. Arch. néerl. Physiol. **6**, 516 (1922). — PRITCHARD, BLAKE E. A.: The significance of some variations in the knee-jerk in diseases of the central nervous system. Brain **52**, 349 (1929). — Electromyographic studies of voluntary movements in paralysis agitans. Reprinted Brain **52**, 510 (1929). — PROEBSTER, R.: Über Ableitung von Aktionsströmen am gesunden menschlichen Muskel und über die erhaltenen Befunde. 10. Tagg dtsch. physiol. Ges. Frankfurt a. M., Sitzg 30. Sept. 1927. — Über Untersuchungen des Aktionsstromes im gesunden und gelähmten Muskel. Z. orthop. Chir. **48**, 328 (1927). — Intramuskuläre Aktionsstromableitung nach intramuskulärer Reizung: Eine neue Untersuchungseinrichtung für den Menschen. Klin. Wschr. **1928 I**, 297. — Über Muskelaktionsströme am gesunden und kranken Menschen. Z. orthop. Chir. **50**, 7 (1928). — RADEMAKER, G. G. J. et S. HOOGERWERF: L'allure des muscles fléchisseurs et extenseurs du coude lors de la rigidité décérébrée. Arch .néerl. Physiol. **14**, 445 (1929). — Réactions provoquées par l'alliongement passif du muscle semi-tendineux. Arch. néerl. Physiol. **15**, 338 (1930). — Observations sur les réflexes toniques labyrinthiques. Arch. néerl. Physiol. **16**, 305 (1931). — RADOVICI, A.: La sémiologie du réflexe palmomentonnier. Ann. Méd. **12**, 56 (1922). — Ber. Physiol. **17**, 380 (1923). — RANSON, S. W.: Rigidity in deafferented limbs. J. comp. Neur. **52**, **341** (1931). — REHN, E.: Elektrophysiologie krankhaft veränderter menschlicher Muskeln. Dtsch. Z. Chir. **162**, 155 (1921). — Elektrophysiologie krankhaft veränderter menschlicher Muskeln. Dtsch. med. Wschr. **1921 II**, 1324. Myoelektrische Untersuchungen bei Striatumerkrankungen. Klin. Wschr. **1922 I**, 673. — REINERS, H.: Über den Einfluß des Insulins auf die motorische Chronaxie des Kaninchens. Klin. Wschr. **1936 I**, 199. — RICHTER, C. P. and R. FORD FRANK: Electromyographic studies in different types of neuromuscular disturbances. Arch. of Neur. **19**, 660 (1928). — RUPPRECHT, MATTHAEI: Nachbewegungen beim Menschen. Pflügers Arch. **202**, 88 (1924). — RUSSETZKI, J. J.: Untersuchungen über den Kniesehnenreflex beim Menschen. III. Mitt. Über den Kniesehnenreflex bei spinalen Störungen und bei einigen Störungen des Großhirns. Arch. f. Psychiatr. **89**, 644 (1930).

SAMKOW, S.: Muskelaktionsströme bei einigen pathologischen Zuständen des Zentralnervensystems. Pflügers Arch. **149**, 588 (1913). — SAMOJLOFF, A. u. M. KISSELEFF: Die Verkürzungs- und Verlängerungsreaktion des Knieextensors der decerebrierten Katze. Pflügers Arch. **218**, 268 (1927). — SÄNGER u. BORNSTEIN: Über den Tremor und dessen Untersuchung mittels des Saitengalvanometers. Z. Neur. **7**, 35 (1913). — SANTOS, N. R. et C. VILLARTA: Sur le mécanisme génétique des réactions du type de la contraction catatonique de Kohnstamm. Revue neur. **40 I**, 481 (1933). — SARNA: Ricerche elettromiografiche sul tremore parkinsoniano. Riv. Neur. **4**, 505 (1931). — SCHÄFFER, H.: Zur Analyse der myotonischen Bewegungsstörungen. Dtsch. Z. Nervenheilk. **67**, **225** (1921). — Eine neue Methode zur Bestimmung der Leitungsgeschwindigkeit im sensiblen Nerven beim Menschen. Dtsch. Z. Nervenheilk. **73**, 234 (1922). — SCHÄFFER, H. u. H. BRIEGER: Über die Muskelaktionsströme bei Myasthenia gravis. Dtsch. Arch. klin. Med. **138**, 28 (1921). — SCHÄFFER, H. u. WEIL: Elektrographische Untersuchungen über die Muskelspasmen beim kontrakten Plattfuß. Mitt. Grenzgeb. Med. u. Chir. **34**, 393 (1921). — SCHOEN, R.: Die Stützreaktion. I. Mitt. Pflügers Arch. **214**, 21 (1926). — Die Stützreaktion. II. Mitt. Graphische Analyse am Vorderbein der Katze. Pflügers Arch. **214**, 48 (1926). — SCHWARZ, A. et J. GUILLAUME: Le caractère de la réponse musculaire dans le phénomène de la „contraction paradoxale" de Westphal. C. r. Soc. Biol. Paris **101**, 176 (1929). — Ber. Physiol. **51**, 236 (1929). — L'origine et la nature du stimulus conditionnant la „contraction musculaire paradoxale" de Westphal. C. r. Soc. Biol. Paris **101**, 178 (1929). — SHERRINTON, C. S.: On plastic and proprioceptive reflexes. Quart. J. exper. Physiol. **2**, 109 (1909). — SPIEGEL: Über das Wesen der Tetaniekrämpfe. Z. Neur. **70**, 13 (1921). — SUNDBERG, TRENDELENBURG u. VOSS: Über die Natur des Klonus im experimentellen Krampfanfall an den Aktionsströmen untersucht. Z. exper. Med. **60**, 549 (1928).

TITECA, J.: Étude physiologique de la dégénérescence wallérienne du sciatique de la grenouille. C. r. Soc. Biol. Paris **111**, 645 (1932). — Abolition précoce de la transmission neuro-musculaire au cours de la dégénérescence wallérienne. C. r. Soc. biol. Paris **112**, 1588 (1933). — Étude des modifications fonctionnelles du nerf au cours de la dégénérescence wallérienne. Arch. internat. Physiol. **41**, 1 (1935).

VERZÁR, F. u. G. KOVÁCS: Aktionsströme bei scheinbar tonischen Muskelkontraktionen beim Menschen. Pflügers Arch. **207**, 204 (1925).

WACHHOLDER, K.: Über den Kontraktionszustand der Muskeln der Vorderextremitäten des Frosches während der Umklammerung. Pflügers Arch. **200**, 511 (1923). — Beobachtungen über die Aktionsströme in der Narkosestarre. Ein Beitrag zum Tonusproblem. Pflügers Arch. **204**, 166 (1924). — Beiträge zur Physiologie der willkürlichen Bewegung. III. Mitt. Über die Form der Muskeltätigkeiten bei der Ausführung einfacher willkürlicher Einzelbewegungen. 2. Die Antagonisten. Pflügers Arch. **209**, 266 (1925). — Die Erregungsverteilung zwischen Streckern und Beugern in der Enthirnungsstarre. Pflügers Arch. **221**, 66 (1928). — WACHHOLDER, K. u. H. ALTENBURGER: Experimentelle Untersuchungen zur Entstehung des Fußklonus. Dtsch. Z. Nervenheilk. **84**, 117 (1924). — WACHHOLDER, K. u. HAAS: Untersuchungen über organischen und nichtorganischen Tremor. Arch. f. Psychiatr. **88**, 470 (1929). — WEIGELT: Elektromyographische Untersuchungen über den Muskeltonus. Dtsch. Z. Nervenheilk. **74**, 129 (1922). — WEIZSÄCKER, v.: Über Willkürbewegungen und Reflexe bei Erkrankungen des Zentralnervensystems. Elektromyographische Untersuchungen. Dtsch. Z. Nervenheilk. **70**, 115 (1921). — WERTHEIM-SALOMONSON: Clonus of organic and functional origin. Fol. neurobiologica **4**, 1 (1910). — Tonus and the reflexes. Brain **43**, 369 (1920). — Ber. Physiol. **12**, 43 (1922). — Einfacher und alternierender Fußklonus. Versl. Akad. Wetensch. Amsterd., Wis- en natuurkd. Afd. **30**, 62 (1921). — Ber. Physiol. **9**, 559 (1922). — WOLFF, REUTMANN, COBB: The electromyogram in Myasthenia gravis. Brain **51**, 508 (1928).

Namenverzeichnis.

Die *kursiv* gedruckten Ziffern beziehen sich auf die Literatur.

Sachverzeichnis.

Energieumsatz. (Bildet Band VIII vom „Handbuch der normalen und pathologischen Physiologie".)

Erster Teil: **Mechanische Energie (Protoplasmabewegung und Muskelphysiologie).** Mit 136 Abbildungen. X, 654 Seiten. 1925. RM 40.50, gebunden RM 44.55

Aus dem Inhalt: Muskelphysiologie. Histologische Struktur und optische Eigenschaften der Muskeln. Von K. Hürthle und K. Wachholder. — Die physikalische Chemie des Muskels. Von S. M. Neuschlosz. — Die mechanischen Eigenschaften des Muskels. Von Wallace O. Fenn. — Der zeitliche Verlauf der Muskelkontraktion. Von Wallace O. Fenn. — Der Muskeltonus. Von O. Riesser. — Contractur und Starre. Von O. Riesser. — Der Einfluß anorganischer Ionen auf die Tätigkeit des Muskels. Von S. M. Neuschlosz. — Nerv und Muskel. Von H. Fühner und F. Külz. — Allgemeine Pharmakologie der Muskeln. Von O. Riesser und E. Simonson. — Chemismus der Muskelkontraktion und Chemie der Muskulatur. Von G. Embden. — Atmung und Anaerobiose des Muskels. Von O. Meyerhof. — Thermodynamik des Muskels. Theorie der Muskelarbeit. Von O. Meyerhof. — Degeneration und Regeneration. Transplantation. Hypertrophie und Atrophie. Myositis. Von F. Jamin. — Elektrodiagnostik und Elektrotherapie der Muskeln. Von F. Kramer. — Allgemeine Physiologie der Wirkung der Muskeln im Körper. Von E. Fischer und W. Steinhausen.

Zweiter Teil: **Elektrische Energie. Lichtenergie.** Mit 207 Abbildungen. IX, 441 Seiten. 1928. RM 37.80, gebunden RM 43.20

Der Band ist nur vollständig käuflich.

Die chemischen Vorgänge im Muskel und ihr Zusammenhang mit Arbeitsleistung und Wärmebildung. Von Professor **Otto Meyerhof,** Direktor des Instituts für Physiologie, Kaiser Wilhelm-Institut für Medizin. Forschung, Heidelberg. (Bildet Band 22 der „Monographien aus dem Gesamtgebiet der Physiologie der Pflanzen und der Tiere".) Mit 66 Abbildungen. XIV, 350 Seiten. 1930. RM 25.20, gebunden RM 26.82

Willkürliche Haltung und Bewegung, insbesondere im Lichte elektrophysiologischer Untersuchungen. Von **Kurt Wachholder,** Breslau. (Sonderausgabe aus „Ergebnisse der Physiologie", 26. Band.) Mit 55 Abbildungen im Text. 218 Seiten. 1928. RM 16.20

Elektrophysiologie menschlicher Muskeln. Von Professor Dr. med. **H. Piper,** Berlin. Mit 65 Abbildungen. IV, 163 Seiten. 1912. RM 7.20

Die umschriebene Herabsetzung des Gleichstromwiderstandes der menschlichen Haut bei gynäkologischen Neurosen. Ein objektiv nachweisbares Symptom der Projektion nervöser Organstörungen in die Hautperipherie. Von Dr. **Hans Albrecht,** Privatdozent für Gynäkologie und Geburtshilfe, München. Mit 8 Tafeln und 1 Textfigur. 38 Seiten. 1921. RM 5.40

Der elektrische Widerstand des menschlichen Körpers gegen technischen Gleich- und Wechselstrom. Von Dr. Ing. **H. Freiberger.** Herausgegeben mit Unterstützung des Verbandes der Deutschen Berufsgenossenschaften E.V., der Berufsgenossenschaft der Feinmechanik und Elektrotechnik und der Berliner Städtischen Elektrizitätswerke A.G. Mit 80 Textabbildungen. V, 146 Seiten. 1934. RM 9.—

Das Zittern. Seine Erscheinungsformen, seine Pathogenese und klinische Bedeutung. Von Dr. **Josef Pelnář,** a. o. Professor an der böhmischen Universität in Prag. Übersetzt von Dr. Gustav Mühlstein, Prag. („Monographien aus dem Gesamtgebiete der Neurologie und Psychiatrie", 8. Band.) Mit 125 Textfiguren. VIII, 258 Seiten. 1913. RM 10.80

Zu beziehen durch jede Buchhandlung